肿瘤方剂大辞典

（修订版）

邵华泽题

杨建宇　赵建成　谢继增　主编

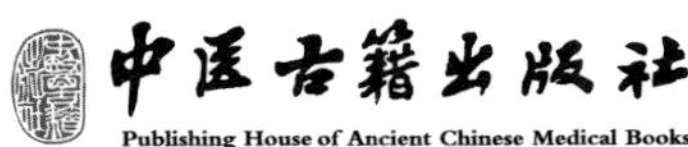

图书在版编目（CIP）数据

肿瘤方剂大辞典 / 杨建宇，赵建成，谢继增主编 . -- 2 版（修订版）. -- 北京：中医古籍出版社，2024.8

ISBN 978-7-5152-2753-5

Ⅰ. ①肿… Ⅱ. ①杨… ②赵… ③谢… Ⅲ. ①肿瘤—验方—汇编 Ⅳ. ① R289.5

中国国家版本馆 CIP 数据核字（2023）第 173772 号

肿瘤方剂大辞典（修订版）

杨建宇　赵建成　谢继增　主编

责任编辑　王　梅
校　　对　赵月华
封面设计　艺点锦秀
出版发行　中医古籍出版社
社　　址　北京市东城区东直门内南小街 16 号（100700）
电　　话　010-64089446（总编室）　010-64002949（发行部）
网　　址　www.zhongyiguji.com.cn
印　　刷　北京中献拓方科技发展有限公司
开　　本　787mm×1092mm　1/16
印　　张　88　彩插 0.75
字　　数　2400 千字
版　　次　2024 年 8 月第 2 版　2024 年 8 月第 1 次印刷
书　　号　ISBN 978-7-5152-2753-5
定　　价　480.00 元

总结历代防治
肿瘤方剂为人
民健康服务

贺《肿瘤方剂大辞典》付印

二〇〇九三月 胡熙明

腫瘤方劑大辭典出版

為攻克腫瘤

鋪路

鄧鐵濤書

二〇〇八年三月

腫瘤方劑大辭典出版紀念

繼承中醫學

為人民造福

乙丑春月

路志正題

集腋成裘不畏難勤求博
採力攻關橘井泉香沉痾
起岐黃真澤萬家安

為腫瘤方劑大辭典出版發行而作
戊子孟冬 孫光榮題於京

人类健康大敌 癌瘤现代第一
蒐集防治验方 力克顽症痼疾
肿瘤方剂辞典 精选妙方万首
救治垂危重候 屡现岐黄伟绩
遂建成效援乃肿瘤大家段凤舞
先生之传人学验精深擅治癌瘤
今广搜博采遴集秘奥编撰肿
瘤方剂大辞典钜著问世诚克癌
之明灯患者之福音也俚句遥祝
之

九二叟朱良春谨贺

戊子夏月于南通

开发中医药宝库
为肿瘤患者造福

祝贺
「肿瘤方剂大辞典」问世

费开扬题
戊子年春月

岐黄之术
治病克星

戊子冬月周宜强先生撰文
为中医方剂大辞典作　少谦书

賀肿瘤方剂大辭典出版

勤求古训兴中醫
博采众方祛痼疾

光明中医杂志社己丑春范竹雯

《肿瘤方剂大辞典（修订版）》

顾问专家委员会

名誉主编： 孙光荣　唐祖宣　李佃贵　孟　如　祝之友　刘景源　周宜强　高　武　董延龄（中国台湾）

顾问专家（按姓氏笔画排列）：

于海波　王　晓　王庆侠　王养富　王瑞玲　卢致鹏（中国澳门）
田华琴　史　学　史金花　冯　利　朱子豪　乔德荣
庆　慧　刘　平　刘　霖　刘从明　刘秉昭　刘培英
许文学　孙永章　苏　根　苏　瑾（中国香港）　李　忠
李　晓　李全国　李俊德　李高申　杨运高　杨志良
杨金生　杨振江　吴滨江（加拿大）　张华东　张新华
陈少挺（泰国）　陈芊莉（新西兰）　陈兴汉（中国台湾）
陈抗生（中国香港）　陈嬿淳（中国台湾）　范竹雯　林　浓（中国澳门）
林宜信（中国台湾）　欧阳彬生　凯瑟琳潘　项　红　赵田雍
赵安业　赵建宏　赵淑燕（美国）　贾少谦　党兰玉
徐江雁　徐国云　高　君　高　泉　高　萍　高尚社
郭会军　郭岳峰　海　霞　黄柏翔（中国台湾）　黄嘉新（中国台湾）
萧开伟　曹建雄　蒋士卿　韩冬冬　韩蕊珠　曾纽朗（中国台湾）
谢　峰　赖美惠（中国台湾）　裴晓华　谭晓文　翟丽莉

主编单位： 中国中医药研究促进会疑难杂症/肿瘤研究分会
中关村炎黄中医药科技创新联盟肿瘤专家委员会
炎黄中医师承教育学院中医肿瘤教研室
中华中医药中和医派杨建宇京畿豫医工作室/北京知医堂中和国医馆

《肿瘤方剂大辞典（修订版）》

编委会

主　　编： 杨建宇　赵建成　谢继增

执行主编： 李　杨　柳越冬　郭宏昌

副 主 编（按姓氏笔画排列）：

马艳茹　王晓婷　邓皖利　付晓伶　仪忠宝　刘华宝
刘冠军　苏　玲　李海霞　杨　杰　杨　硕　杨　敏
张　凯　赵国詠　钟　薏　钟丹珠　姜　敏　贾　耿
徐文江　徐国良　黄衍强　曹　静　雷贵仙

编　　委（按姓氏笔画排列）：

于　峥　马　旭　马　胜　王　健　王成祥　王丽娟
王若愚　王春成　王祥生　王聪梅　戈理申（俄罗斯）
牛　萍　方文岩　左　东　石月萍　石应轩　龙贤齐
叶　锋　冯文林　朱庆文　刘　卫　刘　伟　刘　胜
刘　登　刘白云　刘延华　刘全义　刘理想　祁　烁
严雪梅　李冰菱　李肖进　杨　燕　杨玉英　杨述特
杨建强　杨剑峰　杨勇英　吴　旻　何本鸿　张　东
张　汇　张　红　张　斌　张芳芬　张新荣　陈云风
陈文滨　陈永敏　陈欣然　陈德货　林才志　迪亚拉（非洲马里）
罗　俊　岳冬辉　金裕兴　周鸿飞　庞　博　庞丹丹
赵　玲　赵　徽　赵士葳　赵元辰　赵丹丹　荆志伟
胡贻平　姜雪华　洪月光　姚　璠　聂立祥　顾晓静
高少才　郭海燕　曹柏龙　盛钰晴　崔娜妮　梁世杰
曾云飞　廖家华　廖蔚茜　翟　优　熊　露　魏素丽

参　　编（按姓氏笔画排列）：

丁　聪　刁若涵　干森华　于大远　于司龙　于环铭
于雪飞　马一川　马金辉　王　丹　王　帅　王　兴
王　坤　王　顺　王　艳　王　涛　王　铭　王　雷
王文才　王文丽　王世民　王永瑞　王建寅　王晓怡
王海泉　王联标　王璞松浩　王燕君　韦伊婕　仇　毅
尹摩西　孔　伟　孔翔宇　卢友云　卢叶宁　卢叶奇
卢祝云　申新田　史亚萍　付新华　白　珺　白巨迎

冯湘茹　毕建珂　师书亮　吕明圣　吕晓庆　朱小成
朱珺丽　向　岚　刘　刚　刘　斌　刘　静　刘　黎
刘丽红　刘应科　刘宏伟　刘昕茹　刘欣慈　刘春生
刘笑言　刘瀚升　齐王德（中国台湾）　闫　鹏　关宇鹏
祁海燕　许永梅　许海亮　许清英　许博佳　那晓薇（新加坡）
孙　尚　孙文斌　孙志军　孙金玲　孙崇林　孙得程
李　龙　李　伟　李　军　李　政　李　洁　李　娜
李　倩　李　智　李文超　李孝英　李志明　李伯武
李希伟　李孜睿　李学光　李顺峰　李勇斌　李桂君
李晓艳　李爱文　李跃科　李登岭　李瑞祺　李鹏智
李睿瑶　杨　尘　杨　果　杨　岩　杨　楠　杨月红
杨玉波　杨利文（中国香港）　杨奇君　杨树成　杨冠琼
杨晓珊　杨晓洁　杨彩莲　时悦琪　吴　敏　吴芳敏
吴金花　何海艳　余朋飞　邹榕洁　应成杰　汪　鹏
宋润浩　迟宇钧　迟继东　张　威　张　朔　张　铖
张　湛　张　鹏　张云萍　张少晨　张中亮　张文雄
张以琳　张弘时　张兆波　张运杰　张怀月　张金良
张诚亮（新加坡）　张建华　张思梅　张保国　张举昌
张栩铭　张家玮（中国台湾）　张朝杰　张雅琪　张智慧
张暮枫　陈　伟　陈　红　陈　思　陈希涛　陈选娥
陈秋隆（中国台湾）　陈莹兰　陈钰丰（中国台湾）
努日耶·努尔艾合多提　努尔比耶图尔迪　林虹辉（中国台湾）
欧阳晓勇　尚　红　尚志华　易　珊　易　聪　周　文
周　珣　周文杰　周铂谦　郑文利　郑国柱　赵　鑫
赵中科　赵恩宗　郝　鑫　胡千军　胡雨凤　柯　佳
段平平　段晓影　姜拥强　姚大川　秦　琳　秦立新
秦慧钊　袁　栋　袁　梁　莫稳莲　贾金亮　柴秀丽
徐世海　徐宝南　徐清莲　高俊峰　高碧瑶　郭金秋
郭新英　唐开铭　唐治国　陶嘉荫　黄　飞　黄　帅
黄明松　黄佳驰　曹运涛　龚　德　康元元　梁　壮
梁　焱　梁弘政（中国香港）　彭蓉晏　董　军　董佳俊
董彦彤　董德河　蒋松睿　韩　艺　覃政行　嵇楚瀛
傅　琰　温仁祥（中国台湾）　富铁东　富铁来　雷　鸣
雷森皓　蔡曾征　臧　峰　臧镭镭　廖　宁　廖净雪
谭　煌　缪红林　薛武更　巍金海

《肿瘤方剂大辞典》（第一版）

编委会

主　　编： 赵建成　谢继增　杨建宇

执行主编： 曹建雄　孙永章　魏素丽　刘培英

副 主 编： 李全国　庆　慧　刘　霖　王瑞玲　翟丽莉　许文学
王　晓　刘　平　张新华　李　杨（彦知）　史金花
赵田雍　赵安业　刘秉昭　谢　峰　萧开伟　徐国云
高　萍　项　红　韩冬冬

编　　委（按姓氏笔画排列）：

于　峥　王　琢　王大升　王爱鲜　叶东华　苏　瑾（香港）
李　忠　李少华　李慧君　张东红　张志才　林　浓（澳门）
尚志华　赵　磊　赵　徽　赵云霞　赵海江　袁永朝
贾少谦　党兰玉　徐江雁　郭会军　郭岳峰　曹永军
韩蕊珠　程指明　曾建成（澳门）　谢俊峰　楚玉珍
蔡　红　谭源生　魏素红

协　　编（按姓氏笔画排列）：

于海波　王少松　王红雨　王春成　王养富　王黎军
王翰霖　毛得权　方文贤　田华琴　冯泉水　吕海潮
朱庆文　乔德荣　孙秀梅　苏　玲　苏　根　苏　强
苏玮玮　李志明　李素云　李高申　杨　杰　杨均利
杨建强　杨振江　吴　旻　吴文清　吴滨江（加拿大）
邹天琼　张文娟　张红玲　张金仙　张金良　张皓臣
陈永敏　范竹雯　周鸿飞　郑绍明　赵留记　贾守凯
顾晓静　徐菁鸿（台湾）　高　君　海　霞　黄　璐
曹柏龙　龚　德　常　宇　蒋士卿　裴晓华

主编单位：北京健安医院

北京万国中医医院

中国中医药现代远程教育杂志社

北京知医堂中医肿瘤专科（医院）

北京光明东方医药研究中心

北京朗松中医药研究院

光明中医老年大学

北京神州大成中医药研究院

总 策 划：赵建成　李全国　谢继增　杨建宇

目　录

中医肿瘤学迎来了新时代最美的春天！

——兼《肿瘤方剂大辞典》修订说明

中医肿瘤学的发展与近年来中医药的大发展大繁荣的潮流一样，迎来了历史最美好的新时代和新机遇！2009年版的《肿瘤方剂大辞典》网售价已超原定价的15倍之多，说明《肿瘤方剂大辞典》已成为紧俏、热销书，说明本书的粉丝在大增，说明阅读、研习、关注中医肿瘤学科书籍的读者越来越多，说明中医肿瘤学科的发展迎来了新时代最美春天！

随着广大读者对中医药服务大健康的需求增长，编辑出版新的《肿瘤方剂大辞典》就被提上了工作日程。经过中医古籍出版社领导、编辑及有关专家反复多次讨论商定，先以原书修订的形式/体例，尽快出书以满足广大读者的需求。这样，修订《肿瘤方剂大辞典》的编辑工作就拉开了序幕！

根据广大读者朋友的反馈意见，征询有关专家、领导的指导、指示精神，确定修订版《肿瘤方剂大辞典》的基本编写原则：一是，体例不做大的改动。二是，内容可以稍有调整。三是，版面装帧可以美化。四是，力争新书尽早面市。依据这四个编写原则，编辑工作有条不紊地展开。

《肿瘤方剂大辞典》（修订版）与原版的最大差异是，除了增加稍许最新内容外，文前增加了以病症为纲目的索引，文后增加了部分参考文献。这主要体现两方面的意图：一是更方便查用方剂，不但有利于有中医知识的人查阅，更方便那些没有中医肿瘤知识的广大读者。以病症为纲目查阅方子，这也是以人为本、方便读者的措施。二是体现更尊重原创的先贤大医、专家医生。我们深切知道，每首方子的背后，都有许多病人、医者的反复临证研究、体验的辛勤劳动与默默无闻的奉献，文后增加参考文献，不但有利于广大读者按图索骥，去查找原材料、一手文献，而更多的是体现对先贤、前辈、先进的敬重、纪念和崇拜、学习，这也是尊重知识、尊重劳动的具体表现。

当然，因为内容页码均有变化，以汉语拼音字母和汉字笔画为序的索引也都重新进行了修订。为了保证书的装帧与美化，文前的题词部分没做改动，这样既可以减少修订的工作量，又可以尽快成书，早日面市，服务读者！

本次修订工作，主要是由中国中医药研究促进会、中关村炎黄中医药科技创新联盟、中域药物经济学发展应用中心、中国中医药现代远程教育杂志社、炎黄中医师承教育学院、中华中医药中和医派杨建宇京畿豫医工作室的有关境内外专家、学者和临床医生共同参与的。大家在抗击新冠疫情期间，既要防疫抗疫，又要做好本职工作，只有挤用休息时间，认真刻苦，努力钻研，兢兢业业，默默奉献，完成修订工作。不可否认，本次修订肯定有不完善之处，希望广大读者提出宝贵的批评意见，以供再版修订改正。如：以病症为纲目的索引，由于中西医病名之差异，由于方子临床范围大小有别，再加之每位参编专家水平之不同，所以索引中就有交叉、遗漏等显得不尽完美之处，这在以后会逐渐改善。另外，对默默奉献的原创先贤、先进、大医、专家们、病友们致以崇高的敬意和感恩！

更让人感动的是，这次修订工作是在中国大陆成功抗击新冠肺炎疫情期间完成的，中医古籍出版社的编辑领导的决策讨论，参加支持、关注修订的学者、医者及家人朋友，也许没有走向抗疫救治临床一线，没有成为抗疫英雄，但是，大家同样也是抗击新冠疫情的逆行者！大家同样也是英勇的抗疫战士，在抗疫期间完成任务，更让人可敬可佩！令人动容！令人泪目！同时，参与、关注支持修订工作的身在境外的中西医肿瘤专家学者，也同样可敬可爱，同样是我们心中的英雄！在此，我们感谢感恩所有的为健康中国造福人类而努力的您！

《肿瘤方剂大辞典》（修订版）即将出版，很快就会来到广大读者的手中、案头，服务于广大学者和广大病友对中医肿瘤方剂的研究和查找，为人民的健康出力，为中医药大发展增添光彩，为健康中国复兴华夏做出应有的贡献！为中医肿瘤学最美的春天增光添彩！

最后，仍用我的恩师孙光荣国医大师的话来结尾，那就是：

美丽中国有中医！

中医万岁！

杨建宇

2022 年春节 · 24 届冬奥会 · 北京 · 明医中和斋

前　言

恶性肿瘤是严重危害人类健康的疾病，它不仅给患者的精神带来很大压力，肉体带来很大的痛苦，还会危及患者的生命，使患者的家人和家庭生活陷入困境，给社会造成巨大的经济损失。非常遗憾的是，社会发展到高度文明的今天，恶性肿瘤不但没有得到有效地控制，而且变得更加肆虐和猖狂。2008 年 12 月 9 日世界卫生组织报告指出，全球今年估计有 1240 万人确诊罹患某种类型癌症，其中 760 万人因此死亡。这是一个多么惊人的数字啊！我们面对恶性肿瘤发病率越来越高的现状，现代医学仍旧采用放射、化学药物和手术治疗为主，虽然有一定的疗效，但不能从根本上解决问题。走在世界医学前列的医学专家和学者们，感觉到了前所未有的迷茫和困惑。然而，回望中医药的抗癌道路前景却愈加宽广，世界医学界也逐渐觉得中医药治疗肿瘤是大有潜力，大有作为，并且是卓有成效！

中医药学是我国的本土医学，具有数千年的悠久历史。古往今来，勤劳智慧的中华民族的医药学家们，在与疾病长期的斗争中，总结出许多行之有效的防治肿瘤的方药，并从临床实践中发现了许多秘单验方，有的记载于历代方药书中流传于世，有的散见于民间乡野秘而不宣，有的久经家传或师传一直沿用迄今，这些方药在肿瘤防治方面有很好的疗效，为保障中华民族的繁荣昌盛和人民的身体健康做出了不可磨灭的贡献。尤其是近几年，通过广大医务工作者的不懈努力，不断地总结经验，中医治疗肿瘤有了突破性进展。这些年来，国内以及港台地区也有人对这些有价值的治疗肿瘤的方子加以整理，出版了一些中医药治疗肿瘤的方书，对肿瘤的治疗起到了很好的参考作用，但是，大多容量比较小，收集的面比较窄，收存的方子比较少，满足不了广大读者的需求。鉴于此，有必要将我国治疗肿瘤的中药方来一个系统的大汇总，于是我们将古今流传的有切实疗效的诸多肿瘤方剂进行挖掘、整理，汇集成有临床使用价值的工具书和参考书——《肿瘤方剂大辞典》。

《肿瘤方剂大辞典》的主要内容包括治疗各种常见良性和恶性肿瘤的有效方剂，治疗和纠正肿瘤并发症、继发症、后遗症和手术、放疗、化疗所致副反应的方剂，预防癌症、治疗癌前病变、防止肿瘤复发、转移的方剂以及肿瘤病人药膳和食疗方。资料包括公开发行的杂志、报纸、书籍中记载的中医肿瘤方剂，中医肿瘤专家和临床医师提供的秘验方、家传方、祖传方，从民间搜集的土单验方，还有从各种中西医学术会议资料中摘录出的有效方剂等，可谓搜集广泛，种类繁多，内容翔实，资料充足。这本辞典收录了中医肿瘤良方验方单方上万首，字数达 200 多万，是有史以来最大的中医肿瘤方书，不仅搜集得比较全面，并且更具有条理性、系统性，是一般的肿瘤方书所不能比拟的，也是中医学历史上首部大型中医肿瘤方剂辞典，在对临床肿瘤验方的收集、整理和研究方面先行了一步，为中医肿瘤学科和中医肿瘤方剂学的发展做了有益的奠基性工作。这将极大地丰富临床治疗和研究肿瘤疾病的资料，开拓视野，对于推动中医防治肿瘤学的发展具有重要的现实意义。本书的读者适应面较广，不仅可作为从事中西医学的临床医师和基础医学、药学研究人员的案头工具书，还可作为一般患者及家属寻找对症方药和食疗方的参考书，正常人群也可从书中汲取预防肿瘤的保健方药和药膳。

值得和广大读者特别说明的是，在参考运用这些方剂时，一定要遵循中医辨证施治的原则，根据病人的不同体质和病情变化选方用药，当然，方中的药量有些是可以改变的。因为恶性肿瘤不是一般性疾病，要取得良好的疗效，药物必须用到足够的剂量。如果病情较重，可以在病人能够耐受的前提下适当地增加药物的用量，以提高疗效。只要掌握了这些原则，就有可能在临床上取得较好的治疗效果。尤其是肿瘤患者在选用方药时，必须征求有经验的中医师的指导意见，尤其是对有较大毒性的药物要慎重运用，做到心中有数。

是书历经 10 年的编写，方今杀青，可以说是一项跨世纪的工程。赵建成教授、谢继增教授、杨建宇教授还有诸多临床肿瘤医师和研究人员，参加了本书的编写攻关工作，其中有教授、博士、主任医师等专家学者，为本书的尽快出版提供了大力支持并付出艰辛的努力。但是，由于我们首次编写这样内容庞大的书籍，经验匮乏，难免会有差错和需要改进之处。我们的编写人员大多是奋斗在抗癌一线的临床肿瘤医师，常常利用下班之后的休息时间而废寝忘食地编撰，其艰辛程度可想而知。本书的编撰成功，是诸多编写人员辛勤汗水的结晶，并且与诸多编委亲属的大力支持和理解是分不开的，这功勋章里也有亲属的一半。在此，谨对诸位同仁及其亲属表示衷心的谢意！

尤其值得感谢的是本书各方剂的原创者，为了祖国中医药学的发展和人类早日攻克癌魔，无私地奉献了流传数代的祖传秘方，或辛辛苦苦一辈子的经验方，他们是我们学习的楷模！在此，谨向这些前辈、先贤致以崇高的敬意和谢意！书中若有未能把原创者的名字、方剂来源和出处标写清楚的情况，敬请海涵并致歉意。如果方便，请原创作者来函说明，以便我们在修订时及时补上。

特别要说明的是，本书的问世，不但得益于各位编者的努力，而且与中医古籍出版社领导和编辑的努力分不开。中医古籍出版社刘从明社长，认为这是一本有价值的好书，因此，冒着出版此书可能赔本的风险，毅然拍板付梓，这是肿瘤科医师和患者的福祉啊！在此，我们代表中医肿瘤科医师、患者和读者向刘社长和各位领导、编辑致以最诚挚的谢意！还要感谢中华中医药学会肿瘤分会主任委员、主任中医师、教授、博士生导师、中华中医肿瘤内科学术带头人，“抑消三结合”防治肿瘤法的发明人周宜强先生，著名中医学家、中国中医药现代远程教育杂志社社长、中华中医药学会继续教育分会会长、北京中医药大学远程教育学院副院长、我国中医药现代远程教育创始人之一孙光荣教授，对本书的编撰给予大力支持。尤其令我们感动并深表感谢的还有享誉海内外的著名老领导、老中医胡熙明、邓铁涛、路志正、孙光荣、朱良春、费开扬等老前辈为本书题词。还要感谢原人民日报社社长兼总编辑、中华全国新闻工作者协会主席、中央委员邵华泽中将为本书题写书名。祝各位老领导、老中医、老前辈健康长寿。

最后，希望广大读者和专家对书中不妥之处，多提宝贵意见，以便及时修订再版，以促进中医肿瘤学科的发展，为振兴中医药事业做出新的贡献！

编者

2008 年 12 月于北京

凡 例

《肿瘤方剂大辞典》所载肿瘤方剂的词条，包括方名（原方无名者，本书编者均拟出方名），现代医学的病名、适应病症、病理分类以及中医分型。功能主治包括中医治则、中医病名、症状、体征、舌脉。处方用药中的中草药药名尽可能选用正名或常用名；现代方剂用量用中文毫克、克、公斤、毫升、升等单位表示而不用英文字母表示，数字用阿拉伯数字表示；古代方剂不易换算者仍保持原貌。用厘、分、钱、两、铢、斤、匕、升、斗等单位表示，数字用中文数字表示。加减包括主症以外的兼有症、或有症、并发症、继发症等病症，在主方的基础上加用或删除药物。制用方法中制法，如研末、做丸、水煎、调膏、酒泡等；用法如内服、外敷、外搽、熏洗、浸泡、灌肠、鼻饲、吸入、含漱等；用量如每次几克或几毫升，每日几次或几日一次，几次、几日、几周或几个月为一个疗程等。附注中包括药物配伍禁忌、有何毒副作用、对生活起居、饮食宜忌、情绪调理等方面的要求；本方由何方化裁或组合而来；或对某些特殊药物的说明、特殊疗法的介绍；以及其他需要阐述的医学或非医学方面的问题。来源包括某地某单位某人的经验方、祖传方、家传方、师传方等，或者出自何处。

另有一些字词，因诸多原因，也未做完全一致。如癥瘕，淤、瘀，等分、等份，板蓝根、板兰根，龟板、龟版，等。

词条格式说明

【方　　名】原方有方名者，即沿用原名，尽量不做改动。无方名者，由编者拟撰方名。

【方药组成】方中中草药药名尽可能选用正名或常用名；现代方剂用量用中文毫克、克、公斤、毫升、升等单位表示而不用英文字母表示，数字用阿拉伯数字表示；古代方剂不易换算者仍保持原貌，用厘、分、钱、两、铢、斤、匕、升、斗等单位表示，数字用中文数字表示。

【加　　减】指主症以外的兼有症、或有症、并发症、继发症等病症，在主方的基础上加用或删除药物。

【功效主治】指中医治则、中医病名、症状、体征、舌脉。含现代医学病名、病理分类以及中医分型号。

【用法用量】制法如研末、做丸、水煎、调膏、酒泡等；用法如内服、外敷、外搽、熏洗、浸泡、灌肠、鼻饲、吸入、含漱等；用量如每次几克或几毫升，每日几次或几日一次，几次、几日、几周或几个月为一个疗程等，数字均用阿拉伯数字表示，而不用中文数字表示。包括药物配伍禁忌、有何毒副作用、对生活起居、饮食宜忌、情绪调理等方面的要求。

【来　　源】本方出自何书、何报、何刊、何年、何月、何卷、何期，数字均用阿拉伯数字表示（别名）。包括某地某单位某人的经验方、祖传方、家传方、师传方等。

【临床应用】主要反映此方剂临床应用的大致情况及临床疗效和典型验案。

【附　　注】【注意事项】本方由何方化裁或组合而来；或对某些特殊药物的说明、特殊疗法的介绍；以及其他需要阐述的医学或非医学方面的问题。

词条格式补充说明

1. 方名的拟定

一般情况下按照原名采纳。

为“某某汤加味”“某某汤加减”者，可在其后加“方”字，成为“某某汤加味方”或“某某汤加减方”。

原方无名者可按照以下方法取名：

（1）原方为“某某汤合某某汤（丸、散）”者，可另起新名，最简单的方法是从两方中各取一两个字组成新名，如“旋覆代赭汤”合“五汁饮”可取名为“旋代五汁汤”。

（2）原方为较著名的老中医所献之方，或虽不著名但以示区别于许多类同方可取名为“某氏方”，如“王氏抗癌方”“李氏化瘀散结方”。

（3）以原方中的主要药物名称、主要功能主治、所治病名病症为参考取名，如“参芪蚤休汤”“当归化瘀丸”“疏肝散结饮”“肺瘤消汤”“抑肝杀癌散”“退癌热冲剂”等。

（4）原方为中西药混合或中西医结合治疗方，可取名为“某某综合方”“某某中西合治方”等；原方中有内服药及外用药者，可取名为“某某内外合治方”。

（5）原方为一组治疗同一疾病的不同证型的方，可以取名为“某某分型系列方”。

（6）原方为个案病例中用方，可取名为“某某治验方”；原方为治疗多例病人的有效方，可取名为“某某经验方”“某某效验方”。

（7）有的单方，就单用药物名或加剂型。

2. 资料来源

若为杂志，先写杂志名称（加《》），然后写年月卷期，数字要写全且用阿拉伯数字，如:《新中医》1999 年 3 月第 31 卷第 3 期；若为书籍，则要先写书名（加《》），然后写某某出版社某某某某年某月第某版，如:《段凤舞肿瘤积验方》安徽科技出版社 1991 年 9 月第 1 版。或直接注明某某人献方或某某单位某某人方。

3. 功效主治

功能主要写该方剂的治疗原则、功效，如清热解毒、活血化瘀、消积散结等。主治主要写病名和症状，如主治“乳癖”“积聚”“伏梁”“噎膈”等，写症状时可先写“症见”两字，如症见面色萎黄、恶心呕吐、心下痞硬等。现代医学病名，如胃癌、肝癌、脑瘤、乳腺增生等，也可在病名前加上病的分期、性质、状态等，如晚期小细胞型肺癌、恶性淋巴瘤、直肠低分化腺癌肝转移、鳞状上皮癌；病名后面有的写有中医分型，如气血瘀滞型、热毒内蕴型等。

4. 处方用药

药名用处方用名或常用名，不常用的名称或别名尽可能地改过来，如“牵牛子”尽量不用“黑白丑”，“犀牛角”不用“广角”，“薏苡仁”不用“生米仁”。为了照顾原创之意，有些药名并未完全统一，敬请留意，如当归、当归尾、归尾，龟板、龟版，天冬、天门冬，麦冬、寸冬、麦门冬，白及、白芨，元胡、延胡索，仙灵脾、淫羊藿，守宫、天龙、壁虎，玄参、元参，土元、地鳖虫、土鳖虫，蚤休、重楼、七叶一枝花，茵陈、茵陈蒿，丹皮、牡丹皮，生地、生地黄，全虫、全蝎，熟地、熟地黄，诸如此类。药名与药名间用逗号或顿号。药的数量古今不同，古方因朝代不同，度量衡的换算不易，所以仍用中文数字和分、钱、两，如“三两二钱五分”等；现代方用阿拉伯数字和克、千克（或公斤），如12克、1.5公斤、30毫升等。

辞典中收集的一些推拿方、针灸方，在体例上稍有区别，在此不再赘述。

编者

汉语拼音索引

A

B

C

D

E

F

G

H

J

K

L

M

N

O

P

Q

R

S

T

W

X

Y

Z

肿瘤疾病方剂索引

一　头颈部肿瘤

1. 脑瘤及脑转移癌

2. 眼部肿瘤

3. 舌癌

4. 喉癌

5. 甲状腺癌

6. 鼻咽癌

7. 唇癌及口腔癌

二 胸部肿瘤

1. 肺癌

2. 纵隔肿瘤

3. 胸膜肿瘤

4. 乳腺癌

三　消化系统肿瘤

1. 食管（道）癌

2. 胃癌

3. 肠癌（大肠、小肠、直肠、结肠、十二指肠、肠覃）

4. 肝癌

5. 胆囊癌

6. 胰腺癌

四 泌尿及生殖器肿瘤

1. 肾癌

2. 膀胱癌

3. 前列腺癌

4. 阴茎癌

5. 睾丸肿瘤

6. 卵巢癌

7. 子宫颈癌

8. 子宫体癌

9. 外阴及阴道癌

10. 恶性滋养细胞肿瘤

五　骨及软组织肿瘤

1. 多发性骨髓瘤

2. 软组织恶性肿瘤

3. 骨巨细胞瘤

4. 骨肉瘤

六 造血及淋巴系统肿瘤

1. 恶性淋巴瘤

2. 急性白血病

3. 慢性粒细胞性白血病

七 皮肤肿瘤

1. 皮肤癌

2. 恶性黑色素瘤

八　肿瘤并发症的诊断治疗

1. 癌症感染

2. 肿瘤出血

3. 肿瘤代谢急症

4. 恶性胸腔积液（胸水）

5. 恶性腹腔积液（腹水）

6. 癌症恶病质

7. 恶性不完全性肠梗阻

九 放、化疗毒副作用的诊断治疗

1. 放、化疗致肝损害

2. 放、化疗致骨髓抑制

3. 放、化疗致消化道反应

4. 放射性（疾）肺病

A

【方　　名】阿昌族痈肿验方

【方药组成】重楼15g，紫花地丁12g，鸡蛋清1份。

【功效主治】散瘀消毒解毒，适于各肿痈、肿瘤外敷。

【用法用量】上药研粉，用1个鸡蛋的蛋清调成糊状敷患处，每日换药1次。

【来　　源】上方系魏素丽、魏素红摘编自张力群主编《中国民族民间特异疗法大全》。

【方　　名】阿地夏香丸

【方药组成】阿魏20g，生地黄（鲜）200g，巴豆10g，清半夏20g，杏仁10g，芒硝10g，生姜（鲜）100g，硇砂15g，胆南星10g，川木香20g，牙皂15g，山药适量。

【功效主治】消积软坚，祛痰散结。适用于噎膈反胃（上消化道肿瘤）。

【用法用量】上药除去鲜药（生地黄、生姜）外，依配此研粉，用山药粉多量混匀压片，每片1～2g。服1～3片，渐渐增量，每3～5天加量一次。服药时，服生地黄、生姜汁。如果食管癌影响吞咽，可含化1～2片后，再进软流质食物。

【来　　源】中华中医药中和医派杨建宇验方。

【方　　名】阿魏干屎散

【方药组成】阿魏一钱，干屎三钱，为末。

【用法用量】五更姜片醮食。立愈。

【功效主治】噎膈。

【来　　源】赵王卤方。

【方　　名】阿魏膏

【方药组成】阿魏、芒硝、苏合香、乳香、没药各15g，麝香9g，羌活、独活、玄参、官桂、赤芍药、穿山甲、生地黄、两头尖、大黄、白芷、天麻、红花、槐枝、柳枝、桃枝各15g，木鳖子（去壳）10个，头发一团，麻油1 200g。

【功效主治】软坚，活血，止痛。治痞块（如乳癌、肝癌的肿块处）。

【用法用量】制成黑膏药。每2日换一帖。若肝积，加朴硝、芦荟末同熨之。

【来　　源】《景岳全书》。

【方　　名】阿魏化瘤膏

【方药组成】阿魏60g，乳香60g，没药60g，芒硝60g（以上共研细末），大黄60g，乱发60g，白芥子90g，木鳖子21个（去壳），穿山甲45g，肉桂45g，川独活45g，香油1 200kg。

【功效主治】腹内包块。

【用法用量】将大黄以下六味药入香油中煎黑去渣，待油冷凝，入锅内，趁油冷时加水飞净细炒燥黄丹600g，将油煎滚，用铁笼子不停地搅动，直到黄丹黑熟，软硬以能提起将凝为度，再加入魏、乳、没、硝四味细药末于内搅匀，即成膏药。贴膏药时，先用芒硝研细，随患处铺半指厚，以纸盖定，用热熨之良久，硝少再加量，后熨之，反复几次，再贴膏药。

【方　　名】阿魏化瘤丸

【方药组成】阿魏15g，白芥子120g，白术90g，三棱60g，莪术60g。妇女患者加当归、川芎、干漆，均用酒炒，各30g。

【功效主治】腹部肿瘤。

【用法用量】上药中后四味俱炒干，研为细末，以阿魏热酒溶化，和入为丸，如玉米粒大。每日早、晚各服6g，白开水送下。

【来　　源】何日中经验方。

【方　　名】阿魏化痞膏

【方药组成】三棱60g，莪术60g，穿山甲60g，大黄60g，生川乌60g，生草乌60g，木鳖子60g，当归60g，蜣螂60g，白芷60g，厚朴60g，香附60g，大蒜60g，使君子60g，蓖麻籽60g，胡黄连60g，黄丹3kg，阿魏240g，樟脑180g，雄黄180g，肉桂180g，乳香36g，没药36g，芦荟36g，血竭36g。

【功效主治】腹部结块，胀满疼痛。

【用法用量】方中黄丹以前诸药入麻油熬制成膏。以下药味各研细末，按每500g膏油调入药末15g的比例，混搅均匀即成。用火烘烊后贴患处。

【附　　注】孕妇忌用。本膏外用敷肿块上有消散癥瘕痞块作用。因各地处方不同，本方采用的是北京出品的成药处方。

【方　　名】阿魏化痞膏

【方药组成】生川乌12g，生草乌12g，三棱12g，莪术12g，当归12g，巴豆12g，大黄12g，穿山甲12g，红大戟12g，生半夏12g，桃仁12g，赤芍12g，青皮12g，礞石（研）12g，郁金12g，阿魏（研）15g，黄丹210g。

【功效主治】腹内痞块。

【用法用量】用芝麻油500g，置锅内熬沸，将上药入油锅炸枯，滤去渣，加火再熬，熬至滴水成珠，加入黄丹用棍搅匀，继续熬至烟尽时，再加阿魏细末搅匀，即成药膏。按痞块的大小，裁取净布一块，将药膏摊布上，撒少许麝香于药膏上，贴在患处，每周更换1次。

【附　　注】贴膏药后，有的患者大便下瘀血，或鼻孔出血，有的患者没有任何反应。用药期间，忌食腥腻、生冷食物。

【方　　名】阿魏化痞散

【方药组成】川芎、当归、白术、赤茯苓、红花、阿魏、鳖甲尖（醋炙，研）各3g，大黄（酒炒）24g，荞麦面（微炒）30g。

【功效主治】化瘀软坚，健脾祛湿。主治痞癖初起，腹中觉有小块，举动牵引作痛，久则渐大成形。适用于胰腺癌及腹部肿瘤。

【用法用量】上药共为末。每服9g，空腹时用好酒酌量调稀服。

【附　　注】忌生冷腥荤。服药后，腹痛、便出脓血为验。

【方　　名】阿魏黄蜡蛋

【方药组成】阿魏粉3g，黄蜡30g，鸡蛋5个。

【功效主治】慢性白血病。

【用法用量】先溶蜡后入蛋，再入阿魏粉搅匀，分2次服。

【方　　名】阿魏朴硝膏

【方药组成】阿魏末6g，朴硝60g，葱白适量。

【功能主治】用于妇女血瘕。

【用法用量】先用麦面粉做成面条，依患者病块之大小做圈，放皮肤上固定，用阿魏末6g，掺在圈内，用朴硝60g掺在第二层上，用布覆之，再用葱白捣烂炒热，乘热布包熨之，使腹内觉到舒适为度，隔日1次，以瘥为度。

【方　　名】阿魏麝香散

【方药组成】阿魏五钱，麝香一钱，雄黄三钱，水红花子四两，神曲一两，人参一两（去芦），白术一两，肉桂五钱。

【加　　减】若积块坚硬，有形可征，疼痛较剧者，可加活血化瘀药以增强消积止痛作用，如益母草、红花、泽兰、莪术；若小腹气滞作胀，则加木香、元胡、丁香、沉香等理气除胀；若脾虚较甚者则再加黄芪、薏苡仁、茯苓等益气健脾，增强扶正力量。

【功效主治】辛散消积，扶正培土。肠覃诸积痞块，腹胀疼痛，不思饮食，形体消瘦，体倦乏力，大便质稀或带血，女子或见经事不调，舌淡，脉细弦。

【用法用量】以上药物，共研细散，每服三钱，用荸荠3个，去皮捣烂和药，早晚各1服，砂仁煎汤送下。

【来　　源】《张氏医通》卷十三。

【附　　注】肠覃之病，乃指腹内结块，初起状如鸡子，以后不断增大，终至腹胀怀孕。一般认为其病机是由气阻血瘀、邪毒留结而成。本方治症亦属此类，但同时又有气虚脾弱之候。针对这种情形，专以扶正则又恐邪气盘结更重。权衡标本缓急，当施以扶正攻邪并进之法，方为正治。本方即为此而设。方中阿魏气味辛烈，开散力大，专辟恶气，解秽毒，消积滞；麝香辛散温通，芳香走窜，通十二经，活血散结，疏达郁滞，消肿定痛；人参、白术、肉桂、神曲温补脾胃，固护中土，使后天之本得以充养，则正复有助抗邪；雄黄解毒消肿，拔腐止痛；水红花子活血消积块。综合全方，则可达辛散消积，扶正培土之效。

肠覃相当于现代医学的下腹或盆腔的恶性肿瘤，如大肠癌、妇科肿瘤等。

【方　　名】阿魏丸

【方药组成】阿魏一两半，当归一两半，肉桂半两，陈皮半两，白及三分，白芷半两，蓬莪术一两，元胡半两，木香三分，吴茱萸半两，川芎半两，炮附子半两，炮干姜一两，肉豆蔻，朱砂各三分。

【加　　减】积块坚结难消者，可加用水蛭、虻虫；身倦乏力者，加党参、白术。

【功效主治】温中散寒，化癥消积。腹中结块，隐痛喜按，纳少腹胀，肠鸣溏泻，舌淡，苔白，脉濡弱。

【用法用量】上除阿魏、朱砂外，同为细末，以醋半升，浸泡阿魏一夜，同生绢袋取汁，煮面糊为丸，如梧桐子大，以朱砂为衣，每服5丸，1天2次，温酒送服。

【来　　源】《博济方》卷二。

【附　　注】本方所治为脾气虚寒，气机不运，又复寒邪侵袭，寒凝于腹留滞结块所致。治疗方法，当以温散为主。阿魏味辛、温，入肝、脾、胃经，辛则走而不守，温则通而能行，辛散温通以逐寒凝，使寒凝之结块得以消散，故为主药，取名阿魏丸。辅以肉桂、炮附子、干姜、吴茱萸、肉豆蔻，温中助阳、散寒止痛；白芷辛温解表以散外寒。如此配伍使中阳得振，外寒得解，结块得消。佐以当归、陈皮、莪术、元胡、木香、川芎活血化瘀，行气消积；白及消积。诸药合用温中散寒以消积块。现临床可用于消化道肿瘤而见上述征象者。

【注意事项】服药期间忌食生冷油腻食物。

【方　　名】阿魏丸

【方药组成】高良姜（东壁土炒）八两，黑牵牛八两，蓬莪术四两，赤豆四两，砂仁四两，三棱一两，青皮一两，陈皮一两，干姜一两，草豆蔻一两，槟榔一两，肉桂一两，真阿魏五钱。

【加　　减】疼痛较重者，加元胡、乌药、小茴香；积块难消者，加鳖甲、生牡蛎、瓦楞子；纳呆者，加神曲、山楂。

【功效主治】温中理气，活血消积。脾气虚寒，又寒邪侵袭，寒痰气血留滞肠胃内外，久则成积块。

【用法用量】上药为末，醋调神曲糊为丸，每次服一钱，1日2次，午前、午后姜汤吞服。

【来　　源】《活人方》卷四。

【附　　注】本方所治之症为素体中土虚弱，脾气虚弱，痰湿内聚，复因寒邪侵袭，留着不去，气血运行不畅，寒痰与气血搏结，日久结块。治宜温寒痰，行气血，而消结块。方中高良姜、肉桂、干姜、草豆蔻均为辛热之品，温中健脾，散寒燥湿，则湿去脾健气机畅，痰湿无以再生；青皮、陈皮、砂仁、槟榔理气化痰偏行气滞；三棱、莪术破血行气，消积止痛偏祛血瘀；赤豆、黑牵牛逐水利湿，使浊阴下达；阿魏消积概括本方作用之目的，故名阿魏丸。现临床可用于肠癌的治疗。

【方　　名】阿魏丸

【方药组成】胡黄连7.5g，瓜蒌仁15g，炒萝卜子30g，食盐7.5g，生南星（漂洗）30g，连翘15g，生半夏（漂洗）30g，象贝母15g，阿魏（醋浸）15g，焦山楂30g，焦六神曲30g，炒麦芽30g，黄连30g，石碱7.5g，生姜120g，芒硝7.5g。

【功效主治】化痰消积。主治诸般积聚，癥瘕，痞块。适用于肝癌痰瘀互结者，腹腔肿瘤。

【用法用量】除后两味药外，共研细粉，用姜打汁，芒硝化水泛丸，如绿豆大。每次服3～6g，温开水送服或上药为末，姜汁浸，蒸饼为丸，如梧桐子大。每服50丸，空腹时用生姜汤送下。

【来　　源】本方系《丹溪心法》阿魏丸方加减。

【附　　注】应遵医嘱服用。

【方　　名】阿魏蜈蚣膏
【方药组成】阿魏9g，蜈蚣1条（去头足），杏仁7个，连须葱头3个。
【功效主治】活血化瘀，散寒消痞，适用于腹中痞块。
【用法用量】上药共捣如泥，贴痞块处。

【方　　名】阿魏消瘤膏
【方药组成】大蒜、香附、大黄、生川乌、三棱、当归、莪术、穿山甲、白芷、使君子仁、厚朴、蓖麻子、木鳖子、生草乌、蜣螂、胡黄连各2两。
【功效主治】散瘀消肿，适用于白血病肝脾肿大，有肿块者。
【用法用量】上药碎断，用香油24两炸枯，去渣过滤，炼至滴水成珠，入黄丹10两，搅匀成膏。
【来　　源】《中药外敷疗法》。
【附　　注】又称消痞膏，为中成药膏，中药商店有售。

【方　　名】阿魏消瘤汤
【方药组成】阿魏1.5g，柴胡1.5g，甘草1.5g，当归尾4.5g，赤芍4.5g，桔梗3g。
【功效主治】理血消瘤。适用于瘀血阻滞之血管瘤。
【用法用量】每日1剂，水煎，分2次温服。
【临床应用】王某某，4个月。初生右肋部有紫筋3条，以后随小儿长大而发展，至2个月时，呈一直径约4cm，高出皮肤0.5cm的血管瘤，因年龄小，不宜手术，故到我处服中药，用上方3剂，瘤顶下陷，续服5剂，即见瘤围缩小，其母虽喜其效，但怜其便泻，瘦乏，乃于方中增加白术4.5g，药后腹虽不泻，则瘤不见缩小，为此，仍去白术，以原方继续服之，先后共进29剂，血瘤消失，随访6年未见变化。
【来　　源】张文明方。
【附　　注】本方为周岁以下者用量，年龄稍大者须增加分量，特别要增加阿魏的分量；3岁小孩此药可作丸吞服，以大便通利为度。方中桔梗是引经药，视其瘤生部位适当更换。忌油腻生冷。此后以此法又治疗头顶血管瘤1例，目眶部血管瘤1例，均见著效。

【方　　名】阿魏消痞膏
【方药组成】羌活、独活、玄参、官桂、赤芍、穿山甲、两头尖、大黄、白芷、天麻、红花各15g，木鳖（去壳）10枚，乱发1团，槐、柳、桃枝各15g。
【功效主治】祛风活血，消肿止痛，化痞散结，适用于颈项肿瘤。
【用法用量】上药用麻油1.12kg，煎药至黑去渣；入发再煎，至发化，入黄丹收膏，以软硬适中为度。取阿魏、芒硝，苏合油，乳香、没药各15g，麝香9g，为细末，入膏，退火，摊布上。将膏药烘热贴患处，7天1次。
【来　　源】《景岳全书》。

【方　　名】阿魏消痞丸
【方药组成】阿魏6g，乳香9g，没药9g，礞石9g，雷丸9g，槟榔9g，枳实9g，赤茯苓9g，常山9g，漆渣9g，晚蚕沙15g，水红花9g，老鸡肫皮7个。
【功效主治】理气散结。腹内痞块。
【用法用量】上药均为末，神曲打糊为丸，如梧桐子大。每次服30丸，黄酒送下。

【方　　名】癌敌汤
【方药组成】七叶一枝花、两面针、穿心莲、虎杖、白花蛇舌草各15g，急性子、水蛭各7.5g，徐长卿、半枝莲各10g，蟾蜍1只，壁虎1条，蜈蚣7条。
【功效主治】消热解毒，活血化瘀，散结抗癌，适用于各种恶性肿瘤和白血病。
【用法用量】先将活蟾蜍宰杀，去内脏，与各种药一起放入锅中，加水适量，慢火煎汤，滤去药渣，取汤汁分3次饮服，隔日1剂。
【来　　源】广东佛山中医院验方。
【附　　注】方中蟾蜍，又称癞蛤蟆。

【方　　名】癌敌丸
【方药组成】枝花头、金牛根、穿心莲、大叶蛇总管、蛇舌草各600g，急性子、水蛭各150g，寮刁竹、韩信草各300g，蟾蜍260只，壁虎260条，蜈蚣260条，猪胆汁、马蹄粉（荸荠粉）各适量。

【功效主治】各种癌症和白血病。

【用法用量】以上药物共研为细末，和猪胆汁、马蹄粉为细丸。每天服3次，每次3钱，15～30天1个疗程。

【临床应用】本方治鼻咽癌、白血病等10种癌症，显效占23.5%，稳定占44%，无效占6%。

【来　　源】《全国中草药肿瘤资料选编》。

【方　　名】癌敌丸（锭）

【方药组成】①丸剂：生黄芪90g，白芍90g，川贝母90g，白薇90g，当归90g，玄胡90g，熟地黄90g，枳实75g，香附60g，石蜡60g，白术60g，没药45g，艾叶30g，昆布300g，三七24g，肉桂15g，川芎15g。

②锭剂：蛇床子9g，五倍子30g，雄黄9g，蒲黄炭9g，枯矾4.5g，陈石灰15g，没药9g，乳香9g，乌梅炭15g，冰片4.5g。

【功效主治】益气养血，清热解毒，燥湿抗癌，适用于宫颈癌。

【用法用量】方①各药共研细末，水泛为丸，如黄豆大小，即得。方②各药共研细末后，制成锭剂。丸剂口服，每次10g，每日2次。锭剂外用，每日1个，将阴道冲洗干净后塞于宫颈口。

【临床应用】湖南省中医药研究所用于治疗宫颈癌20多例，有较好疗效。如患者肖某某，女，成人，确诊为晚期宫颈癌，经用药后症状逐渐消失，继续用至基本痊愈，随访7年未复发。

【来　　源】《抗癌中草药制剂》，人民卫生出版社，1981：253。

【方　　名】癌灵注射液

【方药组成】癌灵注射液（以中药砒石为主要原料，含生药1mg/ml）。

【加减辨证】气血双虚则益气养血，用参芪四物汤；气阴两虚则益气养阴，清热除烦，用人参白虎汤合清骨散加减；热毒炽盛则清热解毒，用羚翘解毒汤加减；热入营血则清营解毒，以清营汤加减；阴虚内热则育阴清热，用清骨散合生脉散加减。严重贫血者应输同型新鲜血。

【功效主治】早幼粒细胞白血病。

【用法用量】以癌灵1号5ml加25%葡萄糖注射液20ml升静脉推注，每日2次；或以癌灵1号10ml加10%葡萄糖500ml静脉滴注，每日1次。28天为1个疗程，间隔7～14天再进行下1个疗程。同时配合辨证服用中草药煎剂，每日1剂，每日3次，水煎口服。

【方　　名】癌宁丸

【方药组成】莪术15g，三棱15g，黄药子24g，阿魏24g，乳香24g，没药24g，硇砂12g，蟾酥9g，木鳖子12g，延胡索30g，天仙藤30g，甘草15g，蜂房18g，生玳瑁18g，鸡内金45g。

【功效主治】化瘀消积抗癌。适用于胃癌，可缓解临床症状。

【用法用量】将以上各药共研细末，炼蜜为丸，制成梧桐子大小的丸剂，即得。口服，每次5丸，每日2～3次。

【临床应用】青岛医学院附属医院用于治疗胃癌有一定疗效，可缓解临床症状，适当延长寿命。

【来　　源】《抗癌中草药制剂》，人民卫生出版社，1981：211。

【方　　名】癌热灵

【方药组成】淡豆豉15g，地骨皮15g，焦山楂5g，柴胡12g，白薇30g。

【加　　减】正虚不能透邪者，加太子参、黄芪、山药、生甘草；阴虚烦渴者，加生地黄、牡丹皮、玄参、芦根、天花粉。

【功效主治】清退虚热。癌性发热，体温缠绵，或高或低，或午后发热，口渴心烦，胃纳差，舌质淡红，苔薄少，脉细数。

【用法用量】以上药物，水煎，分2次，空腹服下，每日1剂。2周为1个疗程。

【临床应用】临床治疗各种癌热59例，显效32例，有效23例，无效4例，总有效率93.1%。

【来　　源】《浙江中医杂志》1997年第6期。

【附　　注】本方所治癌热，证属邪伏阴分，留恋不解，邪气不盛，而正气亦虚者。故方以地骨皮、白薇清解阴分伏热；辅以淡豆豉清热除烦；

以柴胡和解少阳，启转枢机，透达邪气由内走外而解；用少量山楂，开胃生津、增液化气，量大则有敛邪滞邪之虑。诸药合方，灵捷轻巧，药简力专，自可消热于无形中。

【方　　名】癌痛酊
【方药组成】川芎15g，生南星15g，蟾酥2.5g，地龙15g，重楼10g，白蔹10g，三七粉10g，金龟莲10g，露蜂房5g，冰片2.5g。
【功效主治】活血通络，消肿止痛。适用于晚期癌症疼痛。
【用法用量】上药研面，放入75%的酒精500ml中，浸泡1周（用微火加热后放置尤佳），每日3～4次，外擦疼痛部位。亦可用食醋将上药调为糊状，外敷疼痛部位，每日1～2次，用食品塑料薄膜覆盖药膏上。
【临床应用】治疗晚期癌痛37例，全部获效，起效时间一般在15～20分钟，作用持续2～3小时，有效达6小时以上。
【来　　源】《中医药防治肿瘤特技集成》。
【附　　注】肿瘤至晚期，疼痛日剧，严重者影响休息甚或不能睡眠，使生活质量明显降低。积极控制癌痛，是癌症治疗的一个重要组成部分。本方即为晚期癌痛病人而设，通过本方的治疗以达到减轻疼痛，提高生活质量的目的。方中用生南星、重楼、白蔹、金龟莲、蟾酥、蜂房以解癌毒、清邪热、化痰结、消肿削坚，此为审因论治。待癌毒去，痛自可止；复以川芎、地龙、三七祛瘀通经、活血行气，所谓“通则不痛”；最后以冰片辛散芳香、透络达邪，并合酒以鼓动药势直达病所，加强效用。全方诸药协同，抗癌消瘤以达止痛之目的。

【方　　名】癌痛克
【方药组成】马钱子20g，草乌20g，制川乌20g，细辛40g，蟾酥20g，乳香20g，白术40g，冰片120g，血竭40g，生南星20g。
【功效主治】散寒通阳，通经止痛。适用于寒凝于内，阻遏阳气，痰瘀留滞，经脉失于温运之癌痛的治疗。
【用法用量】以上药物共为细末，混匀装入药袋，每袋含药粉36g。治疗时将药袋置神厥穴或痛处，其上放热熨袋。每日1次，10日为1疗程，可连续应用。
【临床应用】该方治疗癌症疼痛84例，其中Ⅰ度疼痛27例（单独用癌痛克）；Ⅱ度疼痛41例（加用解热镇痛剂）；Ⅲ度疼痛16例（加用阿片类药）。对照组78例，Ⅰ度疼痛26例（用吲哚美辛或止痛片）；Ⅱ度疼痛37例（用布桂嗪或可待因）；Ⅲ度疼痛15例（用哌替啶或吗啡）。结果治疗组疼痛缓解率为92.9%，对照组为82.1%。二者相比有显著差异。单用癌痛克治疗缓解率为96.3%，对照组为88.5%。
【来　　源】《中国中西医结合杂志》1995年第9期。
【附　　注】方以草乌、川乌、细辛逐寒气，消寒凝，振阳气，温经止痛；乳香、血竭活血化瘀，行气止痛，消癥抗癌；马钱子入络搜邪，驱毒达外，散结止痛；生南星化痰破滞，散邪止痛；白术益气健中，以助血行；最后复以冰片鼓动药势。诸药合用，共达逐寒攻毒止痛之效。

【方　　名】癌痛灵
【方药组成】熟地黄9g，山药15g，茯苓15g，骨碎补24g，补骨脂30g，白花蛇舌草30g，附子9g，黄芪15g，蟾酥1.5g，肉苁蓉24g，乳香9g，没药9g，土元5g，蜈蚣3条，延胡索15g。
【功效主治】健脾养肾，活血止痛。各种肿瘤出现中重度疼痛者。本方适用于以脾肾两虚为病机的癌痛患者的治疗。
【用法用量】水煎2次，取汁500ml，分装2瓶。每日1剂，分2次服下，每次1瓶。必要时6小时后重复。
【临床应用】该方治疗71例中重度癌痛患者（多为晚期病人），其中按WHO标准中度疼痛17例，重度疼痛54例。结果药后完全缓解29例，占40.8%，部分缓解33例，占46.5%，无效9例，占12.6%，总有效率87.3%。71例中34例病人在用药19分钟后开始止痛；缓解时间最长者4.2小时，最短者1.4小时。
【来　　源】《吉林中医药》1992年第6期。
【附　　注】方中用熟地黄、骨碎补、补骨脂、附子、肉苁蓉滋肾阴、温肾阳、壮骨止痛；黄芪、山药、茯苓健脾气、培中土、补虚止痛；以上药物配合，双补脾肾，扶正培本，以治虚痛。但癌肿既在，内必有邪留、血瘀，故又以白花蛇舌草清热解毒，抗癌散结，消肿止痛；乳香、没药、土元、蜈蚣、元胡活血行气，消癥削坚，通经止痛。全方协同作用，虚者得复，瘀血得去，故可痛减肿消。

【方　　名】癌痛灵口服液

【方药组成】熟地黄、山萸肉各15g，骨碎补20g，补骨脂15g，白花蛇舌草10g，地鳖虫15g，蜈蚣2条，延胡索12g，蟾酥6g，肉苁蓉15g，乳香、没药各10g，熟附子4.5g，黄芪20g。

【功效主治】癌痛。

【用法用量】上药加凉水1000ml浸泡30分钟，文火煎成300ml，滤出，再加700ml熬成200ml滤出，2次药液混合分装2瓶，每瓶250ml备用，每次服1瓶，必要时6小时后再服1瓶。

【临床应用】71例中，用药后完全缓解29例，缓解33例，无缓解9例。

【来　　源】刘仁旭经验方。

【方　　名】癌痛灵软膏

【方药组成】生南星9g，生白附子9g，生川乌9g，雪上一枝蒿24g，蟾酥1g，没药9g。

【功效主治】抗癌止痛。各种癌痛。

【用法用量】上药共研极细末，用凡士林油调膏，外敷痛处，纱布固定。24小时后撤去，隔日再用。

【临床应用】临床以之治疗各种癌痛113例，并设哌替啶对照组30例，二氢埃托菲对照组46例。结果三组分别为：完全缓解45例、16例、11例，明显缓解58例、13例、23例，中度缓解9例、0例、8例，无效1例、1例、4例。总有效率分别为91%、96%、74%。中药组镇痛之起效时间、持续时间均优于其余两组。

【来　　源】《贵阳中医学院学报》1995年第4期。

【附　　注】本方所治癌痛，其病机为痰凝血瘀，留滞局部，阻塞经气，不通则痛。方以生南星、生白附子豁顽痰，消积结，逐邪毒以治癌痛之本；复以生川乌、雪上一枝蒿辛散邪气、驱阴毒、麻醉止痛；蟾酥以毒制毒、消肿止痛；没药活血化瘀，行气通脉止痛。纵观全方，虽仅6味药物，但各得其所，相辅相成，故有相得益彰之妙。

【方　　名】癌痛宁

【方药组成】黄芪60～200g，党参40～100g，白术10～40g，茯苓10～20g，甘草6～10g，桃仁10～15g，红花10～15g，补骨脂10～15g，杏仁10～15g，枸杞子20～40g，麦冬20～40g。便秘加大黄（后下）；浮肿、小便少加车前子、木通。

【功效主治】益气健脾补肾，活血化瘀止痛。适用脾肾两虚、瘀血内结之癌痛病人的治疗。

【用法用量】以上药物，水煎分2次空腹服下，每日1剂。

【临床应用】临床治疗各种癌痛73例，结果显效36例，有效33例，无效4例，总有效率达94.5%。

【附　　注】方以黄芪、党参、白术、茯苓、甘草组成四君汤加味方，以大补元气、健脾益胃、补虚止痛；补骨脂、枸杞子、麦门冬滋阴温阳，壮腰强脊，补肾止痛；以上药物配合，可脾肾双补而止疼痛。另以桃仁、红花活血化瘀，以治气虚不能行血之血瘀疼痛；杏仁之用则在于取开宣肺气、藉肺朝百脉之功以布散药力于全身，从而更快发挥作用。诸药配合，则虚痛止而脾肾健，标得除而本得固，提高了患者的生存质量。

【方　　名】癌痛宁

【方药组成】生大黄20g，黄柏20g，黄连20g，苏木20g，田三七20g，细辛20g，生马钱子20g，冰片10g。

【功效主治】止痛消积，治癌性疼痛。适用于热壅血瘀癌痛的治疗。

【用法用量】以上药物，浸泡于75%的酒精中7天，用时外涂疼痛部位，2～4小时1次。疼痛较剧者用纱布蘸本品，湿敷疼痛部位，4小时1次。

【临床应用】临床方外用治疗各种癌痛34例，完全缓解32例，部分缓解2例，其效良好。

【来　　源】《湖南中医杂志》1994 年第 5 期。

【附　　注】方用黄柏、黄连清热泻火、解毒消肿、消炎止痛；生大黄泻火凉血、活血化瘀止痛；苏木、三七破瘀导滞、宣通脉络止痛；细辛辛散味厚，与芳香通达之冰片合用，相辅相成，开郁启闭而止疼痛。另用马钱子散结消积、抗癌制毒以止痛。以上 8 味配合，可泻郁热、除瘀毒、通淤阻，而达疗癌痛之目的。

【方　　名】癌痛散

【方药组成】马钱子，莪术，五灵脂，川芎，樟脑，冰片。

【功效主治】逐寒破瘀，散结止痛。各种癌性疼痛。所治癌痛以寒凝血瘀、闭阻络脉为病机要点。

【用法用量】以上药物剂量按 1∶4∶4∶4∶2∶2 的比例配制。共研细末装塑料袋密封备用。用时按疼痛范围大小取适量药末，用蓖麻油调成膏状，敷痛处。敷药面积宜大于疼痛面积，厚约 0.3cm，外以胶布固定。药后疼痛降至Ⅱ级者可不再用，Ⅲ级以上者 3 天换药 1 次，直到疼痛不再继续或疼痛减轻为止。

【临床应用】此方治疗各种癌痛 30 例（其中肺癌 10 例、食管癌 5 例、肝癌 7 例、结肠癌 2 例、转移性骨癌 5 例、卵巢癌 1 例，均为Ⅲ～Ⅳ期病人），用药 3 天后统计疗效。结果疼痛由Ⅴ级降至Ⅳ级者 2 例、降至Ⅱ级者 1 例，由Ⅳ级降至Ⅲ级者 2 例、降至Ⅱ级者 3 例，由Ⅲ级降至Ⅱ级者 2 例、降至Ⅰ级者 20 例。全部病人均有效。起效时间 10 ～ 30 分钟，疗效持续 3 ～ 5 天。

【来　　源】《中国中西医结合杂志》1993 年第 12 期。

【附　　注】方以川乌逐阴寒，通阳气，温经散积止痛；马钱子善入络搜邪，驱毒消肿定痛；莪术、五灵脂、川芎活血化瘀、消癥抗癌、通脉止痛；最后以冰片芳香走窜，引动药力以达病所，加强止痛效用。以上诸药配合，治本复治标，止痛并抗癌，从而更有助于癌痛的缓解。

【方　　名】癌痛散

【方药组成】山柰、乳香、没药、大黄、姜黄、栀子、白芷、黄芩各 20g，小茴香，公丁香、赤芍、木香、黄柏各 15g，蓖麻仁 20g。

【功效主治】清热解毒，消肿止痛。适用于肝癌、肺癌疼痛。

【用法用量】共研末，贮瓶备用。外用，取癌痛散适量，用鸡蛋清调成糊状，肝癌敷期门穴，肺癌敷乳根穴。敷药后用纱布或蜡纸覆盖，胶布固定。疼痛剧烈者 6 小时换 1 次，较轻者 12 小时换 1 次，用至疼痛缓解或消失为止。

【临床应用】柯联才医师用此方治疗 20 例肝癌、肺癌患者，敷药后均有止痛之效。一般用药 3 次，疼痛可获得不同程度减轻，3 天后基本止痛。例：郭某某，女，35 岁，1988 年 10 月 8 日就诊。确诊为晚期肺癌，胸痛剧烈难忍，虽用西药对症处理，痛减不著。以癌痛散敷贴乳根穴，6 小时换 1 次，首次用药后即明显缓解，经 4 次外敷，胸痛基本消失。

【来　　源】《浙江中医杂志》1991 年第 1 期 34 页。本方为盛国荣教授创订。

【附　　注】本方一是方药主要由温性的香味药和凉性的清热凉血解毒药两部分组成，前者行气活血而止痛，后者使热清毒解而消肿止痛；二是用芳香药促进药物透皮入里，同时用蓖麻子拔毒外出；三是穴位敷贴，可加强药物的止痛作用。

【方　　名】癌痛汤

【方药组成】黄芪 30g，熟地黄 12g，补骨脂 20g，全蝎 3 条，白花蛇舌草 15g，莪术 15g，制马钱子 6g，蟾酥 6g，蝮蛇粉 6g，制川乌 10g，生南星 10g，白芷 10g，九香虫 10g，生姜 10g。

【功效主治】解毒攻邪，补肾止痛。恶性肿瘤骨转移引起的疼痛。主治证为邪毒内结并伴有肾虚者。

【用法用量】水煎服，每日 1 剂，分 2 次服下，连续应用 1～3 个月，同时配合经穴康复仪理疗，采用循经取穴、局部取穴、阿是穴等。

【临床应用】该方治疗肿瘤骨转移疼痛 286 例，结果疼痛缓解 212 例，无效 74 例，效果理想。

【来　　源】《江西中医药》1995 年第 6 期。

【附　　注】方以马钱子以毒制毒、通络搜邪、止痛散结；蟾酥、蝮蛇粉、全蝎解毒消积，麻醉止痛；川乌、白芷、生南星辛散沉伏寒痰、驱邪消肿止痛；白花蛇舌草抗癌消瘤止痛；莪术破血逐瘀、通脉止痛。以上为攻邪部分。复以熟地黄、补骨脂、黄芪补益脾肾，并调先后天、滋阴助阳化气，扶正补虚止痛。最后以生姜和胃调中，散寒发表，达邪止痛。综合全方，既治癌痛之标，又疗致癌之因，标本齐下，以奏其效。

【方　　名】癌消膏

【方药组成】血竭 30g，紫草根 30g，水蛭 15g，穿山甲 15g，地鳖虫 15g，松香 120 ～ 50g，麝香、麻子各适量。

【功效主治】清热解毒，祛腐化瘀。适用于皮肤癌。

【用法用量】先将紫草根用麻油炸成紫草油，再将水蛭炒炭及穿山甲炒焦后，共研细末；血竭、地鳖虫、松香亦研成细粉，加入蓖麻子（或用蓖麻油代替）同放锅内加热熔化，趁热摊涂于牛皮纸或布面上，即得。外用，贴敷于癌肿创面，每周换药 2 次。麝香可撒于膏药上使用。

【临床应用】用于治疗皮肤癌多例有一定疗效。如患者杨某某，男，23 岁，左足底部外侧鳞状上皮细胞癌，经长期使用后，癌块全部脱落，获近期治愈。

【来　　源】河南鹿邑县人民卫生防治院。

【方　　名】癌症六味汤

【方药组成】当归、杭芍、桂圆肉各 15g，黄芪 30g，陈皮 10g，甘草 6g。

【功效主治】补气养血，解毒消肿。本方适用于宫颈癌晚期气血虚弱、邪毒炽盛者。宫颈癌晚期，症见神疲乏力，身体消瘦，舌淡，苔白，脉沉细弱。

【加　　减】崩漏者加仙鹤草、侧柏叶、大小蓟、茜草；食欲不振、胸胃饱满者加砂仁、鸡内金、炒三仙、枳壳；恶心、呕吐、食入即吐者加藿香、姜半夏、吴茱萸、生姜；口干舌燥、阴分缺损者加大青叶、地骨皮、葳蕤仁；大便秘结、小便不利者，加熟大黄、玄明粉、川泽泻、桃仁；腰腹疼痛难忍者加延胡索、香附子、乳香、没药。

【用法用量】以上药物，水煎分 2 次温服，每日 1 剂，同时以槐耳 20g，水煎代茶，日夜常服，每日 1 剂。

【来　　源】《中医杂志》1958 年第 7 期 461 页。

【附　　注】癌瘤晚期正气大虚，而邪气实甚，治宜扶正培本为主，酌加解毒抗癌之品，切忌攻伐太过。方中重用黄芪大补肺脾之气，以资生血之源；配以当归、杭芍、桂圆肉养血和营，则阳生阴长，气旺血生；甘草益气补虚以助上药之功；陈皮理气健脾，并使补而不滞；槐耳解毒消肿以抗癌。诸药相合，共奏扶正培本以托毒，解毒抗癌以消瘤之功。

【方　　名】癌肿热痛方

【方药组成】①忍冬叶、黄芪各 150g，当归 30g，甘草 24g。②金银花、蒲公英、紫花地丁各 12g。

【功效主治】癌肿热、肿痛。

【用法用量】①方研为细末，每服 6g，酒 1 盏半，煎 1 盏，日 2 服，仍以渣敷之。②方，水 3 碗煎取 1 碗，日 2 服。

【来　　源】《治癌中药处方 700 种》。

【方　　名】癌肿疼痛割治法

【功效主治】各种癌症剧烈痛。

【用法用量】取穴公孙、然谷。方法：隔 7 ～ 10 日左右交替割治。

【来　　源】《中医独特疗法大全》。

【附　　注】术后保持清洁卫生，防止感染，并注意保暖预防感冒。

【方　　名】艾柏饮

【方药组成】艾叶 15g，柏子仁 30g，山茱萸 10g，牡丹皮 15g，生地黄 30g，山药 30g，白莲肉 30g，泽泻 15g，荷叶 1 大张。

【功效主治】补益肝肾，养心安神，凉血止血。适用于鼻出血、牙龈出血、血小板减少性紫癜、白血病、血友病等出血症。

【用法用量】每日 1 ～ 2 剂，每剂煎汁 600ml，每次服 100ml。

【来　　源】《验方新编》。

【附　　注】山茱萸味酸涩，性微温，入药佳。

【方　　名】艾蜂汤

【方药组成】蜂房、蛇蜕、全蝎各9g，生艾叶18g，陈皮9g，生黄芪30g，山豆根9g，清半夏15g，茯苓9g，生甘草3g，生姜9g。

【加　　减】胸水者，加葶苈子、龙葵；咯血者，加三七、仙鹤草；胸痛者，加郁金、丹参、全瓜蒌。

【功效主治】镇咳祛痰，软坚化瘀，补气活血。适用于肺癌中期气虚邪盛者，症见咳嗽，咯脓样痰，胸痛剧烈，气短者。

【用法用量】水煎服，分2次温服，每日1剂。

【来　　源】《中医癌瘤证治学》。

【附　　注】本方适用于肺癌中期气虚邪盛者。邪乃痰、毒、瘀久结，脾不健运，湿邪凝聚，气机阻滞，血脉瘀阻，复受热毒之邪侵袭，痰、毒、瘀久结，病久耗气乃成本症。祛邪扶正兼顾。方中蜂房辛平，解毒抗癌，消肿止痛，以祛毒邪，生艾叶理气血，止咳化痰平喘，二药合用，则痰、毒、瘀邪可祛，故为主药；蛇蜕、山豆根、全蝎解毒消肿以助蜂房；生黄芪补气升阳，托毒抗癌；清半夏、陈皮、茯苓、甘草、生姜为二陈汤以燥湿化痰，理气和中。诸药合用补气托毒以增强免疫功能，攻毒消肿以抑杀癌细胞。

【方　　名】艾附丸

【方药组成】艾叶、枳壳、肉桂、炮附子、当归、赤芍、没药、木香各一两，沉香半两。

【加　　减】结块较大者，加鳖甲、生牡蛎；疼痛较重者，加元胡、乌药；瘀象重者，加三棱、莪术、王不留行。

【功效主治】温经散寒，祛瘀消积。妇人血海虚冷，脐腹疼痛，久成坚瘕积聚。本方为妇女冲任虚寒、瘀血阻滞所致坚瘕之良药。

【用法用量】上药共研细末，水煮面糊为丸，如梧桐子大，每次服25丸，1日2次，空腹温酒送服。现可作汤剂，水煎服，每日1剂。

【来　　源】《杨氏家藏方》卷十五。

【附　　注】艾叶苦燥辛散，芳香而温，专入三阴经，以温气血、温经脉、逐寒湿而止冷痛，为妇科常用要药，附子辛热燥烈，走而不守，能通行十二经，逐在里之寒湿。二药共为主药，以温里散寒；辅以肉桂补火助阳，引火归元；沉香、木香、枳壳行气止痛，偏行气滞；当归、赤芍、没药活血化瘀，偏祛血瘀。诸药合用共奏温经散寒、祛瘀消积之功。现临床可用于妇科肿瘤而见上述征象者。

【方　　名】艾椒消瘿软坚汤

【方药组成】海藻30g，夏枯草15g，白芥子6g，王不留行12g，牡丹皮9g，艾叶9g，椒目9g，苍术12g，白术12g，茯苓12g，猪苓12g，泽泻15g，赤小豆12g，射干15g，七叶一枝花15g。

【加　　减】气机郁滞加八月札12g，广郁金9g，陈皮6g，枳壳9g；阴虚内热加玄参12g，天冬12g，麦冬12g，生熟地黄各12g，知母12g，天花粉30g；心悸胸闷加薤白头12g，瓜蒌12g，柏子仁9g；夜寐不安加枣仁9g，夜交藤30g，合欢皮30g。

【功效主治】甲状腺腺瘤。

【用法用量】水煎服，每日1剂，分2次温服。

【方　　名】艾灸止癌痛方

【方药组成】艾绒，配穴位。

【功效主治】温经通络，行气活血，祛湿散寒。适于乳癌痛症。

【治疗方法】主穴乳中、足三里。配穴法：肝火型患者，去足三里加太冲；气血双亏患者，加灸气海；肝肾阴亏型患者，去足三里加太溪。用艾条灸，日灸1次，10次为1疗程，休息3日，可进行下1疗程。肝郁、肝火型患者用泻法，每次灸20分钟；气血双亏、肝肾阴亏型用补法，每次灸40分钟；火力要足，灸后以胸内发热及下肢有热、酸、困感为佳。

【临床应用】治疗25例。显效13例，有效6例，缓解4例。

【附　　注】陕西中医学院郑少祥经验方。

【方　　名】艾橘汤

【方药组成】生艾叶18g，陈皮、生姜各9g。

【功效主治】温经散寒抗癌。主治肺癌偏寒者，症见呕恶咳痰等症。

【用法用量】水煎，每日1剂，分2次服。

【方　　名】艾香雷火灸条

【方药组成】五年陈艾30g，香附1g，防风1g，荆芥1g，细辛1g，肉桂1g，木香1g。

【功效主治】温经通络，散寒止痛。适用于脊髓肿瘤之寒痹经络，痰瘀凝结型。也可适用于其他肿瘤之艾灸治疗。

【用法用量】以配方比制作成雷火灸条。治疗时可以直接灸肿瘤部位，亦可远端取穴，或用于强壮身体养生灸、火龙灸。

【来　　源】北京知医堂中和艾灸馆验方。

【方　　名】艾叶蛋

【方药组成】艾叶25g，鸡蛋2个。清水适量。

【功效主治】温经止血，散寒止痛。本膳主要适用于子宫颈癌少腹疼痛不止者。

【用法用量】用瓦罐（忌用铁器）文火煮艾叶及鸡蛋，鸡蛋煮熟后，捞去出壳后再煮10分钟即可。

【来　　源】《中国中药杂志》，1991，2：718。

【附　　注】艾叶为菊科植物Artemisia argyi L. et v.的干燥叶，传统上认为产于湖北省蕲春为好，称为蕲艾。梅全喜报告，不同产地，艾叶中挥发油和微量元素含量确有不同；蕲艾挥发油含量高达0.83%，河南汤阴艾为0.39%，四川资阳艾为0.35%，显然，蕲艾的效果会更好。从微量元素来看，蕲艾中钙、锰、铅最为丰富，资阳的硒、铁、锌较高；汤阴的除铜含量较高外，其余各种微量元素均明显低于蕲艾。从而提示，本膳所用艾叶，最好选用地道药材蕲艾。

【方　　名】艾叶洗剂

【方药组成】艾叶30g，防风、荆芥、白芷、枯矾各9g。

【功效主治】脊髓肿瘤不能手术切除，瘘管溃烂溢液。

【用法用量】上药同水煎浓汤，去渣取汤液洗患处。每日1剂，熏洗。

【来　　源】《山东中医杂志》1987年第1期。

【方　　名】安定止痛粉

【方药组成】雄黄，老生姜。

【功效主治】晚期癌症疼痛。

【用法用量】用雄黄粉装入挖空的老姜内，放在瓦上焙烤7～8小时，放冷，研细末，敷贴肿块，止痛有效率达70%。

【来　　源】《抗癌顾问》。

【方　　名】安老汤

【方药组成】人参（或党参）30g，黄芪30g，熟地黄（酒蒸）15g，白术（土炒）15g，当归（酒洗）15g，山茱萸（蒸）15g，阿胶（蛤粉炒）3g，荆芥穗炭3g，甘草3g，木耳炭3g，香附（酒炒）2g。

【功效主治】主治老年妇女月经已断，忽而经水复行，或下紫血块，或下血淋漓。本症常见于部分子宫颈癌患者临床因虚火者。

【用法用量】水煎服，每日1剂，分2次温服。

【来　　源】《傅青主女科》。

【附　　注】老妇经断复行，多因脏腑虚弱，肝郁化火，脾失所统而致，亦有相火妄动、热迫血行及湿毒下注、迫血妄行而发。因此，应早做妇科检查，排除癌变可能。

【方　　名】安庆消瘤膏

【方药组成】①安庆消瘤散：老生姜、雄黄粉各等分。②安庆膏药：芝麻油12斤6两，铅粉5斤半。

【功效主治】恶性肿瘤及各种肿瘤。

【用法用量】①安庆消瘤散：取老生姜挖一洞，掏空，然后将雄黄粉填入洞内，再用挖出的生姜末把洞封紧，放陈瓦上炭火慢慢焙干，约7～8小时，焙成金黄色，脆而不焦，一杆就碎时，即可研粉，通过48目筛子，将过筛后的药粉放入瓶子，密存备用。②安庆膏药：先将麻油放入铁锅里用武火加热起泡，不断搅动，至满锅全是黄泡时，即取下稍放片刻，再置火上加温，约300℃，在冷水中麻油可滴水成珠时，即取下稍冷片刻，再放火上，将铅徐徐撒下，以木棍不断搅动，直至全锅呈现金黄色大泡时，即取下继续搅动数分钟，取冷水1碗，沿锅缘倒下，去毒收膏。再用大小不同的硬纸摊贴而成。外贴时，将“安庆膏药”烘热，把“安庆消瘤散”撒在膏药上一薄层，然后贴敷在肿瘤患处。2天换药1次，1～3个月为1疗程。

【来　　源】《全国中草药肿瘤资料选编》。

【附　　注】本方为安徽省安庆市肿瘤研究小组验方，故名。

【方　　名】安肾丸

【方药组成】肉桂（去粗皮，不见火）、川乌（炮，去皮、脐）各500g，桃仁（麸炒）、白蒺藜（炒，去刺）、巴戟（去心）、山药、茯苓（去皮）、肉苁蓉（酒浸，炙）、石斛（去根，炙）、萆薢、白术、破故纸各1.5kg。

【功效主治】壮阳益肾。适用于前列腺癌，证属肾经积冷，下元虚惫，目暗耳鸣，四肢无力，夜梦遗精，小便频数，脐腹撮痛，食少体瘦，惊恐健忘，大便溏泻。

【用法用量】上药为末，炼蜜为丸，如梧桐子丸大。每服30丸，空腹时用温酒或盐汤送下，小肠气者，用炒茴香，盐酒送下。

【方　　名】安胃汤

【方药组成】人参五分，白术三分，茯苓（去皮），炒山药、当归、陈皮、半夏（姜汁炒）、莲子肉各八分，甘草三分。

【功效主治】补中健脾，理气降胃。适用于翻胃（胃癌），证属脾胃素虚，脘腹胀满，全身乏力，不思进食，神疲懒言，面色淡白无华，大便溏泻，舌淡、苔薄白或略腻，脉濡弱。

【用法用量】上锉1剂，加生姜3片，大枣1枚，乌梅1个，水煎温服。现代用法，水煎分2次空腹服下，每日1剂。

【来　　源】《万病回春》卷三。

【附　　注】本方是由六君子汤加当归、山药、莲子肉及生姜、大枣而成，其治症病机要点为脾胃虚弱，不能生化气血温养机体，同时蕴生内湿，阻于中焦，影响气机的升降出入。方用人参、白术、茯苓、山药、莲子肉益气健脾，补益中焦，化湿止泻；陈皮、半夏理气宽中，降胃止呕、燥湿化痰；甘草调和诸药，合四君则又能加强补中之功；生姜、大枣调胃气，和营卫。全方配合，共奏补中健脾、理气降胃功能。

【方　　名】安中调气丸

【方药组成】广陈皮二两，半夏（姜制）一两，白茯神一两，白术（土炒）二两，枳实（麸炒）一两，苏子（炒）六钱，川芎五钱，当归（酒洗）五钱，白芍药（盐酒洗，炒）八钱，木香一钱，甘草（炙）三钱，香附三两（长流水浸三日，洗净，炒黄色），神曲（炒）一两，黄连（姜汁浸，晒干，猪胆汁拌炒）一两，白豆蔻五钱，萝卜子（炒）五钱。

【功效主治】安中调气，降逆化痰。一切翻胃痰膈之症，脘腹胀满，不欲饮食，食入则扰脏，呕吐嗳气，或见烦热口渴，舌淡红、苔薄黄或黄腻，脉弦。

【用法用量】上为细末，竹沥、姜汁、神曲打糊为丸，如绿豆大。每服80丸，以白汤送下，清米汤亦可，不拘时候。现代用法，以上药物，水煎分2次空腹下，每日1剂。

【来　　源】《古今医鉴》卷五。

【附　　注】本方治症为气滞不运，内生痰湿，痰气交结，兼之血瘀，搏结胃脘所致。方用陈皮、半夏、茯苓、甘草组成二陈汤，以理气和中，燥湿化痰；枳实、苏子、萝卜子、木香、香附、白豆蔻调畅气机，调理肝脾，脾气机得通则痰湿亦化；川芎、当归、白芍药活血养血，消积而不伤正；黄连、竹叶清解胃热，去心火，后者尚利小便；神曲消化食积，合萝卜子则消食积而下气除胀；姜汁和中醒脾，止呕吐。诸药配合，共达安中调气、降逆气痰之功。

【方　　名】暗治饮

【方药组成】当归15g，白芍9g，茯苓9g，炒栀子4.5g，柴胡2.4g，海螵蛸6g。

【功效主治】疏肝活血，泻火燥湿。适用于妇女外阴肿瘤，溃破渗液。

【用法用量】以上药物，每日1剂，水煎，分2次温服。

B

【方　　名】八宝抗癌丸

【方药组成】五年人参 200g，金钗石斛 100g，麦冬 100g，山茱萸 100g，生熟地黄各 100g，肉桂 200g，化橘红 200g，缩砂仁 80g，炒神曲 300g，生姜汁适量，大枣泥适量。

【功效主治】益气扶正、行气化浊、适用于各种癌肿病人的康复期，以防肿瘤复发与转移。放化疗癌症病人也可配合服用。

【用法用量】方中各药依配比分别研粉混匀，和大枣泥用生姜汁制成梧桐子大丸。每天 3～5 次，每次 3～5～7～9 丸，逐渐加量，温热稀粥送服。抗癌预防性用药，每天 1～2 次，每次 2～3 丸，温开水送服。

【来　　源】北京知医堂中和国医馆杨建宇验方。

【方　　名】八宝什锦粥

【方药组成】粳米、小米各半，绿豆、红小豆各适量，菜豆、核桃仁、花生仁、红枣各适量。

【功效主治】癌症体质虚弱或放疗、化疗和手术后极虚弱的患者，也可预防癌症术后复发。

【用法用量】将上述原料洗净，菜豆、红小豆、绿豆用温开水泡开后入锅煮片刻，放入粳米、小米、核桃仁、花生仁、红枣共煮成粥，放适量红糖调味食用，宜经常食用。

【来　　源】《粥谱》。

【附　　注】本方营养成分全面，补充人体所需的各种营养成分和微量元素，是防癌抗癌的重要药粥。

【方　　名】八宝珍珠散

【方药组成】儿茶 1.5g，川黄连 1.5g，青黛 1.5g，川贝母 1.5g，硼砂 24g，官粉 3g，琥珀 3g，鱼脑石 3g，黄柏 3g，麝香 0.9g，牛黄 1.5g，四六片 1.8g，珍珠 1.5g。

【功效主治】清热解毒，生肌敛疮。适用于喉肿瘤喉内腐烂者。

【用法用量】入豆腐内煮半炷香久，取出研末，红蝎 3g 烧灰存性。共和匀，吹喉。

【来　　源】《医宗金鉴》。

【附　　注】杨梅喉禁用。

【方　　名】八将丹

【方药组成】西黄（飞）12g，冰片 1.2g，蝉蜕 6g，炙穿山甲 9g，麝香 0.9g。

【功效主治】解毒消肿止痛。适用于阴茎肿瘤，肿痛难忍者。

【用法用量】上为细末，掺膏药内贴患处。

【方　　名】八角金盘根粉

【方药组成】八角金盘根。

【功效主治】乳腺癌。

【用法用量】八角金盘根捣烂，涂患处。或取干品研末，用米醋调和，涂患处。

【临床应用】八角金盘可降低血糖化酶。又据美国国家卫生院癌症研究所的动物实验，证实了它对癌症有疗效。但因八角金盘有溶血作用，不宜大量口服。

【方　　名】八角金盘黄药汤

【方药组成】八角金盘 10g，黄药子 12g，八月札 30g，七叶一枝花 15g，急性子 15g，半枝莲 15g，丹参 12g，青木香 10g。生山楂 12g，葵树子 30g。

【功效主治】清热解毒，活血消肿。主治食管癌、贲门癌。尤本方适宜于邪毒热盛、气滞血瘀的食管癌。

【用法用量】上药入水煎熬，每日 1 剂，分 2 次早晚服。

【方　　名】八角金盘山楂汤

【方药组成】八角金盘、生山楂各 12g，石见穿、山慈菇、八月札、黄芪、鸡血藤各 30g，三棱、败酱草、党参、丹参各 15g，大黄 6g，枳壳 10g。

【功效主治】行气化瘀解毒，消肿止血通经。主治大肠癌。

【用法用量】水煎，分2次早晚服，每日1剂。

【方　　名】八角金盘汤
【方药组成】八角金盘（即八角莲）10g，八月札30g，急性子15g，半枝莲15g，丹参12g，青木香10g，生山楂12g。
【功效主治】清热解毒，活血消肿。主治食管癌、贲门癌。
【用法用量】以上药物，水煎服，每日1剂，分3次服。
【临床应用】本方治疗178例食管贲门癌患者，治后存活5年以上25例，存活3～5年为67例，存活2～3年为72例，存活1～2年及无明显效果为14例。3年生存率为51.6%。
【来　　源】安徽省安庆市第一人民医院马吉福，《中国中医秘方大全》。
【附　　注】本方与上方是同一方，但是应用范围有所扩大，故分列之。

【方　　名】八角莲酒
【方药组成】八角莲30～60g，黄酒60g。
【功效主治】恶性淋巴瘤。
【用法用量】八角莲研末，兑黄酒冲服，每日2次，每次30g药粉。

【方　　名】八角莲抗癌方
【方药组成】八角莲10g，八月札30g，急性子、半枝莲各15g，丹参12g，青木香10g，生山楂12g。
【功效主治】肺癌。
【用法用量】水煎服，每日1剂，分3次服用。

【方　　名】八角莲昆布汤
【方药组成】①内服药：八角莲10g，昆布、海藻各12g，夏枯草15g，牡蛎、生地黄各30g，三棱、莪术、炒穿山甲各10g，法半夏、陈皮各6g，甘草3g。②外敷方：华南胡椒全植株2份，野菊花1份。
【功效主治】活血通经，化痰散结。主治甲状腺癌。
【用法用量】内服药为每日1剂，水煎服。外敷方中两药同捣碎，加少许食盐再捣均匀，按肿瘤大小取适量，隔水蒸热，外敷患处，每日换药1次。

【方　　名】八角莲散
【方药组成】八角莲30g。
【功效主治】肺癌。
【用法用量】将八角莲切片，研为细末，每次1.5g，每日1～2次，吞服。
【来　　源】《癌症家庭防治大全》。
【附　　注】八角莲毒性较大，应严格控制剂量，切勿过量。

【方　　名】八角莲汤
【方药组成】八角莲根和根茎各30～60g，黄酒100ml，加水适量煎服。
【功效主治】清热解毒，化痰散结，祛瘀消肿。主治瘰疬，并治毒蛇咬伤、肺热痰咳等症。
【来　　源】《福建民间草药》。

【方　　名】八角山蛇汤
【方药组成】八角金盘12g，山慈菇20g，蛇莓、八月札、石见穿、败酱草、薏苡仁各30g，黄芪、鸡血藤、丹参各15g，大黄6g，枳壳10g。
【加　　减】便血多加槐花、槐角、仙鹤草；里急后重加川连、赤芍、木香；纳呆加神曲、山楂、莱菔子。
【功效主治】清热解毒，活血化瘀，消肿抗癌。本方适用于直肠癌中、晚期证属热毒、血瘀郁结肠道者。
【用法用量】以上药物，水煎分2次服，每日1剂。
【来　　源】《肿瘤良方大全》。
【附　　注】方中八角金盘、山慈菇、蛇莓清热解毒，消肿散瘀以抗癌为主药；配以石见穿、败酱草、薏苡仁解毒散瘀，消肿排脓，八月札、丹参、枳壳行气活血，逐瘀消肿，以助主药；黄芪、鸡血藤补气血，扶正气；大黄通腑泄浊以导滞。诸药合用清热毒，化血瘀，扶正气，消癌肿。

【方　　名】八金附索汤
【方药组成】八月札 12g，郁金 6g，香附 6g，延胡索 6g。
【功效主治】胰腺癌腹痛剧烈者。
【用法用量】以上 4 味药加水同煎汤服，每日 1 剂。
【来　　源】《抗癌本草》。

【方　　名】八厘金
【方药组成】牛黄、狗宝各一分，辰砂、明雄各二分半，全蝎一个，巴豆仁一粒。
【功效主治】噎膈等症。
【用法用量】共为细末，每服八厘，干烧酒半钟，点着搅匀吹灭服。
【来　　源】《灵验奇方》。

【方　　名】八天龙散
【方药组成】天龙 60g。
【功效主治】颈部淋巴结转移癌。
【用法用量】将天龙（壁虎）杀死后去内脏，洗净沥净水，晒干焙酥，研为细末。每次服 5g，日服 2 次，温开水送下。
【来　　源】《名医治癌良方》。
【附　　注】天龙，学名为守宫，俗称壁虎、盐虎。

【方　　名】八味薄荷散
【方药组成】薄荷 1.8g，玉丹 1.2g，甘草、冰片各 0.3g，牛黄适量，百草霜 0.9g，灯草灰 0.15g。
【功效主治】解毒利咽。适用于咽喉肿瘤。
【用法用量】制牙皂少许，外用吹喉。
【来　　源】《囊秘喉书》。
【附　　注】本方又名碧丹。

【方　　名】八味补骨脂汤
【方药组成】补骨脂、蓖麻籽、白毛藤、小红参各 30g，刺五加 15g，大麻药 10g，六方藤 16g，痄腮树 3g。
【功效主治】骨肉瘤。
【用法用量】上 8 味加水同煎汤，2 ～ 3 次分服，每日 1 剂，15 日为 1 疗程。
【来　　源】《癌症家庭防治大全》。

【方　　名】八味刺桐寄生汤
【方药组成】辛夷花、黄柏、生地黄、苍耳子各 15g，白芷 10g，细辛 3g，葱白、刺桐树寄生各 30g，猪鼻 1 个。
【功效主治】鼻咽癌。
【用法用量】水煎服，隔日 1 剂，连服 7 ～ 8 剂停，服上方可另加入黄皮树寄生、苦楝树寄生各 30g，水煎服，隔日 1 剂，连服 5 ～ 7 剂。
【来　　源】《全国中草药肿瘤资料选编》。

【方　　名】八味汤
【方药组成】生大黄 9g，黑元参 9g，生地黄 9g，大青叶 9g，天花粉 6g，蝉蜕 4.5g，人中黄 4.5g，粉丹皮 3g。
【功效主治】急性白血病，清热活血，解毒抗癌。
【用法用量】水煎服，每日 1 剂，分 3 次服。
【临床应用】浙江台州地区医院用本方配合针刺，治疗急性粒细胞性白血病 19 例，完全缓解 2 例，部分缓解 7 例，未缓解 10 例，总缓解率为 47.4%。
【附　　注】服药期间忌食油及糖类。
【来　　源】《抗癌中草药制剂》，人民卫生出版社，1981：301。

【方　　名】八味仙膏
【方药组成】生藕汁、生姜汁、梨汁、萝卜汁、甘蔗汁、白果汁、竹沥汁、蜂蜜各一盏。
【加　　减】该方作用偏弱，临床具体运用时可酌加玄参、生地黄、南北沙参、石斛、天花粉、川贝母、知母等以增强。
【功效主治】养阴生津，化痰理气。本方治症是由胃津不足，虚火灼津成痰，食管失于濡润，胃失结聚所致之噎食，吞咽硬涩难下，形体消瘦，大便干结，口干渴，五心烦热，舌质红而干，或有裂纹舌，剥脱苔，脉细数。

【用法用量】加一处和匀，蒸熟，任意食之。

【临床应用】如出现中燥结、大便不通者，可加大黄、火麻仁、郁李仁、杏仁等以通导泻下。

【来　　源】《万病回春》卷三。

【附　　注】故方中用生藕汁、梨汁、甘蔗汁、蜂蜜甘寒润养，益胃生津；生姜汁和胃调中，降逆止呕；萝卜汁理气除胀，消积导滞，取汁用之妙在于辛散而无燥烈之性；白果降肺火，化痰浊，敛气护津；竹沥汁则清化热痰，散结开窍。全方配合，均取汁饮之，则养阴生津之功更易奏效。临床凡食管癌出现上述症状，辨证属阴虚津亏，痰火内结者，可用本方治疗。

【方　　名】八仙饭

【方药组成】芡实、山药、茯苓、莲肉、薏苡仁、白扁豆、党参、白术各10g，粳米150g。红糖少许。

【功效主治】补益脾肾，涩肠利水，适用于肠癌胀满及下肢浮肿者。

【用法用量】山药、茯苓切成粒状；党参、白术切片熬成汁，芡实、莲肉、薏苡仁、白扁豆洗净，放锅内煮熟，沥出待用。粳米淘洗干净，与熟芡实、莲肉、薏苡仁、白扁豆同置锅内，加入药汁，放入红糖和适量清水，上笼蒸40～50分钟即成。

【来　　源】《中医杂志》，1993，5：267;《生药学杂志》，1979，2：69。

【附　　注】尤其是对虚肿更为合适。“八仙饭”原出成都同仁堂滋补餐厅方，补气之中又有利水之功。据齐元富报告：上海名医钱伯文治疗胃癌极善用白术和枳壳，两者相伍配合，可以促进胃癌病人胃肠功能紊乱的恢复。动物实验表明，白术热水提取物对小鼠肉瘤S-180（腹小型）抑制率为32.1%。

【方　　名】八仙散毒汤

【方药组成】当归、熟地黄各15g，甘草6g，黄芪30g，白芍6g，天花粉9g，金银花30g，生地黄6g。

【功效主治】一切恶疮（含皮肤癌）。

【用法用量】水2碗，煎8分，半饥服，初觉时，连进3服。

【来　　源】《洞天奥旨》。

【方　　名】八月野藤汤

【方药组成】八月札15g，藤梨根30g，石打穿30g，白花蛇舌草30g，菝葜30g，野葡萄藤30g，红藤15g，白毛藤30g。

【加　　减】脾肾两虚加党参、太子参、白术、茯苓、陈皮、半夏、砂仁、木香、扁豆、生薏苡仁、补骨脂、薜荔果、焦山楂、焦六曲、鸡内金等温肾和胃药；胃热伤阴加北沙参、麦冬、生地黄、川石斛、枸杞子、金铃子、瓜蒌仁、黄连等养阴清热、理气止痛药；肝胃不和加柴胡、赤芍、白芍、枳壳、枸杞子、降香、木香、月季花、沉香曲等理气降逆药；有症结加夏枯草、海藻、瓦楞子等软坚散结药；瘀滞疼痛加徐长卿、乳香、没药、延胡索、金铃子、失笑散、马钱子、参三七等行气化瘀药；痰食积滞加槟榔、谷麦芽、生山楂、六神曲、鸡内金、南星、半夏等化痰消滞药；便秘加瓜蒌仁、火麻仁、大黄；呕血、便血加仙鹤草、白及、生地榆、血余炭、血见愁、参三七；呕吐频繁加旋覆花、代赭石、生半夏、姜竹茹、荜澄茄；呃逆加刀豆壳、枇杷叶、公丁香、柿蒂、韭菜子；气血两虚加黄芪、人参、当归、白芍、阿胶。

【功效主治】理气活血，解毒消积。主治胃癌。

【用法用量】水煎服，每日1剂，分3次服。

【临床应用】本方治疗经剖腹探查病理确诊的Ⅳ期胃癌58例，治后1、3、5及10年生存率分别为82.75%、46.94%、32.43%及27.8%，平均生存40.6个月，中位生存期26个月，最长1例已存活16年。

【来　　源】上海中医学院附属龙华医院刘嘉湘教授方，《中国中医秘方大全》。

【方　　名】八月札半枝莲汤

【方药组成】八月札30g，半枝莲、急性子、石见穿各15g，生山楂12g，八角莲、青木香各10g。

【功效主治】食管贲门癌。
【用法用量】水煎，每日 1 剂，服 3 次，1 个月为 1 疗程。
【临床应用】用药 1 疗程，有效率为 92.1%。

【方　　名】八月札凤尾草汤
【方药组成】八月札 15g，凤尾草 30g，金铃子 9g，丹参 12g，龙葵 50g，漏芦 15g，白花蛇舌草 30g，红藤 15g，生牡蛎 30g，半枝莲 30g，石燕 30g。
【功效主治】理气化瘀、清热解毒。主治原发性肝癌。
【用法用量】水煎，每日 1 剂，早晚分服。

【方　　名】八月札金汤
【方药组成】八月札、金樱子、海金砂根各 40g，天葵子 80g。
【功效主治】疏肝理气，活血止痛。主治淋巴结核及淋巴癌。
【用法用量】水煎服，每日 1 剂，连服 3 日以上。
【来　　源】《中草药手册》。

【方　　名】八月札木香汤
【方药组成】八月札 15g，木香 9g，红藤 15g，白花蛇舌草 30g，菝葜 30g，野葡萄藤 30g，苦参 15g，生薏苡仁 30g，丹参 15g，地鳖虫 9g，乌梅 9g，瓜蒌仁 30g，白毛藤 30g，凤尾草 15g，贯众炭 30g，半枝莲 30g，壁虎（研末，分 3 次冲服）4.5g。
【加　　减】气虚，加黄芪 15g，白术 9g，党参 15g，扁豆 9g；伴有脾肾阳虚，加补骨脂 15g，菟丝子 9g，益智仁 9g，熟附片（先煎）9g；血虚，加当归 15g，白芍 15g，阿胶（烊化）12g；阴虚，加沙参 12g，麦冬 15g，石斛 12g，生地黄 15g，鳖甲 15g；便脓血，加地榆 15g，槐花炭 15g，血余炭 9g，黄柏 12g；便次多，加诃子 9g，升麻 6g，补骨脂 12g，扁豆 15g，赤石脂 15g，禹余粮 15g；大便秘结，体实者，加生大黄 9g，枳实 9g，延胡索 9g；腹部肿块，加夏枯草 15g，海藻 15g，昆布 15g，生牡蛎 30g。
【功效主治】用于直肠癌、结肠癌初期，左下腹隐痛，大便溏薄，有黏冻似脓样便，或便血，里急后重，并可用于治疗胃癌和肝癌。
【用法用量】每日 1 剂，水煎服，并将本方煎剂的 1/3（约 200ml）保留灌肠，每日 1～2 次。

【方　　名】八月札山甲汤
【方药组成】八月札 12g，炮穿山甲 12g，干蟾皮 12g，香附 12g，枸杞子 30g，红藤 30g，龙葵 30g，平地木 30g，夏枯草 30g，蒲公英 30g，石见穿 30g，丹参 15g，郁金 9g，川楝子 9g，木香 9g。
【功效主治】适用于里急后重，理血。
【用法用量】水煎服，每日 1 剂，分早晚服。

【方　　名】八月札石上柏汤
【方药组成】八月札 20g，石上柏 15g，夏枯草、石见穿各 30g。
【功效主治】睾丸肿瘤。
【用法用量】水煎服，每日 1 剂，分 3 次服。

【方　　名】八月札石燕汤
【方药组成】八月札、石燕、马鞭草各 30g。
【功效主治】肝癌。
【用法用量】水煎服，每日 1 剂。

【方　　名】八月札铁树叶汤
【方药组成】八月札、铁树叶、白花蛇舌草、半枝莲各 30g，露蜂房、白术各 9g，陈皮 6g。
【功效主治】胃癌。
【用法用量】浓煎服，每日 1 剂，分 3 次服。
【来　　源】《抗癌本草》。

【方　　名】八月札郁香汤
【方药组成】八月札 12g，郁金、香附、延胡索各 6g。
【功效主治】胰腺癌、肝癌之疼痛。
【用法用量】水煎服，每日 1 剂，早晚分服。

【来　　源】《治癌中药处方700种》。

【方　　名】八珍补虚汤

【方药组成】人参3g，白术3g，白茯苓3g，当归3g，川芎3g，白芍药3g，熟地黄3g，炙甘草1.5g。

【功效主治】癌症病人气血双虚者。

【用法用量】水煎服，每日1剂，分3次服。

【方　　名】八珍当归补血汤

【方药组成】当归15g，白芍15g，熟地黄15g，太子参30g，白术10g，茯苓10g，生黄芪30g，丹参30g。

【功效主治】气血双亏型肠癌。

【用法用量】水煎服，每日1剂，分2次服。

【来　　源】《中西医结合治疗癌症》。

【方　　名】八珍当归汤

【方药组成】太子参10g，白术10g，茯苓10g，当归15g，白芍15g，生熟地黄各15g，生黄芪30g，菖蒲10g，儿茶10g，冬虫夏草6g。

【功效主治】气血双亏型肺癌。

【用法用量】水煎服，每日1剂，分2次服。

【来　　源】《中西医结合治疗癌症》。

【方　　名】八珍神农饮

【方药组成】人参，当归，白术，茯苓，生地黄，白芍，香附，川芎，红花，玄参，大黄。

【加　　减】本方重在扶正，可适当加抗邪之品如白花蛇舌草、半枝莲、山慈菇、半边莲等以增强疗效。

【功效主治】补气养血，扶正抗癌。原发性肝癌，症见胁下积块，持续隐痛，全身无力，身倦气少，或卧床不起，头晕心慌，面色无华，舌淡有瘀斑，苔薄白，脉细弱。

【用法用量】上药按一定比例组方，制成口服液，每毫升含生药1g，每次120ml，每日3次，1个月为1个疗程，连续应用3个疗程。亦可水煎服，每日1剂。

【临床应用】临床以本方治疗原发性肝癌48例，平均生存期8.9个月，精神、食欲、黄疸、腹水、肝区痛、肝肿大改善分别为41/48、39/48、11/24、15/21、35/44、17/41。未见不良反应。

【来　　源】《河南中医药学刊》1996年第4期。

【附　　注】本方乃由八珍汤化裁而来，故其所治肝癌，病机要点为久病正气大伤，气血两亏，无力抗邪者。方用人参、白术、茯苓益气扶正，补养脏腑；当归、生地黄、白芍、川芎、玄参滋阴养血、补益肝肾；以上药物配合，可收气血双补之功。另用香附理气疏肝解郁，红花活血化瘀止痛，大黄活血，泻肝火，通肠道。此三者相配，则有调肝、泻肝、开瘀之义。综合全方，以扶正为本，共奏双补养血、逐邪抗癌之功。

【方　　名】八珍汤补亏汤

【方药组成】潞党参30g，焦白术10g，茯苓10g，广木香5g，炒陈皮10g，全当归30g，川芎12g，熟地黄12g，白芍15g。

【功效主治】气血双亏型食管癌。

【用法用量】水煎服，每日1剂，分3次服。

【来　　源】《中西医结合治疗癌症》。

【方　　名】八珍汤合麦门冬汤

【方药组成】党参12g，白术、白芍、当归各10g，茯苓、玉竹、麦冬、生熟地黄各15g，陈皮、甘草、砂仁（后下）各6g，黄芪、山药各30g。

【功效主治】胃癌。

【用法用量】水煎服，每日1剂。

【临床应用】缪某，男，52岁，中脘隐痛，纳差，嗳气频繁数年。剖腹探查示胃癌。因肿块已穿透胃浆肌层向后与胰腺相连，不易分离，病灶无法切除，反作胃空肠吻合术。求治中医，见面白眼眶凹陷，两目无神，手足厥冷，形瘦如柴，小便失禁，苔少津干，舌质暗淡，边有瘀斑，脉沉细欲绝。治以上方，另用红参30g，隔水炖蒸频服，共服药2个月，后以补中益气丸以善其后，15年后随访，仍健在。

【来　　源】《湖北中医杂志》，1987，(6)：28。

【方　　名】八珍汤加减方
【方药组成】当归、川芎、白芍、熟地黄、人参、白术、茯苓各10g，甘草(炙)5g。
【功效主治】补气益血。适用于肿瘤患者久病消耗、气血两虚、面黄肌瘦等。
【用法用量】每日1剂，加生姜3片，大枣2个，水煎，饭前服。
【来　　源】《正体类要》。
【附　　注】本方与八珍补虚汤用量有异。

【方　　名】八珍汤加减方
【方药组成】党参15g，当归9g，焦白术15g，土茯苓15g，熟地黄15g，黄芪30g，延胡索15g，广木香6g，桑寄生15g，续断15g，吴茱萸9g，干姜6g，半枝莲30g，薏苡仁30g。
【功效主治】脾肾阳虚型子宫颈癌。
【用法用量】水煎服，每日1剂。
【来　　源】《实用中西医结合妇产科症治》，341。

【方　　名】八珍汤加减方
【方药组成】党参20g，白术15g，茯苓20g，黄芪30g，当归15g，熟地黄30g，白花蛇舌草30g，七叶一枝花30g，金银花20g，甘草6g。兼见腰酸肢冷，头晕耳鸣酌加补骨脂、杜仲、川续断；兼五心烦热，口干咽燥，失眠多梦者加女贞子、旱莲草、山茱萸。
【功效主治】补益气血，扶正祛邪。皮肤癌之气血两虚型。主症：患病日久，神疲乏力，面色萎黄，骨瘦如柴，纳差腰酸，头晕目眩，少气懒言，皮肤肿块腐溃，恶肉难脱，稍有触动则污血外溢，舌质淡白，边有齿印，苔薄白，脉细无力。
【用法用量】水煎服，每日1剂。
【来　　源】《偏方验方秘典》。北京知医堂史金花教授经验方。
【附　　注】服药期间忌辛辣、发物等，保持心情舒畅。

【方　　名】八珍汤加减方
【方药组成】黄芪30g，党参20g，白术20g，茯苓15g，当归10g，白芍15g，熟地黄20g，女贞子20g，枸杞15g，地骨皮10g，半枝莲30g，干蟾皮6g，僵蚕6g，甘草6g。
【加　　减】血尿量多加阿胶、仙鹤草补血止血；腰痛甚者加延胡索活血止痛；短气乏力甚者改太子参为党参；腹胀，纳呆者加木香、神曲。
【功效主治】补气益血，扶正祛邪。主治肾癌之气血亏虚型。主症：气短乏力，面色㿠白，形体消瘦，心悸心烦，腰部或腹部肿块明显增大，腰痛，腹胀，口干，低热，舌淡，白苔或黄白苔，脉虚沉细。
【用法用量】水煎服，每日1剂。
【来　　源】《偏方验方秘典》，中原农民出版社。
【附　　注】饮食要注意低盐饮食，食用清淡而富含维生素的食物。

【方　　名】八珍养血汤
【方药组成】当归15g，白芍15g，熟地黄15g，太子参30g，白术10g，茯苓10g，生黄芪30g，丹参30g。
【功效主治】补气养血，治气血双亏型直肠癌。对短气无力，时有溏便，面色苍白，脱肛下坠，脉沉细，舌质淡者有效。
【用法用量】煎汤服，每日1剂。

【方　　名】八珍益母汤
【方药组成】党参20g，苍白术各20g，茯苓30g，甘草20g，当归20g，赤白芍各20g，川芎10g，白鲜皮30g，山豆根10g，草河车10g，白花蛇舌草30g，黄芪30g，黛蛤散20g。
【功效主治】补气养血，化瘀解毒。适用于黑色素瘤外科切除后，或原发肿瘤已切除，转移灶尚存在者，或未经手术切除，局部无疼痛，肿瘤未溃，脉沉，苔白，证属气血双虚，瘀毒未净者。
【用法用量】每日1剂，水煎，分2次温服。

【方　　名】八正散加减方
【方药组成】车前子15g，生大黄10g，木通6g，滑石20g，生薏苡仁20g，侧柏叶15g，栀子10g，甘草梢6g，生地黄20g，小蓟15g，土茯苓30g，蒲公英30g。

【加　　减】尿血重或伴有血块者加三七10g，白茅根30g，仙鹤草15g；腹满纳呆重者，加枳壳15g，鸡内金15g。

【功效主治】清热利湿、凉血止血。主治膀胱癌之湿热下注型。主症：血尿，伴尿频、尿急、尿痛，腰背酸痛，或腹满纳呆，或心烦口渴，夜寐不安，舌苔黄腻，舌质红，脉滑数或弦数。

【用法用量】水煎服，每日1剂。

【来　　源】《偏方验方秘典》（中原农民出版社）。

【附　　注】生活有规律，少吃肉类，多吃蔬菜和水果等碱性食物。

【方　　名】八正散加减方

【方药组成】木通10g，瞿麦10g，滑石块15g，萹蓄10g，金银花15g，蚤休10g，蒲公英30g，山豆根10g，土茯苓15g，败酱草30g，地丁30g。

【功效主治】瘀毒型子宫颈癌。

【用法用量】水煎服，每日1剂。

【来　　源】《中西医结合治疗癌症》，49。

【方　　名】八正散加减方

【方药组成】车前子15g，灯心草9g，瞿麦20g，萹蓄20g，泽泻10g，滑石30g，栀子10g，大黄6g，木通6g，生甘草6g。

【加　　减】尿血明显者加大蓟、小蓟、地榆、白茅根凉血止血；大便秘结者加大黄，另加芒硝。

【功效主治】清热利湿，通淋散结。主治前列腺癌湿热蕴结型。主症：小便不畅，尿线变细，小便滴沥不通或成癃闭，偶有血尿，口苦口干，时有发热起伏，会阴部胀痛，拒按，舌质红，苔黄腻，脉滑数。

【用法用量】水煎服，每日1剂。

【来　　源】《和剂局方》。

【附　　注】服药期间，忌辛辣刺激之品，戒烟、酒。

【方　　名】八正散加减方

【方药组成】生地黄12g，小蓟15g，滑石15g，蒲黄10g，木通10g，藕节30g，竹叶10g，炒山栀10g，当归9g，生甘草3g，猪苓10g，金银花9g，太子参15g，白术12g。

【功效主治】清热通淋，解毒消肿。肾癌，腹部积块，肉眼血尿或镜下血尿，伴尿急尿痛，或淋漓不尽，发热口渴。

【用法用量】以上药物，水煎分2次空腹服下，每日1剂。

【来　　源】《癌症的扶正培本治疗》。

【附　　注】本方为张代钊教授方，乃由八正散化裁而来，主治肾癌证属湿热流注下焦，膀胱气化不利者。方用木通、滑石、竹叶、猪苓清利下焦湿热、利尿通淋泄浊；山栀、金银花清热泻火解毒、消积散结止痛；小蓟、蒲黄、藕节清热凉血活血、止血不留瘀滞；生地黄、当归生津养血，合前述诸品使利尿而不伤阴；最后以太子参、白术、甘草益气护中，既可防寒凉药物碍胃困脾，又可合归、地以气血双补，扶正气以御邪、抗癌。综合全方，重在清、利之治，清可去热邪蕴结、利可祛湿邪留恋，从而使湿热交结之邪分而解之，直捣病所。

【方　　名】八正汤

【方药组成】车前子10g，萹蓄10g，大黄6g，滑石15g，瞿麦10g，栀子10g，灯心草10g，甘草3g。

【功效主治】清利湿热，泻火通淋。适用于宫颈癌。

【用法用量】水煎，每日1剂，分2次温服。

【方　　名】八汁饮

【方药组成】甘蔗汁、生藕汁、生姜汁、生梨汁、白果汁、萝卜汁、竹沥水、蜂蜜各1杯。

【功效主治】主治食道癌梗阻，点水难下者。

【用法用量】将前6味洗净榨汁，青竹烧出竹沥水，八味液汁混合和匀，蒸熟后随意饮之，也可不蒸熟，直接饮汁。

【来　　源】《中华食物疗法大全》。

【附　　注】本方宜现制现饮，不宜久留而后饮用，以防环境污染。本方与前方“八味仙膏”乃一方，但其用法与论述有异，故列之。

【方　　名】八子汤

【方药组成】五味子15g，覆盆子12g，菟丝子12g，韭菜子12g，胡芦巴子12g，枸杞子15g，金樱子15g，补骨脂12g。

【功效主治】男性乳房增大症。

【用法用量】水煎服，每日1剂，分早晚服。

【附　　注】男性乳房增大症，患者平时应常吃羊肉、狗肉、麻雀肉等，有利于症状消除。

【来　　源】《百病良方》(第三集)。

【方　　名】巴蓖抗癌膏

【方药组成】蓖麻籽120个，巴豆（去壳）120个，归尾30g，红花30g，三棱30g，鳖甲30g，甲珠30g，牙皂30g，木通30g，川乌30g，草乌30g，七叶一枝花30g，生南星30g，甘遂30g，二头尖30g，鬼箭羽30g，槟榔30g，冰片15g，丁香15g，阿魏15g，乳香15g，没药15g，血竭15g，风化硝120g，麝香3g，黄丹560g，麻油1 500g。

【功效主治】活血、化瘀、抗癌。

【用法用量】以上各药共研细末，制成膏药。外用，贴敬于肝区癌肿处，隔3～5日换药1次。以本方外用，配合内服杀癌合剂，有一定疗效，特别对早、中期肝癌病例效果较著。此外，亦可使用于胃癌等患者。

【方　　名】巴豆冰片膏

【方药组成】巴豆2g，冰片5g，制首乌10g，生大黄、青木香、地鳖虫各15g，威灵仙30g。血管瘤，加红花15g，川芎10g。

【加　　减】脂肪瘤，加草果仁8g，炒莱菔子21g，炒苍术15g；纤维瘤，加白花蛇舌草15g，细辛8g，羌活10g。

【功效主治】皮下脂肪瘤。

【用法用量】将各药研细和匀密封备用。用时取药适时，用白醋和白酒（1∶2）调敷患处（小儿及皮肤过敏者，药量宜少，并改用蓖麻油或桐油调敷），每2天换药1次，药未干燥时可以上述比例的醋酒湿润。疗程不限，病愈停药。敷药期间忌荤腥，生冷，并防止雨湿风寒及疲劳。

【方　　名】巴豆黄蜡丸

【方药组成】巴豆仁120g，黄蜡90g。

【功效主治】乳癖、瘰疬、肠结核及一切气血痰凝结聚之症。

【用法用量】黄蜡熔化，加巴豆仁，慢火炸至黄色即成。每日3次，每次3～7粒，温开水送服。

【来　　源】河南中医学院吴润苍方。

【附　　注】服时不可嚼碎。

【方　　名】巴豆硫轻丸

【方药组成】巴豆仁15g，硫黄6g，轻粉6g。

【功效主治】肝癌后期，腹胀如鼓。腹炎，小便不利。

【用法用量】上3味药共捣烂，捏成圆形药丸1个，备用。取纱布一层铺在患者脐上，把药丸对准脐孔，以手压平，外加纱布覆盖再用胶布固定。隔天换药1次。

【来　　源】《中医药物贴敷疗法》。

【附　　注】敷药1小时后大便泻下，小便畅通。本方极毒，谨防入口以免中毒。

【方　　名】巴豆仁肉桂丸

【方药组成】巴豆仁（去油）30粒，肉桂12g，三棱、莪术各15g。

【功效主治】主治癥瘕。

【用法用量】共研末，蜜丸如豆大。第1日服1丸，第2日2丸，第3日3丸，第4日又1丸，周而复始，以癥瘕消失为度。

【附　　注】本方有毒性，使用需注意。

【方　　名】巴豆霜猪大肠汤

【方药组成】巴豆霜3g，猪大肠1具，白丁香花根、魔芋根各30g（鲜品各60g）。

【功效主治】用于直肠癌晚期。

【用法用量】先将巴豆霜均分5份。用桂圆肉包裹。再将白丁香花根、魔芋根切碎装入猪大肠中，缝合、加水煮熟。然后用药汤送服巴豆霜1份。每日服2次，3天服完。若服2次以后，大便通畅，即可停服巴豆霜，只服药汤。若下泻太过，可服冷稀饭1碗，下泻即可停止。

【来　　源】昆明中药厂王汝俊、昆明市药材公司王汝生献方。

【附　　注】本方属竣下寒积之剂，可解除患者大便不通之痛苦。

【方　　名】巴豆丸

【方药组成】巴豆3枚去心皮熬，杏仁7枚去尖，大黄如鸡子大。

【功效主治】癖结心下硬痛。适用于胃癌。

【用法用量】上三味，捣筛大黄，取巴豆、杏仁别捣如膏，和大黄入，蜜和丸，空肚以饮服如梧子7丸，日1服，渐加，以微利下病为度。

【附　　注】忌生冷、油腻。

【方　　名】巴豆五物丸

【方药组成】巴豆（去皮心，熬勿黑，别研如脂）60g，杏仁（去皮尖，别研如脂）30g，续随子（去壳取白色者，别研如泥）30g，桔梗60g，商陆30g。

【功效主治】化痰逐饮，消癥攻积。治癥瘕聚结，痞结大坚，心腹痛，留饮痰癖，大腹水胀，面目、四肢浮肿，妇女血结月闭，下恶物。可适用于癌症及治癌性胸腹水。

【用法用量】各药均须清新，先捣桔梗、商陆为细末，将其余药和匀，又捣2000杵，蜜和丸，如绿豆大，即巴豆五物丸。密器中贮之，莫令泄气，未食空腹服2丸，每日2次，白汤下。病重者3～4丸，长期使用者每日1丸，除去病痛有效。

【方　　名】巴戟炖猪大肠汤

【方药组成】巴戟天50g，猪大肠250g，葱、生姜、盐和味精各适量。

【功效主治】补肾壮阳，祛风除湿。本膳主要适用于肝癌化疗后性功能明显降低者。

【用法用量】将猪大肠翻洗干净，再翻还原；巴戟洗净，装入猪大肠内，置砂锅中，加入葱、生姜、清水适量。将砂锅先用武火烧沸，再用文火炖猪大肠熟烂即成。食用时，加味精、食盐少许。

【来　　源】《国外医学·药学分期》，1976，1：12。

【附　　注】由于肝经和性功能有关，所以临床上多可以看到肝癌化疗后性功能降低者高于其他癌症。《本草经》认为巴戟可治“阳痿不起”（即阳痿）；《名医别录》则云“益精，利男子”。巴戟天 Morinda officinalisH. 系茜草科植物，已发现它有促肾上腺皮质激素和抑制肉芽肿的作用。从尼日利亚的亮叶巴戟 Morinda lucida 中，提取一种物质，对小鼠艾氏腹水癌和S-180有抑制作用。

【方　　名】巴蜡丸

【方药组成】巴豆（去皮取仁）、黄蜡各120g。

【功效主治】乳癖。

【用法用量】先将黄蜡置锅内用文火溶化，再将巴豆仁加入已溶化之黄蜡液中炸之，注意始终用文火，约6～7分钟。巴豆仁变为深黄色为度，即将锅离火，滤出黄蜡溶液，再迅速将巴豆仁倒于竹筛上摊开，并不时搅动，待巴豆仁上之黄蜡凝后收起备用，每次以温开水冲服5粒，每日3次，1个月为1疗程，以愈为度。

【临床应用】治疗458例，除3例癌变外，其余455例全部治愈。

【方　　名】巴遂丸

【方药组成】甘遂、巴豆、干姜、韭子、槟榔各等分。

【功效主治】腹中积聚。

【用法用量】共为细末，收米饭为丸，如弹子大。

用时，早晨花椒煎汤净手，将香油涂掌中，次将药擦，一时便泻。

【方　　名】拔毒钉

【方药组成】水银60g，牙硝60g，青矾60g，明矾75g，食盐45g。

【功效主治】解毒燥湿，蚀疮祛腐。适用于宫颈癌。

【用法用量】取以上各药研碎后混合，置砂罐内，微火煅炼至冒黄烟，将砂罐倒扣于瓷碗上，碗罐接合处用棉纸浸湿填紧后，以生石膏与食盐调成的糊密封；再将扣上砂罐的瓷碗放在盛水的瓦坛上，使瓷碗大半浸入水中。在砂罐底部用炭火煅烧4个小时，离火待冷，取下砂罐即可见瓷碗内壁附有白色针状或颗粒状结晶，取此结晶10份加以研细的蟾酥1份，混合均匀，加淀粉做赋形剂，制成梭状药钉（长约1.5～2cm），阴干，即得。外用。先以阴道窥器暴露宫颈，局部清洁后，于肿瘤体或基底部埋入药钉，深约0.8～1cm，如不易插入，可用尖刀片在所选部位戳一小孔，再埋入药钉。注意整个药钉全部埋入，不可外露，并检查有无断碎药钉遗落在阴道内，经清洁阴道后即可。埋入药钉数日后即能溶解吸收，如宫颈病变组织较大，可分期上药钉，直至肿瘤组织全部脱落。

【临床应用】湖南医学院附属第二医院用于治疗宫颈癌12例（Ⅰ、Ⅱ期各6例），Ⅰ期患者中除1例因治疗过程出现汞过敏反应而停止治疗外，其余在用药后瘤体相继坏死脱落，局部组织修复光滑。经复查阴道细胞涂片及宫颈多点组织切片结果为阴性，症状消失，一般情况良好。Ⅱ期患者中3例经治疗后，主要症状消失，病灶缩小一半以上；另3例症状体征全部消失，涂片与活检阴性，达到临床治愈。

【来　　源】湖南医学院附属第二医院，《抗癌中草药制剂》，人民卫生出版社，1981：248。

【方　　名】拔毒钉丹药方

【方药组成】拔毒钉：五虎丹1.3g，洋金花1g，米饭1.3g。红升丹：水银、白矾、火硝等适少量。上提浓丹：红升丹、熟石膏粉各2g，冰片0.5g。

【功效主治】主治皮肤癌。

【用法用量】将拔毒钉药物捣烂，搓成长4cm，中间直径0.3cm棱状药钉5支，阴干备用。将上提脓丹药物混合研细备用。用时，于新生物上插入拔毒钉半小支，隔4～7天再用1次，待局部坏死脱落后，创面换药先上红升丹，后上提浓丹，隔日换药1次。

【来　　源】《名医治癌良方》。

【附　　注】忌食辛、辣刺激性食物。本方有大毒，禁止入口，以免中毒。

【方　　名】拔毒生肌方

【方药组成】①煅信石5g。②冰片10g，云南白药20g，麝香3g。③黄连9g，黄柏9g，黄芪15g，紫草15g，冰片9g，枯矾30g，青黛9g，象皮9g，硼砂9g。

【功效主治】拔毒生肌。适用于皮肤癌。

【用法用量】①方将信石放置于新瓦上加火到红，待凉研细备用。②③方各共研细末备用。开始癌症多有炎症出血，可先用②③方外用，换药2～3次后改用①方外敷，量不宜过多，如癌床面积大，可分区、分次给药，隔日换药1次。

【临床应用】本方治疗皮肤癌3例，其中鳞状上皮癌2例，基底细胞癌1例，结果3例均获得近期治愈。

【附　　注】本方用后可见癌组织坏死、枯萎、脱落，此时病灶局部多红、肿、痛，一般不需处理，严重者可给予对症处理。由于癌组织坏死、脱落，创面多形成干痂，不易剥脱，可行切痂，使癌床外露。一般用信石3～5次，癌组织可以完全脱落，癌床呈现新鲜的肉芽组织，此时如涂片或印片往往可找到少量的癌细胞，这时可改用②方或③方，使上皮蓬覆盖创面至愈合。

【方　　名】拔丝西瓜

【方药组成】西瓜1个（八成熟，取瓜瓤约500g），鸡蛋清2个，淀粉50g，白糖250g。面粉少许。

【功效主治】清热止渴，利尿解毒。本膳主要适用于肝癌小便浊便者。

【用法用量】西瓜切开，取出瓜瓤，去掉瓜子，切成大滚刀块，放在盘内。蛋清、淀粉、面粉放碗内，调匀打成糊状。炒锅置火上，放油至七成熟时，将西瓜放在面粉中滚一下，使西瓜粘匀面粉，再将西瓜蘸匀面糊，逐块下入炒锅内，炸至金黄色时捞出。锅内留底油，放入白糖，炒至呈黄色，起小泡时将西瓜倒入，洒水少许，翻两三个身，放在抹盘中即可食用。金衣戏瓤，鲜甘利口。

【来　　源】《广西科技报》，1985，7：17。

【附　　注】1975年从台湾回到大陆的国民党中将方毅，在台湾行医多年，他在自己的《回忆录》中写道：他在台湾治疗肝癌，常辅以西瓜疗法，具体是每天煎服蜈蚣10条，金银花100g，饭后和晚上大量吃西瓜。

【方　　名】菝半三蜕汤

【方药组成】菝葜、半枝莲各30g，蛇蜕、蝉蜕各15g。

【功效主治】皮肤癌初起或未溃疡者。

【用法用量】菝葜加水先煮2小时，再加入后3味同煎，去渣取汤汁，分3次服，每日1剂，15日1疗程。

【来　　源】《本草从新》。

【附　　注】服本方配合外敷药疗效更好。

【方　　名】菝葜菜肉汤

【方药组成】菝葜250g，淡菜15g，精肉100g。

【功效主治】鼻咽癌。

【用法用量】将菝葜先煮2小时，取其汤汁，加入淡菜及精肉同煮至熟，饮汤食肉。

【来　　源】《八闽拾贝》。

【附　　注】菝葜又名红金刚头、铁菱角。

【方　　名】菝葜方

【方药组成】菝葜（根茎，干品）125～250g。

【用法用量】浸入3 000g净水中，1小时后用文火煎煮3小时去渣，再加入猪肉50～100g，再煎1小时，约得煎液500ml，于1日内多次饮服。

【功效主治】适用于胃癌、食管癌、直肠癌、乳腺癌、宫颈癌、鼻咽癌，其中以胃癌和食管癌效果较好。具有增进食欲，减少呕吐、疏通狭窄食管，以及利尿消肿、增强体力、提高红细胞及血红蛋白和一定的安眠作用。

【来　　源】《中药大辞典》。

【附　　注】本品对脾胃虚寒者较为适宜，此类病人服药后感胃肠舒适，胀气减轻，食量增加，痰涎减少。但对放疗后引起的一系列热性反应不宜应用。

【方　　名】菝葜凤尾草汤

【方药组成】菝葜、凤尾草、赤石脂、余粮石各30g。

【功效主治】肠癌。

【用法用量】水煎服，每日1剂。

【方　　名】菝葜根单方

【方药组成】菝葜根2斤，加水5斤。

【功效主治】食管癌。

【用法用量】熬成浓汁8两，加米酒4两再煎半小时，每次20ml，早晚各1次。

【方　　名】菝葜功劳根汤

【方药组成】菝葜根、白花蛇舌草、白英、十大功劳根各30g，龙葵90g。

【功效主治】绒毛膜上皮癌术后辅助治疗。

【用法用量】每日1剂，水煎分数次服。

【来　　源】《治癌中药处方700种》。

【方　　名】菝葜骨肉饮

【方药组成】菝葜根60～120g。

【功效主治】骨肉瘤。

【用法用量】将菝葜洗净切片加水煎2～3小时后滤去渣取汤饮服。

【来　　源】《治癌中药处方700种》。

【方　　名】菝葜黄毛耳草汤

【方药组成】菝葜120g，黄毛耳草60g。

【功效主治】胃癌。

【用法用量】水煎服，每日 1 剂。

【方　　名】菝葜枯草饮
【方药组成】菝葜 125g，夏枯草 50g。
【功效主治】喉癌。
【用法用量】上 2 味药分别加水煎汤，分 2 次同时饮服，或分 2 次在不同时间里轮流饮服。
【来　　源】《遵义验方》。
【附　　注】菝葜，为百合科植物红金刚藤之根块。

【方　　名】菝葜荔核汤
【方药组成】菝葜 30g，荔枝核 30g，八月札 30g，制乳香 3g，制没药 3g，血竭 3g，牛黄（装入胶囊吞服）3g，炮穿山甲 3g。
【功效主治】食管癌。
【用法用量】水煎服，每日 1 剂。

【方　　名】菝葜生半夏方
【方药组成】菝葜 90g，生半夏 15g，生南星 15g，黄芪 30g，炒山楂曲 30g，半枝莲 60g，苦参 15g，白花蛇舌草 30g。
【功效主治】胃癌。
【用法用量】水煎服，每日 1 剂。

【方　　名】菝葜汤
【方药组成】菝葜 60g，白花蛇舌草 60g，垂盆草 30g，土茯苓 30g。
【功效主治】肠癌。
【用法用量】水煎服，每日 1 剂。
【来　　源】《实用中医内科学》。

【方　　名】菝葜土茯苓煎
【方药组成】菝葜 70g，土茯苓、白花蛇舌草各 35g，薄荷 10g，疼痛剧烈者加香附 18g。
【功效主治】卵巢恶性肿瘤。
【用法用量】每日 1 剂，水煎，日饮 4 ～ 6 次。

【方　　名】菝葜饮
【方药组成】菝葜 60 ～ 120g。
【功效主治】胰腺癌。
【用法用量】水煎服。茶饮。

【方　　名】菝葜饮
【方药组成】菝葜干品 300 ～ 450g。
【功效主治】食管癌、胃癌、直肠癌、宫颈癌、鼻咽癌。
【用法用量】将菝葜根块洗净切片，晾干，取干品 300 ～ 450g 浸入 7 斤水中泡 12 小时，连同浸液文火煎 3 小时，去渣后，加肥肉 30 ～ 60g，再煎 1 小时，得浓煎液 2 小碗（约 500ml），以汤液代茶饮，于 1 天内多次饮服。
【来　　源】福建省福州市第一医院验方。
【附　　注】菝葜几个单方主治有异，用法不同。故均列之。

【方　　名】菝葜猪肉汤
【方药组成】鲜菝葜 300g，肥猪肉 20g。
【功效主治】甲状腺癌。
【用法用量】用冷水 3 斤加入鲜菝葜煎至浓缩为 1 斤时去渣，加肥猪肉煮熟。每日 1 剂，分 3 次服。
【来　　源】《本草骈比》。

【方　　名】白半蓖苡汤
【方药组成】白花蛇舌草、半枝莲、蓖麻仁、薏苡仁各 30g，川楝子 15g。
【功效主治】前列腺癌。
【用法用量】上药加水适量，煎汤饮服，每日 1 剂，分 2 ～ 3 次服，10 日 1 疗程。
【来　　源】《本草骈比》。

【方　　名】白壁黄东汤系列方
【方药组成】①白壁黄东汤：白英 20g，白花蛇舌草 20g，壁虎 3 条（瓦熔研末冲服），黄药子 15g，东风菜 30g，苍耳子 12g，竹菌 10g。②扶胃汤：生黄芪 30g，潞党参 30g，茯苓 20g，大枣 30g。③桃红薏苡败酱汤：桃仁 10g，红花 6g，薏苡仁 20g，败酱草 20g。④五味消毒饮：蒲公英 30g，紫背天葵子 10g，金银花 15g，白菊花

10g，紫花地丁10g。

【功效主治】坏死性恶性肉芽肿。

【用法用量】上四方据症选用，或四方合用；或方①、方②合用；或方①为主加味。水煎服，治疗早、中期时日1剂，调理善后时3天1剂。

【临床应用】杨某，男，54岁。初诊日期1979年12月6日。患者初起自觉鼻阻，鼻周疼痛及反复发热，以夜间为甚，半年后因病情加剧，并出现剧烈头痛而就诊于昆明医学院附属医院。经摄片，病理活检而确诊为"进行性坏死性恶性肉芽肿"。后至北京日坛医院，诊断结论为"坏死性恶性肉芽肿，侵及双鼻腔、腭部、上颌窦"。并进行放疗、化疗，1979年11月12日结束治疗返滇。80天后病情复发。1979年12月5日病情加剧，次日来诊。患者鼻及鼻周丰满肿胀，不红。疼痛明显，不可触摸。鼻腔干裂痛，分泌物多，有浓腐尸样臭味，从鼻腔间排出脓血性、肉丝样组织，伴发热，剧烈头痛，牙龈疼痛，烦躁不安，纳差，消瘦，大便干燥，舌苔黑黄腻滑，舌质胖，脉滑濡数。此属本虚标实，湿热内蕴，化腐成毒留瘀，酿成之"鼻痈"。予清热解毒，活血化瘀，益气扶胃之法。用前四方合用，服药15剂后，病情开始缓解。鼻干和鼻周疼痛减轻，肿势减退，连续服药75剂后，诸症大减，食欲明显增加。复查：鼻腔清洁，中隔穿孔，硬腭骨质穿孔约2cm。1980年5月30日再诊：诸症悉减，方①、方②合用加减连服20余剂，治疗过程中，曾从鼻腔中排出死骨3枚。自觉通气良好，食欲增进，并开始参加轻微体育锻炼。后改用方①加味治疗至1980年11月底。经北京日坛医院复查，结论为"鼻腔坏死性恶性肉芽肿，未发生转移，病灶稳定，新肉芽已形成，半年后可修复上颚"。患者自接受中药治疗之日起，停用其他一切治疗手段，共服用中药256剂，治疗1年零10个月。随访：全身情况良好，食欲精神甚佳，每天坚持慢跑3公里左右，并已恢复和坚持正常工作。

【来　　源】《成都中医学院学报》，1986，(3)：35。

【方　　名】白菜墩

【方药组成】大白菜心1棵（约500g），腊肉片20g。葱段、姜片、料酒、味精、肉汤、白胡椒粉、鸡油各少许。

【功效主治】养胃通络，滑窍利水。本膳主要适用于胃癌小便不利者。

【用法用量】将白菜心洗净、沥水，改切成2段，放入搪瓷盆内，加入葱段、姜片、腊肉片、料酒、肉汤，上笼蒸约1小时，待白菜酥烂时，放入盐、味精、白胡椒粉、鸡油即可。

【来　　源】《中国医药报》，1992，8：23。

【附　　注】大白菜Brassica pekinensis R.又称黄芽白菜，为十字药科植物白菜的叶球，每百克中含蛋白质1.4g，EX脂肪0.1g，糖3g，粗纤维0.5g，钙33mg，磷42mg，铁0.4mg，胡萝卜素0.11mg，硫胺素0.02mg，核黄素0.04mg，维生素C24mg。此外，尚含1%的吲哚-3-甲醇化合物，这种物质进入人体内，可以促进预防乳腺癌的作用。

【方　　名】白豆蔻散

【方药组成】白豆蔻三分，肉豆蔻一分，高良姜、木香各一分，肉桂、附子、枳壳、陈皮、人参、丁香、甘草各半两。

【加　　减】冷痛难忍者，加元胡、乌药；积块难消者，加生牡蛎、瓦楞子。

【功效主治】温中健脾，散寒行滞。本方所治为中土虚弱，外感寒湿，气机不运，寒凝结块。脾气虚寒，又感受寒湿，脾阳不运，寒凝心腹，聚而成块，冷痛时作者。

【用法用量】上药共为细末，每次服二钱，每日2次，饭前用木瓜、生姜煎汤调下。

【来　　源】《奇效良方》卷四十二。

【附　　注】本方治宜温散。方中白豆蔻辛温香燥，上行肺部以宣邪理气，中入脾胃以化浊除寒，既散外邪，又温中土，作为主药，故名白豆蔻散；辅以附子逐在里之寒湿，散在表之风寒，二药相须配伍；肉桂、高良姜、丁香、肉豆蔻温中助阳，散寒止痛；木香、枳壳、陈皮理气健脾燥湿；人参大补元气，以振中土生机，脾气旺则有助于中阳运达全身；甘草缓急止痛，调和诸药，从而达到温中健脾、散寒行滞的作用。现临床可用于消化道肿瘤的治疗。阴虚血燥而无寒湿者忌服，忌食生冷黏腻食物。

【方　　名】白鹅尾毛灰散
【方药组成】白鹅尾毛不拘多少。
【功效主治】噎食病。
【用法用量】烧灰，米汤送下每服 3g。
【来　　源】《奇难杂症效验单方全书》。

【方　　名】白垩丹
【方药组成】煅牡蛎、白垩、细辛、煅禹、余粮、煅白石脂、煅龙骨各 56g，瞿麦穗、炮附子、乌贼骨炭、芍药、石韦、白蔹、黄连、茯苓、肉桂、白芷、当归、炮姜、人参、炙甘草各 37.3g，炒川椒 18.65g。
【功效主治】治宫颈瘤、子宫体癌等，妇人内伤，崩中漏下，身瘦手足热，恶风怯寒，咳逆烦满，拘急短气，心胁腰背腹肚与子脏（子宫）相引痛，漏下五色，心常恐惧，遇恚怒忧劳即发。
【用法用量】上为细末，炼蜜为丸，如梧桐子大。每服 30 ～ 50 丸，空腹温酒送下。
【来　　源】《和剂局方》。
【附　　注】漏下五色：即五色带，多由带下日久演变而来，属危候，五色带在临床中大多见于生殖器恶性肿瘤，故应及时详查、认真对待、综合治疗。

【方　　名】白垩散
【方药组成】白垩土 500g，米醋 500g。
【功效主治】治妇人、男子反胃吐食。
【用法用量】以醋煅土令赤，入醋内侵，再煅再浸，以醋干为度。取 60g，研入炮姜 3g，共为末。每次服 3g，米饮下，甚者 6g。每日 1 ～ 2 次。
【来　　源】《妇人大全良方·卷七》。

【方　　名】白矾斑蝥散
【方药组成】白矾、斑蝥、全蝎各 10g。
【功效主治】血管瘤。
【用法用量】共研极细末取药末少许，撒于血管瘤便面，再以拔毒膏敷，隔日换药 1 次。

【方　　名】白矾胆石散
【方药组成】白矾、胆石、磁石、丹砂、雄黄各 30g。
【功效主治】皮肤肿瘤。
【用法用量】用升华法煅烧，研末和匀，肿瘤根底大而扁平者由顶部上药，肿瘤大而根底小者用基底围蚀法，日换药 1 次，2 个月为 1 疗程。
【临床应用】用药 1 疗程，有效率达 100%，治愈率为 62%。

【方　　名】白矾抗癌散
【方药组成】白矾 9g。
【功效主治】止痛抗癌。内脏癌症。
【用法用量】研末，调阴阳水，每天用 1 次，大有帮助。
【来　　源】《一味中药巧治病》。

【方　　名】白矾散
【方药组成】白矾（煅枯）6g，硇砂 1.5g。
【功效主治】消痰祛瘀，解毒抗癌。适用于鼻腔肿瘤。
【用法用量】共为细末，每用少许吹于鼻孔内。
【来　　源】《医学心悟》。

【方　　名】白矾丸
【方药组成】白矾（烧令汁尽）15g，踯躅花（酒拌，炒令干）15g，细辛 15g，半夏（汤洗 7 遍去滑）15g，藜芦（去芦头）15g，丹砂（细研，水飞过）15g，巴豆（去皮心，研，纸裹压去油）15g，苦参（锉）15g，雄黄（细研）15g，川大黄（锉碎，微炒）15g，川乌头（炮裂，去皮脐）15g，狼毒（锉碎，醋拌炒熟）15g。
【功效主治】化瘀逐水，解毒抗癌。主治水癥，腹大肿硬，大小便不通，适用于肝癌伴有腹水者。
【用法用量】上为末，炼蜜为丸，如黍米大。每服 5 丸，空腹以温水送下。以通利为度。

【来　　源】《太平圣惠方》。

【方　　名】白矾雄黄膏
【方药组成】白矾、雄黄各 60g。
【功效主治】化痰散结，解毒辟秽。适用于肝癌。
【用法用量】研为末，面糊调膏，摊于布上贴患处。

【方　　名】白矾雄黄散
【方药组成】白矾、雄黄、松萝茶各一钱。
【功效主治】乳痈。
【用法用量】共研细末，饱时服。每日一钱，以豆腐皮包之吞下，饮酒尽醉。未成者一服即消，已成者两三服即愈。

【方　　名】白茯苓汤
【方药组成】白茯苓（去黑皮）、牛黄（研）各 9g，犀角屑 3g，甘草（炙）、人参、羚羊角屑、白术、桂枝、熟干地黄（焙）各 6g。
【功效主治】清心泻火，解毒消肿。适用于舌部肿瘤，舌体肿大强硬。
【用法用量】上切。每服 3g，水 100ml，煎至 50ml，去滓温服，1 日 3 次。
【来　　源】《普济方》。

【方　　名】白茯苓粥
【方药组成】白茯苓粉 30g，粳米 30 ～ 60g，白糖适量。
【功效主治】癌性腹水以及癌症放疗、化疗期的辅助食疗。
【用法用量】先将粳米淘净，置入锅中加水如常法煮粥。俟粥熟时加入白茯苓粉同煮成稠粥，食前加入白糖搅匀，俟食用。每日 2 次，分早晚餐温热服食。
【来　　源】《直指方》。
【附　　注】阴虚无湿，或老年脱肛者忌服本粥。

【方　　名】白膏方
【方药组成】油 6g，白蜡 30g，腻粉 7.5g，南粉（细研）7.5g，密陀僧（细研）7.5g，乳香（细研）7.5g，杏仁（汤浸，去皮尖双仁，细研）5 ～ 7 枚。
【功效主治】祛腐拔毒，敛疮生肌。适用于皮肤癌，疮面久溃不敛者。
【用法用量】上药先于锅内炼油熟，下蜡令消，入诸药末，搅匀成膏，日二三涂之。

【方　　名】白公鸡蛇散
【方药组成】白公鸡 4 只，蛇数条，水银、硫黄各 5g。
【功效主治】食道癌。
【用法用量】让鸡久饿，待肛内屎拉净，将蛇（院落、田间的普通无毒蛇）切成小块喂鸡，若不吃可强喂。等鸡拉屎后，将鲜屎收起，晒干，取 30g，放砂锅里焙黄，加水银、硫黄研面，以不见水银星为度，装瓶。每日 3 次，每次 6g，开水冲服。
【来　　源】《百病自治方》。

【方　　名】白鬼茶饮
【方药组成】白屈菜、鬼箭羽各 30g。
【功效主治】消化道癌肿。
【用法用量】用法上 2 味共煮汤，代茶饮，分多次频频饮之，每日 1 剂，长期饮服。
【来　　源】《肿瘤的防治》。
【附　　注】白鬼之义为白屈菜与鬼箭羽之简称。

【方　　名】白果蒸鸡蛋
【方药组成】白果 2 枚，鸡蛋 1 个。清水适量。
【功效主治】收敛肺气，止带化浊。本膳主要适用于子宫颈癌湿浊白带者。
【用法用量】先在鸡蛋的一端开一个小孔，把白果去壳后纳入鸡蛋内，以纸粘封小孔，放碟上隔水蒸熟后服食。
【来　　源】《中医药研究资料》，1978，6：5。
【附　　注】原位癌及早期子宫颈癌大多无任何症状，或仅有似宫颈炎症状，80% 患者早期的主要感觉便是阴道分泌物增多，随着癌肿的发展，继发感染、坏死、脱落、白带混浊为浆液性，甚至洗肉水样或米汤状，有时如脓样带血，具有特殊异臭，由于白果性涩而收，有除湿和收涩两个方面的作用，故对于带下白浊诸症有一定疗效。白果系银杏科植物银杏 Ginkgo biloba L. 的干燥成熟的种子，有一定毒性，不可多食。日本民间还有以银杏果实食用治疗胃癌的报道，具体食用方法就是生食，每天 3 ～ 5 枚，体弱者不超过 3 枚。

【方　　名】白虎抗癌汤

【方药组成】鲜白英藤、山楂炭、土茯苓、红枣各 30g，鲜佛甲草 45g，虎杖 15g，制龟甲 24g。

【加　　减】出血加仙鹤草、地榆、大小蓟；腹痛加元胡、郁金、三棱、莪术；肿块难消加鳖甲、牡蛎、夏枯草；神疲乏力加党参、黄芪、白术、鸡血藤。

【功效主治】清热解毒。子宫颈癌初、中期。

【来　　源】《抗癌中草药制剂》。

【临床应用】湖北监利县肿瘤小组用于治疗宫颈癌 4 例，全部有效。如患者易某某，女，37 岁。临床确诊为Ⅱ～Ⅲ期宫颈癌，病理检查为宫颈鳞癌，经本方治疗 2 个多月，症状明显减轻，精神好转。但宫颈触及仍有出血现象。

【用法用量】水煎分 2 次服，每日 1 剂。

【附　　注】本方适用于子宫颈癌证属热毒壅盛者。脾虚湿盛，郁久化热，湿热内盛，蕴积成毒，下注冲任，浸淫胞宫乃成本症。方中白英藤清热利湿，解毒抗癌，对子宫颈癌有效为主药；土茯苓、佛甲草、虎杖清热解毒以助主药之功；药味苦寒可伤胃，故加大枣以护之，并可补脾益气以固后天；山楂炭入血分能破气化瘀；制龟甲软坚破坚积。诸药合用共奏解毒抗癌之功。

【方　　名】白花丹根葵树子方

【方药组成】白花丹根、葵树子、狗舌草、白花蛇舌草各 30g。

【功效主治】清热解毒，养血活血。主治白血病。

【用法用量】上药水浸泡 30 分钟，煮沸 15 分钟，取汁分 2 次早晚服，每日 1 剂。

【方　　名】白花蛇鸡矢散

【方药组成】白花蛇（又称蕲蛇）1 ～ 2 条，活鸡 1 ～ 2 只。

【功效主治】食管癌、贲门癌以及其他消化道癌症。

【用法用量】活鸡不喂饲料一天，排空腹中粪便，使鸡饥饿不令食，然后白花蛇宰死，将蛇肉剁碎，捣烂如泥，用来喂鸡，然后收集鸡屎，焙干研为细末冲服，每次用白开水送服 3 ～ 6g，1 日 2 ～ 3 次。

【附　　注】①鸡矢，为古代中药名即鸡屎，又称鸡粪。②若鸡不吃蛇肉，可强行喂入。③若嫌腥臭味，可将开装入胶囊内服用。

本方与“白公鸡蛇散”近似，可参。

【方　　名】白花蛇舌草菝葜汤

【方药组成】白花蛇舌草 30g，菝葜 24g，两面针 18g，石打穿 30g，制鳖甲 18g，生牡蛎 30g，莪术 9g，三棱 9g，焦白术 12g，太子参 12g。

【功效主治】清热解毒，化瘀通经。适用于子宫肌瘤。

【用法用量】每日 1 剂，水煎，分 2 次温服。

【临床应用】上海市第四人民医院妇产科用于治疗子宫肌瘤 44 例，其中 34 例有不同程度的缩小，占 77.27%；11 例子宫恢复至正常大小或稍大；全部病例服药后经量均有减少，经期缩短，血色素及红细胞数提高。

【方　　名】白花蛇舌草菝葜汤

【方药组成】白花蛇舌草 30g，菝葜 30g，木馒头 15g，炮穿山甲 12g，夏枯草 15g，海藻 30g，广木香 9g，煅瓦楞 12g，干蟾皮 9g。

【功效主治】胃癌。

【用法用量】水煎服，每日 1 剂，分 3 次服。

【来　　源】《肿瘤的辨证施治》，上海科学技术出版社，1980：77。

【方　　名】白花蛇舌草白毛藤汤

【方药组成】白花蛇舌草 25g，白毛藤 25g，生地黄 15g，玄参 12g，丹参 15g，党参 15g，黄芪 15g，麦冬 12g，天冬 12g，白茅根 12g，茯苓 12g，女贞子 12g，沙参 10g，白术 10g。

【加　　减】脾胃虚寒，酌减白茅根、玄参、麦冬、天冬、生地黄，加大枣6枚，砂仁6g，丁香3g；气血两虚，白细胞减低，减白茅根、玄参、天冬、麦冬，加枸杞子9g，紫河车9g，熟地黄9g，鸡血藤12g，重用黄芪30g；头痛，酌减白花蛇舌草、白茅根、玄参，加川芎9g，独活6g，防风6g，藁本6g，菊花9g；发热，加黄芩9g，青蒿12g，连翘12g，石膏24g；食欲不振，加麦芽9g，山楂12g，神曲12g，鸡内金9g，芡实6g；便秘，加干瓜蒌12g，麻仁12g，大黄6g；失眠烦躁，加五味子12g，酸枣仁12g，珍珠母24g。

【功效主治】用于鼻咽癌放疗或化疗之后。

【用法用量】放疗期间每日1剂，每剂煎3次，代茶饮用。放疗结束后，再坚持每日1剂，连服60～90剂，以后每年服100剂左右，坚持2～4年。

【方　　名】白花蛇舌草白茅根汤

【方药组成】白花蛇舌草30g，白茅根30g，铺地锦30g，薏苡仁30g，夏枯草30g，橘核、橘红各6g，天冬、海藻、昆布、百部、生牡蛎、芙蓉花、蚤休各15g，玄参、生地黄各12g。

【功效主治】行气活血，化痰软坚，清热凉血。主治肺癌咳嗽、咯血者。

【用法用量】上药水煎，每日1剂，分早晚服。

【方　　名】白花蛇舌草白茅根汤

【方药组成】白花蛇舌草30g，白茅根30g，赤砂糖30g。

【功效主治】清热解毒，适用于宫颈癌病人放疗后直肠反应。

【用法用量】制成煎剂后，加入赤砂糖，搅匀即得。每日1剂，煎2次分服，连服7～14剂。

【方　　名】白花蛇舌草白茅根饮

【方药组成】白花蛇舌草30g，白茅根20g，石韦10g，瞿麦15g，萹蓄10g，猪苓15g，川牛膝15g，仙鹤草30g，白英40g，龙葵30g，蛇莓15g，苦参20g，喜树果30g，大蓟15g，小蓟15g，焦山楂15g，神曲15g，枳壳10g，生黄芪20g，女贞子20g，红花20g。

【功效主治】用于膀胱癌术后复发或不能手术的患者。

【用法用量】上药加水煎煮2次，将两煎药液混合均匀，分2次服用，每日1剂。

【方　　名】白花蛇舌草白茅根饮

【方药组成】白花蛇舌草75g，白茅根75g，薏苡仁30g，红糖90g。

【功效主治】胃癌。

【用法用量】水煎，每日1剂，分3次服。

【临床应用】共观察治疗81例胃癌病人，其中获临床治愈者15例，显效者7例，有效者39例。

【来　　源】《千家妙方》，战士出版社，1982：564。

【方　　名】白花蛇舌草白蚤休系列方

【方药组成】①白花蛇舌草、白蚤休、鱼腥草、沙参、玉竹、百合、丹参、旱莲草、全瓜蒌、杏仁、柏子仁、合欢皮。②白花蛇舌草、八月札、丹参、白芍、郁金、黄芩、沙参、麦冬、仙鹤草、太子参、杏仁。③半枝莲、蛇六谷、菝葜、法半夏、茯苓、薏苡仁、白术、桔梗、前胡、杏仁、陈皮、甘草。④白花蛇舌草、蛇六谷、沙参、党参、麦冬、女贞子、附片、鹿角霜、杏仁、淫羊藿、葶苈子、甘草。

【功效主治】晚期肺癌。

【用法用量】水煎服，每日1剂。方①用于阴虚肺热；方②用于肝火犯肺；方③用于脾虚痰湿；方④用于肾肺两虚。

【临床应用】共治36例，症状均有缓解或改善。脾虚痰湿及肺阴虚疗效较好，肺肾两虚效果欠佳。贺某，女，61岁。咳嗽，胸痛，气短。胸部X线检查诊断为右肺支气管肺癌合并肺不张，有纵隔淋巴转移，临床病理Ⅳ期。锁骨上淋巴结肿大。痰查癌细胞阳性，证属肺肾两虚。用药4个月后，诸症好转，能担负一般家务劳动。之后因自费停药半年，症状复发。共存活21个月。

【来　　源】《湖北中医杂志》，1981，(6)：38。

【方　　名】白花蛇舌草半枝莲鼻咽癌方
【方药组成】白花蛇舌草 60g，半枝莲 30g，土茯苓 30g，菝葜 30g。
【功效主治】鼻咽癌。
【用法用量】水煎服，每日 1 剂，分 3 次服。
【来　　源】《肿瘤的辨证施治》，上海科学技术出版社，1980：104。

【方　　名】白花蛇舌草半枝莲肠癌方
【方药组成】白花蛇舌草 60g，半枝莲、鸡血藤各 15g。
【功效主治】肠癌。
【用法用量】水煎服，每日 1 剂。

【方　　名】白花蛇舌草半枝莲方
【方药组成】白花蛇舌草、半枝莲、白茅根、石见穿各 30g，土茯苓 15g。
【功效主治】阴茎癌。
【用法用量】上 5 味药洗净切碎，水煎饮服，每日 1 剂，分 3 次服完。
【来　　源】《中草药临床手册》。
【附　　注】忌生鸡、鲤鱼、猪肉、猪头肉及酸辣食物。

【方　　名】白花蛇舌草半枝莲方
【方药组成】白花蛇舌草 70g，半枝莲 30g。
【功效主治】乳腺肿块，肺癌。
【用法用量】加水 1 500ml，文火煎 1 ～ 2 小时，去渣取液代茶饮。服药期间禁食酸、辣、大蒜和羊肉。
【临床应用】连续用药 3 个月可获良效。

【方　　名】白花蛇舌草半枝莲方（系列）
【方药组成】①白花蛇舌草 100g，半枝莲 50g，忍冬藤 50g，夏枯草 20g，生地黄 20g，芦根 20g，陈皮 15g，青黛 15g（包煎），牡蛎 100g（先煎），白石英 20g，海藻 15g，雄黄 1g（冲服），穿山甲 5g（冲服），木鳖子 7 粒（剪碎），人中黄 15g，守宫 7 条。②海马三肾丸（黑龙江中医学院药厂产）。③清热定宫丸（同上）。
【功效主治】上颌窦癌。
【用法用量】方①水煎服 1 000ml，早、晚各服 500ml，用于热毒盛，肿块坚者。若服方①后出现正气不足，服用方②，每日午饭后及睡前各服 1 丸；若头痛难以忍受，可临时服用方③ 1 丸。
【临床应用】治愈 1 例。
【来　　源】《黑龙江中医药》，1983，（4）：27。

【方　　名】白花蛇舌草半枝莲肺癌方
【方药组成】白花蛇舌草、半枝莲各 60g，大枣 10 枚，芦根 50g。
【功效主治】清热解毒，抗癌散结。主治肺癌。
【用法用量】文火煎熬，分早晚服，每日 1 剂。

【方　　名】白花蛇舌草半枝莲睾丸肿瘤方
【方药组成】白花蛇舌草、半枝莲各 20g，七叶一枝花、山慈菇各 5g。
【功效主治】治睾丸肿瘤。
【用法用量】水煎服，每日 1 剂。

【方　　名】白花蛇舌草半枝莲宫颈癌方
【方药组成】白花蛇舌草、半枝莲、生薏苡仁各 30g，蚤休、龙葵、丹参、土茯苓各 15g，茜草炭、炮穿山甲各 9g。
【功效主治】清热解毒，活血化瘀。主治宫颈癌。
【用法用量】水煎，早晚 2 次服，每日 1 剂。

【方　　名】白花蛇舌草半枝莲抗癌良方
【方药组成】白花蛇舌草 60g，半枝莲 30g，八仙草 9g。
【功效主治】本方对乳腺癌疗效较好，对肺癌、肝癌、直肠癌也同样有效。
【用法用量】水煎服，每日 1 剂，日服 3 次。
【来　　源】云南省玉溪市药品检验所王正坤献方。

【方　　名】白花蛇舌草半枝莲抗癌饮
【方药组成】白花蛇舌草、半枝莲各 50g，露蜂房 25g，鱼腥草 50g，山豆根 12g，山慈菇 20g，紫花地丁、薏苡仁、海藻、昆布各 30g，浙贝母、瓜蒌各15g。
【功效主治】肺癌。
【用法用量】水煎服，每日1剂。

【方　　名】白花蛇舌草半枝莲抗卵巢癌汤
【方药组成】白花蛇舌草60g，半枝莲60g，橘核15g，䗪虫9g，昆布15g，莪术12g，桃仁15g，红花3g，地龙15g，川楝子9g，薏苡仁30g，党参12g，小茴香9g。
【功效主治】清热解毒，活血散结。适用于卵巢癌。
【用法用量】每日1剂，水煎，分2次温服。

【方　　名】白花蛇舌草半枝莲脑干肿瘤汤
【方药组成】白花蛇舌草60g，半枝莲30g，野葡萄根30g，沙氏鹿茸草15g，蚤休15g，僵蚕10g，地龙20g，蝉蜕10g，海藻15g，夏枯草15g，牡蛎（先煎）15g。
【功效主治】脑干肿瘤。
【用法用量】水煎服，每日1剂。

【方　　名】白花蛇舌草半枝莲胃癌方
【方药组成】白花蛇舌草、半枝莲、半边莲、当归、蒲公英各12g，牡蛎15g，赤芍、紫花地丁、七叶一枝花、枳实、木香、乌药、桃仁、郁金、延胡索各6g。
【功效主治】解毒抗癌，行气活血，止痛。主治胃癌。
【用法用量】将上药水浸泡30分钟，文火煎熬，分早晚服，每日1剂，连服3个月。

【方　　名】白花蛇舌草半枝莲胃癌方
【方药组成】白花蛇舌草30g，半枝莲30g，紫草根30g，夏枯草30g，生怀山药15g，生鸡内金10g，党参10g，茯苓10g，白茅根30g，旋覆花10g（包煎），法半夏6g，白术10g，山萸肉10g，谷芽15g，麦芽15g，陈皮6g，木香10g，台乌药10g，香附10g，红枣5枚。
【功效主治】胃癌。
【用法用量】将上药用2.5～3公斤清水浸泡20分钟后，先用大火煮沸，再以小火煎煮3小时至1公斤水，去渣后加蜂蜜120g。每日1剂，分3～5次服完。
【来　　源】《肿瘤病的防治》，上海科学技术出版社，1977：118。

【方　　名】白花蛇舌草半枝莲消毒汤
【方药组成】白花蛇舌草60g，半枝、半边莲各30g。
【功效主治】清热解毒，抗癌散结。
【用法用量】水煎服，每日1剂。

【方　　名】白花蛇舌草半枝莲验方
【方药组成】白花蛇舌草30g，半枝莲20g，党参20g，丹参20g，沙参20g，黄药子20g，重楼20g，紫草20g，黄精40g，白芍15g，阿胶（烊化）15g，马齿苋50g。
【功效主治】用于慢性粒细胞性白血病，肝脾肿大者。
【用法用量】水煎，分为2次服用，每日1剂。

【方　　名】白花蛇舌草半枝莲支气管肺癌验方
【方药组成】白花蛇舌草、半枝莲、龙葵、党参、黄芪、白术、茯苓、瓜蒌各30g，山慈菇、半夏、皂角刺、七叶一枝花、川贝母、天门冬、麦门冬、沙参、厚朴、百合各10g。
【加　　减】舌红而干，光如镜面加龟板、鳖甲30g，玄参、知母各15g。
【功效主治】肺癌、支气管肺癌，咳嗽吐痰、痰中带血、胸痛、气促、哮喘、声音嘶哑。
【用法用量】水煎服，每日1剂。

【方　　名】白花蛇舌草穿心莲汤
【方药组成】白花蛇舌草60g，穿心莲60g，虎杖60g，金牛根60g，枝花头60g，急性子15g，水蛭15g，徐长卿30g，韩信草30g，蟾蜍116个，壁虎16条。
【功效主治】肝癌。

【用法用量】共研细末，用猪胆汁调成糊状，再加荸荠粉适量泛制成丸，日 3 次口服。

【方　　名】白花蛇舌草垂盆草汤
【方药组成】白花蛇舌草 60g，垂盆草 30g，土茯苓 30g，菝葜 60g。
【功效主治】结肠癌、直肠癌。
【用法用量】水煎服，每日 1 剂。
【来　　源】《肿瘤的辨证施治》，上海科学技术出版社，1980：82。

【方　　名】白花蛇舌草代赭石汤
【方药组成】白花蛇舌草，代赭石、丹参、半边莲各 30g，夏枯草 20g，党参、黄芪、茯苓、山豆根、威灵仙、刀豆子各 15g，旋覆花、姜半夏、石斛、太子参、玉竹各 12g，川贝母、露蜂房、公丁香各 9g，炙甘草 6g。
【功效主治】清热解毒，化结散瘀。主治恶性肿瘤。
【用法用量】冷水浸泡 1 小时后，煎沸 30 分钟，日 1 剂，服 2 次。

【方　　名】白花蛇舌草地龙汤
【方药组成】白花蛇舌草 250g，地龙 30g，蜈蚣 30g，露蜂房 30g，蒲公英 30g，板蓝根 30g，全蝎 30g，蛇蜕 30g。
【功效主治】乳腺癌。
【用法用量】共研为极细末，炼蜜为丸，每丸重 6g，每次 1 丸，每日 2 次。

【方　　名】白花蛇舌草复方
【方药组成】白花蛇舌草 37.5g，白英 37.5g，蛇莓 18g，金钱草、土茯苓、薏苡仁各 37.5g。
【加　　减】小便灼热时，加瞿麦、萹蓄、甘草梢、木通等；小便不畅时，加车前草和泽泻。
【功效主治】膀胱癌。
【用法用量】水煎，1 日剂。

【方　　名】白花蛇舌草干蟾皮方
【方药组成】白花蛇舌草 60g，干蟾皮 15g，白英 30g，牡蛎 30g，海藻 30g，山豆根 15g，大青叶 30g，当归 9g，北沙参 15g，虎杖 30g，山杨梅根 60g，藤梨根 60g。
【功效主治】清热解毒，生津利咽，活血散结。适用于喉癌。
【用法用量】每日 1 剂，先煎虎杖、山杨梅根、藤梨根 3 小时，后入诸药，再煎 30 分钟，放温分 2 次服。
【来　　源】浙江省中医院。

【方　　名】白花蛇舌草肝癌方
【方药组成】白花蛇舌草 180g，白茅根 150g，白糖适量。
【功效主治】肝癌。
【用法用量】水煎服，此为 1 日剂量。本方同放射线配合治疗，疗效更佳。

【方　　名】白花蛇舌草黑胡椒方
【方药组成】白花蛇舌草 10g，黑胡椒 10g，荜茇 10g，干姜 10g，高良姜 10g，蜂蜜 50g。
【功效主治】抗癌、乳腺癌。
【用法用量】干燥后共研细粉，加蜂蜜做成蜜膏供内服，每日 2 次，每次 3 ～ 5g，开水送服。
【临床应用】本方对各种癌症均有不同程度的缓解和提高免疫能力的作用。尤其对乳腺癌有较好的疗效。
【来　　源】新疆维医医院名老维医巴依职洪献方。

【方　　名】白花蛇舌草怀山药方
【方药组成】白花蛇舌草 30g，怀山药 15g，茯苓 15g，半边莲 10g，半枝莲 10g，陈皮 3g，甘草 3g。
【加　　减】神疲，加黄芪 10g，太子参 30g；胃脘不适，纳少，加鸡内金 15g，蚕沙 10g，佩兰 3g，柿蒂 10g；失眠，加夜交藤 30g，合欢皮 15g，生龙骨 15g，生牡蛎 15g，酸枣仁 10g；小便不利，加海金沙 10g，萆薢 10g，车前子（包）10g；解毒通络，加白花蛇（另炖）1 条；消食，加羊肚枣 15g；疼痛，加云南白药（冲服）1g。

【功效主治】用于晚期胃癌术后。待病情稳定后用原方煎汤代茶，隔日1剂，以维持疗效，可用于胃癌康复期。

【用法用量】上药先用水浸泡半小时，加水煎煮2次，药液混合均匀，分2次服用，每日1剂。

【方　　名】白花蛇舌草槐角饮

【方药组成】白花蛇舌草、槐角、槐花各30g，龙葵、仙鹤草、地榆各20g，瓜蒌15g，当归、生黄芪、败酱草各10g，穿山甲、昆布各15g，三七参、生大黄各5g，黄药子30g。

【功效主治】清热解毒，化痰散瘀，消肿止血抗癌。主治大肠癌便阻出血。

【用法用量】水煎2次，每剂煎成400ml，分早中晚3次服。

【方　　名】白花蛇舌草黄芪方

【方药组成】①白花蛇舌草、黄芪各30g，山慈菇、白蚤休、党参、白术、山药、茯苓、桂圆肉各15g，莪术、生熟地黄、酸枣仁各12g，广木香6g，龙葵30g。②蛇床子、半枝莲、忍冬藤各30g，苦参、地肤子、黄柏、苍术各12g。

【功效主治】宫颈癌广泛转移。

【用法用量】方①水煎内服，每日1剂。方②煎水外洗患处，每日1剂。

【临床应用】肖某，女，60岁，1975年10月因阴道不规则流血近半年，经某医院确诊为宫颈癌Ⅱ期，行放疗1疗程出院。1976年5月再次阴道出血，诊断为子宫颈癌左宫旁复发，不宜再行放疗。小腹胀痛，少气懒言，神疲乏力，纳呆，舌淡红，苔薄白。证属邪毒内结，气血两虚。拟上方治疗，服药3个月，精神、饮食转佳。自以为病愈，停药半年。1977年6月复发，胸片示肺内转移，诊为宫颈癌肺转移，伴锁骨上淋巴结转移。再拟半枝莲、公英、全瓜蒌、黄芪各30g，薤白、白术、桔梗、杏仁、陈皮各12g，地丁、山慈菇、花粉、茯苓各15g，甘草10g。服上方一年后诸症大减，1982年1月走访患者，只能做家务事。

【来　　源】《湖北中医杂志》，1983，(1)：54。

【方　　名】白花蛇舌草金果榄方

【方药组成】白花蛇舌草60g，金果榄9～12g，半枝莲3g。

【功效主治】鼻咽癌等。

【用法用量】水煎服，每日1剂，分2～3次服。

【临床应用】治鼻咽癌肺部广泛转移1例，胃癌1例，肝癌1例，均收到显著效果。服药1周疼痛明显减轻，食欲增加。肝癌合并腹水者，腹水迅速消失。余某，鼻咽癌肺部广泛转移，用药43天做肺部X光照片检查，肿块阴影明显缩小。

【来　　源】湖南省卫生厅编《中草药单方验方新医疗法选编》，1971：323。

【方　　名】白花蛇舌草橘核方

【方药组成】白花蛇舌草60g，半枝莲60g，橘核15g，昆布15g，桃仁15g，地龙15g，土鳖虫9g，川楝子9g，小茴香9g，莪术12g，党参12g，红花3g，薏苡仁30g。

【功效主治】卵巢癌。

【用法用量】水煎服，每日1剂。

【临床应用】湖北中医药大学用于治疗卵巢癌5例，其中系统观察的4例中，显效2例，有效1例，无效1例，总有效率为75%。

【来　　源】《抗癌中草药制剂》，人民卫生出版社，1981：316。

【方　　名】白花蛇舌草龙葵方

【方药组成】白花蛇舌草、龙葵、黄芪各30g，山慈菇、蚤休、党参、白术、茯苓、桂圆肉各15g，天门冬20g，莪术、酸枣仁、生熟地黄各12g，香附6g。

【功效主治】扶正固本，解毒抗癌。主治宫颈癌。

【用法用量】水煎熬，分2次服，每日1剂。

【方　　名】白花蛇舌草龙葵淋巴瘤方

【方药组成】白花蛇舌草250g，龙葵120g，猪殃殃（又名锯子草）60g，猫爪草30g，夏枯草30g。

【功效主治】恶性淋巴瘤。

【用法用量】水煎服，每日1剂。

【方　　名】白花蛇舌草龙葵膀胱癌方
【方药组成】白花蛇舌草、龙葵、白英、土茯苓、蛇莓、蛇六谷、土大黄各 30g，山豆根 15g，喜树根 9g。
【功效主治】清热解毒，消瘀散结。主治膀胱癌。
【用法用量】将上药浸泡 30 分钟，煮沸 15 分钟，取汁，早晚 2 次服，每日 1 剂。

【方　　名】白花蛇舌草龙葵胃癌方
【方药组成】白花蛇舌草（全草）250g，龙葵根 200g，猪殃殃 100g。
【功效主治】胃癌。
【用法用量】水煎服，每日 1 剂。
【临床应用】治疗 10 余例，对胃癌、淋巴肉瘤、白血病有一定疗效。
【来　　源】《中草药单方验方新医疗法选编》，1971：330。

【方　　名】白花蛇舌草龙葵直肠癌方
【方药组成】白花蛇舌草、龙葵、忍冬藤各 30g，半枝莲、紫花地丁各 15g。
【功效主治】直肠癌。
【用法用量】水煎服，每日 1 剂。
【来　　源】湖南省卫生局编《中草药单方验方新医疗法选编》，1971：332。

【方　　名】白花蛇舌草芦根胃癌方
【方药组成】白花蛇舌草 60g，芦根 30g，黑姜 3g，半枝莲 15g，栀子 9g。
【功效主治】胃癌。
【用法用量】水煎服，每日 1 剂，后以芦根煎水代茶。
【来　　源】《湖南中草药单方验方选编》，湖南人民出版社，1970：129。

【方　　名】白花蛇舌草猫爪草汤
【方药组成】白花蛇舌草、猫爪草、猪苓（或泽泻）、大蓟、小蓟、延胡索、黄芪、党参、生半夏（或生南星）各 20g，黄芩 15g，三七 6g（冲服），薏苡仁 30g，守宫（或蜈蚣）2 条（冲服）。
【功效主治】肺癌。
【用法用量】水煎服，每日 1 剂。
【临床应用】万某，男，68 岁，1978 年 9 月就诊。咳嗽，痰中带血，胸痛进行性加重 4 个月。经解放军 169 医院做咳吐物检查，病理报告为鳞状细胞癌。痰涂片检查，发现有癌细胞。又经湖南医学院附属二院做 X 线胸片检查，报告为左侧中央型肺癌并阻塞性肺炎。化疗治疗 5 次，症状没有得到控制，且因化疗副作用而要求出院，求治于中医，时有微热，口苦口干，呕恶纳差，神疲头昏，小便黄，脉濡数，苔薄黄而腻。证属肺积，予上方治疗。服药 1 年后，自觉症状消失，肺部阴影不明显，再服药半年，以巩固疗效。再查心肺正常，现已恢复工作，随访半年身体健康。
【来　　源】《广西中医药》，1987，（4）：19。

【方　　名】白花蛇舌草茅根食管癌方
【方药组成】白花蛇舌草 120g，白茅根 120g，赤砂糖 250g，海螵蛸 30g，煅瓦楞子 30g。
【功效主治】食管癌。
【用法用量】水煎服，每日 1 剂。

【方　　名】白花蛇舌草茅根汤
【方药组成】白花蛇舌草、白茅根、铺地锦、薏苡仁、夏枯草各 30g，橘核、橘红各 9g，麦门冬、海藻、昆布、百部、生牡蛎、芙蓉花、蚤休各 15g，生地黄、玄参各 12g。
【加　　减】咳嗽，加枇杷叶 15g，桑叶 15 ～ 30g，浙贝母 9g，紫菀 15 ～ 30g；咯血，加白及 15g，阿胶 9 ～ 15g，大小蓟炭、藕节炭各 30g；气虚，加黄芪、沙参各 30 ～ 60g；痰多，加海浮石 15 ～ 30g，胆南星 9g；痰多而稠，加礞石滚痰丸，每天 1 丸；发烧，加生石膏 30 ～ 90g，山药 15g，地骨皮、青蒿各 15 ～ 30g；胸水，加赤小豆 30 ～ 60g，葶苈子 60 ～ 120g，石韦、芦根、茯苓各 30g，大枣 7 个。
【功效主治】清热解毒，化痰软坚。适用于肺癌。
【用法用量】每日 1 剂，水煎，分 2 次温服。

【来　　源】天津市第二防治院方。

【方　　名】白花蛇舌草茅根胃癌方
【方药组成】白花蛇舌草、白茅根各9g，蜈蚣6g。
【功效主治】胃癌。
【用法用量】水煎服，每日1剂。

【方　　名】白花蛇舌草茅根饮
【方药组成】白花蛇舌草15g，白茅根15g，百部20～30g，干蛤蟆10g，急性子10g，鱼腥草15g，蛇莓草15g，薏苡仁15g，藤梨根15g，天葵子15g，党参10g，黄芪30g，陈皮10g，半夏15g，竹茹10g，代赭石30g，海藻15g，牡蛎15g，生姜5片，大枣5个。
【加　　减】证属寒者，用干姜、肉桂、附子与上方药物合用，剂量15～30g；证属热者，可加石膏15～30g，知母15～30g，黄芩15g；口渴加麦门冬30g，花粉30g，或再加石斛、玄参等养阴清肺类药；有攻下之证，加牵牛子30g，皂角6g，槟榔30g或川大黄10g，番泻叶10g，玄明粉10g（冲）；咳痰带血，加二蓟炭15～30g，白及15g，或用三七粉3g冲，珍珠粉1瓶（冲）；胸闷憋气，加瓜蒌、薤白、桔梗、枳壳等；胸腔积液，加赤小豆30g，葶苈子30g，大枣30个，茯苓15～30g，猪苓20～30g，或大戟10～15g，芫花10～15g，甘遂10～15g，大枣10个。
【功效主治】肺癌。
【用法用量】水煎2次，早晚分服。
【临床应用】宋某，男，36岁，唐山市某局干部，1969年10月出现咳嗽、气喘、呼吸不利，胸闷胁痛，咳痰有血丝。当年12月天津某医院诊断为肺癌，化疗效果不明显。1970年12月8日来诊，诊断为寒瘀毒结型肺癌。用上方去白茅根、急性子、鱼腥草、蛇莓草、天葵子、党参、半夏、海藻、生姜、大枣，加干姜、肉桂、附子、大黄、牵牛子、槟榔。同时服用化毒片、1213液、青龙衣液、环磷酰胺。服药数月，一切不适症均消失，再拍片检查，右肺癌肿完全消失。1983年追访仍健在。
【来　　源】《癌症的治疗与预防》，春秋出版社，1988：138。

【方　　名】白花蛇舌草枇杷汤
【方药组成】白花蛇舌草、枇杷叶、鱼腥草、通光散、猪苓、薏苡仁各30g。
【功效主治】本方具有清热解毒、利尿消肿、活血止痛的功能，适用于早、中期肺癌，对晚期有一定的辅助治疗作用，对病程中出现的气逆咳嗽、胸痛、水肿、咳吐脓血等证有较好的对症治疗作用。
【用法用量】水煎服，每日1剂，日服3次。
【来　　源】《云南中药志》。

【方　　名】白花蛇舌草蒲公英方
【方药组成】白花蛇舌草30g，蒲公英80g，半枝莲12g，山豆根15g，山慈菇、鸦胆子、露蜂房各10g，三七9g，斑蝥（去头足）1g，蟾酥0.5g。
【功效主治】肺癌。
【用法用量】水煎服，每日1剂。

【方　　名】白花蛇舌草七叶一枝花方
【方药组成】白花蛇舌草15g，七叶一枝花15g，水杨梅根15g，焦三仙各30g，天葵子15g，寻骨风15g，京三棱15g，石见穿15g，白芷10g，薏苡仁15g，黄芪15g，生地黄15g，生甘草10g。
【功效主治】清热解毒，消肿散结。主治耳郭肉瘤。
【用法用量】水煎服，每日1剂。

【方　　名】白花蛇舌草七叶一枝花方
【方药组成】白花蛇舌草45g，七叶一枝花、薏苡仁、龙葵各30g，黄药子、乌梅各9g，水杨梅根15g，三七粉3g（吞）。
【功效主治】清热解毒，利湿化瘀。主治湿热内毒，瘀痰结成之证。
【用法用量】水煎，分早晚2次服，每日1剂。

【方　　名】白花蛇舌草青黛方

【方药组成】白花蛇舌草50g，青黛40g，黄药子、三棱各10g，莪术30g，红参15g，半枝莲20g，枸杞子30g，狗脊25g，丹参50g，大黄、山萸肉各20g，儿茶10g。

【功效主治】用于急性粒细胞性白血病。

【用法用量】水煎服，每日1剂。

【方　　名】白花蛇舌草忍冬藤方

【方药组成】白花蛇舌草60g，忍冬藤30g，半枝莲60g，薏苡仁30g，昆布30g，夏枯草15g，海藻15g，槐角15g，紫草根15g，桃仁12g，厚朴9g，甲珠9g。

【功效主治】肛门癌。

【用法用量】水煎服，每日1剂。10剂为1疗程。

【来　　源】《抗癌中草药制剂》，人民卫生出版社，1981：317。

【附　　注】禁忌鱼、腥、虾、辣、酸。

【方　　名】白花蛇舌草三棱方

【方药组成】白花蛇舌草30～90g，山慈菇、三棱、莪术、炒白术各15～30g，僵蚕、夏枯草各30g，昆布、煅牡蛎、煅瓦楞各30～60g，炮穿山甲、黄药子各9～15g，全蝎（冲服）6～12g，甘草6g。

【加　　减】偏寒加干姜、附片、肉桂；偏热加狗舌草、天葵子；气虚加黄芪、党参；血虚加当归、紫河车；胃阴虚加石斛、麦冬；肺阴虚加北沙参、天冬；心阴虚加麦冬、玉竹；肝肾阴虚加龟板、鳖甲、生地黄、枸杞子；阳虚加附片、肉桂、补骨脂、棉花根；实热加生石膏、知母、黄芩、黄连。另外，葵树子、猫爪草可选用。蜈蚣能加强全蝎疗效，但易致转氨酶升高，用时需加保肝药1～2味。

【功效主治】恶性淋巴瘤。

【用法用量】水煎服，1剂3煎，1日3次。为巩固疗效，常用所服中药做丸，每次10g，1日3次。30剂为1疗程。肿块处可外敷衍独角莲或鲜蟾皮。

【临床应用】治疗11例。存活1年以内2例，存活1～2年4例，存活2～5年1例，存活5～10年2例，存活10年以上2例。花某，女，56岁。患者1971年颈部淋巴结肿大4cm×5cm，活检诊断为淋巴网状细胞肉瘤（何杰金氏病）。放疗半个月，白细胞降至3 000，放疗中断，肿块未消。给予本方加天门冬30g，鳖甲24g。随症加减曾用北沙参、龟板、生地黄、半枝莲、半边莲、狗舌草等，共服200余剂，肿块消失，以所服中药为丸续服。以后多年未治。1979年复发，又服中药1年余消失。一直正常上班。

【来　　源】《浙江中医杂志》，1988，（8）：367。

【附　　注】本方主治恶性淋巴瘤，对其他癌症（肿块型癌）亦有效。本方药性偏寒，药后如便稀次数多，可伍补骨脂、煨木香、煨葛根之类；平素脾虚便溏者，白花蛇舌草、煅瓦楞用量宜轻，可伍苍芪参；穿山甲易引起呕吐，可伍代赭石；三棱、莪术破气血，贫血者长期服用可伍当归、黄芪等。以上配伍可矫正副作用。病程短，用本方治疗肿块消失就快，反之就慢。晚期病人服此方可延长生命。只要患者坚持服药，存活时间就可延长。应嘱患者不吃腌制食物，吃新鲜食物，鸡、鸭（包括其蛋）、鱼、虾绝对不能吃，经观察，如吃上述食物，则肿瘤迅速增大。

【方　　名】白花蛇舌草山慈菇汤

【方药组成】白花蛇舌草30～90g，山慈菇、三棱、莪术、炒白术各15～30g，僵蚕、夏枯草各30g，昆布、煅牡蛎、煅瓦楞各30～60g，炮穿山甲、黄药子各9～15g，全蝎（冲服）6～12g，甘草6g。

【功效主治】解毒消瘀，软坚散结。适用于痰瘀内阻之恶性淋巴肉瘤。

【用法用量】每日1剂，水煎，分2次温服。

【临床应用】用本方治疗恶性淋巴瘤11例，存活1年以内者2例，存活1～2年者4例，存活2～5年者1例，存活5～10年者2例，存活10年以上者2例。

【来　　源】《浙江中医杂志》，1988，8。

【附　　注】本方药性偏寒，药后如大便稀溏，可配伍补骨脂、煨木香、煨葛根之类；平素脾虚便溏者，方中白花蛇舌草、煅瓦楞的用量宜轻，并可配伍苍白术、陈皮等；黄药子是治疗恶性淋巴瘤之主药，但有升高转氨酶副作用，可佐以夏枯草；有少数患者服全蝎后全身无力，可伍用黄芪、党参；穿山甲易致呕吐，可伍代赭石；三棱、莪术破气血，贫血者长期服用可配伍当归、黄芪等。以上配伍方法可以矫治本方的副作用。另外，服药期间，当注重忌口，即不吃腌制食物及鸡、鸭（包括其蛋）、鱼，虾等。与上方近，可参。

【方　　名】白花蛇舌草生牡蛎汤
【方药组成】白花蛇舌草60g，夏枯草15g，生牡蛎30g，鳖甲12g，根蓝根21g，鲜半枝莲125g，败酱草12g。
【功效主治】慢性粒细胞性白血病。
【用法用量】水煎服，每日1剂。
【临床应用】孙某，女，贫血貌，肝大平脐，质硬。锁骨上淋巴结肿大。经骨髓穿刺检查，诊断慢性粒细胞性白血病。于1965年10月开始每天服1剂中药，兼服白消安2～6mg/日。从1965年10月至1987年3月连续服药，服白消安总量606mg，配合输血500ml。复查血象、骨髓一直保持缓解状态。
【来　　源】《中西医结合杂志》，1989，9（6）：377。

【方　　名】白花蛇舌草生薏苡仁汤
【方药组成】白花蛇舌草120g，生薏苡仁、僵蚕、生牡蛎各30g，重楼、当归、黄芪、白术各15g，没药9g，乳香3g，蜈蚣10条，香附12g。
【功效主治】补气血，解湿毒，破瘀结。适用于外阴癌。
【用法用量】每日1剂，水煎服。随症加减。
【来　　源】《上海中医药杂志》，1982，（8）：23。

【方　　名】白花蛇舌草石打穿汤
【方药组成】白花蛇舌草、石打穿、铁树叶、鱼腥草、泽漆、佛耳草、补骨脂、石上柏、生南星各35g，茯苓、葶苈子、淫羊藿、山豆根各18g，百部、蟾蜍皮、肉苁蓉各15g，党参、白术、半夏、陈皮各10g。
【功效主治】脾虚痰湿型肺癌。
【用法用量】水煎，每日1剂，服3次，2个月为1个疗程。

【方　　名】白花蛇舌草石莲花汤
【方药组成】白花蛇舌草、石莲花各60g，半枝莲、斑庄根各30g。
【功效主治】适用于宫颈癌、恶性葡萄胎。
【用法用量】药用干品，水煎服，每日1剂，日服3次。
【来　　源】《云南中药志》。
【附　　注】本方对早期癌瘤肿块疗效较为满意，中、晚期癌肿则有辅助治疗作用，有出血症状者，可加入茜草根15g，紫草皮10g同煎服。

【方　　名】白花蛇舌草石上柏汤
【方药组成】白花蛇舌草30g，石上柏30g，玄参30g，菝葜20g，白毛藤20g，沙参15g，天冬12g，麦冬12g。
【加　　减】头痛，加生石决明（先煎）30g，钩藤（后下）20g；鼻塞，加苦丁茶10g，鹅不食草10g；声嘶，加蝉蜕6g，木蝴蝶6g；发热，加黄芩8g，连翘8g，青蒿8g；便秘，加全瓜蒌10g，火麻仁10g，生大黄（后下）8g；脾胃虚弱，去玄参、天冬、麦冬，加大枣10g，黄芪15g，砂仁6g；气血两虚，加枸杞子15g，生黄芪15g，鸡血藤15g；食欲不振，加麦芽12g，山楂12g，神曲12g，每日1次。
【功效主治】鼻咽癌。
【用法用量】上药煎服，每日1剂。

【方　　名】白花蛇舌草石上柏饮
【方药组成】白花蛇舌草，石上柏，龙胆草，土茯苓，黄连，川楝子，蒲公英，黄芩，板蓝根，栀子，茯苓，生熟薏苡仁，田基黄，橘皮，八月札，泽泻，车前子，合欢皮。
【加　　减】可酌情加用以下药物：柴胡、牡丹皮、女贞子、七叶一枝花、旱莲草、大黄、皮尾参、北沙参、夏枯草等。或加用成药：人参鳖甲煎丸、枳术丸、逍遥丸等。

【功效主治】热毒壅盛、湿浊内聚型肝癌。

【用法用量】水煎服，每日 1 剂。

【来　　源】《抗癌中药的临床效用》，上海翻译出版公司，1987：300。

【方　　名】白花蛇舌草汤

【方药组成】白花蛇舌草 60 ～ 90g。

【功效主治】白血病。

【用法用量】水煎服，每日 1 剂。

【来　　源】《一味中药巧治病》。

【方　　名】白花蛇舌草汤

【方药组成】白花蛇舌草 60g，半枝莲 60g，橘核 15g，昆布 15g，桃仁 15g，地龙 15g，土鳖虫 9g，川楝子 9g，小茴香 9g，莪术 12g，党参 12g，红花 3g，薏苡仁 30g。

【功效主治】卵巢癌。

【用法用量】水煎服，每日 1 剂。

【来　　源】《抗癌中草药制剂》，人民卫生出版社，1981：316。

【附　　注】避免过于劳累，加强饮食营养，注意休息，定期复查。

【方　　名】白花蛇舌草铁匠树花饮

【方药组成】白花蛇舌草 10g，铁匠树花 10g，梧桐子 10g，吴茱萸 10g，白蔻仁 10g，小茴根 15g，朱砂莲 10g，姜半夏 6g。

【功效主治】清热解毒，软坚散结，理气。食道癌。

【用法用量】共为细末，每日 2 次，每次 8g，酒冲服。

【方　　名】白花蛇舌草铁树叶汤

【方药组成】白花蛇舌草，铁树叶，七叶一枝花，桃仁，炙山鳖甲，熟地黄，丹参，赤芍，当归，三棱，莪术，广木香，陈皮，香附，枳壳。根据临床情况辨证加减。

【功效主治】卵巢癌。

【用法用量】每日 1 剂，分两次水煎服。

【来　　源】《新中医》，1980，(3)：37。

【方　　名】白花蛇舌草煨莪术汤

【方药组成】白花蛇舌草 120g，煨莪术、煨三棱、赤芍各 9g，代赭石粉、海藻、昆布、制鳖甲各 15g，旋覆花 9g（包煎），夏枯草 60g，白茅根 30g，蜂蜜 60ml。

【功效主治】散瘀消肿，抗癌。

【用法用量】水煎服，每日 1 剂。

【方　　名】白花蛇舌草胃癌方

【方药组成】白花蛇舌草 90g，白茅根 90g，薏苡仁 37.5g，红糖 120g。又方：白花蛇舌草 25g，龙葵 37.5g，半枝莲 37.5g，忍冬藤 37.5g。

【功效主治】胃癌。

【用法用量】共水煎，为 1 日剂量，分多次服下。

【方　　名】白花蛇舌草夏枯草恶性淋巴癌汤

【方药组成】白花蛇舌草 100g，夏枯草 60g，山楂 50g，制何首乌、鳖甲、牡丹皮、党参、半边莲、半枝莲各 30g，薏苡仁、生地黄、白术、白芍、女贞子各 20g。

【功效主治】滤泡型恶性淋巴瘤。

【用法用量】水煎服，1 日 1 剂。

【方　　名】白花蛇舌草夏枯草恶性淋巴瘤方

【方药组成】白花蛇舌草 100g，夏枯草 60g，山楂 50g，首乌、鳖甲、牡丹皮、党参、半边莲、半枝莲各 30g，白英、生地黄、白术、白芍、女贞子各 20g，生薏苡仁 25g，龙葵 15g。

【功效主治】滋阴软坚，消肿解毒。主治恶性淋巴瘤。

【用法用量】上药水浸泡 30 分钟，煮沸 15 分钟取汁，每日 1 剂分 2 次服。

【附　　注】本方与上方近似，可参。

【方　　名】白花蛇舌草夏枯草淋巴瘤方

【方药组成】白花蛇舌草、夏枯草、海藻各 30g。

【功效主治】淋巴瘤。
【用法用量】水煎服，每日1剂。

【方　　名】白花蛇舌草夏枯草淋巴瘤汤
【方药组成】白花蛇舌草100g，夏枯草60g，山楂50g，制何首乌、鳖甲、牡丹皮、党参、半边姜各30g，薏苡仁25g，生地黄、白术、白芍、女贞子各20g。
【功效主治】淋巴瘤。
【用法用量】水煎，每日1剂，服3次。
【临床应用】4个月为1个疗程。服药1疗程，症状消失，毛发生长，白细胞增高。

【方　　名】白花蛇舌草夏枯草乳腺癌方
【方药组成】白花蛇舌草，夏枯草，当归，莪术，赤芍，半枝莲，蟾蜍，草河车。
【功效主治】乳腺癌。
【用法用量】水煎服，每日1剂。用于毒热蕴结型。
【来　　源】《吉林中医药》，1985，(4)：17。

【方　　名】白花蛇舌草夏枯草汤
【方药组成】白花蛇舌草100g，夏枯草60g，山楂50g，制何首乌、鳖甲、牡丹皮、党参、半边莲、半枝莲各30g，薏苡仁25g，生地黄、白术、白芍、女贞子各20g。
【功效主治】益气养阴，清热解毒，散瘀消肿。适用于气阴两伤、热毒瘀血内结之滤泡型恶性淋巴肉瘤。
【用法用量】每日1剂，水煎，分2次温服。
【来　　源】《四川中医》，1988，4。
【附　　注】食后脘腹饱胀，纳呆，加谷芽、陈皮；腹泻，加山药、莲子、马齿苋、黄芪；口燥咽干，加麦冬、黄精、白茅根、南北沙参；舌淡苔薄少、脉缓，减牡丹皮。

【方　　名】白花蛇舌草仙茅大肠癌方
【方药组成】白花蛇舌草、仙茅各120g，虎杖30g。
【功效主治】大肠癌（结肠癌、直肠癌）。
【用法用量】水煎服，每日1剂。

【方　　名】白花蛇舌草仙茅乳腺癌方
【方药组成】白花蛇舌草、仙茅各120g，香橼30g。
【功效主治】乳腺癌、直肠癌。
【用法用量】水煎服，每日1剂。

【方　　名】白花蛇舌草鲜棕树肝癌方
【方药组成】白花蛇舌草、鲜棕树根各30g。
【功效主治】肝癌。
【用法用量】水煎服，每日1剂。

【方　　名】白花蛇舌草羊蹄根急性白血病方
【方药组成】白花蛇舌草30～60g，羊蹄根、狗舌草各30g。
【用法用量】水煎服，每日1剂。
【功效主治】急性白血病。
【附　　注】治白血病可加徐长卿、墓头回、猪殃殃、蚤休等；治恶性淋巴瘤可加土贝母、夏枯草、僵蚕、土茯苓等。

【方　　名】白花蛇舌草野菊花汤
【方药组成】白花蛇舌草30g，野菊花9g，蒲公英9g，海藻9g，生牡蛎12g，龙葵15g，浙贝母9g，车前子（包）9g，生大黄9g，梅花点舌丹2粒。
【功效主治】前列腺癌。
【用法用量】水煎服，每日1剂，梅花点舌丹每次1粒，每日2次，随汤药吞服。

【方　　名】白花蛇舌草野葡萄根汤
【方药组成】白花蛇舌草120g，野葡萄根60g。
【功效主治】阴茎癌。
【用法用量】水煎服，每日1剂。

【方　　名】白花蛇舌草野葡萄藤汤
【方药组成】白花蛇舌草60g，野葡萄藤30g，半枝莲30g，蚤休30g，僵蚕15g，地龙15g，蝉蜕

10g，海藻 30g，夏枯草 30g，麝香 1g（冲服），牡蛎 60g，白术 15g，茯苓 15g，陈皮 12g，车前子 10g。
【功效主治】抗恶性肿瘤。
【用法用量】水煎服，每日 1 剂，连服 30～50 剂。

【方　　名】白花蛇舌草苡仁汤
【方药组成】白花蛇舌草、薏苡仁各 30g，莪术、橘核、昆布、党参各 15g，白英、半枝莲、鳖甲各 24g，桃仁 12g，红花 3g，虻虫 9g，小茴香 9g。
【功效主治】破血软坚，行气攻毒。主治卵巢肿瘤。
【用法用量】上药水煎，分 3 次早中晚服，每日 1 剂。

【方　　名】白花蛇舌草饮
【方药组成】白花蛇舌草 30～60g。
【功效主治】子宫颈癌。
【用法用量】将白花蛇舌草洗净切碎，加水煎汤，代茶饮服，每日 1 剂坚持饮之。
【来　　源】《中国民间灵验偏方》。
【附　　注】本方为上海市民间偏方，据报道疗效切实。

【方　　名】白花蛇舌草蚤休汤
【方药组成】白花蛇舌草 30g，蚤休 30g，薏苡仁 20g，猪苓 20g，蛇莓 30g，菝葜 10g，娃儿藤 20g，半边莲 30g，墓头回 10g。
【功效主治】胃癌。
【用法用量】水煎服，每日 1 剂。

【方　　名】白花蛇舌草汁
【方药组成】新鲜白花蛇舌草汁 100～300ml，蜂蜜 50～150ml。
【功效主治】适合各种癌症，对肝癌、直肠癌、胃癌、胰腺癌等消化系统癌肿尤其有效。
【用法用量】鲜白花蛇舌草 200～400ml，洗净榨取液汁，约榨 2 次，可得液汁 100～300ml。50 岁以上患者，可将蜂蜜 50g，冲入汁中；50 岁以下患者，则用开水冲食盐少许，和入汁中，每日饮 3 次，每次 100ml，徐徐饮之，也可将汁盛于瓷碗或茶缸，隔水炖后，取出温服，疗效也佳。
【来　　源】《中国秘方全书》。
【附　　注】本方为 1 个被判死刑的犯人所献，据《中国秘方全书》介绍，用本方曾治愈过多种癌症患者。

【方　　名】白花蛇舌草知母汤
【方药组成】白花蛇舌草 15g，知母 20g，黄芪 30g，茯苓 10g，白术 10g，天葵 20g，天门冬 15g，白芷 12g，合欢皮 15g。
【功效主治】清热解毒，扶正祛邪。主治外耳道癌。
【用法用量】水煎服，每日 1 剂。

【方　　名】白花蛇舌草直肠癌方
【方药组成】白花蛇舌草 150g，白茅根 150g。又方：白花蛇舌草 170g，白茅根 75g，冰糖 300g。
【功效主治】直肠癌。
【用法用量】水煎，代茶饮。本方还可用于食道癌的治疗。

【方　　名】白花蛇舌草注射液
【方药组成】白花蛇舌草注射液 6ml。
【功效主治】恶性淋巴瘤。
【用法用量】肌注，每次 2ml，日 3 次，20 天为 1 疗程。
【临床应用】用药 1～2 疗程，有效率为 82.6%。

【方　　名】白花蛇舌叶两面针方
【方药组成】白花蛇舌叶 30g，两面针 18g，石打穿 18g，铁刺苓 18g，夏枯草 15g，生牡蛎 30g，三棱 9g，莪术 9g，党参 9g，白术 9g，木馒头 30g。
【功效主治】子宫肌瘤。
【用法用量】上药为 1 剂量，14 剂量为一料，煎汁浓缩成浸膏，加赋形剂轧片成300片，为3周量。每日3次，每次5片，经行时停服。或每日1剂，水煎服。

【方　　名】白花蛇蜈蚣验方
【方药组成】白花蛇60g，蜈蚣2条，露蜂房6g。
【功效主治】晚期绒癌肺转移。
【用法用量】水煎服，每日1剂，2次煎服。
【来　　源】湖南省卫生局编《中草药单方验方新医疗法选编》，1971：325。

【方　　名】白花蛇夏枯草舌癌方
【方药组成】①白花蛇舌草30g，夏枯草、连翘各24g，茯苓15g，苍术、陈皮、半夏、莪术、附子各9g，赤芍15g，焦山楂12g。②外敷冰硼散。
【加　　减】感受风邪加防风、蔓荆子、藁本等；头痛加地龙、丹参；纳呆加神曲、麦芽、炒莱菔子；火盛加龙胆草、黄芩、黄连；便干加大黄、枳实等。
【功效主治】舌癌。
【用法用量】方①水煎服，每日1剂。方②外敷患处。
【临床应用】病例：王某，女，63岁，舌痛5个月，加重2个月，于1978年2月3日初诊。患者6年前发现舌上起白皮，用青霉素加蜂蜜外敷未愈，舌痛日重，舌头僵硬，活动不灵。经省肿瘤医院病理活检确诊为“舌鳞状上皮癌”。因年老体弱，拒绝手术治疗。舌紫暗，苔白，脉沉。证属心火热毒瘀阻，痰湿交蒸。拟清热解毒、除湿化痰、行气活血、祛瘀消瘤为法。坚持服上药9个月，诸症悉减，已能做家务劳动。25个月后病故。
【来　　源】《山西中医》，1989，(1)：24。

【方　　名】白花蛇仙合剂
【方药组成】白花蛇舌草，生黄芪，茯苓，天仙藤，白术，鳖甲，白芙蓉，山豆根，三棱，莪术，女贞子，红枣。
【功效主治】扶正邪，散结抗癌。
【用法用量】以上药物水煎浓缩制成口服合剂，每次20ml，每日3次。连用1个月为1个疗程。
【功效主治】胃癌根治术后或其他胃部手术后，原发病灶已愈，而残胃又发生了肿瘤，亦即残胃癌。
【临床应用】随访治疗残胃癌8例，6例平均生存10个月，其中2例大于1年；另2例用化疗者生存仅3个月。
【来　　源】《甘肃中医学院学报》1993年第4期。
【附　　注】残胃癌临床并不少见，其与胃癌术后的复发不同，后者发生时间短，一般多出现在术后2年之内，发生原因是肿瘤未清除干净而旧病复萌；而残胃癌则常常在胃部手术10年后发生，其不仅仅发生于胃癌术后，亦可出现于胃良性疾病的术后，其原因与手术导致的刺激以及机体的修复失于调控有关，其原发的癌灶已愈。祖国医学认为其病机仍是邪气积聚于局部，日久蕴毒而成。治当祛邪抗癌、兼以扶正。方用白花蛇舌草、天仙藤、白芙蓉、山豆根清热解毒、散结抗癌；三棱、莪术破血逐瘀、去死血、消癥止痛；生黄芪、茯苓、白术、红枣益气扶正，以增强抗邪力量；鳖甲、女贞子滋阴补肾、养血润燥，合益气之品则可获气血双补之效，鳖甲本身亦有良好的散结软坚作用。综观全方，瘀、毒并治，气、血并调，从而共达扶正祛邪、散结抗癌之目的。

【方　　名】白花蛇中华林蛙方
【方药组成】白花蛇30g，中华林蛙20g，肉根黄氏角15g，没食子20g，阿片2g，蜂蜜200g。
【功效主治】食道癌，胃癌。
【用法用量】将诸药研细加入蜂蜜中制成蜜膏，内服。每日3次，每日5g。
【临床应用】曾用本方治疗10例食道癌均获较好疗效。对5例胃癌患者也有疗效。服用本方后，个别患者出现轻微口干，服鲜牛奶即解，肉根黄氏角主产印度。
【来　　源】新疆伊宁市维吾尔医院卡德尔献方。

【方　　名】白花汤
【方药组成】白花丹根 9g，白花蛇舌草 9g，马鞭草 9g，葵树子 9g，喜树根皮 9g。
【加　　减】气虚者可加黄芪、党参、白术、茯苓；血虚加当归、生地黄、阿胶；肾虚加何首乌、旱莲草、枸杞子。
【功效主治】清热解毒抗癌。适用于急性白血病。
【用法用量】每日 1 剂，煎 2 次分服，连服 20 天为 1 个疗程。
【临床应用】广西梧州地区人民医院用本方配合激素及支持疗法，治疗急性细胞性白血病、急性淋巴细胞性白血病各 1 例，获完全及部分缓解。
【来　　源】《抗癌中草药制剂》，人民卫生出版社，1981：304。

【方　　名】白及莪术膏
【方药组成】白及 50g，莪术 30g，黄药子 20g，山慈菇 10g，七叶一枝花、五倍子、月石、雄黄各 5g，紫硇砂、青木香各 2g，血竭 3g。
【功效主治】血管瘤。
【用法用量】上药为末，和匀备用。沸水适量，加入白酒 10g，食醋 5g，再和上药末为糊状，调敷患处，每日换药 1 次，7 日为 1 个疗程。

【方　　名】白及莪术散
【方药组成】白及 50g，莪术 30g，黄药子 20g，山慈菇 10g，重楼 5g，紫硇砂 2g，五倍子 5g，月石 5g，青木香 2g，雄黄 5g，血竭 5g。
【功效主治】恶性肿块，宫颈癌。
【用法用量】各药为末和匀备用，用沸水适量加入白酒 10ml，食醋 5ml，再和上药末为糊，外敷患处，每日 1 次，7 次为 1 个疗程。

【方　　名】白及公英败酱草汤
【方药组成】蒲公英、败酱草、焦建曲各 15g，党参、白术、草豆蔻仁、川楝子、白及各 9g，海螵蛸 3g。
【功效主治】胃癌出血。
【用法用量】水煎服，每日 1 剂。
【来　　源】《治癌中药处方 700 种》。

【方　　名】白及果上叶汤
【方药组成】白及 20g，果上叶 20g，北沙参 20g，万寿竹 20g，桔梗 20g，竹叶参 20g。
【功效主治】胃癌。
【用法用量】研末，蜂蜜调服，每日 2 次，每次 6g。

【方　　名】白及散
【方药组成】白及 180g，乌贼骨、枯矾各 210g，牵牛子、小苏打各 240g，蛤粉、瓦楞子各 90g，陈皮、香附各 60g。
【功效主治】溃疡性胃癌。
【用法用量】共为细末，每日 12～18g，分 2～3 次，饭前服。

【方　　名】白及首乌汤
【方药组成】白及 6g，何首乌 2g。
【功效主治】白血病。
【用法用量】水煎服，每日 1 剂。
【来　　源】《家用速效中药》。

【方　　名】白僵蚕蝉蜕方
【方药组成】白僵蚕、蝉蜕各 60g，斑蝥 6 只（去头、足、翅及胸甲分别纳入 6 个去核红枣中，焙焦研细）。
【功效主治】恶性淋巴瘤。
【用法用量】共研细末，分为 12 份装入胶囊中。每次 1 粒胶囊，每日 2 次口服。

【方　　名】白僵蚕蝉蜕胶囊
【方药组成】白僵蚕 60g，蝉蜕 6g，斑蝥（去头、足、翅及胸甲）2 个。
【功效主治】鼻咽癌。
【用法用量】分别纳入 6 个去核红枣中，焙焦，共研细末，分为 12 份装入胶囊，每次 1 个胶囊（即 1 份），每日 2 次。

【方　　名】白僵蚕粉
【方药组成】白僵蚕适量。
【功效主治】颈部癌。

【用法用量】研末，1次2g，1日3次，用水服下。白僵蚕因特殊菌体的作用而不腐烂，这是它的特点。与以下2方相似，可参。

【方　　名】白僵蚕煎
【方药组成】白僵蚕30g。
【功效主治】鼻咽癌颈产肿块坚硬者。
【用法用量】将药研为细末，加水煎汤，每日1剂，分3次服。
【来　　源】《民间偏方荟萃》。
【附　　注】忌辛辣、生冷、鱼腥食物。

【方　　名】白僵蚕散
【方药组成】白僵蚕适量。
【功效主治】治恶性淋巴瘤、鼻咽癌、颈部癌肿。
【用法用量】将白僵蚕研成细末，每次用开水服1.5g，1日2次。10～15日为1个疗程。
【来　　源】《外台秘要》。
【附　　注】本方在民间广为流传，据临床报道，应用时以温粥调服效果尤佳。

【方　　名】白降丹
【方药组成】水银，净火硝，白矾，皂矾，炒白盐各27g。
【功效主治】解毒散结。适用于耳部、头颈部肿瘤。
【用法用量】将上药共研至不见水银星，盛于新大银罐内，以微火熔化，熬至罐内无白烟起，再以竹木枝拔之，无药屑拔起为度，用大木盆一个盛水，水盆内置净铁火盆一个，以木盆内水及铁盆之半腰为度。然后将前罐覆于铁盆内之居中，以盐水和黄土封固罐口，勿令出气，再用净灰铺于铁盆内，灰及罐腰，将火按平，不可摇动药罐，恐伤封口，即要走炉；铺灰毕，取烧红栗炭，攒固罐底，用扇微扇，文火炼一炷香，武火炼一炷香；炭随少随添，勿令间断而见罐底；再炼一炷香，即退火；待次日盆灰冷定，用帚扫去盆灰，并将封口土去净开看，铁盆内所有白霜，即谓之丹，将瓷瓶收贮待用，愈陈愈妙。每用一厘许（约0.03g），以津唾调点毒顶上，以膏盖之，次日毒根尽拔于毒顶上，顶上结成黑肉一块，三四日即脱落，再用升药数次即收功。
【来　　源】《种福堂方》。

【方　　名】白降丹皮肤癌方
【方药组成】朱砂、雄黄各6g，水银30g，硼砂15g，火硝、食盐、白矾、皂矾各45g。
【功效主治】腐蚀，平胬。适用于痈发背，一切疔毒，脓腐难去或已成瘘管及疣痣瘰疬，皮肤癌等症。
【用法用量】先将雄黄、皂矾、火硝、明矾、食盐、朱砂研匀入瓦罐中，微火使其烊化，再和入水银调匀，待其干涸。然后用瓦盆一只，盆下有水，即以盛干涸药料的瓦罐覆置盆中，四周以赤石脂和盐卤层层封固，再以炭火置于倒置的瓦罐上，如有空隙漏气处，急用赤石脂盐卤加封，约过3小时即成，火冷定后开看盆中即有白色晶片的药粉，水调涂患处。
【临床应用】以本方治愈皮肤基底细胞癌和鳞状细胞癌各1例。方法：将白降丹直接撒于肿瘤局部，用黑油膏药密封，3～5天换药或将白降丹附着于纸捻上，结扎肿瘤基底部，膏药密封3～5日即换，肿瘤脱落或消失后，创面肉芽新生，病理活检阴性，继用生肌散收口而愈。疗程28～37天。
【来　　源】江苏南通市第三人民医院外科。

【方　　名】白降丹皮肤癌系列方
【方药组成】①白降丹：水银36g，火硝60g，明矾30g，皂矾30g，胆矾30g，月石30g，青盐30g，食盐30g。②生肌散：姜黄45g，大海马30g，黄柏30g，广丹30g，炮穿山甲30g，甘草24g，雄黄24g，生大黄15g，全蝎15g，冰片4.5g，麝香3g。
【功效主治】皮肤癌。
【用法用量】方①先将水银与明矾、皂矾、胆矾共研至不见水银为度，再将余药加入共研均匀。转入小铁锅中，盖上大碗1个，用泥封闭，微火煅烧2～3小时，放冷，除去泥土，取下盖碗，碗底凝附的白色结晶即为白降丹，用竹签轻轻刮下，研成细末即得。方②各药共研细末，制成外用散剂。用时将白降丹直接撒布于癌肿局部，以黑油膏药密封，每隔3～5天换药1次，或将白降丹粘于纸捻上，扎入癌肿基底部，膏药封固，每隔3～5天换药1次。当癌块脱落或消失，创面肉芽新鲜，活检已转阴者，改用生肌散收口。

【临床应用】单某某，男，78岁，确诊为右眼眶下基底细胞癌，经用白降丹撒敷，膏药密封后，肿块脱落，继用生肌散收口，创面逐渐愈合。

【来　　源】《抗癌中草药制剂》，人民卫生出版社，1981：290。

【方　　名】白胶香乳香丸

【方药组成】白胶香45g，乳香25g，乌头45g，五灵脂45g，广地龙45g，制马钱子45g，没药25g，当归25g，麝香4.5g，松烟4.5g，糯米粉适量。

【功效主治】子宫颈癌。

【用法用量】上药共研细末，炒熟糯米粉加水和丸，每料药做250丸，早晚各服1丸，开水点酒为引送服。该方有毒，用时注意。

【附　　注】本方功能活血化瘀，软坚散结，主治子宫颈癌。

【方　　名】白芥祛痰汤

【方药组成】白芥子30～70g，炙甘草10～20g，制蜈蚣2～4条，炙水蛭1～3g，海藻10～30g。

【加　　减】兼冲任不调者，加鹿角片、肉苁蓉、狗脊、月季花等调理冲任之品；兼血瘀气滞者，须加急性子、川楝子、八月札、橘络等化瘀行气之属。

【功效主治】寒痰积聚而致乳癖（乳腺囊性增生症）、乳疽（乳房后脓肿）、肉瘿（甲状腺瘤）、瘰疬（慢性淋巴结炎、淋巴结核）等病症。

【用法用量】水煎服，每日1剂。

【方　　名】白芥丸

【方药组成】白芥子、萝卜子各一两半，山栀、川芎、三棱、莪术、桃仁、香附、山楂、神曲各一两，青皮五钱，黄连一两半（一半用吴茱萸水炒，一半用益智仁水炒）。

【加　　减】咳嗽甚者，加苏子、葶苈子；痰湿盛者，加半夏、苍术、陈皮；痰中带血者，加白及、三七。

【功效主治】温肺清肝，活血行气，消食导滞。寒饮伏肺，肝火横逆，气滞血瘀之息贲，症见咳逆喘满不得卧，痰吐白沫量多，经久不愈，胸部刺痛，纳呆，身热时作。

【用法用量】上药为末，蒸饼为丸，如梧桐子大，每次20丸，1日3次。现在可按上述比例水煎，分2次空腹服。

【来　　源】《医学入门》卷七。

【附　　注】本方所治之症为饮食失宜，损伤脾胃，脾失健运，湿痰内聚，上扰于肺，湿痰壅肺；复因情志失调，肝气不舒，肝气郁结化火，脏腑失和，气机阻滞，血行不畅，气滞血瘀，痰、气、瘀壅结，日久成息贲。方中白芥子辛温，专入肺经辛散温通，能温肺祛痰，利气散结，痰去则气畅，气畅则结散，故为本方主药，并命名为白芥丸；辅以萝卜子、山楂、神曲健脾消食，降气化痰，使湿去脾健，气机通畅，痰无以再生，从而肺无痰可贮；香附、青皮疏肝解郁；山栀、黄连苦寒泻肝经之火；川芎、三棱、莪术、桃仁活血行气祛瘀。诸药合用则痰消气畅，血行瘀散。总之，本方是一首辛热与苦寒并用的方剂，一寒一热，辛升苦降，从而郁结得开，肝火得降，脾湿之痰得祛，肺壅之痰得消，而息贲可愈。现临床可用于肺癌的治疗。

【方　　名】白芥子川椒方

【方药组成】白芥子30g，川椒、红花、高良姜各9g。

【功效主治】用于妇女血瘕。

【用法用量】共为末，用牛乳调敷少腹2小时，以有热刺激感时为止。

【方　　名】白酒曲方

【方药组成】白酒曲2丸。

【功效主治】食粽成痞。

【用法用量】焙燥研末，清晨白滚汤下，或酒下。

【方　　名】白菊花决明粥
【方药组成】白菊花20g，炒决明子15g，粳米100g，冰糖少许。
【功效主治】清肝降火，养阴通便。适用于脑肿瘤目涩、口干者。
【用法用量】先把决明子放入锅内炒至微有香气，取出即为炒决明子，待冷后和白菊花一起加清水同煎取汁，去渣，放入粳米煮粥。粥将成时，放入冰糖，煮至溶化即可。
【附　　注】白菊花为菊科植物的头状花序，以杭州产（杭白菊）最为名贵。国内用噬菌体实验法已提示其有抗癌活性；日本以热水提取物做动物体内实验，证明其对S-180（腹水型）抑制率为54.8%，超过了国际抗癌协会制定的标准（30%）。所以，临床上用白菊花治疗癌症，常有疗效。日本民间尚以白菊花瓣2撮，加水200ml，文火煎煮，1日3次，治疗各种癌症。我国虽未见有正式临床报告，但在中药抗癌复方中常用此味，不排除其和其他抗癌中药的协同作用。

【方　　名】白葵树子丸
【方药组成】白花丹根、白花蛇舌草、葵树子、马鞭草各30g，夏枯草15g。
【功效主治】血癌。
【用法用量】上药合煮浓缩成浸膏，制成小丸，每天服3次，每次6丸，上药为1日量。
【来　　源】《全国中草药肿瘤资料选编》。

【方　　名】白梨冬虫夏草饮
【方药组成】白梨50g，冬虫夏草5g。
【功效主治】肺癌。
【用法用量】每日1剂，水煎服。

【方　　名】白莲合剂
【方药组成】白花蛇舌草、半枝莲、当归、蒲公英、香附各12g，赤芍、紫花地丁、七叶一枝花、枳实、木香、乌药、桃仁、郁金各9g，延胡索6g。
【功效主治】胃癌。
【用法用量】水煎。煎药前先加水浸过药面至2～10cm，浸泡达15～30分钟。然后徐徐加热煮当沸，近沸前用武火，沸腾后改用文火，将煎好的药液倒出过滤。滤渣再加水煮沸30～60分钟，最后将2次过滤药液合并，用文火加热浓缩至30～60ml。每日1剂，分2次服。

【方　　名】白莲解癌汤
【方药组成】白花蛇舌草45g，半边莲、半枝莲、鸡血藤、女贞子、生地黄、雪梨干各30g。
【加　　减】咽痛明显加菊花、玄参各10g，放射性溃疡者用冰冻霜（生油与石灰水的混悬液）湿敷患部。本方适用于放疗阶段。
【功效主治】鼻咽癌。
【用法用量】上方均每日1剂，水煎分2次服。
【临床应用】观察95例，5年以上活率达55.8%，其中10年以上15人。
【来　　源】《新中医》，1989，21（5）：37。

【方　　名】白莲解鼻咽癌汤
【方药组成】石斛15g，射干10g，岗梅根30g。
【功效主治】鼻咽癌。适用于放疗后颈部淋巴结尚未消散，鼻咽部仍有肿物阶段，以阴虚火旺表现为主者。
【用法用量】上方均每日1剂，水煎分两次服。
【临床应用】观察95例，5年以上活率达55.8%，其中10年以上15人。在应用方时，可配合应用抗癌散（蜈蚣、全蝎等）、二生散（生南星、生半夏）、化毒散（斑蝥等）、定癌散（露蜂房、两头尖等）以及核葵注射液等，据情选用。
【来　　源】《新中医》，1989，21（5）：37。

【方　　名】白莲解毒汤
【方药组成】白花蛇舌草45g，半边莲、鸡血藤、女贞子、生地黄、雪梨干各30g。
【加　　减】咽痛明显含化六神丸；头痛加川芎、白芷、蔓荆子；鼻塞加辛夷、苍耳子。
【功效主治】清热解毒，养阴生津。鼻咽癌，口干咽燥，大便秘结，小便短赤，舌红苔少，脉细数。

【用法用量】以上药物，水煎分2次空腹服下，每日1剂。

【来　　源】《新中医》1989年第5期。

【附　　注】鼻咽癌放疗阶段的特点一是邪实，癌瘤肿毒邪盛；二是阴虚，为癌肿和放疗所致。方中白花蛇舌草、半边莲、半枝莲清热解毒，对肿瘤细胞有抑制作用，并能促进抗体形成，具有一定的免疫作用；女贞子、生地黄、雪梨干养阴生津，并能治疗放疗所引起的白细胞减少。诸药合用攻毒与扶正共施，攻毒而不伤正，养阴更利抗癌。鼻咽癌放疗时可合用本方。

【方　　名】白莲须生地榆汤

【方药组成】粉萆薢12g，白莲须24g，生地榆12g，芡实12g，茯苓12g，椿根皮12g，生熟薏苡仁各24g，土茯苓24g，黄柏9g。

【功效主治】子宫颈癌。适用于白带较多者，并同服牛黄醒消丸，1日2次，每次1.5～3g。

【用法用量】水煎，每日1剂，分3次服。

【来　　源】《肿瘤的辨证施治》，上海科学技术出版社，1980：126。

【方　　名】白蔹草膏

【方药组成】鲜白蔹草15g，红糖9g。

【功效主治】乳癌初起。

【用法用量】共捣烂敷患处。

【来　　源】《一味中药巧治病》。

【方　　名】白蔹莪术方

【方药组成】①白蔹60g，莪术30g，蒲公英30g，夏枯草15g，生牡蛎30g，制乳没各9g，薏苡仁30g，蚤休30g，血竭9g，甘草15g。②全蝎9g，蜈蚣2条。

【功效主治】骨转移瘤。

【用法用量】方①水煎服；方③研粉分次冲服。

【临床应用】司某某，男，49岁。腰及右股骨扭伤3个月，疼痛剧烈，不能起床。经临床检查确诊为右髂骨转移瘤并耻骨上肢病理骨折。经用上方加西药博来霉素共1 200mg，加减中药，以上方为主重用补气血及补肾之药共60余剂，上方配制为蜜丸服8个月，症消体健。

【来　　源】《山东中医杂志》，1981，(1)：44。

【方　　名】白蔹膏

【方药组成】白蔹、荠草、玄参、木香、芍药、大黄（生）各30g。

【功效主治】活血解毒。适用于恶性淋巴瘤。

【用法用量】上为末。以醋和如膏，涂帛上贴之，干极即易。

【来　　源】《圣济总录》。

【方　　名】白蔹散

【方药组成】白蔹23g，黄连（去须）、大黄、黄芩、荠草、赤石脂、赤芍药各23g。

【功效主治】清热解毒，活血散结。适用于淋巴瘤，根源深固，肿硬疼痛者。

【用法用量】上为末。以鸡子白旋调涂于故帛上贴之，燥即易之，一方有吴茱萸。

【来　　源】《太平圣惠方》。

【方　　名】白萝卜汁

【方药组成】鲜白萝卜120g取汁，米酒20ml。

【功效主治】鼻咽癌血涕、肺癌痰血。

【用法用量】鲜白萝卜洗净榨取液汁，和入米酒20ml，徐徐饮用，1日3次，连服3日。

【来　　源】《民间验方》。

【附　　注】忌服补气血中药，如人参、党参、当归等。

【方　　名】白马回龙汤

【方药组成】白马尿一升五合。

【功效主治】腹腔癌肿。

【用法用量】温服之，令尽。

【来　　源】《医心》卷10。

【方　　名】白马明黄方

【方药组成】白砒7.5g，马钱子5g，明矾10g，黄连素51g，普鲁卡因2g。

【功效主治】拔毒腐蚀。适用于皮肤癌。

【用法用量】先将白砒、明矾研细末，在瓦罐上煅至青烟尽，白烟出，上下通红即止。24 小时后与黄连素、马钱子（研末）及普鲁卡因混合制成粉末即成。将药粉薄薄撒布在癌的创面上，每日或隔日换药 1 次。如癌瘤边缘隆起处某些部位药物不能附着时，可先涂上凡士林少许，再撒药粉。用药后局部癌组织坏死变黑时，可以剪除。

【临床应用】本方治疗各种皮肤癌 30 例，结果治愈 14 例，显效 8 例，好转 2 例，无效 2 例，4 例中断治疗，疗效不详。

【附　　注】方中白砒具有蚀疮去腐，并可抑制癌细胞的氧化过程，干扰其正常代谢，使癌细胞变性坏死；马钱子散血热消肿止痛兼有散结通络之功；明矾收敛燥湿止血，对保持癌创面干燥、促进愈合有重要作用；黄连素泻火解毒，对多种细菌有杀灭作用，尤其对创面污染或分泌物较多的用之更宜；癌症患者疼痛症状比较明显，普鲁卡因止痛效果尤佳。故本方治疗取得较好疗效。

【方　　名】白马尿鸡子方

【方药组成】白马尿 1 升，鸡子 3 枚取白。

【功效主治】反胃噎膈（此症年满六旬者）。

【用法用量】合煮，取三合，空腹服之，当吐出病，无所忌。

【方　　名】白马尿僵蚕散

【方药组成】白僵蚕 6g，白马尿适量。

【功效主治】腹腔肿瘤，如胃肠癌肿、子宫颈癌、卵巢肿瘤等。

【用法用量】僵蚕研为细末，以白马尿适量调服，日服 1 次，每次 3g。

【来　　源】《中药治癌处方 700 种》。

【附　　注】本方亦可敷贴肿瘤肿块处，有消散肿块作用。

【方　　名】白马尿饮

【方药组成】白马尿，生地黄汁。

【功效主治】腹腔癌肿。

【用法用量】以铜器收集白马尿，每日清晨饮 5 ～ 10ml。

【来　　源】《小品》，有改动。

【附　　注】白马尿有毒，饮用剂量不要太大。

【方　　名】白马蹄丸

【方药组成】白马蹄、鳖甲、鲤鱼甲、龟甲、蜀椒各 30g，磁石、甘草、杜仲、萆薢、当归、续断、芎䓖、禹余粮、桑耳、附子各 60g。

【功效主治】养阴清热，滋肾解毒，适用于阴道癌患者，肾虚腰痛，下焦寒冷，带下赤白浊者。

【用法用量】上为末，炼蜜为丸，如梧桐子大。每服 10 ～ 30 丸，1 日 3 次。

【方　　名】白毛斑庄汤

【方药组成】白毛藤 30g，斑庄根 15g，女贞子 30g，枸杞 30g，诃子 15g，刺五加 15g，黄芪 30g，补骨脂 30g。

【功效主治】本方治疗偏于肝肾两虚的宫颈癌患者，有补肝肾、益气血、清热毒、消癌肿的功效。

【用法用量】水煎服。每日 1 剂，日服 3 次。

【来　　源】《云南中药志》。

【附　　注】服药期间，不宜食生冷、腥臭、厚腻食物，以免影响疗效。

【方　　名】白毛补骨汤

【方药组成】白毛藤 30g，补骨脂 30g，大麻药 10g，萆薢 30g，小红参 30g，三七 6g，痄腮树 30g，六方藤 16g，刺五加 15g。

【功效主治】本方适用于骨癌患者，有扶正固本、消积散结、攻补兼施的作用。

【用法用量】均为干品，切片水煎服。每日 1 剂，日服 3 次。

【来　　源】《云南中药志》。

【附　　注】服药期间忌食酸冷、腥燥之物。

【方　　名】白毛藤刺老苞汤

【方药组成】白毛藤 30g，刺老苞 30g，仙鹤草 30g，刺五加 15g，黄芪 30g，三七粉 3g，枸杞子 30g。

【功效主治】本方治疗肝癌，对早、中期病患者疗效较佳，晚期病人疗效稍差。
【用法用量】三七粉除外，余药水煎后，用药汤分 3 次冲服三七粉。每日 1 剂，早、中、晚各服 1 次。
【来　　源】《云南抗癌中草药》。

【方　　名】白茅根白花蛇舌草汤
【方药组成】白茅根、白花蛇舌草各 75g，薏苡仁 30g，红糖 90g。
【功效主治】胃癌。
【用法用量】水煎服，每日 1 剂，分 3 次服。

【方　　名】白茅根半枝莲汁
【方药组成】白茅根 30g，半枝莲 30g，铁树叶 30g，白花蛇舌草 30g。
【功效主治】食管癌。
【用法用量】煎汁去渣，加红藤 60g，制成糖浆。以上为 1 天量，分 3 次服完。
【来　　源】《肿瘤的防治》，180。

【方　　名】白茅根芦根汤
【方药组成】白茅根 30g，芦根 30g，天花粉 15g，麦冬 15g，玄参 15g，生地黄 15g，菊花 10g，沙参 15g，石斛 15g，女贞子 15g，淡竹叶 10g，薄荷 5g，陈皮 10g。
【加　　减】胸闷不畅，恶心，苔厚腻，加藿香 10g，法半夏 10g，薏苡仁 20g；气虚乏力，大便溏薄，加黄芪 20g，党参 15g，白术 10g，茯苓 12g，神曲 10g；咽喉红肿疼痛，加山豆根 15g，板蓝根 15g。
【功效主治】咽喉癌。
【用法用量】上药先用水浸泡半小时，加水煎煮 2 次，药液混合均匀，分 2 次服用，每日 1 剂。

【方　　名】白茅根生地黄汤
【方药组成】白茅根 60g，生地黄 30g，黄药子 20g，薏苡仁 30g，半枝莲 30g，半边莲 30g，小蓟 30g，猪苓 50g，全蝎 10g，露蜂房 10g，仙鹤草 60g，山豆根 10g，瓦楞子 30g。
【功效主治】用于肾癌，反复血尿，腰部出现包块。
【用法用量】上药先用水浸泡半小时，加水煎煮 2 次，药液混合均匀，分 2 次服用，每日 1 剂。

【方　　名】白蜜方
【方药组成】白蜜。
【功效主治】食道癌，咽喉肿痛。
【用法用量】滚水调服，每服 1 周，数服自愈。

【方　　名】白木耳冰糖煎
【方药组成】白木耳 10g，冰糖 30g。
【功效主治】胃癌。
【用法用量】水煎服熟食，每日 1 剂，常服。
【来　　源】《一味中药巧治病》。

【方　　名】白木耳瘦肉汤
【方药组成】白木耳 10g，猪瘦肉 100g，大枣 10 枚。
【功效主治】各种癌症病人身体虚弱。
【用法用量】以上三味加水适量，炖汤服食。喝汤汁，吃肉枣。每日 1 剂，坚持食用。
【来　　源】《食疗本草学》。
【附　　注】白木耳，又乐银耳，民间又称为白耳子。

【方　　名】白砒草河车丸
【方药组成】白砒 120mg，草河车 1 250g，山豆根 2 500g，夏枯草 2 500g，白鲜皮 1 000g，败酱草 2 500g。
【功效主治】食道癌。
【用法用量】炼蜜为丸，每丸重 0.9g，1 日 3 次，每次 2 丸。
【来　　源】内蒙古自治区医院编《中草药验方选编》，内蒙古自治区人民出版社，1972：154。

【方　　名】白砒膏
【方药组成】①白砒条：白砒 10g，淀粉 50g，加水适量，揉成面团，捻成线条状，待自然干燥备用。②一效膏：朱砂 50g，炙甘石 150g，冰片

50g，滑石粉500g，淀粉100g，加麻油适量，调成糊状。

【功效主治】皮肤癌。

【用法用量】局部常规消毒后，于肿瘤周围，间隔0.5～1.0cm处刺入白砒条，深达肿瘤基底部，在肿瘤周围形成环状，外敷一效膏。

【临床应用】22例中有4例7～15天治愈，6例16～30天治愈，3例31～40天治愈，7例41～60天治愈，2例61～90天治愈。随访1～5年不等，无一例复发。金某，男，61岁，病历号1346，1970年11月19日初诊。口唇右上方生一肿物40余年，近一年来因经常碰破出血，肿物逐渐增大，无痒痛。查：一般状态好，肿物2.5cm×4cm，高2cm，触之坚硬，伴有触痛，剥出痂皮，见有凹凸不平的粉红色糜烂面，有臭味，右侧下颌淋巴结肿大。余正常，病理及临床诊断均为基底细胞癌。局部常规消毒，沿肿毒边缘插入白砒条，中心插入2支，露出部分折出，外敷一效膏。每日换药1次。5天后复诊，肿瘤变软变黑，坏死组织与健康组织分离。局部清洗，剪除坏死组织，露出新鲜创面，外敷一效膏。12月21日复诊：伤口愈合平坦。肿大的下颌淋巴结消退而告愈。随访10年无转移，无复发。

【来　　源】《中医杂志》，1986，(2)：40。

【附　　注】本疗法适用于皮肤癌之初期无转移者，疗效可靠。白砒条插入后的12～24小时内出现腐蚀作用，2～6日肿物可脱落。白砒的每次用量为2～3mg，按《中国药典》规定口服极量为5mg，故不致引起中毒反应。白砒条的插入方法是整个治疗过程的重要一环，如果不能使肿瘤组织1次坏死脱落，容易出现转移。因肿瘤组织周围组织坚韧，故一般在插入肿瘤基底部时有一种绵软感。局部坏死组织形成后，需及时剪除，再用镊子探查基底处是否还有残留的肿瘤组织，如果有，需要即刻补插药条。在药条插入后，需每日换药（一效膏）1次，直至治愈。治疗过程中要加强无菌观念，严防感染。对于疼痛难忍者可加用止痛药。也可在制作白砒条时加入适量苯唑卡因。应用外用药同时内服清热解毒汤。

【方　　名】白砒山药粉

【方药组成】白砒2mg，山药粉98g。

【功效主治】食管癌。

【用法用量】水泛为丸如绿豆大，每次4粒，1日3次。

【方　　名】白砒石红升丹

【方药组成】白砒石、红升丹、硼砂各10g。

【功效主治】血管瘤。

【用法用量】共研极细末，取药末少许，撒于血管瘤表面，再以拔毒膏贴敷，隔日换药1次。

【方　　名】白砒条

【方药组成】白砒6g，小麦粉30g。

【功效主治】皮肤癌。

【用法用量】将小麦粉加水制成不粘手的糨糊状，加白砒捻成丝状细药条。用1号注射针刺入基部（健康组织），取出针，沿针眼将药条插入，每隔0.5cm插入药条一根。2～3天后，局部组织发黑或呈黄灰色死块，逐渐脱落，创面外敷膏（滑石粉500g，煅甘石粉90g，朱砂30g，冰片30g，淀粉60g，共为细末，用香油调成糊状），使创面迅速愈合。

【来　　源】《肿瘤临证备要》。

【附　　注】白砒即信石，有大毒，谨防入口。

【方　　名】白屈菜白英散

【方药组成】白屈菜20g，白英20g，蛇莓20g，败酱草20g。

【功效主治】清热解毒，消肿散结。乳腺癌。

【用法用量】捣烂外敷。

【方　　名】白屈菜川贝汤

【方药组成】白屈菜、川贝母、芫荽各12g。

【功效主治】肺癌、鼻咽癌。

【用法用量】水煎服，每日1剂。

【来　　源】《治癌中药处方700种》。

【方　　名】白屈菜防风汤
【方药组成】白屈菜20g，防风10g，防己15g，延胡索10g，白芷20g，干蟾皮15g。
【功效主治】解毒止痛。适用于黑色素瘤疼痛难忍者。
【用法用量】每日1剂，水煎，分2次温服。

【方　　名】白屈菜汁
【方药组成】鲜白屈菜叶适量。
【功效主治】皮肤癌。体表癌肿。
【用法用量】揉汁涂于患处。
【来　　源】《一味中药巧治病》。

【方　　名】白山桃花汤
【方药组成】当归5g，赤芍5g，川芎5g，桃仁5g，莪术5g，白芷5g，蚤休10g，山豆根10g，生姜3片，大枣5枚。
【功效主治】活血化瘀，解毒消肿。适用于鼻咽癌。
【用法用量】每日1剂，水煎服。
【临床应用】本方结合放疗治疗鼻咽癌31例，并与单纯放疗组26例对照，中药结合放疗组治后3年生存率为48.4%，单纯放疗组为41.9%；中药结合放疗组5年生存率为42.3%，单纯放疗组为30.8%。
【来　　源】湖南省肿瘤医院方。
【附　　注】方中当归、赤芍、川芎活血通络；莪术、桃仁祛瘀破血；白芷、蚤休、山豆根解毒消肿。本方通过活血化瘀中药改善血液循环，提高缺氧细胞的含氧量，从而提高了肿瘤细胞对射线的敏感性。

【方　　名】白芍甘草汤
【方药组成】白芍100g，甘草50g。
【功效主治】癌性疼痛。
【用法用量】每日1剂，加水煎服。

【方　　名】白芍姜黄汤
【方药组成】白芍60g，姜黄、枳壳、桂心、当归、红藤、厚朴、蜈蚣、郁金、柴胡、丹参各30g，制南星、制半夏、大黄各18g，炙甘草12g。
【功效主治】晚期肝癌疼痛。
【用法用量】焙干研细末，每次取12～15g，另用白术、茯苓、桃仁各9g，白晒参、生姜各6g，大枣9枚，日1剂，水煎，分3次冲服药末。
【临床应用】止痛有效率达100%，疼痛消失时间短者2天，长者6天。

【方　　名】白芍焦山楂汤
【方药组成】白芍、焦山楂、焦六曲各10g，炒荆芥6g，赤石脂、禹余粮各15g。
【加　　减】出血加仙鹤草、茜草各30g，赤芍、槐花炭、地榆炭、侧柏炭各10g；疼痛加槟榔10g，木香6g；热证加黄芩、黄柏各10g，白头翁30g；气虚加党参、黄芪各10g。
【功效主治】放射性直肠炎。
【用法用量】水煎服，每日1剂。

【方　　名】白芍药散
【方药组成】白芍药30g，牡蛎（烧为粉）30g，熟干地黄45g，白芷22.5g，干姜（炮裂，锉）22.5g，桂心30g，乌贼骨30g，黄芪（锉）22.5g，五色龙骨45g。
【功效主治】养血固精，收敛止带。适用于阴道癌，漏下五色不止，淋漓连年，黄瘦憔悴者。
【用法用量】上为细散。每服6g，食前以温酒调下。

【方　　名】白芍郁金汤
【方药组成】白芍9g，郁金9g，丹参12g，鳖甲15g，毛菇9g，桃仁9g，银柴胡9g，生牡蛎30g，人参3g，清半夏9g，全蝎3g。
【加　　减】疼痛加川楝子9g，乳没12g；腹胀加砂仁9g，木香6g；有腹水加葫芦把30g，甘遂6g；腹泻加白术12g，车前子9g；黄疸加茵陈蒿15g，黄柏9g；下肢浮肿加猪苓12g，防己9g，泽泻12g，腹皮12g；食欲不振加陈皮9g；焦三仙12g。
【功效主治】肝癌。

【用法用量】水煎服，每日1剂。
【来　　源】内蒙古自治区医院编《中草药验方选编》，内蒙古自治区人民出版社，1972：161。

【方　　名】白蛇干蟾汤
【方药组成】①白花蛇舌草30g，忍冬藤30g，车前子30g，干蟾皮12g，皂角刺12g，橘叶12g，橘皮12g，枸杞子12g，八月札12g，紫丹参12g，赤芍12g，大腹皮12g，生黄芪12g，瓜蒌皮12g，生山楂12g，茵陈蒿12g。②党参9g，地鳖虫9g，八月札12g，炮穿山甲12g，红藤30g，生薏苡仁30g，败酱草30g，白花蛇舌草30g，紫丹参30g，白毛藤30g，生牡蛎30g，七叶一枝花30g，海藻15g，皂角刺15g，夏枯草15g。
【功效主治】化瘀消癥，解毒抗癌。适用于原发性肝癌。
【用法用量】每日1剂，煎2次分服。二方可交替使用。
【临床应用】上海中医学院用于治疗肝癌9例，其中显效2例、有效2例、无效5例，总有效率为44.4%。
【来　　源】上海中医学院方。

【方　　名】白蛇六味散加味
【方药组成】生地黄20g，山茱萸10g，女贞子30g，旱莲草10g，土茯苓20g，猪苓20g，黄精30g，当归20g，秦艽10g，白英20g，龙葵20g，蛇莓20g，丹参30g，紫河车10g，淫羊藿10g。
【功效主治】滋补肝肾，祛毒化结。适用于黑色素瘤术后复发或广泛转移不能手术治疗者，局部溃烂，疮面污秽，气味恶臭，肿块疼痛，发热，盗汗，胃呆食减，消瘦乏力，大便燥结，小便短赤，舌绛紫，脉沉数，证属毒热蕴结，肝肾阴虚。
【用法用量】每日1剂，水煎，分2次温服。

【方　　名】白蛇六味汤
【方药组成】白英、蛇莓、匾蓄草、乌蔹莓、米仁根、连钱草各30g。
【功效主治】膀胱癌。
【用法用量】上六味药洗净加水同煎汤饮服，每日1剂，分3次服。
【来　　源】《上海民间方》。

【方　　名】白蛇六味汤
【方药组成】白英30g，蛇莓30g，龙葵30g，丹参15g，当归9g，郁金9g。
【功效主治】清热消肿，活血化瘀，适用于胃癌。
【用法用量】每日1剂，水煎，分2次温服。另外加用蟾蜍皮注射液，一般用药20～40ml，溶于5%葡萄糖溶液500ml内，并加维生素C 3 000mg，静脉滴注连用7天，休息3天为1周期，共用6个周期为1个疗程，停药2个月后重复治疗。
【临床应用】以本方治疗经纤维胃镜及病理证实的晚期胃癌10例，治后肿瘤缩小4例，多数病人食欲改善，体重增加，精神好转，疼痛减轻，呃逆呕吐减少。
【来　　源】李岩方。

【方　　名】白蛇肉鸡矢散
【方药组成】白花蛇1条，米1碗，白公鸡1只。
【功效主治】食道癌吞咽梗阻者。
【用法用量】将蛇头向下吊7日后，去头尾各10cm，用米1碗，再将蛇肉切碎，搅米蒸熟。用公鸡（白色）1只，将鸡空饿，腹中无粪时，喂肉米饭1周，喂完，采鸡粪焙干研末。每服6g，米汤送下，日服2次。
【来　　源】《中国民间灵验偏方》。
【附　　注】鸡粪，中药名又称鸡矢。

【方　　名】白蛇蜕绿豆散
【方药组成】白蛇蜕1条，生绿豆30g，白糖120g。
【功效主治】视网膜母细胞瘤。
【用法用量】将白蛇蜕（蛇皮）剪碎，用香油炒黄存性，研为细末；绿豆炒熟，研为末如糠状，上两末混合加白糖，和匀后放入碗内蒸熟食之。日服1次。

【来　　源】《肿瘤临证备要》。

【附　　注】白蛇蜕，即白花蛇的皮。

【方　　名】白蛇蜕绿豆汤

【方药组成】白蛇蜕1条，生绿豆30g，白糖120g。

【功效主治】祛风除湿，解毒抗癌。适用于视网膜母细胞瘤。

【用法用量】蛇蜕剪碎，用香油炒黄存性，为末，豆炒香为末，加糖，用水共和匀，放碗内蒸熟食。每次1～2g，每日2次，每剂服完，歇3天再服。

【来　　源】《常见病验方研究参考资料》。

【方　　名】白石黄连汤

【方药组成】白花蛇舌草30g，石见穿30g，黄芩30g，半枝莲30g，生地黄30g，玄参30g，沙参10g，蒲公英10g，薄荷5g，杭菊花10g，生牡蛎30g，川大黄10g。

【加　　减】若脾虚加炒山药15g，炒白术15g；阴虚者加百合30g，石斛15g，麦冬15g，天花粉15g。

【用法用量】水煎服，每日1剂。

【功效主治】清热解毒，养阴通腑。主治上颌窦癌。本方治疗2例上颌窦癌（其中1例曾做姑息手术，为鳞状细胞癌），皆愈。随访5年和6年均未见复发。

【来　　源】山东省惠民地区中医院郑鸿志。

【方　　名】白石外敷剂

【方药组成】①药条：白砒6g，小麦粉30g。②糊剂：滑石粉500g，煅甘石粉90g，朱砂30g，冰片30g，淀粉60g。

【功效主治】解毒祛腐，渗湿生肌。适用于皮肤癌。

【用法用量】①方将小麦粉加水适量调制成糯糊状，加入白砒，捻成丝状细药条；②方将各药共研细末，用香油调制成糊剂，即得。将癌肿局部按常规消毒及局麻，从距离癌肿根部0.5～1cm（健康组织）处先用1号注射针头（亦可用穿刺针头）刺入基部，然后将针取出，沿原针眼将药条插入。（或者直接通过穿刺针把药条置入）如此沿癌肿周边每隔0.5cm依次插入药条1根。2～3天后局部组织发黑或呈黄灰色，坏死块逐渐脱落。创面外敷糊剂，以使创面迅速痊愈。

【临床应用】辽宁中医学院用于治疗皮肤癌有一定疗效。如患者王某某，男，70岁。鼻准部基底细胞癌，经用药条插入，糊剂涂敷后，1～2天局部肿痛停止，3～4天肿块变黑变软，呈半脱状，剪除后不痛亦不出血，继续用药巩固，创面逐渐愈合。

【附　　注】方名系杨建宇编写。其中用穿刺针推入药条系编者经验。

【方　　名】白石英浸酒

【方药组成】白石英186g，黄酒7kg。

【功效主治】石水腹坚胀满。

【用法用量】将白石英捶碎如豆大，瓷瓶盛黄酒，放入白石英浸之，以泥封固，置于马粪及糠火上烧之，常令小沸，从卯时（5～7时）至午时（11～13时）止火，每日服2～3次，每次温饮1小盅（约15～30ml）。

【来　　源】《太平圣惠方》。

【附　　注】本方为《太平圣惠方》所记载，主治石水腹坚胀满症。该症候与现代肝硬化或肝癌晚期出现肝肿块，坚硬如石，腹水，右上腹胀满等症状颇类似。

【方　　名】白水牛喉方

【方药组成】白水牛喉。

【功效主治】噎膈。

【用法用量】去两头节并筋膜，节节取下米醋一碗，炙至醋尽为末，每用一钱，米饮下愈。

【方　　名】白糖五丁方

【方药组成】西红柿2只，苹果1只，嫩梨1只，香蕉1支，黄瓜1根，白糖100g。精盐少许。

【功效主治】清解内热，调理胃口，本膳主要适用于舌癌合并感染有热者。一般可有灼痛感，有时流涎，口气腥臭，间有烦躁、便秘等症状，本膳尚用于预防结肠癌。

【用法用量】黄瓜去瓤切丁，用盐渍30分钟，沥干水分。西红柿、苹果、梨、香蕉各去皮斩成丁，然后和黄瓜一起撒上白糖50g，腌30分钟。吃时再撒上50g白糖，也可放上一块冰砖，拌匀后吃更佳。

【来　　源】《医药信息论坛》，1991，7：25。

【附　　注】据美国得克萨斯大学健康中心的细胞和结构生物学教授Cameron博士报告：苹果等水果中的果胶在动物实验中，能使其结肠癌的发生率减少50%，同时还能使胆固醇水平降低30%。他们推测这是果胶与纤维素干扰了结肠细胞中遗传物质致癌原的缘故。

【方　　名】白头翁黄酒汤

【方药组成】①白头翁黄酒汤：白头翁12g/ml。②蟾酥解毒丸：蟾酥6g，轻粉3g，寒水石15g，铜绿3g，醋炙没药、醋炙乳香各3g，胆矾3g，雄黄6g，朱砂10g，活蜗牛600g。

【功效主治】风湿搏结，郁火化热型脑垂体瘤。

【用法用量】白头翁黄酒汤：将白头翁浸于黄酒中，4小时后，加水800ml，煎药40分钟，余之600ml。每日服2～3次，每次服200ml。蟾酥解毒丸：除蜗牛、蟾酥外，其余药物共为细末，然后将蜗牛捣烂，再同蟾酥合研调黏，加入药末，共捣匀后为丸，如绿豆大小，阴干，贮存。每日服2次，每次3丸，温开水送下。

【临床应用】胡某某，男，35岁，农民。患头痛，逐渐加剧，恶心呕吐，视物模糊，身体肥胖，确诊为脑垂体瘤。给予“白头翁黄酒汤”及“蟾酥解毒丸”服用，5个月后，头痛、体胖均减，诸症好转。后两次追访，患者已能参加轻体力劳动。

【来　　源】《千家妙方》，战士出版社，1982：576。

【附　　注】上述方药均不能服用过量，过量则有头晕、恶心加重之反应，当停药1日，即可消失。“蟾酥解毒丸”送服时应以温开水，切勿用较热开水服用，否则也可引起恶心等症，须注意。

【方　　名】白头翁黄连汤

【方药组成】白头翁15g，黄连6g，黄芩6g，秦皮10g，甘草10g，阿胶（烊化）10g。合并便血者，加白及10g，研末冲服；腹泻，脱肛者，加黄芪30g，枳壳6g，防风6g；白细胞减少，加黄芪30g，当归15g。

【功效主治】用于子宫颈癌放疗后腹泻，便血，里急后重，脱肛等并发症。

【用法用量】上药加水煎煮2次，将两煎药液混合均匀，分2次服，每日1剂。

【方　　名】白头翁马齿苋汤

【方药组成】白头翁30g，马齿苋15g，山慈菇15g，白花蛇舌草15g，黄柏10g，浙贝母10g，当归10g，赤芍10g，木香10g，炒枳壳10g。

【加　　减】便下脓血，加地榆炭15g，侧柏炭15g，贯众炭15g；腹痛，大便秘结，加延胡索10g，瓜蒌仁15g，火麻仁10g；便溏，加诃子10g，石榴皮30g，赤石脂15g；腹部触及肿块者，加鳖甲30g，龟板15g，穿山甲15g；伴淋巴结转移，加夏枯草15g，海藻15g，昆布15g；气血亏虚，加党参15g，黄芪15g，黄精10g。

【功效主治】用于结肠癌晚期。

【用法用量】上药加水煎煮2次，将两煎药液混合均匀，分2次服用，每日1剂。另用槐花15g，鸦胆子15g，败酱草30g，土茯苓30g，白花蛇舌草30g，花蕊石60g，血竭10g，皂角刺10g，浓煎后保留灌肠，每日1次。

【方　　名】白头翁丸

【方药组成】白头翁、玄参、连翘（微炒）、海藻（洗去咸，炙）各30g，桂枝（去粗皮）、白蔹、木通（锉）各23g，昆布（洗去咸，炙）7.5g。

【功效主治】清热解毒，化痰软坚。适用于脂肪瘤。

【用法用量】上为末，炼蜜为丸，如梧桐子大。每次15丸，食后米饮送下，1日3次，加至30丸，酒服亦得。

【方　　名】白兔汤
【方药组成】白兔1只。清水适量。
【功效主治】补中益气，活血解毒。本膳主要适用于胰腺癌合并消渴瘦弱（糖尿病）者。
【用法用量】兔宰，剥皮，去内脏，加水以浸没兔肉为度，入锅内，以武火煎沸，改用文火煨熬，至肉汤稠黏为度，去渣澄冷，即可应用。每次渴饮20～50ml。
【临床应用】早在1968年，在黑龙江边疆赵光辉垦兵团一位子宫颈癌病人就经常食用野兔肉，得以生命延长。1978年以来，把这种古代和民间医验的结合，多次用于临床治疗有消渴（包括放疗后阴虚口燥）者，均有改善症状的效果。姜廷良还报告：以兔肉炖川贝母治疗11例宫颈癌患者，结果其中有9例症状明显好转，取得了近期疗效。
【来　　源】《中医药研究参考》，1979，3：152。
【附　　注】兔肉治疗消渴，在《本草纲目》中就有记载，李时珍云消渴“极重者不过两兔”，说明了兔肉的疗效颇高。

【方　　名】白尾羽灰
【方药组成】白尾羽适量。
【功效主治】食道癌。
【用法用量】上药烧灰，每日服3次，每次6g，米汤水送服。
【来　　源】《动物脏器食疗验方》。

【方　　名】白仙槟草汤
【方药组成】白英25g，仙鹤草60g，槟榔9g，甘草3g。
【功效主治】各种癌瘤（白血病除外）。
【用法用量】加水同煮汤，分2次服完，每日1剂，30日1疗程。
【来　　源】《治癌中药处方700种》。

【附　　注】本方须长期服用，方可奏效。

【方　　名】白鲜皮白花蛇舌草方
【方药组成】白鲜皮50g（后下），白花蛇舌草100g，寻骨草25g，大枣30g。
【功效主治】骨癌、肺癌、骨肿瘤。
【用法用量】水煎服。晨4～5点服，每日1次。主治骨癌、肺癌。

【方　　名】白鲜皮丹参当归丸（汤）
【方药组成】黄芪、丹参、当归各3g，白鲜皮4g，菟丝子、淫羊藿、白蒺藜各3g，木香0.2g。
【功效主治】外阴白斑。
【用法用量】共研细末，做蜜丸或煎汤剂。上为1日量。
【来　　源】《家用速效中药》。

【方　　名】白鲜皮汤
【方药组成】白鲜皮、薏苡仁各15g，木通、大豆黄卷、龙胆草、怀山药、牡丹皮各9g。
【加　　减】局部灼痛、分泌物多者，重用金银花、连翘；苔白而滑，加厚朴、陈皮、白术。
【功效主治】健脾利湿解毒。适用于女阴溃疡及癌前病变，疼痛剧烈。
【用法用量】每日1剂，水煎，分2次温服。

【方　　名】白鲜皮煮汁方
【方药组成】白鲜皮。
【功效主治】鼠疬。
【用法用量】白鲜皮煮汁服一二碗，当吐恶物如鼠子，虽已破出脓亦效。
【来　　源】此葛仙翁方。

【方　　名】白血病系列方
【方药组成】①板蓝根12g，黄精12g，半枝莲12g，天花粉12g，生地黄12g，熟地黄12g，太子参12g，石斛12g，麦冬9g，白术9g，制首乌15g。②板蓝根12g，蚤休12g，生地黄12g，熟地黄12g，石斛12g，白术9g，人中白9g，人中黄9g，忍冬藤15g，马勃4.5g，半枝莲12g，猪殃殃 30g。

【功效主治】补益气阴，清热解毒。适用于急性粒细胞性白血病、急性淋巴细胞性白血病，急性单核细胞性白血病、淋巴肉瘤白血病等。

【用法用量】每日 1 剂，水煎分服。

【来　　源】《抗癌中草药制剂》。

【附　　注】①方配合化疗；②方用于缓解维持期，治疗期间可予多种有力支持疗法。

【方　　名】白血病针制法

【取　　穴】急性白血病取穴：中极、关元、公孙。慢性白血病取穴：肝俞、脾俞、足三里。

【配　　穴】急性白血病配穴：新大郄、痞根、足三里。慢性白血病配穴：脾俞、血海、痞根。

【功效主治】各种白血病。

【来　　源】《癌症家庭防治大全》。

【方　　名】白鸭血饮

【方药组成】全白鸭 1 只。

【功效主治】食管癌、胃癌及贲门癌。

【用法用量】用菜刀切断鸭颈，趁热饮其鲜血。隔日 1 次，5 次为 1 疗程。

【来　　源】《食疗药膳》。

【方　　名】白羊二骨汤

【方药组成】白英、羊蹄根、寻骨风各 30g，补骨脂 15g。

【功效主治】骨肉瘤。

【用法用量】上 4 味加水煎服，每日 1 剂，15 日为 1 疗程。

【来　　源】《本草骈比》。

【附　　注】本方在华南一带民间流传，应用于临床确有缓解症状之功。

【方　　名】白杨东南枝方

【方药组成】白杨东南枝。

【功效主治】腹中癖块坚硬如石者。

【用法用量】去青皮细切，三斤，熬令焦，绢袋盛，用酒一斗浸之，密封数日，每食前暖一杯服之。

【方　　名】白杨树枝方

【方药组成】白杨树枝适量，黄酒。

【功效主治】腹部胀满，肿块坚如石，终年不见缩小。

【用法用量】朝东南方向的枝，去掉干枯和苍嫩的枝及叶，用刀细切 90 ～ 150g 放锅中炒至黄色时，倒入约 1 000ml 酒，再滤出酒汁，然后即以绢袋包裹药渣，还放在酒中，用罐盛密封，经 2 夜后即可服用，每次服 100ml，1 日 3 次。

【来　　源】《龙门石窟药方》。

【附　　注】本方与上方疑系同一方，可参。

【方　　名】白英半枝莲汤

【方药组成】半枝莲、白英各 30g。

【功效主治】肺癌。

【用法用量】水煎服，每日 1 剂。

【临床应用】王某，女，56 岁。1968 年起病，先后去嵊州市、杭州等地检查，诊断为右侧肺癌，伴胸膜转移，曾用氮芥等治疗效果不明显。回家 3 年来坚持用上方治疗，症状消失，全身情况好转，能参加一般体力劳动。

【来　　源】《家用速效中药》。

【方　　名】白英茶

【方药组成】白英 30g。

【功效主治】子宫颈癌。

【用法用量】泡水代茶服。

【来　　源】《一味中药巧治病》。

【方　　名】白英垂盆草汤

【方药组成】白英、垂盆草各 30g。

【功效主治】肺癌。

【用法用量】上 2 味药加水煎汤，每日 1 剂，分 3 次服。

【方　　名】白英慈菇汤

【方药组成】白英 30g，龙葵 30g，菝葜 30g，山海螺 30g，生薏苡仁 30g，生牡蛎 30g，蛇莓 15g，山慈菇 15g，夏枯草 15g，浙贝母 10g。

【功效主治】胸腺癌。

【用法用量】水煎服，每日 1 剂。

【方　　名】白英大枣方
【方药组成】白英 60g，大枣 30g。
【功效主治】子宫体癌。
【用法用量】水煎服，每日 1 剂，连服数剂。
【来　　源】《湖南中草药单方验方选编》第一辑，湖南人民出版社，1970：137。

【方　　名】白英凤尾草方
【方药组成】白英、凤尾草、土茯苓、海藻、昆布、生牡蛎各 30g，夏枯草 15g。
【功效主治】子宫颈癌。
【用法用量】水煎服，每日 1 剂。

【方　　名】白英红枣方
【方药组成】白英 30g，红枣 10 枚，明党参 6g，红茜草 3g。
【功效主治】清热解毒，扶正固本。主治宫颈癌。
【用法用量】水煎。分早晚 2 次服，每日 1 剂。

【方　　名】白英红枣汤
【方药组成】白英（即白毛藤）20g，红枣 20g。
【功效主治】子宫颈癌。
【用法用量】水煎去渣温服，或兑绍兴酒适量内服之。
【附　　注】白英全草含生物碱，叶中含有 α－苦茄碱和 β－苦茄碱、蜀羊泉碱等成分，对小白鼠肉瘤 S–180 有抑制作用。据资料报道，蜀羊泉和红枣以 1∶1 混合制成的煎剂、糖浆剂对小白鼠艾氏腹水癌、梭形细胞肉瘤的实体型及腹水型有抑制作用，临床上对子宫颈癌有效，但重复率低，尚有待进一步研究。据安徽医学院附属医院肿瘤科资料报道，采用“蜀羊泉 18g，大枣 5 枚、明党参 5g，红茜草 3g”的组方，水煎服，用治宫颈癌，近期治愈率 51%，总有效率为 73%。
【来　　源】《中药大辞典》。

【方　　名】白英红枣汤
【方药组成】白英（即白毛藤、蜀羊泉）30g，红枣 10 枚。
【功效主治】子宫颈癌。
【用法用量】水煎服，代茶饮。
【来　　源】《中国民间灵验偏方》。
【附　　注】本方在江苏南京民间流传广，疗效颇佳。本方与上方疑系同一方，可参。

【方　　名】白英见穿全虫汤
【方药组成】白英、忍冬藤、石见穿、桑寄生各 30g，怀牛膝、当归、赤芍各 12g，全蝎 9g。
【功效主治】骨肉瘤。
【用法用量】水煎服，每日 1 剂。
【来　　源】《治癌中药处方 700 种》。

【方　　名】白英菊花饮
【方药组成】白英、野菊花、臭牡丹各 30g，白花蛇舌草 20g，三颗针、苦参、白头翁、七叶一枝花各 15g。
【加　　减】热邪伤阴者，加生地黄、麦冬、沙参；放疗者，加丹参、川芎、当归；头痛剧烈者，加蔓荆子、延胡索、全蝎；鼻血者，加仙鹤草、大小蓟。
【功效主治】清热解毒。适用于鼻咽癌初、中期证属毒热型者，鼻咽癌证属毒热型者，舌红苔黄，脉弦数。
【用法用量】以上药物，水煎分 2 次温服，每日 1 剂。
【来　　源】《肿瘤的诊断与防治》。
【附　　注】本方有明显的抗癌作用，治以解毒抗癌为主。方中白英、野菊花清热解毒、抗癌消肿为主药；臭牡丹、白花蛇舌草、三颗针、苦参、白头翁、七叶一枝花与主药相须配伍，解毒消肿，其抗癌作用大增。实验表明：三颗针中生物碱对大鼠癌有显著治疗作用；白英、白花蛇舌草、臭牡丹均有一定的抑癌作用。诸药合用败毒抗癌，散结消肿。

【方　　名】白英龙葵方
【方药组成】白英、龙葵、蛇莓、灯心草各 30g，竹叶 10g。
【功效主治】膀胱癌。

【用法用量】水煎服，每日 1 剂，分 3 次温服。

【方　　名】白英龙葵汤
【方药组成】白英 30g，龙葵 30g，蛇莓 24g，半枝莲 24g，猕猴桃根 30g，瞿麦 20g，萆薢 15g。
【功效主治】膀胱癌。
【用法用量】水煎服，每日 1 剂。

【方　　名】白英马鞭草方
【方药组成】白英、龙葵、马鞭草各 37.5g。
【功效主治】卵巢癌。
【用法用量】水煎服，每日 1 剂。

【方　　名】白英清喉煎
【方药组成】白英 30g，龙葵 30g，蛇莓 24g，半枝莲 24g，猕猴桃根 30g。
【加　　减】若热毒壅盛者加一枝黄花 9g，蒲公英 15g，夏枯草 15g；热盛津伤者加鱼腥草 9g，石韦 9g，岩珠 9g，灯笼草 9g，玄参 15g，麦冬 15g；气血亏虚者加党参 15g，黄芪 15g，太子参 9g，大枣 30g。
【功效主治】清热解毒。适用于喉癌。
【用法用量】每日 1 剂，水煎服。
【临床应用】本方治疗 1 例喉癌（右侧声带鳞状细胞癌），治疗 2 个月后声带增响，咽痛痊愈，喉镜检查肿块消失，随访 7 年，未见复发。
【来　　源】上海大隆机器厂职工疗养所裘渊英方。
【附　　注】对于喉癌热毒壅盛者，当以清热解毒为治，故方中用白英、龙葵、蛇莓、半枝莲为主药以清热解毒。据现代药理研究表明，本方药物均有一定的抗癌作用。

【方　　名】白英蛇果瘤汤
【方药组成】白英、大蓟根各 30g，蛇果草 15g。
【加　　减】出血时加地榆炭、芒种草各 30g；小贯众炭、火鱼草各 30g；白带加石见穿、三白草、竹草各 15g，龙葵 30g，腹痛加香附 10g，川楝子 15g。
【功效主治】子宫肌瘤。
【用法用量】水煎服，每日 1 剂。
【来　　源】《治癌中药处方 700 种》。

【方　　名】白英蛇莓汤
【方药组成】白英 30g，龙葵 30g，蛇莓 30g，半枝莲 30g，土茯苓 30g，大蓟 30g，小蓟 30g，仙鹤草 30g，瞿麦 20g，黄柏 15g，元胡 10g，竹茹 10g，淡竹叶 10g。
【加　　减】热盛伤阴，口干口渴，加白茅根 30g，芦根 30g，玄参 10g，天花粉 10g；热壅血瘀，小便赤涩疼痛，尿中有血块，加车前子（包）15g，猪苓 15g，茯苓 15g，金钱草 30g。
【功效主治】用于肾癌或肾盂癌中晚期，尿中带血，或夹有血块，淋漓涩痛，身热不退，腰痛如折，口干口苦。
【用法用量】上药先用水浸泡半小时，加水煎煮 2 次，药液混合均匀，分 2 次服用，每日 1 剂。

【方　　名】白英石橄榄汤
【方药组成】白英 30g，石橄榄 30g，紫草根 15g，毛龙葵 15g，陈皮 15g，南五味子根 30g，白茅根 15g，白花蛇舌草 15g，半枝莲 15g，延胡索 6g，广木香 9g，两面针 9g。
【功效主治】卵巢癌。
【用法用量】水煎服，每日 1 剂。
【来　　源】《安徽单验方选集》，安徽人民出版社，1972：316。
【附　　注】避免过于劳累，加强饮食营养，定期复查。

【方　　名】白英熟地汤
【方药组成】白英 20g，熟地黄 24g，鹿角胶（烊化）、炒白芥、丹参各 12g，当归、昆布、海藻各 9g，川芎 6g，肉桂末（冲）、干姜、生麻黄、生甘草各 3g。
【功效主治】温阳通滞，化痰散结，活血软坚。主治甲状腺癌。
【用法用量】水煎熬 2 次，早晚服，每日 1 剂。

【方　　名】白英汤
【方药组成】鲜白英（又名白毛藤、蜀羊泉）30～90g，茵陈蒿 30～50g，生山楂 50～90g。
【功效主治】清热利湿，解毒。治肝硬化初期。
【用法用量】水煎服，每日 1 剂。
【来　　源】《福建中草药》，方有改动，可参。
【附　　注】白英，为茄科植物白英的全草。多年生蔓性半灌木，常野生于路边、墙脚、山野或灌木丛中，全国大部分地区均有分布。

【方　　名】白英寻骨风汤
【方药组成】寻骨风 30g，白英 30g，羊蹄根 30g，补骨脂 15g。
【功效主治】骨肉瘤。
【用法用量】水煎服，每日 1 剂。

【方　　名】白英饮
【方药组成】白英，车前草，益母草。
【功效主治】抗癌消肿利尿凉血。云南民间多用于治疗子宫癌及乳腺癌。但对宫颈癌疗效较好。
【用法用量】药用全草，鲜品加倍。水煎服。每日 1 剂，日服 3 次。
【来　　源】《云南中药志》，方有改动，可参。
【附　　注】本品性味苦寒，功能抗癌消肿，利尿凉血。全草含多种生物碱，有抗肿瘤的作用。

【方　　名】白玉散
【方药组成】白螺蛳壳。
【功效主治】治膈气疼痛。
【用法用量】烧研，每服 3g，酒下，可用上好烧酒或葡萄稀释后过服。
【来　　源】《本草纲目》。
【附　　注】白螺蛳壳，年久者良，火煅过用。可于破败的墙壁内及螺壳堆放积处，收集年久色白者，洗净晒干备用。

【方　　名】白芷连翘山甲汤
【方药组成】穿山甲 9g，金银花 12g，乳香 9g，没药 9g，夏枯草 12g，全瓜蒌 15g，连翘 12g，贝母 9g，当归 12g，昆布 9g，海藻 9g，赤芍 9g，红花 6g，白芷 9g。
【功效主治】乳癖。
【用法用量】水煎服，每日 1 剂，分早晚服。
【来　　源】伍应恕方。
【附　　注】忌食辛辣。

【方　　名】白芷雄鼠散
【方药组成】白芷、雄鼠粪各等分。
【功效主治】乳腺增生，乳癖。
【用法用量】晒干为末，好酒调服，必多饮，取一醺睡而愈。
【来　　源】《纂要奇方》。

【方　　名】白朱砂梅片
【方药组成】白朱砂（系白瓷碗打碎研粉）6g，梅片 4.5g，血竭 6g，炙马钱 9g，草乌 15g，五灵脂 45g，木鳖子 4.5g，乳香 22.5g，没药 22.5g，山慈菇 6g，天花粉 9g，鸽粪 6g，白胶香 45g，地龙 9g，当归 22.5g，生甘草 6g，白芷 6g，麝香 0.6g，香墨 6g。
【功效主治】乳腺癌。
【用法用量】诸药共为细面，老蜜为丸，每丸 6g 重，每次 1 丸，早晚各服 1 次，2 天后逐渐增量至每次 3 丸。
【来　　源】《中医杂志》，1965，（11）：20。

【方　　名】白猪龙葵汤
【方药组成】白花蛇舌草 250g，猪殃殃 60g，龙葵 120g（均为鲜品）。
【功效主治】肝癌。
【用法用量】上 3 味药洗净后，加水共煎，每日 1 剂，15 天为 1 个疗程。
【来　　源】《江西民间草药》。

【方　　名】白术苍术汤
【方药组成】白术、苍术、参各 15g，白芍、当归、车前仁、陈皮、荆芥炭各 12g，川芎、柴胡各 10g，三七 3g（切碎煎）。
【功效主治】丘脑肿瘤恢复期。
【用法用量】水煎，每日 1 剂，服 2 次，2 个月为1个疗程。

【临床应用】服药2个疗程可愈。

【方　　名】白术陈皮方

【方药组成】白术9g，茯苓9g，石榴皮9g，木香4.5g，陈皮4.5g，甘草3g。

【功效主治】化疗所致的腹泻。

【用法用量】水煎服，每日1剂。

【方　　名】白术茯苓汤

【方药组成】苍白术各9g，茯苓9g，石榴皮9g，木香4.5g，陈皮4.5g，甘草3g，焦神曲12g。

【功效主治】健脾助运，涩肠止泻。适用于肿瘤患者脾虚泄泻者。

【用法用量】每日1剂，煎2次分服。

【来　　源】中华中和医派掌门人杨建宇验方。

【方　　名】白术茯苓汤

【方药组成】白术10g，茯苓10g，白芍10g，当归10g，黄芪15g，熟地黄10g，枸杞子10g，女贞子10g，鸡血藤10g，甘草6g。

【加　　减】小便点滴难解，加瞿麦10g，萆薢10g，车前子（包）10g，木通10g，栀子10g，茯苓30g，白屈菜10g；血尿，加小蓟20g，蒲黄15g，阿胶（烊化）10g，仙鹤草15g，生地黄炭10g，淡竹叶10g。

【功效主治】用于睾丸癌。

【用法用量】上药加水煎煮2次，将两煎药液混合均匀，分2次服用，每日1剂。

【方　　名】白术化瘀抗癌丸

【方药组成】白术30g，黄芪（锉）30g，牡蛎（烧为粉）30g，人参（去芦头）30g，赤茯苓30g，川乌头（炮裂，去皮脐）30g，干姜（炮裂，锉）15g，木香30g，当归（锉，微炒）30g，赤芍药22.5g，桂心30g，甘草（炙微赤，锉）15g，防葵15g，鳖甲（涂醋炙令黄，去裙襕）30g，紫菀（去苗）15g，槟榔30g，桔梗（去芦头）15g，枳壳（麸炒微黄，去瓤）30g。

【功效主治】益气养血，化瘀抗癌。主治积聚，宿食不消，腹胁下胀闷，四肢羸瘦，骨节酸疼，多有盗汗。适用于原发性肝癌。

【用法用量】上为末，炼蜜为丸，如梧桐子大。每服30丸，于食前以温酒送下。

【来　　源】《太平圣惠方》。

【方　　名】白术黄精汤

【方药组成】白术，黄精，牛膝，生山楂，猪苓各30g。

【功效主治】肾癌。

【用法用量】水煎服，每日1剂。

【方　　名】白术抗癌散

【方药组成】白术15g，防葵30g，槟榔60g，郁李仁（汤浸，去皮，微炒）60g，鳖甲（涂醋炙微黄，去裙襕）60g，吴茱萸（汤浸7遍，焙干，微炒）22.5g，桃仁（汤浸，去皮尖双仁，麸炒微黄）7.5g，诃黎勒（煨，用皮）45g。

【功效主治】化瘀软坚，解毒散结，主治虚劳，积聚坚实，腹如鼓，食即呕吐，坐卧不安，喘急。适用于肝癌腹胀较甚者。

【用法用量】上为粗散。每服12g，以水250ml，加生姜3g，煎至150ml，去滓，食前温服。以微利为度。

【来　　源】《太平圣惠方》。

【附　　注】忌食苋菜、生冷、油腻。

【方　　名】白术绿茶饮

【方药组成】白术15g，绿茶3g，甘草3g。

【功效主治】食道癌、胃癌等癌症化疗、放疗后引起白细胞减少症。

【用法用量】白术、甘草加水煎，煮沸后10分钟，加入绿茶泡15分钟即可，分3次温饮，可复泡再饮，每日1剂，常饮有效。

【来　　源】《抗癌食谱》。

【附　　注】据报道，方中白术含中性挥发油，对食道癌细胞有明显抑制作用。

【方　　名】白术马兰汤

【方药组成】白术12g，太子参12g，珠儿参

12g，茯苓 30g，牡丹皮 12g，金银花 30g，岩松 30g，马兰根 30g，夏枯草 12g，炙穿山甲 12g，炙鳖甲 12g，玫瑰花 9g，绿萼梅 9g，壁虎 3 条，地龙 12g，牡蛎 30g，八月札 15g，生南星 15g。

【功效主治】健脾理气，清热解毒，软坚化痰。原发性肝癌、转移性肝癌，症见胸胁胀痛，肝大质硬，触痛明显，或有咳嗽吐痰，食少纳呆，身倦无力，舌质青紫、舌苔厚腻。

【用法用量】以上药物，水煎分 2 次服下，每日 1 剂。

【临床应用】治疗原发性肝癌、转移性肝癌 123 例，治后存活 1 年以上者 40 例，1 年生存率为 32.5%。

【来　　源】系上海邱佳信教授经验方，《中医药学报》1988 年第 6 期。

【附　　注】本方临床用于各症型肝癌均有一定疗效，实验证实其对动物移植肿瘤的生长具有较好的抑制作用。本方药物共分为三大部分，其一为白术、太子参、珠儿参、茯苓、八月札、玫瑰花、绿萼梅，可健脾理气、扶正、调中和胃，增强机体免疫作用、促进胃肠蠕动、改善消化吸收功能；其二为金银花、岩松、牡丹皮、马蓝根、地龙，清热解毒、消肿散结、抗癌止痛；其三为夏枯草、穿山甲、鳖甲、壁虎、牡蛎、生南星，可软坚化积、除痰消癖，抑制癌肿生长，控制病情发展。上述三类药物配伍，相辅相成，从不同的环节发挥抗肝癌作用，从而有助于疾病的缓解。实验研究发现，本方①在体外对人肝癌细胞的杀伤作用，以全方最佳，岩柏、马兰根等清热解毒药亦较好，而健脾类药仅白术有较弱作用；②反突变作用，白术、牡蛎、穿山甲、绿萼梅、生南星有反突变效应；③反启动作用，白术、茯苓等有反启动作用；④对肿瘤转移的影响，白术能抑制 Lewis 肺癌的肺转移；⑤对二乙基亚硝胺的致癌作用有阻断效应。

【方　　名】白术散

【方药组成】白术一两，诃子一两，枳壳三分（麸炒微黄），陈皮三分（汤浸，去白瓤，焙），干姜三分（炮裂，锉），人参一两，桔梗半两，桂心三分，木香二分，槟榔三分。

【加　　减】若有血瘀症状加延胡索、郁金、川芎；大便泻下不止者加白扁豆、炮姜、灶心土；食少呕恶者加姜半夏、代赭石、旋覆花。

【功效主治】温中助阳，理气消癖。痃癖冷气胀满，不能食，食入则胀，或呕恶心，大便质稀，脘腹冷痛，喜温按，舌质淡白，苔略腻，脉弦紧。

【用法用量】以上药物，共研细末，每服三钱，以水一中盏，加大枣二个，煎至五分，去滓温服，不拘时候。现代用法，水煎服，每日 1 剂。

【来　　源】《太平圣惠方》卷四十九。

【附　　注】本方治证乃由脾胃虚寒，气滞不运所致。治当温中助阳，理气消癖。方用白术、人参为主药，甘温益气，补脾肺，助健运；辅以干姜、肉桂散寒温阳，温暖脾肾，以助少火；佐以陈皮、枳壳、木香、桔梗畅顺气机，消痞除满，以复脾胃健运之职；又伍少量槟榔理气消胀并导滞行水。诸药配合，脾胃得补，中寒得温，气滞得疏，从而发挥有效的治疗。

【方　　名】白术山药化疗汤

【方药组成】白术、山药、竹茹、苏梗、石斛各 10g，北沙参 15g。

【功效主治】恶性葡萄胎、绒癌化疗严重副作用。

【用法用量】水煎服，每日 1 剂。

【来　　源】《中西医结合杂志》。

【方　　名】白术桃仁三棱丸

【方药组成】三棱、桃仁各 50g，青皮 40g，赤芍 50g，白术 100g，甘草 50g。

【功效主治】积块固定不移，痛有定处。

【用法用量】以上药物研为细末后炼蜜为丸，每丸 12g，每日 2 次口服。

【来　　源】《神方偏方治百病》。

【方　　名】白术丸

【方药组成】白术 30g，防葵 30g，木香 30g，鳖甲（涂醋炙微黄焦，去裙襕）30g，桃仁（汤浸，去皮尖双仁，麸炒微黄）30g，附子（炮裂，去皮脐）30g，神曲（炒微黄）30g，槟榔30g，诃黎勒（煨，用皮）30g。

【功效主治】健脾理气，化瘀消积。主治虚劳癥瘕，不能下食，日渐羸瘦。适用于肝癌等恶性肿瘤正虚邪实者。

【用法用量】上为末，炼蜜为丸，如梧桐子大。每服30丸，空腹及晚食前以生姜汤送下。

【来　　源】《太平圣惠方》。

【附　　注】忌苋菜、生冷。

【方　　名】白术赭石汤

【方药组成】代赭石15g，太子参15g，麦冬15g，怀山药12g，八月札10g，丹参15g，杭菊10g，猪苓30g，龙葵30g，蒲公英15g，白茅根30g，白术10g，生鳖甲15g，淫羊藿10g。

【加　　减】若周身肤痒加白鲜皮15g，夏枯草15g；寐差加磁石15g，远志10g，酸枣仁15g。

【功效主治】化瘀降逆，健脾利湿。主治原发性肝癌。

【用法用量】水煎服。三七粉3g，吞服。

【临床应用】用本方治疗1例晚期肝癌。因上腹部包块2个月，伴腹胀纳差，胃脘饱满，肝区作痛，小便短赤，经肝同位素描示：肝区巨大占位变，腹水（+），甲胎蛋白750单位，诊断为晚期肝癌伴腹水，口服替加氟2瓶病情日渐加重。后用本方468剂，病情日渐好转，精神情绪好，肝脏明显缩小，二便调，B超复查示肝内未见明显占位病变，甲胎蛋白37单位，已存活3年有余。

【来　　源】中国中医科学院广安门医院方。

【方　　名】白紫银韩饮

【方药组成】白英45g，紫草15g，金银花30g，韩信草15g。

【功效主治】肝癌。

【用法用量】上药共水煎，去渣加冰糖适量代茶饮。

【来　　源】《中国民间灵验偏方》。

【附　　注】本方为河南省郑州民间验方。

【方　　名】百部鸡汤

【方药组成】生百部70g，鸡（雌雄均可）1只。清水适量。

【功效主治】温润肺气，止咳杀虫。本膳主要适用于肺癌症见寒性咳嗽者。

【用法用量】百部先用水煎2次，过滤取汁备用。鸡杀后弃除内脏肠杂，铁锅内加水放入鸡把鸡煮至熟透，捞出。将百部汁倾入鸡汤，再煮5分钟，趁热倒入容器中备用。此为7天量。每天1次，每次1小碗。7天服完后再配方制备，4只鸡为1个疗程。

【来　　源】《中西医结合学会浙江分会年会论文汇编》，1986，66。

【附　　注】中医历来用百部治疗肺痿及肺痨，前者和肺癌相似，后者系肺结核。本药膳在治疗肺结核方面已取得效果。李锦林报告“以百部鸡汤”治疗肺结核8例，患者自觉症状明显改善，食欲增进，体重增加，睡眠好，咳血止。X光摄片检查对照，病灶明显吸收煮为显效，结果显效率高达98%，尤其对轻型肺结核，一般1～2个疗程即可见效。

【方　　名】百部汤

【方药组成】百部、薏苡仁、百合、麦冬各10g，桑白皮、白茯苓、沙参、黄芪、地骨皮各5g。

【功效主治】滋阴润肺，止咳平喘。治久嗽不已，咳吐痰涎，重亡津液，渐成肺痿，下午发热，鼻塞项强，胸胁胀满，卧则偏左其嗽少止，偏右嗽必连发，甚则喘急，病势危殆者。

【用法用量】水煎服，每日1剂。

【来　　源】《本草汇言》。

【方　　名】百草膏

【方药组成】薄荷2.4g，玉丹1.5g，川贝母3g，灯草灰0.15g，柿霜2.4g，甘草0.45g，天花粉3g，冰片0.6g，百草霜0.3g。

【功效主治】化痰润喉，解毒散结。适用于喉肿瘤。

【用法用量】上药研匀～处，用白蜜调膏频咽，噙之即效。

【来　　源】《囊秘喉书》。

【方　　名】百草蜜丸
【方药组成】百草霜，蜂蜜适量。
【功效主治】食管癌。
【用法用量】炼蜜为丸，如芡实大，每服用新汲井水调化 1 丸，徐徐咽下。
【来　　源】《一味中药巧治病》。

【方　　名】百合炒肉片方
【方药组成】鲜百合 500g，猪肉 100g，葱花、生姜末各 10g，精盐 3g，味精 2g，黄酒 10g，酱油 6g，白糖 1g，精制植物油 25g。
【功效主治】益气养阴，扶正抗癌。主治气阴两虚型肺癌等多种癌症。
【用法用量】将鲜百合掰下鳞片，洗净。猪肉洗净、切片。炒锅上中火，放油烧至七成热，煸葱花、生姜末，投入肉片煸炒至水干，烹入黄酒、酱油，加入精盐、白糖及少量水炒至肉片熟，投入百合，颠匀入味，放入味精，装盘即成。佐餐当菜，随量食用。

【方　　名】百合肚肺汤
【方药组成】猪肺 500g，猪肚 150g，火腿、百合各 50g。
【功效主治】适用于脾虚痰湿型肺癌。
【用法用量】先将猪肚、猪肺按常法洗净。猪肚切成条，猪肺切成块，与火腿片共煮，至半烂时，加入洗净之百合，再煮烂食用。

【方　　名】百合糕
【方药组成】生百合 200g，白糖 60g，金橘饼 5g，糖青梅 5g，红绿丝 5g，麻油 10g。香精少许，消毒玻璃纸 2 张。
【功效主治】滋阴润肺，止咳清热，适用于支气管，肺癌，咳呸而虚热者。
【用法用量】百合水煮 15 ～ 20 分钟，沥出淋干水分，放入盆内加糖，香精用手挤成泥，挤得越细越好。金橘饼、糖青梅分别切成细丁待用。取玻璃纸一张放入长方搪瓷盘内，涂上一层麻油，放入百合泥，再将金橘饼丁、糖青梅丁和红绿丝撒在百合泥上，上面再盖一块干净的木板，半小时后，去掉板和玻璃纸，用刀切成小块装盘即成。色美甜嫩，极为可口。
【附　　注】本膳主要适用于支气管肺癌咳嗽而虚热者。百合有利于肺敛气养心，内服、外用均有卓效。国外治疗原发性肺癌，以百合与橄榄油一起研碎制成泥罨剂外敷，或用百合、松脂、鹿脂制成膏药外敷，有一定效果。
【来　　源】《中草药通讯》，1974，6：19。

【方　　名】百合固金汤
【方药组成】百合、生熟地黄、川贝母、玄参、桔梗、麦冬、赤白芍、当归、生甘草、鱼腥草、半枝莲、白花蛇舌草。
【功效主治】阴虚内热型肺癌。
【用法用量】水煎法，每日 1 剂。
【临床应用】共治 50 例，有效 25 例，无效 25 例。
【来　　源】《中医药信息》，1987，(2)：12。

【方　　名】百合固金汤合麻杏石甘汤
【方药组成】百合固金汤合麻杏石甘汤加莪术，三棱，鱼腥草，白花蛇舌草，半枝莲。
【加　　减】痰血加白茅根、白及、三七粉；肾虚加女贞子、旱莲草；肝风内动加天麻、钩藤、石决明、全蝎、蜈蚣；胸痛加桔梗、丹参、赤芍、延胡索；胸水加葶苈子、大枣。
【功效主治】阴虚内热型肺癌。
【用法用量】水煎服，1 日 1 剂。
【临床应用】观察 50 例，显效者 1 例，有效者 29 例，无效者 20 例。
【来　　源】《实用肿瘤学杂志》，1990，(1)：64。

【方　　名】百合固金汤系列方合用犀黄丸
【方药组成】①百合固金汤（生地黄、熟地黄、麦冬、百合、芍药、当归、贝母、玄参、桔梗、生甘草）加减合用犀黄丸（成药）。②千金苇茎汤（苇茎、薏苡仁、冬瓜仁、桃仁）加犀黄丸。③生脉散（人参、麦冬、五味子）加犀黄丸。

【加　　减】咳嗽痰多加竹沥水、瓜蒌；咳血加白及、阿胶、云南白药。发热加白薇，食少加焦三仙，有胸水加葶苈子、牵牛子。
【功效主治】肺癌。
【用法用量】水煎服，每日1剂。
【临床应用】显效25例（11.9%），有效127例（60.5%），无效58例（27.6%）。
【来　　源】《天津中医》，1989，（4）：8。

【方　　名】百合黄花粥
【方药组成】百合30g，黄花菜15g。
【功效主治】舌癌溃疡出血。
【用法用量】煮粥食。
【来　　源】《抗癌药粥》。

【方　　名】百合芦笋汤
【方药组成】百合50g，罐头芦笋250g，黄酒、味精、精盐、素鲜汤各适量。
【功效主治】润肺养胃，滋阴抗癌。主治肺胃阴虚型鼻咽癌等多种癌症。
【用法用量】将百合放入温水浸泡，发好洗净，锅中加入素鲜汤，将发好的百合放入汤锅内，加热烧几分钟，加黄酒、精盐、味精调味，倒入盛有芦笋的碗中，即成。
【附　　注】佐餐当菜，吃菜饮汤。

【方　　名】百合沙参方
【方药组成】百合20g，沙参15g，五味子15g，天冬15g，玄参15g，知母15g，白及12g，怀山药15g，陈皮10g，沙麦芽15g，生甘草6g。
【功效主治】益气健脾养阴。先天性肺囊肿。
【用法用量】水煎服，每日1剂。
【来　　源】《上海中医药杂志》1990年第8期。
【附　　注】先天性肺囊肿，临床少见，且易与肺结核球混淆而误诊。本病用百合固金汤加减以养阴清热，润肺化痰，健肺，止血止咳而获效。

【方　　名】百合沙参汤
【方药组成】百合9g，熟地黄12g，生地黄15g，玄参15g，当归9g，麦冬9g，白芍9g，沙参15g，桑白皮12g，黄芩9g，臭牡丹15g，蚤休15g，白花蛇舌草30g。
【加　　减】若气短乏力加黄芪、党参；胸痛、舌质紫黯有瘀斑加红花、桃仁、川芎；痰血加蒲黄炭、藕节炭、仙鹤草；胸水加葶苈子、芫花；痰多加生南星、生半夏；低热加银柴胡、地骨皮；高热加石膏。
【功效主治】养阴润肺，清热解毒，主治阴虚型肺癌。
【用法用量】水煎服，每日1剂。
【临床应用】本方治疗经细胞学或病理学及X线胸片检查确诊为原发性肺癌患者78例，其中鳞癌63例，腺癌10例，鳞腺混合癌1例，未分化癌1例，未分类3例。治疗后症状改善、病灶稳定55例，存活1年以上46例，其中存活2年12例，3年1例，4年1例，6年1例。
【来　　源】湖南省肿瘤医院黎月恒，《中国中医秘方大全》。

【方　　名】百合生地方
【方药组成】百合，生地黄，熟地黄，玄参，当归，麦冬，白芍，沙参，桑白皮，黄芩，臭牡丹，蚤休，白花蛇舌草，各适量。
【加　　减】气短加人参、黄芪，胸痛血瘀加川芎、红花；痰中带血加蒲黄炭、仙鹤草；胸水加葶苈子、芝麻花；低热加银柴胡、地骨皮；高热加石膏。
【功效主治】治原发性支气管肺癌。
【用法用量】水煎，每日1剂，服2次，1个月为1疗程。
【临床应用】服药2～4疗程，瘤体稳定，症状改善率为70%。

【方　　名】百合生地饮
【方药组成】百合60g，生地黄30g，熟地黄30g，玄参15g，川贝15g，桔梗15g，麦冬30g，赤芍30g，鱼腥草30g，半枝莲30g，白花蛇舌草60g，当归30g，三棱12g，莪术12g。
【功效主治】肺癌疼痛。
【用法用量】水煎服，每日1剂，连服30～50剂。

【方　　名】百合熟地汤

【方药组成】百合，熟地黄，生地黄，玄参，桔梗，芦根，当归，麦冬，白芍，沙参，桑白皮，黄芩，臭牡丹，七叶一枝花，白花蛇舌草，各适量。

【加　　减】气短乏力加黄芪、党参；胸痛，舌质紫黯有瘀斑加红花、桃仁、川芎；痰血者加蒲黄炭、藕节炭、仙鹤草；胸水者加葶苈子、芫花；痰多者加南星、法半夏；低热者加柴胡、地骨皮；高热者加石膏。

【功效主治】原发性肺癌。

【用法用量】每日 1 剂，连服 2 个月为 1 疗程。

【方　　名】百合熟地饮

【方药组成】百合，熟地黄，杏仁，生地黄，玄参，当归，枇杷叶，黄精，麦冬，白芍，沙参，桑皮，黄芩，臭牡丹，蚤休，白花蛇舌草。

【加　　减】气短乏力加黄芪、白术、党参；胸痛、舌质紫黯有瘀斑加桔梗、红花、桃仁、川芎；瘀血加蒲黄炭、藕节炭、仙鹤草；胸水加葶苈子、芫花、车前草；痰多加生南星、川贝、生法半夏；低热加银柴胡、地骨皮；高热加石膏。

【功效主治】原发性支气管肺癌。

【用法用量】水煎服，每日 1 剂。

【临床应用】共治 78 例，症状改善，病灶稳定 55 例，瘤体稳定率为 70%。张某，男，65 岁，咳嗽，胸痛为主诉，行剖胸探查术，病检结果：右肺低分化腺癌，并可见小灶性淋巴管内癌灶，服上方治疗，存活 2 年零 1 个月。

【来　　源】《北京中医杂志》，1988，(1)：22。

【方　　名】百合糖水

【方药组成】百合 100g，白糖少许。

【功效主治】宁心安神，滋阴润肺。本膳主要适用于肺癌化疗后余热未清、心悸、干咳者。

【用法用量】百合加水煎煮，加入白糖，滤出药液即可。随时随量饮服。

【来　　源】《浙江中医学院学报》，1982，增刊号：93。

【附　　注】动物实验表明，百合对小鼠肉瘤 S–180、宫颈癌 U–14 等均有抑制作用。苏州市中医院尚以百合、白糖各适量，捣敷患处，治疗皮肤癌有效。1984 年作者到浙江富阳肿瘤中医院考察，其院治疗癌症多用猫人参，经考证即为镊合猕猴桃 Actinidia valvata D. 但有肺癌方中，加用百合而且用量很大。随访几位住院病人，大多认为有疗效。从百合的传统疗效来看，主要是润肺止咳和清心安神。而肺癌化疗后常见有肺虚劳咳嗽和心神不宁等症状，此时用“百合糖水”或成方“百合固金丸”，常会收到较好的疗效。

【方　　名】百合桃方

【方药组成】百合 250g，什锦果脯 30g，白糖 125g，核桃仁 25g，玫瑰 10g，花生米 25g。面粉、食用红色素各少许。

【功效主治】滋润肺阴，止咳化痰。本膳主要适用于肺癌化疗热伤阴津、干咳不止者。

【用法用量】百合用温水泡开洗净，入笼蒸 10 分钟取出，放在案板上，用刀压成泥，加面粉搅匀后，平分成 12 个团子。将核桃仁、花生米、玫瑰、果脯切成米粒，放入碗内，加白糖搅匀成糖馅，再平均做成 12 个馅心。将百合面团逐一压扁擀平。放入糖馅做成桃子形状，放入平盘内，入蒸笼 10 分钟取出，并在百合桃顶端点上食用红少许即可。

【来　　源】《中医药研究参考》，1974，9：5。

【附　　注】近代药理学已发现白花百合 Lilium brownii F.E.var.C.W. 提取物对小鼠肉瘤 S–180、子宫颈癌 U–14 有抑制作用。所含秋水内碱对癌细胞有丝分裂有抑制功能，可使之停止于中期。

【方　　名】百合田七炖鸽肉方

【方药组成】百合 30g，田七 15g，乳鸽 1 只。

【功效主治】养阴补气，活血止血。主治瘀血内阻型、气阴两虚型宫颈癌阴道出血等症。

【用法用量】先将田七拣杂，洗净，晒干或烘干，研成细末，备用。再将百合拣杂，掰成瓣，洗净，放入清水中漂洗片刻，待用。将鸽子宰杀，去毛及内脏，放入沸水锅中焯透，捞出，转入砂锅，加清水足量（以浸没鸽子为度），放入百合瓣，大火煮沸，烹入料酒，改用小火煨炖至鸽肉熟烂、百合瓣呈开花状，调入田七细末，拌匀，加精盐、味精、五香粉，再煨煮至沸，即成。佐餐当菜，随意服食，吃鸽肉，嚼食百合瓣，饮汤液，当日吃完。

【方　　名】百合田七煨兔肉方

【方药组成】百合40g，田七15g，兔肉250g。盐，香油、味精各少许，冷水适量。

【功效主治】清热解毒，滋阴养胃。各种癌症患者放射治疗期间食用。

【用法用量】百合洗净，田七切片，兔肉切丝。将三者放入锅中，加适量冷水，用小火炖熟，加盐调味后，饮汤或佐餐食用。

【来　　源】《中华耳鼻咽喉科杂志》，1954，1：20。《中药学》，人民卫生出版社，1997:850。《家庭保健膳食精选》。

【附　　注】本膳主要适用于肺癌放疗期间痰中带血丝者。百合和田七（三七）均有止血功效。如袁雄湘报告：以百合粉外用，治疗中下鼻甲部分截除等术后流血者100例，止血效果相当明显。同时，百合内服尚有防止化疗药环磷酰胺所致白细胞减少症的作用和有较强的止咳平喘效果。兔肉的主要功效在于补中益气，凉血解毒。癌症放疗期间，常产生低烧，而本品甘凉最为适用。古人还常用之治疗反胃对肠甚者难治症（胃癌、结肠癌类似），效果甚佳。

【方　　名】百合薏苡莲子羹

【方药组成】百合30g，薏苡仁10g，莲子10g。冰糖或蜂蜜适量。

【功效主治】健脾益肺，养心滋阴。本膳主要适用于肺癌症见脾失运化，兼见胸水者。

【用法用量】薏苡仁、莲子用清水洗净，先用高压锅加水煮至气压阀喷气为止，稍凉开盖，加入百合，不用气压阀，文火煮10～20分钟即可。以上1次或1天量，用时略加冰糖或蜂蜜。

【来　　源】《中国中医药报》，1992，2：18。该膳原由江苏省中医院肺科曹世宏副主任医师原创。

【附　　注】据徐岱鸣报道：本膳既能益肺健脾，健身防病，又有营养丰富，食用方便之特点。适合于慢性肺系疾病如慢性支气管炎、支气管哮喘、肺气肿、肺结核、肺癌、支气管扩张病等缓解期调治和发作期综合治疗时的辅助调治。用后一般肺活量增加，咳痰喘症状均有所改善。

【方　　名】百合猪肝散

【方药组成】猪肝1.5g，野百合1.5g。白糖适量。

【功效主治】抗癌解毒，养肝益脾。本膳主要适用于急性或慢性白血病干咳甚者。

【用法用量】将猪肝烤干后和野百合一起研成粉末，加入适量白糖，分3次服用，或就餐时一起和其他膳食服用。

【临床应用】以野百合碱治疗白血病25例，总有效率为56%。

【来　　源】《浙江肿瘤通讯》，1972，4:46。《中华医学》，1973，8：472。

【附　　注】野百合Crotalaria sessiliflora L.（佛指甲）系豆科植物，有清热、利湿、解毒之功效。抗癌活性成分为野百合碱（野百合碱Monocrotaline），野百合碱对瓦克氏㕮癌瘤-256、肉瘤S-180、腺癌-755有显著抑制作用（Joual of Chemistry Soc，1952，74：5621）。实验证明，野百合碱对瘤细胞有丝核分裂或增殖发育有较明显的抑制，主要在于破坏细胞的蛋白质合成的代谢。

【方　　名】百合猪脾胶囊

【方药组成】野百合适量，猪脾1具。

【功效主治】白血病。

【用法用量】野百合研粉，猪脾烘干研粉，等量混匀装入胶囊，每次2丸，每日2次。

【来　　源】《家用速效中药》。

【方　　名】百花酿芦笋方

【方药组成】鲢仁肉60g，芦笋（8cm长短）6条。盐、淀粉、蛋清、胡椒粉、麻油各适量。

【功效主治】清毒消肿，补痛益肺。本膳主要适用于肾肿瘤癌毒走窜、气血两虚的患者。

【用法用量】甦肉挑出甦肠后，放入碗中，加入平满水及盐1茶匙，浸约5分钟。然后把甦肉洗净，用布抹干水分。甦肉用刀背压烂，剁碎，加入调料（盐1/2小茶匙，淀粉1小茶匙，蛋清1/2汤匙，胡椒粉、麻油各少许）搅匀，挞至想胶。甦胶放入冰箱中冷藏约2小时。芦笋刮去皮洗净，加入适量清水及滚煨料（姜汁酒1汤匙，盐2茶匙）滚煨。捞出后分条放入甦胶中蒸熟（约4分钟），上碟，勾芡料浇入碟中即成。清爽脆嫩，美味可口。

【附　　注】甦仁甘温，芦笋甘凉。甘温以助命门阳气，甘凉以清肾脏瘀毒。试用肾癌多例，可能有改善症状的效果。

【方　　名】百顺散

【方药组成】川芎一两半，羌活、防风、木通、荆芥、甘草、牛蒡子各一两，菊花、白芷、麻黄各半两。

【加　　减】胸痛重者，加郁金、三棱、莪术；喘而不得卧加苏子、葶苈子；痰湿甚者加半夏、南星、白芥子。

【功效主治】宣肺散寒，活血行气。外感寒湿，肺气壅闭日久之息贲，症见喘咳气急，胸部胀闷，疼痛，痰多稀薄色白。

【用法用量】上药为细末，每次服一钱，1日3次，白开水送下。

【来　　源】《鸡峰普济方》卷五。

【附　　注】本方所治之症为外感寒湿，内合于肺，邪实气壅，阻滞气机，气血瘀滞，而成息贲。方中麻黄辛温，散寒湿，宣肺平喘，以开肺气之壅闭；辅以荆芥、防风、羌活、白芷辛温散寒除湿；牛蒡子、菊花行气以散瘀；木通走水府，使浊阻下达；甘草调和诸药。且方中多辛味，还可散结消滞。诸药合用则寒湿散，气血畅，瘀滞消。现临床可用于肺癌初期的治疗。

【方　　名】百顺丸

【方药组成】川大黄（绵纹者）500g，牙皂角（炒微黄）48g。

【功效主治】化痰祛瘀，主治气血积聚。适用于肝癌。

【用法用量】上药为末，用汤浸蒸饼捣丸，或制成蜜丸，如绿豆大。每服1.5～9g。

【来　　源】《景岳全书》。

【方　　名】百药煎散

【方药组成】百药煎适量。

【功效主治】乳腺肿瘤，妇人乳岩。

【用法用量】研末，每9g，酒一盏煎服。

【来　　源】《百一先方》。

【方　　名】柏地肺癌消

【方药组成】卷柏30g，地榆15g，生地黄30g，熟地黄15g，半枝莲30g，泽兰9g，全蝎9g，露蜂房30g，五味子9g。

【功效主治】清肺解毒，软坚散结。适用于肺癌。

【用法用量】每日1剂，煎2次分服。

【来　　源】武汉医学院附属第二医院方。

【方　　名】柏苓汤

【方药组成】黄柏10g，苍术10g，重楼10g，猪苓60g，当归20g，郁金15g，龙葵30g，薏苡仁30g，露蜂房10g，全蝎10g，白花蛇舌草30g，料姜石60g。

【功效主治】清热利湿，疏肝理气，解毒消肿。适用于子宫颈癌，脘闷腰痛，少腹胀痛，月经量多，带色黄赤，或赤白相杂，质黏稠，腥臭难闻，局部有空洞，或如菜花样，坏死溃疡。便秘，尿黄赤短少或小便频数，舌绛暗红，苔黄燥，或黄腻，脉弦数，或弦滑。

【用法用量】每日1剂，水煎，分2次温服。

【附　　注】本方用苍术、猪苓、薏苡仁、黄柏清热利湿；露蜂房、全蝎、龙葵、重楼、白花蛇舌草清热解毒，软坚抑癌；当归、郁金、料姜石活血养血，疏肝解郁。

【方　　名】柏叶汤

【方药组成】侧柏叶、当归、生地黄、黄连、神曲、大黄、枳壳（麸炒）、槐花、地榆、荆芥、川芎各等分，甘草减半。

【功效主治】清热燥湿，活血止痛。适用于肠癌，腹痛下血。

【用法用量】上药1剂。加乌梅1个，生姜3片，水煎，空腹时服。

【方　　名】败酱草瓜蒌方

【方药组成】败酱草30g，瓜蒌30g，生薏苡仁30g，青黛9g，硼砂9g，山豆根12g，白术12g，忍冬藤30g。

【功效主治】脾胃湿热型食管癌。

【用法用量】水煎服，每日1剂。

【来　　源】内蒙古自治区医院编《中草药验方选编》，内蒙古自治区人民出版社，1972：152。

【方　　名】败酱草龟版方

【方药组成】败酱草、龟板、冰片等量。

【功效主治】乳头破烂。

【用法用量】败龟板炙，研细末，加冰片研匀，以麻油调搽即愈。

【方　　名】败酱草卤鸡蛋方

【方药组成】败酱草300g，鲜鸡蛋2枚。

【功效主治】肝癌，证属阳性红肿，症见周身发紫，烦渴，症情危急者。

【用法用量】将败酱草（鲜者）切碎，洗净，加水煮成败酱卤汁，用之煮鸡蛋汤，喝汤并吃蛋。

【来　　源】《鸡蛋食疗方》。

【附　　注】败酱草，为中药，药店有售。无鲜者可以干品代之。

【方　　名】败酱草土贝母汤

【方药组成】败酱草30g，土贝母15g，土茯苓、金银花各20g，炒槐花15g，半枝莲、夏枯草各30g，川楝子炭15g，灵脂炭10g，青皮15g，生薏苡仁30g，生甘草3g。

【功效主治】祛湿解毒。子宫癌。

【用法用量】水煎服，每日1剂。

【方　　名】败酱草土贝母系列方

【方药组成】①败酱草30g，土贝母15g，土茯苓20g，金银花20g，炒槐花15g，半枝莲30g，夏枯草30g，川楝子炭15g，灵脂炭10g，青皮15g，生薏苡仁30g，生甘草3g，白带多加椿根白皮15g，海螵蛸10g；出血时加旱莲草、荆芥炭各15g；兼脾虚者加莲肉、山药各10g。②消癌丸：大枣20枚，去核，每枚内加红砒0.1g，用豆秆火烧之存性研粉；另以青黛3g，冰片2g，雄黄3g，炉甘石6g，枯矾3g，制乳没各3g，麝香1g，共为细末，与上末和匀，炼蜜为丸，每丸重3g。③熏洗方：红花6g，白矾6g，瓦松30g。

【功效主治】祛湿解毒，行瘀止血。早期子宫颈癌。

【用法用量】方①为内服药，方②、方③为外用药。方①每日1剂，水煎分两次服。方②蜜丸纳入阴道，每日3～4日用1丸。方③水煎，先熏后洗外阴部，每日1～2次，每次30～60分钟，下次加热后再用，每剂药可用3～4天。

【临床应用】谷某，女性，51岁，1961年4月2日初诊，经病理活检诊为宫颈鳞状上皮癌Ⅰ期。内服、外塞熏洗连服用两个半月症状消失，妇科检查证实宫颈糜烂已愈，继续用主方加减配合应用外用药治疗1年零1个月，病理活检提示癌细胞消失。至今已二十余载，患者仍然健在。

【来　　源】《上海中医药杂志》，1986，(9)：9。

【方　　名】败酱卤抗癌鸡蛋方

【方药组成】败酱草50g，鲜鸡蛋2枚，马齿苋50g。

【功效主治】清热解毒，破瘀散结，抗癌。主治热毒内蕴型原发性肝癌。

【用法用量】用败酱草煮鸡蛋。吃鸡蛋，喝汤，每日1次。

【附　　注】此方与上方同，可参。

【方　　名】败酱木鳖汤

【方药组成】败酱草30g，生黄芪15g，焦白术、生地黄炭、地榆、槐角、木鳖子、升麻炭、乌药各9g，防风6g。

【功效主治】直肠癌。
【用法用量】水煎服，每日 1 剂。
【来　　源】《治癌中药处方 700 种》。

【方　　名】败酱蛇舌草灌肠汤
【方药组成】败酱草、白花蛇舌草各 30g。
【功效主治】大肠癌。
【用法用量】二味加水煎 100ml，保留灌肠，每日 1 次。
【来　　源】《中国民间单验偏方》。
【附　　注】保留灌肠同时配合内治法，以提高疗效。

【方　　名】斑蝥陈皮剂
【方药组成】斑蝥 500 个，陈皮 500g，糯米 5 000g。
【功效主治】肝癌。
【用法用量】将糯米洗净，沥干，加入斑蝥后置锅内用微火炒至焦黄，拣去斑蝥，糯米研碎，另将陈皮研粉，混合均匀。口服首用量每次 10 ～ 15g，每日 3 次，维持量每次 5 ～ 6g，每日 3 次，于饭后温开水冲服。

【方　　名】斑蝥大黄丸
【方药组成】斑蝥 15g，大黄 25g，猪苓 25g，人参 20g，斑蝥酒浸液入大黄、人参、猪苓末。
【功效主治】抗癌。
【用法用量】用蛋清调匀，制成绿豆大药丸，每次 5 粒，每日 3 次。如血尿，可用地榆炭 100g，加食醋 500ml，煎 300ml，每日 1 剂，分 2 次服完。

【方　　名】斑蝥复方药（救肝至圣丹）
【方药组成】斑蝥 0.9g，轻粉 2.6g，巴豆霜 1.3g，蝉蜕 1.9g，防风 1.9g，土茯苓 15g。
【功效主治】肝癌。
【用法用量】共研末，蜜调为 7 个丸粒，每天早饭前碎服 1 丸。
【临床应用】巴豆霜是指榨去油的巴豆。服用时必须征得医生意见。此方用土茯苓和金银花煎汤服用，疗效更佳。即土茯苓 22.5g，金银花 37.5g，分 7 等份备用，1 次煎汤服上述药。此方服用时间不得超过 4 周，服药时间过长斑蝥毒会在人体中积累。服药时发现有副作用要立即停药。孕妇忌用斑蝥、轻粉、巴豆、巴豆霜、蝉蜕。
【来　　源】内蒙古自治区医院的处方。

【方　　名】斑蝥海金沙方
【方药组成】取斑蝥（去头、足、翅）2 只，海金沙 40g。
【功效主治】肝癌。
【用法用量】水煎，分多次服用，同时必须每天服生绿豆粉 12g，还要大剂量服用维生素 C。

【方　　名】斑蝥鸡蛋方
【方药组成】斑蝥 7 只，鲜鸡蛋 1 枚。
【功效主治】食道癌、乳腺癌、肝癌、宫颈癌及肺癌等。
【用法用量】将斑蝥去头、足、翅；鸡蛋打一小孔，把斑蝥装入蛋内，用湿纸封口，蒸熟，去斑蝥。凌晨空腹和米饭食鸡蛋。隔日 1 次，连服 5 天，休息 5 天再服。3 个月为 1 疗程。
【来　　源】《医宗金鉴》。
【附　　注】方中斑蝥有毒，必须请医师指导方可使用。《医宗金鉴》：服本方后会出现米泔样或脂样小便。这是药物驱除恶物的表现，如果大小便不通时就服琥珀散 2 ～ 3 贴催之。琥珀散及其服法：琥珀，黄芩，白茯苓，乌药，车前子，瞿麦，茵陈，石韦，紫草茅根，连翘各等分，共研极细末，每服 10g，用灯心汤调下，不拘时服。本方“斑蝥抗癌鸡蛋方”类似，可参。

【方　　名】斑蝥胶囊（复方斑蝥胶囊）
【方药组成】斑蝥，刺五加，半枝莲，黄芪，女贞子，山茱萸，人参，三棱，莪术，甘草，熊胆粉。
【功效主治】破血消瘀，攻毒蚀疮。临床常用于原发性肝癌、肺癌、直肠癌、恶性淋巴癌、妇科恶性肿瘤的治疗。
【用法用量】口服。每日 2 次，每次 3 粒。温开水送服。

【来　　源】《中华人民共和国药典》(一部)。

【附　　注】本方为中成药复方斑蝥胶囊的基本处方，是扶正祛邪抗癌常用中成药。

【方　　名】斑蝥抗癌鸡蛋方

【方药组成】斑蝥 2 只，鸡蛋 1 个。

【功效主治】宫颈癌、肝癌、肺囊肿、食道癌。

【用法用量】将斑蝥去头、足、翅；把鸡蛋穿一小洞，放入斑蝥 2 只，再用纸封闭小洞微火烧煮，熟后去斑蝥吃蛋。隔日 1 次，连服 5 次，休息 5 天再服，3 个月为 1 疗程。

【来　　源】《肿瘤临证备要》。

【附　　注】斑蝥民间叫豆角虫、花罗虫，含大毒。本方去斑蝥，切不可误服，否则会中毒，严重的可死亡。慎用之！用药后如有血尿，可用绿豆甘草汤解毒。停药数天再用药。

【方　　名】斑蝥乳香方

【方药组成】斑蝥、乳香、没药、全蝎、玄参、血竭各 2g，麝香、冰片各 1g。

【功效主治】子宫颈癌。

【用法用量】共研细末，撒在解毒膏上，对准肿物，贴于颈部、项部，半天揭去，连用 10 天为 1 个疗程。

【方　　名】斑蝥麝香方

【方药组成】斑蝥（米炒）25g，麝香 2.5g，三七 50g，儿茶（火煅）25g，硇砂 25g，薏苡仁 50g，血竭 25g。

【功效主治】胃癌，食道癌。

【用法用量】研细为末，日 3 次，每次 0.5 ～ 1g，用蜂蜜送服。

【附　　注】本方对胃癌、食道癌有一定的疗效，更适用于早、中期胃癌。本方有毒，斟酌使用。

【来　　源】内蒙古呼伦贝尔市新巴尔虎左旗嵯岗镇蒙医诊疗所冯忠义献方。

【方　　名】斑蝥素片

【方药组成】斑蝥素片 1 ～ 2 片（每片含斑蝥素 0.5g）。

【功效主治】原发性肝癌。

【用法用量】每服 1 ～ 2 片（逐渐增量）日 3 次，1 个月为 1 疗程。

【临床应用】用药 1 ～ 2 疗程，改善症状，缩小肿块，提高免疫机能有效率为 60%，且不会降低周围血象。

【方　　名】斑蝥丸

【方药组成】斑蝥（赤黑斑点者佳，去头、翅、足，炒过令香）3.7g，猪牙皂角（去黑皮，炙令黄）3.7g，蛇蜕皮（微炙）15g，乌梢蛇（酒浸去皮，炙令微黄）45g，天南星（炮制，去皮）15g，露蜂房（烧灰）60g，大黄（微炒）23g，麝香（研）3.7g，威灵仙 15g。

【功效主治】搜风涤痰，活血散结。适用于淋巴瘤。

【用法用量】上为末，入麝香研匀，炼蜜为丸，如梧桐子大。每服 10 丸，空心以粥饮下，至辰巳间病下如蛤蟆衣及诸恶物。

【来　　源】《普济方》。

【方　　名】斑蝥煨枣方

【方药组成】大枣 1 枚，斑蝥 1 只。

【功效主治】贲门癌、胃癌、肝癌。

【用法用量】将大枣去核，斑蝥去头、足、翅，然后把斑蝥纳入大枣内，煨热，去蝥食枣，空腹食之。隔 3 天吃 1 次，不可连续久服。

【来　　源】《饮食与抗癌》。

【附　　注】斑蝥为毒虫，含斑蝥素成分，有毒性刺激。服本方必须去掉斑蝥只吃大枣。服药期间配合泡绿浓茶饮或以绿豆甘草适量煎服，可缓解斑蝥之毒性副作用。

【方　　名】斑蝥蜈蚣方

【方药组成】斑蝥（去头足，炙）30g，蜈蚣 60g，全蝎（漂）120g，穿山甲（炙）240g。

【功效主治】胃癌，食道癌。

【用法用量】研末，糯米饭为丸，如黄豆大，每日 1 粒，吞服。以起病日计算，已起几天，照服几天。

【附　　注】本方剧毒，使用要注意。又方：蜈蚣 1 条，全蝎 6 个，穿山甲 3g，海马 1 个，均在瓦上烙干，研末，每服 0.9g，黄酒冲服。

【来　　源】上海市蓬莱区《验方选录》。

【方　　名】斑蝥消积方

【方药组成】斑蝥 1 只，鸡蛋 1 只。

【功效主治】破癥散结。适用于晚期食管癌。

【用法用量】先将斑蝥去头足、翅膀、绒毛，然后将鸡蛋壳打 1 个小洞，把去头足斑蝥塞进鸡蛋内，蒸煮半小时，取出鸡蛋中斑蝥，日服 1 只。

【临床应用】本方结合小剂量化疗，治疗晚期食管癌 112 例，治后生存 1 年以上为 53 例，占 47.32%；2 年以上为 41 例，占 36.6%；3 年以上为 16 例，占 14.29%；4 年以上为 2 例，占 1.78%。

【来　　源】无锡市第二人民医院方。

【附　　注】方中斑蝥辛寒有毒，具有破癥散结、攻毒蚀疮之功，能缓解食管癌患者的梗阻症状。使用本方后如出现小便刺痛、血尿应及时予以车前子、木通、泽泻、滑石、冬瓜皮、大蓟、小蓟以通淋利尿、清热止血减轻斑蝥的毒副反应。本方与“斑蝥抗癌鸡蛋方”类似，可参。

【方　　名】斑蝥雄鼠粪方

【方药组成】斑蝥（去头足翅，糯米拌炒，令米黄为度）14 枚，雄鼠粪（微炒）20 枚。

【功效主治】祛腐拔毒。适用于恶性淋巴瘤，肿硬疼痛。

【用法用量】上同研令细，入腻粉 6g，更研，以绿豆面入新汲水和丸，如绿豆大。每服 3 丸，空心以麝香酒下，觉腹内痛，便以消石末 3g，用酒 1 小盏煎 1 沸，温服。服药一炊久，大小便当有如雀卵汁一合以来，下者是效，宜服雄黄丸。

【来　　源】《太平圣惠方》。

【方　　名】斑蝥煮鸡蛋方

【方药组成】鸡蛋 1 只，斑蝥（去头、足、翅）1 ～ 3 只。

【功效主治】以毒攻毒。主治肝癌、胃癌。

【用法用量】将鸡蛋叩一小孔，纳入斑蝥，湿纸裹糊线扎牢，以水煮熟。只吃蛋，每天 1 只。

【来　　源】《中药大辞典》。

【附　　注】原方云，“用鸡蛋 1 只叩一小孔，放入去头、足、翅的斑蝥 1 ～ 3 只，再用纸和泥糊好，置于火上烤熟，只吃鸡蛋，每天 1 只，治疗肝癌、胃癌，均获得一定疗效”。斑蝥，为芫青科昆虫南方大斑蝥或黄黑小斑蝥的干燥全虫，俗称“放屁虫”。本品属剧毒药，一般斑蝥属含斑蝥素 1% ～ 1.5%，斑蝥素 30mg 即刻使人死亡。内服宜慎，体弱者及孕妇忌服。据报道，从斑蝥中提取的斑蝥素，对普通型原发性肝癌前期有一定疗效，表现为治疗后癌块缩小，自觉症状改善，生存时间延长。但对黄疸、腹水型肝癌的疗效较差。其用法是：内服斑蝥素片或胶囊（每粒食斑蝥素 1mg），每次 1 片（粒）。开始每日 1 次，待适应后可增加到每日 2 ～ 3 次，同时多饮绿茶解毒。并配合应用中草药，大部分病例加用小剂量化疗。此外，有用斑蝥原生药制成片剂治疗肺癌、肝癌、乳癌、宫颈癌者。本方与“斑蝥抗癌鸡蛋方”类似，可参。

【方　　名】板蓝根半枝莲汤

【方药组成】板蓝根、半枝莲、白花蛇舌草各 30g，茜草 15g，辛夷、山豆根各 12g，苍耳子、薄荷（后下）、白芷、荆芥、防风各 10g。

【功效主治】治鼻咽癌。病变初期，鼻塞流涕，鼻涕中偶带血丝，舌苔薄白，脉浮。

【用法用量】水煎服，每日 1 剂。

【方　　名】板蓝根黄精系列方

【方药组成】①板蓝根 12g，黄精 12g，半枝莲 12g，天花粉 12g，生熟地黄各 12g，太子参 12g，石斛 9g，麦冬 9g，白术 9g，首乌 15g。②板蓝根 12g，蚤休 2g，生熟地黄各 12g，石斛 12g，白术 9g，人中黄 9g，人中白 9g，忍冬藤 15g，马勃 4.5g，半枝莲 12g，猪殃殃 30g。

【功效主治】急性白血病。

【用法用量】水煎服，每日 1 剂。方①配合化疗。

方②用于缓解维持期。

【临床应用】浙江医科大附属儿童保健医院用于治疗急性淋巴细胞性白血病21例、急性粒细胞性白血病20例、急性单核细胞性白血病1例，淋巴肉瘤白血病3例，获完全及部分缓解者；急性淋巴细胞性白血病20例，急性粒细胞性白血病16例，淋巴肉瘤白血病3例。

【来 源】《抗癌中草药制剂》，人民卫生出版社，1981：296。

【方 名】板蓝根龙葵消结汤

【方药组成】板蓝根30g，龙葵15g，小香10g，生姜10g，陈石灰10g。

【功效主治】解毒消肿，软坚散结。食道癌。

【用法用量】水煎服，每日1剂。

【方 名】板蓝根猫眼草方

【方药组成】板蓝根30g，猫眼草30g，人工牛黄6g，硇砂3g，威灵仙60g，制南星9g。

【功效主治】清热解毒，化痰开窍。适用于食管癌。

【用法用量】制成浸膏干粉，每服1.5g，温开水调下，1日4次。

【临床应用】以本方治疗食管癌，5年生存率占0.66%，4年生存率占1%，3年生存率占3.7%，2年生存率占7%，1年生存率占7.3%。

【来 源】安徽省人民医院方。

【方 名】板蓝根七叶一枝花方

【方药组成】板蓝根30g，七叶一枝花30g，制南星30g，威灵仙30g，紫金锭30g，冰片10g，硇砂10g，延胡索30g。

【功效主治】食管癌。

【用法用量】上药研细末，制成粉剂。每次1.5g，每日3次。

【来 源】《肿瘤的防治》，179。

【方 名】板蓝根山豆根综合方

【方药组成】①内服方：板蓝根15g，山豆根15g，土茯苓15g，牡丹皮10g，羚羊角1.5g（另煎兑服）。②外用方：斑蝥油、斑蝥膏。

【功效主治】鼻恶性肉芽肿。

【用法用量】方①水煎服，每日1剂。方②鼻咽部涂斑蝥油，鼻腔敷衍斑蝥膏。方②斑蝥去头足翅，糯米炒黄3g，香油30g，冰片0.5g，麝香0.15g，放入瓶中，盖严浸泡1个月即可。斑蝥膏制法：药物同前，研细末，加少量凡士林调膏备用。

【来 源】《中医杂志》，1985，(1)：14。

【方 名】板蓝根煨红枣方

【方药组成】板蓝根30g，红枣20g，茵陈蒿20g。

【功效主治】清热化湿，护肝降酶。主治肝癌化疗后肝功能损伤。

【用法用量】将板蓝根、茵陈蒿洗净，后放入纱布袋，扎口，与洗净的红枣同入砂锅，加水浸泡片刻，中火煨煮30分钟，取出药袋即成。早晚分服。

【方 名】板蓝根苡仁汤

【方药组成】板蓝根、薏苡仁、鱼腥草、合欢皮各20g，仙鹤草、麦芽各24g，旋覆花、山豆根、醋莪术、姜黄、汉防己各9g，泽兰、焦山楂、鸡血藤、花斑竹各15g，白鲜皮、刺五加各12g，白茅根、糯米草、白花蛇舌草各30g，土茯苓18g。

【功效主治】清热解毒燥湿，理气活血散结。适用于湿蕴化热，客困中焦气营之分，阳明气滞之肠内瘤肝转移。脐周痛，消瘦，食少嗳气，上腹包块，尿黄，肠鸣，口干，唇舌偏红微绀。苔黄白腻有津，脉弱无力。

【用法用量】每日1剂，水煎服。

【临床应用】李某，男，51岁。因患结肠内瘤于1980年2月手术切除，术中发现肝转移，因体弱没用化疗。患者面黄瘦，巩膜中度黄染，结膜充血，失眠，食少嗳气，多食则胀，肠鸣，溲黄口干，唇舌偏红微绀，苔白腻，遂投本方，另用宜兴药“抗癌平”（主药为肿节风、冬陵菜、藤梨根等）。服药10余剂，即见转机，饮食大增，睡眠佳，精神好，连续用药4个月，以后间断用药，4年后曾追访，病无再发之兆。

【方　　名】板蓝根紫草根汤
【方药组成】板蓝根30g，紫草根30g，丹参18g，郁金10g，茯神10g，生甘草10g。
【功效主治】白血病。
【用法用量】水煎服，每日1剂。
【来　　源】《肿瘤的防治》，262。

【方　　名】半边莲白花蛇舌草
【方药组成】半边莲、白花蛇舌草各30g，明党参、茯苓、谷芽、白术、莲叶各9g，莲子肉、怀山药、鸡内金各15g，降香、橘红各3g，丹参、香附各5g。
【功效主治】理气降逆、健脾化瘀。
【用法用量】每日1剂，煎水分多次少量频服。
【来　　源】广东梅州市中医院张敏元副主任献方。

【方　　名】半边莲白花蛇舌草茶
【方药组成】半边莲、白花蛇舌草各30g。
【功效主治】睾丸肿瘤。
【用法用量】水煎，代茶饮。

【方　　名】半边莲半枝莲方
【方药组成】半边莲15g，半枝莲15g，冬凌草15g，重楼9g，伏龙肝30g，狗舌草6g。
【功效主治】清热解毒，降逆止呕，软坚散结。主治胃癌。
【用法用量】水煎服，每日1剂。

【方　　名】半边莲半枝莲饮
【方药组成】半边莲30g，半枝莲30g，鸡血藤15g，白花蛇舌草15g，生地黄15g，女贞子10g，七叶一枝花15g，桔梗12g，野菊花15g，焦三仙30g。
【功效主治】清热解毒，养阴生津。主治鼻咽癌。
【用法用量】水煎，每日1剂，早晚服。

【方　　名】半茶萹蓄汤
【方药组成】半枝莲15g，半边莲15g，老儿茶10g，萹蓄10g。
【功效主治】前列腺癌小便不通者。
【用法用量】上4味加水同煮，分3次服，1日1剂。
【来　　源】《中国民间偏方大全》。
【附　　注】忌辛辣、炙炒食品及酒类。

【方　　名】半地参汤
【方药组成】半枝莲、地耳草各30g，紫丹参15g。
【功效主治】肝癌。
【用法用量】上3味药同煎汤，分2～3次服，每日1剂，10～15天为1疗程。
【附　　注】地耳草，民间常称田基黄。

【方　　名】半龙汤
【方药组成】法半夏12g，党参12g，丁香3g，代赭石24g，苏梗15g，旋覆花15g，竹茹15g，龙葵30g，白英15g，蛇莓15g，半枝莲15g，金刚刺15g。
【功效主治】益气扶正，和胃降逆，清热解毒。主治食管癌。
【用法用量】水煎服，每日1剂。
【临床应用】本方治疗食管癌21例，其中显效3例，有效16例，无效2例，总有效率为90.47%。
【来　　源】湖北省武汉市商业职工医院。《中国中医秘方大全》。
【附　　注】方中党参益气扶正；半夏、丁香、旋覆花、代赭石、苏梗、竹茹和胃降逆；龙葵、白英、蛇莓、半枝莲、金刚刺清热解毒。气胀加莱菔子、佛手花。

【方　　名】半漏汤
【方药组成】半枝莲60g，漏笋30g。
【功效主治】子宫颈癌。
【用法用量】将上2味加水煎服，每日1剂，分2次服之。
【来　　源】《民间偏方秘方精选》。

【方　　名】半蒲饮
【方药组成】半枝莲 30g，蒲公英 30g。
【功效主治】恶性淋巴瘤。
【用法用量】上 2 味加水同煎，去渣取汤代茶饮。日内多次频频饮之。
【来　　源】《肿瘤的防治》。
【附　　注】本方适用于早期恶性淋巴瘤患者较为显效。

【方　　名】半石汤
【方药组成】半枝连 60g，石见穿、急性子各 10g，大枣 7 枚。
【功效主治】食管癌热毒型。
【用法用量】水煎服，每日 1 剂。

【方　　名】半蜈汤
【方药组成】生半夏 6g，川蜈蚣 2 条，公丁香 3g，柿蒂 9g，陈胆星 4.5g，薤白头 4.5g，瓜蒌皮 15g，代赭石 30g，西月石 4.5g，生姜 3 片。
【功效主治】食管癌。
【用法用量】水煎服，每日 1 剂。

【方　　名】半夏白术汤
【方药组成】半夏、白术各 30g，血竭、木香各 9g，瓦楞子 30g，雄黄 6g。
【功效主治】食道癌。
【用法用量】研末分 9 份，每日 1 份，分 3 次服。

【方　　名】半夏陈皮汤
【方药组成】半夏 15g，陈皮 10g，威灵仙 30g，茯苓 10g，胆南星 10g，枳实 10g，苍白术各 10g，菖蒲 10g，郁金 10g，竹茹 10g，青礞石 15g，瓜蒌 30g，猪苓 30g。
【功效主治】痰湿内阻型脑瘤。
【用法用量】水煎服，每日 1 剂。
【来　　源】《中医肿瘤学》（上），科学出版社，1983：337。

【方　　名】半夏川贝丸
【方药组成】半夏 120g，川贝母 180g，生姜适量。
【功效主治】恶性淋巴瘤。
【用法用量】半夏、川贝共研为细粉末，用生姜汁糊为丸，每次 3 ～ 6g，每日 2 次。服完 1 剂为 1 个疗程。
【来　　源】《本草骈比》。
【附　　注】方中川贝若以浙贝代之，效果尤佳。

【方　　名】半夏胆南星汤
【方药组成】半夏 10g，胆南星 10g，夏枯草 15g，石菖蒲 10g，僵蚕 10g，生牡蛎 15g，地龙 10g，蜈蚣 3 条，猪苓 12g，蟾酥 0.01g，地鳖虫 10g，天龙 2g。
【加　　减】头痛剧烈，加川芎 10g，全蝎粉（冲服）0.3g；视物模糊，加枸杞子 10g，菊花 15g，决明子 10g，青葙子 10g；偏瘫者，加黄芪 20g，赤芍 15g，当归 10g；恶心呕吐，加九香虫 10g，竹茹 10g，陈皮 10g，木香 10g，旋覆花（包）10g；畏寒肢冷，加附子 5g，肉桂 3g，炮姜 5g，小茴香 10g，吴茱萸 10g；阳痿，加菟丝子 10g，淫羊藿 10g，仙茅 10g。
【功效主治】脑膜瘤。
【用法用量】上药先用水浸泡半小时，加水煎煮 2 次，药液混合均匀，分 2 次服用，每日 1 剂。

【方　　名】半夏当归汤
【方药组成】半夏 12g，当归、杏仁、枳实各 12g，芒硝 6g，桑枝、桑皮、茯苓、海藻、海浮石各 15g。
【功效主治】皮下脂肪瘤。
【用法用量】以丝瓜络 20g 煎汤代水煮上药，每日 1 剂，早晚分服。

【方　　名】半夏党参系列方
【方药组成】半夏 12g，党参 12g，赤芝 12g，丁香 3g，代赭石 24g，苏梗 15g，旋覆花 15g，竹茹 15g，龙葵 30g，白英 15g，蛇莓 15g，半枝莲 15g，金刚刺 15g，焦三仙各 20g。
【加　　减】气胀加莱菔子 15g，佛手花 6g。
【功效主治】食管癌。

【用法用量】水煎服，每日 1 剂。
【临床应用】武汉市商业职工医院治疗食管癌 21 例中，显效 3 例、有效 16 例、无效 2 例，总有效率为 90.47%。
【来　　源】《抗癌中草药制剂》，人民卫生出版社，1981：204。

【方　　名】半夏茯苓汤
【方药组成】半夏 10g，茯苓 15g，陈皮 12g，肉桂 12g，白术 14g，甘草 6g，柴胡 12g，生牡蛎 30g。
【功效主治】健脾消痰散结，疏肝行气软坚。舌囊肿（舌上痰核）。
【用法用量】水煎服，连服 20 余剂。
【临床应用】赵某，女，24 岁。自感吃饭时咀嚼不便，说话欠利，右侧舌尖麻胀感半年余，并伴胸闷纳呆、肢体困倦等症。曾去某医院检查，发现舌右侧前缘有一花生米大小之肿块，诊断为"舌体囊肿"，并给予硬化剂治疗，初时肿块略见缩小，半月后反见增大，要求服中药治疗，来就诊时见舌右侧前缘 1/3 处舌体隆起增大，有如荔枝核大小之肿块，表面呈浅紫红色，肿块无触痛，质软，光滑，舌质红润、苔白腻，脉沉弦滑。
【来　　源】《新中医》1981 年第 5 期。
【附　　注】祖国医学有肝脉络于舌本，脾脉络于舌旁的理论，七情气郁则舌肿不能语，又有"怪病多生于痰"之说，今患者胸闷纳呆，肢体困倦，为脾虚湿阴之症。因肝胆气逆，脾虚不运，水湿内停，凝聚为痰，痰浊互结流注经络，循经上结于舌，聚而成为痰核。法用疏肝行气、软坚、健脾、燥湿、散结之药，二陈汤健脾燥湿化痰；白术健脾祛痰，柴胡疏肝行气解郁；生牡蛎软坚散结；粘梗门辛散苦泄，载药上行达病所。诸药合用，使脾健肝疏，痰行结散，故而病愈。

【方　　名】半夏附栀汤
【方药组成】半夏 8g，附子 0.5 ～ 1g，栀子 3g，茯苓 5g，杏仁 4g，甘草 2g。
【功效主治】胃癌、食道癌、癌肿。
【用法用量】水煎服，每日 1 次。

【方　　名】半夏橄榄汤
【方药组成】刀豆子壳 15g，咸橄榄 3 粒，半夏 9g。
【功效主治】膈食呕吐，不能吞咽。
【用法用量】煎汤服，频服。
【来　　源】《泉州本草》。

【方　　名】半夏瓜蒌抑瘤方
【方药组成】夏枯草 50 ～ 90g，海藻 30 ～ 50g，白芥子 30g，白花蛇舌草 50 ～ 60g，全瓜蒌 30g，法半夏 20g，浙贝母 15g，青皮 15g。
【功效主治】热痰结聚所致的各种良、恶性肿瘤。
【用法用量】每日 1 剂，水煎 2 次，分 3 次服完。
【来　　源】朱曾柏经验方。
【附　　注】此方为基础方，可根据不同情况加减运用。

【方　　名】半夏厚朴汤
【方药组成】半夏 9g，姜制厚朴 2.4g，桃仁 7 枚（去皮尖，研如泥），神曲 1.8g，昆布 1.5g，三棱、当归梢、猪苓、升麻各 1.2g，苍术、茯苓、泽泻、陈皮、黄芩、肉蔻、草豆蔻（面煨）、生甘草各 0.9g，木香、青皮各 0.6g，吴茱萸、干姜、黄连各 0.3g，苏木、红花各 0.15g。
【加　　减】渴加干葛 0.9g。
【功效主治】中满腹胀，内有积块，坚硬如石。
【用法用量】水煎温服。每日 1 剂。

【方　　名】半夏黄连饮
【方药组成】半夏、黄连各 10g，刀豆子、赤小豆各 60g。
【功效主治】抗癌。适用于胃癌。
【用法用量】水煎服，每日 1 剂。

【方　　名】半夏抗癌散
【方药组成】半夏（汤洗 7 次去滑）30g，前胡（去芦头）、槟榔各 20g，大黄 30g，杏仁（汤浸，去皮尖，麸炒微黄）20g，枳壳（麸炒，去白）15g。
【功效主治】破气散结，清热利湿。适用于胰腺癌，胁痛，身黄。
【用法用量】上为散。每服6g，水150ml，煎至90ml，加生姜3g，同煎至50ml，去滓，不拘时候服。

【方　　名】半夏苦酒汤
【方药组成】姜半夏9g，鸡蛋1枚，醋少量。
【功效主治】喉癌。
【用法用量】鸡蛋去黄，加姜半夏、醋同煮熟，去半夏，缓缓咽服。
【来　　源】《伤寒论》。

【方　　名】半夏南星汤
【方药组成】半夏，胆南星，夏枯草，化橘红，石菖蒲，僵蚕，生牡蛎，地龙，蜈蚣，猪茯苓，蟾酥，地鳖虫，天龙（壁虎）各适量。
【加　　减】头痛剧烈，加川芎、全蝎粉；视物模糊，加枸杞、菊花、决明子、青葙子；咯痰不爽，加海浮石、海蛤壳、瓦楞子、猫爪草；偏瘫，加黄芪、赤芍、当归；畏寒肢冷，加附子、肉桂、炮姜、小茴香、吴茱萸；阳痿不举，加菟丝子、淫羊藿、仙茅；月经闭结，加当归、川芎、王不留行、穿山甲；夜寐不安，加朱灯心、远志、朱砂；恶心呕吐，加木香、竹茹、陈皮、九香虫、旋覆花；阴虚潮热，加北沙参、石斛、龟板、鳖甲、生地黄；脘闷纳呆，加陈皮、焦楂曲、生薏苡仁、鸡内金；形羸体虚，加黄芪、太子参、当归、生地黄、麦冬。
【功效主治】化痰息风。适用于各类脑肿瘤。
【用法用量】每日1剂，水煎，分2次服，3个月为1疗程。连服数疗程后，若病情稳定可改为间歇性服药，但以长期服药为宜。
【临床应用】以本方治疗脑肿瘤67例，临床治愈5例，显效16例，有效31例，无效15例。其中10人已恢复工作，16人能正常活动，19人能生活自理，或基本自理。
【来　　源】《中医杂志》，1988，1。

【方　　名】半夏散
【方药组成】半夏（汤洗7遍去滑）30g，射干30g，牛蒡子（微炒）30g，杏仁（汤浸，去皮尖双仁，麸炒微黄）22g，羚羊角屑22g，桔梗（去芦头）22g，昆布（洗去咸味）22g，槟榔22g，枳壳（麸炒微黄，去瓤）15g，赤茯苓22g，甘草（炙微赤，锉）15g。
【功效主治】宣肺理气，化痰软坚。适用于气郁痰凝，结成瘿气，咽喉肿塞，心胸烦闷。
【用法用量】上为散。每服12g，以水250升，加生姜4g，煎至150ml，去滓温服，不拘时候。
【来　　源】《太平圣惠方》。

【方　　名】半夏麝香贴
【方药组成】蛤蟆（1只去皮令净），半夏三钱，麝香五厘。
【功效主治】乳癖。
【用法用量】共捣烂为一大饼，贴患处，用绢缚之，约三时许解去，其效如神。
【来　　源】《应验良方》。

【方　　名】半夏汤
【方药组成】半夏、桑白皮、前胡各一两半，桔梗、炙甘草、贝母、柴胡、人参、诃子、白术各一两，细辛一钱。
【加　　减】中焦气滞，大便秘结者，加莱菔子；病久胸痛者，加三棱、莪术、郁金；若喘急痰嗽，从卧不安，不思饮食者，加南星、枳实。
【功效主治】健脾燥湿，降气化痰。脾湿不化，聚而为痰，痰阻肺络，肺气不降之喘而胸满闷窒，咳嗽痰多黏腻，久成肺积。
【用法用量】上药加大枣3个、生姜半分，水煎分2次服下，每日1剂。
【来　　源】《圣济总录》卷七十一。
【附　　注】本方所治之症是由于中阳不运，积湿生痰，痰浊阻肺，肺气失降，留滞成积。方中半夏辛温行散，能行水湿，水湿去则脾健而痰涎自消，人参大补元气，以振中土生机，二药共为主药以健脾燥湿，以断痰源；白术、炙甘草健脾益气为辅药；桑白皮、前胡、桔梗、贝母、诃子降气平喘化痰；细辛辛温，宣肺祛痰止咳；柴胡疏理气滞；配白术调和肝脾。诸药合用共奏健脾燥湿、降气化痰之功。现临床可用于肺癌辨证属脾虚湿聚痰阻肺络者。

【注意事项】燥痰不宜应用本方。

【方　　名】半夏汤

【方药组成】半夏一两（水洗七遍去滑），射干、牛蒡子各一两，杏仁三分（水浸，去皮尖双仁，麸炒微黄），羚羊角屑三分，木通、桔梗、昆布（洗去咸）、槟榔各三分，枳壳半两（麸炒微黄），赤茯苓三分，炙甘草半两。

【加　　减】胸闷不舒加郁金、柴胡；肿块难消者，加牡蛎、贝母、夏枯草；心悸，失眠较甚者加丹参、生地黄、酸枣仁；多食易饥者，加生石膏；病久正气伤耗，消瘦乏力者，加党参、黄芪、当归。

【功效主治】理气化痰，降火散结。饮食及水土失宜，肝气郁结致痰气壅结气郁化火之瘿瘤，咽喉肿塞，心胸烦闷。可用于甲状腺瘤的治疗。

【用法用量】上药为粗末，每次取四钱，加生姜2片水煎去滓温服，不拘时候。

【来　　源】《太平圣惠方》卷三十五。

【附　　注】本方治症为饮食及水土失宜，使脾失健运，不能运化水湿，聚而生痰，痰阻气机，以及情志内伤致肝气郁结，气机阻滞，津聚成痰，上述原因故气滞痰凝，壅结颈前，气郁化火之瘿瘤。方中半夏能燥湿化痰，脾为生痰之源，半夏为脾胃二经主药，故半夏主祛脾湿不化之痰，脾为生痰之源，水湿去则脾健而痰自消，从而断其生痰之源，使气机通畅，痰气壅结可散，故为主药，且命名为半夏散；槟榔、枳壳下气化痰，气降则痰行水消；杏仁、桔梗宣肺化痰，肺主一身之气，肺气行则气机畅；昆布化痰软坚；射干、牛蒡子利咽消痰散结；羚羊角泻肝火；木通、赤茯苓走水府而渗利湿热。诸药合用则痰湿与肝火俱消，痰气壅结可解。忌食生冷、黏腻、辛辣之品。本方与前半夏散、半夏汤近，可参。

【方　　名】半夏五香丸

【方药组成】半夏（汤洗七遍去滑、捣罗为末、姜汁和作饼、晒干）三两，丁香、沉香（锉）各半两，麝香（研）、冰片（研）、丹砂（研）各一钱，藿香叶半两，槟榔（尖者）二颗，木香、炙甘草各一分。

【功效主治】和胃气，进饮食。膈气痰结，食不得下，脘胀呕恶，腰酸身冷，舌痰或胖嫩，脉沉弦。

【用法用量】上为末，炼蜜为丸，如弹子大，每服一丸，空心、食前生姜盐酒嚼下。

【来　　源】《圣济总录》卷六十二。

【附　　注】本方治症病机特点为胃失和降，痰气交阻，胸膈不利。方选半夏为主药，其辛可开郁化痰，散结水肿，苦可降胃和中、下气利膈，姜制后调中之功尤擅；辅以麝香、冰片、丹砂，作用于局部病灶处，散积解毒，化结块，止疼痛，特别是麝香，能通行全身诸经脉，通关开窍之力无药出其右；木香、槟榔、藿香叶均善理气行滞，并醒脾助运而化痰湿；丁香、沉香则功有和胃降逆气，温阳散寒浊。以生姜、盐、酒送下，乃取姜之调胃、盐之入肾、酒之走肾之性，以加强药力。综合全方，诸药配合，则结块消而咽管通，胸膈畅，气机顺，脾胃调，肾阳复，收和胃气、进饮食之效。

【方　　名】半夏饮

【方药组成】半夏（洗去滑）、茯苓、白术各60g，前胡、枳壳（麸炒，去瓤，一作枳实）、甘草（炙）、大戟（炒）各60g，黄芩、茵陈、当归各30g。

【功效主治】健脾利湿，清热祛瘀。适用于胰腺癌，心中懊侬，其脉沉弦或紧细。

【用法用量】上锉散。每服12g，水300ml，加生姜3片，煎至200ml，去滓，空腹服。

【方　　名】半夏饮

【方药组成】半夏三分（汤浸七遍七滑），桔梗一两，大腹皮一两，前胡一两，鳖甲一两半（涂醋炙令黄），枳壳一两（麸炒），人参三分（去芦头），槟榔一两，赤芍药一两，吴茱萸半两（汤浸七遍，焙干微炒）。

【加　　减】痰停于内，胸阳痹阻者可酌加厚朴、全瓜蒌、薤白、陈皮；咳嗽痰多者加苍术、茯苓、厚朴、竹茹、桑白皮。

【功效主治】化痰软坚，降气除胀。痃癖气，急硬满胀，心肋多痛，不能食物，气攻胸背壅闷，或呕恶时作，咳嗽吐痰，舌苔白腻，脉弦滑。

【用法用量】以上药物，共研为细末，每服三钱，以水一中盏，加生姜半分，煎至六分，去滓温服，不拘时候。现代用法，水煎服，每日1剂。

【来　　源】《太平圣惠方》卷四十九。

【附　　注】本方治症是由痰阻气滞，肺失宣降，气逆于上所致。治当化痰软坚，降气除胀。药用半夏化痰除湿，消痞散结，降逆止呕，为主药；桔梗、前胡开宣肺气，化痰止咳，枳壳宽中理气，和胃降浊，槟榔、大腹皮行气导滞，利水，吴茱萸辛散苦降，下逆气，降浊阴，消癖结，共为臣药；人参益气健脾，助运化湿，以杜生痰之源，鳖甲咸以软坚散结，赤芍活血通经止痛，共为佐使药。诸药配合，可豁痰于无形，则肺胃之气自顺，癖积自消。

【方　　名】半夏止噎汤

【方药组成】干姜、石膏四两，桔梗、人参、桂心各二两，半夏一升，吴茱萸二升，小麦一升，甘草一两，赤小豆三十粒。

【功效主治】饮食辄噎。

【用法用量】上十味，㕮咀，以酒五升，水一斗，煮枣二十枚，去滓，合煮取三升，分三服。

【来　　源】北周·《集验方》卷三。

【方　　名】半夏竹茹汤

【方药组成】姜半夏12g，姜竹茹12g，旋覆花12g，代赭石30g，广木香9g，公丁香6g，沉香曲9g，豆蔻9g，川楝子9g，川厚朴9g，南沙参9g，北沙参9g，天冬12g，麦冬12g，石斛12g，急性子15g，蜣螂12g，当归12g，仙鹤草30g。

【加　　减】泛吐黏痰，加生南星12g，青礞石30g；大便秘结，加生大黄9g，玄明粉9g（冲服）；胸痛，加延胡索12g，乳香9g，没药9g，全瓜蒌12g；咯血，加白及9g，生蒲黄15g，贯众炭15g。

【功效主治】补益阴血，降逆和胃。治疗食管癌胃阴不足，胃气上逆者。

【用法用量】每日1剂，煎2次分服。

【临床应用】用本方治疗食管癌有效，在全部病例中存活3年以上者占6.67%。

【来　　源】上海中医学院附属曙光医院方。

【方　　名】半夏竹茹饮

【方药组成】半夏9g，竹茹9g，茯苓9g，苏梗9g，代赭石30g，陈皮4.5g，枳壳4.5g，木香4.5g。

【功效主治】和胃化痰，降逆止呕。适用于恶性肿瘤患者或治疗过程中出现恶心呕吐者。

【用法用量】每日1剂，煎2次分服。

【来　　源】经验方。

【方　　名】半枝莲白花蛇舌草鼻咽癌汤

【方药组成】半枝莲、白花蛇舌草、肿节风、黄芪各30g，山慈菇15g，苍耳子12g，全蝎6g，蜈蚣2条。

【功效主治】鼻咽癌。

【用法用量】加水煎服，每日1剂。

【方　　名】半枝莲白花蛇舌草肠癌汤

【方药组成】半枝莲、白花蛇舌草、生薏苡仁、七叶一枝花各30g，天葵子、草河车、白头翁、红藤各15g，苦参、白槿花各12g，无花果20g。

【功效主治】清热解毒，祛瘀消肿。主治大肠癌。

【用法用量】水煎，分早晚2次服，每日1剂。

【方　　名】半枝莲白花蛇舌草防胃癌饮

【方药组成】半枝莲30g，白花蛇舌草60g。

【功效主治】胃癌。

【用法用量】水煎服，每日2次。

【方　　名】半枝莲白花蛇舌草解毒汤

【方药组成】半枝莲30g，白花蛇舌草30g，藤梨根30g，肿节风30g，旋覆花20g。
【功效主治】解毒抗癌。适用于胃癌。
【用法用量】每日1剂，水煎，分2次温服。
【来 源】民间方。

【方 名】半枝莲白花蛇舌草抗肝癌汤
【方药组成】半枝莲、白花蛇舌草、八月札、白背叶根、炙鳖甲各30g，白花丹、牡蛎、石上柏、郁金、丹参各15g，大黄9g，生薏苡仁30g。
【功效主治】清热解毒、软坚散结，主治肝癌。
【用法用量】上药水浸泡30分钟，煮沸后15分钟，取汁分2次服，每日1剂。

【方 名】半枝莲白花蛇舌草抗肝癌汤
【方药组成】半枝莲30g，白花蛇舌草30g，铁树叶30g，炙鳖甲30g，三棱9g，莪术9g，五灵脂9g，党参9g，当归9g，炒白芍15g，炒枳实15g，红枣10个。
【功效主治】化瘀消癥，益气养血。适用于肝癌正虚邪实者。
【用法用量】每日1剂，水煎服。
【临床应用】治疗20例，其中特效2例，显效2例、有效3例。

【方 名】半枝莲白花蛇舌草抗直肠癌汤
【方药组成】半枝莲30g，白花蛇舌草60g。
【功效主治】直肠癌。适应于胃癌、子宫颈癌、乳腺癌等。
【用法用量】上药加水3斤，煎1～2小时，日夜当茶饮。
【来 源】《湖南中草药单方验方选编》第一辑，湖南人民出版社，1970：132。
【附 注】以治直肠癌效果较好，治乳腺癌效果较差。如癌症生花外露，可以用鲜药捣敷，并煎水外洗患处。病情基本好转后，仍须继续服药3～4个月以巩固疗效，治疗过程中，禁食酸、辣、大蒜、羊肉。

【方 名】半枝莲白花蛇舌草软坚饮
【方药组成】半枝莲60g，白花蛇舌草60g，皂角、桑寄生各60g，白茅根15g，败酱草30g，红藤30g，蛇头草30g，岩白菜30g。
【功效主治】清热解毒，软坚散瘀。抑制癌细胞生长。
【用法用量】将上药水煎，分早晚服，每日1剂。

【方 名】半枝莲白花蛇舌草上颌窦癌饮
【方药组成】①半枝莲、白花蛇舌草、石见穿、生地黄、黄芩、玄参各30g，沙参10g，蒲公英15g，薄荷5g，杭菊10g，生牡蛎30g，蜜大黄10g。②半枝莲30g，金银花、连翘、野菊花、刘寄奴各15g，赤芍10g，生地黄15g，百合30g，石斛、麦冬、花粉各15g，生牡蛎30g。
【功效主治】上颌窦癌。
【用法用量】水煎服，每日1剂。药渣水煎，趁热熏局部，每次半小时，每日1次，熏至局部出汗为宜；继用桑木炭火烤干，连用15日。此外可服斑蝥片（含斑蝥粉10mg，参三七100mg，百合200mg，制糖衣片）每日2次，每次1片。方①、方②均用于热毒内蕴、阴虚血热型上颌窦癌。
【来 源】辽宁中医杂志，1987;（5）：26。

【方 名】半枝莲白花蛇舌草汤
【方药组成】半枝莲、白花蛇舌草、刘寄奴各30g，金沸草10g，代赭石30g（先煎），柴胡、香附、郁金、炒枳壳、沙参、麦冬、玄参、清半夏、丹参各10g。
【功效主治】鼻咽癌。
【用法用量】水煎服，每日1剂。

【方 名】半枝莲白花蛇舌草汤
【方药组成】半枝莲30g，白花蛇舌草60g，石打穿30g，败酱草30g，乳香10g，没药10g，土鳖虫12g，郁金30g，蜈蚣2条、桃仁12g，当归30g，红藤30g，人参10g，甘草12g。
【功效主治】鼻咽癌。
【用法用量】水煎服，每日1剂，连服30～50剂。

【方 名】半枝莲白花蛇舌草汤
【方药组成】半枝莲、白花蛇舌草、刘寄奴、代赭石各30g，柴胡、金沸草、香附、郁金、麦冬、玄参、清半夏、丹参各10g。
【功效主治】早期食道癌。
【用法用量】水煎，每日1剂。

【方　　名】半枝莲白花蛇舌草消癌汤
【方药组成】半枝莲、白花蛇舌草各30g，独脚球（山薄荷）15g。
【功效主治】乳腺癌。
【用法用量】每日1剂，煎水代茶饮。
【来　　源】湖南省卫生局编《中草药单方验方新医疗法选编》，1971：326。

【方　　名】半枝莲白花蛇舌草止痛汤
【方药组成】半枝莲30g，白花蛇舌草60g，石见穿30g，黄芩30g，黄连10g，生牡蛎30g。水煎服，并服斑蝥片（每片含斑蝥粉10mg、三七粉100mg、百合200mg）。
【功效主治】上颌窦癌疼痛。
【用法用量】每次1片，每日服3次。连服30～50日。

【方　　名】半枝莲白毛藤汤
【方药组成】半枝莲、白毛藤各45g，白花蛇舌草30g，沙参15g，麦冬、金银花、茯苓、党参各9g，怀山药6g，甘草4.5g。
【功效主治】肺癌。
【用法用量】水煎服，每日1剂。

【方　　名】半枝莲白英汤
【方药组成】半枝莲30g，白英30g。
【功效主治】清热解毒，主治肺癌。
【用法用量】水煎服，每日1剂，日服3次。
【临床应用】本方曾治一女患者，56岁，1968年起病，先后在杭州等地医院检查，诊断为右侧肺癌，伴胸膜转移。患者坚持用本方治疗3年来，症状消失，全身情况好转，能参加一般体力劳动。本方在浙江一带民间广为流传，据临床验证有良效。
【来　　源】《全国中草药新医疗法资料选编》，浙江省嵊州市人民医院方。

【方　　名】半枝莲半边莲肺癌汤
【方药组成】半枝莲、半边莲、白花蛇舌草、白英各30g均用全草，如为鲜药则各用60g。
【加　　减】痛甚加青木香（马兜铃根）30g，用米泔水磨汁冲服；出血加鸡血藤30g；咳嗽加淫羊藿、矮地茶各9g。
【功效主治】肺癌。
【用法用量】上药煎水当茶饮。
【来　　源】《湖南中草药单方验方选编》第一辑，湖南人民出版社，1970：127。

【方　　名】半枝莲半边莲肝癌饮
【方药组成】半枝莲、半边莲、黄毛耳草、薏苡仁各30g，天胡荽60g，大黄10g，茵陈蒿30g。
【功效主治】肝癌。
【用法用量】水煎服，每日1剂。

【方　　名】半枝莲大黄抗癌饮
【方药组成】半枝莲60g，大黄6g，川芎18g，藁本18g，菊花18g，金银花18g，黄芩9g，黄柏9g，桃仁6g，红花6g。
【功效主治】子宫颈癌。
【用法用量】水煎服，每日1剂。

【方　　名】半枝莲大蓟膀胱癌饮
【方药组成】半枝莲30g，大蓟30g，小蓟30g，六一散（包）30g，车前子（包）30g，五苓散（包）15g，蒲黄炭15g，藕节炭15g，贯众炭15g，槐花炭15g，生地黄12g，黄柏9g，知母9g。
【加　　减】血尿不止，加白及12g，荠菜花15g，阿胶（烊化）9g，三七12g；乏力较甚，加党参15g，太子参15g，黄芪15g。
【功效主治】用于膀胱癌中期，尿血较甚，尿色深红，小便短数，舌红苔黄，脉滑数。
【用法用量】上药加水煎煮2次，将两煎药液混合均匀，分2次服用，每日1剂。与前方下方接近，可参。

【方　　名】半枝莲大蓟汤
【方药组成】半枝莲、大蓟、小蓟、六一散（包）车前子各30g，五苓散、蒲黄炭、藕节炭、贯众炭各15g，知母、黄柏各9g，生地黄12g。
【功效主治】清热利水，凉血止血。主治膀胱癌。
【用法用量】水煎，分早晚2次服，每日1剂。

【方　　名】半枝莲大小蓟汤
【方药组成】半枝莲，大小蓟，六一散，五苓散，蒲黄炭，藕节炭，贯众炭，知母，黄柏，生地黄，车前子，槐花炭。
【功效主治】膀胱癌。症见尿血。
【用法用量】水煎，每日1剂，分两次服。
【来　　源】《新中医》，1980，(3)：37。

【方　　名】半枝莲单方
【方药组成】鲜半枝莲120g（或干品30g）。
【功效主治】直肠癌。
【用法用量】煎水当茶饮，至病愈为止。
【临床应用】治疗3例，均获良效。一般4～5个月可愈。
【来　　源】《湖南中草药单方验方选编》第一辑，《湖南人民出版社》1970：133。

【方　　名】半枝莲独脚莲汤
【方药组成】半枝莲30g，独脚莲30g，重楼15g，丹参9g，三棱9g，莪术9g，土茯苓9g，白花蛇舌草30g。
【加　　减】块型（气滞血瘀）可选加当归尾、桃仁、红花、五灵脂、蒲黄、三棱、莪术、乳香、没药、土鳖虫等；黄疸型（湿热蕴结）选加茵陈、栀子、金钱草、半边莲、木通、茯苓、泽泻、藿香、佩兰、白豆蔻、苍术等；腹水型选加除湿利水、健脾理气之品。热毒型则宜选加：①清热解毒药如金银花、连翘、蒲公英、大青叶、三黄等；②养阴清热药如地骨皮、银柴胡、青蒿、白薇等；③凉血止血药如牡丹皮、犀角、水牛角、地榆、槐花、血余炭、三七、白及等。此外，还可随症。肝区疼痛：血瘀加失笑散、丹参；气滞加广香、金钱子散；肠出血加地榆炭、槐花炭、棕皮炭、侧柏炭；腹胀加香附、枳壳、厚朴、槟榔、大腹皮、陈皮；扶正加益气、补血、温阳、滋阴药。
【功效主治】晚期原发性肝癌。
【用法用量】水煎服，每日1剂。
【临床应用】共治11例。按1972年石家庄全国抗癌药物会议所拟定的“原发肝癌疗效评定标准”有效5例。无效病例治疗后生存时间为1～4月，平均为2.5月。有效病例治后生存时间为3～13月，平均6.6月。11例治疗后生存时间平均4.4月。于某，男，48岁，肝脾肿大及肝功能异常7年。入院时体瘦，双下肢明显水肿，腹膨胀，胸腹壁静脉怒张，有轻度腹水征。肝大，胁下6cm，剑突下9cm，质硬如石，呈结节状，有压痛。脾大，胁下2cm。肝超声波及同位素扫描均为（+），肝功不正常。诊断为原发性肝癌、硬化型，Ⅲ期。方用太子参、白术、茯苓、银柴胡、地骨皮、茵陈、苦参、半枝莲、白花蛇舌草、独脚莲、三棱、莪术、丹参、龙葵、薏苡仁、大腹皮、泽泻、焦楂曲并以潞党参30g，太子参30g，煎水代茶，每日1剂。同时给予苦参碱2片，每日3次，肿节风6片，每日3次。西药给以复方5-Fu100mg，每日2次，间日服。间服利尿剂及保肝药物等。经上述治疗2月余，肝缩小2cm，质变软。病情稳定约4个月。
【来　　源】《贵阳中医学院学报》，1986，(3)：41。

【方　　名】半枝莲凤尾草茶饮
【方药组成】半枝莲、凤尾草、荸荠各30g。
【功效主治】子宫颈癌。
【用法用量】水煎代茶饮，服药同时用苍耳草30g煎汤熏洗患处，连续服用3个月。

【方　　名】半枝莲凤尾草汤
【方药组成】半枝莲、凤尾草各30g，椿根皮、黄柏、白芍各15g。
【功效主治】子宫颈癌。
【用法用量】水煎服，每日1剂。

【方　　名】半枝莲干品鲜品茶
【方药组成】半枝莲干品 35g，鲜品 150g。
【功效主治】抗肿块。
【用法用量】水煎，每日 1 剂，取液代茶，日饮数次，连服 5 个月。

【方　　名】半枝莲龟壳猪肺散
【方药组成】鲜半枝莲 1 000g，乌龟壳 1 只，猪肺 1 叶。
【功效主治】胃癌。
【用法用量】先将半枝莲加水煎至 1 热水瓶，1 天饮完，连服 6 天。再用龟壳、猪肺置瓦上煅炭研末，1 次服完。此后用干半枝莲 30g 加水 3 000g 煎至 1 500g，1 日服完，连用 2 个月。
【来　　源】《江苏民间中草药》。

【方　　名】半枝莲见穿附子汤
【方药组成】石见穿、半枝莲各 60g，金银花、象贝母、薏苡仁、丝瓜络、杏仁、生甘草、葶苈子、炒谷芽、麦芽各 9g，芦根 30g，大枣 5 只，陈皮、半夏各 12g，附子 6g。
【配　　穴】配合针灸治疗，主穴为风门、肺俞、心俞、天泉、膏肓、中府、尺泽、膻中、背部压痛点；配穴为列缺、内关、足三里。
【功效主治】肺癌。
【用法用量】水煎服，每日 1 剂，分 3 次服。
【来　　源】《治癌中药处方 700 种》。

【方　　名】半枝莲苦参液
【方药组成】半枝莲 15g，苦参 15g，黄连 15g，木香 9g，赤芍 15g，白花蛇舌草 15g。
【功效主治】清热解毒、破瘀消积，治直肠癌。
【用法用量】将上药用温水适量浸泡 30 分钟，煎煮 30 分钟，倒出药液；再加水煎煮 20 分钟，将两次药汁浓缩至 300ml，纱布过滤，液温保持在 36 ～ 38℃宜，灌入瓶内，接输液管（去针头），接导尿管，管端涂少许油剂，患者左侧卧位，臀部略抬高，将管插入肛门，深 10 ～ 15cm 为宜，胶布固定，然后滴药液，每分钟 50 滴，药液滴完后，平躺休息 30 分钟。

【方　　名】半枝莲葵子汤
【方药组成】葵树子、半枝莲各 60g。
【功效主治】绒毛膜癌。
【用法用量】1 200g 煮至 300g，1 天内分数次口服。
【来　　源】《治癌中药处方 700 种》。

【方　　名】半枝莲龙葵抗卵巢癌汤
【方药组成】半枝莲 30g，龙葵 30g，白花蛇舌草 30g，白英 30g，川楝子 12g，车前草 30g，土茯苓 30g，瞿麦 15g，败酱草 30g，鳖甲 30g，大腹皮 10g。
【加　　减】毒热盛者加龙胆草、苦参、蒲公英；腹水者加水红花子、抽葫芦、冲天草、天葵；腹胀甚者加木香、槟榔、枳实等；腹块坚硬者加土鳖虫、穿山甲、莪术、水蛭、桃仁、虻虫。
【功效主治】湿热郁毒型卵巢癌。
【用法用量】水煎服，每日 1 剂。
【来　　源】《中医肿瘤学》（上），科学出版社，1983：296。

【方　　名】半枝莲龙葵汤
【方药组成】半枝莲 50g，龙葵、白英、白花蛇舌草、鳖甲各 30g，蒲包草 15g。
【加　　减】腹痛加木香 6g，何首乌、元胡各 9g；腹胀加大腹皮、厚朴、枳壳各 9g；腹水加车前子、泽泻各 12g。
【功效主治】卵巢肿瘤。临床用时可对症。
【用法用量】水煎服，每日 1 剂。

【方　　名】半枝莲蒲公英抗瘤汤
【方药组成】半枝莲 120g，蒲公英 30g。
【功效主治】纵隔淋巴肉瘤。
【用法用量】煎水当茶饮，每日 1 剂，病情减轻后剂量可减半。并随症配合中药。
【临床应用】治疗各种恶性肿瘤共 7 例，其中纵隔肉瘤 1 例痊愈，4 例明显疗效，2 例死亡。
【来　　源】湖南省卫生局编《中草药单方验方新医疗法选编》，1971：326。

【方　　名】半枝莲蒲公英汤
【方药组成】半枝莲60g，蒲公英30g，半边莲15g，白花蛇舌草15g，陈皮10g，黄药子30g，法半夏9g，全瓜蒌15g，黄连6g。
【功效主治】清热解毒，化痰宽胸。主治食管癌。
【用法用量】每日1剂，水煎，早晚服。

【方　　名】半枝莲桑寄生汤
【方药组成】半枝莲30g，桑寄生20g，重楼6g，核桃树枝30g，山豆根20g。
【功效主治】解毒抗癌。适用于子宫癌。
【用法用量】每日1剂，水煎，分3次温服。

【方　　名】半枝莲桑寄生饮
【方药组成】半枝莲30g，桑寄生15g，半边莲30g，白花蛇舌草15g。
【功效主治】化湿解毒，滋阴养肝。主治宫颈癌赤白带下。
【用法用量】水煎服，每日1剂，15剂为1疗程。

【方　　名】半枝莲山慈菇汤
【方药组成】半枝莲，山慈菇，白花蛇舌草，白英，木香，穿山甲，全蝎，守宫，僵蚕，牡蛎，海藻，昆布，木鳖子，黄连，黄柏，各适量。
【功效主治】肝癌。
【用法用量】水煎，每日1剂，服3次，1个月为1疗程。
【临床应用】有效率达100%，延长生存期5～16年。

【方　　名】半枝莲山慈菇液
【方药组成】半枝莲，山慈菇，炮穿山甲，僵蚕，木鳖子，海藻，昆布，牡蛎，茵陈蒿，栀子，薏苡仁，赤芍，金银花，生半夏，蜣螂虫，各适量。
【功效主治】晚期肝癌。
【用法用量】水煎，每日1剂，服2次，2个月为1疗程。
【临床应用】服药1疗程，有效率达100%，平均延长生存期3～5年。

【方　　名】半枝莲蛇舌草蜜饮
【方药组成】半枝莲30g，白花蛇舌草60g，蜂蜜20g。
【功效主治】清热解毒，活血化瘀，抗癌。主治瘀毒内阻型胃癌。
【用法用量】将前两味混合入锅，加水15碗，用大火煎煮1小时后，去渣取汁，待药转温后兑入蜂蜜调匀即成。上下午分服。

【方　　名】半枝莲蛇舌草汤
【方药组成】半枝莲、白花蛇舌草各30g。
【功效主治】阴茎癌。
【用法用量】上2味药加水煎服，每日1剂，分2～3次饮服。
【来　　源】《家庭饮食疗法》。

【方　　名】半枝莲石见穿抗肠癌方
【方药组成】半枝莲30g，石见穿30g，八月札15g，生甘草10g，生薏仁30g，诃子10g，山豆根12g，红藤30g，陈皮10g，广木香6g，白花蛇舌草30g，败酱草30g，菝葜30g，苦参10g，七叶一枝花12g。
【加　　减】便血加槐花炭、侧柏炭；里急后重、下腹痛加木香、黄连、赤芍；大便不通加瓜蒌仁、皂角子、大黄；腹痛加乌药、川厚朴。
【功效主治】结肠、直肠和肛管癌。
【用法用量】水煎服，每日1剂。
【来　　源】《肿瘤的防治》，227。

【方　　名】半枝莲石见穿汤
【方药组成】半枝莲、石见穿各30g。
【功效主治】喉癌。
【用法用量】每日1剂，水煎，分2次服。

【方　　名】半枝莲石见穿汤
【方药组成】半枝莲60g，石见穿60g，生地榆30g，山豆根15g，薏苡仁30g，白重楼12g，忍冬藤30g，槐角15g，枳壳9g，川厚朴9g，昆布30g，胡麻仁15g。
【功效主治】清热解毒，利湿止血。适用于直肠癌。
【用法用量】每日1剂，水煎，分2次温服。
【临床应用】以本方治疗直肠癌20例中，显效2例，症状缓解5例。

【方　　名】半枝莲汤
【方药组成】半枝莲、鳖甲、龙葵、白英、白花蛇舌草各50g。
【功效主治】卵巢癌。
【用法用量】加水煎汤，分3次饮服，每日1剂，10日1疗程。
【来　　源】《治癌中处方700种》。
【附　　注】禁食姜、韭、薤等食物。

【方　　名】半枝莲汤
【方药组成】半枝莲30～50g，上一味，水煎2次，上、下午分服，或代茶。
【功效主治】功能清热解毒，散瘀定痛。用治肺癌、食管癌。
【用法用量】水煎服，每日1剂。
【临床应用】据对36例食管癌、肺癌患者的观察，用药后部分患者有近期症状的改善，但尚未见有根治疗效。另有用半枝莲、白英各30g，用于肺癌，对改善症状有一定效果。
【来　　源】《中药大辞典》。

【方　　名】半枝莲汤
【方药组成】半枝莲60g。
【功效主治】大肠癌。
【用法用量】水煎服，每日1剂。
【来　　源】《一味中药巧治病》。与上方接近，可参。

【方　　名】半枝莲瓦楞散
【方药组成】半枝莲120g，瓦楞60g，漏芦60g，丹参30g，乌梅60g，山豆根120g，栀子30g，郁金30g，党参30g，白术30g，陈皮30g，半夏30g。
【功效主治】肝癌。
【用法用量】共为细面，每包3g，成人每服1包，日2～3次。
【来　　源】内蒙古自治区医院编《中草药验方选编》，内蒙古自治区人民出版社，1972：161。

【方　　名】半枝莲丸
【方药组成】半枝莲60g，山豆根20g，露蜂房30g，山慈菇30g。
【功效主治】清热解毒，活瘀消肿。可用于治疗各种肿瘤。
【用法用量】共为细末，水丸如绿豆大，每服15丸，每日2次，饭后温开水送服。
【来　　源】焦树德《用药心得十讲》。
【附　　注】原方：山豆根用量30g，制丸后日服2～3次，今虑其毒副作用，拟降其剂量。

【方　　名】半枝莲夏枯草汤
【方药组成】半枝莲、夏枯草、白花蛇舌草、铁树叶、党参各15g，三棱、莪术、炙鳖甲、当归、白芍各9g，八月札6g，白术12g，枳实6g，薏苡仁30g。
【功效主治】健脾益气，消癥软坚，清热解毒，主治原发性肝癌。
【用法用量】水煎，分2次早晚服，每日1剂。

【方　　名】半枝莲茵陈汤
【方药组成】半枝莲、茵陈蒿、车前子（包煎）、代赭石（先煎）、美人蕉各30g，白花蛇舌草40g，六一散（包煎）20g，丹参、虎杖、龙葵、延胡索各15g，生大黄（后下）12g，龙胆草、柴胡、黄芩、三棱、莪术各10g。
【功效主治】清热利湿，解毒化瘀。适用于胰头癌，湿热蕴结，瘀阻成毒，壅滞中焦，胃失和降，腹胀便秘，小便黄赤刺痛。舌质紫黯，苔黄腻而燥，脉弦滑。
【用法用量】每日1剂，水煎服。

【方　　名】半枝莲猪殃殃饮
【方药组成】半枝莲、猪殃殃、羊蹄草、大青叶各30g，狗舌草20g，党参、黄芪、白术、茯苓、当归各12g，三棱、莪术各10g，龙葵15g。

【功效主治】清热解毒，益气扶正，活血化瘀。主治急性粒细胞性白血病缓解期。
【用法用量】上药水浸泡 30 分钟，煮沸 15 分钟，取汁分早晚 2 次服，日服 1 剂。

【方　　名】半枝蛇舌草汤
【方药组成】半枝莲 30g，白花蛇舌草 60g。
【功效主治】大肠癌、胃癌等消化道癌症。
【用法用量】二味加水十五碗，煎一小时，去渣取汤，日夜当茶饮，连服三四个月。
【来　　源】《中国秘方全书》。

【方　　名】蚌肉粥
【方药组成】糙米 125g，海带 100g，蚌肉 100g。盐、酒、冷水各适量。
【功效主治】清热解毒，软坚消积。本膳主要适用于纵隔肿瘤侵犯胸膜肋骨引起疼痛者。
【用法用量】糙米洗净，加入适量冷水，放入切碎海带，用大火在压力锅中烹煮出汁。在锅内加入盐和酒，将蚌肉撒上盐，洗净，用器具将其从壳中取出。将取出之蚌肉放入锅内，与其他各料同煮，等粥至稀烂，再加肉汁，即可食用。
【附　　注】膳中海带（昆布）不但有良好的抗癌作用，而且对癌性疼痛效果亦佳。我曾治某男，59 岁，患恶性纵隔肿瘤，处方以海带 200g 研粉，每天早晨煮粥时，撒在粥中食用，对胸肋骨处的疼痛有明显的缓解作用。该患者有高血压史，在服用本方 15 天后，竟意外地发现血压也在明显下降。主要是其所含的昆布氨酸（Laminine）所起的作用。

【方　　名】宝盖草方
【方药组成】①宝盖草嫩苗 30g，鸡蛋 2 只，同炒食。②宝盖草 60～90g，鸡蛋 2～3 个，同煮，蛋熟后去壳，继续煮半小时，吃蛋饮汤。③鲜宝盖草 60g，捣烂取汁，药汁煮沸后服。均隔日 1 次，连服 3～4 次。
【功效主治】祛风通络，消肿止痛。主治淋巴结结核。
【来　　源】《中药大辞典》。

【方　　名】保安丸
【方药组成】川大黄（新水浸一宿，蒸熟，切片，焙）90g，干姜（炮）30g，大附子（去皮脐）15g，鳖甲（好醋 300ml，炙令干）45g。
【功效主治】化瘀消积，温中散寒。主治癥积。心腹内结如拳，渐上不止，揪心疼痛，及绕脐腹痛不可忍者。适用肝癌。
【用法用量】上为末，取 3 年米醋 800ml，先煎 400ml，然后和药，为丸如梧桐子大。每服 10～20 丸，空腹时用醋、酒或米饮送下，取积如鱼肠脓血，烂肉青泥而下。
【来　　源】《宣明论方》。

【方　　名】保健大蒜酒
【方药组成】大蒜 200g，蛋黄 50g，40 度白酒 600g，芝麻粉 50g，纯蜂蜜 100g。
【功效主治】温经通便，解毒镇痛。本膳主要适用于软组织恶性肿瘤症见虚寒衰弱者。
【用法用量】生大蒜捣碎，制成蒜糊，加入蛋黄后搅烂。接着用文火焙干，研成粉末。将粉末加入酒中，再加入用文火焙干的芝麻粉和蜂蜜，搅烂混匀后，静放 6 个月，过滤后便可制得淡茶色透明的保健大蒜酒。每晚取少量（20 滴）大蒜酒，用水 5 倍稀释后饮用，效果颇佳。
【来　　源】北京知医堂肿瘤专科杨建宇供方。
【附　　注】本病晚期呈慢性消耗，全身功能衰竭、小便清长、畏风怕冷，应用本膳，可望有较好疗效。膳中大蒜至少含 60 种不同的化学物质，其中很多是含硫化合物。

【方　　名】保食汤
【方药组成】焦三仙各 30g，山药 15g，半夏 15g，木香 10g，竹茹 10g，陈皮 10g，厚朴 10g，香附 10g，枳壳 5 个，炙甘草 10g，砂仁 6g，吴茱萸 6g，黄连 3g，大枣 5 个，生姜 5 片。
【功效主治】癌症病人食欲不佳。
【用法用量】水煎 2 次，早晚服。
【附　　注】服药数剂后一般可提高食欲。
【来　　源】孙秉严供方。

【方　　名】鲍鱼猪肉汤

【方药组成】猪瘦肉 250g，鲍鱼 3 条，清水 1000ml。

【功效主治】滋阴扶正，抗癌解毒。本膳主要适用于胃癌热呕者。

【用法用量】猪肉要条块状，鲍鱼洗净，放入锅中，加入清水，文火煮至 200ml 左右，饮汤吃肉。

【来　　源】《世界治癌汉方总集》，台北金林文化有限公司出版，1984：286。

【附　　注】这是台北临床验方，称为“4 天疗法”，具体应用为：第一天，金银花 20g，蜈蚣 20 条（去头足尾，炙），15 碗水煎成 1 碗，加入蜂蜜冲服；第二天，使用“鲍鱼猪肉汤”；第三天，草鱼尾 500g，南、北杏仁各 60g（均去皮尖），打碎，5 碗煎至 1 碗，汤及杏仁均可吃下，草鱼随意分次食之；第四天，猪瘦肉 250g，南、北杏仁各 60g（均打碎），5 碗水煎至 1 碗，汤及杏仁吃下，肉随意分次食之。从第五天起再循环重复，30 天为 1 疗程，对肺癌亦有卓效。

【方　　名】北沙参八角莲汤

【方药组成】北沙参、八角莲（研粉分吞）、红藤、白芷、丝瓜络各 9g，半边莲 30g，石膏、白英各 30g，忍冬藤、白茅根、仙鹤草各 15g，甘草 6g。

【功效主治】唇癌。

【用法用量】水煎服，每日 1 剂。

【临床应用】陶某，男，61 岁，浙江人。1981 年 9 月 30 日初，上下唇长如蕈状型一肿物，质坚硬，呈暗红色，说话进食不得自如。经杭州肿瘤医院诊断为唇癌。行放疗 1 周后，因血小板、白细胞降低而求治于中医。患者形体消瘦，肿物部出血，血色紫红，舌红苔少脉细数，治以清热解毒，佐以化瘀消肿止血为法，以上方为基本方随证加减，八诊共服药 200 余剂。血止，后黑色硬皮层不断脱落，不痛，肿块逐日消退，上下唇渐趋柔软，说话饮食自如。随访未见复发。

【来　　源】《浙江中医药大学学报》，1985，（6）：9。

【方　　名】北沙参白术汤

【方药组成】北沙参 24g，白术 12g，茯苓 15g，陈皮 10g，法半夏 12g，冬虫夏草 15g，五味子 12g，猪苓 24g，半枝莲 30g，白花蛇舌草 30g，山慈菇 15g。

【加　　减】若气虚较甚，加人参 6g，黄芪 30g；若兼肾阳不足，肢冷不温，加干姜 10g，附片 15g（先熬）。

【功效主治】肺脾两虚型肺癌。

【用法用量】水煎服，每日 1 剂。

【来　　源】《百病良方》第二集，科学技术文献出版社重庆分社，1983：178。

【方　　名】北沙参川石斛饮

【方药组成】北沙参 15g，川石斛 12g，玉竹 12g，白花蛇舌草 15g，龙葵 30g，海藻 12g，野菊花 15g，苍耳子 12g，辛夷花 10g（包煎），焦山栀 10g，生地黄 15g，赤芍 15g，白茅根 30g，藕节 15g，麦冬 30g，浙贝母 10g，玄参 12g，桃仁 6g，夏枯草 15g，大枣 7 枚。

【功效主治】鼻咽癌。

【用法用量】每日 1 剂，水煎分两次服。

【来　　源】《上海中医药杂志》，1989，（1）：27。

【方　　名】北沙参黄芪汤

【方药组成】北沙参、黄芪各 30g，川续断、狗脊、枸杞各 12g，生熟地黄、石斛、麦冬、补骨脂、白蒺藜各 15g。

【功效主治】益气养阴，补益肝肾。用于多发性骨髓瘤，症见气阴两虚，头晕乏力，心悸气短，面色少华，自汗或盗汗，夜间潮热或午后低热，骨痛酸软，口咽干，肢肿。舌淡红少苔乏津，脉细弱。

【用法用量】每日 1 剂，水煎，分 2 次温服。

【来　　源】《辽宁中医杂志》，1986，12。

【方　　名】北沙参黄芩液

【方药组成】北沙参、黄芩、鱼腥草、仙鹤草、贝母、当归、苦杏仁、前胡、天冬、麦冬、橘红各适量。

【加　　减】咳嗽痰多加紫菀、姜半夏、制南星、莱菔子、蛤壳粉；干呛无痰加南沙参、冬花、枇杷叶、炙兜铃；痰黄咯血加桑白皮、生地黄炭、血余炭；胸闷气急加瓜蒌皮、枳壳、苏子、葶苈子、薤白；肺阴耗损加鲜生地黄、鲜石斛、天花粉；热不退加青蒿梗、地骨皮、金银花、羚羊角；疼痛剧烈加生半夏、生南星、全蝎、蜈蚣；脾胃虚弱加炒白术、茯苓、谷芽、党参；脾虚湿困加藿香、佩兰、茅术、六一散；抗癌解毒加水杨梅根、半枝莲、三叶青。

【功效主治】原发性肺癌。

【用法用量】水煎服，每日1剂。

【临床应用】治疗16例，肿块消失4例（其中1例复发死亡）。有效7效，无效5例；存活5年以上的2例，2年的2例，1年的3例，6个月2例，3个月的2例，3个月以下的5例。刘某某，男，39岁，1974年6月24日初诊，因持续发热，消瘦，咯血，经上海某医院X线胸片，诊断为周围型肺癌，服上药1个月，自觉症状明显好转，热退，纳增，稍有咳嗽。稍作调整又连服2个月，于10月5日X线复查，左肺上叶有一条索状阴影，球形病灶明显缩小，痰内连续3次找到癌细胞，原方调整续服，半个月后自觉症状消失，同年12月复查，肺内肿块吸收，痰内未找到癌细胞。1977年12月13日X线胸片检查，肿块消除。

【来　　源】《浙江中医杂志》，1981，（1）：6。

【方　　名】北沙参急性子汤

【方药组成】北沙参、急性子、天南星、白毛藤、浙贝母各10g，半枝莲、丹参各15g，白花蛇舌草30g，麦芽、谷芽各12g。

【加　　减】两胁不畅者加郁金10g，红花6g，去白毛藤。

【功效主治】食道中段癌。

【用法用量】水煎服，每日1剂。

【临床应用】刘某，男，60岁，1984年9月3日诊。进食受阻，打嗝半年，胸脘痞闷，大便不调，经某医院活检等确诊为食道中段癌。诊见舌红有紫斑，苔中根腻，脉细弦。服上方治疗2个月余，无特殊不适，饮食如常，精神已振，食道钡餐复查正常。随访2年，未见复发。

【来　　源】《四川中医》，1988，（12）；24。

【方　　名】北沙参麦冬防鼻咽癌液

【方药组成】北沙参30g，麦冬15g，知母12g，玄参12g，金银花12g，连翘12g，生石膏30g，花粉20g，芦根30g。

【加　　减】苔黄厚腻者加用藿香、佩兰、薏苡仁；热伤血络衄血多者加三七粉、蒲黄炭、小蓟等。

【功效主治】燥热伤阴型鼻咽癌。

【用法用量】水煎服，每日1剂。

【来　　源】《百病良方》第二集，科学技术文献出版社重庆分社，1983：168。

【方　　名】北沙参麦冬防胃癌液

【方药组成】北沙参24g，麦冬15g，知母12g，生石膏30g，花粉12g，生大黄6g，芦荟10g，蚤休24g，败酱草30g，半枝莲30g，白花蛇舌草30g。

【功效主治】胃热伤阴型胃癌。

【用法用量】水煎服，每日1剂。

【来　　源】《百病良方》第二集，科学技术文献出版社重庆分社，1983：181。

【方　　名】北沙参麦冬抗直肠癌汤

【方药组成】北沙参24g，麦冬12g，五味子15g，龟板30g，鳖甲24g，石斛15g，甲珠15g，莪术15g，石见穿30g，半枝莲30g，白花蛇舌草30g。

【功效主治】气阴两虚型直肠癌。

【用法用量】水煎服，每日1剂。

【来　　源】《百病良方》第二集，科学技术文献出版社重庆分社，1983：187。

【方　　名】北沙参麦冬凉血汤

【方药组成】北沙参、麦冬、地骨皮各15g，天花粉20g，天冬30g，生地黄30g，知母9g，牛黄10g，甘草6g。

【功效主治】益气养阴，清虚热凉血。主治白血病有虚热者。

【用法用量】水煎，分 2 次服，日服 1 剂，30 剂为 1 个疗程。

【方　　名】北沙参麦冬气阴双补汤

【方药组成】北沙参 30g，麦冬 20g，黄芪 30g，白术 24g，茯苓 30g，鳖甲 30g，莪术 15g，败酱草 30g，半枝莲 30g，白花蛇舌草 30g，蚤休 24g。

【功效主治】气阴两伤型结肠癌。

【用法用量】水煎服，每日 1 剂。

【来　　源】《百病良方》第二集，科学技术文献出版社重庆分社，1983：185。

【方　　名】北沙参麦冬汤

【方药组成】北沙参 30g，麦冬 15g，知母 12g，玄参 12g，金银花 12g，连翘 12g，生石膏 30g，花粉 20g，芦根 30g，太子参 30g，女贞子 15g，补骨脂 15g。

【加　　减】苔黄厚腻加用藿香、佩兰、薏苡仁；若热伤血络衄血多者加三七粉、蒲黄炭、小蓟等。

【功效主治】清热养阴，主治鼻咽癌。

【用法用量】水煎，每日 1 剂，早、晚各服 1 次。

【方　　名】北沙参麦冬饮

【方药组成】北沙参 15g，麦冬 9g，百部 12g，鱼腥草、山海螺、生薏苡仁各 30g，夏枯草 15g，葶苈子 30g，八月札 12g，干蟾皮 9g，白毛藤、白花蛇舌草、生牡蛎各 30g，天龙 4.5g（研末吞服）。

【功效主治】养阴清肺，解毒散结，主治肺癌咳痰带血。

【用法用量】将上药水煎 2 次，分早晚服，每日 1 剂。

【方　　名】北沙参生地肺鳞癌液

【方药组成】北沙参、生地黄、玄参各 30g，天冬、麦冬、炙鳖甲、炙龟板、黄精各 15g，鱼腥草 60g，蒲公英、金银花、芙蓉叶各 30g，谷麦芽各 15g，陈皮 6g。

【功效主治】阴虚型肺部鳞癌。

【用法用量】水煎服，每日 1 剂。

【临床应用】黄某，男，73 岁，诊断为“左上肺鳞癌”，形体消瘦，咳呛频作，痰黄难咯，胸闷气急，难以平卧，舌光如镜，脉细数。服上方 14 剂后咳嗽、气急大减，精神转佳，舌变红润，并见薄苔。

【来　　源】《辽宁中医杂志》，1987，（1）：1。

【方　　名】北沙参生地黄乳腺癌汤

【方药组成】北沙参 15g，生地黄 15g，麦冬 12g，百合 12g，黄芩 10g，全瓜蒌 15g，藕节 5 枚，仙鹤草 30g，白花蛇舌草 30g，夏枯草 15g，徐长卿 30g。

【加　　减】阴虚潮热，加炙龟板 30g，地骨皮 15g；气阴两虚，短气自汗，加黄芪 15g，生晒参 9g；脾虚痰湿，腹胀痰多，加炒白术 12g，鱼腥草 30g；气滞血瘀胸痛，痰色褐者，加元胡 12g，三七粉（冲服）2g。

【功效主治】用于乳腺癌肺及胸膜转移者。

【用法用量】上药加水煎煮 2 次，将两煎药液混合均匀，分 2 次服，每日 1 剂。

【方　　名】北沙参生地黄子宫癌汤

【方药组成】北沙参 10g，生地黄 15g，牡丹皮 10g，赤芍 10g，枸杞子 10g，女贞子 12g，山茱萸 12g，麦冬 12g，蚤休 15g，白芍 10g，白英 30g，甘草 6g。

【加　　减】腹泻，里急后重，加黄连 3g，木香 10g，当归 10g，枳实 10g；大便黏液带血，加白花蛇舌草 15g，秦皮 10g；伴小便频急，加木通 10g，萹蓄 10g；伴乏力，口干渴，加西洋参 6g，太子参 12g。

【功效主治】用于子宫体癌放疗后。

【用法用量】水煎，每日 1 剂，分 2 次服。

【方　　名】北沙参生黄芪术后汤

【方药组成】①北沙参 20g，生黄芪 20g，党参 20g，炒白术 10g，白花蛇舌草 30g，山药 20g，陈皮 10g，苍术 10g，金银花 20g，野菊花 20g，生甘草 10g。②甲粉红纱条，珍珠散。

【功效主治】乳腺癌术后溃疡。

【用法用量】方①水煎服，每日 1 剂。方②外敷创面。二方结合应用。

【临床应用】治疗 1 例，痊愈。李某，女，61 岁，诊前 3 个月行乳腺癌根治术，术后放射治疗，局部皮肤逐渐糜烂，出现溃疡，约 22cm×23cm 大小创面，肉芽组织水肿，呈暗红色，间有散在污褐厚痂及黑褐色坏死组织，有大量稀薄污水样分泌物并有恶臭味，创面疼痛难以入眠，食欲不振，恶心，呕吐，低烧，全身乏力，舌淡胖有齿痕，苔白厚腻，脉细数无力，用西药无效。该患者属气阴两虚、肌肤失养致肝胆湿热蕴积，脾失健运，毒邪稽留于肌肤而致病，以方①、方②治疗获愈。

【来　　源】《北京中医杂志》，1990，（3）：3。

【方　　名】北沙参生石膏汤

【方药组成】北沙参、生石膏、芦根各 30g，天花粉 20g，麦门冬 15g，知母、玄参、金银花、连翘各 12g。

【功效主治】治鼻咽癌热毒伤阴或放射鼻咽部干燥，饮多不解渴，大便干，舌红无津，苔厚腻，脉细数。

【用法用量】加水煎服法同上，每日 1 剂。

【方　　名】北沙参石斛汤 3 方

【方药组成】①北沙参 20g，石斛 20g，黑木耳 6g，太子参 20g，女贞子 20g，旱莲草 30g，白芍 20g，金银花 20g，败酱草 30g，川黄柏炭 15g，黑山栀 10g，茯苓 20g，明党参 30g，甘草 3g。②熏洗方：红花 6g，白矾 6g，瓦松 30g。③巴蜡丸：巴豆去皮，黄蜡为衣。

【功效主治】中、晚期子宫颈癌。

【用法用量】方①水煎服，每日 1 剂，分两次服。方②水煎，先熏洗外阴部，每日 1 ～ 2 次，每次 30 ～ 60 分钟，每药可用 3 ～ 4 天。方③每日 1 次内服，每服 5 ～ 6 粒，10 次为 1 疗程。

【临床应用】宋某，女性，57 岁，1977 年 1 月 4 日初诊。患者 1 年前突然阴道出血，检查确诊为宫颈癌Ⅲ期，以上方上法内服外用并施，月余后好转，继续治疗 3 年零 1 个月，病情一直稳定。

【来　　源】《上海中医药杂志》，1984，（9）：9。

【方　　名】北沙参天冬润肺汤 3 方

【方药组成】①南沙参、北沙参、天冬、麦冬、玄参、百合、生地黄、鳖甲适量。②人参、黄芪、党参、太子参、白术、茯苓适量。③补骨脂、淫羊藿、肉苁蓉、菟丝子、锁阳、薜荔果各适量。

【加　　减】可酌情加入化痰软坚之夏枯草、海藻、昆布、薜荔果、瓜蒌皮、生南星、泽漆、生牡蛎等，及清热解毒药如石上柏、白花蛇舌草、山豆根、石见穿、苦参、金银花、白英、重楼等。

【功效主治】晚期原发性肺癌。

【用法用量】水煎服，每日 1 剂。方①用于阴虚型，方②用于气虚型，气阴两虚则方①、方③合用，阴阳两虚，方①、方③合用。

【临床应用】李某，男，47 岁。经肿块活检，诊为右下肺腺癌，胸膜转移，右锁骨上淋巴结转移。咳嗽、少痰，神疲乏力，舌红有齿印，为气阴两虚型。治以益气伤阴，佐以软坚散结，药用黄芪 30g，北沙参 30g，天冬 15g，玄参 15g，杏仁 9g，瓜蒌皮 15g，石上柏 30g，白花蛇舌草 30g，生南星 30g，夏枯草 15g，海藻 15g，生牡蛎 30g。药后症状渐消，查右肺块影缩小。目前已恢复正常，全天工作已 2 年，已存活 1075 天。

【来　　源】《中国医药学报》，1987，（1）：15。

【方　　名】北沙参天冬汤

【方药组成】北沙参 15g，天冬 12g，麦冬 12g，玄参 30g，石上柏 30g，山豆根 9g，菝葜 18g，白花蛇舌草 30g。

【加　　减】头痛加生石决明 30g（先煎）、钩藤 15g（后入）；鼻塞加苦丁茶 9g，鹅不食草 9g；声嘶加蝉蜕 6g，木蝴蝶 4.5g；颈部肿块加海藻 12g，山慈菇 6g；面部麻木加制南星 9g，僵蚕 12g；语言困难加郁金 12g，石菖蒲 12g；涕中带血加茜草 12g，白茅根 18g；四肢乏力加黄芪 12g，白术 12g；面色皖白加当归 9g，制首乌 12g。

【功效主治】鼻咽癌。

【用法用量】水煎服，每日 1 剂分服。

【方　　名】北沙参象贝肺饮

【方药组成】北沙参、象贝、天冬、五味子、麦冬、蒲公英、炒山栀、紫花地丁、紫草根、鱼腥草、牡丹皮、生地黄、百部，根据临床表现，辨证加减用药。

【功效主治】肺癌。

【用法用量】每日 1 剂，分 2 次水煎服。

【来　　源】《新中医》，1980，（4）：36。

【方　　名】北庭菌舌丹

【方药组成】番硇砂 1.5g，人中白 1.5g，瓦上青苔 3g，瓦松 3g，溏鸡矢 3g，麝香 0.3g，冰片 0.3g。

【功效主治】菌舌。

【用法用量】用银罐 2 只，将上述药物放入罐内严封，用盐泥封固，用炭火煅红 3 炷香为度。冷却后开罐取出药料，入麝香、冰片共研末备用。用时以消毒针刺破舌菌（舌癌肿物），用丹粉少许点上，再以菖蒲盖之。

【来　　源】《医宗金鉴》。

【附　　注】古人以此丹治舌菌之症，即现代之舌癌，据传疗效甚佳。

【方　　名】贝附甲散

【方药组成】土贝母 300g，香附 150g，穿山甲 150g。

【功效主治】乳腺癌。

【用法用量】上 3 味药共研为细末，水泛为丸，每丸 3g。每日服 2 次，每次 1 丸，白开水送下。

【来　　源】《中草药验方选编》。

【方　　名】贝梨猪肺汤

【方药组成】猪肺 120g，洗净切碎，放开水中煮 5 分钟，再用冷水洗净，干水。将川贝母 9g 洗净打碎；雪梨连皮洗净，去蒂和梨心，梨肉连皮切成小块。

【功效主治】适用于阴虚痰热型肺癌。

【用法用量】共煮 2 小时，随量饮用。②百合枇杷羹：取鲜百合、枇杷（去核）、鲜藕（洗净切片）各 30g，淀粉适量。先将百合、枇杷果肉和鲜藕片同煮，临熟时加入适量淀粉和少量白糖，调匀成羹，亦可加入少许桂花，更显清香可口，不拘时间进食。

【方　　名】贝母虫草汤

【方药组成】全瓜蒌 30g，鱼腥草 30g，白花蛇舌草 30g，半枝莲 30g，猫爪草 30g，八月札 30g，十大功劳叶 30g，冬虫夏草 3g，浙贝母 20g，川贝母 15g，百部 15g，百合 15g，玄参 20g，薏苡仁 30g，桔梗 10g，桑白皮 15g，紫草根 20g，三棱 12g，莪术 15g。

【加　　减】气虚者加黄芪 20g，茯苓 15g，党参 20g；咯血者加三七粉 3g，仙鹤草 20g，白及 20g，白茅根 30g；胸水者加龙葵 30g，水红花子 20g，猪苓 30g。

【功效主治】清热化结、解毒、涤痰软坚。肺癌（痰毒瘀滞型、气滞血瘀型、肺郁痰结型、痰瘀热毒型）症见咳嗽咳痰、痰多气促，或痰中夹瘀血块，胸闷、胀痛、痛有定处，乏力，舌紫暗或有瘀斑，苔厚腻，脉弦滑或弦涩。

【用法用量】每日 1 剂，水煎分 2 次服，早晚饭后各服 200ml。

【附　　注】服药期间禁食海鲜，忌辛辣。

【来　　源】北京市原崇文区医学会健安医院王大升副院长的经验方。

【方　　名】贝母花粉散

【方药组成】贝母、花粉各等量。

【功效主治】良性瘤。

【用法用量】研为细末，1 次取少许置膏药上贴患处。

【方　　名】贝母甲鱼汤

【方药组成】活甲鱼 1 只（约 500g 重），川贝母 5g，鸡清汤 1000g。盐、料酒、葱、姜及花椒各适量。

【功效主治】滋阴润肺，清热止咳。本膳主要适用于纵隔肿瘤压迫肺组织所致阴虚咳痰者。

【用法用量】将甲鱼宰杀，去头及内脏后切块放入蒸钵中，加入贝母、鸡清汤、盐、料酒、花椒、姜及葱，上笼蒸 1 小时，趁热服食。

【来　　源】《浙江中医药大学学刊》，1982，增刊号：17。

【附　　注】甲鱼滋阴，川贝母化痰并有缩小肿块的作用，两者并用，标本同治，效果甚佳。日本学者通过试验，证明贝母热水提取物对人子宫颈癌 JTC–26 有 70% ～ 90% 的抑制率（《汉方研究》，1979；2：156）。另有一种土贝母 Bolbostemma paniculaum M. F. 制备的注射液对甲基胆蒽诱发的子宫颈癌有抑制作用，不用土贝母的对照组癌发生率 85%，肿瘤平均体积为 $2.3cm^3$；用土贝母组则分别为 53% 和 $0.1cm^3$。

【方　　名】奔豚丸

【方药组成】干葛、川葛、当归、桑白皮（炙）、黄芩、甘草（炙）、甘李根皮（焙）各一钱五分，半夏（泡）二钱。

【功效主治】肾积。

【用法用量】加生姜三片，水煎，食远服，作丸亦可。

【来　　源】明·《简明医彀》卷三。

【方　　名】本半漏汤

【方药组成】半枝莲 60g，漏笋 30g。

【功效主治】子宫颈癌。

【用法用量】将上 2 味药共水煎服，每日 1 剂，分 2 次服之。

【来　　源】《民间偏方秘方精选》。疑半漏汤。

【方　　名】本马齿苋粥

【方药组成】马齿苋 15g，粳米 100g。

【功效主治】皮肤癌。本方原治血痢，今用治皮肤癌有效。

【用法用量】马齿苋洗净切碎，与粳米同煮粥，温热食之，每日 1 剂。

【来　　源】《圣惠方》。疑马齿苋粥。

【方　　名】本蜜灵仙饮

【方药组成】米醋 50ml，白蜂蜜 60ml，威灵仙 30g。

【功效主治】食管癌。

【用法用量】三种药物加水少许，煎汤饮服，每日 1 剂，分 2 次饮之，早晚各 1 次，饮后吐出宿痰。

【来　　源】《家庭饮食疗法》。

【附　　注】威灵仙有两种，即黑脚灵仙与白脚灵仙，两者效同，可任意选用。疑蜜灵仙饮。

【方　　名】本消丹（骨消丹）

【方药组成】仙鹤草、马钱子、白矾、郁金、五灵脂、枳壳、干漆。

【功效主治】骨肿瘤。

【用法用量】每片 0.5g，每次 4 ～ 8 片，每日 3 次。

【方　　名】崩漏五色粉

【方药组成】露蜂房 30g。

【功效主治】子宫颈癌出血不止，带下不绝者。

【用法用量】蜂房研粉，每次服 1.5g，每日 2 次。温酒送下。（局部可用）。

【来　　源】《肿瘤临证备要》。

【附　　注】本方用酒送下，酒量应少饮为宜。

【方　　名】荸荠肥肉汤

【方药组成】鲜荸荠根 500g，肥猪肉 50g。

【功效主治】大肠癌。

【用法用量】将荸荠根水煎，取浓液加肥猪肉同炖，分 3 ～ 4 次口服。

【来　　源】《福建民间中草药》。

【附　　注】忌食刺激性食物。

【方　　名】荸荠根肉汤

【方药组成】荸荠根 500g，肥猪肉 50g。

【功效主治】胃癌。

【用法用量】将荸荠根洗净切碎，加水 1.5kg，文火煮3小时，浓缩至1/3后，去渣加肥猪肉，再炖1小时后服。1日1剂，分数次服完。

【来　　源】《中国民间灵验偏方》。

【附　　注】本方在福建省福州市流传，民间用治胃癌有缓解症状之效。

【方　　名】荸荠海蜇酒

【方药组成】大荸荠100个，古铜钱20个，海蜇1片，皮硝4两，烧酒3斤。

【功效主治】痞块。

【用法用量】共浸7日后，每早吃四五个，加至10个为止，即愈。

【方　　名】荸荠汤

【方药组成】连苗荸荠30g，藤梨根30g，生薏苡仁30g。

【用法用量】水煎服，每日1剂。

【功效主治】胃癌。

【来　　源】《实用中医内科学》。

【方　　名】荸荠天葵汤

【方药组成】荸荠60g，天葵子、半枝莲、白花蛇舌草、石决明各30g，重楼、半夏、白术各15g，三七、白僵蚕、天麻各10g，全蝎3g。

【功效主治】化瘀解毒，软坚散结。适用于颅内恶性肿瘤。症见头痛、眩晕，常阵发性加剧，纳少，眠差，时恶心呕吐，双眼视力模糊等。

【用法用量】每日1剂，水煎，分2次温服。

【来　　源】《中西医结合杂志》，1985，2。

【方　　名】荸荠无花果汁

【方药组成】新鲜荸荠500g，无花果150g。

【功效主治】清热养阴，化痰抗癌。通治各型肺癌，对咯痰困难者尤为适宜。

【用法用量】先将新鲜荸荠放入清水中浸泡片刻，用力反复将外表皮刷洗干净，转入温开水冲一下，切去荸荠头、尾，连皮切成片或切碎，盛入碗中备用。再将无花果洗净，切成片或切碎，与荸荠片同放入家用搅拌机中，视需要可酌加冷开水适量，搅打成浆汁，用洁净纱布过滤（滤渣勿弃），收取滤汁即成。早晚2次分服，或当饮料分数次饮用，当日吃完，鲜荸荠、无花果滤渣也可同时嚼食咽下。

【方　　名】荸荠药膳方

【方药组成】荸荠100个，古铜钱20个，海蜇1片，青皮100g，芒硝120g，烧酒90ml。

【功效主治】痞块。

【用法用量】上药加水煮沸后浸泡7天，每日早晨吃荸荠。第1日吃4个，以后每日递增1个，加到14个为止，直至吃完。

【附　　注】张圣之供方。

【方　　名】鼻癌方

【方药组成】①鼻上方：莪术15g，钩藤12g，蜈蚣3条，蜂房9g，走马胎12g，葵树子500g，山慈菇12g，桑寄生15g，半枝莲15g。②鼻下方：川楝子9g，石菖蒲9g，白芍12g，元参12g，瓜蒌15g，生牡蛎30g，夏枯草30g，皂角刺15g，硼砂1.5g（冲服）。

【功效主治】清肺化痰，解毒抗癌。适用于鼻咽癌。

【用法用量】每日1剂，煎2次分服。①方适于鼻咽肿块为主的血热型鼻咽癌，②方适于以颈淋巴转移为主的肝郁型鼻咽癌。

【临床应用】中山医学院等用鼻上方治疗鼻咽癌12例，其中临床治愈1例、显效1例、有效1例、无效9例，总有效率为25%。另用鼻下方治疗17例，其中显效1例、有效3例、无效13例，总有效率为23.5%。

【来　　源】中山医学院方。

【方　　名】鼻癌验方

【方药组成】①沙参、玄参、天花粉、藁本、山豆根、石上柏、生南星、生地黄、知母、白芷、野菊花、紫草根、白花蛇舌草、蟾酥。②龙胆草、夏枯草、钩藤、蒺藜、丹参、川楝、郁金、牡丹皮、薏苡仁、蛇泡、半夏、青皮、半枝莲、海藻、生甘草、葵树子。
【功效主治】清肺解毒，行气解郁。分别适用于肺热型、气滞型鼻咽癌。
【用法用量】每日 1 剂，煎 2 次分服。
【临床应用】广州部队 421 医院以本方为主，中西医结合治疗鼻咽癌 24 例，均获一定疗效。
【来　　源】广州部队 421 医院方。

【方　　名】鼻咽癌 1 号方
【方药组成】莪术 15g，山慈菇 10g，生南星 6g，山豆根 10g，生半夏 6g，夏枯草 10g，薄荷 6g，半枝莲 10g。
【功效主治】主要应用于颈部淋巴结转移者（注意煎药时间要长一点儿）。
【用法用量】每日 1 剂，水煎 2 次，早、晚各服 1 次。

【方　　名】鼻咽癌 2 号方
【方药组成】茯苓 15g，木通 6g，桃仁 10g，川芎 10g，赤芍 10g，连翘 10g，枳实 10g，泽泻 10g，柴胡 10g，黄芩 10g，当归 10g，桂枝 10g，甘草 6g。
【功效主治】主要应用于鼻咽部肿块明显的病人。
【用法用量】每日 1 剂，水煎 2 次，早、晚各服 1 次。

【方　　名】鼻咽癌 3 号方
【方药组成】钩藤 12g，蜈蚣 3 条，露蜂房 3g，莪术 10g，山慈菇 10g，半枝莲 15g，桑寄生 15g，全蝎 4g。
【功效主治】主要应用于有颅骨浸润的鼻咽癌病人。
【用法用量】每日 1 剂，水煎 2 次，早、晚各服 1 次。

【方　　名】鼻咽癌 4 号方
【方药组成】川楝子 9g，石菖蒲 9g，白芍 12g，玄参 12g，瓜蒌 15g，生牡蛎 30g，夏枯草 30g，皂角刺 15g。
【功效主治】主要应用于淋巴结转移较明显的鼻咽癌病人。
【用法用量】每日 1 剂，水煎 2 次，早、晚各服 1 次。

【方　　名】鼻咽癌 5 号方
【方药组成】辛夷花 6g，白芷 10g，防风 6g，桂枝 10g，生甘草 6g，生薏苡仁 15g，白僵蚕 15g，白花蛇舌草 15g，仙鹤草 15g。
【功效主治】主要应用于口腔分泌物多且伴鼻塞的病人。
【用法用量】每日 1 剂，水煎 2 次，早、晚各服 1 次。

【方　　名】鼻咽癌 6 号方
【方药组成】①夏枯草 15g，海藻 10g，白花蛇舌草 15g，蒲公英 15g，鸡内金 10g，黄芩 10g，苍耳子 10g，神曲 20g，辛夷花 6g。②蜣螂 9g，苍耳草 15g，鱼脑石 15g，铁树叶 30g，重楼 15g，莪术 10g，皂角刺 10g。
【功效主治】可应用各期鼻咽癌。
【用法用量】每日 1 剂，水煎 2 次，早、晚各服 1 次。

【方　　名】鼻咽癌方
【方药组成】①内服方：辛夷 15g，黄柏 15g，生地黄 15g，苍耳子 15g，白芷 9g，细辛 3g，葱白 30g，刺桐树寄生 30g，猪鼻 1 个。②外用方：葱白 3 个，皂角 3 个，麝香 0.15 ～ 0.2g，鲜鹅不食草 6 ～ 9g。
【加　　减】鼻血鼻塞及耳聋加海棠果（去外皮）7 个，花生壳 20 个，水母蟹壳 3 ～ 5 个；耳边有肿块及耳聋加刺桐树寄生 30g，鹅不食草 30g。
【功效主治】清热解毒，宣肺通窍。适用于鼻咽癌。
【用法用量】①方加水煎煮，制成煎剂。②方捣烂绞汁。①方每日 1 剂，连服 7 ～ 8 剂后加入黄皮树寄生、苦楝树寄生，再隔日服 1 剂，进服 5 ～ 7 剂。海棠果、花生壳及水母蟹壳晒干研末，随主方冲服，隔 3 日 1 剂，连服 6 ～ 12 剂。

②方以棉花蘸药汁塞耳，如鼻耳出血，可将药液滴入。

【来　　源】《抗癌中草药制剂》。

【方　　名】鼻咽癌方

【方药组成】玄参30g，北沙参30g，麦冬15g，知母12g，石斛25g，黄芪15g，党参25g，白术25g，女贞子15g，紫草20g，卷柏15g，苍耳子15g，山豆根10g，辛夷15g，白芷10g，怀山药10g，石菖蒲10g，菟丝子15g。

【加　　减】颈部包块明显增大加海藻、昆布、山慈菇；白细胞下降加补骨脂、红参、鸡血藤；头痛、复视、耳鸣者加夏枯草、川芎、蔓荆子、菊花。

【功效主治】滋阴清热，益气利咽，健脾固肾。鼻咽癌晚期气阴两虚、脾虚肾弱者，或鼻咽癌放疗后。

【用法用量】以上药物，水煎分3次空腹服下，每日1剂。

【来　　源】《云南中医杂志》1998年第3期。

【附　　注】鼻咽癌晚期正气大虚，邪气实甚，而鼻咽癌放疗后耗气伤阴，邪气大衰，正气亦虚，此时应以益气养阴，健脾固肾，扶助正气为主，扶正和祛邪兼顾。方中黄芪、党参、山药、白术益气健脾以补后天；菟丝子、女贞子补肾益精以固先天；玄参、沙参、麦冬、知母、石斛养阴生津。以上药物合用益气养阴，健脾固肾，提高机体免疫功能，增强机体抗病能力，扶正而祛邪。另选用具有针对性的抑癌药物紫草、卷柏、苍耳子、山豆根、辛夷、白芷、石菖蒲以解毒祛瘀，开窍散结，消退病灶。诸药合用，虚热得清，浮阳得镇，阴液得充，阴阳调和，从而起到延长患者生命的效果。

【方　　名】鼻咽癌合剂

【方药组成】老鼠筋、铁包金、两面针、茜草根、白蒺藜、七星剑、穿破石、山慈菇各15g，蛇泡筋、丹参、钩藤、走马胎各30g，大枣60g。

【功效主治】鼻咽癌。

【用法用量】每日1剂，分3次服。

【方　　名】鼻咽癌湖南验方

【方药组成】①蜈蚣3条，炮穿山甲、土鳖虫、地龙、田三七各3g。②山苦瓜（即王瓜）10g，75%酒精25ml。

【功效主治】鼻咽癌。

【用法用量】①方前4味焙干研末，再入三七粉和米水酒适量，佑以“辛夷散”加减，水煎服每日3次服用。②方将山苦瓜切碎，浸入酒精内，加蒸馏水25ml，3天后，再加蒸馏水50ml，搅匀，用消毒纱布过滤去渣，加甘油20ml备用，每天滴鼻3～6次。

【临床应用】黄某，女，36岁。1968年诊断为鼻咽部分化癌，放射后用半枝莲不见效。1970年3月加剧，服1方，40天后症状基本消失。5月17日出院后继续用上方，随访已恢复工作，每天步行20华里。

【来　　源】《治癌中药处方700种》。

【方　　名】鼻咽癌内外合治方

【方药组成】①地玄汤：生地黄30g，玄参24g，麦冬18g，象贝12g，牡丹皮12g，白芍12g，薄荷7.5g，甘草6g。②雄黄解毒丸：雄黄18g，郁金9g，巴豆7.5g。③枸骨血藤汤：枸骨60g，鸡血藤30g，穿破石30g，贯众15g，九节龙30g，猴头3～5个。淋巴结肿大加山豆根、夏枯草；发烧加金银花；口渴加麦冬、生地黄、金银花。④吹鼻散：陈葫芦、麝香、冰片。⑤吹喉散：桂圆核、麝香、冰片。

【功效主治】利咽通鼻抗癌。适用于鼻咽癌。

【用法用量】①③方如水煎煮，制成煎剂，②方各药共研细末，以醋泛丸，如绿豆大小。④⑤方将主药烧炭存性后研末，再加适量麝香、冰片，混匀，即得。地玄汤口服，用以清咽喉，每日1剂，煎2次分服，连服7～9剂为1个疗程，雄黄解毒丸通关开窍，每次服2丸，2小时1次，浓茶送下，服至吐泻停止。枸骨血藤汤用以软坚化结，兼补机体，每日1剂，至愈为止。吹鼻散用于咯血、鼻衄严重者，每日数次，用药粉少许吹入鼻喉内。

【临床应用】用于治疗鼻咽癌24例，其中临床治愈7例、显效2例、有效8例、无效6例、死亡

1 例，总有效率为 70.8%。

【方　　名】鼻咽癌内外联用方
【方药组成】①内服方：辛夷 15g，黄柏 15g，生地黄 15g，苍耳子 15g，白芷 9g，细辛 3g，葱白 30g，刺桐树寄生 30g，猪鼻 1 个。②外用方：葱白 3 个，皂角 3 个，麝香 0.15 ～ 0.2g，鲜鹅不食草 6 ～ 9g。
【加　　减】黄皮树寄生 30g，苦楝树寄生 30g；鼻血鼻塞及耳聋加海棠果（去外皮）7 个、花生壳 20 个、水母蟹壳 3 ～ 5 个；耳边有肿块及耳聋加刺桐树寄生 30g，鹅不食草 30g。
【功效主治】通鼻利咽。适用于鼻咽癌。
【用法用量】①方加水煎煮，制成煎剂。②方捣烂绞汁。①方每日 1 剂，连服 7 ～ 8 剂后加入黄皮树寄生、苦楝树寄生，再隔日服 1 剂，服 5 ～ 7 剂。海棠果、花生壳及水母蟹壳晒干研末，随主方冲服，隔 3 日 1 剂，连服 6 ～ 2 剂。②方以棉花蘸药汁塞耳，如鼻耳出血，可将药液滴人。治疗鼻癌验效。

【方　　名】鼻咽癌内外散剂
【方药组成】①蜈蚣 3 条，炮穿山甲 3g，土鳖虫 3g，地龙 3g，田三七 3g。②山苦瓜 10g，甘油 20g，75% 乙醇 25g。
【功效主治】清热、活血，抗癌。适用于鼻咽癌。
【用法用量】①方各药先行焙干，再共研制细末，制成散剂，服用时以米酒调制成混悬液。②方先将山苦瓜切碎，浸泡于乙醇中，添加蒸馏水 25ml，3 天后再补充蒸馏水 50ml，搅匀后用纱布滤除药渣，加入甘油即得。①方内服，每日 1 剂。②方滴鼻用，每日 3 ～ 6 次。
【临床应用】本方用于治疗鼻咽癌多例有一定疗效。黄某某，女，36 岁，确诊为与咽未分化癌，先用①方内服一周后加②方滴鼻，至第 10 天鼻孔稍通，18 天后喉痛、头痛好转，治疗 40 多天，全身症状基本消失。

【方　　名】鼻咽癌汤
【方药组成】天葵 10g，金银花 30g，白茅根 30g，蒲公英 30g，皂角刺 10g，龙胆草 10g，昆布 30g，胆南星 10g。
【功效主治】清热解毒，抗癌，鼻咽癌。
【用法用量】每日 1 剂，水煎 2 次，早、晚各服 1 次。

【方　　名】鼻咽癌丸
【方药组成】炙马钱子 18g，川芎 15g，全蝎 15g，蜈蚣 6 条，炙穿山甲 18g，雄黄 6g，小蓟 20g，地龙 15g，土鳖虫 10g，苍耳子 20g。
【功效主治】解毒，通窍，抗癌。主治鼻咽癌。
【用法用量】上药共研为细末，炼蜜为丸，每丸 1.5g，每日早、晚各服 1 丸。

【方　　名】鼻咽癌验用单验方
【方药组成】鲜野荞麦 30g，鲜汉防己 30g，鲜土牛膝 30g。
【功效主治】解毒利咽通窍。适用于鼻咽癌。
【用法用量】加水煎煮，制成煎剂。口服，每日 1 剂，煎 2 次分服。另取灯心草捣碎口含，同时用垂盆草捣烂外敷。
【临床应用】用于治疗鼻咽癌多例均有效。夏某某，女，76 岁，临床确诊为左鼻腔癌累及左上颌窦与筛窦，活检为未分化癌，经用本方连续治疗 8 个多月，获近期治愈。

【方　　名】鼻咽癌针法
【取　　穴】风池、下关、上星、合谷、听宫、外关、百会、大椎、攒竹、印堂、足三里。
【针　　法】用药棉蘸医用酒精消毒穴位，用普通毫针，强刺激，留针 10 ～ 15 分钟。每日或隔日 1 次，10 日为 1 疗程。
【来　　源】《肿瘤的防治》。
【附　　注】注意观察病人，预防晕针、弯针；同时可加温灸或电刺激，以提高疗效。

【方　　名】鼻咽癌针药合用方
【方药组成】防风 6g，辛夷 9g，菊花 9g，连翘 9g，当归 9g，生地黄 9g，炒蒺藜 9g，黄芩 9g，苍耳子 12g，生石膏 12g。
【功效主治】通窍活血，解毒抗癌。适用于鼻咽癌。

【用法用量】加水煎煮，制成煎剂。口服，每日1剂，煎2次分服。同时配合针刺，主穴：风池（双）、下关（双）、听宫（双）、攒竹（双）、上星、百会、合谷（双）。配穴：列缺（双）、外关（双）、太冲（双）。

【临床应用】本方配用鹅血制剂及针刺疗法，治疗鼻咽癌多例获较好疗效。

【方　　名】鼻咽癌中药雾化方

【方药组成】黄芪、山豆根、葛根、野菊花、薄荷、鱼腥草各5g，桔梗3g，马勃5g，射干5g，玄参5g，辛夷5g。

【功效主治】清热润燥，益气养阴。适用于鼻咽癌雾化用。

【用法用量】每日1剂，水煎。每次取30毫升药液装入雾化器，雾化20～30分钟。每日1～3次。连续治疗，每7天休息一天。

【来　　源】江西省人民医院肿瘤放疗科验方。

【附　　注】方名系编者拟。北京知医堂肿瘤科应用有化裁。中华中和医派杨建宇、李杨教授审定。

【方　　名】鼻咽抗癌止痛汤

【方药组成】半枝莲15g，重楼30g，土贝母15g，射干10g，土茯苓30g，海藻30g，大青叶15g。

【功效主治】抗癌，止痛，主治鼻咽癌。

【用法用量】每日1剂，水煎2次，早、晚各服1次。

【来　　源】北京知医堂肿瘤专科杨建宇教授方。

【方　　名】鼻咽灵

【方药组成】山豆根，半枝莲，白花蛇舌草，麦冬，石上柏等。

【功效主治】鼻咽癌放疗毒副反应。

【用法用量】研粉制丸，每日口服4次，每次5丸，15天为1疗程。

【临床应用】观察226例，总有效率为87.38%，而对照组疗效仅14%。

【来　　源】《新中医》，1985，17（8）：28。

【方　　名】鼻咽灵方

【方药组成】山豆根，麦冬，半枝莲，石上柏，白花蛇舌草，天花粉。

【功效主治】养阴清热，解毒消肿。适用于鼻咽癌。

【用法用量】以上诸药制成片剂，每日4次，每次4片，15天为1疗程。

【临床应用】本方治疗鼻咽癌放疗后患者226例，结果显效25例，占11%，有效177例，占78.3%。总有效率为89.3%。

【附　　注】放疗的局部及全身副反应明显，鼻咽癌采用放疗，由于对口腔黏膜及唾液腺的杀伤，临床上可产生严重的口干咽燥等症状。中医认为属热毒伤阴所致，故方中用麦冬、天花粉养阴生津，半枝莲、石上柏、山豆根、白花蛇舌草清热解毒。养阴清热相互配合，不仅能减轻放疗的副反应及后遗症，同时具有预防肿瘤复发、转移及延长生存期的远期疗效。

【来　　源】冯所安方。

【方　　名】鼻咽消肿煎

【方药组成】党参12g，白术9g，茯苓12g，山药12g，制南星12g，制半夏12g，陈皮9g，薏苡仁30g，苍术9g，川厚朴9g，白扁豆12g，砂仁3g（后下），猪苓15g。

【功效主治】健脾益气，化痰和胃。适用于鼻咽癌。

【用法用量】每日1剂，水煎服。

【来　　源】上海中医学院附属龙华医院张青方。

【附　　注】方中党参、白术、茯苓益气健脾，半夏、陈皮、砂仁、苍术、川朴燥湿健脾，理气化痰，适用于治疗放疗后脾虚痰湿的鼻咽癌。

【方　　名】鼻咽消肿汤

【方药组成】党参12g，黄芪15g，白术9g，甘草6g，沙参15g，麦冬12g，玄参15g，黄精15g，山药12g，五味子6g，女贞子15g，菟丝子15g，旱莲草15g。

【功效主治】益气养阴。主治鼻咽癌，用于放疗后气阴两虚。

【用法用量】水煎服，每日 1 剂。
【来　　源】《中国中医秘方大全》，上海中医学院附属龙华医院张青。

【方　　名】鼻咽消肿液
【方药组成】党参 12g，黄芪 15g，白术 9g，沙参 12g，五味子 6g，女贞子 15g，菟丝子 15g，旱莲草 15g，生甘草 6g。
【功效主治】益气养阴。适用于鼻咽癌。
【用法用量】每日 1 剂，水煎服。
【附　　注】方中黄芪、党参、白术、甘草益气健脾，沙参、麦冬、玄参、女贞子养阴生津，用于放疗后气阴两虚的鼻咽癌。
【来　　源】上海中医学院附属龙华医院张青方。

【方　　名】鼻咽消肿饮
【方药组成】生地黄 15g，玄参 15g，天冬 12g，麦冬 12g，白茅根 30g，石斛 15g，天花粉 30g，百合 12g，沙参 15g，金银花 12g，知母 9g，牡丹皮 9g，枸杞子 15g，女贞子 15g，丹参 15g，生南星 15g，生半夏 15g，石上柏 30g。
【功效主治】养阴清热，生津利咽。适用于鼻咽癌。
【用法用量】每日 1 剂，水煎服。
【来　　源】上海中医学院附属龙华医院张青方。
【附　　注】方中生地黄、玄参、天冬、麦冬、枸杞子、白茅根、花粉等有养阴生津功能，金银花、知母，牡丹皮清热凉血，用于治疗放疗后阴津亏损的鼻咽癌。

【方　　名】鼻一方
【组成方法】七叶一枝花 30g，入地金牛 30g，蛇泡簕 30g，夏枯草 15g，苍耳子 15g，野菊花 15g，玄参 15g，孩儿参 15g，龙胆草 15g。
【功效主治】清热解毒，扶正抗癌。适用于鼻咽癌。
【用法用量】每日 1 剂，水煎，分 2 次温服。
【来　　源】广州市医药卫生研究所方。
【附　　注】广州市医药卫生研究所、广州市第一人民医院等用本方配合化疗治鼻咽癌转移与放疗复发患者多例，有一定疗效，临床观察结果认为，鼻咽癌放疗后 2 ～ 3 年内仍坚持服用本方，可提高机体免疫力，巩固疗效，减少复发。

【方　　名】荜澄茄白豆蔻散
【方药组成】荜澄茄、白豆蔻各等分。
【功效主治】噎膈。
【用法用量】研末，干舐服。
【来　　源】《寿域神方》。

【方　　名】蓖麻鸡蛋方
【方药组成】蓖麻子仁（捣碎）3 粒，鸡蛋 1 个，白花蛇舌草 31g。
【功效主治】消肿排脓拔毒。适用于绒毛膜上皮癌。
【用法用量】将蓖麻子仁放入鸡蛋内，搅拌均匀，加热煮蛋 40 分钟，顿服。同时，白花蛇舌草每日 1 剂，水煎服。
【临床应用】以本方治疗 1 例早期绒毛膜上皮癌获愈，随访 5 年未见复发。
【附　　注】方中主药蓖麻仁具有拔毒消肿排脓之功。现代药理研究证明，蓖麻毒蛋白对小鼠艾氏腹水癌有一定的抗肿瘤作用，与鸡蛋同用是取祛邪不伤正之义。值得注意的是蓖麻碱有较强的毒性，7mg 蓖麻毒蛋白或 0.16g 蓖麻碱可使成年人中毒死亡，儿童口服生蓖麻子仁 5 ～ 6 粒即可致死。加热后毒物即被破坏，故使用本方时应充分蒸熟。

【方　　名】蓖麻鸡蛋糕汤
【方药组成】蓖麻，鸡蛋。
【功效主治】早期子宫绒毛膜癌。
【用法用量】①蓖麻蛋糕汤：蓖麻子仁 3 个（捣碎），鸡蛋 1 个，将鸡蛋顶端挑一拇指大小孔，把捣碎之蓖麻子仁放蛋内，搅拌匀后，用纸封洞口，然后将蛋立放瓷盅内预制小铁环上固定，加水于盅内（勿令水浸入纸封蛋洞口），再加热煮蛋 40 分钟，去蛋壳，趁热顿服；或将制好之蛋放甑上蒸熟也可。②白花蛇茶饮：白花蛇舌草 31g，将白花蛇舌草熬水，代茶频饮，每日 1 剂。

③根据妇女的生理特点和患者的病情变化，采用行经期用药、停经期用药等方法。配合方①、方②，给予治疗。行经期，选用膈下逐瘀汤、过期饮、四物汤、桂枝茯苓丸、失笑散等方为基础加减化裁。停经期，以柴芍六君子汤、六君子汤、完带汤、柴胡疏肝散、参苓白术散、补中益气汤、平胃散等方加减。

【临床应用】治疗1例，服药年余而愈，随访5年未见复发。

【来　　源】《四川中医》，1983，(4)：29。

【方　　名】蓖麻乌鸡蛋方

【方药组成】蓖麻子6粒，乌鸡蛋2个。

【功效主治】乳癖。

【用法用量】将鸡蛋打一缺口，每个蛋中放入3粒蓖麻子封口，将鸡蛋煮熟，每日吃1次，连服15～25天。

【来　　源】石景亮方。

【附　　注】忌食辛辣鱼腥食物，勿暴怒。以上类方近似，可参。

【方　　名】蓖麻子膏

【方药组成】蓖麻子去壳适量。

【功效主治】外耳道乳头状瘤，耳息肉，消肿拔毒。

【用法用量】捣细涂于瘤体或息肉上。

【来　　源】《常见病验方》。

【方　　名】蓖弱熨

【方药组成】桂枝，茴香，当归，生甘草。

【加　　减】寒痛加乌头。

【功效主治】积聚，疝气，肠痈诸急痛。

【用法用量】上药共蓖弱煮，以蓖弱熨患处。

【来　　源】日本·浅田宗伯。

【方　　名】碧玉膏

【方药组成】蓖麻仁（去皮尖，捣烂）、杏仁（去皮，捣烂）各49粒，铜绿（用水，200ml，将铜绿研细，投入水中，搅匀）81g，片松香（研细，筛过听用）2.5kg。

【功效主治】活血止痛，拔毒透脓，去腐生新。适用于乳癌。

【用法用量】用真麻油360ml入锅内熬滚，下蓖麻仁、杏仁，熬至滴水成珠为度，盖布滤去滓，将油再入净锅内，用文武火熬滚，徐徐投下松香末，用桃、槐枝搅匀，倾入瓷盆内，候膏将凝，加水浸之，用手揉捺以去火毒。瓷罐或铜勺盛贮数月。用时热汤炖化，摊贴患处。

【方　　名】薜荔果

【方药组成】薜荔果30～60g。

【功效主治】乳腺癌。

【用法用量】每日30～60g煎服。

【方　　名】薜荔果王不留行

【方药组成】薜荔果30g，王不留行15g，小茴香、乌药、枳壳各10g。

【功效主治】睾丸肿瘤。

【用法用量】水煎，分服2次。

【方　　名】薜荔果猪脚汤

【方药组成】薜荔果2个，猪脚1只。食盐、味精适量。

【功效主治】补血填精，利水活血。本膳主要适用于乳腺癌肿胀疼痛者。

【用法用量】薜荔果切碎，以布包好，放入锅中，和猪脚一起煲汤。食盐和味精调味。饮汤食猪脚。

【临床应用】上海夏少农还用薜荔果等草药治疗33例海绵状血管瘤，其中痊愈2例、显效16例、有效10例，总有效率为84.8%。

【来　　源】《浙江中医药大学学报》，1982，增刊号：240。

【附　　注】动物实验表明薜荔果所含β-谷甾醇有一定的抗肿瘤作用。国内治疗乳腺癌，除本膳外，尚常用薜荔果30g，海藻30g，王不留行15g。水煎服，每日1剂，有一定疗效。薜荔果为桑科植物薜荔的花序托（俗称木馒头），本品破之有白汁，揉搓于水中，可制凉粉。其和猪蹄同煮，集活血消肿、滋补强壮于一体，对肿瘤病人比较适宜。

【方　　名】壁虎百草霜
【方药组成】壁虎6只，百草霜、月石、白芷、血竭、硇砂各9g，青黛6g，金银花30g，蝎尾10条，蜈蚣4条。
【功效主治】子宫颈癌。
【用法用量】上药研末，每天服3g。
【来　　源】湖南省卫生局编《中草药单方验方新医疗法选编》，1971：333。

【方　　名】壁虎蛋黄粉
【方药组成】活壁虎40条，蛋黄粉70g。
【功效主治】破积消痞，扶正解毒。本膳主要适用于各种类型大肠癌，对骨肉瘤、绒毛膜上皮癌肺转移、子宫颈癌等均有效。
【用法用量】将壁虎置砂罐中干烧至死，勿令焦。取出研成细末，再置砂锅中焙干，进行第二次研磨成细粉。加入蛋黄粉，充分混匀即可。以上为10天量，每天服2～3次。每次1匙，空腹开水送服。
【临床应用】据上海第二医院治疗倪某，男，23岁。1958年2月27日确诊为肠腺癌，原发病灶在乙状结肠，已无法手术。当时患者病情严重，食欲不振，腹痛不能起床。于同年3月20日开始服本方。结果食欲逐渐增加，疼痛逐渐减轻，最终疼痛完全消失。至7月已恢复工作。8月钡剂检查表明：肿块没有增大和转移，临床上获得了较为满意的近期疗效。方简药精，值得试用。
【来　　源】《上海中医药杂志》，1959，1：30。

【方　　名】壁虎粉
【方药组成】壁虎2只。
【功效主治】肝癌。
【用法用量】烘干研末吞服，每次0.9～1.5g。

【方　　名】壁虎高度酒
【方药组成】用活壁虎浸于60度谷酒，一般浸7天即可。
【用法用量】每日2次，每次10g。
【功效主治】食道癌。
【临床应用】周某，男，47岁。渐起吞咽梗阻感，进行性加重，伴有胸骨后灼热感，疼痛。经武汉某医院钡餐检查示食道中段癌变。肿瘤科诊为中晚期食道癌。经$^{60}C_0$放射治疗45天，3个月后复发，因不宜行放射治疗，改服壁虎酒。至今已用活壁虎1 200条，浸酒12.5kg。已存活9年，仍健在。
【来　　源】《湖北中医杂志》，1985，(1)：39。

【方　　名】壁虎鸡蛋胶囊
【方药组成】壁虎1条，鸡蛋1枚。
【功效主治】各种肿瘤。
【用法用量】将壁虎1条洗净，鸡蛋打孔流去蛋清，把壁虎放入去蛋清之鸡蛋壳内，封口蒸熟，烘干研粉，或者将壁虎粉末放入胶囊，每个胶囊装0.3g，每次服3粒，1日服3次，1个月为1个疗程。
【来　　源】《偏方治大病》。
【附　　注】壁虎是壁虎科动物，又名守宫。《本草纲目》谓其有小毒，《四川中药志》说其“祛风，破血积包块，治肿瘤”。民间偏方用其治肿瘤，临床验之，本方确有消肿块、抗肿瘤之效果。

【方　　名】壁虎鸡蛋散
【方药组成】活壁虎1条，鸡蛋1枚。
【功效主治】各种恶性肿瘤。
【用法用量】将鸡蛋穿1孔，然后将壁虎洗净，放入鸡蛋内，用纸将蛋孔封闭。再将鸡蛋蒸至极熟，去蛋壳，置新瓦上焙干，共研为细末，每日食1次，白开水或陈酒送下。每次食尽鸡蛋1枚。
【来　　源】《治癌中药处方700种》引上海民间方。与前方近，可参。
【附　　注】壁虎又名守宫，民间称盐蛇。

【方　　名】壁虎酒
【方药组成】活壁虎5～10条，60度白酒500ml。
【功效主治】肝癌及其他各种肿瘤，颈部淋巴结转移癌肿。

【用法用量】将壁虎洗净，放入盛酒的棕色瓶内，置阴凉处，7 天后即可饮服。每天饮 2 次，每次 10ml。与前酒剂同，可参。

【来　　源】《本草纲目》。

【方　　名】壁虎开道酒

【方药组成】活壁虎 5 条，白酒 500g。

【功效主治】解毒散结，解痛通膈。用于食管癌梗阻较甚、不能进食者。

【用法用量】以锡壶盛酒，将活壁虎泡入，浸泡 2 ～ 3 天，即得。口服，每次 10ml，每日 3 次，饭前半小时服，以慢慢吮吸为好。

【临床应用】湖北医学院附属第二医院治疗食管癌全梗阻 10 余例，除 1 例不能饮酒外，其余均在吮服 20 分钟后即有开道效果，可以饮水无阻，部分病例次日尚可进食。本方疗效肯定，但作用不持久，且不能根治肿瘤。与上方近，可参。

【来　　源】湖北医学院第二附属医院方。

【方　　名】壁虎面饼

【方药组成】壁虎 2 ～ 4 只，麦面粉适量。

【功效主治】恶性脑瘤。

【用法用量】壁虎渥余后研细，搅成肉松，卷入麦面饼内，食用。

【来　　源】《抗癌药膳》。

【方　　名】壁虎末

【方药组成】壁虎适量。

【功效主治】急性淋巴细胞性白血病。

【用法用量】焙干研末为散，每服 2 ～ 3g，日服 3 次，开水送服。

【附　　注】壁虎、守宫类方近似，可参。

【方　　名】壁虎奶黄方

【方药组成】壁虎 1 份，薏苡仁 3 份，奶母子 3 份，黄药子 3 份。

【功效主治】活血散结，解毒消肿。适用于食管癌。

【用法用量】将上药放入白酒浸泡 2 周，饮服，每次 15 ～ 20ml，每日 3 次。有嗜酒患者，亦可适当增加药量，但每天不得超过 150ml。

【临床应用】以本方治疗食管癌 62 例，其中完全梗阻 14 例，能进流质 36 例，进半流质 12 例。治后患者梗阻症状均有所缓解。其中能进半流质达 29 例，饮普食达 33 例。缓解存活时间在 3 年以上者 1 例，2 年以上者 6 例，1 年以上者 4 例，半年左右 36 例，2 ～ 3 个月 15 例。

【来　　源】韩美珍方。

【附　　注】方中壁虎能解毒散结，破癥瘕，治恶疮；薏苡仁、黄药子、奶母子具消肿解毒、促进食欲之功。

【方　　名】壁虎三七粉

【方药组成】壁虎 70 条，三七 50g。

【功效主治】骨肿瘤。

【用法用量】焙干研细末，加三七粉 50g 拌匀，每次 3g，每日 2 次，黄酒或温开水送服。

【方　　名】壁虎散

【方药组成】壁虎。

【功效主治】祛风活络，散结。适用于食道癌。

【用法用量】焙干研细，黄酒冲服。每次 2g，每日 2 次。与前诸单方类同，可参。

【方　　名】壁虎蛇

【方药组成】壁虎蛇 2 条。

【功效主治】乳岩未溃。

【用法用量】浸香油内，2 个月后，用鸡毛蘸油涂患处。

【附　　注】用于乳癌破溃糜烂。又方用壁虎蛇 1 条，纳入鸡蛋内，用纸封固，放在瓦上，用炭火煅存性，研末，加冰片少许，研细末，放膏药上贴。

【来　　源】江苏射阳县《祖国医学采风录》。

【方　　名】壁虎丸

【方药组成】壁虎（亦名池塘虫）7 条，木香 6g，人参 6g，朱砂 6g，乳香 4g。

【功效主治】反胃膈气。

【用法用量】将壁虎于砂锅炒微焦，同余药共为末，蜜丸梧子大。每服 7 丸，木香汤送下，早晚各 1 服。

【来　　源】《中医大辞典》。

【附　　注】木香汤，据《太平惠民和剂局方》卷十，其配伍为：木香 30g，青皮 30g，姜黄 50g，炒麦芽 50g，炒甘草 110g，炒盐 110g，莪术 40g，上 7 味，共为末拌匀，每取 3 ～ 4g，不拘沸水点服。治胸膈痞塞，心腹刺痛，胁肋胀满，饮食减少，噫气吞酸，呕逆噎闷。

【方　　名】壁虎消瘤止痛散

【方药组成】壁虎 1 条，鸡蛋 1 个。

【功效主治】肿瘤，祛风止痛，破血积包块。

【用法用量】把壁虎放入去蛋清壳内，封口蒸熟，烘干研粉；或将焙干为末，与鸡蛋黄搅匀蒸熟，再烘干研粉，用此粉调香油，敷于肿瘤部位，或将药末装胶囊，每粒 0.3g，每次服 3 粒，1 日服 3 次。

【来　　源】《偏方治大病》。

【方　　名】边莲葫芦汤

【方药组成】半边莲 30g，陈葫芦 30g，了哥王根 12g。

【功效主治】癌性胸腹水。

【用法用量】水煎服，每日 1 剂。

【方　　名】萹蓄白英汤

【方药组成】白英、蛇果草、萹蓄、乌蔹莓、薏苡根、连钱草各 30g。

【功效主治】膀胱癌。

【用法用量】水煎服，每日 1 剂。

【来　　源】《治癌中药处方 700 种》。

【方　　名】萹蓄瞿麦汤

【方药组成】萹蓄 15g，瞿麦 15g，石见穿 15g，海金沙（包）15g，桃仁泥 15g，金钱草 15g，忍冬藤 15g，蜀羊泉 30g，白花蛇舌草 30g，太子参 60g，火麻仁 10g，鹿角粉（冲服）2g，琥珀屑（冲服）2g，象牙屑（冲服）2g。

【功效主治】用于子宫颈癌膀胱转移，阴道不规则出血，阴道呈结节状，质硬，触痛，尿频、尿急，舌质红夹紫点，苔薄黄，脉弦小而涩。

【用法用量】水煎服，每日 1 剂。

【方　　名】蝙蝠朱砂散

【方药组成】蝙蝠 1 只，朱砂 5g。

【功效主治】胃癌。

【用法用量】活蝙蝠生灌朱砂，待一段时间后打死，焙干研末，冲水服，每次 2g，每日 3 次。

【方　　名】鞭草灵脂汤

【方药组成】鞭草根 60g，五灵脂 30g，臭椿树皮 30g，榕树叶 30g。

【功效主治】清热解毒，化瘀消癥。适用于肝癌。

【用法用量】水煎服，1 日 3 次。

【方　　名】扁豆青汁饮

【方药组成】新鲜扁豆 750g，压榨青汁不拘量。

【功效主治】癌性水肿，胃癌及其他恶性肿瘤。

【用法用量】将鲜扁豆洗净，压榨青汁。不拘多少，时时服之，每日 1 剂，多次饮完。

【来　　源】《医学参考资料》。

【附　　注】据文献介绍，本方治癌性水肿疗效很好，值得重视。

【方　　名】扁竹青蒿蛋

【方药组成】扁竹根 6g，青头蒿、茵陈蒿、木贼各 30g，鸡蛋。

【功效主治】乳腺癌。兼治腹中痞块。

【用法用量】以上 4 味煮鸡蛋吃，每日 1 剂。

【方　　名】扁竹四味汤

【方药组成】扁竹根 30g，青头蒿 30g，茵陈蒿 20g，杏叶 12g。

【功效主治】乳癌。

【用法用量】上 4 味药加水煎服。每日 1 剂，分 3 次服。

【来　　源】《中国民间草药方》。

【方　　名】便秘通（丸）
【方药组成】炒白术15g，茯苓15g，木香15g，砂仁9g，炒枳实15g，生大黄6g。
【功效主治】益气健脾，行气除胀，泻下通便。适用于各种肿瘤病人便秘（脾胃虚弱证）。
【用法用量】上方打粉、提炼制成水丸，10g/袋，口服，10g/次，1日2次。
【来　　源】西南医科大学附属中医医院赵春妮教授。
【附　　注】①本方可以配服乳果糖口服溶液。②本方可以配合病人在放疗、化疗时服用。

【方　　名】遍地香汤
【方药组成】蛇莓、半枝莲各150g，龙葵、白英、遍地香各300g，徐长卿90g。
【功效主治】肝癌。
【用法用量】分10天，水煎服。
【来　　源】《治癌中药处方700种》。

【方　　名】鳔肝灵盖散
【方药组成】鱼鳔24g，伏龙肝12g，天灵盖6g。
【功效主治】大肠癌。
【用法用量】诸药先研为细末，每次6g，每日2次，温开水送服。
【来　　源】《肿瘤的诊断与防治》。
【附　　注】本方还可适用于乳腺癌、宫颈癌。

【方　　名】鳔头土炒全蝎饼
【方药组成】鳔头土炒9g，全蝎3g，蜈蚣1条，槟榔6g，鸡内金炒9g，君子仁9g，穿山甲土炒1.5g，小麦面250g，白糖120g。
【功效主治】腹中痞块，攻邪消积。主治腹内痞块，面容黄瘦。
【用法用量】将各药研为细末，掺入白糖、小麦面。用水调为面剂，烙成焦饼20张，成年人每日早晚各吃半张。吃到痞块消失为止。
【来　　源】《中医验方汇编》。
【附　　注】病轻的，用一料后，有大便脓血，腹中微痛现象；病重的，用三料后才能有这种反应，亦有用药后没有这种反应的。本方系药物与食物配合的药饵，疗法攻邪而不伤正气，有消积、健胃的功能。《内经》说："药以去之，食以随之。"用白糖为矫味剂，患儿欲食而不痛苦，服药后如有腹痛便血现象，可以暂停用药，待疼痛与便血停止后，再继续服用。

【方　　名】鳖虫丸
【方药组成】土鳖虫20g，桃仁10g，大黄10g，炮甲珠20g。
【功效主治】子宫肌瘤。
【用法用量】上药共研细面，炼蜜为丸。每丸重5g，日服2丸，早晚白开水送下，连服6天为1个疗程。

【方　　名】鳖胆汁
【方药组成】活鳖（约250～300g）1～2只。
【功效主治】各种癌性疼痛。癌症患者顽固持续性剧烈疼痛。
【用法用量】活鳖1只洗净，投入沸水中浸没，煮10分钟后取出鳖之胆囊，挤出胆汁。如鳖重250g以下，胆汁为1次量；250g以上者，胆汁为2次量。1日服1次，空腹服下。
【来　　源】《江苏中医杂志》1983年第6期。
【附　　注】鳖，雌雄均可入药。

【方　　名】鳖甲丹参蟾皮汤
【方药组成】生鳖甲、丹参、干蟾皮、生山楂、半枝莲各30g，炙全蝎5g，三棱、莪术、庵子各15g，生子各15g，水蛭10g，狼毒6g。
【加　　减】服上药泻下黑色大便，肝区疼痛减轻，于原方去狼毒，加鸡内金、生牡蛎、党参、炒白术、红枣、当归、郁金。
【功效主治】肝癌。
【用法用量】水煎服，每日1剂。
【来　　源】《浙江中医杂志》，1980，(3)：109。
【附　　注】注意心理护理，解除思想包袱，加强营养。方名系北京知医堂史金花拟定。

【方　　名】鳖甲地龙化瘤方
【方药组成】凤尾草24g，炙鳖甲24g，夏枯草

15g，板蓝根 15g，柴胡 9g，龙胆草 9g，地骨皮 12g，僵蚕 12g，蝉蜕 12g，地龙 12g，漏芦 6g，生姜 2 片。

【功效主治】多发性骨血管瘤，证属肝胆风火，挟痰毒入络者。

【用法用量】水煎服，每日 1 剂。

【来　　源】胡安邦供方。

【方　　名】鳖甲炖鸽肉

【方药组成】肉用鸽 1 只，鳖甲 50g。盐、味精等调味料适量。

【功效主治】清热解毒，滋阴生津。本膳主要适用于肝癌低烧、乏力消瘦者。

【用法用量】鳖甲洗净，捣碎放入洗净的鸽腹内，放瓦锅或大碗内，隔水炖至肉熟透，加盐、味精等调味料，即可服食。

【来　　源】《中成药》，1992，2：41。

【附　　注】鳖甲为鳖科动物中华鳖 Trionyx sinensis（W.）之背甲，主要含骨胶原、蛋白质、肽类、微量元素等。以亚甲蓝法试验，对肝癌、急性淋巴性白血病细胞有效；同时对人体肝癌、胃癌细胞有抑制作用。可抑制传导组织增生，提高血浆蛋白质含量。炙鳖甲尚有提高机体免疫力，延长抗体存在时间等作用。鸽肉的主要作用是益气、解毒，其味甘、咸，性平。一般胃癌手术后，为促进伤口愈合，多用本膳。但要注意："鸽之毛色于禽中品弟最多，惟白鸽入药"（《本草衍义》）。

【方　　名】鳖甲方

【方药组成】鳖甲（烧令黄）。

【功效主治】滋阴止血。适用于阴道癌漏下五色，羸瘦，骨节间痛。

【用法用量】上为末，每服 2g，酒调下，1 日 3 次。

【方　　名】鳖甲凤尾汤

【方药组成】炙鳖甲 24g，地骨皮 12g，凤尾草 24g，柴胡 9g，龙胆草 9g，夏枯草 15g，板蓝根 15g，漏芦 6g，僵蚕 12g，蝉蜕 12g，地龙 12g，生姜 2 片。

【功效主治】软坚化痰，清热解毒。适用于多发性骨血管瘤。

【用法用量】每日 1 剂，水煎，分 2 次温服。

【临床应用】本方治疗多发性血管瘤 1 例，患者枕部 10cm×8cm 盘曲状肿块，左额部 7cm×5cm×3cm，中央可触及骨质缺损，有搏动感，左眼仅能睁开一条缝，颅骨片示颅骨弥漫性、溶骨性及成骨性病变，经治疗后获临床治愈。

【来　　源】上海医科大学附属肿瘤医院胡安邦。

【附　　注】方中鳖甲、地骨皮清泻肝经血分伏火，柴胡、龙胆草以疏泄肝经气分郁火，凤尾草、板蓝根、漏芦凉血解毒，僵蚕、蝉蜕化痰散结，地龙入络通瘀、佐生姜辛散辟秽以开胃，故能取得较好疗效。

【方　　名】鳖甲煎丸

【方药组成】鳖甲 90g，射干 23g，黄芩、大黄、干姜、鼠妇、桂枝、石韦、厚朴、紫葳、阿胶各 23g，柴胡 45g，芍药 38g，牡丹皮、䗪虫各 38g，葶苈子、半夏、人参各 8g，蜂房 30g，赤硝 90g，蜣螂 45g，桃仁 16g。

【功效主治】消癥化积。症见胁下痞硬有块，腹腔包块及肝癌等。适用于寒热痰湿之邪与气血相搏，留滞而成癥积。

【用法用量】上为细末，古代以清酒浸煅灶下灰，入鳖甲于内，煮烂如胶样，取汁，煎诸药为丸，如梧桐子大。空腹服 7 丸，1 日 3 次。近代用法，吞服 6 ～ 9g，或以 15 ～ 20g 包煎入汤剂。

【附　　注】本方用动物虫类之药，配行气逐血之品，以搜剔蕴结之邪。病久正虚邪实，故方中攻补兼施，以达到消癥化积之效果。

【方　　名】鳖甲煎丸加减

【方药组成】鳖甲，知母，牡丹皮，赤芍，青蒿，生地黄，天冬，白花蛇舌草，黄芪，白术，当归，黄精，土贝母，甘草。

【功效主治】养阴清热，适于阴虚内热型之淋巴肉瘤细胞白血病。

【用法用量】每日 1 剂，水煎分 3 次温服。

【附　　注】上方系魏素丽、魏素红摘编自张力群主编《中国民族民间特异疗法大全》。

【方　　名】鳖甲连翘汤

【方药组成】鳖甲、连翘各15g，半枝莲、白花蛇舌草、皂角刺、夏枯草各13g，三棱、莪术、赤芍、升麻、水蛭各10g。

【功效主治】活血破坚，清热解毒。适用于胃经燥热，邪毒壅盛，气血瘀结之恶性淋巴肉瘤。颈部淋巴肿大，质硬，边缘不齐，推之不移。舌质暗红，脉数涩。

【用法用量】2日1剂，水煎，分4次服。

【临床应用】顾某某，男，45岁，农民。1979年12月16日初诊。曾2次颈部肿块穿刺细胞学检查，诊为淋巴肉瘤。症见右侧颈部人迎穴处有1鸭蛋样大小之肿瘤，质硬，无红紫疼痛，舌暗红，脉涩数。服用上方10剂时，两鼻腔流出如黄豆大的黑血团有30余粒，7日后自行停止，肿块亦遂而软小。续服此方至40剂时，患者觉饮后上腹部有水气动荡感，且伴微微欲吐而不得吐，当日即从大便排出脓血秽浊之物，日行七八次，6日后便血自止。此时肿块基本消失，又服15剂予以巩固，病告痊愈，随访至今，未见复发。

【来　　源】《北京中医杂志》，1989，2：50。

【方　　名】鳖甲龙葵汤

【方药组成】鳖甲、龙葵、白英、白花蛇舌草、半枝莲各50g。

【功效主治】卵巢癌。

【用法用量】水煎服，每日1剂。

【方　　名】鳖甲青蒿汤

【方药组成】鳖甲30g，青蒿10g，丹参30g，赤芍20g，柴胡15g，郁金10g，桃仁10g，红花6g，三棱10g，莪术10g，山楂15g，元胡10g，白花蛇舌草10g，金银花20g。

【功效主治】清热解毒，活血化瘀，软坚，早期肝癌。

【用法用量】水煎服，每日1剂。

【方　　名】鳖甲三棱消积散

【方药组成】党参、三棱、炙鳖甲各30g。

【功效主治】腹中多年痞块癖积。

【用法用量】共研细末，每服5g，日服3次，白开水送下。

【方　　名】鳖甲散

【方药组成】鳖甲、露蜂房、蛇蜕、猪后悬蹄、猬皮各6g，麝香0.3g。

【功效主治】解毒消肿。适用于肛管癌，脓血淋漓，或肿痛坚硬下坠。

【用法用量】除麝香另研外，余俱各烧存性，研末，再与麝香和匀。每次3g，空腹时用生地黄煎汤调服，更以药末外涂患处。

【方　　名】鳖甲散

【方药组成】鳖甲一两半（涂醋，炙令黄），桑白皮二两（锉），诃子皮一两半，赤茯苓一两半，吴茱萸半两（汤浸七遍，焙干，微炒），大腹皮一两半，郁李仁一两半（汤浸，去皮，微炒），川大黄一两半（锉碎，微炒）。

【加　　减】喘而不得卧加紫苏子、葶苈子；胸痛甚者，加郁金、川芎、五灵脂；痰湿盛者，加半夏、陈皮；痰中带血者加三七、白及。

【功效主治】软坚散结，下气宽中。痰浊壅肺，结块坚结之息贲，右胁下坚硬如铁，胸痛，上气喘急，眠卧不安，便秘。

【用法用量】上药为粗末，每次取五钱，水煎分2次空腹服下，每日1剂。

【来　　源】《太平圣惠方》卷五十四。

【附　　注】本方所治之症为脾虚不运，湿痰内聚，阻滞气机，痰浊壅滞，上干于肺，肺气失降，日久结为肺积。治宜软坚散结为主，块消则气畅。方中鳖甲味咸，能软坚散结，结散则气畅，祛邪而不伤正，故为主药，并命名为鳖甲散；辅以大腹皮行气导滞利水湿，行气助湿除，痰去则气畅，气畅则有助于结散；吴茱萸温中以助脾运；桑白皮泻肺，诃子皮敛肺，一泻一敛，疏理上焦气机，使肺气宣降正常；茯苓利水渗湿，使浊阴从小便排出；大黄、郁李仁荡涤积滞使浊阴从大便排出，且肺与大肠相表里，通腑而助肺气下降。诸药合用，共奏软坚散结、下气宽中之功。现临床可用于肺癌的治疗。

【方　　名】鳖甲汤
【方药组成】鳖甲（去裙襕，醋炙黄）、京三棱（锉）、大腹（锉）、芍药各30g，当归（切，焙）、柴胡（去苗）、生干地黄（焙）各45g，桂（去粗皮）、生姜（切片，炒）各75g。
【功效主治】化瘀消肿。伏梁积气，环脐而痛，少腹胀满。适用于肾癌、膀胱癌。
【用法用量】上为粗末，每服9g。用水150ml，入木香末1.5g，同煎至105ml，去滓，空腹时温服，每日2次。

【方　　名】鳖甲糖粥（壮族方）
【方药组成】鳖甲10g，白糖适量。
【功效主治】软坚散结，滋阴。适于慢性粒细胞性白血病。
【用法用量】鳖甲炒黄，研末，每取10g拌白糖粥服。每日3次。
【附　　注】上方系魏素丽、魏素红摘编自张力群主编《中国民族民间特异疗法大全》，方名杨建宇教授拟定。

【方　　名】鳖甲桐子丸
【方药组成】鳖甲90g，附子30g，三棱30g，干漆30g，木香30g，大黄60g，吴茱萸15g。
【功效主治】化瘀散结。主治痞气，当胃管结聚如坯，积久不散，腹胁疼痛。临床用于贲门癌而见上述诸症者。
【用法用量】鳖甲以米醋1小盏，化硇砂30g涂炙鳖甲，令醋尽为度，大黄醋炙。上为末，醋煮糊为丸，如梧桐子大。每服20丸，空心温酒送下。
【来　　源】《太平圣惠方》。

【方　　名】鳖甲退热散
【方药组成】知母10g，生石膏30g，生薏苡仁30g，五味子10g，天花粉15g，炙鳖甲15g，嫩青蒿30g，葛根10g，玉竹10g，太子参15g，粉牡丹皮10g，焦三仙各10g。
【功效主治】癌性发热。症见午后高烧，口舌干燥，不思饮食，周身乏力。
【用法用量】水煎服，每日1剂，分2次送服。
【来　　源】此方为段凤舞先生经验方。

【方　　名】鳖甲瓦楞汤
【方药组成】鳖甲30g，瓦楞子30g，急性子10g，桃仁10g，红花10g，枳实12g，青皮12g，白花蛇舌草30g，卫茅10g。
【功效主治】软坚消积，腹中痞块。
【用法用量】水煎服，每日1剂，连服30～50剂。

【方　　名】鳖甲丸
【方药组成】鳖甲（炙）60g，牛膝37.5g，芎䓖30g，防葵30g，大黄45g，当归30g，干姜30g，桂心30g，细辛30g，附子（炮）30g，甘草（炙）30g，巴豆14枚。
【功效主治】软坚化瘀，攻积解毒。主治腹中痃气癖硬，两胁脐下硬如石，按之痛，腹满不下食，胸闷咳逆，适用于肝癌。
【用法用量】上药十二味，捣细过筛，蜜和丸。平旦空腹下4丸，日3服，渐加，以微利一二行为度。
【附　　注】服药期间，忌食生葱、苋菜。

【方　　名】鳖甲蜈蚣散
【方药组成】炙鳖甲6g，炙蜈蚣1条。
【功效主治】癌症，攻毒散结，癥瘕。
【用法用量】共研细末，开水送下。以上为1日量，分2次服下。
【来　　源】《常见病验方研究参考资料》。

【方　　名】鳖甲猪苓饮
【方药组成】鳖甲30g，猪苓30g，莪术15g，败酱草30g，肿节风30g，龙葵15g，山豆根15g。
【功效主治】原发性肝癌。
【用法用量】水煎服，每日1剂。
【来　　源】《百病良方》第二集，科学技术文献出版社重庆分社，1983：191。

【方　　名】鳖石散
【方药组成】鳖甲 400g（醋炙），石燕子 50g（烧红，用童尿炸），石蟹子 50g（烧红醋制），冰片 5g。
【加　　减】热毒炽盛加牛黄 10g，麝香 1g（共研末）另服，每次 0.3g；瘀血出血症，可加服三七粉，每服 7.5g；晚期病情较重，加服硇砂 5g（炒），蟾酥 1g（用人乳 1 酒盅将蟾酥放入发酵后烘干），共末，每服 0.4g，宜隔日或 3 日送服 1 次，切忌每天服用。如症见呕恶，可配服旋覆代赭汤。
【功效主治】各种肿瘤，肿物坚硬，包块较大者。
【用法用量】共为细末，每服 7.5g，每昼夜服用 4 次。

【方　　名】鳖苋定痛方
【方药组成】活鳖头 2 具，鲜灰苋菜 150g（干 90g），水红花籽 90g。
【功效主治】活血止痛，软坚消肿。主治肝癌疼痛。
【用法用量】先将鳖头跺成碎块，然用小铁锤在干净石板上捶成泥状，再将灰苋菜、水红花籽加入共捣如烂泥。按包块及疼痛部位大小，定好纱布，再将药摊平（厚约 1.5cm），再向药物表面浇洒 1 杯炖温的陈醋，趁温敷于患处，外以胶布缚好。12 小时换 1 次，一般连用 2 天，患处疼痛明显好转，哌替啶有时只晚间肌注 1 次。敷之 6 ～ 7 天，针刺样疼痛若失，局部硬块见软感，一般可停用止痛针。

【方　　名】鳖鱼黄酒饮
【方药组成】鳖血、黄酒各适量。
【功效主治】血癌以及各种癌症。
【用法用量】取活鳖用竹筷刺激头部，等鳖嘴含住竹筷后，用刀将头剁下，收集鳖血，按 2：1 比例与黄酒混合。以上为 1 日量，隔日 1 次，炖热服用，1 个月为 1 疗程。
【来　　源】《动物脏器食疗验方》。

【方　　名】冰黄散
【方药组成】冰片 3g，雄黄 3g，米醋 500ml，鸡蛋 1 个。
【功效主治】化瘀散结，解毒消瘤。适用于小儿海绵状血管瘤。
【用法用量】将鸡蛋放入罐头瓶内，倒入米醋，将口封严。浸泡 7 ～ 8 天，待蛋壳融化后取出，去其蛋黄，放入冰片、雄黄，调匀备用。用温开水洗净患处周围，将药液涂于瘤体。
【临床应用】李某，女，17 岁。患者出生后 1 个月发现右下眼睑有一如高粱米大的红豆，3 个月后发展至豌豆粒大，1 周岁时如花生米大。诊为海绵状血管瘤。用冰黄散治疗，1 日 3 次涂患处，用药 3 天后，隆起的瘤体皮肤开始萎缩。共治疗 2 个月，瘤体完全消失而痊愈，经随访 16 年未复发。
【附　　注】方中冰片、雄黄可散瘀通窍，解毒消肿；鸡子白、米醋软坚散结，诸药共奏软坚散结、行瘀解毒之功。对小儿海绵状血管瘤有效率达 90.48%，无不良反应。

【方　　名】冰片白芥子液
【方药组成】冰片 15g，白芥子 20g，白酒适量。
【功效主治】治大多数肿瘤及癌痛。
【用法用量】将冰片，白芥子溶泡于白酒中，装瓶备用。需要时用棉签上酒汁涂搽疼痛部位。

【方　　名】冰片酒
【方药组成】冰片 37.5g，白酒 600g。
【功效主治】止癌肿痛。
【用法用量】将冰片缓慢溶解于白酒中，搅匀即得。外用，涂搽于癌痛处，待疼痛逐步缓解后减少次数。每天涂剧烈疼痛处 10 次以上，可止痛。但不得涂肿疡破溃处。
【临床应用】据对食道癌、胃癌、骨转移癌等疼痛剧烈的 40 例患者的临床试验，获得了良好的效果。用麻醉针剂止痛，有一定的副作用。

【方　　名】冰片酒糊
【方药组成】冰片 15 ～ 30g，白酒适量。

【功效主治】肝癌、食道癌及转移骨癌引起的疼痛。

【用法用量】将冰片研末，用白酒调如稠糊，以之敷贴癌块或疼痛处。日敷 1 ～ 3 次。干后再换药敷持续用之。

【临床应用】①临床验证，对各种癌性疼痛均有良效。②本方与冰片酒类方近似，可参。

【来　　源】《中草药外治验方选》。

【方　　名】冰片散

【方药组成】冰片（真者）3g，硼砂 15g，雄黄 6g，蜜炙柏（细末）6g，钞（煅灰）3 张，鹿角霜 30g，枯矾 3g，甘草末 3g，靛花 3g，黄连末 6g，玄明粉 6g，鸡内金（烧存性）3g，铜青（煅，不宜过）1.5g。

【功效主治】清热解毒，消肿散结。适用于喉肿瘤。

【用法用量】上研为散，吹入喉中。

【来　　源】《疮疡经验全书》。

【方　　名】冰片麝香膏

【方药组成】冰片、麝香、硼砂、硇砂、珍珠、樟脑、糠谷芽各等分。

【功效主治】乳腺癌。

【用法用量】共为细面，用鸡蛋清调和成糊状备用。用时将药糊装入油纸袋内，背面刺几个小孔置癌肿面上，并予固定，干则再换。

【来　　源】内蒙古自治区医院编《中草药验方选编》，内蒙古自治区人民出版社，1972：162。

【方　　名】冰片藤黄膏

【方药组成】冰片 3g，藤黄 3g，麝香 0.3g，生南星 20g。

【功效主治】解毒散结，活血止痛。主治癌症疼痛（外敷肾癌、胃癌疼痛处）。

【用法用量】共研细末，酒、醋各半调成糊状，涂布腰区、腹部痛处，药干可换之。

【来　　源】《中国中医秘方大全》。

【方　　名】冰片田螺敷

【方药组成】冰片，食用田螺数只。

【功效主治】用治宫颈癌放疗后坏死。

【用法用量】洗净，除去螺盖，倒伏于清洁容器内一夜，即可得浅绿色水液，加冰片细末适量，调成稀糊状备用。待阴道冲洗，拭去宫颈局部坏死组织后，即将冰片田螺糊剂涂敷于坏死面，再用带线棉球塞于阴道内。每日 1 次，10 次为 1 疗程。一般需 3 个疗程以上。

【临床应用】用本方治疗 14 例，结果基本痊愈 4 例（阴道坏死组织消失，全部呈现新鲜肉芽，空洞变浅至消失）；好转 8 例（坏死组织减少，部分出现新鲜肉芽组织）；无效 2 例。

【来　　源】《医宗金鉴》有冰片、田螺治疗乳癌的记述。此方多重，可参。

【方　　名】冰片田螺液

【方药组成】冰片、田螺液适量。

【功效主治】阴茎癌。

【用法用量】上两味调匀，局部涂抹。每日 5 ～ 6 次。

【方　　名】冰片消痛酒

【方药组成】冰片 15g，白酒 50ml。

【功效主治】原发性肝癌疼痛。

【用法用量】将冰片溶于酒中，用棉球蘸药液涂擦患处。

【临床应用】用药 15 分钟见效，止痛迅速。

【方　　名】冰片雄黄方

【方药组成】冰片 3g，雄黄 3g，米醋 500ml，鸡蛋 1 个。

【功效主治】宫颈癌。

【用法用量】将鸡蛋放于罐头瓶内，倒入米醋，将口封严，浸泡1周，待鸡蛋壳溶化后取出，去其蛋黄，放入冰片、雄黄，调匀备用。用时以温水洗净患处及周围，将药液涂于瘤体，每日 3 次。

【方　　名】冰片止痛方

【方药组成】冰片 50g，白酒 500ml。

【功效主治】清热通窍止痛。主治癌症疼痛。

【用法用量】制成溶液，外擦疼痛部位。
【临床应用】本方外治食管癌、胃癌骨转移引起的疼痛40例，结果疼痛缓解33例，7例无效，有效率为82.5%。
【来　　源】湖北省枣阳人民医院肿瘤科。
【来　　源】《中国中医秘方大全》。

【方　　名】冰片止痛酒
【方药组成】冰片15g，白酒适量。
【功效主治】止痛。适用于晚期肝癌疼痛。
【用法用量】将冰片溶于白酒中，装瓶备用。需要时用棉棒蘸此药酒擦涂疼痛部位，约10～15分钟见效。
【临床应用】李某某，男，45岁。于1976年2月确诊为原发性肝癌，至同年8月病情恶化，胸腹部剧烈疼痛，难以忍受，用哌替啶只能维持短时间。改用上法涂擦患部，疼痛明显缓解。

据文献报道，本酒止痛效果良好，不亚于哌替啶且无副作用。
【来　　源】新疆伊宁市解放军第11医院王学良献方。《山东中医杂志》，1982（2）：82。

【方　　名】冰砂酊
【方药组成】朱砂、乳香、没药各15g，冰片30g。
【功效主治】化瘀止痛。适用于肝癌疼痛。
【用法用量】捣碎后放入盛有500ml米酒的瓶内，密封浸泡2天后备用。使用时用棉签或绒毛笔蘸经沉淀后的澄清液搽于痛处，搽药范围宜略大些，稍于后再重复3～4遍即可。
【临床应用】朱某，男，59岁。因右上腹痛，纳差，消瘦。经B超和CT检查确诊为肝癌并腹水。患者经常出现右上腹剧痛，给予冰砂酊外搽10分钟左右，疼痛消失。此后，虽然疼痛反复出现，但均用上法而获效。
【来　　源】《新中医》，1990，3。
【附　　注】本方仅为治标而已，与冰片止痛酒类方相似，可参。

【方　　名】冰麝散
【方药组成】苦瓜霜、硼砂各15g，朱砂（水飞）、冰片、胆矾、雄精、人中黄各5g，白僵蚕（姜制）、麝香各3g。
【功效主治】解毒化痰，软坚消肿。适用于舌下囊肿。
【用法用量】上药共研极细末，瓷瓶储藏备用，吹患处，每日吹药2次。
【来　　源】易玉泉方。

【方　　名】冰麝止痛散
【方药组成】黄连、黄柏、玄明粉各3g，白矾、甘草各1.5g，鹿角霜1.5g，煅硼砂7.5g，冰片1.2g，麝香0.3g。
【功效主治】清热解毒，消肿止痛，祛腐生肌。适用于喉癌。
【用法用量】上药除冰片、麝香另研兑入外，余药共研细末，瓶贮密封。用时吹患处。
【来　　源】《中医喉科学》。

【方　　名】冰蛳散
【方药组成】大田螺五个，去壳，线穿晒干。白砒一钱二分，面裹煨热。顶上牙色梅花冰片一分，真硇砂二分。
【功效主治】瘰疬。
【用法用量】各为细末，和匀再研，瓷瓶收贮，以蜡封口，不可漏气。先将瘰疬用艾灸法。灸七次，候灸处起泡，用小针挑破，将此药一二厘，口水调成饼贴上，上用膏药，不论何项膏药。盖之，一日一换。七日后四边裂缝，再贴七日，其核自粘膏药而出矣。瘰形长者及根大头小者忌用，并治瘿瘤头大根小者亦效。

【方　　名】冰蛳消瘤散
【方药组成】大田螺（去壳，线穿晒干）5枚，白砒（面裹煨熟）3.6g，冰片0.3g，硇砂0.6g。
【功效主治】解毒消瘤。适用于肾岩翻花（阴茎肿瘤），坚硬未溃者；也治瘰疬（淋巴结肿）等患大蒂小及诸般高突异形肿块。
【用法用量】用晒干螺肉切片，同煨熟，白砒研为细末，入硇片再碾，小罐密收。凡用时先用艾炷灸肿瘤上7壮，灸疮起泡，以小针挑破，将前药一二厘（约 0.032 ～ 0.064g）津唾调成饼，贴炙顶上，用绵纸以原糊封贴 14 日后换搽玉红膏，内服补药。

【附　　注】此方与上多方类似，可参。

【方　　名】冰糖白木耳方

【方药组成】白木耳 10g，加冰糖 30g。

【功效主治】胃癌。

【用法用量】水煎熟食，每日 1 剂，常服。

【方　　名】冰糖奶酪

【方药组成】冰糖 100g，洋白菜 10g，鲜牛奶 420ml，冷水 180ml。

【功效主治】祛黄解毒，补心益肾。本膳主要适用于肝癌毒热黄疸者。

【用法用量】洋白菜切碎，在水中泡 30 分钟。锅内入适量水，加入洋白菜，用小火煮化，再加冰糖，煮至冰糖完全溶化，将鲜奶倒入已煮好的冰糖洋白菜汤中，稍煮即可熄火。将奶酪趁热盛入碗内，每碗八分满，凉后放入冰箱，冰透后食用，甘凉可口。

【来　　源】Medicinal and Poisonous plants of Southern and Eastern Africa. 1962，2Ed.328。Reader's Digest，1993，8：52。

【附　　注】洋白菜为十字花科植物甘蓝 Brassica oleracea L.var.capiata L. 的茎叶，又名卷心菜、包心菜。已报道，其叶加热处理外敷局部，有缓解胆绞痛的作用和一定程度防癌效果。治疗黄疸我国早有用之，如《本草拾遗》云“治黄毒，（甘蓝叶）煮沸，经宿渍色黄，和盐食之”。

【方　　名】冰糖蛇草茅根汤

【方药组成】半枝莲、白花蛇舌草、白茅根、冰糖各 30g。

【功效主治】宫颈癌。

【用法用量】水煎服，每日 1 剂。

【来　　源】《民间单方秘方精选》。

【方　　名】冰糖雪蛤膏

【方药组成】雪蛤膏 25g，冰糖 150g。黄酒少许。

【功效主治】补虚益精，退热止咳。本膳主要选用于喉癌合并感染所致顿咳者。

【用法用量】雪蛤膏洗净，以温水浸透，让其充分发大后，加入冰糖、黄酒隔水炖 1 小时左右，即可服用。用量因人而异，可多可少。以上配料为一天量。

【临床应用】1977 年治疗内蒙古扎兰屯一例喉癌咳嗽不止者，在服用甘草片同时，饮用本膳，3 天就使咳嗽显著减轻，十分有效。

【附　　注】雪蛤膏是一种产于黑龙江、吉林等地，学名为中国林蛙 Rana temporaria chensinensis D. 的输卵管（哈士蟆油）。以大粒、干净（没有卵子及内脏等）、微黄无异味者为上品。食用时以温水浸，即会膨胀发大。雪蛤膏干品，每百克含蛋白质 43.2g，脂肪 1.4g，碳水化合物 36.4g；此外尚含有维生素 A、B、C 以及多种维生素、磷、硫等矿物质。

【方　　名】冰糖薏米粥

【方药组成】生薏苡仁 30g，冰糖 30g。

【功效主治】胃癌。

【用法用量】熬粥晨服，常服。

【方　　名】槟榔白鹤抗癌方

【方药组成】仙鹤草 60g，白英 25g，槟榔 9g，甘草 3g。

【功效主治】各种癌症（不包括白血病）。

【用法用量】水煎服，每日 1 剂。

【方　　名】槟榔炒莱菔子煎

【方药组成】槟榔（整个打碎）10g，炒莱菔子 10g，橘皮 3g。

【功效主治】用于胆囊癌伴腹胀者。

【用法用量】水煎去渣，加入适量白糖，每次餐后饮服 30ml。

【方　　名】槟榔全虫散

【方药组成】槟榔 3 份，全虫 1 份。

【功效主治】食道癌。

【用法用量】上药研细，适应于伴有痰饮瘀血而体质不甚衰弱者，间隔与他方配合使用。

【附　　注】上述专方宜同时配合辨证常规汤剂应用，亦可同时应用西医疗效甚好。

【来　　源】《上海中医药杂志》，1965，(10)：16。

【方　　名】槟榔散

【方药组成】槟榔 30g，赤茯苓 23g，赤芍药 23g，吴茱萸 23g，荆三棱 23g，诃黎勒皮 23g，郁李仁（汤浸，去皮，微炒）30g，青橘皮（汤浸，去白瓤，焙）23g。

【功效主治】化痰散结。适用于肺癌，胸膈烦闷，右胁下坚急，上气咳嗽。

【用法用量】上为粗散，每服 9g，用水 200ml，加生姜 3g，煎取 120ml，去滓温服，不拘时候。

【来　　源】《普济方》。

【方　　名】槟榔土鳖散

【方药组成】槟榔 24g，土鳖虫 15g，沉香 15g，香附 12g，砂仁 24g，草豆蔻 24g，壁虎 15g。

【功效主治】肝癌。

【用法用量】先将壁虎浸泡于已烧热的米酒内，一昼夜后，取出焙干，如此再浸再焙 3 次与其余各药共研细末。每服 3 ～ 6g，每天 3 次，开水冲服。

【来　　源】湖南中医药研究所《湖南中草药单方验方选编第一辑》，湖南人民出版社，1970：136。

【方　　名】槟榔粥

【方药组成】槟榔 25g，粳米 100g。清水适量。

【功效主治】下气消积，驱虫抗癌。本膳主要适用于胰腺癌气滞性便秘。

【用法用量】先把槟榔切片煎汁去渣后，加入粳米及清水，文火煮至米熟粥成。

【来　　源】《生药学杂志》，1979，2:97（日文）。

【附　　注】马来西亚盛产槟榔，其药用槟榔十分整洁，切成饮片薄如绢纸，在我国内陆地区难得见到。当地治疗疟疾，几乎每方必用槟榔，认为有宣利五脏六腑壅滞、破坚满气等作用。本膳原出《圣济总录》，用之驱蛔虫。近代细胞学表明癌细胞膜和蛔虫虫体膜结构相似，所以槟榔也应该有抗癌活性。事实也正如此，日本系川秀治等筛选了 112 种天然药物的抗癌活性，而槟榔的效价最高。其乙醇提取物和热水提取物按总细胞容积法测定，对小鼠 S-180（腹水癌）的抑制率分别 90.9% 和 93.9%，显示了非常高的抗癌作用。

【方　　名】拨白稀粥

【方药组成】薤白 15g，葱白 2 茎，白面粉或粳米 100g。

【功效主治】行气止泄，宽胸理痛。本膳主要适用于肺癌虚寒所致大肠泄泻者。

【用法用量】先把薤白、葱白洗净切碎，与白面粉用冷水和匀后，调入沸水中煮熟即可。或改用和粳米，同煮为稀粥服食。

【来　　源】《浙江中医杂志》，1966，4：13。

【附　　注】中医认为“肺与大肠相表里”，肺癌常导致便秘或泄泻，而本膳通阳、散结，不但对肺癌本身的“心痛彻背”的疼痛，而且对大肠泄泻“久不瘥者”均有良效。葱白、薤白均含有大蒜素，而大蒜素已确认有良好的抗癌效果。《华尔街日报》(1993 年 5 月）报道：由于大蒜素的抗癌、降胆固醇和杀菌作用，使含有这类成分的葱、蒜在市场上销售量激增。另外，发现蛔虫虫体膜和癌细胞结构相似，所以，驱蛔药也具有潜在的抗癌作用。而鲜葱白捣汁服已表明对蛔虫有效果。

【方　　名】菠萝猪肺汤

【方药组成】猪肺 1 只，菠萝 1 个。冷水、淀粉、葱、辣椒适量。

【功效主治】补肺敛血，助运消化。本膳主要适用于肺癌咳而有血者。

【用法用量】用开水和小火将猪肺内泡沫、杂质煮清，把整只肺取出，用清水洗净，切成片状。将菠萝切片，与猪肺同炒，浇些水，以淀粉勾芡，撒点葱屑、辣椒屑，即可食用。

【附　　注】猪肺所治，按中医“以脏补脏”的理论来看，自然也是在肺部疾患。故《症治要言》有“肺虚咳嗽，猪肺一具，切片，麻油炒熟，同粥食”，“嗽血肺损，薏苡仁研细末，煮猪肺白蘸食之”说法。《卫生鸿宝》中还有一“猪肺丸”方专治吐血症，其方为：梨汁、藕汁、莱菔（萝卜）汁、人乳、童便（小便）各1碗，猪肺1个（不沾水，入童便中灌足）。和煎至汁存2碗半，炒米粉和丸，每服15g。从临床来看，上面的“嗽血肺损”方，对肺癌疗效确实，值得推荐试用。

【方　　名】伯高祖师方

【方药组成】丝瓜连子（捣汁），五倍子（为末），蚯蚓粪（焙干）适量。

【功效主治】清热燥湿，活血敛疮。适用于阴茎肿瘤溃烂不敛。

【用法用量】香油调搽患处。

【方　　名】薄荷心艾心猪肚方

【方药组成】薄荷心6g，艾心6g，蒜头3个，胡椒1g，大米30g，猪肚1具。

【功效主治】食道癌。

【用法用量】猪肚1具洗净，将上药纳入猪肚内炖服。隔3天服1剂。

【临床应用】本方对食道癌早期有较好疗效，对改善梗阻现象，增强食欲等方面有明显效果，但对中、晚期患者，疗效不佳。

【来　　源】福建泉州市郭达人献方。

【方　　名】补骨当辛汤

【方药组成】补骨脂15g，杜仲15g，核桃仁25g，威灵仙50g，秦艽15g，细辛5g，川乌5g，桂枝10g，当归15g，木香8g。

【功效主治】温经通络，温肾祛寒。适用于骨软骨瘤。

【用法用量】每日1剂，水煎，分2次温服。

【临床应用】本方治疗1例骨软骨瘤，获愈，恢复工作8年。

【来　　源】谷铭三方。

【附　　注】方中用补骨脂、杜仲、核桃仁温补肝肾，强壮筋骨治其本；川乌、桂枝、细辛搜风通络，温经散寒治其标；当归养血祛风、和营止痛；木香理气，有助活血通络之效。

【方　　名】补骨脂大麻药煎

【方药组成】补骨脂30g，大麻药10g，萆薢30g，水红参30g，三七6g，痄腮树3g，六方藤16g，刺五加15g，白毛藤30g。

【功效主治】骨肿瘤。

【用法用量】水煎，每日1剂。

【方　　名】补骨脂煎

【方药组成】补骨脂0.5kg。

【功效主治】主治妇女小腹有块，直冲心胸，筋硬疼痛（名横梁）。

【用法用量】用黑芝麻60g拌炒，筛去芝麻，将补骨脂研末。以酒为丸。每服9g，开水送下。

【方　　名】补骨脂汤

【方药组成】补骨脂、何首乌、瓦楞子各30g，鹿角霜、郁金、土贝母各15g，蜂房、没药各10g，蜈蚣2条，生甘草3g。

【功效主治】骨肉瘤，症见骨痛剧烈，肿块坚硬，腰膝酸软，舌紫暗，脉沉涩。补肾壮骨，攻毒化瘀。

【用法用量】以上药物，水煎分2次温服，每日1剂。

【临床应用】本方治疗晚期骨肉瘤12例，显效2例，有效7例，有效率75%。

【来　　源】《肿瘤资料选编》。

【附　　注】本方适用于骨肉瘤晚期证属肾虚者。由于肾气不足，寒湿之邪侵袭，滞于经络，脉络阻塞，血行不畅，瘀血停滞所引起。治宜补肾培本，化瘀攻邪。方中补骨脂、何首乌、鹿角霜补肾填精，强筋壮骨以扶正培本；郁金、没药、蜂房、蜈蚣活血化瘀，通络散结而止痛；瓦楞子、土贝母软坚散结以消坚；甘草调和诸药。诸药合用，改善机体免疫功能，抑制癌瘤生长，攻补兼施，标本兼治。

【方　　名】补骨脂丸
【方药组成】补骨脂适量。
【功效主治】白细胞减少症。
【用法用量】将上药微炒研末，炼蜜为丸，每丸重约 6g，每服 1 ～ 3 丸，或服粉剂 3g，每日 3 次，盐开水送下，每 4 周为 1 个疗程；如效果不显，可停药 10 天，再开始第 2 个疗程。
【临床应用】治疗 19 例，14 例痊愈，4 例好转，1 例无效。
【来　　源】《新医学》。

【方　　名】补气运脾汤
【方药组成】人参 6g，白术 9g，橘红、茯苓各 4.5g，黄芪 3g（蜜炙），砂仁 2.4g，甘草 1.2g。
【功效主治】益气和中。适用于食管肿瘤中气不运之噎塞。
【用法用量】用水 400ml，加生姜 1 片，大枣 1 枚，煎至 320ml，空腹时温服。
【附　　注】有痰，加半夏曲 3g。
【来　　源】《证治准绳·类方》引《统旨》。

【方　　名】补肾化痰汤
【方药组成】姜半夏 15g，制南星 15g，石菖蒲 9g，当归 9g，山茱萸 9g，赤芍 10g，郁金 10g，川芎 3g。
【加　　减】痰湿内阻，以温胆汤、涤痰汤、导痰汤、指迷茯苓丸等加减；肝胆湿热，治以清肝泻肝汤加减；肝肾阴虚，治以滋补肝肾，用杞菊地黄丸、一贯煎；气血郁结，治以活血化瘀，用血府逐瘀汤、补阳还五汤；肝风内动，治以镇肝息风，用镇肝息风汤、羚羊钩藤汤、天麻钩藤汤加减。
【功效主治】脑瘤。
【用法用量】制成糖浆。

【方　　名】补肾化痰汤
【方药组成】姜半夏 15g，制南星 15g，石菖蒲 9g，当归 9g，山茱萸 9g，赤芍 10g。
【加　　减】若痰湿内阻者，以温胆汤、涤痰汤、导痰汤、指迷茯苓丸等加减；肝胆湿热，治以清肝泻火，用杞菊地黄丸、一贯煎加减；气血郁结，治以活血化瘀，用血府逐瘀汤、补阳还五汤加减；肝风内动，治以镇肝息风，用镇肝息风汤、羚羊钩藤汤、天麻钩藤汤加减。
【功效主治】补肾固本，软坚逐瘀。主治脑瘤。
【用法用量】制成粮浆，内服之。
【临床应用】本方治疗颅内肿瘤为 213 例，其中已手术 29 例。治后 5 年生存率 29.7%，3 年生存率 34.9%，临床症状均有不同程度的减轻、好转或消失。
【来　　源】上海中医学院钱伯文经验方。

【方　　名】补肾活血攻瘤方
【方药组成】牛腿骨 90g，牡蛎 90g，夏枯草 30g，石斛 30g，首乌 30g，女贞子 30g，杜仲 30g，川续断 30g，蒺藜 30g，当归 30g，白术 30g，黄芪 30g，龙骨 30g，骨碎补 30g，三棱 15g，乳香 15g，没药 15g，熟地黄 15g，蜂蜜 500g。
【功效主治】骨巨细胞瘤。
【用法用量】水煎熬膏内服，每次 2 ～ 3 汤匙，每日 3 ～ 5 次。
【附　　注】骨巨细胞瘤又叫破骨细胞瘤，是较多见的一种原发性骨肿瘤。好发生在长骨的骨骺内，肿瘤生长活跃，局部破坏性较大。临床表现，多发生在骰骨下端、桡骨下端，股骨上端、胫骨上端，其他骨亦可发生；发病前多功能损伤史；局部肿胀、疼痛，病情进展迅速，可有病理性骨折，亦可转为恶性。

【方　　名】补肾健脾生血方
【方药组成】黄芪 30g，太子参 15g，当归 10g，补骨脂 15g，女贞子 15g，肉苁蓉 15g，枸杞子 15g，白术 12g，鸡血藤 30g，阿胶（烊化）10g，龙眼肉 15g，炙甘草 6g，花生衣 10g。
【功效主治】补肾益精，健脾生血，协同抗癌。适用于肿瘤相关性贫血。
【用法用量】水煎。每日 1 剂，温服。早晚各 1 次。30 天为 1 个疗程。

【来　　源】辽宁省肿瘤医院王雪冰、李康。

【方　　名】补肾生髓汤加味

【方药组成】生熟地黄各18g，枸杞子15g，杜仲24g，五味子6g，怀山药21g，山茱萸18g，生晒参12g，茯苓21g，蒲公英1.8g，紫花地丁15g，半枝莲15g，白花蛇舌草30g，青黛6g，当归12g，雄黄3g，菟丝子15g，女贞子15g，甘草6g。

【功效主治】补肾解毒驱邪。适用于精气内虚，外感瘟毒病邪，伤其骨髓之慢性粒细胞白血病。

【用法用量】水煎，每2日服1剂，每剂分4次服。

【临床应用】夏某某，男，42岁，外科医生。于1977年4月28日初诊。患者近年来体弱易患感冒，平日常感腰痛，饮食睡眠一般，但多梦。近月来自觉症状加剧，但无发热兼症，亦无出血倾向。经外周血液检查及骨髓穿刺检查证实为慢性粒细胞性白血病。其舌质舌苔无大变化，脉象细数，左小于右。根据脉症，病因为由于劳损兼有肾虚，加之外感瘟毒病邪，伤其骨髓，而致成此病。治当以补肾为主，解毒驱邪为辅，复方进治。余投以加味补肾生髓汤。连服30剂，药后病症明显好转，又经外周血及骨髓检查，证明病情已缓解。然病人仍睡眠梦多，腰时有酸痛。饮食状况一般，舌脉近于正常。仍予原方加减，嘱其继续服用，以巩固疗效。共进20剂，随访病情稳定。

【来　　源】贵州许玉鸣方。

【附　　注】方中生熟地黄、枸杞子、杜仲、五味子、菟丝子、女贞子、枣皮补肾；蒲公英、紫花地丁、雄黄、青黛、半枝莲、白花蛇舌草解毒祛邪；人参益气补血；当归补血，以增强机体之抗病能力。

【方　　名】补肾抑瘤方

【方药组成】黄芪30g，茯苓皮30g，薏苡仁30g，白花蛇舌草30g，山楂30g，山药15g，狗脊12g，续断12g，黄药子12g，当归10g，天花粉10g，乌梅10个。

【功效主治】骨癌。

【用法用量】水煎服，每日1剂。

【方　　名】补肾益精汤

【方药组成】山茱萸10g，石斛10g，生熟地黄各20g，麦门冬10g，五味子10g，石菖蒲15g，女贞子30g，淫羊藿15g，肉苁蓉30g，巴戟天10g，肉桂6g，枸杞子30g，山药10g，桑寄生20g，生黄芪30g，杭白芍20g，当归10g，生薏苡仁30g。

【加　　减】本方重在扶正以消积，若兼邪气内蕴者，尚需配合攻邪之法，如兼血瘀者，加牡丹皮、川芎、水蛭、红花、穿山甲、王不留行；兼痰湿阻滞者，加荷叶、藿香、佩兰、白蔻仁、远志；兼风邪上扰者，加白芷、细辛、羌活、蔓荆子、藁本；兼热闭清窍者，加生地黄、黄连、连翘、金银花、玄参等。

【功效主治】补肾益精，扶正消瘤。脑瘤，症见头痛头昏，神疲力怯，记忆力减退，健忘，腰膝酸软，四肢不温，或大便溏薄、小便清长，舌质淡，苔薄白，脉细弱。

【用法用量】以上药物，水煎分2次空腹服下，每日1剂。

【来　　源】《常见恶性肿瘤中西医结合治疗》。

【附　　注】本方适用于肾虚精亏，阴血不足，清窍空虚之脑瘤的治疗。方用山茱萸、熟地黄、枸杞子、女贞子补肾益精，填脑髓，石斛、麦门冬、生地黄养阴生津润燥，白芍、当归补血和血。上述药物相配，功专补精血阴津。复以淫羊藿、肉苁蓉、巴戟天、桑寄生、肉桂温肾阳，补命门，生黄芪、山药、生薏苡仁、五味子益元气，补脾胃，则其相互配合，功主温全身阳气。最后用石菖蒲芳香透达，开脑窍，安神宁志。综合全方，气、血、阴、阳并调，五脏功能调理，生生之气上充，元神自可安宁无病。

【方　　名】补藤汤

【方药组成】女贞子、旱莲草、补骨脂、骨碎补、透骨草、鸡血藤、络石藤、海藻、肉苁蓉各 30g，山药、牛膝、木瓜各 15g。

【加　　减】神疲乏力加黄芪、党参、白术；纳呆加鸡内金、山楂、神曲；肿块难消加鳖甲、生牡蛎、山甲。

【功效主治】益肾补虚，活血软坚。甲状腺癌，症见颈前肿块，质硬不移，面色㿠白，神疲乏力，腰膝疼软，舌质淡，苔白，脉沉细弱。

【用法用量】以上药物，水煎分 2 次温服，每日 1 剂。

【临床应用】本方治疗甲状腺癌多例有一定疗效，特别是对甲状腺癌骨转移病人的效果较好。

【附　　注】本方适用于甲状腺癌晚期正气已虚者。癌瘤晚期正气大虚，而邪气实甚。治宜扶正培本为主，酌加理气、化瘀、消积之品，切忌攻伐太过。方中女贞子、补骨脂、骨碎补、肉苁蓉、旱莲草补肾壮先天之本，山药健脾固后天之本，合用扶正培本，增强机体免疫功能；海藻化痰散结；鸡血藤、牛膝活血化瘀，舒筋活络，与海藻合用逐邪消坚积；透骨草、络石藤、木瓜舒筋活络。诸药合用，共奏益肾补中扶正、活血化痰以祛邪之功。

【方　　名】补心汤

【方药组成】白茯苓、人参、前胡、半夏（汤洗 7 次，去滑）、川芎各 22.5g，枳壳（麸炒，去瓤）、紫苏、桔梗、甘草（炙）、橘皮、干姜各 15g，当归 50g，白芍药 60g，熟地黄 45g。

【功效主治】健脾养心，化湿辟秽。适用于外阴癌，患者外阴生疮，或痛或痒，或如虫行状，淋漓脓汁者。

【用法用量】上锉散。每服 12g，用水 350ml，加生姜 5 片，大枣 2 枚。同煎，食前服，每日 1 剂。

【方　　名】补虚益气丸

【方药组成】肉苁蓉、薯蓣各 15g，远志 12g，蛇床子、菟丝子各 18g，五味子、山茱萸各 21g，天雄 24g，巴戟天 30g。

【功效主治】益气助阳，解毒除湿。适用于妇女外阴恶性肿瘤，五脏已虚，阳气不足，外阴湿痒、肿烂，小便余沥疼痛。

【用法用量】上为末，炼蜜为丸，如梧桐子大。每服 20 丸，加至 25 丸，酒送下，1 日 2 次。

【方　　名】补虚正气粥

【方药组成】炙黄芪 50g，人参 5g，粳米 150g。白糖少许，清水适量。

【功效主治】补气扶虚，健脾益胃。本膳主要适用于肺癌正气不足，食欲不振。

【用法用量】将黄芪、党参切成薄片，用冷水浸泡半小时，入砂锅煎沸，再改用小火煎取浓汁，再把粳米和药液，清水加在一起，文火煮至粥熟。粥成后，入白糖少许，稍煮一下即可食用。

【来　　源】《圣济总录·卷一百八十九·食治门》。

【附　　注】芪、参和粳米同煮为粥，不仅起到协同作用，还有助于参、芪有效成分在肠胃的消化吸收。原方出自《圣济总录·卷一百八十九·食治门》，主治“诸痢疾，水汇霍乱，并汇血后困顿不识人”。现临床大多用于癌症脾胃虚弱者，用之得法，每获良效。名老中医岳美中治疗慢性肾炎后期，常以黄芪粥加味，以糯米换粳米，很有疗效。尤其是对于慢性肾炎、肾盂肾炎的浮肿和尿蛋白质均有作用。

【方　　名】补血草汤

【方药组成】补血草 15 ～ 30g。

【功效主治】止血散瘀。主治功能性子宫出血，宫颈癌及其他出血。

【用法用量】水煎服，每日 1 剂。

【来　　源】《新疆中草药手册》。

【附　　注】补血草，性平，味甘，无毒。为白花丹科多年生草本植物西伯利亚补血草的全草，又名大叶矶松。生于山坡及草甸盐土上，分布于我国东北、内蒙古、新疆等地。

【方　　名】补血汤

【方药组成】黄芪 30g，太子参 30g，茯苓 10g，猪苓20g，干地黄20g，当归10g，赤白芍各10g，女贞子20g，地骨皮15g，干蟾10g，僵蚕10g，半枝莲60g。

【功效主治】补气养血，化瘀解毒。主治气血双亏、毒热瘀结型肾癌，或肾盂癌（晚期恶病质者）。

【用法用量】水煎服，每日1剂。

【来　　源】《中医肿瘤学》（上），科学出版社，1983：343。

【附　　注】饮食要注意低盐饮食，食用清淡而富含维生素的食物。

【方　　名】补阳还五汤加减

【方药组成】生黄芪30g，当归9g，赤白芍各12g，瓜蒌皮15g，王不留行籽15g，夏枯草15g，海藻15g，生牡蛎30g，生南星30g，蛇六谷30g（先煎），蜂房12g，香白芷12g，补骨脂12g，薜荔果15g。

【功效主治】气虚血瘀型脑瘤。

【用法用量】水煎，每日1剂，分2次服。

【来　　源】《上海中医药杂志》，1987，（7）：8。

【方　　名】补阳还五汤加减

【方药组成】生黄芪、生牡蛎、生南星、蛇六谷（先煎）各30g，瓜蒌皮、王不留行、夏枯草、海藻、薜荔果各15g，当归、赤芍、白芍、露蜂房、白芷、补骨脂各9g。

【功效主治】脑瘤。主治气虚血瘀者。

【用法用量】水煎服，每日1剂。

【方　　名】补益消癌剂

【方药组成】黄芪30g，人参、金银花、陈皮、地榆、贯众、蒲公英、大蓟、小蓟各9g，龙眼肉、生地黄、杜仲各15g，三七6g（冲服）。

【加　　减】癌瘤难消加生牡蛎、鳖甲、穿山甲片、夏枯草；腰膝酸软加女贞子、补骨脂、枸杞子、桑椹子。

【功效主治】益气养血，清热消癌。膀胱癌，症见尿血不止，神疲乏力，面色无华，口干舌燥，舌质淡，苔白，脉沉细弱。

【用法用量】以上药物，水煎分2次温服，每日1剂。

【来　　源】《肿瘤的诊断与防治》。

【附　　注】本方适用于膀胱癌晚期证属气血虚弱者。癌瘤日久，耗气伤阴，至晚期则正气大虚，而邪气实甚，治宜益气养血，清热抗癌，攻补兼施。方中黄芪、人参大补肺脾之气，并资生血之源，气旺则血生，正所谓善补气者，当求之于肺脾；血为气之母，加龙眼肉、杜仲补肝肾，养心血，使营血充盈而养气，合用则气血旺盛，生化之源充足；陈皮理气健脾，使补而不滞；金银花、蒲公英、贯众清热解毒，消肿散结以消癌瘤；地榆、大蓟、小蓟、生地黄、贯众凉血止血；三七散瘀止血，止血而不留瘀。诸药相合，益气养血，改善免疫功能以扶正；清热解毒，消散癌瘤肿块以祛邪，正长邪消，则诸症可愈。

【方　　名】补益消癌汤

【方药组成】黄芪30g，人参、金银花、陈皮、地榆、贯众、公英、大小蓟各9g，当归、桂圆肉、生地黄、杜仲各15g，三七粉3g。

【加　　减】腰膝酸软加女贞子、补骨脂、骨碎补；癌肿较大加生牡蛎、鳖甲、山甲片。

【功效主治】益气补血，清热解毒。适用于骨肉瘤，症见骨痛剧烈，形瘦神疲，乏力纳呆，面色无华，舌淡，脉沉细弱。

【用法用量】以上药物，水煎分2次温服，每日1剂。

【来　　源】《中医伤科学》。

【附　　注】本方适用于骨肉瘤晚期，气血两虚者。治宜补虚扶正，攻毒祛邪，补气者，求之于肺脾；补血者，求之于肝肾。方用黄芪、人参大补肺脾之气，升阳托毒，并资生血之源，气旺则血生；当归、桂圆肉养血；杜仲补肝肾，强筋骨；陈皮理气并使补而不滞；金银花、贯众、公英清热解毒，消肿散结；热入营血，故加地榆、生地黄、大小蓟清热凉血；三七活血化瘀。诸药合用，共奏益气养血、清热解毒破滞之功。

此方与补益消癌剂属类方，可参。

【方 名】补阴散结汤

【方药组成】人参、全蝎各6g，生地黄、全瓜蒌各15g，白芍、当归、丹参各10g，香附、生甘草各5g，白花蛇舌草20g。

【功效主治】肺癌，结肠癌，膀胱癌。

【用法用量】水煎服，每日1剂。

【方 名】补中益气抗癌汤

【方药组成】黄芪15g，党参12g，白术12g，当归9g，炙甘草6g，陈皮3g，升麻3g，柴胡3g。

【功效主治】癌症病人属气虚或气虚下陷者。

【用法用量】水煎服，每日1剂。

【来 源】《中西医结合杂志》1990年第12期。

【方 名】补中益气汤加减

【方药组成】黄芪15g，甘草（炙）10g，人参10g，当归6g，橘皮10g，升麻10g，柴胡10g，白术10g。

【功效主治】升阳益气，调理脾胃。适用于肿瘤患者脾气亏虚，清阳不升，神疲乏力，肌体瘦削，或气虚发热者。

【用法用量】每日1剂，水煎，分2次温服。

【来 源】《脾胃论》。

【方 名】补中益气汤加减

【方药组成】生黄芪30g，党参20g，白术15g，茯苓15g，当归9g，白芍15g，女贞子15g，阿胶（烊化）10g，生薏苡仁30g，山慈菇15g，蜂房9g，七叶一枝花15g，淫羊藿15g，橘皮9g，柴胡9g。

【加 减】大便溏薄减当归、女贞子，加山药、扁豆；肿块痛者可加制香附6g、制没药6g，延胡索30g；红肿、血水不渗者加草河车15g、茜草根30g、竹节三七9g；畏寒怕冷者加鹿角霜12g。

【功效主治】益气养血，解毒散结。主治乳腺癌之气血两虚型。主症：乳中结块，推之不动，乳房遍生疙瘩，头晕目眩，神疲气短，舌苔少，舌质淡或淡胖，脉虚弱。

【用法用量】水煎服，每日1剂。

【来 源】《偏方验方秘典》，中原农民出版社。

【附 注】注意调理好饮食，要多食高蛋白、易消化的食物，保持心情舒畅，情绪乐观。

【方 名】补中益气消肿汤

【方药组成】黄芪、党参各30g，白术、当归、陈皮各10g，甘草、升麻、柴胡各6g。

【功效主治】纵隔肿瘤。

【用法用量】每日1剂，水煎服。

【方 名】补中益气液

【方药组成】炙黄芪6g，红参6g，粉葛根15g，升麻6g，炒白术12g，防风10g，青皮10g，陈皮10g，广郁金10g，炒山药30g，薄荷10g，柴胡12g，当归15g，炙甘草6g。

【功效主治】晚期肝癌发热。

【用法用量】每日1剂，分2次水煎服。

【来 源】《中医药研究》，1989，（4）：28。

【方 名】补中益气饮

【方药组成】黄芪15g，人参（或党参）10g，白术10g，炙甘草5g，当归10g，陈皮6g，升麻4g，柴胡6g。

【功效主治】调补脾胃，补中益气。主治脾胃中气不足，食少疲乏；中气下陷，内脏下垂；清阳不升、头晕目眩；气不摄血，妇人崩漏等症。并可用治劳伤肾水、骨瘤初起者。

【用法用量】水煎服，每日1剂。

【来 源】《外科枢要》。

【附 注】薛立斋《外科枢要·论瘤赘十四》曰："若劳伤肾水，不能荣骨而为肿者，其自骨肿起，按之坚硬，名曰骨瘤，用地黄丸及补中益气汤主之。夫瘤者，留也。随气凝滞，皆因脏腑受伤，气血乖违，当求其属，而治其本（肾统骨而主水）。"

C

【方　　名】蚕龙脑瘤散

【方药组成】白僵蚕 100g，地龙 100g，蜈蚣 100g，全蝎 100g，大黄 100g，肉桂 100g，郁金 80g，石菖蒲 80g，姜黄 80g，川芎 90g，细辛 80g，炒神曲 300g，胆南星 100g。

【功效主治】解痉止痛，化痰散结。适用于脑瘤，适用于上焦癌症。

【用法用量】研粉，压片，每片 1g，每日 3 ～ 5 次，每次 3 ～ 5 片。温开水 / 热稀粥送服。

【来　　源】北京知医堂中和国医馆验方。

【附　　注】本方由中华中医药中和医派掌门人杨建宇大夫，依《杨氏家藏方》牵正散及其止痉散，结合河南中医学院第一附院肿瘤专家郭文灿教授经验方化载。

【方　　名】蚕梅汤

【方药组成】蚕矢 5g，乌梅 5g。

【功效主治】直肠、阴道、声带、鼻息肉。

【用法用量】水煎服，每日 1 剂。

【来　　源】民间验方。

【方　　名】蚕梅丸

【方药组成】僵蚕、乌梅肉各 30g。

【功效主治】肠癌下血。

【用法用量】僵蚕微炒，去咀、足；乌梅肉焙干，共研为细末，米糊丸如梧桐子大，每服百丸，饭前白汤下，1 日 3 次。

【来　　源】《民间偏方精选》。

【附　　注】本方对直肠癌、结肠、肛门癌下血皆适用。

【方　　名】蚕石葵树子散

【方药组成】白僵蚕 15g，鱼脑石 15g，葵树子 30g。

【功效主治】恶性脑瘤。

【用法用量】将葵树子捣碎，除去壳，与前 2 味药共研为细末，每次 6g，每日 2 次，白开水送下。

【来　　源】《常用中药临术手册》。

【附　　注】葵树子，即蒲葵树之种子。草药店有售。

【方　　名】蚕蛹蛋馔

【方药组成】蚕蛹 60g，鸡蛋 2 枚。

【功效主治】脊髓肿瘤大小便不畅通者。

【用法用量】将蚕蛹和鸡蛋共煮，文火煮干，食蛋，1 次一顿服。

【来　　源】《抗癌便方》。

【方　　名】蚕蛹方

【方药组成】蚕蛹适量。

【功效主治】乳腺癌。

【用法用量】油炸，每日 10g，常服。

【来　　源】《一味中药巧治病》。

【方　　名】苍白术肠癌汤

【方药组成】苍术 10g，白术 10g，生薏苡仁 30g，茯苓 10g，厚朴 10g，黄柏 10g，白英 30g，龙葵 30g，藤梨根 30g，败酱草 30g，白头翁 20g，延胡索 10g，川楝子 10g，川黄连面 3g（冲）。

【功效主治】脾虚湿热型大肠癌。

【用法用量】水煎服，每日 1 剂。

【来　　源】《中医肿瘤学》（上），科学出版社，1983：258。

【方　　名】苍白术子宫癌汤

【方药组成】苍术 10g，白术 15g，橘核 15g，乌药 15g，桃仁 15g，桂枝 15g，法半夏 15g，陈皮 6g，生牡蛎 20g，珍珠母 20g，茯苓 20g，黄芪 30g。

【功效主治】用于子宫肌瘤形体肥胖或痰积血瘀型者。

【用法用量】上药先用清水浸泡半小时，煎煮 2 次，药液对匀后分 2 次服，每日 1 剂，于月经干净后服用。

【方　　名】苍地丸
【方药组成】苍术、陈皮各90g，黄柏、黄连各45g，连翘、黄芩各30g。
【功效主治】清热燥湿，凉血止血。适用于肠癌下血不止。
【用法用量】上药研末，用生地黄180g，捣膏为丸，如梧桐子大。每服50～70丸，白汤送下。

【方　　名】苍耳白英土茯苓汤
【方药组成】猪殃殃、蛇莓、土茯苓各24g，白英、龙葵、枸杞各48g，苍耳草30g。
【功效主治】骨肉瘤。
【用法用量】水煎服，每日1剂。
【来　　源】《治癌中药处方700种》。

【方　　名】苍耳散
【方药组成】苍耳子，白芷，辛夷，薄荷等份。
【加　　减】加冰片、麝香，研细末外用。
【功效主治】鼻息肉。
【用法用量】水煎服，每日1剂。

【方　　名】苍耳叶汁
【方药组成】苍耳叶。
【功效主治】反花恶疮，有肉如饭粒，破之血出，随生反出。
【用法用量】捣汁，服20g，并涂之，每日2次。
【来　　源】《奇难杂症效验单方全书》。

【方　　名】苍耳叶汁
【方药组成】苍耳叶适量。
【功效主治】皮肤癌，翻花疮。
【用法用量】捣汁涂，每日2次。
【来　　源】清·《四科简效方》丙集。

【方　　名】苍耳针菜兔肉汤
【方药组成】苍耳草、金针菜各30g，兔肉适量。
【功效主治】骨髓肿瘤。
【用法用量】将苍耳草与金针菜加水同煎，去渣，以汁煮兔肉，熟后食肉喝汤，每日1剂。
【来　　源】《抗癌药膳》。

【方　　名】苍耳子白芷汤
【方药组成】苍耳子10g，白芷10g，辛夷12g，薄荷10g（后下），茜草15g，山豆根12g，板蓝根30g，荆芥10g，防风10g，半枝莲30g，白花蛇舌草30g。
【功效主治】风毒凝聚型鼻咽癌。
【用法用量】水煎服，每日1剂。
【来　　源】《百病良方》第二集，科学技术文献出版社重庆分社，1983：167。

【方　　名】苍耳子薄荷汤
【方药组成】苍耳子12g，薄荷12g，川芎10g，赤芍12g，甲珠15g，重楼24g，夏枯草30g，半枝莲30g，白花蛇舌草30g，陈皮10g。
【加　　减】若头痛剧烈加蔓荆子12g；若颈部包块明显肿大者加昆布24g，海藻24g；若兼痰湿重加茯苓24g，半夏12g；听力、视力障碍者加用杞菊地黄丸。
【功效主治】理气活血逐瘀，软坚散结。主治鼻咽癌。
【用法用量】水煎，每日1剂，早晚各服1次。

【方　　名】苍耳子七叶一枝花汤
【方药组成】白花蛇舌草30g，苍耳子12g，七叶一枝花12g，远志肉4g，石菖蒲6g。
【功效主治】颅内肿瘤。
【用法用量】水煎，每日1剂，分3次服。
【来　　源】《肿瘤的辨证施治》，上海科学技术出版社，1980：136。

【方　　名】苍耳子散
【方药组成】辛夷15g，苍耳子7.5g，香白芷30g，薄荷叶1.5g。
【功效主治】祛风通窍。适用于鼻咽癌。症见鼻塞，流浊涕不止，前额头痛者。
【用法用量】共为细末。每服6g，食后用清茶调下。
【来　　源】《严氏济生方》。

【方　　名】苍耳子辛夷汤
【方药组成】苍耳子、辛夷、白芷、龙胆草、生石决明、钩藤各9g，夏枯草、蜈蚣、僵蚕各6g，全蝎0.9g，牡蛎30g。
【功效主治】鼻咽癌。
【用法用量】水煎服，每日1剂。
【来　　源】《福建中草药处方》，福建省新华书店，1971：113。

【方　　名】苍耳子辛夷汤
【方药组成】苍耳子10g，辛夷12g，山豆根12g，薄荷10g（后下），白芷10g，茜草15g，板蓝根30g，荆芥10g，防风10g，半枝莲30g，白花蛇舌草30g，半边莲30g。
【功效主治】疏散风邪，解毒开窍。主治鼻咽癌。
【用法用量】水煎，每日1剂，早、晚各服1次。
【附　　注】本方用于风毒凝聚型。病变初起鼻塞流涕，鼻涕中偶带血丝，舌苔薄白，脉浮者用之。

【方　　名】苍耳子辛夷逐瘀汤
【方药组成】苍耳子12g，辛夷12g，薄荷10g（后下），白芷10g，茜草15g，莪术15g，当归12g，川芎10g，赤芍12g，甲珠15g，重楼24g，夏枯草30g，半枝莲30g，白花蛇舌草30g。
【加　　减】头痛剧烈加蔓荆子12g；颈部包块明显肿大者加昆布24g，海藻24g，浙贝12g；兼痰湿重者加茯苓24g，半夏12g；听力、视力障碍者加用杞菊地黄丸（成药）。
【功效主治】气滞血瘀型鼻咽癌。
【用法用量】水煎服，每日1剂。
【来　　源】《百病良方》第二集，科学技术文献出版社重庆分社，1983；167。

【方　　名】苍鲨香鱼汤
【方药组成】苍耳草30g，鲨肉适量，香菜少量。
【功效主治】恶性脑瘤。
【用法用量】苍耳草煎汤取汁，以汁煮鲨肉，加油酱调味，配入香菜，每日1次，常服之。
【来　　源】《抗癌海味》。

【方　　名】苍藤汤
【方药组成】苍术12g，猪苓、料姜石各60g，薏苡仁、红藤、石榴皮、焦山楂、藤梨根各30g，白头翁10g，诃子肉15g。
【加　　减】便血多加槐花、仙鹤草；里急后重加川黄连、木香、赤芍；神疲乏力加黄芪、党参、白术、鸡血藤、当归。
【功效主治】健脾燥湿，清热解毒，涩肠止泻。大肠癌，症见腹胀痛，大便次数增多，大便稀溏，或大便脓血，里急后重，苔黄腻，脉细数。
【用法用量】以上药物，水煎分2次温服，每日1剂。
【来　　源】《中医癌瘤证治学》。
【附　　注】本方适用于大肠癌中、晚期邪毒内蕴，脾虚湿盛之病症。方中苍术苦温性燥，善除湿健脾，藤梨根清热解毒，消肿散瘀以抗癌共为主药；红藤、薏苡仁、白头翁解毒消肿，清热凉血为辅；料姜石软坚散结以消积块；焦山楂、石榴皮、诃子肉味酸而涩肠止泻；猪苓利水渗湿，利小便而实大便。诸药相合，可使湿浊得化，脾胃复健，癌肿得消，则诸症自除。

【方　　名】苍天山海汤
【方药组成】苍耳子15g，天葵子30g，山豆根12g，石上柏30g，半枝莲30g，夏枯草12g，海带15g，昆布15g。
【功效主治】清热解毒，化痰软坚。适用于鼻咽癌。
【用法用量】每日1剂，水煎服。另醋制硇砂15～20g，加入蒸馏水至200ml，制成溶液，滴鼻。
【临床应用】本方治疗鼻咽癌、鼻腔瘤38例（其中32例曾用放疗或其他疗法治疗后未完全控制），经13～30个月治疗，临床治愈4例，显效6例，好转19例，无效9例。
【来　　源】解放军366医院方。
【附　　注】方中苍耳子宣通鼻窍；山豆根、半枝莲、石上柏、天葵子清热解毒，消肿散结；夏枯草、昆布、海带化痰软坚；硇砂祛瘀，去腐生肌，故对热痰瘀结的鼻咽癌有一定的作用。因硇砂有毒，有较强的腐蚀作用，故须严格掌握用量，溃疡病、肝肾功能不全及孕妇忌用。

【方　　名】苍辛银豆汤

【方药组成】金银花30g，连翘30g，射干9g，山慈菇15g，桑寄生12g，夏枯草30g，山豆根9g，蜂房9g，辛夷12g，蛇蜕9g，全蝎9g，苍耳子12g。

【功效主治】攻坚破积，活血化痰，消热解毒，消肿利咽，通透鼻咽，止疼化瘤。适用于鼻咽癌，一侧肿块固定，或持续头痛者。

【用法用量】1剂药煎2遍，合在一起，分2次服。

【来　　源】《中医癌瘤证治学》。

【附　　注】本方用山豆根、射干、山慈菇、桑寄生、夏枯草、连翘、金银花利咽消肿，消热解毒；苍耳子、辛夷通透鼻咽；蜂房、蛇蜕、全蝎软坚化痰，消炎攻积。

【方　　名】苍术茯苓合方

【方药组成】①苍术、茯苓、半枝莲各15g，厚朴、射干、白药子各12g，陈皮、藿香各10g，黄连9g，重楼18g，甘草3g。②半枝莲、白花蛇舌草适量。

【功效主治】口腔黏膜腺癌。

【用法用量】方①日1剂，水煎服；方②泡水代茶饮。

【临床应用】王某，男，56岁，1978年9月因口臭，饮食时口腔灼热感，多家医院确诊为口腔黏膜腺癌。经放疗加抗癌药物治疗18天后因病情继续恶化，极度衰竭，乃求治于中医。患者只能吃流质饮食，怠惰嗜卧，体重节痛，面色晦暗，形瘦而浮肿，口腔黏膜结节顶部溃烂，苔黄厚腻，质淡红，脉濡细。证属中焦湿热，湿痰死血阻塞胃口，损及脉络，阳滞于上，阴涸于下，治宜清利湿热，理气和胃。服上方加减3个半月而愈。随访，患者从发病至今已有6年多，口腔黏膜结节消失，颜色恢复正常，一般情况良好，并能参加体力劳动。

【来　　源】《四川中医》，1986，（12）：50。

【方　　名】苍术厚朴汤

【方药组成】苍术、厚朴、法半夏、山慈菇、重楼各12g，陈皮、白芥子、皂角刺、川芎各9g，茯苓、薏苡仁、丹参各15g，白蔻、甘草、天南星各6g。

【功效主治】燥湿健脾，涤痰散结。适用于湿聚痰结，阻滞经络之何杰金氏病。腹股沟淋巴结肿大，伴肢面浮肿，精神萎靡，腹满纳呆，舌有瘀斑，苔白厚腻。

【用法用量】每日1剂，水煎，分2次温服。

【临床应用】用本方治疗一孔姓男子腹股沟淋巴结肿大（病理诊断为何杰金氏病），服药6个月肿块基本消失，患者已能上班，5年后曾复发，在本方的基础上加入清热解毒药如金银花、连翘、赤芍、夏枯草、天葵子等，守方缓图，服药4个月又获良效。以后随访11年未复发。

【来　　源】《湖北中医杂志》，1980，6。

【方　　名】苍术黄柏汤

【方药组成】苍术10g，黄柏10g，薏苡仁30g，土茯苓24g，赤芍12g，重楼24g，半枝莲30g，白花蛇舌草30g，莪术15g，猪苓24g，干蟾皮15g。

【功效主治】湿热蕴毒型子宫颈癌。

【用法用量】水煎服，每日1剂。

【来　　源】《百病良方》第二集，科学技术文献出版社重庆分社，1983：203。

【方　　名】苍术山豆根汤

【方药组成】苍术15g，山豆根、白花蛇舌草各30g。

【功效主治】食管贲门癌。

【用法用量】水煎服，每日1剂。

【方　　名】糙米薏苡粥

【方药组成】糙米、薏苡仁、小豆适量。

【功效主治】胃癌。

【用法用量】以5：3：2的比例，用高压锅煮饭，当作主食吃，有效。

【方　　名】草根汤
【方药组成】白花蛇舌草 75g，白茅根 75g，薏苡仁 30g，红糖 90g。
【功效主治】胃癌。
【用法用量】每日 1 剂，水煎分 3 次服。

【方　　名】草果黑丑丸
【方药组成】草果 120g，黑丑、白丑各 60g，吴茱萸、小茴香各 30g。
【功效主治】主治腹中痞块。
【用法用量】研末为丸，如梧桐子大，每服 10 粒。

【方　　名】草果黄雌鸡
【方药组成】黄雌鸡 1 只，草果（或草豆蔻）25g，赤小豆 30g，葱、姜各适量。
【功效主治】利水消肿，补益元气。本膳主要适用于肝癌虚寒型黄疸者。
【用法用量】鸡去毛及肠杂，洗净。草果或草豆蔻洗净，一起放入砂锅内，加清水、葱、姜适量，煮至熟透即可。
【临床应用】曾治某男，72 岁，原发性肝癌已淋巴转移，腹水，黄疸，疼痛兼而有之，中、西药均拒绝服用。遂采用每日煮食赤小豆粥，同时赤小豆研末，加冰片少许和蛋清搅和贴敷患处。一周后，诸症大为减轻。
【附　　注】赤小豆作用有三：一是利水消肿，对癌性腹水可用；二是解毒消炎，对肝癌并发感染可用；三是利湿退黄，对癌性黄疸可用。草果 Amomum tsaokoc.etl. 属姜科植物，辛香浓烈，性温而燥，与赤小豆配伍，对虚寒型黄疸最为合适，而以湿热型黄疸则禁忌。单用赤小豆一味内服和外敷，对肝癌症状亦有改善作用。

【方　　名】草河舌草宫颈癌合方
【方药组成】①草河车 15g，白花蛇舌草 30g，半枝莲 15g，土茯苓 30g，苍术 9g，黄柏 6g，萹蓄 9g，赤芍 9g，生薏苡仁 12g。②茵陈 15g，郁金 9g，青陈皮 9g，香附 9g，当归 9g，白芍 9g，生薏苡仁 12g，半枝莲花 15g，白花蛇舌草 30g，黄芩 9g。③知母 9g，生地黄 12g，黄柏 4.5g，生山药 15g，旱莲草 15g，草河车 15g，泽泻 9g，白花蛇舌草 30g。④黄芪 15g，黄精 15g，太子参 5g，川续断 15g，桑寄生 30g，狗脊 9g，生薏苡仁 12g，陈皮 9g，升麻 3g，生龙骨 30g，生牡蛎 30g。
【功效主治】子宫颈癌。
【用法用量】水煎服，每日 1 剂。方①适用于湿热蕴毒型，用以清热败毒，活血化瘀。方②适用于肝郁气滞型，用以疏肝理气，解毒抗癌。方③适用于肝肾阴虚型，用以滋补肝肾与解毒。方④适用于中气下陷型，以补中益气。
【临床应用】北京市中医院、北京市中医研究所用以上各方内服，配合黑倍膏等外用，治疗宫颈癌 62 例，临床治愈 45 例，有效 8 例，死亡 2 例，失访 7 例，总有效率为 85.5%。
【来　　源】《抗癌中草药制剂》，人民卫生出版社，1981：251。

【方　　名】草绿龙蜥散
【方药组成】草绿龙蜥（亦名四脚蛇，尾极长者）1 条，鸡蛋 1 个。
【功效主治】治瘿瘤结核及瘰疬未溃者。
【用法用量】于蛋顶端打一孔，将四脚蛇切碎装入蛋内，封固，挂于当风处，冬季经 7 周后，取下，用火炕干研细。每次服 0.3g，兑黄酒吞服。
【来　　源】《四川中药志》。

【方　　名】草莓柠檬汁
【方药组成】草莓 80g，蜂蜜 50ml，柠檬汁 90ml，凉开水 1 000ml。
【功效主治】清热生津，润肠通便。本膳主要适用于白血病症见燥热便秘者。
【用法用量】将所有原料放入果汁机内搅烂，过滤后加冰块即成。也可手工操作，把草莓用双层纱布包裹，使劲压榨，挤出汁液，再和其他原料混合。
【来　　源】《医药信息报》，1988，8：11。
【附　　注】草莓营养丰富，内含人体必需的氨基酸 8 种，有丰富的胡萝卜素、维生素 C。其维生素的含量几乎是苹果的 10 倍。且含有钙、磷、铁等人体必需的矿物质。其医疗药用价值在于可预防坏血病、动脉硬化、冠心病等心脑血管病变，从草莓中提取的草莓胺对白血病、障碍性贫血病有明显的疗效（《上海科技报》，1990，3：16）。草莓中的鞣花酸可保护细胞对抗某种致癌物质的侵袭，特别能分解香烟中的致癌物质。

【方　　名】草薁汤
【方药组成】白花蛇舌草、蓰薁、瓦楞子各30g，薜荔果、夏枯草各15g，炮穿山甲、海藻各12g，川楝子、广木香、干蟾皮各9g。
【功效主治】肝癌。
【用法用量】水煎服，每日1剂。

【方　　名】草乌大枫子膏
【方药组成】草乌9g，大枫子15g。
【功效主治】用于乳房结块。
【用法用量】共捣烂，敷患处。
【来　　源】《福建顺昌县中医验方汇编》。
【附　　注】2药均有毒，用时宜注意。

【方　　名】草札汤
【方药组成】对生坐草15g，八月札9g，白头翁9g，紫草根9g，铁树叶15g，地鳖虫9g，茜草根12g，娑罗子9g。
【功效主治】食管癌。
【用法用量】水煎服，每日1剂。

【方　　名】叉叉果叶灌肠方
【方药组成】叉叉果叶30g，紫珠草30g，大黄60g，冬凌草60g，向天盏30g，白英50g，匈木20g，苦参50g，洋金花10g，金银花20g。
【功效主治】清热解毒，止血消肿，软坚散结。直肠癌。
【用法用量】加水2 000ml，煎液除渣浓缩至200ml。每次20～50ml保留灌肠。

【方　　名】茶茅姜枣乌鱼汤
【方药组成】茶叶200g，白茅根500g，生姜50g，红枣300g，冬瓜500g，鲜乌鱼1条（大约500g重），冰糖250g，葱白7根。
【功效主治】清热养阴，利水退肿。本膳主要适用于肝癌胸水、腹水而兼有虚热者。
【用法用量】将茶叶等加水煎煮成汤，去渣后浓缩至1 000ml备用。把乌鱼剖开去肠杂，放入浓缩汤液中，文火慢煮，待鱼熟烂，除去刺骨，加入冰糖、葱白。1日3次，喝汤食鱼肉。
【临床应用】治疗2例急性肾炎水肿患者，均2剂而愈，提示本膳对一切急性、慢性水肿都可应用。
【来　　源】《上海中医药杂志》，1957，7：31。
【附　　注】本膳利尿作用快，一般服后1小时小便增多。方中乌鱼又名乌鳢鱼，具有去瘀生新、滋补调养、健脾利水的医疗功效。病后、产后以及手术后食用，有生肌补血、加速愈合伤口的作用，也可治疗水肿、湿痹、脚气、痔疮、疥癣等症。《本家经疏》认为乌鱼能“导横流之势，补其不足，补泻兼施，故主下大水”。

【方　　名】茶乳冰矾抗癌栓
【方药组成】儿茶5.5g，乳香4.5g，没药4.5g，冰片7.5g，蛇床子2.1g，轻粉3g，蟾酥0.6g，硼砂6g，雄黄6g，三仙丹6g，血竭4.5g，白矾270g。
【功效主治】活血解毒抗癌。
【用法用量】以上各药共研细末，将白矾用开水溶化，加蛇床子、蟾酥、血竭，制成片状栓剂，即得。外用，每次1个，塞于直肠腔癌灶处，隔2～3日上药1次。用于直肠癌治疗，有一定疗效。此外，对宫颈癌、阴道癌及肛管癌患者亦有不同程度的效果。

【方　　名】茶叶鹌鹑皮蛋方
【方药组成】茶叶5kg，桂皮、豆蔻、白芷、丁香各0.5kg，黄丹粉160g，食盐5kg，黄酒1kg，新鲜鹌鹑蛋（以不超过10日的蛋为宜）适量。
【功效主治】补中益气，利水消肿。本膳主要适用于胃癌食后作胀者。
【用法用量】将茶叶、桂皮、豆蔻、白芷、丁香用50kg开水浸泡于缸内，作“老汤”备用。按

100kg“老汤”量加入黄丹粉、食盐、黄酒配制浸泡液，将“老汤”煮沸后，加上述配料，待水温降至 20℃左右时再用。将鹌鹑蛋适量加入缸中，浸泡液倒入缸内，淹没鹌鹑蛋，室温保持为 20 ～ 25℃，15 ～ 20 天后即成“松花”。将“松花”捞入于稀黄泥糊中，取出再滚一层锯末屑，晒干即成“茶叶鹌鹑皮蛋”。

【附　　注】其配料中的丁香对消化道肿瘤细胞有抑制作用，而白芷尚有良好的止痛效果，所以胃癌疼痛也可试服本品。

【方　　名】茶叶盐煎洗液

【方药组成】茶叶加食盐适量。

【功效主治】阴茎癌。

【用法用量】煎汁后局部冲洗。

【方　　名】柴莪汤

【方药组成】柴胡、莪术、三棱、广木香、桃仁、红花、牡丹皮各 9g，栀子、郁金各 12g，赤芍 15g，夏枯草、鳖甲、煅牡蛎各 30g。

【加　　减】结块难消加黄药子、白花蛇舌草、山甲片。

【功效主治】理气活血，泻火散结。甲状腺癌，症见颈前肿块，质硬不移，胸闷不舒，烦躁出汗，口苦，舌质红，苔薄黄，脉弦数。

【用法用量】以上药物，水煎分 2 次温服，每日 1 剂。

【来　　源】《中医杂志》1979 年第 7 期。

【附　　注】本方所治为甲状腺癌初中期，辨证属气滞血瘀，气郁化火者。由于长期忿郁恼怒，使气机郁滞，肝气失于条达，脏腑失和，脉络受阻，血行不畅，气滞血瘀，气郁日久化火而成本症。治宜行气活血，泻火散结。方中柴胡、木香、郁金疏肝解郁，理气行滞以破气滞；三棱、莪术、桃仁、红花、郁金、赤芍、牡丹皮活血化瘀，消肿散结以逐瘀血；夏枯草、鳖甲、煅牡蛎滋阴软坚，消瘿散结以消坚积；栀子、牡丹皮、赤芍、夏枯草清泄肝火。诸药合用，行气滞，逐瘀血，泄肝火，消坚积。

【方　　名】柴胡白芍和胃汤

【方药组成】柴胡 12g，白芍 15g，枳壳 12g，旋覆花 12g，丹参 30g，石见穿 30g，黄药子 15g，半枝莲 30g，白花蛇舌草 30g。

【功效主治】肝胃不和型胃癌。

【用法用量】水煎服，每日 1 剂。

【来　　源】《百病良方》第二集，科学技术文献出版社重庆分社，1983：180。

【方　　名】柴胡白芍化疗汤

【方药组成】柴胡 9g，白芍 12g，枳实 9g，甘草 3g，香附 12g，川芎 6g。

【功效主治】用于白血病化疗引起的消化道反应，如腹胀、腹痛、纳呆、恶心呕吐等。

【用法用量】上药先用水浸泡半小时，加水煎煮 2 次，药液混合均匀，分 2 次服用，每日 1 剂。

【方　　名】柴胡白芍化瘤合汤

【方药组成】①柴胡、白芍、川楝子、郁金、白术、山楂、当归。②生熟地黄、沙参、枸杞、黄芪、当归、白芍、鳖甲。

【功效主治】肝癌。

【用法用量】水煎法，每日 1 剂，二方辨证选用。配合西药化疗，每周 2 次。

【临床应用】翁某，女，62 岁，1987 年 6 月因右上腹间歇性绞痛 2 个月，经肝穿刺涂片检查确诊为肝细胞性肝癌。舌淡红，苔黄，脉弦数。服方①数剂后，疼痛未再发作，继之方②配合化疗。化疗期间未见明显副反应。随访至 1988 年底，已带瘤生存 1 年半，生活能自理。

【来　　源】《江西中医药》，1989，（6）：39。

【方　　名】柴胡白芍结肠癌汤

【方药组成】柴胡 12g，白芍 12g，枳实 12g，白头翁 15g，败酱草 3g，黄连 9g，黄柏 12g，重楼 24g，半枝莲 30g，白花蛇舌草 30g。

【功效主治】温热蕴结型结肠癌。

【用法用量】水煎服，每日 1 剂。

【来　　源】《百病良方》第二集，科学技术文献出版社重庆分社，1983：184。

【方　　名】柴胡白芍蜜丸
【方药组成】柴胡、白芍、赤芍、茯苓、昆布、夏枯草各15g，白花蛇舌草、海藻、钩藤各25g，牡蛎50g。
【加　　减】睡眠不佳者加夜合花、夜交藤各15g，病情好转后柴胡减为7.5g。
【功效主治】神经纤维瘤与多发性神经纤维瘤。
【用法用量】或按上方的比例投药，以蜜为丸。每丸重15g，每次2丸，每日服3次。

【方　　名】柴胡白芍强脾汤
【方药组成】柴胡12g，白芍12g，枳实12g，泡参30g，白术15g，茯苓24g，陈皮12g，法半夏12g，败酱草30g，白花蛇舌草30g。
【功效主治】肝胃不和、脾胃虚弱型胰腺癌。
【用法用量】水煎服，每日1剂。
【来　　源】《百病良方》第二集，科学技术文献出版社重庆分社，1983：192。

【方　　名】柴胡白芍乳癌汤
【方药组成】柴胡9g，白芍12g，香附9g，郁金12g，当归12g，生地黄12g，丹参12g，白术12g，茯苓12g，夏枯草15g，重楼12g，半枝莲15g，白花蛇舌草15g。
【加　　减】放疗伤阴较甚，加石斛15g，天冬12g，麦冬12g；疼痛剧烈，加没药10g，延胡索10g，九香虫10g；潮热者，加地骨皮10g，青蒿10g；大便干结，加槟榔10g，火麻仁12g；气短者，加党参10g，黄芪15g。
【功效主治】晚期乳腺癌手术、放疗后复发者。
【用法用量】上药加水煎煮2次，将两煎药液混合均匀，分2次服，每日1剂。

【方　　名】柴胡白芍食管癌汤
【方药组成】柴胡15g，白芍30g，香附12g，旋覆花12g，丹参30g，核桃树枝30g，瓜蒌30g。
【功效主治】肝郁气滞型食管癌。
【用法用量】水煎服，每日1剂。
【来　　源】《百病良方》第二集，科学技术文献出版社重庆分社，1983：170。

【方　　名】柴胡白芍汤
【方药组成】柴胡15g，白芍12g，枳实12g，白术15g，茯苓24g，香附12g，半枝莲30g，败酱草30g，白花蛇舌草30g。
【加　　减】腹泻时加用黄连10g，苦参15g；便秘时加用芦荟10g，大黄10g。
【功效主治】肝郁脾虚型结肠癌。
【用法用量】水煎服，每日1剂。
【来　　源】《百病良方》第二集，科学技术文献出版社重庆分社，1983：184。

【方　　名】柴胡白芍汤
【方药组成】柴胡15g，白芍15g，枳实12g，当归12g，香附12g，陈皮12g，莪术15g，丹参15g，铁树叶30g，半枝莲30g，白花蛇舌草30g。
【功效主治】肝胃不和型（早期）原发性肝癌。
【用法用量】水煎服，每日1剂。
【来　　源】《百病良方》第二集，科学技术文献出版社重庆分社，1983：190。

【方　　名】柴胡白芍抑郁汤
【方药组成】柴胡15g，白芍15g，当归12g，白术15g，茯苓15g，瓜蒌15g，橘叶12g，夏枯草30g，半枝莲30g。
【功效主治】肝郁气滞型乳腺癌。
【用法用量】水煎服，每日1剂。
【来　　源】《百病良方》第二集，科学技术文献出版社重庆分社，1983：200。

【方　　名】柴胡鳖甲参术汤
【方药组成】柴胡12g，鳖甲15g，白芍12g，清半夏9g，土鳖虫6g，黄芩9g，桃仁9g，党参24g，炒白术12g，茯苓15g，砂仁6g，半枝莲30g，龙葵30g，鸡内金30g，焦山楂15g，焦神曲15g，焦麦芽15g，山核桃12g，甘草6g。
【加　　减】腹水尿少去清半夏、黄芩、土鳖虫，加泽泻、大腹皮、姜皮、石韦；黄疸，去土鳖虫、焦白术，加茵陈蒿、生栀子；胁痛，加乌药、延胡索、川楝子。
【功效主治】健脾疏肝，解毒消癥。原发性肝癌，胁痛不止，积块坚硬，按之痛甚，脘腹胀满，食少纳差，口干口苦，恶心呕吐，舌红、苔黄、脉数。

【用法用量】以上药物，水煎分 2 次服下，每日 1 剂，30 剂为 1 个疗程。

【临床应用】以该方为主治疗原发性肝癌 40 例（部分病例配合免疫治疗及肝动脉结扎和脐静脉灌注化疗），结果好转 15 例（体检、B 超或 CT 检查见肿瘤缩小，黄疸消退、浮肿、腹水消失，AFP 下降 100U 以下），占 37.5%；有效 18 例（饮食量明显增加，肝区痛明显减少或减轻，体检、B 超或 CT 检查见肿瘤无明显生长、腹水及下肢浮肿减轻）占 45%；无效 7 例，占 17.5%。总有效率为 82.5%。

【来　　源】《四川中医》1989 年第 5 期。

【附　　注】本方所治肝癌，其病机为肝郁脾虚，复感邪毒，结于肝胆，气血淤滞。方用党参、白术、茯苓、甘草组成四君子汤以补中益气、健脾养胃；柴胡、黄芩和解少阳、清利肝胆，二者一清一散，宣通达邪；白芍、鳖甲、山核桃养肝阴、补肝体；龙葵、半枝莲清肝热、解毒邪、抗癌消癥；清半夏、砂仁调气降胃、化湿止呕；土元、桃仁活血疏络、消积止痛；鸡内金、焦山楂、焦神曲、焦麦芽消食导滞、散结化积。全方配伍，着眼于补肝培土，扶正抗邪，从而使肝木复其条达和畅之性，诸症自消。

【方　　名】柴胡赤芍汤

【方药组成】柴胡、赤芍、黄芩各 12g，枳壳、滇芪、地龙各 15g，大黄 4g，水蛭 3 ～ 6g（醋研末吞），蛴螬、土鳖虫各 6g，半枝莲 15 ～ 30g，黄药子 10g，藤梨根 15 ～ 30g，虻虫 1 ～ 2g。

【功效主治】肠系膜恶性淋巴瘤。

【用法用量】每日 1 剂，水煎分 3 次空腹。

【临床应用】左某，男，43 岁。1980 年 10 月 10 日入院。患者上腹部隐痛不适、纳差、大便秘结、重坠已半年。此次腹痛、便秘十余天，右上腹可扪及 7cm×6cm 包块，质硬，边界清楚、压痛、移动性小。剖腹探查发现一 6cm×8cm×8cm 巨大包块，与肠系膜广泛粘连，淋巴结转移，手术无法切除而关闭腹腔，病理诊断报告：“横结肠肠系膜淋巴结恶性淋巴瘤”。转中医科（10 月 21 日）。症见腹痛有包块，便秘，阵发性绞痛，脉弦大，苔黄腻，舌质红。诊断为结积。治以和解少阳，疏通胃腑，清热解毒，活血化瘀，破结消积为法。服前方 101 剂后，腹痛及腹部包块消失，饮食、二便、舌脉恢复正常，健康如常人，随访 7 年，仍健在。

【来　　源】《四川中医》，1988，（7）：42。

【方　　名】柴胡重楼汤

【方药组成】炒柴胡 10g，茯苓 10g，赤芍 10g，白芍 10g，茜草 10g，当归 10g，郁金 10g，制香附 10g，甘草 10g，重楼 15g，黄芩 5g，莪术 15g，全瓜蒌 20g，生鳖甲 20g，虎杖 20g。

【加　　减】若湿热加茵陈蒿 15 ～ 30g，车前草 15 ～ 30g，半枝莲 15 ～ 30g；虚弱无力，语声低微，口干加孩儿参 15g，鲜石斛 15g，麦冬 15g，玄参 10g。

【功效主治】疏肝理气，活血化瘀，清热解毒。主治原发性肝癌气滞血瘀型。

【用法用量】水煎服，每日 1 剂。

【临床应用】本方治疗原发性肝癌 19 例，治后平均生存 523.5 天，最短 130 天，最长 6 年 4 个月。存活 1 ～ 2 年 5 例，2 ～ 4 年 2 例，4 ～ 5 年 1 例，5 年以上 2 例。

【来　　源】浙江省中医院方，《中国中医秘方大全》。

【附　　注】肝喜疏泄条达，肝气郁结，气滞血瘀，则形成癥积，痞块。方中以柴胡疏肝解郁，重楼清热抗癌，伍用理气活血之药，治疗气滞血瘀型肝癌取得良好效果。

【方　　名】柴胡当归化痰和营汤

【方药组成】柴胡 10g，当归 10g，白芍 10g，漏芦 10g，贝母 10g，王不留行 10g，青皮 12g，穿山甲 12g，白芥子 3g，生牡蛎 30g。（一周后复诊，肿块已软，略有缩小，肿痛亦减。原方增入紫背天葵 9g，露蜂房 9g，炒瓜蒌 9g，夏枯草 9g，橘核 9g，先后共服 28 剂，肿块消散而愈。）

【功效主治】男性乳房肿块，疏肝散结、化痰和营。

【用法用量】水煎服，每日 1 剂，分 2 次服。

【临床应用】杨某，男，36 岁。1978 年 8 月 9 日就诊。右侧乳房胀痛，按之有块，质较硬，大如棋子，食欲不佳，精神不振，舌苔薄白、脉弦。

【来　　源】《浙江中医杂志》1980 年第 3 期。

【附　　注】乳房肿块多发生于女性，男性少见。现患者之乳房肿块，按之绵软，为气滞，以柴胡、青皮行气；按之坚硬，为瘀结，以当归、白芍养血和营，佐漏芦、王不留行、牡蛎、穿山甲软坚通络；贝母、白芥子化痰结，故能在短期内获愈。

【方　　名】柴胡当归活血化瘀汤

【方药组成】柴胡、当归、炮穿山甲、桃仁、丹参、红花、甘草、生蒲黄、五灵脂 10g，三棱 15g，莪术 15g。

【加　　减】失眠加酸枣仁 10g，柏子仁 10g；胃纳差加神曲 10g，谷芽 10g，麦芽 10g；气血虚加黄芪 15g，党参 15g。

【功效主治】活血化瘀，散结破坚。主治乳腺增生病。

【用法用量】水煎服，每日 1 剂，服药 10 日后改为隔日 1 剂。

【方　　名】柴胡当归软坚汤

【方药组成】柴胡、当归、赤芍各 10g，牡蛎、浮石、丹参各 30g，川贝母 6g，玄参、夏枯草、海藻、昆布各 20g。

【功效主治】疏肝活血，软坚散结，治甲状腺腺瘤。

【用法用量】水煎服，每日 1 剂。

【方　　名】柴胡当归调理汤

【方药组成】柴胡 12g，当归 12g，瓜蒌 12g，夏枯草 30g，半枝莲 30g，郁金 12g，桑寄生 30g，白术 15g，熟地黄 30g，茯苓 30g。

【加　　减】虚寒、肾阳不足者加淫羊藿、肉苁蓉、鹿角片。经络阻滞不通者加穿山甲、路路通、丝瓜络。

【功效主治】冲任失调型乳腺癌。

【用法用量】水煎服，每日 1 剂。

【来　　源】《百病良方》第二集，科学技术文献出版社重庆分社，1983：200。

【方　　名】柴胡当归消结汤

【方药组成】柴胡 12g，当归 12g，杭芍 15g，白术 10g，茯苓 10g，郁金 10g，香附 10g，八月札 30g，甘草 4g，沙苑子 15g，青皮 10g。

【功效主治】肝气郁结型肝癌。

【用法用量】水煎服，每日 1 剂。

【来　　源】《中医肿瘤学》（上），科学出版社，1983：266。

【方　　名】柴胡当归消瘤汤

【方药组成】柴胡 7g，当归、白芍、浙贝母、穿山甲（代）、丝瓜络、昆布、海浮石、焦三仙各 10g，天花粉、夏枯草、炙鳖甲各 15g。

【加　　减】若出现腰酸腿软加桂枝 7g，杜仲 10g；纳食不佳加鸡内金 10g；午后低热加青蒿 30g，五味子 10g。

【功效主治】主治淋巴系统恶性肿瘤。症见周身淋巴结肿大坚硬、疼痛不明显，甚至活动度差，或伴有低热。

【用法用量】水煎服，每日 1 剂。

【方　　名】柴胡瓜蒌汤

【方药组成】柴胡 15g，瓜蒌 20g，当归、赤白芍、郁金、白芥子、蛇床子、半夏、白僵蚕、陈皮、桔梗各 10g。

【功效主治】疏肝解郁，化痰散结，治肝郁痰凝型乳腺纤维瘤。症见精神抑郁，口苦咽干，纳差，乳房肿块，时有胀痛，瘤生长缓慢，舌淡红，苔薄，脉弦。

【用法用量】煎汤服，每日 1 剂。

【方　　名】柴胡归芍汤

【方药组成】柴胡 15g，当归、枳壳、桃仁、鳖甲各 15g，桂心、三棱、木香、琥珀各 10g，生大黄、赤芍各9g，槟榔3～4片，莪术12g。

【加　　减】腹胀痛重者，加川楝子10g，延胡索20g，水红花子15g；血虚阴伤者，加三七9g，党参15g，首乌20g，熟地黄15g；腹胀、腹大如鼓者，加大腹皮12g，川楝子9g，车前草20g。

【功效主治】行气活血，软坚消癥。主治卵巢癌气滞血瘀型。主症：少腹包块，坚硬固定，腹胀痛或刺痛，夜晚痛甚，面色无华，肌肤甲错，形体消瘦，舌质紫暗有瘀斑、瘀点，脉细涩或弦细。

【用法用量】水煎服，每日1剂。

【来　　源】《偏方验方秘典》中原农民出版社。

【附　　注】避免过于劳累，加强饮食营养，定期复查。

【方　　名】柴胡黄芩汤

【方药组成】柴胡、黄芩、赤芍各10g，鹿角霜30g，十大功劳叶15g，夏枯草15g，土鳖虫10g，穿山甲珠10g，海藻15g，昆布15g，熟大黄4g，草河车15g，三七参5g。

【功效主治】子宫肌瘤。

【用法用量】水煎服，每日1剂，连服100剂。

【来　　源】《常见病单验方》。

【方　　名】柴胡黄芩汤

【方药组成】柴胡、黄芩、清半夏、党参、丹参、广木香、金钱草、龟板、枳壳、山慈菇、山甲珠、茵陈蒿、栀子、焦三仙、甘草各适量。

【功效主治】胰头癌。

【用法用量】水煎服，每日1剂。

【临床应用】邸某，男，52岁。因左上腹包块，疼痛。确诊为胰头癌并肝转移。1983年10月求治。呈慢性病容，面色白，形瘦，胸闷，脘腹痞满，疼痛，刺痛尤甚，舌苔淡白，脉弦细虚。上方服30剂后肿物缩小。继以三棱、文术、金钱草、山慈菇、丹参、广木香、灵脂、生蒲黄、延胡索、生鳖甲、龟板、王不留行，服药半年，诸症好转。1984年5月B超提示，肿物缩小，肝内未见转移。继辅以健身丸、散，每服1.5g，每日3次。已存活1年。

【来　　源】《山西中医》，1985，2（2）：23。

【方　　名】柴胡姜半夏汤

【方药组成】柴胡、姜半夏各6g，黄芩、西洋参各30g，炙甘草3g，生姜3片，大枣3个，硇砂2g（冲），血竭2g（冲），橘红3g（冲）。

【功效主治】食管癌术后。

【用法用量】水煎服，每日1剂。

【方　　名】柴胡九仙散

【方药组成】柴胡50g，九仙草50g，蒲公英50g，橘核50g。

【功效主治】乳腺增生。

【用法用量】上研细末，加500g酒精泡1周，加温外擦患处，1日2～6次。

【方　　名】柴胡橘叶汤

【方药组成】柴胡、橘叶、桔梗各10g，夏枯草、玄参各15g，海藻、昆布、半夏、山慈菇、当归各12g，生牡蛎30（先下）。

【加　　减】肝郁甚者加青皮；痰结明显者加贝母、瓜蒌；肿块偏硬，血瘀明显者加赤芍、王不留行、三棱、莪术。

【功效主治】甲状腺囊肿。

【用法用量】水煎服，每日1剂。

【方　　名】柴胡橘叶汤

【方药组成】柴胡、橘叶各3g，当归9g，白芍3g，青皮4.5g，制香附、侧柏炭9g，藕节炭2个，生甘草1.5g。

【功效主治】乳房导管乳头状瘤。

【用法用量】水煎服，每日1剂。

【来　　源】《名中医治病绝招》。

【方　　名】柴胡连翘汤

【方药组成】柴胡、连翘、茯苓各3g，杏仁、党参、乳香、百部各4.5g，怀山药、白芍、茵陈蒿、薏苡仁各9g。

【功效主治】乳腺癌。

【用法用量】加水2碗，煎至1碗，每日1剂，

2 次煎服。

【来　　源】湖南省卫生局编《中草药单方验方新医疗法选编》，1971：326。

【方　　名】柴胡龙胆汤

【方药组成】柴胡 4.5g，龙胆草 6g，炙鳖甲 24g，地骨皮 18g，地龙 6g，土贝母 12g，海藻 12g，昆布 12g，凤尾草 12g，败酱草 12g。

【加　　减】鼻衄目赤加贯仲炭 12g，藕节炭 9g，茅根 30g，金银花 9g，蒲公英 18g，牡丹皮 12g，生地黄 12g，玄参 15g。

【功效主治】鼻部未分化癌。

【用法用量】水煎服，消瘤丸（全蝎、露蜂房、蛇蜕各等份，研末水泛为丸）9g 吞。

【方　　名】柴胡龙胆汤

【方药组成】柴胡 6g，龙胆草 9g，炙鳖甲 15g，地骨皮 12g，象贝 12g，炒白术 12g，地龙 6g，海藻 12g，昆布 12g，生牡蛎 24g，夏枯草 24g，鹿衔草 15g，凤尾草 15g。

【功效主治】鼻咽癌。

【用法用量】水煎服，每日 1 剂，分 3 次服。

【来　　源】《肿瘤的辨证施治》，上海科学技术出版社，1980：103。

【方　　名】柴胡龙胆汤

【方药组成】龙胆草 6g，山栀 9g，黄连 3g，茵陈蒿 15g，生地黄 12g，柴胡 12g，丹参 12g，大黄 9g，蒲公英 15g，白花蛇舌草 30g，土茯苓 30g，薏苡仁 30g，茯苓 12g，郁金 12g。

【加　　减】瘀血内停加丹参、桃仁、红花、七叶一枝花；阴虚加鳖甲、知母、地骨皮、银柴胡、西洋参；气虚加党参、白术、黄芪、陈皮、甘草；胀痛加郁金、香附、八月札、枳壳、橘叶；胃肠道出血加大黄、白及、参三七、血余炭、墨旱莲、生地榆、侧柏炭。

【功效主治】清热利湿，活血化瘀。胰腺癌，症见一身面目皆黄，黄色鲜明如橘子色，小便黄赤，或如浓茶，大便发白而干，持续发热，上腹疼痛剧烈难忍，或口干不欲饮，舌质暗红或红绛，脉洪数有力。

【用法用量】以上药物，水煎分 2 次服下，每日 1 剂。

【临床应用】该方治疗中晚期胰腺癌 42 例，治后生存 5 年以上者 2 例，4 ～ 5 年者 3 例，3 ～ 4 年者 6 例，2 ～ 3 年者 10 例，1 ～ 2 年者 17 例；5 年生存率 4.8%，2 年生存率 50%，1 年生存率 90.5%。治后患者症状不同程度好转或消失，黄疸消退。

【来　　源】《肿瘤学》。

【附　　注】本方所治胰腺癌，以湿热胶结不解，内阻脾胃，留滞肝胆，胆汁失于疏泄为病机。方选黄连、黄芩、龙胆草、茵陈为主药，其性皆禀苦寒，善清利肝胆湿热而退黄疸；蒲公英、山栀、白花蛇舌草清热解毒、泻火于内；土茯苓、薏苡仁、茯苓淡渗利湿、行水于下。以上药物配合，则湿热之邪可分而消之。柴胡疏肝郁、调肝气、升清阳，肝气得畅则亦有助于湿化浊清；丹参、郁金活血化瘀、消癥散结以破除积聚；生地黄清热凉血、益阴生津，以防湿热化火、灼伤阴液；大黄泻热通便，导湿热浊邪从大便而出。综合全方，重用清热燥湿以治致病之源，辅以疏肝活血以因势利导而达邪，最终可以收逐邪、退黄、散积之效应。

【方　　名】柴胡牡蛎汤

【方药组成】柴胡 9g，生牡蛎 30g（先下），丹参、赤芍、玄参、当归、夏枯草、海藻、昆布、海浮石（先下）、牛膝各 15g，川贝母 3g（冲服）。

【加　　减】甲状腺瘤者加桔梗 10g，伍用小金丹 1 丸，每日 3 次；子宫肌瘤加牛膝 10g，泽兰叶 15g；乳腺增生加蒲公英 30g。

【功效主治】甲状腺瘤，以及子宫肌瘤、乳腺增生等。

【用法用量】水煎服，每日 1 剂。

【来　　源】徐精诚教授验方。

【方　　名】柴胡青蒿汤

【方药组成】柴胡 10g，青蒿 10g，金银花 9g，白术 10g，茯苓 12g，甘草 3g，淡竹叶 15g，麦冬 12g，黄芩 9g。

【功效主治】清热透邪，益气养阴。癌性发热，身倦口渴，虚烦不安，舌淡红少苔，脉细数。

【用法用量】以上药物，水煎分 2 次空腹服下，每日 1 剂。

【来　　源】《抗肿瘤中草药彩色图谱》。

【附　　注】本方治症以邪蕴而气阴两伤为病机特点。方用金银花、淡竹叶、黄芩清解邪热，为主药；辅以柴胡、青蒿透热达表，引邪外泄；诸药合而用之，组成清补和缓之剂，以清热扶正。临床凡见邪不盛而正气亦无力逐邪之癌性发热，遣以本方，最为合拍。

【方　　名】柴胡青皮汤

【方药组成】柴胡 10g，青皮 10g，郁金 10g，橘叶 10g，当归 10g，白芍 10g，茯苓 10g，瓜蒌 30g，白术 10g，山慈菇 15g，白芷 10g。

【功效主治】肝气郁滞型乳腺癌。

【用法用量】水煎服，每日 1 剂。

【来　　源】《中医肿瘤学》(上)，科学出版社，1983：288。

【方　　名】柴胡清肝散加减方

【方药组成】生地黄 12g，白芍、当归、柴胡、黄芩、山栀、连翘、花粉各 9g，虎杖 15g，白花蛇舌草、薏苡仁各 30g，防风、牛蒡子、川芎各 6g。

【功效主治】除湿、活血、解毒、抗癌。适用于女阴癌症属湿热下注者。

【用法用量】每日 1 剂，水煎服。

【方　　名】柴胡清肝汤

【方药组成】柴胡、生地黄各 4.5g，当归 6g，赤芍 4.5g，川芎 3g，连翘(去心)6g，牛蒡子(炒，研)4.5g，黄芩 3g，生栀子(研)、天花粉、甘草节、防风各 3g。

【功效主治】清肝泻火，疏风凉血。适用于眼部肿瘤。

【用法用量】水 500ml，煎取 400ml，分 2 次空腹时服。

【来　　源】《逆证汇录》。

【方　　名】柴胡清肝汤

【方药组成】大生地黄 15g，当归 9g，赤白芍 6g，黄芩 9g，生山栀 9g，柴胡 3g，天花粉 9g，夏枯草 9g，山慈菇 3g，紫草 15g，露蜂房 9g，山豆根 9g，小金片 8 片。

【加　　减】喉癌后期，屡次出血，患者体质极度虚弱，治宜养心健脾，益气养血，可用归脾汤加减，对症调治。

【功效主治】清肝解郁化痰。主治喉癌初期，喉部不适，声音嘶哑，时好时坏，或有疼痛，吞咽尤甚。

【用法用量】水煎服，分 2 次服。

【来　　源】《中医外科临床手册》。

【方　　名】柴胡乳没丸合方

【方药组成】①柴胡 30g，乳香 30g，没药 30g，青皮 30g，桔梗 60g，三棱 60g，枳壳 60g，郁金 60g，当归 90g，莪术 90g，炙马钱子 10g，蜈蚣 10 条。同时配合中药汤剂内服②黄芪 10g，白术 10g，茯苓 10g，白芍 10g，党参 15g，鸡血藤 60g，半枝莲 60g，牡蛎 30g，薏苡仁 30g，玄参 30g，天花粉 30g。

【功效主治】活血逐瘀，削坚止痛。胰腺癌，症见上腹刺痛难忍，痛引腰背，夜间尤甚，影响休息、睡眠，面色晦暗无华，或形体消瘦，或时有寒热，舌质暗，有瘀斑或瘀点，脉细涩。

【用法用量】以上药物，共研细末，炼蜜为丸，每丸重 10g，早晚各服 1 丸。亦可做汤剂，水煎分 2 次服下，每日 1 剂。

【来　　源】《名医治病良方》。

【附　　注】胰腺癌症属瘀血内结、经脉不通者，必以活血通脉、消癥止痛为治法，本方即遵此而成。方用三棱、莪术攻瘀破坚，去一切死血、离经之血而消癥通经止痛，为主药；辅以乳香、没药、郁金、当归活血行气、疏利经脉，并可进一步加强主药之功；柴胡、青皮、枳壳、桔梗调理气机，气顺则百脉流畅、生生不息；马钱子、蜈蚣善走络脉并搜邪去邪，邪除络和则自无留结成积之虑。综合全方，其功以疏通为主导，寓理气于活血中，相辅相成，共奏削坚抗癌、散结止痛之效。

【方　　名】柴胡三棱汤

【方药组成】柴胡、三棱、莪术各10g，沙参、郁金、石菖蒲各15g，生牡蛎30g，夏枯草、夜交藤各20g，黄药子9g。

【加　　减】腺瘤硬者加昆布、海藻、白花蛇舌草；月经不畅者或已闭者加川芎、蜈蚣；胸闷气憋者加合欢皮、葛根、瓜蒌；咽痛者加桔梗、玄参；肝胃阴郁者加女贞子、旱莲草。

【功效主治】甲状腺囊肿。本方适应甲状腺瘤，病属肝气郁结，气滞血瘀，痰湿凝聚者。

【用法用量】每日1剂，水煎服，治疗1个月为1个疗程。

【附　　注】对甲状腺囊肿经超声检查证明有甲状腺瘤囊性变，囊内有液平段者。除服以上中药外，同时配合穿刺抽液，抽净其囊内液体后，随即注入醋酸氢化可的松25mg。1周后复查，并依据囊内液体消失与否，决定是否再穿刺注药。每周治疗1次，直至超声检查无液体为止。

【方　　名】柴胡散

【方药组成】柴胡（去苗）、川升麻、栀子仁、赤芍药、木通各60g（锉），黄芩、大青、杏仁各45g（汤浸，去皮尖双仁），石膏90g。

【功效主治】清热解毒，活血通络。适用于舌部肿瘤。症有舌体强直，口唇两边痛，舌上有疮，咽食不得。

【用法用量】上为散。每服15g，水300ml，加生姜1.5g，煎至150ml，食前温服。

【来　　源】《太平圣惠方》。

【方　　名】柴胡芍药汤

【方药组成】柴胡12g，芍药12g，香附12g，夏枯草15g，青皮、丹参、三棱、莪术各9g，生牡蛎30g（先煎）。

【加　　减】经期、经前乳房肿痛显著，肿块增大，并随喜怒而消长，可加延胡索、金铃子、橘核等；乳房肿块较大，胀痛明显可加桃仁、红花、王不留行、炮穿山甲，白芍改为赤芍；乳痛轻或无痛，肿块较大，质中等度，酌情加海藻、昆布、全瓜蒌、茯苓、白术等。

【功效主治】疏肝理气，活血化痰，化瘀散结。主治乳腺增生病。

【用法用量】隔日1剂，日服2次，水煎服。每月15剂为1个疗程。

【方　　名】柴胡芍药汤合方

【方药组成】①柴胡、生白芍、炒白术、茯苓、当归、姜半夏、陈皮、鸡内金各10g，丹参24g，仙鹤草、白英、半枝莲各30g，清炙草6g。②当归、杭白芍、茯苓、山茱萸、泽泻、牡丹皮、广郁金各10g，生地黄、枸杞子、旱莲草、山药各15g，仙鹤草、白英、半枝莲各30g。

【功效主治】原发性肝癌。

【用法用量】水煎服，每日1剂。二方辨证选用。

【临床应用】治疗1例，方①服用70余剂后，改用方②加减续服2个月余。多次B超检查，肝未见异常，甲胎蛋白转为阴性，随访年余，情况良好，能参加劳动。

【来　　源】《浙江中医杂志》，1988，（5）：201。

【方　　名】柴胡疏肝散

【方药组成】柴胡、白芍、枳壳、丝瓜络、台乌、三棱、莪术、郁金各10g，香附、川芎、陈皮、青皮、甘草各6g。

【功效主治】乳腺增生、乳腺炎。

【用法用量】水煎服，每日1剂。

【临床应用】谢甘，70岁。2年来乳房胀痛。新近两乳晕肿大疼痛，串及两肋，嗳气，呃逆频作。舌质红，苔薄白，脉弦细。证属肝郁气滞，脉失疏通。治宜疏肝理气。服上方17剂愈。

【附　　注】本方系汤承全经验，曾刊于《湖南中医药》1988年第4期。

【方　　名】柴胡疏肝散合四海舒郁丸

【方药组成】青皮、陈皮各6g，鲜橘叶20张，橘络5g，柴胡、夏枯草各10g，牡蛎30g（另包先煎)，浙贝母(另包先煎)，蜈蚣 2 条，茯苓、香附(醋炒)、白芍、当归各 15g，丹参、昆布、夏枯草、海藻各 20g。

【用法用量】水煎服，每日 1 剂。

【功效主治】乳腺增生、乳腺囊肿。

【临床应用】魏某，55 岁。双乳部包块，某医院诊“良性肿瘤”。双乳包块约 3cm×3cm 大小，质地较硬，边缘整齐。心中烦闷，脉细涩。证属肝气郁结，痰滞经脉。治以疏肝散结，化痰软坚。予上方 40 剂，包块明显软化变小，继服 30 剂，愈。

【附　　注】本方系长宁县医院代大志经验方，刊于《四川中医》1984 年第 2 期。

【方　　名】柴胡疏肝散加减

【方药组成】柴胡 10g，枳壳 10g，白芍 10g，木香 5g，郁金 10g，厚朴 10g，半夏 10g，旋覆花 10g，代赭石 15g，川楝子 10g，陈皮 10g，香附 5g。

【加　　减】胁痛甚可加延胡索；嗳腐胀满加鸡内金、山楂、谷麦芽；胃中嘈杂、口干、舌红少苔，可去木香、陈皮、半夏、厚朴，加沙参、麦冬、石斛、佛手。

【功效主治】舒肝和胃，降逆止痛。主治胃癌。主症：胃脘胀满或疼痛，窜及两胁，嗳气陈腐或呃逆，纳食少或呕吐反胃，舌质淡红，苔薄白或薄黄，脉弦。

【用法用量】水煎服，每日 1 剂。

【来　　源】中原农民出版社《偏方验方秘典》。

【附　　注】少食多餐，不要吃生冷、油腻、辛辣之品。

【方　　名】柴胡疏肝汤合喜树煎

【方药组成】柴胡、白芍、枳实各 10g，陈皮、香附、郁金、延胡索、生姜、丁香各 6g，鲜喜树叶 500g。

【功效主治】肝气不疏，气血瘀结之胃癌。

【用法用量】将喜树叶与其他药分开煎，每日 1 剂，分别服用。

【临床应用】若鲜喜树叶照上量服后出现口唇麻木、恶心感，可减量。

【来　　源】《新中医》，1990，22(3)：38。

【方　　名】柴胡四物加味汤

【方药组成】柴胡 6g，当归 6g，川芎 6g，白芍 6g，熟地黄 6g，椿皮 6g，白果 6g。

【加　　减】神疲乏力加黄芪、党参、白术；痛有定处加桃仁、红花；胸闷不舒加郁金、香附；赤带加牡丹皮、仙鹤草、三七；里急后重加槐花、赤芍、黄连。

【功效主治】补虚扶正，解毒化瘀。适用于瘀毒积聚、胞宫气血失调之子宫颈癌晚期。症见心烦胸闷，面色无华，目眩耳鸣，脐腹作痛，舌质淡，脉弦细。

【用法用量】每日 1 剂，水煎，分 2 次温服。

【附　　注】本方适用于宫颈癌晚期。情志不舒，忧思郁怒，伤及肝脾，一则肝气郁结，气滞不畅，影响血行；二则脾虚生化不足而致血虚，脾虚不足，湿浊内生，郁久化热，湿热下注，乃成本症。方中柴胡疏肝解郁，调和肝脾以治病之源为主药；当归、川芎、白芍、熟地黄补血调血，活血行滞，使补中有通，补而不滞，调和气血；椿皮、白果清热除湿以祛邪。诸药相合，共奏补虚扶正、行滞化瘀祛邪之功。

【来　　源】《千家妙方》，战士出版社，1982：554。

【方　　名】柴胡汤

【方药组成】柴胡(去苗)、鳖甲(去裙襕，醋炙，锉)、郁李仁(汤浸去皮尖，捣碎)、芍药、大黄(锉，炒)各 45g，桃仁(汤浸去皮尖双仁炒)21 枚，诃黎勒皮 45g，桂(去粗皮)30g。

【功效主治】疏肝解郁，化瘀消癥。主治鼓胀坚块。适用于肝癌。

【用法用量】上八味，除郁李仁外，锉如麻豆，再同和匀，每服 12g，用水一盏半，煎至七分，去渣入朴硝少许，空腹温服，半小时后再服。

【来　　源】《圣济总录》。

【方　　名】柴胡香附汤

【方药组成】柴胡 10g，香附 12g，夏枯草 18g，黄芪 24g，白术 15g，薏苡仁 18g，白芍 12g，天花粉 12g，莪术 12g，白花蛇舌草 18g，党参 15g，陈皮 8g，麻黄 9g，汉防己 18g，桃仁 10g，天葵子 15g，半枝莲 18g。

【功效主治】肝癌。

【用法用量】水煎服，每日 1 剂。

【方　　名】柴胡辛夷汤

【方药组成】柴胡 12g，辛夷 12g，苍耳子 12g，郁金 15g，当归 15g，丹参 30g，瓦楞子 30g，山豆根 10g，全蝎 10g，露蜂房 10g，白芍 20g，仙鹤草 60g，料姜石 60g，生甘草 3g。

【加　　减】口干咽燥，加沙参 12g，生地黄 9g，麦冬 9g；纳差，加山楂 12g，莱菔子 12g；头痛较重，加蔓荆子 12g，川芎 9g。

【功效主治】鼻咽癌证属肝郁或颈部淋巴结转移，症见头痛眩晕，胸胁胀痛，烦热鼻塞，涕中带血，口苦咽干，舌紫暗或有瘀斑，脉弦。

【用法用量】上药先用水浸泡半小时，加水煎煮 2 次，药液混合均匀，分 2 次服用，每日 1 剂。

【方　　名】柴胡薏米粥

【方药组成】柴胡 9g，白芍 9g，木瓜 12g，白术 18g，薏苡仁 30g，调料适量。

【功效主治】疏肝理气，和胃抗癌。主治肝胃不和型胃癌。

【用法用量】前四味煎汤，去渣后加薏苡仁、调料煮粥食。早晚分食。

【方　　名】柴胡郁金汤

【方药组成】柴胡 10g，郁金 10g，夏枯草 15g，海藻 10g，生牡蛎 30g，黄药子 15g，半夏曲 10g，半枝莲 30g，土贝母 20g，草河车 15g，青皮、陈皮各 10g，猫爪草 30g。

【功效主治】肝郁痰湿型甲状腺癌（多见于初期）。

【用法用量】水煎服，每日 1 剂。

【来　　源】《中医肿瘤学》（上），科学出版社，1983：231。

【方　　名】柴胡郁金汤

【方药组成】柴胡 10g，郁金 10g，枳壳 10g，旋覆花 10g，代赭石 15g，半夏 10g，杭芍 15g，甘草 6g，焦三仙 30g，玫瑰花 10g，白屈菜 10g。

【功效主治】肝胃不和型胃癌。

【用法用量】水煎服，每日 1 剂。

【来　　源】《中医肿瘤学》，（上），科学出版社，1983：247。

【方　　名】柴胡郁金汤

【方药组成】柴胡 12g，郁金 12g，山茱萸 12g，何首乌 12g，川芎 6g，炙香附 6g，佛手 6g，枸杞子 15g，桑寄生 20g，淫羊藿 9g，蜈蚣 3 条，甘草 5g。

【加　　减】舌苔厚腻，加茯苓 15g，生薏苡仁 30g，藿香 9g，佩兰 9g，黄芩 9g；腹胀满，加槟榔 12g，砂仁（研末冲服）3g，大腹皮 20g，白蔻仁 6g，厚朴 6g；出血，加生地黄炭 12g，生大黄（后下）4g，白及 30g，仙鹤草 30g，紫珠草 20g；伴腹水，加车前子（包）15g，泽泻 20g，茯苓 30g；黄疸明显，加茵陈蒿 20g，田基黄 20g，马鞭草 20g；肝区疼痛，加延胡索 20g，炒白芍 20g，制乳香 6g，制没药 6g，徐长卿 30g；肝肿大，加炙鳖甲 30g，皂角刺 15g，三棱 9g，莪术 15g；蛋白比例倒置，加制何首乌 12g，龟板 20g，穿山甲 12g；小便黄赤，加黄柏 6g，瞿麦 9g，滑石 12g。

【功效主治】用于肝癌初期。

【用法用量】上药加水煎煮 2 次，药液混合均匀，分 2 次服用，每日 1 剂。

【方　　名】柴胡郁金汤

【方药组成】柴胡 15g，郁金 10g，生白芍 20g，山豆根 10g，桃仁 10g，半枝莲 15g，莪术 10g，香附 12g，鸡内金 10g，瓜蒌 15g。

【功效主治】疏肝理气，破结润燥，治食道癌，吞咽困难，口干便干，舌淡苔白，脉弦涩。

【用法用量】水煎服，每日 1 剂。

【方　　名】柴胡郁金汤

【方药组成】柴胡 9g，郁金 9g，制香附 9g，八月札 9g，瓜蒌 15g，夏枯草 9g，海藻 9g，海浮石 12g，牡蛎（先煎）30g，莪术 9g，黄药子 9g，芋艿丸 9g（分吞）。

【加　　减】伴有甲状腺亢进症状，加生地黄、玄参、黄芩、知母、生石膏、珍珠母、龙骨，去柴胡、香附、莪术、海藻；青春期甲状腺肿大、月经不调、更年期甲状腺肿块，加仙茅、淫羊藿、益母草、当归、川芎；急性甲状腺炎加大青叶、紫草、金银花、连翘、象贝、僵蚕，去柴胡、郁金、香附、八月札等理气药；久治不愈，肿块较硬，加丹参、三棱、石见穿、婆婆针、蛇六谷等。

【功效主治】甲状腺瘤，甲状腺囊肿。

【用法用量】水煎服，每日 1 剂。

【方　　名】柴胡枳壳汤

【方药组成】柴胡，枳壳，白术，陈皮，八月札，佛手片，茯苓，土茯苓，生熟薏苡仁，合欢皮，生黄芪，蒲公英，皮尾参。

【功效主治】肝郁气滞，脾失健运型肝癌。

【用法用量】水煎服，每日 1 剂。

【来　　源】《抗癌中药的临床效用》，上海翻译出版公司，1987：299。

【附　　注】可酌情加用中成药人参鳖甲煎丸、斑蝥素片等。

【方　　名】柴胡制半夏汤

【方药组成】柴胡 10g，制半夏 10g，黄芩 10g，木香 100g，地鳖虫 10g，水蛭 6g，生大黄（后下）10g，桃仁 10g，茵陈 30g，白花蛇舌草 30g，虎杖 12g。

【加　　减】胆道继发细菌感染，高热不退，加龙胆草 12g，黄连 10g，栀子 10g。

【功效主治】用于胆囊癌已侵犯邻近组织，只能做姑息手术，并发现已转移伴有梗阻性黄疸。

【用法用量】上药加水煎煮 2 次，将 2 煎药液混合均匀，分 2 次服用，每日 1 剂。

【方　　名】柴胡制香附汤

【方药组成】柴胡、制香附各 9g，郁金、延胡索、王不留行各 12g，败酱草、椿根皮各 20g，血见愁 30g，仙鹤草 20g。

【功效主治】疏肝解郁，清化下焦湿热。主治卵巢癌。

【用法用量】水煎分 2 次服，每日 1 剂。

【方　　名】柴姜汤

【方药组成】柴胡 12g，白术 20g，茯苓 15g，郁金 15g，白芍 20g，露蜂房 10g，全蝎 10g，瓦楞子 30g，山豆根 10g，娑罗子 15g，生甘草 3g，料姜石 60g。

【功效主治】疏肝理气，和胃降逆，解毒消肿。适用于胰腺癌初起，精神疲倦，食纳呆滞，时有恶心呕吐，苔白，脉弦缓。

【用法用量】水煎服。同服平消片。

【附　　注】本方用柴胡、娑罗子疏肝利胆，理气止痛；料姜石、瓦楞子、白术、生甘草降逆镇冲，和胃止呕，软坚散结；茯苓、郁金、白芍利水消胀，解郁利胆；露蜂房、山豆根、全蝎清热解毒。

【方　　名】柴金汤

【方药组成】郁金 15g，香附 15g，山豆根 10g，柴胡 12g，丹参 30g，露蜂房 10g，瓦楞子 30g，全蝎 10g，白芍 20g，云茯苓 15g，生甘草 3g，料姜石 60g。

【功效主治】疏肝解郁，软坚消肿，清热解毒，健脾和胃。适用于乳腺癌肿块坚硬灼痛，边界不清，推之不移，皮色青紫，头痛目红，心烦易怒，夜寐不宁，便秘，尿黄，舌质紫绛，舌底瘀块，脉弦数。

【用法用量】每日 1 剂，水煎，分 2 次温服。

【附　　注】本方以山豆根、全蝎、露蜂房清热解毒，软坚散结，消瘀破积；郁金、柴胡、香附、丹参、白芍、瓦楞子疏肝解郁，理气止痛；生甘草、云茯苓、料姜石健脾和胃。

【方　　名】柴楞汤

【方药组成】柴胡 12g，白芍 30g，白术 20g，当归 15g，茯苓 30g，瓦楞子 30g，郁金 15g，全蝎

10g，露蜂房 10g，香附 15g，丹参 30g，生甘草 3g，料姜石 60g。

【功效主治】疏肝解郁，健脾养血，化瘀软坚消积。适用于肝癌右胁胀痛，胸闷脘胀，纳呆食少，肝脏肿大，表面不平，质地坚硬，舌红，苔薄白，脉弦。

【用法用量】每日 1 剂，水煎服。同服平消片或金星散。

【来　　源】《中医癌瘤证治学》。

【附　　注】本方用柴胡、郁金、香附疏肝理气，解郁止痛；白芍、当归养血柔肝；丹参、瓦楞子活血化瘀，软坚散结；白术、茯苓、生甘草、料姜石和中健脾；全蝎、露蜂房解毒消积。

【方　　名】柴龙消瘤汤

【方药组成】柴胡 9g，龙胆草 9g，夏枯草 15g，炙鳖甲 24g，地骨皮 12g，凤尾草 24g，板蓝根 15g，漏芦 6g，僵蚕 12g，蝉蜕 12g，地龙 12g，生姜 2 片。

【功效主治】多发性血管瘤。

【用法用量】水煎服，每日 1 剂。

【方　　名】柴夏莪甲汤

【方药组成】北柴胡 9g，莪术 9g，三棱 9g，广木香 9g，桃仁 9g，红花 9g，牡丹皮 9g，栀子 12g，川郁金 12g，赤芍 15g，夏枯草 30g，鳖甲 30g，煅牡蛎 30g。

【功效主治】疏肝理气，活血化瘀，软坚散结，清热养阴。适用于痰郁气结之甲状腺腺瘤。

【用法用量】每日或 2 日 1 剂，水煎，分 2 次温服。

【临床应用】黎某某，女 33 岁，工人，于 1975 年 8 月 18 日来诊。1 周前发现颈部有肿块，直径为 2cm，质中，随吞咽而活动，稍有压痛，经穿刺送病理检查诊断为甲状腺腺瘤。伴头晕，五心烦热，口苦，尿黄，便干，早晨喉中有痰，舌尖红，苔黄厚，脉细弦。投以上方加减，每日 1 剂，服之头不晕，共服药 25 剂，复诊肿块已完全消失，再以养阴补血药善后。于 1978 年 5 月追访亦未见复发。共用本方治疗甲状腺腺瘤 5 例，均为女性，年龄 18 ～ 47 岁，肿瘤大者如鸡蛋，小者如拇指，病程为近期发现至 2 年不等，服用上方加减治疗，3 例肿瘤完全消失，2 例明显缩小，服药最多者为 35 剂，最少者为 19 剂。

【来　　源】陈宁材方。

【方　　名】柴香蒲红汤

【方药组成】醋柴胡、香附各 9g，蒲公英 30g（鲜品用 60g，效果更佳），赤芍 12g，红花 4.5g。

【加　　减】若肿块质硬实者加山楂，胀痛剧烈者加王不留行或刘寄奴；痛连胁肋或有发热感加丹参；月经前加益母草；气血虚者加党参、黄芪、当归、熟地黄等。

【功效主治】乳腺增生。

【用法用量】水煎，每日 1 剂。

【方　　名】柴香汤

【方药组成】柴胡、香附、白芍、丹参、王不留行、白芥子各 12g，海藻、当归各 9g，白花蛇舌草 15g，黄芪 15g。

【加　　减】行气可加延胡索、川楝子、青皮、橘核；有瘀可加莪术。

【功效主治】乳腺增生。

【用法用量】水煎，每日 1 剂，分 2 次服。

【方　　名】柴辛汤

【方药组成】柴胡、辛夷、苍耳子各 12g，郁金、当归各 15g，丹参、瓦楞子各 30g，山豆根、全蝎、露蜂房各 10g，白芍 20g，仙鹤草、料姜石各 60g，生甘草 3g。

【加　　减】口干咽燥加沙参、麦冬、生地黄；纳差加山楂、莱菔子；头痛较重加蔓荆子、川芎。

【功效主治】疏肝解郁，清热解毒，化瘀止血，软坚散结。鼻咽癌，症见头痛眩晕，胸胁胀痛，烦热鼻塞，涕中带血，口苦咽干，舌暗紫或有瘀斑，苔白或黄，脉弦。

【用法用量】以上药物，水煎 2 遍，合在一起，分 2 次服，每日 1 剂。

【来　　源】《中医癌瘤证治学》。

【附　　注】本方适用于鼻咽癌证属肝郁或有颈部淋巴结转移的病人。情志抑郁，肝气郁结，一可郁久化火，二可由气及血，使血行不畅致血瘀。方中柴胡疏肝解郁，清热除烦以治本，辛夷通透鼻咽而散结以治标，标本兼治，二药共为主药；辅以郁金、白芍解郁止痛以助柴胡，苍耳子宣肺通窍以助辛夷；丹参、当归、仙鹤草活血化瘀止血，还可增加放疗的敏感性；山豆根、全蝎、露蜂房清热解毒，消肿止痛；瓦楞子、料姜石软坚散结；生甘草调和诸药。诸药合用疏肝郁，清热毒，化瘀血，诸邪俱去，则坚结自散。

【方　　名】蝉花橄榄汤
【方药组成】蝉花 6g，橄榄 10 个。
【功效主治】喉癌声音嘶哑。
【用法用量】上 2 味药加水煎汤，分多次徐徐饮服。
【来　　源】《抗癌便方》。

【方　　名】蟾 -50 注射液
【方药组成】蟾 -50 注射液。
【功效主治】肝癌、食管癌等。
【药物配制】中华干蟾皮（癞蛤蟆皮）经加工制成 5% 的静脉注射剂，每毫升内含干蟾皮 0.5g。
【用法用量】蟾 -50 制剂 10ml，加入 10% 或 50% 葡萄糖液 40ml 中，静脉缓慢推注，每日 1 次，30 次为 1 疗程。
【临床应用】治疗食管癌、胃癌、肝癌、乳腺癌、肺癌、肠癌及其他 144 例，用药 1 疗程者为 104 例，67 例有效，有效率为 64.42%；用药二疗程者 10 例，有效 5 例；显效 3 例，显效率 2.63%，合并化疗者 36 例，20 例有效。王某，男，60 岁，工人，患者于 1981 年 5 月在西安某医院疑为肝新生物，于 7 月 25 日剖腹探查，经病理诊断：原发性肝细胞癌Ⅱ～Ⅲ级（病理号：813981），癌灶未能切除，8 月 6 日收住院治疗，用蟾 -50 注射液静脉推注治疗，疗程共用 150 支，精神好转，饮食增进，体重增加。实验室检查，各项指标渐趋正常。共治疗 62 天出院，随访至 1982 年 5 月，病情稳定，后因脑出血突然死亡。
【来　　源】《陕西中医》，1985，（4）：152。

【方　　名】蟾蜍单方
【方药组成】蟾蜍 15 只，每只重 125g，黄酒 1 500ml。
【功效主治】治疗白血病。
【用法用量】将蟾蜍剖腹去内脏洗净，与黄酒放入瓷罐中封闭，置入铝锅内加水蒸 2 小时，将药液过滤即得，饭后服。一般服药 15 天，间隔 15 天，连续用药直至症状完全缓解，其后维持缓解治疗。
【临床应用】以急性淋巴细胞白血病疗效最好。早幼粒白血病及急性单核细胞白血病疗效较差。

【方　　名】蟾蜍单方
【方药组成】蟾蜍 2 只。
【功效主治】膀胱癌。
【用法用量】纱布包，煮成肉酱取肉汁内服。每日 1 剂。此类单方偏多，多类似，临床可参。

【方　　名】蟾蜍胆饮
【方药组成】蟾蜍胆不拘多少。
【功效主治】肺癌。
【用法用量】每次 5 只，每日 2 次，连服 2 月。
【来　　源】《一味中药巧治病》。

【方　　名】蟾蜍胆汁饮
【方药组成】蟾蜍 5 只。
【功效主治】肺癌、肠癌、胆囊癌。
【用法用量】将活蟾蜍剖腹，取出胆囊 5 只，每次吞服 5 只，日服 2 次，连服 2 个月为 1 疗程。
【临床应用】蟾蜍即癞蛤蟆。其胆汁含毒性较大，服用时要严格控制剂量，过量会引起呕吐、恶心、头晕、心跳加快等反应。
【来　　源】《民间方》。

【方　　名】蟾蜍蛋
【方药组成】蟾蜍 1 只，鸡蛋 1 个。
【功效主治】急性粒细胞白血病。
【用法用量】蟾蜍洗净（不剥皮），用刀剖开腹壁正中处（不去骨脏），放入 1 个鸡蛋至腹腔内，用线缝合，加水 300 ～ 400ml 煮沸 40 分钟，至蟾蜍肉烂为宜。吃蛋不饮汤，每日 1 只，共 7 只为 1 疗程。

【临床应用】本方蟾蜍有毒，其肉丢弃不食。本膳主要适用于急性粒细胞白血病者。四川忠县人民医院以此治疗某女，20 岁，确诊为急粒白血病。治疗前血色素 20g/L 以下，红细胞 0.07×10^{12}/L，白细胞 1.2×10^{9}/L，其中中性粒细胞 61%，淋巴细胞 39%；血小板达 150×10^{9}/L，骨髓片比较，90% 为原粒细胞。临床治愈，出院后不久恢复劳动。

【来　　源】《四川中医》1985 年第 1 期。

【方　　名】蟾蜍二黄膏

【方药组成】蟾蜍（癞蛤蟆）6g，雄黄 3g。

【功效主治】肺癌及其他癌痛。

【用法用量】上 3 味药共捣烂，醋调成膏，外敷癌痛处。24 小时换药 1 次，外加胶布固定。

【临床应用】敷药后局部皮肤起水泡者，用消毒针挑破。现再涂上龙胆紫。

【来　　源】《外治偏方精选》。

【方　　名】蟾蜍方

【方药组成】蟾蜍（中等大小）。

【功效主治】强心、兴奋、平喘、抗炎、抗肿瘤。适用于睾丸胚胎癌、胃癌、直肠癌、膀胱癌等。

【用法用量】除去五脏后洗净，清水煮烂，取煎汁饮用，每日 2 次，于饭后半小时口服，并用其汁涂抹肿物处，每日 2 次。

【附　　注】蟾汁本身具有抗肿瘤药物效能，阻止肿瘤的发展乃至消失。

【方　　名】蟾蜍方

【方药组成】活蟾蜍 1 只，白胡椒 20 粒。

【功效主治】肿瘤病人慢性放射性肺炎。

【用法用量】将胡椒放入蟾蜍口内，3 天后于火上焙干，研成细末。每次服 1g，每日 2 次。

【方　　名】蟾蜍煎汁

【方药组成】每天取 1 只中等大小的蟾蜍。

【功效主治】睾丸与附睾肿瘤。

【用法用量】除去五脏后洗净，清水煮烂，取煎汁饮用，每天分 2 次于饭后半小时口服，并用蟾蜍煎汁，涂抹肿物处，每日 2 次。

【方　　名】蟾蜍酒

【方药组成】125g 蟾蜍 15 只，黄酒 1 500ml。

【功效主治】活血化瘀。适用于急、慢性白血病。

【用法用量】将蟾蜍剖腹去内脏，置黄酒中煮沸 2 小时，将药液过滤即得。成人每次服 15 ～ 30ml，1 日 3 次。

【临床应用】本方治疗急、慢性白血病 32 例，其中急性粒细胞性 4 例，早幼粒细胞性 4 例，急性单核细胞性 5 例，红白血病 3 例，急性淋巴细胞性 9 例，慢性粒细胞性 3 例，慢性淋巴细胞性 1 例，总缓解率为 75%，完全缓解率为 25%。完全缓解病例持续时间，最短 2 个月，最长 71 个月。以急性淋巴细胞性疗效最好，完全缓解率为 33.3%，总缓解率为 88.8%。

【来　　源】辽宁省鞍山市第三医院于家明方。

【方　　名】蟾蜍酒

【方药组成】蟾蜍、米酒。

【功效主治】阴茎癌。

【用法用量】将蟾蜍洗净去内脏，加入米酒适量浸泡后内服。每日 3 次，每次 10ml。

【来　　源】《肿瘤临证备要》。

【方　　名】蟾蜍酒

【方药组成】蟾蜍、酒。

【功效主治】肝癌、胃癌等恶性肿瘤。

【用法用量】活蟾蜍 3 只，黄酒 1 斤，共蒸沸后半小时，去蟾蜍取酒，冷藏备用。每日 3 次，每次 10ml，连服 30 天，休息 3 天后再服，3 月为 1 疗程。

【来　　源】《辽宁中医杂志》，1980，（7）：42。

【方　　名】蟾蜍酒

【方药组成】活蟾蜍 5 只，黄酒 500g。

【功效主治】解毒消肿。适用于胃、肺、肝、食道癌。

【用法用量】共蒸 1 小时，去蜍取酒，冷藏备用。每服 10ml，1 日 3 次。

【来　　源】《肿瘤临证备要》。酒类方近，可参。

【方　　名】蟾蜍驴肉汤

【方药组成】蟾蜍 3 只，驴肉 500g。

【功效主治】食道癌。

【用法用量】将蟾蜍剖腹去内脏洗净，驴肉洗净切片，共放入锅内，加水煮成肉汤，稍凉后去掉蟾蜍，分 3 次服用，连续 3 次为 1 疗程。服药后若周身奇痒即有效。

【临床应用】据《癌症家庭防治大全》介绍，此方可治食管癌，民间广泛应用治癌有一定效果，食管癌患者服后可有明显改善临床症状。

【来　　源】《家庭饮食疗法》。

【方　　名】蟾蜍茅枣汤

【方药组成】蟾蜍 1～4 只，白茅根 30g，红枣 10 枚。陈皮 9g。

【功效主治】一切恶疮、瘰疬、失荣，颈部转移癌肿，各种癌症放疗后辅助治疗。

【用法用量】将以上 4 种药物放入砂锅内，加水适量，文火煎汤，分 3 次服，每周 1 剂，连续 4 剂为 1 疗程。

【来　　源】《民间偏方精萃》。

【附　　注】失荣，为中医病名，古称之失荣症，与现代鼻咽癌颈部淋巴肿块颇为类似，本方毒性大，应严格掌握剂量，以防中毒事故。

【方　　名】蟾蜍面糊

【方药组成】蟾蜍 1～2 只，面粉 30～60g。

【功效主治】腹腔肿瘤及消化系统癌肿。

【用法用量】将活蟾蜍 1 只，剖腹去掉内脏，加水煮烂，入面粉搅成糊状，冷却后服之，每日服 3 次，每次 10g。

【来　　源】《治癌中药处方 700 种》引自上海民间方。

【附　　注】本方制糊服，一般要现制现食，不宜久置，以免霉烂变质，切记！

【方　　名】蟾蜍内服外敷方

【方药组成】蟾蜍皮适量。

【功效主治】肝癌及各种恶性肿瘤。

【用法用量】取鲜蟾蜍皮晒干，黄砂炒脆，研为细末，装入空心胶囊（每粒约重 0.25g）备用，每次 6～10 粒，每日 3 次，饱腹服用。另以活蟾蜍剥皮，将蟾蜍表面腺体颗粒挑破，贴敷于癌肿部位，如为深部癌肿，可根据穴位贴敷，外用清洁纱布固定。每日贴敷 1 次。

【来　　源】《动物脏器食疗验方》。

【附　　注】《食物中药与便方》载："蟾蜍，主治恶性肿瘤及肝部等症。"

【方　　名】蟾蜍皮

【方药组成】蟾蜍皮 1 只。

【功效主治】拔毒消肿止痛。主治乳腺癌未溃。

【用法用量】将蟾蜍皮连头带眼一起剥下，将表面的腺体颗粒用针挑破，即将蟾蜍皮贴敷癌肿处，每日 1～2 次，外盖油纱布及清洁敷料。

【方　　名】蟾蜍剖腹敷

【方药组成】活蟾蜍 1～3 只。

【功效主治】肝癌及体表各种肿瘤。

【用法用量】将活蟾蜍破开腹部，连肚、内脏乘热合敷于肿块上。不久，必臭到不可闻恶臭秽气。去之易新者再敷 2～3 次。日敷 1 剂，敷后包扎固定，坚持熬敷之。

【临床应用】如欲防臭，可用雄黄粉少量撒入蟾蜍腹内，然后再敷。

【来　　源】《芊林集要》。

【方　　名】蟾蜍肉汤

【方药组成】蟾蜍 2 只，精肉适量。

【功效主治】乳腺癌。

【用法用量】蟾蜍洗净去皮，加精肉、葱花同煮熟，去蟾蜍，食内饮汤。

【来　　源】《中华食物疗法大全》。

【方　　名】蟾蜍肉汁

【方药组成】蟾蜍 2 只。

【功效主治】膀胱癌。
【用法用量】纱布包，煮成肉酱取肉汁内服，每日1剂。
【来　　源】《一味中药巧治病》。

【方　　名】蟾蜍软膏
【方药组成】蟾蜍10g，磺胺膏40g。
【功效主治】皮肤癌。
【用法用量】将蟾蜍溶解于磺胺软膏中，充分调拌制成20%蟾蜍软膏。外敷于皮肤癌患处。日敷1～2次，用药至症状、体征改善止。
【来　　源】《中医外治验方集》。
【附　　注】磺胺膏，为西药，药店有售。

【方　　名】蟾蜍软膏
【方药组成】蟾蜍粉、凡士林比例为1：10。
【功效主治】肝癌、肺癌，甲状腺癌，淋巴肉瘤。
【用法用量】先将凡士林稍加盐，加入蟾酥粉混合调剂，将药涂抹在痛处，或肿块周围。
【来　　源】《肿瘤的治疗与防治》。
【附　　注】用药后局部起皮疹，可将药洗去，几天疹自得消失。

【方　　名】蟾蜍散
【方药组成】蟾蜍适量。
【功效主治】各种癌症。
【用法用量】晒干，烤酥研末，每服1g，日服3次，饭后白开水送服。
【来　　源】《一味中药巧治病》。

【方　　名】蟾蜍汤
【方药组成】活蟾蜍2只。
【功效主治】膀胱癌。
【用法用量】将蟾蜍用纱布包，加水煮烂，去渣，取汤汁内服。每日1剂。
【来　　源】《肿瘤临证备要》。
【附　　注】蟾蜍含毒性，应在医师指导下使用，慎用之！此类单方类同，临床可参。

【方　　名】蟾蜍外敷膏
【方药组成】蟾蜍12g，蜣螂12g，蛤蟆12g，芫花根20g，大力根20g，梧桐12g，羚羊角6g。
【功效主治】骨肿瘤。
【用法用量】研为细末，调拌凡士林或熬炼成膏，外敷贴患处。

【方　　名】蟾蜍雄黄方
【方药组成】蟾蜍15g，雄黄3g，白及12g，制砒石1.5g，五倍子1.5g，明矾60g，硇砂0.3g，三七3g，消炎粉60g。
【功效主治】皮肤癌。
【用法用量】共研细末，外撒于患处。

【方　　名】蟾蜍雄黄方
【方药组成】活蟾蜍1只（去内脏），雄黄30g。
【功效主治】肝癌肝区疼痛。
【用法用量】加温水少许调成糊状放蟾蜍腹内，将蟾蜍腹部敷在肝区疼痛最明显处，然后固定。夏天敷6～8小时换1次。冬天可24小时换1次，敷2小时后蟾蜍变成绿色，一般无不良反应。

【方　　名】蟾蜍雄黄糊
【方药组成】活蟾蜍1只，雄黄粉30g。
【功效主治】胃癌疼痛剧烈者，亦治其他癌痛。
【用法用量】蟾蜍剖腹去脏，把雄黄粉放入蟾蜍腹内，加温水调成糊状，敷癌痛处，每次敷24小时。
【来　　源】《癌症家庭防治大全》。

【方　　名】蟾蜍雄黄丸
【方药组成】蟾蜍（癞蛤蟆、疥蛤蟆），雄黄，面粉各适量。
【功效主治】癌症。清热解毒、治恶性肿瘤癌症。
【用法用量】将活蟾蜍晒干，烤酥，研末，过筛成极细粉，和面加少许水和捏成黄豆大的小丸。面粉与蟾蜍粉的比例为1：3。每100丸用雄黄0.25g为衣，成人每次服5～7g，每日3次均在饭后白水送服。过量可有恶心、头晕感。
【临床应用】据《食物疗法精萃》介绍，经此方治22例胃癌、膀胱癌、肝癌患者病情皆有好转。

【方　　名】蟾蜍液
【方药组成】蟾蜍 15 只。
【功效主治】食管癌。
【用法用量】每只 125g，剖腹去内脏洗净加黄酒 1 500ml，放入瓷罐中封闭，然后置入铝锅内加水，用水煮沸 2 小时，将药液过滤，成人每次 15 ～ 30ml，每日 3 次，饭后服，儿童酌减，连续用药直至症状完全缓解，其后维持缓解治疗，服药半个月，间歇半个月。
【来　　源】《辽宁中医杂志》。

【方　　名】蟾蜍玉米散
【方药组成】活蟾蜍 50 只，玉米面 1 000g，河水 5 000g。
【功效主治】以毒攻毒，破积定痛。本膳是食管癌的通治方。
【用法用量】蟾蜍饿养 2 天，用水洗净，不砍头，不去皮，亦不去肠杂。把河水烧开，迅速放入活蟾蜍，盖锅盖。先武火后文火，煮熬 3～4 小时，不时用铲子捣其肉烂，煮至成烂糊状，用布或多层纱布过滤。滤液再入锅中煎煮，使之成 500ml 左右的半流浸膏状态。另把玉米粉炒熟，把流浸膏倒入，搅匀即成。贮罐备用。每次 10g，以开水（或米汤）加一匙蜂蜜送服。每日 2 次，连服 3 天，停 1 天后再服。
【附　　注】《随息居饮食谱》称蟾蜍有“消痞化毒”之功，加之玉米粉的调中健胃作用，坚持服用，必有功效。蟾蜍体内具有很强的抗癌物质，据日本佐藤昭彦报告，其热水溶 液中的成分对人子宫颈癌 JTC–26 抑制率达 90% 以上（《汉方研究》，1979，2：61，日文）。

【方　　名】蟾蜍制剂
【方药组成】大蟾蜍 1 只。
【功效主治】解毒，消肿，强心，止痛。用治肝癌。
【用法用量】将蟾蜍剥去皮，刺破皮棘，反贴肝区，20 天后取下。如皮肤起泡，涂龙胆紫，同时服蟾皮粉，每次 1g。
【附　　注】《食物中药与便方》载蟾蜍“治恶疮、杀虫、消疳”，主治恶性瘤及肝癌等症。又据《行箧检秘》介绍：活蟾蜍一只生剥皮，用皮外面向患处包好，次日其毒一齐拔出。内如又起，再贴。切记不可用其皮里面包肉，即咬定难揭。凡痘疹后回毒、发背、对口等症，亦可用此法治。

【方　　名】蟾蜍煮鸽蛋方
【方药组成】蟾蜍 2 ～ 4 只，鸽蛋 6 枚（可用甲鱼蛋代）。
【功效主治】大肠癌。
【用法用量】将蟾蜍宰杀后去内脏洗净，与鸽蛋同煮，去蟾蜍、食蛋、喝汤。3 天 1 次。
【来　　源】《肿瘤康复指南》。
【附　　注】本方蟾蜍毒性大，不可食其肉，以免中毒。

【方　　名】蟾蜍煮鸡蛋方
【方药组成】蟾蜍，鸡蛋。
【功效主治】急性粒细胞白血病。
【用法用量】将蟾蜍洗净（不剥皮），用剪子或刀子从腹壁正中线剖开（不去内脏）放入 1 个鸡蛋至腹腔内，用线缝合关腹，然后加水 300 ～ 400ml 煮沸 30 ～ 40 分钟，至蟾蜍肉烂为宜，吃蛋不喝汤。治疗期间应配合加强营养等一般支持疗法。
【来　　源】《四川中医》，1985，（1）：12。

【方　　名】蟾蛋散
【方药组成】活蟾蜍 1 只，鸡蛋 1 枚。
【功效主治】肝癌腹水。
【用法用量】将鸡蛋 1 枚，放入活蟾蜍腹腔内，缝合后焙干，研成细末。口吸取，每日 1 只，连服 7 天，休息 3 天再服。
【来　　源】《辽宁中医杂志》1987 年第 2 期。
【附　　注】蟾蜍有毒性，不宜服用过量。如过量则出现头晕、恶心、呕吐、心率加快等反应。

【方　　名】蟾宫鲫鱼馔
【方药组成】蟾蜍 2 只，鲫鱼 1 条，瘦猪肉适量。

【功效主治】白血病。
【用法用量】将蟾蜍洗净，拌入猪瘦肉，塞鲫鱼肚内加调料蒸熟，去蟾蜍不吃，只食鱼和瘦肉。
【来　　源】《金蛾山房药灵》。此类食疗方多，可参。

【方　　名】蟾酒
【方药组成】蟾酒。
【功效主治】肠癌。本方主要用于治晚期肠癌无法手术者。能手术则配合手术或其他疗法予以治疗。
【用法用量】口服，每周 1 次，每次 300ml，或每日 1 次，每次 100 ～ 150ml。灌肠。总量 4 000ml 左右，保留 10 ～ 15 分钟。
【临床应用】报道 3 例，1 例结肠癌存活 13 年仍健在，1 例直肠癌伴转移患者存活 17 年仍健在，1 例直肠癌患者存活 7 年。
【临床应用】徐某某，男，59 岁，干部。患者于 1970 年 9 月剖腹探查发现升结肠癌伴广泛转移，行升结肠姑息手术，淋巴结无法清扫（病理号：70～3856）。术后 2 周，开始服蟾酒，每周 1 次，每次 300ml，共 3 个月。1 年内体重从 44.5 公斤增加到 73 公斤，并继续上班，1972 年、1978 年、1979 年、1983 年 10 月连续 4 次随访仍健在，并坚持每年服蟾酒 1 个疗程。
【来　　源】《浙江中医学院学报》，1984，(3)：30。

【方　　名】蟾梨肺癌消
【方药组成】干蟾皮 30g，藤梨根 30g，鱼腥草 30g，金银花 30g，沙参 15g，麦冬 15g，百部 15g，夏枯草 15g。
【功效主治】清肺解毒，软坚散结。适用于肺癌。
【用法用量】每日 1 剂，煎 2 次分服。
【来　　源】武汉医学院附属第二医院方。

【方　　名】蟾莲汤
【方药组成】干蟾皮 9 ～ 12g，半枝莲 30g，板蓝根 30g，土大黄 30g，七叶一枝花 15g，射干 9g，白英 30g，紫草 15g。
【加　　减】气血虚衰加黄精 30g，黄芪 15g，党参 9g，熟地黄 15g，当归 9g；出血加旱莲草 30g，牡丹皮 9g，大蓟 15g，小蓟 15g，犀角 3 ～ 9g（吞服）；感染发热加蒲公英 30g，紫花地丁 15g，大青叶 30g，金银花 15g；高热另加生石膏 30g。
【功效主治】急性粒细胞性白血病。
【用法用量】水煎服，每日 1 剂。
【临床应用】上海第二医学院附属瑞金医院内科以本方配合化疗治疗急性粒细胞性白血病 60 例，总有效率为 50%，完全缓解率为 28.33%，平均缓解期约为 4.2 个月。
【来　　源】《抗癌中草药制剂》，人民卫生出版社，1981：297。

【方　　名】蟾龙粉
【方药组成】蟾酥 10g，蜈蚣 50g，白英 500g，龙葵 500g，山豆根 500g，儿茶 50g，丹参 500g，三七 500g。
【功效主治】清热解毒，化瘀止痛。适用于肝癌。
【用法用量】共为细末，每次 1g，1 日 3 次。

【方　　名】蟾皮莪术汤
【方药组成】干蟾皮 9g，莪术 9g，生马钱子 3g，八月札 12g，枸橘 30g，瓜蒌 30g，白花蛇舌草 30g，白毛藤 30g，煅瓦楞 30g，生薏苡仁 30g，槟榔 15g，赤芍 15g，夏枯草 15g，广木香 9g。
【功效主治】解毒消肿，理气活血，软坚散结。主治胃癌。
【用法用量】水煎服，每日 1 剂。
【临床应用】本方治疗胃癌 18 例，其中显效 5 例、有效 3 例、无效 10 例。治后生存 2 年以上 7 例，4 年以上 4 例，5 年及 7 年以上各 1 例。
【来　　源】上海中医学院附属龙华医院刘嘉湘。《中国中医秘方大全》。

【方　　名】蟾皮方
【方药组成】蟾皮 0.4g，儿茶 0.4g，延胡索 0.2g。
【功效主治】清热解毒，利水消胀。用治恶性肿瘤。

【用法用量】每次 1.0g，日服 1 次。连服 2 周后，每次增加 0.2 ～ 0.4g，直至 3 周为 1 个疗程。
【临床应用】此方对各型胃癌均有不同程度疗效，对溃疡癌变的疗效最好，对胃癌合并幽门梗阻的疗效较差。胃癌患者服后能止血、止疼、促进食欲，并有缩小瘤块、消除腹水的效果。临床可据病情，在有利时期，配合应用中药、西药或手术综合治疗。经治疗胃癌 48 例，临床痊愈 5 例，显效 10 例，好转 27 例，效果不明显需并用手术者 6 例。
【来　　源】《中药大辞典》。

【方　　名】蟾皮粉
【方药组成】蛤蟆皮。
【功效主治】血癌，也治肝癌、食道癌。
【用法用量】将蛤蟆皮晒干炒脆，研粉。每日 3g，分 3 次服完。
【来　　源】《民间偏方秘方精选》。
【附　　注】蟾皮含毒性，须在医生指导下服用。

【方　　名】蟾皮煎
【方药组成】活蟾蜍 1 只。
【功效主治】大肠癌。
【用法用量】将活蟾蜍剥皮（包括头、足的皮）即水煎，煎成 100ml，分 3 次服，每天服 1 只。
【来　　源】《癌症家庭防治大全》。
【附　　注】蟾蜍，俗称癞蛤蟆。其皮含毒较大，多服会出现恶心、头晕、呕吐等反应。若反应停药 1 ～ 2 天，用甘草、绿豆煎汤内服。

【方　　名】蟾砂荔果鸭肉方
【方药组成】蟾砂散 10g，薜荔果 30g，鸭 1 只。
【功效主治】乳腺癌。
【用法用量】前 2 味共置鸭肚中煮熟食肉。
【来　　源】《神医奇功秘方录》。

【方　　名】蟾砂散
【方药组成】蟾蜍 500g，砂仁 9g。
【功效主治】慢性粒细胞性白血病。
【用法用量】将砂仁从蟾蜍口中填入腹内，黄泥包好，放火上烤酥，研为细粉末。每次服 3g，日服 3 次。
【来　　源】《癌症家庭防治大全》。
【附　　注】本方有毒性，不要服用过量，否则会出现恶心、头晕、心率过快等副作用。

【方　　名】蟾砂散
【方药组成】活蟾蜍 1 只，砂仁 3g。
【功效主治】胃癌、食道癌、肠癌等消化道恶性肿瘤和慢性粒细胞性白血病。
【用法用量】取活蟾蜍去头、足及内脏，以砂仁研末，纳入腹中，缝口，黄泥封固，炭火煅存性，候冷，去泥后研成极细末，每日服 3 次，每次 1.5 ～ 3g，温开水送服。
【来　　源】《常见病验方研究参考资料》。
【附　　注】蟾砂散又称蟾蜍砂仁散，广泛被民间采用治癌症，明确有一定疗效。但有毒性，应用时应严格掌握剂量。但蟾蜍经烧过之后毒性大减。

【方　　名】蟾酥川草乌膏
【方药组成】川乌 10g，草乌 6g，蟾酥 3g。
【功效主治】乳腺纤维瘤。
【用法用量】共研极细末，瓶装密封备用。每次取以上药末 2g，以蜂蜜调膏敷贴乳核上，每天 1 次。
【来　　源】《常见杂病的防治与验方》。

【方　　名】蟾酥川乌膏
【方药组成】蟾酥、川乌、红花、三棱、莪术、官桂、木香、阿魏各适量。
【功效主治】肺癌疼痛。
【用法用量】药研细末，加米醋调成膏状，外敷痛区及肺俞穴，3 天换药 1 次。
【临床应用】用药 1 天见效，3 天缓解。

【方　　名】蟾酥呋喃注射液
【方药组成】蟾酥注射液、替加氟。
【功效主治】食管癌、贲门癌。
【用法用量】口服注射液。

【临床应用】甲组：单用蟾酥注射液，每日3次，每次0.01g口服。少部分患者最初1～2个月内肌肉注射，每日2次，每次0.01g，后全部改用口服。乙组：单用蟾酥注射液，每日3次，每次0.01g口服。局部淋巴结转移11例全部坚持每日服用，而局部淋巴结未转移19例均于3～6个月自行停服。丙组：蟾酥注射液每日3次，每次0.01g口服；替加氟每日3次，每次0.025g。目前该组仅联合用药1年。

甲组：1年鳞癌生存率为46.51%，腺癌为44.44%；2年鳞癌生存率为30.95%，腺癌为33.33%。乙组：1年转移生存率为72.72%，未转移生存率为78.95%；2年转移生存率为45.45%，未转移生存率为53.53%。丙组：1年鳞癌生存率为66.67%，腺癌为50%（注：本组仅观察1年，故未做2年生存率统计）。

【来　　源】《南京中医学院学报》，1987，（1）：13。

【方　　名】蟾酥膏

【方药组成】蟾酥，生川乌，七叶一枝花，红花，莪术，冰片。

【功效主治】各种癌症疼痛。

【用法用量】制成布质止痛橡皮胶，外贴于疼痛部位。

【方　　名】蟾酥磺胺软膏

【方药组成】蟾酥10g，磺胺软膏40g。

【功效主治】皮肤癌。

【用法用量】将蟾酥溶于30ml清洗液中，再加磺胺软膏，调匀备用。每次取适量外敷癌瘤处。

【方　　名】蟾酥胶囊

【方药组成】蟾酥适量。

【功效主治】白血病。

【用法用量】将蟾酥0.15～0.3g装胶囊内，每晚睡前服，10日为1疗程，也可连服用，同时合并应用泼尼松每日30mg。

【临床应用】治疗急性白血病13例，完全缓解1例，部分缓解Ⅰ级2例，Ⅱ级1例，有效4例，均系急性细胞白血病。

【来　　源】《中华血液学杂志》。类方偏多，可参。

【方　　名】蟾酥解毒丸

【方药组成】蟾酥6g，轻粉3g，寒水石5g，铜绿3g，雄黄6g，醋炙没药3g，醋炙乳香3g，胆矾3g，朱砂10g，活蜗牛60g。

【加　　减】本方可配合白头翁黄酒汤用。将白头翁12g，放入黄酒12ml中，浸泡4小时后，加水800ml，煎约40分钟，得药汁600ml。每日服2～3次，每次服200ml。

【功效主治】宣风祛湿，清热解毒，活血。脑垂体瘤，症见全身乏力，腰背疼痛，头昏、眼花，身体发胖，头痛剧烈，恶心呕吐，甚或眼睛模糊不清，不能辨人，舌苔略腻，脉弦紧。

【用法用量】以上药物，除蜗牛、蟾酥外，其余药物共为细末，然后将蜗牛捣烂，再加蟾酥和研调黏，加入药末，共捣匀后为丸，绿豆大小，阴干贮存。每日服2次，每次3丸，温开水送服。

【来　　源】《千家妙方》下册。

【附　　注】本方为河南郭文灿教授经验方，适用于脑垂体瘤证属风邪上扰，湿浊中困，脑络瘀滞，清阳不升，脑窍闭阻者。

方中用蟾酥解毒消瘤，止痛开窍，辟恶搜邪，透毒外达，为主药；伍以雄黄、朱砂、铜绿消肿破结，抗癌蚀毒，定惊安神；轻粉通利二便，逐水消肿，攻毒泻浊；寒水石、蜗牛清郁热于中、上二焦，除烦止痛；胆矾破除风痰、湿浊、毒邪，消肿化积；没药、乳香活血行气，通络止痛，消癥开结；上述共为佐使药。

全方配伍，重在达邪以开清窍、除闭塞，瘤消邪去，则清阳升，诸症可除。

【注意事项】以上两方均不宜服用过量，过量则有头晕、恶心加重之反应，停服1天即可消失。注意蟾酥解毒丸宜用温开水送下，不宜用热开水冲服，否则亦易出现恶心等症状。

【方　　名】蟾酥马钱子膏

【方药组成】蟾酥2g，马钱子15g，生川乌20g，生南星 30g，生白芷 40g，姜黄 50g，冰片 2g。
【功效主治】用于晚期肺癌疼痛剧烈者。
【用法用量】以上药物除冰片外，按传统方法熬制成膏，用时取适量摊于布上，再把冰片末少许撒于膏药上外敷患处。

【方　　名】蟾酥皮
【方药组成】蟾酥皮 1 张。
【功效主治】癌性疼痛。
【用法用量】将蟾酥处死后剥皮，立即贴敷在病变处，保留 2 ～ 3 天。
【来　　源】乌鲁木齐市中医院翟庆华献方。
【附　　注】本药对各种骨癌转移的肿胀、疼痛，有消肿、止痛的作用。

【方　　名】蟾酥软膏
【方药组成】蟾酥 10g。
【功效主治】皮肤癌。
【用法用量】上药粉碎成末，放入 30ml 生理盐水浸泡 10 ～ 48 小时后蟾酥成糊状，再加入外用的磺胺软膏拌匀，制成含 10% 或 20% 软膏备用，肿瘤周围用 5% 酒精消毒后，将软膏均匀地涂在肿瘤上。
【临床应用】共治疗 40 例，19 例肿瘤消失，活检后未发现癌细胞，有效率为 47.5%，5 年治愈率为 22.5%。
【来　　源】《中华心血管杂志》。

【方　　名】蟾酥丸
【方药组成】蟾酥（酒化）6g，轻粉、枯矾、寒水石、铜绿、乳香、没药、胆矾各 3g，麝香 1.5g，雄黄 6g，蜗牛 21 个，朱砂 9g。
【功效主治】解毒消肿，活血定痛。适用于各种癌症患者。
【用法用量】蜗牛研烂，同蟾酥和研稠黏，再入其他各药（先各研为末），共捣极匀为丸，如绿豆大。每服 3 丸，用葱白 5 寸，嚼烂包药用热酒送下，盖被出汗为度。
【来　　源】《外科正宗》。
【附　　注】不宜过量，有心、肝、肾功能损害者慎用。

【方　　名】蟾酥丸
【方药组成】蟾酥 6g，朱砂 6g，雄黄 6g，铜绿 3g，枯矾 3g，寒水石 3g，胆矾 3g，麝香 1.5g，轻粉 1.5g，蜗牛 21 个。
【功效主治】疔疮发背、乳痈附骨等症，一切恶疮，病重昏聩，多必不痛，或麻木或呕吐，此药服之，不起发者即发，不痛者即痛，未成者即消，已成者即溃。
【用法用量】共研细末，水泛为丸，朱砂为衣，每服 1 丸，先饮温水一口，将药点舌上，以口麻为度，再用温水送下，冬月用葱汤送下。
【来　　源】《道家秘方精华》。

【方　　名】蟾酥消肿膏
【方药组成】蟾蜍消肿膏（上海中药三厂生产）3 ～ 5 帖。
【功效主治】各种恶性肿瘤疼痛。
【用法用量】以膏外敷癌肿疼痛处，24 小时换贴 1 次。贴后有皮肤过敏性皮疹者暂停用。
【来　　源】《辽宁中医杂志》1985 年第 4 期。

【方　　名】蟾酥注射液
【方药组成】蟾酥注射液 2 ～ 4ml。
【功效主治】多种晚期肿瘤。
【用法用量】肌注，日 2 次，7 天为 1 个疗程。
【临床应用】用药 1 ～ 3 疗程，有效率为 68.18%。

【方　　名】蟾硝糊
【方药组成】活大蟾蜍 1 只，芒硝 5 ～ 10g。
【功效主治】腹腔肿瘤、肝癌、胰腺癌、直肠癌、胃癌、宫颈癌、卵巢癌等。
【用法用量】将活蟾蜍宰后，去四肢、内脏，和芒硝一起放入砂锅内，加水煮炖，煮至蟾蜍糜烂时，不断搅融成糊状。日服 2 次，每次 1～2 匙。以大便泻下为度。
【来　　源】《肘后方》。
【附　　注】本方《肘后方》中称腹中冷癖方。现方名为编者根据药物组成而拟。

【方　　名】蟾雄膏

【方药组成】蟾酥 30g，雄黄 30g，冰片 30g，铅丹 30g，皮硝 30g，乳香 50g，没药 50g，血竭 50g，硇砂 10g，麝香 1g，大黄 100g。

【功效主治】消肿解毒，活血止痛。用于各种癌痛。

【用法用量】上药共研细末，用米醋或温开水（猪胆汁更好）调成糊状，摊在油纸上或将药粉撒在芙蓉膏药面上，贴于痛处，每日 1 次。

【临床应用】以之治疗各种晚期癌痛 103 例，其中原发性肝癌 44 例、胰腺癌 9 例、大肠癌 5 例、乳腺癌 4 例、肺癌 15 例、转移性骨癌 13 例、颈部转移性肿瘤 9 例、其他 4 例，结果完全缓解 54 例、部分缓解 40 例、无效 9 例，总有效率 91.26%；敷药后止痛最快者 30 分钟、最慢者 3 天；此外发现该药尚有缩小肿块的作用。

【来　　源】《陕西中医》1993 年第 5 期。

【附　　注】本方适用于邪犯络脉，经气瘀滞，血行不通所致的癌痛。方用雄黄、铅丹、皮硝、硇砂四味矿物药以解毒祛腐，消坚软结，逐邪止痛；伍以乳香、没药、血竭活血化瘀，通经止痛；麝香、冰片辛散通达，消肿破坚止痛；蟾酥以毒制毒，抗癌麻醉止痛；最后以大黄攻逐瘀血，泻下浊气。全方配伍，共达解毒逐邪止痛之效。

【方　　名】鲳鱼二菇汤

【方药组成】鲳鱼 1 条，猴头姑、玉兰片、香蕈、醋各适量。

【功效主治】脊髓肿瘤神经根疼痛。

【用法用量】共醋与鲳鱼同煎，加入二菇和玉兰片，煮熟后饮汤食鱼及菇。每日 1 剂，常服之。

【来　　源】《肿瘤的食疗》。

【方　　名】长靶葫芦膏

【方药组成】长靶葫芦。

【功效主治】腋下瘿瘤。

【用法用量】长靶葫芦，烧枯研末，油调敷，以消为度，一人腋下生瘤如长葫芦样，久而破烂，用此敷之，出水消尽而愈。

【方　　名】长春花汤

【方药组成】长春花 16g。

【功效主治】急性淋巴细胞性白血病。本品具有抗癌、降血压、镇静安神的效能。

【用法用量】水煎，日分 2 次温服。

【来　　源】港澳验方。

【方　　名】肠癌二号

【方药组成】诃子 10g，黄芩 10g，石榴皮 15g，大黄 6～10g，红花 10g，三七粉 3g（冲服），仙鹤草 30g，茜草 15g，乳香 10g，没药 10g，小蓟 15g，樗白皮 10g。

【功效主治】化瘀止血，抗癌。适用肠癌。

【用法用量】每日 1 剂，水煎 2 次，早、晚各服 1 次。

【方　　名】肠癌散

【方药组成】红藤 15g，八月札 15g，丹参 15g，苦参 15g，凤尾草 15g，白花蛇舌草 30g，薏苡仁 30g，白毛藤 30g，瓜蒌仁 30g，贯众炭 30g，半枝莲 30g，土鳖虫 9g，乌梅肉 9g，广木香 9g，壁虎 4.5g。

【功效主治】大肠癌。

【用法用量】研末，每次 9g，每日 3 次。

【方　　名】肠癌栓

【方药组成】儿茶 5.5g，乳香 4.5g，没药 4.5g，冰片 7.5g，蛇床子 2.1g，轻粉 3g，蟾酥 0.6g，硼砂 6g，雄黄 6g，三仙丹 6g，血竭 4.5g，白矾 27g。

【功效主治】化瘀解毒。适用于直肠癌。对宫颈癌、阴道癌及肛门癌均有一定疗效。

【用法用量】以上各药共研细末，将白矾用开水溶化，后加蛇床子、蟾酥、血竭，制成片状栓剂，即得。外用，每次 1 个，塞于直肠腔癌灶处，隔 2～3 日上药 1 次。

【方　　名】肠癌一号

【方药组成】败酱草 30g，冬瓜子 60g，黄芩 10g，金银花 30g，忍冬藤 30g，菝葜 30g，石见穿 30g，半边莲 15g，黄柏 10g，大黄 6 ～ 10g，黄药子 15g。
【功效主治】解毒，清肠，抗癌，适用肠癌。
【用法用量】每日 1 剂，水煎 2 次，早、晚各服 1 次。

【方　　名】肠覃汤
【方药组成】香附 15g，乌药、小茴香、川楝子、橘核、荔枝核、莪术各 9g，茯苓 12g，艾叶、甘草各 3g。
【加　　减】疼痛甚者，加延胡索、郁金；肿块较大者，加鳖甲、生牡蛎、三棱；神疲乏力者，加党参、白术。
【功效主治】温经散寒祛湿，调气散结。卵巢癌，症见少腹胀痛拒按，疼时胀而有形，小腹有冷感，舌淡苔白，脉沉弦而涩。
【用法用量】以上药物，水煎分 2 次温服，每日 1 剂。
【来　　源】《山东中医杂志》1986 年第 4 期。
【附　　注】本方适用于卵巢癌初期。乃因寒凉伤于卫气，水湿浊气结聚不散而成积块。治宜温经散寒除湿浊，调理气机而散结。方中香附入肝经疏肝解郁，理气散结；乌药辛温散寒，行气止痛；橘核、荔枝核散滞气，祛寒邪，散结止痛，含以核治核之义；小茴香辛温疏肝理气，祛寒止痛；艾叶温经逐寒湿；莪术辛温入肝经，行气破血消积；茯苓利水渗湿以除湿浊；在大队辛温药加入一味苦寒之川楝子，助疏肝解郁。全方共奏温经散寒、调气散结除湿之效。

【方　　名】畅快西瓜盅
【方药组成】西瓜 1 个，红萝卜 30g，海蜇、海参、荸荠、李脯各 30g。
【功效主治】脊髓肿瘤大小便不通者。
【用法用量】将西瓜切盖，挖去瓤后加入上述药物煮熟食之，每日 1 次，佐膳顿服。
【来　　源】《抗癌食谱》。

【方　　名】朝鲜白参枣仁汤
【方药组成】朝鲜白参、酸枣仁、熟地黄、阿胶（烊化）各 15g，黄芪 30g，炙甘草、当归各 6g，远志、木香各 4g。
【功效主治】气血两虚之急性粒细胞白血病：少气乏力，言语低微，面色苍白，头晕目眩，不时心悸，体倦肢楚，纳少便溏，舌淡苔薄，脉细弱。
【用法用量】水煎服，每日 1 剂。

【方　　名】炒白术黄药子汤
【方药组成】炒白术 12g，黄药子 12g，水红花子 30g，壁虎 3 条，八月札 12g，玫瑰花 6g，制苍术 9g，橘皮叶 9g。
【功效主治】恶性淋巴瘤。
【用法用量】水煎，每日 1 剂，分 3 次服。
【来　　源】《肿瘤的辨证施治》，上海科学技术出版社，1980：131。

【方　　名】炒扁豆泥
【方药组成】白扁豆 250g，葡萄干适量，京糕适量，核桃仁 20g，白糖 100g，猪油 10g。
【功效主治】健脾益气，渗湿利尿。本膳主要适用于子宫颈癌湿浊性带下过多，体倦乏力者。
【用法用量】扁豆洗净，煮烂，搓碎，加水去皮，倒在纱布上滤去水分，做成泥待用。炒勺置火上，放入猪油、白糖、核桃仁、葡萄干、扁豆泥同炒，待水分炒干后装盘，并将京糕剁成末撒在上面，即成。
【附　　注】此膳营养均衡，核桃仁中含优质植物油，和猪油配合，可使体内能量吸收平衡，而使体力增强。白扁豆一向是补气健脾之品。其所含的植物血细胞凝集素（PHA）是一种特异性的物质。有报告指出：用 PHA 刺激恶性肿瘤患者的反应性淋巴细胞，则可见到癌组织发生特异性的密度变化（Lancet.《柳叶刀医学杂志》,1978,2:1275，英文）。

【方　　名】炒党参白术汤
【方药组成】炒党参 12g，炒白术 10g，茯苓 10g，炙鸡内金 10g，威灵仙 10g，生薏苡仁 30g，龙葵 30g，半枝莲 30，法半夏 9g，陈皮 6g，广木香 6g。

【加　　减】便血吐血蹑手蹑脚者，三七粉增量，并加生地榆、仙鹤草；纳呆加鸡内金、佛手；畏寒加吴茱萸或小茴香；气滞加广木香、厚朴花；血瘀加郁金、丹参；吞酸加海螵蛸；疼痛加没药、九香虫；脘腹胀痛去大枣，炙甘草减量、加枳实、炒莱菔子；肿块大而坚硬穿山甲、鳖甲增量，加黄药子。

【功效主治】健脾益胃，攻邪化积。中晚期胃癌，肿瘤迅速生长，胃脘明显不适感，不愿进食，食后疼痛胀闷，体力虚弱，或久病卧床，生活质量差。

【用法用量】以上药物，水煎分 2 次服下，每日 1 剂。连续服用 2 个月。

【临床应用】以该方配合化疗治疗胃癌 48 例，并设对照组单纯化疗。结果：两组完全缓解各 1 例，部分缓解 22 例、13 例，总有效率 47.92%、28.57%。二者相比差异有显著性意义。

【附　　注】本方所治胃癌，其病机亦为虚实夹杂，正不胜邪，邪气炽张之候。方用党参、白术、茯苓、薏苡仁益气扶正，健脾养胃、消除虚弱、增强体力；龙葵、半枝莲解毒清热，消肿散结、抗癌止痛；陈皮、半夏、木香理气调中，降逆止呕，化痰消痞；威灵仙辛散驱邪，软化坚积，消瘤抗癌；鸡内金消一切积滞、磨坚补脾、促进纳化。全方药性相加，扶正抑瘤，以减轻病人痛苦，提高生活质量，延长存活期。

【方　　名】炒党参山药汤

【方药组成】炒党参 20g，山药 20g，代赭石（先煎）20g，沉香粉（冲服）10g，旋覆花（包）10g，柿蒂 10g，延胡索 10g，厚朴 10g，生姜 10g，陈皮 10g，公丁香 6g，炙甘草 6g。

【功效主治】用于喉癌术后呃逆者。

【用法用量】水煎 2 次，药液对匀后分 2 次服，每日 1 剂，不能食者鼻饲进药。

【方　　名】炒党参天花粉汤

【方药组成】炒党参、天花粉、生地黄、白芍、川石斛、生甘草、炙鳖甲、地骨皮、沙参、怀山药、炒扁豆、制黄精、天冬、麦冬、玄参、肥知母、玉竹、百合、女贞子、橘皮、墨旱莲。

【加　　减】可酌加用枸杞子、孩儿参、炙龟板、制首乌、桑寄生、生熟苡仁、茯苓、生黄芪和成药人参鳖甲煎丸、逍遥丸等。

【功效主治】气阴两虚型肝癌。

【用法用量】水煎服，每日 1 剂。

【来　　源】《抗癌中药的临床效用》，上海翻译出版公司，1987：301。

【方　　名】炒黑木耳白菜方

【方药组成】水发木耳 150g，大白菜 250g，豆油 50g，淀粉 15g，酱油、盐、味精、花椒粉、葱花各适量。

【功效主治】宜于卵巢癌脾胃呆滞厌食者。

【用法用量】木耳择洗干净，白菜洗净切片。炒锅烧热，倒入豆油，下花椒粉、葱花炝锅，随即下白菜翻炒，加木耳、酱油、盐、味精炒匀，淀粉勾芡即成。每日 1 次，佐餐食用。

【来　　源】《中华食物疗法大全》。

【方　　名】炒牛蒡方

【方药组成】牛蒡子 300g，牛肉丝 75g，葱段 30g，豆油 75ml，酱油 25ml，冷水 100ml，淀粉 10g，盐 5g，鸡蛋 1/3 个。盐水、味精、麻油少许。

【功效主治】除邪止痛，补中益气。本膳主要适用于脑肿瘤疼痛者。

【用法用量】将牛蒡子去皮，擦成丝，泡入盐水中备用。将牛肉丝用淀粉、酱油、鸡蛋腌 10 分钟，过油后备用。在油锅内爆香葱段，放入牛蒡翻炒片刻。在锅内加水，略焖煮后入牛肉搅炒，用盐、味精调味，淋上少许麻油，即可食用。

【附　　注】牛蒡 Arctium Lappa L. 为菊科植物，味甘无毒，食药两用。《箧中方》治脑掣痛不可禁者，用牛蒡茎叶，捣取浓汁，加酒和盐适量，糖火煎令稠成膏，以摩痛处，冬月无苗，用根代之亦可。日本研究发现，牛蒡子对子宫颈癌 JTC-26 抑制率高达 90% 以上（《汉方研究》，1979，1：22，日文）。

【方　　名】炒山楂炒建曲方
【方药组成】炒山楂 9g，炒建曲 9g，炒麦芽 15g，煅瓦楞子 30g，炙鸡内金 9g，川楝子 9g，延胡索 15g，木香 9g，陈皮 9g，丹参 12g，煅牡蛎 30g，夏枯草 15g，海藻 15g，海带 15g。
【加　　减】气胀者，加香附 15g，青皮 15g；痛甚者，加郁金 15g，制乳香 12g，制没药 12g；气虚者，加党参 30g，黄芪 30g；血虚者，加熟地黄 15g，何首乌 15g；大便秘结者，加制大黄 9～15g；大便隐血者，加白及 12g，生蒲黄 15g，仙鹤草 30g。
【功效主治】用于胃癌早期。
【用法用量】上药加水煎煮 2 次，药液混合均匀，分 2 次服，每日 1 剂。

【方　　名】炒苏子乌药方
【方药组成】炒苏子 9g，乌药 6g，焦槟榔 9g，青皮 9g，三棱 9g，莪术 9g，当归 15g，吴茱萸 4.5g，生牡蛎 15g，法半夏 9g，甘草 4.5g，生姜 9g，干蟾皮 6g。
【加　　减】如胸前疼痛，用全蝎粉 0.3g，开水冲服。
【功效主治】食管癌。
【用法用量】水煎服，每日 1 剂，分 2 次服。
【来　　源】《肿瘤的辨证施治》，上海科学技术出版社，1980：69。

【方　　名】炒楂曲炒麦芽方
【方药组成】炒楂曲 18g，炒麦芽 18g，生鸡内金 9g，青陈皮各 12g，广木香 12g，山豆根 9g，煅牡蛎 30g，夏枯草 15g，海藻 15g，海带 15g，白花蛇舌草 30g，铁树叶 30g，旋覆花 12g，代赭石 30g，姜半夏 12g，公丁香 12g，降香 12g。
【加　　减】脘痛较剧加川楝子、延胡索、蒲黄、炙九香虫，呕逆不止加蔻仁、砂仁、檀香、黄连、吴茱萸，呕血、黑便加仙鹤草、白及、藕节炭、地榆炭、蒲黄炭、贯众炭、槐花炭，神疲乏力加孩儿参、党参、黄芪、当归，软坚消积加蜀羊泉、石见穿、木馒头。
【功效主治】晚期贲门癌。
【用法用量】水煎服，每日 1 剂。
【临床应用】共治 20 例，生存 1 年以上 9 例，生存 2 年以上 3 例。
【来　　源】《辽宁中医杂志》，1981，(10)：32。

【方　　名】车前草野豌豆方
【方药组成】干车前草的叶和茎 10g，野豌豆的叶和茎 5g，甘草 2g。
【功效主治】胃癌。
【用法用量】共浓煎服，每日 1 剂。
【附　　注】野豌豆有毒性，不可多用。

【方　　名】车前子萹蓄方
【方药组成】车前子（包）30g，萹蓄 20g，六一散（包）30g，土茯苓 30g，山豆根 30g，白英 30g，龙葵 30g，蛇莓 30g，丹参 30g，木通 6g，当归 15g，金钱草 20g，海金沙（包）30g，三七粉（冲服）6g。
【功效主治】用于膀胱癌合并感染，间歇性无痛性血尿，或尿后带血伴有尿痛、尿频，小腹坠胀。
【用法用量】上药加水煎煮 2 次，将两煎药液混合均匀，分 2 次服用，每日 1 剂。

【方　　名】车前子木通方
【方药组成】车前子（包）18g，木通 10g，茺蔚子 18g，茯苓 24g，大黄（后下）9g，玄参 18g，玄明粉（冲服）9g，桔梗 9g，黄芩 9g，防风 9g，牛膝 18g，郁金 10g。
【功效主治】用于胶质瘤。
【用法用量】水煎服，每日 1 剂。

【方　　名】车前子油菜籽方
【方药组成】车前子、油菜籽适量。
【功效主治】乳腺癌。
【用法用量】研细末，用薯蓣（即山药）汁调，厚敷患处，干则换敷，治愈。

【方　　名】撤痛方
【方药组成】柴胡 12g，白芍 15g，当归 12g，青皮 12g，枳实 9g，水蛭粉（冲）5g，桃仁 12g，延胡索 24g，三七 5g，甘草 5g。

【加　　减】血瘀甚者加川芎、三棱、莪术、刘寄奴、丹参、云南白药；气虚不能行血者加党参、黄芪、桂枝、白术。

【功效主治】活血化瘀，行气止痛。各种癌症疼痛。

【用法用量】以上药物，水煎分 2 次空腹服下，每日 1 剂。

【临床应用】以该方治疗各种癌痛 42 例，其中原发性肝癌 21 例、胃癌 12 例、肺癌 5 例、其他 4 例，结果显效（疼痛完全或基本消失）32 例，有效（疼痛减轻，但仍需配合解热止痛药）7 例，无效（疼痛未见好转，仍用阿片类药物）3 例，总有效率 92.8%，获效良好。

【来　　源】《江西中医药》1993 年第 3 期。

【附　　注】本方适用于瘀血停聚、气滞不行之癌痛的治疗。方用当归、水蛭、桃仁、三七活血化瘀，通经止痛；柴胡、青皮、枳实、延胡索辛散条达，理气止痛；二者配合，相须为用，相得益彰。血得气行则循环有力，气得血载则顺畅有根，如此则无壅塞之弊。另用白芍、甘草组成芍药甘草汤，二者其性皆甘，甘主缓挛止痉，故可缓和拘急疼痛。诸药和方，共奏行气活血止痛之效。

【方　　名】沉魏丹

【方药组成】三棱（炮）、莪术（炮）各一两，青皮（去瓤）、五味子（去枝）、肉桂（去粗皮，不见火）、川椒（去籽及合口者，炒出汁）、小茴香（淘去沙，炒）、川楝子（炮，去皮）、桃仁（炒）、巴戟天（去心）各七钱半，附子（炮，去皮脐）、葫芦巴（炒）、槟榔、破故纸（炒）、吴茱萸（汤泡七次），炒木香（不见火）、沉香（不见火）、阿魏（用醋浸，去砂石，研作糊）各半两，硇砂三钱（醋飞过），全蝎半两（去毒）。

【功效主治】温阳逐寒止痛，活血消积通络。寒凝血瘀、腹中积块、疼痛不移、食少纳呆，或呕逆，形寒肢冷、腰腹冷痛，舌体或见胖大或有齿痕，舌苔白厚腻，脉弦紧。

【用法用量】将硇砂同阿魏面糊为丸，如梧桐子大。每服三四十丸，以生姜盐汤送下，不拘时候。

【来　　源】《魏氏家藏方》卷二。

【附　　注】本主取主药沉香、阿魏命名，说明其功主要在于祛寒活血，是针对寒凝血瘀而设。根据二味主药的作用，方中药物大致亦分为两大部分。一为温阳散寒之品，有沉香、肉桂、川椒、小茴香、川楝子、巴戟天、附子、葫芦巴、破故纸、吴茱萸；一为活血通瘀消积之品，有阿魏、三棱、莪术、桃仁。此二部分，体现了沉魏丹的组方特点。另外，方中还配合了理气药青皮、木香，取其既可调寒凝引起的气滞，又能助瘀血化除；伍用少量五味子，则可防辛散过度而耗气；最后用硇砂豁痰，全蝎通达经络，散结止痛。综观全方，则可达温阳逐寒止痛、活血消积通络之效。

【方　　名】沉香百消丸

【方药组成】醋香附 150g，五灵脂 150g，黑白牵牛蒡子（牵牛子）500g，沉香 15g。

【功效主治】癖积成块，积聚攻痛，久成膨胀，腹大坚硬。

【用法用量】上药共碾极细面，醋糊为小丸。每次服 6g，姜汤送下。

【附　　注】孕妇忌服。

【方　　名】沉香化气丸

【方药组成】沉香一两，木香二两，白芍四两，白术八两，人参二两，黄芪八两，枳壳一两，槟榔一两，茯苓四两，香附二两，附子五钱，天花粉四两。

【加　　减】瘿肿难消者加鳖甲、生牡蛎、瓦楞子；手指及舌体颤抖者加钩藤、石决明。

【功效主治】补气养阴，理气化痰。瘿瘤日久，气阴虚者。颈前肿大，柔软，光滑，烦热，心悸，自汗，消瘦，乏力。

【用法用量】上药为细末，炼蜜为丸。每次三钱，每日1次。

【来　　源】《洞天奥旨》卷十一。

【附　　注】本方所治之症为情志内伤，使肝气郁滞，日久化火伤阴；饮食失调，损伤脾胃，脾失健运，聚湿生痰，痰阻气机，形成正虚邪实之症。方中沉香消气滞，化湿浊，既解肝郁，又化脾湿，使肝气条达，湿去脾健，则痰气壅结可解，为主药；辅以香附疏肝行气；木香、枳壳、槟榔理气化痰；人参、白术、黄芪补气，健脾；气不足，便生寒，加附子以温运脾阳；白芍、天花粉养阴，生津，清热；茯苓走水府而泄热。诸药合用共奏补气养阴，理气化痰之功。现临床可用于甲状腺肿瘤的治疗。

【注意事项】阴虚火旺者不宜用本方，忌食生冷、黏腻、辛辣之品。

【方　　名】沉香化气丸

【方药组成】大黄（锦纹者）、黄芩（条实者）各一两，人参（去芦）、白术（去芦，肥者）各三钱，沉香（上好角沉水者）四钱（另为末）。

【加　　减】疼痛较重者，加延胡索、川楝子、枳壳；结块难消者，加三棱，莪术；便中带血者，加三七、地榆、槐花。

【功效主治】化气通滞。积聚，症见腹胀满疼痛，便闭不通，脉实。现临床可用于消化道肿瘤的治疗。

【用法用量】将前四味锉碎，用鲜竹沥七浸七晒，候干，为极细末，和沉香末再研匀，用竹沥加生姜汁少许为丸，如绿豆大，朱砂为衣，晒干，不见火。每次服一钱，1日2次，淡姜汤送服。

【来　　源】《证治准绳·类方》卷二。

【附　　注】本主所治积聚之症为情志不遂，郁怒伤肝，肝失疏泄，气机不利，郁久化火，复因饮食不节，劳倦伤脾，脾运失健，湿痰内聚，气机阻滞，数邪相搏，日久而成积聚。方中大黄荡涤湿热积滞以通瘀滞；黄芩清热燥湿以宽肠；人参、白术健脾益气以助中运；沉香降气通闭以化滞降气可助大黄荡积滞，滞消而气畅，化滞则助参术补气健脾，脾旺而气畅。诸药合用则脾土旺，气机畅，湿热除，郁闭通。

【方　　名】沉香桔梗方

【方药组成】沉香6g，桔梗10g，人参10g，石斛10g，乌梅10g，川贝母10g，沙参10g，熟地黄12g，白术12g，当归12g，枸杞子15g，桑白皮15g，黄芪30g，薏苡仁30g。

【加　　减】发热，加石膏50g，黄芩12g，牡丹皮12g；咯血甚者，加白及20g，白茅根30g，代赭石30g；食欲不振，加焦山楂12g，砂仁6g，鸡内金6g；头痛眩晕，加钩藤15g，天竺黄12g，龙骨30g，牡蛎30g；胸水，加葶苈子20g，猪苓20g，龙葵30g。

【功效主治】用于肺癌晚期不适合手术或化疗者。

【用法用量】上用量比例配方，研为细末，装胶囊入清洁瓶密封备用，每次服5g，每日2次，1个月为1个疗程，间隔1周，再开始下1个疗程。每日1剂，水煎服，亦可用汤剂送服上述胶囊。

【方　　名】沉香开膈散

【方药组成】沉香、荆三棱、蓬莪术、白豆蔻仁、荜澄茄、缩砂仁、草果仁、益智仁、白姜、丁香、人参、丁香树皮各半两，木香、白茯苓、香附（炒）、藿香叶、半夏曲、青皮、陈皮各一两，生甘草（炒）一两一分。

【功效主治】降气开膈，活血散结。五膈五噎，痞满呕吐，食入难下，心腹刺痛，胁肋胀满，舌苔白腻，脉弦滑。

【用法用量】上为粗末，每服三钱，水一盏半，加生姜五片，大枣二枚，煎至中盏，食前服。现代用法，水煎服，每日1剂，药物剂量可做适当调整。

【来　　源】《仁斋直指方论》卷五。

【附　　注】本方所治噎膈，以气滞不行，下焦有寒、浊阴上泛、痰阻上泛、痰阻湿停、瘀血留结为主要病机特点。方中用沉香、丁香、丁香树皮降逆气，和脾胃，助阳温肾；草果仁、半夏曲、白豆蔻、缩砂仁、藿香祛痰化浊，健脾理气；益智仁、川白姜、荜澄茄温补脾肾，散寒止痛；人参、白茯苓、甘草健脾益气、助脾运化；青皮、陈皮、香附舒肝和胃，理气止痛；三棱、莪术活血破瘀，散结消癥。全方配合，以复气之顺降为根本，从而达到降气开膈、活血散结之效。

【注意事项】本方破气之功偏盛，气虚之体禁用。

【方　　名】沉香散

【方药组成】沉香（磨）23g，白术、茯苓各15g，木通、当归、橘皮、青皮、大腹子、大腹皮、槟榔、芍药各30g，生甘草（炙）45g，白芷90g，紫苏叶120g，枳壳（麸炒，去瓤）90g。

【功效主治】理气宽中，通噎进食。适用于食管肿瘤，五噎五膈，胸中久寒，诸气结聚，呕逆噎塞，食饮不化，结气不消。

【用法用量】上为末。每服6g，用水150ml，加生姜3片，大枣1枚，煎至105ml，空腹时温服。

【来　　源】《三因极一病症方论》。

【方　　名】沉香散

【方药组成】沉香、防风（去叉）、木香各23g，地骨皮、麦门冬（去心，焙）、当归（切焙）、升麻、玄参、枳壳（去瓤，麸炒）、羚羊角屑、独活（去芦头）、甘草（生，锉）、赤芍药各30g，大黄（锉，炒）60g。

【功用卞治】凉血解毒，清热散结，适用于淋巴瘤结硬，口干烦热，四肢拘急，不得卧。

【用法用量】上为粗末。每服12g，用水225ml，煎取175ml，去滓，不拘时温服。

【方　　名】沉香苏子方

【方药组成】沉香、苏子、广皮各二钱，官桂一钱，木香三分，萝卜子三钱。

【功效主治】噎膈反胃（鼓胀亦治）。

【用法用量】俱为末。每用三分，配狗宝一分，须用好泉水煎通草汤，空心调服（采医书）。

【方　　名】沉香丸

【方药组成】沉香（锉）、肉桂（去粗皮）、槟榔（煨，锉）各二两，人参、青皮（汤浸，去白，焙）、诃子皮、白术、京三棱（煨，锉）、木香各三分。

【加　　减】胸痛甚者，加郁金、川芎；喘逆气急者，加苏子、莱菔子。

【功效主治】行气化痰，补肺益气。息贲日久肺虚而气滞仍在，症见喘促短气，胸胁闷痛，咳声低弱。

【用法用量】上药为末，炼蜜为丸，如梧桐子大，每次20丸，渐加至30丸，以橘皮汤送下，一日2次。

【来　　源】《圣济总录》卷五十七。

【附　　注】本方适用于息贲日久正虚而邪盛之病症。饮食失宜，脾虚不运，湿痰内聚，痰阻气机，气机阻滞，痰浊阻肺；复因郁怒伤肝，肝气犯肺，脏腑失和，气机阻滞，脉络受阻，气滞血瘀，日久而成息贲，息贲日久浊邪未去而正气已虚。方中沉香辛温，行气化滞，温中助阳，降气平喘，既祛邪又扶正，故为主药，并命名为沉香丸；人参、白术补肺健脾益气；肉桂温中助阳；木香、槟榔行气化痰，健胃消食；青皮疏肝破气滞；三棱活血化瘀；诃子敛肺定喘。诸药合用，行气滞、补肺虚，祛邪扶正并用则病可愈。现临床可用于晚期肺癌的治疗。

【方　　名】沉香丸

【方药组成】沉香、丁香、肉豆蔻、木香、川大黄（微炒）、槟榔各15g，桂心、诃子皮各30g，麝香0.3g。

【功效主治】治气膈，脾胃久冷，脘腹痞满，饮食无味，面色萎黄。

【用法用量】上为细末，炼蜜为丸，如梧桐子大。每服1～3丸，姜、枣煎汤嚼下。

【来　　源】《太平圣惠方》卷五十。

【方　　名】沉香煮散方

【方药组成】沉香（剉），香子（炒）、青橘皮（汤浸去白，炒）、胡椒、荜澄茄、川楝子、陈皮（焙，炒）各36g。

【功效主治】治膈气呕逆，饮食不下，心胸痞满。

【用法用量】捣罗为散，每服4g，葱白5根拍破，好黄酒并童子小便各半盏，同煎至六分（指液体体积约剩下60%），放温和滓服。重者不过三服，患者但心头气未断，皆可服之。
【来　　源】《圣济总录》。

【方　　名】陈葫芦红花方
【方药组成】陈葫芦（拣大的）1个，红花30g。
【用法用量】先将葫芦开一洞口，以红花纳入，缝好洞口，放在铁锅内，盛水半锅，上盖大盆压住，使不浮动，再盖锅盖。用硬柴火烧4小时，取出葫芦内渗进的汽水，分3次饮，饮后泻下臭秽之物，继服补中益气汤调理。

【方　　名】陈酱茄麝香方
【方药组成】陈酱茄（烧存性），麝香、轻粉各少许。
【功效主治】腹腔肿块，腹内结块。
【用法用量】上药为末，猪油调贴于患处。
【来　　源】清·《四科简效方》丙集。

【方　　名】陈橘皮煎丸
【方药组成】陈皮一斤，附子二两，萆薢三两，三棱三两，当归三两，肉桂三两，干姜三两，桃仁三两。
【加　　减】气虚者，加党参、白术；阴伤甚者，加生地黄、沙参、石斛；积块大者，加鳖甲、瓦楞子。
【功效主治】温中健脾，活血化瘀。正虚瘀结之积块坚硬、冷痛，面色萎黄，消瘦脱形，饮食大减。
【用法用量】上药为末，酒和为丸，如梧桐子大，每次服30丸，每日2次，空腹米汤送下。
【来　　源】《太平圣惠方》卷二十八。
【附　　注】本方适用于积聚末期，正气大虚，邪气侵凌的病症或虚入积聚，积块日久，血络瘀结，故积块坚硬疼痛；中气大伤，运化无权，故饮食减少，消瘦脱形；血瘀日久，新血不生，故面色萎黄。治宜补正祛瘀。方中附子、肉桂、干姜温中助阳，以振中土生机；当归养血；萆薢利湿祛浊，湿去则脾健；三棱、桃仁活血化瘀软坚以图缓功；方中重用陈皮以健脾和胃，理气燥湿，脾为生痰之源，湿去脾健，则痰自化，气机通畅，则瘀块可消，作为主药故名陈橘皮煎丸。现临床可用于晚期消化道肿瘤的治疗。
【注意事项】正盛邪实非本方适应证。

【方　　名】陈南瓜蒂方
【方药组成】陈南瓜蒂。
【功效主治】乳腺癌。
【用法用量】将已熟透长时期阴干（时间愈长愈佳，一般2年即可用）的陈南瓜瓜蒂采下。用时入炭火中煅烧至红，立即取出，急速以瓷碗复其上，使之与空气隔绝，约过15分钟取出晾冷，研为细末即成。每次服用2个，清晨时空腹用烧酒冲服（不能饮酒者可将原酒稀释半倍，如用水服则无效），共服2～3次。
【临床应用】共治疗2例，均痊愈。雷某，男，50岁，乳房微微发痛，有一椭圆状硬块，如蚕豆大，渐渐增大，并肌肉消瘦，消化不良，日渐羸瘦。诊为乳癌初起。经用南蒂治之而愈。
【来　　源】《中医杂志》，1958，（12）：818。

【方　　名】陈皮苍白术方
【方药组成】陈皮10g，苍白术各10g，茯苓10g，党参15g，生薏苡仁30g，法半夏10g，制南星10g，前胡10g，桃杏仁各10g，牙皂10g，猫爪草30g，半枝莲30g，白花蛇舌草30g，龙葵30g，马兜铃10g。
【功效主治】痰湿蕴肺型肺癌。
【用法用量】水煎服，每日1剂。
【来　　源】《中医钟瘤学》（上），科学出版社，1983：277。

【方　　名】陈皮当归鸡蛋汤
【方药组成】陈皮10g，当归12g，鸡蛋2个。
【功效主治】痰瘀互结型食管癌。
【用法用量】水适量同煮，至蛋熟后去壳再煎至200ml，饮汤食蛋，具有化痰散瘀之功效。

【方　　名】陈皮法半夏方
【方药组成】陈皮6g，法半夏10g，三棱10g，莪术10g，桃仁10g，红花10g，木香10g，枳壳 6g，良姜 10g，佛手 10g，乌贼骨 30g，乌药 10g，槟榔 15g，制香附 15g，木鳖子 10g，炒莱菔子 15g。

【功效主治】胃癌。

【用法用量】水煎服，每日 1 剂，分 2 次服。

【来　　源】《肿瘤病的防治》，上海科学技术出版社，1977：117。

【方　　名】陈皮方

【方药组成】陈皮，多年者为佳。

【用法用量】用数十年之陈壁土拌炒，去土取陈皮研末，对酒服一二钱，数服即愈。痰膈、气膈均效。

【方　　名】陈皮黑糖膏

【方药组成】陈皮、黑糖适量。

【功效主治】乳腺增生，乳癖。

【用法用量】黑糖调敷 9g，7 日必愈。

【来　　源】《活人心统》。

【方　　名】陈皮厚朴汤

【方药组成】陈皮、厚朴、枳实、青皮、香附、山楂肉各八分，三棱（醋炒）、莪术、砂仁、槟榔各六分，木香五分。

【加　　减】痰积加半夏、贝母、海石、芒硝，去山楂；血积加桃仁、红花、官桂、当归尾；食积加神曲、麦芽；疼痛加延胡索、川芎、五灵脂、草豆蔻，甚者加乳香、没药；痞满加黄连；腹胀加萝卜子；不消加黑丑、良姜；吐酸加红豆蔻。

【功效主治】积聚。

【用法用量】上加生姜。水煎服。

【来　　源】明·《简明医彀》卷三。

【方　　名】陈皮鸡馔

【方药组成】陈皮 20g，半夏 5g，鸡 1 500g。生姜、葱适量。黄酒 30g。

【功效主治】行气化痰，养胃扶正。本膳主要适用于白血病气急咳喘者。

【用法用量】在滚水中放几片生姜，15g 黄酒、1 个葱节。将鸡放入并烫 2 ～ 3 分钟，取出洗净。另取水烧开，放入鸡、半夏、少量陈皮、姜片、葱节、15g 黄酒。待水再次烧开，用小火焖 40 分钟，待鸡冷却后取出。把锅中油烧热，投入余下的陈皮，煸出香味，倒出，即为陈皮油，鸡去头，一剖为二，切下翅膀，再切成 1.5cm 宽的块，装盘，鸡块上浇上陈皮油，油中的陈皮拣出来围边，便成了陈皮鸡。

【附　　注】陈皮、半夏各自都有一定的抗癌作用，如对 JTC–26 癌细胞抑制率，陈皮为 50% ～ 70%；对 S–1809（腹水型）肝癌的抑制率达 69%（《生物学杂志》，1979，2：100；《汉方研究》，1979，2：59）。

【方　　名】陈皮良姜方

【方药组成】陈皮 10g，良姜 10g，桂枝 15g，柴胡 15g，川楝子 15g，青皮 10g，肉桂 15g，炮姜 15g，附子 15g，熟地黄 30g，白术 15g，茯苓 15g，砂仁 6g，斑蝥 10 个，滑石 15g，急性子 20 粒（炒），延胡索 10g，牵牛子 10g，槟榔 10g。

【功效主治】肝癌。

【用法用量】每日 1 付，水煎 2 次分服。

【临床应用】阎某某，男，31 岁，河北人。1982 年 9 月起胃脘部疼痛，食欲减退，大便不畅。10 月 5 日北京某医院肝扫描检查为“肝内占位性病变”诊为肝癌。10 月 8 日来诊。证属寒湿内盛，肝郁毒结，服用上汤药，并同用青龙液、利肝丸、化结丸。服药 1 个月后，黄疸消退，肝区疼痛减轻，肿块缩小，饮食增加。又连续服药 2 个月，不适症全部消失，超声检查，肝肿块消失，2 年后能参加田间劳动。1987 年 5 月追访一切良好。

【来　　源】《癌症的治疗与预防》，春秋出版社，1988：151。

【方　　名】陈皮肉桂方

【方药组成】陈皮 10g，肉桂 10g，干姜 20g，川乌 10g，草乌 10g，三棱 12g，莪术 12g，当归15g，桔梗10g，细辛6g，川续断15g，木香15g，枳实15g，川大黄15g，槟榔15g，牵牛子15g，鹿角胶15g，黄明胶10g（冲）。

【功效主治】颈椎癌。

【用法用量】每日1付，水煎分两次服。

【临床应用】李某，女，39岁，天津某自行车工人（现退休）。于1966年5月开始感到颈部疼痛，抬头和转动受限制，逐渐痛重而卧床，天津某医院X线检查见第六颈椎（右侧）椎体破坏，椎弓不连，诊为第六颈椎癌，已无法手术，未予治疗。8月17日来诊。查体见消瘦，面色萎黄，重度贫血面容。右侧颈项局部肿硬，压痛，头不能转动，右上肢不能抬举。证属寒淤毒结，服用上汤药，并同用消瘤丸、化郁丸。服药10个月后，一切不适症状消失，体重增长至63.5kg，于1968年6月7日恢复工作。1985年5月追访仍健在。

【来　　源】《癌症的治疗与预防》，春秋出版社，1988：149。

【方　　名】陈皮竹茹合方

【方药组成】①陈皮10g，竹茹10g，半夏6g，枇杷叶12g，石斛12g，苏梗6g，黄芩12g，焦三仙30g，热重加尾连6g。②黄芩10～20g，尾连6～10g，白芍10g，陈皮10g，竹茹10g，半夏6g，滑石12g，生甘草3g，马齿苋15g，里急后重加熟大黄2g。③沙参12g，麦冬10g，生地黄12g，白芍12g，地骨皮10g，牡丹皮10g，黄芩10g，发烧者加金银花15g，连翘15g。④生黄芪18～20g，黄精10～20g，当归10g，鸡血藤30g，阿胶12g，菟丝子12g，枸杞子10g，陈皮10g。

【功效主治】葡萄胎化疗反应。

【用法用量】每剂中药水煎2次，每次煎液100ml左右，两煎药液在一起混匀，分早晚两次口服。方①用于胃肠热，胃气上逆型；方②用于胃肠湿热，胃气上逆型；方③用于阴虚内热型；方④用于气血亏虚型。

【来　　源】《中西药结合杂志》，1985，5（4）：202。

【方　　名】陈石灰生硫黄丸

【方药组成】陈石灰或风化石灰120g（炒），生硫黄120g（研细），箩柜飞面120g，陈醋调面粉为糊，纳药为丸。

【功效主治】食道癌。

【用法用量】每服1.5～3g，连服5天停药，观察5天，如无反应可按前方再服，至患者觉口干烧心时改用他方。

【来　　源】《上海中医药杂志》，1965，（10）：16。

【附　　注】上述专方宜同时配合辨证常规汤剂应用，亦可同时应用西医治疗方法。

【方　　名】陈石灰丸

【方药组成】年久石灰适量。

【功效主治】反胃噎膈。

【用法用量】上药炒研，好醋为丸，如豆大，每服7丸，姜汤下，3日愈。

【来　　源】清·《奇效简便良方》卷二。

【方　　名】秤砣梨浸酒

【方药组成】秤砣梨3kg，高粱酒5kg。

【功效主治】肿瘤。

【用法用量】取秤砣梨（即革叶猕猴桃的果实）洗净切碎，纳于好粮酒中浸之3～5日后开饮，每服50～100ml。

【方　　名】齿参汤

【方药组成】马齿苋、半边莲、苦参、石榴皮、瓦楞子各30g，白头翁10g，川楝子、蓬莪术、香附各15g，料姜石60g。

【加　　减】便血较多加槐花、仙鹤草、大小蓟；疼痛较剧加延胡索、三棱、乌药、木香。

【功效主治】清利湿热，理气止痛，化瘀软坚，涩肠止泻。本方适用于大肠癌中期气、血、湿热凝聚肠道之病症。症见腹部肿块，腹胀腹痛，痛有定处，拒按，大便稀薄夹有脓血黏液，里急后重，舌暗红，有瘀斑，苔薄黄，脉弦细。

【用法用量】以上药物，水煎分2次温服，每日1剂。

【来　　源】《中医癌瘤证治学》。

【附　　注】邪聚肠道，气血运行不畅，故腹胀腹痛。湿热之邪，损伤肠道脉络，故大便见黏液脓血。方中马齿苋、苦参、半边莲、白头翁清热解毒，凉血消肿偏清利湿热；川楝子、香附、蓬莪术活血散瘀，行气止痛破气滞血瘀；瓦楞子、料姜石软坚散结以消积；石榴皮味酸能涩肠止泻。诸药相合，可使湿热得清，瘀滞得破，邪消肿散，则诸症自除。

【方　　名】豉汁方

【方药组成】豆豉适量，黄鳝1条。

【功效主治】舌癌。

【用法用量】豆豉煮汁，加入黄鳝煮食。

【来　　源】《抗癌食谱》。

【方　　名】豉汁柚皮方

【方药组成】大柚子1个，豆豉50g，大蒜6瓣，鲢米38g（或干贝2个，或碎肉125g），糖10g，高汤400～500ml，植物油200ml。食盐适量。

【功效主治】理气生津，和中解毒。本膳主要适用于肝癌腹胀者。

【用法用量】将柚肉剥除，把有油质的绿色外皮剥净，然后把柚皮浸入水中2～3天。将泡过的柚皮放入开水锅中煮30分钟，用冷水冲洗后挤干，切成小块。豆豉和蒜放入碗中捣烂，再放入热油中爆香。在油锅内加入鲢米、柚皮炒匀，放入糖、盐和高汤，烧至柚皮软烂，汤汁适量时，即可盛出食用。

【附　　注】肝癌腹胀多见于肝左右增大，压迫胃癌所致，表现上腹部胀满及消化不良症状。出现腹水时可导致全腹膨胀。本膳中柚子中含有抗癌成分，有理气抗癌之功，豆豉有利水解毒之效，大蒜有通气抗癌作用，三者须为用，治疗肝癌腹胀有一定效果。

【方　　名】赤白芍僵蚕合方

【方药组成】①赤白芍各10g，僵蚕10g，牛蒡子6g，山慈菇6g，山豆根10g，夏枯草10g，皂角刺3g，白桔梗3g，嫩射干5g，老月石6g（冲），西川黄连2.5g，京玄参10g，土牛膝12g。②忍冬藤15g，京玄参12g，人中黄10g，蒲公英15g，桔梗10g，荆芥穗6g，土茯苓15g，象贝母10g，牛蒡子6g，天花粉6g，生地黄10g。

【功效主治】扁桃体恶性肿瘤。

【用法用量】方①水煎服，配合用青橄榄5只（打），白萝卜60g煎汤常服；冰硼散吹咽部患处，1日3～4次。方②水煎服。二方辨证选用。

【来　　源】《肿瘤的防治》：276。

【方　　名】赤稻食疗方

【方药组成】赤稻（细稍）适量，丁香1枚，白豆蔻半枚，米1盏。

【功效主治】噎食病。

【用法用量】赤稻烧灰，滚汤1碗，隔淋汁3次取汁，入后3味煮粥食，神效。

【来　　源】《奇难杂症效验单方全书》。

【方　　名】赤鲼尾刺散

【方药组成】赤荆尾刺适量。

【功效主治】乳腺癌肿瘤感染、溃疡者。

【用法用量】上药焙干研为细末。每次服1g，日2～3次，米醋冲服。

【来　　源】《中国药用海洋生物》。

【方　　名】赤茯苓汤

【方药组成】赤茯苓、桂心、陈皮（炒）、大腹皮各五钱，甘草一分，高良姜一两，吴茱萸三分。

【加　　减】胸痛者，加郁金、川芎；喘逆气急者，加苏子、白芥子。

【功效主治】利水渗湿，温中理气。脾虚湿盛，气机阻滞之息贲，症见胸胁满闷，咳逆上气而痰多稀薄色白。

【用法用量】上药为粗末，每次用三钱，水煎分2次空腹服，每日1剂。

【来　　源】《医学金针》卷三。

【附　　注】本方所治之症为脾虚不运，湿痰内聚，痰阻气机，气机阻滞，气逆之息贲。病之特点为痰湿偏盛。方中赤茯苓甘淡而平，甘则能补，淡则能渗，既能利水渗浊祛浊阴，又能健脾补中助气运，故为主药，并命名为赤茯苓汤；辅以肉桂、高良姜、吴茱萸温中助阳，散寒湿浊滞；大腹皮、陈皮理气化痰；甘草调和诸药。上药合用共同达到利水渗湿、温中理气的作用。现临床可用于肺癌的治疗。

【注意事项】服药期间忌食生冷、黏腻之品。

【方　　名】赤练蛇粉合剂

【方药组成】赤练蛇粉30g，没食子12g，禹余粮30g，附子6g，干姜6g，诃子肉10g，肉豆蔻6g，紫河车粉25g，炙五倍子45g，制乳香、制没药各15g。

【功效主治】肛门癌、直肠癌晚期患者。

【用法用量】先将赤练蛇、紫河车焙干，然后研粉，每次服3g，每日2次，温米汤饮送下。

【来　　源】《肿瘤临证备要》。

【附　　注】方中紫河车，为中药名，即妇女分娩时的胞衣，又称胎盘、人胞。

【方　　名】赤芍白术汤

【方药组成】赤芍20g，白术、延胡索各15g，乌药、茯苓、桂枝各10g，牡丹皮6g，桃仁、甘草各5g。

【功效主治】肠癌。

【用法用量】水煎，每日1剂。2月为1个疗程。

【临床应用】用药1～2疗程，有效率达100%。

【方　　名】赤芍川芎汤

【方药组成】赤芍6g，川芎6g，白芷9g，生姜9g，桃仁12g，红花12g，大枣5枚，葱白3个。

【功效主治】肠癌。

【用法用量】黄酒加水煎服，每剂分3天服，服3天停1天，另吞麝香末少许。

【方　　名】赤芍丹参汤

【方药组成】赤芍15g，丹参15g，莪术15g，夏枯草15g，败酱草15g，滑石30g，车前子（包）10g。

【功效主治】肠癌。

【用法用量】浓煎成100～150ml，待温度降至39℃（手摸感温即可），于每晚睡前先将大便排空，用肛管接灌肠器，肛管插入直肠约15cm，把药液缓缓灌入直肠，然后取膝胸卧位。

【方　　名】赤芍绿茶饮

【方药组成】赤芍15g，绿茶2g，甘草5g。

【功效主治】白血病（血癌），膀胱癌尿血。

【用法用量】赤芍、甘草先水煎，煮沸15分钟后加入绿茶泡10分钟即可饮，分5次温饮服。

【来　　源】《癌症家庭防治大全》。

【附　　注】《上海中医药》介绍，上海研究癌症的一些专家，已将赤芍列为抗癌药物。本方对白血病疗效显著。

【方　　名】赤芍延胡索汤

【方药组成】赤芍30g，延胡索30g，当归20g，五灵脂20g，茯苓20g，红花15g，枳壳15g，川芎10g，桃仁10g，陈皮10g，半夏10g。

【加　　减】疼痛重，加制乳香10g，制没药10g；积块坚硬，加三棱10g，莪术10g，炮穿山甲10g；纳呆腹胀，加鸡内金15g，大腹皮15g，白术15g，莱菔子10g；身目俱黄，加茵陈蒿30g，大黄10g；伴身热不退，加金银花20g，连翘20g，白花蛇舌草30g；恶心呕吐，加竹茹10g，陈皮10g。

【功效主治】用于胰腺癌早期。

【用法用量】上药加水煎煮2次，将两煎药液混合均匀，分2次服用，每日1剂。

【方　　名】赤小豆煲鸡汤

【方药组成】赤小豆60g，母鸡1只（净重约500g）。食盐、味精等调味品适量。

【功效主治】利水消肿，温中益气。本膳主要适用于肠癌热毒便血和下肢浮肿者。

【用法用量】母鸡去毛及肠杂，洗净；赤小豆纳入鸡腹中，以竹签封牢鸡腹。加水适量煲熟，调味服食。

【附　　注】《神农本草经》云赤小豆“下水，排痈肿脓血”。在使用本膳以治疗水肿为目的者，须尽量少用盐、味精或不用更好。肠癌热毒型便血，常见于左半结肠癌。这种癌多为浸润性腺癌，虽瘤体较小，但因肿瘤常环绕肠壁生长，易致肠腔环状狭窄。而且粪便在左半结肠逐渐干结成形，大便摩擦病灶而造成明显的便血。赤小豆在抗癌解毒的同时，又有良好的排脓止血的效果，配以鸡之营养，扶正祛邪自然。若在应用三膳同时，加服白毛藤、蜈蚣等中药，作用会更明显。

【方　　名】赤小豆黑豆粥
【方药组成】赤小豆、黑豆、生薏苡仁各 60g，刀豆子 30g。
【功效主治】肾癌。
【用法用量】水煎煮粥服。

【方　　名】赤小豆散
【方药组成】赤小豆、大黄（生）各 30g，木鳖子（去壳）3 枚，猪牙皂荚（醋炙）5 挺。
【功效主治】清热解毒，化瘀散结。适用于恶性淋巴瘤。
【用法用量】上为散。以不语津调涂之，干即易。
【来　　源】《圣济总录》。

【方　　名】赤小豆薏米粥
【方药组成】赤小豆 50g，生薏苡仁浸透。
【功效主治】肠癌。
【用法用量】以文火煮烂，加大米共煮成粥，加糖服食。清热利水，散血解毒。方中赤小豆甘酸平，行水，清热解毒，散血消肿；生薏苡仁甘淡微寒，健脾渗湿，清热排脓，祛风除湿；大米补脾和胃。适用于湿热蕴结型大肠癌患者。可连服 10 ～ 15 天。
【附　　注】禾本科植物薏苡仁之成熟种子，又称薏米、薏仁。

【方　　名】赤鱼刺散
【方药组成】赤鲽鱼尾刺 10 根，薏苡仁 15g。
【功效主治】肝癌、胃癌以及肠道癌。
【用法用量】将鱼尾刺焙研末，薏苡仁研成细粉，两者混合搅匀，分为 10 包备用。每天 1 包，温开水送服。7 ～ 16 天 1 个疗程。
【来　　源】《抗癌食疗》。

【方　　名】冲脉饮
【方药组成】黄芪、川芎、柴胡、青皮各 4.5g，人参、皂角刺各 3g，茯苓、白术、当归、芍药、生地黄、木瓜各 6g。
【功效主治】益气活血，通络祛痰。适用于乳腺癌破溃流血不收口。
【用法用量】水煎服，每日 1 剂，分 2 ～ 3 次服。

【方　　名】茺蔚丸
【方药组成】茺蔚子、人参、干山药各 60g，茯苓、石决明、大黄、黑参、黄芩各 30g，干地黄 45g。
【功效主治】祛风散热，清肝明目。适用于眼部肿瘤，形如鸡冠蚬肉。
【用法用量】上为末，炼蜜为丸，如梧桐子大。每服 10 丸，空腹茶送下。

【方　　名】茺蔚子大黄汤
【方药组成】茺蔚子 15g，大黄 6g，黄芩 10g。
【功效主治】眼睑癌。
【用法用量】每日 1 剂，水煎 2 次分服。

【方　　名】虫草全鸭
【方药组成】老雄鸭 1 只，冬虫夏草 20g，黄酒、葱、姜、胡椒粉、盐、骨头汤各适量。
【功效主治】补肺滋肾，益精填髓。本膳主要适用于肺癌虚劳咳喘，自汗盗汗者。
【用法用量】将鸭宰杀后，除去毛及肠杂，剁去脚爪，放入沸水锅内氽一下，捞出备用。虫草洗净，葱、姜切好。将鸭头须颈劈开，取 8 ～ 10 个虫草装入鸭头内，用棉线缠紧。余下的虫草同葱、姜一起装入鸭腹，放入盆内，再放骨头汤、盐、胡椒粉、黄酒，用湿绵纸封盆口，上笼用武火蒸约 2 小时，出笼后除去绵纸，拣去葱、姜、加味精适量即成。
【来　　源】本膳原出清・赵学敏的《本草纲目拾遗》一书，沿用至今，经久不衰。

【附　　注】冬虫夏草抗癌的特点，一是可以补肺虚之久咳，二是可止血化痰。而肺癌病人的主要症状便是久咳、咯血和咯痰，故本膳对此症极有功效，实际运用中，可加大剂量至 50 ～ 80g 左右。

【方　　名】虫草胎盘
【方药组成】冬虫夏草 15g，鲜胎盘 1 具。清水适量。
【功效主治】滋补元气，益肺止嗽。本膳主要适用于肺癌喘咳日久、损肺及肾者。
【用法用量】胎盘洗净，加入冬虫夏草及清水，隔水炖熟即可。
【附　　注】人胎盘中含有抗癌物质干扰素和许多有价值的酶，对肿瘤患者有滋补强壮作用。胎盘用之不当，常难以下咽，下面几种烹调方法可以选择。①汤吃：用清水将胎盘洗净，切块，加黑枣或红枣、冰糖适量煮汤温服；②炒吃：将胎盘洗净切片，加入适量姜、葱、蒜、酒、糖、酱油等佐料搅匀，用植物油炒食；③制丸：用洗净晾干之胎盘，加等量精肉和佐料混合剁成肉糜，制成肉丸子，做汤或煎炒吃均可。需注意的是病妇胎盘禁用，清代《重庆堂笔记》便记载某体弱者因服病妇娩出之胎盘而染上了梅毒的实例。所以，万万不可粗心大意。

【方　　名】虫桃黄煎
【方药组成】土鳖虫、桃仁各 9g，大黄 6g。
【功效主治】卵巢癌及输卵管肿瘤。
【用法用量】三药加水酒各半，煎取半杯，每日 1 剂。
【来　　源】《癌症家庭防治大全》。
【附　　注】土鳖虫，咸，寒；有小毒。归肝经。破血逐瘀，续筋接骨，用于跌打损伤，筋伤骨折，血瘀经闭，产后瘀阻腹痛，癥瘕痞块。

【方　　名】虫盐煎液
【方药组成】土鳖虫 7 枚，盐 45g。
【功效主治】舌癌。
【用法用量】土鳖虫微炒，加盐、加水一大盏，同煮 5 ～ 7 沸，滤去渣。以药液含漱，令吐出，勿咽下。每日含漱 3 ～ 5 次。
【来　　源】《清溪秘诀传》。

【方　　名】抽风散
【方药组成】石决明、茯苓、车前子、五味子、人参、细辛、知母各 45g。
【功效主治】疏风散热，清肝通窍。适用于眼部肿瘤。
【用法用量】上为末，每服 5g，食后米饮汤调下。
【来　　源】《秘传眼科龙木论》。

【方　　名】抽风汤
【方药组成】防风、玄明粉、柴胡、大黄、黄芩、车前子、桔梗、细辛各等份。
【功效主治】疏风清热，通窍散结。适用于眼部肿瘤，形如鱼子石榴。
【用法用量】上锉 1 剂。白水 500ml，煎至 250ml，去滓。食后温服。
【来　　源】《审视瑶函》。

【方　　名】臭椿根饮
【方药组成】臭椿树根 90g。
【功效主治】乳癌。
【用法用量】将上药洗净，切碎。加水煎汤，代茶饮之。随时频饮，不拘次数。
【来　　源】《民间偏方秘方精选》。

【方　　名】臭椿树皮膏
【方药组成】臭椿树皮，在上、中者佳，要一大束。
【功效主治】积年恶痞。
【用法用量】去粗皮，用白皮 2 斤，切碎，入锅内水熬，沥去渣，用文武火熬成膏，薄摊布上。先以生姜搓出垢腻，后以膏药在锡茶壶烘热贴痞块上。其初微痛，半日后即不痛，俟其自落。一张即好。贴膏时，微撒麝香少许于膏上，然后贴之。贴上膏药，周围破坏出水即验。此方已验多人，即胀满腹硬过脐者，贴 1 ～ 2 张即愈。

【附　　注】①孕妇忌用。②此乃民间验方，疗效待考（编者注）。

【方　　名】臭椿树皮膏

【方药组成】臭椿树皮内肉适量。

【功效主治】脂肪瘤，用于皮里膜外痞块。

【用法用量】将臭椿树皮内肉打碎，煎膏，贴患处，痞块即下行而消。

【来　　源】清·《四科简效方》丙集。

【方　　名】臭牡丹继木叶合方

【方药组成】①山苍子挥发油100ml煮沸备用。②斑蝥150个加75%酒精100ml浸泡7日后过滤，得滤液30ml煮沸备用。应用时用斑蝥浸出液3ml与20%氢氧化钠7ml混匀后立即使用。③臭牡丹、继木叶各100m，加清水1 000ml煎煮两次，得滤液约400ml作消毒液。④白砂糖300g，活蚯蚓50g捣烂成泥，加山苍子挥发油1ml混匀备用。⑤万应膏（市售）备用。

【功效主治】浅表恶性肿瘤。

【用法用量】根据肿瘤的部位、浸润程度与预后，分别采用不同的药注范围。如瘤基侵犯较深，可采用肿瘤所在部位的肌肉、肌腱、神经、血管（重要血管忌用）等组织的癌基底的血管外注射方①和方②巢蚀；若瘤基侵犯较浅，可在肿瘤所在部位的皮肤、脂肪等组织的瘤基血管外注射方①、方②围蚀。其用量、腐程及次数，应取决于肿瘤的侵犯程度，一般瘤体在1cm×1cm×1cm～15cm×15cm×3cm内可用方①5ml、方②0.5～30ml，腐程12～270分钟；待瘤体变黑黏结后，可距正常组织0.5～0.7cm处切除，应1次腐尽（如有残留者，可次日用少量方①再腐蚀）；遗留残腔用方③消毒后，再用方④、方⑤每日换药1次，直至痊愈。

【临床应用】本组30例，临床治愈（瘤体消失，创面愈合，1年内未复发）24例，占80%；好转（瘤体基本消失，但6个月后又有所增长）4例，占13%；无效（瘤体不足6个月复发）2例，占7%；总有效率达93%。24例中有23例随访41个月未复发，1例恶性黑色素瘤患者1年后部分复发。

【来　　源】《中医杂志》，1985，（1）：70。

【附　　注】经实验证明方①小于5ml，方②小于30ml，其入瘤药切面小于15cm×15cm为完全应用指标，若剂量或药切面积大于此指标，则可能出现胃肠道症状等反应。对孕妇、肺心病、肾衰及严重感染的患者忌用。

【方　　名】臭娘子汤

【方药组成】臭娘子根250g。

【功效主治】乳腺癌。

【用法用量】水煎服，若溃烂可用此煎水洗患处。

【来　　源】《一味中药巧治病》。

【方　　名】樗白皮煎

【方药组成】樗白皮（又名臭椿皮）1 000g，麦糖500g。

【功效主治】治疗子宫颈癌。

【用法用量】加水3 000ml，煎至1 000ml。净器收贮。每服50ml，每日3次。部分病例可用煎剂行局部涂布。

【临床应用】用本方治疗10例子宫颈癌患者，临床治愈1例，系宫颈鳞癌Ⅱ度晚期菜花型，经服药20天后，宫颈肿物消失，两次活检均未发现癌细胞，宫旁肿痛亦消失；显效1例，有效5例，无效3例。

【来　　源】《中药大辞典》。

【方　　名】除根汤

【方药组成】板蓝根30g，紫草根30g，丹参18g，郁金9g，茯神9g，甘草9g。

【功效主治】白血病。

【用法用量】上药加水同煎汤，分3次服，每日1剂。

【来　　源】《中草药验方选编》。

【方　　名】楮实子丸

【方药组成】楮实子1 000～2 000g（水2 000～4 000g熬成膏），茯苓100g，白丁香50g为末，用楮实膏和，丸如梧子大。

【功效主治】清肝滋肾，益气明目。主治水气蛊胀，能洁净腑，泻膀胱水（水气蛊胀：类似今之肝硬化腹水症）。

【用法用量】从少至多，不计丸数，服至小便清利及腹胀减弱为度。

【附　　注】楮实子，为桑科植物构树的果仁，全国在部分地区有栽培或野生，原植物为落叶乔木。其性味甘、寒、无毒。归肝、脾经。《素问病同保命集》即有关于楮实子丸的记载。近代临床经验表明，楮实子，确是柔肝之妙品。常用量内服每次 10g，煎汤，日 2 ～ 3 次。

【方　　名】川贝公兔食疗方

【方药组成】川贝母 9 ～ 15g，健壮公兔（家兔）1 只。

【功效主治】子宫颈癌。

【用法用量】将川贝母与公兔同炖熟，连汤服食，每日 1 剂，早晚 2 次分服，健康患者酌加红糖。

【临床应用】用上法治疗晚期子宫颈癌患者 11 例，好转 9 例，未见明显效果者 1 例（没有坚持服药），死亡 1 例（病情危重，服药 1 剂后即死亡）。4 人服用 8 ～ 10 剂后取得临床缓解。

【来　　源】《新医学》。

【方　　名】川贝合剂

【方药组成】①川贝母 50g。②牛唇草、香附、芙蓉花、菊花、蒜头各适量。③川贝母 18g，当归 15g，菊花 10g，连翘 10g。④芙蓉花 20 朵，香附 20g。⑤川贝母 32g，蒲公英 25g。

【功效主治】乳腺癌。

【用法用量】①方煎服，并同时用②方共捣烂泥敷患处。亦可用③方水煎，服至三剂后，又用④方捣如泥敷患处，继而再服⑤方水煎服。

【来　　源】《神医奇功秘方录》。

【附　　注】有不少人试用此方，据悉服上 20 剂可能治愈。

【方　　名】川贝母炖蜜糖

【方药组成】川贝母 45g，蜜糖一匙半，清水适量。

【功效主治】解毒润燥，除痰止咳。本膳主要适用于支气管肺癌毒热甚而痰咳者。

【用法用量】川贝母打碎，放入瓦锅中，清水浸泡 30 分钟，加蜜糖搅匀，再加适量清水，隔水或直火炖 15 分钟即可，每日 2 次，可以长期服用。

【临床应用】本方民间一向作为止咳化痰的食疗方而应用，自 1986 年起，对符合体征的肺癌病人在中西医结合治疗的同时，系统地观察了 63 例并用本方的患者，结果比没有用本膳的患者，在症状改善及血象改善方面都好，止咳有效率 62%，祛痰有效率 70%。

【附　　注】方中蜜糖即蜂蜜，它一般而言含 39% 的果糖和 34% 的葡萄糖，并含有丰富的矿物质和各种酶、维生素、微量元素等。川贝母热水提取物对 JTC–26 癌细胞有高达 70% ～ 90% 的抑制率，有较好的抗癌活性。

【方　　名】川贝母甘草合方

【方药组成】①川贝母、生甘草各 10g，鱼腥草、薏苡仁各 30g，鸡内金 15g，丹参、沙参各 20g，白花蛇舌草 40g，白茅根 50g。气阴伤加巴戟天、黄芪。②用①药液送犀黄丸（每日 6g）和小金丹（每日 3g）。

【功效主治】痰瘀凝聚化毒之肺癌鼻咽转移者。

【用法用量】每日 1 剂，日服 2 次。

【来　　源】《新中医》，1988，20（10）：40。

【方　　名】川贝母象贝母方

【方药组成】川贝母，象贝母，鱼腥草，蒲公英，七叶一枝花，徐长卿，蜀羊泉，铁树叶，石见穿，王不留行籽，牡丹皮，白花蛇舌草，泽泻，猪苓，茯苓，葶苈子，黄芪，车前子，白茅根。

【加　　减】胸满胁胀、气急者加五味子、炙苏子、莱菔子、白芥子、郁金、全瓜蒌；低热起伏者加红藤、败酱草、金银花、连翘；胸胁疼痛加丹参、赤芍、桃仁、延胡索；口干乏力加石斛、生地黄、芦根、白茅根、太子参、黄芪；咳嗽痰黏者加麻黄、紫菀、款冬花、枇杷叶、淡竹沥；胸水者加猫人参、葶苈子、大枣、桑白皮。

【功效主治】肺癌并发胸水。
【用法用量】胸腔抽水及局部注入化疗药物后服用。水煎服，每日 1 剂。

【方　　名】川贝玄参汤
【方药组成】川贝母 12g，玄参、瓜蒌、地龙、金银花、虎杖、鳖甲、白芍各 15g，牡蛎 25g，穿山甲 18g，天花粉、白花蛇舌草各 30g，川芎、香附、白参各 10g。
【功效主治】化痰祛瘀，清热解毒。适用于热毒内蕴，痰瘀互结之恶性淋巴肉瘤。全身淋巴结肿大，质硬，活动度差，口干咽燥，舌质红，苔薄黄。
【用法用量】每日 1 剂，水煎，分 2 次温服。
【来　　源】《福建中医药》，1988，9；4。
【附　　注】忌食辛辣、油腻、腥味之品。

【方　　名】川贝雪梨汤
【方药组成】川贝母 10g，雪梨 250g，清水适量。
【功效主治】痰热郁肺，主治鼻咽癌。
【用法用量】隔水炖 1 个小时，饮服。

【方　　名】川贝鱼腥草汤
【方药组成】川贝母，鱼腥草，蒲公英，徐长卿，七叶一枝花，蜀羊泉，铁树花，石见穿，王不留行，牡丹皮，白花蛇舌草，泽泻，猪苓，茯苓各适量。
【功效主治】治原发性肺癌合并胸水。
【用法用量】水煎，每日 1 剂，服 2 次，10 天为 1 疗程。
【临床应用】服药 1 ～ 2 疗程，有效率为 41%。

【方　　名】川毂汤
【方药组成】川毂 2 ～ 5g。
【功效主治】胃癌。
【用法用量】全草用水煎汤，饮服，每日 1 剂，1 日服 3 次。
【来　　源】《民间方》。
【附　　注】川毂又名菩提子、草球子。

【方　　名】川红方
【方药组成】川芎 5g，红花 3g，制成注射液。5ml 注射液加 10% 葡萄糖 500ml，静脉滴注。滴完后半小时进行放疗。
【功效主治】活血化瘀。用于鼻咽癌放疗增敏。
【临床应用】本方配合放疗治疗鼻咽癌 40 例，与单纯放疗 40 例做对照观察，结果鼻咽癌原发灶消失所需剂量：川红组为 2 609 ～ 8 015 拉德，平均 4 378.5 拉德；对照组为 2 796 ～ 6 896 拉德，平均 5 312.5 拉德。并且川红组无鼻咽癌残存灶病例，而对照组则有 5 例鼻咽残存灶。川红组颅神经受损小，恢复快。
【来　　源】湖南医学院附属第一医院曾兆振。

【方　　名】川黄柏海藻散
【方药组成】川黄柏、海藻各一两。
【功效主治】瘿瘤。
【用法用量】共为细末收贮。每用五分放手心上，以舌舔之，一日三五次即削。生颈上者更效。

【方　　名】川椒桂心散
【方药组成】川椒、桂心、半夏、皂荚各 9g。
【功效主治】用于小腹瘕块。
【用法用量】共研细末，每日早、晚各服 3g，开水送下。

【方　　名】川椒细辛皂角散
【方药组成】川椒、皂角各 30g，细辛 45g。
【功效主治】女阴癥瘕。
【用法用量】为末，以三角囊大如指者，长 2 寸贮之纳阴中，欲便则出之。便已复纳之，症化恶血而下，以温汤洗之，每日 3 次。
【来　　源】清·《四科简效方》丙集。
【附　　注】忌近男子。

【方　　名】川楝郁金汤
【方药组成】八月札 15g，川楝子、大腹皮各 15g，橘皮 12g，橘叶 12g，枳壳 9g，木香 9g，佛手片 6g，郁金 12g，莱菔子 12g。
【加　　减】湿热内蕴加蒲公英、垂盆草、白花蛇舌草、田基黄、茵陈、山栀、黄芩、黄连、石上柏、大青叶、板蓝根、石见穿、龙胆草清热解毒；湿重加茯苓、猪苓、泽泻、冬瓜皮子、车前子；阴虚加生地黄、旱莲草、女贞子、天冬、麦冬、石斛、沙参、白芍、龟板、鳖甲；脾虚加党参、白术、黄芪、薏苡仁、扁豆、茯苓、皮尾参。

【功效主治】原发性肝癌。

【用法用量】水煎服，每日 1 剂。

【方　　名】川楝子菖蒲汤

【方药组成】川楝子 10g，石菖蒲 10g，白芍 12g，夏枯草 30g，生牡蛎 30g，玄参 12g，生硼砂 1.5g（冲），瓜蒌 15g，皂角刺 15g。

【功效主治】鼻咽癌淋巴结转移较明显者。

【用法用量】水煎服，每日 1 剂。

【来　　源】《中医肿瘤学》（上），科学出版社，1983：218。

【方　　名】川楝子延胡索末

【方药组成】川楝子 10g，延胡索末 3g（冲），炒五灵脂 10g，生蒲黄 10g，生香附 10g，丝瓜络 10g，苏木 3g。

【功效主治】积聚，肝气郁结日久，病入血络，胁下有块，既胀且痛，按之更甚，每于夜间病势增重，活动后病势渐为缓解，大便棕黑色，小溲短黄，舌色暗有瘀斑或瘀点，脉沉细弦而略数。

【用法用量】水煎服，每日 1 剂。

【来　　源】《赵绍琴临症 400 法》。

【附　　注】因其病日已久，宜用丸、散、膏剂缓缓调之，如鳖甲煎丸、大黄䗪虫丸之类。

【方　　名】川石斛麻黄汤

【方药组成】川石斛、麻黄、制香附、枳壳、川芎、麦门冬、赤芍、葛根、苏梗、白芷各 9g，炙甘草、升麻、陈皮各 3g。

【功效主治】七情不调、痰郁成块之甲状腺腺瘤、甲状腺肿块，质中无压痛、可随吞咽上下活动、脉弦、苔薄白、质红，嗽有痰、色白。

【用法用量】水煎服、每日 1 剂。

【附　　注】上海中医学院老中医周光英献方，周老生长于医学世家，幼承家学，尽得祖上真传，善治各种疑难杂症。

【方　　名】川乌草乌膏

【方药组成】川乌、草乌、蟾酥各 3g，蜂蜜适量。

【功效主治】乳腺纤维瘤。

【用法用量】共研细末，每用 2.5g，蜜调成膏，贴敷脐孔和乳核上，胶布固定，每日换药 1 次。

【临床应用】敷药 3 个月可获痊愈。

【方　　名】川乌草乌膏

【方药组成】川乌 6g，草乌、丁香、蟾酥各 3g。

【功效主治】用于乳房结块。

【用法用量】共研极细末，瓶装勿泄气，每次以上药末少许，放膏药中间，贴核上，1 日 1 换，连贴 1 个月为 1 疗程。

【方　　名】川乌蜈蚣散

【方药组成】川乌、蜈蚣、威灵仙、全蝎、守宫各 10g，雄黄 5g，制马钱子 3g，冰片 2g，麝香 1g，蟾酥 0.2g。

【功效主治】各种癌症疼痛。

【用法用量】共研细末，每日晨起睡前各服 1 次，每次 3g，温开水下。

【方　　名】川乌粥

【方药组成】生川乌头 5g，粳米 100g，姜汁 5ml。蜂蜜适量。

【功效主治】温经止痛，通利关节。本膳主要适用于骨头节肿瘤寒性疼痛者。

【用法用量】川乌头捣碎，碾为极细粉末。先煮粳米为粥，煮沸后加入川乌末，改用小火慢煎，待熟后加入生姜汁及蜂蜜，搅匀，稍煮 1 ～ 2 沸即可。

【临床应用】乌头制剂临床观察有效率分别为胃癌 64.2%，食道癌 56.1%，贲门癌 59.3%，肠癌 61.6%，肺癌 64.4%，肝癌 50%，其他癌 70.8%，总有效率 62.5%。患者服用后，有减轻疼痛、增进食欲、恢复体力的作用（《健康报》，1986，1：

25）。乌头注射液对晚期癌症疼痛的总有效率高达100%，其中显效率33%，且有缩小肿块的作用。

【来　　源】《中国药学杂志》，1989，1：52。

【附　　注】对热性疼痛（如局部红肿，脉洪大等）、癌性发烧者忌服，乌头制剂现已广泛用于癌症的治疗中。

【方　　名】川象贝鱼腥草汤

【方药组成】川象贝、鱼腥草、蒲公英、七叶一枝花、徐长卿、蜀羊泉、铁树叶、石见穿、王不留行籽、牡丹皮、白花蛇舌草、泽泻、猪苓、茯苓。

【加　　减】胸满胁胀、气急者加五味子、炙苏子、莱菔子、白芥子、郁金、全瓜蒌；低热起伏者加红藤、败酱草、金银花、连翘；胸胁疼痛加丹参、赤芍、桃仁、延胡索；口干乏力加石斛、生地黄、芦根、白茅根、太子参、黄芪；咳嗽痰黏加麻黄、紫菀、款冬花、枇杷叶、淡竹沥；胸水加人参、葶苈子、大枣、桑白皮。

【功效主治】原发性肺癌合并胸水。

【用法用量】每日1剂，水煎分两次服。

【临床应用】观察52例，结论为单纯上方加减治疗本病效果不亚于抽胸水后加放化疗药物者，单纯中药与中西医结合治疗本病疗效相近。

【来　　源】《上海中医药杂志》，1986，（10）：6。

【方　　名】川芎白芷汤

【方药组成】川芎10g，白芷10g，荆芥穗10g，蔓荆子10g，当归10g，莪术10g，枳壳10g，蝉蜕10g，僵蚕10g，全蝎10g，蜈蚣5条，乌蛇10g，斑蝥5个，滑石15g，干姜30g，肉桂30g，附子30g，熟地黄30g，党参10g，牵牛子30g，槟榔30g，川大黄15g，玄明粉15g（冲）。

【功效主治】脑瘤（星形细胞瘤）。

【用法用量】水煎2次，早晚分服。

【临床应用】周某，女，23岁，天津某厂工人。前额部、两侧颞部阵发性头痛交替发作已2年，后来头痛、头晕加重，并伴有喷射性呕吐。于1979年1月8日入天津某医院检查，开颅探查见有瘤组织广泛浸润，与正常脑组织间无明显界限。因右侧基底部肿瘤部较深，瘤体较大而无法切除，只做颞肌减压术，去右侧翼骨，取病理头颅。病理报告“星形细胞瘤”Ⅱ级。放疗后仍头痛、头晕、头胀，时呕吐，乏力。于1979年4月11日来诊。证属大寒瘀滞毒结，服用上汤药，同时服用消瘤丸、新丹、氟尿嘧啶片。服药后，大便中排出许多黏液状物。至1980年3月29日（治疗1年），头痛、呕吐、复视等不适症消失。X线复查，肿瘤消失，去掉之翼骨又重新长出，骨质坚硬。放疗脱发之处亦重新长出头发。1986年追访仍健在。

【来　　源】《癌症的治疗与预防》，春秋出版社，1988：146。

【方　　名】川芎板蓝根方

【方药组成】川芎15g，板蓝根15g，铁扁担15g，猪殃殃48g，罂粟壳6g。

【功效主治】白血病。

【用法用量】水煎，每日1剂。或制成浸膏压片服用，每日分4次服。

【临床应用】治疗3例急性淋巴性白血病，1例急性粒细胞性白血病，1例慢性粒细胞性白血病急性变，服药后自觉症状均见好转，食欲增加，精神好转，有胸骨压痛症状者均见减轻或消失，肝脾肿大者明显缩小。有2例急性淋巴性白血病之血象有改善，1例急性白血病服药1个月后，骨髓象变为增生低下，原粒和幼粒由20%以上变为0。

【来　　源】《千家妙方》，战士出版社，1982：580。

【方　　名】川芎草鱼馔

【方药组成】草鱼1条，川芎3g，香菜5g。

【功效主治】脑瘤头痛。

【用法用量】上3味药共煮汤，鱼熟汤浓缩后，喝汤吃鱼，作佐膳食用。

【来　　源】《验方》。

【附　　注】不喜食川芎，可用参三七代。

【方　　名】川芎茶
【方药组成】川芎10g，绿茶3g。
【功效主治】活血行气，抗白血病。主治气滞血瘀型慢性白血病。
【用法用量】将川芎、茶叶入锅，加水适量，大火煮沸，改小火煎煮40分钟，去渣取汁即成。代茶，频频饮用，当天饮完。

【方　　名】川芎柴胡丸
【方药组成】川芎、柴胡、青皮、香附各60g，甘草、延胡索、陈皮、桔梗、黄芩、栀子、枳壳、天花粉、乌药、白芷、贝母、炒蔓荆子各30g，砂仁45g。
【功效主治】疏肝理气，解毒散结。适用于乳腺癌初起，或乳中结核，或乳痈初起。
【用法用量】细末水丸，6g，每日3～4次。

【方　　名】川芎米酒鸡
【方药组成】鸡1只（约500g），枸杞子20粒，川芎3g，桂枝3g，当归2g，桂心2g，大茴香3粒，米酒500ml。
【功效主治】温通血脉，改善循环。本膳主要适用于肾癌所致手脚冰冷者。
【用法用量】鸡洗净，用刀切成块。把川芎、当归、桂枝、桂心、大茴香、枸杞子在温米酒中浸泡1小时。把鸡放入深锅内，加入已浸过米酒的中药及米酒。盖好锅盖，用大火加热片刻，改用小火煮30分钟，即可食用。
【附　　注】方中诸药均有一定的抗癌活性，食之可见效，如枸杞子对子宫颈癌JTC-26抑制率，体外试验结果达90%以上，当时在70%～90%之间（《日本东洋医学》，1979，1：12）。日本野坂富雄最近报告：从川芎的甲醇提取物中分离出3种酞类化合物，分别为蛇床内酯、新蛇床内酯、川芎内酯，发现川芎内酯有抗突变活性（日本药学会107次年会论文集，1987：78）。

【方　　名】川芎三棱丸
【方药组成】川芎（醋制）60g，京三棱（醋制煨）15g。
【功效主治】积聚。
【用法用量】为末，水糊为丸如梧桐子，每服30丸，温水下，不拘时。
【来　　源】《奇难杂症效验单方全书》。

【方　　名】川郁金玫瑰花汤
【方药组成】川郁金10g，玫瑰花10g，青皮、陈皮各8g，橘叶、赤白芍、山慈菇、僵蚕各10g，当归15g，瓜蒌30g。
【功效主治】理气疏肝，消肿散结。适用于乳腺癌初起，或乳腺癌手术后。
【用法用量】水煎，分2次服。
【来　　源】《中医肿瘤学》（下），科学出版社，1985：31。

【方　　名】川郁金青陈皮丸
【方药组成】川郁金60g，玫瑰花30g，青陈皮60g，橘叶30g，瓜蒌120g，僵蚕30g，山慈菇30g，赤白芍60g，当归6g。
【功效主治】乳腺癌。
【用法用量】上药共研成细末，蜜丸，每重6g，每服2丸，每日3次。
【来　　源】《中医肿瘤学》（下），科学出版社，1983：290。与前方近，可参。

【方　　名】穿肠鱼腥汤
【方药组成】穿肠草、鱼腥草、白花蛇舌草、土茯苓、石见穿各30g，黄药子、重楼、山慈菇各15g，当归12g，枳壳20g，急性子9g，瓦松9g，金银花12g，土贝母12g，苦参15g。
【功效主治】清热解毒，化瘀散结。主治大肠癌。
【用法用量】上药水浸泡30分钟，煎沸15分钟，取汁分早晚2次服，每日1剂。

【方　　名】穿隔老鸡汤
【方药组成】穿山甲20g，隔山消30g，鸡屎藤30g，鸡内金30g，老母鸡1只（去内脏），生姜5片，大枣4枚（擘）。
【功能主治】益气消积抗癌。适用于胃癌病人治疗与康复期食用。可作为药膳供健康人或脾胃虚弱者食用。

【来　　源】北京知医堂中和国医馆验方。

【附　　注】本方是杨建宇、李杨（彦知）教授经常给病人推荐的食疗方，是依据中华中医药中和医派的孙光荣国医大师的临床经验而拟订的肿瘤专科协定方。

【方　　名】穿山甲龟板散

【方药组成】炙穿山甲4g，龟板40g（烤干），麝香2g，肉桂10g，大黄10g。

【功效主治】大肠癌。

【用法用量】研细末，混匀，每次4g，用绿茶水送下。

【方　　名】穿山甲酒炙

【方药组成】穿山甲（酒炙黄脆）一钱五分，蝉蜕（麻油炒透、新瓦上炙燥）四半。

【功效主治】内外乳吹未溃者。

【用法用量】共为末，分作四服，酒调下。三服必愈。

【方　　名】穿山甲三七汤

【方药组成】穿山甲12g，三七12g，赤芍12g，红花12g，川芎12g，桃仁12g，杏仁12g，青皮12g，白芷12g。

【功效主治】用于海绵状血管瘤。

【用法用量】水煎，1剂分3天服用，服3天停1天。各药共为细末，用白酒1 000ml浸泡，外涂患处，每日数次。

【方　　名】穿山甲散

【方药组成】穿山甲。

【功效主治】乳腺癌。

【用法用量】焙干研末，1次1茶匙，1日2次，用酒服之。

【方　　名】穿山甲散

【方药组成】炒穿山甲60g，醋炒莪术15g，醋炒三棱15g，醋炒五灵脂15g，炒黑丑15g，醋延胡索15g，川牛膝15g，当归30g，川芎30g，醋大黄15g，丹参30g，肉桂15g，麝香0.6g。

【加　　减】体质较弱者，兼服乌鸡白凤丸或丹参逍遥散。对肿瘤较大，二便困难者，兼用《金匮》大黄甘遂汤，通利二便。

【功效主治】化痰消癥。适用于卵巢肿瘤。

【用法用量】上药如法炮制，除麝香外，共焙干研成极细粉末，再加麝香和匀，用瓷瓶密封待用，也可炼蜜为丸。麝香有困难者，不用也可。每日3次，每次6～9g，饭前白开水送下。

【临床应用】林某某，女，57岁。1958年3月间，发觉腹中有硬块，因无任何痛苦，未加治疗，至5月腹部逐渐膨大如怀孕状，进食后作饱胀，行动则感呼吸气促，双侧下肢出现轻度浮肿，经本院妇科检查，确诊为卵巢肿瘤，转中医服药治疗，经服穿山甲散4料后，经2次复查，肿瘤消失，患者精神饮食均正常。

【附　　注】服药期间可加强营养，勿忌口。

【方　　名】穿山甲散

【方药组成】穿山甲（灰炒燥）、鳖甲（醋炙）、赤芍药、大黄（炒）、干漆（炒令烟尽）、桂心各30g，川芎、芫花（醋炒）、当归各15g，麝香0.3g。

【功效主治】活血破瘀，消癥除痹。适用于卵巢肿瘤、癥瘕痞块及恶血攻心、胁腹疼痛、面无华色、四肢瘦弱。

【用法用量】上药共为细末，再入麝香研匀。每服3g，热酒调下，不拘时候。

【来　　源】《杏苑生春》卷八。

【附　　注】本方所治之症为瘀血内结之癥瘕。情志郁结，饮食所伤，寒邪外袭以致肝脾受损，脏腑失和，气机阻滞，瘀血内停日久而成癥瘕。方中穿山甲味咸能软坚，性善走窜，可透达经络直达病所，凡血凝血聚为病，皆能开之，故在方中为主药，并命名为穿山甲散；辅以鳖甲软坚散结化积块；赤芍、川芎、当归、干漆活血化瘀；大黄、芫花荡积滞，使浊阴下达。诸药合用瘀血得以祛除，积块得以消散。现临床可用于妇科肿瘤正盛邪实、积块坚硬的治疗。

【方　　名】穿山甲散
【方药组成】炮穿山甲适量。
【功效主治】乳癌。
【用法用量】将炮穿山甲研为细末。酒服方寸匕，每日 2 次。
【来　　源】《单验方》。

【方　　名】穿山甲土鳖虫汤
【方药组成】穿山甲 15g，土鳖虫 10g，昆布 30g，海藻 30g，鳖甲 30g。
【功效主治】白血病。
【用法用量】水煎服，每日 1 剂。

【方　　名】穿山甲王不留行汤
【方药组成】穿山甲 15g，王不留行 10g，昆布 30g，海藻 30g，薏苡仁 30g，川牛膝 12g，当归 12g，夏枯草 30g，续断 30g，香附 12g。
【功效主治】癥瘕。
【用法用量】水煎服，每日 1 剂。

【方　　名】穿心莲方
【方药组成】穿心莲 50g。
【功效主治】急性白血病。
【用法用量】水煎服，每日 1 剂。

【方　　名】穿心莲抗癌方
【方药组成】穿心莲注射液。
【功效主治】绒毛膜癌、恶性葡萄胎。
【用法用量】用穿心莲溶液每次 100 ～ 150ml，稀释于等量的 5% 葡萄糖溶液中，静脉滴注，每日 1 次。对有脑或盆腔转移病例，经颞浅动脉或腹壁下动脉插管给药，每日 1 次，每次 100ml。阴道转移结节，亦可做局部注射，每日或隔日 1 次，每次 10 ～ 15ml。
【临床应用】治疗 100 例，近期治愈 79 例，治愈率 79%。其中恶性葡萄胎治愈率为 96.4%，绒毛膜癌治愈率为 56.8%。随访 97 例，近期治愈 79 例中，存活 3 年以上 71 例，5 年以上 55 例，10 年以上 13 例。
【来　　源】《癌症》，1984，（3）：197。
【附　　注】配合手术或小剂量化疗。

【方　　名】穿心莲汤
【方药组成】穿心莲 10g，白花蛇舌草 30g，浙贝母 12g，玄参 24g，夏枯草 12g，海藻 10g。
【功效主治】清热解毒，化痰利膈，用治食管癌、贲门癌。
【用法用量】水煎服，每日 1 剂。
【来　　源】《实用中医内科学》。

【方　　名】穿瘿丸
【方药组成】通草二两，杏仁（去皮尖，研）、牛蒡子（去油）各一两，射干、昆布（去咸）、诃子、海藻（去咸）各四两。
【加　　减】胸闷发憋加菖蒲、郁金、半夏、陈皮；结块坚硬之加瓦楞子、海蛤壳、生牡蛎。
【功效主治】本方适用于痰、气壅结之瘿瘤而肿块较硬者。现临床可用于甲状腺肿瘤的治疗。
【用法用量】上药为末，炼蜜为丸，如弹子大。每次一丸，咽颈不适，声音嘶哑。
【来　　源】《普济方》卷二九四。
【附　　注】饮食失调，水土失宜，影响脾胃功能，使脾失健运，不能运化水湿，聚而生痰，痰阻气机，痰气壅结颈前。治宜祛痰为主，痰消则气机通畅，壅结自散。方中海藻、昆布化痰软坚，消痰散结；牛蒡子、射干消痰利咽散结；杏仁下气除痰；通草利水湿，使浊阴下达。诸药合用共奏化痰理气，消瘿散结之功。
【注意事项】忌食生冷、黏腻、辛辣之品。

【方　　名】疮科流气饮
【方药组成】人参、厚朴（姜制）、桔梗、防风、紫苏、黄芪（盐水炒）、枳壳（麸炒）、当归、白芍（酒炒）、肉桂、乌药、甘草各 3g，川芎、南木香、白芷、槟榔各 2g，生姜 1 片。
【功效主治】行气解郁，祛湿化痰。适用于脂肪瘤，七情郁结，湿痰凝滞肌肉，发于脊背，形如布袋，或如冬瓜，按之木硬，微觉疼痛，不热不红，皮色如常。
【用法用量】用水 400ml，煎至 320ml，温服。

【方　　名】吹鼻散
【方药组成】葫芦、麝香、冰片。
【功效主治】鼻咽癌。
【用法用量】将主药烧炭存性，研末，再加适量麝香、冰片，混匀。每日数次用粉末少许吹入鼻喉内。
【临床应用】湖南郴州肿瘤防治办公室介绍，用于治疗鼻咽癌 24 例，其中临床治愈 7 例，显效 2 例，有效 8 例，无效 6 例，死亡 1 例，总有效率达 70.8%。
【来　　源】《抗癌中草药制剂》，人民卫生出版社，1981：239。

【方　　名】吹喉散
【方药组成】桂圆核、麝香、冰片。
【功效主治】消肿止血。适用于鼻咽癌鼻咽部肿胀，鼻涕带血者。
【用法用量】先将桂圆核烧存性，为末，再加入后二药，再研细，混合均匀。每用少许，吹入喉内。
【来　　源】湖南郴州肿瘤防治办公室方。

【方　　名】吹喉散
【方药组成】僵蚕 0.3g，白芷 0.3g，牛黄 0.15g，牙硝 4.5g，蒲黄 1.2g，硼砂 2.4g，冰片 0.4g。
【用法用量】研细末吹喉。
【功效主治】有清热、敛疮、散结之功。喉癌。
【来　　源】《咽喉经验秘传》。

【方　　名】吹喉消肿散
【方药组成】硼砂 3g，玉丹 0.2g，黄柏 0.1g，明腰黄 1g，蒲黄 0.1g，白芷 0.1g，冰片 1g，甘草 0.5g，薄荷 0.2g。
【功效主治】喉癌。
【用法用量】先将腰黄研细，加入玉丹（明矾 150g，硝 45g，硼砂 45g，牛黄 1g）、白芷研至无声，再入月石共研，再加放黄柏、蒲黄、甘草、薄荷，最后入梅片，研成极细粉，吹喉用。
【来　　源】《外科全生集》。
【附　　注】硼砂，以山西出产的为佳品。

【方　　名】垂盆草汁饮
【方药组成】新鲜垂盆草 30 ～ 120g。
【功效主治】各种癌症。
【用法用量】将垂盆草洗净，捣烂洁布包，榨取鲜汁饮之。此为 2 饮量，每日 1 剂，常饮之。
【来　　源】上海民间方。
【附　　注】本方对多种癌症放、化疗后饮之，可减轻副毒性反应。

【方　　名】垂体嫌色细胞瘤基本方
【方药组成】丹参、菊花、夏枯草、石菖蒲、莪术、半枝莲、益母草各 15g，茯苓 12g，三棱、枸杞子、党参各 10g，山慈菇、淫羊藿、鹿角各 9g。
【加　　减】脾气虚者选用黄芪 15g，白术 10g，薏苡仁 30g；平肝选用钩藤、葛根、决明子各 15g；软坚抗瘤可用白花蛇舌草 30g，牡蛎 30g，浙贝母 9g，海藻 9g，僵蚕 9g。
【功效主治】垂体嫌色细胞瘤。
【用法用量】每日 1 剂，水煎，分两次服。
【临床应用】临床治愈 1 例，显效 2 例，好转 1 例。
【来　　源】《上海中医杂志》，1983，（4）：28。

【方　　名】捶凿丸
【方药组成】甘遂 0.3g，荛花 0.3g，芫花 0.3g，桂心 0.3g，巴豆 0.3g，杏仁 0.3g，桔梗 0.3g。
【功效主治】腹腔肿物，囊肿。
【用法用量】上药中荛花、芫花熬令香，巴豆、杏仁去皮熬令变色，分别捣烂焙干，过细筛，以白蜜混合反复捣匀，做成小豆大小丸。每日服 1 丸，每日 3 次，长期服用。
【附　　注】服药期间忌食猪肉、芦笋、生葱。

【方　　名】椿甲丸
【方药组成】蛇床子、鳖甲、龟甲、生牡蛎、仙鹤草各 60g，露蜂房、椿根白皮、炒小茴香、全蝎各 30g。
【加　　减】胸闷不舒加柴胡、郁金、香附；赤带多加生地榆、大小蓟。

【功效主治】清热解毒，滋阴软坚，活血止血。宫颈癌，症见阴道接触性出血，白带多，味腥臭，少腹疼痛，四肢不温，舌淡红，苔白，脉沉细。

【用法用量】上药共研为细末，水泛为丸，如绿豆大，每服 6～9g，黄芪煎水送下，1 日 3 次。

【来　　源】《中医癌瘤证治学》。

【附　　注】本方所治为宫颈癌初起，证属热毒血瘀内结，癌肿多发生于正虚之人，妇人素体肾阳不足，复因七情内伤，伤及肝脾，肝气郁结，血瘀不行，脾虚湿聚，郁久化热，热毒内结，而致本症。方中蛇床子温肾壮阳以补虚强体，壮先天之本；小茴香既可暖肾以补虚，也可疏肝理气止痛治病之源；露蜂房、全蝎清热解毒活血，消肿抗癌以攻邪；鳖甲、龟甲、生牡蛎软坚散结以消坚积；椿根白皮、仙鹤草收涩止血。本方攻补兼施，寒热并用，相反相成，共奏攻坚抗癌之功。

【方　　名】椿皮膏

【方药组成】椿树皮 2 000g，鲜生姜 120g。

【功效主治】痞块积聚，肚腹胀大，寒热咳嗽，消瘦倦怠。

【用法用量】臭椿树的皮，去净外皮，剥取里层的嫩皮，切为 2 寸左右的长条。再将鲜生姜切碎。然后把椿树的嫩皮和鲜生姜放在锅里，加清水，用木柴火煮，约 4～5 小时，至水微黏，水色微黑，即滤去渣，继续再煮。煮至滴水成珠时，按痞块的大小，摊在布上，即成膏药。先用鲜生姜擦患病外，然后将椿皮膏贴患处。可在膏上撒少许麝香。

【临床应用】贴椿皮膏十余日后，痞块逐渐软化。如果是流动性的痞块，可以逐渐固定。贴上膏药后，皮肤周围起颗粒水泡，流黄水，或大小便排出瘀血恶物，此为药效所致。初贴时，微感疼痛也为正常现象。

【附　　注】孕妇忌用。

【方　　名】椿树皮膏

【方药组成】臭椿树皮 1 000g。

【功效主治】腹中包块腹中硬块。

【用法用量】除去粗皮，切碎，水熬滤去渣，再用文武火熬成膏，薄摊布上，先以姜擦患处。以火烘热膏药贴痞块上，其初微痛，半日后不痛，其自落即愈，永不再发。贴膏药时微撒麝香于膏药上，周围破烂出水即愈。极验。或生鸡蛋 1 个，开 1 孔入打碎去油木鳖子 1 个，和匀，纸包炎煨熟，避风食之。或野鸽子屎水煎服（忌食鸽肉），或糖稀温服数杯。

【来　　源】清·《奇效简便良方》卷二。

【方　　名】莼菜方

【方药组成】莼菜。

【功效主治】胃癌。

【用法用量】加其 2 倍水煎一半时，放置澄清，只取上层的透明液体，1 次半杯，每隔 2 个小时，温服 1 次，有特效。

【方　　名】莼菜方

【方药组成】莼菜叶。

【功效主治】食管癌、胃肠癌、肛门癌。

【用法用量】水煎成黏糊状，放凉，1 次半茶杯，每隔 2 个小时服下。

【附　　注】这几方类似，可参。

【方　　名】莼菜叶

【方药组成】莼菜叶 500g。

【功效主治】本方对早期、晚期胃癌、食道癌、胃肠道癌均有效。

【用法用量】洗净切片，水煎内服，隔 2 小时服 1 次，每次服 50ml。

【附　　注】根据民间经验，连服无任何毒副作用。

【来　　源】《妙药奇方》。

【方　　名】莼羹

【方药组成】莼菜 120g，鲫鱼 120g，陈皮 30g，生姜 30g，葱白 14 根，羊骨 500g，盐等调味品适量。

【功效主治】补脾健胃，益气养血。本膳主要适用于乳腺癌气血不足。

【用法用量】鲫鱼烧熟去鳞切，陈皮汤浸刮去白，切。生姜切细，葱白擘破。羊骨熬汁，去骨，加莼菜、鲫鱼、橘皮、姜、葱及调味品做羹即成。

【附　　注】鲫鱼对肠腺良性肿瘤自古以来便广泛应用。

【临床应用】郭延赞报告：以鲫鱼膏外用治疗乳腺增生 56 例（其中男 5 例，女 51 例），用活鲫鱼 1 条（60 ～ 90g），除去内脏及骨剂，鲜山药 60 ～ 90g（去皮），共捣如泥，摊于棉白布上适量，再均匀地撒上麝香少许于膏上，贴于患处，24 小时换药 1 次。结果：痊愈（疼痛消失，肿块消失）48 例，显效（疼痛大减，肿块明显缩小）6 例，好转 1 例，无效 1 例。

【来　　源】《四川中医》，1991，7：38。

【方　　名】唇癌二号方

【方药组成】黄药子 15g，皂角刺 15g，露蜂房 15g，无花果 10g，蒲公英 30g，夏枯草 15g，诃子 10g。

【功效主治】消痈散结，抗癌，唇癌。

【用法用量】每日 1 剂，水煎 2 次，早、晚各服 1 次。

【方　　名】唇癌一号

【方药组成】栀子 10g，黄柏 10g，天葵 10g，生甘草 10g，黄连 10g，金银花 30g，升麻 10g。

【功效主治】解毒，抗癌，唇癌。

【用法用量】每日 1 剂，水煎 2 次，早、晚各服 1 次。

【方　　名】慈菇鳖鱼汤

【方药组成】慈菇、鳖肉各适量。

【功效主治】白血病淋巴结肿大。

【用法用量】将鳖肉洗净切片，与慈菇同煮汤，熟后喝汤食鳖肉。每日 1 剂，顿服。

【方　　名】慈菇蜂房散

【方药组成】山慈菇、露蜂房各 15g，雄黄 6g。

【功效主治】乳腺癌。

【用法用量】各研为末，和匀后再研，每日服 2 次，每次服 1.5g。

【来　　源】《治癌中药处方 700 种》。

【方　　名】慈菇海藻汤

【方药组成】当归 10g，川芎 10g，赤芍 10g，生地黄 15g，玄参 15g，山慈菇 10g，黄药子 15g，海藻 15g，昆布 15g，夏枯草 15g，牡蛎 30g，七叶一枝花 30g。

【功效主治】养血化瘀，软坚散结。适用于恶性淋巴瘤。

【用法用量】每日 1 剂，水煎服。

【临床应用】本方治疗 10 例恶性淋巴瘤，临床分期为Ⅰ期 4 例，Ⅱ期 2 例，Ⅲ期 1 例，Ⅳ期 3 例。结果单纯中药治疗 7 例中，肿块消失 3 例，基本消失 1 例，缩小 1/2 以上者 2 例，肿块保持不变 1 例。治疗后观察时间半年 1 例，1 年 1 例，2 年 3 例。中药结合化疗组 3 例中 2 例肿瘤消失，基本消失 1 例。

【来　　源】湖南省肿瘤医院潘敏求方。

【附　　注】恶性淋巴瘤中医属“瘰疬”范围，多因肝肾阴亏，虚火内动，灼津为痰，痰火凝结而成。方中当归、川芎、赤芍、生地黄滋养肝肾；玄参滋阴降火；牡蛎益阴潜阳，软坚化痰；山慈菇、黄药子、昆布、海藻消痰结；七叶一枝花、夏枯草入肝经而泻肝火，合而用之消散之力更强。

【方　　名】慈菇核桃散

【方药组成】山慈菇 3g，胡桃肉 3 个。

【功效主治】乳腺癌。

【用法用量】上 2 味药共捣碎研为末，黄酒送服，以散为度。

【来　　源】《万病单方大全》。

【附　　注】黄酒送服于癌症患者以少量为度，慎之！

【方　　名】慈菇化瘀汤

【方药组成】当归 20g，丹参 20g，赤芍 20g，川芎 10g，沙参 20g，麦冬 15g，板蓝根 50g，山豆根 12g，山慈菇 10g。

【加　　减】热毒血瘀者加金银花20g，连翘20g，黄芩15g，黄连15g，黄柏15g；血热妄行者并用犀角地黄汤加减。

【功效主治】活血化瘀，养阴清热。主治急性白血病，尤适用于急性淋巴细胞型白血病。

【用法用量】水煎服。

【临床应用】本方治疗急性白血病36例（部分病人配合化疗），与单纯化疗16例做对照观察，结果中药治疗组的有效率为80.5%，高于对照组的68.5%；急性淋巴细胞型白血病的有效率为90%；非急性淋巴细胞型白血病的有效率为76%。

【来　　源】《中国中医秘方大全》。吉林省辽源市第一人民医院叶耀光方。

【附　　注】山豆根、山慈菇：苦、寒，有小毒，拟将原方之药量酌减之。

【方　　名】慈菇金盘汤

【方药组成】八角金盘12g，露蜂房12g，山慈菇30g，石见穿30g，八月札30g，皂角刺30g，黄芪15g，丹参15g，赤芍15g。

【功效主治】益气活血，软坚散结。主治乳腺癌。

【用法用量】外敷方：雄黄、老生姜等份，将雄黄置于等量老生姜内，放在陈瓦上文火焙干至金黄色，研末。外敷于肿瘤组织表面。水煎服，2～3日换药1次。

【临床应用】本方治疗2例乳腺癌，结果均愈，分别存活5年及7年，均未见复发。

【来　　源】浙江中医药大学马吉福方。《中国中医秘方大全》。

【方　　名】慈菇消瘤汤

【方药组成】白花蛇舌草30g，山慈菇15g，三棱15g，莪术15g，炒白术15g，僵蚕30g，夏枯草30g，昆布30g，煅牡蛎30g，煅瓦楞子30g，炮穿山甲9g，黄药子9g，全蝎6g。

【加　　减】气虚，加黄芪、党参；血虚，加当归、紫河车；胃阴虚，加石斛、麦冬、玉竹；肝肾阴虚，加龟板、鳖甲、生地黄、枸杞子；阳虚，加附子、桂枝、补骨脂、棉花根；实热，加生石膏、知母、黄芩、黄连；偏寒，加炮姜、附子、桂枝；偏热，加狗舌草、天葵子。肿块处可外敷独角莲或者鲜蟾皮。

【功效主治】清热消瘀，软坚散结。适用于恶性淋巴瘤。

【用法用量】每日1剂，水煎服。

【临床应用】本方治疗11例恶性淋巴瘤，其中存活1年以上9例，存活3年以上5例，存活5年以上4例，存活10年以上2例。

【来　　源】陈林才方。

【附　　注】方中山慈菇、昆布、僵蚕、牡蛎等化痰软坚散结，白花蛇舌草清热解毒，三棱、莪术活血化瘀止痛，故对痰瘀凝结所致的恶性淋巴瘤有效。

【方　　名】慈菇猪肾方

【方药组成】光慈菇30g，猪肾及睾丸。

【功效主治】恶性淋巴癌。

【用法用量】煮熟，为副食常服。

【来　　源】《一味中药巧治病》。

【方　　名】慈莲化瘤丸

【方药组成】半枝莲200g，山豆根100g，露蜂房100g，山慈菇100g。

【功效主治】各种肿瘤。

【用法用量】共研细末，制成绿豆大丸剂。每服15丸，每日2～3次，饭后服。

【方　　名】刺蒺藜散

【方药组成】刺蒺藜1 000～1 200g。

【功效主治】治乳胀水行，或乳癌作块肿痛。

【用法用量】带刺炒，为细末。每早、午、晚，不拘时，白汤做糊调服。1次服5～10g。

【来　　源】《中药大辞典》。

【附　　注】刺蒺藜，为蒺藜科植物蒺藜的果实，《江苏植药志》谓之“野菱角”，又名白蒺藜（《药性论》）、蒺藜子（《外台》）等。原植物生于沙丘、路旁、坟滩、废墙、荒地，非河面上野菱。《本草便读》曰：“白蒺藜，善行善破，专入肺、肝，宣肺之滞，疏肝之瘀，故能治风痹目疾、乳痈积聚等症。温苦辛散之品，以祛逐为用，无补药之功也。”

【注意事项】本品下气行血，孕妇及血虚气弱者慎服。

【方　　名】刺铃肉汤

【方药组成】铁刺铃 250g，猪肉 100g。

【功效主治】对宫颈癌放疗所致的腹痛、腹泻、便血等直肠反应有防护作用。

【用法用量】铁刺铃加冷水 1.5 升，煮成 1 升去渣，药汁中加入猪肉 100g，再煮，吃肉喝汤。

【方　　名】刺猬毛藤汤

【方药组成】刺猬皮、地鳖虫各 10g，白毛藤、半枝莲、仙鹤草各 30g，石韦、大蓟、小蓟各 15g。

【加　　减】热毒盛加土茯苓、龙葵、蛇果草；小便淋涩甚或尿闭者，加知母、黄柏、肉桂。

【功效主治】活血化瘀，利湿解毒。本方适用于膀胱癌初中期证属湿热瘀毒蕴结下焦者。症见小便黄赤灼热，尿血鲜红，心烦口渴，面赤口疮，舌红，脉数。

【用法用量】以上药物，水煎分 2 次温服，每日 1 剂。

【来　　源】《实用癌症杂志》1986 年第 2 期。

【附　　注】湿热瘀毒结于下焦，故小便黄赤灼热；脉络受损，血渗膀胱，故尿血鲜红。治宜清热利湿，化瘀止血。方中刺猬皮、地鳖虫活血化瘀以逐瘀血；白毛藤、半枝莲清热解毒，消肿抗癌以消瘤；石韦、大蓟、小蓟清热利湿，凉血止血；刺猬皮、仙鹤草收敛止血。诸药合用，共奏活血化瘀、利湿解毒之功。临床用本方治疗膀胱癌确有良效，部分患者可获治愈。

【方　　名】刺猬皮方

【方药组成】刺猬皮，不拘多少。

【功效主治】主治反胃吐食。

【用法用量】水煎，去滓饮。

【来　　源】《孟诜食疗》。

【方　　名】刺猬皮丸

【方药组成】刺猬皮（去刺酒炙）300g，干蝼蛄、地鳖虫、小茴、茭白子、山羊血、苦丁茶、桂丁子、五灵脂各 30g。

【功效主治】胃癌、食管癌。饮食即吐，破瘀散结。

【用法用量】研末，水泛为丸，每次 3g，温开水送服，每日 3 次。

【来　　源】《顾氏医苑》。

【方　　名】刺五加茶

【方药组成】刺五加 45g。

【功效主治】抗癌扶正，利水消肿。本膳主要适用于绒毛膜癌和恶性葡萄胎化疗后骨髓抑制性白细胞减少者。

【用法用量】将刺五加切碎，用保温杯泡茶，时时饮用。鲜品为胜。

【临床应用】杨国元报告：以刺五加 Acanthopanax senticosus 治疗白细胞减少症 22 例，结果 19 例有效（《湖北中医杂志》，1982，6：52）。广西医学院经此治疗 43 例白细胞减少症，结果表明对化疗所致者疗效最好，对原因不明及脾亢进引起者疗效不明显［《广西医学院学报》，1978，9（3）：1］。

【附　　注】现代药理证明：刺五加有保护和增强垂体 – 肾上腺皮质系统的功能，抵抗外源性刺激，提高机体应激能力，可增强免疫细胞的吞噬能力促进淋巴细胞转化活性，是理想的干扰素诱生剂，而干扰素又是目前最优秀的抗肿瘤、抗病毒的药物之一，所以刺五加可以用于抗癌（《老年学杂志》，1990，2：115）。

【方　　名】刺五加方

【方药组成】刺五加（鲜）15 ～ 30g。

【功效主治】益气养血。适用于肿瘤患者经放疗、化疗后气血两虚、白细胞和血小板减少者。

【用法用量】每日 1 剂，煎（蒸）2 次分服，亦可加入抗癌主药中服用。

【来　　源】《经验方》。

【方　　名】刺五加皮薜荔果方
【方药组成】刺五加皮、薜荔果各 30g。
【功效主治】骨肿瘤。
【用法用量】水煎服，每日 1 剂。

【方　　名】刺苋肉煎
【方药组成】野苋菜（鲜根和茎）100g，猪肉 100g（或用冰糖 25g 代之）。
【功效主治】清热利湿，解毒消肿。主治甲状腺肿大，并治妇女白带。
【用法用量】水煎，饭后温服，日服 2 次，连续服 10 余天。
【来　　源】《福建中医药》，1962，6。
【注　　意】妇女经期及孕妇忌服。

【方　　名】葱白熨
【方药组成】葱白 2 000g。
【功效主治】前列腺癌，小便闭塞不通。
【用法用量】将葱白切碎炒热布包，分作 2 袋熨脐部，冷即更换。
【来　　源】民间验方。

【方　　名】葱螺轻麝膏
【方药组成】葱白 5 根，活田螺 5 个，轻粉 0.03g，麝香少许。
【功效主治】脊髓肿瘤小便阻塞不通。
【用法用量】田螺去壳捣烂，加入葱白、轻粉再捣成膏状。用时把麝香少许纳入肚脐孔内，然后取药膏敷贴脐上，外用胶布固定。日换 2 次。
【来　　源】《中医药物贴脐疗法》。
【附　　注】本方轻粉含大毒，禁止入口。

【方　　名】葱头香菜食疗方
【方药组成】生葱头 30g，香菜 30g，酱油适量。
【功效主治】预防癌症，并用于癌症手术后，放疗或化疗后防癌复发。
【用法用量】将鲜葱去弃青叶，取其葱头（白色部分）、香菜分别洗净切碎，放入碗中，加入酱油浸没为度，泡 15 分钟，即可佐餐食用。每日 3 餐，随量生食之。
【来　　源】民间秘方。
【附　　注】香菜，原名芫荽，又称芫茜，南方各地均有栽培。

【方　　名】醋柴胡苍术汤
【方药组成】醋柴胡、苍术、当归、白芍、白术、白芷、香附各 15g，陈皮、甘草各 9g，煅牡蛎、炒樗根白皮各 20g。
【加　　减】子宫出血不止者，加荆芥炭，醋炒地榆。滑脱者加乌梅；血虚者加熟地黄、阿胶（补血防滞加川芎）；食欲不振者加炒神曲；腰疼者加川续断、炒黑狗脊，恢复期加山萸肉，菟丝子（盐炒）。
【功效主治】子宫颈癌，疏肝理气，清热燥湿。
【用法用量】水煎服，每日 1 剂。
【来　　源】《民间秘验单方荟萃》。

【方　　名】醋炒柴胡黄芪汤
【方药组成】醋炒柴胡 15g，黄芪 20g，橘核 30g，鸡血藤 15g，荔枝核 30g，赤芍 15g，夏枯草 15 ～ 30g，山慈菇、僵蚕、王不留行、三棱、莪术各 15 ～ 30g，煅牡蛎（先煎）30 ～ 60g，鹿角霜 15g，甘草 6g。
【加　　减】偏寒加干姜、肉桂、制附片；偏热加黄芩、龙胆草、山栀；气血虚加黄芪、当归、太子参、白术；阴虚加玄参、鳖甲、龟板；阳虚加干姜、肉桂、制附片、山茱萸；经前肿痛严重加广郁金、青皮；痛经严重加乳香、没药、失笑散；月经期去三棱、莪术；月经量多加荆芥炭、干姜灰、三七粉或云南白药。
【功效主治】疏肝理气，软坚散结。主治乳腺增生病。
【用法用量】水煎服，每日 1 剂，15 日为 1 个疗程，3 个疗程以后改汤为丸继服 3 ～ 6 个月巩固疗效。

【方　　名】醋炒姜黄香附散
【方药组成】醋炒姜黄、醋炒香附各 9g。
【功效主治】癥瘕。

【用法用量】共为细末，每服 3g，1 天 2 次，早晚空腹开水冲服。

【方　　名】醋炒三棱莪术丸
【方药组成】醋炒三棱、蓬莪术、牵牛子、槟榔、茵陈各 15g。
【功效主治】主治腹中痞块。
【用法用量】共研细末，醋糊为丸，每服 3g。

【方　　名】醋大黄红花方
【方药组成】醋大黄、红花、延胡索、制香附、佛手片 6g，参三七（天）、京三棱、蓬莪术各 3g，青皮、陈皮、台乌药、广木香各 4.5g，王不留行籽 12g。
【功效主治】活血行瘀，理气破积。适用于胰头癌，瘀阻气滞，痛引两胁，纳少神急，面色萎黄，左胁下呈索状而拒按，腑气不畅，脉弦，舌瘀而紫红。
【用法用量】每日 1 剂，水煎，分 2 次温服。
【临床应用】汪某某，女，47 岁。因左胁下胀痛如锥刺，按之有形，在上海某医院确诊为胰头癌。服本方 20 余剂，结块渐消，疼痛解除，临床痊愈，恢复工作。

【方　　名】醋炖桑白皮方
【方药组成】米醋 90ml，桑白皮（不去粗皮）30g。
【功效主治】胃癌、食道癌。
【用法用量】将桑白皮加米醋炖 1 小时后，1 次服下或分多次服完。
【来　　源】《民间偏方》。
【附　　注】服本方嫌酸者，可加糖适量，服后须及时漱口，以免酸性损害牙齿。

【方　　名】醋浸南香附方
【方药组成】南香附、醋、童便、红花、栀子。
【功效主治】积块。
【用法用量】用南香附一斤，以醋浸四两，童便浸四两，红花煎汁浸四两，栀子煎汁浸四两，各浸三日，晒干，入干漆末四两，同香附炒烟尽吹去漆灰。再用当归酒浸炒六两，山楂连核炒干四两，萝卜子炒二两，海粉洗净二两。共为末，醋糊为丸绿豆大。每服一百丸，食远茶下，脾胃虚弱者，白术煎汤下。

【方　　名】醋熘黄豆芽方
【方药组成】黄豆芽（大豆芽）50g，米醋适量。
【功效主治】胃癌化疗期。
【用法用量】黄豆芽加油、盐炒熟，加米醋适量溜过煮透后佐饭食之。每日 1 剂，常服食之可减缓化疗反应。
【来　　源】《抗癌食谱》。
【附　　注】本方配合化疗服食，可起防治副反应。

【方　　名】醋蜜矿泉水方
【方药组成】醋 30% ～ 40%，蜂蜜 10% ～ 20%，矿泉水 40% ～ 60%。
【功效主治】预防胃癌。
【用法用量】按比例调成饮料，长期饮用。
【来　　源】《醋蛋治百病》。
【附　　注】据报道，本方为日本科学家最新开发的新成果。

【方　　名】醋硇砂粉
【方药组成】硇砂 30g，米醋适量。
【功效主治】食道癌。
【用法用量】硇砂研细末，水煎过滤取汁，加醋（1 公斤汁加 1 公斤醋）再熬干，成灰黄色结晶粉末。日服 3 次，每次 0.6 ～ 1g。
【来　　源】《癌症家庭防治大全》。
【附　　注】硇砂有毒，服用时应掌握用法及其剂量，过服会出现中毒反应。

【方　　名】醋调马钱子膏
【方药组成】马钱子适量（研成细粉末），醋适量。
【功效主治】肛门癌。
【用法用量】将马钱子粉末适量与醋调和成膏状，

敷患处。

【来　　源】《醋蛋治百病民间醋方萃荟》。

【方　　名】醋制莪棱汤

【方药组成】醋制莪术 10g，醋制三棱 10g。

【功效主治】腹腔肿瘤，子宫颈癌。

【用法用量】以上两味药加水煮成 200ml，早饭前、晚饭后各服 100ml，隔日 1 剂。

【来　　源】《醋蛋治百病》。

【附　　注】本方破气耗血，攻破甚猛，体虚气血虚弱者慎用。

【方　　名】醋制硇砂溶液

【方药组成】15% ～ 20% 醋制硇砂溶液适量。

【功效主治】鼻咽癌。

【用法用量】滴鼻，每日 3 ～ 4 次，一般可连续滴用，直至治愈后继用 2 ～ 3 个月。

【来　　源】《一味中药巧治病》。

【方　　名】醋制香附海蛤丸

【方药组成】醋制香附 120g，海蛤粉 60g，桃仁、白术各 30g。

【功效主治】积聚。

【用法用量】共为细末，醋糊为小丸，每服 12g，淡醋汤送下。孕妇忌服。

【方　　名】醋炙扁豆叶方

【方药组成】米醋、白扁豆叶各适量。

【功效主治】腹腔肿瘤。

【用法用量】将白扁豆叶洗净晾干，米醋煮沸后放入白扁豆叶炙干，研为细末。每日 2 ～ 3 次，每次 5 ～ 10g，半个月为 1 个疗程。

【来　　源】《民间偏方精萃》。

【附　　注】白扁豆叶以鲜品为佳，如无鲜者，可用干品代之。

【方　　名】醋煮三棱丸

【方药组成】川芎（醋煮软，切作片子）60g，京三棱（醋煮软，竹刀切作片子，晒干）120g，大黄（醋纸裹，火煨过，切）15g。

【功效主治】活血解毒。主治远年近日一切积聚，适用于肝癌。

【用法用量】上药三味为末，水糊丸，如梧桐子大。每服 30 丸，温水下，不拘时候。病甚者 1 个月效，小者半个月效。

【方　　名】醋煮蒜头

【方药组成】大蒜头 100g，醋 200ml。

【功效主治】食道癌。

【用法用量】将大蒜头剥净皮，与醋同煮熟食。若呕出大量黏痰，再服半小碗韭菜汁（用鲜韭菜洗净榨取鲜汁）。

【来　　源】《醋蛋治百病》。

【方　　名】醋煮蒜头

【方药组成】米醋 250ml，大蒜头 400g，另备生韭菜汁半小碗。

【功效主治】食道癌。

【用法用量】将大蒜头去皮，洗净，与米醋同煮熟食之。食后再服生韭菜汁半小碗，1 次服下。

【来　　源】《家庭饮食疗法》。

【附　　注】本方服后，患者可能呕出大量黏痰，此为疗效的表现。以上几方类似，可参。

【方　　名】崔氏胃癌方

【方药组成】生黄芪 18g，党参 18g，茯苓 12g，制香附 12g，菟丝子 12g，女贞子 12g，白术 9g，薏苡仁 24g。

【功效主治】益气健脾，补肾扶正。晚期胃癌，病灶较大或已有明显外侵，或已发生肝转移或远处淋巴结转移，体重减轻，脘腹胀满，纳化呆滞，神疲肢倦，面色无华者。

【用法用量】以上药物，水煎分 2 次服下，每日 1 剂。

【临床应用】崔同建报道，以本方配合化疗治疗胃癌 29 例，并设单纯中药组 26 例、化疗组 31 例做对照，有效率分别为 48.2%、34.6%、43.4%，说明用中药加化疗有助于提高缓解率。

【来　　源】《福建中医药》1997 年第 2 期。

【附　　注】晚期胃癌正虚而邪毒炽张，肿瘤发展迅速，欲施以化疗又恐机体不耐攻逐者，可选此方以扶正培本，增强抵抗力，保护骨髓。在此基础上依赖化疗以更大限度地抗癌抑瘤，促进病情缓解。方用生黄芪、党参、茯苓、白术、薏苡仁健脾益气，增强免疫功能，刺激骨髓造血、提高机体对化疗的耐受性；菟丝子、女贞子补肾气、益精血，配合化疗可升白、减毒，并抗疲劳，改善体力；香附疏肝理气、活血，调整胃肠运动，减少化疗的消化道反应。全方配伍，可纠正机体的虚弱状态，有助于化疗疗程的顺利完成，并有增效、减毒作用。

【方　　名】催脱钉

【方药组成】山慈菇 18g，炙砒霜 9g，雄黄 12g，蛇床子 3g，麝香 0.9g，硼砂 3g，枯矾 18g，冰片 3g。

【功效主治】早期子宫颈癌。

【用法用量】将上药共研细末，加适量江米糊制成 1cm 长钉状栓剂，塞入患处。同时外用蜈蚣粉（轻粉 6g，冰片 1.5g，麝香 0.3g，蜈蚣去头足 4 条，黄柏 30g，雄黄 3g，共研细末）。

【临床应用】北京妇产医院用以上二药外用治疗 44 例宫颈癌，近期治愈率为 71.7%。

【来　　源】《中医肿瘤学》（上），科学出版社，1983：304。

【方　　名】催脱钉

【方药组成】山慈菇 18g，砒霜 9g，枯矾 18g，麝香 0.9g。

【功效主治】清热解毒，活血消肿，蚀疮祛腐。宫颈癌，症见白带量多有腥臭味，阴道流血。

【用法用量】以上共研细末，加入适量江米粉，用水调匀，制成“丁”字形或圆钉形的栓剂，每枚长约 1 ～ 1.5mm，直径为 0.2mm，晾干备用。治疗时，在宫颈管内或瘤体上直接插入催脱钉，每次 1 ～ 3 枚，一般 3 ～ 5 天上药 1 次，连续上药 3 ～ 4 次，可使瘤体脱落。

【附　　注】本方适用于宫颈癌初、中期尚未有转移者。子宫颈癌多因气滞血瘀、热毒内蕴所致，久郁则结块，治宜攻邪逐瘀，外治作用直接，效果更佳，临症配合内服扶正祛邪之药则更好。方中山慈菇清热解毒，消肿散结以抗癌；麝香活血消肿，通经达络以祛瘀；砒霜、枯矾蚀疮祛腐，解毒收湿以消瘤。诸药相合共奏解毒、祛瘀、消癌瘤之功。

【注意事项】患者一般在上药后 24 小时内，个别病人可出现轻度恶心、头晕、胃脘部不适、小腹下坠及阴道水样分泌物增多，严重者可出一时性心慌，全身不适等症状，以上反应一般在 48 小时内自行消失，可以不做处理。

【方　　名】翠云锭

【方药组成】杭粉 150g，铜绿 30g，轻粉 3g。

【功效主治】清热解毒抗癌。适用于眼部肿瘤及烂弦风眼。

【用法用量】上为末，加黄连 30g，川米 10g，水 400ml，煎取 200ml，再熬至 160ml，和药作锭，阴干。磨涂患处。

【来　　源】《外科集腋》。

【方　　名】翠云散

【方药组成】轻粉 30g，石膏（煅）30g，胆矾、铜绿各 15g。

【功效主治】解毒散结，清热燥湿。适用于阴茎肿瘤，马口坚肉处翻花若榴样，龟头破烂成疮，或玉茎崩溃者。

【用法用量】共研极细末，湿疮干撒；干疮以公猪胆汁浓点之，1 日 3 次。

【方　　名】寸金散

【方药组成】鸡子壳（生卸子者）10 个，槟榔 1 枚，麝香（研）、腻粉各 3.7g，黄柏（去粗皮）、密陀僧各 3g。

【功效主治】祛腐拔毒，敛疮生肌。适用于皮肤癌。

【用法用量】上研为散。用温盐浆水洗疮，干贴。

D

【方　　名】达郁汤

【方药组成】桂枝三钱，鳖甲二钱，甘草二钱，茯苓三钱，干姜三钱，砂仁一钱。

【加　　减】腹痛较甚者，加延胡索、乌药、陈皮、小茴香；寒象明显者，加附子；积块难消者，加瓦楞子、海藻、昆布、生牡蛎。

【功效主治】温经通阳，软坚散结。本方所治之症为素体脾阳虚弱，又外感寒湿，脾为湿困，清阳不展，湿浊内停，日久成积聚。脘腹疼痛，喜暖喜按，脘腹积块。现临床可用于消化道肿瘤而证属湿困脾胃的治疗。

【用法用量】水煎分 2 次空腹温服，每日 1 剂。

【来　　源】《四圣心源》卷四。

【附　　注】治疗重点是既温中寒，又使中阳透达于外，驱寒逐湿，使荣卫流通则块自消。方中桂枝辛甘温煦，温经行气，通阳透达以消积，为方中主药，故名达郁汤；干姜善除里寒以温脾胃之阳；砂仁温中行气；茯苓健脾温中渗湿；甘草补脾益气，缓急止痛；鳖甲软坚散结。诸药合用以振奋中阳，并透达于外，则积块消散。

【注意事项】服药期间忌食生冷黏腻食品。

【方　　名】打穿牡蛎汤

【方药组成】夏枯草 30g，王不留行 30g，生鳖甲 30g，石打穿 30g，生牡蛎 30g，天花粉 24g，丹参 15g，海藻 15g，昆布 12g，瓜蒌仁 15g，桃仁 12g，苦参 15g，生地黄 12g，蜂房 12g，干蟾皮 9g。

【功效主治】化痰软坚，消瘀散结。适用于腮腺癌、唇癌。

【用法用量】每日 1 剂，水煎服。

【临床应用】本方治疗 1 例晚期左侧腮腺癌患者，治疗时左侧腮腺区肿块约 2cm×1.5cm，质硬固定；左下颌淋巴结约 2cm×1.5cm，枕后正中有约 1.5cm×2cm 质硬固定淋巴结各 1 个，左侧面瘫。经活检病理证实为左腮腺圆柱形腺癌Ⅱ级，无法手术及放疗。经用本方治疗肿块均明显缩小，4 个月后左腮腺癌肿块缩小至 1cm×1cm、质地变软。左颌下及颈部枕后淋巴结均未能扪及，继续服药治疗，随诊 3 年，全身情况良好，未见增大复发。

【来　　源】上海中医学院附属龙华医院刘嘉湘方。

【附　　注】方中以夏枯草、王不留行、海藻、昆布、牡蛎、瓜蒌仁等化痰软坚，佐以丹参、蜂房、桃仁活血祛瘀，石见穿、天花粉、苦参等清热解毒，共奏化痰软坚、消瘀散结之功。

【方　　名】大阿魏丸

【方药组成】南星、半夏、山楂、神曲、麦芽、黄连各 30g，连翘、阿魏、瓜蒌仁、贝母各 15g，风化硝、石碱、萝卜子、胡黄连各 7.5g。

【功效主治】化痰和胃，消积理气。适用于胃癌。

【用法用量】上药为末，姜汁浸蒸饼糊为丸，如梧桐子大。每服 30 丸，白开水送下。

【来　　源】《医学入门》。

【方　　名】大半夏汤

【方药组成】半夏（洗）9g，人参 6g，白蜜 20ml。

【功效主治】补中降逆。适用于胃癌，反胃呕吐，朝食暮吐，或暮食朝吐。

【用法用量】上三味，用水 1 200ml，和蜜扬之 240 遍，煮药取 500ml，温服 200ml，余份再服。

【来　　源】《金匮要略》。

【附　　注】方中半夏降逆止呕，人参补虚益胃，白蜜甘润缓中。三药合用，共奏补中降逆之功。

【方　　名】大贝母金银花煎

【方药组成】大贝母、金银花、连翘、分心木各 10g。

【功效主治】乳癌已溃。

【用法用量】加水、酒等量共煎。每日 1 剂，服 3 次。10 天为 1 个疗程。

【方　　名】大补汤

【方药组成】熟地黄 12g，知母 6g，黄柏 9g，山萸肉 9g，赤芍 9g，牡丹皮 9g，龟板 15g（先煎），茯苓 9g，龙胆草 3g。

【功效主治】滋阴降火，补益肝肾。主治阴茎癌初期、中期。

【用法用量】水煎服，每日 1 剂。

【来　　源】《中医外科临床手册》。

【附　　注】阴茎癌初、中期的外治法，可用红灵丹油膏外敷。

【方　　名】大补阴丸

【方药组成】熟地黄 180g，龟板 180g，黄柏 120g，知母 120g。

【功效主治】降阴火、补肾水。用治阴茎癌、肾癌等阴虚火旺症者。

【用法用量】共为细末，将猪脊髓（适量）蒸，炼蜜同捣和，为丸如梧桐子大，每日服 6 ～ 9g，空腹时淡盐汤送下。

【来　　源】《中医外科临床手册》。原方大补阴丸，出自《丹溪心法》。

【方　　名】大茶药寄生膏

【方药组成】大茶药寄生。

【功效主治】恶性淋巴肉瘤。

【用法用量】大茶药寄生切碎，加水煮 2 次，滤去渣，再煎熬，浓缩至滴水成珠时离火，加冰片适量，俟其收膏。以膏贴敷于肿瘤表面，外用纱布固定。每天敷 1 次，15 ～ 30 天 1 个疗程。

【来　　源】《药用寄生》。

【附　　注】大茶药又称胡蔓藤、勾吻，民间称断肠草。有大毒，禁止内服，仅作外用。

【方　　名】大葱白矾膏

【方药组成】大葱白 9cm，白矾 15g。

【功效主治】前列腺癌，小便不通，点滴难下。

【用法用量】上 2 味共捣烂如膏状，贴肚脐上，每日换 1 次，贴至尿通为度。

【来　　源】《中国民间灵验偏方》。

【附　　注】前有类方，可参。

【方　　名】大当归生黄芪汤

【方药组成】大当归八钱二分，生黄芪五钱，金银花五钱，炙甘草一钱八分，桔梗一钱五分，黄酒二碗。

【功效主治】乳痈良方，兼治各种大毒。

【用法用量】水煎，半饥半饱服。

【方　　名】大枫子草乌膏

【方药组成】大枫子 15g，草乌 10g。

【功效主治】乳房结块。

【用法用量】药捣烂，外敷患处，每日换 1 次。本品有毒，不能内服。

【方　　名】大腹皮散

【方药组成】大腹皮五枚，赤茯苓一两，前胡一两（去芦头），诃子半两，汉防己半两，木香一两，槟榔半两，桃仁一两（汤浸，去皮尖双仁，麸炒微黄），川大黄一两（锉碎，微炒）。

【加　　减】喘而不得卧加苏子、桔梗；胸痛甚者加郁金、川芎、三棱、莪术；痰湿盛者加半夏、贝母、苍术。

【功效主治】行气疏滞利水。气滞湿阻，痰浊阻肺之息贲，症见胸胁胀满，喘急咳嗽，坐卧不安，便秘。现临床可用于肺癌初期的治疗。

【用法用量】上药为粗末，每服三钱，加生姜半分水煎温服，不拘时候，每日 1 剂。

【来　　源】《太平圣惠方》卷四十八。

【附　　注】本方所治之症为饮食不节，损伤脾胃，致胃气郁滞，脾阳不运，湿痰内聚，痰阻气机，气机阻滞，造成脾胃气滞，痰浊壅滞，上干于肺，肺失宣降而成息贲。方中大腹皮辛、苦、微温，能行气疏滞利水湿，行气有助于水湿排泄，水去湿除，则利于气机通行，为主药，并命名为大腹皮散；辅以木香、槟榔行气化痰，健胃消食，以助大腹皮之功，以上药物行气健脾而祛脾湿不化之痰，使湿去脾健痰不再生；前胡、诃子味苦入肺经，降气消痰，使肺之宣降正常；气滞则血瘀，加桃仁以活之；茯苓、汉防己利水渗湿；肺与大肠相表里，腑气不通，则影响肺的肃降，故用大黄荡涤胃肠积滞，并助肺气肃降。诸药合用水湿得以祛除，肺气得以肃降，则息贲可愈。

【方　　名】大腹皮散
【方药组成】大腹皮一两，赤茯苓三分，桔梗三分，牡丹皮三分，桃仁半两（汤，去皮尖双仁，麸炒微黄），槟榔一两，桑根白皮一两，枳壳三分（麸炒微黄），鳖甲一两，郁李仁一两半，川大黄一两半。
【加　　减】若有寒热不解者加金银花、连翘、蒲公英；若伴咳嗽、吐痰、量多色黄者加黄芩、胆南星、竹茹、全瓜蒌、象贝母；若呕恶食少者加枇杷叶、清半夏、芦根、竹茹。
【功效主治】行气活血，泻肺导滞。痃癖气，腹胁胀满，喘息促急，不思饮食。
【用法用量】上药共为粗散，每服三钱，以水一中盏，加生姜半分，煎至六分，去滓温服，不拘时候。现代用法，水煎服，每日1剂。
【来　　源】《太平圣惠方》卷四十九。
【附　　注】本方所治证候，乃为气滞腹胁，气机升降不利，腹不通，浊阴上泛于肺所致。治宜降泻肺气，活血导滞。方用桑白皮泻肺降气平喘；桔梗、枳壳理气宽胸，升降气机；大腹皮行气疏滞，宽中除胀；茯苓、槟榔下气行水，导浊阴下达以通水道；大黄、郁李仁降胃泻下，引腑气下行以启肺窍；桃仁、牡丹皮活血祛瘀以散积结；鳖甲益阴制阳以调寒热，散结软坚。综观全方，以降泻为主，并寓通大肠以治肺之义，从而可使浊阴犯肺之候借通利二便而得解。

【方　　名】大瓜蒌方
【方药组成】大瓜蒌一个，半生半炒，酒二盅。
【功效主治】乳岩。
【用法用量】酒煎一盅，食后服。

【方　　名】大龟丸
【方药组成】乌龟1个（1斤左右），雄黄15g，胡椒、穿山甲各9g，上三药共为细末，将药末放入龟腹内，盐泥严封，火煅存性后去泥，研细末，水丸梧桐子大。
【功效主治】骨纤维瘤。
【用法用量】每次3丸，日服2次。
【来　　源】《中医杂志》，1981，（9）：47。

【方　　名】大红花丸
【方药组成】川大黄、红花各二两，虻虫十个（去翅足）。
【加　　减】疼痛较重者，加延胡索、乌药；积块难消者，加水蛭、桃仁、三棱、莪术；夹痰饮加半夏、陈皮。
【功效主治】逐积消坚，活血祛瘀。妇人血瘀之癥瘕，症见小腹疼痛，积块坚硬，疼痛拒按，肌肤甲错，便秘。现临床可用于妇科肿瘤的治疗。
【用法用量】上取大黄七钱，醋熬成膏，和药为丸，如梧桐子大，每次服五至七丸，饭后温酒送下，一日三次。
【来　　源】《素问宣明论方》卷十一。
【附　　注】本方所治之症为妇人忧思郁怒，脏腑失调，气血不和，瘀血停滞，积而成癥。方中虻虫性善走窜，能逐瘀消坚，破积通络，直达病所；红花活血化瘀；大黄攻荡积滞。全方具有逐积消坚、祛瘀生新之效，使瘀血得消，坚结得散，则病可愈。
【注意事项】正虚体弱之人禁用，孕妇忌服。

【方　　名】大黄侧柏叶膏
【方药组成】大黄6g，侧柏叶6g，泽兰3g，薄荷1.5g。
【功效主治】卵巢癌。
【用法用量】共研末煮糊加酒少许，外敷腹部，每晚睡前敷至翌日。
【来　　源】《抗癌本草》。

【方　　名】大黄赤石脂方
【方药组成】生大黄、寒水石、赤石脂各等分，加冰片2%。
【功效主治】放疗所致的皮肤损伤。
【用法用量】共研末，混合撒患处。

【方　　名】大黄单方
【方药组成】大黄。
【功效主治】胃癌。

【用法用量】单味大黄粉或片，每日2～4次，每次3g，温开水送服。

【临床应用】治疗31例胃癌病人，坚持服用单味大黄止血，平均止血时间是49小时，大黄平均用量为21g，止血失败者2例，服大共同后，平均5小时排便，腹泻6～7次后大便隐血试验转为阴性。

【来　　源】《肿瘤》，1983，(4)：166。

【方　　名】大黄当归丸

【方药组成】大黄、当归各15g，皂角、山茱萸各30g，细辛、青盐各7.5g。

【功效主治】癥瘕。

【用法用量】研末，猪脂丸指大，每1丸棉裹纳阴中，坐良久，癥而化。

【来　　源】清·《四科简效方》丙集。

【方　　名】大黄茯苓丸

【方药组成】大黄、茯苓、桂枝、赤芍、桃仁、牡丹皮各等分。

【加　　减】积块坚硬难消加土鳖虫、水蛭、虻虫；血瘀甚者加三棱、莪术、五灵脂；夹痰饮者加半夏、苍术、陈皮、海藻、昆布。

【功效主治】活血散结，破瘀消积。妇人血瘀之积块坚硬，固定不移，疼痛拒按，肌肤甲错，舌边瘀点，脉沉涩。现临床可用于妇科肿瘤辨证属血瘀的治疗。

【用法用量】上药为细末，炼蜜为丸，如绿豆大，1次10～20丸，每日1次，饭前服。

【来　　源】《产科发蒙》卷二。

【附　　注】本方所治之症为妇人月经闭积，或产后余血未尽，腹中瘀血，久而不消，而成坚瘕。血瘀不行，气机被阻，积结成癥，故积块坚硬不移，痛而拒按；脉络不通，血运失常，外不荣肌肤，故肌肤甲错。方中桂枝温经、行气、通阳；牡丹皮、桃仁活血祛瘀；赤芍开阴散结；茯苓益脾渗湿，大黄攻荡积滞以祛邪实，大黄、茯苓前后分消，使浊邪下达，则气机通畅，瘀血可消，共为主药，故命名为大黄茯苓丸。

【注意事项】积块日久正气虚者不适宜用本方。

【方　　名】大黄煎

【方药组成】大黄三两，鳖甲二两，牛膝一两，干漆一两。

【加　　减】结坚难消者，加三棱、莪术、水蛭；结块胀痛者，加延胡索、乌药、乳香、没药。

【功效主治】活血祛瘀，消积通经。妇人积年血气，积块结痛。现临床可用于卵巢癌、子宫内膜癌、宫颈癌辨证属血瘀的治疗。

【用法用量】上药为末，用米醋一升，煎为膏，每次服一钱，每日三次，饭后用温酒送下。

【来　　源】《太平圣惠方》卷七十一。

【附　　注】本方所治之症为妇人脏腑失调，气血不和，瘀血停滞，积而成癥。方中大黄活血行瘀，荡涤积滞，力猛善走，专攻老癖坚瘕结块，为主药，故名大黄煎；鳖甲软坚散结；干漆破血消积；牛膝活血通经，引瘀血下行。四药合用共奏活血祛瘀之效，对于正盛邪实的妇人血瘀坚瘕可使用本方。

【注意事项】气血虚弱，肝肾不足者禁用本药；孕妇忌服；忌生冷、黏腻食物。

【方　　名】大黄姜黄膏

【方药组成】大黄50g，姜黄50g，黄柏50g，皮硝50g，芙蓉叶50g，冰片20g，生南星20g，乳香20g，没药20g，雄黄30g，天花粉100g。

【功效主治】肝癌疼痛。

【用法用量】制成糊状，外敷肝区疼痛处。

【方　　名】大黄连骨散

【方药组成】大黄15g，黄连去须、龙骨各0.3g。

【功效主治】耳内恶疮。

【用法用量】为细末，每用少许，绵裹如枣核大，塞耳中。

【来　　源】《奇难杂症效验单方全书》。

【方　　名】大黄芒硝膏

【方药组成】大黄、芒硝、水蛭、丹参、䗪虫、王不留行、麻黄、防风各30g，樟丹250g，花生油600g。

【功效主治】胃癌。

【用法用量】按常规制成膏药、贴敷肿块处，3日换1次。
【临床应用】用药1个月，缩小肿块，缓解疼痛，增强食欲有效率达100%，延长生存期1～2年。

【方　　名】大黄芒硝汤
【方药组成】大黄2g，芒硝3g，牡丹皮、桃仁、瓜子仁、苍术各4g，薏苡仁8g，甘草1g。
【功效主治】子宫体癌初期。
【用法用量】水煎服，每日1剂。
【来　　源】《抗癌本草》：25。

【方　　名】大黄蜣螂散
【方药组成】大黄30g，蜣螂26个，广木香24g，火硝24g。
【功效主治】食管贲门癌。
【用法用量】共为细末，每次冲服0.6g，每日2次。
【来　　源】《陕西中草药》。

【方　　名】大黄三棱丸
【方药组成】大黄9g，三棱9g，莪术9g，巴豆（去油）3粒，斑蝥（去头、足、翅）5个。
【功效主治】腹内痞块。
【用法用量】以上各药共研细末。用草纸折叠7层，将药末摊于纸上，铺篦上，置锅内蒸三沸取出，调细面粉少许，炼蜜为丸，如绿豆大。成人每次服5丸，1日服2次，白开水送下。
【附　　注】本方为痞块病的攻破法，药性峻烈，虽经蒸制，终非缓剂，服后大便微泻。适用于体壮、脉实的痞积病人，服药时应小量试用，逐渐增量。
【来　　源】《中医验方汇编》。

【方　　名】大黄散
【方药组成】川大黄（锉碎微炒）30g，当归7.5g，川芒硝、黑豆皮、枳壳（麸炒微黄）各15g，牛蒡子（微炒）7.5g，川芎7.5g，甘草（生，锉）15g。
【功效主治】活血解毒。适用于淋巴瘤，肿硬疼痛，心胸烦闷，不得宣畅。
【用法用量】上为散，分为3服，每服用水200ml，煎取100ml，去滓，不拘时温服，以利为度。
【来　　源】《太平圣惠方》。

【方　　名】大黄散
【方药组成】大黄15g，黄连（去须），龙骨各30g。
【功效主治】清热泻火，解毒消肿。适用于耳部肿瘤，耳有恶疮。
【用法用量】上为细散。每用少许，绵裹枣核大，塞耳中。
【来　　源】《太平圣惠方》。

【方　　名】大黄散
【方药组成】川大黄二两，木香半两，柴胡一两，赤芍药三分，诃子三分（用皮），枳实半两（麸炒微黄），甘草半两（炙微赤），桃仁一两，鳖甲一两。
【加　　减】若死血阴滞脉络、疼痛时作者，加穿山甲、红花、丹参、当归、鸡血藤；血瘀而气不通者，加香附、郁金、延胡索；新血不生、阴伤骨蒸者，加龟甲、玄参、地骨皮、秦艽；积块硬而不消者，加三棱、莪术、土鳖虫、僵蚕。
【功效主治】活血散结，消痞除蒸。主治骨蒸痃癖，胁下胀闷，癖块作痛，不欲进食，大便不爽者。
【用法用量】上为粗散，每服三钱，以水一中盏，加生姜半分，煎至六分，去滓，食前温服。现可水煎服，每日1剂。
【来　　源】《太平圣惠方》卷三十一。
【附　　注】本方治症乃属瘀血留滞不去，日久凝聚成积，阻于脉络，新血不生引起。治当祛瘀生新，消痞除蒸。方中选大黄以活血化瘀，去死血，畅络脉，凉血除蒸；赤芍活血养血，祛瘀生新；桃仁活血通经止痛，润肠；鳖甲养阴除蒸，散结聚；柴胡、木香、枳实理气以助活血，消痞胀；诃子敛气，以防辛散太过；甘草调和诸药。全方配合，可使瘀血得去，新血得生，积聚得消，正气得复。

【方　　名】大黄石灰小豆膏
【方药组成】大黄、石灰、小豆各等分。
【功效主治】腹部胀满，肿块坚如石，终年不见缩小。
【用法用量】共研成末，加入白酒调和成膏涂。
【来　　源】《龙门石窟药方》。

【方　　名】大黄水红子草汤
【方药组成】水红子全草 120g，大黄 5g。
【功效主治】本方能减轻胃癌症状，改善食欲。
【用法用量】水煎服，每日 1 剂，分 3 次服。
【来　　源】《祛百病祖传秘方》。

【方　　名】大黄水蛭汤
【方药组成】大黄 12g，水蛭 3g，莪术 15g，土鳖虫 6g，生地黄 30g，红参 10g（嚼服），黄芪 30g，甲珠 15g，赤芍 12g。
【加　　减】疼痛剧烈加玄胡、郁金、乳香、没药；出血多加炒蒲黄、阿胶、三七粉。
【功效主治】气血瘀结型肾癌。
【用法用量】水煎服，每日 1 剂。
【来　　源】《百病良方》第二集，科学技术文献出版社重庆分社，1983：194。

【方　　名】大黄桃仁汤
【方药组成】大黄、桃仁各 6g，水蛭 3g，虻虫 1.5g。
【功效主治】主治癥瘕。
【用法用量】水煎服，每日服 2 次，每次 1 茶杯。
【附　　注】又方大黄、芒硝、桃仁各 30g，虻虫 15g（炒），共研细末，以陈醋 500g，用砂锅慢火煎至 1 杯，再纳药末为丸，晒干备用。每晨服 3 ～ 6g，用温黄酒送下，以泻下恶物为度，服药前 1 日不要吃晚饭。

【方　　名】大黄鸦胆子末
【方药组成】大黄 3g，鸦胆子 15 粒，蟾酥 0.015g。
【功效主治】直肠癌。
【用法用量】共研为末，每日服 1 剂。

【方　　名】大黄饮
【方药组成】大黄、泽泻、黄芩、炙甘草各一两半，石膏四两，山栀子、肉桂各一两半。
【加　　减】腹痛引及两胁者，加延胡索、郁金；有结块者，可加瓦楞子、海浮石。
【功效主治】泄热壅滞之腹部胀满疼痛，或有结块，便秘或溏滞不爽。现临床可用于肠癌的治疗。
【用法用量】上药为粗末，每次三钱匙，水煎空腹服，每日 2 次。
【来　　源】《圣济总录》卷五十。
【附　　注】本方是一首寒热并用、攻补兼施的方剂，适用于湿热之邪留着于大肠，脏腑失和，气机不畅，久成积聚。湿热内结，气机壅滞，腑气不通，不通则痛，故腹部胀满疼痛，或有结块；湿热内蕴，胃肠传导失常，故见便秘或溏滞不爽。方中大黄苦寒泄热，荡涤积滞，使浊邪下达而通腑，从而气机通畅，积聚消散，味单而效著，故为主药，并命名为大黄饮；辅以石膏、山栀、黄芩以清热燥湿；泽泻利水渗湿，使浊阴从小便利出；肉桂、炙甘草温中健脾燥湿以断浊邪之源，而积聚无以再生。
【注意事项】阴虚内热者禁用。孕妇忌服。服药期间忌食辛辣、黏腻食物。

【方　　名】大黄䗪虫丸
【方药组成】大黄 300g，生地黄 300g，黄芩、赤芍、水蛭、蛴螬、䗪虫各 60g，桃仁（去皮）、杏仁（去皮炒）各 120g，甘草 90g，干漆 30g，虻虫 15g。
【功效主治】活血消肿，祛瘀散结。主治气血凝滞，血瘀不通，积聚痞块，血瘀腹痛，干血痨及腹中肿块等症。现用于治疗肝癌、卵巢癌等有腹腔肿块且有瘀血症候者。
【用法用量】共研细末，炼蜜为丸，每丸重 3g，每服 1 ～ 2 丸，温开水送下。
【来　　源】《金匮要略》。“南阳六把神刀”之一。
【附　　注】如体弱血虚无血瘀症者慎用。

【方　　名】大黄䗪虫丸
【方药组成】大黄䗪虫丸（成药）3 粒。
【功效主治】宫颈癌。
【用法用量】每服 1 丸，每日 3 次。
【临床应用】服药 15 天腰腹痛减轻，2 个月阴道内无血性分泌物排出，6 个月可治愈。

【方　　名】大黄䗪虫丸
【方药组成】大黄䗪虫丸，生地汁适量。
【功效主治】治慢性粒细胞性白血病。
【用法用量】每服 1 丸，每日 3 次，生地汁配服。
【临床应用】服药 3 ～ 6 个月，有效率为 65.5%。

【方　　名】大黄䗪虫丸
【方药组成】蒸大黄 75g，黄芩 60g，甘草 90g，桃仁 200g，杏仁 200g，芍药 120g，干漆 30g，干地黄 300g，虻虫 200g，水蛭 100g，蛴螬 200g，䗪虫 100g。
【功效主治】干血内结。活血化瘀通经消癥。
【用法用量】上为末，炼蜜为丸，如小豆大，每服 5 丸，酒送下，每日 3 次。
【来　　源】《金匮要略》。

【方　　名】大黄䗪虫丸
【方药组成】大黄䗪虫丸，蜈蚣研粉。
【功效主治】脑垂体瘤。
【用法用量】每服 1 丸，每日 3 次。配服蜈蚣粉 1 ～ 3 ～ 5g，1 个月为一个疗程。
【临床应用】连续服药 2 ～ 3 个疗程，可获显效。

【方　　名】大黄䗪虫丸
【方药组成】大黄 10g，土鳖虫（䗪虫）1g，虻虫 1.5g，蛴螬 1.5g，水蛭 1.5g，生地黄 10g，白芍 4g，黄芪 2g，生甘草 3g，桃仁 4g，杏仁 4g，干漆 1g，瓦楞子 10g，蜂蜜少量。
【功效主治】消化道肿瘤、腹腔肿瘤。
【用法用量】诸药及虫类共研为细末，炼蜜为丸，如绿豆大；贮存备用。每日 1 次，每次 1 ～ 3g，白开水送服。
【来　　源】《金匮要略》。
【附　　注】本方为东汉名医张仲景所创，近代有人应用于治疗消化道及腹腔肿瘤。是“医圣仲景南阳六把神刀”之一名方。

【方　　名】大活鲫鱼蒜方
【方药组成】大活鲫鱼 1 尾，蒜适量。
【功效主治】调胃，实肠，下气。用治胃或食道癌初期，胃肠道出血，呕吐反胃等症。
【用法用量】鲫鱼去肠留鳞，大蒜切成片，填满鱼腹，纸包泥封，烧存性，研成细末（或为丸），每服 5g，以米汤送下，每日 2 ～ 3 次。

【方　　名】大蓟根白英汤
【方药组成】大蓟根 30g，白英 30g，蛇果草 15g。
【加　　减】出血加地榆炭 30g，芒种草 30g；黄水加贯仲 30g，火鱼草 30g；白带加石见穿 15g，三白草 15g，龙葵 30g，竹节草 15g；腹痛加香附 10g，川楝子 15g。
【功效主治】子宫体癌。
【用法用量】水煎服，每日 1 剂。
【来　　源】《肿瘤的防治》：314。

【方　　名】大蓟小蓟煎
【方药组成】大蓟、小蓟、半枝莲、猪苓各 15g，白花蛇舌草 30g，槐花炭、贯众炭、蒲黄炭、赤茯苓、黄柏、生地黄各 10g。
【功效主治】膀胱癌。主治膀胱癌尿血不止。
【用法用量】水煎服，每日 1 剂。

【方　　名】大蓟小蓟饮
【方药组成】大蓟 15g，小蓟 15g，瞿麦 15g，白茅根 30g，荠菜花 30g，茜草根 30g。
【功效主治】清热凉血，通淋止血。适用于肿瘤患者出现血尿者。
【用法用量】每日 1 剂，煎 2 次分服。

【方　　名】大梨巴豆方
【方药组成】大梨 1 个，巴豆 49 粒，红糖 30g。
【功效主治】食道癌，治食道癌（噎膈）。
【用法用量】将梨挖去核心，纳入巴豆，封好，连同剩余的巴豆同放碗中，蒸约1小时，去净巴豆不用，吃梨喝汤。

【方　　名】大麻药买麻藤方
【方药组成】大麻药30g，买麻藤30g，接骨树皮60g。
【功效主治】主要用于骨折、骨癌痛疼。
【用法用量】骨折部位经手法复位后，用上方舂细包敷于患部。
【来　　源】《拉祜族常用药》。
【附　　注】有祛腐生肌、活血止痛、祛风除湿的效果。

【方　　名】大麦芽仙鹤草方
【方药组成】大麦芽30g，仙鹤草30g，杏仁12g。
【功效主治】乳房硬块。
【用法用量】水煎服，每日2次。

【方　　名】大虻虫丸
【方药组成】虻虫400枚，蛴螬60g，干地黄、牡丹皮、干漆、芍药、牛膝、土瓜根、桂心各120g，吴茱萸、桃仁、黄芩、牡蒙各90g，茯苓、海藻各150g，水蛭300枚，芒硝30g，人参45g，葶苈子135g。
【功效主治】活血通络，破癥消癖。适用于卵巢肿瘤，月经不通，或肿满气逆，腹胀疼痛。
【用法用量】上为末，蜜和为丸，如梧桐子大。每服7丸，空腹时用酒送下，不知加之，每日3次。

【方　　名】大七气汤
【方药组成】三棱、莪术、青皮、陈皮、藿香、香附各一两半。
【加　　减】积块坚结难消者，加鳖甲、水蛭；胀痛较著者，加延胡索、乌药、小茴香；寒象明显者，加肉桂、干姜。
【功效主治】活血行气，软坚散结。气滞血阻之积块软而不坚。固着不移，胀痛并见。现临床可用于肝癌、胰腺癌初起的治疗。
【用法用量】上药水煎分2次空腹温服，每日1剂。
【来　　源】《医编》卷六。
【附　　注】该方主要用于气滞血阻所致者。方中三棱破血中之气，莪术破气中之血，二药合用破血行气，攻坚消积，力竣而效著；陈皮主升，偏理脾肺气分，青皮主降，偏疏肝胆气分，一升一降，疏理气机，气机通畅，积滞得消；藿香、香附芳香辛散，微温，理气行滞。诸药合用则气血流通，通则不痛，积块可散。
【注意事项】病久正虚瘀结者不可单用本方。孕妇忌服。

【方　　名】大七香丸
【方药组成】香附子（炒）6kg，麦芽（炒）3kg，丁香皮10kg，缩砂仁、藿香叶各7.5kg，甘松、乌药各2kg，肉桂（去粗皮）、甘草（炒）、陈皮（去白，洗）各7.5kg。
【功效主治】温中散寒，行气利膈。适用于胃部肿瘤，脾胃虚寒，不思饮食，心膈噎塞，渐成膈气，腹痛。
【用法用量】上药为末，炼蜜为丸，如弹子大。每服1丸，盐酒、盐汤嚼下。
【来　　源】《太平惠民和剂局方》。
【附　　注】服药期间，忌生冷、肥腻。

【方　　名】大青丸
【方药组成】大青、大黄（锉，炒）、栀子（去皮）、黄芪（锉）、升麻、黄连（去须）各30g，朴硝10g。
【功效主治】清热泻火，解毒抗癌。适用于耳部肿瘤。
【用法用量】上为末，炼蜜为丸，如梧桐子大。每服30丸，空心温酒下。
【来　　源】《普济方》。

【方　　名】大青叶沙参汤
【方药组成】大青叶15g，北沙参15g，玄参10g，石斛10g，连翘10g，金银花10g，山豆根15g。
【功效主治】恶性葡萄胎、绒癌化疗严重副作用。

【用法用量】水煎服，每日 1 剂。用于化疗开始，同时配合西医对症治疗。
【来　　源】《中西医结合杂志》，1983，3（3）：159。

【方　　名】大青叶汤
【方药组成】大青叶适量。
【功效主治】食管癌。
【用法用量】水酒各半冲服。
【来　　源】《一味中药巧治病》。

【方　　名】大青叶犀角汤
【方药组成】大青叶 20g，犀角 2g，生地黄 30g，北沙参 30g，太子参 30g，麦冬 10g，五味子 6g。
【功效主治】恶性葡萄胎、绒癌化疗严重副作用。用于败血症，同时配合西医对症治疗。
【用法用量】水煎服，每日 1 剂。
【来　　源】《中西医结合杂志》，1983，3（3）：159。

【方　　名】大青叶小青叶汤
【方药组成】大青叶 15g，小青叶、茜草各 10g，卷柏 15g。
【功效主治】清热解毒，软坚化瘀。卵巢囊肿。
【用法用量】水煎服，每日 1 剂。

【方　　名】大生地黑山栀汤
【方药组成】生地黄 10g，黑山栀 5g，净连翘 10g，赤芍 5g，粉丹皮 5g，半夏 5g，橘红 5g，云茯苓 10g，紫丹参 10g，甘草梢 3g，鲜芦根去节 30g。
【功效主治】清泄健脾，化痰祛瘀。舌体部血管瘤。
【用法用量】水煎服，每日 1 剂。
【临床应用】李某，女，4 岁。1981 年 4 月 10 日就诊。患儿一年前因右舌边起一个肿块，逐渐增大，经某医院口腔科诊断为舌体血管瘤。1980 年 10 月，曾转至上海某医院进行激光手术治疗，术后半年，肿块复发。诊其右舌边肿块色略紫，约白果大小，质坚作痛，舌面凹凸不平，犹如蕈状，舌体不能转动，流涎难语，饮食难进，哭闹不安。服药 5 剂后舌部肿块变软，已能咀嚼进食。原方继服 5 剂，肿块已见明显缩小。再从原方加川芎 5g，继服 10 剂，舌边肿块已缩小如黄豆大小。再服 10 剂，药后肿块已消，舌软活动灵活，说话清楚，进食如常，症已痊愈。原方 7 剂巩固疗效。随访至今未见复发。
【来　　源】《江苏中医杂志》1982 年第 6 期。
【附　　注】现代医学以冷冻及手术治疗为主，但术后复发及术后疤痕挛缩，殊感棘手。而中医从其形状，色泽命名，称之舌菌或紫舌胀，因舌为心之苗，脾脉系于舌本，辨证与心脾二经有关，由于心脾积热诸经上冲其窍，复因手术，血络受损，瘀血与痰浊互相蕴结而成。故用生地黄、山栀、连翘、芦根清泄心脾积热，半夏、橘红、茯苓消痰化浊，丹参、川芎、赤芍、丹皮活血化瘀散结，祛瘀消肿之功，药症相对，所以奏效，其功在临症之时，详审其因，细辨证机，方能药到病除。

【方　　名】大薯蓣丸
【方药组成】薯蓣、人参、泽泻、附子各 60g，黄芩、天门冬、当归各 75g，白术、芍药、白蔹、石膏、前胡 22.5g，干漆、杏仁、阿胶各 15g，五味子 120g，大豆黄卷 37.5g，甘草 150g，大枣 100 个，大黄 45g。
【功效主治】扶正补虚，泻火解毒。适用于肾、输尿管肿瘤中晚期气血阴阳俱亏、热毒不清者。
【用法用量】上为末，用蜜与大枣膏为丸，如梧桐子大。每服 5 丸，渐增至 10 丸，酒送下，每日 3 次。

【方　　名】大蒜豆腐汤
【方药组成】青大蒜 100g，嫩豆腐 400g，黄酒、酱油、食盐、白糖、味精各适量。
【功效主治】一切恶性肿瘤及白血病患者。
【用法用量】将青蒜洗净切成短段，起油锅入蒜段煸炒至溢香时，放入豆腐，边炒边加入黄酒、酱油等调味品，并加少许水煮沸后盛碗，佐餐服食。日食 1 ～ 2 次，宜常食之。

【来　　源】《抗癌食疗》《癌症家庭防治大全》。
【附　　注】方中嫩豆腐，即新鲜的水豆腐，宜现制现食，不宜多制久留。

【方　　名】大蒜枸杞饮
【方药组成】生大蒜 1 000g，枸杞茎叶 150g，柠檬汁 100g，38℃酒精 1 800ml，果糖 3000g，柠檬香精 50ml，苹果酸 50g，清水适量。
【功效主治】消坚解毒，滋阴补精。本膳主要适用于甲状腺癌症见阴虚毒热者。
【用法用量】大蒜置蒸锅中蒸 15 ～ 20 分钟，除去恶臭。然后加入酒精、枸杞茎叶、柠檬汁。搅匀后在 20 ～ 25℃室温放置 10 ～ 15 天。浸泡后离心分离，将浸出液置蒸馏瓶中，于 60 ～ 80℃蒸馏，挥发除去酒精，并过滤馏出液。在滤液中加入果糖、柠檬香精、苹果酸、清水，混匀后再进行过滤，滤液即成大蒜枸杞饮料。
【附　　注】由于大蒜有阻断亚硝胺作用，枸杞富含微量元素锗，故常饮本品可预防肿瘤。在上述方法中也可在酒精浸出大蒜有效成分后，加入枸杞的 60 ～ 80℃水煎剂，也同样有效。

【方　　名】大蒜灌肠液
【方药组成】鲜大蒜浸液适量。
【功效主治】大肠癌。
【用法用量】将鲜大蒜加入蒸馏液，制成 5% 大蒜浸液，用来做保留灌肠，每日 1 次。
【来　　源】《常见肿瘤的防治》。
【附　　注】本法为灌肠用，禁止内服。

【方　　名】大蒜鸡汤
【方药组成】大蒜 70g，仔鸡 1 只。盐少许，冷水适量。
【功效主治】整肠健胃，活血解毒。本膳主要适用于胃癌虚寒性疼痛者。
【用法用量】大蒜用水洗净，用刀背压裂，除去外皮。将鸡洗净，把蒜装入鸡肚内，放入锅中，加少许盐和水 1 200ml，盖锅盖，煮熟，即可食用。
【附　　注】据美国有关报告：大蒜营养丰富，有肯定性防癌作用。由于它是天然产品，和化疗药有本质的不同，所以在市场上十分畅销。美国人用它并不是主要为了调味和唤起食欲，而是为了预防癌和冠心病。科学实验证明，大蒜有降胆固醇、降低血压、杀灭细菌和消除炎症等作用。新鲜大蒜在美国每年销量递增率达 8%，仅 1992 年零售额就达 1 240 万元，欧洲市场同年零售额已高达 2.8 亿元，而多种维生素的零售额大幅度下降（《华尔街日报》，1993，5：2）。

【方　　名】大蒜鲫鱼散
【方药组成】大蒜适量，活鲫鱼 1 条（300g）。
【功效主治】食道癌初期。
【用法用量】将鱼去肠杂留鳞，大蒜切成细片，填入鱼腹，纸包泥封，晒干，炭火烧存性，去净封泥，研成细末，每次服 3g，每日服 2 ～ 3 次，米汤送服。
【来　　源】《中国秘方全书》。
【附　　注】方中大蒜一药，应以紫皮大蒜为上品。

【方　　名】大蒜粳米粥
【方药组成】大蒜头 30g，粳米 60g。
【功效主治】食道癌、胃癌、肠癌以及肺癌患者。
【用法用量】将大蒜头去掉外皮，洗净后与粳米同煮成稠粥，日服 1 ～ 2 次，空腹时早晚餐服。经常食用。
【来　　源】《中国药粥谱》《抗癌饮食》。
【附　　注】大蒜，以紫皮大蒜入药最佳。

【方　　名】大蒜酒
【方药组成】生大蒜头 250g，白酒或金门高粱酒 2 瓶半。
【功效主治】预防癌症，对胃、肠道癌症尤为良效。
【用法用量】大蒜去外皮，置入瓶中，加入酒浸泡（酒以高出蒜面 1/3 为度），约浸 1 年，愈陈愈好，早晚空腹饮 1 小杯。
【来　　源】《中国秘方全书》。
【附　　注】据有关文献报道，酒对癌细胞有促进其转移、扩散的副作用。本方为酒剂，服用要严格控制剂量，千万勿服过量！

【方　　名】大蒜绿茶饮
【方药组成】大蒜头9～25g，绿茶1～1.5g，红糖25g。
【功效主治】胃癌、直肠癌、胰腺癌等消化道恶性肿瘤。对肺癌也有治疗效果。
【用法用量】大蒜头剥皮，与绿茶、红糖共捣烂如泥状，盛茶碗中，加入开水适量泡5～10分钟，俟温时饮服，饮尽，泡再次，日服1剂，坚持饮之。
【来　　源】《健身茶配方》。
【附　　注】大蒜，以紫皮大蒜为上品，其余大蒜亦可，唯其效较逊。此类方比较多，可参。

【方　　名】大蒜萝卜汁
【方药组成】大蒜15～30g，白萝卜30g，白糖适量。
【功效主治】杀菌解毒，理气化痰，防癌抗癌，行滞健胃。主治痰毒凝结型鼻咽癌等多种癌症。
【用法用量】将大蒜去皮捣烂，白萝卜洗净捣烂，同用开水浸泡4～5小时，用洁净的纱布包牢绞取汁液，去渣，连同汁液一起，加入白糖少许调匀，即可饮用。分2～3次服食，每次15ml。

【方　　名】大蒜马齿苋汤
【方药组成】大蒜30g，马齿苋100g。
【功效主治】恶性淋巴瘤发热。
【用法用量】将大蒜、马齿苋加水共煮汤，以汤饮服。每日1剂，分2次服。
【来　　源】《天府药膳》。
【附　　注】大蒜辛辣，患实热炎症者忌用之。

【方　　名】大蒜摩擦切口方
【方药组成】大蒜。
【功效主治】白血病。
【用法用量】将大蒜剥皮，切薄片；用消毒手术刀切开舌下静脉，用大蒜摩擦切口处。
【来　　源】《抗癌与饮食》引用民间方。
【附　　注】此法应在医生指导下严格消毒进行。应防止出血不止。要特别慎用。

【方　　名】大蒜泥膏
【方药组成】大蒜适量。
【功效主治】恶性淋巴瘤及体表癌肿。
【用法用量】捣烂如泥膏，厚敷于患处，干即换之。
【来　　源】《肘后方》。

【方　　名】大蒜糯米粥
【方药组成】生大蒜汁半匙，炒陈皮末半匙，冰糖一匙，糯米100g。
【功效主治】一切癌症，对消化道肿瘤尤宜。
【用法用量】将糯米淘净，加水适量成粥，把蒜汁、陈皮末和冰糖搅入粥内，1次吃完，日1次。
【来　　源】《抗癌药膳》。
【附　　注】据介绍，本方为日本和东南亚国家流行的大蒜抗癌药粥方。

【方　　名】大蒜乳剂
【方药组成】大蒜乳剂1ml，2%普鲁卡因2ml。
【功效主治】各种恶性肿瘤。
【用法用量】将大蒜乳剂1ml加2%普鲁卡因2ml混合，肌肉注射，每日2次。
【来　　源】《肿瘤防治资料汇编》。
【附　　注】本法使用者应在医师指导下进行。

【方　　名】大蒜素
【方药组成】大蒜素注射液25ml，10%葡萄糖500ml。
【功效主治】各种恶性肿瘤。
【用法用量】以大蒜素注射液25ml，加10%葡萄糖500ml静脉滴注，每日1次，2周为1疗程。
【附　　注】本法应在医师指导下使用，最好住院由医护人员进行滴注。

【方　　名】大蒜头外敷方
【方药组成】大蒜头。
【功效主治】皮肤癌。

【用法用量】将蒜头捣烂，放在纱布上，敷于患处，日换 1 次。

【方　　名】大蒜血汤
【方药组成】鲜大蒜 100g，鲜血 250g，油、盐、味精各少许。
【功效主治】食道癌、胃癌及肠道癌的防治。
【用法用量】大蒜洗净切碎，血放沸水中烫熟，切成厚块，起油锅入大蒜加油少许炒片刻，加水适量煮汤，俟汤沸后投入血煮沸，再加油、盐、味精等佐料即可。佐餐食用，每日 1 次，或隔日 1 次。
【来　　源】《民间方》。
【附　　注】血，白血为佳，如无白血，可用白鸭血代之。

【方　　名】大蒜汁
【方药组成】大蒜 500g。
【功效主治】解毒抗癌，行气健胃，提高免疫功能。主治热毒炽盛型白血病等恶性肿瘤。
【用法用量】将大蒜头洗净，切片，捣烂，加温开水适量，取汁即成。早晚各服 20ml。

【方　　名】大蒜汁
【方药组成】新鲜大蒜汁 10 ～ 30ml。
【功效主治】肺癌、白血病。
【用法用量】鲜大蒜头剥皮，压榨出鲜液汁，口服。每次 10 ～ 30ml，每日 2 次。坚持饮用。
【来　　源】《饮食与抗癌》。
【附　　注】口服大蒜汁治癌，为民间方。

【方　　名】大蒜粥
【方药组成】紫皮大蒜瓣 30g，粳米 100g。
【功效主治】各种癌症，并预防消化道癌症。
【用法用量】大蒜剥去皮，洗净，粳米加水适量煮沸，以米开花时加入大蒜同煮成烂粥。每日早晚各 1 次，空腹温食之。10 ～ 15 日为 1 个疗程。隔 3 ～ 5 天，再服第 2 个疗程。
【来　　源】《食疗本草》。
【附　　注】大蒜粥有刺激性，胃及十二指肠溃疡、胃炎者不宜食用。以上类方多相似，可参。

【方　　名】大蒜注射液
【方药组成】100% 大蒜注射液 2 ～ 5ml。
【功效主治】鼻咽部鳞状细胞癌。
【用法用量】肌肉注射。日 2 次，10 天为 1 疗程。
【临床应用】用药 1 ～ 3 疗程，肿块缩小，症状消失有效率达 95%。

【方　　名】大温白丹
【方药组成】紫菀、吴茱萸、菖蒲、枇杷叶、桔梗、茯苓、皂角、厚朴、干姜、连翘、川椒、巴豆各等分。
【加　　减】痰湿盛者，加肉桂、半夏、苍术；喘逆上气者，加苏子、白芥子；结坚难消者，加瓦楞子、鳖甲。
【功效主治】温肺化痰，降气平喘。本方适用于寒痰伏肺之肺积。寒痰伏肺之咳逆喘满不得卧，右胁下如覆杯，痰多色白，胸胁满痛，气急，便秘。现临床可用于肺癌的治疗。
【用法用量】上药为细末，炼蜜丸，如梧桐子大，每次 3 丸，1 日 3 次，饭后米汤送下。
【来　　源】《鸡峰普济方》卷九。
【附　　注】脾阳不运，湿痰内聚，寒痰上扰于肺，肺失宣降，故而咳逆喘满不得卧，痰多色白；湿痰凝滞，脉络痹阻，日久成肺积，则胸胁满痛。治宜温散寒痰。方中吴茱萸、干姜、川椒辛热燥烈，助阳而温肺散寒；辅以厚朴温中化湿，降逆平喘，使湿去脾健而痰不再生；紫菀、枇杷叶、桔梗化痰降气平喘，使肺无痰可贮；菖蒲、皂角辛温，豁顽痰并导滞，则脉络通畅；连翘轻清而浮，能透达表里以散积聚；茯苓利水渗湿，巴豆荡涤积滞，二药前后分消，使浊阴下达。诸药合用则积消瘕散，疾病乃愈。
【注意事项】服药期间忌食生冷、黏腻之品，孕妇忌服。

【方　　名】大蜈蚣全虫贴
【方药组成】大蜈蚣 1 条（去足焙为面），全虫 7 个（用为面），斑蝥 7 个（去足翅焙面），巴豆 7

个（去油为面），大栀子7个（生用为面），红枣7个（去核为面），葱白7根（捣泥），江米120g（为面），炮甲7片（为面）。

【功效主治】消痞块。

【用法用量】以上药同入臼杵捣如泥，用净白布0.3米，将上捣之药物摊贴于腹肋之硬块处，1周时（日夜）揭去。

【来　　源】河南省信阳市马德甫献秘方。

【附　　注】主治痞块外敷方。贴后禁盐，禁发面馍半个月，以后少食热盐。最好1个月后再吃馍。另忌生冷荤腥辣物，如块不尽有遗根者，可以用鳖甲醋炙透捣碎后掺面内和匀做馍烤焦。空腹食数次可将块化净。

【方　　名】大五倍子蜈蚣膏

【方药组成】大五倍子1个，蜈蚣适量，梅片少许。

【功效主治】乳腺癌。

【用法用量】将五倍子揭去盖，以蜈蚣塞满盖好，再用纸封好，炒脆，研细，加梅片少许，和膏药脂摊好，贴患处。治乳癌初起。

【方　　名】大小蓟半枝莲汤

【方药组成】大、小蓟各15g，半枝莲30g，白花蛇舌草30g，槐花炭9g，贯众炭9g，蒲黄炭9g，茯苓9g，猪苓15g，黄柏9g，生地黄5g。

【功效主治】治肾癌尿血不止。

【用法用量】水煎服，每日1剂，分2次。

【方　　名】大养胃汤

【方药组成】厚朴（去皮）、生姜各二两，肥枣三两（锉，上三味同炒），白术、山药（炒）、人参、川芎、橘皮、当归、五味子、藿香、甘草（炙）、枇杷叶（刷毛，姜炙）、黄芪各一两。

【加　　减】血瘀甚者加三棱、莪术、郁金或加虫类药；疼痛重加延胡索、五灵脂、细辛、马钱子。

【功效主治】养胃健中，理气活血。饮食伤脾，宿谷不化，朝食暮吐，暮食朝吐，上气复热，或胃虚寒气在上，忧气在下，二气并争，但出不入，呕不得食。

【用法用量】上锉为散，每服四钱，水一盏半，加生姜三片，大枣一个，煎七分，去滓，空腹服；或为细末，米汤调下。现代用法，水煎分2次空腹服下，每日1剂。

【来　　源】《三因极一病症方论》卷十一。

【附　　注】本方所治反胃，其病机属脾虚气滞、瘀血内阻或蕴生痰湿所致。方中用人参、黄芪、白术、山药、肥枣甘温益气，补脾益胃，以治本虚；厚朴、陈皮、藿香芳香理气，调脾燥湿，后者又能散脾之伏热；川芎、当归活血祛瘀，养血通经；枇杷叶降逆止呕，化痰散结；五味子益气生津，既可助参、芪之功，又能合甘草以酸甘化阴。全方配合，共达养胃健中、理气活血作用。

【方　　名】大枣儿茶丸

【方药组成】大枣1 500g，儿茶300g。

【功效主治】各种恶性肿瘤。

【用法用量】大枣洗净加适量水，慢火煮熟后去核，在筛上揉取枣泥；儿茶研细如面状。二者混合搅匀，捏成小药丸210丸。一日3次，每次1丸，白开水送下。

【来　　源】《中草药验方选编》。

【附　　注】本方临床验证，有缓解症状和改善免疫功能等作用。

【方　　名】大枣花椒汤

【方药组成】大枣30g，花椒30g。

【功效主治】子宫颈癌。

【用法用量】共煎水，常服。

【方　　名】大枣生吃法

【方药组成】红色肥大的红枣适量。

【功效主治】防癌，并治癌症放疗、化疗后骨髓抑制的不良反应。

【用法用量】取大枣生吃，日吃3次，每次10粒，经常服之。

【来　　源】《癌症家庭防治大全》。

【附　　注】大枣，即红枣，以个大、肥润、干燥无霉变的入药。凡潮湿、发黑、变质的，不可食用。

【方　　名】大枣丸
【方药组成】葶苈子、黄橘皮、桔梗各一两。
【加　　减】胸胁疼痛加香附、旋覆花；咳喘不得卧加苏子、杏仁；兼有痰热者加贝母、瓜蒌、鱼腥草。
【功效主治】下气行水。主治肺积息贲，胁下大如杯，喘嗽。
【用法用量】上药为细末，枣肉为丸，如梧桐子大，每次 5 丸，1 日 2 次，米汤送服。
【来　　源】《鸡峰普济方》卷二十。
【附　　注】本方所治为饮停胸胁，肺气壅塞，气机不利，积久成块。治宜泻肺逐水。方中葶苈子大泻肺气，肺气通则水道行，故饮邪除，为主药；陈皮理气；桔梗宣通肺气之壅滞。佐以枣之甘缓，使泻肺而不伤肺，并不使泻肺药下行他经，欲其专走肺，故名大枣丸，专治肺气壅塞之息贲。
【注意事项】体虚者需与补益药合用。

【方　　名】大枣仙鹤草汤
【方药组成】大枣 30g，仙鹤草 40g。
【功效主治】胃癌及癌性疼痛。
【用法用量】上 2 味加水适量，慢火煎成浓汤液，1 日内分 6 次服完，40 天为 1 个疗程。
【临床应用】据临床报道，本方对癌痛疗效甚好，对癌性咯血、下血不止者也有一定效果。
【来　　源】《饮食与抗癌》。

【方　　名】大枣小豆苡仁粥
【方药组成】大枣 30g，赤小豆 30g，薏苡仁 60g。
【功效主治】利水，消肿，适用于癌症放疗和化疗后白细胞下降者。
【用法用量】上 3 味洗净，大枣去枣核，赤小豆和薏苡仁淘净后，入锅加水煮至烂熟，成稠粥食用。日服 1 次，连续食 15 ～ 30 天为 1 个疗程。
【来　　源】《癌症家庭防治大全》。

【方　　名】大枣信石方
【方药组成】大枣、信石。
【功效主治】颜面皮肤癌。
【用法用量】取大枣 10 枚，去核后将信石置于大枣内，于恒温箱内烤干，研细混匀（去含信石 0.2g 为宜）密封于瓶中备用。同时与麻油调成糊状外敷。根据肿瘤直径大小，采用分次敷药、依次递减的方法。肿瘤直径 2cm 内者 1 次用药 0.2 ～ 0.3g 即可治愈；2 ～ 5cm 者可酌情分次用药，第 1 次用 0.5g，间隔 2 ～ 3 周（最好待第 1 次药痂脱后）再涂 0.25 ～ 0.3g；5cm 以上第 2 次用药 1g，2～3 周后再涂 0.1～0.5g；如药痂脱落，边缘尚有肿瘤残留，可第 3 次用药 0.1 ～ 0.25g。若肿瘤组织脱落创面较大者，可采用游离植皮覆盖创面，以缩短疗程和避免感染。敷药范围应达癌面外缘健康组织 0.5cm。
【临床应用】22 例敷药后，癌肿组织脱落时间分别为 20 ～ 60 天不等，20 例创面愈合良好，局部无复发，其中获得 5 年以上治愈者 7 例，4 年以上者 3 例，3 年以上者 3 例，2 年以上者 5 例，1 年以上者 2 例（均死于其他疾病）。2 例失败。
【来　　源】《中西医结合杂志》，1986，6（3）：146。
【附　　注】本药同样适于经其他治疗而复发的病例。根据临床实践结果，肿瘤直径 3cm 以上者疗效最好，5cm 以上者疗程较长，肿瘤面积大者须辅以外科手术缩短疗程。有消化、泌尿系统疾患或肝肾功能不良者禁用本药，癌肿累及骨质者慎用。

【方　　名】大皂角火炮
【方药组成】大皂角 1 条，火炮，煎水 200 ～ 250ml，分 1 ～ 2 次服，另用红参 15g，白术 30g，半夏 10g。
【功效主治】胃癌。
【用法用量】煎水，兑入少量蜂蜜，分 3 次服。
【来　　源】《毒剧中药古今用》。

【方　　名】代抵当汤
【方药组成】大黄（酒炒）3g，莪术 3g，山甲珠

150g，红花 3g，桃仁 9g，牡丹皮 9g，当归 9g，牛膝 6g，夜明砂 9g。

【功效主治】化瘀涤热。适用于前列腺癌瘀热下焦，小腹硬满，小便不利者。

【用法用量】每日 1 剂，水煎服。

【方　　名】代抵当丸

【方药组成】生地黄、当归、赤芍各 30g，川芎、五灵脂各 23g，大黄（酒蒸）45g。

【功效主治】化瘀通淋。适用于前列腺癌，症见瘀血停蓄，血淋，茎中创痛难忍者。

【用法用量】砂糖为丸。每服 9g，开水送下。

【方　　名】代赭石茯苓汤

【方药组成】代赭石 30g，茯苓 30g，大枣 30g，旋覆花（包）10g，半夏 10g，沙参 10g，竹茹 10g，甘草 10g，大黄 6g，生姜汁少许。

【加　　减】气虚，加黄芪 30g，黄精 10g；血虚，加当归 10g，熟首乌 10g；阴虚，加沙参 15g，麦冬 15g；阳虚，去半夏，加熟附片 10g，桂枝 5g；胸痛，加延胡索 10g，丹参 30g；腹胀，加木香 6g，厚朴 6g；纳差，加神曲 10g，麦芽 10g，谷芽 10g，山楂 10g；大便通畅，去大黄，加陈皮 10g。

【功效主治】食管癌化疗后胃肠道反应或术后并发症。

【用法用量】上药先用水浸泡半小时，加水煎煮 2 次，药液混合均匀，分 2 次服用，每日 1 剂。

【方　　名】代赭石覆花汤

【方药组成】代赭石 12g，旋覆花 9g，清半夏 9g，桃仁 6g，蜈蚣 3 条，党参 9g，海浮石 12g，鸡内金 9g，麦芽 9g，苏子 9g，芦根 12g，毛菇 9g，竹茹 9g，川黄连 6g。

【加　　减】软坚加生牡蛎 12g，昆布 12g，海藻 9g；疼痛加乳香 9g，没药 9g；胸闷痰多加瓜蒌 15g；大便如球加火麻仁 15g；大便干燥加肉苁蓉 15g。

【功效主治】贲门癌。

【用法用量】水煎服，每日 1 剂。

【来　　源】内蒙古自治区医院编《中草药验方选编》，内蒙古自治区人民出版社，1972：155。

【方　　名】代赭石黄独汤

【方药组成】代赭石 30g，黄独 15g，水蛭、鸡内金、穿山甲、枳实各 12g，砂仁 6g，甘草 3g。

【加　　减】热盛津亏加沙参 20g，知母 12g，黄连 10g；痰湿壅盛加莱菔子 30g，茯苓 24g，陈皮 18g，半夏 15g，胆星 12g。

【功效主治】晚期胃癌。

【用法用量】水煎，每日 1 剂，服 3 次。

【方　　名】代赭石莱菔子汤

【方药组成】代赭石、莱菔子、胆南星、昆布、丹参、薏苡仁、水蛭、桃仁、莪术、白花蛇舌草、半枝莲、降香、枸橘李、七叶一枝花、天冬、党参、黄芪等加减出入。

【功效主治】贲门癌。

【用法用量】水煎服，每日 1 剂。

【方　　名】代赭石生瓦楞汤

【方药组成】代赭石、生瓦楞、刀豆子、泽兰各 30g，板蓝根 55g，当归、瓜蒌各 22g，旋覆花（包）、杏仁、橘红、香附、佛手、赤芍、白芍、山慈菇、焦白术各 10g。

【功效主治】气滞血瘀、痰血凝聚于上焦之食管肿瘤。

【用法用量】水煎服，每日 1 剂。

【来　　源】京城名医关幼波教授验方。

【方　　名】代赭石旋覆花

【方药组成】代赭石 30g，旋覆花 9g，半夏 12g，水蛭 6g，蜈蚣 3 条，牡蛎 30g，党参 25g，鸡内金 9g，麦芽 9g，紫苏子 9g，竹茹 15g，白茅根 30g。

【功效主治】噎膈。

【用法用量】每日 1 剂，水煎，徐徐咽服。

【临床应用】本方治疗 60 例，均取得满意效果。

【来　　源】《医药通讯》。

【方　　名】代赭石旋覆花汤
【方药组成】代赭石30g，旋覆花15g（包），制半夏12g，茯苓15g，全瓜蒌30g，郁金15g，丹参30g，香附18g，甘松12g，檀香12g，砂仁壳10g，黑栀子10g，粉甘草6g，荷梗适量为引。
【加　　减】大便秘结、坚硬如羊尿者瓜蒌增至45g，玄胡粉10g（冲）；阴亏较甚，口燥咽干，舌红无苔者去半夏，加增液汤；呕吐痰涎者加海浮石30g；心烦、口苦，舌苔黄者加黄连10g，去半夏；正气虚弱，少气懒言，神疲乏力者加党参12g；X光或细胞学检查提示有癌变者，加白花蛇舌草30～60g，半枝莲30g，郁开结散，病情好转，用养阴益气之品善后。
【功效主治】食道癌。
【用法用量】水煎服，每日1剂。
【临床应用】范某，男，73岁，经地区医院X线摄片、食道拉网等多项检查，确诊为“贲门癌”且“胃窦部也有癌变发生”，给予化疗，因白细胞低于4000/mm^3而停药。服上方2剂，药后饮奶顺利，胸膈痛减，已不呕吐；服10剂后能食少量固体饮食，日食半斤左右。后以上方加减，与异功益胃汤（益胃汤合异功散）交替服用，2个月后追访，患者精神愉快，日食7～8两，且能食油条、烧饼少许。
【来　　源】《四川中医》，1983，（5）：62。

【方　　名】代赭水蛭汤
【方药组成】生代赭石30g，生牡蛎30g，芦根30g，旋覆花9g，鸡内金9g，麦芽9g，紫苏子9g，半夏12g，生水蛭2只，海浮石15g，竹茹15g，党参24g，蜈蚣5条。
【功效主治】气郁结聚所致的肿瘤。
【用法用量】水煎2次后合而为一，分3次服完。

【方　　名】代赭旋覆汤
【方药组成】生代赭石30g，旋覆花6g，清半夏12g，生水蛭6g，蜈蚣8条，生牡蛎30g，海浮石15g，党参24g，鸡内金9g，生麦芽9g，紫苏子9g，竹茹15g，芦苇根30g。
【功效主治】胃癌。
【用法用量】水煎服3次，每隔1小时服1次，3小时服完，连服5～6剂。
【来　　源】内蒙古自治区医院编《中草药验方选编》，内蒙古自治区人民出版社，1972：156。

【方　　名】玳蜂蟾蜍散
【方药组成】玳瑁15g，露蜂房10g，龟板15g，蟾蜍1g，海藻15g，鸦胆子10g。
【功效主治】肺癌。
【用法用量】以上药物共研成粉剂，每次服1g，每日2次，白开水送下。
【来　　源】《肿瘤临证备要》。

【方　　名】玳瑁蜂散
【方药组成】玳瑁15g，露蜂房15g，龟板25g，鸦胆子15g，蟾酥1～2g。
【功效主治】肝癌。
【用法用量】共研末，每日早晚各服1次，每次1～2g。

【方　　名】带鱼煲木瓜
【方药组成】鲜带鱼250g，生木瓜250g，油、盐、酒少量。
【功效主治】各种癌症手术后、放疗或化疗后，气血津液亏损、免疫功能低下者。
【用法用量】带鱼去腮，洗净去内脏；木瓜削皮，洗净切成粗块。一起放入锅中加水同煲，煲至鱼肉、木瓜熟透，入油、盐、酒调味，即可进食，喝汤吃鱼肉。每日1次，10天为1个疗程。
【来　　源】《肿瘤康复指南》。
【附　　注】带鱼古称发物，过敏体质者慎用。

【方　　名】带鱼鳞膏
【方药组成】带鱼鳞、黄酒各适量。
【功效主治】急性白血病、胃癌、淋巴瘤。
【用法用量】带鱼鳞加水适量，文火熬膏，离火冷却后呈凝膏状。每次服30g，日服2～3次，以黄酒兑温开水化服。

【来　　源】《食疗本草》。
【附　　注】本膏宜现制现食，不宜久留，以免腐败变质。

【方　　名】黛香散
【方药组成】青黛 30g，麝香 0.3g，雄黄 15g，乳香 15g。
【功效主治】慢性粒细胞性白血病及真性红细胞增多症。
【用法用量】共研细末，每服 0.1 ～ 1g，日服 3 次。

【方　　名】丹刺化瘤方
【方药组成】丹参 9g，莪术 9g，三棱 9g，皂角刺 3g。
【功效主治】腹腔肿瘤。
【用法用量】水煎服，每日 1 剂。

【方　　名】丹莪紫草汤
【方药组成】丹参 30g，莪术 20g，紫草 20g，地榆 20g，艾叶 20g，石见穿 20g，壁虎 5g。
【功效主治】多种癌症属血瘀者。症见胸胁刺痛，脘腹胀满，痛有定处，肿块坚硬，大便干，小便涩，舌紫有瘀斑，脉沉弦。
【用法用量】水煎，每日 1 剂，2 次分服。
【附　　注】月经过多或有出血倾向者慎用。

【方　　名】丹矾通辛散
【方药组成】矾石（熬枯）120g，木通、细辛各 15g，丹砂（研）0.3g。
【功效主治】鼻中息肉。
【用法用量】为细末，和匀，面糊为丸如小豆大，每用 1 丸，绵裹纳鼻中，1 日 1 易，取下息肉止。
【来　　源】《奇难杂症效验单方全书》。

【方　　名】丹黄消瘕汤
【方药组成】三棱、莪术各 10g，丹参 15g，大黄 3g。
【功效主治】腹中症结起包块、癥瘕。
【用法用量】水煎服，每日 1 剂。
【来　　源】《中国民间实用医方》第一集。

【方　　名】丹橘汤
【方药组成】丹参、橘叶各 15g，王不留行、川楝子、土鳖（或地龙）、皂角刺各 10g。
【功效主治】乳腺增生。
【用法用量】水煎，每日 1 剂，分 2 次服。

【方　　名】丹皮米糠汤
【方药组成】牡丹皮 15g，米糠 30g。
【功效主治】乳房硬块。
【用法用量】水煎服，每日 1 ～ 2 次。

【方　　名】丹皮玉竹灵仙汤
【方药组成】牡丹皮 16g，栀子 10g，玉竹 15g，威灵仙 10g，牛膝 10g。
【功效主治】宫颈癌。
【用法用量】水煎服，每日 1 剂。
【来　　源】《神医奇功秘方录》。

【方　　名】丹皮栀子合方
【方药组成】①牡丹皮、栀子、柴胡、乳香、没药各 9g，当归、白芍各 12g，玄参、牡蛎、夏枯草、海藻、昆布各 15g，白花蛇舌草、半枝莲各 30g，川贝（另包）9g。②红花、三七各 6g，桃仁、山栀各 15g，大黄 30g，花粉 18g，乳香、没药、黄芩、樟脑各 12g，姜黄 26g。
【功效主治】甲状腺癌。
【用法用量】水煎内服，每日 1 剂。方②研磨，酒醋各半调敷颈部。
【临床应用】马某，男，45 岁。1970 年 11 月行甲状腺乳头状瘤手术，1978 年发现甲状腺乳头状癌，8 月两次进行右甲状腺全切，左甲状腺部分切除以及右颈淋巴结清除术。因手术部位大，体质虚弱而用中医治疗。症见舌红少津，苔薄黄，脉虚弱，拟上方治疗 4 个月，复查无癌化，精神转佳。
【来　　源】《湖北中医杂志》，1985，（3）：10。

【方　　名】丹芪化瘤汤
【方药组成】丹参 25g，红花 25g，白术 25g，黄芪 25g，党参 25g，山药 25g，清半夏 15g，白芍

15g，莪术 15g，柴胡 15g。随症加减。
【功效主治】胸腺瘤。
【用法用量】水煎服，每日 1 剂，2 次分服。
【来　　源】周耀群供方。

【方　　名】丹芪抑瘤方
【方药组成】生黄芪 24g，当归尾 6g，牡丹皮 6g，苍术 6g，党参 15g，生龟板 15g，生鳖甲 15g，石决明 15g，地骨皮 9g，干地黄 12g，阿胶（烊化）12g，另可加入秋石 30g。
【功效主治】慢性髓系白血病。
【用法用量】水煎服，每日 1 剂。
【附　　注】蒲辅周方。

【方　　名】丹参白矾汤
【方药组成】丹参 30g，白矾、红参各 20g，夏枯草、党参各 15g，紫贝齿、槟榔、玄参、代赭石、大黄各 5g，陈皮 6g。
【功效主治】胃癌。
【用法用量】两日 1 剂，水煎，服 4 次，1 个月为 1 个疗程。
【临床应用】用药 1 个疗程，有效率为 60%。

【方　　名】丹参白芷汤
【方药组成】丹参 15g，白芷、去雾草、葶苈子、钩藤、姜半夏、竹茹、僵蚕各 9g，蝉蜕、胆南星、藁本、甘草各 6g。随症选用全蝎、蜈蚣、蔓荆子、地龙、蕤仁、枸杞子、黄精、玉竹、当归、茯苓、白蒺藜、天葵子、密蒙花、石决明、分心木等。
【功效主治】脑室脉络丛乳头状瘤。
【用法用量】水煎服，每日 1 剂。
【临床应用】傅某，男，9 岁。患者因头痛、呕吐、视力障碍，逐渐加剧，于 1978 年 6 月 11 日住入浙医二院，经检查诊为第四脑室肿瘤，于 6 月 15 日手术部分切除，病理切片：确诊为第四脑室脉络丛胶质乳头状瘤。出院时头痛减轻、呕吐已止，视力左眼 0.6、右眼 0.8，余可。3 个月后，患儿颈部出汗，头刺痛复发，于 9 月 24 日求治于中医。诊见口涎多，恶心纳呆，近周来头目胀痛，时有昏迷，视物模糊不清，左眼 0.2，右眼 0.6，昨晚呕吐 5 次。证属痰凝瘀阻、清窍闭塞，治拟化痰祛瘀散结。服上方 15 个月，头眩目胀等症日渐消失，于 1979 年 9 月复学。1983 年 10 月 7 日随访：家属诉 3 年多来于浙医附二院复查多次，情况良好，发育正常，现年 14 岁，身高 1.63 米，视力稳定，学习成绩优秀。
【来　　源】《浙江中医学院学报》，1984，（3）：31。

【方　　名】丹参赤芍合方
【方药组成】①瘀热阻络型方：丹参、赤芍、桃仁、牡丹皮、鸡矢藤、徐长卿、桑枝、地龙。②肝肾气阴亏损方：孩儿参、白术、白芍、石斛、麦冬、川续断肉、补骨脂、狗脊，浮肿较明显时，佐以清利湿热之品，如薏苡仁根、石韦、泽泻等。③热毒炽盛型方：金银花、连翘、生地黄、白英、白花蛇舌草、蛇果草、土大黄。
【功效主治】多发性骨髓瘤。
【用法用量】辨证选方，每日 1 剂，水煎服，配合西药化疗。
【临床应用】经中西医结合治疗 10 例，能随访到者 8 例，有 5 例死亡，其生存期分别为 26、35、46、58、83 个月，平均生存期 49.4 个月。目前尚存活 3 例，发病至今的生存期分别为 11、18、50 个月，仍在继续随访中。邓某，女，62 岁，住院号：412901。患者于 1976 年 7 月起两侧腰部胀痛，左胸胁疼痛，同时伴尿少，两下肢浮肿。查尿常规（+++），红细胞 0 ～ 2/ 高倍，白细胞 1 ～ 3/ 高倍。血常规：血红蛋白 6g/L，白细胞 4600/mm^3。血清白蛋白 2.4g%，球蛋白 3.1g%，血清蛋白电泳报告 β 球蛋白占 40%，本周氏蛋白阳性。骨髓象：浆细胞占 43%，细胞浆偏蓝，有核仁。骨盆 X 线片见骨质广泛疏松。诊断：多发性骨髓瘤，给予西药 N- 氮甲、泼尼松等，中医辨证为气阴亏损，湿热逗留，给予益气阴、清湿热之品。炒白术 9g，炒山药 9g，川石斛 12g，南沙参 12g，炒生地黄 9g，赤、白芍各 9g，大蓟根 30g，薏苡仁根 30g，石韦 15g，莲须 3g，孩儿参 12g，二至丸（包）9g，香谷芽 12g。

随症加用延胡索、川续断、狗脊等。2个月后病情稳定，出院继续门诊治疗。最近随访病情仍处稳定中。

【来　　源】《中医杂志》，1981，(5)：26。

【方　　名】丹参赤芍煎

【方药组成】丹参、赤芍、穿山甲、川续断各15g，桃仁、红花、地龙、南星各9g，补骨脂10g，夏枯草、半枝莲、白花蛇舌草、益母草各30g。

【功效主治】活血化瘀，通络止痛，软坚散结。适用于多发性骨髓瘤。

【用法用量】每日1剂，水煎，分2次温服。

【临床应用】蒲某，女，57岁。腰痛牵连背骶部及两肋，其痛难忍，不能行走，面色黧黑，午后低热，舌质紫暗，脉弦数。经用本方随症加减治疗3个月，临床症状基本消失。

【来　　源】《辽宁中医杂志》，1986，12。

【方　　名】丹参赤芍煎

【方药组成】丹参15g，赤芍15g，桃仁9g，牡丹皮9g，鸡矢藤30g，徐长卿15g，桑枝12g，地龙15g。

【功效主治】散瘀结，和脉络。适用于瘀热阻络之多发性骨髓瘤，骨痛抽掣，剧烈难忍，不能行动，面色萎黄。脉弦，苔黄腻。

【用法用量】每日1剂，水煎服。

【临床应用】刘某某，女，66岁。1979年腰痛，引及背、骶部及两胁，痛剧。骨髓检查确诊为多发性骨髓瘤。遂用本方化裁并配合使用化疗，治疗1个月余，病情稳定，诸症轻减。

【来　　源】《中医杂志》，1981，5。

【方　　名】丹参赤芍煎

【方药组成】丹参15g，赤芍9g，土茯苓15g，金银花15g，薏苡仁30g，牡丹皮9g，白花蛇舌草15g。

【功效主治】子宫颈癌。

【用法用量】水煎服、早晚分服。

【来　　源】内蒙古自治区医院编《中草药验方选编》，内蒙古自治区人民出版社，1972：166。

【方　　名】丹参赤芍煎

【方药组成】丹参25g，赤芍、荔枝核、橘核、山豆根各20g，桃仁15g，香附、吴茱萸、山慈菇各12g，三棱、莪术、桂枝各10g。

【功效主治】理气活血，消癥散结。主治子宫肌瘤，卵巢囊肿。

【用法用量】经期后1周起，每日1剂，水煎，服2次，每个月经周期为1个疗程。

【临床应用】服药2～3个疗程，有效率为96%。

【方　　名】丹参赤芍煎

【方药组成】丹参9g，赤芍9g，桃仁9g，当归9g，干蟾皮9g，泽泻9g，僵蚕9g，川芎4.5g，蒲公英30g，茯苓皮12g，甘草4.5g，三七粉1.5g（吞）。

【功效主治】右面部鳞状上皮细胞癌。活血化瘀，利湿解毒，佐以散风。

【用法用量】水煎服，每日1剂。

【临床应用】李某，女，87岁。1978年11月7日初诊。3个月前右颧面部发现黄豆大结节赘生物，色红，高出表皮，无痛痒感觉。2周后破溃，并向四周浸润，有脓血，边缘隆起，呈外翻，质硬。经上海肿瘤医院病理切片，诊断为右颧面部鳞状上皮细胞癌1级。因对放射治疗闻有顾虑，来中医诊治。精神萎靡，面部菜花状增殖性肿块，约3cm×3cm×4cm，坚硬固定，压痛不明显，疮色灰褐，有渗液物渗出，奇臭，右颌下淋巴结肿大如黄豆样大小，纳差，大便不畅。舌质淡红，苔白根黄腻，脉细数。金黄膏、桃花散。上方共服20剂后，菜花样肿块自行脱落2/3，但口干，舌苔薄黄。原方专三七粉，加玄参30g，生地黄12g，石斛12g，焦米仁30g。上方出入共服药2个月余，肿块基本消除，渗液已净，基底部淡红，为结痂和疤组成，颌下淋巴结消退，固守原法，以善其后。外用桃化散。1979年1月疮口愈合良好，舌检报告：右颧部表皮无显著病变，其表皮层有炎性细胞浸润，结缔组织有透明性。

【来　　源】《上海中医药杂志》1981年第7期。

【附 注】本病类似中医学文献中“翻花疮”“翻花瘤”。方用丹参、当归、赤芍、蒲公英、干蟾皮、茯苓皮、僵蚕等为主药，后因病势较重，出现伤阴之症，加用大剂量生地黄、玄参、石斛、天花粉等养阴之品，使祛邪不伤正，利湿不伤阴；结合外用金黄膏解毒消炎，桃花散祛腐收涩，而愈。随访年余，患者安然。

【方 名】丹参川芎汤

【方药组成】丹参15g，川芎12g，葛根15g，桃仁12g，昆布15g，海藻15g，生牡蛎30g，夏枯草15g，白芷15g，天葵子30g。

【功效主治】垂体瘤。

【用法用量】水煎服，每日1剂。

【方 名】丹参当归丸

【方药组成】丹参50g，当归30g，川芎30g，乳香30g，没药30g，五灵脂30g，昆布30g，海藻30g，藁本30g，白芥子25g，蔓荆子25g，牙皂20g，僵蚕15g，蜈蚣10条，硇砂10g。

【加 减】肝肾阴虚，加女贞子20g，白芍25g，玄参25g；脾肾阳虚，加熟地黄25g，菟丝子20g，益智仁20g；痰湿阻络，加半夏25g，陈皮25g，茯苓25g；热郁毒结，加龙胆草25g，栀子25g，黄芩25g，野菊花25g。

【功效主治】脑干肿瘤。

【用法用量】上药共研细末，以蜜为丸，每次10g，早晚各服1次，15天为1个疗程。

【方 名】丹参地鳖方

【方药组成】紫丹参12g，生牡蛎30g，泽兰12g，王不留行12g，炮穿山甲4.5g，丝瓜络6g，川芎6g，地鳖虫4.5g，威灵仙12g。

【加 减】疼痛较甚者加桃仁12g，水蛭粉1.5g（分吞）。

【功效主治】静脉性血管瘤。

【用法用量】水煎服。头2汁内服，第3汁外熏。

【方 名】丹参膏

【方药组成】丹参（炙，锉）、白及各90g，升麻、蒴藋根各45g，独活（去芦头）、防己、连翘、白蔹、玄参、杏仁（去皮尖双仁）各30g。

【功效主治】解毒消癥。适用于淋巴瘤。

【用法用量】上细切，以生地黄汁1L，淹浸一宿，铛内微煎10沸，入猪膏2kg，微煎一炊久，膏成去滓，用摩病处，日2～3度。

【来 源】《普济方》。

【方 名】丹参葛根汤

【方药组成】丹参、葛根、昆布、海藻、夏枯草、白芷各15g，川芎、桃仁各12g，生牡蛎、天葵子各30g。

【功效主治】行气活血，祛痰散结。适用于脑垂体肿瘤。

【用法用量】每日1剂，水煎服。

【来 源】《中医杂志》，1984，12。

【方 名】丹参红花汤

【方药组成】丹参、红花、白术、黄芪、党参、怀山药各25g，清半夏、白芍、三棱、莪术、柴胡各15g。

【功效主治】纵隔肿瘤。

【用法用量】水煎服，每日1剂。

【方 名】丹参红花汤

【方药组成】丹参30g，红花10g，桃仁10g，赤芍20g，王不留行20g，漏芦20g，夏枯草20g，罗勒25g，柴胡15g，天花粉15g，人参（另煎）15g，三七10g，大黄5g。

【加 减】胸闷心烦，加香附10g，郁金10g，栀子10g；便血多，加仙鹤草10g，槐花10g，蒲黄炭10g；疼痛较甚，加延胡索12g，乌药9g，乳香9g，没药9g。

【功效主治】用于直肠癌中期。

【用法用量】上药加水煎煮2次，将两煎药液混合均匀，分2次服用，每日1剂。

【方 名】丹参黄芪汤

【方药组成】丹参、黄芪各20g，赤芍、牡丹皮各15g，川芎、大分子金各12g。

【功效主治】食管癌。

【用法用量】水煎服，每日1剂尽服。服药同时化疗。

【方　　名】丹参黄芪汤

【方药组成】丹参30g，黄芪30g，薏苡仁30g，芦根30g，白花蛇舌草30g，当归15g，茯苓15g，生地黄15g，冬瓜仁15g，桔梗15g，半枝莲15g，黄柏15g，白术20g，砂仁（后下）10g，灵芝10g，黄芩10g，白果10g，枳壳10g，七叶一枝花10g，生甘草10g，胆南星6g。

【功效主治】用于肺癌肋骨转移，咯血，胸部刺痛，咳嗽气紧，舌质淡红，边尖有瘀斑，苔黄腻，脉弦滑。

【用法用量】上药先用水浸泡半小时，加水煎煮2次，药液混合均匀，分2次服用，每日1剂。

【方　　名】丹参菊花汤

【方药组成】丹参、菊花、夏枯草、石菖蒲、莪术、半枝莲、益母草各15g，茯苓12g，三棱、枸杞子、党参各10g，山慈菇、鹿角、淫羊藿各9g。

【加　　减】出血多的加樗白皮、地榆炭。白带多加白薇、椿根白皮。便秘加大黄、芒硝。小便不利加泽泻、车前子。瘀重加三七、五灵脂、蒲黄、水蛭、虻虫、红花。脾气虚，加黄芪15g，白术10g，薏苡仁30g；恶性肿瘤，加白花蛇舌草、牡蛎各30g，浙贝母、海藻、僵蚕各9g；平肝，加钩藤、葛根、决明子各15g。

【功效主治】活血散结，益肾健脾。适用于脑瘤。证见巧内分泌功能紊乱、性功能减退等。

【用法用量】每日1剂，水煎服。

【临床应用】以本方治疗脑瘤4例，临床治愈1例，显效2例，好转1例。随访时间最长者10年，最短者2年。

【来　　源】《上海中医药杂志》，1983，4。

【方　　名】丹参生牡蛎汤

【方药组成】丹参、生牡蛎、黄芪各30g，夏枯草、海藻、三棱、香附、山慈菇各15g，莪术、穿山甲、王不留行、桃仁、桂枝各10g，琥珀粉3g（冲服）。经期减桂枝，加三七粉5g（冲服）。

【功效主治】子宫肌瘤。

【用法用量】每日1剂，水煎服。

【临床应用】赵某，43岁。月经先期，量多2年，血黯红，有血块，行经小腹疼痛，带下量多，色黄有味。舌紫黯，苔白；脉沉实。查子宫左前壁有3cm×2cm肿物。B超提示“子宫肌瘤”。中医诊断为癥瘕（血瘀型）。治则活血化瘀，消癥散结。予以上方中药66剂，愈。B超“肌瘤图象消失”。随访1年未发。

【来　　源】本方系河北省吴玉茹等经验，曾刊于《河北中医》1990年第3期。

【方　　名】丹参首乌汤

【方药组成】丹参12g，首乌15g，生地黄15g，白芍12g，女贞子15g，旱莲草12g，旋覆花10g，生赭石30g，珍珠母20g（二味先煎），广皮5g，竹茹10g，天葵子10g，蜈蚣1条，蛇蜕（焙）3g，紫草10g，牛膝10g，黄连3g。

【加　　减】上方配用锈铁、灶心土烧红入黄连淬水兑药服。

【功效主治】颅底鞍区占位性病变，脑部蝶鞍肿瘤。

【用法用量】水煎服，每日1剂。可根据病情化裁。

【临床应用】治愈1例。

【来　　源】《黑龙江中医药》，1983，（3）：28。

【方　　名】丹参桃仁蜂房汤

【方药组成】露蜂房20g，橘核30g，丹参30g，当归12g，赤芍12g，熟地黄12g，川芎10g，桃仁10g，红花10g。

【功效主治】活血化瘀。乳腺增生，乳癖、气滞血瘀型，乳房内有结节，痛如针刺，月经紫黑，舌有瘀斑或瘀点，脉涩。

【用法用量】水煎服，每日1剂。

【来　　源】《百病良方》（第一集）。

【方　　名】丹参桃仁汤
【方药组成】丹参20g，桃仁12g，红花、白术、半夏、天麻、僵蚕、白芷各9g，枸杞子、云雾草各15g，川芎、全蝎各4.5g。
【加　　减】风痰壅滞加蜈蚣、钩藤、地龙、青葙子等；盗汗烦躁加滁菊花、糯稻根、石决明、天麻、蔓荆子、玉竹、石斛夜光丸等。
【功效主治】脑垂体嗜酸性细胞腺瘤。
【用法用量】水煎服，每日1剂。
【临床应用】田某，男，52岁，干部。1979年2月3日初诊：主诉头部手足进行性增粗已1年多。近3个月来，头疼脑涨，伴紧箍感，乏力嗜睡日趋加重，步态不稳，需人搀扶。1979年3月10日，经上海某医院检查确诊为脑垂体嗜酸性细胞瘤伴肢端肥大症，并建议手术并放疗。患者因畏手术而求治于中医，症见精神紧张，口唇外翻，视力减退，右眼0.4，左眼0.6，舌体胖，苔厚腻舌边紫黯，脉弦滑偏大。考虑平素风痰较甚，日久痰气郁结，清阳不升，浊阴不降，治拟活血通络，化痰散结。服上方加减13个月，精神佳，行走轻松，头眩目涨等症消失，1983年4月12日复查：视力恢复至左眼1.2，右眼1.5，摄片报告：稳定、病愈。
【来　　源】《浙江中医学院学报》，1984，(3)：31。

【方　　名】丹参血藤化生汤
【方药组成】柴胡、当归各9g，丹参、王不留行各15g，香附、茯苓、白术各9g，鸡血藤30g，白芍9g。
【功效主治】乳腺囊性增生。
【用法用量】水煎，每日1剂，分2～3次服，药量可据患者病情、体质酌情加减。
【临床应用】用上方治疗7例，痊愈4例，好转3例。
【来　　源】《湖北卫生》。

【方　　名】丹参枳壳汤
【方药组成】丹参25g，鸡血藤20g，延胡索15g，当归、赤芍、川芎、牛膝、枳壳、郁金各12g，桃仁、柴胡各10g。
【功效主治】乳腺小叶增生。
【用法用量】加水煎沸15分钟，过滤取液，渣再加水煎20分钟，滤过去渣，两次滤液兑匀，分早晚两次服，每日1剂。

【方　　名】丹参注射液
【方药组成】丹参注射液16ml，10%葡萄糖注射液500ml。
【功效主治】脑肿瘤压迫神经系统病变。
【用法用量】静脉滴注，日1次，15天为1个疗程。
【临床应用】用药1～2个疗程，有效率为92.6%。

【方　　名】丹茵方
【方药组成】丹参30g，茵陈30g，车前子15g，莱菔子30g，蒲公英30g，牡丹皮15g。
【功效主治】放疗、化疗所致的肝脏损害，肝功能不佳。症见肝脏肿大，肝区痛胀不适，恶心、厌油腻等。
【用法用量】水煎服，可连服数剂。

【方　　名】丹栀逍遥散
【方药组成】牡丹皮30g，黑栀子10g，柴胡60g，赤芍15g，龙胆草10g，夏枯草20g，丹参30g，白茅根30g，仙鹤草30g，郁金10g，苍耳子10g，白花蛇舌草30g。
【功效主治】肝郁犯肺型鼻咽癌。
【用法用量】水煎服，每日1剂，分2次服。
【来　　源】《肿瘤病》，人民卫生出版社，1982：48。

【方　　名】丹栀逍遥散
【方药组成】柴胡、炒栀子、陈皮、炒白术、黄药子各12g，牡丹皮、当归、赤芍、白芍各9g，云茯苓、白花蛇舌草各18g，三七粉5g，生甘草6g。
【功效主治】鼻腔血管瘤配合治疗。
【用法用量】水煎服，每日1剂，配服消瘤丸。

【方　　名】丹栀逍遥散
【方药组成】牡丹皮12g，栀子12g，柴胡9g，白芍12g，当归12g，白术12g，茯苓15g，莪术15g，夏枯草30g，白花蛇舌草30g。
【加　　减】随症加用抗癌解毒活力之品，如天南星30g（先煎2小时），桃仁12g，红花12g，重楼24g，半枝莲30g等。
【功效主治】子宫颈癌。
【用法用量】每日1剂，水煎服。
【临床应用】李某，女，40岁，工人。于1977年9月妇科普查发现子宫颈病变。经重庆医学院附属一院前后2次取宫颈活组织病理切片检查，均诊断为“子宫颈鳞状细胞原位癌累及腺体”。因患者不同意手术而改用中医治疗。1977年9月25日初诊。患者精神抑郁，饮食少思，体重减轻，头晕痛，腰胀痛，白带多，色黄，口干苦，心烦乱，舌质红，苔薄黄，脉弦。证属肝郁脾困，有化热之势，治以疏肝理脾，佐以抗癌解毒法。服上方加减120余剂，宫颈切片复查，未见癌细胞。随后仍以上方出入服药，以巩固疗效，并恢复了工作。随访至今6年余，多次做妇科检查，宫颈光滑柔软，未见癌症复发和转移征象。
【来　　源】《四川中医》，1984，（5）：34。

【方　　名】丹栀逍遥散合八正散
【方药组成】牡丹皮20g，丹参20g，栀子10g，柴胡10g，当归10g，杭芍20g，车前子30g，萹蓄20g，六一散30g，半枝莲30g，白花蛇舌草20g，白英30g，猪苓30g。
【功效主治】肝郁气滞、冲任失调型子宫颈癌。
【用法用量】水煎服，每日1剂。
【来　　源】《肿瘤病》：91。

【方　　名】丹栀逍遥散加减
【方药组成】牡丹皮、白芍、川贝母、浙术各6g，炒栀子、当归、橘叶、川楝子、制香附各9g，柴胡3g，甘草1.5g，青皮、陈皮各5g。
【功效主治】乳房乳头状瘤。
【用法用量】水煎服，每日1剂。

【方　　名】丹栀逍遥散加减
【方药组成】牡丹皮、白术、山栀各9g，白芍、茯苓各12g，柴胡6g，土茯苓18g，薏苡仁、半枝莲各30g，生地黄15g，金银花、制何首乌各24g。
【功效主治】泻肝降火，抗癌消瘤。适用于女阴癌，肝经郁热，外阴疼痛较重，不时出水，甚或溃烂，精神抑郁，易怒头眩，或有潮热，心烦失眠，胸闷食减等。
【用法用量】每日1剂，水煎服。

【方　　名】丹栀逍遥散加减
【方药组成】牡丹皮、炒栀子、炒当归身、白沙参、炙黄芪、炙香附、藕节炭、白术、白芍、茯苓、茯神各9g，醋炒柴胡2.4g，炙甘草1.2g，广郁金、橘叶、炙远志各5g。
【功效主治】乳房乳头状瘤。
【用法用量】水煎服，每日1剂。

【方　　名】丹栀逍遥散加减
【方药组成】柴胡15g，当归12g，白芍30g，牡丹皮12g，山栀子12g，郁金12g，川楝子12g，生地黄30g，玄参15g，甘草6g。
【加　　减】皮肤干燥或瘙痒者，加防风、荆芥、地肤子、蝉蜕；大便秘结者，加火麻仁；口干口渴者，加天花粉、芦根、麦冬。
【用法用量】水煎服，每日1剂。
【功效主治】疏肝理气，养血润燥。主治皮肤癌之肝郁血燥型。主症：皮肤丘疹或小结节，逐渐扩大，质地坚硬，边缘隆起，中有溃疡，溃后不愈，伴情志不畅，急躁眠差，胸胁苦满，口唇干焦，大便干涩，舌红苔薄黄或薄白，脉弦细。
【来　　源】《偏方验方秘典》。
【附　　注】服药期间忌辛辣、发物等，保持心情舒畅。

【方　　名】单味穿心莲汤
【方药组成】穿心莲50g。
【功效主治】白血病。
【用法用量】水煎服。

【来　　源】《家用速效中药》。

【方　　名】胆矾茶汁
【方药组成】胆矾 15g。
【功效主治】胆矾末外搽治疗外耳道乳头状瘤。
【用法用量】研末，茶汁调抹患处。
【来　　源】李焕《矿物药浅说》。

【方　　名】胆矾磁石散
【方药组成】胆矾、磁石、丹砂、雄黄各 30g。
【功效主治】皮肤肿瘤。
【用法用量】用升华法煅烧 72 小时。外用。
【临床应用】16 例各种皮肤肿瘤（除 3 例为癌前期病变外，余皆为癌痛）临床治愈 10 例，好转 6 例。
【来　　源】李长信《中西医结合杂志》。

【方　　名】胆南星姜半夏汤
【方药组成】胆南星、姜半夏、王不留行各 9g，全瓜蒌 12g，炙穿山甲、枳实、川椒各 6g，槟榔、商陆、茯苓、泽泻各 9g，控涎丹 3g（吞服）。
【加　　减】乳腺癌化疗、放疗毒副作用反应用参须、鹿角胶、肉苁蓉参须、鹿角胶（另化）、枸杞、半夏各 12g，熟地黄、菟丝子各 15g，砂仁 2g（后下），甘草 3g，文火浓煎 1 小时，分服。
【功效主治】乳腺癌胸水。本方适用于乳腺癌和淋巴瘤所致的胸水。
【用法用量】每日 1 剂，水煎服。

【方　　名】胆南星清半夏汤
【方药组成】胆南星 10g，清半夏 10g，枳实 10g，竹茹 10g，陈皮 10g，茯苓 30g，猪苓 30g，车前子 20g，徐长卿 20g，菖蒲 30g，钩藤 20g，生石决明 20g，牛膝 15g，僵蚕 10g，全蝎 3g，蜈蚣 30g，半枝莲 30g。
【功效主治】化瘀涤痰，软坚散结。适用于脑肿瘤。
【用法用量】每日 1 剂，水煎服。
【来　　源】《常见恶性肿瘤中西医结合治疗》。

【方　　名】胆汁饮
【方药组成】羊胆汁适量。
【功效主治】肺癌。
【用法用量】每日半只冲服，连服 7 天，休息 3 天再服。
【来　　源】《一味中药巧治病》。
【附　　注】也可用猪胆汁代替。

【方　　名】蛋包西红柿
【方药组成】鸡蛋 2 ～ 3 个，鲜西红柿 150g，葱头 15g，黄油 30g，植物油 60g，牛奶 40g。食盐少许。
【功效主治】健脾益胃，滋补营养。本膳主要适用于肝癌贫血者。
【用法用量】鸡蛋洗净磕入碗中，加牛奶、食盐用筷子搅匀成蛋糊待用。西红柿用沸水烫一下，剥去皮，挤去籽及水分，葱头切碎末待用。取煎锅放入黄油烧融，放葱头，炒至微黄时再加入西红柿炒透，倒另碗中备用。煎盘放植物油上火烧热，倒放蛋糊后转动煎盘，使其成一圆饼状，待其将完全凝结时，把西红柿放在中央，把蛋饼两端叠起成椭圆，再用铲子翻个儿，两面炒至上色即可食用。
【附　　注】由于西红柿富含丰富的维生素 C，加上鸡蛋、牛奶之营养，故对肿瘤营养不良性贫血甚有帮助。临床中不仅对肝癌，而且对肺癌也有一定效果。

【方　　名】蛋楞丸
【方药组成】白术 60g，凤凰壳（焙）120g，枯矾 30g，炒谷芽 60g，娑罗子 90g，代赭石 90g，瓦楞子 60g。
【加　　减】由于作用较为平和，临床具体运用时可适当配合汤剂内服，如陈皮、清半夏、党参、黄芪、茯苓、半枝莲、全瓜蒌、鸡内金、刘寄奴、仙鹤草、三棱、莪术等。
【功效主治】开胃健脾，软坚降逆。胃癌，体倦无力，不思饮食，食入不化，神疲少气，恶心呕吐，或伴呃气，或嗳气频作者。
【用法用量】以上药物，共研极细末，水泛为丸，每服3～6g，每日2～3次。该方为丸剂，亦可作散剂用。

【来　　源】《癌瘤的中医防治研究》。

【附　　注】本方为老中医治疗胃癌经验方，适用于胃癌证属脾虚胃逆、邪聚成块者。方用白术甘温补中、健运脾气，为主药；代赭石、娑罗子降胃止呕、行气除胀；凤凰壳、瓦楞子、枯矾软化坚结、消肿敛疮；炒谷芽消食导滞、开胃助纳；并为辅佐药。全方配伍，调理中焦脾胃，可使逆气得降、壅塞得通、积结得化，从而发挥对癌瘤的治疗作用。据临床观察，该方对早、中、晚期胃癌均有一定疗效。

【方　　名】蛋清膏

【方药组成】麝香、硼砂、硇砂、珍珠、樟脑各等分。

【功效主治】乳腺癌。

【用法用量】上5味药共研为细末，用鸡蛋清调和成糊状备用。用时将蛋清膏装入油纸袋，背面刺几个小孔置癌肿上，并予固定，干则换之。

【来　　源】《中草药验方选编》。

【方　　名】当归白芍合方

【方药组成】①10%鸦胆子注射液。②西当归12g，白芍9g，生贯众30g，川黄连9g，金银花30g，毛菇9g，黄芩12g，地龙9g，薏苡仁9g，甘草9g，蒲公英15g，紫地丁15g。

【加　　减】方②应随症加减，脘腹胀满加木香6g，郁李仁9g；大便干燥加大黄15g，火麻仁12g；肛门内肿瘤加乳没18g，白芷9g；大便脓血加桃仁9g；大便带鲜血，加藕节炭15g，生地黄、血余炭各12g；元气不足加人参9g，黄芪15g，圆肉9g。

配合外用止疼、消毒、润便；加熊胆3g，梅片1.5g，用温水调之以棉球蘸药涂患处。另可用生石膏9g，硇砂9g，梅片1.5g，川黄连面15g，贯众面12g，共为极细末，蜜作成药，将肛门洗净，将药送入，每周3次。

【功效主治】直肠癌。

【用法用量】方①供肌肉注射，隔日或两日1次，5次为1疗程。方②水煎服。

【来　　源】内蒙古自治区医院编《中草药验方选编》，内蒙古自治区人民出版社，1972：163。

【方　　名】当归白芍汤

【方药组成】当归、白芍、柴胡、白术、薄荷、生姜、王不留行、路路通各15g，丹参、茯苓各20g，鹿角霜25g，甘草10g。

【加　　减】伴有乳腺纤维瘤者，加夏枯草20g；并发乳癌者，加山慈菇15g，半枝莲50g；男性患者，加补骨脂、巴戟天各15g。

【功效主治】乳腺增生病。

【用法用量】每日1剂，水煎分2次服，15剂为1疗程。女性患者于月经后1周开始服药，月经期停服；男性患者可连续服药。

【方　　名】当归白芍汤

【方药组成】当归15g，白芍9g，紫草根30g，生贯众15g，毛菇9g，血余炭12g，人参3g，藕节炭15g，金银花15g，甘草6g，夏枯草12g。

【加　　减】肺转移吐血加白及9g，川贝母9g，生地黄9g；肺转移大咯血加三七6g，川贝母15g，生地黄12g；胸痛加瓜蒌12g，紫菀9g；发热加地骨皮9g，生地黄9g；大便干燥加肉苁蓉15g。

【功效主治】绒毛膜癌。

【用法用量】水煎服，每日1剂。

【来　　源】内蒙古自治区医院编《中草药验方选编》，内蒙古自治区人民出版社，1972：172。

【方　　名】当归白芍汤

【方药组成】当归10g，白芍10g，柴胡10g，茯苓10g，党参30g，白术10g，香附10g，薄荷6g，甘草6g，枳壳12g，瓜蒌壳12g，丹参12g，郁金12g，牡蛎30g。

【加　　减】肿块大、体质好者去白术、茯苓、薄荷，加赤芍、丝瓜络、鹿角、浙贝母、穿山甲。

【功效主治】理气解郁，和营消肿。主治乳腺小叶增生。

【用法用量】水煎服，每日1剂。

【方　　名】当归白芍汤
【方药组成】当归10g，白芍15g，三棱15g，桃仁15g，红花10g，柴胡10g，鳖甲30g，牡蛎30g，斑蝥5个，滑石15g，肉桂30g，干姜20g，附子30g，生熟地黄各15g，党参15g，牵牛子30g，槟榔30g。
【功效主治】肝癌。
【用法用量】每日1剂，水煎分2次服。
【临床应用】陈某，男，52岁，河北人，右上腹部胀痛，恶心2个月，大便常燥结。1973年6月经天津某医院等检查，肝大肋下10cm，剑下10cm，质硬，结节状，进行性消瘦，甲胎球阳性。1973年7月7日来诊。证属脾肾阳虚寒瘀毒结，服用上汤药，并同用新丹、化结丸、和肝丸、化毒片、博来霉素。服药至8月10日，天津某医院检查，肝大明显缩小，至11月底，一切不适症消失，能参加农业劳动。1974年1月来复诊时，肝基本触不到。1月14日天津某医院检查甲胎蛋白为阴性，肝扫描未见异常。1983年追访健在。
【来　　源】《癌症的治疗与预防》，春秋出版社，1988：152。

【方　　名】当归白芍汤
【方药组成】当归12g，白芍12g，水蛭3g，莪术15g，丹参15g，铁树叶30g，白术24g，茯苓24g，白英30g，败酱草30g，虎杖15g，龙葵15g，八月札15g，鳖甲15g，九香虫6g。
【功效主治】气血瘀滞型（中、晚期）原发性肝癌。
【用法用量】水煎服，每日1剂。
【来　　源】《百病良方》第二集，科学技术文献出版社重庆分社，1983：190。

【方　　名】当归白芍汤
【方药组成】当归15g，白芍12g，山药10g，山茱萸10g，茯苓10g，泽泻10g，猪苓15g，商陆12g，水红花子30g，半枝莲30g，白花蛇舌草30g，莪术10g。
【功效主治】肝肾阴虚型肝癌。
【用法用量】水煎服，每日1剂。
【来　　源】《中西医结合治疗癌症》：41。

【方　　名】当归白芍汤
【方药组成】当归15g，白芍9g，茯苓9g，炒栀子5g，柴胡3g，海螵蛸6g。
【功效主治】用于外阴癌溃破渗液者。
【用法用量】水煎服，每日1剂。

【方　　名】当归白芷汤
【方药组成】当归10g，川芎10g，白芷10g，苍耳子10g，蜈蚣7条，蝉蜕10g，百部15g，土茯苓40g，海藻15g，牡蛎15g，莪术10g，党参10g，苍术10g，薏苡仁10g，陈皮10g，良姜15g，肉桂15g，牵牛子30g，槟榔30g。
【功效主治】脑瘤（胶质瘤）。
【用法用量】每日1剂，水煎2次早晚服。
【临床应用】周某，女，23岁，河北省邢台市某公司工人。1980年出现间歇性头痛，伴呕吐。天津某医院脑血管造影检查，怀疑血管畸形。1980年12月突然昏倒，神志不清，CT检查为“脑瘤”。12月8日行开颅术，见已无法切除，只去除骨片减脑压，取活组织做病理检查为“脑胶质细胞瘤”。于1981年1月29日来诊。证属寒瘀毒结，服用上汤药，同时服用消瘤丸、新丹、1213液、5-氟尿嘧啶片。服药后，从大便中排出很多黏冻状物，2个月后，诸不适症基本消失。4月30日到天津某医院做CT扫描检查，脑瘤消失。1985年追访仍健在。
【来　　源】《癌症的治疗与预防》，春秋出版社，1988：147。

【方　　名】当归白术汤
【方药组成】白术、茯苓各90g，当归、黄芩、茵陈各30g，前胡、枳实（麸炒，去瓤）、甘草（炙）、杏仁（麸炒，去皮尖）各60g，半夏（汤洗7次）75g。
【功效主治】理气利湿，活血化瘀。适用于胰腺癌，心下纵隔坚满，骨肉沉重，小便赤黄。

【用法用量】上为散。每服12g，水200ml，加生姜7片，煎至140ml，食前服。

【方　　名】当归白术汤

【方药组成】当归12g，白术24g，茯苓24g，柴胡12g，香附12g，莪术15g，益母草15g，半枝莲30g，白花蛇舌草30g。

【加　　减】疼痛较剧加玄胡、台乌、五灵脂；包块巨大加山甲珠、牡蛎、重楼、夏枯草。

【功效主治】疏肝解郁。主治卵巢癌之肝郁气滞型。

【用法用量】水煎服，每日1剂。

【来　　源】《百病良方》第二集，科学技术文献出版社重庆分社，1983：207。

【附　　注】避免过于劳累，加强饮食营养，保持心情舒畅。

【方　　名】当归补血汤

【方药组成】黄芪30g，当归6g。

【功效主治】补气生血。适用于肿瘤患者失血后、溃破后或手术后气血两虚。

【用法用量】每日1剂，水煎，分2次空腹温服。

【来　　源】《内外伤辨惑论》。

【方　　名】当归补血汤加减

【方药组成】当归15g，黄芪30g，干姜10g，党参20g，白术10g，熟地黄15g，白芍15g，桂枝10g，急性子10g，半夏10g。

【加　　减】气逆呃逆者用威灵仙、丁香、柿蒂，呕吐黏痰者加陈皮、胆南星、青礞石，出血者加仙鹤草、露蜂房、白及、三七，畏寒肢冷明显者加炮附子，呕吐清水较多者用吴茱萸、黄连。

【功效主治】益气养血，温阳开结。主治晚期食管癌，饮食不下，泛吐清水或泡沫，形体消瘦，乏力气短，面色苍白，形寒肢冷，面足浮肿，舌质淡，脉虚细无力。

【用法用量】水煎服，每日1剂。

【附　　注】饮食宜清淡，高营养易消化食物，避免进食刺激性的食品。

【方　　名】当归补血汤加味

【方药组成】黄芪、黄精、当归各15g，菟丝子、枸杞子、鸡血藤各30g，紫河车9g。

【功效主治】疲乏无力，面色㿠白。主治放疗、化疗所致的白细胞和血小板减少。

【用法用量】每日1剂，水煎服。

【方　　名】当归柴胡汤

【方药组成】当归、柴胡、黄芪各4.5g，川芎3g，秦艽、丝瓜络、地骨皮、白芍各6g，甘草2.4g，鹿角霜、白茅根、鳖甲、党参各9g，干地黄12g。

【功效主治】急性淋巴细胞性白血病。

【用法用量】水煎服，每日1剂。

【方　　名】当归柴胡汤

【方药组成】当归10g，柴胡10g，青陈皮各10g，郁金10g，杭芍10g，茯苓15g，白术10g，川楝子10g，黄芩10g，半枝莲30g，败酱草20g，白花蛇舌草30g。

【功效主治】肝郁气滞型子宫颈癌。

【用法用量】水煎服，每日1剂。

【来　　源】《中医肿瘤学》（上），科学出版社，1983：301。

【方　　名】当归陈皮汤

【方药组成】当归、陈皮、天花粉、穿山甲、皂角刺各9g，金银花、生牡蛎各30g，防风、白芷、甘草各4.5g，土贝母15g，乳香、没药各6g，黄药子15g。

【功效主治】乳腺癌。

【用法用量】水煎服，每日1剂。

【来　　源】《福建中草药处方》，福建省新华书店，1971：114。

【方　　名】当归赤芍汤

【方药组成】当归9g，赤、白芍各6g，紫丹参30g，桃仁泥12g，红花、地鳖虫各9g，广木香5g。

【加　　减】脾虚运化不健加炒党参10g，炒白术9g（或茅白术同用），炒枳壳6g，炙鸡内金

9g；包块有形加京三棱、蓬莪术各9g；疼痛加延胡索9g，炙乳没各5g；大便燥结不爽加火麻仁、全瓜蒌各12g，生大黄5～9g；便血加地榆炭12g，槐花炭9g，仙鹤草15g；脾肾阳虚加熟附片、肉桂各3g，炒党参12g，炒白术、泽泻各9g，猪茯苓各12g，车前子12g。并随症选用半枝莲、白花蛇舌草、石打穿、败酱草等清热解毒之品。

【功效主治】转移性肝癌。

【用法用量】每日1剂，水煎服。

【临床应用】共治疗8例，生存期1年以内者2例，1～2年2例，2～3年2例，3～4年1例，4年以上者1例。平均生存期为2年。

【来　　源】《江苏中医杂志》，1987，(2)：13。

【方　　名】当归赤芍汤

【方药组成】当归、赤芍各15g，柴胡、焦白术各10g，茯苓15g，郁金12g，草河车10g，夏枯草30g，白芥子、僵蚕各10g，全虫3g，旋覆花（包）10g，代赭石30g。

【功效主治】肺癌。

【用法用量】水煎服，每日1剂。

【方　　名】当归赤芍汤

【方药组成】当归10～15g，赤芍10～15g，川芎10～15g，熟地黄15～30g，三棱10～15g，莪术10～15g，干蛤蟆2个，竹茹10g，代赭石30g，蜈蚣3～5条，蝉蜕10g，急性子10～15g，桂枝15g，炮姜15g，生姜10片，大枣10枚。

【加　　减】证属寒者加肉桂15～30g，附子15～30g，炮姜加至15～30g；大便不畅加牵牛子15～30g，槟榔15～30个，皂角6g，川大黄15～20g，玄明粉10～15g（冲服）；上焦有热加山栀10～15g，牡丹皮10g，黄芩10～15g；气虚者加党参10～15g，黄芪30～60g。

【功效主治】卵巢癌。

【用法用量】水煎2次，早、晚分服。

【临床应用】于某，女，40岁，内蒙古海拉尔某分局工作。患卵巢腺癌，入天津某医院，剖腹探查术中见肿瘤已扩散粘连，无法切除，病理报告为卵巢腺癌，化疗反应较大。于1976年3月27日来诊，诊断为寒热毒结型卵巢腺癌。用上方去川芎、干蛤蟆、竹茹、代赭石、蜈蚣、蝉蜕、生姜、大枣，加桃仁、海藻、牡蛎、附子、麦冬、花粉、牵牛子、槟榔、川大黄、玄明粉（冲服）。服药6个月后，复查见肿瘤明显缩小。服药至8个月后，再经复查，卵巢肿物基本消失。继续服药4个月。追访7年未复发。

【来　　源】《癌症的治疗与预防》，春秋出版社，1988：131。

【方　　名】当归赤芍汤

【方药组成】当归10g，赤芍15g，海藻15g，牡蛎15g，桔梗10g，柴胡10～15g，瓜蒌15～3g，王不留行10～15g，漏芦10～15g，干蛤蟆10g，蒲公英15g，急性子10g，白芥子10g，香附10～15g，蜈蚣3条，僵蚕10g，穿山甲3～6g，竹茹10g，代赭石30g，陈皮10g，半夏15g，大枣5个，生姜5片。

【功效主治】乳腺癌，甲状腺良性、恶性肿瘤。

【用法用量】水煎，2次早晚服。

【来　　源】《癌症的治疗与预防》，春秋出版社，1988：103。

【方　　名】当归赤芍汤

【方药组成】当归12g，赤芍12g，瓜蒌30g，乳香10g，没药10g，甘草10g，橘核15g，荔枝核15g。效果不显时加昆布、海藻各15g。

【功效主治】疏肝理气，活血化瘀，软坚散结。主治乳腺增生病。

【用法用量】水煎服，每日1剂，1个月为1疗程。行经期暂停药。

【方　　名】当归赤芍汤

【方药组成】当归15g，赤芍12g，白芍12g，川楝子8g，郁金9g，青皮9g，陈皮9g，半夏9g，土茯苓18g，川牛膝30g，连翘18g，蒲公英15g，板蓝根15g，昆布15g，白花蛇舌草18g，海藻18g，核桃枝30g，神曲30g，半枝莲30g。

【加　　减】清热解毒，加金银花30g，败酱草15g；健脾和胃，加生薏苡仁30g，鸡内金12g；补气，加焦白术12g，党参15g，黄芪30g；滋阴补肾，加生地黄12g，山药15g，玄参12g，沙参12g；活血化瘀，加丹参21g。

【功效主治】用于骨肉瘤早期。

【用法用量】上药先用水浸泡半小时，加水煎煮2次，药液混合均匀，分2次服用，每日1剂。

【方　　名】当归赤芍汤

【方药组成】当归15g，赤芍15g，五灵脂15g，蒲黄炭15g，莪术15g，败酱草15g，延胡索15g，川芎9g，红花9g，柴胡9g，牛膝9g，三棱9g，郁金9g，香附9g，桔梗9g，甘草6g，生地黄24g，桃仁12g，大枣3枚。

【功效主治】用于肾癌晚期或已发生转移，腹痛剧烈，腹胀，腰部酸痛，尿血，大便出血，面色苍黄。

【用法用量】上药先用水浸泡半小时，加水煎煮2次，药液混合均匀，分2次服用，每日1剂。

【方　　名】当归赤芍汤

【方药组成】当归9g，赤芍6g，丹参30g，桃仁12g，红花9g，白芍6g，地鳖虫9g，木香5g。

【加　　减】脾虚，加党参10g，炒白术10g，炒枳壳6g，炙鸡内金9g；包块，加三棱9g，莪术9g；疼痛，加延胡索9g，炙乳香5g，没药5g；大便干燥，加火麻仁12g，全瓜蒌12g，生大黄9g；便血，加地榆炭12g，槐花炭9g，仙鹤草15g；脾肾阳虚，加熟附片3g，肉桂3g，炒党参12g，炒白术9g；黄疸、腹水，加茵陈24g，炒白术9g，泽泻12g，猪苓12g，茯苓12g，车前子（包）12g。

【功效主治】用于转移性肝癌。

【用法用量】上药加水煎煮2次，药液混合均匀，分2次服用，每日1剂。

【方　　名】当归川芎散

【方药组成】当归、川芎、赤芍、红花、桃仁、香附、延胡索、石膏、灵脂、莪术、川大黄、肉桂、鳖甲、桂枝、姜黄、郁金、半夏、橘红、柴胡、茜草、山楂、茵陈、川柏、木香、甘草、青皮、杏仁、百部、生漆、百合、桔梗，各等分1.8g，共55.8g，胰酶10g，蛋白酶15g，人造赭石20g。

【功效主治】肝癌。

【用法用量】共为细面，每包3g。成人每服1包，日2～3次。

【临床应用】服此方有存活2年以上的病例，个别病人肝肿物缩小。

【来　　源】内蒙古自治区医院编《中草药验方选编》，内蒙古自治区人民出版社，1972：160。

【方　　名】当归川芎汤

【方药组成】当归、川芎、鸡血藤各15～30g，赤芍15～20g，红花8～10g，三七6g（研细末分次吞服）。

【加　　减】气血两虚者加党参、黄芪、熟地黄各15～30g，白术10g，首乌10～15g，黄精、枸杞子各15g；肝肾阴虚者加枸杞子、女贞子各15g，制首乌10～15g；热毒炽盛加水牛角、生地黄各30g，牡丹皮12～15g，茜草10g，七叶一枝花6g，金银花20g，连翘15～20g，蒲公英20～30g，板蓝根15g。

【功效主治】白血病化疗配服活血化瘀基本方。

【用法用量】每日1剂，水煎服。缓解后亦坚持服用。

【方　　名】当归川芎汤

【方药组成】当归、川芎、赤芍、生地黄各10g，玄参、山慈菇、黄药子、海藻、昆布、夏枯草各15g，牡蛎、重楼各30g。

【功效主治】滋阴降火，软坚消结。适用于肝肾阴虚，虚火灼津，痰火凝结之网状细胞肉瘤、何杰金氏病、淋巴细胞性淋巴肉瘤。

【用法用量】每日1剂，水煎，分2次温服。

【临床应用】用本方治疗恶性淋巴瘤10例，凡肿块在5cm以下第1个月单服中药后肿块能缩小一半以上，继服中药1～2个月直至肿块完全消失或基本消失者，预后较好。反之，第1个月单服中药肿块变化不大而加用化疗者，尽管肿块可能消失，但预后不佳。张某，女，59岁，工人。1978年右颈部肿块穿刺，细胞学检查诊为何杰金氏病。其肿块为4cm×3.5cm×1.5cm，质中等，活动，脉细弦，苔薄黄。服上方6剂时肿块变小，第3个月时肿块消失。以后随访肿块无复发。

【来　　源】《北京中医》，1985，5。

【附　　注】本方为四物汤加味。方中四物汤养肝补肾；玄参滋阴降火；牡蛎育阴潜阳，化痰软坚；山慈菇、黄药子、昆布、海藻消痰化结；重楼、夏枯草泻肝火。合而用之扶正化瘀。

【方　　名】当归川芎汤

【方药组成】当归、川芎、赤芍、桃仁、红花、三棱、莪术、猪苓、土鳖虫、白术各10g，生地黄、泽泻、石菖蒲各15g，茯苓20g，蜈蚣2条。

【功效主治】活血化瘀，利水散结。适用于小脑角肿瘤。正虚邪实，气滞血瘀，症见头痛，眩晕，走路不稳，恶心呕吐等。

【用法用量】每日1剂，水煎服。

【临床应用】叶某，男，86岁。患者头痛，眩晕，走路不稳，伴有恶心呕吐等，入院检查诊为后颅凹左侧桥小脑角肿瘤。经服上方后，诸症缓解，经查肿瘤比原来缩小2/3。后出院门诊治疗，随访1年，病情无恶化。

【来　　源】《广西中医药》，1988，3。

【方　　名】当归川芎汤

【方药组成】当归12g，川芎12g，赤芍12g，生地黄15g，桃仁12g，红花12g，莪术15g，山甲珠15g，土鳖虫12g。

【加　　减】头痛剧烈加蔓荆子、藁本、柴胡、白芷、葛根；耳鸣，眩晕、复视，加用杞菊地黄丸；耳聋加柴胡、黄芩、石菖蒲、远志；癫痫样发作加天麻、石决明、生龙骨、生牡蛎、车前草、半边莲、白花蛇舌草、大黄。

【功效主治】气血瘀滞型脑瘤。

【用法用量】水煎服，每日1剂。

【来　　源】《百病良方》第二集，科学技术文献出版社重庆分社，1983：213。

【方　　名】当归川芎汤

【方药组成】当归12g，川芎9g，赤芍9g，丹参12g，三七末6g（冲服），鳖甲12g（先煎），夏枯草30g，茯神12g，乳香9g，柴胡9g。酒少许为引。

【功效主治】活血化瘀。右上颌窦黏液囊肿。

【用法用量】煎服，每日服3次。

【临床应用】周某，男，34岁，1976年10月4日初诊。患者于1972年3月某日突然为患，初起只觉头右侧太阳穴闷胀，隐隐疼痛，渐至眉棱骨痛，随之右瞳充血，泪水盈眶，一时间头部呈深在钝痛，曾几次去医院治疗不愈，经X线摄片，诊断为右上硕窦黏液囊肿，准备进行手术治疗，患者顾虑，拒绝手术，以后逐年偏头痛呈阵发性加剧，早期为发作性，以后为持续性，频频发作，发作时需注射阿尼利定或穴位封闭疗法。至1976年9月痛势更剧，一日发作2～3次，用药治疗收效不显，患者痛苦难忍，要求中医治疗，检查患侧不红不肿，右眼眶微紫，目有红丝红缕，舌质黯紫，脉沉涩。以后在此方基础上略有加减变化，或加红花，或以穿山甲代鳖甲，或用昆布代夏枯草，前后共服26剂，症状消失。摄片：右上颌窦黏液囊肿明显吸收，随访一年未见复发。

【来　　源】见《新中医》1978年第3期。

【附　　注】本病属中医偏头痛的范畴。其痛暴作，痛势甚剧，痛解如常人，多属肝经风火所致。疾患经久不愈，久病入络，久痛则瘀，不通更痛，故选用血府逐瘀汤化裁。方中当归、赤芍、丹参、三七、红花活血化瘀；鳖甲、穿山甲、昆布、夏枯草软坚散结；川芎、茯神、乳香行气止痛；柴胡、酒为引。全方功用散瘀血，化块物，故不用手术，使四年宿疾痊愈。

【方　　名】当归川芎汤

【方药组成】当归15g，川芎10g，丹参15g，醋香附12g，木香10g，郁金10g，鸡内金10g，薏苡仁15g，草河车10g，小红参10g，血余炭30g（冲服）。

【功效主治】肝癌。

【用法用量】水煎服，每日1剂，可配合定神丸。

【临床应用】王某，男，57岁，1981年3月诊断肝癌，甲胎蛋白定性（+），肝扫描示：肝形态不规则，肝右叶外侧可见放射性分布稀疏。取癌瘤标本，诊断为肝癌晚期，服用上方180剂，存活3年。

【来　　源】《北京中医学院学报》，1986，（5）：34。

【方　　名】当归川芎汤

【方药组成】当归15g，川芎10g，三棱10g，莪术15g，玄胡10g，川楝子12g，川厚朴10g，乌药10g，鸡血藤30g，龙葵30g，生牡蛎30g，土茯苓30g，干蟾10g，生黄芪30g。

【加　　减】腹胀甚加木香、槟榔、大腹皮、枳实，腹块坚硬者加土鳖虫、穿山甲、水蛭、桃仁、虻虫。

【功效主治】气血瘀滞型卵巢癌。

【用法用量】水煎服，每日1剂。

【来　　源】《中医肿瘤学》（上），科学出版社，1983：296。

【方　　名】当归川芎汤

【方药组成】当归30g，川芎9g，白芍12g，熟地黄60g，藏红花1.5g，延胡索9g，阿胶12g，陈皮9g，木香3g。

【功效主治】养血化瘀，理气止痛。髓外（咽部）浆细胞瘤。

【用法用量】水煎服，每日1剂。

【临床应用】郑某，男，62岁。1973年11月19日就诊。患者于8月上旬感咽部不适，经某医院注射青霉素及加服中药治疗三周无效。以后到某医学院附属医院就诊，经X线检查：颈部侧位片示1～2颈椎前隆起，有感光度低之改变；4～6颈椎前后缘示骨质增生，呈刺状突出。5～6颈椎及6～7颈椎椎间隙变窄。鼻咽部侧位片示咽部软组织明显增厚，向前呈弧形突出。10月16日收入住院。先后取咽部肿物组织做病理切片三次，均见有幼稚的浆细胞和网织细胞。骨髓涂片检查未发现特殊细胞及瘤细胞，骨髓象大致正常。诊断为咽部浆细胞瘤。由于患者体弱，不宜手术，遂请中医诊治。自诉咽部持续疼痛，且向枕部放射，难以入睡，咽干燥，进食有滞留感，说话带鼻音，颈部活动受阻，颈后平下颌处有绳牵掣拉样持续痛，咳嗽时两锁骨上凹疼痛。头昏乏力，视物模糊，五心烦热。检查：精神萎靡，体温36℃，血压18.9/12.0 kPa（142/90mmHg），头对称，无肿块，颈部对称，略向前弯，活动受限，头左右转动各为50°，转动时疼痛加重。第4～7颈椎压痛明显，气管居中，甲状腺不大，颈左侧淋巴结肿大（0.8cm×1.2cm），质硬，可移动，无压痛。颌下、锁骨上及腋窝淋巴结未触及。口咽部后壁隆起一菌伞状（后状）肿物（4.2cm×4.2cm），肿物表面黏膜呈灰白色，光滑，触之坚韧，不易推动，触之易出血，咽腭弓向前推。鼻腔呼吸通畅，鼻中隔向左偏移。耳未见异常。脉芤兼涩，舌红，苔薄白。实验室检查：血、尿常规无异常，尿本一周蛋白检查阴性。诊断为髓外（咽部）浆细胞瘤，颈椎椎间盘病变。3剂后，咽后壁肿块缩小为3.2cm×3.2cm，咽部疼痛改变为间歇性，已不向枕部放射。头左右转动范围加大达65°，疼痛减轻。头昏乏力、五心烦热等症状均有好转，继服4剂，咽后壁肿物退缩为2.1cm×2.1cm，咽部疼痛、干燥感及进食时滞留感等均消失，咳嗽时两锁骨上凹亦不觉疼痛。头已可转动自如，五心烦热等感觉消失。

上方加鸡血藤30g，服9剂，咽后壁肿块缩小为0.5cm×0.5cm，切诊脉弦。上方加穿山甲9g，间日服1剂，治疗31天，服药24剂，未予其他辅助治疗，咽部隆起之肿块消失，于1973年12月21日赴原某医学院附属医院复查：颈侧位片示咽喉软组织影正常。随访3个月，疗效巩固。

【来　　源】《新医药学杂志》1974年第11期。

【附　　注】患者3次取咽肿物切片检查，均见幼稚的浆细胞和网织细胞，而骨髓象大致正常，尿本周蛋白检查阴性，可知浆细胞瘤尚局限在咽部软组织中，未见扩散及骨。本例中医辨证认为血虚夹瘀，以通补兼施的四物汤加味治疗，使正气恢复，气血通，从而收到肿块消散的疗效。

【方　　名】当归川芎汤
【方药组成】当归9g，川芎4.5g，三棱12g，莪术12g，象贝12g，夏枯草12g，鸡内金12g，玄参12g，牛膝9g。
【加　　减】经期提前且量多色紫者，加生地黄炭12g，牡丹皮炭9g，白茅根30g，减三棱、莪术；经期延后且量多色淡者，加阿胶9g，艾叶炭1.5g，熟地炭12g；经量过多色紫成块，伴有腹痛者，加益母草9g，蒲黄炭9g（包），延胡索9g，藕节炭30g；白带过多，加山药12g，牡蛎30g，减夏枯草、牛膝；头晕腰酸，加补骨脂12g，淫羊藿12g，枸杞子12g。
【功效主治】化瘀散结，清热解毒。适用于子宫肌瘤。
【用法用量】每日1剂，水煎，分2次服。
【临床应用】上海市静安区万航路地段医院用于治疗子宫肌瘤20例，经3个月以上治疗后，均获较好疗效。

【方　　名】当归川芎粥
【方药组成】当归15g，川芎15g，粳米100g。
【功效主治】活血化瘀，行气抗癌，散结消肿。主治气滞血瘀型乳腺癌。
【用法用量】将当归、川芎洗净，切片，装入纱布袋中，扎紧袋口，与淘洗的粳米同入锅中，加水适量，用小火煮成稠粥，粥成时取出药袋即成。早、晚分食。

【方　　名】当归丹参合方
【方药组成】①当归10g，丹参10g，蒲公英15g，金银花15g，浙贝母10g，夏枯草10g，乳香10g，没药10g，皂角刺10g，玄参12g，天花粉12g，白芷6g，山甲珠5g。②胜红膏：樟脑100g，松香20g，白蜡30g，黄蜡30g，蜂蜜12g，银珠20g，黄连粉15g。
【功效主治】耳垂鳞状细胞癌。
【用法用量】方①水煎服，每日1剂。方②前五味药隔水溶化，加入后二味药粉搅匀，待冷缩后外敷。每日2次。
【临床应用】患者1982年4月左耳垂部长出米粒大小红点，逐渐长大变黑，边缘陡隘，表面呈菜花样分裂。早期触之流黑色血液，最后流出污浊液体，并有腐败性恶臭。1985年7月经临床病理诊断为耳垂Ⅱ级鳞状细胞癌。曾用化疗及其他西药治疗几次无效而求治于中医。共内服50剂中药，外敷药60天，皮肤完全恢复正常，停药告愈。随访一年半未复发。
【来　　源】《内蒙古中医药》，1989，（1）：38。

【方　　名】当归丹参汤
【方药组成】当归、丹参、红花各9g，半枝莲、石燕、白花蛇舌草各30g，漏芦、薏苡仁各15g，八月札、白芍、陈皮各6g，生瓦楞子30g，红藤15g。
【功效主治】清热解毒、健脾化湿、疏通气血。主治肝癌。
【用法用量】水煎2次，早晚服，每日1剂。

【方　　名】当归丹参汤
【方药组成】当归10g，丹参10g，红花10g，半枝莲30g，石燕30g，漏芦15g，薏苡仁15g，八月札6g，白芍6g，陈皮6g，生瓦楞子30g。
【加　　减】黄疸加茵陈15～30g，山栀10～15g；便秘加生大黄3～10g；肝区疼痛加川楝子10g，延胡索10g；腹胀加枳实10g，厚朴10g，木香5～10g，砂壳3g；阴虚加沙参10～30g，厚朴10g，木香5～10g，砂壳3g；阴虚加沙参10～30g，天花粉10～30g，白茅根30g，芦根30g；腹水加车前子30g，牵牛子15g。
【功效主治】肝癌。
【用法用量】水煎服，每日1剂。
【来　　源】《肿瘤的防治》：161。

【方　　名】当归丹参汤
【方药组成】当归20g，丹参20g，赤芍20g，川芎10g，沙参20g，麦冬15g，板蓝根50g，山豆根30g，山慈菇50g。

【加　　减】血热妄行者合并犀角地黄汤，气滞血瘀者用丹参静脉滴注加理气药。
【功效主治】急性白血病。
【用法用量】水煎服，每日1剂。可同时配合化疗。
【来　　源】《中西医结合杂志》，1989，8（10）：637。

【方　　名】当归地榆汤
【方药组成】当归9g，地榆12g，槐花6g，生黄芪12g，茯苓12g，紫草根12g，壁虎2条，三七粉2g。
【功效主治】结肠癌、直肠癌。
【用法用量】水煎服，每日1剂。三七粉分2次吞服。
【来　　源】《肿瘤的辨证施治》，上海科学技术出版社，1980：82。

【方　　名】当归炖鱼片
【方药组成】当归50g，鱼肉400g，嫩豆腐150g，平菇50g。
【功效主治】补气养血，健脾和胃。主治气血两虚型宫颈癌等多种癌症术后以及放疗、化疗后白细胞减少者。
【用法用量】先将当归洗净，晒干或烘干，切成片，放入纱布袋中，扎紧袋口，备用。再将鱼肉洗净，用刀剖成鱼片，放入碗中，加湿淀粉、精盐、料酒抓揉上浆，待用。将嫩豆腐漂洗一下，入沸水锅中焯烫片刻，捞出，用冷水过凉，切成1.5cm见方的小块，待用。将平菇择洗干净，撕成条状，待用。烧锅置火上，加植物油烧至六成熟，放入葱花、姜末煸炒出香，即加入上浆的鱼片，熘炸片刻，加料酒及清汤（或鸡汤）适量，并加入清水和当归药袋，大火煮沸，放入豆腐块，改用小火煨煮40分钟，待鱼片熟烂、豆腐浮在汤面时，取出药袋，滤尽药汁，放入平菇条，继续用小火煨煮10分钟，加精盐、味精、五香粉，拌和均匀，淋入香油即成。佐餐当菜，随意食用，吃鱼片和豆腐块，饮汤汁，嚼食平菇。

【方　　名】当归莪术汤
【方药组成】当归12g，莪术15g，甲珠15g，鳖甲24g，昆布30g，海藻30g，瓜蒌24g，丹参30g，漏芦12g，王不留行12g，皂角刺12g。
【加　　减】气郁不舒加柴胡、香附，疼痛加乳香、没药。
【功效主治】气血瘀结型乳腺癌。
【用法用量】水煎服，每日1剂。
【来　　源】《百病良方》第二集，科学技术文献出版社重庆分社，1983：201。

【方　　名】当归茯苓汤
【方药组成】当归12g，茯苓12g，泽兰12g，炮穿山甲9g，露蜂房15g，紫草15g，半枝莲15g，延胡索9g，牡丹皮10g，天花粉15g，赤芍12g。
【加　　减】发热，少腹痛甚，加五灵脂10g，蒲公英30g，金银花30g，鱼腥草15g；出血较多、乏力，加三七粉（冲服）3g，黄芪12g。
【功效主治】用于侵蚀性葡萄胎，刮宫术后或胎块已下，小腹仍痛，出血不止，尿妊娠试验持续阳性，舌质红，苔白，脉滑。
【用法用量】上药加水煎煮2次，将两煎药液混合均匀，分2次服，每日1剂。

【方　　名】当归红花汤
【方药组成】当归，红花，桃仁，三七，花蕊石，生大黄，牡丹皮，紫草，生地黄，广明参，海浮石，瓜蒌，薏苡仁，珍珠母，代赭石，土茯苓，半枝莲。
【功效主治】恶性葡萄胎与绒毛膜癌。
【用法用量】每日1剂，浓煎成100ml，分3服。

【方　　名】当归黄芪汤
【方药组成】当归、黄芪、党参各15g，八月札10g，白术、茯苓、柴胡、穿山甲、桃仁、丹参、苏木各9g，重楼、牡蛎各30g，鼠妇12g。
【功效主治】健脾理气，破血抗癌。主治原发性肝癌。
【用法用量】水煎，每日1剂，早晚分服。

【方　　名】当归黄芪汤
【方药组成】当归 12g，黄芪 30g，白芍 15g，生地黄 12g，青皮 12g，芦荟 9g，昆布 30g，海藻 30g，天南星 9g，夏枯草 30g，龙胆草 9g，山甲珠 15g，白花蛇舌草 30g。
【功效主治】肝郁气结型甲状腺癌。
【用法用量】水煎服，每日 1 剂。
【来　　源】《百病良方》第二集，科学技术文献出版社重庆分社，1983：174。

【方　　名】当归黄药汤
【方药组成】当归 12g，黄药子 15g，瓦松 9g，土贝母 12g，七叶一枝花 15g，土茯苓 30g，白花蛇舌草 30g，苦参片 12g，槐花 9g，地榆 12g，壁虎 2 条。
【功效主治】直肠癌、结肠癌。
【用法用量】水煎服，每日 1 剂。
【来　　源】《肿瘤的辨证施治》，上海科学技术出版社，1980：82。

【方　　名】当归鸡血藤汤
【方药组成】当归、鸡血藤各 12g，白芍、白术、茯苓、柴胡、王不留行、香附、丹参各 10g。
【加　　减】心烦易怒加牡丹皮、山栀子各 10g；乳房胀痛甚加橘核、川楝子、延胡索各 10g；肿块坚硬者加三棱、莪术、桃仁、红花各 10g；伴有纤维瘤加夏枯草 15g；阴虚者加生地黄 15g，枸杞 12g，菟丝子 10g；冲任不固加淫羊藿、仙茅各 10g，可随症加玄参 15g，麦冬、路路通各 10g。
【功效主治】乳腺增生。
【用法用量】水煎服，每月经前 10 天开始服药 5 ～ 7 剂，3 个月为 1 疗程。
【来　　源】《岭南百病验秘方精选》。

【方　　名】当归利肝汤合方
【方药组成】①当归 15g，赤芍 9g，黑栀子 15g，广木香 3g，郁金 9g，姜黄 3g，土茯苓 9g，金银花 30g，龙葵 15g，十大功劳 15g，甘草 9g。②龙胆草 15g，马鞭草 15g，茵陈 15g，当归 9g，黑栀子 15g，牡丹皮 15g，广木香 6g，郁金 3g，姜黄 9g，土茯苓 9g，柴胡 3g，地卷柏 9g，龙葵 15g，金灯 9g，甘草 9g。③当归 15g，赤芍 9g，黑栀 15g，茯苓 12g，车前子 9g，猪苓 9g，川大黄（后下）3g，白芥子 3g，玉米须 9g，蝼蛄 9g，半枝莲 30g，甘草 9g。
【功效主治】原发性肝癌。
【用法用量】水煎服，每日 1 剂。方①适用于普通型（肿块型）；方②适用于黄疸型；方③适用于腹水型肝癌。
【临床应用】天津市人民医院肿瘤组以本方为主，配合化疗、手术及肝动脉插管等综合疗法，治疗原发性肝癌 41 例，均获良好效果，病情有不同程度的客观改善。
【来　　源】《抗癌中草药制剂》，人民卫生出版社，1981：222。

【方　　名】当归连翘散
【方药组成】当归，连翘，前胡，甘草，枳壳，桔梗，黄芩，玄参，生地黄，鼠粘子，天花粉，白芍药。
【功效主治】清热解毒，利咽消肿。适用于喉肿瘤。
【用法用量】水 2 盅，加灯心煎服。
【来　　源】《疮疡经验全书》。

【方　　名】当归六黄汤
【方药组成】当归，熟地黄，生地黄、黄芪（炒），黄连（炒黑），黄芩（炒黑），黄柏（炒黑）各 6g。
【功效主治】益气养血，清热泻火。适用于茧唇。
【用法用量】每日 1 剂，水煎，分 2 次温服。
【来　　源】《口齿类要》。

【方　　名】当归龙荟丸
【方药组成】当归、龙胆草、栀子、黄连、黄柏、黄芩各 60g，大黄 30g，芦荟 30g，木香 9g，麝香 3g。
【功效主治】治肝胆实火而致的眩晕、胁痛、惊悸、抽搐、谵语发狂、便秘溲赤；用于慢性粒细胞型白血病。

【用法用量】为末，糊丸或蜜丸。每服6g，每日2次。

【来　　源】《丹溪心法》卷四。

【附　　注】本方早见于《宣明论方》龙脑丸，方中青黛是泻火解毒良药，治慢性粒细胞型白血病常用。慢性淋巴细胞白血病好发于老年，对于虚症，无实热症下，用十全大补汤、金匮肾气丸加减治疗，往往可获较长期临床缓解。

【方　　名】当归龙荟丸

【方药组成】当归、龙胆草、栀子、黄芩、黄连、黄柏、大黄、芦荟、青黛各17g，木香7g，麝香2g。

【功效主治】慢性白血病。主治慢性粒细胞及淋巴细胞性白血病。

【用法用量】共研细末，为丸，每丸重6g，每次1丸，每日2次。近3方类似，可参。

【方　　名】当归龙荟丸

【方药组成】龙胆草、黄芩、栀子、当归、黄连、黄柏各30g，大黄、芦荟、青黛等15g，木香8g，麝香（另研）1.5g。

【功效主治】泻肝胆实火，清三焦毒热。适用于白血病患者具有邪深热盛、肝胆实火而见头晕目眩、谵语发狂、便秘溲赤症候者。

【用法用量】上为末，神曲糊丸，如梧桐子大。每服20～30丸，姜汤、白汤任意送下。

【来　　源】《宣明论》。

【附　　注】临床报告对慢性粒细胞性白血病有效，其中主要有效药物是青黛，主要有效成分是青黛中的靛玉红。

【方　　名】当归芦荟汤

【方药组成】当归、芦荟、龙胆草各9g，黄连、黄芩、黄柏、栀子、大黄、青黛（包）各6g，木香3g，麝香0.15g，白花蛇舌草30g，半枝莲15g，生牡蛎、生鳖甲各24g。

【加　　减】肝脾肿大不消者加三棱、莪术各6g。

【功效主治】五脏交病、实火在肝之白血病；胸闷无力，胸痛或胸骨痛，口苦，耳鸣，烦热，失眠，腹有癖块，坚大不消，舌质多红，甚者紫暗斑点，脉弦数有力。

【用法用量】水煎服，每日1剂。

【来　　源】甘肃名医裴慎主任医师治白血病经验方，由其后人兰州裴正学献。

【方　　名】当归芦荟丸

【方药组成】当归、黄柏、龙胆草、山栀、黄芩各30g，青黛、芦荟、大黄各15g，木香10g。

【功效主治】白血病。

【用法用量】共研细末，炼蜜为丸，每丸重10g，每天服3～4丸，如能耐受，可逐渐增加到每天6～9丸。

【附　　注】副作用有腹泻、腹痛，腹泻次数与药量有关。

【来　　源】《肿瘤的防治》：262。

【方　　名】当归芦荟丸

【方药组成】当归120g，芦荟30g，龙胆草60g，木香30g，大黄30g，青黛60g，黄柏120g，黄芩120g，栀子120g。

【功效主治】慢性白血病。

【用法用量】上9味，共研细末炼蜜为丸，每丸6g。日服3次，每次2～3丸，连服1个月为1疗程。

【临床应用】据报告有效率可达80%，并无骨髓抑制作用。有腹泻反应者，可同时服红枣，每日2次，每次5～6个。

【来　　源】《实用内科学》。中国医学科学院分院方。

【附　　注】据上海第一医院《实用内科学》（人民卫生出版社1978年8月出版）记述：“各地已发现对白血病细胞有抑制作用的中草药不下数十种，目前临床实践试用较多的有狗舌草、蟾酥、白英、龙葵、天门冬、半枝莲、蛇六谷、白花蛇舌草等。此外，还有应用野百合碱、粗榧碱、喜树根皮的临床使用报告。”这些药物的临床应用价值、剂量和方法等，还有待进一步实践肯定，宜在医务人民指导下谨慎选用。

【方　　名】当归芦荟丸
【方药组成】当归 30g，芦荟 15g，黄柏 30g，龙胆草 30g，栀子 30g，黄芩 30g，青黛 15g，大黄 15g，木香 9g。
【功效主治】清热泻火，凉血解毒。适用于慢性粒细胞性白血病。
【用法用量】以上各药共研细末，炼蜜为丸，每丸重约 5g。口服，每日 3～4 丸，如体质能耐受，可逐渐增加到每日 6～9 丸。
【临床应用】中国医学科学院血研所用于治疗慢性粒细胞性白血病 28 例，缓解 16 例、进步 6 例、无效 6 例，总有效率为 78.6%。在缓解 16 例中缓解期最短 1 个月，最长 1 年以上，平均为 4.9 个月。病程愈短疗效愈好。该院附属医院研究还证明，本方中的主要成分为青黛。
【来　　源】中国医学科学院血液病研究所方。
【附　　注】服药后可发生腹泻，腹痛现象，一般每天泻 2～4 次，多时可达 6～7 次。腹泻次数与服药剂量有关。与上几方类同，可参。

【方　　名】当归芦荟丸
【方药组成】当归芦荟丸。
【功效主治】恶性淋巴瘤。
【用法用量】每日 3 次，每次 2g，3 个月为 1 疗程。

【方　　名】当归鹿霜浙贝汤
【方药组成】鹿角霜 150g，当归 150g，浙贝母 15g，香附 15g，陈皮 15g，莪术 15g。
【功效主治】甲状腺瘤。
【用法用量】每日 1 剂，水煎，早晚分服。
【临床应用】上方治疗 9 例，均获痊愈。
【来　　源】《佳木斯科技》。

【方　　名】当归牛肉饭
【方药组成】当归 15g，牛肉 300g，洋葱 3 头，土豆 3 个，胡萝卜 1 根，青豆、咖喱粉各 4g，面粉 100g，奶油 25g，米饭 600g，精盐 3g，味精 2g。
【功效主治】补血益气，健脾养胃。主治膀胱癌手术后身体虚弱、气血不足，免疫功能低下。
【用法用量】将当归加水煎汁，弃渣留汁。牛肉、洋葱、土豆、胡萝卜切片。锅中加奶油融化后，炒面粉至淡黄色，加咖喱粉炒至溢香，加水拌匀。投入土豆、胡萝卜焖煮。另锅中融化奶油，炒熟牛肉，再烧洋葱。将各物和药汁拌匀倒入饭中，撒上青豆即成。当主食，随量食用。

【方　　名】当归清营汤
【方药组成】当归、生地黄、山栀、赤苓、白芍、柴胡、川芎、甘草、贝母、牡丹皮、花粉、连翘。
【功效主治】疏肝利胆，清热解毒。适用于肝胆燥热，筋挛结核，乳痈乳癌。
【用法用量】水煎服，每日 1 剂。

【方　　名】当归三棱汤
【方药组成】当归 12g，三棱 9g，莪术 9g，川芎 9g，桃仁 9g，红花 9g，炮穿山甲 9g，白术 9g，党参 15g。
【功效主治】肠覃癥积（卵巢囊肿）。破血祛瘀、益气健脾。
【用法用量】水煎服，每日 1 剂。
【临床应用】梅某，女 40 岁。1977 年 3 月 7 日初诊。腹部有一肿块已有 5 年，现渐增大，曾于 1977 年 2 月去某医院检查：腹部隆起，可触及平脐小之包块。妇科检查：后穹窿饱满，球形包块不易推动。后住院进行手术，剖腹后见右侧卵巢有如篮球大小之囊性包块，占满下腹腔，前壁光滑，后壁与后腹膜及腹主动脉粘连，因剥离困难，未行摘除即关闭腹腔，诊断为“卵巢囊肿”。尔后请中医会诊，舌质淡红，苔薄白，脉缓细。服上方 15 剂后，包块逐渐缩小，但手术伤口未愈合，流清水，神疲乏力，倦怠头昏，纳差，故上方加黄芪 30g。又服半个月，腹部包块缩小至拳头大，伤口仍愈合不好，肢体困倦，故养血活血同治。处方为：当归 9g，川芎 9g，牡丹皮 9g，赤芍9g，桃仁9g，红花9g，白术9g，白芷9g，红藤30g，薏苡仁30g，冬瓜仁30g。10剂。4月27日行妇科检查：包块消失。仍感头晕，食欲不振，伤口仍未完全愈合，给予益气补血、理气健胃消导之剂，方用八珍汤加减5剂以理善后，一年半后复查：包块未见复发，身体完全恢复健康。

【来　　源】见《新中医》1982年第7期。

【附　　注】肠覃癥积相当于现代医学所指的卵巢囊肿，该病一般多采用手术治疗，今患者卵巢囊肿较大，手术中因粘连不易剥离，故用中药治疗。采用破癥消结之三棱、莪术、桃仁、红花、炮穿山甲、川芎攻伐力强；党参、白术、当归益气补血，因刚动过手术，正气亏损不耐攻伐，故加黄芪30g益气，以后因癥瘕大减，手术伤口迟迟不愈合故加红藤、白芷、薏苡仁、冬瓜仁清热解毒，利水渗湿，可促进伤口愈合，包块消失之后，用八珍汤益气补血以理善后。

【方　　名】当归散

【方药组成】当归三分（锉，微炒），木香半两，京三棱一两，槟榔三分，桂心半两，陈橘皮半两（汤浸，去白瓤，焙），吴茱萸一分（汤浸七遍，焙干，微炒），郁李仁一两（汤浸，去皮，微炒），桃仁一两（汤浸，去皮尖双仁，麸炒微黄）。

【加　　减】寒凝小腹、行经腹痛或月经不调者，加艾叶、阿胶、桂枝；腰膝酸软无力、头晕者，加续断、杜仲、桑寄生、熟地黄；若四肢不温、大便稀薄者，加附子、干姜、黄芪；若癖块硬而不消者，加莪术、土鳖虫、穿山甲。

【功效主治】温经活血，散寒理气。妇人痃癖，气功心腹疼痛，不能进食，月经不调，行经腹痛，四肢不温，舌质青紫或胖大有齿痕，脉弦紧。

【用法用量】上为粗散，每服三钱，以水一中盏，煎至六分，去滓稍热服，不拘时候。现代用法，水煎服，每日1剂。

【来　　源】《太平圣惠方》。

【附　　注】本方治症是由寒凝胞宫，瘀血阻滞，冲任不通所致。故治当“寒者热之”“结者散之”。方中用当归为主药，善入冲任二经，活血养血，通经止痛；辅以三棱、桃仁破血祛瘀，以助主药调冲任之瘀滞；吴茱萸、肉桂温补命门，益阳消阴，散寒下气止痛；木香、陈皮、槟榔理气以活血，行郁滞；郁李仁润燥，以防辛温太过而伤阴津。以上共为臣使药。诸药合奏散寒温经、止痛消癖之效。

【注意事项】虚人禁用，实者亦需以四君、四物汤药兼服乃可。

【方　　名】当归散

【方药组成】香附、当归、赤芍、熟地黄、延胡索、白术、枳壳、黄芩、青皮各一两五钱，三棱、川芎、砂仁、干漆各一两，红花、生甘草各五钱。

【加　　减】积块坚硬者加鳖甲、海浮石、牡蛎。

【功效主治】补气养血，祛瘀行气。气血虚弱血瘀之腹中积块作痛，头晕目眩，面色萎黄，纳呆，经闭。现临床可用于妇科肿瘤的治疗。

【用法用量】上药为末，每次服三钱，一日2次，空腹用酒送下。

【来　　源】《女科万金方》。

【附　　注】本方所治为妇人禀气虚弱，脾虚不能腐熟水谷，致气血两亏，气虚鼓动无力，复因情志内伤，肝气郁结，血行不畅，气滞血瘀，聚而成积，是虚中挟实的病症。治宜补气行气，养血祛瘀。方中熟地黄、当归、白术补气养血以助后天；香附、延胡索、枳壳、青皮、砂仁疏肝行气，导滞达郁而行气滞；赤芍、三棱、川芎、红花、干漆破血消积以逐血；上药多为温燥之品故加黄芩以清之；甘草调和诸药。合用则攻补兼施，补而不留邪，祛邪不伤正，气血得补，滞散瘀消。

【注意事项】正盛邪实不宜选用本方；孕妇忌用。

【方　　名】当归山茱萸丸

【方药组成】当归30g，山茱萸30g，川牛膝30g，醋炒香附30g，土茯苓30g，金银花30g，金银花叶30g，赤豆卷（用赤小豆发出芽0.3cm长，即晒干）90g，肉苁蓉（晒洗，去盐）90g。

【功效主治】用于卵巢癌中晚期，腹胀疼痛，有包块，身热口干。
【用法用量】上药共研为细末，炼蜜为丸，每丸重9g，每夜服1丸，嚼细，白开水送下，或水煎服，每日1剂。

【方　　名】当归芍药汤
【方药组成】当归、川芎、赤芍、黄连、升麻、田七参、金银花、玄参各10g，熟地黄、夏枯草各12g，红花、生甘草各3g，金橘7片。
【功效主治】活血养血，解毒散结。喉瘤（鼻咽腔纤维瘤、扁桃体良性肿瘤），咽部无痛性肿块，外表有血丝，质硬。舌质红暗，脉弦细滑。
【用法用量】水煎服，每日1剂。
【来　　源】杨柱量医师方。
【附　　注】忌烟、酒、辛辣刺激之品。

【方　　名】当归生地汤
【方药组成】当归、生地黄、白芍各10g，川芎、党参各6g，茯苓、白术各10g，炙甘草、丝瓜络各10g。
【功效主治】益气补正，养血活络。适用于皮肤癌、肝癌、血管癌。
【用法用量】水煎服，每日1剂，外用阿魏化痞膏贴于患处。

【方　　名】当归生地汤
【方药组成】当归6g，生地黄、川芎、桃仁、大黄、红花各3g。
【功效主治】本方适用于各种癌症内有瘀血，大小便不通者。
【用法用量】开水、酒各半煎服，每日1剂。

【方　　名】当归生地汤
【方药组成】当归20g，生地黄20g，丹参30g，川芎20g，桃仁10g，红花10g，枳壳10g，赤芍20g，牛膝15g，地龙10g，穿山甲10g，钩藤15g，生石决明30g，水蛭3g，莪术10g。
【功效主治】养血活血，化瘀止痛；适用于脑肿瘤。
【用法用量】每日1剂，水煎服。

【方　　名】当归生地汤
【方药组成】当归15g，生地黄24g，生白芍12g，茯苓12g，陈皮9g，枳壳6g，生山药15g，生薏苡仁24g，龟板18g，桔梗9g，辽沙参12g，地骨皮24g，石斛12g，鳖甲15g，青皮6g，炙甘草6g，藕节12g。
【加　　减】肝脾肿大不消，加姜黄4.5g，桃仁6g，牡蛎24g，三棱3g，莪术3g；淋巴结肿大，加醋三棱4.5g，醋莪术4.5g，玄参24g，川贝母12g，牡蛎24g，海藻24g，昆布24g，青皮9g，川楝子12g；发热不退，加犀角6g，连翘24g，牡丹皮15g，青蒿12g；皮肤出血，加棕榈炭24g，丝瓜络炭12g；头昏，加菊花15g，生石决明24g，蔓荆子12g，龙胆草9g，黄芩9g，羚羊角4.5g；鼻衄，加柏叶炭15g，葛根24g，桑白皮12g；齿龈出血，加大黄炭6g；阴虚发热，贫血，加知母9g，黄柏12g，熟地黄15g，怀山药15g，山茱萸9g；阴虚发热不退，加秦艽9g，鳖甲15g，知母9g。
【功效主治】用于慢性白血病，肝脾肿大，身体虚弱，脉缓弱者。
【用法用量】上药先用水浸泡半小时，加水煎煮2次，药液混合均匀，分2次服用，每日1剂。

【方　　名】当归生地汤
【方药组成】当归10g，生地黄15g，川芎15g，红花10g，沙参15g，麦冬15g，泽泻5g，玉竹15g，石斛15g，知母12g，白芷10g，姜皮10g，僵蚕5g，全蝎3g，白花蛇舌草30g，甘草5g。
【加　　减】视物模糊，加枸杞子15g，菊花15g；恶心呕吐，加旋覆花（包）10g，姜半夏10g，陈皮10g；失眠，加酸枣仁15g，远志6g，五味子10g。
【功效主治】用于脑膜瘤放疗后。
【用法用量】上药先用水浸泡半小时，加水煎煮2次，药液混合均匀，分2次服用，每日1剂。

【方　　名】当归生芪汤
【方药组成】当归、生黄芪、党参、白芍、麦冬、五味子、鹿角片、桑白皮、贝母、土茯苓、山慈菇各9g。

【功效主治】肺癌。
【用法用量】水煎服，每日 1 剂。

【方　　名】当归生芪汤
【方药组成】当归 12g，生黄芪 15g，夏枯草 15g，鹿角片 12g，山慈菇 12g，浙贝母 9g，炮穿山甲 9g，白术 6g，金银花 12g，土茯苓 24g，露蜂房 9g，昆布 24g，赤芍 12g。
【功效主治】乳腺癌。
【用法用量】水煎，每日 1 剂，分 3 次服。另外配服成小金丹，每日 1 粒吞服。牛黄醒消丸，每日 2 次，每次 1.5g 吞服。
【来　　源】《肿瘤的辨证施治》，上海科学技术出版社，1980：120。

【方　　名】当归石决明汤
【方药组成】当归、石决明、玉竹、茯苓、苍术、黄柏。
【功效主治】清肺脾，利湿热，解毒明目。适用于眼部肿瘤，形如鱼子石榴，视物羞明。
【用法用量】水煎服，每日 1 剂。
【来　　源】《银海指南》。

【方　　名】当归四逆汤
【方药组成】当归 14g，桂枝 14g（去皮），芍药 14g，细辛 14g，甘草 9g，木通 9g，大枣 7 枚。
【功效主治】温经散寒、养血通脉。适用于静脉血管瘤寒凝血瘀者。
【用法用量】水煎服。每日 1 剂，分 3 次服。

【方　　名】当归太子参汤
【方药组成】当归 10g，太子参 10g，紫草根 15g，半枝莲 30g，龙葵 30g，白及 10g，黄芪 12g，赤白芍各 10g，百合 10g，紫菀 10g，甘草 3g。
【功效主治】绒毛膜癌。
【用法用量】水煎服，每日 1 剂。
【来　　源】《肿瘤的防治》：309。

【方　　名】当归桃仁汤
【方药组成】当归 12g，桃仁 12g，红花 12g，五灵脂 12g，川芎 9g，赤芍 9g，香附 9g，延胡索 9g，三棱 6g，莪术 6g，大黄 6g，紫油桂 6g，鳖甲 6g，苏木 3g。
【功效主治】血瘀结聚所致的肿瘤。
【用法用量】共为细末，炼蜜为丸，每次服 6g，每日 2 次，白开水送下。

【方　　名】当归桃仁汤
【方药组成】当归 9g，桃仁 9g，赤芍 9g，金银花 15g，连翘 15g，天花粉 9g，陈皮 9g，昆布 12g，海藻 12g，白花蛇舌草 30g。
【功效主治】男性乳房肿块。活血化瘀，解毒消肿，理气散结。
【用法用量】水煎服，每日 1 剂。
【临床应用】杨某，男，62 岁。1977 年 2 月 10 日就诊。左侧乳房微肿胀，手触之更觉肿，可移动，比鸡蛋稍小，不红，不痛，同侧腋窝及锁骨上淋巴结无异常，舌质淡红、苔白厚而腻，脉缓而滑。5 剂后，肿块较前缩小，原方加白芥子 15g，夏枯草 30g，续进 5 剂，肿块消失而愈。
【来　　源】《湖南医药杂志》1978 年第 2 期。
【附　　注】本病系思虑忧郁，内损肝脾，气滞痰凝所致。乳房为阳明胃经所司，乳头厥阴肝经所属，忧郁伤肝，横逆犯脾，脾胃相表里，因而胃气不畅，形成乳部肿块。其机理为气滞痰凝血瘀。故本案治用活血化瘀，结合消肿解毒，佐以理气散结之法而获效。

【方　　名】当归桃仁粥
【方药组成】当归 30g，桃仁 10g，粳米 100g，冰糖适量。
【功效主治】活血化瘀，解毒抗癌。主治瘀毒内阻型大肠癌。
【用法用量】将当归、桃仁洗净，微火煎煮 30 分钟，去渣、留汁，备用。粳米淘洗干净，加水适量，和药汁同入锅中，煮成稠粥，加冰糖适量，待冰糖溶化后即成。早晚分食。

【方　　名】当归丸
【方药组成】当归（切，焙）、芍药、吴茱萸（汤洗，焙干，炒)、大黄(煨，锉)、厚朴(去粗皮，生姜汁炙)、干姜(炮)、附子(炮裂，去皮脐)、细辛(去苗叶)、牡丹皮、川芎各半两，虻虫(糯米炒)、水蛭(糯米炒)各七十个，肉桂(去粗皮)三分，桃仁(浸汤，去皮尖双仁，研)一两。

【加　　减】寒凝气滞，胀痛难忍者加小茴香、乌药、丁香、延胡索；瘀血积块，疼痛拒按者加炮穿山甲、王不留行、乳香、没药；脾胃虚弱，面色苍白者加人参、黄芪、白术、苍术。

【功效主治】散寒温阳，理气活血。妇人血积脐下结块，痛如锥刺，或小便赤白，月水不调，腰背痛。

【用法用量】上药为末，炼蜜为丸，如梧桐子大。每服20丸，加至30丸，空心、食前温酒送下。亦可水煎服，每日1剂。

【来　　源】《圣济总录》卷一五三。

【附　　注】妇人之积，究其病机多责之气血不调。本方治症亦属此类，但其病因更加明确，即寒邪内犯，闭塞络脉，壅塞气血。此症之治，首当温化逐寒，寒邪去则气血自复其畅通。故方中以吴茱萸、干姜、附子、细辛、肉桂诸辛温之品相配，温暖脾肾、健运中焦、散寒止痛，即所谓寒者温之；寒邪易凝滞气血，故以厚朴行气，川芎、当归、赤芍、牡丹皮、水蛭、虻虫、桃仁活血，从而可令气血得调，郁滞得通，经脉畅利；最后取大黄煨用，活血而不破血，泻下而不伤胃，而去有形实邪。综合全方则有散寒温阳、理气活血之效。

【方　　名】当归丸

【方药组成】当归、葶苈子、附子、吴茱萸、大黄各75g，黄芩、桂心、干姜、牡丹皮、川芎各56g，细辛、秦椒(秦艽)、柴胡、厚朴各47g，牡蒙、甘草各37.5g，虻虫、水蛭各50枚。

【功效主治】治女人脐下癥结刺痛，如虫所啮，及如锥刀所刺，或赤白带下，十二疾腰背疼痛，月水或在月前或在月后。

【用法用量】上18味为末，蜜和丸如梧子大。空心酒(黄酒)下15丸，日服2次。孕妇忌服。

【来　　源】《备急千金要方》卷四。

【附　　注】另外一方无“牡蒙”，亦“有胎勿服之”。

【方　　名】当归尾赤芍汤

【方药组成】当归尾、赤芍、血竭、儿茶、乳香、没药、红花、雄黄、青黛、南星、半夏各10g，冰片3g，麝香0.3g。

【功效主治】骨肿瘤。

【用法用量】上药共研为细末，外敷患处。

【方　　名】当归尾赤芍汤

【方药组成】当归尾24g，赤芍12g，苍术12g，土茯苓60g，贯众12g，金银花15g，槐花12g，木香12g，乳香10g，没药10g，生槟榔12g，生薏苡仁30g，冬瓜子30g，车前子(包)12g，甘草9g，全蝎6g，大蜈蚣2条。

【加　　减】大便干，加大黄9g；下焦湿热，加猪苓12g，滑石15g，半枝莲15g；出血多，加黄柏炭9g，莲房炭9g；身体虚弱加生黄芪20g。

【功效主治】用于子宫颈癌，症见少腹下坠，憋胀疼痛，里急后重，面容焦枯，面色黧黑，阴道有分泌物。

【用法用量】上药用清水浸泡30分钟，再煎煮30分钟，每剂煎2次。每天服1剂，将2次煎取药液混合，分2次温服。

【方　　名】当归尾川芎汤

【方药组成】当归尾12g，川芎、小茴香各10g，肉桂6g，赤芍12g，生蒲黄10g，五灵脂10g，三棱10g，莪术10g，益母草30g。

【加　　减】气滞甚者加香附、川楝子、荔枝核，血瘀偏重者加丹参、水蛭。

【功效主治】子宫肌瘤。

【用法用量】水煎服，每日1剂。

【来　　源】《百病良方》(第三集)。

【方　　名】当归尾丹参汤

【方药组成】当归尾、丹参、五灵脂、川续断各10g，三棱、莪术、乳香、没药、桃仁、赤芍、红花各 6g，鳖甲 12g。
【功效主治】卵巢癌。
【用法用量】水煎服，每日 1 剂。

【方　　名】当归香附汤
【方药组成】当归 12g，香附 9g，龙胆草 12g，大黄 9g，黄芩 12g，黄连 6g，木香 6g，板蓝根 12g，四季青 24g。
【功效主治】原发性肝癌。
【用法用量】水煎服，每日 1 剂。
【来　　源】《肿瘤的辨证施治》，上海科学技术出版社，1980：89。

【方　　名】当归血藤方
【方药组成】鸡血藤 30g，虎杖 30g，当归 9g，甘草 9g。
【功效主治】放疗所致的白细胞下降。
【用法用量】水煎服，每日 1 剂，2 次分服。

【方　　名】当归养血汤
【方药组成】当归、炒白芍、熟地黄、茯苓各一钱，贝母（去心）、瓜蒌、枳实、陈皮、厚朴（姜汁炒）、香附、川芎、炒苏子各七分，沉香五分，黄连（用吴茱萸炒，去吴茱萸）八分。
【加　　减】痰热胶结不解者加黄芩、煅瓦楞子、胆南星、海蛤壳粉（冲）；发热烦渴加金银花、连翘、鱼腥草、败酱草。
【功效主治】养血益阴，清热化痰。本方乃为年老噎膈病人而设。年老之人，阴血枯槁，痰火气结，升而不降，饮食不下，乃成噎膈之病。
【用法用量】上锉一剂，加生姜一片、大枣一枚，水煎，竹沥磨沉香调用。
【来　　源】《万病回春》卷三。
【附　　注】年老之人，常有阴虚火旺之候，若得感痰火，则结聚咽管，发为本病。故方中用当归、白芍、生地黄、川芎组成四物汤，以养血益阴，活血生津，此为治本；复用贝母、瓜蒌清热化痰，开胸利气，散结除痞，以治其标；陈皮、茯苓、枳实、厚朴、香附、苏子、沉香七者配合，疏导气机、化湿调中，以杜生痰之源，后二者尚有降逆气之功效；黄连清热泻火于上，可有助于使痰热蕴结之邪清而消之；生姜、大枣则有调胃和药的作用。综观全方，扶下与祛邪并用，养阴之上复予清化痰热，从而使虚者得充，实者得泻，最终可达正复邪去之目的。

【方　　名】当归泽兰汤
【方药组成】当归、泽兰、制香附、赤芍、白芍各 9g，台乌药 6g，八角莲 10g，八月札、虎杖各 15g，丹参、茯苓、泽泻各 12g，蒲公英 30g。
【功效主治】疏肝理气，活血化瘀，清热渗湿。主治宫颈癌。
【用法用量】水煎，早晚 2 次服，每日 1 剂，每周 5 剂，3 个月为 1 疗程。

【方　　名】党参八月札汤
【方药组成】党参 9g，八月札 12g，红藤 30g，生薏苡仁 30g，地鳖虫 9g，败酱草 30g，白花蛇舌草 30g，海藻 15g，紫丹参 30g，白毛藤 30g，生牡蛎 30g，七叶一枝花 30g，炮穿山甲 12g，夏枯草 15g，皂角刺 15g。
【功效主治】化瘀软坚，清热解毒。适用于肝癌。
【用法用量】每日 1 剂，水煎服。
【临床应用】治疗 9 例，2 例显效，2 例有效。

【方　　名】党参白花蛇舌草汤
【方药组成】党参 15g，白花蛇舌草 30g，藤梨根 15g，木根 12g，生薏苡仁 30g，土贝母 9g，枸橘李 12g，蒲公英 30g，七叶一枝花 12g，当归 9g，陈皮 9g，茯苓 12g。
【功效主治】胃癌。
【用法用量】水煎服，每日 1 剂，分 3 次服。
【来　　源】《肿瘤的辨证施治》，上海科学技术出版社，1980：77。

【方　　名】党参白芍汤
【方药组成】党参、白芍各 15g，女贞子、山栀、夏枯草、旱莲草、白术、枸杞子、郁金、生地黄各 10g，麦冬 20g，鹿角霜 15g，丝瓜络 6g。
【功效主治】健脾补肾，滋阴养血，治脾虚血燥型乳腺纤维腺瘤。症见心烦口干，纳少便干，乳房肿块，不赤不痛，舌红苔腻，脉弦细。
【用法用量】煎汤服，每日1剂。

【方　　名】党参白芍汤
【方药组成】党参、白芍、茜草根、怀山药各9g，黄芪21g，石燕、生瓦楞子（打碎先煎）各30g，狭叶韩信草、漏芦各12g，生甘草3g。
【功效主治】子宫颈癌。
【用法用量】水煎服，每日1剂。
【来　　源】《福建中草药处方》，福建省新华书店，1971：115。

【方　　名】党参白术汤
【方药组成】党参（或黄芪）、白术、薏苡仁、甘草、石见穿。
【功效主治】食管贲门癌。
【用法用量】每日1剂，分两次水煎服，配合中小剂量联合化疗。
【临床应用】观察60例，其中33例至今已生存3年零5个月以上，而观察对照组仅存33%。樊某，男，61岁。1978年3月拉网查找腺癌细胞，X光造影印象为贲门癌，临床分为中期。坚持中药及化疗方案，中药以上方为基本方，已生存6年零2个月。
【来　　源】《新中医》1985，17（9）：23。

【方　　名】党参白术汤
【方药组成】党参、白术、白芍、丹参、黄芪、灵芝各15g，鸡血藤30g，赤芍、红花、五灵脂、猪苓各10g。
【功效主治】健脾益气，活血化瘀，主治肝癌。
【用法用量】水煎，分2次服，每日1剂。服1个月后，加用清水煮瘦肉（不放盐、油、酱、醋）连服2个月。

【方　　名】党参白术汤
【方药组成】党参，白术，白芍，当归，茯苓，女贞子，丹参，生黄芪，生甘草。
【加　　减】据情用生晒参、太子参、珠儿参等代替党参；肾虚重者加用地黄、枸杞；在化疗暂休期，常加用冰球子、白花蛇舌草、蛇六谷、肿节等。可配合化疗及支持疗法。
【功效主治】晚期口腔颌恶性肿瘤。
【用法用量】每日1剂，水煎分两次服。
【临床应用】观察46例，有效率为42.2%。
【来　　源】《上海中医药》，1983，（8）：17。

【方　　名】党参白术汤
【方药组成】党参，白术，茯苓，菝葜，红藤，生牡蛎，夏枯草，玫瑰花，甘草。
【功效主治】胃癌。
【用法用量】水煎服，1日4次。
【临床应用】经治疗后原发病灶消失，又无明显复发或转移者，仍可按惯例1日服药2次。有恶频繁呕吐的患者，服药次数可以适当增加，少量多次，随呕吐减少，服药次数也相应减少，直至日服4次。
【来　　源】《中医杂志》，1986，（3）：52。

【方　　名】党参白术汤
【方药组成】党参，白术，茯苓，甘草，当归尾，川芎，丹参，赤芍，红花，桃仁。
【功效主治】肺虚血瘀型鼻咽癌。
【用法用量】水煎服，每日1剂。配合化疗。
【临床应用】共治45例。有28例近期治愈，16例好转。
【来　　源】《江西中医药》，1982，（1）：9。

【方　　名】党参白术汤
【方药组成】党参、白术、茯苓、薏苡仁、花粉、莪术、大青叶、淡竹叶各12g，半枝莲、皂角菌、白花蛇舌草各30g，露蜂房10g，甘草3g，蟑螂4～6个（焙干、碾细，冲服）。
【功效主治】健脾利湿，解毒消瘀。适用于附睾平滑肌肉瘤。
【用法用量】将上药煎水约1 000ml作茶饮，1～3日1剂，连续服用。

【方　　名】党参白术汤
【方药组成】党参、白术、土茯苓、浙贝母各

15g，黄芩 30g，延胡索 10g，甘草 6g，木香 6g，灵芝 15g。

【功效主治】健脾益气，化痰理气。主治淋巴肉瘤。

【用法用量】水煎服，早晚各 1 次，每日 1 剂。

【方　　名】党参白术汤

【方药组成】党参，白术，菟丝子，补骨脂，女贞子，枸杞子。

【功效主治】晚期胃癌术后化疗毒副反应。

【用法用量】在化疗方案开始前 1 周至化疗 1 周每日服该方冲剂 2 包（每包量 30g，相当于原方中药汤剂 1 剂含量）和维生素 C、B_1、B_6。

【来　　源】《中西医结合杂志》，1985，5（11）：668。

【方　　名】党参白术汤

【方药组成】党参、白术、炙甘草、生蒲黄、五灵脂各 10g，茯苓 15g，黄芪、三棱、莪术、鳖甲、大枣各 30g。

【功效主治】肝癌。

【用法用量】水煎服，每日 1 剂。

【临床应用】李某，女，50 岁，患慢性肝炎 5 年，近 1 个月因上腹胀满，纳呆，进行性肝大，于 1975 年 3 月经本院检查诊断为原发性肝癌硬化型Ⅱ期。限上方 60 剂。半年后病情好转，复查甲胎蛋白及肝功能均正常。6 年后 3 次再查甲胎蛋白 3 次均正常，未见肝癌波形。

【来　　源】《广西中医药》，1985，（1）：24。

【方　　名】党参白术汤

【方药组成】党参 10g，白术 10g，丹参 10g，山药 10g，甘草 3g，漏芦 12g，瓦楞子 30g，石燕 30g，半枝莲 30g。

【加　　减】出血加茜草 15g，地榆炭 12g，陈棕炭 15g，侧柏炭 15g；白带多加山药 10g，湘莲 10g，黄带加黄柏 10g，土茯苓 10g，苍术 10g，腹痛加乌药 10g，延胡索 10g。

【功效主治】子宫体癌。

【用法用量】水煎服，每日 1 剂。

【来　　源】《肿瘤的防治》：314。

【方　　名】党参白术汤

【方药组成】党参 10g，白术 10g，茯苓 10g，当归 10g，黄芪 15g，泽兰 10g，益母草 12g，山茱萸 10g，枸杞子 10g，白花蛇舌草 15g，白英 15g，陈皮 10g，半枝莲 15g。

【加　　减】气虚乏力明显，加人参 6g；伴血虚头晕，加女贞子 10g，桑椹子 10g，阿胶（烊化）10g；阴道出血不止，加三七粉（冲服）3g，仙鹤草 30g；白带多且黄者，加蒲公英 30g，金银花 30g。

【功效主治】子宫体癌术后。

【用法用量】上药加水煎煮 2 次，将两煎药液混合均匀，分 2 次服，每日 1 剂。

【方　　名】党参白术汤

【方药组成】党参 12g，白术 12g，茯苓 12g，甘草 6g，藤梨根 30g，水杨梅根 30g，野葡萄根 30g，木香 9g，天仙藤 9g，焦三仙各 9g，鸡内金 6g。

【加　　减】腹胀气滞，加大腹皮 15g，川楝子 9g；苔腻湿重，加藿香 9g，佩兰 9g；便血，加地榆炭 12g，生地黄炭 12g，旱莲草 12g；肝肾阴亏，加白芍 15g，枸杞子 12g，熟地黄 12g，鲜石斛 30g；便秘，加全瓜蒌 30g，望江南 15g，生大黄 9g，枳壳 12g；化疗后恶心呕吐，加旋覆花（包）15g，代赭石 30g，姜半夏 9g，姜竹茹 6g；白细胞下降，加黄精 15g，生地黄 15g，羊蹄根 15g，女贞子 12g，赤小豆 30g。

【功效主治】大肠癌术后。

【用法用量】上药加水煎煮 2 次，将两煎药液混合均匀，分 2 次服用，每日 1 剂。

【方　　名】党参白术汤

【方药组成】党参 15g，白术 10g，丹参 10g，山药 10g，甘草 3g，漏芦 12g，石燕 30g，瓦楞子 30g，半枝莲 30g。

【功效主治】子宫颈癌。

【用法用量】水煎服，每日 1 剂。

【来　　源】《肿瘤的防治》：193。

【方　　名】党参白术汤
【方药组成】党参15g，白术10g，枸杞子15g，女贞子15g，菟丝子15g，补骨脂15g，姜半夏15g，陈皮6g，茯苓12g，砂仁6g，甘草6g。
【加　　减】气虚多汗，加黄芪15g，防风10g，浮小麦10g；头晕目眩，咽干，手足心热，加制首乌10g，玉竹10g，地黄12g；恶心呕吐，加代赭石30g，旋覆花（包）10g；纳差，加神曲10g，谷芽30g，麦芽30g。
【功效主治】扁桃体癌化疗后。
【用法用量】上药先用水浸泡半小时，加水煎煮2次，药液混合均匀，分2次服用，每日1剂。

【方　　名】党参白术汤
【方药组成】党参15g，白术12g，茯苓12g，甘草3g，砂仁6g，木香6g，黄芪20g，熟地黄15g，怀山药15g，枸杞子12g，大枣6枚，补骨脂9g，芡实15g。
【功效主治】恶性黑色素瘤晚期。
【用法用量】上药先用水浸泡半小时，加水煎煮2次，药液混合均匀，分2次服用，每日1剂。

【方　　名】党参白术汤
【方药组成】党参15g，白术9g，海螵蛸9g，附子6g，小茴香3g，茯苓12g，山药15g，莲肉9g，大枣3枚。
【功效主治】子宫颈癌。
【用法用量】水煎服，早晚分服。
【来　　源】内蒙古自治区医院编《中草药验方选编》，内蒙古自治区人民出版社，1972：166。

【方　　名】党参白术汤
【方药组成】党参15g，白术10g，茯苓12g，法半夏10g，陈皮10g，女贞子10g，旱莲草12g，枸杞子10g，黄芪15g，天花粉15g，当归10g，白花蛇舌草15g，杜仲10g，续断10g，益母草10g。
【加　　减】纳差，腹胀，加炒麦芽30g，炒山楂30g，木香10g；呕吐，加砂仁6g，旋覆花（包）10g；腰酸膝软，加熟地黄15g，吴茱萸12g。
【功效主治】绒毛膜癌化疗后。
【用法用量】上药加水煎煮2次，将两煎药液混合均匀，分2次服，每日1剂。

【方　　名】党参白术汤
【方药组成】党参15g，白术12g，白芍12g，柴胡9g，薏苡仁15g，茯苓10g，砂仁10g，法半夏9g，陈皮9g，木香6g，炙甘草5g，石见穿30g，山慈菇30g。
【加　　减】伴有发热，口干，便秘，舌红紫无苔者，加金银花15g，石斛12g，知母12g；黄疸明显，加茵陈蒿30g，大黄10g；腹痛明显，加延胡索9g，丹参30g，乌药9g；肝肾阴虚明显，加枸杞子15g，牡丹皮9g，菟丝子15g，黄精12g；术后兼见气虚，加生黄芪30g。
【功效主治】胆囊癌术后。
【用法用量】上药加水煎煮2次，将两煎药液混合均匀，分2次服用，每日1剂。

【方　　名】党参白术汤
【方药组成】党参30g，白术10g，桃仁9g，五灵脂9g，红花4.5g，当归6g，乌药6g。
【功效主治】活血化瘀。主治慢性粒细胞性白血病脾大者。
【用法用量】水煎熬2次，早晚服，每日1剂。

【方　　名】党参白术汤
【方药组成】党参30g，白术15g，茯苓12g，陈皮10g，胆南星10g，白花蛇舌草30g，半枝莲30g，炒大黄（研粉吞）10g，沉香4g，白豆蔻（后下）6g。
【功效主治】胃癌。
【用法用量】水煎服，每日1剂。
【临床应用】杨某，男，78岁，1987年3月初频繁呕吐，膈以下疼痛，食入则吐，水饮难下，泻水样便，大便呈咖啡色。经活检，确认为胃癌（幽门黏液腺癌）。服上方8剂，病情好转，继加黄芪30g，当归15g，服28剂。症状消失。继服中药4个月，钡餐检查未见异常。随访17个月，无异常症状，临床告愈。

【来　　源】《新疆中医药》，1989，（4）：54。

【方　　名】党参白术汤

【方药组成】党参30g，白术15g，茯苓12g，白芥子9g，陈皮10g，胆南星10g，白花蛇舌草30g，半枝莲30g，炒大黄粉（吞）10g，沉香4g，白豆蔻（后下）6g，瓦楞子10g，海螵蛸30g。

【功效主治】健脾胃，益气血。主治胃癌。

【用法用量】水煎服，每日1剂。

【附　　注】少食多餐。忌生冷油腻辛辣之品。

【方　　名】党参白术汤

【方药组成】党参9g，白术9g，白芍9g，天冬9g，黄芪9g，麦冬9g，枸杞子9g，牡丹皮9g，鹿角霜9g，生地黄9g，佛手6g，木香6g，天花粉15g，五味子5g。

【加　　减】白细胞下降，加鸡血藤15g；纳呆，加鸡内金10g，砂仁6g，神曲10g；癌肿较大，加鳖甲15g，穿山甲15g，生牡蛎15g；恶心呕吐，加半夏6g，陈皮10g，生姜6g。

【功效主治】卵巢癌经化疗治疗后身体虚弱，气阴两虚，神疲乏力，胸闷，腹胀，舌淡，脉沉缓。

【用法用量】上药加水煎煮2次，将两煎药液混合均匀，分2次服，每日1剂。

【方　　名】党参白术汤

【方药组成】党参12g，白术12g，茯苓12g，薏苡仁12g，天花粉12g，莪术12g，大青叶12g，淡竹叶12g，半枝莲30g，皂角刺30g，白花蛇舌草30g，露蜂房10g，甘草3g，蜣螂（焙干，研细，冲服）4～6个。

【功效主治】附睾平滑肌肉瘤。

【用法用量】上药煎水1 000ml代茶饮，1～3天1剂，连续服用。

【方　　名】党参败酱草单方合方

【方药组成】①白花蛇舌草60～90g。②党参15g，败酱草15g，白术9g。

【功效主治】急性粒细胞性白血病。

【用法用量】煎水服，每日1剂，初治用方①，待血象基本正常后再用方②。

【临床应用】患者，因患急性粒细胞性白血病，于1969年11月15日住入茶陵县人民医院。入院时血红蛋白2g，白细胞450 000，骨髓细胞100%。神志不清，肝大4指，脾大1指。经使用抗生素及中药等均无效。11月20日白细胞升至500 000。于11月23日起内服白花蛇舌草90g，每日1剂，服药第三日，白细胞下降至450 000，服药半年后白细胞8 900，Hb9.6g/L，在血象基本稳定后停服白花蛇舌草，改服方②，此时病情明显好转，食欲增加，并能下床活动。

【来　　源】《湖南中草药单方验方选编》，湖南人民出版社，1970：146。

【方　　名】党参苍术合方

【方药组成】①党参10g，苍术10g，白术10g，茯苓12g，法半夏10g，川厚朴10g，薏苡仁15g，陈皮6g，山海螺30g，露蜂房12g，望江南12g。②南北沙参各12g，天、麦冬各12g，生地黄15g，石斛12g，百合12g，地骨皮10g，桑白皮10g，款冬10g，旱莲草15g，杏仁10g，露蜂房12g，夏枯草30g，知母10g，鱼腥草30g。③瓜蒌30g，枳壳10g，旋覆花10g（包煎），茜草10g，丹参10g，红花10g，桃仁10g，青皮6g，当归10g，延胡索10g，前胡10g，望江南15g，炙鳖甲10g，薏苡仁15g，露蜂房12g。④党参10g，沙参10g，黄芪10g，麦冬10g，五味子5g，陈皮6g，茯苓10g，炙款冬花10g，前胡10g，山海螺30g，薏苡仁15g，露蜂房12g。

【加　　减】痰血咯血加白茅根60g，血余炭15g，藕节炭15g，仙鹤草15g，侧柏炭15g，甚者加参三七粉3g；咳嗽胸痛加全瓜蒌30g，薤白头10g，广郁金10g；痰多而黏、不易咳出加干菖蒲10g，皂角刺10g，陈胆星10g；上腔静脉压迫伴上半身浮肿者加车前子15g（包煎），龙葵30g，商陆6g；胸腔心包积液加蜡梅花根30g，石上柏30g，葶苈子12g；锁骨上淋巴结转移者加乌不宿30g，海藻12g，昆布12g，夏枯草15g，山慈菇10g；食欲不振者加鬼针草15g，炙鸡内金10g，炒谷麦芽各15g；病理诊断为腺癌者加淡竹叶15g，菝葜15g；癌性发热加金银花12g，地骨皮12g，蒲公英12g，白细胞降低者加虎杖30g。

【功效主治】肺癌。

【用法用量】方①用于脾虚痰湿型；方②用于阴虚内热型；方③用于气滞血瘀型；方④用于气阴两虚型。以上诸方水煎服，每日1剂。

【来　　源】《肿瘤的防治》：143。

【方　　名】党参苍术汤

【方药组成】党参20g，苍术10g，白术10g，茯苓10g，破故纸10g，吴茱萸10g，肉蔻10g，五味子10g，干姜6g，黄芪20g，老鹳草10g，石榴皮10g。

【功效主治】脾肾寒湿型大肠癌。

【用法用量】水煎服，每日1剂。

【来　　源】《中医肿瘤学》（上），科学出版社，1983：259。

【方　　名】党参炒白术方

【方药组成】党参（太子参）、炒白术、茯苓、甘草、猪苓、泽泻、车前子、牡丹皮、金银花、炙山甲、炙鳖甲、地鳖虫、八月札、红藤、菝葜、瓜蒌皮、茵陈蒿各适量。

【功效主治】健脾利水，理气消肿，清热解毒。适用于胰头部乳头状腺癌。

【用法用量】水煎服，每日1剂。

【方　　名】党参当归汤

【方药组成】党参、当归、土牛膝、泽泻各15g，川芎、地鳖虫各10g，土茯苓24g，石见穿30g，川黄连3g，知母10g，鸡内金6g。

【功效主治】舌下囊肿。

【用法用量】水煎服，每日1剂。

【方　　名】党参当归汤

【方药组成】党参15g，当归15g，炒白术12g，茯苓12g，陈皮12g，桂圆肉12g，炒酸枣仁12g，续断12g，马齿苋12g，黄芪12g，远志10g，阿胶（烊化）10g，生龙骨30g，生牡蛎30g，半枝莲30g，木香3g。

【功效主治】适用于子宫体癌晚期不能手术及放疗者。

【用法用量】上药加水煎煮2次，将两煎药液混合均匀，分2次服，每日1剂。

【方　　名】党参阿胶汤

【方药组成】党参15g，阿胶（烊化）15g，枸杞子15g，陈皮15g，女贞子30g，黄芪30g，生地黄12g，熟地黄12g，竹叶12g，当归9g，鹿角胶（烊化）9g。

【功效主治】适用于急性白血病骨髓抑制者。

【用法用量】上药先用水浸泡半小时，加水煎煮2次，药液混合均匀，分2次服用，每日1剂。

【方　　名】党参莪术汤

【方药组成】党参、莪术各15g，薏苡仁30g，白术、茯苓、当归、赤芍、槟榔、昆布、木香、桃仁、鳖甲各9g，山楂6g，桂心2.4g，琥珀1.2g（研），枳壳4.5g。

【功效主治】健脾温中行气，活血消坚。主治卵巢肿瘤脾胃虚弱者。

【用法用量】上药水煎，分2次早晚服，每日1剂。

【方　　名】党参茯苓汤

【方药组成】党参、茯苓、山药、熟地黄、枸杞子、菟丝子各15g，白术10g，陈皮6g，山豆根12g，苦参9g，半枝莲15～20g。

【功效主治】补益脾肾，兼以解毒。适用于膀胱癌属脾肾两虚型者。脾虚者纳少，少腹胀，大便溏；肾气虚者腰酸痛，尿频或少量血尿。舌苔薄白，舌质淡，边缘有齿痕，脉沉细。

【用法用量】水煎服，每日1剂。

【方　　名】党参茯苓汤
【方药组成】党参12g，茯苓12g，白术10g，当归10g，生地黄10g，麦冬12g，天冬12g，沙参10g，玄参10g，玉竹10g，金银花15g，山茱萸10g，肉苁蓉10g，白花蛇舌草20g，甘草5g。
【加　　减】发热，加黄芩10g，青蒿12g；食欲不振，加谷芽15g，麦芽15g，神曲15g；口干，舌绛显著，加石斛12g，天花粉15g。
【功效主治】多发性骨髓瘤放疗后。
【用法用量】上药先用水浸泡半小时，加水煎煮2次，药液混合均匀，分2次服用，每日1剂。

【方　　名】党参归尾汤
【方药组成】党参9g，黄芪9g，当归尾9g，赤芍9g，白术9g，丹参9g，川续断12g，狗脊12g，桑寄生30g，王不留行9g，牡蛎30g，夏枯草12g，陈皮6g，木香4.5g，海藻12g，海带12g，炙甘草6g，全蝎粉4.5g（吞服），地龙粉4.5g（吞服），小温中丸12g（包煎）。
【功效主治】溶骨性骨肉瘤。
【用法用量】水煎服，每日1剂。二黄丸（0.15g装），每周吞1粒。
【临床应用】1例溶骨性骨肉瘤患者，治疗后获临床治愈。
【来　　源】《千家妙方》，战士出版社，1982：572。

【方　　名】党参黄芪汤
【方药组成】党参30g，黄芪30g，当归9g，制何首乌15g，茜草15g，白术9g，白芍9g，蒲黄9g。
【功效主治】对放疗、化疗中的红细胞、白细胞及血小板下降。
【用法用量】水煎服，每日1剂。

【方　　名】党参黄芪汤
【方药组成】丹参、黄芪各24g，桂枝、茯苓、生乳香、没药各9g，当归、半夏各12g，天花粉18g，陈皮10g，生牡蛎30g，白花蛇舌草25g，琥珀粉、象牙屑各1g（冲），甘草6g。
【功效主治】骨巨细胞瘤。
【用法用量】水煎，每日1剂，分2次服。

【方　　名】党参黄芪汤
【方药组成】党参，黄芪，白术，茯苓，甘草，建曲。
【加　　减】清利湿热加知母、黄柏、猪苓、泽泻、车前子、滑石；凉血止血加大小蓟、藕节炭、蒲黄炭、贯众炭、生地黄、阿胶；软坚消症加半枝莲、琥珀末。
【功效主治】膀胱癌。
【用法用量】水煎服，每日1剂。
【临床应用】宁某，女，63岁，患血尿4年，1966年3月经膀胱镜检查，诊断为膀胱癌，于3月24日就诊。主诉血尿不止，并伴血块，臀部作胀。治疗后血尿即止。4月30日膀胱镜复查及活检，发现右侧输尿管上方有膀胱移行上皮乳头状癌。自膀胱镜检查后，血尿又作，继服上方，服药19日后血止。坚持治疗，迄今已14年11个月，一般情况好。
【来　　源】《浙江中医杂志》，1981，（12）：542。

【方　　名】党参黄芪汤
【方药组成】党参、黄芪、白术、薏苡仁、白英、仙鹤草、白花蛇舌草、重楼、石见穿各15g，云南白药4g。
【功效主治】晚期胃癌。
【用法用量】水煎服，每日1剂，分3次用药液冲服白药。
【临床应用】连续服药3个月，可获显效。

【方　　名】党参黄芪汤
【方药组成】党参、黄芪、白术、炙甘草、木香、陈皮、小温中丸（包煎）。
【加　　减】培肾加川续断、狗脊、桑寄生；活血化瘀加丹参、当归、赤芍、王不留行籽、全蝎粉、地龙粉；软坚散结加牡蛎、夏枯草、海藻、海带。
【功效主治】溶骨性骨肉瘤。
【用法用量】水煎服，每日1剂。

【临床应用】张某，女，36岁。患者于1966年2月始右臀部酸痛，延及右下肢疼痛，日益加重，以致行走不便，右臀部隆起一肿块，有8cm×9cm大小，质中度，固定，触痛。确诊为溶骨肉瘤。7月12日X片示右侧髂骨翼上部大片骨质缺损，约8cm×6cm。服上方治疗，从1966年5月11日起服药半年余，病灶范围不扩大，且不断修复，翌年肿块消失。患者共生存12年8个月。

【来　　源】《浙江中医杂志》，1981，(12)：542。

【方　　名】党参黄芪汤

【方药组成】党参、黄芪、当归、赤芍、白术、丹参、王不留行籽、广木香、陈皮、川续断、狗脊、寄生、炙甘草、煅牡蛎、夏枯草、海藻、海带，根据临床症状，辨证加减用药。

【功效主治】骨癌。

【用法用量】每日1剂，水煎分两次服。

【来　　源】《新中医》，1980，(3)：37。

【方　　名】党参黄芪汤

【方药组成】党参、黄芪、当归、制首乌各20g，生地黄15g，白术20g，甘草15g，夏枯草60g，地榆12g，射干12g，金银花、白花蛇舌草、半枝莲、紫草各30g，野葡萄根120g。

【功效主治】淋巴细胞性白血病。

【用法用量】水浓煎日夜分4次服，连服15剂。外用抗癌软坚一号敷淋巴肿处（制川乌头10g，黄柏，文蛤1枚，金头蜈蚣1条，龙泉粉10g，共研末，加麝香0.5g，陈醋调之，温敷坚硬肿处，每日更换）。

【临床应用】杨某，男，13岁。于1982年6月2日初诊。患者面色无华，颈部、腋下、腹股沟等浅表淋巴结均肿大，有活动度，尤其是左颈淋巴结肿大如拳，且坚硬如石，口难张，水浆难咽，低热不退，经临床及两次骨髓穿刺检查，确诊为淋巴细胞性白血病。用本方加减治疗2个月余，患者精神欲恢复正常，病已缓解，骨髓象趋于正常，经随访同年9月已上学读书，至今已年余安然无恙。

【来　　源】《河北中医》，1987，(6)：20。

【方　　名】党参黄芪汤

【方药组成】党参、黄芪、制首乌各20g，丹参12g，白芍，紫花地丁各15g，延胡索、枳壳、青皮、素馨花各10g，鳖甲30g（先煎），炙甘草5g。

【功效主治】肝占位性病变。

【用法用量】每天1剂，水煎服。

【方　　名】党参黄芪汤

【方药组成】党参、黄芪各15g，白术10g，米仁、石见穿、白花蛇舌草、仙鹤草、白英各30g，七叶一枝花12g。

【加　　减】阴虚加沙参、天冬、麦冬、石斛、生地黄；血虚加当归、白芍、熟地黄；湿热加黄芩、甘露消毒丹；气滞气逆加八月札、川厚朴、旋覆花；血瘀加莪术、三棱、当归、丹参；白细胞低加黄精；消化不良加谷麦芽、鸡内金、山楂、神曲；疼痛加川楝子、延胡索。

【功效主治】晚期胃癌。

【用法用量】每日1剂，水煎分2次服。可配合化疗和应用肿节风或柞树糖浆等。

【临床应用】观察53例，分纯中医药、中西药结合、纯西药三组，结果纯西药组疗效明显不及前二组。

【来　　源】《上海中医药杂志》，1982，(8)：25。

【方　　名】党参黄芪汤

【方药组成】党参10～12g，黄芪15～30g，丹参9～20g，赤芍12g，金银花12g，连翘12g，茯苓12g，夏枯草12～30g，王不留行12～14g，昆布9g，海藻9g，狗脊15g，乳、没各9g，甘草3～4g，延胡索或川楝子9g。

【加　　减】脾虚便溏加炒白术、山药、薏苡仁；胃不适饮食欠佳加木香、陈皮、生姜；腰腿及关节痛加羌独活、姜黄、炒杜仲、川续断；局部肿胀疼痛明显加白花蛇舌草、生龙牡、香附、乌药、桃仁、红花。

【功效主治】股骨上端溶骨性肉瘤术后局部皮下转移。
【用法用量】水煎服，每日1剂。
【临床应用】患者，男，46岁。因左股骨上端溶骨性肉瘤而行左髋关节离断术，左半骨盆截肢术，术后创口局部肿硬、疼痛，尤以夜间为甚，于1978年3月1日入院。病理检查诊断为左股骨上端溶骨性肉瘤术后局部皮下转移，因体虚不适于化疗及放疗，故采用中医药治疗，服上方近11个月，共服中药150剂，创口肿硬及疼痛消失。患者于1979年1月出院至今已近4年，目前一般情况良好，体检无异常发现，已恢复一般工作。
【来　　源】《中西医结合杂志》，1983，3（5）：287。

【方　　名】党参黄芪汤
【方药组成】党参10g，黄芪10g，白术10g，山萸肉10g，龙葵10g，沙苑子12g，女贞子12g，当归15g，白花蛇舌草40g。
【加　　减】气滞，加枳壳10g，木香10g，砂仁壳10g，苏梗6g；痰湿重，加陈皮10g，半夏10g，川贝母10g；血瘀，加川芎10g，桃仁10g，王不留行15g；泛酸，加煅瓦楞子10g，乌药10g，乌贼骨15g。出血，加三七粉（冲服）6g，云南白药（冲服）1g；疼痛，加川楝子10g，延胡索15g，蒲黄（包）10g，五灵脂10g。
【功效主治】用于残胃癌，体质差，面黄无华，腰酸膝软，头晕目眩，胃脘剧痛，触之痛甚。
【用法用量】上药先用水浸泡半小时，加水煎煮2次，药液混合均匀，分2次服用，每日1剂。

【方　　名】党参黄芪汤
【方药组成】党参12g，黄芪24g，当归9g，炙鳖甲24g，黄药子12g，桃仁9g，浙贝母12g，木馒头24g。
【功效主治】恶性淋巴瘤。
【用法用量】水煎，每日1剂，分3次服。
【来　　源】《肿瘤的辨证施治》，上海科学技术出版社，1980：130。

【方　　名】党参黄芪汤
【方药组成】党参12g，黄芪30g，生地黄15g，熟地黄15g，焦白术12g，当归15g，白芍15g，怀山药15g，山茱萸9g，茯苓9g，川芎9g，阿胶（烊化）12g，麦冬12g，天冬12g，北沙参12g。
【加　　减】口干舌红，加西洋参6g，石斛15g，天花粉12g，龟板30g；恶心呕吐，加姜半夏9g，姜竹茹9g。
【功效主治】用于乳腺癌化疗后骨髓抑制白细胞减少者。
【用法用量】上药加水煎煮2次，将两煎药液混合均匀，分2次服，每日1剂。

【方　　名】党参黄芪汤
【方药组成】党参15g，黄芪30g，焦白术15g，茯苓15g，当归9g，红花6g，丹参30g，桃仁9g，赤芍9g，白芍9g，制首乌12g，砂仁3g，陈皮6g，姜半夏9g，制香附12g，白花蛇舌草30g。
【加　　减】心悸失眠，加酸枣仁9g，远志6g，麦冬9g；头晕耳鸣，加熟地黄15g；肩臂牵制受限，加鸡血藤15g，桑枝15g；疮面感染，加蒲公英30g；腐肉不脱者，加黄芪50g；疮面光红，加生晒参9g。
【功效主治】用于乳腺癌术后出现皮瓣坏死者。
【用法用量】上药加水煎煮2次，将两煎药液混合均匀，分2次服，每日1剂。

【方　　名】党参黄芪汤
【方药组成】党参15g，黄芪18g，当归6g，五味子3g，麦冬6g，大黄9g（后下），地鳖虫6g，桃仁、红花各3g，三棱、莪术各9g，山甲珠12g，枳壳6g，煨姜3片。
【功效主治】用于慢性粒细胞性白血病。
【用法用量】水煎服，每日1剂。

【方　　名】党参黄芪汤
【方药组成】党参25g，黄芪、土贝母各30g，白术、茯苓、郁金、当归、赤芍各10g，煅牡蛎、海藻、昆布、荔核各15g。

【功效主治】益气养营，软坚散结。适用于气血分虚之何杰金氏病。全身淋巴结肿大，质中等，与周围组织有粘连。

【用法用量】每日1剂，水煎，分2次温服。

【来　　源】《湖南中医杂志》，1989，3。

【方　　名】党参黄芪汤

【方药组成】党参30g，黄芪30g，白术15g，茯苓12g，旋覆花12g，代赭石30g，干姜9g，附片12g（先熬）。

【功效主治】气虚阳微型食管癌。

【用法用量】水煎服，每日1剂。

【来　　源】《百病良方》第二集，科学技术文献出版社重庆分社，1983：171。

【方　　名】党参黄芪汤

【方药组成】党参4g，黄芪15g，白术10g，薏苡仁30g，仙鹤草30g，白石英30g，白花蛇舌草30g，七叶一枝花15g，石见穿30g。

【功效主治】益气散结，清热解毒，治胃癌。

【用法用量】水煎服，每日1剂。

【附　　注】服后能改善胃癌手术纳差，胃脘疼痛，腹胀不适等症状，减少副反应。

【方　　名】党参黄芪汤

【组成及用法】党参、黄芪各30g，丹参、鸡血藤各15g，黄精18g，柴胡、郁金各9g，夜交藤20g，炙甘草6g，薄荷3g。

【功效主治】肝癌。

【用法用量】水煎服，每日1剂。

【方　　名】党参黄芪汤

【方药组成】党参25g，黄芪、白术、炙甘草、当归、陈皮、神曲、川芎、山栀子、桃仁、白芷、赤茯苓、滑石各10g，升麻、柴胡各5g，苍术、香附子、丹参各15g。

【功效主治】理气散郁，补气活血。适用于气血亏虚兼肝气郁滞之腹膜后淋巴肉瘤伴腹痛。

【用法用量】每日1剂，水煎，分2次温服。

【方　　名】党参黄芪汤合方

【方药组成】①党参、黄芪、白术、白芍、天冬、麦冬、枸杞子、天花粉、姜竹茹、制半夏、补骨脂、旋覆花、五味子、生地黄、鹿角霜、木香、佛手，本方适应于气阴两虚型。②党参、白术、当归、陈皮、生黄芪、补骨脂、木香、砂仁、龙眼肉、枸杞子、姜竹茹、甘草，本方适用于气虚型。③南沙参、天冬、麦冬、川石斛、玄参、生地黄、熟地黄、太子参、白芍、炙甘草、当归、酸枣仁、旋覆花、陈皮，本方适用于阴液亏耗型。

【功效主治】卵巢癌术后化疗反应。

【用法用量】平时1日两剂，化疗时浓煎1剂。

【临床应用】观察19例均有不同程度疗效，尤其是对白细胞下降的对抗作用更好。

【来　　源】《上海中医药杂志》，1989，（10）：17。

【方　　名】党参黄芪汤合方

【方药组成】①党参15g，黄芪15g，当归10g，白术10g，茯苓15g，甘草6g，女贞子15g，补骨脂15g，野荞麦根20g，陈皮10g。②沙参15g，麦冬15g，玄参15g，赤芍15g，女贞子15g，五味子9g，茜草根15g，生地黄15g，生黄芪15g。③黄芪15g，白术10g，茯苓15g，陈皮10g，党参15g，半夏15g，女贞子15g，补骨脂15g，当归15g，生姜10g，甘草10g。④生石膏30g，鱼腥草20g，赤芍15g，丹参20g，生地黄15g，甘草10g，野荞麦根30g。

【加　　减】血象下降加当归15g，苦参15g，鸡血藤15g；纳差加生麦芽15g，神曲15g，石斛15g；恶心呕吐加清半夏10g，竹茹10g。若食欲不振加生山楂10g，生麦芽10g，神曲10g；血小板减少加仙鹤草30g，黄柏15g；大便溏薄者加赤石脂10g，罂粟壳10g；恶心呕吐加藿香10g，竹茹10g。

【功效主治】肺癌放疗、化疗副反应。①方用于放、化疗中无明显副反应的患者。②方适用于热毒伤津，肺阴不足之症。多用于放疗期间。③方适用于化疗期间出现脾胃不和，肝肾损伤，气血两亏者。④方适用于放射性肺炎患者。
【用法用量】每日1剂，水煎分两次服。
【临床应用】观察92例，绝大多数获效。
【来　　源】《上海中医药杂志》，1981，（1）：19。

【方　　名】党参黄芪汤合方
【方药组成】①党参9g，黄芪9g，白术9g，茯苓15g，猪苓15g，生薏苡仁15g，陈皮9g，白花蛇舌草30g，鱼腥草30g，铁树叶30g。②斑蝥鸡蛋。
【加　　减】如有怕冷，四肢不温，夜间多尿，腰膝酸软，舌质软，脉沉细迟者为肾阳衰微，命门火衰，加淫羊藿12g，补骨脂15g，巴戟肉12g或肉桂3g，附子9g，鹿角片等以温补肾阳。
【功效主治】脾虚气弱型肺癌。
【用法用量】水煎服，每日1剂。②斑蝥烧鸡蛋（生鸡蛋1个，在顶端开一小孔，放入斑蝥1～2只，去其头足翅，以纸拧盖封孔口，外涂烂泥如皮蛋状，放火中烧之滚开即可，破之弃去斑蝥，只食鸡蛋，每日1个，一个月为1个疗程，休息10天后再重复食之）。
【临床应用】男，58岁，1971年7月初诊。患者于1971年3月体检发现肺上部阴影，取病理证实为未分化型肺癌。投以上方治疗，并配合以民间。经治5个月，肺部病灶稳定，未见转移。至1974年12月复查，胸部拍片显示病灶仍无变化，一般情况好。
【来　　源】《千家妙方》，战士出版社，1982：529。

【方　　名】党参鸡血藤汤
【方药组成】党参10g，鸡血藤、五灵脂、茯苓各15g，白术、香附、木香、陈皮、半夏、当归各9g，黄芪12g，升麻6g，柴胡9g，甘草3g。
【功效主治】健脾理气。主治原发性肝癌。
【用法用量】水煎，分早晚2次服，每日1剂。

【方　　名】党参龙葵汤
【方药组成】党参20g，生黄芪20g，龙葵15g，半枝莲15g，白英10g，白花蛇舌草15g，鳖甲15g，旱莲草15g，川楝子6g，生山楂10g。
【功效主治】卵巢无性细胞瘤。
【用法用量】水煎服。每日1剂，水煎成100ml，早、晚分服。
【临床应用】秦某，女，10岁。1983年11月经病理诊断为双侧卵巢生殖细胞癌、淋巴结肉瘤细胞浸润。术后西药治疗无效而服中药，以本方加茯苓20g，生山药80g，白芍20g。用时口服N-甲沙可来新、谷氨酸、利血生、维生素等，直到15个月B超扫描未见肿块，21个月后复查，中药2天1剂，3年后停服中药及西药，3年半后复查B超扫描未见肿块。
【来　　源】《中西医结合杂志》，1988，8（11）：682。

【方　　名】党参麦冬汤
【方药组成】党参、麦冬、炙枇杷叶、旋覆花（包）、石斛、谷麦芽各10g。竹茹、陈皮、五味子、甘草各6g。
【功效主治】淋巴肉瘤。
【用法用量】水煎服，每日1剂。

【方　　名】党参麦冬汤
【方药组成】党参15g，麦冬12g，茯苓15g，砂仁6g，白术12g，沙参15g，黄芩10g，金银花15g，桔梗10g，牛蒡子10g，绞股蓝15g，栀子10g，女贞子10g，菟丝子10g，重楼30g，生薏苡仁20g，生甘草3g。
【加　　减】脾胃虚寒，酌减栀子、黄芩、重楼，加怀山药15g，芡实10g；白细胞降低，加黄芪20g，紫河车10g，锁阳10g；恶心呕吐，酌减栀子、桔梗，加柿蒂10g，旋覆花（包）10g，代赭石20g。
【功效主治】用于喉癌化疗后。
【用法用量】上药先用水浸泡半小时，加水煎煮2次，药液混合均匀，分2次服用，每日1剂。

【方　　名】党参麦冬汤
【方药组成】党参30g，麦冬15g，五味子10g，制首乌15g，桑寄生15g，女贞子15g，牛膝

30g，旱莲草30g，杜仲15g，天麻15g，丹参30g，全蝎6g，鸡血藤30g，川续断15g，蜈蚣2条，杭芍25g，生甘草10g。
【功效主治】骨髓瘤。
【用法用量】水煎服，每日1剂。
【临床应用】患者，女，52岁。1985年确诊为多发性骨髓瘤（胸、腰、骨盆），经输血、抗生素、化疗及对症治疗，局部仍疼痛难忍，两下肢不能屈伸瘫痪于床上。服上药治疗月余，上肢活动较前好转，低热退，饮食增，继而下肢开始主动屈伸，肿胀消。1988年复查骨髓片，基本正常，现生活如常人。
【来　　源】《天津中医》，1989，(2)：44。

【方　　名】党参牡蛎汤
【方药组成】党参、牡蛎、夏枯草各30g，丹参、海藻各20g，柴胡、制半夏、川芎、羌活各15g，穿山甲珠9g，甘草6g。
【功效主治】治皮下脂肪瘤。
【用法用量】加水煎沸15分钟，滤出药液，再加水煎20分钟，去渣，两煎药液兑匀，分服，每日1剂。

【方　　名】党参木香汤
【方药组成】党参，木香，陈皮，炒山楂，炒神曲，煅瓦楞子，炒麦芽，枳壳，川楝子，郁金，甘草。
【加　　减】需化瘀止痛者加丹参、桃仁等，需止血者加仙鹤草、白及等，需软坚消结者加煅牡蛎、夏枯草。
【功效主治】胃癌。
【用法用量】水煎服，每日1剂。

【方　　名】党参牛膝汤
【方药组成】党参30g，牛膝30g，旱莲草30g，丹参30g，鸡血藤30g，麦冬15g，制何首乌15g，桑寄生15g，女贞子15g，杜仲15g，天麻15g，续断15g，五味子10g，生甘草10g，全蝎6g，蜈蚣2条，杭白芍25g。
【功效主治】多发性骨髓瘤。
【用法用量】水煎服，每日1剂。

【方　　名】党参芡实汤合方
【方药组成】①党参、芡实、威灵仙各15g，苍术、炒贯仲、矮地茶、旱仙桃草各9g，炒茜草、瓜蒌霜、秦艽各12g，薏苡仁24g，乌贼骨18g，麦芽20g，石菖蒲6g，益母草15g。②阴道栓剂方：醋炒禹余粮、乌梅炭各30g，明雌黄儿茶各6g，硼砂3g，冰片2g。③僵蚕（微炒）、鳔胶蛤粉（炒泡）各60g，五灵脂（去渣）、蒲黄炭、侧柏炭、茭白、焦米各30g，绛矾6g，共为细末。
【功效主治】子宫颈癌。
【用法用量】方①水煎服，每日1剂；方②炼蜜为蓝靛果大，每夜放入阴道深处1枚；方③炼蜜为丸，每服10g，1日2～3次。
【临床应用】患者，女，经诊为子宫颈癌。按上方经治数年，症状基本消失。至1978年12月追访，患者已存活13年，病情未见复发。
【来　　源】《成都中医学院学报》，1985，(2)：31。

【方　　名】党参清半夏汤
【方药组成】党参30g，清半夏20g，细辛6g，干姜6g，五味子10g，旋覆花12g，代赭石25g，大黄12g，甘草6g。
【功效主治】食道癌。
【用法用量】水煎服，每日1剂。
【临床应用】本方治食道癌能明显改善症状，减轻病人痛苦，延长生命。一般服用3～6剂即可见效。

【方　　名】党参三棱散
【方药组成】党参（米炒）、三棱、炙穿山甲片各9g。
【功效主治】用于多年痞块癖积。
【用法用量】研成细末，每服3g，每日3次，开水送下。

【方　　名】党参三棱汤
【方药组成】党参、三棱、莪术、荔枝核各15g，白术、茯苓、半夏、青皮、橘核各12g，陈皮10g，夏枯草31g，生甘草3g。

【功效主治】益气健脾，除湿消痰，攻坚散结。适用于脾虚湿滞痰结之精原细胞瘤。睾丸隐痛，肿大变硬，头、面、颈及四肢肿甚，纵隔转移，咳嗽气急，心慌心悸，舌苔黄微腻，脉数无力。

【用法用量】每日1剂，水煎服。

【方　　名】党参沙参汤

【方药组成】党参，沙参，玄参，土大黄，苦参，白茅根，萹蓄，瞿麦，枳实，芦根，苍术，生地黄，熟地黄，山茱萸。

【功效主治】膀胱癌。

【用法用量】水煎服，每日1剂。其中白茅根日用量可至100g，苍术、枳实、芦根、土大黄日用量可至50g。

【临床应用】赵某，男，57岁，1982年出现间断性肉眼血尿，1983年经膀胱检查诊断为膀胱癌。服上药40天后血尿消失，一般情况较好，1983年上班工作至今。

【来　　源】《吉林中医药》，1986，（6）：6。

【方　　名】党参沙参汤

【方药组成】党参15g，沙参30g，茯苓10g，白术10g，生甘草5g，当归15g，黄芪30g，生地黄20g，仙鹤草30g，知母10g，淡竹叶10g，山豆根15g，重楼15g，青黛（包）12g。

【功效主治】用于舌癌晚期，舌短不能伸舒，或溃疡明显，口秽恶臭，饮食困难，局部触之易出血，甚至透舌穿腮。

【用法用量】上药先用水浸泡半小时，加水煎煮2次，药液混合均匀，分2次服用，每日1剂。

【方　　名】党参生地汤合方

【方药组成】①党参、生地黄、天冬、麦冬、枸杞子、白术、白芍各9g，炙黄芪、天花粉、鸡血藤膏各15g，五味子5g，木香、甘草各6g。②莪术、丹参、生山楂、石燕、八月札、瓦楞子、生薏苡仁各30g，全当归、广郁金、生香附、炮穿山甲各12g，炙鳖甲21g，赤白芍各15g。

【功效主治】原发性肝癌。

【用法用量】方①用于化疗期间，方②用于化疗暂停或化疗结束期间。均水煎服，每日1剂。

【临床应用】刘某某，58岁，住院号：4190。经多家医院确诊为原发性肝癌硬化型Ⅱ期。经上方治疗1年左右，同时配合5-氟尿嘧啶250mg，静滴，每周2次。B超复查证实，肝脏未见占位性病变。AFP复查转阴（原发现有102mm×102mm×8mm的包块；AFP1：1 000）。目前，患者恢复良好，每餐可吃4～5两饭，体重增加10公斤，可以从事一般体力劳动。至今已生存3年多。

【来　　源】《浙江中医杂志》，1986，（11）：517。

【方　　名】党参生黄芪汤

【方药组成】党参、生黄芪各20g，龙葵、半枝莲、白花蛇舌草、鳖甲、旱莲草各15g，白英、生山楂各10g，川楝子6g。

【功效主治】卵巢癌。

【用法用量】每天1剂，水煎，早晚分服。

【方　　名】党参生黄芪汤

【方药组成】党参15g，生黄芪30g，厚朴15g，白及20g，天花粉20g，青黛10～30g，大黄9g，甘草9g。

【加　　减】胸背痛，加全蝎6g，郁金12g，延胡索12g；脾虚湿盛，去天花粉、大黄，加白术9g，砂仁9g，茯苓15g，薏苡仁12g；食少纳呆，加焦三仙30g；气阴不足，加麦冬30g，生地黄15g；气血虚，加鸡血藤30g。

【功效主治】用于食管癌中期。

【用法用量】上药先用水浸泡半小时，加水煎煮2次，药液混合均匀，分2次服用，每日1剂。

【方　　名】党参生黄芪汤

【方药组成】党参15g，生黄芪30g，白术10g，茯苓15g，车前子15g，山慈菇15g，夏枯草15g，赤芍10g，半夏10g，猪苓15g，海藻15g，厚朴10g。

【功效主治】痰湿凝聚型卵巢癌。

【用法用量】水煎服，每日1剂。

【来　　源】《中医肿瘤学》(上)，科学出版社，1983：297。

【方　　名】党参石斛汤

【方药组成】党参9g，石斛9g，麦冬9g，柏子仁9g，茯神9g，桑螵蛸9g，覆盆子9g，菟丝子9g，补骨脂9g，黄芪15g，夜交藤15g，陈皮6g，姜半夏6g，砂仁1.5g。

【功效主治】用于结肠癌术后淋巴结转移，便血，胸闷泛恶，腹胀纳呆，大便溏薄，盗汗，口渴多饮，喉间多黏痰，消瘦乏力，低热。

【用法用量】上药加水煎煮2次，将两煎药液混合均匀，分2次服用，每日1剂。

【方　　名】党参熟地汤

【方药组成】党参15g，熟地黄20g，黄芪15g，附片4g，白花蛇舌草10g，胡黄连12g，炙甘草6g。

【功效主治】补脾温肾，解毒。适用于白血病。

【用法用量】水煎服，每日1剂。

【方　　名】党参桃仁汤

【方药组成】党参、桃仁、红花、莪术、夏枯草、茯苓、清半夏、陈皮、旋覆花。

【功效主治】食管癌。

【用法用量】水煎服，每日1剂。每日服3次，每次1.5g。并用放疗。

【临床应用】共治38例，生存1年17例(60.7%)，生存3年10例(35.7%)，生存5年6例(21.4%)。

【来　　源】中西医结合杂志，1984，4(1)：16。

【方　　名】党参天冬汤

【方药组成】党参9g，天冬9g，桃仁9g，夏枯草12g，海藻12g，昆布12g，王不留行籽30g，石见穿30g，黄药子30g，漏芦15g，赤芍15g，葶苈子30g，牡蛎30g，车前子30g，大枣10个，壁虎丸15粒。

【功效主治】益气扶正，软坚散结。适用于乳腺癌晚期。

【用法用量】水煎，每日1剂，分2次温服。天龙丸随汤药分3次吞服。

【方　　名】党参土贝母汤

【方药组成】党参、土贝母各25g，黄芪30g，白术、茯苓、柴胡、郁金、牡丹皮、赤芍各10g，煅牡蛎15g，炙甘草5g。

【功效主治】补气养营，软坚散结。适用于非何杰金氏淋巴瘤。浅表淋巴结肿大，质中等硬，稍活动，边界不清，无压痛。

【用法用量】水煎，每日1剂，分2次温服。

【来　　源】《湖南中医杂志》，1989，3。

【方　　名】党参五味子汤

【方药组成】党参15～30g，五味子10g，麦冬、制首乌、桑寄生、女贞子各15g，牛膝、丹参、旱莲草、鸡血藤各15～10g，杜仲、川续断、天麻各15g，全虫6g，蜈蚣2条，杭芍15～25g，甘草6～30g。

【功效主治】多发性骨髓瘤。

【用法用量】水煎服，每日1剂。

【临床应用】张某，女，52岁。经确诊为多发性骨髓瘤，症见面色苍白，颜面肿胀，腹部胀大，左胁肋及腰部有压痛，两上肢肿胀屈曲，身体不能辗侧，二便不能自理。上方治之，服药月余，可持杖行走。三年后基本正常。

【来　　源】《江苏中医》，1989，(12)：47。

【方　　名】党参血藤散

【方药组成】大狼巴草15g，鸡血藤12g，党参9g，黄芪9g，灵芝草9g，当归9g，白芍9g，木香9g。

【功效主治】肿瘤化疗后骨髓抑制。

【用法用量】研末冲服，每次15～30g，每日2次。

【方　　名】党参赭石汤

【方药组成】党参15g，代赭石15g，枳壳6g，薤白9g，麦天冬各12g，芦根9g，生甘草1.5g，肉苁蓉9g，火麻仁15g，法半夏9g，当归15g，郁李仁 12g，萝卜 7 片为引。

【加　　减】服药期间，可酌加降气药如苏子，加化瘀药如桃红等，并用搜风顺气丸。如效果不好，继加生津破瘀之品如天花粉、浙贝母、桃红等。服药数剂稍好转，根据病人气血两亏，胃气虚弱，再可用逐瘀培气汤临床加减。

【功效主治】食道癌。

【用法用量】水煎 200ml，成人每服 100ml，早晚温服。

【来　　源】内蒙古自治区医院编《中草药验方选编》，内蒙古自治区人民出版社，1972：149。

【方　　名】党参制南星汤

【方药组成】党参 10g，制南星 10g，急性子 10g，威灵仙 10g，白术 10g，茯苓 15g，鲜石竹根 30 ～ 60g。

【加　　减】恶心呕吐加竹茹 6g，姜半夏 6g；体倦乏力、白细胞下降加黄芪 30g，当归 15g；口干舌红加生地黄 10g，女贞子 10g，沙参 10g；纳呆加藿香 10g，焦三仙各 10g，薏苡仁 30g。

【功效主治】食管癌。

【用法用量】水煎服，每日 1 剂，配合化疗、放疗。

【来　　源】《中级医刊》，1981，（8）：32。

【方　　名】荡鬼汤

【方药组成】人参一两，当归一两，大黄一两，雷丸三两，牛膝三钱，红花三钱，牡丹皮三钱，枳壳一钱，厚朴一钱，桃仁三十粒。

【加　　减】瘀滞重者，加三棱、莪术；积块较大难消者，加鳖甲、水蛭；疼痛较重者，加延胡索、香附、小茴香。

【功效主治】活血散结，破瘀消积，兼顾正气。血瘀所致腹大如斗，积块坚硬，固定不移，疼痛拒按，面色萎黄，肌肤乏润。现临床可用于妇科肿瘤的治疗。

【用法用量】水煎分 2 次空腹服下，每日 1 剂。

【来　　源】《傅青主女科》卷上。

【附　　注】本方所治为妇人月经闭积，或产后瘀血未尽，脏腑失调，气血不和，瘀血停滞，积而成癥。方中雷丸移秽消积；牛膝、红花、桃仁、牡丹皮活血破瘀，消积散结；枳壳、厚朴行气以助血运，与活血药皆为善行善攻之品；大黄荡涤积滞，使浊阴下达；人参、当归补气血，使邪去而正不伤，若单用雷丸、大黄以迅下之，必有气脱血崩之忧，防患于未然。诸药合用，秽除积散而正不伤。总之，本方为活血破瘀兼顾正气之剂，血瘀、癥瘕、气血虚者均可应用。

【注意事项】孕妇忌服。

【方　　名】刀豆壳方

【方药组成】刀豆壳（或刀豆子）30g。

【功效主治】降逆和胃。适用于肿瘤患者放疗、化疗后恶心呕吐、呃逆者。

【用法用量】每日 1 剂，煎 2 次分服。

【来　　源】经验方。

【方　　名】刀鱼面

【方药组成】富强粉 100g，刀鱼肉 100g，鸡蛋清 1 只，熟瘦火腿肉 40g，熟春笋、鸡蛋汤、盐、味精适量。

【功效主治】暖胃补虚，泽肌润肤。本膳主要适用于胃癌症见虚寒者。

【用法用量】刀鱼肉拣去细刺，斩成茸，连同面粉，蛋清和成团，糅合上劲，制成小刀面。火腿、熟笋切成细丝；锅上火，加水烧开，投入面条，沸后加少许冷水，稍盖，煮至无白心，即捞入有盐、味精调味加热鸡汤碗中，撒上火腿线、笋丝即成，光滑不腻，鲜美软糯。

【附　　注】此类患者大多伴有贫血，大便隐血持续阳性，血浆蛋白低下。胃脘隐痛，喜温怕冷，纳食低下，时吐冷水，四肢发凉，大便正常或溏薄，有时下肢浮肿，神疲乏力，舌质淡白，伴有齿印，苔白润滑，肪沉而细等。刀鱼即带鱼，性味甘温，含大量营养物质，对本症极为适宜。

【方　　名】导赤散加减方

【方药组成】生地黄，木通，甘草梢，淡竹叶，黄连，黄芩，黄柏，栀子，山慈菇，山豆根，白花蛇舌草。

【功效主治】舌癌。

【用法用量】水煎服。

【临床应用】林某，男，41 岁。舌体右侧溃疡经治不愈 4 个月余，舌体疼痛，舌体组织活检为鳞癌Ⅱ级，因不愿手术及放疗，于 1988 年 6 月 25 日住院治疗，服用上方，每日 2 剂，并内服犀黄丸每次 3g，每天 2 次；用六神丸每次 3 粒，每天 3 次研碎外搽舌右侧溃疡，再用双料喉风散频频外敷舌溃疡面，并配合哌莱霉素。6 周后痛消失，舌体溃疡及肿物缩小，于 7 月 18 日出院，按前方带 1 个月量中药。8 月 16 日复查，舌右侧溃疡痊愈，舌体肿物及右颌下淋巴结肿大消失，自觉无不适，9 月 20 日复查，体健，未见肿瘤复发。

【来　　源】《中西医结合杂志》，1990，10（4）：214。

【方　　名】导痰汤

【方药组成】党参 20g，茯苓、枳壳各 15g，三棱、莪术各 9g，陈皮、胆南星各 10g，生半夏 9g，苍术 12g，香附 6g，生姜 3 片。

【加　　减】少腹包块坚硬者，加鳖甲 15g，穿山甲 15g，乳香 6g，没药 6g，山慈菇 10g，夏枯草 15g；身倦乏力重者，加白术 15g，黄芪 15g；大便干硬秘结者，加生大黄 10g，麻子仁 15g，白芍 15g。

【功效主治】健脾利湿，化痰软坚。主治卵巢癌痰湿凝聚型。症见少腹胀满膨隆，或可触及包块，口渴少饮，面虚浮肿，身倦无力，溲黄便干，舌质暗淡或红，舌苔白腻，脉滑。

【用法用量】水煎服，每日 1 剂。

【来　　源】《偏方验方秘典》，中原农民出版社。

【附　　注】避免过于劳累，加强饮食营养，定期复查。

【方　　名】倒换散

【方药组成】大黄（小便不通减半）、荆芥穗（大便不通减半）各等分。

【功效主治】活血通窍。适用于前列腺癌，小腹急痛，肛门肿疼。

【用法用量】上药各研为末。每服 3 ～ 6g，温水调下。

【方　　名】得命丹

【方药组成】沉香、木香、乳香、丁香各 1.5g，苦葶苈 1.5g，牙皂（微焙）、皂矾各 0.9g，川芎 15g，巴豆去油少带油 12g。

【功效主治】肿毒，发背痈疽，疔毒恶疮，噎食转食，不蛊气蛊，心疼腹痛，大小便不能通，胸胀胁满，水泻痢疾，天泡杨梅，风癣疥癞，肠风下血，男子五淋白浊，妇人赤白带下，风温流注并皆治之。

【用法用量】共为细末，枣肉合丸，如豌豆大，每服 1 丸，生水送下。

【来　　源】王永光集方。

【附　　注】服药后不可吃一切热物，如药不受并吐出药来再服一丸，弱人小儿用小丸，孕妇忌食。

【方　　名】邓氏胰癌丸

【方药组成】白花蛇舌草 500g，半枝莲 300g，石见穿 300g，牡蛎 300g，黄芪 300g，丹参 240g，太子参 240g，白术 150g，当归 150g，瓜蒌皮 120g，大贝母 120g，昆布 120g，海藻 120g，莪术 90g，三棱 90g，鸡内金 90g，陈皮 60g。

【功效主治】破血散结，益气解毒。胰腺癌，症见上腹胀痛，拒按，或连及腰背，面色晦暗无华，形体消瘦，头晕乏力，食纳甚差，大便干结，舌质暗淡或有瘀斑，舌苔黄腻，脉沉。

【用法用量】以上药物共为细末，水泛为丸，每次 9g，每日 3 次，温开水冲服。

【来　　源】本方为邓以林氏经验方。《名老中医肿瘤验案辑按》。

【附　　注】其治症病机为邪实正虚，气聚痰凝，瘀血留滞，相互搏结而发为癥积。方用白花蛇舌草、半枝莲、石见穿清热解毒、消肿散结；瓜蒌皮、大贝母、昆布、海藻、生牡蛎化痰除痞、软化坚积；莪术、三棱、丹参破血逐瘀、消癥止痛。以上药物配合，重在攻邪。然积之既久，正气大伤，单纯攻伐，恐进一步耗竭正气，欲速反不达，故复用太子参、白术、黄芪、当归调补气血、健脾益胃，正气充盈，则祛邪更易获效；鸡内金消积化滞、磨坚补脾，陈皮调中疏土以助运化。如此配伍，寓补于消，消补并用，则可痰化气顺、瘀去正复，病情自可好转。

【方　　名】低烧汤

【方药组成】陈皮10g，良姜10g，荜茇10g，白术10g，桂枝15g，干姜15g，附子15g，肉桂15g，山药15g，党参15g，黑芝麻20g，大青叶20g，板蓝根20g，熟地黄30g，黄芪30g，肉苁蓉30g。

【功效主治】肿瘤病人低烧不退，以下午多见，属寒郁症者。

【用法用量】每日1剂，2次分服。

【附　　注】名中医孙秉严提供。

【方　　名】敌癌片

【方药组成】枝花头、金牛根、穿心莲、大叶蛇总管、蛇舌草各1 000g，急性子、水蛭各250g，寮刁竹500g，蟾蜍260只，壁虎260条，蜈蚣260条。

【功效主治】清热解毒，活血化瘀。适用于多种恶性肿瘤和白血病。

【用法用量】共为细面和猪胆汁、马蹄粉（荸荠粉）为细丸。每天服3次。

【来　　源】广东佛山中医院方。

【附　　注】大叶蛇总管为蓼科植物虎杖。

【方　　名】敌癌丸

【方药组成】白花蛇舌草、穿心莲、虎杖、金牛根、枝花头各60g，急性子、水蛭各15g，徐长卿、韩信草各30g，蟾蜍16个，壁虎16个，蜈蚣16条。

【功效主治】清热解毒，消肿抗癌。大肠癌，症见腹痛，积块逐渐增大，大便带血，口苦咽干，舌红、苔黄，脉弦。

【用法用量】以上各药共研细末，用猪胆汁调成糊状，再加荸荠粉适量，泛制成丸，如绿豆大小，每次10g，每日3次，口服。

【临床应用】临床用本方治疗200例患者，总有效率为67.5%。

【来　　源】《抗癌中草药制剂》。

【附　　注】本方适用于大肠癌初、中期证属热毒内蕴者。治宜攻邪抗癌。方中白花蛇舌草、韩信草清热解毒，消肿散结以抗癌，二者并为主药；伍以穿心莲、虎杖、金牛根、枝花头、徐长卿清热消肿，解毒抗癌以助主药之功；水蛭、蜈蚣、壁虎为虫类药，性善走窜，通经达络，逐瘀散结；急性子逐瘀消积散结；蟾蜍解毒抗癌。本方以攻邪为主，依据现代药理研究，选用解毒抗癌之品，达到抑制癌肿的目的。

【方　　名】涤痰方

【处方组成】姜半夏、胆南星各8g，橘红、茯苓、枳实各6g，人参、菖蒲各3g，竹茹2g，甘草1.5g。

【功能主治】豁痰开窍，理气调中。主治顽痰胶结、痰厥、眩晕、胸脘痞塞及中风痰厥等症。亦用于肿瘤患者具有痰症表现者。

【用法用量】加生姜、大枣，水煎分服。

【来　　源】《济生方》。

【方　　名】抵癌散

【方药组成】生黄芪10g，北沙参45g，生白芍30g，炙鳖甲45g，生香附20g，生牡蛎20g，制乳香、没药各20g，炙全蝎60g，炙露蜂房120g，炙马钱子3g，半边莲15g，凌霄花15g，钩藤15g，佛手花15g，炒苍术15g，广陈皮15g，代赭石15g，赤练蛇粉45g。

【功效主治】益气养肝，理血活血，软坚解毒消癥。适用于肝癌。

【用法用量】共研细末。每次3g，1日2次。

【来　　源】《肿瘤临证备要》。

【方　　名】抵癌散

【方药组成】炙马钱子3g，黄芪10g，半枝莲10g，凌霄花10g，钩藤10g，佛手花10g，苍术10g，陈皮10g，代赭石15g，香附20g，生牡蛎

20g，制乳香 20g，制没药 20g，白芍 30g，沙参 45g，鳖甲 45g，赤练蛇粉 45g，全蝎 60g，蜂房 120g。

【功效主治】活血散结，理气养阴。原发性肝癌，症见面色暗黑无华，胁下积块刺痛，脘腹痞胀，形体消瘦，肌肤甲错，口干咽燥，胸背皮肤可见赤缕朱纹，肝掌，或有脾大质硬，舌质青紫或有肝瘿线，脉涩。

【用法用量】以上药物共为细末，每次 3g，每日 2 次，温开水冲服。

【来　　源】《中医肿瘤防治大全》。

【附　　注】本方治症为原发性肝癌属瘀血结聚，正气已伤，气滞不行，蕴湿生痰者。方用制乳香、制没药、凌霄花活血化瘀、消癥散结；黄芪、陈皮、苍术、香附、佛手、代赭石健脾理气、调中和胃、祛湿化痰；炙马钱子、赤练蛇、全蝎、露蜂房均为大毒之品，在此取其以毒攻毒之力以抗癌散结；半枝莲清热解毒，生牡蛎、钩藤平抑肝阳、清肝火，前者尚能软坚化痰；白芍、沙参、鳖甲滋阴生血，补益肝肾，以使藏血之脏得以充养。上述全方配合，可共奏活血散吉，理气养阴之功。

【方　　名】地柏汤

【方药组成】生地黄 30g，石上柏 30g，紫草根 30g，牡蛎 30g，天花粉 24g，苍耳草 15g，海藻 15g，玄参 12g，山豆根 12g，夏枯草 12g，白芷 9g，天龙丸 15 粒。

【功效主治】养阴生津，清热解毒。适用于鼻咽癌。

【用法用量】每日 1 剂，煎 2 次分服。天龙丸每次 5 粒，每日 3 次，随汤药吞服。

【来　　源】上海龙华医院方。

【方　　名】地鳖蟾蜍汤

【方药组成】地鳖虫、蟾蜍、土茯苓、猪苓、党参各 15g，白花蛇舌草、薏苡仁、半枝莲各 18g，三棱、白术各 10g，莪术 12g，甘草 3g。

【加　　减】积块较大加鳖甲、山甲片、生牡蛎；腹痛较重加延胡索、郁金、木香、乌药，腰膝酸软加女贞子、枸杞子、桑椹子、当归；有腹水加天葵子、冬瓜子、车前子。

【功效主治】活血化瘀，软坚化痰，清热解毒，益气固本。卵巢癌，症见小腹积块，坚硬不移，疼痛如刺，神疲乏力，舌淡红，苔白，脉沉细。本方所治为卵巢癌中晚期证属瘀血、痰浊、热毒蕴结而气虚者，对不宜手术及放、化疗者，或用各种攻伐疗法之后，为攻逐余毒，较为适宜。

【用法用量】以上药物，水煎 3 次，分 3 次服，如无明显反应，可连服 2 ～ 3 个月以上。

【来　　源】《癌症扶正培本治疗》。

【附　　注】方中党参、白术补气健脾以固后天之本，改善免疫功能以扶正；三棱、莪术、地鳖虫活血化瘀，通络止痛以逐瘀血；蟾蜍、土茯苓、白花蛇舌草、半枝莲清热解毒，消肿散结以抗癌瘤；薏苡仁消肿排脓；猪苓利水引邪外出；甘草调和诸药。诸药合用逐瘀血，清热毒，软坚积，抗癌瘤，扶正培本，正长邪消。

【方　　名】地鳖虫白花蛇汤

【方药组成】地鳖虫、白花蛇舌草、当归、徐长卿各 10g，露蜂房、炙甘草各 6g，蜈蚣 3g，党参、黄芪各 12g，熟地黄、鸡血藤各 15g，乳没各 9g。

【功效主治】逐瘀毒，止疼痛，补气血，通经络。适用于前列腺癌骨转移疼痛。

【用法用量】每日 1 剂，水煎服。

【临床应用】吴某某，男，65 岁。患前列腺癌骨转移，腰髓酸痛甚剧，日轻夜重，活动受限，局部肌肤不仁。经服上方 7 剂疼痛等好转，守方连服 3 个月后，疼痛明显缓解，活动无明显限制，肌肤不仁消失。继服补养气血药调理，随访 3 年病情稳定。

【方　　名】地鳖虫党参汤

【方药组成】地鳖虫、党参、土茯苓、猪苓、蟾蜍各 15g，白花蛇舌草、半枝莲、薏苡仁各 18g，白术、三棱各 10g，莪术、茯苓各 12g，甘草 3g。

【功效主治】卵巢癌。

【用法用量】水煎服，每日 1 剂。

【方　　名】地鳖虫露蜂房
【方药组成】地鳖虫10g，露蜂房、两面针各30g，蜈蚣1条。
【功效主治】骨肿瘤。
【用法用量】水煎服，每日1剂。

【方　　名】地胆敷
【方药组成】地胆（生）10枚，细辛（末）0.2g，白芷（末）0.2g。
【功效主治】攻毒逐瘀。主治恶疮，鼻中息肉肿大。
【用法用量】上以地胆压去汁，和药末，以涂于息肉之上，取消为度。亦单以地胆汁于筒中盛，当上灌之。无生者，即酒煮汁用之。
【来　　源】江苏新医学院《中药大辞典·上册》。

【方　　名】地丁慈菇连翘丸
【方药组成】夏枯草、蒲公英、漏芦、菊叶、雄鼠粪、甘菊、贝母、紫花地丁、山慈菇、连翘、白芷、瓜蒌仁、炙甘草、广陈皮、茜草根、乳香、没药、金银花各6g。
【功效主治】乳腺肿瘤初发，妇人乳岩初起之时。
【用法用量】上研末，另用夏枯草，熬膏和匀，作梧桐子大丸，每服15g，滚开水送下。
【来　　源】《王晋经验方》。

【方　　名】地丁膏
【方药组成】黄花地丁（蒲公英）、紫花地丁各半斤。
【功效主治】乳吹并一切毒俱效。
【用法用量】以长流水洗净，用水熬汁去渣，又熬成膏摊贴。

【方　　名】地丁槐角汤
【方药组成】紫花地丁、半枝莲各15g，赤芍10g，地榆15g，槐角10g。
【功效主治】直肠息肉便。
【用法用量】水煎服，日服3次。
【来　　源】《神方偏方治百病》。

【方　　名】地丁螺肉汤
【方药组成】鲜紫花地丁60g，活田螺肉10～20g。
【功效主治】前列腺癌，用于癌肿疼痛更好。
【用法用量】上2味加水煎30分钟，熟后喝汤吃肉，每日1次，顿服。
【来　　源】《曲池食谱》。
【附　　注】地丁草有紫花和黄花2种，以紫花地丁为良效。

【方　　名】地丁散
【方药组成】地丁、当归、大黄、赤芍、金银花等份，甘草减半。
【功效主治】恶疮肿痛。
【用法用量】水煎服，每日1剂。
【来　　源】明·《简明医彀》卷八。

【方　　名】地阿汤
【方药组成】生地黄30g，白芍30g，玉竹30g，猪苓60g，牡丹皮10g，阿胶30g，当归15g，仙鹤草60g，石决明30g，山茱萸15g，骨碎补15g，郁金15g，黄芪60g，料姜石60g。
【功效主治】滋阴益肾清热，养血止血，益气健脾。适用于肝癌胁肋隐痛，绵绵不休，头晕目眩，五心烦热，低热盗汗，腹胀如鼓，食纳减少，形体消瘦，眼球、皮肤发黄，呕血、便血，皮下出血，小便黄赤，舌红，少苔，脉细数无力。
【用法用量】水煎服。同服平消片或金星散、补金丸。
【来　　源】《中医癌瘤证治学》。
【附　　注】本方用生地黄、山茱萸、骨碎补、玉竹、牡丹皮滋阴益肾清热；当归、白芍养血柔肝；郁金、石决明疏肝解郁；仙鹤草、阿胶养血止血；黄芪、猪苓、料姜石补气利水，健脾和胃。

【方　　名】地肤子白矾煎
【方药组成】地肤子，白矾。
【功效主治】疣瘊。

【用法用量】煎汤洗，数次即消。

【方　　名】地肤子蛇床子煎
【方药组成】地肤子 30g，蛇床子 30g，木芙蓉叶 90g，苦参 20g。
【功效主治】用于外阴癌瘙痒流黄水者。
【用法用量】加水 2 000ml，煎至 1 000ml，过滤，每次取 500ml 药液加温水至 1 000ml，局部患处浸洗，早晚各 1 次，浸洗患处每次 15 ～ 20 分钟，擦净后涂平阳霉素软膏。

【方　　名】地骨皮鸭跖草汤
【方药组成】地骨皮 30g，鸭跖草 30g，七叶一枝花 15g。
【功效主治】鼻咽癌。
【用法用量】水煎服，每日 1 剂，分 3 次服。
【来　　源】《肿瘤的辨证施治》，上海科学技术出版社，1980：103。

【方　　名】地骨三草汤
【方药组成】地骨皮、枸杞根、苍耳草、野跖草各 30g，七叶一枝花 9g。
【加　　减】喉干加天花粉 15g；出血加马兰根 30g。
【功效主治】鼻咽癌。
【用法用量】水煎服，每日 1 剂。
【来　　源】《治癌中药处方 700 种》。

【方　　名】地黄煎
【方药组成】生地黄。
【功效主治】养血散结。适用于恶性淋巴瘤坚硬不消。
【用法用量】用生地黄净洗，锉碎细研，以布绞去汁，入铜器内盛，重汤上煮，柳篦搅匀如糖，以瓷盒盛，每日空心取1丸如弹子大，温酒调下。
【来　　源】《圣济总录》。

【方　　名】地黄饮子方
【方药组成】生地黄汁 30ml，芦根 15g，生麦门冬 25g（去心），人参 15g，白蜜 15ml，橘皮 10g，生姜 15g。
【功效主治】益气养阴，扶正补虚。适用于胃癌，心胃虚热，呕吐不能进食，食则烦闷。
【用法用量】用水 1.2 升，煮取 400ml，去滓，下地黄汁，分 3 次温服。
【来　　源】《外台秘要》引《广济方》。
【附　　注】服药期间，忌芫荽、面、炙肉、荞麦面、猪肉、大蒜、黏食及生冷食物。

【方　　名】地龙单方
【方药组成】取干地龙，加龙脑香和麝香适量。
【功效主治】脑癌、鼻癌。
【用法用量】制成梧桐子大小的丸粒，1 次 1 丸，塞入患侧鼻孔，有效。

【方　　名】地龙粪方
【方药组成】地龙粪一钱，大黄七钱，木香三钱，为末。
【功效主治】反胃吐食。
【用法用量】每服五钱，无根水调服，三服见效。忌煎、炒、醋等。
【来　　源】《赤水玄珠》。

【方　　名】地龙僵蚕方
【方药组成】地龙、僵蚕、苍耳子各 10g，蜈蚣 2 条，全蝎 6g，黄药子 15g，昆布、海藻各 30g。
【功效主治】脑瘤。
【用法用量】水煎服，每日 1 剂。

【方　　名】地龙散
【方药组成】地龙一两，蜥蜴一两，川芎一两，肉桂一两，干姜半两，苏木一两，木香三分，蒲黄三分，赤芍三分，牡丹皮三分，水蛭三分，桃仁一两。
【加　　减】癥瘕之疾，多挟痰饮，可加用半夏、南星、贝母；疼痛较甚者，加延胡索、小茴香。
【功效主治】活血祛瘀，通络散结。妇人气血不调，腹中积聚，瘀血疼痛。现临床可用于妇科肿瘤瘀血停滞、邪盛正不虚的治疗。

【用法用量】上药共为细末，每次服二钱，一日三次，饭前温酒送服。
【来　　源】《太平圣惠方》卷七十一。
【附　　注】此方所治为妇人脏腑失调、气血不和、瘀血停滞、积而成癥的病症。方中地龙味咸软坚，性善走窜，通经活络，直达病所为主药，故命名为地龙散；辅以蜥蜴、水蛭破血逐瘀消坚散结以助地龙之功；苏木、川芎、蒲黄、赤芍、牡丹皮、桃仁活血祛瘀，行气止痛；肉桂、干姜助阳活血。诸药合用，达到活血祛瘀、通络散结之功用。

【方　　名】地龙乌贼骨膏
【方药组成】地龙 20g，乌贼骨、龙骨、儿茶、白及各 12g，寒水石 6g，黄丹 3g，田螺 2 个。
【功效主治】骨肿瘤。
【用法用量】研为细末，调拌凡士林或熬炼成膏，外敷贴患处。

【方　　名】地龙蜈蚣汤
【方药组成】地龙 10g，蜈蚣 2 条，全蝎 6g，白术 10g，僵蚕 10g，苍耳子 10g，黄药子 15g，昆布 30g，海藻 30g，合欢皮 15g。
【功效主治】息风止惊，攻毒散结。主治脑瘤。
【用法用量】水煎服，每日 1 剂。

【方　　名】地玄汤
【方药组成】生地黄 30g，玄参 24g，麦冬 18g，象贝 12g，牡丹皮 12g，白芍 12g，薄荷 7.5g，甘草 6g。
【功效主治】清咽利喉，养阴润肺。适用于鼻咽癌。
【用法用量】每日 1 剂，水煎，分 2 次温服。
【来　　源】《湖南郴州肿瘤防治办公室方》。

【方　　名】地榆槐花方
【方药组成】地榆 15g，槐花 15g，小蓟 30g，仙鹤草 30g，血见愁 30g，臭椿皮 15g。
【功效主治】宫颈癌或大肠癌放疗后反应。症见里急后重，大便次数较多，便时疼痛，或有黏液血便。
【用法用量】水煎服，隔日 1 剂，或每周 3 剂，可连服 3 ～ 4 周。

【方　　名】地榆槐角方
【方药组成】地榆 15g，槐花角 5g，黄药子 30g，川续断 5g，沙苑子 15g，藤梨根 15 ～ 25g，天葵子 15 ～ 25g，青皮 15g，干蛤蟆 10g，急性子 10 ～ 15g，斑蝥 2 ～ 5 个，滑石 15g，独角莲 15 ～ 25g，陈皮 10g，半夏 15g，竹茹 10g，代赭石 30g，大枣 5 个，生姜 5 片。
【功效主治】直肠癌。
【用法用量】水煎 2 次，早晚服。
【来　　源】《癌症的治疗与预防》，春秋出版社，1988：106。

【方　　名】地榆炭食方
【方药组成】地榆炭 100g，加食醋 500ml。
【功效主治】膀胱癌。
【用法用量】煎至 300ml，每日 1 剂，分次服完，每次量不限。

【方　　名】地榆薏苡僵蚕汤
【方药组成】党参、乌梅各 15g，当归、地榆、赤芍、薏苡仁、僵蚕各 12g，生牡蛎 24g，黄连 5g，甘草 6g。
【加　　减】大便干者加火麻仁；腹痛者改赤芍为白芍；腹胀痞满者加莱菔子；便血甚者加地榆炭，并配用 2% 枯矾液保留灌肠，每次 20 分钟，每日 2 次。
【功效主治】直肠息肉。
【用法用量】水煎服，每日 1 剂。
【来　　源】《百病良方》第三集。

【方　　名】颠倒散
【方药组成】大黄 9g，滑石 9g，皂角 9g。
【加　　减】如大便不通，加大黄 9g；如小便不通，再加滑石 9g；如大小便俱不通，大黄、滑石各加 9g。
【功效主治】泻热利尿，通窍活血。适用于前列腺癌，脏腑实热，或小便不通，或大便不通，或大小便俱不通。

【用法用量】研末，空腹时用温酒调服。

【方　　名】点舌丹

【方药组成】番硇砂、人中白各 1.5g，瓦上青苔、瓦松、溏鸡矢各 3g。

【功效主治】舌癌。

【用法用量】用倾银罐 2 个，将药装在罐内，外用盐泥封固，以炭火煅红，待三炷香为度，候次开罐，将药取出，入麝香、冰片各 0.3g，共研细末。同时，将磁针刺破患处，用药少许点上，再以蒲黄盖之。

【来　　源】《治癌中药处方 700 种》。

【方　　名】点瘿方

【方药组成】桑炭灰、枣木灰、黄荆灰、桐壳灰各二升半，荞麦灰（炒）、紫硇砂 30g，沉香 20g，麝香 5g，大枫子仁 30g，马钱子 30g，乌梅 30g，牙皂 30g。

【功效主治】散积攻毒，开关下食。适用于食管癌、瘿疾。

【用法用量】本方为成药，在使用本药时可配合汤剂，以求内治。上以沸汤淋汁 5 碗许，入斑蝥 40 个，穿山甲 5 片，乳香、冰片不拘多少，后入，煎作 2 碗，以瓷器盛之，临用时入新石灰调膏敷，干则清水润之，神效（《赤水玄珠》）。把上述药物干燥研细末，用大枫子油调和成膏状。取 2 ～ 3g 药膏，用纱布包裹，用线缝合，勿使药膏外漏。做成 1.5 ～ 2cm 长，直径 1.5cm 大小的药条，一端系 50cm 长而耐实的细线即成。放入冷冻箱内备用。取 1 枚药条，浸入鸡蛋清中，使其光滑，于睡前吞咽至不能再顺利下行时为止，然后把线系在衣服上，要系牢固，勿使线断，不影响睡眠，夜间不许饮食，第二天饭前慢慢拉出。每夜 1 枚，50 天为 1 个疗程，一般不超过 100 天即可。

【临床应用】治食管癌 70 多例，肿物消散缩小者 9 例，肿瘤不发展者 17 例，治愈者 11 例，今介绍此法，以供同道运用。

【附　　注】食管癌的中医治疗向来是内服中药，剂量大必伤正气，剂量小药力不足。况且食管癌的有效药多属毒性较强的药物，不宜内服，更不可久服。因此笔者改内服为挂法，药物直接作用于病所，效果良好，又无副作用，安全、简便、速效又无痛苦。食管癌其肿物虽在食管局部，而病本在全身，在于气滞血浊，故理气清血为治本之法。局部挂药消散肿块为治标之法，标本结合可奏确效。

【方　　名】碘仿枯矾

【方药组成】碘仿 40g，枯矾 30g，砒石、硇砂各 10g，冰片 5g，甘油、明胶适量。

【功效主治】宫颈癌。

【用法用量】药研细末，加基质制成含药 20% 的栓剂或散剂，外敷患处，日换 1 次，1 个月为 1 个疗程。

【临床应用】用药 1 ～ 2 个疗程，有效率达 73%，治愈率为 50%。

【方　　名】电热提针法

【方药组成】电热提针。

【功效主治】肺癌。

【用法用量】用电热提针从十二经井穴开始激发感传，使气至病所。每日 1 次，每次 1 条经。氢至病甩后继续治疗 30 分钟，28 次为 1 个疗程，一般治疗 2 ～ 3 个疗程。刺激强度以舒适为好，频率为 1 ～ 2 次 / 秒，刺激 1 ～ 2 分钟，有感传者可以接力，无感传者可以迅速调到 3 000 ～ 4 000 次 / 秒，此时如有感传则可将强度调回零位，再调强度钮使腧穴周围微见肌跳。无痛患者以能耐受为度，在此基础上增频多可激发出感传。治疗时室温在 20 ～ 25℃，穴位皮温在 20℃以上，提针尖温 35 ～ 38℃或调至能耐受为度，提针尖指出病灶。

【来　　源】《中国针灸》1989 年第 1 期。本方为黑龙江中医研究院李永光大夫验方。

【方　　名】垫状卷柏八仙草汤

【方药组成】垫状卷柏 20g，八仙草 30g，香茶菜

20g，槟榔 20g，草血竭 15g。

【功效主治】通经络，破瘀血，消癥瘕。适用于肝癌，症见肝脏肿大、坚硬如石、肚腹胀大、青筋暴突、胁肋疼痛、大便不通者。

【用法用量】水煎 4 次，每次煎 20 分钟，合并药液，分 4 次服，每次服 1 茶杯，1 日 1 剂，服药时加少许童尿（20ml）为引。

【来 源】昆明中药厂王汝俊、昆明市药材公司王汝生献方。

【附 注】服药期间忌辛辣香燥等刺激食物。

【方 名】靛玉红单方

【方药组成】靛玉红适量。

【功效主治】慢性粒细胞型白血病。

【用法用量】一般每天 200 ～ 300mg，少数病人每日服 150mg，个别病人初期使用每日 420 ～ 630mg，分 3 次口服，连续服用直至缓解，缓解后继续服或停药观察。

【来 源】《新医学杂志》。

【方 名】丁沉透膈汤

【方药组成】白术 90g，炒香附、人参、砂仁各 30g，炙丁香、麦芽、煨肉豆蔻、白豆蔻、木香、青皮各 15g，炙甘草 45g，沉香、陈皮、藿香、厚朴（姜炒）各 22.5g，炒神曲、半夏（汤泡 7 次）、草果各 7.5g。

【功效主治】治脾胃不和，中寒上气，胁肋胀满，心腹胀痛，痰逆恶心，或时呕吐，饮食减少，十膈五噎，痞塞不通，噫气吞酸，口苦失味等症。

【用法用量】上 18 味，为粗末，每服 12g，加生姜 3 片，大枣 1 枚，水煎服。

【来 源】《太平惠民和剂局方》。

【方 名】丁沉丸

【方药组成】甘草（炙）、青皮（去瓤，锉，炒）、丁香、白豆蔻仁、沉香、木香、槟榔、肉豆蔻仁各 150g，白术（锉，微炒）1 200g，人参（去芦）、茯苓（去皮）、诃黎勒（煨，取皮）各 300g，肉桂（去粗皮）、干姜（炮裂）各 75g，麝香（别研）30g。

【功效主治】温中降逆。适用于食管癌，脾胃寒气上逆，胁肋胀满刺痛，胸膈噎塞，痰逆恶心，嗳气吞酸，不思饮食，呕吐不止。

【用法用量】上药为细末，入麝香令匀，炼蜜和丸，如酸枣大。每服 1 丸，细嚼，炒生姜、盐汤送下；温酒亦可，空腹时服。

【来 源】《太平惠民和剂局方》。

【方 名】丁沉丸

【方药组成】硇砂（汤泡，澄清，以白瓷器贮，飞过）、桃仁（去皮尖双仁，麸微炒，研入）各一两半，川大黄（末）一两，阿魏半两（酒化），神曲一两（以上五味，以酒一升，于银器中慢火熬成膏，和后药末，如少，更入酒熬）、大附子（炮）、丁香、木香、沉香各一两，槟榔二两（生用），肉豆蔻（去壳）、青橘皮（去瓤）、厚朴（姜汁浸，炙）、荆三棱、蓬莪术、当归各三分。

【加 减】若正气已伤、身倦乏力者加党参、黄芪、白术；大便质稀不成形、一日数次者加诃子、米壳、煨肉豆蔻；食入不化、恶心呕吐者加陈皮、竹茹、炒莱菔子。

【功效主治】补暖下元，化瘀去积。痃癖，冷积，心腹彻痛，胀满不舒，食入不化，畏寒，四肢不温，大便稀，女子月经不调，舌质青紫，或胖，舌苔白厚腻，脉弦涩或紧者。

【用法用量】上为末，入硇砂膏中，和令得所，丸如梧桐子大。每服 20 丸，生姜汤送下；一切气，刺痛不可忍者，以青皮裹盐，一弹子大，入火中烧令赤，急挑盏中，酒投放温，送下 30 丸。现代用法，每日 1 剂，水煎服。

【来 源】《医方类聚》卷一。

【附 注】本方治症，是由寒邪凝聚下焦，气机不通，下元失于温充，浊阴泛溢，瘀血阻络所致。故方选丁香、沉香为主药，二者均辛温通，归脾胃肾经，温肾祛寒、理气止痛；腹用附子辛热峻烈，散阴寒、回阳气、温命门、逐冷痰，以辅主药补火助阳；木香、肉蔻、青皮、厚朴、槟榔升降气机、理气止痛，以助主药辛散之功；桃仁、阿魏、三棱、莪术辛开苦泄，能化瘀破血、温通行滞，以消痃癖冷气；硇砂豁痰软坚消积；

大黄通导积滞，引邪下达；神曲调中护胃、消食。诸药配合，共奏温补下元、化瘀去积之功。

【方　　名】丁附汤
【方药组成】人参，白术，甘草，干姜（炮），青皮，陈皮，丁香，附子。
【功效主治】温中散寒，理气和胃。适用于胃癌，中脘停寒，呕吐，饮食喜热者。
【用法用量】上切片，每服 9g，用水 220ml，煎至 150ml，空腹时稍热服。
【来　　源】《秘传症治要诀类方》。

【方　　名】丁氏脑瘤方
【方药组成】厚朴 12g，大腹皮 15g，柴胡 9g，枳壳 12g，商陆 9g，泽泻 30g，椒目 9g，全瓜蒌 30g，槟榔 9g，石菖蒲 24g，制南星 9g，姜半夏 15g，地龙 24g，威灵仙 30g，葱白 12g。
【加　　减】病情积久不解或术后复发者加雄黄、蛇六谷、三棱、莪术；病情缓解而目仍不明、耳不聪者加六味地黄丸或杞菊地黄丸。
【功效主治】调气行水，豁痰开窍。脑恶性胶质细胞，症见头痛如裂、阵发性加剧，晨起呕吐，两目视物不清，有虚影，表情淡漠，反应迟钝，或大小便失禁，或有肢体感觉障碍，舌质胖大，苔厚腻，脉滑而有力。
【用法用量】以上药物，水煎分 2 次空腹服下，每日 1 剂。
【来　　源】《辽宁中医杂志》1994 年第 2 期。本方为山东老中医丁国华临症经验方。
【附　　注】曾以本方为主化裁治疗多例脑瘤皆验。该方以痰湿壅滞上焦，清阳不升，浊阴不降，气机闭阻，脑神受扰为病机要点。方以厚朴、大腹皮、枳壳、柴胡疏导气机，调畅气道，化湿行浊；商陆、泽泻、椒目通利二便，降浊行水；全瓜蒌、石菖蒲、制南星、姜半夏豁痰祛湿，散结破积，开窍启闭；地龙化痰通脉，消瘤止痛；威灵仙、葱白发散风邪，透络利气；且葱白配柴胡尚有化阳气，升清抑郁之效。综观全方，以调气为先导，气顺则痰化，浊降则清升，最终以达消积散结之目的。

【方　　名】丁香当归丸
【方药组成】丁香，当归，牡丹皮，红花，肉桂各等分。
【加　　减】寒凝少腹、胞宫，痛而难忍者加延胡索、川楝子、乌药、小茴香；积块坚结不消者加生牡蛎、鳖甲、水蛭；少腹坚急、大便不通者加大黄、芒硝；腹胀如鼓、饮食难下者加厚朴、大腹皮、陈皮、清半夏等。
【功效主治】活血调经，理气散寒。妇人血气之病，腹中作块，或胀或痛者。该方现可用于妇科恶性肿瘤如卵巢癌、子宫内膜癌、子宫颈癌的治疗。
【用法用量】上药共研细末，水煮面糊为丸，如梧桐子大，每服 20 丸，空腹温酒送服。现可做汤剂，按上述比例组方，水煎服，每日 1 剂。
【来　　源】《鸡峰普济方》卷十六。
【附　　注】本方所治之症，乃由妇人血气不调，复受寒邪内侵，瘀血、邪毒留滞胞宫，积久成块，胀而作痛。方中用丁香为主，取其辛散温通，既可理气行滞，又能温阳散寒；伍以当归、红花、牡丹皮活血化瘀、通经止痛；肉桂温散沉寒，温通血脉。如此五药相合，则使气血并调，气行助于血通，血通则更有利于运气，从而达到活血调经、理气散寒之效。

【方　　名】丁香粥方
【方药组成】赤稻细梢，烧灰，滚汤 1 碗，隔绢淋汁 3 次，取汁，入丁香 1 枚，白豆蔻半枚，米 1 盏，煮粥食（《摘元方》）。
【功效主治】噎食不下。
【来　　源】《中药大辞典》。

【方　　名】丁香煮散
【方药组成】丁香（不见火）、红豆（去皮）、青皮（去白）、甘草（炙）、川乌（炮，去皮脐）、陈皮（去白）、干姜（炮）、良姜（炮，去芦头）各 120g，益智（去皮）165g，胡椒 60g。
【功效主治】温阳散寒，涤痰逐饮，和胃止呕。适用于脾脏伏冷，胃脘受寒，胸膈痞闷，心腹刺痛，痰逆恶心，饮食减少，翻胃吐逆，四肢逆冷。

【用法用量】上药锉为粗散。每服6g，用水150ml，加生姜3片，盐1捻，煎至100ml。空腹时稍热服，滓再煎服。病退即止。

【来　　源】《太平惠民和剂局方》。

【方　　名】疔疮恶肿方

【方药组成】老葱、生蜜各适量。

【功效主治】疔疮恶肿。

【用法用量】刺破疔疮恶肿用老葱生蜜贴，疔出，以醋汤洗之神效。

【来　　源】《灵验奇方》。

【方　　名】顶好陈醋生半夏方

【方药组成】顶好陈醋，生半夏。

【功效主治】瘰疬方。

【用法用量】熬至滴水成珠，加生半夏末一钱调匀敷之，过夜再换，两日即消，神效。

【方　　名】定生丹

【方药组成】雄黄三钱，朱砂三钱，阿魏五分，硇砂五分，乳香三钱，半夏三钱，木香三钱，沉香一钱，肉豆蔻三钱，绿豆四十粒，乌梅四十个，百草霜三钱（为衣）。

【功效主治】降气化痰开痞，解毒活血消肿。噎膈反胃，食物轻则咽下不畅，重则阻，塞不通，滴水不下。

【用法用量】上为末，将乌梅以热汤泡令软，剥去核，研极烂，入药捣，为丸，如弹子大，百草霜为衣，阴干。每服一粒，噙化咽下，以生姜汤漱口，复以陈麦饼火烧熟，细嚼压之。

【附　　注】本方证属气阻血瘀、邪毒结降所致。方用雄黄、朱砂解毒消肿，散结去积，硇砂豁痰开膈，拔毒蚀腐；阿魏、乳香活血化瘀，理气通经，消肿止痛；半夏、木香、沉香、肉豆蔻理气滞，化痞结，降胃逆，祛痰湿，行积滞；绿豆解诸毒，保元气，护心脉；乌梅肉味酸性甘，酸甘化阴生津，敛肺降火；百草霜解毒消积止血，“（化）食积癥块，气痞血瘕……而散阴凝陈聚之物……发越湿热痰气抟结之疾”（《本草汇言》）；生姜煎汤以和胃安中，陈麦饼益中土，养胃气，固后天。诸药配合，对于噎膈之症，可收降气化痰开痞、解毒活血消肿之效。

【方　　名】定痛降气汤

【方药组成】紫苏，厚朴，陈皮，甘草，半夏，前胡，川芎，防风，芍药，白芷，当归，黄柏，知母，乳香，小柴胡，姜3片，枣1枚。

【功效主治】祛风燥湿，清热解毒。适用于耳部肿瘤。

【用法用量】每日1剂，水煎，不拘时服。

【来　　源】《疮疡经验全书》。

【方　　名】东丹生石膏方

【方药组成】东丹30g，生石膏15g，全蝎10g，蜈蚣10条，斑蝥、白果皮各1g。

【功效主治】骨癌剧痛。

【用法用量】药研细末，每服3～5g，以麝香虎骨膏贴敷于痛区及相关穴位上，日换1次，7天为1个疗程。

【临床应用】敷药1个疗程见效。

【方　　名】东风丸

【方药组成】制马钱子500g，糯米300g，甘草60g。

【功效主治】胃癌。

【用法用量】共研为末，水泛为丸，如梧桐子大。每晚卧前服7粒，如无抽掣震颤等反应，可每次加1粒，一般递增至15粒左右。马钱子有毒，须遵医生指导。

【方　　名】冬虫夏草汤

【方药组成】冬虫夏草15g，淫羊藿15g，仙茅12g。

【功效主治】肺癌，也可用于前列腺癌晚期多处转移者。

【用法用量】水煎服，每日1剂。

【方　　名】冬虫夏草鸭

【方药组成】取鸭500g，冬虫夏草3g。

【功效主治】适用于气阴两虚型肺癌。

【用法用量】去毛及内脏，洗净，放入锅内，加酒、调料，煮至半烂，再加入冬虫夏草 3g，继续煮至熟烂即可食用。

【方　　名】冬苓八正散
【方药组成】木通 10g，瞿麦 30g，金钱草 30g，萹蓄 30g，败酱草 30g，白花蛇舌草 30g，土鳖虫 30g，白茅根 30g，忍冬藤 30g，土茯苓 30g，薏苡仁 30g，丹参 30 克，赤芍 15g，泽兰 15g。
【功效主治】清化湿热，化瘀软坚。主治前列腺癌。
【用法用量】水煎服，每日 1 剂。
【来　　源】《中西医结合常见肿瘤临床手册》，河南科学技术出版社 1984 年出版。
【附　　注】服药期间，忌辛辣刺激之品，戒烟、酒。

【方　　名】冬凌草单方
【方药组成】冬凌草 60 ～ 120g。
【功效主治】胰腺癌。
【用法用量】水煎服，做茶饮。

【方　　名】冬凌草当归方
【方药组成】冬凌草 15g，当归 10g，炒白芍 10g，川芎 6g，熟地黄 12g，黄芩 10g。
【功效主治】养心清热，调补冲任。治子宫肌瘤。
【用法用量】水煎服，每日 1 剂。

【方　　名】冬凌草狗舌草方
【方药组成】冬凌草 50g，狗舌草 20g。
【功效主治】活血化瘀，软坚散结。治食道癌，胃癌。
【用法用量】水煎服，每日 1 剂。做茶饮。

【方　　名】冬凌草核桃叶方
【方药组成】冬凌草 30g，核桃叶 30g，制首乌 15g，生姜 6g，当归 15g，党参 9g，乌梅 20g，黄芪 15g，鳖甲 18g，三棱 15g，莪术 15g。
【功效主治】益气补血，化瘀消积。适用于食管癌、胃癌。
【用法用量】水煎，每日 1 剂，水煎 2 次，早、晚各服 1 次。

【方　　名】冬凌草糖浆合方
【方药组成】①冬凌草糖浆。②山豆根 20g，全瓜蒌 15g，龙葵 20g，威灵仙 12g，葛根 12g，香橼 12g。③丹参 20g，赤芍 15g，川芎 15g，牡丹皮 15g，郁金 12g，黄芪 20g。
【功效主治】食管癌。
【用法用量】方①冬凌草糖浆每次 30ml，每日 3 次口服，2 ～ 3 个月为 1 个疗程。方②水煎服，每日 1 剂。方③制成冲剂，每剂 1 包共 94g，每日冲服 1 剂。冬凌草糖浆制作方法为：将阴干的冬凌草茎叶用水浸泡后煮沸 30 分钟，过滤液加白糖，制成每毫升含生药 1g 的糖浆剂。治疗中配合化疗方法。
【临床应用】共治疗 437 例，完全缓解 28 例（6.41%），部分缓解 60 例（13.73%），微效 151 例（34.55%），无效 198 例（45.31%）。
【来　　源】《中西医结合杂志》，1989，9（12）：740。

【方　　名】冬凌草糖浆合方
【方药组成】冬凌草。
【功效主治】原发性肝癌。
【用法用量】①冬凌草糖浆（1∶1 浓度），每次 30ml，每日 3 次，冬凌草片（每片相当于生药 5g），每次 5 斤，每日 3 次。②冬凌草素注射剂，每次 75 ～ 100mg 溶入 5% ～ 10% 葡萄糖溶液 500ml 中缓慢滴注，隔日 1 次；同服冬凌草素片 5 片，每日 3 次。
【临床应用】治疗 31 例肝癌，随访 27 例，治后半年生存率为 29.6%，1 年生存率为 12%，2 年生存率为 10%。
【来　　源】《癌症》，1984，（1）：50。

【方　　名】冬凌草夏枯草方
【方药组成】冬凌草 50g，夏枯草 30g，旱莲草 30g。
【功效主治】清热解毒。主治食管癌。

【用法用量】每日1剂，水煎分2次早晚服。

【方　　名】冬凌草肿节风方
【方药组成】冬凌草、肿节风、白花蛇舌草、白英各20g，茵陈蒿15g，茯苓、白术各12g，甘草3g。
【功效主治】胰腺癌。
【用法用量】煎汤代茶饮，每日1剂。

【方　　名】冬藤枝莲豆根汤
【方药组成】石见穿、忍冬藤、生地榆、薏苡仁、昆布各30g，半枝莲60g，白重楼12g，枳壳、川厚朴各9g，槐角、山豆根、胡麻各15g。
【功效主治】直肠癌。
【用法用量】水煎服。
【来　　源】《治癌中药处方700种》。

【方　　名】洞天救苦丹
【方药组成】带子蜂巢（露天者佳）、尖鼠粪（雄鼠粪）、楝树子（立冬后者佳）、青皮各等分。
【功效主治】癌肿溃疡者。
【用法用量】诸药炙干研为细末，每次6～9g，隔2日服1次，陈酒少量送下。
【来　　源】《外科全生集》。
【附　　注】原方注明蜂巢要带子者为佳，如无子蜂房也可应用。蜂巢，即中药露蜂房，尖鼠粪，即中药两头尖，又称公鼠粪。

【方　　名】洞天数苦丹
【方药组成】露蜂房（连蛹）、川楝子、青皮、尖鼠粪各120g。
【功效主治】治乳癌溃烂者，并主治乳痈、瘰疬。
【用法用量】共为细末，混匀。用好酒送服，每服20～30g，糖茶过口。

【方　　名】豆慈丹
【方药组成】海藻12g，昆布12g，山慈菇9g，川贝母12g，百合12g，北沙参12g，橘络12g，山豆根15g，露蜂房9g，全蝎6g，蛇蜕9g，瓦楞子15g。
【功效主治】润肺软坚，解毒消瘀，止咳化痰。适用于肺癌咳嗽剧烈，咯血，或痰中带血者。
【用法用量】将上药共研为细粉，水泛为丸，如绿豆大。每服4.5～9g，开水送下，1日3次。
【来　　源】《中医癌瘤证治学》。
【附　　注】本方用海藻、昆布消坚散结；山慈菇、山豆根、蜂房、蛇蜕、全蝎解毒化瘀，消肿止疼；北沙参、百合、川贝母、橘络、瓦楞子润肺化痰。

【方　　名】豆蒂汤
【方药组成】刀豆子15g，柿蒂9g，茜草根9g，娑罗子9g，半边莲24g，清半夏9g，川椒2.5g，旋覆花9g，玫瑰花1.5g，竹沥2g（冲）。
【功效主治】食管癌。
【用法用量】水煎服，每日1剂。

【方　　名】豆腐浆通草灰散
【方药组成及制法】生熟豆腐浆一大碗，内入通草灰二分，灯心烧灰二分，百草霜五分，须乡间烧茅草，山柴锅蒂上取下者为真。统入腐浆内调匀，一气食下，顷刻通行即愈。
【功效主治】内外乳吹，红肿坚硬，乳汁不行。

【方　　名】豆腐猪血汤
【方药组成】水豆腐、鲜猪血各适量，姜、葱、油、盐各少许。
【用法用量】豆腐切粗块，猪血入沸水烫熟，切成厚块。起油锅入豆腐，猪血同炒片刻，放油，盐炒一下，加水适量煮汤，俟汤沸时入葱，姜少许调味食之。佐餐食用，喝汤，吃豆腐及猪血。隔日1次，10日为1个疗程。
【功效主治】各种癌症患者贫血，或癌症放疗、经疗后白细胞减少者。
【来　　源】《民间方》。
【附　　注】病猪血不堪食用，以健康猪血为佳。

【方　　名】豆干汤
【方药组成】山豆根、射干、露蜂房、蛇蜕、全蝎、桔梗、石斛各9g，麦冬15g，北沙参30g，玄参18g，生甘草3g。

【加　　减】消瘤碧玉散：硼砂10g，冰片1g，胆矾1g。

【功效主治】喉部良恶性肿瘤、扁桃体癌等。

【用法用量】水前2次，分2次服。共研成细末，用以点患处。

【方　　名】豆根冰片散

【方药组成】山豆根10g，冰片1g。

【功效主治】鼻咽癌颈部淋巴肿块。

【用法用量】上2味药共研细末，调醋成膏，敷于患处。

【来　　源】《肿瘤临证备要》。

【附　　注】本方配合耿氏抗癌汤内服效果尤佳。

【方　　名】豆根慈菇汤

【方药组成】山豆根20g，山慈菇20g，白花蛇舌草30g，龙葵30g，八月札30g，鸡血藤30g，射干20g，丹参20g，赤芍15g，党参20g，茯苓15g，当归尾15g，桃仁15g，红花10g，川芎12g，半支莲30g。

【加　　减】口干者加沙参30g，麦冬20g，鼻衄者加三七粉3g，茜草炭30g，白细胞降低者加生黄芪30g，枸杞子30g。

【功效主治】清热解毒，益气活血化瘀。鼻咽癌，症见鼻涕浓稠、色黄带血或有腥臭、头痛、舌质暗晦，或有瘀斑，舌苔薄黄，脉弦细。

【用法用量】每日1剂，水煎分2次服，早晚饭后各服200ml。

【来　　源】本方为北京市东城区医学会健安医院王大升副院长经验方。

【注意事项】服药期间禁食海鲜、辛辣食品。

【方　　名】豆根灵仙方

【方药组成】山豆根10g，连翘10g，威灵仙10g，冰片3g，甲基亚砜3ml，凡士林65g。

【功效主治】化疗输液引起的静脉炎，有消炎止痛的作用。

【用法用量】上药研细末，加入甲基亚砜和凡士林，混合均匀即成。每次取少许涂患处，每日2次。

【方　　名】豆根蛇舌草浸膏粉

【方药组成】山豆根30g，白花蛇舌草60g，脐带、贯众、黄柏各30g。

【功效主治】子宫颈癌。

【用法用量】上药共制成浸膏，干燥后研粉末，每次服3g，日服3次。

【来　　源】《民间偏方秘方精选》。

【方　　名】豆根蛇舌草汤

【方药组成】山豆根30g，半枝莲20g，白花蛇舌草30g。

【功效主治】直肠脱出肛门外能自动还纳者。

【用法用量】水煎服，日服3次。

【来　　源】《神方偏方治百病》。

【方　　名】豆根玄参汤

【方药组成】山豆根、玄参、大青叶各15g，开金锁30g。

【功效主治】清热解毒，主治喉癌。

【用法用量】水煎服，每日1剂。

【来　　源】《抗癌本草》：29。

【附　　注】忌烟、酒、辛辣刺激之品。

【方　　名】豆根养阴汤

【方药组成】蔓荆子9g，玉竹9g，甘菊花9g，蒺藜9g，冬桑叶9g，麦冬9g，山豆根9g，川芎6g，射干6g。

【功效主治】放疗、化疗所致的头痛。

【用法用量】水煎服。

【方　　名】豆根皂角方

【方药组成】山豆根30g，海藻15g，山慈菇12g，菊花9g，皂角刺9g，三棱9g，莪术6g，马钱子6g。

【功效主治】骨肉瘤。

【用法用量】水煎服，每日1剂。

【附　　注】马钱子有毒，应在医生指导下服用为妥。

【方　　名】豆蚣丸

【方药组成】山豆根 60g，露蜂房 30g，蛇蜕 30g，生艾叶 120g，陈皮 60g，蜈蚣 10 条，干姜 60g，全蝎 30g，生甘草 30g。

【功效主治】消肿止痛，软坚破积。适用于肺癌转移，胸痛尖锐剧烈，甚至疼痛伴有憋闷感者。

【用法用量】将上药共研为细粉，水泛为丸，如绿豆大。每服 3 ～ 6g，黄芪煎水送下；或白开水送下，1 日 3 次。

【来　　源】《中医癌瘤证治学》。

【附　　注】本方以露蜂房、全蝎、蛇蜕、蜈蚣、山豆根软坚破结，清热解毒，止疼消肿；生艾叶、陈皮、干姜健胃止呕，镇咳祛痰；生甘草调和诸药。

【方　　名】豆果丸

【方药组成】山豆根、辛夷、茜草各 90g，鱼脑石、青果、蝉蜕、露蜂房、苍耳子各 60g，射干、料姜石各 120g。

【加　　减】同时放疗加丹参、川芎、桃仁、红花；癌肿较大加半枝莲、白花蛇舌草、夏枯草；头痛加蔓荆子、延胡索。

【功效主治】清热解毒，化瘀消肿止痛。鼻咽癌，症见鼻塞，流涕，鼻血，耳鸣，耳聋或听力减退者。

【用法用量】上药共研细粉，水泛为丸，如绿豆大，每次服 6 ～ 9g，黄芪煎水送下，1 日 3 次。

【来　　源】《中医癌瘤证治学》。

【附　　注】本方所治为鼻咽癌初、中期证属热毒蕴结者。鼻咽癌初、中期表现为正气未至大虚，邪气虽实而不甚。治宜攻邪为主。方中山豆根、青果清热解毒，利咽消肿而抗癌为主药；辅以辛夷、苍耳子、蝉蜕通透鼻咽；射干清热解毒，利咽；鱼脑石、露蜂房消肿止痛；料姜石软坚散结以消癌种；茜草化瘀止血。诸药合用，清热解毒，消散瘀结，则癌肿可消。

【方　　名】豆黄丸

【方药组成】露蜂房，蛇蜕，全蝎，瓦楞子，火麻仁，大黄，金银花，鸡内金，山豆根，白扁豆各等份。

【功效主治】清热解毒，化瘀软坚，健脾润下。结肠癌，症见腹痛，大便秘结，纳呆，口干口苦，舌红质干，脉弦细。

【用法用量】上药共研为细粉，水泛为丸，如绿豆大。每次 6 ～ 9g，1 日 3 次，黄芪煎水送服。

【来　　源】《中医癌瘤证治学》。

【附　　注】本方适用于结肠癌中、晚期出现便秘者。方中露蜂房、蛇蜕、全蝎、金银花、山豆根清热解毒，消肿化瘀以抗癌；瓦楞子软坚散结以破积；鸡内金、白扁豆健脾胃，助消化以助化生；火麻仁、大黄泻火润肠而通便。诸药合用，解毒抗癌，健脾扶正，缓下通便。

【方　　名】豆蔻馒头

【方药组成】白豆蔻 15g，面粉 1 000g，酵面 50g。

【功效主治】健脾化湿，芳香开胃。本膳主要适用于食管癌气滞呕吐噎食者。

【用法用量】白豆蔻筛去灰屑，打成细末待用。面粉倒入盆中，加水及酵面，揉匀成团，待其发酵后，加入碱水适量，撒入豆蔻粉，开始揉面。揉成至碱液药粉均匀后，按量切块成面坯。放笼内摆好，盖上锅盖，沸水武火蒸约 15 分钟即成。

【附　　注】白豆蔻 Amomum KravanhP.exG. 为姜科植物，含有右旋龙脑、右旋樟脑及桉叶素等成分。用于本品能促进胃液分泌，兴奋肠管蠕动，驱除肠内积气，并抑制肠内异常发酵，以反射性地缓解食管梗阻状态，所以可在食管癌、胃癌中应用。另有峪豆蔻 Myristica fragrans H. 实验表明，对黄曲霉菌素 B_1 有高效抑制作用，抑制率为 100%（《生药学杂志》，1981，2:50，日文）。

【方　　名】豆蔻木香丸

【方药组成】枳壳一两半，益智仁、玄胡、雷丸、荆三棱、蓬莪术各一两，白豆蔻仁半两，缩砂仁七钱半，青皮一两（去白），当归七钱半，木香、胡椒各半两，白术、陈皮（去白）各一两，牵牛（八两微炒，取头末）二两四钱，半夏一两（汤洗七遍，生姜汁制）。

【加　　减】若有食滞不化者加鸡内金、刘寄奴、炒山楂；若气滞日久化热者加牡丹皮、炒山栀、知母、黄连。

【功效主治】富通滞气，消食化痰，磨积去癖，泄浊生新，久服延年。气滞、痰饮，宿食积蕴，胸腹痃癖，头目不清，形体瘦弱，胀闷不舒，不欲饮食，或呕恶咳嗽者。

【用法用量】上为细末，生姜汁面糊为丸，如梧桐子大，每服三四十丸，食后生姜汤送下。如觉内伤，可用七八十丸。服之一月后，但觉身轻为验。现代用法，水煎服，各药剂量可适当调整，每日1剂。

【来　　源】《御药院方》卷四。

【附　　注】本方治症为脾胃气滞，湿浊内停，痰饮结聚所致。脾胃失于健运故见胀闷不舒、食积、不欲饮食，或呕恶；气滞湿聚、清阳不升，故有头目不清、痰饮。治宜理气化湿，祛痰升阳。方用白豆蔻、缩砂仁芳香化湿，理气调中；白术、木香、枳壳、青皮、陈皮、半夏宽中顺气，调理脾胃，以杜水湿、痰浊内生之源；益智仁、胡椒助阳化阴，升阳化浊；玄胡、三棱、莪术、当归活血散结，消癖止痛；雷丸杀虫疗积；牵牛泻下降浊，浊降有助阳升。最后以生姜煎汤送下，取其和胃、调和诸药之义。综观全方，理气而不香烈耗阴，活血而无辛散破气，泄浊以助逐旧生新，故久而服之，固本强中，轻身延年。

【方　　名】豆楞汤

【方药组成】紫石英15g，花蕊石15g，瓦楞子30g，山豆根9g，槐角15g，连翘30g，蒲公英15g，牛蒡子15g，大黄9g，木通9g，桃仁9g，金银花30g。

【功效主治】清热解毒，软坚破积，通便利尿。适用于结肠癌便秘与腹泻交替出现者。

【用法用量】水煎服。同服平消片。

【附　　注】本方以紫石英、花蕊石、桃仁、瓦楞子、槐角软坚破积，活血止血；山豆根、连翘、蒲公英、金银花、牛蒡子清热解毒，润燥消炎；大黄、木通通便利尿，使毒邪从两便除去。

【方　　名】豆铃汤

【方药组成】山豆根、桔梗、蜂房、蝉蜕、黄芩、全蝎各9g，马兜铃、牛蒡子、石斛、麦冬各15g，连翘30g，生甘草3g。

【功效主治】喉癌。症见声音嘶哑，甚至失声，或咳嗽，咳痰带血，或发生剧烈的呛咳时。

【用法用量】水煎，分2次服。

【方　　名】豆芪汤

【方药组成】刀豆子30g，黄芪30～50g，人参10g，麦门冬10g，白术10g，掌叶半夏10g，制南星10g，猪苓15g，巴戟天15g，锁阳15g，莪术15g，肉桂3g。

【加　　减】上腹疼痛加延胡索、香附；呕吐加旋覆花、代赭石；腹胀加枳壳、炒莱菔子；黑便加棕榈炭；舌苔厚腻加砂仁、川厚朴花；舌有瘀斑加丹参、参三七。

【功效主治】益气温阳，化痰散结。胃癌，症见面色苍黄，四肢不温，形寒神怯，小便清长，大便溏薄，脘腹冷痛，舌质青紫，脉沉细。

【用法用量】以上药物，水煎分2次服下，每日1剂。

【临床应用】该方治疗胃癌17例（均已晚期、无手术机会），治后生存期3.4～28.8个月，平均11.97个月，中位数生存期6.8个月。获效满意。

【来　　源】《江苏中医》1994年第7期。

【附　　注】胃癌晚期，失去手术根治机会，脾肾阳亏，元气大伤，痰毒血瘀痼结不解，癌毒走散，病情仍欲进一步恶化者，可以本方治疗。方选刀豆子、巴戟天、锁阳、肉桂温补脾肾、益火消阴；黄芪、人参、白术、猪苓健运中焦、益气助元；半夏、天南星化顽痰老痰、解毒散结；莪术活血破瘀、行气止痛、消癥除积；少佐麦冬，取其甘凉濡润之性，以防上述温热之品伤阴竭津。全方配伍，重在温补元阳，以助生生之气。元真盛于内，则逐邪亦事半功倍也。

【方　　名】豆芽凉面
【方药组成】绿豆芽150g，细面条300g，瘦肉丝75g，鸡蛋1个，黄瓜1条，蒜末少许，酱油、麻油各4～6ml，盐、葱花、芝麻酱、沙拉油、冰开水、冷水适量。
【功效主治】清热解毒，通利三焦。主要适用于淋巴肉瘤热毒盛者。
【用法用量】面条煮熟，冰开水淋滤2次，加麻油拌匀放入碗中，存于冰箱中备用；芝麻酱同醋、食盐调匀，加入蒜末；瘦肉丝用沙拉油、葱花炒香，加酱油和冷水，熬成肉汁；鸡蛋摊成薄皮切丝；黄瓜擦丝；绿豆芽去尾用开水略烫。将上述调料和菜放入面条中，拌匀后即可食用。喜食醋者，可加少许米醋。

【方　　名】毒蛇血饮
【方药组成】毒蛇（任何一种）鲜血10～15ml。
【功效主治】消化系统癌肿，如食管癌、胃肠癌、肠癌等。
【用法用量】将活毒蛇的尾巴割断，让蛇血滴入碗内，收集10～15ml，趁热1次顿饮，每日1次，次日再割断蛇尾一段，再采其血饮之。
【来　　源】《民间验方》《本经逢原》。
【附　　注】毒蛇，方中无注明哪一种蛇，只要有毒之蛇都适用。民间有饮蛇血法：把蛇尾巴割断，立即将蛇尾巴放入患者口中，含吸其血饮下。此法是否可用，有待探索。

【方　　名】毒蛇折鸡屎银黄散
【方药组成】毒蛇2～3条，白公鸡2～3只，水银、硫黄各0.5g。
【功效主治】食道癌梗阻，吞咽困难，饮食不下。
【用法用量】白公鸡不喂饲料，令其钢铁，俟排尽腹中粪便；将毒蛇剁碎捣烂，以之喂鸡（若鸡不吃，可强得喂入）。俟白鸡拉鸡屎后，把鸡屎收集，晒干，每次取50g放入砂锅中焙黄，共研为细末，再加入水银、硫黄各0.5g混合调匀，共研至极细末（研至不见水银为度），收贮瓶内备用，日服3次，每次10g装入胶囊内吞服。
【来　　源】《祖传秘方验方集》。
【附　　注】方中毒蛇一味，是泛指各种有毒之蛇，任何一种毒蛇俱可入药。方中注明用白公鸡，其他颜色的公鸡是否可用，有待进一步探索。

【方　　名】独活散
【方药组成】独活、升麻、桑寄生、真犀屑、沉香、连翘、汉防己、川大黄（炒）各25g，甘草（炙）15g。
【功效主治】清热解毒，软坚散结。适用于唇癌。
【用法用量】上切。每用9g，水150ml，煎取90ml，去滓温服。
【来　　源】《古今医统》。

【方　　名】独活生地黄汤
【方药组成】独活9g，生地黄15g，熟地黄15g，当归15g，山茱萸9g，续断12g，杜仲9g，怀牛膝15g，蜀羊泉30g，山慈菇9g，肿节风15g，白花蛇舌草30g，桃仁12g，制香附12g，延胡索12g。
【加　　减】血瘀重者，加三棱12g，莪术12g；痛入骨髓者，加蜈蚣5g，僵蚕12g，土茯苓30g；阴虚内热，消瘦，加炙鳖甲30g，地骨皮15g；骨软无力，加鹿角片9g，巴戟天12g，黄精20g；偏阴虚，加天冬15g，生地黄15g，天花粉15g；偏寒者，加桂枝3g，细辛3g；偏热者，加夏枯草15g，蒲公英30g。
【功效主治】乳腺癌早、中期。
【用法用量】上药加水煎煮2次，将两煎药液混合均匀，分2次服，每日1剂。

【方　　名】独角莲半枝莲方
【方药组成】独角莲、半枝莲各50g。
【功效主治】鼻咽癌。
【用法用量】水煎服，每日1剂。

【方　　名】独角莲糊
【方药组成】鲜独角莲适量，米醋适量。
【功效主治】各种癌症和体表肿瘤。
【用法用量】将鲜独角莲捣烂如泥，加米醋调成糊状，用以敷贴于癌瘤表面，盖以玻璃纸，包扎固定。24 小时换药 1 次，敷至肿块消失为度。

【来　　源】《肿瘤临证备要》。

【附　　注】如无鲜独角莲时，可用干品研为细末，加米醋调糊敷之。

【方　　名】独角莲贴片

【方药组成】独角莲头 30g。

【功效主治】乳腺纤维瘤。

【用法用量】切片贴患处，每天 2 次。

【来　　源】《常见杂病的防治与验方》。

【方　　名】独参汤

【方药组成】高丽参或红参 30g。

【功效主治】各种晚期癌症重度虚弱患者，癌症放疗、化疗期出现白细胞明显减少的病人。

【用法用量】将人参切片，用水浸 1 小时，隔水蒸 30～40 分钟后服汤汁，并同时嚼人参渣服下。每日服次数不拘，可随意啜饮几口即可。

【来　　源】《饮食与抗癌》。

【附　　注】本方剂量较大，以起峻补治疗作用，剂量不足则效果不佳，忌萝卜和浓茶。

【方　　名】独圣丸

【方药组成】马钱子（不拘多少），甘草适量。

【加　　减】治一切诸疮，槐花煎汤送下；眼疾，白菊花汤送下；瘫痪，五加皮、牛膝汤送下多服；上焦火赤眼肿痛，喉闭口疮，噎食翻胃，虚火劳疾痰饮，一切热病，俱用清茶送下，忌葱醋花椒；流火，葡萄汤送下；小儿痨疾疳症，使君子汤送下；腿疼，牛膝杜仲破故纸汤送下；男女吐血，水磨墨送下；流痰火遍身走痛，生牛膝捣汁，黄酒送下出汗；大便下血，槐花枯矾煎汤送下；疟疾，雄黄、甘草煎汤送下，出汗效；湿风症，遍身走痛，发红黑斑点肿毒，莲须葱白、姜、黄酒煎汤服；红痢，甘草汤服；白痢，姜汤服；吹乳，通草酒煎服；虫症，山楂、石膏汤服；两胁膨胀，烧酒服；解药毒，芥菜叶要捣汁冷服，冬天用甘草汤服可解。

【功效主治】治一切诸疮，眼疾，瘫痪，上焦火赤眼肿痛，喉闭口疮，噎食翻胃，虚火劳疾痰饮，一切热病，流火，小儿疟疾疳症，腿疼，男女吐血，流痰，大便下血，疟疾，温风症，遍身走痛，发红黑，斑点肿毒，红白痢，吹乳，虫症，两胁膨胀，解药毒。

【用法用量】把马钱子滚水煮去皮，香油炸紫色为度研末，每 30g 加甘草 6g，糯米糊为丸，如粟米大，每服 0.9～1.2g，量入加减，各随引下朱砂为衣，乳汁浸作小灵丹，雄黄为衣即奇命丹。

【来　　源】胡一鹏方。

【附　　注】凡温病，忌花椒、醋。

【方　　名】杜鹃天葵酒

【方药组成】八角莲 25g，黄杜鹃 20g，紫背天葵 50g。

【功效主治】乳腺癌。

【用法用量】以上加白酒（以陈年老白干酒最佳）500g，浸泡 7 天后外搽患处，同时每次服用 5g，日服 2 次，若浸泡 49 天，疗效更佳。

【来　　源】《神医奇功秘方录》。

【方　　名】段凤舞经验方

【方药组成】鹿茸粉 3g，人参粉、三七粉、阿胶、紫河车各 6g。

【功效主治】主治癌症患者放疗、化疗所致的白细胞、血小板减少。

【用法用量】上药共为细末，早晚各服 1.5g。

【方　　名】段氏肾癌扶正方

【方药组成】生熟地黄各 6g，山药 12g，山茱萸 12g，牡丹皮 10g，茯苓 10g，泽泻 10g，骨碎补 10g，女贞子 10g，怀牛膝 10g，萹蓄 10g，阿胶 10g，桂枝 7g，猪苓 15g，龙葵 15g，白英 15g，黄芪 30g，枸杞子 30g。

【功效主治】补肾强肾，解毒散结。肾癌，腰部酸痛不解，下腹肿块，小便淋漓不畅，或尿中血块，头晕耳鸣，形体消瘦，或有广泛转移。

【用法用量】以上药物，水煎分 2 次空腹服下，每日 1 剂。

【来　　源】《肿瘤经验方》。本方为段凤舞老中医针对肾癌肾虚脾弱、邪毒蕴结之症候，以六味地黄丸加减化裁而成。

【附　　注】方用生熟地黄、山茱萸、女贞子、枸杞子、阿胶、骨碎补、怀牛膝补肾益精，助阳化气，滋阴养血，强腰壮骨；黄芪、茯苓、山药、桂枝甘温补气、健脾养胃，资生化源，泌清化浊；泽泻、猪苓、萹蓄甘寒下达、清热降火、利尿通淋；牡丹皮、龙葵、白英解毒攻邪，消肿散结，抗癌破积。诸药配合，扶正祛邪并举，补脾肾以固本虚，清火热以疗标实，最终可获消瘤散结之效。

【方　　名】段氏肾癌攻邪方

【方药组成】小蓟 30g，瞿麦 30g，菝葜 30g，石见穿 30g，白花蛇舌草 30g，薜荔果 30g，赤芍 15g，炮穿山甲 15g，补骨脂 10g，续断 30g，牛膝 30g。

【功效主治】清热解毒，活血消积。各期肾癌，症见身热不解，小便热痛，或间有尿血，大便偏干，腰痛如折，或刺痛，舌质红而少津，舌苔黄或腻，脉数。

【用法用量】以上药物，水煎分 2 次空腹服下，每日 1 剂。

【来　　源】《肿瘤经验方》。本方为我国著名肿瘤专家段凤舞老中医经验方。

【附　　注】主治肾癌证属热毒结聚于下、瘀血停滞，积于肾中，发为本病者。方以石见穿、白花蛇舌草、薜荔果解毒热，消肿痛，散结块，抗癌瘤；小蓟、瞿麦、菝葜清热利小水，止血通淋浊；炮穿山甲、赤芍、牛膝散瘀血、除死血、消癥化积；补骨脂、续断补肾、强腰膝、止痛。诸药合用，方虽不大，但简捷明快，共达攻邪消积之效。

【方　　名】断肠草单方

【方药组成】断肠草 30g（即胡蔓藤）。

【功效主治】胃癌。

【用法用量】水煎代茶饮。

【方　　名】断肠草膏

【方药组成】鲜断肠草适量，冰片适量。

【功效主治】卵巢癌腹胀，腹痛者。

【用法用量】将鲜断肠草捣烂，加入冰片再捣至极融，如泥膏状，用以敷贴腹部痛处。外用布条扎牢，每日 1 ～ 2 次。

【来　　源】《中草药敷贴疗法》。

【附　　注】断肠草学名为胡蔓藤，又名钩刎，极毒，严禁入口。

【方　　名】断肠草饮

【方药组成】断肠草 30g。

【功效主治】胃癌。

【用法用量】将断肠草洗净，切碎，加水煎汤，代茶饮，分多次徐徐饮之。

【来　　源】《肿瘤临证备要》。

【附　　注】断肠草，即勾吻，又叫胡蔓藤。有大毒，慎用！

【方　　名】断红丸

【方药组成】侧柏叶（微炒黄）、川续断（酒浸）、鹿茸（燎去毛，醋煮）、附子（炮，去皮脐）、黄芪（去芦）、阿胶（锉，蛤粉炒成珠）、当归（去芦，酒浸）各 30g，白矾（枯）15g。

【功效主治】温阳益气，涩肠止血。适用于肠癌，便血不止，面色萎黄，日渐羸瘦。

【用法用量】上为细末，醋煮米糊为丸，如梧桐子大。每服 70 丸，空腹时用米饮送下。

【方　　名】煅人中白冰片方

【方药组成】煅人中白 6g，冰片 2g。

【功效主治】皮肤表皮癌。

【用法用量】研末备用。每日以淡盐水清洗创面后，将上药粉撒在溃疡面上，并以红霉素软膏纱布盖之，固定，每日换药 1 次。

【方　　名】对金饮

【方药组成】黄连、槐花、苍术各 3.6g，甘草、白术、厚朴、枳壳、陈皮、藿香、当归各 3g。

【功效主治】清热燥湿，凉血止血。适用于肠癌，湿热侵袭大肠，血络损伤，大便下血不止。

【用法用量】每日 1 剂，水煎，空腹时服。

【方　　名】对金饮子

【方药组成】净陈皮八两（焙制），苍术四两（焙），人参一两，厚朴四两（姜炒），甘草（炙）三两，黄芩二两半（去皮心，黑灰），黄芪一两。

【加　　减】湿热蕴结者加山栀、虎杖、芦根；湿阻体倦者加藿香、佩兰、石菖蒲；纳呆食少、腹胀嗳腐者加炒莱菔子、神曲、槟榔。

【功效主治】理气燥湿，健脾调胃，清肺化痰。反胃，咳嗽吐痰，胸脘饮胀，不欲饮食，或发热烦渴，气少体倦，舌苔厚腻或垢，脉滑或濡。

【用法用量】每服半两，水一盏半，加生姜五片，大枣二枚，同煎至七分，去滓热服。现代用法，以上药物，水煎分 2 次空腹服下，每日 1 剂。

【附　　注】本方治症为湿浊困脾，脾胃呆滞，气机不行，郁阻中焦，痰湿上泛于肺，蕴而化热所致。方用苍术、厚朴为主药，芳香化湿，振奋脾气、鼓舞中阳；陈皮理气健脾，助运化痰；黄芩清肺之郁热以使痰热分消；人参、黄芪调补脾肺之气，气旺则湿自可化；生姜、大枣调理脾胃，醒脾除困。全方则可共奏理气燥湿、健脾调胃、清肺化痰之效。

【方　　名】对坐草白英方

【方药组成】对坐草、白英、白茅根、半枝莲、仙鹤草、焦山楂、白花蛇舌草、绵茵陈各 30g，泽泻、七叶一枝花各 12g，三棱、莪术、焦山栀、广郁金、青陈皮各 9g。

【功效主治】原发性肝癌（肝硬化型）。

【用法用量】每日 1 剂，水煎服。

【临床应用】朱某，男，68 岁，患者于 1961 年曾患无黄疸型肝炎。1978 年 2 月开始右上腹疼痛，胃纳减退，四肢无力，形体消瘦，尿黄。经杭州多家医院做 AFP、AKP 等多项检查而确诊为原发性肝癌（肝硬化型）。1978 年 3 月 4 日初诊，症见面色萎黄，形体消瘦，尿黄，巩膜无黄染，上腹饱满，肝肋下 8cm×2.5cm，质硬，边缘不齐，舌质紫暗，苔根黄腻，脉象弦滑。化验：AFP 阳性，电泳 AFP>1 000ng/ml，r–GT54.2 单位，总蛋白 6.7g%，白蛋白 7.9g%，球蛋白 2.8g%。证属气滞血瘀，脾湿土壅，久郁成积，治以活血化瘀，清热解毒，软坚散结，调和脾胃为法，服前方加减 90 余剂，并配以葵核、斑蝥素片等西药对症治疗而使病情稳定，1983、1984 年多次复查 AFP 均阴性，随访多次，起居饮食自理，带癌生存 6 年以上，情况良好。

【来　　源】《浙江中医学院学报》，1985，（4）：54。

【方　　名】多种癌症针刺法

【取　　穴】新大郄：为通治穴，位于臀横纹（承扶穴）与横纹（委中穴）连线之中点，偏外 5 分处。

【针　　法】选准穴位后，用 75% 医用酒精药棉消毒穴位。用消毒毫针。针入得气后，强刺激，留针 10 ～ 15 分钟。每日 1 次，每次 2 ～ 3 穴，10 日为 1 个疗程。

【来　　源】《穴位诊断法》。

【附　　注】刺激不要过强烈，以免引起晕针。身体虚弱患者可出现晕针现象，应当留心观察。

【方　　名】夺命雄朱丹

【方药组成】雄黄、胆矾、枯白矾、铜绿、轻粉、朱砂、血竭各 10.5g，蟾酥 3g，黄丹 6g。

【功效主治】祛腐拔毒。适用于皮肤癌患处色黑而痒，心惊呕逆，命在须臾。

【用法用量】上为细末。于 5 月 5 日午时修合，以水糊为丸，如鸡头子大。每服 1 丸，先用葱白 10cm 煎汤，患者自嚼烂吐出手心。用药 1 丸，用葱裹定。好酒送下，切不要嚼药，恐伤牙口，不一时如拽重车行二三里路，汗出即愈，或利一行，病在上食后，病在下食前，如病稍减，亦需要服十奇补内排脓散，或后煎散之类，更贴上膏药，又用箍药敷疮四周肿处。

E

【方　　名】阿胶炖肉汤
【方药组成】阿胶 6g，瘦猪肉 100g。
【功效主治】癌症病人贫血，或放疗、化疗后引起白细胞减少者等病症。
【用法用量】猪肉洗净切成薄片，阿胶捣碎，先加水炖猪肉，熟后加阿胶炖化，温热调味后吃肉喝汤，日服 1 ～ 2 次，宜常服用。
【来　　源】《抗癌食疗》。
【附　　注】阿胶为名贵中药，在中药店有售，市场多有假冒或劣质阿胶出售，要认真鉴别。

【方　　名】阿胶芪枣汤
【方药组成】阿胶 10g，黄芪 20g，红枣 20g。
【功效主治】益气健脾，补气摄血。主治脾不统血型膀胱癌。
【用法用量】将黄芪、红枣洗净，一同入锅，加水适量，浸渍 2 小时，煎煮约 1 小时，去渣取汁，加入阿胶，稍沸烊化即成。上、下午分服。

【方　　名】莪柴汤
【方药组成】莪术 6g，醋柴胡 6g，茵陈蒿 30g，生鳖甲 30g，鸡血藤 30g，何首乌 30g，抽葫芦 30g，水红花子 30g，白花蛇舌草 30g，金钱草 15g，板蓝根 15g，生黄芪 15g，阿胶 15g，当归 9g，半夏 9g，赤芍 9g，白芍 9g，川楝子 9g，川厚朴 9g，八月札 9g，凌霄花 9g，广木香 4.5g。
【功效主治】疏肝解毒，益气养血。适用于肝癌。
【用法用量】每日 1 剂，煎 2 次分服。
【来　　源】中医研究院广安门医院方。

【方　　名】莪棱汤
【方药组成】醋制莪术、醋制三棱各 10g。
【功效主治】子宫颈癌。
【用法用量】上 2 味加水煎为 200ml，早饭前和晚饭后各服 100ml。
【来　　源】《醋蛋治百病》。
【附　　注】本方破散力峻烈，体虚者慎用。

【方　　名】莪楞汤
【方药组成】三棱 15g，莪术 15g，白芍 30g，露蜂房 10g，全蝎 10g，郁金 15g，丹参 30g，土鳖子 12g，当归 15g，牡蛎 30g，瓦楞子 30g，生甘草 3g，料姜石 60g，川楝子 15g。
【功效主治】活血化瘀，软坚消积，理气止痛，健脾养血。适用于肝癌胁肋刺痛，疼痛剧烈，胁下包块，痛引腰背，舌质紫暗，有瘀斑，少苔，脉沉细而涩。
【用法用量】水煎服。同服平消片或金星散或补金片。
【来　　源】《中医癌瘤证治学》。
【附　　注】本方用三棱、莪术、瓦楞子、郁金、丹参、土鳖虫活血化瘀，软坚破积；当归、白芍养血柔肝；全蝎、露蜂房、牡蛎解毒散结，消积祛瘀；川楝子理气止痛；生甘草、料姜石健胃和中，降逆镇冲。

【方　　名】莪膝汤
【方药组成】山豆根、全蝎、乌蛇各 10g，潼蒺藜、蓬莪术、当归各 15g，生牡蛎、补骨脂各 30g，丝瓜络 20g，川牛膝 12g，生甘草 3g。
【加　　减】局部热痛甚者，加重楼、龙葵、白英、半枝连；肿块难消者，加穿山甲片、地鳖虫、莪术。
【功效主治】清热解毒，活血通络，补肾养血。骨肉瘤，症见下肢骨痛，局部肿块，坚硬如石，形体消瘦，脚膝无力者。
【用法用量】以上药物，水煎分 2 次温服，每日 1 剂。
【来　　源】《中医癌瘤证治学》。
【附　　注】本方适用于病发于下肢的骨肉瘤，辨证属肾气不足，瘀毒凝结阻络，久则成块。治宜解毒逐瘀，补肾养血。方中山豆根清热解毒，消肿散结以抗癌；全蝎、乌蛇、丝瓜络通经活络，消肿止痛；蓬莪术、当归、川牛膝活血化瘀，通络止痛；生牡蛎软坚散结；川牛膝还可引诸药下行，以达病所；潼蒺藜、补骨脂补肾壮骨，增强机体免疫力；甘草调和诸药。诸药合用，解毒逐瘀以祛邪，补肾养血以扶正。

【方　　名】莪术半枝莲汤
【方药组成】莪术 20g，半枝莲、石见穿、喜树果、隔山红、鸡血藤、鱼腥草、青藤草各 30g，白英 20g。
【功效主治】解毒抗癌散结，活血化瘀止痛。主治胃癌。
【用法用量】水煎熬，分早晚服，每日 1 剂。

【方　　名】莪术丹参汤
【方药组成】莪术 15g，丹参 30g，牡丹皮 30g，三棱 9g，桃仁 9g，红花 9g，炒五灵脂 9g，蒲黄 9g，胡黄连 9g，黄柏 9g，乌药 9g，延胡索 9g，白屈菜 30g，鸡内金 9g，当归 9g，穿山甲 9g，白花蛇舌草 21g。
【加　　减】热重者，加金银花 20g，连翘 20g，白花蛇舌草 30g；口渴多饮者，加生地黄 15g，玄参 15g，石斛 15g，麦冬 15g；疼痛剧烈者，加刘寄奴 30g，赤芍 30g，川楝子 15g，细辛 10g；积块坚大者，加生牡蛎 30g，鳖甲 30g，水蛭 10g，僵蚕 10g；呕吐较甚者，加竹茹 15g，石决明 30g，代赭石 30g，青礞石 30g，姜半夏 10g；呕血者，加仙鹤草 20g，茜草 15g，炒蒲黄 10g。
【功效主治】活血理气，散结消积。胰腺癌，症见上腹刺痛，固定不移，积块坚硬拒按，形体消瘦，肌肤甲错，或时有寒热，或面色暗黄，不欲饮食者。
【用法用量】以上药物，水煎分 2 次服下，每日 1 剂。
【来　　源】《抗肿瘤中草药彩色图谱》。
【附　　注】本方治症特点为瘀血内结，积久成毒，阻塞气机，蕴于肝胆脾胃间，发为积聚者。故方以莪术、三棱、穿山甲、丹参、红花、五灵脂、当归、桃仁、牡丹皮、蒲黄数药合用，逐瘀血、破癥瘕、通经脉、止疼痛；辅以胡黄连、白花蛇舌草、黄柏、白屈菜清郁热、解毒邪、散结聚、消肿痛；佐以乌药、延胡索疏理气机、帅气以行血，鸡内金消食化滞、磨坚助脾。全方配合，理气在活血之先，气行则血行；活血在消癥之上，瘀去则癥散，从而共达抗癌消瘤之目的。

【方　　名】莪术当归汤
【方药组成】莪术 12g，当归 15g，昆布 30g，海藻 30g，瓜蒌 30g，蜣螂 10g，土鳖虫 10g，生地黄 30g，女贞子 15g，麦冬 15g。
【功效主治】瘀血内结型食管癌。
【用法用量】水煎服，每日 1 剂。如服药即吐，可先服玉枢丹（成药）。
【来　　源】《百病良方》第二集，科学技术文献出版社重庆分社，1983：170。

【方　　名】莪术当归汤
【方药组成】莪术 15g，当归 12g，水蛭 3g，猪殃殃 30g，败酱草 30g，人参 1g（嚼服），半枝莲 30g，白花蛇舌草 30g，虎杖 30g，鳖甲 15g。
【功效主治】晚期肝胆湿热瘀毒型原发性肝癌。
【用法用量】水煎服，每日 1 剂。
【来　　源】《百病良方》第二集，科学技术文献出版社重庆分社，1983：190。

【方　　名】莪术黄药子汤
【方药组成】莪术 12g，黄药子 20g，山甲珠 15g，瓜蒌 24g，天南星 9g，山慈菇 24g，夏枯草 30g，败酱草 30g，猪苓 24g，丹参 30g，昆布 30g，海藻 30g。
【加　　减】痛甚加乳香、没药、郁金；出血多加三七粉、炒蒲黄、仙鹤草；苔厚腻不退加薏苡仁、白蔻、藿香；体虚加人参。
【功效主治】瘀血阻滞、热毒内蕴型肺癌。
【用法用量】水煎服，每日 1 剂。
【来　　源】《百病良方》第二集，科学技术文献出版社重庆分社，1983：177。

【方　　名】莪术苦参汤
【方药组成】莪术 15g，苦参 6g，全瓜蒌 12g，七叶一枝花 15g，丹参 9g，刺猬皮 9g，海浮石 12g，黄药子 9g，蜀羊泉 18g，炒陈皮 9g，枸橘 18g，薤白 4.5g，石见穿 15g，五灵脂（炒）3g，急性子 9g，紫草 6g，旱莲草 9g，花粉 9g，大远志 9g。
【功效主治】清热养胃生津，行气活血化瘀。主治食管癌吞咽困难者。

【用法用量】将海浮石先煎，每日 1 剂，分 2 次早晚服。

【方　　名】莪术乳剂

【方药组成】2% 莪术乳剂 5 ～ 10ml。

【功效主治】早期宫颈癌。

【用法用量】用扁桃体注射器将针头刺入宫颈癌组织周围，每天注射 1 次，20 天为 1 个疗程。

【临床应用】用药 1 ～ 2 个疗程，有效率为 77.2%，治愈率为 33.8%。

【方　　名】莪术三棱汤

【方药组成】醋莪术、醋三棱各 9g。

【功效主治】外阴癌。

【用法用量】水煎服，每日 1 剂。

【来　　源】《治癌中药处方 700 种》。

【方　　名】莪术石见穿汤

【方药组成】莪术 15g，石见穿 30g，夏枯草 30g，败酱草 30g，当归 12g，半边莲 30g，白花蛇舌草 30g，山甲珠 15g，昆布 30g，海藻 30g。

【功效主治】气血瘀阻型结肠癌。

【用法用量】水煎服，每日 1 剂。

【来　　源】《百病良方》第二集，科学技术文献出版社重庆分社，1983：185。

【方　　名】莪术水蛭汤

【方药组成】莪术 15g，水蛭 3g，山甲珠 15g，柴胡 15g，白芍 12g，枳壳 12g，半枝莲 30g，白术 24g，黄药子 15g。

【功效主治】气滞血瘀型胰腺癌。

【用法用量】水煎服，每日 1 剂。

【来　　源】《百病良方》第二集，科学技术文献出版社重庆分社，1983：192。

【方　　名】莪术汤

【方药组成】莪术 70g，柴胡 10g，陈皮 10g，三棱 10g，苍术 10g，红花 10g，白术 10g，茯苓 15g，丹参 20g，郁金 20g，甘草 3g。

【功效主治】疏肝健脾，活血祛瘀。适用于原发性肝癌。

【用法用量】每日 1 剂，水煎服。

【临床应用】本方治疗 1 例经 B 型超声波、肝同位素扫描检查，提示：肝右叶占位性病变，甲胎蛋白的免疫电泳阳性，诊断为原发性肝癌。患者治疗后病情逐渐改善，食欲增加，体重由 61.5 千克增至 69 千克，肝由右肋下 5cm 回缩至 1.5cm，肝功能正常，甲胎蛋白转为阴性，住院 129 天，服中药 110 余剂，好转出院。继续服本方治疗 3 年余，复查肝同位素扫描示右叶膈顶部放射性稀疏区无明显改变，B 超示肝右叶占位性病变，但肿块较前缩小，自明确诊断之日起，已存活 5 年。

【来　　源】北京市酒仙桥医院江玉文方。

【附　　注】莪术，《图经本草》谓“治积聚诸气，为最要之药”，《证治准绳》云“治癥瘕积聚”，可见莪术具有破血祛瘀、消积止痛功效。本方重用莪术，伍用疏肝健脾、活血祛瘀之药，治疗肝癌取得一定疗效。

【方　　名】莪术夏枯草汤

【方药组成】莪术 15g，夏枯草 15g，半边莲 30g，陈皮 10g，当归 15g，麦冬 15g，知母 20g，佩兰 15g，薏苡仁 20g，天花粉 20g，补骨脂 20g。

【功效主治】化痰散结，清热解毒。主治耳郭癌。

【用法用量】水煎服，每日 1 剂。

【方　　名】鹅不食草麝香方

【方药组成】鹅不食草 20g，麝香 0.3g，蟾酥 5g，白芷 5g，冰片 5g。

【功效主治】本方具有清热解毒、通关开窍、活血消肿作用。适用于鼻咽癌，症见鼻塞头痛、涕带脓血、气味腥臭者。

【用法用量】先将鹅不食草、白芷研为细末，再加入麝香、蟾酥、冰片混匀备用。同时取少许药末搽入鼻孔中轻轻吸入鼻腔中，稍时即打喷嚏，鼻窍随之通畅，头脑清爽，头痛随之解除。

【来　　源】昆明中药厂王汝俊、昆明市药材公司王汝生献方。

【方　　名】鹅毛散
【方药组成】白鹅毛适量。
【功效主治】噎膈，患者呕吐如赤豆汁者。
【用法用量】烧炭，每取 3g 姜汁送服。
【来　　源】《神方偏方治百病》。

【方　　名】鹅血方
【方药组成】鹅血适量。
【功效主治】噎膈疼痛。
【用法用量】用注射器刺鹅血管，抽取鹅血，每日抽服 5 ～ 10ml，趁热服下，宜连续服用。
【来　　源】《本草求原》。
【附　　注】主治噎膈反胃（胃癌），能涌吐胃中瘀结。对血膈吐逆、食不得入者，趁热恣饮，即能呕出病根。趁热开水冲服。据中科院上海药物研究所报道：挑选无病鹅活杀、取血，制成每片含干燥鹅血粉 0.25g 的糖衣片，日服 3 ～ 4 次，每次 5 ～ 7 片。可用治恶性肿瘤患者因化疗、放疗引起的白细胞减少，有效率 68.4%。

【方　　名】鹅血方
【方药组成】鹅血 100ml，鹅肉 50g，山药 30g，沙参 15g，玉竹 15g。
【功效主治】津亏热结型食管癌。
【用法用量】同煮至肉熟，过滤后饮汤，每 2 天 1 次，有益气养阴之功；五汁饮：梨汁、藕汁、蔗汁、韭菜汁、牛乳汁，不拘量兑服，有养阴生津之功。

【方　　名】鹅血三七方
【方药组成】鹅血 30g，三七 10g。
【功效主治】肝癌。
【用法用量】水煮熟食，隔日服 1 次，应常服。

【方　　名】恶实散
【方药组成】恶实（炒）、乌梅（去核）各 15g，甘草（炙，锉）7.5g。
【功效主治】消肿散结。适用于唇癌，唇肿生核。
【用法用量】上为散。每服 9g，用童便 150ml，煎三五沸，和滓趁热含漱，冷则吐之，1 日 3 次。
【来　　源】《圣济总录》。

【方　　名】儿茶大枣丸
【方药组成】儿茶 300g，大枣 1 500g。
【功效主治】各种癌瘤。
【用法用量】将大枣洗净加适量的水煮熟后去皮、核、在筛上揉取枣泥，后加入儿茶研成细末，充分搅匀，做成丸剂，共制成 210g，1 日服 3 次，每次 1 丸温开水送下。本方药量较大制作可按比例减半量或 1/3 量少量制丸，服完再制。
【来　　源】《中草药验方选编》。

【方　　名】儿茶硼砂散
【方药组成】儿茶、硼砂、水银各 3g，冰片 0.4g，麝香、血竭各 9g，黄柏 15g。
【功效主治】骨肿瘤。
【用法用量】共为细末，擦于患处。每日 3 次。

【方　　名】耳痔丸
【方药组成】白矾（枯）1.5g，麝香 0.15g，胭脂胚 0.75g，陈皮（烧灰）1.5g。
【功效主治】行气通窍，解毒燥湿。适用于耳部肿瘤。
【用法用量】上为末，水泛为丸。先用棉签拭去脓，再将药丸送入耳内。
【来　　源】《摄生众妙方》。

【方　　名】耳郭肉瘤饮
【方药组成】半枝莲 30g，半边莲 30g，白花蛇舌草 15g，白薇 30g，生甘草 15g，当归 15g，龙葵 30g，焦三仙 30g。
【功效主治】消肿散结，活血化瘀。主治耳郭肉瘤。
【用法用量】水煎服，每日 1 剂。

【方　　名】耳脓散
【方药组成】水龙骨（煅）3g，海螵蛸 3g，飞青黛 3g，枯矾 1.5g，五倍子（炒黄）3g，煅黄鱼齿 1.5g，细薄荷 1.5g，梅片 0.9g，川黄连 0.9g，蛀竹屑 0.9g，石榴花瓣（炙脆）3g。
【功效主治】清热解毒，燥湿收敛。适用于耳部肿瘤，脓水不止。

【用法用量】上为极细末，用时取少许吹耳。
【来　　源】《青囊秘传》。

【方　　名】耳针疗法方
【取　　穴】食道、神门、内分泌、肾、脾、胃。
【功效主治】食道癌，也治胃癌。
【针　　法】穴位常规消毒后，埋针4～8小时，每日1次，10日为1个疗程。
【来　　源】《现代针灸师手册》。

【方　　名】二白葵树子丸
【方药组成】白花丹根、白花蛇舌草、葵树子、马鞭草各30g，夏枯草15g。
【功效主治】血癌。
【用法用量】上药共煮浓缩成浸膏，制成小丸，每天服3次，每次6丸，上药为1日量。
【来　　源】《全国中草药肿瘤资料选编》。

【方　　名】二白绿豆汤
【方药组成】白花蛇舌草（鲜品）120g，白蛇蜕60g，绿豆60g。
【功效主治】外眼恶性肿瘤炎症。
【用法用量】上3味加水煎汤，滤出第1次药液后，再加水煎，再滤取第2次药液。2次药液混合，用三层纱布过滤，熏洗外眼部肿瘤处。每日洗2～3次。
【来　　源】《民间验方》。
【附　　注】白蛇蜕，即白蛇皮。

【方　　名】二白三根三莲汤加味
【方药组成】白花蛇舌草90g，白英45g，山豆根30g，藤梨根45g，半枝莲、半边莲各90g，七叶莲45g，仙鹤草90g，玄参30g。
【功效主治】眼瞪板腺癌。
【用法用量】以上药物共水煎，每日1剂，分3次饮服，连服2～3个月。
【来　　源】《中医杂志》1982年第4期。
【附　　注】本方为湖南省人民医院周跃曾大夫临床经验方。原方无名，现方名为编者所拟。

【方　　名】二白散
【方药组成】生南星、贝母各等分。
【功效主治】化痰散结。适用于脂肪瘤、痰核。
【用法用量】共研细末，鸡子清和米醋调敷。

【方　　名】二白散
【方药组成】猪羊各十对（暖水洗去脂膜，切，焙），海藻（洗去咸，炙干）、海带各一两，丁香、琥珀、麝香（研）各一两，珍珠半分（研）。
【加　　减】兼胸闷、胁痛者加柴胡、郁金、香附；咽颈不适加桔梗、牛蒡子、木蝴蝶；结块硬痛加莪术、三棱、丹参。
【功效主治】理气化痰，消瘿散结。气郁痰阻之颈前结块肿大，质软不痛，病情波动与情志有关，胸闷，苔薄白，脉弦。现临床多用于甲状腺癌、甲状腺肿瘤的治疗。
【用法用量】上为散，每次服一钱匙，一日两次，热酒送下。
【来　　源】《圣济总录》卷一二五。
【附　　注】瘿瘤的形成多是气、痰、瘀壅结颈前所致。病因主要是情志内伤和饮食、水土失宜，但也与体质因素有密切关系。本方适用于情志内伤所致者。方中猪羊为血肉有情之品，以脏治脏，攻专消瘿，为主药，故名二散；辅以海藻、海带化痰软坚散结；丁香温中理气，以断痰源；心主神志，加琥珀、珍珠镇心定惊以防情志所伤；麝香芳香走窜，通经散结。诸药合用，共奏行气、化痰、散结之功。
【注意事项】平时及服药期间避免食用肥腻、刚燥、辛辣之品，应吃富于营养的食物及新鲜蔬菜。注意保持精神愉快。

【方　　名】二白铁扁担汤
【方药组成】白花蛇舌草、白茅根各120g，铁扁担30g，红糖60g。
【功效主治】大肠癌。
【用法用量】上3味加水煎汤，分2次服，每日1剂，10～15日为1个疗程。
【来　　源】《中国民间灵验偏方》。
【附　　注】本方为上海市民间灵验偏方。

【方　　名】二白乌糖饮
【方药组成】鲜白花蛇舌草100g（干品60g），生白茅根90g，乌黑糖120g。
【功效主治】子宫癌。本方可适用于治疗及预防多种癌症。
【用法用量】上2味加水浓煎，代茶饮。同时不得兼饮其他饮料。
【来　　源】《中国秘方全书》。

【方　　名】二白药糖汤
【方药组成】白花蛇舌草60g，白茅根30g，红糖30g。
【功效主治】大肠癌。
【用法用量】上2味加水煎，去渣取汤汁，冲红糖饮服。
【来　　源】《中国民间灵验偏方》。
【附　　注】本方在江西省南昌民间流传广泛，经临床验证，确有疗效。与上方类，可参。

【方　　名】二宝启膈丹
【方药组成】鸡宝6g，狗宝7g，马宝6g，麝香1.5g，沉香1.5g。
【功效主治】食管癌，噎膈。
【用法用量】共研极细末，每服1g，渐加至2g。
【来　　源】《中医简便验方》。

【方　　名】二草双花汤
【方药组成】人参3g，金银花30g，白花蛇舌草30g，夏枯草20g。
【功效主治】清热解毒，适用于鼻咽癌。
【用法用量】每日1剂，水煎服。
【临床应用】本方治疗鼻咽癌放疗后患者30例，与单纯放疗30例做对照。结果，治疗组5年生存率为70%，对照组为36.7%。
【来　　源】广东省湛江市第二人民医院蔡懿方。
【附　　注】方中人参大补元气，现代药理研究发现人参可以增强网状内皮系统及白细胞的吞噬功能，具有抑制癌细胞生长作用；金银花、白花蛇舌草、夏枯草清热解毒。标本兼顾，所以能取得良好效果。

【方　　名】二草汤
【方药组成】猫爪草30g，白花蛇舌草30g，海藻20g，昆布20g，夏枯草30g，牡蛎30g，生半夏10g，生南星6g，丹参15～30g。
【功效主治】甲状腺瘤。
【用法用量】水煎服，每日1剂。上药头汁煮开后，需用慢火（小火）再熬煎45分钟以上，二汁熬煎时间可缩短至半小时左右。
【临床应用】本方对一般腺瘤直径在2.5cm以下者有较好疗效。如连续服药3个月以上仍未见腺瘤缩小，则以手术为宜。
【附　　注】方中生南星、生半夏有毒，如将此两药单独研粉吞服或嚼服则有中毒危险。

【方　　名】二陈汤
【方药组成】陈皮、半夏（姜汁炒）、茯苓、枳壳（麸炒）、牛膝（去芦）、猪苓、木通、山栀、麦门冬（去心）、车前子、黄柏（酒炒）各等分、甘草减半上锉。
【功效主治】化痰理气，泻火利尿。适用于前列腺癌，痰气闭塞，小便不通。
【用法用量】每日1剂，用灯心1团，水煎，空腹时服。

【方　　名】二陈汤
【方药组成】法半夏10g，陈皮10g，茯苓15g，胆南星10g，佩兰10g，扁豆10g，吴茱萸6g，黄连6g，滑石15g，甘草3g。
【功效主治】痰浊内阻，气化失司之晚期肺癌。
【用法用量】每日1剂，水煎分两次服。若久服可加益气养阴之品。
【来　　源】《湖南中医学院学报》，1987，（3）：18。

【方　　名】二陈汤合平胃散
【方药组成】苍术10g，厚朴10g，陈皮10g，法半夏15g，胆南星15g，薏苡仁30g，猪苓30g，茯苓30g，泽泻30g。
【加　　减】面浮足肿明显可加车前子、木瓜；腹部肿块硬实、疼痛可加三棱、莪术；疼痛明显可加木香、青皮。

【功效主治】理气化湿。主治胰腺癌之气滞湿阻型。症见上腹部胀满不适或胀痛，腹部肿块明显，胸闷气短，纳食减少，或大便溏薄，肢体乏力，甚至面浮足肿，舌淡苔白腻，脉濡细或细弦。
【用法用量】水煎服，每日 1 剂，分 3 次服。
【来　　源】《和剂局方》加减。
【附　　注】注意心理护理，不吃油炸、辛辣、腌制的食物，不吸烟，不饮酒。

【方　　名】二陈汤合旋覆代赭汤
【方药组成】清半夏 10g，陈皮 10g，茯苓 10g，旋覆花 9g（布包煎），代赭石 15g（另包先煎），全瓜蒌 30g，薏苡仁 30g（包煎），白花蛇舌草 30g。
【功效主治】脾虚痰湿型食管癌。
【用法用量】水煎服，每日 1 剂。
【来　　源】《中西医结合治疗癌症》：27。

【方　　名】二陈汤加减
【方药组成】白术、半夏、茯苓各 15g，石榴皮 9g，木香、陈皮各 6g，甘草 3g。
【功效主治】腹泻、纳差。治宜健脾止泻。
【用法用量】水煎服，每日 1 剂。

【方　　名】二陈汤加减
【方药组成】龙胆草 3g，陈皮、半夏、茯苓、海浮石、乌梢蛇、天麻、昆布、海藻、丝瓜络、浙贝母、焦三仙各 10g，磁石 30g，蜈蚣 5 条，钩藤、夏枯草各 15g，生黄芪、枸杞子各 30g。
【加　　减】头痛剧烈加细辛 3g，花椒 10g；肢体麻木加桂枝 7g，牛膝 10g。神志不清另加服局方至宝丹，每日 1 丸。
【功效主治】脑瘤，症见头痛时作，或剧烈作痛；或肢体麻木，运动失灵；或记忆力减退，甚至神志模糊不清。
【用法用量】水煎服，每日 1 剂。

【方　　名】二陈汤加味
【方药组成】陈皮，半夏，茯苓，甘草，胆南星。
【功效主治】肺胃痰湿型鼻咽癌。
【用法用量】水煎服，每日 1 剂。配合化疗。
【临床应用】共治 45 例，有 28 例近期治愈，16 例好转。
【来　　源】《江西中医药》，1982，(1)：9。

【方　　名】二虫合剂
【方药组成】金银花、生鳖甲各 60g，生牡蛎、天花粉、白花蛇舌草、蒲公英各 30g，连翘 15g，三棱、莪术、海藻、昆布各 9g，生大黄 3g，全蝎 4.5g，蜈蚣 5 条。
【加　　减】咽颈不适加射干、桔梗、牛蒡子；胸闷不舒加柴胡、郁金、香附。
【功效主治】清热解毒，祛痰软坚，化瘀散结。甲状腺癌，症见颈前肿块，质硬不移，心烦口干，便秘，舌质红，苔薄白腻，脉弦滑。
【用法用量】上药加水煎煮，共煎 4 次，每次取药 500ml，口服，上药量共 2 日 6 次饮完。
【来　　源】《抗癌中草药制剂》。
【附　　注】本方适用于甲状腺癌初中期证属热毒、痰浊、瘀血凝结者。治宜清热毒，化痰浊，散瘀血，消坚固。方中金银花、白花蛇舌草、蒲公英、连翘清热解毒，消肿抗癌以清热毒；三棱、莪术破血行气逐瘀以防热毒伤阴；生鳖甲、生牡蛎软坚散结以消坚走窜，通经达络，直达病所以攻毒散结，为方中主药，故名二虫合剂。诸药合用，共奏清热、化痰、化瘀之功。

【方　　名】二虫核桃散
【方药组成】全蝎 6g，蜈蚣 1 条，核桃 1 个。
【功效主治】消毒散结。乳癌初期，乳腺炎，蜂窝组织炎。
【用法用量】将核桃一开两半，一半去仁，将全蝎、蜈蚣放入，再将另一半对合捆住，放火上烧，冒过青烟为度，研末，开水冲服或黄酒送下，每日 2 次。
【来　　源】民间验方。

【方　　名】二虫昆藻汤
【方药组成】蜈蚣 3 条，全蝎 6g，昆布、海藻、当归、续断、半枝莲、白花蛇舌草各 24g，白芍、香附、茯苓各 15g，柴胡 9g。

【加　　减】脾湿带下甚者，加山药、萆薢各24g；中气下陷者，加黄芪、升麻、白术各15g；肝肾阴虚者，加生地黄、玄参各15g；便秘甚者，加火麻仁24g；腹胀痛甚者，加沉香6g，枳壳、延胡索各15g。

【功效主治】理气解郁，化痰解毒。适用于子宫颈癌。

【用法用量】每日1剂，水煎，分2次佐服云南白药2g。

【临床应用】邬某某，女，42岁。经宫颈细胞涂片检查为“恶性瘰核”，宫颈病理检查诊为“鳞状上皮癌”。妇科检查：宫颈结节触之出血，阴道有血性分泌物，宫旁增厚左侧弹性差，未过中线。临床诊为“宫颈癌Ⅱ型结节型”。主诉：经水淋漓不净，少腹坠胀，赤白带下瘀多，有腥臭味，伴腰酸，神倦乏力，面色皖白4年。诊见舌质淡红，苔中腻滑，脉沉细弦。以本方冲服云南白药2g。其后随症加减，连进40余剂，云南白药20瓶（每瓶4g）。细胞学和病理学检查阴性，妇科检查：宫颈光滑，结节消失，白带减少，色淡，月水按时而潮，随访12年未见复发。

【附　　注】方中蜈蚣、全蝎、昆布、海藻、半枝莲、白花蛇舌草是治癌之主药，能清热利湿，活血化瘀，软坚散结和抗癌，6药同用，相得益彰，缺之一二，病易反复。

【方　　名】二虫散

【方药组成】蝼蛄3个，蜣螂3个，广木香9g，当归15g。

【功效主治】食管癌，行气开噎，噎膈。

【用法用量】上药共为细末，用黑牛涎半碗和药，黄酒送下。

【来　　源】《常见病验方研究参考资料》。

【方　　名】二虫鱼寄生散

【方药组成】茴香虫3条，水蛭1条，鱼寄生5g。

【功效主治】卵巢肿瘤。

【用法用量】3味分别焙干，研为细末，黄酒为引，每次3～5g，每日1次，也可以粥冲服。

【来　　源】《药用寄生》。

【附　　注】鱼寄生为淡水鱼之鱼虱子，又名金鳖，学名称张氏鱼怪或中华、祁氏鱼怪。

【方　　名】二丹汤

【方药组成】当归45g，夏枯草45g，橘核12g，白芷9g，僵蚕6g，牡丹皮6g，丹参15g，爵床草30g。

【功效主治】养血活血，化痰消核软坚，主治乳腺癌。

【用法用量】水煎服，或用水酒炖服。

【临床应用】单用本方治疗1例确诊为左侧乳管乳头癌患者，能参加全日工作，获临床治愈。

【来　　源】福州市第一人民医院方。

【方　　名】二冬玄地汤加味

【方药组成】天冬、麦冬各24g，玄参、生地黄、金银花各30g，青黛3g，黄连6g，郁金9g。

【功效主治】舌菜花状肿物，质坚硬。

【用法用量】以上药物水煎服，每日1剂，分2～3次服，10天为1疗程。

【来　　源】《山东中医杂志》。本方为山东中医学院丁国华大夫验方。现方名为编者所拟。服本方同时用二黄冰硼散敷之。

【方　　名】二豆灵丹

【方药组成】雄黄二钱，百草霜五钱，乳香、硇砂各一钱五分，乌梅十二个，绿豆、黑豆各四十九粒。

【加　　减】上方可加牛黄、朱砂、硼砂、血竭、冰片、火硝等以增强散结消肿之功；若恐有伤胃气，可加人参、白术、神曲、鸡内金等守中、健脾胃。

【功效主治】攻毒蚀腐，化痰开闭。噎膈，食饮不下，形体消瘦，胸膈疼痛，泛吐痰涎白沫，量多质黏者。

【用法用量】上药共研为末，炼蜜为丸，如芡实大，每用一丸，噙口中，不待化尽，以白面饼浸湿压下。

【附　　注】咽管结毒成块，阻塞通道，故饮食物不得进入；日久毒块破溃，伤及正气，故可致形体消瘦、胸膈疼痛。本方用雄黄拔毒消肿，散结聚，去痰泥；硇砂消积化瘀，豁痰开闭，软坚消肿、蚀腐生新；二者并为主药。乳香活血理气，散肿消积，通络生肌；百草霜解毒，止血；乌梅、黑豆补肾养阴，濡咽管，益胃津；绿豆解诸毒，固胃气，护心脉；五者并为辅佐药。最后以蜜为丸，则主要取其润养作用。上述各药配合，相互协调为用，共奏攻毒蚀腐、化痰开闭之功。

【方　　名】二豆苡仁羹
【方药组成】赤小豆 50g，绿豆 50g，薏苡仁 30g，红糖 20g。
【功效主治】清热利湿，健脾抗癌。主治湿热下注型膀胱癌。
【用法用量】将赤小豆、绿豆、薏苡仁分别拣杂，洗净，一同放入砂锅，加水浸泡 1 小时，待其胀发，视需要可再加清水适量，大火煮沸，改用小火煨煮至二豆、薏苡仁熟烂如酥，呈花絮稠糊状，调入红糖，待其完全溶化，拌匀即成。早晚 2 次分服。

【方　　名】二矾雄盐散
【方药组成】枯矾 30g，明矾 30g，雄黄 30g，青盐 30g，五倍子 30g。
【功效主治】子宫颈癌。
【用法用量】上药共研成细末，混匀备用，用时以药末撒在棉球上，送入阴道紧贴子宫颈，隔日 1 换。
【来　　源】《中国秘方全书》。

【方　　名】二粉丸
【方药组成】红粉 300g，轻粉 150g，杏仁 150g，桃仁 150g，核桃肉 150g，黑芝麻 150g，松罗茶 150g，生半夏 150g，人参 150g，珍珠母 150g，蛤粉 150g，雄黄 150g，槐米 150g，生南星 150g，生姜 150g，炒木鳖子仁 240g，儿茶 90g，炒巴豆 90g（带皮），金银花 90g，黄连 90g，川大黄 180g，藿香 30g，朱砂 30g，沉香 30g，珍珠 30g，陈皮 60g，琥珀 60g。
【功效主治】胰腺癌、胃癌、肠癌、肝癌、肺癌、膀胱癌等。
【用法用量】以上各药共研细末，蜜枣肉为丸，如黄豆大小即得。口服，每次 1 丸，每日 1 次，可逐渐增加至每日 3 ～ 5 丸。
【来　　源】《抗癌中草药制剂》，人民卫生出版社，1981：191。
【附　　注】服药后部分病人有轻微恶心、腹泻反应，属正常现象，可继续服用，不必停药。

【方　　名】二粉枣丸
【方药组成】红粉 10g，轻粉 6g，水银 3g，红枣 10 枚。
【功效主治】阴茎癌。适用于实证。
【用法用量】共研细末研制小丸，每丸绿豆大小。每日 1 ～ 2 粒。
【来　　源】《肿瘤临床备要》。

【方　　名】二根穿墓汤
【方药组成】仙茅根、马兰根、石见穿、蜀羊泉各 30g，墓头回 12g。
【功效主治】宫颈癌。
【用法用量】上 5 味水煎服，每日 1 剂，分 2 ～ 3 次温服，10 天为 1 疗程。
【来　　源】《中国民间灵验方》。
【附　　注】本方在江苏省常州一带流传，据临床报道，有较好疗效。

【方　　名】二根金盘南星汤
【方药组成】野葡萄根、藤梨根各 30g，八角金盘、生南星各 3g。
【功效主治】乳腺癌。
【用法用量】水煎服，每日 1 剂。
【来　　源】《治癌中药处方 700 种》。

【方　　名】二根牡蛎汤
【方药组成】白茄根 30g，烟茜草 30g，牡蛎 30g。
【功效主治】甲状腺癌。
【用法用量】上 3 味药加水同煎服，每日 1 剂，连服 10 剂为 1 疗程。
【来　　源】《常见肿瘤防治》。

【方　　名】二根蛇泉汤
【方药组成】大蓟根、薏苡仁根各 30g，蛇莓 15g，蜀羊泉 30g，玉米蕊 30g。

【功效主治】膀胱癌尿潴留者。
【用法用量】上药加水煎饮服，每日1剂，分2～3次服。
【来　　源】《肿瘤的防治》。

【方　　名】二根汤
【方药组成】三白草根、野芥菜根各90～120g。
【功效主治】肝癌。
【用法用量】将上2味药分别加水煎汤，去渣后加白糖适量，上午服三白草根煎液，下午服野芥菜根煎液。
【来　　源】《本草骈比》。
【附　　注】三白草根即天性草根，野芥菜根即大葱根。

【方　　名】二根汤
【方药组成】山豆根30g，紫草根30g，薏苡仁30g，丹参30g，全瓜蒌30g，白英30g，连翘15g，苦参15g，川楝子15g，香附9g，生黄芪9g。
【加　　减】气喘，加苏子15g；胸痛，加郁金15g。
【功效主治】清热凉血，解毒抗癌。适用于恶性葡萄胎肺转移者。
【用法用量】每日1剂，水煎，分2次温服。
【临床应用】陶某某，女，21岁，确诊为恶性葡萄胎肺转移，经服本方后，自觉症状逐渐消失，精神好转，食欲增加，月经正常，尿妊娠试验转阴，达临床治愈。

【方　　名】二根汤
【方药组成】藤梨根、水杨梅根、虎杖各30g。
【功效主治】胃癌。
【用法用量】水煎服，每日1剂，分2次服。

【方　　名】二菇汤
【方药组成】鲜草菇60g，鲜猴头菇60g。
【功效主治】消化道肿瘤。
【用法用量】二菇洗净、切片，入锅内加油、盐少许同炒片刻，加水适量煮汤食用，喝汤吃菇，日服1次，坚持服用。
【来　　源】《食疗本草学》。
【附　　注】本方二菇应以鲜品煮汤效果更佳，如无鲜品时，可用干品代之，但用量减半，其效略逊。

【方　　名】二骨蛇草汤
【方药组成】补骨脂15g，骨碎补30g，五加皮15g，槲寄生30g，白花蛇舌草30g。
【功效主治】骨肉瘤。
【用法用量】上药加水同煎汤，分3次服，每日1剂，15日为1疗程。
【来　　源】《常见肿瘤防治》。
【附　　注】忌生冷、辛辣、酸味食物。

【方　　名】二海丸
【方药组成】海藻、昆布（酒洗晒干）各等分。
【功效主治】软坚化结。适用于甲状腺肿瘤。
【用法用量】上药为末，炼蜜为丸，如杏仁大。稍稍咽汁。另用海藻洗净切碎，油醋煮熟，做菜常食。
【来　　源】《症治准绳·疡医》。

【方　　名】二号消癌片
【方药组成】黄芪30g，三棱15g，莪术15g，当归15g，桃仁10g，附片10g，肉桂8g，大黄（醋制）30g，海藻12g，血竭10g，水蛭（炒）10g，为细末压成片，每片含生药1.5g。
【功效主治】破瘀消癥，适用于子宫肌瘤。
【用法用量】每服1～2片，日2～3次。
【来　　源】《妇产科学》。

【方　　名】二核乳没汤
【方药组成】当归12g，瓜蒌壳30g，乳香、没药、甘草各3g，橘核15g，荔枝核15g。
【功效主治】乳腺增生。
【用法用量】每日1剂，水煎服，1月为1疗程。一个疗程后效果不显著时加昆布、海藻各15g。经期应暂停用药。
【临床应用】上方共治100例，临床治愈90例，显效10例，服药时间最短者15天，最长者40天。
【来　　源】《湖南医药杂志》。

【方　　名】二红汤
【方药组成】红铁树叶 250g，红枣 10 个。
【功效主治】肝癌。
【用法用量】上 2 味药水煎，吃枣喝汤。
【来　　源】《民间偏方秘方精选》。

【方　　名】二胡化积方
【方药组成】绿矾 120g，胡桃（核桃）仁 10 个，杏仁 24 个（去皮尖），胡椒 30 粒。
【功效主治】腹内癥瘕积聚。
【用法用量】绿矾为末，以面 100g 做皮包之蒸熟，和他药共捣如泥，丸如梧桐子大。若药丸太硬，加熟蜜和软再做丸。每次服 20 丸，空腹温酒服下。

【方　　名】二花二蓟散
【方药组成】半枝莲 500g，金银花 250g，野菊花 250g，夏枯草 250g，穿山甲 15g，大蓟 15g，小蓟 15g，牡丹皮 6g。
【功效主治】淋巴癌。
【用法用量】以上各药共研细末，制成内服散剂。口服，每次 9g，每日 3 次。
【临床应用】用本方配合其他疗法，治淋巴癌 4 例，显效 1 例，有效 2 例，无效 1 例，总有效率为 75%。
【来　　源】《抗癌中草药制剂》，人民卫生出版社，1981：306。

【方　　名】二花连翘汤
【方药组成】金银花 30g，连翘 10g，青黛 10g，生地黄 30g，龙胆草 10g，当归 15g，农吉利 15g，天花粉 12g，木香 6g，胡黄连 10g，栀子 10g，狗舌草 15g。
【功效主治】清热解毒，泻肝胆火。白血病。
【用法用量】水煎服，每日 1 剂。

【方　　名】二花桑叶露
【方药组成】梅花、菊花、桑叶各 30g。
【功效主治】脑瘤。
【用法用量】上 3 味药蒸馏取露，饮服，每次 100 ～ 150ml。
【来　　源】《曲池食谱》。

【方　　名】二花液
【方药组成】金银花、丹参、蒲公英各 30g，黄连、黄柏、白及、枯矾各 20g，白蔹 15g，煅珍珠、冰片 3g，马勃 10g，75% 酒精 200ml。
【功效主治】癌性、结核性溃疡及皮肤癌。
【用法用量】冰片、煅珍珠、枯矾共为细面。余药纳入酒精浸泡 48 小时，微火煎熬 20 分钟，过滤取汁。将冰片、煅珍珠、枯矾粉入药液中混合。用时以消毒棉签蘸药液涂抹患处，每日 4 次。
【临床应用】阎某，男，65 岁，非何杰金氏恶性淋巴癌患者，在耻骨联合上方有一约 7cm×8cm 的癌肿，破溃面 2cm×2cm，渗出物较多，上药 11 天喜获痊愈。
【来　　源】《国医论坛》，1990，（2）：35。

【方　　名】二黄冰硼散
【方药组成】雄黄 6g，牛黄 1.5g，冰片、硼砂各 9g，蟾蜍、珍珠、人指甲各 1g。
【功效主治】舌癌肿块坚硬者，舌乳头状瘤。
【用法用量】上药共研为极细末，敷患处。每日 3 ～ 4 次。
【来　　源】《名医治癌良方》。
【附　　注】方名为编者所拟。

【方　　名】二黄煎
【方药组成】黄柏 30g，黄连 15g（或马尾连 30g 代替）。
【加　　减】在化疗中，用二黄煎湿敷静脉穿刺部位，还可预防静脉炎的发生；在治疗静脉炎时，可加入草红花，炎症会吸收更快些。
【功效主治】肿瘤病人因放疗所致的放射性皮炎，或化疗药物刺激所致的静脉炎及软组织急性炎症。
【用法用量】将上两味药浓煎，去渣过滤，候凉即成。以纱布蘸药湿敷患处，每日 4 ～ 6 次。
【来　　源】此方为段凤舞先生家传方。

【方　　名】二黄蜈珠汤
【方药组成】大黄 10g，人中黄 1g，麝香 0.5g，蜈蚣 1g，珍珠 1g。
【功效主治】脊髓肿瘤，骨髓瘤。

【用法用量】上5味药加水煎，每日1剂，分2～3次饮服。
【来　　源】《肿瘤临证备要》。

【方　　名】二黄曾青散
【方药组成】曾青15g，雄黄22.5g，黄芩7.5g。
【功效主治】耳内恶疮。
【用法用量】为末，敷之。
【来　　源】《奇难杂症效验单方全书》。

【方　　名】二蓟瞿麦方
【方药组成】大蓟15g，小蓟15g，瞿麦15g，白茅根30g，荠菜花30g，茜草根30g。
【功效主治】放（化）疗引起的血尿。
【用法用量】水煎服，每日1剂。

【方　　名】二甲膏
【方药组成】全鳖1个，醋炒青皮、醋炒莪术、当归各90g，土炒穿山甲30g，麻油500～1 000ml，黄丹适量。
【功效主治】肝脾肿块，肝癌肿块，白血病肝脾包块。
【用法用量】全鳖宰杀，剁开切成粗块；与诸药置于砂锅中，加麻油煎熬，炸至药枯焦后，滤去药渣，将油再熬至滴水成珠时，离火徐徐加入黄丹，不断搅拌，候冷却收膏。以膏摊白布上敷脐窝及癌肿包块处。
【来　　源】《中医外治法类编》。
【附　　注】本方加苋菜同熬膏还可治颈癌转移性癌包块。

【方　　名】二甲化痞散
【方药组成】穿山甲15g，鳖甲15g，小茴香15g，炒蒺藜15g。
【功效主治】腹部痞块。
【用法用量】上药共研细末，早晚空腹服4.5g。
【来　　源】石正玉供方。

【方　　名】二甲散
【方药组成】穿山甲尾类处30g，鳖甲酥30g，麝香4.5g。
【功效主治】大肠癌。
【用法用量】穿山甲炙存性，与后2味药研末，每次服3g，真茶汤送服。

【方　　名】二甲汤合方
【方药组成】①制鳖甲30g，炮穿山甲12g，桃仁12g，广木香12g，青皮12g，郁金12g，白芍12g，红花6g。②半枝莲30g，夏枯草30g，白花蛇舌草30g，生牡蛎30g，海藻30g，昆布30g，紫草30g，莪术12g，三棱12g，生地榆15g。
【加　　减】黄疸，加茵陈蒿；腹水，加泽泻、滑石；扶正时，加白芍、白术、党参、黄芪等。
【功效主治】清肝解毒，化瘀软坚。适用于肝癌。
【用法用量】每日1剂，煎2次分服。①②方可交替服用。
【临床应用】本方治疗肝癌3例，显效1例，有效1例，无效1例。
【来　　源】湖北孝感市人民医院方。

【方　　名】二甲苋菜膏
【方药组成】甲鱼2.5kg，苋菜5kg，穿山甲120g，麻油1kg。
【功效主治】子宫颈癌。
【用法用量】先将甲鱼、苋菜同入坛内盖好，俟化成臭水，倾入净锅内，加麻油、穿山甲，熬枯滤清，复放入净锅内，熬至滴水成珠，加密陀僧细末，俟老嫩得宜后收膏，用红布或缎摊贴。送入阴道，贴近子宫颈部。
【来　　源】《治癌经验方》。

【方　　名】二甲消坚汤
【方药组成】瓜蒌、牡蛎、鳖甲、夏枯草、蒲公英、海藻各16g，柴胡、连翘各9g。
【功效主治】疏肝清热，软坚散结；乳房硬结症。
【用法用量】水煎服，每日1剂，分2次服。
【来　　源】张九皋经验方。

【方　　名】二甲消癥汤
【方药组成】党参12g，当归9g，黄芪12g，白芍9g，三棱9g，莪术9g，醋柴胡9g，桃仁9g，炙穿山甲片9g，木香9g，生鳖甲12g，青皮9g，陈皮 9g，炙甘草 9g，水红花子 30g，川楝子 9g，香附 9g，枳壳 9g，水蛭 6g，半枝莲 30g，蜀羊泉 30g，石打穿 30g。

【功效主治】益气养血，活血化瘀，软坚消癥。主治肝癌。

【用法用量】水煎服，每日 1 剂。

【临床应用】本方治疗 1 例经北京、上海两地医院证实为肝癌已不能手术的患者，当时右胁下肿块明显，疼痛剧烈，形体消瘦。治疗 2 年余，肿块缩小，上方制成丸剂调治，4 年后恢复工作。

【来　　源】《中国中医秘方大全》。江苏省中医院张泽生。

【方　　名】二甲蝎蜂化积方

【方药组成】制鳖甲 60g，海藻 60g，丹参 60g，牡蛎 60g，穿山甲 45g，全蝎 30g，蜂房 30g，木香 24g，红花 15g。

同时配合针刺。主穴：章门（双）、痞根（双）。配穴：胸背部反应点、内关（双）、足三里（双）。

【功效主治】腹膜间皮瘤。

【用法用量】水煎，每日 1 剂，2 次分服。

【方　　名】二甲䗪虫散

【方药组成】醋山甲、醋鳖甲、䗪虫、炒山药、山楂、莱菔子各 60g。

【加　　减】气虚加黄芪；血虚加桑椹；气滞加香附、小茴；结块坚硬加三棱、莪术；湿甚加茯苓、薏苡仁；热者加牡丹皮、蒲公英；气血虚弱加黄芪、鸡血藤均可入散。

【功效主治】益脾肾，通脉络，行滞气，散癥积。腹部肿瘤、子宫肌瘤、乳腺纤维瘤、睾丸肿瘤、卵巢囊肿、前列腺肥大、增殖性肠结核、慢性肝炎、肝硬化。

【用法用量】共研细末，每次服 6g，研蜜嚼服，1 日 2 次，1 个月为 1 个疗程。

【来　　源】欧阳冰方。

【附　　注】①药末要极细；②久病者须坚持治疗，缓图取效；③临证要随证加减；④采取调情志，慎起居，节房事等综合措施，方有良效。

【方　　名】二焦汤

【方药组成】焦楂曲 9g，焦麦芽 9g，煅瓦楞子 30g，制内金 6g，川楝子 9g，延胡索 15g，陈皮 9g，广木香 9g，生枳实 9g，丹参 15g，桃仁 12g，生牡蛎 30g，夏枯草 15g，海藻 12g，海带 12g。

【加　　减】泛恶加姜半夏 12g，姜竹茹 12g，白芍 9g；胃胀加藿香 9g，公丁香 9g，沉香曲 12g，郁金 12g；气虚加党参 15g，黄芪 15g；黑便加白及 9g，仙鹤草 30g，槐花炭 15g，贯众炭 15g。

【功效主治】胃癌。

【用法用量】水煎服，每日 1 剂。

【临床应用】上海中医学院附属曙光医院肿瘤组用于治疗胃癌，在全部病例中，存活 3 年以上者占 6.15%。

【来　　源】《抗癌中草药制剂》，人民卫生出版社，1981：208。

【方　　名】二莲抗癌饮

【方药组成】半边莲、独角莲各 50g。

【功效主治】鼻咽癌。

【用法用量】上 2 味药加水煎汤，代茶饮用。日服 1 剂，频频饮之。

【来　　源】《抗癌中草药》。

【附　　注】本方在民间广为流传，其效颇佳。

【方　　名】二莲利湿方

【方药组成】半枝莲 30g，半边莲 30g，生薏苡仁 30g，车前子 12g，茯苓 12g，路路通 12g，丹参 15g，龙葵 15g，泽泻 9g，泽兰 9g，甘草 3g，猫眼草 9g。

【功效主治】癌性腹水。

【用法用量】水煎服，每日 1 剂。

【方　　名】二莲葶苓汤

【方药组成】半边莲、半枝莲、全瓜蒌、车前草、夏枯草各 30g，蜂房 9g，葶苈子 9g，云茯苓 15g。

【加　　减】胸痛者，加郁金、丹参；痰中带血者，加仙鹤草、三七、藕节；发热者，加生石膏、知母；声音嘶哑者，加射干、山豆根。

【功效主治】泻肺利水，解毒消肿。肺癌出现胸水，胸闷气急，甚则不能平卧，咳嗽，痰多，四肢肿胀发绀，苔白腻，脉弦滑。

【用法用量】以上药物，水煎分 2 次温服，每日 1 剂。

【来　　源】《中医癌瘤证治学》。

【附　　注】本方为肺癌胸水病人所设。肺气郁滞，气不布津，停而为饮，饮停气滞，脉络受阻，故胸闷或痛；饮邪上迫肺气，则气急，不能平卧；舌脉为水结于里之候。治宜泻肺利水败毒抗癌。方中半边莲、半枝莲解毒抗癌，葶苈子泻肺利水，下气平喘，共为方中主药；全瓜蒌、夏枯草化痰软坚，蜂房攻毒消肿为辅药；车前草、云茯苓利水渗湿使浊阴下达。诸药合用泻肺利水，攻邪消肿，则癌瘤缩，胸水消。

【方　　名】二龙膏

【方药组成】苋菜 500g，甲鱼 240g，三棱、莪术各 60g。

【功效主治】五积六聚、七癥八瘕，一切气积血聚，酒症食黄，妇女血块，婴儿痞块，腹大青筋，面黄肌瘦，虫蛊气膨，坚硬难消，干血痨症，延绵日久，残喘堪怜，诸药不愈，补泻难投，以致损伤元气，犹如病入膏肓，甚可悲惨，抑且兼治膈鼠瘰等疮，未能成消，已成能溃，效妙如神。

【用法用量】用香油 1 500g，炸透去渣，入黄丹 780g 收膏，再入麝香 0.9g，乳香、没药各 12g 外敷。

【来　　源】《道家秘方精华》。

【方　　名】二马兔肉汤

【方药组成】鲜马齿苋 120g，马兰根 100g，兔肉 250g。

【功效主治】湿热下注型膀胱癌。

【用法用量】先将马齿苋、马兰根用纱布包妥，与兔肉同入锅，加水煮熟弃药袋，和盐调味，饮汤或佐膳。

【方　　名】二仁汤

【方药组成】黄芪 15g，白及 15g，败酱草 15g，赤小豆 30g，薏苡仁 30g，冬瓜仁 30g，鱼腥草 30g，茜草 9g，当归 9g，党参 9g，阿胶珠 9g，甘草 6g。

【加　　减】腹中有块加蒲黄 9g，五灵脂 9g；阴道出血加贯众炭 9g；腹胀加朴花 9g；胸痛加郁金 9g，陈皮 9g；咯血重用白及、茜草。

【功效主治】绒毛膜癌。

【用法用量】水煎服，每日 1 剂。

【临床应用】湖北医学院附属第二医院用于治疗绒毛膜上皮癌 4 例，均获基本治愈，其中 3 例已一小孩。王某，女，29 岁，经病理检查确诊为绒毛膜上皮癌，服用本方 4 个多月，阴道流血停止，一般情况良好，子宫、附件无异常，先后生了 2 胎，母子今俱健在。

【来　　源】《抗癌中草药制剂》，人民卫生出版社，1981：266。

【方　　名】二仁羊肺馔

【方药组成】桃仁 10g，核桃仁 10 只，琥珀 6g，羊肺 1 具。

【功效主治】膀胱癌。

【用法用量】将羊肺洗净切片，加入上 3 味药物共煮熟，再加葱、豉醮食，每日 1 剂。

【来　　源】《金峨山房药录》。

【方　　名】二枘珍珠散

【方药组成】犀黄 4.5g，腰黄 3g，珍珠粉 4.5g，元木复香 3g，冰片 3g，蟾蜍 3g。

【功效主治】喉癌、鼻咽癌。

【用法用量】前 5 味药共研为极细末。用酒化蟾蜍酥为丸，如芥子大，用百草霜为衣。每服 10 丸，熟汤化开，徐徐咽下。

【来　　源】《雷氏方》。

【方　　名】二芍抗癌汤

【方药组成】赤芍、白芍、当归各 16g，甘草 6g，柴胡 5g，白茯苓 20g，炒栀子 15g，丹参 15g，延胡索 10g，黄芪 18g，茜草根 15g。

【功效主治】宫颈癌。

【用法用量】水煎服。

【来　　源】《神医奇功秘方录》。

【方　　名】二参炖乌鸡

【方药组成】西洋参 3g，太子参 20g，乌鸡 1 只。

【功效主治】补气养阴，提高血象。主治气阴两虚型乳腺癌患者放疗、化疗后身体虚弱、头昏乏力、血象下降等症。

【用法用量】先将西洋参、太子参分别洗净，晒干或烘干，西洋参研成极细末，太子参切成饮片，备用。将乌鸡宰杀，去毛及内脏，洗净，入沸水锅焯透，捞出，用清水过凉，转入煨炖的砂锅，加足量清水（以浸没乌鸡为度），大火煮沸，烹入料酒，加入太子参饮片，改用小火煨炖 1 小时，待乌鸡肉熟烂如酥，加精盐、味精、五香粉，并放入适量葱花、姜末，拌和均匀，再煨煮至沸，调入西洋参细末，搅匀，淋入香油即成。佐餐当菜，随意服食，吃乌鸡，饮汤汁，嚼食太子参，当日吃完。

【方　　名】二参二冬汤

【方药组成】南沙参 12g，北沙参 12g，百部 12g，八月札 30g，天冬 9g，麦冬 9g，干蟾皮 9g，夏枯草 15g，葶苈子 30g，鱼腥草 30g，生薏苡仁 30g，山海螺 30g，金银花 30g，白英 30g，苦参 15g，白花蛇舌草 30g，生牡蛎 30g，天龙丸 15 粒。

【功效主治】养阴润肺，清热解毒。适用于肺癌。

【用法用量】每日 1 剂，煎 2 次分服。天龙片每次 5 粒，每日 3 次。

【临床应用】单用本方治疗肺癌 27 例，显效 2 例、有效 15 例、无效 10 例，总有效率为 62.96%，其中对鳞状上皮细胞型肺癌的效果较好。

【来　　源】上海中医学院附属龙华医院方。

【方　　名】二参三子方

【方药组成】玄参 30g，北沙参 30g，麦冬 15g，知母 12g，石斛 25g，黄芪 25g，白术 25g，女贞子 15g，紫草 25g，卷柏 15g，苍耳子 15g，山豆根 10g，辛夷 15g，白芷 15g，山药 10g，石菖蒲 10g，菟丝子 15g。

【功效主治】滋阴清热，益气利咽。适用于鼻咽癌。

【用法用量】每日 1 剂，水煎服。

【临床应用】本方治疗经放疗后鼻咽癌 50 例，治后痊愈 12 例，5 年以上生存率为 24%，特效 12 例，显效 16 例，有效 4 例，无效 6 例。

【来　　源】辽宁省沈阳市大东区中医院杨通礼方。

【附　　注】方中玄参、麦冬、北沙参、知母、石斛、女贞子养阴清热生津；党参、白术、黄芪益气扶正；紫草、苍耳子、辛夷、卷柏、山豆根清热解毒。诸药共奏养阴清热、解毒消肿、通利鼻窍之功，适用于放疗后阴液亏损、邪毒未尽之鼻咽癌患者。火毒凝集，加防风、半枝莲、生地黄、龙胆草；虚火上炎咽痛，口干，头痛，乏力，加芦根、天花粉、瓜蒌仁；气滞血瘀，剧烈头痛，复视，耳鸣，加夏枯草、川芎、蔓荆子、枸杞子、菊花、薄荷；颈部肿块增大兼痰湿重者，加海藻、昆布、山慈菇、川贝母；苔黄腻，纳差，加藿香、佩兰、薏苡仁、焦三仙；白细胞下降，加补骨脂、红参、鸡血藤；肿块放疗后局部红肿热痛，加金银花、石膏、连翘。

【方　　名】二参汤

【方药组成】苦参 6g，丹参 9g，紫草 6g，刺猬皮 9g，急性子 9g，麦冬 9g，天花粉 9g，黄药子 9g，炒陈皮 9g，旱莲草 9g，远志 9g，瓜蒌 12g，海浮石 12g，蜀羊泉 18g，枸杞子 18g，石见穿 15g，薤白 4.5g，炒灵脂 3g。

【功效主治】食管癌。

【用法用量】水煎服，每日 1 剂。

【来　　源】《抗癌中草药制剂》，人民卫生出版社，1981：204。

【方　　名】二神膏

【方药组成】黑砂糖 500g，连皮老生姜 500g。

【功效主治】适用于食管癌初期，一切痰膈食膈。

【用法用量】共捣如泥成膏，入瓷罐内封闭，入干燥净黄土内，埋 7 日取出，每日和滚汤服之。

【来　　源】《经验良方全集》。

【方　　名】二生蛇黄汤

【方药组成】生半夏 30g，生南星 30g，蛇六谷 30g，党参 15g，蜣螂虫 12g，黄附块 15g，枸橘叶 30g，黄药子 12g。

【功效主治】食道癌。

【用法用量】水煎服，每日 1 剂。

【方　　名】二蜕蜈蚣散
【方药组成】蛇蜕、蝉蜕各 250g，蜈蚣 25g。
【功效主治】外阴白斑。
【用法用量】上药共研末，早、晚用白开水送服，每次 10g。
【临床应用】高某，30 岁，从 13 岁起外阴皮肤变白，瘙痒；28 岁初产后外阴瘙痒加重，大小阴唇出现裂纹，经多方医治无效。服本方 1 个月瘙痒明显减轻；继服 1 个月，外阴皮肤接近正常；嘱其坚持服用半年，症状全部消失。
【来　　源】《家用速效中药》。
【附　　注】上方也可调整剂量：蛇蜕 25g，蝉蜕、蜈蚣各 250g。每服 6g，早、晚各 1 次。

【方　　名】二仙肾气汤
【方药组成】制附子 9g，肉桂 6g，熟地黄 15g，牡丹皮 10g，山茱萸 12g，淫羊藿 10g，仙茅 10g，炮穿山甲 15g，鸡内金 10g，刺猬皮 10g。
【功效主治】温阳益气，补肾通窍。主治前列腺癌。
【用法用量】水煎服，每日 1 剂。
【来　　源】《中西医结合常见肿瘤临床手册》第 1 版，河南科学技术出版社，1984。
【附　　注】服药期间，忌辛辣刺激之品，戒烟、酒。

【方　　名】二仙汤加味
【方药组成】仙茅 9g，淫羊藿 9g，菟丝子 9g，锁阳 9g，黄精 30g，天冬 12g，赤芍 12g，王不留行籽 6g，三棱 9g，莪术 9g，北沙参 15g，当归 9g，夏枯草 15g，牡蛎 30g，铁树叶 30g，芙蓉叶 30g，石上柏 30g，石打穿 30g，山豆根 30g。
【功效主治】扶正抗癌。适用于肺癌。
【用法用量】每日 1 剂，煎 2 次分服。
【临床应用】上海中医学院附属龙华医院肿瘤组单用本方治疗晚期肺癌有较好疗效。如朱某某，男，42 岁，确诊为胸壁及肺组织转移性腺癌，已无法做手术根治，经服用本方两年半，病情稳定，癌灶基本控制。
【来　　源】上海中医学院附属龙华医院方。

【方　　名】二香五汁膏
【方药组成】鸡油 120g，梨汁 120g，萝卜汁 120g，蜂蜜 120g，生姜汁 120g，广木香 9g，川贝母 9g，丁香 9g。
【功效主治】用于食管癌、噎膈。
【用法用量】先将木香、丁香、川贝母研面，与上五汁混合熬膏，口服，每次 2 汤匙，每日 2 次。
【来　　源】李欣荣方。

【方　　名】二雄蛤蟆膏
【方药组成】活癞蛤蟆 1 只，雄黄 3g，姜黄 0.6g。
【功效主治】卵巢癌。也治其他癌肿。
【用法用量】上述 3 药共捣烂如膏状，外敷肿块疼痛处。日换 1 次，闻发臭即弃之。
【来　　源】《中国民间敷药疗法》。
【附　　注】癞蛤蟆，即蟾蜍。

【方　　名】二汁饮
【方药组成】甘蔗汁（新鲜无变质者榨取原汁）70ml，鲜生姜汁 10ml。
【功效主治】治胃反，朝食暮吐，暮食朝吐，旋食旋吐者。
【用法用量】上 2 味相和，分为 3 服。
【来　　源】《梅师集验方》。

【方　　名】二至丸
【方药组成】女贞子（冬至时采）、旱莲草（夏至时采）各等分。
【功效主治】滋养肝肾。主治肝肾阴虚型膀胱癌。
【用法用量】将女贞子，以蜜酒拌蒸，晒干为末，旱莲草捣汁熬膏和前药为丸（或桑椹熬膏为丸），如梧桐子大。每服 9g，临卧服。若与六味地黄丸配合同服（成药，有市售，服法遵其说明），效更佳。
【来　　源】《医方集解》。

【方　　名】二子滑通丸
【方药组成】红娘子、车前子、滑石粉、木通各 30g。
【功效主治】子宫颈癌。

【用法用量】上 4 药共研为细末，以水泛为丸。每次红娘了用量 0.2 ～ 0.3g，每日 1 次。
【来　　源】《中国民间灵验偏方》。
【附　　注】红娘子有毒性，应严格控制剂量，以免中毒。

F

【方　　名】发背肿毒方
【方药组成】活蟾蜍 1 ～ 3 个。
【功效主治】敷肝癌及体表癌肿。
【用法用量】将活蟾蜍 1 个剖腹，连内脏趁热敷贴于肿瘤包块处，俟闻见臭气难闻时，另换 1 个敷之，如法敷 2 ～ 3 次，每周敷贴 1 ～ 2 次。
【来　　源】《医林集要》。
【附　　注】据民间经验，蟾蜍剖腹后，撒入雄黄粉少许，可避免恶臭，使患者乐于接受。

【方　　名】发泡疗法方
【方药组成】斑蝥粉适量。
【功效主治】食道癌。
【用法用量】用斑蝥粉（如绿豆大）贴于足三里穴，引赤发泡。贴药后纱布覆盖，固定之。水泡可用消毒针刺破，涂以龙胆紫。①左右侧足三里穴交替贴药，先取左侧穴，后取右侧穴。隔 3 日贴 1 穴为宜。②贴药同时内服“救命蛋”。
【来　　源】《癌症家庭防治大全》。

【方　　名】法半夏陈皮汤
【方药组成】法半夏、陈皮各 10g，夏枯草 30g，全蝎 9g，蜈蚣 2 条，薤仁、僵蚕、半枝莲各 15g，玄参 12g，白花蛇舌草 20g。
【功效主治】眼眶肿瘤。
【用法用量】每日 1 剂，水煎，分 3 次服。

【方　　名】法半夏陈皮汤
【方药组成】法半夏 10g，陈皮 10g，白术 10g，茯苓 10g，砂仁 6g，白蔻仁 6g，党参 12g，枸杞子 12g，仙茅 10g，淫羊藿 10g，半枝莲 10g，白英 30g，木香 10g。
【加　　减】气虚乏力，加人参 6g，黄芪 15g；腹胀纳差，加神曲 10g，炒麦芽 30g，八月札 10g；呕吐，加旋覆花（包）10g，姜竹茹 10g；白细胞减少，加熟地黄 15g，女贞子 12g，紫河车 10g。
【功效主治】用于子宫体癌化疗后。
【用法用量】上药加水煎煮 2 次，将两煎药液混合均匀，分 2 次服，每日 1 剂。

【方　　名】法半夏陈皮汤
【方药组成】法半夏、陈皮各 10g，夏枯草 30g，全蝎 9g，蜈蚣 2 条，薤仁、僵蚕、半枝莲各 15g，玄参 12g，白花蛇舌草 20g。
【功效主治】眼眶恶性肿瘤。
【用法用量】每日 1 剂，水煎分 3 次服。
【临床应用】朱某，男，57 岁。1984 年 11 月 22 日诊。患者因左上眼睑有一约 3cm×2cm 包块，而于 1982 年 10 月 16 日行包块切除术。术后 6 个月，左眼又日渐突出。1984 年 10 月患眼肿势益甚，经多家医院确诊为眼眶肿瘤，决定做“左眼眶内容物全剜除术”，患者不同意而求治于中医。症见形体消瘦，面色黯滞，精神委顿，上眼睑突起一肿块，眼不能闭，白睛高度红赤水肿，黑睛混浊，翳斑灰白，眼泪胶黏，视物模糊。舌苔黄黑厚腻，余可。证属气血凝滞，痰湿蕴聚，久郁不散，交结成瘤。治后完全消退，复位与右眼对等，转动自如，视力从 0.1 上升至 0.6，于 1985 年 2 月恢复上班。随访未复发。
【来　　源】《四川中医》，1987，（7）：31。

【方　　名】法半夏海藻汤
【方药组成】法半夏 10g，海藻 15g，浙贝母 10g，丹参 30g，白花蛇舌草 18g，石菖蒲 9g，女贞子 12g，杭白菊 12g，枸杞子 18g，黄芪 24g，白术 18g，钩藤 12g，全蝎 3g，太子参 15g，麦冬 10g，熟地黄 15g。
【功效主治】用于各种颅内肿瘤。

【用法用量】水煎服，每日 1 剂。

【方　　名】法式烩茄子
【方药组成】茄子 100g，葱头 10g，青椒 10g，鲜西红柿 20g，芹菜 5g，大蒜 1 瓣，精盐 2g，胡椒粉少许，香叶 2 片，黄油 12g。
【功效主治】开胃健脾，消食生血。本膳主要适用于恶性淋巴肉瘤贫血严重者。
【用法用量】茄子去皮切成方块，葱头切小丁，青椒去蒂、籽，切方块。西红柿切斜角，芹菜切末，大蒜拍成碎末。煎盘中放入黄油烧融，放香叶，葱头炒香，然后放入茄子块、青椒块、西红柿块、芹菜末，一起炒闷至熟，熟后加大蒜、盐、胡椒粉调味即可。清淡鲜香，爽口益胃。
【附　　注】茄子和西红柿相比，蛋白质和钙含量均为后者的 3 倍。尤其是紫茄子，尚含有丰富的维生素 P，这在蔬菜中较为特殊的。由于维生素 P 对血压、血管都有保护性作用，加之其所含的龙葵碱又有抗癌效果，所以对并有心血管障碍的肿瘤患者多适用。

【方　　名】番瓜蒂散
【方药组成】陈年老番瓜蒂适量。
【功效主治】乳腺癌。
【用法用量】将番瓜蒂烧灰。用陈酒送服，外用麻油调炭涂患处，有效。
【来　　源】《保命集》。

【方　　名】番木鳖川蜈蚣膏
【方药组成】番木鳖 240g，川蜈蚣 30 条，天花粉 9g，北细辛 9g，蒲黄 3g，白芷 3g，紫草 1.5g，穿山甲片 1.5g，雄黄 1.5g，白蜡 60g。
【功效主治】皮肤癌。
【用法用量】将番木鳖水煮去皮毛。以麻油 300g，放入以上各药（除番木鳖、白蜡以外）煎至药枯去渣，次下番木鳖炸至松黄色（下令焦黑）捞起，熬成的油加白醋 60g 即成，涂敷患处。
【临床应用】经治 13 例，治愈 7 例，好转 6 例。
【来　　源】《安徽单验方选集》，安徽人民出版社，1972：318。

【方　　名】番木瓜敷膏
【方药组成】番木瓜（半熟）适量。
【功效主治】皮肤癌。
【用法用量】捣烂，敷患处，频频更换。
【来　　源】《治癌中药处方 700 种》。

【方　　名】番木瓜汤
【方药组成】番木瓜、鲜者 30 ～ 60g。
【功效主治】利气，散滞血。主治胃痛、二便不畅、抗淋巴性白血病。
【用法用量】煎汤去滓内服。
【来　　源】《中药大辞典》。
【附　　注】番木瓜，又名木冬瓜等，为番森瓜科植物（乔木）木瓜树的果实，夏秋季果实成熟时采收。药理试验表明，其果实中含有的番木瓜碱，具有抗淋巴性白血病细胞（L1210）的“强烈抗癌活性”，并对白血病 P388 和“EA”肿瘤细胞具有抗肿瘤作用。

【方　　名】番木蟹五灵脂丸
【方药组成】番木蟹、五灵脂、制乳香、制没药各 15g，冰片 3g。
【功效主治】用于各种癌症（乳癌、胃癌、宫颈癌）。
【用法用量】番木蟹去毛，用香油炙黑，存性，焙干，入其他 4 味共研细末，烂饭为丸，如粟米大。每日早、晚各服 1 次，每次 3g，连服 30g。
【来　　源】江苏常州市医学研究所《中医验方秘方汇集》。
【附　　注】番木蟹剧毒，使用要注意。

【方　　名】番茄鱼片
【方药组成】鲜鱼 500g（河鱼、海鱼均可），胡萝卜 70g，葱头 50g，芹菜 50g，香菜半棵，白胡椒 5 粒，白糖 15g，番茄酱 25g，食油 70g。干辣椒、白醋适量。
【功效主治】明目益气，健脾补虚。本膳主要适用于前列腺癌血浆蛋白低下者。
【用法用量】鱼去鳞，去内脏，洗净后片下肉，并切成扁块；葱头切细丝，胡萝卜切成片，芹菜切细丝。将鱼片加食盐、胡椒粉腌一下，再沾面粉，入热油锅内炸至金黄色捞出。炒锅烧热，加底油，油热后放葱头丝、胡萝卜片、芹菜丝、干辣椒段、香菜、胡椒料，煸炒至半熟，加西红柿酱，煸炒片刻，再加适量清水，放入鱼片，烧一会即可出锅食用。味道鲜，酸甜适口，营养丰富。

【附　　注】前列腺癌由于消耗营养，中晚期多出现血浆蛋白降低。本膳维生素丰富，鱼类蛋白质又较易吸收，加之有开胃作用，所以可以试用。

【方　　名】番杏汤

【方药组成】番杏 17 ～ 21g。

【功效主治】胃癌。

【用法用量】夏秋时期采集全草，洗净阴干，切细备用。用时加水 160ml，煎至半量时，滤取汤汁饮服，连续服用，也可用食用。

【来　　源】《民间方》。

【附　　注】本方为日本民间流传单方，我国民间也有流传并为应用。

【方　　名】番苡决菱汤

【方药组成】鲜番杏叶 90 ～ 120g，薏苡仁 30g，决明子 12g，鲜菱草 12g。

【功效主治】食道癌。

【用法用量】上 4 味药加水同煎汤饮，每日 1 剂，15 日为 1 疗程。

【来　　源】《中国秘方大全》。

【方　　名】翻胃汤

【方药组成】茯苓、厚朴各二两，陈皮一两半，白术一两，人参一两，吴茱萸一两。

【功效主治】健脾益气，和胃降逆。反胃呕吐，胸膈不快，脘腹痞满，食即经缩，吐出酸臭，或吐出大量黏涎，身倦乏力，面色萎黄，舌质淡，苔白腻，脉弦或濡。

【用法用量】以上药物，加生姜 3 片、大枣 2 枚，水煎分 2 次空腹服下，每日 1 剂。

【来　　源】《观聚方要补》卷三。

【附　　注】本方是由四君子汤、平胃散、二陈汤、吴茱萸汤合方化裁而成，故其治症乃属脾虚湿阻，痰浊内蕴，胃气逆而不降所致。方中用人参健脾益气，养胃补中；白术、茯苓健运中焦，化湿祛痰；陈皮、厚朴理气畅中，燥湿散结；吴茱萸降逆气，开郁化滞；生姜、大枣调理脾胃，和营卫。全方配合，一方而兼四方之功，共达健脾益气、和胃降逆效果。

【方　　名】矾倍散

【方药组成】苦参 50g，白矾 20g，五倍子 50g。

【功效主治】清热解毒，除湿收敛。适用于乳腺癌晚期，癌肿溃烂，流出脓血或疼痛，伤口不愈合者。

【用法用量】各研为粉，合在一起，再研为极细粉。按伤口大小适量撒患处。或用蛋黄油调膏，敷患处，每日换药 1 ～ 2 次。

【附　　注】本方用苦参清热燥湿，白矾、五倍子生肌收敛，对癌瘤已破者有一定改善症状的作用。

【方　　名】矾黄膏

【方药组成】雄黄、白矾各 30g。

【功效主治】腹腔肿瘤，腹内结块，癌症局部肿痛。

【用法用量】上药共研末，面糊调膏，摊贴患处，重者再贴，必消。

【来　　源】清·《四科简效方》丙集。

【方　　名】矾砒黄没散

【方药组成】白矾 60g，白砒 45g，雄黄 7.2g，没药 3.6g。

【功效主治】早期子宫癌。

【用法用量】前 2 味药共研粗粉，混合后煅成白色疏松状物并研细末，加入雄黄、没药混匀，制成三品饼（大如 1 分硬币，厚 2mm，重 0.2g）及三品杆（3mm×20mm，重 0.25g），紫外线消毒。于经后 5 ～ 7 日至经前 5 日用药，常规消毒并用凡士林油纱条保护阴道及穹窿部，在宫颈口贴 1 枚三品饼，7 ～ 9 日局部组织坏死脱落，休息 1 ～ 2 日于宫颈管内上 1 枚三品杆。反复用药直至宫颈癌肿全部摧毁。

【方　　名】矾石滑石散
【方药组成】矾石（煨）、滑石各等分。
【功效主治】利湿散结，祛瘀消癥。适用于胰腺癌，一身尽疼，发热，面色黑黄。
【用法用量】上为末。每服 6g，麦粥饮调下，1 日 3 次。食前便利如血者效。

【方　　名】矾石散
【方药组成】矾石（熬）15g，甘草 4g，大黄 7.5g。
【功效主治】清热解毒，化湿敛疮。适用于阴道癌，阴肿坚痛者。
【用法用量】上为散，取枣大绵缠导阴中。

【方　　名】矾酥丸
【方药组成】穿山甲 30g，蜈蚣 20 条，雄黄 30g，白矾 30g，龙胆草 30g，仙鹤草 60g，红花 30g，蟾酥 3g，桃仁 15g，鸡内金 30g。
【功效主治】活血化瘀，软坚消肿，清肝健脾。用于肝癌中期胁下疼痛，上腹部胀疼，或不舒适者。
【用法用量】共研为细粉，水泛为丸，如绿豆大。每次 1.5 ～ 3g，1 日 3 次，黄芪煎水送下，或开水送下。同服青金三甲汤。
【来　　源】《中医癌瘤证治学》。
【附　　注】本方用雄黄、白矾、穿山甲、蟾酥清热解毒，消炎止痛；蜈蚣、龙胆草、仙鹤草泻肝息风，滋阴活血，强心解痉；桃仁、红花、鸡内金化瘀活血，开胃健脾，帮助消化。

【方　　名】蕃行草汤
【方药组成】干蕃行草 120g，干菱茎 160g，薏苡仁 40g，决明子 16g。
【功效主治】胃癌、食道癌、子宫癌。
【用法用量】共浓煎，随时服，有效。

【方　　名】蕃杏草汤
【方药组成】蕃杏草适量。
【功效主治】预防胃癌。
【用法用量】将蕃杏草阴干取 1 把，用 360 ～ 540ml 水煎服，可健胃，还能预防胃癌。
【附　　注】海边生长的蕃杏草，含有与菠菜相同的成分。

【方　　名】饭前壁虎酒
【方药组成】活壁虎 5 ～ 10 条。
【功效主治】胃癌、食道癌。
【用法用量】洗净，放入酒 600g 内，过 7 天后，每天 3 次，每次 10ml，饭前慢慢服下，疗效佳。

【方　　名】防变灵 1 号
【方药组成】瓜蒌、橘皮各 25g，香附 20g，青木香、清半夏各 15g，黄连 15g，柴胡 12g，炒枳实 20g，炒白芍 30g，甘草 10g，木瓜、当归各 15g，莪术 20g。
【功效主治】化痰散瘀，疏肝理气。适于肝郁气滞，痰瘀中阻之痰瘀气滞型胃癌前期病变。
【用法用量】水煎服，每日 1 剂，分 3 次服。30 日为 1 个疗程，一般需 3 ～ 4 个疗程。
【附　　注】上方系魏素丽摘编自张力群主编《中国民族民间特异疗法大全》。

【方　　名】防变灵 2 号
【方药组成】桃仁、五灵脂、草果各 10g，黄芪 15g，土白术 20g，升麻 10g，炒白芍 15g，甘草、吴茱萸、良姜各 10g，香附 20g，白扁豆 30g，白及 20g。
【功效主治】活血化瘀，健脾益气。适于脾胃气虚、痰浊血瘀之血瘀脾虚型胃癌前期病变。
【用法用量】水煎服，每日 1 剂，分 3 次服。30 日为 1 个疗程，一般需 3 ～ 4 个疗程。
【附　　注】上方系魏素丽摘编自张力群主编《中国民族民间特异疗法大全》。

【方　　名】防风白芍汤
【方药组成】防风 9 ～ 15g，白芍 12 ～ 30g，炒白术 9 ～ 12g，陈皮 69g，炙甘草 6 ～ 9g，葛根 15 ～ 30g，炒车前子（包）10 ～ 30g。

【加　　减】气虚脉弱者，加黄芪15～30g，太子参10～15g；伴畏寒肢冷，舌淡脉缓，加干姜6～9g，肉桂6g；伴内热口干口苦，大便臭秽，脉数有力，加黄连9～12g；腹痛腹胀，加当归12～15g，木香6～9g。
【功效主治】用于食管癌、贲门癌术后腹泻。
【用法用量】上药先用水浸泡半小时，加水煎煮2次，药液混合均匀，分2次服用，每日1剂。

【方　　名】防风荆芥汤
【方药组成】防风、荆芥、金银花、薄荷、连翘、当归、白芍、川芎、黄芩、桔梗、甘草、白芷、生地黄、木通、鱼腥草、夏枯草、车前子、莲须、木瓜、紫花地丁、蒲公英、三棱、莪术、枳壳。
【功效主治】鼻窦囊肿。
【用法用量】水煎服，每日1剂。

【方　　名】防风散结汤
【方药组成】白芷、黄芩、防风、黑参、桔梗、前胡、陈皮、赤芍药、浙贝母、苍术、天花粉各2.4g。
【功效主治】疏风清热，化痰散结。适用于眼部肿瘤。
【用法用量】上为粗末，以水400ml，煎至200ml，去渣，食后温服。
【来　　源】《目经大成》。

【方　　名】防风辛夷汤合方
【方药组成】①防风6g，辛夷9g，菊花9g，连翘9g，当归9g，生地黄9g，炒蒺藜9g，黄芩9g，苍耳子12g，生石膏12g。②同时配合针刺，主穴：风池（双）、下关（双），听宫（双）、攒竹（双）、上星、百会，合谷（双）。配穴：列缺（双）、外关（双）、太冲（双）。
【功效主治】宣肺利窍，清热解毒。适用于鼻咽癌。
【用法用量】每日1剂，煎2次分服。
【来　　源】上海市肿瘤医院方。

【方　　名】防葛二陈汤
【方药组成】防风，干葛，半夏，茯苓，甘草，广皮。
【功效主治】化痰和中。适用于胃癌，引发伏痰，即发呕吐，呕出痰涎，头额疼痛，面赤面热，苔腻脉滑。
【用法用量】每日1剂，水煎，分2次温服。
【来　　源】《症因脉治》。

【方　　名】防己汤
【方药组成】防己、大腹皮各一两半，郁李仁、火麻仁、槟榔、陈皮、桑白皮、炙甘草、诃子各一两。
【加　　减】气逆盛者加葶苈子、苏子；有瘀象者加三棱、莪术、郁金；痰湿盛者加半夏、苍术。
【功效主治】下气利湿。湿阻气滞之肺积，症见咳逆上气，痰多喘满。现临床可用于肺癌而见上述征象者。
【用法用量】水煎分2次空腹温服，每日1剂。
【附　　注】脾虚湿聚，痰湿内阻肺络，肺失宣发肃降，故见咳逆上气，痰多喘满。治宜下气利湿。方中防己利水渗湿，使湿去脾健，痰不再生，故为主药；辅以大腹皮行气疏滞，宽中利水；桑白皮、诃子一泻一敛，调理肺气；槟榔、陈皮顺里气；肺与大肠相表里，加火麻仁、郁李仁润肠通便，以助肺气肃降；炙甘草温中健脾，调和诸药。诸药合用共奏下气利湿之功。
【注意事项】服药期间忌食生冷、黏腻食物，以巩助湿。

【方　　名】防葵散
【方药组成】防葵15g，桔梗（去芦头）22.5g，川厚朴硝22.5g，川大黄（锉碎，微炒）23g，桃仁（汤浸，去皮尖，麸炒微黄）15g，木香15g。
【功效主治】化瘀，消积，抗癌。适用于肝癌心腹胀硬如石，肚上青脉起，食饮不下者。
【用法用量】上为散。每服9g，水一中盏，煎至六分去滓，食前稍热服。当利下恶物为度，未利再服。

【来　　源】《太平圣惠方》。

【方　　名】放疗扶正方

【方药组成】北沙参 30g，鸡血藤 30g，天门冬 15g，麦门冬 15g，石斛 15g，天花粉 15g，女贞子 15g，生黄芪 15g，麦稻芽各 10g，鸡内金 10g，竹茹 10g，橘皮 10g，五味子 6g。

【加　　减】必要时可加西洋参 5 ～ 6g。

【功效主治】放疗期间的配合用方，能减轻放疗的副作用。

【用法用量】水煎分服，每日 1 剂。

【附　　注】根据放疗部位和不同反应，可随症加减。

【方　　名】放血疗法方

【取　　穴】扁桃体前腭弓下外方。

【功效主治】食道癌。

【用法用量】用长柄三棱针，每侧针刺 3 ～ 4 次，针刺后病人用力咳嗽，咳出多量黏液及瘀血。放血前后用复方硼砂液漱口以免咽部感染。同晨，服下列中药：急性子 60g，半枝莲 60g，枣 10 枚，陈皮 12g，半夏 12g，茯苓 10g，甘草 10g，苍术 10g，党参 15g，黄芪 15g，桂枝 4.5g，水煎饮服。

【来　　源】《肿瘤的防治》。

【方　　名】飞金硼砂冰片散

【方药组成】冰片一分，硼砂二分，飞金二分。

【功效主治】膈食病。

【用法用量】共研细末，有红糖一两拌服。

【来　　源】清·《溪秘传简验方》。

【方　　名】飞龙阿魏化坚膏

【方药组成】蟾酥（酒化）、雄黄各 6g，轻粉 1.5g，铜绿、枯矾、煅寒水石、胆矾、乳香、没药、麝香各 3g，朱砂 9g，蜗牛 21 条，炙蜈蚣 5 条。

【功效主治】治失荣症及瘿瘤、乳岩、瘰疬结毒初起，积聚痞块但未溃破者，及男女精寒血冷等。痞肿者贴患处。

【用法用量】上为细末，同熬，入乾坤一气膏 895g，化开搅和隔水炖化，红缎摊贴患处，半月换药 1 次。

【来　　源】《外科正宗》卷四。

【附　　注】《医宗金鉴》亦有本方，但不用乾坤一气膏，而用加味太乙膏调和。

【方　　名】飞龙夺命丹

【方药组成】蟾酥、乳香、没药、雄黄、铜绿各 180g，胆矾 6g，朱砂 6g，血竭、寒水石各 6g，轻粉 3g，冰片、麝香各 3g，蜈蚣 30 条，蜗牛 60 个。

【功效主治】皮肤癌；疔疮，脑疽、发背、乳痈、附骨疽，一切无名肿毒恶疮，服之便有头顶不痛者服之即痛，已成者服之立愈。

【用法用量】共研细末，水泛和丸，如梧桐子大每服 5 丸，用葱白 3 寸捣烂，置男左女右手心，将丸药裹于内，用热酒送下，以被盖之，再进 12 杯热酒，以助药力，出汗为度，疮在上，食远服；疮在下，空腹服。

【来　　源】《道家秘方精华》。

【附　　注】忌一切发物、冷水、黄瓜、茄子、油腻、鱼腥、动火之物，此物乃外科中至宝，危者服者立安。

【方　　名】肥气丸

【方药组成】青皮（炒）60g，当归须、苍术各 45g，蛇含石（煅，醋淬）23g，蓬术（切）、三棱（切）、铁孕粉各 90g（与三棱、蓬术同入醋煮一伏时）。

【功效主治】消积化瘀。主治肝积，在左胁下，状如覆杯，久久不愈，咳而呕逆，脉弦细。适用于胰腺癌。

【用法用量】上药为末，醋煮米糊为丸，如绿豆大。每服 40 丸，当归浸酒下。

【方　　名】肥气丸

【方药组成】青皮、陈皮、三棱、蓬术（醋炒）、黄连、枳实、厚朴各一两，槟榔、萝卜子（炒）、穿山甲、肉桂、干僵各五钱。

【功效主治】肝积。

【用法用量】上为末，入炒盐三钱，醋糊和丸桐子大，每五十丸，食远，米汤送下。

【来　　源】明·《简明医彀》卷三。

【方　　名】肥知母光杏仁汤

【方药组成】肥知母 12g，光杏仁 9g，桑白皮 15g，茯苓 15g，浙贝母 9g，炙紫菀 12g，生甘草 6g，生晒参 6g，生熟薏苡仁各 24g，山海螺 24g。

【功效主治】原发性肺癌。

【用法用量】水煎服，每日 1 剂，分 3 次服。

【来　　源】《肿瘤的辨证施治》，上海科学技术出版社，1980：98。

【方　　名】肺癌蟾莓方

【方药组成】八角金盘 10g，干蟾皮 12g，黄芪、蛇莓、八月札各 30g，半枝莲、鱼腥草、七叶一枝花、丹参各 15g。

【加　　减】使用本方须辨病与辨证相结合，随症加减，才能取得满意疗效。脾虚痰湿，加党参、白术、茯苓、法半夏、陈皮；阴虚内热，加南北沙参、生地黄、地骨皮、麦冬；气滞血瘀甚者，加桃仁、红花、三棱、莪术、皂角刺、赤芍；气阴两虚，加党参（或人参）、沙参、麦冬；咯血，加阿胶、大小蓟、血余炭、藕节，或加服云南白药；胸水，酌加石上柏、葶苈子、冬瓜子。

【功效主治】祛邪解毒，化瘀散结抗癌。适用于肺癌。

【用法用量】每日 1 剂，水煎，分 2 次温服。3 个月为 1 疗程，服完 1 疗程后隔日或 3 日服 1 剂，以巩固疗效。

【临床应用】汪某，女，50 岁。1980 年 6 月上旬自觉有胸部闷痛感，干咳，痰中杂有少量血丝。经摄肺 X 线分层片及病理痰检，确诊为左侧肺癌，病理检查找见腺癌细胞。胸痛如刺不移，咳痰有血，舌质紫暗，脉细涩，予本方加桃仁、红花各 10g，瓜蒌 15g，阿胶、白芍各 12g，共服 90 余剂，血止痛除，余症渐减。本方加补气健脾之党参、茯苓、白术、赤芍各 12g，皂角刺 10g。隔日 1 剂，巩固治疗半年，症状完全消失。摄胸部 X 光片复查已由原 4cm×4cm 块缩小为 2cm×2cm。随访存活已 5 年以上。

【来　　源】《浙江中医杂志》，1986：1。

【附　　注】本方适用于肺癌早期辨证属痰、毒、瘀积聚，正气未伤，邪气渐盛者。治宜解毒抗癌。方中八角金盘味苦辛，入肺经，清热解毒，化痰散结，祛瘀消肿，痰、毒、瘀三邪俱祛，故为方中主药；辅以蟾皮、蛇莓、半枝莲、七叶一枝花清热解毒，化瘀散结，且主辅药均有抑制肿瘤细胞生长的作用；八月札、丹参活血化瘀；鱼腥草宣肺化痰散结；祛邪攻癌须兼顾正气，故佐以黄芪补气扶正，提高机体免疫功能。全方共奏祛邪解毒、化瘀散结抗癌之功。

【方　　名】肺癌虫药散

【方药组成】蜈蚣 20 条，全蝎、干蟾皮、水蛭各 30g，守宫 30 条。

【功效主治】肺癌。

【用法用量】以上各虫药焙干，研为细末。分 7 天服用。

【来　　源】《北京中医学院报》1987 年第 1 期。本方为广州中医学院陈锐深经验方。

【方　　名】肺癌二号方

【方药组成】败酱草 15g，白鲜皮 15g，天葵 10g，十大功劳叶 15g，半枝莲 15g，仙鹤草 15g，茜草 10g，三七粉 3g（冲服）。

【功效主治】解毒，止血，抗癌。

【用法用量】每日 1 剂，水煎 2 次，早、晚各服 1 次。

【方　　名】肺癌方

【方药组成】百合、生熟地黄、玄参、当归、麦冬、白芍、沙参各 15g，桑皮、黄芩、臭牡丹各 12g，重楼、白花蛇舌草各 30g。

【加　　减】咯血者，加藕节、仙鹤草、三七；胸水者，加葶苈子、薏苡仁。

【功效主治】养阴润肺，消瘤散结。原发性肺癌证属阴虚者，干咳少痰，口燥咽干，舌红，脉细数。

【用法用量】以上药物，水煎分2次空腹服下，每日1剂。

【来　　源】《北京中医》1988年第1期。

【附　　注】本方适用于原发性肺癌中晚期辨证属阴虚者，肺为娇脏，喜润而恶燥，久病耗伤阴血，故肺癌患者多有伤阴之病理变化。治疗宜扶正祛邪相结合，抗癌与增强机体抗病能力相结合。方中百合、生熟地黄滋养肺肾之阴，使金水得以相生，为方中主药；麦冬、沙参助百合以润肺止咳，玄参助二地以滋阴清热，为辅药；当归、白芍养血和阴；桑皮、黄芩清肺化痰止咳，为佐药；臭牡丹、重楼、白花蛇舌草清热解毒，消瘤散结以攻癌。诸药合用使阴液充足，肺肾得养，虚火自降，癌瘤得消，诸症自能随之而愈。

【方　　名】肺癌合方

【方药组成】①肺癌Ⅰ号方：葶苈子、炙百部、川楝子、炒枳壳、茯苓、赤芍各20g，马兜铃、木通各15g，麦冬、泽泻、制大黄各25g，怀牛膝135g，半枝莲、石打穿、侧柏叶、仙鹤草、苦参各75g，蒲公英、龙胆草各45g，北五味、全瓜蒌各18g，桔梗、延胡索、石斛各24g。②肺癌Ⅱ号方：龟板60g，全蝎、白花蛇舌草、地鳖虫各45g，蜈蚣16条，活蝮蛇1条，活癞蛤蟆4～6只，活甲鱼1只（1斤以上，越重越好）。③肺癌Ⅲ号方：石见穿、半枝莲、七叶莲各100g，降香屑6g，大麦冬、大贝母、玄参各30g，制香附、陈皮、茯苓、秦艽、生熟薏苡仁各10g，丹参、冬虫夏草各15g，重楼60g，红枣3枚。

【功效主治】中央型肺癌。

【用法用量】Ⅰ号方水煎当茶饮，每剂服2天。Ⅱ号方加水煨至甲鱼烂为度，每剂浓汁服2～4天，甲鱼肉可食。Ⅲ号方水煎服，每日1剂。

【临床应用】王某，男，45岁。1977年因咳嗽、咯血、盗汗、胸痛，食少消瘦而由上海肿瘤医院确诊为右肺中央型肺癌，因不愿化疗等而改求治于中医。自1977年5月至1979年12月分别依次服用前三方3个月、6个月、2年，1978年、1979年三次拍片：肿瘤阴影明显好转，消失。目前无自觉无症状。

【来　　源】《江苏中医杂志》，1984，（4）：封底。

【方　　名】肺癌基本方

【方药组成】鱼腥草、山海螺、生薏苡仁、金银花、葶苈子、瓜蒌皮、生牡蛎、白毛藤各30g，南沙参、北沙参、八月札、苦参、白芷、夏枯草各15g，百部、海藻、干蟾皮各12g，天冬、麦冬、桔梗各9g。

【功效主治】养阴清肺，解毒消肿。肺癌辨证属痰热伏肺，久蕴结毒者，舌红苔薄，脉弦细。

【用法用量】以上药物，水煎分2次服下，每日1剂。

【来　　源】《新医药学杂志》1977年第10期。

【附　　注】本方适用于阴虚内热之肺癌，多见于肺癌晚期，由于痰湿壅结，瘤体周围常伴有炎症，瘤体中心坏死，形成热毒而伤津耗阴，致阴虚内热。方中南北参、天冬、麦冬养阴生津，增强机体免疫功能；金银花、苦参、白毛藤、鱼腥草、干蟾皮清热解毒，抑制癌瘤生长；山海螺、生牡蛎、夏枯草、海藻豁顽痰，软坚散结而抗癌；葶苈子、瓜蒌皮、百部、桔梗宣通肺气，止咳化痰，使肺无痰可贮；白芷解毒消肿；薏苡仁、八月札利尿使浊邪下达。诸药合用攻邪扶正并用，攻邪而不伤正，养阴而不留邪。

【方　　名】肺癌解毒汤

【方药组成】金银花12g，荆芥12g，大力子12g，重楼24g，猪苓24g，败酱草30g，半枝莲30g，白花蛇舌草30g，芦荟9g。

【功效主治】清肺热，疏风散邪解毒。主治风热犯肺型肺癌。

【用法用量】水煎服，每日1剂。

【来　　源】《百病良方》第二集，科学技术文献出版社重庆分社，1983：177。

【附　　注】忌烟、酒、辛辣刺激之品。方名系北京光明中医学院杨建宇拟定。

【方　　名】肺癌通治汤
【方药组成】八角金盘10g，八月札、黄芪、蛇莓各30g，半枝莲、鱼腥草、七叶一枝花、丹参各15g。
【功效主治】肺癌。
【用法用量】诸药加水同煎服，每日1剂，3个月为1疗程，服完1疗程后，隔日或3日服1剂，以巩固疗效。
【来　　源】《浙江中医杂志》1986年第1期。

【方　　名】肺癌消合方
【方药组成】①干蟾皮、藤梨根、鱼腥草、金银花各30g，沙参、天冬、麦冬、百部、夏枯草各15g；②芙蓉花15g，白茅根60g，紫草根、蒲公英、昆布、海藻各30g，橘核9g；③卷柏、生地黄、半枝莲、蜂房各30g，地榆、熟地黄各15g，泽兰、全蝎、五味子各9g。
【加　　减】有胸水加葶苈子、龙葵；咯血加仙鹤草、三七；胸痛甚加郁金、丹参、红花、桃仁；痰多加半夏、杏仁、瓜蒌。
【功效主治】清热解毒，化痰软坚，养阴润肺，破瘀行血。肺癌初、中期，症见咳嗽，气息粗促，咳时引痛，痰黏稠黄，或吐血痰，面赤，口干欲饮，舌红苔黄腻，脉滑数。
【用法用量】上三方交替使用，水煎服，每日1剂。
【来　　源】《抗癌中草药制剂》。
【附　　注】肿瘤的发生多与热毒、气滞、血瘀、痰凝等因素有关。本方适用于肺癌初、中期热毒炽盛，肺阴受损，气滞血瘀，痰浊凝结者。治宜解热毒，化痰浊，养肺阴。方①中干蟾皮、藤梨根清热解毒，散结抗瘤，抑制癌瘤生长为主药；金银花、鱼腥草入肺经，清热解毒为辅药；夏枯草清火软坚散结以助主辅之功；沙参、麦冬、天冬、百部养阴润肺，增强机体免疫功能。诸药合用清热解毒为主，辅以养阴扶正，则热毒之邪可解。方②中昆布、海藻化痰散结以治痰浊凝结为主药；辅以橘核理气散结，消除肿块；蒲公英清热解毒，散结消肿以攻热毒；芙蓉花、白茅根、紫草根清热凉血止血。诸药合用化痰散结为主，兼清热毒，则痰凝得散。方③中卷柏、泽兰破瘀行血，消滞抗癌为主药；辅以半枝莲、全蝎、蜂房解毒抗癌；地榆凉血止血；生地黄、熟地黄、五味子滋养肺肾之阴，使金水得以相生。诸药合用破瘀行血为主，兼以解毒，养阴，则瘀滞得消。

【方　　名】肺癌胸水外敷方
【方药组成】生黄芪40g，炒白术40g，莪术30g，老鹳草30g，牵牛子40g。
【功效主治】扶正抗癌，利治泄水。适用于肺癌合并胸水。
【用法用量】各药研粉混匀，用适量蜂蜜、食醋调敷于胸胁相应的病位皮肤。每天一次，贴敷3小时为宜。
【来　　源】扬州市中医院何正飞、张晓春、戴小军等。
【附　　注】①本方为配合内服治疗时的外治方药。②过敏体质外敷不舒要立即去掉。

【方　　名】肺癌一号
【方药组成】杏仁10g，天南星10g，半夏10g，桑白皮15g，石见穿30g，白花蛇舌草30g，紫菀15g，白茅根30g，天花粉10g，大贝母15g，地龙15g。
【功效主治】降气止咳，解毒抗癌。肺癌。
【用法用量】每日1剂，水煎2次，早、晚各服1次。

【方　　名】肺癌Ⅰ号方
【方药组成】党参9g，黄芪9g，白术9g，茯苓15g，猪苓15g，生薏苡仁5g，陈皮9g，白花蛇舌草30g，鱼腥草30g，铁树叶30g。
【功效主治】脾虚气弱。补脾益气化痰湿，佐以抗癌。
【用法用量】水煎服，每日1剂，日服3次。
【来　　源】高令山方。

【方　　名】肺癌Ⅱ号方
【方药组成】南沙参12g，北沙参12g，天冬9g，麦冬9g，百合15g，生地黄15g，金银花15g，黄芩9g，白茅根30g，白花蛇舌草30g，鱼腥草30g，铁树叶30g，生薏苡仁15g，陈皮9g。

【加　　减】红舌而干，苔光如镜面者，属肝肾阴枯，肺津枯竭之象，宜加玄参15g，知母12g，鳖甲（先煎）30g，龟板（先煎）30g，以填补肝肾之阴。

【功效主治】滋阴降火，清金抗癌。适用于肺癌肺阴不足，虚火上炎者。

【用法用量】每日1剂，水煎，分2次温服。

【临床应用】实践证明，根据中医分型应用肺瘤Ⅰ、Ⅱ号方治疗肺癌，对于改善患者的一般状况，稳定病情，减轻症状，延长生存时间是有肯定效果的。金某，男，62岁。于1974年7月初诊，患者有两侧肺结核病史多年，两肺重度肺气肿，稍动则气急心跳，胸闷咳嗽，常有发热。于1974年5月复查时见右肺下叶阴影，经数月抗痨治疗无效，后来此就诊，痰中发现癌细胞，病理分型为小细胞型未分化癌。入院后采用中西医结合方法治疗，化疗用小剂量氮芥，两个疗程共60mg，放射性钴^{60}为不足量放射，肿瘤量为3.120拉得。中药投以肺瘤Ⅱ号方加减，治疗3个月，拍胸片对照，右肺之癌瘤明显缩小，一般情况好转，各种症状明显减轻。出院后仍以肺瘤Ⅱ号方加减治疗，一般情况稳定。后因多次并发气胸住院，治疗后好转。至1977年8月因肺部感染，抗炎治疗未能控制而死亡。其生存期为3年又2个月，非死于肺癌。

【来　　源】高令山方。

【方　　名】肺鳞癌方

【方药组成】紫草根、山海螺各30g，山豆根、草河车、重楼、马兜铃、夏枯草、海藻各15g，前胡10g，土贝母20g。

【功效主治】肺鳞癌。

【用法用量】水煎服，每日1剂。

【方　　名】肺未分化癌方

【方药组成】徐长卿、半枝莲、白花蛇舌草、龙葵、土茯苓、仙鹤草各30g，黄药子、重楼、前胡、马兜铃、桔梗各10g，野菊花15g。

【功效主治】肺癌。

【用法用量】水煎服，每日1剂。

【方　　名】肺腺癌方

【方药组成】蜀羊泉、龙葵、菝葜、山海螺、生薏苡仁、生牡蛎各30g，蛇莓、山慈菇、夏枯草各15g，浙贝母10g。

【功效主治】肺癌。

【用法用量】水煎服，每日1剂。

【方　　名】肺形草石斛汤

【方药组成】肺形草30g，石斛15g，藕节12g，天冬12g，苦桔梗6g，生甘草6g，桑白皮12g，蒲公英30g。

【功效主治】原发性肺癌。

【用法用量】水煎服，每日1剂，分3次服。

【来　　源】《肿瘤的辨证施治》，上海科学技术出版社，1980：97。

【方　　名】分心气饮

【方药组成】木香（不见火）、桑白皮（炒）各15g，丁香皮30g，大腹子（炮）、桔梗（去芦，炒）、麦门冬（去心）、草果仁、大腹皮（炙）、厚朴（去粗皮，姜汁制）、白术、人参（锉）各15g，香附子（炒，去毛）、紫苏（去梗）、陈皮（去白）、藿香各45g，生甘草（炙）30g。

【功效主治】健脾和胃，行气破滞。适用于胃癌。情志不遂，郁气留滞不散，心胸痞闷，胁肋虚胀，噎塞不通，噫气吞酸，呕逆恶心，头晕目眩，四肢倦怠，面色萎黄，口苦舌干，饮食减少，日渐消瘦，或大便虚秘，或因病之后，胸膈虚痞、不思饮食。

【用法用量】上咀。每服6g，用水150ml，入生姜3片，枣子1个（擘破去核），灯心10茎。煎至100ml，去滓温服，不拘时候。

【来　　源】原方见《太平惠民和剂局方》。

【方　　名】粉草汤

【方药组成】粉草节、当归尾、赤芍药、香白芷、大黄、木鳖子、荆芥、黄芪、南木香各等分。

【加　　减】热，多加大黄；冷，多加当归、白芷；腰肿，多加青木香；便毒，加生甘草。
【功效主治】活血解毒，托疮排脓。适用于皮肤癌。
【用法用量】上咀。酒、水各200ml，煎至320ml，露一宿，五更服。

【方　　名】蜂宝散
【方药组成】射干24g，狗宝（或马宝）9g，藏青果15g，山豆根30g，建神曲45g，露蜂房9g，蛇蜕9g，全蝎9g。
【功效主治】清热解毒，活血利膈，软坚消肿，开胃健脾。适用于胃癌，胃脘疼痛，胁痛，进食前后呕吐较甚，或咽下困难，涎沫多者。
【用法用量】共研为细粉。每服15～30g，黄芪煎水送下，或开水送下，1日3次。
【来　　源】《中医癌瘤证治学》。

【方　　名】蜂补汤
【方药组成】生黄芪60g，当归15g，骨碎补15g，淫羊藿15g，刺五加15g，白术20g，瓦楞子30g，娑罗子15g，露蜂房10g，生甘草3g，料姜石60g。
【功效主治】补气健脾，益肾补血，软坚消肿。适用于胃癌，痞块固定不移，胃脘疼痛，饮食难下，精神疲倦，自汗盗汗，虚烦难眠，身体寒冷，面色苍白，四肢无力，舌暗淡，舌干少苔，脉沉细无力。
【用法用量】每日1剂，水煎，分2次温服。
【来　　源】《中医癌瘤证治学》。

【方　　名】蜂蝉蚕丸（三虫丸）
【方药组成】露蜂房、蝉蜕、白僵蚕各等量。
【功效主治】各种癌症。
【用法用量】诸药共研为细末，炼蜜为丸。每日服2次，每次9g，白糖开水送下。

又法：取干露蜂房、蝉蜕、僵蚕各等量，共研细末，蜜调为适量大小的丸粒，1次10g，1日服2次。这是国外医科大学采用的偏方。另外，取露蜂房焙干研末，1次8～12g，1日2次，用酒送服，对肠癌和膀胱癌有效。有的书中介绍，露蜂房还用于强壮精力。养蜂房疗效较差。
【来　　源】《经验方》《民间偏方秘方精选》。
【附　　注】忌酒、茶、葱、蒜、薤等食物。

【方　　名】蜂穿不留汤
【方药组成】露蜂房、穿山甲各9g，石见穿、王不留行、莪术、黄芪、当归各15g，三七粉3g。
【加　　减】癌块直径超过3cm，加水红花子15g，桃仁9g，蛇六谷30g（先煎1.5小时）；已溃加太子参、土茯苓各30g；偏阳虚加人参养荣丸一丸；阴虚加天冬、生地黄、天花粉各15g；偏寒加桂枝、细辛各3g；偏热加夏枯草15g，蒲公英30g。已溃者用千分之一浓度溶液外洗，并将三七粉、白及粉等量混匀外敷。
【功效主治】乳腺癌。
【用法用量】水煎服，每日1剂，15剂为1疗程。
【来　　源】《辽宁中医杂志》，1987，（5）：28。

【方　　名】蜂毒疗法
【方药组成】蜂毒。
【功效主治】癌症。
【临床应用】据美国东部地区首屈一指的养蜂专家说，1947年有一中年男子得了口唇癌，在用了放射线疗法但病情仍趋恶化时，偶然被蜜蜂螫了一下，从此自我感觉有了好转，他便找到蜂针疗法专家布罗德曼医学博士，坚持打蜂毒注射针，治愈了癌症。

【方　　名】蜂房半夏桔梗汤
【方药组成】象贝、露蜂房、橘叶、半夏、党参各9g，陈皮、生甘草、桔梗各4.5g，薏苡仁30g。
【加　　法】痰多加竹沥、半夏、杏仁各9g；咯血加茅根30g，茜草15g，侧柏9～15g，藕节15g；胸痛加全瓜蒌、薤白、延胡索各9g；气急加苏子9g；阴虚加沙参、麦冬各9g；咳嗽加枇杷叶、天竺子各9g。

【功效主治】肺癌。
【用法用量】水煎服，每日 1 剂。
【来　　源】《治癌中药处方 700 种》。

【方　　名】蜂房北沙参汤
【方药组成】露蜂房、北沙参各 12g，半枝莲 60g，漏芦 15g，石燕 30g，枇杷叶、蒲黄、黄芪、杏仁各 9g。
【功效主治】清热凉血，祛瘀软坚。肺癌。
【用法用量】上药水浸泡 30 分钟，文火煎熬，分 2 次服，每日 1 剂。
【临床应用】临床使用能缓解症状。
【来　　源】湖南省卫生局编《中草药单方验方选编》，1971：325。

【方　　名】蜂房蝉蜕丸
【方药组成】露蜂房、蝉蜕各等分。
【功效主治】多种癌症。散风、解痉、止痛；多种积聚引起的疼痛。
【用法用量】共研细末，炼蜜为丸，9g，1 次 1 丸，每日 2 次。
【来　　源】《常见病验方选编》。

【方　　名】蜂房慈菇豆根丸
【方药组成】露蜂房，半枝莲，山慈菇，山豆根各等量。
【功效主治】乳腺增生。
【用法用量】共研细末，炼蜜为丸，每丸重 6g，每次服 1 丸，每日服 2 次，3 个月为 1 疗程。
【来　　源】《百病良方》（第一集）。

【方　　名】蜂房橘核四物汤
【方药组成】橘核 30g，露蜂房 20g，丹参 30g，桃仁 10g，红花 10g，当归 12g，赤芍 10g，熟地黄 15g，川芎 10g。
【功效主治】乳腺增生。
【用法用量】每日 1 剂，水煎服。
【临床应用】用上方治疗 10 例，痊愈 7 例，好转 2 例，无效 1 例。
【来　　源】《四川医学》。

【方　　名】蜂房葵树子合方
【方药组成】①露蜂房 5 钱（缺货时可用龙葵 5 钱代），葵树子 1 两，当归 5 钱，仙鹤草 1 两，猪殃殃 1 两，土大黄 5 钱至 1 两，黄精 5 钱，丹参 5 钱，白花蛇舌草 5 钱，半枝莲 1 两。②党参 6 两，焦白术 6 两，琥珀 1 两，蟾酥 3 钱，牛黄 1 两 2 钱，冰片 3 钱，腰黄 1 两，麦芽 6 两，僵肾 3 两，石菖蒲 3 两，猪殃殃 2 斤。
【功效主治】急性白血病。
【用法用量】方①水煎服，每日 1 剂。方②制成丸剂，每次服 30 粒，日服 3 次（用上药浓缩泛丸如绿豆大，朱砂为衣）。
【临床应用】黄某，男，30 岁。1973 年 4 月 27 日，因两下肢出血点伴乏力，到医院急诊，明确诊断为急性淋巴细胞性白血病。采取放疗、化疗，同时服用方①，半年后病情缓解，实验室检查及胸透、心电图、超声波均显示正常。11 月 16 日出院，至今每 3 个月服用方① 7 剂及方②药丸，病情一直处于缓解期。
【来　　源】《中成药研究》，1978，（1）：35。
【附　　注】治疗期间，不宜食鸡。

【方　　名】蜂房全蝎酒
【方药组成】露蜂房 20g，全蝎 20g，山慈菇 25g，白僵蚕 25g，蟾蜍皮 15g，低度米酒 450ml。
【功效主治】食道癌、胃癌。
【用法用量】上五味药物捣碎，置于容器中，加入米酒浸泡之，经 7 天后开取饮用。每日饮 3 次，每次饮 10 ～ 15ml，饱腹饮服。
【来　　源】《药酒验方选》引民间验方。
【附　　注】本方蟾蜍皮、全蝎、僵蚕等虫类有毒性，饮用时应严格按剂量服用，千万不要过量，慎用之。原方注明空腹饮，编者拟改饱腹饮为宜。

【方　　名】蜂房散
【方药组成】露蜂房适量。
【功效主治】子宫颈癌。
【用法用量】将露蜂房焙干，研为细末，温酒送服。每次 1.5g，每日 2 次。
【来　　源】《肿瘤临证备要》。

【方　　名】蜂房散
【方药组成】露蜂房数个，白酒少许。
【功效主治】大肠癌。
【用法用量】蜂房烘干研为细末，每次6～9g，每日2次，用酒送服。
【来　　源】《子母秘灵》。
【附　　注】本方还适用于膀胱癌。

【方　　名】蜂房散
【方药组成】露蜂房适量，黄酒少许。
【功效主治】膀胱癌小便不通。
【用法用量】将蜂房烧存性，研为细末，以黄酒少许送服6～9g，日服2次。
【来　　源】《中药临床手册》。
【附　　注】露蜂房，为露天的蜂巢。

【方　　名】蜂房蛇蜕丸
【方药组成】全虫、蛇蜕、露蜂房各等量。
【功效主治】消毒散结。宫颈癌早期。
【用法用量】上药为末，水泛为丸，每服3g，1日2次。
【来　　源】宁夏验方。与三虫丸近似，可参。

【方　　名】蜂房五倍子丸
【方药组成】露蜂房（泥封煅透）、五倍子（瓦上焙）、鼠屎（瓦上焙）各等分。
【功效主治】乳腺癌。
【用法用量】研细，以饭为丸，每服9g，清晨茶汤送下。治乳癌初起。

【方　　名】蜂蛹健康小吃
【方药组成】蜂蛹100g，植物油、胡椒盐、面粉适量。
【功效主治】解毒杀虫，祛风镇痛。本膳主要适用于癌疼痛而兼有热象者。
【用法用量】将蜂蛹放入干面粉中，待其全身均裹上一层面粉后，放入滚热油锅中炸，稍停即可捞出食用。食时沾点胡椒盐，其味更佳。
【附　　注】据台湾民间食用蜂蛹的经验，以下三种方法均可：①生食。将蜂蛹从蜂巢中夹出，不要犹豫，1口1只下肚即可。②食原汁。将从蜂巢中夹出的蜂蛹放在杯（约240ml）中，约有1/3杯，用汤匙在杯中将其捣碎，加入冰块或冰水，搅匀，无需加任何调料，喝起来犹如喝蜂王浆滋味一样。③干炒：将一堆蜂蛹放入干锅中，烧火干炒，炒焦后即可食用。蜂蛹入药，其性甘凉，善解毒，故对有毒热症状的肿瘤病人均可适用。

【方　　名】凤虎汤
【方药组成】凤尾草30g，虎杖15g，沙氏鹿茸草30g。
【功效主治】急性白血病。
【用法用量】水煎服，每日1剂。
【临床应用】边某，女，成人，就诊于浙江省暨县人民医院，确诊为急性白血病，经服本方后，白细胞从25万降至1万左右，但不能持久，一般症状略有改善，未达根治。
【来　　源】《抗癌中草药制剂》，人民卫生出版社，1981：303。

【方　　名】凤尾草半枝莲汤
【方药组成】凤尾草、半枝莲、生牡蛎各30g，水杨梅12g。
【功效主治】清热解毒，消积止痛，主治肝癌。
【用法用量】水煎，分2次早晚服，每日1剂。

【方　　名】凤尾草蜂房汤
【方药组成】凤尾草、露蜂房、丹参、蜀羊泉各15g，牡蛎、贯众炭、白花蛇舌草各30g，穿心莲15g，夏枯草、海藻、海带、玄参、天花粉、川楝子各12g。
【功效主治】理气活血，清热解毒，软坚消癥。主治大肠癌。
【用法用量】每日1剂，水煎服。

【方　　名】凤尾草美登木汤
【方药组成】凤尾草、美登木各30g，水杨梅根120g。
【功效主治】清热解毒，消积止痛。主治胃癌。

【用法用量】水煎，分2次早晚服，每日1剂。

【方　　名】凤尾草水杨梅汤
【方药组成】凤尾草60g，水杨梅60g，向日葵盘1只。
【功效主治】绒毛膜癌、恶性葡萄胎。
【用法用量】水煎服，每日1剂，连用6个月。
【临床应用】两例患者治疗后获愈。
【来　　源】《千家妙方》，战士出版社，1982：555。

【方　　名】凤尾草杨梅根汤
【方药组成】凤尾草15～30g，水杨梅根90～120g。
【功效主治】胃癌。
【用法用量】上2味药洗净，切碎加水同煎，频频饮服，每日1剂，15～20日为1个疗程。
【来　　源】《中国民间灵验偏方》。
【附　　注】服药期间忌辛辣、酸、鱼腥食物。

【方　　名】凤仙花单方
【方药组成】凤仙花1.5g。
【功效主治】食管癌。
【用法用量】晒干研末调饭粒为丸，开水送服，每日1次。

【方　　名】凤仙花酒
【方药组成】凤仙花适量，酒适量。
【功效主治】乳癌初起。
【用法用量】水煎服，每日1剂。
【来　　源】《一味中药巧治病》。

【方　　名】凤仙花酒丸
【方药组成】凤仙花120g。
【功效主治】噎食（食管癌）。
【用法用量】酒浸3日夜，晒干研细末，酒丸如绿豆大，每服8丸，温酒送下。

【方　　名】凤仙花籽丸
【方药组成】凤仙花籽，酒中浸72小时。
【功效主治】食管癌。
【用法用量】晒干研末，酒调为绿豆大小的丸粒，1次8丸用酒服之。

【方　　名】佛荠汤
【方药组成】佛甲草120g，荠菜180g（均鲜品，干品量减半）。
【功效主治】清热健脾，消肿解毒。主治胰腺癌。
【用法用量】水煎服，每日1剂。
【临床应用】本方治疗1例胰腺癌患者，经腹部探查发现胰头部有6cm×6cm肿块，与其他组织粘连，无法切除而关腹。用本方治疗后尿量增多，疼痛减轻，饭量增加，1年半后复查，左上腹部仍有一边缘不清的肿物，轻度触痛，胃肠透视胃外无压迫症，但有粘连痕迹，体重增加20千克，能参加家务劳动（据福建省福州市第一医院）。
【来　　源】《中国中医秘方大全》。
【附　　注】《全展选编·传染病》记载，治迁延性肝炎：佛甲草30g，当归9g，红枣10个，水煎服，每日1剂。

上方与前方类似，可参。

【方　　名】佛甲草方
【方药组成】佛甲草40～160g，洗净，捣烂取汁服，或细捣敷患处。
【功效主治】癌症。
【用法用量】佛甲草还对迁延性肝炎有效。服用方法是取鲜佛甲草40g（干品20g），当归12g，大枣10枚，为1日剂量，水煎服其汤。黄疸取佛甲40g，瘦猪肉160g，共水煎，服汤食肉，疗效佳。佛甲草几乎没有毒性，久服也无副作用，体弱者服此药如有恶心等症状，但继续服用时，可恢复正常。

【方　　名】佛甲草荠菜方
【方药组成】佛甲草60～120g，荠菜90～180g（均鲜品，干品减半）。
【功效主治】胰腺癌。
【用法用量】加水同煮，早晚分服，2～3周为1

个疗程。若显效可长期服用。

【来　　源】《癌症家庭防治大全》。

【方　　名】佛甲草葎草汤

【方药组成】佛甲草60g，葎草60g，三叶青15g，没药15g，五香草（苏州荠苧）15g，生山栀2g。

【功效主治】清热解毒。舌癌（舌菌）。

【用法用量】水煎服，每日1剂。

【临床应用】王某，男，34岁。1971年12月7日诊。舌右半侧溃烂已5月余，经病理切片，为鳞状细胞癌，放疗14次未见好转，张口困难，运动障碍，面黄，脉弦缓。5剂后，舌肿消退，溃烂已愈，无碍无痛。续服5剂，舌面完好。后去肿瘤医院上镭4次，舌复溃烂，仍服原方10剂又愈，随访7年健在。

【来　　源】《浙江中医药》1978年第6期。

【附　　注】本案证属舌菌。《医宗金鉴》谓："舌菌状如鸡冠，舌本短缩，不能伸舒，妨碍饮食言语……崩裂出血不止。"此恶症也。初起如豆，渐大如菌，疼痛溃烂，朝轻暮重，皆心脾热毒所致。佛甲草治一切大毒，《荷兰药镜》载"清咽喉口舌之焮肿……若患如癌之恶毒溃疡，以加没药酊剂，研和外敷为佳。"三叶青、栀子消炎解毒；葎草解毒防腐，用此祛舌面之腐毒；五香草其气芳香，为祛口舌腐臭之气。随访七年无殊。推测癌细胞已失去活力或被消灭。

【方　　名】佛甲草汤

【方药组成】佛甲草60g，荠菜60g，鱼腥草30g，金银花12g，淡竹叶9g，车前草30g。

【加　　减】湿浊中阻发黄者加茵陈蒿、炒山栀、大黄、虎杖；瘀血阻络、疼痛如刺者加延胡索、川楝子、马钱子、乳香、没药；发热、烦渴加芦根、玄参、天花粉、生石膏、生地黄。

【功效主治】消肿散结，抗癌消肿。胰腺癌，症见身热发黄，腹痛连之腰背，口干口苦，小便黄赤量少，或有上腹积块，质坚硬，触痛，或大便干结，舌质红，苔黄或黄腻，脉数。

【用法用量】以上药物，水煎分2次服下，每日1剂。

【来　　源】《中西医结合肿瘤学》。

【附　　注】本方适用于胰腺癌症属火热内蕴，结聚成毒者。经云"热者寒之""治热以寒"，故方用佛甲草、荠菜、鱼腥草三药合用以清热泻火、解毒散结、抗癌止痛；辅以金银花辛凉透达、轻清走外、驱邪外散；淡竹叶、车前草甘淡通利，利水而引邪热下行，使热毒随小便而解。全方配伍，药少量重，功专利宏，简捷明快，可直达病所以发挥抗癌抑瘤、消炎止痛效应。

【方　　名】佛甲汤炖冰糖

【方药组成】新鲜佛甲草90g，冰糖少许。

【功效主治】肝癌。

【用法用量】将佛甲草洗净捣烂，冲冷开水少许，绞汁置杯内，加冰糖隔水炖开，分2次服，每日1剂，常服之。

【来　　源】《中国民间灵验偏方》。

【附　　注】河南省郑州市民间验方。

【方　　名】佛参汤

【方药组成】丹参、半枝莲、白花蛇舌草各30g，柴胡、白术各12g，蜈蚣2条，露蜂房、当归各10g，猪苓、仙鹤草、料姜石各60g，郁金、娑罗子、佛手各15g。

【加　　减】疼痛重者加延胡索、乌药、三棱、莪术；纳呆加莱菔子、鸡内金、山楂；出血多加生地榆、大小蓟。

【功效主治】疏肝健脾，活血止血，清热利湿，软坚散结。宫颈癌，症见胸胁胀满，少腹胀痛，口苦咽干，阴道接触性出血，白带增多，色黄，尿黄赤，舌暗，苔薄白或微黄，脉弦细。

【用法用量】水煎分2次温服，每日1剂。

【来　　源】《中医癌瘤证治学》。

【附　　注】本方所治为宫颈癌初期。七情内伤，伤及肝脾，肝气郁结，气滞血瘀；脾虚不运，湿浊内生，郁久化热，湿热下注，而致本症。方中柴胡、郁金、娑罗子、佛手疏肝解郁，理气止痛，以行气滞；丹参、当归、仙鹤草活血化瘀止血以祛瘀血；白花蛇舌草、半枝莲、露蜂房、蜈蚣清热解毒，消肿散结以抗癌；猪苓渗利湿热，使邪有出路；料姜石软坚散结以攻坚积；白术健脾益气以助运化，从而湿浊无以内生。诸药合用，疏肝健脾以断邪之源，祛瘀解毒抗癌以攻已病。

【方　　名】佛手草肉汤
【方药组成】干佛手草 20 ～ 80g，瘦猪肉 40 ～ 80g，大枣若干个。
【功效主治】鼻咽癌、肝癌等。
【用法用量】用 8 ～ 9 碗水煎 6 小时，浓缩至 1 碗，为 1 日剂量，分多次服下。如此连续服 1 个月到几个月。
【临床应用】结果肺癌、咽喉癌患者 23 例中，治愈者 4 例，显效者 8 例，有效者 5 例，无效者 6 例。另外，此药对肝癌、胃癌、子宫颈癌、皮肤癌、食道癌均有不同程度的效果。

【方　　名】佛手青皮蜜饮
【方药组成】佛手 20g，青皮 15g，郁金 10g，蜂蜜适量。
【功效主治】舒肝行气，活血止痛。主治肝气郁结型肝癌。
【用法用量】将佛手、青皮、郁金入锅，加水适量，煎煮 2 次，每次 20 分钟，合并滤汁，待药汁转温后调入蜂蜜即成。上、下午分服。

【方　　名】佛手夏枯草方
【方药组成】佛手 12g，夏枯草 30g。
【功效主治】乳房硬块。
【用法用量】水煎服，每日 1 ～ 2 次。

【方　　名】敷鲫鱼肉方
【方药组成】大活鲫鱼、食盐各适量。
【功效主治】消炎解毒。治乳癌（翻花疮）。
【用法用量】鲫鱼去头尾及内脏杂物，只取鱼肉，加食盐少许，捣烂，敷于患处，每日更换 3 ～ 4 次。

【方　　名】敷贴食道癌方
【方药组成】牛黄、生矾、枯矾、雄黄、琥珀、乳香、没药、珍珠、白降丹各 1.5g，胆星 200g，瓦楞子 45g，麝香 0.3g，白砒（用人粪黄泥煅后）1.5g，青鱼胆适量。
【功效主治】食道癌。
【用法用量】以上药物共研为细末，以青鱼胆汁为丸，如莽子大，候温为膏贴中脘 穴上。外用胶布固定，隔 3 ～ 5 日贴 1 次。
【来　　源】《癌症家庭防治大全》。

【方　　名】伏梁丸
【方药组成】茯苓、厚朴（姜汁制，炒）、人参、枳壳（麸炒，去瓤），白术、半夏（汤洗 7 次），三棱（慢火煨熟，乘热温治）各等分。
【功效主治】健脾行气，化痰祛瘀。主治伏梁。起于脐下，上至心大如臂，久久不已；病烦心，身体髀股皆肿，环脐而痛，脉沉而芤。适用于膀胱癌。
【用法用量】上药为末，煮糊为丸，如梧桐子大。每服 20 丸，空腹时用米饮送下，1 日 2 服。或作散，酒调服。

【方　　名】伏梁丸
【方药组成】人参，茯苓，姜制厚朴，炒枳壳，煨三棱，制半夏，白术各 30g。
【功效主治】胰腺癌。
【用法用量】面糊为丸，如梧桐子大，每次 5 丸，米汤水送服。
【附　　注】本方与上方类同，可参。

【方　　名】扶肺煎
【方药组成】生晒参、参三七、玄参、百合、麦冬各 10g，炙黄芪 30g，南北沙参、楮实子各 12g，枸骨叶、芦根、莪术各 15g，桔梗 8g，陈皮 6g，蜈蚣 3 条。
【加　　减】咯血多者，加仙鹤草、蒲黄炭；咳嗽剧烈者，加杏仁、前胡、苏子；胸水者，加葶苈子、龙葵、茯苓；白细胞降低者，加鸡血藤、枸杞子；胸痛者，加郁金、延胡索、乳香、没药。
【功效主治】益气养阴。肺癌，症见咳声低弱，咳嗽少痰或痰中带血，口干咽燥，舌暗红，脉沉弦。

【用法用量】水煎分2次温服，每日1剂。

【临床应用】治疗肺癌，从客观指标上显示有显著的改善免疫功能的作用，与对照组相比其生存率明显高于化疗组，二者有显著差异。

【来　　源】《中国医药学报》1990年第2期。

【附　　注】适用于中晚期肺癌，辨证属气阴两虚者。久病肺癌，耗气伤阴，或攻邪伤正，气阴受损，乃成本症。治宜扶正祛邪兼顾。善补气者，当求之于脾肺，方中生晒参、黄芪大补肺脾之气，以资生血之源，扶正托毒为主药；枸骨叶、楮实子、南北沙参、玄参、百合、麦冬、芦根滋养肺肾之阴，使金水得以相生，阴虚得补；桔梗宣肺气；陈皮理脾气；莪术破气中之血；参三七化瘀止血，血止而不留瘀；蜈蚣性善走窜，攻毒散结。诸药合用，益气养阴，增强免疫功能；破瘀攻毒，抑制癌瘤生长。

【方　　名】扶肝汤

【方药组成】党参、黄芪各50g，玉竹30g，生白术、丹参各45g，肿节风、赤芍、虎杖、莪术各30g，半枝莲60g，制附片10g，䗪虫20g，鳖甲（先煎）30g，白花蛇舌草60g，焦栀子30g，柴胡15g，楂曲20g，生甘草10g。

【加　　减】气虚加红参；血虚加熟地黄；阳虚加淫羊藿；阴虚加女贞子；疼痛加九香虫；腹水加陈葫芦。

【功效主治】晚期原发性肝癌。

【用法用量】水煎服，每日1剂。

【临床应用】临床有效率达90%。

【来　　源】蒲绍卿方。

【方　　名】扶正冲剂

【方药组成】党参、白术、枸杞子、女贞子、菟丝子、补骨脂。

【功效主治】健脾益肾，调理脏腑，阴阳双补，增强机体的抗癌能力，减少化疗后所致的胃肠道反应，减轻对造血机能的损害，促进免疫功能的恢复，提高机体对化疗药物毒副反应的耐受能力。适用于胃癌术后化疗的毒副反应。

【用法用量】上药为散。从化疗前1周开始服用，每日服2次，每次用温开水冲服30g，一直到化疗结束后1周停服，同时服用维生素C、B_1、B_6。定期化疗2年以上或化疗间歇期用中药调理脾（胃）肾，佐以抗癌之品。

【方　　名】扶正攻癌汤合方

【方药组成】①生半夏、生南星、七叶一枝花、蛇六谷、羊蹄根、铁树叶、白花蛇舌草各30g，商陆、干蟾皮各15g，蜈蚣粉1.5g（分吞），壁虎粉1.5g（分吞），地鳖虫粉1.5g（分吞）。②南沙参、北沙参、天冬、麦冬各12g，野百合、蒸百部各15g，天花粉30g，白及、制紫菀各12g，黄芪、党参各15g，杏仁、山药各9g。③生地黄、熟地黄、制首乌、黄精、薏苡仁各12g，制龟甲15g，鹿角片、白术、茯苓各9g。

【加　　减】气急而不得卧可在方①中加葶苈子、紫苏子；咯血者，加仙鹤草、三七。

【功效主治】解毒抗癌，滋阴益气。肺癌晚期，症见胸闷气急，咳嗽痰少，或咯血痰，神疲乏力，纳差腹胀，口干喜饮，大便干结，舌质淡红有齿印，脉沉细。

【用法用量】水煎服，每日1剂，三方交替使用。

【临床应用】本方治疗晚期肺癌14例，总有效率为64.3%。

【来　　源】《抗癌中草药制剂》。

【附　　注】本方为肺癌晚期属肺肾阴虚，肺脾气虚所设。肺癌晚期，正气大虚，而邪气实甚，正虚多为气阴两虚，邪实宜攻，正虚宜补。方①中生半夏、生南星燥湿祛痰，攻毒逐邪；七叶一枝花、白花蛇舌草、干蟾皮、铁树叶、蛇六谷清热解毒，消肿散结；蜈蚣、壁虎、地鳖虫均为虫类药，性善走窜，攻毒散结，活血逐瘀；羊蹄根清热凉血止血；商陆逐水消肿。全方攻毒逐邪，消肿抗癌，抑制癌瘤生长，囊括清热解毒、活血化瘀、软坚散结、化痰除湿、攻下逐水等祛邪抗癌方法，为一首专事攻邪抗癌的方剂。方②中南沙参、北沙参、麦冬、天冬、百合、百部、花粉养阴，托毒抗癌，提高机体免疫功能，延长抗体存在时间，是一首扶正而抗癌的方剂。方③中生地黄、熟地黄、首乌、龟甲滋肾育阴以补肾阴；黄精、白术补脾益气以健中；茯苓、薏苡仁利水渗湿而祛浊；鹿角补肾阳，益肾精，阴阳双补。全方固先天，补后天，提高免疫功能，促进抗体提前形成，也是一首扶正方剂。三方交替使用，扶正祛邪兼顾，以补为主，做到祛邪而不伤正、扶正以达邪。

【方　　名】扶正合方

【方药组成】①扶正二号：生黄芪30g，女贞子、当归、鸡血藤、枸杞子各15g，陈皮粉6g。②扶正四号：生黄芪30g，黄精、鸡血藤、菟丝子、女贞子各15g。

【功效主治】恶性淋巴瘤、子宫颈癌、乳腺癌及其他肿瘤。

【用法用量】方①扶正二号、方②扶正四号均制成浓缩糖衣片剂，每片0.5g（含生药3g），每日3次，扶正二号每次6～10片，扶正四号每次8～10片。一般患者服扶正二号，肾虚突出的患者服扶正四号，可配合化疗及放射疗法。

【临床应用】50例恢复期服药的患者中，目前生存44例（88%），死亡6例（12%）。配合化疗或放疗的87例患者中，目前生存56例（64.37%），死亡31例（35.63%）。

【来　　源】《中西医结合杂志》，1987，7。

【方　　名】扶正活血抗癌方

【方药组成】党参15g，黄芪15g，白术12g，茯苓12g，生地黄12g，沙参15g，丹参15g，当归12g。

【加　　减】化疗后出现消化道反应如恶心、呕吐者加陈皮、清半夏、竹茹、芦根、合欢皮；白细胞减低者加女贞子、黄精、生熟地黄、制何首乌、枸杞子、旱莲草。

【功效主治】扶正健脾，活血抗癌。胃癌术后，久虚不复，身倦懒动，食少纳差，大便溏泻，形体瘦弱，舌有瘀斑，脉细涩者。

【用法用量】水煎分2次服下，每日1剂。

【临床应用】以该方配合FT-207口服治疗中晚期胃癌术后病人35例，并设对照组（服用理气中药加FT-207）34例做对比，结果半年、1年、3年、5年生存率分别为89%、82%、86%、65%、69%、41%、40%、18%，经多方检验，前者明显高于后者，差异有显著性意义。

【来　　源】《中国中西医结合杂志》，1996，9。

【附　　注】本方主要用于胃癌术后的治疗，与化疗配合应用，以收全功，提高治愈率。中晚期胃癌术后，邪气十去其九，而正气亦已大伤。此时欲进一步攻其余邪，则必以扶正配合，方不致元气离散、胃气败绝。同时扶正亦有助于增强术后体虚的恢复，改善化疗的疗效。方中用党参、黄芪、白术、茯苓甘温增气、补益脾肺、固护中土；生地黄、沙参、当归、丹参滋阴养血、补益肝肾、培补先天。二类药物相互配合，气血双补，五脏并调，消除虚弱，增强机体的抗病能力，从而达到治本之目的。

【方　　名】扶正抗癌方

【方药组成】党参15g，白花蛇舌草、黄芪、茯苓、女贞子、桑寄生各30g。

【加　　减】尿血不止加阿胶、小蓟、仙鹤草、白及；小腹疼痛加当归、延胡索、乌药；纳呆加鸡内金、神曲、白术、陈皮；肿块较大加夏枯草、生牡蛎、鳖甲。

【功效主治】补脾益肾，清热解毒。膀胱癌，症见小便淋沥不已，尿色深红，遇劳即发，腰膝酸软，神疲乏力，舌质淡，脉虚弱。

【用法用量】以上药物，水煎分2次温服，每日1剂。

【来　　源】《新医药学杂志》1977年第7期。

【附　　注】本方所治为膀胱癌晚期证属脾肾两虚者，乃久病反复不愈，致脾肾两虚。治宜扶正为主，祛邪为辅。方中党参、黄芪补气健脾以助生化；女贞子、桑寄生补肾滋阴以固下元，合用则壮先后天之本，增强免疫功能，扶正托毒以抗癌；白花蛇舌草清热解毒，消肿抗癌以祛邪；茯苓淡渗利水，使邪有出路。诸药合用，共奏补虚攻毒之功。

【方　　名】扶正抗癌方

【方药组成】黄芪60g，茯苓60g，生牡蛎60g，党参45g，白术45g，海藻30g，田三七30g，壁虎30g，蟾蜍皮20g。

【功效主治】扶正抗癌，散结止痛。晚期胃癌，正虚邪结，症见体倦无力，形体瘦弱，胃脘虚痛，或有呕血、黑便，或有远处转移表现。

【用法用量】共为细末，水蜜为丸如梧桐子大，每日20丸，分3次服下。

【临床应用】以之治疗32例晚期胃癌，完全缓解1例，部分缓解6例，稳定20例，恶化5例，患者机体免疫功能亦得到一定改善。初步证实了本方在胃癌治疗中的良好作用。

【来　　源】《肿瘤学》。

【附　　注】胃癌正邪交争日久，病情慢慢发展，到晚期阶段，正气已大伤，而邪气亦不太盛者，可选本方治疗，以求正邪兼顾、扶正抗癌。方用黄芪、茯苓、党参、白术扶正气、补脾胃、促进气血生化；生牡蛎、海藻软坚散结、化痰消肿；壁虎、蟾蜍皮以毒攻毒、消坚抗癌；三七活血止血、消肿定痛；最后以蜜糊丸，取其甘缓之性以益胃气，并降低壁虎、蟾蜍之毒副反应。上述诸药相互协调，则扶正、攻邪可各得其功而无敛邪、伤正之虑也。

【方　　名】扶正抗癌方

【方药组成】沙苑子、山慈菇各15g，桑寄生、猪苓、白花蛇舌草各30g。

【加　　减】尿血不止加小蓟、白茅根、白及、生地黄；癌瘤难消加夏枯草球、半枝莲、生牡蛎；神疲乏力加黄芪、党参、鸡血藤。

【功效主治】补肾，清热通淋。膀胱癌，症见小便不利，尿色深红，腰膝酸软，舌质红，苔薄黄，脉濡数。

【用法用量】以上药物，水煎分2次温服，每日1剂。

【临床应用】以本方为主，中西结合，治疗膀胱癌40多例，临床治愈2例，显效24例，有效9例，无效5例，总有效率为87.5%。

【来　　源】《新医药学杂志》1977年第7期。

【附　　注】本方适用于膀胱癌中期正气尚健者。湿热下注，膀胱气化失司，故小便不利；热伤血络，故尿色深红；久病体虚，肾精亏虚，故腰酸膝酸软。治宜祛邪扶正兼顾。方中山慈菇、白花蛇舌草清热解毒，消肿散结，抑制癌瘤生长，功专祛邪；猪苓渗利湿热，使邪有出路；沙苑子、桑寄生补肾固精，增强机体免疫功能，专补虚扶正。诸药合用，共奏清热解毒以抗癌、补肾固精以扶正之功。

【方　　名】扶正抗癌方

【方药组成】党参、黄芪、半枝莲、薏苡仁各30g，白术、茯苓、陈皮各10g，土茯苓、制半夏、仙鹤草各15g。

【加　　减】纳呆、腹胀加鸡内金、炒谷麦芽；便溏腹泻者，加炒苍术、山药；有淋巴结转移者，加海藻、昆布、煅牡蛎；化疗后白细胞下降者加鸡血藤、枸杞子、补骨脂。

【功效主治】扶正祛邪。大肠癌，症见头晕乏力，腹胀疼痛，便中带血及黏液，形体消瘦，舌淡苔白，脉沉细。

【用法用量】水煎分2次服，每日1剂。

【来　　源】《江苏中医杂志》，1989，8。

【附　　注】本方适用于大肠癌症属脾气虚弱，热毒炽盛者。肠癌的发生多是由于脾肾不足及虚弱失调所致，病机特点始终为正虚邪实。本方乃依据辨证与辨病相结合，并参照现代药理研究成果所拟订。方中以党参、黄芪、白术、茯苓补中健脾益气以扶正；制半夏、半枝莲、仙鹤草、薏苡仁祛痰解毒散瘀以抗癌。陈皮行气化湿，祛痰和胃，消胀除满。全方攻补兼施，刚柔相济，寒热并用。

【方　　名】扶正抗癌方

【方药组成】党参15g，黄芪15g，白术10g，薏苡仁30g，仙鹤草30g，白英30g，白花蛇舌草30g，七叶一枝花18g，石见穿18g。

【加　　减】在本方的基础上，可随证选用以下药物：血虚，加当归、白芍、熟地黄等；阴虚，加沙参、天冬、麦冬、生地黄、石斛等；湿热，加黄芩、甘露消毒丹等；气滞气逆，加八月札、川厚朴、旋覆花、枳壳；血瘀，加丹参、桃仁等；恶心呕吐，加姜半夏、姜竹茹等；消化不良，加楂曲、鸡内金、谷麦芽；疼痛，加川楝子、延胡索、徐长卿；白细胞减少，加黄精、补骨脂等。

【功效主治】扶正补气，清热解毒抗癌。适用于晚期胃癌手术后。

【用法用量】每日1剂，水煎，分2次温服。可长期服用，一般持续1～2年，2年以上者可间隙服用。

【临床应用】以本方结合化疗治疗56例术后晚期胃癌患者，3年生存率为40.09%，5年生存率为31.82%。

【来　　源】《中西医结合杂志》，1985，5。

【附　　注】本方重用党参、黄芪、白术、仙鹤草扶正益气，合用石见穿、白花蛇舌草、白英、七叶一枝花等清热解毒抗癌，并重用薏苡仁利湿软坚，诸药配伍，标本兼顾，扶正祛邪。

【方　　名】扶正抗癌核桃方

【方药组成】莪术、当归、白芥子、急性子各120g，皮硝、海粉各250g，大核桃100枚。

【功效主治】各种癌症。

【用法用量】以上同煮一天一夜，每日食服核桃5～9个。

【来　　源】《神医奇功秘方录》。

【方　　名】扶正抗癌汤

【方药组成】党参10～15g，麦冬10～15g，黄芪20～30g，半枝莲20～30g，黄芩20～30g，白术15～20g，夏枯草15～20g，当归6～9g，鳖甲15～25g，莪术6～12g，茜草15～30g，大黄10～20g，重楼10～20g，白花蛇舌草30～45g。

【加　　减】大便泻下不止，去大黄加煨肉豆蔻、煨木香、诃子、罂粟壳；身热发黄加龙胆草、炒山栀、茵陈蒿。

【功效主治】健脾散邪，扶正抗癌。原发性肝癌，症见胁下肿块，身倦无力，面色无华或黧黑，不欲进食，大便溏泄或发黑，或口苦口渴，或伴发热，小便发黄，舌淡、苔黄、脉数而无力。

【用法用量】以上药物，水煎分2次服下，每日1剂。

【临床应用】以本方配合常规西药治疗原发性肝癌27例，并设单纯西药组33例做对照，结果并用中药组存活均大于6个月，最长者达5年，而对照组存活小于3个月。

【来　　源】《实用中西医结合杂志》1996年第9期。

【附　　注】本方治证属热毒内蕴肝胆，日久伤正，脾气虚弱，瘀血结聚者。方用半枝莲、黄芩、夏枯草、重楼、白花蛇舌草苦寒清热、解毒散结；黄芪、党参、白术健脾益气、补中助运、扶助正气；麦冬、当归、鳖甲养肝阴、益肝血、补肝体，后者并能散结软坚；莪术破血理气、消癥化积；茜草化瘀和络止血。大黄泻下导浊、解毒散结并能活血凉血。全方相互配合，重在抗癌解毒，达邪外出，并以扶正固本以善后，从而最终收到邪去正安之效果。

【方　　名】扶正抗癌汤合方

【方药组成】①太子参15g，夏枯草30g，红花9g，柴胡9g，佛手9g，木香9g，紫草根30g，薏苡仁30g，野菊花30g，白英30g，当归12g。②八月札9g，柴胡9g，木香9g，炒白术9g，生甘草9g，丹参24g，当归12g，莪术15g，党参15g，半枝莲30g，平地木30g，白花蛇舌草30g，生牡蛎60g。③党参9g，地黄9g，白芍9g，白术9g，茯苓9g，陈皮9g，泽泻9g，鳖甲15g，龟板15g，全当归18g，黄芪12g，七叶一枝花30g，白花蛇舌草30g。

【功效主治】①方用于扶正活血、疏肝解毒。②方用于软坚化瘀、调理脾胃。③方用于补气养血、养阴柔肝、健脾和胃、清热利湿。适用于肝癌。

【用法用量】每日1剂，煎2次分服。

【临床应用】江苏启东市海复地区医院肝癌防治组，用本方配合5-氟尿嘧啶治疗原发性肝癌50例，近期治愈5例、显效2例、有效13例、无效20例，总有效率为60%。存活1年以上者17例，占34%，其中已超过2年者8例，占16%。

【来　　源】启东市海复地区医院方。

【附　　注】本方药性苦寒，对脾胃功能有不同程度的影响，应注意加用养胃健脾药物，以保持脾胃正常运转。同时可根据病人体质，配用5-氟尿嘧啶、小金丸及一般护肝药物。

【方　　名】扶正祛邪冲剂

【方药组成】黄芪、半枝莲、白花蛇舌草各30g，人参、白术、茯苓各10g，龙葵、白英、仙鹤草各15g，女贞子20g。

【加　　减】口干咽燥加沙参、麦冬、生地黄；尿血不止加小蓟、白茅根、三七；小腹疼痛加延胡索、乌药、乳香、没药；肿块坚硬者，加穿山甲、莪术、水蛭、生牡蛎。

【功效主治】益气养阴，清热解毒。膀胱癌，症见尿血日久，面色无华，体倦乏力，气短声低，舌质淡，脉细弱。

【用法用量】制成冲剂，每袋15g，约含生药10g，日服3次，每次2袋，开水冲服。3个月至半年为1个疗程。也可水煎服，每日1剂。

【附　　注】本方适用于膀胱癌中晚期证属热毒蕴结，气阴两虚者。乃由于正气虚衰，脏腑功能失调，气血痰湿积聚，邪毒乘虚而入，而成癌瘤。治宜扶正祛邪兼顾。方中人参、黄芪、白术、茯苓大补元气，以助生化；女贞子滋养肝肾之阴，与补气药合用以补先天，固后天，扶正培本；半枝莲、白花蛇舌草、龙葵、白英、清热解毒，消肿抗癌以祛邪；仙鹤草止血。诸药合用，气阴充，热毒清，则诸症自愈。临床研究表明本方可提高免疫功能，改善症状，延长生存率，凡膀胱癌化疗间歇或不宜其他治疗的患者可放心使用。

【方　　名】扶正祛邪方

【方药组成】生黄芪30g，太子参30g，半枝莲30g，白花蛇舌草30g，白英30g，藤梨根30g，焦三仙30g，草河车15g，龙葵15g，白术10g，茯苓10g，陈皮10g，补骨脂10g。

【功效主治】在各种癌症术后，或放疗、化疗后的间歇期，做维持和预防复发治疗。

【用法用量】水煎分服，每日1剂。

【方　　名】扶正生津汤

【方药组成】麦冬、天冬、白茅根、党参各12g，沙参、生地黄、茯苓、白术各10g，玄参、玉竹、金银花各9g，白花蛇舌草30g，白毛藤20～30g，丹参12～15g，甘草3g。

【加　　减】脾胃虚寒加大枣、黄芪，酌减白茅根、玄参；气血两虚、白细胞降低，加枸杞子、生黄芪、鸡血藤，酌减白茅根、玄参；头痛加川芎、独活，酌减白花蛇舌草、白茅根；发热加黄芩、青蒿、连翘；食欲不振加麦芽、山楂、鸡内金。

【功效主治】益气养阴，解毒抗癌。鼻咽癌晚期邪盛而气阴两虚者。

【用法用量】放疗期间，每日服1剂，每剂煎3次，代茶饮用；放疗结束后，再服60～90剂，以后每年服150剂左右，坚持治疗2～3年或更长。

【临床应用】本方配合放疗治疗鼻咽癌150例，5年生存率为58%，10年生存率为30.8%。

【来　　源】《中西医结合杂志》1985年第2期。

【附　　注】癌肿晚期多表现为邪实而正虚，扶正培本法不仅可以减轻放疗和化疗的反应，保护骨髓造血功能，而且可以提高疗效，改善症状，延长生存时间。本方适用于鼻咽癌晚期邪盛而气阴两虚者或放疗期间的中药治疗，是一首扶正祛邪的方剂。方中党参、白术、茯苓、甘草为四君子汤，补气健脾，扶正而祛邪，并且党参、白术有较好的增强网状内皮系统吞噬功能的作用；麦冬、天冬、沙参、生地黄、玄参、白茅根、玉竹养阴生津，并能提高机体的免疫功能及延长抗体存在的时间；金银花、白花蛇舌草、白毛藤清热解毒，抗癌散结；丹参活血化瘀，抑制肿瘤细胞生长。诸药合用益气养阴而扶正，清热解毒以抗癌。

【方　　名】扶正汤

【方药组成】熟地黄15g，阿胶9g，制何首乌30g，党参12g，黄芪15g，女贞子12g，枸杞子

9g，薏苡仁30g，鸡血藤15g，陈皮9g，焦三仙各9g。

【功效主治】肿瘤病人放疗、化疗后所致的白细胞减少，身困体乏、精神疲倦、饮食减少等。

【用法用量】水煎服。每日1剂，分2～3次温服。

【附　　注】杨宝印供方。

【方　　名】扶正消癌汤

【方药组成】党参、炒白术各30g，丹参15g，檀香6g，苏梗、佛手各15g，茯苓、木香各10g，藿香15g，砂仁、白豆蔻各10g，白及、白花蛇舌草、仙鹤草各15g，莪术10g，炙甘草6g。

【功效主治】胃癌，慢性胃炎。

【用法用量】水煎服，每日1剂，分早晚2次服，15天为1疗程。

【临床应用】本组50例中，显效率87%，其中有2例患者1年后胃镜复查未见异常，1例生存6年余至今仍健在。

【来　　源】张明方。

【方　　名】扶正养阴肺积汤

【方药组成】生地黄12g，熟地黄12g，天门冬12g，麦门冬12g，玄参12g，生黄芪15g，党参15g，漏芦30g，土茯苓30g，鱼腥草30g，升麻30g。

【加　　减】口干甚者加知母12g，石斛12g（先煎），天花粉30g，制何首乌12g；脾虚甚者加茯苓15g，薏苡仁15g，怀山药12g，黄精12g；咳嗽痰盛痰盛者加蒸百部15g，马兜铃12g，射干12g，佛耳草30g；热盛痰白者加芙蓉叶30g，野荞麦根30g，七叶一枝花30g，花蕊石30g（先煎）；气滞血瘀者八月札12g，延胡索15g，两面针30g，露蜂房30g。

【功效主治】支气管肺癌。

【用法用量】水煎服，每日1剂。

【方　　名】扶正抑癌汤

【方药组成】人参（最好用朝鲜参、生晒参或红参）5g，黄芪15g，北五味10g，薏苡仁15g，茯苓30g，猪苓30g，泽泻15g，苦荞头30g，丹参25g，灵芝5g，生甘草5g。

【加　　减】鼻咽癌加露蜂房10g；肺癌加枇杷叶30g，杏仁12g，无花果15g；膀胱癌加龙葵30g；胃癌加半枝莲30g；子宫癌加三棱、莪术各15g；食管癌加硇砂5g（冲服）；肝癌加核桃树枝50g，七叶一枝花15g。

【功效主治】各种癌症。

【用法用量】水煎服，每日1剂。

【来　　源】《医方妙用》。

【方　　名】扶正增效方

【方药组成】黄芪30g，白术、太子参、枸杞子、鸡血藤各15g，红花10g，苏木、茯苓各12g，鸡内金9g，石斛、沙参、金银花各30g。

【加　　减】痰中夹血者，加仙鹤草、生地榆、白及；胸水者，加葶苈子、龙葵、茯苓；胸痛者，加郁金、延胡索、赤芍。

【功效主治】益气养阴，活血解毒。肺癌，咳嗽白痰，胸痛气短，咽干口燥，舌红、质暗，脉沉弦。

【用法用量】以上药物，水煎分2次空腹服下，每日1剂，放疗期间用。

【来　　源】《中医杂志》1997年第2期。

【附　　注】本方适用于肺癌放疗时的中药治疗，既增加肿瘤的放射治疗效应，又能减轻机体的毒副反应，是一首扶正祛邪的方剂。方中黄芪、白术、茯苓、太子参健脾益气以补后天，枸杞子、石斛、北沙参滋阴补肾以固先天，合用则健脾补肾，益气养阴，正充本固，扶正而祛邪，并能提高机体细胞及体液免疫功能，还有直接抑瘤作用；鸡血藤、红花、苏木活血化瘀，还可改善微循环，增强血管通透性，改善瘤体局部缺氧状态，提高放疗敏感性，鸡血藤并能治疗肿瘤放疗引起的白细胞减少；金银花清热解毒，抗癌；鸡内金健脾和胃，以消除放疗的毒副反应。诸药合用正充本固而积自除，攻毒抗癌而不伤正。

【方　　名】芙蓉肺癌消

【方药组成】芙蓉花15g，白茅根60g，紫草根30g，蒲公英30g，昆布30g，海藻30g，橘核9g。

【功效主治】清肺解毒，软坚散结。适用于肺癌。

【用法用量】每日 1 剂，煎 2 次分服。

【来　　源】武汉医学院附属第二医院方。

【方　　名】芙蓉膏

【方药组成】芙蓉叶、泽兰叶、黄柏、黄芩、黄连、大黄各等分。

【功效主治】清热解毒，活血消肿。适用于乳腺红肿，炎性乳癌，丹毒，肿瘤伴感染者。

【用法用量】共研成粉末，过重罗，入冰片 6g，用凡士林调成 20% 软膏，外涂。

【方　　名】芙蓉菊方

【方药组成】芙蓉菊全草 30g。

【功效主治】甲状腺瘤。

【用法用量】捣烂加蜂蜜适量调和，局部外敷，每日 1 剂。

【方　　名】芙蓉嫩根方

【方药组成】芙蓉嫩根。

【功效主治】乳痈无名肿毒。

【用法用量】带皮洗净捣烂，加盐少许敷肿睡，留一头，有脓即出少许而愈，无脓即消，其效如神。

【方　　名】芙蓉药膳

【方药组成】乌鸡 1 只，木芙蓉叶 60g，姜、葱、酱油、糖各适量。

【功效主治】凉血解毒，和胃止渴。本药膳主要适用于胃癌癌性发热者。

【用法用量】乌鸡去毛，弃去内脏洗净。把芙蓉叶用纱布包好置入腹内，置入锅中，放适量水、葱、糖、酱油。用大火烧滚后改用小火炖烂，弃去芙蓉叶纱部分，即可食用。

【附　　注】木芙蓉为锦葵科木槿属植物。体外试验对胃癌细胞尤为敏感，对金黄色葡萄球菌和溶血性淋球菌有抑制作用。

芙蓉叶尚可治疗食管癌，用其花或叶研末吞服，每次 3g，每日 6g。1986 年我到兰州参加学术会，期间 1 位食管癌患者闻讯前来诊治，其脉虚洪，吞咽隐痛。令其每日用牛奶煮芙蓉叶（牛奶 100g，清水 100g，芙蓉叶 100g）食用。1988 年接该患者来信云“服先生方后大效”，等等。

【方　　名】茯苓拔毒散合方

【方药组成】①茯苓拔毒散：雄黄、矾石、茯苓各等分。②连翘、金银花各 50g。

【功效主治】溃疡性黑色素瘤。

【用法用量】方①共研细末，过 7 号筛，混合均匀备用。在患处常规皮肤消毒以后，外敷此粉，每日换药 1 ～ 2 次。如患处流血较多可撒少许三七粉。如用散剂后感到干痛时，可制软膏或用熟麻油调化外敷。方②浓煎代茶饮，每日 1 剂，连服数月。

【临床应用】本组 10 例，应用上述药物后，均能控制溃疡面的扩大，渗出物明显减少，肿瘤生长缓慢，刺痛痒感减轻。其中 5 例经保守治疗 5 个月至 1 年后去他院做手术切除，均未发现转移，随访 2 年未见复发。另 5 例经保守治疗生存 5 年以上者 2 例，3 年以上者 1 例，2 年者、1 年者各 1 例。患者，男，87 岁，1981 年 4 月 3 日就诊。左臀外侧生一片状黑痣（10cm×12cm），1979 年秋季发现黑痣上有 3cm×2cm 溃疡面，轻度痒感，其后突起皮肤 1cm，呈黑色溃疡，流血性渗出物，刺痛尤甚。多方求治无效。乃求治于我院。查：右侧臀部外侧有黑痣 10cm×12cm，中央有一肿瘤，高出皮肤 3cm，形似菜花状，约 5cm×6cm 大小，溃疡流血，病理切片报告：“恶性肿瘤、黑色素瘤”。经上述方法治疗，自 1981 年 4 月延长生命到 1984 年 9 月 20 日。

【来　　源】《四川中医》，1985，（7）：55。

【方　　名】茯苓包子方

【方药组成】茯苓 50g，面粉 1 000g，猪肉 500g，生姜 15g，胡椒面 10g，食盐 20g，酱油 100g，大葱 25g，骨头汤 250g。

【功效主治】除湿化痰，利水消肿。本膳主要适用于膀胱癌小便不利、微有水肿的患者。对于脾胃虚弱、心悸失眠的肿瘤患者也可以试用。

【用法用量】茯苓去净皮用水润透，蒸软切片，每次加水 250g，加热煮 3 次，每次 1 小时，3 次药汁合并，滤净待用。面粉倒在案板上，加入发面 300g 左右，温热茯苓水 500g 和酱油、麻油、葱花、胡椒、骨头汤等投入盆中，搅拌成馅，待面团发酵后，加碱水适量，像做包子一样，分成 20 个，逐个包成生坯。然后，摆入蒸笼内，沸水上笼用武火约 15 分钟即成。

【附　　注】茯苓中抗癌成分是水溶性多糖，本膳中由于水煮 3 次，保留了最大的有效成分。

【方　　名】茯苓炒白芍汤

【方药组成】茯苓、炒白芍、炒党参各 12g，郁金、醋柴胡、炒白术、当归、黄芪、莪术、炒谷芽、炒麦芽各 10g，绿萼梅 6g，生甘草 3g。

【功效主治】胃癌。

【用法用量】水煎，每日 1 剂，服 2 次，1 个月为 1 个疗程。

【临床应用】用药 1 ～ 2 个疗程，有效率达 100%，延长生存期 2 ～ 8 年。

【方　　名】茯苓车前汤

【方药组成】茯苓 9g，车前子（包煎）、茺蔚子、玄参、牛膝、川贝母各 6g，酒川大黄、川郁金、桔梗各 4.5g，玄明粉、黄芩各 3g，木通 2.4g。

【功效主治】清热解毒，理气散结。适用于视网膜母细胞瘤。

【用法用量】每日 2 剂，水煎服。

【来　　源】《常见病验方研究参考资料》。

【方　　名】茯苓陈皮汤

【方药组成】茯苓 30g，陈皮 12g，法半夏 12g，生南星 12g（先煎），瓜蒌 24g，天麻 12g，薏苡仁 30g，钩藤 15g，山甲珠 15g，白芷 12g，半枝莲 30g，建曲 20g。

【功效主治】除痰导滞。主治脑瘤。

【用法用量】水煎，每日 1 剂。

【附　　注】本方适用于头痛较轻，呕吐痰涎，睡眠不安，噩梦多，胸脘痞闷，舌苔黄厚腻，脉缓或滑数的痰浊阻滞型脑瘤。

【方　　名】茯苓糕

【方药组成】白茯苓 200g，黑芝麻 200g，红枣 200g。

【功效主治】滋润五脏，补虚益气。本膳主要适用于胆囊或胆管癌所致虚弱不支者。

【用法用量】茯苓切成方寸块，放瓦罐内清水浸没，煮至茯苓酥软松懈，置布袋中，夹水搓揉，筋脉渣滓留袋中者弃去不用，澄取茯苓粉，干燥。黑芝麻九蒸九晒，研末。红枣煮烂去皮、核。三味捣和，切块，蒸成糕。每次嚼服 1 ～ 2 块，空腹食用，不拘时间。

【附　　注】邓士贤报告：以复方茯苓煎剂实验，表明对小白鼠肝癌 H–22 和子宫颈癌 U–27 均有一定的抑制作用（《食品与健康》，1989，5，6：25）。梁喜爱报告：茯苓抗癌作用有以下几个方面，①影响 DNA 合成，导致癌细胞死亡；②影响癌细胞，使之活性丧失；③影响纺锤丝，使癌细胞染色体无法移动；④有干扰 RNA 转录的功能等等（《铁道医学》，1992，4：235）。

【方　　名】茯苓葛根汤

【方药组成】茯苓、生姜各 12g，炒竹茹、半夏、广陈皮、青竹叶、焦白术、神曲、厚朴、石斛各 9g，苍术 6g，甘草、鸡内金、荷叶梗、葛根各 4.5g。

【功效主治】子宫颈癌。

【用法用量】水煎服，每日 1 剂。

【方　　名】茯苓姜半夏合方

【方药组成】①茯苓、姜半夏、焦山楂各 13g，陈皮、炒神曲、炒麦芽、焦内金各 10g，炮穿山甲、炒柿蒂各 9g，急性子、黄药子各 15g，石打穿 16g。②南沙参、北玉竹、山药各 24g，杭寸冬 15g，黄药子、急性子、石打穿各 16g，白茅根 60g，白花蛇舌草 120g。③化癌散：生水蛭 180g，白鹅尾巴毛烧成炭 30g，熊胆 16g。

【功效主治】食道癌。

【用法用量】方①加水 1 500ml，煎取 500ml，入蜂蜜 120g 煎沸，分 4 次服，每日 1 剂。方②加水 2 500ml，煎服 500ml，入蜂蜜 120g 煎沸，分

2 次服，每日 1 剂。方③共研细末，每日 7g，分 2 次冲服。

【临床应用】侯某，男，47 岁，自诉进食不利，嗳气 2 个月，吞咽困难 20 天。经某医院食道涂片找到癌细胞，确诊为食管中下段癌晚期，不能手术。形瘦便黑，眼睑浮肿，呃逆痰鸣，脉虚弦涩滞。用方①治疗，40 剂后吞咽顺利，呃平痰消，唯咽部干涩，大便干燥，拟方②治疗，配合方③。1984 年 4 月摄片检查，食管正常，食道涂片未找到癌细胞。

【来　　源】《广西中医药》，1982，（2）：29。

【方　　名】茯苓生薏苡仁方

【方药组成】茯苓、生薏苡仁、熟薏苡仁、生地黄、粉萆薢各 24g，知母、黄柏、牡丹皮、泽泻、玉竹、山茱萸、白术各 12g，甘草梢 6g，天龙 2 条。

【功效主治】滋阴补肾，健运利湿。适用于肾阴亏损，脾失健运，湿热下注之膀胱乳头状肿瘤。血尿，小便淋漓不畅，膀胱刺激征，精神疲乏，腰际酸楚；舌苔薄，舌质偏红，脉细数。

【用法用量】每日 1 剂，水煎服，随症加减，同时吞服琥珀粉，每日 1.5g，分 2 次服；六味地黄丸每日 12g，分 2 次吞服。

【临床应用】汪某，男，64 岁。1976 年 12 月膀胱镜检发现膀胱右侧壁乳头状肿瘤，因患者有严重冠心病，要求中医治疗。初诊时尿血，时有时无，时多时少，小便淋漓不畅，神疲，腰酸，苔薄，舌红，脉细弦，遂投本方加减，坚持服用半年左右，膀胱镜复查，肿瘤已缩小，再服原方 8 个月，1984 年随访，患者健康状况良好。

【附　　注】方中生地黄、知母、玉竹、黄柏等滋阴降火，白术、茯苓益气健脾，萆薢、薏苡仁、泽泻、甘草梢清利下焦湿热，天龙活血化瘀消肿，全方补泻结合，攻补兼施，补不碍滞，利不伤阴，以达相辅相成之功。

【方　　名】茯苓汤

【方药组成】赤茯苓（去皮）、陈皮（去白，焙）、泽泻各 20g，芍药、白术各 120g，人参、桂（去粗皮）各 60g，桑白皮 90g，石膏 240g，半夏（汤洗 7 次）180g。

【功效主治】清热利尿，理气活血。适用于胰腺癌，面黄肌瘦，胸满胁胀，小便闷赤。

【用法用量】上为粗末。每服 12g，水 300ml，入生姜少许，煎至 200ml，去滓温服，不拘时候。如病甚者，加大黄、朴硝各 60g。

【方　　名】茯苓丸

【方药组成】白茯苓（去黑皮）三两，半夏（汤洗去滑）、生姜（切，焙）各二两，昆布（洗去咸，焙）、海藻（洗去咸，焙）各五两，肉桂（去粗皮）、陈皮（去白，焙）各一两。

【加　　减】肿块较大，颈部胀满者加南星、苍术；胸闷不舒加木香、郁金、沉香；大便不通者加巴豆。

【功效主治】理气燥湿，化痰消瘿。气郁痰阻之颈前肿块，质软不痛，颈部觉胀，胸闷。现临床可用于甲状腺肿瘤的治疗。

【用法用量】上药为细末，炼蜜为丸，如杏仁大，常含化一粒，令药气不绝。

【来　　源】《圣济总录》卷一二五。

【附　　注】本方所治之证乃气郁痰阻之瘿瘤而痰湿偏盛者。饮食失调及水失宜，损伤脾胃，脾失健运，不能运化水湿，聚而生痰，痰阻气机，使气机郁滞，痰气壅结颈前则成瘿瘤。方中白茯苓甘淡而平，甘则能补，淡则能渗，既能健脾补中以祛湿，又能通利小便而渗湿，使湿去脾健而运化正常，则气机通畅，瘿结自散，故为主药；昆布、海藻化痰软坚，消瘿散结；半夏燥湿化痰；陈皮理气化痰；肉桂、生姜温中助阳以祛湿。诸药合用则湿痰消，气机畅，瘿结散。

【注意事项】忌食生冷、黏腻之品。

【方　　名】茯苓苡仁汤

【方药组成】茯苓 30g，薏苡仁 30g，防己 30g，葶苈子 30g，瞿麦 30g，猫爪草 30g，白花蛇舌草 30g，淫羊藿 15g，党参 12g，白术 12g，桂枝 9g，甘草 6g，川椒 6g，大枣 10 个。

【功效主治】清热疏肝，利湿逐饮。适用于乳癌晚期。
【用法用量】每日 1 剂，水煎，分 2 次温服。

【方　　名】茯苓泽泻汤
【方药组成】茯苓 25g，泽泻 12g，桂枝 6g，白术 9g，生姜 12g。
【功效主治】温阳利水，益气和中。适用于胃癌。
【用法用量】以水 1 升，煮取 300ml，纳泽泻，再煮取 300ml，每次温服 100ml，每日 3 次。
【来　　源】《金匮要略》。系现代用方。

【方　　名】茯苓栀子汤
【方药组成】茯苓 12g，栀子 9g，赤芍 9g，龙胆草 9g，柴胡 3g，广郁金 12g，桃仁泥 3g，炙鳖甲 12g，怀山药 12g，三棱 9g，茵陈蒿 12g。
【功效主治】肝癌。
【用法用量】水煎服，每日 1 剂。
【来　　源】《肿瘤的辨证施治》，上海科学技术出版社，1980：89。

【方　　名】茯夏汤
【方药组成】土茯苓 30g，夏枯草 12g，昆布 9g，海藻 9g，牡蛎 30g（先煎），红花 3g，丹参 12g，三七 3g（冲），干地黄 18g，玄参 12g，旱莲草 3g，防风 9g，白芷 9g，苍耳 9g，荆芥 9g，钩藤 12g，忍冬藤 12g。
【功效主治】神经系统肿瘤。
【用法用量】水煎服，每日 1 服。

【方　　名】浮萍银花汤
【方药组成】浮萍、金银花、黄芩、丹参、赤芍各 9g，蝉蜕 3g，茯苓、白鲜皮各 12g，川芎、甘草各 6g。
【功效主治】汗管瘤。
【用法用量】水煎服，每日 1 剂。

【方　　名】福州马铃薯丸
【方药组成】马铃薯 250g，地瓜粉 150g，韭菜籽 3g，瘦猪肉 50g，花菜 25g，韪梗、紫菜、葱、酱油、味精各适量。
【功效主治】和中养胃，调摄冲任。本膳主要适用于子宫颈癌见白带多或内含血丝的患者。
【用法用量】马铃薯蒸熟，去皮，放在有孔铁盒中，扩压揉下，加地瓜粉，搓揉成条，揪下小剂子，每个 30g 左右，按扁。韭菜籽炒香研细，猪肉剁成馅，花菜等切碎，加佐料，放入少量食油中炒熟，搓成馅丸。把馅放在剂皮中，捏成丸，放入蒸笼，蒸 1 小时左右，取出即可。
【附　　注】据台北恭氏报告：以马铃薯 250g，不用削皮，洗净压汁饮用。每天喝 5 次，1 次喝一碗。时间定在上午 8 时半、10 时半及下午 1 时半、4 时半各喝 1 次，睡前再喝 1 次。对子宫颈癌有辅助性治疗作用，但必须严格按时间饮用（《世界治癌汉方总集》，台北金林文化事业有限公司出版，1984：334）。

【方　　名】腑消散
【方药组成】益智仁 10g，黄药子 50g，八月札 30g，三七粉 6g，灵芝体 10g。
【加　　减】肝气郁结加王不留行 15g，川楝子 10g，正虚邪实者加莪术、丹参各 15g，生黄芪 30g，西洋参 15g。
【功效主治】活血化瘀，清热解毒。适用于食管癌、贲门癌、胃癌、结肠癌、胰腺癌、膀胱癌等。症见胸腔痞满，两肋窜痛，大便秘结，舌红有瘀斑，脉弦等。
【用法用量】研微粉做散剂，内服，每日 3 次，每次 5g，温开水冲服。
【注意事项】禁食海鲜，忌辛辣。
【附　　注】本方为北京市东城区健安医院张志才院长的经验方。

【方　　名】腑消散加味
【方药组成】益智仁 10g，黄药子 50g，八月札 30g，三七粉 6g，海螵蛸 30g，全虫 10g，灵芝粉 10g。
【加　　减】肝气郁结者加王不留行 15g，川楝子 10g，青皮 10g，木香 10g；正虚邪实者加莪术、丹参各 15g，黄芪 30g，西洋参 15g。
【功效主治】活血化瘀、清热解毒。适用于食管癌、贲门癌、胃癌、结肠癌、胰腺癌、膀胱癌等。症见胸腔痞满、两肋窜痛，舌红有瘀斑，脉弦等。

【用法用量】研微粉做散剂，内服，每日 3 次，每次 5g，温开水冲服。

【来　　源】本方为北京张志才经验方加味方。

【方　　名】腐皮烩绒蛤方

【方药组成】大蛤蜊 100g，豆腐皮 100g，青菜 2 棵。葱屑、盐、味精、淀粉少许，冷水、豆油、高汤适量。

【功效主治】滋阴利水，化痰软坚。本膳主要适用于肺癌胸水者。

【用法用量】将蛤蜊浸泡于水中，待含沙吐尽，放入锅内滚水中煮，见其张开后迅速捞出，剥开将肉挑出。在油锅中烧热豆油，先下葱屑，再倒蛤蜊肉、豆腐皮和青菜，稍炒后加盐、味精，倒入高汤。烧开后加入淀粉汁勾芡，即可食用。豆腐皮不在用油炸过的，蛤蜊应新鲜，肥大者良。

【附　　注】《本草经疏》云："蛤蜊其性滋润而助津液，故能润五脏，止消渴，开胃。"从营养成分来看，每 100g 蛤蜊肉含蛋白质 10.8g，脂肪 1.6g，碳水化合物 4.6g，钙 37mg，磷 82mg，铁 14.2mg，维生素 A400IU，维生素 C5mg，以及碘等。对于癌症患者的营养补充也有益处。

【方　　名】附蚕蒿素汤

【方药组成】白附子 10g，僵蚕（炒去丝背）10g，藁本 30g，川芎 30g，夏枯草 60g，白芷 15g，乳香 30g，赤芍 30g，没药 30g，三七 30g，当归 30g，蜈蚣 4 条。

【功效主治】脑肿瘤（脑膜瘤、神经胶质瘤、显形细胞瘤、神经母细胞瘤）。活血祛风、化瘀止痛。症见进行性头痛、视力障碍、恶心呕吐等。

【用法用量】共研细粉，内服，每次 5g，每日 2 次。

【注意事项】孕妇忌服。

【来　　源】北京市健安医院谢俊峰的经验方。

【方　　名】附方耳肿瘤单验方 1

【方药组成】鲤鱼脑 1 枚、鲤鱼肠 1 具、乌麻子 30g。

【用法用量】先捣乌麻令碎，次入二味相和，微火熬，以暖布薄裹于耳。

【功效主治】益肾泻热。适用于耳部肿瘤，耳中脓血流出，日夜不止。

【来　　源】《太平圣惠方》。

【方　　名】附方耳肿瘤单验方 2

【方药组成】石矾灰、黄连（去须）、乌贼鱼骨、赤石脂各 7.5g。

【功效主治】清热燥湿。适用于耳部肿瘤，耳出脓血。

【用法用量】上药捣细罗为末。每周 1.5g，绵裹塞耳中。

【来　　源】《太平圣惠方》。

【方　　名】附方耳肿瘤单验方 3

【方药组成】磁石 7.5g（烧令赤，醋淬 7 遍，研），龙骨 7.5g，白矾灰 7.5g。

【功效主治】燥湿收敛。适用于耳部肿瘤，日夜脓水不止。

【用法用量】上为散，以生地黄汁和捻如枣核大，绵裹 1 丸塞耳中，日三度易之。

【来　　源】《太平圣惠方》。

【方　　名】附萎鲫鱼汤

【方药组成】郁金、香附、白芍、当归各 9g，橘叶 6g，瓜蒌 15g，鲜鲫鱼 1 条，食盐少许。

【功效主治】调理冲任，疏肝理气。主治冲任失调型乳腺癌。

【用法用量】前 6 味药煎汤后去渣，加入洗净的鲫鱼、食盐煮熟。喝汤食鱼，每日 1 剂，连服 15 ～ 20 剂为 1 疗程。

【方　　名】附片王不留行方

【方药组成】附片 120g，王不留行 30g，天门冬、麦门冬各 15g，阿胶、莪术各 12g。

【功效主治】原发性支气管肺癌。

【用法用量】水煎，每日 1 剂，服 3 次。

【临床应用】用药 1 个月，有效率为 62%。

【方　　名】附子地鳖虫方
【方药组成】附子、地鳖虫各 20g，干姜 25g，炙甘草 30g，红参 15g，穿山甲 10g，麝香 0.3g（冲服），沉香 6g。
【功效主治】胃癌。
【用法用量】以水 1 500ml，煎至 700ml，频频温服。

【方　　名】附子桂枝方
【方药组成】附子（先煎）9g，桂枝 9g，杭芍 9g，砂仁 9g，泽泻 9g，炙甘草 9g，牡蛎 15g，鳖甲 15g，败酱草 15g，薏苡仁 15g，炮姜 15g，茯苓 15g。
【功效主治】用于肾肿瘤侵犯结肠者。
【用法用量】上药先用水浸泡半小时，加水煎煮 2 次，药液混合均匀，分 2 次服用，每日 1 剂。

【方　　名】附子理中汤加味
【方药组成】党参、白术、海藻各 12g，白芍、地鳖虫各 10g，水蛭、九香虫各 5g，附子、田三七、荜澄茄、鸡内金各 3g，肉桂 2g。
【功效主治】腹主动脉瘤。
【用法用量】水煎服，每日 1 剂。

【方　　名】附子理中丸加味
【方药组成】党参 20g，白术 15g，茯苓 15g，炙甘草 3g，干姜 10g，制附子 10g，肉豆蔻 10g，补骨脂 10g，五味子 10g，吴茱萸 10g，生薏苡仁 30g。
【加　　减】若肾阳虚明显者，加淫羊藿、巴戟天、肉桂各 10g，便血量多色黯者，加灶心土 30g，艾叶 15g；大便无度者，加诃子 10 ～ 20g，白槿花、罂粟壳各 15g；兼腹水尿少者，加白茅根、大腹皮、茯苓皮各 30g。
【功效主治】温补脾肾，益气固涩。主治肠癌之脾肾阳虚型，症见面色萎黄，腰膝酸软，畏寒肢冷，腹痛绵绵，喜按喜温，五更泄泻，或污浊频出无禁，舌淡，苔薄白，脉沉细无力。
【用法用量】水煎服，每日 1 剂。
【来　　源】《和剂局方》方加减。
【附　　注】饮食清淡，忌生冷、油腻、辛辣。

【方　　名】附子五苓散
【方药组成】大附子（挖空，入五苓散在内，炮熟）1 枚。
【功效主治】温阳逐饮。适用于阳气不足，水饮内停之胃癌食则呕吐者。
【用法用量】上为细末，每服 2g，用姜汤送下。
【来　　源】《朱氏集验方》。

【方　　名】附子粥
【方药组成】制附子 3g，干姜 3g，粳米 100g，葱白 2 茎，红糖少许。
【功效主治】温中散寒，补阳止痛。本膳主要适用于胰腺癌寒性疼痛者。
【用法用量】附子、干姜研为极细粉末，先用粥米煮粥，待粥煮沸后，加入药末及葱白、红糖同煮为粥。或用附子、干姜煎汁，去渣后，下粳米、葱白、红糖一并煮粥。
【来　　源】方出《太平圣惠方》，实源于张仲景的四逆汤变方，脉细弱无力、阳气衰弱的危重癌患者均可应用。
【附　　注】日本町俊夫认为：癌性疼痛者大多具有虚寒证，治疗时，以十全大补汤或补中益气汤为主，加附子一味即有疗效。附子中的中乌头碱镇痛作用约是吗啡的 20 倍，而且具有激活巨噬细胞的免疫功能。只要辨证正确，附子用量从 1g 开始，渐增到 5g，一般均有效果［(《顺天堂医学》，1992，(1)：15)］。

【方　　名】赴筵散
【方药组成】白矾、铜绿各 3g。
【功效主治】解毒抗癌。适用于舌癌。
【用法用量】研为末，掺于患处，并以温醋漱口。

【方　　名】复方八角金盘汤
【方药组成】八角金盘 10g，八月札 30g，石见穿 15g，急性子 15g，半枝莲 15g，丹参 12g，青木香 10g，生山楂 12g。
【功效主治】食管贲门癌。
【用法用量】水煎服，每日 1 剂。
【临床应用】汪某，男，63 岁，于 1980 年 1 月因吞咽困难入院，经食道 X 片及食管拉网检查，诊断为食管贲门癌，用复方八角金盘汤化裁治疗，服本方100余剂，病灶缩小，1985年随访，患者病情稳定，能从事轻农活。

【来　　源】《辽宁中医杂志》，1985，(8)：23。

【方　　名】复方八月札汤合方

【方药组成】①山稔根60g，八月札60g，白花蛇舌草60g。②葵树子60g，八月札60g，半枝莲60g，穿破石60g。

【功效主治】绒毛膜癌、恶性葡萄胎。

【用法用量】水煎服，每日1剂。

【临床应用】郭某，女，24岁，确诊为恶性葡萄胎，用药20多天，阴道流血停止，子宫复原，尿妊娠试验转阴，继续服药巩固3个多月，已能参加正常劳动。

【来　　源】《抗癌中草药制剂》，人民卫生出版社，1981：266。

【方　　名】复方巴豆散

【方药组成】巴豆肉5粒（纸裹打去油），红曲90g（炒），小麦麸皮30g（炒）。

【功效主治】腹部肿块，属寒证者。

【用法用量】上药均研为细末，总和为丸，如玉米粒大。每次空腹服10丸，白开水送服。

【方　　名】复方白花蛇散

【方药组成】白花蛇（酒浸取肉）60g，焙生犀角37.5g（镑研），黑牵牛15g（半生半炒），青皮15g。

【功效主治】恶性淋巴瘤。

【用法用量】上述药物共研为末，每服6g，入腻粉1.5g，五更时，糯米饮调下，利下恶毒为度，10日1服。

【来　　源】《本草纲目》。

【附　　注】原方所用腻粉量太多，减为0.1g较宜。

【方　　名】复方白头翁汤

【方药组成】金银花藤30g，蒲公英30g，淫羊藿30g，仙茅20g，白头翁30g。

【功效主治】大肠癌。

【用法用量】将上药加水煎汤饮服，分3次服，每日1剂。

【方　　名】复方斑蝥丸

【方药组成】斑蝥（去毒烧炼）10～16枚，大枣（去核）30枚，人参30g，生黄芪40g，莪术30g，白术30g，急性子30g，田三七30g，半夏30g，炮穿山甲30g，草河车50g，茜草25g，茯苓30g，沉香25g，补骨脂25g，甘草20g。

【加　　减】胸背疼痛者加血竭5g，炮穿山甲12g，田三七5g，炒刺猬皮9g，干蟾皮7g，威灵仙20g；口气腐臭者加紫花地丁25g，鱼腥草20g，金银花20g，大黄炭7g，土茯苓20g，生薏苡仁40g；气阴亏虚者加太子参20g，怀山药30g，女贞子30g，天门冬20g，生地黄25g；气血两虚者加当归身15g，熟地黄20g，鸡血藤30g，生黄芪30g。

【功效主治】攻毒逐瘀，健脾益气。食管癌晚期，噎塞不能进食，形体消瘦，面色无华，神倦乏力，胸痛彻背，舌质青紫，苔厚腻。

【用法用量】选择个大、无虫蚀的全斑蝥，用针将头、足、翅、胸甲去掉，纳入去核之大枣，用线缠扎，烘干碾细面，与上述其他诸药碾面后混匀，炼蜜为丸，每丸重10g，每次2丸，每天3次口服，3个月为1疗程。服药期间忌食小米，并密切观察尿液变化及刺激症状有否发生。

【来　　源】《中西医结合杂志》1989年第8期。

【附　　注】本方乃为扶正祛邪之剂，其证治要点为久病正虚，无力抗邪，邪毒炽张，壅结于胸膈，积而成块。故方中用斑蝥为主药，味辛性寒有毒，取其以毒攻毒，逐瘀散结。现代药理研究证实，该药主要成分为斑蝥素，其水、醇、丙酮提取物对多种实验动物移植性肿瘤有明显抑制作用，对小鼠腹水型肝癌细胞的生长及分裂、增殖显示良好的杀伤效果；急性子、田三七、茜草、莪术、炮穿山甲破血散结，消癥止痛，尤其后者善于走窜，通达经络，畅顺气血，破除瘀滞；半夏化顽痰、消坚积，开泄力强，并降胃止呕；以上数药共同配合，重在祛邪，削其病势。人参、生黄芪、白术、茯苓健脾益气、扶正固本，正气充盛则抗邪有力，不致邪气进一步内陷，同时亦有防前述攻邪之品伤正之虑；补骨脂、草河车、沉香温阳散寒以助命门之火，先天炎旺，既有利于后天气血生化，又可使摄纳有权，引清气下行以养脏腑；最后以甘草调和诸药，解百毒。全方配合，共达攻毒逐瘀、健脾益气之功。

【方　　名】复方斑蝥丸
【方药组成】斑蝥 15g，大黄、猪苓各 25g，人参 20g。
【加　　减】并根据不同病期，结合辨证与辨病的原则，选用白花蛇舌草、山豆根、夏枯草、土茯苓、薏苡仁、半枝莲、黄芪、丹参、黄柏、当归、五加皮等，水煎服。若血尿，可用地榆炭 100g，加食醋 500ml，煎至 300ml，每日 1 剂，分 2 次服完。
【功效主治】解毒抗癌。膀胱癌，症见小便不利，小便短数，大便燥结，舌红苔黄，脉滑数。
【用法用量】斑蝥酒浸液入大黄、人参、猪苓末，用蛋清调匀，制成绿豆大药丸。每次 5 粒，1 日 3 次。
【临床应用】本方治疗膀胱癌 23 例，总有效率为 78%。观察发现，本疗法适用于非浸润型、T1 ～ T2 期的乳头状肿瘤。
【来　　源】《黑龙江中医药》1982 年第 4 期。
【附　　注】本方所治为膀胱癌中期证属热毒炽盛者。癌肿中期正气渐衰而邪气渐盛，治宜祛邪扶正兼顾。方中斑蝥辛温有毒，能破积散结，抗肿瘤为主药；大黄苦寒泄热降火，荡涤积滞，使邪毒从大便而出；猪苓甘淡而平，利水渗湿，使邪毒从小便而出；人参大补元气，增强免疫功能，扶正托毒以抗癌。本方寒热并用，攻补兼施，相辅相成，共奏解毒抗癌之功。

【方　　名】复方半枝莲白花蛇舌草汤合方
【方药组成】①半枝莲、白花蛇舌草、三棱、莪术、鳖甲、八月札、丹参、薏苡仁、茯苓、陈皮、当归。②党参、黄芪、茯苓、橘红、半夏、八月札、三棱、莪术、鳖甲、半枝莲。
【加　　减】肝痛，加川楝子、延胡索、炒香附；腹胀，加大腹皮、川厚朴，枳壳；腹水，加大腹皮、猪苓、车前子；黄疸，加茵陈蒿、山栀、郁金、车前子；消化道出血，加仙鹤草、地榆炭、败酱草炭。
【功效主治】①方攻补兼施，以攻为主，用于体质尚好，症状不太严重的肝癌。②方攻补兼施，以补为主，适用于肝癌体质较差者。中药同时与放射治疗综合使用。
【用法用量】水煎服，每日 1 剂。
【临床应用】治疗 62 例，生存均在 1 年以上，有数例已生存 4 年，良好。

【方　　名】复方半枝莲半边莲汤合方
【方药组成】①半枝莲 30g，半边莲 30g，黄毛耳草 30g，天胡荽 60g，薏苡仁 30g。②取上方药物制成注射制。
【功效主治】肝癌。
【用法用量】方①水煎，每日 1 剂，分 3 次服。方②取方①之药物，精选加工后加入适量注射用蒸馏水，煮半小时许，倾出药液。药渣再煎一次，将两次药液合并，放水浴上浓缩，约为 1：1，待冷后加入 95% 乙醇，使之含醇量达 50%，搅匀、静置、抽滤、滤液减压浓缩至 1：3，再加入相当于浓缩液一倍量的注射用水，搅匀，贮放于 2 ～ 4℃冰箱中一昼夜，过滤，滤液中加 0.2% 活性炭，搅匀，并水浴加温至 50℃ 5 分钟，抽滤，滤液中加 2% 苯甲醇，再加注射用水补足量，搅匀，分装，用 100℃流动蒸气灭菌半小时。每次 3 ～ 4ml，肌肉注射，每日 1 ～ 2 次。也可穴位注射用。
【临床应用】共治疗肝癌病人 156 例，其中原发肝癌病人 146 例，继发肝癌病人 10 例；临床获得明显效果者 42 例，有效者 59 例。
【来　　源】《千家妙方》，战士出版社，1982：569。

【方　　名】复方半枝莲片
【方药组成】半枝莲 100g，山楂 100g，连翘

100g，鲜旱莲草100g，蒲公英200g，棉花壳200g，鲜瓦松300g。

【功效主治】燥湿化浊，清热解毒。适用于宫颈癌。

【用法用量】先将瓦松、旱莲草加水煎煮，药液浓缩成稠浸膏，后加入其他药物的细末，混合，制粒，压片，即得。口服，每次4～6片，每日3～4次。

【临床应用】以本方配合其他疗法治疗宫颈癌9例中，显效4例、有效3例、无效2例，总有效率为77.8%，尤对开花溃烂、出血的宫颈癌疗效更好。

【来　　源】湖北襄阳区西尹卫生院方。

【方　　名】复方半枝莲汤

【方药组成】半枝莲30g，夏枯草15g，旱莲草15g，昆布12g，海藻12g，玄参12g，生地黄12g，川楝子9g，白芍9g，青黛3g。

【功效主治】清肺解毒，软坚抗癌。适用于鼻咽癌。

【用法用量】每日1剂，煎2次分服。

【临床应用】湖北黄石市中医院用于治疗鼻咽癌有效。如患者杨某，男，70岁。左鼻孔癌肿阻塞，左眼球突出。经服本方5剂，肿块开始缩小，出血停止，服至15剂后自觉症状消失，眼球复原，饮食正常，体质增强，间断用药9个多月，无复发。

【来　　源】黄石市中医院方。

【方　　名】复方半枝莲汤

【方药组成】半枝莲60g，石见穿、生地榆、薏苡仁、忍冬藤、昆布各30g，山豆根、槐角、胡麻仁各15g，白重楼12g，枳壳、川厚朴各9g。

【加　　减】便带黏冻者，加白芍、马齿苋、白头翁；癌肿较大者，加夏枯草、海藻、生牡蛎；神疲乏力者，加党参、黄芪、白术；白细胞下降者，加鸡血藤、枸杞子；血虚者，加当归、白芍、阿胶。

【功效主治】清热解毒，散结消肿。适用于大肠癌，症见腹胀腹痛，大便脓血，口干口苦，舌红苔黄，脉弦。

【用法用量】水煎分2次服下，每日1剂。

【用法用量】本方治疗肠癌20余例，在系统观察的7例中，显效2例，症状缓解5例，全部有效。

【来　　源】《抗癌中草药制剂》。

【附　　注】本方适用于大肠癌初、中期，证属热毒内蕴者。方中半枝莲清热解毒，消肿抗癌为主药；石见穿、薏苡仁、忍冬藤、山豆根、白重楼解毒消肿以助主药之功；槐角善下行而清热利湿，可使药力直达肛肠，合地榆可凉血止血；胡麻仁润燥滑肠；枳壳、川厚朴行气导滞；昆布软坚散结。诸药合用共收清热解毒、消肿抗癌之功。

【方　　名】复方壁虎酒

【方药组成】黄酒1 000ml，泽漆100g，壁虎50g，蟾皮50g，锡块50g。

【功效主治】食管癌。

【用法用量】将泽漆、壁虎、锡块、蟾皮装入消毒的容器内（禁用铁铝制品），再将黄酒加入，每日搅动两次，注意密封，浸泡5～7天，滤过药渣，静置2天即可服用。口服，1日3次，1次25～50ml，饭前半小时服，天冷时可温服，能进食后，每次再调服壁虎粉2g及蟾皮粉1g。

【临床应用】共治42例，治愈13例（30.95%），临床治愈19例（45.24%），显效7例（16.67%），无效3例（7.14%），总有效例数39例（92.86%）。许某，男，46岁，1979年10月因吞咽困难加重，经当地医院X光拍片及胃镜细胞学检查，确诊为食管下段癌，患者接受复方壁虎酒治疗1周后，饮食明显好转，自觉症状消失，拍片复查食管未见异常，此后健康如常，一直参加体力劳动。

【来　　源】《北京中医杂志》，1986，（3）：25。

【方　　名】复方壁虎酒

【方药组成】泽漆100g，壁虎50g，蟾蜍皮50g。

【功效主治】食道癌。

【用法用量】泡黄酒中间成，每次25～50ml，每日3次，饭前服，能进食后再每次调服壁虎粉2g，蟾皮粉1g。

【临床应用】治疗食道癌42例，结果治愈13例，临床治愈19例，显效7例，无效3例，总有效率92.86%。

【来　　源】《毒剧中药古今用》。

【方　　名】复方补骨脂方

【方药组成】猪腰1个，补骨脂15g。

【功效主治】化疗所致的白细胞减少，并治疗腰痛。

【用法用量】上二味，加配佐料同煮，喝汤吃猪腰。

【方　　名】复方蟾龙片

【方药组成】蟾蜍、壁虎、儿茶、龙葵、藤梨根、山豆根、夏枯草。

【功效主治】清肝解毒抗癌。适用于原发性肝癌。

【用法用量】以上各药共研细末，加入辅料后压制成片剂。口服，每次2～3片，每日3次。

【临床应用】上海市赴启东市肿瘤防治小组用于治疗原发性肝癌48例，总有效率为54%，部分病人甲胎蛋白试验转阴。

【来　　源】上海市赴启东市肿瘤防治小组方。

【方　　名】复方赤小豆方

【方药组成】赤小豆90g，鱼腥草30g。

【功效主治】癌性胸腹水。

【用法用量】水煎服，每日1剂。

【方　　名】复方丹参汤合方

【方药组成】①丹参30g，石见穿30g，夏枯草30g，香附15g，党参15g，马鞭草15g，七叶一枝花15g，虎杖15g，鹅不食草9g，壁虎5条。②鲜蟾蜍皮1～2张。

【加　　减】腹水，加车前子60g；发热，加金银花50g，黄芩15g；疼痛，加延胡索15g，威灵仙30g。

【功效主治】活血解毒，消癥抗癌。适用于肝癌。

【用法用量】①方水煎，口服，每日1剂。②方新鲜剥取。贴敷于肝癌肿块皮肤上。

【临床应用】用于治疗肝癌多例均有效。如患者何某，女，47岁，经用本方治疗3个月后，肝区疼痛明显减轻，食欲增加，肝大由11.5cm缩小至6.5cm，一般情况改善。

【来　　源】常州市第一人民医院方。

【方　　名】复方二根汤

【方药组成】板蓝根12g，山豆根9g，金银花9g，万年青12g，蝉蜕12g，白花蛇舌草15g，紫花地丁15g。

【功效主治】皮肤癌。

【用法用量】上药加水同煎汤，去渣取汤汁饮服，分3次饮，每日1剂，连续10日1个疗程。

【来　　源】《经验方》。

【附　　注】服本方须外敷配合，以增强疗效。

【方　　名】复方二蓟汤

【方药组成】半枝莲、大蓟、小蓟、蒲黄炭、贯众炭、槐花炭、车前子、白花蛇舌草各30g，知母、黄柏、生地黄、茯苓、猪苓各12g。

【加　　减】血尿不止加白及、三七、仙鹤草；神疲乏力加党参、黄芪。

【功效主治】清热泻火，凉血止血。膀胱癌，症见尿色鲜红，小便黄赤灼热，心烦口渴，舌红，脉数。

【用法用量】以上药物，水煎分2次温服，每日1剂。

【临床应用】本方治疗膀胱癌多例均有疗效，在全部病例中存活3年以上者为15.33%。

【来　　源】《抗癌中草药制剂》。

【附　　注】本方所治为膀胱癌初中期，证属下焦热盛者。热邪盛于下焦，故小便黄赤灼热；脉络受损，血渗膀胱，故尿血鲜红；热伤津液则口渴；舌脉均为热症之象。方中半枝莲、白花蛇舌草清热解毒，消肿抗癌为主药；知母、黄柏滋阴降火，清下焦之热以助主药之功；大蓟、小蓟、蒲黄炭、贯众炭、槐花炭、生地黄凉血止血；茯苓、猪苓、车前子利水清洗，导热下行；生地黄、知母又能养阴，以防利水伤阴。诸药合用，共奏清热泻火、凉血止血之功。

【方　　名】复方二蓟汤

【方药组成】生地黄、知母、黄柏、蒲黄炭、大蓟、小蓟、象牙屑各 12g，木馒头 15g，半枝莲、七叶一枝花、车前子、蒲公英各 30g。

【加　　减】尿血不止加白及、阿胶、三七；神疲乏力加党参、黄芪；腰膝酸软加女贞子、桑寄生、熟地黄。

【功效主治】清热解毒，凉血止血。膀胱癌，症见尿血鲜红，小便黄赤灼热，口干口渴，舌红，脉数。

【用法用量】水煎分 2 次服，每日 1 剂。

【临床应用】本方治疗膀胱癌 6 例，显效 1 例，有效 3 例，无效 2 例。

【来　　源】《抗癌中草药制剂》。

【附　　注】本方适用于膀胱癌初中期。本病病机为下焦热盛，脉络受损，迫血妄行。治宜清热泻火，凉血止血。方中半枝莲、七叶一枝花、蒲公英清热解毒，散结消肿以抗癌，专清热毒；象牙屑能退脱癌瘤，凉血止血；知母、黄柏滋阴降火；生地黄、蒲黄炭、大蓟、小蓟凉血止血；木馒头止血；车前子利水清热，导热下行；生地黄、知母又能养阴，以防利尿伤阴。诸药合用，共奏清热解毒、凉血止血之功。

【方　　名】复方蜂房汤

【方药组成】当归 9g，泽兰 9g，山甲珠 9g，茯苓 12g，丹参 15g，露蜂房 6g，山楂 18g。

【功效主治】活血化瘀，解毒抗癌。适用于绒毛膜上皮癌。

【用法用量】每日 1 剂，水煎，分 2 次温服。5 天为 1 疗程。

【附　　注】服药后可能出现不规则阴道流血，如流血量不多，不必停药，亦不需止血。遇贫血明显患者可适当服用补血药。

【方　　名】复方佛甲草汤

【方药组成】鲜佛甲草 30 ～ 60g，昆布 15g，海藻 15g，黄芩 9g，山栀 9g，连翘 9g，金银花 12g，生石膏 30g，桑白皮 15g，夏枯草 15g。

【功效主治】清肺解毒，止咳化痰。适用于肺癌。

【用法用量】每日 1 剂，煎 2 次分服。

【临床应用】用于治疗肺癌有一定疗效。如患者顾某，男，52 岁，确诊为肺癌，经用环磷酰胺等化疗无效，改服本方 1 年，自觉症状逐渐消失，精神食欲恢复正常，体质增强，1 年 2 个月后拍片检查，癌肿部分缩小。本方与前佛甲复草类方有重，可参。

【来　　源】湖北黄石市中医院方。

【方　　名】复方核树皮汤

【方药组成】党参 15g，当归 15g，白芍 12g，黄芪 12g，核桃树皮 90g。

【功效主治】补益气血，扶正抗癌。适用于急性白血病。

【用法用量】每日 1 剂，煎 2 次分服。

【临床应用】佳木斯医学院附属医院以本方为主配合化疗，共治急性粒细胞性白血病 5 例，均获不同程度的缓解，对发冷、发烧、口腔炎及扁桃体炎的症状消失较快，肝脾肿大消除亦较明显，但出血症状未得到满意控制。

【来　　源】佳木斯医学院附属医院方。

【方　　名】复方核桃枝汤

【方药组成】核桃树枝、山慈菇、肿节风各 30g，黄药子 15g。

【功效主治】甲状腺癌。

【用法用量】诸药加水同煎服，每日 1 剂，分 3 次服，15 日为 1 疗程。

【来　　源】《癌症防治大全》。

【附　　注】核桃树枝，又称胡桃树枝。有重方。

【方　　名】复方红车轴草方

【方药组成】红车轴、草堇菜、叶钝、叶酸模（或皱叶酸模）根各等分。

【功效主治】各种癌症。

【用法用量】水煎，每日 1 剂。

【方　　名】复方黄芪汤合方

【方药组成】①生黄芪 12g，当归 15g，党参 9g，白术 9g，天冬 9g，茯苓 9g，山药 30g，白芍 6g，川芎 6g，甘草 4.5g。②生黄芪 9g，当归 9g，党参 9g，山豆根 30g，山药 30g，紫草根 30g，白茅根 30g，马鞭草 30g，半枝莲 60g。③生黄芪 9g，玄参 9g，天花粉 24g，乳香 6g，没药 6g，半枝莲 60g，紫草根 30g，马鞭草 30g。

【加　　减】出血加旱莲草 30g，仙鹤草 30g，三七粉 6g（冲服）；白带多加海螵蛸 18g，茜草 6g；腰痛加川续断 12g，络石藤 15g，三七粉 6g（冲服）；贫血加生地黄 15g，鸡血藤 15g，桑寄生 9g；腹胀厌食加鸡内金 9g，陈皮 9g，木香 9g。

【功效主治】子宫颈癌。

【用法用量】水煎服，每日 1 剂。方①适用于第一阶段治疗，病人一般情况较差，气血虚弱，或伴有其他症状。如病人一般情况较好，可少用或不用。方②适用于第二阶段治疗，用以清热解毒、散瘀活血、杀癌补身。方③适用于第三阶段治疗，此癌组织已基本消除，进一步清热解毒，并促进组织新生。

【临床应用】湖北医学第二附属医院治放疗后留有残余癌块的宫颈癌 42 例，临床治愈 28 例，显效 2 例，无效 5 例，失访 7 例，总有效率为 71.4%。

【来　　源】《抗癌中草药制剂》，人民卫生出版社，1981：263。

【方　　名】复方黄药子方

【方药组成】黄药子 9g，广角（土大黄）9g，申姜（骨碎补）6g，丹皮炭 21g，生地炭 30g，白芍炭 15g，三七粉 4.5g。

【功效主治】白血病伴有见神经系统症状和出血症状者。症见昏迷或躁动不安，口干口渴，全身有出血点，或便血、尿血者。

【用法用量】水煎，冲服三七粉 1.5g，日服 3 次。

【方　　名】复方黄药子酒

【方药组成】黄药子 300g，虻虫 30g，全蝎 30g，蜈蚣 30g，白酒 1.5 公斤（60 度）。

【功效主治】胃癌。

【用法用量】密封浸泡，埋在地下 7 天，取出饮服，每次饮 10 ～ 30ml，每日 3 次。

【来　　源】《肿瘤临证备要》。

【附　　注】本方三虫具有毒性，再以酒泡，慎用之！

【方　　名】复方健脾术苓汤

【方药组成】苍术 9g，白术 9g，赤苓 9g，猪苓 9g，泽泻 9g，陈皮 9g，怀山药 9g，扁豆衣 9g，炒薏苡仁 9g，萹蓄 9g，萆薢 9g，六一散（包）9g。

【功效主治】健脾利湿。适用于脾经湿盛，水湿外溢之淋巴管瘤。

【用法用量】每日 1 剂，水煎服。

【临床应用】姚某，男，17 岁，1967 年 8 月 22 日初诊。6 年前在大腿根部出现肿物，如手掌大小，色透亮，在某医院手术切除，病理报告为淋巴管瘤。约术后 1 年许，在阴囊、大腿根部又生起群集豆大透明水泡，擦破后流水液，涓涓不止，尿少而黄，脉滑，舌质淡，苔薄白。诊断为淋巴管瘤（浅部）。用上方 5 剂，流水见减少，再进 5 剂，局部水泡部分已平，且不流水。方中又加入五味子 9g，嘱其再进，又服 5 济，局部渗水转稠，小便亦增多。原方又连进 40 余剂，追访患处已不流水，病趋转愈。

【来　　源】朱仁康教授方。

【方　　名】复方姜灵洗剂

【方药组成】苦参 20g，黄柏 15g，狼毒 6g，牙皂 6g，白鲜皮、野菊花、苍术、补骨脂、透骨草各 20g，姜石粉 90g。

【功效主治】清热解毒，健脾除湿，杀虫止痒。主治以外阴白斑。

【用法用量】上药除姜石粉外，先水煎 3 次，混匀后加入姜石粉，每日 1 ～ 2 次，每次 60 分钟，经期停用。外用贴敷 1 方：用 65% 酒精浸泡生半夏，半个月后即成滤液，用消毒药浸液敷于患处，20 分钟后取下，隔日 1 次。2 方：用姜石粉加芝麻油调成糊状，每天坐浴后敷在患处，30分钟取下，或入睡续敷之。

【来　　源】《神方仙方灵验方》。

【方　　名】复方坎胶囊

【方药组成】山豆根30g，板蓝根30g，白花蛇舌草60g，坎30g。

【功效主治】子宫颈癌。

【用法用量】将上药制成浸膏，干燥后研为末，过筛，装胶囊内，每丸装0.3g，每日服3次，每次服3丸。

【来　　源】《偏方治大病》。

【附　　注】坎，即脐带。有重方，可参。

【方　　名】复方刘寄奴方

【方药组成】延胡索9g，乳香9g，没药9g，丹参9g，红花9g，刘寄奴9g，牛膝9g，续断9g，益母草9g，苏木6g，血竭6g，土鳖虫3g。

【功效主治】骨巨细胞瘤。

【用法用量】水煎服，每日1剂。

【方　　名】复方龙葵汤

【方药组成】龙葵15g，薏苡仁15g，天花粉15g，紫草根15g，白英15g，丹参15g，山豆根30g，半枝莲30g。

【功效主治】解毒抗癌。适用于绒毛膜上皮癌、恶性葡萄胎。

【用法用量】每日1剂，水煎，分2次温服。

【临床应用】以本方为主，中西结合，治疗绒毛膜上皮癌34例、恶性葡萄胎43例，共计77例，近期治愈率达83.1%。

【来　　源】江西省妇幼保健院。

【方　　名】复方龙蛇丸

【方药组成】海龙1条，白花蛇3条，水蛭、蛇虫、人指甲、黄连、乳香、没药各6g，全蝎、露蜂房、黄柏各9g，牡丹皮12g，龙胆草15g。

【功效主治】各种恶性肿瘤，尤其是子宫颈癌及卵巢肿瘤疗效更佳。

【用法用量】将以上药物分别焙干，研为末，诸药末混合和匀，用金银花浓煎炎泛药末为丸剂，外以雄黄为衣，每日服6～9g，分2～3次吞服，白开水送服。

【来　　源】《常见肿瘤的防治》。

【附　　注】方中白花蛇又称蕲蛇。

【方　　名】复方龙蛇羊泉汤

【方药组成】龙葵、蛇莓、蜀羊泉各45～60g，米仁根30g，马鞭草30g，蒲黄根30g。

【功效主治】卵巢癌。

【用法用量】上药加水同煎汤，分2～3次服，每日1剂，10～15日1疗程。

【来　　源】《上海常用中草药》。

【附　　注】米仁根，即薏苡仁之根。

【方　　名】复方龙蛇羊泉汤

【方药组成】龙葵、蛇莓、蜀羊泉各45～60g，蛇六谷、七叶一枝花、贯仲各30g，苍耳草45g。

【功效主治】恶性脑瘤。

【用法用量】上药加水共煎汤，分2～3次服，每日1剂。10日为1疗程。

【来　　源】《上海民间常用草药》。

【附　　注】本方根据药物组成，方名为编者所拟。

【方　　名】复方龙蛇羊泉汤

【方药组成】蜀羊泉、龙葵、蛇莓、白花蛇舌草、土茯苓各30g，海金沙、威灵仙各15g，灯心草3g。

【功效主治】膀胱癌，肾癌。

【用法用量】水煎服，每日1剂，连服2个月。

【方　　名】复方炉甘石糊

【方药组成】炉甘石250g，大黄250g，猫爪草250g，五倍子125g，黄丹125g，拉拉藤500g，硇砂37.5g，马钱子45g，蟾酥15g，白铅粉60g，冰片60g，丁香30g，黄连30g，蜈蚣15条。

【功效主治】解毒消结，辟秽抗癌。适用于淋巴瘤。

【用法用量】以上各药共研细末，用香油适量调制成膏或以少许醋调制成糊剂，即得。外用，涂搽于癌灶局部，每日1～2次。

【来　　源】洛阳市洛北区工农医院方。

【方　　名】复方马钱子汤合方

【方药组成】①生马钱子1～2g，生甘草4.5g，七叶一枝花12g，凤尾草12g，山豆根9g，茜草9g，射干6g，当归6g，黄芪30g，紫草30g，党参15～30g，西黄粉0.6g。②仙鹤草30g，鹿衔草30g，岩珠30g，金银花30g，凤尾草12g，生甘草3g。

【功效主治】清热解毒抗癌。适用于急性白血病。

【用法用量】加水煎煮，制成煎剂。口服，①方每日1剂，煎2次分服。②方代茶随饮。

【临床应用】浙江医科大学中医系用本方适当配合化疗及支持疗法，治疗急性粒细胞性白血病3例全部有效，生存时间分别为3年2个月、4年半及5年。

【来　　源】浙江医科大学方。

【方　　名】复方魔芋汤

【方药组成】魔芋、泽漆各30g，黄独24g，天葵子、红木香各15g，七叶一枝花10g。

【功效主治】恶性淋巴瘤。

【用法用量】上6味加水同煎服，每日1剂，分2～3次服。

【来　　源】《经验方》。

【附　　注】魔芋应先煎2小时后，再放入其余5味药同煎。

【方　　名】复方硇砂煎

【方药组成】硇砂2.7g，海藻15g，昆布15g，草豆蔻9g，乌梅3个，白花蛇舌草120g，半枝莲60g。

【功效主治】软坚化痰，辟秽解毒。治疗食管癌。

【用法用量】每日1剂，煎2次分服。

【临床应用】武汉医药工业研究所与有关医疗单位协作，试用本方于临床治疗食管癌有较好的疗效。

【来　　源】武汉医药工业研究所方。

【附　　注】部分病人用药后有食欲减退，上腹饱胀感，不影响治疗。

【方　　名】复方硇砂糖浆

【方药组成】硇砂120g，昆布60g，海藻30g，乌梅30个。

【功效主治】食道癌。

【用法用量】上4味药加水煎汤，加糖制成糖浆400～500ml，1周内服完。

【来　　源】《常见肿瘤防治》。

【方　　名】复方硇砂丸

【方药组成】硇砂15g（以好醋1盏浸1宿，去砂石），香墨1指节大（研细），炮姜、制附子、炒莪术、筒子漆、青皮、官桂、巴豆（去皮膜，不去油用，研细）、三棱酒、大黄、木香各0.3g。

【功效主治】腹腔肿瘤。

【用法用量】以上诸药为末，做成水丸如绿豆大小。每次服5丸，每日服2次。

【方　　名】复方欧寄生汤

【方药组成】欧寄生30g，菱实、薏苡仁30g，白花蛇舌草30～45g。

【功效主治】卵巢肿瘤。

【用法用量】上药同水煎，分3次服，每日1剂，15～30天为1个疗程。

【来　　源】《药用寄生》。

【附　　注】欧寄生又称白果槲寄生。

【方　　名】复方蒲葵子汤

【方药组成】蒲葵子60g，八月札60g，半枝莲60g，穿破石60g。

【功效主治】解毒抗癌。适用于绒毛膜上皮癌、恶性葡萄胎转移者。

【用法用量】每日1剂，水煎，分2次温服。10天为1个疗程。

【方　　名】复方千足虫膏
【方药组成】千足虫（马陆）6g，鲜苎麻根 6g，蓖麻仁 2g，陈石灰 1g，叶烟粉 1g。
【功效主治】祛腐，蚀疮，拔毒。适用于皮肤癌。
【用法用量】将千足虫用 95% 乙醇浸泡后，捣烂，加入蓖麻仁泥（蓖麻子去壳捣烂）、陈石灰、叶烟粉等，调匀，最后加入捣烂的苎麻根心，调和均匀，即得。若膏太干，可加少许浸过千足虫的乙醇液或二甲基亚砜，制成软膏使用。外用，先将癌肿创面用过氧化氢或生理盐水清洗后，再涂敷此膏。每日或隔日换药 1 次，1 ～ 2 个月为 1 疗程。
【临床应用】用本方治疗皮肤癌 35 例，近期治愈 11 例、有效 3 例、无效 21 例，总有效率为 40%。在近期治愈的 11 例中有 4 例已有 2 年以上未复发。
【来　　源】四川医学院附属口腔医院方。

【方　　名】复方青根片
【方药组成】青蒿 300g，藤梨根 250g，大黄 100g，佛手 100g，地榆 100g，野葡萄根 250g，半边莲 250g，号桐 100g，丹参 250g，白花蛇舌草 250g。
【功效主治】肝癌、胃癌、乳癌、肺癌等多种恶性肿瘤。
【用法用量】将大黄、佛手粉研成细末，青蒿按蒸馏法提取挥发油，再将其余药物加水煎煮，制成浸膏，烘干，研细，全部药粉混合后，加入青蒿挥发油及辅料，制粒，干燥，压片即成。每片重 0.5g。每次服 4 片，每日 3 次。

【方　　名】复方清胰治癌汤
【方药组成】茵陈蒿、金钱草各 30g，黄连 10g，金银花 30g，紫花地丁 20g，水牛角粉 10g（冲服），大黄 5g，厚朴 10g，枳壳 10g，功劳叶 15g，鹿角霜 20g，山甲珠 10g，夏枯草 15g，半枝莲 15g，白花蛇舌草 30g。
【加　　减】若疼痛甚者，加延胡索 10g，白芍 15g；若腹胀者，加大腹皮 15g；若有腹水者，加白通草 20g，车前子 30g。
【功效主治】胰头癌。
【用法用量】若肿块较大者，加西黄丸，每日两次，每次 3g。用法：水煎频服，每日 1 剂，连服 40 剂。
【临床应用】用上方加减治疗胰头癌 12 例，其中 4 例已存活 7 年以上，并恢复了正常工作。
【来　　源】《家用验方一百二》。

【方　　名】复方绒癌汤
【方药组成】露蜂房 6g，当归 9g，茯苓 12g，丹参 15g，山甲珠 9g，山楂 18g。
【功效主治】子宫绒毛膜上皮癌。
【用法用量】上药煎，每日 1 剂，分 3 次服，5 剂为 1 疗程。
【来　　源】《癌症家庭防治大全》。
【附　　注】本方原定 5 剂为 1 疗程，如服药后症状改善者可再服 1 ～ 2 个疗程。

【方　　名】复方三草汤
【方药组成】鱼腥草、仙鹤草、猫爪草、山海螺、重楼各 30g，天门冬 20g，生半夏、浙贝母各 15g，葶苈子 12g。
【加　　减】咳嗽，气促甚者，加马兜铃、地龙干；痰多难咯者，加全瓜蒌、天竺黄、海蛤壳；高热不退者，加败酱草、白薇、羚羊角；胸水重者，酌加大戟、甘遂、芫花；咯血甚者，加侧柏叶、白及、小蓟。
【功效主治】清热解毒，化痰降气。肺癌，症见咳嗽，咳痰，痰中带血，气促，舌红，苔白腻，脉弦数。
【用法用量】以上药物，水煎分 2 次温服，每日 1 剂。
【临床应用】本方加减治疗晚期肺癌 98 例，总有效率为 61.1%。
【来　　源】《北京中医》1987 年第 1 期。
【附　　注】本方适用于晚期肺癌，辨证属痰毒内蕴、肺气上逆者。治宜解毒化痰降气。方中鱼腥草、猫爪草、重楼清热解毒，消肿散结以抗癌；脾为生痰之源，加半夏燥湿化痰，使湿去脾健而痰不再生；肺为贮痰之器，加浙贝母、山海螺清肺化痰，软坚散结，使肺无痰可贮；葶苈子泻肺平喘，降气化痰；病久热毒伤阴，故加天门冬以滋肺阴；仙鹤草凉血止血。诸药相合，共奏清热解毒、化痰降气之功。

【方　　名】复方三棱莪术方

【方药组成】醋炒三棱 15g，莪术 15g，牵牛子 15g，槟榔 15g，茵陈蒿 15g。

【功效主治】腹中痞块。

【用法用量】上药研为细末，醋糊为丸。每次服 4.5g，每日服 2 次。

【方　　名】复方山慈菇汤合方

【方药组成】①蟾蜍 4g，紫草 4g，山慈菇 4g。②白花蛇舌草 10g，山慈菇 5g，蟾蜍 0.5g，紫草 5g，半枝莲 10g。

【功效主治】胃癌。

【用法用量】水煎服，每日 1 剂。二方据情选用。

【临床应用】吉林省人民医院用于治疗胃癌 100 例，经 1 年观察，临床治愈 7 例、显效 15 例、有效 49 例、无效 29 例，总有效率为 71%。经三年疗效观察的 73 例中，临床治愈 5 例、显效 3 例、有效 4 例、无效 61 例，总有效率降为 16.4%。

【来　　源】《抗癌中草药制剂》，人民卫生出版社，1981：210。

【方　　名】复方山豆根浸膏粉

【方药组成】山豆根 30g，白花蛇舌草 60g，黄柏 30g，坎（干脐带）30g，贯众 30g。

【功效主治】清热解毒抗癌。适用于宫颈癌。

【用法用量】以上各药加水煎煮，制成浸膏后，干燥，加入辅料，研细，充分混合均匀，即得。口服，每次 3g，1 日 3 次。

【临床应用】用于治疗宫颈癌多例有一定的疗效。如患者吴某，女，33 岁。活检确诊为宫颈鳞状上皮癌浸润型，服药 5 个月后，症状消失，妇科复查癌灶亦消失，随访 3 年无复发。

【来　　源】安徽省人民医院方。

【方　　名】复方山海螺汤

【方药组成】山海螺 30g，夏枯草 12g，海藻、昆布、炮穿山甲各 9g，山慈菇、牡丹皮各 6g，白芥子 3g。

【功效主治】甲状腺癌。

【用法用量】水煎，分服，每日 1 剂。

【方　　名】复方山栀汤

【方药组成】黑山栀 9g，炒黄芩、淡竹叶各 4.5g，小蓟炭、生地黄各 12g，炒蒲黄、生甘草、木通各 3g，当归 9g，藕节炭 30g。

【加　　减】小便赤黄，腹部隐痛者，加瞿麦、萹蓄；癌瘤难消加白英、白花蛇舌草、龙葵、生牡蛎、夏枯草；神疲乏力加黄芪、白术、陈皮。

【功效主治】清热泻火，凉血止血。膀胱癌，症见尿血鲜红，小便灼热，心烦面赤，舌红，脉数。

【用法用量】以上药物，水煎分 2 次温服，每日 1 剂。停服汤药后，可继服知柏八味丸或大补阴丸，可长期服用，以巩固疗效。

【来　　源】《实用抗癌验方》。

【附　　注】本方适用于膀胱癌初中期证属下焦热盛者。热邪盛于下焦，热伤脉络，血渗膀胱而成本症。治宜清热泻火，凉血止血。方中山栀善于清泻三焦之火而除烦，并可凉血止血为主药；辅以黄芩清泻肺热，以解肺部壅塞，而利通调水道；淡竹叶、木通、生甘草利水清热，导热下行，引邪外出；小蓟炭、生地黄、炒蒲黄、藕节炭凉血止血；当归养血活血。诸药合用，共奏清热泻火、凉血止血之功。

【方　　名】复方蛇毒胶丸

【方药组成】蛇毒、牛黄、蟾酥等。

【功效主治】老年人晚期肺癌。

【用法用量】制成 0.5g 口服胶丸。每日 4 次，每次 0.5g，长期服用。

【附　　注】上方系魏素丽、魏素红摘编自张力群主编《中国民族民间特异疗法大全》。

【方　　名】复方蛇莓汤
【方药组成】蛇莓、苍耳草、半枝莲、金银花藤各 30g，土茯苓 24g，土大黄 15g，七叶一枝花、徐长卿各 10g。
【功效主治】皮肤癌。
【用法用量】上药加水同煎服，每日 1 剂，分 3 次服。
【来　　源】《上海民间方》。

【方　　名】复方蛇舌草汤
【方药组成】白花蛇舌草 30g，瓜蒌 15g，板蓝根 30g，白英 30g，七叶一枝花 15g，射干 9g，紫草根 15g。
【功效主治】清热解毒。适用于急性白血病。
【用法用量】每日 1 剂，煎 2 次分服。
【临床应用】福建三明地区第一人民医院用本方配合化疗，治疗急性白血病 18 例，在可查访的 14 例中，完全缓解 4 例、部分缓解 4 例、无效 6 例，总有效率为 57.1%。
【来　　源】福建三明地区第一人民医院方。

【方　　名】复方蛇舌草汤
【方药组成】白花蛇舌草 120g，煨莪术 9g，煨三棱 9g，赤芍 9g，代赭石粉 15g，海藻 15g，昆布 15g，制鳖甲 15g，旋覆花（包煎）9g，夏枯草 60g，白茅根 30g，蜂蜜（加白鹅血 1 碗）60g。
【功效主治】和胃降逆，软坚消积。适用于胃癌。
【用法用量】水煎煮，制成煎剂后再加入蜂蜜熬和，即得。口服，煎 2 次分服。另用白鹅血趁热生服，每 5 ～ 10 日服 1 碗。
【临床应用】湖北中医药大学用于治疗胃癌有效。如邵某某，女，46 岁，确诊为胃窦部癌，经用药 4 个多月，临床症状消失，复查未见任何包块及癌灶，随访 1 年未复发。
【来　　源】湖北中医药大学方。
【附　　注】服药期间禁食辛辣食物及饮酒。

【方　　名】复方神仙草汤
【方药组成】神仙草 30g，葵树子 30g，白茅根 15g。
【功效主治】败毒抗癌，适用于胃癌、恶性淋巴瘤、鼻咽癌。
【用法用量】上 3 味加水同煎汤，分 2 次服，日服 1 剂，10 ～ 15 日 1 疗程。
【来　　源】《临证经验方》。
【附　　注】神仙草，又名石上莲、午时草，为鸭跖科草本植物。

【方　　名】复方十大功劳汤
【方药组成】十大功劳 60g，鲜石榴皮 120g，夏枯草 45g，甘草 9g。
【功效主治】养阴清热，解毒抗癌。适用于鼻咽癌。
【用法用量】每日 1 剂，煎 2 次分服。

【方　　名】复方石见穿煎
【方药组成】鲜石见穿、鲜六月雪、鲜墓回头各 30g，鲜香附 15g。
【加　　减】胸闷不舒加郁金、木香、柴胡、当归；阴道出血加仙鹤草、大小蓟、茜草；肿块难消加白花蛇舌草、半枝莲、生牡蛎、鳖甲；纳呆加白术、山楂、鸡内金。
【功效主治】解毒抗癌，疏肝解郁。适用于宫颈癌，症见情志郁闷，心烦口干，舌苔薄白，脉弦。
【用法用量】以上药物，水煎分 2 次服，每日 1 剂。
【附　　注】本方适用于宫颈癌初、中期证属热毒内蕴，肝郁气滞者。七情内伤，伤及肝脾，肝气郁结，气机不畅；脾虚不足，湿浊内生，郁久化热，热毒内蕴，而致本症。方中石见穿消痈散肿，香附能疏肝解郁，理气止痛，以通畅气机。诸药合用，清毒解郁祛浊邪，消肿散结破癌瘤。

【方　　名】复方铁树叶汤
【方药组成】牡蛎 30g，夏枯草 30g，海藻 30g，金银花 30g，连翘 30g，紫草根 30g，白毛藤 30g，白花蛇舌草 30g，蜀羊泉 30g，铁树叶 30g，半枝莲 60g，海带 12g，制鳖甲 12g，炮穿山甲珠 12g，王不留行籽 12g，全瓜蒌 12g，麦冬 15g，橘核 15g，橘叶 15g，北沙参 15g，鱼腥草 15g，干蟾皮 15g，藤梨根 15g，山豆根 15g，五味子 9g，川贝母 9g。
【功效主治】清肺化痰，解毒抗癌。适用于肺癌。
【用法用量】每日 1 剂，煎 2 次分服。
【来　　源】上海市胸科医院方。

【方　　名】复方土茯苓膏
【方药组成】土茯苓 900g，金银花 300g，蓖麻 240g，甘草 240g，泽泻 40g，当归 120g。
【功效主治】阴茎癌。
【用法用量】诸药切碎加水淹过药面 2 寸，煮沸 2 小时，去渣取第 1 次药液，再加水煮 2 小时去渣，取第 2 次药液。将两次药液混合浓缩，加糖适量收膏。每次 30 ～ 45g，1 个月为 1 个疗程。
【临床应用】本方民间应用已久，据悉疗效确切。
【来　　源】《肿瘤防治》。

【方　　名】复方乌骨藤寄生汤
【方药组成】乌骨藤、槲寄生各 30g，前胡、苦参、山慈菇（打碎）各 15g。
【功效主治】肺腺癌。
【用法用量】上药中水煎服，每日 1 剂。
【来　　源】《国医杂志》1986 年第 3 期。

【方　　名】复方乌梅汤
【方药组成】乌梅、半枝莲各 100g。
【功效主治】食道癌、胃癌、瘀毒内阻型膀胱癌。
【用法用量】半枝莲加水 1 000ml，煎成 750ml，过滤后去渣。另乌梅放入 1 500ml 水中浸泡 24 小时，再煮沸半小时，去渣，浓缩 50ml，倾入半枝莲煎剂中，每次 5ml，每日 3 次。
【来　　源】《中草药验方选编》。

【方　　名】复方蜈蝎散
【方药组成】蜈蚣、全蝎、土鳖虫、僵蚕各 1 只。
【功效主治】骨肉瘤，骨瘤。
【用法用量】上药焙黄共研细末，装入 1 个鸡蛋内，搅匀，以纸糊口，放笼中蒸熟后，再入水中煎煮 1 小时，即成。每日服 1 个药鸡蛋。

【方　　名】复方犀角地黄汤合方
【方药组成】①复方犀角地黄汤加减犀角或水牛角、生地黄、玄参、牡丹皮、丹参、生石膏、青黛、大青叶、麦冬、地骨皮、银柴胡、太子参、阿胶、龟板、半枝莲、白花蛇舌草、金银花。②当归补血汤、大补元煎、犀角地黄汤加减黄芪、党参、当归、熟地黄、生地黄、山萸肉、女贞子、枸杞子、山药、赤芍、牡丹皮、丹参、银柴胡、龟板、鳖甲、白花蛇舌草、半枝莲。
【加　　减】方②热甚加生石膏、青黛、犀角。
【功效主治】妊娠合并急性白血病。
【用法用量】方①用于产前，方②用于产后，用水煎服，每日 1 剂。
【临床应用】治疗妊娠合并急性白血病 5 例，均顺利度过产期，4 例足月顺产，婴儿健康，1 例早产死胎。交接班 1 例未详，2 例分别在交接班 55、85 天出院失去联系，1 例存活 95 天，还有 1 例已存活 210 天，仍在继续观察中。
【来　　源】《浙江中医杂志》，1980，(3)：120。
【附　　注】产前配合应用抗生素、输血、激素，不用或少用化疗，产后则采用一定的化疗。

【方　　名】复方仙人掌膏
【方药组成】仙人掌适量，赤土、久壁灰、醋、盐卤等少量。
【功效主治】胰腺癌疼痛，亦用于其他癌痛。
【用法用量】先将仙人掌捣烂，与后 4 味药混合再捣烂混匀，涂于癌痛处。
【来　　源】《民间验方》。

【方　　名】复方玄参汤
【方药组成】玄参 30g，白芍 12g，制香附 12g，夏枯草 30g，海浮石 30g，白芥子 12g。
【加　　减】喉痛喉塞，加藏青果 4.5g，射干 6g；胃痛胃嘈，加白术 9g，陈皮 9g；显效慢者，加蛇果草30g，猫爪草30g。

【功效主治】化痰软坚。适用于甲状腺癌。

【用法用量】每日1剂，水煎，分2次温服。连服3个月为1疗程。

【临床应用】以本方治疗甲状腺腺瘤206例，临床治愈49例、显效58例、有效62例、无效37例，总有效率为82%。

【方　　名】复方血竭散

【方药组成】自然铜（醋淬）6g，血竭6g，禹余粮30g，白及9g，骨碎补9g。

【功效主治】手指软骨瘤，软骨瘤。

【用法用量】上药共为细末，蜜水各半调敷患处，日敷1次。

【方　　名】复方寻骨草方

【方药组成】白鲜皮50g（后下），白花蛇舌草100g，寻骨草25g，大枣30g。

【功效主治】骨癌、肺癌。

【用法用量】水煎服，每天早晨4～5点钟时服，每日1次即可。

【方　　名】复方野荞麦汤

【方药组成】鲜野荞麦30g，鲜汉防己30g，鲜土牛膝30g。

【功效主治】解毒抗癌。适用于鼻咽癌。

【用法用量】每日1剂，煎2次分服。另取灯心草捣碎口含，同时用垂盆草捣烂外敷。

【临床应用】浙江文成县用于治疗鼻咽癌多例均有效。如患者夏某，女，16岁。临床确诊为左鼻腔癌累及左上颌窦与筛窦，活检为未分化癌，经用本方连续治疗8个多月，获近期治愈。

【方　　名】复方茵陈汤合方

【方药组成】①男用方：茵陈蒿30g，半枝莲30g，茯苓30g，青蒿15g，徐长卿15g，川大黄9g。女用方：茵陈蒿30g，半枝莲30g，半枝莲30g，茯苓30g，青蒿15g，柴胡4.5g，川大黄9g。②茵陈蒿30g，半枝莲30g，蛇六谷30g，马蹄金30g，海藻30g，铁树叶30g，茯苓30g，白花蛇舌草30g。③蛇六谷30g，茯苓30g，铁树叶30g，白茅根30g，半枝莲30g，徐长卿15g，马蹄金15g，当归15g，鸡内金15g，陈皮9g，逍遥丸9g。

【功效主治】①疏肝解郁，理气散结。适用于肝癌发展第1阶段（即犯肝），出现肝气郁结，不通则痛，气滞血凝，形成痞块等（注意男女区别用方）。②活血化瘀，软坚解毒。适用于肝癌发展第2阶段。③解毒软坚，扶正祛邪。适用于肝癌发展第3阶段。

【用法用量】每日1剂，煎2次分服。

【临床应用】上海市长宁区中心医院以本方为主，中西医结合治疗肝癌7例：其中2例早期肝癌有明显好转，1例晚期肝癌基本稳定，4例晚期肝癌死亡。又据杭州市肿瘤医院试用本方治疗多例肝癌亦获明显疗效。

【来　　源】上海市长宁区中心医院方。

【方　　名】复方元宝草汤

【方药组成】元宝草30g，海蛆3g，岩柏30g，岗稔根30g，穿山甲9g，茯苓9g，白花蛇舌草9g，石见穿30g。

【加　　减】疼痛加延胡索30g，腹胀加徐长卿30g，腹水加河白草30g。

【功效主治】解毒抗癌。适用于原发性肝癌。

【用法用量】每日1剂，煎2次分服。

【临床应用】用本方配合化疗小剂量穴位注射治疗肝癌40例，其中有效22例，无效18例，总有效率为55%。

【来　　源】上海市徐汇区天平路地段医院方。

【方　　名】复方元枣根汤合方

【方药组成】①元枣根90g，白屈菜30g，楤木30g，薏苡仁30g，刺五加30g，三棱9g，莪术9g。②元枣根90g，白屈菜30g，楤木30g，刺五加30g，核桃枝15g。

【加　　减】疼痛，加延胡索、香附、川楝子；黑便，加三七60g，当归30g，白芍30g；体虚加五味子 15g，黄芪 30g，党参 30g，香附 30g。

【功效主治】化瘀消癥。适用于胃癌。

【用法用量】每日 1 剂，煎 2 次分服。

【临床应用】黑龙江一面坡中心卫生院用本方配合手术治疗胃癌 50 例，其中显效 6 例、有效 20 例、无效 24 例，总有效率为 52%。

【来　　源】黑龙江一面坡中心卫生院方。

【方　　名】复方猪殃汤

【方药组成】猪殃殃 60g，鸦胆子（胶囊包吞）15 粒，蜀羊泉 60g，败酱草 30g，铁扁担 30g，水红花子 15g。

【加　　减】便血，加茜草根 30g；便秘，加土大黄 15g，望江南 30g；腹胀，加莪术 9g。

【功效主治】清肠凉血，解毒抗癌。适用于肠癌。

【用法用量】每日 1 剂，煎 2 次分服。

【临床应用】用本方配合化疗小剂量穴位注射，治疗肠癌 51 例，有效 34 例、无效 17 例，总有效率为 66.7%。

【来　　源】上海市徐汇区天平路地段医院方。

【方　　名】复方猪殃殃汤合方

【方药组成】①猪殃殃 60g，羊蹄根 60g，旱莲草 60g，石仙桃 30g，红枣 30g，黄精 15g，丹参 15g，茜草 12g，地骨皮 12g，当归身 9g，白薇 9g，柴胡 9g，生地黄 9g，玄参 6g，六神丸 30 粒。②猪殃殃 30g，红枣 30g，薏苡仁 15g，黄精 15g，党参 12g，羊蹄根 9g，旱莲草 9g，当归身 9g，白术 9g，黄芪 9g，白薇 9g，炙甘草 3g，六神丸 15 粒。

【功效主治】补益气血，清热解毒。适用于急性白血病。

【用法用量】加水煎煮，制成煎剂。口服，每日 1 剂。先用①方治疗，后用②方巩固，六神丸随汤药分 3 次吞服。

【方　　名】复方紫草根汤合方

【方药组成】①紫草根 15g，浙贝母 9g，野菊花 9g，连翘 9g，党参 12g，藁本 12g，木通 12g，黄芩 12g，白芍 15g。②紫草根 15g，金银花 30g，连翘 6g，天花粉 6g，白芍 6g，黄芩 6g，薄荷 6g，当归 15g，乳香 15g，桃仁 15g，绵纹 15g，知母 3g，蒲公英 12g，野菊花 9g。

【功效主治】清肺解毒，活血化瘀。适用于鼻咽癌。

【用法用量】每日 1 剂，煎 2 次分服，两方可隔日交替使用。

【临床应用】江西南昌市第一人民医院以本方为主，中西医结合治疗鼻咽癌 20 余例，均获良好效果。

【来　　源】南昌市第一人民医院方。

【方　　名】复羌活散

【方药组成】羌活、独活、防风、藁本各 4.5g，黄芩、黄连（汤洗）、黄柏（酒洗）、知母、生地黄、防风梢、当归各 3g，连翘 9g，黄芪 4.5g，人参、甘草（炙）、甘草梢（生）、陈皮、麦门冬（去心）、苏木、当归梢、猪苓、山栀子、五味子、防己（酒浸）、泽泻、桔梗、枳壳各 3g。

【功效主治】祛风利湿，泻火解毒。适用于皮肤癌，赤锨肿痒，或如小豆白色，或如黍栗大，但痒而不疼，或疼而不肿，毒气内攻，渴闷不已，呕哕恶心，憎寒壮热者。

【用法用量】每服 3g，用水 300ml，浸一时，入酒类点煎至三五沸，滤去滓，随病上下服之。

【方　　名】腹大如箕方

【方药组成】蜈蚣 3 ～ 5 条，鸡蛋 2 个。

【功效主治】胃癌及腹腔内癌肿。

【用法用量】将蜈蚣酒炙，研为粉末，每次取 3g，以鸡蛋 2 个打洞，加药末入蛋内，搅匀后，蛋打洞处用纸糊，沸水煮熟食之，日服 1 次。

【来　　源】《活人心镜》。

【方　　名】腹膜间皮瘤方

【方药组成】制鳖甲 60g，海藻 60g，丹参 60g，牡蛎 60g，穿山甲 45g，全蝎 30g，露蜂房 30g，木香 24g，红花 15g。

针刺。主穴：章门（双）、痞根（双）。配穴：胸背部反应点，内关（双）、足三里（双）。

【功效主治】清热解毒，化瘀散结。适用于腹膜间癌及肠癌。

【用法用量】每日 1 剂，水煎，分 2 次服。

【方　　名】腹膜瘤针药方

【方药组成】半枝莲 60g，山豆根 30g，制鳖甲 30g，制牡蛎 30g，夏枯草 15g，女贞子 I5g，天南星 12g，枳实 12g，党参 9g，白术 9g，茯苓 9g，制甘草 9g，陈皮 9g，半夏 9g，地龙 9g。

【功效主治】解毒抗癌。适用于腹膜瘤。

【用法用量】加水煎煮，制成煎剂。口服，每日 1 剂，煎 2 次分服。同时配合针刺，取穴同上。治疗腹壁广泛转移性黏液腺癌病人有一定疗效。

【方　　名】腹腔肿瘤方

【方药组成】三棱 15g，莪术 15g，水红花子 30g，丹参 30g，半枝莲 15g，泽兰 10g，土鳖虫 10g，山慈菇 15g，红花 10g，败酱草 30g，茜草 15g。

【功效主治】活血化瘀，抗癌。适用于腹腔肿瘤。

【用法用量】每日 1 剂，水煎 2 次，早、晚各服 1 次。

【方　　名】腹中冷癖方

【方药组成】大活蟾蜍 1 只，芒硝 5 ～ 15g。

【功效主治】腹腔肿瘤。

【用法用量】将蟾蜍去掉内脏，与芒硝同水煎烂，去蟾蜍及芒硝，只喝汤汁，顿服，以泻下为度。

【临床应用】芒硝为泻下药物，体质强壮者用量可大些；体弱者宜用小量；中等体质者可用中等剂量。腹中有块如石痛如刀刺者用商陆根不拘多少，捣碎蒸之，以新布裹熨痛处，冷再换。

【来　　源】《肘后方》。

【方　　名】蝮蛇散

【方药组成】蝮蛇（约长 25cm）12 条。

【功效主治】子宫颈癌。

【用法用量】将蝮蛇除去内脏、头、尾，焙干，研为细末，备用。每天半条蛇末，开水冲服，服 1 次，停药 4 天，服完 12 条蛇末为 1 个疗程。

【来　　源】《中国民间灵验偏方》。

【附　　注】蝮蛇广泛分布于我国各地，医药价值很高，味甘，性温，有毒，归脾、肝经，祛风、通络、止痛、解毒，主风湿痹痛、麻风、瘰疬、疮疖、疥癣、痔疾、肿瘤等。可浸酒，或烧存性研末服用，或油浸、酒渍或烧存性研末调敷。

【方　　名】覆灵汤

【方药组成】旋覆花 15g，威灵仙 15g，姜半夏 9g，刀豆子 9g，急性子 9g，姜竹茹 9g，代赭石 30g，冰球子 9g，五灵脂 9g，菝葜 15g。

【加　　减】梗阻严重，加硇砂 0.3g（另吞）；贫血，加阿胶珠 9g（烊入），仙鹤草 30g；呕吐，加姜汁 4.5g（冲服）。

【功效主治】通膈降逆。治疗食管癌、胃癌、胃失通降者。

【用法用量】每日 1 剂，煎 2 次分服。

【来　　源】上海市闸北区北站医院方。

【方　　名】覆盆子根汤

【方药组成】覆盆子根适量。

【功效主治】乳癌初起。

【用法用量】酒、水各半煎服。

【来　　源】《一味中药巧治病》。

【方　　名】覆盆子鹿衔草汤

【方药组成】覆盆子、鹿衔草、淫羊藿各等分。

【功效主治】用于癌前病变之外阴白斑。

【用法用量】水煎，分 2 次服，每日 1 剂。水煎，熏洗外阴部。三药共研细末，鱼肝油调成软膏外擦。

G

【方　　名】改良硇砂散

【方药组成】硇砂 9g，轻粉 3g，雄黄 3g，冰片 0.15g，大黄 3g，西月石 3g。

【功效主治】解毒祛腐。适用于皮肤癌。

【用法用量】以上各药共研细末，用香油调和成糊剂，即得。外用，每日涂搽 1 次。

【临床应用】本方用于治疗皮肤癌 13 例（基底细胞癌 6 例、鳞状上皮癌 7 例），近期治愈 4 例、有效 7 例，失访 1 例，中断用药改为放疗 2 例，总有效率为 76.9%。

【来　　源】沈阳医学院附属第一医院肿瘤科方。

【方　　名】改良皮癌净

【方药组成】三氧化二砷 1g，穿山甲 1g，黄芩素 1g，活性炭 3 ～ 6g。

【功效主治】祛腐蚀疮，解毒抗癌。适用于眼睑皮肤癌。

【用法用量】先将穿山甲粉碎成粗粉，和三氧化二砷同置坩埚内煅烧，至冒白烟后离火放冷，研末，加入黄芩素及活性炭细粉，混合均匀，用经灭菌的麻油调成糊剂，即得。外用，用药前可先涂搽一般消炎药膏（如磺胺软膏等）1 ～ 2 天，待癌肿皮肤表面洁净无痂后，再涂搽本品，注意勿触及周围健康皮肤。

【临床应用】用于治疗眼睑皮肤癌 10 例，全部有效。观察时间最长约 4 年半，并无 1 例复发。治愈后眼睑位置正常，功能良好，皮肤亦无留瘢痕。

【来　　源】天津市眼科医院方。

【方　　名】干白花蛇舌草方

【方药组成】干白花蛇舌草 60 ～ 120g。

【功效主治】解毒抗癌。适用于鼻咽癌。

【用法用量】洗净，加水 2 升，煎 4 ～ 5 小时，得 750ml，1 日内分 4 次服完。可加瘦猪肉同煎，肉与汤同服。

【方　　名】干贝豆腐汤

【方药组成】银耳 10g，干贝 50g，豆腐 500g，鸡茸（或鱼茸）150g，蛋清 4 个，猪肥膘 100g，鸡清汤 750g，味精、青菜汁、菱粉少许。

【功效主治】滋阴补中，增进营养。本膳主要适用于乳腺癌证见阴虚内热者。

【用法用量】干贝置碗中，放水少许，上笼蒸熟。银耳以水泡胀。豆腐拓泥，肥膘斩茸，与鸡茸同放碗中，加蛋清、菱粉、盐、味精搅匀待用，再把青菜汁倒入茸中搅匀。然后将银耳、干贝及豆腐茸等放在一起，上笼用文火蒸熟。起锅上火，倒入鸡清汤，调味，再把蒸熟的物料放入汤中即成。

【附　　注】干贝系江珧贝 Pinna pectinata L. 扇贝和日月贝的闭亮肌加工制成，肉味鲜美，营养丰富。扇贝中的提取物，已表明有抗癌作用。单独应用时，宜先用热水浸泡 1 小时，除去柱筋，再烹调食之。

【方　　名】干贝竹笋沙参汤

【方药组成】干贝 20g，鲜竹笋 150g，沙参 20g。

【功效主治】养阴生津，防癌抗癌。通治各期乳腺癌，对乳腺癌出现低热、口干、舌红等阴虚证者尤为适宜。

【用法用量】先将沙参入锅，加水浓煎 40 分钟，去渣取浓缩汁备用。再将干贝放入冷水中泡发 1 小时，洗净，盛入碗中，待用。将鲜竹笋剥去外壳膜，洗净，切成“滚刀块儿”，与干贝同放入砂锅，加入沙参汁，再加水适量，大火煮沸，烹入料酒，改用小火煨煮 30 分钟，加葱花、姜末、精盐、味精各少许，再煨煮至沸，淋入香油即成。佐餐当汤，随意服食，喝汤汁，嚼食干贝、竹笋。

【方　　名】干蟾蜍粉

【方药组成】干蟾蜍粉。

【功效主治】急性白血病。

【用法用量】成人 1g，小儿 0.25g，内服，每日 2 ～ 3 次。同时服紫金锭，成人 2 片，小儿 0.5 ～ 1 片，每日 2 ～ 3 次，合并泼尼松内服。

7～10天为1个疗程，间歇7～10天。

【临床应用】佳木斯市中医院共治疗急性白血病8例，获完全缓解2例，部分缓解Ⅰ级2例，Ⅱ级3例，失败1例。

【来　　源】《中医肿瘤学》(上)，科学出版社，1983：314。

【附　　注】因蟾酥有心脏毒性，疗效不太高，故应慎用。

【方　　名】干蟾蜍皮儿茶方

【方药组成】蟾蜍皮0.4g，儿茶0.4g，延胡索0.2g。

【功效主治】胃癌。

【用法用量】共研末，压缩成片，1次1g，1日1次，连续服2周，然后每次增加服药量0.2g，3周为1个疗程。

【临床应用】此药对胃癌并发症的幽门梗塞也有特效。它具有明显的止血、止痛、增进食欲、缩小癌块、消除腹水的作用。用它治疗胃癌患者48例，治愈者5例，显效者10例，好转者27例。

【方　　名】干蟾蜍水蛭汤

【方药组成】干蟾蜍12g，水蛭9g，地鳖虫12g，鬼球15g，炒枳壳9g，白花蛇舌草30g，当归9g，石见穿18g，半枝莲8g，大蜈蚣2条，屯藜根30g，炙甘草3g。

【功效主治】气滞血瘀胃癌。

【用法用量】水煎，每日1剂，分两次服。

【临床应用】某男，晚期胃窦癌，外科姑息手术切除术的，属气滞血瘀型，上方连续服用4～5年，未用任何化疗药物现存活9年余，一般情况良好。

【来　　源】《中医药研究》，1987，(1)：5。

【方　　名】干蟾皮急性子汤

【方药组成】干蟾皮12g，急性子30g，八月札12g，夏枯草15g，白花蛇舌草30g，生马钱子4.5g，瓦楞子30g，枸橘30g，生南星9g，公丁香9g，紫草根30g，木香9g，蜣螂虫9g，壁虎9g，苦参30g。

【功效主治】清热解毒，降气化饮。适用于食管癌。

【用法用量】水煎，分2次温服。

【临床应用】以本方治疗食管癌11例，基本痊愈1例，显效2例，有效4例，无效4例。

【来　　源】上海中医学院肿瘤小组。

【方　　名】干蟾皮山药丸

【方药组成】干蟾皮0.3g，山药粉适量。

【功效主治】食管癌。

【用法用量】水泛为丸，如绿豆大，每次4粒，每日3次。

【方　　名】干慈丸

【方药组成】干漆(炒)30g，千金子9g，郁金30g，山慈菇30g，辛夷30g，五倍子9g，露蜂房30g，全蝎30g，苍耳子30g，料姜石30g。

【功效主治】活血消痰，清热解毒，通窍止痛。适用于鼻咽癌晚期头痛剧烈，耳鸣、耳聋、鼻塞衄血。

【用法用量】共研为细粉，水泛为丸，如绿豆大。每服3～6g，黄芪煎水送下，或开水送下，1日3次。并服平消片与苍辛银豆汤。

【临床应用】本方用干漆、千金手、山慈菇、郁金攻坚破积，活血化瘀，消肿止痛；苍耳子、辛夷通透鼻咽；五倍子、露蜂房、全蝎、料姜石清热解毒，收敛止血。

【方　　名】干姜茯苓汤

【方药组成】干姜9g，茯苓20g，陈皮10g，法半夏10g，生南星24g(先熬)，黄药子15g，肿节风30g，海藻30g，夏枯草30g，吴茱萸3g，广木香12g。

【功效主治】痰湿凝结型胃癌。

【用法用量】水煎服，每日1剂。

【来　　源】《百病良方》第二集，科学技术文献出版社重庆分社，1983：181。

【方　　名】干姜肉桂汤

【方药组成】干姜15g，肉桂15g，附子15g，桃仁15g，莪术30g，三棱15g，海藻15g，牡蛎15g，党参15g，熟地黄30g，枸杞子15g，槟榔30g，川大黄15g，蜈蚣5条，阿胶12g（冲），玄明粉15g（冲）。

【功效主治】小肠网织细胞肉瘤。

【用法用量】水煎2次，早晚分服。

【临床应用】张某，女，38岁，北京某机床厂工人。于1969年12月，突然右腹部可触及如鸡蛋大小之肿块，质地硬，活动。消化道钡餐造影，发现小肠有充盈缺损之处。1970年2月10日剖腹探查，发现距蔡氏韧带20cm处有3cm×10cm的肿块。行常规部分切除术，取活组织检查，病理报告为小肠网织细胞肉瘤。出院后两年肠梗阻，再次剖腹探查，术中见广泛转移，无法切除而关闭腹腔，进行药物治疗。于1976年10月前来就诊。证属寒瘀毒结，用上方药并同时服用化毒片、新丹、1213液、博来霉素、5-氟尿嘧啶片。服药后，随大便排出许多烂肉状物，身轻有力食增。3个月后血色素升至11.5g，白细胞增至7400/mm^3，1年后某医院复查，肿块消失，追访5年未复发。

【来　　源】《癌症的治疗与预防》，春秋出版社，1988：143。

【方　　名】干姜粥

【方药组成】干姜3g，高良姜5g，粳米100g。清水适量。

【功效主治】温暖脾胃，散寒止痛。本膳主要适用于大肠癌腹冷泄泻者。

【用法用量】先煎干姜、高良姜，取汁，去渣，再入粳米同煮为粥。

【临床应用】对于脾胃虚寒所致心腹冷痛、呕吐、呃逆、泛吐清水等亦有良效。原出清代名医尤乘所著《寿世青编》，食用本膳，可以先从小剂量开始，逐渐增加，做到持之以恒，方能收到明显效果。朱颜报道：以甘草干姜汤（甘草10g，干姜10g）水煎服，治疗各种虚寒证，如胃脘痛、胸痛、肠鸣腹泻、腹痛等共34例，有效率100%。一般均在5剂之内见效（《中医杂志》，1965，11：6）。本膳中的高良姜也是姜科植物。有报告称：印度尼西亚产高良姜对小鼠S-180腹水癌细胞有明显的抑制作用（《Planta Medica》，1987，1：32，英文）。

【方　　名】干卷柏瘦猪肉汤

【方药组成】干卷柏30～60g（鲜品90～120g），瘦猪肉50～100g。

【功效主治】鼻咽癌。

【用法用量】上药加清水6～8碗。煎至1碗至1碗半，分1～2次服。每日1剂，一般15～20天为1个疗程，用药量可酌情增减。

【方　　名】干六棱菊汤

【方药组成】干六棱菊15g。

【功效主治】骨肿瘤。

【用法用量】水4碗，煎至1碗，每日服1次。

【方　　名】干漆巴豆方

【方药组成】干漆30g，巴豆（去心、皮）3枚，炭皮30g，雄黄（细研）30g，雄黄（细研）30g，白矾30g。

【功效主治】解毒蚀瘤。适用于恶性黑色素瘤、肿瘤未溃者。

【用法用量】上为末，研令匀，以黑漆和如膏，点黑瘤处，当成疮自落。不耐漆者可用鸡子白和涂之。

【方　　名】干石上柏瘦猪肉

【方药组成】干石上柏（深绿卷柏）30～60g（鲜品90～120g），瘦猪肉30～60g，清水1.5～2L。

【功效主治】扶正祛邪，解毒抗癌。适用于喉癌正气亏损者。

【用法用量】煎至250～400ml，分2次温服，每日1剂，一般以15～20天为1个疗程。用药量可酌情增减。

【临床应用】以本方治疗咽喉鳞状细胞癌1例，服药500g以上，肿物消失。

【来　　源】广州市第一人民医院。

【方　　名】干柿饼连蒂方
【方药组成】干柿饼三枚。
【功效主治】反胃吐食。
【用法用量】干柿饼三枚，连蒂捣烂，用酒服，甚效。
【来　　源】《医宗必读》。

【方　　名】干蜀葵汤
【方药组成】干蜀葵 40g。
【功效主治】膀胱癌。
【用法用量】每日 1 剂，水煎服。

【方　　名】干鲜蜀葵方
【方药组成】干蜀葵 40g，或鲜蜀葵全株 100g。
【功效主治】膀胱癌。
【用法用量】煎汤口服。
【临床应用】共治 2 例，症状消失，膀胱镜检无炎症，无异物，均已正常工作，随访 2 年未复发。如牛某，女，53 岁，滨州市干部，于 1983 年 6 月开始腰痛，尿痛，尿频，尿中带血且淋漓不止，经某医院确诊为膀胱癌，曾先后做过 3 次肿瘤切除手术。以鲜蜀葵 100g，煎汤口服，每日 2 次，1 个月后血尿消失，尿痛，尿频症状稍有减轻，尿量倍增，继服 2 个月后，症状明显减轻，3 个月后症状基本消失。后又改用干蜀葵花 10 ～ 20 个泡茶饮，服 2 个月后，身体复原。1984 年 4 月 10 日经医院膀胱镜检查示：无炎症，无溃疡。现已正常工作，迄今未复发。
【来　　源】《山东中医学院学报》，1980，（2）：50。

【方　　名】干燥鼠妇方
【方药组成】干燥鼠妇 60g。
【功效主治】肝癌剧痛。
【用法用量】水煎 2 次取汁 240ml，混合后，每天分为 4 次口服。
【临床应用】共治疗 5 例肝癌晚期出现肝区剧痛的患者，均收到明显的止痛效果。例如周某，男，57 岁，曾患慢性肝炎，HBSAg 阳性，近来自觉上腹部不适，食则作胀，肝区稍有隐痛，形体逐渐消瘦。肝脏触诊：质地偏硬，边缘有不光滑，肝大肋下 8cm。B 超确诊为肝癌，经中西医治疗，病情未见好转，后出现腹水，肝区疼痛明显加剧。疼痛发作时上下午各肌注 1 次哌替啶 100mg 后疼痛才稍见缓解。后因哌替啶已不能满足其要求，改用大剂量鼠妇煎剂口服，服药后 30 分钟，患者肝区疼痛明显减轻，每次药后，止痛可维持 2 小时左右，病人自觉肝区尚有轻松感，尿量增加，腹水亦见减少，其他症状也减轻。
【来　　源】《陕西中医药》，1986，（11）：512。
【附　　注】服药期间禁酸、辣、腥。

【方　　名】甘草膏
【方药组成】甘草适量。
【功效主治】血瘤。
【用法用量】甘草熬膏，用笔蘸圈瘤四围。又用芫花、大戟、甘遂等分为末，醋调。另用新笔蘸涂于甘草圈内，务须离甘草一圈，不可太过，盖药性相反，切勿误用掺和。涂后次日瘤当缩小，再如前法涂三四次即愈。愈后须请名医服药消散，以免复发。

【方　　名】甘草煎汤
【方药组成】生甘草 30g。
【功效主治】舌癌。
【用法用量】生甘草水煎浓汤，热漱之。随时吐出汤汁。
【来　　源】《民间偏方精萃》。

【方　　名】甘草绿茶饮
【方药组成】甘草 5 ～ 10g，优质绿茶 1 ～ 1.5g。
【功效主治】各种癌症，辐射损伤，白细胞减少症。
【用法用量】甘草加水适量，煎煮沸 5 分钟，加入绿茶泡 15 分钟，温时分 3 次饮服，每日 1 剂，常饮用之。
【来　　源】《健身茶配方》。
【附　　注】绿茶叶，以优质绿茶如乌龙茶、白毛茶、龙井茶为上品，其他绿茶也可。

【方　　名】甘草饮
【方药组成】甘草（炙）6g，大黄9g，黄芩6g。
【功效主治】清热和胃。适用于食管癌，食即吐出，不得安住。
【用法用量】上三味，切。以水600ml，煮三两沸，去滓，分2次温服，以利为度。
【来　　源】《外台秘要》引《小品方》。

【方　　名】甘露消毒丹
【方药组成】飞滑石450g，绵茵陈330g，淡黄芩300g，石菖蒲180g，川贝母、木通各150g，藿香、射干、连翘、薄荷、蔻仁各120g。
【功效主治】解毒化湿。适用于白血病湿热交蒸，酿成热毒，充斥气分。症见发热口渴，胸痞腹胀，肢酸倦怠，咽肿溺赤，或身目发黄，苔黄而腻。
【用法用量】各药晒燥并研极细，见火则药性变热。每服9g，开水调服，1日2次。或以神曲糊为丸，如弹子大，开水化服亦可。

【方　　名】甘露消毒丹加味合方
【方药组成】①甘露消毒丹加味：飞滑石、绵茵陈、黄芩、石菖蒲、木通、川贝母、射干、连翘、薄荷、蔻仁、藿香、鳖甲、山甲珠、川楝子、延胡索、大腹皮。②桃红四物汤加味：桃仁、红花、川芎、熟地黄、白芍、三棱、莪术、鸡血藤、延胡索、川楝子、青皮、鳖甲、生牡蛎、山甲珠、党参、生黄芪。③八珍汤加味：熟地黄、当归、川芎、白芍、党参、白术、茯苓、甘草、生牡蛎、山甲珠、炒鳖甲、土茯苓、商陆、广土鳖。
【功效主治】卵巢癌。①方适用于湿热毒邪，热重于湿阶段。②方适用于气滞血瘀、癥积结块阶段。③方适用于卵巢癌经治症状不明显之恢复阶段。
【用法用量】方①②均水煎服，每日1剂，早晚各服1次。方③诸药研极细末，和匀后以等量蜂蜜炼至适度为丸，每丸重9g，早、中、晚各服1丸。可同时配合应用药茶及饮食疗法。
【来　　源】《云南中医学院学报》,1987,10（1）：27。

【方　　名】甘仁散
【方药组成】甘遂9g，砂仁9g。
【功效主治】恶性胸、腹水。
【用法用量】上药共为细末，取大蒜捣烂，和药末，水调成糊。将药糊敷于脐上。

【方　　名】甘石陀僧膏
【方药组成】甘石60g，陀僧60g，梅片1.5g。
【功效主治】癌性溃疡。
【用法用量】共研细末，再与猪板油250g捣匀，捶成软膏状。涂患处。
【来　　源】湖南省卫生局编《中草药单方验方新医疗法选编》，1971：334。

【方　　名】甘遂甘草散
【方药组成】甘遂、甘草。
【功效主治】晚期食管癌。
【用法用量】取甘遂适量，用面粉包裹，放入锯末火中烧，或在炉火上烤，至面粉烤黄为度，取甘遂在铜药钵中捣碎，过筛取粉备用；另取甘草切碎，铜药钵中捣碎过筛取粉备用。临用时取甘遂0.3g，甘草0.15g，以温开水冲服，每日3次。
【临床应用】治疗12例已确诊的晚期食管癌病人，其中3例未能坚持用药，症状未见改善。另9例服药后有程度不同的症状好转，存活期明显延长（6～15个月），平均生存期9个月。如患者某，女，65岁，食管上段癌。吞食障碍已一年余，近3个月仅能进流食。每次用药后半小时，腹内作响，有发热，食管觉疼，闭目躺卧半小时，反应消失。用药7次后开始腹泻，一昼夜泻下12次。用药5天后，能进豆腐、米饭，半月后日进主食6～7两。用药10个月时，食管造影显示病变好转。服药15个月后，因重感冒而死亡。
【来　　源】《千家妙方》，战士出版社，1982：563。

【方　　名】甘遂瓜蒂散
【方药组成】甘遂、瓜蒂各3g，硼砂、辰砂各1.5g。

【功效主治】鼻咽癌。
【用法用量】药研细末，用塑料管吹入鼻内，日2次，忌入口内，10天为1疗程。
【临床应用】用药2～4疗程见效。

【方　　名】甘遂木香散
【方药组成】甘遂（面煨）15g，南木香3g。
【功效主治】食道癌。
【用法用量】上2味药共研为细末。体质强壮者每次服3g，体质虚弱者每次服1.5g，每日1次，水酒少许调下。
【来　　源】《怪症奇方》。

【方　　名】甘遂散
【方药组成】甘遂（面裹，煨黑，存性研末）1.8g，提净牙硝3g，食盐（炒）6g，薄荷6g，蒲黄3g，硼砂2.4g，冰片0.9g。
【功效主治】解毒利咽，消肿散结。适用于喉肿瘤。
【用法用量】上七味研末，吹喉中。
【附　　注】本方又名息雷禁。

【方　　名】甘蔗生姜汁
【方药组成】鲜甘蔗汁1 000ml，生姜汁120ml。
【功效主治】贲门癌和食管癌梗阻，吞咽难下，滴水不进。
【用法用量】将鲜甘蔗、鲜生姜分别洗净，榨出鲜汁，互相搅和，分3次徐徐饮服，每日1剂，坚持常服之。
【来　　源】《民间偏方精选》。
【附　　注】忌辛辣、灸、鱼腥食物。

【方　　名】甘蔗粥
【方药组成】甘蔗汁150ml，粳米100g。清水适量。
【功效主治】清热止津，养阴润燥。适用肿瘤化疗后体质弱者。
【用法用量】用新鲜甘蔗，榨取汁约150ml，水适量，同粳米同煮成粥。煮制时不宜稠厚，以稀薄为好。

【方　　名】肝癌1号煎
【方药组成】当归9g，丹参9g，白蒺藜9g，扁豆9g，红花6g，香附6g，漏芦12g，瓦楞子18g，石燕18g，半枝莲60g。
【功效主治】疏肝活血，解毒抗癌。适用于肝癌。
【用法用量】每日1剂，煎2次分服。
【来　　源】上海市肿瘤医院方。

【方　　名】肝癌服药配针刺方
【方药组成】①金银花9g，薏苡仁9g，丝瓜络9g，杏仁9g，焦谷芽9g，焦麦芽9g，川贝母6g，大力子6g，甘草6g，芦根30g，陈皮12g，半夏12g，石见穿60g，半枝莲60g。②半枝莲30g，鱼腥草30g，生地黄30g，芦根30g，玄参15g，白及15g，蛇六谷15g，北沙参15g，血余炭15g，败酱草15g，金银花9g，天花粉9g，干蟾皮9g，红藤9g，太子参9g，南星9g，壁虎9g。

同时配合针刺。主穴：风门（双）、心俞（双）、肺俞（双）、天宗（双）、膏肓（双）、中府（双）、尺泽（双）、膻中、背部压痛点、耳穴（上肺、下肺、心、大肠、肾上腺、内分泌、皮质下、鼻、咽、胸）；配穴：列缺（双）、外关（双）、足三里（双）。
【功效主治】理气健脾，解毒抗癌。适用于肝癌。
【用法用量】加水煎煮，制成煎剂。口服，每日1剂，煎2次分服，两方可以交替服用。用本方配合针刺治疗肺癌多例有一定疗效。

【方　　名】肝癌复方
【方药组成】黄芪30g，党参30g，白术15g，茯苓30g，柴胡15g，穿山甲10g，桃仁10g，丹参15g，苏木10g，重楼30g，牡蛎30g，鼠妇10g。
【加　　减】气滞血瘀者加土元、莪术、三七、香附；肝郁脾虚者加郁金、山药、陈皮、麦芽；肝胆湿热者加茵陈、蒲公英、黄芩、木通；阴虚内热者加牡丹皮、地骨皮、麦冬、鳖甲。
【功效主治】健脾益气，活血散结。适用于原发性肝癌，四肢无力，或浮肿，或有腹水，少气懒动，胁下积块，质坚触痛，面色无华或黧青，肌肤甲错，形体消瘦，舌质青紫，脉细涩。

【用法用量】以上药物，水煎分2次服下，每日1剂，2个月为1个疗程。可连续服用。

【临床应用】以该方治疗原发性肝癌60例，并设放疗组24例、化疗组28例做对照，结果：①肝复方组半年、一年生存率分别为43.3%、20%，其中生存0.5～1年者26例、1～2年者12例、2～3年者4例、3年以上3例；放疗组半年、一年生存率为20.8%、8.3%，生存0.5～1年者5例、1～2年者2例，无大于2年者；化疗组半年、一年生存率分别为25%、0，其中生存0.5～1年者7例，无大于1年者。②肝复方组瘤体稳定率为78.3%、缩小率6.7%，放疗组瘤体稳定率为20.8%、缩小率66.7%，化疗组瘤体稳定率为32%、缩小率14.3%。中药组疗效优于放疗、化疗。

【来　　源】肝癌复方为我国著名肿瘤专家潘敏求教授的经验方。

【附　　注】该方是针对肝癌脾胃气虚、瘀血内结的症候特点而设立的。该方药物组成分为以下几个部分，一为黄芪、党参、白术、茯苓，补益脾胃，健运中土，促进气血生化；一为穿山甲、桃仁、丹参、苏木、鼠妇，活血散结、通脉止痛；另有柴胡疏肝理气、宣通郁滞，重楼清热解毒、消肿定痛，牡蛎软坚化痰、消坚癖。以上诸药相互协调，则益气而有助活血，破瘀而不伤正气，由此可收气旺、邪去、肝复之效果。

【方　　名】肝癌膏药

【方药组成】蟾酥100g，白英100g，丹参100g，大黄180g，石膏250g，明矾120g，青黛500g，黄丹200g，冰片200g，马钱子100g，五倍子100g，黑矾60g，全蝎100g，蜈蚣100g，紫草300g，牵牛子300g，甘遂300g，水蛭60g，乳香150g，没药150g，夏枯草200g。

【功效主治】清热解毒，活血破瘀，散结止痛。适用于肝癌。

【用法用量】共研细末，制成膏药，外敷肝区，7日1换。

【来　　源】《肿瘤临证备要》。

【方　　名】肝癌合方

【方药组成】①核桃枝15～60g，白花蛇舌草15～60g，半枝莲15～45g，半边莲15～45g，山豆根15～30g，全瓜蒌15～30g，金银花15～30g，夏枯草15～30g，野菊花15～21g，生甘草9～18g，川楝子6g，马钱子6.6g。②半枝莲30g，核桃枝30g，山豆根21g，白花蛇舌草21g，夏枯草21g，全瓜蒌18g，金银花18g，枳壳9g，穿山甲6g，生甘草12g，全蝎3g，蜈蚣4条。③水蛭1.5～9g，全蝎1.5～9g，穿山甲6g，蟾蜍粉1.5g，蜈蚣3～6条，壁虎条。④托盘根15～60g，蒲公英15～60g，山豆根15～30g，藤梨根15～30g，甘草梢9g，马钱子0.3～0.9g。

【功效主治】活血化瘀，清肝解毒。适用于肝癌。

【用法用量】每日1剂，煎2次分服。15天为1疗程。①方做首攻药，待病人体质稍有恢复后改用②方，经前二方治疗，癌块仍在继续增大的晚期病人宜用③方。④方供一般抗癌选用。

【临床应用】一八一工厂卫生队肝病研究小组用于治疗多例肝癌有较好疗效，如高某，男，42岁，确诊为肝癌，经用本方1个月后，自觉症状好转，肝痛减轻，睡眠改善，继服2个月后检查：肝左叶肿块消失，食欲正常，体质恢复。

【来　　源】一八一工厂肝病研究小组方。

【方　　名】肝癌合方1

【方药组成】①白蛇干蟾汤：白花蛇舌草30g，忍冬藤30g，车前子30g，干蟾皮12g，皂角刺12g，橘叶12g，橘皮12g，枸杞子12g，八月札2g，紫丹参12g，赤芍12g，大腹皮12g，生黄芪12g，瓜蒌皮12g，生山楂12g，茵陈蒿12g。②党参9g，地鳖虫9g，八月札12g，炮穿山甲12g，红藤30g，生薏苡仁30g，败酱草30g，白花蛇舌草30g，紫丹参30g，白英30g，生牡蛎30g，七叶一枝花30g，海藻15g，皂角刺15g，夏枯草15g。

【功效主治】肝癌。

【用法用量】水煎服，每日1剂。二方辨证选用。

【临床应用】上海中医院用于治疗肝癌9例，显效2例，有效2例，无效1例，总有效率为44.4%。

【来　　源】《抗癌中草药制剂》，人民卫生出版社，1981：221。

【方　　名】肝癌合方2

【方药组成】①二甲汤：制鳖甲30g，炮穿山甲12g，桃仁12g，广木香12g，青皮12g，郁金12g，白芍12g，红花6g。②半枝莲30g，夏枯草30g，白花蛇舌草30g，生牡蛎30g，海藻30g，昆布30g，紫草30g，莪术12g，三棱12g，生地榆15g。

【加　　减】黄疸加茵陈蒿；腹水加泽泻、滑石；扶正时加白芍、白术、党参、黄芪等。

【功能主治】肝癌。

【用法用量】水煎服，每日1剂。二方辨证选用。

【临床应用】湖北孝感市人民医院用于治疗肝癌3例，显效1例，有效1例，无效1例。

【来　　源】《抗癌中草药制剂》，1981：224。

【方　　名】肝癌合方3

【方药组成】①逍遥散合舒肝散化裁：当归、夏枯草、焦山楂、半枝莲、郁李仁、金钱草各30g，赤芍、海藻、昆布、鳖甲各15g，软柴胡、延胡索各6g，牡蛎60g，青皮9g。②丸剂：鳖山甲珠、当归、茯苓、牡蛎、焦栀子、瓦楞子、丹参各30g，焦山楂、金钱草、白花蛇舌草各60g，木瓜31g。

【功效主治】肝癌。

【用法用量】方①日1剂，水煎服。方②诸药共为细末，蜜为丸，每日3次，每次6g，开水送服。

【临床应用】周某，女，49岁，1978年4月15日诊。患者日前经某医院确诊为肝癌。症见患者面色晦暗，形体消瘦，巩膜黄染，畏寒发热，大便燥结，小便黄红，饮食难上，脉弦数，两关沉涩，舌红紫，苔黄腻。肝区可触及凹凸不平的包块，疼痛拒按。治以舒肝解郁，活血化瘀，行气消肿，软坚散结之法。如上方治疗7个月后，肝区疼痛及包块完全消失，食欲大增，体重增加。多次经同位素扫描复查：未见占位性病变。随访7年未见复发。

【来　　源】《四川中医》，1987，(2)：38。

【方　　名】肝癌黄疸汤

【方药组成】石见穿、白花蛇舌草、半枝莲各30g，丹参、八月札、平地木、小金钱草各15g，广郁金9g。

【功效主治】清热抗癌，退黄疸。适用于肝癌出现黄疸、肝区胀痛者。

【用法用量】诸药加水煎服，每日1剂。

【来　　源】《中医杂志》1985年第12期。

【附　　注】本方为浙江中医药大学潘国贤教授经验方。

【方　　名】肝癌棱莪方

【方药组成】三棱15g，莪术15g，炙山甲15g（先煎），水红花子30g，半边莲15g，半枝莲15g，石见穿15g，露蜂房10g，菝葜30g，泽兰10g。

【功效主治】活血散瘀，抗癌。适用于肝癌。

【用法用量】每日1剂，水煎两次，早、晚各服1次。

【方　　名】肝癌棱莪散

【方药组成】生莪术18g，生三棱18g，生水蛭18g，瓦楞子18g，苏木15g，红花15g，延胡索15g，香附15g，木香15g，砂仁15g，陈皮15g，半夏15g，厚朴15g，枳实15g，木通15g，大黄9g。

【功效主治】化瘀消癥。适用于原发性肝癌。

【用法用量】以上各药共研细末，制成内服散剂。口服，每次3g，每日3次，3～6个月为1疗程。

【临床应用】以本方配合莪术、三棱注射液，治疗普通型原发性肝癌18例，其中有效11例；治疗炎症型原发性肝癌3例，有效2例；总有效率为61.9%。用药后一般均能使癌肿缩小，症状减轻。

【来　　源】沈阳医学院附属第一医院方。

【方　　名】肝癌联方

【方药组成】①斑蝥 2 只，海金沙 30g。②铁树叶、半边莲、半枝莲、紫草、白花蛇舌草、败酱草各 30g，刘寄奴、马鞭草、土鳖虫各 15g，黄柏 9g。

【功效主治】肝癌。

【用法用量】①方水煎，分多次服。同时另服下②方水煎及每日服生绿豆粉 9g。

【来　　源】《治癌中药处方 700 种》。

【方　　名】肝癌联方

【方药组成】①肝郁血瘀型：当归、生地黄、桃仁、赤芍、牛膝、川芎各 9g，红花、枳壳、柴胡各 6g，桔梗、甘草各 3g，胁下刺痛加郁金、丹参各 15g。②肝郁脾虚型：木香、砂仁、陈皮、甘草各 3g，党参 15g，半枝莲 30g，平地木 30g，白花蛇舌草 30g，生牡蛎 60g。③党参 9g，地黄 9g，白芍 9g，茯苓 9g，陈皮 9g，泽泻 9g，鳖甲 1.5g，龟板 15g，全当归 18g，黄芪 12g，七叶一枝花 30g，白花蛇舌草 30g。

【功效主治】早期原发性肝癌。

【用法用量】水煎服，每日 1 剂。方①用于扶正活血，疏肝解毒；方②用于软坚化瘀，调理脾胃；方③用于补气养血，养阴柔肝，健脾和胃，清热利湿。

【临床应用】江苏启东市海复地区医院肝癌防治组，用本方配合 5- 氟尿嘧啶治疗原发性肝癌 50 例，近期治愈 5 例，显效 12 例，有效 13 例，无效 20 例，总有效率为 60%。

【来　　源】《抗癌中草药制剂》，人民卫生出版社，1981：219。

【附　　注】本方药性苦寒，对脾胃功能有不同程度的影响。应注意加用养胃健脾药物，以保持脾胃正常运转。

【方　　名】肝癌联方

【方药组成】①轻粉（炒黄）1.92g，斑蝥 0.66g，巴豆霜 0.66g，防风 1.5g，蝉蜕 1.5g，土茯苓 12g。②犀角 1.5g，牛黄 0.9g，麝香 0.9g，乳香 13.5g，没药 13.5g。③当归 90，白芍 90g，黑栀子 9g，金银花 300g。

【功效主治】肝癌。

【用法用量】方①共为细面，炼蜜为丸，共作成 7 丸，每日早晨服 1 丸，用以下引子送服：土茯苓 18g，金银花 30g，炼蜜为丸，每丸重 3g，每服 1 丸。方③水煎，取 300ml，每次服 100ml，日服 3 次。

【临床应用】方①可连服两周，停一周再继续。共用 4 周为止。服该方有腹泻，黑色黏液样，1 日 2～3 次；服方②、方③二方则痛减，下利止。

【来　　源】内蒙古自治区医院编《中草药验方选编》，内蒙古自治区人民出版社，1972：159。

【方　　名】肝癌内外合治方

【方药组成】①丹参 30g，石见穿 30g，夏枯草 30g，香附 15g，党参 15g，马鞭草 15g，七叶一枝花 15g，活血龙 15g，鹅不食草 9g，壁虎 5 条。加减：腹水加车前子 60g；发热加金银花 50g，黄芩 15g；疼痛加延胡索 15g，威灵仙 30g。②鲜蟾蜍皮 1 ～ 2 张。

【功效主治】解毒化瘀、抗癌止痛。适用于肝癌。

【用法用量】①方加水煎煮，制成煎剂。②方新鲜剥取。①方口服，每日 1 剂，煎 2 次分服。②方外用，贴敷于肝癌肿块皮肤上。

用于治疗肝癌多例均有效。

【方　　名】肝癌三联方

【方药组成】①黄芪 30g，茯苓、生熟薏苡仁各 24g，怀山药 12g，陈皮 6g，佛手 9g，赤白芍各 12g，焦楂、曲各 24g，仙鹤草、蒲公英、车前草、炙鳖甲（先煎）各 30g，白花蛇舌草 24g。②人参鳖甲煎丸。③铁树薏米粥：铁树叶 1 尺，薏苡仁 50g，大枣 10 枚。

【加　　减】方①口渴、苔红舌红加生地黄 30g，沙参 15g；气虚乏力加党参 20g；肝区疼痛加石见穿 20g，鸡血藤 30g。

【功效主治】原发性肝癌。

【用法用量】方①日 1 剂，水煎服。方②日 7 粒，早晚空腹服。方③每日下午煮粥当点心服用。

【来　　源】《江苏中医杂志》，1985，（10）：14。

【方　　名】肝癌三联方

【方药组成】①乌虎汤：乌骨藤60g，虎杖60g，陈皮15g，枳壳15g，昆布12g。②白花蛇舌草45g，半枝莲30g，金银花30g，野菊花30g，鳖甲30g，全瓜蒌30g，党参30g，山豆根60g，夏枯草60g，穿山甲9g，木香9g，延胡索15g，茵陈蒿15g，败酱草15g，川楝子15g，甘草15g，陈皮12g，白芍12g，大枣10个。③半枝莲30g，黄毛耳草30g，薏苡仁30g，虎杖30g，鸡内金30g，龙葵120g。

【功效主治】肝癌。

【用法用量】水煎服，每日1剂。二方辨证选用。

【临床应用】陈某某，男，24岁，确诊为肝占位性恶变，经服方①77天，病人精神好转，食欲增进，肝区疼痛消失，继服方②、方③共3个月，各项检查正常，病情稳定。

【来　　源】《抗癌中草药制剂》，1981：226。

【方　　名】肝癌四联方

【方药组成】①核桃枝15～60g，白花蛇舌草15～60g，半枝莲15～45g，半边莲15～45g，山豆根15～30g，全瓜蒌15～30g，金银花15～30g，夏枯草15～30g，野菊花15～30g，生甘草9～18g，川楝子6g，马钱子0.6g。②半枝莲30g，核桃枝30g，山豆根21g，白花蛇舌草21g，夏枯草21g，全瓜蒌18g，金银花18g，枳壳9g，穿山甲6g，甘草12g，全蝎3g，蜈蚣4条。③水蛭1.5～9g，全蝎1.5～9g，穿山甲、蟾蜍粉各1.5g，蜈蚣3～6g，壁虎3条。④托盘根15～60g，蒲公英15～60g，山豆根15～30g，藤梨根15～30g，甘草梢9g，马钱子0.3～0.9g。

【功效主治】肝癌。

【用法用量】水煎服，每日1剂。15天为1个疗程。方①作首攻药，待病人体质稍有恢复时改用方②，癌块仍在继续增大的晚期病人宜用方（1）和方（2）合并治疗。方（3）方（4）供一般抗癌选用。

【临床应用】高某，男，42岁，确诊为肝癌，经用本方1个月后，自觉症状好转，肝痛减轻，睡眠改善，继服2个月后检查，肝左叶肿块消失，食欲正常，体质恢复。

【来　　源】《抗癌中草药制剂》，人民卫生出版社，1981：224。

【方　　名】肝癌四联方

【方药组成】①清化抗癌汤加减：茵陈蒿、山栀、黄芩、苦参、郁金、莪术各9g，半枝莲、白花蛇舌草、七叶一枝花各30g。②疏肝抗癌汤：柴胡、枳壳、八月札、郁金、姜黄、白芍、莪术各9g，厚朴6g，甘草3g。

【加　　减】伴肝区隐痛、头昏目干等肝血虚者加当归、白芍、川芎各9g；因湿热壅结，水湿逗留，伴有腹水者，加车前子、泽泻、腹水草各30g，瞿麦9g。伴苔黄，舌质红，口干口苦，尿赤便秘等热象者加七叶一枝花、白花蛇舌草、龙葵草、半枝莲各30g；伴苔腻、脉弦滑或濡，胸闷恶心等湿浊内阻者，加制半夏、党参、白术、炙黄芪、茯苓、炒扁豆各9g，薏苡仁15～30g，橘皮6g，炙甘草3g。以上各方均可加用三棱、莪术、丹参、水红花子、石见穿、生牡蛎、郁金、八月札等祛瘀、软坚、理气之品。另外伴有腹水可加用氢氯噻嗪或呋塞米和螺内酯联合短程治疗4～5天，间隙5～6天，反复应用。

【功效主治】原发性肝癌。

【用法用量】水煎服，每日1剂。方①用于肝胆湿热型；方②用于肝气郁结型。

【临床应用】治疗25例，生存期在1年以下者10例，1～2年者5例，2～3年者6例，3～4年者2例，4年以上2例。本组病例治疗后1年以上的生存率为60%，3年以上的生存率为16%。

【来　　源】《新医药杂志》，1979，（4）：25。

【方　　名】肝癌四联方

【方药组成】①太子参、黄芪、白术、茯苓、砂仁、陈皮、焦三仙、赤芍、王不留行、红花、鸡内金、川芎、生薏苡仁、半枝莲。②金钱草、虎杖、姜黄、栀子、牡丹皮、茵陈蒿、蒲公英、白英、龙葵、蛇莓、半枝莲、川厚朴、大腹皮、莱菔子。③生地黄、白芍、当归、女贞子、旱莲草、生龟板、生鳖甲、牡丹皮、青蒿、山萸肉、生山药、沙参、生黄芪、茯苓皮、半枝莲。④雄黄20g，血竭15g，白芥子30g，皮硝30g，马钱子30g，天竺黄15g，阿魏60g，麝香1g，大葱白3根，生鳖甲15g，将前6味药共研为细末，混匀，再将阿魏用热酒化开，将葱白捣为糊状，将以上药物混合搅匀为泥状，放入整个生鳖甲中，摊平，上撒元寸，立即敷于肿块处，外用胶布固定。

【功效主治】原发性肝癌。①方适用于脾虚血瘀型。②方适用于湿热结毒型。③方适用于肝肾亏损型。

【用法用量】前三方，每日1剂，水煎分两次服。方④春、秋、冬每周一换，夏季贴5天，停2天，6～8周为1个疗程。应用时部分患者可出现皮肤过敏，轻者对症处理，重者停3～4天，症状即可消失。可配合应用化疗。

【临床应用】观察9例，与同期15例纯化疗病人比较，中医药内服外敷合并化疗组疗效优于单纯西药化疗组。例如陈某，男，40岁，1984年10月10日就诊，诊为原发性肝癌硬化型Ⅲ期，经用上法治疗，原发性肝癌明显好转，病灶缩小。巩固治疗后，1986年5月随访，无复发转移情况。

【来　　源】《河南中医》，1987，(3)：17。

【方　　名】肝癌疼痛外敷方

【方药组成】半枝莲30g，半边莲20g，山慈菇12g，七叶一枝花20g，生大黄12g，土鳖虫12g，连翘20g，皂角20g，赤芍20g，生地黄20g，乳香12g，没药12g，姜黄6g。

【功效主治】解毒散结，利湿消肿，活血止痛。适用于肝癌疼痛。

【用法用量】研粉混匀，白醋调糊，外敷病变皮肤对应处，外用纱布覆盖包裹，留药4～6小时调换。

【来　　源】江西中西医药大学附属医院。

【方　　名】肝癌丸

【方药组成】麝香3g，人参15g，薏苡仁30g，三七15g，银耳30g，茯苓30g，牛黄3g，熊胆5g，乳香10g，没药10g。

【功效主治】益气扶正，活血散结。适用于原发性肝癌，行手术治疗后，大毒已去，正气已伤，体弱无力，肝区隐痛不止。

【用法用量】制成丸剂或胶囊，每次1.5g，每日3次口服，温开水送下。

【临床应用】以本方治疗手术后肝癌16例，其中12例生存1年以上，获得了初步效果。

【附　　注】本方为肝癌术后调理方，主要用于肝癌术后病人的治疗，目的在于清除余毒，恢复正气，促进机体康复。故方中用人参大补元气，增强体力，抗疲劳，薏苡仁、茯苓、银耳进一步加强人参益气健脾之效，以使后天之本得固；麝香、牛黄、熊胆解毒、泻火、散结，扫除余邪；乳香、没药活血消肿、散结消癥、行气止痛。全方配伍，以扶正为本，攻邪为标，相辅相成，相得益彰，以求病体得愈。

【方　　名】肝癌五联方

【方药组成】①龙葵60g，夏枯草、金银花各15g。②龙葵、白英、遍地香各48g，半枝莲15g，蛇果24g。③茯苓、白芍、牡丹皮各9g，玄参6g。④紫草根30g，生地黄、地榆、蒲公英各15g，北沙参、百部各12g，桑枝9g。⑤白花蛇舌草150g，白茅根120g，白糖适量。

需配合钴^{60}放射治疗，根据肝脏之大小，进行体表癌肿定位，并结合病人全身情况，肝区设一野或两野，每野空气总量为3 600至4 000伦，以小量50～70伦开始逐渐增加到每次125伦，每月照射1次。

【功效主治】肝癌。

【用法用量】以上各方均水煎服，临床上根据病情不同，分别选用。

【来　　源】湖南省卫生局编《中草药单方验方新医疗法选编》，1971：338。

【方　　名】肝癌验方

【方药组成】十大功劳叶15g，全蝎10g，青蒿15g，石见穿15g，白花蛇舌草30g，天葵10g，黄芩10g，龙葵10g，牛蒡子10g，栀子10g，乌梅10g。
【功效主治】解毒，抗癌。适用于肝癌。
【用法用量】每日1剂，水煎2次，早、晚各服1次。

【方　　名】肝癌验方合方
【方药组成】①徐长卿30g，仙鹤草15g，炒槐花15g，枳实12g，大腹皮12g，延胡索12g，川楝子12g，杏仁12g，苏梗12g，柴胡9g，白术9g，茯苓9g，制甘草9g，麦冬9g，南沙参9g，北沙参9g，薄荷3g。②半枝莲60g，当归9g，丹参9g，蒺藜9g，扁豆9g，瓦楞子18g，石燕6g，红花6g，香附6g，漏芦12g。

同时配合针刺，主穴：章门（双）、期门（双）、肝俞（双）、痞根（双）、内关（双）、公孙（双）；配穴：对症选穴。
【功效主治】肝癌。
【用法用量】水煎服，每日1剂，两方交替服用。
【临床应用】上海市肿瘤医院用本方配合针刺，治疗肝癌多例，均有一定疗效。能减轻症状，延长生命，但除个别患者肿块有所缩小以外，一般对肿瘤实体无明显影响。
【来　　源】《抗癌中草药制剂》，人民卫生出版社，1981：228。

【方　　名】肝癌针法
【取　　穴】肝俞、胆俞、太冲、期门、足三里、关元、公孙、内关、外关、涌泉。
【功效主治】肝癌。
【用法用量】2日选穴针刺1次。
【来　　源】《癌症家庭防治大全》。

【方　　名】肝回春丸
【方药组成】白术12g，茵陈蒿30g，酒制大黄10g，地黄15g，桃仁12g，制马钱子5g，青皮15g，莪术24g，制南星15g，水蛭10g，虻虫10g，干漆10g。
【功效主治】活血散积，理气化湿。适用于原发性肝癌，全身发黄，黄色晦暗，肝区刺痛拒按，不欲饮食，肌肤甲错，胁下积块隆起，小便不通，或有腹水，舌质青紫，有瘀斑或瘀点，脉涩。
【用法用量】上药共研细末，过100目筛，水泛为丸，每次8～10g，每日2次，2个月为1个疗程。连续应用2～4个疗程。亦可水煎服，每日1剂。
【临床应用】单独以本方治疗原发性肝癌28例，结果显示完全缓解2例，部分缓解10例，好转7例，无效9例。存活大于3个月、6个月、1年、1.5年、2年者分别为26例、21例、15例、9例、5例，效果理想。
【来　　源】《中西医结合肝病杂志》1996年第2期。
【附　　注】本方治疗肝癌，以血瘀、气滞、湿阻为病机特点，以黄疸晦暗、胁下积块质硬、刺痛、舌质有瘀斑、脉涩为辨证要点。方中用桃仁、生地黄、莪术、水蛭、虻虫、干漆活血逐瘀、散结消积、通络止痛，伍以青皮疏肝破气、化积导滞；茵陈、白术化湿退黄、泄浊行水，大黄通下浊阴、导湿外泄，并可活血消积，制南星力峻功猛，可化顽痰、开积结、解毒除痞，制马钱子通经脉、利瘀塞、定痛消坚。全方配伍，破血攻瘀以散癥积，理气化湿以消痰结。

【方　　名】肝益煎汤
【方药组成】夏枯草15g，海藻12g，海带15g，白花蛇舌草30g，王不留行9g，八月札15g，漏芦15g，赤芍9g，桃仁9g，丹参15g，炙穿山甲12g，炙鳖甲12g，三棱12g，莪术12g，当归12g，铁树叶15g，薏苡仁30g，川楝子9g，生香附9g，木香9g，白芍9g，党参15g，白术12g，郁金12g，茵陈蒿15g，甘草6g。
【功效主治】清热祛瘀，软坚化痰。原发性肝癌，症见胁下肿块，或有颈部瘰疬，脘腹胀痛，不思纳食，或食后胀甚，黄疸，小便不利，或尿黄而臭，肌肤甲错，或有肝掌、苔黄。
【用法用量】以上药物，水煎分2次服下，每日1剂。
【临床应用】以本方治疗中、晚期原发性肝癌40

例，治后6个月生存率为50%、1年生存率为32.5%、2年生存率为17.5%，疗效满意。

【来　　源】《中医肿瘤学》(上)，科学出版社，1983：270。

【附　　注】本方所治肝癌，其病机为血瘀、痰阻、气滞、热结数邪相合，损伤正气，邪正交争，留于胁下而成块。故方用丹参、郁金、桃仁、赤芍、穿山甲、三棱、莪术、王不留行破血逐瘀、消癥化积；夏枯草、海藻、海带化痰散结、软化坚块；白花蛇舌草、漏芦、铁树叶、茵陈清热解毒、抗癌；八月札、川楝子、香附、木香疏理气机，气行则有助瘀去、痰化；党参、白术、薏苡仁、甘草、白芍、当归、鳖甲益气养血、滋补脾肾、扶正抗邪；车前子清热利水。全方配伍，共奏清热祛瘀、软坚化痰之效。值得注意的是，本方以海藻与甘草共用，乃属"十八反"范畴，历来作配伍禁忌，此处用之，是取其相反之性，以毒攻毒之义。临证可灵活对待。

【方　　名】橄榄蝉蜕茶

【方药组成】青橄榄10只，蝉蜕6g。

【功效主治】适用于皮肤癌瘙痒。

【用法用量】上2味加水煎汁代茶饮服。每日1剂，频频饮之。

【来　　源】《抗癌食谱》。

【方　　名】橄榄罗汉果汤

【方药组成】罗汉果1～2个，橄榄30g。

【功效主治】清热解毒，利肺化痰。适用于喉癌咽部不适、咳嗽者。

【用法用量】把罗汉果、橄榄置于清水内，煮沸后小火煎30分钟，饮用其汤。

【方　　名】橄榄萝卜汤

【方药组成】橄榄120g，白萝卜30g。

【功效主治】肺癌咯血。

【用法用量】上两味药水煎，取汤汁饮服。每日1剂，分2次服。

【来　　源】《五代医案》。

【方　　名】橄榄王瓜根

【方药组成】松橄榄（隐孔菌）120g，王瓜根80g，臭壳虫20个，鸡根80g，梁王茶120g。

【功效主治】本方对肺癌晚期出现的咳嗽频作，咳吐脓血，其味腥咸，胸闷胸痛，呼吸困难，口唇青紫症有明显的缓解作用。无论早期、中期和晚期的肺癌患者均有较好的疗效。

【用法用量】以上4味药，研为细末，每日4次，每次服10g，开水送服，15天为1疗程。

【来　　源】昆明中药厂王汝俊、昆明市药材公司王汝生献方。

【方　　名】肛管直肠癌合方

【方药组成】①蛇床子、苦参各30g，薄荷10g，雄黄10g，芒硝10g，大黄10g。②鸦胆子15粒，白及15g，苦参、白头翁、徐长卿、乳香、没药各30g。

【功效主治】肛管直肠癌。

【用法用量】方①熏洗。先将蛇床子、苦参、薄荷加水1 000ml，煮沸后加入大黄10g再熬2分钟后又将雄黄、芒硝放入盆中，倒入盆内搅拌，趁热气上冒之际蹲于盆上，熏蒸肛门处，待水变温则换为坐浴，每晚1次，3个月为1疗程。方②灌肠。诸药加水1 000ml熬至300～500ml，变温后用空针抽取，由远侧造瘘口推入，隔日1次，3个月为1个疗程。

【临床应用】共治疗12例，10例肛门疼痛减轻，分泌物减少，精神好转，饮食增加；2例因治疗过程中，症状加重而中止灌肠。

【来　　源】《四川中医》，1984，(4)：24。

【注意事项】本法主要用于无法手术治疗的患者。

【方　　名】肛门癌方

【方药组成】白花蛇舌草60g，半枝莲60g，忍冬藤30g，薏苡仁30g，昆布30g，夏枯草15g，海藻15g，槐角15g，紫草根15g，桃仁12g，厚朴9g，山甲珠9g。

【功效主治】清热解毒，活血化瘀。适用于肛门癌。

【用法用量】每日1剂，加水煎煮，制成煎剂。

分 2 次温服。

【临床应用】陈某，男，66 岁。经病理检查确诊为肛门腺癌，服用本方 2 个多月，症状减轻，癌肿控制，坚持用药 1 年多，病情一直稳定。

【方　　名】高丽碧螺春茶

【方药组成】碧螺香茶叶 15g，鸡脯肉 150g，鸡蛋 4 个，干淀粉 10g，精白粉 7.5g，黄酒、食盐、味精、猪油适量。

【功效主治】清解蕴毒，补虚扶正。本膳主要适用于脑肿瘤早期出现精神障碍、精神不振者。

【用法用量】茶叶用少量沸水泡开，沥去水。鸡肉切成薄片，用黄酒、食盐、味精与鸡肉片搅烂上味，然后每片卷包一小撮茶叶，卷成蚕茧形。用鸡蛋清（4 个）搅打起泡，加干淀粉、精白粉，搅成蛋泡糊，然后用猪油开油锅，烧到三成热时，将茶叶鸡片挂上一层蛋泡糊，投入油氽。氽至糊浆凝固、松软，略有酥脆之壳，色奶白即可。

【附　　注】鸡脯肉的氨基酸，鸡蛋的维生素 B_1，加上茶叶中的咖啡因、茶鼍宁等，均有维护脑神经细胞的功能，这对脑肿瘤的康复极有意义。本膳本苏帮名菜，作者在临床上把之用于脑肿瘤患者多例，均收到良好反应。

【方　　名】高丽参炖鸡

【方药组成】高丽参 10g，鸡肉 50g。

【功效主治】大补元气，补虚固脱。主治脾肾阳虚型晚期大肠癌，症见形神俱衰，久泻不止，便下脓血腥臭，声低气怯，畏寒肢冷，舌质暗淡，脉沉细。

【用法用量】将高丽参切片，鸡肉去皮去骨，切成肉丝，把全部用料一齐放入炖盅内，加开水适量，炖盅加盖，小火隔开水炖 3 小时。佐餐当菜，吃鸡饮汤。

【方　　名】高良姜炖鸡

【方药组成】雄鸡 1 只，高良姜、草果各 10g，陈皮、胡椒各 5g，葱、酱、盐、醋等各适量。

【功效主治】补虚散寒，理气止痛。本膳主要适用于肝癌气滞型疼痛者。

【用法用量】鸡洗净去毛及内脏，切块，放入锅内，加入良姜、草果、陈皮、胡椒及葱、酱、盐、醋等其他佐料，加清水适量。文火煨炖，肉烂脱骨即成。

【附　　注】美国民间尚用高良姜和凡士林制成药膏，外敷局部，治疗各种癌性疼痛（《中草药通讯》，1974，6：12）。有报告称：利用小鼠体内 S-180 腹水癌细胞的全细胞容积法测定，发现高良姜的乙醇提取物对小鼠 S-180 腹水癌细胞具有明显的抑制作用。进一步分析表明，其根茎的甲醇提取物的抗癌效果优于其果实的甲醇提取物。该成分的活性基团为 1- 乙酰氧基（《Palnta Medica》，1987，1：32，英文）。

【方　　名】高汤芦笋尖

【方药组成】绿芦笋 400g，调料 A（高汤 480ml，盐 15g）1 料，调料 B（高汤 240ml，麻油 50ml，酒 5ml，盐 5g，淀粉 5g）1 料。

【功效主治】清热生津，健脾益肺。本膳主要适用于鼻咽癌舌红口臭者。

【用法用量】芦笋洗净去掉老皮。在锅内将调料 A 烧开，放入芦笋煮约 2 分钟，放于盘上，汤汁不用。另将调料 B（麻油除外）在锅内加热，边煮边搅，至沸后加入麻油搅匀。将加热搅入麻油的调料 B，洒于盘中的绿芦笋上即可。

【附　　注】中国医学科学院肿瘤医院内科实验室以一定深度的芦笋原汁实验，发现对人鼻咽癌（CNE）离体细胞有明显的细胞毒性作用；对克隆源性癌细胞的杀伤程度与芦笋汁深度和接触时间成正相关，超过一定深度后，杀伤效应不再明显增加（《全国第二届补益药中西医结合研究学术研讨会论文汇编》，1988：251）。

【方　　名】膏金三甲汤

【方药组成】牡蛎 15g，龟板 15g，鳖甲 15g，山豆根 10g，地龙 12g，郁金 15g，红花 9g，金铃子 18g，牡丹皮 9g，大青叶 30g，贯众 15g，丹参 30g，大枣 10 枚。

同服平消片或金星散或矾酥丸。

【功效主治】滋阴养血，软坚消癥，清热解毒。用于肝癌中期胁下疼痛，上腹部胀疼，或不适。
【用法用量】每日1剂，水煎服。
【来　　源】《中医癌瘤证治学》。
【附　　注】本方用龟板、鳖甲、牡蛎、地龙、金铃子软坚化瘀，滋阴活络；郁金、红花、牡丹皮、丹参活血补血，解郁除烦；大青叶、贯众、山豆根、大枣清热解毒，消炎健脾。

【方　　名】膏蜜喉癌方
【方药组成】苏薄荷、玉丹、川贝母、灯心灰、百草霜、甘草、冰片。
【功效主治】清热解毒，消肿散结。适用于喉痈，喉菌。
【用法用量】先将玉丹、百草霜研和，后入灯心灰再研，再入薄荷、甘草、贝母研极细，方入冰片研；蜜调服。

【方　　名】藁本川芎散
【方药组成】藁本30g，川芎30g，夏枯草60g，白芷15g，乳香30g，薄荷15g，赤芍30g，桃仁15g，当归30g，没药30g，红花30g，三七30g。
【功效主治】骨肉瘤。
【用法用量】以上各药共研细末，制成内服散剂。口服，每日2次，每次3g。
【来　　源】《抗癌中草药制剂》，人民卫生出版社，1981：310。

【方　　名】藁芎乳没散
【方药组成】藁本30g，川芎30g，夏枯草60g，白芷15g，乳香30g，薄荷15g，赤芍30g，桃仁15g，当归30g，没药30g，红花30g，郁金15g，石菖蒲15g，蜈蚣10g，三七30g。
【功效主治】活血祛风，化瘀止痛。适用于脑部肿瘤。
【用法用量】研末，每次3g，温水送服，每日2次。
【临床应用】张某某，女，40岁，持续性头痛半年余，拍片确诊为顶骨骨瘤，经服本方10多剂，头痛减轻，头晕消失，头顶肿块亦缩小，能参加体力劳动。

【方　　名】鸽粪散
【方药组成】鸽粪90g。
【功效主治】翻花疮。
【用法用量】炒至黄，研为细末，温浆水洗后敷之。
【来　　源】《奇难杂症效验单方全书》。

【方　　名】鸽肉红枣饭
【方药组成】肥大乳鸽1只，大枣10枚，香菇3个，姜5g。大米白糖、黄酒、熟植物油适量。
【功效主治】补阳益气，生血解毒。本膳主要适用于胃癌手术后的调养。
【用法用量】乳鸽洗净斩块，以黄酒、白糖、熟植物油调汁腌渍。红枣、香姑、姜片同时放入鸽肉碗中搅匀，待米饭水烧得将干时，将鸽肉、红枣等辅于饭面上，盖严后文火焖熟。晚餐食用，但不宜过饱。
【附　　注】在长江以南地区，各医院对胃癌手术后均嘱以吃鸽肉或饮鸽汤来调理，能促进伤口加速愈合，增进营养及排泄余毒。曾对一些胃癌病人进行调查，约有90%的人都在术后喝过鸽汤或吃过鸽膳，普遍反映服后感觉都很适用，具体应用除本膳外，大多以白鸽1只，枸杞子20g，黄芪15g，共煮熟后，捞弃药物，酌加食盐，吃肉喝汤。

【方　　名】葛根连翘汤
【方药组成】葛根12g，连翘24g，金银花24g，生地黄30g，玄参30g，麦冬15g，桔梗9g，蝉蜕9g，犀角9g，羚羊角9g，西洋参9g，龟板15g，黄柏9g，知母9g，石斛24g，甘草9g，牡丹皮24g。
【加　　减】热甚，加生石膏30g，热仍不退，加紫雪丹6g；神志昏迷，加安宫牛黄丸或局方至宝丹1～2粒；皮肤出血，加棕榈炭15g，丝瓜络24g，冬瓜皮24g；口鼻出血，加大蓟24g，小蓟24g，白茅根24g，藕节15g；大便出血，加焦地榆12g，冬瓜子24g，薏苡仁24g；吐血，加柏叶炭 18g，生代赭石（先煎）15g；尿血，加木通 9g，车前子（包）12g，滑石 15g，白茅根 20g，小蓟 20g。淋巴结肿大加三棱 4.5g，莪术 4.5g。

【功效主治】癌症发热。用于急性白血病，高热，自汗，脉浮大而数者。

【用法用量】上药先用水浸泡半小时，煎煮 2 次，药液对匀，分为 2 次服，每日 1 剂。

【临床应用】服上方后，高热减退，病症减轻时，继服下方：生地黄 24g，玄参 24g，麦冬 15g，桔梗 9g，辽沙参 15g，石斛 24g，黄连 9g，牡丹皮 15g，栀子 9g，莲子肉 15g，黄柏 9g，犀角 6g，甘草 9g，藕节 12g，薏苡仁 24g。余邪未尽，身体虚弱者，继服下方：当归 12g，生地黄 24g，生白芍 12g，辽沙参 12g，川贝母 9g，桔梗 9g，橘络 12g，瓜蒌 18g，麦冬 15g，薏苡仁 24g，栀子 9g，牡丹皮 15g，菊花 12g，龟板 15g，石斛 15g，甘草 9g，丹参 12g，郁金 9g。

【方　　名】蛤粉紫草膏

【方药组成】蛤粉、紫草各 15g，蟾蜍 6g，白鲜皮 10g，鹿含草、覆盆子、刺蒺藜各 15g，百部 10g，密陀僧 6g。

【功效主治】女阴白斑症。

【用法用量】共研细末，用鱼肝油调成软膏，先用中药熏洗（可任选土槿皮、蛇床、荆防煎、雄黄、百部、枯矾煎或老鹳草、淫羊藿煎，其中一方），后将此软膏涂敷患处，每日换药二次。

【来　　源】《百病良方》（第一集）。

【方　　名】蛤烩黑豆

【方药组成】蛤蜊 30g，黑豆 100g，豆油 25ml，酱油 100ml。姜、葱、蒜、味精、盐均适量。

【功效主治】清热解毒，滋阴补肾。本膳主要用于鼻咽癌口干舌燥者。

【用法用量】将姜切成丝，葱切末，蒜拍碎，蛤蜊洗净后加盐稍腌去沙。在锅内将豆油烧热，放入姜丝，加酱油，盖锅盖，用中火烧开。放入蛤蜊、黑豆、蒜及味精，再盖上锅盖。烧开后，放入青葱末即可。味美可口，略有辣味，十分下饭。

【附　　注】蛤蜊又称河蚌。香港《明报》（1969，2：15）在一则读者来信中说："曾有一位回乡探亲的香港同胞，带来一份祖传专治鼻咽癌秘方到港，此方是生河蚌连壳 2.5kg 洗干净，取肉，用辰砂 2.5g，开水一碗，用瓦盅炖 5 小时。有一定效果。"本膳重用河蛤蜊，加上黑豆补肾，作用更强，也可适用于鼻咽癌患者。

【方　　名】蛤蚧丸

【方药组成】蛤蚧（酥炙）一对，琥珀（研）半两，珍珠末、海藻（洗去咸，焙）各一分，肉豆蔻一枚，大黄（锉碎，醋炒）一分，昆布（洗去咸）半两。

【加　　减】心悸不宁，心烦少寐者加麦冬、生地黄、炒枣仁、远志；肿块难消者，加生牡蛎、瓦楞子；瘿肿质硬，高低不平者，加三棱、莪术。

【功效主治】健脾益肾，化痰软坚。瘿瘤日久，耗伤正气，瘿肿闷塞，颈部觉胀。

【用法用量】上药为末，枣肉为丸，如梧桐子大，每次服 20 丸，每日 1 次，木通汤送下。

【来　　源】《圣济总录》卷一二五。

【附　　注】本方适应证为瘿瘤日久，正气受损，气虚不化的虚实夹杂之证。虚乃气虚，不能运化水湿；实则痰气壅结。治疗既要扶正，又要祛邪。方中蛤蚧补肺益肾，肺主气，通调水道，肺气足则气机通畅，水液运行正常，肾主水，津液的输布有赖于肾的气化，肺肾气足，则气畅水降，湿邪可消，作为方中主药故名蛤蚧丸；辅以肉豆蔻温脾行气，运行水湿，以助蛤蚧；琥珀、珍珠末养心宁志，调畅情志；海藻、昆布化痰软坚，消瘿散结；大黄、木通分消浊阴。诸药合用攻补兼施，以补为主，共奏化痰软坚之功。现临床可用于甲状腺肿瘤的治疗。

【注意事项】瘿瘤初起不可用本方。忌食生冷、黏腻之品。

【方　　名】蛤壳蝴蝶汤

【方药组成】蛇泡 45g，石上柏 15g，海蛤壳 30g，木蝴蝶 15g。

【加　　减】虚证加当归、香附；实证加当归尾、路路通；痰多加法半夏、陈皮、瓜蒌皮；口苦口干、睡眠差加柴胡、白芍、麦冬、五味子、茯苓。

【功效主治】瘿瘤。

【用法用量】用水浸过药面，文火久煎（沸后再煎 4 小时），每日 1 剂，分 2 次服。

【临床应用】上方治瘿瘤 50 例，治愈 16 例，显效 4 例，有效 25 例，无效 5 例。

【来　　源】《基层医刊》。

【方　　名】蛤肉带壳紫菜

【方药组成】蛤肉带壳 60g，紫菜 30g，水煮熟后，吃肉吃菜喝汤。

【功效主治】甲状腺癌。

【用法用量】每日 1 剂，连服 1 个月为 1 个疗程，休息 7 天，可连用 3 个疗程。

【方　　名】蛤仔豆腐

【方药组成】嫩豆腐 1 块，蛤仔肉 120g，水发木耳 25g，瘦肉 25g，熟猪油 50g，味精 1g，生姜 5 片，葱白 1 段，川椒少许。

【功效主治】清热解毒，除黄利水。本膳主要适用于肝癌有黄疸者。

【用法用量】蛤仔劈开洗净。豆腐改刀成菱形块，沥去水。瘦肉斩成末。木耳切小块。葱切细，生姜切末。炒锅上，放猪油 25g，豆腐块推入锅，两边煎黄，起锅装入盘内，将剩余猪油放入锅中烧热，投入蛤仔，加配料和调料，起锅倒入豆腐盘内，撒上肉末、川椒即可。鲜嫩滑爽，清香可口。

【附　　注】蛤仔 Venerupisphilipinarum（A.et.R.）为帘蛤科动物，又名玄蛤、蚬子。由于蛤仔的肉在动物实验中表现有明显的降压作用，所以素有血压高的癌症患者都可应用本膳。加之豆腐本身具有的抗癌功效，则可加强对癌症的辅助治疗作用。

【方　　名】隔姜间接灸

【方药组成】艾绒、麝香、生姜各适量。

【取　　穴】各种癌症可选用如下穴位：

肺癌：新大郄、肺俞。

胃癌：新大郄、中脘、左承满。

胃窦癌：新大郄、中脘、右承满。

肝癌：新大郄、肝俞、兴隆。

胰腺癌：新大郄、胰俞、地机。

直肠癌：新大郄、天枢、大肠俞。

乳腺癌：新大郄、肩井、乳根。

膀胱癌：新大郄、中极、大巨。

前列腺癌：新大郄、生殖点。

卵巢肿瘤：积聚块。

【功效主治】多种癌症。

【灸　　法】先定准穴位，用 75% 酒精棉球消毒穴位皮肤，取艾绒适量包裹麝香 0.1g，制成圆锥形如黄豆大的艾炷 2 ～ 3 枚，每枚称 1 壮，再将生姜切成薄片 3 ～ 5 片，施灸时首先把姜片置于消毒过的穴位上，姜片上放艾炷，点燃灸之，燃尽再换另 1 壮，每穴灸 3 壮，每次 2 ～ 3 穴。隔日灸 1 次，10 次为 1 疗程。

【来　　源】《穴位诊断法》。

【附　　注】新大郄，为经外新穴，其穴位于臀横统纹（承扶穴）与横纹（委中穴）连接之中点，偏外 5 分和下 5 分处。其余穴位参照针灸经络穴位图取穴。

【方　　名】隔山消丸

【方药组成】隔山消 60g，鸡内金 30g，牛胆南星 30g，朱砂 30g，急性子 6g。

【功效主治】气膈噎食、转食。

【用法用量】上为末，炼蜜丸，小豆大。每服 3g，淡姜汤下。

【来　　源】《孙天仁集效方》。

【方　　名】隔蒜间接灸方

【方药组成】艾绒、麝香、大蒜片各适量。

【功效主治】多种恶性肿瘤。

【取　　穴】鼻咽癌：风池、下关、上星、合谷。

食管癌：天鼎、天突、膻中、合谷、胸膛（两乳连线与胸骨相接处）。

乳腺癌：乳根、肩井、膻中、三阴交。

胃癌：脾俞、胃俞、膈俞、条口、足三里。

肝癌：肝俞、胆俞、内关、外关、期门、太冲、足三里。

直肠癌、结肠癌：大肠俞、天枢、长强、三阴交、关元、中极、足三里。

子宫颈癌：肾俞、关元、子宫、中极、足三阴交。

恶性淋巴肉瘤：天井、间使、关元、痞根、足三里。

白血病（血癌）：急性者取大椎、大杼、曲池、血海、足三里，慢性者取肝俞、脾俞、足三里、痞根。

肺癌：肺俞、大肠俞、曲池、足三里、痞根。

【灸　　法】将穴位选准后，用75%酒精棉球消毒穴位皮肤。将大蒜去皮捣烂如泥，捏成圆形小薄饼；再用艾绒包裹麝香0.1g，制成圆锥形黄豆大的艾炷9～15枚。旋即把蒜饼放在穴位上，艾炷置穴位蒜饼上，点燃灸之。每穴灸3壮，每次取3～5壮，诸穴交替使用。隔日1次，10天为1个疗程。

【临床应用】灸后局部红，甚至发小泡，若水泡过大者，可用诸毒银针将其挑破，涂以消炎膏或龙胆紫，以免发生感染。

【方　　名】膈气开关方

【方药组成】荔枝1个（去核），蚰蝓1条，冰片0.2～0.3g。

【功效主治】用于胃癌、食管癌患者的开关进食。

【用法用量】将蚰蝓（又名蜒蚰，俗称“鼻涕虫”）放入荔枝肉内，加冰片3～4厘掺在蜒蚰上，即将荔枝肉裹好，仍放壳内扎紧，令病人含在口内。有冷涎水渗出，可徐徐咽下，俟一时许蜒蚰已化，无水渗出，令病人将荔壳吐出。只服1次可以立进饮食，但不可令病人知之，恐有嫌秽，不肯下咽也。

【来　　源】《串雅内编》。

【方　　名】膈下逐瘀汤加减方

【方药组成】当归、赤芍、五灵脂、蒲黄、莪术、败酱草、延胡索各15g，川芎、红花、柴胡、怀牛膝、三棱、郁金、香附各9g，桔梗、甘草各6g，生地黄24g，桃仁12g，大枣3枚。

【功效主治】肾肿瘤。

【用法用量】水煎服，每日1剂。

【方　　名】更生茶

【方药组成】芝麻、茶适量。

【功效主治】恶性脑瘤。

【用法用量】上2味药加水共煎汤，代茶饮之。

【来　　源】《抗癌便方》。

【方　　名】耿氏抗癌汤

【方药组成】龙葵30g，山豆根、山慈菇、白花蛇舌草、土贝母、半枝莲各20g，七叶一枝花、木芙蓉、薜荔果各10g。

【功效主治】鼻咽癌。

【用法用量】上述药物共煎汤，分3次服，每日1剂，15天为1疗程。

【来　　源】《肿瘤临证备要》。

【方　　名】公丁雪梨

【方药组成】雪梨1个，公丁香15粒。

【功效主治】食管癌。噎膈反胃。

【用法用量】将雪梨挖去核，放入公丁香，外用纸包好，蒸熟吃。

【来　　源】《经效验方四百八》。

【方　　名】公鸭蘑菇汤

【方药组成】公鸭1只，干蘑菇150g，清水适量。

【功效主治】补阴益血，利水清热。本膳主要适用于肝癌腹水者。

【用法用量】将鸭去毛及内脏，漂洗干净。把蘑菇水发，去柄，放入鸭腹内，加水文火煮至烂熟，不放盐，食肉喝汤。

【附　　注】对慢性肝炎腹水亦效，是民间常用的食疗方。《医林纂要》云：“鸭（肉）能泻肾中积水妄热，行胲中之邪湿痰沫，故治劳热骨蒸之真阴有亏，以致邪湿之生热者，其长固在滋阴行水也。”所以本膳对虚热肝癌胸腹水者最为对证。加之蘑菇体外试验，其水浸液对艾氏腹水癌细胞有极强大的抗癌作用，作用强度高过木耳（Antitumour and Antiviral Substances of Natural origin，1983：32–35）。所以两者并用，效果更显著。

【方　　名】公英慈鹿汤
【方药组成】蒲公英30～60g，鹿角24～45g，山慈菇15g。
【功效主治】乳房囊性增生。
【用法用量】水煎服，每日或隔日1剂。
【临床应用】上方治9例，治愈7例，好转1例，无效1例。治愈7例中，疗程1个月以内3例，2个月以内3例，3个月以内1例。
【来　　源】《新医药学杂志》。

【方　　名】公英地丁外洗方
【方药组成】蒲公英6g，紫花地丁9g，金银花9g，毛菇9g，大戟9g，梅片3g。
【功效主治】子宫颈癌。
【用法用量】共煎水熏之或冲洗阴道。
【来　　源】内蒙古自治区医院编《中草药验方选编》，内蒙古自治区人民出版社，1972：172。

【方　　名】公英瓜蒌汤
【方药组成】蒲公英15g，瓜蒌30g，山甲珠6g，紫花地丁10g，夏枯草15g，金银花15g，当归15g，黄芪15g，花粉6g，白芷9g，桔梗15g，赤芍6g，薤白15g，远志10克，官桂6g，甘草6g。
【加　　减】肿瘤已溃烂者去蒲公英、紫花地丁，倍用黄芪；虚证如体虚易汗，面苍白，脉细弦，加黄芪30g；实证如口干、便秘，脉弦数，加枳实10g，青皮10g；寒证如怕冷，带下色白，腰酸，四肢不温，加官桂18g；热证如面赤发热，口干，心烦，脉弦数有力，加黄芩10g，黄连10g，柴胡15g。
【功效主治】乳腺癌。
【用法用量】文火水煎，日服1剂，分3次饭后服。
【来　　源】《偏方验方秘典》（中原农民出版社）。
【附　　注】注意调理好饮食，要多食高蛋白、易消化的食物；保持心情舒畅，情绪乐观。

【方　　名】公英金银花散
【方药组成】蒲公英、金银花各等分。
【功效主治】皮肤癌；毒恶疮。
【用法用量】研细末，每服9g，热黄酒调服。
【来　　源】《灵验奇方》。

【方　　名】公英金银花汤
【方药组成】蒲公英30g，金银花60g，酒水各1碗。
【功效主治】乳腺增生，乳癖。
【用法用量】水煎至半，加酒1小杯，口服。
【来　　源】《图经本草》。

【方　　名】公英酒酿膏
【方药组成】新鲜蒲公英一把。
【功效主治】乳腺癌。
【用法用量】蒲公英连根带叶洗净，投入石臼，与无灰酒合捣成稠膏状，敷于患处，干则更换之，数次即愈。
【来　　源】《中国秘方大全》。
【附　　注】无灰酒，即连糟带酒之“甜酒酿”。无新鲜蒲公英，也可用干品蒲公英15g，用温水浸软，再与“甜酒酿”合捣。同时，用紫花地丁、蒲公英各10g，加乌黑糖10g，煎浓汤饮服。双管齐下，收效甚速。

【方　　名】公英汤
【方药组成】蒲公英9g，瓜蒌60g，穿山甲6g，紫花地丁9g，金银花15g，当归30g，黄芪15g，天花粉6g，白芷15g，桔梗12g，赤芍6g，薤白15g，远志9g，肉桂9g，甘草6g。
【加　　减】有淋巴结转移者加薏苡仁30g，海藻15g，牡蛎24g，玄参24g；肿瘤已溃烂者，去蒲公英、紫花地丁，黄芪量加倍；体虚易汗、面色苍白者改黄芪30g，加白术12g；口干、便秘者加枳实10g，青皮10g；畏寒、带下色白、腰痛、四肢不温者改肉桂18g；面部发热、口干心烦者加黄芩10g，黄连10g，柴胡15g。还可在内服汤剂的同时，配合外敷治疗，药用五灵脂、雄黄、马钱子、阿胶各等分，研细末用麻油调敷于肿块上，按时换药。

【功效主治】清热抗癌，扶正托毒。晚期乳腺癌，肿块明显，疼痛间作，日久不消，胸脘满闷，身倦体乏，精神困呆，舌淡红苔薄黄，脉细数无力者。

【用法用量】以上药物，水煎分2次空腹服下，每日1剂。

【临床应用】以该方治疗乳腺癌18例，6例肿块消失，6例肿块体积缩小一半以上，一般在用药2周后即可见到治疗效果。

【附　　注】本方适用于乳腺癌证属邪热内结，壅久成毒，蕴积作块，正虚不能托毒外达，而呈现邪盛正亏征象者。方选蒲公英、紫花地丁、金银花为主药，其性皆寒，善治无名肿毒，消痈散结、清热透邪；辅以全瓜蒌、芦根、天花粉清火化痰，抗癌利气，以增强主药破积消肿之功，另后二者尚能生津润燥，可防止邪热之耗阴竭津；桔梗、薤白、远志调气机，行壅滞，宣肺宽胸，以治热壅气阻；当归、赤芍、穿山甲活血破瘀，通利经脉、散积止痛；白芷、肉桂辛散积结，排脓拔毒；黄芪、甘草益气扶正，鼓舞气血生长、托毒达外。全方相互配合，可共达逐邪抗癌、消散结块之作用。此方与"公英瓜蒌汤"近似，可参。

【方　　名】公英丸

【方药组成】蒲公英50g，全蝎50g，大蜈蚣1条，血余25g，雄黄35g，米醋适量。

【功效主治】用于乳腺癌已溃破腐烂者。

【用法用量】诸味焙干为末，醋泛为丸，桐子大。每日1次，1次10g，白酒送服。

【方　　名】攻毒丸

【方药组成】蜈蚣100条，全蝎、露蜂房、金银花、血余炭、苦杏仁各50g，猪牙皂、马钱子各12g，轻粉18g。

【功效主治】祛腐蚀疮，利湿解毒。适用于宫颈癌，症见带下赤白，有腥臭味，下腹部疼痛，口干或苦，舌暗，苔白厚或黄，脉滑数。

【用法用量】上药共研为细粉，水泛为丸如绿豆大，每服1.5g，黄芪煎水送下，1日2～3次。

【来　　源】《肿瘤良方大全》。

【附　　注】本方适用于宫颈癌初、中期。癌瘤初、中期，邪气虽实而不甚，正气未至大虚，治宜攻邪为主。方中蜈蚣、全蝎攻毒散结，通络止痛，金银花清热解毒，合用以清解热毒；杏仁、猪牙皂化痰导滞，祛湿除垢以消痰浊；露蜂房、马钱子解毒抗癌，通络止痛，以抗癌止痛；轻粉祛腐蚀疮，下痰逐水以祛湿热，使邪有所归；血余炭止血而不留瘀。本方以祛邪为主，清热解毒以消肿，消痰导滞以除垢，取攻毒抗癌之意，故名攻毒丸。

【方　　名】攻积丸

【方药组成】人参、京三棱（醋煮）、莪术（醋煮）、菟丝子（酒煮）、桃仁、当归、香附（醋煮）、黄连（土炒）、青皮（醋炒）、枳实（麸炒）、茯苓、半夏各30g，炮姜15g，泽泻20g，肉桂（不见火）30g。

【功效主治】腹部肿块。

【用法用量】上为末，神曲为丸，浓煎人参汤送下，每服6g，不拘时服。

【方　　名】攻坚三丸

【方药组成】马钱子1g，蝎子0.3g，蜈蚣1.5g，露蜂房0.5g，活蜗牛0.5g，乳香0.1g。

【功效主治】乳腺癌、甲状腺癌、黑色素瘤；配合治疗胰腺癌，胆总管癌，软腭癌，硬腭癌、咽后壁癌，下鼻甲癌，喉癌，纵隔肿瘤，淋巴肉瘤，网织肉瘤，纤维肉瘤，取得一定效果。

【用法用量】共研细末，水泛为丸。每次2～3丸。

【方　　名】攻坚散

【方药组成】夏枯草、玄参、生牡蛎各30g，昆布15g，姜半夏、海藻各12g，青皮、陈皮各9g，三棱、莪术各 6g。

【加　　减】肿块坚结难消加鳖甲、穿山甲片、黄药子、白花蛇舌草；心烦易怒加郁金、香附、栀子；声嘶咽痛加射干、牛蒡子、马勃。

【功效主治】滋阴清热，化痰散结，行气导滞，破瘀攻坚。适用于甲状腺癌，症见颈前肿块，质硬不移，胸闷不舒，口干咽燥，舌红，苔白腻，脉弦滑。

【用法用量】以上药物，水煎分 2 次温服，每日 1 剂；或研末，一次 6g，1 日 2 次，温开水送服。

【来　　源】《山东中医学术经验交流文选》。

【附　　注】本方所治为痰瘀毒凝聚之甲状腺癌初中期。由于长期忿郁恼怒，使气机郁滞，肝气失于条达，津凝成痰，痰气交阻，日久则血循不畅，血脉瘀滞，气郁日久化火而成本症。治宜攻邪为主。方中青皮、陈皮疏肝健脾，解郁理气以破气滞；三棱、莪术活血化瘀，通行血脉以逐瘀血；脾为生痰之源，加半夏、陈皮健脾理气除湿，使湿去脾健而痰不再生；昆布、海藻、夏枯草、生牡蛎清热化痰，软坚散结以消坚积；玄参滋阴清热，消肿散结。诸药合用，则气机畅，血脉通，瘀浊除，瘿肿消。

【方　　名】攻坚丸

【方药组成】血竭 10g，马钱子 10g，活蜗牛 5g，蜈蚣 15g，乳香 1g，带子蜂房 5g，全蝎 3g。

【加　　减】临床应用本方时，可同时配合汤剂内服，药用太子参 9g，姜半夏 9g，郁金 9g，赤芍 9g，失笑散 12g，炙穿山甲 12g，夏枯草 12g，木馒头 12g，陈皮 4.5g，广木香 6g，生牡蛎 30g。

【功效主治】攻坚散结，通经止痛。适用于胃癌，脘腹攻痛，剧烈难忍，或伴有腹块，胀闷痞塞，或食入不久而复吐出，或有肝、肺转移等。

【用法用量】水煎服，每日 1 剂。将马钱子用开水泡 24 小时后，再用清水换浸 7～10 天，去皮晒干，用麻油炒黄研末；将全蝎、蜈蚣、露蜂房炒微黄研末，并将蜗牛捣烂，晒干研末，共与乳香末为糊泛丸，丸之大小以 20 丸共重 3g 为宜。每日用 3g，分两次吞服。

【附　　注】本方以虫类药为主方，重在抗癌散结止痛，主要适用于胃癌邪毒积聚而正气尚盛者。方用蜈蚣、全蝎通络散结、辛窜通行、散瘀血、止疼痛；带子蜂房、蜗牛清热解毒、消肿削坚；乳香活血化瘀、理气止痛；马钱子以毒攻毒、定痛化积、搜络逐邪。全方诸药配合，可化瘀血、通经脉、止疼痛、解毒邪、散积结，共达消瘤抗癌之目的。此方与“攻坚三丸”近似，可参。

【方　　名】攻瘤丸

【方药组成】①灵药 3g，金丹 3g，银翠 3g。②蜈蚣 15 条，全蝎 20 个，穿山甲 20 片，僵蚕 20 条，朱砂 6g，雄黄 6g，大黄 9g。

【功效主治】解毒抗癌。适用于鼻咽癌等多种肿瘤。

【用法用量】①方各药共研细末，面糊为丸，铜绿为衣，如黄豆大小。②方先将蜈蚣去头足后微火炒枯，僵蚕去丝后微炒，全蝎去头，再共研成细末，用黄酒与面糊制丸，朱砂为衣，如绿豆大小。

【临床应用】辽宁丹东市中医院用于治疗鼻咽癌等多种肿瘤共 48 例，近期治愈 3 例、显效 3 例、有效 13 例、无效 29 例，总有效率为 39.58%。

【方　　名】宫颈 I 号煎

【方药组成】白花蛇舌草 60g，牡蛎、鱼腥草、白茅根各 30g，丹参、党参各 15g，当归、茜草、白术、赤芍、土茯苓各 9g，大枣 5 枚。

【加　　减】出血多加仙鹤草、三七、大小蓟；腹痛加郁金、延胡索、乳香、没药；癌肿较大加蜀羊泉、夏枯草、鳖甲。

【功效主治】清热解毒，活血通络，益气健脾。适用于宫颈癌，症见带下赤白，气味腥臭，神疲乏力，舌暗或有瘀点，苔白，脉细涩。

【用法用量】以上药物，水煎分 2 次温服，每日 1 剂。

【临床应用】本方治疗宫颈癌 31 例，近期治愈 14 例，显效 8 例，有效 5 例，无效 4 例，总有效率为 87.1%。

【附　　注】本方所治为宫颈癌中期证属热毒、

瘀血内结胞宫、脾气虚弱者，治宜祛邪、扶正兼顾。方中重用白花蛇舌草清热解毒，散瘀消肿以抗癌为主药；辅以鱼腥草、土茯苓解毒抗癌以助主药之功；丹参、当归、赤芍活血化瘀以祛瘀血；牡蛎软坚散结以消坚积；党参、白术、大枣益气健脾以扶正，增强免疫功能；白茅根凉血止血；茜草化瘀止血。诸药相合清热毒，祛瘀血，抗癌消坚积；健脾气，助生化，扶正增体力。

【方　　名】宫颈癌Ⅰ号粉

【方药组成】象牙屑30g，白及10g，枯矾10g，青黛10g，莪术原粉30g，蟾酥3g，生南星60g，苦参60g，炙白砒3g，冰片1g，麝香3g，雄黄3g，儿茶10g，乳香10g，没药10g，硇砂10g，鸭胆子10g，牛黄10g，仙鹤草10g。

【功效主治】肝郁气滞、冲任失调型子宫颈癌。

【用法用量】先将生南星、苦参、仙鹤草水煎提取浓缩粉剂加入群药粉混匀备用。做局部外用。

【方　　名】宫颈癌Ⅱ号粉

【方药组成】象皮屑10g，白及10g，乳香10g，没药10g，儿茶10g，枯矾10g，麝香10g，牛黄10g，鸦胆子10g，农吉利粉10g，轻粉10g。

【功效主治】清热除湿，生肌收敛。适用于宫颈癌，局部多见空洞、菜花或溃疡型者。症见带下赤色或赤白相杂，质地黏稠，气味腥臭，月经量多者。

【用法用量】共为细末，混匀。局部外用。

【方　　名】宫颈癌Ⅲ号粉

【方药组成】枯矾100g，白及100g，象牙屑100g，麝香3g，牛黄3g，炉甘石10g，黄柏粉100g，三七粉100g。

【功效主治】生肌收敛，活血解毒。适用于宫颈癌，局部见有空洞、溃疡，症见带下色白，黏腻稀薄似淘米泔水，淋漓不断、腥气难闻者。

【用法用量】共研细粉，混匀。局部外用。

【方　　名】宫颈癌Ⅳ号粉

【方药组成】枯矾100g，白药100g，五倍子30g，珍珠粉3g。

【功效主治】除湿收敛，化瘀止痛。适用于宫颈癌，局部治疗未愈，病灶未消，症见带下清稀如注，气味腥臭者。

【用法用量】共研细末，混匀。局部外用。

【方　　名】宫颈癌辨证方

【方药组成】①蜀羊泉18g，红枣5g，明党参5g，红茜草3g；②当归9g，泽兰9g，制香附9g，赤芍9g，白芍9g，八月札15g，虎杖15g，丹参12g，茯苓12g，泽泻12g，蒲公英30g，台乌药6g；③白花蛇舌草30g，半枝莲30g，生薏苡仁30g，重楼15g，丹参15g，土茯苓15g，茜草炭9g，炮穿山甲9g；④牡丹皮6g，生甘草6g，细生地黄9g，泽泻9g，桑寄生9g，净山萸肉9g，川续断12g，山药12g，制首乌12g，仙鹤草15g；⑤黄芪15g，西党参15g，焦白术12g，茯苓12g，鹿角霜12g，紫石英12g，全当归9g，制附片6g。

【功效主治】理气活血，利湿解毒，补益阴阳。分别用于气血瘀滞型、湿毒瘀结型、肝肾阴虚型、脾肾阳虚型宫颈癌。

【用法用量】每日1剂，煎2次分服。①方为基本方，②～⑤方按病型配合用药，②方配用于气滞血瘀型，③方配用于湿热瘀毒型，④方配用于肝肾阴虚型，⑤方配用于脾肾阳虚型。均以3个月为1疗程。

【临床应用】用于治疗宫颈癌45例，近期治愈23例、显效4例、有效6例、无效12例，总有效率为73.3%。

【来　　源】安徽医学院附属医院验方。

【方　　名】宫颈癌单方

【方药组成】鲜南星或鲜半夏。

【功效主治】子宫颈癌。

【用法用量】把药物洗净，忌在水中浸泡，每6g药加75%酒精0.5ml，捣碎成浆状，用纱布包扎，制成栓剂，塞入患处。同时用生南星60g，煎汤代茶，每天1剂。

【来　　源】《治癌中药处方700种》。

【方　　名】宫颈癌钉（散）

【方药组成】①山慈菇18g，制砒霜9g，雄黄12g，枯矾18g，硼砂3g，蛇床子3g，麝香0.9g，冰片3g。②蜈蚣3条，轻粉9g，雄黄9g，黄柏30g，冰片1.5g，麝香0.9g。

【功用主治】蚀疮解毒，燥湿抗癌。适用于宫颈癌。

【用法用量】①方各药共研细末，用面糊调制成药钉，干燥后备用。②方各药共研细末，制成外用散剂。外用：结节型与糜烂型宫颈癌每次可用药钉2～3支，插入宫颈管内，再入宫颈内撒敷药粉，隔日1次。癌块脱落后可插入颈管内，每次插药后局部均敷上药粉适量。

【临床应用】天津市中心妇产科医院用本方外用，配合内服黄独酒或茵黄糖浆（由茵陈、黄独等组成），治疗宫颈癌55例，近期治愈32例、显效4例、有效8例、无效11例，总有效率为80%。

【方　　名】宫颈癌钉饼汤方

【方药组成】①七品钉：轻粉4.5g，鸦胆子4.5g，白砒6g，章丹9g，雄黄9g，硇砂9g，乌梅炭18g，白芥子3g，冰片1.5g。②三品钉：白砒45g，明矾60g，雄黄7.5g，没药1.5g。(3)双紫粉：紫草30g，紫花地丁30g，草河车30g，黄柏30g，旱莲草30g，冰片3g。④龙英汤：龙葵13g，白英12g，白茅根12g，旱莲草30g，冰片3g。⑤龙英汤：龙葵13g，白英12g，白茅根12g，半枝莲15g，薏苡仁15g，赤芍9g，女贞子9g，露蜂房6g。

【功效主治】解毒化瘀抗癌。适用于宫颈癌。

【用法用量】①方各药共研细末，用40%二甲基亚砜溶液及淀粉适量，制成钉、杆、饼等外用剂型，经紫外线消毒即借。②方先将白批、明矾共研细末，置小罐内燃烧至冒青白烟，上下通红后停火，冷置一夜，取出研末。再加雄黄、没药共研细末，用水调制成钉、杆、饼等等外用剂型，阴干后紫外线消毒，即得。③方各药共研细末，制成外用散剂，经高压消毒。④方加水煎煮，制成煎剂。钉、杆、饼剂供外用，每次1～2枚，插入阴道至宫颈创面上。双紫粉亦供外用，撒布于宫颈癌肿创面，每日1次。煎剂供内服，每日1剂，煎2次分服。

【临床应用】用以上各方配合，治疗宫颈癌46例，对早期间质浸润型病人有较好的疗效。少数病人用钉、杆、饼后，可感到下腹不适，食欲减退以及头晕等反应。此外，当宫颈癌块收缩消失时，有渗血现象，可用止血粉及纱布紧塞压迫止血。

【附　　注】制备过程由于煅烧时排出有毒气体，操作应注意防护。

【方　　名】宫颈癌钉散方

【方药组成】①山慈姑18g，制砒霜9g，雄黄12g，枯矾18g，硼砂3g，蛇床子3g，麝香0.9g，冰片3g。②蜈蚣3条，轻粉9g，雄黄9g，黄柏30g，冰片1.5g，麝香0.9g。

【功效主治】解毒化瘀。适用于宫颈癌。

【用法用量】①方各药共研细末，用面糊调制成药钉，干燥后备用。②方各药共研细末，制成外用散剂。外用：结节型与糜烂型宫颈癌每次可用药钉2～3支，插入宫颈管内，再于宫颈内撒敷药粉，隔日1次。菜花型宫颈癌可用药钉插入癌体，每次7～8支，隔日1次。癌块脱落后可插入颈管内，每次插药后局部均敷上药粉适量。

【临床应用】以本方外用，配合内服黄独酒或茵黄糖浆（由茵陈蒿、黄独等组成），治疗宫颈癌55例，近期治愈32例、显效4例、有效8例，无效11例，总有效率为80%。

【方　　名】宫颈癌煎（饮）

【方药组成】①金银花12g，连翘9g，蛇床子9g，熟地9g，生地黄9g，沙参9g，茯苓9g，白芍9g，鹿角胶9g，党参9g，紫珠草15g，薏苡仁15g，败酱草30g，生甘草3g。②白花蛇舌草15g，金银花9g，石斛9g，爵床草15g，马齿苋15g，白茅根15g。

【功效主治】补益气阴，解毒化浊。适用于晚期宫颈癌及放疗后有全身反应者。

【用法用量】①方加水煎煮，制成煎剂。口服，每日1剂，煎2次分服，连服1～2个月为1个疗程。②方水煎代茶饮。
【来　　源】《治癌中药处方700种》。

【方　　名】宫颈癌内服外洗方
【方药组成】①山豆根6g，乌贼骨6g，文蛤6g，枯矾6g，冰片3g，麝香0.1g。②龙胆草9g，栀子9g，黄柏（盐炒）9g，土茯苓30g，当归12g，赤芍9g，蜈蚣2条，金银花18g，连翘12g，蒲公英12g，紫花地丁12g，甘草6g。
【功效主治】解毒抗癌。适用于早期宫颈癌。
【用法用量】①散剂外用，先以蛇床子30～50g煎水冲洗患处，干净后上药粉少许，每日1次。煎剂内服，每日1剂，煎2次分服。用于治疗早期宫颈癌多获一定疗效。

【方　　名】宫颈癌内外合治方
【方药组成】①宫颈丸：生马钱子21g，生附子42g，砒霜4.2g，雄黄60g，青黛60g，乌梅90g，硼砂60g，代赭石120g，轻粉6g，鸦胆子21g，硇砂60g。②一号粉：鸦胆子4.5g，生马钱子4.5g，生附子4.5g，轻粉4.5g，雄黄6g，青黛9g，砒石6g，构砂6g，乌梅炭15g，冰片1.5g，麝香3g。（3）二号粉：血竭9g，炉甘石9g，白及9g，胆石膏90g，象皮9g，青黛9g，枯矾15g。④三号粉：黄连15g，黄芩15g，黄柏15g，紫草15g，硼砂30g，枯矾30g，冰片1.5g。⑤药线：芫花根皮15g，生附子15g，白砒1.5g，外科用粗缝线适量。
【功效主治】解毒、化瘀、抗癌。适用于宫颈癌。
【用法用量】①方按一般中草药丸剂制法，水泛为丸，共制100丸。②方先将乌梅炭与鸦胆子（去克取仁）共同研碎，再将其他药分别焙干或晒干后研碎，均过120目筛，最后加冰片、麝香等混合均匀，即得。③方先将血竭、炉甘石、白及、象皮、枯机、青黛分别研细，再将生石膏90g，放入猪胆汁中浸泡，待浸透后取出，阴干，研为细末，过120目筛，最后与以上各约粉混合共研，即得。④方先将黄连、黄芩、黄柏、紫草、枯矾、硼砂分别研为细末，过120目筛，混合后再加冰片共研均匀，即得。⑤方先将芫花根皮加水300ml，加热煎煮半小时，再加生附子煮15分钟，过滤去渣，投入缝线及白砒煮5分钟后离火，静置24小时，捞出缝线阴干备用。丸药内服，每日1丸，分2次服。药粉外用，以棉球蘸取少许，填塞于宫颈癌灶处，每日或隔日换药一次。药线用于结扎巨大菜花型宫颈癌，可使菜花状肿块脱落。三种外用药粉可按病情选用：一号粉对糜烂型与菜花型有促使局部癌块脱落，并有止血及抗感染作用。二号粉有促使组织恢复的功能，多用于修复期。三号粉有控制感染作用，常与一号粉交替使用。
【临床应用】用于治疗宫颈癌154例，内服外用配合使用，获较好疗效，尤其对早期宫颈癌疗效更为显著，其中近期治愈72例、显效9例、有效35例、无效38例，总有效率为75.3%。

【方　　名】宫颈癌散剂
【方药组成】雄黄6g，白矾60g，官粉60g，冰片60g，五倍子60g，大黄30g，藤黄30g，轻粉30g，桃仁30g，硇砂3g，麝香1.5g。
【功效主治】化瘀解毒抗癌。适用于宫颈癌。
【用法用量】以上各药共研细末，制成外用散剂。外用，每周2次，用带线棉球蘸取药粉，塞于阴道宫颈病灶处。用于治疗宫颈癌3例均获较好疗效。

【方　　名】宫颈癌散栓方
【方药组成】硇砂15g，三七15g，生杜仲5g，红升丹2.5g，梅片2.5g，麝香2.5g。
【功效主治】解毒化瘀。适用于宫颈癌。
【用法用量】先将硇砂醋制，与其他药物混合，共研细末，过100目筛，混合均匀，即得。亦可将散剂加适量阿胶溶液，混合均匀后于钢模中制成栓剂。大号栓：长30～35毫米，粗端直径5～7毫米；小号栓：长20～25毫米，粗端直径5～7毫米。散剂外用，先将阴道冲洗干净，用棉珠蘸取少许后，塞子宫颈内，隔日换药1次（棉球上的线头留在外面）。栓剂供插塞宫颈腔用，隔2日换药1次。
【临床应用】用于治疗宫颈癌34例，近期治愈

15例、显效1例、有效3例、无效6例，总有效率为82.4%，在所治各宫颈癌中，以溃疡型的疗效为最好，菜花型次之，空洞型再次。

【方　　名】宫颈癌散汤方

【方药组成】①黄柏15g，五倍子15g，雄黄9g，轻粉3g，冰片0.3g，麝香0.15g，蜈蚣2条；②生白芍9g，柴胡2.4g，昆布3g，海藻3g，全蝎3g，蜈蚣2条，香附9g。

【功效主治】燥湿解毒，理气软坚。适用于宫颈癌。

【用法用量】①方各药共研细末，制成外用散剂。②方加水煎煮，制成煎剂。散剂外用，先将阴道内冲洗干净，用带线棉球蘸取药粉，上于宫颈癌灶处，每日1次。煎剂内服，每日1剂，煎2次分服。

【临床应用】山西医学院附属第一医院、湖北保康县人民医院等用于治疗宫颈癌获一定疗效。如患者宋某某，女，39岁。病理检查确诊为宫颈鳞状上皮癌，团块状浸润Ⅱ级，经上方外用内服配合治疗2个多月，病理复查：浸润表浅，细胞分化转好，未查见癌细胞，宫颈光滑，全身情况良好。

【方　　名】宫颈癌散丸方

【方药组成】①愈黄丸：海龙1条，白花蛇3条，人指甲6g，水蛭6g，虻虫6g，乳香6g，没药6g，黄连5g，露蜂房9g，全蝎9g，黄柏9g，牡丹皮12g，龙胆草15g，金银花90g，雄黄9g。②宫颈散：乳香10g，没药9g，儿茶11g，冰片10g，雄黄13g，硼砂10g，硇砂10g，血竭7.5g，麝香1.2g，钟乳石13g，蛇床子4.2g，章丹46.5g，白矾585g。

【功效主治】解毒化瘀。适用于宫颈癌。

【用法用量】(1)方药研细末，用金银花煎水泛制成丸，蚕豆大小，雄黄为衣。②方制成外用散剂。丸剂口服，每日6～9g，分2次吞服。散剂外用，每周2次，撒敷于宫颈癌患处。

【临床应用】用于治疗宫颈癌多例有一定疗效。在全部病例中存活3年以上者：Ⅰ期患者占75%，Ⅱ、Ⅲ期患者占25%。

【方　　名】宫颈癌汤散方

【方药组成】①诃子肉15g，月石15g，乌梅6g，黄连6g，麝香0.12g。②白花蛇舌草60g，半枝莲60g，土茯苓30g，贯众30g，薏苡仁30g，山药30g，紫草根15g，金银花15g，丹参15g，当归12g，青皮9g。

【功效主治】化瘀、解毒、抗癌。适用于宫颈癌。

【用法用量】①方各药共研细末，过筛，最后加入麝香，制成外用散剂，即得。②方加水煎煮，制成煎剂。散剂供外用，先将阴道宫颈清洗干净后，将药粉撒布于癌灶处，隔日1次。煎剂口服，每日1剂，煎2次分服。

【临床应用】用于治疗宫颈癌12例（包括晚期患者8例），近期治愈1例、总有效率为75%。

【方　　名】宫颈癌外用方

【方药组成】①黑倍膏：黑头发适量，五倍子面15g，苦参15g，冰片6g，鸡蛋黄1kg。②制癌粉Ⅰ号：蟾蜍15g，雄黄3g，白及12g，制白砒1.5g，五倍子1.5g，明矾60g，紫硇砂0.3g，三七粉3g，消炎粉60g。③“653”粉：乳香9g，没药9g，儿茶9g，冰片9g，蛇床子12g，钟乳石12g，雄黄12g，硼砂9g，桐砂9g，血竭6g，麝香6g，明矾500g。④冲洗剂：花椒、苦参、蛇床子、龙胆草、白鲜皮。

【功效主治】解毒、化瘀、抗癌。适用于宫颈癌。

【用法用量】①方将鸡蛋黄加黑头发熬炼至冒烟，取油，加五倍子面、苦参、冰片等，调匀，即得；②③方各药共研细末备用。④方加水煎煮而成。外用：①方供涂搽于癌灶创面，适于癌灶出血并有继发感染者，②方适用于局部无感染的糜烂型、菜花型。③方适于原位及1期糜烂型病变表浅者。涂搽药粉前均以④方冲洗剂将宫颈局部冲洗干净。以上方外用，配合内服方剂治疗宫颈癌多例有较好疗效。

【方　　名】宫颈癌外用膏

【方药组成】雄黄105g，蟾酥3.6g，乳没各9g，儿茶 10.5g，蛇床子 12g，冰片 10.5g，硼砂 10.5g，硇砂 10.5g，血竭 7.5g，章丹 16.5g，明矾 500g，花生油 120g，蜂蜜 250g。
【功效主治】脱腐生肌，消肿止痛，破瘀去翳。上宫颈癌散Ⅰ号使宫颈癌瘤组织发生坏死后，用此药可加速坏死组织脱落，并促使创面愈合。适用于宫颈癌。
【用法用量】上药研调如膏，涂敷患处。

【方　　名】宫颈癌外用散
【方药组成】Ⅱ号药用法用量取配方用量乌梅干品 12 ～ 14 倍，温水湿润，水不宜过多，均匀湿透为度（水过多则浸去药性），然后以湿毛巾盖上，一昼夜后，用小刀刮取乌梅肉，干之，置于密闭器中，泥封盖严，加火煅之，约 1 小时（以手摇罐，有炭之轻呵声为度），离火候冷，揭盖取炭备用；鸦胆子去过取仁；生马钱子可不去毛，干之碾碎，过 120 目筛；生附子去黑皮切片，焙干碾碎，过 120 目筛，按配方用量称之备用；将乌梅炭同鸦胆子放入碾槽中碾碎，过 120 目筛，然后将其他药共入钵内研匀，最后加麝香、冰片混匀即成。

Ⅲ号药制作法：先将黄连、黄柏、黄芩、紫草分别研为细末，过 120 目筛，按配方用量称出，再将枯矾、硼砂共研，过 120 目筛，将上药混合置乳钵内共研，最后加冰片，研匀即成。
【用法用量】先煮芫花根皮半小时，再加生附子续煮 15 分钟，再加入丝线及白砒煮 5 分钟，离火，静放 24 小时，将丝线捞出，阴干备用。使用外用药时，先用Ⅲ号药 2 ～ 3 次，以后再用Ⅱ号药，可连用 2 ～ 3 次，肿瘤表面被有坏死及灰白色膜，再用Ⅲ号药为主，隔日上药 1 次。具体用法：将Ⅲ号药约 0.5g 放在带线的棉球上，将药物及棉球填在宫颈癌病变处，嘱病人 24 小时后自己抽出棉球，以利分泌物排出。用不带线的棉球，蘸Ⅱ号药粉（棉球大小按宫颈病变大小而定，药粉不宜太多），紧贴在宫颈病变处，48 小时后取出再上药。如颈管被浸润，可将Ⅱ号药粉做成短棒状的柱子，放入颈管内，以消灭颈管内的癌瘤。

对于巨大菜花型宫颈癌，局部用药往往效果不好，采用药线结扎菜花根部，再配合局部外用药，能促使菜花脱落，提高治疗效果。具体结扎方法：由肿瘤基底将线扎紧，每隔 2 ～ 3 天结扎 1 次，直至于菜花脱落。结扎过程中宫颈局部用药规律同上，但应将药粉话扎线的创面上。
【临床应用】收治子宫颈癌患者 154 例，近期治愈 72 例，显效 9 例，有效 35 例，无效 38 例。
【来　　源】《新医药学杂志》，1973，（5）：19。

【方　　名】宫颈癌丸锭方
【方药组成】①丸剂：生黄芪 90g，白芍 90g，川贝母 90g，白薇 90g，当归 90g，延胡索 90g，熟地黄 90g，枳实 75g，香附 60g，石蜡 60g，白术 60g，没药 45g，艾叶 30g，昆布 300g，三七 24g，肉桂 15g，川芎 15g。②锭剂：蛇床子 9g，五倍子 30g，雄黄 9g，蒲黄炭 9g，枯矾 4.5g，陈石灰 15g，没药 9g，乳香 9g，乌梅炭 15g，冰片 4.5g。
【功效主治】益气养血，化瘀散结。适用于宫颈癌。
【用法用量】①方各药共研细末，水泛为丸，如黄豆大小，即得。②方各药共研细末后，制成锭剂。丸剂口服，每次 10g，每日 2 次。锭剂外用，每日 1 个，将阴道冲洗干净后塞于宫颈口。用于治疗宫颈癌 20 多例，有较好疗效。

【方　　名】宫颈癌丸散合方
【方药组成】①托毒丸：黄芪 200g，当归 200g，人参 100g，鹿角胶 100g，熟地黄 100g，紫河车 100g，山药 100g，金银花 300g。②攻毒丸：蜈蚣 100 条，全蝎 50g，露蜂房 50g，金银花 50g，血余炭 50g，苦杏仁 50g，猪牙皂 12g，马钱子 12g，轻粉 18g。③制瘤粉：蟾蜍 1.5g，制砒霜 1.5g，五倍子 1.5g，雄黄 6g，白及 12g，明矾 60g，紫硇砂 0.3g，三七 3g。④三黄粉：黄连 100g，黄柏 100g，黄芩 100g。⑤八正汤：车前子、萹蓄、大黄、滑石、瞿麦、栀子、灯心草、甘草。
【功效主治】解毒化瘀，祛湿抗癌。适用于宫颈癌。

【用法用量】托毒丸、攻毒丸按一般中草药丸剂制法，制成绿豆大小的丸剂。制癌粉、三黄粉各药物共研细末，制成外用散剂。八正汤加水煎煮，制成煎剂。丸剂、煎剂供内服，服量按病情酌定。药粉供外用，先将宫颈癌患处冲净，然后撒敷。用以上各方配合，治疗宫颈癌有较好疗效。

【方　　名】宫颈癌药钉方
【方药组成】水银60g，牙硝60g，青矾60g，明矾75g，食盐45g。
【功效主治】解毒、化瘀、抗癌。适用于宫颈癌。
【用法用量】取以上各药研碎后混合，置砂罐内，微火煅烧至冒黄烟，将砂罐倒扣于瓷碗上，碗罐接合处用棉纸浸湿填紧后，以生石膏与食盐调成的糊密封，再将扣上砂罐的瓷碗放在盛水的瓦坛上，但瓷碗大半浸入水中。在砂罐底部用炭火燃烧4小时，离火待冷，取下砂罐即可见瓷碗内壁附有白色针状或颗粒状结晶，取此结晶10份加以研细的蟾酥1份，混合均匀，加淀粉作赋形剂，制成梭状药钉（长约1.5～2cm）阴干，即得。外用。先以阴道窥器暴露宫颈，局部清洁后，于肿瘤体或基底部埋入药钉，深约0.8～1cm，如不易插入，可用尖刀片在所选部位戳一小孔，再理入药钉。注意整个药钉全部理人，不可外露，并检查无断碎药钉遗落在阴道内，经清洁阴道后即可。埋入药钉数日后即能溶解吸收，如宫颈病变组织较大，可分期上药钉，直至肿瘤组织全部脱落。
【临床应用】用于治疗宫颈癌12例（Ⅰ、Ⅱ期各6例）Ⅰ期患者中除1例因治疗过程出现汞过敏反应而停止治疗外，其余在用药后瘤体相继坏死脱落，局部组织修复光滑。经复查阴道细胞为涂片及宫颈多点组织切片结果为阴性，症状消失，一般情况良好。11期患者中3例经治疗后，主要症状消失，病灶缩小一半以上；另3例症状体征全部消失，涂片与活检阴性，达到临床治愈。

【方　　名】宫颈癌药膏
【方药组成】鲜黑皮（隔山消）500g，鲜百部500g，鲜三白草500g，鲜万年青500g，鲜萱草根500g，鲜佛甲草750g，鲜白蔹750g，鲜天冬750g，鲜射干250g，百合250g，沙参250g，鲜薏苡根560g，木通90g，凤尾草120g，石韦150g，地榆300g，红枣2 500g，红糖1 500g，蜂蜜2 000g。
【加　　减】大便坠胀加冷水丹；小便不利加滑石、海金沙藤、白莲子；下腹剧痛加石菖蒲。
【功效主治】解毒化瘀抗癌。适用于宫颈癌。
【用法用量】以上各药分别洗净，切碎，加水煎煮3次，过滤，滤液浓缩成稠膏状，加红糖、蜂蜜制成膏滋剂，即得。口服，每次20～30毫升，每日3次，3个月为1疗程。
【临床应用】用于治疗宫颈癌9例，显效3例、有效4例、无效1例、恶化1例，总有效率为77.8%。

【方　　名】宫颈抗癌汤
【方药组成】白花蛇舌草、土茯苓各30g，半枝莲、黄药子、蒲公英、丹参、茵陈蒿各15g，黄柏、赤芍各9g。
【加　　减】少腹胀痛加郁金、香附、柴胡；便秘加大黄、枳实、川厚朴；阴道出血加仙鹤草、三七、大小蓟；结块难消加牡蛎、鳖甲、夏枯草、三棱、莪术。
【功效主治】清热解毒，活血化瘀。适用于宫颈癌，症见带下色黄或如米泔，气味恶臭，少腹痛，口干或苦，舌质暗，或有瘀点，脉弦数。
【用法用量】以上药物，水煎分2次服，每日1剂。
【附　　注】本方所治为宫颈癌辨证属热、血瘀者，适用于宫颈癌初、中期。治宜攻邪为主。方中白花蛇舌草清热解毒，消肿抗癌为主药；辅以半枝莲、黄药子解毒抗癌以助之；土茯苓、蒲公英、茵陈蒿、黄柏清热祛湿，解毒；丹参、赤芍活血化瘀，通血脉。诸药相合，清热毒，化血瘀，消癌肿。

【方　　名】宫颈散
【方药组成】乳香10g，没药9g，儿茶11g，冰片10g，雄黄13g，硼砂10g，硇砂10g，血竭7.5g，麝香1.2g，钟乳石13g，蛇床子4.2g，章丹46.5g，白矾58.5g。
【功效主治】清热解毒，化瘀消癥。适用于宫颈癌。
【用法用量】各药共研细末，制成外用散剂。外用，每周2次，撒敷于宫颈癌灶处。

【方　　名】宫颈散Ⅰ号
【方药组成】山慈菇18g，砒石9g，雄黄12g，枯矾18g，硼砂9g，蛇床子3g，冰片3g，麝香0.3g。
【功效主治】促进宫颈癌瘤组织坏死、脱落及止血消炎。适用于各种类型的子宫颈癌。
【用法用量】上为细散，掺于局部。

【方　　名】宫颈散Ⅱ号
【方药组成】黄连15g，黄柏15g，苦参15g，硼砂30g，冰片0.6g，枯矾30g。
【功效主治】清热解毒，消肿散瘀。适用于宫颈癌瘤组织脱落后。
【用法用量】上为细散，掺于局部。

【方　　名】宫颈丸
【方药组成】①宫颈丸：生马钱子21g，生附子42g，砒霜4.2g，雄黄60g，青黛60g，乌梅90g，硼砂60g，代赭石120g，轻粉6g，鸦胆子21g，硇砂60g。②一号粉：鸦胆子4.5g，生马钱子4.5g，生附子4.5g，轻粉4.5g，雄黄6g，青黛9g，砒石6g，硇砂6g，乌梅炭15g，冰片1.5g，麝香3g。③二号粉：血竭9g，炉甘石9g，白及9g，胆石膏90g，象皮屑9g，青黛9g，枯矾15g。④三号粉：黄连15g，黄芩15g，黄柏15g，紫草15g，硼砂30g，枯矾30g，冰片1.5g。⑤药线：芫花根皮15g，生附子15g，白砒1.5g，外科用粗缝线适量。
【功效主治】解毒利湿，辟秽抗癌。适用于宫颈癌。
【用法用量】①方按一般中草药丸剂制法，水泛为丸，共制100丸。②方先将乌梅炭与鸦胆子（去壳取仁）共同研碎，再将其他药分别焙干或晒干后研碎，均过120目筛，最后加冰片、麝香等混合均匀，即得。③方先将血竭、炉甘石、白及、象皮屑、枯矾、青黛分别研细，再将生石膏90g，放入猪胆汁中浸泡，待浸透后取出，阴干，研为细末，过120目筛，最后与以上各药粉混合共研，即得。④方先将三黄、紫草、枯矾、硼砂等分别研为细末，过120目筛，混合后再加冰片共研均匀，即得。⑤方先将芫花根皮加水300ml，加热煎煮半小时，再加生附子煮15分钟，过滤去渣，投入缝线及白砒煮5分钟后离火，静置24小时，捞出缝线阴干备用。丸药内服，每日1丸，分2次服。药粉外用，以棉球蘸取少许，填塞于宫颈癌灶处，每日或隔日换药1次。药线用于结扎巨大菜花型宫颈癌，可使菜花状肿块脱落。3种外用药粉可按病情选用：一号粉对糜烂型与菜花型有促使局部癌块脱落，并有止血及抗感染作用。二号粉有促使组织恢复的功能，多用于修复期。三号粉有控制感染作用，常与一号粉交替使用。
【临床应用】山西医学院附属第三医院用于治疗宫颈癌154例，内服外敷配合使用，获较好疗效，尤其对早期宫颈癌疗效更为显著；其中近期治愈72例、显效9例、有效35例、无效38例，总有效率为75.3%。湖北医学院附属第二医院共治疗宫颈癌34例，近期治愈17例、显效8例、有效5例、无效4例，总有效率为88.2%。

【方　　名】宫瘤散
【方药组成】广木香、乌药、当归尾、川牛膝、川芎、穿山甲、鸡内金各200g，山楂、鳖甲、玄参各300g。
【功效主治】子宫肌瘤逐渐增大，坚硬，无触痛，肿块；固定不移，月经过多，白带多，有不孕史或流产史。
【用法用量】上药分炒，以熟为度，共研极细末，密筛筛过。口服，每次8g，每天3次，饭前开水冲服，可常服山楂汁及山楂冲剂。
【来　　源】《无苦味中药良方》。
【附　　注】不宜吃辛辣油腻，生冷食物，不宜受凉、受湿，剧烈运动与操劳、激动，忌烟酒。

【方　　名】钩藤蜈蚣汤
【方药组成】钩藤 12g，蜈蚣 3g，露蜂房 9g，莪术 15g，走马胎 12g，葵树子 480g，山慈菇 12g，桑寄生 15g，半枝莲 15g。
【加　　减】头痛加菊花 9g，鼻衄加白茅根 30g，鼻咽有脓性分泌物加鱼腥草 15g。
【功效主治】鼻咽部肿块较明显之鼻咽癌。
【用法用量】水煎服，每日 1 剂。
【来　　源】《中西医结合治疗癌症》：43。

【方　　名】钩吻单方
【方药组成】钩吻（断肠草）。
【功效主治】肝癌。
【用法用量】将钩吻制成干粉，每次 50mg，每日 3 次，三日后若无反应增至每次 100 ～ 150mg，连服一至数月。
【注意事项】此药大毒，宜慎用。
【来　　源】《中医肿瘤学》（上），科学出版社，1983：269。

【方　　名】狗宝散
【方药组成】狗宝适量。
【功效主治】食管癌、胃癌。
【用法用量】研细末，每服 0.3g。以威灵仙 60g，盐 6g，捣泥，浆水 1 盅，搅匀，去渣调服，每日 2 次。
【来　　源】《治癌中药处方 700 种》。

【方　　名】狗宝麝香散
【方药组成】狗宝 3g，麝香 0.3g。
【功效主治】胃癌。
【用法用量】上 2 味药共研细末。每次服 0.3g，每日服 1 次。
【来　　源】《治癌中药处方 700 种》。
【附　　注】狗宝，又称狗宝石，为家犬胃中之结石。

【方　　名】狗胆丸
【方药组成】狗苦胆 7 个，草白蛇 7 条，紫花地丁（带根）30g，金银花 30g，连翘 30g，荞麦面少许。
【功效主治】试治各种癌症，预防癌扩散。
【用法用量】将中间四味药，共研细末，狗胆汁和为丸，荞麦面为衣阴干，如梧桐大小。病初期每服 30 丸，每日 1 次。病中期视病情可加至 50 丸。温开水送下。
【附　　注】史孝城供方。

【方　　名】狗米平胃丸
【方药组成】狗粪中米（黄犬 1 条，饿数日，用生米及粟米饲之，取其粪中米淘净），沉香，平胃散末，薤白。
【功效主治】理气和中。适用于胃癌之中早期。
【用法用量】将粪中米淘净，用薤白煎汤煮粥，临熟入沉香、平胃散和匀作丸，如梧桐子大。每服 50 ～ 70 丸，陈米饮送下。
【来　　源】《医学入门》。

【方　　名】狗肉豆豉粥
【方药组成】狗肉 500g，糯米 100g，食盐 10g，胡椒 5g，味精 1.5g，豆豉 10g，麻油 25g，料酒 25g，葱末 5g，蒜末 5g，姜末 5g，清水 2 000g。
【功效主治】补肾暖胃，消胀止痛。本膳主要选用于肾癌口淡胃胀、口渴而厌冷饮者。
【用法用量】狗肉冲洗干净下入砂锅，加清水、料酒上火烧开，煮到肉烂脱骨时，去骨将肉捣碎。糯米淘洗后放入狗肉锅中，煮成粥时，加入豆豉、食盐、味精、胡椒、葱蒜姜末、麻油，稍煮即成。
【附　　注】这类病人大多是脾肾两虚，病已属晚期。一般可见消瘦贫血，面色无华，脉沉细无力。而本膳对气水膨胀，脾肾虚冷，腹满刺痛，五劳七伤均可应用，故肾癌患者只要有斯症，便可每天至少用一次“狗肉豆豉粥”，对于改善症状，加强体质，增加抗癌活力和能量，减少疼痛，延长生命期都有一定的好处。

【方　　名】狗舌草白茅根汤
【方药组成】狗舌草 15g，白茅根 30g，鲜地黄

30g。
【功效主治】清热养阴，凉血止血。适用于白血病。
【用法用量】水煎服，每日1剂。

【方　　名】狗舌草龙胆草汤
【方药组成】狗舌草30g，龙胆草、黄芩、栀子、木通、当归、生地黄、柴胡、猪苓、泽泻各10g，鸡血藤、丹参各30g。
【功效主治】清热泻火，养阴利湿。主治白血病。
【用法用量】水煎2次，早晚服，每日1剂。

【方　　名】狗舌草桑寄生汤
【方药组成】狗舌草、桑寄生、猪苓、白花蛇舌草各30g，沙苑子15g，山慈菇15g，寻骨风15g。
【功效主治】补肾解毒，清热利水。主治膀胱癌。
【用法用量】水煎2次，早晚服，每日1剂。

【方　　名】狗舌草汤
【方药组成】狗舌草9～15g。
【功效主治】白血癌。
【用法用量】将狗舌草水煎，与等量稠米汤和匀，一天内分2次服完。
【来　　源】《本草骈比》。
【附　　注】狗舌草又名白火丹草。

【方　　名】狗舌草猪殃殃汤
【方药组成】狗舌草12g，猪殃殃15g，胡黄连10g，一把抓10g，青龙衣6g，青蒿6g，白茅根2g。
【功效主治】清热凉血，解毒。适用于白血病。
【用法用量】水煎服，每日1剂。

【方　　名】枸骨血藤汤
【方药组成】枸骨60g，鸡血藤30g，穿破石30g，贯众15g，九节龙30g，猴头3～5个。
【功效主治】鼻咽癌。
【用法用量】水煎服，每日1剂。
【临床应用】湖南郴州肿瘤防治办公室介绍，用于治疗鼻咽癌24例，临床治愈7例，显效2例，有效8例，无效6例，死亡1例，总有效率达70.8%。
【来　　源】《抗癌中草药制剂》，人民卫生出版社，1981：239。

【方　　名】枸橘李散
【方药组成】枸、橘、李各等分。
【功效主治】乳癌。
【用法用量】共焙干燥，研为细末。每次服6g，黄酒送服，每日2次。
【来　　源】《中国秘方全书》。

【方　　名】枸橘山楂蜜饮
【方药组成】枸橘20g，蜂蜜15g。
【功效主治】疏肝解郁，理气活血抗癌。主治气滞血瘀型、肝郁化火型乳腺癌。
【用法用量】将枸橘、山楂洗净、切片，入锅加水适量，煎煮30分钟，去渣取汁，待药液转温后调入蜂蜜，搅匀即成。上、下午分食。

【方　　名】枸橘消瘤汤
【方药组成】柴胡6g，当归9g，制香附9g，橘叶、皮各6g，羌活、独活各9g，瓜蒌仁9g，生紫菀5g。
【功效主治】乳癌。
【用法用量】水煎服。每日1剂，另小金丹10粒，每晚服1粒，逍遥丸90g，每早服9g，配合外治法：用发酵面粉做成馒头一只，上加皮硝少许，贴乳部，每日换1次。
【来　　源】《名中医治病绝招》。

【方　　名】枸杞方
【方药组成】枸杞子适量。
【功效主治】乳腺癌。
【用法用量】每日20g，常服。
【来　　源】《一味中药巧治病》。

【方　　名】枸杞菟丝子汤
【方药组成】枸杞子、菟丝子、鹿角胶、山药、石莲子、鸡血藤、当归、黄芪、黄精、阿胶、人参、鸡内金、炒山楂。
【功效主治】乳腺癌术后化疗、放疗反应。
【用法用量】水煎服，每日 1 剂。
【临床应用】患某，女，59 岁。于 1972 年因确诊乳腺癌作根治手术治疗。术后行放疗加化疗，血象下降。中医辨证为肝肾虚，气血亏，脾胃不运。服上方治疗，6 剂后血象上升，去人参，又用 2 剂，白细胞升至 6 200/mm^3。患者又开始化疗第二疗程。
【来　　源】《千家妙方》，战士出版社，1982：588。

【方　　名】枸杞甦仁汤
【方药组成】龙井茶 8g，枸杞叶 10g，甦仁 250g，蛋清 1 只，精盐 4g，淀粉 35g，猪油 25g，黄酒、味精适量。
【功效主治】滋阴壮阳，托毒驱邪。本膳主要适用于膀胱癌症见阴阳两虚、小便有血者。
【用法用量】龙井茶、枸杞叶放碗中，加少量沸水略泡使其涨开，沥净水。甦仁洗净，吸干水，加蛋清、精盐、淀粉搅匀上浆，若能放置冰箱中醒 30 分钟更好。将锅烧热，把猪油烧至三成熟，投放甦仁，用勺划散，待一变色就收。原锅留少许油，放入茶叶。加黄酒、味精，再投入甦仁，与茶叶和匀即可食用。
【附　　注】枸杞叶滋阴中又有解毒之性，甦仁壮阳中又有托毒之功，龙井茶清解中又有利尿之长。三者合肴，不但增加癌症病人的营养，而且可以使毒邪在阴阳气充的情况下随小便排出，有利于化疗或其他抗癌中药效果的发挥。若无枸杞叶，用枸杞果实亦佳。

【方　　名】枸杞西瓜炖鸡
【方药组成】西瓜 1 个（约 2 000g），仔鸡 1 只（约 750g），干枸杞子 15g，植物油 25g，食盐 20g，料酒 5g，葱、姜末少许。
【功效主治】滋阴泻火，健脾益肾。本膳主要适用于小肠肿瘤偏虚热者。
【用法用量】将西瓜近蒂部切下一块，做盖，挖尽籽瓤，即成瓜盅，用沸水氽烫一下后备用。仔鸡宰烫后煺尽毛，除去内脏，把鸡身剁成 3cm 见方的块。热锅旺火，下植物油，将葱、姜和鸡块一同下锅略炒，放入清水 1 000g，烧开后除去浮沫，改用小火炖 20 分钟，下盐调好口味，再淋入料酒，将鸡块连同原汤一起装入瓜盅内，投入枸杞子，上旺火蒸 15 分钟，端出即可。此菜瓜盅翠绿，鸡块洁白，枸杞子嫣红，悦目清心。
【附　　注】小肠肿瘤良性与恶性的发病率约为 1：3，男女比例为 1：14。女性显著高于男性。本膳对小肠肿瘤初期有辅助性的治疗作用，主要是西瓜和枸杞子并作的效果。

【方　　名】枸杞虾仁拌菜
【方药组成】枸杞叶 10g，龙井茶 8g，虾仁 250g，蛋清 1 只，精盐 4g，淀粉 35g，猪油 25g。黄酒、味精适量。
【功效主治】肾气亏虚型膀胱癌。
【用法用量】先将枸杞叶、龙井茶放碗中，加少量沸水略泡使其涨开，沥净水。虾仁洗净，吸干水，加蛋清、精盐、淀粉拌匀上浆，若能放置冰箱中 30 分钟更好。将锅烧热，把猪油烧至三成熟时，投入虾仁，用勺划散，待一变色就盛起。原锅留少许油，放入茶叶，加黄酒、味精，再投入虾仁与茶叶拌和即可食用。

【方　　名】枸杞羊脑馔
【方药组成】羊脑 100g，枸杞子适量。
【功效主治】脑瘤头痛。
【用法用量】用醋煮羊脑，熟后切片，加枸杞子同煮，佐膳食。
【来　　源】《中华食物疗法大全》。

【方　　名】枸杞子当归汤
【方药组成】枸杞子、当归、黄芪、鹿角胶、鳖甲胶、阿胶、沙参、乌梅、赤芍、白芍、鸡血藤、山楂、鹿茸精。
【功效主治】卵巢癌术后化疗反应。
【用法用量】水煎服，每日 1 剂。
【临床应用】某某，女，30 岁。于 1973 年 3 月行左卵巢癌手术，术后用噻替哌、鲨肝醇、利血生、维生素 B_4 等，而血象继续下降。病人极度衰弱，头晕眼花，舌质淡，脉沉细弱。即用上方治疗，配合西药及支持疗法。服药后血象上升，先后停用抗生素、激素、输血，而血象继续上升。后继续下一步治疗。

【来　　源】《千家妙方》，战士出版社，1982：587。

【方　　名】枸杞子何首乌汤

【方药组成】枸杞子 30g，何首乌 30g，杜仲 30g，菟丝子 30g，鸡血藤 50g，鹿角胶（烊化）20g，紫河车粉（冲服）20g，太子参 25g，补骨脂 25g，巴戟天 25g，冬虫夏草 10g，黑木耳 30g，当归 30g。

【加　　减】白细胞低于 3×10^9/L 者，加女贞子 30g；血红蛋白低于 90g/L 者，加阿胶（烊化）30g，血小板低于 100 ～ 10^9/L 者，加黄柏 20g；伴血浆蛋白低于 6g/L 者，加黄芪 15g。

【功效主治】用于食管癌化疗中骨髓抑制。

【用法用量】上药先用水浸泡半小时，加水煎煮 2 次，药液混合均匀，分 2 次服用，每日 1 剂。

【方　　名】枸杞子焖牛肉

【方药组成】枸杞子 30g，黄牛肉 100g，生姜丝、葱白、蒜泥、油、盐、酱油、胡辣末（后用）各适量。

【功效主治】各种癌症手术、化疗、放疗后身体虚弱患者。

【用法用量】枸杞子洗净，牛肉洗净切小块，起油锅入花生油烧片刻，放入姜丝、葱白等佐料炒一下，再放牛肉、枸杞子炒 10 分钟，加水少许，慢火焖至牛肉熟烂，最后撒入少许胡辣末即可，隔日 1 次，常制食之。

【来　　源】《肿瘤康复指南》。

【附　　注】牛肉，以黄牛肉为上品，若用水牛肉代之，其效亦可。

【方　　名】枸杞子女贞汤

【方药组成】枸杞子 15g，女贞子 10g，菟丝子 10g，制首乌 15g，山萸肉 10g，桑椹子 10g，补骨脂 10g。

【功效主治】用于白血病化疗引起的骨髓抑制以肾阴虚为主者。

【用法用量】上药先用水浸泡半小时，加水煎煮 2 次，药液混合均匀，分 2 次服用，每日 1 剂。

【方　　名】菇草汤

【方药组成】山慈菇 4.5g，透骨草 15g，蝼蛄 3 对，红藤 24g，河白草 9g，姜半夏 12g，牛蒡草 15g，白毛藤 15g，台乌药 6g，狗宝 1.5g（另吞）。

【功效主治】食管癌。

【用法用量】水煎服，每日 1 剂。

【方　　名】箍瘤膏

【方药组成】大黄、海藻、昆布、芫花各 60g，半夏、五倍子、南星各 30g，草木灰适量，米醋少量。

【功效主治】各种恶性肿瘤、良性肿瘤。

【用法用量】将上药（草木灰除外）共研为细末，草木灰加水煮沸后去渣，取灰水与米醋煎熬，再加诸药末搅匀，慢火熬成稠膏。用时以药膏适量，敷贴肿瘤肿块上，外盖玻璃纸，用纱布扎牢，勿令脱落，24 小时换药一次。

【来　　源】《理瀹骈文》。

【附　　注】本膏有腐蚀性，局部皮肤可能起水泡，可涂以消炎膏，或擦上龙胆紫。

【方　　名】谷疸丸

【方药组成】苦参 90g，龙胆草 30g，栀子仁（炒）15g，人参 20g。

【功效主治】清肝利胆，散热燥湿。适用于胰腺癌。食谷不消，大小便不利，胀满不下食，趺阳脉紧而数。

【用法用量】上为末，以猪胆汁入熟蜜少许为丸，如梧桐子大。每次以大麦煮汤送服 50 丸，1 日 3 次。

【方　　名】谷芽白术汤

【方药组成】谷芽 12g，白术 9g，山楂 9g，六曲

9g，鸡内金 6g，木香 4.5g，陈皮 4.5g，砂仁 3g。

【功效主治】健脾开胃。适用于肿瘤患者食欲不振。

【用法用量】每日 1 剂，煎 2 次分服。

【方　　名】骨癌散剂

【方药组成】三棱 9g，莪术 9g，麝香 0.3g，生半夏 9g，地鳖虫 9g，生川乌 9g，商陆 9g，桃仁 9g，红花 6g，木鳖子 0.9g，雄黄 3g，斑蝥 0.9g，乳香 9g，没药 9g。

【功效主治】解毒止痛，化瘀抗癌。适用于骨癌。

【用法用量】以上各药共研细末，制成外用散剂。外用，撒敷于癌肿处，或用蜜糖调和后涂敷，隔日 1 次。用于治疗骨癌病人有一定疗效。用药后偶有局部瘙痒发泡，一般可停药数日即可自愈，如严重时可将处方中斑蝥除去，改用阿魏 3g，反应即减少。

【方　　名】骨痨散

【方药组成】①骨痨散：藤黄 180g，川乌、生草乌、生白及、山慈菇、木芙蓉、当归尾、赤芍、红花、制乳没各 120g，血竭 150g，麝香 6g，冰片 20g。②马钱子散：制马钱子 60g，当归身、制乳没、丹参、广三七、穿山甲、牛膝各 30g，地龙、血竭、重楼各 50g，土鳖虫 20g，虎骨 60g。

【功效主治】股骨上端骨巨细胞瘤。

【用法用量】方①诸药共为细末，用温开水调如糊状，外敷患处，3 日换药 1 次。方②诸药共为细末，日服 2 次，每次 1.5 ～ 3g，温开水送服，童便作引。

【临床应用】需对证处理，瘀血阻滞者加复元活血汤。

【来　　源】《陕西中医》，1989，(6)：264。

【方　　名】骨痨散

【方药组成】藤黄 180g，生川乌、生草乌、生白及、生甘草各 120g，麝香 3.9g，狗宝 3g。

【功效主治】骨与关节结核未溃者。

【用法用量】先将藤黄、川乌、草乌、白及、甘草共轧成细面和匀，然后将研极细之狗宝、麝香面对入备用。将适量药粉放入碗内，以滚白开水调成稠糊状，以敷后不往下流为度。用量根据病位不同，如膝关节可用药粉 30 ～ 45g，腰关节可用 24g。敷时病灶处应稍厚于周围的 0.5cm。外用纱布，胶布固定，如在腰部可用腹带固定。

【临床应用】方中如缺麝香、狗宝可改用生龙骨 15g、山柰 30g 代替，效果亦好。忌服螃蟹、无鳞鱼。此方为段凤舞先生家传方。

【方　　名】骨痨丸

【方药组成】当归、熟地黄、破故纸、牛膝、防风、威灵仙、宣木瓜各 9g，杜仲、茯苓、川芎、乳香、没药各 6g，木耳 500g。

【功效主治】骨痨及由骨痨所发生的截瘫或疼痛不止者。

【用法用量】共为细末，炼蜜为丸，每丸重 6g。每日服 1 丸。

【附　　注】此方为段凤舞教授家传方。

【方　　名】骨灵汤

【方药组成】白毛草 12g，金银花 12g，比茎藤 9g，五月红 18g，臭梧桐 15g，鸡血藤 9g，乌麻根 9g，苏木子 9g，三白草 6g，白鱼 6g，白木槿 6g。

【功效主治】骨结核，关节结核，慢性骨髓炎。

【用法用量】水煎服，每日 1 剂，连服 5 ～ 6 剂后，可加猪蹄 1 只炖服。

【方　　名】骨瘤粉

【方药组成】三棱 9g，莪术 9g，麝香 0.3g，生半夏 9g，地鳖虫 9g，生川乌 9g，商陆 9g，桃仁 9g，红花 6g，木鳖子 0.9g，雄黄 3g，斑蝥 0.9g，乳香 9g，没药 9g。

【功效主治】骨肉瘤。

【用法用量】以上各药共研细末，制成外用散剂。外用，撒敷于癌肿处，或用蜜糖调和后涂敷，隔日 1 次。用药后偶有局部瘙痒发泡，一般可停药数日即可自愈，如严重时可将处方中斑蝥除去，改用阿魏 3g，反应即减少。

【来　　源】《抗癌中草药制剂》，人民卫生出版社，1981：312。

【方　　名】骨瘤散

【方药组成】①蜈蚣、全蝎各 9g，白果、斑蝥各 9g，东丹 30g，生石膏 15g，共为细末。②明矾、生石膏各 15g，天南星、蟾酥各 1.5g，玉桂 45g，共为细末。③生地黄、石见穿、煅牡蛎各 15g，玄参、知母、楂曲（包煎）各 9g，寒水石、地骨皮、半枝莲各 30g，牡丹皮 4.5g。

【功效主治】骨肉瘤。

【用法用量】先将方①药末轻放在小膏药上，远离臀部，循经贴上小膏药，7 日以后，将方②药粉撒在大膏药上，贴患处臀部，在其间内服方③，水煎每天 1 剂。

【来　　源】无锡市南长卫生院方。

【方　　名】骨瘤外敷方

【方药组成】①蜈蚣 9g，全蝎 9g，东丹 30g，斑蝥 0.9g，白果皮 0.9g，生石膏 15g。②明矾 15g，生石膏 15g，天南星 1.5g，蟾酥 1.5g，东丹 60g，红砒 2.4g，乳香 4.5g，没药 4.5g，穿山甲片 9g，白芷 9g，肉桂 45g。③生地黄 15g，石见穿 15g，煅牡蛎 15g，玄参 9g，知母 9g，查曲 9g（包煎）寒水石 30g，地骨皮 30g，半枝莲 30g，牡丹皮 4.5g。

【功效主治】解毒抗癌。适用于骨癌。

【用法用量】①②两方各药研为细末，分别制成外用散剂。③方药物加水煎煮，制成煎剂。先用①方散剂放于小膏药上贴敷，一周后改用②方散剂。③方供内服，每日 1 剂，煎 2 次分服。用于治疗骨瘤有一定疗效。

【方　　名】固本培元汤

【方药组成】党参、茯苓、熟地黄、当归、白芍、白术、五味子各 15g，夜交藤 30g，大枣 5 枚。

【加　　减】不思饮食者加山楂、神曲；周围血象较低者加鸡血藤。

【功效主治】扶正培本，益气养阴。鼻咽癌气阴两虚者，舌质淡，脉细无力。

【用法用量】以上药物，水煎分 2 次空腹服下，每日 1 剂。

【来　　源】《新中医》，1989，21（5）：37。

【附　　注】本方适用于鼻咽癌经放、化疗和中药攻邪治疗后病情基本稳定阶段，以气阴两虚为主者，或鼻咽癌晚期气阴两虚者。方中党参、白术、茯苓、大枣补气健脾以固后天，而达到“虚者补之，损者益之”的目的，并能提高机体细胞及体液免疫功能，还有直接抑瘤作用；熟地黄、当归、白芍、五味子滋阴养血活血，可使补而不滞，营血调和，也能提高机体免疫功能，从而提高抗肿瘤能力；夜交藤甘平可补，能滋阴益血。诸药合用益气养阴，扶正而祛邪。

【方　　名】固本祛瘀方

【方药组成】生黄芪、太子参、鸡血藤各 30g，枸杞子、菟丝子各 15g，淫羊藿、茯苓、丹参各 10g，参三七 3g。

【加　　减】腹痛者，加延胡索、郁金、乳香、没药；便血者，加蒲黄炭、茜草、仙鹤草；肿块较大者，加鳖甲、穿山甲、生牡蛎。

【功效主治】补脾益肾，活血通络。大肠癌，症见大便溏薄，有黏冻似脓样，神疲乏力，腰膝酸软，舌暗或有瘀点，脉细涩。

【用法用量】以上药物，水煎分 2 次共 300ml，早、晚各 1 次，每次 150ml，每日 1 剂，连服 6 周为 1 个疗程。

【附　　注】本方适用于大肠癌中晚期，证属脾肾虚弱、瘀血停滞者。治宜补益脾肾以扶正，活血通络以祛邪。方中生黄芪、太子参、茯苓补肺脾，益元气以固后天之本；鸡血藤、枸杞子、菟丝子、淫羊藿补肝肾，益精血以壮先天之本，合用以固先后天之本而扶正，并改善机体免疫功能；丹参、参三七活血化瘀以祛邪，能改善患者血液高凝状态。诸药合用共奏扶正祛邪之功，用于机体免疫功能低下及血液高凝状态与肿瘤的复发和转移。

【方　　名】顾荣汤

【方药组成】大黄（酒浸，蒸热，锉）30g，当归

30g，萆芨15g，鬼箭30g，枳壳（去瓤，麸炒）30g，赤芍15g，猪牙皂角（火上炙）15g。

【功效主治】化瘀消癥。主治妇人血积、血块、腹大、癥瘕、内有块形，筑筑作痛，久无寒热。适用于卵巢癌。

【用法用量】上药咀。每服30g，纯酒300ml，煎至150ml，去滓，空腹时温服。

【方　　名】瓜胆汤

【方药组成】瓜蒌30g，郁金、半枝莲、枳壳、山慈菇各15g，胆南星、白花蛇舌草各20g，制半夏、玄参各10g，桃仁、红花、旋覆花各12g。

【功效主治】食管中段癌。

【用法用量】水煎服，每日1剂，再配以黄芩50g，露蜂房10g，水煎代茶服。1个月为1个疗程，间断5～7天重复第2个疗程。

【来　　源】冯金海、李改芹方。

【方　　名】瓜矾散

【方药组成】瓜蒂12g，枯白矾、螺壳灰、草乌尖各1.5g，甘遂3g。

【功效主治】化痰祛湿，解毒祛腐。适用于鼻痔。

【用法用量】上为末，麻油调作丸，如鼻孔大，每日1次，以药纳鼻内，令达痔肉上，其痔化的水，肉皆烂下，即愈。

【方　　名】瓜蒌贝母汤

【方药组成】瓜蒌皮、桑白皮、贝母、竹沥、半夏、百部各9g，海浮石、佛耳草各15g，鱼腥草、半枝莲、白毛藤、黄毛耳草各30g。

【加　　减】痰中带血时加用仙鹤草15g，白及9g或用黛蛤散12g；胃纳不佳时加用陈皮6g，神曲、谷麦芽各9g；化疗而致白细胞下降时加用党参、当归、鸡血藤各9g，黄芪、虎杖根各15g；气阴亏虚较甚时用西洋参9g（另煎冲）。

【功效主治】化痰清热，解毒散结。主治肺癌。

【用法用量】水煎服，每日1剂。

【来　　源】《浙江中医学院学报》，1981，(2)：23。

【附　　注】忌烟、酒、辛辣刺激之品。

【方　　名】瓜蒌饼

【方药组成】瓜蒌250g，面粉750g，白糖100g。清水适量。

【功效主治】润肺化痰，散结宽胸。本膳主要适用于肺癌咳嗽、胸痛者。

【用法用量】瓜蒌去籽，放在锅内，加水适量，加白糖100g，以小火煨熬，拌成馅。另取面粉750g，加水适量经发酵加面碱，揉成面片，把瓜蒌填夹在面片中制成面饼，烙熟或蒸熟服用。

【来　　源】《南京药学院学报》，1959，4：2。

【附　　注】膳中瓜蒌Trichosanthes Kirlowii Ma.为葫芦科植物瓜蒌的果实。主要含三萜皂苷、有机酸、树脂、糖类和色素等。在体外抗癌实验中，发现全瓜蒌煎剂（20%煎剂）对腹水癌细胞有致死作用（《北京医学院学报》，1959，1：104）。进一步研究指出：瓜蒌皮抗癌效果优于瓜蒌仁，种壳和脂肪油则无效。不仅水煎剂，乙醇、乙醚提取物都有作用，但以60%乙醇提取物抗癌效果较好。

【方　　名】瓜蒌当归金银花汤

【方药组成】瓜蒌60g，金银花、黄芪各15g，当归30g，山甲珠、甘草各6g，紫花地丁、蒲公英、花粉、桂皮各9g。

【功效主治】乳腺癌。

【用法用量】水煎服，每日1剂，分3次于饭前2小时服。

【来　　源】《治癌中药处方700种》。

【方　　名】瓜蒌公英汤

【方药组成】蒲公英3g，瓜蒌20g，山甲珠20g，紫花地丁3g，夏枯草5g，金银花5g，当归10g，黄芪5g，天花粉2g，白芷5g，桔梗5g，赤芍2g，薤白5g，远志3g，桂皮3g，甘草2g。

【功效主治】清热泻火，活血散结。适用于乳腺癌晚期热毒仍甚，正气亦虚者。

【用法用量】每日1剂，水煎，分两次于饭前2小时空腹时温服。

【临床应用】王某，女，36岁，病理切片确诊为左侧乳腺癌，服药2个多月，乳腺肿块及周身肿大的淋巴结消失，食欲正常，体重增加。

【方　　名】瓜蒌贯众汤

【方药组成】瓜蒌、贯众、蒲公英各35g，当归、夏枯草、香附各13g，白芍、青皮、漏芦、生地黄、贝母、毛菇各10g。

【加　　减】肿块坚硬加海藻、昆布各18g，牡蛎10g。肿块破溃去生地黄、青皮，加熟地黄、鹿角胶各10g，人参9g。痛加乳香、没药各10g。

【功效主治】乳腺癌。

【用法用量】水煎服，每日1剂，服3次，1个月为1疗程。

【方　　名】瓜蒌海藻汤

【方药组成】瓜蒌、海藻、昆布各30g，桃仁、赤芍、川芎、柴胡、香附、当归、乳香各12g，陈皮、丝瓜络各10g，厚朴、鸡内金、煅牡蛎、象贝母各15g，半夏6g。

【功效主治】乳房纤维腺瘤。

【用法用量】水煎服。药渣用布包局部热敷。

【方　　名】瓜蒌黄连汤

【方药组成】瓜蒌15g，黄连10g，清半夏9g，青礞石30g（先煎），沉香6g（后下），大黄6g（后下），黄芩9g，川贝母12g，枳壳5g，石菖蒲10g，玄明粉6g（冲）。

【功效主治】用于急性单核细胞性白血病。

【用法用量】水煎服，每日1剂。

【方　　名】瓜蒌黄芪汤

【方药组成】瓜蒌50g，黄芪、金银花、当归各30g，柴胡、炮穿山甲、青皮、陈皮、甘草各9g。

【功效主治】乳腺癌。

【用法用量】水煎服。

【方　　名】瓜蒌急性见穿汤

【方药组成】瓜蒌、急性子、石见穿各30g，丝瓜络、威灵仙、法半夏、茯苓各9g，败酱草15g，陈皮6g，大枣5枚。

【功效主治】食管癌。

【用法用量】水煎服，每日1剂。

【来　　源】《治癌中药处方700种》。

【方　　名】瓜蒌桔梗汤

【方药组成】瓜蒌24g，桔梗10g，金银花15g，黄连9g，枳壳9g，旋覆花12g，生赭石24g，南红花6g，赤芍12g，当归24g，三棱3g，莪术3g，白花蛇舌草15g，甘草6g。

【功效主治】清热利膈，舒肝健胃，治食道癌，胸膈结热，食道肿痛，咽下困难，不能进食诸症。

【用法用量】水煎服，每日1剂。

【方　　名】瓜蒌连翘外敷方

【方药组成】瓜蒌、连翘、川芎、香附、红花、泽兰、桑寄生、大黄、芒硝、丝瓜络、鸡血藤各30g。

【功效主治】乳腺增生。

【用法用量】分装两个白布袋中，其大小以敷盖乳房为宜，置锅中蒸外敷乳房，交替使用。药袋不宜过热。临用时药袋上洒少许酒。每次热敷30～60分钟，每日1～2次。每剂用10次左右，切勿内服。内服方剂：逍遥丸、越鞠丸。

【临床应用】治疗92例，其中痊愈88例，无效4例（因恶性变）。

【来　　源】本方系陕西省剧恒经验，曾刊于《福建中医药》1982年第1期。

【方　　名】瓜蒌漏芦香贝汤

【方药组成】瓜蒌皮30g，生地黄15g，漏芦6g，香附12g，浙贝母9g，煅牡蛎30g，白芥子3克，茯苓12g，白芍药12克，枸橘12g，青皮9g，陈皮6g，炒谷麦芽各30g，王不留行15克，姜半夏9g，当归9g，橘叶9g，炮穿山甲9g，赤芍9g。

【功效主治】乳腺癌。

【用法用量】水煎服，每日1剂。

【来　　源】《肿瘤的辨证施治》，上海科学技术出版社，1980。

【附　　注】注意调理好饮食，多食高蛋白、易消化的食物；保持心情舒畅，情绪乐观。

【方　　名】瓜蒌牡蛎汤

【方药组成】瓜蒌、牡蛎、鳖甲、夏枯草、蒲公英、海藻各16g，柴胡、连翘各9g。

【功效主治】乳房硬结（乳腺增生症，乳腺癌）。

【用法用量】水煎温服，每日2次。

【临床应用】治疗后，病灶、症状有所改善，效果颇佳。阎某，女，42岁，工人。1972年12月发现右侧乳房内有硬结，切片诊断为乳腺腺病恶变。根治术后，左侧乳房也发现硬块。1973年4月14日初诊治疗，投以上方加黄芪42g，服6剂，乳房胀痛减轻，便秘，又加玄明粉6g冲服，2剂后脉平缓，无短气，减上二味药，原方服15剂，硬结消除，又服10余剂以巩固疗效，随访至今，身体健壮。

【来　　源】《浙江中医杂志》，1981，（12）：549。

【方　　名】瓜蒌皮当归汤

【方药组成】瓜蒌皮24g，当归12g，甘草6g，乳香9g，枸橘李12g，没药9g，橘叶6g。

【功效主治】乳腺癌。

【用法用量】水煎服，每日1剂。与此同时，每日服牛黄醒消丸3g及小金片3次，每次3～4片，开水送服。

【来　　源】《肿瘤的辨证施治》，上海科学技术出版社，1980：119。

【方　　名】瓜蒌皮桑白汤

【方药组成】瓜蒌皮、桑白皮、贝母、竹沥、半夏、百部各9g，海浮石、佛耳草各15g，鱼腥草、半枝莲、白毛藤、黄毛耳草各30g。

【加　　减】痰中带血时加用仙鹤草15g，白及9g或用黛蛤散12g；胃纳不佳时加用陈皮6g，神曲、谷麦芽各9g；化疗而致白细胞下降时加用党参、当归、鸡血藤各9g，黄芪、虎杖根各15g；气阴亏虚较甚时用西洋参9g（另煎冲）。

【功效主治】肺癌。

【用法用量】水煎服，每日1剂。

【临床应用】潘某，男，64岁。1978年6月13日初诊。患者因左上肺癌，于1977年6～8月在杭州肿瘤医院进行放疗。疗后不到1年，肺癌复发，症见气急，咳嗽吐黄稠痰，左侧胸背疼痛，胸闷，小便多，大便偏干，舌淡红，苔薄黄腻，脉濡数。证属痰浊凝聚，蕴而化热。以清热化痰软坚为治。服上方并随证加减调治半年余，咳嗽稀松，痰量减少，胸背痛亦轻，诸症改善。1979年3月胸部摄片等诊断为病情稳定，以放疗、化疗配合中药治疗，至今已存活3年余。

【来　　源】《浙江中医学院学报》，1981，（2）：23。

【方　　名】瓜蒌皮生地汤

【方药组成】瓜蒌皮30g，生地黄15g，漏芦6g，香附12g，浙贝母9g，煅牡蛎30g，白芥子3g，茯苓12g，白芍药12g，枸橘12g，青皮9g，陈皮6g，炒谷、麦芽各30g，王不留行15g，姜半夏9g，当归9g，橘叶9g，炮穿山甲9g，赤芍9g。

【功效主治】乳腺癌。

【用法用量】水煎，每日1剂，分3次服。

【来　　源】《肿瘤的辨证施治》，上海科学技术出版社，1980。

【方　　名】瓜蒌皮鱼腥草汤

【方药组成】瓜蒌皮、鱼腥草、石见穿、铁树叶、白花蛇舌草、生牡蛎各35g，赤芍18g，南北沙参、王不留行、八月札、夏枯草、露蜂房各15g，天冬、麦冬、杏仁、桃仁各10g，壁虎15g。

【功效主治】阴虚痰热型肺癌。

【用法用量】水煎，每日1剂，服3次，1个月为1疗程。

【方　　名】瓜蒌清半夏汤

【方药组成】瓜蒌30g，清半夏12g，代赭石、旋覆花12g，陈皮12g，厚朴10g，薏苡仁24g，沉香9g，当归24g，赤芍12g，鸡内金12g，三棱6g，莪术6g，炙甘草6g。

【功效主治】治早期食管癌，胃口不舒，消化不良，嗳气纳少。

【用法用量】水煎服，每日1剂。

【临床应用】经多年临床应用，疗效肯定。对早期患者可使食道通畅，饮食能进，保持正常消化功能，控制病情发展，消除病灶。

【方　　名】瓜蒌乳没香附煎
【方药组成】当归 75g，乳香、没药、甘草、香附各 30g，大瓜蒌（焙干）8 个。
【功效主治】疏肝解郁，化痰散结。适用于乳房纤维瘤，乳癖。
【用法用量】上药研为粗末，每次取 60g，水煎去渣，加入黄酒 30ml 为引（不能饮酒者可不加），临睡前服用，每日 1 次。
【临床应用】方中香附理气解郁，当归、乳香没药宣通活血、止痛散结，瓜蒌化痰散结，黄酒能血脉，助药力。
【来　　源】《百病良方》(第三集)。

【方　　名】瓜蒌生牡蛎汤
【方药组成】瓜蒌、生牡蛎各 15g，夏枯草、黄药子各 12g，炒橘核、青皮、半夏、贝母各 9g，香附、蒲公英各 15g，皂角刺、露蜂房各 6g。
【功效主治】解郁理气散结，化痰软坚，解毒抗癌。主治乳腺癌。
【用法用量】水煎，分 2 次早晚服，每日 1 剂。

【方　　名】瓜蒌逍遥汤
【方药组成】白术 15g，瓜蒌 30g，茯苓 15g，郁金 15g，白芍 15g，柴胡 15g，当归 15g，香附 12g，生甘草 3g，薄荷 15g，麝香 15g。
【功效主治】疏肝理气，活血消肿，健脾养血。用于肝癌初起，肝肿大，表面不平，质硬者。
【用法用量】每日 1 剂，水煎服。同服金星散或平消片。
【来　　源】《中医癌瘤证治学》。
【附　　注】本方用郁金、柴胡疏肝解郁，化瘀活血；白芍、当归通经活络，柔肝止痛；茯苓、白术、生甘草和胃健脾；瓜蒌、香附、鹿角、薄荷以增强解郁疏肝、活血消肿等作用。

【方　　名】瓜蒌薤白丹柴汤
【方药组成】瓜蒌 15g，薤白 9g，郁金 9g，香附 9g，丹参 9g，清半夏 9g，杭芍 9g，柴胡 6g，木香 12g。
【功效主治】放（化）疗所致的胸疼、咳嗽。
【用法用量】水煎服，每日 1 剂。

【方　　名】瓜蒌杏仁方
【方药组成】瓜蒌 30g，小蓟 30g，沙参 15g，天冬 15g，百部 15g，杏仁 12g。
【功效主治】放疗致肺阴灼伤而出现的咳嗽带血、胸闷气短。
【用法用量】水煎服，每日 1 剂。

【方　　名】瓜蒌野葡萄藤汤
【方药组成】瓜蒌 60g，野葡萄藤 30g，蒲公英、紫花地丁、远志、官桂各 9g，射干 12g，当归 30g，黄芪 15g，山甲珠、花粉、赤芍、生甘草各 6g，薤白 15g。
【功效主治】清热解毒，化痰散结，温通经络，祛痰消肿。
【用法用量】水煎，分 2 次服，每日 1 剂。

【方　　名】瓜蒌益肺丸
【方药组成】瓜蒌 150g，冬瓜子 120g，清半夏 90g，毛茹 90g，七爪红 90g，海浮石 120g，葶苈子 90g，桑白皮 90g，生石膏 120g，杏仁 120g，薤白 90g，炙麻黄 90g，甘草 60g，紫苏 90g，黄芩 90g，苏子 90g。
【功效主治】肺癌。
【用法用量】共为细末，炼蜜为小丸（约 0.6g 重）。每服 1 丸，日服 2 次。
【来　　源】内蒙古自治区医院编《中草药验方选编》，内蒙古自治区人民出版社，1972：144。

【方　　名】瓜蒌薏苡仁汤
【方药组成】瓜蒌 50g，薏苡仁 30g，皂荚刺、炮甲珠、浙贝母、枳壳各 10g。
【功效主治】乳房纤维瘤。
【用法用量】水煎服，每日 1 剂。

【方　　名】瓜蒌银蜂丸
【方药组成】全瓜蒌 90g，牡丹皮 60g，金银花

60g，露蜂房 60g，蛇蜕 60g，全蝎 60g。

【功效主治】舒郁解毒，软坚化瘀，消肿止痛。适用于乳腺癌肿块偶感沉重，或有微痛时。

【用法用量】共研为细粉，水泛为丸，如绿豆大。每服 3 ～ 6g，黄芪煎水送下，或开水送下。1 日 3 次。

【附　　注】本方以露蜂房、蛇蜕、全蝎软坚化积，活血解毒；全瓜蒌、牡丹皮、金银花消炎解郁清热，润肺抑肝消肿。

【方　　名】瓜蒌郁金白术汤

【方药组成】瓜蒌、郁金、丹参、白术各 15g，茯苓 10g。

【功效主治】食道癌、贲门癌、食道神经官能症等。吞咽梗阻，食物可入胃者噎膈。

【用法用量】水煎服，每日 2 次。

【来　　源】《神方偏方治百病》。

【方　　名】瓜辛汤

【方药组成】瓜蒌 30g，胆南星、重楼、陈皮各 10g，土贝母、杏仁各 15g，辛夷 12g，猪苓、料姜石各 60g，白茅根 30g。

【加　　减】放疗可加用丹参、川芎、鸡血藤；鼻衄加仙鹤草、生地黄、白及；口干加沙参、麦冬、天冬；头痛加蔓荆子、延胡索。

【功效主治】清肺化痰，消肿解毒。鼻咽癌，症见鼻塞，流涕带血，纳差，便溏，舌红，苔厚腻，脉弦滑。

【用法用量】以上药物，水煎分 2 次温服，每日 1 剂。

【来　　源】《中医癌瘤证治学》。

【附　　注】本方适用于鼻咽癌证属肺胃痰湿，热毒蕴结者。方中瓜蒌清肺化痰，消肿散结，辛夷宣肺通鼻窍，二药共为主药以化痰散结通窍；辅以杏仁宣肺化痰；胆南星、陈皮燥湿化痰；重楼、土贝母清热解毒，消肿散结；茅根、料姜石、猪苓利水消肿，以祛浊邪。诸药合用祛肺胃痰湿，清热毒蕴结，则病情得以控制。

【方　　名】贯众防风外洗方

【方药组成】贯众、川芎、茵陈蒿、地骨皮、荆芥、独活、防风、当归、甘草。

【功效主治】一切恶疮。

【用法用量】水煎洗，每日 1 ～ 2 次。

【来　　源】明·《简明医彀》卷八。

【方　　名】贯众硇砂丸

【方药组成】贯众面 60g，制硇砂 30g。

【功效主治】一切肿瘤（各种癌瘤）。

【用法用量】上 2 药共研为细末，用江米面糊丸如黄豆大，每服 4 丸，日服 2 次，白开水送下。

【来　　源】《中草药验方选编》。

【附　　注】贯众为中药贯仲，其研成粉末如面粉，故名贯众面。

【方　　名】贯众砂丹粉

【方药组成】生贯众面 10g，硇砂 10g，红升丹 1.5g。

【功效主治】子宫颈癌。

【用法用量】上药共为细面粉调匀，用棉球蘸药敷宫颈部癌病灶处，每周上药 3 次。

【来　　源】《治癌中药方剂 700 种》。

【方　　名】广木香川黄连丸

【方药组成】广木香、川黄连各 15g，牛黄 5g。

【功效主治】食道癌；理气化痰，解毒散结，用于噎膈，胸膈痞满，呕吐痰涎。

【用法用量】上药共研细末，制成蜜丸 7 个。每日含化 1 丸，7 日为 1 疗程。

【来　　源】《实用民间土单验秘方一千首》。

【方　　名】广木香公丁香汤

【方药组成】广木香 10g，公丁香 10g，沉香曲 12g（或降香 10g，藿香 12g），石斛 12g，川楝子 12g，川厚朴 10g，南、北沙参各 12g，天、麦冬各 12g，姜半夏 12g，姜竹茹 12g，旋覆花 12g（包煎），代赭石 30g，仙鹤草 30g，当归 6g，急性子 21g，全蜣螂 21g。

【功效主治】食管癌。

【用法用量】水煎服，每日 1 剂。

【临床应用】治疗 13 例，显效 4 例，有效 6 例，无效3例。
【来　　源】《肿瘤的防治》：180。

【方　　名】广木香槐角糖膏
【方药组成】广木香4.5g，槐角9g，川贝母6g，肉桂3g，急性子9g，硼砂6g。
【功效主治】食管癌。
【用法用量】上药共研细末，用红糖500g熬膏，加入药末搅匀，制成糖块，随时噙咽。
【来　　源】《肿瘤的辨证施治》，上海科学技术出版社，1980：69。

【方　　名】广犀角生地汤
【方药组成】①毒入骨髓型（急单、急粒、急淋）：广犀角或水牛角、生地黄、生石膏、柴胡、地骨皮、龟板、鳖甲、桃仁、红花、蒲公英、大青叶、青黛、半枝莲、白花蛇舌草、党参。②肝肾同病瘀毒型（慢粒）：生熟地黄、枸杞子、牡丹皮、黄枸、知母、山茱萸、五味、山药、杜仲、当归、桃仁、鱼腥草、芦荟、青黛、雄黄、紫花地丁、山豆根、半枝莲、白花蛇舌草、生甘草。③脾肾两虚瘀毒型：黄芪、党参、山药、白术、杜仲、熟地黄、枸杞子、龟板、鳖甲、当归、川芎、五味子、女贞子、阿胶、山茱萸、柴胡、枳壳、鸡内金、莱菔子、蒲公英、紫花地丁、桃仁、半枝莲、土茯苓、牛膝、生甘草、白花蛇舌草。
【加　　减】头痛加夏枯草、菊花、钩藤；胸痛加延胡索、郁金、枳实；淋巴结肿大加夏枯草、牡蛎粉、小金丹；肝肿大加郁金、胆草、芦荟、连翘、水蛭；脾肿大加鸡内金、王不留行籽、三棱、莪术、紫金锭、青黛、雄黄、化消痞丹；鼻腔出血加白茅根、荆芥炭；牙龈出血加侧柏炭、三七粉；呕吐血加阿胶、大黄炭、紫珠草、白药。紫斑加紫草茸，慢性紫草茸换鹿角霜或胶。便血加地榆、棕炭、地黄炭、大黄炭（慢性者不用）；尿血加大小蓟、槐花、血余炭；神志不清加紫雪丹、局方至宝丹；便秘加大黄、玄明粉；尿黄赤加车前草、茵陈；周身痛加秦艽、威灵仙、钻骨风、地龙；上肢痛加柳枝，下肢加牛膝。咽喉肿痛，急吹冰硼散或金黄散，口服六神丸；慢性吹锡类散。呕吐加竹茹、半夏、藿香；干呕加竹茹、黄连、胆草；寒热往来加柴胡、乌梅；腹部胀痛加桃仁、红花、莪术、泽兰叶。淋巴瘤加小金丹、夏枯草，外用推车虫，焙干研末，用醋调敷。霉菌感染加金汁或冲水漱口。纳差加莱菔子、山药、枳壳；高热不退加安宫牛黄丸。
【功效主治】白血病。
【用法用量】水煎服，每日1剂。
【临床应用】陈某，男，19岁，确诊为白血病，经治疗、生存期已达14年，并生了1个孩子。
【来　　源】《贵阳中医学院学报》，1979，（1）：6–9。

【方　　名】广郁金橘叶汤
【方药组成】广郁金9g，橘叶9g，连翘12g，天花粉12g，牛蒡子6g，夏枯草24g，山慈菇12g，瓜蒌皮24g，山豆根6g，玄参9g。
【功效主治】乳腺癌。
【用法用量】水煎，每日1剂，分3次服。
【来　　源】《肿瘤的辨证施治》，上海科学技术出版社，1980：119。

【方　　名】广泽汤
【方药组成】麦冬60g，生地黄30g，车前子、刘寄奴各9g。
【功效主治】滋阴生津，化瘀利尿。适用于前列腺癌肾阴不足，瘀热不解，小便不通，胀甚欲死者。
【用法用量】每日1剂，水煎服。

【方　　名】广术溃坚汤
【方药组成】广术、红花、升麻、吴茱萸各0.6g，生甘草、柴胡、泽泻、神曲、青皮、陈皮各0.9g，厚朴（生用）、黄芩、黄连、益智仁、草豆蔻仁、当归梢各1.5g，半夏2.1g。
【加　　减】如渴，加葛根1.2g。服药期间，忌食酒、醋、湿面。
【功效主治】苦辛通降，消坚散结。主治中满腹胀，内有积聚，坚硬如石，其形如盘，令人不能坐卧，大小便涩滞，上喘气促，面色萎黄，通身虚肿。适用于胃癌。

【用法用量】上药锉如麻豆大。用水700ml，煎至350ml，空腹时稍热服。

【来　　源】《兰室秘藏》。

【方　　名】归地汤

【方药组成】当归、生地黄各15g，白芍9g，白茅根、仙鹤草各30g，藕节3g，大枣5枚，松针适量。

【功效主治】蚕豆病。

【用法用量】水煎，每日1剂，分2次服。一般服药2～3天即愈。

【方　　名】归桂化逆汤

【方药组成】当归6g，白芍（酒炒）4.5g，肉桂1.5g，青皮3g，茯苓6g，蒺藜12g，郁金6g，合欢花6g，木香1.5g，牛膝6g，玫瑰花1.5g，红枣5枚，降香1.5g。

【功效主治】解郁和中。适用于胃癌，肝气犯胃，食入作吐。

【用法用量】每日1剂，水煎，分2次温服。

【来　　源】《医醇剩义》。

【方　　名】归脾汤合两地汤

【方药组成】归脾汤合两地汤、内补丸。

【加　　减】生黄芪30g，党参20g，白术10g，女贞子30g，旱莲草10g，阿胶10g，当归10g，首乌20g，生地黄20g，地骨皮30g，白芍20g，麦冬10g，菟丝子20g，肉苁蓉20g，桑螵蛸10g，肉桂3g，莪术10g，猪苓30g。

【功效主治】湿毒未净，脾肾双亏，适用于阴虚内热型子宫颈癌。

【用法用量】水煎服，每日1剂。

【来　　源】《肿瘤病》：93。

【方　　名】归脾汤加减方

【方药组成】白术、茯神、黄芪、龙眼肉、枣仁（炒）各30g，人参、木香各15g，甘草（炙）8g，当归、远志各3g。

【功效主治】健脾益气，补血宁心，适用于肿瘤患者心脾两虚证候者。

【用法用量】水煎去渣温服。研粗末，每次12g，加生姜5片，大枣1枚。

【方　　名】归脾汤加减方

【方药组成】党参12g，黄芪9g，白术9g，龙眼肉9g，当归9g，酸枣仁9g，炙远志9g，茯神9g，木香6g，炙甘草6g，生姜3片，大枣3个。

【功效主治】恶性肿瘤放疗、化疗后所致的白细胞或全血细胞减少，证属心脾两虚者。

【用法用量】水煎服，每日1剂。

【方　　名】归脾汤加减方

【方药组成】生黄芪30g，党参30g，白术10g，茯苓10g，升麻3g，当归15g，陈皮10g，龙眼肉10g，阿胶10g，制何首乌15g，生龙骨15g，生牡蛎15g，酸枣仁12g，远志10g，续断10g。

【功效主治】子宫颈癌。

【用法用量】水煎服，每日1剂。

【来　　源】《中西医结合治疗癌症》：50。

【方　　名】归脾养荣汤

【方药组成】当归、川芎、白芍、生地黄、茯苓、陈皮、甘草、麦冬、升麻、栀子、桔梗、黄芪、白术、防风、黄连、黄柏、知母、柴胡、牡丹皮。

【加　　减】妇人，加泽兰、香附、延胡索。

【功效主治】益气补血，清热通络。适用于茧唇（唇肿瘤）。

【用法用量】每日1剂，水煎，分2次温服。

【来　　源】《疮疡经验全书》。

【方　　名】归芪鳝鱼羹

【方药组成】当归10g，黄芪30g，黄鳝500g。

【功效主治】益气养血，增强免疫功能。主治胃癌术后气血不足、免疫功能下降者。

【用法用量】现将当归、黄芪洗净，晾干或晒干，放入纱布袋中，扎紧袋口，备用。再将黄鳝宰杀，用温开水略烫一下，从鳝背脊处剖开，除去骨、内脏、头、尾，清水洗净后，切成鳝鱼丝。烧锅置火上，加植物油烧至六成热，加葱花、姜末煸炒出香，即下入鳝鱼丝，急火熘炒，烹入料酒，翻炒至鳝鱼丝八成熟时，捞出，盛入碗中，待用。

烧锅中加清水适量，放入归芪药袋，大火煮沸，改用小火煨煮30分钟，取出药袋，滤尽药渣，加葱花、姜末、酱油、精盐，视汤液量可酌加清水适量。煮沸后，倒入鳝鱼丝，再用小火煨炖30分钟，加味精、五香粉，以湿淀粉勾芡成羹。佐餐当菜，随意服食，吃鳝鱼丝、饮汤羹，当日吃完。

【方　　名】归芪羊肉羹

【方药组成】羊肉500g，黄芪、党参、当归、生姜各25g。

【功效主治】益气养血，温阳暖下。主治慢性白血病放化疗后气血不足、阳气不振。

【用法用量】羊肉切成小块儿，将当归、黄芪、党参用线扎好，共放入砂锅中，加水适量，小火煨至羊肉将烂时，放入姜片及少许食盐，待羊肉熟烂时即可食用。分顿随量喝汤为主，也可食肉。

【方　　名】归气饮

【方药组成】熟地黄15g，茯苓6g，扁豆6g，干姜（炮）、丁香、陈皮各3g，藿香4.5g，炙甘草2.4g。

【加　　减】中气寒甚者，加制附子；肝肾寒者，加吴茱萸、肉桂或加当归。

【功效主治】温阳和中，降逆止呕。适用于胃癌，脾肾虚寒，气逆不顺，呃逆呕吐。

【用法用量】用水600ml，煎至200ml，空腹时温服。

【来　　源】《景岳全书》。

【方　　名】归芍地黄汤合二至丸

【方药组成】①归芍地黄汤合二至丸加味：当归、白芍、熟地黄、山茱萸、旱莲草、女贞子。②二仙汤加味：仙茅、淫羊藿、巴戟天、当归、川续断、枸杞子、制香附、穿破石、牡丹皮、红花、鹿角霜。③九子补肾汤：菟丝子、枸杞子、熟附子、香附、乌药、广郁金、巴戟。④益肾温经汤加味：柏子仁、当归、赤芍、丹参、鸡血藤、焦山楂、益母草、香附、桑寄生、牡丹皮、泽兰。

【功效主治】脑垂体肿瘤摘除术后不孕症。

【用法用量】水煎服，每日1剂。经后服方①，5剂；经间服方②，3剂；经前服方③，5剂；行经期服方④，2剂。

【临床应用】陈某，女，27岁。1985年就诊。1983年因脑垂体肿瘤压迫而导致妊娠5个月流产。同年做脑垂体肿瘤摘除术。此后月经后期甚至间发性闭经，腰酸痛，口干失眠，舌稍红、苔薄、脉细弦。依上法调整月经，共治疗3个周期。于同年受孕。1986年足月妊娠，剖宫产1个女婴，母女均健。

【来　　源】《广西中医药》，1988，（1）：40。

【方　　名】归芍六君丸

【方药组成】人参、白术、茯苓各90g，甘草30g，陈皮、半夏各45g，当归、白芍各60g。

【功效主治】补气养血，行气化痰。适用于胃癌，脾胃虚弱、气郁痰阻，饮食不思，胸脘痞闷，腹部胀痛，呕吐痰水，面色萎黄，四肢无力。

【用法用量】研末为丸。每服9g，开水送下。

【来　　源】《饲鹤亭集方》。

【方　　名】归芍鹿角霜汤

【方药组成】当归、白芍、柴胡、白术、薄荷、生姜、王不留行、路路通各15g，丹参、茯苓各20g，鹿角霜25g，生甘草10g。

【加　　减】伴有乳腺纤维瘤加夏枯草20g；并发乳癌加山慈菇15g，半枝莲50g；男性患者加补骨脂、巴戟天各15g。

【功效主治】乳腺增生。

【用法用量】每日1剂，水煎分2次服，15剂为1个疗程。

【来　　源】《家用速效中药》。

【附　　注】女性患者于月经后1周开始服药，月经期停服；男性患者可连续服药。

【方　　名】归芍汤

【方药组成】当归、赤芍、川芎、牛膝、枳壳、郁金各12g，桃仁、柴胡各10g，延胡索15g，鸡血藤20g，丹参25g。

【功效主治】乳腺增生。

【用法用量】水煎，2天1剂，连服10剂为1个疗程。

【方　　名】归参龙眼炖乌鸡

【方药组成】当归20g，吉林参6g，龙眼肉30g，乌骨鸡1只（约500g）。

【功效主治】益气养血，增强抵抗力。主治气血两虚型鼻咽癌、鼻咽癌术后及放疗、化疗后身体虚弱，对鼻咽癌晚期或放疗、化疗后脏腑气衰、邪毒内聚者尤为适宜。

【用法用量】将当归、吉林参分别拣杂，洗净，晒干或烘干。当归切成片，放入纱布袋中，扎紧袋口，备用；吉林参切成片或研成极细末，待用。将龙眼肉洗净，放入碗中，待用。将乌骨鸡宰杀，去毛及内脏，洗净，入沸水锅中焯透，捞出，用冷水过凉，转入砂锅，加入洗净的龙眼肉、当归药袋及鸡汤、清水适量，大火煮沸，烹入料酒，改用小火煨炖1小时，待乌骨鸡肉熟烂如酥，加葱花、姜末，取出药袋，滤尽药汁，调入吉林参细末（或饮片），拌匀，再煨煮至沸，加少许精盐、味精，淋入香油，拌和即成。佐餐当菜，随意服食，吃乌骨鸡肉，饮汤汁，嚼食人参片、龙眼肉。

【方　　名】归参鳝鱼

【方药组成】当归15g，党参15g，鳝丝500g，黄酒30g，酱油30g，白糖30g。味精、水淀粉等适量。

【功效主治】补气生血，通络定痛。本膳适用于肝癌面黄肌瘦、疲倦乏力者。

【用法用量】把当归和党参一起放在碗里，加100g水，隔水蒸20分钟左右。锅在旺火上烧热后，放少许油、葱花、姜末，煸出香味后，将鳝丝倒入煸炒，接着加入黄酒、酱油、白糖，炒匀，将蒸过的当归、党参倒进去，加30g鲜汤，用小火焖煮5分钟左右。出锅装盘前，放少许味精，用水淀粉勾芡，浇点儿熟油，再淋些麻油即可。

【来　　源】《国外医药》，植物药分册，1993，3：122。

【附　　注】本膳主要适用于肝癌面黄肌瘦、疲倦乏力者，本膳作用原理，是当归多糖YT-Ⅱ对癌毒素的加速脂肪分解有抑制作用，从而改善癌症患者的脂代谢，提高其食欲。当归中的前胡素尚发现有抑制致癌物活性的作用。

【方　　名】归参鳝鱼羹

【方药组成】当归15g，党参15g，鳝鱼500g。料酒、葱、生姜、蒜、生姜、蒜、食盐及水适量。

【功效主治】补气通滞，养血开郁。本膳主要适用于胰腺癌而兼见尿糖阳性者。

【用法用量】将锅置炉上，先用武火烧沸，打去浮沫，再用文火煎熬至1小时，捞出药袋不用，加入味精即成。

【来　　源】《健康报》，1986，6：5。

【附　　注】日本营养学家熊正本正一发现黄鳝体内含有两种黄鳝素（黄鳝素A、B），这两种物质具有显著的降血糖和调节血糖的生理机能作用，因而对糖尿有效。目前，日本正从黄鳝体内提取这两种物质，并以它为主要原料制成一种定名为“糖尿清”的新药。这种新药由于属生物制剂，故毒副作用几乎没有。

【方　　名】归尾留行子汤

【方药组成】当归尾12g，王不留行籽12g，桃仁12g，续断12g，山甲珠9g，三棱9g，莪术9g，香附9g，牛膝9g，夏枯草15g，昆布30g，薏苡仁30g。

【加　　减】气虚，加党参12g，或太子参15g；

血亏，加鸡血藤30g。
【功效主治】化瘀解毒，软坚消积。适用于子宫肌瘤。
【用法用量】每日1剂，水煎，分2次服。
【临床应用】湖北中医药大学附属医院等用于治疗子宫肌瘤16例，近期治愈7例、显效4例、无效5例，总有效率为68.75%。如患者林某，女，60岁，确诊为子宫肌瘤，经服本方81剂，症状逐渐消失，月经正常，子宫复旧，肌瘤缩小至消失，随访1年多无复发。

【方　　名】归芎参附汤
【方药组成】当归15g，川芎10g，丹参15g，醋香附12g，木香10g，郁金10g，鸡内金10g，薏苡仁15g，草河车10g，小红参10g，血余炭30g（冲服）。
【功效主治】肝癌。
【用法用量】水煎服，每日1剂，可配合定神丸。
【来　　源】《北京中医学院学报》，1986，（5）：34。
【附　　注】注意心理护理，保持心情舒畅，加强营养。方名系北京知医堂肿瘤专科李杨拟定。

【方　　名】龟板黑豆丸
【方药组成】龟板数块，黑豆适量。
【功效主治】清热养阴，乳腺癌。
【用法用量】龟板炙黄研末，黑豆捣烂为丸，每日10g，开水送下。
【来　　源】《一味中药巧治病》。

【方　　名】龟板黑枣丸
【方药组成】龟板数块，黑枣肉适量。
【功效主治】补气养阴，乳腺癌。
【用法用量】龟板炙黄研末，与黑枣肉捣烂为丸。每日10g，每次5g，日服2次，以金橘叶煎汤送下。
【来　　源】《治癌中药处方700种》。

【方　　名】龟板金橘丸
【方药组成】炙龟板150g，金橘叶60g。
【功效主治】软坚解毒。适用于乳腺癌溃烂者。
【用法用量】同研细末，水泛为小丸。每服10g，1日2次。

【方　　名】龟板散
【方药组成】龟板胶60g，水蛭30g，人参60g，昆布60g，海藻60g，黄柏60g。
【功效主治】养阴散结。治子宫肌瘤。
【用法用量】共研细末，炼蜜为丸，每丸重10g，每次1丸，1日1次。

【方　　名】龟板散
【方药组成】炙龟板。
【功效主治】肿瘤病人所致的放射性皮炎、渗液或多或少，或溃疡不愈合。
【用法用量】一味研细末。若局部渗液不多者，可直接撒于患处；若渗液较多时，也可先用二黄煎湿敷，待渗出减少后再用龟板散。
【附　　注】此方为段凤舞先生经验方。

【方　　名】龟粉
【方药组成】龟粉。
【功效主治】散结养阴。治骨髓瘤痛。
【用法用量】乌龟若干个，每个用黄泥包好，外面用铁丝加固，放木柴火上煅烤至龟壳用手能断为度，研细末，每次服3g。并配合针刺治疗。每次服3g，早晚各服1次。连服30～50日。

【方　　名】龟甲金橘丸
【方药组成】炙龟甲150g，金橘叶60g。
【功效主治】乳腺癌。
【用法用量】共研细末，水泛为小丸。每服10g，每日2次。主治乳腺癌溃破不愈。

【方　　名】龟甲香附侧柏丸
【方药组成】酒炙龟甲150g，炒侧柏叶45g，童便浸炒香附30g。
【功效主治】肝癌。
【用法用量】为末，米糊为丸梧桐子大，每空腹温服100丸。

【来　　源】《治癌中药处方700种》。

【方　　名】龟苓膏

【方药组成】金钱龟1只，土茯苓用量与龟量相等。

【功效主治】卵巢癌。

【用法用量】将龟除去内脏洗净，连壳与土茯苓同煎，慢火成膏状，频频服之。

【来　　源】《治癌中药处方700种》。

【附　　注】本方亦也适用于子宫癌。

【方　　名】龟龙双枝汤

【方药组成】①内服方：青蒿10g，桂枝6g，桑枝12g，川续断10g，木瓜10g，伸筋草10g，秦艽10g，当归10g，川芎10g，龟板12g，甘草10g，龙葵12g，猪殃殃12g，骨碎补15g，地骨皮12g，银柴胡10g，喜树10g，半枝莲15g，半夏12g，白花蛇舌草15g。②外敷药膏：梨树叶10kg，桃树叶10kg，搜山虎10kg，见肿消2kg，透骨香2kg，骨碎补2kg，三颗针5kg，王不留行2kg，用上件熬成药膏，加入麝香10g，牛黄10g，熊胆5g，冰片5g。

【功效主治】解毒，祛瘀消肿。主治尤文氏瘤。

【临床应用】用本方治疗1例经放射治疗无效、左股骨上端尤文氏瘤，获临床治愈，随访8年仍健在。

【来　　源】湖南省邵阳市中医院戴求义。

【方　　名】龟肉炖猪肚

【方药组成】乌龟1只（500g左右），猪肚500g，食盐少许。

【功效主治】滋养肝肾，调和阴阳。本膳主要适用于膀胱癌蛋白尿明显增加的患者。

【用法用量】乌龟洗净，切成小块；猪肚切成小条。俱放入砂锅内，加水，以文火炖成稠糊状。不放盐亦可。每日早、晚各服1次，于2天服完。间隔1天再服1剂，3剂为1个疗程。1剂即以上的1次配料。

【临床应用】梁启东报告：以本膳治疗23例该病，结果痊愈10例为效8例，有效3例。总有效率为91.3%。

【来　　源】《广西中医药》，1985，4：163。

【附　　注】一般而言膀胱癌患者80%都有尿内纤维蛋白降解物升高、免疫球蛋白增加的体征。《四川中药志》云龟肉可治“老人尿多及流血不止”。而猪肚素有补虚、消积的作用，二者合用调理肾及膀胱阴阳，使之平衡，故对蛋白尿有改善作用。本膳原本是治疗慢性肾炎蛋白尿的。

【方　　名】龟肉羹

【方药组成】乌龟1只，胡椒5g，红糖10g，清水适量。

【功效主治】补阴清热，止泻止血。本膳主要适用于肠癌泄泻，阴虚不足者。

【用法用量】乌龟洗净，煮熟取肉。红糖加少量清水，与乌龟肉搅和。胡椒研末，与乌龟同炒即成。

【来　　源】原方出自李时珍《本草纲目》。

【方　　名】龟蛇汤

【方药组成】①白花蛇舌草30g，党参9g，地黄9g，白芍9g，白术9g，柴胡9g，茵陈蒿9g，蒲公英9g，鳖甲12g，黄芪12g，茯苓6g，泽泻6g，龟板15g，全当归18g。②半枝莲60g，藤梨根60g，白花蛇舌草30g，丹参30g，紫草30g，薏苡仁30g，鸡血藤30g，红枣30枚，重楼15g，当归15g，山豆根15g，虎杖15g，干蟾皮12g，大腹皮12g，红花9g，桃仁9g。

【功效主治】清肝解毒，软坚消瘤。适用于原发性肝癌。

【用法用量】每日1剂，煎2次分服。

【临床应用】浙江杭州市肿瘤医院以①方配合化疗，以②方配合免疫疗法，治疗原发性肝癌多例均有较好的疗效。

【来　　源】杭州市肿瘤医院方。

【方　　名】鬼蜡烛石见穿方
【方药组成】鬼蜡烛 30g（先煎 2 小时），石见穿 30g，夏枯草 15g，黄药子 15g，苍耳草 30g，蒲公英 30g，白英 30g，辛夷花 10g。
【功效主治】鼻咽癌。
【用法用量】水煎服，每日 1 剂。
【来　　源】上海龙华医院方。

【方　　名】桂沉浆
【方药组成】紫苏叶（锉）30g，沉香（锉）9g，乌梅肉 30g，砂糖 180g，桂枝（水煎取汁）3g。
【功效主治】饮湿内停，积聚不散，日久不愈，气阴两虚，去湿逐饮，生津止渴，顺气。
【用法用量】上药用水 750ml，熬至 450ml，去滓，入桂枝汁 15ml，和匀，分 3 次饮服。
【来　　源】《饮膳正要》。

【方　　名】桂花茶饮
【方药组成】桂花 2 ～ 5g，红茶 1g。
【功效主治】肺癌、肠癌、口臭、牙痛等。
【用法用量】将桂花加水适量煮沸后，加红茶叶沏泡浸出味，徐徐饮用之。
【来　　源】《健身茶配方》。
【附　　注】红茶市面有售，各种红茶均可选用。

【方　　名】桂花桃仁汤
【方药组成】桂枝、槟榔各 4.5g，白芍、生地黄、枳壳各 3g，桃仁 25 粒，炙甘草 1.5g，生姜大枣引。
【功效主治】肠覃，月信虽行而量少，其腹渐大如孕子状。
【用法用量】水煎服，每日 1 剂。
【来　　源】明 ·《万氏妇人科》。
【附　　注】更宜常服四制香附丸。

【方　　名】桂苓丸
【方药组成】桂枝 10g，茯苓 10g，桃仁 10g，牡丹皮 10g，赤芍 10g，生牡蛎 30g，鳖甲 10g，卷柏 10g，祁艾 10g，青皮 10g，川续断 10g，黄柏 6g，黄芪 10g。
【功效主治】活血通络，软坚化癥。适用于子宫肌瘤。
【用法用量】每服 1 丸，温开水送下，1 日 3 次。共研成末，蜜制成丸，每丸重 10g。
【临床应用】 王某，女，43 岁。因月经先期 10 天，量多，孕 5 产 3。西医检查：子宫肌瘤合并卵巢囊肿。头晕，四肢乏力，舌质淡，苔薄白，脉弦细无力，乃气血虚弱，血瘀气滞，发为癥块。用本方连服 1 个疗程，有所好转，再服 1 个疗程，经 1 年 7 个月复查，妇检：外阴道正常，宫体后位，无明显增大，质中，右侧附件牵引感，未扪及包块，月经周期 20 多天，经量少。超声检查：宫体前后径 5cm，声波饱和，未见异常。

【方　　名】桂苓消瘤丸
【方药组成】桂枝、赤芍、鳖甲各 12g，茯苓 15g，牡丹皮、桃仁、穿山甲各 10g。
【功效主治】子宫肌瘤。
【用法用量】共研为细末，炼蜜为丸，每丸重 10g。每日 2 丸，早晚各服 1 丸，可连续服用，每个疗程为 1 个月。如月经来潮暂停服用。
【临床应用】治疗 30 例，其中痊愈 18 例，显效 5 例。
【来　　源】《北京中医杂志》1989 年第 6 期。
【附　　注】北京积水潭医院彭华丽教授经验方。

【方　　名】桂麝散
【方药组成】麻黄、细辛各 15g，肉桂、丁香各 30g，生半夏、生南星各 24g，牙皂 9g，麝香 2g，冰片 1.2g。
【功效主治】男性乳腺增生，男性乳癖。
【用法用量】前 7 味共研为细末，再加麝香、冰片研匀，过绢，收瓶备用，用时将药粉掺膏药内贴患部，3 ～ 4 天换药 1 次，半个月至 1 个月包块消失，平均为 1 个月痊愈。
【来　　源】李时学方。

【方　　名】桂桃苓丹汤

【方药组成】桂枝9g，茯苓、桃仁、昆布、海藻、鳖甲、小锯藤各15g，牡丹皮、赤芍各12g，乳香、没药各6g。

【加　　减】大便秘结，加枳实、大黄；纳呆加焦山楂、鸡内金；腹痛甚者，加延胡索、乌药、郁金；肿块大者，加夏枯草、生牡蛎。

【功效主治】活血化瘀，消痰散结。宫颈癌，症见带下赤白，有腥臭味，下腹疼痛，痛处固定，舌暗，苔白厚或微黄，脉骨数。

【用法用量】以上药物，水煎分2次温服，每日1剂。

【来　　源】《肿瘤良方大全》。

【附　　注】本方所治为宫颈癌中晚期，证属血瘀、痰浊搏结于胞宫。治宜破瘀、消痰，软坚散结。方中桂枝温通血脉以助血行；茯苓淡渗以利行血，与桂枝同用能入阴通阳；桃仁、牡丹皮、赤芍、乳香、没药活血化瘀，散结消积以祛瘀血；昆布、海藻、鳖甲化痰软坚散结以消痰浊；小锯藤祛瘀止痛。诸药合用，活血化瘀，消痰散结，共奏攻邪抗癌之功。

【方　　名】桂星汤

【方药组成】桂枝20g，黄芪60g，郁金15g，天南星10g，重楼10g，苍术10g，当归15g，柴胡10g，瓦楞子30g，藤梨根60g，莪术10g，白芍15g，生甘草3g，料姜石60g。

【功效主治】温阳利湿，化痰软坚，疏肝健脾，清热解毒。适用于乳腺癌肿块坚硬不平，胀木不痛，初起如棋子，胸胁胀闷，食少，面色萎黄，腋下淋巴结肿大，舌暗红，苔黄腻，脉弦数或弦滑。

【用法用量】每日1剂，水煎，分2次温服。

【附　　注】本方用桂枝、天南星、生甘草、料姜石、苍术通络利湿，健脾和胃，祛痰消肿；莪术、白芍、柴胡、郁金、瓦楞子软坚散结，疏肝理气；藤梨根、重楼清热解毒，消积破坚；黄芪、当归补气养血，是祛邪而兼扶正之剂。

【方　　名】桂圆绿茶饮

【方药组成】桂圆肉25g，绿茶2g。

【功效主治】各种癌症患者贫血，手术后躯体虚弱，或放疗、化疗后白细胞减少症。

【用法用量】桂圆肉与绿茶同放入大茶杯中，加水泡沏，加盖15分钟分3次温饮，每日1～2次，常饮之。

【来　　源】《抗癌药膳》。

【附　　注】桂圆肉，即龙眼肉，又称圆肉，是补身强壮、提高免疫功能的一种抗癌中药。

【方　　名】桂枝茯苓合下瘀血汤

【方药组成】桂枝、茯苓、牡丹皮、赤芍、桃仁各15g，生大黄、地鳖虫、甘草各12g。

【功效主治】葡萄胎。

【用法用量】水煎服，每日1剂。

【附　　注】有“南阳六把神刀”逐瘀之义。

【方　　名】桂枝茯苓汤

【方药组成】桂枝4.5g，茯苓9g，牡丹皮9g，桃仁9g，赤芍9g，当归尾9g，红花4.5g，三棱6g，莪术6g，没药9g，乳香9g，牡蛎12g，鳖甲12g，海藻12g，香附6g。

【功效主治】化瘀消癥。适用于子宫肌瘤。

【用法用量】每日1剂，水煎，分2次服。

【临床应用】湖南安乡县中医院用于治疗子宫肌瘤多例有一定疗效。如患者张某某，女，33岁。确诊为子宫肌瘤，服本方40多剂后，腹内肿块逐渐下移，稍有缩小，经量多，色黑有块，腹痛较甚，白带增多。再服60剂，经量更多，色黑，排出20多块肌肉纤维条状物，至再次月经时，则腹痛与白带均减轻，无血性分泌物，肿块逐渐消失。

【方　　名】桂枝茯苓汤合桃红四物汤

【方药组成】桂枝，桃仁，赤芍，牡丹皮，茯苓，当归，川芎，生地黄，红花。

【功效主治】肠癌。

【用法用量】水煎，每日 1 剂，分 2 次服。

【临床应用】杨某，男，75 岁，腹胀痛 1 周后镜检发现直肠内有菜花样肿块，活检为直肠腺癌。主诉为肛门疼痛，有时带血，少腹作胀。治以上方 3 个月后症状消失，镜检正常，继服半年恢复工作。

【来　　源】《中医药研究》，1987，(1)：5。

【方　　名】桂枝茯苓丸

【方药组成】桂枝、茯苓、牡丹皮（去心）、桃仁（去皮、尖、熬）、芍药各等分。

【功效主治】活血化瘀，缓消癥块。主治妇人宿有癥病，经断未及 3 个月，而得漏下不止，胎动在脐上，亦可用于子宫肌瘤。

【用法用量】上为末，炼蜜为丸，如兔屎大。每于空腹时服 1 丸，不知 1 丸加至 3 丸。

【附　　注】方中桂枝温阳通脉，芍药养血和营，桃仁破血消癥，牡丹皮活血散瘀，茯苓益气养心。以蜜为丸，取其渐消缓散之义。

【方　　名】桂枝茯苓丸加减方

【方药组成】桂枝、茯苓、芍药各 12g，牡丹皮、桃仁、牛膝各 9g，牡蛎、丹参各 15g。

【加　　减】肝郁加柴胡、青皮、香附、川楝子；出血多加椿根白皮、地榆炭；白带多加白薇、椿根白皮；便秘加生大黄、芒硝；小便不利加泽泻、车前子；瘀重选加三七、五灵脂、蒲黄、乳香、没药、水蛭、虻虫、红花；软坚散结加三棱、莪术、昆布、海藻、鸡内金、鳖甲、天葵子。

【功效主治】子宫肌瘤。

【用法用量】每日 1 剂，水煎服。

【方　　名】桂枝茯苓丸加减方

【方药组成】桂枝 10g，茯苓 15g，牡丹皮 10g，赤芍 12g，姜半夏 10g，陈皮 10g，昆布 10g，海藻 10g。

【功效主治】化瘀破瘀消癥。主治少腹癥块、经行不畅或经闭腹痛、子宫肌瘤、卵巢囊肿等症。

【用法用量】水煎服，每日 1 剂。

【用法用量】《中医妇产科学》。

【方　　名】桂枝茯苓饮

【方药组成】桂枝 9g，茯苓 12g，牡丹皮 10g，桃仁 9g，赤芍 10g，紫草 15g，当归 12g，天花粉 15g，枳实 10g，大黄 6g。

【加　　减】恶心呕吐，加法半夏 10g，陈皮 9g，生姜 3 片；体弱，纳差，乏力，加人参 6g，白术 9g；出血不止，加三七粉（冲服）3g。

【功效主治】用于侵蚀性葡萄胎，闭经 2 ～ 4 个月后漏下淋漓不尽，色呈酱油状，量或多或少，有时排出水泡状物，小腹日大，压之痛增，食欲减退，恶心呕吐，苔白，脉沉细。

【用法用量】上药加水煎煮 2 次，将两煎药液混合均匀，分 2 次服，每日 1 剂。

【方　　名】桂枝加龙骨牡蛎汤

【方药组成】桂枝、白芍各 9g，甘草 6g，龙骨、牡蛎各 18g，生姜 2 片、大枣 5 个。

【功效主治】调和营卫，固津敛汗。适用于营卫失调、津不内敛之恶性淋巴肉瘤。

【用法用量】每日 1 剂，水煎，分 2 次温服。

【来　　源】《金匮要略》。

【方　　名】桂枝汤加减方

【方药组成】桂枝、大枣各 6g，茯苓、益母草各 15g，赤芍、牡丹皮、桃仁、红花、三棱、生姜各 10g，穿山甲 12g。

【加　　减】肝郁气滞者，加枳壳、柴胡各 6g，乌药 12g；寒凝血瘀者，加吴茱萸 12g；脾虚者，加白术 15g，山药 12g。

【功效主治】子宫肌瘤。

【用法用量】每日 1 剂，水煎 15 ～ 20 分钟，取汁约 200ml，分 2 次服。

【附　　注】①月经期间停药 7 日。②治疗癥瘕积聚时，桂枝应改用肉桂，更符合张仲景本义，疗效更有保证。

H

【方　　名】蛤蟆饼方
【方药组成】大蛤蟆 1 只去皮洗净，半夏 9g，麝香 1.5g。
【功效主治】乳腺增生，乳腺纤维瘤；解毒消肿，化痰散结；乳癖。
【用法用量】上药共打烂为一大饼，敷患处，用帛缚之，约三时许解去，其效如神。
【来　　源】清·《医学从众录》。

【方　　名】蛤蟆膏
【方药组成】干蟾蜍（蛤蟆）皮 15 ～ 30g，黄丹、铅粉 5 ～ 10g，麻油适量。
【功效主治】各种恶性肿瘤肿块坚硬如石，肿瘤疼痛难忍。
【用法用量】将蛤蟆皮放入麻油中炸枯，去渣，入黄丹、铅粉搅匀，冷却后收膏。以膏适量敷贴于肿瘤包块处，外加纱布包扎固定。24 小时换药一次，不断敷之。
【来　　源】《理瀹骈文》。
【附　　注】敷药后局部痒、灼、辣感者，应当极力耐受，勿中断敷贴。

【方　　名】蛤蟆疗法
【方药组成】蛤蟆适量。
【功效主治】肝癌、白血病、食管癌。
【用法用量】蛤蟆皮连头及眼腺一起剥下，将皮表面的腺体颗粒挑破，有白浆溢出，立即外敷于癌肿处深剖肿瘤按穴位外敷，外盖纱布，每日换 1 ～ 2 次，或将皮晒干，炒脆，研粉，每日 3g，分 3 次服。或用 9 只蛤蟆加黄酒 1 500g，煎 2 小时，每天服 15ml。
【来　　源】《民间单方秘方精选》。
【附　　注】蛤蟆即蟾蜍俗名。

【方　　名】蛤蟆皮敷方
【方药组成】鲜蛤蟆皮 1 张。
【功效主治】肝癌。
【用法用量】取活的癞蛤蟆剥皮，外敷肝区处，3 个月后取下。
【来　　源】《肿瘤的防治》。
【附　　注】如敷后皮肤起泡，可涂上龙胆紫，同时上蟾皮粉，每次 0.8 ～ 1g，每日 3 次。

【方　　名】蛤蟆玉米面
【方药组成】蛤蟆 5 个，玉米面 100g。
【功效主治】白血病。
【用法用量】将蛤蟆煮烂，玉米面炒黄，搅拌后晒干，研末，每服 6 ～ 12g，每日 1 ～ 2 次。

【方　　名】孩儿茶龙脑香洗方
【方药组成】太子茶、龙脑香、冰片、玄明粉各等分。
【功效主治】阴茎癌。
【用法用量】水煎，先熏后洗，每次 20 分钟，每日 3 次，1 剂可用 3 日。研细后取适量用冷开水调成糊状，反复擦洗患处，每次 15 ～ 20 分钟，每日 3 次。

【方　　名】孩儿茶首乌藤汤
【方药组成】太子茶、首乌藤、夏枯草各 15g，白术、茯苓、玄参、土贝母、山慈菇、功劳叶各 9g，甘草、牡丹皮、栀皮各 5g，桑叶 6g，牡蛎（先煎）、白花蛇舌草各 30g。
【加　　减】肿瘤大，加犀黄丸（临睡前白开水送服）9g；热不退，加鳖血伴柴胡 5g，白薇 9g。
【功效主治】养阴清热，解毒软坚。适用于阴虚痰热内蕴之恶性淋巴结肿瘤。
【用法用量】每日 1 剂，水煎，分 2 次温服。

【方　　名】孩儿参白术煎
【方药组成】太子参 12g，白术 9g，白药 9g，石斛 12g，麦冬 9g，川续断 9g，补骨脂 9g，狗脊 12g。
【加　　减】浮肿明显者，加薏米根、石韦、泽泻。
【功效主治】补气阴、益肝肾。适用于肝肾气阴亏损之多发性骨髓瘤。面色少华，头晕乏力，汗出较多，骨痛酸软，口干烦渴，腰酸浮肿。舌胖苔薄，脉细弱。
【用法用量】每日 1 剂，水煎服。
【临床应用】邓某某，女，62 岁。1976 年感两侧腰部胀痛，左胸胁痛，伴尿少，下肢浮肿，贫血貌，理化检查确诊为多发性骨髓瘤。遂用本方加清湿热之品治疗，并结合化疗，2 个月后，病情稳定，4 年后随访时病情仍处稳定中。

【方　　名】海斑合剂
【方药组成】斑蝥 2 只，海金沙 30g，红糖适量。
【功效主治】肝癌。
【用法用量】将斑蝥、海金沙加水煎浓缩后，加糖成糖浆。每次 2ml，每日 2 次。
【来　　源】《肿瘤临证备要》。
【附　　注】方中斑蝥毒对肾脏有损害，如有血尿时可用甘草绿豆汤解毒。

【方　　名】海斑合剂合方
【方药组成】①海斑合剂：斑蝥 2 只，海金沙 30g。②铁树叶 30g，半边莲 30g，刘寄奴 15g，紫草 30g，白花蛇舌草 30g，马鞭草 15g，地鳖虫 15g，败酱草 30g，黄柏 9g。
【功效主治】化瘀解毒。适用于肝癌。
【用法用量】①②方分别浓缩成糖浆。①方每日服 3 次，每次 2ml，每天服生绿豆粉 6g 解毒，如副作用激烈，应停药。②方每日服 3 次，每次 85ml。
【临床应用】共治 17 例，11 例有效。

【方　　名】海带绿茶饮
【方药组成】海带 3g，绿茶 3g。
【功效主治】防治直肠癌、甲状腺癌和消化道癌肿。
【用法用量】市售干海带适量，用水泡 24 小时后，切成细茶饮，日饮 1 ～ 3 次，常饮用之。
【临床应用】据《药茶与药露》载，本方可防治各种癌症，对大肠癌的疗效最明显。
【来　　源】《大众医学》。

【方　　名】海带焖饭
【方药组成】海带 25g，大米 200g，水 200g。黑芝麻适量。
【功效主治】润下软坚，行水开膈。本膳主要适用于甲状腺癌合并囊肿者。
【用法用量】海带洗净，放入锅内，加水煮 15 分钟。大米淘净，浸泡 2 小时后沥净水分。海带捞出，将大米放进，煮沸后移至文火焖熟成饭。食用时撒上炒熟的黑芝麻即可。
【来　　源】《中医药研究资料》，1978，6：21。
【附　　注】海带热水提取物，按每千克 100mg 体重剂量给皮下移植的肉瘤 S–180 小鼠，连续 5 次，结果表明海带抑瘤率为 13.6%。有效成分为炎糖类，由中性糖和酸性糖组成。实验中另一组用狭叶海带则表现了更高的抗癌活性，抑瘤率高达 94.8%。说明不同品种的海带具有不同的抗癌强度（《抗癌本草》，台北渡假出版社有限公司，1989：169）。日本民间还以海带 40g，加小麦 1 000g，加水煎服，一日分多次服用，主治各种癌症。

【方　　名】海带肉冻
【方药组成】海带 50g，猪肉 50g，精盐、味精、料酒、醋、生姜丝、葱花各适量。
【功效主治】化痰软坚，散结清热，扶正抗癌。主治痰湿型食管癌、乳腺癌等癌症。
【用法用量】将海带洗净，切丝，猪肉洗净，切片，与生姜丝、葱花、料酒、醋同入锅中，用小火煨炖成泥糊状，加入味精，搅匀。放入冰箱中，晾凉成冻即成。佐餐当菜，随量食用。

【方　　名】海带丸
【方药组成】海带、贝母、青皮、陈皮各等分。
【功效主治】治瘿气日久不消。
【用法用量】上为细末，炼蜜为丸，弹子大。每服一丸，食后噙化。
【来　　源】《证治准绳》。

【方　　名】海带蟹壳汤
【方药组成】海带，蟹壳。

【功效主治】乳癌疼痛者。
【用法用量】上 3 味药加佐料煮汤食之。
【来　　源】《乾坤一草医》。

【方　　名】海带薏苡仁蛋汤
【方药组成】海带 30g，薏苡仁 30g，鸡蛋 3 个，油、盐、胡椒各少许。
【功效主治】瘿瘤、甲状腺癌以及各种癌症的辅助食疗。
【用法用量】海带用水浸泡，洗淡，切成条状，薏米淘净，一同入锅内加水煮，俟海带、薏苡仁煮烂透后，打入鸡蛋，调以油、盐、胡椒粉少许即可。喝汤吃海带及薏苡仁。每日 1 次，常服之。
【来　　源】《食物与治病》。
【附　　注】癌症患者宜长期服用，方可奏效。

【方　　名】海带浙贝消瘤汤
【方药组成】夏枯草 15g，海带 30g，连翘 9g，牡丹皮 9g，玄参 15g，川芎 12g，制南星 9g，浙贝母 9g，青皮 9g，陈皮 9g，牛蒡子 9g。
【加　　减】实证者加软坚攻瘤散的如山慈菇、炮穿山甲等药；虚证者加在补气养血的基础上，加疏痰和血通络的如党参、黄芪、当归、赤芍、浙贝母、陈皮、丝瓜络等。
【功效主治】甲状腺腺瘤，瘿瘤，化痰软坚，活血清热。
【用法用量】水煎服，每日 1 剂，分 2 次煎服。
【来　　源】《经效验方四百八》。

【方　　名】海带粥
【方药组成】海带 30 ～ 60g，粳米 50g。
【功效主治】甲状腺癌、食道癌、贲门癌辅疗。
【用法用量】将海带洗净，切成小块，粳米淘净，与海带一起入锅中，加水煮粥服食，早晚餐各食一次，坚持服用。
【来　　源】《粥谱》。
【附　　注】海带性寒，不易消化，故脾胃虚弱，大便稀溏者慎用。

【方　　名】海带猪肉胨
【方药组成】海带 150g，带皮猪肉 150g，精盐、白糖、米醋各适量，桂皮、大八角各少许。
【功效主治】适用于各种证型的前列腺癌。
【用法用量】海带泡软，洗净切丝、带皮猪肉洗净，切成小块，置于锅内加入适量的水和桂皮、八角等，文火煲成烂泥状，再加适量盐调匀，盛入方盘中，凉冷成胨，蘸糖、醋食之。
【附　　注】本膳宜现制现食，不宜久置后食用。此方与海带猪肉冻近似，可参。

【方　　名】海豆丸
【方药组成】海藻、昆布、山豆根、乌蛇各 30g，全蝎 10g，川牛膝、补骨脂、威灵仙、焦杜仲、鸡血藤各 60g。
【加　　减】神疲乏力加黄芪、党参、白术；低热加女贞子、生地黄、沙参、玄参。
【功效主治】软坚化痰通络，清热解毒消肿，补肾壮腰强骨。骨肉瘤，症见下肢骨痛，夜间为甚，患处肿块，质硬不移，腰膝酸软，舌淡苔白、脉沉涩。
【用法用量】上药共研为细粉，水泛为丸，如绿豆大，每服 3 ～ 10g，开水送下，1 日 3 次。
【来　　源】《中医癌瘤证治学》。
【附　　注】本方适用于病发于下肢的骨肉瘤，辨证属肾气不足，瘀毒痰浊凝结阻络，久则成块。治宜补肾扶正，逐瘀化痰，解毒祛邪。方中海藻、昆布化痰软坚以祛痰浊；山豆根清热解毒，消肿抗癌；鸡血藤、川牛膝活血化瘀，通络止痛；乌蛇、全蝎、威灵仙通经达络，散肿止痛；川牛膝活血化瘀，通络止痛；补骨脂、焦杜仲补肾强腰而壮骨。诸药合用，共奏补肾扶正、通络祛邪之功。

【方　　名】海浮散
【方药组成】海浮石、制乳香、制没药各等量。
【功效主治】生肌、止痛、止血。外敷用治乳癌溃破等。
【用法用量】共研极细末，将药粉掺于患处，外盖油膏。

【来　　源】《外科学》引《外科十法》方。

【方　　名】海浮石瓜蒌汤
【方药组成】海浮石 15g，全瓜蒌 30 ~ 60g，蒲公英 15g，陈胆星 10g，枳壳 10g，竹沥 100g，半夏 10g，黄连 3 ~ 10g，土茯苓 15 ~ 30g，人中黄 10g，板蓝根 15g，礞石滚痰丸 15g（包煎）。
【功效主治】痰热型白血病。
【用法用量】水煎服，每日 1 剂。
【来　　源】《肿瘤的防治》：260。

【方　　名】海蛤枯矾消瘤散
【方药组成】海藻、胆草、海蛤（煅）、通草、昆布、枯矾、松萝各三两，半夏、贝母各七钱。
【功效主治】瘿瘤。
【用法用量】上末，入麦面一两，每二钱酒下，日三服。
【来　　源】明·《简明医彀》卷五。

【方　　名】海金沙汤
【方药组成】海金沙、白毛藤、龙葵、蛇莓、土茯苓、土贝母各 30g，灯心草、竹叶各 10g。
【加　　减】血尿不止者，加大蓟、小蓟、白茅根、蒲黄；小便不畅者，加车前子、泽泻；肿块坚硬难消者，加生牡蛎、鳖甲、夏枯草。
【功效主治】清热泻火，解毒抗癌。膀胱癌，症见小便灼热，尿血鲜红，心烦面赤，舌红，脉数。
【用法用量】以上药物，水煎分 2 次服，每日 1 剂。
【来　　源】《实用抗癌验方》。
【附　　注】本方适用于膀胱癌初中期证属下焦热盛者。热邪盛于下焦，脉络受损，血渗膀胱而成此症。治宜清热泻火。方中海金沙甘淡利尿，寒可清热，善泻膀胱血分热邪，为本方之主药；白毛藤、龙葵、蛇莓、土茯苓、土贝母清热解毒，消肿散结以抗癌助主药之功；灯心草、竹叶利水清热，导热下行，引邪外出。诸药相合，共奏清热泻火、解毒抗癌之功。临床用本方治疗膀胱癌有效。

【方　　名】海金沙土茯苓汤
【方药组成】海金沙、土茯苓、漏芦、紫草根各 30g。
【功效主治】膀胱癌。热蕴积型为宜。
【用法用量】水煎服，每日 1 剂。

【方　　名】海金沙叶膏
【方药组成】海金沙叶适量。
【功效主治】乳癌初起。
【用法用量】捣敷患处。每日换药。
【来　　源】《一味中药巧治病》。

【方　　名】海莲汤
【方药组成】海藻、昆布各 12g，牡蛎、夏枯草、半枝莲各 30g，土贝母、黄药子、陈皮各 10g，清半夏 15g，料姜石 60g。
【加　　减】肿块有结节加赤芍、莪术、穿山甲；声嘶咽痛加射干、牛蒡子、马勃；胸闷胁痛加郁金、香附。
【功效主治】清热解毒，化痰软坚。甲状腺癌，症见颈前肿块坚硬，颈部觉胀，烦热口苦，舌红，苔黄腻，脉弦数。
【用法用量】以上药物，水煎分 2 次温服，每日 1 剂。
【来　　源】《实用抗癌验方》。
【附　　注】本方所治为甲状腺癌中期热毒痰结者。由于气机郁滞，津凝成痰，痰气壅结，气郁化火，热毒痰壅结颈前，乃成本症。治宜解毒化痰。方中黄药子、半枝莲、土贝母清热解毒，消肿散结以抗癌瘤；海藻、昆布、牡蛎、夏枯草化痰软坚，消瘿散结以消坚积；脾为生痰之源，加半夏、陈皮以健脾化痰，使湿去脾健而痰不再生；料姜石软坚散结以助消积。诸药合用，清热毒，祛痰浊，消坚积，则诸症可愈。

【方　　名】海龙大头菜馔
【方药组成】海龙 5g，大头菜适量。
【功效主治】脊髓肿瘤大便不通。
【用法用量】上 2 味洗净切片，加油共焖，做肴佐膳食之，每日 1 剂，顿服。

【来　　源】《简便方》。

【方　　名】海龙甲鱼汤
【方药组成】海龙5g，甲鱼（宰后去内脏）1只。
【功效主治】白血病。
【用法用量】将海龙放入甲鱼腹腔内，加调料煮酥食之。喝汤吃鱼肉。佐膳食用。
【来　　源】《抗癌药膳》。

【方　　名】海螺柳叶汤
【方药组成】山海螺、马齿苋、车前草、仙桃草、南沙参、生白芍各9g，生甘草4.5g，黄毛耳草、香茶菜各30g，石豆兰15g，清明柳叶9～15g。
【加　　减】经放射治疗有胃肠道反应者加黄芩、制大黄各9g，白花蛇舌草、红藤各30～60g。
【功效主治】子宫颈癌。
【用法用量】水煎服，每日1剂。
【来　　源】《治癌中药处方700种》。

【方　　名】海螵蛸五灵脂
【方药组成】海螵蛸30g，五灵脂（半生半炒）6g，蒲黄（半生半炒）6g，茜草根6g，乌药3g，红花3g，丹参15g，射干10g，山慈菇10g，蒲黄炒阿胶10g，制乳香、没药各10g，蝎花17g（另包，分2次冲服）。
【功效主治】绒毛膜癌。
【用法用量】水煎服，早晚空腹服之（应用时服疏肝散）。每日1剂。
【来　　源】《肿瘤的防治》：309。

【方　　名】海蛇软坚汤
【方药组成】夏枯草、海藻、海带、玄参、花粉、川楝子各12g，牡蛎、贯众炭、白花蛇舌草各30g，蜂房、丹参、蜀羊泉各15g，象贝母9g。
【加　　减】大便带黏冻者，加白芍、马齿苋、白头翁；便血者，加金银花炭、蒲黄炭；便秘者，加生枳实、火麻仁；腹泻者，加诃子、补骨脂、白术。
【功效主治】理气活血，清热解毒，消痰散结。直肠癌，症见腹痛，有积块，大便次数增多，便中常伴有黏冻或血液，口干、舌紫暗或有瘀点，瘀斑，脉弦。
【用法用量】以上药物，水煎分2次服，每日1剂。
【来　　源】《肿瘤良方大全》。
【附　　注】本方适用于直肠癌中期证属气、血、痰、毒凝聚肠道，蕴郁成块的病证。治宜攻邪为主。方中海藻、海带、象贝母化痰散结以消痰浊；白花蛇舌草、蜀羊泉、蜂房清热解毒以祛毒邪；川楝子理气止痛以行气滞；丹参活血化瘀以祛瘀血；夏枯草、玄参解毒散结，牡蛎软坚散结，共消肿块，以助诸祛邪药之功；贯众炭凉血止血；天花粉解毒消肿。诸药合用共奏攻邪抗癌之功。临床用本方治疗直肠癌46例，生存1年以上21例，生存3年以上4例。

【方　　名】海参
【方药组成】好海参少许。
【功效主治】癌症。
【用法用量】烹饪方法随意，量少许食用。
【附　　注】据最近发现，海参中含有抗癌的有效成分。因此，吃海参可以预防癌症，吃干海参也佳。治疗期间应缓补少量为宜。

【方　　名】海参鸽蛋
【方药组成】煮熟的鸽蛋8个，梅花参100g。草头、食用油、黄酒、鲜汤、淀粉、味精、食盐各适量。
【功效主治】养颜降脂，益气解毒。本膳主要适用于肺癌兼见心悸不宁者。
【用法用量】把梅花参发好，切成3cm长、2cm宽的薄片。在炒锅里放20g食用油，烧到冒烟时，投入葱花，把海参片倒进去，加少许黄酒，250g鲜汤，用旺火烧到1分钟后，再放一些草头，炒匀。最后，加少许味精，用少许水淀粉勾芡，浇上少许熟油，出锅即可。
【来　　源】《海药掇英》，海洋出版社，1993：70。
【附　　注】梅花参是海参的一种，其抗癌的有效成分是酸性多糖。这种成分有抗肿瘤转移及抑制肿瘤生长的作用。Lewis 肺癌系高度恶性未分化癌，皮下移植给小鼠后，很快发生肺转移；但给予这种酸性多糖后，始终未发生转移，且瘤体减少。

【方　　名】海参烩蟹黄
【方药组成】水发刺海参 750g，蟹黄肉 250g，香菜 50g，猪油、鸡汤、料酒、盐、胡椒粉、味精、葱、姜、鸡油、水淀粉各适量。
【功效主治】治疗乳腺癌体虚者。
【用法用量】刺海参抠洗干净，切成 6cm 见方的丁，香菜取叶洗净，葱、姜洗净切碎。将海参丁用开水氽透捞出沥干。锅烧热，下猪油，入蟹肉、葱、姜煸炒，用料酒烹一下，然后下入鸡汤，加海参丁、盐、味精、胡椒粉，用水淀粉勾芡淋鸡油，盛入碗中，撒一小撮香菜叶即成。佐餐佳肴，食量不限。

【方　　名】海石丸
【方药组成】海石、三棱、莪术、桃仁、红花、五灵脂、香附、蚶壳、石碱各等分。上为末，醋糊为丸，如梧桐子大。
【功效主治】化痰祛瘀，理气消积。主治痰与食积，死血而成之痞块。适用于胃癌。
【用法用量】每服 30 丸，白术煎汤送下，块去后，须大补之。
【来　　源】《医学入门》。

【方　　名】海藤丸
【方药组成】海藻 30g，昆布 30g，全蝎 10g，桂枝 30g，山豆根 30g，鸡血藤 60g，补骨脂 60g，威灵仙 60g，当归 60g。
【功效主治】软坚化瘀，补肾通阳，养血通络。适用于上肢骨瘤或骨癌。
【用法用量】共研为细粉，水泛为丸，如绿豆大。每服 3 ～ 10g，开水送下，1 日 3 次。
【来　　源】《中医癌瘤证治学》。
【附　　注】本方用海藻、昆布、当归、鸡血藤行瘀消肿，活血通络；全蝎、山豆根软坚散结，清热解毒；桂枝、威灵仙、补骨脂通阳补肾，增加机体免疫力。

【方　　名】海芋饮
【方药组成】海芋适量。
【功效主治】鼻咽癌咽喉部放射反应。
【用法用量】①鲜海芋 120 ～ 150g 去皮，切片，以布袋包裹，吊离锅底，加水 6 ～ 8 碗，文火蒸 2 小时以上，蒸至 1 碗，每日口服 1 次。②以蒸气加温水蒸煮 2 次，浓缩成煎剂（每 10ml 含鲜海芋 30g），每日口服 2 次，每次 20ml。
【来　　源】《医学研究通讯》。
【附　　注】用法①治疗 19 例中，18 例获得明显疗效，1 例用药后症状不减；用法②治疗 5 例，3 例获显效，余 2 例症状仅稍改善，后改用法①治疗显著。

【方　　名】海藻白芥子
【方药组成】海藻 15g，白芥子 12g，三棱 10g，莪术 10g，夏枯草 12g，薏苡仁 20g，桃仁 10g，南星 6g，赤芍 12g，甘草 6g。
【加　　减】伴偏虚寒者，加附子 10g，鹿角胶（烊化）10g，炮姜 6g；偏气虚，加黄芪 20g，党参 15g，白术 15g；偏血虚，加熟地黄 20g，当归 12g，阿胶（烊化）10g；偏痰湿，加土茯苓 15g，苍术 15g；偏郁热，加牡丹皮 10g，大黄 6g，黄芩 10g；偏血瘀，加水蛭 10g，丹参 15g，泽兰 12g；气郁，加香附 15g，郁金 15g，橘核 15g。
【功效主治】卵巢癌初期。
【用法用量】上药加水煎煮 2 次，将两煎药液混合均匀，分 2 次服，每日 1 剂。

【方　　名】海藻半枝莲汤
【方药组成】海藻、半枝莲、赤茯苓、猪苓各 30g，三棱、莪术各 10g。
【功效主治】前列腺癌。
【用法用量】水煎服，每日 1 剂。

【方　　名】海藻海带汤
【方药组成】海藻 30g，海带 30g，决明子 30g，女贞子 15g（蜜制），金银花 15g，丹参 15g，石斛12g，陈皮15g，熟地黄15g，茯苓12g，枸杞子12g，太子参9g。
【功效主治】解毒、化瘀、散结。适用于乳腺癌。
【用法用量】加水煎煮，制成煎剂。口服，每日1剂，煎2次分服。同时配合针刺，主穴：肩井（双）、膺窗（双）、脾俞（双）、肺俞（双）膈俞（双）、肩贞（双）、少泽（双）、三阴交（双）等。配穴：肩外俞（双）、意舍（双）、附分（双）、魄户（双）、神堂（双）、胆俞（双）。
【临床应用】以本方配合针刺治疗乳腺癌多例有一定疗效。

【方　　名】海藻黄芪汤
【方药组成】海藻40g，黄芪20g。
【功效主治】此方宜于乳腺癌气短汗出者。
【用法用量】二味洗净，加水适量，煎汁。每日1剂，分3次服，喝汤吃海藻。

【方　　名】海藻酒
【方药组成】海藻500g（去咸），清酒1升。
【功效主治】消肿散结。适用于瘿瘤。
【用法用量】上二味，以绢袋盛海藻，用酒浸渍，春、夏2日。每服15～30ml，稍稍含咽之，1日3次。酒尽，更以酒1升浸渍。饮之如前。滓晒干研末，每次服1g，1日3次。服完后可再服3剂。
【来　　源】《外台秘要》引《肘后方》。

【方　　名】海藻昆布汤
【方药组成】①海藻、昆布、海石、金银花、当归各12g，黄连3g，黄芩6g，黄芪30g。②海藻、昆布、土贝母、山慈菇、夏枯草、络石藤各9g，黄芩、丹参各12g，川厚朴、陈皮各6g，牡蛎30g，小金丹1粒。
【功效主治】甲状腺癌。
【用法用量】方①水煎，配六神丸10粒服。方②水煎服，小金丹吞服。
【来　　源】《福建中草药处方》，福建省新华书店，1971：118。

【方　　名】海藻昆布汤
【方药组成】海藻（洗）、昆布（洗）、矾石（枯）、龙胆、海蛤、贝母、松萝各一两，麦曲、半夏（汤浸洗七次）各一两三钱。
【功效主治】石、筋、血、肉五般瘿证。
【用法用量】为末，每服二钱，酒调临卧徐徐咽下。
【来　　源】明·《卫生易简方》卷之九。
【附　　注】忌鲫鱼、鸡肉、五辛、生果、油腻物。

【方　　名】海藻昆布汤
【方药组成】海藻、昆布、牡蛎、骨碎补、夏枯草各30g，石斛15g。
【功效主治】骨肿瘤。
【用法用量】水煎服，每日1剂。

【方　　名】海藻昆布汤
【方药组成】海藻、昆布、土贝母、天葵子、夏枯草、炒白术、当归各9g，生牡蛎30g，海蛤壳、丹参各15g，怀山药、玄参各12g。
【功效主治】恶性淋巴瘤（何杰金氏病）。
【用法用量】每日1剂，水煎服。
【临床应用】潘某，女，23岁。1966年8月26日初诊。患者于同年6月起，颈部、锁骨上、双腋下及腹股沟均出现肿大的淋巴结，大者如杨梅，质中，无疼痛，欠活动。经杭州肿瘤医院切片诊断为何杰金氏病，做放疗和化疗，住院43天（住院号：24818）。出院后双腋下肿块仍存，伴有乏力，咽干，肝区痛、纳差、思寐，晨起多痰，小便量多等症。症见腋下（双）各有一肿块如花生米大小，舌红苔薄黄，脉细弱，证属痰浊凝聚，气阴亏损。治以化痰软坚，补益气阴，服上28剂后两腋下肿块缩小变软，全身情况好转；再服21剂，腋下肿块消失。1966年10月13日经杭州肿瘤医院复查，全身浅表淋巴结无肿块。为巩固疗效，再坚持服药1年半。随访2年无复发。
【来　　源】《浙江中医学院学报》，1981，（2）：23。

【方　　名】海藻昆布汤
【方药组成】海藻、昆布、夏枯草、枸杞子、山慈菇、黄药子各9g，海蛤壳、络石藤、忍冬藤、太子参、干地黄、炙鳖甲各15g。
【功效主治】腮腺恶性肿瘤。
【用法用量】每日1剂，水煎服。
【临床应用】吴某，女，47岁。1966年11月29日初诊。患者左侧腮腺肿瘤（后叶）恶病趋势，因体质太差而不愿手术，求治于中医。查：左侧腮腺后叶有一约6cm×5cm大的肿块，皮色不变，质硬，压痛，咀嚼均不便，左耳失聪，形瘦神倦，舌淡苔薄腻、脉细弦。证属经络不通，痰浊凝聚成块，治以化痰软坚通络，佐以补益气血，上方加减连服半年，肿块缩小，痛减，张口得便，体重增加。又连续服药1年半，1968年6月11日检查，肿块仅剩2.5cm×1.8cm大。1979年1月随访，一般情况好，获得了延长生存（近14年）的疗效。
【来　　源】《浙江中医学院学报》，1981，（2）：22。

【方　　名】海藻昆布汤
【方药组成】海藻15g，昆布15g，黄药子15g，夏枯草30g，泽漆18g，僵蚕18g，守宫6g，芋艿丸（包）9g，牛蒡子9g，白芥子6g，山楂肉12g，玄参12g，水蛭3g，山慈菇9g，大贝母9g。
【功效主治】化瘀软坚，涤痰散结。适用于体表血管瘤。
【用法用量】每日1剂，水煎服。

【方　　名】海藻昆布汤
【方药组成】海藻30g，昆布15g，夏枯草20g，生牡蛎18g，连翘12g，桔梗9g，三棱9g，浙贝母12g。
【功效主治】清热化痰，软坚散结；甲状腺肿大、瘿瘤等病证。
【用法用量】水煎服，每日1剂，一般10～15剂为1疗程。
【来　　源】《实用民间土单验秘方一千首》。

【方　　名】海藻明矾抗癌汤
【方药组成】半夏15g，海藻9g，昆布9g，橘红9g，人参6g，明矾粉3g，小麦9g，蜂蜜15g。
【功效主治】痰瘀结聚所致肿瘤者。
【用法用量】水煎，每日1剂，2次分服。

【方　　名】海藻软坚丸
【方药组成】海藻、昆布各30g，白蔹、白芷、当归、川芎、松罗茶各15g，官桂9g。
【功效主治】甲状腺癌。
【用法用量】共研细末，炼蜜为丸，每丸重9g。每次1丸，每日2次。

【方　　名】海藻散坚丸
【方药组成】海藻、昆布各二两，小麦四两（醋煮，晒干），柴胡二两，龙胆草（酒拌，炒焦）二两。
【加　　减】胸闷不舒加郁金、香附、夏枯草；肿块难消者加黄药子、生牡蛎；咽部不舒加牛蒡子、射干。
【功效主治】理气舒郁，化痰消瘿，降肝火。气郁痰阻，郁久化火之瘿瘤，症见颈前肿大，质软不痛，胸闷，喜太息，口苦。
【用法用量】上药为末，炼蜜为丸，如梧桐子大，每次服20～30丸，每日1次，睡前白开水送下，浸化后服下，尤好。
【来　　源】《校注妇人良方》卷二十四。
【附　　注】本方主治之症为长期忿郁恼怒，使气机郁滞，肝气失于条达，津液循行、输布异常，凝聚成痰，气滞痰凝，郁久化火，壅结颈前握对敌。病机要点为气郁痰阻，肝火初起。治宜理气化痰，降肝火。方中柴胡疏肝解郁清热，使气机通畅，津液循行正常；龙胆草炒焦后缓其寒之性，以泻肝降火；海藻、昆布化痰消瘿散结；小麦养心安神，除忿解郁。诸药合用则气畅，痰消，结散。肝气条达气机通畅，痰、气无以再结。现临床可用于甲状腺肿瘤的治疗。注意事项：忌食生冷、黏腻、辛辣之品，阴虚火旺者忌服。注意精神调摄，保持精神愉快。

【方　　名】海藻水蛭散
【方药组成】海藻 30g，水蛭 60g。
【功效主治】噎膈。
【用法用量】研末，黄酒冲服，每次 6g，每日服 2 次。

【方　　名】海藻夏枯草方
【方药组成】海藻、夏枯草各 30g，莪术 15g，皂角刺、山慈菇、川牛膝、乌药、王不留行各 10g，木通 6g，琥珀粉（冲服）1.5g。
【功效主治】清湿热，行气滞，逐瘀血。适用于前列腺肿瘤。见尿潴留，前列腺肿大、质硬，表面不光滑，少腹胀坠等。
【用法用量】每日 1 剂，水煎服。待诸症消失后改为丸剂。
【临床应用】王某某，男，81 岁。排尿困难 2 年，曾发生尿潴留 3 次，经检查诊为前列腺肿瘤，经本方治疗 1 年，病情稳定，小便正常。

【方　　名】海藻玄参汤
【方药组成】夏枯草、海藻、玄参、牡蛎各 30g，浙贝母、僵蚕、当归、香附、白芥子各 12g，三棱、莪术、黄药子、炮穿山甲各 10g。
【功效主治】甲状腺腺瘤。
【用法用量】每天 1 剂，水煎分 2 次服，12 剂为 1 疗程。

【方　　名】海藻玉壶汤
【方药组成】海藻、贝母、陈皮、昆布、青皮、川芎、当归、半夏、连翘、甘草节、独活各一钱，海带五分。
【功效主治】理气活血，化痰消瘿。气、痰、瘀壅结颈前，颈前出现肿块，按之较硬或有结节，胸闷、纳差，苔薄白或白腻，脉弦或涩。
【用法用量】上药水煎分 2 次空腹服下，每日 1 剂。
【来　　源】《外科正宗》卷二。
【附　　注】本方适用于气滞痰凝，由痰及血，以致气、血、痰结聚之瘿瘤，是治疗瘿瘤的常用方剂。方中海藻、昆布、海带化痰软坚、消瘿散结偏消痰浊；青皮、陈皮理气散结偏行气滞；川芎、当归养血活血偏祛血瘀；半夏燥湿祛痰入脾胃经，以断生痰之源；贝母宣肺化痰入心、肺经，使肺无痰可贮，故半夏、贝母合用，则痰结自散；连翘轻清而浮，透达表里，以散血积气聚；独活通经活络；甘草调和诸药。诸药合用，共奏理气活血、化痰消瘿之功。现临床可用于甲状腺肿瘤的治疗。注意事项：服药期间忌食生冷、黏腻之品，保持精神愉快。本方海藻和甘草合用，为十八反之禁，临床应用中应加以注意。

【方　　名】海藻玉壶汤加减方
【方药组成】海藻 15g，昆布 15g，海带 20g，半夏 12g，陈皮 6g，青皮 10g，连翘 10g，象贝母 8g，当归 10g，川芎 6g，独活 10g，甘草 6g。肿块较硬者，加黄药子、三棱、莪术、露蜂房、穿山甲加强活血软坚之力；胸胁胀痛加柴胡、郁金、延胡索加强理气开郁止痛。
【功效主治】理气消瘿，化痰散结。主治甲状腺癌。主症：颈部出现肿块质硬，随吞咽而上下，活动受限，伴有胸胁胀痛，颈部胀满发憋或咳吐痰涎，舌质淡红，苔薄白腻，脉弦滑。
【用法用量】水煎服，每日 1 剂。
【来　　源】《医宗金鉴》。
【附　　注】忌烟、酒、辛辣刺激之品，保持心情舒畅。

【方　　名】海藻玉壶汤加消瘿气瘰丸
【方药组成】海藻 15g，海带 15g，川贝母 10g，陈皮 10g，半夏 12g，青皮 12g，川芎 10g，猫爪草 15g，夏枯草 20g，黄药子 15g，昆布 15g。
【功效主治】痰凝毒聚型甲状腺癌。
【用法用量】水煎，每日 1 剂，分 2 次服。
【来　　源】《肿瘤病》，人民卫生出版社，1982：54。

【方　　名】海蜇马兰饮
【方药组成】海蜇、马兰头各 30g。
【功效主治】舌癌溃疡出血。
【用法用量】上 2 味加水煎汤，分 2 次服，每日

1 剂，连服数日。
【来　　源】《桂香室随笔》。

【方　　名】含化抗瘤丸
【方药组成】海藻、海蛤（煅）、海带、昆布、瓦楞子（煅）、文蛤、诃子（去核）、五灵脂各 30g，猪靥（焙干，另研）14 个。
【功效主治】化痰软坚。适用于甲状腺肿瘤。
【用法用量】上为末，炼蜜为丸。每服 1 丸，临卧含化，时时咽下。并用灸法以助药力。

【方　　名】寒水石冰片散
【方药组成】以寒水石一钱，冰片半钱。
【功效主治】乳头开花之乳腺癌。
【用法用量】研细末，和冰片五厘，用荸荠汁调搽，或荸荠粉加冰片以水调搽，皆效。

【方　　名】寒水石诃子散
【方药组成】寒水石 500g，诃子、硼砂、荜茇、麦冬、光明盐各 50g，硫黄 5g。
【用法用量】以上 7 味药共入瓦罐，用炭火加热制成粉剂。每日 1 ～ 2 次，每次 1.5 ～ 3g，用温开水送服。1 个月为 1 个疗程。
【临床应用】本方对胃癌、食道癌有一定的疗效。男，45 岁，在北京、哈尔滨等地经 X 光等诊断为食道癌无望而归，服用此方 1 个疗程，症状缓解。
【来　　源】《五代海螺之音》。

【方　　名】寒通汤
【方药组成】滑石 30g，生杭芍 30g，知母 24g，黄柏 24g。
【功效主治】清利湿热。适用于前列腺癌，下焦蕴蓄实热，膀胱肿胀，溺管闭塞，小便滴沥不通。
【用法用量】每日 1 剂，水煎服。

【方　　名】汉防己碱注射液
【方药组成】汉防甲素注射液（每 2ml 含本品 30mg），汉防己、石上柏各 15g，石见穿 30g。水煎服。
【功效主治】肾癌，肺癌。
【用法用量】每次用 200 ～ 300mg，加在 50% 葡萄糖液 20 ～ 40ml 中静脉注射，每日 1 次。
【临床应用】用上方配合小剂量放疗，治疗肺癌 97 例，有效 60 例。
【来　　源】《新药介绍》。

【方　　名】汉果润肺汤
【方药组成】山药 17g，玉竹 17g，莲子 17g，薏苡仁 9g，桂圆肉 11g，红枣 17g，罗汉果 3g，枸杞子 9g，猪排骨或鸡 300g。
【功效主治】生血安神，止咳润肺。本膳主要适用于肺癌阴虚燥咳者。
【用法用量】先把山药等中药常规水煎煮，煎煮液滤除药末，放入排骨或鸡，先大火后文火煮至 3 小时，弃肉饮汤。若食欲尚可者，亦可吃肉喝汤。
【来　　源】本膳是新加坡、马来西亚余仁生药堂所创。
【附　　注】咳嗽是肺癌首发的常见症状，尤以中心型肺癌最为突出。其特点是呛咳，无痰或仅少量白色泡沫样黏痰，压迫神经或合并感染。中医辨证大多属肺热阴虚型。本膳诸药大多有抗癌活性，在滋阴养血的同时，达到祛邪扶正的目的，在吉隆坡考察时，发现本膳在止咳润肺方面应用甚广，几乎所有的呼吸系统疾病都被推荐首选。

【方　　名】旱金莲敷方
【方药组成】旱莲花、雾水葛、木芙蓉各适量。
【功效主治】主治恶毒大疮、皮肤癌溃烂者。
【用法用量】共捣烂，敷患处。

【方　　名】旱莲草贞术汤
【方药组成】人参叶、太子参各 30g，白术 15g，女贞子 30g，旱莲草 30g。
【功效主治】温养脾肾，适用于白细胞减少症。
【用法用量】水煎服，每日 1 剂。
【来　　源】《百病良方》第二集。

【方　　名】旱莲草汁
【方药组成】新鲜旱莲草 300g，榨汁不拘量。
【功效主治】鼻咽癌和食管癌放射治疗后出现口腔溃疡、口干口渴者。
【用法用量】将鲜旱莲草洗净切碎，净布包压榨出鲜汁，分 3 次服，日服 1 剂，也可以汁隔水炖后服用。
【来　　源】《经验方》。
【附　　注】旱莲草，即黑墨草、墨汁草。生于园地、水沟旁等地，随手可采。

【方　　名】旱小蓟膏
【方药组成】鲜旱莲草一握，生小蓟汁适量。
【功效主治】膀胱癌小便涩痛，尿血日久，或尿有血块者。
【用法用量】旱莲草捣烂如泥，掺入面粉少量，以生小蓟汁共调成厚膏。用膏贴敷于患者脐孔上，外以胶布固定。每天换 1 ～ 2 次。
【来　　源】《中草药外敷验方》。

【方　　名】杭芍黄柏饮
【方药组成】杭白芍 12g，黄柏 9g，阿胶 9g，炙龟板 15g，炙鳖甲 15g，白莲须 12g，椿根皮 12g，藕节炭 2g，墨旱莲 24g，地榆 12g。
【加　　减】出血较多者，并服云南白药 0.4g，1 日 2 ～ 3 次，吞服。
【功效主治】子宫颈癌出血较多者。
【用法用量】水煎服，每日 1 剂。
【来　　源】《肿瘤的辨证施治》，上海科学技术出版社，1980：125。

【方　　名】诃月散
【方药组成】①诃月散：诃子 15g，月石 15g，乌梅 6g，黄连 6g，麝香 0.12g。②白花蛇舌草 60g，半枝莲 60g，土茯苓 30g，贯众 30g，薏苡仁 30g，山药 30g，紫草根 15g，金银花 15g，丹参 15g，当归 12g，青皮 9g。
【功效主治】子宫颈癌。
【用法用量】方①各药共研细末，过筛，最后加入麝香，制成外用散剂。用时先将阴道宫颈清洗干净，再将药粉撒布于癌灶处，隔日换药 1 次。方②口服，水煎，每日 1 剂。
【来　　源】《抗癌中草药制剂》，人民卫生出版社，1981：263。

【方　　名】诃子公英地丁汤
【方药组成】蒲公英 20g，紫花地丁 15g，白花蛇舌草 15g，诃子 15g，石见穿 10g，干蟾粉 3g。
【功效主治】直肠息肉常伴有大便中有泡沫，秽臭、时有脓血者。
【用法用量】水煎服，日服 2 次。
【来　　源】《神方偏方治百病》。

【方　　名】诃子桔梗散
【方药组成】诃子（半炮半生）4 枚，桔梗（半炙半生）30g，甘草 60g。
【功效主治】喉癌失声。
【用法用量】上 3 味药共研为细末，每次用 6g 水煎服，日服 1 ～ 3 次。常服之。
【来　　源】《民间偏方荟萃》。

【方　　名】诃子菱角饮
【方药组成】诃子、菱角实、紫藤、薏苡仁各 10g。
【功效主治】食管贲门癌。
【用法用量】水煎服，每日 1 剂。

【方　　名】诃子麝香丸
【方药组成】诃子 150g，麝香 50g，安息香 150g，丁香 80g，熊胆 5g，野牛心 250g。
【功效主治】此方有清热解毒、消痞的功效，用于食道癌。
【用法用量】以上 6 味药，共研为细末，过筛，以水泛丸，每丸重 1g。每日 3 次，每次 2 ～ 3g。
【来　　源】《藏医临床札记》。

【方　　名】诃子紫藤菱角汤
【方药组成】薏苡仁、菱角、紫藤、诃子各 20g。
【功效主治】胃癌。
【用法用量】每日 1 剂，水煎服，疗程 1 ～ 2

个月。
【来　　源】《民间单方秘方精选》。

【方　　名】何首乌白及饮
【方药组成】何首乌 30g，白及 60g。
【功效主治】急性白血病。
【用法用量】水煎服，每日 1 剂。

【方　　名】何首乌白芷茶
【方药组成】何首乌 15g，白芷 9g。
【功效主治】急性白血病。
【用法用量】水煎，每日代茶饮用。

【方　　名】何首乌肉苁蓉饮
【方药组成】何首乌、肉苁蓉、菊花、蒲公英、昆布各 10g，天南星、白附子各 5g。
【功效主治】皮下脂肪瘤。
【用法用量】水煎服，每日 1 剂。

【方　　名】和气养荣汤
【方药组成】广郁金 10g，醋元明 10g，炒白术 10g，云茯苓 12g，炒白芍 12g，炒党参 12g，炒当归 12g，绵黄芪 10g，蓬莪术 10g，绿萼梅 6g，生甘草 3g，谷麦芽各 10g。
【加　　减】如胃癌已被切除，病情以正虚为主者，上方用之。如胃癌未能切除，脘腹隐痛，不思饮食，面晦肢倦，病情为正虚邪褥得，治当攻补兼施，于上方中加适量破瘀除积、活血通络之品，如三棱、薏苡仁、鸡内金等。
【功效主治】胃癌。
【用法用量】水煎服，每日 1 剂，分早、中、晚 3 次煎服。每个疗程 30 剂，两疗程间隔 5 天，一般完成 3～5 个疗程，以后酌情使用。
【临床应用】手术切除 10 例，存活 2～3 年 2 例，3～4 年 2 例，4～5 年 2 例，5～6 例 2 例，8 年 7 个月 1 例，已满 9 年仍健在者 1 例，平均存活时间为 4 年 9 个月。未予切除者 6 例，存活 1～2 年 2 例，2～3 年 3 例，已满 3 年仍健在者 1 例，平均存活时间为 2 年 2 个月。例如：黄某，男，54 岁，1977 年 8 月 20 日胃钡餐造影诊断为胃溃疡恶变。同年 9 月 28 日行胃大部切除术。病理报告为胃腺癌Ⅱ级，累及全层（病理号 776886），疑有转移。术后顺利，第 9 天拆线，随即出院，未予化疗。嘱一月后复诊服中药。1977 年 11 月 15 日起服和气养荣汤加减方 70 余剂。术后一年随访，诊见面色转润，食欲馨旺，体力增强，已恢复农田劳动。随访 9 年，精神乐观，健于常人。
【来　　源】《中医杂志》，1986，（12）：40。

【方　　名】和荣散坚汤
【方药组成】当归身、熟地黄、茯神、香附、人参、白术、橘红各 60g，贝母、天南星、酸枣仁、远志、柏子仁、牡丹皮各 30g，煅龙齿 1 对，芦荟 24g，沉香 24g，朱砂 18g。
【功效主治】治失荣证，坚硬如石，不热不红，渐肿渐大者（淋巴癌、腮腺癌、鼻咽癌转移之类）。
【用法用量】上 17 味，除朱砂另收贮外，余药共为末，每取服 8～12g，水煎煮，饭后合欢树根皮煎汤送下，朱砂 0.3g 冲服。
【来　　源】《外科正宗》。

【方　　名】和荣散坚丸
【方药组成】川芎、白芍（酒炒）、当归、茯苓、熟地黄、陈皮、桔梗、香附、白术（土炒）各 6g，人参、炙甘草、海蛤粉、昆布、贝母各 30g，升麻 18g，红花 18g，夏枯草 1 000g（炖汤，加红蜜 250g，再炖成膏）。
【功效主治】调和荣血，散坚开郁。治失荣证，多生于耳前后或肩项，初起如痰核，推之不动，坚硬如石，皮色不变，日久难愈者。组方并可临床加减。
【用法用量】共为细末，夏枯草膏合丸，梧桐子大，每服 10g，食远服。
【来　　源】《医宗金鉴》。
【附　　注】失荣，外科病症名。《疡科心得集》说："失荣者，如树木之失于荣华，枝枯皮焦，故名也。生于耳前后及项间，初起形如栗子，按之硬石无情，推之不动，如钉着肌肉者是也。"《医宗金鉴》说："初起……日久难愈，愈溃愈硬，色现紫斑，腐烂浸淫，渗流血水，疮口开大，胬肉高突，形似翻花瘤，古今虽有治法，终属败症，但不可弃而不治。"可见，此症大抵属于颈淋巴转移癌、淋巴肉瘤之类。

【方　　名】和荣散坚丸

【方药组成】熟地黄、当归、白芍、川芎、白术、茯苓、香附、桔梗、陈皮各 6g，人参、炙甘草、海蛤粉、昆布、贝母各 30g，升麻、红花各 9g。

【加　　减】低热者加白薇、青蒿、地骨皮、银柴胡；盗汗者加煅龙骨、牡蛎、浮小麦、山茱萸、五倍子、六味地黄丸等；贫血加何首乌、生黄芪、阿胶、鹿角胶、紫河车、枸杞子、大枣等。

【功效主治】肝肾阴虚、气血双亏型恶性淋巴瘤。

【用法用量】以夏枯草 500g 煎汤，加蜜 1 200g 收膏，合上药为丸如梧子大，每服 9g，白汤送下。

【来　　源】《中医肿瘤学》(上)，科学出版社，1983：325。

【方　　名】和胃化结汤

【方药组成】黄芪 15g，党参 15g，白术 12g，茯苓 12g，黄精 12g，熟地黄 12g，大枣 6 枚，甘草 3g，沙参 10g，羊肚枣 10g，枸杞子 9g，芡实 15g，莲肉 15g，田三七（研冲）1.5g，白毛藤 30g，白花蛇舌草 30g。

【功效主治】益气和胃，养血消肿。适用于胃癌。

【用法用量】每日 1 剂，水煎，分 2 次温服。

【临床应用】以本方结合手术与化疗治疗 320 例胃癌，其中根除术 76 例，占 23.5%；姑息切除 177 例，占 55.3%；临床分期Ⅲ、Ⅳ期 259 例，占 81%；根除术 3 年、5 年、10 年，生存率分别为 60.5%、47.4%、18.4%；姑息性手术 3 年、5 年、10 年生存率分别为 44.1%、23.2%、5%。

【来　　源】潘明继方。

【附　　注】胃癌经手术和化疗后正气虚衰。方中党参、白术、茯苓、莲肉、大枣等调和脾胃；黄芪、黄精、枸杞子等补气养血，填精补肾；田三七活血化瘀，消癥化结；白花蛇舌草具有清热解毒的作用。本方重在扶正但不忘祛邪，扶正旨在祛邪，祛邪助于扶正，相得益彰，结合手术、化疗，取得了较为满意的疗效。

【方　　名】和胃降逆汤

【方药组成】旋覆花 15g，代赭石 30g，威灵仙 15g，姜半夏 9g，刀豆子 9g，急性子 9g，姜竹茹 9g，冰球子 9g，五灵脂 9g，菝葜 15g。

【功效主治】理气和胃降逆。适用于晚期胃癌。

【用法用量】每日 1 剂，水煎，分 2 次温服。

【临床应用】本方治疗晚期胃癌 27 例，其中存活半年以上 5 例，1 年以上 14 例，2 年以上 4 例，生存 3 年以上 4 例。

【来　　源】上海市闸北区北站医院方。

【方　　名】和血通经丸

【方药组成】芍药 30g，木香、当归、肉桂、干漆（炒烟尽）、五灵脂、大黄各 15g，水蛭（炒）7.5g，莪术 15g，虻虫（去头足，麸炒）30 个，桃仁（汤浸，去皮尖）27 个。

【功效主治】活血化瘀，破癥消癖。适用于卵巢肿瘤，经水凝滞不行，腰背脐腹疼痛，渐成血瘕。

【用法用量】上为末，醋糊为丸，如梧桐子大。每服 20 丸，空腹时用醋汤或温酒送下。

【方　　名】和中丸

【方药组成】白术（陈土炒）120g，扁豆（炒）90g，茯苓 45g，枳实（面炒）60g，陈皮 90g，神曲（炒黑）、麦芽（炒）、山楂（炒）、香附（姜汁炒）各 60g，砂仁 45g，半夏（姜汁炒）30g，丹参（酒蒸）60g，五谷虫（酒拌，炒焦黄色）90g。

【加　　减】若寒气甚，加干姜、吴茱萸、肉桂；若湿热盛，加黄连、连翘；若大便闭结，先用三黄枳术丸下之，随用六君子汤吞服此丸，或以补中益气汤送下。

【功效主治】健脾理气，消积祛瘀，适用于腹部肿瘤、肠道肿瘤、痞积鼓胀。

【用法用量】荷叶 1 叶，煎水，迭为丸。每服 6g，温开水送下，上午、下午各 1 次。

【方　　名】河蚌饮
【方药组成】大生河蚌 5 枚。
【功效主治】清热解毒，滋阴明目。一般脑肿瘤见有热象，均可试用之。
【用法用量】使河蚌竖立于铁锅中，以小木炭火徐徐加热，则河蚌会不断吐出液体，约经 1.5～2 小时可吐尽。加热时炭火不应太大，以免把河蚌烤熟，最后炭火可稍大，但不必使液汁沸腾。可以一次制多些，置冰箱中，喝时加热，呕吐者以少量多次为宜。一般情况取其热汁液让患者饮用，一日 3 次，每次一碗为宜。
【来　　源】《自然保健》，1988，58：4。
【附　　注】本饮在台湾民间用治脑震荡。笔者把之灵活用于脑肿瘤症见头痛头胀、面红耳赤、视物不清的肝胆实热型患者，有一定缓解症状效果。尤其对头胀效果尤其明显。河蚌液汁又称蚌泪，是其体内的分泌液。《本草纲目拾遗》云其具有“清热，安胎，消痰，除湿，解酒积丹石药毒”等多种功效。

【方　　名】荷叶枸杞方
【方药组成】荷叶 100g，枸杞子 30g，冰糖 30g。
【功效主治】白血病。
【用法用量】水煎服，每日 2～3 次。

【方　　名】核车汤
【功效主治】核桃树枝 60g，草河车、女贞子、白花蛇舌草、淡竹叶各 30g。
【功效主治】肺癌。
【用法用量】加水煎煮，每日 1 剂，2 次分服。

【方　　名】核慈丸
【方药组成】核桃仁 250g，山慈菇 250g，白芍 250g，薏苡仁 500g。
【功效主治】预防乳癌或脑瘤术后复发，也可用于手术后放疗、化疗期间运用。
【用法用量】共为细粉，炼蜜为丸，每丸重 9g。每服 1～2 丸，每日 2 次，白开水送下。

【方　　名】核葵注射液
【方药组成】核桃仁、天葵等。
【功效主治】肝癌。
【用法用量】制成注射液，每次 2ml 肌注，每周 2～3 次。
【临床应用】瞿某，女，39 岁，因眼睛发黄，右上腹隐痛 20 余天，经检查诊断为肝癌。用核葵注射液治疗，症状明显好转，用至 30 支时，饮食量达正常人水平，能料理家务。共用核葵 60 支检查肝功能正常，AFP 阴性，一般情况良好。
【来　　源】《癌症》，1985，(3)：161。

【方　　名】核棱化积方
【方药组成】核桃 500g，三棱 15g，莪术 15g。
【功效主治】癥瘕积聚。
【用法用量】将核桃砸破而不致碎，加 3 碗水，和药同煎至水干为止。每次吃 3～4 枚核桃，每日 2 次。

【方　　名】核肉铜绿方
【方药组成】核桃肉适量，铜绿 0.1～0.2g。
【功效主治】肝癌初期。
【用法用量】上 2 味药同嚼，嚼烂后咽下，每日 2～3 次。
【来　　源】《民间方》。

【方　　名】核桃茴香方
【方药组成】核桃 1 个取仁，八角茴香 1 枚。
【功效主治】乳腺增生。
【用法用量】饭前嚼烂吞下，每日 3 次。

【方　　名】核桃鸡蛋方
【方药组成】青核桃适量，鸡蛋适量。
【功效主治】食管癌、胃淋巴肉瘤、胃癌、乳腺癌。
【用法用量】共煎吃鸡蛋，常用。
【来　　源】《一味中药巧治病》。
【附　　注】或用核桃树枝或树叶代替青核桃。

治胃淋巴肉瘤，核桃树枝 200 ～ 250g 与鸡蛋 3 枚小火煮 4 小时，吃蛋及部分汤汁，余汁分次服完。

【方　　名】核桃壳鸡骨草散
【方药组成】核桃壳（炒焦）、鸡骨草各 30g（炒焦）、穿山甲 9g。
【功效主治】癥瘕。
【用法用量】共研细末，每服 9g，每日 1 次，服完为止。

【方　　名】核桃三七方
【方药组成】青核桃枝、三七参各 1.5kg，甘遂 2.5kg，生甘草 1.5kg。
【功效主治】消肿散结，拔毒止痛。适用于乳腺癌。
【用法用量】上药加水 15kg，中火煎熬，煎至药渣无味，滤液去渣，用铜锅浓缩收膏，盛瓷器内，加冰片少许，密封高压消毒。同时以布剪成圆形，涂膏贴于患处，胶布固定，48 小时换药 1 次。

【方　　名】核桃树皮鸡蛋方
【方药组成】核桃树皮 100g，鸡蛋 2 个。
【功效主治】解毒消肿。食道癌。
【用法用量】核桃树皮煮鸡蛋，喝汤吃蛋。

【方　　名】核桃树枝鸡蛋方
【方药组成】核桃树枝（约食指般大）30 ～ 35 厘米，鸡蛋 2 个，砂仁 1g，五香粉 1g。
【主治疗效】胃癌。
【用法用量】将树枝洗净，切成小段，加水适量，煎取浓汤（去渣），用此汤煮蛋，1 日内分 2 次吃完。连续服用，直至病愈。
【临床应用】吃此鸡蛋后若不吐，当是胃癌，连续服用就会有效。如吐则无，应停服。某胃癌患者连续服用此方 45 天而愈。

【方　　名】核桃树枝鸡蛋配葵核注射液方
【方药组成】核桃树枝 200 ～ 250g（鲜、干均可），鸡蛋 3 个（带壳）。葵核注射液。
【功效主治】胃淋巴肉瘤。
【用法用量】将树枝与鸡蛋小火煮 4 小时，吃蛋及部分汤汁，余下汤汁分次服完。可配合肌注，每日 2 次。
【临床应用】夏某，女，68 岁，1974 年 8 月因胃部胀痛，消瘦，贫血明显，经常便血，上腹部可扪及拳头大包块，经南京医学院消化道钡餐及剖腹探查确诊胃淋巴肉瘤，即予以化疗、中西医结合治疗。由于化疗副反应过重而被迫停用，于 1974 年 12 月改为中医治疗。依方治疗 2 个半月，腹部肿块明显缩小，活动度增加，改用方肌肉注射葵核注射液 3 个月，症状基本消失。1975 年 8 月随访复查、腹部包块扪不到，腹痛消失，已停用各种药物，体力恢复正常，食欲增加，每餐 2 ～ 3 两，能做一般家务。
【来　　源】《江苏中医杂志》，1980，（2）：8。

【方　　名】核桃桃仁方
【方药组成】核桃（火上烤熟，用仁）120g，桃仁 30g，土鳖虫 15g（酒炒），石莲子 160g，柿蒂 30g，白胡椒 100 粒，癞蛤蟆 2 只（洗净去杂，焙干酒炒），大砂仁 30g。
【功效主治】食道癌。
【用法用量】研末后纳入洗净之猪肚内扎好，置蒸笼中蒸约 1 小时后取出药粉，稍炒再研，炼蜜为丸，每服 6 ～ 9g，日服 2 次，蒸过之水，可吹去浮油分 4 次饮用，适用于营养较差的中期患者，大便实者以蜣螂、木香为引，大便溏薄者以伏龙肝为引。
【附　　注】上述专方宜同时配合辨证常规汤剂应用，亦可同时应用西医疗效。
【来　　源】《上海中医药杂志》，1965，（10）：16。

【方　　名】核桃铜钱方
【方药组成】核桃仁 30g，铜钱 1 个。
【功效主治】胃癌、食管癌。
【用法用量】将药共置蒜臼内，慢慢至铜钱化完，用开水送服，隔 1 ～ 2 日 1 次。

【方　　名】核桃枝鸡蛋
【方药组成】核桃枝 45g，鸡蛋 3 枚。
【功效主治】本方有较强的抗癌功效，用于各种癌症。
【用法用量】将核桃枝与蛋加水同煮，俟鸡蛋煮熟，去蛋壳后再放入核桃枝汤中同煮 4 小时，分 3 次连汤服，每次食蛋 1 枚，日 3 次，每日 1 剂，长期服用。
【来　　源】《常见病中医临床手册》。
【附　　注】民间流传较广，是安全有效的食疗医方之一。据《鸡蛋食疗方》介绍，本方治一胃癌患者获痊愈。以上几个与核桃鸡蛋有关的方比较近似，可参考。

【方　　名】核桃枝托盘根汤
【方药组成】核桃枝 24g，托盘根 30g，山豆根 15g，半枝莲 30g，全瓜蒌 24g，蒲公英 30g，金银花 30g，党参 15g，黄芪 15g，白芍 15g，炮穿山甲 6g，莪术 9g，白花蛇舌草 30g，七叶一枝花 15g，当归 15g，薏苡仁 15g，醋鳖甲 9g，郁金 9g，生甘草 9g。
【功效主治】用于肝癌体质差者。
【用法用量】水煎服，每日 1 剂。亦可用上方 10 剂，研细，蜜丸如小豆大，每次服 30 丸，温开水送下，每日服 3 次。

【方　　名】核桃枝煮鸡蛋方
【方药组成】核桃青枝条 250g，鸡蛋（带壳）3 个，清水适量。
【功效主治】清热解毒，消肿散结。本膳主要适用于胃淋巴肉瘤的通用膳。
【用法用量】核桃枝条清水洗净，切成 3cm 左右的长条，和鸡蛋一起放入清水中，文火慢慢煮熬 4 小时。滤出液汁，取出鸡蛋。吃蛋喝汤，汤可分次饮完。每天或隔天 1 次，1 个月为 1 个疗程。
【附　　注】胃淋巴肉瘤属于胃癌范畴，比较少见，主要表现为上腹部隐痛，体重减轻，上腹部肿块等。宋礼安治疗 1 例本病，在进行常规化疗的同时，于 1975 年 1 月开始饮用本膳，共服 2.5 个月。结果病情明显好转，腹部肿块已扪不到，腹痛消失。近两年来已停用各种药物，体力恢复正常。近年来药理实验也确实表明核桃树枝对某些肿瘤瘤体有缩小消除的作用。
【来　　源】《江苏中医药》，1980，2：8。

【方　　名】核桃枝煮鸡蛋方
【方药组成】核桃树枝一尺长，鸡蛋 2 个，生姜 5 片。
【功效主治】胃癌恶心呕吐者。
【用法用量】核桃树枝截为 7 ～ 9 段，煎水取汁，煮鸡蛋，每日 1 剂，分 2 次服，连续不断，直至病愈。
【来　　源】《常用中药手册》。
【附　　注】北京知医堂中和国医馆杨建宇加减方。

【方　　名】鹤草红枣汤
【方药组成】仙鹤草 70g，大红枣 10 枚。
【功效主治】恶性淋巴瘤出血。
【用法用量】将红枣去核，与仙鹤草同放入砂锅内，加水共煮汤，食枣饮汤。日 1 剂。
【来　　源】《验方》。

【方　　名】鹤蟾片
【方药组成】仙鹤草、蟾蜍、人参。
【功效主治】解毒除痰，凉血养血，消癥散结。适用于肺癌。
【用法用量】将仙鹤草、蟾蜍、人参经提炼制成片剂，每片含复方药物 0.4g。每服 6 片，温开水送下，1 日 3 次。连服数个月至 1 年。
【临床应用】以本方治疗肺癌 102 例，无手术条件单纯服用本方 62 例，显效（病灶缩小，观察 6 个月以上无发展者）6 例，有效（病灶缩小，维持 1 个月以上，或病灶稳定 3 个月以上者）33 例，总有效率为 62.9%（39/62）。1 年生存率为 16%，平均生存时间 7.66 个月。治后自觉症状有不同程度的好转，且无明显毒副反应。
【来　　源】广州中医药大学周岱翰教授方。
【附　　注】经现代药理研究提示对小鼠 S–180 有一定的抑瘤作用，并能提高荷瘤动物 T 淋巴细胞免疫功能，有助于延长肺癌患者的生存期。

【方　　名】鹤枣饮（杨氏中和抗癌茶）
【方药组成】仙鹤草 15g，红枣 5 枚，鲜竹叶 30 片。
【功效主治】益气养阴，抗癌。主治热毒炽盛型肺癌。
【用法用量】煎汤代茶饮。代茶饮用，一般 10 余剂后可退热止汗，食纳有味，可增大剂量。

【方　　名】黑倍膏
【方药组成】黑将丹 60g，五倍子 15g，冰片 6g，苦参 15g。
【功效主治】清热解毒，消炎止血，生肌收敛，保护疮面。适用于宫颈癌。
【用法用量】上为散。调匀后外用。

【方　　名】黑倍膏系列方
【方药组成】①黑倍膏：黑头发适量，五倍子面 15g，苦参 15g，冰片 6g，鸡蛋黄 1 000g。②制癌粉副号：蟾蜍 15g，雄黄 3g，白及 12g，制砒 1.5g，五倍子 1.5g，明矾 60g，紫硇砂 0.3g，三七粉 3g，消炎粉 60g。③“653”粉：乳香 9g，没药 9g，儿茶 9g，冰片 9g，蛇床子 12g，钟乳石 12g，雄黄 12g，硼砂 9g，硇砂 9g，血竭 6g，麝香 6g，明矾 500g。④冲洗剂：花椒、苦参、蛇床子、龙胆草、白鲜皮。
【功效主治】蚀疮祛腐，燥湿解毒。适用于宫颈癌。
【用法用量】①方将鸡蛋黄加黑头发熬炼至冒烟，取油，加五倍子面、苦参、冰片等，调匀，即得。②③方各药共研细末备用。④方加水煎煮而成。外用：①方供涂搽于癌灶创面，适于癌灶出血并有继发感染者。②方适于局部无感染的糜烂型、菜花型。③方适于原位及Ⅰ期糜烂型病变表浅者。涂搽药粉前均以④方冲洗剂将宫颈局部冲洗干净。

【方　　名】黑丑丸
【方药组成】黑丑 500g。
【功效主治】男妇五积，五般积气成聚。
【用法用量】生捣末 240g，余涂以新瓦炒香，再捣取 120g，炼蜜丸梧桐子大。至重者 30 ～ 50 丸，陈皮、生姜煎汤，卧时服，半夜未动，再服 30 丸，当下积聚之物，寻常行气，每服 10 丸甚妙。
【来　　源】《奇难杂症效验单方全书》。
【附　　注】黑丑即黑牵牛。

【方　　名】黑豆上甲茵陈散
【方药组成】黑豆 30g，上甲、茵陈各 15g，香附、丹参、牡丹皮、白术、茯苓各 9g，郁金、厚朴各 6g。
【功效主治】绒毛膜上皮癌。
【用法用量】共为细末，一次 6g，开水送服。

【方　　名】黑矾丸
【方药组成】黑矾、细白面粉、生杏仁、红糖、蜂蜜、大枣各 60g。
【功效主治】肝癌。
【用法用量】共捣如泥、剖丸如黄豆大，一次 6g，一日 2 次，开水送服。

【方　　名】黑狗血
【方药组成】黑狗血 200ml。
【功效主治】本法适于幽门、十二指肠癌肿。
【用法用量】抽黑狗血 200ml，趁热喝下，每日 1 次。
【临床应用】狗血喝后肿物溃破，梗塞顿开，过 1 日可进食，能延长患者生命。
【来　　源】吉林省德惠县中医院王树文献方。

【方　　名】黑胡二椒方
【方药组成】黑胡椒 8g，白胡椒 8g，莨菪子 8g，阿片 4g，西红花 2g，甘松 0.4g，除虫菊根 0.4g，大戟 0.4g，白蜡树子 0.4g，蜂蜜 100g，小白花蛇 4 条。
【功效主治】本方治疗胃癌、肠癌、食道癌，可缓解症状，改善食欲，增强身体抗病能力。
【用法用量】均取鲜品，研细。与蜂蜜混合成膏，口服，每日 2 次，每次 1g。

【来　　源】新疆伊宁市维吾尔医医院肖开提献方。

【方　　名】黑虎丹

【方药组成】全蝎 7 只，蜈蚣（炙）大者 7 条，蜘蛛（炙）大者 7 只，山甲片 7 片，白僵蚕（炙）7 条，磁石（煅）3g，公丁香、母丁香各 3g，牛黄 6g，麝香 3g，冰片 6g，百草霜 15g。

【功效主治】解毒消肿。适用于皮肤肿瘤恶疮溃破后。

【用法用量】各研极细末，和匀，瓷瓶密贮。每用少许，掺疮口上，以薄贴膏药盖之。

【方　　名】黑龙妙化膏

【方药组成】川乌 30g，草乌 30g，当归 30g，白芷 30g，赤芍 30g，生地黄 30g，熟地黄 30g，两头尖 30g，官桂 30g，三棱 30g，莪术 30g，穿山甲 30g，木鳖子（去壳，净仁）30g，巴豆（去壳）100 个，蓖麻仁 100 个。上锉碎，用香油 1000g，浸 3 日，文武火熬至焦黑，滤去滓。将油再熬至半炷香，下黄丹（炒黑色）500g，研，同熬，以柳条不住手搅，滴水成珠，不散为度。取出，用乳香 30g，没药 30g，木香 30g，麝香 6g，五灵脂 30g，为细末，入内搅匀，瓷器盛之。

【功效主治】化瘀消癥，养血解毒。主治癥瘕癖块。适用于肝癌。

【用法用量】量疾大小，用五倍子染过狗皮，摊贴半个月。

【附　　注】服药期间，忌食辛、鱼等肉发物 2～3 个月。

【方　　名】黑龙丸

【方药组成】川芎 9g，大黄 7.5g，甘草（炙）30g，益智（去皮）、藿香叶 12g，水银（为沙子）7.5g，乳香 3.7g。

【功效主治】活血拔毒。适用于皮肤癌。

【用法用量】上为末。先将水银、腻粉、乳香同研，入诸药研细匀，水浸炊饼，和丸如小豆大。每服 5 丸，嚼破茶酒下。此药一半做丸子，一半做散子。每服调散子 3g，下丸子 5 丸。一方更入荜茇 10 个，乳香少许做丸子。每服 5 丸，嚼破，散子酒下。若妇人吹奶，用散子 1.5g，蜗牛 7 枚，热瓦上黄色。然令去壳，入龙脑、麝香各少许研，酒调和面卧。若治头面腋下赤瘤子，以二药相间服之。半个月软烂自破，出尽恶毒，以膏药贴之。

【方　　名】黑驴尿饮

【方药组成】新鲜黑驴尿 2 杯。

【功效主治】食道癌。

【用法用量】趁热饮之，连饮数次。

【来　　源】《中国民间灵验偏方》。

【附　　注】驴尿应现取饮，不宜久置后再饮。

【方　　名】黑木耳炒猪肝方

【方药组成】黑木耳 25g，猪肝 250g。

【功效主治】补益肝肾，强体抗癌。通治原发性肝癌及其他消化道癌症。

【用法用量】先将黑木耳用冷水泡发，拣净后撕成朵状，并分开，洗净，备用。将猪肝洗净，用快刀斜剖成薄片，放入碗中，加入湿淀粉少许，抓揉均匀，上浆，待用。炒锅置火上，加植物油烧至六成热，放入葱花、姜末煸炒炝锅，出香后随即投入在热水中焯过的猪肝片，滑炒片刻，烹入料酒，待煸炒至猪肝熟透，倒入漏勺，控油。锅留底油，用大火翻炒黑木耳，待炒至木耳亮滑透香时，把猪肝片倒回炒锅，随即加精盐、味精、香油适量，翻炒，拌和均匀即成。佐餐当菜，随意服食，吃猪肝，嚼食黑木耳，当日吃完。

【方　　名】黑木耳红枣方

【方药组成】黑木耳、红枣各 30g，生地黄 5g。

【功效主治】北京知医堂中和国医馆，多用于放疗、化疗中的红细胞、白细胞及血小板下降。

【用法用量】水煎，每日 1 剂。代茶饮。

【方　　名】黑木耳红枣煎

【方药组成】黑木耳 15～30g，红枣 20～30 枚。

【功效主治】癌症病人贫血。
【用法用量】上两味水煎服，每日1次，连服15～30天。
【来　　源】《抗癌饮食》。
【附　　注】黑木耳有破血作用，孕妇忌服。

【方　　名】黑木耳六味汤
【方药组成】黑木耳10g，当归、白芍、黄芪、甘草、陈皮、桂圆各3g。
【功效主治】宫颈癌、阴道癌。
【用法用量】水煎服，每日1剂。
【来　　源】《民间单方秘方精选》。

【方　　名】黑木耳汤
【方药组成】黑木耳10g，红糖适量。
【加　　减】本方加柿饼30g煮烂食，可治肠癌下血。
【功效主治】子宫颈癌、阴道癌。
【用法用量】黑木耳加水适量，煎汤冲红糖少许，温服之，每日1剂，坚持服用。
【临床应用】据《食用真菌》介绍，本方治愈1例宫颈癌病人。

【方　　名】黑皮膏
【方药组成】鲜黑皮（隔山消）500g，鲜百部500g，鲜三白草500g，鲜万年青500g，鲜萱草根500g，鲜佛甲草750g，鲜白蔹750g，鲜天冬750g，鲜射干250g，百合250g，沙参250g，鲜薏苡根560g，木通90g，凤尾草120g，石韦150g，地榆300g，红枣2 500g，红糖1 500g，蜂蜜2 000g。
【加　　减】大便坠胀加冷水丹；小便不利加滑石、海金沙藤、白莲子；下腹剧痛加石菖蒲。
【功效主治】子宫颈癌。
【用法用量】以上各药分别洗净，切碎，加水煎煮三次，过滤，滤液浓缩成稠膏状，加红糖、蜂蜜制成膏滋剂，即得。口服，每次20～30ml，每日3次，3个月为1个疗程。
【临床应用】湖北省监利县肿瘤防治所用于治疗宫颈癌9例，显效3例，有效4例，无效1例，恶化1例，总有效率为77.8%。朱某，女，成人，确诊为Ⅲ期宫颈癌。经服本方3个多月，症状缓解，食欲增加，精神好转，体质逐渐复原。
【来　　源】《抗癌中草药制剂》，人民卫生出版社，1981：250。

【方　　名】黑铅炭方
【方药组成】黑铅三两，炒成炭，醋和匀摊旧布上贴之。
【功效主治】瘰疬。
【用法用量】一日一换，半个月之后不痛不破，内消而愈。

【方　　名】黑砂糖生姜方
【方药组成】黑砂糖一斤，生姜一斤。
【功效主治】痰膈、食膈均有效。
【用法用量】共捣如泥，入瓷罐封固，埋干燥地下，七日取出，每日调开水送下。

【方　　名】黑山栀黄芩方
【方药组成】黑山栀9g，炒黄芩4.5g，小蓟炭12g，炒蒲黄3g，生地黄12g，淡竹叶4.5g，生甘草3g，木通3g，当归9g，藕节炭30g。
【功效主治】泻火解毒，利尿止血。适用于膀胱癌尿血甚者。
【用法用量】每日1剂，水煎，分2次温服。

【方　　名】黑山栀小蓟炭方
【方药组成】黑山栀9g，小蓟炭12g，炒蒲黄3g，生地黄12g，淡竹叶4.5g，生甘草3g，木通9g，藕节炭30g。
【功效主治】膀胱癌。适用于有尿血者。
【用法用量】水煎服，每日1剂。
【来　　源】《抗癌中草药制剂》，人民卫生出版社，1981：282。

【方　　名】黑神丸
【方药组成】神曲、小茴香各120g，木香、川椒、丁香各15g，槟榔4枚，泽漆180g（一半生用，一半煮，半日乏香）。

【功效主治】活血逐瘀，散寒理气。适用于痃癖、五膈等积症。
【用法用量】上药除川椒和泽漆外，余皆半生半炒，共为末，生熟漆和丸如弹子大。另用茴香末 360g，铺地上阴干，将药丸与茴香末同贮容器内，待极干，去茴香，每用 1 丸，分 4 次服。
【来　　源】《神方、仙方灵验方》。

【方　　名】黑圣散
【方药组成】当归、川芎、茯苓、地榆、槐花（焙）、败棕、艾叶（烧存性）、百草霜各 15g。
【功效主治】活血祛瘀，收敛止血。适用于肠癌下血不止。
【用法用量】上药为末。每服 6g，空腹时用陈米饮调下。

【方　　名】黑退消
【方药组成】生川乌、生草乌、生南星、生半夏、生磁石、公丁香、肉桂、制乳没各 15g，制松香、硇砂各 9g，冰片、麝香各 6g。
【功效主治】行气活血，祛风逐寒，消肿破坚，舒筋活络。用于疮疡阴证未溃者。外治内瘤。
【用法用量】上药除冰片、麝香外，各药研末后和匀，再将冰片，麝香研细后加入和匀，用瓶装置，不使出气。将药粉撒于膏药或油膏上敷贴患处。
【来　　源】广州中医学院《外科学》。

【方　　名】黑丸子
【方药组成】黄连 15g，合欢木霜 12g，沉香 6g，木香 3g，熊胆 6g。
【功效主治】积聚、心腹痛、疝气、虫痛、郁气、伤食、呕吐、恶心噫气、癫痫等。
【用法用量】糊丸，熊胆为衣。
【来　　源】日本・后藤艮山。

【方　　名】黑芝麻豆奶
【方药组成】黑芝麻 30g，黄豆粉 40g。
【功效主治】滋养肝血，益气补虚。主治气血两虚型癌症，对肝癌术后气血两虚、肝血不足者尤为适宜。
【用法用量】将黑芝麻去除杂质，淘洗干净，晾干或晒干，入锅，用微火翻炒至熟，出香，离火，趁热研成细末，备用。将黄豆粉放入锅中，加清水适量，调拌成稀糊状，浸泡 30 分钟，小火煨煮至沸，用洁净的纱布过滤，收取豆奶，再回入锅中，用小火煨煮至沸，调入黑芝麻细末，拌和均匀，即成。早晚 2 次分服，服食时可酌加红糖调味。
【附　　注】勿在制作中加糖，也不宜加糖后放置过久。当日吃完。

【方　　名】黑紫黄白汤
【方药组成】核桃枝 60g，白花蛇舌草 30g，生首乌 30g，连翘 30g，紫草根 15g，土大黄 15g。
【功效主治】清热凉血，解毒抗癌。适用于急性白血病。
【用法用量】每日 1 剂，煎 2 次分服。
【临床应用】武汉医学院附属第一医院内科血液组以本方为主，中西药联合应用，治疗急性白血病 19 例，完全缓解 5 例、部分缓解 8 例、无效 6 例，总缓解率为 68.4%，平均生存期为 8.84 个月。
【来　　源】《抗癌中草药制剂》。

【方　　名】红白莲花汤
【方药组成】红藤 15g，白头翁 9g，半枝莲 30g，白槿花 9g，苦参 9g，草河车 9g。
【功效主治】清热解毒，利湿活血。适用于大肠癌。
【用法用量】每日 1 剂，水煎服。
【临床应用】以本方治疗大肠癌 30 例，其中 27 例手术、化疗后病人，结果 3 例生存 5 年以上，1 例已存活 9 年半，9 例生存 2 年以上，12 例生存 1 年以上，6 例生存 1 年以下。
【附　　注】本方应用苦参为主药，在于清热燥湿，杀虫止痒，配用大量清热解毒之品，如草河车、红藤、白槿花、半枝莲、白头翁等。同时这些药物又具有活血消肿散结的功效，诸药合用，共奏清热利湿、理气活血、抗癌消肿之功。

【方　　名】红白瓦松洗液
【方药组成】红花、白矾各 6g，瓦松 30g。
【功效主治】宫颈癌。
【用法用量】上 3 味水煎，去渣取汤液，先熏后洗外阴部，或坐盘。每日 1 ～ 2 次，每次 30 ～ 60 分钟，每剂药可反复应用 3 ～ 4 天。
【来　　源】《民间偏方精选》。

【方　　名】红豆丸
【方药组成】胡椒、砂仁、丁香、红豆各 21 粒。
【功效主治】治诸呕逆膈气，反胃吐食。
【用法用量】为细末，姜汁为丸，如皂角子大，每服 1 丸，以枣 1 个去核，填药，面裹煨熟，空腹细嚼，白水送下，每日 3 次。
【来　　源】《卫生宝鉴》卷十三。

【方　　名】红豆薏苡仁汤
【方药组成】薏苡仁、红豆、冬瓜仁、鱼腥草各 30g，黄芪、败酱草、白芷各 15g，茜草、阿胶珠、当归、党参各 9g，甘草 6g。
【加　　减】腹内成块加蒲黄、五灵脂；腔内出血加贯众炭；腹胀加朴花；胸痛加郁金、陈皮；咯血加白及、茜草。
【功效主治】绒毛膜上皮癌，恶性胞状畸胎。
【用法用量】水煎服，每日 1 剂。
【来　　源】《中医学名人治验大系·抗癌中药及其处方》。

【方　　名】红饭豆
【方药组成】红饭豆，扁小微红者七粒。
【功效主治】两腮肿硬。
【用法用量】研末，好醋调敷，效。

【方　　名】红粉轻粉方
【方药组成】红粉 10g，轻粉 6g，水银 15g，大枣 10 枚。
【功效主治】阴茎癌。适用于实证内服。
【用法用量】共研细末为丸，每丸绿豆大小。每日 1 ～ 2 丸。

【方　　名】红膏药方
【方药组成】红膏药（《外科传薪集》成方）。
【功效主治】瘰疬、皮肤癌、淋巴癌等。
【用法用量】外敷，2 日换 1 贴，未破能消，已破能拔出根核，均极神效。

【方　　名】红孩虎杖方
【方药组成】红孩儿、虎杖、鸡血藤、茜草、牡丹皮各 15g，红花 9g，气虚加黄芪 12g，太子参 30 ～ 60g；阴虚加生地黄 30 ～ 60g，玄参 15g。
【功效主治】恶性葡萄胎、绒癌化疗严重副作用。
【用法用量】水煎服，每日 1 剂。用于造血功能障碍者。同时配合西医对症治疗。
【来　　源】《中西医结合杂志》，1983，3（3）：159。

【方　　名】红花菜根方
【方药组成】红花菜根适量。
【功效主治】前列腺癌尿闭塞、尿痛、小腹胀满疼痛难忍。
【用法用量】红花菜根洗净捣烂成泥状，贴脐下及曲骨穴处，外用小纱布扎定。每日 1 换。
【来　　源】《民间偏方精萃》。

【方　　名】红花花椒方
【方药组成】红花 6g，花椒 10 粒。
【功效主治】乳房硬块。
【用法用量】熬水洗患处，每日 2 次。

【方　　名】红花石见穿方
【方药组成】红花、石见穿、大罗伞、小罗伞、黑老虎、入地金牛、过江龙、透骨消、血见愁、金耳环各适量。
【功效主治】骨肉瘤局部疼痛，肿块坚硬如石，面色黧黑，形体消瘦，舌质淡黯，苔白厚，脉沉细涩。
【用法用量】用蒸汽喷锅煮上药，用蒸汽直喷患部（以不灼伤皮肤为度），每日 2 次，每次半小时。

【方　　名】红花蜈蚣酒
【方药组成】蜈蚣 20 条，红花 7g，60 度白酒 500ml。
【功效主治】食管癌，胃癌。
【用法用量】蜈蚣、红花放入酒中浸泡 20 天后服用，每次将药酒 35ml 加冷开水 80ml 顿服，每日 2 次，1 周服完。
【来　　源】王国合方。

【方　　名】红花炙羊心方
【方药组成】羊心 1 个，红花 15g，玫瑰花 3g。食盐少许。
【功效主治】安宁心气，排解忧郁。本膳主要适用于肝癌患者精神忧郁，心绪不宁，悲观失望者。
【用法用量】羊心、红花、玫瑰花均用水 500ml 浸 3 小时（烤箱亦佳），不时把上面的浸汁涂在羊心上，直至把浸汁用尽即可。随个人食量，少吃多吃均可。
【附　　注】原方出自元朝的《饮膳正要》，主治“心气惊悸，郁结不乐”。在内蒙古呼伦贝尔市大草原，当地医生对癌症患者常教以食羊心，他们认为羊心能使颓废的精神面貌发生好转。膳中的红花不可忽视，据日本佐藤昭彦的报告：其热水浸出液对 JTC-26 癌细胞的抑制率几乎接近 100%，显示了强效抗癌作用（《汉方研究》，1979，2：51，日文）。

【方　　名】红酒烩兔肉方
【方药组成】兔 1 只，山药 500g，胡萝卜 150g，葱头 150g，红葡萄酒 75g，盐、胡椒粉、鸡清汤各适量。
【功效主治】补中益气，凉血解毒。本药膳主要适用于胃癌热呕、大便隐血的患者。
【用法用量】兔宰杀后，剥皮去内脏，剁成 20 块，撒盐、胡椒粉，腌渍入味。山药去皮，胡萝卜去皮，葱头去皮，皆刀削成球形。放入油中炸上色，捞出。兔肉放入热油中，煎成金黄色，捞出。放入焖锅里，加入红葡萄酒、鸡清汤，焖至八成熟时，放入山药球等，加盐等调口味，即成。食用时，每次 4 块兔肉加原汤及 6 个山药球、2 个胡萝卜球、2 个葱头球。汁鲜味美，郁香可口。
【来　　源】《中医药研究参考》，1979，3：152。
【附　　注】兔肉甘凉，对胃热呕逆、肠红下血有较佳疗效。山药、胡萝卜、葱头也都有抗癌效果。据中医研究院姜廷良研究员报道：兔肉对宫颈癌亦有效。以兔肉炖川贝治疗 11 例宫颈癌效果，结果 9 例症状好转。

【方　　名】红蓼子乌蛇方
【方药组成】红蓼子 10g，乌蛇 10g，土元 10g，地龙 12g，莪术 15g，刘寄奴 30g，透骨草 30g，柳枝 30g，威灵仙 30g，料姜石 60g。
【加　　减】癌肿难消，加穿山甲片 12g，鳖甲 15g，龙葵 15g，干蟾皮 10g；肺转移，加瓜蒌 30g，夏枯草 15g，鱼腥草 30g，桔梗 10g；脑转移，加鱼脑石 15g，全蝎 6g，蜈蚣 2 条，天龙 6g。
【功效主治】用于骨肉瘤中期，骨瘤增大迅速，皮肤色暗或变紫，灼痛、刺痛，舌绛，有瘀斑，脉弦涩。
【用法用量】上药先用水浸泡半小时，加水煎煮 2 次，药液混合均匀，分 2 次服用，每日 1 剂。

【方　　名】红灵丹
【方药组成】雄黄、火硝、乳香、没药各 18g，煅月石 30g，青礞石、冰片各 9g，朱砂 60g，麝香 3g。
【功效主治】活血止痛，消坚化痰。适用于初、中期阴茎癌。
【用法用量】除冰片、麝香外，共研细末，最后加冰片及麝香，瓶装封固，不出气，备用。同时撒膏药或油膏上，敷贴患处。

【方　　名】红茅大戟老月石方
【方药组成】红茅大戟 30g，老月石 10g，蟾酥 3g，硇砂 30g，儿茶 20g，松香 30g，雄黄 30g，红升丹 10g，白降丹 10g，白胡椒 10g，血竭 30g，白及 30g，煅石膏 30g。
【功效主治】肛门癌。

【用法用量】以上各药混合研成细末。未溃肿物用香油或凡士林调成适量软膏外敷，隔日一换；已溃者直接撒药于疮上，每日 1 次。
【来　　源】《肿瘤病》，人民卫生出版社，1982：83。

【方　　名】红娘子车前方
【方药组成】红娘子（或斑蝥）30g，车前子 30g，滑石 30g，木通 30g。
【功效主治】子宫颈癌。
【用法用量】共研细末，水泛为丸。每天 1 ～ 2 次，每次服 3 ～ 4 丸。
【来　　源】《肿瘤的防治》：197。

【方　　名】红娘子鸡蛋方
【方药组成】红娘子 6 枚，鸡蛋 1 枚。
【功效主治】腹腔肿瘤。
【用法用量】将鸡蛋打一小孔，放红娘子入蛋内，湿纸封口，外用黄泥包裹煨熟，去泥、壳及红娘子，用来酒送服鸡蛋。日服 1 次，5 次为 1 疗程。
【来　　源】《本草纲目》。
【附　　注】红娘子有毒，不可用手拿取，须用本方时，务须在医师指导下使用。据《中药大辞典》载：红娘子含毒峻猛，主要含斑素成分，过量会出现副毒反应，表现与斑蝥鸡蛋相同。

【方　　名】红砒明矾方
【方药组成】红砒 2.4g，明矾 15g，没药 5g，炙甲片 9g，蟾酥 1g，白立 9g，肉桂 4.5g，天南星 1.5g，东丹 6g，生石膏 15g。
【功效主治】祛风散寒，解毒化瘀。适用于骨肉瘤。
【用法用量】上药共研细末，放在大膏药上，先用小膏药（前方）1 周后，再用此药贴患部。
【来　　源】《常见恶性肿瘤中西医结合治疗》。

【方　　名】红砒头发方
【方药组成】红砒 7 份，人发 2 份，指甲 1 份。
【功效主治】祛腐解毒。适用于皮肤癌。
【用法用量】将上述三药置于去核的红枣中，然后在红枣外面包一层薄发面，再用木柴加热，明火亦行，见红枣冒白烟，取出研末备用。有分泌物的皮肤癌可将药粉直接撒在上面，无分泌物的皮肤癌用植物油调成糊状涂患部，不必盖敷料。

【方　　名】红砒指甲方
【方药组成】红砒 3g，指甲 15g，头发 15g，大枣（去核）1 枚，碱发白面 30g。
【功效主治】祛腐生新。
【用法用量】外用。

【方　　名】红皮大蒜方
【方药组成】红皮大蒜 240g，食醋 250g。
【功效主治】噎膈。
【用法用量】以醋煮蒜，煮熟食之。
【来　　源】《经效验方四百八》。
【附　　注】大蒜对阴虚火旺煮忌用，肝热目疾者宜戒之。食后可能会出现呕吐大量黏痰，吐后再用韭菜汁半小碗服下即可。

【方　　名】红人参鹿茸方
【方药组成】红人参 6g，鹿茸 37.5g，红花 4g，当归 10g，黄芪 10g，白芍 6g，生地黄 6g，何首乌 6g，枸杞子 6g，淫羊藿 6g，川芎 4g，五味子 6g，酸枣仁 6g，丹参 6g，雄黄 2g，香油 10ml，蜂蜜适量。
【功效主治】用于小儿急性白血病。
【用法用量】加水煎取 100ml，每次服 25ml，每日 2 次。各药共研细末，炼蜜为丸，共制成 1 000 丸，口服，每次 1 粒，每日 2 次。

【方　　名】红烧高丽菜方
【方药组成】高丽菜（即包心白菜）200g，油豆腐 150g，盐、冰糖、蒜末、高汤、酱油、麻油各适量。
【功效主治】调补五脏，通利六腑。本膳主要适用于肝癌疼痛者。
【用法用量】油豆腐切片，高丽菜洗净。一起倒入锅内，加入高汤、酱油、麻油、冰糖、盐、蒜末，用大火煮末后，改用小火焖煮，待汤汁收尽入味后熄火，即可。有吃后口齿留香，回味良久之感。

【附　　注】高丽菜即甘蓝的一个品种。日本土同隆名报告，甘蓝有防癌作用，并已在动物身上通过实验得到证明。他还认为，甘蓝多为农药污染，所以买甘蓝时，应以虫蛀的为好。有些消费者拘泥于外观而不买虫子咬的，实在可惜（《日本医事新报》，1992，3597：69，日文）。无独有偶，《长寿》杂志顾问黄可泰先生不止一次呼吁，吃菜在吃虫蛀菜，以免中农药之毒害。看来专家们所见略同矣。

【方　　名】红烧黄豆牛腩方

【方药组成】牛腩900g，黄豆600g，五香粉1袋，葱适量，糖和酒少许，酱油160ml。

【功效主治】补气安中，消肿解毒。本膳主要适用于胃癌术后中气不足者。

【用法用量】黄豆洗净，用水泡约4小时；将牛腩切块，用开水煮出泡沫，除去泡沫，加入黄豆、五香粉、酒、葱、姜，用小火炖至肉七分熟，加入酱油和糖（如咸味、颜色不浓，可酌量多加点酱油）。用小火炖3小时，肉嫩豆软，汤汁浓香，即成为浇饭、拌面的好卤汤。

【来　　源】Cancer，1972，9：143，英文。

【附　　注】所谓牛腩者，即牛肚子上和近肋骨连的松软肌肉（《辞海》，上海辞书出版社，1980：1519）。其主要作用在于补气，故《韩氏医鬃》云“黄牛肉补气，与绵黄芪同功”。大豆重在解毒，故现代人多用之治疗病毒性寻常疣、急性妊娠中毒症等。其所含的PHA尚对Moloncy病毒引起的腹水型淋巴癌细胞有凝集性抑制作用。

【方　　名】红参白术丁香汤

【方药组成】红参、白术、黄芪各9g，炙甘草、干姜各3g，诃子肉6g，丁香2.4g。

【加　　减】津气俱伤，口干，舌少津，大便干，去干姜，加白蜜1匙冲服，生姜汁10滴，麦冬9g；阴虚明显，浮肿，怕冷，大便溏，加制附子4.5g，肉桂（后下）3g。

【功效主治】胃癌、食管癌。

【用法用量】水煎服，每日1剂。

【来　　源】《治癌中药处方700种》。

【方　　名】红参黄芪方

【方药组成】红参6g（嚼服），黄芪30g，白花蛇舌草30g，半枝莲30g，夏枯草30g，山豆根12g，山甲珠15g，莪术12g，昆布30g，海藻30g，天冬15g，土鳖虫9g。

【功效主治】气血瘀结型甲状腺癌。

【用法用量】水煎服，每日1剂。

【来　　源】《百病良方》第二集，科学技术文献出版社重庆分社，1983：175。

【方　　名】红参香茶菜丸

【方药组成】红参、香茶菜、枳壳各适量。

【功效主治】恶性肿瘤（晚期胃癌）。

【用法用量】药研细末，炼蜜为丸，每服6g，日3次，3个月为1疗程，每2疗程减量为每服3g，每日3次。

【临床应用】服药2疗程，有效率为82.2%。

【方　　名】红参须当归饮

【方药组成】红参须10g（另煎，冲），当归、丹参各15g，生黄芪90g，阿胶（烊化，兑）、白术、茯苓各12g，白芍、生牡蛎、怀山药各20g，白花蛇舌草、半枝莲、半边莲各30g。

【功效主治】急性粒细胞性白血病。

【用法用量】每日1剂，水煎服。

【方　　名】红薯粥

【方药组成】新鲜红薯250g，粳米150g。白糖适量。

【功效主治】健脾养胃，益气通便。本膳主要适用于肠癌大便带血兼有湿热者。

【用法用量】将红薯（以红紫皮黄心者为佳）洗净，连皮切成小块，加水与粳米同煮稀粥，待粥将成时，加入白糖适量，再煮二三沸即可。

【来　　源】《浙江日报》，1990，10：31。

【附　　注】由于红薯粥含糖分较多，所以肿瘤兼有糖尿病者，不宜用红薯粥。此外，本膳有一定要趁热吃，冷了吃或吃后受凉，都容易引起泛酸、醋心。本膳原出《药粥》，其书云："红薯粥，益气厚肠胃耐饥。"近年来研究发现，红薯含有丰富的结构细腻的纤维物质，可促进肠道蠕动，又可冲淡大肠中致癌物质的浓度，减少致癌物质和组织的接触时间，科学家已成功地提出红薯中的抗癌物，并且完成了动物实验等临床前的准备工作。

【方　　名】红桃郁金汤

【方药组成】当归9g，生地黄9g，桃仁9g，赤芍9g，牛膝9g，川芎9g，红花9g，枳壳9g，柴胡9g，桔梗3g，甘草3g，郁金15g，丹参15g。

【加　　减】若胸闷，两胁肋胀痛，乏力，纳呆，便溏，加木香9g，砂仁9g，陈皮9g，甘草9g，党参9g，白术9g，半夏9g，茯苓9g，焦山楂15g，焦神曲15g，薏苡仁15g；口干，肝区隐痛，舌红，加北沙参9g，麦冬9g，川楝子9g，生地黄15g，栀子15g。

【功效主治】疏肝理气，活血化瘀。主治原发性肝癌。

【用法用量】水煎服，每日1剂。

【临床应用】本方为主辨证治疗原发性肝癌29例，其中Ⅰ期硬化型4例，单纯型20例，Ⅱ期5例均属硬化型。治疗后生存1年以上22例，占75.86%；3年以上8例，占27.59%；5年以上2例，占6.9%。

【来　　源】徐葆华。

【方　　名】红藤败酱草方

【方药组成】红藤、败酱草、桑寄生、白头翁、马蹄香、白花蛇舌草各50g。

【加　　减】体虚中晚期患者要扶正固本，加生黄芪、党参、百合各50g，每日2次。

【功效主治】直肠癌。

【用法用量】用酒精1 000g浸泡1周，每次25～50ml加热后外搽腹部两侧、腹股沟、肛门、小腹、尻骨。同时煎水坐浴浸洗，加苦参、生黄柏各15g，每日2次，要先洗后搽。内服红藤、败酱草、马蹄香、桑寄生、白花蛇舌草、薏苡仁各15g，加适量红糖煎服，每日2次。

【方　　名】红藤败酱草方

【方药组成】红藤20g，败酱草20g，马蹄香15g，金樱子根30g。

【功效主治】直肠癌。

【用法用量】水煎服，分3次服，每日1剂。

【来　　源】云南省昆明市盘龙区卫生工作者协会李玉仙献方。

【附　　注】金樱子根的功效是涩精固肠，红藤清热解毒、消痈散结，为肠痈专药。本方治直肠炎、直肠包块均有疗效。

【方　　名】红藤半枝莲方

【方药组成】红藤30g，半枝莲30g，败酱草30g，槐角9g，生地榆15g，白花蛇舌草30g，天龙粉4.5g（分3次吞服）。

【加　　减】腹胀加炒枳壳9g，厚朴9g；腹痛加木香9g，炒延胡索12g，红花10g；恶心呕吐加姜半夏9g，陈皮9g；大便秘结加枳实9g，制大黄9g；便下脓血加金银花炭12g，炮姜3g，或香连丸3g（吞服）；气虚乏力加炒党参12g，白术12g；血虚头晕加当归10g，二至丸9g（吞服）；元气大亏加紫河车粉3g（吞服），红参9g（另煎冲入）。

【功效主治】结肠、直肠癌。症见大便习惯改变，便中有少量血或黏液，里急后重，体重减轻，贫血，晚期可见黄疸，腹水，肠梗阻、肝肿大、大便失禁等。

【用法用量】水煎服，每日1次。

【方　　名】红藤金刚刺汤

【方药组成】木馒头、白毛藤、金刚刺、败酱草、白花蛇舌草、瓜蒌仁、生牡蛎、红藤、紫丹参、乌蔹莓各30g，炮穿山甲、八月札各15g，党参9g，生枳实、地榆炭各12g。

【功效主治】直肠癌。

【用法用量】水煎服，每日1次。

【来　　源】《治癌中药处方700种》。

【方　　名】红藤莲子汤
【方药组成】红藤30g，莲子50g，白糖、清水适量。
【功效主治】补中益气，清热解毒。本膳主要适用于肠癌（阑尾肿瘤）右下腹疼痛者。
【用法用量】红藤切薄片，加入清水500ml左右，先用大火煮沸，再用文火煎熬30分钟，弃去药渣，澄清药汁。用此药汁以文火煮莲子至烂，加入白糖即可。
【来　　源】《药物研究资料汇编》，1962，1：69。
【附　　注】红藤系木通科植物大血藤的藤茎，味苦，性平，归肝、大肠经，有清热解毒、祛瘀止痛之效。阑尾肿瘤多由热毒蕴结、血瘀气滞所致，不通则痛。而红藤配莲子不但对肿瘤虚弱体质适用，而且能有明显的定痛作用。膳中食糖最好用红糖，效果更佳。日常临床上还发现，本膳对子宫颈癌疼痛者效果亦很好，尤其是中年妇女的子宫癌应用价值更大。动物抗癌实验表明，莲子对荷瘤小鼠有一定的延长生命的作用，表明有抗癌效果。

【方　　名】红藤路通花蕊石汤
【方药组成】生地黄30g，熟地黄20g，白芍15g，贯众10g，海藻30g，夏枯草、山药、淫羊藿各30g，鹿含草20g，侧柏叶12g，红藤30g，路路通12g，天葵子12g，花蕊石20g。
【功效主治】行气破血，软坚消积，治子宫肌瘤，佐以扶脾补肾调肝。
【用法用量】水煎服，每日1剂。
【来　　源】《百病良方》(第三集)。
【附　　注】本方能减少出血量，调整月经周期，改善体质，减轻全身症状，控制肌瘤生长，对小型肌瘤有消散作用。

【方　　名】红丸子
【方药组成】荆三棱、蓬莪术、青皮、陈皮各5斤，炮干姜、胡椒各3斤。
【加　　减】疼痛较重者，加延胡索、乌药、川楝子、小茴香；积块难消者，加鳖甲、水蛭；中寒盛者，加附子、肉桂。
【功效主治】温中散寒，消积。治脾胃寒凝气滞，胸闷腹胀，食欲不振，腹有癖块。
【用法用量】上药为细末，用醋面糊为丸，如梧桐子大，矾红为衣。每服30丸，一日2次，饭后生姜汤送服。
【来　　源】《太平惠民和剂局方》卷三。
【附　　注】本方所治为寒凝中焦，气机不运，气滞血瘀，积久成块之病症。方中三棱、莪术为攻坚之药，破血祛瘀，行气消积，能治一切停滞有形之坚积；炮干姜、胡椒辛散温通，逐脾胃寒凝以治本；青皮、陈皮疏理气机，气行则血行；以矾红为衣取其咸能软坚消积块，故名红丸子。诸药合用以散阴寒，消癖块。现临床可用于胃癌、肠癌等的治疗。
【注意事项】病久邪深、正气大虚者慎用。服药期间忌食生、冷食物。无寒积者忌用。

【方　　名】红苋菜
【方药组成】红苋菜30g。
【功效主治】服药后小腹常有微痛感，阴道排出秽物如行经状。曾用本方治愈4例子宫癌。
【用法用量】水煎服，每日1剂，连服1～2个月。
【来　　源】广州大南街卫生所何开纪献方。

【方　　名】红苋菜汤
【方药组成】红苋菜200g，调味品少许。
【功效主治】解毒，清热。治子宫癌症。
【用法用量】用4碗水煎至1碗，温服，每日2～3次。

【方　　名】红苋红枣汤
【方药组成】红苋菜200g，红枣30g。
【功效主治】子宫癌。
【用法用量】用4碗水煎至1碗，温服，每日2～3次，每日1剂，15日为1个疗程。
【来　　源】《偏方大全》。

【方　　名】红香片
【方药组成】红花、香附、木香、砂仁、苏木、陈皮、姜半夏、枳实、木通、厚朴、延胡索各15g，水蛭、三棱、莪术、瓦楞子各18g，大黄9g。
【功效主治】胃癌。
【用法用量】研成细末，压制成片，每片0.3g，每日服3次，每次3g（10片），可连服3～6个月。

【方　　名】红玉膏
【方药组成】香油600g，鸡蛋1个，头发15g，黄日蜡150g，黄丹150g。
【功效主治】皮肤癌，乳癌。贴恶疮疔毒、乳花无名等癌痛不可忍。
【用法用量】香油熬滚入鸡蛋，煎黑枯捞去，入头发，令尽再入黄蜡，化开火看锅内四边油足，下飞过黄丹，搅匀成膏，任用摊贴。
【来　　源】修德堂方。

【方　　名】红玉散
【方药组成】寒水石（烧赤研）60g，黄丹15g。
【功效主治】生肌止疼，去恶水、恶疮。
【用法用量】研末，掺之。
【来　　源】《奇难杂症效验单方全书》。

【方　　名】红枣白英饮
【方药组成】红枣30～60g，白英60g。
【功效主治】肺癌、声带癌、胃癌、膀胱癌、肝癌。
【用法用量】上2味加水适量，煎汤，滤去渣，喝汤吃红枣，每次5～10g，汤送下，每日1剂，分3次吃完。10天为1疗程。
【来　　源】《中医药防治肿瘤》。
【附　　注】白英，又叫蜀羊泉、白毛藤、毛千里光。

【方　　名】红枣炖兔肉方
【方药组成】红枣60g，兔肉250g。
【功效主治】双补气血，恢复体力。主治气血两虚型乳腺癌等癌症患者术后神疲乏力、精神不振等症。
【用法用量】先将红枣拣杂，洗净，放入碗中，备用。再将兔肉洗净，入沸水锅中焯透，捞出，清水过凉后，切成小方块，与红枣同放入砂锅，加水适量，大火煮沸，烹入料酒，改用小火煨炖40分钟，待兔肉熟烂如酥，加入葱花、姜末、精盐、味精、五香粉，拌匀，再煨煮至沸，淋入香油即成。佐餐当菜，随意服食，吃兔肉，饮汤汁，嚼食红枣，当日吃完。

【方　　名】红枣炖肘方
【方药组成】猪肘1 000g，红枣200g，冰糖150g，清汤1 500g，酱油25g，葱10g，姜3g。食盐、味精、料酒适量。
【功效主治】补脾益胃，滋阴养血。本膳主要适用于急性白血病、慢性白血病证见出血、贫血者。
【用法用量】猪肘刮洗干净，在沸水锅中汆一下，捞出。取冰糖30g，炒成深黄色糖汁。在砂锅中放入肘子，清汤，烧沸，加入冰糖汁、冰糖、红枣及酱油、葱、姜、料酒。小火慢煨2～3小时，待肘至熟烂，加入味精即可。色泽红亮，酥烂味美。
【附　　注】本类患者实验室检查多见血小板减少，红细胞寿命缩短。红枣在提升血小板及预防贫血方面均有好的作用，加之猪肘营养丰富，肉香诱人，对没有热象或高脂血症的肿瘤病人均可应用。实验证明：凡含大枣的方剂，均有使白细胞内AMP值升高的作用，所以本膳也应有此作用。

【方　　名】红枣红糖煮南瓜
【方药组成】鲜南瓜500g，红枣（去核）15～20g，红糖适量。
【功效主治】健脾益气，补肺抗癌。主治气血两虚型胃癌及癌症术后体虚、大便不畅等症。
【用法用量】南瓜洗净去皮，切成小方块，红枣去核，洗净，二者加水煮熟烂，加入红糖拌匀服食。

【用法用量】佐餐食用，空腹时食用更佳。

【方　　名】红枣藕
【方药组成】红枣、藕、怀山药、当归、黄柏、泽泻、茯苓、知母、麦冬。
【功效主治】滋阴养血，清利湿热。适用于阴茎癌翻花硬肿者。
【用法用量】水煎服，每日 1 剂。

【方　　名】红枣柿叶
【方药组成】红枣 20 枚，柿叶 7 片，水炖服；或单用柿叶 60g。
【功效主治】白血病。
【用法用量】水煎服，每日 1 剂。

【方　　名】红枣汤
【方药组成】红枣 10 ～ 30g。
【功效主治】防治胃癌、肝癌以及癌症贫血患者。
【用法用量】红枣洗净，加水煎服，每日一次，坚持食用。
【来　　源】《抗癌饮食》。
【附　　注】《抗癌饮食》介绍，本方常服对胃癌的防治有良效。

【方　　名】红枣铁树叶汤
【方药组成】红枣 30g，铁树叶 250g。
【功效主治】胃癌、卵巢肿瘤、肝癌、呕吐反胃。
【用法用量】共煮汤服，吃枣喝汤，每日 1 剂，疗程 1 个月。
【来　　源】《偏方大全》。
【附　　注】铁树叶，以红铁树的叶入药。

【方　　名】红枣猪皮汤
【方药组成】红枣 500g，猪皮 500g，冰糖适量。
【功效主治】白血病（血癌）患者出现贫血或紫癜明显者。
【用法用量】猪皮去毛洗净，加水适量煮成稠黏汤，再加红枣煮熟，加冰糖适量，分顿适量佐餐食用。
【来　　源】《食疗药膳》。

【方　　名】喉癌蜜丸
【方药组成】老月石 30g，乌梅肉 15g，桔梗 15g，海浮石 15g，胆南星 28g，赤练蛇粉 30g，薄荷 15g，饴糖 120g。
【功效主治】喉癌。
【用法用量】上述药共研成细粉，炼蜜为丸，每丸重 3g，口含化咽下，每日 3 ～ 4 次。
【来　　源】《癌症家庭防治大全》。

【方　　名】喉癌散
【方药组成】青黛 12g，人工牛黄 12g，紫金锭 6g，野菊花 60g。
【功效主治】清热解毒利咽喉。主治喉癌。
【用法用量】共研细末，每日服 3 次，每次 3g。
【来　　源】《肿瘤的防治》：295。
【附　　注】忌烟、酒、辛辣刺激之品。

【方　　名】喉癌散结汤
【方药组成】半枝莲 31g，蛇莓 15g，山豆根 15g，丹参 21g，急性子 15g，僵蚕 10g，蜈蚣 1 条，射干 10g，夏枯草 5g，昆布 15g，威灵仙 12g，浙贝母 21g。
【功效主治】清热化痰，软坚散结。适用于喉癌。
【用法用量】每日 1 剂，水煎服。
【临床应用】本方治疗 1 例左侧声带高分化鳞状上皮癌，治后肿块消失，咽及声带表面光滑，活动良好。
【来　　源】湖北省武汉市汉阳区英武卫生院董瑞雄方。

【方　　名】喉癌异功散
【方药组成】斑蝥、乳香、没药、全蝎、玄参、血竭各 2g，麝香、冰片各 1g。
【功效主治】喉癌。
【用法用量】上述药物共研为细末。取药少许撒在解毒膏上，贴于颈项部肿物处，半天揭去。连用 10 天为 1 疗程。
【来　　源】《肿瘤临证备要》。
【附　　注】敷药后如局部起小泡，可用针挑破，涂上龙胆紫。禁止口服。

【方　　名】喉痹瘤癖方
【方药组成】青果 1 粒。
【功效主治】清咽开闭。适用于声带癌急性咽喉肿塞，不能出声者。
【用法用量】剖开去核，以硼砂少许入青果内，纳口中含化咽吞，下喉即活。
【来　　源】《增订医方易简》。

【方　　名】猴头白草汤
【方药组成】猴头菇 60g，白花蛇舌草 60g，藤梨根 60g。
【功效主治】胃癌、食管癌、贲门癌和肝癌等恶性肿瘤。
【用法用量】以上 3 味加水适量，慢火煎汤服。每日 1 剂，分 3 次服完，15 日为 1 疗程。
【来　　源】《食疗本草学》。
【附　　注】方中藤梨根即猕猴桃树根。

【方　　名】猴头菇炖银耳方
【方药组成】猴头菇 50g，银耳 30g，冰糖 20g。
【功效主治】滋阴润燥，健脾和胃，扶正抗癌。主治鼻咽癌放疗、化疗毒副反应。
【用法用量】将猴头菇用开水浸泡，反复冲洗后，剪去根部，再换温水加适量碱泡发，直到酥软，捞出，再漂洗干净碱性，沥干水。银耳用温水浸透，洗干净。将猴头菇、银耳共入碗内，加冰糖隔水炖熟即成。当甜点，随量食用。

【方　　名】猴头菇炖章鱼方
【方药组成】猴头菇 250g，章鱼肉 100g，葱白、姜丝适量，油、盐、酒各少许。
【功效主治】食道癌、胃癌等消化道肿瘤，或有热症的癌症者尤为适用。
【用法用量】猴头菇用温水泡发，沥净水切块，章鱼洗净切块，一起入锅内，加水炖熟后，再放油、盐、酒、葱白和姜丝，文火炖熟食用。佐餐食用。每日 1 次，15 日为 1 疗程。
【来　　源】《食治本草》。
【附　　注】猴头菇应须与野生毒菌鉴别，确认无毒后方可食用。

【方　　名】猴头菇酒方
【方药组成】猴头菇 500g，白酒 1 000ml。
【功效主治】食管癌、胃癌、肠癌等消化道癌症。
【用法用量】猴头菇用温水浸软，切厚片，放入玻璃瓶内，加入白酒，封盖，隔水加热蒸煮至沸，离火冷却。再浸半个月后可饮食。
【附　　注】采集猴菇时，应与野生毒菇相鉴别，确认无毒后，方入药食之。

【方　　名】猴头菇什锦煲方
【方药组成】猴头菇 300g（最好是罐头猴头），猪肉 80g，鸡蛋 1 个，韪米 2 汤匙，木耳 12 朵，青梗菜 4 棵，火腿 20g，清汤、盐、味精、麻油、米醋、姜、葱等适量。
【功效主治】补脾益气，抗癌解毒。本膳主要适用于胃癌食欲不振者。
【用法用量】猴头菇顺针片切成大片。猪肉切碎，加入鸡蛋白（1 只量）、盐少许搅烂，捏成小肉丸。木耳、韪米以水浸软；火腿切成小长方形片；姜、葱切丝；青梗菜焯至断生。蛋黄打散，加盐、胡椒粉少许搅匀，摊煎成薄蛋皮，切成菱形片。烧滚清水两杯，下入小肉丸煮熟，再放入猴头菇片、木耳、蛋黄饼等其他辅料。烧沸 15 分钟，抹去浮沫，淋少许麻油即可。
【附　　注】在临床上治疗胃癌还常用下方：猴头菇 50g，蒲公英 50g，仙鹤草 30g，槟榔 10g，水煎服，每日 1 剂，分 4 次徐徐饮服，常有明显效果。

【方　　名】猴头菇香汤
【方药组成】猴头菇 30g，香附子 9g。
【功效主治】胃癌、肠癌及胃肠癌手术后。
【用法用量】上 2 味加水煎汤，分 2 次服，每日 1 剂，常服之。
【来　　源】《食物疗法》。
【附　　注】猴头菇，又称猴菇。

【方　　名】猴头黄芪汤
【方药组成】鸡 1 只（重约 750g），猴头菇 120g，黄芪 30g，生姜 3 片，精盐适量。

【功效主治】补气养血，扶正抗癌。主治气血两虚型乳腺癌等癌症。

【用法用量】将活鸡宰杀去毛及内脏，洗净切块。黄芪洗净，与鸡肉、生姜一同放入锅内，加清水适量，旺火煮沸后，小火炖2小时，去黄芪，再将洗净的猴头菇切片放入鲜汤内煮熟，加精盐调味即成。佐餐当菜，吃猴头菇及鸡肉，饮汤。

【方　　名】猴头菌薏苡汤

【方药组成】猴头菌（猴头菇）30g，薏苡仁60g，赤砂糖适量。

【功效主治】胃癌、食管癌、肠癌、喉癌、宫颈癌，以及癌症手术后或癌症放疗、化疗期间辅助食疗。

【用法用量】猴头菌洗净，切碎，与薏苡仁同放入锅中，加水煎汤，吃时入砂糖调味，每日1剂，分2次服。应坚持常服。

【来　　源】《抗癌食疗》。

【方　　名】猴枣散

【方药组成】猴枣15g，煅青礞石（水飞）15g，硼砂（炒）15g，天竺黄15g，沉香15g，川贝母60g，麝香6g。

【功效主治】治中风痰厥及小儿急惊、痰壅咳喘，亦可用于噎膈患者的开道进食、利膈化普。

【用法用量】上7味，分别研细，过筛，混匀收贮。每服0.3～0.6g，每日2次，开水或米饮汤和服。

【来　　源】《实用中医内科学》。

【附　　注】《上海市中药成药制剂规范》《江苏省药品标准》等书都有“猴枣散”的记载。猴枣为猴科动物猕猴之内脏胃、肝胆的结石，主产于印度、马来半岛及南洋群岛。

【方　　名】厚朴白术方

【方药组成】厚朴9g，白术12g，茯苓12g，佩兰9g，肉豆蔻10g，苍术9g，太子参12g，甘草9g。

【功效主治】直肠癌术后下泻不止。

【用法用量】每日1剂，水煎分两次服。

【来　　源】《湖南中医杂志》，1987，（2）：封底。

【方　　名】鲎尾灰散

【方药组成】鲎尾3枚。

【功效主治】肺癌。

【用法用量】将鲎尾煅灰，研为细末，分早、中、晚各1枚，温开水冲服。

【方　　名】囫囵肉茄方

【方药组成】大而嫩的紫茄1个，瘦肉50g，蛋清1个。盐、味精、植物油适量。

【功效主治】清热活血，止痛消肿。本膳主要适用于乳腺部血瘀肿痛者。

【用法用量】茄子洗净，留着茄蒂，在另一头切开1.5cm左右的口子，小心地把茄心挖出。把瘦肉切成肉末，加蛋清、盐、味精调成肉馅，慢慢地塞进茄子里，放入锅中，倒进肉汤烧熟。茄子不破而里面有肉，样子奇特，味道鲜美。

【附　　注】原出清代《养小录》中，云本膳“奇而味美”。茄子含有抗癌活性甚高的龙葵碱，种子中含量高达1.2%～1.5%（Chemistry Abstract，1960，54：22871d，.英文）含有龙葵碱的复方中药制剂以抗癌药理实验表明：对H22腹水型癌细胞的增殖有明显的阻抑作用，抑瘤生长率可达87.35%。癌细胞表面的微绒毛明显消退，具有高效的抗癌作用（《中西医结合杂志》，1987，2：97）。

【方　　名】胡粉朱砂散

【方药组成】胡粉、朱砂各等分。

【功效主治】多年恶疮，痊似蜂窠，愈而复发。

【用法用量】研末，蜜和涂之。

【来　　源】《奇难杂症效验单方全书》。

【方　　名】胡芦巴棉花根方

【方药组成】胡芦巴、棉花根各30g，补骨脂15g，小茴香6g。

【功效主治】睾丸肿瘤，主治精原细胞瘤。

【用法用量】水煎服，每日1剂。

【方　　名】胡芦瓢茄子蒂方
【方药组成】胡芦瓢、茄子蒂各30g。
【功效主治】宫颈癌、子宫脱垂。
【用法用量】水煎服，每日1剂。

【方　　名】胡萝卜橘子汁方
【方药组成】胡萝卜150g，苹果1个，橘子半个，蜂蜜酌量。
【功效主治】皮肤癌、口腔癌以及其他癌症，并防癌症和治疗白血病。
【用法用量】将上述材料洗净切碎，酌加冷开水一同榨取汁，1次饮服，日服1剂或隔日1剂，10天为1个疗程，连服2～3个疗程。
【来　　源】《抗癌药膳》《中草药通讯》。
【附　　注】饮胡萝卜汁防治癌症在美国、日本等国广泛流传应用。

【方　　名】胡萝卜汁
【方药组成】新鲜胡萝卜适量，榨取鲜汁50～100ml。
【功效主治】用于预防癌症，并治疗皮肤癌、口腔癌或其他癌症。
【用法用量】将胡萝卜洗净，切碎，压榨取汁，每次50～100ml，日饮1～2次，可酌加蜂蜜少许调服。
【来　　源】《抗癌与饮食》。
【附　　注】服本汁后可能出现皮肤黄染，无须治疗，因胡萝卜含有丰富的胡萝卜素之故，非病变。

【方　　名】胡萝卜粥
【方药组成】胡萝卜50g，粳炉子250g。
【功效主治】胃癌、肺癌、吸烟者预防肺癌变。
【用法用量】胡萝卜洗净，切碎，粳米加水煮粥，半熟时加入切碎之胡萝卜，再煮至粥熟即可食用。每日早晚各1次，作膳食用。
【来　　源】《中国药粥谱》。
【附　　注】本粥含糖量高，糖尿病患者忌服。

【方　　名】胡荽苡莲汤
【方药组成】半枝莲、半边莲、黄毛耳草、薏苡仁各30g，天胡荽60g。
【功效主治】肝癌。
【用法用量】水煎服，每天1剂，分3次服。
【来　　源】《治癌中药处方700种》。

【方　　名】胡桃壳煮五香蛋
【方药组成】鸡蛋10个，胡桃壳10个，食盐1汤匙。八角茴香适量。
【功效主治】解毒消痈，健胃敛血。本膳主要适用于乳腺癌疼痛者。
【用法用量】鸡蛋入锅煮熟后，随即有冷水浸没使之冷却，再敲碎蛋壳，用针刺洞数十个，然后放入锅中，把胡桃壳、食盐、茴香，加水上炉煮沸30分钟即可。
【附　　注】胡桃树的枝条早已用于肿瘤的治疗。如治疗子宫颈癌，鲜核桃树枝33cm，鸡蛋4个，加水同煮，蛋熟后，敲碎蛋壳再煮4小时，每次吃鸡蛋2个，1日服2次，可长期服用。对其他肿瘤亦有效（《中药大辞典》，上海科学技术出版社，1986：1547）。胡桃壳含有丰富的多糖，含量约达6%。目前，已知天然植物中的多糖，大多具有免疫作用，加之鸡蛋的营养、各种佐料的芳香，对肿瘤病人食欲不开、营养不良均有帮助。

【方　　名】胡桃仁桃仁方
【方药组成】胡桃仁700g，桃仁、三棱、阿魏、红花、山甲珠、当归各15g，土贝母、土茯苓各30g。
【功效主治】各种癌。
【用法用量】将方中诸药（核桃仁除外）用水煎3次取汁，再加入核桃仁，用文火煮透，兑入红糖150g，调匀，每日服30～50g。

【方　　名】胡桃树枝鸡蛋方
【方药组成】鲜胡桃树枝30cm，鸡蛋4个。
【功效主治】子宫颈癌。
【用法用量】水煎，鸡蛋熟后去皮，再煎4个小时，1次2个，1日2次，天天服，有效。对其他癌症也可一试。胡桃树枝无毒，味美，值得研究和开发。

【附　　注】以上3方与前“核桃”类方近似，可参。此类方较多，各有差异，故列。

【方　　名】葫芦巴
【方药组成】葫芦巴三钱。
【功效主治】乳岩，乳痈。
【用法用量】捣碎酒煎服，渣敷患处。
【临床应用】未成即散，已溃即愈。

【方　　名】葫芦巴散
【方药组成】葫芦巴120g。
【功效主治】乳腺癌。
【用法用量】上药用盐水炒干，研为细末，每次10g，每日1次，黄酒送服。
【来　　源】《肿瘤临证备要》。
【附　　注】此方与上方近似，可参。

【方　　名】葫芦藤小茴香方
【方药组成】葫芦藤15g，小茴香6g。
【功效主治】乳房硬块。
【用法用量】水煎服，每日2次。

【方　　名】葫芦油膏
【方药组成】长柄葫芦1个，麻油适量。
【功效主治】淋巴肉瘤。
【用法用量】将长柄葫芦烧存性，研为细末，以麻油适量调成稠膏，敷于患处，每日敷1～2次。
【来　　源】《中医外治法》。

【方　　名】葫芦汁
【方药组成】鲜葫芦汁2小碗，蜂蜜适量。
【功效主治】癌性水肿，小便不利，或肺癌咳嗽，肝癌黄疸。
【用法用量】鲜葫芦1个，洗净捣搅，绞取汁液，每次1小碗，加入蜂蜜适量调服，每日2次。
【来　　源】《抗癌药膳》。
【附　　注】忌进食盐、咸腌菜、大头菜。

【方　　名】槲白皮煎
【方药组成】槲树白皮不拘多少。
【功效主治】瘿瘕。
【用法用量】水煎取汁内服之，每日1～2次，若得瘥，渐减之。
【附　　注】槲皮为壳斗科植物落叶乔木槲树的树皮，富含鞣质，其味苦。《药性论》谓之“治恶疮，煎汤洗”。《唐本草》谓之“水煎浓汁，除蛊及姜”。

【方　　名】槲寄生饮
【方药组成】新鲜槲寄叶、茎、花汁各15g。
【功效主治】各种癌症放疗和化疗期辅疗饮料。
【用法用量】将鲜槲寄叶、茎、花捣汁，加300ml水煎，每日3次服完。
【来　　源】《抗癌饮料》。
【附　　注】槲寄生寄生于多种乔木上的小灌木。草药店有售，也可自采。

【方　　名】蝴蝶散
【方药组成】蝴蝶不拘多少（煅）。
【功效主治】解毒消肿。适用于鼻肿瘤。
【用法用量】绵裹一字，纳入鼻中。
【来　　源】《明医指掌》。

【方　　名】虎杖败酱草方
【方药组成】虎杖80g，败酱草30g，猪殃殃30g，白花蛇舌草30g。
【功效主治】清热解毒，化瘀抗癌。适用于肝癌。
【用法用量】水煎服，每日3次。

【方　　名】虎杖根蛇舌草方
【方药组成】虎杖根60g，白花蛇舌草60g，牵牛子30g，茴香12g。
【功效主治】解毒破饮。适用于肺癌。
【用法用量】水煎服，每日3次，每日1剂。
【来　　源】民间方。

【方　　名】琥珀膏
【方药组成】大黄、朴硝各30g。

【功效主治】消积除痞。主治积聚痞块。外敷适用于肝癌、胰腺癌、膀胱癌等恶性肿瘤。

【用法用量】上药研为末，大蒜捣膏和匀，贴患处。

【方　　名】琥珀膏

【方药组成】琥珀（细研）30g，丁香、木香各23g，桂心15g，朱砂（细研）、木鳖子（去壳）各30g，当归、白芷、防风（去芦）、木通各15g，黄丹210g，垂柳枝、松脂各60g，麻油560g。

【功效主治】活血散结，清热消肿。适用于淋巴瘤。

【用法用量】琥珀、丁香、桂心、朱砂、木香五味研末，其余药并细锉以油浸一宿，于铛中慢火煎，候白芷焦黄漉出，下松脂末，滤去滓，再澄清油，却安铛中，慢火熬。下黄丹，以柳木枝不住手搅，令黑色，滴水中成珠不散。看硬软得宜，入琥珀等末搅匀。于瓷器内盛，用时看大小，用白绵纸上匀摊贴患处。

【来　　源】《太平圣惠方》。

【方　　名】琥珀膏

【方药组成】琥珀40g，木通、桂心、当归、白芷、防风、松脂、朱砂（研）、木鳖子（去壳）各20g，丁香2g，木香2g，麻油1 910g，黄丹955g。

【功效主治】治颈项瘰疬，及发腋下，初如梅子，肿结而硬，渐若连珠，不消不溃，或穿穴脓溃，经久渐成瘘疾。

【用法用量】除琥珀、丁香、桂心、朱砂、木香为末外（后下），余药细，以麻油浸一宿，慢火煎，候白芷焦黄，滤出，次下松脂末，滤去滓，澄清油，慢火熬，下黄丹，以柳木蓖不住手搅，令黑色，滴水成珠，软硬得宜，入琥珀等药末令匀即得。每取适量，摊贴患处。

【来　　源】《杂病源流犀烛·六淫门》卷十四。

【附　　注】此方与上方近似，可参。

【方　　名】琥珀黑龙丹

【方药组成】琥珀30g，血竭60g，京墨、五灵脂（炒）、海藻、海带、胆南星（姜汁拌，炒）各15g，木香9g，麝香3g。

【功效主治】破瘀消肿，化瘀软坚。适用于瘿瘤，不论新久，但未穿破者。

【用法用量】上药各为细末，和匀再研，炼蜜为丸，每丸3g重，金箔为衣，晒干密收。每日服1丸，以热酒适量，量病上下，食前、食后化服。如患在下部，服后随用美膳压之。

【来　　源】《外科正宗》。

【方　　名】琥珀利气丸

【方药组成】琥珀、木瓜各二两，黄柏四两，青皮二两，香附四两，酒芩六两，陈皮二两，牵牛子四两，果仁一两，川大黄六两，莪术二两，郁李仁一两。

【加　　减】肝火内扰者加牡丹皮、山栀、黄连；食少纳差者加党参、白术、竹茹、鸡内金、神曲。

【功效主治】疏肝理气，消积导下。硬块隆起，脐腹坚硬，疼痛跳动，痛有定处，脘腹气窜，起伏无定，疼痛异常，忽聚忽散。

【用法用量】上为细末，炼蜜为丸，每丸重二钱一分。每服一分，白开水送下，重者日服二次。不可多服。

【附　　注】本方治证是在肝气郁结的基础上发展而来的。气滞于内，不能运湿导滞，浊邪停聚于腹内，故见脐腹坚硬，硬块隆起；络脉不通则见疼痛而有定处；若仅有气滞，而无实邪阻留，则可见脘腹气窜，起伏不定，忽聚忽散。治疗当予疏肝理气，消积导下。方用青皮、香附、陈皮、草果疏肝，黄芩清肝泄通肠泄积导下，郁李仁润肠养阴，木瓜化浊和胃、调理中焦。诸药配伍，从而可使气畅而积去。

【注意事项】忌食辛辣，孕妇忌服。

【方　　名】琥珀散

【方药组成】琥珀（细研）15g，硫黄（细研）15g，硇砂30g，没药15g，麒麟竭15g，斑蝥（炒熟，去翅足）7.5g，水蛭（炒令黄）15g，桂心30g，干漆（捣碎，炒令烟出）15g，海马子9枚，当归（锉，微炒）30g，虻虫（去翅足，微炒）7.5g，芫花（以醋拌过，炒令干）30g，麝香（研入）7.5g。

【功效主治】活血散瘀，消积破癥。适用于子宫肿瘤，产后脏腑夙有风冷、恶血下少、积成血瘕、月水不利者。

【用法用量】上药捣细罗为散，和匀。每服 3g，以酒 75ml，童便 75ml，桃仁（去皮尖，研）7 枚，同煎一二沸，空腹时服。当下恶滞物，以愈为度。

【方　　名】琥珀散

【方药组成】荆三棱（制）、蓬莪术（锉）、赤芍药、刘寄奴（去梗）、牡丹皮（去心）、官桂（不见火）、熟干地黄、菊花（去萼）、蒲黄、当归（干称）各 30g（细锉）。

【功效主治】破瘀消癥止痛。适用于卵巢恶性肿瘤腹部疼痛明显者。

【用法用量】前五味用乌豆 700g，生姜 250g（切片），米醋 2.8L，同煮豆烂为度，焙干，入后五味同为末。每服 6g，空腹食前温酒调下。或不用菊花、蒲黄，用乌药、延胡索亦佳。

【方　　名】琥珀丸

【方药组成】琥珀（别研）、白芍药、川乌（炮，去皮）、川牛膝（去芦，酒浸）、鳖甲（醋炙）、蓬莪术（炮）、当归（去芦，酒浸）、梓厚朴（姜制，炒）各 30g，木香（不见火）、泽兰叶、官桂（不见火）各 15g，麝香（另研）1.5g。

【功效主治】散瘀积，破血癥。治疗妇人血瘕，腹中有块攻刺，小腹痛重，或腰背相引而痛，久而不治，黄瘦羸乏者，适用于卵巢癌。

【用法用量】上药为细末，醋糊为丸，如梧桐子大。每服 70g，空腹时用温酒或米饮送下。

【方　　名】琥珀丸

【方药组成】琥珀 27g，桂心 27g，牛膝 27g，制芫花 27g，槟榔 27g，炒桃仁 27g，生地黄 18g，延胡索 18g，当归 18g，鳖甲 36g，三棱 36g，干漆（炒）36g，硇砂 36g，大黄 72g，虻虫（去翅，足，炒）49 枚，水蛭（炒）49 枚。

【功效主治】治妇人积年血癥块不消，状如鬼胎之候。

【用法用量】上为末，醋煮硇砂为膏，入药末和，捣二三百杵，丸如梧桐子大。每服 10 丸，空心，温开水或温酒下。

【方　　名】护肝抗癌方

【方药组成】生晒参 5g（或党参 12g），炙黄芪 15g，女贞子 12g，夏枯草 10g，白花蛇舌草 30g，石见穿 30g，水红花子 10g，赤芍 10g，莪术 10g，郁金 10g，甘草 6g。

【功效主治】早期亚临床型原发性肝癌。

【用法用量】水煎服，每日 1 剂。

【来　　源】《中医杂志》，1989，(7)：45。

【方　　名】护龙散

【方药组成】文蛤（以石灰炒黄色，去灰，出火毒）。

【功效主治】清热利湿，化痰软坚。适用于阴茎肿瘤，先肿，后穿破，出黄水，疮如鱼口者。

【用法用量】研极细末，掺患处。

【方　　名】护阴丹

【方药组成】桃仁（捣烂）90g，蛇床子（为末）30g。

【功效主治】活血化瘀，燥湿解毒。适用于妇女外阴肿瘤，疼痛或瘙痒，溃烂或渗液，出血色暗者。

【用法用量】绢绫做一长袋，泡湿，将药装入袋中，纳入阴道内。

【方　　名】花白蛇红枣汤

【方药组成】花白蛇（银环蛇）1 条，红枣 30 枚，姜丝、香油、食盐少许。

【功效主治】各种恶性肿瘤，尤其对肝癌有显著疗效。

【用法用量】将蛇宰杀，去内脏杂肠，洗净后切粗块，同红枣一起入锅内煎煮，炖煮至熟透，入姜丝、香油和食盐调味，喝汤吃蛇肉、红枣，每周 1 次，5 次为 1 个疗程。

【来　　源】《健康报》引自河北省民间方。

【附　　注】据《健康报》介绍，河北一姚姓肝癌患者，于某肿瘤医院确诊为晚期肝癌，失去手术机会，于是他回家采用食花白蛇4条后，肝肿瘤肿块缩小，症状好转。

【方　　名】花草汤

【方药组成】七叶一枝花、夏枯草、山豆根各30g，汤剂或取上述药物各适量。

【功效主治】食管癌。

【用法用量】研末，炼蜜为丸，水煎服，每日1剂，分3次服。或服丸药每次9g，每日3次。

【方　　名】花炖猪肉（重楼炖猪肉）

【方药组成】七叶一枝花12g，猪肉适量。

【功效主治】清热止血。主治妇女血崩。

【用法用量】水炖，服汤食肉，一日分数次服，未愈再制。

【来　　源】《浙江天目山药植志》。

【方　　名】花粉牙皂方

【方药组成】天花粉、牙皂。

【功效主治】清热生津，消肿排脓。适用于绒毛膜上皮癌及恶性葡萄胎。

【用法用量】上药经快速冷冻干燥，制成10%合剂，装入胶囊，阴道给药。以温开水冲洗阴道，排除积水后，将胶囊放入后穹窿，卧床8小时。剂量从0.25g开始，间隔5～7天用药1次。如用药后反应轻微，每次可增加药量0.025g。

【临床应用】本方治疗绒毛膜上皮癌5例、恶性葡萄胎11例（其中Ⅰ期8例、Ⅱ期2例、Ⅲ期1例），治疗次数为2～6次不等。结果，16例中除2例绒毛膜上皮癌死亡外，其余14例均获痊愈，随访8～16年无1例复发。

【附　　注】现代药理学研究证明，天花粉含有天花粉蛋白，有较强的抗原性，能引起过敏反应，故使用前先做天花粉皮试，阴性后始能给药。

【方　　名】花粉竹茹石斛汤

【方药组成】北沙参、生地黄、天花粉、玉竹各15g，麦冬、竹茹、川石斛各9g，诃子肉4.5g，蜂蜜（冲服）1匙。

【加　　减】阴血枯槁，形瘦、肌肤干燥、大便干结，去诃子肉，加当归9g，生首乌、黑芝麻各15g。

【功效主治】胃癌、食管癌。

【用法用量】水煎服，每日1剂。

【来　　源】《治癌中药处方700种》。

【方　　名】花椒炖猪肉

【方药组成】鲜花椒30g，橘皮10g，生姜6g，瘦猪肉40g。

【功效主治】温中散寒，化湿止痛。主治脾胃虚寒型胃癌。

【用法用量】熬熟食用。佐餐当菜，随量食用。

【方　　名】花椒叶蛋清贴

【方药组成】野花椒叶（适量）、鸡蛋1枚。

【功效主治】乳痈癖疬痃。

【用法用量】花椒叶晒干为末，鸡蛋清调敷立愈。

【来　　源】《种福堂方》。

【方　　名】花椒油嫩藕方

【方药组成】嫩藕2节，色拉油4ml，醋5ml。花椒、盐、酱油少许。

【功效主治】止血散瘀，凉血安神。本膳主要适用于子宫颈癌血热出血如块者。

【用法用量】将藕去皮，切片，放入开水锅内，加盐，烫半分钟立即捞出，放入盘中（放进冰箱备用）。锅内将花椒、色拉油用小火爆香，取出花椒，把油浇在藕再浇上其他调料，即成。在炎热的夏天，吃上这道凉菜，清爽可口。

【附　　注】嫩藕为睡莲科植物莲Nelumbo nucifera G.的根茎的节部，主产于华东地区所含的活性物质主要成分为天门冬素（Asparagine）。高国俊报告：以含有天门冬素成分的注射液和白花蛇舌草配伍，治疗41例恶性淋巴瘤，总有效率为87.9%（《新医学》，1975，4：193）。莲的种子（莲子）动物实验表明，有一定的延长移植肿瘤的动物寿命作用（《抗肿瘤药物研究资料》，1972：12）。

【方　　名】花旗参肉汤

【方药组成】花旗参 3g，玉竹 37g，枸杞子 19g，山药 22g，桂圆肉 19g，猪瘦肉 300g，鸡 1 只，清水适量。

【功效主治】清补提神，健脾益气。本膳主要适用于肺癌气阴两虚发热者。

【用法用量】花旗参、玉竹等均放入布袋中，线绳扎紧，和猪肉或鸡一起，加清水炖煮。先大火后小火，煮 2 ～ 3 小时。捞出布袋，吃肉喝汤，每次一小碗。多余的放入冰箱储存，用时煮沸即可。每天一次。

【附　　注】花旗参即西洋参，补气养阴，清热生津，主产于美国、加拿大及法国。我国河南有较大面积的引种。通过植化分析表明：河南西洋参与美国西洋参成分基本相同，而且河南 4 年生西洋参总皂苷含量高于美国的，但 3 年生的低于美国的。说明使用中国引种的西洋参最好用 4 年参，而不要用 3 年以下参，因为其抗癌有效成分的含量有差异（《全国第二届补益药中西医结合研讨论文集》，1988：106）。

【方　　名】花蕊石散

【方药组成】花蕊石（煨过）45g，黄柏皮 15g，黄连 30g。

【功效主治】解毒敛疮。适用于皮肤癌，恶疮穿溃，经久不愈及痈疽溃烂，脓不干。

【用法用量】上为末，入轻粉和匀，先用温盐水洗疮令净，以帛拭干，即以津调蕊涂疮上。

【方　　名】花生衣方

【方药组成】花生衣（适量）。

【功效主治】养血化斑。适用于肿瘤患者经放疗、化疗后血小板、白细胞减少，身发紫斑或出血者。

【用法用量】炒制后研末冲服。每次 3 ～ 9g，每日 3 次。

【方　　名】花生苡仁方

【方药组成】花生米、薏苡仁、赤小豆、红枣各 30g。

【功效主治】控制肿瘤发展；治肿瘤病人化疗、放疗反应所致的白细胞减少，有促使白细胞升高、增强体质、控制肿瘤的生长发展之功效。

【用法用量】先煮赤小豆至熟，再下花生米、薏苡仁、红枣共煮，可食可饮。

【方　　名】花生芝麻豆奶

【方药组成】花生 30g，黑芝麻粉 15g，黄豆粉 50g。

【功效主治】益气养血，提升血象。主治气血两虚型宫颈癌患者放疗后血象降低。

【用法用量】先将黑芝麻粉放入锅中，用微火不断翻炒，出香，离火备用。将花生拣杂，放入温开水中浸泡片刻，入锅，加清水适量，大火煮熟，改用小火煨煮 1 小时，放入家用捣搅机中，快速搅拌成花生浆汁，盛入容器，待用。将黄豆粉放入大碗中，加清水适量，搅拌均匀，倒入锅中，视需要可酌加清水，再搅拌均匀，大火煮沸，改用小火煨煮 10 分钟（勿使其溢出），用洁净纱布过滤，将所取滤汁（即豆奶）放入容器，趁热调入花生浆汁及黑芝麻粉，拌和均匀即成。佐餐当饮料，随量服食，或当点心，分数次服食，当日吃完。

【方　　名】华虎内功汤

【方药组成】炙华蟾 10g，田三七 10g，人参 10g，炒白术 10g，茯苓 10g，醋炙莪术 10g，炙三棱 10g，炙黄芪 10g，当归 10g，炒川芎 10g，白芍 10g，赤芍 10g，威灵仙 10g，金不换 10g，大黄 10g，重楼 10g，鳖甲 10g，延胡索 10g，天花粉 10g，姜南星 10g，姜半夏 10g，八角莲 10g，土鳖虫 10g，炙壁虎 6g，炙甘草 6g，泽漆 15g，熟地黄 15g，白头翁 15g，半枝莲 15g，八月札 15g，蒲公英 15g，蜈蚣 3 条。

【加　　减】方中用莪术、三棱、川芎、延胡索、土鳖虫、蜈蚣、金不换、三七、大黄破血逐瘀，消癥散结，通络止痛；八角莲、重楼、壁虎、泽漆、白头翁、半枝莲、蒲公英抗癌攻毒，清热泻火，消肿定痛；天南星、半夏、威灵仙、鳖甲削坚破积、软化结块；华蟾以毒攻毒、抗癌止痛。

以上数药配合，则可共达祛邪、攻毒之目的。复用人参、白术、茯苓、黄芪、甘草补益肺脾、培元扶正；当归、白芍、熟地黄、天花粉并合川芎养血滋阴、生津润燥。另外，人参、白术等与当归、芍药配合，组成八珍汤，发挥气血双补之功。最后以八月札调气机，理脾胃，使补而不呆滞、攻而不碍胃，达到佐使药之效用。综合全方，相辅相成、相得益彰，共奏抗癌攻毒、扶正散结作用。临床观察，以本方同时配消癌散（泽漆 60g，华蟾 50g，炙守宫 20g，莪术 20g，三棱 20g，川芎 20g，延胡索 20g，独活 20g，乳香 20g，没药 20g，当归 20g，川乌 20g，草乌 20g，木香 20g，麻黄 20g，土元 20g，大戟 20g，皂矾 20g，红花 10g，甘遂 10g，共研细末，过筛，搅匀，装 20cm×20cm 布袋中，锅蒸 20～30 分钟，洒酒 50～100ml，用毛布包裹）外敷患部（其上可置热水袋，每次 30 分钟，每日 2～3 次，每剂用 5 日）。

【功效主治】抗癌攻毒，扶正散结。原发性肝癌，症见身热，体倦无力，肝区时痛，胁下积块质硬撑胀，食少纳差，或见黄疸，色暗不鲜，或有腹水臌胀，小便短少，舌苔黄厚，脉数。

【用法用量】以上药物，水煎分 2 次服下，每日 1 剂，连用 60～150 日。外敷患处。

【临床应用】治疗原发性肝癌 118 例，治愈 34 例，临床治愈 39 例，显效 40 例，无效 5 例，总有效率为 95.76%。

【附　　注】原发性肝癌，病机常常较为复杂，由于病久不复，正虚与邪实往往并存，以致在邪正斗争中正气愈加不支，而邪气愈加炽盛。本方即为此正虚邪盛之病机而设。肝功能明显障碍、出血倾向明显者禁用，巨块型肝癌亦慎用。

【方　　名】华氏抗癌方

【方药组成】赤芍 20g，川贝母、杏仁、生蒲黄、五灵脂各 10g，地鳖虫 4g，穿山甲、丹参、全瓜蒌、全当归各 15g，制乳香、制没药各 8g，紫草、山慈菇各 15g。

【加　　减】头痛加蔓荆子、川芎、延胡索；身疲乏力加党参、白术；纳差加鸡内金、神曲。

【功效主治】活血化瘀，清热解毒，通窍止痛。鼻咽癌，症见头痛剧烈，耳鸣，耳聋，鼻塞衄血，舌红有瘀斑，脉沉涩。

【用法用量】以上药物，共研细粉，水泛为丸，如绿豆大，每服 3～6g，黄芪煎水送下，每日 3 次。

【来　　源】《浙江中医杂志》1987 年第 2 期。

【附　　注】本方适用于鼻咽癌晚期，邪毒炽盛，证属血瘀、热毒者。方中干漆破血消瘀而攻坚，山慈菇清热解毒而抗癌，二味共为主药；辅以千金子、郁金活血化瘀，消肿止痛，蜂房、全蝎清热解毒以助主药；黄芪补气升阳以托毒。诸药合用则瘀滞消，热毒清，鼻咽通。

【方　　名】华佗治胃反方

【方药组成】珍珠 30g，雄黄 30g，丹砂 30g，朴硝 50g，干姜 10g，桂心 10g。

【功效主治】治胃反为病，朝食暮吐，心下坚如杯升，往来寒热，吐逆不下食，此为上寒所作，将成肺痿者。

【用法用量】上共为末，蜜丸，如梧子大。每服 3 丸，白汤下。日服 1～2 次。

【来　　源】《备急千金要方》卷十六。

【方　　名】滑石粉炉甘石方

【方药组成】滑石粉 500g，炉甘石 150g，淀粉 100g，冰片、朱砂各 50g，麻油适量。

【功效主治】皮肤癌。

【用法用量】药研细末，麻油调成糊状，先用白砒条 10g 在肿块周围刺入基底部，再敷药膏，隔日换 1 次。

【临床应用】用药 7～90 天，治愈率达 100%。

【方　　名】化癌膏

【方药组成】牡蛎 30g，夏枯草 12g，海藻 12g，海带 12g，露蜂房 9g，花粉 9g，玄参 6g，川贝母 4.5g，蜈蚣 4.5g。

【功效主治】软坚散结。适用于乳腺癌及卵巢癌。

【用法用量】每日 1 剂，水煎，分 2 次温服。

【方　　名】化癌散
【方药组成】火硝 500g，皂矾 30g，黄丹 60g，雄黄 9g，朱砂 3g，冰片适量。
【功效主治】面部皮肤鳞癌。
【用法用量】先取火硝、皂矾置锅内烈火炼成液状，再将黄丹、雄黄、朱砂混合研成细末，放入此液中，搅拌均匀，立即将其倾于干净平板上，冷地后凝结成晶块，研成细粉，临用时以每 2g 药粉加冰片 1g，研细，混匀。外用，敷于癌肿上，每次适量，隔日换药 1 次。
【来　　源】《抗癌中草药制剂》，人民卫生出版社，1981：287。

【方　　名】化癌汤
【方药组成】人参、黄芪、忍冬藤、当归、白术、茜草根、白芥子、茯苓适量。
【功效主治】调补气血，健脾化痰。适用于乳癌及其他癌症气血不足者。
【用法用量】每日 1 剂，水煎，分 2 次温服。

【方　　名】化毒丹
【方药组成】琥珀 3g，滴乳石 3g，橄榄核 3g，台麝 0.6g，犀黄 1.5g，珍珠 3g，灯草灰 9g，梅片 0.6g。
【功效主治】解毒散结，活血消肿。适用于阴茎肿瘤，疼痛，渗臭秽之液，阴茎外皮尽脱者。
【用法用量】上为细末，分作 12 服，每用鲜土茯苓半片煎水送 1 服。
【临床应用】某君，患肾岩翻花，初则微痒，继则龟头连及外皮浮肿，寒热交增，不数日外皮腐臭，阴茎外形如假山石凹凸嶙峋，疼痛不堪言状，无脓，唯流臭水。予以玉红膏稍和青九一丹掺和贴之，内服本方，10 余日后疼痛少减，臭水不流，改流稀脓。再服一料，10 余日后伏毒已化脓，不臭秽。外改用白灵丹掺入玉红膏内，摊纸贴之，内服补气托毒之剂而愈。

【方　　名】化毒内托散
【方药组成】乳香、穿山甲、白及、知母、贝母、半夏、金银花、皂角刺、天花粉各 3g。
【功能主治】化痰散结，解毒消肿。凡患疽痈发背、对口恶疮、乳岩（癌）乳核、无名歹疮，能令内消。可用于乳腺癌、肺癌等。
【用法用量】上药共为粗末。用米酒一碗煎至半碗，去渣温服，并佐以解毒抗癌药味。
【来　　源】《证治准绳》。

【方　　名】化毒内托散
【方药组成】乳香、穿山甲、白及、知母、重楼、贝母、半夏、紫花地丁、皂角刺、天花粉各 6g。
【功效主治】化痰散结，解毒消肿。适用于乳腺癌、肺癌。
【用法用量】共为粗末，用米酒一碗煎至半碗，去滓温服。

【方　　名】化毒片
【方药组成】红粉 240g，轻粉 240g，白降丹 300g，乳香 300g，没药 300g，儿茶 450g，乌贼骨 1 200g，夏枯草 450g，露蜂房 600g，猫眼草 30 000g，核桃枝 600g，玄明粉 600g，土贝母 3 000g，枯矾 600g，大枣 150g，川大黄 600g，生巴豆仁 90g。
【功效主治】肺癌，胃癌，骨肉瘤，直肠癌，宫颈癌，腹壁肿瘤。
【用法用量】上药轧细为末，加赋形剂压制成片，每片 0.3g。每次服 2～5 片，每日服 1 次。
【附　　注】该方为剧毒成药，应在清晨空腹时服用，服药 3 小时后再进易消化食物。上方为孙秉严提供。

【方　　名】化毒散
【方药组成】乳香、没药（均醋炙）各 60g，川贝母、黄连各 60g，赤芍、天花粉、大黄各 120g，生甘草 45g，珍珠粉 24g，牛黄 12g，冰片 15g，雄黄粉 60g。
【功效主治】清热化毒，活血消肿。适用于小儿积热蕴毒，疮疖溃烂，红肿疼痛。肿瘤患者皮肤感染，丹毒，蜂窝织炎等均可外用。
【用法用量】醋或清茶调敷患处。前八味研细粉过箩混匀，与后四味套研均匀，瓶装。每瓶内装

1.2g，每日2次，每次0.6～1.2g，温开水冲服，小儿酌减。

【附　　注】配成化毒散膏外敷效果较好。

【方　　名】化毒散膏

【方药组成】化毒散（为市售方，方略）60g，冰片15g，去毒药粉150g。

【功效主治】肿瘤病人化疗引起的静脉炎，局部红肿疼痛，静脉血管发红。

【用法用量】将以上诸药共研细末，用凡士林1 250g调匀成膏。外敷患处。

【附　　注】赵炳南方。

【方　　名】化毒生肌散

【方药组成】黄柏9g，白薇9g，水粉9g，儿茶9g，蚯蚓粪9g，潮脑3g，乳香（净油）3g，轻粉1.5g，冰片1.5g，麝香0.9g。

【功效主治】清热解毒，化腐生肌。适用于妇女外阴肿瘤溃腐者。

【用法用量】研为细末，外涂患处。

【方　　名】化腐生肌粉

【方药组成】珍珠0.15g，炉甘石、生龙骨各30g，轻粉1.5g，冰片0.6g。

【功效主治】乳腺癌。主治乳腺癌溃烂，久不收口。

【用法用量】制粉外敷溃疡面，每日一换。

【方　　名】化积保中丸

【方药组成】白术三两，苍术、陈皮、香附各二两，神曲、半夏、萝卜子、白芥子、黄连各一两，三棱、瓦楞子、人参各五钱。

【加　　减】阴伤甚者，加生地黄、沙参、石斛；血虚者，加当归、熟地黄、白芍；阳虚者，加肉桂。

【功效主治】养正气，消积滞。正虚瘀结之积块坚硬，疼痛逐渐加剧，消瘦脱形，饮食大减，舌淡紫，舌光无苔，脉细数。

【用法用量】上药共为末，醋调，神曲糊为丸。每次服2～3钱，一日二次，空腹淡姜汤送下。

【附　　注】本方所治之症为积聚末期，正气大虚，而邪气实甚。积块日久，血络瘀结，故积块坚硬，疼痛加剧。中气大伤，运化无权，故饮食大减，消瘦脱形。宜扶正祛瘀。方中人参、白术大补元气以扶正；配陈皮使补而不滞；三棱、莪术、干漆、瓦楞子、香附、木香、槟榔、青皮以活血行气，软坚破瘀；神曲、萝卜子、砂仁健胃消食行滞；癥瘕之积，多挟痰饮，故用半夏、苍术健脾燥湿；白芥子、黄连热寒并用，共消积滞。现临床可用于消化道晚期肿瘤的治疗。

【注意事项】不可妄用下药以伤正气。

【方　　名】化积膏

【方药组成】栀子7个，斑蝥7个，巴豆7个，杏仁7个，蜂蜜60g，芒硝30g，葱白120g。

【功效主治】腹部痞块。

【用法用量】上药放臼中，共捣如泥即成。取药泥摊于布上，贴敷肿块处，24小时后取下，停半日再换药敷之，一般需连敷3～4次。

【来　　源】门光远供方。

【方　　名】化积散

【方药组成】白丁香5粒，净朴硝少许，硇砂0.3g，冰片少许。

【功效主治】软坚散结，清热解毒。适用于眼部肿瘤。

【用法用量】上研极细腻至无声者。点眼。

【方　　名】化积丸

【方药组成】莪术、阿魏、海浮石、香附、雄黄、槟榔、苏木、瓦楞子、五灵脂。

【功效主治】消积化瘀，和胃制酸。主治积聚，适用于胃癌。

【用法用量】上为末，水泛为丸，每次3～6g，温开水送下。

【来　　源】《杂病源流犀烛》。

【方　　名】化积丸

【方药组成】黄连（一半用吴茱萸炒、去吴茱萸，一半用益智仁炒、去益智仁）一两半，山栀、川芎、三棱、莪术、神曲、桃仁各半两，香附一两，萝卜子一两半，山楂一两。

【加　　减】肝郁较重者加柴胡、枳壳、陈皮、延胡索；邪郁化火、湿热内蕴而见黄疸、小便不利者加茵陈蒿、金钱草、龙胆草、虎杖、大黄；胃气上逆、呕恶纳差者加姜半夏、竹茹、芦根、陈皮；咳吐黄痰者加全瓜蒌、象贝母、黄芩等。

【功效主治】活血理气，化积清热。食块、死血、痰积成块，在两胁动作，腹鸣嘈杂，眩晕身热，时作时止。

【用法用量】以上药物共研细末，蒸饼为丸，每服9g，每日3次。亦可水煎服，每日1剂。

【附　　注】该方所治之症，是由瘀血、痰浊、食积而成。三者相互联系、相互影响，既可单独为病，又可合而为因，病变部位在两胁，亦可累及胃脘。治当据其病因病机，施以活血理气，化积清热之法。方中用三棱、莪术、川芎、桃仁活血化瘀、散结消积；以香附疏肝理气，并助血行；萝卜子、山楂消食导滞、破气除痞；黄连、山栀苦寒以清热积，并可防痰、瘀化热。诸药合用，共驱有形实邪。根据本方的药物组方特点，现代临床可用于肝癌、胆囊癌、胆管癌及胰腺癌、壶腹周围癌的治疗。

【方　　名】化坚散结汤

【方药组成】海藻30g，甘草6g，海浮石12g，连翘30g，王不留行15g，丹参30g，赤芍9g，山慈菇12g，穿山甲5g，皂角刺5g，陈皮3g。

【功效主治】软坚散结，活血化瘀。适用于痰瘀互结之食管良性肿瘤。

【用法用量】每日1剂，诸药先于冷水中浸泡50分钟，以浸透生药为度，后文火煎之，分2次温服。

【临床应用】秦某某，女，42岁，工人。于1978年9月5日来诊。患者咽物有噎感40天，开始胸胁胀满不适，逐渐至有发噎感。经钡餐检查发现“食管后缘有4cm×5cm一段肿物，病理切片示食管良性肿瘤”。予服上方38剂，诸症消失，食管检查已正常，1年后追访，情况良好，未见复发。

【来　　源】赵振兴方。

【方　　名】化坚散结汤

【方药组成】海藻30g，海浮石15g，山慈菇、赤芍、王不留行、陈皮、甘草各10g，皂角刺、炙穿山甲各5g，丹参、太子参、连翘各20g。

【功效主治】软坚散结。治疗良性肿瘤。

【用法用量】每日1剂，水煎，分2次温服。

【临床应用】王某某，女，37岁。1982年春节后发现咽物哽噎，未予重视，后呈进行性加重，影响进食，始就医，当地诊为“食道瘤”（性质未定）。患者得知病情，心情抑郁、饮食不思，日趋严重。经某省医院食道造影：食管上段有3cm×1cm圆形透亮区，边缘光滑整齐，钡剂呈分流通过，右前斜位尤甚，中下段可见一囊状突出阴影，光滑整齐，长1cm。印象：食道上段平滑肌瘤，中下段可复性憩室。患者畏惧手术治疗。症见精神抑郁，面色萎黄，胸闷，时欲叹息，进物则噎。舌尖暗红，苔薄白，脉弦。予化坚散结汤加射干10g，丁香6g，郁金、桔梗各12g。20剂后，胸闷减轻，自觉咽物好转，纳增，精神亦好转。服药50剂，咽物通畅，体力增强，除食后胃脘稍胀外，已无不适。2个月后食道镜检查：食道未见黏膜隆起，无憩室开口，贲门正常。钡餐造影示：食道钡剂通过良好，有一囊袋食道憩室，其他未见异常。2年后随访，身体健壮，饮食正常。

【附　　注】本方可广泛用于良性肿瘤，诸如上臂及颈部神经纤维瘤、食道良性瘤、阑尾炎术后肠粘连（包块）、腹部皮下肿块、颈部慢性淋巴结炎、上颚囊肿等。但须守方服药，渐渐消磨，切勿操之过急，同时做好思想工作，解除其顾虑，亦属十分必要。凡病在上肢，加桂枝；颈部，加柴胡；项部，加葛根；食道与咽部，加射干、桔梗；肺部，加桔梗；乳房，加柴胡、白芷；下肢，加川牛膝。

【方　　名】化坚汤

【方药组成】白术（去芦）6g，茯苓（去皮）9g，当归9g，川芎4.5g，香附（炒）6g，山楂6g，枳实3g，陈皮6g，半夏（姜炒）6g，桃仁（去皮尖）10粒，红花2.4g，莪术3g，甘草2.4g。
【加　　减】肉积，加黄连1.8g；食积，加神曲6g；左有块，倍川芎3g；右有块，加青皮6g；饱胀，加萝卜子9g；壮人，加三棱3g；弱人，加人参9g。
【功效主治】理气化瘀，消积散痞。主治积聚，癥瘕，痃癖，痰饮，食积，死血成块者。适用于肝癌。
【用法用量】上为粗末。加生姜3片，水煎服。
【来　　源】《寿世保元》。

【方　　名】化坚丸
【方药组成】牡蛎60g，海蛤壳60g，海藻60g，昆布20g，象贝30g，夏枯草30g，当归30g，川芎15g，桂枝15g，细辛15g，白芷15g，藿香30g，山慈菇15g。
【功效主治】何杰金氏病。
【用法用量】诸药研末，泛丸，如绿豆大，日服3次，每次9g。
【临床应用】张某，男，23岁。1958年10月17日初诊。患者身体日渐消瘦，右侧颈项部发现两枚硬结，形坚而硬，在某医学院等做病理切片检查，确诊为何杰金氏病，放疗无效而求之于中医。服上方1个月后，病情显著好转，皮色转红润，疲劳感消失。再服1个月，患者要求恢复工作。查体重由原55kg增至60.5kg，其他症状消失。
【来　　源】《江苏中医》1959，（11）：31。

【方　　名】化疗扶正方
【方药组成】生黄芪30g，太子参30g，白术10g，茯苓10g，焦三仙30g，鸡血藤30g，女贞子15g，枸杞子15g，菟丝子10g，茵陈蒿15g，鸡内金10g，半夏10g。
【功效主治】健脾补肾，调肝和胃。适用于肿瘤患者化学药物治疗而出现肝胃不和者。
【用法用量】每日1剂，水煎，分2次温服。
【附　　注】在化疗的同时配合应用本方，能减少化学药物治疗的毒副反应，增强效果。临证根据不同反应，酌情加减。

【方　　名】化瘤丹
【方药组成】樟丹（煅）60g，川大黄90g，金礞石45g，山甲（醋炙）45g，苍术30g，雄黄30g，沉香30g，黄芩30g，血竭21g，乳香21g，没药21g，冰片15g，芥穗15g，蟾酥15g，朱砂15g，硇砂12g，天麻12g，巴豆霜12g，甘草12g，川芎12g，金银花12g，杜仲12g，蜗牛12g，全虫9g，白及6g，麝香3g，斑蝥（去头翅）7个，蜈蚣3条。
【功效主治】喉癌，食管癌，子宫癌。
【用法用量】上药除蟾酥、朱砂外，共研细末，服人乳汁浸蟾酥，再用黄酒对入上药面，做丸如小黄豆粒大，朱砂为衣。每次服1粒，每日服3～7粒，食前2小时或食后2小时。

【方　　名】化瘤散
【方药组成】山豆根、桃仁、丹参各30g，川续断、王不留行、薏苡仁、川芎各20g，莪术、香附、瓜蒌、制半夏各15g，当归12g，牛膝23g，丁香18g，乳香、大黄、露蜂房各1.2g，生熟地黄各5g，山楂120g。
【功效主治】理气活血，消瘀散结，补益肝肾。乳腺小叶增生。
【用法用量】共研细末、备用。口取，每次8g，每日3次,30天为1个疗程，上药为1个疗程量。
【临床应用】治疗122例，全部治愈。服1个疗程痊愈38例，2个疗程41例，3个疗程43例。王某某，女，39岁，1993年9月5日初诊。发现乳房肿块1年余，近半年来肿块疼痛明显，经某医院确诊为乳腺小叶增生。来诊双侧乳房可触及多个大小不等的包块，大的约1.5cm×4.5cm。服化瘤散2个疗程，自觉症状消失，包块明显缩小。服完3个疗程，包块消失，治愈。
【来　　源】《河南中医》，1994，（3）：173。
【附　　注】化瘤散重用山楂化瘀消积，山豆根、露蜂房、莪术、瓜蒌、半夏、薏苡仁解毒消肿散结，丹参、当归、川芎、王不留行、乳香、大黄、桃仁活血化瘀，香附、丁香理气，川续断、牛膝、生地黄、熟地黄培补肝肾。所用药物大多入肝、胃经，盖乳房为肝、胃两经之分野。全方药味多，组方却有章法，故疗效甚佳。

【方　　名】化瘤丸
【方药组成】党参30g，熟地黄15g，紫河车15g，马钱子4g，甘草6g。
【功效主治】益气养血，攻毒散结。卵巢癌，症见小腹积块坚硬，疼痛拒按，神疲乏力，面色无华，身体消瘦，舌质淡，脉沉细弱。
【用法用量】上药共研细末，炼蜜为丸，每丸3g，早晚各服1丸。
【附　　注】本方适用于卵巢癌晚期气血虚弱者。癌瘤晚期邪气实甚，而正气大虚，不耐攻伐，治宜补益为主，攻邪为辅。方中党参大补肺脾之气，以资生血之源，而固后天之本；马钱子大毒，通经络，止疼痛，攻毒散结以抗癌；甘草调和药性，解马钱子之毒。诸药合用，益气养血以扶正，攻毒散结以抗癌，正足邪自去，邪去正自安。

【方　　名】化木汤
【方药组成】白术60g，附子3g，肉桂3g，柴胡3g，杜若根30g。
【功效主治】温经散寒止痛。适用于睾丸肿瘤作痛，而后反不痛者。
【用法用量】每日1剂，水煎服。盖被发汗。

【方　　名】化痞膏
【方药组成】生大黄30g，半夏、荆三棱、苏木、穿山甲、陈皮、当归尾、全蝎、番木鳖、红花、陈枳壳、厚朴、蓬莪术、血余、大贝母、川乌、天南星、香附、赤芍药、草乌、坚槟榔各9g，蜈蚣10g，巴豆仁50粒，大鳖（切4块）1个，桃枝、杨枝、槐枝各30cm，葱10根，水红花子15g，白凤仙根15根。
【功效主治】化瘀消积。适用于肝癌。
【用法用量】麻油1 500g同煎，药枯去滓，再入东丹720g收膏，取起冷定，入后药：阿魏、苏合油各15g，血竭、真没药（去油），肉桂、孩儿茶、潮脑、滴乳香（去油）、虎骨（煅）、青黛各9g，冰片、麝香、干漆各6g，皮硝30g，瓦楞子（煅）9g，共研极细末，筛入膏内。搅匀摊布上，贴患处。
【来　　源】《疡医大全》。

【方　　名】化痞丸
【方药组成】莪术（醋炒）、海浮石（煅）、瓦楞子（煅）、干漆、大茴香、山楂、穿山甲、丁香、五灵脂、白芷、陈皮、延胡索、木香、牡丹皮、青皮、桔梗、枳壳、胡椒、神曲、蒲黄、香附、桃仁、红花、川芎、当归、厚朴、砂仁、鳖甲（醋炒）、朴硝各9g，阿魏15g，小茴香、赤芍药、使君子（净肉）、桂皮、铁花粉各12g，水红花子12g。
【功效主治】化癥消痞。适用于肝癌。
【用法用量】上为末，皂角煎汤泛丸，如梧桐子大。每服30丸，体壮者可加至40～50丸，酒送下，1日3次。
【来　　源】《疡医大全》引刘长随方。

【方　　名】化痞丸
【方药组成】三棱15g，莪术15g，阿魏15g，海浮石15g，苏木15g，雄黄15g，煅瓦楞子15g，五灵脂15g，香附15g。
【功效主治】诸积内痛，痞满成积。
【用法用量】取上药进行干燥，混合碾细，用净水叠成小丸，每克不得少于10粒。每次服3～6g，每日服2次。
【附　　注】孕妇忌服。

【方　　名】化癖膏
【方药组成】真香油一斤、黄丹半斤、川乌五钱、甘遂五钱、当归五钱、甘草五钱、蜣螂二十个、穿山甲五钱、木鳖子五钱（仁）。
【功效主治】散结化癖，消肿定痛。癖疾，局部有块，质硬，按之疼痛，或有红肿。
【用法用量】上先将油入锅内，用前六味熬焦，去滓，入黄丹熬成珠，离火，入后药：芦荟五钱，阿魏五钱，硇砂五钱，硼砂五钱，皮硝五钱，麝香五钱，水红花七钱，此七味为细末，入内随用，每一个，重三钱。头帖时，先用皮硝水洗患处极净，然后贴上，三日觉肚皮痒，七日觉疾甚痛，即其验也。

【来　　源】《古今医鉴》卷十二。

【附　　注】本方治症，乃属邪毒凝结所致，故治以疏结泄壅、宣毒止痛为主。方中川乌辛散通达、疏经止痛；木鳖子消结肿、通络脉、化毒止痛；当归、穿山甲活血祛瘀，后者并托毒消肿；蜣螂味咸性寒，能破瘀攻毒，消癥瘕、开痞结；甘遂外用，合上述诸药亦发挥散结消肿之功。总之本方为外治制剂，其散结化癖、消肿定痛功效，若配合内服药应用，疗效更佳。临床应加以注意。

【方　　名】化癖汤

【方药组成】北柴胡 6g，白芍药 12g，桃仁、桔梗、川芎、半夏、浙贝母、炒三棱、炒莪术各 10g，威灵仙、炒王不留行各 15g，生牡蛎 30g。

【加　　减】疼痛甚者加延胡索、郁金各 10g；气虚者加黄芪、党参各 10g；血虚者加当归、熟地黄各 10g；按之痛加金银花、漏芦各 10g。

【功效主治】乳腺增生。

【用法用量】上药水煎服，每日 1 剂，20 日为 1 疗程，疗程中间隔 5 天。

【临床应用】本组病例 45 人，痊愈 33 例；好转 12 例，全部有效，服药最多者 60 例，最少者 15 例。

【来　　源】杨承岐方。

【方　　名】化气汤

【方药组成】沉香、胡椒各 30g，木香、缩砂仁（去壳）、桂心（去粗皮）各 60g，丁香皮、干姜（炮）、蓬莪术（煨）、茴香（炒）、青皮（去白，麸炒）、陈皮（去瓤，麸炒）、甘草（炙）各 120g。

【功效主治】温中降逆，行气消积。主治一切气逆，胸膈噎闷，腹部胀满及心脾疼痛，呕吐酸水；丈夫小肠气，妇人脾血气。适用于胃癌。

【用法用量】上为细末。每服 6g，生姜、紫苏、盐汤调下；妇人淡醋汤下。

【来　　源】《太平惠民和剂局方》。

【方　　名】化气丸

【方药组成】官桂、陈皮、丁香、木香、缩砂仁各 30g，三棱、莪术各 60g，茯苓 45g，人参（好者）30g，香附 250g，甘草、厚朴、萝卜子、大黄各 60g，枳壳（炮）、槟榔各 90g，黑牵牛（头末）120g。

【功效主治】行气化瘀。主治远年日久，茶酒气食，过度成积。适用于肝癌证属气血瘀滞者。

【用法用量】上为末，用黑牵牛 500g，取头末 120g，以 3 份分之，生用 2 份，炒用 1 份，和匀打醋糊，入药搜匀，和丸如梧桐子大。每服 30 ～ 40 丸，生姜或茶汤送下。

【来　　源】《普济方》。

【方　　名】化湿解毒汤

【方药组成】五灵脂、玄参、茯苓、防风、延胡索、香附各 9g，盐黄柏、金银花、大黄各 12g，知母、黄芪各 15g，沉香、当归各 6g。

【功效主治】湿热瘀积所致的肿瘤。

【用法用量】水煎，每日 1 剂，2 次分服。

【方　　名】化湿宣肺汤

【方药组成】清半夏 9g，茯苓 9g，杏仁 9g，冬花 9g，前胡 9g，冬虫夏草 9g，阿胶 9g，麦冬 9g，陈皮 6g，桔梗 6g，芦根 15g，瓜蒌 15g，生黄芪 15g。

【功效主治】放（化）疗所致的咳嗽。

【用法用量】水煎服，每日 1 剂。

【方　　名】化痰活血汤

【方药组成】夏枯草 30g，海藻 30g，昆布 30g，橘络 9g，丝瓜络 9g，皂角刺 30g，银柴胡 9g，粉葛根 9g，青皮 9g，生鹿角 10g，牡蛎 10g，生鳖甲 10g，土茯苓 15g，菟丝子 15g，蜈蚣 3 条，土鳖虫 3g，丹参 15g，当归 9g，三棱 9g，莪术 9g。

【功效主治】化痰软坚，活血破积。乳腺癌，症见乳房触及肿块，或大或小，皮色不变，疼痛时作，推之不移，颈下、腋部瘰疬累累，舌质暗有瘀斑，舌苔白腻，脉弦滑或涩者。

【用法用量】以上药物，水煎分2次空腹服下，每日1剂。

【来　　源】《新编抗肿瘤药物手册》。

【附　　注】本方所治乳腺癌，以痰浊留滞、瘀血结聚为病机。方用海藻、昆布、夏枯草、牡蛎、土茯苓、生鳖甲化痰燥湿、行气导滞、软化坚结；土鳖虫、蜈蚣、丹参、当归、三棱、莪术破血逐瘀，通利经脉，消积止痛；橘络、丝瓜络以络治络，利气行闭，宣壅止痛；皂角刺、鹿角溃坚破结，拔毒托毒，消痈散肿；菟丝子、葛根、银柴胡平调寒热阴阳；青皮既可助橘络等调气通闭，又可加强化痰、祛瘀诸药之功，从而促进药力之通达。全方配合，以攻邪为主要作用，力求瘤消结散而达到治疗目的。

【方　　名】化痰降逆方

【方药组成】清半夏10g，竹茹10g，橘皮10g，茯苓10g，党参10g，白术10g，旋覆花6g，代赭石15g，焦山楂3g，六曲30g，甘草6g，生姜、大枣引。

【功效主治】癌症病人因化疗所致恶心、呕吐、食欲不振等症。

【用法用量】水煎服，每日1剂。

【临床应用】汤药应在开始化疗前2天服用，至化疗结束后数天停止。

【来　　源】此方为段凤舞先生经验方。

【方　　名】化痰散结丸

【方药组成】红参、田七、穿山甲、浙贝母、淫羊藿、射干各200g，菟丝子、破故纸、龟板、黄芪、茯苓、巴戟天、威灵仙、金樱子各400g，生半夏、生南星、七叶一枝花各300g，天竺黄、海马、五味子、陈皮各100g。

【加　　减】胸水者，加葶苈子、龙葵；咯血者，加仙鹤草、生地榆、大小蓟；胸痛较重加郁金、丹参、瓜蒌。

【功效主治】补肾益肺，化痰散结。周围性肺癌中晚期，症见喘促短气，咳声低弱，声嘶胸痛气急，形瘦神惫，汗出肢冷，舌苔淡白，脉沉弱。

【用法用量】上药共研细末和丸，每次10g，1日3次，口服。

【附　　注】本方所治为肺肾两虚，痰瘀互结，邪毒壅盛之周围型肺癌的中晚期，表现为正气虚衰，邪毒炽盛，治宜扶正祛邪。方中红参、黄芪、茯苓、淫羊藿、菟丝子、破故纸、海马、金樱子、龟板、五味子补肾健脾益肺，阴阳双补，增强机体免疫功能，延长抗体存在时间，总之扶助正气；陈皮理气健脾，并使补而不滞；浙贝母、威灵仙、天竺黄、生半夏、生南星化痰散结偏祛痰浊；田七祛瘀止血功化瘀血；射干、七叶一枝花解毒抗癌，散结消肿，偏驱邪毒；穿山甲软坚散结，性善走窜，率众药直达病所。诸药合用扶正托毒以抗癌，化痰祛瘀以散结，合以驱邪毒之药，则病情当得以控制。

【方　　名】化痰息风方

【方药组成】半夏、胆南星、夏枯草、石菖蒲、僵蚕、生牡蛎、地龙、蜈蚣、猪茯苓、蟾酥、地鳖虫、天龙（壁虎）。

【加　　减】头痛剧烈加川芎、全蝎粉；视物模糊加枸杞子、菊花、决明子、青葙子；咳痰不爽加海浮石、海蛤壳、瓦楞子、猫爪草；偏瘫不用加黄芪、赤芍、当归；畏寒肢冷加附子、肉桂、炮姜、小茴香、吴茱萸；阳痿不举加菟丝子、淫羊藿、仙茅；月经闭结加当归、川芎、王不留行、穿山甲；夜寐不安加朱灯心、远志、朱砂；恶心呕吐加木香、竹茹、陈皮、九香虫、旋覆花；阴虚潮热加北沙参、石斛、龟板、鳖甲、生地黄；脘闷纳呆加陈皮、焦楂油、生薏苡仁、鸡内金；形体虚加黄芪、太子参、当归、生地黄、麦冬。

【功效主治】原发性中枢神经系统肿瘤。

【用法用量】水煎服，每日1剂，分两次服，3个月为一疗程。

【临床应用】共治67例，临床治愈者5例，占7.4%；显效16例，占23.9%；有效31例，占46.3%；无效15例，占22.4%。总有效率为77.6%。例如吴某某，女，56岁，1981年4月6

日初诊。1980年5月因头痛、呕吐、步履不稳于某院诊断为脑胶质瘤，即行部分切除术。病理诊断为小脑蚓部星状细胞瘤Ⅲ～Ⅳ级，术后曾服C.C.N.N.三天。1981年4月CT复查揭示脑胶质瘤复发，症状同前。连续服药4年，症状好转，两次CT复查揭示术后肿瘤无肿大。目前病情稳定，除步履尚不稳外，头痛已属偶作，疼痛程度也大为减轻，至今已生存5年余（疗效评价为显效）。

【来　　源】《中医杂志》，1988，（1）：26。

【附　　注】一般在连续服药数疗程以后，若病情稳定，可改为间歇性服药，但仍应鼓励患者长期服药为宜。治疗期间停用其他药物的治疗。

【方　　名】化铁金丹

【方药组成】黄芪、人参、白术、当归、川芎、陈皮、青皮（去瓤）、香附、乌药、槟榔、枳壳（麸炒）、枳实（麸炒）、木香、沉香、苍术（米泔水浸）、山楂肉、神曲（炒）、草果、麦芽、草豆蔻、萝卜子、苏子、白芥子、三棱、莪术、厚朴（姜汁）、小茴香、白矾、牙皂、黄连、赤芍、柴胡、龙胆草、甘草各五钱，大黄六钱，牵牛八钱，乳香、没药、阿魏、硇砂（用瓷罐煨过）各五钱，皮硝一两。

【功效主治】开结化积，逐瘀破气，消导祛滞，清热消痞。主治小腹、胃脘、胁下积块，经久不消，日渐增大，按之疼痛，胀满不舒，不欲饮食，形体消瘦，肌肤甲错，或发寒热者。舌淡苔黄腻，脉弦滑或细涩。

【用法用量】上为细末，醋打稀糊为丸，如梧桐子大。每服五十丸，空心米汤送下，午间、夜均白水送下，日三次。

【来　　源】《万病回春》卷三。

【附　　注】本方原书中谓治一切积块。凡寒痰、宿食、死血、湿浊、外邪或气滞所致者，均可应用。因其组方全面，数法并施，作用强烈，故曰化铁金丹。方中用陈皮、青皮、柴胡、香附、乌药、枳壳、枳实、厚朴、小茴香、槟榔、沉香、草果、草豆蔻以疏导气机、运中化痰除湿。其中陈皮、枳壳功专中焦，以健运脾胃、畅中行气为主；表皮、香附、柴胡疏利肝胆，理气通络；枳实、厚朴破气力盛，豁痰消痞；小茴香、乌药、沉香善入下焦，理小腹之气，并散寒凝、止痛；草果、草豆蔻、槟榔则芳香醒脾，健中除滞。以上理气之品合用，自能除一切气滞。又用当归、川芎、三棱、莪术、赤芍、乳香、没药、阿魏活血，除有形死血；黄芪、人参、白术、苍术、甘草补中健脾，益气和胃，并防破气、破血之品败胃；苏子、白芥子、莱菔子组成三子养亲汤，功能降气快膈，化痰消食，善治脘痞食少、痰多胸闷；山楂肉、麦芽、神曲消各种食积；大黄、牵牛泻下肠中秽浊、冷积；白矾、猪牙皂、硇砂荡痰开窍，利气散结；黄连、龙胆草清热燥湿，利胆泻肝。上药配伍可共奏开结化积、逐瘀破气、消导祛滞、清热消痞之功。临床凡腹部肿瘤而见上述病机及症状者，皆可选本方治疗。

【注意事项】本方总属攻伐之品，体质虚弱或疾病后期、正不胜邪者慎用。

【方　　名】化血丹

【方药组成】三七6g，花蕊石9g，血余炭3g。

【功效主治】癌性咯血、吐血、尿血及便血等出血症状。

【用法用量】共研细末，分2次，白开水送服。

【来　　源】张锡纯方。

【方　　名】化岩汤

【方药组成】灰毛浆果楝、毛七公、大风艾、走马风、红龙船花、臭牡丹、水泽兰、水菖蒲、两面针、竹叶椒、硬叶吊兰蔓荆叶各30g。

【功效主治】治腹腔肿物。

【用法用量】取上药适量捣烂。以酒或米水适量调匀，炒热至60℃左右，外敷包块相应的腹壁部。连用1个月左右，每晚用1剂。

【方　　名】化岩汤

【方药组成】人参30g，白术60g，黄芪30g，当归30g，忍冬藤30g，茜草根6g，白芥子6g，茯苓9g。

【功效主治】养气活血，清热解毒。适用于乳癌溃烂，状似蜂窝，肉向外生，终年不愈者。

【用法用量】每日1剂，水煎，分2次温服。

【方　　名】化阴煎

【方药组成】生地黄、熟地黄、牛膝、猪苓、泽泻、生黄柏、生知母各6g，绿豆9g，龙胆草4.5g，车前子3g。

【功效主治】滋阴泻火，解毒利尿。适用于前列腺癌，水亏阴涸，阳长有余，小便癃闭，淋浊疼痛。

【用法用量】每日1剂，用水400ml，加食盐少许，文武火煎至320ml，空腹时温服。

【方　　名】化瘿丹

【方药组成】海带、海藻、海蛤、昆布（以上4味皆焙）、泽泻（炒）、连翘各等分、猪靥、羊靥各10枚。

【功效主治】软坚散结。适用于甲状腺肿瘤。

【用法用量】上为细末，炼蜜为丸，如芡实大，每服1～2丸，临卧噙化。

【来　　源】本方引自金元攻邪学派张子和代表著作《儒门事亲》。

【方　　名】化瘀补髓汤系列方

【方药组成】①丹参30g，半枝莲30g，山豆根30g，蒲公英30g，补骨脂30g，透骨草30g，赤芍15g，牡丹皮15g，生地黄15g，草河车15g，葛根15g，姜黄9g。化瘀丸2粒，每日2次。②补骨脂30g，骨碎补30g，透骨草30g，女贞子30g，桑寄生30g，丹参30g，白花蛇舌草30g，生熟地黄各15g，牡丹皮15g，山豆根15g，葛根15g，姜黄9g。化瘀丸1粒，每日2次。③枸杞子30g，菟丝子30g，覆盆子30g，黑豆30g，补骨脂30g，骨碎补30g，生薏苡仁30g，鸡血藤30g，紫河车9g，鹿角胶9g，黄藤15g，当归15g。化瘀丸1粒，每日2次。

【功效主治】骨瘤及多发性骨髓瘤。①用于血瘀毒盛，骨髓空虚者；②用于骨空瘀阻而热毒不盛者；③用于气血虚弱，肝肾久亏而致精亏骨空。并可根据具体病情，三方配合使用。

【用法用量】水煎，每日1剂，2次分服；化瘀丸随汤药吞服。

【方　　名】化瘀复元汤

【方药组成】丹参30g，红花、桃仁各10g，赤芍、漏芦、王不留行、夏枯草各20g，罗勒25g，柴胡、天花粉、人参各15g，三七10g，大黄5g。

【加　　减】胸闷心烦者，加香附、郁金、栀子；便血多者，加仙鹤草、槐花、蒲黄炭；疼痛较甚者，加延胡索、乌药、乳香、没药。

【功效主治】活血化瘀，疏肝通络。大肠癌，症见腹部刺痛，痛处不移，胸闷不舒，神疲乏力，大便带血或大便秘结，舌紫暗，有瘀斑，脉弦涩。

【用法用量】以上药物，浓煎200ml，早晚2次分服，每日1剂。

【附　　注】本方可用于大肠癌中期。其病机要点为气滞血瘀，正气不足。盖情志抑郁，肝气郁结，气机不畅，脉络阻塞，血瘀不行。气滞血瘀，久则结块而成本症。治宜祛邪扶正兼顾。方中丹参、红花、桃仁、赤芍、漏芦、王不留行、罗勒活血祛瘀，消肿止痛，功祛瘀血；大黄荡涤凝瘀败血，引瘀血下行；柴胡疏肝调气，夏枯草散郁结，三七祛瘀止血；人参、天花粉益气养阴，扶助正气。诸药合用则气畅血行而消坚积。临床试验表明用本方治疗大肠癌在症状、病人生存期方面均取得了良好的效果，配合化疗有协同作用。

【方　　名】化瘀解毒汤

【方药组成】三棱15g，莪术15g，赤芍15g，当归12g，川芎9g，鳖甲12g，丹参12g，延胡15g，柴草根15g，白花蛇舌草30g，半枝莲30g，蒲公英30g，猪苓15g，大黄9g。

【功效主治】活血化瘀，清热解毒。适用于原发性肝癌。

【用法用量】每日1剂，水煎服。

【临床应用】本方治疗7例肝癌，治后中位生存期为443天；7例应用环磷酰胺治疗，中位生存期为95天。两组差异显著。

【来　　源】解放军一八〇医院张克平方。

【附　　注】外感邪毒，内伤情志，致气血失调，引起气滞血瘀，致成癥瘕积聚。如《灵枢·百病始生》曰："卒然外中于寒，若内伤于忧怒，则气上逆，气上逆则六输不通，温气不行，凝血蕴里而不散，津液涩渗，著而不去，而积皆成矣。"《医林改错》指出："诸块者必有形之血也。"方中三棱、莪术、赤芍、当归、丹参等活血化瘀，白花蛇舌草、半枝莲、蒲公英等清热解毒，故此方治疗肝癌取得了一定的效果。

【方　　名】化瘀软坚汤

【方药组成】瓜蒌、鱼腥草、穿山甲、昆布、浙贝母、莪术各 30g，没药、茜草、海浮石、炙枇杷叶各 15g，当归、露蜂房、太子参、丹参各 20g，三七 5g。

【加　　减】有胸水者，加葶苈子、龙葵；痰湿盛者，加姜半夏、胆南星、茯苓。

【功效主治】行气活血，化痰软坚。肺癌中期证属气滞血瘀者，症见咳嗽不爽，呼吸不畅，胸闷且痛，咯痰带血，面色青紫，唇甲紫暗，舌绛有瘀斑，脉弦紧。

【用法用量】以上药物，水煎分 2 次空腹服下，每日 1 剂。

【来　　源】《陕西中医》1988 年第 12 期。

【附　　注】本方为肺癌中期气滞血瘀所设，脾失健运，湿浊内停，凝结成痰，痰浊阻滞影响气血运行，形成气机郁滞，血脉瘀阻乃成本症。方中穿山甲咸能软坚，性善走窜，可透达经络直达病灶，活血祛瘀，为主药；瓜蒌、昆布、浙贝母、海浮石、炙枇杷叶化痰散结，莪术、没药、当归、丹参行气活血，共为辅药；太子参健脾益气以助气血运行；鱼腥草、露蜂房解毒抗癌；茜草、三七祛瘀止血。诸药合用，行气活血，化痰软坚，则气、血、痰之结可解。

【方　　名】化瘀生肌粉

【方药组成】血竭 1g，珍珠 0.2g，炉甘石 3g，生龙骨 3g，轻粉 1.5g，冰片 0.6g。

【功效主治】肿瘤因放疗、术后或者自然溃破，久不愈合者。

【用法用量】共研细末，外敷患处，每日换药 1 次。

【方　　名】化瘀生肌散

【方药组成】珍珠 0.2g，炉甘石 3g，生龙骨 3g，轻粉 1.5g，冰片 0.6g。

【功效主治】乳腺癌癌肿溃疡者。

【用法用量】上 5 味药共研为细末，外敷于溃疡处，每日换药 1 次。

【来　　源】《肿瘤临证备要》。

【附　　注】轻粉含砷，毒性较大，谨防入口。

【方　　名】化瘀汤

【方药组成】当归 9 ～ 15g，熟地黄 6 ～ 9g，白芍（酒炒）6g，川芎 3g，肉桂 6g，桃仁 3g（去皮），红花（酒炒）2.4g。

【加　　减】偏于气滞，加香附、乌药、木香、砂仁。

【功效主治】养血化瘀。适用于卵巢肿瘤，血瘀积聚不散，在脐腹之下，作痛喜按，身体素虚者。

【用法用量】每日 1 剂，水煎，加酒服。

【方　　名】化瘀通淋汤

【方药组成】丹参、龙葵、金钱草各 30g，赤芍、桃仁、红花、土鳖虫、刺猬皮各 10g，泽兰、女贞子、桑寄生各 15g。

【加　　减】癌肿难消加露蜂房、干蟾皮、白英；血尿不止加大蓟、小蓟、白茅根。

【功效主治】清热利湿，活血化瘀，滋阴养血。膀胱癌，症见小便涩滞不畅，尿血，腹痛，口干舌燥，舌红，脉弦。

【用法用量】以上药物，水煎分 2 次温服，每日 1 剂。

【附　　注】本方适用于膀胱癌中晚期证属下焦瘀热，灼伤津液，阴虚火旺，血热妄行。治以降火滋阴，化瘀止痛。方中龙葵、金钱草清热解毒，利湿散结以抗癌瘤；丹参、赤芍、桃仁、红花、土鳖虫、刺猬皮、泽兰活血化瘀，通络止痛以逐瘀血；女贞子、桑寄生滋阴养血以扶正，改善机体免疫功能；赤芍凉血止血；刺猬皮收敛止血。诸药合用，清湿热，逐瘀血以祛邪；滋阴津，养营血以扶正。

【方　　名】化瘀消积汤
【方药组成】荆三棱（炒）、蓬莪术（秒）、青皮（炒）、枳壳（炒）、郁金、当归各 10g，柴胡 8g，赤芍 12g，鳖甲（醋制）15g，牡蛎（生用先煎）20g。
【功效主治】痞积癥块，肝脾肿大或肝缩脾大，多种病因引起的肝硬化。
【用法用量】水煎，早晚各服 1 次，每日 1 剂，腹水甚加四苓汤（白术、泽泻、猪苓、茯苓），腹胀甚加广木香、槟榔、衄血加蒲黄炭、阿胶、茅根；肋痛甚者加金铃子散（金铃子、延胡索）。
【来　　源】此为安徽中医学院巴坤杰教授方。

【方　　名】化瘀消滞方
【方药组成】石见穿 30g，赤芍药、荆三棱、蓬莪术、王不留行、紫丹参、延胡索各 12g，蜈蚣粉（分吞）、地鳖虫粉（分吞）、全蝎粉（分吞）各 1.5g。
【功效主治】活血化瘀，消滞止痛。肺癌中、晚期，症见胸闷疼痛，咯痰带血，咳嗽不爽，呼吸不畅，面色青紫，舌有瘀斑，脉弦紧。
【用法用量】水煎分 2 次服，每日 1 剂。
【附　　注】本方适用于肺癌中、晚期证属气滞血瘀者。情志抑郁，气机不利，久则络脉瘀结，气血凝滞，死血内着，留于肺而成本病，瘀血凝滞，不通则痛，治宜行气活血。方中重用石见穿以解毒抗癌，抑制癌瘤生长为主药；辅以三棱、莪术、赤芍、丹参、王不留行活血化瘀，消积行气止痛；延胡索辛温通而止痛；蜈蚣、土鳖虫、全蝎均为虫类药性善走窜，解毒散结，通络止痛。诸药合用行气活血，消滞散积，调整机体免疫功能，破坏肿瘤细胞，从而控制肿瘤的进展。

【方　　名】化癥回生丹
【方药组成】人参六两，肉桂二两，两头尖二两，麝香二两，姜黄二两，丁香三两，川椒炭二两，虻虫二两，京三棱二两，蒲黄炭一两，红花二两，苏木三两，桃仁三两，苏子二两，五灵脂二两，降香二两，干漆二两，当归四两，没药二两，白芍四两，杏仁三两，香附二两，吴茱萸二两，延胡索二两，水蛭二两，阿魏二两，川芎二两，茴香炭三两，乳香二两，高良姜二两，艾叶炭二两，益母草八两，熟地黄四两，鳖甲胶一斤，大黄八两。
【加　　减】兼见鼻衄、齿衄、便血等出血症状，可酌加三七、大蓟、小蓟。
【功效主治】活血化瘀，软坚消积。适宜肝癌胃癌之气滞血瘀之腹内癥积，疼痛拒按，倦怠乏力者。
【用法用量】上为细末，以鳖甲胶和匀，炼蜜为丸，重一钱五分，每次两丸，一天二次，空腹温开水送服。
【附　　注】方中用人参、肉桂、吴茱萸、川椒、茴香、高良姜温补阳气以助气血流通；川芎、延胡索、三棱行气活血止痛；桃仁、红花、乳香、没药、苏木、五灵脂、益母草活血化瘀，利气通络止痛；虻虫、水蛭、干漆、大黄、阿魏破积祛瘀消肿块；炒蒲黄、艾叶炭止血不留瘀血，制诸破血药之偏；香附、降香、苏子、杏仁、丁香疏肝降气解郁；麝香芳香走窜，通经达络；熟地黄、当归、白芍、鳖甲胶养阴血，扶正气。全方以逐瘀积为主，兼顾正气，久病坚结不散者，非此不可。
【注意事项】本方不适宜积聚初起正盛邪实证的治疗。现临床多用于肝癌、胃癌等的治疗。

【方　　名】化癥丸
【方药组成】水蛭、虻虫、地鳖虫、桃仁各 10g，王不留行、草河车、白蔻仁、白芷、当归、郁金、赤芍各 15g，生牡蛎、夏枯草各 30g，陈皮、红花各 9g。
【加　　减】胸闷不舒加香附、木香；积块难消加穿山甲片、鳖甲；疼痛较甚加延胡索、乌药；淋巴结转移加猫爪草；肺转移加瓜蒌、桔梗、葶苈子；肝转移加柴胡、白花蛇舌草、半枝莲、莪术。

【功效主治】活血化瘀，软坚散结。卵巢癌，症见小腹包块，积块坚硬，固定不移，疼痛拒按，舌紫暗或有瘀点，脉沉涩。

【用法用量】上药制水丸如梧桐子，每次 10 粒，早晚分服。

【来　　源】《肿瘤研究》。

【附　　注】本方所治为卵巢癌中期证属瘀血内结者，乃由于妇人经期产后，胞脉空虚，余血未尽之际，七情内伤，肝气郁结，气滞而血瘀，瘀血内停，日久成积。治宜破血祛瘀。方中蔻仁、郁金、陈皮行气导滞，解郁祛瘀而破气滞；选用水蛭、虻虫、地鳖虫、桃仁、红花、王不留行、当归、郁金、赤芍等大队活血化瘀药，破血逐瘀，通络止痛；草河车、生牡蛎、夏枯草、白芷解毒消肿，软坚散结以消坚积。诸药合用，破气滞，逐瘀血，消坚积，则气血通畅，癌瘤得消。

【方　　名】化癥丸

【方药组成】巴豆五两，莪术、三棱、虻虫各三两，丁香二两，木香一两半，厚朴三两，石菖蒲二两，高良姜一两，牛膝一两，香附四两，石莲二两。

【加　　减】积块难消者，加鳖甲、水蛭；痰湿盛者，加半夏、苍术；疼痛较甚者，加延胡索、乌药；便血者，去虻虫，加蒲黄、三七。

【功效主治】破血逐瘀，行气化积。消化道肿瘤之瘀血内结之腹部积块明显，硬痛不移，面暗消瘦，纳减，舌质紫或见瘀点，脉细涩。

【用法用量】上药为细末，稀面糊为丸，如小绿豆大，第一次白开水送服二十丸，以后每日三至五丸，每日暮途穷次。

【附　　注】本方适用于痰浊与气血抟结之积聚，属正盛邪实者。饮食所伤，脏腑失和，气机阻滞，二者造成血行不畅，痰浊气血抟结，日久成积。方中香附、木香、厚朴疏肝行气、解郁止痛偏理气滞；三棱、莪术、牛膝、虻虫破血逐瘀，消积化癥偏走血分；高良姜、丁香、石菖蒲温中化湿偏祛痰浊；石莲除湿；巴豆荡涤积滞，使浊阴下达。诸药合用，气、血、痰之结可解，积块可消，故名化癥丸。现临床可用于治疗正盛邪实的消化道肿瘤。

【注意事项】服药期间忌食生冷、黏腻食物，孕妇忌服，体虚者慎服。

【方　　名】怀鸡醋夏散

【方药组成】蒸熟山药 100g，生鸡内金 100g，醋制半夏 60g。

【功效主治】益脾润胃，降逆燥湿，化瘀消积。慢性萎缩性胃炎。

【用法用量】上药烘干后共研细末备用。

【用法用量】口服，每次 3g，每日 3 次，饭前温开水送服，2 个月为 1 个疗程，一般服 3 ～ 5 个疗程。

【临床应用】治疗 64 例，痊愈 8 例，好转 32 例，有效 22 例，无效 2 例。例如郭某，女，36 岁，1985 年 6 月 10 日初诊。胃脘痞胀疼痛 2 年，1985 年 1 月 5 日经胃镜确诊为慢性萎缩性胃炎，经中西医治疗 4 个月效果不显。予怀鸡醋夏散如法治疗半个月大见功效，服完 1 个月量，诸症消失，去醋半夏续服 1 个月，胃痛、嘈杂等症又作而较轻，去鸡内金，不去半夏，服药 20 天，效果不显，依原方服药，半个月后诸症又失，巩固服药 2 个疗程，随访 1 年无复发。

【来　　源】《四川中医》，1988，（1）：23。

【附　　注】怀鸡醋夏散药仅 3 味，却切中萎缩性胃炎脾胃虚弱、升降不谐、湿阻气滞血瘀的病机，补脾不燥胃，补气不太温；润胃不碍脾，养阴不腻；祛湿化瘀，不损中伤正。

【方　　名】怀杞三七汤方

【方药组成】三七 17g，怀山药 32g，枸杞子 26g，桂圆肉 25g，猪排骨 300g，食盐、胡椒粉适量。

【功效主治】生血补血，开胃健脾。本膳主要适用于恶性淋巴瘤肿块增大迅速而舌有暗紫斑者。

【用法用量】药用布袋扎口，和猪排骨放在一起，加 4 大碗清水。先大火后小火，炖煮 2～3 小时。放入盐、胡椒粉调味即可。可煎煮出 3 小碗。每次 1 小碗，吃肉喝汤。每 1 ～ 2 天吃一次。

【来　　源】本膳是马来西亚余仁生药堂所创。

【附　　注】应用范围较为广泛，对妇科肿瘤亦可应用。吉隆坡疑难病中医诊所的谭亚木医师主张药膳治疗肿瘤是当前最好的方法之一。怀杞三七汤也是他经常使用的药膳。三七中的皂苷，枸杞子中的有机锗，桂圆中的多糖等近代科学均已证明有抗癌效果。所以不可低估本膳的临床价值。

【方　　名】怀山药炒白术方
【方药组成】怀山药、炒白术、党参、广木香、炒枳壳、炙鸡内金、青皮、陈皮、焦建曲。
【加　　减】清热利湿加红藤、败酱草等；需活血化瘀加牡丹皮、石见穿等；需软坚消结加蜀羊泉等。
【功效主治】直肠和肛管恶性肿瘤。
【用法用量】水煎服，每日 1 剂，分 3 ～ 4 次温服。

【方　　名】怀山药当归方
【方药组成】怀山药、当归、川黄连、生地黄、黄柏、赤白芍、泽泻、龟板、茯苓、知母、乌贼骨、牡丹皮。
【功效主治】清热凉血，滋阴软坚，防出血。适用于阴茎癌肿瘤较平、有出血倾向者。
【用法用量】水煎服，每日 1 剂，分 3 ～ 4 次温服。

【方　　名】怀山药粉
【方药组成】怀山药粉 50g。
【功效主治】乳腺癌。
【用法用量】晨起冲服。
【来　　源】《一味中药巧治病》。

【方　　名】怀山药苡仁方
【方药组成】怀山药 12g，生薏苡仁 24g，熟薏苡仁 24g，山茱萸 9g，桑寄生 24g，淫羊藿 9g，赤芍 9g，白芍 9g，川牛膝 9g，丹参 9g，牛黄醒消丸 3g（分吞）、六味地黄丸 12g（分吞）。
【功效主治】骶尾部脊索瘤。
【用法用量】水煎服，每日 1 剂。
【临床应用】裘某某，男，18 岁。因骶尾部疼痛，逐渐加剧，大便困难，小便淋沥。X 光拍片发现骶尾骨为囊状骨质破坏，边缘呈膨胀性生长，囊内无钙化，诊断为骶尾部脊索瘤。舌苔薄腻，脉象细濡，证系肾气不足，气虚血衰，气血凝滞。即以上方加减，曾先后加用莪术、生大黄、壁虎、桃仁、红花、生黄芪、三棱、牡丹皮等药，服药 1 年余，诸症渐减，终至尽除。
【来　　源】《千家妙方》，战士出版社，1982：570。
【附　　注】服本方期间，可配合服用小金片，每日 9 ～ 12 片，分 3 次服。

【方　　名】槐耳散
【方药组成】槐耳适量。
【功效主治】食管癌。
【用法用量】研为细末，1 次 15g，1 日 2 次，开水冲服。

【方　　名】槐耳散
【方药组成】槐耳适量。
【功效主治】肝癌、子宫颈癌、阴道癌。
【用法用量】槐耳晒干研为细末备用。每次服 5g，日服 3 次，30 日为 1 疗程。
【来　　源】《抗癌食疗》。
【附　　注】槐耳，为寄生槐树上的木耳，又名槐树菌。此方与上方近似，可参。

【方　　名】槐花地榆汤加减
【方药组成】槐花 9g，地榆 9g，败酱草 30g，马齿苋 30g，黄柏 10g，生薏苡仁 30g（包煎）。
【功效主治】湿热型肠癌。
【用法用量】水煎服，每日 1 剂。
【来　　源】《中西医结合治疗癌症》：38。

【方　　名】槐花诃子方
【方药组成】槐花米 30g，地黄炭 30g，地榆炭 30g，伏龙肝（包）30g，椿根皮 15g，诃子 9g，白术 9g，陈皮 6g，生甘草 3g。
【功效主治】放疗后便血。
【用法用量】水煎服，顿服。

【方　　名】槐花酒
【方药组成】槐花（炒黄）90g，研为末，好黄酒 500ml。每取 9g，以酒约 50ml 冲服，顿服之，日服 1～2 次。
【功效主治】治乳癌，硬如石者。
【来　　源】《药酒配方八百例》。
【附　　注】《景岳全书》谓槐花酒，治痈疡热毒（湿热）最妙。

【方　　名】槐花散
【方药组成】槐花（15g 炒，15g 生）30g，生栀子（去皮，炒）30g。
【功效主治】清肠止血。适用于肠癌便血。
【用法用量】上为末。每服 6g，空腹时用新汲水调下。

【方　　名】槐花散
【方药组成】槐花（炒）、柏叶（烂杵，焙）、荆芥穗、枳壳（去瓤，细切，麸炒黄）各 15g。
【功效主治】疏风下气，清肠止血。适用于肠癌便血，血色鲜红或紫暗，证属潮热内蕴者。
【用法用量】研为细末。每次 6g，空腹时用清米饮调下。
【附　　注】气虚或阴虚者，非本方所宜。方中槐花清大肠湿热，凉血止血为君；侧柏叶助槐花凉血止血，炒荆芥祛风理血为臣；枳壳宽肠利气为佐、使。诸药合用，共奏清肠疏风、凉血止血之功。

【方　　名】槐花散
【方药组成】槐花 9g。
【功效主治】乳房肿块；清热解毒，散瘀结；乳块坚硬。
【用法用量】炒黄为末，黄酒送下，立即消散。
【来　　源】《中草药验方汇编》。

【方　　名】槐花蛇蜕方
【方药组成】槐花 20g，蛇蜕 12g，肿节风 30g，败酱草 30g，白花蛇舌草 30g。
【功效主治】解毒消瘤，抗癌止血。适用于直肠癌出血者。
【用法用量】上为细末，对入蜂蜜服，1 日 3 次。

【方　　名】槐花饮
【方药组成】陈槐花 10g，粳米 30g，红糖适量。
【功效主治】清热凉血止血。主治湿热蕴结型大肠癌便血。
【用法用量】先煮米取米汤，将槐花末调入米汤中。每日放入红糖适量调服。

【方　　名】槐花紫草方
【方药组成】槐花、紫草、黄芩、牡丹皮、生地黄、连翘、盐柏、白芍、牛蒡子、板蓝根、玄参。
【加　　减】在治疗后期，可根据病情加解毒扶正、养阴扶正药物如重楼、慈菇、蒲公英、胡黄连、人参、女贞子、麦冬、玉竹、鱼鳔蛸等。
【功效主治】单核细胞白血病。
【用法用量】水煎服，每日 1 剂。
【临床应用】姚某某，男，46 岁。以周身乏力、头晕 4 年余入院。患者于 4 年前出现原因不明的鼻衄，甚达 500ml，周身皮肤出血，头晕，周身乏力。经骨髓穿刺确诊为“单核细胞型白血病”。用上方治疗 10 个月后肝脾回缩，未发烧，未见出血倾向，头不晕，食欲增加，骨髓象复查表明：增生活跃，原单 3.3%，幼单 13.0%，单核 6.0%。
【来　　源】《辽宁中医》，1987，（1）：33。

【方　　名】槐角地榆汤
【方药组成】槐角、金银花各 12g，白花蛇舌草、生薏苡仁、藤梨根、土茯苓各 30g，猫人参 60g，无花果 15g，侧柏叶、苦参、生地榆各 9g。
【加　　减】热结便秘加甜瓜子、大黄、枳实、厚朴；便血多加大小蓟、三七；腹泻加马齿苋、白头翁；神疲乏力加党参、黄芪、当归。
【功效主治】清热解毒，化瘀消肿。直肠癌症见腹痛，便中伴有黏液及脓血，大便不畅或大便变细，里急后重，口苦，舌质红，苔黄腻，脉滑数。

【用法用量】以上药物，水煎分 2 次服，每日 1 剂。
【附　　注】本方适用于直肠癌中期证属湿热下注、瘀毒郁结肠道者。治宜攻邪抗癌为主。方中槐角清热凉血，为治肛肠病要药，可使药力直达肛肠，生地榆凉血止血，二药共为主药；白花蛇舌草、金银花、生薏苡仁、藤梨根、土茯苓、猫人参、无花果、苦参清热利湿，解毒消肿以抗癌；侧柏叶收敛凉血止血。诸药合用，共收清利湿热、解毒消肿之功。本方辨证辨病相结合，治疗直肠癌取得较好疗效。
【来　　源】《浙江中医学院学报》1986 年第 1 期。

【方　　名】槐角煎
【方药组成】槐角 30g。
【功效主治】肠癌。
【用法用量】水煎服，每日 1 剂。

【方　　名】槐角生半夏散
【方药组成】槐角 30g，生半夏 20g。
【功效主治】乳房硬块。
【用法用量】共研末，蜂蜜调，涂患处，每日 1 次。

【方　　名】槐角丸
【方药组成】白头翁 15g，败酱草 30g，红藤 15g，槐角 15g，地榆 15g，枳壳 10g，黄芩 10g，黄柏 10g，生薏苡仁 30g。
【加　　减】大便下血者，加血余炭、血见愁、茜草各 10g，三七粉 5g 冲服；热结便秘者，加大黄（后下）5 ～ 10g，枳实、厚朴各 10g；腹泻明显者，加马齿苋、白头翁各 30g；腹部胀痛加木香、陈皮各 10g，延胡索、赤芍、白芍各 15g；腹部肿块者，加夏枯草 30g，海藻、昆布各 15g，三棱、莪术各 10g。
【功效主治】清热利湿，清肠散结。主治肠癌之湿热蕴结型。腹部阵痛，下利赤白，里急后重，胸闷口渴，恶心纳差，舌苔黄腻，脉滑数。
【用法用量】水煎服，每日 1 剂。
【来　　源】原方来自《丹溪心法》。
【附　　注】饮食宜清淡，不要吃生冷、油腻、辛辣之品。

【方　　名】槐角消瘤方
【方药组成】槐角 240g。
【功效主治】解毒祛风。肠道肿瘤。
【用法用量】用水 3.5kg 煎至 2.5kg，熏洗患部，日洗 2 次，再用已煎过的槐角去核捣如泥，敷于患处。
【来　　源】《中草药研究汇编》。
【附　　注】此方与槐角煎方近似，可参。

【方　　名】槐木蘑菇灵芝方
【方药组成】槐木、蘑菇、灵芝。
【功效主治】食管癌。
【用法用量】晒干，薄切备用，1 次取 12 ～ 20g，水煎熬至无泡沫，饭前温服。又方：取扁木灵芝 40g，与猪心或猪肺适量，水煎 1 次服下，每天服 2 ～ 3 次。

【方　　名】槐树菌汤
【方药组成】槐树菌 6 ～ 10g。
【功效主治】子宫颈癌、阴道癌。
【用法用量】槐树菌切碎，水煎服，每日 1 剂，1 次顿服。半个月为 1 疗程。
【来　　源】《食物中药与便方》。
【附　　注】槐蕈，为寄生于槐树上的黑木耳，俗称槐树菌，槐耳。

【方　　名】槐蕈汤
【方药组成】槐蕈（槐树上生长的香蕈）6g。
【功效主治】子宫颈癌。
【用法用量】水煎服，可连续用。
【附　　注】本品含有抗癌物质，对子宫颈癌有辅助治疗作用。各种癌症手术后转移，亦可持续服用。

【方　　名】槐榆生地汤
【方药组成】槐花、地榆、黄芩、金银花、生地黄、白芍、生鸡子、甘草、荆芥、荷叶蒂各 12g。
【加　　减】热甚，加犀角、黄连。
【功效主治】清热凉血。适用于肠癌火热下迫，大便下血。
【用法用量】每日 1 剂，水煎服。

【方　　名】槐籽散
【方药组成】槐籽适量。
【功效主治】解毒祛风，润肠。肠癌。
【用法用量】炒黄研面，每服 9g，每日 2 次。
【来　　源】宁夏民间验方。

【方　　名】欢皮楠叶汤
【方药组成】合欢皮、淫羊藿各 30g，党参、巴戟天、葫芦巴各 15g，白术、茯苓、当归、小茴香、石楠叶各 12g。
【功效主治】子宫肌瘤。
【用法用量】水煎服，法同上，每日 1 剂。

【方　　名】还原汤
【方药组成】自身尿液（古称：还原汤）1 杯（约 50 ～ 150ml）。
【功效主治】治各种癌症、白内障、肺结核，并防治癌症。
【用法用量】以容器收集自己的热尿 1 杯，去头尾，仅取中段之尿液，以刚解出的尿，趁热饮之，每日一次，每次 50 ～ 150ml。
【来　　源】《中国秘方全书》引美国《时代周报》。
【附　　注】癌症病人之尿为病尿，从中医观点，应以健康人之尿方可入药，但美国《时代周报》“喝自己尿”治癌的机理如何，尚待进一步探索。

【方　　名】缓消丸
【方药组成】香附、青皮各 120g，丹参、郁金各 60g，人参、当归、川芎各 30g，白术、茯苓、半夏各 60g，陈皮、炙甘草各 15g。
【功效主治】虚弱人患癥痞，癖。
【用法用量】香附（打碎），童便浸；青皮，硝石 15g 化来浸；丹参，姜汁浸；郁金敲碎，生矾 15g 化水浸。以上共研末，醋糊丸，麻子大，晒干，撒上阿胶水，令光泽，再净。与后 8 味研末，用米饮泛在丸上做外廓，晒干，每 9g，开水下。
【来　　源】清·《四科简效方》丙集。

【方　　名】黄白膏
【方药组成】雄黄 30g，白矾 60g。
【功效主治】肝癌。
【用法用量】研末，面糊调膏摊贴。
【来　　源】《治癌中药处方 700 种》。

【方　　名】黄白解毒汤
【方药组成】黄芪 30g，黄精、枸杞子、鸡血藤、槐花、败酱草、马齿苋、仙鹤草、白英各 15g。
【加　　减】便秘者，加冬瓜仁、火麻仁；大便溏者，加焦薏苡仁、诃子肉；腹胀痛者，加延胡索、香附、乌药；纳呆者，加白术、陈皮、炒谷麦芽、山楂。
【功效主治】补气养血，清热解毒，凉血止血。大肠癌晚期，症见神疲乏力，面色无华，便下脓血，舌淡，苔白，脉沉细。
【用法用量】以上药物，水煎分 2 次服，每日 1 剂，5 周为 1 疗程。
【临床应用】本方治疗大肠癌术后 92 例，1 年生存率为 97.83%，3 年生存率 92.11%，5 年生存率 70.59%。
【来　　源】《中西医结合杂志》1988 年第 5 期。
【附　　注】本方适用于大肠癌晚期证属脾肾两虚、气血虚弱者。特点为正气大虚，邪毒炽盛。治宜扶正为主。方中黄芪、黄精、枸杞子、鸡血藤健脾益肾，补气养血，扶正托毒以抗癌；白英、败酱草清热解毒，散结消肿，攻毒逐邪以消瘤；槐花、马齿苋、仙鹤草凉血止血。诸药相合，健脾益肾补气血，清热解毒消坚结，扶正祛邪。

【方　　名】黄白散
【方药组成】轻粉、杏仁（去皮尖）、白矾、雄黄各 3g，麝香少许。

【功效主治】祛腐解毒，抗癌辟秽。适用于耳部肿瘤。

【用法用量】上五味，用乳钵先研杏仁如泥，后入雄黄、白矾、麝香同研极细，瓷器收贮。患者于卧时用箸头蘸米粒许，点息肉上，每日卧点1次，半月效。

【来　　源】《外科证治全书》。

【方　　名】黄白散

【方药组成】雄黄60g，白矾60g，官粉10g，冰片60g，五倍子60g，大黄30g，藤黄30g，轻粉30g，桃仁30g，硇砂3g，麝香1.5g。

【功效主治】清热解毒，渗湿敛疮。适用于子宫颈癌。

【用法用量】共研细末，制成外用散剂。用带线棉球蘸取药粉，塞于阴道宫颈癌灶处，每周2次。

【附　　注】本方所治为湿热下注型宫颈癌。多见于宫颈癌初、中期。方中雄黄解毒燥湿，消肿抗癌，白矾解毒收湿，消瘀逐浊，合用以拔毒共为主药；辅以轻粉、藤黄、官粉解毒医疮，以毒攻毒；麝香、冰片辛香走窜，消瘀散肿；硇砂软坚消肿；桃仁、大黄活血化瘀；五倍子酸涩收敛。诸药合用，共收解毒抗癌之功。

【方　　名】黄白汤

【方药组成】夏枯草、山豆根、生牡蛎、黄药子、白药子各15g，橘核、王不留行籽、天葵子各12g，山甲珠、苏梗、射干、马勃各9g，昆布30g。

【加　　减】胸闷不舒加香附、郁金；神疲乏力加黄芪、党参、白术；肿块有结节加三棱、莪术、露蜂房、丹参。

【功效主治】化痰软坚，解毒消核。甲状腺癌，症见颈前肿块，质硬不移，咽痛口干，声音嘶哑，舌质红，苔黄腻，脉弦滑。

【用法用量】以上药物，水煎分2次服，每日1剂。

【临床应用】本方治疗甲状腺癌11例，近期治愈1例，显效7例，无效3例，总有效率为72.7%。

【来　　源】《抗瘤中草药制剂》。

【附　　注】本方适用于甲状腺癌初中期证属热毒、痰浊、瘀血凝结的病证。治宜攻邪为主。方中黄药子清热解毒，散结消瘿以抗癌，白药子清热解毒，消痰散瘀，共为主药，故名黄白汤；夏枯草、山豆根、天葵子清热解毒，消肿散结以助主药之功；王不留行籽活血化瘀以逐瘀血；苏梗疏理气滞；昆布化痰散结；橘核理气散结；山甲珠、生牡蛎软坚散结；射干、马勃解毒利咽消肿。诸药合用清热毒，化痰浊，逐瘀血，消坚积，则癌瘤可散。

【方　　名】黄白药糊

【方药组成】雄黄、白矾等份，面粉适量。

【功效主治】肺癌剧痛，其他癌痛。

【用法用量】上2味药研为细末，加面粉少量水调成糊状，外敷癌痛处，每日敷1～3次，外加固定。

【来　　源】《中医外治偏方精选》。

【附　　注】用本方同时配合内服法治疗。

【方　　名】黄柏冰花散

【方药组成】黄柏（胆汁炒），红花（酒炒），冰片各适量。

【功效主治】耳内恶疮。

【用法用量】为细末，吹耳内。

【来　　源】《奇难杂症效验单方全书》。

【方　　名】黄柏槐角汤

【方药组成】白花蛇舌草30g，黄柏12g，木香9g，陈皮10g，马兜铃12g，白芍12g，地榆15g，炒槐角12g，诃子肉6g，赤石脂12g，罂粟壳6g，党参12g，茯苓15g，怀山药30g。

【加　　减】若便血加旱莲草、仙鹤草、白及、参三七、云南白药；肛门下坠加升麻、黄芪、枳壳。

【功效主治】清热解毒，健脾止泻。主治子宫颈癌钴^{60}外照射及腔内镭放疗后引起的放射性直肠炎。

【用法用量】水煎服，每日1剂。

【临床应用】用本方治疗 9 例患者，结果治愈 5 例，显效 4 例，疗效较佳。

【附　　注】放射性直肠炎发病于放疗结束后 2 ～ 6 个月，主要症状为腹泻，每日 3 ～ 4 次，甚至 20 多次，黏液样便或便血，伴有里急后重，腹痛。病理变化主要为直肠壁增厚纤维化现象，或环形狭窄、直肠黏膜充血水肿、糜烂，有明显渗血。中医辨证属湿热下注、脾虚气滞。

【方　　名】黄柏火纸膏

【方药组成】柏研末、火纸灰各适量。

【功效主治】皮肤癌多年顽疮。

【用法用量】上药用桐油调，患处搽，10 日全好。

【方　　名】黄柏煎

【方药组成】黄柏 60g，五倍子 6g，密陀僧 3g，甘草少许。

【功效主治】清热解毒。适用于唇癌。

【用法用量】上为末。水调涂，贴唇上。

【来　　源】《古今医统》。

【方　　名】黄柏末散

【方药组成】黄柏适量。

【功效主治】舌癌溃疡。

【用法用量】将黄柏碾成极细粉末。以药末点涂舌癌溃疡面上，时时点之。

【来　　源】《癌症家庭防治大全》。

【方　　名】黄柏吴茱萸散

【方药组成】黄柏 12g，吴茱萸、蝮蛇各 20g，姜 3g，蒜 2g。

【功效主治】骨肿瘤。

【用法用量】研细末，调拌凡士林。外敷贴患处。

【方　　名】黄柏血竭肉瘤散

【方药组成】黄柏五钱，儿茶、血竭各三钱，水银、硼砂各一钱，麝香、冰片各三分。

【功效主治】肉瘤。

【用法用量】研细末，擦于瘤之根处，随擦随落，根小者，无不落也。

【来　　源】《歧天师别传》。

【方　　名】黄柏知母煎

【方药组成】黄柏 15g，知母 15g，生地黄 20g，天花粉 30g，玄参 20g，女贞子 20g，旱莲草 20g，杭芍 10g，丹参 20g，白花蛇舌草 30g，莪术 10g，白英 20g，龙葵 20g，藤梨根 20g。

【功效主治】用于阴茎癌放疗、化疗、手术后，尿频尿痛，排尿不畅，或局部掣痛或溃烂，累及腰膝酸痛，口渴咽干，头晕目眩，耳鸣眼花。

【用法用量】上药加水煎煮 2 次，将两煎药液混合均匀，分 2 次服用，每日 1 剂。

【方　　名】黄丹硇砂丹

【方药组成】黄丹、硇砂各二钱，乳香半钱。

【功效主治】瘤赘。

【用法用量】研细，滴水为丸如米大，先用针刺破瘤根，内药一粒，以纸丸塞住，纸花封之，久而自落。

【来　　源】明·《卫生易简方》卷之九。

【附　　注】忌食杂物。

【方　　名】黄豆煮鸡翅方

【方药组成】黄豆 200g，鸡翅 200g，香菇 2 朵，白糖 25g，西瓜瓤、大蒜各少许，植物油 100ml，酒 20ml，冷水 600 ～ 800ml。

【功效主治】调中补气，益精生津。本膳主要适用于食管癌瘦弱无力者。

【用法用量】将黄豆用水泡一个晚上。植物油与蒜、鸡翅同在锅中炒。将泡好的黄豆捞出，放另一锅中，加水煮沸，放入炒过的鸡翅、酒、砂糖，盖上锅盖，用小火煮至豆熟鸡烂，取出，放入大碗中，摆上西瓜瓤。黄红相间，营养丰富，凉热可口。

【附　　注】膳中鸡翅以黄、乌雌鸡者为佳。《食疗本草》曾云“乌雌鸡治反胃、腹痛”。《太平圣惠方》云：治五噎食饮不下，胸膈妨塞，瘦弱无力，黄雌鸡 1 只炒作臛，面 250g，桂心末 3g，赤茯苓 3g（研粉）。以桂心等末和面，溲作索饼，于豉汁中煮，入臛食之。

【方　　名】黄独泽漆汤
【方药组成】泽漆各 30g，黄独 24g，天葵子、红木香各 15g，七叶一枝花 9g。
【功效主治】淋巴结癌肿。
【用法用量】水煎服。
【来　　源】《治癌中药处方 700 种》。

【方　　名】黄根猪骨汤
【方药组成】黄根 30g，猪骨 30g。
【功效主治】血癌。
【用法用量】黄根洗净切片与猪骨加水共煮汤（不加盐），每日服 2 ～ 3 次。
【来　　源】《全国中草药肿瘤资料选编》。
【附　　注】黄根，即四蕊三角瓣花的根部。

【方　　名】黄根猪骨汤
【方药组成】黄根 30g，猪滑 100 ～ 200g。
【功效主治】祛瘀生新，强筋壮阳，适于慢性粒细胞性白血病。
【用法用量】每日 1 剂，煲汤分 2 次服。
【临床应用】曾治 1 例男性成年患者，用药半年，肝脾显著缩小，食欲、精神、体力基本恢复，能参加一般体力劳动。治疗中还采用了常规量的维生素 B、维生素 C 和动物肝制剂药物。经 2 年后回访，病情稳定。
【附　　注】上方系魏素丽、魏素红摘编自张力群主编《中国民族民间特异形法大全》，方名杨建宇教授拟定。

【方　　名】黄狗唾液酒
【方药组成】黄狗唾液 10g，黄酒 10g。
【功效主治】噎膈（食道癌）。
【用法用量】上 2 味药和匀饮服，每日 1 剂，10 ～ 15 日为一个疗程。
【来　　源】《中国民间灵验偏方》。
【附　　注】黄狗为家犬，以全毛黄色为佳。

【方　　名】黄菇汤
【方药组成】夏枯草 15 ～ 30g，海藻 9 ～ 15g，昆布 9 ～ 15g，海浮石 9g，姜半夏 9g，陈皮 6g，贝母 9g，当归 9g，山慈菇 6g，黄药子 15g。
【加　　减】胸闷，加制香附 9g，郁金 6g；脉数、心悸、盗汗，加茯苓 2g，酸枣仁 9g，党参 9g；急暴突眼及手颤，加珍珠母 30g，钩藤 12g，白蒺藜 9g；便溏气虚，加黄芪 9g，党参 12g，白术 9g，扁豆 12g，山药 12g。
【用法用量】每日 1 剂，水煎，分 2 次温服。
【功效主治】疏肝通络，软坚通结。适用于甲状腺腺瘤。

【方　　名】黄瓜根滴鼻水
【方药组成】黄瓜根 10g，75% 乙醇 25ml，蒸馏水 75ml。
【功效主治】鼻咽癌。
【用法用量】将黄瓜根切碎，放入乙醇中，加蒸馏水 25ml 浸渍，放置 3 天后再加蒸馏水 50ml 搅匀，用消毒纱布过滤去渣，加甘油 20ml 用瓶保存备用。用时取此水滴鼻，每日滴 3 ～ 6 次。
【来　　源】《中国民间灵验偏方》。
【附　　注】本药水妥为保存，切忌污染。

【方　　名】黄金散
【方药组成】螺蛳（淘净，养于瓷盆内，俟吐出壳内之泥，晒干）15g，牛黄 1.5g。
【功效主治】宽中利膈。适用于食管肿瘤，噎膈，汤水不能下者。
【用法用量】上为细末。每服 3g，烧酒送下。
【来　　源】《丹台玉案》。

【方　　名】黄精白晒参方
【方药组成】黄精 30g，白晒参、山楂、红豆各 15g，龟板 12g，阿胶 6g，大枣 5 枚，猪瘦肉 50g。
【功效主治】治晚期肺癌。
【用法用量】药与肉共煎，每日 1 剂，食肉饮汤，10 天为 1 疗程。

【方　　名】黄精大枣汤
【方药组成】黄精 20g，大枣 10g。
【功效主治】白细胞减少症。
【用法用量】水煎，每日 3 次服，见效迅速。

【来　　源】《家用速效中药》。

【方　　名】黄精牡蛎方
【方药组成】黄精、牡蛎、石打穿、石上柏、朱砂根、铁树叶、芙蓉叶各 35g，北沙参、夏枯草各 18g，赤芍、天门冬各 15g，仙茅、淫羊藿、锁阳、三棱、莪术、当归各 10g，王不留行 6g。
【功效主治】阴阳两虚、气血瘀滞型肺癌。
【用法用量】水煎，每日 1 剂，服 3 次，1 个月为 1 疗程。

【方　　名】黄酒炖鳖血
【方药组成】黄酒、鳖血各适量。
【功效主治】白血病（血癌）及各种癌症辅助治疗。
【用法用量】取活鳖 1 只，用竹筷子刺激其头部，待鳖嘴含住筷子后，用刀将头部剁下，收集鳖血，盛于碗中，按 2∶1 比例与黄酒混合，入锅中炖热服用。1 次顿服，趁热饮之。隔日 1 次。
【来　　源】《脏器饮食疗法》。
【附　　注】鳖血炖至八九成熟即可饮用，不可炖熟过透。

【方　　名】黄酒泽漆方
【方药组成】黄酒、泽漆 100g，壁虎 50g（夏季可用活壁虎 10 条，其作用迅速，效果与干品相同），干蟾皮 50g，锡块 50g。
【功效主治】食管癌。
【用法用量】将泽漆、壁虎、锡块、蟾皮装入消毒的容器内（禁用铁铝制品），再将黄酒 1 次加入，每日搅动 2 次，注意密封，浸泡 5 ～ 7 天，滤出药渣，静置 2 天即可服用。

【方　　名】黄连白英饮
【方药组成】水黄连、白英各 10g。
【功效主治】治腹腔内的所有包块（含肿瘤）。
【用法用量】水煎服，每日 3 次，每次 1 剂。

【方　　名】黄连根黄柏贴
【方药组成】黄连根 40g，黄柏 12g，黄芩根 12g，紫草皮 60g，葱白 12g。
【功效主治】清热解毒燥湿。适用于直肠癌。
【用法用量】将药物捣烂，外敷贴患处。

【方　　名】黄连荷花煎
【方药组成】黄连 6g，荷花 30g，冰糖 30g。
【功效主治】白血病。
【用法用量】水煎服，每日 1 ～ 2 次。

【方　　名】黄连黄柏汤
【方药组成】黄连 9g，黄柏 12g，白头翁 30g，地榆 12g，槐花 12g，苦参 12g，石见穿 30g，露蜂房 15g，蛇蜕 6g，肿节风 30g，龙葵 15g，败酱草 30g，白花蛇舌草 30g。
【功效主治】湿热下注型直肠癌。
【用法用量】水煎服，每日 1 剂。
【来　　源】《百病良方》第二集，科学技术文献出版社重庆分社，1983：187。

【方　　名】黄连黄芩方
【方药组成】黄连、黄芩、黄柏、生栀子各 9g，金银花 30g，石膏 60g，生地黄 15g，犀角 3g（磨冲），牡丹皮、牛蒡子、桔梗、连翘各 10g。
【功效主治】热毒炽盛之急性淋巴细胞性白血病：发热头痛，面赤烦躁，鼻衄齿衄，咽红肿痛，口渴欲饮，舌质红，苔黄燥，脉洪大而数。
【用法用量】水煎服，每日 1 剂。忌饮食姜蒜酒辣等发物。
【来　　源】福建名医林兴江验方。

【方　　名】黄连黄芩方
【方药组成】黄连 15g，黄芩 15g，黄柏 15g，紫草 15g，硼砂 30g，枯矾 30g，冰片 3g。
【功效主治】子宫颈癌糜烂型、菜花型。
【用法用量】先将前四味研为细末，再把硼砂、枯矾研为细末与前四味和匀，最后加入冰片研细调匀即可。用时将阴道冲洗干净，用药棉蘸药末敷局部病灶，每日 1 次，以后可隔日 1 次，以后则不必每次冲洗。

【来　　源】《中草药验方选编》，内蒙古自治区人民出版社，1972：167。

【方　　名】黄连黄芩方

【方药组成】黄连 6g，黄芩 6g，天花粉 10g，金银花 15g，连翘 10g，赤芍 6g，玄参 10g，羚羊角粉 0.3g（另吞）。

【加　　减】声音嘶哑者加射干 6g，胖大海 6g。

【功效主治】喉癌。本方除用于喉癌外，也常用于扁桃体癌、鼻咽癌、鼻腔癌等。

【用法用量】水煎服，每日 1 剂。

【来　　源】《肿瘤的防治》：295。

【方　　名】黄连解毒汤加味

【方药组成】黄连、黄芩、黄柏、牡丹皮、赤芍、山栀子各 9g，蒲公英、紫花地丁、白花蛇舌草各 24g。

【功效主治】清热解毒，活血化瘀，抗癌消瘤。适用于女阴癌，火毒炽盛者，外阴热痛肿胀显著，脓水淋漓，腥臭异常，小便赤黄不爽等。

【用法用量】每日 1 剂，水煎服。

【方　　名】黄连芦荟方

【方药组成】黄连 12g，芦荟 12g，龙胆草 9g，青黛 6g（入胶囊吞服），大黄 9g，莪术 15g，黄药子 15g，夏枯草 30g，柴胡 6g。

【功效主治】肝郁火盛型白血病。

【用法用量】水煎服，每日 1 剂。

【来　　源】《百病良方》第二集，科学技术文献出版社重庆分社，1983：209。

【方　　名】黄连清火汤

【方药组成】黄连 6g，川芎 6g，黄芩 10g，黄柏 10g，山栀 10g，当归 10g，苍术 10g，僵蚕 10g，白蒺藜 10g，生地黄 15g，黄芪 15g，怀山药 15g，荷叶 15g，白芍 20g。

【功效主治】清火解毒，化痰启闭。脑垂体瘤，症见头痛，视力下降，口苦口干，烦热不安，或神志昏蒙，或面部红，大便干结，小便量少而黄，舌质红，苔黄，脉弦数者。

【用法用量】以上药物，水煎分 2 次空腹服下，每日 1 剂。

【附　　注】本方适用于内蕴火热，上扰清窍，神明不安，正气虚弱之脑瘤的治疗。故方用黄连主入中焦以清热泻火、解毒除烦，辅以黄芩清上焦邪热，黄柏清下焦邪热，山栀清三焦邪热，则四药相伍，以清全身热毒之邪，直折火势。复用生地黄清热生津，合当归、白芍可益阴、补血、润燥，以防火热之邪灼伤阴液；荷叶气清芳冽，善辟秽气，化湿浊，醒脑窍，升清阳，在此用之，有助于去神志之昏蒙；苍术、僵蚕化痰散结，除湿消瘤；白蒺藜疏风平肝，破恶血，散癥积；黄芪、山药补元气，益脾胃，助运化，以使气血化而有源，上荣髓海。综观全方，驱邪解毒伍以益气养阴，化痰运湿兼以升阳启闭，从而共达攻补并治之效。

【来　　源】《上海中医药杂志》1989 年第 4 期。

【方　　名】黄连散

【方药组成】黄连（去须）15g，矾石 1g（烧汁尽，研）。

【功效主治】清热燥湿，解毒收敛。适用于耳部肿瘤，耳有恶疮。

【用法用量】上捣研为细散。每以散少许，绵裹纳耳中。

【来　　源】《太平圣惠方》。

【方　　名】黄连散

【方药组成】黄连、川大黄（生用）、白蔹、马牙、黄柏（锉）各 30g，青盐、麒麟竭各 15g，赤小豆（炒熟）15g，杏仁（汤浸，去皮尖研用）49 枚。

【功效主治】清热解毒，凉血化瘀。适用于恶性淋巴瘤，结硬发热，紫赤色，毒气攻动未定，日夜疼痛。

【用法用量】上为细散。用蜜水调涂痈上，干则易之。

【来　　源】《太平圣惠方》。

【方　　名】黄连汤
【方药组成】黄连（去须）、大黄（生用）各30g，大青叶15g，升麻、黄柏各15g，甘草（炙）20g。
【功效主治】清热泻火，解毒消肿。适用于舌部肿瘤，舌体胖大疼痛。
【用法用量】上为粗末，每次15g，水400ml，入黑豆1撮，同煎至200ml，去滓，分2次温服。病未退，每服更加芒硝末1.5g，汤成下，以微利为度。
【来　　源】《圣济总录》。

【方　　名】黄连吴茱萸汤
【方药组成】马尾黄连4.5g，吴茱萸1.2g。
【功效主治】胃癌呕吐。
【用法用量】每日1剂，水煎服。

【方　　名】黄连犀角汤
【方药组成】黄连，黄芩，大黄，石膏，知母，山药，犀角，赤芍，牡丹皮，葛根，防风，白术，生地黄，土贝母，白花蛇舌草，天冬，甘草。
【功效主治】清热解毒。适于热毒炽盛型淋巴肉瘤白血病。
【用法用量】水煎服，每日1剂，分3次温服。
【附　　注】本方系黄连解毒汤合犀角地黄汤加减，方名系杨建宇拟定。

【方　　名】黄连消毒饮
【方药组成】黄连（酒洗）、羌活、生地黄（酒洗）、当归身（酒洗）、连翘、黄芪各3g，泽泻2.1g，黄芩、黄柏、独活、防风、藁本、防风（酒洗）、苏木、陈皮、桔梗各3g，知母（酒炒）1.2g，人参、甘草梢各1.5g。
【功效主治】祛风清热，燥湿解毒。适用于耳部肿瘤。
【用法用量】每日1剂，水煎服，成人酒少许煎服。

【方　　名】黄连研散方
【方药组成】黄连研末，白及50g。
【功效主治】乳房硬块。
【用法用量】黄连研末，白及水煎30分钟，浓缩，加黄连末调膏，涂患处，每日1～2次。

【方　　名】黄麻叶膏
【方药组成】黄麻叶适量。
【功效主治】乳癌破溃糜烂。
【用法用量】捣烂敷患处。
【来　　源】《一味中药巧治病》。

【方　　名】黄毛耳草石见穿汤
【方药组成】黄毛耳草15g，石见穿15g，半枝莲15g，威灵仙15g，鬼针草15g，枸橘叶15g。
【功效主治】食管癌。
【用法用量】水煎服，每日1剂，日服3次。
【来　　源】《肿瘤的辨证施治》，上海科学技术出版社，1980：69。

【方　　名】黄母鸡酱方
【方药组成】黄母鸡1只，酱120g，香油120g，砂仁12g，草果12g，茴香1只。
【功效主治】食道癌。
【用法用量】将黄母鸡肚上开一小口，内脏掏空，内装酱、香油、砂仁、草果密封，尔后从鸡喉咙里填入茴香，放盆中加清水5碗，上面用盆扣严，用麦秸火炖熟，将肉和汤全部吃下，连吃3～4个即愈。
【来　　源】《百病自治方》。

【方　　名】黄牛虻汤
【方药组成】黄牛虻3只，黄芪30～60g，西洋参8～15g，白术6～9g，麦冬6～9g，厚朴6～9g，枳实6～9g，生大黄（后下）6～9g，黄芩6～9g，陈皮6～9g，柴胡6～9g，炙甘草6～9g，生地黄9～15g，熟地黄9～15g，升麻3～6g。
【功效主治】主治妇女血块作痛。适用于妇科肿瘤。
【用法用量】烘干研末，黄酒冲服。每次6g，每日3次。
【附　　注】牛虻有毒，适宜于妇人月经困难，瘀血所致的少腹硬痛。倘若轻症的瘀血腹痛，应谨慎使用。

【方　　名】黄芪鹌鹑蛋方
【方药组成】炙黄芪 15g，鹌鹑 4 只，葱花、姜末、五香粉、精盐、味精适量。
【功效主治】益气补虚。主治气血两虚型食管癌等癌症患者术后气血不足，身体虚弱。
【用法用量】先将炙黄芪拣杂，洗净，晾干或晒干，切成饮片，备用。再将鹌鹑宰杀，去净毛，剁去爪，剖腹除去内脏，冲洗后放入沸水锅中焯透，捞出，用冷水过凉。将黄芪饮片分别放入鹌鹑腹内，再放入砂锅，加清水或清汤适量，以浸没鹌鹑为度，大火煮沸，烹入料酒，改用小火煨煮 40 分钟，待鹌鹑熟烂如酥，加葱花、姜末、五香粉、精盐、味精，再煮至沸，淋入香油即成。佐餐当菜，随意服食，吃鹌鹑肉，饮汤汁，嚼食黄芪饮片，缓缓咽下。

【方　　名】黄芪白术汤
【方药组成】黄芪、白术、白芍、茯苓各 10g，党参 15g，鸡血藤、半枝莲各 60g，牡蛎、薏苡仁、玄参、天花粉各 30g。
【功效主治】补益气血，解毒消肿，活血祛瘀，软坚散结。适用于胰腺癌。症见上腹剧痛，疲乏无力，胁下隐痛，不思饮食。舌淡苔薄，脉细数，属气阴两虚、邪毒内陷阶段。
【用法用量】每日 1 剂，水煎服。
【临床应用】待正气恢复后用下方调治：柴胡、鸡内金、白豆蔻各 10g，当归、丹参各 15g，生水蛭 6g，夏枯草、天花粉、七叶一枝花各 30g，蜈蚣 2 条。每日 1 剂，水煎服，随症加减。同时服用丸剂：柴胡、乳香、没药、青皮各 30g，桔梗、三棱、枳壳、郁金各 60g，当归、莪术各 90g，炙马钱子 10g，蜈蚣 10 条，研末蜜丸 10g 重，早晚各服 1 丸，反应重者停药。

李某，女，36 岁，农民。因突发上腹部剧烈绞痛，向右肩辐射，伴恶寒高热，某医院诊为“急性胆囊炎”而予手术治疗，术中发现胰腺有异常改变即做胰腺组织部分切除，活检诊断为“胰腺腺泡癌”，经化疗效果不显，病情加重，来本院救治，经服上方 30 剂后，症状控制，食欲渐旺，精神转佳，继服 96 剂，逐渐恢复。

【方　　名】黄芪白术汤
【方药组成】黄芪、白术、黄精、山药、沙参、陈皮、瓜蒌、白花蛇舌草、山豆根、太子参、半夏、丹参、海藻、昆布。
【功效主治】原发性肺癌。
【用法用量】每日 1 剂，水煎服。
【临床应用】梁某，男，64 岁。1982 年 3 月 8 日诊。3 个月前胸透发现右下肺圆形阴影，在某医院行支气管镜栓并取活检，病理诊断为肺鳞状细胞癌。行开胸探查发现支气管肺门淋巴结已广泛转移无法切除而关闭胸腔。后转入本院予以上方加减服药 6 个月余，并中西结合、化疗等，一般情况明显好转。用药 11 个月，病情稳定而出院，出院后继续上方加减治疗，并间断给予化疗药物。5 年后死亡。
【来　　源】《四川中医》，1987，(11)：1。

【方　　名】黄芪白术汤
【方药组成】黄芪 15g，白术 10g，党参 15g，薏苡仁 15g，刺五加皮 15g，葵树子 15g，三棱 15g，贝母 15g，山慈菇 15g，半枝莲 15g，生甘草 10g，蒲公英 15g。
【功效主治】扶正祛邪，清热解毒。主治中耳癌。
【用法用量】水煎服，每日 1 剂。

【方　　名】黄芪白术汤
【方药组成】黄芪 15g，白术 10g，薏苡仁 20g，马勃 15g，石上柏 15g，三棱 15g，紫草根 15g，山慈菇 15g，贝母 15g，莪术 20g，生甘草 10g。
【功效主治】扶正祛邪，泻火解毒。主治外耳道癌。
【用法用量】水煎服，每日 1 剂。

【方　　名】黄芪白术汤
【方药组成】黄芪 30g，白术 15g，鳖甲 15g，菟丝子 15g，女贞子 15g，赤芍 15g，鹿角霜 20g，莪术12g，三七末（冲服）3g，全蝎8g，大黄6g。

【加　　减】腰部疼痛剧烈，加延胡索12g，乳香12g，地鳖虫6g；血尿明显，去全蝎，加仙鹤草15g，山楂炭12g；肿瘤较大且硬，加三棱12g，穿山甲15g；腹水，去鳖甲，加大腹皮15g，半边莲30g；寒湿重，加乌药12g，益智仁12g。

【功效主治】用于肾癌，症见腰部酸痛，腹部触及包块，小便发红或尿血或夹有血块，身体疲乏，食纳减少，面色萎黄，形体消瘦。

【用法用量】上药先用水浸泡半小时，加水煎煮2次，药液混合均匀，分2次服用，每日1剂。

【方　　名】黄芪白术汤

【方药组成】黄芪30g，白术15g，太子参15g，枸杞子15g，鸡血藤15g，红花10g，苏木12g，茯苓12g，鸡内金9g，石斛30g，沙参30g，金银花30g。

【加　　减】痰中带血，加仙鹤草30g，地榆15g，白及12g；有胸水者，加葶苈子12g，龙葵15g；胸痛，加郁金12g，延胡索12g，赤芍15g。

【功效主治】用于肺癌放疗时。

【用法用量】上药先用水浸泡半小时，加水煎煮2次，药液混合均匀，分2次服用，每日1剂。

【方　　名】黄芪白术汤

【方药组成】黄芪30g，白术24g，茯苓24g，菌灵芝30g，莪术15g，龙葵15g，蛇莓15g，白英30g，土茯苓24g，白花蛇舌草30g，薏苡仁30g。

【功效主治】气虚血瘀型膀胱癌。

【用法用量】水煎服，每日1剂。

【来　　源】《百病良方》第二集，科学技术文献出版社重庆分社，1983：197。

【方　　名】黄芪败酱草汤

【方药组成】黄芪15g，败酱草15g，白及15g，薏苡仁30g，赤小豆30g，冬瓜仁30g，鱼腥草30g，茜草9g，阿胶珠9g，当归9g，党参9g，甘草6g。

【加　　减】腹中有块者加蒲黄、五灵脂；阴道出血加贯众炭；腹胀加厚朴花；胸满加陈皮、郁金；咯血重加白及、茜草。另可随证适当加用半枝莲、山慈菇、紫草根、射干、山豆根、乳香、没药、贝母、黑豆、茯神、茯苓、酸枣仁等。

【功效主治】绒毛膜癌、恶性葡萄胎。

【用法用量】水煎服，每日1剂。

【临床应用】治疗12例：8例结合西药治疗；4例单用上方药治疗，已有3例生育子女。

王某，29岁。因葡萄胎于1961年1月入院诊治，行刮宫术后1周，阴道少量流血，检查发现左下腹有一包块约3cm×4cm×5cm，妊娠试验为强阳性。诊刮送病理检查，报告为绒毛膜上皮癌。服上方，共4个月余，阴道流血止，一般情况良好，复查子宫、附件未见异常。同年5月出院，其后分别在1965年、1970年生育，母子均健。

【来　　源】《千家妙方》，战士出版社，1982：566。

【方　　名】黄芪败酱汤

【方药组成】生黄芪、忍冬藤各30g，败酱草、瓜蒌各15g，黄芩、甜杏仁、葶苈子各9g，陈皮6g，大枣5枚。

【功效主治】肺癌。

【用法用量】水煎服，每日1剂。

【来　　源】《治癌中药处方700种》。

【方　　名】黄芪败酱汤

【方药组成】黄芪、党参、败酱草各15g，当归、茜草各12g，冬瓜仁、赤小豆各30g，白及15g，山慈菇18g，阿胶15g（烊化兑服）。

【加　　减】用上方同时服蜂蛇散（露蜂房200g，白花蛇2条，蜈蚣10条，共为细末），早晚各服3g，温开水送下。胸痛者，加郁金、三棱、莪术、川芎、延胡索；咯血者，加仙鹤草、三七。

【功效主治】补气养血，解毒抗癌。转移性肺癌，症见形体消瘦，面色萎黄，胸闷胸痛，咳嗽咯血，食纳差，舌质淡，苔薄黄，脉沉细。

【用法用量】以上药物，水煎分2次空腹服下，每日 1 剂。

【来　　源】《湖北中医杂志》1986 年第 2 期。

【附　　注】本方所治为转移性肺癌证属气血两亏、热毒炽盛者。转移性肿瘤多久病体虚，气血两亏，治宜扶正而祛邪。方中黄芪、党参补中益气，托毒排邪，提高机体免疫功能；败酱草清热解毒，活血散结以抗癌；当归活血止痛；冬瓜仁益气除烦；白及补肺收敛；阿胶养血止血；茜草凉血止血；赤小豆清利湿热；山慈菇破积软坚，解毒抗癌。诸药合用既补气血，扶正以托毒，又清热毒，祛邪以除积。

【方　　名】黄芪半枝莲汤

【方药组成】黄芪、半枝莲、茯苓、白花蛇舌草各 30g，白芍 25g，党参 18g，当归、香附各 15g，白术、三棱、莪术、延胡索各 10g，三七粉 2g（冲服）。

【功效主治】中期肝癌。

【用法用量】水煎，每日 1 剂，服 2 次，60 天为 1 疗程，伴胆结石者宜先服六君子汤 6 剂。

【临床应用】服药 1 疗程，多能治愈。

【方　　名】黄芪半枝莲汤

【方药组成】黄芪 30g，半枝莲 30g，白花蛇舌草 30g，人参 10g，白术 10g，茯苓 10g，龙葵 15g，仙鹤草 15g，白英 15g，女贞子 20g。

【加　　减】口干咽燥，加生地黄 15g，麦冬 10g，沙参 10g；尿血不止，加小蓟 10g，白茅根 30g，三七（研末冲服）3g；小腹疼痛，加延胡索 12g，乌药 10g，没药 10g，乳香 10g；肿块坚硬，加穿山甲 10g，莪术 10g，水蛭 3 ～ 6g，生牡蛎 30g。

【功效主治】用于膀胱癌晚期，尿血日久，面色无华，体倦乏力，气短声低，舌质淡，脉细弱。

【用法用量】上药制成冲剂，每袋 15g，约含生药 10g，日服 3 次，每次 2 袋，开水冲服，3 ～ 6 个月为 1 个疗程，也可水煎服，每日 1 剂。

【方　　名】黄芪北沙参汤

【方药组成】黄芪 15g，北沙参 15g，南沙参 15g，鹿衔草 30g，白英 30g，龙葵 12g，土茯苓 30g，露蜂房 15g，木馒头 30g，铁树叶 15g，白花蛇舌草 30g，凤尾草 30g，小金丹（吞服）4 粒。

【功效主治】用于骨肉瘤截肢术后。

【用法用量】上药先用水浸泡半小时，加水煎煮 2 次，药液混合均匀，分 2 次服用，每日 1 剂。

【方　　名】黄芪北沙参汤

【方药组成】黄芪 30g，北沙参 9g，生地黄 9g，牡丹皮 9g，紫草 6g，土茯苓 15g，蜀羊泉 9g，淫羊藿 12g，玄参 9g。

【加　　减】瘤在头面部，加川芎 6g；在颈部，加夏枯草 9g，制香附 6g；在上肢，加桂枝 6g，桑枝 9g；在下肢，加牛膝 6g，泽兰 6g，王不留行 6g。

【功效主治】血管瘤。

【用法用量】上药加水煎煮 2 次，药液对匀后分 3 次服，每日 1 剂。

【方　　名】黄芪鳖甲汤

【方药组成】人参 15g，黄芪 15g，鳖甲 30g，生地黄 15g，天冬 15g，白芍 15g，茯苓 15g，甘草 10g，半夏 10g，紫菀 15g，桑白皮 15g，桔梗 10g，地骨皮 15g，柴胡 10g，秦艽 15g，知母 15g，肉桂 5g。

【加　　减】如肿物坚硬，包块较大，合鳖石散：鳖甲（醋炙）400g，石燕子（烧红，用童尿淬）50g，石蟹子（烧红，醋制）50g，冰片 5g，共为细末，每服 7.5g。每昼夜服用 4 次。如见热毒炽盛，可用牛黄 10g，麝香 1g，共为细末，每服 0.3g，服法同上。如见瘀血出血证，加服三七粉，每服 7.5g，服法同上。如肿瘤晚期，病情较重，可再加服硇砂（炒）5g，蟾酥（用人乳汁 1 酒盅将蟾蜍放入发酵后烘干）1g，共为细末，每服 0.4g，隔日或 3 天送服 1 次。切忌每天服用。如症见恶心呕吐，可配用旋覆代赭汤。

【功效主治】益气扶正，化痰散结。适用于因痰凝聚所致的各种肿瘤有气虚表现者。

【用法用量】每日 1 剂，水煎，2 次温服。

【临床应用】李某，男，46 岁，长春市度量衡厂工人。1957年10月，由吉林医科大学确诊为胃癌，胃内肿物有鸡卵大，消瘦，胃胀满，四肢无力，常有恶心呕吐，舌质红，花剥苔，脉弦滑而数。初服黄芪鳖甲汤合用鳖石散，当症见恶心呕吐时，又加入旋覆代赭汤。共服50剂。再做上消化道钡透时，发现肿瘤已经消失，又去长春市中医院再次钡透，仍证实肿瘤已消。

【来　　源】《吉林中医药》，1982：3。

【方　　名】黄芪炒白术方

【方药组成】黄芪15g，炒白术15g，海浮石30g，制半夏15g，旋覆花（包）15g，代赭石30g，瓦楞子30g，陈皮30g，三棱30g，莪术30g，桃仁30g，炮穿山甲15g，延胡索30g，香附30g，鸡内金15g，砂仁15g，蛤粉30g，白及30g，汉三七15g，生甘草10g。

【加　　减】脾虚者，加党参15g，茯苓15g；便血者，加地榆15g，侧柏炭10g；腹胀者，加莱菔子15g，大腹皮15g，乌药10g；胃痛甚者，加乳香10g，没药10g，炒白芍30g；伴腹水者，加黑白丑各6g，厚朴10g。

【功效主治】用于胃癌中期。

【用法用量】上药制成粉剂，装入胶囊，每次服用3～6g，每日2次，温开水送服。

【方　　名】黄芪慈菇汤

【方药组成】生黄芪、制何首乌、生牡蛎（先煎）、白花蛇舌草各30g，生白术、山慈菇、露蜂房、生大黄、泽漆各12g，云茯苓、夏枯草、生山药、京玄参、半枝莲、炙鳖甲、生薏苡仁各15g，制半夏、全当归、牡丹皮、人中黄、浙贝母、壁虎粉（分吞）各9g，绿升麻、芋艿丸（分吞）各6g。

【加　　减】胸闷不舒加柴胡、郁金、香附；咽颈不适加牛蒡子、射干；淋巴结转移加黄药子、猫爪草。

【功效主治】清热解毒，软坚散结，补气养血，健脾补肾。甲状腺癌，症见颈前肿块，质硬不移，口干咽燥，神疲乏力，面色无华，消瘦，舌淡红，脉沉细弱。

【用法用量】以上药物，水煎分2次温服，每日1剂。

【附　　注】本方适用于甲状腺癌瘤中晚期瘀、毒、痰内结，气血亏虚者。癌瘤中晚期正气渐虚，邪气渐盛，治宜扶正祛邪兼顾。本方攻补兼施，攻则解毒、逐瘀、祛痰而消坚积，祛邪而不伤正；补则益气养血，健脾补肾而扶正气，补虚而不留邪。方中山慈菇清热解毒，消肿抗癌，生黄芪益气升阳，扶正托毒，二药一攻一补，共为主药；辅以白花蛇舌草、露蜂房、半枝莲、人中黄、守宫粉解毒抗癌，散结消肿以助慈菇之功，白术、山药、云茯苓、芋艿丸补气健脾，托毒抗癌而助黄芪之力；半夏、白术、薏苡仁、夏枯草、浙贝母解毒化痰，软坚散结以消坚积；全当归、牡丹皮活血化瘀以逐瘀滞；生大黄、泽泻荡涤积滞，引邪下行；茯苓、生薏苡仁利水渗湿，导邪外出；升麻攻毒以透邪，升阳以托毒，使邪毒尽解；制首乌、当归补肝肾，益精血以扶正，且制首乌还可消瘿散结。诸药合用，健脾益肾，固先后天之本，改善免疫功能以扶正，解毒逐瘀，化痰散结消坚积，抑制癌瘤生长以祛邪。

【方　　名】黄芪大枣鸡血藤汤

【方药组成】鸡血藤、黄芪、大枣各30g，补骨脂12g，炙甘草10g。

【功效主治】补益气血。白细胞减少症。

【用法用量】水煎服，每日1剂。

【来　　源】《百病良方》第二集。

【方　　名】黄芪丹参汤

【方药组成】黄芪、丹参各25g，党参、炙穿山甲、红花、玄参、川续断、桑寄生、生熟地黄各15g，白术、川芎、川贝母、知母各12g，三棱、莪术各10g，牡蛎30g。

【功效主治】卵巢肿块。

【用法用量】水煎服，每日1剂。

【方　　名】黄芪丹参汤

【方药组成】黄芪15～30g，丹参9～20g，党参10～12g，赤芍12g，金银花12g，连翘

12g，茯苓 12g，夏枯草 12～30g，王不留行 12～24g，昆布 9g，海藻 9g，乳香 9g，没药 9g，延胡索 9g 或川楝子 9g，狗脊 15g，生甘草 3g。
【加　　减】伴脾虚便溏者，加炒白术 12g，山药 15g，薏苡仁 30g；饮食欠佳者，加木香 9g，陈皮 10g，生姜 3 片；腰腿关节痛者，加羌活 10g，独活 10g，姜黄 10g，炒杜仲 10g，续断 12g；局部肿胀，疼痛明显，加白花蛇舌草 30g，生龙骨（先煎）30g，生牡蛎（先煎）30g，乌药 12g，香附 12g，桃 12～10g，红花 6g。
【功效主治】用于骨肉瘤术后局部皮下转移者。
【用法用量】上药先用水浸泡半小时，加水煎煮 2 次，药液混合均匀，分 2 次服用，每日 1 剂。

【方　　名】黄芪丹参汤
【方药组成】黄芪 20g，丹参 15g，沙参 10g，商陆 6g，茯苓 10g，大腹皮 10g，瞿麦 12g，金钱草 15g，半枝莲 20g，白花蛇舌草 20g，炒山楂 10g。
【功效主治】补气养阴，活血化瘀，逐水解毒。肝癌。
【用法用量】水煎服，每日 1 剂。

【方　　名】黄芪丹参汤
【方药组成】黄芪 20g，丹参 20g，王不留行 20g，人参 6g，当归 15g，赤芍 12g，生地黄 15g，玄参 15g，猪殃殃 10g，椒木 10g，大枣 10 个。
【功效主治】补气补血，解毒散结。乳腺癌。
【用法用量】水煎服，每日 1 剂。

【方　　名】黄芪丹紫方
【方药组成】黄芪 15g，北沙参 12g，生地黄 15g，牡丹皮 12g，紫草 9g，土茯苓 30g，蜀羊泉 15g，淫羊藿 9g，玄参 12g。
【加　　减】头面部加川芎；颈部加夏枯草、制香附；上肢加桂枝、桑枝；下肢加牛膝、泽兰、王不留行。
【功效主治】血管瘤。
【用法用量】水煎服，每日 1 剂。

【方　　名】黄芪当归汤
【方药组成】黄芪 120g，当归 30g，白术 30g，生山药 30g，生地黄 30g，重楼 30g，乳香 9g，没药 9g，香附 12g，僵蚕 15g，蜈蚣 3 条。
【功效主治】外阴癌。
【用法用量】每日 1 剂，水煎分 2 次服。适用于中土已败、气血大衰阶段。
【来　　源】《上海中医药杂志》，1982，（8）：23。

【方　　名】黄芪当归汤
【方药组成】黄芪 20g，当归 10g，党参 15g，丹参 15g，枸杞子 10g，菟丝子 10g，补骨脂 10g，生甘草 3g。
【功效主治】用于急性白血病合并感染者。
【用法用量】上药先用水浸泡半小时，加水煎煮 2 次，药液混合均匀，分 2 次服用，每日 1 剂。

【方　　名】黄芪当归汤
【方药组成】黄芪 30g，当归 15g，乳香 15g，金银花 30g，蒲公英 12g，天花粉 10g，熟地黄 10g，茯苓 10g，杜仲 10g，甘草 3g，黄芩 3g，麦冬 3g。
【功效主治】鼻咽癌。
【用法用量】水煎服，每日 1 剂。
【来　　源】武汉市卫生局方。

【方　　名】黄芪当归汤
【方药组成】黄芪 30g，当归 15g，延胡索、赤芍、桃仁各 12g，红花、川芎、地龙、石菖蒲、吴茱萸各 10g。
【功效主治】丘脑肿瘤。
【用法用量】水煎，每日 1 剂，服 2 次，2 个月为一个疗程。
【临床应用】用药 1 疗程，头痛减轻，病势缓解。

【方　　名】黄芪当归汤
【方药组成】黄芪 60g，当归、肉苁蓉各 30g，延胡索、茯苓各 15g，五灵脂 12g，重楼、露蜂房、穿山甲、乳香、蛇蜕各 9g，三七 3g，蜈蚣 2 条。

【功效主治】乳腺癌。
【用法用量】水煎，每日1剂，服2次。1个月为疗程。
【临床应用】服药1～2疗程可愈。

【方　　名】黄芪党参方
【方药组成】黄芪，党参，白术，茯苓，柴胡，炮穿山甲，桃仁，丹参，苏木，重楼，牡蛎，鼠妇，各适量。
【功效主治】中、晚期原发性肝癌。
【用法用量】水煎，每日1剂，服3次，2个月为1疗程。
【临床应用】服药1疗程，癌肿稳定率达78.3%，改善症状显效率为66.7%。

【方　　名】黄芪党参方
【方药组成】黄芪、党参、牡蛎、昆布各30g，鳖甲、海藻、夏枯草、乌梅、炒白术、丹参各15g，制乳香、制没药、当归、血余炭、桃仁、三棱、莪术各6g。
【功效主治】子宫肌瘤。
【用法用量】水煎服，每日1剂。
【临床应用】经期停药。好转后，加乌贼骨30g，赤芍15g，五灵脂、青皮各9g，共为细末，炼蜜为丸，每丸9g，早午晚各服1丸。

【方　　名】黄芪党参方
【方药组成】黄芪、党参、小蓟、白花蛇舌草、女贞子各30g，刺五加、灵芝、莪术各15g，补骨脂24g，枸杞子18g，当归15g，白术、茯苓、陈皮、阿胶各12g，三七粉3g，丹参18g，生甘草6g。
【功效主治】扶正固本，活血止痛，解毒化瘀。主治急性粒细胞性白血病。
【用法用量】水煎熬，每日2次早晚服，每日1剂。

【方　　名】黄芪党参方
【方药组成】黄芪、党参各20g，白术、生薏苡仁、菝葜各30g，生半夏12g，狼毒3g，陈皮6g，生甘草3g，女贞子10g，补骨脂9g，断筋草适量。
【功效主治】益气化痰、消瘀散结。主治胃癌。
【用法用量】水煎熬煮沸30分钟，分早晚2次服，每日1剂。

【方　　名】黄芪党参方
【方药组成】黄芪15g，党参15g，茯苓12g，白术12g，当归9g，白芍12g，生地黄15g，赤芍6g，柴胡6g，青皮6g，木瓜6g。
【功效主治】乳腺癌。此方常用于治晚期乳癌破溃流血不收口者。
【用法用量】水煎，每日1剂，分3次服。
【来　　源】《肿瘤的辨证施治》，上海科学技术出版社，1980：120。

【方　　名】黄芪党参方
【方药组成】黄芪15g，党参15g，白术12g，茯苓12g，生甘草5g，熟地黄10g，枸杞子12g，黄精10g，女贞子15g，沙参10g，麦冬10g，鸡血藤20g，芡实12g，怀山药12g，重楼30g。
【加　　减】恶心呕吐，加姜竹茹10g，代赭石（先煎）10g；食欲不振，加神曲10g，麦芽15g，砂仁6g，鸡内金5g；失眠，加酸枣仁15g，五味子10g；贫血，加当归12g，紫河车10g。
【功效主治】用于多发性骨髓瘤化疗后。
【用法用量】上药先用水浸泡半小时，加水煎煮2次，药液混合均匀，分2次服用，每日1剂。

【方　　名】黄芪党参方
【方药组成】黄芪20g，党参20g，山药30g，天花粉15g，当归尾15g，赤芍190g，丹参20g，鸡内金20g，三棱10g，莪术10g，蟾皮1张，全蝎（研末冲服）2g，犀黄丸（吞服）9g。
【加　　减】虚甚，加白参15g，女贞子20g，枸杞子20g，天麻10g；瘀甚毒盛，加桃仁12g，红花6g，水蛭6g，地鳖虫6g，蛇蜕6g，蜈蚣3条，壁虎6g，三七12g；失眠，加炒酸枣仁30g。

【功效主治】用于肝癌晚期。
【用法用量】以上草药加水煎煮 2 次，分 2 次早晚服，用药汤冲服全蝎末及犀角丸，每日 1 剂。

【方　　名】黄芪党参方
【方药组成】黄芪 24g，党参 15g，白术 9g，茯苓 15g，桂枝 6g，白芍 15g，当归 7.5g，生甘草 4.5g，生姜 6g，大枣 3 枚。
【功效主治】用于胃癌术后发热者。
【用法用量】上药先用水浸泡半小时，加水煎煮 2 次，药液混合均匀，分 2 次服用，每日 1 剂。

【方　　名】黄芪党参方
【方药组成】黄芪 30g，党参、当归、半枝莲、陈皮、金银花各 15g，川芎、丹参各 20g，山慈菇、山甲珠、藕节、黄连、砂仁、鸡内金、菟丝子、枸杞子各 10g，三七 6g，甘草 3g。
【功效主治】舌癌。
【用法用量】水煎服，每日 1 剂。

【方　　名】黄芪党参方
【方药组成】黄芪 30g，党参 15g，白术 10g，茯苓 10g，当归 10g，熟地黄 15g，杭芍 15g，黄精 15g，阿胶 10g（烊化），陈皮 10g，淫羊藿 10g，麦稻芽 20g，人参 10g（另煎），紫河车 3g（冲），生甘草 6g。
【加　　减】呕吐加半夏、生姜、竹茹、旋覆花、赭石、丁香、威灵仙、佩兰等；口干加石斛、麦冬、天花粉、沙参、知母等；胃疼加延胡索、香附、白屈菜、降香、娑罗子、五灵脂、乌头、荜茇、八月札等；便干加火麻仁、郁李仁、大黄、芒硝、瓜蒌、羊蹄根等；便溏加儿茶、老鹤草、石榴皮、苍术、扁豆、罂粟壳；呕血、便血加仙鹤草、血余炭、棕榈炭、柿叶、白及，或云南白药 2g 拌卡巴克洛 4ml 内服；腹胀加枳壳、厚朴、莱菔子、焦槟榔、砂仁沉香面、大腹皮等。
【功效主治】晚期气血双亏型胃癌。
【用法用量】水煎服，每日 1 剂。
【来　　源】《中医肿瘤学》（上），科学出版社，1983：249。

【方　　名】黄芪党参方
【方药组成】黄芪 30g，党参 15g，白术 10g，茯苓 10g，吴茱萸 10g，补骨脂 10g，升麻 10g，附子 6g，桑寄生 15g，生龙牡 30g，怀山药 10g。
【功效主治】脾肾阳虚型子宫颈癌。
【用法用量】水煎服，每日 1 剂。
【来　　源】《中医肿瘤学》（上），科学出版社，1983：303。

【方　　名】黄芪党参方
【方药组成】黄芪 30g，党参 15g，当归 15g，川芎 12g，丹参 20g，半枝莲 15g，山慈菇 10g，山甲珠 10g，三七 6g，藕节 10g，陈皮 15g，金银花 15g，连翘 12g，蒲公英 12g，黄连 10g，砂仁 6g，鸡内金 10g，菟丝子 10g，枸杞子 10g，甘草 3g。
【功效主治】色素基底细胞舌癌。
【用法用量】水煎服，每日 1 剂。
【临床应用】底某，男，61 岁，自述两月前舌体活动不便，渐见舌干、舌疼、舌硬，咽物不利，1981 年 12 月 25 日就诊，经活组织切片检查，诊为“色素基底细胞癌”。查：舌体左侧有 0.7cm×1.0cm 肿物，色紫黑，突出舌体表面，服上方 30 剂，舌体活动较前好转，服至 60 剂肿物颜色转红，共服 130 剂，癌肿消失，舌体正常。
【来　　源】《河北中医》，1986，（1）：9。

【方　　名】黄芪党参方
【方药组成】黄芪 30g，党参 20g，当归 15g，白芍 10g，旋覆花 10g，代赭石 30g，威灵仙 30g，急性子 10g，生半夏（先煎 1 小时）10g，桂枝 10g，陈皮 10g，生熟地黄各 10g。
【加　　减】呕吐嗳气者用旋覆花、代赭石、姜半夏、陈皮；呕吐黏痰者用制半夏、陈皮，加胆南星、青礞石；气逆呃逆者去威灵仙，加老刀豆、丁香、柿蒂；气滞胸痛者加瓜蒌、郁金、八月札、橘叶、枳壳、白屈菜；血瘀胸痛者加赤芍、桃仁、乳没、延胡索、五灵脂等；阴虚火旺者加生地黄、麦冬、玄参、牡丹皮、黄芩、女贞子、鳖甲、龟板、知母等；吐血便血者加陈棕炭、贯众炭、仙鹤草、露蜂房、白及、三七等。
【功效主治】气虚阳微型食管癌。
【用法用量】水煎服，每日1剂。
【来　　源】《中医肿瘤学》（上），科学出版社，1983：240。

【方　　名】黄芪党参方
【方药组成】黄芪30g，党参9g，红花9g，三棱9g，莪术9g，桃仁6g，川芎6g，生地黄12g，赤芍12g，当归12g，鳖甲15g，刘寄奴15g。

经期内服用下方：当归9g，白芍9g，生地黄9g，茜草9g，刘寄奴9g，蒲黄粉9g，丹参15g，紫草根15g，阿胶（烊化）12g，益母草12g。
【功效主治】用于子宫肌瘤，月经量多、色淡红，或月经淋漓不尽，伴有心悸、乏力、头昏，舌质暗淡，脉细弱。
【用法用量】上药先用水浸泡半小时，加水煎煮2次，药液混合均匀，分2次服用，每日1剂。

【方　　名】黄芪党参方
【方药组成】①黄芪15g，党参15g，白术12g，制甘草12g，当归12g，生熟地黄各15g，制首乌12g，女贞子12g，旱莲草12g，煅龙骨18g，煅牡蛎18g，白花蛇舌草30g，山豆根15g。②肉桂3g，熟地黄15g，首乌12g，天冬12g，枸杞子9g，白茅根12g，淫羊藿12g，菟丝子15g，菝葜60g，白花蛇舌草30g，山豆根15g。③黄芪30g，党参15g，当归12g，熟地黄15g，白芍12g，阿胶12g（烊化），桂圆肉12g，菝葜60g，山豆根15g，白花蛇舌草30g。
【功效主治】扶正抗癌。适用于急性白血病。
【用法用量】每日1剂，煎2次分服。
【临床应用】北京首都医院内科血液组以本方为主，中西结合，治疗急性白血病32例，完全缓解20例、部分缓解8例、无效4例，总缓解率为87.5%。

【方　　名】黄芪党参方
【方药组成】黄芪9g，党参9g，当归9g，制首乌12g，熟地黄12g，补骨脂12g，女贞子12g，墨旱莲12g，制甘草3g。
【功效主治】滋补肝肾，益气养血，提升白细胞和血小板。适用于肿瘤患者经放疗、化疗而肝肾阴亏，气血两虚，白细胞和血小板减少者。
【用法用量】每日1剂，煎（蒸）2次分服，亦可加入抗癌主药中服用。

【方　　名】黄芪地龙方
【方药组成】黄芪40g，地龙12g，天麻12g，蜈蚣2条，当归30g，鸡血藤30g，白花蛇舌草30g，夏枯草30g，葛根30g，赤芍15g，白芍15g，桃仁12g，川芎12g，丹参25g，胆南星10g，生甘草20g。
【功效主治】用于听神经瘤。
【用法用量】水煎服，每日1剂。

【方　　名】黄芪地龙方
【方药组成】黄芪90g，地龙15g，当归15g，赤芍30g，川芎10g，桃仁12g，红花12g，延胡索15g，薏苡仁30g，怀山药30g，川牛膝30g，鸡血藤30g，乳香10g，没药10g。
【功效主治】脊髓肿瘤疼痛。
【用法用量】水煎服，每日1剂，连服30～50剂。

【方　　名】黄芪冬瓜仁方
【方药组成】黄芪20g，冬瓜仁10g，鲜芦根20g，桃仁10g，沙参15g，麦冬12g，天冬12g，五味子12g，薏苡仁15g，金银花20g，牡丹皮10g，露蜂房10g，野百合10g。
【功效主治】补气养阴，解毒祛腐。肺癌。
【用法用量】水煎服，每日1剂。

【方　　名】黄芪凤尾草方
【方药组成】黄芪、凤尾草、薏苡仁各30g，黄精、枸杞子、鸡血藤、槐花、败酱草、马齿苋、仙鹤草、白英各15g。
【功效主治】益气补血，清热解毒。主治大肠癌。
【用法用量】水煎，分2次早晚服，每日1剂。

【方　　名】黄芪茯苓方

【方药组成】黄芪 20g，茯苓 12g，玉竹 10g，石斛 10g，生地黄 10g，白术 10g，当归 10g，枸杞子 10g，黄精 10g，麦冬 15g，陈皮 10g，甘草 5g。

【加　　减】动则汗出，气短乏力，加防风 10g，浮小麦 10g，煅牡蛎 15g，五味子 10g；口干烦躁，舌质红绛，光而无苔，加牡丹皮 10g，芦根 15g；伴食欲欠佳，加神曲 10g，谷芽 10g。

【功效主治】用于舌癌手术后。

【用法用量】上药先用水浸泡半小时，加水煎煮 2 次，药液混合均匀，分 2 次服用，每日 1 剂。

【方　　名】黄芪茯苓系列方

【方药组成】①黄芪 15g，茯苓、黄芩各 10g，当归、乳香、没药各 6g，金银花、野菊花各 20g，黄连 3g，皂角刺 50g。②蜈蚣 70g，干蟾蜍 50g，砂仁 30g。③乌梅 50g，熟地黄 10g（以上两味煅成炭），轻粉 3g。

【功效主治】头部鳞状上皮细胞癌。

【用法用量】方①水煎服，每日 1 剂。方②碾粉冲服，每日 3 次，每次 6g。方③碾粉和匀，撒在肿瘤表面。

【临床应用】黄某，男，62 岁。1982 年 6 月头部生疖，搔破时流脂液，久治不愈。肿块逐渐增大，胬肉翻卷，疼痛难忍。查头右侧前额发际上 1 寸处，肿块约 8cm×10cm×5cm。头大蒂小，诊时见有 20 多条蛆虫。气味腥臭并有脓性分泌物。肿块病理切片检查示鳞状上皮细胞癌 I 级。经用上述方药治疗 10 天后，肿块萎缩，食欲渐增，仍守前方。半个月后，外敷改用三黄散，中用玉红膏。再以胎盘 1 具（切片烘干碾粉）黄脂、猪油各 50g，制珍珠 10g，熬膏敷之，内服同前。3 个月后治愈。随访 3 年，未见复发。

【来　　源】《江西中医药》，1988，(2)：36。

【方　　名】黄芪甘草汤

【方药组成】黄芪、甘草（炙）各 15g，肉桂（去粗皮）15g，人参 30g，芍药、赤茯苓（去黑皮）各 60g。

【功效主治】补气利咽。适用于食管肿瘤，咽中噎塞，胸中满，胁下气上冲，饮食减少。

【用法用量】上六味，咀如麻豆大。每服 15g，用水 230ml，加生姜 3 片、大枣（去核）2 枚，同煎至 180ml，去滓，加饴糖少许，煎化热服。以稀粥投之。

【来　　源】《圣济总录》。

【方　　名】黄芪枸杞子炖甲鱼方

【方药组成】黄芪 50g，枸杞子 30g，甲鱼 500g。盐、豆油、冷水各适量。

【功效主治】补中益气，滋阴生血。本膳主要适用于鼻咽癌放疗疗法所致眩晕或白细胞减少者。

【用法用量】黄芪切片，纱布包扎；枸杞子洗净，甲鱼去内脏后切细。三者放入锅内，加适量冷水，炖熟，去药渣，用豆油、盐调味即成。

【附　　注】冯文忠报告：以黄芪 30g，人参 15g，小红枣 20 个，煎服，治疗甲巯咪唑引起的粒细胞减少症 14 例，疗效较好；另 1 例噻替哌引起白细胞减少症，用之亦获效（《云南中医杂志》，1980，2：28）。枸杞子能补血生营，内蒙古医学院肿瘤科报告：灌服枸杞子煎剂，对正常小鼠的造血功能有促进作用，可使白细胞增多；对化疗药环磷酰胺引起的抑制白细胞（主要是淋巴细胞）生成作用也具有保护性的效果（《内蒙古医学院学报》，1974，4：76）。

【方　　名】黄芪咕噜肉方

【方药组成】黄芪 30g，猪瘦肉 250g，青椒 15g，葱段 5g，黄酒 15g，淀粉 50g，糖醋约 200g，鸡蛋 1 个，蒜泥、胡椒粉、食盐、植物油适量。

【功效主治】健脾益气，养胃化浊。本膳主要适用于皮肤癌气虚溃烂、胃口不开者。

【用法用量】黄芪切片，水煎 2 次，取煎煮液 200ml 左右备用。猪肉切块，用刀片拍松，加盐、胡椒粉、黄酒、黄芪液腌浸 10 分钟。倾出部分腌浸液把淀粉调成水淀粉，和鸡蛋清一起与肉块搅匀，外挂干淀粉。以热油炸肉块至熟。锅内留少许油，烧热后下青椒、蒜泥、葱段，爆香后加糖醋，水淀粉勾芡，随即倒入炸好的肉段，炒匀后即可。色泽金黄，软嫩鲜美。

【附　　注】此膳黄芪抗癌扶正，托毒收口，对某些重型皮肤癌都可应用；加之酸甜可口，颇有健脾开胃之功。作者在广东咕噜肉基础上加入黄芪，临床得益不少。

【方　　名】黄芪海昆汤

【方药组成】当归、党参、海藻、昆布各15g，郁金、陈皮、半夏各9g，黄芪、金银花、连翘、蒲公英各30g，白术、赤芍各12g，川楝子5g。

【加　　减】疼痛较甚加全蝎、蜈蚣、延胡索、莪术；肿块难消加穿山甲片、生牡蛎、鳖甲；肺转移加全瓜蒌、夏枯草、鱼腥草、葶苈子。

【功效主治】益气托毒，清热消肿。骨肉瘤，症见骨痛剧烈，局部肿块，质硬不移，神疲乏力，身体消瘦，面色无华，舌淡，脉沉细弱。

【用法用量】以上药物，水煎分2次温服，每日1剂。

【附　　注】本方适用于骨肉瘤晚期，辨证属气滞血瘀，痰热蕴结，气血两虚。癌瘤晚期，正气大虚，而邪气实甚，治宜扶正培本为主，酌加理气、化瘀、消积之品，切忌攻伐太过。方中黄芪、党参、白术大补肺脾之气，升阳托毒，正所谓善补气者，求之于肺脾；当归养血，与补气药合用则益气养血，扶正培本；金银花、连翘、蒲公英清热解毒以散热结；脾为生痰之源，制半夏、陈皮入脾经，燥湿化痰，使湿去脾健而痰不再生；海藻、昆布化痰软坚；川楝子、郁金、陈皮理气解郁，行气止痛以破气滞；当归、赤芍、郁金活血化瘀以逐瘀血。诸药合用，益气养血，升阳托毒，提高免疫功能以扶正培本；清热逐痰，理气行瘀，抑制癌瘤生长使邪去正安。

【方　　名】黄芪黄柏方

【方药组成】黄芪15g，黄柏15g，半夏9g，瓜蒌15g，天南星15g，夏枯草15g，重楼15g，龙葵15g，陈皮9g，蜀羊泉15g，蛇莓15g，辛夷15g，桔梗12g，白术10g，黄芩15g。

【功效主治】泻火解毒，化痰散结。主治上颌窦癌。

【用法用量】水煎，每日1剂，早晚服。

【方　　名】黄芪黄精方

【方药组成】黄芪15g，黄精15g，太子参15g，川续断15g，桑寄生30g，狗脊9g，生薏苡仁12g，陈皮9g，升麻3g，生龙骨30g，生牡蛎30g。

【功效主治】补中益气，适用于宫颈癌中气下陷型。

【用法用量】每日1剂，水煎，分2次温服。

【方　　名】黄芪黄精方

【方药组成】黄芪30g，黄精、枸杞子、鸡血藤、槐花、败酱草、马齿苋、仙鹤草、白英各15g。

【加　　减】脾肾两虚型加党参15g，白术、菟丝子、女贞子各10g；脾胃不和加党参15g，白术、陈皮、茯苓、半夏各10g；心脾两虚加党参、枣仁各15g，茯苓、当归各10g；大便秘结加冬瓜仁、火麻仁各10g，番泻叶6g；大便溏加焦薏苡仁15g，诃子肉、儿茶各10g；大便黏液或黏液血便加地榆、石榴皮各10g，槐花、马齿苋各15g；腹痛而胀者加延胡索、香附、乌药、川楝子各10g；门诊治疗期间加白花蛇舌草、半枝莲各30g，藤梨根15g。

【功效主治】Ⅲ期大肠癌。

【用法用量】水煎服，每日1剂。患者手术后恢复1个月以上，进行化疗配合中药治疗。一般5周为1疗程，疗程结束后门诊中药巩固，凡能存活的患者，建议中药治疗3年以上。

【临床应用】生存率统计按接受治疗至末次随访或死亡日期计算。随访92例，治疗1年生存90例，生存率97.83%；治疗3年总例数76例，生存70例，生存率92.11%；治疗5年总例数51例，生存36例，生存率70.59%。随访10年以上16例，现存活12例，10年生存率75%。

【来　　源】《中西医结合杂志》，1988，8（5）：289。

【方　　名】黄芪黄精方

【方药组成】黄芪30g，黄精30g，天花粉15g，陈皮 6g，鸡内金 10g，炙甘草 6g。
【功效主治】晚期食管癌、贲门癌。
【用法用量】水煎服，每日 1 剂。
【临床应用】共治 32 例，完全缓解 2 例，部分缓解 11 例，稳定 16 例，恶化 3 例，总有效率为 40.6%。食管中段癌 15 例，有效 4 例，有效率为 27%；下段癌 11 例，有效 6 例，有效率为 55%；贲门癌 6 例，有效 3 例，有效率 50%。此方可以配合化疗。
【来　　源】《中西医结合杂志》，1985，5（11）：666。

【方　　名】黄芪鸡方
【方药组成】母鸡 1 只（约 150g），黄芪片 30g，生姜 20g，葱 20g，味精 1g，花椒数粒。
【功效主治】补中气，御暖胃。本膳主要适用于肺癌气虚乏力者。
【用法用量】母鸡宰杀洗净，浸泡在清水之中，漂尽血污，放入砂锅内，加水淹没。投入黄芪片，加盖后煮沸片刻，加盐、姜、葱、味精、花椒等。文火煨烂，拣去黄芪与佐料，吃鸡喝汤。
【附　　注】哈尔滨医科大学徐红薇报告：给小鼠肌肉注射氢化可的松（HC）造成免疫功能低下的模型。分别喂饲生理盐水组、黄芪水煎剂组，结果表明黄芪对免疫复合物溶解能力和对总体的影响，均与生理盐水级有显著性差异（$P < 0.001$）。说明黄芪具有恢复机体补体水平和功能的作用，短期应用效果不明显（《免疫学杂志》，1992，8：2）。

【方　　名】黄芪建中汤加味
【方药组成】黄芪 24g，党参 15g，白术 9g，茯苓 15g，桂枝 6g，白芍 15g，当归 7.5g，甘草 4.5g，生姜 6g，大枣 3 枚。
【功效主治】胃癌术后发热。
【用法用量】水煎服，每日 1 剂。
【临床应用】黄某，男，56 岁。诊断为胃癌，行根治性胃次切除、胃空肠吻合术。术后发热，抗生素治疗无效。中医辨证为气虚发热，治宜益理健脾，扶正振中。方用黄芪建中汤加味，每日 1 剂。4 天后热退。以健脾补气诸药调养。
【来　　源】《千家妙方》，战士出版社，1982：586。

【方　　名】黄芪抗癌汤
【方药组成】生黄芪、白花蛇舌草各 100g，黄连 20g，半枝莲 50g。
【加　　减】癌瘤难消加山慈菇、昆布、海藻；鼻出血加三七、炒蒲黄；面色萎黄，身疲乏力者，加党参、白术、当归；放疗可加用丹参、红花、鸡血藤。
【功效主治】益气助正，解毒抗癌。鼻咽癌，舌淡白胖嫩，脉弦滑无力。本方所治为鼻咽癌辨证属正虚而邪毒实甚的病证。
【用法用量】以上药物，水煎分 2 次空腹服下，每日 1 剂。
【附　　注】方中黄芪甘温，补气升阳，托毒，补气以助正，托毒以抗邪，本品能增加人体免疫功能，从而抑制癌瘤生长；黄连清热燥湿，泻火解毒，研究表明黄连煎剂对鼻咽癌上皮细胞株 HNE3 的增殖活性有明显抑制作用；白花蛇舌草、半枝莲清热解毒，祛邪散结，并可抗癌解毒，适用于各种癌肿。诸药合用扶正祛邪，共奏解毒抗癌之功，鼻咽癌早、中期可用本方。

【方　　名】黄芪鲈鱼汤
【方药组成】鲈鱼 1 条（约 200g），黄芪 30g，怀山药 30g，陈皮 6g，生姜 4 片。
【功效主治】健脾益气，开胃和中。主治脾气虚弱型大肠癌，症见饮食减少，体瘦乏力，面色萎黄，头晕心悸，或双下肢浮肿，舌淡白，苔白薄，脉沉弱。
【用法用量】将鲈鱼去鳞，去肠杂、鱼鳃，洗净，切块儿，黄芪、怀山药、陈皮洗净。把全部用料一起放入锅内，加清水适量，大火煮沸后，小火煲 1 小时，调味即可。
【用法用量】饮汤食肉。

【方　　名】黄芪麦冬汤
【方药组成】黄芪 15g，麦冬 12g，白芍 12g，茯苓 12g，党参 12g，桂心 6g，升麻 6g，地骨皮 10g，白薇 10g，白蔹 10g，熟地黄 10g，白花蛇舌草 30g，生甘草 6g。

【加　　减】毒气内攻，呕逆不止，药食不下，加绿豆 30g，姜汁炒竹茹 10g，伏龙肝（先煎，以此药液煎药）30g；低热，气短，乏力，加沙参 15g，银柴胡 10g，青蒿 10g；口干，大便秘结，加火麻仁 10g，郁李仁 10g，炒枳壳 6g，熟大黄 10g，天花粉 12g；根盘浸润较深，结毒不化，加山慈菇 15g，皂角刺 12g，蜈蚣 2 条，全蝎 6g。

【功效主治】用于皮肤癌后期，创面溃烂不收，脓水淋漓不尽，旧的皮损边缘又新起珍珠样斑块或丘疹。

【用法用量】上药加水煎煮 2 次，药液混合均匀，早晚分服，每日 1 剂。

【方　　名】黄芪麦冬汤

【方药组成】黄芪 10g，麦冬 10g，党参 10g，沙参 10g，五味子 5g，陈皮 6g，茯苓 10g，款冬花 10g，前胡 10g，山海螺 30g，薏苡仁 15g，露蜂房 12g。

【加　　减】食欲不振、进食量少者加鬼针草 15g，炙鸡内金 10g，炒谷麦芽各 15g；病理诊断为腺癌者加淡竹叶 15g，菝葜 15g；癌性发热者加金银花 12g，地骨皮 12g，蒲公英 12g，白细胞降低者加虎杖 30g。

【功效主治】益气养阴。主治肺癌气阴两虚型。

【用法用量】水煎服，每日 1 剂。

【来　　源】《肿瘤的防治》：143。

【方　　名】黄芪麦味地黄合方

【方药组成】黄芪麦味地黄汤、清营汤、二陈汤联合加减，配用膏药外敷治疗。

【加　　减】抗肿瘤可备选石上柏、藤梨根、八月札、半枝莲、斑蝥等。治热毒、瘀血、痰湿、气滞可选用大青叶、板蓝根、虎杖、水蛭、土鳖虫、三棱、莪术、壁虎、半夏、川贝母、海藻等。

【功效主治】肝癌。

【用法用量】水煎服，每日 1 剂。

【附　　注】要注意心理护理，解除思想包袱，加强营养，少食多餐，服药要少量多次。

【来　　源】《中原医刊》，1989，（3）：11。

【方　　名】黄芪蔓荆汤

【方药组成】蔓荆子、蕤仁、菊花、白芍各 9g，葛根 6g，生黄芪 30g，甘草 3g。

【功效主治】鼻咽癌。

【用法用量】水煎服，每日 1 剂。

【来　　源】《治癌中药处方 700 种》。

【方　　名】黄芪牡蛎紫草汤

【方药组成】紫草根、黄芪、当归各 10g，白芍、川芎各 6g，金银花、大黄、升麻、生甘草各 5g，牡蛎 16g。

【加　　减】大便稀者去大黄。

【功效主治】绒毛膜上皮癌、肠癌、肺癌。

【用法用量】水煎服，每日 1 剂。

【来　　源】《民间单方秘方精选》。

【方　　名】黄芪全当归方

【方药组成】黄芪 30g，全当归 15g，白芍 25g，党参 18g，白术（土炒）10g，茯苓 30g，制香附 15g，三棱 10g，莪术 10g，白花蛇舌草 30g，半枝莲 30g，延胡索 10g，三七粉 2g（冲服）。

【功效主治】肝癌。

【用法用量】水煎，分两次服，每日 1 剂。

【来　　源】《河南中医》，1988，（1）：31。

【方　　名】黄芪全当归方

【方药组成】黄芪 30g，全当归 15g，龙眼肉 15g，五味子 15g，红枣 7 枚，黑豆 30g。

【功效主治】对放疗、化疗中的红细胞、白细胞及血小板下降。

【用法用量】水煎服，每日 1 剂。

【方　　名】黄芪人参方

【方药组成】黄芪、人参、水蛭、土鳖虫、莪术、三棱、赤芍、白芍。

【功效主治】肝癌、胃癌疼痛者。

【用法用量】上药均按 1∶1 配方水煎，水煎液用 Ca（OH）$_2$ ～ H_2SO_4 方法制成浓度为 50%、25% 无菌、无热源的澄明液体。将药液 60 ～ 80ml（计生药量 20 ～ 30g）加入 10% 葡萄糖 400ml，1 日 1 次静脉滴注，连续使用 2 个月以上。化疗：胃癌、肝癌、食道癌用 5-Fu250mg，1 日 1 次静注，25 天为 1 个疗程。肺癌、淋巴肉瘤等用长春新碱 2mg，环磷酰胺 1.0g，每周 1 次。

【临床应用】中药加化疗组：86 例患者，显效 62 例（72.09%），有效 24 例（27.91%），总有效率为 100%。单纯中药组 52 例，显效 25 例（40.08%），有效 22 例（42.3%），无效 5 例（9.6%），总有效率 90.39%。单纯化疗组 13 例，无一例显效，有效 3 例（23.08%），无效 10 例（76.92）。

【来　　源】《中西医结合杂志》，1985，5（10）：586。

【方　　名】黄芪肉苁蓉方

【方药组成】黄芪、肉苁蓉、党参、怀山药、熟地黄各 15g，枸杞子、杜仲各 12g，山茱萸、熟附子各 10g，陈皮、肉桂、炙甘草各 6g。

【功效主治】恶性淋巴网状细胞瘤。本方适用于脾阳不振、命门火衰，阴寒内盛格阳之淋巴瘤。

【用法用量】每日 1 剂，水煎分 2 次服。另以柿霜饼 60g，嚼服，徐徐咽下。

【来　　源】《新中医》，1984，16（12）：34。

【方　　名】黄芪肉桂柴胡酒煎汤

【方药组成】柴胡 4.5g，连翘 3g，肉桂 3g，黍粘子（炒）3g。

【功效主治】解毒散结。适用于淋巴瘤。

【用法用量】上咀，好糯米酒 150ml，水 150ml，同煎至 150ml，去滓，大温空心宿食消尽服之，少时便以早饭压之，使不致火热上攻，犯中上二焦也。

【来　　源】《兰室秘藏》。

【方　　名】黄芪肉桂方

【方药组成】黄芪 15 ～ 30g，肉桂 3 ～ 10g，党参 10 ～ 15g，当归 10g，白术 10g，白芍 10g，熟地黄 15g，红枣 5 个，茯苓 12g，鹿角霜 10g，陈皮 6g，甘草 3g。

【功效主治】阴虚型白血病。

【用法用量】水煎服，每日 1 剂。

【来　　源】《肿瘤的防治》：260。

【方　　名】黄芪肉桂方

【方药组成】黄芪 15g，肉桂 10g，当归 15g，白芍 15g，熟地黄 15g，川芎 10g，党参 15g，白术 12g，茯苓 10g，紫草 10g，天仙子 0.3g（有毒，用之宜慎）。

【加　　减】胯间及下腹部肿块，加夏枯草 10g，昆布 10g，海藻 10g，小金丹（分 2 次吞服）3g；腿肿如丹毒状，加牡丹皮 10g，草河车 10g，凤尾草 10g。

【功效主治】用于阴茎癌后期，气血两虚，症见龟头破烂，凹凸不平，触之出血，气味异常，胯间起核，坚硬如石，全身消瘦，纳谷乏味，面色无华，形神困惫。

【用法用量】上药加水煎煮 2 次，将两煎药液混合均匀，分 2 次服用，每日 1 剂。

【方　　名】黄芪肉桂方

【方药组成】黄芪 30g，肉桂 6g，白芍 20g，干姜 6g，大枣 30g，石见穿 30g，黄药子 15g，藤梨根 30g，肿节风 30g，喜树果 30g，半枝莲 30g，白花蛇舌草 30g。

【功效主治】脾胃虚寒型胃癌。

【用法用量】水煎服，每日 1 剂。

【来　　源】《百病良方》第二集，科学技术文献出版社重庆分社，1983：180。

【方　　名】黄芪生山桂方

【方药组成】黄芪、生山桂、茯苓、薏苡仁、白花蛇舌草各 30g，当归、乌梅、天花粉各 10g，狗脊、续断、黄药子各 12g，怀山药 15g，山慈姑 10g。

【功效主治】骨肿瘤。

【用法用量】水煎服，每日 1 剂。

【方　　名】黄芪生山楂方

【方药组成】黄芪、生山楂、茯苓皮、薏苡仁、白花蛇舌草各 30g，当归、乌梅、天花粉各 10g，狗脊、续断、黄药子各 12g，怀山药 15g。

【功效主治】补肾益气，散肿破坚，清热解毒。适用于骨瘤。

【方药组成】每日 1 剂，水煎，分 2 次温服。

【临床应用】潘某，男，12 岁。右腿疼痛 2 个月，呈跛行。经医院诊为右股骨中段骨瘤。经服上方 54 剂，骨瘤隆起消失，唯疼痛依存。继服 36 剂，患者行走如常，患肢肌肉丰盈。X 线复查报告，骨质破坏完全修复，获得临床痊愈。

【方　　名】黄芪石见穿方

【方药组成】黄芪 4.5g，石见穿 15g，当归、三棱、莪术、知母、桃仁各 16g，鸡内金、穿山甲、党参各 15g，香附 12g，水蛭 30g。

【功效主治】调气活血，破坚化瘀，主治子宫颈癌。

【用法用量】以上诸药研细末口服，每次 3 ～ 6g，日服 2 ～ 4 次。

【方　　名】黄芪石韦汤

【方药组成】石韦、黄芪各 60g，斑庄根 30g。

【功效主治】膀胱癌。

【用法用量】上 3 药加水同煎服，每日 1 剂，3 次分服，连服 15 日为 1 个疗程。

【来　　源】《癌症家庭防治大全》。

【临床应用】本方经临床验证，升高白细胞效果佳，用于放疗后白细胞减少。

【方　　名】黄芪熟地黄方

【方药组成】黄芪 12g，熟地黄 12g，黄精 10g，南沙参 10g，北沙参 10g，天花粉 10g，山茱萸 10g，鸡血藤 10g，刘寄奴 10g，山药 20g，炙甘草 6g。

【加　　减】脾虚，加白术 10g，党参 15g；阴虚，加生地黄 15g，麦冬 10g；头痛，加白蒺藜 10g，桑叶 10g。

【功效主治】用于绒毛膜癌化疗所致造血系统毒副反应。

【用法用量】上药先用水浸泡半小时，加水煎煮 2 次，药液混合均匀，分 2 次服用，每日 1 剂。

【方　　名】黄芪蜀羊泉方

【方药组成】黄芪、蜀羊泉、木馒头、土茯苓各 30g，党参、白芍各 12g，紫草、牡丹皮各 9g。

【功效主治】血管瘤。

【用法用量】水煎服，每日 1 剂。

【方　　名】黄芪水蛭合剂

【方药组成】黄芪 60g，水蛭 4 条，地鳖虫 15g，七叶一枝花 30g，黄药子 10g，穿山甲 10g，生甘草 10g，红参 15g，石斛 30g。

【加　　减】大便秘结加大黄、瓜蒌仁、芒硝；多痰胸闷者加炒莱菔子、苏子、天竺黄、白芥子；热毒内蕴者加半枝莲、白花蛇舌草、连翘。

【功效主治】益气活血，攻邪散积。食管癌正虚邪盛，进食噎塞不畅，体倦无力，少气懒动，或见身热，持续不解，呕吐物腐臭，或胸痛刺痛，或有颈部淋巴结肿大，舌红苔黄，脉数。

【用法用量】以上药物，水煎分 2 次服下，其中红参、石斛为另煎代茶饮。每日 1 剂，10 日为 1 个疗程，连续应用 6 个疗程以上。

【临床应用】如以本方治疗晚期病人 10 例，结果部分缓解 4 例，稳定 5 例，恶化 1 例，平均生存期 6.6 个月，令人鼓舞。

【附　　注】食管癌生长、发展的过程，亦即邪正斗争的过程。正邪的消长变化，决定了食管癌病情的进退。本方治症即属正虚、邪犯、邪正相持的证候，故其治当应扶助正气、抗邪祛毒。方用黄芪、红参、石斛大补元气，补益脾肺，养阴生津以治本，本充则有利于攻邪；七叶一枝花、黄药子解毒清热，化痰散结；水蛭、地鳖虫、穿山甲破血逐瘀、消癥除癖。上述共用以治标散邪，邪去亦有利于正复。再用甘草调中和药，并防破血药耗气之弊。全方共奏攻补兼施之功。现代药理研究认为，黄芪、人参之类药物能调整机体的非特异性免疫功能，增强免疫活性细胞的抗肿瘤效应，促进淋巴因子的释放，介导免疫系统对肿瘤细胞的识别与杀伤，保护骨髓造血，减轻化疗、放疗对骨髓的抑制，增加体重，纠正恶病质；七叶一枝花、黄药子则显示一定的直接抗肿瘤作用。临床以治食管癌，疗效确切。

【方　　名】黄芪太子参方
【方药组成】黄芪 30g，太子参 30g，茯苓 10g，猪苓 20g，生地黄 20g，当归 10g，赤、白芍各 10g，女贞子 20g，地骨皮 15g，干蟾 10g，僵蚕 10g，半枝莲 60g。
【功效主治】气血双亏、毒热瘀结型肾癌，或肾盂癌（晚期恶病质者）。
【用法用量】水煎服，每日 1 剂。
【来　　源】《中医肿瘤学》（上），科学出版社，1983：343。

【方　　名】黄芪太子参方
【方药组成】黄芪、太子参、黄精、川续断各 15g，生龙骨、生牡蛎、桑寄生各 30g，生薏苡仁 12g，狗脊、陈皮各 9g，升麻 3g。
【功效主治】子宫颈癌。治宫颈癌证属中气下陷者。
【用法用量】水煎服，每日 1 剂。

【方　　名】黄芪太子参方
【方药组成】黄芪、太子参各 30g，鸡血藤、枸杞子、菟丝子、女贞子各 15g，茯苓、白术各 10g。
【功效主治】晚期胃癌。
【用法用量】水煎，每日 1 剂，服 3 次，1 个月为 1 个疗程。
【临床应用】服药 1 ～ 2 个疗程，有减轻化疗副反应，提高血清胃泌素含量，抑制艾氏腹水癌，延长生存期之效。

【方　　名】黄芪太子参方
【方药组成】黄芪 30g，太子参 30g，白术 24g，茯苓 30g，升麻 6g，柴胡 12g，桑寄生 30g，生薏苡仁 30g，莪术 15g，生南星 12g（先熬 2 小时）。
【功效主治】子宫颈癌。
【用法用量】水煎服，每日 1 剂。
【来　　源】《百病良方》第二集，科学技术文献出版社重庆分社，1983：204。

【方　　名】黄芪汤
【方药组成】黄芪 90g，当归、郁金各 12g，柴胡 9g，土茯苓 30g，升麻、甘草各 6g。
【加　　减】有胸水者，加葶苈子、茯苓；咯血者，加仙鹤草、三七；癌肿较大加半枝莲、白花蛇舌草、生牡蛎、鱼腥草。
【功效主治】益气养血，解毒抗癌。肺癌晚期，症见咳声低弱，短气自汗，全身疲乏，舌淡有齿痕，舌苔白腻，脉象沉缓。
【用法用量】以上药物，水煎分 2 次空腹服下，每日 1 剂，可配合服犀黄丸。
【附　　注】癌症晚期正气大虚，邪毒炽盛，本方所治为肺癌晚期气血亏虚、热毒未尽之病症。治疗应以补托为主，解毒散结为辅。方中重用黄芪以补气升阳，托毒排邪，提高机体免疫功能，扶正而抗癌为主药；辅以柴胡、升麻升举阳气，透解邪毒以助黄芪；当归养血活血；土茯苓清热解毒，散结消肿以抗癌；甘草调和诸药。诸药合用扶正托毒，解毒抗癌。

【方　　名】黄芪藤枣汤
【方药组成】黄芪 30g，鸡血藤 30 ～ 60g，大枣 30 ～ 60g，女贞子 12g，黄精 15g，丹参 12g。
【功效主治】益气补血。主治放疗引起的白细胞减少。
【用法用量】水煎服，每日 1 剂。
【附　　注】放疗是利用电离辐射（如 X 射线、γ 射线或电子）治疗恶性肿瘤的一种手段，但是放疗的生物效应和破坏作用不仅作用于肿瘤细胞，也损害正常组织细胞，故可导致全身或局部的毒副反应。白细胞减少是其毒副反应的主要表现之一。
【来　　源】广西壮族自治区人民医院验方，《中国中医秘方大全》。

【方　　名】黄芪土茯苓败酱汤
【方药组成】柴胡、知母各6g，白芍、白术、土贝母、五味子各10g，党参、土茯苓、女贞子、旱莲草各12g，黄芪20g，败酱草30g。
【功效主治】子宫肌瘤。
【用法用量】每天煎服1剂。
【来　　源】《治癌中药处方700种》。

【方　　名】黄芪土茯苓方
【方药组成】黄芪、土茯苓各30g，党参，蜀羊泉各20g，生地黄、首乌、紫草、牡丹皮、赤芍、白芍、川楝子、延胡索、淫羊藿、黄柏、知母各12g，刘寄奴、田基黄、平地木、荷包草各15g。
【功效主治】肝脏血管瘤。
【用法用量】每日1剂，水煎服，3个月为1疗程。

【方　　名】黄芪煨大枣方
【方药组成】大枣10枚，生黄芪30g。
【功效主治】预防肿瘤（癌症）手术后的复发、转移。
【用法用量】上2药加水共煨煮至枣熟汤浓，吃枣喝汤，每日1次，顿服。15～30天为1疗程。
【来　　源】《抗癌药膳》。
【附　　注】本方对癌症放疗、化疗引起的白细胞减少症也有一定疗效。

【方　　名】黄芪香附汤
【方药组成】生黄芪、党参、炒白术、丹参、白芍、熟地黄、益母草、藕节、川续断各9g，香附6g，黄芩3g。
【功效主治】治子宫肌瘤，月经过多。
【用法用量】加水煎服法同上，每日1剂。

【方　　名】黄芪血管瘤方
【方药组成】黄芪、北沙参、土茯苓各10g，生地黄、牡丹皮、紫草、刘寄奴、蜀羊泉、淫羊藿各6g，玄参4g。
【功效主治】益气养阴，凉血解毒。适用于气阴两虚、胎毒上犯之左面颈部海绵状血管瘤。
【用法用量】每日1剂，水煎，分2次温服。
【临床应用】金某，女，70天，1981年10月17日初诊。患儿在面、额、颈、耳前后紫红色肿块，生来即有，曾在儿童医院服激素1个半月，疗效不佳。近月来肿块生长迅速，左眼难以启合。脉细疾，指纹红润，舌质红，苔薄白。上海曙光医院诊断为：海绵状血管瘤。服上方3个月后，肿块红色开始减退，7个月后，红色减退50%以上，服药1年余，额、颈、耳前后红色肿块已消失，面颊部尚留淡红斑，肿势亦减，左眼已能自然启合。1年半后，面部紫红色肿块已不显，治至1983年11月，停药4个月未见复发。

【方　　名】黄芪羊肉汤
【方药组成】羊肉250g，当归10g，生姜10g，黄芪15g。清水适量。
【功效主治】大补元气，温经散寒。本膳主要适用于前列腺癌小便淋漓、虚寒不支者。
【用法用量】羊肉加水煮至八成熟把当归生姜、黄芪用布装好，放入锅中，文火煎煮至羊肉烂熟即成。吃肉喝汤。
【临床应用】江苏盐城第一人民医院在化疗中加用黄芪等组成的扶正抗癌汤，治疗32例晚期食管癌、贲门癌患者，完全缓解2例，部分缓解11例，稳定16例，恶化3例，总有效率40.6%（《中西医结合杂志》，1985，11：667）。
【附　　注】《金匮要略》有当归生姜羊肉汤，本膳便在此汤之中加黄芪而成。近年来对于黄芪抗癌的临床和药理实验厂家颇多。黄芪基础实验表明，能提高人体的免疫功能，减缓人胚肺二倍体细胞的衰老过程，能增强病毒诱生干扰素的能力，进而提高人体抗癌能力（《老年学杂志》，1980，2：116）。

【方　　名】黄芪蚤藤汤
【方药组成】黄芪15g，党参12g，白术9g，茯苓12g，生薏苡仁30g，赤芍15g，白芍12g，神曲9g，山楂12g，炒枳壳9g，重楼15g，藤梨根30g。
【功效主治】益气健脾，清热消肿。适用于胃癌之手术后者。

【用法用量】每日 1 剂，水煎，分 2 次温服。
【临床应用】以本方治疗中晚期胃癌术后 30 例，其中Ⅱ期 15 例，Ⅲ期 11 例，Ⅳ期 4 例。治后 1 年生存率为 90%（27/30），3 年生存率为 63.3%（19/30），5 年生存率为 57.7%（15/26）。
【来　　源】湖北省肿瘤医院验方。
【附　　注】中晚期胃癌术后多见正虚邪实，正虚多以脾胃气虚为主，邪实表现为热毒内结。方中黄芪、党参、白术、茯苓、薏苡仁、神曲、山楂、枳壳以益气健脾，重楼、藤梨根以清热消肿。

【方　　名】黄芪粥
【方药组成】生黄芪 30g，生薏苡仁 30g，赤小豆 15g，鸡内金（细末）9g，金橘饼 2 枚，糯米 30g。
【功效主治】癌症体虚、消化不良的患者。
【用法用量】先以水 1 000ml 煮黄芪 20 分钟，捞去渣，放入薏苡仁、赤小豆，煮 30 分钟，再放入鸡内金末与糯米，煮成稠粥，分 2 次，早晚服用，服后嚼金橘饼 1 枚，每日服 1 次。
【来　　源】《疾病的食疗与验方》。
【附　　注】本方系著名老中医岳美中大夫自创的复方黄芪粥。癌症体虚者服用，颇有效果。

【方　　名】黄芩苍术汤
【方药组成】黄芩、苍术各 10g，黄连、黄柏、草果、白蔻、木香、厚朴、枳实、槟榔、莱菔子各 10g，砂仁 6g。
【加　　减】云南白药 4g，锡类散 0.6g，温水 100ml。将上药用温水溶解，做保留灌肠，每次 30 分钟，每晚睡前灌 1 次，2 周为 1 个疗程，需 1～3 个疗程，并内服活血化瘀方药：当归尾 30g，桃仁 10g，红花、三棱、莪术各 10g，赤芍、薏苡仁、金银花、黄芪各 30g，鸡内金 15g。
【功效主治】结肠息肉，燥湿健脾。
【用法用量】水煎服，每日 1 剂，连服 30～50 剂。
【来　　源】《百病良方》（第六集）。

【方　　名】黄芩龙胆汤
【方药组成】龙胆草 10g，黄芩 10g，栀子 10g，木通 10g，当归 10g，生地黄 10g，柴胡 10g，猪苓 10g，泽泻 10g，鸡血藤 30g，丹参 30g。
【功效主治】清热泻火，养阴利湿。适用于急性白血病。
【用法用量】每日 1 剂，水煎服。
【临床应用】本方治疗急性白血病 26 例（部分病例配合间歇化疗），结果完全缓解 14 例，部分缓解 10 例，总缓解率为 92.3%；未缓解 2 例，存活 1 年以上 13 例，2 年以上 3 例。
【来　　源】四川医学院周国雄方。
【附　　注】急性白血病初期多以实证、热证为主。方中以龙胆草、黄芩、栀子清热泻火；当归、生地黄、丹参、鸡血藤养阴活血，泻中有补，不致苦燥伤阴。热重加五味消毒饮、黄连解毒汤、清瘟败毒饮，并加夏枯草、半枝莲、白花蛇舌草、山豆根等具有抗癌作用的清热解毒中药，协同攻邪抗癌；气阴两虚加人参、北沙参、党参、怀山药、白芍、生甘草、麦冬、生地黄、龙骨、牡蛎、五味子、酸枣仁、山茱萸、浮小麦、大枣等补气养阴。

【方　　名】黄芩龙葵汤
【方药组成】黄芩 15g，龙葵 15g，蛇莓 15g，蜀羊泉 12g，石上柏 15g，玄参 9g，夏枯草 30g，炒薏苡仁 30g，枇杷叶 15g，杏仁 9g，山慈菇 20g，牡蛎 15g。
【功效主治】清肺热，化痰毒，散结消肿。主治鼻咽癌。
【用法用量】水煎，每日 1 剂，早晚各服 1 次。

【方　　名】黄芩汤
【方药组成】当归、黄芩、芎䓖、大黄、矾石各 15g，黄连 7.5g，雄黄 15g。
【功效主治】清热燥湿，解毒抗癌。适用于外阴癌，疮面破溃，流黄水者。
【用法用量】上切，以水 5 升，煮取 4 升，洗疮 1 日 3 次。

【方　　名】黄芩鱼腥草汤
【方药组成】黄芩，鱼腥草，象贝母，海藻，海浮石，山海螺，牡蛎，白花蛇舌草，藤梨根。
【功效主治】肺癌。
【用法用量】每日1剂，水煎服。

【方　　名】黄芩栀子汤
【方药组成】黄芩，栀子，金银花，连翘，牡丹皮，山豆根，鱼腥草，薏苡仁，白术。
【功效主治】肺热脾虚型鼻咽癌。
【用法用量】水煎服，每日1剂。
【临床应用】共治45例。有28例近期治愈，16例好转。例如李某，男，51岁。因双颈多个肿块3个月，伴双鼻塞、口干、喜冷饮等症而于1978年6月10日入院，镜查并活检为低分化鳞癌第三期，证属肺热脾虚，加减治疗。近期治愈出院。
【来　　源】《江西中医药》，1982，(1)：9。

【方　　名】黄颡鱼灰散
【方药组成】黄颡鱼1条。
【功效主治】喉癌感染、溃疡者。
【用法用量】煅灰研末。每日3次，每次5次，温开水送下。
【来　　源】《金峨山心慌药录》。

【方　　名】黄鳝散
【方药组成】黄鳝1条。
【功效主治】噎膈。
【用法用量】置黄酒中炖，黄酒以盖过鱼身为度，酒干后将鱼放在瓦上焙干存性，研细面后每服10g，黄酒送服，日服2次。
【来　　源】《神方偏方治百病》。

【方　　名】黄氏抗癌粉
【方药组成】制猪蹄壳200g，焙穿山甲300g，葛粉100g，斑蝥37.5g，蜈蚣75g，全蝎150g。
【功效主治】癌症。诸般癌肿和恶性肿疡。
【用法用量】取去头去足焙干的斑蝥37.5g，蜈蚣75g，全蝎150g，焙干穿山甲300g，研末，用糯米饭调为大豆大小的丸粒，1日服1丸。
【附　　注】此药有一定毒性，但1日服1丸，不至于中毒。为稳妥起见，应在医生指导下使用。孕妇不能用此方。

【方　　名】黄鼠狼方
【方药组成】黄鼠狼1只。
【功效主治】胃癌。
【用法用量】清水煮黄鼠狼，不加油盐，2日吃1只，每日1次。
【来　　源】《实用民间土单验秘方一千首》。
【附　　注】服黄鼠狼后1个小时内不吃饭。

【方　　名】黄笋肉丝汤
【方药组成】黄药子15g，肉丝200g，竹笋丝300g，干虾米15g。
【功效主治】解毒散结，补虚抗癌。主治气滞血瘀型胃癌，对兼夹气血两虚、身体虚弱者尤为适宜。
【用法用量】黄药子加多量水，煎成汤液，滤除黄药子，去汤液备用。在油锅内先炒用酱油腌过而加少许淀粉的肉丝200g，然后加入竹笋丝300g，干虾米15g，炒至5分熟，倒入药液，再放入250ml水煮熟。在锅内放一把葱屑或芹菜，加入适量盐和味精即成。佐餐当菜，随量食用。

【方　　名】黄天二莲汤
【方药组成】半枝莲30g，半边莲30g，黄毛耳草30g，天胡荽60g，薏苡仁30g。
【功效主治】清热解毒。适用于肝癌。
【用法用量】每日1剂，水煎服。
【临床应用】本方治疗肝癌156例，其中原发性肝癌146例，继发性肝癌10例。治后获得明显效果者42例，有效者59例。
【附　　注】方中诸药具有清热解毒、散瘀消肿之功，故对治疗原发性肝癌有显著效果。

【方　　名】黄土汤
【方药组成】灶中黄土30～60g，熟地黄15g，白术10g，炙甘草6g，炮附子6～9g，黄芩g，阿胶12g（另烊化，分2次冲）。
【功效主治】健脾益气，收涩止血。可用治白血病因脾虚气衰伴阴虚火旺及伴出血（如牙宣、鼻衄）者。

【用法用量】水煎服，每日 1 剂。

【附　　注】黄土汤，专攻健脾益气止血，据《实用中医内科学》介绍，可用治白血病见出血者，尚可补加白茅根 30g 同煎，既能凉血止血，又可补中益气、清热利尿。

【方　　名】黄蚬田螺壳方

【方药组成】黄蚬壳、田螺壳（要久在泥中者）各等分。

【功效主治】反胃吐食。

【用法用量】炒成白灰。每二两入白梅肉四两，捣和丸，再入砂盆内，盖定泥固，烧存性，研极细。每服二钱，人参缩砂汤下，或陈米汤亦可。

【方　　名】黄药海藻汤

【方药组成】酒炒黄药子 15g，海藻 12g，昆布、浙贝母、夏枯草各 10g，煅牡蛎、海浮石各 30g，青皮、陈皮各 6g。

【加　　减】口干、舌红无苔者，加玄参、生地黄；胸闷胁胀，加郁金，香附；手足震颤，加钩藤，珍珠母；脾虚便溏乏力，加白术、山药、白扁豆；大便干燥，加玄明粉；痰多，加姜半夏、茯苓。

【功效主治】化痰散结，解毒软坚。适用于甲状腺腺瘤。

【用法用量】每日 1 剂，水煎，分 2 次温服。

【方　　名】黄药子

【方药组成】黄药子 15 ～ 30g。

【功效主治】甲状腺癌。

【用法用量】水煎，分 2 次服，每日 1 剂。

【方　　名】黄药子白酒

【方药组成】黄药子 300g，白酒（65 度）1 500g。

【功效主治】食管癌、胃癌。

【用法用量】将黄药子打碎，放入 1 500g 白酒内，密封于陶瓷罐中，小火烧 24 小时（谷糠火最大），然后放入冷水中 7 个昼夜去渣即得。每服约 50ml 左右，以口中不离酒味但又不醉为宜。

【来　　源】内蒙古自治区医院编《中草药验方选编》，内蒙古自治区人民出版社，1972：146。

【附　　注】对肝功能有不同程度损害的肝癌病人，应慎重使用。

【方　　名】黄药子半边莲方

【方药组成】黄药子 9g，半边莲 15g，白茅根 30g，薏苡仁 15g，野葡萄根 30g。

【加　　减】疼痛时加海金沙 15g，金钱草 15g；血尿加血见愁 30g，大、小蓟各 30g，生地炭 30g。

【功效主治】肾癌。

【用法用量】水煎服，每日 1 剂，分两次服。

【方　　名】黄药子半枝莲方

【方药组成】黄药子 50g，半枝莲 100g，五灵脂 15g，山豆根 50g，硼砂 5g，壁虎 3 条，两头尖 10g，硇砂 5g，川贝母 15g，旋覆花 10g。

【功效主治】食道癌。

【用法用量】水煎服，每日 1 剂。

【临床应用】治愈 2 例。

【来　　源】《吉林中医药》，1983，（2）：26。

【方　　名】黄药子川芎汤

【方药组成】黄药子 15 ～ 20g，川芎 10 ～ 15g，白芷 15g，芥穗 10g，天麻 10g，蜈蚣 3 ～ 5 条，僵蚕 15g，全蝎 6 ～ 10g，蝉蜕 10g，斑蝥 2 ～ 5 个，滑石粉 15g，桃仁 15g，莪术 15g，厚朴 10g，枳壳 10 ～ 15g，牵牛子 20 ～ 30g，槟榔 20 ～ 30g，熟地黄 20 ～ 30g，党参 10 ～ 15g，黄芪 15 ～ 30g，大枣 5 个，生姜 5 片。

【加　　减】大便不通畅，加川大黄 10 ～ 15g，玄明粉 10 ～ 20g 冲服；热证者，加黄芩 10 ～ 20g，山栀 10 ～ 20g，生石膏 30 ～ 60g，山药 15g，知母 15 ～ 30g；寒证者，加干姜 15 ～ 30g，肉桂 15 ～ 30g，附子 15 ～ 30g；患部疼痛，加乳香、没药各 5 ～ 10g，延胡索 10 ～ 15g，或加罂粟壳 10 ～ 15g，乌梅 10 ～ 15g；头顶及脑后痛，加细辛 6g，藁本 10 ～ 15g，三七粉 3g，珍

珠粉1瓶冲服；胸闷恶心，加竹茹10g，代赭石30～60g，吴茱萸6g，川楝子3～6g，丁香10～15g，郁金10～30g；喉癌声音嘶哑，加僵蚕10～15g，蝉蜕10g，薄荷10g，诃子肉10～15g，石菖蒲10g，射干10～15g，胖大海10g。癌症晚期体弱而多日不便，用川大黄12g，姜黄12g，僵蚕10g，蝉蜕10g，水煎2次混液，加黄酒3两，蜂蜜3两，煮开分2次早晚服。

【功效主治】脑瘤、鼻咽癌、喉癌。

【用法用量】水煎2次，早晚服。

【来　　源】《癌症的治疗与预防》，1988：102。

【方　　名】黄药子川续断方

【方药组成】黄药子30～60g（最多90g），川续断15g，沙苑子15g，蜈蚣3～5条，海藻15g，牡蛎15g，砂仁6g，枇杷叶15g，钩藤15g，远志15g，熟地黄20g，党参10g，鸡内金6g。

【加　　减】呃逆不止，加柿蒂15～30g，降香10～15g，沉香2g，旋覆花10g，代赭石15～30g；食道黏膜炎症，加乌贼骨10～15g，瓦楞子10～15g，蛤粉10g。

【功效主治】食管癌。

【用法用量】黄药子用白酒1两浸泡1小时单煎。其他各药水煎2次，与黄药子煎液混合早晚服。

【来　　源】《癌症的治疗与预防》，春秋出版社，1988：104。

【方　　名】黄药子川续断方

【方药组成】黄药子30g，川续断15g，沙苑子15g，莪术15g，桃仁15g，海藻15g，牡蛎15g，乌贼骨10～15g，蛤蚧粉10g，党参10～15g，黄芪20～30g，牵牛子30g，槟榔30g，川大黄10g，玄明粉10g（冲服），陈皮10g，半夏15g，大枣5个，生姜5片。

【加　　减】寒者，加干姜15～30g，肉桂15～30g，乌药10～15g；中阳虚甚，加良姜、荜茇、佛手；酸多者，加吴茱萸6～10g，黄连3～6g，乌贼骨10～15g，紫蔻10～15g，莱菔子15～30g；口腔糜烂不愈，加干姜10～30g，川黄连10～15g；热者，加焦山栀10～15g，蒲公英15～30g或生石膏30～60g，知母15～30g，怀山药15g。

【功效主治】胃癌。

【用法用量】水煎2次，早晚服。

【临床应用】战某，64岁，腹痛腹胀20余年，自1979年5月起，疼痛加剧，纳食骤减。入沈阳某附属医院治疗（住院号3910），5月13日行剖腹探查术，见腹腔内肿瘤广泛转移，只做部分切除即关闭腹腔。取活组织检查，为溃疡型腺癌，医院认为只能活3个月至半年。用上方加良姜、荜茇、炮姜、肉桂、三棱、厚朴、枳壳、熟地黄，去黄药子、川续断、沙苑子、桃仁、蛤粉、黄芪、半夏、大枣、生姜，同时服化毒片、化郁丸、贝粉片、1213液。服药5个月后，一切不适症消失。服药2年多，1985年追访仍健在。

【来　　源】《癌症的治疗与预防》，春秋出版社，1988：117。

【方　　名】黄药子川续断方

【方药组成】黄药子30g，川续断15g，沙苑子15g，海藻15g，牡蛎15g，莪术15g，桃仁15g，柴胡15g，川楝子20～30g，青皮15g，蜈蚣3个，斑蝥3个，滑石15g，独角莲15g，砂仁6～10g，鸡内金6～10g，党参15g，黄芪30g，熟地黄30g，牵牛子30g，榔片30g，或加川大黄10g，玄明粉10g，干蛤蟆10g，急性子15g，竹茹、代赭石30g。

【加　　减】面身黄染，用茵陈蒿30～60g，栀子10～15g；腹水，加赤小豆30g，葶苈子30g，猪苓30g，车前子（包）30g，水仙花子30g，商陆10～15g，冬葵子10～30g；胸胁痛，加丹参15g，乳香、没药各6g，延胡索10～15g，穿山甲6g，薏苡仁15g；眠差，加合欢花15g，白芍15g，琥珀2g。

【功效主治】肝癌、胰头癌。

【用法用量】水煎2次早晚服。

【来　　源】《癌症的治疗与预防》，春秋出版社，1988：4。

【方　　名】黄药子川续断方

【方药组成】黄药子30g，川续断15g，远志

15g，沙苑子 10g，钩藤 10g，附子 15g，干姜 15g，肉桂 15g，党参 15g，生熟地黄各 15g，牛蒡子 10g，射干 10g，桃仁 10g，红花 10g，川大黄 10g，玄明粉 15g（冲）。

【功效主治】食管癌。

【用法用量】每日 1 剂，水煎早晚分服。

【临床应用】李某，男，63 岁，黑龙江省甘南县某进修学校干部。进食噎，胸前憋闷不舒，于 1983 年 7 月 30 日经黑龙江省某医院食道镜检查为食管上段癌，1983 年 8 月 5 日沈阳某医院拉网和病理检查，诊为“食管中段鳞癌”。又经某医院检查，诊为“食管上段癌”晚期，已扩散至颈部淋巴结，建议回本地化疗。于 1984 年 5 月 9 日来诊。查体见消瘦，面色苍白，脉沉细弦，体重 41.5kg。证属寒淤毒结，气阴皆伤，服用上述汤药，并同用化毒片，化坚液、5- 氟尿嘧啶、环磷酰胺。治疗 3 个月后，拍片检查明显见好，一般食物都能咽下，体重增至 45.5kg。1987 年追访，一切良好。

【来　　源】《癌症的治疗与预防》，春秋出版社，1988：154。

【方　　名】黄药子穿山甲汤

【方药组成】黄药子 30g，穿山甲、王不留行各 12g，夏枯草 9g。

【功效主治】乳腺癌。

【用法用量】水煎服，每日 1 剂。

【方　　名】黄药子炖母鸡方

【方药组成】黄药子 10g，黄母鸡 1 只。

【功效主治】软坚散结，解毒抗癌。通治胃癌、食管癌等消化系统癌症和甲状腺肿瘤。

【用法用量】先将黄药子去除杂质、洗净，晒干或烘干，切成片，装入纱布袋中，扎紧袋口，备用。再将母鸡宰杀，去除毛，去内脏，洗净后，入沸水锅中焯透，捞出，用清水冲洗。而后，将母鸡与黄药子药袋同放入煨炖的砂锅内，加水足量（以浸没母鸡为度），大火煮沸，烹入料酒，改用小火煨炖 1 小时，待母鸡肉熟烂，取出药袋，滤尽药渣，加葱花、姜末，继续用小火煨炖至鸡肉酥烂，加精盐、味精、五香粉，拌匀，淋入香油即成。佐餐当菜，吃鸡肉，饮汤汁，随意服食，当日吃完。

【方　　名】黄药子甘油注射剂

【方药组成】黄药子 100g。

【功效主治】解毒抗癌。适用于肺癌。

【用法用量】将于黄药子粉碎，加 95% 乙醇 300 ～ 500ml，浸泡 24 ～ 48 小时，每天振荡数次。取上清液过滤，收回酒精，蒸干水分即得黄药子浓缩物。配成 2% ～ 5% 黄药子甘油注射剂。气管内注射或滴入，每次 2 ～ 4ml。

【来　　源】原成都军区总医院方。

【方　　名】黄药子化瘤汤

【方药组成】夏枯草 30g，牡蛎 30g，黄药子 30g，海藻 12g，昆布 12g，土鳖虫 12g，土贝母 9g，白英 9g，露蜂房 15g。

【加　　减】气急加紫苏子 9 ～ 15g；胸痛加瓜蒌 30g，延胡索 9g；咳嗽加杏仁 9g，桔梗 15g。

【功效主治】纵隔肿瘤。

【用法用量】水煎服，每日 1 剂，分 2 次服。

【方　　名】黄药子急性子汤

【方药组成】黄药子、急性子、代赭石、半枝莲各 30g。

【功效主治】食管贲门癌。

【用法用量】水煎服，每日 1 剂。

【附　　注】体弱，肝功能不正常者慎用。

【方　　名】黄药子僵蚕方

【方药组成】黄药子 15g，僵蚕 12g，姜半夏 12g，水红花子 24g，夏枯草 12g，制南星 12g，土茯苓 24g，杭白芍 12g，生薏苡仁 24g，壁虎 2 条。

【功效主治】颅内肿瘤。

【用法用量】水煎，每日 1 剂，分 3 次服。

【来　　源】《肿瘤的辨证施治》，上海科学技术出版社，1980：136。

【方　　名】黄药子浸酒
【方药组成】黄药子 300g，以 62 度好酒 2 000ml 浸泡。
【功效主治】食道癌、胃癌。
【用法用量】日服浸液 50 ～ 100ml，分数次服。
【临床应用】有人用此酒试食管癌及其他消化系统癌症 28 例，用药后 18 例自觉症状基本好转，其余亦明显好转。个别服药酒后，发现对肝脏有不良影响，可酌情减少剂量。
【来　　源】《中药大辞典》。

【方　　名】黄药子酒方
【方药组成】黄药子 300g，白酒 1 500g。
【功效主治】食道癌、胃癌、宫颈癌、甲状腺癌、甲状腺肿大等。
【用法用量】将黄药子浸入酒中 24 小时，封瓶口，放于水中加热到 60 ～ 70℃ 2 小时，再放入冷水中浸泡 3 日，每日服 100ml，频服，不拘次数。
【来　　源】《一味中药巧治病》。

【方　　名】黄药子酒方
【方药组成】黄药子 500g，60 度白酒 1 500ml。
【功效主治】甲状腺癌、淋巴肉瘤、食道癌、胃癌、直肠癌、乳腺癌、子宫颈癌。
【用法用量】黄药子置于陶罐内，冲入白酒浸泡，以石膏封固罐口，放入水锅内，慢火煮 6 ～ 10 小时，取出陶罐，投入冷水中浸 7 日，滤去药渣。每日服 50 ～ 100ml，以多次，少量，勤饮为宜，当口中有酒味，而不醉为度。
【来　　源】《经验方》。
【附　　注】黄药子泡酒方对肝细胞有损伤作用，患肝病者慎用或不用。

【方　　名】黄药子酒方
【方药组成】黄药子一两，好烧酒三斤。
【功效主治】瘿瘤。
【用法用量】共入瓶中封口，用糠火煨一周时或锅内蒸半日亦可。将瓶放冷水中，过七日后每日随时稍稍饮之，务使酒气不断。无论生在何处皆效如神。饮后时时照镜，消即勿饮，饮多恐颈项细小也。
【附　　注】《验方新编》记载，黄药子又名黄药，以万州产者为佳，广西庆远府亦佳。

【方　　名】黄药子酒煎剂
【方药组成】黄药子 200g，生酒 3 大壶。
【功效主治】甲状腺癌。
【用法用量】煮 1 小时半，置 7 天后，早晚任饮，服完为度。
【附　　注】黄药子酒方多近似，可参。

【方　　名】黄药子昆布煎
【方药组成】黄药子、昆布、海浮石、海藻、玄参、海螵蛸各 10g，生牡蛎、夏枯草各 15g，生黄芪、枸杞子、女贞子、焦山楂各 30g。
【功效主治】甲状腺良、恶性肿瘤。
【用法用量】水煎服，每日 1 剂。

【方　　名】黄药子猫爪草汤
【方药组成】黄药子 15g，猫爪草 15g，瓜蒌 15g。
【功效主治】化痰消瘿抗肿瘤。主治甲状腺癌。
【用法用量】每日 1 剂，早晚服，连服 5 ～ 8 周。

【方　　名】黄药子虻虫酒
【方药组成】黄药子 300g，虻虫 30g，全蝎 30g，蜈蚣 30g，白酒（60 度）1 000ml。
【功效主治】胃癌。
【用法用量】上药用白酒密封浸泡，埋在地下 7 天，每次服 10 ～ 30ml，每日 3 次。
【来　　源】《肿瘤病》，人民卫生出版社，1982：80。

【方　　名】黄药子七叶一枝花丸
【方药组成】黄药子 60g，七叶一枝花 60g，山豆根 12g，败酱草 12g，白鲜皮 120g，夏枯草 120g。
【功效主治】食管癌。
【用法用量】上药研粉，炼蜜为丸，每丸重 6g。每日服 4 ～ 6 丸。

【来　　源】《肿瘤的防治》：178。
【附　　注】本方也用于胃肠肿瘤及肺癌等。

【方　　名】黄药子三棱煎
【方药组成】黄药子 60g，三棱 12g，莪术 12g，川续断 15g，威灵仙 15g，木香 10g，荜茇 10g，肉桂 10g，干姜 10g，附子 10g，荷梗 10g，紫蔻 10g，丁香 10g，郁金 15g，党参 15g，熟地黄 30g，番泻叶 10g。
【功效主治】食管癌。
【用法用量】每日 1 剂，水煎 2 次分服。其中黄药子单包，加白酒二两兑水先煎半小时，再与诸药同煎。
【临床应用】田某，女，61 岁，住天津市红桥区北营门外某胡同。于 1959 年 4 月发现进食噎，用水送水下才可，食少便干，进行性消瘦。至 5 月下旬，食噎症加重，吐白黏沫，汤水有时咽下困难。5 月 29 日天津某医院拍片检查，诊为“食管中段癌”，建议手术治疗，患者拒绝。于 1959 年 6 月 1 日来诊。查体消瘦，面苍白无华，舌淡苔白，脉沉细而弱。证属寒淤毒结，服用上述汤药，并同用消瘤丸、1213 液。服药 1 个月后即能吃一般食物，9 月 5 日天津某医院拍片复查，食管癌病灶消失。治愈 27 年，现健在。
【来　　源】《癌症的治疗与预防》，春秋出版社，1988：155。

【方　　名】黄药子山豆根酒
【方药组成】黄药子 300g，山豆根 300g，半枝莲 300g，白茯苓 300g。
【功效主治】凉血降火，散瘀解毒。治疗肺癌、肝癌。
【用法用量】将上药捣碎加好白酒 1 500g，水 3 000g，装小口陶瓷瓶内，封口，放水中加热煮沸 3 ～ 4 小时，取出放置 4 天即可，每日 4 次，每次服 30ml。

【方　　名】黄药子山豆根丸
【方药组成】黄药子 90g，山豆根 120g，败酱草 120g，白鲜皮 120g，夏枯草 120g，草河车 90g。
【功效主治】清热解毒，降逆开关。适用于食管癌。
【用法用量】炼蜜为丸，每丸 9g；或做糖衣片，每片 4.5g。每服 4 ～ 6 丸或 8 ～ 12 片，分 2 ～ 3 次用温开水送下。
【来　　源】河南省林县食管癌防治研究委员会。

【方　　名】黄药子薏苡仁汤
【方药组成】黄药子 6g，薏苡仁 30g，乌梅 4.5g，半枝莲 30g，山豆根 12g，白花蛇舌草 30g。
【功效主治】急性粒细胞性白血病。
【用法用量】每日 1 剂，水煎服。
【临床应用】周某，男，15 岁。间歇发热 3 个月，面色苍白，检查后诊断为急性粒细胞性白血病。入院前已用泼尼松每日 30mg，约 2 周，入院后减量，未再采用其他抗白血病西药，用上述方药治疗；另用攻坚散（鼢鼠面）每日 15 ～ 20g，共住院 78 天，病情缓解于 1970 年 12 月出院。后又觉疲乏，用攻坚散及强的松治疗，仍用以上住院之汤剂（一段时间后曾改用黄根汤：黄根 30g，猪骨头 60g，炖服）。发热感染予以清热解毒剂（生甘草 9g，桔梗 4.5g，薄荷 9g，生地黄 12g，玄参 30g，金银花 30g）及抗生素治疗，症状好转出院。
【来　　源】《千家妙方》，战士出版社，1982：581。
【附　　注】可配合运用化疗。

【方　　名】黄鼬粉
【方药组成】黄鼠狼去皮及内脏焙干研粉适量。
【功效主治】急性粒细胞白血病、急性单核细胞白血病。
【用法用量】每次 0.6 ～ 2g，日口服 2 次，配合汤药。
【来　　源】《中医杂志》1985 年第 10 期。本方为山东中医学院顾根档副教授之验方。

【方　　名】黄鱼鳔散
【方药组成】黄鱼鳔、香油各适量。
【功效主治】食道癌、胃癌。

【用法用量】将黄鱼鳔用香油炸酥，压碎为末，每次服 5g，每日 3 次，温开水送服。

【来　　源】《偏方大全》。

【附　　注】黄鱼鳔指为大黄鱼或小黄鱼之鳔。

【方　　名】黄鱼脊翅散

【方药组成】黄鱼脊翅 10 ～ 20g，陈酒适量。

【功效主治】早期乳腺癌。

【用法用量】将黄鱼脊翅贴在石灰壁上，勿令沾水，愈久愈好。用时火炙为末。每服 5 ～ 10g，每次 2 ～ 3 次，陈酒送服，30 日为一疗程。

【来　　源】《偏方大全》。

【附　　注】癌症忌酒，因酒对癌细胞有促进其转移、扩散之副作用。方中以陈酒送服，要控制剂量，不宜多饮。

【方　　名】黄鱼汤

【方药组成】大黄鱼 1 条（约 500g），茶叶 200g，白茅根 500g，生姜 50g，红枣 300g，冬瓜 500g，冰糖 250g，葱白 7 根。

【功效主治】清热凉血，利尿消肿，抗癌。主治热邪迫血妄行型膀胱癌等癌症。

【用法用量】将茶叶及中药煎熬成汤，去渣后，浓缩至 1 000ml，放入黄鱼（去肠杂），小火慢煮，待鱼熟烂，除去刺骨，加入冰糖、葱白。一日 3 次，分顿食之，吃鱼喝汤。

【方　　名】灰毛浆果楝外敷方

【方药组成】灰毛浆果楝、毛七公、大风艾、走马风、红龙船花、臭牡丹、水泽兰、水菖蒲、两面针、竹叶椒、硬叶吊兰、蔓荆叶各 30g。

【用法用量】取上药适量捣烂，以酒或米水适量调匀，炒热至 60℃左右，外敷与包块相应的腹壁部。连用 1 个月左右，每晚用 1 剂。

【临床应用】曾治愈 2 例腹腔肿瘤。

【来　　源】广西南宁地区大新县太平乡卫生院壮医黄水献方。

【附　　注】大风艾为菊科，走马风为菊科，红龙船花为马鞭草科，毛七公为大戟科，硬叶吊兰为百合科，水菖蒲为天南星科，水泽兰为菊科植物。南方均可采集。

【方　　名】回回蒜发泡法

【方药组成】新鲜回回蒜（又名水杨梅）适量。

【功效主治】急性白血病。

【用法用量】在服药期间，取新鲜洗净的回回蒜适量，剪碎捣烂，匀敷于中脘穴周围，外撒散药（地榆炭、麦芽炭各等量，共研细末），使均匀覆盖其表面，约 10 小时后局部出现灼热感，即取外用药，此时敷药处出现水泡，用三棱针刺破，放尽水液，外涂调药（即上述药散加香油搅拌匀），每日涂药数次，直至表皮水泡愈合为止。

【来　　源】《中医杂志》1984 年第 5 期。

【附　　注】回回蒜为毛茛科毛茛属植物。

【方　　名】回回蒜方

【方药组成】回回蒜 10g。

【功效主治】功能清热杀虫，消炎退肿。可用治肝炎、食管癌。

【用法用量】水煎服，或兑红糖少许煮汁饮。

【来　　源】《陕西中草药》。

【方　　名】回生膏

【方药组成】川贝母 240g，猫儿眼睛草、夏枯草各 500g，芝麻油 10 升。

【功效主治】解毒生肌。适用于乳癌。

【用法用量】将上药入油内浸，冬 5 日，夏 3 日，春、秋 4 日，放铜锅内用桑柴火，先文后武，熬枯为度，去滓；再用黄丹 750g 炒成紫色，水飞，入油内，用桃、柳、桑、杏、槐 5 枝，不住手搅匀，以滴水成珠为度。用时摊成膏药，贴患处，每日换 3 次。贴上毒水即出，未破者即消，已破者即收口。

【方　　名】回生散

【方药组成】急性子一两，硇砂三分（二味用水二盅，煮干听用），朱砂五钱，雄黄五钱，硼砂三钱，沉香三钱，木香五钱，丁香三钱，麝香一钱。

【加　　减】若兼有瘀血留滞者，加穿山甲、皂角刺；气滞化火加黄连、山栀；口干口燥加玄参、芦根、生地黄。

【功效主治】消肿散结，化痰理气。膈食、膈气，频频泛吐痰涎。

【用法用量】上为细末，每服三分，水酒送下或慢慢噙化。

【附　　注】本方治证，究其病机为寒凝气郁、痰结贲门、咽管壅塞。寒性收敛，凝结于胸膈，则气机逆而上行，津液聚而不化，出现种种症状。方用急性子消积散结，行瘀通经；硇砂豁痰软坚，消肿散结；麝香、朱砂、雄黄、硼砂解毒蚀腐，消肿止痛，且前者香烈走窜，可引诸药直达于病所。以上药物均以治标为主，所谓“急则治其标”。复用沉香、木香、丁香散寒理气，温阳化痰，和中助运，此则为治本之义，本得治则标亦易去。综观本方，治标与治本并举，最终达到痰化、气畅、肿消、寒去、贲门通的效果。

【方　　名】茴香虫散

【方药组成】茴香虫 7 条，回食草 15g，鸡内金 15g，半边莲 30g。

【功效主治】活血理气，软坚散结。食道癌。

【用法用量】共为末，酒冲服。每日 3 次，每次 6g。

【方　　名】茴香粥

【方药组成】小茴香 15g，粳米 100g，清水适量。

【功效主治】行气止痛，消胀除满。本膳主要适用于睾丸癌肿瘤偏寒者。

【用法用量】先煎小茴香取汁，去渣，入粳米煮为稀粥。或用小茴香 5g 研为细末，调入粥中煮食。

【附　　注】小茴香是常用的调味品，中医认为其有理气、散寒、开胃、止痛的作用，是传统的治疗疝气的要药。小茴香 Foeniculum vulgare M. 为伞形科植物，其主要成分为茴香渍。传统上治疗阴囊肿硬，可单用本品煎服或研末服。对睾丸癌牵扯小腹虚寒性疼痛，也可以把本品煎炒熟后外熨小腹，使其挥发性物质透肤渗肌，能发挥很好的缓解效果。至今为止，虽未见有小茴香的抗癌试验报告，但系川秀治的一项研究表明：大茴香的热水浸出物，对小鼠 S-180（腹水型）抑制率达 49.0%（《生药学杂志》，1979，2：16）。

【方　　名】会厌逐瘀汤加味

【方药组成】桃仁、红花、柴胡、桔梗、枳壳、甘草各 6g，生地黄、当归、玄参、赤芍各 9g，麦冬、北沙参、竹石斛、乌梅各 12g，怀牛膝 30g，紫丹参 18g。

【功效主治】舌血管瘤。

【用法用量】水煎服，每日 1 剂。

【方　　名】活壁虎白酒

【方药组成】活壁虎 5 条，白酒 500g。

【功效主治】食管癌全梗阻。

【用法用量】以锡壶盛酒，将壁虎泡入，2 天后即可服用。每次服 10ml（慢慢吮之），早、中、晚饭前半小时服。

【临床应用】观察 10 多例食管癌全梗阻患者，除 1 例不能饮酒外，其余病例均在服药后 20 分钟达到开通食道的效果，立即饮水无阻，部分病例第二天可吃米饭、面包、半流汁。壁虎酒开道的效果肯定，但不能根治肿瘤。

【来　　源】湖南省卫生局编《中草药单方验方新医疗法选编》，1971：328。

【方　　名】活蟾蜍单方

【方药组成】活蟾蜍 1 只，京墨约 1.6cm 长。

【功效主治】肿瘤局部出血。

【用法用量】将墨锭塞入蟾蜍口中，5 天后将蟾蜍烤干，三成细末。外撒患处。

【方　　名】活蟾蜍方

【方药组成】活蟾蜍 1 只。

【功效主治】肝癌剧烈性疼痛。

【用法用量】活蟾蜍杀死，剥其皮贴敷在肝区剧痛处，外用布带固定，每日敷 1 ～ 2 次，敷至局部皮肤以痒甚时取下，如皮肤起泡则暂停使用。

【用法用量】以下几方近似，可参。

【方　　名】活蟾蜍方
【方药组成】活蟾蜍 2 只，纱布包煮烂，取汁。
【功效主治】膀胱癌。
【用法用量】每晚睡前服，连服 3 天停数日。
【附　　注】防止中毒反应。

【方　　名】活蟾蜍黄酒
【方药组成】活蟾蜍 3 只，黄酒 500ml。
【功效主治】清热解毒，化瘀消积，适用于肝癌。
【用法用量】将蟾蜍用黄酒共煮沸后半小时，去蟾蜍取酒，贮藏备用，每日 3 次，每次 10ml，连服 30 天，休息 30 天后再服，3 个月为 1 个疗程。

【方　　名】活蟾蜍雄黄方
【方药组成】活蟾蜍 1 只（去内脏），雄黄 30g。
【用法用量】将雄黄放入蟾蜍腹内加温水少许调成糊状，然后将蟾蜍腹贴至病人肝区疼痛明显处固定。冬季 24 小时换药 1 次，夏季 6 ～ 8 小时 1 次。
【来　　源】《中药贴敷疗法》。
【附　　注】本方具化瘀破癥、解毒止痛功用，一般敷 15 ～ 20 分钟后即可产生镇痛作用，并持续 12 ～ 24 小时有效。本方药有毒，只可外敷，不可内服，用于肝癌疼痛。

【方　　名】活蟾腹散
【方药组成】活蟾蜍 1 ～ 3 个。
【功效主治】皮肤癌。
【用法用量】将蟾蜍剖开，连肚敷贴患处，外用纱布固定。不久，必臭不可闻，再易 2 ～ 3 次。
【来　　源】《医林集要》。

【方　　名】活鲫鱼方
【方药组成】活鲫鱼 1 条。
【功效主治】乳中有块积久不清。
【用法用量】捣烂去留鳞，和老酒糟厚敷患处，一宿即消。

【方　　名】活癞蛤蟆敷方
【方药组成】活癞蛤蟆（蟾蜍）1 只，雄黄 30g。
【功效主治】肝癌肿块发热、疼痛者。
【用法用量】将活蟾蜍剖腹，去内脏，放入雄黄，加温水少许调成糊状。将蟾蜍腹盖敷于肝区肿块疼痛处。外用纱布覆盖，胶布固定，冬季 24 小时换一次，夏季 6 ～ 8 小时换一次。
【来　　源】《新中医》1980 年第 3 期。
【附　　注】本方有毒，禁止入口。

【方　　名】活络效灵丹
【方药组成】当归 15g，丹参 15g，乳香 15g，没药 15g。
【功效主治】腹内肿块。
【用法用量】水煎服，若为散，1 剂分作 4 次服，温酒送下。

【方　　名】活乳汤
【方药组成】柴胡、白术、青皮、陈皮、炒栀子、橘核仁各 10g，赤芍、茯苓、牡丹皮、制香附、川郁金、昆布、海藻、王不留行各 15g，橘叶 5g。
【加　　减】血瘀明显者酌加乳香、没药各 10g，生牡蛎、丹参各 15g。
【功效主治】乳腺增生，乳癖。
【用法用量】上药加水 600ml，煎至 300ml，饭后 1 小时温服，日服 2 次。
【临床应用】本组 132 例患者，痊愈 120 例，好转 12 例。其中服药 6 ～ 9 剂而获效者 28 例，10 ～ 20 剂者 34 例，21 ～ 30 剂者 45 例，31 ～ 60 例者 25 例，治愈率为 90.9%，有效率 100%。
【来　　源】王桂元方。
【附　　注】忌食动物油，并戒怒生气。

【方　　名】活杀鳖头灰苋菜方
【方药组成】活杀鳖头 2 个，灰苋菜 90g，水红花子 90g。
【功效主治】肝癌疼痛。
【用法用量】其捣烂成泥状，外敷肝区疼痛处。

【方　　名】活土元生螃蟹方
【方药组成】活地鳖虫 10 个，生螃蟹 1 个。
【功效主治】乳房硬块。

【用法用量】共捣烂，敷患处，外用布包固定。每日1次。

【方　　名】活血化坚汤
【方药组成】防风、赤芍、当归尾、天花粉、金银花、贝母、川芎、皂角刺、桔梗各3g，僵蚕、厚朴、五灵脂、陈皮、甘草、乳香、白芷各1.5g。
【功效主治】消肿软坚，活血散结。适用于瘿瘤，痰核初起未溃脓者。
【用法用量】上药以清水400ml，煎至320ml，临服加酒适量，分2次食后温服。

【方　　名】活血化瘀汤
【方药组成】当归、赤芍、桃仁、八月札、香附、郁金、凌霄花、红花各9g，丹参12g，穿山甲、三棱、莪术、鳖甲各15g，牡蛎、臭牡丹各30g。
【功效主治】活血化瘀。适用于原发性肝癌属气血瘀滞者。
【用法用量】每日1剂，水煎，分2次温服。
【来　　源】《内科学》。

【方　　名】活血化瘀汤
【方药组成】生地黄100g，川芎50g，赤芍50g，当归100g，丹参100g，青皮50g，枳壳40g，延胡索30g，桃仁40g，红花30g，三棱30g，莪术30g，生大黄50g，麝香粉0.9g。
【功效主治】各种晚期癌肿、瘀血疼痛剧烈者。
【用法用量】水煎服，麝香吞服，每次0.3g。每日1剂。

【方　　名】活血化瘀药针合方
【方药组成】制鳖甲60g，海藻60g，丹参60g，牡蛎60g，穿山甲45g，全蝎30g，露蜂房30g，木香24g，红花15g。
【功效主治】活血散结。适用于腹膜瘤。
【用法用量】加水煎煮，制成煎剂。口服，每日1剂，煎2次分服。同时配合针刺，主穴：章门（双）、痞根（双）；配穴：胸背部反应点、内关（双）足三里（双）。
【临床应用】本方配合针刺，治疗腹膜间皮瘤病人有一定疗效。

【方　　名】活血化瘀饮
【方药组成】川芎5g，当归、生地黄、延胡索、鸡血藤、益母草各9g，赤芍、月季花各6g。
【功效主治】活血化瘀，清热解毒。主治月经失调、痛经、闭经、崩漏、月经前后诸症、绝经期前后诸症、慢性盆腔炎等。
【用法用量】水煎，每日1剂，早晚分服。
【临床应用】治疗35例，痊愈25例，有效5例，无效5例。
【来　　源】本方系吴熙经验方，曾刊于《广西中医药》1982年第1期。

【方　　名】活血解毒复骨汤
【方药组成】细叶蛇泡（茅莓）30g，寮刁竹（徐长卿）30g，生半夏30g，大叶蛇总管（虎杖）30g，丹参30g，生地黄15g，甘草6g。
【加　　减】胸腹满闷，恶心呕吐，加土茯苓、茵陈蒿、半枝莲、半边莲、薏苡仁；伤食加孩儿茶、山楂、麦芽、六神曲；疲乏、气促，加黄芪、党参、红枣、黄精；面色萎黄、唇舌淡红，加鸡血藤、熟地黄、首乌；口渴、津液亏损，加生地黄、麦冬、天冬、沙参、花粉；疼痛加延胡索、川楝子、云南白药。
【功效主治】多发性骨髓瘤。
【用法用量】水煎服，每日1剂，早晚分服。
【附　　注】骨髓瘤病人早期有患处间歇性疼痛，继之为持续性剧烈疼痛，病情严重时有进行性贫血、恶病质等。

【方　　名】活血解毒抗癌膏
【方药组成】血竭30g，紫草根30g，水蛭15g，穿山甲15g，地鳖虫15g，松香120～150g，麝香、蓖麻子各适量。
【功效主治】化瘀解毒抗癌。适用于皮肤体表癌症。
【用法用量】先将紫草根用麻油炸成紫草油，再将水蛭炒炭及穿山甲炒焦后，共研细末；血竭、地鳖虫、松香亦研成细粉，加入蓖麻子（或用蓖麻油代替）同放锅内加热熔化，趁热摊涂于牛皮纸或布面上，即得。外用，贴敷于癌肿创面，每周换药 2 次。麝香可撒于膏药上使用。

【方　　名】活血利水方
【方药组成】丹参 10 ～ 30g，赤芍 15 ～ 30g，三棱、莪术、桃仁、地鳖虫各 10g（三棱后 4 味可酌用 2 ～ 3 味），广郁金 10g，车前子、泽泻、半边莲各 30g，茯苓 15g。
【加　　减】气虚者加党参、白术、炙黄芪；阴虚者（以肝肾阴虚为主）加生地黄、女贞子、怀山药、炙鳖甲、知母等；气阴两虚者加太子参、炙黄芪、天冬、麦冬等；兼湿热互阻者加茵陈蒿、山栀、黄芩等；气滞者加柴胡、八月札、枳壳等。
【功效主治】原发性肝癌合并腹水。
【用法用量】每日 1 剂，水煎分两次服。可同时辅用利尿剂和其他对症处理。
【临床应用】21 例肝癌合并腹水患者，经治后显效 15 例，有效 4 例。15 例腹水消退时间为 8 ～ 67 天。例如徐某，男，52 岁，因食后胃胀 6 ～ 7 年，伴食欲减退，乏力，体重减轻，于 1983 年 2 月 12 日入院，诊为肝硬化，1983 年 9 月确认为肝癌。1985 年 9 月出现腹水，中医辨证为瘀血阻滞，水湿潴留兼阴虚证，乃给予活血利水佐以养阴法，治后 10 天腹水消退。1985 年 11 月再次出现腹水，予活血利水，益气健脾法，治后 3 周腹水消退。续用中药至今，腹水治后生存期已达 2 年 3 个月。
【来　　源】《中医药研究》，1988，（6）：7。

【方　　名】活血祛毒抗癌膏
【方药组成】花石草 250g，铁杆篙叶 250g，白英 500g，千里光 500g，泡桐树根（中层皮）1 500g，桑树根皮（中层皮）750g，生桐油 90g，猪油 500g，红粉 12g，雄黄 30g，熟香油 120g，青粉 9g，铜黄 15g，全蝎 3 条，蜈蚣 1 条。
【功效主治】活血祛腐抗癌。适用于体表癌肿。
【用法用量】先将石花草、白英、千里光、铁杆蒿叶、泡桐根皮、桑树根皮加水煎煮 4～5 小时，过滤、滤液浓缩成糖浆状，加入桐油后再煎 1 小时，加猪油又煎片刻，放冷，递次加入红粉、雄黄、青粉、铜黄、香油、全蝎粉、蜈蚣粉，调和均匀，即得。外用，涂敷于癌肿创面，隔日换药 1 次。

【方　　名】活血软坚汤
【方药组成】夏枯草 15g，海藻 15g，川贝母、玄参、天花粉、赤芍、炙穿山甲、当归各 9g，瓜蒌仁 12g，红花 4.5g（包）。
【功效主治】行气活血，化瘀软坚。用于原发性肺癌属气滞血瘀型。症见咳嗽不爽，气急，胸闷痛，痰中带血，大便秘结，唇甲紫黯，胸壁浅表静脉怒张，胸水，舌有紫斑或散在瘀点、苔薄黄、脉象弦或涩。
【来　　源】《古今名方》。

【方　　名】活血散瘿汤
【方药组成】白芍、当归、陈皮、川芎、制半夏、熟地黄、人参、茯苓、牡丹皮各一钱，红花、昆布、甘草节各五分，青皮、肉桂各三分。
【加　　减】瘿肿较大难消者，加海藻、鳖甲、瓦楞子；大便稀溏者，加白术、薏苡仁、怀山药；手指及舌体颤抖者，加钩藤、白蒺藜。
【功效主治】大补气血，活血散瘿。瘿瘤日久，气血虚弱者。瘿肿日久渐大，无痛无痒，面色萎黄，倦怠乏力。现临床可用于甲状腺肿瘤的治疗。
【用法用量】水煎分 2 次空腹服下，服后饮酒一小杯。
【来　　源】《外科正宗》卷六。
【附　　注】本方适用于瘿瘤已成、日久不愈致气血虚弱者。宜大补气血，活血散瘿，以补为主，兼祛瘀邪。方中人参大补元气，气旺则助血运；熟地黄、白芍、当归、川芎为四物汤补血兼能活血，行气，可使补而不滞，营血调和；肉桂辛热纯阳，能温通经脉；昆布、半夏化痰散结以祛痰浊；木香、青皮、陈皮疏肝理气以行气滞；红花、牡丹皮活血散结以消血瘀；茯苓利水渗湿；生甘草调和诸药。众药合用则补气血，散瘿结，攻补兼施。瘿瘤初起不适用本方，服药期间忌食生冷、黏腻、辛辣之品。

【方　　名】活血汤

【方药组成】当归尾、赤芍、桃仁（去皮尖）、牡丹皮、延胡索、乌药、香附子、枳壳（去瓤）各3g，红花、官桂、木香（另磨汁）各1.5g，川芎2g，生甘草0.6g。

【功效主治】活血行气。主治瘀血阻滞，胁下有块疼痛。适用于肝癌。

【用法用量】上药十三味，锉作1剂。加生姜1片，水煎服。每日1剂。

【来　　源】《寿世保元》。

【方　　名】活血调经汤

【方药组成】当归、赤芍、生地黄、川芎、生牛膝、炒白术、三棱、肉桂、干漆（锉研，酒炒）、桃仁（去皮尖）、红花各一两。

【加　　减】疼痛较重加延胡索、乌药；积块坚结难消加水蛭、虻虫、鳖甲；大便不通加大黄。

【功效主治】活血祛瘀，行气消积。妇人血瘀癥瘕，腹中积块坚硬，疼痛拒按。

【用法用量】以上药物，水煎分2次空腹服下，每日1剂。

【附　　注】所治之症为妇人经水闭寒不通，瘀血留滞，久而不消，渐成癥瘕血块。治以活血为主。方中当归甘补辛散，苦泄温通，养血活血，能主治一切血症，为血病之要品，妇科之良药；川芎辛温香窜，活血行气止痛；牛膝性善下行，能活血通经脉；桃仁、红花破瘀行血；赤芍、生地黄散瘀血，通经脉；三棱、干漆破瘀血，攻坚积；肉桂助阳而动血，积消络通，则病自除。现临床可用于妇科肿瘤的治疗。

【方　　名】活血消水散

【方药组成】琥珀30g，炒甘遂30g，沉香10g。

【加　　减】胸腔积液加芫花6g；腹腔积液加黑、白丑各30g。

【功效主治】逐水利尿通便。癌性胸腹水。

【用法用量】上药共为细末，装胶囊，每粒0.3g，每次2粒，每日3次。如无反应加至每次5粒，每日3次。30天为1个疗程。同时配合胸腔或腹腔内灌注，适当抽液。

【临床应用】以本方治疗癌性胸腹水20例，并设单纯化疗药灌注对照组18例，结果完全缓解（胸腹水完全消失至少4周）分别为8例、4例，部分缓解7例、4例，无变化3例、6例，进展2例、4例。总有效率分别为75%、44%。中位数生存期分别为6、4.5个月。

【附　　注】本方适用于气滞血瘀、二便不通之癌性胸腹水的治疗。全方药物组成仅3味，其一沉香，行气开郁、温肾化气；其二琥珀，活血化瘀、利尿通淋；其三甘遂，峻下二便，散结消肿利水。三者相辅相成，既各司其用又相互协同，可共达行气活血、攻逐水饮之目的。

【方　　名】火赫煎

【方药组成】火赫（蝴蝶花）20g。

【功效主治】具有软坚化结、行气活血、破瘀通络、消食化积诸功，彝医用于腹中有硬块（含肿瘤）、按之不动之症有效。

【用法用量】用火赫根入药，水煎服，每日3次，每日1剂。

【来　　源】《彝医植物药》。

【附　　注】本方汉医未载。亦为彝知之独特用法。

【方　　名】火硝黄丹方

【方药组成】①生乌头30g，研末醋调。②火硝9g，黄丹9g，白矾9g，麝香3g，胡椒18g，研末，蜂蜜调稠糊。

【功效主治】晚期子宫颈癌腹、腿部剧痛。

【用法用量】两方均贴敷两足心，一料作两日用，一天一换，连用3～4料。先用方①，无效则改用方②。

【来　　源】《上海中医药杂志》，1965，（10）：17。

【方　　名】火星凤尾草汤

【方药组成】黄毛耳草、白英、大蓟根、龙葵、凤尾草各30g，火星草45g，蛇果草24g。

【功效主治】子宫颈癌。

【用法用量】水煎服。

【来　　源】《治癌中药处方700种》。

J

【方　　名】鸡蛋内白皮胡椒
【方药组成】用鸡蛋内白皮49个，胡椒1斤。
【功效主治】遇有患膈食者，每早以开水冲胡椒三钱，三次即愈，神效。
【用法用量】入好烧酒蒸49日，晒49次，收贮瓷瓶。

【方　　名】鸡蛋消痞膏
【方药组成】栀子7枚，皮硝6g，鸡蛋1枚（去壳），飞罗面10g，大葱5cm（带须），大枣7枚。
【功效主治】积聚。
【用法用量】上药六味共捣烂，合蜂蜜调成膏，摊青布上贴患处，3日换药1次。数次即效。

【方　　名】鸡枸菟煎剂
【方药组成】鸡血藤30g，枸杞子30g，菟丝子20g，大枣4枚。
【加　　减】贫血者加阿胶30g；血小板低于正常加卷柏20g；血浆蛋白低于正常者加黄芪50g。
【功效主治】扶正固本。肺癌化疗白细胞下降者。
【用法用量】以上药物，另水300ml，浸泡30分钟。文火煎二次，合为一处，共100ml，以温水饭前服用，每次50ml，1日2次，如呕吐者可肌注甲氧氯普胺20mg，半小时后再服药，难于口服者，可用本方煎成100ml，保留灌肠20分钟，每日1次。
【附　　注】本方适用于肺癌化疗过程中白细胞下降者，可加强机体的抵抗力，提高免疫力，不致因白细胞下降而中断治疗。方中鸡血藤味苦，性温，归肝经，有补血行血之功；枸杞子性味甘平，功能滋补肝肾之阴；菟丝子性味平甘，既补阳又益阴。现代药理研究证实，鸡血藤对骨髓造血机能有促进作用，对放、化疗引起的细胞减少均有作用。菟丝子可抑制脾脏杀伤白细胞的功能，相对稳定白细胞总数。三药合用，溶补血、补阴、补阳药于一炉，阴中求阳，阳中求阴，扶正固本。

【方　　名】鸡冠花煎
【方药组成】鸡冠花10g。
【功效主治】子宫癌。
【用法用量】水煎，每日分3次服下。
【附　　注】长期服用，疗效佳，鸡冠花对诸般妇女病均有效果。

【方　　名】鸡鸣紫丸
【方药组成】皂荚9g，藜芦、甘草、矾石、乌喙、杏仁、干姜、桂心、巴豆各18g，前胡36g，人参36g，代赭石45g，阿胶54g，大黄72g。
【功效主治】行气活血，多用于治疗妇人癥瘕积聚、气血不和等疾病。
【用法用量】上14味为末蜜丸，如梧桐子。鸡鸣时服1丸，每日1丸，至5丸止。服药丸后，下白者，风也；赤者，癥瘕也；青微黄者，心腹病。
【来　　源】《千金要方》。

【方　　名】鸡内金白人参方
【方药组成】鸡内金20g，白人参10g。
【功效主治】肝癌。
【用法用量】水煮熟食，隔日服1剂，应经常服用。

【方　　名】鸡内金草河车散
【方药组成】鸡内金30g，草河车30g，三七粉30g，青黛15g，人工牛黄15g，紫金锭10g，野菊花60g。
【功效主治】胰腺癌。
【用法用量】共研细末，每次2g，每日3次，温开水送服。

【方　　名】鸡内金赤小豆粥
【方药组成】鸡内金15g，赤小豆30g，粳米50g。清水适量。
【功效主治】清热利湿，化瘀消积。本膳主要适用于膀胱癌合并尿路感染所致尿道疼痛、下腹作胀者。
【用法用量】鸡内金烘干后碾末，先煮赤小豆及米作粥，将熟时，放入鸡内金末，再煮至米熟即可。早餐用之。

【来　　源】《中药学》，人民卫生出版社，1991：437。

【附　　注】鸡内金为家鸡干燥砂囊的内膜，含有维生素 B_1、B_2、C 的糖蛋白。体外实验已表明本品有抑制癌细胞的作用（《医学资料》，1975，5：43）。鸡内金对加速排除放射性物质锶有一定作用，而且酸性提取物优于水煎剂，其所含的气化铵为促进排锶的有效成分之一。名医张锡纯善用鸡内金治疗肿瘤病，他在《医学衷中参西录》中写道：“无论脏腑何处有积，鸡内金皆能消之。是以男子痃癖、女子癥瘕，久久服之皆能治愈。”

【方　　名】鸡内金青黛散

【方药组成】鸡内金 30g，青黛 15g，人工牛黄 15g，紫金锭 10g，野菊花 60g，草河车 30g，三七 30g。

【功效主治】清热解毒散结。主治胰腺癌。

【用法用量】共研细末，每次 2g，每日 3 次。

【来　　源】《肿瘤病》，人民卫生出版社，1982：72。

【附　　注】忌油炸、辛辣、腌制的食物，不吸烟，不饮酒。方名系北京光明中医学院杨建宇教授拟定。

【方　　名】鸡胚蛋方

【方药组成】鸡胚蛋 1～2 枚。

【功效主治】白血病（血液癌）。

【用法用量】鸡胚蛋用泥土包裹烧熟，再加适宜调料做成菜肴，食之，每日 1～2 次，每次 1～2 个蛋。可常服用。

【来　　源】《醋蛋治百病》。

【附　　注】鸡胚蛋，即鸡蛋孵化至未出现鸡毛的蛋。有报道称，本方对治疗白血病有辅助的治疗作用。

【方　　名】鸡肉茯苓馄饨

【方药组成】鸡肉 120g，茯苓粉 60g，面粉 180g，豆豉 10g，姜末、葱花、精盐、味精、香油各适量。

【功效主治】健脾养胃，补气消肿，抗癌。主治脾胃气虚型肝癌、胃癌等多种癌症。

【用法用量】将鸡肉剁成肉泥，拌入茯苓粉、生姜末、葱花、精盐、味精、香油，拌匀做馅，面粉加水适量制成薄面皮，包馅后制成馄饨，汤内加豆豉，放入馄饨煮熟即成。早晚随量食用。

【方　　名】鸡肉馄饨

【方药组成】黄雌鸡肉 120g，茯苓 60g，白面 180g。

【功效主治】老人噎食。

【用法用量】鸡肉切碎，茯苓研末，作馄饨，入豉汁煮食，3～5 服效。

【来　　源】《奇难杂症效验单方全书》。

【方　　名】鸡屎散

【方药组成】鸡屎 1 升。

【功效主治】适用腹内痞块，癥瘕。

【用法用量】炒黄投酒中浸一宿，焙为末，原浸酒调下而愈。

【临床应用】一人患癥瘕痛不止，或食鳖即痛，用上方治愈。

【来　　源】《古今医案按》。

【方　　名】鸡丝莼菜汤

【方药组成】瓶装西湖莼菜 1 瓶，鸡脯肉 100g，火腿 25g，蛋清半只，鸡清汤 1 000g，食盐 10g，味精 3g，料酒 5g，湿淀粉 15g。

【功效主治】清解毒邪，培补胃气。本膳主要适用于胃腺癌兼有虚热者。

【用法用量】鸡脯肉剔去筋皮，冷水浸泡，切成细丝。火腿切细丝。莼菜开瓶倒入碗内。将鸡丝用料酒、精盐、蛋清、湿淀粉浆好。锅上火，注入清水，烧沸，将鸡丝下锅，用筷子拨散，熟后捞出，用冷水冲净浮沫，以鸡清汤泡上。莼菜入沸水中略烫。炒锅上火，注入鸡汤，烧开去浮沫，用料酒、食盐、味精调好口味，下鸡丝、火腿丝、莼菜烧开，起锅，注入汤碗内即成。爽滑脆嫩是本汤的特点。

【来　　源】《中医药研究资料》,1986,209(2):6。

【附　　注】日本长盐氏曾明确指出：莼菜可疗胃癌。具体用法是用莼菜的嫩芽，水煮成黏稠液，每次喝2大杯（约500ml），每日2～3次或更多。

【方　　名】鸡腿烧莲子方

【方药组成】鸡腿2只，新鲜莲子200g，香菇2朵，酱油30ml。冰糖、色拉油、冷水适量。

【功效主治】清心解热，开胃进食。本膳主要适用于鼻咽癌症见食欲不振、头晕、微有低热者。

【用法用量】将鸡腿剥皮（防油腻太多），香菇去蒂、洗净，泡软。同莲子一起放入锅中，加200～250ml冷水和酱油，加盖，用大火烧开。改用小火煮20分钟，熄火后焖片刻。打开锅盖，加少许冰糖、色拉油，用中火煮至汤汁将干时熄火，盛出即可食用。

【附　　注】莲子为睡莲科植物，主要成分为棉子糖（Raffinose）蛋白质等，其子荚中含的氧化黄心树宁碱（Oxoushinsunine），药理实验已证明有抑制鼻咽癌的作用（Chemistry Abstract.，1972，77：161，英文）。使用本膳应注意的是，最好把浮在汤汁上面的浮油撇掉不要，以免有油多碍胃之副作用。

【方　　名】鸡血藤枸杞子方

【方药组成】鸡血藤30g，枸杞子30g，菟丝子20g，大枣4枚。

【加　　减】贫血，加阿胶30g；血小板下降，加黄柏20g；血浆白蛋白低于正常，加黄芪50g。

【功效主治】用于肺癌化疗白细胞下降者。

【用法用量】上药加水300ml，浸泡半小时，文火煎2次，合为一处，共100ml，以温水饭前服用，每次50ml，每日2次。如呕吐，可肌注甲氧氯普胺20mg，半小时后再服药；难于口服者，可用本方煎成100ml，保留灌肠20分钟，每日1次。

【方　　名】鸡血藤虎杖方

【方药组成】鸡血藤30g，虎杖30g，党参15g，黄芪15g，葛根15g，当归9g。

【功效主治】益气养血，提升白细胞和血小板。适用于肿瘤患者经放疗、化疗后气血两虚，白细胞和血小板减少者。

【用法用量】每日1剂，煎2次分服。亦可加入抗癌中药服用。

【来　　源】《经验方》。

【方　　名】鸡血藤活血龙方

【方药组成】鸡血藤30g，虎杖30g，当归9g，甘草9g。

【功效主治】养血活血，提升白细胞和血小板。适用于肿瘤患者经放疗、化疗后白细胞和血小板减少者。

【用法用量】每日1剂，煎2次分服，亦可加入抗癌中药服用。

【来　　源】《经验方》。

【方　　名】鸡血藤酒

【方药组成】鸡血藤500g，红枣250g，白酒5000ml（以低度酒为佳）。

【功效主治】癌症放疗、化疗后引起白细胞减少症。

【用法用量】将鸡血藤切片，与大枣一起置于瓷瓶中，加入白酒浸泡。隔水煮沸，离火静置，密封泡半月后饮之。日饮1～2次，每次10ml，常饮之。

【来　　源】《中药临床手册》。

【附　　注】制作时不宜以铁器煮或盛装浸泡。

【方　　名】鸡血藤熟地汤

【方药组成】鸡血藤、熟地黄各15g，黄芪、党参各12g，地鳖虫、白花蛇、当归、徐长卿各10g，乳香、没药各9g，露蜂房、炙甘草各6g，蜈蚣3g。

【功效主治】溶骨性肿瘤骨转移。

【用法用量】水煎，每日1剂，服3次，10天为1个疗程。

【临床应用】用药1～2个疗程，疼痛缓解率达100%。

【方　　名】鸡血藤汤
【方药组成】鸡血藤 30 ～ 60g。
【功效主治】放射线引起的白血病。
【用法用量】鸡血藤加水适量，慢火煮汤，熬成浓稠汤饮服，每日 1 剂，长期服用。
【来　　源】《中药大辞典》。
【附　　注】据报道，本方还有升高白细胞之效果。需长期服用方可奏效。

【方　　名】鸡血藤夏枯草煎
【方药组成】鸡血藤 25g，夏枯草 30g，三棱、莪术各 15g，地骨皮、白鲜皮、土槿皮各 50g。
【功效主治】皮肤癌。
【用法用量】水煎外洗患处，每日 1 次。

【方　　名】鸡血藤雪莲花散
【方药组成】鸡血藤 30g，雪莲花 12g，石南藤 20g，土鳖虫 20g，刺梨根 20g。
【功效主治】清热解毒，软坚抗癌。适用于肝癌。
【用法用量】上为细末，冲入蜂蜜服，1 日 3 次。

【方　　名】鸡楂二术饮
【方药组成】鸡内金 6g，法半夏 6g，炒山楂 6g，炒神曲 6g，炒麦芽 6g，枳实 4.5g，焦槟榔 4.5g，陈皮 4.5g，炒白术 4.5g，熟大黄 3g，莪术 3g。
【功效主治】脾积病证。
【用法用量】水煎服。或研为细面，早、各服 3g 也可。

【方　　名】积块丸
【方药组成】京三棱、莪术（各用醋煨）、自然铜、蛇含石（各烧红，醋淬 7 次）各 6g，雄黄、蜈蚣（全用，焙燥）各 3.6g，辰砂 2.4g，木香 4.5g，铁华粉（用糯米醋炒）3g，芦荟、天竺黄、阿魏、全蝎（洗，全用，焙干）各 12g，沉香 2.4g，冰片 1.5g。
【功效主治】活血消积。主治癥瘕积聚痞块。适用于肝癌。
【用法用量】上药研为极细末，用雄猪胆汁（黑狗胆汁尤妙）为丸，如梧桐子大。每服 2.1 ～ 2.8g，重者 3g，五更时用酒送下。块消即止，不必尽剂。
【来　　源】《赤水玄珠》。

【方　　名】积气丸
【方药组成】巴豆一百个（去皮心膜，出油，取霜三钱），桃仁（去皮尖，麸炒）一两半，附子（炮，去皮、脐）四两，米醋五升（以硇砂、大黄同用慢火熬成膏），大黄（面裹，煨，去面，为末）、干漆（炒焦）、木香（去粗皮）、硇砂（研）各二两，朱砂（研，飞）、麝香（另研）各二钱半。
【加　　减】气滞明显、胸腹胀闷者加厚朴、陈皮、清半夏、青皮；伴有食积者加鸡内金、炒莱菔子、炒神曲；面色无华、神疲乏力者加党参、黄芪、茯苓、白术。
【功效主治】调气逐冷，破瘀散积。阴阳不和，脏腑虚弱，寒冷之气留滞于内，使气积不散，胸胁支满，食即气噎，心腹膨胀，气刺气急，宿食不化，心腹引痛，噫气吞酸，停饮浸渍，恶心呕逆，癖块疼痛，脏腑不调，饮食不进，往来寒热，渐觉羸瘦，面黄肌热，精神困顿。
【用法用量】上为细末，研匀，醋膏为丸，如梧桐子大，每服二丸，食后、临卧炒生姜汤温下，或木香汤亦得。
【附　　注】本方治证是由脏腑素虚，复因寒邪直中，积气不行，变生瘀血、痰浊、积滞所引起。可出现各种不同症状。方中以附子、肉桂辛热走散，逐寒温阳，俾火旺以消阴翳；木香疏理气机，借其芳香宣通之性，畅利三焦；桃仁、干漆、三棱活血化瘀，通经止痛、消癥散结；大黄、巴豆导积滞浊阴下行，以畅气道；鳖甲咸以软坚消积；麝香辛香芳烈，通行十二经，引诸药直达病所，散结消肿止痛；硇砂、朱砂解毒化痰，定静止痛。综合全方，共奏调气逐冷、破瘀散积之效。
【注意事项】忌生冷，硬物；体质虚弱者慎勿服之。

【方　　名】及莪散
【方药组成】白及 50g，莪术 30g，黄药子 20g，山慈菇 10g，重楼 5g，紫硇砂 2g，五倍子 5g，月石5g，青木香2g，雄黄5g，血竭3g。
【功效主治】活血逐瘀、清热解毒、凉血止血、软坚散结。体表各型血管瘤。
【用法用量】共研细末备用。沸水适量、加白酒10g，食醋5g，调为糊状，敷患处，每日换药1次，7次为1疗程。
【临床应用】治疗17例均获良效。例如吕某，女，1.5岁。右腮部淋巴管混合型血管瘤，历经厦门、上海等地多方治疗，疗效不显，1974年5月20日来诊。见右腮部有一7.8cm×7.5cm肿块，呈半球形，色紫红，如海绵状。遂敷以本散，经8周治疗，肿块消失，表皮色泽与健侧无异，随访10年未复发。
【来　　源】《中医杂志》，1986，(10)：22。本方乃四川安岳县安农乡卫生院安伯君之家传秘方。
【附　　注】选药组方符合血瘤病机，外用直接施药于患处，故能这应手取效。

【方　　名】吉隆坡上等炖品方
【方药组成】黄芪11g，党参20g，枸杞子16g，茯神11g，怀山药26g，桂圆肉16g，猪排骨300g或整鸡1只，清水适量。
【功效主治】补气生血，健脾安神。本膳主要适用于胃癌血浆蛋白低下者。胃癌至晚期，均呈恶病质，血浆蛋白低下及贫血。表现为全身无力，心悸气短，头晕目眩，面色无华，自汗盗汗，下肢浮肿等。
【用法用量】黄芪等药材略用清水洗淋，然后加水淹没药材，常规煎煮，煎煮液滤出药材后，加入排骨或鸡和清水。先大火后小火，煮炖3～4小时。每次1小碗，吃肉喝汤，可用5碗。余下的放入冰柜，用时煮开即可。每2天吃一次。
【附　　注】本膳是作者到马来西亚中医学院讲学，当地大药站“余仁生”把本膳中的中药制成汤料包装，用时只要放入排骨或肉中，加清水煮3～4小时即可，非常方便，也很受欢迎。

【方　　名】急灵仙方
【方药组成】急性子10g，木鳖子10g，威灵仙30g，半夏10g，瓜蒌30g，郁金10g，老刀豆15g，山豆根10g。
【功效主治】食道癌。
【用法用量】水煎服，每日1剂。
【来　　源】《中医肿瘤学》(下)，科学出版社，1985：38。

【方　　名】急性子姜半夏
【方药组成】急性子12g，姜半夏、枳壳、太子参各9g，公丁香、全蝎、山豆根各3g，狭叶韩信草30g。
【功效主治】食管癌。
【用法用量】水煎服。

【方　　名】急性子六轴子散
【方药组成】急性子、六轴子、天仙子各适量。
【功效主治】止癌痛。
【用法用量】以上3味药各用5粒打烂粘在麝香追风膏上，肝癌敷贴肝俞穴、肾俞穴和耳穴上，并随时加以按揉。另外再用3味各1g研成细末米酒填于肚脐上，用麝香追风膏覆盖固定。

【方　　名】急性子木鳖子汤
【方药组成】急性子15g，木鳖子10g，威灵仙30g，半夏15g，胆南星10g，赤芍10g，桃杏仁10g，半枝莲30g，山豆根10g，瓜蒌30g，草河车15g，郁金10g。
【功效主治】血瘀痰滞型食管癌。
【用法用量】水煎服，每日1剂。
【来　　源】《中医肿瘤学》(上)，科学出版社，1983：239。

【方　　名】急性子王不留行方
【方药组成】急性子10g，王不留行10g，旱莲草15g，牡蛎20g，山慈菇10g，藁本15g，重楼20g，乌贼骨20g，猪殃殃10g。
【功效主治】清热解毒，软坚散结。子宫癌。
【用法用量】水煎服，每日1剂。

【方　　名】急性子熊胆散
【方药组成】急性子30g，熊胆2.1g，月石15g，人指甲 1.5g。

【功效主治】食道癌。

【用法用量】共研细面，分 6 包，每包加冰糖 60g 用之。每服 1 包，每日 2 次。

【附　　注】此方药量较大，当服一钱时有胃热、肠鸣等反应。

【来　　源】内蒙古自治区医院编《中草药验方选编》，内蒙古自治区人民出版社，1972：148。

【方　　名】急性子熊胆散

【方药组成】急性子 50g，熊胆 2g，硼砂 15g，人指甲 1.5g。

【功效主治】食道癌。

【用法用量】上 4 味药共研末，分成 6 包，每包另冰糖 60g，用开水溶解冷服，日服 2 次，每次服 1 包，连服 15 ～ 30 天。

【临床应用】早期食道癌治疗有效，晚期效差。经治 62 例有效率 85%。

【来　　源】黑龙江密山市王汉启献方。

【方　　名】急性子续断丸

【方药组成】急性子 15g，续断 30g，当归身 30g，海螵蛸 15g，鸡冠花 90g，葫芦巴 9g，蜂蜜 120g。

【功效主治】活血化瘀，软坚散结。宫颈癌。

【用法用量】共为细末，炼蜜为丸，每服 5g，日服 3 次。

【方　　名】疾菌灵药丸系列方

【方药组成】①疾菌灵药丸：七叶一枝花、半边莲、牛黄、浓缩晶等药以 5：5：0.15：4 的重量比组成。②外搽剂：玄明粉 25g，浓缩晶 30g。③强杀粉：浓缩晶、枯矾、四虎散以 5：1：1.5 重量比组成共为细末。④内消膏：以桐油 500g，黄丹 250g 熬成黑色膏药，制成 8cm×8cm 或 5cm×5cm 大膏药后，再将麝香、樟脑、四虎散以 0.3：1：1 重量比的粉末掺于制成的膏药上。⑤珍珠乌龙散：将烧余铅粉与一定量的冰片和珍珠粉混研成 80 ～ 100 筛目的细末，放消毒玻璃瓶中备用。

【功效主治】体表恶性肿瘤。

【用法用量】方①炼蜜成黄豆大丸，每 1g 为 5 丸，一般每疗程用 27 ～ 54g，多数病人每月用 36g。方②放入 500ml 白醋中浸 7 天，待药粉全部溶解成透明橘黄色药液为度。一般每天涂肿瘤局部及周围 1～2 次。方③用于肿瘤体积剧增期，每日 1 次，均匀掺于肿瘤溃疡处，一般用 3 ～ 7 天，待瘤体缩小后，酌情改用外搽剂。方④贴敷肿瘤局部或痛处，5 ～ 7 天换药 1 次。多用于上焦及中焦的恶性肿瘤，将烟粉 2 ～ 3 挖耳匙放入抽出少许烟丝的烟头内，用火点燃烟头后，吸烟 2 ～ 3 口，待烟粉吸入后，即灭烟火；每疗程 5 ～ 9g，多数患者每疗程用 7g。方⑤用于有溃疡者，上药时先将坏死组织剪除，用生理盐水清洗创面后，将药末均匀撒在溃疡面上，覆盖消毒纱布。

【临床应用】谢某，男，33 岁，会厌部角化性鳞癌累及舌面，放疗后复发，以吸烟粉、外擦剂、疾菌灵丸治疗 4 个月后见效，6 个月后恢复工作，此后生存 6 年。

【来　　源】《辽宁中医杂志》，1987，（4）：20。

【附　　注】强杀粉用后有剧痛，可服止痛药。局部有破溃者不宜使用内消膏。

【方　　名】棘果膏碱花方

【方药组成】沙棘果膏 20g，碱花 20g，余甘子 20g。

【功效主治】此方用于肺病之咳嗽频作，咯痰不利，音哑不扬，食后呕吐，肌肤发青，干枯不润等。能用于肺癌。

【用法用量】先将碱花、余甘子共研为细末，过筛，再与沙棘果膏配研为细末，以蜂蜜为丸，每丸重 5g。每日 1 ～ 2 次，每次 1 丸，口中噙服。

【来　　源】《藏医药选编》。

【方　　名】集成白玉丹

【方药组成】新出窑石灰一块。

【功效主治】瘰疬方。

【用法用量】滴水化形成粉用真生桐油调匀，干湿得中，先以花椒、葱煎汽洗净，以此敷之。

【方　　名】蕺菜鲤鱼汤
【方药组成】蕺菜 60g，鲤鱼 1 条。姜、葱、盐各适量。
【功效主治】清热解毒，利水消肿。本膳主要适用于皮肤癌放疗后局部热源性肿胀者。
【用法用量】蕺菜用 800ml 清水浸透后用大火烧开，再用文火煎 30 分钟，弃渣取澄清药液约 500ml。鲤鱼洗净，弃去内脏和鱼鳃，把药汁与鱼同时放入锅内，并加入适量姜、葱、盐后，用文火把鱼煮烂，即可食用。
【附　　注】蕺菜即鱼腥草，有明显的抗菌、消炎和抗癌作用，其汁液对热源性肿胀及烧伤、烫伤等极为有效。把鱼腥草捣汁后敷于患处，3 小时后痛觉即行消失，热源性肿胀也能于 2 小时后平复（《国外医药植物药分册》，1989，1：42）。若同时配合食用本膳，可增强抗癌消肿的效果。

【方　　名】脊髓肿瘤膏药
【方药组成】雄黄粉 30g，铅丹、松香各 15g，轻粉、麝香各 3g，血竭 10g，乳香、没药各 9g，冰片 6g，蓖麻子仁 250g。
【功效主治】脊髓肿瘤手术不能切除，瘘管溢液不断者。
【用法用量】上药共为膏。分为 20 贴，贴于患处。
【来　　源】《山东中医杂志》1987 年第 1 期。
【附　　注】贴膏同时仍须配合用外洗艾叶洗剂。

【方　　名】季芝鲫鱼膏
【方药组成】活鲫鱼肉、鲜山药（去皮）各等分。
【功效主治】外贴，治乳癌结核初起者。
【用法用量】上共捣如泥，加麝香少许，外用涂肿核上，觉痒极，勿抓挠，隔衣轻轻揉之，七日一换，旋涂即消。
【来　　源】《医宗金鉴》。

【方　　名】济川煎
【方药组成】当归三钱，熟地黄、牛膝各二钱，乌药、肉桂各一钱，桃仁七粒。
【加　　减】寒邪盛者，加吴茱萸、艾叶；小腹刺痛拒按，舌有瘀斑者，加三棱、莪术；小腹胀痛，以胀为主者，加延胡索、小茴香、沉香。
【功效主治】活血化瘀，温经散结。妇人经潮、产后胞脉空虚，寒气乘虚侵入，凝滞气血，积块初结见积块软而不坚，固着不移，胀痛并见。
【用法用量】以上药物，水煎分 2 次空腹服下，每日 1 剂。
【附　　注】寒气客于冲任，血涩不行，脉络不和，故积而成块，固着不移，胀痛并见；病属初起，积犹未久，故积块软而不坚。方中肉桂辛热纯阳，补脾肾而消散阴寒；当归补血以充胞脉，活血以散血瘀；桃仁活血化瘀；乌药理气以助血运；熟地黄养血以充胞脉；牛膝活血通经脉。诸药合用阴寒得散，血瘕得消，胞脉充实，邪不可干。现临床可用于妇科肿瘤初起而见上述征象者。服药期间忌食生冷、黏腻之品。

【方　　名】济急散
【方药组成】附子（切下盖，取出肉，纳丁香在内）1 枚，丁香 49 枚。
【功效主治】温中祛寒，化痰止呕。适用于胃癌，脾胃虚寒，痰饮留滞，呕吐不止。
【用法用量】上药二味，用生姜汁略浸，同入瓷瓶中，重汤煮之令干，捣为细末，过筛。每服 3g，含化咽津。
【来　　源】《圣济总录》。

【方　　名】济生乌梅丸
【方药组成】乌梅（去核，净肉炒）250g，僵蚕（微炒黄）250g。
【功效主治】声带、直肠、宫颈息肉。
【用法用量】共研细末，炼蜜 500g 为丸，如梧桐子大，每服 6g，每日 2 次，空心白开水下。
【临床应用】张某，41 岁。婚后 10 余年未孕，经期腹痛，经血色黑而量多，带下赤白且臭，头晕乏力，动则气短，腰背酸痛，小腹胀坠，妇检诊为“子宫肌瘤”。舌质淡，边瘀紫；脉沉弱无力。证属气滞血瘀，结成癥瘕。患者体虚，当先补后攻。初以六君子汤加味，复其中气；后用失笑散加味，行气养血，逐瘀消癥。服药数剂，值月经来潮，下少许瘀块，小腹胀痛减轻，症块如前。于是治以济生乌梅丸而愈。

【来　　源】本方系陈源生经验，曾刊于《黑龙江中药》1983年第2期。

【方　　名】既济汤

【方药组成】当归6g，肉桂1.5g，沉香1.5g，广陈皮3g，泽泻4.5g，牛膝6g，瞿麦6g，车前子6g，薏苡仁12g，葵花籽（炒，研）12g。

【功效主治】理气行水。适用于前列腺癌，膀胱胀，少腹满，小便癃闭。

【用法用量】每日1剂，水煎服。

【方　　名】寄补汤

【方药组成】补骨脂、郁李仁、透骨草、生地黄、薏苡仁各30g，骨碎补、桑寄生各15g，猪苓60g，露蜂房、全蝎、乌蛇各10g。

【加　　减】神疲乏力加黄芪、党参、白术；肺转移加全瓜蒌、葶苈子、桔梗、鱼腥草、夏枯草；疼痛较甚加延胡索、三棱、莪术。

【功效主治】补骨填髓，化瘀通络。骨肉瘤，症见骨痛，肿块隆起，身热乏力，面色无华，腰膝酸软，舌暗，苔腻，脉沉细。

【用法用量】以上药物，水煎分2次温服，每日1剂。

【来　　源】《中医癌瘤证治学》。

【附　　注】本方适用于骨肉瘤晚期，辨证属肾虚精亏，湿毒内蕴阻络，久则结块。治宜补益为主，兼攻邪毒。方中补骨脂、骨碎补、生地黄补肾壮骨，填精生髓，凉血补血，增强机体免疫力；透骨草、桑寄生通经活络；露蜂房、全蝎、乌蛇清热解毒，通络散结止痛；薏苡仁消肿排脓；郁李仁、猪苓润便利水，引邪外出。诸药合用，共奏补骨填髓、化瘀通络之功。

【方　　名】寄生方

【方药组成】新鲜寄生茎、叶、花榨汁50～100ml，蜂蜜30ml。

【功效主治】各种恶性肿瘤。

【用法用量】采鲜寄生适量，洗净压出液汁，冲蜂蜜调和，徐徐饮之，每日饮2次，每次50～100ml，也可取寄生茎、叶、花、汁15ml，加300ml水煎，每日分3次服完。

【来　　源】《直指方》。

【附　　注】寄生种类也较多，其寄生多为乔木，任何乔木上寄生的寄生均可入药。

【方　　名】寄生故纸汤

【方药组成】生地黄、麦冬、泽泻各10g，茯苓12g，苍术、荆芥、防风、黄柏各10g，桑寄生30g，补骨脂20g。

【功效主治】滋肾补血，养血清热。女阴白斑症。

【用法用量】水煎服，每日1剂。

【来　　源】《百病良方》（第一集）。

【方　　名】寄生软化汤

【方药组成】党参、黄芪、狗脊、桑寄生、夏枯草、海藻各12g，白术、当归、王不留行籽、地龙粉（分吞）各9g，木香、全蝎粉（分吞）各6g，川续断、丹参各15g，牡蛎30g。

【功效主治】健脾补肾，活血消肿，攻坚散结。骨肉瘤，症见骨痛难忍，肿块坚硬，神疲乏力，腰膝酸软，舌淡，脉沉细弱。

【用法用量】以上药物，水煎分2次温服，每日1剂。

【附　　注】本方适用于骨肉瘤晚期气血两虚者。肾主骨生髓，由于肾气不足，肾精亏虚，则骨无所养，易为寒湿毒邪侵袭，痰浊蕴阻骨骼，积聚日久，以致瘀血凝滞，络道阻塞，聚而成形，而成骨瘤。治宜攻补兼施。方中党参、黄芪、白术健脾益气，升阳托毒以补中；狗脊、桑寄生、川续断补肾填精，强筋壮骨以固下；当归、王不留行籽、丹参活血化瘀以逐瘀血；木香行气以助血运；地龙、全蝎通经达络；夏枯草、海藻、牡蛎软坚散结以消坚积。诸药合用，健脾补肾，提高免疫功能；活血散结，抑制癌瘤生长。临床用本方治疗骨肉瘤疗效较为满意。

【方　　名】寄生猪苓汤

【方药组成】桑寄生30g，猪苓30g，沙苑子15g，山慈菇15g，白花蛇舌草30g。

【加　　减】气短、乏力、头晕，加党参15g，黄芪 30g，茯苓 30g，女贞子 30g。

【功效主治】补肾解毒，清热利水，适用于膀胱癌。

【用法用量】每日 1 剂，水煎，分 2 次温服。

【临床应用】用本方治疗膀胱癌 53 例，临床治愈 2 例，显效 33 例，有效 11 例，无效 7 例，总有效率 86.8%。其中有效病例 44 例中有 33 例加用膀胱镜电灼或电切。

【附　　注】方中以桑寄生滋补肝肾；山慈菇、猪苓、白花蛇舌草清利下焦湿热；沙苑子既能补肾，又能泻邪湿去癥瘕，故治疗膀胱癌能取得良好疗效。

【方　　名】鲫椒散

【方药组成】小鲫鱼 1 条，川椒 7 粒。

【功效主治】乳腺癌初起。

【用法用量】将鱼背剖开，不去肠杂鳞甲，填入川椒，悬持檐缘风干，满九九日，取下收藏。用时放瓦上焙存性，研末。每次 3g，每日 2 次，陈酒冲服，盖被出汗，即效。

【来　　源】《万全方》。

【附　　注】小鲫鱼以冬至日捕取最好。

【方　　名】鲫鲤鳞胶膏

【方药组成】鲫鱼鳞、鲤鱼鳞、黄酒各适量。

【功效主治】补血，止血。治乳腺癌、子宫癌、崩中带下及血友病等。补益强身，对癌症有辅助治疗作用。

【用法用量】将两种鱼鳞用文火稍加水熬成鱼鳞胶。温酒兑水化服。

【方　　名】鲫盐膏

【方药组成】大活鲫、食盐各适量。

【功效主治】乳腺癌。

【用法用量】鲫鱼去头尾及内脏，取鱼肉，加食盐共捣烂成稠膏状，敷于患处，每日更换 3 ～ 5 次。

【来　　源】《偏方大全》。

【方　　名】鲫鱼大蒜平胃丸

【方药组成】大鲫鱼 1 条，大蒜（切片适量），平胃散 30g。

【功效主治】噎膈。

【用法用量】鲫鱼（去肠留鳞），切大蒜片填满，纸包十重，泥封，晒半干，炭火煨热，去皮取肉，和平胃散，杵丸梧桐子大，蜜收，每服 30 丸，米饮下。

【来　　源】《经验方》。

【方　　名】鲫鱼大蒜散

【方药组成】大活鲫鱼 1 条，大蒜适量。

【功效主治】胃癌或食管癌初期，胃肠出血，呕吐反胃等症。

【用法用量】鲫鱼去肠留鳞，大蒜切片，填满鱼腹，纸包泥封，烧存性，研成细末，每服 5g，以米汤送下，1 日 2 ～ 3 次。

【来　　源】《中国秘方大全》。

【附　　注】大蒜，民间经验方，用紫皮大蒜入药较好。

【方　　名】鲫鱼膏

【方药组成】大鲫鱼 1 尾。

【功效主治】乳腺癌。

【用法用量】鲫鱼去头尾及内脏，只用肉，加盐少许捣烂，敷于患处。

【来　　源】《一味中药巧治病》。

【方　　名】鲫鱼膏

【方药组成】小鲫鱼 90 ～ 120g，麻油 500g，黄蜡适量。

【功效主治】一切恶疮、臁疮、乳癌（翻花疮）。

【用法用量】将鲫鱼放入麻油中，慢火炸至鱼干枯，去渣取油，加入黄蜡适量，待溶化离火，冷凝即成软膏。取鲫鱼膏适量涂于纸上，贴于癌肿患处。2 日换 1 次，勤换贴之。

【来　　源】《家庭食疗手册》。

【附　　注】本膏不宜内服，仅供外用。

【方　　名】鲫鱼绿矾散

【方药组成】大鲫鱼 1 条，绿矾适量。

【功效主治】噎膈反胃。

【用法用量】大鲫鱼去肠留鳞，入绿矾末令满，泥固煅存性研末，每次米汤饮 6g，每日 2 次。
【来　　源】《本事方》。

【方　　名】鲫鱼山药膏
【方药组成】活鲫鱼 1 尾，鲜山药（如鱼长者）1 段。
【功效主治】乳腺增生，乳癖。
【用法用量】共捣烂敷患处，以纸盖之，立愈。
【来　　源】《生生编》。

【方　　名】鲫鱼山药粥
【方药组成】鲜鲫鱼 1 条，生山药 50g，粳米 100g。
【功效主治】用于乳腺癌气血亏虚患者。
【用法用量】先将鲫鱼洗净，除去内脏及鳞；生山药研成细末；鲫鱼与粳米水煮为粥，将熟时加入山药及盐略煮即可。每日 1 剂，早晚服用，每 10 天为 1 疗程。

【方　　名】鲫鱼炭
【方药组成】鲫鱼（250g）1 条，血竭、乳香各 10g，黄酒适量。
【用法用量】将鲫鱼去肠杂后，把血竭、乳香纳入鱼腹内，烧存性研末，每天早晨服 10g，黄酒调服。3 ～ 5 日为 1 疗程。
【功效主治】女阴癌、宫颈癌、阴道出血，淋漓不断，小便拘急胀痛，痛有定处者。
【来　　源】《民间方》。
【附　　注】此方适用血瘀症，以小腹胀痛，痛有定处，舌质暗，有斑块，或脉涩者。无血瘀者忌用。

【方　　名】鲫鱼头木香散
【方药组成】大鲫鱼头 1 个，木香 6g。
【功效主治】乳腺纤维瘤、乳腺增生症。
【用法用量】将鱼煅灰与木香共研细末，内服，每次 10g，日服 3 次。
【来　　源】《实用民间土单验秘方一千首》。

【方　　名】加减艾补汤
【方药组成】黄芪 60g，党参 30g，五味子 10g，补骨脂 30g，白术 20g，茯苓 30g，骨碎补 15g，生艾叶 20g，陈皮 10g，重楼 10g，生地黄 30g，生甘草 3g，生姜 10g。
【功效主治】补肺益肾，纳气平喘，清热解毒。适用于肺癌，咳嗽气短；咯痰无力，形瘦，恶风自汗，少动气喘，头昏耳鸣，口渴多饮，纳差，腰酸腿软，便溏，舌淡红，苔薄白，脉沉细无力。
【用法用量】每日 1 剂，水瓶，分 2 次温服。
【来　　源】《中医癌瘤证治学》。

【方　　名】加减八味丸
【方药组成】茯苓、山药、牡丹皮各 120g，泽泻（蒸）90g，五味子（炒）90g，肉桂 18g，熟地黄（捣膏酒煮）240g，山茱萸 150g。
【功效主治】益肝肾，补气血，通经络。适用于茧唇肝肾阴虚者。
【用法用量】上为末，炼蜜为丸，如梧桐子大。每服 6g，空心盐汤送下，寻常酒服亦可。

【方　　名】加减八珍汤
【方药组成】黄芪、党参、山药、半枝莲、牡蛎各 30g，茯苓、当归、大小蓟、赤芍、淡海藻、淡昆布各 15g，白术、陈皮、地龙各 10g，仙鹤草、玄参各 20g，生甘草 3g。
【功效主治】补益气血，和营解毒，软坚散结。适用于气血两虚、血瘀毒凝之鼻咽癌。
【用法用量】每日 1 剂，水煎，分 2 次温服。
【临床应用】杨某，男，61 岁。1977 年 9 月 26 日初诊。患者于 1976 年底发现右颈部包块，如鸭蛋大小，经检查确诊为“鼻咽部上皮样癌”。近 3 个月来右鼻常出血，面色少华，形体消瘦，乏力声低，食少眠差，包块疼痛，近 1 个月来长大明显，舌质淡红，苔薄白，脉弦细。服上方 8 剂后，纳增，痛减，鼻血减少，原方加山慈菇 10g，继服 12 剂后鼻血止，包块未长大，精神明显好转。加减服药至 1978 年 8 月 10 日，复查右颈包块消失，面色红润，体重增加。至 1984 年 2

月随访已带癌存活 6.5 年。

【来　　源】文琢之方。

【附　　注】方中黄芪、山药、玄参补益气血，养阴和营；大小蓟、仙鹤草化瘀止血；昆布、牡蛎、海藻、地龙、山慈菇软坚散结；半枝莲解毒抗癌。全方补益扶正为主，抗癌攻伐为佐，药缓而力均可长期服用。

【方　　名】加减不换金正气散

【方药组成】苍术（米泔浸）4.5g，陈皮（去白）6g，厚朴（姜汁炒）2.4g，藿香 9g，半夏（姜汁炒）6g，枳实（麸炒）6g，白术（去芦）4.5g，白茯苓（去皮）9g，白豆蔻（去壳）2.4g，甘草 2.4g，黄连（土炒）1.8g。

【功效主治】健脾化饮，降逆和中。适用于胃癌，噎膈反胃。

【用法用量】上锉 1 剂。加生姜 3 片，水煎，分 2 次温服。

【来　　源】《寿世保元》。

【方　　名】加减大柴胡汤

【方药组成】柴胡、炒黄芩、赤芍、半夏、枳实、槟榔、厚朴、茵陈蒿、栀子、金钱草、败酱草、王不留行、郁金、香附各 9g，烧草果 2 枚，甘草 3g，烧姜（生姜用微火烧烫）3 片，大黄（泡水对服）、芒硝各 9g。

【功效主治】清热利湿，理气解郁。适用于胰头癌，腹痛放射至肩，呕吐发热，面目黄染，腹痛拒按，大便秘结，尿短赤，舌质红，苔黄腻，脉弦数。

【用法用量】每日 1 剂，水煎，分 2 次温服。

【临床应用】某患者确诊为胰头癌，连服本方 5 剂后，热退，腹痛缓解，仍便秘呕逆，口苦咽干，再服本方 3 剂后便通如常，后辨证治之，整个治疗过程仅 70 余天，至今 10 余年仍健在。

【方　　名】加减豆莪汤

【方药组成】三棱 10g，莪术 10g，白芍 15g，当归 15g，柴胡 12g，龟板 20g，鳖甲 20g，郁金 15g，山豆根 10g，佛手 15g。同服平消片。

【功效主治】疏肝理气，活血破瘀，软坚散结。适用于胰腺癌出现黄疸，疼痛加重，包块明显，舌红，有瘀斑，苔白，脉弦细。

【用法用量】水煎服，每日 1 剂，分 3 次服。

【附　　注】本方用三棱、当归、莪术活血化瘀；柴胡、佛手、白芍、郁金疏肝解郁，解热止痛；龟板、鳖甲、山豆根软坚散结，清热解毒。

【方　　名】加减膈下逐瘀汤

【方药组成】当归 15g，赤芍 15g，五灵脂 15g，蒲黄 15g，莪术 15g，败酱草 15g，延胡索 15g，川芎 9g，红花 9g，柴胡 9g，牛膝 9g，三棱 9g，郁金 9g，香附 9g，桔梗 9g，生甘草 6g，生地黄 24g，桃仁 12g，大枣 3 枚。

【功效主治】活血化瘀，理气止痛。肾癌晚期或已发生转移，症见腹痛剧烈，腹胀，腰部酸痛，尿血，大便出血，面色苍黄，舌质暗或有瘀斑，脉沉涩者。

【用法用量】以上药物，水煎分 2 次空腹服下，每日 1 剂。

【来　　源】《四川中医》1989 年第 1 期。

【附　　注】本方乃由膈下逐瘀汤加味而成，主治肾癌证属瘀血结聚，留而成毒，变为死血、恶血者。故方用大量活血之品如赤芍、五灵脂、蒲黄、莪术、川芎、红花、牛膝、三棱、郁金、桃仁以逐瘀通经、破积消癥、抗癌止痛，以治血瘀之标实；辅以当归、生地黄养血和血，合上述诸药使瘀去而不耗血，从而达到化瘀生新之目的；瘀血内阻，必有气滞在先，治瘀必行气，故复以延胡索、香附、桔梗疏理气机，以推血运；最后用败酱草清热消肿、泻火解毒，大枣、甘草调药性并护中气。诸药合方，通经脉而散坚积、理气机而行血瘀，对死血、恶血留滞而为癥积者发挥良好的消散作用。

【注意事项】本方活血之力较强，服用之后便血仍不止者，应及早停药，以免引起更大的出血，加重病情。

【方　　名】加减健阳丹

【方药组成】胡椒 30g，明矾、火硝、黄丹各 9g，麝香 3g，蜂蜜适量。

【功效主治】乳岩、恶核、石疽、失荣、瘰疬、鼻咽癌淋巴肿块，子宫肌瘤、宫颈癌。

【用法用量】上药研细末，入蜂蜜调制 2 丸。病在左握左手中，病在右握右手中，病在中分男左女右，若在腰以下敷足心，亦分男左女右。握药后用布扎，不松不紧，不可移动，6 小时换药 1 次，隔日 1 次。

【来　　源】《理瀹骈文》。

【方　　名】加减六味地黄汤

【方药组成】熟地黄 30g，鸡血藤 30g，山茱萸 12g，山药 12g，泽泻 10g，茯苓 10g，川芎 20g，莪术 20g，牡丹皮 15g，天冬 15g。

【加　　减】虚火内炎者，加黄柏、知母、墨旱莲；口干口渴甚者，加芦根、天花粉、玄参；腰膝疼痛者，加龟甲、鳖甲、女贞子、黄精。

【功效主治】滋阴补肾，活血消积。晚期胃癌，形体消瘦，头晕目眩，腰膝疼软，或有潮热、五心烦热、盗汗，口干口渴，或大便干结，小便黄赤，舌质红或瘦小，苔少或无苔，或有裂纹舌，脉细数而无力。

【用法用量】水煎分 2 次服下，每日 1 剂。

【临床应用】以此方治疗Ⅳ期胃癌 35 例，结果症状消失或缓解达 80%，卡氏评分生活质量提高，0.5、1、2、3 年生存率分别达 91.4%、85.7%、48.6%、22.8%。效果明显。

【来　　源】《浙江中医学院学报》1993 年第 6 期。

【附　　注】本方所治胃癌，以肝肾阴虚，不能濡润肢节、脏腑，虚火内生并上炎为病机特点。方用熟地黄、山茱萸、天冬、山药补益肝肾精血、强腰膝、“壮水之主，以制阳光”；鸡血藤、川芎活血通络止痛，合熟地黄则补血生血；莪术、牡丹皮破瘀消癥、去死血，逐旧生新；茯苓、泽泻淡渗脾湿，以去浊阴、助脾运。纵观全方，以六味地黄丸滋阴补肾为主，又进一步加入了活血化瘀之川芎、莪术、牡丹皮、鸡血藤，从而加强了攻邪之力，促进了积块的消散。

【方　　名】加减漏芦汤

【方药组成】漏芦 30g，刘寄奴 30g，蒲公英 30g，紫花地丁 30g，金银花 30g，连翘 30g，柴胡 13g，海藻 15g，玄参 12g，香附 12g，大贝母 19g，皂角刺 10g。

【加　　减】头痛眩晕者，加川芎、菊花；热象不明显，去蒲公英、紫花地丁，减漏芦用量；气虚者，加黄芪；心悸失眠者，加柏子仁、生石膏、生牡蛎；心烦，加山栀等。

【功效主治】理气活血，软坚散结，疏肝解郁化痰。适用于气滞痰凝结于颈中之甲状腺囊肿。

【用法用量】每日 1 剂，水煎 3 次去渣，合并浓缩为 600ml，分 4 次服，6 小时 1 次。

【临床应用】以本方治疗甲状腺囊肿病人 12 例，服药 6 ～ 16 剂，有 9 例肿块消失，3 例肿块减消大半，本方对地方性甲状腺肿亦有一定疗效。阎某，女，30 岁。患者于 1 年多前发现颈中部靠右有一肿块，逐渐长大，已为 5cm×4cm 大小，较硬，表面光滑，界限清楚，自觉症状不明显。经某医院检查后诊断为甲状腺囊肿，建议手术治疗，因其恐惧，而前来求治。投以上方，进药 3 剂，肿块已去大半，又进 3 剂，肿块全消，再投 2 剂，以作巩固，追访 1 年，未见复发。

【方　　名】加减秦茵汤

【方药组成】秦艽 15g，茵陈蒿 60g，半枝莲 60g，全蝎 10g，露蜂房 10g，山豆根 10g，金钱草 30g，生黄芪 60g，大枣 6 枚，料姜石 60g。

【功效主治】利胆退黄，清热解毒，健脾益气。适用于胰腺癌黄疸甚，包块坚硬，疼痛剧烈，舌红绛，有瘀斑，苔白，或黄腻苔，脉弦。

【用法用量】水煎服。同服平消片或茵硝丸。

【附　　注】本方用秦艽、茵陈蒿、金钱草利胆退黄；露蜂房、全蝎、山豆根清热解毒；半枝莲利水消胀；生黄芪、大枣、料姜石健脾和胃，补气扶正。

【方　　名】加减三甲复脉汤

【方药组成】生地黄、女贞子、鳖甲、生牡蛎各 15g，旋覆花、旱莲草、骨碎补、牛膝各 10g，白芍、丹参、磁石各 12g，龟板 20g，朱砂 1g，红花 5g。

【功效主治】平肝潜阳，清润通络。适用于肝阳上亢、络阻血瘀之脑肿瘤。

【用法用量】每日1剂，水煎服。

【临床应用】潘某，男，45岁。1976年8月初诊。右侧头痛，阵发性加剧，头昏目胀1年余，右眼视物模糊，头晕目眩不能行动，夜晚尤甚。X线摄片诊断为：右额颞冠部裂缝新生物。就诊时头痛剧烈，浅表静脉怒张，眼球突出，视物模糊，头昏失眠，血压偏高，口干，便结，舌质红，苔薄白而干，脉弦带数。上方加减服36剂后症状明显改善，头痛止，大便润，视力接近正常，冠状部裂缝逐渐缩小，眠食俱佳。服药至1976年12月，临床症状消失，头部裂缝愈合，X线检查新生物消失，至1984年3月已存活7年半。

【方　　名】加减沙艾汤

【方药组成】天门冬、麦门冬各15g，生地黄、北沙参、山慈菇、鱼腥草、瓦楞子各30g，蜈蚣2条，陈皮10g，生艾叶20g，生甘草3g，生姜10g。

【加　　减】气急甚则不能平卧者，加葶苈子、龙葵；咯血者，加仙鹤草、三七；癌瘤较大者，加生牡蛎、穿山甲；胸痛较甚者，加郁金、丹参。

【功效主治】滋阴养肺，解毒散结。肺癌，症见咳嗽少痰或无痰，咯血，或痰中带血，气促胸痛，低热，咽干口燥，舌红，苔薄，脉细数。

【用法用量】以上药物，水煎分2次温服，每日1剂。

【来　　源】《中医癌瘤证治学》。

【附　　注】本方乃为肺癌阴伤所设，方中既有辨证而滋阴，又有辨病而抗癌，扶正祛邪。方中北沙参、生地黄、天门冬、麦门冬养阴清肺，增强免疫功能以扶正；瓦楞子、蜈蚣、山慈菇、鱼腥草解毒散结，软坚滋阴，抑杀癌细胞而祛邪；陈皮、生艾叶理气宽胸，通络止痛；生姜和胃降逆；生甘草调和诸药。诸药合用，共奏滋阴养肺、解毒散结之功。

【方　　名】加减少腹逐瘀汤

【方药组成】当归尾12g，川芎6g，红花10g，桃仁10g，肉桂6g，小茴香6g，延胡索10g，三棱8g，莪术8g，没药10g，生蒲黄10g，炒灵脂10g，生卷柏30g，益母草15g。

【功效主治】破瘀散结。适用于子宫肌瘤。

【用法用量】每日1剂，水煎，分2次温服。1个月为1疗程。

【临床应用】郭某，女，38岁。患者1年来，阴道不规则流血，量多色红或紫黯成块，淋漓不断，此次经水2个月未行，小腹刺痛难忍，痛有定处，小腹包块逐渐增大，按之坚硬，推之不移。妇科检查诊断为子宫肌瘤，观其舌淡边有瘀点，脉沉迟而涩。本方加水蛭10g，搜剔恶血，经期前腹胀痛时，加香附10g，川楝子10g。服药40余剂，患者小腹剧痛，阴道下血较多，色黯夹有瘀块。继按基本方加减，服至74剂后，包块消失。后以调理脾胃、养血调经法而善其后。

【方　　名】加减参苓白术散

【方药组成】北条参、冬瓜子各15g，山药、薏苡仁、蛤粉各12g，茯苓、紫丹参、白及、土贝母各10g，炙甘草、冬虫夏草各5g，白英30g，田三七3g。

【功效主治】益肺抗癌。适用于脾虚气弱，肺失肃降之肺癌。

【用法用量】每日1剂，水煎，分2次温服。

【临床应用】易某，女，55岁。1973年10月初诊。1973年6月出现胸胀疼痛，继之确诊为右肺门肺癌。症见胸闷气急，胸骨柄后隐痛，咳嗽间见痰红，面黄倦怠，神色沮丧，眠食俱差，舌淡红，苔薄白，脉弦缓无力。予上方20剂后，胸闷气急减轻，痰红未再出现，眠食转佳，继续服原方20剂后，呼吸已匀，胸骨隐痛已止。原方去白英、冬瓜子，加白术10g，鸡内金3g，又服30剂，自觉症状全部消失。1983年12月随访仍健在。

【来　　源】刘炳凡方。

【方　　名】加减参赭培气汤

【方药组成】生代赭石、生怀山药、鳖甲、夏枯草、泽泻、猪苓、龙葵、白英各15g，太子参、天花粉、天冬、赤芍、桃仁、红花、白芍各10g，生黄芪、枸杞子、焦山楂、焦六曲各30g，三七3g（冲）。

【加　减】黄疸加茵陈蒿30g；腹水加商陆、牛膝、大腹皮各10g；局部疼痛加郁金、延胡索、八月札各10g，凌霄花15g；腹胀加大腹皮、木香各6g，厚朴10g；呃逆加旋覆花、柿蒂各10g；口干渴甚加沙参、麦冬各10g；大便干结加瓜蒌20g，郁李仁12g。

【功效主治】肝癌。

【用法用量】水煎服，每日1剂。

【来　源】中国中医科学院广安门医院肿瘤科主任医师段凤舞方。

【方　名】加减生赭培气汤

【方药组成】生赭石、太子参、麦门冬、生鳖甲、紫丹参、蒲公英各15g，山药12g，八月札、杭白芍、淫羊藿、白术、焦山楂各10g，猪苓片、龙葵、白茅根各30g，三七粉（分冲）3g。

【功效主治】健脾益气，柔肝活血，清利湿热，软坚散结。适用于肝气郁滞，病及脾土，运化无力，水湿内停，久郁化热，积而成聚之原发性肝癌。

【用法用量】每日1剂，水煎服。

【临床应用】冯某，男，58岁。1983年2月18日就诊。患者于1983年1月诊断为原发性肝癌。右上腹出现肿块，形体消瘦，胸憋气；胁肋胀满，腹胀如鼓，餐后更著，食欲不振，尿少且黄。检查：肝右肋下12cm，剑突下14cm，质硬，压痛不明显，腹水征（+++），双下肢轻度浮肿，苔黄，脉弦细。用上方加减治疗7个月后精神转佳，腹水显著减少，肝缩小至剑下7cm。间断服药至1984年2月，已存活1年。

【来　源】段凤舞方。

【方　名】加减疏凿饮子

【方药组成】羌活、槟榔、秦艽各9g，商陆6g，车前子15g，黄芪30g，明雄黄粉（冲服）0.3g。

【功效主治】疏风透表，降浊消肿。适用于蝶鞍肿瘤，风毒犯脑，浊气上窜，症见头痛，头晕，喷射状呕吐，面脸浮肿，复视，眼底视乳突高度水肿，颅内压增高者。

【用法用量】每日1剂，水煎服。

【方　名】加减四物消瘰汤

【方药组成】当归、川芎、赤芍、生地黄各10g，玄参、山慈菇、黄药子、海藻、昆布、夏枯草各15g，牡蛎、重楼各30g。

【功效主治】恶性淋巴瘤。

【用法用量】水煎服，每日1剂，连服30剂后，如肿块缩小1/2以上者，继服上方1～2个月。如肿块增大或变化不明显者，加化疗。

【临床应用】单服中药7例中，肿块消失3例，基本消失1例，缩小1/2以上者2例，无变化者1例；配合化疗3例，肿块消失2例，基本消失1例。例如张某，女，59岁，因右颈部肿块进行性增大2个月，于1978年12月28日入院。经肿块穿刺，细胞学检查诊断为何杰金氏病。肿块大小约3.5cm×1.5cm，质中等。服上方6剂后，肿块变软，15剂后肿块缩小至2.5cm×2cm×0.5cm。1979年2月19日肿块穿刺复查，何杰金氏细胞有明显破坏，住院3个月块消失出院。1981年9月5日随访时，情况良好，能从事轻劳动，肿块无复发。

【来　源】《北京中医杂志》，1985，（5）：22。

【方　名】加减桃蒌汤

【方药组成】地鳖虫10g，桃仁10g，重楼10g，露蜂房10g，乌蛇10g，瓜蒌30g，香附15g，山豆根10g，川楝子15g，瓦楞子30g，仙鹤草60g，马兜铃10g，料姜石60g。

【功效主治】活血软坚，理气消肿。适用于肺癌咳嗽不畅，咯痰不爽；或痰中夹血，血色暗红，胸闷痛，气促，胁肋胀痛，面色晦暗，大便干燥，小便黄，舌暗紫，或有瘀斑，苔薄黄，脉细涩。

【用法用量】每日1剂，水煎，分2次温服。

【来　源】《中医癌瘤证治学》。

【方　　名】加减透仙汤

【方药组成】红蓼子10g，䗪虫10g，刘寄奴30g，透骨草30g，地龙12g，柳枝30g，蓬莪术15g，威灵仙30g，乌蛇10g，料姜石60g。

【功效主治】化瘀破积，祛风止痛。适用于骨瘤和骨癌，局部肿胀，骨瘤增大迅速，皮肤色暗或变紫、灼痛、刺痛，转侧艰难，活动受限，大便干燥，舌绛，有瘀斑，脉细数或弦数或涩。

【用法用量】每日1剂，水煎，分2次温服。

【附　　注】本方用红蓼子、䗪虫、刘寄奴、蓬莪术活血化瘀，攻坚破积；透骨草、地龙、乌蛇除湿解凝，祛风止痛；柳枝、威灵仙、料姜石祛湿通络，和胃降逆。

【方　　名】加减推气散

【方药组成】姜黄30g，枳壳30g，桂心30g，当归30g，丹参30g，生南星18g，生半夏18g，大黄8g，白芍60g，炙生甘草12g。

【功效主治】燥湿化痰，活血祛瘀，通络止痛。肝癌疼痛。

【用法用量】上药研为细末，并用白参、生姜、白术、茯苓、桃仁、大枣煎汤送服。

【附　　注】姜黄、生南星、半夏燥湿化痰，枳壳、大黄逐瘀解毒，丹参、当归、白芍活血化瘀，桂心温阳通络，炙甘草健脾益气。

【方　　名】加减苇腥汤

【方药组成】露蜂房10g，全蝎10g，大青叶30g，山豆根10g，生艾叶20g，陈皮10g，郁金15g，生地黄30g，鱼腥草30g，杏仁15g，芦苇根30g，生甘草3g，生姜10g。

【功效主治】解毒散结，滋阴清热。适用于肺癌咳嗽气喘，胁疼胸闷，发热或低热，心烦口渴，声音嘶哑，咯血痰，舌绛，苔白腻，脉弦滑。

【用法用量】每日1剂，水煎，分2次温服。

【来　　源】《中医癌瘤证治学》。

【附　　注】本方以芦苇根、鱼腥草、生地黄滋阴清肺，消炎凉血；生艾叶、杏仁宣肺止咳；露蜂房、全蝎、山豆根、大青叶解毒散结；郁金、生甘草、陈皮、生姜理气和中。

【方　　名】加减小蓟饮子

【方药组成】小蓟、紫草、半枝莲、白花蛇舌草、山慈菇、射干、夏枯草各30g，生地黄、淡竹叶各15g，炒蒲黄、栀子、藕节、生甘草各10g。

【加　　减】血尿不止者，加白及、三七、阿胶；神疲乏力者，加党参、黄芪。

【功效主治】清热凉血，解毒散结。膀胱癌，症见尿血，小便频数，舌红，苔薄黄，脉数。

【用法用量】以上药物，水煎分2次服，每日1剂。

【来　　源】《四川中医》1985年第9期。

【附　　注】本方适用于膀胱癌初中期证属下焦瘀热者。瘀热结于下焦，迫血渗于尿中，故见小便频数，赤涩疼痛、尿血。治当清热凉血止血，解毒散结抗癌。方中小蓟、藕节、蒲黄、紫草、生地黄均能凉血止血，兼能祛瘀，使血止而不留瘀；栀子清泄三焦之火，引热下行；竹叶利尿通淋，导热外出；生地黄又能养阴，以防利尿伤阴；半枝莲、白花蛇舌草、山慈菇清热解毒以抗癌；射干降火解毒；夏枯草清火散结；甘草缓急止痛，调和诸药。合用使血止不留瘀，热清不伤阴，毒解癌乃愈。

【方　　名】加减小金丸

【方药组成】马钱子0.5g，当归、制乳香、制没药各6g，白胶香、地龙、五灵脂、丹参、制草乌、陈皮、厚朴、木香各9g，砂仁4.5g。

【功效主治】化瘀破癥，解毒抗癌。适用于中晚期胃癌术后。

【用法用量】上药制片剂，每片含生药0.5g。每服4片，温开水送下，1日3次。

【临床应用】共治疗患者44例，并与对照组28例进行对比观察，取得了较好的近期疗效。结果显示小金丸加减能明显提高胃癌患者1、2年生存率，降低紫舌阳性率，改善AT～Ⅲ、Fn、Fa和VIIIR：Ag等血凝指标，说明该方能增强机体抗凝－纤溶能力，改善血凝状态，提高生存率。

【来　　源】《中西医结合杂志》，1990：6。

【附　　注】本方有活血化瘀作用，动物实验显示该方可以改善S-180小鼠高凝状态，抑制肿瘤生长。

【方　　名】加减营卫返魂汤

【方药组成】方①：牡蛎、夏枯草各20g，贝母12g，玄参、青皮各15g，党参、炒白芥子、首乌各30g，白术、当归、赤芍、胆星、法半夏各10g，木通、白芷、台乌各7g。方②：牡蛎20g，贝母、玄参、厚朴各15g，白芥子、枳壳、柴胡各30g，三棱、莪术、酒大黄各10g。

【功效主治】活血化瘀，软坚散结。适用于胰头癌，瘀血互结，上腹疼痛，黑便消瘦，面色黧黑，肌肤甲错，舌质紫暗，苔白腻，脉沉细。

【用法用量】先服方①，获效后服方②。同时服小金丹，每次1支，每日1～2次。

【方　　名】加味八珍丸

【方药组成】熟地黄、当归、白芍、白术各10g，川芎、地鳖虫各6g，生牡蛎、土茯苓各30g，山甲珠、炒鳖甲各12g，商陆、甘草各3g，党参15g。

【加　　减】白细胞下降加鸡血藤、枸杞子、黄芪；纳呆加鸡内金、炒谷麦芽、陈皮。

【功效主治】补气养血，活血化瘀，解毒逐水，软坚散结。卵巢癌。舌淡，苔白，脉沉细弱。

【用法用量】上药共研极细末，和匀后以等量蜂蜜炼至适度为丸，每丸重9g，早、中、晚各服1丸。或水煎服，每日1剂。

【附　　注】本方适用于卵巢癌中晚期经治疗后症状不明显之恢复阶段。辨证属气血不足者。方中党参、白术、茯苓、甘草益气补中，健脾养胃，以资生血之源，固后天之本；熟地黄、当归、白芍、川芎养血活血，滋养肝肾，壮先天之本；土茯苓清热解毒；商陆逐邪从二便出；地鳖虫活血逐瘀消积；生牡蛎、山甲珠、炒鳖甲软坚散结以消坚积。诸药合用，补气养血以扶正，化瘀解毒以祛邪。

【来　　源】《云南中医学院学报》1987年第1期。

【方　　名】加味白虎汤

【方药组成】生石膏150g，知母、甘草、石斛、蔓荆子、菊花各10g，生地黄、玄参、麦冬、金银花各30g，竹叶30片。

【加　　减】鼻塞者加辛夷、苍耳子；鼻衄者加三七、牡丹皮、赤芍。

【功效主治】生津清热。鼻咽癌高热者，壮热，面赤气粗，汗出烦躁，口渴欲饮，头痛如裂，舌质红，苔黄而干，脉滑数。

【用法用量】以上药物，水煎分3次空腹服下，每日1剂。

【来　　源】《吉林中医药》1985年第1期。

【附　　注】本方适用于鼻咽癌高热属阳明热炽者。阳明属胃，外主肌肉，虽内外大热，但未至腑实便秘，故既不宜下，亦不宜用苦寒更伤其阴。本方主用石膏以解肌热，泻胃火，清除阳明气分实热，石膏治癌症高热疗效卓著，但须大量，方能收功；辅以知母、石斛、麦冬、生地黄、玄参养阴生津清热，一者热易伤阴而当顾护，二者癌久也可伤阴；菊花、金银花清热解毒抗癌；蔓荆子清热偏治头痛；竹叶清热利尿，兼抗癌瘤。

【方　　名】加味补肾生髓汤

【方药组成】白花蛇舌草30g，杜仲24g，山药、茯苓各21g，生地黄、蒲公英、熟地黄、山茱萸各18g，紫花地丁、半枝莲、枸杞子、菟丝子、女贞子各15g，生晒参12g（水煎兑服），当归12g，五味子、甘草、青黛各6g，雄黄3g。

【功效主治】慢性白血病。

【用法用量】水煎，每2日服1剂，每剂分4服。

【方　　名】加味补肾生髓汤

【方药组成】生熟地黄各18g，枸杞子5g，杜仲24g，五味子6g，山药21g，山茱萸18g，生晒参12g，茯苓21g，蒲公英18g，紫花地丁15g，半枝莲15g，白花蛇舌草30g，青黛6g，当归12g，雄黄3g，菟丝子15g，女贞子15g，甘草6g。

【功效主治】慢性粒细胞性白血病。

【用法用量】水煎，每两日服1剂，每剂分4次服。

【临床应用】夏某，男，42岁。体弱易感冒，常腰痛，多梦。近来症状加剧。经外周血液检查及骨髓穿刺检查症实为慢性粒细胞性白血病。脉象细数，左小于右。治当补肾为主，解毒驱邪为辅。投以加味补肾生髓汤。连服30剂，明显好转。原方加减，杜仲增至30g，山药增至30g，甘草增长至9g，加丹参15g，红花9g，怀牛膝9g，续断9g，减茯苓至15g，改晒参为红参6g。服法如前，共进20剂随访病情稳定。

【来　　源】《千家妙方》，战士出版社，1982：583。

【方　　名】加味补血汤

【方药组成】党参15g，丹参15g，白芍15g，熟地黄15g，穿山甲15g，虎杖15g，鸡血藤15g，黄芪50g，大枣15g。

【功效主治】放疗、化疗所致的白细胞和血小板减少。

【用法用量】水煎服，每日1剂。

【方　　名】加味大补阴汤

【方药组成】生地黄，龟板，知母，黄柏，牡丹皮，薏苡仁，辰砂拌麦冬。

【功效主治】壮水益阴，渗湿解毒。适用于肾岩（阴茎肿瘤）真阴不足，湿浊下盛，阴茎竖肿，或疼痛，或小便淋漓不止。

【用法用量】水煎服，每日1剂。

【方　　名】加味丹栀逍遥散

【方药组成】牡丹皮、栀子、白芍、当归、白术各12g，柴胡9g，茯苓、莪术各15g，夏枯草、白花蛇舌草各30g。

【加　　减】腹痛加桃仁、红花、郁金；肿块难消加鳖甲、半枝莲、天南星。

【功效主治】疏肝解郁，解毒活血。宫颈癌，症见白带多，色黄，精神抑郁，心烦口干，舌红，苔薄黄，脉弦。

【用法用量】以上药物，水煎分2次服，每日1剂。

【来　　源】《四川中医》1984年第5期。

【附　　注】本方所治为宫颈癌证属肝郁血虚、气滞血瘀的病证，多见于宫颈癌初、中期。情志抑郁，肝失疏泄，肝气郁结，气机不畅，脉络受阻，血行不畅，气滞血瘀，肝郁及脾，致脾土不和而致血虚，肝郁日久还可化热乃成本证。方中柴胡疏肝解郁，当归、白芍养血补肝，三药相合，补肝体助肝用为主药；白术、茯苓补中健脾为辅；牡丹皮、栀子清肝泄热；莪术破气中之血以攻坚消积；白药蛇舌草、夏枯草清火散结以抗癌。诸药合用，使肝郁得解，血虚得养，脾虚得补，气滞得行，瘀血得化，癌瘤得消。

【方　　名】加味地黄丸方

【方药组成】生地黄12g，山药9g，山茱萸9g，牡丹皮9g，赤芍9g，泽泻9g，知母6g，金石斛12g，茯苓9g，五味子6g，肉桂0.6g。

【加　　减】颈结块者，加昆布9g，海藻9g，同煎，另用醒消丸3g吞服。

【功效主治】滋水养阴，引火归原。主治唇癌（茧唇）后期。

【来　　源】《四川中医》184年第5期。

【附　　注】唇癌，又名茧唇，其症初起，在红唇缘的外侧（下唇易发）出现无痛觉的硬结，逐渐增大，形如茧壳。溃后翻花如杨梅，如灵芝，形状不一，坚硬且痛，妨碍饮食。溃疡表面常覆以痂皮，容易出血，边缘高低不平，时流恶臭滋水。在颈颏部可出现肿块。后期可出现五心烦热、两颧潮红、口干咽燥、形体瘦弱等症。本病常见于50～60岁的男性患者，且有长期吸烟史，或有唇部白斑症，或有久不痊愈的皲裂等病史。唇癌的主要病因有三：①思虑过度，心火内炽，移热于脾经而成。②长期吸烟，毒火蕴结唇部。③过食煎炒炙，积热伤脾，肾水亏损而发。初期宜西医根治手术切除，内治法如前述，外治法在初起可用红灵丹油膏或青吹口散油膏外涂，溃后则宜用生肌玉红膏外涂。

【方　　名】加味二陈汤

【方药组成】法半夏、当归、昆布、海藻、白僵蚕、木通各10g，陈皮、白术各12g，白茯苓15g，苦参6g，黄连、甘草各3g。

【功效主治】燥湿化痰，消肿散结。治疗脾运失健，痰湿凝结，聚为痰包之舌下囊肿。

【用法用量】每日1剂，水煎服。

【临床应用】陈某，男，某文具厂工人。1979年6月4日初诊，患舌下囊肿数月，微胀不痛，妨碍饮食和讲话，舌体活动障碍，舌淡苔薄黄而腻，脉沉滑。检查见舌下囊肿约1.5cm×1.5cm大小，淡黄色，表面光滑，根基部有微细紫脉缠绕，触之软滑。用上方10剂，并于囊肿高突处用三棱针刺破稍微掀动，排出稠黏痰液，用棉球压迫挤尽，患处吹冰麝散，每日吹药2次，治疗20天后，舌下囊肿消失，舌体活动良好。随访4年未发。

【来　　源】易玉泉方。

【附　　注】方中半夏、白术、茯苓、陈皮、甘草健脾燥湿化痰；昆布、海藻咸寒软坚，以消舌部肿瘤；木通、苦参、黄连泻心经之火；当归破恶血，养新血，祛痰中之血瘀；白僵蚕消风痰结核。

【方　　名】加味二陈汤

【方药组成】清半夏12g，茯苓9g，陈皮9g，制川乌4.5g，制草乌4.5g，贝母9g，玄参15g，生牡蛎15g。

【加　　减】方中半夏、茯苓、陈皮、贝母、玄参、牡蛎化痰软坚；川乌、草乌直达痰巢，深入病所，使风去痰行结散，核自消失。

【功效主治】行气软坚，祛痰开结。适用于痰郁气滞之舌体肿物。

【用法用量】每日1剂，水煎服。

【临床应用】某患者，男，40岁左右。1972年6月初诊。舌体内有一肿物，初如豆大，其后逐渐增大如小核桃大，在某医院检查疑为“舌癌”。观患者右边舌体肥大，中端隆起，按之质硬，但无痛感，唯觉说话不便，咀嚼不适，脉沉滑，舌苔白腻。予上方30余剂后，肿物完全消失，半年后检查未见复发。

【来　　源】甘肃席梁丞方。

【方　　名】加味伏龙归脾汤

【方药组成】伏龙肝（先煎去渣，代水）60g，浙白术10g，茯神10g，炙黄芪30g，龙眼肉10g，炒酸枣仁10g，潞党参15g，煨木香5g，当归身10g，远志10g，杜仲炭15g，炙生甘草3g，生姜3片，大枣7枚。

【功效主治】益气补血，安神定志。适用于脾虚不能统血之子宫肌瘤。

【用法用量】每日1剂，水煎，分2次温服。

【临床应用】常某，女，36岁。患者自1973年春起发现性交后出血，经地区、县医院检查，诊断为子宫肌瘤。就诊时面色萎黄，神思恍惚，健忘心烦，食少体倦，腰困乏力，白带较多，月经提前，量多色淡，性交出血，脉右弱左弦，两关不足，舌淡薄白。给上方3剂后，精神好转，面色转华，腰困减轻。再进3剂，诸症皆除，交接已无异常。再予归脾丸巩固疗效。3个月后怀孕，后生1个女孩，随访多年，一切均好。

【附　　注】方中伏龙肝健理中州，四君补气健脾，当归补血汤补气生血，龙眼肉、炒酸枣仁、远志养心安神，木香理气醒脾，杜仲壮腰止血，生姜、大枣调和营卫。

【方　　名】加味甘露消毒丹

【方药组成】飞滑石、茵陈蒿各30g，黄芩、石菖蒲、延胡索、川楝子、鳖甲、大腹皮各15g，川贝母、木通各10g，藿香、射干、连翘、薄荷、白蔻仁、山甲珠各9g。

【加　　减】胸闷不舒加柴胡、香附；肿块难消加白花蛇舌草、半枝莲、夏枯草；便秘加大黄、枳实、厚朴。

【功效主治】利湿化浊，清热解毒，软坚散结。卵巢癌，症见腹部疼痛，有积块，胸闷倦怠，口干咽燥，舌苔淡白或厚腻。

【用法用量】以上药物，水煎分2次服，每日1剂。

【附　　注】本方所治为卵巢癌中期证属湿热毒邪内蕴者。治宜清热利湿。方中茵陈蒿、黄芩清热除湿；连翘清热解毒；滑石、木通利水通淋，引湿热从小便而出；川贝母、射干泄热散结；石菖蒲、藿香、白蔻仁、薄荷芳香化浊；湿邪郁阻于内，气机不利，故加大腹皮、延胡索、川楝子理气解郁，行气止痛；鳖甲、山甲珠软坚散结，通经达络以消坚积。诸药配合，使蕴遏之湿热毒邪，不独清利渗泄，还可芳香化浊，湿去热清，气机调和，坚积得消，诸症自愈。

【来　　源】《云南中医学院学报》1987年第1期。

【方　　名】加味攻坚汤

【方药组成】王不留行100g，夏枯草30g，生牡蛎30g，紫苏子30g，海螵蛸20g，茜草10g，赤丹参18g，当归尾12g，三棱6g，莪术6g。

【加　　减】若偏重于脾肾之虚，腰膝酸困，白带增多者，加生山药30g，白术18g，鹿角霜10g；偏重于气血两虚，月经淋漓不断，劳累后加剧者，加黄芪30g，熟地黄24g，三七6g；偏重于血瘀胞宫，下腹部刺痛拒按者，加生蒲黄、炒灵脂各10g，水蛭6g；寒凝瘀阻冲任，少腹冷痛，得温则舒者加官桂、炮姜各6g，小茴香、延胡索各10g；气滞脑脉、痛无定处者，加香附、川楝子、荔枝核各10g。

【功效主治】活血通络，破瘀软坚。适用于子宫肌瘤。

【用法用量】每日或隔日1剂，水煎3次，日服2次，30剂为1个疗程。

【临床应用】胡某，女，35岁。患者胸闷不舒，心烦易怒，腰膝酸困，小便不畅，白带清稀而量多无味，月经紊乱而量多色暗，少腹发凉、隐痛、憋胀已达2年，按之稍痛，并可触及包块，推之不移，界限较清，舌质暗苔薄白。脉弦滑而缓，B超检查提示为子宫肌瘤。遂拟基础方加生山药30g，白术18g，车前子18g，官桂6g，柴胡9g，服20剂后，少腹部包块变软，小便通畅，精神大有好转。但仍腰酸，经多色暗。遂将上方去车前子，加川续断12g。继服20剂，月经正常，腰酸好转，舌质转红，脉弦细。又将上方去官桂，加熟地黄、鹿角霜各15g，服至89剂，诸症消失。停药2个月后，妇科与B超检查，恢复正常。

【附　　注】方中王不留祛瘀消肿，行血通经，乃治冲任肿物之要药；夏枯草、生牡蛎软坚消结，消瘰疬结核、癥瘕；海螵蛸、茜草开癥化滞，止血止带；赤丹参、当归尾破癥除烦，活血补血；三棱、莪术疗瘕止痛，治积聚诸气；苏子理气化痰，是开郁利膈之良剂。

【方　　名】加味归脾丸

【方药组成】香附、人参、炒酸枣仁、远志（去心）、当归、黄芪、乌药、陈皮、茯神、白术（土炒）、贝母（去心）各一两，木香炙甘草各三钱。

【加　　减】胸闷不舒加郁金、柴胡；手指及舌体颤抖者加白芍、钩藤；肿块难消者，加瓦楞子、生牡蛎。

【功效主治】理脾宽中，开郁行痰。中土虚弱，复因郁结伤脾，气机不畅，痰气壅结。或瘿瘤日久，气血两虚。

【用法用量】上药为细末，合欢树根皮四两煎汤，蒸老米糊为丸，如梧桐子大。每次服60丸，每日1次，空腹白开水送下。

【来　　源】《医宗金鉴》卷七十二。

【附　　注】本方适应证为素体脾土虚弱，气机不运，复因郁怒伤肝，肝失疏泄，脾失健运，聚湿生痰，痰气壅结之瘿瘤，或瘿瘤日久致心脾亏损，气血不足之症。方中人参、黄芪、白术、茯神、炒枣仁、远志、当归、陈皮、木香、炙甘草组成归脾丸以健脾养心宁志，益气补血，则心血充，脾气足，后天得固，津液循行正常，则痰气壅结可解；香附疏肝解郁；乌药理气行滞；贝母化痰散结。诸药合用标本兼治，以补为主，以散为辅，则痰气壅结之瘿瘤可消。现临床可用于甲状腺肿瘤的治疗。

【注意事项】瘿肿初起不适用本方，忌食生冷、黏腻之品。

【方　　名】加味桂枝茯苓丸

【方药组成】桂枝5g，茯苓、芍药、牡丹皮、桃仁、乳香、没药、鳖甲各10g，昆布、海藻、小锯藤各20g。

【加　　减】肿块较大加穿山甲片、生牡蛎、白花蛇舌草；疼痛较甚加延胡索、郁金、乌药；纳差、乏力加白术、鸡内金、山楂、陈皮。

【功效主治】活血化瘀，软坚散结。卵巢癌，症见小腹有包块，积块坚硬，固定不移，疼痛拒按，舌紫暗，苔厚而干，脉沉涩。

【用法用量】以上药物，水煎分 2 次温服，每日 1 剂。

【附　　注】桂枝茯苓丸是“南阳六把刀”六首活血化瘀之一，本方适用于卵巢癌中期证属瘀血内结者。治宜活血化瘀，散结消癥。方中桂枝温通血脉，以助血行；茯苓淡渗以利行血，与桂枝同用能入阴通阳；芍药行血中之滞以开郁结；小锯藤、牡丹皮、桃仁、乳香、没药活血止痛，散结消积；鳖甲、昆布、海藻软坚散结以消坚积。诸药合用，共奏活血化瘀、软坚散结之功。桂枝应为肉桂。

【方　　名】加味化坚汤

【方药组成】桃仁 9g，杏仁 9g，橘皮 9g，牡丹皮 9g，桂枝 9g，生甘草 6g，醋 30g，大黄 10g。

【功效主治】理气行滞，破血软坚。适用于血瘀凝结之卵巢囊肿。

【用法用量】每日 1 剂，水煎，加蜜 30g 冲服。

【临床应用】肖某，女，31 岁，已婚。患者自 1950 年夏一胎产后，发生月经愆期，初腹部胀满，后则有硬块形成，曾先后到各地检查，诊为卵巢囊肿，1955 年后腹部膨胀日增，形若抱瓮之状，起卧艰难，家人已备后事，1957 年 10 月 5 日邀余诊治。患者面容憔悴，毛发脱落，言语低微，羸瘦不堪，肌肤甲错，面目暗黑，昼夜腹痛，难以入睡，肘膝部均被擦伤，脉细数，舌体瘦薄，苔少，边有齿痕，触其腹大若产妇，坚硬如石，拒按，推之不移，青筋暴露，腹脐微凸，阴道污漏样之物流出，淋漓不断。予上方 1 剂后，阴道下有小量污秽之物，气味奇臭，腹胀稍减，精神转佳，思食，再进 1 剂，阴道排出大量污秽之物，如败絮样。腹部较前松软，更服温经汤，香砂六君子汤交替服用，10 余剂后，饮食日增，肌肤渐转红润，月经恢复正常而痊愈。于 1962 年又怀一胎，足月顺产女儿。

【方　　名】加味活络效灵丹

【方药组成】当归、丹参各 30g，乳香 15g，党参 30g，没药、炮穿山甲、土鳖虫、鳖甲、神曲各 15g。

【功效主治】腹部包块，癥瘕，气滞血瘀型，行气活血化瘀。

【用法用量】共研细末，每次服 6g，每日早晚各服 1 次，白开水送服。

【来　　源】《疑难杂病治验方》。

【方　　名】加味活血化瘤丸

【方药组成】生地黄 81g，牡丹皮 45g，茜草根 18g，丹参 15g，羚羊角 3g，川楝子 13.5g，生甘草 15g，山慈菇 27g，侧柏叶 45g，荆芥炭 18g。

【功效主治】清热解毒，凉血散结。适用于血郁脉络，热毒结聚之血管瘤。

【用法用量】共为细末，以米饭适量为丸，如绿豆大。小儿每次 1.5g，温开水送服,1 日 3 次（上为儿童量）。

【临床应用】彭某，男，4 岁，患儿于 1972 年 6 月初在鼻唇沟下 1/3 处，发现蚊迹般红色小点，压之褪色，放手如故。10 余天后，蚊迹渐隆起如痱子大，色红。2 个月后，该处突起约半个绿豆大。患儿父母见其子所患之疾日增，携子赴省及专区医院检查，均诊断为血管瘤。后来此求治，余投以上方 20 余天后，患儿偶尔用手擦破患处，渗血甚多，即外用黄连纱布敷贴，未见结痂，但瘤仍未消。继服药至 6 个月后，蚊迹消退，血管瘤遂告消失。追访已 4 年，未见复发。

【方　　名】加味解毒散结汤

【方药组成】板蓝根、蒲公英各 30g，瓜蒌、玄参各 15g，生地黄、赤芍、草河车各 12g，薄荷、苦桔梗、郁金各 10g，马勃 4.5g，露蜂房 3g。

【功效主治】恶性淋巴瘤。

【用法用量】水煎服，每日 1 剂。

【方　　名】加味解毒汤

【方药组成】大黄、黄连、黄芩、黄柏、栀子、赤芍、连翘、枳壳（麸炒）、防风、生甘草各 9g。

【功效主治】泻火解毒。适用于肠癌，下焦热毒炽盛，大便下血，大肠痛不可忍，肛门肿起。
【用法用量】上药切片，水煎，空腹时服。

【方　　名】加味开噎散
【方药组成】雄黄1g，朱砂6g，山豆根12g，五灵脂12g，硼砂6g，芒硝30～60g，射干12g，青黛9g，鲜狗胆1个。
【功效主治】清热解毒，消痰散结，破瘀。适用于痰气火结之食管癌饮食不下者。
【用法用量】诸药共研为末，以狗胆汁调水，分3天送服。
【临床应用】周某，男，56岁。患者于1977年在北京某肿瘤医院确诊为食管癌，转回本地治疗。病人消瘦，十几天无大便，食水难进，进点滴牛奶即吐，脉弦。遂给以本方。服用1剂，噎开，大便泻下黑黏水，已能服牛奶，连进3剂后，进食如常。病人3个月后死于癌转移。另例：刘某，男，60岁。患者于1976年发生噎食，呕吐，某医院诊为食管癌。后食水难进，脉弦紧，大便数天解1次，且便干。于1977年1月12日来诊，嘱服本方。1剂后，大便泻下黑水、黏物，即能进食，偶有噎吐现象。连进3剂，饮食如常。1978年12月11日随访健壮，又于1979年9月12日得知，病人情况稳定，并能参加一些劳动。
【来　　源】侯士林方。
【附　　注】本方乃为师传验方与《医宗说约》之开噎散合并加减而成，且中医典籍中有狗胆开噎之记载，用本方开噎百验无失。有人将所用狗胆改为蜂蜜，且见效同。用于贲门癌梗阻也有良效。

【方　　名】加味羚羊骨六味汤
【方药组成】羚羊骨24g，牡丹皮18g，玄参18g，浙贝母9g，天花粉12g，生地黄18g，白芍12g，夏枯草30g，山栀子12g。
【功效主治】肝阴不足、气滞不运之胸脘胁痛，五心烦热，瘿气疝肿，癥瘕积聚；清热养阴，平阴化痰。
【用法用量】水煎服，每日1剂。
【来　　源】《常见杂病的防治与验方》。

【方　　名】加味六味地黄汤
【方药组成】山茱萸12g，熟地黄、山药18g，牡丹皮12g，茯苓18g，泽泻12g，三棱18g，皂角刺12g，炒穿山甲18g。
【功效主治】外阴白斑，肝肾阴亏型。
【用法用量】水煎服，每日1剂。
【来　　源】《岭南百病验秘方精选》。

【方　　名】加味六味地黄丸
【方药组成】生地黄、熟地黄、茯苓、泽泻、生南星各20g，牡丹皮、沙参各30g，鳖甲16g，白芍50g，山茱萸、姜半夏、孩儿参、陈皮各15g，白花蛇舌草80g。
【加　　减】疼痛剧烈加穿山甲、乳香、没药、全蝎、蜈蚣。
【功效主治】益气养阴，滋补肝肾，化瘀通络，软坚解毒。骨肉瘤，症见骨痛剧烈，疼痛难忍，头晕乏力，腰酸多汗，手足心热，纳少口干，舌红绛，苔薄，脉沉涩。
【用法用量】以上药物，水煎分2次服，每日1剂。
【附　　注】本方适用于骨肉瘤，证属肝肾亏损，痰瘀凝滞阻络。治宜滋补肝肾，化瘀逐痰。方中熟地黄滋肾填精为主；辅以山茱萸、白芍养肝肾而涩精；泽泻清泄肾火，并防熟地黄之滋腻；牡丹皮逐瘀泄肝火，并制山茱萸之温；生地黄、沙参滋养肺肾之阴，使金水得以相生，阴液旺盛；孩儿参益气养阴；茯苓淡渗脾湿；生南星、半夏、陈皮燥湿化痰，使湿去脾健而痰不再生；鳖甲软坚散结以消坚积；白花蛇舌草解毒消肿以抗癌瘤。诸药合用，滋肾填精而壮骨，化瘀逐痰消癌瘤。

【方　　名】加味平胃散
【方药组成】苍术、茯苓、半枝莲各15g，厚朴、射干、白药子各12g，陈皮、藿香各10g，黄连9g，生甘草3g。

【功效主治】燥湿运脾，行气和胃。适用于口腔黏膜腺癌，舌癌。

【用法用量】每日 1 剂，水煎，分 2 次温服。

【临床应用】以本方治疗 1 例。50 岁男性口腔黏膜腺癌患者，伴有脘腹胀满，纳呆便溏。服本方，每日 1 剂，服 3 剂后诸症减轻。随证加减连服 3 个月，另用半枝莲、白花蛇舌草泡水代茶饮。发病至此已 6 年，能参加轻微劳动。

【方　　名】加味千金苇茎汤

【方药组成】苇茎、薏苡仁、紫草、羊乳根、土茯苓各 30g，桃仁 10g，冬瓜仁、丹参各 15g，合欢皮、野荞麦、白花蛇舌草各 20g。

【功效主治】清肺解毒，化瘀祛痰。适用于痰瘀阻肺之肺癌。

【用法用量】每日 1 剂，水煎，分 2 次温服。

【临床应用】陈某，男，77 岁。1980 年 12 月 15 日初诊。患者于 7 天前突然咯血数口，伴咳嗽胸痛，20 多天来，咯血不止，量少色瘀，并夹有膜片状物，痰多色黄稠而混，面容苍晦，舌苔薄黄，两脉弦滑。经 X 线分层摄片示：右肺上叶不完全性不张，支气管肺癌可能。服上方后第 3 天，咯血停止，继服 20 多剂，咳嗽胸痛等症相继消失，精神体力好转，经 2 个多月的治疗，临床症状完全消失，精神食欲复常。1981 年 2 月 20 日 X 线复查示：右上叶支气管通畅，无狭窄，余无殊。

【方　　名】加味三生散

【方药组成】生南星，生半夏，生川乌，冰片，生马钱子，生芙蓉叶。

【加　　减】如有血瘀者酌加川芎、赤芍、刘寄奴、王不留行、穿山甲、鸡血藤等。

【功效主治】解毒散结止痛。各种肿瘤疼痛。

【用法用量】前四味药各 1 份，生马钱子半份，共研细末，加生芙蓉叶适量，捣烂混合，调成糊状，贮冰箱内保存。用时取之敷贴于疼痛部位体表区域，再贴油纸，纱布固定，每日换药 1 次。

【临床应用】以本方治疗各种癌痛 30 例（肝癌 17 例，肺癌 5 例，胃癌 2 例，骨转移癌 4 例），完全缓解 4 例，部分缓解 10 例，轻度缓解 10 例，无效 6 例，总有效率 80%。

【附　　注】本方为三生散加味而成，主治癌痛证属痰结蕴毒者。方以生南星、生半夏、生芙蓉叶解毒化痰，消肿溃坚，散结止痛；川乌散寒温通，破癥积，托阴毒、疗剧痛；马钱子以毒攻毒，搜络散邪，削坚止痛；冰片辛散芳香，走而不守，通窍开闭，行痹止痛。全方配合，共奏解毒逐邪、散结止痛之效。

【方　　名】加味参赭培气汤

【方药组成】党参 15g，生赭石粉 30g，天冬 15g，肉苁蓉 9g，清半夏 12g，生白芍 12g，炙苏子 9g，竹茹 6g，旋覆花 9g，蜣螂 9g，薤白头 9g。

【功效主治】食管癌。

【用法用量】水煎服，每日 1 剂。

【方　　名】加味参赭培气汤

【方药组成】潞党参 15g，生赭石 30g，天冬 15g，当归 12g，肉苁蓉 9g，清半夏 12g，生白芍 12g，炒苏子 7.5g，竹茹 6g。

【功效主治】食道癌。

【用法用量】水煎 200ml，每服 100ml，每日 2 次。

【临床应用】用此方治疗食道癌 40 例，有效率达 80%。

【来　　源】内蒙古自治区医院编《中草药验方选编》，内蒙古自治区人民出版社，1972：148。

【方　　名】加味生化汤

【方药组成】当归 24g，川芎 15g，炙甘草 3g，炮姜 3g，桃仁 9g，益母草 30g，炒芥穗 9g。

【功效主治】活血化瘀，养血益气，软坚散结，温经通络。适用于寒凝气血瘀滞之子宫肌瘤及子宫肥大症。

【用法用量】每日 1 剂，水煎，分 2 次温服。

【临床应用】郭某，女，40 岁。近月来月经先期，量多，色紫有血块，经期少腹痛，腰困，少寐多梦，心烦胸闷，检查子宫前位 8cm×7cm，前突，质中，无压痛。诊断为子宫肌瘤，予上方加茯苓、夜交藤等，共服药38剂，子宫缩小为6.5cm×4cm，活动好，质中，临床症状消失。

【附　　注】方中当归、川芎、桃仁生血活血通经，炮姜温经通络，炙甘草调和诸药，益母草活血调经，炒芥穗引血归经。

【方　　名】加味生脉饮

【方药组成】党参、麦冬、山药、熟地黄、川贝母、沙参各9g，五味子6g。

【功效主治】益气养阴，消热化痰。用于原发性肺癌证属气阴两虚型。症见咳嗽痰黏，动则气喘，语声低弱，面色苍白，形瘦倦怠，恶风、纳差、口干不多饮，舌质红、脉象细弱。

【用法用量】水煎服。

【来　　源】《古今名方》。

【方　　名】加味手拈散

【方药组成】延胡索10g，没药10g，香附10g，五灵脂10g。

【加　　减】气滞加木香、枳壳；痛甚加地金牛、蟾酥、蜈蚣；湿热中阻加苍术、黄连；便秘加大黄；脾胃虚弱加黄芪、党参；胃阴不足加沙参、麦冬；脾肾阳虚加附子、肉桂。

【功效主治】理气行滞，活血止痛。胃癌疼痛，脘腹胀闷，恶心呕吐，不思饮食，舌质暗或有瘀斑，脉弦或涩。

【用法用量】加水600ml，煎取240ml，每次取80ml灌肠，每日3次。

【临床应用】以其治疗胃癌疼痛30例，并以15例病人做对照（用阿托品、可待因加生理盐水灌肠），结果两组分别显效10例、3例，有效17例、6例，无效3例、6例，总有效率90%、60%。同时中药组疼痛缓解持续时间长于对照组。

【附　　注】胃癌疼痛，证属气滞血瘀者，可选本方施治。方以香附、延胡索辛散气机、理气止痛，并入血行血；五灵脂、没药活血化瘀、通经止痛，并行气通滞。四药配合，功专力宏，气血并治，其效颇佳。

【方　　名】加味四君子汤

【方药组成】党参30g，白术2g，茯苓15g，甘草9g，莪术60g，三棱30g，牛膝15g。

【功效主治】益气健脾，祛瘀通络。适用于脾虚湿阻、痰血阻滞胞宫之子宫肌瘤。

【用法用量】每日1剂，水煎，分2次温服。

【临床应用】用上方治疗子宫肌瘤13例，年龄在32～55岁之间，服药最多者为125剂，最少者为20剂，平均服药58.4剂，其中各种症状消失，达到临床治愈者10例，好转者1例，复发者1例，无效者1例。

【方　　名】加味四物汤

【方药组成】生地黄、白芍各15g，川芎6g，当归9g，阿胶9g，制首乌15g，鸡血藤30g。

【功效主治】白血病贫血严重者。

【用法用量】上药加水同煎服，每日1剂，3次服，15日1疗程。

【来　　源】《中草药验方选编》。

【方　　名】加味桃核承气汤

【方药组成】桃仁13g，桂枝10g，大黄16g，芒硝10g，生甘草6g，水蛭10g。

【功效主治】破瘀逐积。适用于热与血结，凝聚少腹之卵巢囊肿。

【用法用量】每日1剂，水煎，分2次温服。

【临床应用】桃核承气汤是“南阳六把神刀”六首化轿化瘀方之一。王某，32岁。1964年4月6日初诊。患者3天前开始少腹胀痛，近7个小时来病情加重。来诊时急性病容，烦躁不安，呼吸急促，发热汗出，右下腹疼痛拒按。囊性肿块，约7cm×5cm×5cm，表面光滑，活动，有触痛，小便色黄而利，大便两日未行，舌绛苔黄，脉弦数，为卵巢囊肿并扭转。予上方连进2剂后，少腹痛轻，肿消过半，体已不热，大便通下3次，上方减大黄6g，再进2剂，诸症皆除。追访2年，未见复发。

【方　　名】加味桃红四物汤

【方药组成】桃仁、红花各9g，当归、白芍、三棱、莪术、延胡索、川楝子各10g，川芎、青皮各6g，熟地黄、鳖甲、山甲珠、鸡血藤、党参各

15g，生牡蛎、黄芪各30g。

【加　　减】胸闷不舒加柴胡、香附、郁金；便秘加大黄、枳实、厚朴；纳呆加焦山楂、鸡内金、神曲。

【功效主治】补气养血，行气活血，软坚散结。卵巢癌，症见腹部疼痛，有积块，胸闷腹胀，神疲乏力，面色苍白，形体消瘦，舌紫暗，有瘀斑，脉弦涩。

【用法用量】以上药物，水煎分2次温服，每日1剂。

【附　　注】本方所治为卵巢癌晚期证属气滞血瘀，瘀久结块，气血虚弱者。妇人情志抑郁，肝气郁结，气机阻滞，血行不畅，致气滞血瘀，瘀久结块，久病耗伤气血，正气大虚，气虚血行无力则血瘀更甚，乃成本症。治宜补气养血，活血通络。方中黄芪、党参补气，使气旺血行，祛瘀而不伤正，为方中主药；辅以当归、鸡血藤、桃仁、红花、白芍、三棱、莪术、川芎、熟地黄养血活血逐瘀；延胡索、川楝子、青皮理气行滞而止痛，并使补而不滞；生牡蛎、鳖甲、山甲珠软坚散结，通经达络以消坚积。诸药配合，使补气行气而不滞，养血活血而不瘀，软坚散结消坚积，则诸症可愈。

【来　　源】《云南中医学院学报》1987年第1期。

【方　　名】加味葶苈大枣泻肺汤

【方药组成】葶苈子15g，大枣6～10枚，太子参15g，黑丑10g，白丑10g，白术10g，桑白皮12g，黄芪12g，仙鹤草20g，田三七3g。

【加　　减】可加党参、大枣、茯苓、薏苡仁、猪苓等以健脾益气行水。

【功效主治】泻肺行水，健脾益气。恶性胸水。

【用法用量】以上药物，水煎分2次空腹服下，每日1剂。从第二周起在B超或胸透下定位抽胸水，用卡铂、地塞米松胸腔内注射，隔周1次，用1～4次。

【来　　源】《湖南中医杂志》1996年第6期。

【附　　注】本方为峻下剂，乃由葶苈大枣泻肺汤加泻下逐水之品等而成。适用于胸水多而体质壮实、正气充盛者。方用葶苈子、桑白皮以泻肺行水，下气平喘；以黑丑、白丑峻下逐水，通利二便；三七活血利水。泻下以后恐耗伤正气，故复用黄芪、太子参、白术、大枣、仙鹤草益气扶正，调养脾胃，如此则可确保攻下而无后顾之忧。诸药合方，可共奏峻下扶正之效。临床以之治疗恶性胸水10例，其中完全缓解4例，部分缓解5例，无变化1例。

【注意事项】本方为攻逐峻下之品，体虚者禁用。

【方　　名】加味通气散坚丸

【方药组成】当归、海藻、干蟾皮各15g，川芎、黄芩、莪术、胆南星、穿山甲各10g，天花粉、夏枯草、白英各20g，丹参、龙葵各30g。

【加　　减】胸闷不舒加香附、郁金；咽颈不适，声音嘶哑加射干、牛蒡子、桔梗；肿块坚硬加鳖甲、生牡蛎、黄药子。

【功效主治】行气活血，解毒化痰，软坚散结。甲状腺癌，症见颈前肿块，质硬不移，口干口苦，舌红，苔黄腻，脉弦滑。

【用法用量】以上药物，水煎分2次温服，每日1剂。

【附　　注】本方适用于甲状腺癌初中期证属肝郁气滞、痰凝血瘀的病证。由于情志内伤，肝气郁结，气机郁滞，津液凝聚成痰，气滞痰凝，郁久化火，气滞血瘀而成本症。治宜行气活血，解毒化痰。方中当归、川芎、莪术、丹参行气活血以行滞逐瘀；海藻、胆南星化痰散结；夏枯草清火散结；黄芩清上焦、中焦之火；干蟾皮、白英、龙葵清热解毒，消肿散结以抗癌；天花粉养阴生津以防热邪伤阴；穿山甲味咸软坚，性善走窜，可透达经络直达病所以消瘿散结。诸药合用，气畅血行，痰消热清，则坚结可散。

【方　　名】加味通窍活血汤

【方药组成】赤芍、川芎、桃仁、山甲珠、三棱、莪术各10g，当归15g，红花、建菖蒲各6g，滇三七5g，麝香0.2g。

【功效主治】活血化瘀，开窍醒脑。适用于蝶鞍肿瘤。症见表情淡漠，精神萎靡，意识蒙眬，眼球外突，双侧瞳孔不等大，呕吐频作。

【用法用量】每日1剂，水煎服。

【来　　源】《湖南中医杂志》，1986：4。

【方　　名】加味通幽汤

【方药组成】生熟地黄、当归、制半夏、白花蛇舌草、七叶一枝花各30g，桃仁、厚朴、枳实各15g，红花、炙甘草、升麻、大黄各10g，生姜汁、韭菜汁各6g。

【加　　减】热毒炽盛、发热烦渴者加芦根、沙参、天花粉、玄参；食入而复吐出，或朝食暮吐，暮食朝吐者加竹茹、石决明、代赭石、青礞石、青皮；瘀血结聚、颈下痰核者加莪术、三棱、地鳖虫、僵蚕。

【功效主治】解毒化痰，活血养阴。食管癌，吞咽干涩，胸膈疼痛，胃脘满闷，或发热口渴，呕吐物如赤豆汁，大便干燥，小便黄赤，舌质暗或有瘀斑，脉涩滞或弦数。

【用法用量】以上药物，水煎取汁，浓缩至300ml，冲入姜汁、韭菜汁，每日1剂，分6～8次服下。

【来　　源】《陕西中医》1990年第11期。

【附　　注】本方乃由通幽汤加味而成，其治证特点为阴虚血瘀，邪毒结聚胃脘，凝结成块，阻塞气机，胃失和降。方选生地黄、熟地黄、当归滋阴养血、益胃生津；白花蛇舌草、七叶一枝花清热解毒，抗癌散结，消肿祛邪；制半夏化痰消积、和胃降逆；升麻升阳举陷、解毒散邪，其与半夏相配则脾升胃降，气行顺畅有序；桃仁、红花活血化瘀、通幽消癥；枳实、厚朴既可化痰消痞，又能理气透胸膈，使气机调畅，则痰自化、瘀自去，各种病理产物则可消除；大黄泻火通便，导邪下达，使浊气外泄，还能活血散积、解毒；生姜汁、韭菜汁益胃津，调胃气，止呕吐；最后取炙甘草调和诸药。全方配伍，扶正祛邪并施，升降并用，理气并能活血，有动有静，共奏抗癌消癥之功。

【方　　名】加味推气散

【方药组成】姜黄、枳壳、桂心、当归、红花、厚朴、蜈蚣、郁金、柴胡、丹参各30g，制南星、半夏、大黄各18g，白芍60g，炙甘草12g。

【功效主治】理气，化瘀，通络止痛。肝癌晚期疼痛。

【用法用量】共研细末、贮瓶备用。口服，每次12g，每日3次，痛甚每次可服16g，并用白参、生姜各6g，白术、桃仁各9g，大枣9枚，水煎送服。

【临床应用】治疗44例，服上药2～6日疼痛均消失。例如王某，男，55岁，1973年3月21日经剖腹探查、活检确诊为原发性肝癌。肝区阵发性刺痛，用本方治疗6天，疼痛消失，食欲增进。

【来　　源】《浙江中医杂志》1987，(3)：104。

【附　　注】癌性疼痛的治疗是肿瘤学上一大课题。中医中药有其独特的优势，外敷止痛可行，内服散剂止痛亦同样有效。方中柴胡、当归、白芍、甘草养血疏肝，姜黄、郁金、红花、丹参佐当归、白芍以活血化瘀止痛，枳壳、厚朴行气消胀满，南星、半夏化痰止痛，白芍、甘草缓急止痛，桂心祛寒，蜈蚣解毒，大黄泻瘀消癥，综合而成理气化瘀止痛之剂。

【方　　名】加味温清饮

【方药组成】黄连、川芎各6g，黄芩、黄柏、栀子、当归、苍术、僵蚕、白蒺藜各10g，生地黄、黄芪、山药、玄参、荷叶各15g，白芍20g。

【功效主治】益气养阴，泻火散结。适用于垂体肿瘤，血虚火旺，气阴受损者。

【用法用量】每日1剂，水煎服。

【来　　源】《上海中医药杂志》，1989，1：4。

【方　　名】加味五苓散

【方药组成】猪苓、茯苓、白术、生黄芪各15g，泽泻、海金沙、海藻各18g，桂枝10g，生地榆、生薏苡仁、白花蛇舌草各30g。

【功效主治】益气利湿，解毒化坚。膀胱癌，症见面色苍白，精神倦怠，腰痛，小腹痛，小便不利，尿色鲜红，舌淡苔黄，脉沉细无力。

【用法用量】以上药物，煎汁600ml，分3次温服，每日1剂，40天为1个疗程。

【临床应用】本方治疗膀胱癌患者31例，存活5

年以上3例，存活2年以上18例，不满2年死亡者10例。

【来　　源】《四川中医》1989年第4期。

【附　　注】本方适用于膀胱癌晚期证属湿毒下注、久病气虚者。治宜益气扶正，解毒利湿。方中黄芪大补肺脾之气，通利三焦水道为主药；辅以白术健脾以助运化水湿之力；猪苓、茯苓、泽泻、薏苡仁渗湿利水，使邪有出路；海金沙清利膀胱湿热；桂枝温化膀胱之气，以助膀胱气化；生地榆凉血止血；海藻软坚散结以消坚积；白花蛇舌草清热解毒，抑制癌瘤生长。诸药相合，共奏益气利湿、解毒化坚之效。

【方　　名】加味五味消毒饮

【方药组成】蒲公英、金银花各30g，野菊花、紫花地丁、天葵子各15g，天花粉20g，白芍30g，麦芽50g，苍术10g，生地黄20g，玄参15g，甘草10g。

【功效主治】原发性肝癌。

【用法用量】水煎服，连服3剂，1日1剂，服后在原方中加入熟地黄20g，当归30g，党参20g，厚朴10g，连服14剂，后继服14剂。

【来　　源】车正国方。

【方　　名】加味犀黄散

【方药组成】牛黄3g，麝香9g，乳香（去油）30g，没药（去油）30g，山豆根30g，山慈菇30g，田三七30g，人参30g。

【功效主治】解毒消肿，活血止痛。各种癌症。

【用法用量】共为细末。每天2～3g，胶囊装服，或以黄酒送下，每日2次。

【来　　源】《经验方》。

【方　　名】加味犀黄丸（胶囊）

【方药组成】牛黄3g，麝香3g，乳香15g，没药15g，三七15g，生晒参15g，鸡内金30g，川贝母30g，紫河车30g，阿胶30g，海马30g。

【加　　减】乳腺癌加山慈菇30g；肺癌加羚羊角粉15g，冬虫夏草30g；肝癌加鳖甲30g。

【功效主治】各种常见良、恶性肿瘤，有抗癌、消瘤和预防癌肿复发的作用，并可用于治疗各型肝炎、肺炎和各种感染性疾病。

【用法用量】上药后九味共为细末，加入牛黄粉和麝香，混匀，装胶囊中，每粒重0.3g，瓶内存放，加盖密贮，勿漏气。每次服1～3粒，每日1～3次，白开水冲服。

【附　　注】此为段凤舞先生和他人合作研制成的经验方，曾获科技成果奖，现已批量生产。

【方　　名】加味逍遥散

【方药组成】炙甘草、炒当归、芍药（酒炒）、茯苓、炒白术各4g，柴胡2g，牡丹皮2g，炒栀子2g。

【功效主治】治肝脾血虚有热，遍身瘙痒，或口燥咽干，发热盗汗，食少嗜卧，小便涩滞，瘰疬流注；或五心发热，肢体倦瘦，月经不调，乳癌初起。

【用法用量】水煎服，每日1剂。

【来　　源】《景岳全书》。

【方　　名】加味逍遥散

【方药组成】当归10g，芍药10g，柴胡10g，白茯苓12g，白术12g，生甘草6g，生姜10g，黄柏15g，龙胆草6g。

【功效主治】疏肝解郁，泻火燥湿。适用于肾岩（阴茎肿瘤）竖肉肿硬、渗水流脓者。

【用法用量】水煎服，每日1剂。

【方　　名】加味逍遥散

【方药组成】生甘草3g，当归3g，白芍3g，白术3g，茯苓3g，柴胡3g，桂皮2.1g，山栀2.1g。

【功效主治】肝郁脾虚。舒肝解郁，清热散结。

【用法用量】上为粗末，水煎服。每次5g。

【来　　源】《杂病源流犀烛》卷二十七。

【方　　名】加味逍遥汤

【方药组成】柴胡、牡丹皮、栀子各6g，白芍、当归、白术、炙甘草各10g，茯苓12g，煨姜、薄荷各少许。

【加　　减】若有肝区不舒者可加金钱草、橘叶、枳实、白屈菜、丹参；背痛加郁金、瓜蒌；肿块明显者加生牡蛎、玄参、贝母、橘叶、皂角刺、瓜蒌；脾虚者加扁豆、山药、生薏苡仁、清半夏；有瘀者加赤芍、川芎、莪术；有热者加蒲公英、忍冬藤、七叶一枝花；胁胀口苦加枳壳；局部红肿，外用二味拔毒散加皮硝；放疗或术后伤口不封，外用玉红膏、四黄膏；术后淋巴回流不好、患肢浮肿加路路通、牛膝、地鳖虫；乳头溢液加炒麦芽、龙胆草。

【功效主治】乳腺癌。

【用法用量】水煎服，每日1剂。

【方　　名】加味消瘰汤

【方药组成】生地黄15g，玄参10g，牡蛎（包）20g，浙贝母10g，夏枯草10g，海藻15g，昆布15g，海浮石15g，天葵子10g。

【加　　减】如体壮，肿块坚硬，加炮穿山甲3～5g；浙贝母如缺，可用土贝母10g代之，若用尖贝则效果更佳。

【功效主治】软坚散结。适用于痰浊凝聚之甲状腺腺瘤。

【用法用量】每日1剂，水煎，分2次温服。

【临床应用】用上方配合外用瘿瘤膏治疗11例甲状腺腺瘤病人，除1例伴有甲亢外，其余10例均获显效或治愈。刘某，58岁。患者右颈部有一肿块，经西医检查后确诊为甲状腺瘤，因拒绝手术而来求治。检查肿块为椭圆形，推之可动，疼痛不明显，皮色无异常，亦不甚坚硬。食纳佳，二便调，苔白腻，脉弦滑。投以上方，并外用瘿瘤膏。服药10剂，肿块明显缩小，再进10剂肿块完全消失，已如常人。

【来　　源】肖予伟方。

【方　　名】加味消瘰丸

【方药组成】升麻、天葵子、重楼各10g，玄参、连翘、野荞麦各12g，浙贝母、黄药子、蒲公英、香茶菜、海藻、昆布各15g，生牡蛎20g。

【加　　减】咽颈不适加射干、牛蒡子、马勃；肿块难消加鳖甲、穿山甲；神疲乏力加黄芪、党参、太子参、白术；口干口渴加沙参、生地黄、麦冬。

【功效主治】解毒化瘀，开郁散结，软坚消积。甲状腺癌，症见颈前肿块，质硬不移，舌苔厚浊腻，脉沉滑。

【用法用量】以上药物，水煎分2次温服，每日1剂。

【来　　源】《肿瘤良方大全》。

【附　　注】本方适用于痰郁化毒，聚久成积之甲状腺瘤。发病是因七情内伤致肝郁气滞、血瘀痰凝所成，病久伤阴化火。治以清热解毒，化痰散结，佐以养阴。方中天葵子、重楼、野荞麦、连翘、蒲公英清热解毒，消肿散结；黄药子、香茶菜解毒消瘿，散结化瘀；生牡蛎、海藻、昆布、浙贝母清热化痰，软坚散结以消坚积；玄参滋阴消瘰；升麻攻毒以祛邪，升阳以托毒使邪毒尽解。诸药合用，则热毒清，痰浊消，坚结散。

【方　　名】加味消瘿气瘰丸

【方药组成】海藻、海带、猫爪草、黄药子、昆布各15g，川贝母、陈皮、川芎各10g，半夏、青皮各12g，夏枯草20g。

【加　　减】肿块有结节加莪术、三棱、穿山甲片、丹参；声嘶咽痛加射干、牛蒡子、桔梗。

【功效主治】行气活血，攻毒化痰。甲状腺癌，症见颈前肿块，质硬不移，口干而苦，声音嘶哑，舌质红苔黄腻，脉弦滑。

【用法用量】以上药物，水煎分2次温服，每日1剂。

【来　　源】《肿瘤病》。

【附　　注】本方适用于甲状腺癌初中期证属痰凝毒聚者。由于气机郁滞，津凝成痰，痰气交阻，日久则血循不畅，血脉瘀滞，气郁日久化火成热毒而成本证。治宜行气活血，攻毒化痰。方中海藻、海带、昆布、川贝母清热化痰，软坚散结以祛痰消坚；脾为生痰之源，加半夏、陈皮健脾理气除湿，使湿去脾健而痰不再生；青皮、陈皮疏肝健脾，解郁理气以破气滞；川芎活血化瘀以逐瘀血；猫爪草、黄药子、夏枯草清热解毒，消肿散结以抗癌瘤。诸药合用，破气滞，逐瘀血，祛痰浊，攻毒瘤。

【方　　名】加味小金丹

【方药组成】白胶香9g，草乌9g，五灵脂9g，地龙9g（血压低可减少），制乳香9g，制没药9g，当归9g，白术9g，陈皮9g，儿茶6g，制地鳖虫9g，麝香0.03g。

【功效主治】食管癌咽下疼痛者。

【用法用量】共为细末，最后加入麝香、炼蜜丸（3g重），每丸1g，每日2次。

【来　　源】内蒙古自治区医院编《中草药验方选编》，内蒙古自治区人民出版社，1972：153。

【方　　名】加味小金丹合六神丸方

【方药组成】加味小金丹合六神丸。

【功效主治】舌癌。

【用法用量】加味小金丹每日3次内服，每次5～8g；六神丸如常法服用。并且以羊尾油加热后，用棉签蘸羊尾油对肿物局部进行熨烫。

【临床应用】方某，女，1970年自觉舌尖发凉变硬，经黑龙江某医院确诊为舌癌。病理检查为“鳞状细胞癌”。从发病至现在服加味小金丹，有时合服六神丸，间服人参蜂王浆。至今已存活16年，仍很健康。

【来　　源】《中医药信息》，1987，（2）：6。

【附　　注】加味小金丹系《外科全生集》之小金丹重用番木鳖并配合全蝎而成。

【方　　名】加味阳和汤

【方药组成】熟地黄30g，麻黄2g，鹿角胶、炮穿山甲各9g，白芥子5g，陈皮6g，炮姜、肉桂、生甘草各3g，酒炒当归、醋炒延胡索各12g。

【加　　减】疼痛较甚加乳香、没药、五灵脂；肿瘤难消加全蝎、蜈蚣、七叶一枝花、龙葵、干蟾皮、露蜂房。

【功效主治】补肝益肾，祛瘀散结，燥湿化痰。骨肉瘤，症见腿痛，不能行走，形瘦色萎，纳少肢冷，舌淡，脉象弦缓。

【用法用量】以上药物，水煎分2次温服，每日1剂。

【来　　源】《上海中医药杂志》1985年第4期。

【附　　注】本方适用于骨肉瘤的治疗。由于跌仆骨挫筋伤，外邪乘虚客于骨骼，瘀血炎湿凝聚，阻于肌腠。结而成瘤，不通则痛，成本症。肾主骨，故治宜补肾祛邪。方中用大量熟地黄补肝肾，生精血而滋阴；用鹿角胶填充骨髓以壮阳；用肉桂、炮姜温阳补元；麻黄开腠理，以祛散凝结之毒；白芥子、陈皮燥湿化痰，散结消肿；当归、延胡索、炮穿山甲活血逐瘀，通络止痛；甘草调和众药。诸药合用，补阴而不损阳，补阳而不伤阴，补而不滞，肾强则骨壮；活血以逐瘀，燥湿以祛痰，攻邪毒，散坚结，邪去则正安。

【方　　名】加味茵陈蒿汤

【方药组成】茵陈蒿、赤小豆、干蟾皮、半枝莲、白花蛇舌草各30g，茯苓、水蛭、山慈菇各10g，薏苡仁、夏枯草各15g。

【加　　减】便秘不畅，加大黄5g（后下）；纳差乏味，加谷芽30g；腹胀，加广木香5g。

【功效主治】健脾利湿，退黄清热，解毒祛瘀。适用于胰腺肿瘤，上腹结节状肿块，黄疸，腹痛，消瘦。舌淡，苔腻，脉弦紧。

【用法用量】每日1剂，水煎服。

【临床应用】陈某某，男，63岁。突发右腹疼痛甚剧，进行剖腹探查，确诊为胰腺肿瘤。经服上方治疗，服药百余剂，经西医检查肿块消失，诸症已除。

【方　　名】加味银耳汤

【方药组成】银耳9g，沙参9g，百合9g，冰糖适量。

【功效主治】癌症病人放射治疗后出现阴虚津亏者。

【用法用量】以上3味药水煎，冲冰糖熔化后温热服之。

【来　　源】《抗癌食疗》。

【方　　名】加味玉女煎

【方药组成】石膏9～15g，熟地黄9～20g，麦冬6g，知母5g，牛膝5g，龙胆草10g，白花蛇舌草30g。

【功效主治】养阴泻热。治郁热化火型食管癌。

【用法用量】水煎服，每日1剂。

【来　　源】《实用中医内科学》。

【方　　名】加味枳实理中汤

【方药组成】炮姜炭1.8g，党参、白术、制半夏各9g，炙甘草6g，枳实4.5g，参三七（研末吞服）、桂枝各3g，牡蛎30g，猪茯苓各15g。

【功效主治】温中健脾，消痞止血，利湿化痰。适用于中气久损，脾失健运，痰湿内停，脾阳不振之胃癌。

【用法用量】每日1剂，水煎，分2次温服。

【临床应用】郭某，女，59岁。1967年4月9日初诊。患者慢性胃痛已20多年，经中西药治疗，症状时轻时重。半年来饮食明显减退，体重下降。近半月来，脘痛加剧，饥则痛甚，食后胀闷，轻则喜按，重则拒按，大便黑色而溏，面色皖白，精神萎靡，胃纳不佳。经胃肠X线钡剂摄片示：胃小弯有2.7cm的溃疡，可见壁龛，边缘不整齐，充盈缺损，溃疡周围黏膜紊乱，诊断为胃癌。舌淡紫，苔白腻，脉小弦无力。血色素5g，大便隐血试验强阳性。予上方10剂，便血已止，大便隐血试验转为阴性，脘痛已缓，余恙均减，后按上方加减衣服半年，诸恙均除。1969年6月随访，已2年余未复发。

【来　　源】沈敏南方。

【附　　注】本方以枳实理中汤温中消痞，健脾止血，加三七有化瘀止血之功，加猪茯苓、制半夏有利湿化痰之效，加牡蛎有化痰散结之力，加桂枝存温中行血之能，且茯苓、猪苓有抗癌作用。

【方　　名】加味枳术丸

【方药组成】炒白术一两半，枳实一两半，半夏一两半，神曲三两，苍术一两半，炒卜子三两，草豆蔻一两半，黄连六钱，葛花一两半，泽泻一两半。

【加　　减】气机不利，疼痛较甚者加木香、厚朴；积块坚结难消者酌加破血祛瘀之品，如三棱、莪术。

【功效主治】健脾消积。脾虚不运，湿痰内聚，久成积块之腹痛，脉沉数滑者。

【用法用量】上药共为细末，用白螺蛳壳三两，煅研，另煎浓汁制丸，每次服三钱，一日三次，空腹焦楂汤调化温服。

【来　　源】《医略六书》卷二十三。

【附　　注】本方所治之症为饮食、酒食所伤，损伤脾胃，脾失健运，湿痰内聚，阻滞气机之积块。方中白术健脾益气以助中阳；枳实行痰湿，消积滞；苍术、半夏燥湿消痰；神曲消食化滞；卜子消痰消食；草豆蔻温中散寒滞；黄连清热燥湿；葛花升清阳；泽泻泄浊阴；白螺蛳壳善消积块；焦楂消导化积。诸药合用使脾胃调和，而诸积皆消，本方着重于治本。现临床可用于胃癌、肝癌、肠癌等病的治疗。

【注意事项】积聚正盛邪实不宜用方；服药期间忌食生冷油腻及难于消化的食物。

【方　　名】加味猪苓汤

【方药组成】猪苓、滑石、阿胶、连翘各12g，土茯苓、蒲公英、贯众、生黄芪各15g，泽泻、苍术、当归、白芍各10g，黄柏6g，制首乌18g。

【功效主治】清热利湿，解毒消肿。适用于湿热下注胞宫，郁蕴化毒，漏下日久，正虚邪实之子宫颈癌。

【用法用量】每日1剂，水煎，分2次温服。

【临床应用】王某，女，40岁。1954年9月24日初诊。患者原发不孕，停经40天，突然阴道少量出血，少腹剧痛而昏厥，病理切片诊断为：子宫颈鳞状上皮细胞癌。就诊时少腹疼痛，阴道流出有增无减，日渐委顿，面容萎黄，肌肤消瘦，起卧需人扶持，痛苦万状，两脉沉细无力，舌淡苔黄腻。用上方稍事出入治疗1个月余，临床症状完全消失，转用归芍地黄丸加参芪调理月余，精神体力恢复正常而出院。

【方　　名】嘉禾散

【方药组成】枇杷叶（姜汁炙）、薏苡仁（微炒）、茯苓、人参、砂仁各40g，炒槟榔、随风子（或诃子）、杜仲（姜汁与酒合涂，炙香、微焦）、石斛（酒炒）、藿香、木香、沉香、陈皮各 1g，炒谷芽、丁香、炒五味子、炒白豆蔻、青皮、炒桑白皮各 20g，炒白术 80g，炒神曲、半夏（汤洗 7 次，与生姜 1g，捣烂做饼，炙黄）各 1g，炙甘草 60g。

【加　　减】若疗五噎，加干柿；疗膈气，加薤白、大枣。

【功效主治】治中满下虚，脾胃不和，噎膈痞闷，胁肋胀满，心腹刺痛，食少倦息，痰逆管虚痞，口苦吞酸，短气怯弱，面色萎黄。

【用法用量】上为粗末，每取服 6g，加生姜 2 片，大枣 3 个，水煎，去渣温服。

【来　　源】《太平惠民和剂局方》卷三。

【附　　注】本方与下方系同方加减方，可参。

【方　　名】嘉禾散

【方药组成】枇杷叶（去毛尽，涂姜汁，炙令香熟）、薏苡仁（微炒）、白茯苓（去皮）、人参（去芦）、缩砂仁（去皮）各 30g，大腹子（微炒）、随风子（如无，可用楝实、诃子代）、杜仲（去皮，用姜汁与酒合和涂炙，令香熟微焦）、石斛（细锉，酒拌，微炒）、藿香叶、木香、沉香、陈皮（去白）各 22.5g，谷芽（微炒）、槟榔（炒）、丁香、五味子（微炒）、白豆蔻（微炒，去皮）、青皮（去瓤）、桑白皮（微炒）各 15g，白术（炒）60g，神曲（微炒）、半夏（汤洗 7 遍，生姜 7.5g 切片，与半夏同捣烂，做饼炙黄）各 7.5g，甘草（炙）45g。

【功效主治】养气安神，健脾开胃。适用于食管、胃部肿瘤、五噎五膈、脾胃不和、胸膈痞闷，胁肋胀满，心腹刺痛，不思饮食，或多痰涎，口苦吞酸，胸满短气，肢体倦息，面色萎黄；中焦虚痞，不任攻击，脏气虚寒，不受峻补者。

【用法用量】上为末。每服 6g，用水 150ml，加生姜 2 片，大枣 3 枚，同煎至 100ml，不拘时候温服。如疗五噎，入干柿 1 枚同煎，如疗膈气，吐逆羸困，入薤白 10cm、枣 5 枚同煎。

【来　　源】《太平惠民和剂局方》。

【附　　注】本方又名谷神散（见原书同卷）、谷神嘉禾散（见《世医得效方》）。

【方　　名】甲己膏

【方药组成】虫丁香 3g，百草霜 3g，细辛 3g，荜茇 3g，没药 6g，乳香 6g，露蜂房 6g。

【功效主治】各种疾病引起的两胁疼痛，胁下痞块肿大或肿瘤，其他部位疼痛亦可使用。

【用法用量】上药共研细末和匀，装入干燥瓶中备用，用时以膏药肉 500g，烊化后放入上制药粉 90g，摊成膏药 60 张，用时贴于两胁或其他疼痛部位；每周换 1 次，或间歇使用，以防出现皮疹等皮肤过敏反应。

【方　　名】甲瘤煎

【方药组成】生黄芪、潞党参、生白术、天花粉、海浮石、海藻各 12g，云茯苓 15g，紫草根、荆三棱、鸡内金各 10g，乳香、没药各 6g。

【功效主治】益气健脾，软坚散结，化痰消瘿。适用于脾虚，气血瘀滞，痰湿凝结之甲状腺腺瘤。

【用法用量】每日 1 剂，水煎，分 2 次温服。

【临床应用】彭某，女，47 岁。于 1977 年 7 月 30 日初诊。患者于 1977 年 6 月间发现颈部正中有肿块。经检查，诊断为甲状腺腺瘤。平素精神抑郁，体倦乏力，喉中有痰，纳谷不香，二便尚调，舌苔薄白，脉细弦。连续服用上方 4 个多月，肿块完全消散，临床症状消失；1981 年 12 月随访，已 4 年余未见复发。

【来　　源】林起铨方。

【方　　名】甲瘤汤

【方药组成】柴胡 10g，青皮 6g，山甲珠 10g，当归 12g，夏枯草 12g，皂角刺 10g，僵蚕 6g，海藻 12g，浙贝母 10g，法半夏 6g。

【功效主治】疏肝理气，和血散结。适用于痰气结聚之甲状腺腺瘤。

【用法用量】每日 1 剂，水煎，分 2 次温服。

【临床应用】杨某某，女，28 岁，农民。于 1978 年 2 月 5 日来诊，颈前部靠左生一肿块，不适感月余，扪之质硬，约 3cm×4cm，随吞咽活动。患者体瘦，性情不爽。予上方，配合外用药物：生南星、重楼适量醋磨，搽肿瘤处，每日 2 次。

服药5次后肿块已减大半，继服15剂肿块全消而愈。

【来　　源】李冠泽方。

【方　　名】甲瘤丸

【方药组成】夏枯草、全当归、珍珠母、生牡蛎各30g，昆布、丹参各15g。

【功效主治】甲状腺肿块。

【用法用量】共研细末，加蜜制丸，每丸重9g，每天服药2次，每次1丸，用药3个月为1疗程。

【方　　名】甲鱼核桃汤

【方药组成】甲鱼1只，带壳核桃10枚，香菇、金针菜、黑木耳、冰糖各适量。

【功效主治】前列腺癌。

【用法用量】甲鱼去内脏，核桃切开，加食盐米酒少许，姜3片，混合搅和后加水适量放上药共煮，煎煮到50分钟即可。喝汤、食鱼肉及核桃。分上、下午两餐吃。

【来　　源】《肿瘤的食疗》。

【附　　注】甲鱼，又称水鱼或圆鱼，团鱼。

【方　　名】甲珠白花蛇舌草

【方药组成】山甲珠15g，白花蛇舌草30g，半枝莲30g，莪术15g，土鳖虫12g，黄药子15g，白芍15g，桔梗12g，枳实12g，柴胡15g，川芎12g。

【加　　减】若有腹水加大腹皮、车前草、汉防己、猪苓、茯苓皮；疼痛剧烈加延胡索、郁金、乳香、没药、九香虫；正气太虚加红参（嚼服）、芪，并酌减化瘀药物。

【功效主治】气滞血瘀型卵巢癌。

【用法用量】水煎服，每日1剂。

【来　　源】《百病良方》第二集，科学技术文献出版社重庆分社，1983：207。

【方　　名】甲珠薏苡当归丸

【方药组成】瓜蒌仁、全当归300g，薏苡仁500g，漏芦200g，王不留行200g，制山甲珠200g，木通150g，制香附250g，乳香100g，没药100g，生甘草100g。

【功效主治】乳腺囊性增生，乳癖。

【用法用量】共为细末，每次开水送服10g，每日服2次，1个月为1疗程。

【来　　源】《岭南百病验秘方精选》。

【方　　名】甲状腺癌1号方

【方药组成】柴胡、陈皮各9g，昆布、海藻各15g，木香、香附各12g，煅蛤壳、丹参各30g，石上柏、七叶一枝花、蛇六谷各20g。

【加　　减】肿块坚硬难消加生牡蛎、鳖甲、黄药子、莪术；咽颈不适加桔梗、牛蒡子、木蝴蝶、射干；烦热，口苦加夏枯草、牡丹皮、玄参。

【功效主治】行气化瘀，化痰散结，攻毒软坚。甲状腺癌，症见颈部肿物，质硬，胸闷不舒，心烦口渴，舌紫暗，脉沉弦。

【用法用量】以上药物，水煎分2次温服，每日1剂。

【来　　源】《天津医药》1978年第2期。

【附　　注】本方适用于甲状腺癌初中期气滞血瘀以气滞为主，痰浊、热毒蕴聚之病证。乃由于七情内伤，损伤肝脾，肝气郁结，郁久化火，气机不畅，脉络阻塞，血行不畅，气滞血瘀；脾虚湿聚，痰浊内生，气滞、血瘀、痰浊、热毒搏结所致。治宜攻邪为主。方中柴胡、香附、木香、陈皮疏肝解郁，理气行滞以破气滞并助血行；丹参活血化瘀以祛瘀血；石上柏、七叶一枝花、蛇六谷清热解毒，消肿散结以清热毒；昆布、海藻、煅蛤壳化痰，软坚散结以消痰浊。诸药合用则气畅，血行，痰消，热清，诸邪俱去，则坚积自散。临床用本方治疗甲状腺癌，取得了较好的效果。

【方　　名】甲状腺癌3号方

【方药组成】青皮、陈皮、川赤芍、三棱、莪术各12g，桃仁、当归各10g，丹参、石上柏、七叶一枝花，蛇六谷各30g，夏枯草、昆布、海藻各15g，甘草6g。

【加　　减】肿块坚硬难消者，加生牡蛎、鳖甲、黄药子；胸闷不舒者，加柴胡、郁金、香附；咽颈不适者，加柴胡、郁金、香附；咽颈不适者，加射干、桔梗、牛蒡子。

【功效主治】疏肝理气，活血化瘀，清热解毒，化痰散结。甲状腺癌，症见颈前肿块，质硬或有结节，胸闷，纳差，烦热，口苦，苔薄白或白腻，脉弦或涩。

【用法用量】以上药物，水煎分 2 次服，每日 1 剂。

【来　　源】《天津医药》1978 年第 2 期。

【附　　注】本方适用于甲状腺癌初中期气滞血瘀以血瘀为主，痰浊、热毒蕴聚之病证。乃由于七情内伤，损伤肝脾，肝气郁结，气机郁滞，脉络受阻，血行不畅，气滞血瘀；脾虚不运，湿痰内生，气滞痰凝，且肝郁日久化火，气滞、血瘀、痰浊、热毒搏结所致。治宜攻邪为主。方中青皮、陈皮疏肝健脾，理气行滞以破气滞；川芎、赤芍、三棱、莪术、桃仁、当归、丹参活血化瘀以祛瘀血；夏枯草、昆布、海藻清火化痰，软坚散结以清热毒。诸邪俱去，则坚积自消。

【方　　名】甲状腺癌Ⅰ号方

【方药组成】黄药子 15g，山慈菇 15g，海藻 30g，昆布 30g，夏枯草 15g，青皮 10g，三棱 15g，莪术 15g，野菊花 30g。

【功效主治】软坚散结，抗癌。甲状腺癌。

【用法用量】每日 1 剂，水煎 2 次，早、晚各服 1 次。

【方　　名】甲状腺癌Ⅱ号方

【方药组成】水红花子 30g，紫草 15g，炙穿山甲 15g（先煎），地鳖虫 10g，仙鹤草 15g，龙胆草 10g，半枝莲 15g，栀子 10g，牛蒡子 10g，龙葵 10g。

【功效主治】化瘀，解毒，抗癌。甲状腺癌。

【用法用量】每日 1 次，水煎 2 次，早、晚各服 1 次。

【方　　名】假百合汤

【方药组成】假百合 6g，朱砂七 8g，八爪龙 8g，大羌活 8g，祖师麻 3g，陈皮 10g。

【功效主治】功能宽胸利气，健胃止呕。主治呕吐反胃。

【用法用量】水煎服，每日 1 剂。

【来　　源】《陕西中草药》。

【方　　名】剪红丸

【方药组成】雄黄 15g，木香 15g，槟榔、三棱、莪术（煨）、陈皮、贯众（去毛）各 30g，大黄（春）60g 或（夏、秋、冬）30g，干漆（炒烟起）30g。

【功效主治】行气活血，利膈降逆。适用于胃癌疼痛呕吐，膈气变反胃。

【来　　源】《永类钤方》。

【用法用量】上为末，糊为丸。体壮者每服 50 丸。

【附　　注】本方又名秦川剪红丸（见《奇效良方》）。

【方　　名】简易息肉方

【方药组成】枯白矾。

【功效主治】腐蚀恶肉。适用于鼻息肉。

【用法用量】为末，以绵胭脂裹塞鼻中，数日肉随落。

【来　　源】《景岳全书》。

【方　　名】见穿六谷蟾皮汤

【方药组成】夏枯草、蜀羊泉、海藻各 15g，露蜂房、昆布各 12g，蛇六谷、石见穿各 30g，干蟾皮、苍耳子、炮穿山甲各 9g。

【功效主治】鼻咽癌。

【用法用量】水煎服，每日 1 剂。

【来　　源】《治癌中药处方 700 种》。

【方　　名】见穿牡蛎汤

【方药组成】夏枯草 30g，王不留行 30g，生鳖甲 30g，石见穿 30g，生牡蛎 30g，天花粉 24g，海藻 15g，丹参 15g，瓜蒌仁 15g，苦参 15g，昆布 12g，桃仁 12g，生地黄 12g，露蜂房 12g，干蟾皮 9g。

【功效主治】化痰软坚，消瘀散结。主治腮腺癌。

【用法用量】水煎服，每日1剂。

【临床应用】本方治疗1例晚期左侧腮腺癌患者，治疗时左侧腮腺区肿块约5cm×5cm，质硬固定，左下颌淋巴结约2cm×1.5cm，枕后正中有约1.5cm×2cm质硬固定淋巴结各1个，左侧面瘫。经活检病理证实为“左腮腺圆柱形腺癌Ⅱ级”，无法手术及放疗。经本方治疗肿块均明显缩小，4个月后左腮腺肿块缩小至1cm×1cm，质软结节。左颌下及颈部枕后淋巴结均未能扪及，继续服药治疗，随访3年，全身情况良好，未见增大复发。

【来　　源】上海中医学院龙华医院刘嘉湘方。

【方　　名】见穿紫英丸

【方药组成】附子（炮，去皮脐）12g，鬼箭羽、石见穿、紫石英各9g，泽泻、肉桂、延胡索、木香各6g，槟榔7.5g，血竭（另研）4.5g，水蛭（炒烟尽）3g，京三棱（锉）15g，桃仁（浸，去皮尖，麸炒，研）30个，大黄（锉，用酒同三棱浸一宿，焙）6g。

【功效主治】活血散瘀，温阳散寒。主治寒气客于下焦，血气闭塞而成瘕聚，坚大久不消者。适用于膀胱癌。

【用法用量】上十三味，除血竭、桃仁外，同为末，入另研二味和匀，用原浸药酒打糊为丸，如梧桐子大。每服30丸，淡醋汤送下，食前服；温酒亦得。

【方　　名】剑英汤

【方药组成】开口剑（福氏星蕨）30g，白英15g，杜鹃根15g，小叶飞扬15g，大青叶根15g，黄柏15g，金樱子根15g。

【加　　减】全身浮肿，大便不通，消化不良加大黄、谷芽、党参、茯苓；疼痛加皂角根30g，绣花针30g，生狗骨灰90～120g；出血不止用棉花籽、败棕、头发、荷叶蒂共烧灰存性，研末，用主方冲服，每次30g，每日1次。

【功效主治】利湿化浊，解毒抗癌。适用于宫颈癌。

【用法用量】加水煎煮，制成煎剂。口服，每日1剂。用老母鸡1只炖烂，以鸡汤和药汁同服，连服15日为1疗程（如无母鸡，亦可改用鸡蛋或蜂蜜）。

【临床应用】江西铜鼓县地区用于治疗宫颈癌16例，近期治愈5例、显效3例、有效6例、无效2例，总有效率为87.5%。

【附　　注】服药期间禁食公鸡、鱼、鹿茸及饮酒。

【方　　名】健肝粉

【方药组成】斑蝥500个，陈皮500g，糯米5 000g。

【功效主治】健肝解毒抗癌。适用于原发性肝癌。

【用法用量】先将糯米淘洗干净，沥干，加入斑蝥后置锅内用微火炒至焦黄，拣去斑蝥，糯米研碎，另将陈皮研粉，混合均匀，即得。口服，首用量每次10～15g，每日3次。维持量每次5～6g，每日3次。均于饭后温开水冲服。

【临床应用】江苏启东市人民医院用于治疗原发性肝癌3例，均获较好疗效，生存达1年半至2年以上。

【来　　源】江苏启东市人民医院方。

【附　　注】本方服用后可有小便刺激痛及轻度腹痛，停药数天即可自愈。

【方　　名】健脾补肾汤

【方药组成】党参15g，白术9g，枸杞子15g，女贞子15g，菟丝子9g，补骨脂9g。

【功效主治】健脾补肾。适用于胃癌。

【用法用量】每日1剂，水煎，分2次温服。

【临床应用】用本方结合化疗治疗72例Ⅲ期胃癌患者，其中大部分切除44例，次全切除18例，姑息切除5例，根除3例，切断阳性2例，所有病例全部经病理证实。生存1～3年72例,3～5年36例，占70%；5年以上16例，占48.5%。

【来　　源】余桂清方。

【附　　注】胃癌患者经化疗后均有不同程度影响消化吸收和骨髓造血功能。本方用党参、白术健脾胃，枸杞子、女贞子、菟丝子、补骨脂补养肝肾。故本方具有健脾补肾之功效，增强消化吸收和骨髓造血的功能，提高抗病的能力。根据临床和实验室研究，本方有调整机体免疫功能和提高白细胞的作用，故本方治疗化疗后的胃癌患者具有较好的疗效。

【方　　名】健脾活血汤

【方药组成】党参、茯苓、山药各15g，鸡血藤30g，桑椹子10g，炙甘草6g。

【加　　减】纳呆加焦山楂、神曲；神疲乏力加黄芪、白术。

【功效主治】健脾益肾活血。鼻咽癌辨证属脾气亏虚者。

【用法用量】以上药物，水煎分2次空腹服下，每日1剂。

【来　　源】《新中医》1989年第5期。

【附　　注】本方适用于鼻咽癌经放、化疗或中药攻邪治疗，邪衰其大半而正气亏损，病情稳定，表现以脾气亏虚证状为主者。治宜扶正培本，脾为后天之源，肾为先天之本，故扶正培本多从脾肾论治。方中党参、茯苓、炙甘草、山药健脾益气以补后天，桑椹子滋阴益肾以补先天，合用则健脾益肾，正充本固，调节机体脏腑阴阳气血之失调，以增强机体的抗病能力，扶正而祛邪，并能提高机体细胞及体液免疫功能，还有直接抑瘤作用；鸡血藤活血补血，使补而不滞，并能治疗肿瘤放疗所引起的白细胞减少，收效迅速而持久。诸药合用正培本，强壮身体，祛除病邪。

【方　　名】健脾活血汤

【方药组成】黄芪15g，党参15g，白术9g，茯苓9g，柴胡9g，穿山甲9g，桃仁9g，丹参9g，苏木9g，重楼30g，牡蛎30g，鼠妇12g。

【加　　减】气滞血瘀型，加地鳖虫12g，莪术15g，三七9g，香附9g；肝郁脾虚型，加郁金12g，山药30g，陈皮9g，麦芽15g；肝胆湿热型，加茵陈蒿30g，败酱草30g，蒲公英30g，黄芩12g，木通9g；阴虚内热型，加牡丹皮12g，地骨皮15g，麦冬2g，鳖甲15g。

【功效主治】健脾理气，破血抗癌。适用于原发性肝癌。

【用法用量】每日1剂，水煎服。

【临床应用】本方治疗60例中晚期原发性肝癌，临床分期，单纯型Ⅱ期32例，Ⅲ期5例；硬化型Ⅱ期16例，Ⅲ期3例；炎症型Ⅱ期1例，Ⅲ期3例。治后存活半年以上26例，占43.3%；1～2年12例，占20%;2年以上4例，占6.7%。总有效率为70%。

【来　　源】湖南省肿瘤医院潘敏求教授方。

【附　　注】《金匮要略》云："见肝之病，知肝传脾。"晚期肝癌，多呈现肝失条达，脾失健运，二脏同病。方中用黄芪、党参、白术、茯苓益气健脾；柴胡、穿山甲、桃仁、丹参、苏木、重楼理气疏肝，活血破瘀；鼠妇为平甲虫，有破血、利水、解毒、止痛功效。

【方　　名】健脾解毒方

【方药组成】生黄芪30g，党参15g，生白术15g，八月札24g，薏苡仁30g，野葡萄藤30g，红藤30g，猪苓24g。

【功能主治】健脾除湿，解毒抗癌。适用于胰腺癌及其他消化道肿瘤。

【用法用量】每日1剂，水煎，2次温服，每次200ml。2～3周观察疗效，10天为1个疗程。

【附　　注】①本方为基础方，可分温热证、湿阻证、癌毒证、气虚证、阳虚证、血虚证、阴虚证等灵活加减。②可以联合放疗、化疗用药。

【方　　名】健脾理气汤

【方药组成】党参10g，白术9g，茯苓15g，甘草3g，香附9g，木香9g，半夏9g，当归9g，黄芪12g，升麻6g，柴胡9g。

【加　　减】若腹胀，腹部窜痛，脉弦滑，加枳实12g，川厚朴9g；发热伴大汗加生石膏30g，知母12g；便秘腹胀加生川大黄9g，芒硝12g；肝区疼痛加川楝子9g，延胡索12g，白芍12g，生甘草6g；纳差、恶心加神曲9g，麦芽12g，陈皮9g，竹茹9g。

【功效主治】健脾理气。原发性肝癌。

【用法用量】水煎服，每日1剂。

【临床应用】加减治疗原发性肝癌Ⅱ期患者42例。治后生存1年以上21例，生存率43.7%；生存5年以上8例，生存率16.7%，中位生存期12个月。

【来　　源】上海医科大学肿瘤医院于尔辛方。

【方　　名】健脾散结膏

【方药组成】炒党参15g，炒白术15g，莪术15g，三棱15g，佛手15g，炒谷芽15g，炒麦芽15g，猪苓30g，茯苓30g，生薏苡仁30g，熟薏苡仁30g，藤梨根30g，鸟不宿30g，龙葵30g，天冬12g，麦冬12g，怀山药20g，白花蛇舌草60g。

【功效主治】健脾散结，抗癌抑瘤。中晚期胃癌，病人神倦肢困，一般情况差，上腹压痛，或可触及肿块，固定不动，不欲饮食，大便质稀，一日数行。

【用法用量】以上药物，水煎去渣，加饴糖，制成250g膏剂，每次20g，每日3次冲服，3个月为1疗程。亦可水煎服，每日1剂。

【临床应用】治疗胃癌47例，结果生存期大于1、3、5、10年者分别为15、8、6、1例，临床症状、生活质量评分显效23例、19例，有效18例、21例，效果令人满意。

【附　　注】机体正邪之间的交争，关乎疾病进退。胃癌至中、晚期，说明在正邪斗争中，正气节节败退、邪气愈加亢进。此种情形，需速补以填其虚、速攻以荡其实，才能遏制病情进展，促进疾病稳定。本方可用于此种证候的治疗。方用党参、白术、山药、猪苓、茯苓、生熟薏苡仁大补元气、治本固源，所谓留得一分真气便有一分生机；藤梨根、鸟不宿、龙葵、白花蛇舌草逐邪抗癌、解毒散结，去一分邪气则保一分正气；再用天冬、麦冬益阴生津，炒谷芽、炒麦芽消食积、助纳华，三棱、莪术活血消癥止痛，佛手理气消痰散结，则可进一步加强前述两类药物的扶正抗邪之功。总之全方配合，补不足、泄有余，最终可达抗癌抑瘤之目的。

【来　　源】《上海中医药杂志》1995年第11期。

【方　　名】健脾散结汤

【方药组成】党参15～20g，黄芪15～20g，白术15g，生薏苡仁30g，生半夏15g，蒺藜30g，狼毒3g，陈皮6g，生甘草3g。

【功效主治】益气健脾，祛痰散结。适用于胃癌。

【用法用量】每日1剂，水煎，分2次温服。

【临床应用】以本方治疗23例胃癌，生存6～10个月9例，1年以上5例，2年以上4例，5年以上2例，平均生存期24个月，中位生存期20个月。

【来　　源】申屠瑾方。

【附　　注】方中党参、黄芪、白术、生薏苡仁、陈皮益气健脾利湿；生半夏、蒺藜、狼毒化痰软坚，通络消肿。狼毒辛平，有大毒，破积攻坚，祛痰散结止痛。动物实验证明，狼毒对肿瘤细胞有一定抑瘤作用。

【方　　名】健脾消癌饮

【方药组成】党参15g，茯苓15g，白术12g，香附12g，黄芪20g，莪术10g，法半夏10g，丹参30g，半枝莲30g，白花蛇舌草30g，七叶一枝花30g，石见穿50g，生甘草6g。

【加　　减】口干咽燥加麦冬、石斛、天花粉、天冬；血虚加当归、白芍、枸杞子；恶心呕吐加代赭石、竹茹；纳呆加鸡内金、焦三仙；呕血便血加大黄粉、地榆炭、生蒲黄；疼痛加延胡索、川楝子、白芍。

【功效主治】健脾益气，解毒消癌。胃癌，症见面色无华，身倦无力，呕恶纳差，烦热口苦，小便黄赤，或有发热者。

【用法用量】以上药物，水煎分2次服下，每日1剂。2个月为1个疗程。

【临床应用】治疗胃癌52例，并设化疗组30例做对照，结果两组有效率分别为86.5%、70%；两组1、2、3、4、5年生存率分别为84%、80%，66.1%、60.7%，53.1%、42.5%，37.9%、27.2%，34%、15.7%，前者优于后者；在减轻疼痛、改善食欲、增加体重、提高生活质量等方面健脾消癌饮组亦较化疗对照组效果明显。

【来　　源】《湖南中医杂志》1994年第4期。

【附　　注】本方为扶正逐邪之剂，乃为胃癌脾虚、热结之候而设。因正虚与邪实并存，恐苦寒攻邪而进一步伤正败胃，甘温扶正而进一步敛邪留滞。此种情形，唯施以攻补并举之法、两者兼顾，方利病除。故用党参、茯苓、白术、黄芪、甘草组成四君子汤加味方，以补元气、健脾胃、固后天以治基本；用半枝莲、白花蛇舌草、七叶一枝花、石见穿清热毒、消肿结、逐邪气以治其标；更以莪术、丹参活血消癥，法半夏逐痰消痞，香附理气疏肝，则诸痰、气、瘀诸症自可随热毒而解。全方配合，正气得复而可抗邪，邪气得泄而有利气生，从而发挥平补平泻之治疗效果。

【方　　名】健脾泻肝煎

【方药组成】党参 30g，绵茵陈 24g，柴胡 15g，白术 20g，茯苓 20g，薏苡仁 30g，半枝莲 30g，七叶一枝花 30g，干蟾皮 3g，蜈蚣 5 条，厚朴 15g，人工牛黄（冲）1g。

【加　　减】短气乏力甚，用生晒参易党参，腹胀甚加槟榔、木香，有腹水黄疸去蜈蚣酌加蒲公英、徐长卿、泽泻。

【功效主治】健脾益气，泻肝消癥。主治肝癌之肝盛脾虚型。症见上腹肿块胀不适，消瘦乏力，倦怠短气，腹胀纳少，进食后胀甚，眠差转侧，口干不喜饮，大便溏数，溺黄短，甚则出现腹水、黄疸、下肢浮肿、舌苔白、舌质胖、脉弦细。

【用法用量】水煎服，每日 1 剂。

【来　　源】广州中医药大学周岱翰教授方。

【附　　注】注意心理护理，保持心情舒畅，加强营养。

【方　　名】健脾养阴润肺汤

【方药组成】白术、陈皮、生薏苡仁、沙参各 20g，生山药、砂仁、瓜蒌、天门冬、麦门冬各 15g，清半夏、川贝母、昆布、阿胶（烊化）各 10g，炒麦谷芽各 30g，酒大黄 6g。

【加　　减】肿瘤较大者，加鳖甲、生牡蛎；咯血者，加仙鹤草、藕节。

【功效主治】健脾开胃，润肺化痰。肺癌晚期证属脾肺两虚者，症见面色苍白，少气懒言，咳而两胁隐隐作痛，痰多难咯，神疲纳呆，大便燥结，舌淡，苔白、脉浮缓。

【用法用量】以上药物，水煎分 2 次空腹服下，每日 1 剂。

【来　　源】《陕西中医》1988 年第 12 期。

【附　　注】本方治症为肺癌晚期脾肺气虚、肺阴不足者。肺癌晚期正气大衰，气阴两伤，脾气虚致生化不足肺气虚，而致痰湿内停；肺阴不足，虚热内生，肺为热蒸，气机上逆，肺与大肠相表里，肺阴不足则大肠失润。治宜益气养阴。方中白术、山药、陈皮、薏苡仁、砂仁、炒麦谷芽补气健脾，消食开胃，脾胃健则肺气足；沙参、天冬、麦冬、阿胶滋肺肾之阴，使金水得以相生；瓜蒌、川贝母、昆布清肺止咳，化痰散结；半夏专祛脾湿不化之痰，湿去脾健而痰不再生；大黄荡涤胃肠积滞并助肺气下降。诸药合用健脾养阴润肺，正气充则癌瘤消。

【方　　名】健脾益气方

【方药组成】山药 30g，党参 30g，葛根 30g，薏苡仁 30g，白扁豆 12g，白术 12g，枳壳 10g，升麻 10g，血余炭 10g，陈皮 10g，茯苓 10g，罂粟壳 10g，白蔻 10g。

【功效主治】放射后所致血便黏液多，肛门坠痛，纳呆、乏力，面色萎黄，舌胖苔白，脉细缓，属脾虚湿困者。

【用法用量】水煎服，每日 1 剂。

【方　　名】健脾益肾方

【方药组成】党参 10g，黄芪 10g，白术 10g，山茱萸 10g，龙葵 10g，沙苑子 12g，女贞子 12g，当归 15g，白花蛇舌草 40g。

【加　　减】气滞加枳壳、木香、砂仁壳、苏梗；痰湿重加陈皮、半夏、川贝母；血瘀加川芎、桃仁、王不留行；泛酸加煅瓦楞子、台乌药、乌贼骨；出血加三七粉、云南白药；疼痛加川楝子、延胡索、失笑散。

【功效主治】健脾益肾，清热解毒。残胃癌，病人体质差，面黄无华，腰疼足软，头晕目眩，胃脘剧痛，扪之痛甚，舌质淡，脉细。

【用法用量】以上药物，水煎分2次服下，每日1剂。

【临床应用】以本方治疗残胃癌40例，并设化疗组40例做对照，结果两组分别完全缓解3例、0例，部分缓解7例、6例，好转14例、8例，稳定15例、18例，进展1例、8例，总有效率为97.5%、80%，二者相比有显著性差异（$P < 0.05$）。

【来　　源】《南京中医药大学学报》1997年第4期。

【附　　注】本方治证病机为气阴两虚，内蕴邪毒。故凡胃癌见上述征象者均可选用，不独为残胃癌而设。方用党参、黄芪、白术甘温益气、健脾养胃；山茱萸、沙苑子、女贞子、当归补养精血、滋补肝肾。以上两类药物配合，则先后天并治，气阴同调。最后再辅以龙葵、白花蛇舌草清热泻火解毒、消肿散结抗癌，以使补中寓攻，攻邪而不伤正。综观全方，药性协同，相互为用，共奏扶正祛邪之效。

【方　　名】健脾益胃汤

【方药组成】党参15g，白术15g，枸杞子15g，制何首乌15g，熟地黄12g，山茱萸12g，茯苓12g。

【加　　减】肝郁气滞加柴胡、香附、青皮、郁金；痰瘀互结加白芥子、莪术、虎杖、半夏；热毒伤阴加知母、玄参、芦根、天花粉；气血双亏加当归、黄精、熟地黄、女贞子。

【功效主治】健脾益气，滋肾补阴。食管癌，吞咽困难，头晕无力，面色无华，腰膝疼软，或声音嘶哑，或出现脱水、衰竭、体重减轻等恶病质症状，舌红少苔或无苔，或有裂纹，脉细数无力。

【用法用量】以上药物，水煎分2次服下，每日1剂，20天为1个疗程，连续应用6个疗程。

【临床应用】本方治疗78例管食癌病人，结果显效（症状基本消失，病灶缩小一半以上，并至少稳定1个月者）9例，有效58例，无效11例。总有效率为85.89%，效果满意。

【附　　注】本方乃四君子汤合六味地黄丸加减，所治食管癌当属脾胃气虚、肝肾阴亏者。方中诸药分两个部分，其一为党参、白术、茯苓，重在健脾益气、补养中焦，亦即调补后天。后天得充，则气血生化有源，正气抗邪有力。其二为枸杞子、制何首乌、熟地黄、山茱萸，功在补养肝肾、滋生精血。肝肾复则先天气旺、肾气充盛，元真化而有根，使先、后天之气旺盛，则邪自无可容之地。全方共达扶正培本之功。现代药理研究，以上诸药对机体的免疫功能有良好的增强作用，可促进细胞免疫与体液免疫，刺激淋巴因子、抗体、补体等的生成，发挥非特异性的抗肿瘤作用。

【方　　名】健胃防癌茶

【方药组成】向日葵杆芯（或向日葵托盘）30g。

【功效主治】预防胃癌，并对胃癌、胃手术后的吻合口炎症防治作用。

【用法用量】煎水代茶饮。

【附　　注】耿汉顺供方。

【方　　名】健胃消癥汤

【方药组成】党参15g，茯苓15g，白术10g，佛手10g，陈皮10g，清半夏10g，桃仁10g，红花10g，甘草10g，生黄芪30g，生薏苡仁30g，白花蛇舌草30g，昆布30g，半枝莲20g。

【加　　减】脾胃虚寒加用砂仁、白蔻仁、干姜、田三七、淡附子；胃热伤阴、口干咽燥、舌红少苔加麦冬、玉竹、芦根、石斛、天花粉、生地黄、知母；气血两虚加当归、枸杞子、鸡血藤，重用黄芪；便秘加瓜蒌、大黄、槟榔、火麻仁；腹泻加罂粟壳、葛根、厚朴、黄连；纳呆加焦三仙、鸡内金、砂仁；疼痛加延胡索、白芍、乌药；水肿加车前子、茯苓皮、猪苓、泽泻、大腹皮；呃逆加罂粟、西洋参。

【功效主治】健胃补脾，消癥散结。胃癌，神疲乏力，气少懒动，面色苍白，胃脘痞胀，恶心欲吐，大便质稀，或有四肢浮肿，或有其他脏器淋巴结转移者。

【用法用量】以上药物，水煎分2次服下，每日1剂。

【来　　源】《中医肿瘤防治大全》。

【附　　注】本方是治疗晚期胃癌方。其治证病机可概括为久病中虚，脾胃不能生化水谷精微，健运无力，湿聚成痰，阻塞气机，血不行经，留而成瘀，结成癌毒。故方选党参、茯苓、白术、黄芪、薏苡仁、甘草，六药相须为用，专入中焦而益脾胃、生元气、助化源、运水湿、除虚弱；佛手、陈皮、清半夏理气滞、健中焦、燥湿化痰；昆布咸以软坚散结、消瘰疬，合半夏则其功尤盛；白花蛇舌草、半枝莲泄癌毒、清火热、消肿抗炎；桃仁、红花活血消癥、通利经脉、止痛破坚；最后复以甘草调和诸药，以有助于全方药性之发挥。综观该方配伍，健脾理气为根本点，脾健气顺则湿可化、痰可消、瘀可去、毒可散，如此则癥亦得治矣。

【方　　名】健胸散结汤

【方药组成】制香附 10g，丹参 30g，玄参 30g，牡蛎 30g，黄药子 30g，菟丝子 30g，淡海藻 15g，淡昆布 15g，青皮 15g，白芥子 15g，甘草 3g。

【功效主治】行气活血，化痰散结。主治乳腺小叶增生。

【用法用量】水煎服，每日 1 剂。

【方　　名】健中利水汤

【方药组成】黄芪 20g，党参 20g，白术 20g，茯苓 20g，猪苓 20g，泽泻 20g，薏苡仁 30g，姜半夏 10g，陈皮 10g，丹参 10g。

【加　　减】血性胸水加泽兰、益母草、三棱、莪术、水蛭；身热痰多而黄加黄连、瓜蒌、清半夏、胆南星；胸阳痹阻加厚朴、枳实、瓜蒌皮、象贝母。

【功效主治】健中利水。肺癌胸水。

【用法用量】以上药物，水煎分 2 次空腹服下，每日 1 剂。

【临床应用】以本方同时配合胸腔顺铂灌注（尽量抽尽胸水），治疗肺癌胸水 22 例，结果显效（气急、胸闷消失，B 超或 X 线示胸水消失超过 1 个月）16 例、有效 5 例、无效 1 例，收效尚可。

【来　　源】《安徽中医学院学报》1997 年第 4 期。

【附　　注】本方所治胸水，其病机为脾胃虚弱，气失健运，水停饮犯，积于上焦，发为悬饮。故其治当以健中利水为主。方用黄芪、党参、白术大补脾肺之气以增加气化功能，促进水液代谢；辅以茯苓、猪苓、薏苡仁、泽泻淡渗下行，利尿消肿，引悬饮从小便则出；另用陈皮、半夏理气醒脾，健运水湿，并合党参、黄芪之功以调补中州、培土制水；丹参少用，以活血通经，化瘀利水。综合全方，补脾与运脾并用，化湿与利水同施，从而标本兼顾，悬饮可去。

【方　　名】江南白花汤

【方药组成】望江南 30g，白花蛇舌草 30g，夏枯草 30g，海藻 30g，牡蛎 30g，野菊花 30g，白英 30g，紫丹参 30g，全瓜蒌 30g，昆布 15g，怀山药 30g，桃仁 9g，南沙参 12g，王不留行籽 12g，露蜂房 12g。

【功效主治】活血化瘀，化痰软坚，清热解毒。适用于淋巴癌。

【用法用量】每日 1 剂，水煎服。另服小金片 10 片，分 2 次吞服；天龙片 15 片，分 3 次吞服。

【临床应用】本方治疗淋巴癌 4 例，其中临床治愈 2 例，有效 1 例，无效 1 例，总有效率为 75%。

【来　　源】上海龙华医院刘嘉湘方。

【附　　注】根据淋巴癌的临床表现可归属于中医的“瘰疬”“痰核”等范畴。其发病机理为湿邪久郁成痰，痰郁生毒，气滞致瘀，痰毒气瘀互结久而成积。方中以清热解毒化瘀散结的望江南、白花蛇舌草、夏枯草、牡蛎、昆布等为主药，配以王不留行籽、桃仁等活血化瘀。

【方　　名】将军百战百胜膏

【方药组成】大黄、白芷各二两，三棱、莪术各一两，木鳖子十个，蜈蚣十条，穿山甲十五片，巴豆一百五十个，蓖麻子一百五十个，栀子五个，黄连五钱，槐柳条三百条。

【加　　减】临证宜根据患者病情，适当配合内服汤剂治疗，以进一步提高疗效。

【功效主治】活血消积，散结止痛。积癖，局部结块，按之有形，质硬，疼痛时作，或发寒热。

【用法用量】香油二斤，入药熬黑色，去滓滤净，再入黄丹一斤，熬至点水成珠，再加血竭五钱、芦荟五钱、天竺黄五钱、轻粉五钱、阿魏五钱、胡黄连二钱、麝香五分、硼砂二钱，为末，下油中，贴于癖处。

【附　　注】本方治证是由瘀毒结聚所致。方中用大黄为主药，消肿止痛，活血凉血，祛瘀化积；三棱、莪术、穿山甲、阿魏均为理血之峻药，破血逐瘀，消死血，散积聚；取少量麝香，通过十二经，辛香走窜，彻里彻外，消肿定痛，散积祛腐；木鳖子消肿通络，以毒攻毒；蜈蚣性善走窜，解毒散结；白芷、槐柳条辛散达表，山栀、黄连、芦荟、胡黄连、天竺黄清势败毒，二者相配可共调寒热；巴豆、轻粉、硼砂、蓖麻子、血竭外用，则可散结消肿，去一切有形之积。如此诸药相伍，直达患处，发挥其功。

【方　　名】将军丸

【方药组成】川大黄、人能、砂仁各15g，硼砂、牵牛子、枳壳各9g，硇砂6g，朱砂、青黛各3g，蛤粉30g，柿霜90g，白糖化酶60g，蜈蚣10条。

【功效主治】胃癌。

【用法用量】共研细末，水泛为丸每次3g，每日3次，食前白开水送下。

【方　　名】姜半夏广陈皮方

【方药组成】姜半夏12g，广陈皮6g，茯苓9g，山豆根9g，射干6g，乌梅3个，生甘草4.5g，桃仁泥9g，沉香1g，硼砂1g。

【功效主治】食道癌。

【用法用量】每日1剂，两次煎服。

【来　　源】《安徽单验方选集》，安徽人民出版社，1972：313。

【方　　名】姜半夏姜竹茹方

【方药组成】姜半夏、姜竹茹、旋覆花、代赭石、木香、公丁香、沉香曲、豆蔻、川楝子、川厚朴、脱力草、白芍，各适量。

【加　　减】养阴生津加川石斛、南沙参、北沙参等；养血和血加当归、丹参等；燥湿化痰加青礞石；软坚散结加急性子等。

【功效主治】食管癌。

【用法用量】水煎服，每日1剂。

【方　　名】姜半夏姜竹茹方

【方药组成】姜半夏9g，姜竹茹9g，黄连3g，煅瓦楞子30g，生鸡内金6g，公丁香9g，沉香曲12g，广木香9g，川楝子9g，延胡索12g，失笑散12g，砂仁3g，蔻仁3g，大、小蓟各12g，生大黄（后下）12g，太子参2g。

【功效主治】化痰软坚，行气散结。适用于胃癌。

【用法用量】每日1剂，水煎，分2次温服。

【来　　源】上海中医学院附属曙光医院。

【方　　名】姜半夏人参方

【方药组成】姜半夏12g，人参（另炖）12g，姜竹茹12g，黄芩11g，黄连6g，干姜10g，炒薏苡仁15g，生甘草3g，大枣3枚。

【功效主治】用于胆囊癌肝转移，体质差，恶心，呕吐，心下痞满，便溏。

【用法用量】上药先用水浸泡半小时，加水煎煮2次，药液混合均匀，分2次服用，每日1剂。

【方　　名】姜半夏制南星方

【方药组成】姜半夏15g，制南星15g，石菖蒲9g，夏枯草20g，当归9g，山茱萸9g，赤芍10g。

【功效主治】补肾固本，软坚逐瘀。主治脑瘤。

【用法用量】上药浸泡30分钟，煎30分钟，制成糖浆，每日1剂，分2次服。

【方　　名】姜桂行气方

【方药组成】姜黄30g，枳壳30g，桂心30g，当归30g，红藤30g，厚朴30g，蜈蚣30g，郁金30g，柴胡30g，丹参30g，制南星18g，姜半夏18g，生大黄18g，白芍60g，炙甘草12g。

【功效主治】化痰散结，理气化瘀。主治肝癌疼痛。

【用法用量】研细末服。

【临床应用】本方治疗肝癌疼痛 44 例，治疗 2 天后疼痛消失者 9 例，3 天后疼痛消失者 14 例，4 天后疼痛消失者 10 例。

【来　　源】胡安黎方。

【方　　名】姜汁和醋方

【功效主治】姜汁、醋。

【功效主治】疣瘊。

【用法用量】姜汁和好醋，时时搽之。

【附　　注】又名瘊子，拔则丝长三四寸。有人生疣瘊，屡治屡发，照此治之，三日断根。

【方　　名】姜汁牛奶饮

【方药组成】鲜生姜汁 5ml，鲜牛奶 250ml，白糖适量。

【功效主治】散寒和胃，止吐，抗癌。主治哽噎型食管癌、贲门癌、胃癌等癌症，出现呕吐、噎嗝、反胃等症。

【用法用量】将姜汁、牛奶、白糖一起放入砂锅内煮沸，即可饮用。早、晚分服。

【方　　名】姜汁糖水饮

【方药组成】生姜汁 15ml，糖水 3 碗。

【功效主治】食管癌。

【用法用量】将生姜与糖水 3 碗煎至 1 碗，温和徐徐饮下。

【来　　源】《癌症家庭防治大全》。

【附　　注】糖水以赤砂糖煮水为良效。

【方　　名】姜竹茹姜半夏方

【方药组成】①姜竹茹、姜半夏、茯苓、枳壳、陈皮、白芍各 10g，生甘草 6g，生姜 3 片。②黄芪、熟地黄各 12g，黄精、南北沙参、天花粉、山茱萸、鸡血藤、刘寄奴各 10g，山药 20g，炙甘草 6g。

【加　　减】胃痛加绿萼梅、旋覆花；腹泻加诃子肉、石榴皮、炒扁豆；口腔溃疡用锡类散；头痛加白蒺藜、桑叶；阴虚甚者加生地黄、麦冬；脾虚甚者加白术、党参。

【功效主治】滋养叶细胞癌化疗副反应。

【用法用量】水煎服，每日 1 剂。方①用于消化道副反应，方②用于造血系统副反应。

【临床应用】共治 79 例：消化道反应显效 70 例，好转 9 例；造血系统反应显效 72 例、好转 7 例。

【来　　源】《安徽中医学院学报》，1989，(3)：46。

【方　　名】豇蔻乌骨鸡

【方药组成】白豆蔻、苹果各 10g，乌骨鸡 1 只。食盐等佐料适量。

【功效主治】健脾益气，醒胃止泻。本膳主要适用于肠癌久虚泄泻者。此症多见直肠癌，由于癌肿发展，中间部分溃破，继发感染，直肠受到刺激，出现大便变形、便次增多且排便不尽等症状，身体素质迅速下降。

【用法用量】苹果略用火烧，与豆蔻一起研末备用。乌骨鸡去毛，肠杂洗净，将药末掺入鸡腹内，用竹签封牢鸡腹。以文武火煮至肉烂脱骨即成。

【附　　注】而本膳中豆蔻、苹果均有调整肠道止泻作用，加上乌骨鸡之营养，可以标本同治。此膳原出李时珍的《本草纲目》，对于胃癌虚寒性腹泻亦可应用。膳中白豆蔻的乙醇提取物按细胞总容积法测定，对小鼠体内的腹水型肉瘤 S-180 抑制率为 29.1%，而热水提取物则为 88.8%，说明其抗癌成分主要是水溶性物质（《生药学杂志》，1979，2：56，日文）。

【方　　名】僵蚕莪术方

【方药组成】僵蚕、莪术、三七（研细末，兑服）、鸡内金各 10g，全蝎 3g，石决明（打烂，先煮半小时）、半枝莲、白花蛇舌草各 30g，谷精草 25g，夏枯草、半夏、天麻、七叶一枝花、白术、枸杞子各 15g。

【功效主治】活血化瘀，解毒散结。适用于脑室肿瘤。脾肾亏损，痰湿瘀毒凝滞，症见头痛，眩晕，恶心呕吐，双眼视力 10cm 指数，复视，上视障碍，颜面及四肢轻度浮肿等。

【用法用量】每日 1 剂，水煎服。
【来　　源】《四川中医》，1989：2。

【方　　名】僵蚕马尿糊
【方药组成】白僵蚕 30 ～ 60g，白马尿适量。
【功效主治】腹腔癌肿，腹中包块，绒毛膜上皮癌，卵巢癌肿块坚硬。
【用法用量】白僵蚕研末，用白马尿调成稠糊状，用之敷贴癌肿肿块上。每日 1 ～ 2 次。
【来　　源】《理瀹骈文》。
【附　　注】如无白马尿，其他马尿亦可。

【方　　名】僵蚕软坚汤
【方药组成】生牡蛎 60g，半枝莲 30g，昆布、海藻、僵蚕各 15g，山慈菇 12g，炮穿山甲片 10g，土鳖虫 5g。
【加　　减】尿血加小蓟、白茅根、三七；小便不利加木通、滑石、车前子；小腹疼痛加延胡索、乌药、乳香、没药。
【功效主治】化痰软坚，散瘀消积，清热解毒。膀胱癌，症见尿血，小腹肿胀疼痛，舌红，苔黄腻，脉弦涩。
【用法用量】以上药物，水煎分 2 次服，每日 1 剂。
【临床应用】本方治疗膀胱癌 13 例，治疗后生存 1 ～ 3 年者 2 例，3 ～ 5 年者 3 例，5 ～ 10 年者 4 例，10 ～ 16 年者 4 例。
【来　　源】《肿瘤良方大全》。
【附　　注】本方适用于膀胱癌初期。其病机特点为痰浊、瘀血、热毒搏结于膀胱，久则结块。治宜祛邪、消坚积。方中重用生牡蛎坚散结以消坚积为主药；僵蚕、昆布、海藻化痰散结以消痰浊，其中海藻胶酸可提高机体细胞免疫功能；半枝莲、山慈菇清热解毒，消肿散结以抗癌；炮穿山甲片性善走窜，可透达经络直达病所，以散瘀消积；土鳖虫消肿止痛。诸药合用，化痰、散瘀、解毒以祛浊邪，软坚散结以消坚积，既可抑制肿瘤细胞的生长，又能提高细胞免疫功能。

【方　　名】僵蚕蛇蜕方
【方药组成】僵蚕 6g，蛇蜕 6g，露蜂房 6g，乌梅 15g，川黄连 4.5g，党参 9g，枳实 4.5g，玄参 9g，川贝母 9g，炒白芍 9g，茯苓 12g，姜半夏 9g，橘红 9g，干姜 1.5g。
【功效主治】食道癌。用于淋巴结已有转移者。
【用法用量】宜水煎服，每日 2 次。
【来　　源】《上海中医药杂志》，1965，(10)：16。
【附　　注】上述专方宜同时配合辨证常规汤剂应用，亦可同时应用西医疗效。

【方　　名】僵蚕延胡索橘核汤
【方药组成】延胡索 15g，橘核 10g，白术 15g，白花蛇舌草 15g，僵蚕 10g。
【功效主治】直肠息肉常伴有腹痛者。
【用法用量】水煎服，日服 2 次。
【来　　源】《神方偏方治百病》。

【方　　名】降逆二陈方
【方药组成】半夏 9g，茯苓 9g，苏梗 9g，陈皮 4.5g，枳壳 4.5g，竹茹 9g，木香 4.5g，代赭石 30g。
【功效主治】化疗引起的恶心呕吐毒副反应。
【用法用量】水煎服。

【方　　名】降逆汤
【方药组成】茯苓 12g，生甘草 6g，旋覆花 9g，代赭石 18g，香橼皮 9g，焦远志 9g，焦三仙各 9g，刀豆子 12g，丁香 6g，姜半夏 12g，姜竹茹 9g，陈皮 9g，柿蒂 9g。
【功效主治】化疗所致的胃肠道反应。
【用法用量】水煎服，每日 1 剂。
【来　　源】徐怀文供方。
【附　　注】以上药量仅供参考。

【方　　名】降霜丸
【方药组成】黑豆四十九粒，绿豆四十九粒，百草霜五钱，硼砂二钱，朱砂二钱，牙屑一钱，嫩儿茶一钱，乳香一钱，川黄连一钱。
【加　　减】火热炽盛者加生石膏、炒山栀、知母；阴津大伤、咽管干涩不舒者加玄参、生地黄、芦根、天花粉、南北沙参；胃脘胀满，气逆不降者加陈皮、清半夏、竹茹、代赭石、旋覆花、柿蒂；吐出物带血者加三七、白及、仙鹤草、大小蓟。

【功效主治】散结消肿，活血清热，润燥滋枯，以通咽路。火烈金囚，热毒结聚，水源枯涸，咽嗌干燥，胃脘闭塞，或吐血，先反胃而渐成噎膈者。

【用法用量】乌梅肉捣烂为丸，如芡实大，每用一丸，不时噙化。

【附　　注】噎膈证属邪毒蕴结咽管，局部肿胀结块，贲门、胃脘闭塞不通者，当以散结消肿、活血清热为主要治法。本方即为此而设。方中用硼砂、朱砂、牙屑、儿茶解毒削坚，软化结块，蚀腐敛疮；黄连苦寒直折火热毒邪；乳香活血理气，消肿散结；百草霜解毒，止血；再用绿豆解各种毒邪，甘寒入胃而固护心脉，消肿毒；用黑豆入肾养阴，滋水源，济虚火，润燥濡枯；乌梅肉则取其酸以生津，濡润咽管之效。全方配合，着重于局部病灶的治疗，而对于致病之本亦有一定疗效。

【方　　名】降香通膈汤

【方药组成】降香24g，佩兰12g，粉防己12g，半夏12g，乌梅15g，陈皮10g，炮穿山甲4.5g。

【加　　减】便秘加狼毒0.6～1.5g。

【功效主治】食管癌、贲门癌等。

【用法用量】水煎服，每日1剂。

【临床应用】辽宁铁岭地区人民医院治疗消化道恶性肿瘤26例（食管癌21例、贲门癌5例），对解除梗阻疗效显著，其中8例梗阻完全缓解，14例部分缓解，总缓解率为84.6%。

【来　　源】《抗癌中草药制剂》，人民卫生出版社，1981：192。

【方　　名】降香延胡索方

【方药组成】降香10g，延胡索10g，三棱10g，莪术10g，八月札20g，赤、白芍各10g，郁金10g，炮穿山甲15g，土鳖虫10g，生牡蛎30g，白屈菜15g，当归10g。

【功效主治】气滞血瘀型肝癌。

【用法用量】水煎服，每日1剂。

【来　　源】《中医肿瘤学》（上），科学出版社，1983：267。

【方　　名】酱醋苦瓜片

【方药组成】鲜苦瓜1条，蒜、香菜、西红柿酱、米醋、酱油各适量。

【功效主治】肺癌痰热者。

【用法用量】将苦瓜洗净，只用外面一层，用刀削取透明的薄块片备用。继之将蒜、香菜切碎，放入碗中，加入西红柿酱、酱油、醋。然后用苦瓜蘸上述酱料食用。每日1～2次。

【来　　源】《抗癌药膳》。

【附　　注】此方酱料要好、要多，配酱料时西红柿酱、香菜量要大。

【方　　名】酱香茄子方

【方药组成】茄子400g，肉丝100g，植物油500g（实耗75g）。豆瓣酱、料酒、白糖、香醋、清汤、味精、水淀粉等适量。

【功效主治】清热活血，消肿止痛。本膳主要适用于皮肤癌局部肿胀灼痛者。

【用法用量】茄子去皮切成半寸长条状。炒锅放油，烧至七成热，倒入茄子炸成金黄色，捞出，随手放入肉丝滑油后，捞起待用。锅内留油，下葱花、姜末，投入蒜泥、豆瓣酱煸出红色，放入肉丝、茄子，加料酒、白糖、香醋、清汤翻炒，撒上味精，用水淀粉勾芡，起锅即可。

【来　　源】《福州市中草药展览资料汇编》，1976：96。

【附　　注】茄子中含有微量的龙葵碱，具有明显的抗癌作用。不仅茄肉用于肿瘤，茄子的其他部分亦然。有报告称：茄子鲜叶晒干研末治疗50例乳腺癌溃烂者，有效率高达100%，一般上药后15分钟即可减轻疼痛。方法简捷，极易推广。

【方　　名】酱油南瓜片

【方药组成】鲜嫩南瓜5kg，食盐500g，酱油

500g，白糖、芝麻油适量。

【功效主治】益以敛肺，抗癌止痛。本膳主要适用于肺癌胸肋隐痛、胀满不舒者。

【用法用量】将南瓜洗净，去皮，剖开，去瓤和籽，将每半个南瓜切成3～4条，然后将每条切成薄片。将瓜片放一干净缸内，加250g食盐搅和后夯实，腌12小时取出，沥去盐水，倒去缸内盐水，将缸洗净，擦干，倒入腌南瓜片，加剩余的盐、酱油，翻搅均匀，取出装入干净的坛中夯实，封好坛口，腌5～7天即可取食。食用时放一些白糖、芝麻油，味更鲜美。

【附　　注】南瓜甘温，经酱油腌制后性味转为甘、咸而平。故对各症型的肺癌患者均可使用。日本名和氏在其著作《怎样防治癌症》（香港世界出版社）中专有一章“南瓜疗法”，他认为南瓜对癌的预防和治疗都有不同寻常的临床疗效。

【方　　名】酱汁扁豆方

【方药组成】扁豆500g，猪肉100g，甜面酱15g，白糖25g，酱油10g，植物油50g。味精、麻油、葱花、姜末各少许。

【功效主治】健脾利湿，补胃生血。本膳主要适用于鼻咽癌放化疗后白细胞减少症。

【用法用量】扁豆去两端尖头和筋衣洗净，沥干水分。猪肉切成肉糜。炒锅倒油烧至五成熟，投入扁豆滑炒片刻，断生捞出。锅留底油，下肉糜划散，放葱花、姜末，甜面酱煸透，加酱油、白糖、味精搅匀，再投入扁豆，在旺火上反复包炒，待酱汁包牢扁豆，淋入麻油颠翻几下即可。呈紫酱色泽，咸中带甜，别具一格。

【临床应用】临床对116例性粒细胞减少者，应用白扁豆复方，粒细胞总数上升明显者94例，有效率81%。

【来　　源】《中西医结合浙江分会年会报告汇编》，1986：30。

【附　　注】白扁豆等豆类能增强细胞免疫功能，刺激骨髓造血组织，减少粒细胞的破坏，提高造血功能。

【方　　名】交感丹

【方药组成】香附子（浸透，炒）9g，茯神、黄连各6g，桂心3g，甘菊花3g。

【功效主治】清热解毒，理气通窍。适用于耳部肿瘤，听力下降。

【用法用量】上为细末。每服4.5g，灯心汤调下。

【来　　源】《赤水玄珠》。

【方　　名】椒面粥

【方药组成】川椒5g，白面粉150g，生姜3片，清水适量。

【功效主治】暖胃散寒，温中止痛。本膳主要适用于胃癌脘腹冷痛、寒性呕吐者。

【用法用量】先将川椒研为极细粉末。每次取适量同面粉和匀调于水中煮粥，再加生姜稍煮即成。

【来　　源】原出《普济方》其云：“椒面粥方，治久患冷气，心腹结痛，呕吐不能下食”。

【附　　注】川椒即芸香科植物花椒 Zanthoxylumbungeanum M. 的成熟果皮。性味辛而热。温中止痛、止泻和杀肠道寄生虫是其主要功能。日本有报道：花椒的热水煎煮后的提取物对人子宫颈癌JTC–26细胞有70%～90%的抑制率（《汉方研究》，1979，2：55，日文）。日本大本太一还进行了动物体内实验，以花椒（秦椒）热水提取物给小鼠S–180腹水癌腹腔注入，结果抑瘤率可达43.5%（《生药学杂志》，1982，2：144，日文）。

【方　　名】椒朴健脾散

【方药组成】川椒（去目，微炒出汁）、厚朴（去粗皮，姜汁制）、肉豆蔻（面裹煨熟）、诃子（煨，去核）、缩砂仁、丁香、木香、附子（炮，去皮脐）、高良姜、干姜（炮）、甘草（炙）各一两，荜澄茄、赤石脂、半夏（生姜汁制）、陈皮（去白）、神曲（炒）、大麦芽（炒）各七钱半。

【功效主治】健脾温中，和胃顺气。翻胃，食不下，脘腹冷痛，或痞闷胀满，呃逆不快，脉弦。

【用法用量】上㕮碎，每服四钱，以水一盏半，加生姜五片，大枣三枚，同煎至一盏，去滓，食前稍热服。

【来　　源】《杨氏家藏方》卷六。

【附　　注】本方治证以寒凝气滞、中焦壅塞为特点。方中川椒辛热，归脾胃经，功能温中散寒止痛；厚朴行气畅中，燥湿消积。二者并为主药。附子、高良姜、干姜、荜澄茄亦皆性禀辛热，配合川椒可共达扶阳抑阴、驱逐寒凝之效；砂仁、丁香、木香、半夏、陈皮、肉豆蔻通调气机，升清陈浊，以复中焦之枢机；诃子、赤石脂性偏收涩，合前述诸药可使走中有守，有张有弛，以防辛散耗正；神曲、麦芽消导食积，配姜、枣则调养胃气；甘草诸和诸药。全方最终可收健脾温中、和胃顺气之功。

【方　　名】焦建曲焦山楂方

【方药组成】焦建曲、焦山楂、焦麦芽、生枳实、川楝子各 12g，煅瓦楞子、郁金、仙鹤草、生牡蛎、槐花炭各 30g，生鸡内金、广木香、陈皮、白及、山豆根各 9g，延胡索、失笑散（包煎）、丹参、黄菊花、木馒头各 15g，夏枯草、海藻、海带各 24g。

【功效主治】胃癌。

【用法用量】水煎服，每日 1 剂。

【方　　名】绞股蓝解毒化瘀汤

【方药组成】薏苡仁 30g，绞股蓝 15g，海金沙 15g，金银花 9g，猪苓 15g，茯苓 12g，白术 12g，生甘草 3g，丹参 15g，莪术 12g，太子参 15g，麦冬 10g，西洋参 6g（另炖），白毛藤 20g，沙参 10g。

【功效主治】解毒化瘀，扶正抗癌。主治前列腺癌。

【用法用量】水煎服，每日 1 剂。

【来　　源】《癌症扶正培本治疗》第 1 版，福建科学技术出版社，1989。

【附　　注】服药期间，忌辛辣刺激之品，戒烟、酒。

【方　　名】绞股蓝绿茶饮

【方药组成】绞股蓝（干燥嫩叶）3g，绿茶 3g，蜂蜜 30g。

【功效主治】各种癌症患者手术、放疗、化疗后免疫功能低下。

【用法用量】绞股蓝与绿茶置茶杯中，冲沸水浸泡，加盖饮，常服不休。

【来　　源】《中国食品》。

【附　　注】绞股蓝为抗癌衰老名贵中草药，中药店有售。

【方　　名】接骨木半边莲方

【方药组成】接骨木 30g，半边莲 15g，金丝线（粉条儿菜）15g，三棱 9g，莪术 9g，青皮 6g，陈皮 6g，车前子 9g，疼痛加三七 0.6g。

【功效主治】肝癌。

【用法用量】水煎，每日 1 剂，分 2 次服。

【来　　源】湖南中医药研究所《湖南中草药单方验方选编第一辑》，湖南人民出版社，1970：135。

【方　　名】接筋草汤

【方药组成】接筋草 15g。

【功效主治】功能清热利湿，舒筋活络。主治白血病。

【用法用量】水煎服，每日 3 次温服。

【来　　源】《昆明民间常用草药》。

【附　　注】接筋草，又名野花生、天蓝苜蓿、老生等，为豆科植物天蓝苜蓿的全草，各地均有生长。

【方　　名】节风南五味子方

【方药组成】九节风（又名接骨茶）、南五味子、南蛇藤、土茯苓、瑶边竹、石菖蒲、大黄、抱石莲、铁锁匙、半枝莲各 35g，木通、威灵仙、朱砂根各 18g，山豆根 7g。

【功效主治】肠系膜淋巴肉瘤。

【用法用量】水煎，每日 1 剂，服 3 次，1 个月为 1 疗程。

【方　　名】拮抗丸

【方药组成】芫花、甘遂、大戟、甘草各等分。

【加　　减】服本药后，可出现恶心、腹痛、腹泻等消化道刺激反应，但继续服药，症状可自行缓解。

【功效主治】消肿散结。直肠癌，症见便脓血，大便秘结，腹痛腹块。

【用法用量】上药共研细粉，水泛为丸，如绿豆大，每次口服 8 ～ 12 粒，每日早、晚各服 1 次，连服 12 天，停药 2 天，再服 12 天为 1 个疗程。停药 4 天可继续下一个疗程。

【来　　源】《辽宁中医杂志》1988 年第 6 期。

【附　　注】本方适用于直肠癌中、晚期失去手术指征或不能进行放、化疗或使用放、化疗无效者，或不接受手术及放、化疗者。癌肿乃坚积之病，非平和药所能奏效，必令反夺以攻之。故本方运用相反药物配制，经基础研究证实该丸剂安全，副作用小，抑癌谱较广。方中芫花、甘遂、大戟力峻效卓，攻邪抗癌，消肿散结，甘草清热解毒，合用其抗癌作用机制可能与对癌细胞的 DNA、RNA 和蛋白质合成的抑制作用有关。

【方　　名】结肠癌广泛转移三方

【方药组成】①炙黄芪、生白芍、党参各 15g，当归、延胡索各 12g，川楝子、半夏各 9g，陈皮、炙甘草、木香各 6g，降香 3g。②马钱子片剂。③乳香、红花各 6g，赤芍、桃仁、生香附、乌药各 12g，阿魏 4.5g，共研细末。

【功效主治】结肠癌广泛转移。

【用法用量】方①水煎服，每日 1 剂。方②每日 3 次，每次 1 片或每日 2 次，每次 2 片。方③以蜂蜜调成糊状外敷痛处固定，每昼夜换药 1 次。

【临床应用】田某，女，33 岁。患者于 1981 年 12 月因拟诊卵巢囊肿而进行手术，术中发现结肠癌广泛转移，无法割除而关闭腹腔。曾先后运用放疗、化疗、中药、西药等始终未见好转。1982 年 4 月因中上腹疼痛剧烈并伴有恶心呕吐，各种西药治疗无效而改求中医会诊。运用方①加减内服并马钱子内服，方③外敷痛处，治疗 3 个多月，腹块质地明显变软，按之已不感疼痛。出院时面色红润，食量增加，随访疼痛未再复发。

【来　　源】《浙江中医杂志》，1983，（5）：205。

【方　　名】结核二仁汤

【方药组成】夏枯草 15g，昆布 15g，海藻 15g，橘核 15g，生牡蛎 15g，赤芍 9g，山甲珠 9g，泽兰 9g，桃仁 12g，王不留行籽 12g，薏苡仁 30g。

【功效主治】功能活血化瘀，化痰软坚。主治甲状腺囊肿恶性变。

【用法用量】水煎服，每日 1 剂。

【来　　源】湖北中医药大学附属医院。

【方　　名】桔梗枇杷汤

【方药组成】桔梗 12g，枇杷叶 15g，百合 12g，地骨皮 12g，麦冬 12g，黄芪 24g，鱼腥草 20g，白术 18g，北沙参 18g，款冬花 12g，七叶一枝花 15g，猫爪草 18g，百部 12g，陈皮 6g，野荞麦 12g。

【加　　减】咳嗽气促者，加麻黄 9g，旋覆花（包）15g，葶苈子 10g；咯血者，加仙鹤草 18g，蒲黄 10g，白茅根 15g；有胸积水者，加猪苓 15g，车前子（包）18g，苍术 20g；高烧者，加黄芩 9g，水牛角（先煎）30g；胸疼痛者，加三七末 5g，莪术 9g，延胡索 10g；气阴不足者，加太子参 15g，蛤蚧（另煎汤）1 对。

【功效主治】用于肺癌早期。

【用法用量】上药加水煎煮 2 次，药液混合均匀，分 2 次服，每日 1 剂。

【方　　名】解毒丹

【方药组成】当归、山茱萸、川牛膝（酒炒）、香附（醋制）、土茯苓、金银花、金银花叶各 30g，赤豆卷（用赤小豆发出芽 0.3cm 长，即晒干）、肉苁蓉（酒洗，去盐）各 90g。

【加　　减】肿块较大加夏枯草、玄参、白花蛇舌草；疼痛较甚加郁金、延胡索、三棱、莪术；便秘加大黄；神疲乏力加黄芪、党参、白术、陈皮。

【功效主治】滋补肝肾，利湿清热，化瘀解毒。卵巢癌，症见腹胀疼痛，有包块，身热口干，舌质红，苔黄，脉弦滑。

【用法用量】上药共为细末，炼蜜为丸，每丸重 9g，每夜服 1 丸，嚼细，白开水送下或水煎服，每日 1 剂。

【来　　源】《蒲辅周医疗经验》。

【附　　注】本方所治为卵巢癌中晚期证属气滞血瘀，湿热内结而肝肾亏虚者。治宜攻补兼施。方中香附疏肝解郁，理气行滞以破气滞，气行则血行；加牛膝、当归活血化瘀以逐瘀血；土茯苓、金银花、金银花叶、赤豆卷清热利湿，解毒消肿以抗癌瘤；当归、山茱萸、肉苁蓉滋补肝肾，养血益精，改善免疫功能。诸药合用，共奏利湿清热、行气活血、滋补肝肾之功。

【方　　名】解毒丹方

【方药组成】明白矾 15g，菖蒲 30g，雄黄 24g，琥珀 15g，穿山甲（醋炙）30g，冰片 3g，硼砂 15g，郁金 15g，血竭 15g，生甘草 15g，滑石 15g。

【功效主治】喉癌、子宫癌、胃癌等。

【用法用量】共研细末，装零号胶囊，每次 6 个，约 4.5g，每日服 1 ～ 2 次。

【来　　源】《癌症的治疗与预防》，春秋出版社，1988：175。

【方　　名】解毒豁痰汤

【方药组成】荸荠 60g，天葵子 30g，重楼 15g，三七 10g，白僵蚕 1g，全蝎 3g，半枝莲 30g，白花蛇舌草 30g，半夏 15g，白术 15g，天麻 10g，石决明 30g。

【功效主治】解毒消瘤，豁痰通络。脑星形细胞瘤，症见头痛阵作，走路少急，频频呕吐，双目视物模糊，或复视，听力减退，或颜面四肢浮肿，舌红苔白腻，脉濡或弦滑。

【用法用量】以上药物，水煎分 2 次空腹服下，每日 1 剂。

【临床应用】本方重在攻逐邪气，临床具体应用时，可配合下方以攻补并施、补脑充髓，药用龟甲胶 15g，鹿角胶 15g，枸杞子 15g，熟地黄 15g，补骨脂 18g，巴戟天 30g，当归 15g，制何首乌 30g，黄芪 30g，潞党参 30g，金毛狗脊 30g，隔日 1 剂，水煎服，与上方交替服用。

【来　　源】《中西医结合杂志》1985 年第 2 期。

【附　　注】本方治证当属邪毒犯脑、痰浊泛溢、清窍蒙闭而为病。治当攻毒、豁痰、通络、天窍。方用天葵子、重楼、半枝莲、白花蛇舌草、荸荠以解毒消肿，散积消瘤；半夏、白术、天麻化痰祛湿，降逆泄浊，疗风痰上扰、开清窍闭阻，半夏尚能平胃止呕吐、散结积；石决明质沉下行，重镇逆气，降泄浊邪，导痰破滞；白僵蚕、全蝎通络搜邪，驱邪透外，活血除积，止疼痛。全方配合，可去邪毒、风痰，以使瘤消窍开，结散痛止。

【方　　名】解毒活血汤

【方药组成】①内服解毒活血汤：金银花、连翘、生地黄、玄参各 10g，象贝母、赤芍、牡丹皮各 6g，当归尾 4.5g。②外用霜梅乳没散合玄珠散：霜梅乳没散为白信、乳香、没药、青黛、黄连、冰片、甘草各 1.5g，硼砂 3g，大枣 15g。先将大枣去核切片，白信研末加入，均匀放于瓦上用炭火炙至枣枯烟尽为度，取出候冷研细，再将余药研细加入。玄珠散为朱砂、鹿角霜、硼砂、川贝母、石膏各 3g，牛黄 0.3g，黄柏、鸡内金、甘草、冰片各 1.5g，共研细末。

【功效主治】口腔早期癌变。

【用法用量】方①水煎服，每日 1 剂。方②外用药霜梅乳没散 6g，玄珠散 12g，撒于溃疡面，每日 5 ～ 6 次。

【临床应用】治疗 1 例，共服（敷）药月余，肿块消失，溃疡愈合，随访数年，仍健在。

【来　　源】《浙江中医杂志》，1987，（9）：401。

【方　　名】解毒活血汤

【方药组成】生地黄、连翘、猪苓、土茯苓、苦参、川牛膝各 20g，牡丹皮、金银花、黄芪各 30g，白花蛇舌草 100g，生白芍 40g，鳖甲 15g。

【加　　减】疼痛较重加乳香、没药、延胡索、路路通；肺转移加瓜蒌、桔梗、葶苈子、夏枯草、龙葵。

【功效主治】清泄热毒，通散瘀结，软坚抗癌，益气养血。主治骨肉瘤，骨痛如针刺，频作难忍，身热口干，舌质红绛，舌边尖有瘀点，苔黄燥，脉弦数。

【用法用量】以上药物，水煎分 2 次温服，每日

1剂。

【来　　源】《河北中医》1989年第4期。

【附　　注】本方适用于骨肉瘤尚未转移，证属瘀热内蕴，邪毒炽盛，阻于脉络。治宜攻补兼施，以攻为主。方中金银花、连翘、白花蛇舌草、土茯苓、苦参清热解毒，消肿散结以抗癌瘤；生地黄、牡丹皮清热凉血；猪苓利水渗湿，导热下行；川牛膝、牡丹皮活血化瘀以逐瘀滞；黄芪、白芍益气养血以扶正；鳖甲软坚散结以消坚积。诸药合用，攻邪以抑制癌瘤，扶正以提高免疫功能。

【方　　名】解毒抗癌蛇莓汤

【方药组成】山海螺20g，兔耳草25g，鱼腥草30g，龙葵45g，蛇莓50g，蜀羊泉30g。

【加　　减】胸部剧痛加开金锁30～50g。

【功效主治】肺癌。

【用法用量】水煎服，每日1剂。

【来　　源】《神医奇功秘方录》。

【方　　名】解毒抗癌汤

【方药组成】白花蛇舌草30g，石见穿30g，蒲公英15g，金钱草20g，山栀10g，郁金10g，枳壳12g，柴胡9g，延胡索12g，白茅根18g。

【加　　减】热盛而黄疸明显者，加水牛角、牛黄、生地黄、玄参；烦热口渴者，加芦根、生地黄、玉竹、石斛；大便干结者，加大黄、芒硝。

【功效主治】清热解毒，行气止痛，活血抗癌。胆囊癌，症见胁痛胸闷，口苦，烦热燥渴，或发黄疸，小便黄赤，或发烧，汗出，大便干结，舌质红，苔黄，脉数。

【用法用量】以上药物，水煎分2次空腹服下，每日1剂。

【来　　源】《肿瘤学》。

【附　　注】本方治证为胆囊癌症属邪热结聚，阻塞气机，肝胆失于调畅者。方用金钱草为主药，功专入肝胆而清邪热、利湿浊、退黄疸；辅以白花蛇舌草、石见穿、蒲公英、山栀泻火解毒、抗癌散结、消肿止痛；佐以柴胡、郁金、枳壳、延胡索疏肝通络、宽中行滞、调畅气机，气顺则有助于胆汁排泄，此外郁金、延胡索尚有良好的止痛作用；白茅根甘寒清热、生津护阴、利尿通淋，以防邪热伤津。全方配合，相辅相成，共奏解毒抗癌之功。

【方　　名】解毒利湿汤

【方药组成】瞿麦、萹蓄各15g，石韦、车前子、滑石、金钱草、赤小豆、白茅根各30g，黄柏、苦参、木通、竹叶各9g，山豆根12g。

【加　　减】神疲乏力加党参、白术、茯苓、陈皮、山药；腰膝酸软加熟地黄、枸杞子、菟丝子、覆盆子；尿血不止加白及、小蓟、仙鹤草；热邪甚加半枝莲、蒲公英、白花蛇舌草。

【功效主治】清热解毒，利湿攻癌。膀胱癌，症见尿色深红，小便短数，口干咽燥，舌质红、苔薄黄，脉滑数。

【用法用量】以上药物，水煎分2次温服，每日1剂。

【临床应用】本方治疗膀胱癌10例，在改善症状，延长生存期方面取得了良好的效果。

【来　　源】《肿瘤良方大全》。

【附　　注】本方所治为膀胱癌初中期证属湿热下注、灼伤血络、膀胱气化失司者，治宜清热利湿。方中集木通、瞿麦、萹蓄、石韦、车前子、滑石、赤小豆、金钱草诸利水通淋之品，清利湿热；黄柏、苦参清泄下焦湿热；山豆根清热解毒，消肿抗癌；白茅根凉血止血；竹叶利尿通淋，导热外出。诸药合用，共奏清热解毒、利湿攻癌之功。

【方　　名】解毒清热汤

【方药组成】蒲公英30g，野菊花30g，大青叶30g，紫花地丁15g，重楼（草河车）15g，天花粉15g，赤芍10g。

【功效主治】各种肿瘤在热毒炽盛时均可运用。

【用法用量】水煎服，每日1剂。

【附　　注】此方药味苦寒，中病即止，不可久服，以免伤正。

【来　　源】赵炳南方。

【方　　名】解毒散结方

【方药组成】白英 30g，龙葵 30g，蛇莓 30g，半枝莲 30g，土茯苓 30g，大蓟 30g，小蓟 30g，仙鹤草 30g，瞿麦 20g，黄柏 15g，延胡索 10g，竹茹 10g，淡竹叶 10g。

【加　　减】热盛伤阴、口干口渴者加白茅根、芦根、玄参、天花粉；热壅血瘀、小便赤涩疼痛、尿有血块者加车前子、猪苓、茯苓、金钱草。

【功效主治】解毒消肿，清热止血。肾癌，尿中带血，或挟有血块，淋漓涩痛，身热不退，腰痛如折，口干口苦，渴欲饮水，或恶心欲吐，舌红苔黄，脉数。

【用法用量】以上药物，水煎分 2 次空腹服下，每日 1 剂。

【来　　源】《中医肿瘤学》。此为北京郁仁存教授方。

【附　　注】凡热蕴下焦，酿毒成积，聚结于肾，发为肾癌患者可用本方治疗。方用白英、龙葵、蛇莓、半枝莲、土茯苓清热解毒，抗癌消肿，破积削坚；黄柏、瞿麦、竹叶清下焦湿热，利尿通淋；大蓟、小蓟清热利水，凉血止血；仙鹤草扶正抗癌，宁络和血；竹茹清胃止呕，降浊安中以固后天；延胡索行气活血，通经止痛。诸药配合，共奏解毒消肿、清热止血之效。

【方　　名】解毒散结汤

【方药组成】败酱草 15g，川楝子 10g，车前草、黄芩各 12g，白花蛇舌草、半枝莲、蒲公英各 20g，大腹皮 12g，鳖甲 10g。

【加　　减】毒热盛者，加金银花、半边莲各 20g，白花蛇舌草、蒲公英各加至 30g；腹水者，加茯苓 20g，猪苓 25g，泽泻 10g。

【功效主治】清热利湿，解毒散结。主治卵巢癌湿热毒结型。症见身重困倦，腹胀满有块，少腹疼痛较剧，口干苦不欲饮，大便干燥，尿黄灼热，五色带下，舌质暗，苔厚腻或黄腻，脉弦滑或滑数。

【用法用量】水煎服，每日 1 剂。

【来　　源】《偏方验方秘典》，中原农民出版社。

【附　　注】避免过于劳累，加强饮食营养，定期复查。

【方　　名】解毒散结汤加味

【方药组成】板蓝根 30g，马勃 4.5g，薄荷 10g，蒲公英 30g，瓜蒌 15g，玄参 15g，苦桔梗 10g，生地黄 12g，赤芍 12g，草河车 12g，郁金 10g，露蜂房 3g。

【功效主治】清热解毒，活血消肿。适用于湿热隐入血分，痰阻血络，结聚成块之淋巴肉芽肿。

【用法用量】水煎服，每日 1 剂。

【来　　源】关幼波方。

【临床应用】阿某，男，4 岁。1969 年 5 月来诊。患儿于半年前出现左侧下颌部延及颈部多个淋巴结进行性肿大，质地较硬，以致颈部转动困难，活体组织检查结果为“淋巴肉芽肿”，给予放射治疗，同时前来就诊。症见左侧颈部及下颌部多个淋巴结肿大，肿块高起弥漫连成一片，质硬推之不动，局部皮肤颜色无变化，头部转侧不利，身无寒热，体质瘦弱，纳食不佳，二便尚可。舌苔薄白，脉弦滑。证系湿热隐于血分，痰阻血络，结聚成块。治宜清热解毒，活血消肿，投以本方，随症加减，曾用过杏仁、生枇杷叶、海藻、昆布、鸡内金、金银花等药，共服药 1 个月余，同时结合放疗，肿块明显缩小，再连续进药 1 个月余，局部肿块基本恢复，3 年后信访，患儿身体一般状况良好，颈部肿物未再复发。

【附　　注】方中板蓝根、蒲公英、金银花、草河车等清热解毒；马勃、薄荷、露蜂房解毒消肿，轻宣上焦之郁结；玄参滋阴降火，清热解毒，善治瘰疬等毒热郁结之痰，佐苦桔梗、瓜蒌、杏仁、生枇杷叶化痰通络，利胸膈以畅气机；昆布、海藻消痰散结；郁金解郁舒肝；生地黄、赤芍凉血活血。

【方　　名】解毒四物汤

【方药组成】当归（酒洗）2.4g，川芎 1.5g，白芍（炒）1.8g，生地黄 3g，黄连（炒）1.8g，黄芩（炒）2.4g，黄柏（炒）2.1g，栀子（炒黑）2.1g，地榆 2.4g，槐花（炒）1.5g，阿胶珠 1.8g，侧柏叶（炒）1.8g。

【加　　减】腹胀，加陈皮 1.8g；气虚，加人参 9g，白术 9g，木香 5g；肠风，加荆芥 1.5g；气下陷，加升麻 1.5g；心血不足，加茯苓 1.8g；虚寒，加炒干姜 1.5g。

【功效主治】养血解毒，清肠止血。适用于肠癌，血虚火旺，大便下血。

【用法用量】每日 1 剂，水煎，空腹时服。

【方　　名】解毒汤

【方药组成】大黄 3g，黄连 9g，黄芩 9g，黄柏 6g，栀子（炒）9g，赤芍 6g，枳壳 3g，连翘、防风各 9g，甘草 3g。

【功效主治】泻火解毒，行气活血。适用于肠癌，大肿大痛，大便不通者。

【用法用量】每日 1 剂，水煎服。

【方　　名】解毒汤

【方药组成】绵茵陈 20g，半枝莲 30g，半边莲 30g，薏苡仁 30g，炒山栀 10g，制熟大黄 12g，川郁金 18g，飞消石 15g，广三七 6g，紫丹参 15g，建泽泻 12g，茯苓 20g，白花蛇舌草 30g。

【功效主治】肝癌。

【用法用量】每日 1 剂，水煎分 2 次服。

【方　　名】解毒消瘤汤

【方药组成】草河车（拳参）、半枝莲、龙葵各 30g，白花蛇舌草 60g，北豆根 10g。

【功效主治】用于各种癌症患者具有毒热征象者。

【用法用量】水煎服，每日 1 剂。

【方　　名】解毒消水方

【方药组成】厚朴 60g，泽泻 12g，泽兰 15g，龙葵 15g，绞股蓝 30g，白花蛇舌草 30g，砂仁 6g。

【加　　减】可根据病情，适当进行辨证加减，如正虚者并用扶正抗癌方（人参 6g，蛤蚧 6g，紫河车 6g，冬虫夏草 6g，三七 9g，僵蚕 9g，沉香 3g，鹿茸 3g，共为细末，每次 1.5g，每日 2 次口服）；兼有血瘀者并用化瘀逐水散（甘遂 3g，冰片 3g，公丁香 3g，血竭 6g，乳香 6g，没药 6g，儿茶 6g，共为细末，醋调为糊，外敷脐部，每日换药 1 次，30 日为 1 个疗程）；如腹水量大，可适当配合抽吸腹水，并予支持疗法。

【功效主治】解毒消水。癌性腹水。

【用法用量】以上药物，水煎分 2 次空腹服下，每日 1 剂。

【临床应用】本方同时配合辨证加减，治疗癌性腹水 98 例，其中贲门癌 22 例、胃癌 44 例、卵巢癌 31 例、间皮瘤 1 例。结果临床治愈 14 例，显效 42 例，好转 26 例，无效 16 例，总有效率 83%。

【附　　注】癌性腹水，症见热壅气阻、腹大胀满者，可以本方化裁治疗。方用龙葵、白花蛇舌草清热解毒、抗癌消炎；以厚朴、砂仁疏理气机，消满除胀，扶土制水；绞股蓝补益正气，纠正虚弱，以养正而消积化水；泽泻、泽兰利水消肿。诸药配合，共奏解毒行气、扶正行水之效。

【方　　名】解毒泻火汤

【方药组成】鱼腥草 30g，蒲公英 30g，七叶一枝花 15g，徐长卿 30g，蜀羊泉 30g，铁树叶 30g，石见穿 30g，白花蛇舌草 30g，川贝母 9g，象贝母 12g，王不留行 12g，牡丹皮 6g，猫人参 60g，泽泻 15g，猪苓 15g，茯苓 15g，葶苈子 30g，桑白皮 15g。

【加　　减】胸胁胀满，气急，加五味子、炙紫苏子、莱菔子、郁金、全瓜蒌；胸胁疼痛，加丹参、赤芍、桃仁、延胡索；口干乏力，加石斛、生地黄、芦根、太子参、黄芪；咳嗽痰黏，加麻黄、紫菀、款冬、枇杷叶、淡竹沥；低热起伏，加败酱草、红藤、金银花、连翘。

【功效主治】清热解毒，活血利水。适用于肺癌合并胸水者。

【用法用量】每日 1 剂，水煎，分 2 次温服。

【临床应用】单用本方治疗肺癌合并胸水 31 例，治后胸水消失 3 例，减少 1 例，稳定 9 例。中位生存期 4.8 个月。

【来　　源】郭松云方。

【附　　注】方中鱼腥草、蒲公英、七叶一枝花、徐长卿、蜀羊泉、铁树叶、石见穿、白花蛇舌草、猫人参清热解毒，川贝母、象贝化痰止咳，王不留行、牡丹皮活血，葶苈子、桑白皮、泽泻、猪苓、茯苓泻肺利水。

【方　　名】解毒玉女煎三方
【方药组成】①羚羊角粉 1g（冲），玄参 15g，金银花 20g，连翘 15g，蒲公英 15g，生石膏 30g，知母 10g，生地黄 15g，麦冬 15g，板蓝根 15g，仙鹤草 15g，地榆 15g。②加味参芪仙补汤：人参 6g，黄芪 20g，仙鹤草 20g，补骨脂 15g，生地黄 15g，天冬 15g，白花蛇舌草 20g，白茅根 15g，黄药子 10g。③解毒化瘀汤：半枝莲 20g，生大黄 6g（后下），三棱 15g，莪术 15g，白花蛇舌草 20g，大青叶 15g，薏苡仁 15g，夏枯草 15g，太子参 15g，黄芪 20g。
【功效主治】急性非淋巴细胞性白血病。
【用法用量】每日 1 剂，水煎服。方①用于邪毒内蕴温毒型，方②用于邪毒内蕴温毒型，方③用于邪毒内蕴痰核瘰疬型。并可采用一定化疗。
【临床应用】共治 21 例，完全缓解 13 例（62%），缓解后平均生存 497 天。
【来　　源】《河北中医》，1987，（3）：39。

【方　　名】解郁救肺汤
【方药组成】炙黄芪、柴胡、清半夏各 15g，西洋参、香附、神曲各 10g，瓜蒌、鱼腥草、川贝母各 20g，白豆蔻、陈皮、升麻、白及各 6g，参三七、炙甘草各 4g，灯心、淡竹叶为引。
【加　　减】喘促不能平卧加葶苈子、地龙；淋巴转移加黄药子、石上柏；骨转移加续断、没药、血竭；胃转移加石见穿、瓦楞子；肝转移加半边莲、鸡骨草、铁树叶；肠道转移加制米壳、赤石脂；高烧不退加生石膏、石菖蒲、羚羊角。
【功效主治】补气理气，解郁化痰。肺癌，症见咳嗽，咳痰或痰中带血，咳声低弱，胸闷不舒，纳呆胁胀，舌淡红，苔白，脉弦细。
【用法用量】以上药物水煎，每剂煎取汁 400ml，每次 100ml，每 6 小时服药 1 次，30 日为 1 疗程，一般用药 3 个疗程。
【临床应用】本方治疗肺癌 42 例，存活 5 年以上 10 例，2 年以上 18 例，有效率 66%。
【来　　源】《辽宁中医杂志》1991 年第 2 期。
【附　　注】本方适用于肺癌中期证属气机郁滞者，或化疗、放疗、手术治疗后服用。治宜理气解郁。方中柴胡、香附、白豆蔻、陈皮疏肝健脾，理气解郁以破气滞；炙黄芪、西洋参补气以助气行，并可改善免疫功能；脾为生痰之源，故加半夏、陈皮以健脾理气除湿，使湿去脾健而痰不再生；肺为贮痰之器，故加瓜蒌、鱼腥草、川贝母清肺化痰以消肺之痰浊，使肺气宣降而无痰可贮；升麻攻毒以透邪，升阳以托毒，使邪毒尽解；陈皮、神曲健胃消食；白及收敛止血；参三七化瘀止血；甘草调和诸药；灯心、淡竹叶利水引邪下行。该方理气解郁，有升有降，有补有清，理气中寓补气之效，解郁中有宣肺之功。

【方　　名】金宝赴筵膏
【方药组成】大黄、黄芪、地龙（去土）、当归、龙骨、乳香、没药、粉霜、硇砂、穿山甲、轻粉各 9g，冰片 3g，巴豆（去皮壳）21 粒，麝香（少许）。
【功效主治】活血解毒，祛腐散结。适用于皮肤癌。
【用法用量】上荞麦灰 270g 煎，淋灰三覆之，汁煎 1/3 下用雪裹之雀粪 15g，重煎十来沸，提起放冷，澄清再熬，入大黄末煎三沸，次入朴硝、花碱者各 90g，每药 30g 加石灰 90g，黄丹 15g，旋搅之，待煎滴水中直到底不散者方好，提起用饼封，如用，入麝香、冰片。

【方　　名】金黛散
【方药组成】紫金锭 6g，青黛 12g，牛黄 12g，野菊花 60g。
【功效主治】肝癌。
【用法用量】共研为细末，每次 3g，每日 3 次。
【来　　源】《肿瘤病》，人民卫生出版社，1982：69。

【方　　名】金丹
【方药组成】枪硝 5.4g，蒲黄（生）1.2g，僵蚕

3g，牙皂3g，冰片0.3g。
【功效主治】消肿豁痰。适用于喉肿瘤。
【用法用量】共研细为末，吹喉。
【来　　源】《医碥》。
【附　　注】本方性迅利，善走内，轻症不宜用。

【方　　名】金凤衔珠
【方药组成】蛇床子12g，母丁香、肉桂、杏仁、白及、吴茱萸、菟丝子、北细辛、薏苡仁、砂仁、牡蛎、川椒各9g，麝香少许。
【功效主治】癥瘕，兼治行经腹痛，虚寒带下，以迟色淡，玉门宽湿，并阳事不举，遗浊寒证。
【用法用量】研末蜜丸樱桃大，每1丸纳入玉门中。
【来　　源】清·《四科简效方》丙集。

【方　　名】金刚杵荞麦方
【方药组成】金刚杵30g，荞麦20g。
【功效主治】具有泻热通便、消痞除满之功，主治直肠癌。亦可治疗肠梗阻、肠扭转等病，有较好效果。
【用法用量】将2药共研为细末，均分为10包。也可加蜂蜜50g，制成丸药，每丸10g，每日服2次，每次1丸。服本方后若泻下太过，可将双手放入冷水中即解。

【方　　名】金刚刺煨猪肉
【方药组成】金刚刺（又名金刚藤，短梗菝葜的根茎）30～60g。
【功效主治】除风湿，活血解毒，镇惊息风，抗癌。主治颈淋巴结核。
【用法用量】炖猪肉，淡服，食肉喝汤。
【来　　源】《陕甘宁青中草药选》。

【方　　名】金刚藤汤
【方药组成】金刚藤125g。
【功效主治】喉癌。
【用法用量】水煎，分2次服。
【来　　源】《一味中药巧治病》。

【方　　名】金刚藤夏枯草煎
【方药组成】金刚藤125g，夏枯草50g。
【功效主治】喉癌。
【用法用量】上两方水煎分2次服，两种药在不同时间轮流服食。
【来　　源】《治癌中药处方700种》。

【方　　名】金匮泻心汤
【方药组成】①大黄12g，黄连10g，黄芩15g，牡丹皮15g，栀子15g，大贝母18g。②黄连粉：黄连30g，羚羊粉5g。
【功效主治】上颌骨软骨肉瘤术后。
【用法用量】方①水煎服，每日1剂。方②上药研面，同时将药面撒于牙托纱布上，外敷，每日换药3次。
【临床应用】张某，男，37岁，经拍片及病理检查诊断为左上颌骨软骨肉瘤，并行左上颌骨部分及瘤体切除术。术后情况欠佳，半个月后行癌根治术。2个月后，刀口及口腔溢脓血而找中医就诊。症见左面部紫红发热，肿胀疼痛，面肌麻木紧张，感觉迟钝，刀口及口腔内脓血外溢，伴头痛，语言不利，睁眼不能，大便干燥，三四日1次，尿短赤，舌苔黄厚无津，脉弦数有力。服上药（外敷黄连粉）20余天，症状大有好转，更方以太子参15g，生地黄15g，黄连6g，大贝母10g，生甘草10g，每日1剂，外敷药继用，每日换药2次。前后共服药一个半月，患者一切如常，随访一年，情况良好。
【来　　源】《山东中医杂志》，1987，（3）：43。

【方　　名】金果榄臭壳虫方
【方药组成】金果榄20g，臭壳虫10个，壁虎10只。
【功效主治】本方具有清热解毒、消肿散结、攻坚破结之功。食道癌患者，由于癌块不断增大，阻碍食道，饮食不能顺利下达胃中，而经常发生呕吐。
【用法用量】以上3味药，研为细末，每天服3次，每次5g，服用时取白鹅1只，杀死取血，然后取适量兑温开水送服。剩余鹅血可放入冰箱中低温保存备用。

【来　　源】昆明中药厂王汝俊、昆明市药材公司王汝生献方。

【附　　注】本方具有明显的抗癌消肿作用。一般服用10天即可见效。吞咽随即顺利，症状也随之减轻。服药期间忌辛辣酸冷饮食。患者多呈消耗性死亡。

【方　　名】金果榄酒

【方药组成】金果榄300～500g，高粱酒3 000g浸泡7～10日。

【功效主治】清热解毒。主治痈疽疔毒恶疮，并可用治血管瘤、脂肪瘤。

【用法用量】涂敷患处，每日3～4次。内服：每日1次，每次约30ml。

【来　　源】《中药大辞典》。

【方　　名】金果榄松橄榄方

【方药组成】金果榄20g，松橄榄20g，马蹄香30g，鸡血藤40g，化血丹40g。

【功效主治】本方具有行气止痛、活血化瘀、消痞散结之功，对胃癌引起的胃痛腹胀有明显的行气止痛作用。

【用法用量】研为细末，每日4次，每次服10g，用鸡蛋清兑温开水调服。

【附　　注】方中主药金果榄、松橄榄、化血丹有明显的抗癌消肿作用，一般服用15天就可见到明显疗效。

【方　　名】金甲白龙汤

【方药组成】郁金30g，八月札30g，丹参30g，女贞子30g，鳖甲35g，龙葵35g，白术25g，柴胡20g，重楼20g。

【加　　减】木气克土者，加陈皮、清半夏、党参、茯苓；食少纳呆者，加炒麦芽、炒莱菔子、炒山楂、炒神曲；气滞而胀痛甚者，加合欢皮、枳壳、木香、延胡索、香附；血瘀刺痛者，加橘络、炒水蛭、红花、刘寄奴、穿山甲、王不留行。

【功效主治】疏肝理气，活血散结。原发性肝癌，症见胁肋胀痛，或胁下积块，不欲饮食，烦躁不安，或见头晕眼花，舌红或暗红，脉涩滞。

【用法用量】以上药物，水煎分2次服下，每日1剂，2个月为1个疗程。

【临床应用】此方治疗原发性肝癌128例，临床治愈5例，显效5例，有效79例，无效39例。治后中位生存期24.9个月。

【附　　注】本方治证为肝癌属气滞血瘀者。其辨证要点为胁肋胀痛或刺痛，烦躁易怒，舌质有瘀斑、脉涩。方用八月札、柴胡疏肝理气、通络止痛；郁金、丹参活血祛瘀、消癥化积；女贞子、鳖甲养肝阴、补肝体，以助阳达阴，后者并能散结软坚；白术健脾益气、扶土疏木；重楼、龙葵清热解毒、抗癌祛邪。全方相配，实肝体而助肝用，逐邪气而守中土，自可收护肝、保肝、泻实扶正之目的。

【方　　名】金甲丸

【方药组成】龟甲，鳖甲，生牡蛎，大青叶，娑罗子，地龙，青皮，郁金，露蜂房，蛇蜕，全蝎。

【加　　减】肝区疼痛剧烈者，加延胡索、川芎、白芍、刘寄奴；气滞而血瘀重者，加莪术、三棱、土鳖虫、水蛭；脾胃不足、食少乏力者，加黄芪、党参、茯苓、八月札、炒莱菔子。

【功效主治】软坚化瘀，理气解毒。原发性肝癌，肿块质硬，表面结节，凹凸不平，按之疼痛，或有黄疸，舌苔白或腻，脉滑。

【用法用量】以上药物各等分，水泛为丸，每服3～9g，每日3次，温开水冲下。

【附　　注】本方所治肝癌，其病机为痰浊、热毒结聚，蕴结肝胆，耗伤阴液，气失顺畅。方用地龙、大青叶、露蜂房清热毒、散邪气、抗癌散结，另外前者尚有化痰之功；龟甲、鳖甲滋阴填精、补益肝肾，后者并能软坚化积；娑罗子、青皮理气疏肝、解郁行滞，合龟甲、鳖甲则有补肝体、助肝用之效；郁金活血行气，清肝退黄；全蝎、蛇蜕通经络，止疼痛，以毒攻毒；生牡蛎咸以软化积块，化痰消癖。综合全方，诸药相互配合，共奏其效。对改善晚期肝癌的症状有一定疗效。

【方　　名】金剪刀泥膏
【方药组成】鲜金剪刀适量。
【功效主治】骨肉瘤。
【用法用量】将药用清水洗净，放少许食盐捣烂如泥膏，敷于肿瘤处，药厚2cm，每日1换，10日为1个疗程。
【来　　源】《全国中草药肿瘤资料选编》。

【方　　名】金剪刀外敷方
【方药组成】鲜金剪刀适量。
【功效主治】脑瘤。
【用法用量】加少许食盐，捣烂外敷头部，24～36小时取下。如局部发泡，用针挑破，一般敷1次即可。
【来　　源】《浙江民间常用草药》。
【附　　注】金剪刀，为毛茛科植物湖州铁线莲，又名“河边威灵仙”，多年生草质藤本，茎有6棱，7月开白花，生于沟边、河岸湿地。药用其全草。本品外用，鲜草适量捣敷，还可用治深部脓肿、风湿性关节炎。

【方　　名】金剪刀外敷方
【方药组成】鲜枯枝活叶藤（金剪刀）根（适量）。
【功效主治】解毒化瘀祛腐。适用于体表癌肿和颅内肿瘤。
【用法用量】取鲜金剪刀根，先用清水洗净，加入少量食盐捣烂。外用，贴敷于肿瘤患处，24～36小时取下，如局部皮肤未破，可用消毒针挑破，一般敷1～2次即可。用于治疗颅内肿瘤有一定疗效。

【方　　名】金剪刀盐膏
【方药组成】鲜金剪草根适量，食盐少量。
【功效主治】恶性脑瘤。
【用法用量】将鲜金剪草根洗净，加放食盐捣烂，如泥膏状。熬于肿瘤患处，约厚2cm，24～36小时后取下。
【来　　源】《肿瘤的防治》。
【附　　注】熬药后局部起灼痛者，可做一般消毒处理，并将泡挑破，再擦上龙胆紫。

【方　　名】金橘蓖麻籽
【方药组成】金橘罐头1瓶，蓖麻子适量，鸡蛋1个。
【功效主治】乳腺增生。
【用法用量】先每日吃罐头1瓶，分3次吃完，连续3日。然后取鸡蛋1个，自一端破1孔，装入蓖麻籽仁10～15个，用白面包裹，放入灰火中烧熟食用，除蛋壳外全吃完，每晚吃1个，10日为1个疗程，行经期停用。
【临床应用】本组43例患者，痊愈26例，显效12例，无效5例。
【来　　源】贾培林方。

【方　　名】金橘露
【方药组成】金橘500g。
【功效主治】疏肝理气，防癌抗癌。主治肝郁气滞型宫颈癌等癌症。
【用法用量】取形大而圆、皮肉皆甘、少核的金橘，切碎，加水浸泡2小时，放入蒸馏器内蒸2次，收集蒸馏水液备用。每日2次，每次饮服30～50ml，炖温饮之。

【方　　名】金橘散
【方药组成】真金橘、母丁香、广木香、乳香、雄黄、巴豆（去油）、没药、好朱砂各等分。
【加　　减】本方气味厚浊，应用时可加神曲、麦芽以护胃调中，增加食纳。
【功效主治】理气降胃，活血散积。反胃，脘腹撑胀，不欲饮食，或上腹积块，质硬疼痛，或如刺如割，拒按，舌苔薄白或略白腻、脉弦。
【用法用量】上为细末，每服9～12g，空腹温开水冲服，每日3次。药后米粥调理。
【附　　注】本方治证以气滞血瘀为主要病机特点。脾胃气滞不行，郁于中焦，升降失常，故可见呕吐、不欲进食及脘腹胀满；气滞日久，不能行血，则血瘀内阻，结聚成形，故有腹内积块，痛如针刺刀割。方中用金橘为主药，“醒脾，避秽，化痰，消失”（《随息居饮食谱》），其味芳辛，尤善理气开痞、降逆快膈；辅以丁香既可助主药下气降胃，又能温阳散寒止痛；木香芳香气烈味厚，通壅塞，导一切气滞，除痃癖，消恶气，健脾胃；乳香、没药活血理气，通络止痛，消肿生肌；雄黄、朱砂蚀腐生肌，散结消积；巴豆泄浊导滞，通腑气，散积滞。诸药合用，则共奏理气降胃、活血散积之功。药后恐伤胃气，故嘱米粥调理。

【注意事项】本方散剂内服有一定刺激气味，可加入胶囊中服用，或入丸剂，以减少对胃的影响。

【方　　名】金康复口服液

【方药组成】黄芪 30g，北沙参 15g，天冬 12g，女贞子 15g，石上柏 15g，七叶一枝花 15g。

【功效主治】益气养阴，解毒抗癌。肺鳞癌或肺腺癌辨证属于气阴两虚者。

【用法用量】每次 30ml，每日 3 次，30 天为 1 周期，2 个周期为 1 个疗程，周期间歇 3 天。或以上药，水煎分 2 次空腹服下，每日 1 剂。

【来　　源】《中医杂志》1997 年第 12 期。

【附　　注】本方适用于肺鳞癌或肺腺癌辨证属气阴两虚者。正气虚损，阴阳失调，六淫之邪可乘虚入肺，郁久可化热，造成耗气伤阴，故肺癌患者以气阴两虚及阴虚为多见。方中黄芪甘温，补气升阳，托毒，补气以扶正，托毒以抗邪，并能增加人体免疫功能，从而抑制癌瘤生长；沙参、麦冬、女贞子养阴生津，能提高免疫功能及延长抗体存在的时间；石上柏、七叶一枝花清热解毒，化瘀散结，能抑制癌瘤生长。诸药合用扶正祛邪兼顾，辨病与辨证相结合，癌瘤得以控制。

【方　　名】金铃子延胡索方

【方药组成】金铃子 15 ～ 20g，延胡索 20 ～ 40g，白芍 20 ～ 60g。

【功效主治】理气和血定痛。适用于各种癌症后期出现脏腑、肢体疼痛者。

【用法用量】每日 1 剂，水煎至用手捏捻延胡索能呈糊状即可，取汁频服。

【来　　源】《山东中医杂志》，1989：1。

【方　　名】金钱草垂盆草方

【方药组成】①金钱草、垂盆草、金银花、白马骨、半枝莲、半边莲、前仁、天花粉、赤小豆、茯苓各 35g，郁李仁 28g，枳实、鸡内金各 20g，山慈菇 18g。②半枝莲、白马骨各 70g，七叶一枝花 50g，金钱草、半边莲、白花蛇舌草各 35g，赤小豆、金银花各 20g，大血藤、枳实、天葵子各 18g，山豆根 10g。30 天为 1 个疗程。

【加　　减】若二便秘结，可加黑、白丑 15g，炒至半生半熟时研成细末，用温开水冲服。

【功效主治】卵巢恶性肿瘤。

【用法用量】水煎，每日 1 剂，服 3 次。

【附　　注】服药期间忌食牛肉、胡椒，忌房事。

【方　　名】金钱草海金沙方

【方药组成】金钱草 30g，海金沙 30g，鸡内金 20g，石韦 12g，冬葵子 12g，滑石 20g，瞿麦 20g，赤芍 15g，木通 9g，泽兰 2g，生甘草 6g。

【功效主治】肾癌。用于小便不畅，尿频、尿急、尿痛等。

【用法用量】水煎服，每日 1 剂。

【方　　名】金钱草煎

【方药组成】金钱草、白英、土茯苓、薏苡根、白花蛇舌草各 37.5g，蛇莓 18g。

【加　　减】小便疼痛加瞿麦、萹蓄、甘草梢、木通；小便困难加车前子、泽泻；血尿不止加大蓟、小蓟、白茅根、藕节。

【功效主治】清热利湿，解毒抗癌。膀胱癌，症见小便黄赤，尿血鲜红，心烦口渴，舌红，脉数。

【用法用量】以上药物，水煎分 2 次温服，每日 1 剂。

【附　　注】本方所治为膀胱癌初、中期证属湿热下注者。过食辛辣厚味醇酒，滋生湿热，湿热下注，熏灼血络，迫血妄行乃成本症。治宜清热利湿，解毒抗癌。方中金钱草甘淡利尿，咸能软坚，微寒清热，能清热利湿，引邪下行，软坚积，为主药；白英、土茯苓、白花蛇舌草、蛇莓清热解毒，消肿抗癌以助主药之功；薏苡根利水清热，导热下行。诸药合用，清热毒，利湿浊，消坚积，临床用本方治疗膀胱癌有一定疗效。

【方　　名】金钱草汤

【方药组成】金钱草30g，水杨梅根30g，小蓟15g，海金沙12g，茵陈蒿12g，鸡内金12g，木香9g，黄芩9g，柴胡6g，生甘草6g。

【加　　减】身热不退者，加蒲公英20g，金银花20g，白花蛇舌草30g，连翘15g；黄疸较甚者，加虎杖20g，败酱草20g，滑石15g；上腹痛甚者，加郁金15g，延胡索20g，川楝子10g；积块较大者，加丹参20g，三棱10g，莪术10g，水蛭5g，赤芍15g；呕吐恶心者，加陈皮10g，清半夏10g，竹茹10g，代赭石30g，芦根20g。

【功效主治】清热利湿，散结退黄。胆囊癌，胁下积块，疼痛不解，持续黄疸，并进行性加重，皮肤瘙痒，口苦口干，身热不扬，小便黄，或有大便发白，不欲饮食，脘腹满闷，舌红苔黄腻，脉滑数。

【用法用量】以上药物，水煎分2次空腹服下，每日1剂。

【来　　源】《中医肿瘤防治大全》。

【附　　注】本方所治胆囊癌其病机为湿热蕴结肝胆，日久不解，郁于胆囊，积生肿块。方用金钱草为主药，可除湿退黄，利水通淋，解毒消肿；辅以茵陈蒿、水杨梅根、黄芩清热利湿，除脾胃肝胆湿热浊邪；佐以柴胡疏肝达木，升阳散火，和解少阳，与黄芩相伍则一清一散，泄湿热，开郁气；木香宽脾胃，行滞开痞，助纳化，止疼痛；海金沙、小蓟除下焦湿热，导邪由小便而解；鸡内金磨坚消积，化食散结，助脾开胃；最后以甘草调和诸药。综合前方，清热化湿以治黄疸之本，利水通淋以使邪有出路，从而共奏散结退黄之目的。

【方　　名】金钱草蜈蚣山甲汤

【方药组成】龙葵6g，蛇莓50g，蜀羊泉45g，半边莲15g，金钱草60g，穿山甲10g，蜈蚣5条。

【功效主治】肝癌。

【用法用量】龙葵先煎5～8小时后加入各药煎服。每日1剂。炙穿山甲、蜈蚣研粉冲服。

【来　　源】《神医奇功秘方录》。

【方　　名】金钱苡莲汤

【方药组成】玉簪花根1.5g，石见穿、半枝莲、薏苡仁各30g，小叶金钱草60g。

【功效主治】肝癌。

【用法用量】水煎服，每天1剂，2～3次服。

【来　　源】《治癌中药处方700种》。

【方　　名】金山银兔方

【方药组成】鹌鹑蛋3个，猴头菇100g，鹌鹑1只，韭菜20g，净冬笋10g，葱白1段，姜片2片，古田老酒10g，酱油5g，精盐2g，熟猪油10g，整葱1根，药生油60g。

【功效主治】补益气血，健脾抗癌。本膳主要适用于胃癌白细胞减少者。

【用法用量】清水煮至蛋熟，去外壳，在尖头一方煎2刀，形成兔头，大头一方中间剪一刀像兔尾。鹌鹑宰杀，去毛和内脏，锅中煮熟烂。猴头菇盐水浸5小时，切片蒸熟，将鹌鹑用酱油抹全身，放入锅内，炸至黄色捞出。将锅上火，放入猪油，加入冬笋丝、猴头菇片、葱白等佐料略炒。把韭菜铺在盘底，上面放蛋，猴头菇叠成山形，山旁放鹌鹑造形，即可。

【来　　源】《中国食品》，1992，12：10。

【附　　注】据福建中医学院锦先副教授报告，本膳对消化道恶性肿瘤有防治作用，是很好的抗癌名肴。

【方　　名】金丝鲤鱼羹

【方药组成】金丝鲤鱼1尾（约500～1000g），胡椒3g。姜、葱等调味品适量。

【功效主治】健脾开胃，利水消肿。本膳主要适用于子宫内膜癌出现营养不良性水肿者。

【用法用量】鲤鱼去鳞及肠杂，洗净，加胡椒、姜、葱等佐料，以清水煮熟即可。

【来　　源】《中医杂志》，1987，9：6。

【附　　注】鲤鱼甘平无毒，其功能在于祛湿小便，同时又有启脾醒胃之效。民间治疗噤口痢水药难进，可取其羹置病人前嗅之，即能开胃，如心食，可予少量食之，缓缓能进食。实际上，对肿瘤病人不思饮食，亦可用本法诱导之。治疗水肿时，本膳不能加盐。杨福民还报告：鲤鱼汤辅助治疗肾病低蛋白性水肿，效果良好。方法是鲜鲤鱼1条，加生姜3片，加水煮1小时，煎汤成1 200～1 500ml，每次饮汤100ml，每日2次，同时配以益气养血的中药，如白术、茯苓、当归、焦三仙、阿胶等。

【方　　名】金硝丸

【方药组成】千金子6g，绿矾3g，干漆9g，郁金3g，花蕊石3g，山慈菇3g，白矾3g，火硝9g，枳壳6g，五灵脂6g，制马钱子9g。

【功效主治】活血化瘀，软坚破积，清热解毒。适用于乳腺癌中晚期肿瘤转移、淋巴结肿大者。

【用法用量】共研为细粉，水泛为丸。每月1.5～3g，黄芪煎水送下，或开水送下，每日3次。

【附　　注】本方用白矾、火硝、郁金、干漆、五灵脂软坚消炎，化瘀活血，消积攻坚，推陈致新；马钱子、枳壳通络提神，消痞祛风，顺气，宽肠胃，疏滞，以通血脉；千金子、绿矾、花蕊石、山慈菇利气止血，清热解毒，止痛消肿。

【方　　名】金星散

【方药组成】郁金20g，白矾20g，火硝20g，重楼20g，蟾酥3g，红硇砂6g，鸡蛋壳30g，料姜石30g，仙鹤草20g，天南星30g。

【功效主治】攻坚破积，清热解毒，利气止痛，降逆镇冲。适用于各种癌瘤。

【用法用量】将上药共研为细粉。每服1～6g，开水送下，每日3次。

【来　　源】《中医癌瘤证治学》。

【附　　注】方中料姜石、鸡蛋壳和胃健脾，降逆镇冲；红硇砂疏滞消痞，化瘀通经；白矾、郁金、重楼、蟾酥散瘀活血，攻坚破积，理气止痛，消炎解毒，疏肝解郁；火硝消坚化瘀，推陈致新；仙鹤草、天南星祛瘀生新，消滞散结，燥湿祛痰，强心滋补。

【方　　名】金岩丸

【方药组成】天然牛黄1g，麝香2g，羚羊粉15g，白花蛇50g，全蝎30g，僵蚕30g，壁虎20g，蜈蚣5g，穿山甲15g，琥珀15g，雄黄5g，冰片2g，血竭7g，大黄10g，青黛10g，制马钱子5g，制乳香6g，制没药6g，蟾酥0.5g，朱砂5g，藏红花10g。

【功效主治】软坚散结，化痰通络，祛瘀止痛，解毒消肿。适用于肺癌，证属痰瘀闭阻者。

【用法用量】按以上用量比例配方，研细粉，装胶囊入清洁瓶密封备用。每服5g，温开水送下，早、晚各1次，1个月为1个疗程，间隔1周再开始下个疗程。

【来　　源】《山东中医杂志》，1989：3。

【方　　名】金岩丸合康复汤

【方药组成】①金岩丸：天然牛黄1份，麝香2份，羚羊粉15份，白花蛇50份，全蝎30份，僵蚕30份，壁虎20份，蜈蚣5份，穿山甲15份，琥珀15份，雄黄5份，冰片2份，血竭7份，大黄10份，青黛10份，制马钱子5份，制乳香6份，制没药6份，蟾酥0.5份，朱砂5份，藏红花10份，按以上用量比例配方，研细粉，装胶囊入清洁瓶密封备用。②康复汤：沉香6g，桔梗10g，人参10g，黄芪30g，枸杞子15g，熟地黄12g，白术12g，薏苡仁30g，石斛10g，乌梅10g，当归12g，川贝母10g，桑白皮15g，沙参10g。

【加　　减】发热，加生石膏、黄芩、牡丹皮；咯血甚者，加白及、白茅根；胸水者，加葶苈子、猪苓、龙葵。

【功效主治】攻邪扶正。气血痰毒凝聚之肺癌。

【用法用量】金岩丸每次服5g，每日服2次，早晚分服，1个月为1个疗程，间隔1周，再开始下1个疗程。康复汤每日1剂，水煎服，亦可用该汤剂送服金岩丸。

【来　　源】《山东中医杂志》1989年第3期。

【附　　注】本组方剂适用于各种肺癌的中、晚期，是攻邪扶正兼顾，既治标又治本的方剂。肺主气，朝百脉，为贮痰之器，故肺部实证为本病之标，其病机不外气滞血瘀，痰毒凝聚，予金岩丸以攻其实。肺之虚为该病之本，故用康复汤培补脾肾，充养肺阴以固其本。金岩丸中牛黄、青黛、羚羊粉、蟾酥清热解毒，抑瘤抗癌偏攻毒邪；全蝎、僵蚕、雄黄、蜈蚣、壁虎化痰散结，活络止痛偏祛痰浊；血竭、乳香、没药、红花活血化瘀，祛瘀止痛偏行血瘀；麝香、白花蛇、冰片、穿山甲性善走窜，通经达络直达病所；马钱子通经络，止疼痛，散结消肿；大黄攻荡积滞，使浊邪下达；朱砂、琥珀护心宁神。诸药合用软坚散结，化痰通络，祛瘀止痛，解毒消肿以攻浊邪。康复汤中人参、黄芪、白术、薏苡仁补气健脾以补后天；熟地黄、枸杞子补肾养精以固先天；石斛、乌梅、沙参养阴生津；当归养血活血；川贝母、桑白皮化痰平喘；沉香、桔梗宽胸利膈，消积解郁，引诸药入肺而达病所。诸药合用培补脾肾，养阴益肺以固其本。两方配伍既考虑到中药的性味功能，又根据药理研究，不仅有较强的抑制肿瘤的作用，且能提高人体免疫功能，延长抗体存在时间，增强患者抗病能力，两方合用，攻补兼施，相辅相成，缓解病情，延长生存期。

【注意事项】服用上药时，饮食宜清淡，忌食辛、黏腻之品。

【方　　名】金银花白花蛇舌草方

【方药组成】金银花 30g，白花蛇舌草 30g，半枝莲 30g，紫花地丁 15g，浙贝母 15g，野菊花 15g，蒲公英 15g，丹参 15g，赤芍 10g，乳香 10g，没药 10g，山慈菇 6g，黄芪 6g，升麻 6g，天花粉 6g。

【功效主治】用于癌症初期，皮疹初发，结节范围较小，表现轻度溃疡周围绕以红晕，根盘收束。

【用法用量】上药加水煎煮 2 次，药液混合均匀，早晚分服，每日 1 剂。

【方　　名】金银花茶

【方药组成】金银花 10 ～ 25g，铁观音茶 2g，蜂蜜少量。

【功效主治】胃癌、肝癌等消化道癌瘤或癌症放疗期间出现热象明显者。

【用法用量】将金银花水煎至沸，加放铁观音茶泡沏出味即可，饮时入蜂蜜少许调味饮之。

【来　　源】《和配本草》《抗癌食疗》。

【附　　注】铁观音茶即乌龙茶之一。如缺者，可用其他优质绿茶代之。

【方　　名】金银花丹皮方

【方药组成】金银花 20g，牡丹皮 12g，五倍子 12g。

【功效主治】白血病。

【用法用量】水煎服，每日 1 ～ 2 次。

【方　　名】金银花甘草方

【方药组成】金银花 100g，生甘草 15g，半枝莲 18g，绿茶 10g。

【功效主治】清热解毒，治胃癌、胃脘灼痛，口干溲黄。

【用法用量】水煎服，每日 1 剂。

【方　　名】金银花连翘方

【方药组成】①金银花、连翘、黄连、黄柏、犀角、生石膏、知母、牡丹皮、紫花地丁、蒲公英。②龙胆草、黄芩、栀子、夏枯草、竹叶、柴胡、猪苓、泽泻、木通、半夏、佩兰、茯苓。③党参、红参、黄芪、生熟地黄、补骨脂、五味子、龟板、鸡血藤、当归。④生石膏、知母、白芍、地骨皮、麦冬、玄参。⑤癌灵Ⅰ号注射液每毫升含砒石（三氧化二砷）1mg，轻粉（气化汞）0.01mg，每支 2ml。

【功效主治】急性粒细胞白血病。

【用法用量】诱导缓解期：癌灵Ⅰ号每次 8 ～ 10ml 加 10% 葡萄糖 10 ～ 20ml，静脉注射，每日 2 次，同时属热入营血型服方①，属湿热蕴结型服用方②。维持缓解期：癌灵Ⅰ号 2 ～ 4ml，每日 2 次，肌肉注射 1 ～ 2 个月，属气血两虚者同时服用方③，属阴虚内热者同时服用方④。

【临床应用】共治 81 列，完全缓解 22 例（27.2%）。

【来　　源】《中西医结合杂志》，1984，4（1）：19。

【方　　名】金银花连翘汤
【方药组成】金银花、连翘、蒲公英、桑叶、生地黄、生石膏、大青叶、车前草、薏苡仁、黄独、冬葵子、莪术、白花蛇舌草各适量。
【功效主治】治急性白血病初期。
【用法用量】水煎，每日1剂，服2次，配合化疗。
【临床应用】用药10～20天，有效率为70.5%。

【方　　名】金银花连翘汤
【方药组成】金银花20g，连翘15g，紫花地丁30g，板蓝根15g，大青叶15g，桃仁10g，红花10g，牡丹皮10g，蜈蚣3g，莪术10g，全蝎3g，当归15g，白花蛇舌草30g，半枝莲30g。
【功效主治】瘀毒型鼻咽癌。
【用法用量】水煎服，每日1剂。
【来　　源】《中西医结合治疗癌症》：43。

【方　　名】金银花连翘汤
【方药组成】金银花30g，连翘6g，天花粉6g，当归15g，蒲公英12g，乳香15g，赤芍6g，黄芩6g，桃仁15g，野菊花10g，大黄15g，知母3g，薄荷6g。
【功效主治】鼻咽癌。
【用法用量】水煎服，每日1剂。方辨证选用。
【来　　源】南昌市第一医院方。

【方　　名】金银花藕节方
【方药组成】金银花30g，藕节15g，泽泻6g，黄柏12g，猪苓9g，车前子9g，毛菇9g，萆薢12g，甘草9g，蒲公英15g，紫花地丁15g，生贯众15g，栀子9g。
【加　　减】尿血多加白茅根12g，二蓟炭12g；尿中有紫色血块加桃仁9g；疼痛加乳香、没药18g，甘草9g；尿道刺痛加海金沙9g，淡竹叶9g。
【功效主治】膀胱癌。
【用法用量】水煎服，每日1剂。
【来　　源】《中草药验方选编》。

【方　　名】金银花蒲公英方
【方药组成】金银花、蒲公英、生石膏、紫花地丁、牡丹皮、皂角刺、全瓜蒌、穿山甲珠、大青叶、板蓝根、当归、赤芍、玄参各10g，甘草5g。
【功效主治】恶性淋巴瘤。
【用法用量】水煎服，每日1剂。

【方　　名】金银花蒲公英方
【方药组成】金银花、蒲公英各一两，花粉、白芥子各五钱，制附子、木通各一钱，柴胡二钱，白芍、通草、栀子、茯苓各二钱。
【功效主治】男子乳房臃肿。
【用法用量】水煎服，每日1剂。

【方　　名】金银花藤蒲公英方
【方药组成】金银花藤30g，蒲公英30g，淫羊藿30g，仙茅20g，白头翁30g。
【功效主治】清热解毒。适用于直肠癌。
【用法用量】水煎服，每日3服。

【方　　名】金银花雪梨蜜饮
【方药组成】金银花30g，雪梨250g，蜂蜜20g。
【功效主治】清热化痰。主治痰热阻肺型肺癌，咳嗽痰多、痰色黄质稠者。
【用法用量】先将金银花洗净，放入锅中，研碎，备用。再将雪梨洗净，连皮切碎，与金银花碎末同放入砂锅，加水适量，煎煮20分钟，用洁净纱布过滤，去渣，收取滤汁放入容器，趁温热时调入蜂蜜，拌和均匀即成。早晚2次分服，或当饮料，分数次服食，当日吃完。

【方　　名】金银花鱼脑石方
【方药组成】金银花9g，鱼脑石、黄柏、硼砂各6g，冰片0.6g，香油、凡士林各15g。
【功效主治】鼻咽癌头痛。
【用法用量】药研细末，加香油、凡士林调成软膏，每用3～5g，塞入鼻内。

【方　　名】金樱子根鸡蛋方
【方药组成】金樱子根60g，鸡蛋2枚。
【功效主治】皮肤癌瘙痒。

【用法用量】将金樱水煎汤，打入鸡蛋共煮透，每日1次，常饮之。
【来　　源】《明州医话》。

【方　　名】金樱子益母草方
【方药组成】金樱子40g，益母草30g，刺梨根20g，鸡血藤30g。
【功效主治】活血化瘀抗癌。适用于子宫癌。
【用法用量】上为细末，每服5g，兑入蜂蜜服，每日3次。

【方　　名】金盏菊煎
【方药组成】金盏菊（干根）1 000g，每取50g，酒、水煎服。日服1～2次。
【功效主治】行气活血。用治癥瘕（消化道癌肿）。
【来　　源】《中药大辞典》。
【附　　注】金盏菊，菊科草本植物，我国川、贵、闽、两广等地均有栽培。其花、叶能凉血、止血，有消炎抗菌作用，其根有行气活血功能。华南民间用来治胃寒痛：取金盏菊鲜根30～60g，水煎或酒、水煎服。欧洲民间外用于皮肤、黏膜的各种炎症，亦可内服治疗各种炎症及溃疡（如胃及十二指肠溃疡、胃炎、肝胆疾患等）。用于消化道癌肿可减轻中毒症状、改善食欲、睡眠等，亦有用于月经不调者。

【方　　名】金针菜香菇包方
【方药组成】青菜3 000g，白糖150g，精盐100g，味精50g，金针菜50g，香菇30g，生油100g。麻油适量。
【功效主治】益脑醒神，滑肠通便。本膳主要适用于鼻咽癌头晕、头胀者。
【用法用量】青菜洗净，放沸水锅中稍烫捞出，置冷水中激冷，斩碎挤干水分，便为净菜。香菇、金针菜用热水浸发，香菇剪蒂；金针菜去花梗后，各自剁碎，和净菜搅一起，放入糖、盐、味精、生油、麻油一起搅和，即可待包。常规法包成包子，蒸熟即可食用。
【附　　注】日本医学家认为：大便秘结是导致头晕、头胀的主要原因。本品中，青菜含大量纤维素促进排便，金针菜健脑醒神，下通上清，对鼻咽癌头晕症状可望缓解。金针菜又名黄花菜，性味甘凉，有止血、消炎、清热、利湿、消食、明目、安神等功效，《本草正义》云其禀凉降之性，治气火上升，夜少安寐，其效颇著。

【方　　名】金针菇什锦烩
【方药组成】金针菇30g，小竹笋100g，豌豆10g，鱑仁150g，葱2棵，高汤250ml。盐、味精、淀粉、豆油、醋适量。
【功效主治】健脾益气，和中宽肠。本膳主要适用于恶性皮肤肿瘤放疗期间的饮食调养者。
【用法用量】将竹笋煮沸切成薄片，鱑仁抽去肠泥，洗净备用。在锅内将适量豆油烧热，加入竹笋片、葱、金针菇搅炒，再加入鱑仁、豌豆炒匀，放入盐、味精和高汤。盖上锅盖，待锅中汤沸，倒入淀粉勾芡，加少许醋，即成。
【附　　注】金针菇是近年来发展起来的真菌类食品，色泽金黄，凉拌、清炒均有别味，极受患者欢迎。虽然金针菇本身尚未见治疗有良效的报告，但福建省医学科学研究所发现另一种真菌类食品凤尾菇有确实的抗癌活性，对小鼠S-180、EAC腹水癌、Lewis肺癌细胞均有抗癌作用。
【来　　源】《福建医药杂志》，1992，1：30。

【方　　名】金针菇蒸鳗鱼方
【方药组成】鳗鱼1条（约500g），鲜金针菇200g，鸡蛋2枚，精盐、黄酒、香油各适量。
【功效主治】滋补肝肾，扶正抗癌。主治肝肾阴虚型肝癌等多种癌症。
【用法用量】将鲜金针菇洗净。鳗鱼去内脏洗净，放入沸水锅中焯一下，捞出洗净斩成段。取炖盅一只，将鸡蛋打入，用筷子搅匀，加入金针菇，上面放鳗鱼，加入黄酒、精盐并注入适量清水，上笼蒸至鱼肉熟透，出笼淋上香油即成。佐餐当菜，随量食用。

【方　　名】锦灯笼果汤
【方药组成】锦灯笼果50g。

【功效主治】喉癌。
【用法用量】水煎服，每日1剂。
【来　　源】《一味中药巧治病》。

【方　　名】浸药丸
【方药组成】桃仁10g，乳香、没药、川芎、川椒、当归、赤芍各15g，自然铜（火烧醋淬7次）7.5g。
【功效主治】和营祛瘀，散寒止痛。适用于骨瘤初起。
【用法用量】上为细末，用黄蜡60g，火化开，入药末，不住手搅，为丸如弹子大。每服1丸，以开水或陈酒将药化开，煎至1.5g，趁热服下，重者每日2次。
【来　　源】《医宗金鉴》。

【方　　名】京三棱丸
【方药组成】京三棱三分（微煨，锉），鳖甲一两（涂醋，炙令黄，去裙襕），川大黄一两半（锉碎，微炒），木香半两，当归三分（锉，微炒），白术三分，厚朴一两（去粗皮，涂生姜汁，炙令香熟），吴茱萸半两（汤浸七遍，焙干，微炒），诃黎勒一两（煨，用皮），枳壳一两（麸炒微黄），麦芽一两（炒微黄），神曲一两（锉，微炒），桂心一两，槟榔一两。
【加　　减】食入复吐出者另代赭石、旋覆花、丁香、陈皮；久痢不止、腹痛隐隐者加黄连、葛根、党参；喘促气少、面色无华者加五味子、人参、蛤蚧、冬虫夏草。
【功效主治】疏导气血，散寒消积。久痃癖气，心腹胀满，时时筑心背痛，宿食不消，呕逆，不思饮食；休息气痢，喘促黄瘦，面目虚肿。
【用法用量】上为末，炼蜜为丸，如梧桐子大，每服30丸，以粥饮送下，不拘时候。现可做汤剂服，每日1剂。
【来　　源】《太平圣惠方》卷四十九。
【附　　注】本方治证，为数邪相合引起。究其病机有气滞、血瘀、寒凝、食积等，故其治疗遣药，亦当全面兼顾。方中用木香、厚朴、枳壳通调一身之气，以消气滞；用三棱、当归活血化瘀以祛血滞；麦芽、神曲消导化食以疗食滞；吴茱萸、桂心祛寒温阳以散寒凝。上药均为治本之义。复用大黄泄浊通便，通达腹气下行，以降浊而升清气；鳖甲散结助阴，白术健脾化湿，槟榔下气导滞，行水除胀，诃子降气敛咳。六者配合，则标治而有利于本复。综观全方，标本并治，气血并调，邪正兼顾，升降有序，共奏疏导气血、散寒消积之功。

【方　　名】经霜土楝子方
【方药组成】经霜土楝子三两，雄鼠粪三两，炙露蜂房三两。
【功效主治】乳岩散。
【用法用量】共研细末。每服三钱。陈酒送下，吃一服，间二日再吃一服，神效。

【方　　名】荆芥方
【方药组成】荆芥，要近根下一段，须向药店买回自取为真。
【功效主治】瘰疬。
【用法用量】剪碎煎汤，温洗良久，看烂破处紫黑，针刺去血，再洗三四次，用樟脑、雄黄等分为末，麻油调扫上出水，次日再洗，以愈为度。凡瘰疬延至胸前、腋下及两肩、颈项，不能转动，四五年不愈皆治，其效如神。

【方　　名】荆芥丸
【方药组成】荆芥360g，天麻（去苗）、附子（炮，去皮、脐）、白附子（炮）、乌药、当归（洗，焙）、川芎各30g。
【功效主治】祛风化痰，活血通络。适用于脑肿瘤。眩晕痰多，咽膈不利，口目动，偏正头痛。
【用法用量】上为细末，炼蜜为丸，每30g做10丸，朱砂为衣。每服1丸，食后细嚼，茶清或酒送下。
【来　　源】《杨氏家藏方》。

【方　　名】荆蓬煎丸
【方药组成】荆三棱二两（锉，酒浸，冬三日，夏一日），蓬莪术二两（锉，醋浸，冬三日，夏一日)(上二味用去皮巴豆二十斤，用于银石器内用文武火炒令干黄色为度，捡去巴豆不用)，木香、枳壳、青皮、小茴香、槟榔各一两。
【加 减】腹痛较甚者，加延胡索、川楝子、乌药；便血色黑者，加三七、地榆、槐花；身倦乏力者，加党参、白术。
【功效主治】情志抑郁，肝气不舒，脏腑失和，气滞血瘀，久而成块，腹部积块明显，硬痛不移。
【用法用量】上药共研细末，水煮面糊和丸，如豌豆大。每服30丸，饭后温生姜汤送下。现可做汤剂，按上述比例组方，水煎服，每日1剂，分2次服下。
【来 源】《御药院方》卷三。
【附 注】本方所治之证为气滞血瘀而以血瘀为主的积聚。方中重用三棱、莪术共为主药，功能破血化瘀，消积散结，治一切凝结停滞有形之积，故取名荆蓬煎丸。二药与巴豆同炒，增强其消积化滞之功能。木香、枳壳、青皮疏理气机，行气止痛，气行则血行共为辅药；茴香、槟榔辛散温通，功能消积行滞，理气止痛。诸药合用理气活血软坚散结。主治气滞血瘀之积聚。现临床可用于胃癌、肝癌、肠癌的治疗。

【方 名】精制卤碱粉淀粉
【方药组成】精制卤碱粉100g，淀粉10g，蒸馏水100ml，硬脂酸镁1ml。
【功效主治】消肿止痛。适用于成骨肉瘤。
【用法用量】制成片剂。每片0.5g，每次1g，日服2次，15天为1个疗程。第1个疗程后，下1个疗程均较前1个疗程的每次用量增加1g，连续5个疗程。

【方 名】井蛙皮散
【方药组成】生井蛙皮适量。
【功效主治】各种癌溃烂。
【用法用量】煅存性，蜜水调服。
【来 源】《一味中药巧治病》。

【方 名】景天三七方
【方药组成】鲜景天、三七叶各80g。
【功效主治】肺癌大量咯血。
【用法用量】取新鲜景天、三七叶80g，捣碎，用纱布滤汁20ml。根据出血量多少，可酌情加减服用量。

【方 名】景天三七爵床方
【方药组成】鲜景天、三七、爵床、草乌适量。
【功效主治】肝癌。
【用法用量】共捣烂，敷肝脏部位。
【来 源】江苏医学院的特效方。

【方 名】景岳清肝解郁汤
【方药组成】人参、熟地黄、炒白芍、茯苓、炒山栀、川贝母各4g，柴胡、牡丹皮、川芎、陈皮各2g，当归、白术各6g，甘草3g。
【功效主治】治肝经血风热，或郁火伤血，乳内结核，或为肿溃不愈。凡肝经血气不和之病皆宜用此药。
【用法用量】水煎服。
【来 源】《景岳全书·外科钤古方》。
【附 注】本方《症治准绳·疡医》亦有收载，剂量无大出入。

【方 名】净肌方
【方药组成】雄黄、海螵蛸、大柏皮、宣连水粉、轻粉、蚌粉、杏仁各等分。
【功效主治】祛腐解毒，燥湿敛疮。适用于皮肤癌。
【用法用量】上为末。用真清油调敷。

【方 名】净牛乳
【方药组成】净牛乳，以当面取者为佳。
【功效主治】凡患噎膈，大便燥结者，服此必效。
【用法用量】少加白糖，时时炖热饮之。

【方 名】九箭丸
【方药组成】乌梢蛇15g，赤眼蜂10g，小白花蛇15g，蜣螂头15g，干蟾皮10g，全蝎15g，水蛭15g，蜈蚣10g，白僵蚕20g。
【加 减】可适当加入神曲、炒谷芽、连翘、木香、陈皮等和中调胃，减轻虫类药的刺激性。

【功效主治】削坚消积，以毒攻毒。食管癌，胸骨后不适或疼痛，或上腹部不适、呃逆、嗳气，甚或吞咽困难，食物返流，前胸或后背持续性钝痛，声音嘶哑，或食管癌晚期因梗阻、进食减少出现消瘦、脱水等恶病质症状者。

【用法用量】以上药物，共研细末，过筛，炼蜜为丸，每丸重6g。每次1丸，每日3次。

【临床应用】以本方治疗各期食管癌324例，近期客观疗效，完全缓解（CR）17例、占5.2%，部分缓解（PR）66例、占20.4%，好转（MP）101例、占31.2%，不变（SD）95例、占29.3%，进展（PD）45例、占13.9%，治后生活质量亦明显提高，5年生存率21.3%（69/324）。

【来　　源】《中医药防治肿瘤特技集成》。

【附　　注】本方药物组成均为虫类之品，故本方特点为善于走散，启闭通关，开窍宣塞，通利经脉。方用乌梢蛇、小白花蛇以毒攻毒，破癥瘕，开燥结；干蟾皮解毒，抗癌，止痛；全蝎、蜈蚣、僵蚕散结消积，通经定痛；水蛭力猛功峻，善逐瘀消癥，开散瘀结。综合全方，重点在于以毒制毒、以毒攻毒，从而达到瘤消痛止、食道通畅之目的。

【注意事项】本方因均为虫类之品，故做丸剂使用时，其味较为恶浊，易引起病人胃肠不适，故可考虑装胶囊应用，以避免发生上述不适反应。

【方　　名】九节茶煎

【方药组成】九节茶枝叶60g。

【功效主治】胰腺癌。

【用法用量】每日1剂，水煎煮，去渣，分3次服。

【来　　源】《中国中医秘方大全》。

【附　　注】九节茶，又名草珊瑚、接骨茶、鸡骨香、肿节内等，为金粟兰科植物接骨金粟兰的枝叶。其叶含黄酮甙、香豆酮、内酯等成分，据上海市肿瘤医院李熙民先生研究，从中制取黄酮片剂，可用治胰腺癌，且取得一定疗效。

【方　　名】九龙丹

【方药组成】儿茶、血竭、乳香、没药、木香、巴豆（不去油）各等分。

【功效主治】活血攻毒。治鱼口便毒，横痃。有以试治癌性腹水者。可用以试治腹腔恶性肿瘤及肠道肿瘤伴有腹水者。

【用法用量】上为末，生蜜调成1块，瓷盒盛之，旋丸绿豆大。每服9丸，空腹热酒1杯送下，行大便4～5次方吃稀粥，肿甚者间日再用1服。

【方　　名】九味蟛蜞菊汤

【方药组成】蟛蜞菊60g，马勃3g，射干、山豆根、挂金灯各9g，木蝴蝶4.5g，诃子肉、桔梗各9g，生甘草5g。

【功效主治】喉癌。

【用法用量】加水共煎汤，每日1剂，分3次服，15日为1个疗程。

【来　　源】《癌症家庭防治大全》。

【附　　注】挂金灯，即吊灯笼，又称灯笼草。

【方　　名】九味蛇舌草汤

【方药组成】白花蛇舌草、重楼、薏苡仁、猪苓、蛇莓、菝葜、娃儿藤、半边莲、墓头回各等量。

【功效主治】头皮、鼻部、上睑、下唇等部分的基底细胞癌。

【用法用量】以上药物加水同煎服，每日1剂，分3次服完，10～15日为1个疗程。

【来　　源】《名医治癌方》。

【方　　名】九味丸

【方药组成】牛膝、麻黄、乳香、没药、全蝎、僵蚕、苍术、甘草各60g，制马钱子960g。

【功效主治】乳核、乳痂、流痰、脱疽、附骨疽、骨质增生，静脉炎、风湿性关节炎、风湿痹痛。

【用法用量】共为细末，水调为丸，每10丸重1.4～1.8g，每晚临卧服5～10丸，黄酒送服。

【来　　源】山东青岛市刘昌武老中医献方。

【方　　名】九物五膈丸

【方药组成】麦门冬（去心）、蜀椒各三两，远志三两，炙甘草五两，附子一两，干姜三两，人参四两，桂心三两，细辛三两。

【功效主治】忧膈、气膈、食膈、寒膈、饮膈，常以忧愁思虑食饮而得之，若寒食，食生菜便发。其病苦心满不得气息，引脊痛如刺之状，食则心下坚，大如粉絮，大痛欲吐，吐则差，饮食不得下，甚者乃手足冷，上气咳逆，喘息气短。

【用法用量】上药捣筛，蜜和，微使淖，置有盖器中，先食服大如弹子一丸，置喉中稍咽之，喉中、胸中当热，药力稍尽，复含一丸，日三四、夜一二服，服药七日愈，二十日平复，若不能含者，可一大丸做二小丸尽服之。唯夏月含麦门冬、甘草、人参耳，其余不异，神良。椒当以铜器熬于火上，使极热，下置地，内椒器中熟搅之，须臾汗出，便捣合同处，椒力有热，亦去其者，非令有热也。

【来　　源】北周·《集验方》卷三。

【附　　注】忌海藻、菘菜、猪肉、冷水、生葱、生菜。

【方　　名】九仙饼

【方药组成】人参、南木香（不见火）、南星（姜汁洗七次）各二钱，甘草一钱，半夏（姜洗十次）五钱，枳壳（去瓤，面炒）、白矾（明净者，火枯）、豆豉（煅过）各十钱，厚朴（姜汁浸，炒）十二钱。

【功效主治】豁痰散结，理气消痞。反胃噎食，胸膈、胃脘闷胀不舒，或呕吐痰涎、宿食，不思饮食，或上腹攻撑作痛，走窜不定，舌淡苔白腻，脉弦滑。

【用法用量】上为细末，候夜间晴时露过，以人参、厚朴煎汤，糊作饼子，小平钱大，慢火焙干，每服一饼，用姜一大块，切作两片，夹饼子药，用纸裹浸湿，慢火熟煨，连姜及饼子嚼碎，以真料平胃散调汤吞下。现代用法，以上诸药按一定比例组方，合平胃散水煎服，白矾研粉冲。每日1剂。

【附　　注】本方治证以痰浊结聚胸膈、胃脘，气机不畅为病机特点。方中用人参补气健脾，脾旺则不生痰，从而以杜生痰之源；半夏、姜天南星豁痰燥湿，消肿散结，破坚积，消痈毒，利胸膈，二者功近，唯后尤气烈功急；木香、枳壳、厚朴理一切气滞，气顺则痰浊可化，痞结可消；白矾化痰收湿，消肿敛疮；豆豉性味辛甘，辛以宣散气机，甘以益脾胃；甘草调和诸药，益中气；以平胃散调汤送下，乃取“汤者荡也”之义，以加速药效发挥，同时其本身亦有平胃化痰、燥湿除痞之效。全方配伍，共奏豁痰散结、理气消痞作用。临床对于胃癌、肝癌、食管癌及贲门癌有上述见症者，皆可以本方加减治疗。

【注意事项】药后病者宽心开怀。切忌诸般生冷。

【方　　名】九仙夺命丹

【方药组成】煅白矾、枳壳、豆豉各30g，半夏、厚朴（姜炙）各15g，木香、天南星（姜炙）各6g，人参、甘草各3g。

【功效主治】益气和胃，行滞化痰。适用于胃癌气滞痰凝偏于虚寒者。

【用法用量】以上九味共为细末，以人参、厚朴煎汤调糊为丸。每服3g，用平胃散煎汤送下，1日2次。

【来　　源】《奇验良方》。

【附　　注】忌诸般生冷及酒。

【方　　名】九仙夺命丹

【方药组成】南星（姜制）9g，半夏（姜制）15g，枯明矾15g，枳壳（麸炒）30g，厚朴（姜制）15g，人参9g，木香12g，豆豉（洗）30g，生甘草9g，阿魏9g，生山楂15g。

【功效主治】涤痰蠲饮，和胃止呕。适用于胃癌呕吐，痰涎壅盛。

【用法用量】上药为末，老米打糊为饼，如钱大，瓦上焙干，晴夜露过。每服1饼，细嚼，以姜煎平胃散送下。

【来　　源】《古今医鉴》。

【方　　名】九香虫白花蛇舌草方

【方药组成】九香虫12g，白花蛇舌草30g，肝积药（长序缬草，又名通经草）20g，水蜈蚣12g，羊蹄根20g，马蹄香15g，红花10g，五香血藤20g，茵陈蒿15g，栀子10g，泽泻15g。

【功效主治】行气止痛、活血化瘀，消癥破积、清热解毒之功。适用于肝脏肿大，腹中胀满，腹壁上青筋暴突，胁肋疼痛，大便干结，小便赤黄，甚则周身发黄者。
【用法用量】水煎6次，合并药液，每天服3次，每次1茶杯，2天服1剂。
【来　　源】昆明中药厂王汝俊、昆明市药材公司王汝生献方。
【附　　注】服药期间忌肥甘厚腻及香燥腥咸食物。

【方　　名】九香虫桑寄生方
【方药组成】九香虫12g，桑寄生12g，穿山甲6g，土鳖虫12g，紫河车30g。
【功效主治】行气通络，化癥软坚。适用于子宫癌。
【用法用量】将上药泡白酒，酒量适度饮服，每日1次。

【方　　名】九香虫外涂方
【方药组成】捕捉九香虫若干只。
【功效主治】血管瘤。
【用法用量】盛于纸盒或瓶中备用。用时以镊子2把，1把夹住九香虫前半部，另1把夹破虫体尾部，挤出其腹腔内容物，涂在血管瘤上，视血管瘤面积的大小，涂布均匀为度，每日3～4次，连用数日。

【方　　名】韭菜葱头膏
【方药组成】黄牙鱼1尾（米泔水洗净），韭菜20根，葱头7个。
【功效主治】腹中痞块。
【用法用量】上三味共捣烂，入锅内加热，趁热以绢袋包敷患处。

【方　　名】韭菜大蒜肉片
【方药组成】韭菜30g，大蒜15g，瘦猪肉45g。
【功效主治】胃癌。
【用法用量】熟食常服。可适当加入调味品。

【方　　名】韭菜根
【方药组成】韭菜根适量。
【功效主治】胃癌、食管癌。
【用法用量】捣绞取汁，取1汤匙，兑入牛奶半杯，徐徐2服下，日2～3次。
【来　　源】《中国奇方全书》。

【方　　名】韭菜内金牛乳饮
【方药组成】韭菜汁30g，鸡内金3g，牛乳1瓶。
【功效主治】胰腺癌。
【用法用量】上3味药同煮沸，俟温饮之，日服1～2次。
【来　　源】《肿瘤康复指南》。

【方　　名】韭菜汁鸡蛋羹
【方药组成】韭菜挤汁20ml，蒸鸡蛋2枚。
【功效主治】食管癌。
【用法用量】每日分2次吞服。

【方　　名】韭菜汁牛乳
【方药组成】韭菜汁60g，牛乳20g，生姜汁15g，竹沥30g，童便60g。
【功效主治】噎膈病。
【用法用量】韭菜洗净，捣烂取汁；竹沥、鲜姜浸泡后取汁。然后五种汁液混合一起，为一日用量，连续饮用6～10日。
【附　　注】据《锦方实验录》介绍，某妇人患噎膈病2年，初不能进饭，后不能进粥，胸部郁闷，服药无效。后服此方，饮用10日而愈。

【方　　名】韭黄猪肉
【方药组成】韭黄50g，猪肉50g。
【功效主治】食管癌。
【用法用量】共煮熟食，吃肉喝汤。

【方　　名】韭汁梨汁
【方药组成】韭汁、梨汁、姜汁、人乳各二盏。
【功效主治】隔食隔气。
【用法用量】饭上蒸熟，服之，3日后再服。

【方　　名】韭汁牛奶饮
【方药组成】韭菜或根适量，牛奶半杯。

【功效主治】食道癌梗阻反胃。也治胃癌、肠癌。
【用法用量】将菜洗净捣汁，取汁 1 匙，和入牛奶，煮沸。趁温缓缓咽下，日数次。
【来　　源】《中国秘方大全》。

【方　　名】韭汁牛乳饮
【方药组成】韭菜汁 60ml，牛乳 60ml。
【用法用量】加生姜汁 10ml，和匀温服。
【功效主治】活血止痛。适用于胃癌，胃脘有死血，干燥枯槁，食下作痛，泛泛欲吐，大便秘结。
【来　　源】《丹溪心法》。

【方　　名】韭汁饮
【方药组成】韭菜叶不拘多少。
【功效主治】食管癌。
【来　　源】《一味中药巧治病》。
【用法用量】韭菜叶绞汁，每日 3 次，每次饮 1 000ml。

【方　　名】韭汁饮
【方药组成】韭菜榨汁适量。
【功效主治】食管癌，豁痰散瘀。噎膈，食入即吐，胸中刺痛。
【用法用量】用韭菜加入盐梅卤少许，细呷，得入渐加。
【来　　源】清·《急救危证简便良方》上卷。

【方　　名】酒炒风仙子方
【方药组成】酒炒风仙子 9g（研细末），沉香（研细末）3g，鸡胃 1 个（不去内容，纸扎严黄泥包好，文火上烧 2 ～ 3 小时，不时翻动，以四周透出蓝烟即成，破泥取出，研细末）三药拌匀，枣泥为丸，如黄豆大。
【功效主治】食道癌。
【用法用量】为滴水不入的患者宜用，丸药噙化，先含七粒，噙化后再续用。
【来　　源】《上海中医药杂志》，1965，（10）：16。

【附　　注】上述专方宜同时配合辨证常规汤剂应用，亦可同时应用西医疗效。

【方　　名】酒大黄重楼方
【方药组成】酒大黄 30g，重楼 90g，赤芍 30g，当归 30g，黄芪 30g。
【功效主治】子宫体癌。
【用法用量】共为细末，炼蜜为丸，每丸重 6g，早晚各服 1 丸。
【来　　源】《抗癌本草》：23。

【方　　名】救肝败毒至圣丹
【方药组成】轻粉（炒黄）2g，斑蝥 1g，巴豆霜 1g，防风 4g，蝉蜕 4g，土茯苓 12g。
【功效主治】肝癌。
【用法用量】上药共研细粉，炼蜜为丸，共做成 7 丸。每日早晨服 1 丸。用以下引子送服此药丸：土茯苓 18g，金银花 30g。均分成 7 包，每日早晨用 1 包煎汤，以汤送药丸。
【来　　源】《中草药验方选编》。
【附　　注】本方有毒，服后有腹泻，反应剧烈者暂停用。

【方　　名】救苦膏
【方药组成】大黄、甘遂、木鳖、蓖麻子各 60g，生地黄、川乌、草乌、三棱、莪术各 30g，巴豆、羌活、黄柏、麻黄、皂角、肉桂、枳实、大戟、白芷各 24g，香附、芫花、厚朴、杏仁、穿山甲、防风、天花粉、独活、全蝎、槟榔、桃仁、细辛、五倍子、玄参各 21g，蛇蜕、黄连各 15g，当归 45g，蜈蚣 10 条，麻油浸熬，加入黄丹 120g，密陀僧 120g，收膏。
【功效主治】肝癌晚期腹水。
【用法用量】将膏制丸如绿豆大，口服，每日从小量开始（7 丸）渐增（11 丸）。
【临床应用】服药后，小便可恢复正常、腹水减少，减轻痛苦，延长患者生存时间。
【来　　源】《浙江中医杂志》，1989，（3）：130。
【附　　注】此膏外用治疗乳腺结核、颈淋巴结核、甲状腺肿瘤、痔疮肿痛等，疗效甚好，配合内服药，更能收事半功倍之效。

【方　　名】救苦金丹

【方药组成】当归六十四两，木香十六两，延胡索、藁本、白薇、赤石脂、黄柏、牡丹皮、阿胶、黄芪、人参、山药、川芎、白芍、甘草、熟地黄、没药、白芷、黄芩、砂仁、鹿角、白术、茯苓各六十四两，血余炭、艾叶炭、小茴香各八两，青蒿、乳香、杜仲、锁阳、菟丝子、红花、肉桂、续断、苏叶、补骨脂各十六两，松香、红鸡冠花、白鸡冠花各三十二两，橘皮九十六两，益母草二百四十两。

【功效主治】理气活血，散结除积，益肾健脾，调补阴阳。妇人腹部胀痛，积聚痞块，月事不调，精神疲倦。

【用法用量】以上药物，共研细末，炼蜜为丸，重三钱，每服一丸，一日二次，温开水送下。

【来　　源】《全国中药成药处方集》。

【附　　注】本方治证病因病机多端，呈现虚实并存、寒热夹杂、阴阳气血不调之特点。故本方组方旨则为调气、调血、调阴、调阳。全方共有药物四十余味，大致可分为以下几个方面，如木香、延胡索、砂仁、黄芪、白术、茯苓、人参、山药、甘草、小茴香、橘皮等以理气运脾，消痞除满；当归、牡丹皮、阿胶、川芎、白芍、没药、乳香、血余炭、红花、松香、红白鸡冠花、益母草等活血养血，散结止痛；熟地黄、赤石脂、鹿角、艾叶、杜促、锁阳、菟丝子、肉桂、续断、补骨脂等调补阴阳，驱散寒凝；藁本、苏叶、白薇、黄柏、白芷、黄芩、青蒿清热散邪，逐邪外出。综合全方，则可共奏平补平泻之功。本方之辨证要点为腹部积块，寒热虚实并见，月事不调，腹痛时作者。

【方　　名】救苦散

【方药组成】朱砂3g，红娘子2个，斑蝥6个，雄黄3g，没药3g，金脚信（细研）3g，南乳香3.7g，海马1对，轻粉3g，脑子3g，密陀僧（另研）6g，蜈蚣1对，麝香1.5g，水蛭4个，黄连3g。

【功效主治】祛腐拔毒。适用于皮肤癌。

【用法用量】上为细末，与密陀僧蒸饼，乳汁为丸，如疗疮做小锭子，若疮口大，捏作饼子，任于疮内。

【方　　名】救命蛋

【方药组成】斑蝥1只，鸡蛋1个，糯米适量。

【功效主治】食管癌。

【用法用量】斑蝥用糯米炒后，去头、足、翅及毛，纳入鸡蛋中煮半小时，做1天量，分3次吃。

【来　　源】《癌症家庭防治大全》。

【附　　注】斑蝥有毒。用后可出现血尿，故应同时用荠菜花、茅根、车前草、大蓟各30g水煎服。并可饮绿豆汤或绿茶以解毒，亦可用黑豆、葱茶、黄连水煎服。本方可救活人，被世人称为救命蛋。

【方　　名】救脑汤

【方药组成】辛夷9g，川芎30g，细辛3g，当归30g，蔓荆子6g。

【功效主治】祛风通窍，活血止痛。适用于脑肿瘤。头痛连脑，如破如裂。

【用法用量】每日1剂，水煎2次温服。

【来　　源】《辨证录》。

【附　　注】方中细辛、蔓荆为祛风邪，治头痛之要药，得辛夷之导引，则直入于脑。但三药皆为耗血之品，与川芎同用，虽亦能愈头痛，然而过于辛散，能耗营血，故又加入当归以补血，使邪去而血不伤。

【方　　名】菊蚌怀珠方

【方药组成】净蚌肉10个，猪肉馅100g，鸡蛋清1具，黄酒15g，鲜菊花10g，鲜竹叶数片，浙贝粉3g。葱、姜、盐、味精适量。

【功效主治】清泄肺热，消肿止痛。本膳主要用于鼻咽癌有热者。

【用法用量】蚌肉用木槌轻轻捶松，放入锅中用小火煮至肉烂，将肉取出置凉。把肉馅与浙贝粉、葱等搅拌均匀，制成 20 个小丸子，入沸水煮熟。然后将每个蚌肉一分为二，夹肉丸 2 个即为蚌肉怀珠。大汤碗中铺垫数片竹叶，将蚌肉怀珠摆放在竹叶上，对上少许黄酒，上笼蒸 5 ～ 10 分钟取下。同时，另用一锅倒入肉清汤，烧沸，加适量盐、味精、菊花。将菊花汤浇在蚌肉上，配一小碟胡椒粉，即可食用。

【附　　注】本方可以化简，即生蚌连壳 2.5kg 洗净，用开水一碗，朱砂 2.5g，吃肉喝汤，连服 40 剂，曾治愈 1 例香港同胞。效果颇佳，值得重视（《明报》，1969，2：15，香港）民间尚用蚌液治疗鼻炎等症。

【方　　名】菊灌丸

【方药组成】菊花、海藻、三棱、莪术、党参、黄芪、金银花、山豆根、山慈菇、漏芦、黄连各 100g，重楼、马蔺子各 75g，制马钱子、制蜈蚣各 50g，紫草 25g，熟大黄 15g。

【功效主治】皮肤癌、恶性黑色素瘤。

【用法用量】共为细末，用紫石英 1 000g，煅红置于 2 000g 黄醋中，冷却后将其过滤，以此醋为丸，如梧桐子大，每日 2 ～ 3 次，每次 25 ～ 30 粒，饭后 1 小时温水送服；外用五虎丹糊剂或钉剂、红升丹。

【附　　注】忌食刺激性食物。

【方　　名】菊花川芎汤

【方药组成】菊花、川芎、泽兰、当归尾、赤芍、芥穗、海藻、红花各 12g，瓜蒌 30g，柴胡、白芷各 6g，细辛 3g。

【功效主治】颅内蛛网膜囊肿。

【用法用量】每日 1 剂，水煎服。

【方　　名】菊花海藻方

【方药组成】菊花 15g，海藻、漏芦各 30g，山慈菇 12g。

【功效主治】眼睑癌。

【用法用量】每日 1 剂，水煎 2 次分服。

【方　　名】菊花海藻汤

【方药组成】菊花 9g，海藻 15g，皂角刺 9g，山慈菇 12g，三棱 9g，莪术 6g，马钱子 6g，山豆根 30g。

【功效主治】骨肉瘤。

【用法用量】水煎服，日服 1 剂。

【临床应用】1 例患者经服上方治疗获临床治愈。

【来　　源】《千家妙方》，战士出版社，1982：572。

【方　　名】菊花肉片

【方药组成】白色鲜菊花 100g，猪瘦肉 200g，鸡蛋清 1 个。味精、食盐、黄酒、淀粉、葱花、姜末、麻油、熟油各少许。

【功效主治】祛风清热，柔肝解毒。本膳主要适用于肝癌视物昏花、眼睛干涩者。

【用法用量】以水洗净菊花瓣；把猪瘦肉切成薄片，放少许盐、味精和黄酒，放 1 个鸡蛋清和少许干淀粉拌匀。将油烧至三成熟，把肉倒入滑炒，待肉变为乳色时，出锅。炒锅里少许油，烧熟后投入葱花和姜末，煸出香味，倒进肉片，加少许黄酒、味精和盐，炒匀，放少许鲜汤和菊花瓣，炒匀，出锅装盘前，放些熟油和麻油。

【来　　源】《中医药研究资料》，1978，6：13。

【附　　注】白菊花以杭州产者为胜，杭白菊含有较多的黄酮甙，并含挥发油、腺甙、香豆精类及生物碱等［《浙医通讯》，1975，2（3）：70］。日本报告，每日以白菊花 2 撮，加水 200ml 煎，每日 3 次口服，可治各种癌症。

【方　　名】菊花生石膏汤

【方药组成】菊花、生石膏、桑枝各 50g，蔓荆子、钩藤、贯众、白芍各 20g，僵蚕 15g，全蜈蚣 1 条、葛根 10g，路路通 30g。

【功效主治】清热解毒，祛风止疼。适用于脑膜瘤。

【用法用量】每日 1 剂，水煎服。

【临床应用】胡某，女，46岁。经某医院诊断为蝶骨脊脑膜瘤，因拒绝手术来院中药治疗。初诊见：头痛，头晕，不能活动，眼球复视，运动受限，气短不续，面色皖白无华，舌暗淡苔微黄，脉弦细。为毒热内陷，肝气横逆，热扰神明所致。服上方100剂后，病情大有起色。原方略加减继服100剂，病告痊愈，能上班工作。

【来　　源】《辽宁中医杂志》，1984：8。

【方　　名】菊楼汤

【方药组成】重楼、土贝母、山豆根、桑叶、辛夷、僵蚕各10g，杏仁15g，钩藤、野菊花、生地黄、丹参、夏枯草各30g，仙鹤草60g。

【加　　减】口干咽燥加沙参、麦冬；癌肿难消加半枝莲、白花蛇舌草；神疲乏力加黄芪、当归。

【功效主治】清热解毒，软坚散结。鼻咽癌，症见视物不清，头昏而痛，面瘫舌歪，鼻塞流涕，或衄血，口苦咽干，舌红绛，脉弦数。

【用法用量】以上药物，水煎分2次温服，每日1剂。

【来　　源】《中医癌瘤证治学》。

【附　　注】本方适用于鼻咽癌中期证属热毒壅结者，或与放疗同时应用。方中重楼、野菊花清热解毒，散结消肿为主药；土贝母、山豆根清热解毒，以助主药之功；桑叶、辛夷、杏仁宣肺以通鼻咽；钩藤息风止痉；僵蚕、夏枯草软坚散结以消癌肿；生地黄、丹参、仙鹤草凉血止血，活血化瘀，还可增加放疗的敏感性。诸药合用清热毒，消癌肿，配合放疗效果更佳。

【方　　名】菊明汤

【方药组成】木贼12g，牡蛎15g，野菊花30g，夜明砂9g，黄芪30g，山豆根9g，瓦楞子15g，白芍药15g，海浮石30g，露蜂房9g，全蝎9g。

【功效主治】平肝息风，清咽解毒，消肿止痛，佐以补气扶正。适用于鼻咽癌出现眩晕、耳鸣耳聋者。

【用法用量】每剂药煎2遍，合在一起，分2次服。同服平消片。

【来　　源】《中医癌瘤证治学》。

【附　　注】本方用木贼、牡蛎、野菊花、夜明砂平肝息风；山豆根、瓦楞子、海浮软坚消肿利咽；白芍药柔肝和血；露蜂房、全蝎清热解毒，化瘀止痛；黄芪补气扶正。

【方　　名】菊藻方

【方药组成】菊花100g，海藻100g，莪术100g，三棱100g，党参100g，山豆根100g，黄芪100g，金银花100g，漏芦100g，山慈菇100g，黄连100g，重楼75g，制马钱子50g，制蜈蚣50g，马蔺子75g，紫草25g，熟大黄15g。

【功效主治】清热解毒，软坚散结，活血化瘀，祛风止痛。适用于眼睑基底细胞癌。

【用法用量】上药共研细末，用紫石英1 000g煅红，置于2L黄醋水中，冷却后将其过滤，以此醋为丸，如梧桐子大，每日2～3次，每次服25～30粒。

【临床应用】本方治疗2例眼睑基底细胞癌，均愈。分别随访8年和10年，均未见复发。

【附　　注】眼睑部肿瘤多属心经有火，脾肺有热，热毒阻于眼睑经络皮肤之间气血凝滞所致。方中菊花、金银花、山豆根、黄连、重楼等清热解毒；三棱、莪术、熟大黄等活血化瘀；海藻、山慈菇、醋等软坚散结；马钱子、蜈蚣祛风止痛；病久正气易耗，故用党参、黄芪兼以扶正。诸药配合，使邪去而正不伤。现代药理研究海藻、莪术、山豆根、重楼等药均有一定的抑瘤作用。

【方　　名】菊藻丸

【方药组成】菊花50g，海藻50g，三棱50g，重楼50g，制马钱子50g，金银花75g，漏芦75g，马蔺子75g，山慈菇75g，蜈蚣25g，制何首乌100g，黄连12.5g。

【功效主治】清热解毒，软坚散结。适用于皮肤癌。

【用法用量】以上各药共研细末，水泛为丸，每丸重约0.1g。口服，每次约30丸，1日3次。

【方　　名】菊蒸烂茄泥
【方药组成】菊花30g，紫茄子3个，芝麻油、米醋、食盐、酱油各适量。
【功效主治】癌症患者发热，或放、化疗后产生热象者。
【用法用量】将茄子洗净切大块，菊花入锅，加水适量，锅上放笼屉，上放茄块，慢火蒸茄至熟烂，盛盆内放入芝麻油、米醋、盐、酱调烂成茄泥即可食用，每日1～2次，佐餐食之。
【来　　源】《抗癌食疗》。
【附　　注】茄子食用时不要去皮，其种子也不要除掉，因抗癌成分在皮及种子含量最多。

【方　　名】橘核柴胡汤
【方药组成】橘核30g，柴胡、丝瓜络各15g，橘叶、当归、香附、赤芍、川楝子各12g。
【功效主治】治肝气郁结型乳腺增生。
【用法用量】加水煎服，每日1剂。

【方　　名】橘核当归汤
【方药组成】橘核、丹参各30g，露蜂房20g，当归、赤芍、熟地黄各12g，川芎、桃仁、红花各10g。
【功效主治】治气滞血瘀性乳腺增生。
【用法用量】加水煎服，每日1剂。

【方　　名】橘核黄酒汤
【方药组成】橘核（略炒）15g，黄酒适量。
【功效主治】乳腺纤维瘤。
【用法用量】共煎，去渣温服，每天1次。
【来　　源】《常见杂病的防治与验方》。
【附　　注】不能饮酒者，以水煎服。

【方　　名】橘核丸
【方药组成】橘核（盐酒炒）60g，川楝子（煨，去肉）、山楂子（炒）、香附（姜汁浸，炒）各45g，荔枝核（煨，研）、小茴香（微炒）各30g，神曲120g。
【加　　减】寒甚，加附子15g，肉桂9g，当归30g；有热，加黑山栀21g；疝气症，寒热不调者，加黑栀、吴茱萸入丸中更佳，倘若胞痹小便不利，去小茴香，加茯苓、车前子、丹参、黑山栀。
【功效主治】化瘀消积。主治癥瘕痃癖。适用于膀胱癌。
【用法用量】上药研末，煮糊为丸，如梧桐子大。每服9g，淡盐水下。

【方　　名】橘核丸
【方药组成】橘核二两，川楝子、山楂子、炒香附各一两五钱，荔枝核、小茴香各一两。
【加　　减】寒凝少腹痛剧者，加吴茱萸、乌药；若瘀痛较著，舌质紫暗则加鳖甲、夏枯草、郁金以活血软坚；若寒湿渐有化热之势则加用龙胆泻肝丸。
【功效主治】行气散结，消坚破滞。寒温久稽，气滞乃成积块，症见脐腹或少腹、小腹触有包块，固着不移，软而不坚。
【用法用量】上药共研末，神曲四两，煮糊为丸，如梧桐子大，每次服三钱，一天二次，淡盐水送服。
【来　　源】《医学心悟》卷三。
【附　　注】本方治证为寒湿之邪久滞，脏腑失和，气血运行不畅，日久而成积聚。方中橘核性温，理气止痛散结为主药，故名橘核丸，有以核治核之意；川楝子、香附疏肝解郁，行气止痛；山楂子、荔枝核化积行滞，软坚散结；小茴香辛温芳香，祛寒逐湿，行气止痛。诸药合用寒湿之邪得以祛除，气滞积块得以消散。现临床可用于膀胱癌、睾丸肿瘤初起的治疗。
【注意事项】病久正虚者不能用本方。服药期间忌生冷、黏腻、厚味之食物。

【方　　名】橘核香附丝瓜络汤
【方药组成】橘叶12g，橘核30g，当归12g，柴胡15g，赤芍12g，香附12g，川楝子12g，丝瓜络 15g。

【功效主治】乳腺增生，乳癖、肝气郁结型，乳房内有肿块，每于月经来潮前感觉乳房坠胀不适，疼痛，心烦，心烦易怒，失眠，苔黄，脉弦，舌红。疏肝解郁。

【用法用量】水煎服，每日 1 剂。

【来　　源】《百病良方》（第一集）。

【方　　名】橘皮核叶酒

【方药组成】青橘皮、青橘核、青橘叶各 15g，黄酒适量。

【功效主治】乳腺癌初期。

【用法用量】以上 3 味与黄酒加水同煎，每日 2 次，温服。

【来　　源】《食疗药膳》。

【附　　注】据报道，本方在民间广为流传，对乳腺癌初期消散乳房包块良效。

【方　　名】橘芪豆蜂丸

【方药组成】北沙参、白前、小蓟、黄芪、山豆根、清半夏、露蜂房、蛇蜕、全蝎、瓜蒌各等分。

【功效主治】清热化痰，清瘀止痛。适用于肺癌咳嗽，胸痛，咯黄或深绿色浓痰，量多者。

【用法用量】将上药研为细粉，水泛为丸，如绿豆大。每服 3 ～ 6g，开水送下，1 日 3 次。

【来　　源】《中医癌瘤证治学》。

【附　　注】本方用白前、清半夏、瓜蒌宣肺祛痰；黄芪、沙参益气养阴；小蓟凉血止血；露蜂房、蛇蜕、全蝎、山豆根攻积破积，清热解毒。

【方　　名】橘芪前橘汤

【方药组成】北沙参 30g，橘络 9g，天门冬 15g，黄芪 30g，前胡 12g，小蓟 15g，白前 2g，仙鹤草 30g，瓜蒌 30g，桔梗 9g，紫草根 12g，松香 3g，鱼腥草 30g，马兜铃 10g。

【功效主治】止咳化痰，清肺抗癌。适用于肺癌，咳嗽、咯黏液痰，或痰中带血，舌红，苔薄，脉细滑弦。

【用法用量】每日 1 剂，水煎，分 2 次温服。

【来　　源】《中医癌瘤证治学》。

【附　　注】本方用北沙参、天门冬滋阴润肺，橘络、瓜蒌、松香理气宽胸化痰，马兜铃、前胡、白前、桔梗清肺止咳平喘，黄芪补益肺气，鱼腥草、仙鹤草、小蓟、紫草根清肺凉血止血。

【方　　名】橘叶白术汤

【方药组成】橘叶 12g，白术 12g，白芍 12g，茯苓 12g，桃仁 9g，生甘草 3g，川楝子 12g，山栀 12g，七叶一枝花 9g，蒲公英 24g。

【功效主治】原发性肝癌。

【用法用量】水煎服，每日 1 剂。

【来　　源】《肿瘤的辨证施治》，上海科学技术出版社，1980：89。

【方　　名】橘叶青皮汤

【方药组成】用青橘叶百片，青皮五钱，柴胡一钱，水二盅。

【功效主治】乳疖。

【用法用量】煎一盅，入好酒半盅。热服，盖被出汗，立愈。

【方　　名】橘汁茶

【方药组成】浓乌龙茶汁 250ml，浓缩橘子汁 200ml，柠檬 2 片。冰块适量。

【功效主治】清热生津，健脾开胃。本膳主要适用于胆囊癌厌恶油腻者。

【用法用量】将冷却的茶汁和橘子汁混合，加入冰块和柠檬片即成。平时喜欢红茶者，可把乌龙茶换成红茶；喜欢绿茶者，则换成绿茶。从抗癌角度看，以乌龙茶为胜。

【来　　源】《中国医学论坛》，1991，8：22。

【附　　注】乌龙茶又称青茶，属于半发酵茶种。加工方法介于绿茶、红茶之间，兼有绿茶、红茶之长。对蛋白质和脂肪饮食有较好的分解作用，非常适合胆囊癌难以消化脂肪和胰腺癌难以消化蛋白质的病理特点。加之乌龙茶有利尿作用，含咖啡少，性味介于绿花、红茶之间，既可清除余热，又能恢复津液。尤其重要的是科学已证明乌龙茶确实有不同凡响的抗癌作用，它能阻断大鼠体内致癌物的合成，从而使大鼠管癌发生率明显下降。

【方　　名】橘子汁
【方药组成】鲜橘子汁 50 ～ 100ml。
【功效主治】防治各种癌症辅疗。并适用于癌症患者手术、放疗、化疗后免疫功能低下。
【用法用量】将鲜橘子剥皮，榨取鲜汁 50 ～ 100ml，分 2 次服之，每日常饮之。
【来　　源】《常见慢性病食物疗法》。
【附　　注】本方可预防癌症，尤其长期吸烟者常服用，有防止肺部癌变之效。

【方　　名】蒟蒻方
【方药组成】蒟蒻 30g。
【功效主治】清热解毒，抗癌散结。适用于脑癌。
【用法用量】先煎 2 小时，再加入苍耳草、贯众各 30g，蒲黄根、七叶一枝花各 15g，同煎，滤取清汁，饮服。
【来　　源】《上海中草药手册》。

【方　　名】蒟蒻膏
【方药组成】蒟蒻 12g。
【功效主治】化痰散积，疗瘀消肿。适用于子宫颈癌。
【用法用量】浸入 75% 酒精 5ml 半小时，取出捣烂，外包纱布，塞于子宫颈。塞药前先用双氧水洗宫颈。
【来　　源】《治癌中药处方 700 种》。
【附　　注】本方是上海第一医学院特效验方，除此之外，同其他药配合，可用于肺癌、脑癌、甲状腺癌等癌症的治疗。

【方　　名】蒟蒻莲花汤
【方药组成】蒟蒻先煎 2 小时、半枝莲各 30g，七叶一枝花 9g，生甘草 6g。
【加　　减】呕吐加臭橘叶 30g，姜半夏 9g；鼻塞加石胡荽 9g；出血加黑山栀 15g，马兰根 30g。
【功效主治】脑肿瘤。
【用法用量】水煎服，每日 1 剂。
【来　　源】《治癌中药处方 700 种》。

【方　　名】蒟蒻石见穿方
【方药组成】蒟蒻（鬼蜡烛）30g（先煎 2 小时），石见穿（紫参）30g，夏枯草、黄药子各 15g，苍耳草、蒲公英、白毛藤各 30g，辛夷花 9g。
【功效主治】清热化痰，解毒通窍。适用于鼻咽癌。
【用法用量】每日 1 剂，水煎服。
【来　　源】上海龙华医院方。

【方　　名】巨麦萹蓄方
【方药组成】巨麦、萹蓄、石韦、黄柏、车前子、苦参、木通、淡竹叶各 9g，山豆根 12g，滑石块 15 ～ 30g，金钱草 20 ～ 30g，赤小豆、白茅根各 30g。
【功效主治】适用于湿热型膀胱癌，症见无痛性血尿或伴尿短赤，小腹不适或微痛为主，发热或不发热，舌苔白腻或黄，脉滑或滑数。
【用法用量】水煎服，每日 1 剂。
【附　　注】“巨麦”疑似“瞿麦”。

【方　　名】锯鱼胆敷方
【方药组成】锯鱼胆适量。
【功效主治】乳腺癌感染者。
【用法用量】上药焙干研为细末，以醋调外敷癌肿感染处。
【来　　源】《金蛾山房药录》。

【方　　名】卷柏散
【方药组成】卷柏 30g，当归（锉，微炒）23g，黄芪（锉）30g，白术 23g，枳壳（麸炒微黄，去瓤）60g，白芍药 23g，干姜（炮裂，锉）15g，甘草（炙微赤，锉）23g，芎䓖 23g，熟干地黄 30g。
【功效主治】益气活血，行瘀止痛。适用于肠癌腹痛，下血不止。
【用法用量】上药捣筛为散。每服 9g，以水 300ml，煎至 240ml，去滓温服，每日 3 ～ 4 次。

【方　　名】卷柏蛇舌草汤
【方药组成】卷柏60g，白花蛇舌草30g。
【功效主治】肺癌。
【用法用量】水煎，分3次服，每日1剂。
【来　　源】《癌症家庭防治大全》。
【附　　注】卷柏即深绿卷柏，又名石上柏。

【方　　名】卷柏益母汤
【方药组成】卷柏30g，益母草15g，当归尾12g，五灵脂、生蒲黄、延胡索、桃仁、红花、没药各10g，三棱、莪术各8g，川芎、肉桂、小茴香各6g。
【功效主治】子宫肌瘤。
【用法用量】水煎，每日1剂，服2次，2个月为1个疗程。
【临床应用】用药1疗程，有效率达93%。

【方　　名】绢毛菊杜鹃丸
【方药组成】绢毛菊200g，小叶杜鹃100g，短穗兔耳草100g，木香100g，青木香100g，秃鹫食管100g。
【功效主治】食道癌。
【用法用量】以上6味药，共研为细末。过筛，以水泛丸，每丸重1g。每日3次，每次2～3g。
【来　　源】《药物配方甘露明点》。

【方　　名】决明子丸
【方药组成】决明子、车前子、苦参、黄连、黄芩、大黄各45g，菥蓂子、人参各30g。
【功效主治】清热利湿，解毒消肿。适用于眼部肿瘤，眼目疼痛。
【用法用量】上为末，炼蜜为丸，如梧桐子大。每服20丸，食后以淡盐水下，临卧再服。
【来　　源】《太平圣惠方》。

【方　　名】爵床汤
【方药组成】爵床60～90g。
【功效主治】原发性肝癌。
【用法用量】水煎服，连服数月。
【来　　源】《一味中药巧治病》。

【方　　名】军门立效散
【方药组成】甘草节半寸长9段，川椒30粒，天花粉15g，皂角刺9g。
【功效主治】慢性纤维囊性乳腺瘤，乳痞，随喜怒而消长，大小不等，形如鸡卵或呈结节状，质硬，多无痛感，无寒热，推之可移，不破溃，皮色不变。
【用法用量】酒水同煎，临服入去油乳香末3g，冲服。
【来　　源】明·《疡医大全》。

【方　　名】菌金丸
【方药组成】硇砂9g，白矾45g，郁金45g，滑石30g，茵陈蒿60g，黄芩30g，火硝30g，谷芽30g，生甘草30g。
【功效主治】消坚破积，利胆退黄，健脾和中。适用于肝癌中晚期，包块很硬，并出现黄疸者。
【用法用量】共研为细粉，水泛为丸，如绿豆大。每服1.5～3g，1日3次，黄芪煎水送下，或用开水送下。同服平消片。
【来　　源】《中医癌瘤证治学》。
【附　　注】本方用火硝、白矾、硇砂、郁金消坚破积，利胆消炎，止痛化瘀；滑石、茵陈蒿、黄芩、谷芽、生甘草利湿解热，健脾和中。

【方　　名】菌灵芝方
【方药组成】菌灵芝30g。
【功效主治】白血病。
【用法用量】加水煎熬2小时，煎3次服。同时服蜂乳以增强疗效。

【方　　名】菌舌验方
【方药组成】枳实、郁金、延胡索、牡丹皮各9g，鸡内金、红花各4g，七叶一枝花、金银花各12g，土茯苓24g，白术10g。
【功效主治】菌舌。
【用法用量】上药共水煎服，每日1剂，分2次服。
【来　　源】《名医治癌良方》。

K

【方　　名】开道散
【方药组成】硼砂60g，火硝30g，硇砂6g，沉香10g，礞石15g，冰片10g。
【功效主治】化痰解毒，和胃降逆。适用于食管癌。
【用法用量】共为细末，每次0.9g，噙化缓下，至黏沫吐尽，连服2天即停药。
【来　　源】《肿瘤临证备要》。

【方　　名】开关法（开道散）
【方药组成】冰片9g，硼砂60g，硇砂9g，丁香9g，礞石15g，沉香9g，火硝60g。
【功效主治】食管癌、贲门癌梗阻，水饮难下者，利开关进食。
【用法用量】共为细末，每取0.2g，加糖适量，含化于口中。每日3～4次。
【附　　注】噎膈开关法，是为解决进食问题常用的方法之一，系口服开道散并用针刺配合治疗的一种综合性疗法，针刺取天突、启膈、廉泉、中脘、足三里等穴，中等强度捻转，留针15分钟，有一定效果。《名医特色经验精华》介绍张代钊先生用开道散1号以治食管、贲门梗阻；针灸天突、止呕、膻中、内关，强刺激，不留针的体会，可供参考。
【来　　源】《实用中医内科学》。

【方　　名】开关散
【方药组成】麝香1.5g，沉香9g，三七15g，硼砂15g，牙硝9g，儿茶15g，朱砂6g，冰片3g。
【功效主治】开关化痰。适用于食管癌。
【用法用量】共研细末，用蜜沾服，每日6～7次，饮食不下时，可做成片剂含化。
【来　　源】河南省肿瘤防治研究队方。

【方　　名】开管散
【方药组成】全蝎30g，麝香0.6g，乌梅30g，蜈蚣30g，冰片3g。
【功效主治】食管癌吞咽困难。
【用法用量】共为细末，每次3g含化。
【来　　源】内蒙古自治区医院编《中草药验方选编》，内蒙古自治区人民出版社，1972年：152。

【方　　名】开管散
【方药组成】鼠妇、青礞石各等量。
【功效主治】化痰软坚，消积抗癌。中晚期食道、贲门癌梗阻。
【用法用量】研细末，每次1～2g，每日4～6次，放置于舌根部含咽，不需用水冲服。
【临床应用】治疗48例，明显缓解37例，部分缓解6例，无效5例。

刘某，女，64岁，1985年10月经食道镜确诊为食道中段鳞癌，病变长5cm，同年11月因滴水不入4天入院。住院后给开管散2g，4小时含服1次，连用8次后，可进流质，首次缓解达4个月。1987年2月因肺转移死亡，从梗阻出现至死亡，生存达16个月。
【来　　源】《浙江中医杂志》1990，（6）：270。
【附　　注】鼠妇破血、下水、解毒、止痛，礞石下气消痰，两者皆有消癥块之功。含咽有利于药物与瘤体接触，能充分发挥药物对癌瘤局部的软坚消散肿的作用，从而缓解梗阻，使食管重开，饮食得进。

【方　　名】开怀散
【方药组成】青皮（去瓤）、陈皮半夏（姜炒）、白茯苓（去皮）、三棱（醋炒）、莪术（醋炒）、香附、槟榔、草豆蔻（倍用）、柴胡（倍用）、红花、枳实（曲炒）、生甘草。
【加　　减】口干，加干葛。
【功效主治】行气散结，化瘀消癥。适用于胃癌，心下积块，胸脘痞闷，或发热者。
【用法用量】上锉1剂，加生姜，水煎服，每日1剂。
【来　　源】《古今医鉴》。

【方　　名】开金锁大青叶汤
【方药组成】开金锁30g，大青叶、山豆根、玄参各15g。
【功效主治】喉癌。
【用法用量】水煎服，每日1剂。

【方　　名】开气消痰汤
【方药组成】陈皮3g，半夏（泡）2.1g，黄芩3g，前胡2.4g，桔梗2.6g，枳壳3g，枳实2.1g，香附（童便炒）3.6g，木香1.5g，僵蚕3.6g，羌活2.1g，荆芥2.1g，槟榔2.4g，射干2.1g，威灵仙2.1g，生甘草1.8g。
【功效主治】化痰逐饮，软坚散结。适用于喉部肿瘤。见咽喉狭窄如线，疼痛及手足俱有核如胡桃者。
【用法用量】上锉1剂。加生姜3片，水煎服。
【来　　源】《古今医鉴》卷九。

【方　　名】开窍祛癌丹
【方药组成】犀黄、珍珠粉各4.5g，腰黄、麝香、冰片、蟾酥（酒化）各3g。
【功效主治】鼻咽癌、喉癌。
【用法用量】研为极细末，酒化蟾酥为丸，如芥子大，百草霜为衣，每服10丸，熟汤化开，徐徐咽下。
【来　　源】《治癌中药处方700种》。

【方　　名】开胃海参方
【方药组成】水发海参500g，猪肉80g，竹笋片40g，青、红椒各1个。盐、料酒、味精、糖、酱油、豆瓣酱、水淀粉、猪油、鸡蛋、姜、葱各适量。
【功效主治】滋阴补血，开胃健脾。本膳主要适用于鼻咽癌放疗后食欲不振及贫血者。
【用法用量】海参刮去腔内壁膜，切片。猪片切小块，竹笋切片，青、红椒切粗条，姜、葱一半切成碎末，另一半分别分成段和片。海参用普通汤加入姜、葱氽两遍捞出，挑出姜、葱。烧热锅下油，油热时下豆瓣酱煸炒，待油变红时，加入汤煮5分钟，捞去渣，倒入碗内，使其沉淀。再烧热油，下猪肉煸粉、豆瓣酱汤、海参等。小火煮10分钟，加味精，以水淀粉勾芡即可。
【来　　源】《月刊药事》，1987，6：19。
【附　　注】日本学者认为：一系列研究表明，海参确实可能是一种潜在的抗癌药物和抗衰老药物。

【方　　名】开噎至神汤
【方药组成】白术15g，白芍15，当归15g，茯苓9g，柴胡9g，花粉15g，牛膝9g，车前子6g，栀子（炒）9g，陈皮3g，苏叶3g。
【功效主治】关格。
【用法用量】水煎服，每日1剂。
【来　　源】《医学噎膈集成》。

【方　　名】开郁清热饮
【方药组成】柴胡、葛根、防风各6g，大黄、黄芩、车前子、栀子各7.5g，赤芍、连翘各45g。
【功效主治】疏风清肝，解郁泻火。适用于眼部肿瘤。
【用法用量】水300ml，煎至100ml，食后温服。每日2～3次。
【来　　源】《眼科金镜》。

【方　　名】开郁散
【方药组成】柴胡、当归、白芍、白术、茯苓、香附、郁金、天葵草、全蝎、白芥子、炙甘草。
【功效主治】疏肝解郁，化痰散结。适用于乳癌。
【用法用量】每日1剂，水煎，分2次温服。

【方　　名】开郁散结汤
【方药组成】合欢花、紫苏叶、乌药、僵蚕、制半夏、穿山甲各10g，白芥子5g，玄参、山楂各30g。
【功效主治】乳腺增生，乳房中硬结如块，块物可大可小，一个或数个，按压不痛，推之可以移动，情绪不舒结块增大，情怀舒展则结块缩小。
【用法用量】每日1剂，水煎服3次，饭后服，连服5剂。
【来　　源】《无苦味中药良方》。

【方　　名】开郁正元散
【方药组成】白术、陈皮、青皮、制香附、炒山楂、海粉（海蛤代）、桔梗、茯苓、砂仁、延胡索、炒神曲、炒麦芽、炙甘草各等分。
【功效主治】利气行血，和脾消导。主治痰饮气血郁结，气不升降所生之胃癌，食积不化，积聚胀痛者。

【用法用量】上锉为末。每服 30g，加生姜 3 片，水煎服，每日 1 剂。

【来　　源】《济阴纲目》。

【方　　名】坎熙散

【方药组成】山豆根、脐带、贯众、黄柏各 30g，白花蛇舌草。

【功效主治】宫颈癌。

【用法用量】共制成浸膏，干燥后研末，每服 3g，每天 3 次。

【来　　源】《民间单方秘方精选》。

【方　　名】康复汤

【方药组成】沉香 6g，桔梗 10g，人参 10g，黄芪 30g，枸杞子 15g，熟地黄 12g，白术 12g，薏苡仁 30g，石斛 10g，乌梅 10g，当归 12g，川贝母 10g，桑白皮 15g，沙参 10g。

【加　　减】发热，加石膏 50g，黄芩 12g，牡丹皮 12g；咯血甚，加白及 20g，白茅根 30g，代赭石 3g；食欲不振，加山楂 12g，砂仁 6g，鸡内金 6g；头痛眩晕，加钩藤 15g，龙骨 30g，牡蛎 30g，天竺黄 12g；胸水，加葶苈子 20g，猪苓 20g，龙葵 30g。

【功效主治】培补脾胃，充养肺阴，以固其本。适用于肺癌。

【用法用量】每日 1 剂，水煎服，亦可用该汤剂送服金岩丸。

【临床应用】魏某，男，56 岁。1987 年 10 月 13 日初诊。患左中心型肺癌（鳞型），胸片显示肿块为 7cm×8cm，并向纵隔淋巴转移，颈淋巴结肿大，出现上腔静脉综合征，表现为憋气咳喘，面目浮肿胀红，颈部脉络怒张，头晕目眩，不得平卧。舌质暗红，苔黄厚，双脉弦数。按前法服用金岩丸。康复汤去参芪加钩藤 15g，龙骨 30g，牡蛎 30g，夏枯草 30g，天竺黄 12g，以增清肝降火、软坚散结之效。每日 1 剂，病人服药半个月，症状明显改善。1 个月后复查：胸片示肿块明显缩小为 4cm×5cm，颈淋巴结也渐消。嘱病人继用前药，3 个疗程后，胸片示肿块 2cm×2cm，颈淋巴结消失，自作者感觉良好。赵某，男，67 岁。患右肺周围型肺癌（腺型），经某医院开胸探查，其肿瘤周围组织广泛浸润粘连，未能取出而关胸。术后病人咳喘无力，疼痛难忍，咳血不止，呈恶液状态，卧床不起。诊见舌质淡红，无苔，脉沉虚弱。给予金岩丸，因体质衰弱，其用量减至每次 2g，康复汤改人参为西洋参，加砂仁 6g，炒神曲 20g，白及 30g，茯苓 12g，以益气养阴、培补脾肾、健胃调中。服药 10 天诸症减轻，可下床在室内轻度活动。服药 1 疗程后拍胸片复查示肿瘤大小无明显改变，但感身体有力，食增痛减血止，可外出散步。服药 2 个月恶病质改善，除活动甚时感气短外，无其他不适，能料理一般家务。

【来　　源】《山东中医杂志》，1989：3。

【方　　名】糠醋大蒜头

【方药组成】生大蒜头 250 ～ 500g，醋 350ml，红糖 150g。

【功效主治】适用一切癌症，尤其是泌尿系统和呼吸系统的癌症。

【用法用量】生大蒜头剥去外皮，洗净晾干备用，用醋和红糖煎煮，放入大口瓶内，俟冷，将去皮晾干的大蒜瓣放入瓶醋内，浸 10 天后即可取食，每日 2 ～ 3 次，或隔日 1 次食用，每次 3 ～ 5 枚。

【来　　源】《饮食疗法 100 例》。

【附　　注】大蒜、气味辛辣，有辣臭气。食后出现口臭难闻，可嚼红枣，或饮茶解之。

【方　　名】糠参莲肉汤

【方药组成】杵头糠、人参、炒石莲肉各 3g。

【功效主治】食管癌。

【用法用量】上 3 味药加水同煮汤服，每日 1 剂，分 3 次服。

【来　　源】《万病单方大全》。

【附　　注】杵头糠，即桩米脱出的细糠。

【方　　名】抗癌安露散

【方药组成】蜈蚣、全蝎、僵蚕、地鳖虫各等分。

【功效主治】祛风解毒，化瘀抗癌。适用于白血病。

【用法用量】以上各药烘干研末，制成内服散剂或糖块，（每块含药量 0.3g）。口服，每次

0.3～1.0g，一般用0.7g，每日3次。慢性粒细胞白血病每次服0.3g为宜，可蒸鸡蛋和服。

【临床应用】中医研究院中药研究所等用于治疗白血病29例，其中获得缓解者占25%～64.71%，获得食欲、临床症状及血象改善者占65%～80%。他们认为本方虽不能肯定其诱导作用如何，但能促进食欲，改善一般状况，提升血象及控制合并感染，且无任何副作用发生。

【来　　源】中医研究院中药研究所方。

【方　　名】抗癌白花蛇舌草方

【方药组成】白花蛇舌草75～150g，苏铁叶30～45cm，大枣10～15枚。

【功效主治】肝癌。

【用法用量】2～3碗水煎至一半，睡前服下。

【方　　名】抗癌壁虎方

【方药组成】壁虎。

【功效主治】诸般癌肿。

【用法用量】取壁虎，去4条腿、内脏、头、尾巴，用野菜包，早晚各服2只。

【来　　源】泰国的民间偏方。

【方　　名】抗癌茶

【方药组成】白花蛇舌草100g，生甘草10g，乌龙茶（铁观音）5g。

【功效主治】适用各种癌症手术后，化疗或放疗期防治用。入乌龙茶泡沏15分钟，即可服用。

【来　　源】《抗癌食疗》。

【附　　注】本茶宜现泡现饮，有宜隔夜饮用。

【方　　名】抗癌丹

【方药组成】①五烟丹：胆矾30g，丹砂30g，雄黄30g，白矾30g，磁石30g。②五灵丹：火硝60g，水银60g，白矾60g，皂矾60g，食盐60g。

【功效主治】祛腐拔毒，敛疮。适用于皮肤癌。

【用法用量】①方各药共研碎后，置大砂锅内，上面覆盖瓷碗，以熟石膏粉调成糊剂封固，再用黄沙掩埋（仅露出碗底），炭火先文后武，煅烧48小时以上，取丹研末，即得。②方各药共研碎后，亦装入罐内炼制，同样取丹研末，即得。外用：撒敷于癌肿创面，每日1次。

【方　　名】抗癌方

【方药组成】①龙胆抗癌方：龙胆草9g，黄芩9g，当归9g，白花蛇舌草30g，积雪草30g，射干15g，生地黄15g，泽泻15g，木通6g，粉草6g，栀子18g，车前子24g。②夏莲抗癌方：蒲公英30g，夏枯草30g，白花蛇舌草30g，半枝莲30g，仙鹤草30g，侧柏叶30g，海藻9g，昆布9g，栀子9g，浙贝母6g，桔梗6g，橘红6g，麦冬15g，桑白皮15g，瓜蒌仁24g。③攻毒溃坚散结膏：硇砂120g，五倍子120g，黄丹120g，江南香120g，蜈蚣150g，全蝎150g，马钱子150g，重楼140g，明矾240g，乳香60g，没药60g，青黛90g，大黄10g，白及6g，冰片45g，紫草根750g，桐油3 000g。

【功效主治】活血化瘀抗癌。适用于肝癌。

【用法用量】①②方加水煎煮，制成煎剂。③方先取桐油与蜈蚣、全蝎、重楼、紫草根、五倍子、白及、青黛、明矾、大黄等，同置锅内熬枯去渣，至滴水成珠后，下黄丹得膏，加构砂、乳香、没药、冰片等，倾膏于冷水中除火毒一周，取上药烘干，研成细末，过筛，混匀，加炼好的桐油及江南香后，拌匀，即得。①②方内服，每日1剂，煎2次分服。③方外用，贴敷于肝癌外表皮肤上，用于治疗肝癌多例均获一定疗效。

【方　　名】抗癌方系列

【方药组成】抗癌1号：鸦胆子肉、硇砂、砒石、草乌各6g，雄黄、轻粉各9g，硼砂、枯矾各30g，麝香15g，冰片3g，合霉素10g。抗癌2号：白及、象皮、紫草各15g，炉甘石30g，合霉素5g。

【加　　减】对顽固不愈创面用八湿膏（樟丹9g，梅片0.9g，煅石膏、硼砂各30g，密陀僧6g，混合研细，以凡士林调和消毒）。气血双亏予八珍汤辅以半枝莲、重楼、土茯苓、山豆根等。

【功效主治】1号方：解毒祛腐，消除肿瘤。2号方：生肌收敛，促使创面愈合。适用于阴茎癌。

【用法用量】混合研细末。先行包皮环切术，暴露肿瘤，外敷抗癌1号，每日或隔日换药1次，直至癌巢病理检查阴性，然后改用抗癌2号至创面愈合。每日1剂，连服1～3个月。

【临床应用】用本方治疗23例，随访22例，1例5年后失访，局部无复发而生存5年以上者12例，其中9～10年者10例。23例中有10例复发，其中1年内复发者7例，3～5年复发者2例，5年以上复发者1例。

【方　　名】抗癌方药粉方

【方药组成】人参，鹿茸，紫河车，麝香，雄黄，藏红花，广角，羚羊角，冰片，鸡内金，水蛭，牛黄，炙马钱子，蟾酥，血竭，甘遂，祖师麻，鳖甲，川乌，穿山甲。

【加　　减】应用该方时，可同时配合内服汤剂，每日1剂，30剂为1个疗程。辨证用药如下：肝气郁滞者，加用抗癌药方Ⅰ（柴胡、白芍、当归、郁金、鳖甲、三棱、青皮、青黛、半枝莲）以疏肝解郁、消痞散结；血瘀气滞者，加用抗癌药方Ⅱ（生牡蛎、郁金、穿山甲、蜈蚣、地鳖虫、三棱、莪术、延胡索、赤芍、露蜂房）以活血化瘀、行气消滞；湿热蕴毒者，加用抗癌3号（茵陈蒿、熟大黄、栀子、片姜黄、草河车、连翘、金钱草、蒲公英、商陆、土茯苓）以解毒泻火、清肝利胆；肝阴亏虚者，加用抗癌药方Ⅲ（太子参、北沙参、当归、赤芍、牵牛蒡子、半边莲、青蒿、仙鹤草、牡丹皮、厚朴）以养阴益气、活血清热。

【功效主治】解毒散结，扶正祛邪。原发性肝癌，形体消瘦，体倦无力，腰膝疼软，胁下肿块疼痛不止，或身热时作，发黄疸，黄色晦暗。

【用法用量】以上药物，按一定比例组方，共研为细粉，每日中午白开水冲服3g，每日1次。

【来　　源】《北京中医》1990年第5期。

【临床应用】以本方配合辨证内服汤剂治疗原发性肝癌110例，结果：①主要症状与体征变化，肝区疼痛好转者86例，占78.2%；纳食增加95例，占86.4%；腹胀减轻者（包括腹水消失或减少）65/97例，占67.0%；皮肤巩膜黄染减轻或消失者59/70，占84.3%；肝肿大缩小一半以上者4例，占3.6%；缩小25%～50%者48例，占43.6%；肝肿大无明显变化者17例，占51.5%；肝肿大加重者41例，占37.3%。② AFP变化，AFP定性转阴或定量下降者16/79，占20.3%。③生存期，全部病例存活最长者17.4个月，最短者4.6个月，平均7.4个月。

【附　　注】本方乃肝癌治疗通用方，具体应用时，可根据病人的不同表现，配合辨证内服汤剂治疗。方中用人参大补元气、扶正培本；鹿茸、紫河车、鳖甲滋肾阴、填精血、补肾气、实肝体；麝香、牛黄辛香通达、活血通络、消肿散结；广角、羚羊角、冰片解毒清热；穿山甲、水蛭、血竭、藏红花活血消癥；蟾酥、祖师麻、川乌、马钱子抗癌止痛；雄黄、甘遂攻毒消积、逐顽痰、散结聚；鸡内金和胃消食、磨坚化积。全方诸药配合，共奏解毒散结、扶正祛邪之功。

【方　　名】抗癌方药散

【方药组成】千斤癀、鸡骨癀、茶时癀、九节茶、人工牛黄、血竭、珍珠、冰片，各研细末混匀。

【功效主治】晚期食管癌、晚期肺癌。

【用法用量】每日3次，每次2g冲服。

【来　　源】《福建中医药》，1987，18（5）：35。

【附　　注】从清热解毒、消瘀散结立法，用时宜选扶持正气之生脉饮加味配合治疗。

【方　　名】抗癌粉（抗癌1号）

【方药组成】红粉30g，轻粉30g，全蝎60g，蜈蚣90g，川乌90g，草乌90g，乳香90g，没药90g，当归90g，延胡索90g，胎盘粉90g，血竭60g，肉桂60g，三七粉60g，玳瑁60g，癞蛤蟆皮20个。

【功效主治】各种癌症。

【用法用量】共为细面，装入胶囊内。每次服0.6g，日服2次，白开水送下。

【方　　名】抗癌合剂

【方药组成】金牛根30g，丁葵草30g，蛇泡30g，铁包金30g，韩信草30g，徐长卿30g，枝花头30g，白茅花15g。

【功效主治】多种肿瘤。如鼻咽癌、舌癌、甲状腺癌、消化系统癌肿、乳腺癌、骨肉瘤及白血病等。

【用法用量】水煎，每日1剂，2次分服。

【方　　名】抗癌灵

【方药组成】全蝎30g，蜈蚣30g，白花蛇舌草30g，硇砂5g，水蛭30g，蟾酥1g，薏苡仁50g，泽漆60g。

【加　　减】有瘀血者酌加川芎、刘寄奴、延胡索、乳香、没药。

【功效主治】抗癌散结，通络止痛。各种癌痛。

【用法用量】以上药物共研细末，装胶囊，每次2～4粒，每日3次。

【临床应用】以本方治疗各种癌痛40例（主要为消化道肿瘤和肺癌），结果Ⅰ级疼痛18例，Ⅱ级疼痛14例均消失，Ⅲ级疼痛8例（消失2例、6例疗效欠佳）。另外发现该方尚有抗肿瘤作用，可延长病人的存活期。

【来　　源】《江苏中医》1991年第10期。

【附　　注】本方所治癌痛，其病机为邪阻经络，血行不畅，郁结而痛。方用白花蛇舌草、泽漆清解毒邪，抗癌消肿，消炎止痛；辅以全蝎、蜈蚣入络达邪，搜邪外出，通利止痛；蟾酥以毒制毒，消肿破积，麻醉止痛；另用硇砂导浊化痰，软化坚强，薏苡仁益气健脾，渗湿利水，溃痈散结，二者配合逐痰湿以利络缓痛。综合全方，共奏抗癌散结、通络止痛之效。

【方　　名】抗癌片

【方药组成】丹药30g，琥珀30g，山慈菇30g，白及30g，山药30g，田七60g，牛黄18g，黄连15g，黄芩15g，黄柏15g，陈皮6g，川贝母6g，郁金6g，桑椹9g，生甘草9g，金银花9g，黄芪9g，蕲蛇9g，犀角0.9g。

【加　　减】丹药：明矾60g，牙硝60g，水银60g，煅皂矾30g，朱砂15g，共研为细末，以不见水银为度，放入生铁锅内用大瓷碗覆盖，碗上加压，碗缝以石膏粉严封。先文火后武火，炼制3小时，离火待冷，揭开碗盖，碗上附着之粉末即为丹药，以红而亮者为上，置阴湿处1～3个月，以去火毒。制作抗癌片时，可先与牛黄、田七、琥珀捣和，再以黄连、黄芩、陈皮、贝母等药粉为赋形剂，做成片，每片含丹药约0.003g，片晾干收贮备用。散血膏：南星9g，防风9g，白芷9g，柴胡9g，土鳖虫9g，自然铜9g，桑白皮9g，升麻6g，猴骨18g，龙骨18g，桂皮18g，细辛7.5g，荆芥7.5g，当归7.5g，生甘草7.5g，牡丹皮21g，续断10.5g，风藤12g，黄芪39g，附子15g，遍地红15g，过山龙15g，红丹500g，香油1 000ml。

【功效主治】溶骨性骨肉瘤。

【用法用量】诸药共为末，制成10 000片。每次服1片，每日3次，1个月为1个疗程，用药1个疗程停药1周，坚持4～6个月。服药期间如有口腔炎等不适症状发生，可酌情减少用药次数。外用散血膏敷贴。先将香油置火上煎熬，后加诸药煎枯去之，最后再加入红丹为黏稠状，离火，待温度下降后，涂布牛皮纸上，收以备用。

【来　　源】《千家妙方》，战士出版社，1982：572。

【附　　注】用药期间少吃葱、蒜、浓茶，禁食鸡、鲤鱼、牛肉、母猪肉。抗癌片对治疗直肠癌、鼻咽癌、胃癌等恶性肿瘤也有较好疗效。

【方　　名】抗癌片

【方药组成】黄芪18g，当归18g，三棱18g，莪术18g，知母18g，桃仁18g，鸡内金15g，炙穿山甲15g，党参15g，香附12g，水蛭12g。

【功效主治】适用于生殖器肿瘤晚期，有五色带而体质虚弱者。

【用法用量】上药研细末混匀压成片，每片含生药1.5g，每服1～2片，每日2～3次。

【来　　源】《中医妇产科学》。

【方　　名】抗癌片

【方药组成】黄药子60g，夏枯草60g，草河车120g，白鲜皮120g，败酱草120g。

【功效主治】清热解毒，渗湿抗癌。适用于宫颈癌。

【用法用量】按一般中草药片剂制法，每片重0.5g。每次3～4片，1日3次。

【方　　名】抗癌片

【方药组成】牛黄15g，田三七60g，琥珀30g，黄连、黄柏、黄芩、贝母、陈皮各15g，丹药30g。

【加　　减】丹药方：明矾60g，牙硝60g，水银60g，煅皂矾60g，朱砂15g，先将方中药物共研细末，至不见水银为度，置生铁锅内，用大瓷碗覆盖，碗上加压，碗周围以石膏粉密封；按一般炼丹法，先文火后武火，炼制3小时，离火待冷，揭开瓷碗，附于碗内者即为丹粉，以红亮者为佳。刮下，置阴凉处数月，以去火毒。

【功效主治】清热解毒，散结抗癌。适用于宫颈癌、食管癌、鼻咽癌、肺癌、肝癌、肠癌、胃癌、乳腺癌、卵巢癌及纵隔肿瘤等。

【用法用量】共研细末，并加入适量赋形药，制粒，压片即得。每片内含丹药0.03～0.05g。每服1片，饭后温开水送下，1日2～3次，1个月为1个疗程。

【附　　注】服药后有少数患者可引起口腔炎，严重时可减量或暂停数日，即能自愈。服药期间禁食鸡、鲤鱼、牛肉、母猪肉，少食葱、蒜及少饮浓茶。

【方　　名】抗癌散

【方药组成】生卷柏500g，穿山甲30g，蜈蚣15g，全虫15g。

【功效主治】胃癌，直肠癌，宫颈癌，肺癌。

【用法用量】将生卷柏去净土，去除根干，待干燥后，研极细末，再把穿山甲、蜈蚣、全虫等研末混合，或炼蜜为丸，每丸重6g。胃癌可服面药，每次3～6g，每日2～3次，饭前服，白开水送下。连服1个月为1疗程。宫颈癌、直肠癌、肺癌可服丸药，每次1丸，每日3次。

【附　　注】癌症早期用生卷柏，晚期用煅卷柏，纯研末入药。

【来　　源】此方为马济提供。

【方　　名】抗癌散（丸、膏）

【方药组成】①抗癌散：干蟾蜍30g，田三七30g，京三棱30g，五灵脂30g。②抗癌丸：制骊钱300g，炒蟾蜍300g，穿山甲珠200g，炒灵脂200g，山药粉适量。③抗癌膏：蟾蜍7个，麻油1 120g，蜈蚣5条，木鳖子10个，过山龙250g，京丹210g，阿魏15g，芒硝15g，乳香15g，没药15g，羌活15g，独活15g，玄参15g，肉桂15g，赤芍15g，穿山甲15g，生地黄15g，生南星15g，大黄15g，白芷15g，红花15g，露蜂房15g，三棱15g，莪术15g，巴豆（去壳）15g，两头尖15g，桑枝15g，槐枝15g，桃枝15g，柳枝15g。

【功效主治】食管癌。

【用法用量】方①各药用微火焙干存性，研成细末，过筛。方②各药共研细末，以山药粉调成糊状后，再制成绿豆大小的丸剂。方③各药用麻油熬炼至枯，捞除药渣后，再熬炼至滴水成珠，纱布过滤，除尽残渣后再加入京丹，熬成膏药，稍冷后加入阿魏、芒硝、乳香、没药等细粉，搅和均匀，收膏。方①口服，每次1.5～3g，每日3次。用醋调和后，温开水冲服。方②口服，每次3g，每日2次，饭后服。方③外用，贴敷于癌灶外皮肤及上脘、中脘穴，每日换药1次。

【临床应用】湖北黄冈市百福卫生院以上述三方配合使用，并用养血润肠汤及蜂蜜半夏汤等扶正治疗食管癌16例，近期治愈2例、有效8例、无效6例，总有效率为62.5%。

【来　　源】《抗癌中草药制剂》，人民卫生出版社，1981：199。

【方　　名】抗癌柿茶

【方药组成】柿树叶不限量。

【功效主治】养血止血，止咳平喘。本膳主要适用于胃癌贫血所致血小板减少者。

【用法用量】柿叶的采集，晴天时采集2天，雨天时采集3天。阴干后切成2～3cm的细片，放入蒸笼中用蒸气蒸透。取出后在室内干燥。用时和饮茶一样，以沸水冲泡饮用即可。

【附　　注】柿叶中含有很多具有药理活性的成分，如共黄芪甙（Astragalin）、杨梅树皮甙（Myricitrin）、丰富的维生素C和胡萝卜素等。日本国立癌症研究中藤木博和岗山大学医学院共同的研究结果证实，柿茶确实有抗癌作用，其有效物质主要是胡萝卜素和单宁（Tanin）等（《医药信息报》，1986，3：20）。以柿树叶研末，早晚各服5g，对血小板减少性紫癜急性症状已缓解，但血小板计数仍低于正常值者有较为明显的疗效（《上海中医药杂志》，1966，2：80）。

【方　　名】抗癌疏郁方
【方药组成】茯苓15g，人参15g，苏叶10g，厚朴10g，白术12g，陈皮5g，清半夏6g，生甘草5g，生姜2片，连翘11g，红枣10颗。
【功效主治】益气扶正，行气解郁，清热降逆。适宜于胃癌术后抑郁症患者，亦适用于各癌症术后气虚郁之证。
【用法用量】水煎，每日1剂，温服，2次。
【来　　源】辽宁省铁岭市中医院代静。
【附　　注】本方系六君子汤、半夏厚朴汤化裁方，方名系编者所拟。

【方　　名】抗癌栓剂
【方药组成】硇砂、冰片、麝香各5g，三七、生半夏各15g，贯众、生南星各10g，红升丹3g。
【功效主治】子宫颈癌。
【用法用量】共研极细末，过100目筛，混匀；加适量阿胶溶液，于钢膜中制成栓剂。大号，长30～35mm，粗4～8mm；小号，长20～25mm，粗4～8mm。选择栓剂，纳入宫颈管内，隔日1次。

【方　　名】抗癌汤
【方药组成】①山豆根12g，半边莲30g，金银花30g，土茯苓30g，夏枯草12g，玄参12g，白头翁12g，杭菊12g，天南星6g，黄连6g，射干9g，山慈菇9g，延胡索9g，紫草根9g，青黛9g，红藤24g，丝瓜络21g，沉香3g。②山豆根15g，穿山甲9g，知母9g，郁金9g，桃仁9g，杏仁9g，夏枯草12g，生地黄12g，槟榔12g，赤芍12g，半边莲30g，生石膏30g，天花粉15g，郁李仁15g，火麻仁15g，松子仁15g，神曲15g，黄连3g，大黄3g，冰片3g。
【功效主治】食管癌、脑瘤、肝癌、肺癌、胃癌、乳腺癌、宫颈癌等。
【用法用量】水煎服，每日1剂。两方可交替使用。
【来　　源】《抗癌中草药制剂》，人民卫生出版社，1981：188。

【方　　名】抗癌汤
【方药组成】①半边莲30g，生石膏30g，夏枯草12g，山豆根15g，天花粉15g，火麻仁15g，松子仁15g，郁李仁15g，神曲15g，槟榔12g，生地黄12g，赤芍12g，杏仁9g，桃仁9g，穿山甲9g，郁金9g，知母9g，黄连3g，大黄3g，冰片3g。②金银花30g，半边莲30g，土茯苓30g，红藤24g，丝瓜络21g，夏枯草12g，白头翁12g，杭菊12g，玄参12g，延胡索9g，山慈菇9g，天南星6g，黄连6g，沉香3g，射干9g，青黛9g，紫草根9g。
【功效主治】食管癌，脑瘤，肝癌，肺癌，胃癌，乳腺癌及宫颈癌。
【用法用量】水煎，每日1剂，2次分服。两方可交替使用或按情选用。

【方　　名】抗癌汤
【方药组成】生鳖甲30g，丹参30g，干蟾皮30g，生山楂30g，半枝莲30g，炙全蝎5g，三棱15g，莪术15g，川楝子15g，水蛭10g，狼毒6g。
【功效主治】肝脏占位性病变。
【用法用量】水煎服，日服1剂。
【临床应用】黄某，男，成人，1975年春发现肝脏肿大，质硬拒按。肝功：锌浊18μ，甲胎蛋白(+)。超声检查提示肝脏明显增厚；同位素扫描：肝脏占位性病变。投以抗癌汤。2剂后泻下黑色大便，肝区疼痛有减轻。于方中去狼毒，先后又加入生鸡内金、生牡蛎、党参、炒白术、红枣、当归、郁金等，服用20余剂，肝脏逐渐缩小，诸症逐日渐退。继用以逍遥散、金匮鳖甲煎丸进退施治。再复查甲胎蛋白已转阴，体征消失。追访已近4年，尚健在。
【来　　源】《千家妙方》，战士出版社，1982：568。

【方　　名】抗癌汤
【方药组成】藤梨根60g，野葡萄根60g，干蟾皮

12g，急性子 12g，半枝莲 60g，紫草 30g，天龙 6g，姜半夏 6g，生甘草 6g，丹参 30g，蛇舌草 30g，马钱子 3g。

【功效主治】化瘀解毒。适用于气虚血瘀、毒邪侵袭之食管癌。

【用法用量】每日 1 剂，水煎，分 2 次温服。

【临床应用】罗某，男，62 岁，工人。因进行性吞咽困难 9 个月于 1971 年 4 月入院治疗。入院时滴水不进，伴胸骨后疼痛，摄片见食道中段钡剂通过梗塞，先试用钴 ^{60} 放疗，症状未见改善，且于剂量 2152r/T、D 时，突然出现食管癌大出血而致休克，经抢救 10 天脱险。再予摄片见食道中段稀钡尚可通过，但见钡斑，乃停止钴 ^{60} 放疗，改服本方，用药 45 剂后，摄片见黏膜有连贯，病变有改善，钡剂能通过，钡斑消失，已能吃干饭，胸骨后疼痛消失而出院。于 1972 年 3 月 14 日追访，病者健在，X 光复查其病变依在。

【来　　源】杭州肿瘤医院方。

【附　　注】本方随症适当加减治疗 5 例食管癌患者，均收到不同程度的疗效。观察证实，本方对癌组织有一定抑制作用，即使对放疗不敏感者或复发癌瘤均有抑制作用，且能使患者的痛苦症状减轻。

【方　　名】抗癌汤

【方药组成】山豆根 12g，半边莲 30g，金银花 30g，土茯苓 30g，夏枯草 12g，玄参 12g，白头翁 12g，杭菊 12g，天南星 6g，黄连 6g，射干 9g，山慈菇 9g，延胡索 9g，紫草根 9g，青黛 9g，红藤 24g，丝瓜络 21g，沉香 3g。

【用法用量】水煎服，每日 1 剂。

【功效主治】食管癌。

【来　　源】《抗癌中草药制剂》，人民卫生出版社，1981：188。

【附　　注】饮食宜清淡，高营养易消化食物，避免进食刺激性的食品。

【方　　名】抗癌汤

【方药组成】山豆根 15g，穿山甲 9g，知母 9g，郁金 9g，桃仁 9g，杏仁 9g，夏枯草 12g，生地黄 12g，槟榔 12g，赤芍 12g，半边莲 30g，生石膏 30g，天花粉 15g，郁李仁 15g，火麻仁 15g，松子仁 15g，神曲 15g，黄连 3g，大黄 3g，冰片 3g。

【功效主治】食管癌。

【用法用量】水煎服，每日 1 剂。

【来　　源】《抗癌中草药制剂》，人民卫生出版社，1981：188。

【附　　注】饮食宜清淡，高营养易消化食物，避免进食刺激性的食品。

【方　　名】抗癌糖浆

【方药组成】海藻、昆布、川贝母、丹参、蜈蚣、夏枯草、露蜂房各等量，糖浆适量。

【功效主治】食道癌、胃癌、肝癌、胰腺癌、肠癌等消化系统恶性肿瘤。

【用法用量】将上述药物浓煎，去渣，加糖浆适量制成糖浆剂。日服 3 次，每次 60ml，15 日为 1 个疗程。

【来　　源】《古今秘方偏方全书》。

【附　　注】注意存放，以免发霉，变质。

【方　　名】抗癌丸

【方药组成】乳香 100g，没药 100g，朱砂、花粉各 100g，轻粉 2.1g，血竭、枯矾、雄黄、全虫、蜈蚣、生水蛭各 50g，月石、白硇砂、白及、硼砂、苏合香油各 15g。

【功效主治】恶性淋巴瘤。

【用法用量】上药研末泛水为丸，如绿豆大，每次 2 ～ 10 丸，每日 3 次。

【来　　源】《中医肿瘤学》（上），科学出版社，1983：325。

【临床应用】据报道，治疗 4 例，3 例效果较好。

【附　　注】副作用为服后稍有恶心，至少服药 3 个月才能开始产生效果。

【方　　名】抗癌丸

【方药组成】主方：琥珀 30g，山慈菇 30g，白及 30g，山药 30g，田三七 60g，牛黄 18g，黄连 15g，黄芩 15g，黄柏 15g，陈皮 6g，川贝母 6g，郁金 6g，桑椹子 9g，生甘草 9g，金银花 9g，黄芪 9g，蕲蛇 9g，犀角 0.9g。配方：明矾 60g，牙硝 60g，水银 60g，煅皂矾 30g，朱砂 15g。
【功效主治】肠癌。
【用法用量】将主方与配方中各药分别研细，配方药粉盛于生铁锅内用大瓷碗覆盖，碗上加压；周围以石膏粉密封，然后按一般炼丹法，先文火后武火，火力要求均匀，约炼 3 小时，离火待冷，揭开碗盖，将碗内附着的结晶性粉末轻轻刮下，此丹粉与方药粉混合均匀，泛成丸。口服，每次 1 丸，每日 2 ～ 3 次，饭后服，1 个月为 1 个疗程。
【来　　源】《抗癌中草药制剂》，人民卫生出版社，1981：219。
【附　　注】服药期间少食葱、蒜及浓茶，禁食鸡肉、鲤鱼、牛肉及肉母猪肉。

【方　　名】抗癌丸
【方药组成】①糖丸方：山豆根 90g，斑蝥 15g，红娘 15g，乌梅 90g，蜈蚣 6g，红枣肉 1 000g，白糖 2 500g。②蜜丸方：山豆根 100g，斑蝥 100g，木香 100g，乌梅 100g，蜈蚣 15g，全蝎 50g，黄连 50g，红娘 20g，轻粉 20g，红枣仁 400g，蜂蜜适量。
【功效主治】食管癌。
【用法用量】以上各药粉碎成细粉，加入红枣肉捣烂，最后用糖粉或蜂蜜制丸，即得。糖丸每丸 6g，蜜丸每丸 3g。口服，糖丸每次 1 丸，每日 3 次，含化后服下。蜜丸每次半丸，每日 2 次，温开水送下。
【临床应用】河南驻马店区人民医院临床实践，认为治疗上段食管癌以糖丸为好，治疗中下段食管癌及贲门癌以蜜丸为好。治疗 276 例，显效 4 例、有效 151 例、无效 121 例，总有效率为 56.16%。
【来　　源】《抗癌中草药制剂》，人民卫生出版社，1981：195。
【附　　注】服药期间禁食猪肉、辣椒，忌饮酒。

【方　　名】抗癌丸
【方药组成】僵蚕 60g，蜈蚣 24g，穿山甲 24g，炙马钱子 12g，硫黄 9g，露蜂房 9g，全蝎 12g，石见穿 30g，急性子 30g，壁虎 12g。
【功效主治】食管癌，胃癌，肝癌，肺癌。
【用法用量】共为细末，炼蜜为丸，每丸重 3g。每次服 1 丸，每日 2 次。

【方　　名】抗癌丸
【方药组成】天花粉 60g，乳香 60g，没药 60g，朱砂 60g，血竭 30g，枯矾 30g，雄黄 30g，全蝎 30g，蜈蚣 30g，生水蛭 30g，月石 15g，硇砂 15g，苏合油 15g，硼砂 15g，白及 15g，轻粉 2g。
【功效主治】化瘀消结，解毒抗癌。适用于淋巴癌。
【用法用量】以上各药共研细末，水泛为丸，如绿豆大，即得。口服，每次 2 ～ 10 丸,1 日 3 次。
【临床应用】天津市红桥区第一防治院用于治疗淋巴癌 4 例均有疗效。如患者崔某，女，成人。颈淋巴癌肺转移，经服本方 3 个多月，肺转移灶由原有直径 3cm 缩小至 0.5cm，并间歇服药维持缓解达 3 年以上。
【来　　源】天津市红桥区第一防治院方。

【方　　名】抗癌消炎粉
【方药组成】黄连、黄柏、黄芩、紫草各 15g，山豆根、硼砂、枯矾各 30g，冰片 5g。
【功效主治】子宫颈癌。
【用法用量】共研极细末撒于患处。

【方　　名】抗癌药散
【方药组成】紫珠草、鲜射干、七叶一枝花。
【功效主治】晚期食管癌，晚期肺癌。
【用法用量】每日 1 剂，水煎代茶饮。
【来　　源】《福建中医药》，1988，19（5）：71。
【附　　注】从清热解毒、消瘀散结立法，用时宜选扶持正气之生脉饮加味配合治疗。

【方　　名】抗癌药汤方
【方药组成】八角金盘 12g，山慈菇、蛇莓、八月札、石见穿、败酱草、薏苡仁各 30g，黄芪、鸡血藤、丹参各15g，大黄6g，枳壳10g。

【加　　减】便血加槐花炭、侧柏炭；里急后重加川黄连、木香、赤芍；腹痛腹胀加杭芍、乌药、炒莱菔子；大便不通加瓜蒌仁、皂角子。

【功效主治】攻积破结，解毒化瘀，补气养血。直肠癌，症见神疲乏力，腹痛大便混有脓血，舌淡苔白，脉沉细。

【用法用量】以上药物，水煎分2次服，每日1剂，3个月为1个疗程。服完1个疗程后每隔日或3日服1剂，持续半年至1年巩固疗效。

【来　　源】《辽宁中医杂志》1986年第1期。

【临床应用】用本方治疗直肠癌术后78例，5年生存率为80.77%，其中Ⅰ期5年生存率为100%，Ⅱ期为91.2%，Ⅲ期为75.8%，Ⅳ期为28.5%。

【附　　注】本方所治是因气滞血瘀、毒邪积聚、凝聚肠道、蕴郁成块的病症，适用于直肠癌的中晚期。治疗上以攻邪为主。方用大剂量八角金盘、山慈菇、蛇莓、石见穿清热解毒，消肿抗癌以清热毒；八月札、丹参、枳壳行气活血，消肿逐瘀，以破瘀滞；薏苡仁消肿排脓；黄芪、鸡血藤补气养血以扶正气；大黄通腑泄浊以利疏泄。诸药合用共奏祛邪扶正之功。

【方　　名】抗癌药汤方

【方药组成】八角金盘、生山楂各12g，石见穿、山慈菇、八月札、黄芪、鸡血藤各30g，败酱草、党参、丹参各15g，枳壳10g，大黄6g。

【加　　减】便血重加槐花炭、侧柏炭；里急后重加川黄连、木香、赤芍。

【功效主治】解毒化瘀，消肿排脓，健脾益气。直肠癌，症见面色少华，纳少乏力，腹痛大便带脓血，舌淡苔白，脉沉细。

【用法用量】以上药物，水煎分2次服，每日1剂，30天为1个疗程。

【来　　源】《上海中医药杂志》1988年第9期。

【临床应用】用本方治疗晚期直肠癌术后47例，2年生存率为74.47%，5年生存率为40.43%。

【附　　注】本方适用于直肠癌晚期邪盛正虚者。邪乃热毒、血瘀，虚则脾气亏虚。方中八角金盘、石见穿、山慈菇、败酱草清热解毒，散结消肿，偏祛热毒；丹参、八月札活血化瘀偏破血瘀；党参、黄芪、鸡血藤健脾益气养血而扶正；生山楂消食化积；大黄、枳壳通腑泄浊使邪有所归。诸药合用解毒化瘀以祛邪，健脾益气而扶正。

【方　　名】抗癌药汤方

【方药组成】八角金盘、辛夷、苍耳子各12g，山慈菇、山豆根、白花蛇舌草、石见穿、黄芪各30g，丹参、赤芍各15g。

【加　　减】阴虚口干加沙参、麦冬、玄参；气血不足加党参、当归、鸡血藤；鼻腔出血加三七粉、茜草炭、血余炭；头痛视力模糊或复视选加僵蚕、全蝎、蜈蚣、钩藤。本方可配合西医化疗、放疗，联合使用，效果更好。

【功效主治】攻积破结，解毒化瘀。鼻咽癌早、中期，症见头痛鼻塞，口苦咽干，舌红苔黄，脉数。

【用法用量】以上药物，水煎分2次饭后服下，每日1剂，30天为1个疗程，视病情服完，1～3个疗程后改隔日或3日服1剂，持续半年巩固疗效。

【临床应用】本方治疗53例病人，5年生存率为60.38%。

【附　　注】鼻咽癌乃气滞血瘀，毒邪积聚，蕴结于鼻所致，治疗宜攻毒化瘀，消肿散结。方中八角金盘、山慈菇、山豆根、白花蛇舌草、石见穿为主药，具有活血化瘀、解毒消肿之功，并均可解毒抗癌，抑制肿瘤生长，延长生存期；丹参、赤芍补益气血，活血行瘀散结；辛夷、苍耳子宣通鼻窍、散结消肿，为鼻科要药。诸药合用共奏攻积破结、解毒化瘀之功。

【来　　源】《安徽中医学院学报》1989年第2期。

【方　　名】抗癌药丸方

【方药组成】①白花蛇舌草、半边莲、半枝莲、仙鹤草各90g，七叶莲、白英、藤梨根各45g，玄参、山豆根各30g。②蟾酥丸：制乳香、没药、明雄黄、蟾酥各 180g，蜗牛 60g，血竭 20g，朱砂 10g，胆矾、轻粉、寒水石各 6g，牛黄、冰片、麝香各 3g，蜈蚣 30g。

【功效主治】睑板腺癌。

【用法用量】方①每日 1 剂，水煎 2 次，每次煎 1 小时。将两次滤液浓缩成 500ml，加红糖 180g，分 3 天服完。可连服 2～3 个月，直至肿块缩小或消失为止。方②蟾酥丸共研细末，水泛为丸，如芥菜籽大，每服 5～10 粒，每日早、晚各服 1 次。

【临床应用】治疗 2 例因各种原因无法手术者，2 例均用抗癌Ⅲ号与蟾酥丸治疗，并追访观察 2～8 年，治愈未见复发。

【来　　源】《中医杂志》，1982，(4)：44。

【方　　名】抗癌一号散

【方药组成】穿山甲珠 30g，三七 40g，人参、全蝎各 20g，麝香 3g，蜈蚣 20 条。

【功效主治】活血通络止痛。骨肉瘤，疼痛剧烈如刀割，舌紫暗，脉弦紧。

【用法用量】上药研成细末共分成 60 等份，每次服 1 份，日服两次。

【来　　源】《河北中医》1989 年第 4 期。

【附　　注】本方适用于骨肉瘤疼痛剧烈者，证属瘀血阻滞，脉络不通。不通则痛，通则不痛，故治宜活血化瘀，通络止痛。方中麝香辛散温通，芳香走窜，能行血分之滞，开经络之壅遏，有活血散结、消肿止痛之效；三七活血化瘀，消肿定痛以助麝香；全蝎、蜈蚣通经活络；人参补气以助血行；穿山甲咸能软坚，性善走窜，可透达经络直达病所，率诸药攻坚止痛。诸药合用，共奏活血通络止痛之效，使瘀滞散，经络通，疼痛止。临床用本方治疗骨肉瘤疼痛取得了良好的效果。

【方　　名】抗癌乙丸

【方药组成】黄独 60g，草河车 60g，山豆根 120g，败酱草 120g，白鲜皮 120g，夏枯草 120g。

【功效主治】食管癌、贲门癌、胃癌、肠癌、肺癌等肿瘤。

【用法用量】以上各药共研细末，炼蜜为丸，每丸重约 6g。口服，每次 1～2 丸，每日 2～3 次，温开水送下。

【临床应用】中国医学科学院、中医研究院等收治的 17 例患者中，显效 4 例，有效 6 例，病情稳定 1 例，总有效率为 58.8%。

【来　　源】《抗癌中草药制剂》，人民卫生出版社，1981：187。

【方　　名】抗癌章鱼汤

【方药组成】章鱼 5 只，白毛藤、茜草各 25g。

【功效主治】宫颈癌、肺癌以及其他热象肿瘤，也治淋巴肉瘤、皮肤癌溃疡。

【用法用量】将章鱼洗净，同白毛藤、茜草一起置入砂锅内，加适量清水，慢火熬汤至鱼熟烂，去药渣，食章鱼，饮汤。每日 1 剂，坚持服之。

【来　　源】《家庭保健膳食精选》。

【附　　注】食用时可酌加盐、姜等调味，使之美味可口。

【方　　名】抗癌止痛散

【方药组成】山慈菇、黄药子、川乌、延胡索、北重楼、三七各 30g，冰片 9g。

【功效主治】各种癌性疼痛。

【用法用量】上方诸药共为细末，每次 3g，每日 3 次。

【方　　名】抗癌止痛药酒

【方药组成】蟾蜍、冰片各 30g，乳香、没药、细辛、砂仁各 15g，白酒 500ml。

【功效主治】一切癌肿剧烈疼痛。

【用法用量】诸药共捣碎后放入盛白酒的玻璃瓶中，密封浸 5 天后备用，使用时取药酒用棉签或鸭毛蘸药酒擦于痛处，擦药范围宜大一些，干后再反复擦 3～4 次。用药至止痛为止。

【来　　源】《理瀹骈文》。

【附　　注】蟾蜍，应焙干后方可研末。

【方　　名】抗白丹

【方药组成】雄黄 3g，巴豆（去外皮）3g，生川乌3g，乳香3g，郁金3g，槟榔3g，朱砂3g，大枣7枚。

【功效主治】清热解毒，泻腑通便。主治急性白血病。

【用法用量】将雄黄、生川乌、乳香、郁金、槟榔共研细末，巴豆去皮置砂锅中文火炒至微黄色，再去内外皮，用双层纸包裹压研，微热半小时，去油。将煮熟大枣去皮核，与上述药物混合，捣研均匀，和丸如黑豆大，朱砂为衣。成人每天4～8丸，小儿1～4丸。清晨5时开水1次送服，连服3～5天，休息1天。

【来　　源】中国中医科学院西苑医院郑金福。

【方　　名】抗白合剂

【方药组成】①金银花10g，漏芦10g，黄芩10g，黄连3g，蒲公英10g，紫花地丁10g，鸡血藤10g，菟丝子10g，淫羊藿6g，丹参7g。②红人参6g，鹿茸37.5g，红花4g，当归10g，黄芪10g，白芍6g，生地黄6g，制何首乌6g，枸杞子6g，淫羊藿6g，川芎4g，五味子6g，酸枣仁6g，丹参6g，雄黄2g，香油10g，蜂蜜适量。

【功效主治】小儿急性白血病。

【用法用量】方①加水煎煮，共制100ml。方②各药共研细末，炼蜜为丸，共制100丸。口服，煎剂每次25ml，每日2次；丸剂每次1粒，每日2次。方①适用于诱导缓解期，方②适于维持缓解期。如病人体质较弱，可将两方同时服用。

【临床应用】沈阳医学附属第二医院儿科用于治疗小儿急性白血病28例（急性淋巴细胞性白血病15例、急性粒细胞性白血病5例、急性单核细胞性白血病4例、恶性网状细胞瘤4例），获完全缓解17例，部分缓解Ⅰ级5例，Ⅱ级2例，死亡4例，总有效率为85.7%，生存期最长者达3年2个月。

【来　　源】《抗癌中草药制剂》，人民卫生出版社，1981：296。

【方　　名】抗贲门癌汤

【方药组成】旋覆花、代赭汤、八月札、生南星、生半夏、冰球子、马钱子、石见穿。

【功效主治】（痰气交阻型）贲门癌。

【用法用量】水煎服，每日1剂。

【临床应用】某男，47岁，进食疼痛5个月进食梗阻感1个月，伴胸背疼痛，食后呕吐。诊断为贲门癌。用抗贲门癌汤治疗，随症加减。治疗2个月后，进食疼痛、进食梗阻感，胸背疼痛均消失，1年后病愈出院，3年后随访健在。

【来　　源】《癌症》，1984，（1）：54。

【方　　名】抗鼻癌方

【方药组成】寮刁竹30g，入地金牛30g，白茅根30g，蛇倒退30g，川芎15g，山药15g，蛇泡簕60g，生地黄24g，葵树子90g。

【功效主治】益气生津，解毒抗癌。适用于鼻咽癌。

【用法用量】加水煎煮，制成煎剂。每日1剂，煎2次分服。

【临床应用】广东花都区人民医院以本方为主，中西结合，治疗晚期鼻咽癌4例，疗效均达显效以上水平。其中1例已治愈6年，恢复一级劳动力，1例肿瘤明显缩小，带瘤生存已6年以上，另2例分别维持生命3年和1年半。

【来　　源】广东花都区人民医院方。

【方　　名】抗鼻咽癌1号

【方药组成】知母、牡丹皮、芦根、天花粉、野百合、麦冬、石斛、生地黄、沙参各15g，金银花30g，枸杞子、女贞子各20g，丹参30g，生南星、生半夏、石上柏各12g。

【加　　减】白细胞下降加鸡血藤、红参；头痛鼻塞加蔓荆子、辛夷；身疲、乏力加党参、黄芪、白术。

【功效主治】养阴清热，生津利咽。鼻咽癌辨证属阴津亏耗，症见口干唇裂，咽燥，喜饮，毛发干枯，大便干结，小便短赤，舌质红，舌面干，苔干燥或有裂纹，脉细或细数。

【用法用量】以上药物，水煎分2次空腹服下，每日1剂。

【来　　源】《上海中医药杂志》1986年第8期。

【附　　注】本方适用于鼻咽癌放疗期间和放疗后辨证属阴津亏耗的病症。治宜扶正祛邪。扶正，是选用具有提高免疫作用的药物，扶正培本，提高机体的抗病能力，控制癌症或减少复发和转移；祛邪，是选用针对性的抗癌药物，以消除病灶。方中知母、生地黄、芦根、花粉、野百合、麦冬、石斛、沙参养阴生津，清热利咽；枸杞子、女贞子补肾养精，以固先天，且补益药能提高机体的免疫功能；牡丹皮、丹参活血化瘀，可提高放疗敏感性，以增加疗效；金银花、石上柏清热解毒，抑制肿瘤的生长；生南星、生半夏燥湿祛痰，攻毒逐邪。诸药合用扶正为主，兼顾祛邪，阴本既固，阳气自生，阴阳调和，从而起到延长患者生命的效果。

【方　　名】抗鼻咽癌 2 号

【方药组成】党参、白术、茯苓、山药各 15g，制南星、制半夏、陈皮各 12g，薏苡仁 30g，苍术、厚朴、猪苓、砂仁各 10g，扁豆 24g。

【加　　减】放疗期间可加用丹参、当归、鸡血藤；头痛、鼻塞可加用辛夷、白芷。

【功效主治】健脾化湿，益气和胃。鼻咽癌，症见鼻咽分泌物多，头目眩晕，泛恶或呕吐，痞满纳呆，倦怠乏力，面少华，舌淡，苔白腻，脉濡滑。

【用法用量】以上药物，水煎分 2 次空腹服下，每日 1 剂。

【来　　源】《上海中医药杂志》1986 年第 8 期。

【附　　注】本方适用于鼻咽癌放疗期间或放疗后辨证属脾虚痰湿型。方中党参、白术、山药健脾益气，以助运化，并能增强机体的免疫功能，扶正而祛邪；南星、半夏、苍术、厚朴燥湿化痰，祛脾湿不化之痰，使湿去脾健而痰不再生；陈皮、砂仁、扁豆理气健脾，和胃化痰，使脾胃调和，气机通畅；茯苓、猪苓、薏苡仁利水渗湿，使湿阴下达。诸药合用，健脾和胃，燥湿化痰，气机通畅，痰不再生。

【方　　名】抗鼻咽癌 3 号

【方药组成】蒲公英、板蓝根各 30g，黄连、黄芩各 10g，赤芍、牡丹皮、生地黄各 12g，水牛角 20g，旱莲草 15g。

【加　　减】热毒伤阴加沙参、麦冬、知母；白细胞下降加鸡血藤；纳呆加神曲、山楂、砂仁。

【功效主治】清热解毒，活血祛瘀。鼻咽癌辨证属热毒瘀结，症见头痛，鼻衄，脓涕，牙痛，渴喜冷饮，舌紫暗或有瘀斑，脉弦细或滑数。

【用法用量】以上药物，水煎分 2 次饭后服用，每日 1 剂。

【来　　源】《上海中医药杂志》1986 年第 8 期。

【附　　注】本方适用于鼻咽癌辨证属热毒瘀结者，也可与放疗、化疗联合应用，是一首解毒抗癌的方剂。方中蒲公英、板蓝根清热解毒，散结消肿；黄连、黄芩清热泻火解毒，且黄连煎液对鼻咽癌上皮细胞株 HNE3 的增殖活性有明显抑制作用；赤芍、牡丹皮、生地黄、水牛角清热凉血，活血化瘀，改善微循环，提高放疗敏感性，并能减少转移；旱莲草补肾益阴，凉血止血，扶正而抗癌。诸药合用，清解热毒，祛瘀散结，攻毒抗癌。

【方　　名】抗鼻咽癌 4 号

【方药组成】黄芪 30g，党参、白术各 15g，炙甘草 6g，沙参、麦冬、玄参、黄精各 12g，山药、五味子、女贞子、菟丝子、旱莲草各 10g。

【加　　减】放疗时可加用丹参、红花、莪术以增加放疗敏感性；白细胞减少加鸡血藤。

【功效主治】益气养阴。鼻咽癌辨证属气阴两虚型，症见头晕，神疲乏力，心悸气短，耳鸣，大便干结，舌质红，苔少，脉细数。

【用法用量】以上药物，水煎分 2 次空腹服下，每日 1 剂。

【来　　源】《上海中医药杂志》1986 年第 8 期。

【附　　注】本方适用于鼻咽癌辨证属气阴两虚者，在放疗期间或放疗后均可应用。鼻咽癌病久正虚致气阴两虚，放疗、化疗耗气伤阴也可导致。治宜益气养阴，扶正培本。方中黄芪、党参、白术、黄精、山药、炙甘草健脾益气以补后天；女贞子、菟丝子、旱莲草补肾养精以固先天；沙参、麦冬、玄参、五味子养阴生津以充阴液。诸药合用养阴益气，生津利咽，正充而本固，并有提高机体免疫力、增强网状内皮系统吞噬能力、延长抗体存在时间、抑制肿瘤生长等作用。

【方　　名】抗毒合剂
【方药组成】金牛根、丁葵草、蛇泡勒、铁包金、韩信草、寮刁竹、枝花头各 30g，白茅花 15g。
【功效主治】清热，凉血解毒。适用于多种恶性肿瘤和白血病，症见热毒炽盛者。
【用法用量】每日 1 剂，水煎服。
【来　　源】广东佛山中医院方。
【附　　注】金牛根（入地金牛）为芸香科植物两面针的根，丁葵草为豆科植物，蛇泡勒为蔷薇科植物，细纹勾儿茶、韩信草为唇形科植物，寮刁竹为萝藦科植物徐长卿。

【方　　名】抗肤癌方
【方药组成】红砒 4g，人头发 0.5g，指甲 0.5g，大枣 10 个。
【功效主治】皮肤癌。
【用法用量】红砒煅透，指甲和头发炒发炭，共为细末，溶解于浸泡 2 个昼夜的大枣液内，灭菌后即可使用。把溶液注射到瘤体内，根据瘤体大小一般每次注射 1ml 左右，2 天 1 次。癌大部脱落后，改换皮癌净药抹至瘤体全部脱落后停用。
【来　　源】《肿瘤临证备要》。

【方　　名】抗宫颈癌方
【方药组成】①征癌片：山豆根 100g，草河车 100g，夏枯草 100g。②抗癌片：黄药子 80g，夏枯草 60g，草河车 120g，白鲜皮 120g，败酱草 120g。③去癌一号粉：莪术 100g，山慈姑 100g，生南星 100g，苦参 100g，硼酸 25g，制砒 0.9g，冰片 0.3g，麝香 0.1g，雄黄 0.9g。④去癌二号粉：莪术 100g，山慈姑 100g，生南星 100g，苦参 100g，雄黄 0.6g，冰片 0.2g，麝香 0.1g，蜈蚣半条。
【功效主治】解毒化瘀抗癌。适用于宫颈癌。
【用法用量】征癌片与抗癌片，按一般中草药片剂制法，每片重 0.5g。去癌粉可先将莪术、山慈菇、生南星、苦参等加水煎煮 2 ～ 3 小时，制成浸膏粉后，再与其他药物共研细末，混匀，过筛，即得。片剂内服，每次 3～4 片，每日 3 次。散剂外用，撒布于宫颈癌创面，每日 2 次。
【临床应用】用于治疗宫颈癌 48 例，近期治愈 10 例，显效 13 例，有效 9 例，无效 16 例，总有效率为 66.7%。在所治宫颈癌中，以糜烂型的疗效最好，菜花型次之。

【方　　名】抗脑瘤饮
【方药组成】白花蛇舌草 60g，半枝莲、野葡萄藤各 30g，沙氏鹿茸草、僵蚕、地龙、蝉蜕各 10g，重楼、海藻、夏枯草、牡蛎（先下）各 15g。
【功效主治】脑干肿瘤。
【用法用量】水煎服，每日 1 剂。
【临床应用】熊某，男，24 岁。1982 年 5 月初入院。3 个月前因头痛、呕吐、步态不稳（面左倾倒）数之久，经某医院 X 线（脑血管造影）查为幕下占位性病变。于 5 月 3 日手术。术中见为延脑瘤，行肿瘤大部分切除，病理报告为星形细胞Ⅰ～Ⅱ级。术后不久又见头痛、呕吐等，眼底检查与前无异。拒绝化疗，求治于中医。口角流涎，纳差，脉细，舌左偏，苔白厚。服上方后诸症减轻，共服药 3 个月，诸症明显减轻。当年 9 月 1 日恢复正常工作，至今已 5 年余，未见复发。
【来　　源】《江西中医药》，1989，（2）：28。

【方　　名】抗脑瘤饮
【方药组成】白花蛇舌草 60g，半枝莲、野葡萄藤各 30g，沙氏鹿茸草、重楼、海藻、夏枯草、牡蛎、茯苓各 15g，僵蚕、地龙、蝉蜕、法半夏、白术、丹参各 10g，陈皮 6g，可随证加减。
【功效主治】脑干肿瘤。
【用法用量】每日 1 剂，2 次分服。

【方　　名】抗膀胱癌方
【方药组成】①蛇桑汤：党参 15g，黄芪 30g，茯苓 30g，女贞子 30g，桑寄生 30g，白花蛇舌草 30g。②沙苑子 15g，山慈菇 15g，桑寄生 30g，猪苓 30g，白花蛇舌草 30g。

【功效主治】膀胱癌。

【用法用量】水煎服，每日 1 剂。方①适用于体虚者，方②适用于体质较好者。

【临床应用】中国人民解放军总医院以本方为主，中西医结合，共治疗膀胱癌 40 多例，临床治愈 2 例，显效 24 例，有效 9 例，无效 5 例，总有效率为 87.5%。

【来　　源】《抗癌中草药制剂》，人民卫生出版社，1981：283。

【方　　名】抗皮肤癌方

【方药组成】①甲方：红砒 30g，指甲 15g，头发 15g，红枣 10g，面粉 30g，将前三种捣碎放入核红枣内，外包碱发面粉团，制成龙眼大小，放入木炭文火烘，烘至冒白烟为度，后取出研成细末，麻油调成糊状即成。②乙方：猫头 1 只，用面粉团包裹好，用烘箱烘干，后除去外层面粉团，将烘干猫头研成细末，麻油调成糊状即成。

【功效主治】皮肤癌。

【用法用量】先用甲方外敷患处 2 ～ 3 天，外敷感觉疼痛，后改用乙方，外敷患处 4 ～ 6 天。外敷面积包括肿瘤病灶和病灶外正常皮肤 0.5cm 为宜。甲方与乙方交替外敷患处。

【临床应用】某男，70 岁。左面部皮肤肿块 1 年，进行性增大，可见 3cm 圆形肿块，表面有脓性分泌物，边缘见黑色素沉着，诊断为面部皮肤基底细胞癌。用上法治疗 1 个月，肿块逐渐消退，新生肉芽组织形成，2 个月后，伤口全部愈合，病灶处仅留较浅疤痕，半年后随访无复发无转移。

【来　　源】《癌症》，1984，（1）：54。

【方　　名】抗胃癌方

【方药组成】白花蛇舌草、白茅根各 60g，山楂、红花各 30g，丹参 15g。

【功效主治】胃癌。

【用法用量】水煎服，每日 1 剂，分 2 次服。

【方　　名】抗胃癌糖浆

【方药组成】金刚刺 2500g，荠菜 2 500g，蛇莓 1 250g，枳壳 500g，广木香 250g。

【功效主治】理气化瘀，和胃抗癌。治疗气滞血郁型胃癌。

【用法用量】将以上各药洗净，置搪瓷桶内，加水浸没药面，加热煎煮 2 小时，纱布过滤，药渣再加水煮沸 2 小时，过滤，合并 2 次滤液，浓缩至药 4L，加蔗糖及防腐剂适量，搅匀，充分溶解，纱布过滤，即得。口服，每次 50ml，每日 3 次。

【临床应用】湖北红安县永河卫生院用于治疗胃癌有效。如徐某，男，45 岁，确诊为胃底贲门癌，滴水不进；经服本方 40 剂，梗阻症状缓解，继续服用至基本治愈，随访数年未复发。

【来　　源】红安县永河卫生院方。

【方　　名】口服大蒜汁

【方药组成】生大蒜汁 10 ～ 30ml。

【功效主治】肺癌、胃肠道癌症。

【用法用量】将生大蒜头去掉外皮，榨取鲜汁服用。每日服 2 次，每次 10 ～ 30ml。

【附　　注】《饮食与抗癌》介绍，本方为美国、意大利民间用大蒜治癌的验方。

【方　　名】口蘑三鲜汤

【方药组成】鲜口蘑（或用罐头蘑菇）150g，榨菜 50g，油筋 50g，食盐、芝麻油、味精等适量。

【功效主治】宣肠益气，化散血热。本膳主要适用于肠癌患者症见食欲不振、不耐油腻者。

【用法用量】锅置旺火上，加水一大碗，水沸后投入以上所备配料，稍煮，沸时捞去上浮白沫，加食盐、芝麻油、味精后离火，盛入汤盆即成。热饮最好。可经常食用。

【附　　注】膳中口蘑在我国至少有三个品种，如白蘑、雷蘑等。口蘑味甘，性寒，归肺、心经，有补脾益气、润燥通便作用，含有铜、锌、维生素 A、B、C、D、E、K 等多种对癌症病人有益的物质。此外，日本科学研究人员还从中提取到一种抗癌多糖，有促进人体免疫功能的作用。口蘑味道鲜美，口感细腻软滑，十分适口，既可炒食，又可焯水凉拌。

【方　　名】口腔癌方
【方药组成】山豆根 10g，射干 10g，僵蚕 15g，威灵仙 15g，地龙 15g，夏枯草 15g，野菊花 30g，蝉蜕 10g。
【功效主治】清热解毒，散结抗癌。口腔癌。
【用法用量】每日 1 剂，水煎 2 次，早、晚各服 1 次。

【方　　名】口腔癌方
【方药组成】防风、荆芥、栀子、连翘各 20g，薄荷、桔梗各 6g，玄参、金银花、竹叶各 12g，牛蒡子、生地黄、麦冬、五味子各 15g，甘草 5g。
【功效主治】清热降火，散结利咽。主治肺虚有热（肺胃积热）型口腔癌，症见声音嘶哑，咽干口燥，五心烦热，潮热盗汗，咽喉肿痛，喉部异物感，吞咽不利，咳嗽吐痰，痰中带血，恶心厌食，小便黄赤，大便坚涩，舌绛苔黄，脉弦数。
【用法用量】每日 1 剂，水煎 2 次，早、晚各服 1 次。

【方　　名】枯柏方
【方药组成】枯矾 30g，黄柏 10g，煅石膏 20g，黄升丹 10g。
【功效主治】清热燥湿。适用于皮肤癌。
【用法用量】上药共研细末，用熟菜油调成糊状外敷患处，每日或隔日换药 1 次。
【临床应用】本方治疗 1 例皮肤鳞状细胞癌患者，用药半个月后，疮面较前平坦，瘙痒出血症状明显好转。又间日外敷 2 个月，创面愈合，局部皮肤光整，硬块消除。
【附　　注】方中枯矾燥湿止痒，黄柏清热解毒，《本经》谓其能治“阴蚀恶疮”，煅石膏生肌长皮，黄升丹拔毒生肌，四药相合，具有清热燥湿、拔毒生肌之功。

【方　　名】枯草昆布汤
【方药组成】夏枯草 30g，胆南星 9g，昆布 15g，牡蛎 30g，丹参 30g，莪术 15g，蒲公英 30g，皂角刺 9g，旋覆花 12g，全瓜蒌 15g。
【加　　减】若瘀血内结，疼痛明显，加地鳖虫 9g，蜈蚣 9g，蜣螂虫 9g，赤芍 12g，血竭 9g；痰热内阻，胸闷气急，加川贝母 12g，天竺黄 6g，青礞石 12g，清半夏 15g；气滞瘀痛明显，加柴胡 9g，川芎 9g。
【功效主治】清热解毒化痰，软坚散结。适用于恶性淋巴瘤。
【用法用量】每日 1 剂，水煎服。
【临床应用】本方结合化疗治疗恶性淋巴瘤 80 例，Ⅰ期 13 例，Ⅱ期 6 例，Ⅲ期 2 例，Ⅳ期 19 例。结果 1 年生存率 72%（59/82），3 年生存率 50%（41/82），5 年生存率 52.7%（29/55）。
【来　　源】武汉军区总医院杜光祖方。
【附　　注】本方重用夏枯草一药。夏枯草味苦辛寒，《本草经》曰其“破癥，散瘿结气”，药理报道对癌细胞生长有抑制作用；胆南星、瓜蒌、旋覆花清热化痰，下气散结；莪术、丹参活血祛瘀；昆布、牡蛎软坚散结；蒲公英、皂角刺清热解毒，消肿排脓。

【方　　名】枯草苏子汤
【方药组成】王不留行 100g，夏枯草、生牡蛎、紫苏子各 30g。
【功效主治】子宫肌瘤。
【用法用量】水煎服，每日或隔日 1 剂，30 剂为 1 疗程。

【方　　名】枯矾明矾汤
【方药组成】枯矾 30g，明矾 30g，雄黄 30g，五倍子 30g，青盐 30g。
【功效主治】子宫颈癌。
【用法用量】上药研成细末，混匀备用。撒在棉球上，外敷病灶，隔日 1 换。

【方　　名】枯矾砒石汤
【方药组成】枯矾 30g，砒石 10g，硇砂 10g，碘仿 40g，冰片适量。
【功效主治】子宫颈癌。
【用法用量】各药共研细粉过筛，以甘油明胶为基质做成含 15% ～ 20% 的治癌散或栓剂应用。
【临床应用】共治 71 例，近期治愈率为 50%，有效率为 73%。

【来　　源】《中药新用》，科学技术文献出版社重庆分社，1986：202。

【方　　名】枯矾砒霜汤
【方药组成】枯矾 18g，砒霜 9g，麝香 0.9g。
【功效主治】宫颈癌。
【用法用量】将上药共研细末，加入适量江米粉，用水调匀，制成“T”字形栓剂，每枚药钉长约 1～1.5cm，直径为 0.2cm，晾干备用。
【临床应用】治疗宫颈癌 11 例，全部达到临床治愈的标准。
【来　　源】《中药新用》科学技术文献出版社重庆分社，1986：202。

【方　　名】枯矾轻粉白斑酊
【方药组成】蟾酥 9g，轻粉 6g，蜈蚣 8 条，枯矾 18g。
【功效主治】外阴白斑。
【用法用量】75% 酒精 500ml，将上药浸 1 个月，滤去渣，抹患处。
【来　　源】《岭南百病验秘方精选》。

【方　　名】枯矾散
【方药组成】枯矾、煅石膏、轻粉、黄丹。
【功效主治】燥湿除毒。适用于皮肤鳞癌。
【用法用量】外敷患处。
【临床应用】周某，男，56 岁。患者初起腰部生一小肿块，疼痛，后肿块僵硬，逐渐增大，伴有溃疡。按溃疡处理及用电灼治疗等未见疗效。后经病理检验确诊为皮肤分化性鳞状上皮细胞癌。予枯矾散加减治疗（枯矾 30g，黄柏粉 10g，煅石膏 20g，黄升丹 10g，共研细末备用）用熟菜油调成糊状外敷，每日 2 次。复诊后嘱其间日外用 2 个月，疮愈合，局部皮肤光整，硬块基本消除，患者照常参加劳动。病情稳定。

【方　　名】枯矾山慈菇
【方药组成】枯矾、山慈菇各 18g，砒霜 9g，麝香 0.9g，糯米粉适量。
【功效主治】宫颈癌。
【用法用量】药研细末，用糯米粉加温水调匀，制成“T”字形栓剂（直径 0.29cm、长 2cm）塞入阴道中，日换 1 次，1 个月为 1 个疗程。
【临床应用】用药 1～2 疗程，治愈率达 100%。
【附　　注】此方疗效可能由于评价标准不同而致认识不一，可参。

【方　　名】枯瘤方
【方药组成】白砒、硇砂、黄丹、轻粉、雄黄、乳香、没药、硼砂各 3g，斑蝥 20 个，田螺（大者，去壳，切片，晒干）3 个。
【功效主治】解毒消肿，活血枯瘤。适用于皮肤瘤初起成形未破及根蒂小而不散者。
【用法用量】共研极细，糯米粥调，捏作小棋子样，曝干。先灸瘤顶 3 炷，以药饼贴之，上用黄柏末水调盖敷药饼。候 10 日外，其瘤自然枯落，次用敛口药。

【方　　名】枯瘤散
【方药组成】灰苋菜（晒干、烧灰）120g，荞麦（烧灰）120g，风化石灰（三味和一处；淋汁 750ml，慢火熬成霜，取下配后药）250g，马钱子（捣，去油）3 个，巴豆（捣，去油）60 粒，胡椒（擦去粗皮）19 粒，明雄 3g，白砒 3g。
【加　　减】血瘤破，以发灰掺之；粉瘤破，以白麻皮烧灰掺之。
【功效主治】破瘀消肿，散结枯瘤。适用于血管瘤，粉瘤。
【用法用量】上为末，入前药和匀，以瓷瓶收贮。以滴醋调匀，用新羊毛笔蘸药点瘤当头，瘤有碗大，则点药如龙眼核大，若茶杯大，则点药如黄豆，干则频频点之，其瘤干枯自落。外以膏护好，自然敛口收功。

【方　　名】枯息方
【方药组成】斑蝥 150 只。
【功效主治】腐蚀解毒。适用于皮肤癌。
【用法用量】加入 75% 酒精 100ml，浸泡 7 天后过滤，得滤液 30ml，煮沸备用。应用时将斑蝥浸出液 3ml 与 20% 氢氧化钠 7ml 混匀后使用。根据肿瘤的部位、浸润程度，分别采用不同的药用范围，如瘤基侵犯较深，可采用肿瘤所在部位的肌肉、肌腱、神经、血管（重要血管忌用）等组织的癌基底血管外注射枯息液巢蚀之；若瘤基侵犯较浅，可在肿瘤所在部位的皮肤、脂肪等组织的瘤基血管外注射枯息方围蚀，其用量、疗程及次数应取决于肿瘤的侵犯程度。

【临床应用】本方治疗30例，临床治愈（瘤体消失、创面愈合、1年内未复发）24例，占80%，其中鳞状上皮细胞癌10例，基底细胞癌4例，恶性黑色素瘤1例，纤维肉瘤6例，血管肉瘤3例；好转（瘤体基本消退，但6个月后又有所增长）4例，占13%，其中恶性黑色素瘤1例，神经纤维肉瘤1例，基底细胞癌1例，鳞状上皮细胞癌1例；无效（瘤体消退不足半年复发）2例，占7%，其中恶性黑色素瘤1例。总有效率达93%。

【附　　注】本方中斑蝥主要含斑蝥素，与氢氧化钠合用具有强烈的腐蚀作用，可直接杀灭癌细胞，并促进其病灶组织迅速变性、萎缩、坏死，从而阻断瘤体血运而取得治疗作用。

【方　　名】枯痔液

【方药组成】砒石、明矾、雄黄、乳香、3%稀盐酸。

【功效主治】膀胱恶性肿瘤。

【用法用量】经膀胱镜行瘤体内注射枯痔液3ml。

【临床应用】初某，女，47岁，因尿频、尿急、尿痛1年余于1980年6月14日入院，经膀胱镜活检及膀胱造影诊断为膀胱乳头状癌Ⅰ级，于6月25日进行瘤体内注射枯痔液3ml，4天后又在此邻近的瘤体再注射枯痔液3ml，于7月24日出院，以后每3～6个月膀胱镜复查一次，仅于原肿瘤基底处留一黏膜凹陷区约2.0cm×2.0cm大小，黏膜表面光滑，随访4年，未见肿物新生。

【来　　源】《中西医结合杂志》，1985，5（2）：104。

【方　　名】苦菜灯心饮

【方药组成】苦菜、灯心草各适量。

【功效主治】喉癌感染、溃疡者。

【用法用量】将苦菜洗净、捣汁，加灯心草煮汤饮之，每日1～2次。

【来　　源】《普济方》。

【方　　名】苦菜方

【方药组成】苦菜（苦苣菜）30g，酢浆草30g。

【功效主治】清热解毒。用治肝硬化。

【用法用量】同猪肉适量炖服。

【来　　源】《中药大辞典》。

【附　　注】澳大利亚苦苣菜（全草），含抗肿瘤成分，在小鼠大腿肌肉接种肉瘤-37后第6天，皮下注射苦菜的酸性提取物，6～48小时后解剖小鼠，肉眼及显微镜观察，均可见到肉瘤受到明显的伤害。

【方　　名】苦菜汤

【方药组成】鲜苦菜带根100g，白糖10g。

【功效主治】晚期癌肿疼痛。

【用法用量】上药洗净，加白糖共捣烂取汁，将药渣加水适量煎煮15～20分钟，过滤去渣，取药液与药汁共煎后服用，每天服2～3次。

【临床应用】连服3～10天均有明显的止痛作用，同时全身症状亦好转。

【附　　注】本方无任何毒副作用，能抑制癌症的迅速恶化，从而延长寿命。忌葱。

【方　　名】苦菜汁

【方药组成】苦菜、白糖各适量。

【功效主治】肝癌病人口干、厌食。

【用法用量】将苦菜洗净，捣汁液加白糖适量调味后饮之。

【来　　源】《家庭饮食疗法》。

【附　　注】苦菜，又名苦买菜，为一种野菜。

【方　　名】苦瓜滴鼻液

【方药组成】苦瓜10g。

【功效主治】鼻咽癌。

【用法用量】将苦瓜切碎，浸于75%酒精25ml，加蒸馏水25ml，3天后，再加蒸馏水50ml，搅匀，用消毒纱布过滤去渣，加甘油20ml，备用。每日滴鼻3～6次。

【方　　名】苦瓜焖鸡翅方

【方药组成】苦瓜250g，鸡翅膀1对。姜汁、黄酒、味精、糖、盐、淀粉、蒜泥、豆豉、红辣椒丝、葱、植物油各适量。
【功效主治】清热解毒，补脾开胃。本膳主要适用于胃癌闷热疼痛者。
【用法用量】鸡翅膀除去毛桩，洗净，切块，放碗中，加姜汁、酒、糖、盐、淀粉，拌匀上浆。苦瓜切成2cm长、1cm厚的块，放入沸水中氽一下，捞出，烧热锅，放油，烧油至九成熟时，放蒜泥、豆豉下锅煸香，再放入鸡翅入锅炒，至翅膀将熟时，再将苦瓜、辣椒、葱段下锅，炒几下，然后加半碗清水，用文火焖30分钟后，加味精搅匀即成。
【来　　源】《医药报》，1985，5：6。
【附　　注】美国科学家发现苦瓜里面含一种或一种以上的蛋白脂体，能够刺激免疫细胞吞噬肿瘤细胞，把这种蛋白质脂注射到患有淋巴癌或血癌的小鼠体内，结果小鼠都继续存活下来。这种含有类奎宁类的蛋白脂体，被认为是一种抗癌新药问世的基础。

【方　　名】苦楝根粥
【方药组成】苦楝根白皮15g（鲜品60g），粳米100g。冰糖适量。
【功效主治】通利大肠，抗癌驱蛔。本膳主要适用于大肠癌腹部疼痛者。
【用法用量】先用慢火煎苦楝黑皮，取汁去渣，再入粳米和冰糖煮为稀粥。
【附　　注】苦楝皮是传统的驱蛔良药，近代研究认为大多驱虫药均有一定的抗癌作用，其机制主要是因为癌细胞膜和虫体膜有结构上的一致之处（《汉方研究》，1979：2）。日本的一些专利也表明楝属植物大多有抗癌效果，如本膳所用的苦楝根皮热水提取物对各种恶性物抗癌药效已接近化疗药丝裂霉素和博来霉素的水平（日本专利JP59–35889）。楝树之花瓣提取物对各种癌细胞，如L–5178、S–180均有较强的抑制效果，而且口服的注射给药，均有疗效（日本专利JP57–171923）。

【方　　名】苦参
【方药组成】苦参15～30g。
【功效主治】清热燥湿。慢性白血病。主治白血病发热。
【用法用量】每日1剂，水煎2次服。

【方　　名】苦参草蒲洗剂
【方药组成】苦参60g，蛇床子、野菊花、金银花各30g，黄柏、白芷、石菖蒲各15g。
【功效主治】子宫颈癌。
【用法用量】上药做煎剂，浸泡阴道、宫颈。

【方　　名】苦参豆根汤
【方药组成】苦参30g，山豆根30g，龙葵30g，白花蛇舌草10g。
【功效主治】舌癌。
【用法用量】水煎，加入冰片少许，以汤含漱，一日数次。
【来　　源】《肿瘤临证备要》。

【方　　名】苦参凤尾草汤
【方药组成】苦参30g，凤尾草30g，地锦草30g，败酱草30g，白花蛇舌草30g，野葡萄藤30g，枳壳10g，生薏苡仁30g，蛇莓30g，红藤15g，赤芍15g，地鳖虫15g。
【加　　减】气虚，加党参15g，黄芪20g，白术10g，茯苓10g；血虚，加黄芪15g，当归12g，鸡血藤10g，熟地黄12g，龟板12g；阳虚，加制附片9g，巴戟天12g，肉桂6g，淫羊藿9g，菟丝子9g；兼腹痛，加延胡索12g，川楝子9g，乳香9g；兼腹水，加人参6g，龙葵10g，泽泻10g，猪苓15g。
【功效主治】直肠癌晚期。
【用法用量】上药加水煎煮2次，将两煎药液混合均匀，分2次服用，每日1剂。

【方　　名】苦参海浮石汤
【方药组成】苦参6g，海浮石、全瓜蒌各12g，丹参、刺猬皮、炒陈皮、黄药子、急性子各9g，白英、枸杞子各18g，薤白4.5g，石见穿15g，五灵脂（炒）3g，紫草6g，麦冬、旱莲草、花粉、远志各9g。
【功效主治】食管癌，反胃、饮水吞咽困难者。
【用法用量】水煎服，每日1剂。

【临床应用】临床使用，对患食管癌饮水吞咽困难者，服一周后，可进饮食，经 X 光摄片，钡剂通过食道，见食道扩张，明显好转。
【来　　源】湖南省卫生局编《中草药单方验方新医疗法选编》，1971：327。

【方　　名】苦参红藤汤
【方药组成】苦参 15g，红藤 30g，大枣 10 个。
【功效主治】肠癌。
【用法用量】水煎服，每日 1 剂。

【方　　名】苦参僵蚕汤
【方药组成】苦参 9g，僵蚕 9g，浙贝母 9g，威灵仙 9g，葶苈子 9g，急性子 9g，补骨脂 9g，当归 9g，花蕊石 9g。局部囊肿处点涂门德而氏碘甘油（门德而氏碘甘油：碘 0.5g，碘化钾 1.0g，甘油 30ml，混合配制而成）。
【功效主治】祛风活血，化瘀通络，化痰软坚。舌下黏液囊肿。
【用法用量】每日 1 剂，水煎服。配合外用药。
【临床应用】王某，女，18 岁，1973 年 3 月 25 日初诊。主诉：舌下疱疹坚硬，言语障碍，咀嚼困难 5 年。舌下初起时为一小泡，用针挑破后逐渐增大，在常州劳保医院施行手术 6 次，病理报告为黏液性囊肿。术后囊肿仍然增殖加重，来上海经某医院做第七次手术，第三天仍生长增大。后找中医诊治。检查：舌下手术区创口疤痕 4 条，新创口 1 条，部分组织呈乳白色，基底坚硬，舌前已撑抬不能平放，又不能伸出，活动困难，触痛明显，组织坚硬范围约 3cm×3cm，口腔别处无异常发现。服 6 剂后，自感舌下松软，囊泡处较平，舌活动良好。原方又服 3 剂，病情又较前好转。检查：舌下囊泡处呈黄色点，触及尖顶有硬度。原方去当归、僵蚕，加昆布 9g，玄参 9g，3 剂后舌下尖形颗粒明显平坦，手术疤痕平坦，触及微硬。再服 5 剂，回常州工作。1981 年 6 月随访，舌功能良好，痊愈后未复发。

本案用化痰软坚、祛风活血通络之法，加用门德而氏碘甘油点涂，治愈舌下黏液囊肿取得较好疗效。
【来　　源】《上海中医药杂志》1983 年第 9 期。

【方　　名】苦参酒糟膏
【方药组成】苦参 1 个，酒糟适量。
【功效主治】乳癌初起。
【用法用量】共捣烂涂。
【来　　源】《一味中药巧治病》。

【方　　名】苦参片苡仁汤
【方药组成】苦参片 9g，生熟薏苡仁各 24g，紫参 12g，生地黄 12g，煅牡蛎 24g，地榆 12g，土茯苓 24g。
【功效主治】结肠癌、直肠癌。
【用法用量】水煎服，每日 1 剂。
【来　　源】《肿瘤的辨证施治》，上海科学技术出版社，1980：82。

【方　　名】苦参蛇床洗剂
【方药组成】苦参、蛇床子、百部、地肤子各 30g，防风、蒲公英、雄黄、紫草茸各 20g。
【功效主治】外阴白斑。
【用法用量】每日 1 剂，煎水趁热熏洗外阴，至药凉为止连续使用。
【临床应用】治疗 6 例，全部获愈，瘙痒消失最快 3 天，最慢 4 天；肤色、弹力恢复时间为 4 ～ 6 个月，随访 9 ～ 11 年均未复发。
【来　　源】《家用速效中药》。

【方　　名】苦参蛇床洗剂
【方药组成】苦参 60g，蛇床子、野菊花、金银花各 30g，黄柏、白芷、地肤子、石菖蒲各 15g。
【功效主治】子宫颈癌。
【用法用量】水煎去渣，用煎液浸泡子宫及阴道，每日 1 ～ 2 次。
【来　　源】《福建中草药处方》，福建省新华书店，1971：115。

【方　　名】苦参天花粉汤
【方药组成】苦参 12g，天花粉 15g，大枣 6 个。
【功效主治】乳房硬块。
【用法用量】水煎服，每日 1 ～ 2 次。

【方　　名】苦参威灵仙饮
【方药组成】苦参15g，威灵仙30g，猪苓30g，王不留行30g，小蓟30g，赤芍15g，败酱草30g，延胡索15g，炮穿山甲15g。
【功效主治】膀胱癌，症见湿热下注，尿痛，血尿，尿频，口苦咽干，脉洪大，苔黄腻者。
【用法用量】水煎服，每日1剂。

【方　　名】苦参五倍子含漱液
【方药组成】苦参30g，五倍子30g，山豆根30g，龙葵30g，草河车30g，白茅根30g，仙鹤草30g。
【功效主治】舌癌。
【用法用量】入冰片少许煎汤，代水含漱，每日数次。
【来　　源】《中医肿瘤学》（上），科学出版社，1983：225。

【方　　名】葵草汤
【方药组成】龙葵、白花蛇舌草、红藤、忍冬藤各30g，半枝莲、紫花地丁各15g。
【功效主治】胃癌。
【用法用量】水煎服，每日1剂。

【方　　名】葵花茎心
【方药组成】葵花茎心6～8g。
【功效主治】胃癌。
【用法用量】将葵花茎秆剥皮，取里边的茎心备用，每天取6～8g，水煎代茶饮，对胃癌用特效。葵花茎心可开发成健康茶。

【方　　名】葵花蛇舌煎
【方药组成】薏苡仁、紫草各15g，野菊花、麦冬、生地黄各12g，白花蛇舌草、龙葵、金银草各24g，山豆根、生甘草各9g。
【功效主治】鼻咽癌。
【用法用量】水煎服，每日1剂。
【来　　源】《治癌中药处方700种》。

【方　　名】葵花楂肉方
【方药组成】葵花托盘60g，山楂30g，鲨鱼肉60g，调料适量。
【功效主治】卵巢癌术后辅助治疗。
【用法用量】三味洗净，葵花托盘切块，鲨鱼肉切片。先用水煮葵花托盘，去渣取汁。用此汁煮山楂和鲨鱼肉，烂熟时加调料即成。每日1剂，食肉喝汤。
【来　　源】《肿瘤康复指南》。

【方　　名】葵桔石豆羊汤
【方药组成】龙葵、白英、苦桔、野荞麦根、石豆羊各30g，蛇果24g，七叶一枝花9g。
【加　　减】精神溃散倦怠时加蒲公英、半枝莲各30g。
【功效主治】喉癌。
【用法用量】水煎服，每日1剂。
【来　　源】《中医学名人治验大系·治癌中药及其处方》。

【方　　名】葵莲紫草汤
【方药组成】鲜龙葵全草（除根）60g（干品10g），鲜半枝莲120g（干品60g），紫草15g。
【功效主治】卵巢癌。本方可适用于子宫癌、毛膜上皮癌。
【用法用量】上药加水煎汤饮服，每日1剂，分2次服。
【来　　源】《本草骈比》。

【方　　名】葵树子半枝莲汤
【方药组成】葵树子60g，半枝莲60g。
【功效主治】绒毛膜上皮癌。
【用法用量】葵树子打碎，加水煎4小时，煮成500ml，每日2～3次口服。10日为1个疗程。
【来　　源】《全国中草药肿瘤资料选编》。
【附　　注】葵树子即蒲葵树子成熟种子。

【方　　名】葵树子炖鸡
【方药组成】葵树子（即蒲扇树子）50g，母鸡1只。
【功效主治】凉血，止血。用治绒毛膜上皮癌。
【用法用量】将葵树子捣碎，水煎数小时后，放入整治干净的母鸡同炖至肉烂。吃肉饮汤，分3～4次服食。

【方　　名】葵树子肉汤
【方药组成】葵树子 90 ～ 120g，猪瘦肉 60g。
【功效主治】肺癌。
【用法用量】葵树子连皮及核研碎，加入猪瘦肉，再加水 1.5 千克煎成半碗。每日 1 剂，温服。本方可煎 2 次，第二煎加水 1 千克，煎 3 ～ 4 小时。
【来　　源】《中国民间灵验偏方》。

【方　　名】葵树子肉汤
【方药组成】葵树子 60g，猪瘦肉 60g。
【功效主治】鼻咽癌淋巴结转移性坚硬肿块。
【用法用量】将葵树子打碎，与瘦肉煮煎，吃肉喝汤，每日 1 剂，15 日为 1 个疗程。
【来　　源】《常用中草药手册》。

【方　　名】葵树子瘦肉方
【方药组成】葵树子 45 ～ 150g，瘦肉 30g。
【功效主治】清解热毒，扶正固本。主治食管癌。
【用法用量】加水 1 500 ～ 2 000ml，蒸至 1 碗，去渣，每日分 2 次服。

【方　　名】葵树子鱼脑石散
【方药组成】葵树子 30g，鱼脑石、白僵蚕各 15g。
【功效主治】脑瘤。
【用法用量】共为细末，每次 6g，每日 2 次。
【附　　注】以上类方可参。

【方　　名】葵树子枝莲汤
【方药组成】葵树子（打碎）60g，半枝莲 30g。
【功效主治】肺癌。
【用法用量】上 2 味药加水煎服，每日 1 剂，15 天为 1 个疗程。
【来　　源】江西省南昌市民间方。

【方　　名】葵树子猪肉方
【方药组成】葵树子、鲜瘦猪肉各 50g。
【功效主治】鼻咽癌。
【用法用量】文火水煎 10 ～ 12 小时服食，每天 1 剂。
【来　　源】《神医奇功秘方录》。

【方　　名】葵髓猴桃汤
【方药组成】向日葵杆髓 30g，猕猴桃果 100g，红糖适量。
【功效主治】大肠癌。本方用于肠癌大便脓血良效。
【用法用量】二味水煎，取药液 200ml，再加红糖文火煮开，饮汤，每日 1 剂。
【来　　源】《肿瘤康复指南》。

【方　　名】葵尾合剂
【方药组成】向日葵盘 90g，凤尾草 60g，水杨梅（全草）60g。
【功效主治】解毒抗癌。适用于绒毛膜上皮癌、恶性葡萄胎。
【用法用量】每日 1 剂，加水煎煮 1 ～ 2 小时，至药汁呈半冻胶状，即得。分 2 次温服。1 ～ 2 个月为 1 个疗程。
【临床应用】用本方治疗绒毛膜上皮癌、恶性葡萄胎 3 例，临床治愈 2 例（随访 3 年无复发），1 例好转。本方尤其对女性滋养叶肿瘤肺转移者疗效较明显。

【方　　名】葵子蛇舌夏枯草丸
【方药组成】葵树子、白花丹根、白花蛇舌草、马鞭草各 30g，夏枯草 15g。
【加　　减】治疗后期加用鸡血藤、白芍、郁金、桃仁、紫河车、党参等。
【功效主治】白血病。
【用法用量】煎煮浓缩成浸膏，制成小丸，每天服 3 次，每次服 6 丸；治疗后期，制成大丸，每丸重 9g，每日 1 ～ 3 次，每次 1 丸，以巩固疗效。
【来　　源】《治癌中药处方 700 种》。

【方　　名】葵子汤
【方药组成】赤茯苓（去皮）、猪苓（去皮）、葵子、枳实（麸炒）、瞿麦、木通（去节）、黄芩、车前子（炒）、滑石、生甘草（炙）各等分。
【功效主治】清热利湿，通淋滑窍。适用于前列腺癌膀胱实热，腹胀，小便不通，口苦干燥，咽肿不利者。

【用法用量】上药㕮咀。每服12g，用水220ml，加生姜5片，煎至180ml，去滓温服，不拘时候。

【方　　名】溃积汤
【方药组成】车前子（包煎）、酒当归、生牡蛎（先煎）各30g，滑石（包煎）、海藻、昆布、鳖甲（先煎）各15g，荔枝核12g，川楝子、醋延胡索各10g，官桂6g，熟附子4g。
【加　　减】素有痛经病史，经水有血块，加益母草、王不留行；腹部有明显冷感且有不适者，加吴茱萸、炒小茴香；小便涩痛带下色黄者，加萹蓄；妇科检查包块柔软者，加泽泻；包块硬者，加乳香、没药。
【功效主治】化瘀软坚，渗湿抗癌。卵巢癌，症见腹部胀满，疼痛，有包块，质硬，经水先后无定期，血下紫暗有块，舌质暗红或有瘀斑，脉弦。
【用法用量】上药用水浸泡60分钟，文火煎约40分钟，其中鳖甲、生牡蛎先煎60分钟，每日1剂，早晚空腹温服。
【来　　源】《山西中医》1989年第6期。
【附　　注】本方适用于卵巢囊性恶性肿瘤中期证属气滞血瘀者。由于七情所伤，肝气郁结，脏腑失和，气机阻滞，脉络受困，血行不畅，气滞血瘀，日积月累而成积块。治宜行气活血，化瘀软坚。方中川楝子、延胡索、荔枝核行气疏郁，通畅气机以破气滞，气行则血行；妇人以血为本，用当归、延胡索养血活血以逐瘀血；车前子、滑石利水渗湿以消其囊肿之水湿；官桂、熟附子大辛大热，走而不守，通行经络，以行郁滞之气，同时可加强车前子、滑石利水渗湿之效；海藻、昆布、鳖甲、生牡蛎软坚散结以消坚积。诸药合用，共奏行气活血、软坚散结、渗湿抗癌之功。

【方　　名】溃坚汤
【方药组成】当归、白术、半夏、陈皮、枳实、山楂肉、香附、厚朴、砂仁、木香各等分。
【加　　减】左胁有块加川芎；右胁有块加青皮；肉食成块加姜炒黄连；粉面成积加神曲；血块加桃仁、红花、官桂，去半夏、山楂；痰块加海浮石、瓜蒌、枳实，去山楂；饱胀加萝卜子、槟榔，去白术；壮健人加莪术；瘦弱人加人参少许。
【功效主治】五积六聚，诸般癥瘕，痃癖血块等。
【用法用量】取上药粗末30g，加姜1片。水煎服。

【方　　名】溃坚丸
【方药组成】溃坚汤方加海浮石、鳖甲。
【功效主治】五积六聚，诸般癥瘕，痃癖血块等。
【用法用量】将阿魏用醋煮化和前药末，姜汁糊为丸，如梧桐子大。每次服50丸，不拘时服，黄酒送下，清米汤亦可。

【方　　名】昆布方
【方药组成】昆布（洗净，焙，末）30g，桩杵头细糠60g，共研，用老年涎一盅（约70ml），生百合汁一盅（约70ml），慢煎入蜜搅成膏，与末杵丸，如芡实大。
【功效主治】膈气噎塞不下食。
【用法用量】每服1丸，含化咽下。
【来　　源】《圣济总录》。

【方　　名】昆布海藻瘤汤
【方药组成】当归10g，丹参20g，三棱12g，莪术12g，五灵脂12g，生蒲黄12g，土元12g，穿山甲12g，白及10g，皂角6g，昆布15g，海藻15g，生黄芪20g，广木香10g，红花6g。
【功效主治】腹内肿块。
【用法用量】水煎服，每日1剂。
【附　　注】河南吴润苍家传方。

【方　　名】昆布海藻内服合方
【方药组成】①昆布15g，海藻15g，蒲公英15g，海蛤粉15g，海带15g，橘红9g，夏枯草30g。②龙葵30g，金刚刺30g，蛇莓15g，白英15g。③金银花15g，丹参15g，海浮石15g，瓜蒌皮15g，板蓝根15g，土茯苓9g，桃仁9g，紫草根9g。
【加　　减】咯血加三七粉与生白芷粉吞服，用

③方；胸痛咳嗽用①方；伴有低热者用②方。
【功效主治】清肺解毒，软坚抗癌。适用于肺癌。伴有咯血，胸痛咳嗽，低热者。
【用法用量】每日 1 剂，煎 2 次分服。
【临床应用】武汉市商业职工医院用于治疗肺癌 12 例，其中临床治愈 1 例、显效 3 例、有效 5 例、无效 3 例，总有效率为 75%。
【来　　源】武汉市商业职工医院方。

【方　　名】昆布海藻内服外用方
【方药组成】①昆布 5g，海藻 5g，香附 5g，白术 5g，茯苓 5g，白芍 10g，柴胡 2.5g，当归 6g，全蝎 3g，蜈蚣 2 条。②外用药粉：轻粉 3g，冰片 0.3g，麝香 0.15g，蜈蚣 2 条，黄柏 15g，或加雄黄 15g。
【功效主治】子宫颈癌。
【用法用量】方①水煎服，每周 2 ～ 3 剂。方②各药共研细末，分多次外敷局部。上药时以大棉球蘸药粉送入穹窿部，紧贴宫颈，开始时每天上药 1 次，经期暂停，以后根据病情减少次数，直到肿瘤消失，宫颈变光，活检转阴性为止。
【来　　源】《肿瘤的防治》：196。

【方　　名】昆布海藻土验方
【方药组成】昆布、海藻、海浮石、浙贝母、青皮、半夏各 9g。
【功效主治】甲状腺肿大，化痰理气，软坚散结。瘿瘤等病症。
【用法用量】水煎服，每日 1 剂。
【来　　源】《实用民间土单验秘方一千首》。

【方　　名】昆布海藻外敷方
【方药组成】昆布、海藻各 30g，生南星、生半夏各 90g，麝香、冰片各 6g，红花、牡蛎各 60g，青盐 18g。
【功效主治】化瘀软坚，解毒抗癌。适用于恶性淋巴瘤。
【用法用量】共研细末，以白及 250g 切片，熬膏和药为锭听用，也可捶碎入膏。外敷患处。
【来　　源】《理瀹骈文》。

【方　　名】昆布海藻饮
【方药组成】昆布 20g，海藻 20g，生牡蛎 15g，海浮石 15g，黄药子 15g，夏枯草 15g，当归 10g，穿山甲 10g，三棱 10g，莪术 10g，木香 6g。
【加　　减】腺瘤疼痛者，加乳香 10g，没药 10g；心悸失眠，加酸枣仁 10g，柏子仁 10g，珍珠母 15g；血虚，加熟地黄 20g，制何首乌 15g；气滞，加青皮 8g，枳壳 10g；食欲减退，加鸡内金 10g，焦山楂 10g；并发甲亢、白细胞减少者，加生黄芪 30g，鸡血藤 20g，鹿角胶（烊化）15g，枸杞子 15g，丹参 15g。
【功效主治】甲状腺癌初期。
【用法用量】上药加水煎煮 2 次，将两煎药液混合均匀，分 2 次服用，每日 1 剂。

【方　　名】昆布海藻饮
【方药组成】昆布 9g，海藻 9g，金银花 9g，黄柏 9g，制何首乌 18g，天花粉 18g，蒲公英 9g。
【加　　减】呕吐加藿香 6g，心神不安加益智仁 9g。
【功效主治】鼻咽癌。
【用法用量】水煎，每日 1 剂，2 次分服。
【来　　源】《湖南中草药单方验方选编》，湖南人民出版社，1970：136。

【方　　名】昆布海藻饮
【方药组成】穿山甲 15g，王不留行 10g，昆布、海藻、薏苡仁各 30g，川牛膝、当归各 12g，夏枯草 30g，续断 30g，香附 12g。
【功效主治】子宫肌瘤。
【用法用量】水煎服。
【来　　源】《百病良方》（第三集）。

【方　　名】昆布海藻饮
【方药组成】海藻、昆布、海石、金银花、当归各 12g，黄连 3g，黄芩 6g，黄芪 30g。
【功效主治】清热软坚散结。主治甲状腺癌。
【用法用量】水煎，配六神丸 10 粒服。
【来　　源】《福建中草药处方》，福建省新华书店，1971：118。

【附　　注】忌烟、酒、辛辣刺激之品，保持心情舒畅。

【方　　名】昆布散
【方药组成】昆布 100g（洗去咸味），捣罗散。每用约 3g。
【功效主治】软坚行水。治瘿气结核，肿硬。
【用法用量】以绵裹于好醋中浸过，含咽津觉药味尽，即再含之。
【来　　源】《圣惠方》。

【方　　名】昆布散
【方药组成】商陆、昆布（洗）各二两，射干、羚羊角、木通海藻（洗）、杏仁（水浸、去皮尖，麸炒黄）各一两，牛蒡子一两半。
【加　　减】胸闷不舒加柴胡、香附、郁金；烦躁易怒加夏枯草、龙胆草；肿块质硬、高低不平者，加三棱、莪术。
【功效主治】软坚消瘿，清热利水。痰气壅结，久郁化火，正盛邪实之瘿瘤，症见颈项渐粗，胸膈壅塞。
【用法用量】上药为粗末，每次三钱，水煎分 2 次空腹温服，每日 1 次。
【附　　注】本方所治之证为长期忿郁恼怒，情志内伤，气机郁滞，津聚成痰，气滞痰凝，壅结颈前，郁久化火，正盛邪实之瘿瘤。治宜清除痰热。方中昆布、海藻化痰软坚，消瘿散结；杏仁下气化痰；羚羊角清肝降火；射干、牛蒡子利咽消肿散结；木通走水府而泄湿热；商陆利二便，祛湿浊。诸药合用共奏清热化痰、软坚散结之功。现临床可用于甲状腺肿瘤的治疗。
【注意事项】忌气恼忧思，忌食辛辣厚味。

【方　　名】昆布石莲汤
【方药组成】半枝莲 60g，石见穿 30g，生地榆 30g，薏苡仁 30g，忍冬藤 30g，昆布 30g，山豆根 15g，槐角 15g，胡麻仁 15g，白重楼 12g，枳壳 9g，川厚朴 9g。
【功效主治】功能清热解毒，凉血散结，活血止痛。主治大肠癌。
【用法用量】水煎服，每日 1 剂。
【临床应用】本方治疗 7 例大肠癌，显效 2 例，症状缓解 5 例。
【来　　源】湖北中医药大学附属医院。

【方　　名】昆布丸
【方药组成】昆布（洗去咸汁）60g，通草 30g，羊靥（炙）2 具，海蛤（研）30g，马尾海藻（洗去咸汁）30g。
【功效主治】软坚化结。适用于瘿瘤，胸膈满塞，项颈渐粗。
【用法用量】上为细末，炼蜜为丸，如弹子大。每服 1 丸，细细含咽汁。
【来　　源】《外台秘要》引《广济方》。
【附　　注】服药期间，忌食生菜、热面、炙肉、蒜、笋。

【方　　名】昆布丸
【方药组成】昆布一两（洗去咸味），诃子皮一两，槟榔一两，松萝半两，干姜半两（炮裂，锉），肉桂半两，海藻一两（洗去咸味），木通二两（锉）。
【加　　减】胸闷不舒加柴胡、郁金；郁久化火加夏枯草、牡丹皮；纳差、便溏者，加白术、茯苓；咽颈不适加桔梗、牛蒡子。
【功效主治】温中理气，化痰散结。气郁痰阻之瘿瘤初结，肿块初起，喉中壅闷。
【用法用量】上药为末，炼蜜为丸，如梧桐子大，每次服 20 丸，每日 3 次，饭后以温酒送下。
【附　　注】本方所治之症为饮食失调，水土失宜，致脾失健运，复因情志内伤，肝火条达，气机郁滞，以致水湿凝聚成痰，气滞痰凝，壅结颈前之瘿瘤初起。治宜化痰为主，使湿去脾健，气机通畅，则瘿结自散。方中昆布、海藻化痰软坚，消瘿散结；肉桂、干姜温运中阳，以化痰湿；槟榔降气行滞，气降则痰行水消，滞破则积除食化；松萝清肝化痰；诃子下气；木通走水府，使浊阴下达。诸药合用则湿去脾健，气机通畅，壅结得消。现临床可用于甲状腺肿瘤的治疗。
【注意事项】忌食生冷、黏腻之品。

【方　　名】昆布薏苡仁汤

【方药组成】昆布 45g，薏苡仁 45g，盐 15g，纯花生油 50g。麻油、葱、芹菜、牡蛎肉、米粥各适量。

【功效主治】健脾养胃，消坚化块。本膳主要适用于甲状腺癌兼见血压高者。

【用法用量】海带水中浸泡一夜，捞出切细；薏苡仁洗净后浸泡于水中，将泡过的海带、薏苡仁放入锅内，用小火煮约 2 小时。在另锅内放入纯花生油，加入大葱，随即加热，放入海带、薏苡仁和米煮成的稀粥，并加入牡蛎、芹菜。在锅内加盐、麻油少许，即成。

【附　　注】昆布含碘量约 0.28%，有较明显的降压作用（《中药药理学》，上海科学技术出版社，1986：210）。山本一郎报告：挟叶昆布 Laminariaangustata 对小鼠肉瘤 S–180 抑制率为 94.8%，长叶昆布（L.angustata var.L.）为 92.3%，昆布（L.japonicaA.）为 13.6%。推测其有效成分为中性多糖和酸性多糖（《化学和药学教室》，1981，71：2，日文）。

【方　　名】昆虫提取物系列方

【方药组成】①铜青注射液：由铜绿金龟子、青娘子提取制成。内含有效成分 15%，主要含斑蝥素。②螬刺注射液：由绿刺蛾、蛴螬提取制成。内含有效成分 15%，主要含氨基酸。③三虫膏：马陆（鲜）、斑蝥（鲜）、埋葬虫各 20g，硫黄 30g，红砒 15g，冰片 15g，麝香 5g，皂角（刺）、威灵仙各 20g。④鳞状上皮癌用药：山慈菇、秋水仙、莪术、山豆根、龙葵、黄药子、夏枯草球、蒲公英、鱼腥草、丹参、赤芍、肿节风。⑤基底细胞癌用药：白花蛇舌草、重楼、薏苡仁、猪苓、蛇莓、菝葜、娃儿藤、半边莲、墓回头。⑥恶性黑色素瘤用药：皂角刺、土贝母、了哥王、三七、喜树、野百合、肿节风、半枝莲、蜈蚣、全蝎、地鳖虫。⑦肉瘤用药：三棱、莪术、夏枯草球、海藻、昆布、白花蛇舌草、肿节风、紫草、白英、壁虎、水蛭、野百合、喜树。⑧腺癌用药：三七、全蝎、白毛藤、猫爪草、白花蛇舌草、肿节风、三尖杉、野百合、山慈菇、穿破石、猕猴桃根、半枝莲。

【功效主治】体表恶性肿瘤。

【用法用量】方①、方②用作肌肉注射，每次 2 支，两种注射液每 12 小时交替注射 1 次。同时外敷三虫膏，内服中草药。方③则将前三味药捣烂，后六味药共研细末后，诸药混合调匀，外敷癌肿上，盖以纱布。方④～方⑧水煎服，每日 1 剂。

【临床应用】共治 57 例，治愈 37 例，有效 7 例。治愈时间最短 43 天，最长 621 天。例如谭某，男，46 岁，1981 年 4 月就诊。2 年前右眼睑长一豆粒大肿块，久治无效，形成溃疡，呈菜花状，经 169 医院病理切片诊断基底细胞癌。经铜青注射液、螬刺注射液交替肌肉注射，外敷三虫膏，酝酿内服中药，连续用药 3 个月而愈。

【来　　源】《广西中医药》，1987，（5）：7–9。

【方　　名】昆海软坚化瘤方

【方药组成】海藻 12g，昆布 12g，半夏 12g，陈皮 9g，青皮 9g，连翘 9g，贝母 9g，当归 12g，川芎 6g，独活 9g，自然铜 6g，鸡内金 9g（研冲），生甘草 6g。

【功效主治】骨巨细胞瘤、骨巨细胞癌。

【用法用量】水煎服，每日 1 剂。

【方　　名】昆藻二陈汤

【方药组成】昆布、海藻各 18g，法半夏、茯苓、陈皮、夏枯草、天葵、瓜蒌仁各 10g，砂仁、生甘草各 6g，可加川芎、葛根各 10g，桔梗 6g，以引药上行达病所。

【功效主治】脑干肿瘤。

【用法用量】每日 1 剂，水煎 2 次服。可加服消瘤丸，每次 6g，每日 3 次。

【来　　源】《新中医》，1989，21（5）：40。

【方　　名】蛞蝓瘦肉汤

【方药组成】蛞蝓 30 条，瘦肉 93g。

【功效主治】晚期癌肿。

【用法用量】蛞蝓用半匙食盐分 3 次去黏液，洗净，与瘦肉加水煮 2 小时，浓缩至 300ml，喝汤汁，也可食肉。每日 1 次，10 镒为 1 个疗程。

【来　　源】《中医药学报》1986 年第 5 期。

【附　　注】忌服辛辣及发物。或用蛞蝓捣烂外敷，内外并治疗效果更佳。

L

【方　　名】腊味慈菇球方

【方药组成】皮用料：山慈菇600g，澄面粉60g，猪油50g，白糖15g，精盐、胡椒粉、味精、麻油、清水各适量。馅用料：去皮腊肉250g，香芹75g，生粉、糖、淀粉、料酒各适量。

【功效主治】消肿软坚，解毒止痛。本膳适用于恶性淋巴肉瘤疼痛者。

【用法用量】山慈菇去皮蒸熟，压烂成茸。面粉加水和成面团，加入猪油、白糖、盐等混合均匀。把山慈菇茸加入面团中揉匀，做成慈菇茸皮，分成20个饺子。腊肉蒸熟后切丁，香芹切丁。热油锅先炒香芹，再放肉丁和其他馅用料，将生粉用开水调浆倒入，拌匀成馅。每个剂子包入15g馅。做成慈菇形。热油炸至慈菇球呈金黄色并略起如蜂巢般小孔时即可。质地松软，香味浓郁。

【附　　注】山慈菇味甘、微辛，性寒，归肝、胃、脾经，具有清热解毒、消痈散结的功效，《唐本草》称其有解百毒之功，故对肿瘤有毒热者甚为适宜。

【方　　名】腊味萝卜糕

【方药组成】黏米粉500g，萝卜3 000g，腊肉150g，腊肠2条，甦米60g，白糖2汤匙，生油4汤匙，生酱油4茶匙，芫荽80g，胡萝卜1个。

【功效主治】理气通秘，消痰止咳。本膳主要适用于乳腺癌胸胁胀痛者。

【用法用量】甦米浸透，剁成茸。腊肉、腊肠切粒。烧油锅，把甦米、腊肉、腊肠熟待用。萝卜去皮刨成细丝，倒下烧热之锅中，加油与清水同煮，煮至萝卜完全变色时，加入炒熟的甦米等，再加调味料拌匀，连汁水盛入盆内，黏米粉筛于盆中之混合物，不时快手以铲兜匀，倒入已涂油之糕盆内，隔水猛火蒸1小时，用筷子插入糕，如无米粉粘着即成。

【附　　注】乳腺癌Ⅰ～Ⅲ期硬性癌常表现为肝部气滞型，症多见心烦、气闷、精神忧郁、乳房结块质硬，有时口苦、口干或头晕失眠等。本膳特点是重用萝卜以理气，以发挥萝卜中吲哚物质的抗癌作用。

【方　　名】腊鸭冬菇汤

【方药组成】腊鸭1只，冬菇75g，马蹄10只，生姜1片，糖、食盐各适量。

【功效主治】清热凉血，利尿解毒。本膳主要适用于膀胱癌热毒甚者。

【用法用量】冬菇用清水浸10分钟，取出剪去菇柄洗净，再用清水浸软，约需40分钟，取出冬菇沥干水。浸冬菇之水留作煲汤用。马蹄去皮，洗净，每个切为两瓣。清水适量放入煲内煲沸。腊鸭用热水洗净，撕去大部分皮，以免汤肥。然后在煲内放入腊鸭、马蹄、生姜，煲滚10分钟，再放下冬菇及半茶匙糖再煲10分钟，试味，淡才可下盐，因腊鸭本身就有一定的咸味。最后，捞起冬菇放盘中，腊鸭斩件上碟。肉、汤皆可食之。

【附　　注】方中马蹄即莎草科植物荸荠的球茎，味甘性凉，既有一般水果之清热生津作用，又有解毒和凉血功效，《本草新编》云其“入药最消痞积”。作者经常用本品治疗膀胱癌，有一定效果。

【方　　名】蜡胶鸡蛋方

【方药组成】蜂蜡30g，阿胶粉10g，新鲜鸡蛋5枚。

【功效主治】慢性白血病之肝脾肝大。

【用法用量】先将蜂蜡溶化，加阿胶粉及鸡蛋搅匀，温热服之，每天1剂，分2次服，常服之。

【来　　源】《醋蛋治百病》。

【附　　注】本方为民间食疗单方，据临床报道，本方具有增强抗病能力、减轻症状作用。

【方　　名】辣味陈皮兔丁方

【方药组成】兔1只（约1kg），陈皮20g，干海椒10g，花椒8g，姜片6g，葱段20g，料酒10g，冰糖 25g，白糖 15g，酱油 10g，食盐 6g，辣椒油 20g，菜油 1 000g（实耗 165g）。
【功效主治】健脾化痰，补中益气。本膳主要适用于胃癌呕吐、恶心、吐沫及脘腹胀满的患者。
【用法用量】陈皮加水 1 000g，煮沸 10 分钟，捞去陈皮，汤汁备用。兔去皮、去肠杂等后，切成肉丁，漂净血污，捞入盆中，加姜 3g，葱 10g，酒 5g，盐 2g，码味 40 分钟左右。炒锅下菜油 15g，白糖 15g，稍炒。加清水煮开备用。炒锅洗净下菜油至四成熟时，肉丁下锅至淡黄色捞出。再炒姜、葱，放入肉丁、陈皮汤及料酒、酱油、冰糖，文火熬至汤汁全部吸收至干时，倒入辣椒油，起锅放盘中，肉丁冷后放入炸酥的海椒、花椒，色泽红亮，味辣回甘，肉香化渣。
【附　　注】津亏实热者禁用。

【方　　名】辣油莴苣方
【方药组成】削皮莴苣 100g，红辣椒丝 5g，香油 10g，醋 10g，白糖 10g，酱油 10g，盐 10g。清水适量，姜丝、花椒各少许。
【功效主治】通利小便，温经止痛。本膳主要适用于膀胱癌兼见疼痛，尿血者。
【用法用量】莴苣切 1.5cm 见方长条，加盐 3g 腌出水，捞出沥干水分放入盆内。锅中放香油，加花椒炸熟，捞出花椒，再放辣椒炸成红色，再放入调料，开锅浇在莴苣盆内，扣上盘焖透即可。
【临床应用】辣椒中的辣椒素对疼痛有阻断效果。两者结合，用于本证甚为相切。已有报告：某女，59 岁，肝癌，在服中药时，再吃本莴苣等，连服 6 年，癌灶消失（《汉方研究》，1979：73，日文）。某男，浆细胞瘤，天天吃莴苣，病情明显好转（《大众医学》，1982：20）。体外实验对 JTC-26 抑制率 90% 以上（《汉方研究》，1979，2：60，日文）。
【附　　注】莴苣 Lactuca sativa L. 为菊科植物，对小便尿血有特殊。

【方　　名】莱菔牛肉方
【方药组成】莱菔子 30g，莱菔缨 20g，牛肉 40g。
【功效主治】原发性肝癌。
【用法用量】水煮熟食，常服。
【来　　源】《一味中药巧治病》。

【方　　名】癞蛤蟆膏
【方药组成】干癞蛤蟆皮适量，黄丹、铅丹少许。
【功效主治】各种癌症肿块坚硬，疼痛。
【用法用量】癞蛤蟆皮用麻油炸，熬成深度高时黄丹、铅丹少许拌匀，冷却收膏。收膏敷贴于癌块上，包扎固定。隔日换 1 次。
【来　　源】《外科全生集》。
【附　　注】本方有毒性，谨防入口，仅供外用。

【方　　名】癞蛤蟆膏
【方药组成】癞蛤蟆（干品）6g，雄黄 3g，姜黄 0.6g。
【功效主治】癌症引起的疼痛。
【用法用量】共末加酒捣如泥，外敷贴痛处。

【方　　名】癞蛤蟆皮方
【方药组成】大癞蛤蟆皮（焙干分 15 包，小者分 10 包）。
【功效主治】淋巴肉瘤（何杰金氏病）。
【用法用量】每次 1 包内服，每日 3 次。脾区用癞蛤蟆皮贴敷，或内服核桃枝煮鸡蛋。
【来　　源】佳木斯中心医院方。

【方　　名】癞蛤蟆皮硇砂方
【方药组成】癞蛤蟆皮 500g，硇砂 250g，硼砂 250g，雄黄 15g，蒲公英 30g，大青叶 60g，黑豆面 750g。
【功效主治】胃癌、直肠癌。
【用法用量】共为细末，以黑豆面为丸，如绿豆大，每次 3 ～ 5 粒。
【来　　源】内蒙古自治区医院编《中草药验方选编》，内蒙古自治区人民出版社，1972：156。

【方　　名】癞蛤蟆散
【方药组成】癞蛤蟆 10 只。
【功效主治】食道癌。
【用法用量】将癞蛤蟆剖腹，去内脏，焙干研为细末。每服 10g，每日 3 次，黄酒冲服。

【来　　源】《民间偏方秘方精选》。

【附　　注】癞蛤蟆有毒，应控制剂量，以免过量而中毒。

【方　　名】癞蛤蟆散

【方药组成】癞蛤蟆 2 只，取其皮、心、肝和眼入药。

【功效主治】肝部及各种恶性肿瘤。

【用法用量】将蟾蜍皮、肝和眼置于瓦上焙黄，研成细末，分成 5 包，每次服 1 包，日服 2 次，黄酒冲服。

【来　　源】《家庭饮食疗法》。

【附　　注】本方宜饱腹服用，也可用温粥 1 小碗调服，可减缓恶心、呕吐等副作用。

【方　　名】癞蛤蟆食方

【方药组成】癞蛤蟆 1 只。

【功效主治】各种癌症。

【用法用量】豆油适量煎开，将癞蛤蟆入内炸熟，每次吃半只，不可多吃。

【来　　源】《民间单方秘方精选》。

【方　　名】癞蛤蟆外敷方

【方药组成】癞蛤蟆 1 只。

【功效主治】胰腺癌，亦治肝癌。

【用法用量】将癞蛤蟆剖腹去内脏，趁热将其腹敷贴于癌肿处，上盖玻璃纸，包扎固定。24 小时换药 1 次。

【来　　源】《民间验方》。

【附　　注】癞蛤蟆又名蟾蜍。夏天敷半日后闻及恶臭，即可去之，再换新者敷之。

【方　　名】癞蛤蟆小白花蛇方

【方药组成】癞蛤蟆 30g（风吹干，瓦上焙脆，研细末，酒炒），小白花蛇 2 条，露蜂房 20g（山中大马蜂窝带子者良，蜜炙，研末），金头大蜈蚣 10 条（蜜炙焙干研一），全蝎 15g（酒炒研末）。

【功效主治】食道癌。

【用法用量】配入舒养药粉 3 ～ 4 倍之蜂蜜为丸，每服 9g，日服 2 次，连服 3 个月，停药 1 个月后再服，用于无严重贫血、衰竭的中期患者，但在巩固阶段可减量常服。

【来　　源】《上海中医药杂志》，1965，（10）：16。

【附　　注】上述专方宜同时配合辨证常规汤剂应用，亦可同时应用西医疗效。

【方　　名】癞蛤蟆雄黄方

【方药组成】癞蛤蟆 1 只，雄黄 30g。

【功效主治】肝癌疼痛。

【用法用量】将癞蛤蟆除去内脏，雄黄加温水调成糊状塞入癞蛤蟆腹内贴敷痛区，用胶布固定，夏天 8 小时换 1 次，冬天 24 小时换药 1 次。

【临床应用】敷药 15 分钟见效，常敷无不良反应。

【方　　名】阑尾肿瘤方

【方药组成】败酱草 30g，地榆炭 15g，大黄 10g，鱼腥草 30g，山楂 30g，仙鹤草 15g，土茯苓 30g。

【功效主治】消瘀通下，抗癌。阑尾肿瘤。

【用法用量】每日 1 剂，水煎 2 次，早、晚各服 1 次。

【方　　名】蓝蜂汤

【方药组成】板蓝根 30g，露蜂房 9g，山豆根 9g，龙葵 15g，金银花 30g，紫花地丁 40g，十大功劳叶 15g。

【功效主治】清热解毒，止痛消积。适用于肺癌伴有感染发热者。

【用法用量】每日 1 剂，水煎，分 2 次温服。

【来　　源】《中医癌瘤证治学》。

【附　　注】本方用龙葵、板蓝根、金银花清热解毒；蜂房、山豆根、紫花地丁、十大功劳叶止疼消积，退热解毒。

【方　　名】蓝天丸

【方药组成】麝香 1 份，硇砂 3 份，皂角刺 2 份，制马钱子 2 份，血竭 4 份，沉香 5 份。

【加　　减】本方以祛邪为主，临证可适当进行化裁，如呕血、吐血者加三七粉、白及粉、云南白药；发热、烦渴者加玄参、牡丹皮、知母、黄连；呕恶吐黏涎加生半夏、生南星、白芥子、代赭石；吐腐腥臭加朱砂、硼砂、血竭、牛黄。

【功效主治】解毒散结，消肿止痛。食管癌，邪毒结于局部，食饮难下，吞咽疼痛，或牵及后背，呕吐恶心，泛吐大量黏液，舌苔厚腻，脉滑。

【用法用量】以上药物共研为极细末，炼蜜为丸，每丸重3g，每次1丸，每日2～3次，4周为1个疗程。

【临床应用】以本方配合扶正固本汤（人参10g，当归18g，玉竹15g，三七粉1.5g）等治疗食管癌46例，临床症状与胃镜分别显效33例、21例，有效10例、23例，无效3例、2例，总有效率93.5%、95.7%，提示对食管癌具有一定效果。

【来　　源】《中国中西医结合杂志》1997年第5期。

【附　　注】本方作用专在攻邪，适用于食管癌证属邪毒结聚者。方用硇砂消积软坚，豁痰散结，破瘀通噎；皂角刺辛散消肿，托毒透邪；麝香散瘀通络、开窍避秽，疗肿毒、消癥瘕，导气滞，纳气归元。综合全方，行气并能散瘀，攻邪而又托毒，辛香以避秽浊，对于食管癌邪结毒蕴者，可收到解毒散结、消肿止痛之治疗目的。

【方　　名】狼毒大枣煎

【方药组成】狼毒500g，红枣500g。

【功效主治】乳腺癌。

【用法用量】用法上2味药加水同煎，弃狼毒，仅吃红枣，每次5枚，每日2～3次。

【来　　源】《肿瘤临证备要》。

【附　　注】狼毒含大毒，不可食用。

【方　　名】狼毒鸡蛋方

【方药组成】狼毒3g，鸡蛋2只。

【功效主治】鼻咽癌、胃癌、肝癌。

【用法用量】狼毒加水200ml，煮沸10分钟，打入鸡蛋，俟蛋熟后去狼毒，喝汤吃蛋，每天1剂，服3～5剂后过5天再服。

【来　　源】《食疗药膳》。

【附　　注】狼毒含毒性较大。不宜服用过量，也不应连续服用太久，否则会中毒反应。凡体弱、孕妇慎用或禁用。

【方　　名】狼毒丸

【方药组成】狼毒（碎，醋拌炒干）40g，炮附子30g，防葵30g，上药共捣罗为末，炼蜜和捣，丸如梧子大，每于饭前，以粥饮下2～4丸，以利为度。

【功效主治】治积聚，心腹胀如鼓者。

【来　　源】《圣惠方》。

【附　　注】狼毒，草药，可治肿瘤。《补缺肘后方》亦载有狼毒丸，其方：狼毒、旋覆花、炮附子，治卒心腹症坚，两胁下气结。唐代孙思邈《备急千金要方·卷十一肝藏》，记载有狼毒丸、大五明狼毒丸、小狼毒丸，治坚痞在胸痞，或在脘腹，颇有研究之价值。据资料报道，近代韩国专家学者对狼毒治癌症的研究亦卓有成效。

【方　　名】狼毒枣方

【方药组成】狼毒3份，大枣4份。

【功效主治】皮肤癌。

【用法用量】将大枣去核，洗净备用，狼毒下锅加水浸没为度；取大枣放蒸笼上，然后将蒸笼置锅上蒸约150分钟（2小时半），取出红枣晾干备用。狼毒弃之不用，只食红枣。第一周吃枣30个，第二周吃40个，第三周吃60个。如有并发症，须长期服用。

【来　　源】《经验方》。

【附　　注】狼毒含毒性较剧，故弃之，切不可误食。服本方同时外敷皮癌净。

【方　　名】狼毒枣方

【方药组成】狼毒9kg，大枣12kg。

【功效主治】骨结核，淋巴结核，附睾结核，肺结核等。

【用法用量】先将狼毒置锅内以水浸没，上置笼屉，将大枣放屉中，水烧开后，以文火保持水开，蒸枣2小时半，将枣晾干备用（弃去狼毒）。饭前服，成人每日3次，头两日每服枣10个，第三日开始，每次增加1个，渐增至每次20个为度。

【方　　名】狼毒煮大枣方
【方药组成】狼毒500g，红枣500g。
【功效主治】乳腺癌、乳腺纤维瘤。
【用法用量】将狼毒洗净，与红枣一同放入锅中，加水适量共煎煮，把狼毒去掉，吃红枣，每次吃5个，每日2～3次。
【来　　源】《肿瘤临证备要》。
【附　　注】本方狼毒含大毒，故去掉不吃，其煎汁也不喝，只吃大枣即可。

【方　　名】狼牙六味汤
【方药组成】仙鹤草60g，生甘草10g，炒槟榔10g，制半夏15g，白毛藤30g，龙葵30g。
【功效主治】攻坚消积，活血止痛。各种肿瘤之疼痛。
【用法用量】以上诸药，仙鹤草为君，剂量为50～80g，单独煎煮，以其煎液再与其他五药同煎。每日1剂，30剂为1个疗程。
【临床应用】以此方治疗各种癌痛患者155例，总有效率达56.78%；对骨肿瘤疼痛效果尤佳，达88.89%。
【来　　源】《中医药防治肿瘤特技集成》。
【附　　注】本方所治癌痛，病机属正虚邪结、痰阻气滞者。方用仙鹤草为主药，大剂用之，以扶正益气，疗脱力劳伤，抗癌止痛；辅以白毛藤、龙葵解毒清热，消肿散结止痛；佐以制半夏、槟榔开结消痞，化痰祛湿，理气止痛；最后以生甘草为使，既可调和药性，又与仙鹤草配合以增强扶正力量。诸药相伍，共奏解毒抗癌止痛之效。对肝理研究证实，该方对小鼠具有良好的镇痛作用，并有抗癌活性，延长荷瘤小鼠的生存期。

【方　　名】狼牙汤
【方药组成】狼牙90g。
【功效主治】解毒抗癌。适用于外阴癌患处烂伤、脓水淋漓、臭秽者。
【用法用量】上咀，以水4升，煮取500毫升，去滓，纳苦酒如鸡子中黄，大沸汤一杯，消尽，夜适寒温，以绵缠箸头大如茧，濡汤以沥疮中，每日4～5次。

【方　　名】莨菪二椒膏
【方药组成】黑胡椒8g，白胡椒8g，莨菪子8g，阿片4g，西红花2g，甘松0.4g，欧除虫菊根0.4g，大戟脂0.4g，白蜡树子0.4g，蜂蜜100g，小白花蛇4条。
【功效主治】胃癌、肠癌、食道癌。
【用法用量】均取鲜品。研细，与蜂蜜混合成膏，口服，每日2次，每次1g。
【来　　源】《祛百病祖传秘方》。

【方　　名】老鹳草
【方药组成】老鹳草（干、鲜品均可）30～60g。
【功效主治】乳腺小叶增生症。
【用法用量】水煎，每日1剂，日服2～3次。30～60日为1个疗程。

【方　　名】老鹤草萝卜叶方
【方药组成】老鹤草30g，萝卜叶20g，鱼腥草30g，车前草20g，金果榄12g。
【功效主治】清热利湿。适用于直肠癌下焦湿热郁蕴，舌红苔黄腻，脉濡滑者。
【用法用量】水煎服，每日3服。

【方　　名】老鹤草伸筋草方
【方药组成】老鹤草20g，伸筋草30g，鸡血藤30g，半枝莲20g，白花蛇舌草20g。
【功效主治】解毒消肿。适用于乳腺癌。
【用法用量】上药捣烂，用白酒或凡士林调匀。外敷贴患处。

【方　　名】老鹳草淫羊藿煎方
【方药组成】鹿含草30g，蝉蜕15g，淫羊藿30g，老鹳草60g。

【功效主治】女阴白斑症。
【用法用量】煎水，熏洗患处，每日熏洗2次。
【来　　源】《百病良方》(第一集)。

【方　　名】老姜白术散
【方药组成】老姜一斤（童便浸七日，土内埋七日，洗净为末一两)，白术（土炒净末）一两，泛丸梧子大。
【功效主治】噎膈初起。
【用法用量】每晨空腹服一钱，米饮下有效。

【方　　名】老姜雄黄膏
【方药组成】老生姜、雄黄各等量。
【功效主治】脑肿瘤。
【用法用量】将姜除去叉枝，挖一洞，掏空四周留0.5cm厚，然后装进雄黄粉末，用姜末密封洞口，放在陈瓦上，用炭火慢慢焙干（约7～8小时)，焙到颜色金黄，脆而不焦，研成细末，备用。麻油用武火加温至起泡，不停搅动。至满锅是黄泡时，取下稍放片刻，再置火上加温约至300℃，麻油能在冷水中滴水成珠时，取下稍冷片刻，放在火上，将铅粉均匀缓缓倒下，以木棍不停搅动，直到满锅都是金黄色大泡时，取下，继续搅动数分钟，取冷水1碗，沿锅边倒下，去毒收膏，用纸摊即成药膏，用进烘软，将上述药粉均匀地撒在膏药上，根据病变部位，痛点，近端穴位三结合的原则选定敷贴点，每2日换1次。
【来　　源】《治癌中药处方700种》。

【方　　名】老猫头骨
【方药组成】猫头骨。
【功效主治】鼠疬。
【用法用量】用老猫头骨火煅为末，麻油调搽，效。或用蚺蛇油搽之亦效。

【方　　名】老鼠盘克苦石莲子
【方药组成】老鼠盘克，苦石莲子180g，丹参60g，大枣60g。
【功效主治】鼻咽癌颈部肿块硬痛。
【用法用量】先将石莲捣碎，与其他3味药同煎汤，分3次服，每日1剂。
【来　　源】《治癌中药处方700种》。

【方　　名】老鼠芋汁
【方药组成】老鼠芋全草50g，蜂蜜适量。
【功效主治】以毒攻毒，排脓消肿。本膳主要适用于胰腺癌中晚期者。
【用法用量】老鼠芋（连芋、根、茎叶）刷洗干净，浸于水中半小时，砸烂榨取其汁。调入新鲜蜂蜜，空腹饮之。要随时压榨，随时饮用。稍不新鲜而在空气中氧化则效力大减，冰箱冷藏效果亦不佳。病重者日服2～3次，病愈后每周1～2次。可长期服食。最好用木桩压出其汁，不要用电动水果压汁机。服后2小进内禁食萝卜、酸辣品、煎炸物、茶和咖啡。
【附　　注】本膳是作者在马来西亚的访问时所得，一位姓谢的医师每晚10～11时接待各地的患者，指导应用本品，深得病友的欢迎，患者可以直接和他联系。关于老鼠芋的药效等，回国后即整理成文，不但在学术会上推荐，而且在浙江的《科学24小时》(1993年第3期）上公开发表，以造福患者。

【方　　名】烙蛤蜊
【方药组成】活蛤蜊12只，蒜泥、芥菜末、味精、白脱油适量，酒、盐、胡椒粉少许。
【功效主治】软坚散结，清利小便。本膳主要适用于膀胱癌排尿障碍或早期尿潴留者。
【用法用量】活蛤蜊（圆蛤）剖开取肉，放置清水中漂去泥沙，用漏勺捞起沥干，放置盘中，加盐、料酒、胡椒粉搅和。然后将调和的蛤肉放在内有12只凹圆形的金属盘中（在12个凹型槽内先入2只半片蛤蜊壳，再将蛤蜊肉入壳中)，进烤箱烤至蛤肉三四成熟，取出，倒去渗出的汁液，浇上油蒜泥、芹菜末、味精、白脱油调和的佐料，再将盘子放置铁板炉上用旺火烹制，直到盘中蛤肉滚动，香气扑鼻时即可。色泽亮黄，肉嫩味鲜，肥而不腻，香气四溢。
【附　　注】《本草求原》认为蛤蜊的专长在于

“消水肿，利水”;《神农本草经疏》认为其有软化“血块”作用，所以既利水，又抑制肿瘤，达到缓解之目的。

【方　　名】雷公藤方
【方药组成】雷公藤（取木质部）15～30g。
【功效主治】癌性疼痛。
【用法用量】每日1剂，水煎2小时，分2次服，10天为1个疗程。

【方　　名】雷公藤红枣蜜饮
【方药组成】雷公藤（根及茎）10g，红枣20枚，蜂蜜30g。
【功效主治】解毒抗癌，通络止痛。主治热毒型食管癌等癌症。
【用法用量】将采挖的雷公藤去皮，连根及茎洗净，晒干或烘干，切成片或碎末，放入砂锅，加水足量，大火煮沸，放入洗净的红枣，煎煮2次，每次1小时。合并2次浓煎滤汁，用洁净纱布再过滤，取汁放入容器，兑入蜂蜜，拌匀即成。每日2次分服，红枣可一并嚼食，每日1剂，10天为1疗程。

【方　　名】雷公丸
【方药组成】木鳖子30g（香油炸枯刮去皮），炮穿山甲、炙僵蚕、制川乌、麻黄、制乳香、制没药各15g，当归30g。
【功效主治】胃癌。
【用法用量】共为细末，糯米粉糊为制小丸如绿豆大，雄黄同为衣，每次15～20丸。每日服2次。

【方　　名】雷氏散结方
【方药组成】煅牡蛎30g，夏枯草15g，海藻30g，海带30g，漏芦15g，白花蛇舌草30g，铁树叶15g，当归10g，赤芍10g，白芍10g，丹参10g，党参30g，白术10g，茯苓15g，川楝子10g，郁金10g。
【功效主治】健脾益气活血，解毒化痰散结。胰腺癌，脘腹积块或痞结，胀痛或刺痛，持续发作，影响睡眠，体倦懒动，面色少华，或面色晦暗，舌淡苔白或黄者。
【用法用量】以上药物，水煎分2次服下，每日1剂。
【来　　源】本方为上海雷永促临床经验方，主要用于胰腺癌症属脾虚气弱，瘀毒、痰结留恋不散，发为癥积的治疗。
【附　　注】是方以党参、白术、茯苓扶正培本、健脾益气；当归、白芍、丹参、赤芍、郁金养血活血、消癥通络、缓急止痛，后者尚有利胆退黄之功；川楝子导气泻肝、祛瘀化积；白花蛇舌草、铁树叶、漏芦抗癌解毒、消肿散结；夏枯草、海藻、海带化痰软坚、除癖泄浊。全方诸药配合，则可共达健脾益气活血、解毒化痰散结之效。据雷氏临床报道，以本方辨证加减，同时配合软坚1号片（紫草根、煅牡蛎、夏枯草、海藻、玄参、天花粉、丹参、黄菊花、山药、桃仁、石见穿、徐长卿、当归、赤芍、漏芦、郁金、川楝子，按一定比例组方，研末压片）口服，治疗晚期胰腺癌17例，5例存活2年以上。

【方　　名】雷丸蜈蚣白矾散
【方药组成】蜈蚣1条，白矾3g，雷丸1个，百部6g。
【功效主治】皮肤瘤。
【用法用量】研末，醋调敷之。
【来　　源】《治癌中药处方700种》。

【方　　名】棱草汤
【方药组成】三棱、夏枯草、凤尾草、百草霜、青苔末各9g，地稔15g，草河车6g。
【功效主治】食管癌。
【用法用量】水煎服，每日1剂，30天为1疗程式，可用2～3个疗程。

【方　　名】棱莪丹刺鸡蛋方
【方药组成】三棱90g，莪术90g，丹参120g，皂角刺120g，米醋80ml。
【功效主治】腹中积聚。
【用法用量】上五味药加水适量，煮取浓汁，浸鸡蛋 7 枚（药汁量以淹住鸡蛋为度），连续浸渍 7 日（以蛋壳变软为度）。服用时用大勺轻轻捞出，蒸熟即成。每次吃 1 个鸡蛋，每日 1 次，重者可 1 日 2 次。

【方　　名】棱莪生脉汤

【方药组成】三棱 20g，莪术 20g，全蝎 5g，丹参 30g，炙黄芪 30g，五味子 5g，天冬 15g，麦冬 15g，赤芍 10g，白芍 10g，全当归 10g，川芎 10g。

【加　　减】视物不明、头昏眼花者加桑椹子 20g，夜明砂 15g，以养肝明目、散瘀消积；大病去，诸症好转者可用消肿方（全蝎 15g，蜈蚣 30g，地鳖虫 30g，壁虎 30g，蟾酥 2g，麝香 2g，三七 40g，共研细粉，装入胶囊，每日 3 次，每次 1g）以善其后。

【功效主治】化瘀散结，益气养阴。脑室鼓管膜瘤，症见阵发性头痛，目眩，呕吐恶心，头晕，视物不清，神疲乏力，口干不欲饮，夜眠不安，舌淡红苔少，边有瘀斑者。

【用法用量】以上药物，水煎分 2 次空腹服下，每日 1 剂。

【来　　源】《四川中医》1986 年第 5 期。

【附　　注】本方所治之证，其病机为气阴两虚，瘀血阻络，脑窍不通，而发为癌瘤者。治之之法，当守其病机，据《内经》“结者散之”“留者攻之”“虚者补之”之旨而遣药。方中，三棱、莪术为主药，功专力峻，破瘀血，行积滞，通脉络，止痛消癥。丹参、赤芍助主药以活血化瘀，以加强通散消积之功；全蝎善走经络，搜邪外达，止痛开结；川芎与上三者并为臣药。佐以黄芪、五味子益气阴，升清阳，调五脏之气以充本；天冬、麦冬、当归、白芍益阴生血，补肺肾，填脑髓。全方相配，攻补并用，相得益彰。气旺则血行畅而不留瘀，瘀去则脉络通而清窍开，阴复则髓得养血脑海充，诸症可消。

【方　　名】棱莪四物加味

【方药组成】香附 5g，当归 12g，川芎 6g，白芍 10g，干地黄 10g，牡丹皮 6g，党参 10g，桃仁 10g，红花 3g，三棱 5g，莪术 5g，苏木 3g，生甘草 3g。

【功效主治】子宫肌瘤。

【用法用量】水煎服，每日 1 剂，1 个月为 1 个疗程。

【方　　名】楞薤芥蒌丸

【方药组成】瓦楞子、鸡内金、延胡索、没药、香附各五钱，桃仁、瓜蒌仁、紫苏子、白芥子、萝卜子、薤白各三钱。

【加　　减】痰湿盛者，加半夏、陈皮、茯苓；气滞重者，加沉香、木香；食滞甚者，加山楂、麦芽。

【功效主治】理气化痰，导滞散结。积聚食滞痰阻之腹胀或痛，呃逆、纳呆、时有如条状物聚起在腹部，重按则胀痛更甚。

【用法用量】上药共为末，以荞麦面糊作丸，如梧桐子大，每次服 30 丸，1 日 3 次，白开水送下。

【来　　源】《医级》卷九。

【附　　注】本方所治为酒食不节，饥饱失宜，损伤脾胃，脾失健运，湿浊凝聚成痰，痰阻气机，血行不畅，痰浊与气血搏结而成的积聚。治疗宜消导。方中瓦楞子软化坚痰，消瘀滞散结，使浊有归处，气机通畅，共为主药而成方名；鸡内金、萝卜子消化水谷而使脾胃复运；延胡索、香附理气祛湿；桃仁、没药破血行瘀；紫苏子、白芥子下气消痰。诸药合用则上焦气畅，下气消痰；中焦气行，脾胃复运；腑气畅通，浊阴下达，则聚可散。现临床可用于胃癌、肠癌、肝癌的治疗。

【注意事项】服药期间忌食生冷、油腻食物。

【方　　名】梨叶贴剂

【方药组成】过冬梨叶适量。

【功效主治】乳癌初起。

【用法用量】以银针刺孔，或捣如泥状贴患处，连贴 5 ～ 10 次，见效。

【来　　源】《一味中药巧治病》。

【方　　名】梨汁甘蔗浆葡萄饮

【方药组成】雪梨汁一份，甘蔗汁二份，葡萄汁一份。

【功效主治】各种癌症放射治疗期间，出现口干烦躁、恶心纳呆、便结尿黄者。

【用法用量】将三汁混合调匀后即可饮服，冷饮或加热后温服都可以。

【来　　源】《抗癌食疗》。

【附　　注】忌服煎炒、炙、辛辣之食品。

【方　　名】梨粥

【方药组成】鲜梨 5 只，粳米 100g。清水适量。

【功效主治】生津补液，健脾开胃。本膳主要适用于肝癌所致津液不足的厌食症。

【用法用量】鲜梨洗净，连皮切碎，去心核，加水适量，文火煎煮 30 分钟，捞去梨块。再加入淘净的粳米，文火煮成稀粥。

【附　　注】梨含有维生素 B、C、苹果酸、柠檬酸等，有清热生津的作用。粳米中的烟酸是组织中很重要的伟氢体，含有烟酸酰胺的酶类和核黄素的酶类往往参与组织的生理氧化过程，促进体内的新陈代谢，从而增进食欲。本膳是民间治疗小儿厌食症的，作者在临床上则常用于肝癌患者，很受患者欢迎。这样的病人大多表现为口干烦躁，渴而欲饮，饮后作胀，低热盗汗，形体消瘦，肝大质硬并向腹壁隆突，肝功能损害，小便短赤，舌红少苔，毫无胃口，见食就厌等，一般相当于肝癌硬化型或炎症型Ⅲ期。

【方　　名】黎罗陈米汤

【方药组成】黎罗根、陈仓米各 30g，人参 20g，麦冬、荔枝核各 10g，生麦芽 35g，制首乌 18g，大黄 15g，藿香、益智仁、三棱、莪术、桃仁、枳实、金银花、昆布各 10g，桃奴 5 枚。

【功效主治】中、晚期胃癌。

【用法用量】每日 1 剂，水煎（人参另煎）分服 3 次。

【临床应用】服药 1 个疗程呕吐消失，胃脘部硬块变软，能进食。

【方　　名】藜芦膏

【方药组成】藜芦不拘多少。

【功效主治】一切疮痈，胬肉突出，不问大小长短（翻花恶疮），若见元气亏损者，当以补药内服配合之，更佳。

【用法用量】为细末，以生猪脂和，研如膏，外涂患处，周日易之。

【来　　源】《外科枢要》。

【方　　名】藜芦膏

【方药组成】藜芦适量。

【功效主治】皮肤癌。

【用法用量】研成粉末，以脂调膏外敷，数日一换。

【来　　源】《一味中药巧治病》。

【方　　名】藜芦糊剂

【方药组成】藜芦 30g，生猪油 30g。

【功效主治】蚀其恶肉。适用于肝虚血燥、胬肉自疮口突出之皮肤乳头状瘤。

【用法用量】将藜芦碾碎过 120 目筛，后捣匀于猪油之中，成糊。用时取之涂于疮面或涂于纱布上敷贴患处，每日 1 换。

【临床应用】金某，男，46 岁，农民。1965 年 11 月 25 日就诊。患者右小腿胫骨外侧疽毒化脓，自引溃烂，腐脱而新肌难生，继而胬肉外翻，其形如蕈，延今已 1 年余。曾施手术摘除，仍未根治。其大小为疮围约 7.5cm，蒂围约 3.5cm，微感痒痛，触破则流血甚多，即用上方外涂，7 日后复诊，胬肉已平，新肌鲜红，津水稀少，改用逢春软膏（一般软膏即可）生肌收敛，共半个月而愈。

【附　　注】以上 3 方类似，可参。

【方　　名】藜芦双黄粉

【方药组成】藜芦 3 份，雄黄 1 份，雌黄 1 份。

【功效主治】鼻息肉。

【用法用量】共研细末，以蜜调，点于息肉上，每日 3 次，治疗鼻息肉，气息不通。

【方　　名】李佃贵活血化浊解毒方

【方药组成】五灵脂15g，生蒲黄9g，砂仁15g，水蛭9g，全蝎9g，蜈蚣3g，白花蛇舌草15g，黄柏15g，黄芩12g，黄连12g，半枝莲15g，红景天15g，板蓝根15g，川厚朴9g，枳实15g，苏梗15g，青皮15g，香附15g，百合15g，乌药10g，当归12g，川芎12g，白芍30g，茯苓15g，白术10g，生甘草6g，姜黄9g，茵陈蒿15g，藿香15g。

【功效主治】活血止痛，化浊解毒。适用于结肠癌术后之瘀血内停、浊毒内蕴型，其他消化道肿瘤与癌前病变亦可适用。

【用法用量】每日1剂，水煎，温服。3～7天调方。

【来　　源】国医大师李佃贵验方。

【附　　注】本方系李佃贵自拟的活血止痛方与化浊解毒方二方化裁而成，内涵多方，百合乌药散（《医学三字经》）、当归芍药散（《金匮要略》）经典名方尤显，虫类止痉止痛药更有特色。基于李老浊毒理论，实现胃肠以通为用，达化浊排毒之功。方名系编者杨建宇撰。医案由辽宁省凤城市中医院李任锋整理刊发在2020年9月16日《中国中医药报》第5版。

【方　　名】李佃贵益气活血解毒汤

【方药组成】黄芪25g，茯苓15g，炒白术9g，炙甘草6g，当归15g，赤芍20g，川芎9g，陈皮9g，枳壳9g，清半夏9g，全蝎9g，蜈蚣2条，壁虎3g，焦三仙各15g。

【功效主治】益气养血，化浊解毒。适用于胃贲门腺癌（噎膈病）之气虚血瘀浊毒内蕴型。

【用法用量】每日1剂，水煎，温服。半个月调方。

【来　　源】方名系编者撰。

【方　　名】李平益气解毒通络抗癌方

【方药组成】黄芪40g，生白术10g，茯苓10g，浙贝母10g，北沙参10g，枸杞子10g，山慈菇10g，白花蛇舌草10g，醋鳖甲10g，醋龟甲10g，陈皮10g，枳壳10g，蜈蚣1条，鸡内金20g，生甘草5g。

【功能主治】益气养阴，解毒通络。适用于结直肠癌症术后/复发之余毒凝结，气阴亏虚之病人。

【用法用量】每日1剂，水煎，温服。

【来　　源】安徽医科大学第一附属医院高新院区李平教授。

【附　　注】①方名系编者拟。②本方分辨证加减之基础方，可配合化疗、放疗同期服用。

【方　　名】理冲汤

【方药组成】生黄芪9g，党参6g，白术6g，生山药15g，天花粉12g，知母12g，三棱9g，莪术9g，生鸡内金（黄者）9g。

【加　　减】服之觉闷者，去白术；气弱，三棱、莪术各减为3g；泄泻，以白芍代知母，白术改用12g；热者，加生地黄、天冬各适量；凉者，知母、花粉各减半，或皆不用；凉甚者，加肉桂（捣细冲服）、乌附子各6g；瘀血坚甚者，加生水蛭6g；若坚壮者，宜去生山药；石女及未产妇，三棱、莪术宜少用，知母减半，加生地黄适量；血瘀而未见癥瘕，或月经犹未闭者，亦少用三棱、莪术；虚弱，去三棱、莪术，鸡内金改用12g；男子劳瘵，三棱、莪术亦宜少用，或以鸡内金代之亦可。

【功效主治】益气行血，调经祛瘀。适用于卵巢肿瘤，经闭不行，结为癥瘕，以致阴虚作热，阳虚作冷，食少劳嗽。

【用法用量】用水600ml，煎至将成，加好醋少许，滚数沸，分2次温服。

【方　　名】理冲丸

【方药组成】水蛭一两，生黄芪一两半，三棱五钱，莪术五钱，当归六钱，知母六钱，桃仁六钱。

【加　　减】兼冲任虚寒者，加艾叶、附子、肉桂以温暖下焦；疼痛难忍者，加延胡索、乌药；挟痰饮者，加苍术、半夏、茯苓。

【功效主治】活血散结，破瘀消积。妇女经闭不行，或产后恶露不尽，瘀血停滞，结为坚瘕。

【用法用量】上药为细末，炼蜜为丸，如梧桐子大，每次服二钱，一日两次，温水送下。

【附　　注】气机被阻，血瘀不行，积结成癥，故积块坚硬不移，痛而拒按，治宜活血化瘀。方中水蛭性善走窜，直达病所为破血逐瘀之品；三棱能破血中之气，莪术能破气中之血，合用攻坚消积；当归、桃仁破瘀行血；黄芪补气升阳以助血运，久服虑其太热助火，配知母以清解。诸药合用，共奏活血祛瘀、消癥散结之功。现临床可用于妇科肿瘤而见血瘀征象者。

【注意事项】孕妇忌服。

【方　　名】理气化结汤

【方药组成】八月札 12g，枸橘 30g，急性子 30g，干蟾皮 12g，白花蛇舌草 30g，丹参 30g，生马钱子 4.5g，公丁香 9g，广木香 9g，生南星 9g，蜣螂虫 9g，夏枯草 15g，紫草根 30g，苦参 30g，瓦楞子 30g，壁虎 9g。

【加　　减】呕吐黏液，加旋覆花、代赭石、生半夏、茯苓、青礞石；胸痛，加延胡索、乳香、没药、薤白、瓜蒌；大便秘结，加瓜蒌仁、生大黄、玄明粉；大便隐血，加白及、生地榆、血见愁；化痰软坚，加海藻、海带、山慈菇；活血祛瘀，加桃仁、红花、地鳖虫、水蛭；清热解毒，加山豆根、石打穿、黄连；扶正补虚，加党参、太子参、黄芪、白术、当归；养阴生津，加生地黄、沙参、麦冬。

【功效主治】理气化痰，消肿散结。适用于食管癌。

【用法用量】每日 1 剂，水煎，分 2 次温服。

【临床应用】以本方治疗经 X 线摄片及病理证实的食管癌 37 例，治后临床治愈 2 例，显效（症状基本消失，病灶缩小 50% 以上）6 例，有效（症状有所改善，病灶稳定在 1 个月以上）11 例，无效 18 例，总有效率为 51%。2 例治愈病例生存 4 年以上。

【来　　源】刘嘉湘方。

【附　　注】方中以八月札、枸橘、木香、丁香理气降逆；南星、半夏、壁虎等化痰软坚；蟾皮、马钱子、白花蛇舌草、丹参、急性子等祛瘀通络，解毒消肿，并结合辨证酌加益气养阴活血理气之品，标本兼顾，故对食道癌取得了良好的疗效。

【方　　名】理气化痰汤

【方药组成】穿山甲、苏梗、乌药、制半夏、制南星、紫苏子各 10g，莱菔子 20g，檀香、草豆蔻、白芥子各 5g。

【功效主治】食管癌。开噎散结，行气化痰，用于咽至心窝不适，吞咽食物哽噎不顺，饮食隔阻不下，并吐出大量涎液，如牵丝之状。

【用法用量】每日 1 剂，水煎 3 次，每次以热药汤冲韭菜汁 1 匙，加白糖适量，餐后温服，服至病情好转。

【来　　源】《无苦味中药良方》。

【附　　注】不宜食辣味及一切不易消化的食物，宜于消化的流质、半流质为佳。消除悲观情绪。

【方　　名】理气化瘀通关汤

【方药组成】瓜蒌、丹参、半枝莲、莪术各 30g，急性子、王不留行、清半夏、黄药子、荷叶各 18g，郁金、檀香、砂仁、酒大黄各 10g，柿蒂、刀豆子各 6g。

【加　　减】脘腹胀甚者加厚朴、木香、佛手；呕吐痰涎者加青礞石、代赭石、海浮石；痰中带血或吐血者加三七、白及、藕节炭；胃脘灼热加北沙参、玉竹、石斛；疼痛难忍者加马钱子、没药、九香虫；汤水亦不下者加服半枝莲酒（壁虎 10 条，半枝莲 100g，白酒 2kg，装入瓷罐内，放入锅中隔水蒸，然后置冷水内浸泡一昼夜，日夜频服）。

【功效主治】理气化瘀，散结开窍。食管癌属气滞血瘀者，症见胸膈痞满，或胸骨后刺痛，两胁窜痛，或撑胀，吞咽不畅，或吐出瘀血块，舌红有瘀斑，脉弦涩。

【用法用量】以上药物，水煎分 2 次服下，每日 1 剂，60 日为 1 个疗程。

【来　　源】《辽宁中医杂志》1989 年第 5 期。

【附　　注】食管癌属气滞血瘀者临床多见，常常表现为气滞不行、郁阻于胸膈以及瘀血留结的症状。本方治症即属于此。方用丹参、王不留行、莪术、郁金破血逐瘀、消癥散结，后二者并能理气、止痛；半枝莲、黄药子解毒抗癌，抑制肿瘤生长；瓜蒌化痰清热、宽胸利气、润肠通便，导浊气下行，现代药理研究认为，瓜蒌皮具有强烈的抗肿瘤作用，对多种实验性肿瘤生长有效；急性子行瘀散结、"软坚、搜顽痰"（《本经逢原》），治"噎食不下"（《摘元方》）；清半夏化痰湿、散结消肿、降气下浊；荷叶升清除湿，鼓清阳上行，合半夏则一升一降，枢转气机；檀香、砂仁宽中行气，化湿醒脾；柿蒂、刀豆降逆止呃；大黄泻下通便，以酒炒后更善走散，活血化瘀。综合全方，共奏理气化瘀、散结开窍之功。

【方　　名】理气活血化瘀汤
【方药组成】当归10g，赤芍10g，五灵脂10g，延胡索10g，没药10g，香附10g。
【功效主治】腹内瘀血内结成块。症见腹部可触及块，痛如针刺，按之痛甚，舌微紫，脉沉涩。
【用法用量】水煎服，每日1剂。

【方　　名】理气降逆汤
【方药组成】干蟾皮12g，八月札30g，急性子30g，白花蛇舌草30g，丹参15g，瓦楞子30g，枸杞子30g，紫草根30g，苦参30g，夏枯草15g，生马钱子4.5g，生南星9g，公丁香9g，广木香9g，蜣螂虫9g，天龙丸15粒。
【功效主治】理气降逆，解毒辟秽。治疗食管癌气滞中阻、胃逆呕吐者。
【用法用量】每日1剂，煎2次分服。天龙丸每次5粒，分3次吞服。
【临床应用】上海中医学院附属龙华医院以本方为主，按具体病情，采用理气降逆之法，辨证施治，共治疗食管癌11例中，临床治愈2例、显效1例、有效4例、无效4例，总有效率为63.6%。
【来　　源】上海龙华医院方。

【方　　名】理气消癥汤
【方药组成】八月札15g，金铃子9g，丹参12g，漏芦15g，白花蛇舌草30g，红藤15g，半枝莲30g，生牡蛎30g。
【加　　减】肝气郁滞，症见肝区胀痛，胸闷腹胀，纳差口苦，舌苔薄黄，脉弦细，加柴胡、当归、白芍、郁金、香附、枳壳、山楂、鸡内金；气滞血瘀，症见右胁胀痛较甚，纳少乏力，面色黧黑，舌质暗红或瘀斑，加柴胡、当归、赤芍、莪术、三棱、桃仁、地鳖虫、延胡索、干蟾皮、郁金、石见穿、鳖甲、大黄；脾虚湿阻，症见胸闷腹胀，肝区隐痛，纳呆便溏，倦怠乏力，脚肿腹水，舌淡胖，舌苔白腻，脉弦滑或濡滑，加党参、白术、茯苓、薏苡仁、陈皮、半夏、大腹皮、石打穿、龙葵、木香、了哥王、补骨脂、车前子等；肝肾阴虚，症见胁下胀痛，头晕目眩，心烦少寐，口干，低热消瘦，舌质红，脉弦细，加北沙参、天麦冬、生地黄、龟板、鳖甲、郁金、赤芍、牡丹皮；肝胆湿热，症见黄疸，发热，右胁下痛，恶心，纳差，口苦，舌红，黄腻苔，脉弦滑数，加茵陈、生山栀、岩柏、郁金、赤芍、薏苡仁、黄芩、金钱草、生大黄。
【功效主治】理气化瘀，清热解毒。适用于原发性肝癌。
【用法用量】每日1剂，水煎服。
【临床应用】本方辨证加减治疗原发性肝癌102例，其中Ⅲ期86例，Ⅱ期16例，治后存活1年以上31例，占30.3%；2年以上14例，占13.7%；3年以上6例，占5.9%；5年以上5例，占4.9%；1例存活最长为13年。Ⅱ期治后1年存活率为50%，Ⅲ期为26.74%。临床治愈2例，显效13例，有效37例，总有效率为51%。
【附　　注】初因肝郁气滞，久而化火生毒致瘀，气瘀毒互结乃成癥积，故治疗当从理气活血解毒为原则。方中八月札、金铃子、丹参理气活血；白花蛇舌草、半枝莲、红藤、漏芦、生牡蛎清热解毒消肿；结合辨证分别给予益气健脾、养血柔肝、滋补肝肾、清热利湿等方药，扶正以固本，攻邪以治标，所以治疗原发性肝癌有较好疗效。

【方　　名】理胃化结汤
【方药组成】党参15g，白术12g，茯苓12g，生甘草3g，黄芪15g，熟地黄15g，黄精12g，白毛藤30g，白花蛇舌草30g，芡实15g，莲肉15g，田三七（研冲）15g，大枣6枚，沙参10g，羊肚枣10g，枸杞子9g。

【加 减】脾胃虚寒者，选加砂仁、蔻仁、淡附子，重用田三七，酌减白毛藤、沙参、白花蛇舌草；气血两虚、白细胞降低者，选加鸡血藤、女贞子、当归、重用生黄芪；呕血及便血者，选用紫珠草、仙鹤草、金银花、血余炭、阿胶、白及；便秘者，选加瓜蒌、麻仁、大黄、肉苁蓉、番泻叶，酌减大枣、田三七、熟地黄；腹泻者，选加罂粟壳、秦皮、厚朴、黄连、白屈菜，酌减白花蛇舌草、白毛藤；食欲不振者，选加谷麦芽、山楂、鸡内金、建曲，酌减熟地黄、大枣；疼痛者，选加延胡索、乌药；水肿，选加车前子、茯苓皮、猪苓、泽泻；幽门梗阻、吐出酸味食物，选加旋覆花、代赭石、生半夏、吴茱萸，酌减熟地黄、枸杞子、大枣、黄精。

【功效主治】补益气血，清热解毒，抗癌抑癌。适用于中、晚期胃癌。

【用法用量】每日1剂，水煎，分2次温服。

【临床应用】据对320例手术后胃癌以本方结合化疗疗效统计，其中根治及姑息切除术3、5、10年生存率分别为60.50%、47.36%、18.42%及44.06%、23.16%、5%。术前先行中西医结合调理，可减少并发症，提高疗效。凡生存较长者，大多是术后及时施行中西医结合治疗并坚持较久的病例。该方具有扶正抑癌功能，与手术、化疗结合能起到减毒增效的作用。

【来 源】《中西医结合杂志》，1986：6。

【附 注】方中用四君子汤扶正培本，调理脾胃；黄芪、熟地黄、黄精、枸杞子补气益血，填精补肾；芡实、莲肉、大枣和中健胃，保护胃肠黏膜，增加消化功能；白毛藤、白花蛇舌草清热解毒，抗癌抑癌；田三七活血化瘀，消癥化结，有直接抑癌作用；羊肚枣含多种消化酶，能醒脾健胃，增强消化和吸收。诸药平常，配伍微妙，既可扶正，又能祛邪，是治疗胃癌安全有效的方剂。

【方 名】理胃抗癌汤三方

【方药组成】①理胃化结汤：党参15g，白术9g，乌药9g，芡实9g，延胡索9g，浙贝母6g，羊肚枣6g，鸡内金6g，木香6g，白英30g，麦（谷）芽30g，白花蛇舌草30g，生甘草3g，茯苓15g，熟地黄15g，天冬15g，大枣5个，田三七粉1.5～2g。②理胃通关汤：党参15g，茯苓15g，熟地黄15g，天冬15g，白术9g，代赭石9g，生半夏9g，生甘草3g，吴茱萸3g，木香6g，鸡内金6g，旋覆花6g，羊肚枣6g，砂仁6g，麦（谷）芽30g，白花蛇舌草15g，白英15g，大枣5个，田三七粉1.5～2g。③健脾理气汤：党参12g，白术9g，茯苓9g，生甘草4.5g，生黄芪9g，木香9g，沙参9g，陈皮6g，瓜蒌仁9g，白芍9g，鸡内金6g，建曲6g，泽泻9g，麦（谷）芽30g。

【功效主治】①方适于胃癌尚未出现幽门梗阻，但有胃胀、胃痛及消化不良等症状者。②方适于已出现幽门梗阻，朝食暮吐，发出蛋臭气味并常吐出隔夜酸臭食物者。③方供配服。

【用法用量】每日1剂，煎2次分服，饭后1～2小时或饭前空腹服，三七粉随汤药冲服。

【临床应用】福州市第一人民医院用于治疗胃癌多例，均有一定疗效。如柯某，男，58岁，确诊为胃癌，经服本方后，症状逐渐改善，持续服用1年多，体力恢复，生活正常，已存活8年以上。

【来 源】福州市第一人民医院方。

【附 注】服用本方时，可并用抗生素以控制梗阻所致胃黏膜炎症；同时配合支持疗法。

【方 名】理中六君汤

【方药组成】人参6g（或党参15g），白术10g，干姜3g，红蔻10g，吴茱萸6g，丁香6g，柿蒂12g，檀香6g，肉桂15g，附片6g，半夏9g，诃子10g。

【功效主治】脾胃虚寒型胃癌。

【用法用量】水煎服，每日1剂。

【来 源】《中西医结合治疗癌症》：32。

【方　　名】鲤鱼鳞散
【方药组成】鲤鱼鳞适量。
【功效主治】腹部胀满，肿块坚如石，终年不见缩小。
【用法用量】烧成灰，用醋调和后涂肿块局部。
【来　　源】《龙门石窟药方》。

【方　　名】鲤鱼头膏
【方药组成】鲤鱼头适量，煤，麻油。
【功效主治】乳岩、乳痈及诸乳痛。
【用法用量】烧黑，入煤少许，用麻油炼之，涂敷患处。取鲤鱼 1 条，剖腹洗净污物，将绿矾 20 ～ 30g 装入肚内，放在炉灶上煨熟，绿矾熔化后渗入鱼肉，再将鱼烘干，然后食鱼干，每日服 3 ～ 5 次，每次 30 ～ 50g。
【来　　源】日本·《寄奇方记》。

【方　　名】立效丸
【方药组成】豆豉（焙干）120g，川乌头（生，去皮，脐，尖）60g，白僵蚕（炒去丝嘴）、石膏（生）各 30g，地龙（去土，炒）、葱子（生）各 15g。
【功效主治】疏风化痰，通窍止痛。适用于脑肿瘤，头痛不可忍者。
【用法用量】上药为细末，葱汁煮面糊为丸，如梧桐子大。每服 20 丸，食后生葱，茶清送下。
【来　　源】《杨氏家藏方》。

【方　　名】立愈饮
【方药组成】草果仁、肉豆蔻（面包煨）各 3g，红曲（炒）、山楂各 4.5g，苍术（米泔浸，炒）、白茯苓（去皮）、泽泻、厚朴（姜汁炒）、木通、益智仁（炒）、藿香、车前子各 2.4g，生姜 3 片。
【功效主治】温中健脾。适用于胃癌，脾胃不和，呕吐泄泻。
【用法用量】每日 1 剂，水煎，分 2 次空腹时温服。
【来　　源】《丹台玉案》。

【方　　名】利胆抗癌汤
【方药组成】虎杖 30g，金钱草 30g，茵陈蒿 15g，木香 6g（后入），大黄 9g（后入），枳壳 15g，黄芩 6g，白花蛇舌草 30g，麦芽 15g。
【加　　减】小便黄赤如浓茶、涩痛不畅者，加泽泻、车前子、猪苓；高热不退者，加连翘、金银花、蒲公英、玄参。
【功效主治】清热化湿，抗癌利胆。胆囊癌或胆管癌，症见发热或高或低，持续不退，一身面目皆黄，黄色鲜明如橘子色，皮肤瘙痒，小便量少而黄赤，大便发白而干，口苦口渴，黏腻不爽，或右胁下可触及包块，质硬而痛，舌苔黄厚腻，脉弦滑或滑数。
【用法用量】以上药物，水煎分 2 次空腹服下，每日 1 剂。
【来　　源】《肿瘤学》。
【附　　注】本方为胆系肿瘤经验方，主治胆囊或胆管癌，证属湿热留滞脾胃，蕴于肝胆，积毒成块，以致肝气不疏，胆汁不能泻于肠道，外溢肌肤者。故方以茵陈蒿、虎杖、金钱草、黄芩四药共用，取其苦寒之性以清热利湿、疏肝泄胆、解毒退黄；白花蛇舌草清热泻火、抗癌消肿；大黄泻下通便、荡涤肠胃湿热，使污秽浊气从下而解，同时其活血化瘀之功合虎杖则亦助于消肿散结退黄；木香、枳壳宽脾胃、行滞气、止疼痛，并可辅大黄泻下导滞；麦芽化食积、消痞健胃，以防寒凉太过而致中气耗损。全方配伍，寓泻下通便于清热解毒中，务使邪有出路，则黄疸可退、积块可消。

【方　　名】利膈和中汤
【方药组成】半夏、茯苓各一钱，陈皮一钱半，枳壳、白术各一钱，黄连、香附各七分，生甘草二分，厚朴七分，山楂五分，藿香、桔梗、木香、萝卜子（炒）各一钱。
【加　　减】咳吐黄痰者加竹茹、黄芩、胆南星、竹沥叶；口臭烦渴加生石膏、知母、芦根、天花粉、半枝莲；胸痛憋喘者加薤白、葶苈子、桑白皮、瓜蒌皮。
【功效主治】利膈宽胸，和中降气，清热除湿。膈噎膈气，食不下，呕吐，吐出物酸腐，口气热臭，胸闷腹胀，或咳嗽吐痰，大便或干，烦渴欲饮，舌苔略黄腻，脉弦数。

【用法用量】以上药物，加生姜三片，水煎服，每日1剂。

【来　　源】《仁术便览》卷二。

【附　　注】本方治症特点为气滞胸膈，不能通达，久而化热，蕴生湿浊，脾胃不运引起。病机要点仍在气行不畅，当降不降，而化热、生痰、生湿均为气滞后的继发病理变化。故治气为关键所在。方中用陈皮、枳壳、香附、厚朴、桔梗、萝卜子、半夏以治气为先，气机通畅则脾升胃降，饮食物受纳、腐化正常，清浊分明；用茯苓、白术、藿香化湿运脾益气，合陈皮、半夏、厚朴亦有化痰之效；黄连清泄胸膈、脾胃火热；山楂合萝卜子以消食化积滞；生甘草一者配白术、茯苓可健中补脾，二者可调和诸药。全方相互配合，相互协同，共奏利膈宽胸、和中降气、清热除湿效应。

【方　　名】利膈豁痰汤

【方药组成】半夏四钱，陈皮四钱，枳实三钱，槟榔三钱，沉香二钱，桔梗三钱，瓜蒌一两，黄连五钱，栀子四钱，香附三钱，细茶四钱，白芥子四钱，生石膏五钱。

【加　　减】大便坚结不下加大黄、火麻仁、芒硝；热毒伤阴加玄参、芦根、石斛、沙参、生地黄；胃热呕恶、口臭加竹茹、升麻、知母、胆南星。

【功效主治】豁痰清热，利膈降气。气结痰壅，膈噎饮食不下，口干口臭，胸膈满闷，大便干结。

【用法用量】水煎服，每日1剂，分2次服下，初服二三贴，再加苏叶、麻黄。

【来　　源】《观聚方要补》卷四。

【附　　注】本方治症噎膈，其病机为痰热蕴结于胸膈，咽管、贲门不通引起。治当豁痰清热，利膈降气。方用全瓜蒌清热化痰、宽胸利气、润燥通便，为主药；黄连、山栀、生石膏、细茶清热泻火，火去则不与痰结，使二者分消而解；半夏、槟榔、白芥子豁痰利膈。以上五者配合，则去一切顽痰、老痰。又用沉香降逆下气和胃，枳实、陈皮、桔梗、香附理三焦气滞，宽中助运化，最后加苏叶、麻黄，借其辛散宣达之性，以开胸痹，消痞结。综观全方，功在清热豁痰以顺降气机，痰热去则咽管自畅。

【方　　名】利膈润燥丸

【方药组成】生熟地黄各9g，天冬9g，麦冬9g，桃仁9g，芝麻12g，当归9g，枳壳9g，槟榔6g，瓜蒌12g，生甘草4.5g。

【功效主治】食管癌，一切噎疾。

【用法用量】共为细末，炼蜜为丸，每丸重9g。每日2～3次。

【来　　源】《秘方录集》。

【方　　名】利喉抗癌解毒汤

【方药组成】灯笼草、野荞麦各25g，七叶一枝花30g，龙葵40g，蛇莓50g，蜀羊泉30g。

【功效主治】喉癌。

【用法用量】以上各味久煎服。每日1剂。

【来　　源】《神医奇功秘方录》。

【方　　名】利气散

【方药组成】绵黄芪、陈皮、生甘草各等分。

【功效主治】益气利尿。适用于前列腺癌，老年气虚，小便秘涩不通。

【用法用量】上药研为细末。每日1剂，水煎服。

【方　　名】利湿解毒汤

【方药组成】夏枯草、萆薢、牡丹皮、女贞子、白术、鸡内金、龙葵各10g，生牡蛎、土茯苓、白花蛇舌草、生黄芪各30g，侧柏叶15g。

【加　　减】血尿不止加大蓟、小蓟、白茅根、蒲黄；小便不畅加车前子、泽泻；大便带血加槐花、半枝莲、赤芍、川黄连。

【功效主治】解毒利湿，益气补肾。膀胱癌，症见久病尿血，体倦乏力，气短声低，腰膝酸软，纳呆、舌质淡，脉沉细弱。

【用法用量】水煎服，每日1剂，分2次服下。

【来　　源】《实用抗癌验方》。

【附　　注】本方适用于膀胱癌中晚期而脾肾两虚者。久病积聚，耗气伤阴，正气虚衰，脾肾两虚。治宜攻邪扶正。方中白花蛇舌草、龙葵、土茯苓清热解毒，消肿散结以抗癌瘤；夏枯草、生牡蛎软坚散结以消坚积；萆薢利湿祛浊；牡丹皮、侧柏叶凉血止血；生黄芪、白术益气健脾，升阳托毒，以固后天之本；女贞子滋阴益肾以壮先天；鸡内金健胃消食。诸药合用，解毒利湿以祛邪，抑制癌瘤生长；益气补肾以扶正，改善免疫功能。

【方　　名】利湿解毒汤
【方药组成】当归尾20g，赤芍、苍术、猪苓、青木香各12g，土茯苓60g，乳香、没药各10g，金银花、槐花各15g，生薏苡仁、冬瓜仁各30g。
【加　　减】阴道出血加贯众炭、卷柏、莲蓬炭；里急后重加炒槟榔、白头翁、川黄连；积块难消加白花蛇舌草、半枝莲、生牡蛎、鳖甲；尿痛、尿血加生地榆、大小蓟。
【功效主治】利湿解毒，活血化瘀。宫颈癌，症见少腹下坠，疼痛，带下色黄如米泔，身体消瘦，舌紫暗，脉沉弱而数。
【用法用量】以上药物，水煎分2次服，每日1剂。
【附　　注】本方适用于子宫颈癌中、晚期。方中重用土茯苓利湿解毒，消肿抗癌为主药；辅以金银花、槐花、生薏苡仁、冬瓜仁清热解毒，消肿排脓以助主药之功；苍术祛湿浊；猪苓渗利湿热，使邪有所归；木香、当归尾、赤芍、乳香、没药理气行滞，活血散瘀以止痛。诸药相合，共奏清热解毒、活血化瘀、消肿散结之功。

【方　　名】利水猫眼草丸
【方药组成】鲜猫眼草适量，红枣适量。
【功效主治】癌症腹水。
【用法用量】猫眼草晒干，为末，枣内和丸如弹子大，每服2丸，白汤化下，每日2次，觉腹中暖，小便利为度。
【来　　源】《一味中药巧治病》。

【方　　名】利咽清金汤
【方药组成】桔梗10g，黄芩10g，浙贝母10g，麦冬15g，生栀子10g，薄荷6g，山豆根10g，草河车15g，牛蒡子12g，板蓝根20g，紫苏6g，金果榄6g。
【功效主治】喉癌（早期）。
【用法用量】水煎服，每日1剂。另服知柏地黄丸1丸，每日2次。
【来　　源】《中医肿瘤学》（上）《科学出版社》，1983：228。

【方　　名】荔肉包蜒蚰方
【方药组成】荔枝1个，蜒蚰1条，冰片末3～4厘。
【功效主治】食道癌。
【用法用量】将荔枝去核，把蜒蚰放入荔枝肉内，取冰片末掺在蜒蚰上，再将荔枝肉裹好，放入荔枝壳内扎好。令病人含口内，有冷涎水渗出，徐徐咽下，1时许，蜒蚰化完，亦无水渗出，连壳吐去，可进饮食。
【来　　源】《万病单方大全》。

【方　　名】荔椰西瓜盅方
【方药组成】5 000g圆形西瓜1个，罐头荔枝250g，莲子150g，荸荠150g，罐头菠萝150g，苹果150g，雪梨250g，椰子汁250g，冰糖1 000g。
【功效主治】清心润肺，解毒消热。本膳主要适用于喉癌、舌癌等口腔癌口干舌燥，阴虚热毒而疼者。
【用法用量】冰糖加白开水1 750g，入蒸笼蒸约15分钟，取出过滤，滤液凉后放入冰箱。苹果、雪梨凉开水洗过，去皮，切去两端，取出果核，以清水浸泡。西瓜洗过后，靠蒂部横切下1/6做盅盖用，瓜瓤挖出并浸于清水中。瓜盅中倒入冻冰糖水1 500g，加瓜盅盖，放入冰箱。荔枝、菠萝、荸荠、苹果、雪梨均切成0.4cm长的小块。莲子剖成两半，放入盅中，并用剩余的冰糖水浸泡30分钟，倒入全部果料的椰子汁，加瓜盅盖，再放入冰箱冷藏30分钟取出便成。呈甜冰状，每次挖取适量，直接吃或凉开水冲化饮用都可。有荔枝和苹果特有的芬芳。

【方　　名】荔枝八月汤
【方药组成】荔枝核、八月札、棉花根、菝葜各 30g，延胡索、王不留行各 15g，白花蛇舌草 25g，橘皮 12g。
【功效主治】睾丸肿瘤。
【用法用量】水煎服，每日 1 剂。

【方　　名】栗肉海马炖鸡汤
【方药组成】乌肉鸡 1 只，栗子肉 10 枚，海马一对。
【功效主治】前列腺癌。
【用法用量】鸡杀后洗净去内脏，与栗子肉、海马同加水适量，文火炖 50 分钟后分两餐喝汤食肉。
【来　　源】《抗癌食谱》。
【附　　注】栗肉即板栗肉。

【方　　名】栗蜇汤
【方药组成】栗子 10 枚，海蜇 100g。
【功效主治】白血病淋巴结肿大。
【用法用量】将栗子、海蜇加水同煮熟，佐膳食之，每日 1 剂，1 次服完。
【来　　源】《抗癌食谱》。
【附　　注】栗子即板栗。

【方　　名】连床散
【方药组成】川黄连 15g，蛇床子 7.5g，川文蛤 4.5g，轻粉 0.9g。
【功效主治】清热燥湿，解毒收敛。适用于阴茎肿瘤，溃烂生疮，脓水淋漓。
【用法用量】研细，先以荆芥、葱白煎汤洗拭干，清油调涂患处。

【方　　名】连翘板蓝根汤
【方药组成】连翘 15g，板蓝根 30g，炙甘草 10g。
【功效主治】白血病。
【用法用量】水煎服，每日 1 ～ 2 次。

【方　　名】连翘桔梗汤
【方药组成】黄连，薄荷，桔梗，连翘，黄芩，玄参，陈皮，防风，牛蒡子，茯苓，防己，白芷，枳壳，青皮，生甘草，黄芪，淡竹叶，灯心。
【功效主治】祛风清热，解毒散结。适用于喉肿瘤。
【用法用量】每日 1 剂，水煎服。
【来　　源】《外科集腋》。

【方　　名】连翘金贝煎
【方药组成】金钱草 30g，土贝母 30g，蒲公英 30g，夏枯草 30g，红藤 30g，连翘 15g，天花粉 20g，草河车 30g，野菊花 30g，丹参 30g，紫花地丁 20g，干蟾皮 15g，苦参 10g，牡丹皮 10g。
【功效主治】解毒消肿，清热活血。乳腺癌，症见乳房肿块疼痛，或皮色发红，身热口渴，口气热臭，心烦口苦，大便干结，小便发黄，舌质红，苔黄，脉弦数。
【用法用量】以上药物，水煎分 2 次空腹服下，每日 1 剂。
【来　　源】《肿瘤临证备要》。
【附　　注】本方所治乳腺癌，其病机为内蕴郁热，火毒结于乳房，脉络壅滞，瘀血内生，热、瘀愫结，发为乳岩。治当清热解毒、活血散结。方用连翘、蒲公英、野菊花、金钱草、苦参、紫花地丁以清热消肿、解毒泻火止痛；红藤、夏枯草、土贝草、草河车、天花粉解毒溃坚、清痰降火；丹参、牡丹皮活血破瘀、凉血消痈；蟾皮以毒攻毒、抗癌消瘤止痛。全方配合，针对火热毒邪，有苦寒直折之功，从而可使癌消痛止。

【方　　名】连翘流气散
【方药组成】连翘、瓜蒌根、生地黄、荆芥、黄芩、赤芍、麦冬、牛蒡子、瞿麦、木通、栀子、防风、川芎、生甘草各等分。
【功效主治】恶疮。
【用法用量】为粗末，每四钱，水煎服。
【来　　源】明 ·《简明医彀》卷八。

【方　　名】连翘散坚汤
【方药组成】柴胡 36g，龙胆草 30g，土瓜根（酒制）30g，黄芩（酒炒）21g，当归尾 15g，莪术

（酒炒）15g，三棱（酒炒）15g，连翘15g，芍药15g，炙甘草9g，黄连（酒炒）6g，苍术6g。
【功效主治】治耳下、缺盆、肩上或两胁生疮，坚硬如石，动之无根，或已流脓，或疮未破者。
【用法用量】上药细碎混匀，以一半为细末，炼蜜为丸，绿豆大，每服一百余丸；一半为粗末，每服15g，水煎，去渣，睡前热服。
【来　　源】《兰室秘藏》。

【方　　名】连翘山栀方
【方药组成】连翘10g，山栀子10g，黄连5g，黄芩10g，玄参10g，桔梗10g，生大黄6g，玄明粉10g，金银花10g，山豆根20g，锦灯笼15g，生甘草10g，七叶一枝花20g。
【功效主治】清热解毒，凉血散结。适用于喉癌。
【用法用量】每日1剂，水煎，分2次温服。
【来　　源】《常见肿瘤中西医结合治疗》。

【方　　名】连翘汤
【方药组成】连翘、玄参、木香、昆布（去咸，焙干）、枳壳（去瓤，炒）、犀角（镑）各45g，柴胡（去苗）、生甘草（炙，锉）、黄芩（去黑心）、沉香（锉）、当归（切，焙）、木通（锉）、芍药、升麻各30g。
【功效主治】清热解毒，软坚散结。适用于淋巴瘤。
【用法用量】上粗捣筛。每服15g，用水300ml，加生姜1片，大枣1枚（拍碎），柳枝6cm长1握细锉，煎至150ml，去滓温服，空心、日午、夜卧各1服。
【来　　源】《圣济总录》。

【方　　名】连翘丸
【方药组成】连翘（洗）、陈皮各7.5kg，青皮（洗）、蓬莪术（炮）、肉桂（去粗皮，不见火）、好墨（煅）各5kg，槟榔2.5kg，牵牛子（碾，取末）7kg，三棱（炮）7.8kg，肉豆蔻750g。
【功效主治】理气和中，消散积滞。主治脾胃不和，气滞积聚，心腹胀满，干呕醋心，饮食不下，胸膈痞塞，胁肋疼痛，酒积面黄，四肢虚肿。适用于胃癌。
【用法用量】上药研末，面糊为丸，如梧桐子大。每服30丸，生姜汤下；久患白痢及大肠风秘，脾毒泻血，黄连煎汤下；妇人诸疾，姜、醋汤下。
【来　　源】《太平惠民和剂局方》。
【附　　注】孕妇忌服。

【方　　名】连翘饮
【方药组成】当归、荆芥、黄芩、粉草、木通、生干地黄、瓜蒌根、麦门冬、瞿麦、连翘、赤芍药、防风、牛蒡子（炒）、川芎、栀子各等分。
【功效主治】祛风活血，泻火解毒。适用于皮肤癌，痛痒不定，心烦口干，及妇人血风，红斑，圆点溃烂成疮，痒痛流黄水汁。
【用法用量】上为锉散。每服12g，用水225ml，加灯心2根煎，不拘时候服。

【方　　名】连砂散
【方药组成】薄荷、牙硝各6g，硼砂3g，蒲黄1.5g，川黄连1.2g，朱砂0.6g，冰片0.9g。
【功效主治】清热解毒，利咽通窍。适用于喉肿瘤。
【用法用量】外用吹喉。
【来　　源】《囊秘喉书》。

【方　　名】连尾壁虎酒
【方药组成】活壁虎5～10条（连尾），好酒500ml。
【功效主治】食道癌梗阻者。
【用法用量】以锡壶盛载，酒泡壁虎7天，每日早、中、晚饭前半小时，每次服10ml，慢慢吮之。
【来　　源】《治癌中药处方700种》。

【方　　名】莲柏汤
【方药组成】半枝莲15g，黄柏15g，金银花15g，川楝子15g，鳖甲12g，仙人掌12g，山楂50g，山甲6g，野菊花100g，瓦松100g。
【功效主治】清热解毒，活血软坚。适用于乳腺癌肿块坚硬者。
【用法用量】每日1剂，水煎，分2次温服。

【方　　名】莲花方
【方药组成】半枝莲、七叶一枝花、山慈菇、蜈蚣、莪术、田七、牛黄。
【功效主治】清热解毒，活血化瘀。适用于原发性肝癌。
【用法用量】制成片剂，内服。每日3剂。
【临床应用】本方治疗22例原发性肝癌，辨证分型肝热血瘀型13例，肝盛脾虚型6例，肝肾阴虚型3例，治后全部病例均生存1年以上，自觉症状有不同程度改善，饮食增加，疼痛减轻，精神好转等，治后病灶有所缩小7例，稳定6例，增大9例，肝热血瘀预后转佳。
【来　　源】广州中医学院肝瘤研究室周岱翰方。
【附　　注】肝癌的起病多由肝气郁结或湿热内蕴化火，使血脉壅塞不通，渐至气血瘀阻，久而成积聚结块。临床表现肚腹结块、二胁疼痛、烦热面红、口唇干焦，甚则肌肤甲错，便结尿黄，舌质红，苔黄，脉弦数，称为肝热血瘀型。针对其肝热和血瘀，重用半枝莲和七叶一枝花，加牛黄等药清热解毒，莪术、蜈蚣、田七活血祛瘀，取得了一定的疗效。

【方　　名】莲花抗癌散
【方药组成】七叶一枝花120g，半枝莲90g，金银花60g，野菊花60g，生山楂60g。
【功效主治】肝癌。
【用法用量】共研细末，制成散剂，日服3次，每次5g。
【来　　源】霍万韬方。

【方　　名】莲花清肝汤
【方药组成】半枝莲30g，七叶一枝花30g，白花蛇舌草30g，蜈蚣5条，干蟾皮3g，柴胡12g，白芍18g，延胡索12g，田七5g，人工牛黄（冲）1g。
【加　　减】腹块疼痛或胸胁掣痛甚者，酌加徐长卿、蒲黄、五灵脂；大便干结加知母、大黄。
【功效主治】清肝解毒，祛瘀消癥。主治肝癌之肝热血瘀型。症见上腹肿块石硬，胀顶疼痛拒按，或胸胁掣痛不适，烦热口唇干，或烦躁口苦喜饮，大便干结，溺黄或短赤，甚则肌肤甲错，舌苔白厚，舌质红或暗红，时有齿印，脉弦数或弦滑有力。
【用法用量】水煎服，每日1剂。
【来　　源】国医大师周岱翰方。
【附　　注】注意心理护理，保持心情舒畅，加强营养。

【方　　名】莲蓟地花汤
【方药组成】半枝莲、大蓟、小蓟、六一散（包）、车前子（包）各30g，五苓散、蒲黄炭、藕节炭、贯众炭、槐花各15g，生地黄12g，知母、黄柏各9g。
【加　　减】血尿不止，加白及、荠菜花、阿胶、三七；神疲乏力，加党参、孩儿参、黄芪。
【功效主治】清热利水，凉血止血。膀胱癌，症见尿血，尿色深红，小便短数，舌红苔黄，脉滑数。
【用法用量】以上药物，水煎分2次温服，每日1剂。
【临床应用】本方治疗膀胱癌32例，治后生存1年以上19例，占59.38%；2年以上11例，占34.38%；3年以上6例，占18.75%；5年以上3例，占9.38%。
【来　　源】《肿瘤良方大全》。
【附　　注】本方适用于膀胱癌初中期尿血较甚者。本病病机为瘀热下注膀胱，热盛伤络，迫血妄行。治宜清热凉血。方中半枝莲清热解毒、消肿抗癌为主药；知母、黄柏滋阴降火，清下焦之热，以助主药之功；车前子、五苓散、六一散利水通淋以清热利水；大蓟、小蓟、蒲黄炭、藕节炭、槐花、贯众炭、生地黄凉血止血；生地黄、知母又能养阴，以防利尿伤阴。诸药合用使血止不留瘀，热清不伤阴，解毒而抗癌。

【方　　名】莲苓汤
【方药组成】半枝莲、土茯苓、白英、薏苡仁各

30g，蒲公英15g，白术12g，当归、阿胶、生甘草各9g。

【加　　减】肿块难消加生牡蛎、鳖甲、白花蛇舌草；少腹痛加延胡索、乌药、枳壳；纳呆加建曲、鸡内金、山楂。

【功效主治】利湿解毒，养血和营。宫颈癌，症见带下色黄，有腥臭味，神疲乏力，面色无华，舌淡，苔薄白，脉沉细弱。

【用法用量】以上药物，水煎分2次服，每日1剂。

【来　　源】《抗癌中草药制剂》。

【附　　注】本方适用于宫颈癌中、晚期。病机特点为热毒内蕴，气血虚弱，久病脾气虚弱，不能运化水湿，湿蕴下焦，郁久化热，湿毒下注；脾虚不能化生，故气血亏虚。治宜祛邪扶正兼顾。方中重用半枝莲、土茯苓利湿解毒，消肿抗癌为主药；辅以白英、蒲公英清热解毒，散结消肿以助主药之功；薏苡仁消肿排脓；白术、当归、阿胶、生甘草健脾益气，养血和营，以扶正培本，增强机体免疫功能。诸药相合，利湿浊，清热毒，补气血，消癌瘤。

【方　　名】莲蒲汤

【方药组成】半枝莲60g，蒲公英30g，黄药子30g，法半夏9g，全瓜蒌15g，黄连6g。

【加　　减】梗阻重、呕吐多，加旋覆花、代赭石及开导散；痰涎多，加制南星、薏苡仁及礞石滚痰丸；大便干结，加大黄、郁李仁；胸痛，加路路通、薤白、延胡索、丹参；津液干枯，加天花粉、玄参、石斛；气虚，加党参、黄花、白术。

【功效主治】苦辛通降，解毒化痰。治疗食管癌痰热秽浊中阻者。

【用法用量】每日1剂，分2次服。

【临床应用】湖北省漳县人民医院以本方为主，辨证施治，治食管痛25例中，显效6例、有效9例、无效7例、死亡3例，总有效率为60%。

【来　　源】漳县人民医院方。

【方　　名】莲锁汤

【方药组成】鲜半边莲60g，虎杖根24g，鲜岩珠60g，香茶菜30g，金锁银开30g，菱角90g，生水蛭6g，白槿花15g，三七开3g（另吞）。

【功效主治】食管癌。

【用法用量】水煎服，每日1剂。

【方　　名】莲藤白蛇汤

【方药组成】半枝莲45g，白毛藤45g，白花蛇舌草30g，沙参15g，麦冬9g，金银花9g，茯苓9g，党参9g，怀山药6g，浙贝母6g，生甘草4.5g。

【加　　减】血痰，加紫珠草15g，侧柏15g，白茅根15g；咳嗽，加紫菀9g，款冬花9g；发热合并感染，加黄芩、韩信草，重用金银花；胃胀，加木香6g，鸡内金6g，麦芽30g，谷芽30g，大枣5个，减去麦冬、金银花。

【功效主治】健脾益气，润肺解毒。适用于肺癌。

【用法用量】每日1剂，煎2次分服。

【来　　源】福州市第一人民医院方。

【方　　名】莲藤汤

【方药组成】半枝莲30g，红藤30g，败酱草30g，制大黄9g，穿山甲9g，地榆炭15g，枳实9g。

【功效主治】主治结肠癌、直肠癌。

【用法用量】水煎服。

【来　　源】《实用内科学》。

【附　　注】方名为编者所加。

【方　　名】莲英汤

【方药组成】半枝莲30g，白英30g。

【功效主治】解毒抗癌。适用于肺癌。

【用法用量】每日1剂，煎2次分服。

【临床应用】浙江嵊州市人民医院用于治疗肺癌多例均有效。如患者王某，女，56岁，确诊为右侧肺癌，先用氮芥等化疗无效，后改用本方坚持服药3年，临床症状逐渐消失，全身情况好转，已能参加一般体力劳动。

【来　　源】浙江嵊州市人民医院方。

【方　　名】莲子甲鱼方

【方药组成】甲鱼1只（500g左右），白莲子75g，猪瘦肉200g，鸡蛋1个，香菇10g，米酒10g。姜、葱、淀粉、食盐、酱油各适量。

【功效主治】滋阴补虚，抗癌清热。本膳主要适用于子宫癌阴虚火旺（常为低烧）者。

【用法用量】甲鱼宰杀（在颈下开刀，但不割断头），入开水内泡洗干净，取下甲壳，取出内脏，洗净待用。猪肉剁碎，香菇切丁，加上蛋液、葱姜末、淀粉、米酒、盐、酱油、味精等调料，拌匀后放入甲鱼腹内，将八成熟的莲子摆在肉馅上面，在甲鱼周围出摆上两圈莲子、上笼蒸1小时，出笼勾芡后即可食用。

【附　　注】甲鱼滋腻，味厚难以消化，在放疗、化疗出现胃口不好、消化能力很差时，不宜食用本膳，晚期患者还会出现癌性消化不良症，所以甲鱼或甲鱼膳并不是所有患者都适用的，一定要辨证应用。

【方　　名】莲子清心饮

【方药组成】石莲子9～18g，地骨皮9～18g，茯苓9～15g，麦冬9～15g，黄芩9～15g，车前子15～30g，柴胡3～9g，二蓟18～30g，槐角9～15g，槐花9～15g，知母9～15g，黄柏9～15g，苍术9～15g，生地黄15～30g，玄参12～18g，白芍15～30g，金银花15～30g，连翘9～15g。

【加　　减】头晕加白薇9～15g，菊花12～24g；心跳加龙骨15～24g，小草18～30g，琥珀3g（冲服）；失眠加夜交藤15～30g，酸枣仁9～15g，远志9～15g，珍珠母15～24g；失眠严重者加生、熟酸枣仁各15g；食欲不振加陈皮9g，半夏9～12g，焦三仙30～45g；小便赤或短涩加灯心草9～12g，淡竹叶1～12g，生甘草梢12～18g，滑石9～15g；疼痛较重而不流血者加紫丹参12～24g，乳没15～30g，穿山甲9～15g，薏苡仁15～24g；疼痛而流血伴有血块者加蒲黄炭6～12g，灵脂炭9～15g，延胡索9～15g，香附9～15g，并将方中大小蓟改成二蓟炭30g；流血较多或淋漓不断者加荆芥炭15～30g，棕炭9～15g，乌贼骨9～15g，茜草9～15g；大出血及血块不止者加贯众炭9～15g，升麻炭6～9g，枯白矾6～9g，乌贼骨24～36g，茜草24～30g，地榆30～60g（或地榆炭30g，米醋30～60g，三七粉30～60g冲服）；如服上药血仍不止者，应进一步考虑是否流血过多阳气虚脱而流血不止，法当固气回阳加生黄芪15～30g，高丽红参6～9g，山茱萸30～60g，菟丝子15～24g，阿胶15～24g，油桂3～6g，泡姜3～6g，炙甘草6g。

【功效主治】子宫颈癌。

【用法用量】水煎，每日1剂。

【来　　源】《癌症的治疗与预防》，春秋出版社，1988：175。

【方　　名】莲子肉炒米方

【方药组成】莲子肉、炒米各四两，茯苓二两（为末），砂糖二两。

【功效主治】癌后胃弱（不能饮食者）。

【用法用量】每服五六茶匙。不拘时服，白汤下。

【方　　名】莲子心木香方

【方药组成】莲子心20g，青木香15g，刀豆子、赤小豆各60g。

【功效主治】舌癌。

【用法用量】水煎服，每日1剂。

【方　　名】莲子苡仁猪脬汤

【方药组成】莲子30g，薏苡仁20g，生甘草6g，猪脬1个，猪瘦肉60g。

【功效主治】湿热瘀毒型肾癌。

【用法用量】先将莲子（去心）、薏苡仁洗净，水浸半小时；生甘草洗净；猪脬用粗盐擦洗净，放入开水中煮2分钟，捞出后用冷水洗净，切块；猪瘦肉洗净，切片。然后把全部用料放入锅内，加清水适量，武火煮沸后，文火煮2小时，调味即可。随量饮用。

【方　　名】莲子粥

【方药组成】莲子（去心）30g，粳米100g，白糖少量。

【功效主治】健脾益气，益心宁神，抗鼻咽癌。通治各型的鼻咽癌。

【用法用量】将莲子研如泥状，与粳米同置于锅中，加水如常法煮成粥，加入白糖调味服食。每日服食 1 ～ 2 次，空腹温热食之，可以久食。

【方　　名】敛汗丹

【方药组成】五倍子 1.5g，朱砂 0.6g。

【功效主治】肿瘤病人出虚汗，尤以夜间汗多者。

【用法用量】以上两味药研细混匀备用。每晚睡前以水调药成糊状，外敷脐上，连用 3 天，每晚 1 次。

【附　　注】若连用 3 天无效者，换其他方法。此方为段凤舞先生经验方。

【方　　名】练石散

【方药组成】粗理黄石 500g，鹿角（烧）30g，白蔹 90g。

【功效主治】活血散结。适用于恶性淋巴瘤，坚硬如石核者。

【用法用量】上用醋 3 升，先烧石令赤，内醋中，不限数。醋减半止。总捣末，以余醋和如泥，厚敷之，干则易，取消止，诸漏及瘰疬，其药悉皆用之，仍火针针破头，敷药，又单磨鹿角、半夏末和敷之。

【来　　源】《千金要方》。

【方　　名】练中丸

【方药组成】大黄八两，葶苈子、杏仁（去皮尖）、芒硝各四两。

【功效主治】各种癌症兼宿食不消，大便难。

【用法用量】上四味，捣筛，蜜和丸如梧子，服七丸，每日三次，不知稍加至十丸。

【来　　源】北周 ·《集验方》卷四。

【方　　名】良积汤

【方药组成】茯苓、桂枝、生甘草、大枣、半帮、枳实。

【加　　减】痛在左者去良姜，加吴茱萸。

【功效主治】肿块痛在右者。

【用法用量】水煎服，每日 1 剂。

【来　　源】日本 ·《疗治大药》。

【方　　名】良姜全虫散

【方药组成】全虫、杏仁、高良姜各 3g。

【功效主治】腹内包块、腹痛。解痉化痰，止痛。积聚腹痛，腹中有块状如杯，痛时上冲心肠难忍。

【用法用量】上药研为细末，以熟鸡蛋蘸药末，1 次吃完。

【来　　源】常见民间验方。

【方　　名】凉拌菜花方

【方药组成】鲜菜花 250g，酱油、麻油、米醋、味精、白糖、蒜泥各少量。

【功效主治】各种癌症术后恢复期，癌症化疗、放疗期辅助食疗。

【用法用量】将鲜菜花粗洗一遍，然后用冷水浸泡 4 ～ 6 小时，捞出沥干，切成薄片，再放入沸开水烫一下，捞出放盆中，加入上述调料，拌匀后佐餐食用，日食 1 次。

【来　　源】《食物与养生》。

【方　　名】凉拌海带豆腐丝方

【方药组成】浸发海带 250g，豆腐丝 100g，酱油、盐、白糖、味精、香油、姜末各少许。

【功效主治】预防大肠癌。

【功效主治】因海带中含较多的粗纤维，食海带能润肠通便，增加大便量，加快粪便排出，能使粪便中的致癌物质在大便里停留时间很少，从而对于预防大肠癌的发生有一定的作用。

【用法用量】将浸泡的海带洗净，用开水烫一下，取出切成细丝，放在盘内。把豆腐丝及全部调料倒入盘中，加少许香油拌食。

【方　　名】凉拌胡萝卜丝方

【方药组成】胡萝卜 150g，酱油 20ml，麻油 20ml，蒜 3 瓣，粉丝 200g。盐、糖各少许。

【功效主治】补血明目，清热解毒。本膳主要适用于肝癌胸胁胀满者。

【用法用量】胡萝卜切成细丝，加食盐搓软，蒜剁成末。粉丝放入开水中泡软，切成段。糖、酱油、麻油、蒜末调和均匀，搅入胡萝卜丝和粉丝，即可食用。

【附　　注】胡萝卜中至少含两类抗癌物质，一类是木质素。九州岛大学报告，木质素可以有效地把吞噬细胞的活力提高2～3倍，从而“吞食”异己的癌细胞（《读卖新闻》，1978，9：22）。另一类是胡萝卜素。美国用新鲜的胡萝卜汁，每天饮用300～500ml，可有治疗白血病的效果（《中草药通讯》，1974，6：20）。美国《食物与营养百科全书》明确指出：1mg胡萝卜素可转化为556～1667国际单位的维生素A，能防治癌症。

【方　　名】凉拌截芦笋方

【方药组成】芦笋400g，白糖75g，醋30ml，盐、香油、味精各少量。

【功效主治】癌症病人有阴虚内热者。

【用法用量】芦笋洗净切成薄片，在开水中稍煮后即捞出，沥干水分，倒入白糖、醋及油、盐、味精，搅匀后即可食用。

【来　　源】《老年常见病的家庭饮食调治》。

【附　　注】宜现制同食，不可多制久留，以免腐变。

【方　　名】凉拌芦笋方

【方药组成】芦笋300g，盐10g，食糖10g，酱油50ml，麻油50ml，冷水600～750ml。

【功效主治】清热生津，补益抗癌。本膳主要适用于肺癌放、化疗期间舌红口臭者。

【用法用量】将芦笋取其较嫩部位，洗净，切成长3～4cm之小段。在锅内将水烧热，加盐，水开后将绿芦笋放入煮3分钟，捞出盛入盘中放凉。将酱油、糖、麻油在碗内调匀，倒于绿芦笋上，拌匀即可食用。

【来　　源】《全国第二届补益药中西医结合研究学会研讨会论文汇编》，1988，251：2。

【附　　注】国外尚认为凉拌芦笋有减肥和降压作用。芦笋的学名叫石刁柏，为百合科天门冬属多年生草本植物，性甘苦而寒，入肺、肾二经。《本草纲目》列入考诸菜类，是我国十大名菜之一。美国《癌新闻月报》报道：医治无效的肿瘤患者，分别服用芦笋3～12个月后，肿瘤消失，引起了很大的轰动。

【方　　名】凉拌萝卜丝方

【方药组成】鲜胡萝卜、鲜白萝卜各150g，陈醋、白糖、食盐、芝麻油、味精各少量。

【功效主治】各种癌症病人手术后，化疗和放疗期辅助食疗。

【用法用量】鲜胡萝卜、鲜白萝卜分别洗净，用刷刀制成细丝条，加盐少量，反复揉挤10分钟，加米醋浸泡片刻，再入白菜、香油、味精搅和均匀，佐膳食用，每日1次，常制吃之。

【来　　源】民间食疗验方。

【附　　注】本方为民间食疗验方，既为南方风味小吃，又是一抗癌良方。

【方　　名】凉拌酸果方

【方药组成】黄瓜100g，白萝卜150g，生梨1个，苹果1个，樱桃10粒，白糖100g，白醋、精盐少许。

【功效主治】开胃生津，通便利尿。本膳主要适用于胰腺癌津液枯燥、大便秘结者。

【用法用量】黄瓜去瓤，白萝卜去皮，两者洗净后均切成4cm长的条状。随将白萝卜用精盐腌制约1小时，然后用冷开水漂淡，沥干水分。生梨、苹果去皮、核，同样切成条状；樱桃也顺长改刀。最后将黄瓜、白萝卜、梨、苹果、樱桃一起倒入大碗内，加白糖、白醋拌匀，腌制约8个小时，待原料入味，即可食用。色泽鲜艳，酸甜爽脆。

【附　　注】该方组成均由鲜果、生蔬配伍，可以给患者补充充分的维生素、矿物质和纤维素等。本品不含油脂，清淡甘凉，酸脆爽口颇受患者欢迎，不但对胰腺癌，而且对白血病、放射性肺炎、恶性淋巴肉瘤有阴虚者，均可使用。

【方　　名】凉膈清脾饮

【方药组成】连翘，山栀，黄芩，薄荷，防风，荆芥，石膏，赤芍，生地黄，生甘草。

【功效主治】疏风散热，清肝凉血。适用于眼部肿瘤。

【用法用量】每日1剂，水煎，分2次温服。

【来　　源】《外科集腋》。

【方　　名】凉膈散

【方药组成】大黄60g，朴硝60g，生甘草60g，山栀子30g，薄荷叶（去梗）30g，黄芩30g，连翘120g。

【功效主治】清热解毒，泻火通便。适用于肺部肿瘤、头颈部肿瘤患者具有上焦、中焦邪热炽盛证候者。

【用法用量】共为粗末，每用6g，水1碗，入竹叶7片，蜜少许，煎至七成，去渣，饭后温服；小儿可服0.5g，随岁数加减服之。得利下，停服。近代用10g，包煎；亦可用温开水调服10g，或作汤剂，水煎服。

【来　　源】《太平惠民和剂局方》。

【方　　名】凉抗癌蔬菜

【方药组成】鲜十字花科蔬菜（任何1种）250g，白糖、醋、盐、香油、蒜泥各少量。

【用法用量】将鲜蔬菜洗刷干净，温开水烫过后，切成细丝条状，放盆中加入上述调料，充分调匀，佐膳吃之。每日1～2次。

【功效主治】预防癌症，癌症手术后预防复发，化疗或放疗后辅助食疗。

【来　　源】《抗癌蔬菜》。

【附　　注】十字花科蔬菜有白菜、大头菜、花菜、莲花菜、苤蓝、青菜、羊角菜、雪里蕻、萝卜、芥菜等。

【方　　名】凉血地黄汤

【方药组成】黄柏（去皮，锉，炒）、知母（锉，炒）各3g，青皮（不去皮，瓤）、槐子（炒）、熟地黄、当归各1.5g。

【加　　减】如小便涩，脐下闷，或大便则后重，调木香、槟榔细末各1.5g服。

【功效主治】清热燥湿，养血凉荣。适用于肠癌下血。

【用法用量】上药㕮咀，都作1服。用水300ml，煎至210ml，去滓温服。

【方　　名】凉营清心汤

【方药组成】犀角尖（磨，冲）1.5g，鲜石斛24g，黑山栀6g，牡丹皮6g，鲜生地黄24g，薄荷叶2.4g，川雅连1.5g，京赤芍6g，京玄参9g，生石膏24g，生甘草2.4g，连翘壳9g，鲜竹叶30张，茅芦根（去心节）各30g，金汁（冲服）30g。

【加　　减】如痰多，加竹沥30g冲服，珠黄散每日服0.6g。

【功效主治】清气凉营（血），解毒救阴。适用于白血病温热毒邪毒壅气分，燔灼营血，高热烦躁，口渴，咽喉红肿糜烂，甚则气道阻塞，声音嘶哑气急，肌肤痧密布，赤紫如魔，舌绛干，遍起芒刺，状如杨梅，脉细数。

【用法用量】每日1剂，分2～3次服用。

【来　　源】《丁甘仁医案》。

【方　　名】梁上尘葵根散

【方药组成】梁上尘、葵根茎叶各等分。

【功效主治】活血消结。适用于恶性淋巴瘤，坚硬如石，不作脓者。

【用法用量】上醋和，敷之即愈。

【来　　源】《太平圣惠方》。

【方　　名】两根莲花汤

【方药组成】藤梨根30g，抱石莲30g，小春花30g，岩珠12g，棉花根12g，黄芩12g。

【功效主治】清热解毒。适用于淋巴癌。

【用法用量】每日1剂，煎2次分服。

【临床应用】温州医学院工农兵医院用于治疗淋巴癌多例均有效。如患者李某，男，14岁。确诊为胸腔淋巴癌，连续服用本方一个半月即有明显好转，症状缓解，情况良好，胸透复查两肺清晰，上纵隔略向两侧增宽。

【来　　源】温州医学院工农兵医院方。

【方　　名】两根三草汤

【方药组成】鱼腥草30g，望江南30g，夏枯草30g，白花蛇舌草30g，紫草根30g，藤梨根30g，南沙参9g，制穿山甲15g，制鳖甲15g。

【功效主治】养阴清肺解毒。适用于肺癌。

【用法用量】每日1剂，煎2次分服。本方适于肺癌伴有咯血、胃呆及胸痛者。

【临床应用】治疗肺癌多例，经服本方1～2周后，咳血停止，胃健，精神复原，胸痛消失，一般近期疗效均较明显。

【来　　源】上海市南市区东新医院方。

【方　　名】两根汤

【方药组成】①元枣根90根，托盘根30g，楤木30g，三棵针15g，核桃枝15g，旱莲草15g，柴胡6g，香附12g，三棱9g，莪术9g。②元枣根90g，托盘根30g，楤木30g，三棵针15g，核桃枝15g，青皮9g，柴胡9g。

【加　　减】胁痛，加川楝子30g，乳香9g，没药9g；体虚，加刺五加90g；软坚化瘀，加丹参30g，鳖甲30g，牡蛎30g，桃仁9g。

【功效主治】疏肝理气，化瘀消积。分别适用于气郁型和血瘀型肝癌。①方适于气郁型肝癌，②方适于血瘀型肝癌。

【用法用量】每日1剂，煎2次分服。

【临床应用】黑龙江一面坡中心卫生院用本方治疗原发性肝癌21例，显效1例、有效8例、无效12例，总有效率为42.86%。

【来　　源】黑龙江一面坡中心卫生院方。

【方　　名】两根汤

【方药组成】藤梨根60g，野葡萄根90g，半枝莲60g，紫草30g，丹参30g，白花蛇舌草30g，干蟾皮12g，急性子12g，姜半夏6g，壁虎6g，生甘草6g，马钱子3g。

【功效主治】活血消积，解毒抗癌。治疗食管癌。

【用法用量】每日1剂，煎2次分服。

【临床应用】杭州市肿瘤医院用本方治疗食管癌5例，均有一定疗效，能解除症状，减轻痛苦。对放疗不敏感或复发者亦有一定抑制作用，但治疗病例不多，尚须进一步观察。

【来　　源】杭州市肿瘤医院方。

【方　　名】两根汤

【方药组成】野荞麦根30g，水杨梅根30g，千斤拔30g，鱼鳖草30g，山海螺30g，云母石15g，孩儿茶9g。

【加　　减】咳嗽，加铁树叶30g；痰多，加黛蛤散15g；咯血，加花蕊石15g。

【功效主治】解毒抗癌。适用于肺癌。

【用法用量】每日1剂，煎2次分服。

【临床应用】上海市徐汇区天平路地段医院用本方配合化疗小剂量穴位注射，治疗肺癌60例，有效23例、无效37例，总有效率为38.33%。

【来　　源】上海市徐汇区天平路地段医院方。

【方　　名】两根一参汤

【方药组成】紫草根、山豆根、金银花、薏苡仁、白英、丹参、鱼腥草、夏枯草各30g，生黄芪15g，土贝母、重楼各12g。

【加　　减】纳差，便溏加党参、白术、神曲、陈皮；腰膝疼软加女贞子、补骨脂、枸杞子；发热加黄芩；胸痛加郁金、香附；气急加苏子、沉香。

【功效主治】清热解毒，活血消肿，益气扶正。甲状腺癌，症见颈前肿块，坚硬不移，口苦咽干，神疲乏力，舌质红，苔薄黄，脉弦数。

【用法用量】以上药物，水煎分三次温服，每日1剂，六神丸每次15粒，每日3次，随汤药吞服。

【附　　注】本方适用于甲状腺癌晚期，辨证属热毒炽盛、气虚者。癌瘤晚期邪气实甚，而正气大虚，治宜攻邪扶正。方中山豆根、金银花、白英、土贝母、重楼、鱼腥草、夏枯草清热解毒，消肿散结以抗癌瘤；紫草根、丹参活血消肿，紫草根还有解毒透邪之功，使邪毒尽解；薏苡仁、生黄芪补气健脾，扶正托毒，改善机体免疫功能。诸药合用，共奏清热解毒、活血消肿、扶正托毒之功。

【方　　名】两面金抗癌救肺汤
【方药组成】老鼠筋、蛇泡筋、铁包金、川红花、白茅根、两面金各 60g，蜈蚣 10 条，土鳖虫 12g，赤芍、桃仁各 15g，露蜂房 6g。
【加　　减】气虚者配合四君子汤轮服，党参 15g，茯苓 30g，白术 6g，生甘草 6g；若大便干结，减白术量；若食欲不振、舌质淡，以苍术易白术；血虚者与调元汤轮服，丹参 30g，鸡血藤、桑寄生各 15g，白术、佛手各 9g，柏子仁 12g，大枣 5 个。
【功效主治】肺癌。
【用法用量】每日 1 剂，12 碗水煎至 2 碗，分 4 次服。
【来　　源】《治癌中药处方 700 种》。

【方　　名】两面针白茅根汤
【方药组成】两面针、白茅根、蛇倒退各 30g，徐长卿、山药、川芎各 15g，葵树子 90g，生地黄 24g，茅莓 60g。
【功效主治】鼻咽癌。
【用法用量】水煎服，每日 1 剂。
【来　　源】《抗癌本草》：6。

【方　　名】两面针地胆汤
【方药组成】两面针 60g，地胆头、鬼针划各 30g，穿心莲、金银花各 15g。
【功效主治】足背皮肤鳞状上皮癌。
【用法用量】每日煎服 1 剂。
【来　　源】《抗癌本草》：6。
【附　　注】使用本方并结合盐水清洗患处，另用百草霜加肥皂水适量调为糊状外敷，每日 3 次。

【方　　名】两参汤
【方药组成】两头尖 30g，生半夏 30g，沙参 15g，丹参 9g，炒苍术 9g，石斛 9g，贝壳 9g，草豆蔻 6g，姜朴 6g，茯苓 9g，生甘草 6g，木香 6g，陈皮 6g，瓦楞子 12g，香附 9g，延胡索 9g，鸡内金 9g，谷芽 12g。
【功效主治】胃癌，贲门癌。
【用法用量】水煎服，每日 1 剂。
【临床应用】济南市西郊医院以本方为主，配合化疗、放疗及手术，共治疗 100 例，总有效率为 25%。其中有 3 例存活 4 年以上。
【来　　源】《抗癌中草药制剂》，人民卫生出版社，1981：208。

【方　　名】两头尖蜂房散
【方药组成】两头尖 30g，露蜂房 30g。
【功效主治】乳腺纤维瘤。
【用法用量】研细末，每次 9g，陈酒送服，隔天服 1 次。
【来　　源】《常见杂病的防治与验方》。

【方　　名】两头尖土贝母散
【方药组成】两头尖（鼠粪）、土贝母、海浮石各 30g，煅牡蛎、毛慈菇、橘核各 60g，郁金 24g。
【功效主治】乳腺癌。
【用法用量】共为细末，生麦芽 60g 煎汤，取汤泛丸如梧桐子大。橘叶煎汤送服 6 ～ 9g，每日 2 次。

【方　　名】疗痃癖方
【方药组成】牛膝十分，桔梗八分，芍药八分，枳实八分，人参六分，白术八分，鳖甲八分，茯苓八分，诃黎勒皮八分，柴胡六分，大黄十分，桂心六分。
【功效主治】疗痃癖气两胁满。
【用法用量】上十二味捣筛，蜜和丸如梧子，空肚酒饮及姜汤任服 20 丸，每日 2 服，渐加至 30 丸，利多，即以意减之，常取微通泄为度。忌生硬难消、油腻等物及苋菜。一方用五加皮，无人参。

【方　　名】疗痃气方
【方药组成】牛膝六分，芍药六分，桔梗八分，枳实三分（炙），厚朴六分（炙），橘皮四分，茯苓六分，人参五分，蒺藜子五分（熬），诃黎勒六分（熬），柴胡八分，槟榔四分，大黄六分。
【功效主治】痃气。
【用法用量】上十三味捣筛，蜜和丸，空肚煮大枣饮服如梧子二十丸，日再，渐渐加至三十丸。如利多，以意减之。忌生硬难消物及油腻、猪肉、醋物。

【方　　名】疗癥癖痃气方

【方药组成】牛膝六两，生地黄九两，当归三两，桂心四两，肉苁蓉六两，远志三两（去心），五味子五两，曲末五合（熬炒令黄），白术三两，人参三两，茯苓六两（一方三两），大麦糵末一升五合（熬黄）。

【功效主治】疗癥癖痃气不能食兼虚羸瘦。

【用法用量】十二味捣筛为散，空腹温酒服方寸匕，日二服，渐加至一匕半。夏中煮生姜及槟榔饮下，加麦门冬六两。此方甚宜久服，令人轻健。忌牛肉、生葱、萝卜等。

【方　　名】寮刁竹入地金牛方

【方药组成】寮刁竹30g，入地金牛30g，川芎15g，蛇倒退30g，葵树子120g，生地黄24g，怀山药15g，白茅根30g，蛇泡60g，生南星、生半夏各30～60g。

【功效主治】晚期鼻咽癌。

【用法用量】每日1剂，水煎分两次服。可配合应用西医疗法。

【临床应用】治疗4例，均显效。刘某，女性，35岁，鼻咽癌Ⅱ期T2N2M。患者1971年普查时确诊，因不愿放疗，经化疗及别处应用中草药效不佳，病情发展。1973年6月来诊，经上方治疗，1974年8月15日复查肿物消失，生存至今已6年。

【来　　源】《新中医》，1977，（1）：26。

【方　　名】蓼棱消痞膏

【方药组成】辣蓼1株，京三棱、石三棱、草三棱各30g，乱发1 000g，鳖甲12具，蓝青12株。

【功效主治】癥瘕。

【用法用量】辣蓼（连根带子锉碎），蓝青（连根带叶杵烂，无则以靛青脚晒干代，共晒干水气以麻油5 000g浸之）春秋20日、夏冬1个月熬至药枯为度，凡油500g，配飞净血丹120g，多少看天时增减，桃柳枝不住搅至滴水成珠，倾入冷水拔去火气，捻作大团，堆三尺土下，百日后可摊贴。

【来　　源】清·《四科简效方》丙集。

【方　　名】了哥王马鞭草方

【方药组成】了哥王（又名大救驾）、马鞭草各35g。

【功效主治】原发性肝癌。

【用法用量】将了哥王九蒸九晒后先煎4小时，再加马鞭草同煎，每日1剂，服3次。

【临床应用】服药1～2个月。治早、中期肝癌有效率达100%。

【方　　名】了哥王散

【方药组成】了哥王，大叶蛇泡簕，白花蛇舌草，半枝莲，老鼠簕，莪术（臭屎姜）。

【功效主治】消炎散结，清热解毒。主治淋巴结核，肝脾肿大，肿瘤等。

【用法用量】水煎，每日1剂，分3次温服。

【附　　注】上方系魏素丽、魏素红摘编自张力群主编《中国民族民间特异疗法大全》。

【方　　名】了哥王散

【方药组成】了哥王根30～60g。

【功效主治】乳腺癌。

【用法用量】研末，用冷开水或米酒调敷。

【来　　源】《一味中药巧治病》。

【方　　名】了哥王鸭馔

【方药组成】了哥王30g，鸭1只。

【功效主治】子宫颈癌。

【用法用量】将鸭净，了哥王洗净切碎，把了哥王塞入鸭腹内，蒸后去药食鸭。

【来　　源】《沧海灵》。

【附　　注】了哥王有毒，其渣不可吃。

【方　　名】鳞状上皮细胞癌三方

【方药组成】①黄芪15g，茯苓、黄芩各10g，当归、乳香、没药各6g，金银花、野菊花各20g，黄连 3g，皂角刺 50g。②蜈蚣 70g，干蟾蜍 50g，砂仁 30g。③乌梅 50g，熟地黄 10g（两味煅成炭），轻粉 3g。

【功效主治】头部鳞状上皮细胞癌。

【用法用量】方①水煎服，每日 1 剂。方②碾粉冲服，每日 3 次，每次 6g。方③碾粉和匀，撒在肿瘤表面。

【来　　源】《江西中医药》，1988，（2）：36。

【附　　注】服药期间忌辛辣、发物等，保持心情舒畅。

【方　　名】灵骨汤

【方药组成】五灵脂、乌蛇各 10g，地龙、桂枝各 12g，骨碎补、川牛膝各 15g，补骨脂、透骨草各 30g，蜈蚣 2 条。

【加　　减】疼痛较剧加延胡索、三棱、莪术；肿块难消加穿山甲片、鳖甲、龙葵、干蟾皮、露蜂房；神疲乏力加黄芪、党参。

【功效主治】活血化瘀通络，补肾壮骨强筋。骨肉瘤，症见骨痛，肿块隆起，局部压痛，舌淡，脉沉细。

【用法用量】以上药物，水煎分 2 次温服，每日 1 剂。

【来　　源】《中医癌瘤证治学》。

【附　　注】本方所治为骨肉瘤中晚期证属瘀血阻络、肾虚骨弱者。治宜祛邪扶正兼顾。方中五灵脂、川牛膝活血化瘀，通络止痛以逐瘀血；桂枝温通血脉以助血行；地龙、乌蛇、蜈蚣、透骨草通经达络，消肿散结；骨碎补、补骨脂补肾固下，壮骨强筋。诸药相合，逐瘀血，通经络，补肾精，强筋骨，攻补兼施，癌瘤可消。

【方　　名】灵仙醋蜜饮

【方药组成】威灵仙一握，醋、蜂蜜各半碗。

【功效主治】食道癌。

【用法用量】上三味加水同煎为五分，饮服。吐出宿痰愈。

【来　　源】《万病单方大全》。

【方　　名】灵仙代赭汤

【方药组成】太子参 15g，生黄芪 10g，威灵仙 10g，急性子 15g，代赭石 30g，青礞石 6g，半夏 10g，全瓜蒌 15g，当归 15g，枳实 10g，猪苓 15g，茯苓 15g，生甘草 5g。

【功效主治】扶正祛邪，化痰降逆。适用于食管贲门癌早、中期。

【用法用量】每日 1 剂，水煎，分 2 次温服。

【临床应用】陈某，女，61 岁。吞咽困难，食入梗阻 4 个月，在外院诊为“食管中段癌肺转移”，摄片检查“食管中段有 3cm 狭窄”，在放疗及化疗各 1 个疗程后来诊。面色苍白，消瘦，食入梗阻，每顿只能食 1 小碗藕粉，声音嘶哑，咳嗽阵作，痰多涎沫，胸痛背胀，苔薄质红，脉象细弦。予服本方 2 年多后，吞咽困难基本消失，每天可进食 180g，体重增加 10kg，复查，食管吞钡摄片报告：食管中段癌，目前食管病变管壁较光滑，扩张度为 1cm。

【来　　源】《南京医学》，1985：1。

【方　　名】灵仙代赭汤

【方药组成】太子参 15g，枸杞子 15g，猪苓 15g，茯苓 15g，生黄芪 30g，生薏苡仁 30g，代赭石 30g，白花蛇舌草 30g，威灵仙 10g，蓬莪术 10g，法半夏 10g，枳实 10g，生甘草 5g。

【加　　减】食入梗塞、吞咽困难者，加急性子、礞石、磁石、黄药子；痰多黏滞、咯之不出者，加瓜蒌、贝母、桔梗、炙远志；恶心呕吐、呃逆者，加陈皮、竹茹、刀豆壳；胸骨后疼痛者，加延胡索、罂粟壳。

【功效主治】益气健脾，祛邪导滞。食管癌，正气大伤，饮食梗阻不通，身倦乏力，甚或卧床不起，面色萎黄无华，或形体消瘦，舌淡苔薄白，脉细弱或滑而无力。

【用法用量】以上药物，水煎分二次服下，每日 1 剂。

【临床应用】以本方治疗食管癌 108 例（均已行手术、放疗、化疗、激光等两种以上方法治疗），结果完全缓解（CR）1 例、部分缓解（PR）4 例、好转（MR）42 例、稳定（S）51 例、进展 10 例，缓解率（CR + PR）4.63%，稳定率（CR + PR+MR+S）90.76%，恶化率 9.26%。

【附　　注】本方主要用于食管癌晚期，正气虚弱，无力抗邪，邪气炽张之证候。故方用太子参、黄芪、薏苡仁、茯苓、猪苓益气健脾、扶正固元，枸杞子养阴补血滋肾，二者配合，以调补正气。代赭石、法半夏降泄逆气、和胃止呕；白花蛇舌草、威灵仙解毒攻邪、抗癌消炎；莪术破血逐瘀、消癥止痛；枳实理气消痞、导滞除满；生甘草调和诸药。综合全方，共达扶正散邪之目的。

【方　　名】灵仙急性汤
【方药组成】威灵仙、急性子、郁金、瓜蒌、穿山甲、生牡蛎各30g，枳壳、薤白、橘红、海藻、黑芝麻、核桃仁各15g，木香、川椒各9g，丁香6g，硼砂3g。
【加　　减】胸痛，加黄药子30～60g；噎塞，加柿蒂、柿霜各30g，或加鸡风藤30g，青风藤、海风藤各9g。
【功效主治】理气活血，开郁散结。适用于食管癌。
【用法用量】每日1剂，水煎，分2次温服。
【来　　源】天津市第二防治院方。

【方　　名】灵仙龙草汤
【方药组成】威灵仙、龙葵、夏枯草、土茯苓、瓜蒌各30g，黄药子、山慈菇各15g，了哥王12g。
【功效主治】解毒化痰，软坚散结。适用于痰核瘰疬，乳腺包块，喘咳痰鸣，呕吐痰涎，舌质暗，苔腻，脉滑。现在常以此方加减治疗甲状腺腺瘤。
【用法用量】每日1剂，水煎，分2次温服。
【来　　源】《验方选编》。
【附　　注】忌服寒凉。

【方　　名】灵仙蜜丸
【方药组成】威灵仙适量，蜂蜜少量。
【功效主治】大肠癌。
【用法用量】将威灵仙研细末过筛，炼蜜为丸如梧桐子大，一更时，生姜汤下10～20丸。
【来　　源】《经验良方》。
【附　　注】威灵仙有黑脚、白脚两种，一般以黑脚灵仙入药为上品。

【方　　名】灵芝癌痛方
【方药组成】当归12g，桂枝15g，白芍30g，细辛6g，黄芪60g，生甘草30克，川草乌各10g（先煎），三七10g，台乌15g，大黄10g，蒲黄10g，灵芝粉30g（杨建宇拟方，由松针层孔菌、苦白蹄、斑褐孔菌各等份混匀而成）。
【功效主治】温经止痛，活血通络。扶正抗癌。适用于癌性疼痛。
【用法用量】复合灵芝粉30g单煮代茶饮，不拘量，宜多饮。上药每日1剂，水煎2次，混匀分3～5次温服，每次服300～500ml。
【来　　源】北京知医堂肿瘤专科杨建宇教授验方。

【方　　名】灵芝癌性胸水方
【方药组成】熟附子15g，茯苓30g，白术30g，桂枝20g，麻黄6g，葶苈子（另包）30g，枳壳20g，厚朴20g，猪苓30g，槟榔30g，大枣15g，复合灵芝粉30g。
【功效主治】温补肺肾，功逐水饮，扶正抗癌。
【用法用量】复合灵芝粉（杨建宇拟方，由苦白蹄、茯苓、紫芝、平盖灵芝各等份混匀而成）30g单煮做茶饮，20g与上药同煎2次，分3～5次温服，每次服300～500ml。
【来　　源】北京知医堂肿瘤专科杨建宇教授验方。

【方　　名】灵芝煲乌龟方
【方药组成】灵芝30g，红枣10枚，乌龟1只。清水适量。
【功效主治】滋阴补血，清热降脂。本膳主要适用于鼻咽癌放化疗后白细胞下降症。
【用法用量】先将乌龟放锅内，清水煮沸，捞出，宰净去内脏，切块略炒。然后与去核红枣、灵芝一起用瓦锅煲汤，煮至熟烂时即成。吃肉喝汤，空腹饮用最佳。

【来　　源】《北京医学院学报》，1980，3：209。
【附　　注】灵芝多糖D6小鼠实验表明，能促进3H–亮氨酸掺入血清蛋白质，即有增进肝脏合成血清蛋白质速度的作用，小剂量时作用较弱，D6剂量增至74ml/kg时，血清蛋白质合成速度增加20%。核酸和蛋白质的代谢情况与机体多种结构及功能有关。灵芝多糖D6促进血清蛋白质合成，是其扶正固体作用的体现。灵芝在肿瘤病人身上有广泛的应用，可以有效地提高肿瘤病人的抗癌机能。

【方　　名】灵芝穿破石汤
【方药组成】铁包金、穿破石各30g，北紫草12g，虎乳灵芝9g。
【功效主治】肺癌。
【用法用量】水煎服，每日1剂。
【来　　源】《治癌中药处方700种》。

【方　　名】灵芝粉胶囊
【方药组成】灵芝菌适量。
【功效主治】增强免疫力，适用于各种癌症化疗、放疗期。
【用法用量】将灵芝菌研成极细粉末，装入胶囊吞服，每次2粒，日服3次，坚持服用。
【来　　源】《抗癌饮食》。
【附　　注】灵芝菌，俗称灵芝、灵芝草，有紫芝、赤芝之分，均可入药，紫芝药效较佳。

【方　　名】灵芝河车阿胶汤
【方药组成】菌灵芝、枸杞子、丹参各30g，当归、首乌各15g，紫河车粉（吞服）10g，阿胶12g。
【功效主治】白细胞减少症。
【用法用量】水煎服，每日1剂。
【来　　源】《百病良方》第二集。

【方　　名】灵芝黄芪肉汤
【方药组成】灵芝菌15g，黄芪15g，瘦猪肉100g，食盐少许。
【功效主治】各种癌症手术后体虚或放疗、化疗后白细胞减少者。
【用法用量】灵芝洗净切细，猪肉洗净切片，黄芪切碎，三物入锅内，加水煮汤，俟沸后入食盐调味，喝汤吃肉，并吃灵芝，分2次吃完。隔日1次，可常服用。
【来　　源】《家庭保健膳食》。
【附　　注】灵芝菌有紫芝、赤芝之分，一般以紫芝入药效果最佳，赤芝效逊。

【方　　名】灵芝黄芪汤
【方药组成】灵芝20g，黄芪、党参各15g，焦白术、茯苓、鹿角霜、紫石英各12g，全当归9g，制附片6g。
【功效主治】温阳健脾，补益气血。主治宫颈癌。
【用法用量】水煎熬，分2次服，每日1剂。

【方　　名】灵芝煎
【方药组成】灵芝30g。
【功效主治】白血病。
【用法用量】加水煎2小时，煎3次服，同时服用蜂乳以增强疗效。
【来　　源】《一味中药巧治病》。

【方　　名】灵芝抗癌方
【方药组成】平盖灵芝5份，无柄赤芝2份，斑褐孔菌2份，松针层孔菌5份，木蹄层孔菌2份。
【功效主治】扶正固本，适用于肿瘤的预防和治疗。
【用法用量】上药研粉，每日分若干冲服，或泡茶饮15g，作为预防肿瘤方；治疗肿瘤，上方每天主方30g，单水煮做茶饮，或与其他药配合运用。
【来　　源】中华中和医派掌门人杨建宇验方。

【方　　名】灵芝抗癌感染方
【方药组成】石膏（先煎）30～60g，知母15g，金银花30g，蒲公英20g，连翘15g，牛蒡子12g，芦根30g，桔梗20g，鱼腥草30g，犀角粉2g（冲，或水牛角30～50g），野生灵芝宝30g。
【加　　减】若兼阳明腹实加大黄（后下）12g，芒硝（溶）10g，厚朴20g，枳实30g。若湿重加苍术、白术各30g，黄芩12g，薏苡仁30～60g。

【功效主治】清热解毒，抗癌降热。

【用法用量】野生灵芝宝30g（野生无柄赤芝、桦褐孔菌、松针层孔菌，三菌各一份，陈康林专利方）单独煮水代茶饮，不拘量，可多饮。其余方药，水煎2次，混匀分3次温服，每次服300～500ml。

【来　　源】上方为北京光明中医学院知医堂肿瘤专科协定方，是杨建宇验方。野生灵芝宝选材摘自陈康林著《野生灵芝国药之王》。

【方　　名】灵芝鹿草方

【方药组成】灵芝3g，鹿草30g，鹿仙草根核10g，岩陀30g，过山龙0.3g。

【功效主治】骨癌。

【用法用量】上药装入广口瓶内，加入95%酒精1kg浸泡，2周后使用，疼痛时用棉球浸湿涂搽患部，每日数次。

【临床应用】对缓解疼痛有疗效，不受时间限制，使用方便。

【方　　名】灵芝蜜枣汤

【方药组成】灵芝15～20g，蜂蜜5g，大枣50枚。

【功效主治】各种癌症病人放疗、化疗所致的白细胞下降。

【用法用量】诸药加水适量，慢火煎煮，沸后饮用，每日一剂，分2次服完，常服之。

【来　　源】《抗癌药膳》。

【临床应用】本方有较好“升白”功效，癌症放疗、化疗期常服用，有防止白细胞下降作用。

【方　　名】灵芝清补汤

【方药组成】灵芝15g，红枣23g，党参23g，枸杞子24g，人参须15g，猪排骨300g，食盐适量。

【功效主治】清润提神，健脾开胃。本膳主要适宜于胰腺癌气虚脾困、消化功能障碍者，病人疲乏无力，行动气短，面色无华，动则汗出，纳食低下，或食谷不化，舌淡无味或苦涩。

【用法用量】将灵芝等药材浸入6 000ml水中约10分钟（用布袋装好，扎口），再加入排骨，文火煮3小时。捞除布袋，再加盐调味，每次250～300ml，吃肉喝汤。每天1次。多余的放冰箱储存。

【附　　注】灵芝清补汤在马来西亚和新加坡华人区很流行，药味简捷，效果不俗。在马来西亚考察期间，在吉隆坡“海欧”连锁店里，还看到有本膳的成品药料，全放在透明塑料盒中，外面注明用法。回到家里，打开盒子，取出药料，用附赠布袋装好，即可和排骨煮食，非常方便。

【方　　名】灵脂泽兰汤

【方药组成】五灵脂10g，泽兰叶6g，降香12g，郁金6g，延胡索10g，大黄15g，三棱8g，莪术8g，佛手10g，炮山甲珠10g，白及6g，藤梨根10g，参三七粉6g（另包冲服）。

【功效主治】行气活血，逐渐止痛，治胃癌，症见上腹胀满、疼痛、恶心、黑便、低热。

【用法用量】水煎服，每日1剂。

【附　　注】胃癌非属气滞血瘀者忌用。

【方　　名】苓花汤

【方药组成】土茯苓60g，金银花12g，威灵仙9g，白鲜皮9g，丹草6g，苍耳子15g。

【功效主治】清热解毒，祛风渗湿。适用于阴茎癌。

【用法用量】每日1剂，水煎，分2次温服。

【临床应用】用治疗阴茎癌3例，配合手术均达临床治愈。

【来　　源】江西瑞昌市人民医院方。

【方　　名】凌霄花散

【方药组成】凌霄花7.5g，硇砂、桃仁（另研）、延胡索、红花、当归、官桂（去皮）各3g，红娘子11个，血竭、紫河车、赤芍药、山栀子仁、没药、地骨皮、五加皮、牡丹皮、生甘草各60g。

【功效主治】破瘀消癥。主治瘀血内结，血瘕血块。适用于卵巢癌。

【用法用量】上为细末。每服6g，空腹时用温酒送下。

【附　　注】方中红娘子、硇砂有一定的毒性与刺激性，故对素有胃痛者宜禁用。本方所治之证，属于瘀血内结而成。方中凌霄花善行血分，散瘀消癥；桃仁、红花、当归、赤芍药活血化瘀；硇砂消积软坚，破瘀散结；红娘子通瘀破结，《本草衍义》称其“行瘀血月闭”；延胡索、没药、血竭行气活血，并能定痛；官桂、五加皮温通血脉，散寒行瘀；紫河车养营血，益精气；地骨皮、牡丹皮、山栀退伏热，除骨蒸；生甘草和中益气，调和诸药。配合成方，攻补兼施，寒热并用，既能治标，亦兼顾本。

【方　　名】凌霄郁金汤
【方药组成】太子参9g（或朝鲜白参1.8g），黄芪9g，丹参9g，郁金9g，凌霄花9g，桃仁9g，八月札9g，制香附9g，炙鳖甲12g。
【功效主治】原发性肝癌。
【用法用量】水煎服。另加全虫液剂4ml口服或全虫散6g吞服，每日1次。

【方　　名】菱粉粥
【方药组成】菱粉30～60g，粳米100g，红糖少许。
【功效主治】食道癌、胃癌、乳腺癌、宫颈癌、直肠癌和膀胱癌。
【用法用量】先将粳米淘净，加水如常法煮粥，待米半熟后，调入菱粉、红糖同煮成稀粥。用早餐或点心服用。每日1～2次，常服用之。
【临床应用】据临床报道，本方再配以有抗癌作用的薏苡仁煮粥，则治癌效果更佳。
【来　　源】《本草纲目》《中国药粥谱》。

【方　　名】菱角茶
【方药组成】菱角肉60g，绿茶1.5g，薏苡仁30g。
【功效主治】食道癌、乳腺癌、子宫颈癌辅助治疗。
【用法用量】菱角去壳，取菱肉切片，与薏苡仁加水同煎，煮沸30分钟后，加入绿茶浸泡10～15分钟，即可饮用。日服1剂，分3次代茶饮之。饮完可复煎续服。
【来　　源】《健身茶配方》。
【附　　注】本方药性平和，无副毒作用，宜常饮用，方可奏效。

【方　　名】菱角豆腐汤
【方药组成】老菱角肉30～50g，鲜豆腐15～30g。
【功效主治】癌症病人放射治疗引起喉干口渴、咽痛等伤阴津亏者。
【用法用量】加水适量，慢火熬煮浓汤，喝汤吃哺养腐。日服1次，佐餐服食。
【来　　源】上海民间方，《实用抗癌药膳》。
【附　　注】据介绍，上海锦江饭店的“菱角豆腐”可以起扶正抗癌作用。

【方　　名】菱角果方
【方药组成】菱角果1把，用540ml水煎至一半。
【功效主治】胃癌。
【用法用量】1日多次，2周后可减轻疼痛，增进食欲，2～3个月可恢复健康。

【方　　名】菱角诃子方
【方药组成】菱角、诃子、薏苡仁、紫藤各15g。
【功效主治】食道癌。
【用法用量】水煎服，每日2次，连续服用。

【方　　名】菱角糊方
【方药组成】菱角5～10个（野菱10～15个）。
【功效主治】胃癌。
【用法用量】将菱角切碎，带壳放入瓦煲内，加水适量，文火煮成藕粉糊状，频频饮服。每日1剂，坚持常服用。
【临床应用】常服确有效果。
【来　　源】《抗癌饮食》，本方为日本民间验方。

【方　　名】菱角兰花汤
【方药组成】菱角250g，白玉兰花3g。
【功效主治】鼻咽癌。
【用法用量】菱角切碎，与玉兰花共煎汤，饮汤食菱角，常服用。
【来　　源】《花雨药香》。

【方　　名】菱角龙井茶
【方药组成】菱角（切开）30～60g，龙井茶3g，生甘草9g。
【功效主治】喉癌、食道癌、乳腺癌、子宫癌、肠癌等。
【用法用量】将切开的菱角与生甘草同煎，沸后30分钟，加入龙井茶泡沏15分钟，温时分3次饮之，饮尽后复煎再饮。每日1剂,30天1疗程。
【来　　源】《中国药茶》。
【附　　注】菱角一般用老菱角入药为佳。

【方　　名】菱角肉汤
【方药组成】生菱角肉20个。
【功效主治】食管癌。
【用法用量】菱角肉加水适量，文火煎成浓褐色汤，饮服之，每日3次。
【来　　源】《食疗本草》。
【附　　注】菱角肉以老菱角为上品。

【方　　名】菱角肉饮
【方药组成】生菱角肉30个。
【功效主治】胃癌。
【用法用量】加水文火煮至浓黑色，分2～3次饮服。
【来　　源】《一味中药巧治病》。

【方　　名】菱角紫藤汤
【方药组成】菱角10只，鲜紫藤条（切片）12g，诃子6g。
【功效主治】大肠癌，也适用于膀胱癌。
【用法用量】三味加水煎服，每日1剂，分2～3次服。
【来　　源】《民间偏方秘方精选》。

【方　　名】菱角紫藤汤
【方药组成】菱角500g，紫藤茎100g，白糖适量。
【功效主治】膀胱癌，并预防直肠和结肠癌。
【用法用量】菱角切开两半，洗净，紫藤茎洗净，滤干，切断约寸长，将2药倒入砂锅内，加冷水泡。小火煮1小时许，俟菱角变酥时，约剩浓汁1大碗为度。滤出浓汁加糖，每日服3次，每次2汤匙。
【来　　源】《家庭食疗手册》。
【附　　注】紫藤茎为草药，在中草药店中售，菱角要选老的入药，嫩菱效果不及老菱。

【方　　名】菱茎叶果柄汤
【方药组成】菱角的新鲜茎、叶柄及果树50g。
【功效主治】结肠癌、子宫颈癌、胃癌。
【用法用量】上药物放入锅中，加水适量，煎浓汤饮服，每日服1剂，分3次服。坚持服用方可见效。
【来　　源】《食物中药与便方》。
【附　　注】菱角的茎、叶柄和果柄应以鲜品为佳；无鲜品时可用干品代之，但疗效较逊。

【方　　名】菱壳苡仁饮
【方药组成】菱角壳90g，薏苡仁30g。
【功效主治】胃癌、肠癌、子宫颈癌、乳腺癌。
【用法用量】两味加水煎汤，代茶饮，连服7日，停3日再续服。
【临床应用】本方来自民间，据《中国秘方全书》介绍，长期服用屡见疗效。
【来　　源】《癌症家庭防治大全》《食物中药与便方》。

【方　　名】菱仁食疗方
【方药组成】菱（老菱，煮熟取仁）100～150g，趁热食服。
【功效主治】益气健脾，行水解毒。防治肝癌。
【来　　源】《中药大辞典》。
【附　　注】菱肉含丰富的淀粉、葡萄糖、蛋白质。现代药理研究表明，菱仁中还含有麦角甾四烯-4，6，8以及β-谷甾醇等，果肉略有抗腹水肝癌AH-13的作用。在以艾氏腹水癌做体内抗癌的筛选试验中，发现种子的醇浸水液有抗癌作用。

【方　　名】菱实紫藤汤
【方药组成】菱实30g，紫藤10g，薏苡仁10g，诃子10g。

【功效主治】食管癌、胃癌，也可治贲门癌。

【用法用量】上4味同入锅中，加水煎服，每日1剂，日服2次，连续服用。

【临床应用】本方为日本民间流传的抗癌食疗方，原名为WTTC疗法，此方20世纪50年代在日本广为流传，已流传到欧美。

【来　　源】《食疗本草学》引自日本民间方。

【方　　名】菱苡番藤汤

【方药组成】菱角（切碎）60g，番杏、薏苡仁各30g，藤瘤9g。

【功效主治】各种癌症。

【用法用量】菱角切碎，与另3味同入锅中，加水煎服。每日量剂，分2次服，长期服用见效。

【临床应用】据《癌症家庭防治大全》介绍，本方可治多种癌症，据称疗效甚佳。

【来　　源】《中国秘方全书》。

【方　　名】菱苡番藤汤

【方药组成】菱角60g，薏苡仁、番杏各30g，藤瘤9g。

【功效主治】各种癌症通治。

【用法用量】上药加水同煎汤，以汤分2～3次饮，每日1次。连续1个月为1个疗程。

【临床应用】本方在日本民间和我国民间广为流传。有关报道称：本方对各种癌症均适用，疗效可靠。

【来　　源】《食物中药与便方》。

【方　　名】菱粥

【方药组成】菱肉45g，粳米60g。

【功效主治】气血瘀滞型胰腺癌。

【用法用量】将菱角去壳取肉（用菱角粉亦可），米淘洗，用水适量，将2味共煮为粥，温热食之，日服1次。

【附　　注】以上类方近似，可参。

【方　　名】羚角粉钩藤汤

【方药组成】羚角粉2.4g（吞），钩藤、菊花、石斛夜光丸9g（2次分吞），僵蚕、当归各9g，全蝎4.5g（研末吞），枸杞子15g，女贞子12g，红花3g。

【功效主治】脑垂体瘤。

【用法用量】每日1剂，水煎服。

【方　　名】羚羊钩藤汤

【方药组成】羚羊片10g，桑叶10g，川贝母10g，生地黄15g，钩藤20g，菊花10g，白芍15g，淡竹茹10g，茯神15g，夏枯草20g，丹参30g，栀子10g，半枝莲20g，仙鹤草25g。

【功效主治】风热毒邪、阻塞肺络型鼻咽癌。

【用法用量】水煎服，每日1剂，分2次服。

【来　　源】《肿瘤病》，人民卫生出版社，1982：49。

【方　　名】羚羊骨水牛角汤

【方药组成】羚羊骨18g，水牛角30g，白花蛇舌草30g，半枝莲30g，山慈菇30g，玄参15g，紫草根30g，细叶蛇泡簕30g，地鳖虫12g，青黛末15g。

【加　　减】骨疼痛加蓼刁竹30g，枫香寄生24g，石上柏30g；齿衄、皮下出血加三七9g，白茅根30g，白及15g；心悸头昏加九节菖蒲18g，珍珠母30g，辰砂3g。

【功效主治】急性粒细胞性、淋巴性白血病。

【用法用量】水煎服，每日1剂。

【临床应用】治疗2例，1例痊愈，1例缓解。某男，51岁，1981年9月18日就诊。因发热，头昏，牙龈出血，全身无力月余就诊，经临床及实验室检查，诊断为“急性淋巴性白血病前期”。服上方25剂后，病者症状显著缓解，继服130余剂，于1982年10月随访时患者一切正常，已能胜任日常工作。

【来　　源】《奇难杂证》，广东科技出版社，1983：25。

【方　　名】羚羊角粉白僵蚕方

【方药组成】羚羊角粉（吞）2g，白僵蚕、杭菊、当归、益母草、石斛夜光丸（2次吞），钩藤各

9g，全蝎（研，吞）4g，蜈蚣4条，枸杞子20g，女贞子15g。
【加　　减】头昏脑涨、目刺痛，加藁本、川芎、蕤仁、青葙子、地龙、夏枯草、云雾草、石楠叶、黄精、玉竹等。
【功效主治】脑垂体嫌色性细胞腺瘤。
【用法用量】每日1剂，水煎服。
【临床应用】余某，女，31岁，未婚。1978年3月26日初诊，患者视物不清，月经不调8年多。1977年6月起，头疼脑涨、失眠、嗜睡。经浙江医大附一、附二院摄片及眼底检查，均诊为脑垂体嫌色性细胞腺瘤。于1977年9月29日在浙医二院行手术治疗，术后加放疗，症状缓解。出院1个月后，头晕又作，时有刺痛，咽干、手足心热。约2个月后，出院少量呕吐，3个多月后，头痛加剧，视力重新减退，半年后又丧失视觉，月经2个多月来潮1次，量少色紫伴有块状物，复查为瘤体复发，患者因不愿再接受手术而求治于中医。此为肝肾阴虚，肝风内动，拟平肝息风通络，滋养肝肾明目，佐以化痰散结，活血调经。服上方加减1年左右，头昏脑涨、刺痛等症状消失，视觉清晰稳定，月经正常。1978年5月上旬开始上班。1983年8月随访，全身情况良好。1983年5月份在浙医二院复查：未见复发病灶。
【来　　源】《浙江中医学院学报》，1983，（3）：31。

【方　　名】羚羊角粉马宝方
【方药组成】羚羊角粉4.5g，马宝6g，全蝎9g，蜈蚣9g。
【功效主治】胶质瘤。
【用法用量】水煎，分2次服，每日1剂。研细末，分成10包，每日上、下午各服半包，开水调服，可配合小金丹早晚各1粒，开水化服。

【方　　名】羚羊角末方
【方药组成】羚羊角。
【功效主治】子宫癌。
【用法用量】研细末，每日1次，每次1.5～3g，用水服之。

【方　　名】羚羊角散
【方药组成】羚羊角屑一两，柴胡一两半（去苗），赤芍药一两，诃黎勒一两，桑白皮一两，半夏三分（汤洗七遍，去滑），大腹皮一两，枳实三分（麸炒，微黄），川大黄一两（锉碎，微炒）。
【加　　减】热毒炽盛、口干口渴、舌红苔黄者加黄芩、黄连、竹茹、玄参；食少难下、呕吐恶心者加陈皮、清半夏、丁香、柿蒂；瘀血留结、胸膈疼痛或吐血块者加牛膝、赤芍、三七、蒲黄、桃仁。
【功效主治】解毒清热，降气利膈。膈气不顺，食物咽下不畅，或上攻咽喉噎塞，或加烦热，四肢疼痛。
【用法用量】上为粗散，每服三钱，以水一中盏，加生姜半分，煎至六分，去滓，稍热服，不拘时候。现代用法，适当调整以上药物用量，水煎服，每日1剂。
【附　　注】本方治证乃由热毒、痰浊结于咽管，气失顺降，噎塞不能所致，故可见膈气不顺，食物咽下不畅；火毒上炎，故有咽喉不利或烦热。治当“热者寒之”“结者散之”。方用羚羊角为主药，清热解毒、辟恶祛瘀；辅以赤芍解毒凉血活血，桑白皮降气化痰开郁，半夏化痰结，通郁滞，消肿祛腐，枳实、大腹皮通气滞，消闭阻，大黄泻下通肠以启上焦，开咽管，并可活血解毒，消肿散结，柴胡理气滞，升清阳，散热毒，诃子下气降火。综合全方，共奏解毒清热、降气利膈之效。

【方　　名】羚羊角麝香汤
【方药组成】羚羊角9g，麝香6g，山慈菇60g，王不留行60g，真青黛15g，老月石15g，小白花蛇2条（酒炒），露蜂房30g，潞党参60g，鸡内金30g，炒枳实15g，千金子霜45g（千金子、陈皮压油）制粉。
【功效主治】食道癌。
【用法用量】每服4.5g，日服2次，白糖水送下，用于癌肿与周围组织粘连而未广泛转移，体质不甚虚弱者。

【来　　源】《上海中医药杂志》，1965，（10）：16。

【附　　注】上述专方宜同时配合辨证常规汤剂应用，亦可同时应用西医疗效。

【方　　名】羚羊角汤

【方药组成】羚羊角20g，通草20g，橘皮20g，厚朴30g，干姜30g，吴茱萸30g，制乌头5g。

【功效主治】治气噎不通不得饮食者。

【来　　源】《备急千金要方》。

【用法用量】上7味咀，以水9碗，煮取3碗，日分3服。

【附　　注】原书药量较重，拟减量为三分之一使用。

【方　　名】羚羊角丸

【方药组成】羚羊角屑、昆布（洗，去咸）、桂心、木通（锉）、丹大黄（锉碎，微炒）各一两。

【加　　减】烦躁易怒，脉弦数者，加夏柘草、龙胆草；肿块较大者，加海藻、黄药子；多食、易饥者，加生石膏、知母；胸闷不舒者，加柴胡、郁金。

【功效主治】清泄肝火，通滞散结。肝火旺盛之瘿瘤。颈前逐渐肿大，质软，胸闷，烦热，口苦。

【用法用量】上药为末，炼蜜为丸，如梧桐子大，每次服20丸，每日1次，以粥饮送下。

【来　　源】《圣济总录》卷一二五。

【附　　注】本方适用于痰气壅结，气郁化火，肝火旺盛之瘿瘤。由于长期忿郁恼怒，使气机郁滞，肝气失于条达，气机郁滞，则津液易凝聚成痰，痰气壅结，气郁化火而成本证。方中羚羊角咸寒入肝，善泻肝火，力峻而效卓，作为主药，故名羚羊角丸；肉桂辛温，蒸化三焦以行痰湿；木通苦寒，走水府而泻热邪；大黄苦寒沉降，能直达下焦，荡涤积滞，清泻实热；昆布化痰软坚。诸药合用，共奏清泄肝火、通滞散结之功。现临床可用于甲状腺肿瘤的治疗。

【注意事项】忌食生冷、黏腻、辛辣之品，孕妇忌服。

【方　　名】刘寄奴马鞭草方

【方药组成】刘寄奴、马鞭草各15g。

【功效主治】血臌。

【用法用量】水煎服，或研末每次用开水送服6g。

【方　　名】流气散

【方药组成】当归，延胡索，川芎，乌药，肉桂，桃仁，木香，赤芍药，枳壳，蓬术，青皮，等份。

【功效主治】癥瘕、脏腑虚弱，气血不调，或兼外邪。成形作痛，攻注上下。

【用法用量】上为末，二钱，酒下。

【来　　源】明·《简明医彀》卷七。

【方　　名】流气丸

【方药组成】木香、川茴香、菖蒲、青皮、莪术、陈皮、槟榔、萝卜子、补骨脂、荜澄茄、砂仁、神曲、麦芽、枳壳各一两，牵牛一两半。

【加　　减】痰湿盛者，加半夏、茯苓；病久反复发作，脾气损伤者，加党参、白术。

【用法用量】上药为细末，面糊为丸，如梧桐子大，每次服50丸，1日2次，白开水送下，服后细嚼白豆蔻仁1枚。

【功效主治】消导滞气，通和阴阳。痰食交阻之腹胀或痛，便秘，纳呆，时有如条状物聚起在腹部，重按则腹痛更甚。

【来　　源】《御药院方》卷八。

【附　　注】本方适应证为痰食交阻于肠道，气机不畅，久而成聚者。酒食不节，饥饱失宜，损伤脾胃，脾失健运，不能输布水谷之精微，湿浊凝聚成痰，痰食互阻，气机不畅，故见腹胀或痛、便秘、纳呆等症。治宜导滞通便，理气化痰。方中荜澄茄、补骨脂、川茴香、菖蒲温中化湿除痰；木香、青皮、枳壳、槟榔、陈皮理气祛湿，通畅气机；萝卜子、砂仁、神曲、麦芽消食导滞；气滞日久恐有瘀血故加莪术以活之；牵牛导滞通便，使食痰下达。气机通畅，则瘕自散，而气机通畅源于食痰下流，故名流气丸。现临床可用于肠癌的治疗。

【注意事项】服药期间忌食生冷、黏腻及不易消化的食物。孕妇忌服。

【方　　名】硫黄甘草散
【方药组成】制硫黄12g，生甘草30g。
【功效主治】子宫颈癌（晚期宫颈癌）。
【用法用量】上2味共研为细末，每次1.5g，日2次，浊开水送服。
【来　　源】《中国民间灵验偏方》。

【方　　名】硫黄丸
【方药组成】醋衣半两（干者）、陈丁香半两、木香半两、石菖蒲半两、青皮半两（去白）、硫黄半两（研）。
【加　　减】阳虚较甚者加鹿茸、附子、肉桂；蕴生痰湿者加半夏、南星、陈皮、厚朴；口甘口腻者加藿香、佩兰、砂仁、白蔻仁。
【功效主治】理气除痞，散瘀消积，温肾助阳。膈气反胃，不进饮食，朝食暮吐，暮食朝吐，胸脘痞满不舒，或撑胀攻痛，舌淡苔薄白，脉弦滑。
【用法用量】上为末，酒糊为丸，如弹子大。每服一丸，细嚼，米饮送下。后用煨鲫鱼米醋蘸食之，次以油饼压之。现代用法，以上药物按一定比例组方，水煎分2次空腹服下，硫黄研粉冲服。每日1剂。
【附　　注】本方治证乃由中焦气滞不运，复有下元虚冷所致。故方中用硫黄为主药，性秉纯阳，温命门之火，逐下元寒冷，并散结除癖，疗心腹积聚。木香、青皮理气破滞，消痞除满，宽中止痛；丁香降逆温肾，既可助主药硫黄以助阳抑阴，又能助木香、青皮以通达走散，疏导气机；石菖蒲化浊燥湿，醒脾运气。此几味并为辅药。醋衣散瘀消肿化积，为佐药。全方配合，共达理气除痞、散瘀消积、温肾助阳之效。
【注意事项】阴虚火旺及妊娠者勿用。

【方　　名】柳树根虎杖方
【方药组成】柳树根、虎杖、党参、当归、熟地黄、薏苡仁、枸杞子、黄精各30g，红枣10个。
【功效主治】单核细胞性白血病。
【用法用量】水煎服，每日1剂。
【临床应用】关某，男，40岁。1984年3月起感精神不振，容易疲倦，纳呆渐瘦。7月高热。8月经骨穿检查，确诊为急性单核细胞性白血病。化疗后，全血细胞急剧下降，因不能接受而中断治疗。8月24日求治于中医。面色萎黄，精神不振，消瘦，唇淡爪白，饮食不思，终日发热，苔薄白而腻，脉濡数无力。服上方，配合精猪肉90g炖服。10月底复查，血象基本正常。
【来　　源】《江西中医药》，1985，（5）：14。

【方　　名】柳树根饮
【方药组成】柳树根30～60g。
【功效主治】甲状腺癌。
【用法用量】水煎服，代茶饮。不拘次数，徐徐饮之。
【来　　源】范汪方。

【方　　名】柳叶饧
【方药组成】柳枝叶1 500g。
【功效主治】皮肤癌，翻花疮。
【用法用量】加水2 500g，煮汁1 000g，熬如饧，每日3次涂之。
【来　　源】清·《四科简效方》丙集。

【方　　名】柳枝叶煎
【方药组成】柳枝叶适量。
【功效主治】鳞状上皮癌、基底细胞癌及良性乳头状瘤等；反花疮，胬肉外翻，头大根小，一旦触伤，流血不止。
【用法用量】上药煎如饴，涂疮面良效。
【来　　源】《龙门石窟药方》。

【方　　名】六草抗癌汤
【方药组成】薏苡仁根、鸭跖草各40g，乌蔹莓45g，金钱草、龙葵各45g，蛇莓、蜀羊泉各55g。
【功效主治】膀胱癌。
【用法用量】水煎服，每日1剂。
【来　　源】《神医奇功秘方录》。

【方　　名】六草汤
【方药组成】海藻、海带、昆布、生甘草、夏枯草、紫花地丁各适量。
【功效主治】骨瘤。
【用法用量】水煎服，每日1剂。
【来　　源】日本·《疡科方筌》。

【方　　名】六虫膏
【方药组成】石龙子（蜥蜴，又名四脚蛇）、壁虎、千脚虫、滚山珠、蜈蚣虫、铧头尖蛇各等分。
【功效主治】久年不愈的臁疮烂疡及一切无名肿毒（恶疮瘰疬）。
【用法用量】熬膏外用，或泡真桐油外搽。
【来　　源】《四川中药志》。
【附　　注】本方名为编者所拟。

【方　　名】六方藤汤
【方药组成】六方藤50g。
【功效主治】阴茎癌。
【用法用量】水煎内服，每日1剂，分2～3次服。
【来　　源】《肿瘤临证备要》。

【方　　名】六谷见穿煎
【方药组成】蛇六谷、石见穿、苍耳草、蒲公英、白英各30g，夏枯草、黄药子各15g，辛夷9g。
【功效主治】鼻咽癌。
【用法用量】水煎服，每日1剂。
【来　　源】《治癌中药处方700种》。

【方　　名】六军丸
【方药组成】蜈蚣、蝉蜕、全蝎、僵蚕、夜明砂、穿山甲各等分。
【加　　减】胸闷不舒加柴胡、香附、郁金；胸满发憋加菖蒲、海藻、昆布。
【功效主治】散瘀通络，解毒消肿。气、血、痰凝聚颈前，颈前肿块，质地坚硬，高低不平，有根而不易活动。本方以攻逐瘀结为主。适应证为瘿瘤正盛邪实，气、痰、瘀壅结较甚，而未溃者。
【用法用量】上药为细末，神曲糊为丸，如粟米大，朱砂为衣，每次服三分，饭后用酒送下。
【来　　源】《外科正宗》卷二。
【附　　注】方中穿山甲咸能软坚，性善走窜，可透达经络直达病所，以攻瘀散结；全蝎、蜈蚣通经活络，攻毒散结；僵蚕化痰散结；夜明砂散血消积；蝉蜕轻浮宣散，以散气聚，托毒外出。六药合用则气、痰、瘀壅结之坚结可散。凡瘿瘤颈前肿块迅速增大，质坚硬，高低不平，而正气不虚均可应用。
【注意事项】瘿瘤已溃者忌用本方。服药期间忌食生冷、黏腻、大荤之品，孕妇忌服。

【方　　名】六君薏苡三虫汤
【方药组成】党参6g，半夏6g，僵蚕6g，白术6g，九香虫6g，茯苓6g，陈皮6g，炙甘草6g，生薏苡仁30g，壁虎2条。
【加　　减】脘腹胀痛者，加木香、枳壳、延胡索、香附；恶心呕吐、胃热内蕴者，加川黄连、竹茹；胃寒者，加吴茱萸、生姜；嗳气频作者，加旋覆花、代赭石；纳呆者，加炙鸡内金、焦六曲、谷芽、麦芽；气血不足者，加炙黄芪、当归、枸杞子；阳虚者，加附子、干姜；阴虚者，加川石斛、白芍、麦冬。
【功效主治】健脾理气，解毒散结。晚期胃癌，胃脘痞满撑胀，食入不化，食少纳差，身倦无力，大便溏薄，舌质淡、苔白，脉细。
【用法用量】以上药物，水煎分2次服下，每日1剂。
【临床应用】本方治疗晚期胃癌30例，结果存活1年以上者2例，2年以上者3例，3年以上者11例，4年以上者6例，5年以上者6例，6年以上者2例，效果理想。
【来　　源】《浙江中医杂志》1990年第10期。
【附　　注】本方为六君子汤加味方，其治证病机为脾胃虚弱，不能生化气血，正气无力抗邪，邪气积久而成毒块作者。故方用党参、白术、茯苓、生甘草组成四君子汤以益气健脾、养胃补中、促进气血生化；辅以陈皮、半夏理气和中、降逆止呕、消痞除胀；薏苡仁健脾除湿、消肿排胀；九香虫行气开郁止痛、温补脾肾阳气；僵蚕解毒散结、化痰软坚；壁虎以毒攻毒、化积消癥。以上药物配合，可使虚者得补、实者得泄、闭者得开、结者得散，从而发挥抗癌之效。

【方　　名】六君子汤合补肺汤合方
【方药组成】党参（或红参），茯苓，白术，生甘草，姜半夏，陈皮，黄芪，紫菀，桑白皮，五味子，熟地黄，鱼腥草，白花蛇舌草。
【功效主治】肺脾两虚型肺癌。
【用法用量】水煎法，每日1剂。
【临床应用】共治50例，有效25例，无效25例。刘某，男，58岁，胸闷，气短，咳嗽痰血4个月。面色萎黄，头晕目眩，自觉恶寒，四肢乏力，嗜卧，舌淡体胖，苔白腻，脉沉滑。西医诊断为左肺中心型肺癌（鳞癌），中医认为肺脾两虚，治疗3个月，食欲增加，瘀血气短消失，胸闷胸痛减轻出院，胸片复查无改变。出现后随访1年零5个月仍健在。
【来　　源】《中医药信息》，1987，（2）：12。

【方　　名】六君子汤及桔梗汤合方
【方药组成】党参30g，白术10g，茯苓10g，清半夏10g，桑白皮10g，桔梗6g，生薏苡仁30g（包煎），苇茎30g，冬虫夏草6g，草河车10g。
【功效主治】脾肺两虚型肺癌。
【用法用量】水煎服，每日1剂。
【来　　源】《中西医结合治疗癌症》：45。

【方　　名】六君子汤加味
【方药组成】党参、白术、茯苓、陈皮、半夏、竹茹各10g，生甘草、旋覆花各6g，代赭石15g，焦山楂、焦神曲各30g，生姜3片，大枣2个。
【加　　减】降逆汤：茯苓、刀豆子、姜半夏各12g，旋覆花、香橼皮、焦远志、姜竹茹、陈皮、柿蒂、焦三仙各9g，代赭石18g，丁香、生甘草各6g。
【功效主治】恶心、呕吐、食欲不振等。治法宜益气健脾。
【用法用量】水煎服，每日1剂。汤药应在开始化疗前2天服用，至化疗结束后数天停止。

【方　　名】六棱菊膏
【方药组成】鲜六棱菊适量。
【功效主治】阴茎癌及体表癌肿。
【用法用量】鲜六棱菊捣烂，外敷癌肿患处，日换1～2次，外包扎固定。
【来　　源】民间方。
【附　　注】六棱菊，民间又称六耳棱。

【方　　名】六棱透骨汤
【方药组成】六棱菊30g，透骨草15g，猪殃殃15g。
【功效主治】骨肉瘤及骨癌。
【用法用量】上药水煎，分2～3次服，每日1剂，10日为1个疗程。
【临床应用】服本方同时可用鲜六棱菊捣烂，敷贴骨肉瘤肿块上。
【来　　源】民间方。

【方　　名】六神丹
【方药组成】巴豆（去油）、莪术、青皮、陈皮、干姜（炮）、黄连各一两。
【加　　减】妇人月事不调、肋胁疼痛者，加柴胡、香附、合欢皮、郁金、红花、延胡索；腹内结块、质硬而疼痛剧烈者，加三棱、地鳖虫、刘寄奴；冷积内结、疼痛不止者，加细辛、小茴香、吴茱萸。
【功效主治】泻下去积，理气散结。男子妇人，远年近日，饮酒过度，结成痞块，喧醋吞酸，不思纳食，肚腹膨胀疼痛，诸般积块。
【用法用量】上为细末，醋糊为丸，如梧桐子大。每服十丸至十二丸，姜、盐汤送下，或米饮茶汤亦可；面色萎黄，已患伤寒不痊者，用药二钱，茶二钱，生姜三片，葱白一根，水一盏半，煎至一盏，吞下六神丹，用被盖出汗，宣三五行，温粥补脾寒；妇人血气病，两胁痛，每服十丸，用红花酒送下；男子冷气或两胁刺痛，每服十丸，炒茴香酒送下；冷泻，每服十丸，酸醋汤送下；热泻，每服十丸，冷水送下；瘕聚积滞，随意斟酌，加减服之。

【来　　源】《普济方》卷一六九。

【附　　注】本方治证是由饮酒过度，湿浊蕴结，留而成痞，或冷积停滞不化，结于肠内，壅塞气机，气病及血，瘀血阻络，搏结而成。故治当泻下去积，以逐浊邪，并辅以理气，通调三焦。方用巴豆，辛热大毒，能峻下寒积，开通闭塞，前人谓其有“斩关夺门之功”，足见其力之猛，此为主药；伍以干姜，温中暖脾，祛寒助阳，以疗寒凝之本；青皮、陈皮理气开道，调中，既有利于冷积得下，又可使泻不伤正；莪术破血消积、理气消食；黄连苦寒清热，燥湿，并制巴豆、干姜之性，以恐化火伤阴。六药合用，各尽其功，不可缺少，故曰六神丹。

【方　　名】六神全蝎丸

【方药组成】全蝎（焙干，去足）、炒白术、半夏、白芍、茯苓、炙甘草。

【功效主治】健脾化痰，解毒散结。适用于乳癌。

【用法用量】共为细末，蜜为丸。每服1g，每日3次。

【方　　名】六神丸

【方药组成】麝香、牛黄、珍珠各4.5g，冰片、蟾酥、雄黄各3g。

【功效主治】清热解毒，消肿止痛。适用于烂喉丹痧、喉风、乳蛾、咽喉肿痛、白血病等。

【用法用量】上为细末，水泛为丸，百草霜为衣。含化或温水送下。外用以开水或米醋溶化外敷。

【临床应用】天津市中医院血液组用本丸治疗成人白血病10例，其中急性白血病3例，慢性白血病7例。每日用本丸90～120粒，分3～4次温水送下，最大量每次30粒，每日3次，一般连服7天左右，临床症状及血象开始好转。结果：近期疗效，急性白血病3例中，完全缓解1例（急粒），2例无效；慢性粒细胞性白血病7例中，缓解1例，部分缓解1例，进步5例。

【来　　源】《中国药学大辞典》。

【方　　名】六神丸

【方药组成】中成药六神丸。

【功效主治】成人急性白血病。

【用法用量】每日180粒，分3～4次口服。不能耐受者由小剂量每日30粒开始，能耐受后迅速增长到每日180粒。

【来　　源】《中西医结合杂志》1989年第12期。

【方　　名】六味地黄汤

【方药组成】生地黄12g，山茱萸9g，生山药15g，牡丹皮9g，泽泻6g，车前子9g，阿胶9g，川续断12g。

【功效主治】子宫颈癌。

【用法用量】水煎服，早晚分服。

【来　　源】《中草药验方选编》，1972：166。

【方　　名】六味地黄汤

【方药组成】生熟地黄各10g，茯苓10g，泽泻10g，山茱萸10g，龟板15g，女贞子15g，地骨皮10g，牡丹皮10g，枸杞子15g，菟丝子10g，川续断15g，山药10g，半枝莲30g，白花蛇舌草30g。

【功效主治】肝肾阴虚型子宫颈癌。

【用法用量】水煎服，每日1剂。

【来　　源】《中西医结合治疗癌症》。

【方　　名】六味地黄汤

【方药组成】熟地黄12g，山药12g，山茱萸12g，茯苓9g，泽泻9g，牡丹皮9g，半枝莲30g，山豆根15g。

【功效主治】肝肾阴虚型子宫颈癌。

【用法用量】水煎服，每日1剂。

【来　　源】《实用中西医结合妇产科证治》：340。

【方　　名】六味地黄汤

【方药组成】熟地黄30g，山药20g，山茱萸15g，牡丹皮10g，泽泻10g，茯苓20g，鳖甲24g（先煎），冬虫夏草6g（研粉），三七6g，阿胶10g（烊化），半枝莲20g，白花蛇舌草20g，土贝母15g，生甘草3g。

【加　　减】血尿频者加小蓟，疼痛甚者加延胡索、白芍。

【功效主治】滋阴补肾，凉血解毒。主治肾癌肾虚毒蕴型。症见小便短赤带血，潮热盗汗，腰痛喜按，腰腹部肿块，舌质红，苔薄黄，脉细数。

【用法用量】水煎服，每日1剂。

【来　　源】《偏方验方秘典》，中原农民出版社。

【附　　注】饮食要注意低盐饮食，食用清淡而富含维生素的食物。

【方　　名】六味地黄丸

【方药组成】熟地黄25g，山茱萸12g，山药12g，泽泻9g，茯苓9g，牡丹皮9g。

【功效主治】滋阴补肾。适用于肿瘤患者在放射线治疗和化学药物治疗后常出现阴虚证候时。

【用法用量】做蜜丸，每丸重9g，每服1丸，每日2次。

【来　　源】《小儿药证直诀》。

【方　　名】六味地黄丸（汤）

【方药组成】熟地黄24g，山药12g，山茱萸12g，茯苓9g，泽泻9g，牡丹皮9g。

【加　　减】上方加知母、黄柏，名为知柏地黄丸，可用于癌症阴虚火旺者，对泌尿系癌症也有防治作用。上方加附子、桂枝名为金匮肾气丸或八味丸，用于癌症肾阳不足者。上方加五味子、麦冬名为麦味地黄丸，用于癌症属肺肾阴虚内热者，对肺癌有一定的防治作用，常服有延年益寿的功效，故又称为八仙长寿丸。

【功效主治】癌症病人属肾阴不足者，并可治疗食管上皮增生（癌前变）症。

【用法用量】共研细末，炼蜜为丸，每次服6～9g，每日2～3次，温开水或淡盐汤送服。也可水煎服。

【方　　名】六味豆根丸

【方药组成】山豆根、败酱草、白鲜皮、夏枯草各120g，七叶一枝花30g，黄药子60g。

【功效主治】食管癌、直肠癌、胃癌、肺癌。

【用法用量】上药晒干共研为细末，炼蜜为丸，每丸重3g，日服3次，每次2丸，15～30日为1疗程。

【来　　源】《河南民间草药》。

【附　　注】本方药性和平，久服无副作用，且疗效颇佳。

【方　　名】六味龙蛇白英汤

【方药组成】龙葵30g，半枝莲30～60g。

【功效主治】卵巢癌。

【用法用量】鳖甲敲碎先煎1小时，然后加入其余5味药同水煎，取汤饮服，每日1剂，分3次服。

【来　　源】《肿瘤的防治》。

【附　　注】蛇莓又称蛇果草，白英又名蜀羊泉。

【方　　名】龙莪二白汤

【方药组成】龙葵90g，菝葜根30g，白花蛇舌草30g，白英30g，十大功劳根30g。

【功效主治】绒毛膜癌。

【用法用量】水煎，每日1剂，分数次服完（服前应先用手术清除病灶）。

【来　　源】《治癌中药处方700种》。

【方　　名】龙白蜀苓汤

【方药组成】龙葵、白花蛇舌草、蜀羊泉、土茯苓各30g，龙须草30g，海金沙10g（包煎）。

【功效主治】膀胱癌小便刺痛者。

【用法用量】上药加水同煎汤，分3次服，每日1剂，10日为1个疗程。

【来　　源】《肿瘤的防治》。

【方　　名】龙半紫草汤

【方药组成】龙葵30g，半枝莲60g，紫草15g。

【功效主治】绒毛膜上皮癌。

【用法用量】上3药加水同煎汤，分2次饮服，每日1剂，10～15日为1个疗程。

【来　　源】《肿瘤的防治》。

【附　　注】方中药量为干品量，如用鲜品则加倍用量。

【方　　名】龙冰丁香糊
【方药组成】龙脑、冰片各0.3g，丁香油3g，白酒适量。
【功效主治】胃癌局部疼痛，亦治其他癌痛。
【用法用量】前3味药混合后，以白酒调拌成稀糊，外敷癌痛处。
【来　　源】《治癌中药处方700种》。

【方　　名】龙齿莲子汤
【方药组成】龙齿24g，金银花炭、焦三仙各15g，炒阿胶、熟地黄炭、生黄芪各12g，杭菊花、莲子心、黄柏炭、瓜蒌、薤白、厚朴、赤芍各9g，钩藤6g，荷叶梗、炮姜、生甘草各4.5g。
【功效主治】子宫颈癌。
【用法用量】水煎服，每日1剂。

【方　　名】龙胆草黄芩汤
【方药组成】龙胆草、黄芩、栀子、木通、当归、生地黄、柴胡、猪苓、泽泻各10g，鸡血藤、丹参各30g。
【功效主治】急性白血病肝胆湿热型。
【用法用量】水煎服，每日1剂。

【方　　名】龙胆草汤
【方药组成】白英30g，龙胆草30g，夏枯草15g，续随子9g，穿山甲9g，鸡内金9g，昆布9g，海藻9g，海浮石9g，通草9g，阿魏1.5g，斑蝥1.5g。
【功效主治】解毒化痰，活血散结。胆囊癌，症见胁肋痛、持续不解，结块质坚而硬，或触之可动，脘腹胀满，不欲饮食，或有黄疸、小便不利，舌苔黄腻或白腻，脉滑。
【用法用量】以上药物，水煎分2次空腹服下，每日1剂。
【来　　源】《中医肿瘤防治大全》。
【附　　注】本方所治胆囊癌，其病机为邪热蕴结于内，蕴久成毒，灼津成痰，损伤脉络，瘀血留滞而发病。治之之法，当清之、散之、化之。故方用龙胆草专入肝胆，清热利湿、泻肝火、除肝胆湿热，为主药。白英、夏枯草解毒抗癌、散结破积；海藻、昆布、海浮石化痰利水、软化坚结；续随子泻下二便；穿山甲、阿魏破血化瘀、消癥除癖、通络止痛；斑蝥以毒攻毒、抗癌消肿；鸡内金化食消滞、助脾开胃、磨坚散结。以上共为辅佐药。全方配合，共达解毒化痰、活血散结之效果。

【方　　名】龙胆草夏枯草汤
【方药组成】龙胆草、夏枯草、钩藤、蒺藜、丹参、川楝子、郁金、牡丹皮、薏苡仁、蛇泡、半夏、青皮、半枝莲、海藻、生甘草、葵树子。
【功效主治】气滞型鼻咽癌。
【用法用量】上方均水煎服，每日1剂。
【来　　源】《抗癌中草药制剂》，人民卫生出版社，1981：245。

【方　　名】龙胆草茵陈汤
【方药组成】龙胆草15g，茵陈蒿30g，黄连6g，皂角刺2g。
【功效主治】胰腺癌。
【用法用量】水煎服，每日1剂。

【方　　名】龙胆丸
【方药组成】龙胆（去芦头，炙）30g，昆布（洗去咸，炙）、海藻（洗去咸，炙）各60g，马刀（研）、海蛤（研）、香草各15g，大黄（炒，锉）7.5g。
【功效主治】化痰软坚。适用于脂肪瘤。
【用法用量】上为末，炼蜜为丸，如梧桐子大。含服。

【方　　名】龙胆泻肝汤
【方药组成】①龙胆草9g，黄芩9g，当归9g，白花蛇舌草30g，积雪草30g，射干15g，生地黄15g，泽泻15g，木通6g，生甘草6g，栀子18g，车前子24g。②蒲公英30g，夏枯草30g，白花蛇舌草30g，半枝莲30g，仙鹤草30g，侧柏叶30g，海藻9g，昆布9g，栀子9g，浙贝母6g，桔梗6g，橘红6g，麦冬15g，桑白皮15g，瓜蒌仁24g。③攻毒溃坚散结膏：硇砂120g，五倍子120g，黄丹120g，江南香120g，蜈蚣150g，全蝎150g，马钱子150g，重楼240g，明矾240g，乳香60g，没药60g，青黛90g，大黄360g，白及6g，冰片45g，紫草根750g，桐油3kg。

【功效主治】泻火解毒，软坚消癥。适用于肝癌。

【用法用量】①②方加水煎煮，制成煎剂。③方先取桐油与蜈蚣、全蝎、重楼、紫草根、五倍子、白及、青黛、明矾、大黄等，同置锅内熬枯去渣，至滴水成珠后，下黄丹得膏，加硇砂、乳香、没药、冰片等，倾膏于冷水中除火毒1周。取上药烘干，研成细末，过筛，混匀，加炼好的桐油及江南香后，拌匀，即得。①②方内服，每日1剂，煎2次分服。③方外用，贴敷于肝癌外表皮肤上。

【来　　源】福建省第一人民医院方。

【方　　名】龙胆泻肝汤

【方药组成】龙胆草（酒炒）15g，黄芩、栀子、当归、柴胡、生地黄、泽泻、车前子各10g，木通6g，生甘草5g。

【功效主治】泻肝清火。适用于肝郁化火、肝火亢盛之乳癌肿物红肿疼痛，舌赤尿黄，脉数者；亦可用于肝癌、胆囊癌及其他癌症患者表现有肝经实火之证，如胁痛、口苦、心中烦热、目赤肿痛、耳聋耳肿、舌质红赤、舌苔黄厚而腻等，但须津液未伤者。

【用法用量】水煎，分2次服。

【附　　注】本方为清肝胆实火之著名方剂，因乳腺癌、肝癌、胆道癌症，均生于肝经循行部位，故凡属实热证型者，皆可以此苦寒之剂直折其火热，以期达到热解肿消之目的。但不可久服，免伤脾胃。

【方　　名】龙胆泻肝汤

【方药组成】龙胆草（酒炒）6g，黄芩（炒）9g，栀子（酒炒）9g，泽泻12g，木通9g，车前子9g，当归（酒洗）3g，生地黄（酒炒）9g，柴胡6g，生甘草6g。

【功效主治】泻肝胆实火，清下焦湿热。适用于阴茎癌下焦湿热较甚，阴痒阴汗，糜烂，脓水淋漓者。

【用法用量】每日1剂，水煎服。

【方　　名】龙胆泻肝汤

【方药组成】龙胆草、黄芩、栀子、木通、当归、生地黄、柴胡、猪苓、泽泻各10g，鸡血藤、丹参各30g。

【加　　减】加入清热解毒类抗肿瘤中草药，如夏枯草、半枝莲、白花蛇舌草、山豆根等。热重加五味消毒饮、黄连解毒汤、清瘟败毒饮等。湿重加藿朴夏苓汤、二陈汤、三仁汤、参苓白术散等。

【功效主治】肝胆湿热型急性白血病。

【用法用量】水煎服，每日1剂。

【临床应用】共治26例，完全缓解14例（53.8%），部分缓解10例（38.5%），总缓解率为92.3%。

【来　　源】中医杂志，1980（4）：36。

【附　　注】治疗中如感冒、感染，停用本方，改予辨证施治，待其好转后再用本方。另应配合西医治疗，以联合间隙化疗为主。

【方　　名】龙胆泻肝汤

【方药组成】龙胆草10g，黄连3g，黄芩12g，栀子10g，柴胡6g，木通10g，生地黄12g，车前子15g，山豆根10g，夏枯草20g，野菊花30g，七叶一枝花20g。

【功效主治】心肝火旺，目瘀湿毒型外眼性肿瘤。

【用法用量】水煎服，每日1剂，分2次服。

【来　　源】《肿瘤病》，人民卫生出版社，1982：37。

【方　　名】龙胆泻肝汤

【方药组成】生地黄20g，赤芍10g，龙胆草10g，黄芩10g，泽泻15g，木通10g，牛膝15g，栀子10g，当归10，夏枯草20g，野菊花10g，蛇六谷20g（先煎2小时），车前草30g。

【功效主治】肝胆实热、瘀毒内结型脑瘤。

【用法用量】水煎服，每日1剂。

【来　　源】《中医肿瘤学》（上），科学出版社，1983：338。

【方　　名】龙胆泻肝汤加减
【方药组成】龙胆草、柴胡、当归各6g，山栀、车前子、黄芩各9g，生地黄15g，山豆根12g，白英30g。
【功效主治】清肝利湿，抗癌消瘤。适用于女阴癌，湿热下注，外阴瘙痒或疼痛，不时出水。
【用法用量】每日1剂，水煎服。

【方　　名】龙姑汤
【方药组成】龙鳞草、夏枯草各30g，海藻、昆布、山慈菇各15g，射干10g，煮半夏9g，桔梗6g，升麻4.5g。
【加　　减】结块有结节加黄药子、莪术、露蜂房、穿山甲片、丹参以增强活血软坚、消瘿散结的作用；胸闷不舒加郁金、香附；郁久化火加牡丹皮、玄参、赤芍。
【功效主治】活血化瘀，解毒化痰，软坚散结。甲状腺癌，症见颈前结块，质硬不移，咽痛声嘶，苔薄白或白腻，脉弦或涩。
【用法用量】以上药物，水煎分2次温服，每日1剂。
【来　　源】《实用抗癌验方》。
【附　　注】本方适用于甲状腺癌中晚期证属痰结血瘀者。由于气机郁滞，津凝成痰，痰气交阻，日久则血循不畅，血脉瘀滞，痰结血瘀，而成本证。治宜化瘀消痰，攻毒散结。方中龙鳞草活血化瘀以逐瘀血；夏枯草、海藻、昆布化痰，软坚散结以祛痰浊；脾为生痰之源，半夏燥湿化痰，使湿去脾健而痰不再生；山慈菇攻毒散结以抗瘤；桔梗、射干宣肺利咽消肿；升麻攻毒以透邪，升阳以托毒，使邪毒尽解。诸药合用，逐瘀血，祛痰浊，消坚积，则瘿结可散。临床用本方治疗甲状腺癌多例均获效。

【方　　名】龙骨瘤方
【方药组成】地龙20g，乌贼骨12g，龙骨12g，儿茶12g，白及12g，寒水石6g，黄丹3g，田螺2个。
【功效主治】骨肿瘤。
【用法用量】研为细末，调拌凡士林或熬炼成膏，外敷贴患处。

【方　　名】龙虎白蛇汤
【方药组成】龙葵30g，万毒虎30g，白英30g，白花蛇舌草30g，半枝莲15g，山绿豆30g，黄药子15g，乌梅9g，乌药9g，田三七3g，无根藤15g。
【功效主治】清热解毒，理气活血。主治食道癌。
【用法用量】加水煎煮，制成煎剂。口服，每日1剂。
【临床应用】治疗食道癌70例，显效33例、有效29例、无效8例，总有效率为88.57%。
【来　　源】《抗癌中草药制剂》，人民卫生出版社，1981：192。

【方　　名】龙虎三胆散
【方药组成】地龙5条，壁虎2个，猪胆、羊胆、狗胆各1个。
【功效主治】化痰解毒，散结通膈。适用于痰浊阻滞之食管癌。
【用法用量】先将上药分别剪成碎末混合，再焙干研成细末而成赭黄色，量约10g，分为2包。第1天晨空腹服川大黄10g，白开水送下；第2天晨空腹服龙虎三胆散1包，黄酒60ml；第3天晨空腹如前再服1包。以上为1个疗程，停药3天再服。
【来　　源】《肿瘤临证备要》。

【方　　名】龙虎香菇汤
【方药组成】猫肉、蛇肉各等分，香菇、笋丝、鱼片、薏米、粉丝肉各适量。
【用法用量】将猫肉、蛇肉剁成肉泥，制成肉丸，加入上药加水煮汤食，喝汤吃肉丸和香菇，佐膳食之。
【功效主治】白血病出血。
【来　　源】《杏林春满集》。
【附　　注】龙代表蛇，虎代表猫。

【方　　名】龙华八味汤
【方药组成】重楼30g，半枝莲30g，生地黄

12g，知母 12g，黄柏 12g，仙鹤草 30g，大小蓟各 12g。
【加　　减】尿血加血见愁，小便刺痛加瞿麦、萹蓄、甘草梢、木通。
【功效主治】膀胱癌。
【用法用量】诸药加水同煎汤，分 2 ～ 3 次服，每日 1 剂。
【来　　源】《肿瘤的防治》。

【方　　名】龙华丸
【方药组成】壁虎 15g，地龙 9g，僵蚕 6g。
【功效主治】纵隔肿瘤。
【用法用量】共为细末，炼蜜为丸，每丸重 1.5g。每次服 1 ～ 2 丸，每日 2 次。

【方　　名】龙井明甦方
【方药组成】龙井绿茶 10g，明甦 250g。淀粉、盐、味精、胡椒适量。
【功效主治】消瘕补阳，驱解蕴毒。本膳主要适用于乳腺癌阳虚局部漫肿无热者。
【用法用量】茶叶泡开后，与明甦一起放入油锅炒至半熟，再倒入茶汤焖熟。最后以淀粉、味精、胡椒粉、盐勾芡即可。
【附　　注】明甦即青甦或其他淡水食用甦的统称。青甦每 100g 中含蛋白质 16.4g，脂肪 1.3g，钙 99mg，磷 205mg，铁 1.3mg，维生素 A260 国际单位以及硫胺素、核黄素、烟酸等。青甦肉提取物具有免疫功能增加作用，可使淋巴蛋白浓度升高。凝固性下降，胸导管淋巴流量显著增进（《日本中央医学杂志》，1958，140：682）。其主要特点是托毒于补益扶正之中，治疗肿瘤早有记载，如李时珍《本草纲目》书中就有“作羹治鳖瘕”之句，所谓鳖瘕者即腹中有块如鳖样的肿瘤病。

【方　　名】龙葵白花蛇舌草汤
【方药组成】龙葵、白花蛇舌草、当归、丹参、太子参、柴胡、白芍、郁金、白英、半边莲、三棱、莪术各适量。
【功效主治】原发性肝癌。
【用法用量】水煎，每日 1 剂，服 2 次，1 个月为 1 个疗程。
【临床应用】服药 1 ～ 2 个疗程，可获显效。

【方　　名】龙葵白花蛇舌草汤
【方药组成】龙葵 15g，白花蛇舌草 30g，蜀羊泉 30g，黄毛耳草 15g。
【功效主治】胃癌。
【用法用量】水煎服，每日 1 剂，分 3 次服。
【来　　源】《肿瘤的辨证施治》，上海科学技术出版社，1980：77。

【方　　名】龙葵白花蛇舌草汤
【方药组成】龙葵 24g，白花蛇舌草 24g，野菊花 12g，紫草 15g，山豆根 9g，薏苡仁 15g，金银花 24g，麦冬 12g，生地黄 12g，生甘草 9g。
【功效主治】养阴生津，解毒抗癌。适用于鼻咽癌。
【用法用量】每日 1 剂，水煎服。
【临床应用】共治疗 3 例，1 例已存活 5 年，2 例存活 2 年，病情稳定。
【来　　源】江西洪都机械厂职工医院方。

【方　　名】龙葵白花蛇舌草汤
【方药组成】龙葵 30g，白花蛇舌草、半枝莲、紫草根各 15g，莪术 15g。
【功效主治】清热凉血，解毒抗癌。主治子宫颈癌。
【用法用量】水煎，分 2 次服，每日 1 剂。

【方　　名】龙葵白茅根汤
【方药组成】龙葵、白茅根、麦门冬各 30g，北沙参、白花蛇舌草、野菊花、生地黄、赤芍药、藕节各 15g，石斛、玉竹、海藻、苍耳子、玄参各 12g，辛夷、焦栀子、浙贝母各 10g，桃仁 6g。
【功效主治】鼻咽癌。
【用法用量】加水煎服 15 分钟，过滤取液，渣再加水煎 20 分钟，滤过去渣，两次滤液兑匀，分早晚两次服，每日 1 剂。

【方　　名】龙葵白英见穿汤
【方药组成】蛇莓、石见穿、半枝莲各 24g，龙葵、白英适量。
【功效主治】胃癌。
【用法用量】每天 1 贴，煎服。
【来　　源】《治癌中药处方 700 种》。

【方　　名】龙葵白英盲肠草汤
【方药组成】黄毛耳草、盲肠草、半枝莲各 30g，龙葵、白英各 60g，蛇果草 24g。
【功效主治】胃癌。
【用法用量】水煎服，每日 1 剂。
【来　　源】《治癌中药处方 700 种》。

【方　　名】龙葵白英汤
【方药组成】龙葵、白英、白花蛇舌草、土茯苓各 30g，肿节风、蛇莓、山豆根各 15g，海金沙、灯心草、威灵仙各 9g。
【功效主治】清热解毒。主治膀胱癌。
【用法用量】水煎熬，分早晚 2 次服，每日 1 剂。

【方　　名】龙葵白英汤
【方药组成】龙葵、白英、蛇果草各 30g。
【功效主治】肾癌。
【用法用量】水煎服，每日 1 剂。

【方　　名】龙葵白英汤
【方药组成】龙葵、白英各 30g，野荞麦根 60g。
【加　　减】喉痛加板蓝根 15g，山豆根 30g；咯血加白茅根 30g，赤芍 9g；溃烂加蒲公英、紫花地丁各 30g。
【功效主治】喉癌。
【用法用量】水煎服，每日 1 剂。

【方　　名】龙葵白英汤
【方药组成】龙葵 30g，白英 30g，鳖甲 30g，半枝莲 30 ～ 60g，蛇莓 15g，蒲包草 15g。
【加　　减】腹痛，加木香、乌药、延胡索；腹胀，加大腹皮、厚朴、枳壳；腹水，加车前草、泽泻。
【功效主治】清热解毒，化瘀消癥。适用于子宫肌瘤。
【用法用量】每日 1 剂，水煎，分 2 次温服。

【方　　名】龙葵白英汤
【方药组成】龙葵 30g，白英 30g，蛇莓 15g，麦冬 12g，石见穿 15g，开金锁 15g，金杯茶匙 12g。
【功效主治】声带息肉癌变。
【用法用量】水煎，两煎混合，分 2 次服，每日 1 剂。
【来　　源】《千家妙方》，战士出版社，1982：527。

【方　　名】龙葵白英汤
【方药组成】龙葵 30g，蛇莓 30g，白英 30g，蜀羊泉 30g，七叶一枝花 30g，山豆根 20g，开金锁 15g，锦灯笼 10g，蒲公英 30g，半枝莲 20g，玄参 20g，生地黄 10g，牛蒡子 10g。
【功效主治】清热解毒，养血凉血。适用于喉癌。
【用法用量】每日 1 剂，水煎，分 2 次温服。
【来　　源】《常见恶性肿瘤中西医结合治疗》。

【方　　名】龙葵白英汤
【方药组成】龙葵 30g，白英 30g，蛇莓 15g，石打穿 15g，半枝莲 15g，威灵仙 15g，盲肠草 15g，枸橘叶 15g。
【功效主治】适用于食管癌、胃癌梗阻严重，吞咽困难，或呕吐者。
【用法用量】水煎服，每日 1 剂。
【来　　源】《实用中医内科学》。

【方　　名】龙葵白英羊乳汤
【方药组成】龙葵、鱼腥草（后下）各 30g，白英 45g，蛇果草 24g，羊乳、兔耳草各 15g。
【功效主治】肺癌。
【用法用量】水煎服，每日 1 剂。
【来　　源】《治癌中药处方 700 种》。

【方　　名】龙葵白英子汤
【方药组成】龙葵 50g，白英子 50g，蛇莓 25g，臭橘叶15g，鬼针草25g，七叶一枝花30g，黄药子、延胡索15g。
【功效主治】解毒抗癌、行气散结。主治食管癌。
【用法用量】上药水煎，分2次服，每日1剂。

【方　　名】龙葵白芷汤
【方药组成】龙葵15g，白芷12g，半夏10g，猪苓10g，山豆根15g，莪术15g，石菖蒲15g，苍耳子15g，生地黄15g，牡丹皮15g，牡蛎15g，白术10g，山慈菇20g，玄参15g，川贝母15g。
【功效主治】化痰散结，泻火解毒。主治上颌窦癌。
【用法用量】水煎，每日1剂，早、晚服。

【方　　名】龙葵半枝莲汤
【方药组成】①龙葵60g，半枝莲60g，紫草根60g，土茯苓120g。②半枝莲、天花粉、板蓝根、补骨脂、山豆根。③藤梨根、蟾酥、川芎、狗舌草、土大黄、三七适量。
【功效主治】清热解毒，化瘀抗癌。适用于急性白血病。
【用法用量】每日1剂，煎2次分服。
【临床应用】苏州医学院附属第一医院以本方配合西药共治疗急性粒细胞性白血病15例，急性淋巴细胞性白血病11例，急性单核细胞性白血病3例，均获较好的疗效。
【来　　源】苏州医学院附属第一医院方。

【方　　名】龙葵半枝莲汤
【方药组成】龙葵、半枝莲（或白花蛇舌草）、蜀羊泉各30g，石见穿（或黄毛耳草）15g。
【功效主治】胃癌。
【用法用量】水煎服，每日1剂。

【方　　名】龙葵半枝莲汤
【方药组成】龙葵、半枝莲、狗舌草、七叶一枝花。
【功效主治】白血病。
【用法用量】水煎服，每日1剂。
【来　　源】《肿瘤的防治》：261。

【方　　名】龙葵半枝莲汤
【方药组成】龙葵、半枝莲、石见穿各30g。
【功效主治】胃癌。
【方药组成】水煎服，每日1剂。

【方　　名】龙葵草白本汤
【方药组成】龙葵草48g，白本15g，白英48g，蛇莓24g，瓜蒌15g，石见穿、半枝莲各24g。
【功效主治】清热解毒，活血止痛，散结抗癌。
【用法用量】水煎，分2次服，每日1剂。

【方　　名】龙葵草蛇莓汤
【方药组成】龙葵草50g，蛇莓25g，遍地黄、白英各50g，半枝莲15g，徐长卿9g，八月札、漏芦各15g，金铃子9g。
【功效主治】清热解毒，化积止痛。主治肝癌。
【用法用量】水煎，分2次服，每日1剂，10天为1疗程。

【方　　名】龙葵单方
【方药组成】龙葵90g。
【用法用量】1日剂量，水煎，3次服。
【功效主治】癌性胸水和癌性腹水。
【来　　源】这是北京日坛医院的特效方。
【附　　注】龙葵的根、茎、叶均可入药。龙葵同其他生药可用于直肠癌、肝癌、膀胱癌、胃癌的治疗，也可用于撞伤、神经痛、脓疮、胃痛、咳嗽等一般病的治疗。龙葵还有明目强身、益男子气之效，能用它开发成健康茶为好。

【方　　名】龙葵单方
【方药组成】鲜龙葵50～500g。
【功效主治】癌性腹水。
【用法用量】水煎服，每日1剂。

【方　　名】龙葵功劳汤
【方药组成】龙葵30g，十大功劳30g。
【功效主治】肝癌。
【用法用量】上2味药加水煎服，分2～3次服，每日1剂，常饮用之。

【来　　源】《中国民间灵验偏方》。
【附　　注】本方为江西省南昌市民间验方。

【方　　名】龙葵煎
【方药组成】龙葵 120g，清水适量。
【功效主治】清散血热，滑利通窍。本膳主要适用于肝癌腹水者。
【用法用量】龙葵去根，加水常规煎煮。首煎留汁适量（100ml 左右），复煎 1 次。两次煎液兑匀，分晚睡前、次晨各服半量。
【临床应用】河北省解放军 256 医院张应患等报告，以本方治疗 5 例癌性胸腹水，效果不错。5 例病人中肝癌 3 例，肺癌和胃癌各 1 例。服药 1 周后，日尿量均渐增多，腹胀、纳差、胸闷、气短均有改善。其中 4 例服后，未行穿放液，压迫症状即缓解。肺癌胸水和 2 例肝癌腹水经 B 超检查，证实胸水、腹水已消失（《自然保健》，1991，100：8，台北）。
【来　　源】《抗癌本草》，台北渡假出版社，1989：99。
【附　　注】龙葵为茄科植物，有效成分为龙葵碱。本品对 EAC、P615、S-18、S-37 等癌细胞均有明显的抑制作用，是临床上应用比较有效的抗癌天然药物。

龙葵含有多种生物碱和龙葵素等物质，人或动物生食龙葵茎叶或未成熟果实，可能中毒，严重者可致死。

龙葵味苦，性寒，可清热解毒，利水消肿，祛痰止咳，治疗蛇咬伤、瘀血肿痛、小便不利、瘙痒性皮肤损害等，具有较高的药用价值。

【方　　名】龙葵煎
【方药组成】龙葵 30g（鲜者用量加倍），佛指甲 15g。
【功效主治】清热解毒，治血崩不止。
【方药组成】水煎服，每日 1 剂。
【来　　源】《中药大辞典》。

【方　　名】龙葵全草半枝莲汤
【方药组成】鲜龙葵全草 60g（干品 30g），鲜半枝莲 120g（干品 60g），紫草 15g。
【功效主治】绒毛膜癌无转移者手术后。
【用法用量】每日 1 剂，2 次煎服。
【临床应用】本方用于绒毛膜上皮癌无转移者，手术切除子宫和附件后治疗，尚须配合化疗 6-MP100mg，每日 3 次，10 天为 1 个疗程。治疗标准以自觉症状及阳性体征全部消失，尿妊娠试验多次检查阴性者为初步治愈。出院后继服龙葵 1 个月。
【来　　源】湖南省卫生局《中草药单方验方选编》，1971：336。

【方　　名】龙葵散
【方药组成】龙葵（俗名天茄子）、景天（俗名慎火草）、黄连（去须）、天灵盖各 30g，龙骨、乳香、木鳖子、黄蜀葵花各 15g。
【功效主治】解毒抗癌。适用于皮肤癌，多出脓水、不干者。
【用法用量】上为细散。看疮大小，入腻粉少许，蜜调摊纸上，贴之。

【方　　名】龙葵蛇莓汤
【方药组成】龙葵、蛇莓、白英各 45 ～ 60g，薏苡仁根、马鞭草、蒲儿根各 30g。
【功效主治】卵巢癌。
【用法用量】水煎服。

【方　　名】龙葵蛇莓汤
【方药组成】龙葵、蛇莓、白英各 45 ～ 60g，半枝莲、石见穿各 30g。
【功效主治】胰腺癌。
【用法用量】水煎服，每日 1 剂。

【方　　名】龙葵蛇莓汤
【方药组成】龙葵 30g，蛇莓 15g，白英 30g，黄毛耳草 15g，石见穿 15g，半枝莲 15g。
【加　　减】阻塞严重加威灵仙、鬼针草、枸橘叶各 15g。
【功效主治】食管癌。
【用法用量】水煎服，每日 1 剂。

【来　　源】《肿瘤的防治》：180。

【方　　名】龙葵蛇莓汤
【方药组成】龙葵30g，蛇莓15g，白英30g，蒲公英30g，七叶一枝花15g，薜荔果15g。
【加　　减】肿瘤糜烂时，加忍冬藤30g，胡桃夹30g；肿块疼痛，加川楝子15g，乌药10g，延胡索15g。
【功效主治】乳腺癌。
【用法用量】水煎服，每日1剂。
【来　　源】《肿瘤的防治》：215。

【方　　名】龙葵蛇莓汤
【方药组成】龙葵30g，蛇莓15g，白英30g，七叶一枝花15g，开金锁15g，灯笼草10g。
【加　　减】肿瘤溃烂者，加蒲公英30g，半枝莲10g。
【功效主治】喉癌。
【用法用量】水煎服，每日1剂。
【来　　源】《肿瘤的防治》：295。

【方　　名】龙葵蛇莓羊泉汤
【方药组成】鲜蛇莓50g，龙葵60g，白英30～40g，石打穿、半枝莲、海藻各30g，枸橘叶15g，威灵仙15g。
【功效主治】食管癌。
【用法用量】龙葵先煎5～8小时，后加入各味熬水服之，每日3次。
【来　　源】《神医奇功秘方录》。

【方　　名】龙葵十大功劳汤
【方药组成】龙葵90g，十大功劳根、蒲公英、白花蛇舌草、菝葜根各30g。
【加　　减】失眠烦躁，加酸枣仁15g，五味子15g，珍珠母（先煎）15g；颈部肿块，加海藻12g，山慈菇6g；面部麻木，加僵蚕12g，制南星9g；语言困难，加郁金12g，石菖蒲12g；涕中带血，加白茅根18g，茜草12g；四肢乏力，加黄芪12g，白术12g；面色苍白，加制首乌12g，当归10g。
【功效主治】鼻咽癌早期。
【用法用量】上药先用水浸泡半小时，加水煎煮2次，药液混合均匀，分2次服用，每日1剂。

【方　　名】龙葵蜀羊泉汤
【方药组成】龙葵、蜀羊泉、蒲公英、忍冬藤各30g，胡桃夹30g，肿节风、蛇莓、七叶一枝花、薜荔果、楝树果、延胡索各15g。
【功效主治】清热解毒，活血消肿，行气通经止痛，主治乳腺癌痛有溃烂者。
【用法用量】上药水浸泡30分钟，煮沸15分钟取汁，早晚2次服，每日1次。

【方　　名】龙葵蜀羊泉汤
【方药组成】龙葵、蜀羊泉、蛇莓、猪殃殃、半枝莲各30g。
【功效主治】胃癌。
【用法用量】水煎服，每日1剂，分2次服。

【方　　名】龙葵蜀羊泉汤
【方药组成】龙葵、蜀羊泉各30g，蛇莓、黄毛耳草各15g。
【功效主治】胃癌。
【用法用量】煎服，每日1剂。

【方　　名】龙葵汤
【方药组成】龙葵15g，黄毛耳草15g，白花蛇舌草30g，蜀羊泉30g。
【功效主治】胃癌。
【用法用量】水煎服，每日1剂，温分3次服。
【来　　源】《实用中医内科学》。

【方　　名】龙葵汤
【方药组成】龙葵60g。
【功效主治】绒毛膜癌。本方也治癌性胸水、腹水。
【用法用量】龙葵洗净，切短段，加水同煎饮服。1日1剂，分3次服，10天为1个疗程。
【来　　源】《肿瘤防治》《中国民间灵验偏方》。

【方　　名】龙葵汤
【方药组成】龙葵全草 50～100g。
【功效主治】原发性肝癌、子宫颈癌、绒毛膜癌。
【用法用量】水煎服，每日 2 次。
【来　　源】《一味中药巧治病》。

【方　　名】龙葵苡仁汤
【方药组成】龙葵、薏苡仁、黄独、白花蛇舌草各 30g，乌梅 15g，三七、炙甘草各 6g，青黛 18g，雄黄 2g（研末）。
【功效主治】急性非淋巴细胞白血病。
【用法用量】前 7 味药水煎，每日 1 剂，服 2 次，后 2 味药研末混匀，用药液分 2 次冲服。
【临床应用】服药 10～20 天，有效率为 50%。

【方　　名】龙葵苡仁汤
【方药组成】龙葵 30g，生薏苡仁 30g，黄药子 15g，乌梅 12g，白花蛇舌草 30g，生甘草 5g。
【加　　减】本方送服青黄片（青黛、雄黄为 7：3）或六神丸，或当归龙荟丸、牛黄解毒片。气血两虚选加当归补血汤；阴虚内热选加青蒿鳖甲汤；脾胃不调选加香砂枳术汤；身疼骨痛加丹参、延胡索、香附；肺热痰嗽加金银花、黄芩、百部；便血加生地榆、藕节；尿血加白茅根、小蓟；恶心、呕吐加竹茹、陈皮、半夏。
【功效主治】功能清热解毒，主治慢性白血病急变。
【用法用量】水煎服，每日 1 剂。
【临床应用】本方治疗慢性粒细胞型白血病急性病变 14 例：完全缓解 3 例，部分缓解 5 例，有效率为 57.1%；未缓解 6 例；生存 1 年以上 3 例。慢性粒细胞型白血病急性病变是慢性粒细胞型白血病的终末表现和主要死亡原因，对药物治疗反应差，其缓解率低。用本方配合化疗可明显提高缓解率。
【来　　源】北京西苑医院邓成珊。

【方　　名】龙葵饮
【方药组成】龙葵 120g。
【功效主治】肝癌、肺癌、胃癌引起的胸水和腹水。
【用法用量】龙葵去根，水煎取第 1 次汤汁约 100ml，再加火复煎，取第 2 次汤汁；混合拌匀，当晚睡前、次晨各服半量。
【来　　源】《新中医》1990 年第 3 期。
【附　　注】服本方期间，忌食盐。

【方　　名】龙葵饮
【方药组成】鲜龙葵 500g（干品 125g）。
【功效主治】肺癌胸水。
【用法用量】上药水煎，代茶饮。每日 3 次，每日 1 剂，服至症状好转。
【来　　源】《肿瘤临证备要》。
【附　　注】以上类方近似，可参。

【方　　名】龙马蚕虎鸭汤
【方药组成】地龙 10g，海马 3g，蚕蛹 10g，壁虎 10g，鸭 1 只。
【功效主治】脊髓肿瘤。
【用法用量】将鸭宰死洗净去内脏，把药物填入鸭肚内，加调味料炖汤，熟后喝汤吃鸭。
【来　　源】《抗癌药膳》。
【附　　注】壁虎别名守宫、天龙等，俗称盐蛇。

【方　　名】龙马香菇鸡方
【方药组成】海龙 10g，海马 10g，童子鸡 1 只，香菇 15g。
【功效主治】大肠癌。
【用法用量】将海龙、海马塞入童子鸡内，加香菇蒸熟，调味食用。随意作制食之。
【来　　源】《金峨山房药灵》。
【附　　注】童子鸡，即刚学啼叫的公鸡。

【方　　名】龙牡壮骨散
【方药组成】石斛 120g，杜仲 90g，夏枯草 90g，海藻 60g，骨碎补 60g，龙骨 60g，牡蛎 60g，川续断 60g，黄精 60g，狗脊 60g，桑寄生 60g，忍冬藤 60g，橘络 60g，三棱 30g，莪术 30g，丹参 30g，虻虫 30g，乳香 30g，没药 30g，蜈蚣 15 条。

【加　　减】若病在上肢，加姜黄 3g；在下肢，加牛膝 30g；在脊柱，加鹿角 90g。

【功效主治】骨血管瘤。

【用法用量】加水适量，再加蜂蜜 500g，熬成浸膏。每次 2～3 茶匙，每日 4 次饮服。

【方　　名】龙脑冰丁膏

【方药组成】龙脑、冰片各 0.3g，丁香油 3g，白酒适量。

【功效主治】各种癌性疼痛。

【用法用量】龙脑与冰片共研为细末，加入丁香油调和，再以白酒适量调成膏。用时取膏敷贴于癌肿疼痛处。

【临床应用】实践证明，本方止痛效果颇为满意。

【来　　源】《中药敷贴疗法》。

【方　　名】龙脑丁香糊

【方药组成】龙脑、冰片各 0.3g，丁香油 3g。

【功效主治】卵巢癌及其他癌性疼痛。

【用法用量】将龙脑、冰片研末，加丁香油和白糖少调拌成稠糊状，外敷贴痛处。每日 1～3 次，干后再换。

【临床应用】贴敷本方仍须配合内治法，以增强疗效。

【来　　源】《中草药外治验方》。

【方　　名】龙脑丸

【方药组成】当归（焙）、龙胆草、大栀子、黄连、黄柏、黄芩各 30g，大黄、芦荟、青黛各 15g，木香 7.5g，麝香 5g。

【功效主治】泻肝胆实火，通经络止痛。适用于脑肿瘤。头痛面赤，目赤目肿，耳鸣耳聋，胸胁疼痛，便秘尿赤，躁扰不安，甚或抽搐，谵语发狂，舌红苔黄，脉弦数。

【用法用量】上为末，炼蜜为丸，如小豆大，小儿如麻子大。每服 20 丸，生姜汤下。

【来　　源】《宣明论方》。

【附　　注】方中龙胆草、芦荟、青黛泻肝胆实火为君；栀子、黄芩、黄连、黄柏泻三焦之实热，大黄泻火通便为臣，火旺则易致血虚，故以当归养血为佐，热甚则气滞窍闭，故酌用木香、麝香行气开窍为使。

【方　　名】龙蛇白英汤

【方药组成】龙葵 50g，白英 50g，遍地香 50g，蛇莓 25g，半枝莲 15g，徐长卿 15g。

【功效主治】解毒抗瘤，原发性肝癌。

【用法用量】水煎服，每日 1 剂。

【来　　源】《抗癌中草药制剂》，人民卫生出版社，1981：231。上海市群力草药店方。

【方　　名】龙蛇白英汤

【方药组成】龙葵 50g，蛇果 25g，白英 50g。

【功效主治】胃癌。

【用法用量】加水煎汤，分 2 次饮服，每日 1 剂，长期服之。

【来　　源】上海市民间验方。

【附　　注】蛇果即蛇莓。

【方　　名】龙蛇点舌汤

【方药组成】白花蛇舌草 30g，野菊花 9g，蒲公英 9g，海藻 9g，生牡蛎 12g，龙葵 15g，象贝母 9g，车前子 9g，生大黄 9g，梅花点舌丹 2 粒。

【功效主治】舌癌。

【用法用量】水煎服，每日 1 剂。梅花点舌丹每次 1 粒，每日 2 次，随汤药吞服。

【来　　源】《抗癌中草药制剂》，人民卫生出版社，1981：314。

【方　　名】龙蛇蛇舌草汤

【方药组成】龙葵、蛇葡萄根、白花蛇舌草各 30g。

【功效主治】膀胱癌。

【用法用量】以上药物加水煎汤，分 2 次服，每日 1 剂，10 天为 1 疗程。

【来　　源】《民间偏方精选》。

【方　　名】龙蛇消瘤丸
【方药组成】海龙1条，白花蛇2条，水蛭6g，虻虫6g，全蝎9g，人指甲6g，乳香6g，没药6g，川楝子6g，龙胆草15g，黄柏6g，露蜂房9g。
【功效主治】清热解毒，化瘀抗癌。适用于胃癌。
【用法用量】上为细末，金银花煎水为丸，雄黄30g为衣。每次1丸，开水送下，1日2次。
【来　　源】湖北医学院第二附属医院方。

【方　　名】龙蛇消瘤丸
【方药组成】海龙1条，白花蛇2条，水蛭6g，虻虫6g，人指甲6g，全蝎9g，露蜂房9g，乳香6g，没药6g，黄连9g，黄柏6g，龙胆草15g，雄黄30g。
【功效主治】清热解毒，逐瘀抗癌。适用于宫颈癌。
【用法用量】以上各药共研细末，金银花煎水泛丸，雄黄作衣，即得。口服，每次3g，每日2次，连服3～5剂为1个疗程。
【临床应用】治疗宫颈癌31例，近期治愈14例、显效8例、有效5例、无效4例，总有效率为87.1%。其中以糜烂型疗效最好，菜花型次之，溃疡型疗效不佳。
【来　　源】湖北医学院附属第二医院方。

【方　　名】龙蛇羊泉加味方
【方药组成】龙葵30g，蛇毒15g，蛇莓15g，蜀羊泉30g，蒲公英30g，薜荔果15g。
【功效主治】乳腺癌。
【用法用量】上药加水同煎，分2～3次服，每日1剂。若有糜烂加忍冬藤、胡桃夹各30g同煎，若有疼痛加栋树果15g，乌药9g（或延胡索15g）同煎。
【来　　源】《上海常用中草药》。
【附　　注】方中蜀羊泉又名白英，是抗癌的有效良药。

【方　　名】龙蛇羊泉汤
【方药组成】白英30g，龙葵30g，蛇莓30g，半枝莲30g，瞿麦20g，黄柏15g，延胡索10g，土茯苓30g，大、小蓟各30g，仙鹤草30g，竹茹、淡竹叶各10g。
【功效主治】湿热瘀毒型肾癌，或肾盂癌（中、晚期患者或手术后复发者）。
【用法用量】水煎服，每日1剂。
【来　　源】《中医肿瘤学》（上），科学出版社，1983：342。

【方　　名】龙蛇羊泉汤
【方药组成】龙葵、白英、土茯苓、白花蛇舌草各30g，蛇莓15g，海金沙、灯心草、威灵仙各9g。
【加　　减】血尿不止加小蓟、白茅根、仙鹤草；小腹坠胀疼痛加延胡索、乌药。
【功效主治】清热解毒。膀胱癌，症见尿色深红，小便短数、灼热，口燥咽干，舌红，苔黄腻，脉滑数。
【用法用量】以上药物，水煎分2次温服，每日1剂。
【临床应用】本方治疗膀胱癌1例，5年生存率为90.47%。
【来　　源】《上海中医药杂志》1982年第2期。
【附　　注】本方所治为膀胱癌初中期，证属湿毒下注、膀胱气化失司者。治宜清利湿热毒邪。方中龙葵、白英、蛇莓、白花蛇舌草清热解毒，消肿散结，经药理研究证实有抗癌作用，四药相须为用，以加强抑制癌瘤的功效；土茯苓解毒利湿；海金沙清利膀胱湿热；灯心草导热下行，使邪有出路；威灵仙辛散善走，通经达络，直达病所。诸药合用，共奏清热利湿、解毒抗癌之效。实验证明本方能提高小鼠艾氏腹水癌细胞内cAMP的水平，临床表明对膀胱癌患者免疫功能有促进作用。

【方　　名】龙蛇羊泉汤
【方药组成】龙葵、土茯苓、灯心草、白英各30g，蛇莓15g，海金沙9g。
【加　　减】尿血多者加大蓟、白茅根；小腹坠胀疼痛加延胡索、香附、乌药。

【功效主治】清热利湿解毒。膀胱癌，症见尿血，小便短数，灼热，苔黄腻，脉濡数。

【用法用量】以上药物，水煎分2次服，每日1剂。

【来　　源】《肿瘤防治研究》1978年第2期。

【附　　注】本方适用于膀胱癌初中期，其病机为湿热郁毒下注膀胱，膀胱气化失司。治宜清热利湿，解毒抗癌。方中龙葵、白英、蛇莓清热解毒，消肿散结，经药理研究证实均有抗癌作用，合用以抑制癌瘤的生长；土茯苓解毒利湿；海金沙清利膀胱湿热；灯心草导热下行，使邪有出路。诸药合用，共奏清热利湿、解毒抗癌之效。本方辨癌论治，临床用本方治疗膀胱癌取得了一定的疗效。

【方　　名】龙蛇羊泉汤

【方药组成】龙葵25g，蛇莓25g，白英25g，墓头回10g。

【功效主治】宫颈癌。

【用法用量】水煎服，每日1剂。

【来　　源】《中药学》。

【方　　名】龙蛇羊泉汤

【方药组成】龙葵30g，蛇莓30g，白英30g，七叶一枝花30g，山豆根20g，开金锁15g，锦灯笼10g，蒲公英30g，半枝莲20g，玄参20g，生地黄10g，牛蒡子10g。

【功效主治】肾虚内热，湿毒蕴结型喉癌。

【用法用量】水煎服，每日1剂，分2次服。

【来　　源】《肿瘤病》，人民卫生出版社，1982：52。

【方　　名】龙蛇羊泉汤

【方药组成】龙葵30g，蜀羊泉30g，蛇莓15～30g。

【加　　减】肺癌，加山海螺、鱼腥草、杏香兔耳风各30g；食管癌，加半枝莲、石见穿、石打穿各30g；乳腺癌，加蒲公英30g，七叶一枝花、薜荔果各15g；膀胱癌，加土茯苓、龙须草、海金沙草各30g；淋巴肉瘤，加黄药子、蒲黄根、海藻各30g。

【功效主治】解毒抗癌。适用于各种肿瘤。

【用法用量】每日1剂，水煎，分2次温服。

【来　　源】民间方。

【方　　名】龙蛇羊泉汤加减

【方药组成】半枝莲30g，白英24g，龙葵24g，蛇莓30g，瞿麦20g，黄柏15g，延胡索10g，土茯苓30g，大蓟30g，小蓟30g，仙鹤草20g，淡竹叶10g。纳差者加白术、麦芽、神曲；尿血严重者加白茅根、生侧柏叶、茜草等。

【功效主治】清热利湿，活血散结。主治肾癌湿热型。症见血尿，腰痛坠胀不适，伴有低热，口渴，乏力，纳呆，恶心呕吐，腰腹部可扪及肿块，舌质暗红，苔黄白，脉滑数。

【用法用量】水煎服，每日1剂。

【来　　源】《偏方验方秘典》，中原农民出版社。

【附　　注】饮食要注意低盐饮食，食用清淡而富含维生素的食物。

【方　　名】龙蛇羊泉汤加减

【方药组成】龙葵30g，蛇莓15g，土茯苓30g，灯心草30g，白英30g，海金沙9g，苦参15g，白茅根30g。

【加　　减】热重者加大青叶、蒲公英各30g；尿液混浊者加瞿麦15g，萆薢15g，萹蓄12g；大便干者加生大黄12g，芒硝6g；疼痛重者加延胡索20g，泽兰15g；伴乏力、消瘦、纳呆者加黄芪30g，白术15g，当归15g。

【功效主治】清热解毒，通淋散结。主治膀胱癌之瘀毒蕴结型。症见血尿，尿中有血块，排尿困难或闭塞不通，少腹坠胀疼痛，舌质暗有瘀点、瘀斑，脉沉细。

【用法用量】水煎服，每日1剂。

【来　　源】北京医学院第一附属医院方。

【附　　注】生活有规律，少吃肉类，多吃蔬菜和水果等碱性食物。

【方　　名】龙蛇羊泉汤加味

【方药组成】龙葵 30g，蛇莓 15g，蜀羊泉 30g，黄药脂、蒲黄根、海藻各 30g。

【功效主治】淋巴肉瘤。

【用法用量】加水煎服，每日 1 剂，分 2 ～ 3 次饮服，10 ～ 15 日为 1 个疗程。

【来　　源】上海群力草药店验方。

【附　　注】黄药脂，即中药黄药子。蜀羊泉即白英，别名白毛藤。

【方　　名】龙眼洋参饮

【方药组成】龙眼肉 30g，西洋参 10g，蜂蜜少许。

【功效主治】养心安神，滋阴生血。本膳主要适用于脑肿瘤贫血、低烧不退者。

【用法用量】龙眼肉、西洋参、蜂蜜放入杯中，加凉水开水少许，置沸水锅内煮 40 ～ 50 分钟即成。每日早、晚口服。龙眼肉和西洋参亦可吃下。

【来　　源】《中国抗癌报》，1992，1：20。

【附　　注】龙眼肉补血，西洋参滋阴，加之两者对中枢神经均有调整作用，故可用于脑肿瘤病人的调理。张孟林报告：以西洋参 6g，银耳 15g，冰糖 15g，文火煎取汁当茶饮，治疗 1 例胃癌伴肺转移者，辨证为气阴两虚。症见神倦乏力，低热绵绵，口干少津，欲饮冷水，动则汗出，手足心热，舌质红，脉细数，骨瘦如柴，体温 37.8℃，服本方后，精神好转，食欲增加，低热消失，白细胞、血色素均恢复至正常水平。

【方　　名】龙眼枣仁饮

【方药组成】龙眼肉、炒酸枣仁各 15g，芡实 10g，白糖少许。

【功效主治】养血安神，益肾固精。本膳主要适用于脑肿瘤血性失眠、神倦、遗精者。

【用法用量】枣仁、芡实洗净，与龙眼肉一起放入锅内，加水适量，武火煮沸，再用文火煎熬 20 分钟，滤去药渣，放入白糖，搅匀，装入茶壶内即成。每晚睡前服用最佳。

【临床应用】某男，64 岁，1985 年 6 月肺癌骨转移，疼痛难忍。用“抗癌单刀剑”复方时，嘱其睡前服用本饮，连用 10 天后，病人疼痛等症状明显减轻。

【附　　注】日本学者佐藤昭彦曾筛选了 800 余种天然药物，发现龙眼肉、酸枣仁热水提取物对人子宫颈癌 JTC-26 细胞抑制率分别为 90% 以上和 50% ～ 70%，显示了良好的抗癌活性（《汉方研究》，1979，2：60，日文）。本膳不仅用于脑肿瘤，而且对骨癌疼痛有缓解作用。

【方　　名】龙眼粥

【方药组成】龙眼肉 25g，红枣 5 枚，粳米 100g。

【功效主治】养心安神，健脾补血。本膳主要适用于胃癌贫血严重者。

【用法用量】取连壳桂圆，剥去果皮，去核取肉约 25g，同红枣、粳米一起煮粥。每天早晚各服食 1 ～ 2 碗即可。

【附　　注】据美国《食物与营养》（农业出版社，1989）称：“生龙眼含热量高，为 61 千卡 / 100g；碳水化合物适中，为 16%。它是铁的上等来源，但维生素 C 含量较低。然而干龙眼营养价值是新鲜果实的 5 倍。在干燥过程中，一些物质损失了，但维生素 C 完全保留了下来，因此，干龙眼是维生素 C 的上等来源。”维生素 C 有很好的抗癌活性，因此龙眼粥对癌症可以应用。日本还报告：龙眼肉热水浸出物对 JTC-26 癌细胞有 90% 以上的抑制率，几乎和长春新碱的效价相同（《汉方研究》，1979，2：58）。

【方　　名】龙眼猪骨炖乌龟

【方药组成】龙眼肉 50g，猪脊骨连肉带髓 250 ～ 560g，乌龟 500g。盐、冷水适量。

【功效主治】健脾生血，滋肾养阴。本膳主要适用于肝癌手术后气阴两虚者。

【用法用量】龙眼肉洗净，猪脊骨剁碎，乌龟杀后去肠杂并切块。把三者放入锅中，加水适量文火煎熬至肉烂，放盐调味，即可食用。

【来　　源】《汉方研究》，1979，2：54，日文。

【附　　注】膳中龙眼味甘质润，性质温和，有大补气血、力胜参芪之说；猪肉味甘性平，有补肾液、滋肝阴之功；猪脊髓味同猪肉，功在补精髓、益肾阴方面；乌龟味甘性润，能补益肝肾之阴、肝肾阴虚和气血亏损状态。以上诸物配合使用，确实有恢复机能的效果。尤其是龙眼肉，日本大阪汉医研究所的佐藤昭彦所长，在筛选天然药物的抗癌作用时发现，龙眼肉热水浸出物，对人子宫颈癌细胞 JTC-26 有 90% 以上的抑制率。

【方　　名】龙茵连刺汤

【方药组成】龙胆草 15g，茵陈蒿 30g，黄连 6g，皂角刺 2g。

【功效主治】胰腺癌。

【用法用量】加水煎服，每日 1 剂，分 2 次服，10 日为 1 个疗程。

【来　　源】《本草骈比》。

【方　　名】龙英方

【方药组成】龙葵 30g，白英 30g，苍耳草 30g，蛇莓 15g，土茯苓 15g。

【功效主治】软骨瘤。

【用法用量】水煎，每日 1 剂，2 次分服。

【附　　注】软骨瘤是骨组织的一种良性肿瘤，好发生在手足管形短骨的中心部位，由透明软骨、钙化软骨或骨化软骨组成。临床表现主要为局部逐渐肿胀中球形或菱形，有一定压迫症状，皮肤正常；如有恶性变者则病情发展迅速，局部症状更为明显。

【方　　名】龙英汤

【方药组成】龙葵 13g，白英 12g，白茅根 12g，旱莲草 12g，半枝莲 15g，薏苡仁 15g，赤芍 9g，女贞子 9g，露蜂房 6g。

【功效主治】清热解毒，止血凉血。适用于宫颈癌。

【用法用量】每日 1 剂，煎 2 次分服。

【方　　名】龙英一枝花汤

【方药组成】蛇果草、龙葵、白英、蒲公英各 30g，薜荔果、橘叶各 15g，七叶一枝花 6g（可用八角金盘 9 ～ 15g 代）。

【功效主治】乳腺癌。

【用法用量】水煎服，每日 1 剂。

【来　　源】《治癌中药处方 700 种》。

【方　　名】龙猪蛇舌草汤

【方药组成】龙葵 120g，猪殃殃 60g，白花蛇舌草 250g。

【功效主治】恶性淋巴瘤。

【用法用量】上药洗净切碎，加水同煎服，每日 1 剂，2 ～ 3 次服完。

【临床应用】本方须常服方可奏效。

【来　　源】《肿瘤的防治》。

【方　　名】癃消散

【方药组成】黄芪 20g，穿山甲 15g，土茯苓 20g，白花蛇舌草 30g，淫羊藿 12g，制何首乌 12g，牛膝 12g，七叶一枝花 12g，杭白芍 12g，肉苁蓉 10g，知母 6g，炒黄柏 10g，生甘草 6g，潞党参 15g，制大黄 6g。

【加　　减】血尿重者，加小蓟、旱莲草、生地黄、阿胶；小便不畅，加沉香、郁金；小便疼痛，加延胡索、三棱、莪术；小便黄浊，加车前子、瞿麦、金钱草。

【功效主治】前列腺癌，也可用于前列腺增生、膀胱癌等。益肾散结、化浊散瘀，症见尿频、尿痛、排尿困难、血淋、劳淋、癃闭等。

【用法用量】水煎，内服，每日 1 剂，每次 300ml，每日 2 ～ 3 次。

【来　　源】张家口市桥西健安医院门诊部袁永超的经验方。

【注意事项】忌辛辣、房事。

【方　　名】蒌连汤

【方药组成】瓜蒌 15g，川黄连、石菖蒲各 10g，法半夏、黄芩各 9g，青礞石 30g（先煎），沉香

（后下）、玄明粉（冲入）各6g，枳壳5g。

【……】痰热壅滞之急性单核细胞性白血病，症见发热、咳嗽，意识蒙眬，神志呆钝，胸脘痞闷，呼吸粗短，咳嗽痰多黄黏，大便不通，小便短赤，舌质红，苔黄腻，脉滑大。

【用法用量】水煎服，每日1剂。

【来　　源】福州市名老中医秘方。

【方　　名】蒌参汤

【方药组成】太子参9g，焦白术9g，茯苓9g，草豆蔻仁9g，陈皮9g，香附9g，郁金9g，延胡索9g，五灵脂9g，半夏9g，海螵蛸9g，薏苡仁30g，生黄芪30g，当归15g，瓜蒌15g，炒柴胡4.5g，广木香4.5g。

【功效主治】健脾和胃，行气化瘀。适用于胰腺癌。

【用法用量】每日1剂，水煎，分2次分服。

【临床应用】以本方为主，采用健脾和胃与补气养血等法，治疗胰腺癌多例有一定疗效。

【来　　源】中医研究院广安门医院方。

【方　　名】蒌实神曲散

【方药组成】瓜蒌实（去壳、焙干）30g，神曲15g。

【功效主治】直肠癌，胰腺癌，纵隔肿瘤。

【用法用量】共研为细末。每次6g，日服2次，葱白汤送下。

【来　　源】《圣惠方》。

【附　　注】神曲炒用，但炒干黄即成，勿令炒焦。

【方　　名】楼台夏枯草汤

【方药组成】楼台夏枯草20g，八仙草15g，青刺尖15g，九死还魂草（垫状卷柏）18g，水牛角15g，重楼10g，通关藤15g，金荞麦30g，前胡30g，侧柏叶12g，白茅根20g。

【功效主治】清热解毒，凉血止血，抗癌通窍。适用于鼻咽癌见鼻涕腥臭，涕中经常带血或鼻衄不止者。

【用法用量】水煎6次，分6次服，每次1茶杯，2天服完。服药时兑少许童尿为引。

【来　　源】昆明中药厂王汝俊、昆明市药材公司王汝生献方。

【附　　注】服药期间忌香燥辛辣及豆类。

【方　　名】蝼蛄散

【方药组成】蝼蛄2只，牛乳1匙。

【功效主治】食管癌，胃癌；噎膈反胃。

【用法用量】蝼蛄焙干研末，和牛乳沸水冲服，1日3次，连服半个月。

【来　　源】《常见病验方研究参考资料》。

【附　　注】蝼蛄异名土狗，含有多种氨基酸，其中丙氨酸、组氨酸、缬氨酸含量较高。

【方　　名】蝼蛄麝香散

【方药组成】蝼蛄（活者）1枚。

【功效主治】化瘀通窍。适用于前列腺癌小便不通、诸药不效者。

【用法用量】上一味，生研，入麝香少许，新汲水调下。

【方　　名】漏芦升麻汤

【方药组成】漏芦10g，大青叶10g，升麻8g，黄芩5g，玄参5g，炒牛蒡子5g，苦桔梗5g，连翘5g，生甘草5g。

【功效主治】喉癌、扁桃体癌、肺癌、食道癌和其他恶性肿瘤并发感染而致发热、头面红肿，咽嗌堵塞、水药不下，皮肤红肿，生恶疮、恶毒。

【用法用量】水煎服，每日1剂。

【方　　名】漏芦汤

【方药组成】漏芦、白蔹、黄芩（去黑心）、麻黄（去节）、枳实（麸炒去瓤）、升麻、乌药、生甘草各30g，大黄60g，朴硝30g。

【功效主治】泻火解毒，通便。适用于皮肤癌，皮肤壮热，大便秘涩，小便赤黄。

【用法用量】上除朴硝外，锉，咀，与朴硝同和匀。每服 9g，气实者 15g，用水 225ml，文武火煎至 7 沸，去滓，空心热服。

【附　　注】孕妇忌服。

【方　　名】漏芦汤

【方药组成】漏芦、白蔹、黄芩、白薇、枳实、升麻、生甘草、芍药、麻黄各二两，大黄三两。

【功效主治】痈疽、丹疹、毒肿、恶肿。

【用法用量】上十物，以水一斗，煮取三升，若无药用大黄下之佳，其丹毒须针镵去血。

【来　　源】北周·《集验方》卷七。

【方　　名】漏芦汤

【方药组成】漏芦 30～60g，土茯苓 15～90g，党参（或生黄芪）15～60g，白术 30～60g，茯苓 30～60g，牡丹皮 15～30g，升麻 15～30g，黄芩 9～30g，吴茱萸 9～24g，生甘草 9～15g，制半夏 50g（或生半夏 15～30g）。

【加　　减】同时配合三味散（炒地鳖虫 30g，炒全蝎 30g，红参 30g，共研细末），每次冲入汤剂 1.5g，随汤药服用。如吐血、便血者，在三味散内加田三七 30g。

【功效主治】胃癌。

【用法用量】将上药煎三遍去渣，将三煎兑在一起再浓缩成 300ml 左右，1 日分 3～4 次服用。

【来　　源】《中医肿瘤学》（上），科学出版社，1983：251。

【方　　名】漏芦枝莲茅根汤

【方药组成】半枝莲 60g，白茅根 30g，漏芦、车前子各 15g，萆薢、栀子各 9g，炒大黄、木香各 3g；根据病情可加乌药 9g，旱莲草 15g。

【功效主治】子宫颈癌。

【用法用量】水煎服，每天 1 剂。

【来　　源】《治癌中药处方 700 种》。

【方　　名】露蜂房白花蛇散

【方药组成】露蜂房 200g，白花蛇 2 条，蜈蚣 10g。

【功效主治】绒毛膜癌肺转移。

【用法用量】诸药共研细末，早晚各 3g，温开水送服。

【方　　名】露蜂房穿山甲汤

【方药组成】露蜂房 9g，穿山甲 9g，石见穿 15g，王不留行 15g，当归 15g，黄芪 15g，莪术 15g，三七粉（冲服）3g。

【加　　减】癌肿直径大于 3cm，加水红花子 15g，桃仁 9g，蛇六谷（先煎 1.5 小时）15g；已溃者，加太子参 30g，土茯苓 30g；偏阳虚，加服人参养荣丸，每次 9g，每日 2 次；偏阴虚，加天冬 15g，生地黄 15g，天花粉 15g；偏寒者，加桂枝 3g，细辛 3g；偏热者，加夏枯草 15g，蒲公英 30g。

【功效主治】用于乳腺癌早中期。

【用法用量】上药加水煎煮 2 次，将两煎药液混合均匀，分 2 次服，每日 1 剂。

【方　　名】露蜂房僵蚕方

【方药组成】露蜂房 8g，僵蚕、山慈菇、薏苡仁等适量。

【功效主治】肝癌、食管癌。

【用法用量】水煎服。

【方　　名】露蜂房全蝎散

【方药组成】露蜂房 60g，全蝎 30g，蜈蚣 10 条，鹿角 30g。

【用法用量】上药研细末，每日服 2～3 次，每次服 3g，黄酒送服。

【来　　源】湖北省宜昌医学专科学校王武兴献方。

【附　　注】上药忌用高温烘烤，蜈蚣不去头足，本方对乳房纤维腺瘤有较好的疗效。

【方　　名】露蜂房全蝎汤

【方药组成】露蜂房 9g，全蝎 2g，乳香 9g，没药 9g，三棱 9g，蒲公英 30g，土茯苓 30g，续断 12g，莪术 9g，桃仁泥 6g，红花 2g，生甘草 6g，大黄6g。
【功效主治】子宫颈癌。
【用法用量】水煎，每日1剂，分3次服。
【来　　源】《肿瘤的辨证施治》，上海科学技术出版社，1980：125。

【方　　名】露蜂房全蝎药酒
【方药组成】露蜂房20g，全蝎20g，山慈菇25g，白僵蚕25g，蟾蜍皮15g。
【功效主治】食管癌、胃癌。
【用法用量】上五味，捣碎，置净器中，用酒450ml浸之，经7日后开取。每日3次，每次空腹10～15ml。
【来　　源】《药酒验方选》，山西科学教育出版社，1985：145。

【方　　名】露蜂房蛇蜕丸
【方药组成】露蜂房20g，蛇蜕15g，地龙15g，血余炭10g，棕榈炭10g，木鳖子9g。
【用法用量】上药共研为细末，水合为丸，如梧桐子大，每次10粒，每日2次。用于卵巢癌中期病情稳定阶段，腹胀满或疼痛，可触及包块。

【方　　名】露蜂房五倍子丸
【方药组成】露蜂房（泥封煅透）、五倍子（瓦上焙）、鼠尿（瓦上焙）各等分。
【功效主治】乳腺癌。
【用法用量】研细，以饭为丸，每服15g，清晨茶汤送下。

【方　　名】芦根白茅根汤
【方药组成】芦根20g，白茅根20g，薏苡仁20g，冬瓜仁20g，鱼腥草20g，金荞麦根20g，黄芩10g，杏仁10g，桔梗10g，桃仁10g，浙贝母10g，甘草6g。
【功效主治】食管癌术后、放疗后肺脓肿。
【用法用量】上药先用水浸泡半小时，加水煎煮2次，药液混合均匀，分2次服用，每日1剂。

【方　　名】芦根煎
【方药组成】芦根150g。
【功效主治】五噎吐逆，心膈气滞，烦闷不食。
【用法用量】水3大盏，煮至2盏，去渣温服。
【来　　源】《古今秘方集成》。

【方　　名】芦荟散
【方药组成】芦荟、防风（去叉）各15g，白附子（炮）、白术、天麻、白芷各30g，丹砂（研）、龙脑（研）各4g。
【功效主治】祛风通窍，化痰止痛。适用于脑肿瘤。
【用法用量】上为细散。每服0.5g，食后葱白、薄荷茶调下。
【来　　源】《圣济总录》。

【方　　名】芦荟饮
【方药组成】长30cm左右芦荟叶1片，白糖20g，苹果1个。
【功效主治】清热解毒，通便杀虫。本膳主要适用于白血病热结便秘者。
【用法用量】将芦荟、苹果共同用果汁压榨机压榨出汁，汁液加糖调和，即可饮用。
【附　　注】从芦荟叶子中分离出的芦荟素A是一种糖蛋白，对P388淋巴细胞血病小鼠有抑制癌细胞生长和延长小鼠生存期的作用；能增加体内自然杀伤细胞（NK）的活性，并能激活大鼠腹膜巨噬细胞，具有免疫促进的作用（Drug of The Future，1987，4：202，英文）。芦荟的形状与仙人掌相似，却是百合科植物，为多年生常绿多肉质草本，原产地是非洲。《古希腊本草》记载了芦荟的医疗功效；12世纪，德国药典正式收入，使之普遍应用起来。21世纪60年代，芦荟被发现具有治癌价值，开始为各国药农所栽培、推广。

【方　　名】芦笋炒豆芽方
【方药组成】芦笋250g，黄豆芽150g。
【功效主治】清热抗癌。通治多种癌症，对膀胱癌以及淋巴结癌瘤等癌症尤为适宜。

【用法用量】先将芦笋洗净，切成段或丝，放入碗内，加精盐少许，腌渍片刻，去腌渍水，待用。将黄豆芽泽洗干净，放入清水中浸泡片刻，捞出，沥尽水，待用。炒锅置火上，加植物油烧至八成热时，加入芦笋丝、黄豆芽，急火翻炒，加酱油、青蒜末、生姜丝、红糖、精盐、味精等调味品，熘炒均匀即成。佐餐当菜，随意服食，嚼食芦笋、黄豆芽，当日吃完。

【方　　名】芦笋炒肉片方

【方药组成】猪后腿肉200g，芦笋100g，荸荠30g，鸡蛋清2个，淀粉、白糖、猪油、植物油、精盐、味精少许，清汤适量。

【功效主治】养阴清热，抗白血病。主治阴虚内热型白血病等多种癌症。

【用法用量】将芦笋洗净，切片；将肉切成3cm长、1cm宽的薄片；将蛋清、淀粉放入碗内，用筷子调成白糊，再加入面粉和匀；荸荠切厚片。锅中加入植物油，烧至五成熟，将肉片逐片蘸糊下锅炸制，待肉片胀起，呈黄白色时，起锅沥出油。将锅放在火上，添水半勺，放入白糖，用勺炒搅，见糖汁浓时，下入芦笋和猪油少许，用勺搅匀，随即将荸荠片和肉片下锅，多翻几次，即可盛盘。佐餐当菜，随意服食。

【方　　名】芦笋炒香菇肉片方

【方药组成】芦笋500g，香菇50g，瘦猪肉250g，鸡蛋2枚。油、盐、味精、香油各少许，葱、姜适量。

【功效主治】胃癌、子宫颈癌、乳腺癌以及其他肿瘤的预防和治疗。

【用法用量】芦笋洗净切碎，香菇用温水泡发，洗净切成丝条状，同放入锅内，加油，盐少许，翻炒数分钟后，打入鸡蛋同炒，加入少量水炒至熟，放入味精、香油、姜、葱再炒片刻即可盛碗食用。

【来　　源】《曲池妇得》。

【附　　注】忌吃辛辣、鱼腥、熏烤之食物。鲤鱼、生鸡、狗肉、猪头肉、母猪肉等也不宜服食。

【方　　名】芦笋蛋饼方

【方药组成】鲜芦笋100g，鸡蛋4个，猪油50g。精盐、麻油适量。

【功效主治】清热润肺，健脾益胃。本膳主要适用于皮肤癌（热毒型）患者。

【用法用量】鸡蛋打入碗中，打匀；待锅热时放入大部分猪油，等油热时，倒入蛋液，待一部分凝固时，把芦笋排列在蛋液之中，待全部凝固，包住芦笋时，在四周淋上剩余部分猪油，翻烤煎黄。出锅时，淋上麻油，逆芦笋条方向切成长条蛋饼，即可食用。特点是外香内嫩，清口宜人。

【来　　源】《预防》，1974，2：260。

【附　　注】在临床上，一直把芦笋蛋饼作为皮肤癌患者的辅助食，一般皮肤癌不太影响进食，故以蛋饼的形式。若进食困难的其他类肿瘤，则需选用芦笋的其他菜肴。美国生化学家K. B. 芦茨通过实际运用，认为“芦笋几乎对所有类型的癌症都有疗效，它含有丰富的抗癌营养因素，值得列入作者们的抗癌菜单中”。

【方　　名】芦笋炖猪肘

【方药组成】芦笋150g，猪肘1 000g。

【功效主治】各种癌症病人虚弱者。

【用法用量】先将猪肘去掉残毛，刮洗干净，放入砂锅内，加水，文火炖至烂。再将芦笋洗净，切成短节，下锅与猪肘同煮熟，入姜汁、盐等调味，炖煮至汁浓为度，隔日1次，常炖服用。

【来　　源】《延年剪辑寿精方选续集》。

【附　　注】猪肘，即猪的前膀肉。

【方　　名】芦笋红枣酒

【方药组成】芦笋250g，小红枣250g，白酒500g。

【功效主治】各种癌症的预防和癌症患者早期及恢复期（手术后）的辅助治疗。

【用法用量】芦笋洗净，切碎晒干，红枣去核后，一起放入罐中，加入白酒浸泡一周，取澄清酒液饮之。每次 1 ～ 2 次，每次 10 ～ 15ml，宜常服之。

【来　　源】《抗癌饮料》。

【附　　注】忌吃辛辣、炙、煎炒、熏烤、腌渍等食物。

【方　　名】芦笋红枣粥

【方药组成】芦笋罐头 1/3 量，天门冬 60g，红枣 10g，粳米 30g。

【功效主治】乳腺癌和消化道癌。

【用法用量】将芦笋罐头打开，取 1/3 量和天门冬、红枣同粳米加水，共煮成稀粥，做早餐温热食用，日服 1 次，坚持服食方可奏效。

【来　　源】《实用抗癌药膳》。

【方　　名】芦笋浓汤

【方药组成】芦笋罐头 1 个。

【功效主治】各种癌症。

【用法用量】将芦笋罐头打开，倒入电动食物搅拌器内快速搅成浆状即可。冰箱储存，一周内要吃完，每次 4 大汤匙煮成浓汤，早晚各 1 次。长期服用。

【来　　源】《营养抗癌》。

【附　　注】芦笋浆要妥为冷藏，否则会腐败变质。

【方　　名】芦笋香菇汤

【方药组成】芦笋 200g，水发香菇 100g，油、盐、味精各少许。

【功效主治】各种癌症食疗，也治冠心病。

【用法用量】芦笋洗净，切片，与水发香菇放入锅中，加油、盐同炒熟后，加水适量煮沸，再放味精少许拌匀即可服食。每日 1 次，佐餐食之。

【来　　源】《抗癌药膳》。

【附　　注】芦笋不宜生吃，制作时应当把芦笋煮熟后方可食用。

【方　　名】芦笋玉米须粥

【方药组成】芦笋 50g，玉米须 200g，薏苡仁 50g，粳米 50g。

【功效主治】清热利湿，抗癌退黄。主治湿热内蕴型肝癌伴发黄疸。

【用法用量】先将鲜芦笋洗净切碎后，盛入碗中，备用。再将玉米须洗净，切成小段，放入双层纱布袋中，扎紧袋口，与洗干净的薏苡仁、粳米同放入砂锅，加水适量，大火煮沸后，改用小火煨煮 30 分钟，取出玉米须纱袋，滤尽药汁，调入切碎的芦笋，继续用小火煨煮至薏苡仁熟烂如酥，粥黏稠即成。早晚 2 次分服，食粥，嚼服薏苡仁、芦笋。

【方　　名】芦笋汁

【方药组成】鲜芦笋汁半杯（约 100ml），鸡蛋 1 个，食盐少许。

【功效主治】预防并治疗各种癌症。

【用法用量】将鲜芦笋洗净，切碎，压榨取鲜汁 100ml，再打入鸡蛋 1 个，用筷子搅和，再放入食盐少许调匀，即可饮用。

【来　　源】《抗癌饮料》。

【附　　注】芦笋疗法在美国、日本等国家及欧洲广泛推行，据报道，本方疗法颇佳。

【方　　名】芦笋粥

【方药组成】鲜芦笋 50g，粳米 100g，油、盐少许。

【功效主治】各种癌症预防和各种癌症早期、恢复期的辅助治疗。

【用法用量】鲜芦笋洗净切碎，粳米淘净，一起放入锅中，加水煮成稀粥，然后入油、盐少许调味服食，隔日食 1 次，每于早、晚餐温热服食。

【来　　源】《抗癌药膳》。

【附　　注】芦笋粥宜现制现食，不宜久留而再食用。

【方　　名】芦笋煮海参方

【方药组成】芦笋 100g，海参 50g，油、盐、葱、姜、蒜泥、味精各适量。

【功效主治】各种癌症的辅助食疗，并对宫颈癌放射治疗后发生的直肠炎症有治疗作用。

【用法用量】海参温水泡透，洗净切片，芦笋洗净切细，一起入锅加油炒片刻，加入水适量煮至熟，放入上述配料共煮熟，再入味精少量即可食用。

【来　　源】《肿瘤复康指南》。

【方　　名】炉甘石大黄泊汤

【方药组成】炉甘石250g，大黄250g，猫爪草250g，五倍子125g，黄丹125g，拉拉藤500g，硇砂37.5g，马钱子45g，蟾酥I5g，白铅粉60g，冰片60g，丁香30g，黄连30g，蚊15条。

【功效主治】解毒祛腐抗癌。适用于淋巴癌。

【用法用量】以上各药共研细末，用香油适量调制成膏或以少许醋调制成糊剂，即得。外用，涂搽于癌灶局部，每日1～2次。用于治疗淋巴癌多例均有不同程度的疗效。

【方　　名】卤碱粉片

【方药组成】精制卤碱粉100g，淀粉10g，蒸馏水100ml，硬脂酸镁1ml。

【功效主治】骨肉瘤。

【用法用量】上药混匀制成片剂，每片重0.5g。每次2片，每日服2次，15天为1个疗程。每一个疗程后，下一个疗程均较前1个疗程的每次用量增加1g，连续5个疗程。

【方　　名】卤碱合剂

【方药组成】卤碱块30g，莪术30g，白屈菜30g，蜂蜜1 000g。

【功效主治】软坚化瘀，解毒消肿。适用于各种肿瘤。

【用法用量】先将卤碱块冲洗后加水成饱和溶液，再加已熬成的药膏（莪术、白屈菜加水煮后浓缩成膏），最后加蜂蜜，三者混匀，加10%尼泊金0.6ml备用。每次30g，水冲服，每日3次。

【来　　源】《肿瘤临证备要》。

【方　　名】卤水乌梅汁

【方药组成】卤水1 000ml，乌梅27枚。

【功效主治】诸般癌症。

【用法用量】取卤水1 000ml，加乌梅27个，置砂锅，先用武火煎，再用文火煎20分钟，过24小时后绞取汁备用。大人每天6次，每次服1g，饭前和饭后服。开始每次服0.5g，然后逐渐增加服用量为佳，服后如有恶心等副作用时减量服。开始会有轻度腹泻和癌部位刺痛，不久便会恢复正常。卤水中含有的微量无机物，可强化人体的免疫力从而治病。卤水乌梅汤中加入蜈蚣末或其他抗癌剂服也佳。

【方　　名】鹿甲散

【方药组成】鹿角片、穿山甲各60g，王不留行、三棱、莪术各100g。

【功效主治】益肾疏肝，活血通络，软坚散结。适用于乳腺小叶增生。

【用法用量】共研细末，过80目筛备用。口服，每次9g，每日3次，饭后温开水送下，连服3个月为1个疗程。服药期间忌茶叶。

【临床应用】治疗40例，临床治愈28例，显效5例，有效3例，无效4例。唐某，女27岁。两侧乳房肿块，胀痛5年，每于经前尤剧，婚后5年未育。查体两乳第2象限各有1个1.2cm×2.0cm之囊性肿块，推之能移。诊为乳腺小叶增生。予鹿甲散，每次9g，每日3次，饭后温开水送服。共服258天，两乳房肿块消失，并生育1女。

【来　　源】《浙江中医学院学报》，1992，6：13。

【附　　注】乳腺小叶增生属中医乳癖之一，为育龄妇女之常见病。鹿甲散中鹿角、穿山甲、王不留行均有通乳络、消肿块之功；三棱、莪术破血祛瘀、软坚散结。五药合用，能入乳消肿散结，用以消乳癖其效可待。

【方　　名】鹿胶补血汤

【方药组成】阿胶10g，鹿角胶10g，旱莲草30g，女贞子20g，菟丝子15g，当归12g，黄芪60g，人参10g，瓜蒌10g，薤白15g，青皮10g，陈皮18g，焦三仙各30g。

【功效主治】肝癌化疗反应。

【用法用量】水煎服，每日1剂。

【临床应用】患某，男，67岁，于1972年10月确诊为肝癌，化疗后血象下降，伴腹胀胁痛，胸闷气短，腿软乏力，鼻衄，苔白脉沉。辨证为肝肾阴虚，营血不足，胸阳不振。予上方治疗，3剂后血小板升至11.3×10³/mm³，用药7剂，血小板为11.7×10⁴/mm³，患者又继续化疗。

【来　　源】《千家妙方》，战士出版社，1982：588。

【附　　注】方名是杨建宇编写，方中剂量是编者用药经验。

【方　　名】鹿角丹参汤

【方药组成】鹿角15g，丹参15g，穿山甲30g，红花10g，三棱9g，莪术9g，当归10g，没药10g，延胡索10g，淫羊藿10g，牡蛎10g，黄芪20g，川芎12g。

【功效主治】活血祛瘀，化痰软坚。主治乳腺增生病。

【用法用量】水煎服，每日1剂。

【方　　名】鹿角尖薜荔果汤

【方药组成】鹿角尖100g，薜荔果100g。

【功效主治】乳腺癌。

【用法用量】研细末，每日10g，黄砂糖和陈醋送下。

【方　　名】鹿角蔹石膏方

【方药组成】鹿角6g，白蔹、麦饭石各12g。

【功效主治】骨肉瘤。

【用法用量】诸药共研细末，调入白酒适量，拌匀成膏状，外敷贴患处。2日换1次。

【来　　源】《中国民间敷药疗法》。

【附　　注】敷药期间忌鱼腥、生冷、辛辣食物。

【方　　名】鹿角首乌山药汤

【方药组成】党参、黄芪、茯苓各12g，白术、山药、鹿角、当归、白芍各9g，熟地黄、丹参、枸杞子、制何首乌各15g，炙甘草3g。

【功效主治】胃癌、食管癌。

【用法用量】水煎服。

【来　　源】《治癌中药处方700种》。

【方　　名】鹿茸草板蓝根汤

【方药组成】鹿茸草30g，板蓝根、栀子根各10g。

【功效主治】血管瘤。

【用法用量】水煎服，每日1剂。

【来　　源】《中医学名人治验大系·癌中药及其处方》。

【方　　名】鹿茸草酒服方

【方药组成】鹿茸草（又名山门穹、千年艾、千年霜等）15g。

【功效主治】乳癌、乳痈。

【用法用量】捣汁与甜酒酿合服，每日3次（鲜品捣汁，日用量30～60g，干品用量减半，水煎去渣后兑甜酒服）。

【来　　源】《杭州药植志》。

【方　　名】鹿茸散

【方药组成】鹿茸（去毛，涂酥，炙微黄）60g，当归30g，熟干地黄60g，冬葵子30g，蒲黄30g，阿胶（捣碎，炒令黄燥）30g。

【功效主治】补肾摄血。适用于肾、输尿管肿瘤精血亏损，小便出血不止，出血量多色淡者。

【用法用量】上为细散。每服6g，食前以温酒调下。

【方　　名】鹿茸铜粉散

【方药组成】鹿茸15g，川椒0.5g，麝香1g，手指甲10g，铜粉200g，槐枝25cm，香油250g。

【功效主治】乳腺增生。

【用法用量】将油熬热，先入花椒，炸焦捞出，将上药挨次炸焦捞完。共研成细末复入油内，随入铜粉，用槐枝搅之滴水成珠。用纱布敷贴患处。

【方　　名】潞党参炒白术汤

【方药组成】潞党参 10g，炒白术 10g，云茯苓 10g，炙甘草 6g，大当归 10g，桑寄生 15g，制女贞子 15g，淮小麦 30g。

【功效主治】扶正祛邪，益气养营，培补肝肾。颅骨黄色瘤。

【临床应用】朱某，女，5 岁，1975 年 6 月 2 日初诊，患儿于 1974 年上半年起左侧后头部疼痛，并发现患处有一花生米大肿块。10 个月后肿块逐渐增大，约 3cm×4cm，按之较软，并在前额及头顶部相继发现数个小肿块，按之颅骨面有缺损感，先后经数十个医院检查，均诊断为“颅骨黄色瘤”。1975 年 5 月 17 日，某医院 X 线摄片示：左枕部颅骨有一 7cm×2.2cm 地图状缺损区，右侧顶部也有一 2.5cm×0.9cm 透光区，缺损骨边缘光整，无游离小骨片，前额部也可见一密度减低区，蝶鞍骨质正常，未见扩大，指压纹稍增多。与前 5 个月 X 线片对比示病情在发展。在此期间除服维生素类药物外，未经任何特殊治疗。患儿平日易感冒，发热，不思饮食，夜间盗汗，形体消瘦，面色萎黄，指甲缝呈分离脱落样，苔白润而胖，脉细弱。经调治半年，正气渐复，精神亦振。胃纳已香，盗汗亦止，肿块缩小，同年 12 月 31 日复诊：近日来患处肿块又复增大，按之疼痛，脉弦滑，苔薄白。正气渐升，邪气未清，郁久化热，以致肿痛，治拟和营活血、清热解毒，佐以软坚化痰：大当归 10g，赤芍 10g，白芍 10g，牡丹皮 10g，川芎 6g，黄菊花 6g，嫩钩藤 15g，土茯苓 30g，蜀羊泉 10g，海藻 10g，昆布 10g，夏枯草 10g。以上方为主，加补骨脂、骨碎补补肾生骨。连续服药近一年，头部肿块全部消失，手摸枕骨缺损区明显缩小，其他缺损区已复平整。于 1979 年 2 月 19 日随访，小儿发育良好，经摄片对比，证实颅顶部、前额部病灶消失，枕骨外缘骨质破坏较 1975 年 5 月 17 日摄片有明显缩小。

【来　　源】《上海中医杂志》1980 年第 5 期。

【附　　注】黄色瘤是网状内系统中较少见的疾病，可属中医的“瘿瘤”范畴。宋代《圣济总录》说：“瘤之为义，留滞而不去也，气血流行不失其常，则形体和平，无或余赘及郁结壅塞，则乘虚投隙，瘤所以生。”幼儿形体未充，正气不足，邪毒乘虚内袭，气滞、血凝，痰瘀结聚，络脉阻隔，遂瘤生骨损，故初诊以扶正祛邪为主，使正气渐复；因邪毒留恋，郁而化热，以致肿胀疼痛，继用和营活血、清热解毒，佐以软坚化痰攻邪之法而收功。

【方　　名】铝矾散

【方药组成】铝粉（炒）、白矾各等分。

【功效主治】鼻中息肉。

【用法用量】为细末，用青羊脂调和为膏，每用少许，点敷息肉上。

【来　　源】《奇难杂症效验单方全书》。

【方　　名】绿茶奶饮

【方药组成】绿茶 15g，强化麦乳精或炼乳 30g。

【功效主治】提神醒脑，补充能量。适用于胃癌食少纳呆者。

【用法用量】绿茶置杯中，注入适量开水，加盖。待茶叶吸足水分下沉后，再加入麦乳精或炼乳，徐徐搅拌，溶化后即可温饮。或者冷后放入冰箱后冷饮。前一种饮法适合虚寒性中患者，后一种适用于虚热或实热性患者。口味柔爽，具有浓郁的麦芽（或奶香）、茶叶的芳香。

【附　　注】本方一取其绿茶健脾醒胃，增进消化液分泌；二是取其奶制品保护胃黏膜，促进营养成分的吸收。最近，日本学者从牛奶中发现了一种新的抗癌物质，命名为唾液酸。日本雪印乳业公司已开始大量提取和分离这种物质（《日经主业新闻》，1988，8：13）。所以绿茶奶饮若以鲜牛奶为原料，效果会更佳。

【方　　名】绿茶色拉方

【方药组成】土豆 500g，熟肉 200g，各种蔬菜

300g，色拉酱100g，绿茶粉末30g，泡开的绿茶嫩叶十余片。

【功效主治】通利大便，缓解止痛。适用于肠癌便秘、疼痛者。

【用法用量】土豆蒸熟、剥皮，与熟肉、蔬菜一起切碎，拌上色拉酱，最后均匀撒上茶末，装盘时配以清新的绿茶嫩叶即可。清淡茗香，色彩宜人。

【来　　源】《自然医学》，1991，2：54，日文。

【附　　注】膳中马铃薯（土豆）、各种蔬菜（如青菜、芹菜等）、茶叶末均有促进肠蠕动加快促使排便的作用。尤其是癌症体力消耗过度，或长期卧床，使膈肌、腹肌、提肛肌、肠平滑肌张力减低，排便动力减弱所致的便秘，本膳更为适用。美国民间以马铃薯浸膏含有两种特殊的酚和醌类成分，能保护消化道细胞免疫受致癌物苯并芘的侵害。

【方　　名】绿茶蛇舌草汤

【方药组成】绿茶3g，白花蛇舌草100g（鲜品250g），生甘草10g。

【功效主治】各部位的癌症。

【用法用量】先将后两味加水浸过药面，文火煎至400ml，捞出药渣，加放绿茶泡15分钟后，分4次服，日服1剂。

【来　　源】《健身茶配方》。

【附　　注】忌鱼腥、辛辣、炙之食品，并禁食狗肉、母猪肉及猪头肉。

【方　　名】绿豆糯米酿猪肠方

【方药组成】猪大肠1段（约40cm），绿豆、糯米用量是2∶1（视猪肠大小而定量），冬菇2～3个。

【功效主治】脾肾亏虚型肠癌。

【用法用量】先将绿豆、糯米洗净，清水浸3小时；冬菇洗净，切细粒；猪大肠洗净。把绿豆、糯米、冬菇粒拌匀，调味，放入猪大肠内（不要装太满，并留有少许水），大肠两端用线扎紧。然后把酿好的猪大肠放入瓦锅内，加清水适量煮2小时，取出切厚片，调味后，随量食用或佐膳。

【方　　名】绿矾鲤鱼方

【方药组成】绿矾20～30g，鲤鱼1条。

【功效主治】肝硬化恶变。

【用法用量】将鲤鱼剖腹洗净污物，将绿矾装入鱼肚内，煨熟待绿矾熔化后渗入鱼肉，再将鱼烘干，每日3～5次食鱼干，每次30～50g。服完一条后续用上法服第二条，可常服。

【来　　源】《上海中医药杂志》，1988，（4）：31。

【方　　名】绿矾烟垢方

【方药组成】绿矾，烟油垢。

【功效主治】乳癌破溃糜烂。

【用法用量】以绿矾研末，和入烟油垢，摊成膏，贴破溃处。

【来　　源】苏州市卫生局编《中医验方集锦》。

【方　　名】葎草茯苓汤

【方药组成】蛇果草、苍耳草、葎草、半枝莲、银花藤各30g，土茯苓240，七叶一枝花、徐长卿各9g，生甘草6g。

【功效主治】皮肤癌。

【用法用量】水煎服，每日1剂。

【来　　源】《治癌中药处方700种》。

【方　　名】葎草银花汤

【方药组成】白英、葎草、半枝莲、金银花各30g，土茯苓、蛇果草各24g，七叶一枝花9g。

【功效主治】阴茎癌。

【用法用量】水煎服，每日1剂。

【来　　源】《治癌中药处方700种》。

【方　　名】卵巢癌方

【方药组成】桂枝、桃仁、大黄各15g，茯苓40g，牡丹皮、白芍、阿胶（烊化服）各20g，甘遂5g。腹痛较甚加延胡索、三棱、莪术；积块难消加鳖甲、穿山甲片、生牡蛎；神疲乏力加黄芪、党参、白术。

【功效主治】养血活血，化瘀逐邪。卵巢癌，症见腹部包块，状如覆杯，凹凸不平，胀满坠痛，舌质暗，或有瘀点，脉沉涩。

【用法用量】水煎分2次服，每日1剂。

【来　　源】《实用抗癌验方》。

【附　　注】本方所治之证为卵巢癌中期证属血虚血瘀者。乃由于妇人经期、产后，胞脉空虚，余血未尽，外邪侵袭，凝滞气血，瘀血内停，日久成积而成本证。治宜活血化瘀。方中桂枝温通血脉，以助血行；茯苓淡渗以利行血，与桂枝同用能入阴通阳；牡丹皮、桃仁活血化瘀，通络止痛以逐瘀血；大黄、甘遂荡涤凝瘀败血，引瘀血下行；白芍、阿胶滋养阴血。诸药合用活血化瘀，荡涤积滞以祛邪，滋养阴血以扶正。临床见血虚血瘀者用本方最为适宜。

【方　　名】卵巢癌方

【方药组成】白花蛇舌草、半枝莲各60g，橘核、昆布、桃仁、地龙各15g，地鳖虫、川楝子、小茴香各9g，莪术、党参各12g，红花3g，薏苡仁30g。

【加　　减】白细胞下降加鸡血藤、黄芪；恶心呕吐加半夏、生姜；纳呆加鸡内金、山楂、莱菔子；腹胀甚者，加沉香、枳实、大腹皮、木香、厚朴；有腹水加水红花子、葫芦、车前子。

【功效主治】清热解毒，化瘀软坚。卵巢癌，症见小腹积块，积块坚硬，疼痛拒按，身热心烦，舌质红，苔黄而厚，脉沉弦。

【用法用量】以上药物，水煎分2次服，每日1剂。

【来　　源】《抗癌中草药制剂》。

【临床应用】本方治疗卵巢癌，总有效率75%。

【附　　注】本方适用于卵巢癌中期证属热毒蕴结、瘀血内结的病症。乃由于妇人经期产后，胞脉空虚，余血未尽，外感邪毒，凝滞气血，瘀血内停与热毒搏结，乃成本证。治宜清热毒，化瘀血。方中白花蛇舌草、半枝莲清热解毒，消肿抗癌以清热毒；桃仁、莪术、红花、土鳖虫破血逐瘀，通络止痛以化瘀血；川楝子、小茴香理气以助血行并可止痛；昆布、橘核散结；地龙通经活络；党参、薏苡仁益气健脾以扶助正气。诸药合用，共奏清热解毒、化瘀软坚之功。

【方　　名】卵巢癌方

【方药组成】白毛藤、两头尖、当归、生熟地黄各25g，莪术、生大黄、熟大黄、炒白芍、鹿角胶（烊化服）各15g，水蝗虫、虻虫、鼠妇虫各10g，玉米须、牛角腮各50g。

【加　　减】癌瘤较大加鳖甲、穿山甲片、牡蛎；疼痛较甚加延胡索、郁金、乌药；神疲乏力加黄芪、党参、白术、陈皮；淋巴结转移加猫爪草。

【功效主治】养血活血，逐瘀攻毒。卵巢癌，症见小腹结块，积块坚硬，疼痛拒按，面色无华，身体消瘦，舌紫暗，脉沉涩。

【用法用量】水煎分2次温服，每日1剂，连服10剂，停服3天再服。

【来　　源】《实用抗癌验方》。

【附　　注】本方适用于卵巢癌中晚期瘀毒内结、血虚的病症。由于妇人经期、产后，胞脉空虚，余血未尽，外邪侵袭，凝滞气血，瘀毒内停，日久成积；瘀血不去，则新血不生致血虚，而成本证。方中水蝗虫、虻虫、鼠妇虫、牛角腮、莪术、熟大黄、当归破血逐瘀，通络止痛，瘀血去则气血畅，经络通，新血生；生大黄荡涤凝瘀败血，引瘀血下行；白毛藤清热解毒，消肿抗癌；玉米须利尿泄热；两头尖消肿；生地黄清热滋阴；当归、熟地黄、白芍、鹿角胶滋补肝肾，益精养血，提高免疫功能而扶正。

【方　　名】卵巢肿瘤方

【方药组成】八角莲30g，土茯苓45g，黄药子30g，泽兰15g，天南星15g，无花果30g，炙穿山甲15g（先煎），皂角刺15g，大贝母30g，石见穿15g，石打穿15g。

【功效主治】软坚，抗癌。卵巢肿瘤。

【用法用量】每日1剂，水煎两次，早、晚各服1次。

【方　　名】卵巢肿瘤方
【方药组成】麝香3g，炙穿山甲30g，炙鳖甲60g，全蝎30g，露蜂房30g，红花60g，木香15g，泽漆30g，海藻30g，昆布30g，紫花地丁30g，半枝莲45g。
【功效主治】消瘀软坚抗癌。适用于卵巢肿瘤。
【用法用量】上药共研为细末，炼油蜜为丸，每丸9g，每日早、晚各服1丸。

【方　　名】卵巢肿瘤方
【方药组成】土鳖虫15g，三棱15g，莪术15g，山楂30g，红花15g，乳香10g，没药10g，水蛭末3g（冲服），炙黄芪30g。
【功效主治】化瘀活血，抗癌。适用于卵巢肿瘤。
【用法用量】每日1剂，水煎两次，早、晚各服1次。

【方　　名】乱蜂膏
【方药组成】乱发、露蜂房、六畜毛。
【功效主治】通络止痛，适用于唇癌，症见唇黑肿，痛痒不可忍。
【用法用量】上烧为灰，猪脂和敷之。
【来　　源】《千金要方》。

【方　　名】萝卜海带汤
【方药组成】海带50g，陈皮10g，鲜牡蛎30g，海蛤壳10g，萝卜250g，鸡汤或肉汤、盐、味精适量。
【功效主治】清积化痰，软坚散瘿。主要适用于甲状腺肿瘤症见气滞、有痰且偏热者，尤其是食后腹胀、咳嗽痰稠者更为合适。
【用法用量】海带、陈皮、牡蛎、海蛤壳同煮，水沸后40分钟。将汤液滤出。捡出海带切丝；萝卜另切块，再放入汤液之中，加鸡汤或肉汤及其他佐料。上火煮至萝卜熟进味为度。吃菜喝汤，细细品味。
【临床应用】某女，49岁，患甲状腺癌，在放疗、化疗的同时，嘱其每天坚持喝2次萝卜海带汤，不但明显地防止了化疗、放疗的副反应，而且病人自觉症状明显减轻，连多年的食后腹胀也逐渐消失。该患者性格时有急躁，有时发作之后，家人让她饮用此汤，她甚至感到心情会平静下来，有顺气之功。

【方　　名】萝卜姜汁饮
【方药组成】生萝卜、生姜各适量。
【功效主治】喉癌声音嘶哑。
【用法用量】将萝卜洗净、切碎、榨取鲜汁100ml，生姜捣汁3滴，况匀饮之。
【来　　源】《普济方》。

【方　　名】萝卜茅根汁
【方药组成】鲜萝卜、鲜白茅根各适量。
【功效主治】鼻咽癌鼻出血。
【用法用量】上2味药洗净捣汁100ml，共和匀炖服，每日1～2次。
【来　　源】《饮食治疗指南》。

【方　　名】萝卜青鱼汤
【方药组成】萝卜30g，青鱼1条。
【功效主治】眼部恶性肿瘤、炎症。
【用法用量】洗净青鱼，去肠杂，萝卜塞入鱼肚中，炖汤，熟后喝汤吃鱼。每日1剂，连续食用。
【来　　源】《串雅新编》。

【方　　名】萝卜鸭肫汤
【方药组成】萝卜250g，鸭肫1个，陈皮6g。
【功效主治】皮肤癌气郁痰结型。
【用法用量】萝卜、鸭肫洗净后切片，与陈皮一起煲汤服食，每日1剂。

【方　　名】萝卜薏苡仁粥
【方药组成】萝卜100g，薏苡仁60g，粳米50g。
【功效主治】理气宽胀，健脾消食，抗癌。主治气机郁滞型大肠癌。
【用法用量】将薏苡仁、粳米淘洗干净，备用；萝卜洗净，切片，先入锅中煎煮10分钟，加入薏苡仁、粳米，同煮成稠粥。早晚分食。

【方　　名】萝卜粥
【方药组成】白萝卜 250g，粳米 150g。
【功效主治】食道癌、胃癌、肠癌气滞腹胀。
【用法用量】将萝卜捣汁或捣烂，和粳米同煮粥。或先煮粥，熟时加入萝卜汁或萝卜泥煮熟即可服食。
【来　　源】《图经本草》。
【附　　注】脾胃虚寒、大便溏者不宜多食。

【方　　名】萝卜子公英生姜饮
【方药组成】生姜 60g，韭菜一把，萝卜子 60g，蒲公英 60g。
【功效主治】噎食。
【用法用量】共捣取汁，牛乳为引，每日服 2 次，2 日服尽。
【来　　源】《梁秀清家传秘方选》。

【方　　名】螺葱冰片敷方
【方药组成】活田螺 7～9 个，葱头 10g，冰片 0.3g。
【功效主治】前列腺癌阻塞性尿闭，小腹胀痛。
【用法用量】上药共捣烂，敷于脐，每日 1 次，敷至尿通下为止。
【来　　源】《直指方》。

【方　　名】螺矾膏
【方药组成】田螺、明矾各适量。
【功效主治】脑瘤，消痰止痛。头痛。
【用法用量】田螺去壳盖，配明矾捣如泥，外敷患处。
【来　　源】《安徽单验方选集》。

【方　　名】螺泥丸
【方药组成】田螺不拘多少。
【功效主治】清热和胃止呕。适用于胃癌之积热噎膈呕吐者。
【用法用量】将田螺放入洗净瓷盆中，用水养之，令吐出泥，用米筛灰于地上，再将棉纸铺于灰上，取已养田螺，令泥水澄清，旋取上面清水，将泥倾于纸上，候泥干，调丸，如梧桐子大。每服 30 丸，藿香汤送下。
【来　　源】《普济方》引《经验良方》。
【附　　注】螺性至凉，派性至冷，故可用之清胃。吞之以藿香汤，借其辛芳开胃而已。

【方　　名】瘰疬千锤膏
【方药组成】松香 500g，乳香、没药各 22.5g，杏仁 66 个，麝香 0.3g，轻粉 4.5g，天麻 30g，阿魏 6g，铜绿 22.5g。
【功效主治】淋巴瘤。拔毒消肿，敛脓生肌瘰疬，或在耳前，或在耳后，延及颈项，下连缺盆，累累连接。此病因风因热，日久流注，以致气血两虚，怀抱抑郁，饮食少思，日哺发热，或溃而不敛。
【用法用量】共研细末，捣成膏，贴之，数日一换。
【来　　源】《道家秘方精华》。
【附　　注】戒怒忧思，忌烟、酒、厚味等物。

【方　　名】洛蜘蛛生桃仁方
【方药组成】洛（活）蜘蛛 50 个，生桃仁 50 个，白糖、蜂蜜、香油各 120g。
【功效主治】初期食管癌。
【用法用量】油炸蜘蛛和桃仁，捞出碾成细面，再和蜂蜜、白糖，一同放入油锅内煮开，把油锅从围上端起来，用筷子搅，搅冷后装入罐内备用。每日 3 次，一次服如枣大一块，开水冲服。
【来　　源】《民间单方秘方精选》。

【方　　名】骆驼蓬丸
【方药组成】骆驼蓬 500g。
【功效主治】胃癌疼痛。
【用法用量】将本品焙干研末装入胶囊，每日服 3 次，每次 4g。
【来　　源】乌鲁木齐市中医院吴继华献方。
【附　　注】此味药系西域特产，有小毒，民间用于胃癌治疗、止痛及改善症状，效果较好。

M

【方　　名】麻沸散
【方药组成】羊踯躅 9g，茉莉花根 3g，当归 3g，菖蒲 0.9g。
【功效主治】原为手术麻醉剂，现可作为癌性疼痛的止痛药。
【用法用量】水煎服。必要时服用。
【来　　源】方见《华佗神方》。

【方　　名】麻黄桂枝方系列
【方药组成】①麻黄、桂枝、甘草各 6g，白芷、川芎、当归、陈皮、法半夏、赤芍、苍术各 9g，茯苓 15g，枳壳、桔梗、厚朴各 12g，生姜 3 片。②苍术、厚朴、法半夏、山慈菇各 12g，陈皮、白芥子、皂角刺、川芎各 9g，生甘草、草豆蔻仁、天南星 6g，茯苓、薏苡仁各 15g。③金银花、赤芍、蒲公英、玄参、海藻、昆布、牡丹皮、丹参、生牡蛎各 15g，连翘、大贝母各 9g，紫花地丁、重楼、夏枯草、天葵子、山慈菇、郁金各 12g。
【功效主治】恶性淋巴瘤。
【用法用量】水煎服，每日 1 剂。
【临床应用】孔某，男，30 岁。1963 年 2 月右腹股沟淋巴结肿大如拇指，伴午后发热，盗汗，消瘦乏力。同年 3 月确诊为何杰金氏病。化疗后，白细胞急剧下降而中止治疗。10 月求治中医，项背拘急，全身胀痛，舌有瘀斑，苔白厚腻。证系痰结湿聚，经络阻塞，又复受风寒。故先用方①散寒祛湿，行气化痰。继以方②涤痰散结，燥湿健脾。约治疗 6 个月已能上班。1968 年淋巴结再度肿大，确诊为恶性淋巴细胞瘤复发，以方③消热解毒，化痰散结。4 个月后诸症消失。随访 1 年未复发。
【来　　源】《湖北中医杂志》，1980，(6)：20。

【方　　名】麻黄桂枝汤
【方药组成】麻黄 9g，桂枝 10g，白芍、杏仁、茯苓、白术各 12g，石膏、防己、黄芪各 24g，全瓜蒌 15g，夏枯草 31g，生甘草 3g。
【功效主治】宣散和营，清热散结，运脾除湿。适用于精原细胞瘤，睾丸隐痛，肿大变硬，头面、颈及四肢肿甚等。
【用法用量】每日 1 剂，水煎服。

【方　　名】麻辣牛肉方
【方药组成】牛瘦肉 500g，姜 100g，干红辣椒 20 枚，菜油 200g，花椒、酱油、味精适量。
【功效主治】补气益血，活血温经。本膳主要适用于脑肿瘤症见形寒肢冷、食欲不振者。
【用法用量】牛肉剔去筋膜，切成片。姜切细丝，红椒切成 2cm 长的段，保留籽。花椒微火烘干，碾成面，放入碗中，加进酱油、味精调匀备用。旺火烧开，放入牛肉片翻炒，待牛肉炸至水分快干时，锅中的油由乳状变成油状，再依次放入辣椒籽、辣椒段翻炒几下，即入姜丝，亦翻料片刻，待姜丝软熟后将碗中酱油等倾入锅中，在旺火上煮开即成。
【附　　注】此证多见于垂体嫌色细胞癌、颅咽管瘤等。李时珍云“牛肉补气，与黄芪同功”。另据 1989 年 4 月 4 日埃菲社电讯报道：美国玫迪逊大学研究人员经过实验发现以牛肉为主体的汉堡包中有一种可以抑制癌增生的物质，在小鼠实验中已得到证明。

【方　　名】麻雀鱼虱方
【方药组成】麻雀 1 只去毛及肠杂，将鱼虱 30g 装入腔内，黄泥包裹，烧焦存性。
【功效主治】食管癌。
【用法用量】研细末，分 3 次，酒送服。

【方　　名】马宝麝香丹
【方药组成】人参、延胡索、木香、茯苓、苍术、穿山甲、乳香、没药、川芎、青盐各 6g，附子 3g，油桂、猴枣各 1.5g，姜黄、三棱、紫石英各 12g。
【功效主治】肝癌。
【用法用量】研末蜜制小丸，每次 6g，每日 3 次。

【来　　源】《治癌中药处方700种》。

【方　　名】马鞭草单方

【方药组成】马鞭草60～120g，或瞿麦30～120g，或藕节50g，或金钱草30～120g，或石韦30～120g。

【功效主治】肾癌。

【用法用量】单味药煎汤代茶饮。

【方　　名】马鞭草龙英汤

【方药组成】龙葵、白英、马鞭草各30g，蛇果24g。

【功效主治】卵巢肿瘤。

【用法用量】水煎服，每日1剂。

【来　　源】《治癌中药处方700种》。

【方　　名】马鞭草天胡荽方

【方药组成】马鞭草、天胡荽各9g，车前草、地胆草各15g，马蹄金6g，红糖少许。

【功效主治】白血病。

【用法用量】水煎服，先服数天，后取小蛤蟆适量，牡蛎壳30g，水煎服。

【方　　名】马鞭草土茯苓方

【方药组成】马鞭草、土茯苓各60g。

【功效主治】肾癌。

【用法用量】水煎服，每日1剂。不时服用。

【方　　名】马鞭草逐瘀汤

【方药组成】当归尾10g，赤芍10g，桃仁10g，炮穿山甲10g，红花10g，丹参15g，败酱草30g，瞿麦30g，马鞭草30g，猪苓30g，薏苡仁30g。

【功效主治】行瘀散结，通利水道。主治前列腺癌。

【用法用量】水煎服，每日1剂。

【来　　源】《中西医结合常见肿瘤临床手册》第1版，河南科学技术出版社，1984。

【附　　注】服药期间，忌辛辣刺激之品，戒烟、酒。

【方　　名】马齿草灰散

【方药组成】马齿草适量。

【功效主治】鳞状上皮癌，基底细胞癌及良性乳头状瘤等，反花疮。

【用法用量】烧灰敷患处。

【来　　源】《龙门石窟药方》。

【方　　名】马齿苋淡竹叶方

【方药组成】马齿苋120g，淡竹叶100g。

【功效主治】阴茎癌。

【用法用量】水煎服。

【方　　名】马齿苋地锦草方

【方药组成】马齿苋30g，地锦草30g，乌梅15g，五味子8g，石榴皮10g，地榆12g，黄芩10g，茶叶1撮。

【功效主治】恶性葡萄胎、绒癌化疗严重副作用。

【用法用量】水煎服，每日1剂。用于伪膜性汤炎。同时配合西医对症治疗。

【来　　源】《中西医结合杂志》，1983，3（3）：159。

【方　　名】马齿苋方

【方药组成】干马齿苋160g，缅栀子20g。

【功效主治】直肠癌。

【用法用量】用4碗水煎至1碗服下。

【来　　源】广州名医何开纪方。

【方　　名】马齿苋灰膏方

【方药组成】马齿苋500g。

【功效主治】消肿解毒。皮肤癌，灰花恶疮。

【用法用量】上药晒干烧灰研细末，猪脂和敷立效。

【来　　源】《灵验奇方》。

【方　　名】马齿苋绿豆汤

【方药组成】新鲜马齿苋120g（或干品60克），绿豆60g。

【功效主治】肠癌。

【用法用量】加水适量，煎汤500ml，每日1～2

次，连服2～3周。

【附　　注】马齿苋酸寒无毒，绿豆性寒，共奏清热解毒、利水消肿、生津养液之功。二味合用对湿热蕴结患者较为适宜。本方对脾虚泄泻者不宜。

【方　　名】马齿苋芒硝方

【方药组成】马齿苋1大握，芒硝少许。

【功效主治】目中息肉。

【用法用量】绵裹上药近上，频易之，有效。

【来　　源】《眼科龙术论》。

【方　　名】马齿苋薏苡仁汤

【方药组成】黄芪20g，白术15g，诃子肉15g，薏苡仁15g，半枝莲15g，马齿苋15g。

【功效主治】直肠息肉常伴有腹泻、排便不畅、下坠者。

【用法用量】水煎服，日服2次。

【来　　源】《神方偏方治百病》。

【方　　名】马齿苋粥

【方药组成】鲜马齿苋100g（洗净切细），粳米60g（洗净）。

【功效主治】湿热蕴结型肠癌。

【用法用量】先将粳米放入锅内，加清水适量，武火煮沸，文火煮成粥，放入马齿苋煮熟，调味即可，随量食用。

【方　　名】马兜铃单方

【方药组成】马兜铃40g。

【功效主治】肝癌腹水。

【用法用量】研末，1次4g，用热水送服。或每次取20～40g，水煎服。马兜铃可用全草。

【方　　名】马兜铃瓜蒌方

【方药组成】马兜铃、瓜蒌、桑白皮、半夏、前胡、桔梗、浙贝母、杏仁。

【功效主治】晚期肺癌化疗副反应。

【用法用量】水煎服，每日1剂。

【临床应用】邱某，男，54岁，1988年因反复咯血、胸痛而入院，支气管镜检及病理报告为未分化小细胞型肺癌，经阿霉素、环磷酰胺、长春新碱三联化疗，诸症加重，在此基础上，服用上方，经2个月治疗，气急、胸闷、咳嗽明显减轻，咯血基本停止。

【来　　源】《辽宁中医杂志》，1989，（3）：24。

【方　　名】马蚣紫蝎膏

【方药组成】马钱子、蜈蚣、紫草、白蝎等量。

【功效主治】皮肤癌。

【用法用量】上药研为细末，加麻油调制成膏，涂在癌肿上，一日3～4次。

【来　　源】《肿瘤临证备要》。

【附　　注】本方有大毒，严禁入口。

【方　　名】马黄汤

【方药组成】马钱子0.9g，大黄30g，猪殃殃30g，半枝莲30g，蛇六谷30g，白花蛇舌草30g。

【功效主治】急性白血病。

【用法用量】水煎服，每日1剂。

【临床应用】上海第一医学院中山医院内科血液病组以本方为主，辨证用药，并用复方阿胞啶治疗急性白血病14例，其中急性淋粒细胞性白血病1例获完全缓解，4例获部分缓解；急性淋巴细胞性白血病1例、急性单核细胞性白血病2例获部分缓解，其余6例无效。总缓解率为57.1%。

【来　　源】《抗癌中草药制剂》，人民卫生出版社，1981：300。

【方　　名】马酱祛热方

【方药组成】马齿苋30g，败酱草30g，杭白芍15g，白头翁15g，山楂15g，乌梅9g，槐角9g，地榆9g，秦皮9g。

【功效主治】放疗所致肠道蕴热，症见腹痛、下坠、大便脓血。

【用法用量】水煎服，每日1剂。

【方　　名】马兰安合益气养阴解毒方

【方药组成】①诱导缓解期：白消安合中药益气

养阴解毒方（党参、白术、黄芪、防风、生地黄、麦冬、龟板、茯苓、白花蛇舌草、甘草）。②缓解期或复发期：缓解期多用白消安加中药益气养阴解毒方，或自制青黛片（山东中医学院附院）加中药益气养阴解毒方，或单纯用青黛片治疗。复发期多用白消安合中药益气养阴解毒方。
【功效主治】慢性粒细胞白血病。
【用法用量】中药水煎服，白消按常规用量。
【临床应用】治疗观察6例，生存期皆在7年以上。其中10年以上者2例，最长1例达16.5年，仍健康存在，参加正常工作。
【附　　注】①急变或终末期多用联合化疗。②青黛治白血病有较好的缓解维持作用，曾有人报道单纯应用青黛，生存期达9～10个月。
【来　　源】《浙江中医杂志》，1989，（5）：209。

【方　　名】马兰根兔肉
【方药组成】马兰根50g，兔子1只。姜、葱、盐、植物油，食糖各适量。
【功效主治】凉血止血，益气解毒。本膳主要适用于纵隔肿瘤口干、发热、合并感染者。
【用法用量】兔子去毛，剖腹，去内脏，把马兰根用纱布包妥，填入兔子至腹腔内，置兔于锅内，加足量清水，用文火把兔肉煮熟。弃去腹内之药袋，再置入油、姜、葱、糖等，用文火把汁水收干，即可食用。
【附　　注】马兰根为菊科植物马兰的根，有散结清热等作用，《本草正义》与马兰有关的记载是："最解热毒，能专入血分，止血凉血尤为特长。"兔肉性凉，补中益气，凉血解毒为胜，加之兔肉营养丰富，所以癌症有血热者用本膳最为合适。兔肉各种氨基酸比较齐全，兔肉摄入后消化率高达85%，这对癌症患者消化功能减退的状况极为有益。需注意的是病兔肉不可用。

【方　　名】马兰螺蛳汤
【方药组成】马兰头150g，螺蛳肉100g。
【功效主治】眼部恶性肿瘤、炎症。
【用法用量】马兰头洗净切片，与螺蛳肉煮汤食。随意食之。
【来　　源】《乘槎集》。

【方　　名】马兰猪肝枸杞汤
【方药组成】马兰头、猪肝、枸杞子各适量。
【功效主治】脑瘤视力下降。
【用法用量】煮汤，食猪肝，枸杞子与饮汤，常服之。
【来　　源】《明州医话》。

【方　　名】马莲紫草汤
【方药组成】半枝莲、野葡萄根各60g，干蟾皮12g，急性子12g，壁虎、姜半夏、甘草各6g，紫草、白花蛇舌草、丹参、马钱子各30g。
【功效主治】鼻咽癌。
【用法用量】水煎服，每日1剂。
【来　　源】《治癌中药处方700种》。

【方　　名】马钱蜂房汤
【方药组成】马钱子0.1g，露蜂房0.5g，活蜗牛0.5g，蜈蚣1.5g，全蝎0.3g，乳香0.1g。
【加　　减】本方服用同时可配合汤剂以对症治疗，如气血两虚者加用八珍汤；肝郁气滞、肝胃不和、食少腹胀者加香砂六君子汤；火热毒盛、身热持续者加凉膈散或黄连解毒汤；如肝转移、出现黄疸加茵陈蒿汤。
【功效主治】解毒散结，活络止痛。乳腺癌中、晚期，症见乳房肿块，触之质硬，痛或不痛，或有同侧腋窝淋巴结肿大，成簇融合，活动度差。
【用法用量】以上药物为1日剂量。用时共研细粉，水泛为丸，分3次口服。
【临床应用】雷永仲报道，临床以此方治疗乳腺癌44例，治后生存3年以上者7例，占15.9%。
【来　　源】《肿瘤良方大全》。
【附　　注】本方治证为邪结乳络、血气瘀滞、久而积结、发为乳岩者。方用马钱子为主药，善疏络搜邪、解痉止痛、散结除痹，其剧烈之毒性对肿瘤而言可取之作以毒攻毒之用；露蜂房、活蜗牛解毒清热、散结消肿，近来研究证实具有一定抗癌之效；蜈蚣、全蝎为虫类善行之品，专入络脉而祛壅滞、散邪气、消结聚、利气血、止疼痛；乳香少用，意在活血行气、消散癥积而又不碍胃伤中，以防进一步加重前述诸药的副作用，导致胃气败绝、变为不治。总之，全方配合，以通为其要义，瘀塞去、络脉畅，积块可消。

【注意事项】本方所含药物马钱子，其毒性较大，用时宜加以注意，不要盲目为提高疗效而增加剂量而引起中毒。

【方　　名】马钱甘糯丸

【方药组成】马钱子、甘草末、糯米粉等量。

【功效主治】子宫颈癌。

【用法用量】将马钱子泡入90℃的水中，恒温一天，以后每天换凉水，共泡10天。将泡好的马钱子刮去皮切成小片，每个马钱子切成4～5片。晒干后，放在香油内煎（用砂锅煎）约15分钟煎成紫褐色。然后放在纸上，将油吸干，碾碎成粉，再加入甘草细末和60～120g糯米粉，制成梧桐子大小的丸药。每日服5～6丸，临睡前后白开水送下。

【临床应用】最多不能超过10丸（一天）以防中毒，有反应时（牙关紧）可以减少药量。

【来　　源】《民间方》。

【方　　名】马钱子板蓝根汤

【方药组成】马钱子0.9g，板蓝根30g，金银花30g，龙眼草15g，夏枯草30g，山楂9g，麦芽9g，神曲9g，紫草根30g。

【功效主治】肝癌。

【用法用量】水煎服，每日1剂。

【来　　源】内蒙古自治区医院编《中草药验方选编》，内蒙古自治区人民出版社，1972：161。

【方　　名】马钱子敷方

【方药组成】马钱子适量。

【功效主治】阴茎癌。

【用法用量】用马钱子适量，磨醋成稀糊状，用以涂患处，每日2～3次，干后再涂之。

【来　　源】《临证经验方》。

【附　　注】马钱子，又称牛眼，有大毒，谨防入口。

【方　　名】马钱子甘草汤

【方药组成】①马钱子0.9g，甘草5g，七叶一枝花6g，山豆根10g，射干10g，茜草6g，当归3g，党参30g，黄芪30g，紫草30g，凤尾草12g，犀黄丸1.5g（吞服）。②仙鹤草30g，麝衔草30g，岩珠30g，金银花30g，生甘草3g，凤尾草30g，喜树根30g。

【功效主治】白血病。

【用法用量】方①水煎服，每日1剂。方②代茶饮。

【来　　源】《肿瘤的防治》：261。

【方　　名】马钱子膏

【方药组成】马钱子、蜈蚣、紫草、全蝎等。

【功效主治】鳞状上皮癌，基底细胞癌，翻花疮。

【用法用量】研细末制成膏，涂在癌肿上，每日3～4次。

【临床应用】张某，女，50多岁，1959年5月患下唇癌，已翻花。病理切片检查为鳞状上皮癌，经用上药外涂，1960年2月癌块脱落平复。1963年12月随访情况很好，仅略见凹下。

【来　　源】《安徽单验方选集》。

【方　　名】马钱子磨醋糊

【方药组成】马钱子适量。

【功效主治】恶性淋巴瘤及体表癌肿。

【用法用量】以马钱子磨醋，磨至醋液稠糊状，涂患处。1日内多次涂或敷，干后更换之。

【来　　源】《临床经验方》。

【方　　名】马钱子青木香散

【方药组成】马钱子225g，青木香50g，干姜25g，珍珠杆50g，木藤蓼100g。

【用法用量】5药研成细粉、过筛、混匀，即得，每日1～2次，每次1.5g，连服50～100天为1个疗程。

【功效主治】食道癌、胃癌。

【来　　源】内蒙古阿拉善盟蒙医药研究所范淖尔献方。

【方　　名】马钱子乳没膏

【方药组成】南星 12g，土鳖虫 18g，蜈蚣 12 条，马钱子 50 粒，川乌 18g，乳香 18g，没药 18g。

【功效主治】子宫肌瘤。

【用法用量】共研为细末，用凡士林调膏备用，每天敷下腹部或触及包块处，每次敷 2 小时取下，如有过敏者可搽肤氢松软膏。

【来　　源】《常见杂病的防治与验方》。

【方　　名】马钱子散

【方药组成】马钱子散 30 包，广地龙 250g，全蝎 100g，熟附片 250g，姜半夏 250g，五灵脂 250g，乳香 130g，没药 100g。

【功效主治】鼻咽癌。

【用法用量】共研为细末，每日早、晚用开水送服，每次 3g。

【来　　源】云南中医学院附院张泽仁献方。

【附　　注】此方有毒，斟酌使用。

【方　　名】马钱子四虫散合六君子汤加减

【方药组成】制马钱、全虫、全蜈蚣、九香虫、白花蛇各等分，海藻、牡蛎、黄精、山药、枸杞子、山茱萸、鹿角胶、黄芪、冬虫夏草、胡桃肉、熟地黄、桂圆肉、阿胶、枳壳、佛手等。

【功效主治】胃癌、中风、风湿病。

【用法用量】水煎服，每日 2 次，每日 1 剂。

【来　　源】罗朝阳方。

【方　　名】马钱子蜈蚣膏

【方药组成】马钱子、蜈蚣、紫草、血竭各等分。

【功效主治】皮肤癌。

【用法用量】制成膏涂患处，每日 3 次。

【方　　名】马乳四虫丸

【方药组成】马钱子 1g，乳香 0.1g，活蜗牛、露蜂房各 0.5g，蜈蚣 1.5g，全蝎 0.3g。

【功效主治】乳腺癌、甲状腺癌、黑色素瘤。

【用法用量】诸药共研为细末，水泛为丸，日服 1 ～ 2 次，每次 0.12 ～ 0.3g，温开水送服。

【来　　源】《新中医》1980 年第 3 期。

【附　　注】本方毒性峻烈，服用量不宜过大，否则有恶心、呕吐、头晕、心跳过速等副毒性反应。

【方　　名】马氏内消乳岩方

【方药组成】僵蚕，白芍，当归，香附，川贝母，连翘，青皮，橘叶，柴胡，泽兰，蒲公英，全瓜蒌，羚羊角，山慈菇，蜀羊泉。

【功效主治】以理气解郁为主，治疗乳岩初起，甚合病机。

【用法用量】水煎服，每日 1 剂。

【方　　名】马蹄金天胡荽汤

【方药组成】马蹄金 60g，天胡荽、半边莲各 30g。

【功效主治】肝癌。

【用法用量】水煎服，每日 1 剂。

【方　　名】马蹄素韪仁汤

【方药组成】马蹄 750g，玉兰片 50g，胡萝卜 50g，春笋 50g，鸡蛋清 1 个，花生油 500g（料耗 50g），姜末 5g，水淀粉 35g，干淀粉 10g，食盐 1g，味精 1g，绍酒 15g，西红柿酱、素汤少许。

【功效主治】凉血解毒，益气生津。本膳主要适用于白血病毒热渴者。

【用法用量】把马蹄去皮，用刀刻成韪仁状，煮熟待用。在“马蹄韪仁”上滚抹一层干淀粉。胡萝卜、春笋切成丁。用蛋清、干淀粉、味精调和湿淀粉，给“马蹄韪仁”上浆。置炒锅于旺火上，放入生花生油至七成熟，将胡萝卜、春笋丁、玉兰片下锅略煸一下，加些素汤，把装好的“马蹄韪仁”投入锅中，再放入绍酒、西红柿酱等，略颠翻，泼上麻油，即可起锅，色彩鲜艳，甜香脆嫩。

【附　　注】马蹄即荸荠，对热伤津液、烦热口渴、大便秘结、血热便血、痞块积聚等均有较好的疗效。

【方　　名】马蹄香膏
【方药组成】马蹄香 120g，低度酒 3 000ml。
【功效主治】食道癌。
【用法用量】将马蹄香研为细末，酒煎熬成膏。每次服二匙，淡酒调下，每日 3 服。常服用之。
【来　　源】《金匮玉函》。
【附　　注】本方宜现制现食，不宜久置。

【方　　名】麦冬花粉汤
【方药组成】麦冬 20g，天花粉 20g，沙参 15g，桂枝 15g，桑枝 15g，姜黄 15g，肉桂 15g，干姜 15g，桃仁 15g，香附 15g，牡蛎 15g，穿山甲 10g，斑蝥 4 个，滑石 15g，祁蛇 10g，蛤蟆 1 个，竹茹 15g，代赭石 20g，急性子 15g，肉苁蓉 30g。
【功效主治】右肱骨尤文氏瘤。
【用法用量】水煎 2 次，早晚分服。
【临床应用】左某，女，22 岁，吉林白城地区某局工作。2 年前右臂外伤，右侧颈部及上臂肿块不消，1979 年 4 月 11 日经天津某医院检查，右锁骨上肿物 5cm×4cm，右上臂明显膨隆，活动受限。X 线见右肱骨破坏，4 月 14 日针吸取活检，病理报告“符合尤文氏瘤”，已转移至右锁骨。于 1979 年 4 月 22 日来诊。证属寒热交错瘀滞毒结，服用上汤药，并同用新瘤丸、新丹、1213 液、环磷酰胺、核葵注射液。另加金钱蛇粉每日 6g，斑蝥 3 个放入 1 个鸡蛋中蒸熟后，去斑蝥吃鸡蛋，每次吃 2 ～ 3 个鸡蛋。治疗至 8 月 24 日，右上臂肿处围长缩至 28cm，右锁骨上肿块为 2.5cm×1.5cm。1981 年 8 月经 X 光复查，一切恢复正常，原骨折处长出骨痂。1984 年追访仍健在，并已工作。1986 年结婚。
【来　　源】《癌症的治疗与预防》，春秋出版社，1988：148。

【方　　名】麦冬千里脯
【方药组成】牛、羊、猪肉皆可，须用瘦肉 500g，60 度白酒 100ml，米醋 50ml，食盐 20g，麦门冬 15g，花椒末 5g。
【功效主治】润肺补阴，生津耐饥。本膳主要适用于肺癌口渴咽干、食淡无味者。
【用法用量】以上诸料均拌和在一起，再加清水适量，浸渍过夜。然后以文武火煮，熬至液汁干即可停火，把肉捞出，晒干。食时分薄片成脯状，味美可口。不用冰箱，常温下可储存 20 天左右。
【附　　注】根据明人《遵生八》中“千里脯”的配方设计。临床上虽未见明显疗效，但其滋味特殊，部分患者很欢迎。膳中麦门冬系百合科植物。《本草新编》云：“麦门冬，泻肺中之伏火，清胃中之邪热，补心气之劳伤，止血家之呕吐。益精强阴，解烦止渴，美颜色，悦肌肤，退虚热，解肺燥，定咳嗽。真可持之为君而又可借之为臣使也。”

【方　　名】麦冬天冬汤
【方药组成】麦冬 12g，天冬 12g，白茅根 12g，党参 12g，沙参 10g，生地黄 10g，茯苓 10g，白术 10g，玄参 9g，玉竹 9g，金银花 9g，白花蛇舌草 30g，白英 20 ～ 30g，丹参 12 ～ 15g，甘草 3g。
【加　　减】脾胃虚寒，加大枣 6 枚，黄芪 15g，酌减白茅根、玄参；气血两虚，白细胞降低，加枸杞子 9g，生黄芪 15g，鸡血藤 15g，酌减白茅根、玄参；头痛，加川芎 6g，独活 6g，酌减白花蛇舌草、白茅根；发热，加黄芩 9g，青蒿 12g，连翘 12g；食欲不振，加麦芽 12g，山楂 12g，鸡内金 9g。
【功效主治】鼻咽癌晚期。
【用法用量】药先用水浸泡半小时，加水煎煮 2 次，药液混合均匀，分 2 次服用，每日 1 剂。

【方　　名】麦冬天冬汤
【方药组成】麦冬 12g，天冬 12g，炒栀子 10g，桔梗 10g，浙贝母 10g，沙参 12g，黄芩 10g，太子参 15g，玄参 10g，山豆根 12g，白术 10g，金银花 10g，茯苓 12g，白花蛇舌草 30g，甘草 10g。
【加　　减】食欲不振，加炒麦芽 10g，炒谷芽 10g，山楂 10g，鸡内金 10g，神曲 10g；口干、舌绛，加石斛 10g，知母 10g，麦冬用至 20g，天冬用至15g；失眠、烦躁，加酸枣仁15g，五味子10g。

【功效主治】喉癌放疗后。

【用法用量】上药先用水浸泡半小时，加水煎煮2次，药液混合均匀，分2次服用，每日1剂。

【方　　名】麦门冬散

【方药组成】麦门冬（去心，焙）45g，当归22.5g，黄芩22.5g，黄芪（锉）30g，熟干地黄30g，蒲黄15g，人参（去芦头）22.5g，白芍22.5g，阿胶（锉碎，炒令黄燥）30g。

【功效主治】益气养阴，凉血止血。适用于肾、输尿管肿瘤之阴亏火旺，小便出血不止，心中烦热者。

【用法用量】上药捣为粗散。每服9g，以水250ml，加淡竹叶7.5g，煎至180ml，去滓，食前温服。

【方　　名】麦门冬散

【方药组成】麦门冬半两，半夏半两（汤洗七遍去滑），陈橘皮三分（汤浸去白瓤，焙），白茯苓三分，生甘草一分（炙微赤，锉），枇杷叶二分（去毛，炙微黄），人参三分（去芦头）。

【加　　减】若虚火较盛、呕逆频作，可加竹茹、黄连、芦根；津亏不复者加沙参、天花粉、石斛、玉竹。

【功效主治】益胃养阴，降逆止呕。反胃，久而不愈，胃有虚热，呕哕吐食，烦热，气少倦怠，纳差，舌红，苔少而干或有剥脱，脉细或数。

【用法用量】上为末，每服三钱，以水一中盏，加生姜半分，大枣三枚，煎至六分，去滓温服，不拘时候。现代用法，水煎分2次空腹服下，每日1剂。

【来　　源】《太平圣惠方》卷四十七。

【附　　注】本方证候特点为久病失治，迁延伤正，致使胃之气随两伤，虚热内生，气逆不降，而成反胃。治当清养胃气，降逆调中。方用麦门冬为主药，取其甘寒之性，滋养胃阴，清虚火；以半夏、陈皮为臣药，意在降逆化痰，二者性虽偏燥，但与麦冬配合，则燥性减而降逆之性存。君、臣相伍，则既可降虚逆之胃气，又能使滋而不腻。以白茯苓、人参、甘草健脾气，固中土，合麦冬则可达气阴双补之效；复以枇杷叶清胃降逆止呕，生姜、大枣调和脾胃。如此全方配伍，则中焦虚者得养，逆者得降，胃气恢复，诸症可消。

【方　　名】麦门冬丸

【方药组成】麦门冬、昆布（洗去咸）各三分，黄芪、大黄、陈皮、杏仁（水浸，去皮尖，炒）、炙甘草各一两。

【加　　减】心烦少寐、胁痛隐隐者，加生地黄、玄参、天冬；手指及舌体颤抖者，加钩藤、白芍；结块难消者，加生牡蛎、瓦楞子、夏枯草。

【功效主治】滋阴清热，健脾化痰。瘿瘤日久，气阴两伤、虚实夹杂之证。

【用法用量】上研为末，炼蜜为丸，如弹子大，每次一丸，每日2次，含化。

【来　　源】《圣济总录》卷二十五。

【附　　注】本方适用于瘿瘤日久，郁久化火，火旺阴伤，且病久气虚的虚实夹杂之瘿病。其中痰气壅结为实，气阴两伤为虚。治疗宜既散壅结，又补气阴。方中麦门冬甘寒质润，能养阴、生津、清热；黄芪、炙甘草补气益脾而祛水湿；陈皮顺气化痰；杏仁下气化痰；昆布化痰软坚；大黄泻热，并使浊阴下达，湿热得消。诸药合用既补气阴，又祛邪浊，为攻补兼施之剂。现临床可用于甲状腺肿瘤的治疗。

【注意事项】瘿瘤初起者不适宜本方。忌食生冷、黏腻、辛辣之品。

【方　　名】麦味地黄汤

【方药组成】生地黄24g，山茱萸12g，山药12g，茯苓（去皮）9g，牡丹皮9g，泽泻9g，五味子6g，麦冬6g。

【加　　减】若有热毒症状者可加用野菊花10g、白花蛇舌草20g、山豆根3g等清热解毒，并加服六神丸。

【功效主治】滋肾清肺，清热解毒。主治肺肾阴虚型鼻咽癌。

【用法用量】水煎服，每日 1 剂。

【来　　源】《实用中医内科学》。

【附　　注】麦味地黄汤，即《寿世保元》卷四方八仙长寿丸做汤剂。方中六味地黄、麦冬、五味子滋养肺、肝、肾。六味地黄丸能滋补肝肾，近代也用于肝胃阴亏的恶性肿瘤患者。

【方　　名】麦味地黄汤加减

【方药组成】麦冬 10g，五味子 12g，生地黄 15g，牡丹皮 15g，山茱萸 10g，知母 10g，川贝母 10g，瓜蒌 15g，铁树叶 15g。

【功效主治】肺肾两虚型肺癌。

【用法用量】水煎服，每日 1 剂。

【来　　源】《中西医结合治疗癌症》：45。

【方　　名】麦芽汤

【方药组成】炒麦芽，陈曲，厚朴，槟榔，紫菀，鳖甲，当归，大黄，各半两。

【加　　减】痰湿盛者，加半夏、陈皮、茯苓；气滞重者，加沉香、木香、乌药；食滞甚者，加山楂、莱菔子；外感风寒者，加白芷、桔梗。

【功效主治】消食导滞，理气化痰。食痰阻滞之胀痛，纳呆，便溏秽臭，嗳气泛酸，舌苔腻，脉弦滑。

【用法用量】上药为粗末，水煎分 3 次温服，每日 1 剂。

【来　　源】《毒剧中药古今用》。

【附　　注】六腑以通为用，食痰阻滞肠道，腑气不通，清气不升，浊气不降，以致腹部胀满疼痛，纳呆；食痰阻滞，传化失常，则可见便溏秽臭。若腑气通畅，食痰下行，则气聚可散，治疗宜消导。方中麦芽健脾消食化滞，通过消化水谷而使脾胃复运，概括本方之功，为主药，故名麦芽汤；配陈曲以增强麦芽之功效，二药相须配伍；厚朴、槟榔理气行滞；当归活血行气；紫菀宣肺下气以防痰壅于肺；大黄荡涤胃肠积滞，使食痰下达；鳖甲软坚散结。诸药合用浊阴下达，气机通畅，则瘕聚自散。现临床可用于肠癌的治疗。

【注意事项】服药期间忌食生、冷、油腻及不易消化食物。

【方　　名】蔓荆实丸

【方药组成】蔓荆实（去白皮，炒）7.5g，甘草（炙，锉）30g，羊靥末（去脂膜，炙，别捣）20 枚、白蔹 15g，椒目 7.5g，小麦曲（微炒）30g。

【功效主治】祛风清热，解毒散结。适用于瘿瘤。

【用法用量】上药为末，与羊靥末相和，以好酱捣为丸，如梧桐子大。每服 5 丸，酒送下，稍稍加之。

【来　　源】《圣济总录》。

【方　　名】蔓荆子散

【方药组成】蔓荆子，赤芍药，生地黄，桑白皮，甘菊花，赤茯苓，川升麻，麦门冬（去心），木通，前胡，炙甘草，各等分。

【功效主治】清热疏风，活血通窍。适用于耳部肿瘤，耳出脓汁。

【用法用量】上药锉散。每服 9g，用水 300ml，加生姜 3 片，红枣 2 枚，煎至 150ml，食后服。

【来　　源】《仁斋直指》。

【方　　名】慢白汤

【方药组成】生、熟地黄各 12g，党参 12g，炙鳖甲 12g，炙黄芪 18g，黄药脂 12g，狗舌草 30g，丹参 15g，消白散 5g（分吞）。

【加　　减】发热加柴胡 9g；出血加阿胶 10g（烊冲），血余炭 12g；盗汗加浮小麦 30g，煅牡蛎 30g；阴虚明显加龟板 12g，麦冬 10g；阳虚明显加补骨脂 12g，鹿角片 6g（先煎）；神昏谵语加安宫牛黄丸 1 粒（化服）；眩晕加川芎 6g；心悸加磁石 30g（先煎），远志 6g；气虚明显者党参改用红参 6 ～ 10g（另煎，兑入）；血虚明显加当归 10g，鸡血藤 15g。

【功效主治】慢性白血病。

【用法用量】水煎服，每日 1 剂。

【方　　名】慢粒片

【方药组成】猫爪草、苦参、黄芩、黄柏、雄黄、诃子肉、当归、青黛散各 1 份，土鳖虫、水蛭各 0.5 份。

【功效主治】清热解毒，适用于慢性粒细胞性白血病。

【用法用量】研粉，混合制成糖衣片。每片含生药 0.25g。治疗剂量为每日 5 ～ 7.5g，维持剂量为每日 2.5 ～ 5g，分次口服。

【来　　源】《中西医结合杂志》，1985：2。

【方　　名】鳗鱼炖黄酒方

【方药组成】鳗鱼 500g，黄酒 500g。

【功效主治】直肠癌大便出血，或胃肠道癌有消瘦、低热者。

【用法用量】鳗鱼去肠杂，洗净后，置锅内加黄酒及适量水，小火炖至熟烂，加盐少许，蘸醋食之。每日 1 剂，分 2 次服。

【来　　源】《食疗药膳》。

【附　　注】忌辛辣、煎、炒、炙、熏烤等食物。

【方　　名】芒黄敷剂

【方药组成】大黄 30g，芒硝 30g，黄柏 20g。

【功效主治】乳癖。

【用法用量】上药煎水，用毛巾蘸水趁热外敷，每次 15 分钟。

【来　　源】王学美方。

【方　　名】芒硝石灰膏

【方药组成】芒硝 12g，石灰 6g。

【功效主治】骨肿瘤。

【用法用量】研为细末，以麻油调拌为膏，外敷贴患处。

【方　　名】芒硝汤

【方药组成】木防已、白术、鬼臼各一两半，芒硝、赤芍、当归各二两，大黄三两，蜈蚣、蜥蜴各二枚，生甘草一两。

【加　　减】便中带血加三七、地榆；疼痛重者加延胡索、乌药。

【功效主治】消积散结，顾护正气。痰毒凝聚肠道之左腹部疼痛，有积块，积块大而硬，便中常有黏冻，乏力，面色萎黄。现临床可用于肠癌正盛邪实的治疗。

【用法用量】上药水煎分 3 次服下，每日 1 剂。

【来　　源】《千金翼方》卷十九。

【附　　注】本方适应证是脾虚不运，湿痰内聚，外受邪毒，痰毒凝肠道，久则结块，病之特点为暴瘾坚结，非峻下不能除。方中蜥蜴、蜈蚣为虫类药，性善走窜，直达病所，解毒散结，非重症不用；赤芍开阴散结；防已利湿止痛；鬼臼祛痰散结，解毒祛瘀；大黄、芒硝荡涤积滞，使浊阴下达；白术、当归补气养血，顾护正气；生甘草和中缓急，调和诸药。诸药合用，共奏消积散结之功，则坚结可解。

【注意事项】积块日久，正气虚者或体质弱者非本方适应证。

【方　　名】盲肠草汤

【方药组成】龙葵、蜀羊泉各 30g，蛇莓、石见穿、半枝莲、威灵仙、盲肠草、黄毛耳草、枸橘叶各 15g。

【功效主治】胃癌、食道癌。

【用法用量】水煎服，每日 1 剂。

【来　　源】《治癌中药处方 700 种》。

【方　　名】猫胞方

【方药组成】猫胞衣 1 ～ 3 个。

【功效主治】胃脘痛，噎膈反胃。胃癌、幽门梗阻、慢性胃炎，反胃。

【用法用量】以新瓦焙干，研细末，每服 1g，好酒送下。或用初生猫胞，好酒洗，用猪肉适量，淡煮熟服之。阴干，烧灰存性，酒调服。

【来　　源】《中药大辞典》。

【附　　注】猫生子时，胞衣须急取之。稍迟则猫食矣。《种杏仙方》《鲁府禁方》有载。

【方　　名】猫胞猪肉汤

【方药组成】猫胞 3 个，瘦猪肉 250g，葱、姜、盐少许。

【功效主治】食管癌、胃癌、胃脘痛等症。

【用法用量】将猫胞用酒洗净，与猪肉同切块，入锅加水同煮，慢火煮熟烂后，入葱、姜、盐调味食用。

【来　　源】《动物脏器食疗验方》。

【附　　注】猫胞即猫之胎盘，以鲜品食用为宜。

【方　　名】猫儿眼紫草汤
【方药组成】猫儿眼20g，紫草10g，鸡蛋2个。
【功效主治】利水解毒。宫颈癌。
【用法用量】煮鸡蛋，喝汤吃鸡蛋。

【方　　名】猫人参
【方药组成】猫人参100g。
【功效主治】肿瘤骨转移。
【用法用量】夏秋季采挖，以根入药，洗净切片。治各种癌症，一般在辨证施治时加入处方中，水煎服，每日3次。
【来　　源】浙江省富旭县三山医院吴宏贤献方。
【临床应用】猫人参有强壮作用，民间用于治疗骨髓炎、黄疸型肝炎，有明显疗效。目前临床常用于肿瘤骨转移，对肝癌可改善症状，对早期宫颈癌亦有治疗作用。服后除消化道轻度恶心、呕吐反应外，无其他副作用。

【方　　名】猫人参半边莲汤
【方药组成】猫人参90g，半边莲15g，丹参30g，漏芦15g，石燕6g，紫草根60g，苦参30g，野葡萄根30g，广郁金9g。
【功效主治】解毒燥湿，疏肝活血。适用于肝癌。
【用法用量】水煎服，每日1剂。
【临床应用】腹水，加车前草30g；黄疸，加茵陈蒿30g，山栀12g；胃口不开，加制大黄6g，龙胆草12g。

【方　　名】猫人参苦参汤
【方药组成】猫人参30g，苦参10g，白芷10g，金银花10g，皂角刺10g，白金龙10g，活血龙10g，白毛藤10g，地榆10g。
【功效主治】子宫颈癌。
【用法用量】水煎服，每日1剂。
【来　　源】《肿瘤的防治》：197。

【方　　名】猫肉核桃树枝汤
【方药组成】猫肉150g，核桃枝120g。
【功效主治】恶性淋巴瘤。
【用法用量】猫肉洗净切片，核桃枝切碎，放入砂锅内加水共煮，去渣，饮汤吃肉。

【方　　名】猫蛇牡夏汤
【方药组成】猫爪草、蛇莓、牡蛎务30g，夏枯草9g。
【功效主治】恶性淋巴瘤。
【用法用量】上药加水适量同煎汤饮服。每日1剂，2～3次服。10～15日为1个疗程。
【临床应用】一般服2～3个疗程可见效。
【来　　源】《癌症家庭防治大全》。

【方　　名】猫胎盘散
【方药组成】猫胎盘适量。
【功效主治】食管癌。
【用法用量】焙干研末，早晚各服6～10g，黄酒冲服。
【来　　源】《一味中药巧治病》。

【方　　名】猫头鹰单方
【方药组成】猫头鹰1只。
【功效主治】各种癌症。
【用法用量】炖肉吃，骨头焙干服。
【来　　源】《民间单方秘方精选》。

【方　　名】猫头鹰散
【方药组成】猫头鹰1对。
【功效主治】食道癌。
【用法用量】将猫头鹰用黄泥固封，炭用煅存性，研为细末，每服1匙，以温酒服。
【来　　源】《治癌中药处方700种》。
【附　　注】猫头鹰必须用未生毛者。

【方　　名】猫尾草炖牛肉方
【方药组成】猫尾草（鲜叶）30～60g，牛肉250g左右，共炖之，食肉喝汤，常啖之。
【功效主治】清热解毒，活血消肿。治乳吹、乳癌。
【来　　源】《泉州本草》。
【附　　注】猫尾草，又名猫尾射、狗尾射、虎尾轮、统天草等，为豆科植物猫尾射的全草。生于荒地、林边或杂草中，我国南方有分布。《闽南民间草药》载：治横痃；用虎尾轮30～90g，洗净，切碎，水、酒各半炖服。注意本品为理气活络药，故孕妇慎服。

【方　　名】猫眼草鸡蛋方
【方药组成】猫眼草100g，鸡蛋3个。
【功效主治】子宫颈癌。
【用法用量】猫眼草煮鸡蛋，熟后吃蛋喝汤。
【来　　源】《一味中药巧治病》。

【方　　名】猫眼草鸡蛋汤
【方药组成】鲜猫眼草120g（干品30g），鸡蛋3个。
【功效主治】子宫颈癌。
【用法用量】将猫眼草水煎至渣，打入鸡蛋煮熟，吃蛋饮汤每天1次，连服1个月为1个疗程。
【来　　源】《中国民间单验偏方》。
【附　　注】本方流传于陕西省浑县一带，民间用方，有一定治疗效果。

【方　　名】猫眼草丸
【方药组成】鲜猫眼草（晒干适量）。
【功效主治】癌肿腹水。
【用法用量】为末，枣肉和丸如弹子大，每服2丸，白汤下，每日2次，觉腹中暖，小便利为度。
【来　　源】《治癌中药处方700种》。

【方　　名】猫爪草柴胡汤
【方药组成】猫爪草15g，柴胡15g，赤白芍各18g，山慈菇、香附、海藻、昆布、瓜蒌壳、丹参各24g，夏枯草60g。
【功效主治】清热解毒散结，疏肝活血化瘀。主治甲状腺肿瘤。
【用法用量】上药水浸泡30分钟，文火煎熬，分早晚服，每日1剂。
【附　　注】服本方12剂后，多数肿块明显缩小，可继用夏枯草、猪瘦肉同炖服，隔日1剂，连服1个月以巩固疗效。

【方　　名】猫爪草山慈菇汤
【方药组成】猫爪草30g，山慈菇15g，草河车15g，刘寄奴10g，露蜂房10g，蒲公英30g，全瓜蒌30g，生地黄15g，玄参12g，当归10g，芙蓉叶20g，生黄芪30g。
【功效主治】毒热蕴结型乳腺癌。
【用法用量】水煎服，每日1剂。
【来　　源】《中医肿瘤学》（上），科学出版社，1983：289。

【方　　名】猫爪苦参片
【方药组成】猫爪草15g，苦参15g，黄芩15g，黄柏15g，雄黄15g，当归15g，诃子肉15g，青黛散15g，地鳖虫7.5g，水蛭7.5g。
【功效主治】清热解毒。适用于慢性粒细胞性白血病。
【用法用量】上药共研制成每片含生药0.25g的糖衣片。治疗剂量每日服5～7.5g，维持剂量每日服2.5～5g，分3～4次口服。在应用本方之前，先用白消安治疗使白细胞降到1～2万后再服本方，或白细胞正常后观察，至白细胞持续在2万以上再用本方，如此长期交替使用。
【临床应用】本方与白消安交替使用治疗30例慢性粒细胞性白血病，与单纯白消安治疗的28例做对照观察，结果治后本方组中位生存期为61个月，高于对照组40个月，差别显著。
【来　　源】中国医学科学院首都医院张之南方。

【方　　名】毛茛
【方药组成】毛茛适量。
【功效主治】祛风解毒，消肿止痛。食道癌。
【用法用量】捣如泥为丸，吞服，每次3g，或每次10g，水煎服。

【方　　名】毛茛单方
【方药组成】毛茛（全草）15～30g，酒适量。
【功效主治】食道癌梗阻症状严重者。
【用法用量】以水300ml煎沸30分钟左右，加酒30ml煮沸3分钟去渣，分数次服，1次服完。
【来　　源】内蒙古自治区医院编《中草药验方

选编》，内蒙古自治区人民出版社，1972：152。

【方　　名】毛蚶肉香菇汤
【方药组成】毛蚶肉10只，香菇适量。
【功效主治】胰腺癌。
【用法用量】将毛蚶肉洗净，加入香菇煮汤食之。每日1剂，常制食用。
【来　　源】《桂香室随笔》。

【方　　名】茅凤汤
【方药组成】茅草根30g，凤阳菜12g，六月雪12g，白英12g，紫金牛12g，臭牡丹12g，高粱泡12g，淫羊藿12g，山楂12g，铁扫帚9g，紫金皮9g，山苍子根9g，茜草9g，石菖蒲9g，竹叶椒9g，红花9g。
【功效主治】绒毛膜癌。
【用法用量】全部药物先用黄酒60ml炒制，再用猪肉共加水煎煮，制成煎剂，口服，每日1剂。
【临床应用】甘某，女，41岁，确诊为绒毛膜上皮癌，阴道、膀胱、肺转移，经服本方20余剂流血即止，症状改善，无贫血，健康良好，治疗2年后又生1个男孩，能做一般家务劳动。
【来　　源】《抗癌中草药制剂》，人民卫生出版社，1981：266。

【方　　名】茅根枸杞汤
【方药组成】茅根180g（以生于黄土内者为最好），枸杞根生粗皮120g，紫苏根30g，瓜子金15g。
【功效主治】肝癌。
【用法用量】水煎2次，去渣，用猪肝120g炖吃。
【来　　源】湖南中医药研究所《湖南中草药单方验方选编第一辑》，湖南人民出版社，1970：134。

【方　　名】茅根生地汁
【方药组成】鲜白茅根、鲜生地黄各50g，白砂糖适量。
【功效主治】白血病（血癌）发热。
【用法用量】将鲜白茅根、生地黄洗净，压榨出液汁，加白砂糖调味口服。每日1剂，分2次服完。
【来　　源】《抗癌食疗》。
【附　　注】忌辛辣、煎炒、熏烤之食物，并严禁饮酒。

【方　　名】茅根汤
【方药组成】白茅根（锉）60g，生地黄（捣碎）30g，刺苏（锉）15g。
【功效主治】养阴凉血，理气祛积。适用于胰腺癌，胁痛，心烦吐逆。
【用法用量】以水450ml，煎至225ml，去滓。食后分2次温服。

【方　　名】茅根薏苡仁茶
【方药组成】白茅根、薏苡仁各30g，白花蛇舌草15g，绿茶3g。
【功效主治】湿热下注型膀胱癌。
【用法用量】以上前3味加水1 000g，煎沸20分钟，取汁冲泡茶叶。代茶频饮，每日1剂。

【方　　名】茅根竹蔗水
【方药组成】白茅根90g，甘蔗汁60g。
【功效主治】阴虚内热型胰腺癌。
【用法用量】煎汤代茶饮。

【方　　名】茅莓徐长卿汤
【方药组成】茅莓30g，徐长卿30g，生半夏（先煎）30g，虎杖30g，丹参30g，生地黄15g，甘草6g。
【加　　减】胸腹满闷，恶心呕吐，加土茯苓15g，茵陈蒿15g，半枝莲15g，半边莲30g，薏苡仁15g；伤食，加儿茶12g，山楂10g，麦芽10g，神曲10g；疲乏无力，黄精15g；面色萎黄，加制首乌15g；气促者，加黄芪15g，党参15g，大枣15g；唇舌淡红，加鸡血藤15g，熟地黄10g；口渴，津液亏损，加生地黄15g，麦冬15g，天冬15g，沙参15g，天花粉15g；疼痛，加延胡索 12g，川楝子 10g，云南白药（冲服）3g。

【功效主治】多发性骨髓瘤。

【用法用量】上药先用水浸泡半小时，加水煎煮2次，药液混合均匀，分2次服用，每日1剂。

【方　　名】蝥虫抗癌丸

【方药组成】斑蝥（去翅、足）1个，粟米1升，薄荷 120g，鸡蛋清适量。

【功效主治】鼻咽癌及颈部肿瘤。

【用法用量】将斑蝥以粟米同炒，米焦去米不用，入薄荷与斑蝥共研为细末，再入鸡蛋清调和为丸如绿豆大。每次空心绿茶送服2～3丸。服至5丸后，每日减1丸，减至1丸后，每日5丸，以消为度。

【来　　源】《古今秘方验方大全》。

【附　　注】斑蝥含斑蝥素，有大毒。服用绿茶送服可减轻斑蝥毒性。据报道本方有一定治癌效果。

【方　　名】玫瑰花酒

【方药组成】玫瑰花（初开者，阴干）150g，糯米 2 000g。

【功效主治】调中活血，舒郁结，辟秽，和肝。主治乳癖。

【用法用量】纳玫瑰花入内，封酿如常法共醇，待酒熟，压去糟渣，净器收贮备用。或以米酒、梁白酒各 1kg 置净瓶中，直接入玫瑰花浸泡5～7日后取饮，每饮1～2盅，1日1～2次。

【来　　源】《随息居饮食谱》。

【附　　注】玫瑰花为蔷薇科植物玫瑰初放的花（花蕾），其气芳香浓郁，味微苦，性温，入肝、脾二经。《本草正义》谓之“香气最浓，清而不浊，和而不猛，柔肝醒胃，流气活血，宣通窒滞而绝无辛温刚燥之弊，断推气分药之中，最有捷效而最为驯良者，芳香诸品，殆无其匹”。《百草镜》曰：治乳痈初起，用玫瑰花初开者，阴干，三十朵，去心蒂，陈酒煎，食后服。《纲目拾遗》曰：治乳痈：玫瑰花七朵，母丁香七粒，无灰酒煎服。综上所述，乳癌初期，服玫瑰酒，能理气解郁，和血散瘀。

【方　　名】梅花点舌丹

【方药组成】乳香、没药（皆醋炙）各 90g，沉香 45g，血竭 90g，白梅花 470g，葶苈子 90g，生硼砂 90g，生石决明 54g，雄黄粉 90g，蟾酥粉 180g，牛黄 45g，珍珠粉 27g，冰片 45g，麝香 27g，熊胆（熬汤打丸用）27g，朱砂 90g。

【功效主治】清热解毒，消肿止痛。适用于食管癌、舌癌、喉癌、口腔癌、齿龈癌。

【用法用量】前八味共研细末，过 130 孔箩，混匀，后七味分别研细粉，与上药研均匀，用熊胆水泛丸，每百粒重 6g，每瓶内装 10 粒。每次服2～3粒，每日2次。先饮水一口，将药放在舌上，以口麻为度，再用温黄酒或温开水送下。外用醋化开，敷患处。

【来　　源】《疡医大全》。

【方　　名】梅花点舌丹

【方药组成】乳香、没药、葶苈子、石决明、牛黄、冰片、麝香、红花等。

【功效主治】慢性粒白血病。

【用法用量】每3次，每日2次，先饮水1日再用温开水或黄酒送服。

【临床应用】服药 40 天，有效率为 81%。

【方　　名】梅花蘑菇汤

【方药组成】长在梅花树上的蘑菇 10～15g。

【功效主治】乳腺癌、胃癌。

【用法用量】用 270ml 水煎至一半，分3次。饭前 30 分钟服。长在干梅花树上的蘑菇也可。

【方　　名】梅连茶参汤

【方药组成】乌梅 100g，黄连 30g，绿茶 25g，苦参 150g，明矾 50g。

【功效主治】皮肤癌。

【用法用量】明矾研开后与各味药同置锅中加水 150ml，煮沸 10 分钟后，温洗患处，每日1剂，日洗3～4次，汤液再温再洗。

【来　　源】民间偏方。

【方　　名】梅肉红茶

【方药组成】梅干 1 颗，红茶 50g，热开水 200ml，甘蓝菜汁少许。

【功效主治】生津止渴，健脾消食。本膳主要适用于舌癌疼痛者。

【用法用量】将梅干去果核，将果肉切细。将切细之果肉放入大陶瓷碗中，另加红茶一同混合。将热开水倒入碗内，搅匀即成。晨饮加少许甘蓝菜汁，味道更佳。不拘时饮之。

【附　　注】梅干、红茶、甘蓝汁均有良好的抗癌活性。梅干即蔷薇科植物梅的干燥未成熟的果实。日本民间以新鲜梅的果肉制成果酱，每天少量饮用，持之以恒，可以治疗各种癌症（《中医药研究数据》，1978，6：13）。作者在 1991 年和孙鹤年副教授等，在浙江奉化果品厂的支持下，研制成功"浓缩青梅汁"，食用更加方便，在同处沈阳召开的国际首届老年医学学术大会上荣获"延龄杯"金奖，显示了梅制品在抗老抗癌领域中被重视的程度。

【方　　名】梅实紫苏发酵醋

【方药组成】鲜梅实 10 000g，米醋 5.2L，蜂蜜 1 250g，鲜紫苏叶 10g，95% 酒精 400ml。

【功效主治】健脾开胃，驱以生津。本膳主要适用于食管癌症见吞咽困难者。

【用法用量】梅实水洗干净，再用 10% ～ 50%（V/V）的稀酒精洗涤，加到米醋中，再加入酒精和蜂蜜，在常温下浸泡 15 天。紫苏用 10ml 混合液（5ml 米醋加 5ml 柠檬酸）充分揉制后离心分离，制成紫苏浸出液。把梅实部分和紫苏部分混合，浸泡 30 天。继之，进行压滤，除去梅核、紫苏。在保持清洁条件下，静置 4 个月，使酒精全部挥发掉，即可用为健康饮料。

【附　　注】此为日本专利，可以批量生产。其特点是保持了米醋、梅实、紫萝原有的风味和功效。可改善肿瘤病人的口干、腹泻、吐逆、肿胀症状，有整肠、增进食欲、安定精神、利尿、健脑等多种有利于癌症病人康复的功能。

【方　　名】美登木煅牡蛎汤

【方药组成】美登木、煅牡蛎、白花蛇舌草、铁树叶各 30g，三棱 20g，夏枯草、海藻、党参、茯苓各 15g，海带、漏芦、当归、赤芍、白术各 12g，丹参 18g，川楝子、郁金各 9g。

【功效主治】活血化瘀，软坚消癥。主治晚期胰腺癌。

【用法用量】上药水浸泡 30 分钟，煮沸 15 分钟，取汁分 2 次早晚服，每日 1 剂。

【方　　名】美味福寿螺方

【方药组成】带壳福寿螺 300g，红辣椒 5g，葱头 1g，蒜屑 15g，味精 1g，酱油 15ml，色拉油 5ml。冷水适量。

【功效主治】清热利水，暖胃散寒。本膳主要适用于前列腺癌小便癃闭者。

【用法用量】锅内放水煮沸后加入福寿螺，煮 2 分钟后，用冷水冲洗，待螺体不烫手时，用牙签挖出螺肉。辣椒切细丝，葱头切细。锅加入色拉油烧热，加入辣椒、葱头、蒜屑炒香，放入螺肉，再炒 1 分钟。在锅内加入冷水、酱油和味精，煮沸约 2 分钟，即可盛出。

【附　　注】福寿螺是一种软体动物，外形与田螺相似，但体型相当于田螺的 20 倍。该动物营养十分丰富，也十分可口。本膳中福寿螺对胃有寒证（如萎缩性胃炎）的前列腺肿瘤病人，用之更为合适。

【方　　名】猕猴瓜豆汤

【方药组成】猕猴桃 30g，木瓜 150g，四季豆 30g。

【功效主治】膀胱癌。

【用法用量】将前 2 味洗净切碎，与四季豆共煮汤，喝汤食果及豆。

【来　　源】《乾坤一草医》。

【附　　注】木瓜指的是食用的木瓜，非中药中之木瓜。

【方　　名】猕猴桃根白酒方

【方药组成】猕猴桃根 250g，白酒适量。

【功效主治】消化道癌瘤，如食道癌。
【用法用量】将猕猴桃树根切成小段，洗净后浸入酒内，一周后可饮用，每日3次，每次15～30ml，常服见效。
【附　　注】猕猴桃根为猕猴桃科植物猕猴桃的根。味苦、涩，性凉，归肝、肾经，清热利湿，活血消肿，可用于风湿骨痛和肿瘤的治疗，尤其对消化道肿瘤、腹部肿瘤有较好的治疗作用。

【方　　名】猕猴桃根草本灵仙方
【方药组成】猕猴桃根30g，草本灵仙10g，大黄10g，桃仁15g，红花6g，水蛭6g，莪术15g，赤芍12g，丹参30g。
【功效主治】活血化瘀，软坚散结，通便。肠癌。
【用法用量】水煎服，每日1剂。

【方　　名】猕猴桃根方
【方药组成】干猕猴桃根80～200g，小鸡1只。
【功效主治】胃癌、肠癌。
【用法用量】取猕猴桃根600g和小鸡1只，加水1.8L，用文火煎3小时以上，服3～4天，以4次为1个疗程；或加水1.8L，用文火煎煮3小时以上，煎至汤液2杯左右时，分2次服下。连续服15～20天，然后停服几天后再服，如此服4个疗程。
【附　　注】在服药期间可服猪肉、鸡肉，但忌食盐、大葱等一切调料，尤其忌食鲜鱼。服药后有些人可能有恶心等不适感，但不要怕，要继续服用。

【方　　名】猕猴桃根方
【方药组成】猕猴桃根90g。
【功效主治】乳腺癌。
【用法用量】用3碗水煎3小时以上，1日分多次服下。10～15天为1个疗程，服几个疗程，治愈。

【方　　名】猕猴桃根和虎杖
【方药组成】猕猴桃根80g，虎杖根茎40g。
【功效主治】胃癌。
【用法用量】共水煎，1日分3次，饭前服，可在短期内恢复食欲，止呕吐或上腹的疼痛，缩小癌肿。

【方　　名】猕猴桃根忽木汤
【方药组成】猕猴桃根20g，忽木15g，凤尾七15g，猪鬃草10g，半枝莲20g，蓝布正10g，山楂20g。
【功效主治】清热解毒，软坚散结，健胃。胃癌。
【用法用量】水煎服，每日1剂。

【方　　名】猕猴桃根煎
【方药组成】猕猴桃根75g，马齿苋100g。
【功效主治】乳腺癌、胃肠系统肿瘤。
【用法用量】水1L，煎3小时以上。每天1剂，去滓温服。10～15天为1个疗程，休息几天再服，共4个疗程。
【来　　源】《陕西中草药》。

【方　　名】猕猴桃根肉汤
【方药组成】鲜猕猴桃根100g，猪瘦肉200g。
【功效主治】肝癌。
【用法用量】炖汤，熟后吃肉喝汤，每日1剂，15～20天为1个疗程。
【来　　源】《肿瘤临证备要》。

【方　　名】猕猴桃根汤
【方药组成】猕猴桃根80g，水1 000ml。
【功效主治】胃肠系统肿瘤，乳腺癌。
【用法用量】煎3小时以上，每天1剂，10～15天为1个疗程。休息几天再服，共4个疗程。
【来　　源】《陕西中草药》。

【方　　名】猕猴桃根野葡萄根汤
【方药组成】猕猴桃根、野葡萄根各60g，蒲公英30g，橘叶15g，山荷叶根、生南星（先煎0.5小时）各9g。
【功效主治】乳腺癌。
【用法用量】水煎服，每日1剂。
【附　　注】以上类方相似，可参。

【方　　名】猕猴桃食疗方
【方药组成】鲜猕猴桃 250g。
【功效主治】大肠癌、乳腺癌、恶性淋巴癌。
【用法用量】生吃，以上为每日量，连服数月。
【来　　源】《一味中药巧治病》。

【方　　名】米醋
【方药组成】米醋。
【功效主治】预防癌症。
【附　　注】自古以来有爱吃酸的人不得癌症的说法，得癌症的人中，平时不喜欢吃酸的人确实较多。由此可见，平时经常吃米醋预防癌症，是有一定道理的。

【方　　名】米醋白矾方
【方药组成】米醋 500g，白矾 10g。
【功效主治】白斑。
【用法用量】将米醋、白矾同放锅内煮开，趁温洗患处，每日 1 次。一般洗 5 ～ 10 次，白斑消除。
【来　　源】吉林省德惠县中医院邵作忱献方。

【方　　名】米醋鸡蛋方
【方药组成】米醋 60ml，鸡蛋 1 枚。
【功效主治】癌性黄疸。
【用法用量】鸡蛋连壳烧炭存性，研末与米醋调匀，顿服。每日 1 次。
【来　　源】《串雅外偏》。
【附　　注】《外台秘要》《本草纲目》均载本方，治黄疸 3 日即见效。编者常用本方治癌性出现黄疸，效果满意。

【方　　名】米醋鸡蛋液
【方药组成】9 度米醋 100ml，新鲜鸡蛋 1 枚。
【功效主治】各种癌症病人早期、恢复期。
【用法用量】将米醋放入容器内，浸入鲜鸡蛋，泡渍 24 ～ 30 小时后，细心倒出已软化的鸡蛋，除去蛋黄，只留蛋清、蛋壳与醋搅匀，即可服用，1 个醋蛋液分 3 天服用，每天早、晚各服 1 次，服时用温开水 3 ～ 5 倍对开服用。
【来　　源】《癌症家庭防治大全》。
【附　　注】本方用 9 度米醋为最佳，如无 9 度米醋时，可用 5 ～ 6 度优质米醋代之。服完醋蛋液后需要温开水漱口，以防牙齿酸化脱钙。据报道，本方治食道癌疗效较好。

【方　　名】米醋煮海带方
【方药组成】海带 30g，米醋、白糖适量。
【功效主治】预防甲状腺癌变以及直肠癌的辅助食疗。
【用法用量】海带用清水浸泡，洗净咸味，切丝与米醋一起放入锅中同煮，熟后放入白糖拌匀即可服食。日服 1 次，宜常制食之。
【来　　源】《抗癌食疗》。
【附　　注】凡胃酸过多者忌用。

【方　　名】米酒浸马蹄方
【方药组成】新鲜马蹄 100g，优质米酒 500ml。
【功效主治】清热化痰，消积开膈。本膳主要适用于癌症吞咽困难者。
【用法用量】马蹄洗净，连皮浸于酒中，约 30 天后即可食用。只食马蹄不饮酒，食时取出马蹄，去皮，细嚼慢咽。每天 1 次，每次 3 ～ 7 枚。
【附　　注】《本草汇言》认为马蹄能“疗五种膈气”，膈气即吞咽困难的一种表现。对实质性肿块，也有疗效。《本经逢原》记载马蹄“于三伏时以火酒浸晒，每日空腹细嚼七枚，痞积渐消”。近人治疗寻常疣（病毒性良性瘤）效果很好。用法：将马蹄掰开，用其白色果肉摩擦疣体，每日 3 ～ 4 次，每次摩至疣体角质层软化，脱掉，微有痛感露出针尖大小的点状出血为止，连用 7 ～ 10 天（《中华皮肤科杂志》，1996，2：74）。表明其中含有抗病毒的成分。

【方　　名】米酒蒸螃蟹方
【方药组成】螃蟹 2 只，米酒 50ml。花生油、酱油适量。
【功效主治】行气活血，滋补肝阴。本膳主要适用于肿瘤疼痛不止者。
【用法用量】蟹洗净，碟载，放锅内盖蒸之，将要熟时，加入米酒。再蒸片刻，食蟹肉并饮汁。

蟹肉可蘸花生油、酱油调味。

【临床应用】曾治一肺癌转移，股骨处剧痛不止者，取大青蟹 1 只（鲜活者），用二层布紧紧包扎之，使之不能活动。然后敷在疼痛处，用纱布固定。每 36 小时换 1 只青蟹，连服 6 天。病人疼痛明显减轻，哌替汀每日减少了剂量，获得了近期临床效果。用后的螃蟹因有毒气，不能再食用。

【附　　注】该方原出《日华子本草》，主治“产后肚痛血不下”。现在用于肝癌疼痛亦效。螃蟹功能益气、活血、散血，与米酒同用可增强其行气活血的功效。宁波毗邻东海，螃蟹颇多，而且种类很多，如梭子蟹、青蟹等。

【方　　名】秘传九灵丹

【方药组成】西牛黄五钱，狗宝五钱（雪白而细纹旋透者佳），赤石脂二两五钱（醋煅九次），上好沉香一两五钱，真琥珀二两五钱（同灯草研），麝香五钱（真当门子），新珍珠百粒（重五钱者、嵌豆腐内煮数滚取出、同灯草研），劈朱砂一两五钱（一半为衣），金箔一千张。本方药物易于碍胃，可少加神曲、山楂等守中调气。

【功效主治】散结消积，下气开窍。膈噎至重，食物不下者。

【用法用量】上药各择好者，量配足，共为细末，用红枣煮熟去皮核，取净肉十两，捣烂为丸，如小绿豆大，烈日晒干，瓷罐收贮，勿令走气。每服七丸，约重一分，用梨汁半茶盅，顿热送下，即煮粥汤进饮。

【来　　源】《同寿录》卷二。

【附　　注】邪毒蕴积咽管，聚而结块，日渐肿大，久则不通，形成噎膈之证。治当遵《内经》“坚者削之”之旨，而施以散结消积、下气开窍之治法。方用牛黄、狗宝解毒消肿，散结止痛；麝香辛香窜达，开闭启塞，活血散积定痛；琥珀、珍珠、朱砂、金箔均为消肿化积，安神定惊之品，配合麝香、牛黄，则可达通塞启闭之效；沉香下气降逆，固元补肾，并纳气下行；赤石脂敛疮、生肌、止血；以枣肉糊丸，乃益胃气，补后天之义。综合全方，重在辛香散结，启闭开窍，最终达到咽管通畅之目的。

【注意事项】忌生冷、面食、辣椒、发气之物，俟痊愈后方可吃饭，并食物均匀，调理谨慎，切戒气恼动怒，勿以事务操心，宜静养开怀。

【方　　名】秘传敛瘤膏

【方药组成】血竭、轻粉、龙骨、海螵蛸、象皮、乳香各一钱，鸡蛋十五枚（煮熟用黄，熬油一小匙）。

【功效主治】生肌收口。各种瘿瘤用枯药枯落后未收口者。

【用法用量】上药为细末，共再研，和入鸡蛋油内捣匀，每日早、晚用甘草汤洗净患处，鸡翎蘸涂，膏药盖贴。

【来　　源】《外科正宗》卷二。

【附　　注】本方适用于各种瘿瘤外用消肿散结药、腐蚀药等致瘿瘤枯落而未收口者，起到祛除余邪、生肌完口之功用。方中轻粉有毒，有攻毒医疮之效，以祛余邪；乳香活血消阳生肌，以祛邪助伤口愈合；海螵蛸收敛止血，生肌祛湿；血竭、龙骨、象皮生肌敛疮以完口。诸药合用则余邪得清，伤口愈合而瘿瘤病愈。现临床可用于甲状腺肿瘤的治疗。

【注意事项】瘿瘤枯落前不宜用本方，孕妇忌用。

【方　　名】秘传木香散

【方药组成】猪腌子七个（灯火烘干，为细末），海螵蛸、南木香、青木香、神曲、麦芽、孩儿茶各五钱，雄黄、辰砂各二钱。

【功效主治】一切瘿瘤结核。

【用法用量】上为末，每服三钱，临睡酒服下卧。

【来　　源】明·《简明医彀》卷五。

【附　　注】勿言语、恼怒、房室。

【方　　名】秘传噎膈膏

【方药组成】人乳、牛乳、蔗浆、梨汁、芦根汁、龙眼肉浓汁、人参浓汁各等分，姜汁少许。

【功效主治】益气补血，养阴润燥。适用于噎膈气阴两虚者。
【用法用量】上七味，隔汤熬成膏子，下炼蜜，徐徐频服之。
【来　　源】《种福堂公选良方》引缪仲淳方。

【方　　名】秘方九味丸
【方药组成】川牛膝、麻黄、乳香、没药、全蝎、僵蚕、苍术、甘草各 60g，制马钱子 60g。
【功效主治】乳腺增生，骨质增生，静脉炎，类风湿性关节炎，风湿痛等；除风湿，活血化瘀，通络止痛；乳痈、流痰、脱疽、附骨疽。
【用法用量】上药为一料，共碾细末，水调为丸，每 10 丸约重 1.4 ～ 1.8g，每晚临卧时服 3 ～ 10g，黄酒送服。
【来　　源】刘昌武经验方。

【方　　名】秘制一笔钩
【方药组成】煅石膏 500g，蟾酥 30g，冰片 3g，白及粉 60g。
【功效主治】皮肤癌、淋巴瘤、痔疮、湿疹、乳腺炎、鹅掌风。痈疽发背，翻口疔疮，湿痰流注，瘰疬风疮，乳痈毒，臁疮外痔，癣疥顽疮，小儿丹毒及绣球风，鹅掌风，虫伤蝎螯，一切无名恶毒，无论已忧未成，远亲中用之。
【用法用量】共研细末，白及糊成锭，凉水磨敷。鹅掌风、癣疥，用陈醋磨敷。
【来　　源】《道家秘方精华》。

【方　　名】密根莲枣汤
【方药组成】棉花根 60g，藤梨根 60g，白茅根 15g，半枝莲 60g，连钱草 15g，大枣 3 个。
【功效主治】清热解毒，益气和中。适用于胃癌。
【用法用量】每日 1 剂，水煎，分 2 次温服。
【临床应用】以本方治疗晚期胃癌 22 例，显效 6 例，近期缓解 9 例，总有效率为 68.1%。
【来　　源】温州市抗癌研究小组方。
【附　　注】棉花根又名密根，具有益气抗癌的作用；半枝莲、藤梨根等均为清热解毒抗癌的中草药。若同时佐用四君子汤与保和丸加减，则更有助于提高药效。

【方　　名】密陀僧散
【方药组成】密陀僧、谷精草各 7.5g，雄黄 15g。
【功效主治】清热解毒。适用于皮肤癌。
【用法用量】上捣研为散，每用少许，干掺疮上。

【方　　名】蜜饯百合方
【方药组成】干百合 100g，蜂蜜 150g。
【功效主治】滋阴润肺，止咳抗癌。主治阴虚内热型肺癌。
【用法用量】将洁净的干百合与蜂蜜盛于大碗中，放入蒸锅内蒸 1 小时，趁热调匀，待冷装入瓶罐中备用。每日食 1 ～ 2 次，每次食 10 ～ 12 枚。

【方　　名】蜜饯猕猴桃方
【方药组成】猕猴桃 500g，蜂蜜 250g。
【功效主治】滋阴清热，防癌抗癌。主治胃热伤阴型胃癌。
【用法用量】将鲜猕猴桃洗净，把果肉切成丁，放入锅内加水适量，慢火煮至八成熟时，加入蜂蜜再煎煮至熟透，收汁即可。待冷，装瓶备用。每日 1 ～ 2 次，不拘数量。

【方　　名】蜜汁莲藕方
【方药组成】鲜藕 750g，蜂蜜 50g，糯米 150g，桂花 5g，白糖 200g。淀粉、清水适量。
【功效主治】清热生津，凉血止血。本膳主要适用于鼻咽癌口舌干燥者。鼻咽癌放疗、化疗后常出现血热症状。
【用法用量】鲜藕洗净，切下一端藕节。糯米淘净，入清水内浸 2 小时，捞出后沥干水。将包好的糯米从藕节的一端灌入藕孔中，灌满为止，并用筷子捣实，然后上笼蒸熟透，放入凉水中浸泡 2 分钟，取出后去藕皮晾干。将另一端藕节切除，将藕从中剖开，切为约 0.5cm 厚的片，放碗内，加 124g 白糖，上笼蒸约 10 分钟，扣于盘内。锅内放清水 50g，加白糖 75g，蜂蜜、桂花煮沸后勾芡，浇在藕片上即可。色泽美观，质地软糯，甜香美味。
【附　　注】鲜藕、蜂蜜均有清润之性，故用于本症常有好的疗效。

【方　　名】蜜制鼻癌饮
【方药组成】韩信草 60g，白花蛇舌草 60g，青蒿 60g，算盘子 60g，两面针 60g，蜂蜜适量。
【功效主治】清热解毒抗癌。适用于鼻咽癌。
【用法用量】以上各药均取鲜品捣烂，加入浓茶绞汁，再用蜂蜜调制，即得。口服，每日 1 剂，顿服。
【临床应用】福州军区总医院以本方为主，中西医结合治疗鼻咽癌 15 例，多数病人癌肿消失或缩小，症状解除，疗效显著，但不能防止复发。
【来　　源】福州军区总医院方。

【方　　名】棉花根半枝莲汤
【方药组成】棉花根、半枝莲、马齿苋、藤梨根各 60g，白茅根、连线草各 15g，大枣 3 个。
【功效主治】胃癌。
【用法用量】水煎服，每日 1 剂，频频饮服。

【方　　名】棉花根桔梗汤
【方药组成】棉花根 30g，桔梗 15g，乌药 9g，枳壳 10g。
【功效主治】睾丸肿瘤。
【用法用量】水煎服，每日 1 剂。

【方　　名】棉花根山海螺方
【方药组成】棉花根、山海螺各 30g，补骨脂、天葵子各 15g。
【功效主治】肺癌。
【用法用量】水煎服，每日 1 剂。

【方　　名】棉花壳方
【方药组成】棉花壳（草棉的外果皮），8 ～ 9 月采，不换多少。
【功效主治】膈食、膈气。
【用法用量】煎当茶饮之。
【来　　源】《中药大辞典》。
【附　　注】《本草正义》《百草镜》均有棉花壳治膈的记述。另据《中药大辞典》载，棉花根在药理方面，接触试验表明，其所含的棉酚对吉田肉瘤有显著抑制作用，对艾氏腹水癌也有一定效果。在实验性移植肿瘤中，对小鼠艾氏腹水癌效果显著，对肉瘤 –37、肉瘤 –180、大鼠腹水型肿瘤、瓦克氏癌肉瘤及小鼠乳腺癌也有一定作用。本方忌食鹅。

【方　　名】棉花壳煎
【方药组成】棉花壳，海螵蛸，瓦楞子，适量。
【功效主治】食管癌，噎膈。
【用法用量】水煎代茶饮用。
【来　　源】《常见病验方研究参考资料》。
【附　　注】《百花镜》曰：“花可止血，壳可治膈，膈食膈气，用棉花壳，八九月朱，不拘多少，煎当茶饮之，三日即愈。忌食鹅。”

【方　　名】面色黄瘦散
【方药组成】扁豆三钱，青皮七分，白蔻仁五分，鸡内金五分，槟榔五分，炒谷芽一钱，神曲一钱，茵陈蒿三分，木香一分。
【加　　减】若由外湿内蕴所致者可加藿香、佩兰、砂仁；湿阻日久、脾虚明显则加白术、党参、茯苓；湿阻阳浮、虚热不退则加桂枝、防风、苍术；大便不通，或数日一行可加大黄、当归、玄参。
【功效主治】运脾化浊，消导散积。小儿内伤虚热，内有积聚、痞块、胀满、脾疳、盗汗，机体瘦弱，面色发黄，舌红少苔，脉细数者。
【用法用量】以上药物，水煎分 2 次服，每日 1 剂。
【来　　源】《揣摩有得集》。
【附　　注】本方治证乃属脾虚失运，湿浊、积滞内停，闭阻中焦，脾阳不达，湿阻阳浮所致。治当以运脾、醒脾、振奋脾气为主。脾气复其健运，则湿浊可去，积滞可化，虚热自消。方中以扁豆为主药，专入脾经，补肾益气，醒脾化湿，是治湿阻脾困之要药；用白蔻仁芳香理气，化湿运脾，除秽辟浊，以助主药之功；青皮、木香、槟榔均味苦辛性温，其力较峻，苦能降泄下行以消积滞，辛散温通则可理气以除胀满。又用茵陈蒿清热利湿，恐湿阻日久而化热蕴结；鸡内金、神曲、谷芽则消导散积，化各种食积，以利脾运。综合全方，则可收运脾化浊、消导散积之效。

【方　　名】苗家癌症止痛内服方

【方药组成】黄芪 60～120g，党参 40～100g（或西洋参 10～15g，另蒸，夏服），白术 10～40g，茯苓 10～20g，枸杞子、麦冬各 20～40g，桃仁、红花、补骨脂、杏仁各 10～15g，甘草 6～10g。

【加　　减】便秘加大黄 12g（后下）；周身浮肿，小便量少加车前子 30g（另包），木通 9g；肝癌伴腹水加茯苓皮 30g，鳖甲 15g，冬瓜皮 30g，大腹皮 20g；肺癌加蛤蚧 2 条，白及粉 6g，百部 10g；乳腺癌加刘寄奴 15g，益母草 30g；疼痛剧烈可加钩藤 30g，夜交藤 30g。

【功效主治】各种癌症疼痛。

【用法用量】水煎 2 次，取液混合，分 3 次服。

【来　　源】《苗家实用药方》。

【附　　注】方名是编者拟，加减方药用量是中和医派掌门人杨建宇经验用量。

【方　　名】苗家白血病方

【方药组成】半枝莲、蛇六谷、白花蛇舌草、猪殃殃、大黄各 30g，马钱子 0.9g。

【功效主治】白血病。

【用法用量】水煎 2 次，取液混合，分 2 次服，连服 30 天。

【来　　源】《苗家实用药方》。

【方　　名】苗家鼻咽癌方

【方药组成】白花蛇舌草、白英、藕节、白茅根各 30g，天冬、麦冬、玄参、生地黄、紫草根各 15g，金银花、沙参、白人参、黄芩、茯苓、生黄芪、醋南星（生南星 30g 或重楼 20g）各 9g（先煎 15 分钟），鹅白粉（冲服）5g，甘草 3g。

【加　　减】淋巴结肿大加山豆根 15g；口渴加麦冬 10g；鼻塞加花生壳 20 个；耳聋重加鹅不食草 30g；头痛加延胡索 15g；鼻塞加苓耳子 30g。

【功效主治】鼻咽癌。

【用法用量】水煎 3 次，取液混合，分 2 次服，连服 15 天。

【来　　源】《苗家实用药方》。

【附　　注】服药期内忌生葱、蒜、芥末及油炸食品。

【方　　名】苗家大肠癌方

【方药组成】白头翁 30g，马齿苋、白花蛇舌草、山慈菇各 15g，黄柏、象贝母、当归、赤芍、广木香、炽枳壳各 10g。

【加　　减】便脓血加贯众炭 15g，侧柏炭 15g，生地榆 20g；腹痛便秘加延胡索 10g，瓜蒌 10g，火麻仁 15g；便溏加诃子 20g，赤石脂 10g，石榴皮 10g；腹部肿块加鳖甲 10g，龟板 10g，穿山甲 10g；淋巴结转移加夏枯草 20g，海藻 20g，昆布 20g；气血虚加党参 15g，黄芪 20g，黄精 20g。

【功效主治】大肠癌。

【用法用量】水煎 4 次，去渣取液，浓液为 180ml，每次服 60ml，每日 3 次，连服 90 天。

【临床应用】服药同时，用槐花、鸦胆子各 15g，败酱草、土茯苓、白花蛇舌草各 30g，花蕊石 60g，血竭、皂角制各 10g，浓煎后保留灌肠。每日 1 次。

【来　　源】《苗家实用药方》。

【附　　注】方名是编者拟，加减方药用量是中和医派掌门人杨建宇教授经验用量。

【方　　名】苗家大黄虻蛭汤

【方药组成】虻虫、水蛭、大黄、桃仁各 6g。

【功效主治】癥瘕。

【用法用量】水煎服，1 天服 2 次，每次 250ml 以上。

【来　　源】《苗家实用药方》。

【方　　名】苗家肺癌方

【方药组成】薏苡仁、黄芪、白花蛇舌草各 30g，当归 20g，益母草、旋覆花各 15g，升麻、柴胡、青黛（冲服）各 10g，三七粉（冲服）3g。

【加　　减】气虚重用黄芪 60～120g，加太子参 30g；阴虚重去柴胡，再加女贞子 30g，鳖甲

20g，知母 12g，莪术 30g；脾肾阴虚加山药 30g，莲肉 20g，枸杞子 30g；毒气内盛重用白花蛇舌草 60 ～ 90g，青黛 30g，加牛黄 10g；鳞癌加浙贝母 20g，半枝莲 30g，鳖甲 20g，露蜂房 30g；腺癌加鱼腥草 30g，土茯苓 30g，茫根 30g；小细胞肺癌加百部 15g，仙鹤草 30g，白及 20g，黄药子 20g，蟾酥 10g（冲）。

【功效主治】肺癌。

【用法用量】水煎 2 次，取液混合，分 3 次服，连服 14 天。

【来　　源】《苗家实用药方》。

【附　　注】方名是编者拟，加减方药用量是中和医派掌门人杨建宇教授经验用量。

【方　　名】苗家肝癌方

【方药组成】紫丹参 30g，桃仁 12g，当归、生地黄、地鳖虫各 9g，赤芍、白芍各 6g，广木香 5g。

【加　　减】脾虚消化不良加炒党参 10g，炙鸡内金、白术各 9g，炒枳壳 6g；包块有形加三棱、蓬莪术各 9g；疼痛加延胡索 9g，炙乳香、炙没药各 5g；大便燥结不爽加火麻仁、全瓜蒌各 12g，生川大黄 5 ～ 9g；便血加地榆炭 12g，地黄炭 9g，仙鹤草 15g；脾肾阳虚加炒党参、茯苓、仙茅子各 12g，炒白术、泽泻各 9g，熟附片、肉桂各 3g。

【功效主治】肝癌。

【用法用量】水煎 3 次，取液混合，分 3 次服。连服 30 天为 1 个疗程。

【来　　源】《苗家实用药方》。

【方　　名】苗家宫颈癌方

【方药组成】白花蛇舌草 60g，白茅根、鱼腥草、牡蛎、薏苡仁、败酱草各 30g，大枣、莪术各 20g，党参、丹参各 15g，紫草根、当归、生甘草、白术、赤芍、土茯苓、生南星、花椒各 10g。

【加　　减】包块加蒲黄 15g；出血加贯众炭 20g；咯血加白及 20g；腹胀加厚朴 20g；白带加山药 30g。

【功效主治】子宫颈癌。

【用法用量】水煎 2 次，取液混合，分 2 次服，连服 6 天。

【临床应用】同时，用公兔 1 只，加川贝母 10g 煮红糖，分 2 次食用，3 天服 1 次。

【来　　源】《苗家实用药方》。

【附　　注】方名是编者拟，加减方药用量是中和医派掌门人杨建宇教授经验用量。

【方　　名】苗家鹳草菊藤汤

【方药组成】老鹳草、白花蛇舌草、夏枯草、海藻、石见穿、野菊花、牡蛎各 30g，七叶一枝花、苍耳草、薏苡仁各 20g，姜半夏、钩藤、赤芍各 15g，王不留行、白芷、天南星、万年青、菊花、天麻各 10g。

【加　　减】头痛加石决明；呕吐加代赭石；视物不清加决明子；失眠加远志。

【功效主治】脑瘤。

【用法用量】水煎 2 次，取液混合，分 2 次服，连服 100 天。

【来　　源】《苗家实用药方》。

【附　　注】服用本方期内要保持大便通畅，避免咳嗽和打喷嚏。

【方　　名】苗家归芎芍地汤

【方药组成】地蛋、土黄连各 12g，当归 15g，岩川芎 10g，赤芍 10g，生地黄 20g。

【功效主治】血瘤。血瘤生长在皮肤表面，色红或紫红，突起皮面，压之可缩小、变色，放之又渐渐胀大，或触之有脉跳感的肿块。

【用法用量】每日 1 剂，水煎，分 2 次温服。

【来　　源】《苗家实用药方》。

【方　　名】苗家核葵参芪汤

【方药组成】核桃树皮 90g，当归、党参各 15g，黄芪、白芍、葵树子各 12g。

【功效主治】急性粒细胞白血病。

【用法用量】水煎 2 次，取液混合，分 2 次服，连服 20 天。

【来　　源】《苗家实用药方》。

【方　　名】苗家黄柏海藻方
【方药组成】黄柏、海藻各 30g。
【功效主治】癥瘕初起。
【用法用量】上二味药研细末，收储。每用 1.5g，放手心上，用舌舔之，每日 3 ～ 5 次。
【来　　源】《苗家实用药方》。

【方　　名】苗家黄丹红花饮
【方药组成】丹参 30g，黄芪 25g，红花、当归、延胡索各 15g，人参、水蛀、甘草各 10g，田七粉 3g（冲服），制马钱子 2g。
【加　　减】肝癌伴腹水加茯苓皮、鳖甲、冬瓜皮、大腹皮；肝癌加蛤蚧、白及、百部；乳腺癌加刘寄奴、益母草。
【功效主治】甲状腺瘤。
【用法用量】水煎 2 次，取液混合分 3 次服，10 天为 1 个疗程。
【来　　源】《苗家实用药方》。

【方　　名】苗家黄药子酒
【方药组成】黄药子 300g，好烧酒 500g。
【功效主治】癥瘕初起。
【用法用量】药和酒共入瓶中封口，用糠火煨 24 小时，或锅内蒸半日。将瓶放冷水中，过 7 日后，每日随时少少饮之，务使酒气未断。务必时时察看，消即勿饮。
【来　　源】《苗家实用药方》。

【方　　名】苗家甲骨抗癌汤
【方药组成】炙鳖甲、炙龟板、炮穿山甲各 10g，寻骨风 30g，地骨皮 15g，骨碎补 10g，补骨脂 10g，薜荔果 15g，煅牡蛎（先煎）10g，杜仲 10g，山茱萸 10g，五加皮 10g。
【加　　减】瘀血内阻加桃仁、红花、丹参、当归；瘤湿内凝加制南星、制半夏、山慈菇、猪苓、茯苓；热表内盛加牡丹皮、赤芍、黄柏、党参、大黄；肾虚髓伤加狗脊、桑寄生、泽兰、熟地黄、制黄精；痛剧加徐长卿、罂粟壳。
【功效主治】骨髓瘤。
【用法用量】水煎 2 次，取液混合，分 3 次服，连服 30 天为 1 个疗程。
【来　　源】《苗家实用药方》。

【方　　名】苗家甲状腺癌方
【方药组成】金银花、牡蛎、白花蛇舌草、野菊花、白英、海藻、瓜蒌壳各 30g，夏枯草、山豆根、黄独、昆布、山药各 15g，桔梗、王不留行籽、天葵子、露蜂房、沙参各 12g，苏梗、射干、桃仁、马勃各 9g。
【加　　减】甲状腺肿硬加僵蚕 10g；疼痛加五灵脂 12g；呕吐加姜半夏 9g；声嘶加射干 10g，蝉蜕 10g；腹肿加鸡内金 12g；湿热加黄连 9g。
【功效主治】甲状腺癌。
【用法用量】水煎 3 次，每次煎 20 分钟，取液混合后分 2 次服，连服 60 天。
【来　　源】《苗家实用药方》。
【附　　注】①服药期间忌高、低磷食品，宜少食肉、鱼、虾、鸭、花生。②方名是编者拟，加减方药用量是中和医派掌门人杨建宇经验用量。

【方　　名】苗家甲状腺肿方
【方药组成】紫草 10g，夏枯草 12g，冰片 3g，川花椒 3g，孩儿草 6g，密陀僧 12g，猪胆汁。
【功效主治】甲状腺肿大。
【用法用量】上药研细末，猪胆汁调搽患处。
【来　　源】《苗家实用药方》。

【方　　名】苗家救兵郁壳汤
【方药组成】救兵粮 15g，炙枳壳 10g，郁金 15g，陈皮 5g。
【功效主治】胸中癖块。
【用法用量】每日 1 剂，水煎服，每日 2 次。
【来　　源】《苗家实用药方》。

【方　　名】苗家蓝黄白毛汤
【方药组成】黄花菜 15 ～ 30g，绞股蓝 30 ～ 60g，茯苓、夏枯草、山慈菇、猫爪草各 15g，白术 10 ～ 15g，炙甘草 10g。
【加　　减】气虚加红人参或生晒参；血虚加阿胶、当归；食欲不振加鸡内金、焦三仙、炒麦芽；吐血加仙鹤草、白及、土大黄；疼痛加延胡索、郁金、罂粟壳；白细胞减少加女贞子、鸡血藤、补骨脂；恶心呕吐加消半夏、竹茹。
【功效主治】淋巴瘤。
【用法用量】水煎 2 次，取液混合，分 3 次服，可同时配合服用小金丹片。
【来　　源】《苗家实用药方》。

【方　　名】苗家淋巴癌外敷方
【方药组成】生白及、散血莲、金钱吊葫芦等分。
【功效主治】淋巴癌。
【用法用量】上药捣烂外敷。
【来　　源】《苗家实用药方》。

【方　　名】苗家榴寄生敷贴
【方药组成】石榴树上寄生，醋。
【功效主治】瘿瘤初起。
【用法用量】用石榴树上寄生，醋摩擦之，极效。
【来　　源】《苗家实用药方》。

【方　　名】苗家牛大王根煎液
【方药组成】牛大王根 600g。
【功效主治】瘿瘤。
【用法用量】牛大王根细切除皮 600g，以水 1 800ml，煮取 900ml，分 3 次温服，半小时后再服 1 次，连服 6 剂。
【来　　源】《苗家实用药方》。

【方　　名】苗家膀胱癌方
【方药组成】半枝莲 60g，榨桐子 50g，仙鹤草 30～60g，生黄芪、茯苓、女贞子、桑寄生、白花蛇舌草、土茯苓各 30g，猪苓 20～30g，虎杖 20g，知母 12g，黄柏 10g，党参、白芷各 60g。
【加　　减】血尿加大小蓟各 9g，黑山栀 15g；小便不利加海金沙 20g，萹蓄 20g；腹胀痛加桃仁 13g，延胡索 12g。
【功效主治】膀胱癌。
【用法用量】水煎 3 次，每次煎 20 分钟，取液混合，分 2 次服。连服 30 天。
【临床应用】服药同时，每日服煎仁、赤小豆粥 1 剂。
【来　　源】《苗家实用药方》。

【方　　名】苗家皮肤癌方
【方药组成】水银、白矾、青矾、牙硝各 180g，食盐 90g，三草金花粉 1g，斑蝥粉、红娘子、蟾酥各 0.5g。
【功效主治】皮肤癌。
【用法用量】上方前 5 味共研细末，加温蒸去水分，放砂罐内倒置，封口，炼成五虎丹。使用时取五虎丹结晶粉 18g，洋金花粉 1g，斑蝥粉、红娘子、蟾酥各 0.5g，共研细末，使用时每取药粉适量，加面粉调和，涂敷肿块局部。另取药粉适量，加稀米饭搓成钉子状，每支重约 0.65g，插入癌肿处 3 支，外加膏药覆盖，隔日换药 1 次；癌组织死后，改用红升丹撒敷，连用 10～20 次。
【来　　源】《苗家实用药方》。

【方　　名】苗家乳腺癌方
【方药组成】仙灵草、莪术、紫花地丁、薏苡仁、制何首乌、夏枯草各 30g，瓜蒌 20g，黄芪、山慈菇、香橼、炒三仙、蒲公英各 15g，人工牛黄（冲）、乳香、没药各 10g，炮穿山甲、天花粉、生南星各 6g，甘草 3g。
【加　　减】肿硬加莪术 10g，僵蚕 10g；灼热加羚羊角（冲）2g，山栀 20g，牡丹皮 10g；口干加石斛 20g，黄芩 10g。
【功效主治】乳腺癌。
【用法用量】水煎服，取液混合，分 2 次服，连服 90 天。
【来　　源】《苗家实用药方》。
【附　　注】服药期内忌辛、辣、甘味类食物。

【方　　名】苗家食道癌方
【方药组成】核桃仁 50g，白花蛇舌草、白英、龙葵、仙鹤草各 30g，降香 24g，生黄芪、党参、白术、生南星、夏枯草、板蓝根各 20g，陈皮、补骨脂、半枝莲、乌药、佩兰、威灵仙各 15g，猪苓、清半夏、黄独、乌梅各 10g，田三七 3g。

【加　　减】便秘加瓜蒌 30g；口干加麦冬 20g；口苦加莲子 10g；痰多加象贝母 15g；背热痛加苏叶、田三七、延胡索各 10g；腹胀加木香 20g。
【功效主治】食道癌。
【用法用量】水煎 2 次，取液混合，分 3 次服，连服 20 天。
【来　　源】《苗家实用药方》。
【附　　注】服药期间忌发物、刺激性食物，戒烟、酒、牛肉，勿食过热、过硬食物。方名是杨建宇编拟。

【方　　名】苗家四面风酒剂
【方药组成】四面风茎枝适量。
【功效主治】妇人癥瘕。
【用法用量】四面风茎枝适量，水煎，配酒冲服。
【来　　源】《苗家实用药方》。

【方　　名】苗家通光散血汤
【方药组成】通光散（假夜来兵、马骨藤）30g，散血胆 6g，黄药子（茅茅薯）30g。
【功效主治】肿瘤（生长在皮肤表面，干热干红不摘，摸柔软压之不痛）。
【用法用量】水煎服，红糖为引，日服 3 次。或上药泡酒半个月，每次服 10ml，日服 3 次。或草味通光散 10 ～ 15g，水煎服，胡椒为引，日服 3 次，或干粗每次 1.5g，日服 1 ～ 3 次。
【来　　源】《苗家实用秘方》。
【附　　注】方名是编者拟，加减药量是中和医派掌门人杨建宇经验用量。

【方　　名】苗家胃癌方
【方药组成】藤梨根、水杨根各 50g，野葡萄根、半枝莲各 60g，七叶一枝花 50g，仙鹤草、核桃仁各 30g，薏苡仁、虎杖各 20g，半边莲、白茅根、党参、白术各 15g，山楂、茯苓各 9g，鸡内金、向日葵心各 10g。
【加　　减】便秘加郁李仁 30g；呕吐加姜半夏 15g；脓血加白头翁 12g；黑便加白及 10g。
【功效主治】胃癌。
【用法用量】水煎 2 次，取液混合，分 2 次服。
【来　　源】《苗家实用药方》。
【附　　注】服药期间忌酸、辣、鱼腥、芋头、豆制品、红糖、奶油、咖啡；每日服鲜山楂、石榴、白木耳、薏苡仁，加冰糖煮粥多次。

【方　　名】苗家五味海品茶
【方药组成】海带、海藻、昆布、海蛤、海螵蛸各 15g。
【功效主治】癥瘕初起。
【用法用量】上五味煎汤，当茶饮。
【来　　源】《苗家实用方药方》。

【方　　名】苗家小花鬼针草煎
【方药组成】小花鬼针草 120 ～ 180g。
【功效主治】瘿瘤。
【用法用量】水煎服，每天 1 剂，每日温服 2 次，7 天为 1 疗程，休息 2 ～ 3 天后再服，连服 3 ～ 4 个疗程。
【来　　源】《苗家实用药方》。

【方　　名】苗家杨柳砣消方
【方药组成】细水杨柳，秤砣消。
【功效主治】羊子瘤。苗医把生在羊子宫（腹股沟）的肿块，称为羊子瘤。羊子瘤发生时可见身热、肢体疼痛、畏寒、局部肿胀、发热、发红、疼痛或压痛，并很快长大，若不及时治疗可化脓溃破或管成漏。
【用法用量】上二味捶烂，外敷患处。
【来　　源】《苗家实用药方》。
【附　　注】方名为杨建宇编拟。

【方　　名】苗家噎膈丸
【方药组成】隔山消 60g，鸡内金、牛脖、生南星、朱砂各 30g，急性子 6g。
【功效主治】噎膈。
【用法用量】上药为末，炼蜜为丸小豆大，每服 3g，汤下。
【来　　源】《苗家实用药方》。
【附　　注】方名为杨建宇编拟。

【方　　名】苗家胰腺癌方
【方药组成】佛甲草 30～60g，肿节风 30～50g，鱼腥草、生黄芪、薏苡仁各 30g，当归、瓜蒌各 15g，麦冬 12g，党参、白术、白芍、香附、郁金、陈皮、五灵脂、延胡索、茯苓、木香、丹参、莪术、半夏、海螵蛸各 9g。

【加　　减】腹硬加僵蚕、鸡内金各 30g；腹胀加莱菔子 15g；黄疸、发热加茵陈蒿 30g，柴胡 15g。

【功效主治】胰腺癌。

【用法用量】水煎 3 次，取液混合，分 2 次服完。连服 40 天。

【临床应用】服方同时，每日配合服用山楂、柿饼及玉米煮成的粥。

【来　　源】《苗家实用药方》。

【方　　名】苗家樱桃核醋敷贴

【方药组成】樱桃核，醋。

【功效主治】瘿瘤初起。

【用法用量】樱桃核用好醋磨粉，敷患处。

【来　　源】《苗家实用药方》。

【方　　名】苗家油草汤

【方药组成】油草全草 15g。

【功效主治】癥瘕。

【用法用量】水煎服，每日 3 次。

【来　　源】《苗家实用药方》。

【方　　名】苗家疣瘤消

【方药组成】苦马菜，醋。

【功效主治】疣瘤（疣瘤俗称“蛤蟆痣”或“瘊子”，是突出皮肤表面的一种皮地较硬的瘤子，切开之后，里面尽是肉筋，根部有血管相连，疣根深入肌肉之中）。

【用法用量】苦马菜晒干，研末，醋调涂患处。

【来　　源】《苗家实用药方》。

【方　　名】苗家月季益母煎

【方药组成】鸡天葵，臭牡丹，马泡，白茅根，月季花，蒜盘子树，大血藤，车前草，益母草，宝藩花，紫草，红牛脖，胡椒，鹅毛粉。

【功效主治】妇人癥瘕。

【用法用量】水煎服，甜酒冲服。

【来　　源】《苗家实用药方》。

【附　　注】方名系编者拟定，以上诸方原方中无剂量，方药剂量均系中和医派掌门人杨建宇教授经验用量，可参。

【方　　名】苗族鲜药抗癌方

【方药组成】灰毛浆果楝，毛七公，大风艾，走马风，红龙船花，臭牡丹，水泽兰，水菖蒲，两面针，竹叶椒，硬叶吊兰，蔓荆叶，各取等量鲜品。

【功效主治】腹腔肿瘤。

【用法用量】每晚用 1 剂捣烂，以酒或洗米水适量调匀炒热至 60℃左右，外敷与包块相应的腹壁部，连用 1 个月左右。

【临床应用】曾治 2 例，均愈。黄某，女，16 岁。1968 年发现中下腹部有 1 碗大的圆形包块，质硬，拟诊为腹腔肿瘤，拟剖腹探查。因缺血等原因，改用本方治疗同余而愈。

【附　　注】上方系魏素丽、魏素红摘编自张力群主编《中国民族民间特异疗法大全》，方名为郭宏昌教授拟定。

【方　　名】灭癌汤

【方药组成】水蛭 2g，硇砂 0.5g，夏枯草、党参各 15g，木香、白矾、月石各 3g，紫贝齿、槟榔、玄参、赭石各 10g，川大黄 5g，丹参 30g，陈皮 6g。

【功效主治】收敛抑制，化积软坚，扶正理气。适用于消化道肿瘤、胃癌。

【用法用量】每日 1 剂，水煎，分数次服。

【临床应用】曹某，男，46 岁。脘部触及一包块，如鸡蛋大，质硬，形体消瘦，进食即吐，经钡透拍片诊为胃癌。诊其形体羸瘦，步履艰难，舌质红绛少苔，上腹左侧可触到如鸡蛋大包块，压痛不移，锁骨下淋巴结如杏子大，脉沉滑。用灭癌汤合六君子汤加山豆根，水煎服。连服 15 剂，症状稍有好转，呕吐减少，纳食略增，仍用上方加仙鹤草、鸡内金，水煎服。服 25 剂后腹痛减轻，呕吐止，唯感气短，脉沉。嘱其先服六君子汤合人参养荣汤扶正健脾。又拟灭癌汤加半枝莲、鸡内金 30 剂，水煎服，隔 3 日 1 剂。复诊时胃内包块已明显缩小，诸症消失，拟方人参养荣汤合灭癌汤加鹿茸、鹿角胶，共服30剂，隔日1剂。并配合养荣丸、归脾丸交替继服。随访15年来身体健康，诸症未复发，正常工作。

【来　　源】《陕西中医》，1986：3。

【方　　名】灭毒膏

【方药组成】川椒36g，菖蒲、生川乌、松香、荜茇、生南星、细辛各36g，白芷90g，甘松72g，千金子、蓖麻子各54g，生草乌、生半夏各27g，乱发1团，蜈蚣9条，蛇蜕10g，大葱24根，章丹1 000g，桐油250g，香油750g。

【功效主治】消痰解毒，软坚散结。适用于肿物初起、乳癌、乳核、皮下肿物。

【用法用量】用香油、桐油将上药炸枯去渣，武火熬至滴水成珠，离火后将章丹对入，搅匀成膏，出火气，溶化后对入麝香9g，搅匀成膏。外敷。

【方　　名】灭瘤散

【方药组成】生大黄12g，白矾20g，血竭10g，麝香1g，人中白（焙1半）3g，红参20g。

【功效主治】收敛抑制，清热解毒，攻积逐瘀。适用于消化道肿瘤。

【用法用量】共研细末，分为20包，每天早晚各1包，以开水和成稀糊状，含口内慢慢咽下。

【附　　注】灭癌散，收敛抑制，攻补兼施，具有化痰散结，解毒于收敛抑制之中，开破不致太过，祛邪而不伤正之特点。

【来　　源】《陕西中医》，1986：3。

【方　　名】民间抗癌汤

【方药组成】薏苡仁、菱实、紫藤、诃子各20g。

【功效主治】胃癌。

【用法用量】上4味药加水同煎汤，每日1剂，1～2个月为1个疗程。

【来　　源】《民间偏方秘方精选》。

【附　　注】本方为日本民间流传方，中国民间也广为应用。

【方　　名】民间胃癌汤

【方药组成】山豆根30g，番杏12g，薏苡仁20g，菩提子30g。

【功效主治】胃癌。

【用法用量】上4味药加水同煎汤，分3次饮服，每日1剂。

【来　　源】《中国民间草药方》。

【方　　名】民族民间抗癌方

【方药组成】①抗癌散：干蟾蜍30g，田三七30g，京三棱30g，五灵脂30g。②抗癌丸：制马钱子300g，炒蟾蜍300g，穿山甲珠200g，炒灵脂200g，山药粉适量。③抗癌膏：蟾蜍7个，麻油1 120g，蜈蚣5条，木鳖子10个，过山龙250g，京丹210g，阿魏15g，芒硝15g，乳香15g，没药15g，羌活15g，独活15g，玄参15g，肉桂I5g，赤芍15g，穿山甲15g，生地黄15g，生南星15g，大黄15g，白芷15g，红花15g，露蜂房15g，三棱15g，莪术15g，巴豆（去壳）15g，两头尖I5g，桑枝15g，槐枝15g，桃枝15g，柳枝15g。

【功效主治】温经活血抗癌。食管癌。

【用法用量】①方各药用微火焙干存性，研成细末，过筛，即得。②方各药共研细末，以山药粉调为糊状后，再制成绿豆大小的丸剂。③方各药用麻油熬炼至枯，捞出药渣后，再熬炼至滴水成珠，纱布过滤，除尽残渣后再加入京丹，熬成膏药，稍冷后加入阿魏、芒硝、乳香、没药等细粉，搅和均匀，收膏，即得。①方口服，每次1.5～3g，每日3次。用醋调和后，温开水冲服。②方口服，每次3g，每日2次，饭后服。③方外用，贴敷于癌灶外皮肤及上脘、中脘穴，每日换药1次。

【临床应用】上述三方配合使用，并用养血润肠汤及蜂蜜半夏汤等扶正治疗食管癌16例，近期治愈2例、有效8例、无效6例，总有效率为62.5%。

【方　　名】明矾青矾方

【方药组成】明矾、青矾各150g，砒石、斑蝥、水银各100g，食盐75g，百草霜、鸦胆子油各50g。

【功效主治】血管瘤。

【用法用量】先将青矾、明矾、砒石、盐、斑蝥共研细末，加水调匀，水银加热溶化，不见星点，再加鸦胆子油、百草霜调成糊状，用棉球蘸药涂擦患处，每日 2 次，10 天为 1 个疗程。

【临床应用】用药 1 个疗程，有效率达 92%，治愈率为 74%。

【方　　名】明矾生石膏方

【方药组成】明矾 15g，生石膏 15g，天南星 1.5g，蟾酥 1.5g，东丹 60g，红砒 2g，乳香、没药各 5g，炮穿山甲、白芷各 10g，肉桂 45g。

【功效主治】骨肿瘤。

【用法用量】共为细末，外敷患处。切忌口服。

【方　　名】明雄黄方

【方药组成】明雄黄 1g。

【功效主治】恶性淋巴瘤。

【用法用量】研细末，每日分 3 次服下。

【方　　名】摩风膏

【方药组成】黄芪、细辛、当归、杏仁（去皮尖，为霜）、防风、松脂各 15g，白芷 30g。

【功效主治】活血通窍，消肿散结。适用于眼部肿瘤。

【用法用量】以上为末，将黄蜡 30g、麻油 120g 溶化，下诸药，慢火熬膏，退其火性。贴太阳穴。

【来　　源】《审视瑶函》。

【方　　名】磨积丸

【方药组成】胡椒一百五十粒，木香一分，全蝎（去毒）十个。

【加　　减】内有肿毒，坚结不散，加穿山甲、皂角刺、王不留行；如属阴毒留滞合阳和汤；伤气者加人参、黄芪；寒凝腹痛加附子、肉桂。

【功效主治】驱寒，理气，散结，止痛。肠胃虚寒，气癖于盲膜之外，流于季胁，气逆息难，积日频年，医所不治，久则营卫停凝，一旦败浊，溃为痈脓，多至不救。

【用法用量】上为末，粟米饮为丸，如绿豆大，每服十五丸，橘皮汤送下。

【来　　源】《三因极一病证方论》卷八。

【附　　注】寒客肠胃，结于盲膜外，气运不畅，走窜不定，日久蕴毒，留结局部，以致出现上证。方中胡椒味辛性热，功善温中行气，散冷积，止冷痛，除寒饮，止寒泻，是祛寒止痛之佳品；全蝎通络解毒，祛风痰，疗结肿，以毒攻毒；木香理气宽肠胃，能升能降，通行三焦气滞，并健胃消食，散膜外气癖；以橘皮煎汤，义在健脾调中以助运化，并辅助木香辛香走散。纵观全方，以驱寒理气为主旨，药简功专，三药各有所职，配伍合理。用之妥当，易于临床获效。

【方　　名】磨平饮

【方药组成】红花二钱，桃仁二钱，山楂二钱，苏木二钱，三棱一钱，莪术一钱，枳壳一钱，乌药一钱。

【加　　减】胸痞腹胀者加厚朴、陈皮、柴胡；痞块痛剧如刺者加赤芍、五灵脂、生蒲黄；身倦乏力加黄芪、党参、白术。

【功效主治】活血理气，消积散结。瘀血结于体内，积结而成痞块，按之有形，疼痛频作者。

【用法用量】以上药物，水煎分 2 次空腹服下，每日 1 剂。

【来　　源】《丹台玉案》卷四。

【附　　注】痞块为病，病因颇多，但凡气血不调、外邪内干、痰浊蕴结及正气虚弱等，皆可引起痞块之证，该方主要用于血瘀所致者。方中以三棱、莪术为主药，功能破血化瘀，消积散结，力峻而效卓；辅以桃仁、红花、苏木既可增强主药活血行血，又能通络止痛；佐以枳壳、乌药疏理气机，气行以助运血；最后用山楂健中和胃，防止因攻逐太过而致胃气衰败。以上诸药合用，共奏活血理气、消积散结之功。现临床可用于胃癌、肝癌、胰腺癌等证属瘀血内阻、结块作痛的治疗。

【注意事项】病久邪深、正气不支或脾胃衰败者，慎用本方；有出血倾向者禁用。

【方　　名】蘑菇炒蜗牛

【方药组成】熟蜗牛肉 200g，鲜蘑菇片 80g，姜末、葱末、黄酒、酱油、白糖、味精、猪油、麻油、胡椒粉、水淀粉各适量。

【功效主治】清热利尿，化痰解毒。本膳主要适用于肺癌胸水而兼有热咳者。

【用法用量】将蜗牛肉改刀成片待用。炒锅上旺火，加猪油，投入葱末、姜末，略炸，放入蜗牛片、蘑菇片煸炒，加黄酒、酱油、白糖至沸，再加味精，用水淀粉勾芡，淋上麻油，撒上胡椒粉即成。色泽油亮红润，肉质香鲜脆嫩，口味甜咸适宜。

【附　　注】本膳营养价值较高。据测定：每100g鲜蜗牛肉中含粗蛋白19g左右，高于同重量的鸡蛋；每100g干蜗牛肉中含蛋白质达60.42g，约是同重量鸡蛋的5倍。蜗牛的初加工不同于猪、鱼、鸡等，必须先停饲2天，然后放入20%盐水中浸泡15分钟，再放入沸水中煮10分钟，目的是使蛋白质凝固，减少流失。

【方　　名】蘑菇豆腐

【方药组成】蘑菇、豆腐（或火腿）、油、盐各适量。

【功效主治】抗癌。具有不同程度的抗癌作用。

【用法用量】蘑菇洗净，豆腐切作小块，加水共煮，熟后再放油、盐等调料。每次吃小半碗，日服2次。

【附　　注】《食品科技》1983年第12期介绍："一位医界同事，6年前不幸患了胃癌。当外科医生打开他的腹腔拟行胃大部切除手术时，却发现癌症已广泛转移，于是不得不悄悄地缝合上，采取内科保守疗法。其时，院方估计病人的生命最多能维持6个月。然而6个月后病人并未谢世。时过6年后的今天，他仍然健在，而且看上去比一般同龄老者还要显得健壮。这可颇令人惊奇，病人竟服用了什么灵丹妙药呢？原来，这位同事从手术台上下来之后，并没有悲观绝望，他运用所了解的食物药用知识，开始食用具有抗癌作用的蘑菇……"

【方　　名】蘑菇豆腐

【方药组成】蘑菇、豆腐、油、盐各适量。

【功效主治】胃癌广泛转移。

【用法用量】先将蘑菇洗净，豆腐块作小块，加水共煮，熟后再放油、盐等调料，每次2小半碗，日服2次。

【来　　源】《一味中药巧治病》。

【附　　注】以上类方近似，可参。

【方　　名】蘑菇豆腐汤

【方药组成】蘑菇30g，豆腐1～2块，油、盐各适量。

【功效主治】胃癌、宫颈癌等恶性肿瘤患者的辅助食疗。

【用法用量】蘑菇洗净，豆腐切作小块同放入锅加水煮熟后，再放油、盐调味即可食用。每日食2次，每次小半碗，常食之。

【来　　源】《偏方大全》。

【附　　注】蘑菇应与毒蕈相鉴别，确认无毒后方可食用。如用香菇代蘑菇，其效尤良。

【方　　名】蘑菇粉胶囊

【方药组成】蘑菇干品适量。

【功效主治】各种癌瘤辅助食疗。

【用法用量】将干蘑菇磨成细粉，装入胶囊内，每次吞服5粒，日服3次，坚持常服。

【来　　源】《抗癌饮食》。

【附　　注】蘑菇入药，应认真与野生毒菇鉴别，确认为无毒菇后方可食用。

【方　　名】魔楼通光汤

【方药组成】魔芋、重楼、通光散各30g，苍耳子10g，六方藤15g。

【功效主治】恶性脑瘤。

【用法用量】将魔芋先煎2小时后，加入其他药物共煎汤分3次服，每日1剂。10日为1个疗程。

【来　　源】《本草骈比》。

【方　　名】魔芋萝卜丝方

【方药组成】魔芋1.5个，胡萝卜1个，牛蒡100g，蒜苗100g。色拉油、调料（料酒120ml，酱油100ml，砂糖25g，配制而成）各适量。

【功效主治】行瘀消肿，解毒止痛。本膳主要适用于脑部肿瘤而症见头痛、便秘者。
【用法用量】魔芋切成适当大小，胡萝卜切成与之同样大小。牛蒡切细并加水煮 5～6 分钟。蒜苗切成 3～4cm 之段。在锅内将色拉油烧热，放入魔芋、牛蒡同炒，加调料煮 10 分钟，另加胡萝卜煮 5～6 分钟，最后放入蒜苗，再烧片刻，即成。
【附　　注】魔芋 Amorphophallus Konjac K.Koch. 系天南星科植物，其化痰、软坚、散结作用较强，可用于多种恶性肿瘤，对癌性疼痛亦有较好疗效，目前常用于头、颈部肿瘤和恶性淋巴肉瘤等。魔芋有一定毒性，但作为治疗癌症，不必完全灭毒（久煮），适当减毒即可，以收收毒攻毒之功。

【方　　名】魔芋肉汤
【方药组成】魔芋 30g，猪瘦肉 60g。
【功效主治】恶性脑瘤。
【用法用量】将魔芋先煎煮 2 小时，滤去药渣，加入猪瘦肉煮熟，喝汤吃肉，每日 1 剂，其渣不宜食。
【来　　源】《本草骈比》。
【附　　注】魔芋，此药含有毒素，必须煎煮 2 小时以上，以减少其毒性，其渣不宜食。

【方　　名】魔芋汤
【方药组成】魔芋 30g。
【功效主治】骨肉瘤。
【用法用量】将魔芋洗净切片加水煎 2 小时后，滤去渣取汤汁，分 3～5 次饮服。
【来　　源】《肿瘤临证备要》。
【附　　注】魔芋有毒性，故须煎 2 小时以上，以减其毒。

【方　　名】魔芋外用膏
【方药组成】魔芋、景天三七、爵床、草乌各适量。
【功效主治】肝癌。
【用法用量】用鲜草薢捣烂，外敷患处。
【来　　源】《治癌中药处方 700 种》。

【方　　名】魔芋羊脑方
【方药组成】魔芋 90g，羊脑 1 个，虾子、蟹子适量。
【功效主治】眼部恶性肿瘤。
【用法用量】魔芋久煮 2 小时后取汁，以汁煮羊脑，加入虾子、蟹子同煮，熟后喝汤吃脑、虾及蟹。随意制食之。
【来　　源】《抗癌药膳》。
【附　　注】魔芋有毒性，必须先煎 2 小时以上，以减其毒。

【方　　名】魔芋粥
【方药组成】魔芋 30g，粳米 100g，蜂蜜 30ml。
【功效主治】化痰散结，行瘀消肿。主治痰瘀毒结型白血病等多种恶性肿瘤。
【用法用量】将魔芋切片泡水 1 天，捞出，用清水漂洗后，置于锅内加水慢火煮 3 小时，滤出煎汁，去药渣取药汁与米同煮粥，粥熟后调入蜂蜜即可食用。每日 1 次，温热服食，也可隔日食 1 次。

【方　　名】没药丸加味方
【方药组成】桂枝 4.5g，制川乌 4.5g（先煎），当归 9g，赤芍 9g，桃仁 9g，川椒目 3g，川芎 6g，乳香 3g，没药 3g，自然铜（醋煅）9g。
【功效主治】散寒止痛，和营行瘀。主治骨瘤初起。
【用法用量】水煎服，每日 1 剂。可配服没药丸。
【来　　源】《中医外科临床手册》。
【附　　注】没药丸（《医宗金鉴》）：桃仁 1g（炒），乳香、没药、川芎、川椒、当归、赤芍各 15g，自然铜 7.5g（火烧醋淬 7 次），共研细末，用黄蜡 60g，火化开，入药末，不住手搅匀，为丸，如弹子大。每服 1 丸，以开水或陈酒将药化开，煎至 5 分，趁热服下。病重者每日 2 服，主治骨瘤初起，并治跌打内损，筋骨疼痛。

【方　　名】茉莉茶蛋羹
【方药组成】鸡蛋 3 个，茉莉花茶 10g。食盐、味精适量。
【功效主治】理气开郁，辟秽和中。本膳主要适用于肠癌虚寒性疼痛及腹泻者。

【用法用量】茉莉花茶用 80℃开水泡开，晾凉。鸡蛋放入上碗内打匀，加适量盐、味精，再加入泡好的茶汤。在旺火上蒸 10 分钟，出锅后，把茶叶撒在鸡蛋羹上。

【附　　注】茉莉花茶是在绿茶窨花的基础上制成的。但由于茉莉花味辛甘而性温，所以改变了绿茶性清凉的作用。《饮片新参》云茉莉药具有平肝解郁、理气止痛的效果。作者在临床上把本膳用于肠癌腹泻两脉细弱、四肢不温、腹部得暖舒适者，每获良效。配合抗癌中药治疗，颇受病人欢迎。中国预防医学院科学院营养与食品卫生研究所的研究表明：茉莉花茶对化学合成的 NMBZA 的致动物食管肿瘤有明显抑制作用，抑制率为 56%。

【来　　源】《医药信息论坛》，1991，8：22。

【方　　名】牡丹煎

【方药组成】牡丹皮、苦参、贝母（去心）、延胡索、白芍药各等分。

【功效主治】妇人血膈。

【用法用量】分为细末，炼蜜为丸如梧桐子大，每服 15 ～ 20 丸，米饮吞下，不拘时。

【来　　源】《妇人大全良方》。

【附　　注】血膈，膈证之一，又名血噎膈，指膈证因瘀血阻滞所致者。《医方考》卷三云："血噎膈者，或因跌扑，或因大怒，血积胸膈，久久凝结，令人妨碍饮食，得热则宽，得寒则痛是也。"其症时吐时止，胸前作痛，痛连背心，宜用气药，行气导血。

【方　　名】牡蒿炖母鸡

【方药组成】牡蒿 30g，母鸡 1 只。

【功效主治】妇人血崩。

【用法用量】治如常法，炖熟后去药渣，食鸡肉与汁。

【来　　源】《闽东本草》。

【方　　名】牡蛎白花蛇舌草方

【方药组成】牡蛎、白花蛇舌草各 30g，夏枯草、鳖甲、炙穿山甲各 15g，川贝母 6g，海藻、海带、玄参、天花粉、南沙参、丹参、山药、望江南各 12g。

【功效主治】滋阴清热，解毒软坚。适用于淋巴肉瘤。

【用法用量】每日 1 剂，水煎服。以上十四味为一般剂量，酌情可增加 6 ～ 9g，都无毒性；夏枯草用 30g 可能腹泻。

【来　　源】上海中医学院附属医院方。

【方　　名】牡蛎白花蛇舌草方

【方药组成】牡蛎 30g，白花蛇舌草 30g，猫爪草 10g，夏枯草 15g，鳖甲 15g，炙穿山甲 15g，川贝母 6g，海藻 12g，海带 12g，玄参 12g，天花粉 10g，沙参 10g，丹参 10g，山药 15g，望江南 12g。

【功效主治】恶性淋巴瘤。

【用法用量】水煎服，每日 1 剂。

【来　　源】《肿瘤的防治》：251。

【方　　名】牡蛎鳖甲汤

【方药组成】八月札、云茯苓、炒建曲、丹参、广郁金、生地黄、牡丹皮各 9g，生熟薏苡仁、生白芍、炙鳖甲各 12g，白术 6g，生牡蛎 30g，半枝莲 15g，以上煎朝鲜白参 6g 冲入。

【功效主治】肝癌、胰腺癌之疼痛剧烈者。

【用法用量】水煎服，服上方时可兼服下两方：①白花蛇舌草 60 ～ 120g，铁树叶 1 ～ 1.5 尺，红枣 10 ～ 15 个，水 2 碗煎至大半碗。②雪蛤膏 3g，红枣 4 个，冰糖适量炖服。

【来　　源】《治癌中药处方 700 种》。

【方　　名】牡蛎重楼汤

【方药组成】牡蛎、重楼各 30g，当归、川芎、赤芍各 10g，生地黄、玄参、山慈菇、黄药子、海藻、昆布、夏枯草各 15g。

【功效主治】养血化瘀，软坚散结。主治恶性淋巴瘤。

【用法用量】水煎，分早晚 2 次服，每日 1 剂。

【方　　名】牡蛎穿山甲汤

【方药组成】牡蛎 15g，穿山甲 12g，全蝎 6g，青皮6g，木香4.5g，五灵脂9g，桃仁9g，杏仁9g。

【加　　减】头晕耳鸣，加制何首乌15g，潼蒺藜12g，白蒺藜12g，菊花9g；腹部肿块胀痛，加丹参15g，红花9g，川楝子12g，大腹皮15g。

【功效主治】肾透明细胞癌。

【用法用量】上药先用水浸泡半小时，加水煎煮2次，药液混合均匀，分2次服用，每日1剂。同时服用鳖甲煎丸12g。

【方　　名】牡蛎瓜蒌增生丸

【方药组成】柴胡、制没药、赤芍、白术各10g，茯苓、僵蚕、淫羊藿各15g，制香附、当归各12g，全瓜蒌30g，生牡蛎60g，橘皮络各5g，炙甘草6g。

【功效主治】乳腺增生。

【用法用量】先将柴胡、没药、僵蚕、橘皮络、香附共研细末（过100目筛）。牡蛎另煎汤代水，加入余药浸泡1～2小时，然后分煎取汁拌入上述药末泛丸，如绿豆大小，干燥后分装备用。每次5g，每日3次，温开水送服。以1个月为1个疗程，连服3个疗程。

【临床应用】按照通用标准，本组治疗56例中，痊愈3例，显效10例，好转42例，无效1例，有效率为98.21%。

【来　　源】《家用速效中药》。

【方　　名】牡蛎见穿蜂房汤

【方药组成】石见穿、牡蛎各30g，夏枯草、海藻、海带、枸橘各15g，露蜂房9g。

【功效主治】乳腺癌。

【用法用量】水煎服，每日1剂。

【来　　源】《治癌中药处方700种》。

【方　　名】牡蛎昆布汤

【方药组成】牡蛎，昆布，海藻，番木鳖，僵蚕，炮穿山甲，山慈菇，半枝莲，省头草，人中黄，夏枯草，金银花，赤芍，白英，白花蛇舌草，壁虎，蜈蚣，大黄，各适量。

【功效主治】晚期鼻咽癌。

【用法用量】水煎，每日1剂，服3次，1个月为1个疗程。

【临床应用】服药1～2个疗程，有效率达100%，延长生存期1～10年。

【方　　名】牡蛎牛腿骨膏

【方药组成】牡蛎、牛腿骨各90g，夏枯草、石斛、首乌、女贞子、杜仲、川续断、蒺藜、当归、白术、黄芪、龙骨、骨碎补各30g，三棱、乳香、没药、熟地黄各15g，蜂蜜500g。

【功效主治】骨肿瘤。

【用法用量】熬膏内服，每次5ml，每日3～5次。

【方　　名】牡蛎散

【方药组成】生牡蛎30g，桂枝、茯苓、桃仁、牡丹皮、赤芍、鳖甲、卷柏、艾叶、青皮、川续断、北黄芪各10g，黄柏6g。

【功效主治】子宫肌瘤。

【用法用量】共研细末，炼蜜为丸，每丸重10g，每日3次，每次1丸内服，温开水送下。

【方　　名】牡蛎石英汤二方

【方药组成】①夏枯草20g，生牡蛎30g，昆布、海藻各20g，丹参30g，莪术10g，白花蛇舌草、石打穿各20g，川桂枝9g，制香附12g。②党参20g，黄芪30g，白术12g，旱莲草15g，白芍30g，生地黄、炮姜炭各10g，川续断15g，紫石英30g，参三七10g。

【功效主治】子宫肌瘤。

【用法用量】方①每日1剂，头2煎分服，热不烫手时，以药渣擦洗下身，经行时，煎服方②，每日1剂，以健脾益肾化瘀。

【方　　名】牡蛎汤

【方药组成】牡蛎、石决明、海蒿子、昆布、蛤粉、紫菜各15g。

【功效主治】化痰祛湿，软坚抗癌。主治痰湿内结引起的胃癌、甲状腺癌、乳腺癌等多种癌症。

【用法用量】将以上6味洗净，入锅，加水适量，煎煮40分钟，去渣取汁即成。上、下午分服。

【方　　名】牡蛎夏玳汤

【方药组成】生牡蛎30g，夏枯草15～30g，玳瑁粉3g。

【功效主治】白血病。

【用法用量】将生牡蛎、夏枯草水煎后，冲入玳瑁粉口服，每日1剂。

【来　　源】《中国民间灵验偏方》。

【方　　名】牡蛎夏枯草汤

【方药组成】牡蛎，夏枯草，海带，王不留行，炒楂曲，炒麦芽，丹参，天花粉，玄参，白花蛇舌草，石见穿，蜀羊泉，野菊花，瓦楞子，海螵蛸。

【功效主治】胃淋巴肉瘤。

【用法用量】水煎服，每日1剂。

【方　　名】牡蛎夏枯草汤

【方药组成】牡蛎，夏枯草，海藻，海带，王不留行籽，炒楂曲，炒麦芽，丹参，天花粉，玄参，白花蛇舌草，石见穿，蜀羊泉，野菊花。

【功效主治】胃淋巴母细胞肉瘤。

【用法用量】水煎，每日1剂，分2次服。

【来　　源】《上海中医药杂志》，1985，(12)：15。

【方　　名】牡蛎夏枯草汤

【方药组成】牡蛎30g，夏枯草12g，海藻12g，海带12g，露蜂房10g，天花粉10g，玄参6g，川贝母5g，蜈蚣5g。

【功效主治】乳腺癌。

【用法用量】水煎服，每日1剂。

【来　　源】《肿瘤的防治》：215。

【方　　名】牡蛎夏枯草汤

【方药组成】牡蛎35g，夏枯草20g，昆布、海藻、香附、枳壳、桃仁、黄芩、柴胡、清半夏各15g，红花、桔梗各10g。

【功效主治】行气开郁，活血化瘀，软坚散结。适用于胰腺囊腺瘤。

【用法用量】每日1剂，水煎，分2次温服。

【临床应用】姜某，女，24岁，未婚。患者自觉脘腹胀满，食后益甚，尤其食油腻物后，腹胀加重。1个月后发现右上腹有鸡蛋大一肿物，经哈尔滨某医院诊为胰腺囊腺瘤。经用本方治疗，逐渐好转，疼痛减轻，继服10余剂，肿瘤明显缩小，继服活血化瘀、软坚散结之剂，症状消失，瘤体已不能触及。随访，患者如常人并结婚，生有1女。

【方　　名】牡蛎夏枯草汤

【方药组成】牡蛎、金银花、连翘、紫草根、白毛藤、白花蛇舌草、蜀羊泉、铁树叶、夏枯草、海藻各30g，海带12g，橘叶核各15g，炙穿山甲12g，炙鳖甲12g，王不留行籽12g，五味子10g，麦冬15g，北沙参15g，川象、贝母各10g，鱼腥草15g，全瓜蒌12g，干蟾皮15g，半枝莲60g，藤梨根15g，山豆根15g。

【功效主治】肺癌。

【用法用量】水煎服，每日1剂。

【临床应用】用于肺腺癌，宜配合小剂量化学药物治疗如5-氟尿嘧啶250mg，静脉注射，每天1次。

【来　　源】《肿瘤的防治》。

【方　　名】木鳖甘遂丸

【方药组成】木鳖子去壳2个，甘遂0.3g。

【功效主治】解毒散结消肿。鼻息肉。

【用法用量】共捣为丸，塞鼻中，嗅其气，臭肉自化，血水流出即消。如觉喉中疼痛，去甘遂，只用木鳖子捣丸，塞鼻以消为度。

【来　　源】灵佑宫胡方。

【方　　名】木鳖子散

【方药组成】木鳖子、郁金各等分。

【功效主治】解毒化瘀。适用于直肠癌，肿溃不堪。

【用法用量】上为末，入冰片少许，水调敷之。若有熊胆和入，尤妙。

【方　　名】木耳炒素肠

【方药组成】生面筋250g，净笋片50g，黑木耳50g，青豆50g。植物油等适量。

【功效主治】养血通便，健脾开胃。本药膳主要适用于胆道系统肿瘤（胆囊癌、胆管癌）伴有黄疸、便秘等症状者。

【用法用量】锅置旺火上，放入 1 000g 开水，选圆竹筷一把（七八支），将生面筋成螺丝形裹在一把竹筷外面，放入开水锅内煮 15 ～ 20 分钟，等生面筋成熟时离火捞起，冷却后再抽取竹筷即成肠形，中空外薄。刀切成斜角小块备用。锅置旺火上，投入植物油 30g，油沸投入木耳、青豆、笋片等，煸炒一下，再放入切块的素肠，加少许食盐、酱油，炒几下后离火，放少许味精、芝麻油装盆即可。

【附　　注】方中木耳为黑木耳，味甘性平，有润肺益胃、通利肠道的作用。其热水提取物体内外实验表明，对 EAC 癌和小鼠肉瘤 S–180 有抑制作用。

【方　　名】木耳醋鸡肝

【方药组成】木耳 10g，胡萝卜丝 250g，鸡肝 2 副以上，酱油 50ml，醋 125ml。料酒、盐、白糖适量。

【功效主治】补气活血，养肝利肠。适用于肝癌大便失调者。

【用法用量】将各调料混在一起，备用。木耳在锅内热水中迅速加热煮过，加入上述混合调料。将鸡肝加盐、酒，料理妥当。将前述所有各料放入锅内同煮。放入胡萝卜丝，拌匀即可食用。

【来　　源】《全国抗衰老研讨会资料汇编》，1985：101，哈尔滨。

【附　　注】研究者发现黑木耳含有某种抑癌物质，对患乳癌、子宫癌患者，食用后可抑制病情恶化，并有增强免疫力的作用（《开卷有益医药杂志》，1989，1：38）。广西中医药研究所的实验表明：①木耳水提取物可抑制 ADP 诱导的大鼠血小板凝集作用；②能显著延长常压缺氧下动物的存活时间；③可对抗化疗药环磷酰胺对免疫能力的损害。

【方　　名】木耳腐竹焖兔肉方

【方药组成】木耳 15g，腐竹 1 条，兔肉 2g，生姜 2 片。

【功效主治】瘀毒内阻型肠癌。

【用法用量】木耳浸开洗净；腐竹浸软，切段；兔肉洗净，切块；生姜洗净。先起油锅，放入兔肉、姜片略炒，溅清水适量，再放入木耳、腐竹，文火焖熟，放入油、盐、调味料，略煮即可。随量食用或佐膳。

【方　　名】木耳蛇羹方

【方药组成】剔净的蛇身 1 000g，鸡肉 150g，水发冬菇 50g，水发木耳 50g。姜、陈皮、柠檬叶各适量。

【功效主治】扶正解毒，通络止痛。本膳主要适用于子宫颈癌血瘀疼痛者。

【用法用量】将蛇入清水锅内煮熟，取出拆成肉丝（蛇头用纱布包好），再放回汤内，加陈皮熬煮。将鸡肉切丝，冬菇、木耳、姜也切成丝。木耳、冬菇入沸水中氽一下待用。蛇汤熬入味后（亦可加猪骨，使汤变浓），捞出蛇头，加上冬菇、木耳、鸡丝及调料，再煮几分钟后，淋点香油，勾薄芡即可。味道鲜美，营养丰富。

【附　　注】食用蛇一般有乌梢蛇、黄脊游蛇、赤链蛇、枫纹锦蛇、乌游蛇等。味甘咸，性平，有祛风除湿、通经活络、解毒止痛等作用。本膳蛇、鸡配伍，又佐以能促进免疫功能的香菇、木耳等，滋补、扶正、抗癌、解毒融为一体，有较高的应用价值。

【方　　名】木耳粥

【方药组成】黑木耳 30g，粳米 100g，大枣 5 ～ 10 枚，冰糖适量。

【功效主治】子宫颈癌阴道出血，直肠癌大便出血。

【用法用量】黑木耳清水浸泡 3 小时，粳米、大枣洗净。一起置于砂锅中加水适量煮粥，俟粥熟后加入冰糖调味，待食，每日早晚餐，温热空腹食之。

【来　　源】《鬼遗方》。

【附　　注】黑木耳有破血堕胎作用，孕妇忌服。

【方　　名】木瓜酱

【方药组成】木瓜 1 000g（八九成熟，去皮除籽），蔗糖 500g，柠檬酸 10g，苯甲酸钠 1g。

【功效主治】和胃化湿，活血通经。本膳主要适用于骨肉瘤阴毒壅滞疼痛者。

【用法用量】木瓜切成小方块，加水 200g，煮沸 10～15 分钟，用纱布过滤成泥状。将木瓜泥加蔗糖放入铝锅中置火上熬煮，应随时搅动，约熬 20 分钟可取一竹片沾少许木瓜酱，如果酱在竹片下端凝成 1cm 左右的片状而不滴落即可。趁热加入柠檬酸，使之酸甜可口；同时加防腐剂苯甲酸钠充分搅拌均匀。若三四天即可吃完，可不加防腐剂。色泽金黄，细嫩爽口，酸甜适中，清香泌脾。

【附　　注】木瓜为蔷薇科植物，对文氏腹水癌细胞、肉瘤 S–180 及人子宫颈癌细胞 JTC–26 均有抑制作用，凡肿瘤病人症见吐利、转筋腿痛均可使用木瓜酱佐餐。

【方　　名】木瓜汤

【方药组成】羊肉 250g，回回豆 250g，木瓜 500g，草果 20g，香粳米 350g，白糖 25g，食盐、清水适量。

【功效主治】补虚益气，开郁顺气。本膳主要适用于肝癌气滞作痛者。

【用法用量】羊肉、草果加水适量，煎透，使羊肉熟透为度，过滤取汁。木瓜取汁。羊肉汁、木瓜汁混合，下香粳米、回回豆，煮熟后，加砂糖、食盐调和即可。

【附　　注】回回豆即豆科植物豌豆。膳中木瓜一般为干果，酸涩之性见长。作者在吉隆坡的马华医药学院的门口，头一次品尝了当地特产，即新鲜成熟的木瓜，金黄透红，酸甘可口，非常美味。如果用鲜木瓜调配木瓜汤，相信效果更好。另有一种植物叫番木瓜 Carica papaya L. 含有抗淋巴性白血病细胞 L1210 和 P–388 以及艾氏腹水癌的有效成分。

【来　　源】《浙江中医学院学报》，1982，增刊号：40。原出《饮膳正要》。

【方　　名】木瓜丸

【方药组成】木瓜、麝香、轻粉、槟榔、木香各等分。

【功效主治】胃癌呕吐不止。

【用法用量】研为细末，水煮面糊为丸，如小黄米大，装瓶备用，每服 1～2 丸，甘草煎汤送下。

【方　　名】木瓜叶红花方

【方药组成】木瓜叶 15g，红花 10g。

【功效主治】乳房硬块。

【用法用量】水煎服，每日 2 次。

【方　　名】木馒头蒲黄炭方

【方药组成】木馒头 15g，蒲黄炭、象牙屑、大蓟、小蓟各 12g，半枝莲 30g。

【功效主治】膀胱癌。

【用法用量】水煎服，每日 1 剂。

【方　　名】木馒头蜀羊泉方

【方药组成】木馒头、蜀羊泉、半边莲、土茯苓、椿根皮各 15g，黄柏、知母、生地黄各 12g。

【功效主治】子宫颈癌。

【用法用量】水煎服，每日 1 剂。

【方　　名】木馒头蜀羊泉汤

【方药组成】木馒头、蜀羊泉、土茯苓、黄芪各 30g，党参、白芍各 12g，紫草、牡丹皮各 9g。

【功效主治】益气养阴，凉血攻毒。适用于海绵状血管瘤等。

【用法用量】每日 1 剂，水煎，分 2 次温服。

【临床应用】以本方治疗海绵状血管瘤 33 例，痊愈 2 例、显效 16 例、有效 10 例、无效 5 例，总有效为 28 例。

【方　　名】木馒头蜀羊泉汤

【方药组成】木馒头 15g，蜀羊泉 15g，黄柏 12g，知母 12g，半边莲 15g，土茯苓 15g，生地黄 12g，椿根皮 15g。

【功效主治】子宫颈癌。

【用法用量】水煎服，每日 1 剂。

【来　　源】《肿瘤的防治》：197。

【方　　名】木馒头汤

【方药组成】木馒头、夏枯草、炙穿山甲、失笑散各 12g，太子参、姜半夏、川石斛、丹参、郁金、赤芍各 9g，陈皮 4.5g，广木香 6g，生牡蛎 30g。

【功效主治】胃癌。

【用法用量】水煎服。同时服小攻坚丸（马钱子、活蜗牛、蜈蚣、乳香、带子蜂房、全蝎）。
【来　　源】《治癌中药处方700种》。
【附　　注】失笑散由五灵脂和蒲黄组成。

【方　　名】木馒头紫参汤
【方药组成】木馒头30g，紫参12g，广木香6g，壁虎2条，山慈菇12g，黄柏9g，浙贝母9g，生熟薏苡仁各24g，制大黄9g，夏枯草24g，沉香曲9g。
【功效主治】结肠癌、直肠癌。
【用法用量】水煎服，每日1剂。
【来　　源】《肿瘤的辨证施治》，上海科学技术出版社，1980：82。

【方　　名】木棉树皮肉汤
【方药组成】白花木棉树皮连刺600g，纯瘦猪肉300g。
【功效主治】胃癌，亦治肠癌。
【用法用量】上药炖至极烂，半肉半汤，吃肉喝汤，每日1剂，食后大便会泻下，继续服用至治愈为止。
【来　　源】《中国秘方全书》。

【方　　名】木棉树汤
【方药组成】①木棉树1斤，并头草1斤，共分16剂。②紫河车12g，生熟地黄各12g，茯苓12g，泽兰12g，猪苓12g，紫贝齿12g，制首乌12g，花龙骨12g，当归9g，白芍9g，女贞子9g，公丁香9g，白术9g，神曲9g，麦芽9g，山楂9g，鸡内金9g，阿胶9g，生玳瑁末9g，芦荟9g，贝母15g，麦冬15g，余粮石30g，牡蛎30g，砂仁6g，人参6g，朱砂3g，琥珀3g，甘草3g。
【功效主治】肺癌。
【用法用量】水煎服，每日1剂。每方连服7剂后交替。
【来　　源】《抗癌中草药制剂》，人民卫生出版社，1981：235。

【方　　名】木通防风汤
【方药组成】木通，防风，藁本，枳壳，贯众，白芷，甘松，荆芥，薄荷，各等分。
【功效主治】祛风燥湿。适用于妇女外阴肿瘤早期痒极欲死者。
【用法用量】每日1剂，水煎服。加朴硝9g，水煎外洗。

【方　　名】木通散
【方药组成】生干地黄，木通，荆芥，地骨皮，桑白皮（炒），甘草（炙），北梗，各等分。
【功效主治】清热利尿。适用于前列腺癌，内有积热，小便不利。
【用法用量】上锉。每服9g，姜3片，水煎服。

【方　　名】木通生地荆芥膏
【方药组成】生地黄、木通、荆芥各适量。
【功效主治】血管癌、赤瘤。
【用法用量】研末，用芭蕉油涂患处。
【来　　源】元·《金匮勾云》第三卷。

【方　　名】木通汤
【方药组成】木通滑石各15g，牵牛（取头末）7.5g。
【功效主治】逐水利尿。适用于前列腺癌患者，小便不通，少腹痛不可忍。
【用法用量】上作一服。用水400ml，加灯心10茎，葱白1根，煎至200ml，空腹时服。

【方　　名】木香饼
【方药组成】木香15g，生地黄30g。
【功效主治】治一切气滞结肿，或痛或闪肭，及风寒所伤作痛，并效。亦可灸治乳癌、结核肿处。
【用法用量】木香为末，地黄捣膏，和匀，量患处大小做饼，置肿处，以热熨斗熨之（烫壶、盐水瓶置开水隔布熨烘亦可，不可使电器熨斗）。
【来　　源】《薛氏医案选》。

【方　　名】木香分气丸
【方药组成】木香、甘松（洗去泥）各30g，炙甘草180g，香附500g，煨莪术240g。
【功效主治】行气消肿。主治一切气逆，心胸满闷，腹胁虚胀，饮食不消，干呕吐逆，胸膈痞满，上气咳嗽冷痰，气不升降。适用于肝癌证属气滞血瘀者。

【用法用量】上为细末，水糊为丸，如梧桐子大。每服 20 丸，生姜、陈皮煎汤送下，不拘时候。

【来　　源】《太平惠民和剂局方》。

【方　　名】木香化滞汤

【方药组成】柴胡 12g，橘皮 9g，炙甘草 9g，半夏 30g，生姜 6g，当归尾 6g，草豆蔻仁 15g，益智仁 9g，红花 2g，枳实（麸炒）6g。

【功效主治】治固忧气结，中脘腹皮底彻痛，心下痞满，不思饮食，食之不散，常常痞气者。

【用法用量】上件㕮咀，如麻豆大，每服 15～20g，水 2 盏煎至 1 盏，去滓大温服，忌酒湿面。

【来　　源】《东垣试效方》。

【方　　名】木香宽中散

【方药组成】青皮、陈皮、丁香各 120g，厚朴（制）500g，甘草（炙）150g，白豆蔻 60g，香附（炒）、砂仁、木香各 90g。

【功效主治】温中破气，化痰利膈。适用于胃癌，胸膈痞满，停痰气逆。

【用法用量】上为末。每服 6g，姜、盐汤调下。属脾胃虚损之证，不可多服，当与六君子汤兼服之。

【来　　源】《证治准绳·类方》。

【方　　名】木香理气丸

【方药组成】青皮一两，桔梗、肉桂、槟榔各半两，木香、杏仁各一分。

【加　　减】兼瘀象者，加三棱、莪术、乳香、没药；胀痛较甚者，加延胡索、乌药、川楝子、小茴香；大便不通者，加大黄、枳实、厚朴。

【功效主治】顺气消胀，散寒止痛。肝气郁滞，寒湿中阻之积聚，腹中气聚，攻窜胀痛，胁下痞满，呃逆。临床可用于肝癌、胃癌的治疗。

【用法用量】上药为细末，炼蜜为丸，如梧桐子大，每次服 20 丸，1 日 2 次，用生姜汤送下，效不佳，渐加至每次 30 丸。

【附　　注】肝气不舒，气机阻滞，故见腹中气聚，攻窜胀痛；寒湿中阻，故见胁下痞满。方中青皮疏肝破气、散积化滞，木香辛散苦降而温通、通行气滞，为主药。辅以肉桂温通，槟榔行滞；桔梗、杏仁苦辛性平既升且降，疏通气机。诸药合用则气机通畅，寒消滞散。

【注意事项】孕妇忌服，服药期间饮食宜清淡，忌油腻厚味，并且注意情志调养。

【方　　名】木香硇砂煎丸

【方药组成】木香、硇砂、官桂、附子（炮）、干漆（炒去烟）、猪牙皂角、细辛、乳香（研）、三棱（炮）、莪术（炮）、大黄（炒，研）、没药（研）、干姜（炮）、青皮各 30g，巴豆霜 15g。

【功效主治】温阳散寒，行气活血。主治妇人痃癖积聚，血块刺痛，脾胃虚寒，宿食不消，日久不愈者。适用于子宫肌瘤、卵巢囊肿。

【用法用量】上除研药外为末。以好醋 1L 化开硇砂，去滓，银器内慢火熬，次下巴豆霜、大黄末，熬成膏后，将余药末入膏内和为丸，如梧桐子大。每服 30～50 丸，食后用温酒送下。

【方　　名】木香散

【方药组成】木香、沉香、乳香（研）、炙甘草各 10g，川芎、胡椒、陈皮、人参、晋矾各 20g，桂心、炮姜、缩砂各 40g，茴香（炒）60g，天茄（赤小者，干秤）200g 以上。

【功效主治】治妇人脾气、血气、血蛊、气蛊、水蛊、石蛊。

【用法用量】洗净，焙为末。空腹、中午，温陈米饮调下 6～9g。

【来　　源】《三因极一病证方论·卷之十八》。

【方　　名】木香生地方

【方药组成】木香 10.5g，生地黄 21g。

【功效主治】乳腺癌。

【用法用量】先将木香研细加入鲜生地黄捣，做成饼状外熨，每天 2 次，每次 20～30 分钟。

【来　　源】《中医杂志》，1965，（11）：20。

【方　　名】木香顺气丸

【方药组成】沉香 15g，木香 9g，当归（酒浸）

30g，白茯苓 30g，山药 30g，郁李仁 60g，槟榔 60g，菟丝子（酒制）30g，牛膝（酒浸）60g，枳壳（麸炒）30g，独活 30g，防风 30g，火麻仁 60g，大黄（酒蒸）15g。

【功效主治】降气破结。适用于胃癌，反胃吐逆，大便闭结者。

【用法用量】上为末，炼蜜为丸，如梧桐子大。每服 25 丸，白滚汤送下。

【来　　源】《古今医鉴》。

【方　　名】木香顺气丸

【方药组成】沉香五钱，木香三钱，当归一两（酒浸），白茯苓一两，山药一两，郁李仁二两，槟榔二两，菟丝子一两（酒制），牛膝二两（酒浸），枳壳二两（面炒），独活一两，防风一两，火麻仁二两，大黄（酒蒸）五钱。

【加　　减】气虚明显，无力行舟者加人参、白术、黄芪；气滞甚而不下行者加枳实、厚朴、大腹皮、莱菔子。

【功效主治】行气通腑，润下通便。翻胃，气滞不行，腑气不通，大便闭结，数日不行，或伴腹痛，腰膝酸冷，四肢不温，舌淡白或舌质胖嫩，苔白腻，脉弦紧。

【用法用量】上为末，炼蜜为丸，如梧桐子大。每服 25 丸，白滚汤送下。现代用法，以上药物，水煎分 2 次空腹服下，每日 1 剂。

【来　　源】《古今医鉴》卷五。

【附　　注】本方治证为大肠气滞，兼有寒凝、腑气不通、浊气不行以致胃气不降而引起。方中木香开泄力强，善导一身气滞，通腑气，推陈致新；枳壳、槟榔则可进一步加强木香通导作用；大黄、郁李仁、火麻仁泻下通便，畅顺腑气，后二者尚有养阴润燥之功；沉香、菟丝子温肾散寒助阳，前者并能降胃气，后者则可益肾精，润便泻下；当归、牛膝、白蜜养血益阴，并可增水行舟；白茯苓、山药益脾气，健中焦，土旺亦有利于气机枢转，从而清升以使浊降；独活、防风则有辛以开泄导气，温以散寒暖肠之功。全方配合，共达降气通腑、润下通便之目的。

【方　　名】木香汤

【方药组成】木香 30g，海马子 2 对（雌者黄色，雄者青色），大黄（炒、锉）、青橘皮（热水浸，去白、焙）、白牵牛（炒）各 60g，巴豆 49 粒。

【功效主治】远年虚实积聚瘕块。

【用法用量】青橘以童子便浸软，裹巴豆，以线系定，入小便再浸 7 日，取出，麸炒黄，去巴豆，只使青橘皮并余药粗捣筛。每日服 6g，水 1 盏，煎三五沸，去渣，临睡温服。

【方　　名】木香通气散

【方药组成】木香、戎盐（炒）、京三棱（炮）各 15g，厚朴 30g（姜制）、枳实（麸炒）、甘草（炙）各 9g，干姜（炮）、蓬术（炮）各 6g。

【功效主治】温中散寒，行气破积，主治寒气结瘕，腹大坚满，痛不可忍。适用于肝癌。

【用法用量】上为末。每服 9g，空腹时用淡生姜汤调下。

【来　　源】《卫生宝鉴》。

【方　　名】木香通气丸

【方药组成】人参、木香各一两半，延胡索一两，陈皮（去白）、黑牵牛各六两，槟榔、丁香各半两，三棱、莪术各三两，姜半夏、炒小茴香、木通、神曲、麦芽各二两，青皮三两。

【功效主治】通气散痞，消积导滞。痃癖气滞，心腹痞痛，呕逆咳嗽，食纳不香，大便不调，小便不利，腹内块有形，弦紧。

【用法用量】上为细末，水糊为丸，如小豆大。每服 20 ～ 30 丸，食后生姜汤送下，每日 2 次。

【来　　源】《普济方》卷一七四。

【附　　注】本方治证属气滞食阻，积滞内停，日久结块所致。故治当通气散痞，消积导滞。药用木香辛散理气，疏通气机为主药。陈皮、青皮、槟榔、半夏、木通调气并化痰除湿；丁香、小茴香、延胡索温阳散寒，行气止痛；三棱、莪术活血化瘀，破积散结；神曲、麦芽消导饮食积滞；黑牵牛通导肠胃积滞及一切有形之邪；人参扶正固元，以防祛积而致正伤。上述共为辅佐药。如此配合，则可使气通而痞消，痰化而聚散，瘀祛而聚散，瘀祛而积化，从而达到治疗作用。

【方　　名】木香通气饮子

【方药组成】青皮（去白）、木香、槟榔、陈皮各半两，香白芷二钱半，萝卜子半两（炒），藿香一两，甘草半两，人参半两，枳壳（麸炒，去瓤）半两。

【加　　减】若有热象加黄连、山栀、金银花、连翘；热结口干、口渴、舌红少津者加芦根、玄参、天花粉、生地黄；频吐黏涎者加吴茱萸、代赭石、青礞石，并以硇砂研末含化。

【功效主治】通气破滞，降逆和胃。一切气病噎塞，食饮不下，胸脘痞满，呃气吐腐，舌淡红、苔薄白或略厚，脉弦或弦滑。

【用法用量】上为细末，每服三钱，水一大盏，煎至八分，去滓温服，不拘时候。亦可水煎服，每日 1 剂，各药剂量宜适当调整。

【来　　源】《御药院方》卷十一。

【附　　注】噎膈为病，因于气郁者常见。本方即为气郁噎膈而设，以理气为遣方主旨。方中以木香为主药，善理气滞，能升能降，通利上下。陈皮、槟榔、萝卜子、青皮、枳壳亦皆为行气导滞、降逆和胃、利气快膈之品，可进一步增强木香通达之功；香白芷辛香宣散，可解毒散结消肿；藿香化湿浊，醒脾胃；人参益元气、补脾肺，以固后天之本，并防理气药之耗气之弊。上述并为辅、佐药。最后使以甘草调和诸药，配合人参亦有益气之功。全方共奏通气破滞、降逆和胃之效能。

【注意事项】气虚欲脱或热毒内蕴者禁用。

【方　　名】木香丸

【方药组成】木香、鳖甲、肉桂、吴茱萸、诃子皮各一两半，槟榔、枳实各一两，牵牛子三两。

【加　　减】喘而不得卧加葶苈子、白芥子。

【功效主治】健脾燥湿，行滞散结。脾阳虚湿聚生痰，痰湿壅肺，肺失宣肃，久成息贲，胸膈满闷，腹胁坚急，四肢不湿，食少无力。

【用法用量】上药为细末，以酒煮面糊为丸，如梧桐子大，每次服 30 丸，1 日 2 次，空腹以温酒送下。

【来　　源】《太平圣惠方》卷四十八。

【附　　注】本方所治为脾阳不足，运化无权，气化失司，水湿停滞于肺，肺失宣肃而见胸膈痞闷，气急；脾阳虚则四肢不温，食少无力。治宜健脾除湿。方中木香芳香性燥，可升可降，疏理气机，兼能健脾，为主药；辅以肉桂、吴茱萸温中助阳；枳实、槟榔行气消积；鳖甲软坚散结；诃子皮下气降；牵牛子通利二便，可使积滞浊气从二便排出。诸药合用，脾气旺，则湿浊散，气机畅，则积滞消。现临床可用于肺癌而见上述征象者。

【注意事项】服药期间忌食生冷、黏腻食物，孕妇忌服。

【方　　名】木香丸

【方药组成】木香三分，诃子一两（煨，用皮），黄芪一两（锉），鳖甲一两（涂醋，炙黄），白术三分，赤茯苓一两，桂心三分，枳壳一两（麸炒微黄，去瓢），陈橘皮一两（汤浸，去白瓢，焙），当归一两（锉碎，微炒），槟榔一两半，五味子三分。

【加　　减】若肠道有形积滞留而不去，可加大黄、厚朴以通导泻下；若湿浊化热，阻于下焦，小水不行者加猪苓、泽泻、车前子以清热利水；若有食积腹胀则加鸡内金、炒莱菔子以消导理气除胀。

【功效主治】消积导滞，行气利水。痃癖气，胁胀闷疼痛，不能食，四肢少力，呕吐恶心，畏寒肢冷，泻泄，或小便不利，足浮肢肿。

【用法用量】上为末，炼蜜为丸，如梧桐子大。每服 30 丸，以温酒送下，不拘时候。现可水煎服，每日 1 剂。

【来　　源】《太平圣惠方》卷四十九。

【附　　注】本方治证乃属寒湿客聚胃肠、气滞郁闷不通所致。故方中选用木香理气宽肠导滞为主药；白术化寒湿，健脾助运化；茯苓健脾行水，利湿浊；肉桂温阳益气以消阴助化；陈皮、枳壳、槟榔疏理胃肠，升降气机；当归活血通脉，使血载气行；鳖甲散结，疗寒热，攻痞；五味子、诃子酸以敛气，以防祛邪而伤正。主辅配合，共达消积导滞、行气利水之目的。

【方　　名】墓头回仙茅汤

【方药组成】墓头回 12g，仙茅 30g，石见穿 30g，蜀羊泉 30g，马齿苋 30g。

【功效主治】子宫颈癌。
【用法用量】水煎服，每日1剂。
【来　　源】《肿瘤的防治》：197。

N

【方　　名】内补黄芪散
【方药组成】黄芪（锉）60g，当归（锉，微炒）30g，川芎60g，生甘草（炙微赤，锉）60g，龙骨60g，槐子（微炒）60g，附子（炮裂，去皮脐）30g，白芍药60g。
【功效主治】益气补虚，涩肠止血。适用于肠癌，面色萎黄，神疲乏力。
【用法用量】上药捣筛为散。每服12g，以水300ml，入饴糖7.5g，煎至240ml，去滓，空腹时温服。

【方　　名】内外用鲫鱼方
【方药组成】鲫鱼1条，山药适量。
【功效主治】乳腺癌。
【用法用量】上2味药共煮食之。另用鲫鱼1条，山药120g，共捣、如泥，加麝香少许涂。
【来　　源】《医宗金鉴》。

【方　　名】内消瘰疬方
【方药组成】取斑蝥1只，去腿和翅。
【功效主治】鼻咽癌及颈部。
【用法用量】与1.8kg小米共炒，炒至烧黑时，只取斑蝥，与160g薄荷共研，用乌骨鸡蛋清调为绿豆大小的丸粒，1次3丸，空腹用绿茶送服。除了绿茶外，用黄连、黑豆、大葱等煎汤服也佳。这些都可去除斑蝥之毒。
【附　　注】斑蝥是栖息于大豆地的昆虫，有毒，捕捉或制药时要小心，服用时要遵医生指导。

【方　　名】内消瘰疬丸
【方药组成】夏枯草20g，海藻、天花粉、连翘、生地黄、当归各30g，玄参150g，浙贝母、生蛤壳、酒大黄、桔梗、玄明粉各30g，大青盐150g，薄荷、白蔹、生甘草、枳壳、生牡蛎各30g。
【功效主治】消坚散结，化痰通下。适用于瘰疬鼠疮、项下结核坚硬肿痛，未溃或已溃，大便燥结者。现常用于治甲状腺肿瘤、乳腺癌、恶性淋巴瘤等。
【用法用量】共研细粉，过罗，水泛成丸。每服6～9g，温开水送下，每日2次。
【来　　源】《疡医大全》。

【方　　名】内消瘰疬丸
【方药组成】夏枯草240g，玄参、青盐各150g，海藻、贝母、薄荷、天花粉、海蛤粉、白蔹、连翘、熟大黄、生地黄、桔梗、枳壳、当归、生甘草、硝石各30g。
【功效主治】清热化痰，软坚散结。用于瘿瘤、瘰疬、痰核或肿或痛。
【用法用量】研为细末，用夏枯草煎汤，玄明粉30g化水和匀泛丸如绿豆大。每服6～9g，每日服2次。
【来　　源】《古今名方》。

【方　　名】内消瘰疬丸合三蛇汤系列方
【方药组成】①内消瘰疬丸合三蛇汤化裁：生牡蛎（先煎1刻钟）30g，土贝母9g，玄参9g，白花蛇舌草30g，蛇果草30g，蛇六谷（先煎1小时）30g，首乌藤30g，夏枯草15g，海藻15g，山慈菇9g。本方适用于热痰蕴结型。痰多加竹沥、半夏各9g；发热加荆芥5g，薄荷（后下）3g。

②小金丹合二陈汤化裁：小金丹1粒（打碎，用陈酒温化，临睡前服），半夏12g，陈皮6g，茯苓12g，生甘草5g，桂枝5g，土贝母9g，煅牡蛎（先煎）30g，白花蛇舌草30g，白芥子（炒研）5g。本方适宜于寒痰凝结型。痰多加陈胆星6g；发热加荆芥防风各5g，生姜1片。

③内消瘰疬丸合二陈汤化裁：生牡蛎（先煎）30g，土贝母9g，玄参9g，半夏9g，陈皮6g，茯苓9g，白花蛇舌草30g，夏枯草15g，海藻15g，山慈菇9g，天葵子12g。本方适用于痰

湿凝结型。肿瘤大者加服牛黄醒消丸9g；发热加荆芥、防风各5g，藿香、苏梗各9g。

④叶天士补太阴泄少阳法合内消瘰疬丸化裁：孩儿参15g，白术9g，茯苓9g，生甘草5g，牡丹皮5g，栀皮5g，桑叶6g，玄参9g，土贝母9g，牡蛎（先煎）30g，夏枯草15g，山慈菇9g，十大功劳叶9g，首乌藤15g，白花蛇舌草30g。本方适用于热痰内蕴型兼阴虚证。肿瘤大者加服犀黄丸（临睡前服）9g；热不退加鳖血拌柴胡5g，白薇9g。

⑤阳和汤合二陈汤化裁：熟地黄30g，肉桂3g，生甘草3g，麻黄1.5g，炮姜1.5g，鹿角胶9g（陈酒炖化冲服），白芥子（炒研）5g，半夏9g，陈皮6g。本方适宜于寒痰内蕴型兼阳虚证。肿瘤大者加服小金丹（服法同上）1粒；发热可加服新癀片2片，日服3次。

【功效主治】恶性淋巴瘤。

【用法用量】各方水煎，每日1剂，分两次服。

本病中药治疗常配合灸疗。以艾绒、麝香为材料，每次取开井、光明、小海等穴单侧，将艾绒包麝香0.1g做成圆锥状共3壮，连灸3壮后用消毒纱布包扎，已出现炎症、化脓、吸收、结疤为宜，1个疗程约2个月。

【临床应用】观察12例，生存2年以上2例，3年以上2例，6年以上1例，8年以上3例，9年以上1例，10年以上2例。汪某，男，58岁，1975年4月起发现左颈淋巴结2个，1976年7月淋巴结穿刺涂片诊为恶性淋巴瘤（网状细胞肉瘤）。方拟内消瘰疬丸合三蛇汤化裁，并配合灸疗3个疗程，肿块逐渐消失，5年后复发，原方加灸疗2个疗程后，至今仍健在。

【来　　源】《上海中医药杂志》，1985，（9）：7。

【方　　名】内消痰核汤

【方药组成】党参、牡蛎、夏枯草各30g，丹参、海藻各20g，羌活16g，白芥子12g，柴胡、姜半夏、川芎各15g，山甲珠9g。

【功效主治】皮下脂肪癌。

【用法用量】水煎服，每日1剂。

【方　　名】内消腺瘤汤

【方药组成】土茯苓30g，苦参60g，天花粉10g，皂角刺10g，半夏10g，陈皮6g，桔梗10g，夏枯草10g，郁金10g，柴胡10g，生甘草6g。

【加　　减】痰多加川贝母10g或白芥子10g。

【功效主治】涤痰清热，理气散结。适用于痰气郁结之甲状腺腺瘤。

【用法用量】每日1剂，水煎，分2次温服。

【临床应用】黄某，女，1972年12月初诊。患者颈部肿物已数月，经某医院诊断为甲状腺腺瘤。查见右侧前颈下方有一隆起如李子大小之肿物，推之可移，边缘光滑，脉弦，舌苔薄白。予上方芍剂而获痊愈。随访8年未见复发。

【来　　源】黄斯盛方。

【方　　名】内药外针抗癌方

【方药组成】①徐长卿30g，仙鹤草15g，炒槐花15g，枳实21g，大腹皮12g，延胡索12g，川楝子12g，杏仁12g，苏梗12g，柴胡、白术、茯苓、生甘草、麦冬、南沙参、当归、丹参、蒺藜、扁豆、北沙参各9g，薄荷3g。②半枝莲60g，瓦楞子18g，石燕6g，红花6g，香附6g，漏芦12g。

【功效主治】活血、解毒、利湿、抗癌。适用于肝癌。

【用法用量】加水煎煮，制成煎剂。口服，每日1剂，煎2次分服。同时配合针刺，主穴：章门（双）、期门（双）、肝俞（双）、痞根（双）、内关（双）、公孙（双）。配穴：对症选取。

【临床应用】用本方配合针刺，治疗肝癌多例，均获一定疗效，能减轻症状，延长生命，但除个别患者肿块有所缩小外，一般对肿瘤实体无明显影响。

【方　　名】纳西瘰疬法2方

【方药组成】①蜈蚣15g，全蝎3g，五倍子30g，半夏30g，陈醋5ml，姜汁5ml，荆芥根30g，樟脑5g，雄黄5g，麻油10ml。②玄参、牡蛎、川贝母、桔梗、夏枯草各10g，生甘草3g，蜂蜜1 000g。

【功效主治】瘰疬、恶疮。

【用法用量】①外治法，先把蜈蚣、全蝎、五倍子、半夏研粉，用醋、姜汁调匀热敷患处。已溃者，用荆芥根剪碎水煎温洗患部，再用麻油调敷蜂蜜雄黄粉，如此反复多次。②治法：先将药物研末，或炼为丸，或照散剂，每次 10g。

【来　　源】《中国民族民间特异疗法大全》。

【附　　注】方名是杨建宇编拟。

【方　　名】纳西皮肤瘤方 2 首

【方药组成】①外治法：轻粉、白砒、白胡椒、白及、核桃肉各 3g，陈醋 5ml，白蜡细粉 2g。②内治法：熟地黄 15g，鹿胶 10g，肉桂 3g，麻绒 7g，蒲公英 10g，生甘草 3g，炮姜 7g。

【功效主治】皮肤瘤。

【用法用量】方①外治法，先将前 5 味药研细末，用陈醋调成糊状，涂在瘤子上，用纱布浸醋湿敷数日。再用白及、白蜡细粉各等份撒上收口。方②内治法，每日 1 剂，水煎服。

【来　　源】《中国民族民间特异疗法大全》。

【附　　注】方名是刘华宝编拟。

【方　　名】南北二笋方

【方药组成】芦笋 125g，嫩鞭笋（罐头笋亦可）125g，植物油 50g，西红柿酱 25g。糖、味精、精盐、麻油适量。

【功效主治】化痰下气，清热润肺。本膳主要适用于肺癌痰稠、痰黄的患者。

【用法用量】嫩鞭笋切 6cm 长短，对剖开；芦笋亦取 6cm 左右。将鞭笋入热油锅中煸料，然后加佐料和少量水，料熟后加味精，勾芡，淋上麻油盛放在一个圆盘的一侧；另将芦笋入热油稍煸料一下，加西红柿酱、糖再勾芡，淋上麻油，码放在盘中鞭笋一旁，即可食用。特色是一肴两味，红白相映，清淡爽口，鲜嫩味美。

【附　　注】芦笋微苦而寒，竹笋甘而微寒。两者并用，则降浊升清、开膈化痰的力量倍增。李冬华等报告：低浓度芦笋原汁可促进外周血 T 淋巴细胞转化增殖，是机体免疫功能的生物调节剂，对治疗肿瘤有实际意义。

【来　　源】《全国第二届补益药中西医结合研究学会术论文集》，1988：250。

【方　　名】南北沙参方

【方药组成】南沙参、北沙参各 30g，天冬、麦冬各 15g，地骨皮 15g，桃仁、杏仁各 10g，贝母 10g，地骨皮 20g，炙鳖甲 15g，全瓜蒌 30g，半枝莲 30g，白花蛇舌草 30g，石见穿 30g，徐长卿 20g，山海螺 30g。

【功效主治】阴虚毒热型肺癌。

【用法用量】水煎服，每日 1 剂。

【来　　源】《中医肿瘤学》（上），科学出版社，1983：277。

【方　　名】南北沙参汤

【方药组成】南沙参 15g，北沙参 15g，黄芪 30g，白术 15g，茯苓 24g，陈皮 12g，半枝莲 30g，白花蛇舌草 30g，败酱草 30g，重楼 24g。

【加　　减】食欲不振加砂仁、白蔻、山楂、神曲；肛门红肿加地榆、槐花、金银花藤、蒲公英；肢冷不温、畏寒加淫羊藿、仙茅、枸杞子、制附片（先熬）。

【功效主治】肺脾气虚型直肠癌。

【用法用量】水煎服，每日 1 剂。

【来　　源】《百病良方》第二集，科学技术文献出版社重庆分社，1983：188。

【方　　名】南北沙参汤

【方药组成】南北沙参各 12g，麦冬 9g，女贞子 15g，生黄芪 20g，太子参、玄参各 12g，象贝母 15g，蜈蚣 3 条，三棱、莪术各 9g，山豆根 20g。

【加　　减】发热加金银花 15g，黄芩 9g，水牛角 30g；咯血加生地炭 12g，白茅根 30g，黛蛤散 12g（包煎），仙鹤草 30g；咳嗽痰多加鱼腥草 20g，桔梗 6g，苦杏仁、炙款冬花各 12g，白芥子 9g；胸水加苍白术各 9g，葶苈子 15g，车前子 24g，茯苓 20g；肺不张、气急加炙麻黄 9g，丹参 20g，广地龙、旋覆花（包）各 15g；胸胁疼痛加全瓜蒌 15g，延胡索 20g，炒白芍 30g，炙甘草 9g。

【功效主治】中晚期支气管肺癌。
【用法用量】每日1剂，水煎，日2服。
【临床应用】共治疗32例，1年生存者13例，2年生存者5例，3年生存者2例，4年生存者1例，5年生存者1例，中位生存率为11.9个月。
【来　　源】《江苏中医》，1988，(12)：37。

【方　　名】南北沙参汤
【方药组成】南沙参12g，北沙参12g，天冬9g，麦冬9g，百合15g，生地黄15g，金银花15g，黄芩9g，白茅根30g，白花蛇舌草30g，鱼腥草30g，铁树叶15g，生薏苡仁15g，陈皮9g。
【加　　减】如见舌红而干、苔光如镜面者，属肝肾阴枯、肺津枯竭之象，宜加玄参15g，知母12g，鳖甲30g（先煎），龟板30g（先煎）。
【功效主治】肺阴不足、虚火上炎型肺癌。
【用法用量】水煎服，每日1剂。
【临床应用】男，62岁。于1974年7月初诊。患者于当年5月检查发现痰中有癌细胞，病理分型为小细胞型未分化癌。治疗用小剂量氮芥，两个疗程共60mg，放射性C_o-60为不足量放射，肿瘤明显缩小，各种症状明显减轻。后继服上方，一般情况稳定。
【来　　源】《千家妙方》，战士出版社，1982：530。

【方　　名】南瓜饼
【方药组成】南瓜500g，面粉250g，白糖5g。豆油适量，冷水200～250ml。
【功效主治】补中益气，解毒杀虫。本膳主要适用于肺癌食欲不振、口淡无味者。
【用法用量】南瓜去皮、籽后切成小块，放入锅内，加200～250ml水将南瓜煮烂。使南瓜冷却，加入白糖和面粉，搅成糊状。每次舀2～3g南瓜糊，放上涂以豆油的平底锅中煎熟，即成一个个南瓜饼。
【来　　源】《中医药研究资料》，1978，6：8。
【附　　注】日本癌症专家名和先生认为南瓜是预防癌症的最有效的食物。他的理论是所有的癌细胞都有自动摄取大量糖分的能力，而南瓜能减少血糖，所以控制了癌细胞的增殖。他推测是南瓜中含有促进胰岛素分泌的成分，把糖分分解掉了的缘故（《怎样防治癌症》，香港世界出版社，1984：110）。日本用南瓜（笋瓜）生食或熟食治疗各种癌症，据称有一定效果。

【方　　名】南瓜蒂黄酒
【方药组成】南瓜蒂（把）2个，黄酒100g。
【功效主治】消瘀化结，活血解毒。适用于乳腺癌各诸病症。
【用法用量】将南瓜蒂烧成炭存性，研成细末，用黄酒送服，早晚各1次。

【方　　名】南瓜蒂散
【方药组成】南瓜蒂适量。
【功效主治】乳岩已溃，未溃。
【用法用量】烧炭存性研末，每服2个，黄酒60g，调和送下，早晚各服1次，能饮酒者可加酒量，已经溃烂者，亦也外用香油调南瓜蒂灰外敷。
【来　　源】《一味中药巧治病》。

【方　　名】南瓜饭
【方药组成】粳米250g，南瓜200g。猪油、青葱、冷水等适量。
【功效主治】益心敛肺，解毒止痛。本膳主要适用于胰腺癌血糖增高者。
【用法用量】将猪油、葱和削皮切块的南瓜在铁锅内略炒备用。将洗好的米连水一起倒入锅中，盖上锅盖，慢慢用柴火煮，再以炭烬焖至锅内散发出焦香为止。掀开锅盖，用大锅铲翻搅均匀即成。味美香甜，黄嫩白莹。
【临床应用】作者曾在深圳蛇口为一台胞诊治肺癌，他告诉作者，在台湾有人以烧熟的南瓜，趁热敷在肋间，对肺癌疼痛有效。但他本人没有试过。姑以存之。
【来　　源】医药信息报，1986，12：11。
【附　　注】南瓜不仅含有人体必需的多种营养，而且被认为是防治某些癌症的食疗佳品，日本肿瘤专家名和先生在其著作中不止一次地谈到南瓜防癌的效用。经分析证实，南瓜中含有的特殊物质，能改善糖在人体内的转化利用、分解和代谢功能。

【方　　名】南瓜花陈皮方
【方药组成】南瓜花 20g，陈皮 20g。
【功效主治】乳房硬块。
【用法用量】水煎服，每日 2 次。

【方　　名】南瓜蔗棒方
【方药组成】南瓜 300g，甘蔗 3 节，青葱 1 棵，面粉适量，盐、生菜少许。植物油 750ml。
【功效主治】清热解生津，解毒护胃。本膳主要适用于恶性淋巴癌症见毒热便秘者。
【用法用量】将甘蔗每节劈为 4 条，将老硬南瓜去皮，去籽后擦成丝。将葱切碎拌入南瓜丝中，再加盐和面粉一起拌匀，如太干，可加少许水，但不可太稀。将每根甘蔗条裹上南瓜糊，待植物油八分热时放入锅内炸，炸至金黄色，外脆内熟即可。先用 1 片洗净的生菜叶将金黄色的南瓜条从甘蔗上取下，再蘸上甜辣酱，卷在生菜叶内用手拿着吃，最后吃甘蔗。
【附　　注】《滇南本草》云：“治百毒诸疮，痈疽发背，（甘蔗）捣烂敷之；蔗汁治心神恍惚，神魂不定，中风失音，冲开水下。又熬汤食，和胃更佳。”南瓜中已知含有特殊的抗癌通便成分，两者相须为用，临床上对头颈部肿瘤最为适用。

【方　　名】南岭荛花番椒汤
【方药组成】南岭荛花、陌上番椒各 9g，四叶、三叶鬼针草各 15g，兰、狗肝菜各 30g，兰花参 24g。
【功效主治】食管癌。
【用法用量】水煎服。

【方　　名】南沙参重楼汤五方
【方药组成】①南沙参 12g，重楼 15g，半枝莲 30g，紫草根 30g，蛇舌草 30g，桔梗 6g，生甘草 3g。②白花蛇舌草 30g，半枝莲 30g，天花粉 12g，桔梗 5g，山豆根 15g，玄参 12g，法半夏 6g，瓜蒌皮 12g，炒竹茹 5g，生甘草 3g。③南沙参 12g，玄参 12g，夏枯草 15g，重楼 15g，蛤壳 15g，山慈菇 9g，川丹参 6g，天花粉 12g。④东风片：制马钱子，生甘草。⑤消瘤丸：红娘、青娘、斑蝥、九香虫、壁虎、地龙、炮穿山甲、地鳖虫、蜈蚣、僵蚕、党参、丹参、制鳖甲、水蛭、露蜂房、鼠妇虫、全蝎、白花蛇舌草。
【功效主治】上腭癌。
【用法用量】方①、方②、方③均水煎服，每日 1 剂，诸方随证选用。方④口服。方⑤诸药共为细末，另用煅牡蛎、海藻、昆布煎汁，代水泛丸，如梧子大，口服。
【临床应用】李某，女，42 岁，1970 年 10 月 17 日初诊。4 月曾于右侧上腭处发现一肿块如绿豆大，略感疼痛，后渐消退，9 月又出现肿块，表面高低不平并有溃疡，吞咽时有疼痛感。于 10 月 5 日在某医院做病理组织学检查，确诊为软腭囊性腺样癌。因患者不愿手术及化疗而求中医诊治。诊视右侧咽上腭有一 2cm×1.5cm 大小的肿块，表面溃破，凹凸不平，略有少量白色分泌物。苔薄，脉细弦。

处方：南沙参 12g，重楼 15g，半枝莲 30g，紫草根 30g，蛇舌草 30g，桔梗 6g，生甘草 3g。另服：东风片，每次 1 片，每日 3 次。经治 12 天，上腭部溃疡有新鲜肉芽组织生长。又加服消瘤丸，每次 15 粒，1 日 2 次。溃疡面逐渐缩至黄豆大小，吞咽时上颚已无疼痛，唯咽部红赤，自觉有异物梗阻感，有痰，舌质偏红，苔薄黄，脉细弦，热毒尚盛，夹有痰浊，改用清化痰热：白花蛇舌草 30g，半枝莲 30g，天花粉 12g，桔梗 5g，山豆根 15g，玄参 12g，法半夏 6g，瓜蒌皮 12g，炒竹茹 5g，生甘草 3g，并继续服用东风片和消瘤丸。

经 4 个月的治疗，上腭部溃疡面缩小至米粒大，但周围色白，时有跳痛感，苔薄黄，脉细弦。痰热郁结，改用：南沙参 12g，玄参 12g，夏枯草 15g，重楼 15g，蛤壳 15g，山慈菇 9g，川贝母 6g，天花粉 12g。于 1971 年 9 月上腭部肿块消失，溃疡完全愈合，一般情况较好。

1972 年 4 月 5 日又在某医院进行第二次活组

织检查，病理报告：软腭囊性腺样癌。再以原法佐扶正固本药物调治。于1973年改用丸剂和膏剂，同时继续服用东风片和消瘤丸以巩固之。丸剂：南沙参90g，天麦冬240g，半枝莲240g，重楼240g，半边莲240g，山豆根60g，玄参120g，全瓜蒌120g，生甘草30g，上药共研细末，以蒲公英240g，夏枯草240g，煎水泛丸，每服6g，每日2次。膏剂：党参20g，麦冬20g，半枝莲500g，重楼500g，白芍120g，山豆根120g，玄参120g，全瓜蒌240g，当归120g，炙黄芪300g，制黄精240g，制首乌240g，枸杞子500g，桑椹子240g，补骨脂240g，生甘草60g。上药浓煎3次，去渣浓缩，加白糖1 000g收膏，每次服1匙，每日3次。

以后又根据患者病情变化，随症加减施治。十余年来坚持服用中药，目前情况良好，能参加正常工作，上腭部病变处无特殊不适，未见转移征象。

【来　　源】《江苏中医杂志》1982年第1期。

【方　　名】南沙参玉竹方

【方药组成】南沙参、明玉竹各15g，山药24g，麦门冬、旋覆花各9g，白茅根、白花蛇舌草各60g，蜂蜜120g（后入药汁中）。

【功效主治】胃中津液渐竭，元气日耗之食道癌；咽中异物感，消瘦，脉弦数，两寸俱芤。

【用法用量】以水1.8kg，熬至0.675kg，滤去渣，后加蜂蜜再熬滚，分3次温服，另取白鹅（白鸭亦可）1只，宰后饮其热血（嘱病人口含鹅颈吮吸其未凝之热血，鹅肉另做汤菜食）。

【来　　源】湖北名医张梦侬教授验方。

【方　　名】南沙参炙鳖甲汤

【方药组成】南沙参、炙鳖甲各12g，木莲果2个，石菖蒲6g，土贝母、夏枯草、苍耳子、天花粉、玄参、苦丁茶、山豆根、山慈菇各9g。

【功效主治】鼻咽癌。

【用法用量】水煎服，每日1剂。

【临床应用】周某，女，39岁。1975年2月22日初诊。患者于1971年8月因鼻咽癌而行放疗，几年来一直有鼻多流涕、左耳闭塞、咽喉干痛等症状，多次检查见鼻咽部有黏液分泌物及慢性充血，形瘦，口干，舌红苔少，脉细弦。治以化痰软坚通窍，佐以养阴生津。继续用上方治疗3年，同时常结合食用养阴、化痰的蛇龟、鳖、白木耳、百合等，鼻腔分泌物减少，左耳得聪，口干喉痛症状改善，复查见鼻咽部光滑，无新生物。最近随访，面色神采均佳，体重亦增。至今健在9年余。

【来　　源】《浙江中医学院学报》，1981，（2）：23。

【方　　名】南星半夏汤

【方药组成】胆南星10～15g，半夏10～15g，夏枯草10～30g，生牡蛎（先煎）30g，蜈蚣2条，壁虎2条，猪苓15g，茯苓15g，石菖蒲10g，芋艿丸（包）9g，僵蚕15g，石见穿30g。

【加　　减】头昏，头痛剧烈，加黄药子10g，全蝎6g；视物模糊，加青葙子9g，决明子12g，枸杞子6g，菊花6g；脘闷纳呆，加陈皮9g，生薏苡仁15g，焦山楂9g，焦神曲9g，鸡内金9g；肝肾不足，加当归12g，生地黄12g，沙参12g，麦冬9g，枸杞子6g；闭经，加当归20g，川芎9g；呕吐泛酸，加木香9g，竹茹9g，陈皮9g，九香虫9g，旋覆花（包）6g；阳痿，加菟丝子12g，淫羊藿9g，仙茅9g；夜眠不安，加灯心草6g，远志9g，朱砂（分次冲服）1.5g。

【功效主治】垂体瘤。

【用法用量】上药先用水浸泡半小时，加水煎煮2次，药液混合均匀，分2次服用，每日1剂。

【方　　名】南星半夏汤

【方药组成】生半夏30g，生南星90g，蛇六谷90g，藤梨根90g，川乌15g，草乌15g，震灵丹15g。

【加　　减】梗阻，加鬼针草30g，急性子15g；疼痛，加闹羊花3g或壁虎9g。

【功效主治】化痰散结，解毒通膈。治疗食管癌。

【用法用量】加水煎煮（至少2小时），制成煎剂。口服，每日1剂，煎2次分服。

【临床应用】上海市徐汇区天平路地段医院用本方配合化疗小剂量穴位注射，治疗食管癌 56 例，有效 36 例，无效 20 例，总有效率为 64%。

【来　　源】上海市徐汇区天平路地段医院方。《抗癌中草药制剂》，人民卫生出版社，1981：195。

【附　　注】本方必须久煎，以降低药物毒性。

【方　　名】南星蚕夏汤

【方药组成】生南星 15g，生半夏 15g，僵蚕 9g，夏枯草 15g，石菖蒲 6g，地龙 15g，蜈蚣 2 条，壁虎 2 条，土鳖虫 9g，猪苓 15g，茯苓 15g，菊花 9g，决明子 15g，青葙子 9g。

【加　　减】若偏瘫加黄芪、赤芍、当归；畏寒肢冷加炮姜、小茴香、吴茱萸；阳痿加菟丝子、仙茅、淫羊藿；闭经加当归、川芎、王不留行、穿山甲；失眠加灯心、远志；恶心呕吐加木香、竹菇、陈皮、九香虫、旋覆花；阴虚潮热加北沙参、石斛、龟板、鳖甲、生地黄；纳呆加陈皮、焦楂曲、生薏苡仁、鸡内金；形羸体虚加黄芪、太子参、当归、麦冬、生地黄。

【功效主治】化痰祛瘀，平肝息风。适用于颅内肿瘤。

【用法用量】每日 1 剂，水煎，每疗程为 3 个月。

【临床应用】本方治疗 67 例原发性中枢神经系统肿瘤，其中 41 例曾行肿瘤部分切除术，2 例曾行减压术，24 例未行手术。结果临床治愈 5 例，占 7.46%；显效 16 例，占 23.88%；有效 31 例，占 46.27%；无效 15 例，占 22.39%；总有效率 77.61%。有 10 人恢复工作，16 人能正常活动，19 人能生活自理或基本自理。并对其中 20 例神经胶质瘤进行随访，1 年生存率为 90%，2 年生存率为 85%，5 年生存率为 80%，10 年生存率为 30%，生存中数为 7.27 年。

【来　　源】上海中医学院附属岳阳医院于敏方。

【附　　注】方中半夏、南星、僵蚕、地鳖虫、蜈蚣等化痰祛瘀；菖蒲、地龙、菊花、决明子等平肝息风。现代药理研究证实，化痰平肝息风类药物能抑制小鼠肿瘤细胞恶性生长，提高自身免疫机制，本方对中枢神经系统肿瘤具有改善症状、延长生存期的效用。患者若偏瘫，加黄芪、赤芍、当归；畏寒肢冷，加炮姜、小茴香、吴茱萸；阳痿，加菟丝子、仙茅、淫羊藿；闭经，加当归、川芎、王不留行、穿山甲；失眠，加灯心、远志；恶心呕吐，加木香、竹茹、陈皮、九香虫、旋覆花；阴虚潮热，加北沙参、石斛、龟板、鳖甲、生地黄；纳差，加陈皮、焦楂曲、生薏苡仁、鸡内金；形羸体瘦，加黄芪、太子参、当归、麦冬、生地黄。

【方　　名】南星慈菇汤

【方药组成】天南星 12g，山慈菇 15g，法半夏 9g，全瓜蒌 15g，牡蛎 30g，炒穿山甲 15g，丹参 15g，土鳖虫 15g，赤芍 9g，枳实、柴胡、香附各 9g，壁虎 3 条，皂角刺 12g。

【功效主治】食管癌。噎膈证瘀血内结型，症见胸膈疼痛，食不得下而复吐出，甚则水饮难下，形体消瘦，肌肤甲错。破瘀化痰，开郁散结。

【用法用量】水煎服，每日 1 剂。

【来　　源】《常见杂病的防治与验方》。

【方　　名】南星膏

【方药组成】生南星（大者）1 枚。

【功效主治】化痰散结。适用于皮肤头面脂肪瘤，大者如拳，小者如粟，或软或硬，不疼不痛。

【用法用量】去土薄切，细研，桐黏为膏，滴好醋 5 ～ 7 滴。如无生者，以干者为末，投醋，研为膏，先将小刺病处，令气透，以药膏摊纸上，按瘤大小贴之，三五次易换，觉痒便愈。

【方　　名】南星参斛汤

【方药组成】生南星、金银花各 30g，党参、石斛、枇杷叶、生麦芽、枳实各 10g，代赭石（先煎）15g，青黛、生甘草各 3g。

【加　　减】痰涎涌盛者，加白芥子、姜半夏各 10g；瘀血内阻者，加急性子 10g，广郁金 12g；疼痛剧烈者，加延胡索、地鳖虫各 12g。

【功效主治】晚期食管癌。

【用法用量】每日 1 剂，水煎服。15 剂为 1 个疗程，初治时可慢慢呷饮，如有呕吐，吐后再喝，治疗期间单纯用中药治疗。

【临床应用】治疗 73 例。39 例临床控制，22 例好转，9 例有效，总有效率为 95.8%。所有患者服药后均未发现任何毒副作用。陈某，女，59 岁，农民。1987 年 7 月 28 日就诊。经某医院确诊为晚期中段食管癌，服大量西药无效，病势日笃，汤水难下，吐大量黏白沫。诊见神萎体萎，大骨枯槁，大肉陷下，面色晦滞，舌淡红，苔白厚，脉弦滑无力。X 线示：食管中下段腔呈不规则线状充盈，僵硬、狭窄、黏膜中断破坏，病变长度 15cm，拟生南星、金银花各 30g，白芥子、生麦芽、姜半夏、党参、石斛、枳实各 10g，代赭石（先煎）12g，青黛、生甘草各 3g。予前方治疗，每日 1 剂，缓慢呷饮，3 剂后可进汤水。后又调理旬日，进食较为顺利；月余咽梗阻基本消失。拍片显示狭窄部位较前扩张约 2.5 倍，黏膜有所修复，长度缩短 4cm。

【来　　源】浙江中医杂志，1989，（5）：200。

【附　　注】本方治证以痰壅气阻、癌毒炽张以及病久正虚、胃气不支、津液暗耗所致。方中用生南星为主药，其性雄烈有毒，取其以化痰结，除顽痰，消坚积，攻毒邪；辅以金银花、青黛清解邪毒，抗癌，消炎；党参益中气，补脾胃，固后天；石斛养阴生津，救护阴液，以防胃液之耗竭；枇杷叶化痰清热，和胃降逆；代赭石重镇逆气，降胃止呕，化痰浊；枳实化痞闷，消胀满，祛痰湿，利胸膈；生麦芽益胃气，消食积，助脾运；最后使以生甘草调和诸药。综合全方，有攻有补，攻补并施，从而对本虚标实之证发挥治疗作用。

【方　　名】南岳魏夫人济阴丹

【方药组成】秦艽、石斛（去根，酒浸，焙）、藁本（去芦）、生甘草（炙）、蚕布（烧灰）、桔梗（炒）各 60g，京墨（煅，醋淬，研）、茯苓（去皮）、人参（去芦）、木香（炮）、桃仁（去皮尖，炒）各 30g，熟干地黄（洗过，酒蒸，焙）、香附（炒，去毛）、泽兰（去梗）各 120g，当归（去芦）、肉桂（去粗皮）、干姜（炮）、细辛（去苗）、川芎、牡丹皮各 45g，山药、川椒（去目，炒）各 22.5g，苍术（米泔浸，去皮）240g，大豆、黄卷（炒）200g，糯米（炒）500g。

【功效主治】益气血，破癥癖。适用于卵巢肿瘤，气血不足，冲任虚寒，久不生育，或多次小产，经水不时，暴下不止，月内再行，或前或后，或崩中漏下，积聚癥瘕，脐下冷痛，小便白浊。

【用法用量】上为细末，炼蜜拌匀，每 30g 做 6 丸。每服 1 丸，细嚼，空腹时用温酒或醋汤送下。

【方　　名】硇附饼子

【方药组成】附子 1 枚（重 7 钱者），硇砂 1 分等。

【功效主治】治反胃吐食，十膈五噎，呕逆不止，心腹疼痛，粥药不下者。

【用法用量】剜脐做一窍，入研细硇砂 1 分（在内填满，将附子碎末塞口，用生面做饼裹之，如有剩着附子末，更以 1 饼裹之，慢火煨，令面焦黄为度，去面不用，只用硇砂、附子为末），木香 10g，丁香 10g（2 味同为末），上件一处拌匀，面和为丸，每 30g 做 20 丸（即 1 粒丸约重 1.5g），捏作饼子。每服 1 饼，用生姜 1 块，如拇指大，切作二块，置药在内，湿纸裹煨令香熟，和姜细嚼，米饮送下，不拘时候。

【来　　源】《杨氏家藏方》。

【方　　名】硇黄汤

【方药组成】硇砂 6g，黄芪 15g，生甘草 5g。

【功效主治】扶正祛邪。适用于食管癌、胃癌。

【用法用量】将硇砂捣碎，放入砂锅内，加水浸泡 10 分钟，用武火煮沸 30 分钟，尔后加黄芪、生甘草，用文火煎煮 30 分钟。沉淀过滤，取汁服用，每天 1 剂，分 2 ～ 3 次服。10 天为 1 个疗程。每个疗程服完后，隔 2 ～ 3 天继续服用。连服 3 个疗程后，可隔 5 天服 5 天。

【临床应用】王某，女，68 岁。患者吞咽困难，进而加重，而确诊为食管中段癌。症见面色苍白，形体瘦弱，气短懒言，乏力，泛吐涎液，胸骨后疼痛，舌苔淡白，脉细弱。服用本方第 3 天，胸骨后疼痛好转，咽部分泌物明显减少，并能吃一些米汤、羊肉汤类食物。经继服此药月余，患者能吃一些半流质食物。此后患者按疗程延服5年，症状缓解。后追访死亡。生存为5年5个月。

【来　　源】《河北中医》，1987：2。

【附　　注】此药严禁接触金属。服药疗程、用药剂量要根据患者的年龄、体质、病情而定。近年发现，硇砂、黄芪是一种有抗癌苗头的中药，特别是对食管癌、胃癌的早期治疗有显著疗效，对癌细胞的生长有较强的抑制作用，其奥秘就在于它含有微量的硒。

【方　　名】硇金消积方

【方药组成】紫硇砂500g，醋500g，紫金锭适量。

【功效主治】活血祛瘀，软坚散结。适用于食管癌、贲门癌。

【用法用量】将紫硇砂与醋制成灰黄色结晶粉，再与等量紫金锭混合均匀，每服1g，每日3次。

【临床应用】以本方治疗食管癌、贲门癌635例，其中部分病人经细胞病理学检查证实，治后大多数病人吞咽梗阻有不同程度改善，食欲增进。临床治愈2例，显效6例，有效452例，无效175例，总有效率为71.8%。

【附　　注】方中硇砂软坚散结，祛瘀消积；紫金锭辟秽解毒，活血消肿，对痰凝瘀结型食管癌有一定软坚消积之功。硇砂一物，辛温有毒，有较强的腐蚀作用，溃疡型食管癌忌用。

【方　　名】硇七抗癌散（栓）

【方药组成】硇砂15g，三七15g，生杜仲5g，红升丹2.5g，梅片2.5g，麝香2.5g。

【功效主治】蚀疮、利湿、解毒。适用于宫颈癌。

【用法用量】先将硇砂醋制，与其他药物混合，共研细末，过100目筛，混合均匀，即得。亦可将散剂加适量阿胶溶液，混合均匀后于钢模中制成栓剂。大号栓：长30mm～35mm，粗端直径5mm～7mm；小号栓：长20mm～25mm，粗端直径5mm～7mm。散剂外用，先将阴道冲洗干净，用棉球蘸取少许后，塞于宫颈内，隔日换药1次（棉球上的线头留在外面）。栓剂供插塞宫颈腔用，隔2日换药1次。

【临床应用】治疗宫颈癌34例，近期治愈15例、显效10例、有效3例、无效6例，总有效率为82.4%，在所治各型宫颈癌中，以溃疡型的疗效为最好，菜花型次之，空洞型再次。

【方　　名】硇砂冰片搽剂

【方药组成】硇砂120g，冰片5g，高粱酒（或米酒）500ml。

【功效主治】各种癌前，对骨肉瘤引起的疼痛尤为适宜。

【用法用量】上药泡酒后，7天启用，外擦肿块局部，每日数次。

【来　　源】《中药外敷疗法验方选编》。

【方　　名】硇砂滴鼻液

【方药组成】10%～25%硇砂溶液滴鼻。

【功效主治】鼻咽癌。

【用法用量】每日3～4次，1个月为1个疗程，连续用至临床治愈再巩固用药2～3个疗程。

【方　　名】硇砂方

【方药组成】①取硇砂，用水溶化成饱和液，然后用瓷缸过滤，再将过滤后的硇砂水400ml，加醋200ml用炭火煅制成硇砂粉，装瓶备用。②天葵子500ml（研末）加入5 000ml高粱酒或名酒中浸7天。先用开水冲服硇砂粉，每日3次，每次3～4分（约0.9～1.2g）。并服天葵酒30g（2种同时服）。

【功效主治】解毒散结。适用于鼻咽癌。

【来　　源】湖南省大庸县西溪坪医院。

【方　　名】硇砂膏

【方药组成】大黄、黄柏、黄芩、千金子、当归、桃仁、红花、羌活、麻黄、细辛、牙皂、乌药、天花粉、金银花、连翘、穿山甲、防风、草乌、巴豆各15g，白及、血余各9g，蜈蚣10条，香油1 740g，黄丹630g，乳香12g，没药、血竭各12g，硇砂15g。

【功效主治】解毒活血，消肿止痛。用于疮疖坚硬、红肿痛痒、溃烂。

【用法用量】前22味药入香油熬枯去渣，入黄丹，再入后几味，兑匀成膏，用膏外贴患处。

【临床应用】初起1日换1贴，将收口时不宜常换。

【来　　源】《道家秘方精华》。

【方　　名】硇砂合剂

【方药组成】硇砂6g，枯矾6g，朱砂6g，冰片0.6g。

【功效主治】脐息肉。

【用法用量】上药研细末，装瓶密封备用。用3%的双氧水洗净脐心，擦干后撒上硇砂合剂少许，敷料盖上，2日换药1次。脐周围感染或湿疹者涂以1%紫药水。

【临床应用】息肉越小，效果越好，息肉超过$0.5cm^3$者，可配合细丝线结扎，疗效更好，并可缩短疗程。

【来　　源】史靖邦供方。

【方　　名】硇砂黄米醋

【方药组成】硇砂30g，黄米醋15g。

【功效主治】胃癌、贲门癌、幽门癌。

【用法用量】瓷缸内放少许热水，将硇砂熔化，再加入米醋，置火上熬干（至鼓起红泡为度）离火放凉，用刀切成1.5g之小块备用。用时，每日2次，一次1块，放口内含化，徐徐下咽。化药后，口中不断吐出黏液。

【方　　名】硇砂黄芪汤

【方药组成】硇砂6g，黄芪15g，生甘草5g。

【功效主治】食管癌。

【用法用量】水煎服，每日1剂。将硇砂捣碎加水，用武火煮沸30分钟，尔后加黄芪、生甘草，用文火煎煮30分钟，沉淀滤取汁。

【临床应用】王某，女，68岁，1979年7月始发吞咽困难，进而加重，经钡餐造影诊断为食管中段癌，服用此方，3天后胸骨后疼痛好转，咽部分泌物明显减少，继服1个月，能吃一些半流质食物，症状缓解。后追访，生存期为5年5个月。

【来　　源】《河北中医》，1987，2：29。

【方　　名】硇砂煎丸

【方药组成】硇砂一两，干漆一两，大黄一两，鳖甲半两，没药一两，五灵脂一两，狗胆一枚，斑蝥（糯米炒令黄，去翅足）十枚，水蛭十枚，巴豆七枚。

【加　　减】正气虚弱者宜加黄芪、党参、白术；药后纳差、食少者可加神曲、山楂、麦芽；腹块巨大、按之质硬者可酌加三棱、莪术等。

【功效主治】软坚消积，以毒攻毒。妇人积年血气，瘩块坚结不消，四肢黄瘦，腹胁疼痛，经络不通，月经不调。

【用法用量】先将硇砂、干漆、川大黄捣细为末，以无灰酒一升，文火煎熬成膏。其余药物研粉后加入前述膏内，制丸，如小豆大，每天食前以暖酒吞服5粒。现代用法，水煎服，每日1剂，硇砂研粉冲服。

【来　　源】《太平圣惠方》卷七十一。

【附　　注】本方乃为妇人小腹积块而设，病在冲、任二脉及胞宫，证属邪阻血瘀，毒蕴日久，经脉不调，郁于胞宫，留而成块成积者。对此证候治之之法，当宜软坚消积，以毒攻毒先去其实，等病去大半，再以扶正固元之品调之。本方主在攻邪逐瘀，以硇砂为君，取其辛温有毒之性直达病所，软坚消肿，散积化瘀；辅以斑蝥以毒攻毒，水蛭、没药、五灵脂、牛膝活血止痛、通经消积，鳖甲益阴和阳软坚，狗胆苦以败毒；另以大黄、巴豆攻逐积滞，导邪不行，使邪有出路。如此诸药配合，则攻邪而不留邪，消积并能益阴，最终而毒去正复。现可用于妇人宫颈癌、宫体癌、阴道癌、卵巢癌及子宫肌瘤等的治疗。

【注意事项】本方有毒，应用宜从小量开始，不可初次用药即给予大量，以免中毒。正虚之人，亦应慎用。

【方　　名】硇砂煎丸

【方药组成】黑附子二个（各重五钱半以上，炮，去皮脐，剜作瓮子），木香三钱，破故纸（隔纸微炒），荜茇（真者）各一两，硇砂三钱。

【加　　减】临床应用本方时，可考虑同时配合四君子汤或小建中汤，以增强健脾益气、和中缓急、消癖止痛效果。

【功效主治】温阳散寒，消磨积块，消积解毒。积块痃癖，一切凝滞，冷痛气胀，下利不止，畏寒，腰酸肢冷。适宜于胰腺癌。

【用法用量】上先将硇砂用水一盏（150ml），慢慢化开于瓮内，熬干为末，安在附子瓮内，却用剜出附子末盖口，用和成白面裹约半指厚，慢灰火内烧匀黄色，去面，同木香等药为细末，却用原裹附子熟黄面为末，醋调煮糊为丸，如梧桐子大。每服 15 ～ 30 丸，生姜汤送下。

【来　　源】《卫生宝鉴》卷十四。

【附　　注】本方证属寒凝小腹，阳气阻闭，不能温煦，阴浊停聚所致。药用黑附子辛热峻烈，回阳救逆，温肾散寒为主药；破故纸、荜茇补肾结，散寒结，温养命门之火；木香理气导滞，气运自可消磨积块；硇砂散结化痰消肿；最后以生煎汤送服，取其温中止呕、调和药性作用。如此诸药配合，则可共奏温阳散寒、抑郁化浊之效。

【注意事项】老人、虚人无妨。

【方　　名】硇砂木瓜丸

【方药组成】硇砂（醋煮）60g，木瓜 3 枚。

【功效主治】大肠癌。积年气块，脐腹疼痛。本方还可适用于胃癌。

【用法用量】将木瓜切须去瓤，入硇在内，碗盛，于日中晒，至瓜烂，研匀，以米醋（5 000ml），煎如稀汤，蜜收。用时以附子末和丸梧桐子大，热酒化下 1 丸。

【来　　源】《圣惠方》《奇难杂症效验单方全书》。

【方　　名】硇砂硼砂丸

【方药组成】硇砂 1.5g，硼砂 6g，冰片 0.9g。

【功效主治】食管癌、胃癌。

【用法用量】共研末为丸，如黄豆大，每噙化 1 丸。

【附　　注】硇砂有一定毒性，应慎重观察使用。又方硇砂 3g 研末、川大黄末 9g。分 2 次，开水送服。

【方　　名】硇砂散

【方药组成】硇砂 3g，轻粉 0.9g，冰片 0.15g，雄黄 0.6g。

【功效主治】祛腐解毒。适用于耳部肿瘤。

【用法用量】上共为细末，用草菊咬毛蘸药，勤点瘤上，日用五六次，自然渐化为水而愈。

【来　　源】《医门补要》。

【方　　名】硇砂散

【方药组成】紫硇砂适量。

【功效主治】食道癌。

【用法用量】将硇砂放入器内（避金属），研为细末，加水煮沸，过滤取汁加醋（1 斤汁加 1 斤醋），再用火煎，先武火，后文火，煎干，成灰黄色结晶粉末。每次服 0.6 ～ 1.5g，最大剂量每次不超过 2.4g。

【来　　源】《经验方》。

【附　　注】紫硇砂含毒性，严格控制剂量。

【方　　名】硇砂散

【方药组成】硇砂 9g，轻粉 3g，雄黄 3g，冰片 0.15g，大黄 3g，西月石 3g。

【功效主治】皮肤癌。

【用法用量】以上各药共研细末，用獾油或香油调和成糊剂，外用，每日涂搽患处 1 次。

【临床应用】沈阳医学院附属第一医院肿瘤科用于治疗皮肤癌 13 例（基底细胞癌 6 例，鳞状上皮癌 7 例），近期治愈 3 例、有效 7 例、失访 1 例，中断用药改为放疗 2 例，总有效率为 76.9%。

【来　　源】《抗癌中草药制剂》，人民卫生出版社，1981：285。

【方　　名】硇砂丸

【方药组成】硇砂、三棱、炮干、白芷、巴豆、干漆各一两，木香、青皮、胡椒各一分，槟榔、肉豆蔻各一个。

【加　　减】瘀象较著者加莪术、五灵脂、乳香、没药；寒象明显者加附子、白豆蔻以散里外之寒；疼痛甚者加延胡索、乌药。

【功效主治】破血消滞。气滞血瘀，又兼外感寒邪之积聚，腹部积块明显，硬痛不移，时有寒热。

【用法用量】上药为细末，醋二升，煎巴豆五七沸，后下三棱、大黄末，同煎五七沸，入硇砂同煎成稀膏，纳入诸药和匀，制丸如绿豆大，每次5丸，每日2次，饭后温服。

【来　　源】《普济本事方》卷三。

【附　　注】本方所治为积块初起，邪实正未衰又兼外感风寒的病症，治疗以攻为主。方中硇砂味咸，辛温，有毒，咸能入血软坚，辛能散结，温能除冷，功消积化瘀、软坚消肿，积聚散则痛自止，气自下，为主药。三棱、干漆破血攻坚；木香、青皮、槟榔理气行滞；胡椒、干姜、肉豆蔻温中以助运气；白芷外散风寒；巴豆、大黄荡涤胃肠冷热积滞。诸药合用，共奏破血消滞之功。现临床可用于消化道肿瘤早期体质较好者的治疗。

【注意事项】积久正虚，非本方所能奏效。孕妇忌服。

【方　　名】硇砂血竭散

【方药组成】硇砂10g，血竭10g，急性子10g，穿山甲10g，朱砂10g，三棱60g，肉桂6g，鸡蛋20个。

【功效主治】癥瘕积聚，腹部肿块，按之硬而不痛，面黄不欲食，时有寒热，舌质紫有斑点，脉弦细，或滑实有力。

【用法用量】上药为细面，均分装入20个鸡蛋内，面包烧熟（面和鸡蛋皮都食之），每次吃1个鸡蛋，每日2次。

【附　　注】史懋功供方。

【方　　名】硇砂一味方

【方药组成】硇砂。

【功效主治】胃癌。

【用法用量】研极细末，每次冲服1g，有祛痰、磨积、消瘤的功能，对胃癌、食管癌有明显疗效。

【方　　名】硇砂月石散

【方药组成】硇砂10g，月石30g，火硝20g，青黛20g，冰片5g，麝香1g。

【功效主治】软坚散结。食道癌。

【用法用量】共研细末，每次含服3g，日服2次。

【方　　名】硇砂朱砂散

【方药组成】硇砂30g，朱砂15g，母丁香60g，槟榔60g，珍珠6粒，川厚朴1.5g，紫蔻仁30g，砂仁30g，木香15g，沉香15g，羚羊粉9g，苍术15g，陈皮15g，生甘草15g。

【功效主治】食道癌。

【用法用量】先将硇砂研细面，用荞麦面做2个饼如盘大，直径约25cm。将硇砂面置入面饼中央，后将面饼相合，将饼四边捏严，勿使漏气。将此饼置微火上炙24小时，待饼焦黄后，取下候冷，揭开面饼，刮下硇砂，晾干，研细待用制后硇砂呈黑灰色无臭味。珍珠置入豆腐内蒸1小时，取下候冷，研细待用。其余共研极细，与此2味调匀，然后贮瓶内。每服3g。日服2次，白酒送下。

【来　　源】杜希良献方。

【方　　名】硇茵丸

【方药组成】茵陈蒿200g，黄芩150g，炒谷芽150g，滑石200g，生甘草30g（上药加水煎两遍，去渣，熬膏，烘干为末），清砂粉9g，明白矾45g，红花粉30g，红人参粉30g，鸡内金粉30g，郁金粉30g，制马钱子粉18g。

【功效主治】利胆渗湿退黄，活血化瘀，消坚止痛，益气健脾，助消化。适用于肝癌晚期包块大，疼痛剧烈者。

【用法用量】共和一起，研为极细粉，水泛为丸，如绿豆大。每服1～2g，每日3次。开水送下。同时外敷香蚣散，或蓼子酒。

【附　　注】本方用茵陈蒿、黄芩、滑石、炒谷芽、生甘草利湿解热，健脾和中，利胆消炎；郁金、火硝、白矾、硇砂消坚破积，利胆消炎；红花活血化瘀；红人参、制马钱子粉强壮通络，消块止痛；鸡内金消积，助消化。

【方　　名】硇蛭潞石汤

【方药组成】水蛭2g，硇砂0.5g，夏枯草15g，党参15g，木香3g，白矾3g，月石3g，紫贝齿30g，槟榔10g，玄参10g，代赭石30g，川大黄5g，丹参30g，陈皮6g。

【功效主治】理气化痰，攻积逐瘀。适用于胃癌。

【用法用量】每日1剂，水煎，分2次温服。

【临床应用】以本方治疗胃癌67例，显效4例，有效12例，缓解24例，总有效率为59.7%；无效27例。

【来　　源】张世雄方。

【附　　注】方中硇砂、月石、白矾化痰消积；水蛭、丹参、槟榔、木香理气破瘀；党参、玄参等健脾生津。本方攻积逐瘀之力甚，故溃疡型胃癌宜慎用。

【方　　名】脑瘤单方

【方药组成】鲜枯枝活叶藤（金剪刀）根适量。

【功效主治】祛风，消肿。适用于颅内肿瘤。

【用法用量】先用清水洗净，加入少量食盐捣烂。外用，敷贴于肿瘤患处，24～36小时取下，如局部皮肤起泡，可用消毒针挑破，一般敷1～2次即可。

【临床应用】治疗颅内肿瘤有一定疗效。如，患者李某，女，14岁，确诊为后颅内肿瘤，剧烈头痛，呕吐，抽搐，神志不清。经用本方外敷24小时后，患者头痛、抽搐即止，神志逐渐清醒，1个月后恢复正常，4个月后能继续上学，远期效果尚待观察。

【来　　源】杭州市肿瘤医院方。

【方　　名】脑瘤方

【方药组成】①脑瘤Ⅰ号方：蛇六谷30g，蛇果草30g，半边莲15g，半枝莲15g，夏枯草15g，天葵子15g，七叶一枝花15g，贯众15g，菝葜15g。②脑瘤Ⅱ号方：白花蛇舌草30g，半边莲30g，半枝莲30g，贯众30g，石见穿30g，七叶一枝花30g，菝葜30g，茶树根30g，柳树根30g。

【加　　减】头痛剧烈难忍者，加菊花15g、白芷9g、细辛9g、川芎12g以通窍达邪止痛；神志不清、不闻不语者，加牛黄1g、冰片3g、麝香0.5g研粉藻服；频频呕吐者，加陈皮12g、清半夏12g、胆南星9g、竹茹9g、青礞石30g以重镇逆气、和胃止呕；腑气不通、大便秘结者，加大黄、芒硝以通腑泻浊、降火利窍。

【功效主治】①清热解毒消肿，通经活血化瘀。适用于中枢神经恶性肿瘤，手术治疗后伤口愈合较差，时有发热或肿块坚硬者。②清热解毒，利尿散结。适用于中枢神经系统恶性肿瘤，素体多痰湿，颅内压高而尿少者。

【用法用量】一般患者术后病情稳定即可开始服用。颅内压偏高者服②号方。每天1剂，水煎分两次服。服用1～2年后病情稳定者可改为间隔服药。两方可持续单独服用，亦可交替服用。

【临床应用】治疗100例，总有效率为64%，方①、方②无明显差异。郑某，女，39岁，左侧肢体无力8个月，头痛2个月，加剧伴呕吐1个月，于1970年6月21日入院。6月23日手术证实为“左额叶胶质瘤伴囊变”，病理检查为“星形细胞瘤Ⅰ级”。术后一直服脑瘤Ⅰ号方，从1975年起改为每个月10～15剂。现能从事家务，手术区凹争，未见肿瘤复发迹象，仍在继续随访中。

【来　　源】《上海中医药杂志》，1981，（3）：8。

【方　　名】脑瘤汤

【方药组成】①脑瘤汤：当归10g，川芎10g，芥穗10g，防风3g，天麻10g，枸杞子15g，三棱10g，文术10g，桃仁10g，红花10g，蝉蜕10g，全蝎10g，僵蚕15g，蜈蚣5条。②消瘤丸（原老丹）：红粉片90g，硇砂60g，血竭90g，礞石60g，白及90g，珍珠15g，乳没15g，天蝎90g，蜈蚣200条，僵蚕90g，苏合香30g，全虫300g，斑蝥30g，蝉蜕90g，沉香30g，木香60g，毛术90g，川大黄90g，巴豆（炒黑）120g，雄黄120g，牛黄150g，冰片30g，麝香15g。

【加　　减】脑瘤汤：大便燥结，加大黄15g，玄明粉10g（冲）；大便不畅，加槟榔15g，牵牛子15g，皂角6g；饮食不振，加刀豆15g，甘松15g；睡眠不好，加合欢皮15g，白芍15g，琥珀2g；寒湿顽痰阻滞经络，加南星10g，半夏15g，白芥子10g，橘络10g，干姜6片或苏合丸1丸；寒湿化火、毒热内蕴、神昏，加安宫牛黄丸、至宝丹、紫雪散；瘀血阻滞经脉，加大黄10g，桃仁10g，红花10g，穿山甲10g，姜黄10g或大黄䗪虫丸。

【功效主治】脑瘤。

【用法用量】脑瘤汤：水煎服，每日1剂。消瘤丸：每丸如桐子大，每次服2丸，可逐渐加量至5～6丸。

【来　　源】《癌症的治疗与预防》，春秋出版社988：196。

【方　　名】脑瘤汤

【方药组成】夏枯草30g，海藻30g，石见穿30g，野菊花30g，生牡蛎30g，昆布15g，赤芍15g，桃仁9g，白芷9g，生南星9g，蜈蚣9g，留行子12g，露蜂房12g，全蝎6g，壁虎片15片。

【功效主治】脑瘤。

【用法用量】水煎服，每日1剂。壁虎片分3次随汤药吞服。

【临床应用】上海中医学院用本方治颅内肿瘤11例，基本治愈1例，显效3例，有效4例，无效3例，总有效率为72.7%。

【来　　源】《抗癌中草药制剂》，人民卫生出版社，1981：308。

【方　　名】脑瘤丸

【方药组成】红丹粉240g，郁金240g，血竭120g，蛤蚧粉120g，雄黄120g，硇砂30g，荆芥穗30g，急性子30g，川芎30g，乳香30g，没药30g，朱砂30g，杜仲30g，穿山甲30g，蜗牛30g，槐米30g，全蝎30g，丁香30g，黑芝麻30g，天麻15g，白及15g，煅金礞石15g，炒巴豆仁150g，苍术60g，银朱60g，琥珀60g，炮干姜60g，白芷90g，川大黄90g，蝉蜕9g，麝香9g，蜈蚣10条，斑蝥30个。

【功效主治】脑肿瘤。

【用法用量】以上各药共研细末，枣肉为丸，每丸重约3g，口服，每次2～4丸，每日1次。

【来　　源】《抗癌中草药制剂》，人民卫生出版社，1981：310。

【方　　名】嫩胡桃枝鸡蛋方

【方药组成】嫩胡桃枝250g，鸡蛋6个。

【功效主治】食道癌。

【用法用量】将此二物放于砂锅内煮成半生不熟变成酱色，然后服用鸡蛋，每天3次，每次1个，连服半个月为1个疗程。

【方　　名】尿

【方药组成】人尿（可童尿）。

【功效主治】腹腔癌。

【用法用量】腹腔癌百病无效时，1次服人尿1.8升，可吐出血块，见效。尤以用12岁以下的童尿为佳。

【方　　名】宁神排骨汤

【方药组成】黄芪9.8g，山药19.6g，玉竹24.5g，陈皮1.9g，百合19.6g，桂圆肉14.8g，枸杞子9.8g，猪排骨300g或整鸡1只，食盐、胡椒粉适量。

【功效主治】健脾开胃，补气益肾。本膳主要适用于脑肿瘤颅压增高气而气阴两虚者，颅压增高可出现头晕、耳鸣等精神症状。

【用法用量】先将黄芪、山药等药材放入布袋中，扎紧口，放约5 000ml水中浸5～10分钟，再加入排骨，先大火后小火，煮3～4小时。捞出布袋，加入盐、胡椒粉等佐料即可食用。

【附　　注】本药膳特点是宁神和降低颅压，马来西亚中医学院饶师泉院长推荐。用于脑肿瘤颅压高者有一定效果。在应用时，应增大黄芪用量至50g，增加黄芪的利尿作用。在补气益神的同时，通过利尿而降低颅压，减少反应。

【方　　名】柠檬烤鱼片

【方药组成】鲮鱼250g，柠檬4片，洋葱20g，盐10g，酒100ml。香菜少许。

【功效主治】生津止渴，补虚祛邪。本膳主要适用于胃癌口干舌燥者。

【用法用量】鲅鱼去皮，去骨，切成8片，抹上一点儿盐。把一块布摊开，先铺上洋葱片，再2片鱼、1片柠檬，撒上25ml酒，包好。一共可包4包。上蒸熟，盛出放入盘中，撒上香菜，即成。

【附　　注】日本食物学家小矶说：吃加有柠檬汁的鱼有助于防癌。这是因为柠檬汁与鱼肉在机体内一同消化时，柠檬中的维生素C等能有效地除去炸鱼中的致癌物；同时还可除去鱼的腥气，更加美味可口（《生活报》，港台国际版，1992，12：2）。赵学敏《本草纲目拾遗》指出柠檬有下气和胃作用，对胃有保护效应，可以避免有毒物质对胃黏膜的损害。加上本膳洋葱的抗癌作用，所以对胃癌康复治疗十分有益。

【方　　名】凝水石散

【方药组成】凝水石，黄柏，黄芪（锉），黄连（去须），大黄，石膏，栀子仁，白蔹，各30g。

【功效主治】泻火解毒。适用于恶性淋巴瘤患处结硬、未成脓者。

【用法用量】上为极细末，以浆水调如糊，摊放帛上，贴患处。

【来　　源】《圣济总录》。

【方　　名】牛蒡根煎

【方药组成】鲜牛蒡根适量。

【功效主治】胃癌。

【用法用量】煮食，常服。

【来　　源】《一味中药巧治病》。

【方　　名】牛蒡根肉汤

【方药组成】牛蒡根15g，猪瘦肉适量。

【功效主治】皮肤癌。

【用法用量】将牛蒡根洗净切碎，猪肉洗净切片炖汤食之，喝汤食肉，每日1次。

【来　　源】《抗癌食谱》。

【方　　名】牛蒡解毒汤

【方药组成】牛蒡子10g，生甘草6g，升麻10g，生地黄、玄参各15g，天花粉15g，连翘、白术、黄芩、桔梗、青皮、葛根各10g，山栀9g，黄连6g。

【功效主治】喉癌、舌癌、扁桃仁癌等。

【用法用量】水煎服，每日1剂。

【来　　源】《中医肿瘤学》（下），科学出版社，1985：21。

【方　　名】牛蒡解肌抗癌方

【方药组成】牛蒡子10g，荆芥15g，薄荷10g，连翘10g，牡丹皮10g，石斛10g，栀子15g，玄参10g，夏枯草15g，白术15g，天花粉15g。

【功效主治】疏风清热化痰，扶正化瘀散结。适用于甲状腺围术期，亦可于甲状腺结节类病（石瘿）的治疗。

【用法用量】水煎，每日1剂。温服。

【来　　源】广州中医药大学第二附属医院蔡炳勤验方。

【方　　名】牛蒡粥

【方药组成】牛蒡根30g，粳米50g。清水适量。

【功效主治】清热清肿，利咽止痛。本膳主要适用于喉癌疼痛、热肿者。

【用法用量】鲜牛蒡根研滤取汁备用。常规煮米成粥，将熟时加入牛蒡根汁，煮熟即可。不拘时间进食之。

【附　　注】牛蒡为菊科植物，学名为Arctium lappa L.又名恶实根。其根中含有抗癌物质，可用二气甲烷和乙醇提取出来，加以精制（Chermestry Atestract，1965，62：6399，英文）。日本研究抑制率可达90%以上（《汉方研究》，1979，2:59，日文），对小鼠肉瘤S-180（腹水型）抑制率在10.5%～22.2%之间（《生药学杂志》，1979，2：99，日文）。原陕西中医研究所名老中医华文卿最善用牛蒡根治疗癌症，他用牛蒡根和楮实子研成粉，冲服，临床治疗宫颈癌，甚效。

【方　　名】牛蒡粥

【方药组成】鲜牛蒡根30g，粳米50g。

【功效主治】清热消肿，利咽止痛。适用于喉癌疼痛、热肿者。
【用法用量】鲜牛蒡根研滤取汁备用。常规煮米成粥，将熟时兑入牛蒡根汁，煮熟即可。不拘时间进食之。与前方类似，可参。

【方　　名】牛蒡子方
【方药组成】牛蒡子 60g。
【功效主治】癌性浮肿。
【用法用量】炒研为末，每服 6g，每日 3 次。

【方　　名】牛蒡子马蔺子方
【方药组成】牛蒡子 1.8g，马蔺子 2.4g。
【功效主治】祛风消肿，清热解毒。适用于喉癌。
【用法用量】上为散。空心温水送下。另以牛蒡子 90g，盐 60g 研匀炒热，包熨喉部。
【来　　源】《外台秘要》引《广利方》。

【方　　名】牛蒡子散
【方药组成】牛蒡子一两，木香一两，当归一两，三棱一两，吴茱萸半两，槟榔半两，大黄一两，鳖甲二两。
【加　　减】喘咳不得卧加紫苏子、葶苈子；肝郁甚者加香附、柴胡、青皮；病久兼胸痛者加五灵脂、莪术、郁金。
【功效主治】降气平喘，行滞散结。肝气郁结，肝气犯肺，肺失宣降之喘咳，心腹血瘀及正气虚弱等，皆可引起息贲。
【用法用量】上药为细末，每次服二钱，每日 3 次，饭前温酒送下。
【来　　源】《普济方》。
【附　　注】本方主要用于肝气犯肺所致者。方中牛蒡子辛散苦降，入肺经，宣肺降逆，则喘咳自止，作为主药故名牛蒂子散；木香芳香性燥，可升可降，通行三焦气滞，开郁气；槟榔降气行滞；气滞日久则血瘀，加当归、三棱活血行气；吴茱萸疏肝下气；鳖甲软坚散结；大黄荡涤胃肠积滞，并助肺气肃降。诸药合用，肝郁得解，肺气得解，则病自去。现临床可用于肺癌正盛邪实的治疗。此方与前方相同，可参。
【注意事项】体弱、正气虚者慎用本方，肾不纳气之喘不适用本方。

【方　　名】牛蒡子食盐方
【方药组成】牛蒡子 90g，食盐 60g。
【功效主治】喉癌。
【用法用量】上 2 味药共研匀炒热，以布包熨喉部。每次熨 15 ～ 30 分钟，每日熨 1 ～ 2 次。
【来　　源】《癌症家庭防治大全》。
【附　　注】熨药净冷后可再炒，再熨。

【方　　名】牛鳖蛇菊汤
【方药组成】蛇泡 30g，白茅根 30g，野菊花 30g，铁包金 30g，入地金牛 15g，地鳖虫 15g，钩藤 15g，大蓟 21g，生甘草 9g。
【功效主治】鼻咽癌。
【用法用量】水煎服，每日 1 剂。按病情选用。
【来　　源】《抗癌中草药制剂》，人民卫生出版社，1981：246。

【方　　名】牛齿鸡壳散
【方药组成】牛齿 90g，鸡卵壳 60g。
【功效主治】多年恶疮。
【用法用量】烧研为末，入腻粉少许，生油调涂疮上。
【来　　源】《奇难杂症效验单方全书》。

【方　　名】牛倒草
【方药组成】牛倒草 125g。

注：牛倒草即黄牛反刍至口腔重新进行咀嚼的各种青草（未放牧以食干饲料之牛或水牛反刍出来的饲料残渣则不宜入药），一般以中午或午夜（晚上 12 点）较易取得此草，估计是牛反刍多在这些时间。
【加　　减】伍用理气降逆、健脾化瘀之中草药：半边莲、白花蛇舌草各 30g，明党参、茯苓、谷芽、白术、莲叶各 9g，莲子肉、山药、鸡内金各 15g，降香、橘红各 3g，丹参、香附各 5g。每日 1 剂，煎水分多次少量频服。

【功效主治】进行性吞咽困难，流质饮食，胸膈痞满疼痛，咽干，舌质红，苔薄黄，脉弦细。
【用法用量】取得此草后不必加以清洗，体质壮实者每次125g（生晶）煎浓汁少量频频呷服；体弱者则将此草置于新瓦上烤干，凉放24小时后煎浓汁频频呷服。
【来　　源】梅州名医张敏元主任医师验方。
【附　　注】广东梅州市中医院张敏元主任医师，出生于中医世家，幼秉庭训，既得家传之秘，又兼历代名医之长。

【方　　名】牛反胃草煎
【方药组成】牛反胃草（半小碗），牛唾液（少许），洗米水4碗，青壳鸭蛋2个。
【功效主治】胃癌。
【用法用量】同煎成1碗，过滤服药液，每周1次。
【来　　源】《一味中药巧治病》。
【附　　注】约2斤米的洗米水，牛反胃草及唾液的取法：当牛反刍时，用1个竹管插入牛口腔中，便可取到反胃草，若将食盐少许放口腔中，便可盛到牛唾液。

【方　　名】牛喉管
【方药组成】牛喉管1个。
【功效主治】老人噎嗝（食管癌）。
【用法用量】煅存性，研成细末调粥食。

【方　　名】牛黄承气汤
【方药组成】安宫牛黄丸2丸，生大黄末9g。
【功效主治】清心开窍，攻下腑实。适用于白血病手厥阴心包与手阳明大肠同病。症见身热神昏，舌謇肢厥，便秘，腹部按之硬痛，舌绛，苔黄燥，脉数沉实。
【用法用量】将安宫牛黄丸用水化开，调生大黄末，先服1半，不知再服。
【来　　源】《温病条辨》。

【方　　名】牛黄散
【方药组成】牛黄、芦荟、僵蚕各二钱、孩儿茶、阿魏、生甘草各三钱，大黄一两一钱，穿山甲十斤（黄土炒焦黄色）。
【加　　减】理气有助活血，故可适当配以理气之品如青皮、枳壳、延胡索、香附、檀香、郁金、桔梗等。
【功效主治】活血破瘀，散结消肿。瘀积于内，疼痛有块，舌有瘀斑，脉弦涩者。
【用法用量】以上药物，共研为细末，每服五分，空腹蜜水或黄酒调服。
【来　　源】《鲁府禁方》卷三。
【附　　注】本方治证乃属瘀血结聚于内所致。瘀血乃有形之邪，瘀血内阻，积结成块，故见癖积、疼痛在块，拒按。治当祛瘀消积。方用牛黄为主药，味苦性凉，其气芳香，能解毒散结消肿；穿山甲咸以软坚，性善走散，能诱经络而直达病所，消肿破坚；阿魏其气辛烈通达，可助穿山甲以活血化瘀止痛；僵蚕消肿化痰，软坚散结，辛咸化积之功较盛；大黄活血化瘀，疏导积滞，凉血消肿；孩儿茶清热豁痰；芦荟解毒散肿；生甘草调和诸药。如此全方配合，共达破血散积之目的。
【注意事项】忌生冷，孕妇忌服。

【方　　名】牛黄丸
【方药组成】缸砂（水浸半月，微煅）、黄花、紫花地丁、栀子各30g，黄芩（每500g用皂角仁、侧柏叶各200g，水煮半日，汁干为度）60g，黄连60g，槐角子60g，青黛15g。
【功效主治】翻花痔（肛管癌、锁肛痔）。
【用法用量】上7味，为末，用大柿饼肉为丸，如梧子大，每服40～50丸，空腹清汤送下。
【来　　源】《外科大成·卷二》。疑为“中黄丸”。

【方　　名】牛黄夏枯草汤
【方药组成】牛黄0.3g，夏枯草30g。
【功效主治】泻火解毒。适用于鼻咽癌。
【用法用量】每日1剂，夏枯草煎水冲服牛黄。
【临床应用】某患者，用本方治愈1年，已11年未见复发。

【来　　源】赣州地区人民医院方。

【方　　名】牛黄消肿方
【方药组成】人工牛黄10g，制乳香15g，制没药15g，海龙15g，黄芪30g，山慈菇30g，香橼30g，焦三仙各30g，夏枯草60g，三七粉60g，制何首乌60g，薏苡仁60g，紫花地丁60g，莪术60g，淫羊藿60g。
【加　　减】肝郁气滞，加柴胡、青皮、赤芍、白芍、郁金；脾虚痰湿，加茯苓、白术、陈皮、半夏；气血两亏，加党参、当归、阿胶、鸡血藤。
【功效主治】清热解毒，化瘀散结。适用于乳腺癌。
【用法用量】上为细末，水泛为丸。每次3g，每日2次，开水吞服。
【临床应用】本方治疗乳腺癌134例（10例手术切除，部分病人配合化疗、放疗），结果治后5年生存率为88.8%。
【附　　注】方中用黄芪、制首乌、海龙、薏苡仁等益气补血、健脾补肾，用人工牛黄、紫花地丁等清热解毒，莪术、三七粉、夏枯草、山慈菇等化瘀散结，乳香、没药等活血行气，共奏扶正祛邪之功。

【方　　名】牛黄消肿方
【方药组成】人工牛黄10g，制乳香15g，制没药15g，海龙15g，黄芪30g，山慈菇30g，猫爪草30g，香橼30g，炒三仙30g，夏枯草60g，川黄连50g，肉桂30g，橘红50g，土贝母30g，三七粉60g，制何首乌60g，薏苡仁60g，紫花地丁60g，莪术60g，淫羊藿60g。
【加　　减】若肝郁气滞者加柴胡、青皮、赤芍、白芍、香附、郁金；脾虚痰湿者加茯苓、白术、苍术、胆南星、陈皮、半夏；气血两亏者加人参、当归、阿胶、益母草、生地黄、鸡血藤。
【功效主治】功能清热解毒，化瘀散结。主治乳腺癌。
【用法用量】研细末，水泛为丸，每次服3g，日服2次。
【来　　源】中国中医科学院广安门医院肿瘤科方。《中国中医秘方大全》。有加减。

【方　　名】牛黄醒消丸
【方药组成】牛黄1g，麝香4.5g，乳香30g，没药30g。
【功效主治】清热解毒，消肿止痛。主治痈疽、瘰疬、流注、无名肿毒、肠癌。
【用法用量】研粉为丸，如绿豆大。每服1.5～3g，日服1～2次，用温开水或炖黄酒送服。
【来　　源】《实用中医内科学》。

【方　　名】牛胶姜葱汁膏
【功效主治】瘤。
【方药组成】生姜汁一碗，牛皮胶四两，葱白汁一碗，麝香五分。
【用法用量】砂锅内熬成膏，去火，入麝香五分贴之，三日一换。
【来　　源】清·《奇方类编》疮毒门。

【方　　名】牛角蛇舌草汤
【方药组成】水牛角30g，狗舌草、蛇舌草各30g，炒栀子、茯苓各6g，牡丹皮、丹参、赤芍、白芍、生地黄各12g，紫草、玄参各9g，蒲公英15g，川楝子、延胡索各9g。
【加　　减】或加三棱9g，莪术9g，郁金、夏枯草各9g，后期加太子参、大麦冬各12g。
【功效主治】慢性粒细胞性白血病。
【用法用量】水煎，每日1剂，分2次服。

【方　　名】牛口涎
【方药组成】牛口涎。
【功效主治】疣瘊。
【用法用量】时时涂之，即落。

【方　　名】牛郎串
【方药组成】白牵牛头末（炒半生）90g，白槟榔20g，茵陈蒿10g，蓬术（醋煮）10g，三棱（醋炙）10g，牙皂（去皮炙）10g。

【功效主治】治邪热上攻，痰涎壅滞，反胃吐食，十旦五噎，酒积、血积、气积诸般痞积，疮热肿痛；或大小便不利，妇人、女子面色萎黄，鬼胎症瘕，误吞铜铁银物，皆治之。
【用法用量】右药为末，醋糊为丸，如绿豆大，收贮备用。五更冷茶送下 9g，天明可看泻下之物，此药有疾去疾，有虫去虫，不伤元气脏腑。小儿减半，孕妇忌服。每日 1 剂，依前数服行后，随以温粥补之，忌食他物。
【来　　源】《串雅内编》。

【方　　名】牛榔破血化积散
【方药组成】贯众 1 000g，牵牛子 500g，槟榔 250g，三棱 120g，莪术 120g，大黄 60g，雷丸 15g，白芷 30g，茴香 30g。
【功效主治】腹中积聚癥瘕。
【用法用量】用皂角、茵陈蒿各 250g 浓煎和剂，捣匀为丸如绿豆大。每次服 15g，用紫苏、枳壳、葱白、陈皮、土瓜根等份为末，取适量煎水送服为丸药。

【方　　名】牛奶韭菜汁
【方药组成】鲜韭菜汁 60ml，牛奶 20ml，蜂蜜 20ml。
【功效主治】食管癌梗塞，滴水不下。
【用法用量】鲜韭菜叶洗净，切碎压取青汁，加入牛奶、蜂蜜，拌匀，频频温服,10 日 1 个疗程。
【临床应用】《本草纲目》载：本方治愈噎膈（食管癌）病案 1 例。近代用来食管癌、贲门癌等有较好疗效。
【来　　源】《丹溪心法》《本草纲目》。

【方　　名】牛奶粥
【方药组成】牛奶 200ml，粳米 100g。
【功效主治】食道癌、胃癌病人体质虚弱，反胃噎膈，大便燥结者。
【用法用量】将粳米煮粥，至半熟时加入牛奶搅匀，再煮熟后食之。每日 1 ～ 2 次，空腹服食。
【来　　源】《本草纲目》。
【附　　注】服本粥后，忌吃酸性食物。另外，老年肥胖症、痰湿偏盛者勿食。

【方　　名】牛奶猪肝汤
【方药组成】猪肝（其他动物肝脏）200g，鸡肉 1 块，红薯 1 个，菜汤 120ml，牛奶 120ml，料酒 80ml，植物油 50ml。肉汤、盐、胡椒各适量。
【功效主治】养血益气，润燥除烦。本膳主要适用于肝癌手术前紧张综合征者。
【用法用量】将猪肝洗净。红薯去皮，切成薄片。在锅内将植物油烧热，加入肉汤和红薯片同炒香，并煮至红薯熟透。猪肝去尽水分，加盐、胡椒、料酒同蒸。将蒸透之猪肝等放入火锅内，加入牛奶、红薯肉汤、菜汤同煮数分钟，加盐、胡椒调味即可。
【附　　注】大多数癌患者在手术前一周内，心情都十分紧张，思前虑后，夜不安眠。而本膳以猪肝养血安神，鸡肉益气安神，红薯健脾安神，牛奶润燥安神，再加适量酒精的作用对术前紧张综合征颇有一定功效。但要格外注意的是已有腹泻者慎用，因为本膳有通便的作用。

【方　　名】牛尿
【方药组成】黑牛尿 1.8 升。
【功效主治】腹部癌。
【用法用量】取黑牛尿 1.8 升，用文火浓缩成糖稀状，一次取大枣大小的量，空腹服，有效。隔一天后再服一次。没有黑牛尿，黄牛尿也可。
【附　　注】《千金翼方》中的癥癖鼓胀方。癥癖是癌症的一种症状，当然，所有癥癖不能都说成是癌症，但腹中的异常集结体为癌下的可能性是较大的。

【方　　名】牛乳红茶饮
【方药组成】鲜牛乳 100g，红糖、食盐适量。
【功效主治】食道癌吞咽梗阻以及癌症放疗、化疗后身体虚弱者。本方营养丰富，又有抗癌作用，各种晚期癌症患者均可服用。
【用法用量】红茶用水熬浓汁，再把牛乳煮沸，盛于碗里，掺和红茶汁，同时加入少许食盐，和匀即可，每日饮1次，空心饮服。

【来　　源】《气功药饵疗法与救治偏差手术》。

【方　　名】牛唾液

【方药组成】①集成方：取糯米面，用牛唾液调，蒸熟服。②普济方：牛唾液、蜂蜜各300g，木鳖仁30个，共捣。

【功效主治】胃癌。

【用法用量】用铜器煎成黏稠状，每天3次，1次2匙，用粥送服。

【附　　注】此方不免有些怪异，但从分子矫正医学的角度看，在这种验方中，可能含有某些患者缺少的维持生命物质，不要因百药无效而放弃治疗，用本方也是值得的。

【方　　名】牛犀丸

【方药组成】犀角（镑）1.5g，龙脑（研）1g，麝香（研）4g，红娘子20枚，斑蝥（去头足翅，同红娘子豆面炒焦）21枚。上为细末，用豆面糊为丸，如绿豆大。

【功效主治】拔毒消积。适用于恶性淋巴瘤。

【用法用量】每服1丸，空心、日午、夜卧腊茶放温下，服至10日，加至2丸。

【来　　源】《圣济总录》。

【方　　名】牛膝川贝汤

【方药组成】牛膝15g，川贝母10g，茯苓10g，玄参10g，绿豆20g，桔梗10g，防风6g，延胡索10g，车前子30g，黄芩10g，木通10g，茺蔚子15g，郁金10g，川大黄6g。

【功效主治】内眼恶性肿瘤。

【用法用量】水煎服，每日1剂。

【来　　源】《肿瘤病》：39。

【方　　名】牛膝地黄散

【方药组成】牛膝六两，生地黄九两，当归三两，桂心四两，肉苁蓉六两，远志三两（去心），五味子五两，神曲末五合，白术三两，人参三两，茯苓六两，大麦芽一升五合。

【功效主治】益气健脾，温阳养血。久服令人轻健。癖痃气，不能食，形体羸瘦，肢倦乏力，面色无华，气少懒动，舌淡白，脉细弱无力者。

【用法用量】以上药物，共研为细末，每服方寸匕，空腹温酒调服，一日两次，渐加至一匕。现代用法，水煎服，每日一剂。

【来　　源】《外台秘要》卷十二。

【附　　注】本方治证乃由癖积日久、伤耗气血、正气不支所致。故方中用人参、茯苓、白术甘温益气，调补肺肾；当归、生地黄、牛膝养血活血，通经止痛；桂心温阳补肾，与补益气血药物合用，可鼓舞气血生长；肉苁蓉补肾阳，益精血；五味子甘以益气，酸以生津；远志化痰安神宁志；神曲、麦芽消食除胀满。诸药共奏补益气血、调养心脾、温肾敛肺之效。故无病久服之，可起一定保健作用；病久而服之，则有扶正以抗邪之效。本方为补益之剂，临证根据病人五脏阴阳气血之虚实变化，酌情化裁应用，以提高疗效。

【注意事项】忌食牛肉、生葱、萝卜等。

【方　　名】牛膝蹄筋方

【方药组成】牛膝10g，水发猪蹄筋600g，鸡肉丝50g，蘑菇片25g，青椒1个。葱、姜、淀粉、味精、食盐各少许。

【功效主治】滋补肝肾，强壮筋骨。本膳主要适用于肾癌所致腰膝酸痛、软弱无力者。肾虚蕴毒型肾癌。

【用法用量】在切成碎片的牛膝里放50g水，用旺火隔水蒸20分钟，取出。将蹄筋倒入三成熟的油中，用微火浸泡2小时，放到热油里炸透，再放到开水里煮至发软为止，捞出冲净，切成段。将油烧热，投入姜，放鸡丝、黄酒、蘑菇片、青椒片，再放入发好的蹄筋和蒸过的牛膝，加盐、味精和200g鲜汤，炒匀，用旺火焖1分钟。出锅前用水淀粉勾芡，浇少许熟油，撒上葱花，炒匀。

【来　　源】《生药学杂志》，1979，2：96，日文。

【附　　注】日本东京药科大学在筛选有抗癌活性天然经物中发现，牛膝对小鼠肉瘤 S-180（腹水型）有明显的抑制效果，作用强度以热水浸出物为好，癌细胞抑制率可达 56.7%。

【方　　名】牛涎糯米粉丸

【方药组成】牛涎 6g，糯米粉 30g。

【功效主治】食道癌梗阻、反胃者。

【用法用量】牛涎与糯米粉拌和为丸，煮熟后食之，每日 1 剂，分 1 ～ 2 次服完。或用牛涎和水服，亦妙。取牛涎法：以水洗净老牛口，用盐涂之，少顷，涎自出。愈后，终身戒食牛肉。

【来　　源】《中国民间灵验偏方》。

【附　　注】本方在湖南省涟源市一带流传甚广，临床应用疗效甚好。

【方　　名】牛涎汤

【方药组成】川厚朴花 15g，黄精 50g，陈仓米 50g，牛反草 1 团。

【功效主治】食管癌。

【用法用量】水煎服，每日 1 剂，连续服食，疗程不限。

【来　　源】《古今百病秘方精选》。

【附　　注】用牛涎代牛反草最好。

【方　　名】牛油炒冬菇

【方药组成】鲜冬菇 8 个，溶牛油 1 汤匙。盐、胡椒粉少许，酒 1 汤匙，香菜 1 小支。

【功效主治】温胃散寒，养血益气。本膳主要适用于胃癌虚寒体质的患者。

【用法用量】鲜冬菇洗净去蒂柄，沥干水分。烧热炒锅，下牛油，炒鲜冬菇，以盐、胡椒粉调味，炒熟。放入碟中，撒上香菜丝即可。

【来　　源】《饮食天地》，1988，115:18，香港。

【附　　注】冬菇味甘性平，牛油味甘性温，两者合用，荤素结合，对唤起食欲甚有帮助。千原英郎氏报告：从新鲜冬菇实体中提出有效成分，投给移植了 S-180 的小鼠，5 个月后，肉瘤细胞 100% 被消灭。经证实这种成分为高分子葡聚糖（Glucan），白色粉末状，分子量约 100 万，毒性低，抗原试验为阴性。居住在波希美亚深山里的樵夫，从来不患感冒、癌症，这和他们经常食用冬菇有关。经常吸入冬菇粉末的菇农似乎也有这种免疫力。

【方　　名】牛转草丸

【方药组成】牛转草、稻糠各 300g，糯米 600g，牛唾液适量。

【功效主治】胃癌。

【用法用量】共研末，用母黄牛唾液调为龙眼大小的丸粒。蒸服。制成丸粒时入红糖，疗效更佳。

【来　　源】《医学正传》。

【方　　名】牛子解毒汤

【方药组成】牛蒡子 10g，生甘草 6g，升麻 10g，生地黄、玄参各 15g，天花粉 15g，连翘、白术、黄芩、桔梗、防风、青皮、葛根各 10g，山栀 9g，黄连 6g。

【功效主治】清咽利喉，解毒清热。适用于喉癌、舌癌、扁桃体癌及颈部肿物或转移性癌咽喉肿痛者。

【用法用量】每日 1 剂，水煎，分 2 次温服。

【方　　名】农吉利膏

【方药组成】农吉利适量。

【功效主治】皮肤癌，黑色素瘤。

【用法用量】研末油调外敷，或做成浸膏外涂，每日换药 1 次。或农吉利全草制成粉末，高压消毒后，用生理盐水调成糊状外用或将药粉撒在创面上。或用新鲜全草捣成糊状外敷，每日换药 2 ～ 3 次。

【来　　源】《一味中药巧治病》《中草药防治肿瘤》。

【附　　注】农吉利又名野百合。

【方　　名】奴柘刺煎

【方药组成】奴柘刺（即小柘刺，柞树的棘刺）

10g，山棱草10g，马鞭草10g。
【功效主治】老血瘕、男子痃癖。
【用法用量】水煎熬汁内服。病在上，食后服；病在下，空腹服。
【来　　源】《本草拾遗》。
【附　　注】《本草纲目》木部第三十六卷“奴柘”条亦有此载。民间有人用单味柞树枝叶水煎，当茶饮长期服用以治愈胃癌。

【方　　名】女金丹
【方药组成】当归240g，牡丹皮、白芍各120g，白芷、藁本、赤石脂、川芎、延胡索各60g，沉香30g，白术90g，人参45g，白薇45g，桂心15g，茯苓60g，香附300g。
【功效主治】胎前产后，月事参差，有余不足，诸虚百损，子宫虚冷，腰痛耳鸣，四肢酸困，积年气滞血凝，肚腹疼痛，手脚顽麻，崩漏带下，癥瘕聚块，干血劳伤，一切妇女百病无不神效。
【用法用量】共研细末，炼蜜为丸，每服3～6g，空心用黄酒送下，白开水亦可，久服有验，胎前产后各进20～30服，大有奇效。
【来　　源】《道家秘方精华》。

【方　　名】女贞黄蜡方
【方药组成】女贞叶250g，麻油500g，黄蜡冬天75g、夏天90g。
【功效主治】清热、消炎、止痛、生肌。放射性皮肤损伤，烧烫伤。
【用法用量】女贞叶入麻油中煎，待叶枯后捞出，加黄蜡熔化收膏备用。外敷损伤处，每日1次。
【临床应用】本药作用的特点是促使创面愈合速度加快，放射性损伤10天左右可愈合。此药在使用时不需特殊消毒。

【方　　名】女贞寄生坤草汤
【方药组成】制何首乌15g，菟丝子12g，续断20g，枸杞子20g，麦冬10g，牡丹皮、覆盆子各10g，桑寄生30g，地骨皮12g，益母草30g，红花10g，女贞子30g，旱莲草30g。
【功效主治】滋肾养血，补阴清热。女阴白斑症。
【用法用量】水煎服，每日1剂。
【来　　源】《百病良方》(第一集)。

【方　　名】女贞寄生汤
【方药组成】女贞子、桑寄生、生薏苡仁、生黄芪、玉竹各30g，制何首乌、沙参、生地黄各15g，炒麦芽20g，陈皮9g。
【功效主治】益气养阴，扶正培本。用治癌症气虚、阴虚证。症见久病体虚，精气耗伤，心慌气短，腰酸腿软，面色苍白，头晕目眩，舌淡，苔少，脉沉细或细弱无力。
【用法用量】水煎服，每日1剂。
【来　　源】《验方选编》。

【方　　名】女贞寄生养阴方
【方药组成】女贞子30g，桑寄生30g，生薏苡仁30g，黄芪30g，沙参30g，玉竹30g，生地黄20g。
【功效主治】癌症体虚，精气耗伤，心慌气短，腰酸腿软，面色苍白，头晕目眩，脉沉细，舌淡少苔。
【用法用量】水煎服，每日1剂。
【附　　注】补药易碍胃，必要时加陈皮、炒山楂等。

【方　　名】女贞升麻补血方
【方药组成】女贞子30g，生薏苡仁30g，升麻9g，卷柏15g，芫荽30g，大枣30g。
【功效主治】放疗、化疗所致的血小板减少。症见鼻出血、牙龈出血、皮下出血等。
【用法用量】水煎服，每日1剂，可连续服用。

【方　　名】糯米阿胶粥
【方药组成】阿胶30g，糯米100g，红糖少许。
【功效主治】各种癌症病人贫血，或放疗、化疗后白细胞减少者。
【用法用量】先将糯米淘净，常法煮成粥，快煮熟时，放入已捣碎的阿胶，边煮边搅匀，稍煮2～3沸即可食用，每日1～2次，空腹温服。
【来　　源】《粥谱》。

【附　　注】阿胶为中药材，是用驴皮炼制成的胶，近年来科技文献报道，阿胶有升高白细胞的功效，癌症放疗、化疗期后宜食用。

O

【方　　名】呕痰膏

【方药组成】山栀、藜芦、细辛、生大黄、急性子各 30g，轻粉、冰片各 20g，黑膏药 500g。

【功效主治】肺癌。

【用法用量】将上药研极细末，慢慢调入溶化的黑膏药油中，每用 50 ～ 70g 摊于白布上，取 2 张分别贴在肺部肿块所在胸痛体表部位，6 ～ 10 小时可见呕痰，呕痰实在不能坚持时揭去膏药，则呕痰即止。

【来　　源】浦鲁言方。

【方　　名】藕姜饮

【方药组成】鲜藕适量，生姜适量，生山楂适量，蜂蜜适量。

【功效主治】清热生津，和胃止呕。适用于癌症放、化疗时呕吐恶心纳呆之症。

【用法用量】根据口味调酸甜味之需要，适量调整比例，切块榨汁，小酌频饮。

【来　　源】原方见《圣济总录》，中华中医药中和医派杨建宇京畿豫医工作室有加减。

【方　　名】藕梨汁

【方药组成】鲜藕 1 000g，鲜梨 1 个，生荸荠 500g，生甘蔗 500g，鲜地黄 250g。

【功效主治】血友病之鼻衄、牙出血、咯血等症。

【用法用量】同榨汁，每次服 1 小杯，每日 3 ～ 4 次。

【来　　源】家庭医生在线网苏雅婷辑方。方名系中和医派创始人传人李杨教授拟。

【方　　名】藕蜜馔

【方药组成】鲜藕适量，蜂蜜适量。

【功效主治】益胃生津，清热除烦。适用于胃癌或其他癌症康复期或其他热病之伤津、烦渴喜饮之症。

【用法用量】①取鲜藕洗净榨汁，加蜂蜜搅匀，每次 1 小勺，含咽。②取鲜藕切片焯水，蜂蜜拌匀，当甜点用。

【来　　源】方见《圣惠方》。方名系中和医派创始人传人刘华宝教授拟。

【方　　名】藕汤（粉）

【方药组成】鲜藕适量或藕粉适量，调味品若干。

【功效主治】益胃调中，生津清热。适用癌症病人气血亏虚或脾胃虚弱消化不良者。

【用法用量】①鲜藕切块，炖汤，也可加其他，如山药或排骨、羊肉、鸡肉一起炖，口味自调。②藕粉若干，或蜂蜜或白糖适量，加冷（温）开水调稀，再用热沸水冲调成糊食用。

【来　　源】原方源于《随息居饮食谱》《本经逢原》。著名中西医结合肿瘤专家、中和医派创始人传人、郑州新华中医院郭宏昌院长经常推荐给肿瘤病人的食疗方。

P

【方　　名】杷叶橘姜汤

【方药组成】枇杷叶、橘红各 9g，生姜 15g。

【功效主治】五噎。

【用法用量】水一盅半，煎七分，分 2 次温服。

【来　　源】《久病难症必效单方》。

【方　　名】排骨六味汤

【方药组成】山药 20g，百合 20g，芡实 10g，玉竹 20g，莲子 20g，桂圆肉 10g，猪排骨 300g 或整鸡 1 只，清水适量。

【功效主治】清润提神，健脾除热。本膳主要适用于睾丸恶性肿瘤放、化疗副反应。

【用法用量】山药、百合等六味加水适量，文火煎煮 30 分钟，过滤，弃除药渣。滤液中加入排骨或鸡，再加适量清水。先大火后小火，煎煮 2 小时即可。或把六味碾碎，用布袋扎紧，和排骨或鸡一起炖煮，食用时，把布袋捡出即可。食肉喝汤，每次 1 小碗。每天 1 次，多余的放冰箱中储存。以上物料一般可用 4 天。

【来　　源】马来西亚余仁生药店的药膳。

【附　　注】睾丸肿瘤放疗、化疗副反应主要表现在食欲不振、低烧和口腔溃疡等阴虚症候。本膳清热润燥，补阴生血，有很好的症状改善作用。作者在考察时了解了患者应用的反应，大多认为确有一定的疗效。

【方　　名】排骨芫荽冻

【方药组成】猪排骨 500g，鲜芫荽 300g，红糖、米醋适量，食盐、五香粉少许。

【功效主治】慢性折血端正何杰金氏病，或骨肉瘤以及消化系统恶性肿瘤。

【用法用量】将猪排骨敲碎，水煎熬成浓糊状，并放入少许五香粉、食盐调味，放冷成冻。吃时切冻成块，蘸糖醋食之。每日 1 ～ 2 次，随吃时酌情食，佐饭食之。

【来　　源】《饮食疗法 100 例》。

【附　　注】芫荽即香菜，又名芫荽。

【方　　名】排脓散加山豆根

【方药组成】枳实、白芍各 5g，桔梗 2g，山豆根末 2g。

【功效主治】脑肿瘤。

【用法用量】研末，加入山豆根末，加入鸡蛋黄 1 个，搅拌混匀，用白开水每日分 2 次送服。

【方　　名】排壅汤

【方药组成】乌药二钱，藿香、香附、枳壳、陈皮各一钱五分，槟榔、木香各七分，厚朴一钱。

【加　　减】气滞则血行不畅，可加三棱、莪术活血以助行气导滞；如气逆甚者，加沉香、青皮；积块日久、脾胃虚弱，可加党参、白术。

【功效主治】行气导滞。气滞之小腹胀满，积块不坚，时聚时散，痛无定处。

【用法用量】水煎分 2 次空腹温服，每日 1 剂。

【来　　源】《罗氏会约医镜》卷十四。

【附　　注】此方所治乃气滞成疾，故虽有积块，不坚；气聚痛作，气行则止，故痛无定处。治法当以行气为主。方中香附偏于理肝气，解郁结，木香能升能降，通行胃肠、三焦气滞；乌药上走脾肺，下达肾与膀胱，可治一切气滞之证。三药合用通一切气滞。辅以藿香、枳壳、陈皮、槟榔、厚朴行气导滞止痛。诸药合用排壅气，破滞气，气机通畅，积块乃消。现临床可用于妇科肿瘤辨证属气滞者。

【注意事项】素体气虚、阴亏及内有实热者宜慎用，孕妇慎服。

【方　　名】蟠葱散

【方药组成】延胡索 90g，苍术（米泔浸一宿，去皮）、生甘草（炙）各 250g，茯苓（白者，去皮）、蓬莪术、三棱（煨）、青皮（去白）各 180g，丁皮、缩砂仁（去皮）、槟榔各 120g，肉桂（去粗皮）、干姜（炮）各 60g。

【功效主治】活血化瘀，芳香健胃。主治妇人血气攻刺，癥癖块硬，带下赤白，或发寒热，脐腹疼痛。适用于卵巢癌。

【用法用量】上药捣罗为末。每服 6g，用水 150ml，连根葱白 1 茎，煎至 100ml。空腹时温服。

【方　　名】膀胱癌方

【方药组成】半枝莲 30g，茯苓、猪苓、泽泻、车前子、滑石各 15g，知母 18g，黄柏 10g，生地黄、蒲黄、贯众、槐花各 12g，藕节、大蓟、小蓟各 24g。

【加　　减】血尿不止者，加白及、荠菜花、阿胶、三七；乏力较甚者，加党参、孩儿参、黄芪；癌肿难消者，加白花蛇舌草、白英、蛇莓。

【功效主治】清热利湿。膀胱癌，症见尿色深红，小便短数，口干或苦，苔薄黄，脉细数。

【用法用量】以上药物，水煎分 2 次服，每日 1 剂。

【临床应用】本方治疗 34 例膀胱癌，生存 9 年和 15 年以上者各 6 例，4 年以上者 4 例，5 年以上者 3 例。

【来　　源】《江苏中医杂志》1981 年第 6 期。

【附　　注】本方适用于膀胱癌初中期。其病机为湿热蕴结、灼伤血络。治宜清热利湿。方中半枝莲清热解毒、利湿消积以抗癌为主药；知母、黄柏清下焦湿热以助主药之功；茯苓、猪苓、泽泻、车前子、滑石利水渗湿，使邪有出路；生地黄、蒲黄、贯众、槐花、藕节、大蓟、小蓟凉血止血。诸药合用，共奏清热毒、利湿浊、抗癌瘤之功。

【方　　名】膀胱癌经验二方

【方药组成】①鲜天芝麻 90g，鲜黄花刺 60g，半边莲 30g，沙氏鹿茸草 15g，败酱草 15g，山佩兰 9g。②藤梨根 90g，仙鹤草 60g，忍冬藤 60g，白毛藤 30g，虎杖 30g，半枝莲 30g，半边莲 15g，凤尾草 15g，川楝子 12g，乌药 9g，苦参 6g，白芷 6g。

【功效主治】膀胱癌。

【用法用量】水煎服，每日 1 剂。二方辨证选用。

【临床应用】诸葛某，男，68 岁，确诊为膀胱癌经用方① 30 多剂，血尿停止，症状改善，一般情况良好。

【来　　源】《抗癌中草药制剂》，人民卫生出版社，1981：283。

【方　　名】膀胱癌四方

【方药组成】①广豆根浸膏片，200% 广豆根注射液。②喜树碱。③扶正抗癌Ⅰ号基本方（适用于体质较差、正气不足之患者）：党参 15g，黄芪、女贞子、桑寄生、白花蛇舌草各 30g。④扶正抗癌Ⅱ号基本方（适用于体质较好、正气不虚的患者）：沙苑子、山慈菇各 15g，桑寄生、猪苓、白花蛇舌草 30g。

【功效主治】膀胱癌。

【用法用量】广豆根浸膏片，口服，每日 3 次，每次 4 片，每片相当于生药 1.5g。200% 广豆根注射液肌肉注射：每日 2 次，每次 4ml。喜树碱膀胱灌注：剂量及次数因反应大小而不同，一般为 10 ～ 20mg，用生理盐水稀释至 20 ～ 40ml，每周 3 次；或 15 ～ 30mg，用生理盐水稀释至 30 ～ 50ml，每周 2 次。采用改进的甘油灌肠器自尿道口直接推注入膀胱，经常变换体位，保留 2 ～ 4 小时以上。膀胱灌注 25 次左右为 1 个疗程。部分病例给予瘤体或根部喜树碱注射治疗。方③、方④每日 1 剂。水煎，分 2 次服。二方辨证选用。

【临床应用】本组 40 例，经联合治疗肿瘤完全消失临床治愈 2 例，显效 24 例，有效 9 例，无效 5 例。显效和有效的 33 例中，经中西医结合治疗而治愈者 27 例。朱某，男，66 岁，1976 年 3 月 12 日膀胱镜检发现基底部有 5cm×4cm 范围之乳头状肿瘤，颈部有多发乳头状瘤。病理报告为移行上皮乳头状癌Ⅰ级。广豆根、喜树碱及中药汤剂联合治疗 2 个月，同年 5 月 12 日复查，全膀胱黏膜清晰，颈部光滑，肿瘤全部消失。

【来　　源】《新医药学杂志》，1977，(7)：12。

【附　　注】患者痊愈后，应继续服用广豆根浸膏片及抗癌扶正中药汤剂 3 ～ 6 个月，以防复发。喜树碱有恶心、食欲下降、头昏、乏力等反应，个别病人有轻度白细胞下降，暂停或减量灌注治疗后即可逐渐恢复。药液灌注后嘱患者注意局部清洗。

【方　　名】膀胱癌汤

【方药组成】当归、赤芍、生地黄、木通、滑石、海金沙各 15g，半枝莲、二蓟炭、白茅根、薏苡仁、白花蛇舌草、金钱草各 30g，知母、黄柏、炒木鳖子仁、天花粉各 12g，金银花、乌贼骨各 24g。

【加　　减】神疲乏力加党参、黄芪；腰膝酸软加女贞子、桑寄生；白细胞下降加鸡血藤、枸杞子。

【功效主治】清热解毒，活血化瘀。膀胱癌，症见尿血鲜红，小便不利，小腹肿胀疼痛，舌紫红或有瘀点，脉弦。

【用法用量】以上药物，水煎分 2 次服，每日 1 剂。

【来　　源】《抗癌中草药制剂》。

【附　　注】本方适用于膀胱癌初中期。其病机特点为下焦热盛，瘀血内结。治宜攻邪为主，投清热泻火、活血化瘀之品。方中金银花、黄柏清热泻火功清热毒；当归、赤芍活血化瘀，功破瘀血；半枝莲、白花蛇舌草、炒木鳖子仁清热解毒，消肿散结抗癌瘤；木通、滑石、薏苡仁、金钱草、海金沙利水清热，导热下行，使邪有出路；生地黄、二蓟炭、白茅根凉血止血；乌贼骨收敛止血；生地黄、知母、天花粉养阴，以防利尿伤阴。诸药相合，使止血而不留瘀，活血而不出血，热清而不伤阴，结散癌乃愈。

【注意事项】服用本方后，如有腐烂组织由尿排出或有尿血时，不宜止血，可以因势利导，使膀胱内血污排尽。

【方　　名】膀胱癌饮

【方药组成】龙葵15g，白花蛇舌草30g，小蓟15g，土茯苓30g，木通10g，瞿麦15g，天葵15g，半枝莲15g。

【功效主治】化瘀利水，抗癌，可用于治疗膀胱癌。

【用法用量】每日1剂，水煎2次，早、晚各服1次。

【来　　源】中和医派掌门人杨建宇教授验方。

【方　　名】膀胱癌饮

【方药组成】仙鹤草15g，茜草15g，小蓟30g，红花15g，败酱草15g，旱莲草60g，女贞子30g，生蒲黄15g，半边莲30g。

【功效主治】消瘀止血，抗癌，主治膀胱癌。

【用法用量】每日1剂，水煎2次，早、晚各服1次。

【来　　源】北京知医堂验方。

【方　　名】螃蟹枸杞方

【方药组成】螃蟹2只，枸杞子、柑橘、李子各4个。

【功效主治】乳腺癌。

【用法用量】螃蟹煮熟佐餐用，其余各味煎汤代茶用，每日1剂，连续服用。

【临床应用】曾有一发性患者，乳房硬块如蛋大，服用此方2个月而愈。

【来　　源】《江苏中医》。

【方　　名】胖大海蜜汁

【方药组成】胖大海1个，大枣3～5枚，核桃仁10个，蜂蜜适量。

【功效主治】清咽解毒，润肺化痰。本膳主要适用于甲状腺肿瘤偏于阳性证者。

【用法用量】胖大海水浸泡发起后去核，大枣去核，然后与核桃仁一起浸入蜜中，调匀，用杵捣烂，制成蜜汁。每天早晨空腹喝一汤勺，连服2～3个月为1个疗程。具体应用时胖大海可加大至6枚，以增强其开音润肺的功能。

【临床应用】华方闻氏报告：以本方治疗2例甲状腺良性肿瘤患者，仅1个疗程便得以痊愈（《天津医药》，1978，5：215）。

【附　　注】胖大海，味甘，性寒，归肺、大肠经，清热润肺，利咽开音，润肠通便，用于肺热声哑，干咳无痰，咽喉干痛，热结便闭，头痛目赤。药理实验表明有利尿、镇痛、降压等作用，临床上用于喉癌患者，在泻火和止痛方面有一定的效果。由于蜂蜜、核桃仁和胖大海均有通便作用，故有腹泻的肿瘤病人勿用。

【方　　名】炮穿山甲大蛤蟆丸

【方药组成】炮穿山甲（研细末）9g，大蛤蟆1只。

【功效主治】食管癌。

【用法用量】将穿山甲末从蛤蟆口中灌入，以黄泥封好，放入武火内烧约1小时，取出待冷，去泥研末，大枣为丸，如梧桐子大。每服5～10丸，每日3次，用玉竹12g，薏苡仁15g，煎汤送下。

【方　　名】炮穿山甲三棱丸

【方药组成】炮穿山甲10g，三棱、莪术、苏木、水蛭（生用）、地鳖虫各10g，青皮15g，枳壳10g，姜黄10g，桔梗30g，炒莱菔子30g，白术（土炒）20g，茯苓20g，太子参20g，黄芪30g，土茯苓15g，虎杖15g，板蓝根30g，山豆根20g，冬瓜子30g，赤小豆30g。

【功效主治】肝脏血瘤。

【用法用量】水煎服，每日1剂。

【来　　源】《中医杂症证治》。

【方　　名】炮穿山甲水蛭胶囊

【方药组成】炮穿山甲 100g，生水蛭 60g，三棱、莪术、白芥子各 30g，肉桂 20g，橘核 15g。

【功效主治】破血消坚，温中行气，主治卵巢囊肿。

【用法用量】上药共研细末，装入胶囊内，每日早晚各服 4.5g。1 个月为 1 疗程，每疗程间隔 7 天，用 1 ～ 3 个疗程。

【方　　名】炮穿山甲皂角刺汤

【方药组成】炮穿山甲、皂角刺、海藻、枸橘李、王不留行、夏枯草、制香附、淫羊藿、丝瓜络各 9g，山海螺 30g，小金丸 4 粒。

【功效主治】乳腺癌。

【用法用量】每日 1 剂，水煎服，分 2 次服，2 次分吞小金丹。

【临床应用】吴某，女，64 岁，1979 年 9 月 6 日初诊。因左乳头出血近 2 年于 1979 年 6 月在杭州某医院行左乳切除加腋淋巴结清扫，病理诊断为左乳单纯癌已侵及乳头并转移至腋下 2 个淋巴结。1980 年 4 月起复发，确诊为乳癌术后胸壁转移。患者因体质太差而拒绝放疗，求治于中医。前方连服 2 个月，肿块缩小枯萎，未见有新生物。患者全身情况改善，仍在继续治疗中。

【来　　源】《浙江中医学院学报》，1981，（2）：22。

【方　　名】泡参田三七汤

【方药组成】花旗参 7g，田三七 20g，山药 25g，枸杞子 28g，桂圆肉 20g，猪瘦肉 300g，清水 4 大碗，食盐、胡椒适量。

【功效主治】活血益气，生血养阴。适用于甲状腺癌见有全身乏力、头晕目眩、形体消瘦、舌质青紫等症状。

【用法用量】花旗参等放入布袋扎紧，和肉放在一起，加入清水，先大火后小火，煮 2 小时，加入食盐、胡椒即可。捞除布袋，吃肉喝汤，每次 1 小碗。每日 1 次。

【附　　注】本膳主要适用于甲状腺癌气虚血瘀型的患者，一般可见有全身乏力、头晕目眩、形体消瘦、舌质青紫等症状。泡参在东南亚一带统指为花旗参，即西洋参。三七有很好的抗癌效果，试管内实验对人子宫颈癌细胞 JTC–26 抑制率达 90% 以上（《东洋医学》，1979，1：12）。最新报告指出三七中的皂苷和槲皮素在动物实验中尚有良好的止痛作用，对巴豆油诱发的大鼠炎症还有明显的消炎效果（Chemistry Abatact，1989，8：3896393p）。

【方　　名】胚芽米炒饭

【方药组成】胚芽米饭 250g，毛豆 50g，胡萝卜 50g，火腿肉 15g，鸡蛋薄饼 1 个，香肠 10g，芹菜 20g，洋葱 2 个。色拉油、盐、味精、胡椒粉各少许。

【功效主治】醒脾益气，扶正抗癌。本膳主要适用于胃癌手术后发生早期餐后综合征者。

【用法用量】将胚芽米煮成饭，毛豆煮熟；将胡萝卜、火腿、鸡蛋饼、香肠、芹菜均切成小丁，洋葱切碎。在油锅内将色拉油烧热，爆香洋葱，再将毛豆、胡萝卜、鸡蛋饼、火腿、香肠、芹菜等放入略炒。在锅内倒入胚芽米饭，加调料拌炒均匀，即成。

【附　　注】胃癌手术一般均把大部分胃切除，残余下的极小部分胃囊要代替全胃的功能，可发生进食后上腹胀痛、心慌、出汗、头晕、乏力、面色苍白、精心呕吐等。本膳对上述症状有改善作用。尤其是每次用本膳后，再平卧 15 ～ 30 分钟，效果更佳。

【方　　名】配牛奶方

【方药组成】鲜牛奶 250g，蔗糖 30g。

【功效主治】健胃补肝，润肠通便。本膳主要适用于大肠癌便秘严重的患者。

【用法用量】鲜牛奶加入蔗糖，充分煮开后，放冷至 30 ～ 40℃，加入 1 ～ 1.5 匙酸牛奶发酵剂，搅拌均匀，用于净纸封上瓶口，放在室内比较温暖的地方进行发酵。待牛奶完全凝固或有少量水析出时，制作酸牛奶的前段发酵便结束。把已酵好的酸牛奶放在1～6℃冰箱里进行后期发酵，待8～12小时后，就可取出饮用。若无电冰箱，也可以放在冷水或冷水中，其效果差不多。

【附　　注】寒证、热证均可应用，最好晨起空腹每次徐徐饮下250ml左右。酸牛奶有增强食欲、促进消化、抑制肠道腐败物的生长，有利于大肠癌的康复。牛奶中乳酸菌在发酵过程中，将乳糖分解为乳酸，当乳酸浓度使牛奶pH达到4.6时，蛋白质沉淀，使牛奶呈凝固状态而形成了酸牛奶。

【方　　名】蓬莪术散

【方药组成】蓬莪术30g，鳖甲（涂醋炙令黄，去裙襕）60g，赤芍药15g，槟榔30g，肉桂（去粗皮）30g，枳壳（麸炒微黄，去瓤）30g，当归（锉，微炒）30g，干姜（炮裂，锉）15g，京三棱（炮，锉）30g，川大黄（锉碎，微炒）30g，木香30g，柴胡（去苗）45g。

【功效主治】破结散瘀，理气温中。久积癖气不散，胁下如覆杯。适用于胰腺癌。

【用法用量】上药捣细罗为散，每服9g，以水250ml，入生姜3.75g，煎至150ml，去滓，不拘时候温服。

【方　　名】硼沉青黛散

【方药组成】硼砂5g，沉香6g，青黛3g。

【功效主治】胃癌。也治食道癌。

【用法用量】三味共为细末，再用白马尿一斤、白萝卜一斤、生姜半斤取汁，置于铜内熬成膏。每次服三茶匙膏，加前药末七厘，白汤调下，每日三次。

【来　　源】《证治汇补》。

【方　　名】硼脑膏

【方药组成】金银花9g，鱼脑石6g，黄柏6g，硼砂6g，冰片0.6g。

【功效主治】清热解毒，消肿止痛。适用于鼻咽癌晚期，头疼严重，鼻腔堵塞，鼻腔内流出有腐败气味之分泌物者。

【用法用量】共研为细粉，用香油或凡士林调成软膏。用棉球蘸药膏塞鼻孔内，或将药粉吹入鼻孔内，每日3次。同时服苍辛银豆汤与平消片。

【来　　源】《中医癌瘤证治学》。

【附　　注】本方用金银花清热解毒，黄柏消炎除湿，鱼脑石、硼砂消肿软化，冰片芳香透窍，引诸药直达病所。

【方　　名】硼砂白及丸

【方药组成】广木香9g，白蔻仁15g，白及9g，乌梅9g，硼砂9g，黄丹7g，雄黄3g，郁金6g。

【功效主治】噎膈，食后即吐，呃逆，痰涎上壅等。

【用法用量】共研细末，炼蜜为丸，每日服2次，每次3～6g，饭前开水送下或口含化。

【来　　源】《经验效方四百八》。

【方　　名】硼砂胆矾散

【方药组成】硼砂三钱，冰片、胆矾各三分。

【功效主治】喉瘤。

【用法用量】共研细末，用时以筋头蘸药，点之即效。

【来　　源】《医学集成》。

【方　　名】硼砂火硝方

【方药组成】硼砂60g，火硝30g，硇砂6g，礞石15g，沉香9g，冰片9g。

【功效主治】化痰逐饮，降气开关。适用于食管癌梗阻。

【用法用量】共研细末，每次0.9g，含化缓下，每隔半小时1次。当患者黏沫吐尽，能进食时可改为3小时1次。

【临床应用】一般服本方6小时即见效，连服2天停药。

【来　　源】安徽省人民医院方。

【方　　名】硼砂枯矾方

【方药组成】硼砂、枯矾、冰片、青黛各30g，黄柏、紫草各15g。

【功效主治】子宫癌疼痛。

【用法用量】药研细末，加白酒调和，涂擦痛区，每日3次。

【方　　名】硼砂枯矾方

【方药组成】硼砂 10g，枯矾 15g，冰片 4.5g，95% 酒精 500ml。

【功效主治】癌肿疼痛。

【用法用量】先将冰片溶化于酒精内，再投入硼砂、枯矾，混合后即可用（放置时间越长效果越好）。在癌肿引起疼痛之部位擦用，每日应用南星 9g，威灵仙 3g，板蓝根、猫眼草各 3g，天南星 3g，人工牛黄 6g，硇砂 3g，共研细末，每次服 1.5g，每日 4 次。

【方　　名】硼砂青黛方

【功效主治】食管癌。

【方药组成】硼砂 4.5g，青黛 3g，沉香 4.5g。上药共研细末。取白萝卜 500g，生姜 250g，捣碎压汁，荸荠汁 500g，调匀。

【用法用量】每日 3 次，每次 3 匙，加上药末 0.2g 一起冲服。

【方　　名】硼砂丸

【方药组成】硼砂半两，青礞石、穿山甲、磁石、三棱、干漆各一分，水蛭、虻虫各五十枚，巴豆十五枚，赤石脂一分。

【加　　减】疼痛较甚者，加延胡索、乌药；痰湿盛者，加半夏、苍术。

【功效主治】软坚散结，破血逐瘀。腹部积块明显，硬痛不移，面暗消瘦，纳减便秘，舌质紫或见瘀点，脉细涩。现临床可用于消化道肿瘤的治疗。

【用法用量】上药为末，入巴豆研令匀，用软饭为丸，如红小豆大，每次服三丸，每日一剂，白开水送下。

【来　　源】《太平圣惠方》卷四十九。

【附　　注】本方适用于气、血、痰搏结，久积结块之癥瘕，属正盛邪实者。饮食所伤，损伤脾胃，脾失健运，湿痰内聚，痰阻气机，血行不畅，脉络壅塞，痰浊与气血搏结，乃成本病。病机要点为气、血、痰搏结，以血瘀为重。方中硼砂消痰破结，辅以青礞石下气坠痰，合用以祛痰浊；三棱破血行气，干漆破血消积，水蛭、虻虫破血逐瘀，合用行气滞祛血瘀；穿山甲软坚，性善行走窜，故以赤石脂敛之；久病及肾，故加磁石以摄纳肾气。诸药合用，共同完成破血逐瘀、软坚散结的作用，使癥消瘕散，疾病乃愈。

【注意事项】正气虚者禁用本方，有出血倾向者忌服，孕妇忌服。

【方　　名】硼砂粘矾方

【方药组成】硼砂 10g，粘矾 15g，冰片 45g，95% 酒精 500ml。

【功效主治】对食道癌、胃癌、胰腺癌等引起的疼痛，有明显的止痛作用。

【用法用量】先将冰片溶化于酒精内，再投入硼砂、粘矾，混合后涂搽患处，一日应用次数视病情而定。

【附　　注】本方配置后存放的时间越久，止痛效果越好。

【方　　名】硼硝蝎甘汤

【方药组成】硼砂 60g，火硝 30g，全蝎 10g，生甘草 30g。

【功效主治】食道癌。

【用法用量】加水煎汤，分 3 次饮服。

【方　　名】砒矾散

【方药组成】白砒、白矾各 30g，雄黄 15g。

【功效主治】皮肤癌。

【用法用量】共为细末，放入瓷碗中，用木炭火烧到冒黄烟为止，放潮地 1 夜后研成细面，加轻粉 10g，涂抹患处。

【来　　源】《民间单方秘方精选》。

【方　　名】砒矾散

【方药组成】白砒 5g，明矾 6g，马钱子 3g，黄连素 1g，普鲁卡因 2g。

【功效主治】皮肤癌。

【用法用量】将白砒、明矾混置于瓦罐内，放在炉火上煅至青烟尽，白烟出，上下通红，冷却 24 小时与马钱子、黄连素、普鲁卡因共研成粉，过 120 目筛，装瓶备用。创面用 0.1% 雷夫奴尔液或生理盐水洗净（去痂皮及分泌物），未破溃者可用手术刀剪除去表层，暴露癌组织。在癌组织表面或溃疡面撒敷砒矾散成一极薄层，外盖以油纱布及敷料，每天1次或隔天1次，第二次换药用雷夫奴尔液或生理盐水洗净。每隔3～5天彻底清除1次坏死组织。不易清除者，可用手术刀剪剥离，但以不出血为度。如此反复直到原位癌组织全部坏死脱尽。此后，连续3次活检未见癌细胞者，可0.1%雷夫奴尔液湿敷，每天交换敷料1次，直至创面愈合。亦可用自体薄皮做邮票贴敷式植皮术。

【临床应用】共治60例。治愈40例，显效及有效11例。

【来　　源】《广西中医药》，1978，(3)：18。

【方　　名】砒矾雄黄散

【方药组成】白砒30g，白矾30g，雄黄15g。

【功效主治】皮肤癌。

【用法用量】共研为细末，放入瓷碗中，用木炭火烧到冒黄烟为止，放潮地1夜，研成细面，再加轻粉10g拌匀，用以涂抹患处，每日或隔日换药1次。

【来　　源】《民间偏方秘方精选》。

【附　　注】本方大毒，谨防入口。

【方　　名】砒钱散

【方药组成】白砒7.5g，马钱子5g，明矾10g，黄连素15g，普鲁卡因2g。

【功效主治】祛腐拔毒，除湿敛疮。适用于皮肤癌。

【用法用量】先将白砒、明矾研成细末，在瓦罐上煅至青烟尽，白烟出，上下通红为止，24小时后与黄连、马钱子细粉及普鲁卡因等混合制成外用散剂，即得。外用，撒布于癌肿创面，每日或隔日换药1次。如某些部位药粉不易黏附时，可先涂少许凡士林，再撒上药粉。用药后局部癌块坏死变黑时，可用手术剪刀剪除。

【临床应用】广西军区303医院用于治疗皮肤癌30例，近期治愈14例、显效8例、有效2例、无效2例、中断治疗4例，总有效率为80%。

【方　　名】砒霜青黛丸

【方药组成】砒霜2.4g，青黛120g，冰片15g，枣肉500g。

【功效主治】胃癌、直肠癌。

【用法用量】前三味研细，以枣泥为丸，如绿豆大，每日3次，每次5粒。

【来　　源】内蒙古自治区医院编《中草药验方选编》，内蒙古自治区人民出版社，1972：156。

【方　　名】皮癌合方

【方药组成】①皮癌净：红砒50g，指甲2g，头发5g，大枣10g，碱发白面172g。②消瘤膏：血竭、紫草根各30g，水蛭、穿山甲、地鳖虫各15g，松香120～150g，麝香、蓖麻子各适量。③7012抗癌注射液：铁树叶、白花蛇舌草、半边莲、金银花、川楝子各500g。

【功效主治】解毒蚀癌。皮肤癌。亦可用于阴茎癌、乳腺癌、唇癌、肉瘤等。

【用法用量】皮癌净制法、用法：将大枣去核，红砒研末，头发剪短，指甲切碎，将红砒、指甲、头发混合，放入大枣内，外用碱发白面包裹如元宵样，再将包好的药丸放在煤火或木炭火中烧烤，火力不宜过大，经常翻转，力求受火均匀，烧成的药丸研成细粉过筛，分装密封，备用。若肿瘤破溃、分泌物多者，可用药粉直接撒在瘤体表面；若瘤体表面干燥，用香油调敷，每日换药1～2次。

消瘤膏：先将紫草根用芝麻油炸成紫草油，再将水蛭炒成炭，穿山甲炒焦，共为细末，血竭、地鳖虫、松香碾碎，然后与蓖麻子（如无亦可用蓖麻油代替）一起放入锅内，加热熔化，摊于牛皮纸或布面上即可。使用前将麝香少许撒于膏药上，将膏药敷贴于患处，每4日换药1次，贴前亦可先用雄黄、生姜膏擦之，效果更佳。

7012抗癌注射液：先将各药加工成粗粉，再按1∶4、1∶3、1∶2的比例加水煎煮3次，合并滤液浓缩，加酒精沉淀2次，经活性炭处理后过滤，加附加剂，分装2ml安瓿中，100℃ 30分钟灭菌。2ml内含生药1.5g。每日2次，每次2～4ml，肌肉注射。

【临床应用】共治疗皮肤癌患者111例，近期治愈71例，显著好转18例，有效占80.1%。史某，女，26岁，农民。左侧头部长一硬结7年之久，并逐渐增大，于1968年到某专区医院手术治疗，创面未愈而复发，后又经省、地、县各级医院治疗，效果不佳，并逐渐加重恶化，于1969年12月18日入院治疗，查左侧头顶部手术处长一9cm×7cm×7cm的瘤体，溃烂流血流水，分泌物奇臭难闻。瘤体与基底固定，推之不移。经河北医党外院病理诊断头顶部角化鳞癌（69-5414号）。治疗经过：外涂皮癌净42次，1970年2月10日瘤体全部脱落，露出骨板，边缘新生肉芽开始向内爬行，6月30日创面完全平复而出院。随访2年，创面平整，无转移复发和任何不适感。

皮癌净的制作与应用，在煅烧时应注意：①煅烧时要细心观察，可轻轻翻动药团，使其燃烧均匀，但不要用力无穷大，以防药团破碎，过度损耗。②煅烧中，可见药团冒出白烟，闻有臭味，烟过后在药团表面可见到少许黄色小点，此为正常现象。③煅烧成之药团，必须是炭样，较轻，易于破碎，其色乌黑发亮。如打开药团见枣内有红赤色细丝，指甲、头发分开，不易破碎者为未煅烧好。若患者已出现淋巴结部分转移或肿大，可用消癌膏外贴和注射7012抗癌注射液。④将药涂在整个瘤体包括根部；不要涂在正常组织上；涂药后流出分泌物应及时擦去；瘤体过大者，可分区分批涂药；用药初期，如红肿疼痛严重时，可减少用药次数。

【来　　源】《新医药学杂志》，1973，(4)：17。

【附　　注】皮癌净等不但以皮肤癌效果好，而且对乳腺癌、阴茎癌、唇癌及肉瘤亦有较好的效果。在治疗过程中，极个别病例出现末梢神经炎、胃肠道炎，甚至休克，特别是病灶在前胸左侧者尤甚，应注意。

【方　　名】皮癌灵合方

【方药组成】①威灵仙3g，石菖蒲3g，土细辛1.5g，黄樟根1.5g，大罗伞根6g，鸡骨香6g，两面针6g。②生南星6g，生半夏6g，生草乌6g，陈皮6g，乳香3g，没药3g，朴硝3g，樟脑粉3g。③金沙牛20只，樟脑粉0.3g，梅片3g，蟾酥3g。

【功效主治】皮肤癌。

【用法用量】以上三方药物，分别研成细末，充分混合均匀，置搪瓷大碗内，上覆小瓷碗，边缘用炒盐密封，缓慢加热至盖碗烫手为止。放冷后除去细盐，取下瓷碗，刮取升华物，研成细末，然后加水约为药粉1/4量的白降丹和等量的白及粉，混合后加水适量，搓成小丸，阴干。清洗癌肿皮肤，将药丸置于上面，以盖满肿块表面为度，药丸间稍留空隙，然后附上敷料，包紧固定，每3～5天换药1次。

【临床应用】广州中山医学院附属肿瘤医院等用于治疗皮肤癌12例，有9例癌肿完全消失，伤口愈合良好；另3例肿块亦有部分缩小，效果较显著。

【来　　源】《抗癌中草药制剂》，人民卫生出版社，1981：284。

【方　　名】皮草汤

【方药组成】白鲜皮、小青草、苦参、枳实子各9g，白毛藤、糯稻根、凡参各15g，挂金灯、台乌药、三七粉（2次分吞）各6g，白芍12g，柴胡3g。

【功效主治】肝癌。

【用法用量】水煎服，每日1剂。

【方　　名】皮蛋炒辣椒

【方药组成】皮蛋2个，青色小辣椒4个，豆油100ml，小银鱼干50g。盐、味精、酱油各少许。

【功效主治】清肺利肠，开胃醒神。本膳主要适用于大肠癌大便失调者。

【用法用量】将小银鱼干用水泡几分钟，洗净。辣椒切成斜条，皮蛋每个切2刀成4瓣。炒菜锅内放豆油，加入小银鱼干炒香，再依次放入辣椒、皮蛋炒。最后放入盐、味精、酱油略炒即成。

【附　　注】皮蛋又称变蛋、松花蛋，系鸭蛋用石灰、草木灰、盐等腌制而成。《医林纂要》云其“味辛涩甘咸，寒。泻肺热，醒酒，去大肠火，治泻痢。能散，能敛”。青色辣椒不但含丰富的抗坏血酸，可以防治癌症，而且其热量低，不含胆固醇，对心脏病人亦适用。据美国《辣椒杂志》（1993年5期）报道：辣椒素有良好的抗癌痛作用，其机制在于它阻止了细胞之间疼痛信息的传导。

【方　　名】皮肤癌丹煎方

【方药组成】①丹方：水银36g，火硝60g，明矾30g，皂矾30g，胆矾30g，月石30g，青盐30g，食盐30g。②生肌散：姜黄45g，大海马30g，黄柏30g，广丹30g，炮穿山甲30g，生甘草24g，雄黄24g，生大黄15g，全蝎15g，冰片4.5g，麝香3g。

【功效主治】祛腐生肌抗癌。适用于皮肤癌。

【用法用量】①方先将水银与明矾、皂矾、胆矾共研至不见水银珠为度，再将余药加入共研均匀。转入小铁锅中，盖上大碗一个，用泥封闭，微火煅烧2～3小时，放冷，除去泥土，取下盖碗，碗底凝固的白色结晶即为白降丹，用竹签轻轻刮下，研成细末，即得。②方各药研细水，制成外用散剂。外用，将白降丹直接撒布于癌肿局部，以黑油膏药密封，每隔3～5天换药1次。或将白降丹沾于纸捻上，扎入癌肿基底部，膏药封固，每隔3～5日换药1次。当癌肿脱落或消失，创面肉芽新鲜，活检已转阴者，改用生肌散收口。

【方　　名】皮肤癌钉丹糊剂方

【方药组成】①丹方：水银180g，白矾180g，青帆180g，牙硝180g，食盐90g。②糊剂：五虎丹结晶1g，蟾酥0.5g，红娘0.5g，斑蝥0.5g，洋金花粉1g。③钉剂（即拔毒钉）：处方同糊剂。

【功效主治】祛腐生肌。适用于皮肤癌。

【用法用量】①方各药混合共研，至不见水银珠为度，转入砂罐内加温，蒸去水分，使成丹胎，再将砂罐倒置于瓷碗内，盐水石膏封口后置于荷叶水坛口上，坛内装水约10千克，罐内放炭火加热约2小时后，冷却瓷碗，取出粉末（以白色结晶者为佳），研细后即为五虎丹。①②方各药以面糊调制成糊状，即得。③方各药可用米饭赋形，搓成梭形药钉，阴干即得，每支长2～3cm，重约0.65g。外用，药粉可撒布于肿块局部，外贴以普通膏药保护。糊剂可涂布于癌肿表面。钉剂按癌肿面积大小及深浅，酌量插入2～3支，均用普通膏药保炉。待癌肿组织坏死脱落后，改用红升丹撒布创面，隔日换药1次。

【临床应用】治疗皮肤癌115例，获近期治愈79例、有效12例，总有效率为79%。其中随访31例，生存1～3年者13例、4年者13例、6年者1例、9年者1例、13年者1例。治疗体表肿瘤的远期疗效亦较肯定。此外，用于宫颈癌12例、黑色素瘤3例均获一定效果。用药24～30小时内，局部常有持续性剧痛，少数对汞剂敏感的病人，应用过久过量可发生急慢性汞中毒。若症状较轻，可服生绿豆粉，严重时须立即停药，并给予对症处理及支持疗法。此外，可内服菊藻丸配合治疗。

【方　　名】皮肤癌膏药方

【方药组成】千足虫（马陆）6g，鲜苎麻根6g，蓖麻仁2g，陈石灰1g，叶烟粉1g。

【功效主治】祛腐生肌。适用于皮肤癌。

【用法用量】将千足虫用95%乙醇浸泡后，捣烂，加入蓖麻仁泥（蓖麻籽去克捣烂）、陈石灰、叶烟粉等，调匀，最后加入捣烂的苎麻根心，调和均匀，即得。若膏太干，可加少许浸过千足虫的乙醇液或二甲基亚砜，制成软膏使用。外用，先将癌肿创面用过氧化氢或生理盐水清洗后，再涂敷此膏。每日或隔日换药一次，1～2个月为一疗程。

【临床应用】治疗皮肤癌35例，近期治愈11例、有效3例、无效21例，总有效率为40%。在近期治愈的11例中有4例已有2年以上未复发。

【方　　名】皮肤癌糊剂

【方药组成】硇砂9g，轻粉3g，雄黄3g，冰片0.15g，大黄3g，西月石3g。

【功效主治】祛腐生肌抗癌。适用于皮肤癌。

【用法用量】以上各药共研细末，用獾油或香油调成糊剂，即得。外用，每日涂搽1次。

【临床应用】治疗皮肤癌13例，近期治愈3例、有效7例、失访1例、中断用药改为放疗2例，总有效率为76.9%。

【方　　名】皮肤癌散剂

【方药组成】火硝500g，皂矾30g，黄丹60g，大雄黄9g，朱砂3g，冰片适量。

【功效主治】祛腐生肌抗癌。适用于皮肤癌。

【用法用量】先取火硝、皂矾置锅内烈火炼成液状，再将黄丹、雄黄、朱砂混合研成细末，放入此液中，搅拌均匀，立即将其倾于干净平板上，冷却后凝结成晶块，研成细粉。临用时以每2g药粉加冰片1g，研细，混匀，即得。外用，敷于癌肿上，每次适量，隔日换药1次。

【临床应用】用于治疗面部皮肤鳞癌2例，均获临床治愈。经用药后癌肿组织完全腐蚀脱落，长出完整皮肤，活检复查亦未见癌细胞。

【方　　名】皮肤癌洗药方

【方药组成】蛇床子30g，龙葵30g，五倍子15g，败酱草30g，苦参20g，蒲公英30g，花椒15g，白鲜皮30g。

【功效主治】热解毒，燥湿除秽。适用于皮肤体表肿瘤溃烂疮口。

【用法用量】煎汤浸洗患处，每日1～2次，或清洗后上其他药。

【方　　名】皮肤癌药丸

【方药组成】①威灵仙3g，石菖蒲3g，土细辛1.5g，黄樟根1.5g，大罗伞根6g，鸡骨香6g，两面针6g。②生南星6g，生半夏6g，生草乌6g，陈皮6g，乳香3g，没药3g，朴硝3g，樟脑粉3g。③金沙牛20只，樟脑粉0.3g，梅片3g，蟾酥3g。

【功效主治】化瘀、解毒、祛腐。适用于皮肤癌。

【用法用量】以上三方药物，分别研成细末，充分混合均匀，置搪瓷大碗内，上覆小瓷碗，边缘用炒盐密封，缓慢加热至盖碗烫手为止，放冷后除去细盐，取下瓷碗，刮取升华物，研成细末，加入约为1/4量的白降丹和等量的白及粉，混合后加水适量，搓成小丸，阴干，即得。先清洗癌肿皮肤，将药丸置于上面，以盖满肿块表面为度，药丸间稍留间隙，然后铺上敷料，包紧固定。每3～5天换药1次。

【临床应用】用于治疗皮肤癌12例，有9例癌肿完全消失，伤口愈合良好；另3例肿块亦有部分缩小，效果较显著。

【方　　名】皮肤癌针药方

【方药组成】半枝莲60g，大黄6g，川芎18g，藁本18g，蔓荆子18g，菊花18g，金银花18g，黄芩9g，黄柏9g，红花3g，桃仁3g。

【功效主治】解毒活血抗癌。适用于皮肤癌。

【用法用量】以上各药加水煎煮，制成煎剂。口服，每日1剂，煎2次分服。

同时配合针刺。主穴：肺俞（双）、中府（双）、太渊（双）、脾俞（双）、大都（双）、解溪（双）、阳陵泉（双）、足三里（双）、丰隆（双）、委中（双）、阴陵泉（双）。配穴：大肠俞（双）、胃俞（双）、大椎、大杼（双）、绝骨（双）、尺泽（双）、膈俞（双）。

【临床应用】用本方配合针刺治疗皮肤癌多例有一定疗效。

【方　　名】皮肤净

【方药组成】红砒（三氧化二砷、桃花砷）50g，人发5g，指甲2g，生发面172g，大枣（去核）71g。

【功效主治】皮肤癌。

【用法用量】上药混合分成20份，分别放入20枚去核大枣内，将枣用生发面裹，以桑枝烧之，烧成炭冒起白烟，其枣肉内看不见砷及人发为度，研成细粉。涂于皮肤癌局部，每日涂药1～2次。

若肿瘤破溃、分泌物多者，可直接撒在瘤体表面；若肿瘤表面干燥，用香油调敷。涂药后流出分泌物要及时擦去。当瘤体干枯坏死，用清香油外涂软化分离癌组织。

若用药后疼痛和肿胀较严重时，可用无菌盐

水将油膏除去，停药1～2天，反应过后再继续用，或减少用药次数。

【来　　源】《全国中草药肿瘤资料选编》。

【方　　名】皮硝独头蒜

【方药组成】皮硝30g，独头蒜1个，川大黄3g。

【功效主治】腹中癌块。

【用法用量】共捣研作饼，贴患处，1日1换，以消为度。

【附　　注】本方适用于腹中痞块。又方：朴硝30g，大蒜适量，大豆30g，取大豆、朴硝研末和大蒜同捣烂，放膏药上贴患处。

【方　　名】皮硝明矾方

【方药组成】皮硝60g，明矾30g，胆矾30g，雄黄30g，琥珀15g，乳香15g，没药15g，生南星15g，黄连15g，牙皂9g，蟾酥5g，冰片5g。

【功效主治】用于绒毛膜癌术后局部转移。

【用法用量】上药共研成细末，备用。用猪胆汁、醋各半，调上药末成糊状，摊于患处，厚3～5mm，包扎固定，药干后再滴入胆汁与醋，保持药糊湿润。

【方　　名】枇杷果汤

【方药组成】枇杷果50g。

【功效主治】肺癌。

【用法用量】顿服，每日1次，常服。

【来　　源】《一味中药巧治病》。

【附　　注】李时珍在《本草纲目》中称枇杷为和胃降气、清热解暑之佳品良药，因其叶似琵琶，故名。枇杷花、叶均可入药。枇杷果富含纤维素、果胶、胡萝卜素、苹果酸、柠檬酸、钾、磷、铁、钙及多种维生素等。优质的枇杷果大，核少，皮色橙红洁亮，果肉柔软多汁，甜酸适度，风味独特，营养丰富，有清热、润肺、止咳、健胃等功效。枇杷叶清肺和胃、降气化痰，为治疗肺气咳嗽的要药。

【方　　名】枇杷浸液蒸汽方

【方药组成】取枇杷浸出液。

【功效主治】咽喉癌、肺癌。

【用法用量】装蒸汽吸入器，每天吸入2～3次，长期坚持有效。

【方　　名】枇杷叶艾灸方

【方药组成与应用】在患处的胸脯上盖枇杷叶（没有鲜品可取干品浓煎取汁，用纱布蘸湿盖胸脯），取直径2cm粗的艾叶棒，点火，离覆盖药5mm处加温，烫得难忍时，移开。如此均匀地加温患处20～30分钟。

【功效主治】食管癌。本方除对食道癌有效外，还对直肠癌、淋巴腺癌、腹膜癌等有效果。

【方　　名】枇杷叶煎

【方药组成】炙枇杷叶（刷去毛）、陈皮（去白）各三钱，生姜五钱。

【功效主治】五噎立效。

【用法用量】水盏半，煎七分，作二次温服。

【来　　源】明代《简明医彀》卷三。

【方　　名】枇杷叶浸液外敷方

【方药组成】取鲜枇杷叶。

【功效主治】肝癌及肝肿疡。

【用法用量】（没有鲜品可用干品代替）细切，加其一倍量的医用酒精浸一周，浸出其有效成分，待酒精变黑褐色时，取毛巾浸于热水拧干，折三叠。涂枇杷叶浸出液至毛巾呈蓝色，然后铺张大塑料布，在上放毛巾，让患者的肝部后背靠毛巾躺在其上，一次躺20分钟，一日躺2～3次，有效。与此同时，用浸出液加冰硼散少许，涂肝脏部位，疗效更佳。

【方　　名】枇杷叶糯米粽方

【方药组成】新鲜枇杷叶若干张，糯米250g，清水适量。

【功效主治】补中益气，清肺化痰。本膳主要适用于胃癌热呕并肺转移热咳者。

【用法用量】糯米先用清水浸泡一宿，新鲜枇杷叶去净叶上绒毛，洗净后包粽子，蒸熟后即可食用。每日1～2个，不可多食。

【附　　注】枇杷叶含挥发油和抗癌成分苦杏仁甙等。在蒸制过程中，糯米吸收了其主要成分，对胃癌肺转移而有热象者均可使用。枇杷叶入胃经，可治胃热呕哕，同时又入肺经，可疗肺热咳嗽，两者并治，是不可多得的治疗用药。另外，由于糯米性温，所以对寒证亦可使用。切忌之处是本品不宜软食。《圣济总录》有一治疗类似胃癌症状的验方，主治哕逆不止，饮食不入，方为：枇杷叶 200g，陈皮 250g，炙甘草 150g，研成细末，每次 10g，水煎服用，煎时可加生姜数片。

【方　　名】枇杷叶热熨方
【方药组成】枇杷叶适量。
【功效主治】子宫颈癌。
【用法用量】将枇杷叶切细，以湿粗纸包裹，于灰火中煨热，装入布袋，趁热湿熨下腹部，冷则更换，每日 2～3 次。
【来　　源】《中国秘方全书》。

【方　　名】枇杷叶熨
【方药组成】枇杷叶适量。
【功效主治】子宫颈癌。
【用法用量】切细，以湿粗纸包裹，于灰于煨热。装入布袋，趁热温熨患部，冷则换，每日 2～3 次。
【来　　源】《一味中药巧治病》。
【附　　注】有患者以此方油熨而获治愈。

【方　　名】枇杷叶粥
【方药组成】枇杷叶 15g（鲜品 60g），粳米 100g，冰糖少许。
【功效主治】清肺化痰，止咳降气。本膳主要适用于肺癌热性咳嗽，咳吐黄色脓痰或咯血者。
【用法用量】枇杷叶要选用经霜老叶，煎汁前，务必把绒毛去干净，或用布包煎汁。先将枇杷叶用布包入煎，取浓汁后去渣。或将新鲜枇杷叶刷尽叶背面的绒毛，切细后煎汁去渣，入粳米煮粥，粥成后入冰糖少许，煮成稀粥。
【附　　注】本膳主要适用于肺癌热性咳嗽，咳性黄色脓痰或咯血者。枇杷叶粥，原出《老老恒言》：“疗热嗽，以蜜水涂炙，煮粥去叶食。兼降气止渴，消暑毒。凡用择经霜老叶，拭去毛，甘草汤洗净。”枇杷叶背面绒毛常会刺喉作痒，反使咳嗽加剧，因此煎汁前须把绒毛去干净，或用布包煎汁。枇杷叶的药理作用是多方面的，最重要的是它对于癌症引起的疼痛有特异性镇痛效果（《浙江科技报》，1982，6：14）。枇杷叶性味苦平，苦能降清热毒，所以本膳对热性疼痛者更为适宜。

【方　　名】脾胃抑瘤丸
【方药组成】香附、人参、炒酸枣仁、远志、当归、黄芪、乌药、陈皮、茯神、炒白术、贝母各 37.3g，木香、炙甘草各 11.2g。
【功效主治】肉瘿、肉瘤。
【用法用量】为细末，合欢树根皮 149.2g 煎汤，煮老米粥为丸，梧桐子大。每服 60 丸，食远服。
【来　　源】《医宗金鉴》。

【方　　名】脾胃益肾方
【方药组成】党参、枸杞子、女贞子、菟丝子各 15g，白术 10g，补骨脂 10g。
【功效主治】配合化疗、治疗胃肠癌，主治化疗引起的血细胞减少。
【用法用量】水煎服。
【处方来源】中国中医科学院广安门医院胃癌研究组。

【方　　名】痞气丸
【方药组成】赤石脂（火煅醋淬）60g，川椒（炒去汗）60g，干姜（炮）60g，桂心 15g，附子（炮）15g，大乌头（炮，去皮、尖）7.5g。
【功效主治】脾积。
【用法用量】上药为细末，炼蜜和丸，如梧桐大，以朱砂为衣。每次服 50 丸，米汤送下。

【方　　名】痞气丸
【方药组成】大乌头（炮，去皮、尖）一两，附子、川椒（炒出汗）、干姜、桂心、赤石脂（火煅醋淬）各半两。
【功效主治】脾积。
【用法用量】上为末，炼蜜丸桐子大，朱砂为衣，每服五丸，米汤下。
【来　　源】明·《简明医彀》卷三。

【方　　名】痞气丸
【方药组成】炮乌头 0.4g，炮附子 19g，桂心 19g，赤石脂（煅，醋淬）75g，川椒（炒，出汗）76g，炮姜 76g。
【功效主治】治脾积在胃脘，覆大如盘，久久不愈，病四肢不收，黄疸，饮食不为肌肤，心痛彻背，背痛彻心，脉浮大而长者。
【用法用量】上为细末，炼蜜为丸，梧桐子大，朱砂为衣，每服 5 ～ 7 粒，渐加至 10 丸，米汤送下。
【来　　源】《三因极一病证方论》。
【附　　注】以上类方近似，可参。

【方　　名】平肝顾气保中丸
【方药组成】香附米（童便浸 3 日，炒）90g，川芎 60g，陈皮（去白）90g，白术（土 炒）120g，厚朴 30g，枳实（炒）60g，黄连（姜汁炒）60g，神曲（炒）60g，麦芽（炒）21g，木香 9g，栀子（姜汁炒）30g，莱菔子（炒）30g，半夏（姜汁炒）45g，白茯苓 30g，砂仁（炒）12g，干生姜 30g，山楂（取肉）60g，青皮（香油炒）18g，生甘草（炙）12g。
【功效主治】顺气和胃，化痰清火。适用于胃癌。郁火伤脾，中气不运，胃中伏火，郁结生痰，致令呕吐，吞酸嘈杂，心腹胀闷。
【用法用量】上为末，竹沥打神曲糊为丸，如绿豆大。每服 100 丸，食后用白滚汤送下，1 日 2 次。
【来　　源】《古今医鉴》。

【方　　名】平肝息风汤
【方药组成】制何首乌、生地黄、丹参、白芍、女贞子各 15g，旱莲草 12g，竹茹、天葵子、牛膝、紫草各 10g，生赭石（先煎）30g，珍珠母（先煎）20g，陈皮 5g，蛇蜕（焙）、黄连各 3g，蜈蚣 1 条。
【加　　减】若痛缓、呕吐轻、大便润者，代赭石、竹茹、黄连，加龟板、鳖甲、茺蔚子、石决明。
【功效主治】平肝降胃，息风通络。适用于脑部肿瘤。症见头痛剧烈，呕吐，眼睛视向一侧或见物为俩，烦躁不眠，大便干结，舌质红，苔黄白而干，脉弦劲细数等肝风上扰，肝邪犯胃之证。
【用法用量】每日 1 剂，水煎，分 2 次温服。
【来　　源】刘炳凡方。

【方　　名】平肝消瘕汤
【方药组成】白芍 30g，当归 15g，白术 30g，柴胡 3g，鳖甲 6g，神曲 3g，山楂 3g，枳壳 3g，半夏 3g。
【功效主治】疏肝解郁，化瘀软坚。主治癥瘕。适用于肝癌。
【用法用量】水煎服，每日 1 剂。
【来　　源】《辨证录》。

【方　　名】平肝饮子
【方药组成】防风（去芦）、桂枝（不见火）、枳壳（去瓤，微炒）、赤芍药、桔梗（去芦，锉，炒）各 30g，木香（不见火）、人参（另炖）、槟榔、当归（去芦，酒浸）川芎、橘红、生甘草各 15g。
【功效主治】行气活血，平肝和胃。适用于胃癌，喜怒不节，肝气不平，邪乘脾胃，心腹胀满，连及两胁胀闷，头晕呕逆，脉浮弦。
【用法用量】上咀。每服 12g，用水 250ml，生姜 5 片，煎至 150ml，去滓温服，不拘时候。
【来　　源】《重订严氏济生方》。

【方　　名】平菇鸡蛋汤
【方药组成】鲜平菇 30g，鲜鸡蛋 1 个，油、盐、葱花各少许。
【功效主治】食道癌、胃癌、子宫颈癌的辅助食疗。
【用法用量】平菇洗净切碎，入锅内加水适量煎煮，俟汤沸后，打入鸡蛋煮沸，放盐、油、葱花，即可食用。每日 1 ～ 2 次，佐膳食之。
【来　　源】《抗癌食疗》。
【附　　注】平菇应与毒蕈相鉴别，确认无毒后方可食用。

【方　　名】平瘤丸
【方药组成】露蜂房，蛇蜕，血余炭，棕榈炭，干地龙，木鳖子。
【功效主治】消肿散结，止血止痛。适用于溃疡型胃癌及肿瘤患者的上消化道出血。
【用法用量】共研细末，蜜为丸，每丸重6g，每服1～2丸，温开水送下，1日2次。
【来　　源】《实用中医学》。

【方　　名】平瘤丸
【方药组成】露蜂房20g，蛇蜕、地龙各15g，血余炭、棕榈炭各10g，木鳖子9g。
【功效主治】攻毒抗癌，通络散结，止血。卵巢癌，症见腹胀或疼痛，可扪及包块，舌淡红，脉弦。
【用法用量】上药共研细末，水合为丸，如梧桐子，每次10粒，早、晚各服1次。
【来　　源】《肿瘤研究》。
【附　　注】本方适用于卵巢癌中期病情稳定阶段的治疗。方中蜂房、蛇蜕、木鳖子清热解毒，消肿散结以抗癌瘤；地龙性善下泄，通经达络，散结消肿；血余炭、棕榈炭消瘀止血。诸药合用，通络散结，攻毒消瘀，缓攻癌瘤。

此方与上方近似，可参。

【方　　名】平胃散
【方药组成】苍术（去黑皮，捣为粗末，炒黄色）120g，厚朴（去粗皮，涂生姜汁，炙令香熟）90g，陈皮（洗令净，焙干）60g，生甘草（炙黄）30g。
【功效主治】燥湿运脾，行气和胃。适用于胃癌，湿困脾胃，脘腹胀满，不思饮食，口淡无味，呕吐恶心，嗳气吞酸，常多泄泻，肢体沉重，怠惰嗜卧，舌苔白腻而厚，脉缓。
【用法用量】上药四味，捣罗为散。每服6g，用水300ml，加生姜2片，大枣2枚，同煎至180ml，去滓，空腹时温服。
【来　　源】《医方类聚》引《简要济众方》。
【附　　注】本方又名受拜平胃散（见《杂类名方》）、节金饮子（见《普济方》）、神效平胃散（见《保命歌括》）。方中重用苍术燥湿运脾为君，厚朴行气化湿、消胀除满为臣，陈皮行气化滞为佐，炙甘草健脾和胃、调和诸药为使。诸药合用，共成燥湿运脾、行气和胃之功。

【方　　名】平消丹（丸、方、片）
【处方组成】枳壳30g，炒干漆6g，五灵脂15g，郁金18g，白矾18g，仙鹤草18g，火硝18g，制马钱子12g。
【功效主治】顺气活血，祛痰通络，攻坚破积。结合其他辨证施治方药，水泛为丸，祛毒消肿。用于各种恶性肿瘤，如肺癌、胃癌、食管癌、肝癌、骨癌等癌瘤。
【用法用量】共为细粉，或水泛为丸。每服1.5～6g，每日3次，开水送下。或制成0.48g片剂，每服4～8片，温开水送下，每日3次，3个月为1个疗程。
【临床应用】以本方治疗肺癌60例，显效8例，有效34例，无效18例。总有效率为70%。
【来　　源】《癌瘤中医防治研究》。
【附　　注】本方为作者国内著名肿瘤专家贾氏老中医根据《金匮要略》的硝石磐石散加减化裁而成，现已制成新剂型，如平消片、平消胶囊，并获国家新药证书，临床广泛应用，对包括食管癌在内的多种肿瘤有确切疗效。

方用干漆破血逐瘀，通经止痛、“消瘀血痞结”（《名医肃录》）；五灵脂、郁金活血散结、消癥止痛；白矾敛疮生肌、消肿除湿；仙鹤草益气扶正、抗癌散结；枳壳疏理气机，行气以运血；五灵脂、干漆散瘀活血，攻坚破积，止痛消结；郁金、白矾疏肝解郁，消炎解毒，利胆除烦；火硝消坚化瘀，推陈致新；制马钱子通络除湿，祛毒消肿，提神补脑，通血脉；仙鹤草、枳壳强心滋补，利气宽肠，消痞疏滞，活血止血。全方共奏攻坚破积、利气活血之效。

据药理研究，平消片具有直接抑制肿瘤生长的作用，对实验动物肿瘤如S-180、Lewis肺癌有显著的杀伤效应。临床亦证实，其对食管癌、肺癌、胃癌、原发性肝癌、大肠癌等均有一定疗效。

本品可与手术治疗或放疗、化疗同时进行，毒性轻微，可长期服用。平消片原名P235片，贾氏方。

【方　　名】平消栓
【方药组成】明雄黄30g，枯矾15g，乳香30g，没药30g，蛇床子30g，五倍子100g，炒乌梅50g，炒蒲黄30g，山豆根30g，冰片15g。
【功效主治】化瘀消肿，收敛止痛。适用于子宫癌晚期。
【用法用量】上药各研为细粉，合在一起，研匀，制为栓锭，塞入子宫，每日1次。
【附　　注】本方以明雄黄、枯矾消炎解毒，燥湿浊腐；乳香、没药、乌梅消肿止痛；山豆根、蛇床子清热解毒；炒蒲黄、五倍子生肌去腐，保护创面；冰片芳香去秽。

【方　　名】苹果黄瓜馔
【方药组成】黄瓜、苹果各适量。
【功效主治】脑瘤。
【用法用量】黄瓜切片，苹果刨泥，拌匀，加入海带丝、海米、花菜及调味品煮熟食之。
【来　　源】《花卉食谱》。

【方　　名】破积导饮丸
【方药组成】槟榔、陈皮、广木香、青皮、枳壳、枳实、莪术、京三棱、半夏、神曲、麦芽、干姜、茯苓、生甘草、泽泻各五钱，牵牛二钱，巴豆三个。
【加　　减】若腹胀如鼓，小便不通者，加车前子、半边莲、猪苓、通草；若见发热，烦渴者加黄连、芦根、龙胆草、半枝莲。
【功效主治】理气破积，活血导饮。积滞内停，留结成块，气机不通，水浊内泛而见积块坚硬，脘腹胀满，心下痞闷，饮食不消，或呕恶，浮肿，小便不利，或大便不下者。现在用于恶性肿瘤如肝癌、胃癌之腹水，或引起的梗阻有效。
【用法用量】以上药物共研细末，调匀，生姜汁调糊为丸，如梧桐子大。每服30丸，饭前温姜汤送下，每日3次。亦可水煎服，每日1剂。
【来　　源】《卫生宝鉴》卷十四。
【附　　注】本方治证由气血壅塞，积滞不化，邪气内阻，清阴不升，浊阴不降，蕴结脾胃所致。病机较为复杂。治宜调理气血，畅运中土，泻下积滞，通经散结。莪术、三棱并为主药，以气血并治。辅以木香、青皮、枳壳、枳实以加强主药理气作用，其中木香主入脾、胃、大肠经，青皮主入肝经，枳壳、枳实入肺、脾经，四药配合，则可调一身上、中、下之气；槟榔行气并能利水消积，引邪下达；泽泻通利小便；牵牛、巴豆荡涤胃肠，泻下秽浊，逐水去积退肿；茯苓、陈皮、半夏、神曲、麦芽、干姜、生甘草补脾健中，顾护胃气，并可防止因攻逐过度而致中气衰败。如此主辅配伍，可达浊下气顺。
【注意事项】本方药性偏峻，得泻后应适当调养，慎防攻逐太达而伤正。

【方　　名】破石合剂
【方药组成】穿破石100g，三棱50g，马鞭草50g。
【功效主治】化瘀散结、行气利水、通经止痛。治疗晚期恶性肿瘤。
【用法用量】制成100ml复方合剂。消化道晚期癌肿每服30ml，每日3次；食道癌日服100～150ml，不拘时少量频服；其他肿瘤日服2次，早晚各服50ml，住院观察1至1个半月为1个疗程。
【临床应用】杨某，男，54岁。1979年11月14日至12月12日，因患胃小弯黏液腺癌周围淋巴结转移，行近全胃切除、脾切除、胰体尾切除术。1980年10月30日复查时发现锁骨上淋巴结3cm×3cm大小、质硬。1981年3月18日上腹部扪及鸭蛋大小肿块，质硬。入院服破石合剂，至4月2日共服近1000ml，自觉症状好转，腹胀减轻，左锁骨上淋巴结明显缩小，腹块亦随之缩小变软。共服近2000ml，肿大淋巴结及腹块均无扪及，4月30日疗程结束出院。
【来　　源】《浙江中医学院学报》，1983：3。
【附　　注】在服用复方破石合剂治疗过程中均未发现明显毒性反应，使用安全，仅个别有厌食反应，一般不必对症处理。

【方　　名】破石丸

【方药组成】煅皂矾 20g，焦山楂 180g，建神曲 60g，破故纸 120g，黑大豆（炒）60g，料姜石 140g，红枣肉（去皮核）120g。

【功效主治】补气血，健脾胃，降逆销冲，软坚散积。适用于各种癌瘤。

【用法用量】将上药前六味，共研为细粉，用楂肉为丸，如梧桐子大。每服 3 ～ 6g，开水送下，每日 3 次。

【来　　源】《中医癌瘤证治学》。

【方　　名】破血抑瘤方

【方药组成】当归 12g，赤芍 9g，儿茶 9g，雄黄 9g，刘寄奴 9g，血竭 9g，乳香 6g，没药 6g，冰片 3g，西红花 2.1g，麝香 0.15g。

【功效主治】骨巨细胞瘤。

【用法用量】共研细末，调敷患处，3 日换药 1 次；若 3 日内敷药干燥，可稍加新药调之再敷。

【方　　名】破饮丸

【方药组成】荜茇、丁香（不见火）、缩砂仁、胡椒、乌梅肉、青皮、巴豆（去皮膜）、木香、蝎尾各等分。

【功效主治】温中破积。适用于纵隔肿瘤、肺癌，五饮停蓄胸腹，支满胸膈，傍及两胁，抢心疼痛，饮食不下，反胃吐逆。

【用法用量】上药以青皮同巴豆用浆水浸一宿，次日滤出，同炒至青皮焦，去巴豆，将所浸水淹乌梅肉，炊一熟饭，细研为膏，余药研末和匀为丸，如绿豆大。每服 50 ～ 70 丸，临睡时用生姜汤送下。

【来　　源】《三因极一病证方论》。

【方　　名】破瘀化滞方

【方药组成】三棱 9g，莪术 9g，厚朴 9g，桃仁 9g，沉香 3g，赤芍 6g，鳖甲 20g，破犁铧 30g（醋粹），大黄 6g，苍术 6g。

【加　　减】虚象明显减去大黄；疼痛者加延胡索 10g；若确诊癌症酌加半枝莲或白花蛇舌草。

【功效主治】癥瘕、积聚、鼓胀等以胁痛、腹胀明显，尚无发热腹水、黄疸者。

【用法用量】水煎服，每日 1 剂。

【附　　注】此方属散血破瘀、行气化滞而又软坚散结之峻剂，曾用于肝硬化、早期胃癌、贲门癌、肝癌的治疗，虽不能根治此等疑难之症，但能缓解病痛，延长寿命。

【方　　名】破瘀散结汤

【方药组成】三棱 15 ～ 30g，莪术 15 ～ 30g，王不留行籽 15 ～ 30g，桃仁 12g，丹参 15g，海藻 30g，大黄䗪虫丸（包）12g。

【加　　减】如阴虚，加南沙参 12g，北沙参 12g，天冬 12g，天花粉 15 ～ 30g，百合 15 ～ 30g；气虚，加黄芪 12g，党参 12g，白术 12g，茯苓 12g；阳虚，加附子 9g，肉桂 9g，补骨脂 15g；痰湿，加半夏 30g，生南星 30g，薏苡仁 30g，杏仁 12g，瓜蒌 30g，马钱子 3g；内热，加肺形草 30g，石豆兰 30g，七叶一枝花 30g，苦参 30g，草河车 30g，黛蛤散（包）30g。

【功效主治】破瘀散结。适用于原发性肺癌。

【用法用量】每日 1 剂，水煎，分 2 次温服。

【临床应用】本方结合辨证施治治疗原发性肺癌 62 例，疗程为 1 个月以上。总有效率为 61.3%，1 年以上生存率为 32.3%；其中生存 1 年以上 14 例，2 年以上 4 例，3 年以上 1 例。该方对有咯血的患者应慎用。

【来　　源】刘嘉湘教授方。

【附　　注】方中重用三棱、莪术、留行子等破瘀散结药，具有治疗癌瘕积癖之效用，现代药理研究提示均有抑制癌细胞生长和抗凝血的作用。因此，以破瘀散结药为主，结合辨证施治，治疗血瘀型的原发性肺癌具有一定的疗效。

【方　　名】破癥瘕散

【方药组成】当归、生地黄、白芍（炒）各一钱，川芎七分，黄连（炒）五分，胡黄连三分。

【加　　减】疼痛如刺者加王不留行、桃仁、红花、乳香、没药；身疲乏力，面色萎黄加党参、黄芪、白术；积块坚硬加鳖甲、瓦楞子。

【功效主治】养血活血。癥瘕血虚，小腹积块坚硬疼痛，五心烦热。

【用法用量】以上药物水煎分 2 次空腹服下，每日 1 剂。

【来　　源】《良朋汇集》卷四。

【附　　注】本方所治之证为癥瘕日久，血络瘀结导致血虚的病症。积块日久，血络瘀结，则疼痛；血瘀日久，新血不生故血虚。方中当归、白芍、川芎补血兼能活血，养血兼能行滞，使血虚得补，癥瘕得散；血本阴液，血虚则阴不足，虚则五心烦热，故加生地黄滋阴清热，黄连、胡黄连清退虚热。诸药合用养血而活血，补血而行滞，瘀血去则新血生。现临床可用于妇科肿瘤日久致血虚的治疗。

【方　　名】葡萄干墨鱼方

【方药组成】黑葡萄干 150g，猪肉 300g，新鲜小墨鱼 10 条。

【功效主治】养血滋阴，消块抗癌。本膳主要适用于子宫癌肿块坚硬、触诊如石者。

【用法用量】拉出墨鱼头部，将其体内泥沙、杂物取出，不要将墨鱼剖开，用少许酱油和酒浸泡之。在锅内烧熟豆油，将猪肉炒熟，再加入葡萄干稍炒，加适量盐、酱油和糖，炒匀后盛出。将炒好的葡萄干、猪肉装入墨鱼体内。在油锅内放 6 ～ 9ml 豆油，烧熟后放入墨鱼，以文火煎熬，再倒入浸泡墨鱼的酱油和酒，焖煮片刻，即可食用。

【附　　注】日本青森产业技术中心从乌墨囊中的墨汁中提取到一种黏多糖（Mucopolysuccharide），对小鼠纤维系恶性癌细胞有高效抑制作用。实验的 10 只鼠中有 8 只癌细胞完全消失，生存率高达 60% ～ 80%（《自然医学》，1991，2：54，日文）。

【方　　名】蒲包草半枝莲汤

【方药组成】半枝莲 30 ～ 60g，天葵、白英、鳖甲各 30g，蛇莓、蒲包草各 15g。

【加　　减】腹痛加木香、乌药、延胡索；腹胀加大腹皮、厚朴、枳壳；腹水加车前草、泽泻。

【功效主治】卵巢癌。

【用法用量】水煎服，每日 1 剂。

【来　　源】《治癌中药处方 700 种》。

【方　　名】蒲地柏叶膏

【方药组成】鲜蒲公英、鲜地黄、鲜侧柏叶各等量。

【功效主治】鼻咽癌颈部淋巴结转移。

【用法用量】上三味药共捣烂，加蜂蜜调成膏状，外敷颈部肿块处。日敷一次，坚持敷之。

【来　　源】《民间验方》。

【附　　注】上三味药无鲜品时，可用干品泡水渍透后代用，唯效较逊。

【方　　名】蒲公英

【方药组成】新鲜蒲公英适量。

【功效主治】肺癌疼痛。

【用法用量】捣碎直接敷于痛处皮肤。外盖三层纱布，中夹一层凡士林纱布，轻减慢药汁蒸发。

【方　　名】蒲公英败酱汤

【方药组成】蒲公英 15g，败酱草 15g，红藤 15g，紫丹参 15g，当归 12g，赤芍 10g，夏枯草 15g，牡蛎 20g，生薏苡仁 15g，炮甲珠 12g，金银花 12g，连翘 10g，橘核 10g，海藻 15g，生鸡内金 10g，生甘草 5g。

【功效主治】附件肿块、附件炎。

【用法用量】水煎服，每日 1 剂。

【方　　名】蒲公英半枝莲汤

【方药组成】蒲公英 50g，半枝莲 200g，半边莲 50g，泽漆 50g。

【功效主治】肺癌。

【用法用量】水煎，每日 1 剂，分 3 次服。

【方　　名】蒲公英大青叶汤

【方药组成】蒲公英 30g，大青叶 30g，冰糖 20g。

【功效主治】白血病。

【用法用量】水煎服，每日 2 次。

【方　　名】蒲公英地丁汤

【方药组成】蒲公英 9g，紫花地丁 9g，炮山甲珠 6g，瓜蒌 60g，金银花 15g，当归 30g，黄芪 15g，天花粉 6g，白芷 15g，桔梗 15g，赤芍 6g，薤白 15g，远志 9g，官桂 9g，生甘草 6g。

【功效主治】清热解毒，软坚消积，理气宽胸。适用于乳腺癌。

【用法用量】每日 1 剂，水煎，分 3 次早、中、晚饭前 2 小时服用。

【临床应用】观察治疗经病理切片证实为乳腺癌者 18 例，其中 6 例获临床治愈（肿块消失），6 例显效（肿块缩小一半以上）。一般用药 2 周内即可见到治疗效果。

【方　　名】蒲公英根

【方药组成】蒲公英根 30g。

【功效主治】食管、贲门癌（噎嗝）。

【用法用量】加水煎，去渣，徐徐服下。

【方　　名】蒲公英金银花方

【方药组成】蒲公英、金银花、夏枯草各五钱，土贝母三钱，黄酒二碗煎一碗，空心热服愈。一方加当归一两，花粉三钱，生甘草二钱，炙穿山甲一片。

【功效主治】乳癖，乳岩。

【用法用量】煎服，每日 1 剂。

【方　　名】蒲公英露蜂房汤

【方药组成】蒲公英 24g，露蜂房（炙）9g，白花蛇舌草 30g，忍冬藤 30g，野葡萄藤根 30g，半枝莲 24g，壁虎 2 条。

【功效主治】结肠癌、直肠癌。

【用法用量】水煎服，每日 1 剂。另用牛黄醒消丸，每日两次，每次 1.5g，吞服。

【来　　源】《肿瘤的辨证施治》，上海科学技术出版社，1980：82。

【方　　名】蒲公英全蝎丸

【方药组成】蒲公英、全蝎 30g，大蜈蚣 1 条，血余 15g，雄黄 21g。

【功效主治】乳癌破溃糜烂。

【用法用量】醋泛为丸，桐子大，每服 6g，白酒送下。

【来　　源】福建福安专区医院《单方验方秘方民间疗法汇编》。

【方　　名】蒲公英土茯苓方

【方药组成、用法用量】①宫颈局部用药：鲜南星 6g 或鲜半夏 6g，或两者各 3g，洗净根部泥沙而尽量保存根部的外皮，不能浸在水中，每 10g 加 75% 酒精 0.5ml，捣烂成糊状，用一层纱布包扎为椭圆形，对准宫颈病灶塞紧，阴道外口再塞一棉球，以防药液漏出。

②内服药：生南星肠溶片，每片含生药 0.3g，每天 2 次，每次 4 ～ 5 片，或鲜南星 60g，煎水代茶，每天 1 剂。

③辅助药物：清热解毒用蒲公英 30g，土茯苓 30g，半枝莲 30g，野葡萄藤 60g；祛瘀生新用血见愁 30g，大蓟根 30g；助阳用仙茅 15g，淫羊藿 30g；止痛用徐长卿 30g；养阴用夏枯草 30g，山药 15g。

【功效主治】子宫颈癌。

【来　　源】《肿瘤的防治》。

【方　　名】蒲公英一枝花汤

【方药组成】蛇果草、蒲公英、蒲包草根、忍冬藤各 30g，白茅根 15g，七叶一枝花、檵木花各 9g。

【功效主治】血管瘤。

【用法用量】水煎服，每日 1 剂。

【来　　源】《治癌中药处方 700 种》。

【方　　名】蒲公英泽泻汤

【方药组成】蒲公英 30g，泽泻 9g，金钱草 30g，瞿麦 9g，萹蓄 9g，黄柏 9g，木通 3g，肥知母 9g，车前子 9g，粉萆薢 12g，生甘草 3g，川楝子 9g。

【功效主治】膀胱癌。

【用法用量】水煎服，每日 1 剂。适用于湿毒滞留膀胱，小便赤黄，腹部有隐痛者。

【来　　源】《抗癌中草药制剂》，人民卫生出版社，1981：282。

【方　　名】蒲公英汁

【方药组成】蒲公英适量。

【功效主治】食管癌。

【用法用量】捣汁和酒服。

【来　　源】《一味中药巧治病》。

【方　　名】蒲公英汁
【方药组成】生蒲公英叶、茎适量。
【功效主治】血管瘤。
【用法用量】用叶、茎的白色乳液涂抹患处，每日5～10次。
【来　　源】《中医学名人治验大系·癌中药及其处方》。

【方　　名】蒲公英粥
【方药组成】蒲公英50g（鲜品用量80g），粳米100g。清水适量。
【功效主治】清热解毒，消肿散结。本膳主要适用于乳腺癌红肿疼痛者。
【用法用量】蒲公英洗净，切碎，煎取药汁，去渣，入粳米同煮为粥。宜稀不宜稠。
【附　　注】由于热毒蕴结，肿块增大迅速，伴有疼痛，间有红肿，甚则破溃、翻花、血水外渗或感染恶臭，伴有疼痛，间有淋巴结及远处转移等。临床中，若本膳之中加入金银花50g，效果会更好。原出《粥谱》，其云："蒲公英粥，下乳，治乳痈。"山东名医、肿瘤专家顾振东先生以大剂量蒲公英（一次30g），配伍其他中药，治疗急性白血病，也获得满意效果（《中国中医药报》，1991，5：13）。所以，本膳也可用于急性白血病来养阴解毒，改善症状。日本系川秀治报告：蒲公英热水提取物，动物体内实验，对S–180腺水癌抑制率为46.5%（《生药学杂志》，1979，2：102）。

【方　　名】蒲公英紫花地丁汤
【方药组成】蒲公英15g，紫花地丁15g，败酱草15g，金银花20g，板蓝根15g，三棱10g，莪术10g，红花6g，穿山甲6g，皂角刺6g，重楼10g，甘草梢10g。
【功效主治】清热解毒，活血化瘀，软坚散结。早期乳腺癌。
【用法用量】水煎服。

【方　　名】蒲公英紫花地丁汤
【方药组成】蒲公英9g，紫花地丁9g，炮山甲珠6g，瓜蒌60g，金银花15g，当归30g，黄芪15g，花粉6g，白芷15g，桔梗15g，赤芍6g，薤白15g，远志9g，官桂9g，生甘草6g。
【功效主治】乳腺癌。
【用法用量】水煎服，分3次，早、中晚饭前2小时服用。

【方　　名】蒲黄公英一枝花汤
【方药组成】木馒头15g，生地黄、知母、黄柏、蒲黄炭、大蓟、小蓟、象牙屑各12g，半枝莲、七叶一枝花、车前子、蒲公英各30g。
【功效主治】膀胱癌。
【用法用量】水煎服，每日1剂。
【来　　源】《治癌中药处方700种》。

【方　　名】蒲黄灵脂汤
【方药组成】蒲黄24g（醋炒），五灵脂15g（炒），益母草45g，霜褚叶60g。
【功效主治】癥瘕。
【用法用量】水煎，早晚服，每日1剂。

【方　　名】蒲黄散
【方药组成】生蒲黄6g。
【功效主治】乳腺纤维瘤。
【用法用量】开水冲服，每日1次。
【来　　源】《常见杂病的防治与验方》。

【方　　名】蒲黄丸
【方药组成】蒲黄30g，菟丝子（酒浸三宿，晒干，别捣为末）45g，熟干地黄30g，蔓菁子60g，冬葵子30g，续断30g，川芎60g，当归30g。
【功效主治】益肾养阴，化瘀止血。适用于肾、输尿管肿瘤，虚劳乏力，小便出血者。
【用法用量】上药为末，炼蜜为丸，如梧桐子大。每服30丸，食前以粥饮送下。

【方　　名】蒲黄五灵脂汤
【方药组成】蒲黄10g，五灵脂10g，桃仁9g，红花 9g，归尾 15g，赤芍 15g，丹参 15g，延胡索 12g，川楝子 15g，乌药 9g，三七 3g，莪术 10g，仙鹤草 30g，乌贼骨 10g，侧柏炭 12g，露蜂房 6g，血余炭 12g，净蛇蜕 6g，干蟾皮 6g。

【功效主治】瘀毒内阻型胃癌。

【用法用量】水煎服，每日 1 剂。

【来　　源】《中西医结合治疗癌症》：32。

【方　　名】蒲菊苓莲汤

【方药组成】蒲公英、金银花、土茯苓、半枝莲、薏苡仁、茵陈蒿各 30g，野菊花 15g。

【加　　减】腹中积块明显加夏枯草、生牡蛎、白花蛇舌草；赤带多加仙鹤草、生地黄、牡丹皮；神疲乏力加黄芪、白术、鸡血藤。

【功效主治】清热利湿，解毒抗癌。宫颈癌，症见带下色黄，气味腥臭，口干苦，舌红苔黄，脉弦数。

【用法用量】以上药物，水煎分 2 次服，每日 1 剂。

【来　　源】《实用中西医结合妇产科证治》。

【附　　注】本方适用于湿热蕴毒型子宫颈癌，多见于子宫颈癌的初、中期。治宜攻毒逐邪。方中半枝莲清热解毒，消肿散结以抗癌为主药；蒲公英、金银花、土茯苓、野菊花均为清热解毒之要药，以为辅佐；茵陈蒿清热燥湿；薏苡仁渗利湿热，使邪有去处。诸药合用清热解毒之力甚强，使癌消瘤散。

【方　　名】蒲葵子炖鸡汤

【方药组成】蒲葵树子 30g，鸡肉适量。

【功效主治】绒毛膜癌。

【用法用量】蒲葵子捣碎，加水适量煎 2 小时，同鸡肉炖汤，熟后喝汤吃鸡肉。每日 1 剂，1 ～ 2 次服完。

【来　　源】《肿瘤临证备要》。

【附　　注】蒲葵子又称葵扇子或葵树子。

【方　　名】蒲葵子红枣

【方药组成】蒲葵子 30g，红枣 6 枚。

【功效主治】白血病。吐血时可选。

【用法用量】水煎，日分 2 次服，连服 20 剂为 1 个疗程。

【来　　源】《食物中药与便方》。

【附　　注】服药期间忌食萝卜、葱、韭、蒜。

【方　　名】蒲笋蜜饯

【方药组成】蒲笋 500g，蜂蜜 250g。

【功效主治】舌癌。

【用法用量】蒲笋切条，文火煮干，加蜜，用小火煮透，收贮瓷罐中，每日服 2 次，每次 5g。坚持服食，不拘时日。

【来　　源】《金蛾山房药录》。

【方　　名】普济消毒饮

【方药组成】板蓝根 30g，玄参、淡竹叶、蒲公英、山栀子各 15g，黄芩、黄连、连翘、牛蒡子各 12g，僵蚕 10g，升麻、生甘草各 6g。

【功效主治】上颌窦癌。

【用法用量】每日 1 剂，水煎服。同服鲜山栀根每次 30g，每周两次。

【来　　源】《新中医》，1984，16（12）：34。

【附　　注】戒辛、辣、燥食物。

【方　　名】普济消毒饮

【方药组成】黄芩、黄连各 15g，人参 9g，橘红、玄参、生甘草、柴胡、桔梗各 6g，黍黏子、马勃、板蓝根各 3g，僵蚕（炒）、升麻各 1.5g，连翘 3g。

【功效主治】透卫清热，解毒消肿。适用于白血病恶寒发热，头面红肿，咽喉不利，舌燥口渴，舌红苔白兼黄，脉浮数有力。

【用法用量】上十四味细末，半以汤调，时时服之，半用蜜丸，口噙化之。或加防风、薄荷、川芎、当归身，咀，或大便硬，加酒煨大黄 3g 或 6g 利之，如肿势盛大，宜针刺之。

【来　　源】《卫生宝鉴》。

【方　　名】普贴刺根单方

【方药组成】普贴刺（菝葜，亦名山姜）根（鲜）500g（干品 250g）。

【功效主治】食道癌。

【用法用量】洗净，加水两碗，煎3～4小时，倒出药液，加肥猪肉100g，炖至三分之一即可。1天内分服（早上不要服用）。

【临床应用】有较明显的近期疗效。

【来　　源】湖南省卫生局编《中草药单方验方新医疗法选编》，1971：329。

【附　　注】不要用铁锅，并忌食刺激性食物。

Q

【方　　名】七贝肺安颗粒

【方药组成】三七粉100g，浙贝母300g，穿山甲60g，丹参300g，龙葵300g，玄参200g，麻黄30g。重度胸腔积液者加服消胸水药物，咯血严重者加服云南白药。

【功效主治】肺癌。活血祛瘀、化痰散结、清热解毒。症见咳嗽、气喘、咯痰或痰中带血或咯血、胸痛胸闷、唇甲紫暗，舌暗红、苔黄厚腻、脉弦滑等。

【用法用量】每次内服6g，每日3次，温开水冲服。

【附　　注】本方为北京市东城区医学会健安医院谢继增院长的专利产品，专利号：ZL011024747。批准文号：Z20053008，京药制Z20053008，北京长城制药厂加工生产，颗粒剂型，袋装，每袋6g。

【注意事项】禁食海鲜，忌辛辣、酒类、茶水。

【方　　名】七贝肺安饮

【方药组成】三七15g，浙贝母30g，穿山甲（制）12g，丹参20g，瓜蒌30g，龙葵50g，预知子30g，玄参15g，僵蚕10g，山楂30g，蝉蜕12g，麻黄10g，前胡15g，白及15g，紫苏子30g，山药30g，白术20g，鸡内金60g，夏枯草30g，炙甘草15g。

【加　　减】气虚者（包括脾虚）加黄芪30g，党参20g；阴虚者加肉桂10g，补骨脂15g；胸水者加葶苈子10g，大枣5枚。

【功效主治】肺癌（气滞血瘀型、瘀毒气滞型、湿热瘀毒型、痰气郁结型）。活血化瘀、化痰散结、清热解毒。症见咳嗽痰多或痰中带血，胸闷气短、胸部剧痛，倦怠乏力，舌紫有瘀斑，苔厚腻，脉弦涩。

【用法用量】水煎服，每日1剂，早晚饭后各服200ml。

【附　　注】本方为北京市东城区健安医院谢继增院长的经验方。

【注意事项】服药期间禁食海鲜，忌辛辣、忌茶。

【方　　名】七虫散

【方药组成】①主方：全蝎90g，硇砂60g，硫黄60g，代赭石60g，斑蝥9g，蜈蚣20条，麝香1.2g。②露蜂房60g，僵蚕60g，水蛭30g，蛇蜕30g，壁虎30g，地鳖虫15g，海马15g。

【功效主治】破血逐瘀，散结消肿，解毒抗癌，补火助阳。结肠癌，症见腹部疼痛，有积块，大便次数增多，便中常伴有黏冻或血液，日渐消瘦，舌质紫暗或有瘀点、瘀斑，脉弦。

【用法用量】先将壁虎除去内脏，蜈蚣与全蝎亦除去头足，土鳖虫去翅足，然后用白酒浸洗干净，沥干，微火炒至焦黄，研成细末，备用。另将代赭石、硫黄、硇砂分别研细末。取主方中各药粉（除麝香外）混合均匀，置瓦罐中，外包黄泥，于炭火中煅烧4～6小时，埋入沙土内退火一夜，取出内中药粉，再与配方中各药粉及麝香共研均匀，分成30包，即得，每次1包，每日2次，30包为1个疗程。

【来　　源】《抗癌中草药制剂》。

【附　　注】本方适用于结肠癌初期证属气滞血瘀、邪毒内蕴者。气、血、邪毒凝聚肠道，气血运行不畅，故腹痛；日久变生湿热，损伤肠道脉络，故大便见黏液脓血。方中麝香、水蛭、地鳖虫破血逐瘀，通经达络，消肿止痛偏祛血瘀；全蝎、斑蝥、蜈蚣、硇砂、露蜂房、僵蚕、蛇蜕、壁虎散结消肿，解毒抗癌偏祛邪毒；代赭石泻热凉血；硫黄、海马助阳以扶正祛邪。本方攻补兼施，寒热并用，方中虫类药较多，性善走窜，通经达络之力较胜。凡结肠癌肿瘤较大、正虚不甚者，均可用本方攻伐。

【注意事项】服药期间多饮用绿豆汤，并禁食无鳞鱼类。

【方　　名】七虫汤
【方药组成】子鞭草30g，炙鸡内金6g，全蝎9g，蜈蚣9g，蜣螂3g，水蛭12g，虻虫9g，鬼球30g，蛴螬9g，鼠妇9g，黄药子30g，生大黄12g。
【功效主治】胃癌；消癥散瘀，行气止痛；胃腹痛，有积块，面色白，纳少，无力。
【用法用量】水煎服，每日1剂，分2次服，饭前服。

【方　　名】七番散
【方药组成】重楼20g，金银花15g，三七粉10g，血竭花30g，乳香15g，没药15g，麝香1g，冰片1.5g，牛黄lg。
【功效主治】清热解毒，活血止痛。用于乳腺癌晚期，癌肿溃烂，伤口疼痛。
【用法用量】将上药各研为粉，合在一起，再研为极细粉。按伤口大小适量撒患处。或用胆汁（猪胆、牛胆汁均可），加香油少许调膏，敷患处，每日1～2次。
【附　　注】本方用重楼、金银花清热解毒；三七、血竭花、乳香、没药活血止痛，软坚祛瘀；牛黄、冰片、麝香止痛散结，化浊祛秽。

【方　　名】七矾丸
【方药组成】红人参10g，鸡内金30g，代赭石60g，蜈蚣10条，地鳖虫30g，水蛭150g，红花30g，制马钱子150g，硇砂15g，干漆（炒）30g，白矾30g，柿饼霜60g。
【功效主治】活血破瘀，通络止痛，降逆扶正。适用于食管癌病情进一步发展，咽下困难，仅能进流质或咽水也困难时。
【用法用量】共研为细粉，水泛为丸，如绿豆大。每服1～3g，黄芪煎水送下，或开水送下，每日3次。
【来　　源】《中医癌瘤证治学》。
【附　　注】本方用红人参、制马钱子强筋通络，消块止痛；鸡内金、干漆、红花、硇砂、水蛭、土鳖子活血化瘀，软坚攻积，助消化；代赭石、蜈蚣、白矾、柿饼霜平逆通降，解毒消炎。

【方　　名】七甲消岩汤
【方药组成】七叶一枝花30g，山甲珠10g，全瓜蒌30g，生香附18g，玄参30g，生地黄40g，龙葵40g，煅牡蛎30g，川楝皮10g，茯苓15g，青皮12g，陈皮12g，川芎12g，露蜂房12g，郁金15g，三七3g。
【加　　减】气虚者加黄芪20g，血虚者加当归15g，阿胶10g。
【功效主治】乳腺良恶性肿瘤、乳腺增生（气滞血瘀型、痰热交阻型）。活血化瘀、清热散结。症见乳腺上生长肿物、质硬，乳头内陷，皮肤呈橘皮样改变，或局部隐痛或阵发性刺痛，或伴腋下淋巴结肿大，消瘦无力，舌苔厚腻、舌质紫暗，脉弦数或细涩。
【用法用量】水煎服，每日1剂，早晚饭后各服200ml。
【附　　注】本方为北京市东城区医学会健安医院王大升副院长经验方。
【注意事项】服药期间禁食海鲜、辛辣食品。

【方　　名】七品钉
【方药组成】①七品钉：轻粉4.5g，生马钱子4.5g，鸦胆子4.5g，白砒6g，章丹9g，雄黄9g，硇砂9g，乌梅炭18g，白芥子3g，冰片1.5g。②三品钉：白砒45g，明矾60g，雄黄7.5g，没药3.5g。③双紫粉：紫草30g，紫花地丁30g，草河车30g，黄柏30g，旱莲草30g，冰片3g。④龙英汤：龙葵13g，白英、白茅根、旱莲草各12g，半枝莲、薏苡仁各15g，赤芍9g，女贞子9g，露蜂房6g。
【功效主治】子宫颈癌。
【用法用量】方①各药共研细末，用40%二甲基亚砜溶液及淀粉适量，制成钉、杆、饼等外用剂型，经紫外线消毒后，即得。方②先将白砒、明矾共研细末，置小罐内煅烧至冒青白烟，上下通红后停火，冷置1夜，取出研末。再加雄黄、没药共研细末，用水调制成钉、杆、饼等外用剂型，阴干后紫外线消毒。即得。方③各药共研细末，制成外用散剂，经高压消毒。方④加水煎煮，制成煎剂、钉、杆、饼剂供外用，每次

1～2支，插入阴道至宫颈创面上。双紫粉亦供外用，撒布于宫颈癌创面，每日1次。煎剂内服，每日1剂。

【来　　源】《抗癌中草药制剂》，人民卫生出版社，1981：252。

【附　　注】少数病人用钉、杆、饼后，可感到下腹不适、食欲减退及头晕等反应。此外，当宫颈癌块收缩消失时，有渗血现象，可用止血粉及纱布紧塞压迫止血。

【方　　名】七气汤

【方药组成】人参、炙甘草、肉桂（去粗皮）各50g，半夏（汤洗七遍，切片焙干）250g。

【功效主治】治虚冷上逆及七情内结，积聚坚牢，心腹绞痛，不能饮食。

【用法用量】水煎，食前服。上为粗末，混匀收贮。每服10g，加生姜3片。

【来　　源】《太平惠民和剂局方》。

【方　　名】七日泡壁虎酒

【方药组成】酒500g，壁虎5只。

【功效主治】食管癌。

【用法用量】泡酒内7天即成，每日3次，每次口服10～20ml。

【来　　源】《民间单方秘方精选》。

【方　　名】七参散

【方药组成】三七、丹参、白英、龙葵、山豆根各500g，儿茶、蜈蚣各50g，蟾酥10g。

【功效主治】肝癌。

【用法用量】共为细末，每次1g，每日3次。开水送服。

【方　　名】七圣汤

【方药组成】半夏、黄连、白豆蔻、人参、茯苓、竹茹各等分，加生姜3片。

【功效主治】噎膈。

【用法用量】水煎服，每日1剂。

【来　　源】《证治汇补》。

【方　　名】七味丹

【方药组成】水银、白矾、牙硝各18g，盐（烧炼降丹法，炼成白色结晶者为佳）90g，蟾酥、红娘、斑蝥（去头足）、干粉末各0.5g，洋金花粉末1g。

【功效主治】祛腐解毒，燥湿敛疮；适用于阴茎癌溃疡型或菜花型。

【用法用量】溃疡型以糯糊2g调药末（指2次用量），涂于疮面，以万应膏药敷盖，菜花状用五虎丹钉剂（用米饭3g搓成两头尖的菱形，长4cm），在瘤体的基底部平插入中央。瘤体组织脱落坏死后，改用红升汞细末撒于疮面，待疮面平整、肉芽新鲜，经活检无瘤细胞时，用银灰膏药粉末（水银、响锡各60g，炉甘石150g，铅粉90g，轻粉30g，冰片15g，先将响锡放锅内烧熔，加水银混合，研末，再与余药末混匀）撒疮面。

【方　　名】七味僵蚕散

【方药组成】制僵蚕、白芷各0.3g，牛黄少许，牙硝5.4g，生蒲黄1.2g，硼砂2.4g，冰片0.6g。

【功效主治】清热利咽，解毒散结。适用于喉肿瘤。

【用法用量】加玉枢丹少许亦可，外用。

【附　　注】本方又名金丹。

【来　　源】《囊秘喉书》。

【方　　名】七味蜀羊泉汤

【方药组成】蜀羊泉30g，白花蛇舌草、七叶一枝花、半枝莲、忍冬藤、土茯苓、生甘草各15g。

【功效主治】阴茎癌。

【用法用量】上药加水适量同煎汤，分2～3次服，每日1剂，10～15日为1个疗程。

【来　　源】《上海常用中草药》。

【附　　注】蜀羊泉，又名白英，俗称白毛藤。

【方　　名】七味汤

【方药组成】七叶一枝花30g，苍耳草30g，贯仲30g，蒲黄根15g，海藻15g，玄参15g，生牡蛎60g。

【功效主治】甲状腺癌。
【用法用量】先将水煎2小时，再加其余药物同煎。每日1剂，分2～3次服。
【来　　源】《上海常用中草药》。

【方　　名】七仙膏
【方药组成】牙硝、明矾、青矾各150g，砒石、斑蝥各100g，食盐75g。
【功效主治】解毒消肿，化瘀散结。适用于血管瘤。
【用法用量】共研末放入罐内，加足量清水搅匀，然后加入水银100g慢慢加热熔化，并用竹筷不断搅拌，使水银不见星点，如发现罐内药物鼓起来，将罐移开热源，使药物慢慢下沉。如此反复至药物快干时，将罐移开热源，加入鸦胆子油汁50g，百草霜50g，调成糊状即成，密封备用。根据血管瘤的部位大小，取棉签蘸药膏，均匀地涂在肿瘤暴露部位上，待药干燥后，再用盐水轻轻擦掉药膏，继续第2次或第3次涂药，其方法同第1次，视肿瘤部位变黑或有少许渗液时，即不再涂药，应使患处自然暴露，不宜用纱布包扎。10天后肿瘤逐渐结痂脱落，10～15天为1个疗程。然后视其消失状况，再决定是否继续第2个或第3个疗程，治疗结束后基本不留疤痕和色素沉着斑。
【临床应用】黄某，男，15岁，患血管瘤15年，诊为局限性海绵状血管瘤，并经冷冻、放射、激光等治疗，效果欠佳，遂来求治。般情况好，下嘴唇约有桃子大小一红色肿块，边缘欠清，高出嘴唇约5cm，扪及有海绵状感，用本膏外治3个疗程，血管瘤分次脱落痊愈而归，次年来信告知，未再复发。

【方　　名】七贤仙丹
【方药组成】雄黄（研极细）3g，朱砂（水飞）3g，生川乌3g，郁金3g，槟榔3g，制乳香3g，巴豆（去净油）3g。
【功效主治】五积六聚，胃中刺疼，胀满倒饱，吞酸，以及小儿肚大筋青，面黄肌瘦，或食滞不消等症。
【用法用量】共为细面，醋调白面成浆状，加入药面混合均匀，制成绿豆大的丸药。成人每次服7丸，每日服1～2次，淡姜汤送下；小儿用量按年龄递减。上述服用剂量为一般规定，可根据体质强弱、病情轻重，适当增减。
【附　　注】服后腹鸣、轻泻，微有腹疼。

【方　　名】七叶铁树方
【方药组成】川象贝母9g，鱼腥草30g，蒲公英30g，七叶一枝花30g，徐长卿15g，白英30g，铁树叶20g，石见穿15g，留行子12g，牡丹皮9g，白花蛇舌草50g，泽泻20g，猪苓15g，茯苓30～60g。
【加　　减】胸水加猫人参60g（少数患者用120～150g），葶苈子30～60g，桑白皮15～30g。
【功效主治】原发肺癌合并膈胸水。
【用法用量】水煎服，每日1剂。
【来　　源】郭松云供方。
【附　　注】药物剂量仅供参考。

【方　　名】七叶一枝八花液
【方药组成】七叶一枝花15g，八月札12g，枸橘30g，凤尾草12g，急性子30g，干蟾皮12g，白花蛇舌草30g，丹参30g，生马钱子4.5g，公丁香12g，广木香9g，生南星9g，蜣螂虫9g，夏枯草12g，紫草根30g，苦参30g，瓦楞子30g，壁虎9g。
【功效主治】理气化痰，消肿散结。主治食管癌。
【用法用量】将上药用水浸泡30分钟，后以文火煎熬，分2次，早晚服，每日1剂。

【方　　名】七叶一枝花
【方药组成】七叶一枝花15g。
【功效主治】恶性肿瘤（骨肉瘤，肌肉瘤，白血病，肝癌，肺癌并治良性肿瘤）、脑瘤。
【用法用量】研成细末，每服3～5g，每日3次，2个月为1个疗程。七叶一枝花注射液4ml，肌注，每次2ml，每日2次，2个月为1个疗程。
【临床应用】用药1～2个疗程，症状缓解无副作用。

【方　　名】七叶一枝花半莲液
【方药组成】七叶一枝花 30g，半枝莲 15g，赤白芍各 10g，白花蛇舌草 30g，龙葵 30g，茵陈蒿 10g，三棱 10g，莪术 10g，当归 10g，丹参 10g，郁金 10g。
【加　　减】配合自制抗癌药（夏枯草、白花蛇舌草、半枝莲、七叶一枝花、丹参、血见愁各等量，每支 2ml，含生药 4g）每日阳陵泉穴注射。
【功效主治】原发性肝癌。
【用法用量】水煎服，每日 1 剂。
【来　　源】《辽宁中医杂志》，1984，（7）：20。

【方　　名】七叶一枝花散
【方药组成】七叶一枝花 800g。
【功效主治】膀胱癌。
【用法用量】将药切碎晒干，研成细粉，过筛，制成散剂，每次用温开水送服 2.5 ～ 4g，每日 3 次。1 ～ 2 个月为 1 个疗程。
【来　　源】《本草骈比》《一味中药巧治病》。
【附　　注】七叶一枝花又名重楼。

【方　　名】七叶一枝花糖浆
【方药组成】七叶一枝花、生牡蛎、白英、紫丹参、白花蛇舌草、败酱草、红藤、生薏苡仁各 30g，夏枯草、海藻、皂角刺各 15g，炮穿山甲、八月札各 12g，党参、地鳖虫各 9g。
【功效主治】肝癌。
【用法用量】制成糖浆剂，水煎亦可，口服。每日 1 剂。

【方　　名】七叶一枝花田七饮
【方药组成】七叶一枝花 6g，田七 1g。
【功效主治】本方对骨癌、阴茎癌有一定疗效。
【用法用量】每天 1 剂，煎服，15 天为 1 个疗程。
【来　　源】广西百色地区民族医药研究所杨顺发献方。

【方　　名】漆豆散
【方药组成】干漆（炒）30g，仙鹤草 30g，枯白矾 15g，炒谷芽 30g，鸡内金 30g，藏青果 15g，露蜂房 30g，全蝎 30g，蛇蜕 30g，山豆根 60g。
【功效主治】清热解毒，化瘀软坚，健脾开胃。适用于胃癌疲倦，胃脘胀气痞闷，心口灼热，进食发噎，吞咽困难，嗳气恶心，食欲不振。
【用法用量】共研为细粉。每服 3g，黄芪煎水送下，或开水送下。
【来　　源】《中医癌瘤证治学》。
【附　　注】本方用干漆、藏青果、枯白矾攻坚破积，消炎润膈；鸡内金、炒谷芽、仙鹤草开胃健脾，强心滋养，帮助消化；露蜂房、蛇蜕、全蝎、山豆根清热解毒、软坚化瘀。

【方　　名】漆姑草甘草方
【方药组成】漆姑草、生甘草各 250g。
【功效主治】白血病。
【用法用量】每日 1 剂，煎服。

【方　　名】漆青散
【方药组成】干漆（炒）30g，仙鹤草 30g，枯白矾 15g，炒谷芽 30g，鸡内金 30g，藏青果 15g，露蜂房 30g，全蝎 30g，蛇蜕 30g，山豆根 60g，料姜石 50g。
【功效主治】清热解毒，化瘀消坚；健脾润膈。适用于肝癌中晚期，包块很硬，并出现黄疸者。
【用法用量】共研为细粉。每服 3g，每日 3 次，黄芪煎水送下，或开水送下。同服平消片。
【附　　注】本方用干漆、藏青果、枯白矾攻坚破积，消炎润膈；鸡内金、炒谷芽、仙鹤草、料姜石开胃健脾，强心滋养，帮助消化；露蜂房、蛇蜕、全蝎、山豆根清热解毒，软坚化瘀。

【方　　名】祁门红茶鸡丁方
【方药组成】鸡脯肉 400g，红辣椒 1 个，青椒 2 个，祁门红茶 10g。黄酒、淀粉、酱油、食糖少许。
【用法用量】鸡肉切丁，用酱油、黄酒、淀粉捏上浆，半泡开的红茶与青、红椒同下油锅爆香，盛出。将肉丁用旺火爆炒至七分熟时，加入炒过的茶、青、红椒，再放少许糖，最后用泡好的红茶汤加淀粉勾芡。

【功效主治】补血活血，利尿祛湿。本膳主要适用于前列腺癌小便不畅、贫血消瘦者。

【附　　注】祁门红茶香气甚殊，既带有蜜糖香，又似含有苹果香，非其他红茶所能比。在国际市场上，祁门红茶被列为与印度的吉大岭、斯里兰卡的乌伐齐名的世界三大高香名茶。伦敦市场称本品为“群芳最”，日本顾客习惯称之为“玫瑰香”。所以本膳不但以脯肉补血，辣椒活血，而且祁门红茶之芳香辟秽，使毒邪去，血流活，排尿功能自然会有所改善。

【方　　名】芪补汤

【方药组成】生黄芪60g，红人参10g（党参30g），仙茅15g，淫羊藿15g，补骨脂30g，骨碎补15g，焦杜仲20g，枸杞子20g，女贞子30g，料姜石60g。

【功效主治】补肾固本。适用于鼻咽癌晚期广泛转移，或放疗、化疗后气血双亏，面色晦暗，四肢无力，形体瘦削，畏寒肢冷，腰酸骨痛，舌暗淡，苔白，脉沉细涩。

【用法用量】每日1剂，水煎，分2次温服。并服平消片。

【来　　源】《中医癌瘤证治学》。

【附　　注】本方用黄芪、红人参补气扶正；仙茅、淫羊藿、补骨脂、骨碎补、料姜石、焦杜仲、枸杞子、女贞子温肾固本，增强细胞活力，强腰止痛，增强免疫功能。

【方　　名】芪丹补血丹

【方药组成】黄芪15g，牡丹皮15g，鳖甲胶15g，龟板胶9g，白茅根30g，仙鹤草30g，小蓟30g，大枣30g。

【功效主治】放疗致气阴两伤，症见疲乏无力、皮肤黏膜出血、血小板减少等。

【用法用量】水煎服。

【方　　名】芪甲蠲岩汤

【方药组成】黄芪60g，茯苓15g，延胡索15g，当归30g，肉苁蓉30g，穿山甲9g，乳香9g，露蜂房9g，七叶一枝花9g，蛇蜕9g，蜈蚣5g，参三七3g，五灵脂12g，生牡蛎30g，夏枯草10g，金果榄9g。

【功效主治】行气活血，清热解毒。适用于乳腺癌。

【用法用量】每日1剂，水煎，分2次温服。

【临床应用】用本方治疗51岁女性乳腺癌患者1例，获痊愈，随访6年未复发。

【来　　源】陕西省军区门诊部胡荣景，《中国中医秘方大全》。

【附　　注】方中穿山甲、黄芪、延胡索、茯苓、乳香、参三七、五灵脂活血化瘀，通络止痛；七叶一枝花、蛇蜕、露蜂房解毒消肿，止痛通痹；重用肉苁蓉入肾经以补久病所致之肾气不足，提高机体免疫功能。

【方　　名】芪棱汤

【方药组成】黄芪30g，三棱30g，党参10g，白术10g，炙甘草10g，生蒲黄（包）10g，五灵脂10g，茯苓15g，莪术30g，鳖甲30g，大枣30g。

【功效主治】功能益气健脾，活血化瘀。主治原发性肝癌硬化型Ⅱ期。

【用法用量】水煎服，每日1剂。

【临床应用】本方治疗1例原发性肝癌。经体检：肝剑突下6cm，质硬，表面有结节，甲胎蛋白火箭法定量大于1 000ng，肝同位素扫描呈现占位病变，超声波为丛状波。服本方120例，病情显著好转，复查甲胎蛋白及肝功能均正常。超声波复查未见丛状波，食欲、睡眠正常。6年后复查甲胎蛋白3次均正常。超声波为低小波，未见肝癌波形。

【来　　源】江苏南通市肿瘤医院刘洁江。

【方　　名】芪龙安胃汤

【方药组成】黄芪15g，太子参15g，茯苓15g，山药15g，薏苡仁15g，莪术15g，龙葵30g，虎杖30g，佛手10g，谷芽10g，麦芽10g，炙鸡内金10g，炙甘草5g。

【功效主治】健脾安胃，活血破结。胃癌，症见身体瘦弱，体力差，面色苍黄无光泽，上腹肿块，或影像学检查发现有肝、肺转移，食少纳呆，胃脘痞胀。

【用法用量】以上药物，水煎分2次服下，每日1剂。

【临床应用】以该方配合化疗FAM方案，治疗胃癌47例，并设单纯化疗组30例做对照，结果两组分别部分缓解14例、7例，稳定22例、10例，进展11例、13例。病灶稳定率76.6%、56.6%。前者优于后者。

【来　　源】《山东中医杂志》1996年第6期。

【附　　注】本方为攻补兼施剂，胃癌病机属正虚邪实者可选本方治疗。方用黄芪、太子参、茯苓、山药、薏苡仁、炙甘草健脾安胃，固护中土，促进气血化生；龙葵、虎杖解毒抗癌、消肿散结；莪术活血化瘀，消癥止痛；佛手理气和胃，疏土消痰；谷芽、麦芽、鸡内金消食积、促纳化、开胃气以行中土壅塞。全方配合，可使脾胃气旺、中焦调畅、后天化源生生不息，则邪毒、积结自可消于无形也。

【方　　名】芪龙天麻汤

【方药组成】黄芪40g，地龙12g，天麻12g，蜈蚣2条，当归30g，鸡血藤30g，白花蛇舌草30g，夏枯草30g，葛根30g，赤芍15g，白芍15g，桃仁12g，川芎12g，丹参25g，胆南星10g，生甘草10g。

【功效主治】益气通络，化痰息风。适用于气血亏虚、痰瘀交阻的脑肿瘤。

【用法用量】水煎服，每日1剂。

【临床应用】本方治疗1例小脑脑桥角肿瘤，服药40余剂，患者可拄杖行走50余米，生活基本自理。1年后复查CT提示，右侧小脑脑桥角高密度阴影缩小至1.5cm×2cm。

【来　　源】本方为同济医科大学附属协和医院沈霖方。

【附　　注】方中黄芪、生甘草补气健脾，生甘草又解百毒，与白芍相伍取其甘酸化阴，以敛阴养血，使津血足而筋脉得养，达到缓急止痛的效果；丹参、鸡血藤、地龙、赤芍、当归、桃仁、川芎活血益气，化痰通络；蜈蚣、天麻息风通络，葛根升津液而柔筋脉；白花蛇舌草、胆南星、夏枯草化瘀散结。

【方　　名】芪泉红枣汤

【方药组成】生黄芪、干蜀羊泉、当归、红枣各30g。

【功效主治】子宫颈癌。

【用法用量】以上4药加水煎汤，分2次饮服，每日1剂，15～20日为1个疗程。

【来　　源】《中国民间灵验偏方》。

【附　　注】本方为上海民间验方。蜀羊泉又名白英。

【方　　名】芪芍汤

【方药组成】黄芪12g，赤芍9g，防风10g，金银花20g，紫花地丁20g，菊花20g，生甘草2g，柴胡12g，夏枯草10g，玄参9g，昆布9g。

【功效主治】甲状腺瘤。

【用法用量】水煎服，每日1剂。

【方　　名】芪酥丸

【方药组成】明雄黄60g，明白矾60g，山慈菇90g，蟾酥15g，制马钱子30g，朱砂30g，生黄芪120g，麝香15g。

【功效主治】活血化瘀，开窍醒脑，安神镇静，消坚除积。适用于各种肿瘤疼痛。

【用法用量】上药除蟾酥、麝香、黄芪外，共研为细粉。将黄芪熬膏后烘干，蟾酥用牛奶浸，将麝香与上药粉及干燥的黄芪膏合在一起，研匀，再加胆汁（猪胆汁或牛胆汁均可）适量为丸。每服0.05～0.1g，开水送下，每日3次。

【来　　源】《中医癌瘤证治学》。

【附　　注】方中明雄黄、山慈菇、明白矾解毒消炎，化瘀软坚；制马钱子、蟾酥、朱砂、麝香开窍醒脑，止痛息风，安神镇静；黄芪补气托里以扶正。

【方　　名】芪藤汤

【方药组成】黄芪、料姜石各60g，党参、瓦楞子、马齿苋、薏苡仁、红藤各30g，露蜂房、全蝎、紫阳茶各10g。

【加　　减】纳呆加神曲、陈皮、山楂、鸡内金；身寒肢冷加补骨脂、菟丝子；便血加炒蒲黄、仙鹤草。

【功效主治】补气健脾，软坚散结，清肠解毒。大肠癌，症见肠鸣腹泻，或便秘，大便变细，神疲乏力，舌淡苔白，脉细无力。

【用法用量】以上药物，水煎分 2 次温服，每日 1 剂。

【来　　源】《中医癌瘤证治学》。

【附　　注】癌瘤晚期，正气大虚，邪气实甚。本方所治即为大肠癌晚期证属脾气亏虚的病证。方中黄芪补气健脾，托毒抗癌，扶正以治本，红藤清热解毒，消痈散结，祛邪以治标，二药标本兼治共为主药；党参补中益气以助黄芪；马齿苋、薏苡仁、蜂房、全蝎解毒抗癌，活血消肿；瓦楞子、料姜石软坚散结以消肿块；紫阳茶利水消肿。诸药合用，共奏扶正祛邪之功。

【方　　名】芪苡汤

【方药组成】黄芪 60g，党参 30g，郁金 15g，当归 15g，旱莲草 30g，白术 20g，白芍 15g，重楼 10g，丹参 30g，薏苡仁 50g，料姜石 60g。

【功效主治】补气养血，化瘀解毒。乳腺癌，症见面色萎黄无华，头晕目眩，心悸气短，失眠盗汗，腰酸腿软，体倦无力，大便溏薄，小便清长，舌淡，苔白腻，脉沉细弱。

【用法用量】以上药物，水煎分 2 次空腹服下，每日 1 剂。

【来　　源】《中医癌瘤证治学》。

【附　　注】本方适用于乳腺癌证属气血虚弱，邪毒蕴结，正不胜邪，病情较晚者。方用黄芪、党参、白术、薏苡仁补益元气，增强体力，提高机体免疫机能，加强抗邪、抗癌力量；当归、白芍、旱莲草养血柔肝，补肾滋阴。上述药物配合，则可达到气血双补之效，以复正气之不足。另用郁金、丹参活血行气，通滞宣壅，散积止痛；重楼、料姜石解毒清热，消肿削坚。此则为扶正基础上的攻邪，使正复而无敛邪之虑。综合全方，配伍有两个特点，其一为气血并补，以使气生血旺；其二为扶正与祛邪并施，使扶正不敛邪、攻邪不伤正。临证凡见乳腺癌呈正虚邪蕴者，可以本方化裁治疗。

【方　　名】芪玉三龙汤

【方药组成】黄芪 30g，玉竹 10g，壁虎 6g，地龙 6g，龙葵 20g，白花蛇舌草 20g，薏苡仁 20g，泽漆 6g，莪术 10g，川贝母 6g。

【功效主治】益气养阴，化痰祛瘀，解毒抗癌。适用于肺癌的治疗。

【用法用量】每日 1 剂，水煎服，分两次温服。

【来　　源】名老中医韩明经验方。

【方　　名】芪楂汤

【方药组成】牛黄芪、生山楂、茯苓皮、薏苡仁、白花蛇舌草各 30g，当归、乌梅、花粉各 10g，狗脊、川续断、黄药子各 12g，山药 15g。

【功效主治】骨肿瘤。

【用法用量】水煎服，每日 1 剂。

【方　　名】芪术茯苓升白方

【方药组成】黄芪 30g，白术 12g，防风 10g，党参 15g，茯苓 15g，麦冬 15g，熟地黄 15g，辛夷 2g，白芷 12g，菊花 12g，木通 12g，当归 12g，肉桂 12g，赤芍 12g，香附 10g，牡丹皮 10g。

【功效主治】益气养阴，活血抗癌。适用于妇科恶性肿瘤化疗白细胞减少症的配合治疗。

【用法用量】每日 1 剂，水煎服，每日 2 次。

【来　　源】中国医科大学附属第一医院田雪。

【附　　注】方名系编者拟。

【方　　名】奇效丸

【方药组成】牛黄 3g，乳香 180g，没药 180g，雄黄 180g，蟾酥 180g，胆矾 6g，朱砂 9g，血竭 9g，寒水石 6g，轻粉 6g，蜈蚣 30 条，蜗牛 60 条，冰片 3g，麝香 3g。

【用法用量】共研细末，水泛为丸，如芥子大小。每次 5 ～ 6 丸，开水送服，每日 1 ～ 2 次。

【功效主治】清热解毒，活血散结。适用于乳腺癌早中期。

【临床应用】李某，女，成人，确诊为乳腺癌，原用化疗因效果不显，改服奇效丸后，症状逐渐消失，一直坚持服药，随访 9 年无复发。

【方　　名】奇异丸
【方药组成】白面 1 000g。
【功效主治】食管癌，噎嗝。
【用法用量】逢时食时，自初亏起用白面，水调糅合，向日和成丸，如桂圆核大，以日色复原为止，即将面丸于本日晒干收好。按 1 岁 1 丸空心煮食，极效，不见日则不效。
【来　　源】清·《奇效简便良方》。
【附　　注】此方平淡而有奇功，不可轻忽，价廉功大，可多制济人，面丸外实内虚尤为奇异也。

【方　　名】脐带白术散
【方药组成】脐带 60g，白术 30g，法半夏 30g，广木香 60g，瓦楞子 60g，雄黄 1.5g，血竭 9g。
【功效主治】胃癌。
【用法用量】共研细末，每日 3 次，每次服 6g。
【临床应用】治愈 2 例。
【来　　源】《安徽单验方选集》，安徽人民出版社，1972：315。

【方　　名】脐带散
【方药组成】初生婴儿脐带。
【功效主治】胃癌。
【用法用量】晒干研细末，每次 0.4g，每日服 3 次。本方对肠癌和子宫癌也有效。身体极度衰弱者用本方，疗效更佳。

【方　　名】脐带散
【方药组成】脐带 10g。
【功效主治】子宫颈癌。
【用法用量】将脐带干燥后磨为细粉，每次服 0.3 ～ 0.6g，每日 3 次，白开水送下。
【来　　源】《石原氏方》。
【附　　注】脐带以新生婴儿脐带为佳。以上类方近似，可参。

【方　　名】蛴螬方
【方药组成】蛴螬。
【功效主治】肝癌。
【用法用量】置小锅，用文火轻炒，待掉腿后，每次 1 把，装瓷器隔水蒸熟，绞取汁，每日 3 次，饭后 2 小时服下。用本方也能治愈肝硬化。

【方　　名】杞菊地黄汤合方
【方药组成】生地黄 15g，山茱萸 10g，菊花 10g，枸杞子 10g，钩藤 15g，僵蚕 10g，全蝎 3g，金银花 20g，薄荷 6g，连翘 10g，藤梨根 20g。
【功效主治】肝肾阴虚，毒火上炎型内眼恶性肿瘤。
【用法用量】水煎服，每日 1 剂，分 2 次服。
【来　　源】《肿瘤病》，人民卫生出版社，1982：39。乃杞菊地黄汤、钩藤息风饮加减。

【方　　名】杞子黄花饮
【方药组成】黄花菜 100g，山楂 50g，枸杞子 20g，猪膀胱 1 个。
【功效主治】适用于卵巢癌湿热蕴毒者。
【用法用量】先将猪膀胱洗净切细，后三味分别用纱布包妥，与猪膀胱一起煮熟，和盐、姜、葱、味精调味服食。

【方　　名】杞子鸡血藤合方
【方药组成】①枸杞子、鸡血藤各 30g，制何首乌、党参、当归、半夏、茯苓、山楂、神曲、薤白、天冬各 10g，黄芪 20g，丹参 30g，陈皮 6g，全瓜蒌 60g。②全瓜蒌 120g，薤白、天冬、莪术、地鳖虫、水蛭、穿山甲、半夏各 10g，生薏苡仁 60g，黄芪、茯苓各 15g，丹参 30g。
【加　　减】方①如胸痛者加当归、延胡索；胸闷加枳壳、郁金；痰多加贝母、杏仁；纳呆加焦三仙。
【功效主治】胸腺何杰金氏病。
【用法用量】两方均每日 1 剂，水煎服，交替应用。
【临床应用】陈某，女，34 岁。1980 年 1 月患何杰金氏病行手术治疗中，因广泛粘连不能切除而关闭胸腔，术后第 9 天开始用化疗，3 个月后，肿瘤未见缩小。于 5 月 15 日开始服用中药。患者先用方①治疗 2 个月后，胸闷显著好转，体质明显加强，血象恢复正常。继服方② 14 个月，未用抗肿瘤西药，胸痛基本消失，食欲、精神正常，体重由47kg增至62kg，摄片：肿瘤无转移。

【来　　源】《浙江中医杂志》，1982（10）：451。

【附　　注】方①主要应用于患者正气虚衰，气滞，血瘀，痰结为患时。方②主要应用于患者正气恢复，邪盛，能以攻伐为主治疗时。对于患本病的患者，应根据具体情况而配合其他方法综合治疗。

【方　　名】启膈散

【方药组成】北沙参、明百合、怀山药、金石斛、蛇舌草各30g，川贝母、云茯苓、杭麦冬、代赭石、半枝莲、赤丹参各15g，川郁金、旋覆花（另包）各9g。

【功效主治】食道癌。

【用法用量】水煎服，每日1剂。

【临床应用】治疗1例中段食道癌，上方为主，略有加减，共服30剂，病情稳定，随访8年，健康如常。

【来　　源】《四川中医》，1984（5）：64。

【方　　名】启膈散

【方药组成】沙参9g，丹参9g，茯苓3g，川贝母（去心）4.5g，郁金1.5g，砂仁壳1.2g，荷叶蒂2个，杵头糠1.5g。

【加　　减】虚者，加人参；若兼虫积，加胡连、芜荑，甚则用河间雄黄散吐之；若兼血积，加桃仁、红花，或另以生韭汁饮之；若兼痰积，加广橘红；若兼食积，加萝卜子、麦芽、山楂。

【功效主治】润燥解郁，化痰降逆。适用于食管肿瘤，咽下梗塞，食入即吐，或朝食暮吐，胃脘胀痛，舌绛少津，大便干结者。

【用法用量】水煎服。

【来　　源】《医学心悟》。

【方　　名】启膈散加减

【方药组成】沙参30g，丹参30g，白术15g，茯苓15g，砂仁3g，郁金9g，香附12g，贝母9g，乌蛇12g，蜈蚣6条，全蝎9g，生甘草3g。

【功效主治】肝气郁结型食管癌。

【用法用量】水煎服，每日1剂。

【来　　源】内蒙古自治区医院编《中草药验方选编》，内蒙古自治区人民出版社，1972：151。

【方　　名】气膈噎食丸

【方药组成】隔山消60g，鸡肫皮30g，牛膝、南星、朱砂各30g，急性子6g。

【功效主治】健胃消积，解毒消肿。适用于食管癌、胃癌。

【用法用量】共为末，炼蜜为丸，每丸重3g。每服1丸，淡姜汤送下。

【来　　源】《医部全录》。

【方　　名】气瘕丸

【方药组成】蒲黄一两，苏梗二两，枳壳一两五钱，厚朴一两五钱，延胡索一两，香附二两，五灵脂二两，木香一两，青皮一两五钱，六曲二两，当归二两，鳖甲一两，皂角一两，白豆蔻八钱，肉桂一两，党参二两。

【加　　减】瘀象重者，加三棱、莪术；积块难消者，加生牡蛎、瓦楞子；大便不通者加巴豆。

【功效主治】理气导滞，活血消积，温中散寒。气滞血瘀之积聚，症见若胁肋部疼痛，右胁腹有积块，由软渐硬，纳差，腹胀，乏力，日渐消瘦。

【用法用量】上药共为末，水为丸，每次服二钱，1日2次，陈皮汤送下。

【来　　源】《内外验方秘传》卷下。

【附　　注】本方所治为素体脾气虚弱，中阳不运，外感寒邪，复因情志内伤，气因寒遏，脉络不畅，阴血凝聚而成积聚，是一首表里兼治、扶正祛邪的方剂。方中党参补中益气，振中土生机；肉桂温中助阳，消散阴寒；苏梗疏表散寒；白豆蔻辛温香燥，既散外寒，又温中土；枳壳、厚朴、延胡索、香附、木香、青皮疏肝理气行滞；蒲黄、当归、五灵脂行血消瘀；六曲消食化积；脾虚湿聚生痰，故以皂角豁痰导滞，祛湿除垢；鳖甲软坚散结。诸药合用达到脾旺、表解、气畅、瘀消的作用。现临床可用于消化道肿瘤初起的治疗。

【注意事项】服药期间忌食生冷黏腻食物。

【方　　名】气阴双补饮

【方药组成】黄芪、牡丹皮、鳖甲胶各 15g，白茅根、仙鹤草、小蓟、大枣各 30g，龟甲胶 9g。

【功效主治】益气养阴，凉血止血。主治放疗后气阴两伤、血小板减少症，疲乏无力，皮肤黏膜有出血现象。

【用法用量】水煎服，每日 1 剂。

【方　　名】千槌紫金膏

【方药组成】蓖麻仁 450g，血竭粉、孩儿茶、乳香、没药各 90g，广丹 150g，银朱 21g，松香 750g。

【功效主治】拔毒消肿止痛。适用于乳痈、乳岩、乳中结核、瘰疬、石疽等病初起红肿未酿脓者。

【用法用量】杵如泥，隔水炖一昼夜。摊于布或纸上约 0.3cm。临用烊化贴患处。

【方　　名】千荠菜猴头条方

【方药组成】听装鲜头菇 300g，荠菜 100g，猪油 2 匙，鲜汤（鸡、肉汤均可）250g，葱 2 根，淀粉、盐、味精、鸡油适量。

【功效主治】开胃启膈，消食补虚。本膳主要适用于食管癌梗阻者。

【用法用量】猴头菇切宽 1.5cm、长 3cm 的条。荠菜在沸水中余一下，用冷水冲凉，切成末。锅烧热，放猪油，下葱煸香，随即注入鲜汤，捞去葱，投入猴头菇及作料，焖烧 5 分钟，放荠菜末，下湿淀粉勾芡，淋上鸡油即成。色如翡翠的荠菜和猴菇的软嫩皆有开胃作用。

【来　　源】《现代家庭报》，1991，9：24。

【附　　注】本症的特点是在进食时有哽噎，其他症状不明显，癌病理模型大多属髓质型或蕈样型，此时用荠菜猴头条可望收到治疗性效果。日本学者发现猴头菇中含有丰富的锗，锗（有机锗）可向人体细胞提供大量的氧，从而净化血液，改善新陈代谢，促进干扰素及自然杀伤细胞的形成，起到抑制癌细胞的作用。

【方　　名】千金六甲丸

【方药组成】蜈蚣、全蝎、僵蚕、蝉蜕、炙穿山甲、夜明砂各 18g。

【功效主治】祛风化痰，疏络散结。适用于风邪入腠、生痰成瘤之脂肪瘤。

【用法用量】共研细末，水泛为丸，如绿豆大。每次 3g，每天 3 次。

【临床应用】毕某，男，35 岁。1962 年诊治。患者在股外侧及上肢两臂生脂肪瘤多枚，切除后，又在别处赘生，引以为苦，脉舌象无殊。服上方 1 料后，已成者逐渐消散，未成者不见赘生，又服 1 料，脂肪瘤消失。1964 年复发再服原方亦收效。

【来　　源】陈苏生方。

【方　　名】千金息肉方

【方药组成】瓜蒂、华阴细辛等份。

【功效主治】豁痰通窍。适用于鼻息肉。

【用法用量】上为末。绵包少许，塞鼻中。

【附　　注】本方又名瓜丁散。

【来　　源】《景岳全书》。

【方　　名】千叶白槿花方

【方药组成】千叶白槿花。

【功效主治】解毒消噎。适用于食管癌、贲门癌有噎膈症者。

【用法用量】（阴干为末）每服 3g，老米泔调下，1 日 3～4 次。

【来　　源】《几希录》。

【方　　名】千转丹

【方药组成】牛涎、好蜜各 250g，木鳖子仁 30g。

【功效主治】胃癌。

【用法用量】共研末，共入铜器熬稠。每以 2 匙和粥与食，日 3 服。

【方　　名】迁魂草汤

【方药组成】迁魂草 15g。

【功效主治】癥瘕。

【用法用量】迁魂草全草，先用盐水煮，后用井水煮，煮后烤干为末，以开水泡服。每次 15g，每日 3 次。

【来　　源】《苗家实用药方》。

【附　　注】方名系郭宏昌拟编。

【方　　名】牵牛海马煎

【方药组成】雌雄海马各 1 枚，木香 30g，炒大黄 60g，炒白牵牛 60g，巴豆 49 粒，青皮 60g。

【功效主治】治远年虚实积聚癥块。

【用法用量】童便浸软青皮，包巴豆扎实，入童便内再浸 7 日，取出麸炒黄色，去巴豆不用，只用青皮，同众药为末。每服 6g，水 1 杯，煎 3 ～ 5 沸，临卧温服。

【来　　源】《奇难杂症效验单方全书》。

【方　　名】牵牛子粥

【方药组成】牵牛子末 1g，生姜 2 片，粳米 100g。

【功效主治】消肿泄水，通便下气。本膳主要适用于肝癌腹水胀满，小便不利，大便秘结而偏于实证者。

【用法用量】先将粳米煮粥，待煮沸后，放入牵牛子粉末及生姜，煮成稀粥服食。

【附　　注】牵牛子味苦辛，性寒，是治疗水肿胀满的要药。只需很小的剂量，就能引起泻下的效果，所以“胃弱气虚有禁用”。牵牛子剂量上有特点，少用即可通大便，多用则泻下如水，而且兼有利尿之功，使水邪蕴毒从二便而去。本膳原出《太平圣惠方》：“治水气，面目及四肢浮肿，大便不通，宜服牵牛子粥。”对于水肿实证，金元四大家攻邪学派张子和《儒门事亲》中的禹功散亦有良效，在肿瘤病灵活运用，常常收到卓效，而且见效颇快。其方为：牵牛子 120g，小茴香 30g，共为细末，每服 5g，空腹开水送下，每日 1 次，连服 3 天。

【方　　名】铅粉朱砂膏

【方药组成】铅粉、朱砂各等分。

【功效主治】多年恶疮皮肤癌。

【用法用量】上药共为细末，蜜和涂于患处。

【来　　源】清·《四科简效方》丙集。

【附　　注】诸药不瘥者，马齿苋捣烂敷之。

【方　　名】前胡润肺汤

【方药组成】沙参 30g，麦冬 9g，青蒿 12g，杏仁 12g，桔梗 9g，前胡 9g，瓜蒌 15g。

【功效主治】放射治疗所致的胸闷胸痛、咳嗽吐痰不利等。

【用法用量】水煎服，每日 1 剂。

【方　　名】芡肉汤

【方药组成】红糖适量，刺猪肉适量，芡实 10g。

【功效主治】前列腺癌。

【用法用量】将刺猪肉洗净切片与药物加水适量，文火水煎 50 分钟，饮汤食肉。每日 1 剂，顿服。

【来　　源】《乾坤一草医》。

【附　　注】刺猪肉，即箭猪肉。

【方　　名】芡实天花粉

【方药组成】芡实 50g，天花粉 20g，炙甘草 10g。

【功效主治】白血病。

【用法用量】水煎服，每日 2 次。

【方　　名】茜草茴香饮

【方药组成】茜草根 30g，小茴香 3g。

【功效主治】行气活血，止血定痛。适用于肿瘤患者在化疗、放疗过程中气滞血瘀，白细胞和血小板减少者。

【用法用量】每日 1 剂，煎 2 次分服，亦可加入抗癌主药中服用。

【来　　源】《经验方》。

【方　　名】茜草龙葵汤

【方药组成】茜草、龙葵、瞿麦、野葡萄各 30g。

【功效主治】前列腺癌。

【用法用量】水煎服，每日 1 剂。

【方　　名】茜草紫草饮

【方药组成】茜草 15g，紫草 30g，莲子 30g。

【功效主治】白血病。

【用法用量】水煎服，每日 2 次。

【方　　名】羌活丸
【方药组成】羌活、肉桂、川芎、木香、槟榔各一两，郁李仁五两，大黄二两。
【加　　减】外感寒湿较盛加麻黄、白芷；气喘不得卧加紫苏子、葶苈子、白芥子；瘀象甚者加三棱、莪术、郁金。
【功效主治】散寒、开郁、降气、平喘。外感寒湿，肝气冲逆之心胸痰逆气喘，右胁胀痛，兼有头痛，头重，便秘。
【用法用量】上药除郁李仁外，为末，与郁李仁研匀，炼蜜为丸，如梧桐子大，每次服二十丸，每日两次，空腹，煎生姜、大枣汤送下。
【来　　源】《圣济总录》卷七十二。
【附　　注】本方所治之证为外感寒湿，邪壅肺气，复因情志内伤，气因寒遏，脉络不畅，阴血凝聚而成肺积。病机要点为外有寒湿，内有肝郁。方中羌活表散寒湿，以祛主要病因，故为主药，并命名为羌活丸；辅以肉桂温中助阳，消散阴寒；木香、槟榔开郁降气平喘；气滞则血瘀，故加川芎以活血行气；肺与大肠相表里，加郁李仁、大黄以荡涤积滞，使浊阴下达，并助肺气肃降。本方为肺积而设，却无降肺气平喘之药，概因寒湿散，肝郁解，积滞消则肺气自降也。现临床可用于肺癌的治疗。
【注意事项】病久正虚者不适宜用本方。服药期间忌食生冷、黏腻食物。

【方　　名】蜣螂
【方药组成】取蜣螂去翅和腿。
【功效主治】食管癌、胃癌。
【用法用量】研末，1次4g，用热酒服之。

【方　　名】蜣螂白花蛇舌草方
【方药组成】蜣螂9g，白花蛇舌草、半枝莲、野葡萄各30g。
【功效主治】膀胱癌。
【用法用量】水煎服，每日1剂。

【方　　名】蜣螂蝼蛄散
【方药组成】蜣螂30g，蝼蛄20g，蝉蜕40g。
【功效主治】软坚散结，散瘀消肿。食道癌。
【用法用量】焙干研末，每次服用3g。

【方　　名】蜣螂散
【方药组成】地牛儿2个，蜣螂1公1母同入罐中，待虫食尽地牛儿，以泥裹煨存性，用去白陈皮6g，以巴豆同炒过，去豆，将陈皮及虫为细末，每用0.3～0.5g，吹入咽中，吐痰3～4次即愈。
【功效主治】膈气，吐食。
【来　　源】《孙天仁集效方》。
【附　　注】蜣螂，又名屎螂、推车客、牛屎虫，《纲目》谓之夜游将军，为金龟子科昆虫屎螂的干燥全虫。该虫常栖息在牛粪堆中，或在粪堆下掘土穴居，有夜间扑灯趋光的习性。主产于华东、华南等地。

【方　　名】蜣螂散
【方药组成】蜣螂（去翅足）数只。
【功效主治】食道癌，也治胃癌。
【用法用量】研成细末，热酒服3g。或洗净，瓦上或砂锅内慢火焙干，研末，每服1.5g，1日2～3次，大枣汤送下，甚效。
【来　　源】《圣惠方》《一味中药巧治病》。
【附　　注】蜣螂又名推车虫，俗称牛粪虫。

【方　　名】蜣螂散
【方药组成】蜣螂十余枚（以六七月寻牛粪中者为佳）。
【功效主治】大肠癌。本方还可适用于膀胱癌。
【用法用量】用线穿蜣螂阴干收存，临时用一个全者，放净砖上，四面以炭火烘干，于腰部切断。如大便不通用上截，小便不通用下截。研为细末。每次1～1.5g，取井华水服之。
【来　　源】《杨氏经验方》。

【方　　名】蜣蛇汤
【方药组成】蜣螂虫9g，白花蛇舌草、半枝莲、野葡萄藤各60g，河白草、金茶匙各30g。
【加　　减】血尿不止加无名异、大蓟、小蓟、白茅根；小便涩滞不利加石蟹、小茴香、瞿麦、萹蓄。
【功效主治】清热利湿，破瘀攻毒。膀胱癌，症见小便短赤，尿血鲜红，心烦口渴，舌红、脉数。
【用法用量】以上药物，水煎分 2 次服，每日 1 剂。
【来　　源】《抗癌中草药制剂》。
【附　　注】本方适用于膀胱癌初中期证属湿热下注者。过食辛辣厚味醇酒，滋生湿热，湿热下注膀胱，脉络受损，血渗膀胱而成本证。治宜清热利湿，攻毒抗癌。方中蜣螂虫破瘀解毒，散结消肿以逐瘀滞；白花蛇舌草、半枝莲、野葡萄藤清热解毒，消肿散结以抗癌瘤；金茶匙清热凉血；河白草清热利水，导热外出。诸药相合，共奏清热利湿、破瘀攻毒之效。

【方　　名】强真抗癌丹
【方药组成】红参，黄芪，薏苡仁，女贞子，枸杞子，生白术，阿胶，猪脊髓，露蜂房，山慈菇，丹参，蛇六谷，生半夏，菝葜，夏枯草，蜣螂，牡丹皮，蛇莓，龙葵，石见穿，浙贝母，海藻，参三七，牵牛子，桃仁，蒲公英，熟地黄，鳖甲，龟甲，水蛭，狼毒，红娘子，制马钱子，各适量。
【功效主治】强真固元，解毒抗癌。中晚期胃癌，病久不愈，正虚邪实，症见精神疲惫，面色无华，上腹积块，触及疼痛，或见淋巴结、肝、肺转移者。
【用法用量】以上药物按一定比例，烘干研粉，过筛（马钱子与绿豆放砂锅内同煮，干裂开花后取出浸泡去皮切片，炒至棕黄色即可入药），制丸入药，每服 9g，每日 3 次，温开水送下。
【临床应用】本方治疗胃癌 40 例，其中显效 18 例，有效 20 例，无效 2 例，总有效率为 94%。存活 3 年以上者 18 例，最长者存活 9 年。
【来　　源】《中医药防治肿瘤特技集成》。
【附　　注】本方为胃癌各证型治疗通用方，药物组成复杂、庞大，具有攻补并治之效。凡胃癌发展至中晚期，而见正邪交争、正虚邪实、病情难以控制者，可选本方治疗。方用红参、黄芪、薏苡仁、白术大补脾肺之气；女贞子、枸杞子、阿胶、猪脊髓、熟地黄、鳖甲、龟甲滋阴养血、补肾填精。以上两类药物配合，重在扶正气、益肾脾、强真固元，扶正以抗癌。而下述药物则主要在于祛邪，用露蜂房、山慈菇、夏枯草、蛇莓、龙葵、石见穿、蒲公英清热解毒、消肿块、抗癌止痛；生半夏、蛇六谷、狼毒、海藻、浙贝母化痰结、散积块；丹参、参三七、桃仁、水蛭、蜣螂、炙马钱子、牡丹皮、红娘子祛瘀血、通经络、消癥瘕；菝葜理气止痛，牵牛子泻下导滞、散结消肿。全方相伍，则可共奏强真固元、解毒抗癌之效。

【方　　名】墙土化瘕汤
【方药组成】白术 30g，柴胡 9g，茯苓 9g，山药 12g，神曲 6g，山楂 6g，枳壳 1.5g，两头尖 9g，厚朴 3g，鳖甲 4.5g，白薇 3g，何首乌（生用）6g，白芍 15g，白芥子 6g。
【功效主治】益脾平肝，消瘕破癥。主治食积气结，痰饮停聚而成癥瘕。适用于肝癌。
【用法用量】水煎服，每日 1 剂。

【方　　名】蔷薇根花茶
【方药组成】野蔷薇根 60g，蔷薇花 3g。
【功效主治】舌癌。
【用法用量】煎汤，代茶饮，徐徐多次饮服，每日 1 剂，常饮之。
【来　　源】《药农语》。

【方　　名】荞麦龙眼粥
【方药组成】脱壳荞麦粒 250g，龙眼干 75g，糖 300g，冷水 2 000ml。
【功效主治】开胃宽肠，下气消积。本膳主要适用于肠癌刀绞样疼痛者。
【用法用量】荞麦粒洗净，放入锅内，加水煮开，再用小火煮 20 分钟。在锅内放入糖、龙眼干，煮 5 分钟熄火，焖盖 10 分钟，即可食用。亦可用猪肉片代替糖、龙眼，煮成咸粥。
【来　　源】《中医药研究资料》，1978，6：7。
【附　　注】荞麦 Fagopyrum esculentum M. 蓼科

植物，种子中含有水杨胺等活性物质。其性味甘凉，和龙眼甘温配合。可用于各种不成的寒热症候。荞麦以通利为主，龙眼以滋补为重，相辅相成，甚是良膳。日本民间以荞麦种仁煮熟食用，治疗各种癌症，据云有一定效果。清代《花镜》中云：龙眼虽不及荔枝肉厚浆多，但“若论益人则龙眼功用良多。荔枝性热，而龙眼性最和平”。故本膳可久服，以克癌制胜。

【方　　名】荞麦硼砂散

【方药组成】荞麦（烧灰淋汁，入锅内煎取），白霜 3g，硼砂 3g。

【功效主治】噎食，数日不愈者。

【用法用量】研末，每服 1.5g。

【来　　源】《海上方》。

【方　　名】荞麦薏仁汤

【方药组成】金荞麦 30g，薏苡仁 20g，桃仁 12g，臭壳虫 6g，通关藤 15g。

【功效主治】本方具有清热解毒、消痈散结、化痰排脓之功，用于肺癌见热毒壅盛，气血郁结引起的咯吐脓血，其味腥咸，胸闷胸痛，甚则出现胸水，呼吸困难者。此外本方对肺脓疡亦有极好疗效。

【用法用量】水煎 3 次，每次煎 20 分钟，合并药液，分 3 次服，每日 1 剂。半个月为 1 个疗程。

【方　　名】荞苋方

【方药组成】灰苋菜灰 500g，荞麦灰 500g，风化石灰 500g（三味混合制成霜，取用 600g），红芽大戟（蒸，剥皮抽芯）900g，老月石 27g，硇砂 18g，儿茶 18g，松香 27g，雄黄 27g，蟾酥 9g，红升 9g，白降丹 9g，白胡椒 9g，血竭 30g，白及 30g，煅石膏 30g，白矾 500g。

【加　　减】在病变溃疡面过甚时用于蟾皮、生月砂等分为末，生油调成糊状，纳入宫颈；阴道红肿出血多用生石膏 9 份、红升 1 份为末；腹部剧痛用生乌头 300g 研末，醋调敷足心。

【功效主治】拔毒生肌，收敛止血。适用于子宫颈癌。

【用法用量】研末，制成橄榄大的药丸。阴道常规冲洗后，将药丸置入病所。每次使用间隔 2 ～ 7 天。

【临床应用】以本方治疗子宫颈癌 55 例，显效 14 例，有效 22 例，无变化 8 例，无效 11 例。

【附　　注】本方适用于宫颈癌 Ⅰ ～ Ⅲ期，贫血不甚严重、出血不多的患者。一般使用 8 ～ 12 次后，瘤灶明显缩小或消失，反之则无效，不宜继续使用。

【方　　名】巧妇窠酒服方

【方药组成】巧妇窠 1 个，黄酒适量。

【功效主治】治噎膈（噎膈即食管癌），神验。

【用法用量】取巧妇窠 1 个，烧过研成细末，用黄酒适量服下。

【来　　源】《本草纲目》。

【附　　注】巧妇窠，为巧妇鸟之窠。巧妇鸟，属鸟纲，鹪鹩科，形小，栗棕色，大多留居华北一带，亦有迁华南趋冬的。巧妇鸟之窠，以细枝、草叶、苔藓、羽毛成等交织而成，呈圆屋顶状，于一侧开孔出入，很精巧。乡间验方，可参。

【方　　名】茄子叶末

【方药组成】茄子叶适量。

【功效主治】乳腺癌。

【用法用量】破溃而出脓血时，用食盐水擦洗患处后，撒涂茄子叶末，可去恶臭，止痛。同其他方法配合使用。可根治。

【方　　名】芩连二母丸

【方药组成】黄连、黄芩、知母、贝母、川芎、当归、白芍、生地黄、熟地黄、蒲黄、羚羊角、地骨皮各等分，生甘草减半。

【功效主治】清心凉血，化瘀散结。适用于心火妄动，逼血沸腾，外受寒凉，结为血瘤，患处微紫微红，软硬间杂，皮肤隐隐缠如红丝，皮破血流，禁之不住者。

【用法用量】上为末，侧柏叶煎汤，打寒食面为丸，如梧桐子大。每服 70 丸，灯心汤送下。或作煎剂服之亦有效。

【方　　名】芩连枳梗汤
【方药组成】枳壳、桔梗各五分，清半夏、黄芩、瓜蒌仁、黄连各三分，生姜、麦冬各一分。
【加　　减】原书注热甚加大黄少许。
【功效主治】清热化痰，宽胸理气，主治痞结固热聚腹。
【用法用量】以上药物，水煎分2次服，每日1剂。
【来　　源】《医学入门》卷六。
【附　　注】热扰体内则有发热；痰阻气道，则可有咳嗽、吐黄痰；痰火扰心，则可出现烦躁。方中黄芩、黄连并用，清肺、清胃、清心，务在除热必尽，热去则不与痰结，痰浊易化；瓜蒌仁清肺化痰，开结利气，并有清热化痰，宽胸理气，润养之性；枳壳、桔梗、半夏通调上下气机，宣肺、运脾、降胃，使气机升降复其常；麦冬阴生津，可防痰火耗液伤正；生姜和胃，调诸药。通过以上配合，则热可清，痰可化，其证自消。痞结因热聚腹，不得宣通。

【方　　名】秦伯未膏方
【方药组成】西洋参30g，白直参30g（均另炖汁，冲入收膏），冬虫夏草60g，紫河车60g，清炙黄芪90g，川百合90g，白茯苓90g，怀山药90g，生薏苡仁90g，南北沙参各60g，天冬60g，麦冬60g，五味子60g，川贝母60g，浙贝母60g，大熟地黄90g（用缩砂仁24g拌），仙鹤草60g，橘白络各30g，旱莲草60g，炙僵蚕30g，生牡蛎60g，京玄参60g。
【功效主治】调理内脏机能，平补阴阳，提高机体免疫功能，具扶正抗癌之功，主治肺癌。
【用法用量】上药浸透，浓煎两次，滤汁去渣，再加驴皮胶60g，鹿角胶60g，鳖甲胶60g，冰糖240g，文火收膏。每日早晨空腹时用开水冲服1食匙。
【临床应用】本方为近代名医秦伯未先生所自拟。1967年12月秦老经某院确诊有肺癌，其时形体消瘦，精神委顿，面色青黑，动则气喘，痰带血丝，口干舌燥，纳食无味。脉沉细弱，舌光绛无苔。经作化疗后，白细胞下降。故除间断服用一些对症中药汤剂外，秦老自拟这首治癌膏方，乘冬进补，以扶正祛邪。两冬服后，诸症明显好转，精神振作，咳嗽大减，痰中已无血丝，纳增眠安，白细胞也有回升。
【来　　源】《中医杂志》，1986，10。吴大真辑。

【方　　名】秦归玄参汤合方
【方药组成】①秦当归、玄参、金银花、陈皮、紫荆皮、牡蛎、黑木耳、黄药子各30g，贝母12g，孩儿茶15g，夏枯草、半枝莲各60g。②黑木耳、牡蛎、重楼、荆皮各30g，玄参、橘红各12g，夏枯草、半枝莲、蛇莓、白花蛇舌草各60g。
【功效主治】黑色素瘤。
【用法用量】二方交替使用，随证加减，每日1剂，水煎服。
【临床应用】胡某，女，39岁。1974年底背脊中偏下生一黑色素瘤，初如豆，渐长如指尖大，次年夏洗澡发痒搔破，迅长如鸽卵，微痛。经某医院活检诊断为“黑色素恶性瘤”，连续3次手术后，复发更速。求治于中医，以祛瘀化痰，软坚抗癌，以黑化黑，以皮行皮之则治之，服前二方各用20余剂而病愈，黑色素瘤全部消失，经某医院复查：病愈。
【来　　源】《四川中医》，1983，（5）：42。

【方　　名】秦艽散
【方药组成】秦艽适量。
【功效主治】多年恶疮，疮口不合，一切皆治。
【用法用量】研末掺之。
【来　　源】《奇难杂症效验单方全书》。

【方　　名】青陈皮贝母汤合方
【方药组成】①青陈皮各9g，象贝母9g，茯苓24g，姜半夏12g，当归12g，枸橘李12g，全瓜蒌12g，炙甘草6g，水红花子24g，黄药子24g，苦桔梗6g，壁虎6g，八月札12g，川厚朴9g。②炒白术24g，炒党参12g，生黄芪24g，炒扁豆

12g，天葵子 24g，淫羊藿 12g，香附 9g，橘皮叶各 9g，壁虎 6g，夏枯草 12g，枸橘李 24g，青皮 12g，柴胡 6g，制南星 12g，昆布 24g。
【功效主治】恶性淋巴肉瘤。
【用法用量】水煎服，每日 1 剂。二方辨证选用。
【临床应用】男，43 岁，全身淋巴结肿大半年左右，并伴有咳嗽和右侧胸痛等，于 1973 年 4 月经病理活检诊断为淋巴肉瘤，服用方①和归脾丸，并予环磷酰胺 1 个多月后，肿块略有缩小，唯神疲乏力，苔厚腻，脉濡缓。改服用方②及六味地黄丸、夏枯草膏、小金片，并用环磷酰胺年多后，肿块逐渐缩小至消失，为巩固疗效，又继服中药 4 个多月。复查无异常淋巴结肿大。追踪 8 年，一般情况良好，淋巴结不肿大。
【来　　源】《中西医结合杂志》，1982，2（1）：44。

【方　　名】青黛
【方药组成】青黛。
【功效主治】急慢性白血病。
【用法用量】每服 3 ～ 6g，每日 3 次，冲服或装入胶囊内吞服（煎服无效）。
【临床应用】连续服药 6 个月至 1 年，有效率为 86.3%。

【方　　名】青黛鳖甲汤
【方药组成】鳖甲 62g，龟板 31g，青黛 62g，金银花 15g，生牡蛎 31g，太子参 31g，生地黄 32g，鸡内金 13g，生山药 31g，地骨皮 31g，当归 15g，赤芍 12g，红花 9g，炮穿山甲 15g，牡丹皮 12g，生甘草 3g，广木香 9g。
【加　　减】气阴两虚者，加黄芪、党参、生地黄、熟地黄、五味子、补骨脂、龟板、当归、麦冬、阿胶、鹿角霜。
【功效主治】破积消瘀，凉血解毒。适用于慢性粒细胞性白血病。
【用法用量】上药研末，炼蜜为丸，每丸 9g，日服 4 ～ 6 丸。
【临床应用】本方伍用白消安治疗慢性粒细胞型白血病 36 例（先用白消安每日 6mg，分 3 次口服），治疗后生存 10 年以上 3 例，6 ～ 9 年 8 例，5 ～ 6 年 14 例，3 ～ 5 年 9 例，不足 3 年 2 例。
【来　　源】河南省安阳地区医院刘秀文方。
【附　　注】慢性粒细胞型白血病化疗缓解率较高，但缓解时间短，容易急变和复发。祖国医学认为其机理为“瘀毒不去，新血不生”，故用本方长期服用，具有破瘀消积、清热解毒之功，可阻止和推迟慢性粒细胞性白血病急变的发生，对延长慢性粒细胞性白血病患者的缓解期有较显著的作用。

【方　　名】青黛粉
【功效主治】清热，凉血，解毒。用治左胁腹之积，泻肝经实火（肝癌）。
【方药组成】青黛粉 1 ～ 2g，水研服。
【来　　源】《实用中医内科学》。

【方　　名】青黛胶囊
【方药组成】青黛 2 ～ 4g。
【功效主治】慢性粒细胞性白血病。
【用法用量】将青黛装入胶囊内吞服，每日 3 次。
【来　　源】《中药治癌处方 700 种》。
【附　　注】青黛，即蓝靛粉米。

【方　　名】青黛露蜂房膏
【方药组成】青黛 15g，露蜂房 20g，血竭、密陀僧各 6g，赤芍 3g，山豆根 10g，蟾酥 1g，蜂蜜 100g。
【功效主治】治唇癌等口腔癌病，呈结节状，溃烂者效果好。
【用法用量】将上药研面炼蜜调膏，每日数次外涂。

【方　　名】青黛牛黄散
【方药组成】青黛 12g，人工牛黄 12g，紫金锭 6g，野菊花 60g。
【功效主治】解毒辟秽。适用于喉癌、胰腺癌。
【用法用量】以上各药共研细末，制成内服散剂。口服，每次 2 ～ 3g，每日 3 次，饭后服。
【临床应用】安徽省人民医院用于治疗胰腺癌有

一定疗效。但因病例不多，尚须继续观察。

【来　　源】《抗癌中草药制剂》，人民卫生出版社，1981：280。

【方　　名】青黛片

【方药组成】筛选有效中药青黛，制成青黛片或酸处理青黛片。

【功效主治】慢性粒细胞性白血病。

【用法用量】青黛加赋形剂后压片，每片含青黛0.3g，每日用量为6～9g，最多不超过12g，分3～4次口服。长疗程连续给直至缓解。酸处理青黛片用法：将酸处理青黛粉加赋形剂后压片。每片含酸处理青黛0.3g，每日用量一般为4～5g，不超过5g，分3～4次口服。长疗程连续给药。

【临床应用】观察17例中获得完全缓解者3例，部分缓解者6例，进步者8例。全部有效。平均生存期为38.7个月。

【来　　源】《中级医刊》，1979，（4）：22。

【附　　注】青黛中的主要有效成分是靛玉红。靛玉红不溶于水，故治疗白血病时最好用片剂或胶囊，不宜用煎剂。

【方　　名】青黛人工牛黄散

【方药组成】青黛12g，人工牛黄12g，紫金锭6g，野菊花60g。

【功效主治】原发性肝癌。

【用法用量】共研细末调匀，每日3次，每次2～3g，开水冲服。

【来　　源】《肿瘤的辨证施治》，上海科学技术出版社，1980：89。

【方　　名】青黛人工牛黄散合方

【方药组成】①青黛12g，人工牛黄12g，紫金锭6g，野菊花60g。②老月石30g，乌梅肉15g，桔梗15g，海浮石15g，胆星23g，赤练蛇粉30g，薄荷15g，饴糖120g。

【功效主治】喉癌。

【用法用量】方①共研细末，每日服3次，每次3g。方②共研细粉，炼蜜为丸，每丸重3g，口含化，每日3～4次。

【来　　源】《肿瘤的防治》：295。

【方　　名】青黛人工牛黄饮

【方药组成】青黛12g，人工牛黄6g，野菊花60g，紫金锭6g。

【加　　减】热盛，加紫草根12g，蒲公英30g，炒白芍9g，牡丹皮、薏苡仁各30g，金银花30g，鸡内金9g；上腹痛，加厚朴9g，木香4g，延胡索9g，参三七3g；纳差，加生谷芽15g，生麦芽15g，神曲15g；恶心，加法半夏9g，陈皮9g。

【功效主治】胰腺癌早期。

【用法用量】上药加水煎煮2次，将两煎药液混合均匀，分2次服用，每日1剂。

【方　　名】青黛散

【方药组成】青黛适量。

【功效主治】白血病。

【用法用量】成人6～12g口服，每日3次，连服用半年至1年。

【临床应用】治疗慢性粒细胞型22例，其中完全缓解4例，部分缓解4例，进步11例，无效3例。

【来　　源】《中华内科杂志》。

【方　　名】青黛雄黄胶囊

【方药组成】青黛、雄黄各适量。

【功效主治】慢性粒细胞白血病。

【用法用量】青黛与雄黄之比为9：1或8：1，研末，先从小剂量开始，每次3g，每日3次，饭后服。可增至每次5～6g，每日3次。

【来　　源】《中医杂志》1985年第10期。

【方　　名】青黛玄参汤

【方药组成】青黛、玄参、赤芍各10g，紫草、牡丹皮、太子参、生地黄各12g，水牛角、生牡蛎各30g。

【功效主治】慢性白血病，以发热、盗汗、舌质红绛、苔薄黄、脉细数为主症者。

【用法用量】水煎服，每日1剂。

【方　　名】青黛紫草散
【方药组成】青黛30g，紫草30g。
【功效主治】白血病。
【用法用量】共为末，每服2～3g，每日1～2次。

【方　　名】青黛紫金锭
【方药组成】青黛12g，紫金锭6g，野菊花60g。
【功效主治】胰头癌。
【用法用量】共研为末，每次服3g，每日服3次。
【临床应用】许某，男，61岁，右上腹隐痛，可触及包块，全身黄染，恶心，食欲差，白色大便，被诊断为胰头癌。即用如上粉剂，配合抗癌汤剂服用，治疗1个月，症状减轻，治疗2个月诸症显著改善，5个月后症状基本消失。追访4年仍健在。
【来　　源】《千家妙方》，战士出版社，1983：566。

【方　　名】青娥丸化裁
【方药组成】补骨脂、素艽、当归、杜仲各15g，核桃仁25g，威灵仙50g，细辛、川乌各5g，桂枝10g，青木香7.5g。
【功效主治】软骨瘤。
【用法用量】水煎服，每日1剂。

【方　　名】青橄榄核
【方药组成】青橄榄核，如无，以盐橄榄核泡去盐味用亦可。
【功效主治】两腮肿硬。
【用法用量】好醋磨汁搽之。

【方　　名】青根饮
【方药组成】青蒿60g，鲜野葡萄根60g，地榆60g，鲜蛇莓30g。
【加　　减】癌肿难消加白花蛇舌草、半枝莲；便秘加大黄、枳实、厚朴；便血多加槐花炭、仙鹤草、白头翁；疼痛加延胡索、乌药。
【功效主治】清热凉血，解毒消肿。大肠癌，症见便中夹血，大便不畅，口苦咽干，舌红，苔黄脉弦数。
【用法用量】以上药物洗净后，沥干，置热水瓶内，倒入沸开水浸过药面，浸泡12小时，滤出药液，即得。口服，每日1剂，供随时饮服，15天为1个疗程。
【来　　源】《抗癌中草药制剂》。
【附　　注】本方适用于大肠癌中、晚期证属热毒内蕴的病证。方中青蒿清热凉血；地榆凉血止血；野葡萄根、蛇莓清热解毒，散结消肿而抗癌。四药合用清热毒，消癌肿。本方药物精炼，服药方便，治疗大肠癌有一定疗效。

【方　　名】青蒿鳖甲汤
【方药组成】青藁10g，鳖甲10g，秦艽9g，地骨皮12g，玄参12g，生地黄12g，金银花15g，天花粉15g，牡丹皮10g，赤白芍各10g，蝉蜕6g，生甘草6g，灯心草1.5g，鲜苇根30g，常山10g，黄芪30g。
【功效主治】鼻咽癌化疗后低热。
【用法用量】水煎服，每日1剂。
【临床应用】胡某，男，59岁。因鼻塞至省医五官司科检查诊断为鼻咽癌，经化疗好转出院。后又经2次化疗，体质明显下降，长期低热，夜间尤甚。证属虚劳，内伤发热，拟上方养阴清热，化湿活血治疗。服8剂，发热全解。
【来　　源】《贵阳中医学院学报》，1989，(4)：30。

【方　　名】青蒿鳖甲汤
【方药组成】青蒿30g，鳖甲（醋炒）、银柴胡、生地黄、半枝莲、白花蛇舌草、大青叶各30g，沙参、牡丹皮、知母各20g，紫草15g，三棱、莪术各10g，犀角粉（冲）5g。
【功效主治】急性粒细胞白血病。
【用法用量】水煎服，每日1剂。

【方　　名】青蒿鳖甲汤
【方药组成】青蒿12g，鳖甲10g，地骨皮10g，秦艽10g，茯苓10g，麦冬10g，百合10g，百部

10g，白花蛇舌草 30g，鱼腥草 30g。
【功效主治】阴虚型肺癌。
【用法用量】水煎服，每日 1 剂。
【来　　源】《中西医结合治疗癌症》，44。

【方　　名】青蒿鳖甲汤
【方药组成】青蒿 6g，鳖甲 15g，细生地黄 12g，知母 6g，牡丹皮 9g。
【功效主治】滋阴透热。适用于白血病后期热毒未尽，留伏阴分。症见夜热早凉，热退无汗，能食形瘦，舌红少苔，脉沉细略数。
【用法用量】用水 1 升，煮取 400 毫升，每日两次内服。
【来　　源】《温病条辨》。

【方　　名】青蒿黄药子汤
【方药组成】青蒿、黄药子、鳖甲、地骨皮、白芍、玄参各 10g，丹参 30g，生牡蛎 20g，夏枯草、生地黄、党参、金银花、黄芪各 15g。
【功效主治】滋阴清热，软坚化积，治恶性淋巴瘤，阴虚发热，盗汗，全身表浅淋巴结肿大，舌质红，苔薄黄。
【用法用量】水煎服，每日 1 剂。
【临床应用】对中、晚期恶性淋巴瘤，特别是属于气阴两亏者效果明显。

【方　　名】青核桃酒方
【方药组成】山核桃（未成熟的绿色果实）3kg，轧碎高粱酒 5kg，浸泡 2 ～ 3 周。
【功效主治】治胃炎、胃及十二指肠溃疡、并可用于晚期胃癌术后。
【用法用量】取上清液，每次内服 10 ～ 15ml。配合内服刺五加片、刺五加，遵药品说明服用。
【临床应用】据《实用中医内科学》记载："有用青核桃酒和刺五加片治疗 36 例术后晚期胃癌，存后 1 年以上 13 例，其中 2 例存活 2 年以上。用该二药结合辨证治疗晚期癌症术后患者，亦取得一定疗效，并发现对动物转移性肿瘤有预防作用和升白细胞作用。"
【来　　源】《黑龙江常用中草药手册》。

【方　　名】青红核桃馔
【方药组成】青黛 30g，红萝卜 50g，核桃 10 枚。
【功效主治】白血病。
【用法用量】上 3 味加水共煮，约煮 3 小时，去药渣食核桃，不喝汤。
【来　　源】《抗癌食谱》。

【方　　名】青黄金菊方
【方药组成】青黛 12g，人工牛黄 6g，野菊花 60g，紫金锁 6g。
【加　　减】热盛者加紫草根 15g，蒲公英 30g，炒白芍 9g，牡丹皮 9g，薏苡仁 30g，金银花 30g，鸡内金 9g；上腹痛加川朴 9g，广木香 4g，延胡索 9g，参三七 3g；黄疸加茵陈 15g，金钱草 15g，半枝莲 30g，广郁金 9g；纳差加生谷芽 15g，生麦芽 15g，建曲 15g；恶心加法半夏 9g，陈皮 9g。
【功效主治】清热解毒，散结止痛。胰腺癌，症见上腹隆起，触之疼痛，不欲饮食或食入不化，烦躁口渴，或口气热臭，舌苔黄而干，脉实而有力。
【用法用量】以上药物，共研细末，每服 3g，每日 3 次，温开水冲服。
【临床应用】治疗胰腺癌 4 例，其中剖腹探查术 2 例，1 例存活 9 个月，1 例存活 1 年余；临床诊断 2 例，1 例存活 3 年 6 个月，1 例存活 5 年以上。
【来　　源】《肿瘤学》。
【附　　注】本方所治胰腺癌，其病机属热毒搏结于内，留恋不解，积久成块而正气尚盛者。方用青黛寒以清热毒、咸以散结肿，本品含有抗癌成分靛玉红，在体内外对瘤细胞的增殖均有较强的抑制活性；复以牛黄香窜透毒、消肿化积、泻火清痰，若取天然之品则其功尤佳，此外本品还有利胆退黄作用；野菊花、紫金锁解热透毒、化痈消积、止肿痛。四药配合，皆以寒取功，从而可产生协同作用，有助于提高疗效。
【注意事项】脾胃虚寒、腹泻便溏者勿用。

【方　　名】青黄散
【方药组成】青黛、雄黄。

【功效主治】解毒化瘀，适用于慢性粒细胞性白血病。
【用法用量】上药青黄之比为 9∶1，研末后混匀装胶囊。或以熟地黄为辅型剂做成片剂，每片 0.3g。诱导缓解剂量，每日 6～14g，分 3 次饭后服；维持缓解剂量，每日 3～6g，分 2～3 次服。
【临床应用】用本方为主配合汤药治疗 25 例慢性粒细胞性白血病，完全缓解者 18 例，部分缓解者 7 例，平均 11.4 天自觉症状明显好转或消失。白细胞数在治疗后平均 5.3 天开始下降，平均 12.6 天降在原水平的一半，39.4 天降至正常。
【来　　源】《中西医结合杂志》，1981：1。
【附　　注】与“青黛雄黄胶囊”方近似。

【方　　名】青黄紫菊散
【方药组成】青黛、人工牛黄各 12g，紫金锭 6g，野菊花 30g。
【功效主治】胰腺癌。
【用法用量】上 4 味药共研细末，每次服 3g，日服 3 次。
【来　　源】《中国中草药肿瘤资料选编》。

【方　　名】青黄紫菊散
【方药组成】青黛 12g，人工牛黄 12g，紫金锭 6g，野菊花 60g。
【功效主治】喉癌。
【用法用量】上述药物共研细末，每天服 3 次，每次 3g，温开水送服。
【来　　源】《肿瘤的防治》。
【附　　注】紫金锭为中成药，中药店有售。此方前有类方，可参。

【方　　名】青橘皮黄酒
【方药组成】青橘皮 20g，黄酒适量。
【功效主治】乳癌初起。
【用法用量】用水 1.5 碗，将橘皮取浓汤 1 碗，调入黄酒温服。

【方　　名】青橘皮核叶汤
【方药组成】青橘叶、青橘皮、橘核各 25g，黄酒适量。
【功效主治】消坚破滞。用治乳房起核、乳癌初起。
【用法用量】 以黄酒与水各半合煎，每日 2 次温服。

【方　　名】青橘皮汤
【方药组成】青橘皮 20g。
【功效主治】乳癌初起。
【用法用量】用水 1 碗半，煎至 1 碗，每日 1 服，或以温酒送下。
【附　　注】前有类方，可参。

【方　　名】青龙丸
【方药组成】红参 10g，生黄芪 30g，党参 30g，生地黄 15g，枸杞子 24g，牡丹皮 15g，沙参 30g，代赭石 30g，鳖甲 30g，山茱萸 24g，当归 15g，丹参 24g，白术 15g，金银花 30g，穿山甲 15g，乳香 10g，没药 10g，三七 15g，琥珀 10g。
【功效主治】益气健脾，养阴补肾，活血散结。原发性肝癌，久病体虚，面色苍黄，神倦乏力，腰膝疼软，或潮热汗出，肝区刺痛，肿大，质硬拒按，舌质淡红或暗红，脉细数或细弱无力。
【用法用量】上药共研细末，制为丸剂，每次 8g，每日 3 次，饭后半小时服。连续应用 2 个月。亦可作汤剂内服，每日 1 剂。
【临床应用】以之治疗原发性肝癌 200 例，并设介入化疗 70 例做对照，结果两组完全缓解 1 例、0 例，部分缓解 16 例、10 例，稳定 161 例、43 例，进展 22 例、17 例。二者相比疗效接近。对乏力、疼痛、恶心呕吐、腹胀、体重、生活质量评分、血红蛋白、白细胞、血小板、AFP 疗效方面，中药组优于对照组。
【来　　源】《中医杂志》1996 年第 3 期。
【附　　注】本方所治肝癌，以正虚、血瘀为辨证要点。方选红参、黄芪、党参、白术补元气，益脾肺，扶正固本；生地黄、枸杞子、沙参、山茱萸、当归、鳖甲养阴津，滋肾精，生血益肝，后者尚有软坚消积之功。上述药物配合，则气血阴阳并治，元气充而有根。复用穿山甲、乳香、没药、三七、牡丹皮、丹参、琥珀活血化瘀，消瘕散结，通经止痛；金银花清热解毒，透邪达表；代赭石降逆调胃止吐。此九药相合，瘀毒去则自可收正复而结散之效。总之，全方配伍，标本并治，扶正而不留邪，攻邪而不虑其伤正，从而可达疗病祛疾之目的。

【注意事项】服药期间，忌食辛辣油腻之品；有出血倾向者慎勿使用。

【方　　名】青龙丸

【方药组成】制马钱子360g，山甲珠180g，僵蚕180g，乳香90g，没药90g，川贝母60g，猴枣45g，明雄黄36g，狗宝15g，轻粉6g，麝香4.5g。

【功效主治】乳腺癌、食管癌、宫颈癌、无名肿毒、疔毒恶疮等。止痛作用较好。

【用法用量】上药研细末，另用金银花、蒲公英各120g，水煎取汁，做成小水丸。每次服3～4.5g。

【来　　源】孙秉严供方。

【附　　注】方中马钱子、雄黄、轻粉均有剧毒，服药以少为佳，反应不大时可渐增量，但需谨慎。

【方　　名】青龙衣

【方药组成】核桃楸酒浸物（胡桃科植物未成熟的果实，由黑龙江省中医研究院附属药厂生产）。

【功效主治】扶正固本，提高机体的免疫功能，限制肿瘤的发展。适用于食管、贲门癌早、中、晚期及手术后患者。

【用法用量】每服10～20ml，每日3次，连服1年。

【临床应用】服药2～3个月临床症状改善与消失最为多见，且疗效稳定，无副作用。

【来　　源】《中医药信息》，1988：3。

【附　　注】经动物实验证明：青龙衣对艾氏腹水癌实体型小鼠肉瘤S-180均有抑制作用，并对小鼠疼痛阈值有明显提高。

【方　　名】青龙衣单方

【方药组成】青龙衣。

【功效主治】食管、贲门癌。

【用法用量】每日3次，每次10～20ml，连服1年。

【临床应用】共治疗120例，总有效率为53%，其中早期患者的有效率为76%。本品对早期食管、贲门癌患者疗效显著。

【来　　源】《江苏中医》，1989，（2）：44。

【附　　注】青龙系胡桃科植物核桃楸Juglans-mandshurica Maxim的未成熟果实的酒浸剂。由黑龙江中医研究院附属药厂生产。

【方　　名】青龙衣酒

【方药组成】青龙衣酒（系胡桃科植物核桃未成熟果实外皮的酒浸剂）。

【功效主治】贲门癌。

【用法用量】每日3次，每次10～20ml，连服1年。

【方　　名】青梅芦笋茶

【方药组成】青梅2只，鲜芦笋30g。

【功效主治】前列腺癌。

【用法用量】将新鲜的青梅去核后取肉，芦笋洗净捣碎取汁，共煮沸，以之代茶饮，每天3～5次。常饮之。

【来　　源】《肿瘤康复指南》。

【附　　注】青梅即未熟透的梅果。

【方　　名】青牛散

【方药组成】青黛15g，硇砂15g，硼砂15g，牵牛子9g，大黄15g，蜈蚣10条，红参15g，料姜石30g，地榆30g。

【功效主治】解毒软坚，通肠止血，扶助正气。适用于肛门癌便血、排便时疼痛剧烈者。

【用法用量】共研为细粉。每服1.5～3g，黄芪煎水服下，或开水送下，每日3次。

【附　　注】本方用青黛、硼砂、蜈蚣、硇砂清热解毒，软坚化瘀；大黄、牵牛子通便利水；红参、地榆、料姜石补虚扶正，止血消痞。配合应用，祛邪而不伤正。

【方　　名】青硼散
【方药组成】黄柏、紫草、硼砂、枯矾、冰片、青黛各 30g。
【功效主治】子宫颈癌。
【用法用量】上药共研为细粉，撒患处，或用凡士林配膏，搽患处。每日 1 ～ 2 次。

【方　　名】青皮陈皮汤
【方药组成】青皮、陈皮、贝母、厚朴各 9g，茯苓、水红花子、黄药子各 24g，姜半夏、当归、枸橘李、八月札、全瓜蒌各 12g，炙甘草、桔梗、壁虎各 6g。
【功效主治】健脾利气，化痰软坚。适用于脾虚失运，痰湿凝聚之恶性淋巴肉瘤。全身淋巴结肿大，质中，不痛，面色萎黄，疲惫。舌苔厚腻，脉细濡。
【用法用量】每日 1 剂，水煎，分 2 次温服。随证加减，并用归脾丸、夏枯草膏、六味地黄丸、小金丹及环磷酰胺等。
【临床应用】唐某，男，43 岁。1973 年发现全身淋巴结肿大，其右侧颈项肿块大约 6cm×4cm×2.5cm，左侧 2 个肿块为 4.5cm×2.5cm×1.5cm 和 2cm×2cm×1cm，面色萎黄，精神疲惫，投上方并用环磷酰胺 200mg，每日肌注 1 次。连续运用中西药治疗 4 个月，复查肿块消失，追踪观察 8 年，患者情况良好。
【附　　注】方中壁虎、黄药子、夏枯草膏呈消肿散结之功，并用归脾丸以健脾燥湿，扶正以祛邪，加减用药也遵辨证与辨病相结合之指导思想，据病情和患者体质情况选择用药，故能奏效。

【方　　名】青皮煎
【方药组成】青皮 12g，水一盏半。
【功效主治】疏肝破气，散结消痰。主治因久积忧郁，乳房内有核如指头，不痛不痒，5 ～ 7 年成痈，名乳癌者。
【用法用量】煎一盏，徐徐服之，日一服，或用酒服（朱丹溪）。
【来　　源】《中药大辞典》。

【方　　名】青皮汤
【方药组成】青皮 12g。
【功效主治】乳岩，乳腺癌。
【用法用量】水或酒半盏，徐徐服之，日 1 服。
【来　　源】清·《四科简效方》丙集。
【附　　注】与上方类似，可参。

【方　　名】青皮汤
【方药组成】青皮 3g，莪术、三棱各 2.1g，陈皮、神曲各 1.5g，延胡索 1g。
【加　　减】如痞满，加炒黄连 1g；有邪热，加山栀子；少食，加山楂、麦芽各 0.6g；妇人，加香附 4.5g，川芎 2.5g，红花、木香各 0.3g。
【功效主治】理气健脾，消积化聚。适用于肝癌脾虚气滞，积聚内阻者。
【用法用量】上药加生姜，水煎，温服。
【来　　源】《医学入门》。

【方　　名】青皮汤
【方药组成】青皮 500g，五灵脂 500g，净香附 500g，牵牛（黑白各取头末）60g。
【功效主治】癥瘕，兼治痰积，食积，气积成瘕，蛊，膈肿胀，痢初起，诸痞聚有形成攻痛之症。
【用法用量】一半于末研之，先微火炒熟，一半生用共研细末，和匀，醋糊丸莱菔子，每 2 ～ 3g，临卧姜汤下，次早再服，其病即愈。
【来　　源】清·《四科简效方》丙集。
【附　　注】孕妇忌服，小儿减半，虚人慎用。

【方　　名】青麝散
【方药组成】青黛 30g，麝香 0.3g，雄黄 15g，乳香 15g。
【功效主治】慢性粒细胞性白血病及真性红细胞增多症。
【用法用量】共研细末，每日 3 次口服，每次 0.1 ～ 1g。青黛的主要成分靛玉红有显著的抗癌活性，全方另 3 味悉具抗癌作用，临床可用确有效验。

【方　　名】青蛙皮散
【方药组成】青蛙皮适量。

【功效主治】乳腺癌。
【用法用量】烧存性研末，蜜和敷。
【来　　源】《一味中药巧治病》。

【方　　名】青葙木贼汤
【方药组成】青葙子 30g，木贼草、密蒙花各 10g。
【功效主治】眼睑癌。
【用法用量】每日 1 剂，水煎 2 次分服。

【方　　名】青葙汤金银花
【方药组成】青葙花 30g，金银花 18g，女贞子 12g，芡实 18g，薏苡仁 18g，地榆 18g。
【功效主治】子宫颈癌。
【用法用量】上药加水 800ml，煎成 400ml。每日 1 剂，分两次服。
【来　　源】《安徽单验方选集》，安徽人民出版社，1972：310。
【附　　注】要注意休息，增加营养。

【方　　名】青盐皂辛散
【方药组成】青盐、炙皂角各 15g，细辛 30g。
【功效主治】癥瘕。
【用法用量】为末，以三角囊大如指者，长二寸贮之，纳阴中，癥化如菜汁而下。
【来　　源】清·《四科简效方》丙集。

【方　　名】青油密陀僧膏
【方药组成与制备】青油一斤煎滚，次下密陀僧六两，羌活一两，候成膏再下阿魏五钱，肉桂二钱，退冷火气，随患大小摊贴，立消。
【功效主治】痞块。
【用法用量】外敷患处，3 天换 1 次。

【方　　名】青鱼小馅饼
【方药组成】青鱼肉 450g，米甜酒 2 酒匙，柠檬汁 1 汤匙，酱油 2 汤匙，面粉 2 汤匙，植物油 230ml。西红柿沙司适量。
【功效主治】健脾利湿，开胃消食。本膳主要适用于肝癌食少力乏、胃口不开者。
【用法用量】鱼肉剁成茸泥，加入所有作料搅拌均匀，做成一个个扁圆形的小饼，并把饼粘裹上干的面粉。用一个长柄的小锅，加进油，烧热后分批放入鱼饼炸，全部炸成后装在盆中，并在盆边放上西红柿沙司，既可做颜色点缀，又充当蘸食的调味料。如果做鱼饼时发现鱼肉黏性不足，则可加 1 个打匀的鸡蛋和适量面包粉即可。
【附　　注】青鱼的提取液可抑制细胞的增殖（《日本工业新闻》，1989，10：31）。日本学者还认为，吃加有柠檬汁的鱼有助防癌，这是因为柠檬汁能有效地除去炸鱼中的致癌物的关系。
【来　　源】《生活报》，港台国际版，1992，12。

【方　　名】轻矾乳没散
【方药组成】白矾一钱，乳香七分，轻粉三分，没药三分。
【功效主治】恶疮。
【用法用量】上研匀敷。
【来　　源】明·《简明医彀》卷八。

【方　　名】轻粉雄黄丹
【方药组成】轻粉 6g，雄黄 6g，冰片 3g，铅粉 10g，硼砂 15g，川楝子 15g。
【功效主治】宫颈糜烂。
【用法用量】药物研为细末，另用蚕茧壳 1 个，挖一小孔，将药粉装入，上于宫颈糜烂处，隔日冲洗换药 1 次。

【方　　名】轻粉月石丸
【方药组成】轻粉 2.1g，月石、白硇砂、苏合油、硼砂、白及各 15g，血竭、枯矾、雄黄、全蝎、蜈蚣、水蛭各 30g，乳香、没药、朱砂、天花粉各 60g。
【功效主治】恶性淋巴肉瘤。
【用法用量】共研末，水丸如绿豆大，每日 3 次，视病人的耐受程度，每次 2 ～ 10 丸。副作用可见恶心，但无肝肾血象等异常变化，疗程可服 3 ～ 6 个月。

【方　　名】轻黄宫癌散
【方药组成】轻粉、雄黄各 3g，梅片 0.3g，麝香

0.15g，蜈蚣2条，黄柏15g。
【功效主治】宫颈癌。
【用法用量】共研细粉，多次局部外敷，将药粉放在棉花球中间送入阴道穹窿部，使棉球中间有药部分紧贴宫颈，每日上药1～3次，月经期停用。
【来　　源】《民间单方秘方精选》。
【附　　注】同时配合蜈蚣白芍宫癌汤内服见该条。

【方　　名】轻黄散
【方药组成】轻粉、杏仁（去皮、尖）各3g，雄黄15g，麝香少许。
【功效主治】祛腐蚀疮，解毒辟秽。适用于鼻息肉。
【用法用量】上四味，用乳钵先研杏仁如泥，后入雄黄、麝香、轻粉同研极细，瓷盆收，每有患者，不拘远近，于卧时用箸头蘸米粒许，点息肉上。隔1日卧点1次，半月见效。
【来　　源】《明医指掌》。

【方　　名】清半夏生姜汤
【方药组成】清半夏12～90g，生姜9～30g，远志、稻芽、焦山楂各15g，焦酸枣仁、焦麦芽各30g，党参15～30g，当归15～30g。
【功效主治】食管癌。
【用法用量】水煎服，每日1剂。

【方　　名】清补熊掌方
【方药组成】熊掌1～2只。米酒、米醋、酱、姜、蒜各适量。
【功效主治】滋补气血，健脾益胃。本膳主要适用于胃癌术后调养。
【用法用量】熊掌先用温水泡软，取出。再用开水浇烫，退去毛，刮净后放蒸盘内，加酒、醋，蒸至肉熟。取出，去除骨头，将肉切片，放入盘中，浇入肉汤及酱、醋、姜末、蒜末，再蒸至肉极烂，即可食用。
【附　　注】熊掌性平，味甘辛，入脾胃二经。其干品含脂肪43.9%，粗蛋白55.23%，总氮8.83%。蛋白质水解后可产生天冬氨酸、苯丙氨酸、亮氨酸、谷氨酸、酪氨酸、组氨酸、脯氨酸、精氨酸、丙氨酸、缬氨酸等多种氨基酸。故不但味美，营养价值也很高。

【方　　名】清茶肉丸
【方药组成】猪肉茸250g，绿茶20g。盐、味精，淀粉适量。
【功效主治】滋阴润燥，清热补血。本膳主要适用于胰腺体部初起乏力、消瘦、精神忧郁者。
【用法用量】绿茶用80℃开水泡开待用。猪肉末放入大碗中，加盐、味精、淀粉，用筷子搅（往一个方向搅），边搅边加水，待搅成肉泥状时，用小勺做成20个肉丸，在沸水中汆至熟透。绿茶汤烧开，肉丸捞出放入茶汤中，撒上几片绿茶嫩叶即可。
【附　　注】胰腺癌一般分为胰头癌、胰体癌和胰尾癌。胰头癌初起即有厌食、消化不良、恶心、呕吐、腹胀、腹泻等消化道症状，本膳对此不适用。胰体癌早期生长平静，大多表现为营养不良和精神状态不佳等症状，此时可以应用本膳。膳中猪肉“滋肝阴，充胃汁”以保持消化吸收功能正常，茶叶抗癌又能缓解肉中油腻物质过多吸收。相辅相佐，效果渐显。

【方　　名】清肠消肿汤
【方药组成】八月札、红藤、苦参、丹参、凤尾草各15g，广木香、地鳖虫、乌梅肉各9g，白花蛇舌草、菝葜、野葡萄藤、生薏苡仁、瓜蒌仁、白毛藤、贯众炭、半枝莲各30g，壁虎4.5g（研粉分3次吞服）。
【加　　减】神疲乏力者，加黄芪、党参、白术；形寒肢冷者，加补骨脂、菟丝子、益智仁；面色无华者，加当归、白芍、阿胶；便脓血者，加生地榆、槐花炭、血见愁、血余炭；便次多，加诃子、升麻、补骨脂；腹部肿块者，加夏枯草、生牡蛎、鳖甲、海藻、昆布。
【功效主治】清热解毒，理气化瘀。大肠癌，症见左下腹隐痛，大便溏薄，有黏冻似脓样，或便血，里急后重，舌苔薄白，脉细。

【用法用量】以上药物，水煎分3次口服，每日1剂，并将本方煎剂的1/3（约200ml）保留灌肠，每日1～2次。

【临床应用】本方治疗50例大肠癌患者，疗程均在3个月以上，1年生存率为80%，3年生存率为20%，5年生存率为20%，10年生存率为8%。

【来　　源】《中医杂志》1981年第12期。

【附　　注】本方适用于大肠癌初中期证属热毒内蕴、气血瘀滞者，病机为忧思郁结，脾胃失调，湿浊内生，郁而化热，致湿热下注，浸肠道，使肠道气滞血瘀，湿毒凝结而成本病。方中白花蛇舌草、半枝莲、白毛藤清热解毒、消肿抗癌为主药；红藤、苦参、凤尾草、菝葜、野葡萄藤均为清热利湿、消肿解毒之要药，以为辅佐，则清热解毒之力甚强；木香、地鳖虫、八月札、丹参理气行滞，活血化瘀以破瘀滞；生薏苡仁、瓜蒌仁消肿散结；贯众炭凉血止血；乌梅涩肠止泻。诸药合用清热利湿以清肠，理气化瘀以消肿，则癌瘤可消。

【方　　名】清肠饮

【方药组成】金银花60g，当归30g，白芍30g，炙甘草30g，地榆20g，麦门冬30g，玄参30g，薏苡仁15g，黄芩9g。

【功效主治】养肝清肠，缓解止痛。治脘腹诸痛、肠痈腹痛拒按、肝胃阴虚型肠癌等。

【用法用量】水煎服，每日1剂。

【来　　源】《中医大辞典·方剂分册》。

【方　　名】清肠饮

【方药组成】马齿苋、败酱草各30g、白芍、白头翁、山楂各15g，乌梅、槐角、地榆、秦皮各9g。

【加　　减】槐花米、生地黄炭、地榆炭、伏龙肝（包）各30g，椿根皮15g，诃子、白术各9g，陈皮6g，生甘草3g。

【功效主治】主治放疗后便血，症见腹痛，下坠，大便带脓血。

【用法用量】水煎服，每日1剂。

【方　　名】清炒绿豆芽方

【方药组成】绿豆芽500g，葱白3g，花椒1g，植物油15g。食盐适量。

【功效主治】消肿祛脓，清肺解毒。本膳主要适用于咽喉部癌脓肿疼者。

【用法用量】将花椒放入八成熟的油锅里炸焦，随放葱白末和洗净的绿豆芽翻炒，待快熟时，加食盐炒匀即可。每日食2次。

【附　　注】清炒绿豆芽是根据《本草纲目》中“绿豆芽方”演变而来的，在民间治疗“石蛾”（扁桃体炎、扁桃体肿瘤等）颇有效果。绿豆芽系豆科植物Phaseolus radiatus L.的种子经浸腌后发出的嫩芽。李时珍云：“诸豆生芽，皆腥韧不堪。惟此豆之芽，白美得异，今人视为寻常，而古人未知者了。”由于绿豆芽性味甘凉，脾胃虚寒者不宜久服，所以本膳加入温热的葱白、花椒，以缓和其清凉之性，增加解毒之功效。加入葱白对人子宫颈癌JTC-26细胞有高达90%以上的抑制率，故使本膳的抗癌作用增加。

【方　　名】清毒利肺汤

【方药组成】胆南星9g，桑皮15g，瓜蒌30g，鱼腥草30g，生薏苡仁30g，茯苓9g，半夏9g，马兜铃9g，前胡9g，白术9g，黛蛤散9g，橘红9g，夏枯草30g，厚朴6g，半枝莲30g，白花蛇舌草30g。

【功效主治】祛痰化湿，解毒散瘀。适用于痰湿蕴毒型肺癌。

【用法用量】每日1剂，煎2次分服。

【来　　源】北京市中医院方。

【方　　名】清炖黄鱼方

【方药组成】黄花鱼1条，荜茇、砂仁、陈皮、胡椒各10g。

【功效主治】食管癌、胃癌、肠癌。

【用法用量】黄花鱼去鳞和内脏，水洗干净，将后4味药物略捣碎，加水煮沸10分钟，去渣取汁，将黄鱼入油稍煮，加适当姜、葱、盐、酱油等调料，再许与药汁炖熟，佐餐食用。每日1次，常食之。

【来　　源】《抗癌食疗》。

【附　　注】黄花鱼又称石首鱼、黄鱼、桂花黄鱼、石头鱼、江鱼等。有大黄鱼和小黄花鱼之分，两者均可入膳。

【方　　名】清炖蛇段方

【方药组成】食用活蛇1条。食盐、生姜、白胡椒适量。

【功效主治】消肿祛风，活血止痛。本膳主要适用于肝癌局部疼痛者。

【用法用量】将捕获的活蛇宰杀后，去头，剥皮，取出内脏（蛇胆可立即泡入白酒中，是明目清心的上好药酒），切成寸段。锅内加清水，蛇段放锅内，加食盐、生姜、白胡椒。先大火煮沸，再改小火炖，约煮1小时即可。汤色乳白似奶，蛇肉雪白细嫩，清香味美，营养丰富。

【临床应用】据《江汉早报》报道：1986年6月湖北沔阳县仙桃市空压机配件厂姚汝焕被武昌南湖肿瘤医院确诊为肝癌晚期，已全身扩散，无药可施。9月3日中午家人抓到一条蛇，其妻便杀蛇剥皮去内脏，炖汤给姚喝了。5天后，姚疼痛减轻，症状明显好转。以后又连吃了4条蛇，11月初到医院复查，结论为癌肿块基本消失。

【来　　源】《抗癌信息》，1987，3：16。

【方　　名】清肺抗癌汤

【方药组成】北沙参、黄芩、浙贝母各12g，鱼腥草、半枝莲、炒谷芽、焦山楂、仙鹤草各30g，当归、制南星、橘红各9g，蜈蚣3条。

【功效主治】养阴清肺，化痰抗癌。治疗肺热阴亏、脾胃不健之肺癌。

【用法用量】每日1剂，水煎，分2次温服。

【临床应用】刘某，男，49岁，干部。1974年6月24日初诊。持续发热半月，干咳痰黏，带有血丝，明显消瘦，面色灰白，气急胸痛胸闷，胃纳减退，舌犀红且有紫瘫，苔光津少，脉弱无力。经胸片与痰检确诊为：左周围型肺癌。服上方1个月后，诸症好转，低热退，纳食增，稍咳。继服2个月后胸片示：左肺上叶有一条索状阴影，圆形病灶明显缩小。原方去半枝莲、炒谷芽、焦三楂、制南星、蜈蚣，加鲜石斛、水杨梅根、天麦冬、款冬花，又服半个月，咳嗽止，诸恙消失。1974年12月X线胸片示肺内肿瘤消失，痰检未找到癌细胞。1983年11月随访，仍健在。

【来　　源】鲍严钟方。

【方　　名】清肺抗癌汤

【方药组成】北沙参、浙贝母、前胡、黄芩各12g，鱼腥草、仙鹤草各30g，款冬花、当归、藿香梗、紫菀各9g，生半夏、生南星各6g。

【加　　减】咯血者，加生地炭、血余炭；胸闷气急加瓜蒌皮、苏子、葶苈子；疼痛剧烈加全蝎、蜈蚣；发热加青蒿、地骨皮、金银花、羚羊角。

【功效主治】滋阴润肺，化痰开结，原发性肺癌辨证属阴虚内热，痰浊壅肺者，咳嗽痰多，面色灰暗，舌淡红，苔黄糙，脉浮无力。

【用法用量】以上药物，水煎分2次空腹服下，每日1剂。

【来　　源】《浙江中医杂志》1981年第1期。

【附　　注】本方适用于原发性肺癌中期尚未转移，辨证属阴虚内热、痰浊壅肺者。脾为生痰之源，肺为贮痰之器，方中浙贝母、前胡、紫菀、冬花入肺经，能宣降肺气，化痰止咳，使痰消气降肺无痰可贮；生半夏、生南星燥湿祛痰，攻毒逐邪，前者专祛脾湿不化之痰，以断痰之源，后者专搜经络顽痰，二药相须同用，以增强疗效，实验证明均有抗瘤作用；黄芩清热燥湿；藿香梗理气化湿；鱼腥草清热攻毒，宣肺散结；沙参滋阴润肺；当归养血滋阴；仙鹤草抗癌。诸药合用使阴津得濡，肺气得肃，邪热得清，痰浊得化而咳减神爽，病情得以控制。

【方　　名】清肺抑癌汤

【方药组成】夏枯草、海藻、海带、生牡蛎、石见穿、徐长卿、生地黄、野菊花、王不留行籽、铁树叶、蜀羊泉、望江南、鱼腥草、蒲公英各30g，牡丹皮9g，瓜蒌15g。

【加　　减】咯血者，加地榆、仙鹤草、大蓟、小蓟；有胸水者，加葶苈子、冬瓜子、石上柏。

【功效主治】清热解毒，软坚散结。肺癌中期，症见咳嗽，痰黄黏调或痰中带血，咳时引痛，气急喘促，面赤，口干欲饮，舌红苔黄腻，脉滑数。

【用法用量】以上药物，水煎分 2 次服下，每日 1 剂。

【临床应用】用本方治疗肺癌，在全部病例中，存活 3 年以上者占 14.29%。

【来　　源】《抗癌中草药制剂》。

【附　　注】本方所治为肺癌中期热毒炽盛、痰浊凝结的病证。方中石见穿、野菊花、铁树叶、蜀羊泉、鱼腥草、蒲公英清热解毒，消肿散结以清热毒；夏枯草、海藻、海带、生牡蛎、瓜蒌化痰软坚散结以祛痰浊；王不留行籽、望江南活血化瘀止痛；徐长卿解毒止痛；生地黄、牡丹皮凉血止血。诸药合用清热毒，化痰浊，散瘀结。

【方　　名】清肺饮

【方药组成】瓜蒌、小蓟各 30g，沙参、天冬、百部各 15g，杏仁 12g。

【功效主治】养阴清肺、主治咳嗽带血，胸闷气短。

【用法用量】水煎服，每日 1 剂。

【方　　名】清肺饮

【方药组成】猪苓、通草各 6g，赤茯苓 4.5g，泽泻 3g，灯心 1.5g，木通、萹蓄、瞿麦各 2.1g。

【功效主治】清肺利尿。适用于前列腺癌症见肺气生化乏源，口渴便闭，热在气分者。

【用法用量】水煎成，调入真琥珀末 1.5g，车前末 3g，温服，每日 1 剂。

【方　　名】清肝解郁汤

【方药组成】当归、生地黄、白芍、川芎、陈皮、半夏各 8g，贝母、茯神、青皮、远志、桔梗、苏叶各 6g，生栀子、木通、生甘草各 4g，制香附 10g。

【功效主治】清肝解郁，理气散结。适用于乳中结核如梅李，按之不移，时时隐痛，皮色如常，肿物坚硬。初起形体尚实者用之。

【用法用量】加生姜 3 片，水煎，空腹服。

【附　　注】与下方类，可参。

【方　　名】清肝解郁汤

【方药组成】当归、生地黄、白芍各 12 ～ 15g，制香附、象贝母、青皮、半夏、茯神、栀子各 9 ～ 12g，桔梗、陈皮、川芎、木通、远志、苏叶各 6g，生姜 3 片，生甘草 3g。

【功效主治】疏肝活血，化痰散结。用治乳腺增生病（乳中结核）、乳腺瘤、肝癌等。

【用法用量】水煎服，日服 1 剂。

【来　　源】《外科正宗》。

【方　　名】清肝流气饮

【方药组成】枳壳，桔梗，黄芩，前胡，羌活，青皮，薄荷，柴胡，生地黄，乌药，生甘草，防风，川芎，白芷，石膏，赤芍。

【功效主治】行气解郁，燥湿清热。适用于耳部肿瘤。

【用法用量】水煎服，每日 1 剂。

【来　　源】《疮疡经验全书》。

【方　　名】清肝芦荟丸

【方药组成】川芎、当归、白芍药、生地黄（酒浸、捣膏）各 60g，青皮、芦荟、昆布、海蛤粉、生甘草节、皂角、黄连各 15g。

【功效主治】治恼怒伤肝，致肝气郁结而为瘤，坚硬色紫，青筋结若蚯蚓，遇喜则安，遇怒则痛者。

【用法用量】上为细末，神曲（微炒，为细末）糊为丸，梧桐子大，每服 80 丸。

【来　　源】《外科正宗·卷二》。

【方　　名】清肝芦荟丸

【方药组成】生地黄 15g，当归 15g，白芍 10g，川芎 10g，黄连 5g，青皮 6g，蛤粉 15g，昆布 10g，牙皂 6g，芦荟 10g，天花粉 15g，沙参 20g，女贞子 15g，牡丹皮 10g，牛蒡子 10g，干蟾 10g。

【功效主治】血燥风热型恶性淋巴瘤。

【用法用量】水煎服，每日 1 剂。

【来　　源】《中医肿瘤学》(上)，科学出版社，1983：323。

【方　　名】清肝平胃饮

【方药组成】藤梨根 60g，布楂叶 30g，旱莲草、女贞子、八月札、山楂各 16g，郁金 10g。

【加　　减】在应用方时，可配合应用抗癌散(蜈蚣、全蝎等)、二生散(生南星、生半夏)、化毒散(斑蝥等)、定癌散(露蜂房、两头尖等)以及核葵注射液等，据情选用。

【功效主治】鼻咽癌。本方适用于放疗后颈部淋巴结尚未消散，鼻咽部仍有肿物阶段，以肝郁气结为主者。

【用法用量】上方均每日 1 剂，水煎分两次服。

【临床应用】观察 95 例，五年以上活率达 55.8%，其中 10 年以上 15 人。

【来　　源】《新中医》，1989，21(5)：37。

【方　　名】清肝渗湿汤

【方药组成】川芎、当归、胆草各 6g，黄芩、山栀、木通、天花粉、柴胡、泽泻各 9g，金银花、全瓜蒌、石打穿各 24g，白芍 12g，生地黄 15g。

【功效主治】清肝解郁，养血泻火，利湿消肿，抗癌解毒。适用于女阴癌肝经郁热者。

【用法用量】水煎服，每日 1 剂。

【方　　名】清肝止淋汤合方

【方药组成】白芍 20g，黄柏 10g，牡丹皮 20g，牛膝 15g，木通 10g，车前子 20g，瞿麦 10g，栀子 10g，仙鹤草 30g，土茯苓 20g，草河车 20g，龙胆草 10g，当归 10g，莪术 15g。

【功效主治】肝经湿热，瘀毒蕴结型子宫颈癌。

【用法用量】水煎服，每日 1 剂。

【来　　源】《肿瘤病》：92。

【方　　名】清华膏

【方药组成】天门冬一斤，麦门冬一斤半，生地黄一斤，当归六两，知母四两，白术六两，生甘草三两，陈皮三两。

【加　　减】若有大便干结难下者加大黄、玄参、郁李仁、火麻仁等；阴虚发热者加山栀、牡丹皮、玄参；兼有实热内蕴者加金银花、连翘、蒲公英、生石膏。

【功效主治】清肃肺金，降火养阴。阴虚肺燥，肠胃干涩，口干口渴，咳嗽少痰，血枯噎膈，进食艰涩难下，舌质红或有裂纹，苔少或剥脱苔，脉细数。

【用法用量】上煎成浓膏，加竹沥、梨汁、白蜜各一碗，生姜汁半盏，每服十数匙，白汤调下。现代用法，水煎服，每日 1 剂。

【来　　源】《医学六要 · 治法汇》卷三。

【附　　注】本方主治噎膈是由阴虚津亏血枯不能濡润咽管、虚火上炎所致。故治当益阴生津养血并清虚热。方中用天冬、麦冬清现降火、益胃生津、滋阴润燥；当归、生地黄养血活血，后者还能清热凉血；知母清热泻火、益阴生津；白术、陈皮、生甘草调理脾胃、理气行滞，并可防二冬碍胃之弊；最后以竹沥汁、梨汁、白蜜、生姜汁送服，取其甘凉清冽之性，生津而不滋腻，调中和胃而濡咽管，以助二冬之功。纵观全方，其配合特点重在清养，以甘寒濡润之品为主，而不执着于苦寒清热与厚味滋补，以求咽管荣而得通。

【注意事项】胃弱者忌用。

【方　　名】清化抗癌汤

【方药组成】茵陈蒿 12g，山栀 9g，三棱 9g，莪术 9g，穿山甲 9g，广郁金 9g，炒枳壳 9g，生牡蛎 30g，半枝莲 30g，七叶一枝 30g，白花蛇舌草 30g，露蜂房 15g。

【功效主治】气滞瘀阻。清化湿热，祛瘀理气。

【用法用量】水煎，每日 1 剂。

【来　　源】林宗广方。

【方　　名】清化抗痛汤

【方药组成】茵陈蒿 12g，山栀、三棱、莪术、穿山甲、广郁金、炒枳壳各 9g，生牡蛎、半枝莲、七叶一枝花、白花蛇舌草各 30g，露蜂房 15g。

【功效主治】清化湿热，祛瘀理气，适用于肝胆实热，气滞瘀阻之原发性肝癌。
【用法用量】水煎服，每日 1 剂。

【方　　名】清魂散
【方药组成】荆芥 9g，当归 15g。
【功效主治】散风调血。适用于肠癌，脏腑有热，便下鲜血，腹不通痛。
【用法用量】每日 1 剂，水煎，分 2 次温服。

【方　　名】清火散郁汤
【方药组成】金银花 30g，连翘、葛花、全瓜蒌各 15g，茯苓、知母、天冬、陈皮、清半夏、枳壳、乌梅肉、柿饼霜、薤白、白药子各 10g，青黛 6g。
【加　　减】本方应用时可配合散剂噙化，以增强局部治疗作用，加以马钱子、生甘草、糯米粉研细磨粉含化或水泛为丸服等。后者名为神农丸。
【功效主治】清火解毒，化痰散结。食管癌属热壅痰结，症见进行性吞咽困难，吐黏涎，胸背痛，大便干，口黏无味，形体日渐消瘦，舌苔黄而干燥，脉细数者。
【用法用量】以上药物，水煎分 2 次服下，每日 1 剂。
【来　　源】本方乃山东省肿瘤防治研究院史兰陵经验方。《名老中医肿瘤验案辑按》。
【附　　注】其治证以郁火内结、灼津成痰，痰火结聚于食管，壅塞不通，进而津液枯槁为特点。方中用金银花、连翘、知母清解上焦火热之邪，连翘尚能散结，知母则可益阴；白药子“散血，降火，消痰，解毒”(《本草纲目》)；柿饼霜清利胸膈邪热，生津止渴、化痰；全瓜蒌既可助上述药物以清热，又能豁痰利膈，宽胸下气，清肠通便。现代研究，瓜蒌皮有良好的抑瘤作用，对实验动物肿瘤亦有显著的杀伤效果。薤白善通达胸阳，可助瓜蒌以开胸通痹；陈皮、半夏、茯苓、枳壳理气消痞、化痰散结，以去有形痰浊；青黛解毒散肿，乌梅肉、天冬酸甘化阴、生津润燥；葛花芳香化湿。全方配合，共奏抗癌、消肿、解毒、生津之效。

【方　　名】清解一号方
【方药组成】黄芩，红藤，苦参，芙蓉叶，败酱草，各 1 000g。
【加　　减】中药方根据患者临床表现，可在辨证施治基本方药中酌情加味用药。如咳嗽加前胡、杏仁、象贝母、川贝母、紫菀、款冬花、炙马兜铃；痰多加生南星、生半夏、白前、白芥子、礞石；黄痰加桑白皮、黄芩、开金锁、海浮石、海蛤壳、淡竹沥；痰血或咯血加黛蛤散、白及、牡丹皮、藕节炭、血见愁、血余炭、生地榆、花蕊石、芦根、参三七；喘咳加炙苏子、佛耳草、棉花根、蚕肾、黑锡丹；胸痛加望江南、徐长卿、延胡索、失笑散、全蝎、蜈蚣；胸水加葶苈子、龙葵草、薏苡仁根、控涎丹；低热加银柴胡、青蒿、地骨皮、竹叶；高热加生石膏、寒水石、鸭跖草、金银花、牛黄。
【功效主治】肺癌。
【用法用量】制成 1 250 支 2ml 安瓿的肌肉注射液。
【临床应用】共治疗 200 例，显效 6 例，有效、无效各 97 例，总有效率为 51.5%。
【来　　源】《新医药学杂志》，1977，(10)：20。
【附　　注】治疗过程中应根据具体情况配合放疗或化疗，或单纯用中草药治疗。

【方　　名】清金散
【方药组成】赤练蛇粉、天南星、白及、凤凰衣、广陈皮、瓜蒌各 30g，北沙参 60g，西洋参 15g，炙鳖甲 45g，制乳、没各 20g，辰砂 12g。
【功效主治】养阴，软坚消肿，化痰祛瘀。肺癌，症见咳嗽不止，咳声低弱，痰少或带有血丝，胸闷气短，口干不欲饮，舌质红，脉虚数。
【用法用量】上药共研细末，每服 1g，开水送下，每日 3 次。
【来　　源】《肿瘤临证备要》。
【附　　注】本方适用于肺癌中晚期阴虚火旺，痰浊、瘀血凝结，邪毒炽盛者。治宜扶正祛邪兼顾，扶正即养肺阴，祛邪即软坚消肿，化痰祛瘀。方中西洋参、凤凰衣、北沙参益肺阴，清虚火以扶正治本；赤练蛇清肺降火；天南星、陈皮祛脾湿之痰；瓜蒌清肺热之痰；乳香、没药活血化瘀；炙鳖甲软坚散结以消肿块；辰砂镇心清火，宁心护神；白及收敛止血。诸药合用益肺阴，清肺火，化痰浊，散瘀血，软坚结，消肿块。

【方　　名】清金散结汤
【方药组成】夏枯草15g，桔梗12g，浙贝母15g，壁虎6g，薏苡仁30g，仙鹤草30g，猪苓20g，沙参30g，麦冬15g，鳖甲30g，生地黄20g。
【加　　减】五心烦热者加知母、牡丹皮、黄柏；口干欲饮者加天花粉、天冬；大便干结者加生地黄、火麻仁。
【功效主治】滋肾清肺，化痰散结。主治肺癌之阴虚痰热型。症见咳嗽痰少，干咳无痰，或痰带血丝，咯血，胸闷气急，潮热盗汗，头晕耳鸣，心烦口干，尿赤便结，舌红绛、苔花剥或舌光无苔，脉细数无力。
【用法用量】水煎服，每日1剂。
【来　　源】周岱翰方。
【附　　注】忌烟、酒、辛辣刺激之品。

【方　　名】清凉甘露饮
【方药组成】茵陈蒿、银柴胡、犀角、石斛、枳壳、麦冬、生甘草、生地黄、黄芩、知母、枇杷叶各3g，淡竹叶、灯心草各20片。
【功效主治】清心解毒。适用于唇癌，热毒上蒸，舌上高突坚硬，或损破流血，或虚热生痰，或渴症久作。
【用法用量】用水400ml，煎至320ml，食后服。
【来　　源】《外科正宗》。

【方　　名】清凉甘露饮
【方药组成】犀角、银柴胡、茵陈蒿、石斛、枳壳、麦门冬、生甘草、生地黄、黄芩、知母、枇杷叶各3g（或增至9g），加淡竹叶、灯心草各5g。
【功效主治】治唇茧（唇癌），高突坚硬，或损破流血，或虚热生痰，或渴证（糖尿病）久作。
【用法用量】水煎服。
【来　　源】《外科正宗》卷四。

【方　　名】清凉甘露饮
【方药组成】玄参12g，金石斛12g（先煎），鲜地黄18g，麦冬、金银花、连翘、知母、生山栀、黄芩各9g，生甘草3g。
【功效主治】润燥生津，清热解毒。主治唇癌（茧唇）初起。
【用法用量】水煎服，每日1剂。
【来　　源】《中医外科临床手册》。

【方　　名】清灵膏
【组成用法】薄荷9g，贝母6g，生甘草1.8g，冰片0.9g，玉丹6g，玄丹2.4g。
【功效主治】化痰利咽，解毒散结。适用于喉肿瘤。
【用法用量】上为细末，蜜调噙化，随津咽入。
【来　　源】《医碥》。

【方　　名】清瘤丸
【方药组成】金银花、白芷、大青叶、夏枯草、栀子各等量，冰片少许。
【功效主治】各种肿瘤属于实热证者。
【用法用量】共为细末，炼蜜为丸，每丸重6g，每服1丸，每日2～3次。

【方　　名】清脑羹
【方药组成】银耳5g，杜仲5g，冰糖25g。
【功效主治】骨眼恶性肿瘤头痛。
【用法用量】银耳水泡发，洗净后与杜仲、冰糖炖羹食用。佐膳食之。每日1剂，常服。
【来　　源】《成都药膳》。

【方　　名】清脾凉血饮
【方药组成】赤芍药6g，生地黄、黄芩各9g，连翘、栀子各7.5g，防风、荆芥、石膏（煅）、当归各4.5g，生甘草3g。
【功效主治】清脾凉血，泻肝通络。治鸡冠蚬肉证。适用于眼部肿瘤。

【用法用量】上锉1剂，水300ml，煎至100ml，温服。

【方　　名】清气化痰丸

【方药组成】陈皮10g，青皮10g，杏仁10g，黄芩12g，瓜蒌仁20g，胆南星10g，制半夏10g，猪苓30g，土茯苓30g，土贝母30g，小蓟30g，钩藤15g，石上柏30g，辛夷10g。

【功效主治】脾肺郁热、灼津成痰型鼻咽癌。

【用法用量】水煎服，每日1剂，分2次服。

【来　　源】《肿瘤病》，人民卫生出版社，1982：48。

【方　　名】清气化痰丸

【方药组成】南星、半夏、白矾、牙皂（不锉）、生姜各二两（上将南星、半夏、牙皂、生姜用水浸一宿，将星、半、姜锉作粗皮，入白矾同煮，至南星无白点，去皂不用，余者晒干，入后药），青皮（麸炒）五钱，陈皮（去白）一两，枳实（麸炒）一两，白术一两，葛根五钱，白茯苓、炒苏子、炒莱菔子、瓜蒌仁各一两，黄芩八钱，黄连五钱，海粉七钱，香附一两，炒神曲二两，炒麦芽二两，山楂肉一两。

【加　　减】胸痛较甚者，加川芎、郁金、五灵脂；喘急不得卧者，加桔梗、葶苈子、紫菀；痰中带血者，加三七、白及。

【功效主治】清气化痰。痰湿蕴肺，肝火犯肺，肺气上逆，日久成息贲，症见胸膈痞闷，喘咳上逆，胸痛，痰黏，口干苦。本方适应证为痰湿蕴肺，肝火犯肺所致之息贲。

【用法用量】上药为细末，以竹沥、生姜汁调，蒸饼为丸，如梧桐子大，每次服5～10丸，1日2次，饭后生姜汤送下。

【来　　源】《眼科金镜》。

【附　　注】饮食不当，过食肥厚辛辣，脾胃受损，脾失健运，痰浊内生，上干于肺，肺失宣降；复因情志刺激，肝失条达，肝气郁结化火，气火循经上逆犯肺，肺失肃降；两者致脉络痹阻，日久成息贲。方中半夏、南星、白矾燥湿化痰，以祛脾湿不化之痰；白术、陈皮健脾理气化痰；生姜化痰行水解半夏、南星之毒；莱菔子、神曲、麦芽、山楂消食导滞，健脾化痰；枳实、皂角豁顽痰，上药共祛脾湿不化、痰湿蕴肺之痰；香附、青皮疏肝解郁；葛根、黄芩、黄连清热泻火。五药合用解肝郁、降肝火，则肝气条达，气机通畅。苏子入肺经，止咳平喘，下气消痰，使肺气宣降正常；海粉软坚消痰以助上药之功；茯苓利水渗湿，瓜蒌仁涤痰通便，前后分消，使浊阴下达。诸药合用则痰消、气畅、结散。现临床可用于肺癌的治疗。

【方　　名】清热除湿祛风膏

【方药组成】黄连6g，黄柏9g，小生地黄9g，浮萍草9g，白芷9g，防风9g，当归尾9g，白鲜皮6g，白及6g，僵蚕6g（炒）、梅花冰片0.9g（另研，后对）。

【功效主治】清热除湿，解毒散结。适用于脾经湿热所致之唇风、茧唇。

【用法用量】共研粗末。水煎，滤去滓，再熬浓汁，搽之。

【来　　源】《慈禧光绪医方选议》。

【方　　名】清热化痰汤

【方药组成】牡丹皮、栀子、柴胡、乳香、没药各9g，当归、白芍各12g，玄参、牡蛎、夏枯草、海藻、昆布各15g，白花蛇舌草、半枝莲各30g，川贝母9g。

【功效主治】清热化痰散结。主治甲状腺癌。

【用法用量】水煎服，每日1剂。

【来　　源】《湖北中医杂志》，1985，（3）：10。

【附　　注】忌烟、酒、辛辣刺激之品，保持心情舒畅。

【方　　名】清热解毒汤

【方药组成】生地黄、赤芍、马齿苋、蒲公英、忍冬藤、连翘、茯苓、泽泻、生甘草各等量。

【功效主治】皮肤癌。

【用法用量】上药加水同煎汤，分3次服，每日1剂，连续10～15日为1个疗程。

【来　　源】《本草骈比》。

【附　　注】服本方同时配合外用白砒条及外敷农吉利糊。

【方　　名】清热利咽汤

【方药组成】射干、炒白僵蚕、胖大海各 9g，蝉蜕、凤凰衣、板蓝根各 6g，地龙、桔梗各 4.5g，土贝母 9g，败酱草、凤尾草各 12g。并服消瘤丸（全蝎、露蜂房各等分。二药水泛为丸，每服）9g。每日 1 次。

【功效主治】清热利咽。主治喉癌。

【用法用量】水煎服，每日 1 剂。

【来　　源】杨柱量医师方。

【附　　注】忌烟、酒、辛辣刺激之品。

【方　　名】清热酸果方

【方药组成】黄瓜 1 根，西瓜肉 150g，生梨 2 个，听装菠萝 3 片，西红柿 2 只，胡萝卜 2 根，白糖 100g，盐 1 匙。

【功效主治】清热生津，抗癌降脂。本膳主要适用于软组织恶性肿瘤见毒热烦躁者。

【用法用量】黄瓜洗净剖开去籽，连同西瓜肉、胡萝卜都切成丁，放碗中，加盐 1 匙腌制 15 分钟，取出倒出水分。梨、菠萝、西红柿也切成丁，与黄瓜放在一起，加入糖和白醋拦和放在冰箱中，90 分钟后取出即可食用。五彩缤纷，口味酸甜，冰凉沁齿。

【附　　注】除内脏器官外，凡是骨周围的组织结构，如纤维、平滑肌、横纹肌、血管、淋巴管、周围神经系统、淋巴网状系统产生的恶性肿瘤，均属软组织恶性肿瘤，也称软组织肉瘤。本病毒热者多见，一般可见瘤表皮肤暗紫、发亮、烘热，甚至破溃腐臭，身痛，低热或高热，口干、烦躁、便秘等，均可使用本膳。

【方　　名】清热消瘤煎

【方药组成】铁树叶、八月札、白花蛇舌草、半枝莲各 30g，露蜂房、白术各 9g，陈皮 6g。

【加　　减】白细胞下降加鸡血藤、黄芪、枸杞子；恶心呕吐加半夏、生姜；癌肿较大加鳖甲、穿山甲、生牡蛎。

【功效主治】清热解毒，消肿抗癌。卵巢癌，症见腹胀，有积块，身热心烦，口干咽燥，舌红，苔薄黄、脉弦。

【用法用量】以上药物，水煎分 2 次服，每日 1 剂。

【来　　源】《上海中医药杂志》1984 年第 8 期。

【附　　注】本方适用于卵巢癌初中期证属热毒蕴结者，在化疗期或停用化疗时均可用，治宜攻邪为主。方中白花蛇舌草、半枝莲清热解毒，消肿抗癌为主药；辅以铁树叶、八月札清热活血消肿与主药相须为用；蜂房攻毒止痛；白术、陈皮健脾补中以防攻邪伤正。诸药合用，祛邪扶正兼顾，攻毒而不伤正，共奏清热消瘤之功。临床用本方治疗卵巢癌多例，取得了良好的效果。

【方　　名】清上消郁汤

【方药组成】昆布（洗）、玄明粉、陈皮、半夏（姜制）、黄连、海藻、莪术、川芎、香附、青黛、白芥子、薄荷各等分。

【功效主治】清上解郁，化痰软坚。适用于痰火气血郁结而成瘿瘤，寸脉弦而滑。

【用法用量】每日 1 剂，水煎，分 2 次温服。

【来　　源】《证治准绳・疡医》。

【方　　名】清烧红果方

【方药组成】大红山楂（红果）100g，白糖 50g，桂花酱 25g。清水适量。

【功效主治】开胃消食，软坚化积。本膳主要适用于胆囊癌消化脂肪食物不良者。

【用法用量】山楂洗净去核，洗一遍捞出。勺内入清水和山楂，烧沸后煮至山楂外皮已软捞出，剥去山楂皮。将清水 200g，放入白糖，用中火烧沸后除去浮沫，糖溶化时放入山楂，用小火煮至汤汁浓稠时，加入桂花酱，搅拌均匀，凉后入盘即可。

【来　　源】《全国中草药汇编》，人民卫生出版社，1975：115;《抗癌中草药筛选资料汇编》，1976：5。

【附　　注】山楂历来用于健脾胃，消食积，尤长于治油腻肉积所致消化不良症而胆囊癌多见脂肪消化，吸收障碍，故本膳对此尤为适宜。近代研究表明，山楂服后能增加胃中酶类，促进消化；所含的脂肪酶可促进脂肪食积的消化。生山楂有抗噬菌体的作用，生用也有抗癌作用。

【方　　名】清髓丸（蒙药）

【方药组成】制草乌，河子，西花，翻白草，五灵脂，方海，石膏，黑云香，刀豆，石菖蒲，广木香，牛黄，麝香，凌草等。

【加　　减】面色苍白、乏力、贫血者加再障1号，脾肿大者加七味子散，肝肿大者加十三味红花十味丸；食欲不振、恶心呕吐者加滇草六味散，感冒发热者退热药及消炎药对症治疗。

【功效主治】消黏，清血，燥黄水，适用于白血病（急性早幼粒细胞白血病）。

【用法用量】上药研面，混匀，其中西花、牛黄、麝香、凌草研后兑入混匀，水泛丸。早11粒，晚13粒，白开水送服。4周为1个疗程。

【临床应用】辽宁阜新医药研究所李晓波治疗33例，有效率达90.7%，最长用药15个疗程，最短3个疗程。

【来　　源】《中国民族医药杂志》2007年第6期。

【方　　名】清痰化瘀饮

【方药组成】黄药子，土贝母，夏枯草，枳实，丹参，薏苡仁，天冬，白花蛇舌草，赤芍，益苓，白术，云苓，黄芪，当归，生甘草。

【功效主治】清痰散结，活血化瘀，适于痰瘀互结型淋巴肉瘤白血病。

【用法用量】水煎服，每日1剂，分3次温服。

【附　　注】上方系魏素丽、魏素红摘编自张力群主编《中国民族民间特异疗法大全》。

【方　　名】清胃散

【方药组成】黄连6g，生石膏30g，生地黄30g，牡丹皮20g，升麻10g，防风10g，山栀子6g，全蝎3g，蜈蚣3g，僵蚕6g，半枝莲20g。

【功效主治】胃热毒聚，结于口唇型唇癌。

【用法用量】水煎服，每日1剂，分2次服。

【来　　源】《肿瘤病》，人民卫生出版社，1982：43。

【方　　名】清胃散

【方药组成】生地黄（酒洗）12g，升麻、牡丹皮各3g，当归身12g，黄连8g。

【功效主治】养阴凉血，清热解毒。适用于茧唇。

【用法用量】同为细末，水煎至一半，候冷呷之。

【来　　源】《证治准绳·疡医》。

【方　　名】清胃汤合黄连解毒汤方

【方药组成】黄连10g，黄芩12g，黄柏12g，栀子10g，牡丹皮30g，生地黄15g，生石膏30g，升麻10g，山豆根20g，苍耳子10g，白芷12g，野葡萄根20g。

【功效主治】阳明毒热，侵袭上焦型上颌窦癌。

【用法用量】水煎服，每日1剂，分2次服。

【来　　源】《肿瘤病》，1982：41。

【方　　名】清胃噎膈汤

【方药组成】潞党参一钱半，白术一钱半（土炒），扁豆三钱（炒），陈皮三分，砂仁一钱，归身一钱半，川芎一钱（炒），神曲一钱（炒），白芍一钱（炒），谷芽一钱半（炒），巴戟天五钱（去心，盐水炒），茯神一钱半，泽兰叶二钱，蔻仁五分（研），生甘草一钱，柿蒂三钱，竹茹三分。

【加　　减】呕吐恶心重者加石决明、代赭石、青礞石；吐黏涎量多质黏者加硇砂、硼砂、雄黄、冰片研末噙化。

【功效主治】调理脾胃，养血活血。一切噎膈反胃，因思虑太过，不能释怀，气血两虚，津液衰少，致不能食，或食入即吐。

【用法用量】以上药物，水煎分2次空腹下，每日1剂。

【来　　源】《揣摩有得集》。

【附　　注】本方治证乃由七情内伤，思虑太过，劳伤心脾，以致中焦虚弱，不能资生化源，气血亏损，失于濡润，咽管干涩所致。治当调理脾胃，养血活血。方中用党参为主药，甘温益气，主入脾胃经，健脾养胃，以培土生源，固后天之本；白术、扁豆、茯神、陈皮可助主药以调中理气，促进脾胃生化；当归、川芎、白芍、泽兰养血活血，配合上述药物则气血并调，即益气以生血，益气以活血；砂仁、蔻仁、柿蒂理气降胃，开痞除满；巴戟天温肾益精，补先天以固后天；神曲、谷芽消食导积；竹茹清胃降逆，化痰止呕；生甘草调和诸药。如此则后天充足，气血化而泉源不竭，正气得养，咽管得润而诸症以消减。综合全方，配伍特点为气血并调，脾肾并治，以扶正为主旨。对于噎膈属脾胃劳伤、气血亏损者，本方较为合拍。

【方　　名】清胃饮

【方药组成】旋覆花、竹茹各 9g，代赭石、沙参、玉竹各 15g，薏苡仁、芦根各 30g，陈皮 6g。

【功效主治】治法宜养阴清胃。胃癌，主证恶心，呕吐，食纳减少。

【用法用量】水煎服，每日 1 剂。

【方　　名】清瘟败毒饮

【方药组成】生地黄 40g，生石膏、玄参、金银花、连翘、蒲公英、地骨皮、天花粉各 30g，牡丹皮、金银花、连翘、蒲公英、地骨皮、天花粉各 30g，牡丹皮、知母、石斛各 20g，赤芍 15g，生地榆 60g，生大黄粉 3g，三七粉 6g。

【功效主治】白血病高热、出血、昏迷。

【用法用量】水煎服，每日 1 剂。

【临床应用】刘某，女，31 岁。1984 年 8 月初诊，患慢性粒细胞性白血病 3 年。6 月因乏力，胸骨痛，发热，脾肿大，全身淋巴结肿大，经省医院骨穿检查，诊断为慢性急变。经化疗，病反而加重，求治于中医。面色无华，神志昏迷，时谵语，舌强，直视，四肢强硬挛急，大便 3 天未行，小便失禁，秽气难闻，口唇燥裂，舌暗红干缩而强，苔黄黑发津，脉细数。服上方 2 个月后，已能干轻体力农活。

【来　　源】《江西中医药》，1988，(5)：14。

【方　　名】清瘟败毒饮

【方药组成】生石膏 30g，生地黄 20g，犀角 3g，川黄连 5g，栀子、黄芩、知母、赤芍、桔梗、连翘、牡丹皮、鲜竹叶各 10g，生甘草 4g，玄参 15g。

【功效主治】清热解毒，凉血滋阴。适用于一切火热邪毒之证，患者表现为大热烦躁，渴饮干呕，头痛如裂，昏狂谵语，或发斑吐衄，舌绛唇焦，脉沉细而数，或沉而数，或浮大而数等症。肿瘤患者特别是急性白血病患者，发热、热毒火邪充斥，变见诸证者，均可加减施治。

【用法用量】生石膏先煎沸数分钟，后下诸药，犀角磨汁和服。

【来　　源】《疫疹一得》。

【附　　注】本方为合犀角地黄汤、黄连解毒汤、白虎汤三方加减而成，为大寒解毒之重剂，临床上宜掌握运用。一般癌症患者发热无明显火毒证候者，效果较差。

【方　　名】清瘟败毒饮合方

【方药组成】①清瘟败毒饮：生石膏、生地黄、犀角、黄连、栀子、桔梗、黄芩、知母、赤芍、玄参、连翘、生甘草、牡丹皮、鲜竹叶。②犀角地黄汤：犀角、生地黄、白及、牡丹皮。③玄参、龟板、鳖甲、生地黄、熟地黄、枸杞、山茱萸、山药、杜仲、牡丹皮、黄柏、知母、当归、五味子。④黄芪、党参、山药、白术、附片、肉桂、小茴香、仙茅、干姜。

【加　　减】毒入骨髓型以清热解毒之方①为主，兼以消瘀、补肾之方②、方③。肝肾同病瘀毒型以滋养肝肾之阴为主，即以方③为主，兼以解毒、消瘀之方①、方②。脾肾两虚瘀毒型以温补脾肾之方④为主，兼以消瘀、解毒之方①、方②。

【功效主治】白血病。

【用法用量】水煎服，每日 1 剂。

【来　　源】《贵阳中医学院学报》，1986，(1)。

【方　　名】清消汤

【方药组成】山豆根、山慈菇、土茯苓、金银花、连翘、虎杖、焦栀子、半枝莲、浙贝母、三棱、莪术、丹参、赤芍、穿山甲、鳖甲、党参、黄芪、焦三仙各 10g。

【功效主治】浸润型胃癌。

【用法用量】水煎取汁 400ml，分两次服；或蜜丸，10g 重，每日 3 次，每次 7 丸。

【临床应用】王某，男，61 岁，因身目俱黄渐重二月余就诊。主症为黄疸，恶心呕吐，大便色淡，行上消化道造影；小弯角切迹处可见 1.2mm×0.6mm 龛影。X 线检查：浸润型胃癌。以清消汤加减治疗，服药 7 天后，胃气上逆渐消，纳增精神好，连服 45 剂后，复查上消化道造影，未见异常。

【来　　源】《河北中医》，1987，（5）：36。

【方　　名】清心散

【方药组成】麻黄、生甘草各 0.75g，乳香、没药、琥珀、延胡索各 1.5g。

【功效主治】行气活血、镇静止痛。各种痛症。

【用法用量】其研极细末备用。口服、每次服 1 剂，早、晚各 1 次，用沸黄酒 40ml 服，痛止则停服。

【临床应用】治疗多种痛证 100 例，94 例有效，随访 2 个月至半年，止痛效果稳定，疗效持续时间较长。经治病例中脉管炎 24 例，癌性瘀痛 16 例，关节痛 19 例，腹痛 21 例，外伤骨折 16 例，神经性头痛 4 例。例如，李某，男，41 岁，1979 年 2 月右足中趾外伤后感染，呈阵发剧痛达 5 个月，经用抗感染及止痛药无减轻。近 1 个月来局部皮色微肿紫红。痛重时两手抱足，坐卧不安。舌暗，苔微黄，脉沉细数。诊为脱疽。投清心散 1 剂，服后 30 分钟左右痛止，安然入睡。

【来　　源】王翠蛾《国医论坛》，1993，（6）：24。

【附　　注】清心散乃温运之方，毫无清凉之意。清心者，静心宁神也。心因痛扰而不宁，痛止则心得以宁静，故清心散实为止痛散。据作者介绍，本方原治趾端恶疮剧痛证，后发现对多系痛证均有效，尤其对脉管炎、骨折外伤、关节炎、胃肠病效果最满意。曾对癌症晚期疼痛与哌替啶 100mg 做对比，发现本散止痛持续时间为哌替啶的 1.5 倍。

【方　　名】清咽茶

【方药组成】鸭跖草、乌蔹梅各 30g。

【功效主治】喉癌疼痛。亦治鼻咽癌痛。

【用法用量】上 2 味药共煎汤，加糖调味，代茶饮。每日 1 ～ 2 剂，徐徐饮下。

【来　　源】《杏林春满集》。

【方　　名】清咽养营汤

【方药组成】西洋参 9g，大生地黄 9g，抱术茯神 9g，大麦冬 9g，大白芍 6g，嘉定花粉 12g，天门冬 6g，玄参 12g，肥知母 9g，炙甘草 3g。

【加　　减】余毒仍盛者，加乌犀角。

【功效主治】滋阴生津，兼清余热。适用于白血病邪毒虽盛而阴液未复，壮热已退而余热未清，午后低热，口干，手足心热，咽喉肿痛腐烂已减，肌肤瘀消退，舌干红少津，脉细数。

【用法用量】用水 800ml，煎取 480ml，对蔗浆 200ml，温服。

【来　　源】《疫喉浅论》。

【方　　名】清胰抗癌汤

【方药组成】柴胡 10g，枳壳 10g，郁金 10g，干蟾皮 10g，鸡内金 10g，八月札 30g，白术 30g，猪苓 30g，生薏苡仁 30g，菝葜 30g，半枝莲 30g，白花蛇舌草 30g，生山楂 15g。

【功效主治】清胰解毒，化积抗癌。胰腺癌，症见上腹痞塞，撑胀作痛，不思饮食，食入痛甚，口干口苦，或黏滞不爽，或身热不扬，舌质红，苔黄腻，脉滑数。

【用法用量】水煎分 2 次服下，每日 1 剂。

【临床应用】以之治疗胰腺癌 13 例，生存 34、13 ～ 15、10 ～ 12、7 ～ 9 个月者分别为 1、4、3、5 例，效果满意。

【来　　源】《四川中医》1996 年第 10 期。

【附　　注】本方所治胰腺癌由气滞湿阻，感邪蕴毒，结于脾胃肝胆引起。邪积中焦，脾胃不能运化，气机不畅，故有食少纳差、脘腹痞塞；积久化热，火热上炎则有口干口苦；湿热蕴结则见身热不扬。治当清胰解毒，化积抗癌。方用半枝莲、白花蛇舌草清胰解毒、抗癌散结；猪苓、生薏苡仁、白术化湿行水、健脾助运，脾旺则湿无由生；柴胡、枳壳、八月札、菝葜疏利肝胆、理气调中，气行则亦助湿化；郁金活血行气、凉血退黄、通经止痛；鸡内金、山楂消食开胃、磨坚化积；干蟾皮以毒攻毒、消肿止痛。综合全文，清热兼以利湿，调气兼以活血，消导并寓助运。如此数法齐下，相互协调，则邪毒可去，癥积可散，疼痛可止，疾病可愈。

【方　　名】清胰汤

【方药组成】茵陈蒿、金钱草各30g，黄连10g，金银花30g，紫花地丁20g，水牛角粉（冲服）10g，大黄5g，厚朴10g，枳壳10g，功劳叶15g，鹿角霜20g，山甲珠10g，夏枯草15g，半枝莲15g，白花蛇舌草30g。

【加　　减】若疼痛甚者，加延胡索10g，白芍15g；若腹胀者加大腹皮15g；若有腹水者加白通草20g，车前子30g；若肿块较大者加犀黄丸，每日两次，每次3g。

【功效主治】胰腺癌。

【用法用量】水煎服，每日1剂。

【来　　源】《常见病单验方》。

【方　　名】清营汤

【方药组成】犀角9g，生地黄15g，玄参9g，淡竹叶心3g，麦冬9g，丹参6g，黄连4.5g，金银花9g，连翘（连心用）6g。

【功效主治】清营透热，养阴生津。适用于白血病邪热在营分，身热夜甚，口渴或不渴，时有谵语，心烦不眠，或斑疹隐隐，舌绛而干，脉细数。

【用法用量】用水1 600ml，煮取600ml，每服200ml，每日3次，每日1剂。

【来　　源】《温病条辨》。

【方　　名】清营汤加味方

【方药组成】生地黄18g，玄参18g，天冬18g，金银花18g，连翘18g，赤芍30g，牡丹皮30g，板蓝根30g，生石膏30g，蜈蚣粉4条，犀角粉3分。

【加　　减】火热毒盛者加山栀子、知母、虎杖、夏枯草；热壅血瘀者加川芎、刘寄奴、红花、乳香、没药。

【功效主治】清营透热，解毒养阴。各种癌症疼痛。

【用法用量】前9味水煎后，送服后2味，每日1剂，分2次服下。

【临床应用】以此方治疗多种癌痛68例，其中原发性肝癌4例、胃癌26例、食管癌20例、胰腺癌6例、结肠癌6例、恶性淋巴瘤6例，结果显效（疼痛完全消失）19例，有效（服药后西药镇痛药减半而无明显疼痛）36例，无效13例，总有效率为81.4%。用药后1天见效者8例，2天见效者29例，3天见效者12例。

【来　　源】《山西中医》1992年第1期。

【附　　注】本方乃由清营汤合犀角地黄汤加减而成。临床见癌痛剧烈证属热毒内蕴，血热壅滞者，可选此治疗。方用金银花、连翘、板蓝根、生石膏、犀角粉清热解毒，凉营消肿；生地黄、赤芍、牡丹皮清热凉血，活血止痛；蜈蚣通络导滞，散结止痛。以上配合，以治癌痛之因。另用玄参、天门冬合生地黄养阴生津，以防热毒入营而耗血伤津。综合全方，诸药协同，通过清营透热、解毒养阴而达止痛目的。

【方　　名】清瘀化癥汤

【方药组成】党参12g，制香附15g，生贯仲30g，半枝莲30g，鬼箭羽20g，海藻20g，木馒头30g，天葵子15g，生甘草9g，紫石英15g。

【加　　减】气滞血瘀者加当归9g，丹参12g，金铃子9g，延胡索10g，三棱12g，制香附改为9g；经血过多者上方去天葵子、海藻，加花蕊石30g，鹿蹄草12g，参三七、血竭粉各2g（吞）；阴虚火旺者去党参、紫石英，加生地黄、熟地黄各9g，炙龟板12g，北沙参12g，夏枯草12g，白薇9g，桑寄生12g；经血过多者去海藻、天葵子、木馒头，加水牛角（先煎）30g，牡丹皮9g，紫草 9g，羊蹄跟 30g；脾虚气弱者去天葵子，加黄芪 15g，白术、白芍各 9g，山药 15g，炙升麻 9g，金狗脊 15g；出血过多者去木馒头、海藻，加煅龙骨、煅牡蛎各 15g，煅代赭石 15g，景天三七 15g，地锦草 15g；偏阳虚者加炮姜炭 6g，煅牛角腮 12g，赤石脂 15g，禹余粮 15g。随证加减法：经血多瘀块者加鹿蹄草 12g，炒五灵脂 12g；小腹痛加金铃子 9g，延胡索 9g；腰酸痛加桑寄生 12g；乳房胀痛加全瓜蒌 12g，路路通 9g；白带多加马鞭草 12g，白芷炭 9g；便秘加火麻仁 12g。

【功效主治】子宫肌瘤。

【用法用量】水煎服，每日 1 剂。

【方　　名】清燥救肺汤合苇茎汤方

【方药组成】冬桑叶 9g，石膏 7.5g，人参 2g，生甘草 3g，胡麻仁（炒，研）3g，真阿胶 2.4g，麦门冬（去心）3.6g，杏仁（去皮尖，炒）2g，枇杷叶（刷去毛）1 片，苇茎（切）30g，薏苡仁 30g，冬瓜子 24g，桃仁 9g。

【功效主治】养阴清肺，化瘀解毒。适用于肺癌阴虚热盛，咳吐脓痰，恶寒发热者。

【用法用量】水煎服，每日 1 剂。

【方　　名】清蒸茄泥

【方药组成】嫩紫茄 2 个，大蒜泥适量。香油、食盐少许。

【功效主治】胃癌、肠癌等消化道癌症。

【用法用量】茄子去蒂，洗净切片，上锅蒸熟，加大蒜泥调和，再放香油、盐调味食之。每日 1 ～ 2 次，佐餐食用。

【来　　源】《饮膳正要》。

【附　　注】茄子以紫色为佳，长茄子又比圆的更好，入药膳茄子不要剥皮，因其皮含龙葵碱抗癌，否则会减低疗效。

【方　　名】清蒸鲨鱼

【方药组成】鲨鱼 500g，大蒜苗 50g，姜丝少许，盐、味精、白糖少量。

【功效主治】消化道癌症引起的厌食、味觉改变者。

【用法用量】鲨鱼肉切块，放入沸水中烫一下，除去异味，油锅烧热，入姜丝炝锅，入鱼肉、盐、味精、白糖翻炒，加水适量，慢火炖熟，水淀粉勾芡，撒上苗蒜即可食用。每日 1 ～ 2 次，佐餐服食。

【来　　源】《饮食疗法》。

【附　　注】科学家发现食鲨鱼生不得癌症，据报道，鲨鱼可防癌抗癌。

【方　　名】清蒸桃胶

【方药组成】桃胶 10g，清水适量。

【功效主治】和血益气，止痛通淋。本膳主要适用于膀胱癌尿血疼痛者。

【用法用量】桃胶放碗中，稍加清水和冰糖。放蒸笼中，清蒸 20 分钟。若有糖尿病史者，可不用冰糖，改为玉米须 30g。

【附　　注】桃胶为蔷薇科植物桃 Prunus persica（L.）B. 或山桃 P.davidiana（C.）F。树皮中分泌出来的树脂。一般在夏天采收，用刀切割树皮，待树脂溢出后收集，水浸，洗去杂质，晒干即可。主要成分为半乳糖、鼠李糖 a、葡糖醛酸等。其味甘苦，性平，对血淋、石淋、腹泻、疼痛诸症均有良效。近代于尔辛认为：清蒸桃胶适用于肝癌后期腹水症、肠癌便脓血、肾癌、膀胱癌等引起的小便不利以及宫颈癌等。主要用于膀胱癌，凡膀胱癌见有血尿的疼痛（刺痛）两大症状，均可应用本膳，效果也很明显。推测桃胶中可能含有尚未知晓的抗癌成分。

【方　　名】清煮芦笋

【方药组成】鲜芦笋 50 ～ 90g，鲜清汤适量，盐、油胡椒粉少许。

【功效主治】各种癌症的预防和治疗。

【用法用量】将芦笋去皮，洗净切碎，放入热水中氽一会儿，捞出放入冷水浸泡，除去苦味，取也放入到鲜清汤内煮熟后，加油、盐、胡椒粉少许调和即可食。每日 1 次，佐餐食用。

【来　　源】《中国食品》。

【附　　注】鲜芦笋不能生吃，必须煮熟，方可食用。

【方　　名】清煮瘦猪肉
【方药组成】瘦猪肉 250 ～ 500g，清水 500 ～ 800ml。
【功效主治】滋阴解毒，开胃进食。本膳主要适用于肝癌有气阴两虚证候者。
【用法用量】猪肉切小块，清水文火煮至烂熟即可。不加任何调味品，吃肉喝汤，每日 1 次或间日 1 次。
【临床应用】据临床报告：某男，53 岁。1985 年 1 月确诊为肝左叶占位性病变（原发性肝癌）。先以党参、白术、白芍、丹参各 15g，黄芪、鸡血藤各 30g，赤芍、红花、五灵脂各 10g。水煎服，每日 1 剂。连服 30 天后，加用本膳。连用 2 个月后，吃猪肉达 25kg。患者食量增加，症状减轻，经 B 超、肝扫描和 CT 检查，均证实占位性阴影消失；复查肝功能正常。3 年后随访，依然健在。说明清煮瘦猪肉作为药的辅助疗法是切实可行的，而且已为现代检测手段证实，这种食疗结合疗法确实有效。
【来　　源】《江苏中医》，1989，7：25。

【方　　名】清煮鱼翅
【方药组成】鱼翅适量，黄酒少量。
【功效主治】食道癌、贲门癌。
【用法用量】把鱼翅放在清水中洗净，置砂锅内，加水煮熟，以黄酒少量送吃鱼翅。不必加酱油，清淡为佳。
【来　　源】《闽部食疏》。
【附　　注】鱼翅，如用鲨鱼翅、黄鱼翅疗效更佳。

【方　　名】秋石墨鱼
【方药组成】咸秋石 10g，墨鱼 400g。黄酒、味精、水淀粉、植物油、葱花等适量。
【功效主治】滋阴降火，扶正祛邪。本膳主要适用于肾癌阴虚有火、虚劳瘀热者。
【用法用量】把咸秋石敲碎，用少许温水经开。将墨鱼洗净后，用刀切成纵横均为 0.2 ～ 0.3cm 宽的条纹。把墨鱼倒入开水中一烫即取出。炒锅里多放些油，烧至五成熟，把墨鱼放入爆炒 3 秒钟左右，立即取出。放 30g 水在炒锅中，倒入溶化咸秋石的汁水，加少许黄酒烧开，加味精，水淀粉，然后把墨鱼倒入，放些葱花，稍炒片刻即可出锅。此菜勿再放盐。
【附　　注】膳中秋石是人中白（尿提炼而成）和食盐的加工品，主要活性成分为尿酸钙和性激素等。据日本佐藤昭彦氏报告：秋石的水煎液，在适当浓度下，体外实验，对人子宫颈癌细胞 JTC-26 抑制率为 50% ～ 70%（《汉方研究》，1979，2：54）。

【方　　名】秋石散
【方药组成】秋石（尿沉结的尿垢和食盐的加工品）适量。
【功效主治】食道癌、胃癌。
【用法用量】将秋石研为细末，每日服 3 次，每次 3g，白温开水送服。
【来　　源】《医方摘要》。
【附　　注】秋石，为中药名，《医方摘要》谓其治“噎膈反胃”，“用秋石，每用一钱，白汤下，妙”。噎膈反胃，相当于食管癌、胃癌等，本方为人尿制刘，实为以尿治癌的一首古方。

【方　　名】秋树根白皮蛋
【方药组成】秋树根白皮 30g，鸡蛋适量。
【功效主治】乳腺癌。
【用法用量】同煎，饮水吃鸡蛋。
【来　　源】《一味中药巧治病》。

【方　　名】蚯蚓芭蕉根外敷方
【方药组成】蚯蚓、芭蕉根等量。
【功效主治】肝癌。
【用法用量】肝癌取活蚯蚓（韭菜地的蚯蚓更佳）和芭蕉根，等量混合，捣烂，厚敷肝部位，敷多次，有效。上 2 味药共捣烂如稠膏状，外敷于肿块上每日换药 1 次，敷药后外加纱布或条带固定。
【来　　源】《癌症家庭防治大全》。
【附　　注】如肿块局部剧痛者，于本方加入冰片少量捣敷尤可止痛。

【方　　名】蚯蚓煎鸡蛋
【方药组成】新鲜蚯蚓 60g，鸡蛋 4 个，洋葱 25g，蘑菇片 20g，芹菜 25g，牛奶 20ml。胡椒粉、食盐适量。
【功效主治】本膳主要适用于肺癌咳喘而兼有热象者。
【用法用量】鸡蛋打碎，去壳；洋葱剁碎。将鸡蛋、牛奶、芹菜、洋葱、食盐及胡椒粉加在一起拌和，用平底锅烹调。以中火炒熟后，再加入洗净的蚯蚓和蘑菇片，继续煎炒，最后加入胡椒粉调味汁及辣酱油，起锅即成。每 2 ～ 3 天食用 1 次。
【附　　注】蚯蚓中不但含有抗癌、解热、平喘等成分，而且营养成分丰富。通过从测定多种蚯蚓样品，蚯蚓含有的氨基酸总量达 60% 以上，其中 50% 属于人体不易合成而又必需的氨基酸。所以，肺癌消耗性体质应用本膳至少有三大益处：①抗癌平喘；②补充能量和各种维生素；③风味特殊，有明显的促进食欲作用。

【方　　名】蚯蚓泥生姜汁
【方药组成】取生蚯蚓（又名曲蟮）四条，洗净，研如泥，入生姜汁、薄荷汁各一茶挑，蜂蜜半酒杯。
【加　　减】若热甚者，加真梅花冰片一二分服，再揉心下片时，汗出而愈，神效。如因寒热、痰痞、水食结胸者，照卷十四伤寒门葱姜熨法最妙。如因饮食积滞结胸者，查卷四饮食积滞门外治法。若痰气结胸，查后痰疾各方治之。
【功效主治】胸膈闭结不通，按之极痛，或通而复结，气喘烦躁狂乱而热极者。
【用法用量】井水调服。
【来　　源】《验方新编》。

【方　　名】蚯蚓田螺敷
【方药组成】白颈蚯蚓 5 条，小田螺 5 个，荜澄茄 15g。
【功效主治】适宜于前列腺癌之癃闭，尿塞不通，少腹胀痛难忍。
【用法用量】上 3 味共捣融，拦米饭捣为丸，敷脐上。
【来　　源】《中国民间灵验偏方》。
【附　　注】白颈蚯蚓，以芭蕉根或韭菜地挖出者尤佳。

【方　　名】楸树皮鸡蛋汤
【方药组成】楸树皮适量，鸡蛋 4 个。
【功效主治】胃癌。
【用法用量】加水同煎煮至蛋白凝固后，敲碎蛋壳，再煮 4 小时，喝汤吃鸡蛋，每日 2 次，连续服用。
【来　　源】《民间偏方秘方精选》。

【方　　名】楸树芽叶茶
【方药组成】楸树嫩芽及叶 12g。
【功效主治】胃癌。
【用法用量】水煎服，代茶饮之，每日 1 剂，分 2 次服，徐徐饮用。
【来　　源】《中国民间灵验偏方》。
【附　　注】本方在江西省南昌民间流传广，疗效确实。

【方　　名】鳅糖膏
【方药组成】生鳅数条，红砂糖适量。
【功效主治】乳腺癌。
【用法用量】鳅鱼切成片，置擂钵内捣烂，加入红砂糖少许调拌如膏，敷贴于患处，日敷 1 次，连敷十数次。
【来　　源】《日本民间方》。

【方　　名】祛毒化肿汤
【方药组成】连翘、天花粉各一钱，当归、贝母、黄芩各七分，甘草节、桔梗、柴胡、昆布、海藻各五分，瓜蒌仁八分。
【加　　减】烦躁易怒，加夏枯草、龙胆草；咽颈不适，加牵牛子、射干；结块坚硬者，加三棱、莪术；二便不畅，可加大黄、木通。
【功效主治】祛毒化肿。痰、气、瘀壅结，久郁化火之瘿瘤。现临床可用于甲状腺肿瘤的治疗。
【用法用量】上药水煎，分 2 次饭后服。

【来　　源】《杏苑生春》卷七。

【附　　注】本方所治之证为长期情志内伤，使气机郁滞，肝失条达，津聚成痰，气滞痰凝，再加上水土失宜，气血运行不畅，造成痰、气、瘀壅结，郁久化火之瘿瘤。方中连翘味苦性寒，轻清宣达，既能清热解毒，又能消肿散结，祛毒和化肿之功兼备，故为主药；辅以黄芩清热解毒，又能消肿散结，祛毒和化肿之功兼备，故为主药；辅经黄芩清热解毒；瓜蒌仁利气散结；火郁可伤阴，故加天花粉以养阴清热；昆布、海藻、贝母化痰散结；当归活血行气祛瘀；桔梗下气化痰；柴胡疏肝解郁。诸药合用则气畅、痰消、瘀散、热清，痰、气、瘀壅结可解。

【注意事项】海藻反甘草，在临床应用应加以注意。忌气恼忧思，忌食辛辣、黏腻之品。

【方　　名】祛腐生肌膏

【方药组成】熟石膏、黄柏、炉甘石、苍术、地榆、防己、延胡索、郁金、木瓜、白及、珍珠粉。

【功效主治】活血祛瘀，生肌敛口。适用于膀胱肿瘤术后形成窦道者。

【用法用量】上为末，水调为膏，敷于局部，内服扶正之剂。

【临床应用】张某，男，52岁。因膀胱癌做膀胱全切除回肠膀胱术，术后形成低位于肠瘘，经治疗后肠瘘闭合，仅存腹壁窦道，久治不收口。创面肉芽新鲜，管道较深，午后低热，精神倦怠，面色不华，脉细软，舌偏红苔薄。外用本膏，隔天一换，内服益气养阴、健脾化湿、清热解毒之剂，间断治疗1年余，下腹部窦道全部愈合。

【附　　注】方中熟石膏、黄柏消炎防腐，炉甘石、苍术燥湿收敛，地榆、防己、延胡索、郁金、木瓜有解毒活血祛瘀之功，白及、珍珠粉生肌长肉。

【方　　名】祛瘀散结汤

【方药组成】八月札12g，炮穿山甲12g，干蟾皮1g，香附12g，枸杞子30g，红藤30g，龙葵30g，平地木30g，夏枯草30g，蒲公英30g，石见穿30g，丹参15g，郁金9g，川楝子9g，广木香9g。

【功效主治】胰腺癌。

【用法用量】水煎服，每日1剂。

【临床应用】上海中医学院附属龙华医院以本方为主，用理气祛瘀散结之法，治疗胰腺癌3例，其中显效2例，有效1例。由于用药病例较少，尚待进一步观察疗效。

【来　　源】《抗癌中草药制剂》，人民卫生出版社，1981：278。

【方　　名】祛瘀通窍汤

【方药组成】赤芍10g，当归15g，川芎10g，桃仁10g，红花6g，三七5g，山甲珠10g，三棱10g，莪术10g，石菖蒲6g，麝香0.2g。

【加　　减】头晕、视物模糊，加夜明砂10g，菊花10g；纳差，去桃仁、红花、麝香，加鸡内金8g，山药10g。

【功效主治】活血化瘀，开窍醒脑。适用于脑肿瘤。

【用法用量】水煎服，每日1剂。

【临床应用】本方治疗1例蝶鞍肿瘤，治后症状明显改善，经蝶鞍照片复查未见异常，随访8年未见复发，获临床治愈。

【来　　源】湖南省邵阳市中医院刘青云方。

【附　　注】方中赤芍、当归、川芎、桃仁、红花、三七、甲珠、三棱、莪术活血化瘀、破坚消积；石菖蒲、麝香开窍醒神、辟秽化浊、通经祛瘀。药理学研究证明麝香能促进各腺体分泌，兴奋中枢神经系统，亦有兴奋呼吸中枢等作用，而使呼吸心跳加快，从而有助于昏迷病人的苏醒。

【方　　名】祛瘀消瘤方

【方药组成】生白术9g，制半夏9g，夏枯草9g，丹参9g，牡丹皮9g，赤芍15g，连翘9g，八月札15g，海藻12g，煅瓦楞子15g，生薏苡仁30g，白英15g，炒山楂9g，炒六曲9g，白花蛇舌草30g。

【功效主治】舌体血管瘤。

【用法用量】水煎服，每日1剂。

【方　　名】祛瘀消癖方（外敷）

【方药组成】天南星、浙贝母、山慈姑、牡蛎、姜黄各30g，五灵脂、没药、全蝎各15g，冰片2g。

【功效主治】化瘀祛痰，软坚散结，适用于乳腺癌局部包块或乳癖（乳腺增生、结节）等。

【用法用量】研粉混匀，以蜂蜜、白酒各半，调药粉量成糊状，外敷肿块局部皮肤，适用普通膏药或纱布固定，每隔 8 ～ 24 小时换药。

【来　　源】北京中医药大学东直门医院血液肿瘤科储真真教授验方。

【方　　名】祛瘀消癥汤

【方药组成】当归、桃仁、三棱、香附各 10g，王不留行、莪术各 12g，香上枯草、天葵子、续断、生贯众各 15g，生牡蛎、海藻各 20g，昆布 30g。

【加　　减】伴乏力、心悸气短、气血不足者，加党参 20g，黄芪 30g；伴腰酸腿酸软、头晕耳鸣者加女贞子、杜仲各 12g，旱莲草 20g；月水淋漓不断者，加龙牡、海螵蛸各 20g，伏龙肝 30g，三七粉 3g（冲）；平素带下量多、色黄有味者，加薏苡仁 30g，配合外用中药燥湿清热之品坐浴。

【功效主治】子宫肌瘤。

【用法用量】水煎服，每日 1 剂。

【方　　名】瞿麦菝葜方

【方药组成】瞿麦 60 ～ 120g，菝葜 60 ～ 120g。

【功效主治】前列腺癌。

【用法用量】水煎服，每日 1 剂。

【方　　名】瞿麦萹蓄方

【方药组成】瞿麦 12g，萹蓄 9g，木通 3g，车前子 9g，滑石 15g，黄芩 9g，乌药 9g，萆薢 12g，清半夏 9g，礞石 15g，木香 3g，砂仁 6g。

【功效主治】清热利湿，行气豁痰。主治卵巢癌。

【用法用量】每日 1 剂，水煎服。或蜜丸服。

【临床应用】患者按上方 5 剂量做成蜜丸，每丸 9g，日服 2 丸。服药 15 剂后，自觉腰痛腹痛减轻。1 个月后检查卵巢囊肿已消失，左侧输卵管积水呈条索状增厚。上方加茯苓 9g，继服 20 剂。另用 5 剂，做成蜜丸，服法同上，以巩固疗效。1997 年 7 月复查一切情况良好，妇检：附件阴性。

【来　　源】《刘奉五妇科经验》，人民卫生出版社。

【方　　名】瞿麦萹蓄汤

【方药组成】瞿麦、萹蓄、石韦、黄柏、车前子、苦参、木通、竹叶各 9g，山豆根 12g，滑石块 15 ～ 30g，金钱草 20 ～ 30g，赤小豆、白茅根各 30g。

【功效主治】清热解毒利湿。适用于膀胱癌属湿热型者。下焦湿热，邪毒蕴蓄膀胱，表现以无痛性血尿或伴尿短赤，少腹不适或微痛为主，发热或不发热。舌苔白腻或黄，脉滑或滑数。

【用法用量】水煎服，每日 1 剂。

【临床应用】唐某，女，35 岁，1970 年 6 月 20 日初诊，结婚 10 年未孕，半年来小腹隐痛，腰酸痛，带下增多，色黄有味，经医院检查，诊断为右侧卵巢囊肿（5cm×5cm×6cm），左侧输卵管积水（4cm×3cm×3cm），曾嘱其手术，患者不同意，患者平时胃纳不佳，心烦易怒，苔白腻、舌质红，脉沉弦。（与前方重，可参。）

【方　　名】瞿麦大蓟饮

【方药组成】瞿麦、大蓟、小蓟各 60g。

【功效主治】肾癌。

【用法用量】水煎服，每日 1 剂。

【方　　名】瞿麦根煎

【方药组成】鲜瞿麦根 50 ～ 100g。

【功效主治】食管癌。也可适用于直肠癌。

【用法用量】干品取 40 ～ 50g，将根用淘米水洗净，水煎每日分 2 次服。

【来　　源】《神医奇功秘方录》。

【方　　名】瞿麦根汤

【方药组成】鲜瞿麦根 30 ～ 60g。

【功效主治】食管癌。

【用法用量】瞿麦根用米泔水洗净，水煎汤，分 2 次服完。坚持常服之。

【来　　源】《民间验方》。

【附　　注】瞿麦根即石竹根。无鲜品，可用干品 24 ～ 30g。

【方　　名】瞿麦根制剂

【方药组成】瞿麦根不拘多少。

【功效主治】食道癌、直肠癌。

【用法用量】①汤剂：将鲜根用米泔水洗净煎水，每天 30 ～ 60g，无鲜品可用干品 20 ～ 30g；②制成浸膏，每天 2 次，每次半匙，兑温开水服；③散剂：瞿麦根晒干，研末，直肠癌病人配合外用，撒于肿瘤创面。

【临床应用】刘某，女，63 岁。1973 年 3 月感到吞咽困难，逐渐只能过流质饮食，经上海某医院钡餐摄片确诊为食道中段癌，同年 7 月开始服瞿麦根浸膏，5 天后症状减轻，半个月后能进干饭，X 线复查见食道煅癌灶略有好转。

【来　　源】《家用速效中药》。

【附　　注】体质差的可配合参苓术草汤服用。以上诸方近似，可参。

【方　　名】瞿麦滑石利湿方

【方药组成】瞿麦 15g，滑石 18g，木通 6g，黄柏 6g，白茅根 30g，小蓟 30g，旱莲草 30g，甘草 9g。

【功效主治】放疗所致的蕴热下注膀胱，症见尿频、尿痛、血尿。

【用法用量】水煎服，每日 1 剂。

【方　　名】瞿麦滑石粥

【方药组成】瞿麦 15g，滑石 30g，粳米 100g。清水适量。

【功效主治】清热降火，通利小便。本膳主要适用于膀胱癌小便涩痛而热淋不爽者。

【用法用量】先把滑石用布包扎，然后与瞿麦同入砂锅内煎汁，去渣，入粳米同煮为稀薄粥，即成。

【临床应用】结合中草药汤剂内服及鸦胆子水煎液保留灌肠。观察 11 例，治愈 2 例，有效 3 例。

【来　　源】《陕西新医药》，1975，6：16。

【附　　注】瞿麦为石竹科植物，常用作瞿麦的品种有石竹 Dianthus chinensis L. 和瞿麦 D.superbus L. 其中石竹根乙醇制剂的药敏实验，对人膀胱癌和贲门癌细胞有抑制作用（《浙江中医学院报》增刊号，1982：242）。陕西中医学院附院治疗直肠癌，以瞿麦配藤梨根、瘦猪肉煎煮，食肉喝汤。《太平圣惠方》尚有一单味滑石剂，“治膈上烦热多渴，导利九窍”，对膀胱癌小便不利者，亦可应用。

【方　　名】瞿麦茜草汤

【方药组成】瞿麦、茜草、龙葵各 30g。

【功效主治】膀胱癌。

【用法用量】水煎服，每日 1 剂。

【方　　名】瞿麦穗白芍汤

【方药组成】瞿麦穗 30g，白芍 30g，大黄（锉，炒）30g，当归 30g，天葵子 30g，炙甘草 30g，榆白皮 30g，栀子仁 30g，木通 30g，石韦 30g，火麻仁 30g。

【功效主治】用于前列腺癌小便不通者。

【用法用量】上药共研为细末，每次 15g，用水 220ml，加入灯心草少许，煎至 150ml，去渣温服。

【方　　名】去癌二号粉

【方药组成】莪术 100g，山慈菇 100g，生南星 100g，苦参 100g，雄黄 0.6g，冰片 0.3g，麝香 0.1g，蜈蚣半条。

【功效主治】清热解毒，渗湿抗癌。适用于宫颈癌。

【用法用量】先将莪术、山慈菇、生南星、苦参等加水煎煮 2 ～ 3 小时，制成浸膏粉后，再与其他药物共研细末，混匀，过筛，即得。散剂外用，撒布于宫颈癌疮面，每日 1 ～ 2 次。

【方　　名】去癌一号粉

【方药组成】莪术 100g，山慈菇 100g，生南星 100g，苦参 100g，硼酸 25g，制砒石 0.9g，冰片 0.3g，麝香 0.1g，雄黄 0.9g。

【功效主治】清热解毒，渗湿抗癌。适用于宫颈癌。

【用法用量】先将莪术、山慈菇、生南星、苦参等加水煎煮 2 ～ 3 小时，制成浸膏粉后，再与其他药物共研细末，混匀，过筛，即得。散剂外用，撒布于宫颈癌疮面，每日 1 ～ 2 次。

【方　　名】全虫散

【方药组成】全蝎，蜈蚣，水蛭，僵蚕，蜣螂，壁虎，五灵脂，各等分。

【功效主治】肝癌。
【用法用量】研成粉，冲服，每次3g，每日2次。
【来　　源】《肿瘤病》，人民卫生出版社，1982：68。

【方　　名】全虫散
【方药组成】全蝎45g，瓜蒌皮45g（为1料量）。
【功效主治】化痰散结，行气止痛。乳腺增生病。
【用法用量】共研粉，分成20包。口服，每次1包（4.5g），每日2次，于月经干净后起，连服20天为1个疗程。
【临床应用】治疗112例，痊愈95例（84.82%），显效12例（10.71%）。服1个疗程愈59例，2个疗程愈36例。例如肖某，女30岁，1987年6月29日诊。每次行经1周后双乳胀痛，向腋下放散2年余，右乳外上方可扪及3.5cm×4.5cm肿块1枚，左乳外上方扪及4cm×5cm肿块1枚。轻压痛，可活动。用乳康片治疗2个疗程无明显效果，改用全蝎散1个疗程，肿块及症状消失而愈。
【来　　源】李双喜《河南中医》，1990，（4）：26。
【附　　注】《江苏中医杂志》1982年5月有相似报道，治疗纤维腺瘤11例，痊愈10例；乳腺小叶增生243例，均获愈。

【方　　名】全瓜蒌白芍方
【方药组成】全瓜蒌30g，白芍9g，西当归12g，生贯众30g，蒲公英30g，青皮9g，漏芦9g，枯草12g，生地黄9g，大贝母9g，毛菇9g，香附12g。
【加　　减】肿块坚硬加海藻15g，昆布12g，牡蛎9g；溃破加人参6g，鹿胶6g，熟地黄9g，去生地黄、青皮；疼痛加乳香、没药各9g。
【功效主治】乳腺癌。
【用法用量】水煎服，每日1剂。
【来　　源】内蒙古自治区医院编《中草药验方选编》，内蒙古自治区人民出版社，1972：162。
【附　　注】注意切忌金石之药。

【方　　名】全归杭芍方
【方药组成】全当归12g，酒杭芍12g，大贝母、金银花各24g，瓜蒌仁12g，栀子、连翘、乳香、川厚朴、没药、穿山甲、升麻、生甘草各9g。
【功效主治】乳癌。
【用法用量】药水冲服，红糖15g，黄酒30ml为引。
【来　　源】河南信阳市中医王洪生献方。

【方　　名】全蝎蜂房
【方药组成】全蝎、蜂房、蛇蜕各等量。
【功效主治】唾液腺癌。
【用法用量】共研细末，每次3g，每日服3次。
【附　　注】这是治癌的良方。此方组合的多种特殊蛋白质，具有破坏异常组织的功能。本方对诸般癌肿有效。服后再服维生素C，疗效会更为理想。

【方　　名】全蝎蜂房方
【方药组成】全蝎、蜂房、蛇蜕各等量。
【功效主治】子宫颈癌。
【用法用量】共研细末，水泛为丸，每次1.5～3g，每日2次。药物研末前先用冷水浸泡全蝎24小时，换水2～3次，取出晒干，微火焙黄。蜂房、蛇蜕分别微炒。
【来　　源】《福建中草药处方》，福建省新华书店，1971：115。

【方　　名】全蝎瓜蒌方
【方药组成】全蝎160g，全瓜蒌25个。
【功效主治】乳房纤维瘤，乳腺小叶增生。
【用法用量】将瓜蒌开孔，全蝎分装于瓜蒌内，放瓦上干，研细末，日服3次，每次3g，温开水调服，连服1个月。

【方　　名】全蝎瓜蒌散
【方药组成】全蝎160g，瓜蒌25个。
【功效主治】乳房纤维瘤、乳腺小叶增生。
【用法用量】将全蝎放入瓜蒌中，瓦上焙干存性，研强末，每日服3次，每次3g，温开水调服，连服1周。
【临床应用】乳房纤维瘤11例，痊愈10例，乳腺小叶增生243例，均愈。
【来　　源】《毒剧中药古今用》。

【方　　名】全蝎海藻汤
【方药组成】蜈蚣3条，全蝎6g，昆布24g，海藻24g，当归24g，续断24g，半枝莲24g，白花蛇舌草24g，白芍15g，香附15g，茯苓15g，柴胡9g。
【加　　减】脾虚带下甚，加山药24g，萆薢24g；腹胀痛甚，加沉香6g，枳壳15g，延胡索15g；中气下陷，加黄芪15g，白术10g，升麻10g；肝肾阴虚，加生地黄15g，玄参15g；便秘甚者，加火麻仁24g。
【功效主治】子宫颈癌早期。
【用法用量】上药加水煎煮2次，将两煎药液混合均匀，分2次服，每日1剂。

【方　　名】全蝎胡桃散
【方药组成】胡桃、全蝎各6个。
【功效主治】乳腺癌。用于癌肿的治疗。
【用法用量】共研细末，分6等份，每日3次，1次1份用黄酒服下。
【附　　注】全蝎毒性较大，但其毒性因含有特殊蛋白质，分解后可变成无害物质。

【方　　名】全蝎僵蚕丸
【方药组成】全蝎、露蜂房、僵蚕、蛇蜕各等分。
【功效主治】晚期绒癌肺转移。
【用法用量】研末水泛为丸，每日2次，每次3g。
【来　　源】湖南省卫生局编《中草药单方验方新医疗法选编》，1971：325。

【方　　名】全蝎末
【方药组成】全蝎9g。
【功效主治】鼻咽癌。
【用法用量】研细末，每次1.5～3g，每日服3次。
【附　　注】全蝎的特殊毒性蛋白质，能使癌症患者起死回生。服此方的同时，大剂量服用维生素C也是个好方法，维生素C具有缓和毒性、攻击癌细胞的功能。

【方　　名】全蝎牡蛎方
【方药组成】全蝎5g，牡蛎12g，昆布15g，攀枝花树皮50g。
【功效主治】十二指肠腺癌。
【用法用量】每日1剂，水煎服。并服呋喃嘧啶，每日口服4次，第1个月每次0.35g，第2～4月每次0.3g，第5～6月每次0.25g，第7～12月每次0.2g。

【方　　名】全蝎散
【方药组成】全蝎（蝎子）3g。
【功效主治】鼻咽癌、鼻旁窦癌及其他各种癌肿。
【用法用量】全蝎研为细末，每次1～1.5g，日服2次，调粥服之。也可温开水送下。
【来　　源】《临证经验方》。
【附　　注】全蝎又称全蝎、蝎子，有毒。有文献报道，全蝎用复香油炸酥，研末服，可减其毒，久服安全。

【方　　名】全蝎散
【方药组成】全蝎。
【功效主治】疏肝散结化痰。乳癖。
【用法用量】研末备用。口服，每天服5g，分3次服，10天为1个疗程。一般服1～2个疗程。
【临床应用】治疗60例，治愈36例、好转21例、无效3例。王某，女，28岁，已婚，1984年11月初诊。主诉双侧乳房胀痛近两年，经期更甚，月经正常。检查：双侧乳房均可触及多个大小不等肿块，诊为乳房囊性增处病。经多方治疗不效，来诊予全蝎粉两个疗程后病瘥，随访半年未见复发。
【来　　源】熊小明方。《江西中医药》，1994（1）：61。
【附　　注】乳癖一症，每多肝郁痰凝而成。全蝎入肝散结化痰，通络止痛，故可用治乳癖。全蝎的用量，《药典》规定为2.5～4.5g，故临证应用尽量不超过高限为宜，特别是体小瘦弱者每日量更应适当控制。

【方　　名】全蝎蛇舌苡仁汤
【方药组成】薏苡仁30g，全蝎60g，白花蛇舌草90g，生甘草6g。
【功效主治】乳腺癌。
【用法用量】水煎服，每日1剂。

【来　　源】《治癌中药处方 700 种》。

【方　　名】全蝎土鳖方
【方药组成】全蝎，地鳖虫，蜈蚣，山慈菇，苍耳子，冰片，芦荟，各等分。
【功效主治】解毒泄热，通络散痹，活血润肤，利窍解结。鼻咽癌放疗后张口困难。
【用法用量】共研细末，贮瓶备用。外用，先取白蜡 100 ～ 150g，高温熔解，再取药末 30g 加食醋适量调成糊状，入蜡中兑匀，倒入两个直径为 8cm 的搪瓷盆中，待凝固后，隔布置于双侧下颌关节处，覆盖两个 10cm×10cm 棉垫，嘱患者自行揉按，边做张口运动。每次 20 分钟，重复治疗时加热至蜡不液化、患者皮肤能耐受为度，每日 2～3 次,3 天更换 1 次药物,21 天为 1 个疗程，连用 2 ～ 3 个疗程。
【临床应用】治疗 50 例，其中轻度张口困难者 21 例，痊愈 10 例，显效 9 例，有效 2 例；中度 26 例，痊愈 7 例，显效 12 例，有效 7 例；重度 3 例，痊愈 1 例，显效 2 例。李某，男，49 岁，1989 年 3 月 7 日住院。1987 年 8 月患鼻咽癌放疗 2 个月，1988 年 3 月出现张口困难，进行性加重，至 1989 年 2 月已完全不能张口，30 天未进食。先后至沪、穗等地求治，均建议拔牙插吸管进食。经用本方如法贴熨 3 天后，就能插进吸管进食，2 个疗程后，张口齿距达 2.8cm 而出院。继用本法自行治疗，1 年后随访，张口全部正常。
【来　　源】章贤君等。《中国中西医结合杂志》，1992，(2)：120。
【附　　注】鼻咽癌放疗后张口困难，主要是由于耳前野放疗时电离辐射引起的放射性股纤维化改变，所导致的下颌关节运动障碍，多发生在放疗后 6 个月至 3 年之间。目前国内外尚无较好的方药组成，而用本方贴熨取得了较满意的效果。本方原称“中药贴熨方”，现名为编者所改。

【方　　名】全蝎蜈蚣穿山甲蛋
【方药组成】全蝎 2g，蜈蚣 3g，穿山甲粉 3g。
【功效主治】肝癌，对治疗脑瘤、骨瘤、软组织肿瘤效果佳。
【用法用量】研粉，以上 3 味一并装入鸡蛋内炖熟，去药吃蛋。3 味可一并入蛋炖食，亦可单独使用。
【来　　源】《神医奇功秘方录》。

【方　　名】全蝎蜈蚣方
【方药组成】全蝎 4.5g，蜈蚣 6g，丹参 20g，川芎 4.5g，半边莲 15g，僵蚕 9g，地龙 9g，半夏 9g，钩藤 15g，白术 9g，天麻 9g，天葵子 15g，夏枯草 30g，贝母 9g，女贞子 15g，枸杞子 15g，云雾草 15g，灯心草 15g。
【功效主治】息风清热，化瘀祛痰。主治脑瘤。
【用法用量】水煎服，每日 1 剂。

【方　　名】全蝎蜈蚣方
【方药组成】全蝎，蜈蚣，水蛭，僵蚕，蜣螂，壁虎，五灵脂，各 30g。
【功效主治】肝癌。
【用法用量】共为细末，每次 3g，每日 2 次。

【方　　名】全蝎蜈蚣方
【方药组成】全蝎 10g，蜈蚣 1 条，核桃 1 个。
【功效主治】乳腺癌。
【用法用量】将核桃一开二半，一半去仁，将两药放内捆住，放火上烧，冒过青烟为度，研末，开水冲服。

【方　　名】全蝎蜈蚣方
【方药组成】全蝎 4.5g（焙干研末吞服），蜈蚣 4 条，僵蚕、姜半夏、钩藤、藁本、地龙各 9g，川牛膝 9g，川芎 4.5g，云雾草 15g。
【功效主治】脑垂体瘤。
【用法用量】水煎服，每日 1 剂。

【方　　名】全蝎蜈蚣方
【方药组成】全蝎 4g，蜈蚣 3 条，地龙 10g，炮穿山甲 10g，土鳖虫 6g。
【功效主治】适用于鼻咽癌气滞血瘀病人。
【用法用量】每次 3g，每日 3 次，温开水或面汤送服。

【方　　名】全蝎蜈蚣方
【方药组成】全蝎 60g，蜈蚣 30 条。
【功效主治】听神经瘤。
【用法用量】上药加水煎煮 2 次，药液混合均匀，分 2 次服，每日 1 剂。共研细末，每次 3g，每日 3 次冲服。

【方　　名】全蝎蜈蚣方
【方药组成】全蝎、蜈蚣各 37.5g，麝香 0.8g，冰片 3.8g，乌梅 37.5g。
【功效主治】食管癌。
【用法用量】共研细末，1 次 3g，用唾液化服。
【来　　源】陕西省中医研究所。

【方　　名】全蝎蜈蚣末
【方药组成】全蝎、蜈蚣末各等量。
【功效主治】不仅对鼻咽癌，还对诸般癌肿有效。
【用法用量】研细末，1 次 3g，1 日服 3 次。服后 30 分钟再服维生素 C，疗效更佳。
【来　　源】上海肿瘤医院的处方。

【方　　名】全蝎子蜈蚣方
【方药组成】全蝎子、蜈蚣各等量。
【功效主治】骨髓瘤。
【用法用量】研粉均匀，水冲服，每日 3 次，每次 3g。类方偏多，可参。

【方　　名】全羊丸
【方药组成】大公羊 1 头，马钱子 20kg，药料 1 剂（药料），苍术 100g，陈皮 100g，半夏 100g，厚朴 100g，枳壳 100g，香附 100g，藿香 100g，砂仁 100g，六曲 100g，乌药 100g，青皮 100g，红蔻 100g，紫蔻仁 100g，黑山楂 100g，沉香 60g，肉桂 60g，谷芽 120g，麦芽 120g，广木香 45g，制甘草 30g。
【功效主治】行气健脾，化浊抗癌。治疗食管癌。
【用法用量】先将马钱子浸泡于米泔水中约 50 天，每隔 3 天换米泔水 1 次，泡好后刮去皮毛，洗净，晒干，以黄酒浸泡 48 小时，取出马钱子备用。另将药料研成细粉，与马钱子混合均匀。杀死公羊剖开肚子，挤去粪便保留内脏、皮及毛，将上述药料填塞于羊肚内，用线缝合，置大锅内煮沸 2 小时，捞取全羊，拆开缝线取出马钱子，用水洗净（羊尸有毒弃去），切成薄片，晒干。取净沙炒热后放入马钱子薄片，慢慢炒至焦黄，离火放冷，研成细末，炼蜜为丸，每丸重 1.5g，即得。口服，每次 1 丸，每日 2 ～ 3 次，温开水送下，可连续服用。
【临床应用】河南安阳市中医院以全羊丸为主，配合针灸等综合疗法，治食管癌。临床治愈 2 例，显效 2 例，好转 15 例，控制病情 16 例，中断治疗 65 例，恶化 2 例，死亡 9 例，总有效率为 31.5%。
【来　　源】安阳市中医院方。

【方　　名】裙带菜洋芋色拉
【方药组成】洋芋（即土豆）2 个，裙带菜 20g，洋葱半个，色拉油 50g 左右。盐、菜汤、纯植物油各少许。
【功效主治】软坚荡毒，护胃通便。本膳主要选用于恶性淋巴肉瘤食欲不振者。
【用法用量】土豆去皮切丝，在锅内用色拉油略炒。将裙带菜洗净，沥干水分，粗切一下。将洋葱切成细丝，与裙带菜、土豆一起放入油锅内同炒。在锅内加入适量菜汤等即成。此膳用纯植物油，尽量避免使用味精、人工色素、人工香料等。
【附　　注】裙带菜 Undaria pinnatifida（H.）S. 为海带科植物，是中国台湾地区防癌的上乘食品。其含有碘、钙、藻胶酸、核黄素、氨基酸、维生素 B_{12}、植物甾醇等活性成分。性味咸寒，对瘰疬、瘿瘤、噎膈等均可使用。有报告称裙带菜尚有延缓高血压发病的效果，故兼有血压高的癌患者亦可用之（《日本营养食粮学会志》，1983，5：383）。

【方　　名】群力脑瘤汤
【方药组成】魔芋、苍耳子、贯众 30g，蒲黄根、七叶一枝花各 20g。
【加　　减】热甚便秘者，加芒硝（冲服）3 ～ 6g。
【功效主治】恶性脑瘤。

【用法用量】先将魔芋煮2小时，再加其他同煎煮，去渣取汤汁，分2～3次饮服，每日服1剂。
【来　　源】《上海民间草药》。本方为上海群力草药店验方。

R

【方　　名】人工牛黄散
【方药组成】人工牛黄、八月札、黄芪、焦山楂、神曲各30g，菝葜90g，生半夏、生天南星各15g。
【功效主治】肝癌。
【用法用量】共为末，每次1.5g，每日2次。

【方　　名】人工牛黄散
【方药组成】板蓝根30g，猫眼草30g，人工牛黄6g，硇砂3g，威灵仙60g，制南星10g。
【功效主治】食道癌。
【用法用量】将上药制成浸膏干粉，每次服5分，每日服4次。
【临床应用】经治300例，近期治愈33例（11%），显著好转53例（18%），有效180（60%），无效34例（11.3%）。赵某，男，37岁，农民。进行性吞咽困难2个半月，1964年6月间开始吞咽干饭发噎，梗阻时感食道疼痛，伴胸骨后痛，噫气，明显消瘦，于同年9月经食管钡餐摄片及病理活检诊断食道中1/3段鳞癌。10月25日就诊，服上述浸膏干粉，辅以汤剂半个月后，自觉咽干饭稍顺利。继续服前方达4个月，症状基本消失，精神体力恢复，于1965年2月复进钡餐摄片证实病灶消失，至今健在，参加体力劳动。
【来　　源】《中草药通讯》，1972，（2）：14。

【方　　名】人工牛黄散
【方药组成】人工牛黄10g，制乳香15g，制没药15g，海龙15g，黄芪30g，山慈菇30g，香橼30g，焦三仙各30g，夏枯草60g，三七粉6g，首乌60g，薏苡仁60g，紫花地丁60g，莪术60g，淫羊藿60g。
【加　　减】若有肝郁气滞者加柴胡、青皮、赤芍、白芍、郁金等；脾虚痰湿者加茯苓、白术、陈皮、半夏等；气血双亏者加党参、当归、阿胶、鸡血藤等。
【功效主治】试用于多种肿瘤的治疗，或预防癌瘤的复发。
【用法用量】共为细末，或配水丸内服，每次3g，每日2次。

【方　　名】人参白术方（千金养脾丸）
【方药组成】人参、白术、白茯苓（去皮）、生甘草、山药（炒）、木香、丁香、白扁豆（炒）、缩砂仁、薏苡仁、益智仁、藿香叶、红豆、肉豆蔻、干姜（炮）、高良姜、三棱（炮）、莪术（炮）、神曲（炒）、麦芽（炒）、陈皮、枳壳（炒）、茴香（炒）、苦梗（炒）各30g。
【功效主治】养脾消积。适用于胃癌，症见脾胃虚弱，停寒留饮，膈气噎塞，反胃吐食，心胸痞满，胁肋虚胀，胸腹刺痛，牵引背膂，食少易伤，言微气短，口苦舌涩，恶心呕哕，病后气不复常，饮食无味。
【用法用量】上药研末，炼蜜为丸，如弹子大。每服1丸，细嚼，空腹时用白汤或温酒送下。
【来　　源】《世医得效方》。

【方　　名】人参白术方
【方药组成】人参10g，白术10g，茯苓10g，姜半夏15g，高良姜6g，荜茇10g，娑罗子10g，陈皮10g，生甘草6g，生黄芪30g，紫蔻6g。
【功效主治】脾胃虚寒型胃癌。
【用法用量】水煎服，每日1剂。
【来　　源】《中医肿瘤学》（上），科学出版社，1983：248。

【方　　名】人参白术方
【方药组成】人参6g，白术15g，茯苓15g，当归12g，熟地黄12g，猪苓30g，天冬15g，菌灵芝30g，黄芪30g，半枝莲30g，白花蛇舌草30g。
【功效主治】气血双亏型肺癌。

【用法用量】水煎服，每日 1 剂。
【来　　源】《百病良方》第二集，科学技术文献出版社重庆分社，1983：178。

【方　　名】人参白术方
【方药组成】人参 10g，白术 15g，山慈菇 15g，三棱 15g，莪术 15g，白蒺藜 15g，射干 15g，生甘草 10g，焦三仙 30g。
【功效主治】清热解毒，扶正祛邪。主治中耳癌。
【用法用量】水煎服，每日 1 剂。

【方　　名】人参白术膏
【方药组成】人参 200g，白术 500g，蜂蜜适量。
【功效主治】适用于癌症脾胃虚弱，食少便溏，气短乏力，精神虚惫者。
【用法用量】将人参、白术切片，水浸 1 夜后，加水煎取浓汁，文火煎熬成膏，入炼蜜收之。入瓷瓶密封备用。每次服 50ml，每日 2 次，温水送服。
【来　　源】《集简方》。
【附　　注】忌服辛辣及狗肉、猪头肉、母猪肉、萝卜、绿豆等食物。

【方　　名】人参百合方
【方药组成】人参 15g，百合、冬虫夏草、川贝母、女贞子各 30g，蛤蚧 1 对，天竺黄 6g，羚羊角粉 4.5g。
【功效主治】肺癌。
【用法用量】上药共为细末，装入胶囊中。每次 1.5g，每日 2 次。白开水冲服。

【方　　名】人参半夏方
【方药组成】人参 24g，半夏 15g，瓜蒌 15g，桂枝 15g，枳实 10g，白茯苓 15g，厚朴 9g，白及 15g，吴茱萸 24g，麝香 0.2g，橘矾 3g。
【功效主治】补气化瘀，开胸顺气，祛腐止痛，治食道癌中、晚期，吞咽困难，呕吐，消瘦疼痛等症。
【用法用量】研细过筛，麝香另研，用鲜姜汁 60g 将上药粉末调和，再用白蜜适量炮制成 3g 重的药丸。温开水化服或含化，每日 3 ～ 4 次。
【附　　注】本方可以扶正祛邪，缩小癌痛，延缓病痛，延长患者存活时间。

【方　　名】人参壁虎朱砂丸
【方药组成】壁虎（砂锅炒焦）7 条，木香、人参、朱砂各 4.5g，乳香 3g。
【功效主治】食管癌、胃癌。
【用法用量】上药共为末，蜜丸如梧桐子大，每服 7 丸，木香汤下，早晚各 1 服。
【来　　源】《治癌中药处方 700 种》。

【方　　名】人参鳖甲方
【方药组成】人参、鳖甲各 18g，花椒 9g，大戟、生枳壳各 30g，茄根、川椒、马兰花、委陵菜各 15g，大黄、五倍子、苦参、皮硝、瓦松各 9g。
【功效主治】宫颈癌。
【用法用量】共研细末，每服 7g，每日 1 次，温开水下，24 天为 1 个疗程。加水浓煎，每晚熏洗阴道 1 次。用药 1 个疗程见效。

【方　　名】人参茶
【方药组成】生晒参 3g。
【功效主治】癌症放射治疗后引起口干、口渴、气短、恶心、呕吐，白细胞减少等反应。
【用法用量】生晒参切成薄片，放入保温瓶内，用白开水焖泡 30 分钟，徐徐饮之。每天 1 ～ 2 次，早晨空腹或晚上临睡前饮服。
【来　　源】《验方》。
【附　　注】忌吃萝卜、浓茶、螃蟹、绿豆等物。

【方　　名】人参车前汤
【方药组成】人参、车前子。
【功效主治】益气利尿。适用于前列腺癌，正气亏虚，膀胱气弱，小便不利者。
【用法用量】水煎服，每日 1 剂。

【方　　名】人参赤芍方
【方药组成】人参、赤芍、白芷、当归身各等分，生甘草减半，蜈蚣10条。

【功效主治】补气益血，搜风解毒。适用于妇女外阴肿瘤中晚期，气血已亏，连年作痛，痒不可忍者。

【用法用量】研为末，用猪肝煮熟蘸药末纳入阴户。

【方　　名】人参大蒜枸杞饮

【方药组成】生大蒜1 000g，鲜人参50g（或干燥人参5g），枸杞叶150g，柠檬汁100ml，35度酒精1 800ml，酵母菌培养液200ml，果糖3 000ml，柠檬香精50ml，苹果酸50g，清水650ml。

【功效主治】滋补阴阳，健脾益气。适用于胰腺癌消耗性体质者。

【用法用量】生大蒜干蒸15～20分钟，人参亦同样蒸熟。在蒸过的大蒜、人参中加入切细的枸杞叶、柠檬汁、酒精，在20℃浸泡20天。然后用榨汁机压榨混合物，蒸馏榨汁以除去酒精。过滤后在滤液中加酵母菌培养液，40℃放置3天。由于酵母菌的作用，进一步除去了大蒜的异味。同时由于酵母菌的糖化作用而增加了甜味。最后加入果糖、香精、苹果酸和水，混匀过滤后即成。

【附　　注】本膳主要适用于胰腺癌消耗性体质者。大蒜解毒以抗癌，人参补气以防癌，再配以枸杞叶滋补、柠檬汁之营养，对癌性衰弱者极为适用，有效成分易被吸收。

【方　　名】人参大枣粥

【方药组成】人参4～6g，大枣10枚，粳米50g。

【功效主治】癌症大出血后引起虚脱的身体虚弱者。

【用法用量】人参切成薄片，大枣去核，与粳米一起放入锅中，加水适量，以小火煮成稠粥。晨起空腹温服。

【来　　源】《食疗药膳》。

【附　　注】人参为名贵中药，常以高丽参、红参、辽参为上品。但其价格昂贵，可用常参30～60g代人参用之。

【方　　名】人参当归方

【方药组成】人参、当归、川芎、芍药、桂枝、苏叶、桔梗各3g，白芷、黄芩、木香、乌药、厚朴、枳壳、槟榔、防风、生甘草各2g。

【功效主治】乳腺癌。

【用法用量】水煎服，每日1剂。

【来　　源】《抗癌本草》：9。

【方　　名】人参丁香散

【方药组成】人参、丁香、柿蒂各30g，生甘草、良姜各15g。

【功效主治】温中降逆。适用于胃癌，胃寒呕逆，翻胃吐食，心腹刺痛。

【用法用量】上药研为细末。每服6g，热汤调下，不拘时候。

【来　　源】《妇人大全良方》。

【方　　名】人参丁香煮散

【方药组成】人参（去芦）、丁香（不见火）、高良姜（炒）、红豆（去壳，炒）、官桂（去粗皮，不见火）、厚朴（去粗皮，姜制炒）、干姜（炮，洗）、青皮（去瓤）、附子（炮，去皮脐）、胡椒各二两，生甘草一两半（炒）。

【功效主治】益气补中，温阳散寒，行气止痛。脾胃久虚，反胃吐逆，脘腹冷痛，喜得温按，四肢不温，或呕吐清水，腰膝发冷，舌质淡或胖嫩，苔薄白而腻，脉沉弦或沉紧。

【用法用量】上为粗末，每服半两，水三盏，加生姜五片，肥枣五枚，煎至八分，去滓，食前热服。现代用法，以上药物，水煎分2次空腹服下，每日1剂。

【来　　源】《杨氏家藏方》卷五。

【附　　注】本方治证乃属寒凝脾胃，损伤阳气，气滞不行所致。遵《黄帝内经》“寒者热之”“治寒以热”及“郁者达之”“结者散之”“损者益之”之旨，治以益气补中、温阳散寒、行气止痛。方用人参补元气，益脾肺，扶正以御邪；丁香温阳散寒，降逆调中，理气止痛。二者并为主药。附子、肉桂、干辛热性烈，功专逐寒凝，回阳气，温肾暖脾，益命门之火，以助丁香散寒止痛作用；厚朴、青皮破气滞，消痞满，导积除胀，则助主工缓气之效；红豆行气通经。以上共为辅佐药。最后使以生甘草调和诸药，并助人参益气补中；生姜、大枣则取其调和脾胃，引诸药以达中州之功。全方配合，以散寒为主，并辅以补元气、运气机，从而可达攻补兼施、标本并治之效果。

【注意事项】阴虚有火者慎勿使用。

【方　　名】人参炖盐蛇

【方药组成】人参10g，壁虎（活者）2条，黄酒少许。

【功效主治】腹腔恶性肿瘤、颈部淋巴转移癌、鼻咽癌等。

【用法用量】人参洗净切成薄片，壁虎用酒洗，杀死，剖腹去内脏。将人参纳入壁虎腹中，放入锅内，加水适量隔水炖熟服食，一周1～2次，坚持服食之。

【来　　源】《抗癌食疗》。

【附　　注】盐蛇又称壁虎、壁虎。

【方　　名】人参阿胶当归羹

【方药组成】白参3g，阿胶（研粉）20g，当归15g，赤小豆100g，龙眼肉20g。

【功效主治】补气养血，益心健脾。主治胃癌等癌症化疗引起的骨髓抑制、白细胞减少，辨证属气血两虚者。

【用法用量】将白参切成饮片，阿胶敲碎后研成细末，备用。将赤小豆、当归洗干净，同放入砂锅内，加适量水，用大火煮沸后，改用小火煨煮1小时，待赤小豆熟烂如酥、羹糊将成时调入阿胶细末，并加入白参片、龙眼肉，再煨煮至沸，拌和均匀即成。早晚分服，饮羹汁，嚼食白参片和龙眼肉。

【方　　名】人参方

【方药组成】人参或西洋参3g。

【功效主治】防治头颈部癌肿放疗后的副作用。

【用法用量】口中含服，每日2～3次。

【方　　名】人参茯苓方

【方药组成】人参、茯苓、贝母各60g，蛤蚧1条，杏仁150g，炙甘草、桑皮各90g，知母30g。

【功效主治】肺癌。

【用法用量】共为细末，每服6g，蜜汤下。

【来　　源】《抗癌本草》：8。

【方　　名】人参茯苓方

【方药组成】人参、茯苓、姜制厚朴、炒枳壳、煨三棱、制半夏、白术各等分。

【功效主治】中、晚期胃癌。

【用法用量】面糊丸梧子大，每服50丸，用米汤送，早晚2次。

【来　　源】《抗癌本草》：8。

【方　　名】人参茯苓方

【方药组成】人参、茯苓30g。

【功效主治】肺癌。

【用法用量】水煎服，每日1剂。

【临床应用】某女，56岁，于1968年被诊断为右侧肺癌，并胸膜转移。经坚持服用上方药治疗，症状见好，坚持用药3年，症状消失，全身情况好转，且能参加一些体力劳动。

【来　　源】《千家妙方》，战士出版社，1982：532。

【方　　名】人参茯苓方

【方药组成】人参、茯苓、炒白术各5g，柴胡、川芎、炒山栀、炒芍药、炒甘草各2.5g，熟地黄、当归各30g。

【功效主治】乳腺癌。

【用法用量】水煎服，每日1剂。

【来　　源】《抗癌本草》：8。

【方　　名】人参茯苓养荣膏

【方药组成】人参、茯苓、香附、贝母、陈皮、熟地黄、川芎、当归、白芍各100g，白术120g，桔梗60g，生甘草60g，生姜30g，大枣20枚，白蜜适量。

【功效主治】用于晚期乳腺癌气血两亏，肿瘤向远处转移者。

【用法用量】前14味均洗净，装入纱布袋内，扎紧口，加水浸泡，放入大锅内，用大火烧沸，转用中火熬煎，每30分钟取煎药汁一次，加水再煎，共取煎汁3次，合并煎药汁，去纱布药袋。将合并的煎药汁，加热煎熬浓缩至稠，加白蜜1倍，加热至沸停火，待冷装瓶备用。每次空腹服2汤匙，以开水冲化饮服。每日2～3次，连服4～6周。此膏大补气血，化痰散结。

【方　　名】人参干姜方

【方药组成】人参10g（嚼服），干姜10g，制附片30g（先熬），白芍24g，茯苓15g，白术15g，莪术15g，败酱草30g，石见穿30g，半枝莲30g，白花蛇舌草30g。

【功效主治】脾肾阳虚型结肠癌。

【用法用量】水煎服，每日1剂。

【来　　源】《百病良方》第二集，科学技术文献出版社重庆分社，1983：186。

【方　　名】人参膏

【方药组成】人参（去芦）250g，蜂蜜250g。

【功效主治】癌症患者身体羸瘦，气血津液不足，放疗、化疗后白细胞减少者。

【用法用量】将人参去芦，切片，加水煎3次，分次过滤去渣，将3次滤液混合，文火浓缩，加炼蜜熬成膏；冷藏保存。每次用15g，每日2次，白开水送服。

【来　　源】《景岳全书》。

【附　　注】忌吃萝卜、浓茶、螃蟹、绿豆等物。

【方　　名】人参蛤蚧散

【方药组成】人参50g，蛤蚧1对，白酒或蜂蜜适量。

【功效主治】晚期肺癌，适合肺肾两虚之痰喘，气短少言，面部浮肿，腰膝酸软等症。

【用法用量】蛤蚧杀死后用酒或蜂蜜涂炙熟，与人参共研为末，每次4～6g，每日2次，空腹温开水送服。

【来　　源】《中华食疗大全》。

【附　　注】人参，以高丽参为上品；红参、辽参等也可。经济条件较差者可用党参150g代之。

【方　　名】人参归脾汤合方

【方药组成】①人参归脾汤加味：西洋参10g，黄芪30g，白术30g，当归25g，木香10g，茯苓15g，圆桂15g，炒酸枣仁25g，远志15g，制何首乌15g，熟地黄20g，阿胶（冲）15g，炙甘草15g。②十全大补汤加味：人参10g，茯苓15g，白术25g，当归25g，熟地黄20g，川芎10g，白芍15g，黄芪50g，阿胶（冲）15g，鹿角胶15g，龟板胶15g。③青蒿鳖甲汤加味：青蒿15g，鳖甲25g，龟板25g，柴胡15g，黄芩15g，牡丹皮20g，白芍50g，生地黄25g，青黛3g，生甘草10g。④犀角地黄汤加味：广角5g，白芍50g，牡丹皮25g，生地黄50g，白花蛇舌草25g，仙鹤草15g，青黛5g，金银花50g，蒲公英50g。

【加　　减】骨痛者加蒲黄、五灵脂、乳香、没药等；白细胞高者加青黛、雄黄等；白细胞过低者加鸡血藤、紫河车、石韦、红枣等；血小板过低者加三七粉、卷柏、大黄等；肝脾肿大者加夏枯草、黄药子、山慈菇、川贝母、海藻、昆布等。

【功效主治】急性非淋巴细胞性白血病。

【用法用量】水煎服，每日1剂。方①用于心脾两虚型白血病；方②用于气血两虚型白血病；方③用于阴虚发热型白血病；方④用于热毒炽盛型白血病。3个月为1个疗程，缓解后亦坚持服用1个疗程。

【临床应用】9例患者中完全缓解6例，部分缓解2例，未缓解1例。

【来　　源】《中西医结合杂志》，1989，9（8）。

【方　　名】人参海蛤丸

【方药组成】人参、海蛤粉、昆布、贝母、炙甘草各30g，升麻、红花各9g，熟地黄、当归、白芍、川芎、白术、茯苓、香附、陈皮、桔梗各6g，夏枯草500g，蜂蜜120g。

【功效主治】晚期淋巴瘤。

【用法用量】夏枯草水煎两次，去渣取液浓缩，余药研成细末，加蜜制丸，每服9g，每日3次，2个月为1个疗程。

【临床应用】用药1～2个疗程，多有见效。

【方　　名】人参核桃汤

【方药组成】人参15g，核桃肉5个，生姜5片。

【功效主治】癌症身体虚弱，或癌症手术、化疗、放疗后免疫功能低下者。

【用法用量】上3味加水适量，文火煎汤，分2次温服。每日1剂，10天为1个疗程，停1周后再服第2个疗程、第3个疗程。

【来　　源】《济生方》。

【附　　注】忌萝卜、螃蟹、浓茶、绿豆。

【方　　名】人参黄芪炖生鱼

【方药组成】生鱼1条（约250g），人参15g，黄芪30g，红枣3个。

【功效主治】气血两虚型肾癌。

【用法用量】先将人参洗净，切片；生鱼去鳞、腮、肠等，洗净；黄芪、红枣（去核）洗净。把全部用料一起放入炖盅内，加开水适量，炖盅加盖，文火隔水炖2小时，去黄芪，捞起生鱼，汤调味即可。随量饮汤食肉。

【方　　名】人参黄芪方

【方药组成】人参、黄芪各15g，补骨脂、当归、龟板、生姜、熟地黄、山茱萸、山楂、紫河草、猪苓各12g，白花蛇舌草30g。

【功效主治】急性白血病后期。

【用法用量】水煎服，每日1剂。配合化疗，1个月为1个疗程。

【临床应用】用药1～3个疗程，有效率为70.6%。

【方　　名】人参黄芪方

【方药组成】人参10g（嚼服），黄芪30g，当归12g，白术15g，白芍15g，熟地黄20g，莪术15g，石见穿30g。

【功效主治】气血双亏型胃癌。

【用法用量】水煎服，每日1剂。

【来　　源】《百病良方》第二集，科学技术文献出版社重庆分社，1983：182。

【方　　名】人参黄芪方

【方药组成】人参12g，黄芪15g，薏苡仁15g，山慈菇15g，猫爪草15g，三棱12g，白术10g，莪术15g，山豆根30g，焦三仙各30g，白花蛇舌草15g，七叶一枝花15g，水杨梅根15g。

【功效主治】扶正祛邪，解热散结。主治中耳肉瘤。

【用法用量】水煎服，早晚各1次。

【方　　名】人参黄芪方

【方药组成】人参6g（嚼服），黄芪30g，白术24g，茯苓24g，当归12g，菌灵芝30g（先熬），刺五加30g，大枣30g，阿胶10g。

【功效主治】心脾不足型白血病。

【用法用量】水煎服，每日1剂。

【来　　源】《百病良方》第二集，科学技术文献出版社重庆分社，1983：210。

【方　　名】人参鸡蛋

【方药组成】人参3g，鸡蛋1枚。

【功效主治】各种癌症中晚期气血两虚，消瘦体弱者或癌症放疗、化疗期白细胞减少者。

【用法用量】将人参研成细末，打入鸡蛋调匀，蒸熟顿服，每日1次，连服15日为1个疗程。

【来　　源】《圣济总录》。

【附　　注】方中人参是名贵中药，一般以红参、高丽参入药效佳，唯价格昂贵，可以用党参30g代用，其效也佳。

【方　　名】人参绞股蓝茶

【方药组成】人参5g，绞股蓝10g。

【功效主治】预防早衰，预防癌症，并治各种癌症术后、放疗及化疗后白细胞减少症。

【用法用量】将人参切薄片，绞股蓝切碎如茶叶状，二者混合，贮瓶备用。每次取2～3g放入茶杯中，冲沸水泡5～10分钟，即可饮用。每次泡1杯，分2次代茶饮，日泡3次，常饮之。

【来　　源】《中国食品》。

【附　　注】各种癌症患者均可服用，健康人服之，有防癌、抗衰老作用。

【方　　名】人参金银花方
【方药组成】人参、金银花、白花蛇舌草、夏枯草。
【功效主治】鼻咽癌放疗后。
【用法用量】放疗结束后，每半个月服用人参3g。服法为第1天3g人参开水冲服，第2天以原3g人参再冲服，第3天再次用水冲后连渣服下，长期按此法服用。同时煎服单味金银花、白花蛇舌草或夏枯草20～30g，每周2次。在服用人参当天，停用上述3种中草药。同时每季度均配合使用转移因子、脂多糖或辅酶Q10肌注，其他为维生素类及滴鼻剂。
【临床应用】30例患者，经5年以上追踪，生存21例，死亡9例，5年生存率为70%。
【来　　源】《中西医结合杂志》，1986，6（5）：291。

【方　　名】人参酒
【方药组成】人参15～30g，红枣30g，白酒250～500ml。
【功效主治】癌症大手术、放疗或化疗后气血津液不足、白细胞减少、免疫功能低下者。
【用法用量】人参切段，放入白酒中浸泡，密封阴置半个月后可饮用。日饮2次，每次10ml，可常饮之。
【来　　源】《抗癌食疗》。
【附　　注】忌吃萝卜、螃蟹、绿豆、浓茶。

【方　　名】人参利膈丸
【方药组成】人参、白芍、大黄（九制）、枳实、厚朴、槟榔各等分，沉香减半。
【加　　减】气血虚而不复者加黄芪、白术、玄参、生地黄、麦冬；大便泻下不畅加火麻仁、芒硝、琥珀、瓜蒌仁；胸膈痞满不快者加瓜蒌皮、白芥子、夏枯草、葶苈子、厚朴。
【功效主治】通气泻下，益气养血。消食降逆，通腑利膈。适用于脾胃食滞成膈，胸脘痞满，大便燥细，痞满不利，大便燥结，气血不足者。
【用法用量】上药共研，水泛为丸，每服钱许，温开水送下，每日3次。亦可水煎服，每日1剂。上药研末，水泛为丸。每服3g，白汤送下，每日3次。
【来　　源】《顾松园医镜》卷九。
【附　　注】本方乃由小承气汤加益气养血、温肾助阳之品而成，故其治证特点为热结胃肠，腑气不降，正气虚弱。治宜当攻补兼施，以调虚实两端。前人谓不攻则不能去其实，攻实则正气更虚；不补则无以救其虚，补虚则里实愈壅，唯有攻补兼施之剂，使功不伤正，补不助邪，才为两全之策。方用大黄泻下大便，攻下积热为主药；枳实、厚朴、槟榔通在腑气，消痞除满，散结化积，并助大黄推荡积滞以促进热结之排泄；人参、白芍益元气，养阴血，沉香下气沉降，温肾助阳，共为臣使药。如此则正气得运，阴血得复，药力可行，大便可下，邪热结聚自消，上焦胸膈闭塞自通。总之，本方扶正攻邪之立意，与《伤寒六书》之黄龙汤相近，唯攻逐之力稍弱而已。
【注意事项】疾病后期，元气大伤，真阴欲竭、不耐泻下者慎勿应用。

【方　　名】人参露
【方药组成】东北白参或生晒参1～2g（约2～4片）。
【功效主治】癌症手术、放疗、化疗后身体极度虚弱者。
【用法用量】人参去芦头，切成2～3段，放入小碗中，盖上磁盖，不让水蒸气进入，将小碗置锅中，隔水蒸30分钟，人参软后取出，切成薄片，放入瓶内密封备用。用时每次取2～4片，放入茶杯中加沸水泡半杯，加盖15分钟后饮服之。最后将人参片细嚼吞服。日服1次，常服之。
【来　　源】《抗癌食疗》。
【附　　注】忌酸辣、鱼腥、萝卜、绿豆、浓茶、螃蟹等食物。

【方　　名】人参麦冬方

【方药组成】人参20g，麦冬30g，生地黄20g，白芍20g，酸枣仁25g，五味子6g，山茱萸30g，黄芩15g，牡丹皮30g，白花蛇舌草25g，白薇15g，知母15g，石膏60g，广角粉5g（冲服）。

【功效主治】急性颗粒单核型白血病（邪热内蕴，犯及血分）。

【用法用量】水煎服，每日1剂。

【临床应用】治愈1例，追访3个月无异常。

【来　　源】《中原医刊》，1989，（5）：46。

【方　　名】人参清肺汤

【方药组成】地骨皮、人参、阿胶（麸炒）、杏仁（去皮尖，麸炒）、桑白皮（去粗皮）、知母、乌梅肉、炙甘草、罂粟壳（蜜炙）各等分。为粗末，每服9g，加乌梅、大枣各1枚。

【功效主治】治肺胃虚热，咳嗽喘急，胸膈噎塞，腹胁胀满，迫塞短气，喜欲饮冷，咽噫隐痛，及肺痿劳嗽，唾血腥臭，干呕烦热，声音不出，肌肉消瘦，倦怠减食。

【用法用量】水煎，食后，临卧服。

【来　　源】《和剂局方》。

【附　　注】《医学入门》亦有本方，但加用桔梗一味。本方可用治肺脾气虚、气阴两虚型肺癌。临证要视病情增损化裁。

【方　　名】人参肉酱

【方药组成】人参30g，精肉2 000g，黄豆酱1 000g，食盐200g，葱白切丝50g，川椒、小茴香、陈皮各25g。绍兴黄酒适量。

【功效主治】补精益气，扶正抗邪。本膳主要适用于胃癌气虚血弱、食欲不振者。

【用法用量】人参切片，以清水200ml，文火煮至100ml备用，酱研细，川椒、茴香、陈皮均碾压成粉。以人参汁和黄酒适量和以上药粉搅和，再把精肉切末，一起调拌至稠粥状。盐、葱白和人参片也加入。入坛封固，烈日下晒10天，开坛品尝，若淡则再加盐，干则再加酒。然后封坛再晒10天，即可食用。

【附　　注】这是根据宋人《中馈录》中的“肉酱”加一味人参而创，主要考虑胃癌病人大多口淡无味，食欲不振，而本膳在大补脾胃之气时，把精肉浓缩、发酵，使之营养更易吸收。酱味浓郁，病人也很欢迎，作为佐膳之药料，对其他类型的癌症病人均可应用。

【方　　名】人参山芋饭

【方药组成】高丽人参15g，海带20g，糙米250g，韭菜100g，山芋200g。米醋、盐、冷开水等适量。

【功效主治】益气健脾，强化肠胃。本膳主要适用于淋巴癌食欲丧失者。

【用法用量】将高丽参放于瓷碗中，在小蒸笼内熏约30分钟。在蒸过的人参中，加入250ml冷开水。将米洗涤后加2 000ml冷水，另将盐10g和参液混合，备用。山芋去皮，加入醋水备用。将韭菜切成5cm长碎片，略蒸。将韭菜散置于山芋上方。上述各料和糙米同煮成饭，即为色香味俱全的补膳。

【附　　注】据韩国原子力医院尹铎求博士报告：全世界每年约有187.1万人死于癌症。因此，通过饮食或药膳来预防癌的方法，日益受到重视，而高丽参就有这方面的作用，而且优于维生素C、维生素E等（《东亚日报》，首尔，1988，8：31）。

【方　　名】人参生鳖甲方

【方药组成】人参18g，生鳖甲18g，花椒9g。

【功效主治】子宫颈癌。

【用法用量】共为细粉，分为6包，每晚1包，开水送下。连服3包后腹痛可减轻，连服24包为1个疗程。

【来　　源】《抗癌本草》：8。

【方　　名】人参生黄芪方

【方药组成】人参6g，生黄芪30g，制黄精30g，半枝莲30g，全当归10g，茯苓10g，肉苁蓉10g，菟丝子10g，蛇莓10g，蟾蜍皮10g，阿胶（烊化）10g，白花蛇舌草15g。

【加　　减】咳嗽咯血，加川贝母10g，枇杷叶

10g，白及10g；腹水，加大腹皮15g，车前子（包）15g；伴疼痛，加罂粟壳6g。

【功效主治】卵巢癌术后。

【用法用量】上药先用水浸泡半小时，加水煎煮2次，药液混合均匀，分2次服用，每日1剂。

【方　　名】人参汤

【方药组成】人参3～10g。

【功效主治】预防癌症，癌症放疗、化疗后白细胞减少者。

【用法用量】将人参切片，加水炖汤，吃参喝汤连服4～5天，停数天再服用。应常服之。

【来　　源】《癌症家庭防治大全》。

【附　　注】本方用量较小，一般做预防癌症之用。如做治疗须用大剂量，忌吃萝卜和饮浓茶。

【方　　名】人参丸

【方药组成】人参一两（去芦头）、白术三分，枳壳三分（麸炒微黄，去瓤），陈橘皮半两（汤浸去白瓤，焙），桂心三分，生甘草半两（炙微赤，锉），桔梗半两（去芦头），干三分（炮裂，锉）。

【加　　减】若气虚乏力明显，加黄芪、茯苓、饴糖；寒邪内犯，畏寒腹痛，加附子、木香、细辛、小茴香；寒凝浊停，痰浊壅盛，加半夏、瓜蒌、厚朴、薤白。

【功效主治】健脾理气，温里散寒。痃癖气，不能食，或泛吐清水，四肢乏力，脘腹冷痛，喜温喜按，腰痛畏寒，大便溏泻，小便清长，舌淡白或胖嫩或有齿痕，脉沉弦。现代临床凡消化系统肿瘤而见脾胃虚寒症状者，可用本方治疗。

【用法用量】上为末，炼蜜和捣二三百杵为丸，如梧桐子大，每服三十丸，以温酒送下，不拘时候。生姜大枣汤送下亦可。现可水煎服，每日一剂。

【来　　源】《太平圣惠方》卷四十九。

【附　　注】本方乃由理中丸加肉桂并理气之品化裁而成，其治证为中焦虚寒、浊阴内阻、气行不畅所致。方用人参、白术、干姜、生甘草组成理中丸，功能温中以祛寒补气而健脾、化浊而助运，以理中焦脾胃；肉桂辛热下达，以暖脾肾，益阳消阴，散寒止痛；陈皮、枳壳、桔梗调畅气机，化痰除湿。如此诸药相配，共奏健脾理气、温里散寒之功。

【方　　名】人参乌龟猪蹄汤

【方药组成】人参15g，乌龟500g，猪蹄250g。

【功效主治】各种癌症放射治疗后，身体虚弱、贫血、气短、免疫功能低下者。

【用法用量】乌龟杀后切成方块，猪蹄洗净，两者与人参一起放锅内，加水适量，小火煮至熟烂，用盐少许调味，喝汤吃龟、蹄。每周1～2次，常服之。

【来　　源】《百病饮食自疗》。

【附　　注】乌龟，如能用金钱龟者，效果更为显著。

【方　　名】人参香茶方

【方药组成】红参、香茶菜、枳壳制成片剂，片重0.3g。

【功效主治】益气消肿。适用于胃癌手术后元气大伤者。

【用法用量】制成糖衣片，术后2周开始用药，前月每次5片，每日3次；3个月后每次3片，每日3次。连续服药，3个月为1个疗程。

【临床应用】以本方治疗101例手术后胃癌患者，1年生存率82.2%，较化疗组1年生存率64.1%为高。

【来　　源】浙江省中医药研究所方。《中医杂志》，1983：7。

【附　　注】胃癌病人手术后元气大伤，用红参大补元气。如是阴虚型胃癌可改用生晒参、西洋参益气生津。香茶菜味苦有清热解毒、健脾活血作用，民间多用于早中期胃癌、食管癌的治疗。现代药理研究，香茶菜能明显延长艾氏腹水癌小鼠的生存时间，同时对人体肝癌细胞株也有明显的杀伤作用。人参香茶片能促进胃癌术后恢复，延长生存期，对胃癌术后病人有一定治疗作用。尤其是对Ⅳ期姑息手术切除者更为适用。

【方　　名】人参养荣汤
【方药组成】白芍 90g，当归 30g，陈皮 30g，黄芪 30g，桂心（去粗皮）30g，人参 30g，白术 30g，炙甘草 30g，熟地黄 21g，五味子 21g，茯苓 21g，远志（炒，去心）15g。
【功效主治】癌症晚期阴阳俱虚者。
【用法用量】共为粗末，每服 12g，加生姜 3 片，大枣 2 枚，水煎去滓温服。

【方　　名】人参养荣汤
【方药组成】太子参 20g，川芎 10g，白术 15g，黄芪 30g，白芍 20g，熟地黄 15g，陈皮、五味子、茯苓、远志各 10g，生甘草 5g，大枣 15g。
【加　　减】食少纳呆者，加焦山楂 15g，炒麦芽 15g；阴道出血不止者，减川芎，加三七 15g，阿胶 15g。
【功效主治】补气养血，滋补肝肾。主治卵巢癌气血亏虚型。症见腹痛绵绵，或有少腹包块，伴消瘦乏力，面白神倦，心悸气短，动则汗出，纳呆，口干不多饮，舌质淡红，脉沉细弱。
【用法用量】水煎服，每日 1 剂。
【来　　源】《偏方验方秘典》，中原农民出版社。
【附　　注】避免过于劳累，加强饮食营养，定期复查。

【方　　名】人参养荣汤加减
【方药组成】人参 10g，党参 10g，茯苓 30g，生甘草 10g，当归 15g，杭芍 20g，熟地黄 10g，生黄芪 30g，女贞子 20g，桑寄生 30g，淫羊藿 20g，五味子 10g，白花蛇舌草 20g。
【功效主治】正气衰散、气血双亏型鼻咽癌。
【用法用量】水煎服，每日 1 剂，分 2 次服。
【来　　源】《肿瘤病》，人民卫生出版社，1981：49。

【方　　名】人参叶单方
【方药组成】人参叶 3g，新生儿脐带 1 条。
【功效主治】增强肿瘤病人的免疫功能，预防复发。
【用法用量】人参叶煎水代茶饮，冲服脐带干粉。以上为每日量。
【附　　注】无脐带者，也可改用南瓜蒂 2 个焙干磨粉代替。

【方　　名】人参银花汤
【方药组成】人参、金银花各 15g，白英、蒲公英、连翘、对坐草、银柴胡、青蒿、北沙参、天花粉、佛手、茵陈蒿、八月札、广郁金各 10g。
【功效主治】胃癌术后化疗毒副反应。
【用法用量】水煎服，每日 1 剂。

【方　　名】人参汁方
【方药组成】人参汁、龙眼肉汁、芦根汁、蔗汁、梨汁、人奶、牛乳各等分。
【功效主治】食管癌。
【用法用量】本方加姜汁少许，隔水炖成膏，徐徐频服。
【来　　源】《抗癌本草》。

【方　　名】人参粥
【方药组成】人参（为末）15g，生姜（去汁）15g。
【功效主治】补气和胃。适用于胃癌气虚者。
【用法用量】上二味，以水 2 升，煮取1升，入粟米 1 合，煮为稀粥，觉饥食之。
【来　　源】《寿亲养老新书》。

【方　　名】人参粥
【方药组成】人参 15g，生姜 15g，粟米 60g。
【功效主治】气血两亏型胰腺癌。
【用法用量】将人参切细，生姜捣取汁，用水适量，与粟米共煮为粥，空腹温热食之，日服 2 次。

【方　　名】人中白散
【方药组成】人中白适量，白花蛇舌草 60～120g。
【功效主治】口腔癌、鼻咽癌、肝癌辅助治疗，对鼻咽癌鼻血不止良效。
【用法用量】将人中白焙干或晒干，研末，每日

3 次，每次 3 ～ 6g，用白花蛇舌草煎汤送下。
【来　　源】《本草纲目》《经验方》。
【附　　注】人中白为中药名，乃人尿自然沉结之固体物，主要含尿素（1.5% ～ 3%），药理研究发现尿素有抑癌作用。

【方　　名】人中白散
【方药组成】人中白 30g。
【功效主治】鼻咽癌，鼻衄不止。
【用法用量】将人中白放在新瓦上焙干，研为细末，每次 3g，温开水送下，每日 1 次，10 天为 1 个疗程。
【来　　源】《治癌中药处方 700 种》。

【方　　名】人中白散
【方药组成】制人中白、鸡内金、挂金灯子、青黛、鹿角灰、薄荷、白芷、冰片、生甘草各等分。
【功效主治】功能清热解毒，降火清瘀。治牙叉重舌，舌根痈，喉蛾，喉菌。
【用法用量】为细末，过筛。每取少许，吹患处。
【来　　源】《杂病源泉流犀烛・面部门》。
【附　　注】清・郑梅涧著《重楼玉钥》亦载有人中白散，又名异功散。方用：白霜梅 6g，枯矾 6g，煅人中白 15g，冰片 0.6g，为细末。先用韭根、松萝茶煎浓汁，趁热以鸡翎（注：今用药棉）蘸洗患处，去腐肉见鲜血，再敷此药，若烂至咽喉者，以竹管（或麦草管）吹之。治因痘疹而致的牙疳、黑臭腐烂出血、烂至咽喉部者。

【方　　名】人中白麝香散
【方药组成】人中白 30g，麝香少许。
【功效主治】鼻咽癌，鼻衄不止。
【用法用量】人中白用新瓦煸干，入麝香少许共研为细末，温酒少许调服，每日 1 ～ 2 次，每次 15 ～ 30g。
【来　　源】《治癌中药处方 700 种》。
【附　　注】鼻衄不止，用酒调服恐有弊端，改用白汤送下为妥。

【方　　名】仁耳汤
【方药组成】薏苡仁 60g，银耳 30g，郁金 24g，大蒜 10 瓣。
【功效主治】胃癌。
【用法用量】用上药炖 2 只青蛙，每两晚服 1 剂，服 10 剂以上者必奏效。

【方　　名】忍冬酒
【方药组成】忍冬藤 200g，木槌捣烂，同生甘草 40g。
【功效主治】癌肿发烧而疼痛。
【用法用量】置砂锅，用两锅水文火煎至一半时，倒入 1 碗酒煎后，绞取汁，每日分 3 次服下。病重时 1 煎服 2 剂，有效。

【方　　名】绒毛膜上皮癌方
【方药组成】败酱草 15g，半枝莲 15g，紫草 30g，黄柏 10g，蜈蚣 3 条，土茯苓 30g，天花粉 15g，生甘草 6g。
【功效主治】解毒，活血，抗癌。治疗绒毛膜上皮癌。
【用法用量】每日 1 剂，水煎两次，早、晚各服 1 次。

【方　　名】肉骨茶
【方药组成】川芎 11g，枸杞子 11g，玉竹 21g，当归 14g，生甘草 14g，桂皮 3g，公丁香 3g，川椒 3g，八角茴香 11g，白古月 9g，大蒜 10 头，排骨 2 000g。盐、味精等佐料适量。
【功效主治】补血滋阴，开窍活络。本膳主要适用于胃癌白细胞减少者。
【用法用量】将 6 大碗水煮沸后，加入大蒜，再加入用布袋扎好的川芎、枸杞子等物料，盖锅盖煮 10 分钟。加入排骨肉，再煮 15 分钟，再加入 2 茶匙酱油和 2 茶匙食盐。将盖盖严，用慢火煮 1 小时。趁热食用，吃肉喝汤。
【附　　注】正宗的肉骨茶味美香浓，令人难忘。此症常是化疗过程中引起的副作用，一般化疗白细胞低于 3 500 则应停止化疗，但应用本膳可以协助化疗的完成。此膳是马来西亚、新加坡出名的药膳。

【方　　名】肉桂干姜汤

【方药组成】肉桂、干姜、附子、党参、桃仁、三棱、莪术、川大黄、厚朴、枳实各15g，山豆、牛蒡子、红花各10g，马勃6g，玄明粉（冲）12g，熟地黄30g。另配化毒丸：轻粉30g，桃仁、川黄连、槐角、槐花、杏仁、连翘、川大黄各10g，大露蜂房3个。共研细末，炼蜜为丸，分为10剂。每日2剂，早晚各1剂。

【功效主治】辛热破瘀，扶正攻毒。适用于正气已虚，寒、瘀、毒互结之软腭淋巴肉瘤。

【用法用量】每日1剂，水煎，分2次温服。

【来　　源】《中医药学报》，1985：4。

【方　　名】肉桂鸡肝方

【方药组成】肉桂5g，雄鸡肝1副。盐、葱、姜、黄酒、味精各适量。

【功效主治】和胃暖脾，温补阳气。本膳主要适用于食管癌虚寒吐沫者。

【用法用量】肉桂洗净，切成小块；雄鸡肝洗净，一剖四片。肉桂、雄鸡肝放入搪瓷碗内，加姜、葱、盐、黄酒、清水适量。放入锅内，隔水炖熟后，加味精即成。

【附　　注】吐泡沫状液体，中医称为“沃沫”，原因是梗阻引起消化液不能通过而上逆所致。《黄帝内经》云“食饮入而还出，后沃沫”，说明早在两千年以前，古代中医便已把沃沫和食入即吐的食管癌或胃贲门癌的病象联系在一起了。膳中肉桂可刺激嗅觉，反射性地促进上消化道蠕动增强，可视为具有某种开道作用，从而使沃沫减少。日本大阪研究所采用体外试验，以对化疗药不敏感的JTC-26为对象，结果显示肉桂有强效抗癌作用，抑瘤率达90%以上（《汉方研究》，1979，2：53，日文）。

【方　　名】肉桂三棱方

【方药组成】肉桂3g，三棱、莪术、青皮、乌药、生甘草各6g，当归、赤芍、白芍各9g，小金丸1粒。

【功效主治】壮阳逐瘀止痛。适用于阴道鳞状细胞癌，阳衰气血痹着作痛，髋骨腰脊疼痛剧烈难忍，消瘦。

【用法用量】水煎服，每日1剂。

【方　　名】肉桂散

【方药组成】肉桂一两（去粗皮），当归半两（锉，微炒），蒲黄半两，牛膝三分（去苗），鬼箭羽三分，虻虫半两（去翅足，微炒），琥珀三分，赤芍三分，桃仁三分（汤浸去皮尖双仁，麸炒微黄），水蛭半两（炒令黄），川大黄一两（锉，微炒）。

【加　　减】癥瘕之疾，多挟痰饮，可加半夏、陈皮、贝母；疼痛较重者，加延胡索、乌药、小茴香。

【功效主治】温经通络，活血消积。妇人产后恶血不尽，结聚为血瘕，症见腹中坚满，积块坚硬，固定不移，疼痛拒按，肌肤乏润，舌边瘀点，脉象沉涩。现临床可用于妇科肿瘤的治疗。

【用法用量】上药为细末，每次服一钱，1日2次，饭前以温酒调下。

【来　　源】《太平圣惠方》卷七十九。

【附　　注】本方所治之证为妇人产后余血未尽，寒邪侵入，凝滞气血，瘀血停滞，结聚于小腹的血瘕。治疗宜温通经络，活血消积。方中肉桂辛热纯阳，温通经脉，助阳而动血，以利气血运行，使寒邪得散，经通络行，气血通畅，血瘕得消，故为主药，并命名为肉桂散；蒲黄、牛膝、鬼箭羽、琥珀、桃仁行血消瘀而破积；虻虫、水蛭为虫类药，性善走窜，直达病所，破血逐瘀；当归活血行气；赤芍开阴散结；大黄荡涤积滞。全方具有温通经脉、逐积消坚、祛瘀生新之效。

【注意事项】体虚及血虚之人不适宜用本方，孕妇忌服。

【方　　名】肉桂台乌药方

【方药组成】肉桂3g（后下），台乌药、全当归、青木香、茯苓、制香附、小茴香各10g。

【功效主治】宫颈癌术后小便不通。

【用法用量】水煎服，每日 1 剂。
【来　　源】《江苏中医杂志》，1986，（5）：26。

【方　　名】肉桂吴茱萸热敷方
【方药组成】肉桂 30g，吴茱萸 90g，生姜 120g，葱头 30g，花椒 60g。
【功效主治】肾癌术后肾虚腰部冷痛者。
【用法用量】共炒热，以布包裹，熨腰痛处，冷再炒热。

【方　　名】肉桂制附汤
【方药组成】肉桂 6g，制附片 30g（先熬），熟地黄 15g，山药 30g，山茱萸 15g，茯苓 30g，淫羊藿 30g，三七粉 6g（吞服），人参 10g（嚼服），丹参 30g，半枝莲 30g，白花蛇舌草 30g。
【功效主治】肾阳虚衰型肾癌。
【用法用量】水煎服，每日 1 剂。
【来　　源】《百病良方》第二集，科学技术文献出版社重庆分社，1983：195。

【方　　名】肉丝鱼肚糯米粥
【方药组成】猪瘦肉、糯米各 60g，鱼肚 30g，葱 1 根，姜 1 片。
【功效主治】适用于卵巢癌脾虚痰湿型的辅助治疗。
【用法用量】先将猪瘦肉洗净，切肉丝，用生粉、调料腌制；鱼肚用开水浸 20 分钟，切丝；糯米洗净；葱去须洗净，切葱花；姜洗净，切丝。然后把糯米、鱼肚放入锅内，加清水适量，文火煮成粥，再放入肉丝、姜、葱煮沸，调味后随量食用。

【方　　名】肉蒜包子
【方药组成】大蒜苗 250g，猪瘦肉 60g，面粉 400g，调味品适量，发酵粉 10g。
【功效主治】一切恶性肿瘤、白血病、骨肉瘤等，并可防止癌细胞转移的复发。
【用法用量】将面粉拌入发酵粉，加水适量发酵。将蒜苗与猪肉洗净做肉馅。加适量调味品，蒸熟食之，可随量适当食用，日食 1 ～ 2 次。
【来　　源】《饮食疗法 100 例》。
【附　　注】大蒜，是指新鲜大蒜苗，但应用时可用其全株，包括蒜头、茎和叶等一起入药疗效更佳。

【方　　名】如圣饼子
【方药组成】防风、天麻、半夏（生）各 15g，天南星（洗）、干姜、川乌（去皮、尖）各 30g，川芎、生甘草（炙）各 60g。
【功效主治】清头目，化痰浊，消风止痛。适用于脑肿瘤。上盛下虚，偏正头痛，痛连脑巅，吐逆恶心，目瞑耳聋。
【用法用量】上药为细末，汤浸蒸饼为丸，如鸡头子大，捻作饼子晒干。每服 5 饼，同荆芥 3 ～ 5 穗细嚼，开水、茶或酒送下，不拘时候。
【来　　源】《太平惠民和剂局方》。

【方　　名】如意金黄散
【方药组成】大黄 50g，天花粉 100g，冰片 20g，黄柏 50g，生南星 20g，乳香 20g，没药 20g，姜黄 50g，皮硝 50g，芙蓉叶 50g，雄黄 30g。
【功效主治】化瘀祛痛，软坚消癥。适用于原发性肝癌疼痛。
【用法用量】共研细末备用。治疗时将药末加饴糖调成糊状，摊于油纸上，厚约 3 ～ 5mm，周径略大于肿块，敷贴于肝区肿块上或疼痛处，隔日换药 1 次，2 次为 1 个疗程。敷药期间停用一切止痛药物。如敷药后局部皮肤出现丘疹或疮疹则暂停，待局部皮肤恢复正常后再敷。
【来　　源】《肿瘤》，1985：6。

【方　　名】如意金黄散
【方药组成】天花粉 48g，黄柏 48g，大黄 48g，姜黄 48g，白芷 18g，厚朴 18g，陈皮 18g，生南星 18g，生甘草 18g。
【功效主治】清热解毒，消肿止痛。适用于肿瘤患者局部感染或化学药物治疗药液外漏引起局部红肿者。
【用法用量】共研细粉，过罗。用清茶或醋调敷患处。

【来　　源】《外科正宗》。
【附　　注】已破者不用。

【方　　名】乳癌草药膏
【方药组成】仙人掌60g，血见愁根60g，大蒜20g，山慈菇30g。
【功效主治】乳腺癌。
【用法用量】上4味药捣烂如泥膏状，外敷患处，外加纱布固定，日换1次。
【来　　源】《中国民间草药方》。

【方　　名】乳癌方
【方药组成】青皮10g，石膏6g，生甘草5g，瓜蒌6g，橘络10g，皂角刺20g，金银花30g。
【功效主治】治乳癌初生者。
【用法用量】水煎服，每日1剂。
【来　　源】《外科传薪集》。《中医大辞典·方剂分册》有收载。

【方　　名】乳癌方
【方药组成】小茴香6g，柴胡10g，木瓜10g，青皮10g，菟丝子10g，荔枝核10g，山药15g，生地黄10g，熟地黄10g，白蔻仁10g，生甘草9g，枸杞子10g，郁金10g，巴戟天10g，鳖甲10g，蒲公英15g，泽泻10g，赤芍10g，香附10g，阿胶10g，当归10g。
【功效主治】滋阴养血，理气散结。乳腺癌，症见腰膝酸软，四肢无力，头晕目眩，形体消瘦，脘闷纳差，呕吐恶心，面色无华，舌淡苔薄而干，脉细数。
【用法用量】以上药物，水煎分2次空腹服下，每日1剂。
【来　　源】《新编抗肿瘤药物手册》。
【附　　注】本方治证，以阴血不足，肾亏精竭，气机壅滞，邪结乳络，蕴积作块为病机。故方用生地黄、熟地黄、枸杞子、鳖甲滋肾补阴，填精生髓；巴戟天、菟丝子温肾助阳，壮命门之火。以上药物配合，以补先天不足，先天得养，则五脏精血化而有源，真气生生不息，正虚可复，抗邪有力。另以阿胶、当归、山药益气生血，以助后天宗气生成，宗气旺则又可进一步促进元真之气的生化。复以小茴香、柴胡、青皮、白蔻仁、香附理气滞，散浊邪，宽中土，化痰湿，以加快结聚之消散；荔枝核、木瓜合鳖甲散结消肿，蒲公英解毒清热溃坚，郁金、赤芍活血破积，通经止痛，泽泻肾浊，最后再以生甘草调和诸药。全方共奏益肾扶正、固元消积之效。

【方　　名】乳癌消
【方药组成】猕猴桃根60g，野葡萄根55g，八角金盘1g，生南星6g。
【功效主治】乳腺癌。
【用法用量】水煎服，每日服1剂。
【来　　源】《神医奇功秘方录》。

【方　　名】乳癌消方
【方药组成】大瓜蒌二个，去皮，子多者有力，当归酒炒，生甘草各五钱，乳香去油，没药去油，各钱半，共为末，用无灰酒三升。
【功效主治】如有乳岩，服此可断根。如毒气已成，能化脓为水；如未成，即于大小便中通利；如痰甚者，再合服，以退为度。
【用法用量】砂锅文火煎一升，分三次，食后良久服。

【方　　名】乳房肿块生化汤
【方药组成】柴胡10g，皂角刺15g，当归尾10g，贝母10g，连翘15g，穿山甲珠10g，栀子10g，生甘草10g。
【加　　减】乳胀者加瓜蒌壳、郁金，去山甲珠；乳痛者加延胡索、夏枯草；刺痛加桃仁、红花；肿块坚硬加山慈菇、生牡蛎；舌深红少苔或紫暗者加玄参、天花粉；气虚加黄芪、党参；乳岩加白花蛇舌草、薏苡仁、仙鹤草；疼痛剧烈加延胡索、青橘叶、麝香；乳痈红肿、疼痛、寒热、脉浮数加金银花、牛蒡子、白芷；脉数加黄芩、瓜蒌、蒲公英；大便干燥加大黄。
【功效主治】乳癖、乳痈等。
【用法用量】水煎服，每日3次分服。

【来　　源】《医方妙用》。

【方　　名】乳核消散
【方药组成】水蛭、三棱、莪术、花粉。
【功效主治】乳核。
【用法用量】研末，凡士林调匀外敷，连敷10次。

【方　　名】乳没鳖甲石燕汤
【方药组成】三棱、莪术、炮穿山甲、广郁金、桃仁、延胡索各9g，炙乳香、炙没药各3g，炙鳖甲、石燕、马鞭草各15g，地鳖虫7只，红花4.5g，三七粉3g分吞服。
【功效主治】胃癌、食管癌。
【用法用量】水煎服，每日1剂。
【来　　源】《治癌中药处方700种》。

【方　　名】乳没马钱丸
【方药组成】制乳香30g，制没药15g，制马钱子60g，粉甘草面9g。
【用法用量】上药共研为细末，江米糊丸如绿豆大，每服5丸，每日1次，白开水闭送下。
【功效主治】各种癌瘤。
【来　　源】《中草药验方选编》。
【附　　注】本方马钱子极毒，严格控制剂量，过量则出现中毒，慎用之！

【方　　名】乳没芪丁化瘤方
【方药组成】黄芪12g，忍冬藤18g，鹿角霜18g，紫花地丁15g，公英12g，牡蛎15g，乳香9g，没药9g，赤芍9g，西红花3g，血竭3g，白芥子4.5g，生甘草3g。
【功效主治】手指软骨瘤，软骨瘤。
【用法用量】水煎服，每日1剂。

【方　　名】乳没散
【方药组成】小罗伞150g，珍珠草150g，栀子60g，乳香30g，没药30g，红花30g。
【功效主治】急性粒细胞白血病所致的皮肤脓肿。
【用法用量】上药共为细末，鸡蛋清调敷或开水调敷患处。

【方　　名】乳没天仙藤汤
【方药组成】天仙藤30g（炒），乳香6g，没药6g，延胡索（醋炒）6g，吴茱萸6g，干姜6g，小茴香15g。
【功效主治】腹部肿瘤。
【用法用量】共为细末，每次服9g，好酒调服。

【方　　名】乳没羊角灵脂丸
【方药组成】当归、白术、泽泻、紫河车、山羊角、杭芍各45g，川芎24g，苏叶、茯苓各60g，厚朴、苦瓜根、五灵脂各30g，干姜6g，水蛭15g，虻虫12g，乳香、没药各9g。
【功效主治】子宫颈癌。
【用法用量】炼蜜为丸，每服9g，每天3次。
【来　　源】《治癌中药处方700种》。

【方　　名】乳没银花汤
【方药组成】制乳香、制没药各9g，金银花30g，鹿角胶9g，当归、黄芪、杜仲各30g，细辛1.5g。
【功效主治】脊髓肿瘤。症见腰椎疼痛，下肢麻木，行路困难，尿失禁。
【用法用量】上药加水共煎汤，每日1剂，分2～3次服，并另用雄黄0.2g，麝香0.05g，白胶香0.1g，血竭0.2g，配制药散冲服，每日2次。
【来　　源】《山东中医杂志》1987年第1期。据《名医治癌良方》介绍，本方为山东中医学院丁国华大夫验方。

【方　　名】乳癖内消丸
【方药组成】醋煅牡蛎15g，蒲公英9g，橘核、叶各9g，大、小茴香各2.4g。
【功效主治】乳部结块皮色不变，或大或小，按之疼痛，推之可动者。
【用法用量】共研细末，水泛为丸、如绿豆大。每日2次，每次3～5g，陈酒送服。孕妇忌服。

【方　　名】乳癖散
【方药组成】当归75g，乳香、没药、生甘草、香附各30g，大瓜蒌（焙干）8个。

【功效主治】疏肝理气，活血通络。适用于乳房纤维瘤。

【用法用量】共为粗末，每次 60g，水煎，去渣，加入黄酒 30g 为引（不能饮酒者可不加），晚饭后服用，每日 1 次。

【临床应用】马某，女，30 岁。患者左侧乳房有一硬块 1 年余，逐渐增大。X 线摄片提示为乳房纤维瘤。诊见体形丰腴，诉左侧乳房胀痛，月经来前疼痛更甚，经后疼痛稍减。可触及 1 枚 3cm×3cm×2cm 椭圆形硬块，质地硬而不坚，推之可动，边缘清楚，脉沉滑，舌质暗苔薄。证属肝郁气滞夹瘀，痰浊凝结，予乳癖散之料。服后乳房肿块缩小，质地变软，局部无胀痛，脉弦缓，舌正常。再予 2 料后，一切感觉正常。X 线片与治疗前对比，乳房纤维瘤消失。5 年后随访，未见复发。

【方　　名】乳癖散结饮

【方药组成】海藻 20g，没药 10g，乳香 6g，昆布 10g，瓜蒌 30g，橘核 15g，当归 15g，川郁金 8g，酒青皮 6g，北柴胡 6g，蒲公英 15g，生甘草 5g。

【功效主治】乳腺小叶增生，疏肝解郁，活血化瘀，软坚散结。

【用法用量】水煎服，每日 1 剂。

【来　　源】夏树章献方。

【临床应用】临床 642 人，痊愈 58%，有效 29%，无效 13%。连服 10 剂无明显效果视为无效。

【方　　名】乳癖汤

【方药组成】柴胡 5g，穿山甲、皂角刺、川芎、当归各 10g，木鳖子、蒲公英、黄芪各 15g，党参 25g。

【加　　减】肝气郁结，柴胡用 10g；气滞血淤去穿山甲，加三棱、莪术各 10g；痰气凝结加陈皮 15g。

【功效主治】乳癖。

【用法用量】水煎服，每日 1 剂。

【来　　源】黑龙江名老中医陈景河真传秘方。

【方　　名】乳清汤

【方药组成】麦冬、玄参、茯神、炙龟甲、熟地黄、山茱萸、太子参各 10g，炙甘草 3g，全蝎 4.5g，草贝母 5g，牡丹皮、五味子各 6g。

【功效主治】益气养阴，养心抑瘤。适用于乳腺癌阴亏虚证。

【用法用量】水煎服，每日 1 剂，温服，分 4 次或少量频饮。

【来　　源】河南大学第一附属医院验方。

【方　　名】乳鼠散

【方药组成】新生小鼠若干。

【功效主治】食管癌。

【用法用量】新瓦上焙干，研细面。每服 5～6g，温酒冲服。

【来　　源】《一味中药巧治病》。

【方　　名】乳痛汤

【方药组成】柴胡、赤芍、乌药、素罗子各 10g，当归 15g，瓦楞子、瓜蒌、生牡蛎各 30g，蜈蚣 2 条，生甘草 6g。

【功效主治】各种原因之乳房疼痛。

【用法用量】每日 1 剂，分早、晚 2 次空腹温热服，月经期可连续用药，3 周为 1 个疗程，避免精神刺激。

【临床应用】治疗 100 例，治愈 51 例，显效 32 例，有效 11 例，无效 6 例。

【来　　源】本方系陕西省魏琳等经验，曾刊于《陕西中医》1990 年第 5 期。

【方　　名】乳腺Ⅰ号煎

【方药组成】赤芍 9g，白术 9g，地鳖虫 9g，川楝子 9g，当归 12g，橘核 12g，川续断 12g，丝瓜络 15g，白薇 15g，丹参 15g，柴胡 6g，生牡蛎 30g。

【功效主治】活血通络，消肿软坚。适用于乳腺癌肿块坚硬者。

【用法用量】隔日 1 剂，水煎，分 2 次温服。

【临床应用】王某，女，63 岁。确诊为乳腺癌肺转移，服药 1 个多月，癌块开始变软缩小，2 个月后，肿块明显缩小，5个月后肿块完全消除，皮肤残留白色疤痕，肺部转移灶亦部分缩小。

【方　　名】乳腺Ⅱ号汤

【方药组成】鹿角、丹参各15g，穿山甲3g，三棱、莪术各9g，当归、没药、延胡索、淫羊藿、牡蛎各10g，黄芪20g。

【功效主治】乳腺癌。

【用法用量】每日2次，每次75ml，5瓶1疗程。

【临床应用】治疗50例（女48例，男2例），临床治愈19例，显效31例，所有病例均经X光拍片或超声检查证实痊愈。

【来　　源】本方系辽宁省孙学斌等经验，曾刊于《辽宁中医杂志》1987年第5期。

【方　　名】乳腺癌二号

【方药组成】海藻30g，昆布30g，炙穿山甲15g（先煎），生牡蛎30g（先煎），皂角刺15g，王不留行15g，红花10g，水红花子30g，全瓜蒌30g，八角莲10g，马齿苋30g。

【功效主治】化瘀、软坚、抗癌。治乳腺癌。

【用法用量】每日1剂，水煎2次，早、晚各服1次。

【方　　名】乳腺癌方

【方药组成】川郁金60g，玫瑰花30g，青陈皮各60g，橘叶30g，瓜蒌120g，僵蚕30g，山慈菇30g，赤白芍各60g，当归60g。

【功效主治】乳腺癌。

【用法用量】共研成细末，蜜丸，每丸重6g。每服2丸，每日3次。

【方　　名】乳腺癌合方

【方药组成】①半边莲30g，水珍珠菜30g，地胆头15g，夜香牛15g，白花蛇舌草12g，穿心莲9g，半边旗9g，马鞍藤9g，兰花草9g，猪仔笠9g，白粉藤9g，大刺芋9g，大鹅不食草9g，散血丹草12g。②仙人掌30g，三桠苦30g，马鞭草15g，夜香牛15g，兰花草15g，半边旗9g，四方拳、五叶泡各9g，马齿苋9g，蜂窝草9g，巴戟9g，曼陀罗叶6g，小果6g。

【功效主治】乳腺癌。

【用法用量】方①水煎服，每日或隔日1剂。如癌肿在乳头线以上，可加入乳香9g，没药9g。方②为外用药，诸药以鲜品为佳，共捣烂，以冷水或醋调为糊，分作3份，每日1份外敷。

【临床应用】治疗5例，其中3例获临床治愈，2例好转。

【来　　源】《千家妙方》，战士出版社，1982：544。

【方　　名】乳腺癌合方

【方药组成】①蒲公英10g，瓜蒌60g，甲珠6g，紫花地丁10g，夏枯草15g，金银花15g，当归30g，黄芪15g，天花粉6g，白芷15g，桔梗15g，赤芍6g，薤白15g，远志10g，官桂10g，生甘草6g。②外敷药物：五灵脂、雄黄、马钱子、阿胶各等分研细末。

【加　　减】方①淋巴结转移者加薏苡仁30g，海藻15g，牡蛎24g，玄参24g；肿瘤已溃烂者去蒲公英、紫花地丁草，倍用黄芪；虚证如体虚易汗，面苍白，脉细弦，加黄芪30g；实证如口干、便秘、脉弦数，加枳实10g，青皮10g；寒证如怕冷，带下色白，腰酸，四肢不温，加官桂用18g；热证如面赤发热，口干，心烦，脉弦数有力，加黄芩10g，黄连10g，柴胡15g。

【功效主治】乳腺癌。

【用法用量】方①文火水煎，日服1剂，分3次饭后服。方②研细粉，用麻油调匀，外敷肿块上。

【临床应用】治18例，6例痊愈（肿瘤消失），6例显效（肿块体积缩小1/2以上），一般在2周内显效。

【来　　源】《肿瘤的防治》：214。

【附　　注】孕妇忌用，除鸡肉、猪肉、牛奶外，其他蛋、肉类均忌。

【方　　名】乳腺癌合方

【方药组成】①人工牛黄散：人工牛黄10g，制乳香、制没药、海龙各15g，黄芪、山慈菇、香橼、焦三仙各30g，夏枯草、三七粉、制何首乌、薏苡仁、紫花地丁、莪术、淫羊藿各60g。②升血Ⅰ号方：太子参、制何首乌、鸡血藤、生黄芪各15g，当归、知母、枸杞子、焦三仙各10g，白术12g，石韦30g，三七粉3g包冲，大枣7枚。

【加　　减】在制水丸时，还可根据症型酌情加味，如肝郁气滞者加柴胡、青皮、赤白芍、郁金等；脾虚痰湿者加茯苓、白术、陈皮、半夏等；气血双亏者加党参、当归、阿胶、鸡血藤等。

【功效主治】乳腺癌。

【用法用量】方①共研细末，水泛为丸，每次3g，每日2次。方②水煎服，每日1剂。

【临床应用】本组134例患者，经1981年随访128例失访者按死亡病例计算，随访率95.5%。134例的5年生存率为88.5%，其中Ⅰ期5年生存率为95.3%，Ⅱ期为84.1%，Ⅲ期为66.7%。

【来　　源】《中医杂志》，1985，(3)：41。

【附　　注】人工牛黄散最佳剂型为水丸，不仅服用方便，而且含主药量较大，溶化较慢，定时定量服，在体内可保持较恒定的药物浓度，有助于药物效能的发挥。

【方　　名】乳腺癌术后转移二方

【方药组成】①桂枝、陈皮各6g，炙黄芪15g，当归、赤芍各12g，酒地龙、姜半夏各9g，鸡血藤30g，制川、草乌各4.5g，蝎蜈片10片(分吞)。②当归、赤芍各12g，红花4g，生香附15g，制乳香、川芎各6g，白芥子9g。

【功效主治】乳腺癌术后盆骨胸腔转移。

【用法用量】方①水煎服，每日1剂。方②诸药共研细末，加蜂蜜及适量麦粉，调成糊状，敷盆骨疼痛处，纱布固定，每24小时换药1次。

【临床应用】胡某，女，41岁，住院号57256。1979年因有乳腺癌而做广泛根治术，2年后自觉左侧髋关节疼痛，行走不便，两腿不能分开，妨碍大、小便，胸骨右缘第2肋软骨处可见一枚3cm×4cm×2cm硬块，压痛明显，左腋下扪及1.5cm淋巴结1枚，质硬有触痛。伴胃纳明显减退，呕吐，下肢足趾间歇性发作抽搐，经摄片等确诊为右乳腺癌术后盆骨、胸腔转移。中医治疗内以益气温经、散寒通络，外以活血化瘀、软坚散结为原则，内服外敷，连续应用1个半月，髋骨疼痛明显好转，能下床在室内平地缓缓行走，足趾及小腿未再发生抽搐现象。出院后继续门诊随访治疗，髋骨及小腿病情稳定，胸部亦不感疼痛。

【来　　源】《浙江中医杂志》，1983，(5)：205。

【方　　名】乳腺癌四方

【方药组成】①当归10g，赤芍10g，柴胡6g，广郁金10g，青皮6g，橘叶、核各10g，蒲公英12g，夏枯草15g，山慈菇10g，象贝母10g。②夏枯草15g，昆布15g，海藻15g，海浮石15g，法半夏10g，橘红6g，象贝母10g，黄药子12g，橘叶、核各10g，山慈菇10g，全瓜蒌30g，蒲公英12g，炙甲片10g。③金银花12g，连翘10g，草河车12g，蒲公英15g，牡丹皮10g，野菊花10g，夏枯草15g，全瓜蒌30g，橘叶、核各10g，当归10g，生山栀10g，象贝母10g，山慈菇10g，青皮6g，炙穿山甲片10g，玄参10g。④生黄芪3～30g，党参10～15g，当归10g，赤、白芍各10g，熟地黄15～30g，白术10g，生地黄15～30g，山药30g，鹿角霜12g，香附10g，青、陈皮各5g。

【加　　减】气虚者加党参10g，黄芪10g；阴虚者加天冬15g，麦冬10g，玄参12g，鳖甲24g；肿块痛甚者加制乳香6g，制没药6g，延胡索10g，青皮10g；红肿血水不净者加草河车15g，凤尾草15g，鹿衔草15g，紫草12g，蒲公英12g，醒消丸1粒吞；出血不止加阿胶10g(烊冲)，地榆炭15g，莲蓬炭12g，生地炭24g，甚者参三七粉3g吞；心烦不寐加茯神10g，酸枣仁10g，远志5g。

【功效主治】乳腺癌。

【用法用量】水煎服。方①用于肝郁气滞型；方②用于气滞痰结型；方③用于热毒壅滞型；方④用于气血两虚型。

【来　　源】《肿瘤的防治》：213。

【方　　名】乳腺癌四方

【方药组成】①肝郁气滞型用逍遥散：柴胡，当归，白芍，白术，茯苓，陈皮，郁金，夏枯草。②脾虚痰湿型用六君子汤：党参，白术，茯苓，清半夏，陈皮，大枣，贝母，牡蛎。③瘀毒型用桃红四物汤合五味消毒饮：桃仁，红花，生地黄，当归，白芍，蒲公英，野菊花。④气血双亏型自拟方：党参，当归，鸡血藤，山慈菇。

同时配合西医化疗、手术、放疗。还可配合中成药人工牛黄散或升血汤治疗。

【功效主治】乳腺癌。

【用法用量】水煎服，每日 1 剂。

【临床应用】中西医结合治疗 216 例乳腺癌病人，提高了 5 年生存率（78.7%），比单纯西医治疗效果好，而且减轻了放疗、化疗的毒副作用，在抗复发、抗转移中起了一定作用。

【来　　源】《中级医刊》，1988，（8）：48。

【附　　注】人工牛黄散：人工牛黄、乳没、黄芪、三七粉、薏苡仁、制何首乌等，共研细末，水泛为丸，每日 2 次，每次 3g，温开水送服。升血汤：太子参、白术、当归、枸杞子、女贞子、麦冬等，水煎服，每日 1 剂。

【方　　名】乳腺癌一号

【方药组成】白花蛇舌草 60g，天葵 10g，金银花 60g，蒲公英 15g，山慈菇 15g，石见穿 15g，漏芦 15g，薏苡仁 30g，三棱 10g，莪术 10g，大贝母 30g，龙葵 10g。

【功效主治】解毒，活血，抗癌。乳腺癌。

【用法用量】每日 1 剂，水煎 2 次，早、晚各服 1 次。

【方　　名】乳腺癌针法

【取　　穴】乳根、肩井、膻中、三阴交、足三里。

【配　　穴】肺俞、大椎、曲池、合谷、鱼际。

【来　　源】《常见肿瘤的防治》。

【方　　名】乳腺汤

【方药组成】当归、白芍、白术、鲜橘叶各 15g，柴胡、茯苓、王不留行、代代花各 12g，丹参 25g，薄荷、穿山甲、生姜、生甘草各 10g，蒲公英、鹿角霜各 20g。

【加　　减】伴有乳腺纤维瘤者，加夏枯草 20g，生牡蛎 30g；并发乳癌者，加半枝莲 20g，地丁 20g，全蝎 5g，蜈蚣 2 条；男性患者加补骨脂、巴戟天各 15g。女性患者于月经后 1 周开始服药，月经期停服；男性患者可连续服药。

【功效主治】乳腺增生。

【用法用量】每日 1 剂，15 剂为 1 个疗程。

【方　　名】乳腺消瘤方

【方药组成】蒲公英 30 ～ 60g，重楼 15g，青皮、橘叶各 15g，橘核 15g，僵蚕 10g，夏枯草 15 ～ 30g，牡蛎 15 ～ 30g，炙鳖甲 15g，桃仁 10g，赤芍 10g。

【功效主治】清热解毒，软坚散结。乳腺增生症。

【用法用量】水煎服，每日 1 剂。

【来　　源】《神方、仙方灵验方》。

【方　　名】乳腺消瘤汤

【方药组成】蒲公英 30 ～ 60g，青皮、桃仁、赤芍、穿山甲、橘叶各 10g，夏枯草、牡蛎各 15 ～ 30g，炙鳖甲、橘核、僵蚕、重楼各 15g。

【加　　减】疼痛者加乳香、没药；肿块坚硬偏血瘀者加三棱、莪术；偏痰结者加海藻、昆布、黄药子。

【功效主治】乳腺癌。

【用法用量】水煎服，每日 1 剂。

【临床应用】治疗 32 例，其中治愈 25 例，好转 5 例，无效 2 例。

【来　　源】本方系大同市武祯经验，曾刊于《山西中医》1986 年第 5 期。

【方　　名】乳腺增生冲剂

【方药组成】柴胡 3g，郁金 10g，山慈菇或冰球子 10g，鹿角霜 5g，皂角霜 10g，漏芦 15g。

【功效主治】乳腺增生。

【用法用量】上方为每日制成 3 包冲剂量，每次 1 包，每日 3 次，1 个月为 1 个疗程。

【来　　源】《家用速效中药》。

【附　　注】月经期间停服，最长停药不超过10天。

【方　　名】乳香蛋丁

【方药组成】乳香1.5g，鲜鸡蛋2个，牛奶400ml，青豆50g，淀粉50g，猪油30g。精盐、味精少许。

【功效主治】活血化瘀，行气止痛。本膳主要适用于骨癌气滞血瘀型疼痛者。

【用法用量】牛奶中加入乳香、蛋清、味精和盐，调匀。将蛋黄打碎，稍加味精、精盐，上笼蒸熟后切成丁。青豆煸炒至熟。再置炒锅于火上，放入猪油烧热，倒入调匀的牛奶和蛋清，不断地翻炒成粥状，起锅装盘，再撒入蛋黄丁和青豆于上面，即可食用。

【附　　注】本品香味浓郁，鲜滑嫩软，对其他肿瘤胃口不开兼有疼痛者均可适用。膳中乳香有显著的调气活血、定痛追毒作用，对于癌性刺痛尤为适合。《圣济总录》中有一托里汤，实际上对脑肿瘤疼痛用之甚良，其方为：乳香50g，绿豆粉200g。研为细末，每服3～5g，清水调下，水不可多饮，使药在胃中充分溶解、吸收。

【方　　名】乳香没药膏

【方药组成】乳香、没药、五倍子各60g，昆布15g，鸦胆子少许（去壳）。

【功效主治】乳腺癌初起。

【用法用量】加醋1 500g，用慢火煎成软膏状后，量患处大小摊在纱布上敷。

【来　　源】《常见病验方研究参考资料》，人民卫生出版社，1970：269。

【方　　名】乳香消毒散

【方药组成】大黄（烧）、黄芪、牛蒡子（炒）、金银花各150g，牡蛎（盐泥裹，烧）150g，生甘草90g（炙），没药、乳香、瓜蒌各15g。

【功效主治】清热解毒，活血散结。适用于皮肤癌。

【用法用量】上药共为粗末。每服15g，水煎，疮在上焦，食后服；疮在下焦，食前服。

【方　　名】乳岩熏药

【方药组成】沉香4.5g，白檀、辰砂、百草霜各3g，鸡舌香1.5g，艾叶3g。

【功效主治】乳岩，又治瘰疬。

【用法用量】上为细末，为12条，12日嗅尽，每条以黑点两处，每日1条，早晚1次熏其一遍，熏时令含冷水。

【来　　源】日本《青囊秘录》。

【方　　名】乳疡无忧丹

【方药组成】陈蛀全瓜蒌3个，生地黄150g，土贝母、香附、煅牡蛎各120g，漏芦、白芥子、茯苓、炒麦芽各90g，王不留行籽、制半夏、当归、橘叶、白芍、青皮、陈皮各60g，炮穿山甲、木通、川芎、生甘草各30g。

【功效主治】乳腺癌。

【用法用量】上药共研细末，用蒲公英、连翘各60g，煎汤代水泛丸，每服6g，每日3次。

【来　　源】《中医肿瘤学》（上），科学出版社，1983：290。

【方　　名】乳疡无忧方

【方药组成】全瓜蒌150g，生地黄150g，土贝母120g，生香附120g，煅牡蛎120g，漏芦90g，白芥子90g，野茯苓90g，炒麦芽99g，王不留行60g，制半夏60g，全当归60g，橘叶60g，炒白芍60g，小青皮60g，炮穿山甲30g，广陈皮60g，潼木通30g，川芎30g，西粉草30g。

【功效主治】活血理气，软坚散结。适用于乳腺癌。

【用法用量】上药共研细末，蒲公英60g，香连翘60g，煎汤代水泛为丸。每次6g，温开水送下，每日3次。

【附　　注】方中生地黄、香附、青皮、陈皮、穿山甲、王不留行、川芎等活血理气，化痰散结；牡蛎、瓜蒌、漏芦、白芥子、土贝母等化痰散结，清热解毒。全方攻邪抑癌之品多于扶正药，所以久病体虚者需配伍扶正之药，如参、芪之类，以免耗伤正气，加重病情。

【方　　名】乳一方（乳核内消片）
【方药组成】柴胡、当归各6～9g，郁金（或用三棱）、橘核、山慈菇、香附、漏芦各9～12g，夏枯草、茜草各12～15g，赤芍15g，青皮、丝瓜络各6g，生甘草3g。
【功效主治】疏肝活血，软坚散结。用于乳腺小叶增生病。症见乳房胀痛，有肿块，与月经周期有明显关系，于月经前症状明显，经至又渐好转。用本方坚持1～3个月，乳块多能消散，如再能随证加减，疗效更佳。
【用法用量】水煎服，或制成浸膏片（乳核内消片）。每服6片，日服3次。
【来　　源】湖南省中医药研究所。

【方　　名】乳痈乳岩神方
【方药组成】用蟹壳不拘多少。
【功效主治】乳痈，乳岩，乳串。
【用法用量】将童便浸七日，每日换便一次，浸足七日，放瓦上焙干，研为细末。每服一钱，加入乳香，去油，一份和匀，好酒冲服，尽量以醉为度，一服消硬，三服全消，服至痊愈而止。

【方　　名】乳增宁片
【方药组成】野艾、淫羊藿各30g，天冬12g，土贝母、柴胡、川楝子各15g。
【功效主治】乳腺增生。
【用法用量】加工提精为片剂，每片重0.5g，相当于生药15g。每次服用6～8片，每日3次，20天为1个疗程，月经期停服。
【临床应用】治疗125例。服药1个疗程，痊愈29例，显例36例，有效39例，无效18例。服药2个疗程，痊愈12例，显效33例，有效37例，无效11例。
【来　　源】本方系陕西省张志杰等经验方，曾刊于《陕西中医》1987年第10期。

【方　　名】乳朱丸
【方药组成】钟乳粉、滑石各15g，朱砂（别研）7.5g。
【功效主治】清热利尿，解毒抗癌。适用于前列腺癌下焦热甚，小便不通。
【用法用量】上药为细末，枣肉为丸，如梧桐子大。每服30丸，空腹时用灯心汤下。

【方　　名】软肝方
【方药组成】炒柴胡6g，赤、白芍各9g，五灵脂9g，炙鳖甲12g（先煎），虎杖根30g，鸡血藤12g，青、陈皮各4.5g，广郁金9g，制黄精12g，川芎4.5g。
【功效主治】肝脾肿大、肝硬化。
【用法用量】水煎服，每日1剂。

【方　　名】软肝汤
【方药组成】生大黄6～9g，桃仁9g，䗪虫3～9g，丹参9g，鳖甲9g，炮穿山甲9g，黄芪9～30g，白术15～60g，党参9～15g。
【加　　减】湿热内蕴者可选加茵陈蒿、山栀、茯苓、黄柏、龙胆草、平地木、垂盆草等；脾虚气滞者可先加砂仁、陈皮、枳壳、藿香、苏梗等；肝气郁滞者可选加柴胡、郁金、青皮、绿萼梅等；肝络血瘀者可先加乳香、五灵脂、赤芍、红花、九香虫等；肝经郁热者可选加生山栀、龙胆草、牡丹皮、连翘等；肝肾阴虚者可选加生地黄、玄参、麦冬、石斛、女贞子、地骨皮等；阴虚火旺者再加龙胆草、白蒺藜、山栀等；脾肾阳虚者可选加附子、桂枝、干姜、益智仁等；热伤血络，症见鼻衄、齿衄、目赤或皮下出血者，可选加广犀角、生地黄、牡丹皮、赤芍、蒲黄、茅花、羊蹄根、小蓟草等；周身浮肿有轻度腹水者，可选加防己、蟋蟀、冬瓜皮、玉米须、黑大豆、茯苓、泽泻等；如出血较多，可暂停用活血化瘀法，也可不用止血药，用益气健脾法加大剂量可止血；大便次数多而溏薄者，大黄减量或改制大黄先煎。
【功效主治】癥瘕、积聚、胁痛、臌胀。治疗早期肝硬化、轻度腹水。

【用法用量】水煎服，每日1剂。

【方　　名】软坚膏

【方药组成】麝香0.5g，冰片6g，大黄10g，蟾酥1g，雄黄4g，乳香10g，没药10g，血竭6g，白芥子8g。

【功效主治】软坚散结，解毒化瘀，消肿止痛。适用于体表恶性肿块或相应脏腑癌肿的穴位敷贴。

【用法用量】按此比例配方，共研细粉和匀，用黄酒（白酒也可）调成糊状药膏，局部清洁热敷后，视肿块面积大小取药膏适量遍涂于肿块处，厚度约2mm，用麝香虎骨膏（短橡皮膏）覆盖固定，每隔2～3天换敷1次。

【临床应用】一老年男性，患晚期肺癌半年，出现皮下多发性转移肿块，坚硬如石，固定不移，其中咽喉部肿块最为严重，大如鸡蛋，致面目肿胀，呼吸及吞咽食物极度困难，经用抗癌及支气管扩张药物均无效，生命垂危，用软坚膏局部外敷后肿块逐渐缩小，敷用半个月，肿块消失，呼吸吞咽如常。其他部位体表肿块，亦用此方，诸恙皆除。

【来　　源】《山东中医杂志》，1989：1。

【附　　注】局部皮肤溃破者忌用。

【方　　名】软坚化瘀方

【方药组成】夏枯草30g，昆布15g，海藻30g，桃仁9g，白芷9g，石见穿30g，留行子12g，赤芍15g，生南星15g，露蜂房12g，野菊花30g，生牡蛎30g，全蝎6g，蜈蚣9g，壁虎2条。

【功效主治】化痰软坚，祛瘀解毒。适用于颅内肿瘤。本方可用于多种中枢神经系统肿瘤的治疗。

【用法用量】水煎服，每日1剂。

【临床应用】本方治疗颅内肿瘤11例，痊愈1例，显效3例，有效4例，无效3例。生存1年以上10例，其中生存2年3例，3年及6年以上各1例。

【来　　源】上海中医学院龙华医院刘嘉湘方。

【附　　注】临床凡病机见痰阻、血瘀、邪毒内扰，络脉不利者，皆可以此方加减辨治。方中用生南星、生牡蛎、夏枯草、昆布、海藻化顽痰老痰，散坚积，降火行水；桃仁、王不留行、赤芍活血化瘀，消癥通脉，止痛开闭；石见穿、露蜂房、野菊花解毒清热，消肿化瘤；白芷疏风散邪，升阳透窍；全蝎、蜈蚣、壁虎走络搜邪，以毒攻毒，抗癌削坚。全方配合，共奏化痰软坚、祛瘀攻毒之效。

【方　　名】软坚降气汤

【方药组成】夏枯草15g，煅牡蛎30g，海藻15g，海带15g，急性子30g，蜣螂虫9g，川楝子12g，姜半夏12g，姜竹茹12g，旋覆花9g，代赭石30g，广木香9g，公丁香6g，川厚朴9g，南沙参30g，北沙参30g，当归9g，石斛15g。

【加　　减】胃气上逆，加降香12g，蔻仁6g，炙九香虫9g，刀豆子15g，青皮9g，藿香12g；吐黏痰，加生南星24g，山豆根12g，青礞石30g，板蓝根30g；胸部疼痛，加延胡索15g，乳香9g，没药9g，郁金12g，丹参30g，桃仁9g；呕血、便血，加白及12g，蒲黄9g，仙鹤草30g，藕节15g；体虚乏力，加太子参15g，黄芪15g，白术9g，熟地黄9g；软坚消癥，加石见穿30g，黄药子12g，七叶一枝花30g。

【功效主治】化痰软坚，理气降逆。适用于晚期食管癌。

【用法用量】每日1剂，水煎，分2次温服。

【临床应用】以本方治疗晚期食管癌182例，生存6个月以上96例，占52.75%；1年以上27例，占14.8%；2年以上4例，占2.2%；3年以上2例，占1.1%；4年以上1例，占0.6%。

【来　　源】雷永仲方。

【附　　注】方中夏枯草、海藻、海带、煅牡蛎化痰软坚；姜竹茹、姜半夏化痰和胃降逆；急性子、蜣螂虫化瘀消肿；旋覆花、代赭石、广木香、川厚朴、公丁香理气降逆；当归、石斛、沙参滋阴养血。本方攻补兼施，攻大于补，适用于痰瘀交阻、胃气失降、偏于实证的食管癌。

【方　　名】软坚解毒汤

【方药组成】鱼腥草 30g，瓜蒌皮 15g，八月札 15g，生薏苡仁 30g，石上柏 30g，白花蛇舌草 30g，山豆根 15g，夏枯草 15g，生牡蛎 30g，赤芍 12g，龙葵 15g。

【加　　减】阴虚痰热加南沙参、北沙参、天冬、麦冬、炙百部、山海螺、葶苈子、干蟾皮、白毛藤；气阴两虚加黄芪、党参、白术、北沙参、天冬、生南星、五味子；脾虚痰湿者加党参、白术、茯苓、陈皮、半夏、石打穿、扁豆、半枝莲、焦山楂、焦六曲、补骨脂；阴阳两虚者加淫羊藿、肉苁蓉、锁阳、黄精、天冬、北沙参、山豆根、王豆根、王不留行、三棱、莪术；咳嗽加前胡、杏仁、象贝母、川贝母、紫菀、款冬；痰多加生南星、生半夏、白芥子、蠓石；黄痰加桑白皮、黄芩、开金锁、海蛤壳、淡竹沥；痰血加黛蛤散、白及、藕节炭、血见愁、血余炭、生地榆、花蕊石、芦根、参三七；喘咳加炙苏子、蚕蛹、黑锡丹；胸痛加望江南、徐长卿、延胡索、失笑散、全蝎、蜈蚣；胸水加葶苈子、龙葵、米仁根、猫人参、控涎丹；低热加银柴胡、地骨皮、青蒿、淡竹叶；高热加生石膏、寒水石、金银花、牛黄。

【功效主治】原发性肺癌。

【用法用量】每日 1 剂，水煎，分 2 次温服。

【临床应用】本方结合辨证治疗经细胞学或组织学证实的原发性肺癌 310 例（Ⅲ、Ⅳ期者 70%），治疗后生存 1 年以上为 134 例，1 年生存率为 43.23%，2 年生存率为 11.29%，3 年生存率为 5.16%，4 年生存率为 1.61%，5 年生存率为 0.64%。治后中位生存期为 11.2 个月，平均生存期为 12.6 个月。其中以鳞癌治后生存率最高，其次为腺癌及未分化癌。治后肿瘤缩小 1/2 以上，持续稳定半年以上作为显效，共 6 例；缩小不到 1/2 或癌灶稳定 1 年以上者作为有效，共 146 例；无效 158 例。总有效率为 49%。治后巨噬细胞吞噬功能、E 玫瑰花结形成率，T 淋巴细胞转化率等 3 项免疫指标检测均显著上升。

【来　　源】刘嘉湘方。

【方　　名】软坚散结方

【方药组成】蛇六谷（先煎 1 小时），生半夏、生南星、黄药子、夏枯草、海藻、昆布各 30g。

【加　　减】胸闷不舒，加郁金、丹参、木香；咯血者，加仙鹤草、三七；有胸水者，加葶苈子、龙葵；化疗后白细胞下降，加黄芪、枸杞子、鸡血藤。

【功效主治】软坚散结。肺癌中晚期癌肿较大而其他症状不显著，舌苔腻，脉弦滑。

【用法用量】以上药物，水煎分 2 次饭后服，每日 1 剂。

【来　　源】《福建中医药》1983 年第 6 期。

【附　　注】本方适用于肺癌中晚期证属痰浊凝结者，脾虚不运，湿痰内生，痰浊凝留于肺而成本病。治当软坚散结。方中生半夏、生南星燥湿化痰，专祛脾湿不化之痰，并可攻毒逐邪，消坚散结；海藻、昆布、夏枯草软坚散结，清热消痰；黄药子解毒散结，凉血止血；蛇六谷清热解毒，消肿散结。诸药合用解毒消痰以祛邪，软坚散结以消瘤。

【方　　名】软坚散结汤

【方药组成】海藻、昆布、海浮石、生牡蛎（先煎）各 30g，山慈菇、夏枯草各 15 棵。

【功效主治】子宫肌瘤。

【用法用量】每天 1 剂，水煎分早晚 2 次服，20 天为 1 个疗程。需服 3 ～ 6 个疗程。

【方　　名】软坚散结汤

【方药组成】葵树子、白花蛇舌草、牡蛎各 30g，七叶一枝花、莪术、三棱、生南星、法半夏、夏枯草各 15g。

【加　　减】鼻塞头痛加辛夷、白芷；鼻衄者加三七、茜草根、血余炭。

【功效主治】软坚散结，攻毒祛瘀。鼻咽癌辨证属气血凝结者。

【用法用量】以上药物，水煎分2次空腹服下，每日1剂。

【来　　源】《新中医》1989年第5期。

【附　　注】本方适用于鼻咽癌放疗后颈部淋巴结尚未消散，鼻咽部仍有肿物的阶段，以气血凝结为主者。饮食失调，损伤脾胃，脾失运化，湿聚生痰，痰阻气滞，夏枯草软坚散结，并可抑制肿瘤细胞的生长；葵树子、白花蛇舌草、七叶一枝花清热解毒，抗癌抑瘤；三棱、莪术活血化瘀、行气消积，减弱血小板的凝聚性，使癌细胞不易在血液中停留、聚集、种植，从而减少转移；生南星、法半夏燥湿祛痰，攻毒逐邪，并能抑制癌细胞的生长。诸药合用活血行气，燥湿祛痰，解毒抗癌，共奏软坚散结之功。

【方　　名】软坚汤

【方药组成】瓦楞子30g（醋煅），海浮石12g（醋煅），白芍30g（醋炒），柴胡9g（醋炒），陈皮9g，枳壳9g，桔梗6g，香附9g。

【加　　减】积块坚结不消者，可加用鳖甲、生牡蛎、水蛭；疼痛较重者，加延胡索、乌药；大便不通者，加大黄、芒硝；肿块疼痛如刺者有瘀象者，加赤芍、桃仁、红花、三棱、莪术。

【功效主治】软坚磨积，疏肝理气。腹中肿块，积块软而不坚，胀痛并见。

【用法用量】以上药物，水煎分2次空腹下，每日1剂。

【来　　源】《临证医案医方》。

【附　　注】本方所治之证为情志抑郁，肝气不舒，脏腑失和，气机阻滞，日久结块，病属初起，故积块软而不坚。方中瓦楞子、海浮石性平味咸，咸能软坚，为方中主药，故取名软坚汤，二药合用以软坚、散瘀、消结；白芍柔肝止痛，柴胡条达肝气，疏理气滞，二药配伍，一疏一柔，可调畅气机，缓解腹中疼痛；陈皮顺理气，桔梗开肺气，香附疏肝气，枳壳破滞气，四药合用疏理气滞，宣畅气血，从而使气化作用得以顺利进行，使凝结停滞之积得以化解。诸药合用共奏软坚消积、疏肝理气之功。现临床多用于肝癌、胃癌的治疗。

【注意事项】积块日久，正气虚损者本方不适宜。服药期间避免情志刺激。

【方　　名】软坚汤

【方药组成】夏枯草、黄药子、首乌、白芍、浙贝母各15g，生牡蛎、生蛤壳各30g，莪术、地鳖虫、罂粟壳各10g，生甘草6g，茯苓12g。

【加　　减】淋巴结转移加猫爪草、白花蛇舌草；肺转移加生南星、生半夏；白细胞下降加鸡血藤、黄芪、枸杞子。

【功效主治】清肝养血，化痰散结。甲状腺癌，症见颈前肿块，质硬不移，心烦易怒，口干而苦，舌质红，苔黄腻，脉弦滑。

【用法用量】以上药物，水煎分2次温服，每日1剂，1个月为1个疗程。

【临床应用】本方治疗甲状腺癌12例取得了较好的效果，存活4～9年6例，10～23年以上6例。

【来　　源】《新中医》1990年第1期。

【附　　注】本方适用于甲状腺癌中晚期证属热毒、瘀血、痰浊凝结于颈前的病证。由于情志内伤，肝气郁结，气机阻滞，脉络阻塞，血行不畅致血瘀；气机阻滞，湿聚成痰，气滞痰凝；肝气郁结，日久化火，则热毒、瘀血、痰浊凝结颈前而成本证。治宜攻邪扶正。方中夏枯草、黄药子清热解毒，消肿散结以抗癌；莪术、地鳖虫行气活血以逐瘀血；浙贝母、生牡蛎、生蛤壳化痰软坚以消坚积；罂粟壳止痛；茯苓、生甘草健脾补中，何首乌、白芍养血益精，合用以扶正培本。诸药合用清肝火，逐瘀血，祛痰浊，扶正气，则癌瘤得以控制。

【方　　名】软坚丸

【方药组成】全蝎30g，僵蚕30g，木鳖子30g，威灵仙30g，蜈蚣40条，急性子24g，露蜂房21g，炙狼毒9g，阿魏15g，五灵脂15g，山慈菇51g，糯米炒红娘子4.5g。

【功效主治】食管癌，胃癌，肝癌，肺癌，乳腺癌。

【用法用量】共为细末，水泛为丸，每次服 1.5g，每日服 2 次。

【方　　名】软坚丸

【方药组成】蜈蚣 100g，蜣螂 300g，地鳖虫 300g，地龙 300g，鼠妇虫 300g，蜂蜜适量。

【功效主治】消癥抗癌。适用于肝癌。

【用法用量】以上各药共研细末，加辅料适量，制成小蜜丸，如绿豆大小，即得。口服，每日 5g，分 2 次用温开水送下。

【来　　源】上海市中山医院方。

【方　　名】软坚消瘤片

【方药组成】薏苡仁，败酱草，夏枯草等（中国中医科学院广安门医院院内制剂）。

【功效主治】软坚散结，活血化瘀。对宫颈癌、卵巢癌有一定疗效。

【用法用量】口服，每次 3 ～ 4 片，每日 3 次。

【方　　名】软坚消癖汤

【方药组成】瓜蒌、皂角刺、玄参、牡蛎、丹参各 30g，当归、川芎、赤芍、莪术、香附、川贝母、柴胡各 10g，夏枯草 15g，穿山甲 5g。

【加　　减】郁久化热加公英 15g，川楝子 10g；冲任失调，症见精神萎靡不振，月经紊乱，白带多，畏寒，加淫羊藿、仙茅、鹿角各 10g。

【功效主治】乳腺增生、乳腺纤维痛。

【用法用量】水煎服，每日 1 剂。

【来　　源】白成振方。

【方　　名】软坚消散方

【方药组成】急性子 30g，山慈菇 20g，鲜鲫鱼（约 2 寸长）3 条，食醋适量。

【功效主治】软坚消散。良性肿块。

【用法用量】将急性子、山慈菇研为细末，再将鲜鲫鱼（不去肠肚）与药末共捣为泥，加食醋调为糊状，敷于患处，外用纱布包扎固定。

【临床应用】治疗良性肿块 2 例，获较好疗效，且无不良反应。

【来　　源】本方系燕长生经验方，曾刊于《云南中医杂志》1982 年第 2 期。

【方　　名】软坚消瘿汤

【方药组成】柴胡 6g，香附 9g，夏枯草 15g，黄芪 15g，赤、白芍各 10g，丹参 15g，当归 9g，牡蛎 30g，黄药子 10g，海藻 10g，茯苓 10g。

【功效主治】甲状腺囊肿（瘿瘤）。

【用法用量】水煎服，每日 1 剂。

【方　　名】软枣子根糖浆

【方药组成】软枣子根 5 000g。

【功效主治】胃癌、肝癌、食管癌、肺癌。

【用法用量】加适量水煎煮 3 小时，过滤去渣，滤液浓缩成 500ml，加入适量糖浆，每服 25ml，日服 2 次。

【来　　源】《民间单方秘方精选》。

【附　　注】服药期间忌葱、蒜、姜等辛辣食物，服药期如有轻度不适、恶心，可继续服用；若有明显恶心呕吐及其他严重反应时，可暂停几日后可再服，一般无严重不良反应。软枣子根即猕猴桃根。

【方　　名】瑞香树皮消山狗丸

【方药组成】瑞香树皮 250g，消山狗 125g，黎罗根（又名长叶冻绿）35g，两头尖 100 粒，水蛭、虻虫各 7g，斑蝥 3g。

【功效主治】大肠癌。

【用法用量】共研细末，炼蜜为丸，滑石为衣，另用白头蚯蚓 10 条与白糖 20g 拌和，加适量开水溶化，取液送服药丸 6g，每日 3 次。

【临床应用】服药后肿块消失，下黑色硬质大便。

【附　　注】忌葱白。

【方　　名】润金化痰汤

【方药组成】沙参 20g，麦冬 10g，海浮石 20g，蛤粉 20g，前胡 10g，枇杷 10g，葶苈子 10 ～ 30g，黄芩 10g，桔梗 10g，桑皮 10g，瓜蒌 10 ～ 30g，知母 10g，梨 1 枚，铁树叶 30 ～ 60g，白花

蛇舌草 30g，三棱 15～30g，莪术 15～30g。

【功效主治】养阴润肺，祛痰攻邪。肺癌，症见舌质稍红，苔薄黄，脉细数。

【用法用量】水煎分 3 次空腹服下，每日 1 剂。

【来　　源】《江西中医药》1987 年第 4 期。

【附　　注】肺处上焦，理当多火，然炎久必伤阴，肺为贮痰之器，肺一旦为病，多为痰聚。阴虚肺燥，痰浊留恋之肺癌，临床极常见，也是本方适应证，多用于中晚期肺癌的治疗。方中沙参、麦冬、知母、梨养阴润肺，可延长抗体存在时间及提高机体免疫功能；黄芩清泄上焦之火；前胡、枇杷、葶苈子、桔梗、桑皮、瓜蒌、贝母止咳化痰，泻肺平喘；海浮石、蛤粉化痰，软坚散结；铁树叶、白花蛇舌草清热解毒，抑制癌瘤生长；三棱、莪术活血化瘀，可抑杀癌细胞。诸药合用共奏养阴润肺、祛痰攻邪之功。

【方　　名】润血汤

【方药组成】当归须一钱二分，川芎一钱，麻仁一钱，桃仁（去皮尖）一钱，红花（酒洗）三分，生甘草（生）四分，赤芍药、黄芩、生地黄各七分，橘皮（去皮）七分。

【加　　减】如大便闭结，加酒炒大黄、瓜蒌仁、郁李仁；口渴不解加沙参、麦冬、玄参、天花粉、芦根。

【功效主治】养血活血，开闭润燥。噎膈，食物不通，水饮难下，大便数日行，质硬，口干口苦，胸膈刺痛，舌质暗有瘀斑，脉涩或细弦。

【用法用量】水煎服，每日 1 剂，分 2 次服下。

【来　　源】《杏苑生春》卷四。

【附　　注】本方所治噎膈证候，其病机属于血虚咽管失于润养、血瘀咽管窄隘所致。方选当归、生地黄、麻仁养血益阴，润肠通便，且后二者尚能降火和中；川芎、桃仁、红花、赤芍活血化瘀，通络开闭塞；黄芩清肺热，退虚火，燥痰湿，利胸膈；橘皮顺气和中，调脾胃助运化。综观全方，共奏养血活血、开闭润燥之目的。

【方　　名】箬叶葱鲫汤

【方药组成】青箬叶 60g，大葱 30g，鲫鱼 1 条（约 500g）。

【功效主治】前列腺癌。

【用法用量】将鲫鱼洗干净去内脏，竹叶切碎，与大葱加水适量共煎汤至 40 分钟左右，饮汤食鱼肉。每日 1 次，顿服。

【来　　源】《古鄞食谱》。

【附　　注】箬叶，即禾本科植物箬竹的青叶，民间常于端午节采来包粽子。味甘，性寒，清热解毒，止血，消肿，可用于吐衄，衄血，尿血，小便淋痛不利，喉痹，痈肿。箬竹叶、笋及产品，药用价值高，对癌症特有的恶病质具有防治功效。

【方　　名】箬叶乌梅粥

【方药组成】青箬叶 30g，乌梅 10g，粳米 100g。

【功效主治】皮肤癌。

【用法用量】前 2 味加水煎汁，加入粳米煮粥，温热服食，每日 1～2 次。

【来　　源】《乾坤一草医》。

【方　　名】箬竹叶枣汤

【方药组成】青箬竹叶 60g，红枣 10 枚。

【功效主治】前列腺癌。

【用法用量】上药加水适量，煎煮 30 分钟，分 2 次服，每日 1 剂，10～15 日为 1 个疗程。

【来　　源】《肿瘤食疗讲座》。

【方　　名】箬竹叶粥

【方药组成】箬竹叶 60g，粳米 100g。

【功效主治】食道癌、胃癌和宫颈癌。

【用法用量】箬竹叶洗净，入锅中加水煎煮，滤去竹叶取汁，加粳米煮粥服食，早晚空腹温服。

【来　　源】《食疗药膳》。

【方　　名】箬竹汁

【方药组成】青箬竹叶适量。

【功效主治】各种恶性肿瘤。

【用法用量】将青箬竹叶洗净，压挤出鲜汁，不拘量，代茶饮，日饮 3 次，常时随意饮之。

【来　　源】《抗癌食疗》。

S

【方　　名】腮腺肿瘤方
【方药组成】海藻 30g，昆布 30g，夏枯草 15g，蒲公英 15g，山豆根 10g，黄芩 10g，壁虎 2 条。
【功效主治】解毒消痈，软坚散结，抗癌。适用于腮腺肿瘤。
【用法用量】每日 1 剂，水煎 2 次，早、晚分服。

【方　　名】三白草根汤
【方药组成】三白草根 90g，野芥菜（大蓟）根 90g。
【功效主治】功能清利湿热，消积解毒。主治原发性肝癌，肝癌伴有腹水、食水不进者。
【用法用量】分别煎汤，去渣后，加白糖适量饮服，上午服三白草根汤，下午服芥菜根汤。
【临床应用】据安徽省安庆专区卫生组报道，本方治疗 1 例经肝穿刺确诊为肝癌者，肝区疼痛，腹大如鼓，食水不进。经连服上方半年，病情明显好转，1 年后体征及症状消失，随访 5 年仍健在。
【来　　源】《安徽单验方选编》，安徽人民出版社，1972：314;《中草药治肿瘤资料选编》。
【附　　注】三白草，又名天性草、石节藕、九节藕等，为三白草科植物三白草的根茎（全草亦供药用），生于低湿地及近水处。《唐本草》谓之“主水肿，脚气，利大小便，消痰破癖，除积聚，消疔肿”。野芥菜，又名鸡项草、马蓟、虎蓟、野红花等，为菊科植物大蓟的根。

【方　　名】三白草煎
【方药组成】三白草 60g，大蓟 30g，地骨皮 30g。
【功效主治】右上腹积块（肝癌）。
【用法用量】水煎服，每日 1 剂。
【来　　源】《实用中医内科学》。

【方　　名】三宝功德丹
【方药组成】半枝莲、白花蛇舌草、黄芪、威灵仙、羚羊骨各 100g，木香 60g，金石斛、砂仁、炮穿山甲、山豆根、露蜂房、马鞭草、地骨皮、核桃树枝各 50g，大黄 60g。
【功效主治】开郁散结，益气养阴，解毒消癥。中晚期胃癌。
【用法用量】上药共研细末，过 100 目筛备用。制成水丸。口服，每次 10g，每日 3 次。用地骨皮、栀子各 10g 煎汤冲服，可连续服用，直至症状缓解为止。
【临床应用】治疗 182 例，基本治愈 46 例，显效 52 例，好转 45 例，无效 39 例。李某，男，62 岁，1981 年 6 月 14 日诊，自述胃病史 20 多年，近来胃脘胀闷不适，纳呆，消瘦，10 天前在汉中某医院经胃镜和活检，确诊为胃癌，因拒绝手术而用三宝功德丹如法内服，18 个月后自觉症状完全消失，胃镜复查癌肿消失，随访 8 年无复发。
【来　　源】《湖南中医杂志》，1992，(3)：39。
【附　　注】本方集半枝莲、白花蛇舌草、山豆根、露蜂房、马鞭草、核桃树枝等多味抗癌中药于一方，攻补兼施，以攻为主。以散剂内服，在胃内作用时间更长，对胃癌局部的作用也更为直接。

【方　　名】三才封髓丹
【方药组成】太子参 30g，山慈菇 30g，生地黄 15g，熟地黄 15g，天冬 9g，麦冬 9g，砂仁 9g，黄柏 9g，生甘草 9g，黑山栀 9g，草河车 9g。
【加　　减】半枝莲、紫草、犀角、鹿角霜等随证选用。
【功效主治】白血病。
【用法用量】水煎服，每日 1 剂。
【来　　源】《抗癌中草药制剂》，人民卫生出版社，1981：294。

【方　　名】三草飞杨汤
【方药组成】狭叶韩信草、白花蛇舌草、凤尾草、大飞杨各 30g。
【功效主治】大肠癌。
【用法用量】水煎服，每日 1 剂，2 ～ 3 次分服，10 ～ 15 日为 1 个疗程。

【来　　源】《中国民间灵验偏方》。

【附　　注】本方在上海市民间流传、应用，据报道称，疗效颇佳。

【方　　名】三草肺癌汤

【方药组成】白花蛇舌草、半枝莲、鱼腥草、夏枯草各 30g，刺五加、生薏苡仁、三棱、核桃枝、莪术、丹参各 15g，生南星 10g。

【加　　减】咳嗽较剧加麻黄、桔梗、牛蒡子、杏仁、陈皮；咯血加白及、三七、白茅根、大小蓟；胸痛加全瓜蒌、薤白、五灵脂、延胡索；有胸水者加葶苈子、大枣、龙葵。

【功效主治】清热解毒，化瘀祛痰。原发性肺癌，症见咳嗽黄痰，或痰中带血，胸痛，舌紫暗或有瘀点，脉弦涩。适用于肺癌中晚期痰瘀蕴结者。

【用法用量】以上药物，水煎分 2 次温服，每日 1 剂。

【临床应用】本方治疗中晚期原发性肺癌 50 例，有效 25 例，总有效率为 50%。

【来　　源】《中药医学报》1981 年第 4 期。

【附　　注】本方治宜化痰逐瘀，消肿抗癌。方中以白花蛇舌草、半枝莲、鱼腥草、刺五加、夏枯草等抗癌有效药物为主；配以三棱、莪术、核桃枝、丹参活血化瘀，散结消肿；南星燥湿化痰以祛痰浊；生薏苡仁消肿排脓。诸药合用，共奏清热解毒、化瘀祛痰、消散癌肿之功。

【方　　名】三草汤

【方药组成】鱼腥草、仙鹤草、猫爪草、七叶一枝花、山海螺各 30g，天冬 20g，葶苈子 12g，生半夏 10g，浙贝母 9g。

【加　　减】肺郁痰结型：咳嗽痰多，胸闷乏力，舌淡暗，苔白或厚腻，脉细或弦用异功散或六君子汤加减；肺虚痰热型：咳嗽无痰或少痰而痰稠或痰中带血，气短喘促，口干苦，胸闷失眠，盗汗或自汗低热，便秘溲黄，舌暗红或嫩红，苔薄，脉细数者合泻白散、百合固金汤加减；痰毒瘀滞型：咳嗽，咯痰不易，胸翳痛背痛，痛有定处，痰中带轿或咯血，气促，口干苦便秘，舌暗红，苔厚腻，脉弦或细合千金苇茎汤加减；气阴两虚型：咳嗽少痰，痰中带血或咯血，气短喘促，倦怠纳呆，自汗或盗汗，口干不多饮，舌暗红，苔薄，脉弱或细沉数者合生脉散去党参，用西洋参加减。原发性肺癌用黄芪、白术、黄精、山药、麦冬、沙参、陈皮、瓜蒌、白花蛇舌草、山豆根、太子参、半夏、丹参、海藻、昆布。

【功效主治】原发性肺癌。

【用法用量】水煎服，每日 1 次。

【方　　名】三草汤

【方药组成】夏枯草 30g，知母 10g，鱼腥草 20g，南、北沙参各 12g，天、麦冬各 12g，生地黄 15g，石斛 12g，百合 12g，地骨皮 10g，桑白皮 10g，款冬 10g，旱莲草 15g，杏仁 10g，露蜂房 12g。

【加　　减】咯血者加白茅根 60g，血余炭 15g，藕节炭 15g，仙鹤草 15g，侧柏炭 15g，甚者加参三七粉 3g 吞服；咳嗽、胸痛者加全瓜蒌 30g，薤白头 10g，广郁金 10g；痰多而黏，不易咳出者加石菖蒲 10g，皂角刺 10g，陈胆星 10g。

【功效主治】滋阴清热。主治肺癌阴虚内热型。

【用法用量】水煎服，每日 1 剂。

【来　　源】《肿瘤的防治》：143。

【附　　注】忌烟、酒、辛辣刺激之品。

【方　　名】三虫壁虎散

【方药组成】蜈蚣 10 条，全蝎 15g，红娘子 30g，壁虎 15g。

【功效主治】各类侵犯神经的癌瘤。

【用法用量】诸虫共研为细末，每次 0.3 ～ 0.6g，每日 3 次，以温粥调服。

【来　　源】《癌症家庭防治大全》。

【附　　注】本方诸虫均属有毒之品，红娘子含斑蝥素，其毒更剧烈。服用时除严格控制剂量，并应同时饮绿茶，或喝绿豆甘草汤，以减缓毒性。

【方　　名】三虫磁石散

【方药组成】蜈蚣 50g，蝉蜕、全蝎、磁石各 100g。

【功效主治】脑膜瘤。
【用法用量】共研为细末，每日2～3次，每次7.5g，白开水送下。
【来　　源】《治癌中药处方700种》。
【附　　注】方中三虫含有毒性，磁石为矿产物，对肠胃有刺激，故本方应饭后服用。

【方　　名】三虫膏
【方药组成】鲜马陆、鲜斑蝥、食尸虫、威灵仙、皂角刺各20g，硫黄30g，红砒、冰片各15g，麝香5g。
【功效主治】皮肤鳞状上皮基底细胞癌，恶性黑色素瘤，肉瘤，乳腺癌。
【用法用量】将前3味药共研细末后，混合调匀，制成三虫膏，外敷于癌肿上，上面覆盖纱布，周围用胶布紧贴保护。

【方　　名】三虫黄药子酒
【方药组成】虻虫30g，蜈蚣30g，全蝎30g，黄药子300g，60度白酒1 500g。
【功效主治】甲状腺癌、食道癌及其他消化道癌。
【用法用量】将药虫与白酒放入瓶内，密封浸泡，埋在地下7天，取出饮用，每日饮3次，每次10～30ml。
【来　　源】《肿瘤临证备要》。
【附　　注】方中三种虫类药有毒，黄药子也有一定毒性。饮服本方最好在医生指导下使用。肝脏病患者，禁用或慎用。

【方　　名】三虫橘红散
【方药组成】蜣螂5个，蝼蛄5个，地牯牛7个，橘红30g。
【功效主治】食道癌，胃癌，消积散痞，胃痛，反酸。
【用法用量】煅干，共研细末，调拌蜂蜜冲服，1日2次。
【来　　源】《中国民间草药方》。宁夏验方。
【附　　注】推车蜣螂的异名球虫，屎壳郎，又名滚屎虫、粪球虫、屎壳郎、铁角牛等。

【方　　名】三虫蛇田丸
【方药组成】蜈蚣20条，土鳖虫30g，地龙30g，乌梢蛇30g，田七30g，穿山甲30g。
【功效主治】消化系统癌瘤。
【用法用量】上药共研为细末，炼蜜为丸，每丸3g，每日服3次，每次1丸，吞服。
【附　　注】本方有一定毒性，严格按规定剂量服用，以免产生毒性副作用。

【方　　名】三虫汤
【方药组成】夏枯草30g，海藻30g，昆布24g，桃仁9g，白芷9g，赤芍15g，露蜂房12g，生南星9g（先煎），礞石30g，炙远志9g，苍术12g，菖蒲9g，地龙9g，钩藤24g，全蝎6g，蜈蚣9g。
【功效主治】清热解毒，化痰软坚。适用于鼻咽癌。
【用法用量】先将生南星加水煎煮2小时以上，再加上其余药物，制成煎剂，口服，每日1剂，2次分服。
【来　　源】重庆市第一中医院方。

【方　　名】三虫丸
【方药组成】露蜂房、蝉蜕、僵蚕各等分。
【功效主治】各种癌症。
【用法用量】三虫焙干，研为细末，炼蜜为丸，每日服2次，每次10g，温开水送下。
【来　　源】《治癌中药处方700种》。
【附　　注】本方在民间广为流传，据报道，临床应用可改善临床症状，有较好疗效。

【方　　名】三虫丸
【方药组成】全蝎、露蜂房、蛇蜕各等分。
【功效主治】早期宫颈癌。
【用法用量】全蝎先用冷水泡24小时，换水2～3次，晒干，微火焙黄；露蜂房、蛇蜕分别微火焙黄再共研为细末，水泛为丸。每日2次，每次3g，白开水送下。
【来　　源】《中国民间灵验偏方》。
【附　　注】本方在江西省南昌一带流传应用，据称有良效。

【方　　名】三莪散

【方药组成】蓬莪术 50g，明白矾 20g，红人参 50g，血竭 10g，三七 50g，生大黄 10g，麝香 1.5g。

【功效主治】补气活血，软坚散结，泻热消肿，理气止痛。适用于各种癌瘤。

【用法用量】将上药共研为细粉。每服 2 ～ 6g，开水送下，每日 3 次。

【来　　源】《中医癌瘤证治学》。

【附　　注】本方用蓬莪术、血竭、三七活血化瘀，养血止血，疏肝解郁；明白矾清热解毒，消炎软坚；生大黄清泻里热；红人参补气补血，扶正祛邪；麝香理气止痛，引诸药以达病所。

【方　　名】三粉胶膏

【方药组成】①樟脑粉；②藤黄粉；③阿丁粉（阿魏、丁香、山柰、白重楼）。

【功效主治】脂肪瘤、纤维瘤、肺癌、肝癌、卵巢癌、转移癌。

【用法用量】上 3 种药分别研末。根据肿块大小和疼痛部位，按①②③顺序分别撒于医用胶布上，敷贴于癌块或疼痛处。随即用 60℃左右的热毛巾在药膏上熨敷半小时，反复用药至症状、体征改善止。

【来　　源】《名医治癌良方》。本方见于《湖北中医杂志》，为武汉第一医院孙中心义大夫验方。

【方　　名】三根二莲汤

【方药组成】藤梨根、野葡萄根、半边莲、半枝莲、白茅根各等量。

【功效主治】胃癌。

【用法用量】加水煎汤，饮服。每日 1 剂，分 3 次服。

【来　　源】《本草骈比》。

【附　　注】藤梨根，又名猕猴桃根。

【方　　名】三根活命汤

【方药组成】棕树根、黄泡根、野花椒根各 15g。

【功效主治】胰腺癌及腹内包块。

【用法用量】水煎服，每日服 3 次。

【附　　注】均为干品（鲜品加量）。

【方　　名】三根煎

【方药组成】枸杞根、野菊根（连皮骨切片晒干）、地丁根各适量。

【功效主治】适用于消肿止痛。骨肿瘤疼痛。

【用法用量】水煎服，每日 1 剂。

【来　　源】清·《寿世编》。

【方　　名】三根三草汤

【方药组成】猕猴根 200g，蛇葡萄根 50g，半枝莲 50g，水杨梅 150g，白茅根 25g，凤尾草 25g，半边莲 25g。

【功效主治】胃癌。

【用法用量】水煎服，每日 1 剂。

【来　　源】《神医奇功秘方录》。

【方　　名】三根汤

【方药组成】水杨梅根 90g，野葡萄根 60g，半枝莲 60g，半边莲、白茅根、凤尾草各 15g。

【功效主治】清热解毒抗癌。适用于胃癌、肠癌。

【用法用量】水煎，每日 1 剂，分 2 次温服，饭前或早晚空腹时服。

【来　　源】《抗癌中草药制剂》。

【附　　注】服药期间忌食生冷、酸辣、鱼腥、红糖、芋头、豆制品等。

【方　　名】三根汤

【方药组成】藤梨根 30g，水杨梅根 30g，虎杖根 30g。

【功效主治】胃癌。

【用法用量】上 3 味药同煎汤饮，每日 3 次，每日 1 剂。

【来　　源】《疾病食疗》。

【方　　名】三根汤

【方药组成】藤梨根 60g，野葡萄根 30g，枸骨树根 30g，云实 30g，八角金盘 3g，生南星 3g。

【功效主治】清热解毒，软坚散结。适用于乳腺癌。

【用法用量】先将生南星加水煎煮 1 ～ 2 小时后，再加上其余药物继续煎煮，每日 1 剂，分 2 次温服。
【临床应用】张某，女，54 岁。经杭州市肿瘤医院确诊为右侧乳腺癌，回家自服本方 2 个多月，右乳肿块显著缩小，一般情况好转，能从事家务劳动，但未能根治。

【方　　名】三根汤
【方药组成】藤梨根 90g，水杨梅根 90g，虎杖根 60g，焦山楂 6g，鸡内金 6g。
【功效主治】胃癌。
【用法用量】水煎服，每日 1 剂。
【临床应用】浙江省中医院肿瘤小组用本方治疗胃癌等多种恶性肿瘤 20 例，临床治愈 1 例，显效 3 例，有效 12 例，无效 4 例，总有效率为 80%。
【来　　源】《抗癌中草药制剂》，人民卫生出版社，1981：208。

【方　　名】三根汤
【方药组成】藤梨根 90g，水杨梅根 90g，野葡萄根 60g，半枝莲 60g，白茅根 15g，凤尾草 15g，半边莲 15g。
【功效主治】解毒辟秽。适用于胃癌。
【用法用量】每日 1 剂，煎 2 次分服。饭前或早晚空腹服。
【临床应用】浙江兰溪市人民医院用于治疗胃癌 25 例中，临床治愈 2 例、显效 8 例、有效 11 例、无效 4 例，总有效率为 84%。
【来　　源】浙江兰溪市人民医院方。
【附　　注】服药期间忌食酸、辣、生、冷、鱼腥、红糖、芋头、豆制品等食物。

【方　　名】三骨寄生汤
【方药组成】桑寄生 30g，土鳖虫 10g，威灵仙 15g，战骨 90g，透骨草 15g，寻骨风 30g。
【功效主治】骨肉瘤。
【用法用量】上药同煎汤，分 3 次服，每日 1 剂，10 日为 1 个疗程。
【来　　源】《本草骈比》。

【方　　名】三花茶
【方药组成】玫瑰花、槐花、木槿花各 1g。
【功效主治】膀胱癌。
【用法用量】三花开水泡茶，徐徐饮之，每日 3 ～ 5 次，时常饮之。
【来　　源】《肿瘤康复指南》。
【附　　注】三花应晒干贮备用。

【方　　名】三花神佑丸
【方药组成】甘遂、大戟、芫花（醋拌湿炒）各 15g，牵牛 60g，大黄 30g，轻粉 3g。
【功效主治】中满腹胀，喘嗽淋秘，一切水湿肿满，湿热肠垢沉积，变生疾病，久病不已，黄瘦困倦，气血壅滞，不得宣通，或风热燥郁，肢体麻痹，走注疼痛，风痰涎嗽，头目眩晕，疟疾不已，癥瘕积聚，坚满痞闷，酒积食积，一切痰饮呕逆，及妇人经行不畅，带下淋漓，无赤白，妇人伤寒湿热，腹满实痛，久新瘦弱，欲不能辨别，或泛常只为转运之药，兼泻久新腰痛，并一切下痢，及小儿惊疳积热，乳癖满，并宜服之。
【用法用量】上为末，滴水为丸，如小豆大，初服 5 丸，每服加 5 丸，温水下，每日 3 次，加至快利，利后，却常服，病去为度。设病愈后，老弱、虚人、平人，常服保养，宣通气血，消进酒食，病癖闷极甚者，便多服，则顿攻下不开转加痛闷，初服 2 丸，每服加 2 丸，至快利为度，以意消息，小儿丸如麻子大，随强弱增损，3 ～ 5 岁，依前法。
【来　　源】《黄帝素问宣明论方》。

【方　　名】三黄粉
【方药组成】黄连 100g，黄柏 100g，黄芩 100g。
【功效主治】燥湿清热，解毒消炎。适用于宫颈癌。
【用法用量】各药共研细末，制成外用散剂。先将宫颈癌患处冲洗干净，然后撒敷。

【方　　名】三黄藁莲汤
【方药组成】半枝莲 60g，大黄 6g，川芎 18g，藁本 18g，蔓荆子 18g，菊花 18g，金银花 18g，黄柏9g，红花3g，桃仁3g。

配合针刺：主穴：肺俞（双）、中府（双）、太渊（双）、脾俞（双）、大都（双）、解溪（双）、阳陵泉（双）、足三里（双）、丰隆（双）、委中（双）、阴陵泉（双）。配穴：大肠俞（双）、胃俞（双）、大椎、大杼（双）、绝骨（双）、尺泽（双）、膈俞（双）。

【功效主治】皮肤癌。

【用法用量】水煎服，每日1剂。

【来　　源】《抗癌中草药制剂》，人民卫生出版社，1981：292。

【附　　注】服药期间忌辛辣、发物等，保持心情舒畅。

【方　　名】三黄灌肠液

【方药组成】黄连根40g，黄柏12g，黄芩根2g，紫草皮60g，葱白12g。

【功效主治】大肠癌。

【用法用量】加水煎至100ml，做保留灌肠。

【来　　源】《中国民间草药方》。

【方　　名】三黄解毒散

【方药组成】黄芩12g，黄柏12g，石莲子12g，黄连10g，秦皮10g，升麻10g，陈皮10g，厚朴10g，白头翁15g，白芍15g，马齿苋30g，白花蛇舌草30g。

【功效主治】子宫颈癌患者放射治疗后2～3个月，出现大便黏液多，肛门灼痛，里急后重，尿短赤，苔腻，脉数等湿热症状者。

【用法用量】水煎，每日1剂，2次分服。

【方　　名】三黄丸

【方药组成】黄连、黄芩各30g，大黄（酒浸过，炒）90g。

【功效主治】清热泻火。适用于眼部肿瘤火热亢盛者。

【用法用量】上为末，炼蜜为丸，如梧桐子大。每服30丸，热水下。

【来　　源】《银海精微》。

【方　　名】三黄药子酒

【方药组成】黄药子313g，白酒3斤。

【功效主治】食道癌。

【用法用量】将黄药子及白酒放入泥坛中，以黄泥封口，用谷糠烧2小时，再把泥坛置凉水中浸泡7昼夜。每日饮酒45ml左右，分10～20次服完。

【来　　源】《全国中草药肿瘤资料选编》。

【方　　名】三灰散

【方药组成】侧柏叶（焙，为末）15g，棕榈（煅存性，勿令白色）9g，桐子（烧作炭）6g。

【功效主治】清热止血。适用于肠癌，大便出血，血色淡浊者。

【用法用量】上药为末，分作2服，空腹时用米饮调下。

【方　　名】三甲复脉汤

【方药组成】干生地黄12g，赤、白芍各9g，牡蛎18g，炙龟板12g，炙鳖甲18g，珍珠母30g，辰麦冬9g，北沙参18g，生甘草3g，制首乌12g，夜交藤12g，七叶一枝花12g，白花蛇舌草30g，地骨皮9g，青蒿梗9g。

【功效主治】晚期原发性肝癌。

【用法用量】每日1剂，分2次水煎服。

【来　　源】《上海中医药杂志》，1980，（3）：26。

【方　　名】三甲汤

【方药组成】鳖甲（先煎）10g，炒穿山甲（冲服）10g，郁金10g，青皮10g，生牡蛎15g，川楝子3g，山慈菇15g，半枝莲15g，柴胡12g，铁树叶12g，白花蛇舌草30g，白芍15g，生甘草6g。

【加　　减】气虚乏力者，加黄芪、白术、太子参；胁痛明显者，加延胡索、田三七、炙乳香、炙没药；脾失健运者，加焦三仙、白术；黄疸、小便黄赤者，加茵陈蒿、山栀、虎杖；肿块巨大者，加三棱、莪术、丹参、赤芍；下肢浮肿或有腹水者，加泽泻、猪苓、茯苓、车前子。

【功效主治】软化坚积，理气解毒。原发性肝癌，肿块质硬，脾大，面色黧黑，发热，热势或高或低，舌质青紫或有瘀血斑点，舌苔黄厚，脉细数。

【用法用量】以上药物，水煎分 2 次服下，每日 1 剂。

【临床应用】以本方配合电化学疗法、免疫疗法治疗原发性肝癌 40 例，结果显效（自觉症状完全缓解、B 超检查癌灶完全消失或缩小 2/3、生活质量正常工作时间大于 1 年、生存最长大于 2.5 年）20 例，有效 17 例，无效 3 例，总有效率 92.5%。

【来　　源】《湖南中医杂志》1995 年第 4 期。

【附　　注】本方乃为肝癌证属血瘀、热毒搏结证候而设。故方用穿山甲、郁金活血行瘀、散结消癥、通经止痛；半枝莲、山慈菇、铁树叶、白花蛇舌草清解热毒，消肿抗癌。上述两类药物配合，可有助于瘀、热分而解之。柴胡、川楝子、青皮疏肝破气，气行则瘀去络通、痛减癥消；鳖甲、生牡蛎软化坚结，鳖甲配白芍尚可养肝阴、益肝血、补肝体；最后以生甘草调和诸药。综观全方，重在化瘀清热，并佐疏肝、柔肝、补肝之品以固护肝体，则攻邪而无伤肝之虑。

【方　　名】三甲榆蜂汤

【方药组成】生黄芪 60g，党参、龟甲、鳖甲、牡蛎、地榆、荷叶、茜草各 15g，露蜂房、蛇蜕、全蝎各 10g，仙鹤草 30g。

【加　　减】腹中结块加夏枯草、海藻、昆布；肺转移加杏仁、贝母、瓜蒌；便血，里急后重加槐花、赤芍、川黄连。

【功效主治】益气滋阴，软坚散结，清热止血。宫颈癌，症见神疲乏力，手足心热，口干便燥，阴道流血，舌淡少苔，脉细弱。

【用法用量】水煎分 2 次温服，每日 1 剂。

【来　　源】《中医癌瘤证治学》。

【附　　注】本方适用于宫颈癌中晚期。治宜扶正祛邪。方中重用黄芪大补肺脾之气，补气升阳，扶正托毒为主药；辅以党参补中益气以助黄芪之功；龟甲、鳖甲、牡蛎既可滋养阴液以扶正，又可软坚散结以祛邪；露蜂房、蛇蜕、全蝎解毒消肿，清热散结；地榆、荷叶、仙鹤草、茜草滋阴止血。诸药合用益气养阴、增强机体免疫功能以扶正，清热解毒、软坚散结抗癌消瘤以祛邪，补其虚而祛其积，故有较好的疗效。

【方　　名】三尖杉抗癌汤

【方药组成】三尖杉 30g，太子参、麦冬、胡桃夹、云母石、地骨皮、生熟地黄、羊蹄根各 15 ～ 20g，狗舌草 40 ～ 80g。

【加　　减】出血症状加紫草根 30g；发热症状加板蓝根 30g；便秘加服当归龙荟丸 3g。

【功效主治】白血病。

【用法用量】煎汤饮服。

【来　　源】《神医奇功秘方录》。

【附　　注】狗舌草又名铜盆枝香。三尖杉具有毒性，须防止出现中毒。

【方　　名】三胶丸

【方药组成】熟地黄 240g，山药 120g，山茱萸 120g，茯苓 90g，牡丹皮 90g，鹿角胶 30g，鳖甲胶 30g，龟板胶 30g。

【功效主治】骨纤维瘤。

【用法用量】共为细末，蜜丸 7g 重。早、晚各服 1 丸。

【来　　源】《中医杂志》，1981，（9）：47。

【方　　名】三金汤

【方药组成】金钱草 60g，海金沙 30g，鸡内金、瞿麦、萹蓄各 20g，石韦、冬葵子、木通、泽兰各 12g，滑石 25g，赤芍 15g，甘草梢 10g。

【加　　减】尿血不止，加大蓟、小蓟、白茅根、蒲黄；坚结难消加白英、白花蛇舌草、蛇莓；神疲乏力、消瘦加黄芪、党参、白术、鸡血藤。

【功效主治】清热利湿，通淋消坚。膀胱癌，症见尿血鲜红，小便艰涩，舌红，苔薄黄，脉弦。

【用法用量】以上药物，水煎分 2 次温服，每日 1 剂。

【临床应用】本方治疗 1 例膀胱肿瘤，经膀胱镜检查，见右侧输尿管口处膀胱黏膜充血，水肿，其上方 1cm 处可见到一黄豆大小突出肿物，膀胱内可见 1cm×0.5cm×0.5cm 大结石，确诊为膀胱肿瘤。因病人不愿手术，用本方治疗 1 个月后，再次膀胱镜检查未发现异常。随访 1 年未复发。
【来　　源】《中医成功治疗肿瘤一百例》。
【附　　注】本方适用于膀胱癌中期证属湿热下注者。由于嗜食辛热肥甘之品，或嗜酒太过，酿成湿热，下注膀胱，热盛伤络，迫血妄行，而成本证。治宜清热利湿，通淋消坚。方中金钱草、海金沙、鸡内金清热利湿，通淋消坚为主药；瞿麦、萹蓄、石韦、冬葵子、木通、滑石、甘草梢利水清热，导热下行，引邪外出；泽兰消肿散结；赤芍清热凉血止血。诸药合用，清热毒，利湿浊，消坚积，则诸症可愈。

【方　　名】三金汤合石韦散
【方药组成】三金汤合石韦散。
【功效主治】膀胱癌。
【用法用量】水煎服，每日 1 剂。
【临床应用】常某，男，58 岁，腰痛，尿痛，偶有尿赤或尿中断近 1 年，加重半个月。经镜检诊断为膀胱癌伴结石。服上方 4 剂，排出小枣核状结石。改用活血化瘀，消肿利湿药：生赤芍 30g，泽兰 15g，红花 10g，丹参 30g，紫草 20g，当归尾 12g，益母草 15g，王不留行 30g，郁金 12g，金钱草 30g，滑石 25g，鸡内金 20g，生甘草 6g，白花蛇舌草 30g，半枝莲 30g，牡丹皮 12g，共服 20 余剂而痊愈。随访 1 年未复发。
【来　　源】《中原医刊》，1987，(6)：45。

【方　　名】三棱白术汤
【方药组成】三棱、白术、黄独、桂枝、茯苓、茜草、白头翁、半枝莲各 20g，黄柏、黄芩、牡丹皮、赤芍、红花、桃仁各 15g，龙葵 15g。
【功效主治】清热解毒，活血通经。主治中晚期子宫颈癌。
【用法用量】上药水煎，早晚服，每日 1 剂，10 天为 1 个疗程。

【方　　名】三棱鳖虫膏
【方药组成】三棱 12g，地鳖虫 12g，天南星 12g，王不留行 12g，川乌 12g，草乌 12g，樟脑 3g，红花 10g，桃仁 8g，消石 3g。
【功效主治】癌肿疼痛。
【用法用量】上药研细末，拌醋调糊状，外敷贴痛处。

【方　　名】三棱鳖甲散
【方药组成】炒党参 9g，三棱 9g，炙穿山甲 9g。
【功效主治】多年痞块瘕积。
【用法用量】上药研成细末，每次服 3g，每日 3 次，开水送下。

【方　　名】三棱赤芍汤
【方药组成】炮穿山甲 15g，三棱、莪术各 12g，牡丹皮、桃仁、茯苓、赤芍各 10g。
【功效主治】子宫肌瘤。
【用法用量】加水煎 2 次，分 2 次温服，日 1 剂。

【方　　名】三棱莪术蛋
【方药组成】三棱、莪术各 90g，丹参、皂角刺各 120g。
【功效主治】腹中痞块。
【用法用量】取醋适量和上药煎成浓液后，加入鸡蛋 7 枚于药液中，浸到蛋壳已软为度，取出鸡蛋放饭锅中蒸熟，分为 2 日吃，淡醋汤送下，重者做 1 日服完。

【方　　名】三棱莪术膏
【方药组成】三棱、莪术、川芎、赤芍、当归各 6g，米醋适量。
【功效主治】血痞、肝癌肿块以及其他腹腔肿包块。
【用法用量】上药共研为细末，以醋调稠糊，以之敷痞块或肿癌包块处。1 日敷 2 ～ 3 次，外盖玻璃纸，包扎固定之。
【来　　源】《中医外治法类编》。
【附　　注】本方也可治子宫癌、卵巢肿瘤。

【方　　名】三棱莪术汤
【方药组成】三棱、莪术、赤芍、鳖甲、当归、川芎、延胡索、丹参、紫草根、白花蛇舌草、半枝莲、蒲公英、猪苓、大黄。

【加　　减】黄疸者加绵茵陈蒿、栀子、白英；气虚者加党参、黄芪；胃纳差加麦谷芽、建曲、鸡内金；腹水加泽泻、车前子、大腹皮。

【功效主治】晚期肝癌。

【用法用量】每日1剂，水煎服。1个月为1个疗程，停药5～7天后再开始下1个疗程。

【临床应用】中药和环磷酰胺各治疗7例，对照进行存活观察，中药组优于西药组，差异显著。王某，女，56岁，1984年2月23日就诊，诉右上腹胀痛，胃纳锐减已70天。近日腹胀痛加剧，疲倦乏力，大便秘结，自摸右上腹有肿块。经化验、B超等检查确原发性晚期肝癌，硬化型，Ⅳ期。属气滞血瘀兼热毒证候，治宜活血化瘀，清热解毒。上方加减服药4个疗程，1985年12月仍存活。

【来　　源】《福建中医药》，1986，17（3）：10。

【方　　名】三棱莪术汤

【方药组成】三棱、莪术、青皮、香附、生甘草各6g。

【功效主治】膀胱癌。

【用法用量】水煎服，每日1剂。

【方　　名】三棱莪术汤

【方药组成】三棱、莪术、山慈菇、生黄芪、党参各15g，炒白术、玄参、夏枯草、当归各12g，广陈皮、象贝母、生半夏、胆南星各10g，生牡蛎30g，炙甘草6g。

【功效主治】脾气虚弱、痰湿凝聚之恶性淋巴瘤：颈部淋巴结肿大，按之质硬无疼痛，形体虚胖，面色萎黄，纳呆，脉细，苔厚腻。

【用法用量】水煎服，每日1剂。

【来　　源】上海市第七人民医院邹雪君副主任医师方。《世代疡医家技秘验》。

【附　　注】邹老家中世代为疡医，其行医50余载，使家技秘诀得以成熟光大。

【方　　名】三棱莪术汤

【方药组成】三棱、莪术、王不留行各15～30g，大黄䗪虫丸（包）、桃仁、广郁金各12g，丹参、泽泻各15g，海藻、石见穿、羊蹄根、葵树子、铁树叶各30g，生大黄3～9g，蜈蚣2～4g。

【加　　减】气虚者加南沙参、北沙参、天冬、麦冬各12g，天花粉、百合各15～30g；气虚（含肺虚）加黄芪、党参、茯苓各12g，白术15～30g；阳虚者加附子、肉桂各9g，补骨脂15g；痰湿者加生半夏、生南星各2g，薏苡仁、瓜蒌各30g，杏仁12g，马钱子3g；内热者加肺形草、石豆兰（麦斛）、七叶一枝花、苦参、黛蛤散（包）各30g；胸水者加龙葵、葶苈子各60g，桑白皮30g。

【功效主治】原发性肺癌。

【用法用量】水煎服，每日1剂。

【方　　名】三棱莪术汤

【方药组成】三棱、莪术、五灵脂、龙骨、牡蛎、海浮石各15g，香附18g，水红花子、瓦楞子各30g，三七12g，苏木10g，雄黄9g，山茱萸6g。

【功效主治】慢性粒细胞性白血病。

【用法用量】水煎服，每日1剂。

【方　　名】三棱莪术汤

【方药组成】三棱、莪术各10g，皂角刺15g，羊蹄根30g。

【功效主治】骨肿瘤。

【用法用量】水煎服，每日1剂。

【方　　名】三棱莪术汤

【方药组成】三棱10g，莪术10g，鳖甲15g，龟板15g，苏木10g，卷柏10g，地骨皮10g，红花10g，板蓝根10g，茜草10g，砧草10g。

【功效主治】清热解毒，活血化瘀，软坚散结。子宫肌瘤，卵巢囊肿，输卵管积水。

【用法用量】水煎服，每日1剂。

【方　　名】三棱莪术汤

【方药组成】三棱10g，莪术10g，川楝子10g，木香10g，厚朴10g，马尾连20g，败酱草30g，红藤20g，半枝莲30g，土茯苓30g，藤梨根30g，马齿苋30g，白英30g，孩儿茶10g。

【功效主治】湿热瘀毒型大肠癌。
【用法用量】水煎服，每日 1 剂。
【来　　源】《中医肿瘤学》(上)，科学出版社，1983：258。

【方　　名】三棱莪术汤
【方药组成】三棱 15 ～ 30g，莪术 15 ～ 30g，王不留行籽 15 ～ 30g，大黄䗪虫丸 12g（包），桃仁 12g，丹参 15g，海藻 30g。
【加　　减】常用活血化瘀药可随证加入：石见穿 30g，大黄 3 ～ 9g，泽兰 15g，羊蹄根 30g，葵树子 30g，铁树叶 30g，广郁金 12g，蜈蚣 2 ～ 4 条。阴虚加南、北沙参各 12g，天、麦冬各 12g，天花粉 15 ～ 30g，百合 15 ～ 30g；气虚（包括脾虚）加黄芪 12g，党参 12g，白术 15 ～ 30g，茯苓 12g；阳虚加附子 9g，肉桂 9g，补骨脂 15g；痰湿加生半夏 30g，生南星 30g，薏苡仁 30g，杏仁 12g，瓜蒌 30g，马钱子 3g；内热加肺形草 30g，石豆兰（麦斛）30g，七叶一枝花 30g，苦参片 30g，草河车 30g，黛蛤散 30g（包），还可用牛黄粉、干蟾皮、山豆根；胸水加龙葵 60g，葶苈子 60g，桑白皮 30g。
【功效主治】原发性肺癌。
【用法用量】每日 1 剂，水煎分 2 次服。部分病例可用三棱、莪术注射液 4ml，肌注，每日 2 次。
【临床应用】观察 62 例，总有效率为 61.3%。男，59 岁，1975 年 12 月确诊为右下肺鳞癌。1976 年 2 月住院，经上方加减治疗 10 个多月，至 12 月 31 日摄片复查示癌肿缩小一半，随访至今，存活已 4 年余。
【来　　源】《上海中医药杂志》，1982，(7)：9。

【方　　名】三棱莪术汤
【方药组成】三棱 20g，莪术 20g，黄药子 20g，茜草 20g，白头翁 20g，半枝莲 20g，桂枝 20g，茯苓 20g，黄柏 15g，黄芩 15g，牡丹皮 15g，赤芍 15g，红花 15g，桃仁 15g。
【加　　减】大便下血，里急后重，去黄芩，加地榆 20g，鸦胆子（用药汤或红糖水送服，每日服 4 次）14 粒；尿频、尿痛、尿血者，去桂枝、茜草，加夏枯草 20g，白茅根 20g，甘草梢 25g。
【功效主治】子宫颈癌中、晚期。
【用法用量】上药加水煎煮 2 次，将两煎药液混合均匀，分 2 次服，每日 1 剂。

【方　　名】三棱莪术汤
【方药组成】三棱 30g，莪术 30g，牙皂 30g，牵牛子 30g，槟榔 30g。
【功效主治】活血化瘀，软坚散结。适用于食道癌、胃癌。
【用法用量】用醋 120g 浸泡一夜，取出再加入 120g 茵陈于醋液中，待吸净，上药共晒干为末。每次 6g，每日 2 次，水冲服。

【方　　名】三棱莪术汤
【方药组成】三棱 9g，莪术 9g，穿山甲 12g，路路通 9g，夏枯草 12g，香附 12g，水蛭 9g，红藤 30g，丹参 12g，牡丹皮 9g，炙乳香 4.5g，炙没药 4.5g。
【加　　减】瘀阻重加地鳖虫 9g，刘寄奴 9g，腹痛剧加蒲公英、败酱草各 30g。
【功效主治】癥瘕积聚、子宫肌瘤、子宫内膜异位症、输卵管梗阻所致不孕症等。
【用法用量】水煎服，每日 2 次。
【附　　注】本方具有活血通络、破瘀散结之功，上述主治为难治之病症，故治疗时除服本方外另加用李氏灌肠法则提高疗效。

【方　　名】三棱莪术汤
【方药组成】三棱 9g，莪术 9g，麝香 0.3g，生半夏 9g，地鳖虫 9g，川乌 9g，商陆 9g，桃仁 9g，红花 6g，木鳖子 0.9g，雄黄 3g，斑蝥 0.9g，乳香 9g，没药 9g。
【功效主治】化瘀，解毒，止痛。适用于骨肉瘤。
【用法用量】水煎服，每日 1 剂。
【来　　源】《常见恶性肿瘤中西医结合治疗》。

【方　　名】三棱莪术汤
【方药组成】三棱 15g，莪术 15g。

【功效主治】肝癌。
【用法用量】水煎服，每日1剂。
【来　　源】《实用中医内科学》。

【方　　名】三棱煎
【方药组成】三棱75g，莪术75g，青橘皮（去白）、半夏、炒麦芽各37.5g。
【功效主治】妇人血癥、血瘕，食积痰滞。
【用法用量】以上用好醋3 500ml煮干，焙为末，醋糊丸如梧子大。每服30～40丸，淡醋汤下。若痰积多，姜汤下。
【来　　源】《妇人大全良方》引《选奇后集》方。

【方　　名】三棱散
【方药组成】蓬莪术（煨）、益智仁、三棱（煨，切）、青皮（去白）各60g，白茯苓（焙）120g，生甘草（炮）90g。
【功效主治】宽胸利膈，消食和胃。主治酒食所伤，胸膈不快，腹胁胀满，呕吐酸水，翻胃腹痛；食积气块，攻刺腹胁；不思饮食，日渐羸瘦，年高气弱，三焦痞塞，脘闷不舒。临床用于胃癌而见上述诸症者。
【用法用量】上药研为细末。每服6g，用水300ml，加大枣（擘破）1枚，盐少许，同煎至150ml，温服，不拘时候。
【来　　源】《太平惠民和剂局方》。

【方　　名】三棱汤
【方药组成】三棱二两，白术一两，蓬莪术半两，当归半两（焙），槟榔、木香各三钱。
【加　　减】脘腹疼痛较剧者，加金铃子、延胡索；咽下困难者，加丹参、郁金、砂仁；便血色黑者，加三七、地榆、槐花。
【功效主治】活血理气，软坚散结。久病胃脘痛，气滞血瘀之积聚。胃脘胀满、疼痛，脘腹部有积块，纳差，乏力，消瘦，舌质暗或有瘀点，脉弦。
【用法用量】上药为末，每次服三钱，饭后温开水送服，每日三次。
【来　　源】《黄帝素问宣明论方》卷七。
【附　　注】本方所治之证为久病胃脘痛，渐致脾胃亏虚，运化腐熟失职，气滞血瘀，结于胃脘而成。气血瘀结日久，故有积块形成。治宜活血行气以祛邪，益气养血而扶正。方中重用三棱为主药，活血祛瘀，行气消积，破血中之气，能治一切凝结停滞有效之坚积；辅以莪术行气破血，消积破气中之血，二药配伍专破气滞血瘀之坚结；木香、槟榔散滞，健胃消食；白术健脾益气以助中运；当归养血活血，配白术气血双补以扶正。诸药合用，共奏活血理气、软坚散结之功。现临床可用于胃癌、肝癌、食管癌的治疗。

【方　　名】三棱丸
【方药组成】三棱（擘破，以好醋600ml，用文武火煮，令尽为度，勿放铁器中）90g，枳壳（去瓤，麸微炒）30g，木香30g，青皮30g，槟榔30g，官桂（去皮）30g，生甘草（炮）60g。
【功效主治】行气消积。主治积聚气块，或心腹满闷噎塞者。适用于食管癌。
【用法用量】上药杵为末。每服3g，用水150ml，煎至100ml，去滓温服。如患在膈上，即食后服之。
【来　　源】《博济方》。

【方　　名】三棱丸
【方药组成】三棱（炮，锉碎，醋拌，炒令黄）30g，川大黄（锉碎，微炒）60g，附子（炮裂，去皮脐）30g，鳖甲（炮，锉，醋拌，炒令黄，去裙襕）45g，槟榔30g，诃黎皮60g，木香30g，桃仁（酒浸，去皮尖，麸炒微黄）30g，吴茱萸（汤浸7次，焙干微黄）15g。
【功效主治】活血化瘀，养阴软坚。适用于肺癌胸胁结聚成块，喘咳胸痛，呕吐痰涎，面黄体瘦。
【用法用量】上为细末。以酒煮面糊为丸，如梧桐子大。每服20丸，食前生姜汤送下。

【方　　名】三莲汤
【方药组成】半边莲90g，半枝莲90g，七叶莲45g，白花蛇舌草90g，山豆根30g，白英30g，藤梨根 45g，仙鹤草 90g，玄参 30g。

【功效主治】清热解毒，抗癌消肿。适用于眼睑板腺癌。

【用法用量】水煎服，每日 1 剂。

【临床应用】本方治疗 2 例眼睑板腺癌，均获痊愈。分别随访 2 年和 8 年未见复发。

【来　　源】湖南省人民医院周跃曾方。

【附　　注】方中重用半边莲、半枝莲、七叶莲和白花蛇舌草等以清热解毒。据现代药理研究，本方中药物对实验性肿瘤均有一定抑制作用。

【方　　名】三麦茶

【方药组成】燕麦、芥麦、麦饭石各 30g。

【功效主治】恶性淋巴瘤发热。

【用法用量】将上三味加水煮汤，代茶饮之，每日一剂，频频饮服。

【来　　源】《抗癌食谱》。

【方　　名】三皮汤

【方药组成】柞树皮 150g，地骨皮 15g，干蟾皮 2 只。

【功效主治】功能利水解毒、清热散结。主治癌性胸水。

【用法用量】水煎服，每日 1 剂。

【临床应用】本方 180 余剂，治愈 1 例左侧胸腔癌性胸水患者（胸水涂片找到癌细胞），先后经胸片及超声波探查 4 次复查，均未见胸水复发，随访 5 年仍健在。

【来　　源】河北省白求恩医科大学孙治田。

【方　　名】三品饼、杆合方

【方药组成】①三品饼、杆：白砒、明矾、雄黄、没药。②双紫粉：紫草 30g，紫花地丁 30g，草河车 30g，黄柏 30g，旱莲草 30g，冰片 3g。③鹤酱粉：仙鹤草 30g，败酱草 30g，金银花 30g，黄柏 30g，苦参 30g，冰片 3g。

【功效主治】早期子宫颈癌。

【用法用量】将白砒与明矾混合煅制（即炼丹法），经药化检验合格，加雄黄、没药压制成饼、杆型，用紫外线消毒后备用。治疗时将饼或杆敷贴于宫颈或插入宫颈管。方②和方③分别共研细末，高压消毒后外用。

【临床应用】治疗 190 例患者，除 2 例死于脑出血、尿毒症外，188 例均健在未见复发。

【来　　源】《中西医结合杂志》，1983，3（3）：156。

【附　　注】9 天左右上 1 次三品饼、杆是安全的。本疗法主要适用于宫颈原位癌（包括累及腺体）、鳞癌Ⅰa 期（浸润深度在 3mm 内）的患者。此外对宫颈重度间变（非典型增生）、宫颈赘生物、多发性宫颈息肉、久治不愈的肥大性宫颈炎等也收到良好的效果。禁忌证有早期浸润癌灶汇合或融合者，淋巴管、血管内有癌栓存在者，宫颈高度萎缩，单纯颈管癌，伴有急性传染病或严重内脏疾病患者。并用 75% 铬酸液涂布试验或阴道镜检查阴道原位癌的存在。

【方　　名】三品钉

【方药组成】白砒 45g，明矾 60g，雄黄 7.5g，没药 3.5g。

【功效主治】蚀疮祛腐。适用于宫颈癌。

【用法用量】先将白矾、明矾共研细末，置小罐内煅烧至冒青白烟，上下通红后停火，冷置一夜，取出研末。再加雄黄、没药共研细末，用水调制成钉外用剂型，阴干后紫外线消毒，即得。每次 1～2 支，插入阴道至宫颈创面上。

【附　　注】少数病人用钉后，可感到下腹不适，食欲减退及头晕等反应。此外，当宫颈癌块收缩消失时，有渗血现象，可用止血粉及纱布紧塞压迫止血。制备过程由于煅烧时排出有毒气体，操作者应注意防护。

【方　　名】三品一条枪粉

【方药组成】白砒 45g，明矾 60g，雄黄 7.2g，乳香 3.6g。

【功效主治】腐肉蚀疮。适用于宫颈癌。

【用法用量】将白砒、明矾研成细末，入小罐内，煅至青烟尽白烟起，至上下通红，去火，置一宿，取出研末约得 30g，再加上雄黄、乳香，共研细末，厚糊搓线，阴干备用。用时将药条插入患处。

【临床应用】本方制成饼、杆形，经紫外线消毒，每5～7天用药1次，连续3～4周。上药时用凡士林纱布保护阴道穹窿。治疗子宫颈癌162例，5例治后摘除标本，病理检查未见癌组织残存。治后存活3年以上91例、5年以上35例。

【方　　名】三品一条枪粉

【方药组成】白砒45g，明矾60g，雄黄7.2g，没药3.6g。

【功效主治】祛腐生新。适用于皮肤瘢痕癌。

【用法用量】白矾、明矾按古法炼丹术煅制成白色块状物，药经化检验合格者，研细加雄黄、没药混合成粉剂。用呋喃西林液棉球清拭局部，将药粉0.3～0.6g撒布于癌灶，用凡士林纱布覆盖，加盖纱布后固定，每天换敷料1次，3～5天上药1次，待癌组织全部腐蚀，坏死组织全部脱落后经活检证实局部无癌组织存在时改用四环素软膏涂布，使新生肉芽组织形成鳞状上皮覆盖。

【附　　注】有淋巴转移者，禁用。

【方　　名】三七壁虎片

【方药组成】三七，壁虎，桂枝，地龙。

【加　　减】热毒壅滞者用清热解毒、活血消肿之黄连解毒汤、四妙丸、当归龙葵丸、槐花散、少腹通瘀泻加减；脾虚湿聚者，用健运化湿、消肿解毒之胃苓汤、藿朴夏苓汤、桂枝桃仁汤、木香通气散、消痈汤等加减。

【功效主治】直肠癌，乙状结肠癌，结肠癌，肛管癌，肠系膜根部恶性肿瘤。

【用法用量】加工制成片剂，每片含生药1.6g，每次3～4片，每日3次，饭后服用，连续治疗6个月以上。

【方　　名】三七碘化钾丸

【方药组成】三七30g，碘化钾15g，桃仁30g，百部21g，硼砂18g，生甘草12g。

【功效主治】食道癌。

【用法用量】将上药研成细末，炼蜜为丸，每丸重9g，每日早晚各服1丸。

【方　　名】三七鹅血煎

【方药组成】三七10g，鹅血30g。

【功效主治】原发性肝癌。

【用法用量】水煮熟食，隔日服1次，应常服。

【来　　源】《一味中药巧治病》。

【方　　名】三七粉雄黄

【方药组成】三七粉3g，雄黄3g，蟾蜍15g，白及12g，制砒霜1.5g，明矾60g，硇砂0.3g，消炎粉60g。

【功效主治】子宫颈癌。

【用法用量】共研细末外用。

【来　　源】《抗癌本草》：14。

【方　　名】三七鸡汤

【方药组成】三七10g，鸡肉250g，吉林参5g。

【功效主治】祛瘀止痛，养胃益气。主治气滞血瘀型肺癌，症见咳嗽、咯血、胸痛，痛有定位，舌暗红，苔薄白，脉弦细，对气虚血瘀者尤为适宜。

【用法用量】将三七捣碎，将鸡肉、吉林参洗净。将全部用料放入锅内，加清水适量，小火煮1小时，加盐调味。佐餐当菜，吃肉饮汤。

【方　　名】三七肉饼

【方药组成】三七10g，红参10g，鹿角胶10g，食盐适量，面粉100g。

【功效主治】补气益阴，生血化瘀。本药膳主要适用于中央型肺癌并肋骨转移、白细胞计算明显降低者。

【用法用量】三七、红参、鹿角胶均碾成细粉，以120目筛过筛除去粗纤维，和面粉搅和，加适量清水、食盐，揉面成饼。

【临床应用】某女，54岁，确诊为中央型肺癌并肋骨转移。在用中药治疗的同时，在白细胞计数低于4×10^9/小时，吃“三七肉饼”进行辅助性食疗。经治2小月，其间3次咯出烂肉夹黑血块共约80g，诸症开始好转。半年后复查，确认“右下肺阴影完全消失，右侧第5、6、7肋骨骨质破坏已完全吸收”。两次痰液脱落细胞化验检查，均未见有癌细胞，随访4年，一切正常。
【来　　源】《四川中医》，1988，10：16。

【方　　名】三七散
【方药组成】三七粉适量。
【功效主治】肠癌、子宫癌出血不止者，消肿定痛，止血化瘀。
【用法用量】用淡白酒调3～6g服。
【来　　源】《治癌中药处方700种》。

【方　　名】三七山慈菇散
【方药组成】三七18g，山慈菇120g，海藻、浙贝母、柿霜各60g，制半夏、红花各30g，制乳香、没药各15g。
【功效主治】食管癌。
【用法用量】共研极细末，日服3次，每次6g，加蜂蜜适量，温开水送服。
【来　　源】《抗癌本草》：14。

【方　　名】三七香菇炖母鸡
【方药组成】三七10g，香菇30g，红枣20枚，母鸡1只。
【功效主治】双补气血，活血抗癌。主治气血两虚型大肠癌等癌症患者手术后体质虚弱、营养不足等症。
【用法用量】先将三七拣杂，洗净，晒干或烘干，切成饮片，备用。再将香菇、红枣择洗干净，香菇用温开水浸泡，胀发后取出香菇，浸泡水中静置，将上层液汁倒入碗中，待用。将母鸡宰杀，去毛及内脏，洗净，放入沸水锅中焯透，取出，清水过凉，将三七饮片、香菇及红枣，纳入腹中，转入煨炖的砂锅，加足量水（以浸没鸡身为度），大火煮沸，烹入料酒，改用小火煨煮1小时，待母鸡肉熟烂如酥，倒入浸泡香菇的液汁，加精盐、味精、五香粉拌匀，再煮至沸，淋入香油即成。佐餐当菜，随意食用，吃母鸡肉，饮汤液，嚼食三七饮片、香菇、红枣。

【方　　名】三芪二冬汤
【方药组成】沙参、生地黄、白术、茯苓各10g，麦冬、天冬、白茅根、丹参、党参各12g，白花蛇舌草、白英各30g，玄参、玉竹、金银花各9g，生甘草3g。
【加　　减】白细胞下降加鸡血藤、枸杞子、黄芪；食欲不振加鸡内金、麦芽、建曲；头痛，鼻塞加辛夷、苍耳子、蔓荆子。
【功效主治】益气养阴，清热解。鼻咽癌，症见鼻塞，流血涕，头昏耳鸣，口苦口干，神疲乏力，舌苔薄黄，脉细数。
【用法用量】以上药物，水煎分2次空腹服下，每日1剂。
【临床应用】本方结合放疗治疗鼻咽癌150例，3年生存率为72%，5年生存率为58%，10年生存率为30.8%。
【来　　源】《肿瘤良方大全》。
【附　　注】本方所治为鼻咽癌放疗期间证属热毒炽盛、气阴两虚的病证。方中，沙参、天冬、麦冬、玉竹、生地黄滋养肺肾之阴，使金水得以相生；党参、白术、茯苓、生甘草健脾益气以助生化；金银花、白花蛇舌草、白英清热解毒，消瘤散结；白茅根、玄参清热凉血；丹参活血化瘀，并可提高放疗敏感性。诸药合用，气阴双补，扶正祛邪，不仅能抗癌，也可减轻放疗的副反应，同时还通过调节体内免疫功能，提高远期疗效。

【方　　名】三仁汤
【方药组成】①三仁汤：杏仁，半夏，白蔻仁，厚朴，白通草，竹叶，薏苡仁，飞滑石，甘澜水。②鲜核桃树枝250g（干者100g），加水500ml，煮沸30分钟后去渣，用汤煮鲜鸡蛋2个。③白花蛇舌草、半枝莲、半边莲各60g，七叶一枝花6g。
【功效主治】卵巢癌湿重于热阶段。
【用法用量】方①每日1剂，早、晚各煎服1次，送服舟丸4.5g。方②每日1剂，一天服用1次。方③每日1剂，水煎代茶饮。可常服清炖乌鱼、团鱼，意在扶正抗癌。
【来　　源】《云南中医学院学报》，1987，10（1）：27。

【方　　名】三仁汤
【方药组成】杏仁 15g，白蔻仁 6g，薏苡仁 18g，半夏 15g，厚朴 8g，滑石 18g，通草 6g，陈皮 5g，苏梗 10g，藿香 10g，黄芩 12g，赤石脂 30g。
【功效主治】直肠癌。
【用法用量】水煎服，每日 1 剂。
【临床应用】上方化裁治愈 1 例直肠癌。
【来　　源】《河北中医》，1989，(3)：8。

【方　　名】三仁汤合茵陈五苓散
【方药组成】绵茵陈 30g，山栀 10g，生薏苡仁 30g，白蔻仁 10g，杏仁 10g，白术 15g，猪苓 30g，茯苓 30g，泽泻 12g，莪术 15g。
【加　　减】疼痛较甚可加延胡索、青皮；腹胀较甚者可加木香、大腹皮；发热甚者可加知母、黄柏；黄疸较甚可加栀子、车前草。
【功效主治】清热化湿。主治胰腺癌之湿热蕴结型。主证：上腹部胀满不适或胀痛，发热缠绵，口渴而不喜饮，或见黄疸，小便黄赤，口苦口臭，便溏味重，心中懊恼，舌红苔黄或腻，脉数。
【用法用量】水煎服，每日 1 剂，分 3 次服。
【来　　源】《温病条辨》《金匮要略》加减。
【附　　注】忌油炸、辛辣、腌制的食物，不吸烟，不饮酒。

【方　　名】三舌汤
【方药组成】白花蛇舌草 30～60g，牛舌草（羊蹄根）30g，狗舌草 30g。
【加　　减】如邪热壅盛或血热毒盛者，在此方基础上可加清热解毒、滋阴凉血之品。白血病可加徐长卿、墓头回、猪殃殃、七叶一枝花等；恶性淋巴瘤可加土贝母、夏枯草、僵蚕、土茯苓等。可随证加味运用。
【功效主治】清热解毒，凉血祛瘀。适用于急性白血病、恶性淋巴瘤等。
【用法用量】水煎分服，每日 1 剂。

【方　　名】三参赤芍汤
【方药组成】沙参 30g，人参 10g（另煎兑），丹参 30g，赤芍 15g，归尾 10g，炮穿山甲 10g，瓜蒌 20g，干蟾 10g，山慈菇 15g，郁金 10g，枳实 10g，徐长卿 30g，黄芪 20g，山药 10g。
【功效主治】气虚血瘀、痰凝毒结型白血病。
【用法用量】水煎服，每日 1 剂。
【来　　源】《中医肿瘤学》(上)，科学出版社，1983：311。

【方　　名】三参二冬汤
【方药组成】麦冬 12g，天冬 12g，沙参 10g，玄参 9g，生地黄 10g，白茅根 12g，玉竹 9g，金银花 9g，白花蛇舌草 30g，白英 30g，党参 12g，茯苓 10g，白术 10g，生甘草 3g，丹参 12g。
【功效主治】益气养阴，清热解毒。主治鼻咽癌。
【用法用量】水煎服，每日 1 剂。
【临床应用】本方结合放疗治疗鼻咽癌 150 例，3 年生存率为 72%，5 年生存率为 58%，10 年生存率为 30.8%。
【来　　源】福建省福州市第一医院潘明继，《中国中医秘方大全》。

【方　　名】三参茯神汤
【方药组成】太子参 12g，丹参 12g，茯神 12g，炙甘草 9g，白术 9g，黄芪 12g，干地黄 15g，鸡血藤 18g，天冬 12g，人参 24g，半枝莲 12g，薏苡仁 30g，炒麦芽 18g。
【功效主治】卵巢无性细胞癌。
【用法用量】水煎服，每日 1 剂。
【临床应用】王某，女，20 岁。1979 年 1 月 2 日初诊。患者于沐浴时感到腹部膨大异常，至妇女保健院检查，发现大量腹水，即入院并手术，病理切片证实为卵巢无性细胞瘤，行子宫及双侧附件全切，并配以放疗、化疗 1 个疗程后出院。当时医院认为病人年轻及病的恶性程度高，估计生命难以维持长久，约可活半年。来作者处初诊时，病者极消瘦，神疲纳差，失眠，腰酸，不能坐，白细胞低，血沉高，面色苍白，口嗌干燥，脉弱，苔薄舌红，乃以补气血、益脾肾并抗癌为法，服药半月即显效，坚持服药 1 年后，检查血沉等均为正常。病人恢复工作，服药至今，历时

6年有余，恢复如常。

【来　　源】《浙江中医学院学报》，1985，(1)：2。

【方　　名】三参化瘀汤

【方药组成】华蟾蜍10g，壁虎6g，蜈蚣3条，苦参10g，白芍10g，熟地黄10g，重楼10g，延胡索10g，天花粉10g，胆南星10g，半夏10g，旋覆花10g，生晒参10g，茯苓10g，白术10g，黄精10g，乌梅10g，没药10g，厚朴10g，鸡内金10g，生大黄6g，生甘草6g，陈皮6g，白蔻仁6g，砂仁6g，水蛭6g，三七10g，泽漆15g，党参15g，黄芪15g，半枝莲15g，蒲公英15g，莪术9g，当归9g，川芎9g。

临床以本方同时配合拔毒攻坚散（泽泻60g，华蟾蜍50g，壁虎20g，莪术20g，三棱20g，川芎20g，延胡索20g，独活20g，乳香20g，没药20g，当归20g，川乌20g，草乌20g，木香20g，麻黄20g，地鳖虫20g，大戟20g，皂矾20g，红花10g，甘遂10g，共研细末，装布袋热蒸20～30分钟，洒酒50～100ml）外敷。每次约30分钟，每日2～3次。

【功效主治】益气扶正，化瘀散结。各期胃癌，上腹不适，疼痛，或刺痛或胀痛，不思饮食，恶心呕吐，或有积块撑胀者。

【用法用量】水煎分数次服下或频服。每日1剂。

【临床应用】治疗胃癌93例，结果治愈32例，显效34例，有效24例，无效3例，总有效率为96.77%。

【来　　源】《上海中医药杂志》1997年第5期。

【附　　注】本方组成复杂，药物成分多，治证面广，故可作为胃癌治疗通用方。全方按其作用可大致分为以下几部分：补气类药物如党参、黄芪、生晒参、茯苓、白术、生甘草，功可补五脏，益元气，扶正抗邪；滋阴养血类药物如熟地黄、白芍、黄精、当归、天花粉，功可养阴填精，补血生津，润养脏腑；活血类药物如川芎、没药、延胡索、水蛭、莪术、三七，功可逐瘀血，消癥瘕，通经止痛；理气类药物如厚朴、陈皮、半夏、旋覆花、胆南星、白蔻仁、砂仁，功可疏理气机、消痞除满、化痰散结；清热类药物如半枝莲、蒲公英、生大黄、苦参、重楼、泽漆，功可解毒泻火，抗癌消炎，逐邪消肿；以毒攻毒药如华蟾蜍、壁虎、蜈蚣，功可解毒消肿，散结定痛；其他药物，如乌梅敛阴，去死肌恶肉，鸡内金消食，化积滞。全方七类药物配合，相辅相成，相得益彰，以标本兼治，去癌毒，复元真，促进病情好转。

【方　　名】三参莲苡汤

【功效主治】蒲公英、北沙参、半枝莲、薏苡仁、白花蛇舌草、黄芪、鱼腥草、藕节各30g，生百合20g，瓜蒌20g，夏枯草20g，玄参30g，猫爪草30g，麦冬15g，冬虫夏草15g，旱莲草15g，党参15g，川贝母10g。

【功效主治】壮水清金，泻火凉血。主治肺癌。

【用法用量】水煎服，每日1剂。

【临床应用】本方治疗1例左下肺鳞癌，经剖胸探查见病灶已扩散，无法切除，化疗因反应大停用，改用中药治疗后症状好转，治疗6个月摄胸片复查见两肺清晰，并恢复正常工作。

【来　　源】山东省惠民地区中医院郑长松方。

【方　　名】三参生地饮

【方药组成】人参10g，沙参30g，党参15g，生地黄15g，天、麦冬各15g，五味子6g，当归15g，杭芍20g，茯苓10g，白术10g，山药10g，枸杞子15g，山茱萸20g，生龙牡20g，炒酸枣仁15g，浮小麦30g，黄芪15g，生甘草10g。

【功效主治】血虚气亏、脾心两虚型白血病。

【用法用量】水煎服，每日1剂。

【来　　源】《中医肿瘤学》(上)，科学出版社，1983：310。

【方　　名】三参生脉饮

【方药组成】太子参、南沙参、北沙参、丹参、麦冬、五味子、象贝母或川贝母、薏苡仁、鱼腥草、七叶一枝花、白花蛇舌草。

【加　　减】单纯型，即：以单纯的气阴两虚证候为主，可根据气虚轻重酌加补益气之品，如黄芪、天花粉、西洋参或白参、生晒参之类，以提高机体的抵抗力，促进健康；虚热型，即：低热持续不退，形体日渐消瘦，口干不欲饮水，舌红少苔或光剥无苔，脉细数无力，酌加石斛、天花粉、生地黄、鳖甲、桑白皮、地骨皮等，以养阴清热；瘀滞型，即：咳嗽不爽，甚至瘀中带血，胸部闷痛，唇舌紫暗或舌见瘀点，脉弦、涩细，重用丹参，并先加瓜蒌皮、枳壳、当归、赤芍、红花、莪术等调气活血，以及仙鹤草、白茅根、三七粉等止血药；痰热型，即：发热胸痛、咳嗽气急，痰多黄稠难咯，心烦少眠，口干便秘，舌红苔薄或灰腻，脉细滑而数，酌加天花粉、全瓜蒌、百部、羊乳、海藻、昆布、天竺黄等清热化痰；热毒型，此类病例病情险恶，发热极高，自汗盗汗不止，咳喘剧烈，舌红苔焦黄，脉虚大而数，酌加半枝莲、白英等。
【功效主治】肺癌术后并发症。
【用法用量】水煎服，每日 1 次。

【方　　名】三参汤
【方药组成】参须 12g，山药 15g，生白芍 9g，炙甘草 9g，麦冬 9g，龙骨 9g，酸枣仁 9g，北五味子 3g，北沙参 30g，潞党参 30g，生地黄 30g，牡蛎 30g，山茱萸 30g，浮小麦 30g，大枣 10 个。
【功效主治】急性白血病。
【用法用量】水煎服，每日 1 剂。
【临床应用】兰州医学院第一附属医院内科用于治疗急性单核细胞性白血病 1 例获完全缓解，已生存 6 年 2 个月。福建医科大学用本方配合小剂量泼尼松，治疗急性淋巴细胞性白血病 6 例，临床及血象完全缓解 2 例，显效 2 例，有效 1 例，无效 1 例。
【来　　源】《抗癌中草药制剂》，人民卫生出版社，1981：302。

【方　　名】三生汤
【方药组成】生半夏 30g，生川乌 30g，生南星 30g。
【功效主治】鼻咽癌。
【用法用量】水煎服，每日 1 剂。按病情选用。
【来　　源】《抗癌中草药制剂》，人民卫生出版社，1981：246。

【方　　名】三生丸
【方药组成】半夏、白附子、天南星各等分。
【功效主治】疏风通络，涤痰止痛。适用于脑肿瘤头痛、有痰湿征象者。
【用法用量】上药研为细末，用生姜自然汁浸蒸饼为丸，如绿豆大。每服 40 丸，用生姜汤送下。
【来　　源】《重订严氏济生方》。

【方　　名】三生饮
【方药组成】生南星、生半夏、生川乌各 9g。
【加　　减】癌瘤难消加山慈菇、漏芦、金银花、昆布、海藻、山豆根；服药期间，可轮替口服归脾汤，使气血双补，补气以扶正，托毒以抗邪；若放疗可加用丹参、红花、鸡血藤。
【功效主治】搜痰祛寒，攻毒祛邪。鼻咽癌，舌苔白厚腻，脉细数。
【用法用量】以上药物，水煎分 2 次饭后服下，并配合服用六神丸，30 粒 / 日。
【来　　源】《新中医》1981 年第 11 期。
【附　　注】本方所治为鼻咽癌辨证属寒湿之痰壅盛、邪毒弥漫的病证。方中生南星苦温辛烈，燥湿祛痰，功可搜经络顽痰，消肿散结，动物实验表明，鲜南星提取物对小鼠 S-180 等瘤株具有明显的抑制作用；生半夏辛温，燥湿祛痰，攻毒逐邪，临床药理研究表明，生半夏能明显促使癌细胞逐渐脱落而使癌体缩小或消失；生川乌辛热，能补阳逐在里之寒湿，并可止痛，还具抗癌活性，乌头碱对肝癌细胞有抑制作用。六神丸清热解毒利咽，且方中牛黄、麝香、雄黄、蟾酥等药均有解毒抗癌作用。诸药合用，共奏攻毒祛癌之功。

【方　　名】三圣膏
【方药组成】风化石灰 250g，大黄 30g，肉桂 15g。
【功效主治】腹胁积聚。
【用法用量】先将瓦器炒极热，再将研末的大黄加入炒红取出，然后将研碎的肉桂末略烧炒一下，把诸药入米醋和成膏备用。将膏摊绢上贴患处，同时服用消块的药物。

【附　　注】原方三圣膏，出自《医宗必读》。石灰十两，细筛，炒细。用好醋熬成膏，入大黄末一两，官桂五钱，搅匀，瓦器封贮，纸摊焙暖，贴患处。主治痞积。

【方　　名】三石蜜丸

【方药组成】磁石（醋淬）30g，寒水石 20g，代赭石 10g。

【功效主治】噎膈反胃。

【用法用量】共研细末，炼蜜为丸绿豆大，每服 20 丸，日服 2 次，白水送下，有热者用白茅根 30g，藕 30g，煎汤送下，有寒者加干姜 5g，煎汤送下。

【临床应用】杨某，男，53 岁，农民，1981 年初诊，自诉近半年来进食微有困难，食后反呕，服上方 1 个月痊愈。

【来　　源】《梁秀清家传秘方选》。

【方　　名】三石母汤

【方药组成】当归 9g，红花 6g，桃仁 9g，三七 6g，花蕊石 15g，大黄 6g，牡丹皮 6g，紫草 30g，地黄 15g，党参 12g，海浮石 30g，瓜蒌 15g，薏苡仁 30g，珍珠母 30g，代赭石 30g，土茯苓 30g，半枝莲 30g。

【加　　减】阴虚肝旺，加牛膝、青黛、地龙；脾虚湿盛，加白术、茯苓；肺转移咯血，加杏仁、贝母、青黛。

【功效主治】活血化瘀，养阴益气。适用于绒毛膜上皮癌及恶性葡萄胎。

【用法用量】每日 1 剂，水煎，分 2 次温服。

【临床应用】以本方治疗绒毛膜上皮癌 2 例，恶性葡萄胎 7 例，结果为痊愈 8 例、1 例绒毛膜上皮癌无效。

【附　　注】方中三石软坚散结，祛瘀消肿化痰；珍珠母平肝潜阳，善消热痞；当归、地黄、党参养阴益气；桃仁、红花、三七活血祛瘀；大黄、牡丹皮、紫草凉血活血，逐瘀通络；土茯苓、半枝莲、薏苡仁、瓜蒌清热解毒，利湿消肿散结。诸药合用可补其虚而祛其积，故有较好的疗效。

【方　　名】三石母液

【方药组成】当归，红花，桃仁，三七，花蕊石，大黄，牡丹皮，紫草，地黄，党参，海浮石，瓜蒌，薏苡仁，珍珠母，代赭石，土茯苓，半枝莲。

【功效主治】滋养叶细胞癌。

【用法用量】口服：每日 1 剂，浓煎成 100ml，分 3 次服。静脉给药：用三石母液 50 ～ 100ml 加 5% 葡萄糖液 500ml，每日 1 次静滴，连续 5 ～ 10 天后停药，休息 3 ～ 4 天后继续用药。或静脉给药加化疗，或口服中药加化疗。

【临床应用】治疗 25 例，除 1 例痊愈出院失去联系外，其余 24 例随访 1 ～ 5 年以上，其中 1 年、2 年、3 年、4 年无复发者分别为 1 例、5 例、3 例、6 例，5 年以上无复发者 9 例。

【来　　源】《中医杂志》，1981，(10)：47。

【附　　注】本方与上方类，可参。

【方　　名】三丝烩芦笋

【方药组成】鲜芦笋 500g，香菇 5 朵，胡萝卜半个，芹菜 1 根，花生油 2 汤匙，鸡汤 500g，粟粉 1 茶匙。食盐、胡椒粉、芝麻油、料酒各适量。

【功效主治】生血解毒，增进食欲。本膳主要适用于肺癌胸部疼痛、胃口不开者。

【用法用量】芦笋洗净，撕去老皮，放入加有油、盐之滚水中焯熟，取出约 4cm 长段。香菇浸软，洗净；胡萝卜去皮。香菇、胡萝卜、芹菜均切细丝。锅中花生油烧热，下入胡萝卜等细丝，加盐 1 茶匙，酒 1 汤匙及鸡汤，烧滚，即放入芦笋段，以盐调味，最后以水调粟粉勾芡，下芝麻油、胡椒粉即可食用。笋绿丝红，汤汁香郁。

【附　　注】膳中芦笋为天门冬科植物，入肺、肾二经，《本草纲目》列之于“诸菜类”，为十大名菜之一。最近发现其对小鼠肺腺部有明显的细胞毒作用（《第二届补益药中西医结合研究会论文汇编》，1988：250）。

【方　　名】三台丸

【方药组成】大黄十二两，葶苈一升（熬令变色），附子一两，杏仁一升（熬令变色），消石一升，前胡二两，半夏一两，厚朴一两，茯苓半两，细辛一两。

【加　　减】气喘不得卧加苏子、白芥子；痰湿盛者加苍术、陈皮；痰结难消者加皂荚、瓦楞子。

【功效主治】温中燥湿，下气导滞。痰浊壅肺之喘而胸满，咳逆上气，右胁下坚硬如杯。现临床可用于肺癌的治疗。

【用法用量】上药为末，炼蜜为丸，如梧桐子大，从每日 5 丸服起，每日 1 次，渐加量，至大便稍稀时止。

【附　　注】本方适用于脾气虚寒，中阳不运，湿痰内聚，上壅于肺，肺失宣降，痰气交阻，脉络不畅，日久成积，是一首寒热并用、攻补兼施之剂。方中附子辛热温中助阳，逐在里寒湿；辅以细辛内化寒饮以助附子之功；消石消沉寒，破坚积；半夏、厚朴燥湿祛痰；葶苈、前胡、杏仁下气消痰平喘泻肺脏水邪；茯苓利水渗湿，大黄荡涤积滞，二药前后分消，使浊阴下达，且肺与大肠相表里，腑气通，则肺气降。如此诸药合用使湿去脾健痰不再生，痰消肺降气不再逆。

【注意事项】阴虚者不宜用本方，服药期间忌食生冷、黏腻食物，孕妇忌服。

【方　　名】三炭铁落丸

【方药组成】核桃、大枣、槟榔各 20 个，飞铁落 500g。

【功效主治】胃癌。

【用法用量】用炭火烧黑色成炭而存性，加飞铁落 500g，共为细末，炼蜜为丸，共制成 30 粒，每次服 2 粒，每天服 3 次，用番泻叶 30g 煎汤送下，轻者用 2 粒，重者可服 3 ～ 4 粒。

【来　　源】《民间单方秘方精选》。

【方　　名】三藤桑枝方

【方药组成】桑枝 30g，鸡血藤 30g，忍冬藤 30g，络石藤 30g，薏苡仁 30g，牛膝 15g，防己 12g。

【功效主治】放疗所致气血瘀滞、经络不通而出现的上下肢浮肿、沉重感受。

【用法用量】水煎服，每日 1 剂。

【方　　名】三味丝瓜络汤

【方药组成】丝瓜络 500g，海藻 3g，山慈菇 30g。

【功效主治】阴茎癌。

【用法用量】上 3 味加水适量，慢火煎汤服，每日 1 剂，2 次服完。

【来　　源】《民间偏方精选》。

【方　　名】三味汤二方

【方药组成】①猫爪草 15 ～ 30g，白重楼 18 ～ 24g，乌蔹莓 30 ～ 60g。②水红花 30 ～ 60g，薏苡仁 30 ～ 60g，大黄 9g。

【功效主治】淋巴癌。

【用法用量】水煎服，每日 1 剂。二方选用。

【临床应用】武汉医学院附属第二医院分别用上二方治疗淋巴癌 8 例，均有不同程度的疗效，但疗效尚不稳定。

【来　　源】《抗癌中草药制剂》，人民卫生出版社，1981：307。

【方　　名】三味向日葵盘汤

【方药组成】凤尾草 60g，水杨梅根 60g，向日葵盘 1 只。

【功效主治】绒毛膜上皮癌。

【用法用量】将上各药切碎，加水煎服，分 2 次服，每日 1 剂，连服 6 个月。

【来　　源】《食物疗法精萃》。

【附　　注】向日葵花盘，即花托。

【方　　名】三仙丹

【方药组成】水银 15g，火硝（消石）15g，明矾 15g。

【功效主治】食管癌，贲门癌，甲状腺肿瘤，乳腺癌，胃淋巴肉瘤。

【用法用量】将以上药物，密闭于炼锅中加热升华，取红色升华物，即得。每次服 0.2 ～ 0.8g，每周 1 次，须严格掌握用量。

【方　　名】三仙内金汤

【方药组成】炒山楂、神曲各 18g，炒麦芽 18g，生鸡内金 9g，青、陈皮各 12g，广木香 12g，山豆根 9g，煅牡蛎 30g，夏枯草 15g，海藻 15g，海带 15g，白花蛇舌草 30g，铁树叶 30g，旋覆花 12g，代赭石 30g，姜半夏 12g，公丁香 12g，降香 12g。

【加　　减】脘痛较剧加川楝子、延胡索、蒲黄、炙九香虫；呕逆不止加蔻仁、砂仁、檀香、黄连、吴茱萸；呕血、黑便加仙鹤草、白及、藕节炭、地榆炭、蒲黄炭、贯众炭、槐花炭；神疲乏力加孩儿参、党参、黄芪、当归；软坚消积加蜀羊泉、石见穿、木馒头。

【功效主治】化瘀消癥，解毒散结。主治晚期贲门癌。

【用法用量】水煎服，每日 1 剂。

【来　　源】《辽宁中医杂志》，1981，（10）：32。

【附　　注】少食多餐，不要吃生冷、油腻、辛辣之品。方名系北京知医堂李彦知拟定。

【方　　名】三鲜鼻咽癌汤

【方药组成】鲜野荞麦、鲜汉防己、鲜土牛膝各 30g。同时用垂盆草 30g 捣烂外敷。

【功效主治】鼻咽癌。

【用法用量】水煎服，另取灯心草捣碎口含。

【临床应用】夏某，女，16 岁。经常鼻流血，于 1969 年 2 月到温州某医院诊治，怀疑鼻咽癌，转上海一耳鼻喉专科医院及上海肿瘤医院，诊断为“左鼻腔恶性肿瘤累及上颌窦及筛窦”。活体病理报告为“未分化癌”。同年 6 月回家乡开始用上方治疗，至 8 月近期痊愈。

【来　　源】《家用速效中药》。

【方　　名】三香半夏散

【方药组成】麝香 0.3g，生半夏 3g，丁香 3g，木香 3g。

【功效主治】乳腺癌。

【用法用量】上 4 味药共研为细末，用薄棉纱布包裹，右乳癌塞左鼻，左乳癌塞右鼻。连续使用，不可中断。

【来　　源】《上海民间方》。

【方　　名】三香丹

【方药组成】麝香 0.5g，丁香、檀香、菖蒲、桔梗各 9g，生黄芪 30g，当归、制马钱子、丹参、酸枣仁、茯神、远志各 12g，三七 9g，朱砂 1.5g。

【功效主治】各类癌痛。

【用法用量】上诸药研末，过筛，水泛为丸。其中马钱子另放砂锅内加水至 3 000ml，同时放入绿豆 50g 同煮，待绿豆开花，取出马钱子浸泡冷水 8 小时，去皮切薄片，再用香油炸炒至榨黄色即可，每次内服 9g，日服 4 次，2 周为 1 个疗程。

【来　　源】吴园园方。

【附　　注】同时配合香焰膏外用。

【方　　名】三香鸡嗉丸

【方药组成】木香、丁香、沉香各 3g，鸡嗉子（带宿食）2 个。

【功效主治】食道癌。

【用法用量】用鸡嗉子两个，带宿食，用纸裹，外用黄泥固济，炭火烧，烟尽为度。取出，去泥，嗉子内宿食不动，入木香、丁香、沉香，共研为细末，用大枣煮熟，去皮核，研为丸，梧子大。每服三十丸，米饮下。

【来　　源】《千金方》。

【方　　名】三心烩丹参

【方药组成】丹参 15g，猪心 1 只，鸡心 6 只，鸭心 6 只，酱油 30g，白糖 30g，鲜汤 100g，葱花、姜末适量，味精、淀粉少许。

【功效主治】活血化瘀，排脓止痛。适用于食管癌疼痛不安者。

【用法用量】碗里放丹参 50g 加清水，隔水用旺火蒸 30 分钟取出。把猪心、鸡心、鸭心外的油剔除，分别切成薄片。当锅内的油烧到五成热时，将猪心、鸡心、鸭心放入爆锅，一变色即取出；在锅里所剩的余油内，放入葱花和姜末，煸香后，放 30g 酱油、30g 白糖和鲜汤，再倒入爆过的猪心、鸡心、鸭心，稍煮一下，放味精，用水淀粉勾芡并浇些熟油，撒少许葱花即可。

【附　　注】本膳主要适用于食管癌疼痛不安者。丹参有良好的抗癌止痛效果，它不但可抑制小鼠艾氏腹水癌的生长，而且对中枢神经系统有抑制作用，对多种疼痛均有明显的镇痛效果，是不可多得的疗癌镇痛药（《药学学报》，1979，4：199）。

【方　　名】三乙承气汤
【方药组成】北大黄（去粗皮）、芒硝、厚朴（姜制）、枳实（生用）各半两，炙甘草一两，当归（酒洗，焙）二钱半。
【加　　减】已伤阴津者加增液汤（玄参、麦冬、生地黄）；少气者加西洋参、党参、黄芪。
【功效主治】泻下通便，启膈养血。噎膈，热结胃肠，大便干结，数日不行，腹胀，食不下行而反吐出，或口干口渴，舌苔黄燥，脉滑实有力。
【用法用量】每服半两，水盏半，加生姜五片，大枣二个，同煎七分，去滓热服，不拘时候。病重者，每服一两，加生姜二片，大枣一个。若不纳药，须时时呷服之，以通为度。
【附　　注】本方是由大承气汤加味化裁而来，故其所治噎膈，是由火热蕴于胃肠，伤阴耗津，咽管干涩，腹气不通，燥尿内结所致。故治宜泻下通便，启膈养血。方用大黄、芒硝、厚朴、枳实组成大承气汤以峻下热结、泻火通便，达到釜底抽薪的目的。燥屎得下，则胃肠枢机得转，上窍则得以开启，胸膈自可畅利；泻下之后，又恐伤阴耗气，故又用当归养血润燥，生津保阴，用生甘草益气护元，补养中土。如此诸药配合，则有泻有补，无须顾虑因攻下而伤正之虞，最终达到通腑结，救津液，承顺胃气，开启胸膈之目的。
【注意事项】噎膈后期，正气大伤者慎勿应用。

【方　　名】三因白花蛇散
【方药组成】酒浸白花蛇（蕲蛇）肉（焙）60g，生犀角（焙）1.5g，生黑牵牛、熟牵牛各7.5g，青皮15g。
【功效主治】恶性淋巴肉瘤，颈部转移性淋巴结癌肿。
【用法用量】上药共研为细末，共撇下和匀，每次服6g，以糯米汤饮调下，以泻下恶毒为度，10日服1剂。
【来　　源】《本草纲目》。
【附　　注】服本方期间，忌发物。

【方　　名】三汁人乳饮
【方药组成】韭汁、梨汁、姜汁、人乳各一盏。
【功效主治】噎膈。
【用法用量】饭上蒸熟，服之，三日后再报，极效。

【方　　名】三汁饮
【方药组成】鲜葡萄汁、藕汁、生地黄汁等量。
【功效主治】鼻咽癌放射治疗后出现咽干舌燥、口渴引饮和口腔溃疡。
【用法用量】取鲜葡萄、生藕和生地黄各适量，分别洗净，压榨液汁，混合和匀，徐徐饮之，每日3次，每次100ml。坚持常服。
【来　　源】《抗癌饮食》。
【附　　注】忌烟酒、咸鱼、火腿、烤肉、狗肉、猪头肉。

【方　　名】三蛭丸
【方药组成】鸡内金，水蛭，三七，地鳖虫，白矾，三棱，莪术，红参，干漆（炒），蛇床子，各等分。
【功效主治】活血破瘀，消肿止痛，益气扶正。宫颈癌，症见在性交或排便或活动后出血，或带多，气臭，疼痛严重，舌紫暗或有瘀斑，脉细涩。
【用法用量】上药共研为细粉，水泛为丸，如绿豆大，每服3～6g，黄芪煎水送下，每日3次。
【附　　注】本方适用于宫颈癌中、晚期，证属瘀血内结，脾肾两虚。治宜祛邪扶正兼顾。方中水蛭破血逐瘀攻坚结，三七止血化瘀止痛，二药共收水肿抗癌之功为主药；辅以地鳖虫、干漆、三棱、莪术破血逐瘀，攻坚消积以助主药之功，破瘀之力甚强；久病多虚，用红参、蛇床子补脾益肾，固先天、后天之本以扶正；鸡内金健胃消食以助生化；白矾收敛止血。诸药合用活血破瘀以祛邪，补脾益气以扶正，则坚积可消。

【方　　名】三子片
【方药组成】黄药子500g，天葵子500g，算盘子500g。
【功效主治】化痰解毒。适用于胃癌。
【用法用量】先将黄药子适当粉碎，与天葵子、算盘子共同加水煎煮，过滤，滤液浓缩成浸膏状，加入辅料后制粒，干燥，压片，即得。口服，每次 5 ～ 10 片，每日 3 次。

【临床应用】温州医学院附属工农兵医院用于治疗胃癌有较好疗效。金某，男，50 岁，确诊为溃疡型胃癌，服药 2 个月，症状逐步缓解，食欲改善，体重增加，病情稳定。

【来　　源】温州医学院附属工农兵医院方。

【方　　名】散结流气饮

【方药组成】桃叶 12g，楮树根 18g，黄皮核 18g，川楝子 18g，炒穿山甲 30g，牡蛎 30g，皂角刺 12g，淫羊藿 12g，巴戟 12g。

【功效主治】乳腺纤维瘤，乳癖，疏肝解郁，调摄冲任，活血散结。

【用法用量】水煎服，每日 1 剂。

【来　　源】《奇难杂症》。

【方　　名】散结通膈汤

【方药组成】壁虎 10g，三棱 10g，莪术 10g，昆布 10g，海藻 10g，半枝莲 15g，丹参 15g，白花蛇舌草 30g。

【功效主治】理气化痰，破瘀软坚，解毒散结。适用于食管癌及消化系统癌。

【用法用量】每日 1 剂，水煎，温服，每服 200ml。配合化疗服用。连服 14 天停药 7 天，21 天为 1 周期，可连续治疗 4 周期。

【来　　源】河南中医药大学第三附属医院肿瘤科李志刚教授验方。

【方　　名】散聚汤

【方药组成】半夏 1.2g，槟榔 1.2g，当归 1.2g，大黄（酒浸）3g，陈皮 3g，杏仁 3g，桂心 3g，茯苓 3g，生甘草 1.5g，附子 1.5g，川芎 1.5g，枳壳 4.5g，厚朴 4.5g，吴茱萸 4.5g。

【功效主治】腹内聚块，心腹绞痛，攻刺腰胁，少腹胀，大小便不利。

【用法用量】水煎服，每日 1 剂。

【方　　名】散聚汤

【方药组成】槟榔一钱，半夏一钱半，肉桂一钱，茯苓一钱半，橘红一钱半，当归二钱，杏仁三钱，生甘草五分。

【加　　减】痰湿较重者，加苍术、厚朴；病久延及血络者，加用桃仁、红花、川芎、郁金；疼痛较重者，加用延胡索、乌药、金铃子。

【功效主治】理气导滞，化痰涤饮。腹中气聚，攻窜胀痛，苔白腻，脉弦。现临床可用于肠癌、胃癌等肿瘤的早期治疗。

【用法用量】水煎去滓温服，每日 1 剂。

【来　　源】《医略六书》卷二十三。

【附　　注】本方治证为饮食不节，脾失健运，湿聚成痰，痰阻气滞之积聚。当以破滞涤饮，使气机通畅，食痰下达则瘕聚自散。方中槟榔味苦辛，性温，苦以破滞，辛以散邪，专破滞气而下行；半夏辛温行散，能行水湿，水湿去则脾健而痰涎自消；茯苓利水渗湿；橘红利气除痰；当归活血行气以利瘕聚消散；肉桂温化寒饮，并制约槟榔之苦泻；杏仁宣肺除痰降逆气；生甘草补中气以益胃。诸药水煎温服，使痰化饮消，气机通畅，瘕聚消散，故名散聚汤。

【注意事项】服用本方时，忌生冷、黏性、油腻厚味之食物。

【方　　名】散聚汤

【方药组成】半夏（汤洗七次）、槟榔、当归各三分，橘皮、杏仁（麸炒，去皮尖）、桂心各二两，茯苓、炙甘草、附子（炮，去皮脐）、川芎、枳壳（麸炒，去瓤），厚朴（姜汁制）、吴茱萸（汤洗）各一两。

【加　　减】咳逆上气不得卧加苏子、桔梗；血脉瘀阻，面唇、爪甲、舌质青紫者，加红花、桃仁、丹参。

【功效主治】温补脾肾，活血行气。久病息贲，肺虚及肾，喘咳满闷，动则喘甚，汗出肢冷，面青唇紫。现临床可用于肺癌晚期的治疗。

【用法用量】上药为粗末，每次取四钱，水煎分 2 次饭前服下，每日 1 剂。

【来　　源】《三因极一病证方论》卷八。

【附　　注】本方所治之证为息贲病久，正气渐虚，伤及脾肾之阳。治宜扶正祛邪。方中附子、肉桂、吴茱萸辛热之品，能温补脾肾之阳，助阳化气以祛湿；半夏、陈皮辛温之品，能燥湿化痰，专祛脾湿不化之痰，湿祛脾健，则痰自化，气机通畅，则痰不复生；久病多血瘀，故加活血之品川芎、当归；杏仁宣肺平喘，下气除痰；枳壳、厚朴行气消积；槟榔降气行滞；茯苓利水渗湿，使湿阴下达；生甘草调和诸药。因本方多为味辛之品，辛则能散聚，故名散聚汤。

以上三方为类方，可参。

【方　　名】散水方

【方药组成】生水蛭 5g，蜈蚣 5 条，牵牛子 10g，甘遂 10g，枳实 30g，薏苡仁 20g。

【加　　减】可根据病情需要，同时配合内服汤剂以增强疗效，如参苓白术散、五皮饮、真武汤、已椒苈黄汤、五苓散等。同时配合支持疗法。

【功效主治】通利散水。适用于癌性腹水。

【用法用量】上药共研细末，黄酒调成糊状，以神阙穴为中心，平敷于腹上，厚 2mm，4 日换药 1 次，1 剂用 2 次，4 剂为 1 个疗程。

【临床应用】以该方治疗癌性腹水 44 例，部分缓解（腹水量小于 1/3 原腹水量、腹围缩小大于 80%）14 例，好转 10 例，稳定 11 例，无效 4 例，死亡 5 例。

【来　　源】《中医药信息》1997 年第 1 期。

【附　　注】本方所治恶性腹水，以血瘀气阻、水湿停聚为其特点。方用水蛭、蜈蚣以活血化瘀、通利经脉；牵牛子、甘遂峻下二便、逐水外出；薏苡仁淡渗水湿，利尿消肿；枳实行气化湿，消胀除满。六药配合，借黄酒走散之性以鼓动药力，则取效尤捷。

【方　　名】散血膏

【方药组成】南星、防风、白芷、柴胡、土鳖虫、自然铜、桑白皮各 9g，细辛、荆芥、当归、生甘草各 7.5g，升麻 6g，续断 10.5g，风藤 12g，附子、遍地红、过山龙各 15g，猴骨、龙骨、桂皮各 18g，牡丹皮 21g，红丹 500g，黄芪 39g，香油 1 升。

【功效主治】骨肉瘤，溶骨性骨肉瘤。

【用法用量】先将香油置火上煎熬，后加诸药煎枯去之，最后再加入红丹为黏稠状，离火，待温度下降后，涂布牛皮纸上，收以备用。外用，贴敷患处。可同时服用抗癌片，结合其他疗法，以提高疗效。

【附　　注】骨肉瘤是最恶性的一种骨肿瘤，早期出现局部持续剧痛难忍，有压痛，迅速肿大，皮肤张紧发亮、表面静脉怒张呈紫铜色，体重减轻明显。

【方　　名】散肿溃坚汤

【方药组成】柴胡，升麻，龙胆草，黄芩，生甘草，桔梗，昆布，当归尾，白芍，黄柏，葛根，黄连，三棱，木香，天花粉。

【功效主治】清肝经实热，活血软坚。适用于阴茎癌症属肝经湿热下注、血瘀肉坚者。

【用法用量】每日 1 剂，水煎，分 2 次温服。

【方　　名】桑白皮煲兔肉

【方药组成】桑白皮 30g，兔肉约 250g。食盐、味精少许。

【功效主治】补中益气，行水消肿。

【临床应用】治疗 3 例食管癌和 2 例胃癌，结果 3 例食管癌和 1 例胃癌症状得到缓解与好转。经 17 个月的随访，表明“桑白皮米醋煎”有延长癌症患者寿限的作用。

【用法用量】桑白皮先用清水洗净，然后和兔肉（切成小块）一起，加水适量煲熟，加食盐少许，调味服食。

【临床应用】本膳主要适用于胰腺癌并有消渴、营养不良性水肿者。

【来　　源】《福建中医药》，1965，3：23。

【附　　注】宋·《太平圣惠方》云：“治消渴，神效煮兔方。兔一枚，新桑根白皮半斤，剥兔去皮及肠胃，与桑根白皮同煮，烂熟为度。尽力食肉并饮其汁，即效。”另有报告，取鲜桑白皮（不去粗皮）30g，加米醋 90g，煎 1 小时后 1 次服下，或分数次服完，如嫌味酸，可加入一些葡萄糖粉矫味。

【方　　名】桑白皮醋汤
【方药组成】桑白皮40g，米醋120g。
【功效主治】食管癌、胃癌。
【用法用量】煎1个小时左右，为1日剂量，分多次服下。怕酸可入葡萄糖少许。
【临床应用】将桑白皮醋汤给食管癌、贲门3例患者和胃癌2例患者服用，结果好转者4例，无效者只有1例。
【来　　源】此方是河北医科大学经验方。
【附　　注】桑白皮含有黏液质，与治胃癌的自然荨菜相似。

【方　　名】桑白皮汤
【方药组成】桑白皮、麦门冬（去心，焙）各一两半，肉桂（去粗皮）、炙甘草各半两，陈皮、皂荚（酥炙，去皮）各一两。
【加　　减】喘而不得卧加葶苈子、紫苏子；胸满气涌加半夏、苍术、厚朴；胸痛加川芎、延胡索；痰中带血加三七、白及。
【功效主治】清泄痰热，化痰导滞。痰热郁肺之息贲，见胸膈胀满，咳逆止气，痰多黏稠色黄，或夹血色。现临床可用于肺癌的治疗。
【用法用量】上药为粗末，每次取三钱匙，加生姜半分（拍碎），水煎分2次空腹服下，每日1剂。
【来　　源】《圣济总录》卷七十一。
【附　　注】本方所治之证为素体脾胃虚弱，复因饮食失宜，损伤脾胃，脾失健运，湿浊内聚，凝结成痰，痰阻气机，痰浊上干于肺，壅阻肺气，湿痰久郁化热，肺气上逆的息贲。治宜清泻肺热，温脾化痰，故本方是一首攻补兼施、寒热并用之方。方中桑白皮能清泻肺热而降气平喘，行水饮而消痰浊，为主药；火郁伤阴，故加麦冬养阴清热；肉桂、炙甘草温中补脾，以助中运，而断生痰之源；陈皮理气化痰；皂荚通窍祛痰，以豁顽痰。诸药合用清上焦，健中焦，则顽痰壅结可消。

【方　　名】桑柴灰汤煮鳖丸
【方药组成】蚕沙3 000g，桑柴5 000g以上（烧灰，先以水淋之五度，沉淀，取上清液），生鳖（大者1只，或小者2只）纳中煮之烂熟，去骨，细劈，锉，更煎令可丸，丸如梧子大。
【功效主治】滋阴凉血消积，主治心腹坚症（肝癌、胃癌之类）。
【用法用量】一服7粒，每日3服。
【附　　注】孕妇及脾胃阳虚者忌服。

【方　　名】桑柴炭雄鸡冠血方
【方药组成】桑柴炭少许，雄鸡冠血少量。
【功效主治】两腮肿硬。
【用法用量】入雄鸡冠血两三滴，再加盐一匙和匀，时时搽之，亦效。

【方　　名】桑耳续断散
【方药组成】桑耳（炙）、续断、熟干地黄（焙）各60g，阿胶（炙燥）、柏叶（微炙）、芎䓖、赤石脂各45g，丹参30g，槲叶75g，地榆（锉碎）60g，小蓟根、鹿茸（酒浸，去毛，炙）、牛角腮（烧灰）各45g，龟甲（醋炙）60g，当归（切，焙）、牡蛎粉、熟艾（炒）各45g。
【功效主治】补肾养血，止血止带。适用于阴道癌，赤白漏下，日月浸久，淋漓不断。
【用法用量】上为散。每服6g，温酒调下，米饮亦得，不拘时候。

【方　　名】桑黄（桑黄菇）散
【方药组成】桑黄适量。
【功效主治】肠癌便血，宫颈癌出血。
【用法用量】将桑黄焙干研为细粉末，每次服3g，日服2～3次，温开水送下。
【来　　源】《食物中药与便方》。
【附　　注】桑黄，即猢狲眼之一种，又名桑黄菌。如无桑黄时，可用槐树菌代之。

【方　　名】桑寄生煲鸡蛋
【方药组成】桑寄生30g，鸡蛋2个，清水适量。
【功效主治】补益肝肾，养血安神。本膳适用于卵巢癌小腹部肿块固定不移者。
【用法用量】桑寄生洗净后切片，与鸡蛋加水同煮熟。取蛋去壳后再煮 3 ～ 5 分钟。

【附　　注】桑寄生 Loranthus parasiticus（L.）M. 的干燥带叶茎枝，味苦性平，含有萹蓄甙（Avicularin）、槲皮素（Quercetin）、芸香甙（Rutin）等。对卵巢良性肿瘤（卵巢囊肿）配以其他活血化瘀类中药治疗，临床上已有疗效性报告（《浙江中医学院学报》，1984，1：41）。桑寄生对中枢神经系统能镇静小鼠由咖啡因所引起的运动兴奋，所以，对肿瘤病人的烦躁不安、心情不佳等精神亢奋症状，本膳疗效尤佳。

【方　　名】桑寄生鸡蛋

【方药组成】桑寄生 30g，鸡蛋 2 枚。

【功效主治】各种癌症晚期肝肾阴虚者。

【用法用量】两味同煮至蛋熟，去壳再煮 15 ～ 30 分钟，分早晚空腹服用，每日 1 剂，15 ～ 30 天为 1 个疗程。

【来　　源】《民间简易疗法》。

【附　　注】据文献报道称：本方有提高机体免疫功能效能，凡癌症放疗、化疗期间服用，有扶正抗癌、提高白细胞作用。

【方　　名】桑寄生生地汤

【方药组成】桑寄生 30g，生地黄 20g，山茱萸 10g，土茯苓 20g，猪苓 20g，丹参 30g，女贞子 30g，旱莲草 10g，生薏苡仁 30g，骨碎补 20g，补骨脂 20g，透骨草 20g，全蝎 6g，蛇蜕 6g，车前子 10g，牛膝 10g。

【功效主治】滋补肝肾，解毒利湿。适用于骨肉瘤。

【用法用量】水煎服，每日 1 剂。

【来　　源】《常见恶性肿瘤中西医结合治疗》。

【方　　名】桑寄生汁

【方药组成】鲜桑寄生汁 1 盅（约 100ml）。

【功效主治】贲门癌、食道癌和胃癌。

【用法用量】采新鲜桑寄生适量，洗净捣汁一盏，徐徐饮之。日服 2 次，每次 100ml。

【来　　源】《濒湖集简方》。

【附　　注】寄生种类繁多，必须采到真正寄生于桑树者方可入药。

【方　　名】桑菊枸杞饮

【方药组成】桑叶、菊花、枸杞子各 9g，决明子 6g。

【功效主治】清热泻火，平肝解毒。主治邪毒肺热型鼻咽癌，症见头痛头晕，视物模糊，口苦咽干，心烦失眠，颧部潮红等。

【用法用量】将以上 4 味洗净，入锅，加水适量，大火煮沸，改小火煎煮 30 分钟，去渣取汁即成。上、下午分服。

【方　　名】桑螵蛸散

【方药组成】桑螵蛸 15g，地龙 15g，乳香 15g，麝香（细研）7.5g，黄丹 15g，黄柏（锉）15g，粳米粉 7.5g，腻粉 7.5g。

【功效主治】祛腐拔毒，敛疮生肌。适用于皮肤癌。

【用法用量】上药捣罗，都研为散。每用以井水和稠，用少许涂之。

【方　　名】桑螵蛸汤

【方药组成】桑螵蛸（炙）10 枚，黄芩（去黑心）60g。

【功效主治】清热解毒，利尿泄浊。适用于前列腺癌热毒壅阻、小便不通者。

【用法用量】上锉细，用水 450ml，煎至 300ml，去滓，分 2 次温服。

【方　　名】桑蕈粥

【方药组成】桑树蕈 5g，粳米 100g。

【功效主治】眼部恶性肿瘤。

【用法用量】将药洗净切片，与粳米同煮粥，温热时食之。每日 1 次，常服用。

【来　　源】《抗癌药膳》。

【附　　注】桑蕈为寄生于桑树上之硬菌，学名桑黄。

【方　　名】桑芽藕片汤

【方药组成】桑芽 5g，藕片 30g。

【功效主治】恶性肿瘤炎症。

【用法用量】上2味药共煮汤，温热时饮服。每日1剂。常服之。

【来　　源】《乾坤生意》。

【方　　名】桑叶黄芪汤

【方药组成】桑叶90g，黄芪60g，当归12g，鳖甲15g，人参、麦冬、五味子、枳实各9g，大黄3g，莪术、厚朴各6g。

【功效主治】慢性粒细胞白血病，症见发热，自汗盗汗，面色苍白，腹胀纳呆，食后胃脘胀满或有轻度压痛。

【用法用量】水煎服，每日1剂。

【方　　名】桑叶紫菀汤

【方药组成】桑叶15g，紫菀15g，象贝母10g。

【加　　减】咯血加白及15g，阿胶10g，大、小蓟各30g，藕节炭30g；气虚加黄芪30g，沙参30g；痰多加胆南星10g，海浮石15g；发热加生石膏60g，山药15g，地骨皮15g，青蒿15g；胸水加赤小豆30g，石韦30g，茯苓30g，芦根30g，葶苈子12g，大枣7个。

【功效主治】肺癌。

【用法用量】水煎服，每日1剂。

【来　　源】《肿瘤的防治》：146。

【方　　名】杀癌7号煎

【方药组成】龙葵60g，薏苡仁60g，黄药子9g，三七粉9g，乌梅6g，白花蛇舌草75g。

【功效主治】清热解毒抗癌，白血病，恶性网状细胞瘤。

【用法用量】水煎服，每日1剂。

【临床应用】苏州医学院附属第一医院用于治疗恶性网状细胞瘤6例获部分缓解，急性粒细胞性白血病1例获完全缓解。中医研究院西苑医院用本方配合攻坚散、泼尼松片治疗恶性网状细胞瘤与急性粒细胞性白血病各1例亦均有效。

【来　　源】《抗癌中草药制剂》，人民卫生出版社，1981：302。苏州医学院附属第一医院方。

【方　　名】杀癌丸合方

【方药组成】① 693丸：白砒20g，三七100g，山药粉200g。② 7013丸：蟾酥500g，硇砂250g，硼砂250g，枯矾30g，玄参30g，黑豆45g。

【功效主治】食管癌及贲门癌。

【用法用量】上药共研为细末，水泛为丸。口服，每次用693丸3丸，7013丸10丸，每日3次，温开水送下。

【临床应用】河南林县人民医院用本方治疗食管癌和贲门癌300余例，大部分病人自觉症状减轻，进食改善，食量增加。

【来　　源】《抗癌中草药制剂》，人民卫生出版社，1981：196。

【方　　名】杀癌一号煎

【方药组成】半枝莲30g，半边莲30g，黄毛儿草30g，薏苡仁30g，天胡荽30g。

【功效主治】清肝利湿，解毒抗癌。适用于肝癌。

【用法用量】每日1剂，煎2次分服。

【临床应用】江西医科大学附属第二医院肿瘤组以本方为主配合其他疗法，治肝癌238例（原发性肝癌224例，继发性肝癌14例）中，近期治愈12例、显效43例、有效80例、恶化15例、死亡88例，总有效率为56.48%。

【来　　源】江西医科大学第二附院方。

【方　　名】沙参百合汤

【方药组成】沙参30g，百合、薏苡仁各30g，苍耳子10g，海藻30g，枸杞子15g，知母10g，杜仲15g，柏子仁30g，夜交藤30g，生谷芽20g，地鳖虫10g。

【功效主治】多发性胃息肉。扶正固本，软坚化瘀散结，常有上腹部不适、恶心、厌食、消化不良、腹泻、体重下降、腹胀、失眠等症状。

【用法用量】水煎服，2日1剂，须连服40～60剂。

【来　　源】《百病良方》（第六集）。

【方　　名】沙参虫草汤

【方药组成】北沙参24g，白术12g，茯苓15g，陈皮10g，法半夏12g，冬虫夏草15g，五味子12g，猪苓24g，半枝莲30g，白花蛇舌草30g，山慈菇15g。

【加　　减】若气虚较甚，加人参6g，黄芪30g；若兼肾阳不足，肢冷不温，加干姜10g，附片15g（先熬）。

【功效主治】补益脾肺。主治肺脾两虚型肺癌。

【用法用量】水煎服，每日1剂。

【来　　源】《百病良方》第二集，1983：178。

【附　　注】忌烟、酒、辛辣刺激之品。

【方　　名】沙参党参汤

【方药组成】沙参30g，党参20g，黄精20g，麦冬10g，五味子10g，女贞子10g，旱莲草10g，天花粉20g，生黄芪30g，淫羊藿15g，生地黄15g，海藻15g，生石决明（先煎）30g，钩藤15g，石菖蒲15g，白花蛇舌草20g。

【功效主治】用于甲状腺癌术后或放疗后复发，心悸气短，全身乏力，自汗，盗汗，反应迟钝，萎靡不振，头晕目眩，饮食减少。

【用法用量】上药加水煎煮2次，将两煎药液混合均匀，分2次服用，每日1剂。

【方　　名】沙参麦冬汤

【方药组成】沙参、麦冬、夏枯草、龙葵、白英各15g，五味子、苍耳子、辛夷各10g，生黄芪、枸杞子、焦山楂、神曲、石上柏各30g。

【功效主治】鼻咽癌。

【用法用量】水煎服。治鼻咽癌，经放疗而致口鼻干燥，鼻塞不通，肢体乏力，饮食欠佳者。

【方　　名】沙参麦冬汤

【方药组成】南沙参、北沙参、天花粉、海蛤壳各15g，麦冬、白薇各12g，白花蛇舌草、半枝莲各30g，川贝粉（吞）3g，生甘草6g。

【加　　减】气虚加党参、黄芪各12g；咯血加仙鹤草20g，旱莲草9g，白茅根30g；咯血量多再加生石膏30g；发热加生石膏、鲜芦根各30g、知母9g；持续不退者加安宫牛黄丸（吞）1颗；胸痛加丹参12g，赤芍9g，蜈蚣3条，参三七粉（吞）3g。

【功效主治】肺癌。

【用法用量】水煎服，每日1剂。

【临床应用】共治疗105例，其中45例配合化疗、放疗或手术治疗。服药1个月左右，咳嗽减轻者47例，1～2个月咳嗽减轻者33例，2个月之后咳嗽减轻者25例。治疗后，均低热下降，盗汗止，咽干、口燥改善。以后继续服药治疗，1年以上生存率为40%，其中3例生存期达9年以上。郭某，男，60岁，退休工人。1983年1月10日就诊，因咳嗽、痰中带血3个月，于1982年12月15日拍片诊为左肺下叶支气管肺癌，痰涂片找到癌细胞。据证属肺阴不足，痰热不清。拟养阴清肺止血：南沙参、半枝莲、蛤壳、干芦根各15g，麦冬、桑白皮各12g，旱莲草9g，仙鹤草、鱼腥草各20g，白茅根30g，竹沥1支。服7剂，痰中血已止。以上方随证加减，连服200剂，症状逐日好转，至1983年7月17日胸片复查，左支气管肺癌、支气管病变吸收好转。续守前方养阴清肺治疗，近半年，病情稳定，1个月服药14～21天左右。1984年12月11日胸片复查，与1983年9月13日胸片基本相似。仍在治疗中。

【来　　源】《浙江中医杂志》，1986，（11）：489。

【方　　名】沙参麦冬汤

【方药组成】沙参9g，麦冬9g，玉竹6g，桑叶4.5g，白扁豆4.5g，天花粉4.5g，生甘草3g。

【加　　减】若伴有音哑加射干、凤凰衣、桔梗、蝉蜕，外用青黛末、冰硼散研末吹喉；鼻塞加十大功劳叶、鹅不食草；口干显著加青果、女贞子、枸杞子，加大沙参、麦冬用量；有脓鼻涕加苍耳、金银花、蒲公英、野菊花；头晕头痛加蔓荆子、僵蚕、细辛、白芷、开嘴花椒；口鼻有血性分泌物，加三七粉、白茅根、仙鹤草；局部出现溃疡加生黄芪、金银花、天葵子、紫花地丁、蒲公英；血象下降加石韦、大枣、枸杞子、女贞、生黄芪、黄精；纳差加炒稻麦芽、砂仁、神曲。

【功效主治】喉癌、鼻咽癌等放疗后引起的副作用。

【用法用量】水煎服，每日 1 剂。

【方　　名】沙参生地汤

【方药组成】生地黄 24g，沙参 15g，连翘 9g，玄参 15g，全瓜蒌 12g，郁金、僵蚕各 12g，牡蛎（先煎）30g，山慈菇 15g，炒穿山甲（先煎）15g，地鳖虫 12g，牡丹皮 12g。

【功效主治】食管癌，噎膈证津亏热结型；症见吞咽困难疼痛，尤吞咽固体食物时明显，口干咽燥。育阴清热，散瘀生津。

【用法用量】水煎服，每天 1 剂，配合软饭饮食。

【来　　源】《常见杂病的防治与验方》。

【方　　名】沙参玄参汤

【方药组成】沙参、玄参、天花粉、藁本、山豆根、石上柏、生南星、生地黄、知母、白芷、野菊花、紫草根、白花蛇舌草、蟾蜍。

【功效主治】肺热型鼻咽癌。

【用法用量】上方均水煎服，每日 1 剂。

【来　　源】《抗癌中草药制剂》，人民卫生出版社，1981：245。

【方　　名】沙参玄参汤

【方药组成】沙参、玄参、牡蛎、山慈菇、蒲公英、金银花、枸杞子、赤芍、丹参、重楼、天葵子各 15g，大贝母、紫花地丁、板蓝根、射干各 12g，牡丹皮 9g，白花蛇舌草 30g。

【加　　减】胜利丹：雄黄 9g，乳香、没药各 4.5g，石膏 3g，甲珠 4.5g，蜈蚣 3 条，血竭 4.5g，全蝎 9g，蜗牛 6g，轻粉 1.5g，朱砂 6g，白芷 3g，冰片、蟾酥、硼砂各 6g，麝香 0.3g，大黄 9g。上药共为细末，面糊为丸，如绿豆大。每日 1 次，每次 5～8 粒，饭后服用。

【功效主治】清热解毒，化痰散结，兼以养阴。适用于痰热互结、阻滞经络之网状组织细胞肉瘤化疗伤阴者。症见淋巴结肿大，形体消瘦，精神萎靡，食欲不振，口腔及咽喉溃疡，鼻衄量多等。

【用法用量】上方水煎服。伍用胜利丹、犀黄丸、小金丹等。

【来　　源】《湖北中医杂志》，1980：6。

【方　　名】沙参旋覆汤

【方药组成】沙参 9g，旋覆花（包）9g，丹参 12g，川贝母 3g（研冲），苏木 9g，三七粉 2g（冲）。

【加　　减】若兼阴虚肝经郁热时，可加疏肝泄热之品，如川楝子、牡丹皮各 10g，郁金 6g；若因郁结而胃肠滞热不清者，酌情加郁化滞之品，如枳实 6g，焦三仙各 10g，槟榔 10g；若大便秘结者，再加大黄粉 2g（冲）。凡有湿郁、气机不畅者，滋腻厚重药物一定慎用。

【功效主治】噎膈，素体阴分不足，或久病津液枯槁，形体消瘦，面色暗浊，大便艰涩，甚则状如羊屎，舌红苔白，脉弦细。润燥生津，和血止噎。

【用法用量】水煎服，每日 1 剂。

【来　　源】《赵绍琴临证 400 法》。

【方　　名】沙参薏苡粥

【方药组成】沙参 15g，薏苡仁 40g，旋覆花 10g，莱菔子 15g。

【功效主治】养阴健脾，消食降逆。主治食管癌放化疗后阴虚、脾胃不和。

【用法用量】将沙参、旋覆花、莱菔子装入布袋中，与薏苡仁同入锅中，加水适量，大火煮沸，改小火煮至薏苡仁熟烂，去布袋即成。早、晚分食。

【方　　名】砂仁冬葵汤

【方药组成】砂仁去壳五分，冬葵子八分，共研末做一服。

【功效主治】乳痈及内吹外吹。如初起七日内者，不过三分即可内消。

【用法用量】用蒲公英五钱，瓜蒌仁三钱，煎水将前药末调匀，冲服。

【方　　名】砂仁乳香方

【方药组成】砂仁 15g，乳香 15g，冰片 36g，共捣碎后放入 1 500ml 米酒中，密封浸泡 2 天后备用。

【功效主治】用于多发性骨髓瘤疼痛者。

【用法用量】将澄清液装入小瓶备用。用时以棉签蘸药液搽于痛处，其范围宜大于痛区，稍干后重复 3～4 遍。

【方　　名】砂雄丸

【方药组成】制马钱子 0.18g，雄黄 0.6g，青黛 0.6g，乌梅 0.6g，硼砂 0.6g，硇砂 0.6g。

【功效主治】破积软坚，解毒止痛。适用于各种晚期的子宫癌瘤。

【用法用量】共研为细粉。每服 1.5g，黄芪煎水送下，或开水送下，每日 3 次。

【方　　名】鲨鱼肝苍术汤

【方药组成】鲨鱼肝 100g，苍术 25g，食盐、味精各少许。

【功效主治】预防各种癌症，癌症手术后。

【用法用量】鲨鱼肝洗净切片，与苍术同煮汤，加盐、味精少许调味，喝汤吃肝。须坚持服用。

【来　　源】《抗癌药膳》。

【附　　注】本方可补充大量维生素 A 及其他抗癌物质。若无苍术，可用芝麻 20g 代替。

【方　　名】鲨鱼骨绿豆汤

【方药组成】鲨鱼骨 30g，绿豆 20g。

【功效主治】肿瘤腹泻。

【用法用量】洗净，同入锅中，加水煎汤，频频饮用。

【来　　源】《抗癌药膳》。

【附　　注】放疗期的癌症患者也可服用。

【方　　名】鲨鱼肉蒸香菇

【方药组成】鲨鱼肉 300g，香菇 30g，大蒜瓣 15g，葱白 10g，生姜 3 片，黄酒 10ml，油、味精各少量，清汤适量。

【功效主治】各种癌症手术后体虚或放疗、化疗后所致白细胞减少症，胃癌、子宫颈癌及消化道癌引起的厌食、味觉改变等。

【用法用量】香菇用温开水泡发，去蒂洗净，切成细块，鲨鱼肉洗净，切成粗块，大蒜瓣去皮、捣烂，葱白、生姜片洗净。将香菇、鲨鱼、大蒜同置入碗中，加入上述佐料及清汤适量，入锅隔水蒸熟食之。佐餐食用，日食 1 次或隔日 1 次，宜常食之。

【来　　源】《食用菌菜谱》。

【附　　注】香菇应与毒蕈相鉴别，以免误食毒蕈中毒。

【方　　名】鲨鱼枣粥

【方药组成】鲨鱼肉、枣各适量，小米 50g。

【功效主治】前列腺癌。

【用法用量】将鲨鱼肉切片，与小米和枣子加水共煮粥，温热食用。每日 1 次，常服之。

【来　　源】《抗癌海味》。

【方　　名】山八蛇舌草汤

【方药组成】山稔根、八月札、白花蛇舌草各 60g。

【功效主治】绒毛膜上皮癌。

【用法用量】山稔根、八月札分别研碎，与白花蛇舌草同水煎服，每日 1 剂，分 3 次饮服。

【来　　源】《中国民间灵验偏方》。

【附　　注】同稔根即桃金娘根，八月札又称八月瓜。

【方　　名】山茶花藕粉馔

【方药组成】山茶花 10g，藕粉适量。

【功效主治】皮肤癌疼痛出血。

【用法用量】将山茶花晒干研末，调入藕粉内冲服，每日 1 次，常服之。

【来　　源】《行吟草》。

【方　　名】山慈菇半边莲汤

【方药组成】山慈菇 30g，半边莲 15g，制半夏 10g，川贝母 15g，白芥子 15g，薏苡仁 30g，石见穿 15g，夏枯草 30g，云茯苓 10g，土牛膝 15g，白花蛇舌草 15g，谷牙、麦芽各 30g。

【功效主治】扶正祛邪，化痰软坚。主治中耳肉瘤。
【用法用量】水煎服，早、晚各 1 次。

【方　　名】山慈菇半枝莲汤
【方药组成】山慈菇、半枝莲、炮穿山甲、僵蚕、番木鳖、海藻、昆布、牡蛎、旋覆花、代赭石、瓦楞子、生半夏、石见穿、壁虎、白花蛇舌草各适量。
【功效主治】中、晚期胃癌。
【用法用量】水煎，每日 1 剂，服 3 次，1 个月为 1 个疗程。
【临床应用】服药 1 ～ 2 个疗程，有效率达 100%，延长生存期 1 ～ 16 年。

【方　　名】山慈菇半枝莲汤
【方药组成】山慈菇、半枝莲、穿山甲、僵蚕、番木鳖、海藻、昆布、生牡蛎、沙参、百部、百合、白花蛇舌草、壁虎，各适量。
【功效主治】晚期肺癌。
【用法用量】水煎，每日 1 剂，服 2 次，连服 3 ～ 6 个月。
【临床应用】有效率达 100%，生存期平均延长 5 年。

【方　　名】山慈菇单方
【方药组成】山慈菇，胡桃肉。
【功效主治】乳起结核。
【用法用量】每日用山慈菇一钱，胡桃肉三枚，共捣烂，用酒送下，以散为度。如不急治，迟延日久，不免变幻莫测。外仍用醋磨山慈菇涂之。

【方　　名】山慈菇莪术汤
【方药组成】山慈菇 20g，延胡索 12g，香附 12g，两头尖 12g，炒穿山甲 30g，皂角刺、莪术各 12g，防风 15g，羌活 9g。

并配合在腹部包块处做丹火透热疗法，每天 1 次。
【功效主治】妇人癥瘕积聚证，理气活血。
【用法用量】水煎服，每日 1 剂。
【来　　源】《常见杂病的防治与验方》。

【方　　名】山慈菇膏
【方药组成】山慈菇数枚。
【功效主治】乳癌初起。
【用法用量】风干后，用醋磨敷患处。
【来　　源】《一味中药巧治病》。

【方　　名】山慈菇膏
【方药组成】山慈菇 200g，蜂蜜 200g。
【功效主治】食道癌梗阻、反胃者。
【用法用量】山慈菇洗净破开，用清水煮至浓，加入蜂蜜收膏。每次服 25g，每日服 2 次。
【来　　源】《中国民间灵验偏方》。
【附　　注】本方为河南信阳市一带民间验方，临床验证效佳。

【方　　名】山慈菇海藻散
【方药组成】山慈菇、海藻、浙贝母、柿蒂、柿霜各 60g，半夏、红花各 30g，乳香、没药各 15g，三七 18g。
【功效主治】食管、贲门癌。
【用法用量】共为细末，每次服 6g，加适量蜂蜜，每日 2 次。
【来　　源】《中国奇方全书》。

【方　　名】山慈菇蓼子花方
【方药组成】山慈菇、蓼子花各 60g。
【功效主治】妇女血瘕。
【用法用量】捣烂，调酒热敷患处。

【方　　名】山慈菇散
【方药组成】新鲜山慈菇适量。
【功效主治】皮肤癌。
【用法用量】捣烂，用米醋敷患处。

【方　　名】山慈菇散
【方药组成】山慈菇 21g。
【功效主治】乳腺纤维瘤。
【用法用量】研极细末，每天服 3g，温水送服，连服 7 天。
【来　　源】《常见杂病的防治与验方》。

【方　　名】山慈菇肾睾馔
【方药组成】山慈菇 30g，猪肾或猪睾丸。
【功效主治】恶性淋巴瘤。
【用法用量】将山慈菇切碎，猪肾或睾丸洗净切片，加水同煮熟食，去药渣，吃猪肾或睾丸。佐膳常服之。
【附　　注】忌食血腹、辛辣、茶酒。

【方　　名】山慈菇生半夏方
【方药组成】山慈菇、生半夏、大贝母、生南星、僵蚕、白芷、细辛、生川乌、生草乌、白蔹、樟脑，各 10g。
【功效主治】乳房纤维腺瘤。
【用法用量】共研细末，用黄酒或鸡蛋清调敷患处，每日 1 次，或用阳和解凝膏掺黑退消外贴。
【附　　注】外用效果好。

【方　　名】山慈菇生南星散
【方药组成】山慈菇、生南星、苦参各 100g，硼酸 25g，莪术 10g，雄黄、炙白砒、麝香各 1g，冰片 0.6g。
【功效主治】菜花型宫颈癌。
【用法用量】共研细末，混匀，每用 10 ～ 20g 敷患处。

【方　　名】山慈菇石见穿汤
【方药组成】山慈菇、石见穿、丹参各 15g，三棱、莪术、水红花子、广郁金、八月札各 10g，生牡蛎 30g，石蒜 0.15g。
【功效主治】理气活血，软坚抗癌。主治原发性肝癌。
【用法用量】将上药水浸泡 30 分钟，煮沸 15 分钟取法，分早晚服，每日 1 剂。

【方　　名】山慈菇蟹骨方
【方药组成】山慈菇（以野生者为佳）250g，蟹骨 30g（煅研末），蜂蜜 120g。
【功效主治】乳腺癌。
【用法用量】慈菇洗净切片，用净水 2 碗煎成 1 碗，去慈菇，纳蟹骨末及白蜜搅匀，再煎数沸，每服 2 汤匙，每日 3 ～ 5 次，服完后如法再制，约服 20 余剂。

【方　　名】山慈菇蟹壳方
【方药组成】山慈菇 200g，蟹壳 100g，蟹爪（带爪尖）100g。
【功效主治】乳腺癌。
【用法用量】共研细末，以蜜为丸，每丸重 10g，每次 1 ～ 2 丸，每日 3 次，温开水送下，饭后用。
【临床应用】治疗 27 例曾确诊为乳腺癌的患者，收效甚为理想。女，27 岁，1964 年 5 月来诊。患者右乳内有一硬块，乳头有血性分泌物，经穿刺检查诊断为乳腺癌。即投以上方，服药半年余，症状基本消失。
【来　　源】《千家妙方》，战士出版社，1982：545。

【方　　名】山慈菇肿节风汤
【方药组成】山慈菇 15g，肿节风 30g，蜈蚣 2 条，全蝎 6g，苍耳子 12g，半枝莲 30g，白花蛇舌草 30g，黄芪 30g。
【功效主治】鼻咽癌。
【用法用量】水煎服，每日 1 剂。
【来　　源】《百病良方》第二集，科学技术文献出版社重庆分社，1983：168。
【附　　注】同时用大蒜注射液做静脉滴注，每日 1 次。

【方　　名】山慈菇肿节风汤
【方药组成】山慈菇、肿节风、核桃树枝各 30g，黄药子 15g。
【功效主治】甲状腺癌。
【用法用量】水煎服，每日 1 剂。

【方　　名】山豆根八味汤
【方药组成】山豆根 30g，山慈菇 12g，菊花 10g，三棱 10g，莪术 6g，制马钱子 6g，皂角刺 10g，海藻 15g。

【功效主治】骨肉瘤。

【用法用量】上八味药加水煎汤，每日 1 剂，分 2 ～ 3 次服，15 日为 1 个疗程。

【来　　源】《防癌中药处方 700 种》。

【附　　注】山豆根及马钱子均有毒，体质差者需酌情减量。

【方　　名】山豆根草河车汤

【方药组成】山豆根 15g，草河车 30g，夏枯草 15g，土贝母 15g，蒲公英 20g，苦参 10g，黄连粉（冲服）3g，半枝莲 30g，白花蛇舌草 30g，龙葵 30g。

【功效主治】用于舌癌中期，硬结不断增大，可见糜烂、溃疡，边缘不整，破后口臭难闻，局部易出血，吞咽咀嚼困难，舌觉短而不灵，碍食难言。

【用法用量】上药先用水浸泡半小时，加水煎煮 2 次，药液混合均匀，分 2 次服用，每日 1 剂。

【来　　源】科学出版社，《中医肿瘤学》（上），1983：224。

【附　　注】上方诸药均匀为清热解毒泻火之品，久服可有损脾胃，宜注意调摄。

【方　　名】山豆根重楼汤

【方药组成】山豆根、重楼各 10g，赤芍、川芎、桃仁、红花、当归、莪术、白芷各 5g，大枣 5 枚，生姜 3 片。

【功效主治】鼻咽癌。

【用法用量】水煎，每日 1 剂，服 2 次，50 天为 1 个疗程，配合放疗。

【临床应用】用药 1 个疗程，有效率为 90.7%，延长生存期 3 ～ 5 年。

【方　　名】山豆根贯众膏

【方药组成】山豆根 30g，海带 30g，贯众 30g，黄柏 30g，白花蛇舌草 60g。

【功效主治】子宫颈癌。

【用法用量】上药制成浸膏，干燥后研细，每次服 3g，每天服 3 次。

【来　　源】《肿瘤的防治》：196。

【方　　名】山豆根苦参汤

【方药组成】山豆根 12g，苦参 15g，紫草根 30g，丹参 12g，茯苓 30g。

【功效主治】原发性肝癌。

【用法用量】水煎服，每日 1 剂。

【来　　源】《肿瘤的辨证施治》，上海科学技术出版社，1980：89。

【方　　名】山豆根片

【方药组成】山豆根片 4 ～ 6 片（每片 0.25g）；山豆根注射液 2 ～ 4ml。

【功效主治】恶性葡萄胎。

【用法用量】每服 4 ～ 6 片，每日 3 次；肌注，每日 1 ～ 2 次。10 天为 1 个疗程，用药 1 ～ 3 个疗程，有效率达 90%。

【方　　名】山豆根脐带膏

【方药组成】山豆根、脐带、贯众、黄柏各 30g，白花蛇舌草 60g。

【功效主治】子宫颈癌。

【用法用量】上药制成浸膏，干燥研粉，每次服一钱，每日 3 次；或每日 1 剂，两次煎服。

【临床应用】经治 26 例，近期治愈 5 例，显著好转 13 例，进步 6 例，无效 2 例。

【来　　源】《安徽单验方选集》，安徽人民出版社，1972：310。与上方近，可参。

【方　　名】山豆根山慈菇方

【方药组成】山豆根、山慈菇、土茯苓、金银花、连翘、虎杖、焦山栀、半枝莲、浙贝母、三棱、莪术、丹参、赤芍、穿山甲、鳖甲、党参、黄芪、焦三仙，各 10g。

【功效主治】胃癌。

【用法用量】药研细末，炼蜜为丸，每服 7g，每日 3 次，1 个月为 1 个疗程。

【临床应用】服药 1 ～ 2 个疗程，有效率达 100%，治愈率为 33%。

【方　　名】山豆根山慈菇汤

【方药组成】山豆根、山慈菇各 15g，夏枯草、白茅根各 30g，苍耳子 9g，杏仁 6g。
【功效主治】主治鼻咽癌有鼻塞、涕中带血者。
【用法用量】水煎服。

【方　　名】山豆根蜀羊泉汤
【方药组成】山豆根 10g，蜀羊泉 30g，白花蛇舌草 30g，漏芦 15g，墓头回 10g，乌蔹草 15g，合欢花 15g，夜交藤 30g。
【功效主治】子宫颈癌。
【用法用量】水煎服，每日 1 剂。
【来　　源】《肿瘤的防治》：197。

【方　　名】山豆根玄参汤
【方药组成】山豆根、玄参、大青叶各 15g，金荞麦 30g。
【功效主治】喉癌。
【用法用量】水煎服，每日 1 剂。
【来　　源】《抗癌本草》：29。

【方　　名】山豆根旋覆花汤
【方药组成】山豆根 10g，旋覆花 10g，代赭石 20g，莱菔子 15g，郁金 10g，瓜蒌 20g，刀豆子 15g，草河车 20g，陈皮 10g。
【功效主治】食管癌。
【用法用量】水煎服，每日 1 剂。
【来　　源】《抗癌本草》：29。

【方　　名】山豆根肿节风散
【方药组成】山豆根 30g，肿节风 30g，龙葵 20g，山慈菇 12g，乌梅 10g。
【功效主治】解毒抗癌，适用于食管癌。
【用法用量】上为细末，兑入蜂蜜服，每日 3 次。
【来　　源】民间方。

【方　　名】山梗菜汤
【方药组成】山梗菜 30g。
【功效主治】大肠癌。
【用法用量】水煎服，每日 1 剂，连服数月。
【来　　源】《一味中药巧治病》。
【附　　注】山梗菜又名水苋菜。

【方　　名】山海螺夏枯草汤
【方药组成】山海螺 30g，夏枯草、昆布、海藻、皂角刺、炮穿山甲各 9g，牡丹皮、山慈菇各 6g，白芥子 2.4g。
【功效主治】化痰散结。主治甲状腺癌。
【用法用量】水煎服，每日 1 剂。
【来　　源】《抗癌本草》：33。
【附　　注】忌烟、酒、辛辣刺激之品，保持心情舒畅。

【方　　名】山核桃枝鸡蛋
【方药组成】山核桃枝 120g，鸡蛋 2 个。
【功效主治】解毒散结，抗癌。主治胃癌。
【用法用量】用山核桃枝煮鸡蛋约 4 小时，勿使鸡蛋破裂，每日 2 个鸡蛋，连服 3 ～ 6 个月。

【方　　名】山甲沉香散
【方药组成】延胡索 9g，穿山甲 9g，沉香末 9g，眼镜蛇粉 30g。
【功效主治】各种肿瘤，晚期肿瘤疼痛。
【用法用量】共为细末，每次服 3g。
【附　　注】无眼镜蛇可用白花蛇代替。

【方　　名】山甲黄芪汤
【方药组成】穿山甲（炙研）、黄芪、白芷、当归、生地黄各 10g。
【加　　减】病在头面者加川芎 15g，在身上者加杜仲 15g，在两腿者加牛膝 15g，在肢臂手足者加桂枝 15g。
【功效主治】治无名肿毒、痈疽发背等症，3 日即愈。
【用法用量】用黄酒 3 碗或酒水各半煎 1 碗服之。
【来　　源】《串雅内编选注》。

【方　　名】山甲苦参汤
【方药组成】炮穿山甲、苦参、无花果、紫花地丁、皂角刺、红藤各 15g，黄连、制猬皮、木贼草、白头翁、白蔹各 9g，蒲公英 30g，血见愁 12g。
【加　　减】便血较多加槐花、槐角、地榆；坚结难消加生牡蛎、夏枯草；神疲乏力加党参、黄芪、白术。

【功效主治】清利湿热，软坚散结。大肠癌，症见便血鲜红，大便不畅或稀溏，或有腹痛，口苦，苔黄腻，脉濡数。

【用法用量】以上药物，水煎分2次服，每日1剂。

【来　　源】《抗癌中草药制剂》。

【附　　注】本方适用于大肠癌中、晚期证属肠道湿热者。湿热蕴结肠道，肠道脉络受损，以致便血。肠道传化失常则大便不畅或稀溏。方中炮穿山甲软坚散结以消癌肿，可透达经络直达病所，苦参清热燥湿，泻火解毒以清利肠道，二药共为主药；辅以无花果、紫花地丁、皂角刺、红藤、蒲公英、木贼草、白头翁、黄连、白蔹清热解毒，凉血消肿，以助主药之功；制猥皮、血见愁收敛止血。诸药合用清湿热，利肠道，散坚结，消癌肿。

【方　　名】山甲龙葵汤

【方药组成】穿山甲15g，川楝子10g，香附12g，郁金10g，石见穿30g，丹参15g，青皮12g，陈皮12g，夏枯草24g，红花30g，龙葵30g，广木香10g，枸橘30g，八月札12g。

【加　　减】黄疸加茵陈24g，山栀20g，大黄10g；浮肿加茯苓20g，泽泻10g，猪苓10g，车前草30g，半枝莲30g。

【功效主治】理气化瘀，消肿散结。胰腺癌，症见胸脘痞阻不通，胀闷疼痛，或呈刺痛，食入不化，或恶心呕吐，或嗳气呃逆，或矢气频作，舌淡红，脉弦涩。

【用法用量】水煎分2次服下，每日1剂。

【临床应用】以本方治疗晚期胰头癌3例，均经剖腹探查病理确诊，因癌肿扩散仅做改道手术，其中2例并用氟尿嘧啶等，分别存活2年2个月和3年9个月，另1例单纯中药治疗，存活4年4个月。

【来　　源】《肿瘤学》。

【附　　注】本方所治胰腺癌，以气机郁闭，瘀血留滞，痰热蕴结，抟结不散，酿毒作块为病机要点。方以陈皮、青皮、木香、八月札、香附、川楝子疏导气机、宽中行滞、健脾调肝、和胃止呕；穿山甲、郁金、丹参、红花化瘀破血、软坚消癥、通经止痛，郁金尚有利胆退黄之效；石见穿、龙葵、夏枯草清热解毒、化痰散结、消肿抗癌；最后用枸橘养阴生津，以制理气药之辛燥化热、灼伤阴津。全方配合，以调气行气为先导，气顺则瘀可化、痰可去、积可消，病自可除。

【方　　名】山甲汤

【方药组成】穿山甲30g，柴胡、广郁金、姜半夏、三棱、莪术、佛手片、黄药子、赤芍各10g。

【功效主治】甲状腺腺瘤。

【用法用量】每天1剂，水煎服，每日2次，30天为1个疗程。

【方　　名】山甲止痛散

【方药组成】穿山甲适量。

【功效主治】主治肿瘤各种在小腹上，攻冲心痛。

【用法用量】穿山甲片土炒脆为末，砂糖调陈酒送下，每服9g，止痛如神，若不能饮糖，酒服亦可。

【来　　源】《奇难杂症效验单方全书》。

【方　　名】山甲猪殃蛇莓汤

【方药组成】猪殃殃、地黄蜂、蛇莓各300g，益母草、当归、荷包草150g，穿山甲120g。

【功效主治】白血病。

【用法用量】分10天煎服，每日2次。

【来　　源】《治癌中药处方700种》。

【方　　名】山苦瓜滴剂

【方药组成】山苦瓜10g。

【功效主治】鼻咽癌。

【用法用量】将药洗净切碎，放入75%乙醇和蒸馏水各25ml中，3天后再加蒸馏水50ml搅匀，去渣滤液加甘油20ml和匀，每用3～5滴滴入鼻中，日滴4～6次，1个月为1个疗程，滴鼻1个疗程见效。

【方　　名】山苓肉包
【方药组成】山药、茯苓各 25g，面粉 500g，猪肉 250g，鸡汤适量，味精等调料适量。
【功效主治】健脾益智，养心安神，本膳主要适用于皮肤癌患者胃口不开者。
【用法用量】茯苓放米泔水中浸泡一夜后，洗净放蒸锅内，蒸熟后加水一起放砂锅内，煎取浓汁，纱布过滤。选七成瘦、三成肥猪肉剁烂，加入味精、姜末、花椒粉、盐、料酒、白糖适量，用鸡汤、茯苓汁搅拌成稀糊状，滴数滴香油馅备用。再用温水、少许茯苓汁调和山药面、面粉，充分揉匀，做成小包，旺火蒸 10 分钟即成。
【来　　源】《铁道医学》，1992，4：235。
【附　　注】基础实验表明茯苓有良好的抗癌活性，它能与许多生物活性基团起烷化反应而直接影响癌细胞的复制；同时可以干扰癌细胞 RNA 转录的功能，使转移 RNA 肽链增长时，将肽链过早释放而不能形成完整的蛋白质，从而抑制了癌细胞的增殖活性。

【方　　名】山龙汤
【方药组成】山豆根、海藻、昆布、金银花、连翘、白芷、桔梗、射干、升麻各 9g，龙鳞草、夏枯草、天花粉、生地黄各 15g，生甘草 4.5g。
【加　　减】神疲乏力加黄芪、太子参、鸡血藤；腰膝酸软加女贞子、菟丝子、补骨脂、玄参、枸杞子。
【功效主治】清热解毒，化痰软坚。甲状腺癌，症见颈前肿块，质硬不移，身热口干，声嘶咽痛，舌质红，苔黄腻，脉滑数。
【用法用量】水煎分 2 次温服，每日 1 剂。
【临床应用】本方治疗甲状腺癌 36 例，总有效率为 66.7%。
【来　　源】《抗癌中草药制剂》。
【附　　注】本方适用于甲状腺癌中晚期证属热毒、痰浊、瘀血凝结者。发病是因七情内伤，肝气郁结，气机阻滞，血瘀痰结所成，病久还会伤阴化火。治宜攻邪养阴。方中山豆根、金银花、连翘清热解毒，消肿散结；龙鳞草活血化瘀以逐瘀血；海藻、昆布、夏枯草化痰软坚散结以消坚积；升麻攻毒以透邪，升阳以托毒，使邪毒尽解；白芷祛湿浊；桔梗、射干宣肺利咽，消痰散结；天花粉、生地黄滋阴生津；生甘草调和众药。诸药合用清热毒，逐瘀血，化痰浊，消坚结，使邪毒尽解。

【方　　名】山芪赭花丸
【方药组成】山豆根 15g，黄芪 90g，露蜂房 15g，旋覆花 15g，娑罗子 15g，代赭石 15g，青果 15g。
【功效主治】理气活血，化痰消肿，补气降逆。适用于食管癌初期，进食时有轻微咽下困难，吞咽感觉发噎，并逐渐加重者。
【用法用量】上药共研为细粉，水泛为丸，如绿豆大。每服 3 ～ 6g，开水送下，每日 3 次。
【来　　源】《中医癌瘤证治学》。

【方　　名】山参黄芪
【方药组成】山参 10g，黄芪、茯苓、南北沙参、麦冬各 12g，柿蒂 10 只，代赭石 30g，生姜 5g，大枣 10 枚。
【功效主治】肠癌术后顽固性呃逆。
【用法用量】水煎服，每日 1 剂。
【临床应用】治愈 1 例。胡某，男，70 岁，直肠癌切除后行乙状结肠造瘘术，术后呃逆不止，口干乏力，舌苔黄腻，边有齿痕，脉濡，多方治疗无效，改用上方，服 6 剂后痊愈。
【来　　源】《辽宁中医杂志》，1990，（3）：48。

【方　　名】山水乌龟
【方药组成】山水乌龟数只。
　　配合针刺疗法，主穴：阳陵泉、风市、季中，以治下肢痿痹；配穴：膝阳关以解筋脉挛急，足三里去虚羸而强壮身体。
【功效主治】补血散结，适于体液癌症患者。
【用法用量】每只用黄泥团包好，外面用铁丝加围，放木柴火上煅烤，龟壳用手能折断为度，研末，每次服 3g，早晚各 1 次，服至 30 天，痛愈热退汗止。

【方　　名】山土合剂

【方药组成】山豆根30g，土茯苓30g，连翘30g，牛蒡根15g，柴胡9g，土贝母12g，露蜂房30g，板蓝根30g，天花粉15g，玄参30g，鬼针草30g，家雀窝胆30g。

【加　　减】气滞明显者加川楝子、香橼皮；痰多者加白芥子、白僵蚕、胆星、半夏；有虚热者加胡连、糯稻根。

【功效主治】恶性淋巴肉瘤。

【用法用量】水煎服，每日1剂。

【临床应用】陈某，男，12岁，1970年2月初患感冒去医院治疗。当时检查患儿扁桃体有一枣核大小的质硬固定的肿块，怀疑为“恶性淋巴肉瘤”，随即在西安医院第一附属医院活体组织检查，病理报告为“网状细胞肉瘤”。做活检后，肿块进展很快，已达核桃大，喝水受碍，由于肿物在口腔，不能进行放疗，以中药治疗，拟山土合剂，另用硼麝散吹入，服4剂后肿物即见缩小，继服原方70余剂，肿物消失。病理检查，未找到癌细胞，随访8年，未再见复发。

【来　　源】《陕西中医》，1980：1。

【附　　注】家雀窝胆，又名红线草、地锦草，为戟科一年生草本，茎柔细，叉状分枝，平卧地面，绿色或带紫红色。叶对生，极少互生，长矩圆形，叶缘微锯齿，折断有四色奶汁，夏秋间开黄褐色小花，结蒴果，三圆棱状锥形。

【方　　名】山乌龟根方

【方药组成】山乌龟根9g（用老糠炒制），车前子15g，过路黄30g，白花蛇舌草30g，瓜子金30g，丹参根30根。

【功效主治】清热解毒、凉血活血。用治肝硬化腹水、肝癌。

【用法用量】水煎服，每日1剂。

【来　　源】《江西草药》。

【附　　注】山乌龟根，属防己科，又名白药子。

【方　　名】山乌散合方

【方药组成】①山乌散：山豆根6g，乌贼骨6g，文蛤6g，枯矾6g，冰片3g，麝香0.1g。②龙胆草9g，栀子9g，黄柏9g，土茯苓30g，当归12g，赤芍9g，蜈蚣2条，金银花18g，连翘12g，蒲公英12g，紫花地丁12g，生甘草6g。

【功效主治】子宫颈癌。

【用法用量】方①各药共研细末，外用。先以蛇床子30～50g煎水冲洗患处，再上药粉少许，每日1次。方②内服，水煎，每日1剂。

【来　　源】《抗癌中草药制剂》，人民卫生出版社，1981：254。

【方　　名】山杏靥粉

【方药组成】山药120g，甜杏仁30g，猪、羊靥30g。

【功效主治】甲状腺癌。

【用法用量】先将猪、羊靥焙干，与前2味药共为细末。每服3g，早、晚各1次。

【来　　源】《诊余录》。

【方　　名】山羊角散

【方药组成】山羊角（火煅）、川楝子（炒）、露蜂房各90g。

【功效主治】乳腺癌。

【用法用量】共研细末，间日服6g，陈酒送下。

【方　　名】山药扁豆糕

【方药组成】山药（鲜者）100g，鲜扁豆25g，陈皮丝1g，红枣肉250g。

【功效主治】健脾开胃，补气进食，本膳主要适用于胃癌大便溏软，面黄形瘦，倦怠疲乏者。

【用法用量】先将山药去皮切成薄片，扁豆、陈皮捣末，再将枣肉切碎捣泥，共和匀后蒸饼即可。每次服50～100g。

【附　　注】甘平滋补，与脾胃之性结合，乃食疗佳品。山药的特点是“温补而不骤，微香而不燥”（《药品化义》）。所以，癌症病人大多可以适用。白扁豆的特点是“味甘平而不甜，气清香而不窜，性温和而色微黄，与脾性最和为和中益气佳品”（《药品化义》）。钏达锦报告：以白扁豆、黑大豆、赤小豆等制成的“升白宁”汤剂，可治疗多种原因所致的慢性白细胞减少症，能增强细胞免疫功能，刺激骨髓造血组织，减少粒细胞的破坏，提高造血功能等（《中西医结合浙江分会年会报告汇编》，1986：30）。

【方　　名】山药杞子炖牛肉

【方药组成】山药 15g，枸杞子 15g，牛肉 100g，姜丝、葱花、蒜泥各适量，油、盐、酱油各少许。

【功效主治】益气滋阴，健脾益肾，扶正抗癌。主治气阴两虚型食管癌、胃癌等消化道癌症。

【用法用量】山药洗净切片，枸杞子洗净拣去杂质，牛肉洗净切成小块儿。而后将其一并放入锅中，加水适量，放入姜丝、油、盐、酱油少许，煮沸后转慢火炖至肉熟，调以葱花、蒜泥拌匀，即可食用。佐餐食用，隔日 1 次，常食之。

【方　　名】山药清汤

【方药组成】新鲜山药 1 条，猪脾 1 具。葱花、香菜、盐、味精、胡椒粉、冷水各适量。

【功效主治】补脾益气，扶正抗邪。本膳主要适用于胰腺癌并发有中度或轻度糖尿者。对胃癌前期病变慢性胃溃疡亦有良效。

【用法用量】猪脾用水洗净，切成数块，清水煮沸 40 分钟，纱布过滤，做成汤液（500～600ml）。山药洗净，削去外皮，擦成泥状，缓缓放入脾汤中，搅拌、煮熟。在锅内加入盐、味精，再放入葱花、香菜、胡椒粉，即可食用。

【附　　注】胰腺癌并发糖尿者，常表现为脾虚气弱，运化无力，倦怠乏力，食少便溏等。山药味甘入脾，既补脾气，又益脾阴，因其略兼涩性而能缓和腹泻，故对本症颇为适宜。《圣济总录》中有一猪脾粥，对本病亦可适用：猪脾、猪胃各 1 个，洗净切细，加好大米 100g，文火煮粥，米熟后即可，空腹吃。

【方　　名】山药素甦仁

【方药组成】山药 500g，水发冬菇 25g，马蹄 100g，胡萝卜 50g，豌豆粒 25g，食盐 1g，味精 1g，绍酒 20g，干淀粉 50g，蛋清适量，水淀粉或玉米粉 100g，花生油 500g（实耗 50g），素汤少许。

【功效主治】健脾益肺，调理气血，本膳主要适用于肝癌厌恶油腻的患者。

【用法用量】将山药洗净，黏些干淀粉，上笼蒸熟，再用刀削成山药片。用刀排斩成山药泥，加味精、蛋清、绍酒抹均匀。再用手做成一头大一头小形似甦仁状的坯子，逐个滚上干淀粉。将水发冬菇、胡萝卜、马蹄、豌豆全切成丁，起热油锅，略炒待用。另起生油锅，把“山药甦仁”投入热油锅中，炸成金黄色，捞出，放入已做好的佐配料里即可，入口软顺，又香又酥，别有风味。

【附　　注】由于以山药为主，故健脾益气功能明显，加之马蹄之清润，胡萝卜之升阳，可使之气血平衡，有利于化疗的进行。

【方　　名】山药吴茱萸汤

【方药组成】山药 10g，吴茱萸 10g，生熟地黄各 15g，泽泻 10g，茯苓 10g，肉桂 6g，仙茅 10g，淫羊藿 15g，女贞子 15g，旱莲草 15g，鸡血藤 15g，石韦 15g。

【功效主治】血小板下降，脾肾两虚，补益脾肾。

【用法用量】水煎服，每日 1 剂。

【方　　名】山药小笼包

【方药组成】山药粉 25g，面粉 500g，猪肉糜 500g，肉皮冻 250g，白糖、盐、葱、姜、黄酒、味精、麻油等少许。

【功效主治】健脾开胃，生肌补气，本膳主要适用于溶骨性骨肉瘤气弱体虚者。

【用法用量】将肉皮煮烂绞碎，加少许葱、姜、黄酒、盐，放到锅中煮至黏，取出，冷却绞碎，即为肉皮冻。在肉糜中加少许白糖、盐、味精和麻油，加 150g 水，搅拌，然后倒入肉冻，调匀，即为馅儿。在面粉中放 50g 水，揉透后醒 20 分钟，将醒过的面制成每个 9g 重的坯子，再压扁做成皮，每个皮包 35g 馅儿，放上笼蒸 7 分钟左右，就可出笼。

【附　　注】作者 1978 年治疗 2 例溶骨性骨肉瘤患者，共同体征都有脾气虚的症候，在施用“常氏抗癌止痛汤”的同时，嘱其经常食用本膳，患者不但乐于接受，而且临床上对改善症状有辅助性效果。

【方　　名】山茱萸石斛汤

【方药组成】山茱萸 10g，石斛 10g，生熟地黄各 20g，麦冬 10g，五味子 10g，菖蒲 15g，女贞子 30g，淫羊藿 15g，肉苁蓉 30g，巴戟天 10g，肉桂 6g，枸杞子 30g，山药 10g，桑寄生 20g，生黄芪 30g，杭白芍 20g，当归 10g，生薏苡仁 30g。

【功效主治】滋阴益肾，扶正抗癌。适用于脑肿瘤。

【用法用量】水煎服，每日 1 剂。

【来　　源】《常见恶性肿瘤中西医结合治疗》。

【方　　名】山茱萸熟地合方

【方药组成】①山茱萸 10g，熟地黄 5g，当归 10g，枸杞子、紫河车、白术、阿胶各 10g，首乌、女贞子、骨碎补、白花蛇舌草各 15g，五味子、红参、鹿角胶各 6g。②红参 50g，熟地黄 150g，黄精、黄芪、龟板各 150g，阿胶 60g，枸杞子、白芍、虎杖、白术、女贞子各 100g，当归、制何首乌、天冬各 120g，冬虫夏草 60g，紫河车 120g，鹿角胶 30g。

【功效主治】急性粒－单核细胞性白血病。

【用法用量】方①水煎服，每日 1 剂。方②共研细末，炼蜜为丸，每丸重 10g，每次 1 丸。口服 3 次，白开水送下。西药采用 COAP 化疗方案。

【临床应用】祁某，女，14 岁，1976 年 1 月 28 日因低热、面黄、齿龈出血 3 个月余而入院，经血液、骨髓象检查诊断为急性粒－单核细胞性白血病，入院后服用方①，并采用 COAP 化疗方案，同时口服泼尼松、乙胺嘧啶，4 月 21 日复查骨髓象符合完全缓解，临床症状、体征完全消失，7 月 8 日出院，以后定期门诊复查血象、骨髓象，每 1 ～ 1.5 个月行化疗 1 个疗程，3 ～ 6 个月口服乙胺嘧啶 1 疗程，坚持服方②丸剂，至今患者一直维持在完全缓解期中，已工作 4 年余。

【来　　源】《中西医结合杂志》，1985，5（4）：241。

【方　　名】山楂陈皮瘦肉丁

【方药组成】山楂 100g，陈皮 10g，黄瓜 100g，瘦猪肉 100g，生姜 10g，葱 10g，料酒 10g，食盐适量。

【功效主治】肝气郁结乳腺癌患者。

【用法用量】先将瘦猪肉切丁，黄瓜洗净切丁，山楂去核切丁、生姜切丝。将油锅烧热，放猪肉丁，略炒片刻，加入黄瓜、山楂、陈皮、姜、葱同炒，加入各种调料，待汁收干，即可食用。

【方　　名】山楂炖青鱼

【方药组成】山楂 50g，红花 3g，青鱼 1 条（约重 1 000g），药生油 1 000ml，红糖 30g。白糖、麻油、淀粉、葱、姜各适量。

【功效主治】活血化瘀，止血止痛，本膳主要适用于子宫颈癌所致月经失调和疼痛者。

【用法用量】山楂、红花、红糖煎汁备用。青鱼洗净，用水将淀粉搅匀，抹在鱼的两面，再提起鱼尾，将干淀粉抹一遍。将油放入锅中至七八成熟，置鱼于油锅中，炸至金黄色，捞出装盆备用。最后取麻油 50ml 放入锅中至热，放入山楂汁、少量醋和淀粉，勾成稀芡，稍搅和，加上少许姜末、葱末后出锅，浇在鱼上，即可食用。

【附　　注】据刘明哲报告，以小鼠艾氏腹水癌实验，山楂提取物对癌细胞体内生长、增殖和浸润转移均有一定抑制作用，可以延长带瘤动物的存活时间达 37.3%；其作用机理是抑制了癌细胞 DNA 的合成（《浙江中医学院学报》，增刊号，1988：9）。

【方　　名】山楂内消丸

【方药组成】山楂 90g，炒麦芽 90g，五灵脂（醋炒）90g，陈皮 120g，香附（醋制）120g，制半夏 60g，青皮（醋炒）60g，厚朴（姜制）60g，砂仁 45g，莪术（醋制）30g，三棱（醋制）30g，炒莱菔子 60g。

【功效主治】痞块癥瘕，倒饱吞酸，胸满气胀，大便燥结。

【用法用量】上药共研细粉，凉开水泛小丸。每次服 9g，白开水送下。

【附　　注】孕妇忌服。

【方　　名】山楂桃仁露
【方药组成】鲜山楂 500g（或山楂片 250g），桃仁 100g，蜂蜜 250ml。
【功效主治】活血化瘀，消食抗癌。主治血瘀型食管癌等多种癌症。
【用法用量】山楂洗净，切碎或捣成粗末，与桃仁一起放入砂锅内，加水适量，用大火煮沸后，改用小火煮 30 分钟，滤出头汁，再加水适量煮 30 分钟，滤出二汁，去药渣；然后将头汁、二汁同置入瓷盆中，加入蜂蜜。瓷盆加盖，隔水蒸 1 小时，离火，冷却后装瓶备用。每日 2 次，每次 1 汤匙。饭后温开水冲服，3 个月为 1 个疗程。

【方　　名】山楂益母草汤
【方药组成】山楂 30g，益母草 15g，当归、延胡索、紫草各 9g，川芎 6g。
【功效主治】卵巢癌。
【用法用量】水煎服，每日 1 剂。

【方　　名】山楂制剂
【方药组成】山楂果、膏、罐头等适量。
【功效主治】胰腺癌。
【用法用量】常服。
【来　　源】《一味中药巧治病》。

【方　　名】山楂粥
【方药组成】山楂 15g，粳米 50g，砂糖适量。
【功效主治】化滞消食，散瘀化积，健脾抗癌。主治气滞血瘀型肝癌等癌症。
【用法用量】将山楂炒至棕黄色，同粳米置锅内，加水适量煮成稠粥，食时加入砂糖调味即可食用。每日早、晚餐时趁温热服食。

【方　　名】山楂粥
【方药组成】山楂 30g，或鲜山楂 60g，粳米 100g，白糖 10g。
【功效主治】健胃消食，化散瘀血，本膳主要适用于绒毛膜恶性肿瘤滞血痛胀者。
【用法用量】先用山楂入砂锅内煎取浓汁，去渣，然后加入粳米煮至粥熟。食用时加白糖调口味。
【附　　注】清黄云鹄《粥谱》云："山楂粥，化食，疗疝，磨肉积。"目前，已知中药山楂片水煎液可以延长移植肿瘤动物的生存期；生山楂对小鼠艾氏腹水癌细胞有明显抑制作用（《浙江中医学院学报》增刊号，1982：22）。山楂种子（山楂核）热水提取液对人子宫癌细胞 JTC–26 体外实验抑制率达 50% ～ 70%（《汉方研究》,1979,2：59，日文）。山楂有较好的扩张血管、降低血脂等活血化瘀作用，适用于多种实体瘤的治疗。由于山楂粥又具有健脾助运功能，所以，对癌症患者症见脾胃虚弱，疗效更好。

【方　　名】杉木汤
【方药组成】杉木节 1 大片，橘叶 300 ～ 450g（无叶以陈皮 100g 代之），大腹槟榔 7 个，合捣碎之，童子小便 3 大升。
【功效主治】肝癌，症见胁肋痞块膨胀，咽塞不通欲绝。
【用法用量】共煮取 1 大升半，分二服。
【附　　注】宋许叔微《普济本事方》卷第七"杂病"中有关于"杉木汤"的记述：唐柳柳州纂《救死三方》云："元和十二年二月，得脚气，夜半痞绝，胁有块，大如石，且死，咽塞不知人三日，家人号哭。荥阳郑洵美传杉木汤，服半食顷，大下三次，气通块散。用杉木节一大片、橘叶一斤，北地无叶以皮代之，大腹槟榔七枚，合捣碎之，童子小便三大升，共煮，取一升半，分二服，若一服得快利，即停后服。以前三死皆死矣！会有教者，皆得不死，恐他人不幸有类余病，故传焉。"

【方　　名】鳝鱼酒
【方药组成】鲜鳝鱼 1 500g，白酒 500ml。
【功效主治】直肠息肉。
【用法用量】将鳝鱼置瓦上用火焙烤至焦黄，泡入酒内，3 天饮用，每日服 2 次，每次服 20ml。
【来　　源】《百病良方》（第三集）。

【方　　名】鳝鱼杂烩

【方药组成】白萝卜 150g，胡萝卜 50g，鳝鱼 50g，大头菜 1 个，醋 100ml，色拉油 50ml，白糖 10g。料酒、盐等适量。

【功效主治】下气宽中，化痰解毒，本膳主要适用于肺癌痰多、腹胀不舒者。

【用法用量】白萝卜、胡萝卜、大头菜适当切片，放入大碗中，加盐拌腌片刻，去掉渍盐所淌出汁液，用冷开水洗净，切勿残留水。将上述各料与鳝鱼片混合，加入醋、酒、糖、盐、色拉油拌匀，小火煮 15 分钟，即可食用。

【附　　注】白萝卜苗头成分较其他萝卜丰富，含抗癌物质维生素 C、胡萝卜素和木质素等。作者在临床上证见癌患者有咳嗽痰稠、咽喉肿痛时，常用大白萝卜 250g，切片，放碗中，加饴糖或白糖 2 ～ 3 匙，静置过夜，浸渍成萝卜糖水，频频饮服，有一定改善症状的效果。名老中医王富安也发表文章指出，"食肉、鱼时须加萝卜，不但能防病治病，也有防治癌症的作用"(《连云港报》，1985，10：12)。

【方　　名】伤湿止痛膏

【方药组成】马钱子、天南星、樟脑、丁香、乳香、没药、黄连、蟾酥、斑蝥等。

【功效主治】肝癌疼痛。

【用法用量】治疗 1 例肝癌昼夜疼痛难忍，用西药止痛，仅暂缓一时的病例，1 天痛减，7 天后停用各种止痛，已无明显疼痛。

【来　　源】《毒剧中药古今用》。

【方　　名】商陆方

【方药组成】商陆根适量。

【功效主治】腹中暴症，有物如石，痛利啼呼不治，百日死。

【用法用量】捣汁或蒸之。以布籍腹上，安衣物覆，冷即易，昼夜勿息。

【来　　源】《奇难杂症效验单方全书》。

【方　　名】商陆敷方

【方药组成】生商陆根不拘多少。

【功效主治】治石痈坚如石，不作脓者。又治湿漏诸痈疖。

【用法用量】洗净，捣敷患处，干即易之，取软为度。

【来　　源】《千金方》。

【附　　注】据《云南中草药》：治淋巴结结核，用商陆 9g，红糖为引，水煎服。本方与上方类，可参。

【方　　名】商陆杏仁膏

【方药组成】生商陆根汁 664ml，杏仁（汤浸去皮尖）40g。

【功效主治】治痃癖不瘥，胁下痛硬如石。

【用法用量】研仁令烂，以商陆根汁相和，研滤取汁，以火煎如饧。每服，取枣许大，空腹以热酒（黄酒）调下，渐加之，以恶物为度。

【方　　名】商陆羊肉羹

【方药组成】羊肉 90g，商陆 9g，葱白 1 根，豆豉 10g。食盐少许。

【功效主治】扶正祛邪，利水消肿，本膳主要适用于膀胱癌小便困难和无痛性血尿患者。

【用法用量】羊肉切细。商陆去皮切片，加水 3 000ml，煮取 2 000ml。去渣，放入羊肉，煮烂，放入葱白、豆豉、食盐，制成羊肉羹即成。

【附　　注】商陆羊肉原名为商陆羊肉肤，出自《圣济总录》一书，肤即羹之意。膳中商陆味苦，性寒，功能通二便、泄水和散结；和羊肉甘温之补虚配合，对肿瘤病人水肿最为合适。商陆单用也有效，但剂量每次不宜超过 10g，过量反而效差。近年来有报告，100% 浓度的商陆煎剂有一定的抗辐射作用，使经受 600 γ 照射后的大鼠血小板数降低减轻，且回升较快，提示对肿瘤放射疗法的患者有保护作用(《医学研究》，1975，4：47)。

【方　　名】商陆粥

【方药组成】商陆 10g，粳米 100g，大枣 5 枚，清水适量。

【功效主治】通利二便，利水消肿，本膳主要适用于卵巢癌排尿困难所致腹水。

【用法用量】先将商陆用水煎汁，去渣，然后加入粳米，大枣煮粥，空腹饮之。微利为度，不可过量。

【附　　注】卵巢癌Ⅱ期由于肿瘤盆腔内转移，常发生腹水。商陆的消肿作用具有两个方面的特点，一是刺激血管运动中枢，使肾血量增加而利尿；二是直接刺激肠黏膜引起腹泻而排水，故有“能泻拾种水病”之说（《药性论》）。由于商陆有小毒，所以作者在临床上以大枣和粳米以营养胃气，减少毒副反应，达到扶正利水的目的。本膳所出葛洪的《肘后备急方》，但无大枣。作者本着张仲景利水名方“十枣汤”之意，酌加大枣，病人服之，大多无严重副反应。

【方　　名】上海民间抗癌方

【方药组成】蛇六谷30g，火星草50g，苍耳草50g，薏苡仁根50g，七叶一枝花30g，钩藤12g。

【功效主治】恶性脑瘤。

【用法用量】将蛇六谷水煎煮2小时后，加入其余药物煎汤饮，分2～3次服，每日1剂，10天为1个疗程。

【来　　源】《肿瘤的防治》。

【附　　注】蛇六谷，俗称魔芋。头痛加全蝎、僵蚕、石决明；呕吐加姜半夏、旋覆花、生赭石；视物不清加决明子、墨旱莲。

【方　　名】上海民间抗癌方

【方药组成】蜀羊泉30g，山海螺、鱼腥草、蛇莓、香兔耳风各15g。

【功效主治】肺癌。

【用法用量】上药同煎服，每日1剂，分2～3次服。半个月为1个疗程。

【来　　源】《上海常用中草药》。

【附　　注】蜀羊泉又称白英，香兔耳风在两广民间称六耳棱、六棱菊。

【方　　名】上品八珍汤

【方药组成】川芎7g，当归9g，白芍11g，熟地黄16g，党参10g，白术9g，茯神7g，生甘草10g，大枣21g，猪肉150g或鸡半只。清水适量。

【功效主治】补气养血，活血提神。本膳主要适用于绒毛膜癌和恶性葡萄胎症见气血两虚者。

【用法用量】川芎等中药先用常规煎煮法煎制，煎煮液滤后，加入猪肉或鸡，再加适量清水，先大火后文火，煮3～4小时，稍凉后，即可吃肉喝汤。

【附　　注】一般本病在化疗、放疗或手术后，元气受伤或病情晚期，出现恶病质。由于攻伐太过，元气大伤而致骨髓抑制，面色苍白，头晕目眩，纳食低下，形体消瘦。本膳以补气生血的八珍汤为主，加之以营养丰富的肉类，以加速气血的恢复。本膳在马来西亚亦很流行，余仁生药堂专门制作成汤料，用时只要和猪肉一煮即可，十分方便。

【方　　名】上清散

【方药组成】川芎、郁金、芍药、荆芥穗、薄荷叶、芒硝各15g，乳香、没药各3g，脑子1.5g。

【功效主治】疏风活血，化瘀止痛。适用于脑肿瘤头痛，眉棱骨痛，眼痛。

【用法用量】上药为细末。每用少许搐鼻。

【来　　源】《御药院方》。

【方　　名】上血丹

【方药组成】陈京墨300g，孩儿茶240g，牛胆汁240g，胡黄连240g，黄连240g，三七粉45g，明白矾30g，大、小蓟炭各30g，熊胆30g，蒲黄炭24g，文蛤15g，牛黄12g，冰片12g。

【功效主治】子宫肌瘤的大出血，疮疡及肿瘤溃破流血，鼻出血，肺结核咯血，食管癌吐血等，用于多发性骨髓瘤化疗发热。

【用法用量】上药研细末，制成水丸，或将药末装入胶囊中。每次服3～4.5g，每日2～3次。血止停服。上药先用冷水浸泡40分钟，水量以刚刚漫过药为准，再以大火煎开，搅动药物，盖严，改用小火煎15～20分钟，共煎3次，混匀药汁，早、晚各服1次。

【附　　注】孙秉严供方。

【方　　名】烧槟榔豆腐

【方药组成】鸡血 250g，嫩豆腐 250g，小木耳 15g，笋片 15g。姜、葱、蒜各少许，酱油、味精、料酒、鲜汤、猪油、花椒油等适量。

【功效主治】活血益气，祛风通络。本膳主要适用于肝癌瘀血性疼痛者，对各种癌晚期食欲不振、形体消瘦、恶病质亦可使用。

【用法用量】将鸡血、豆腐切成小方块，在开水锅中浸透，捞出后沥去水分，把鸡血的豆腐放在用湿冷布铺的案板上，把布的四角往中心折叠，成方包型。上边放一木块，再用石头压住。晾凉后去掉石块、木板，解开布包，呈槟榔样，切成 2cm 见方的块。木耳洗净，笋片切成雪花片，备用，锅内放入猪油至热，将“槟榔块”和配菜下锅，加入葱、蒜、酱油、味精、料酒和鲜汤搅匀，收汁浓时，勾芡，浇些花椒油后，盛在盘内即可。

【方　　名】烧鸡丹

【方药组成】老母鸡 1 只，阿胶、鳖甲、蜂蜡各 60g，血竭、孩儿茶、三七、火硝、穿山甲、蜈蚣、水蛭、鹿茸各 9g。

【加　　减】热毒炽盛，用水牛角、生地黄、金银花、连翘、云参、银耳、秦艽、地骨皮、牡丹皮、知母、柴胡、黄芪；肝肾阴虚，用知母、生地黄、熟地黄、龟板、枸杞子、山药、银耳、地骨皮、白薇、当归、白芍、牡丹皮；气阴两虚，用太子参、银耳、黄芪、枸杞子、山药、龟板、黄精、熟地黄、当归、白术、茯苓、白芍、青蒿、地骨皮；正虚瘀血阳络，用太子参、银耳、白芍、牡蛎、生地黄、丹参、当归、秦艽、云参、熟地黄、牡丹皮、地鳖虫。

【功效主治】白血病。

【用法用量】老母鸡去内脏存毛，取药装入鸡腹，缝合，外糊黄泥 2cm，用柴火烧约 2 ～ 4 小时，去泥拔毛，撒碎晾干，肉、骨、药共研为末。口服，成人每次 6 ～ 10g，每日 3 次，儿童酌减。同时配服加减用药方，每日 1 剂，水煎服。

【临床应用】经治 2 ～ 7 个月，近期治愈 17 例，显效 10 例，有效 15 例，用药 15 ～ 30 日无效 10 例。

【附　　注】上方系魏素丽、魏素红摘编自张力群主编《中国民族民间特异疗法大全》。

【方　　名】芍归莪术汤

【方药组成】莪术 5g，三棱 3g，延胡索 3g，赤芍 3g，当归 10g。

【功效主治】腹中用块，癥瘕。

【用法用量】水煎服，每日 1 剂。

【来　　源】《中国民间实用医方》第一集。

【方　　名】芍黄丸

【方药组成】大黄、白芍各 60g。

【功效主治】久患积聚，二便不利，气上抢心，腹上胀满，害食。

【用法用量】为末，水丸如梧桐子大，每汤下 40 丸，每日 3 次，以愈为度。

【来　　源】《奇难杂症效验单方全书》。

【方　　名】芍药散

【方药组成】赤芍药、白芍药、川芎、当归、生甘草、大黄、木鳖子，各 15g。

【功效主治】活血通络，清热解毒。适用于耳部肿瘤，耳内痛与头相连，脓血流出。

【用法用量】上为散。每服 12g，水煎，食后、临卧服。

【来　　源】《普济方》。

【方　　名】芍药丸

【方药组成】芍药、当归、白术、鳖甲（炙）各 60g，诃藜勒（去核）10 颗，干姜、人参各 45g，豆蔻、雄雀屎各 30g，郁李仁（去皮）75g。

【功效主治】健脾益气，化瘀消积。主治心腹胀满，脐下块硬如石，疼痛不止。适用于膀胱癌、卵巢肿瘤而见上述诸症者。

【用法用量】上十味捣筛，蜜和为丸，如梧桐子大。每服 20 丸，渐加至 30 丸，空腹以酒送下，1 日 2 次，不吐不利。

【附　　注】忌生菜、热面、葱、苋、桃、李、雀、肉、蒜、黏食等物。

【方　　名】少腹逐瘀汤加减

【方药组成】当归尾12g，川芎、肉桂、小茴香各6g，红花、桃仁、延胡索、没药、生蒲黄、炒五灵脂各10g，三棱、莪术各8g，生卷柏30g，益母草15g。

【加　　减】气滞偏重者用行气之药，加用香附、川楝子、荔枝核；血瘀偏重或经期重用活血之品，加用水蛭、丹参、益母草；恢复或经后，选用养血调气健脾之法，用八珍汤加减调理善后。在治疗期间一律停用西药。

【功效主治】子宫肌瘤。

【用法用量】水煎服，每日1剂，1月为1疗程。

【方　　名】少腹逐瘀汤加味

【方药组成】小茴香、延胡索、川芎、蒲黄、炒五灵脂各10g，没药、当归、赤芍各12g，干姜6g，肉桂5g，生大黄、丹参各15g。

【功效主治】肾上腺嗜铬细胞瘤。

【用法用量】每日1剂，水煎，早、晚分服。

【方　　名】舌癌1号

【方药组成】地龙15g，黄药子15g，地鳖虫10g，生甘草6g，瓜蒌皮15g，山慈菇15g，穿心莲10g，苍耳子10g。

【功效主治】解毒，消痈，抗癌。适用于舌癌。

【用法用量】每日1剂，水煎两次，早、晚各服1次。

【方　　名】舌癌2号

【方药组成】牛蒡子10g，天花粉15g，连翘15g，生甘草10g，龙葵30g，半边莲45g，仙鹤草60g。

【功效主治】解毒，抗癌。适用于舌癌。

【用法用量】每日1剂，水煎两次，早、晚各服1次。

【方　　名】舌癌汤

【方药组成】白花蛇舌草20g，夏枯草10g，茅苍术5g，山慈菇5g，紫丹参3g。

【加　　减】临床用方须结合辨证加减。舌癌初起：舌上生肿块如豆粒大，肿硬疼痛，心火炽盛者，用清心降火法，主方加木通5g，车前子4g，黄连1g，黄芩2g，黄柏3g，栀子2g。外用紫金锭研细涂之，每日2次。舌癌中期：痛甚，舌上肿物破溃，时流臭水，腐如软棉者，乃属阴虚、虚火上炎之症，治用滋阴清热解毒之法，主方加金银花10g，蒲公英10g，板蓝根5g，大青叶5g，石斛3g，玄参3g，生地黄3g。或服人参归脾丸，早、晚各服1丸。

【外　　用】先用败毒祛腐之品，蟾酥锭研细少许吹上，每日2次。或用“吹舌祛腐散”吹上，每日2次。（蟾酥0.01g，白砒0.05g，硇砂0.05g，麝香0.1g，藤黄0.1g，人中黄2g，雄黄1g，共细面，或以鸭蛋子仁油涂之，每日2次。）继用敛疮生肌之品，用“吹舌生肌散”外上，日1～2次。（炉甘石3g，象皮面2g，白及2g，枯矾1g，儿茶1g，珠粉0.1g，共研细面。）舌癌晚期：病情恶化，大便稀溏，或有转移者，乃心气不足，脾胃衰败之症，治用强心补脾健胃之法，主方加入人参3g，土茯苓20g，枸杞子5g，大枣10g，外用药同上。

【功效主治】清心泻火，解毒抗癌。适用于舌癌。

【用法用量】水煎服，每日1剂。

【来　　源】吉林医科大学第三临床学院肿瘤科。

【方　　名】舌疖灵汤

【方药组成】黄芪30g，党参15g，当归15g，川芎12g，丹参20g，半枝莲15g，山慈菇10g，山甲珠10g，三七6g，藕节10g，陈皮15g，金银花15g，连翘12g，蒲公英12g，黄连10g，砂仁6g，鸡内金10g，菟丝子10g，枸杞子10g，生甘草6g。

【功效主治】气血双补，软坚化瘀，清热解毒。适用于舌癌。

【用法用量】水煎服，每日1剂。

【临床应用】本方治疗1例舌体色素基底细胞癌，先后服药130多剂。治后肿物消失，舌体活动自如。

【来　　源】河北医学院第二医院田永淑方。

【附　　注】舌癌属中医“舌菌”，方中以黄芪、党参补气以壮生机；当归补机体之阴血；川芎、丹参、藕节、三七活血化瘀；半枝莲、山慈菇、山甲珠软坚散结，抗癌平赘；金银花、连翘、蒲公英、黄连、生甘草清热解毒，泻心火；陈皮、砂仁理气醒脾；枸杞子滋肾益精补先天，共成气血双补、理气活血、化瘀软坚、清热解毒之剂，故取得较好疗效。

【方　　名】蛇草黄芩退热方
【方药组成】白花蛇舌草30～60g，青蒿15g，白薇15g，地骨皮15g，黄芩15g。
【功效主治】癌性低烧。
【用法用量】水煎服，每日1剂。

【方　　名】蛇虫参藤汤
【方药组成】白花蛇舌草10g，地鳖虫10g，当归10g，徐长卿10g，露蜂房6g，蜈蚣3g，党参12g，黄芪12g，熟地黄15g，鸡血藤15g，乳香9g，没药9g，炙甘草6g。
【功效主治】益气活血，祛痰通络，消肿散结。适用于骨癌。
【用法用量】每日1剂，水煎，分2次温服。
【临床应用】以此方治疗转移性骨癌3例，其中1例为前列腺癌骨转移，化疗后疼痛甚剧，活动明显受限。连服此方3个月后，疼痛明显缓解，活动无明显限制，肌肤不仁消失，X线示骨质破坏较前好转。此后以补气养血为主巩固治疗，随访3年病情稳定。
【来　　源】赵茂初方。
【附　　注】方中白花蛇舌草、地鳖虫、露蜂房搜剔邪毒、祛风透骨；伍以徐长卿、乳香、没药止痛；党参、黄芪、当归、熟地黄、生甘草补益气血；鸡血藤舒筋活血。本方用于治疗恶性骨肿瘤，亦能收到一定的疗效。

【方　　名】蛇床子半枝莲洗方
【主药组成】蛇床子、半枝莲、忍冬藤各30g，山豆根、黄柏、苍术各12g，苦参、地肤子各15g，马勃6g。
【功效主治】清热解毒，燥湿。主治宫颈癌。
【用法用量】水煎熬，趁热熏洗，每次15分钟，每晚1次。

【方　　名】蛇床子龙葵洗方
【方药组成】蛇床子、龙葵、败酱草、蒲公英、白鲜皮各30g，五倍子、花椒各15g，苦参20g。
【功效主治】皮肤癌。皮肤癌形成浸润型溃疡或向外呈菜花样肿瘤、感染流脓流汁、恶臭污秽者，可在敷用外用药前，以下方煎汤泡洗。
【用法用量】水煎洗患处，每日洗1～2次。

【方　　名】蛇床子丸
【方药组成】蛇床子22.5g，续断15g，薯蓣15g，桑寄生15g，肉苁蓉（酒浸一宿，刮去皱皮，炙干）30g，附子（炮裂，去皮脐）15g，菟丝子（酒浸3日，晒干，别捣为末）30g，远志（去心）15g，莨菪子（水淘去浮者，水煮牙出，焙干炒黑色）15g。
【功效主治】补肾壮阳，杀虫敛疮。适用于阴茎肿瘤、肾中阳气衰、生疮湿痒者。
【用法用量】上药为末，炼蜜为丸，如梧桐子大。每服20丸，食前以温酒送下。

【方　　名】蛇床子细辛丸
【方药组成】蛇床子、细辛、天雄、大黄、杜仲、柏子仁、菟丝子、茯苓、防风、萆薢、菖蒲、泽泻各120g，天花粉22.5g，桂心、苁蓉、薯蓣、山茱萸、蜀椒、石韦、白术各22.5g，远志、牛膝各45g。
【功效主治】益肾温阳，分利湿毒。适用于膀胱、尿道恶性肿瘤中晚期，虚乏不起，目眩，视物不明，小便淋沥疼痛，尿赤黄，甚则尿血，腰膝酸痛而无力。
【用法用量】上为末，炼蜜为丸，如梧桐子大。每服15丸，渐加至50丸，酒送下。

【方　　名】蛇根汤
【方药组成】白花蛇舌草、白茅根、铺地锦、薏苡仁、夏枯草各30g，橘核9g，麦冬、海藻、昆布、百部、生牡蛎、芙蓉花、重楼各15g，生地黄、玄参各 12g。

【加　　减】咳嗽较剧者，加枇杷叶、浙贝母、桑叶；咯血者，加白及、大蓟、小蓟、仙鹤草；胸水者，加葶苈子、赤小豆；发热者，加生石膏、地骨皮、青蒿。

【功效主治】清热解毒，化痰散结。肺癌初期，邪毒炽盛，症见喘咳气急，痰多黏稠色黄，或夹血色，伴胸中烦热，身热，尿赤，苔黄，脉滑数。

【用法用量】以上药物，水煎分 2 次服下，每日 1 剂。

【来　　源】《抗癌中草药制剂》。

【附　　注】本方为肺癌早期邪毒炽盛所设。一般初期正气未至大虚，邪气虽实而不甚，治宜攻邪为主。方中白花蛇舌草、白茅根清热解毒，化瘀散结，并可抑杀癌细胞为主药；海藻、昆布化痰散结，夏枯草、生牡蛎软坚散结，橘核、橘红理气散结，重楼清热解毒，散结消肿，共助蛇根解毒抗癌；麦冬、百部养阴润肺；铺地锦、芙蓉花、生地黄、玄参清热凉血止血；薏苡仁清热消肿。诸药合用逐邪毒，保肺阴，化痰浊，散坚结。

【方　　名】蛇蜙蜂房汤

【方药组成】白花蛇 2 条，蜈蚣 2 条，露蜂房 6g。

【功效主治】晚期绒癌转移。

【用法用量】上 3 药加水适量，煎汤分 2 次服，每日 1 剂。

【来　　源】《中国民间灵验偏方》。

【附　　注】本方在江西省南昌市民间广为流传，据民间应用，其效满意。

【方　　名】蛇蛎汤

【方药组成】生牡蛎 30g，夏枯草 12g，海藻 12g，海带 12g，白花蛇舌草 30g，玄参 12g，露蜂房 15g，蜀羊泉 15g，丹参 15g，川贝母 9g，川楝子 12g，贯众炭 30g。

【加　　减】便带黏冻，加白芍 9g，马齿苋 12g，一见喜 15g，白头翁 15g；便中带血，加金银花炭 15g，蒲黄炭 30g；大便频繁，加诃子 12g，补骨脂 15g，白术 12g，罂粟壳 6g；大便困难，加生枳实 15g，火麻仁（打碎）30g。

【功效主治】清肠凉血，解毒软坚。适用于肠癌。

【用法用量】每日 1 剂，煎 2 次分服。

【临床应用】用于治疗肠癌多例有较好疗效。在全部病例中，存活 3 年以上者占 18.87%。

【来　　源】上海中医学院附属曙光医院。

【方　　名】蛇莲地鳖汤

【方药组成】白花蛇舌草 60g，半枝莲 60g，橘核 15g，昆布 15g，桃仁 15g，地龙 15g，地鳖虫 9g，川楝子 9g，小茴香 9g，莪术 12g，党参 12g，红花 3g，薏苡仁 30g。

【功效主治】清热解毒，舒肝理气，软坚散结。适用于卵巢癌。

【用法用量】水煎服，每日 1 剂。

【临床应用】本方治疗卵巢癌及卵巢囊肿恶性变 5 例，其中 4 例系统观察，显效 2 例、有效 1 例、无效 1 例，总有效率为 75%。

【来　　源】湖北中医药大学附属医院。

【附　　注】本方主要用于肝郁气滞、痰瘀毒邪互结所致的卵巢癌。方中白花蛇舌草、半枝莲清热解毒；桃仁、莪术、红花活血化瘀；昆布、地鳖虫化痰软坚；川楝子、小茴香、橘核舒肝理气，通络止痛。

【方　　名】蛇莲豆根汤

【方药组成】白花蛇舌草 60g，半枝莲 60g，蒲公英 30g，丹参 30g，薏苡仁 30g，山豆根 30g，醋鳖甲 30g，紫花地丁 12g，鸡内金 12g，夏枯草 12g，枳实 9g，郁金 9g。

【功效主治】肝癌。

【用法用量】水煎服，每日 1 剂。

【临床应用】用于治疗肝癌 17 例，显效 1 例，有效 7 例，无效 9 例，总有效率为 47%。王某，男，36 岁，确诊为右叶肝癌，经服本方半年多，自觉症状明显好转，超声检查肝癌体征已不显。一般情况良好。

【来　　源】《抗癌中草药制剂》，人民卫生出版社，1981：230。湖北中医药大学附属医院。

【方　　名】蛇莲两参汤合方

【方药组成】①白花蛇舌草15g，半枝莲15g，党参15g，玄参15g，石斛30g，生地黄24g，熟地黄24g，麦冬24g，天冬24g，刺蒺藜18g，连翘18g，玉竹12g，山药12g，赤芍12g，黄芩9g，白芷9g，山豆根9g。②白花蛇舌草30g，半枝莲30g，石斛30g，生地黄24g，熟地黄24g，天冬24g，麦冬24g，连翘18g，党参15g，玄参15g，山栀15g，阿胶12g，熟大黄9g，山豆根9g，白芷9g，赤芍9g，生甘草6g。

【功效主治】鼻咽癌。

【用法用量】上方均水煎服，每日1剂。二方辨证选用。

【临床应用】熊某，男，22岁，病理切片为鼻咽部梭形细胞癌，曾经放疗、化疗，因反应较大，信心不足，放弃治疗。后改用本方治疗4个多月，自觉症状完全消失，体重增加，鼻咽镜检原病灶已不甚明显。

【来　　源】《抗癌中草药制剂》，1981：244。

【方　　名】蛇莲汤

【方药组成】白花蛇舌草30g，半枝莲30g，薏苡仁30g，半边莲15g，石打穿15g，金钱草15g，丹参15g，三棱6g，莪术6g，木香9g，陈皮9g。

【功效主治】消癥化积，解毒利肝。适用于肝癌。

【用法用量】每日1剂，煎2次分服。

【临床应用】用本方配合化疗治肝癌多侧，均有显著疗效，能使病情逐渐好转，食欲增进，健康恢复。

【来　　源】湖北医学院附属第二医院。

【方　　名】蛇莲汤合方

【方药组成】①半枝莲30g，半边莲30g，黄毛耳草30g，薏苡仁30g，天胡荽60g，白玉簪花根1.5g。②白花蛇舌草75g，白茅根75g，薏苡仁30g，红糖90g。③白花蛇舌草75g，龙葵30g，薏苡仁30g，黄独9g，乌梅6g，乌药3g，田三七粉1.5g。

【功效主治】胃癌。

【用法用量】水煎服，每日1剂。三方可按病情交替服用，连服2～4个月为1个疗程。

【来　　源】《抗癌中草药制剂》，人民卫生出版社，1981：209。

【方　　名】蛇六谷白蛇草汤

【方药组成】蛇六谷（先煎1小时）、白花蛇舌草、蛇莓、土大黄各30g。

【功效主治】膀胱癌。

【用法用量】水煎服，每日1剂。

【方　　名】蛇六谷苍耳草汤

【方药组成】蛇六谷30g，苍耳草30g，贯众30g，蒲黄根15g，七叶一枝花15g。

【功效主治】脑肿瘤。

【用法用量】先将蛇六谷煎煮2小时，再加入其他药同煎，滤取清汁饮用，每日1剂。

【来　　源】《肿瘤的防治》：354。

【方　　名】蛇六谷黄药子合方

【方药组成】①蛇六谷12g，黄药子30g，泽漆12g，蒲公英12g，蛇莓12g，重楼12g，夏枯草30g，海藻12g，昆布2g，牡蛎30g，地龙12g。②白花蛇舌草250g，龙葵120g，猪殃殃60g。③半枝莲30g，蒲公英30g。

【功效主治】恶性淋巴瘤。

【用法用量】方①、方②水煎服，方③水煎代茶饮。

【来　　源】《肿瘤的防治》：250。

【方　　名】蛇六谷黄药子煎

【方药组成】蛇六谷30g，黄药子、天葵子、红木香、七叶一枝花各15g。

【功效主治】淋巴肉瘤。

【用法用量】水煎，服时滤过液上面的澄清部分。

【来　　源】《中医学名人治验大系·癌中药及其处方》。

【附　　注】蛇六谷先煎2小时。

【方　　名】蛇六谷生半夏方
【方药组成】蛇六谷（先煎 1 小时）30g，生半夏 30g，生南星 30g，黄药子 30g，海藻 30g，昆布 30g。
【加　　减】胸闷不舒，加郁金 15g，丹参 30g，木香 10g；咯血，加仙鹤草 30g，三七 10g；有胸水者，加葶苈子 15g，龙葵 10g；化疗后白细胞下降，加黄芪 30g，枸杞子 30g，鸡血藤 30g。
【功效主治】用于肺癌中晚期癌肿较大而其他症状不明显者。
【用法用量】上药先用水浸泡半小时，加水煎煮 2 次，药液混合均匀，分 2 次服用，每日 1 剂。

【方　　名】蛇六谷天葵子汤
【方药组成】蛇六谷 30g（先煎 2 小时），天葵子、黄药子、红木香、七叶一枝花各 15g。
【功效主治】恶性淋巴瘤。
【用法用量】水煎服，每日 1 剂。

【方　　名】蛇六谷猪殃殃汤
【方药组成】蛇六谷（先煎）、猪殃殃、石决明各 30g，十大功劳叶 15g，僵蚕、钩藤各 9g，全蝎 6g。
【功效主治】脑瘤。主治肺癌脑转移。
【用法用量】水煎服，每日 1 剂。

【方　　名】蛇龙汤
【方药组成】白花蛇舌草、红藤、瓦楞子、黄芪、薏苡仁各 30g，龙葵、鳖甲、龟甲各 15g，牡丹皮 12g，大黄 9g。
【加　　减】腹痛，加延胡索、枳实、川厚朴；便血，加仙鹤草、三七；积块难消，加夏枯草、生牡蛎；神疲乏力，加党参、白术、鸡血藤。
【功效主治】清肠解毒，活血软坚，健脾益气。结肠癌肿块增大，有时发生肠梗阻，腹部阵阵疼痛，或腹胀便秘者。
【用法用量】以上药物，水煎分 2 次温服，每日 1 剂。
【来　　源】《中医癌瘤证治学》。
【附　　注】本方适用于结肠癌中、晚期热毒，血瘀凝结肠道，久郁结块的病证。方中白花蛇舌草、龙葵均以助主药之功；牡丹皮活血消瘀、清热凉血以破血瘀；薏苡仁消痈排脓；瓦楞子、鳖甲、龟甲软坚散结以消积块；大黄通腑泄浊使邪有去处；黄芪补气健脾，扶正托毒以抗癌。诸药相合，攻补兼施，以攻为主，共奏祛邪扶正之功。

【方　　名】蛇龙汤
【方药组成】白花蛇舌草 30g，龙葵 15g，红藤 30g，大黄 9g，牡丹皮 12g，鳖甲 15g，瓦楞子 30g，黄芪 30g，龟板 15g，薏苡仁 30g。
【功效主治】清肠解毒，活血软坚，健脾润燥通下。适用于结肠癌肿块增大，有时发生肠梗阻，腹部阵阵疼痛，或腹胀便秘者。
【用法用量】每日 1 剂，水煎，分 2 次温服。
【附　　注】本方为攻补兼施之剂。方中白花蛇舌草、龙葵为抗癌常用药物，与红藤、大黄同用，能泻火通便，清热解毒；牡丹皮、龟板、鳖甲、瓦楞子软坚破积，化瘀润燥，止痛止血；黄芪、薏苡仁补气健脾以扶正。

【方　　名】蛇螯散
【方药组成】制斑蝥、白花蛇舌草各 12g，炙穿山甲 30g。
【加　　减】气虚加太子参 3g，黄芪 60g；肝痛加延胡索；食少加神曲 6g，麦芽、鸡内金各 12g；贫血加四物汤；腰痛加杜仲、续断、山茱萸各 12g。
【功效主治】肝癌。
【用法用量】上药研细末，每次开水送服或用药引煎汤送服 3g，日服 1 次。有效率为 90%。
【来　　源】玉华扬方。

【方　　名】蛇莓龙葵煎
【方药组成】半枝莲、石打穿各 30g，龙葵 50g，蛇莓 50g，蜀羊泉 45g。
【功效主治】胃癌。
【用法用量】龙葵先煎 5 ～ 8 小时，后加入各药混合用水煎。

【来　　源】《神医奇功秘方录》。

【方　　名】蛇莓羊泉公英汤
【方药组成】蒲公英、龙葵各 30g，木馒头 35g，蛇莓 50g，七叶一枝花 35g，蜀羊泉 30g。
【功效主治】乳腺癌。
【用法用量】以上各味和水久煎服。
【来　　源】《神医奇功秘方录》。

【方　　名】蛇皮鸡蛋
【方药组成】蛇蜕 2g，鸡蛋 1 个。
【功效主治】甲状腺癌。
【用法用量】将蛇皮研为细末，把鸡蛋破 1 小孔，装入蛇皮末，封口煮熟食之。每次食 1 个鸡蛋，每日 2 次。
【来　　源】《肿瘤临证备要》。
【附　　注】蛇皮，即中药蛇蜕，药店有售。

【方　　名】蛇葡萄根膏
【方药组成】鲜蛇葡萄根适量。
【功效主治】体表癌肿。
【用法用量】捣烂敷患处。
【来　　源】《治癌中药处方 700 种》。

【方　　名】蛇肉花菜汤
【方药组成】白花蛇肉、黄花菜各适量。
【功效主治】本方适用于肠癌腹部包块。
【用法用量】同煮熟，做菜食，并喝汤。
【来　　源】《杏林春满集》。

【方　　名】蛇桑汤合方
【方药组成】①党参 15g，黄芪 30g，茯苓 30g，女贞子 30g，桑寄生 30g，白花蛇舌草 30g。②沙苑子 15g，山慈菇 15g，桑寄生 30g，猪苓 30g，白花蛇舌草 30g。
【功效主治】膀胱癌。
【用法用量】水煎服，每日 1 剂。方①适用于体虚者，方②适用于体质较好者。
【来　　源】《抗癌中草药制剂》，人民卫生出版社，1981：283。
【附　　注】生活有规律，少吃肉类，多吃蔬菜和水果等碱性食物。

【方　　名】蛇舌草绿茶饮
【方药组成】白花蛇舌草 100g（鲜品 250g），生甘草 3g，绿茶 3g。
【功效主治】清热解毒，抗癌。通治多种癌症，对慢性白血病尤为适宜。
【用法用量】先将白花蛇舌草、生甘草分别拣杂，洗净，晾干或晒干，白花蛇舌草切成小段，生甘草切成片，同放入砂锅，加水足量，浸泡 30 分钟，小火煮沸 20 分钟，用洁净纱布过滤，去渣；再将滤汁回入砂锅，加入绿茶，再煮一沸后离火，合上沙锅盖，焖 15 分钟，即可饮用。代茶，早晚 2 次分服或分数次，频频饮用，当日吃完。

【方　　名】蛇舌草茅汤
【方药组成】白花蛇舌草 75g，白茅根 75g，薏苡仁 30g，红糖 90g。
【功效主治】胃癌。
【用法用量】前 3 味药加水同煎，取汤冲红糖饮服，每日 1 剂，分 3 次服，15 日为 1 个疗程。
【来　　源】《江西民间草药》。

【方　　名】蛇舌草汁
【方药组成】新鲜白花蛇舌草 120g。
【功效主治】肝癌。
【用法用量】将蛇舌草洗净榨汁 200ml，隔水炖熟，分 2 次服，温热饮下。50 岁以上患者加蜂蜜 30g 和入药汁中炖熟，50 岁以下者则用淡盐水和入药汁中炖熟。连续饮之。
【来　　源】《中国秘方全书》。
【附　　注】本方长期服用，疗效明显。

【方　　名】蛇舌解毒汤
【方药组成】蛇舌草、半枝莲、牡蛎、丹参各 30g，海藻、夏枯草、玄参、牡丹皮、赤芍、半夏各 15g，柴胡、桔梗、川贝母、厚朴、挂金灯各 9g。
【加　　减】肿块坚硬难消加黄药子、鳖甲；胸闷加香附、郁金、青皮。

【功效主治】化痰散结，解毒活血。石瘿（甲状腺乳头癌）。症见颈前肿物，质硬不移，声音嘶哑，口干微苦，舌质红，苔薄白腻，脉弦滑。

【用法用量】以上药物，水煎分2次服，每日1剂。

【临床应用】孙某，男，54岁。右侧咽喉有鹅卵大肿物一块，伴硬噎、干涩4个月。经病理切片检查甲状腺乳头癌。质硬，边界不清，压之痛，推之不移，纳差、尿黄。舌红，苔白腻，脉弦滑。服上方25剂后，症状大减，再用上方去牡丹皮、川厚朴，加黄芩9g，枇杷叶（蜜炙）15g，辅以小金丹每次1粒，每日2次，继服43剂。后以成药小金丸5盒、逍遥丸10瓶内服以巩固疗效。2个月后活体检查未见异常，随访1年未复发。

【来　　源】《湖北中医杂志》1988年第3期。

【附　　注】本方适用于甲状腺癌中期证属气滞血瘀痰凝者。由于七情内伤，损伤肝脾，肝气郁结，气机阻滞，脉络受阻，血行不畅，气滞血瘀；脾虚不运，湿痰内生，气滞血瘀痰凝，壅结颈前，乃成本证。方中柴胡疏肝解郁，通畅气机；丹参、赤芍、牡丹皮活血通络，血活而不留瘀；蛇舌草、半枝莲清热解毒，消肿抗癌，热毒得清；半夏、厚朴燥湿化痰；牡蛎、川贝母、海藻、夏枯草清热化痰，软坚散结；桔梗、挂金灯宣肺利咽开窍；玄参滋阴降火。诸药合用，共奏疏肝清热解毒、化瘀软坚散结之功，治石瘿使癌瘤渐消缓散。

【方　　名】蛇舌莲草汤

【方药组成】白花蛇舌草150g，半枝莲80g，生甘草100g。

【功效主治】直肠癌。

【用法用量】水煎服，每日1剂。

【来　　源】《神医奇功秘方录》。

【方　　名】蛇舌茅根红糖汤

【方药组成】白花蛇舌草、白茅根各75g，薏苡仁30g，红糖90g。

【功效主治】胃癌。

【用法用量】水煎服，每日1剂，分3次服。

【来　　源】《治癌中药处方700种》。有重，可参。

【方　　名】蛇舌藤莲汤

【方药组成】铁树叶、红藤各30g，白花蛇舌草90g，半枝莲30～60g。

【功效主治】胰腺癌。

【用法用量】水煎服，每日1剂。

【来　　源】《治癌中药处方700种》。

【方　　名】蛇舌岩柏凤尾草汤

【方药组成】黄毛耳草、龙葵、白英、蛇果草、铁树叶、凤尾草各30g，白花蛇舌草60g，岩柏24g。

【功效主治】胰腺癌。

【用法用量】水煎服，每日1剂。

【来　　源】《治癌中药处方700种》。

【方　　名】蛇蜕露蜂房

【方药组成】蛇蜕、露蜂房、全蝎，各等分。

【方药组成】适用各种癌症。

【用法用量】共为细末，每日服3次，每次5.5g，温开水送下，1个月为1个疗程。

【方　　名】蛇蜕绿豆糕

【方药组成】白蛇蜕1条，生绿豆30g，白糖120g。

【功效主治】内眼肿瘤。

【用法用量】先将蛇蜕剪碎，香油炸黄存性为末，绿豆炒香为末加白糖，用水调匀，放锅内蒸熟内服，每次1～2g，每日2次，每剂药服完，休息3天，可以继服。

【来　　源】《一味中药巧治病》。

【方　　名】蛇蜕散

【方药组成】全蛇蜕1条，黄酒少量。

【功效主治】膀胱癌、前列腺癌小便不通。

【用法用量】将蛇蜕烧成灰，研成细末。温黄酒送服，每次 6g，每日 1 ～ 2 次。或每次 1.5g，每日 2 次。

【来　　源】《本草纲目》《中药治癌处方 700 种》。

【附　　注】蛇蜕，即整条蛇蜕皮，又称全蛇蜕，癌症忌酒，本方用酒送服，应慎用酒量，如改米汤送服更佳。

【方　　名】蛇蜕鸭蛋散

【方药组成】蛇蜕 1 条，青皮鸭蛋 1 个，男孩天灵盖 3g。

【功效主治】乳腺纤维瘤，乳腺癌，乳腺小叶增生。

【用法用量】先将蛇蜕、天灵盖置于瓦上煅酥，研为细末，鸭蛋穿 1 洞，装入药末，湿纸封固洞口，把蛋烧煮熟，吃蛋，白开水送下，隔日服 1 次，至愈为度。

【来　　源】《经验方》。

【附　　注】孕妇忌服。

【方　　名】蛇蜕蜘蛛散

【方药组成】白花蛇蜕（或草花蛇蜕）9g，小蜘蛛 3g，梅片 0.3g。

【功效主治】中耳癌。

【用法用量】将上 2 味共焙干研为末，再与梅片混合，再研至极细即成，取药末适量吹入患癌的耳内，每日 1 剂，分 2 次吹之。

【来　　源】《民间秘方验方精选》。

【附　　注】本方为外用药末，禁止内服。

【方　　名】蛇犀散

【方药组成】白花蛇（酒浸，焙）120g，生犀角（镑，研）30g，黑牵牛（30g 炒熟，15g 生用）45g，青皮（去白，焙）15g。

【功效主治】祛瘀消积，清热解毒。适用于淋巴肉瘤，淋巴结癌。

【用法用量】上为散。每服 6g，再加腻粉 0.6g，糯米调饮下，清晨服。

【来　　源】《圣济总录》。

【附　　注】本方又名白花蛇散，出《三因方》。

【方　　名】射干蝉蜕汤

【方药组成】射干 9g，蝉蜕 6g，僵蚕 9g，地龙 4.5g，桔梗 4.5g，土贝母 9g，板蓝根 6g，凤凰衣 6g，胖大海 9g，败酱草 12g，凤尾草 12g。

【功效主治】清热解毒，利咽散结。主治喉癌。

【用法用量】水煎服，每日 1 剂。

【来　　源】《上海老中医经验选编》，上海科学技术出版社，1980：183。

【附　　注】忌烟、酒、辛辣刺激之品。

【方　　名】射干丁香煎

【方药组成】射干 10g，丁香 6g，郁金、桔梗各 12g。

【功效主治】肝癌、乳癌等。

【用法用量】煎 3 汁，兑匀，分 3 次服。

【方　　名】射干方

【方药组成】射干鲜根，不拘多少。

【功效主治】治水蛊腹大，动摇水声，皮肤黑。

【用法用量】细捣绞汁，服如鸡子（约 40ml），即下水。若无鲜品，以干品 30g，加水煎浓，温服之。

【附　　注】射干，为鸢尾科植物射干的根茎。性味苦寒，有小毒。入肺、肝经。《日华子本草》谓之：“消痰，破症结，主胸膈满，腹胀，气喘，痃癖，开胃下食，消肿毒，镇肝明目。”

【方　　名】射干黄药子煎

【方药组成】射干 12g，黄药子、海藻各 15g，肿节风 9g，土贝母、陈青皮、香附各 12g，夏枯草、玄参各 18g，昆布、焦三仙各 9g，生牡蛎 30g。

【功效主治】清热解毒，理气健脾，化痰软坚。主治甲状腺癌。

【用法用量】每日 1 剂，水煎，早、晚服。

【方　　名】射干石见穿汤

【方药组成】射干、石见穿、生地榆、薏苡仁、忍冬藤、昆布各 30g，半枝莲 60g，旱莲草、山豆根、槐角、胡麻仁各 15g，白重楼 12g，枳壳

9g，川厚朴 9g。

【功效主治】清热解毒，凉血散结，活血止痛。主治大肠癌。

【用法用量】水煎，分 2 次早晚服，每日 1 剂。

【方　　名】射干汤

【方药组成】射干、木通（锉）、大黄（锉，炒）、马蔺子各 45g，漏芦（去芦头）、升麻、当归（切，焙）、桂枝（去粗皮）、生甘草（炙）各 30g。

【功效主治】清心泻火，解毒祛瘀。适用于舌部肿瘤，舌体肿大强硬。

【用法用量】上为粗散。每用 15g，水 300ml，煎至 240ml，去滓，分 2 次温服。

【来　　源】《圣济总录》。

【方　　名】射干汤

【方药组成】射干 60g。

【功效主治】鼻咽癌。

【用法用量】水煎服，或捣敷或醋磨搽敷患处。

【来　　源】《一味中药巧治病》。有重，可参。

【方　　名】麝茸胎盘散

【方药组成】鹿茸粉 3g，人参粉 6g，三七粉 6g，阿胶 6g，紫河车（胎盘粉）6g。

【功效主治】癌症病人放疗、化疗所致的白细胞、血小板减少。

【用法用量】上药共为细末，早、晚各服用 1.5g。

【临床应用】临床观察，该方的升白细胞和升血小板作用较好，一般用药后 7 日即可见效。

【来　　源】段凤舞先生经验方。

【方　　名】麝香

【方药组成】麝香 3 ～ 4g。

【功效主治】适用于各种癌症。

【用法用量】大剂量服用麝香可治愈癌症。

【临床应用】有一癌症患者，每次取麝香 3 ～ 4g，连续服用，结果获得了治愈。

【附　　注】一般麝香服用量为 0.3 ～ 0.4g，而服用 3 ～ 4g，显然是属于大剂量服用，这与利努斯·鲍森博士等分子矫正医学者提出维生素 C 的大剂量服用是一致的，但麝香价钱昂贵，要让一般人大量服用麝香是不客观的，所以在这里只是介绍，供参考。要注意，孕妇不能用麝香。

【方　　名】麝香冰片膏

【方药组成】麝香 0.5g，冰片 6g，大黄 10g，蟾酥 1g，雄黄 4g，乳香 10g，没药 10g，血竭 6g，白芥子 8g。

【功效主治】体表原发或转移癌肿。

【用法用量】按上药比例配方，共研细粉和匀，其用量视肿块面积大小而定，用黄酒（白酒也可）调成糊状药膏，局部清洗热敷后，将药膏遍涂于肿块处，厚度约 2mm，用麝香虎骨膏（或橡皮膏）覆盖固定，每隔 2 ～ 3 天换敷一次。

【临床应用】一老年男性，患晚期肺癌半年，出现皮下多发性转移肿块，坚硬如石，固定不移，其中咽部肿块最为严重，大如鸡蛋，致面目肿胀，呼吸及吞咽食物极度困难，经用抗癌药及支气管扩张药均无效，生命垂危。嘱其用软坚膏局部外敷，肿块逐渐缩小，敷用半个月，肿块消失，呼吸吞咽如常。其他部位体表肿块亦用此方，诸恙皆除。

【来　　源】《山东中医杂志》，1989，（1）：48。

【方　　名】麝香大蒜膏

【方药组成】麝香 0.45g，大蜈蚣 2 条（研末），银朱 3g，阿魏 6g，独头大蒜、黑西瓜子仁各 7 个。

【功效主治】左肋下积聚痞块。肚腹胀硬，腹现青筋，发高烧，四肢无力，形容消瘦，牙龈出血，头发干枯。

【用法用量】将上药共捣如泥，搓为丸，黄丹为衣。摊青布上，贴于尻骨空上处，约贴半小时，病轻的贴 1 次，病重的贴 2 次，一般即可痊愈。如经过 20 余日不愈或尚未根除，即再贴 1 次。贴药约半小时后，患者口鼻中闻有蒜味时，即将药膏揭去。

【附　　注】如贴膏处发现水泡，可用消毒针刺破，保持局部清洁干燥，待其自愈。用药期间忌食猪肉、荞麦面、榆皮面，并预防感受寒冷。

【方　　名】麝香独角莲膏
【方药组成】麝香，独角莲。
【功效主治】体表疼肿。
【用法用量】两药按 1：100 的比例合成散剂，覆盖以超出肿块边缘为度，然后用敷料、绷带或胶布固定，每周 1 ～ 2 次。如肿块大于 2cm×2cm，宜先行放疗，然后再敷上药。

【方　　名】麝香鸽屎方
【方药组成】白鸽屎 25g，麝香 1g，白术 15g，赤芍 10g，木香 5g，延胡索 6g，柴胡 4g。
【功效主治】宫颈癌。
【用法用量】麝香研末冲服，余各味水煎服。
【来　　源】《神医奇功秘方录》。

【方　　名】麝香回阳膏
【方药组成】麝香、梅片、红花、儿茶、乳香、没药、黄连、黄柏、白芷、血竭、独角莲、自然铜、黄芩。
【功效主治】解毒止痛，化腐生肌。适用于淋巴癌、皮肤癌。
【用法用量】制为膏剂，敷贴患处。
【来　　源】《赵炳南临床经验集》。

【方　　名】麝香回阳膏
【方药组成】雄黄 20g，轻粉 5g，全蝎 30g，蜈蚣 50 条，麝香共 24 味中药组成。
【功效主治】乳房发育异常。
【用法用量】外敷。
【临床应用】治疗 127 例，男：84 例，痊愈 78 例，好转 6 例，女：43 例，均愈，疗程 42 ～ 132 天。
【来　　源】《毒剧中药古今用》。

【方　　名】麝香活血方
【方药组成】麝香 0.1 ～ 0.3g。
【功效主治】活血散结。适用于卵巢浆液性囊腺癌。
【用法用量】在局麻下，由双侧足三里穴位切开皮肤至皮下，稍做分离后，每次埋藏麝香 0.1 ～ 0.3g，严密包扎伤口。以后每隔 15 天在足三里（双）、三阴交（双）、关元穴交替埋藏麝香 1 次。
【临床应用】本方治疗 1 例双侧卵巢浆液性乳头状低分化囊腺癌，伴盆腹腔广泛转移并出现腹水患者，治疗后腹水得到控制，食欲增进。3 年后因其他疾患手术，见肠壁、大网膜、肠系膜上转移灶消失。随访 8 年仍健在。
【附　　注】麝香应用于临床已有悠久的历史，中医临床用于治疗热病、惊风、中风昏迷、心腹暴痛、癥瘕癖积、跌打损伤、痈疽疮疡等症。现代研究证明麝香具有增强抗体作用，有提高淋巴细胞转化的倾向。天然麝香和天然牛黄组能提高单核吞噬细胞的吞噬指数。麝香的水溶性肽类有抗炎作用，对炎症的初、中期效果尤为显著。麝香酊的稀释液，在试管内能抑制大肠杆菌及金黄色葡萄球菌，有抗癌作用。穴位埋藏疗法是祖国医药学的特色之一，足三里具有健脾和胃、化积导滞、理气消胀、行气止痛、利水消肿、疏通经络、调和气血、强壮健身之功；三阴交有补脾胃、助运化、利水湿、疏下焦、理肝肾、通气滞、调血室、理精宫、通经络之效；关元培肾固本、补益元气、回阳固脱、温经散寒、调血暖宫、调元散邪、强身防病。故选上三穴疗效益彰。

【方　　名】麝香埋穴方
【方药组成】麝香 0.1 ～ 0.3g。
【功效主治】消化道肿瘤，癌肿疼痛。
【用法用量】选取双侧足三里、三阴交、关元穴用小眉刀划开，埋入麝香，加胶布固定，三穴交替，各穴埋药 1 次为 1 个疗程，每疗程间隔 15 天。

外敷贴痛点或穴位上，然后温灸。
【临床应用】埋药 2 ～ 4 个疗程，增进食欲，减轻浮肿，改善症状有效率达 100%。

【方　　名】麝香牛黄方
【方药组成】麝香 1g，牛黄 1g，猴枣 1g，白醋 0.5g，珍珠 2g，凤凰衣 3g，辰砂 3g。
【功效主治】鼻咽癌。
【用法用量】共研细末，冲服，每日 3 次，每次 0.5g。

【方　　名】麝香牛黄方
【方药组成】麝香、牛黄、冰片、珍珠、蟾酥、雄黄各等分。
【功效主治】鼻咽癌，食道癌，肺癌，胃癌。
【用法用量】共研末，制成芝麻大小的丸。早、中、晚、深夜各服 1 次，每次 15 粒，口中频频含服，同时用醋或酒调，外敷癌肿局部，日换 1 次。

【方　　名】麝香砒硼散
【方药组成】山慈菇、枯矾各 18g，砒石、硼砂各 9g，雄黄 12g，蛇床子、冰片各 3g，麝香 0.3g。
【功效主治】子宫颈癌。
【用法用量】共研细末，外敷患处。
【来　　源】《治癌中药处方 700 种》。

【方　　名】麝香生半夏方
【方药组成】麝香 0.5g，生半夏 3g，丁香 3g，木香 3g。
【功效主治】鼻咽癌等。
【用法用量】研细末，薄棉纱裹，塞对侧鼻孔内。

【方　　名】麝香贴灸
【方药组成】麝香 0.2g，艾绒适量。
【功效主治】绒毛膜上皮癌、腹癌疼痛难忍。
【用法用量】麝香研粉备用，艾绒制成绿豆大艾绒炷，呈上尖下大宝塔状。将麝香末贴于痛点，然后温灸。每日 1 ～ 2 次。
【来　　源】《中国民间敷药疗法》。
【附　　注】本方也适用于其他癌性疼痛。

【方　　名】麝香血竭汤
【方药组成】麝香（冲服）0.3 ～ 1.5g，血竭 1.5g，桃仁 15g，红花 15g，郁金 15g，延胡索 15g，川芎 15 ～ 25g，赤芍 20g，丹参 25 ～ 50g。
【加　　减】伴头痛，加升麻 10g，白芷 10g，藁本 10g，蔓荆子 10g；胸痛，加瓜蒌 15 ～ 30g，薤白 10g，枳壳 10g；上肢痛，加桑枝 10g，桂枝 10g；腹痛，加沉香 10g，降香 10g，白芍 20 ～ 30g；腰痛，加杜仲 15g，狗脊 15g，续断 15g；骨盆痛，加覆盆子 15g，巴戟天 15g；下肢痛，加牛膝 15g，鸡血藤 30g。
【功效主治】用于急性白血病疼痛者。
【用法用量】每日 1 剂，加水煎煮 2 次，共煎取 300 ～ 600ml，日服 3 ～ 4 次。

【方　　名】麝香血竭丸
【方药组成】麝香 0.6g，血竭 6g，牛胆 30g（干）。
【功效主治】卵巢癌。
【用法用量】共为细末，装 1 000 个胶囊，每次 1 粒，每日 2 次。

【方　　名】麝香鸭蛋馔
【方药组成】麝香 0.1g，水老鸭蛋 2 枚。
【功效主治】子宫颈癌。
【用法用量】将蛋煮 1 ～ 2 小时，去壳，用刀剖为两半，每半边掺麝香 0.05g。吃蛋，上午吃一半，下午吃一半。
【来　　源】《治癌中药处方 700 种》。

【方　　名】麝香珍珠牛黄散
【方药组成】珍珠、正血珀、麝香、人中白、牙硝、乳香、没药、儿茶、炉甘石、朱砂、生甘草、黄柏、牛黄、寒水石、雄黄各 0.3g，大梅片、青黛、煅硼砂、射干各 0.6g。
【功效主治】鼻咽癌。
【用法用量】混合研末，用时吸管沾上药粉，由鼻孔吹入，如有毒水，则由口吐出。
【来　　源】《治癌中药处方 700 种》。

【方　　名】参冬白莲汤
【方药组成】沙参 30g，天冬 9g，麦冬 9g，茯苓 12g，生地黄 15g，山药 30g，川贝母 9g，知母 9g，桑叶 9g，三七 3g，鱼腥草 30g，半枝莲 30g，白花蛇舌草 30g，阿胶（烊冲）9g，生甘草 3g。
【加　　减】若出现胸痛，加赤芍、丹参、郁金、瓜蒌；胸水，加龙葵、葶苈子、薏苡仁；咯血，加藕节、白茅根、仙鹤草。

【功效主治】滋阴润肺，消瘤散结。适用于气阴两虚型肺癌。

【用法用量】每日 1 剂，水煎，分 2 次温服。

【临床应用】以本方治疗气阴两虚型肺癌 30 例，其中鳞癌 22 例，腺癌 4 例；Ⅲ期 12 例，Ⅳ期 14 例。治后存活 1、2、3 年以上分别为 11 例、5 例、2 例，最长者已 5 年。

【来　　源】王帼珍方。

【附　　注】方中沙参、天冬、麦冬、生地黄滋肺肾之阴，使金水得以相生；川贝母润肺止咳；知母、桑叶滋阴清肺、化痰止咳；三七、阿胶止血活血；佐以茯苓、山药资脾胃化源；加鱼腥草、半枝莲、白花蛇舌草以清热解毒，活血化瘀，利水消肿，消瘤散结。

【方　　名】参耳三七方

【方药组成】人参 15g，三七 15g，银耳 15g，麝香 3g，生薏苡仁 100g，土茯苓 50g，牛黄 3g，熊胆 3g，乳香 15g，没药 15g。

【加　　减】肝癌术后患者，气阴两伤，采用人参，辅以银耳，大补元气，益气生津，加之三七、乳香、没药祛瘀生新以促使病人早日康复；牛黄、熊胆、麝香、生薏苡仁、土茯苓清热解毒利湿，以防肝癌复发，具有良好效果。

【功效主治】行气活血，健脾生津，清热抗癌。适用于原发性肝癌手术后患者。

【用法用量】将诸药研成细末，每服 1.5g，每日 3 次。

【临床应用】本方治疗原发性肝癌 16 例，均为手术切除患者，治后半年内死亡 2 例，生存半年以上 14 例；其中生存 1 年以上者 12 例，1 年生存率 75%；4 例已存活 1 年半以上。与同时不用本方治疗而用其他方法治疗相类似的 11 例（半年内死亡 2 例，半年以上 9 例，1 年以上 2 例，1 年生存率 18.1%）相比，1 年生存率差异显著，提示本方在延长肝癌患者术后生存期有平定作用。

【来　　源】上海第二军医大学陈汉方。

【方　　名】参莲胃癌方

【方药组成】党参 30g，白术 15g，茯苓 12g，陈皮 10g，胆南星 10g，白花蛇舌草 30g，半枝莲 30g，炒大黄（吞服）10g，沉香 4g，白豆蔻（后下）6g。

【功效主治】健脾胃，解毒导滞。主治胃癌。

【用法用量】水煎服，每日 1 剂。

【来　　源】《新疆中医药》，1989，（4）：54。

【附　　注】少食多餐，不要吃生冷、油腻、辛辣之品。方名系北京知医堂朱珺丽拟定。

【方　　名】参苓白术散加减

【方药组成】党参 30g，白术 10g，茯苓 10g，生薏苡仁 30g，包煎肉豆蔻 10g，破故纸 10g，吴茱萸 10g，诃子 10g。

【功效主治】晚期直肠癌。

【用法用量】共研细末，每次 6g 冲服。每日 2 ～ 3 次。

【方　　名】参苓白术散加减

【方药组成】北沙参 15g，云茯苓、白术各 10g，砂仁、桔梗各 6g，薏苡仁、山药、喜树子各 20g，丹参 12g，每日 1 剂。另以皂角菌、白花蛇舌草、赶山鞭、山慈菇、浙贝母、夏枯草轮番加入上剂，每用 15 ～ 20g。

【功效主治】小肠恶性肿瘤。

【用法用量】水煎服，每日 1 剂。

【方　　名】参苓地黄汤

【方药组成】太子参 12g，茯苓 12g，白术 12g，炙甘草 9g，淡竹叶 6g，白花蛇舌草 9g，薏苡仁 30g，黄柏 4.5g，六味地黄丸（包煎）30g。

【功效主治】膀胱恶性肿瘤。

【用法用量】水煎服，每日 1 剂。

【来　　源】《浙江中医学院学报》，1985，（1）:2。

【附　　注】生活有规律，少吃肉类，多吃蔬菜和水果等碱性食物。方名系北京知医堂史金花拟定。

【方　　名】参苓粥

【方药组成】人参 5g，白茯苓 20g，生姜 3g，粳米 100g。清水适量。

【功效主治】益气补虚，健脾养胃。适用于胃癌，反胃呕吐，大便稀薄者。

【用法用量】先将人参、生姜切成薄片；把茯苓捣碎。浸泡半小时，煎取药汁，再次煎药取汁，将一、二煎药合并，分早晚两次同粳米煮粥服食。

【附　　注】参苓粥出自宋《圣济总录》，原文为："治伤寒，胃气不和，全不思食，日渐虚羸，参苓粥方。人参一两，白茯苓去黑皮半两，粳米净洗二合，生姜切片二钱。上四味，先将人参、茯苓、生姜用水三升，煎至一升，去渣下米煮作粥，临熟时下鸡子白一枚及盐少许，搅均匀，空心食之。"胃癌病人一般均有"胃气不和，全不思食，日渐虚羸"的症状，所以参苓粥用于本病，效果颇佳。本膳性质和缓，补而不腻，颇为实用。

【方　　名】参藕汤

【方药组成】太子参 30g，夏枯草 30g，海藻 30g，漏芦 30g，郁金 12g，桃仁 9g，赤芍 18g，当归 12g，丹参 30g，铁树叶 30g，制乳香 6g，制没药 6g，鸡血藤 30g，延胡索 9g。

【功效主治】益气养血，化瘀消积。适用于原发性肝癌。

【用法用量】每日 1 剂，水煎 2 次分服。

【临床应用】重庆市第一中医院肿瘤小组用本方配合化疗，治原发性肝癌 3 例，均有一定疗效，观察结果认为对单纯型有效，而肝硬化型则不够理想。

【来　　源】重庆市第一中医院方。

【方　　名】参芪白石汤

【方药组成】党参 15g，生黄芪 15g，白英 30g，生白术 10g，白花蛇舌草 30g，仙鹤草 30g，生薏苡仁 30g，七叶一枝花 18g，石见穿 18g。

【加　　减】阴虚，加沙参、麦冬；湿热，加黄芩、甘露消毒丹；气滞气逆，加八月札、川厚朴、枳壳；血瘀，加丹参、桃仁；恶心呕吐，加姜半夏、姜竹茹。

【功效主治】健脾利湿，清热解毒。适用于胃癌。

【用法用量】每日 1 剂，水煎，分 2 次温服。

【临床应用】以本方治疗晚期胃癌 22 例，生存 1 年以上 6 例，占 27.3%；生存 3 年 9 例，占 40.9%；5 ～ 8 年 7 例，占 31.8%。用本方结合化疗治疗晚期胃癌 34 例，生存 1 年以上 10 例，占 29.4%；生存 3 年以上 14 例，占 41.2%；生存 5 ～ 8 年 10 例，占 29.4%，最长 1 例生存 8 年 9 个月。

【来　　源】王冠庭方，《中国中医秘方大全》。

【附　　注】本方以党参、生黄芪、生白术、生薏苡仁补脾胃之气；以白英、白花蛇舌草、七叶一枝花、石见穿清热解毒，消肿止痛；并加入仙鹤草止血之品，防止胃出血。本方经实验研究证明有增强网状内皮系统吞噬功能和使白细胞增加的作用。

【方　　名】参芪地黄汤

【方药组成】①参芪地黄汤加减：黄芪、党参、白花蛇舌草、半枝莲、小蓟、蒲公英各 30g，莪术、天冬、麦冬各 15g，生地黄、黄精各 20g，茯苓 20g，生甘草 6g，三七粉 3g（冲服），丹参 18g。②归脾汤加减：黄芪、党参、小蓟、白花蛇舌草、女贞子各 30g，补骨脂 24g，枸杞子 18g，当归、莪术各 15g，白术、茯苓、陈皮、阿胶各 12g，三七粉 3g（冲服），生甘草 6g，丹参 18g。③犀角地黄汤加减：犀角粉 2g（冲服），生地黄、白花蛇舌草、小蓟、金银花、板蓝根各 30g，玄参、连翘、紫草各 18g，赤芍、天冬、黄芩各 15g，栀子、莪术各 12g，三七粉 3g(冲服)，羚羊粉 1.5g（冲服）。

【加　　减】如高热神昏者，加紫雪丹、安宫牛黄丸等；化疗后恶心呕吐、脘腹胀满、不思饮食者，可加降逆和胃、健脾止呕之品。在治疗过程中并采用联合化疗。贫血严重或出血时给予输血和止血药；有感染时配用抗生素。以 2 周为 1 个疗程。

【功效主治】高白细胞型急性白血病。

【用法用量】水煎服，每日 1 剂。方①用于气阴两虚型急性白血病；方②用于气血双亏型急性白血病。

【临床应用】满1个疗程可供疗效统计者16例，完全缓解4例，部分缓解3例，未缓解9例。
【来　　源】《中西医结合杂志》，1989，9（8）：502。

【方　　名】参芪干姜鸽肉汤
【方药组成】党参、黄芪各30g，干姜10g，鸽子1只（去皮毛及内脏）。
【功效主治】气虚阳微型食管癌。
【用法用量】加水适量炖熟，撒上盐调味食用。具有益气温阳之功效。

【方　　名】参芪健脾汤
【方药组成】高丽参10g，黄芪10g，党参18g，山药18g，枸杞子15g，当归10g，陈皮5g，桂圆肉14g，猪排骨300g或整光鸡1只，清水适量。
【功效主治】健脾益肺，开胃壮神。适用于卵巢癌手术后的调理方面。
【用法用量】高丽参、黄芪等中药洗净后放入布袋中扎口，和排骨或鸡一起加水炖煮。先大火后小火，煮2～3小时，捞出布袋，加入盐、胡椒等调味品即可。每次1小碗，每天1次。以上物料可做出5小碗。吃肉喝汤，多余的放入冰箱保存。
【来　　源】《吉林中医药》，1982，3：47。
【附　　注】这是到马来西亚考察时，由当地余仁生药堂推荐的药膳，比较受欢迎。回国后已把它用于卵巢癌3例患者，均有一定改善症状的作用。据日本村田代报告：高丽参中的多糖对子宫颈癌U-14、肉瘤S-180、艾氏腹水癌、WK癌等均有一定的抑制效果。

【方　　名】参芪龙牡汤
【方药组成】党参，黄芪，白术，生龙骨，煅牡蛎，鸡内金，五味子，地榆，瓦楞子，龟板，玄参，黄芩，制何首乌。
【加　　减】月经提前者，加二至丸；血多者，加芡实、海螵蛸；痛经者，加芍药甘草汤或失笑散。
【功效主治】益气养阴，凉血止血。适用于子宫肌瘤气阴两亏、月经过多者。
【用法用量】每日1剂，水煎，分2次温服。3个月为1个疗程。
【附　　注】方中党参、黄芪、白术健脾益气，补正摄血；生龙骨、煅牡蛎收敛固涩，软坚散结；瓦楞子、鸡内金软坚散结，化瘀消积；五味子益气生津，收敛固涩；玄参、龟板清热益阴散结，制何首乌补肝肾、益精血；黄芩、地榆清热凉血止血。

【方　　名】参芪蓉仙汤
【方药组成】生黄芪15g，潞党参12g，淫羊藿12g，甜苁蓉6g，巴戟天6g，枸杞子12g，制何首乌12g，穿山甲15g，怀牛膝12g，制大黄6g，炒黄柏10g，知母6g，土茯苓15g，七叶一枝花12g，白花蛇舌草15g，杭白芍12g，炙甘草6g。
【加　　减】若血尿加重者酌加小蓟、旱莲草、生地黄、阿胶等补虚止血；小便不畅，加沉香、郁金、台乌药等；小便疼痛加重者加延胡索、王不留行、三棱、莪术等；小便黄浊，下焦湿热者，加车前子、萹蓄、瞿麦、金钱草、滑石、萆薢等。
【功效主治】益气补肾，行气散结。主治前列腺癌。
【用法用量】水煎服，每日1剂。
【临床应用】本方治疗1例前列腺癌伴左侧髂窝淋巴结转移患者，经1年多治疗，各项症状基本消失或减轻，髂窝部肿块消失，两次前列腺液沉淀物检查均未找到癌细胞，取得近期治愈的效果。
【来　　源】上海中医学院方伯英（朱白冰整理），《中国中医秘方大全肿瘤分卷》第1版，文汇出版社，1989。
【附　　注】方中黄芪、党参、淫羊藿、甜苁蓉、巴戟天、枸杞子、首乌重在益气补肾，其中黄芪、党参、枸杞子、制何首乌、淫羊藿、苁蓉等药物据现代研究，具有提高机体的免疫力，尤其是增强了细胞免疫功能，促进T细胞杀伤攻击肿瘤的能力；穿山甲攻坚托毒，散血消肿，与活血通络之牛膝配伍可直达病所；制大黄、炒黄柏、知母、土茯苓、七叶一枝花、白花蛇舌草功在清热解毒，利湿，破积行瘀；白芍、生甘草缓急止痛。全方十七味药合为扶正祛邪、攻补兼施之法，恰到好处。

【附　　注】服药期间，忌辛辣刺激之品，戒烟、酒。

【方　　名】参芪三甲汤

【方药组成】生黄芪60g，党参、薏苡仁、料姜石、丹参各30g，龟甲、鳖甲、牡蛎各15g，蛇蜕、露蜂房、天南星各10g。

【加　　减】贫血明显加当归、鸡血藤、阿胶；赤带多加仙鹤草、大小蓟、血余炭；癌瘤较大加夏枯草、蜀羊泉；疼痛较剧者加郁金、延胡索、乌药。

【功效主治】益气养血，解毒软坚。宫颈癌晚期，身体消瘦，神疲乏力，面色无华，舌淡，苔白，脉沉细弱。

【用法用量】以上药物，水煎分2次温服，每日1剂。

【来　　源】《中医癌瘤症治学》。

【附　　注】本方所治为宫颈癌晚期症属气血虚弱者。癌瘤晚期，正气大虚，邪毒炽盛，治宜补虚扶正为主，酌加软坚、化瘀、解毒之品。方中重用黄芪大补脾肺之气，以资生血之源，固后天之本以托毒抗癌为主药；辅以党参、薏苡仁补中健脾以助生化；丹参活血化瘀，瘀血祛则新血生；料姜石、龟甲、牡蛎软坚散结以消坚积；蛇蜕、露蜂房、天南星均有解毒抗癌作用。诸药合用，扶正补虚以增强机体免疫功能，解毒软坚以抑制癌瘤的生长。

【方　　名】参芪蛇舌汤

【方药组成】生黄芪15g，党参15g，白术15g，熟地黄15g，枸杞子15g，山药15g，天冬15g，茯苓12g，生甘草4.5g，制何首乌9g，黄精9g，白花蛇舌草30g，木香4.5g，大枣5个。

【功效主治】补益精气，解毒抗癌。适用于纤维肉瘤。

【用法用量】每日1剂，水煎，分2次温服。

【临床应用】用于治疗纤维肉瘤病人有一定疗效。如患者魏某，女，35岁，确诊为右骼窝深部纤维肉瘤，服用本方配合化疗1年多，原发灶及转移灶均消失，患者除易感疲倦外，别无其他症状，已恢复正常工作。

【来　　源】福州市第一人民医院方。

【方　　名】参芪汤

【方药组成】太子参12g，生黄芪9g，炙黄芪9g，丹参9g，蒲公英30g，薏苡仁30g，茯苓9g，川甲珠6g。

【功效主治】恶性黑色素瘤。

【用法用量】诸药共研细末，炼蜜为丸，制为400粒，每日服2次，每次1粒。水煎，分为2次服，每日1剂。

【方　　名】参芪桃仁汤

【方药组成】党参9g，黄芪9g，鳖甲12～24g，生地黄9g，丹参12g，桃仁9g，地鳖虫9g，制大黄9g。

【功效主治】活血化瘀，益气养阴，主治肝硬化。

【用法用量】水煎服，每日1剂。

【来　　源】《实用内科学·下册》。

【附　　注】本方为治疗门静脉性硬化的基本方，以此加减，常可改善肝脏功能（月经期暂停）。

【方　　名】参芪藤梨汤

【方药组成】黄芪9g，党参9g，当归9g，桃仁9g，麻仁9g（打），半枝莲30g，白花蛇舌草30g，鹿草30g，凤尾草30g，八月札15g，藤梨根30g，制香附9g，延胡索12g。

【加　　减】若出血者，加云南白药1.2g（分4次吞服）、槐花9g，竹节三七12g；剧痛者，加生乳香4.5g，生没药4.5g。

【功效主治】攻补兼施，主治直肠癌、肛管癌后期。

【用法用量】水煎服，每日1剂。

【来　　源】《中医外科临床手册》。

【方　　名】参芪仙灵汤

【方药组成】红参15g，黄芪24g，当归9g，熟地黄15g，枸杞子15g，制何首乌15g，菟丝子15g，仙茅15g，淫羊藿15g，补骨脂15g，紫河车15g，鸡血藤15g，桑椹9g，巴戟天10g。

【功效主治】化疗引起的白细胞降低。

【用法用量】每日1剂，早晚各煎服1次。

【方　　名】参芪蝎龙抗癌方

【方药组成】党参9g，黄芪9g，当归尾9g，赤芍9g，白术9g，丹参9g，王不留行9g，川续断12g，夏枯草12g，狗脊12g，海藻12g，海带12g，桑寄生30g，牡蛎30g，陈皮6g，炙甘草6g，全蝎粉4.5g，地龙粉4.5g（两者均吞服），小温中丸12g（包煎）。

【功效主治】溶骨性骨肉瘤。

【用法用量】水煎服，每日1剂，二黄丸（每粒0.15g重）每周吞1粒。

【方　　名】参芪养胃抗癌方

【方药组成】生黄芪24g，茯苓、山药、白花蛇舌草、炒麦芽各15g，党参、炒白术、黄精、焦神曲、黄连、高良姜、炙甘草各10g。

【功效主治】补中益气、养胃健脾，固本抗癌。适用于胃癌姑息术后属脾虚者。

【用法用量】每日1剂，水煎，温服。少量频服为宜。

【来　　源】太原市中心医院肿瘤科徐涛。

【附　　注】方名系编者拟定。

【方　　名】参芪银翘软坚汤

【方药组成】生黄芪30g，党参15g，白术12g，当归15g，金银花30g，连翘30g，蒲公英30g，赤芍12g，郁金9g，海藻15g，昆布15g，陈皮9g，半夏9g。

【功效主治】益气排毒，清热消瘀，软坚化痰。适用于臂部脂肪肉瘤。

【用法用量】水煎服，每日1剂。

【来　　源】河南洛阳医专附属医院林芹璧，《中国中医秘方大全》。

【附　　注】方中生黄芪、金银花、连翘、蒲公英益气托毒，清热消肿；海藻、昆布、半夏、陈皮软坚化痰；赤芍、郁金理气活血。中医有“脾主肌肉”之说，方中党参、白术益气健脾，所以对脂肪瘤有效。

【方　　名】参芪紫银扶正汤

【方药组成】生黄芪15g，紫草18g，忍冬藤15g，透骨草30g，川牛膝30g，伸筋草30g，野于术10g，党参10g，独角莲4g（研末，分3次吞服）。

【功效主治】扶正祛毒。适用于滑膜肉瘤。

【用法用量】每日1剂，水煎服。肿物溃破用独角莲30g加轻粉6g同研，制成生毒散外敷，每日换药1次或隔2～3日1次。

【临床应用】本方治疗1例经病理活检证实为左下肢滑膜肉瘤患者，因不愿截肢，服中药5个月，获临床治愈，经1年随访观察，未见复发及转移。

【附　　注】凡起源于黏液、纤维、脂肪、平滑肌、横纹肌、间皮、滑膜、血管、淋巴管等间叶组织并且位于软组织部位（内脏器官除外）的恶性肿瘤，称为软组织肉瘤。中医认为本病属于“肉瘤”“筋瘤”“石疽”“癥瘕”范畴，痰凝、瘀血、热毒是发生本病的主要原因。《灵枢》云“虚邪之入于身也，深寒与热相搏，久留而内者”，故扶正祛邪是治疗恶性肿瘤的主要方法之一。方中用黄芪、党参益气排毒；金银花、紫草清热解毒；独角莲性味辛温有毒，有逐邪解百毒的功效，内服外敷独角莲有解毒攻毒的作用，以整体与局部、攻与补相结合，故治疗本病能取得较好的疗效。

【方　　名】参三七血竭散合方

【方药组成】①参三七10g，血竭、砂仁、冰片各2g，僵蚕5g，胡椒1.5g。②制马钱子、胡椒、粳米各1.5g，蜈蚣5条，水蛭3g，冰片0.9g，砂仁2g。

【功效主治】晚期胃癌。

【用法用量】方①、方②分别研为细末，各分为7包，每次1包，每日3次。先服方①再服方②，食后白开水冲服。

【临床应用】治疗1例，服药2个月，自觉症状消失，恢复正常。

【来　　源】《浙江中医杂志》，1988，（8）：368。

【方　　名】参须炖汤

【方药组成】当归5g，党参25g，人参须3g，枸杞子17g，山药33g，桂圆肉17g，排骨200g，猪瘦肉100g，食盐、胡椒粉适量。

【功效主治】清润开胃，益气健脾。适用于胃癌手术后调理食疗。

【用法用量】当归、党参等中药用布袋扎好，和排骨、瘦肉一起炖煮，先大火后小火，煮3～4小时，捞出药袋，加盐、胡椒粉调味即可。以上可煮汤3小碗，每次饮用1小碗，喝汤吃肉，每天1次即可。

【附　　注】本膳主要适用于胃癌手术后调理方面。近已发现人参须药效可能比人参好。据报告：人参皂苷的分布规律性，人参根的周皮中含2.4%，皮层部含7%，木质部几乎不含人参皂苷，尤其是中间的髓质部完全不含。这就提示：人参越小，木质部越少的，质量也越好。而人参须含皂苷也确实比人参高，前者为6.5%，后者为3.3%（Lioydia，1981，4：401，英文）。

【方　　名】参须清热茶

【方药组成】人参须5g，麦冬2g，熟地黄3g。沸水适量。

【功效主治】补气滋阴，清热除烦。本膳主要适用于鼻咽癌症见气阴两虚者。

【用法用量】将人参须、麦冬、熟地黄放入杯中，冲入沸水，盖上盖子，至20分钟左右即可饮用，本品须长期使用，方有效果。

【临床应用】在马来西亚的芙蓉市治疗3例鼻咽癌气阴两虚者，在使用验方“抗癌单刀剑”的同时，均嘱以他们到当地余仁生药店购买本品适用，反映均较好。

【附　　注】气阴两虚型鼻咽癌患者伤阴较重，正气亦衰，症见头晕、耳鸣、气短、心悸、倦怠、乏力、口干等。参须清热茶是马来西亚华人小区常见的补品。人参中的有效成分为人参皂苷，据分析人参须中得皂苷成分明显高于人参的主根。其人参总皂苷量主根（人参）为3.3%，而人参须为6.5%。

【方　　名】参须肉汤

【方药组成】人参须6g，黄芪15g，山药28g，枸杞子23g，党参28g。排骨300g或整只鸡1只。清水适量。

【功效主治】补气提神，健脾开胃。本膳主要适用于脑肿瘤放化疗后的副反应，多见气阴两虚的症候，表现为肢体麻木，面色苍白而颧赤，伴有低烧等。

【用法用量】人参须、黄芪等中药用布袋放好。扎口后和排骨或鸡一起入锅中，加水5大碗。先大火后小火。煮3～4小时。捞出布袋后即可食用，饮汤食肉，每次1小碗，每天1次。多余的放冰箱保存，用时取出煮沸后食用。

【来　　源】《抗癌本草》，1984，233（内部版）。

【附　　注】从体外对JTC-26癌细胞的抑制率来看，人参为70%～90%；从体内对S-180（腹水型）肉瘤来看，黄芪热水浸出物的抑制率为35.1%。山药、枸杞子、党参均有促进免疫功能和造血功能的作用。

【方　　名】参枣米饭

【方药组成】党参20g，大枣20个，糯米250g，白糖30g。

【功效主治】健脾益气，养血安神。本膳主要适用于子宫颈癌虚寒出血不止者。

【用法用量】将党参、大枣放在瓷锅或铝锅内，加水泡发，然后煎30分钟左右，捞出党参、大枣，其枣备用。将糯米淘净，加水适量放在大瓷碗中，蒸熟后扣在盘中，把党参、大枣摆在上面。把药汤加白糠煎成浓汁，倒在枣饭上即可食用。

【来　　源】《南洋商报》，1988，7：22。

【附　　注】子宫颈癌患者80%～85%都有接触性出血（性交或阴道检查后），有时劳累或排便后亦可阴道流血。辨证大多为气虚而摄血失权。本膳健脾益气兼养血生血，故对此症颇为适宜。台湾高雄医学院研究表明：党参具有免疫促进作用，可增进产生白细胞介素 -2 的能力；能够提高 T 细胞比值，增强吞噬细胞功能和提升白细胞的作用，等等。

【方　　名】参藻汤
【方药组成】太子参 30g，夏枯草 30g，海藻 30g，漏芦 30g，郁金 12g，桃仁 9g，赤芍 18g，当归 12g，丹参 30g，铁树叶 30g，制乳香 6g，制没药 6g，鸡血藤 30g，延胡索 9g。
【功效主治】原发性肝癌。
【用法用量】水煎服，每日 1 剂。
【来　　源】《抗癌中草药制剂》，人民卫生出版社，1981：220。

【方　　名】参赭培气汤
【方药组成】党参 18g，肉苁蓉 12g，天门冬 12g，代赭石 24g，清半夏 9g，当归身 9g，知母 15g，柿霜饼（含化）15g。
【功效主治】治膈食（食管癌），吞咽哽噎不顺，饮食不下者。
【用法用量】水煎服，每日 1 剂，分 2 次温服。
【来　　源】《医学衷中参西录》。

【方　　名】参赭培气逐瘀汤
【方药组成】生赭石，太子参，麦门冬，山药，猪苓片，炒白术，蓬莪术，生黄芪，生鳖甲，夏枯草，八月札，杭白芍，白茅根，枸杞子，川厚朴，紫丹参，三七粉。
【加　　减】腹泻加儿茶、诃子肉；呕吐加柿蒂、竹茹；咳嗽加桑白皮、贝母；活血加凌霄花、紫苏木；低热加牡丹皮、青蒿；散结加生牡蛎、海藻；理气加香缘、佛手；黄疸加茵陈蒿、金钱草等。止痛亦可用外敷药（雄黄 60g，冰片 10g，白矾 60g，青黛 60g，乳香、没药各 60g。上药共为细面，分两次，用猪胆汁加等量陈醋调成稠糊状外敷局部，药干则醋润之，每次用 10 小时）。
【功效主治】软坚破积，补血养血。原发性肝癌。
【用法用量】水煎服，每日 1 剂。
【来　　源】《黑龙江中医药》，1988，（1）：7。

【方　　名】参赭培气逐瘀汤
【方药组成】生赭石 30g，太子参 15g，生山药 18g，天花粉 25g，天冬 15g，桃仁 12g，红花 6g，水蛭 3g，白花蛇舌草 15g，田三七 6g。
【功效主治】益气生津，化瘀降逆。适用于气阴两亏、瘀阻中焦之胃癌。
【用法用量】每日 1 剂，水煎，分 2 次温服。
【来　　源】《肿瘤临症备要》。

【方　　名】参赭培元汤
【方药组成】人参六钱，天门冬四钱，生赭石八钱，清半夏三钱，肉苁蓉四钱，知母五钱，当归身三钱，柿蒂饼五钱（服药后含化，徐徐咽之）。
【加　　减】若服数剂无大效，当系贲门有瘀血，宜加三棱、桃仁各二钱。
【功效主治】清养胃气，降逆润燥。中气不旺，胃气不能息息下降，而乘虚上干，致痰涎并随逆气上行，以壅塞贲门，而生噎膈反胃者。
【用法用量】水煎服，每日 1 剂，分 2 次服。
【来　　源】《医学衷中参西录》。此方为张锡纯针对胃虚有热，气逆不降，痰浊内阻之噎膈症而设。
【附　　注】张氏解此方曰：此症当以大补中气为主，方中之人参是也；又虑人参性热，半夏性燥，故又加知母、天冬、当归、柿霜，以清热润燥、生津生血也；肉苁蓉者，以其能补肾，即能敛冲，冲气不上冲，则胃气易于下降。且患此症者，多有便难之虞，苁蓉与当归、赭石并用，其润便通结之功，又甚效也。可见本方用人参、麦冬、知母主要在于清养胃气，助运化，退虚热；用代赭石、半夏、柿霜降逆气，化痰浊，通壅塞；当归、肉苁蓉养血润燥，补肾平冲。全方配合，重在保胃，以奏其益胃气、清虚热、化痰浊、降逆通关之效。

【方　　名】参赭三甲汤
【方药组成】旋覆花 10g，代赭石 30g，党参 10g，清半夏 15g，龟甲 15g，鳖甲 15g，牡蛎

15g，瓦楞子30g，露蜂房10g，黄芪30g，山豆根10g，赤芍15g，鸡血藤30g。

【加　　减】气滞胸脘痞满不畅者，加厚朴、大腹皮、炒莱菔子；呕吐酸腐热臭者，加黄连、芦根、竹茹、炙枇杷叶；大便干结不下者，加大黄、瓜蒌仁、芒硝；吐大量黏涎者，加青礞石、天南星、白芥子；胸部痛甚者，加延胡索、乳香、没药、地鳖虫；颈部淋巴结肿大、质硬者，加海藻、昆布、白芥子、山慈菇等。

【功效主治】降逆化痰，软坚破积，益气养血。中、晚期食管癌、贲门癌，症见进行性吞咽困难，或胸骨后隐痛，恶心呕吐，不欲进食，身倦无力，动则气少者。

【用法用量】以上药物，水煎分2次服下，每日1剂。

【来　　源】《中医癌瘤症治学》。

【附　　注】食管癌之病机，多由痰结、气逆、阴伤、气虚以及邪毒蕴积而引起，故其治亦当以化痰、降逆、益阴、补气、攻邪等为主。本方即为此而设。方用旋覆花、代赭石降胃化痰、消痞除满；清半夏除痰积、散结结聚、开泄通关，合前述二药则降逆之力更强；党参、黄芪益气扶正，健脾补中，功在补益后天以助气血生化之源；鸡血藤、龟甲、鳖甲养血滋阴、濡润胸膈，合党参、黄芪则有气血双补、阴阳同调之妙。牡蛎散结、"消癥结积块"（《本草纲目》），瓦楞子消痰化瘀、"去一切痰积、血积、气块，破癥瘕、攻瘰疬"（《医林纂要》），二者合鳖甲则有相得益彰，相辅相成之效；露蜂房以毒攻毒，山豆根消肿散结止痛，赤芍活血化瘀、清热凉血，三者相配以逐邪外达。如此，全方可共奏降逆化痰、软坚破积、益气养血之功，最终达到通关启闭之目的。

【方　　名】参赭桃仁汤

【方药组成】人参10g，代赭石20g，娑罗子15g，陈皮10g，当归15g，川厚朴10g，白术12g，红花10g，桃仁10g，生黄芪30g，生甘草6g。

【功效主治】理气消胀，活血化瘀。适用于胃癌，食前后胃脘发胀，恶心吞酸，或呕吐，或胃脘疼痛进行性加重，痛无节律。

【用法用量】每日1剂，水煎，分2次温服。

【来　　源】《肿瘤临症备要》。

【附　　注】本方以白术、川厚朴、陈皮、生甘草健脾渗湿，行气消胀；生黄芪、人参补气扶正；当归、桃仁、红花活血化瘀，软坚止痛；代赭石、娑罗子理气镇冲。

【方　　名】参赭养气汤

【方药组成】生赭石（研）一两，野台参五钱，生山药六钱，天花粉六钱，天门冬四钱，桃仁（捣）三钱，红花二钱，土鳖虫（捣）五个，汉三七粉（冲）二钱。

【功效主治】化痰散结，养血补气，治晚期食道癌饮食不顺，渐渐饮食不能下咽，只吃稀粥，少顷即吐，大便燥如羊屎，六脉细微。

【用法用量】前八味水煎一大杯，送服汉三七粉一半，药渣再煎一杯，送下余三七粉，早晨饭前服一次，晚间睡时服一次。

【来　　源】《中医验方汇选》内科。

【附　　注】服药后，感觉胸部舒适。二剂后可进食，不呕吐，五六剂后，大便如常。

【方　　名】参术樗皮流浸膏合方

【方药组成】①参术樗皮流浸膏：党参3g，炒白术3g，炒樗树根皮10g，炒白芍5g，良姜炭2g，炒黄柏2g，酒柴胡1g，制香附2g，炒贯众2g，白芷1.5g，炒乌贼骨3g，萆薢、莲子制成膏。②外用阴道坐药：蚌壳10g，三黄水（黄柏、黄芩、大黄各10g），煅制炉甘石20g，橄榄核20g，炙乳香、没药各10g，冰片5g。

【功效主治】子宫颈癌。

【用法用量】方①每次10～20ml，10天为1个疗程。方②做成铤子，每日1次，每次1个。

【临床应用】刘某，女，54岁。1952年月经已断。1958年2月阴道下血，白带多，有腥臭气，脉细弦。妇科检查为Ⅲ期子宫颈癌。服24剂症状大减，复查阴道无异常发现。

【来　　源】《江西中医药》，1959，（1）：7。

【方　　名】参术樗皮丸
【方药组成】党参、白术、乌贼骨各9g，樗皮根50g，白芍15g，良姜炭、黄柏、香附、萆薢、贯众各6g，白芷4.5g，柴胡3g。
【加　　减】血多加仙鹤草、大小蓟；结块难消加白花蛇舌草、半枝莲；直肠转移加生地榆、蒲黄；膀胱转移加白茅根、栀子、大小蓟。
【功效主治】补气健脾，清热燥湿，疏肝理气，固下止血。宫颈癌中晚期，症见神疲乏力，面色无华，口干或苦，胸闷不舒，舌淡苔白，脉细弱。
【用法用量】上药共研细末，以莲子粉糊为丸，如绿豆大，温开水送服，每次9g，每日3次。
【来　　源】《江西中医药》1959年第10期。
【附　　注】本方所治为宫颈癌辨证属湿热型者。七情内伤，忧思郁怒，伤及肝脾，一则肝气郁结，气滞不畅，二则脾气虚弱，不能运化水湿，湿蕴下焦，郁久化热，至结于胞宫，而致本病。方中重用樗皮根清热燥湿，固下止血为主药；辅以贯众、黄柏、萆薢清热利湿以助之；柴胡、香附、白芍疏肝解郁，理气止痛以畅气机；党参、白术益气健脾以助运化；白芷化湿浊；乌贼骨、良姜炭收敛止血。诸药相合，行其滞，畅气机，补其虚，除湿热，则诸症自除。

【方　　名】参术茯苓汤
【方药组成】太子参2g，焦白术9g，茯苓9g，生薏苡仁3g，生黄芪30g，当归15g，瓜蒌15g，炒柴胡4.5g，广木香4.5g。
【功效主治】胰腺癌。
【用法用量】水煎服，每日1剂。

【方　　名】参术内金蛇草汤
【方药组成】党参15g，白术10g，山药10g，半枝莲15g，白花蛇舌草15g，鸡内金10g。
【功效主治】直肠息肉体虚脾弱者。
【用法用量】水煎服，日服2次。
【来　　源】《神方偏方治百病》。

【方　　名】参术蕲蛇汤
【方药组成】党参15g，白术9g，木香9g，茯苓9g，蕲蛇9g，麦冬9g，黄药子9g，山豆根9g，蜈蚣3条，白英30g，浙贝母6g，急性子6g，金银花6g，鸡内金6g，生半夏6g。
【功效主治】健脾益气，解毒散结。适用于贲门癌。
【用法用量】每日1剂，煎2次分服。
【临床应用】福州市第一人民医院用于治疗贲门癌有效。如患者吴某，男，成人，确诊为贲门癌侵犯胃底，用本方治疗1年半，吞咽阻塞症状改善，肿块缩小1/3。
【来　　源】福州市第一人民医院方，《抗癌中草药制剂》。

【方　　名】深师七气汤
【方药组成】干姜、黄芩、桂心、半夏、生甘草、橘皮、干地黄、芍药各60g，桔梗90g，枳实5枚，人参30g，吴茱萸75g。
【功效主治】治气噎膈者。
【用法用量】上为粗末，混匀。每服20～30g，加生姜3片。水煎去渣温服。
【来　　源】《医方考》。

【方　　名】神功助化散
【方药组成】萹蓄、麦芽、瞿麦穗、生甘草各五钱，沉香、神曲各二钱半，木香钱半，大黄二两。
【功效主治】痞积。
【用法用量】其药夜服，大小便见恶物为度。此方神效不可俱述。男用淡竹叶、生甘草煎汤，酒调下；女用红花、灯心、当归煎汤，酒调下。神效。
【附　　注】忌油腻、动气之物及房事一月。

【方　　名】神化丹
【方药组成】硇砂9g，炒干漆9g，血竭9g，红娘子20个（去翅），斑蝥20个（去翅、足），乳香4.5g。
【功效主治】腹内诸痞积血气块。
【用法用量】以上药为末，枣肉合捣如泥，做丸如豌豆大。每次服1～5丸，临卧时，用枣汤、姜汤，或红花苏木汤送下。

【方　　名】神化丸
【方药组成】肉苁蓉、牛膝、薯蓣45g，山茱萸、续断、大黄各37.5g，远志、泽泻、天雄、人参、柏子仁、防风、石斛、杜仲、黄连、菟丝子、天花粉、白术、生甘草、矾石、当归各30g，桂心、石南、干姜、萆薢、茯苓、蛇床子、细辛、赤石脂、菖蒲、川芎各15g。
【功效主治】补肾益精，活血通淋。适用于膀胱、尿道肿瘤精气已亏，卧床不起，视物不清，小便频而余沥，阴头冷疼，失精自出，或局部溃破湿痒者。
【用法用量】上为末，炼蜜为丸，如梧桐子大。每服10丸，加至20丸，食前酒送下，每日2次。

【方　　名】神农二白汤
【方药组成】神农草、白花蛇舌草、白茅根、葵树子（打碎）各30g。
【功效主治】鼻咽癌。
【用法用量】上4味药共煎汤，分3次服。每日1剂，15天为1个疗程。
【来　　源】《本草骈比》。

【方　　名】神农三丸
【方药组成】水蛭、地鳖虫、蜈蚣各等量。
【功效主治】腹腔肿瘤。
【用法用量】诸虫焙酥，共研为细末，炼蜜为丸，每丸1.5～3g，每日1次，每次1.5～3g，温开水送服。
【来　　源】《外科十三方考》。
【附　　注】三虫皆含一定毒性，服药后如吃一碗温稠粥，可减少虫毒对胃、肠的刺激，避免发生恶心、呕吐现象。

【方　　名】神农丸
【方药组成】沉香15g，广木香9g，公丁香9g，白檀香6g，降香9g，枳实15g，川郁金4.5g，莪术4.5g，当归尾6g，赤芍6g，建曲6g，槟榔6g，砂仁6g，香附6g，朴硝3g，紫蔻3g，麝香0.3g，土狗1对，守宫1对，独角牛3只。
【用法用量】上药研末，白蜜250g，猪油50g化开，用白鸡冠血20滴与药末调匀，放入瓶内备用。早晚空心各服9g，白水送下，15天为1个疗程。
【功效主治】开气行郁，活血化瘀，软坚散结。食道癌。

【方　　名】神农丸
【方药组成】炙马钱子9g，炮穿山甲9g，当归9g，川芎6g，犀角末6g，全蝎6g，蜈蚣6g，雄黄3g，生甘草2.5g。
【功效主治】鼻咽癌、消化道癌、乳腺癌。
【用法用量】先将马钱子用油炸至黄色，与上药共为细末，炼蜜为丸，每丸重1.5g。每次服1丸，每日2次，白开水送下。

【方　　名】神奇散
【方药组成】当归3g，川芎2.1g，白芍药（酒炒）3g，生地黄6g，陈皮2.4g，砂仁2.1g，半夏（姜制）2.4g，白茯苓3g，白术（土炒）、香附（醋炒）各3g，枳实（炒）3g，乌梅3个，藿香3g，赤茯苓3g，槟榔3g，木通3g，猪苓3g，黄芩（炒）3g，黄柏（酒炒）3g，知母（人乳拌，炒）3g，赤芍药3g，天门冬（去心）3g，麦门冬（去心）3g，生甘草2.4g。
【功效主治】养血清热，降逆利膈。食管癌。
【用法用量】上药锉碎。用水400ml，煎至200ml，入童便150ml和服。
【来　　源】《古今医鉴》。

【方　　名】神犀丹
【方药组成】乌犀角尖磨汁、石菖蒲、黄芩各180g，生地黄（冷水洗净浸透捣绞汁）、金银花（如有鲜者捣汁用尤良）各500g，粪清、连翘各300g，板蓝根（无则以飞净青黛代之）270g，香豉240g，玄参210g，花粉、紫草各120g。
【功效主治】凉血解毒，清心开窍。适用于白血病火毒极盛，燔灼血分，内陷心包，风动痰生，灼热躁扰，神昏谵语，斑疹密布，色呈紫黑，吐血，衄血，便血，甚或兼见四肢抽搐，角弓反张，喉中痰声辘辘，舌绛苔黄。
【用法用量】各生晒研细，忌用火炒，以犀角、地黄汁、粪清捣和为丸，每丸重9g。切勿加蜜。

可将香豉煮烂。凉开水化服，每日 2 次，小儿减半。如无粪清，可加人中黄 120g 研入。

【方　　名】神仙草汤
【方药组成】神仙草 60 ～ 120g（干品 15 ～ 30g），猪瘦肉 60g。
【功效主治】恶性淋巴瘤，也治胃瘤及鼻咽癌。
【用法用量】神仙草放入瓦煲内，慢火煲 8 小时，去渣饮汤，不吃猪肉。
【来　　源】《民间偏方》。
【附　　注】神仙草又名石上莲、午时草。

【方　　名】神仙夺命丹
【方药组成】乌梅（水浸，去核）13 个，硇砂 6g，雄黄 6g，乳香 3g，百草霜 15g，绿豆、黑豆各 49 粒。
【功效主治】通膈降逆。适用于食管癌，症见噎食不通，大便秘结，粪如羊屎及七情气郁呕吐。
【用法用量】将乌梅杵烂，前药并豆为末，入乌梅再捣和匀，丸如弹子大，以乳香少加朱砂为衣，阴干。每服一丸，空腹服时噙化。待药尽烙热饼一个，擘碎入热茶泡食之，无碍为效。放三五日依法再服一丸即愈。
【来　　源】《丹溪心法》。

【方　　名】神仙化痞膏
【方药组成】当归 3g，川芎 3g，赤芍 3g，黄连 3g，黄芩 3g，黄柏 3g，栀子 3g，红花 15g，肉桂 15g，丁香 15g，生地黄 15g，草乌 15g，巴豆仁 15g，大黄 60g，苏木 30g，川乌 30g，穿山甲 20 片，蜈蚣 6 条，白花蛇 1 条（或 30g），桃枝 6.6cm，柳枝 6.6cm，枣枝 6.6cm（以上药油熬），松香 30g，乳香 30g（箬叶炙过），没药 30g，血竭 15g，天竺黄 9g，轻粉 9g，硇砂 4.5g，胡黄连 9g，阿魏 15g，麝香 3g（各为细末）。
【功效主治】腹内积聚，癥瘕痞块。
【用法用量】前 22 味药锉细，以香油 1 000g 浸 7 日，桑柴慢火熬至焦黑色，去渣，起白光为度。放冷，滤净澄清，取 750g 再入锅，桑柴火熬至油滚，陆续下飞过黄丹炒黑色 30g，烧过官粉 30g，水飞过炒褐色密陀僧 30g，仍慢火熬，极沸时止，再加嫩松香 120g，黄蜡 250g，熬至滴水成珠，用厚纸时时摊药贴，贴在自己皮上试之，老嫩得所，方住手离火，待微温下后细药末（麝香除外），陆续入膏内，不停搅动均匀，以冷为度。铲出以温水洗去浮腻，埋在阴地下 21 日，去火毒，狗皮摊膏。同时先用白酒煮朴硝洗患处，晾干后，取膏药时时炭火烤热，加麝香少许，将膏药贴患处，以手熨之。
【附　　注】用药期间忌厚味、生冷及房欲、怒气。可配合服用汤药。

【方　　名】神仙一块气
【方药组成】青皮、陈皮、三棱、香附（童便炒）、莪术各 30g，神曲、麦芽、萝卜子、白牵牛子、槟榔、郁金、黄连各 15g，枳实 9g，皂角 7.5g，百草霜 7.5g。
【功效主治】疏肝理气，导滞化痰，症见诸气食积及噎膈痞满，胸胁刺痛，癥瘕疝气。
【用法用量】上为细末，面糊为丸，如绿豆大，每服 30 ～ 50 丸，热酒姜汤送下，症在上焦则食后服，症在下焦则食前服。
【来　　源】《神方、仙方灵验方》。

【方　　名】神仙追毒丹
【方药组成】五倍子（捶破，洗，焙）90g，山慈菇（去皮净，焙）30g，千金子（去壳，研，去油，取霜）30g，山豆根 30g，朱砂、雄黄各 30g，全蝎 30g，红芽大戟（去芦，洗净，焙干）45g。
【功效主治】解毒消肿，祛痰攻毒。适用于各种肿瘤。
【用法用量】共为细末，研入麝香 6g，以糯米饮为丸，分为 40 丸。每服 1 丸，生姜、薄荷汁、井花水研服。
【来　　源】《医学纲目》。

【方　　名】神仙坠痰丸
【方药组成】皂角（无虫蛀者，去皮弦，酥炙黄色，去子净）48g，白矾（生用）36g，黑牵牛（取头、末 120g）500g。

【功效主治】攻逐痰涎。适用于胸纵隔肿瘤、肺癌之痰壅气阻者。

【用法用量】上为细末，清水为丸，如梧桐子大。每服 30 ～ 50 丸，渐加至 100 丸，空腹时用温酒送下。看病轻重，5 日、10 日 1 服，病轻者，半月、1 月 1 服。久服永无瘫痪之疾。

【来　　源】《瑞竹堂经验方》。

【方　　名】神效阿魏散

【方药组成】大黄 30g，阿魏 6.6g，天竺黄、芦荟、白僵吞各 6g，孩儿茶、生甘草各 9g，穿山甲（炮焦）7 片，木鳖 1 个。

【功效主治】痞块。

【用法用量】上为细末，每服 9g，好酒调服。

【来　　源】《扶寿精方》。

【方　　名】神效沉香丸

【方药组成】真沉香二钱，真麝香八分，血一钱五分，乳香（研）一钱五分，缩砂仁二钱，木香五分，延胡索一钱，没药五分。

【加　　减】本方下气降逆之力尚弱，可适当伍以丁香、代赭石、制半夏等以加强止呕止吐之功；若有气虚者可加党参、茯苓、白术、炙甘草等以益气培元固本。

【功效主治】活血开结，理气化痰，散寒止痛。男子胃脘寒痰结阻，反胃呕吐，饮食不通，或食入而复吐出。

【用法用量】上为细末，糯米糊为丸，如弹子大，用辰砂一钱五分为衣，烧酒磨服。

【来　　源】《先醒斋医学广笔记》卷二。

【附　　注】寒凝气滞、血行不畅，故见腹痛脘闷、得温痛减。方中用沉香为主药，功专下气降逆、温阳散寒、调胃化痰，正如《珍珠囊》所谓“补肾、去恶气、调中”；辅以麝香芳香通达，开结聚，利经络，消肿化积；血竭、乳香、没药、延胡索活血祛瘀，散结止痛，后三者并能理气；佐以砂仁、木香理气行痞，除胀调中，气顺则痰可化、瘀可去；以朱砂为衣则取其化腐蚀毒、消肿安神之功；复用烧酒磨服，则开散诱达之性更强。总之全方配合，则有活血开结、理气化痰、散寒止痛之效。

【注意事项】本方药性偏热，内有实火或虚火者慎勿应用。

【方　　名】神效瓜蒌散

【方药组成】大瓜蒌 2 枚，当归（酒洗）15g，生甘草 15g，乳香 3g，没药 3g。

【功效主治】乳痈乳癌，痈疽瘰疬，便毒。

【用法用量】上为末，米酒煎，分作 3 次服，药渣敷患处。

【来　　源】《中医大辞典 · 方剂分册》。

【方　　名】神效瓜蒌散

【方药组成】瓜蒌 1 个，当归 15g，生甘草 15g，乳香 3g，没药 8g。

【功效主治】乳腺癌。

【用法用量】水煎服，每日 1 剂，或上药共研为细末，每用 15g。

【来　　源】《中医肿瘤学》（下），科学出版社，1983：290。

【方　　名】神效瓜蒌散

【方药组成】瓜蒌（研烂）1 个，当归（酒洗）、生甘草各 15g，乳香、没药各 3g。

【功效主治】通乳消肿，活血散结。适用于乳癌及一切乳腺疾病，并治瘰疬疮毒，痈疽余毒。

【用法用量】用酒煎服，如不能饮酒，以酒、水各半煎服。

【临床应用】如数剂不效，宜以补兼服之，如四君子汤或四物汤合升麻、柴胡等服之。

【方　　名】神效瓜蒌散合方

【方药组成】①柴胡、玄参、海藻、昆布、延胡索各 15g，瓜蒌 25g，浙贝母 10g（捣碎），当归、连翘各 20g，乳香、没药各 7g。方②外敷药：石膏、芒硝各 50g，黄柏 100g。

【用法用量】①水煎服，每日 1 剂。②共为细面，水调后外敷局部，24 小时更换 1 次。

【功效主治】体表癌症。

【临床应用】治疗28例，全部治愈。
【来　　源】本方系辽宁省锦州市中医院秦玉杰经验，曾刊于《河北中医》1989年第4期。

【方　　名】神效开结散
【方药组成】沉香、木香、橘红各150g，珍珠50粒（或珍珠粉25g），猪靥子50枚。
【功效主治】瘿疾（甲状腺肿瘤）。
【用法用量】为细末，每服3～4g，临卧酒调下。
【来　　源】《证治准绳》。

【方　　名】神效开结散
【方药组成】沉香、木香各二钱，橘红四两，珍珠四十九粒（入砂锅内以盐泥封固，煅赤取出火毒用），猪靥子四十九枚（有豚猪者，生项间如枣子大）。
【加　　减】胸闷不舒，喜叹息者，加香附、柴胡、郁金；肿块较大者，加海藻、昆布、海带；肿块较初起变硬者，加当归、川芎。
【功效主治】理气消瘿。气郁痰阻之颈前部肿大，质软不痛。病情的波动可与情志有关。现临床可用于甲状腺肿瘤的治疗。
【用法用量】上药为末，每次一钱，每日1次，睡前酒调，徐徐咽下。
【来　　源】《校注妇人良方》卷二十四。
【附　　注】本方适用于气郁痰阻而气滞偏重的瘿瘤。由于长期忿郁恼怒或忧思郁虑，使气机郁滞，则津液易于凝聚成痰，气滞痰凝，壅结颈前，则成瘿瘤。治宜理气舒郁为主。方中沉香、木香理气舒郁，通行一切气滞；橘红祛痰化湿；猪靥子消瘿散结；珍珠镇心定志以防情志所伤。诸药合用则气畅痰消，瘿结自散。凡气郁痰阻之瘿瘤初起气滞重者，均可应用。
【注意事项】注意精神调摄，保持精神愉快，防止情志刺激。忌食生冷、黏腻、辛辣之品。

【方　　名】神效三良散
【方药组成】吴茱萸（墨豆同炒）、寒食面、干姜（炮）各30g。
【功效主治】温经散寒，燥湿止带。适用于阴道癌患者带下五色不止者。
【用法用量】上为散。每服6g，食前温酒调下。

【方　　名】神效丸
【方药组成】巴豆、大黄等份。
【功效主治】噎膈、蛇头疔、癥瘕等症。
【用法用量】研末糊丸，绿豆大小。

【方　　名】神异膏
【方药组成】露蜂房30g，全蛇蜕（盐水洗净，焙干）、玄参各15g，黄芪23g，黄丹150g，杏仁（去皮尖）30g，乱发一团（鸡蛋大），香油500g。
【功效主治】解毒散肿。适用于皮肤癌肿。
【用法用量】先将乱发油煎熔尽，再下杏仁，炸至变黑，去渣。再下黄芪、玄参，以慢火煎一两个小时，离火，候半小时。加入露蜂房、蛇蜕，以柳枝急搅，再用慢火熬至黄紫色，下火去渣。趁冷下黄丹，再用文、武火慢熬，搅动至滴水成珠，置水盆中出火毒。每用少许摊贴患处。

【方　　名】神应百消丸
【方药组成】香附240g，黑丑、生大黄、五灵脂各60g。
【功效主治】胃癌、食管癌、慢性胃炎等。治饮食过度不能运化，以致呕吐恶心、嘈杂胀满、腹痛泻痢、反胃噎膈等症，消滞、消气、消痰、消积、消痞、消酒滞、茶滞、食滞，能消腹内一切积聚，有百消之能。
【用法用量】共研细末，醋和为丸如豆大，每服3g，不拘时用茶清送下，以利为度，量人老弱虚实加减丸数，小儿减量。
【来　　源】《道家秘方精华》。
【附　　注】孕妇忌服。

【方　　名】神应比天膏
【方药组成】黄芩枯者、黄芪、青皮各15g，陈皮去白9g，乌梅去核8个，诃子皮（火炮）60g，木鳖子（去壳）16枚，山楂子16个，桃仁24个，苏木15g，麝香少许，三棱（火煨）10g，莪术（火煨）10g，槟榔、白豆蔻、黄柏、牙皂（去皮弦子）各 9g，当归尾 30g，没药 10g，乳香 7.5g，昆布 15g，巴豆霜 1.5g，生甘草 7.5g，穿山甲（醋炙）16 个。
【功效主治】男人气聚左右胁下及胸，或血块，或气块，酒色过度，有伤五脏致死，精神短少，肢体羸弱，并小儿大人，一切痞疾。
【用法用量】上 24 味，除麝香、没药、乳香、巴豆霜不入，将群药末下入砂锅，熬滴水不散为度，方下麝香等四味，用瓷缺罐盛，量疾大小摊药贴敷，遇痒时用木棍往来搔之，不及三七，大有效验。
【来　　源】《济阳纲目》。

【方　　名】神禹鸭
【方药组成】鸭 1 只，油菜籽 30g（布包），皂角刺 30g（布包），老萝卜根 60g。
【功效主治】脊髓肿瘤之大小便障碍者。
【用法用量】鸭洗净去肠杂，将上述药物置鸭肚内，蒸透，弃药吃鸭喝汤。
【来　　源】《验方》。

【方　　名】沈力治肝癌验方
【方药组成】当归、墨旱莲各 15g，生白芍、枸杞子、生地黄、鳖甲（先煎）、丹参各 20g，延胡索、生牡蛎（先煎）、女贞子、半枝莲、白花蛇舌草各 30g，川楝子 10g，地鳖虫 7g。
【功效主治】滋肝养阴，化痰散结。适用于肝癌。
【用法用量】水煎，温服，每日一剂。14 剂为 1 个疗程。
【来　　源】浙江宁波市中医院唐亚军整理。
【附　　注】方名系编者拟。本方可配合放化疗服用。本方系基础方，可随证加减。

【方　　名】沈氏血癥丸
【方药组成】五灵脂、大黄、生甘草、桃仁各五钱，生地黄七钱，牛膝四钱，肉桂二钱，延胡索、当归各六钱，三棱、莪术、赤芍、川芎各三钱，琥珀、乳香、没药各一钱。
【加　　减】如积块大而坚硬作痛者，加鳖甲、瓦楞子、生牡蛎。
【功效主治】破血祛瘀，兼调脾胃。瘀血内结之腹部积块明显，硬痛不移，纳减乏力，消瘦，时有寒热，舌质紫或见瘀点，脉细涩。现临床可用于肝癌、胃癌、胰腺癌、肠癌等的治疗。
【用法用量】酒糊为丸，每次服一钱，每日 2 次。
【来　　源】《杂病源流犀烛》卷十四。
【附　　注】本方所治之证为脾气虚寒，气机不足；感受寒湿，寒湿内停，脾阳不运；饮食所伤，脾失健运。以上病因造成气机阻滞，脉络不畅，久则瘀血凝滞，结而成块。病机要点为血瘀。方中五灵脂、桃仁、牛膝、三棱、莪术、川芎、琥珀、乳香、没药、当归活血祛瘀，行气止痛，阵容庞大，力峻效卓，开久结之瘀；赤芍、生地黄开阴散结；延胡索理气行滞止痛，气行则血行；肉桂温中助阳以利血运；大黄荡涤积滞，使浊阴下达；生甘草益气缓中，调和诸药。诸药合用，共奏破血逐瘀之功。
【注意事项】久病正虚本方慎用，孕妇忌服。

【方　　名】肾癌方
【方药组成】黄芪 30g，白术 15g，鳖甲 15g，菟丝子 15g，女贞子 15g，赤芍 15g，鹿角霜 20g，莪术 12g，三七末（冲）3g，全蝎 8g，大黄 6g。
【加　　减】腰部剧烈疼痛加延胡索、乳香、地鳖虫；血尿明显去全蝎，加仙鹤草、山楂炭；肿瘤较大且硬加三棱、穿山甲；腹水去鳖甲，加大腹皮、半边莲；寒湿重去女贞子，加台乌药、益智仁。
【功效主治】补肾活血，益气健脾。肾癌，症见腰部酸痛，腹部触及包块，小便发红或尿血或挟有血块，身倦体乏，食纳减少，面色萎黄，形体消瘦，舌质淡，苔薄白，脉细无力或沉。
【用法用量】以上药物，水煎分 2 次空腹服下，每日 1 剂。
【临床应用】报道以本方加减治疗晚期肾癌 5 例，结果生存期少于 0.5、2、6 年者各 1 例，15 个月者 2 例。
【来　　源】《实用医学杂志》1995 年第 12 期。
【附　　注】本方所治肾癌，其病机属肾之阴阳两虚，并伤之于气，以致气不行血，瘀血内结，发为癥积。方用鹿角霜、菟丝子温肾阳，散阴寒，“疗虚劳……羸瘦，四肢酸痛，腰脊痛，小便数利，泄精溺血”（《名医别录》）；鳖甲、女贞子滋肾阴，益精血，壮骨强腰脊。以上药物相配，阴阳并补、生津化气以治本虚。复以黄芪、白术补气健脾、助中焦运化，则脾胃充而气血生而有源，以濡先天，此为本方之扶正部分。另用莪术、赤芍、全蝎、三七破血散结、消癥止痛，以祛瘀血之积蓄，三七并可止血；大黄既可化瘀止血，加强前者之效，又能泻下去浊，导瘀血从大便解。全方相合，共奏补肾健脾、生精化气、破血消癥之功。

【方　　名】肾癌术后方

【方药组成】生黄芪 30g，桑寄生 30g，党参 15g，山药 15g，菟丝子 15g，山茱萸 15g，淫羊藿 15g，熟地黄 12g，枸杞子 20g，牡丹皮 12g。

【加　　减】余邪未解者加白花蛇舌草、半枝莲、知母、白茅根、金钱草；术后复发或转移者加刘寄奴、生牡蛎、夏枯草、山慈菇、制南星。

【功效主治】补肾益阴，升阳益气。肾癌术后，体虚不复，面色少华，腰腹疼痛，尿有余沥，蛋白尿，身倦神疲，形寒怯冷，大便或溏，舌体略胖，脉沉细者。

【用法用量】以上药物，水煎分 2 次空腹服下，每日 1 剂。

【来　　源】《江苏中医》1985 年第 10 期。

【附　　注】本方乃为肾癌术后，邪气已去，正气未复，脾肾两虚者而设，故临证见肿瘤切除而机体久虚不复，并见脾衰肾亏症状者，可选此方化裁施治。方用熟地黄、山茱萸、枸杞子滋肾养阴、填精壮骨；桑寄生、菟丝子、淫羊藿温肾逐寒、壮阳化气；生黄芪、党参、山药补气扶正、健脾益胃、升阳固脱；牡丹皮辛散不守，除可活血通脉止痛外，尚能宣壅达滞，使前述补益诸药静中寓动、滋而不腻、补而不滞。全方配合，共达补肾健脾、温阳化气、补阴强腰之功。

【方　　名】肾蕨酒服方

【方药组成】肾蕨（又名圆羊齿）干全草 300g。

【功效主治】清热利湿，消肿解毒。主治噎膈反胃。

【用法用量】研末，每服 9 ～ 10g，每日 3 次，好酒冲服。

【来　　源】《中药大辞典》。

【方　　名】肾气丸

【方药组成】熟地黄 15g，炒山药 30g，山茱萸 30g，泽泻 30g，茯苓 30g，牡丹皮 30g，官桂 15g，炮附子 2 个，川牛膝 15g，车前子（酒蒸）30g。

【功效主治】温补肾阳，利尿通闭。适用于前列腺癌，症见肾阳不足、腹胀尿闭、肢膝冷痛者。

【用法用量】上为细末，炼蜜为丸，如梧桐子大。每服 70 丸，空腹米饮送下。

【来　　源】《金匮要略》。

【方　　名】肾气丸加减

【方药组成】熟地黄 15g，山药 30g，山茱萸 12g，茯苓 12g，牡丹皮 12g，泽泻 15g，血余炭 20g，仙鹤草 30g，制附子 3g，肉桂 3g。

【加　　减】气血虚弱者加人参 10g，黄芪 25g，白术 12g；阴虚重者加女贞子 30g，旱莲草 30g，枸杞子 30g；阴虚有热者去制附子、肉桂。

【功效主治】健脾补肾、温阳止血。主治膀胱癌脾肾两虚型。症见血尿，呈间歇性，伴腰膝酸软、倦怠乏力，或伴纳呆食少、消瘦，舌淡红，苔薄白，脉沉细无力。

【用法用量】水煎服，每日 1 剂。

【来　　源】中原农民出版社《偏方验方秘典》。

【附　　注】生活有规律，少吃肉类，多吃蔬菜和水果等碱性食物。

【方　　名】慎伐汤

【方药组成】柴胡 5 ～ 10g，生白芍 10g，炒白术 10g，茯苓 10g，当归 10g，姜半夏 10g，陈皮 10g，鸡内金 10g，丹参 24g，仙鹤草 30g，白英 30g，半枝莲 30g，炙甘草 6g。

【功效主治】疏肝理气，活血解毒。主治原发性肝癌。若肝肾亏损者加生地黄、枸杞子、旱莲草、山药、玉竹、黄精等。

【用法用量】水煎服，每日1剂。

【临床应用】用本方治疗1例男性患者，面色萎黄，形体消瘦，神疲乏力，右上腹胀痛，纳差，B超发现肝右叶可见9.9cm×9.6cm增强回声区，胆囊右侧还见一直径1.6cm低回声区，提示肝内实质性占位，血沉82，甲胎蛋白阳性，γ-谷氨酰转肽酶92.2单位。治后半年复查B超：肝未见异常，9个月后甲胎蛋白转为阴性，γ-氨酰转肽酶82单位，随访2年4个月，尚健在。

【来　　源】浙江省宁波市中医院徐文达。

【方　　名】升降丹

【方药组成】红升丹、白降丹。

【功效主治】提毒祛腐，平胬生肌。适用于恶疮痼疾、腐蚀皮肤癌肿。

【用法用量】外涂患处。

【临床应用】李某，男，58岁。患者于1973年冬天，因左下肢足后跟皲裂，感染溃烂，经久不愈，经多方治疗无效。至1977年8月，患处渐感疼痛加剧，溃烂面逐渐加深扩大，至11月病理切片结果为"皮肤鳞状癌Ⅰ级"。始至1978年2月，患者渐感患处疼痛剧烈，以致不能步履，坐卧不安，饮食减少，同年3月要求截肢治疗，经门诊检查发现左侧腹股沟及腘窝淋巴结均肿大，疑为"晚期皮肤癌转移"，未能手术，遂于1978年3月24日入院。检查形体消瘦，呈痛苦重病容，精神萎靡，食欲不振，患肢疼痛剧烈，坐卧不安，活动受限，不能步履，左侧腹股沟可触及一蛋黄大小之肿大淋巴结，活动欠佳，左侧腘窝淋巴结肿大如大拇指大小，左足后跟外踝处有一9cm×7cm×3cm溃烂伤口，边缘不整齐，呈菜花样外翻，脓血流溢，秽臭异常。住院期间以白降丹、红升丹外用为主以提脓平胬、拔毒生肌，兼配合中草药白花蛇舌草30g，夏枯草30g，生黄芪30g，重楼15g，穿山甲10g，皂角刺3g，生甘草10g，每日1剂，以清热解毒，活血消瘀，扶正托毒。共服80剂，出院后继续使用红升丹加蟾酥、麝香等研末外用，每天或隔天换药1次，至1979年1月，患肢溃烂面逐渐缩小，并长出新鲜肉芽组织，腘窝及腹股沟肿大之淋巴结均消失，再经病理切片检查，未发现癌细胞。继之改用冬青叶粉加红砂糖调和外敷，直至创口愈合。随访患者全身情况及局部完全恢复正常。

【方　　名】升麻炖大肠

【方药组成】升麻15g，黑芝麻100g，猪大肠1段（长约30cm）。生姜、葱、食盐、绍酒各适量。

【功效主治】升提中气，补肝益肾。本膳主要适用于舌癌热毒蕴结者。

【用法用量】将猪大肠洗净，把升麻、黑芝麻装入猪大肠内，放入砂锅内，加生姜、葱、绍酒，水适量。将砂锅置炉上，先用武火烧沸，再用文火炖3小时即成。

【附　　注】升麻性能升散，并擅解热毒，是传统上治疗阳明热邪所致头痛、牙龈肿痛、口舌生疮的要药。加拿大民间以升麻制成浸膏，配上另外一些植物药，掺上碘化钾和水，口服。对舌癌以及乳腺肿瘤乳房切除后腋腺转移癌有一定效果（《中草药通讯》，1974，6：30）。日本佐藤昭彦的一项药理实验还表明：升麻对人子宫颈癌细胞JTC-26抑制率高达90%以上，引起了人们高度重视（《东洋医学》，1979，1：12）。

【方　　名】升麻解毒汤

【方药组成】升麻30g，玄参6g，沙参10g，芡实10g，冬瓜子10g，天花粉10g，牡蛎10g，侧柏叶6g，薄荷6g，菊花10g，藕片10g，生甘草4g。

【功效主治】养阴，清热，解毒。适用于鼻咽癌。

【用法用量】水煎服。并外用冰硼散或珍珠粉吹入患处。

【来　　源】《实用中医内科学》。

【附　　注】《外科正宗》卷三有原方：升麻12g，鲜皂角刺12g，土茯苓200g，桔梗5g，水煎去渣，分4次，1日服尽，每服时炖热，加麻油3茶匙送下。治杨梅疮，筋骨疼痛，久而不愈及流注结毒，皮肉破烂，咽喉损破者。

【方　　名】升麻解毒汤
【方药组成】升麻 30g，黑玄参 24g，北沙参 18g，苏芡实 18g，冬瓜子 18g，天花粉 9g，粉甘草 3g。
【加　　减】癌肿难消加山慈菇、白花蛇舌草、牡蛎；鼻塞不通加辛夷、苍耳子；鼻衄加三七、侧柏叶、血余炭。
【功效主治】透解邪毒，滋阴补肾。鼻咽癌晚期阴虚，舌暗红，苔黄肛，脉沉弦数。
【用法用量】以上药物，水煎分 2 次空腹服下，每日 1 剂，同时外用冰硼散，分次吸入鼻腔及咽部。
【来　　源】《福建医药杂志》1980 第 5 期。
【附　　注】本组方剂所治为鼻咽癌晚期邪盛而阴虚的病证，内服外治共施，相得益彰。方中重用升麻为主药，以透解邪毒，升举阳气，攻百毒，并具抗癌之功效，用于癌瘤积毒；辅以冬瓜子清肺化痰，排脓散结；玄参、沙参、天花粉滋养阴液，解毒排脓，并均有抗癌作用，用于癌瘤积毒；芡实健脾益肾以扶正，正气充则能抗毒；粉甘草调和诸药；冰硼散外用以清热解毒，消肿止痛。此法内服外治，攻毒扶正共施，凡鼻咽癌晚期阴虚患者均可应用。

【方　　名】升麻汤
【方药组成】升麻、连翘、大青各 30g，生地黄（焙）60g，败酱叶、络石、白蔹各 15g，人参 30g，大黄（锉，炒）60g，芒硝末 3.7g。
【功效主治】清热解毒，活血散结。适用于恶性淋巴瘤，皮色紫赤，恶寒壮热，一二日未成脓者。
【用法用量】上为粗末。每服 15g，用水 225ml，煎取 180ml，更入芒硝末 3.7g，去滓，空腹温服，微利为度。
【来　　源】《圣济总录》。

【方　　名】升麻紫血散
【方药组成】升麻、紫血散、犀角、羚羊角、生石膏、寒水石各 30g，玄参 60g，生甘草 24g，沉香 15g，木香 15g。
【功效主治】清热凉血，利咽解毒。适用于喉癌。
【用法用量】上为细末。每服 3g，每日 2 次。
【来　　源】《临床应用汉方处方解说》。

【方　　名】升血方
【方药组成】黄芪 9g，党参 9g，当归 9g，首乌 12g，熟地黄 12g，补骨脂 12g，女贞子 12g，墨旱莲 12g，炙甘草 3g。
【功效主治】放疗、化疗所致的白细胞和血小板减少。
【用法用量】水煎服，每日 1 剂。

【方　　名】升血合剂
【方药组成】山茱萸、制何首乌、女贞子、淫羊藿、丹参、炮穿山甲片、鸡血藤、厚朴。
【功效主治】补肾活血。适用于化疗后白细胞减少。
【用法用量】制成糖浆，每次空腹服 20ml，每日 3 次，半个月为 1 个疗程。
【来　　源】《浙江中医杂志》，1981：2。

【方　　名】升血汤
【方药组成】黄芪 30g，太子参 30g，鸡血藤 30g，白术 10g，茯苓 10g，枸杞子 15g，女贞子 15g，菟丝子 15g。
【功效主治】益气健脾，滋补肝肾。适用于中、晚期胃癌。
【用法用量】每日 1 剂，水煎，早、晚口服，6 周为 1 个疗程。
【来　　源】《中西医结合杂志》，1987：12。
【附　　注】用升血汤配合化疗对中、晚期胃癌患者进行临床疗效观察，证明升血汤可以减轻化疗的毒副反应，疗后体重增加（$P < 0.01$），血清胃泌素含量较高（$P < 0.01$），小肠木糖吸收率、巨噬细胞吞噬活性均未下降，而单纯化疗组后两者均明显下降（$P < 0.01$），升血汤配合化疗组疗程结束后，血小板计数明显提高（$P < 0.01$），而单纯化疗组则下降。通过实验研究初步证明，升血汤能明显延长艾氏腹水癌小鼠的生存期，健脾补肾法的治疗效果明显优于单纯的健脾或补肾法。

【方　　名】升血汤合方

【方药组成】生黄芪、太子参、鸡血藤各30g，白术、茯苓各10g，枸杞子、女贞子、菟丝子各15g。水煎服。

脾肾方：党参、枸杞子、女贞子、菟丝子各15g，白术、补骨脂各10g。

加味补血汤：党参、丹参、白芍、熟地黄、穿山甲、虎杖、鸡血藤、大枣各15g，黄芪50g，女贞子、生薏苡仁、胡荽、大枣各30g，升麻9g，卷柏15g。

【功效主治】补养气血，主治疲乏无力、面色㿠白等，如鼻出血、牙龈出血、皮下出血等。

【用法用量】水煎服。每日1剂，可连续服用。

【方　　名】升血小板方

【方药组成】生黄芪15g，鸡血藤15g，生地黄9g，阿胶珠9g，当归9g，白术9g，党参12g，陈皮6g，草豆蔻6g，焦三仙各9g。

【加　　减】有出血现象时，生地黄改为生地炭9g，加仙鹤草15g，地榆炭9g，三七粉3g（2次分冲服）；血小板减少加抽葫芦30g，商陆15g，党参增至30g。

【功效主治】放疗后白细胞、血小板下降。

【用法用量】水煎服，每日1剂。

【方　　名】生菠薐瘦猪肉汤

【方药组成】生菠薐60g，瘦猪肉60g。

【功效主治】胃癌。

【用法用量】加水煮至肉烂，饮汤，每日1剂，分2次服完。

【方　　名】生白芍柴胡合方

【方药组成】①内服药：生白芍9g，柴胡2.4g，昆布4.5g，海藻4.5g，香附4.5g，白术4.5g，茯苓4.5g，当归6g，蜈蚣2条，全蝎3g。②外用药：轻粉3g，雄黄3g，梅片0.3g，麝香0.15g，蜈蚣2条，黄柏15g。

【功效主治】子宫颈癌。

【用法用量】方①水煎服，每周2～3剂（可随证稍加减）。方②共研为细粉，将药粉附于大棉球一侧，放主穹窿部，使药粉靠子宫病变处。每日外用1次，月经期停用，其后可根据病情减少用药次数，直至活检转阴。

【来　　源】《千家妙方》，战士出版社，1982：553。

【方　　名】生白术半夏汤

【方药组成】生白术9g，制半夏9g，夏枯草9g，丹参9g，牡丹皮9g，连翘9g，炒楂曲9g，赤芍15g，八月札15g，煅瓦楞子15g，白英15g，海藻12g，生薏苡仁30g，白花蛇舌草30g。

【功效主治】舌体血管瘤。先以化痰软坚，兼清瘀热。

【临床应用】姚某，男，67岁。1981年3月17日初诊。舌体前部偏右侧有一肿块已1个月，其直径约1cm，隆起呈核状，按之坚硬不移，稍有压痛，表面色泽正常。经某医院口腔科检查诊断为舌体血管瘤，用普鲁卡因青霉素等抗生素无效，做肿块穿刺，有空腔感，未吸出任何液体，但退针时带少许血液，肿物明显缩水，片刻又恢复原状，常感头晕目糊，口干腹胀。舌苔黄腻，边有紫点，脉弦。服上方7剂后舌部肿块依然，余症如上。原方去八月札、炒楂曲，加沙氏鹿茸草15g，生牡蛎30g（先煎），炒黄芩9g，紫草9g。症状好转。

【方　　名】生半夏白芥子汤

【方药组成】生半夏、白芥子、当归、山慈菇、半枝莲、炮穿山甲、番木鳖、僵蚕、海藻、昆布、生牡蛎、雄黄、全蝎、壁虎、蜈蚣，各适量。

【功效主治】骨癌。

【用法用量】水煎，每日1剂，服3次，2个月为1个疗程。

【临床应用】服药1～2个疗程，有效率达100%，生存期延长1～16年。

【方　　名】生半夏陈胆星汤

【方药组成】生牡蛎30g（先煎），夏枯草12g，昆布12g，海藻12g，生地黄12g，赤芍9g，玄参9g，白术9g，黄芩4.5g，没药3g，丝瓜络4.5g，神农二丸20粒（分2次吞）。

【加　　减】滋阴清热加地骨皮、天花粉、石斛；大便秘结加枳实，瓜蒌仁；痰黏湿阻加竹沥、半夏、生薏苡仁；和营通络加丹参、白芍、没药、白毛藤、忍冬藤、络石藤、当归、留行子、豨莶草。

【功效主治】食道癌。

【用法用量】水煎，每日1剂。

【临床应用】李某，女，54岁。1964年6月13日就诊。患者于1964年3月起，吞咽时喉部疼痛，嗳气，1个多月后，吃粥时亦感疼痛，同年6月某医院食道钡剂X线摄片等检查，诊断为食道上段癌。治疗过程分两个阶段：第一阶段：共6周，吞咽困难已3个月，气上逆。胸膺疼痛牵及肩背，苔薄腻，脉弦细。理气降逆，涤痰祛瘀，佐以软坚。方药：生半夏4.5g（先煎），陈胆星4.5g，旋覆花9g，丹参9g，桃仁9g，蜣螂9g，急性子9g，代赭石15g（先煎），川贝母6g，神农二丸20粒（2次吞）。第二阶段：共21周，吞咽已利，左颈部肿块疼痛引及腋部，左手发麻、目糊足肿。舌红少苔，脉细小。滋阴健脾，软坚和络。上方共服157剂，食道钡餐X线摄片：无食道癌症见；食道镜检查：未见明显新生物组织，左侧锁骨上淋巴结已消失。

【来　　源】《上海中医药杂志》1965年第9期。

【评　　析】本病在中医学中属“噎膈”范畴。噎膈之成因，大都认为由气滞、血瘀、火炎、痰凝等所致。在治疗方面采用标本兼顾、攻补兼施的治疗原则，分为二个治疗阶段进行。第一阶段系气结痰聚，血瘀交阻，故用理气降逆，涤痰祛瘀之法；气瘀已消，痰毒未解，阴液耗伤，此时用滋阴健脾软坚和络之法，进行第二阶段治疗，终于取得显著疗效。

【方　　名】生半夏生南星煎

【方药组成】生半夏、生南星、蛇六谷各30g，党参15g，蜣螂虫12g，黄附块15g，枸橘叶30g，黄药子12g。

【功效主治】解毒消肿、化痰软坚。主治食管癌。

【用法用量】水煎，每日1剂，早晚服。

【方　　名】生半夏生南星栓

【方药组成】生半夏3g，生南星3g。

【功效主治】燥湿消肿，散结定痛，主治宫颈癌晚期菜花型。

【用法用量】将鲜生药洗净后用石臼捣碎，以纱布包裹塞入阴道内，每天1次，17小时后取出，用净水冲洗阴道。

【方　　名】生半夏丸

【方药组成】生半夏10g。

【功效主治】食管、贲门癌梗阻。

【用法用量】去皮，捣成糊状、揉丸，每用2g，置舌根部咽下，每日4次，有炎症者配服链霉素10ml，痉挛者加服普鲁卡因10ml。

【临床应用】服药1个月，有效率达100%。

【方　　名】生半夏玄参汤

【方药组成】生半夏、玄参、生地黄、夏枯草、赤芍、白芍、丹参各15g，天南星、广陈皮、制香附各10g，川芎、鸡内金各6g。

【功效主治】皮肤肿瘤。

【用法用量】水煎服，每日1剂。

【方　　名】生鳖甲赤芍汤

【方药组成】生鳖甲12g，赤芍12g，海藻12g，昆布12g，山慈菇12g，天花粉12g，白芷6g，车前子（包）10g，乳香、没药各4g，生卷柏6g。

【功效主治】软坚散结、活血止痛。卵巢囊肿，输卵管积水。

【用法用量】水煎服，每日1剂。

【方　　名】生鳖甲丹参汤

【方药组成】生鳖甲、丹参、干蟾皮、生山楂、半枝莲各30g，炙全蝎5g，三棱、莪术、庵子各15g，生子15g，水蛭10g，狼毒6g。

【加　　减】服上药泻下黑色大便，肝区疼痛减轻，于原方去狼毒，加鸡内金、生牡蛎、党参、炒白术、红枣、当归、郁金。

【功效主治】肝癌。

【用法用量】水煎服，每日1剂。

【临床应用】治1例，服上药20余剂，继以逍遥散、金匮鳖甲煎丸，进退施治。复查甲胎蛋白试验阴性，体征消失，追访4年无殊。
【来　　源】《浙江中医杂志》，1980，(3)：109。

【方　　名】生鳖甲人参散
【方药组成】生鳖甲、人参各18g，花椒9g。
【功效主治】子宫颈癌。
【用法用量】共研为细末，分为6包。每晚服1包，开水送下。连服3包后腹痛可减轻，连服24包为1个疗程。

【方　　名】生吃大蒜法
【方药组成】新鲜大蒜瓣适量，酱油少量。
【功效主治】防治胃肠道和呼吸道癌症。对肺癌、鼻咽癌、胃癌、口腔癌也有治疗效果。
【用法用量】将大蒜去净外皮，置入容器中，加少许酱油或香油拌匀，生吃之，每日1～2次，每次3～5枚，佐膳食用，坚持常服用。
【来　　源】《抗癌食癌》引自民间方。
【附　　注】大蒜生吃后出现口中气味难闻，可吃几颗红枣，或喝杯浓茶，即可使辣味减少。大蒜味辛辣，气臭，有刺激胃黏膜之作用，故患有消化性溃疡病者不宜多吃。凡有内脏慢性炎症者，忌食用。

【方　　名】生吃小麦苗方
【方药组成】新鲜小麦嫩苗250～500g。
【功效主治】各种恶性肿瘤辅助治疗。
【用法用量】收采新鲜小麦嫩苗，剔除杂质，反复用清水洗3～5次，再用温开水烫过后，即切碎备食。吃法是慢慢咀嚼，反复咀嚼100次以上，将液汁徐徐咽下，其渣嚼烂即吃下，每日3次，每次咀嚼250～500g左右。
【来　　源】《食疗本草》《中国抗癌报》。
【附　　注】本方抗癌作用较佳，患者值得应用。

【方　　名】生大黄粉方
【方药组成】生大黄粉9g。
【功效主治】结肠癌手术后大量便血。
【用法用量】加入盐水140ml，保留灌肠。
【临床应用】治疗1例，结肠癌广泛转移，手术后便血不止，用上药后，次日便血即止。
【来　　源】《浙江中医杂志》，1980，(3)：108。

【方　　名】生代赭石太子参方
【方药组成】生代赭石（先煎）15g，太子参10g，山药15g，天花粉10g，天冬10g，鳖甲15g，桃仁10g，红花10g，夏枯草15g，生黄芪30g，枸杞30g，焦山楂30g，泽泻15g，猪苓15g，龙葵15g，白葵15g，白芍10g，焦六曲30g，三七粉（冲服）3g。
【加　　减】有黄疸者，加茵陈30g；有腹水者，加商陆10g，牛膝10g，大腹皮10g；局部疼痛剧烈，加郁金10g，延胡索10g，八月札10g，凌霄花15g；腹胀甚者，加大腹皮6g，厚朴10g，木香6g；呃逆者，加旋覆花（包）10g，柿蒂10g；口干渴甚者，加沙参10g，麦冬10g；大便干燥，数日不大便者，加瓜蒌30g，郁李仁12g。
【功效主治】用于肝癌中期。
【用法用量】上药加水煎煮2次，药液混合均匀，分2次服用，每日1剂。

【方　　名】生地白芍汤
【方药组成】生地黄20g，白芍15g，当归10g，女贞子15g，旱莲草30g，生龟板20g，生鳖甲20g，牡丹皮15g，嫩青蒿10g，山茱萸15g，怀山药10g，沙参30g，生黄芪20g，茯苓皮30g，半边莲30g。
【功效主治】肝阴亏损型肝癌。
【用法用量】水煎服，每日1剂。
【来　　源】《中医肿瘤学》(上)，科学出版社，1983：267。

【方　　名】生地百合汤
【方药组成】生地黄、百合、人参、紫河车、仙鹤草、黄芪、阿胶、三七粉、枸杞子。
【功效主治】乳腺癌。
【用法用量】水煎服，每日1剂。用于阴虚毒热型。

【来　　源】《吉林中医药》，1985，（4）：17。

【方　　名】生地半枝莲汤
【方药组成】生地黄、半枝莲、土茯苓、女贞子、菟丝子各30g，寄生、牛膝、枸杞子各12g，丹参、炒麦芽各15g，赤芍9g，桃仁、红花各6g。
【功效主治】睾丸与附睾肿瘤。
【用法用量】水煎服，每日1剂。

【方　　名】生地赤白芍汤
【方药组成】生地黄15g，赤、白芍各12g，川贝母粉3g（冲），旋覆花10g（包），红花3g，桃、杏仁各6g，丹参15g，代赭石10g，鸡内金12g，麻仁20g。
【加　　减】若体质尚好而大便秘结者，加大黄粉1～2g（冲）。
【功效主治】养血育阴，化瘀行滞，少佐通幽。噎膈，证属阴血大亏，血行瘀滞，症见形体消瘦，面色黑浊，胃纳不佳，大便如羊屎，舌红边有瘀点，脉沉涩弦。
【用法用量】水煎服，每日1剂。
【来　　源】《赵绍琴临证400法》。

【方　　名】生地丹皮汤
【方药组成】生地黄12g，牡丹皮9g，泽泻9g，肥知母9g，黑玄参12g，麦冬9g，川黄柏9g，白芍9g，怀牛膝12g，制龟板12g。
【功效主治】膀胱癌。
【用法用量】水煎服，每日1剂。适用于湿热邪毒未净、肾阴亏虚者。
【来　　源】《抗癌中草药制剂》，人民卫生出版社，1981：282。

【方　　名】生地丹皮汤
【方药组成】生地黄15g，牡丹皮10g，赤芍12g，土大黄15g，猪殃殃15g，半枝莲30g，白花蛇舌草30g，六神丸10粒（吞服）。
【加　　减】出血加生侧柏叶18g，生地榆12g；汗多加煅龙骨30g（先煎）、煅牡蛎30g（先煎）；低热加银柴胡9g，地骨皮12g，口糜加炒黄柏9g，玄参12g，或黄连3g，金银花12g，生母草3g；发热较高加大青叶15g，蒲公英30g；内热炽盛加水牛角30g（先煎），龙胆草9g；高热神昏加紫雪丹1.5g（吞服）；食欲不佳加白术10g，炙鸡内金10g；骨节疼痛加桑枝18g，秦艽9g；肝脾肿大加丹参15g，炙鳖甲12g；血虚明显加熟地黄15g，陈皮9g，或当归10g；气虚明显加党参12g，炙黄芪18g；阴虚明显加熟女贞12g，龟板12g；阳虚明显生地黄改用熟地黄，加补骨脂12g，淫羊藿12g；淋巴结肿大加黄药脂10g，山慈菇9g，夏枯草15g；局部结节肿块加土茯苓15g，炮穿山甲12g；弥漫性斑丘疹加野菊花15g，紫草12g。
【功效主治】急性白血病。
【用法用量】水煎服，每日1剂。

【方　　名】生地丹皮汤
【方药组成】生地黄15g，牡丹皮10g，石上柏30g，山豆根10g，钩藤15g，全蝎3g，夏枯草15g，丝瓜络10g，虎杖30g，僵蚕10g，鸡血藤30g，苍耳子10g。
【功效主治】毒热型鼻咽癌（以颅神经受侵症状为主者）。
【用法用量】水煎服，每日1剂。
【来　　源】《中医肿瘤学》（上），科学出版社，1983：217。

【方　　名】生地当归汤
【方药组成】生地黄、当归各12g，赤芍、丹参、川牛膝、僵蚕、金银花各9g，蒲公英、蛇舌草、汉防己、茯苓皮各30g，赤小豆60g，干蟾皮6g，制乳香、没药、生甘草各4.5g。

外用金黄膏、千金散。
【功效主治】高年气血不足、湿热瘀积化毒之鳞状上皮细胞癌。
【用法用量】上方每日1剂，水煎分两次服，可随证加减少量药物。外敷药每日以等份混用。
【来　　源】《上海市医药杂志》，1984，（1）：24。

【方　　名】生地茯苓皮汤
【方药组成】生地黄、茯苓皮各12g，白花蛇舌草、半枝莲各30g，紫花地丁15g，当归、赤芍、大贝母、僵蚕、干蟾皮、三棱、莪术、留行子、金银花、泽泻各9g，生甘草4.5g。

外用金黄散、千金散。

【功效主治】皮肤鳞状上皮细胞癌。

【用法用量】内服药每日1剂，分两次水煎服，外用药4天换1次，涂黏患处。

【来　　源】《上海中医药杂志》，1988，(3)：19。

【方　　名】生地黄白芍汤

【方药组成】生地黄15g，白芍9g，当归9g，柴胡9g，黄芩9g，山栀子9g，天花粉9g，虎杖15g，白花蛇舌草30g，薏苡仁30g，防风6g，牛蒡子6g，川芎6g。

【功效主治】清热利湿，解毒抗癌。

【用法用量】水煎服，每日1剂。

【方　　名】生地黄败酱草汤

【方药组成】生地黄20g，败酱草20g，天葵子20g，紫草20g，红藤30g，水牛角（先煎）30g，鹿含草30g，半枝莲30g，牡丹皮10g，生甘草10g，炙龟板15g，鬼箭羽15g，黄柏6g，大黄炭6g，生白芍12g。

【功效主治】黏膜下肌瘤。

【用法用量】上药先用水浸泡半小时，加水煎煮2次，药液混合均匀，分2次服用，每日1剂。

【方　　名】生地黄半枝莲汤

【方药组成】生地黄30g，半枝莲30g，土茯苓30g，女贞子30g，菟丝子30g，桑寄生12g，牛膝12g，枸杞子12g，丹参15g，炒麦芽15g，炒谷芽15g，赤芍9g，桃仁6g，红花6g。

【功效主治】用于睾丸精原细胞瘤，睾丸隐痛，肿大变硬，咳嗽气急，心悸。

【用法用量】上药加水煎煮2次，将两煎药液混合均匀，分2次服用，每日1剂。

【方　　名】生地黄萆薢散

【方药组成】生地黄、萆薢、枣肉、桂心、杜仲、麦门冬各500g。

【功效主治】养阴益肾，通阳利湿。适用于膀胱、尿道肿瘤，虚劳气短，腰痛如折，或尿淋痛，色赤黄，面色枯憔。

【用法用量】上药切片。以酒10升，浸三宿，晒干，再浸，如此待酒尽，将药焙干为末。每服3g，食后酒送下，每日3次。

【方　　名】生地黄麦冬汤

【方药组成】生地黄、麦冬、玄参、牡丹皮、浙贝母、薄荷各10g，赤芍、金银花各15g，黄芪、半枝莲各20g，蒲公英、鱼腥草、重楼各30g，生甘草5g。

【功效主治】滋阴，清热解毒，抗癌。

【用法用量】水煎服，每日1剂。

【方　　名】生地黄牡蛎汤

【方药组成】生地黄、牡蛎各30g，夏枯草15g，三棱、莪术、穿山甲各10g，生甘草3g。

【功效主治】散结，抗癌。

【用法用量】水煎服，每日1剂。

【方　　名】生地黄木通汤

【方药组成】生地黄20g，木通10g，淡竹叶10g，生甘草6g，黄连3g，山豆根10g，草河车15g，蒲公英30g，车前草30g，赤芍10g。

【功效主治】用于舌癌初期，初起如豆，常在舌边，触之较硬，舌向患侧歪卷，或有糜烂、溃疡，久治不愈，疼痛难忍，流涎腥臭。

【用法用量】上药先用水浸泡半小时，加水煎煮2次，药液混合均匀，分2次服用，每日1剂。

【方　　名】生地黄女贞子汤

【方药组成】生地黄、女贞子、桑寄生、白花蛇舌草、半枝莲、夏枯草各30g，白术15g，熟地黄20g，肉苁蓉、橘核、荔枝核、虎杖、莪术各15g，小茴香12g。

【功效主治】睾丸肿瘤，症见肿胀不适，累及少腹，腰酸腿软，疲乏无力，面色少华。

【用法用量】水煎服，每日1剂。

【方　　名】生地黄芪合方

【方药组成】①生地黄、黄芪、党参、制何首乌、茯苓、丹参、当归、白芍、延胡索、虎杖、半边莲、半枝莲、白花蛇舌草。②犀角、生地黄、牡丹皮、白芍、半边莲、半枝莲、虎杖、枳壳。

【功效主治】原发性肝癌。

【用法用量】水煎服，每日1剂。气虚血瘀、瘀热互结用方①，口服蜂乳，并吞服六神丸（成药）。肝胆湿热型用方②，并每日煎服斑蝥鸡蛋1个。

【临床应用】汤某，男，22岁，1978年8月起上腹胀，纳差，神疲，黏液样血便，9月出现全身黄疸，肝大，肝区痛等。AFP阳性，AKP37单位，肝功正常。舌红，苔黄腻，脉弦数。证属肝胆湿热。服方②，好转。再合大承气汤诸症悉减。

【来　　源】《江西中医药》，1981，（4）：23。

【方　　名】生地黄山茱萸汤

【方药组成】生地黄20g，山茱萸10g，女贞子30g，旱莲草10g，土茯苓20g，猪苓20g，黄精30g，当归20g，秦艽10g，白英20g，蛇莓20g，龙葵20g，丹参30g，紫河车10g，肉苁蓉10g。

【功效主治】用于恶性黑色素瘤术后复发或广泛转移未能手术治疗，呈现局部溃烂，疮面污秽，气味恶臭，肿胀疼痛，发热，盗汗，胃呆纳差，消瘦无力。

【用法用量】上药先用水浸泡半小时，加水煎煮2次，药液混合均匀，分2次服用，每日1剂。

【方　　名】生地黄天冬汤

【方药组成】生地黄15g，天冬15g，麦冬15g，沙参12g，石斛12g，茯苓10g，菊花10g，桔梗10g，芦根30g，玄参10g，生甘草5g，重楼15g，山豆根15g。

【加　　减】口干不欲饮或饮不多，舌苔白腻，去生地黄、玄参，加佩兰10g，藿香10g；咽痛，口糜，加板蓝根15g，金银花15g，连翘15g。

【功效主治】扁桃体癌放疗后。

【用法用量】上药先用水浸泡半小时，加水煎煮2次，药液混合均匀，分2次服用，每日1剂。

【方　　名】生地黄乌鸡汤

【方药组成】乌鸡1只，生地黄30g，饴糖50g。

【功效主治】养阴补精，清热生津。本膳主要适用于骨肿瘤热毒津枯疼痛者。

【用法用量】先将鸡去毛、肠、肚净。细切地黄与糖相和匀，入鸡腹中，以铜器中放之，复置甑中，将鸡蒸1小时左右即可。不用盐、醋。只吃鸡肉，吃完之后，再喝鸡汤。

【来　　源】原方出自元《饮膳正要》。

【附　　注】原书云本膳有“治腰背疼痛，骨髓虚损，不能久立，身重乏气，盗汗，少食时复吐利”的作用。药理实验表明地黄有微弱的细胞毒活性，对小鼠肉瘤S-180（腹水型）有4.9%的抑制作用（《生药学杂志》，1979，2：96，日文）。生地黄中含有一些微量元素，对肿瘤病人的康复十分有益，每克中含铁369μg，铜2.39μg，锰9.44μg，锌34.84μg，钴0.156μg，大多数指标都比另一补益药山药方高（《中国药学通报》，1989，3：163）。

【方　　名】生地黄小蓟汤

【方药组成】生地黄12g，小蓟15g，滑石15g，蒲黄10g，木通10g，藕节30g，竹叶10g，炒山栀10g，当归9g，生甘草3g，猪苓10g，金银花9g，太子参15g，白术12g。

【功效主治】清热剂温，抗癌。

【用法用量】水煎服，每日1剂。

【方　　名】生地黄玄参汤

【方药组成】生地黄15g，玄参15g，麦冬15g，南沙参15g，石膏（先煎）60～100g，连翘10g，桃仁10g，牡丹皮10g，生甘草10g，金银花30g。

【加　　减】气虚，加党参15g，黄芪30g；血虚，加当归10g，何首乌10g；胸痛，加延胡索10g，川楝子10g；恶心呕吐，加代赭石（先煎）30g，旋覆花（包）10g；纳差，加神曲10g，谷芽30g，麦芽30g。

【功效主治】用于食管癌放疗后食管水肿、充血等炎症反应，如口干渴、胸痛、吞咽困难。

【用法用量】每日1剂，水煎，分2次服，病情好转后改为隔日1剂。

【方　　名】生地黄竹叶汤
【方药组成】生地黄20g，竹叶10g，木通10g，生甘草10g，黄连6g，山豆根30g，草河车20g，丹参30g，郁金10g，栀子10g，蒲公英20g，藤梨根30g。
【功效主治】清热解毒，抗癌。
【用法用量】水煎服，每日1剂。

【方　　名】生地木通汤
【方药组成】生地黄15g，木通9g，露蜂房9g，淡竹叶9g，黄连3g，生甘草3g，山慈菇粉3g（吞）。
【加　　减】发热加银柴胡9g，川石斛9g；烦躁加丹皮9g，炒山栀9g；疼痛加剧加水牛角（煎水200ml，冷却后频频含漱），或用犀角末3g（分6次含咽）；伤津加北沙参12g，麦冬10g；血瘀加丹参12g，赤芍12g；流涎臭秽加生石膏30g，鲜芦根30g。
【功效主治】舌癌。
【用法用量】水煎服，每日1剂。

【方　　名】生地沙参汤
【方药组成】生地黄、沙参、玄参、白花蛇舌草、金银花各30g，天冬、麦冬各15g，山豆根10g。
【功效主治】中、晚期鼻咽癌放疗综合征。
【用法用量】水煎，每日1剂，服2次，1个月为1个疗程。
【临床应用】服药1～3个疗程，有消除放疗、化疗副反应，提高机体免疫功能之功效。

【方　　名】生地山药汤
【方药组成】生地黄30g，山药15g，山茱萸15g，茯苓30g，寄生30g，鳖甲30g，三七粉6g，阿胶12g，小蓟12g，半枝莲30g，白花蛇舌草30g。
【功效主治】心肾阴虚型肾癌。
【用法用量】水煎服，每日1剂。
【来　　源】《百病良方》第二集，科学技术文献出版社重庆分社，1983：194。

【方　　名】生地山茱萸方
【方药组成】生地黄20g，山茱萸15g，女贞子30g，牡丹皮10g，骨碎补15g，补骨脂15g，透骨草20g，自然铜10g，川续断15g，当归15g，黄柏10g，知母10g，肿节风30g，核桃树枝30g，寻骨风15g。
【功效主治】肾虚火郁型恶性骨肿瘤晚期。
【用法用量】水煎服，每日1剂。
【来　　源】《中医肿瘤学》（上），科学出版社，1983：332。

【方　　名】生地蛇六谷汤
【方药组成】生地黄、蛇六谷、天葵子、生牡蛎各30g，熟地黄24g，女贞子、生南星、白蒺藜各15g，枸杞子9g，夏枯草、海藻、赤芍、象贝母各12g，牡丹皮6g。
【功效主治】滋阴养肝，软坚散结，化痰消肿。适用于脑膜瘤。头痛阵作，头目昏眩，腰酸腿软，口干目糊，咽中有痰。
【用法用量】水煎服，每日1剂。
【临床应用】钟某，女，42岁。因脑内占位病变接受开颅手术，病理报告为左颞脑膜瘤部分肉瘤变。后经华山医院脑CT扫描报告为"左中颅窝脑膜瘤残留"。初诊头痛阵作，有时难以忍受，间或头目昏眩等。经服用上方治疗，病情明显好转，查残留灶明显缩小。继服中药，未见复发，病人活动如常，生存已达4年，依然服药以巩固疗效。
【来　　源】《上海中医药杂志》，1987：7。

【方　　名】生地石见穿汤
【方药组成】生地黄、石见穿、煅牡蛎各15g，玄参、知母、桂曲（包煎）各9g，寒水石、地骨皮、半枝莲各30g，牡丹皮10g。
【功效主治】骨肿瘤。
【用法用量】水煎服，每日1剂。

【方　　名】生地炭大枣汤
【方药组成】生地炭、大枣、白茅根、金银花各30g，贯众12g。
【功效主治】子宫癌。
【用法用量】水煎服，每日1剂。

【方　　名】生地天花粉汤
【方药组成】生地黄20g，天花粉15g，广豆根15g，全蝎6g，蜈蚣1条、旱莲草10g，赤芍12g，农吉利15g，大枣3个，生甘草6g。
【功效主治】清热凉血，解毒。适用于白血病。
【用法用量】水煎服，每日1剂。

【方　　名】生地天门冬汤
【方药组成】生地黄15g，天门冬15g，黄芪15g，柴胡15g，半边莲15g，白术10g，天花粉20g，半枝莲15g，生南星15g，蛇六谷15g，焦三仙30g，牡蛎15g，紫珠草15g，薏苡仁15g，猪苓9g，生甘草10g，夏枯草15g。
【功效主治】清肝理气，化痰散结。主治鼻咽癌。
【用法用量】水煎，每日1剂，早、晚各服1次。

【方　　名】生地五味子汤
【方药组成】生地黄、五味子、北沙参、王不留行、麦冬、蒲公英、石见穿、百部、徐长卿、地骨皮、南沙参、望江南、野菊花、山药、白花蛇舌草、煅牡蛎、夏枯草、海藻、海带、玄参、花粉、丹参、川贝母、炙穿山甲、炙鳖甲、蜀羊泉、牡丹皮、鱼腥草、紫花地丁、象贝各适量。
【功效主治】滋阴生津，软坚散结。适用于阴虚津亏之肿瘤。
【用法用量】水煎服，每日1剂，分2次服。
【来　　源】《中医杂志》1988年2月。

【方　　名】生地小蓟汤
【方药组成】生地黄12g，小蓟15g，滑石15g，蒲黄9g，木通9g，藕节30，竹叶9g，栀子9g，当归3g，猪苓9g，金银花9g，太子参15g，白术12g。
【功效主治】肾癌。
【用法用量】水煎服，每日1剂，分两次服，肾癌出血或合并感染者用之。

【方　　名】生地玄参汤
【方药组成】生地黄、玄参、玉竹、枸杞子、女贞子、北沙参、石斛。
【功效主治】肺肾阴虚型鼻咽癌。
【用法用量】水煎服，每日1剂。配合化疗。
【临床应用】共治45例，有28例近期治愈，17例好转。
【来　　源】《江西中医药》，1982，(1)：9。

【方　　名】生地玄参汤
【方药组成】生地黄15g，玄参12g，沙参30g，麦冬15g，女贞子15g，旱莲草15g，首乌藤30g，茯神10g，远志10g，夏枯草15g，野菊花15g，黄药子15g，生牡蛎30g。
【功效主治】阴虚肝旺型甲状腺癌（多见于癌肿累及喉返神经，或放疗、手术后）。
【用法用量】水煎服，每日1剂。
【来　　源】《中医肿瘤学》(上)，科学出版社，1983：231。

【方　　名】生地玄参汤
【方药组成】生地黄20g，玄参15g，知母10g，龟板10g，鳖甲30g，地骨皮20g，牡丹皮20g，蒲公英30g，银柴胡15g，大青叶15g，半枝莲30g，白花蛇舌草30g，狗舌草15g，女贞子30g，青黛3g（另包分冲服）。
【功效主治】肝肾阴亏、毒热内蕴型白血病。
【用法用量】水煎服，每日1剂。
【来　　源】《中医肿瘤学》(上)，科学出版社，1983：309。

【方　　名】生地玄参汤
【方药组成】生地黄15g，玄参10g，天花粉15g，玉竹10g，枸杞子15g，女贞子15g，石斛30g，半枝莲30g，苍耳子10g，草河车15g，山豆根10g，夏枯草15g。或杞菊地黄丸。
【功效主治】阴虚型鼻咽癌。
【用法用量】水煎服，每日1剂。

【来　　源】《中西医结合治疗癌症》，人民卫生出版社，1981，2：42。

【方　　名】生地玄参汤
【方药组成】生地黄 30g，玄参 10g，麦冬 10g，石斛 30g，天花粉 30g，夏枯草 15g，白花蛇舌草 30g。
【功效主治】热毒伤阴型食管癌。
【用法用量】水煎服，每日 1 剂。
【来　　源】《中西医结合治疗癌症》：28。

【方　　名】生地知母汤
【方药组成】生地黄 12g，知母 12g，黄柏 12g，木馒头 15g，蒲黄炭 12g，半枝莲 30g，七叶一枝花 30g，大、小蓟各 12g，车前子 30g，象牙屑 12g，蒲公英 30g。
【功效主治】清热解毒，养阴止血。适用于膀胱癌。
【用法用量】每日 1 剂，水煎，分 2 次温服。

【方　　名】生地知母汤
【方药组成】生地黄 20g，知母、沙参、麦门冬各 15g，黄柏、牡丹皮、白芍各 10g，山茱萸、仙鹤草、侧柏叶各 12g，犀牛角 3g（磨冲）。
【功效主治】阴虚血热之急性单核细胞性白血病，症见骨蒸潮热，手足心热，腰膝酸软，头晕目眩，咽干口燥，大便干燥，溲短赤，舌赤红绛，脉细数。
【用法用量】水煎服，每日 1 剂。

【方　　名】生地知母汤
【方药组成】生地黄 20g，知母 10g，黄柏 10g，女贞子 15g，枸杞子 10g，山茱萸 15g，草河车 10g，半枝莲 30g，旱莲草 30g，焦三仙 30g，大、小蓟各 30g，山药 10g。
【功效主治】肝肾阴虚型子宫颈癌。
【用法用量】水煎服，每日 1 剂。
【来　　源】《中医肿瘤学》（上），科学出版社，1983：302。

【方　　名】生贯众硇砂散
【方药组成】生贯众面 9g，硇砂 9g，红升丹 1.5g。
【功效主治】子宫颈癌。
【用法用量】共为细面调匀，用棉球蘸药敷宫颈部病灶处，每周上药 3 次。
【来　　源】内蒙古自治区医院编《中草药验方选编》，内蒙古自治区人民出版社，1972：172。

【方　　名】生化汤
【方药组成】当归 24g，川芎 9g，桃仁（去皮，尖，研）14 粒，黑姜 1.5g，炙甘草 1.5g。
【功效主治】胞宫瘀滞。活血化瘀，温经止痛。
【用法用量】用黄酒、童便各半煎，去滓温服。
【来　　源】《傅青主女科·产后篇》卷上。

【方　　名】生黄芪白芍汤
【方药组成】生黄芪 30g，炒白芍 15g，炙甘草 15g，桂枝 18g，生姜 12g，大枣 6 枚，饴糖 40g，穿山甲 10g，白及 10g，砂仁 10g，鳖甲 10g，三七粉（冲服）5g，露蜂房 20g，瓦楞子 20g。
【加　　减】便血，吐血，加地榆 20g，仙鹤草 30g，并加大白及、三七用量；纳呆，加鸡内金 10g，佛手 10g；畏寒，加吴茱萸或小茴香 10g；气滞，加木香 10g，厚朴 10g；血瘀，加郁金 15g，丹参 30g；泛酸，加海螵蛸 30g；疼痛难忍，加没药 15g，九香虫 15g；脘腹胀满，加枳实 10g，炒莱菔子 30g，去大枣，减炙甘草用量；肿块大而坚，加黄药子 30g，穿山甲、鳖甲均用至 20g。
【功效主治】溃疡型胃癌。
【用法用量】上药先用水浸泡半小时，加水煎煮 2 次，药液混合均匀，分 2 次服用，每日 1 剂。

【方　　名】生黄芪穿山甲汤
【方药组成】生黄芪、穿山甲、土茯苓、白花蛇舌草各 15g，潞党参、淫羊藿、枸杞子、制首乌、牛膝、七叶一枝花、杭白芍各 12g，甜苁蓉、巴戟天、制大黄、知母、炙甘草各 6g，炒黄柏 10g。

【加　　减】血尿加重加小蓟草、旱莲草、生地黄、阿胶等；小便不畅加沉香、郁金、台乌药等；小便疼痛加重加延胡索、王不留行、三棱、莪术等；小便黄浊加车前子、萹蓄、瞿麦、金钱草、滑石、萆薢等。
【功效主治】老年前列腺癌晚期。
【用法用量】每日1帖，水煎分两次服。
【来　　源】《上海中医杂志》，1988，（1）：4。

【方　　名】生黄芪丹参汤
【方药组成】生黄芪、丹参、代赭石各30g，茯苓、杭白芍、山药、生鸡内金各15g，半夏、金铃子、炒枳壳、苍术、白术、旋覆花（包）、延胡索、广郁金、丝瓜络各10g，皮尾参6g，参三七粉（分吞）3g。
【功效主治】肝癌破裂出血术后。
【用法用量】水煎服，每日1剂。
【临床应用】李某，男，38岁，1983年9月28日午餐后突感中上腹部持续性疼痛，阵发性加剧，伴恶心、呕吐、腹胀，经某医院确诊为肝癌破裂出血，急予手术，术后病情稳定，转中医治疗。患者前后服上方加减200余剂，症状明显减轻，存活3年7个月。
【来　　源】《浙江中医杂志》，1988，（5）：199。

【方　　名】生黄芪当归汤
【方药组成】生黄芪24g，当归尾、牡丹皮、苏木各6g，党参、生龟板、生鳖甲、石决明各15g，地骨皮9g，干地黄、阿胶（烊化）各12g，秋石30g。
【功效主治】慢性髓细胞白血病。
【用法用量】水煎服，每日1剂。出血严重可加犀角地黄汤合童便200ml兑服。
【来　　源】当代著名中医药学家蒲辅周奇方。

【方　　名】生黄芪党参方
【方药组成】生黄芪15g，党参30g，焦术12g，茯苓10g，山楂15g，神曲15g，厚朴10g，木香6g，枳实12g，娑罗子10g，延胡索10g，生甘草10g。
【功效主治】补气养心，温中健脾，降气和胃，止痛。胃癌。
【用法用量】水煎服。

【方　　名】生黄芪党参合方
【方药组成】①生黄芪60g，党参、海藻、半枝莲、七叶一枝花、白花蛇舌草30g，白术、半夏、陈皮各15g，茯苓25g，生甘草5g，山药、黄精各20g，胆星5g。②田三七。
【功效主治】肺癌。
【用法用量】方①水煎服，每日1剂。方②研末吞服，早、晚各3g。
【临床应用】林某，男，69岁，1988年7月6日求诊。半年前在某医院确诊为中心型肺癌，经化疗，中西医结合治疗等无明显好转。患者形体消瘦，精神萎靡，语声低微，面色晦暗，全身情况极差。咳嗽以晨间明显，痰稠色白或咳吐痰涎，右侧胸背疼痛，大便稀溏，舌淡苔白，脉沉细无力。证属肺积、脾虚痰温型，治以健脾补气，化痰软坚，佐以清热解毒。服前方治疗6个月复查：右肺块状阴影较前缩小，病情稳定，全身情况明显好转，生活可以自理，精神食欲基本正常。
【来　　源】《四川中医》，1989，（6）：29。

【方　　名】生黄芪党参汤
【方药组成】生黄芪12g，党参12g，茯苓12g，炒白术12g，茵陈蒿9g，香附12g，板蓝根12g，薏苡仁24g，枳壳9g，姜半夏9g，大黄6g，生地黄12g，赤芍12g，当归6g，瓜蒌仁12g，鹿角霜9g。
【功效主治】原发性肝癌。
【用法用量】水煎服，每日1剂。
【来　　源】《肿瘤的辨证施治》，上海科学技术出版社，1980：89。

【方　　名】生黄芪党参汤
【方药组成】生黄芪15g，党参15g，当归6g，白芍12g，大麦冬12g，象贝母9g，土茯苓30g，山慈菇12g。
【功效主治】原发性肺癌。

【用法用量】水煎服，每日 1 剂。
【来　　源】《肿瘤的辨证施治》，上海科学技术出版社，1980：98。

【方　　名】生黄芪党参汤
【方药组成】生黄芪 30g，党参 30g，当归 12g，生地黄 12g，麦冬 12g，白术 9g，茯苓 12g，马兰根 30g，姜半夏 6g，红花 9g，猪殃殃 30g，大青叶 30g。
【功效主治】用于急性淋巴细胞白血病，急性粒细胞白血病与化疗同时应用。
【用法用量】水煎服，每日 1 剂。

【方　　名】生黄芪莪术汤
【方药组成】生黄芪 40g，莪术 40g，薏苡仁 30g，牵牛子 50g，桃仁 50g，红花 50g。
【加　　减】证属热者，加黄芩 40g，汉防己 40g；证属寒者，加桂枝 40g，猪苓 40g。
【功效主治】肝癌腹水。
【用法用量】常规水煎，浓缩成稀粥状约 150ml。洗净腹壁，将浓缩药液敷于上至肋弓下缘，下至脐下 2 寸，盖纱布，待干燥后即可穿衣。每 2 日更换 1 次，一般外敷 3 ～ 5 次。

【方　　名】生黄芪鸡血藤汤
【方药组成】生黄芪、鸡血藤各 15g，生地黄、阿胶、当归、白术、焦三仙各 9g，党参 12g，陈皮、草豆蔻各 6g。
【加　　减】有出血现象时，生地黄改为生地黄炭 9g，加仙鹤草 15g，地榆炭 9g，三七粉 3g（分 2 次冲服）；血小板减少加抽葫芦 30g，商陆 15g，党参增至 30g。
【功效主治】放疗后白细胞、血小板下降。
【用法用量】水煎服，每日 1 剂。

【方　　名】生黄芪潞党参方
【方药组成】生黄芪 15g，潞党参 12g，淫羊藿 12g，甜苁蓉 6g，巴戟天 6g，枸杞子 12g，制首乌 12g，穿山甲 15g，牛膝 12g，制大黄 6g，炒黄柏 10g，知母 10g，土茯苓 15g，七叶一枝花 12g，白花蛇舌草 15g，杭白芍 12g，炙甘草 6g。
【加　　减】血尿加重加小蓟草、旱莲草、生地黄、阿胶等；小便不畅加沉香、郁金、台乌药等；小便疼痛加重加延胡索、王不留行、三棱、莪术等；小便黄浊加车前子、萹蓄、瞿麦、金钱草、滑石、萆薢等。
【功效主治】前列腺癌。
【用法用量】水煎，每日 1 剂，分两次服。
【来　　源】《上海中医药杂志》，1988，（1）：2。

【方　　名】生黄芪潞党参汤
【方药组成】生黄芪 15g，潞党参 15g，杭芍 9g，白术 9g，茯苓 15g，金银花 9g，白英 30g，败酱草 30g，熟地黄 15g，大枣 5 个，紫河车 9g。
【功效主治】温阳益气，解毒辟秽。适用于肿瘤患者经化疗、放疗后出现阳虚反应，头晕，四肢无力，自汗、虚汗，饭量减少及白细胞下降等。
【用法用量】每日 1 剂，煎 2 次分服。
【来　　源】经验方。

【方　　名】生黄芪桑寄生方
【方药组成】生黄芪、桑寄生各 30g，党参、山药、菟丝子、山茱萸、淫羊藿各 15g，熟地黄、泽泻、白术各 12g，枸杞子 20g，牡丹皮 13g。
【功效主治】补气健脾，益肾固摄。适用于肾癌术后蛋白尿。病侧肾全切除后长期蛋白尿，面色少华虚浮，腰隐痛，腿酸软，肢体倦怠，形寒怯冷，头晕心慌，尿清长，便易溏；苔白薄，舌体胖嫩淡红，脉沉细弱。
【用法用量】水煎服，每日 1 剂。

【方　　名】生黄芪桑寄生方
【方药组成】生黄芪 20g，桑寄生 20g，党参 15g，枸杞子 15g，女贞子 10g，生地黄 10g，菟丝子 10g，骨碎补 10g，透骨草 10g，补骨脂 15g。
【加　　减】阴虚型：五心烦热，咽干口燥，低热盗汗，食欲不佳，心悸气短，舌红或暗红，脉沉细或细数，大便干燥，加黄精 10g，知母 10g；阳虚型：气短乏力，腰膝酸软，畏寒肢冷，半身不遂，或下肢截瘫或浮肿，舌暗或瘀斑，苔白，脉沉而无力，加仙茅10g，淫羊藿10g；骨痛不止，加血竭10g，自然铜10g；高烧不退，加牡丹皮10g，地骨皮10g；蛋白尿，加白术10g，山茱萸10g。

【功效主治】多发性骨髓瘤。

【用法用量】每日1剂，水煎，每次200ml，早晚分服，每周服5天，3个月为1个疗程。

【方　　名】生黄芪山蓟炭方

【方药组成】生黄芪30g，山蓟炭12g，阿胶15g，参三七6g，当归12g，生甘草6g，杜红花3g，紫草根15g。

【功效主治】子宫颈癌。

【用法用量】水煎，每日1剂，分3次服。

【来　　源】《肿瘤的辨证施治》，上海科学技术出版社，1980：125。

【方　　名】生黄芪生白术方

【方药组成】生黄芪30g，生白术12g，云茯苓、夏枯草、生山药、京玄参、半枝莲、炙鳖甲、生薏苡仁各15g，制半夏、全当归、粉丹皮、人中黄、浙贝母各9g，生何首乌、牡蛎（先煎）、白花蛇舌草各30g，绿升麻6g，山慈菇、露蜂房、生大黄、泽漆各12g，壁虎粉（分吞）9g，芋艿丸（分吞）6g。

【功效主治】晚期甲状腺乳头状癌。

【用法用量】水煎服，每日1剂。

【临床应用】顾某，女，75岁，1977年右颈生一小肿块，进行性增大。1978年6月经上海医大附属瑞金医院诊断为甲状恶性肿瘤，遂手术治疗。术中发现有转移。1982年又起，经放疗，全身状况极差，而于1983年4月起改用中药治疗。症见面色白，虚肿，虚羸无力，声嘶，饮食吞咽艰难，尿少便秘，舌淡苔腻，脉虚大。以上方治疗，迄今4年，多次复查，病情稳定，未复发。

【来　　源】《中国医药学报》，1987，（1）：39。

【方　　名】生黄芪生地合方

【方药组成】①生黄芪50g，生地黄、牡丹皮、杏仁、橘红、玄参、炒知柏、乳没、花粉、山慈菇、牛膝各10g，茯苓、草河车、车前子各15g。②麝香0.5g，黄酒适量，犀黄丸4.5g。

【功效主治】股骨下段纤维肉瘤。

【用法用量】方①水煎服，每日1剂。方②用麝香、黄酒口服，配用犀黄丸，每日2次。

【临床应用】某，女，22岁。1971年10月因病理性骨折，经北京某医院诊断为肌骨下1/3纤维肉瘤，行局部病灶刮除术。1973年3月复发，行节段截除植骨术。1983年再度复发，行放疗2个月，因局部组织受损严重而中断。改服中药。拟上方治疗长达4年之久。1987年因路滑摔倒，致左股骨中段黄段骨折，病理报告示骨、骨膜、软组织内均未见瘤细胞，可见纤维组织增生断面的肉芽组织。

【来　　源】《内蒙古中医药》，1988，（4）：18。

【方　　名】生黄芪太子参方

【方药组成】生黄芪18g，太子参15g，牡丹皮10g，泽泻12g，熟地黄12g，茯苓12g，山茱萸9g，山药12g，芡实15g，莲肉15g，枸杞子12g，黄精12g，生甘草3g，菟丝子15g，肉苁蓉12g。

【加　　减】食欲不振，加炒谷芽30g，鸡内金6g，炒山楂12g；恶心呕吐，加姜半夏10g，竹茹10g；口干舌燥，加麦冬12g，天冬15g，沙参12g，石斛15g，白茅根12g；白细胞及血小板降低，加鸡血藤30g，肉苁蓉15g，当归10g；发热，加柴胡10g，黄芩10g，知母10g。

【功效主治】睾丸癌术后、放疗、化疗后。

【用法用量】上药加水煎煮2次，将两煎药液混合均匀，分2次服用，每日1剂。

【方　　名】生黄芪太子参方

【方药组成】生黄芪30g，太子参30g，生、熟地黄各15g，阿胶9g，鸡血藤30g，炒陈皮9g，焦白术9g，茯苓9g，焦三仙各9g，石斛30g，红枣7粒。

【功效主治】放疗、化疗中的红细胞、白细胞及血小板下降。

【用法用量】水煎，每日1剂。

【方　　名】生黄芪土茯苓方
【方药组成】生黄芪、土茯苓、白花蛇舌草、穿山甲各15g，甜苁蓉、巴戟天、制大黄、知母、炙甘草各6g，党参、淫羊藿、枸杞子、制何首乌、牛胰、七叶一枝花、杭白芍各12g，炒黄柏10g。
【加　　减】血尿重，加小蓟草、旱莲草、生地黄、阿胶等补血止血；小便不畅，加沉香、郁金、台乌药等；小便疼痛，加重延胡索、王不留行、三棱、莪术等；小便黄浊、下焦湿热，加车前子、萹蓄、瞿麦、金钱草、滑石、萆薢等。
【功效主治】益气补肾，化浊行瘀，清利水道。适用于肾气不足，膀胱气化失司，浊邪瘀血结成肿块阻于尿道之前列腺癌，症见血尿，尿淋漓不尽，尿频，尿痛，尿赤，苔黄腻、舌暗淡，脉沉弦细。
【用法用量】水煎服，每日1剂。
【附　　注】本方为攻补兼施、以补为主的治疗前列腺癌的方剂。方中黄芪、党参补气；淫羊藿、巴戟天、苁蓉益肾阳；并当加入枸杞子、首乌等滋阴之品，以防纯补其阳而生燥热，同时用活血化瘀散结的穿山甲、牛膝、制大黄、土茯苓和清热解毒化浊的七叶一枝花、白花蛇舌草、黄柏、知母等攻邪；白芍、生甘草缓急止痛。

【方　　名】生黄芪乌贼骨方
【方药组成】生黄芪30g，生乌贼骨30g，白及30g，象皮15g，煅珍珠9g，枯矾9g，麝香2g，马勃30g。
【功效主治】食管癌穿孔。
【用法用量】上药共研细末，装瓶密封备用。先用藕粉或山药约15g加水15～20ml，用文火制成稠糊状，然后取上药4～5g，放入糊内搅匀，待不烫时服用，每日3次，临睡时服药最重要，服药后不要饮水。

【方　　名】生黄芪无花果方
【方药组成】生黄芪、无花果、白花蛇舌草、马鞭草、马齿苋、仙鹤草各30g，砂仁、鸡内金、升麻、厚朴各10g，炒地榆、炒槐花、郁金、旱莲草、白芍、木瓜各15g，石见穿18g。
【加　　减】腹痛加延胡索、乌药、川楝子、木香各10g；腹胀、便频加升麻15g，葛根30g，田三七6g，秦皮10g；便血加血余炭25g；里急后重加藤梨根30g，川黄连10g，槟榔12g。
【功效主治】直肠癌。
【用法用量】水煎，每日1剂，分2次服。久服可改用间歇服药法。
【来　　源】《新中医》，1989，21（5）：42。

【方　　名】生黄芪薏苡仁方
【方药组成】生黄芪20g，薏苡仁20g，煅瓦楞子20g，喜树果30g，茯苓20g，白术10g，枳壳10g，女贞子20g，生梨根60g，焦山楂15g，神曲15g，白英40g，赤芍10g，白芍10g，重楼25g，白花蛇舌草30g，枸杞子12g。
【功效主治】胃癌术后不能化疗者。
【用法用量】上药先用水浸泡半小时，加水煎煮2次，药液混合均匀，分2次服用，每日1剂。

【方　　名】生黄芪银花方
【方药组成】生黄芪30g，金银花15g，半枝莲30g，制生首乌12g，当归6g，赤芍9g，白芍9g，夏枯草15g，煅牡蛎24g，蒲公英30g，炙甘草6g，大生地黄15g，金橘叶9g。
【功效主治】乳腺癌转移。
【用法用量】水煎服，每日1剂。
【来　　源】《活血化瘀疗法临床实践》，云南人民出版社，1980：118。

【方　　名】生黄芪泽泻合方
【方药组成】①内服方：生黄芪100g，泽泻、白芍、丹参、车前子各30g，当归、鸡内金（生）、赤小豆各50g，柴胡20g。②外用方：马钱子30g。
【功效主治】益气疏肝，消食止痛，活血化瘀，利水消肿。主治肝癌腹水。
【用法用量】内服方，水煎分2次服，每日1剂。马钱子30g捣末调米醋敷肝区，隔日换1次。上两方用 10 天后，待尿量增加，腹水减少后在原内服方中加薏苡仁 30g，生白术 30g，连服 2 年。

【方　　名】生肌神药

【方药组成】麒麟、血竭、三七根末、千年石灰各三钱，儿茶二钱，人参、象皮、乳香（去油）、没药、广木香末各一钱，轻粉五分，冰片三分。

【功效主治】瘿瘤。

【用法用量】上药各为极细末，研至无声为度。修合时，须用端午日，不可使一人见，并忌鸡犬。

【来　　源】《歧天师别传》。

【方　　名】生肌玉红膏

【方药组成】白芷 15g，生甘草 36g，当归 60g，血竭 12g，轻粉 12g，白蜡 60g，紫草 60g，麻油 500g。

【功效主治】祛腐生肌敛疮，适用于阴茎肿瘤溃烂、流脓臭秽者。

【用法用量】共将白芷、甘草、当归、紫草 4 味入油浸 3 日，大勺内慢火熬至药枯，细绢滤清，复入勺内，熬至滚，下血竭化尽，次下白蜡亦化，候片时方下轻粉末，每份投入 3g 和匀。流脓时先用甘草汤，或用猪蹄汤淋洗患处，软绢拭干，挑膏温化，遍搽腐上，外盖太乙膏，早晚洗换 1 ～ 2 次。

【方　　名】生肌玉红膏

【方药组成】当归 60g，白芷 15g，白蜡 60g，轻粉 12g，生甘草 36g，紫草 6g，血竭 12g，麻油 500g。

【功效主治】活血祛腐，解毒镇痛，润肤生肌。适用于一切疮疡或淋巴瘤等癌性溃疡，溃烂脓腐不脱，疼痛不止，新肌难生者。

【用法用量】先将当归、白芷、紫草、生甘草 4 味，入油内浸 3 日，大勺内慢火熬微枯，细绢滤清，复入勺内煎滚，入血竭化尽，次入白蜡，微火化开，用茶盅 4 个，预放水中，将膏分作 4 处，倾入盅内，候长时，下研细轻粉，每盅投 3g，搅匀，将膏匀涂纱布上，敷贴患处，并依溃疡局部情况，可掺提脓祛腐药于膏上同用，效果更佳。

【来　　源】《外科正宗》。

【方　　名】生姜大葱方

【方药组成】生姜 30g，大葱 1 握，大蒜 6 个，牙皂皮 18g。

【功效主治】腹痞肋胀。

【用法用量】共捣如泥，摊布上，贴痞块上，每日换 1 次。

【方　　名】生姜蜜饴方

【方药组成】生姜汁约 400ml，蜜约 1 000ml。

【功效主治】噎病。

【用法用量】合在一起，用微火煎 5 ～ 6 沸，每次取 1 匙纳酒中温热后服。

【来　　源】《龙门石窟药方》。

【方　　名】生姜汁煎

【方药组成】生姜汁、白蜜、牛酥各五两，人参、百合各二两。

【功效主治】噎食不下，咽喉壅塞，胸膈烦闷等症。

【用法用量】上药入铜铫中，以慢为熬膏，不拘时，每用三匙，用人参百合汤调下。

【来　　源】明 ·《简明医彀》。

【方　　名】生津解毒饮

【方药组成】白茅根、藕片、白英、白花蛇舌草各 30g，麦冬、天冬、玄参、生地黄、紫草根各 15g，金银花、黄芩、沙参、党参、茯苓、生黄芪各 9g，生甘草 3g。

【加　　减】放疗时可加用丹参、川芎、鸡血藤。

【功效主治】益气生津，凉血解毒。鼻咽癌，症见鼻塞流血涕，神疲乏力，口干咽燥，舌红少苔，脉细弱。

【用法用量】以上药物，水煎分 2 次温服，每日 1 剂。

【临床应用】以本方为主，配合放疗，治疗鼻咽癌27例，存活5年以上者24例，5年生存率达88.9%。

【来　　源】《肿瘤良方大全》。

【附　　注】本方所治为鼻咽癌中期热毒炽盛、气阴两虚者。热毒盛于内，病久耗气伤阴，致气阴两虚，形成正虚邪实的病机特点。治宜扶正、攻邪兼顾。方中党参、黄芪、茯苓、生甘草补气健脾以助津液之化生，气旺则津盛；麦冬、天冬、玄参、生地黄、沙参滋养肺肾之阴，使金水得以相生；白英、白花蛇舌草、金银花、黄芩清热解毒，消肿抗癌；白茅根凉血止血；藕片收敛止血；紫草根凉血活血，透解邪毒。诸药合用，益气养阴，改善免疫功能以扶正；凉血解毒，抑制癌瘤生长以祛邪。

【方　　名】生津解毒饮

【方药组成】白茅根30g，麦冬15g，天冬15g，玄参15g，生地黄15g，藕片30g，金银花9g，黄芩9g，生甘草3g，白英30g，沙参9g，党参9g，茯苓9g，紫草根15g，生黄芪9g，白花蛇舌草30g。

【功效主治】益气生津，凉血解毒。适用于鼻咽癌。

【用法用量】每日1剂，煎2次分服。

【临床应用】福州市第一人民医院以本方为主，配合放疗，治鼻咽癌27例，存活5年以上者24例，5年生存率达88.9%。

【来　　源】福州市第一人民医院方。

【附　　注】此方以上方类，可参。

【方　　名】生韭菜叶

【方药组成】生韭菜叶用开水泡过捣烂取汁。

【功效主治】食管、贲门癌。适用于噎膈反胃，咽下困难，或食入即吐。

【用法用量】每次100ml，每日3次。

【方　　名】生卷柏姜黄方

【方药组成】生卷柏、姜黄、红花（炒研）等份。

【功效主治】癥瘕积聚，用于妇女血瘕。

【用法用量】共为末，每服3g，桃仁汤送服。

【方　　名】生菱角汤

【方药组成】生菱角肉20～30枚。

【功效主治】宫颈癌、胃癌、肠癌、喉癌。

【用法用量】生菱角肉加水适量，文火煮成褐色浓汤，分2～3次饮服。长期饮之。

【来　　源】《食物中药与便方》。

【附　　注】菱角肉必须带壳同煎，否则其汤不现褐色。

【方　　名】生芦根饮

【方药组成】生芦根（切）30g，青竹茹30g，粳米9g，生姜3g。

【功效主治】清热生津，和胃降逆。适用于胃癌呕吐伤津者。

【用法用量】以水1升，煮取400ml，分3次服。不止，服3剂。

【来　　源】《千金要方》。

【方　　名】生萝卜皮方

【方药组成】生萝卜皮适量。

【功效主治】肉核。

【用法用量】生萝卜皮贴之，边贴数次即愈。如再不愈，照痈疽门恶核方治之。

【方　　名】生马钱子枯矾散

【方药组成】生马钱子6g，枯矾15g，鸦胆子10g，生附子10g，硇砂15g，雄黄5g，密陀僧6g，青黛10g，轻粉30g。

【功效主治】体表肿瘤。

【用法用量】诸药共研细末，撒于肿瘤局部，周围用凡士林纱条保护正常组织，每日换药1次，连用5次，观察局部，如肿瘤未全消尽仍可再用。

【方　　名】生脉茶

【方药组成】人参1g，麦冬2g，五味子1g。

【功效主治】适于各种癌症手术后，放疗或化疗期体质虚弱或白细胞减少者。

【用法用量】将人参切片，麦冬切碎，与五味子一同置入瓷杯中，冲入沸水浸泡，加盖15分钟后即可饮用，饮尽头汁，再泡再饮，以冲淡为度。

【来　　源】《内外伤辨惑论》。

【附　　注】忌食萝卜、蕹菜、螃蟹、浓茶等食物。

【方　　名】生脉二陈汤

【方药组成】太子参15g，麦冬15g，五味子10g，半夏10g，茯苓10g，陈皮10g，杏仁10g。

【功效主治】急性非淋巴细胞性白血病。

【用法用量】水煎服，每日1剂。

【临床应用】共治25例，完全缓解14例（67%），缓解后平均生存473天。

【来　　源】《河北中医》，1987，（3）：39。

【附　　注】治疗中如出血、感染，可以辨证施治，或西药对症治疗。另可配合化疗。

【方　　名】生脉散

【方药组成】人参10g，麦冬10g，五味子6g。

【功效主治】益气养阴，生津敛汗。适用于肿瘤患者手术后之气阴两虚，或在放射线治疗后出现气阴两虚者。

【用法用量】每日1剂，水煎，分2次温服。

【来　　源】《内外伤辨惑论》。

【方　　名】生脉散合补肺汤加味

【方药组成】党参（或红参）、麦冬、五味子、黄芪、紫菀、桑白皮、熟地黄、川贝母、半枝莲、鱼腥草、白花蛇舌草。

【功效主治】气阴两虚型肺癌。

【用法用量】水煎法，每日1剂。

【临床应用】共治50例，有效25例，无效25例。

【来　　源】《中医药信息》，1987，（2）：12。

【方　　名】生脉饮

【方药组成】人参1g，麦冬2g，五味子1g。

【功效主治】癌症病人化疗、放疗或手术后身体虚弱，免疫功能低下，白细胞减少者。

【用法用量】人参切片，麦冬切碎，与五味子一同置入瓷杯内，冲入沸水浸泡，加盖15～30分钟后，徐徐饮用之。日服1次，10日为1个疗程，连服2～3个疗程。

【来　　源】《内外伤辨惑论》。

【附　　注】忌蕹菜、萝卜、浓茶、螃蟹等食物。

此方以上几方类，可参。

【方　　名】生牡蛎白花蛇舌草汤

【方药组成】生牡蛎（先煎）、白花蛇舌草各30g，土贝母、玄参、半夏、茯苓、山慈菇各9g，陈皮6g，夏枯草、海藻各15g，天葵子12g。

【加　　减】肿瘤大，加服牛黄醒消丸9g；发热，加荆芥、防风各5g，藿香、紫苏叶、桔梗各9g。

【功效主治】化痰软坚，消肿散结。适用于痰湿凝结之恶性淋巴结肿瘤。

【用法用量】水煎服，每日1剂。

【来　　源】《上海中医药杂志》，1984：9。

【方　　名】生牡蛎白花蛇舌草汤

【方药组成】生牡蛎（先煎15分钟）、白花蛇舌草、蛇果草、蛇六谷（先煎1小时）、首乌藤各30g，土贝母、玄参、山慈菇各9g，夏枯草、海藻各15g。

【加　　减】若配合灸疗天井、小海、光明等穴，其效更佳。

灸疗方法：将艾绒包裹麝香0.1g做成圆锥状共3壮，先用75%酒精棉球消毒穴位皮肤，将艾绒壮放置于穴位上，用火点燃，徐徐灸尽，连灸3壮。灸毕用消毒纱布包扎。

痰多，加竹沥、半夏各9g；发热，加荆芥5g，薄荷（后下）3g。

【功效主治】清热解毒，软坚抗癌。适用于热痰蕴结之恶性淋巴结肿瘤。

【用法用量】水煎服，每日1剂。

【来　　源】《上海中医药杂志》，1984：9。

【附　　注】本方用于痰热上结经络之证，有清热软坚抗癌之功。

【方　　名】生牡蛎佛耳草汤

【方药组成】生牡蛎100g，佛耳草、朱砂根、瓜蒌皮、薏苡仁、铁树叶、石见穿、淫羊藿各35g，生南星、补骨脂、苦参各18g，党参、白术、百部、锁阳、夏枯草、海藻各15g，蚕蛹10g。

【功效主治】阳虚痰湿型肺癌。

【用法用量】水煎，每日1剂，服3次，1个月为1个疗程。

【方　　名】生牡蛎黄芪汤

【方药组成】生牡蛎30g，黄芪、续断、青皮、艾叶、卷柏、鳖甲、赤芍、牡丹皮、桃仁、茯苓、桂枝各10g，黄柏6g。

【功效主治】常用于妇女子宫肌瘤，乳腺增生，或血瘀经闭，行经腹痛，产后恶露不尽等。

【用法用量】药研细末，炼蜜为丸，每服10g，日3次，1剂为1个疗程。

【方　　名】生牡蛎昆布汤

【方药组成】生牡蛎60g，昆布15g，海藻15g，土木鳖5g，僵蚕15g，炮穿山甲片10g，山慈菇12g，半枝莲30g。

【加　　减】发热，加鳖血炒柴胡10g，青蒿梗10g；脾虚腹胀，加砂仁（后下）6g，蔻仁10g，茯苓10g，白术10g，陈皮10g；胸部痞闷，加佛手12g，绿萼梅10g，玳玳花10g，玫瑰花10g；尿血，加炒槐花10g，地榆炭15g；纳谷不香，加谷芽15g；大便秘结，加大黄10g，番泻叶6g；体质虚弱，加党参15g，黄芪15g；尿血不止，加小蓟15g，白茅根30g，三七（冲服）3g；小便不利，加木通6g，滑石10g，车前子（包）15g；小腹疼痛，加延胡索12g，乌药10g，乳香6g，没药6g。

【功效主治】膀胱癌早期。

【用法用量】上药加水煎煮2次，将两煎药液混合均匀，分2次服用，每日1剂。

【方　　名】生牡蛎猫爪草汤

【方药组成】生牡蛎30～60g（先煎），猫爪草30g，荷包草30g，蛇果草30g，天葵子12g，黄药脂10g，青皮9g，橘叶10g。

【加　　减】体实瘿坚加壁虎粉1.5g（分2次吞服），水红花子12g；痰郁热结加山慈菇9g，浙贝母10g；心悸加炒酸枣仁12g，炙甘草6g；汗多加煅龙骨12g，瘪桃干10g；胸闷加枳壳10g，广郁金10g；脾虚加白术10g，山药12g；气虚加党参12g，黄芪12g；血虚加当归10g，白芍10g；阴虚加玄参12g，炙鳖甲12g。

【功效主治】甲状腺癌。

【用法用量】水煎服，每日1剂。

【方　　名】生牡蛎首乌藤汤

【方药组成】生牡蛎、首乌藤、天门冬各30g，半夏、夏枯草、海藻各15g，土贝母9g，玄参9g。

【功效主治】软坚散结。主治恶性淋巴瘤。

【用法用量】水煎服，每日1剂。

【方　　名】生牡蛎土贝母汤

【方药组成】生牡蛎30g，土贝母9g，玄参9g，夏枯草15g，海藻15g，山慈菇9g，首乌藤30g。

【加　　减】热痰蕴结，加白花蛇舌草30g，蛇莓30g，蛇六谷30g，竹沥9g，半夏9g；寒痰凝结，加半夏12g，陈皮6g，茯苓12g，生甘草5g，桂枝5g，土贝母9g，煅牡蛎30g，白花蛇舌草30g，白芥子5g；痰多，加陈胆星6g，小金丹1粒；痰湿凝结，加半夏9g，陈皮6g，茯苓9g，白术9g，白花蛇舌草30g，天葵子12g；气虚，加太子参15g，白术9g，茯苓9g，生甘草5g；发热不退，加鳖血拌柴胡5g，白薇9g；伴阴虚，加熟地黄30g，肉桂3g，生甘草3g，麻黄1.5g，炮姜1.5g，鹿角胶（烊化）9g，白芥子5g，半夏9g，陈皮6g。

另以艾绒包裹麝香0.1g，灸天井、光明、小海穴，每次取1穴。

【功效主治】恶性淋巴瘤。

【用法用量】上药先用水浸泡半小时，加水煎煮2次，药液混合均匀，分2次服用，每日1剂。

【方　　名】生牡蛎土木鳖汤

【方药组成】生牡蛎60g，土木鳖5g，僵蚕15g，穿山甲10g，山慈菇12g。

【功效主治】膀胱癌。

【用法用量】水煎服，每日 1 剂。

【方　　名】生牡蛎夏枯草汤
【方药组成】生牡蛎 30g，夏枯草 12g，海藻 12g，海带 12g，白花蛇舌草 30g，玄参 12g，露蜂房 15g，蜀羊泉 15g，丹参 15g，川楝子 12g，贯众炭 30g。
【加　　减】便带黏冻，加白芍 9g，马齿苋 12g，一见喜 15g，白头翁 15g；便中有血，加金银花炭 15g，蒲黄炭 30g；大便频繁，加诃子 12g，补骨脂 15g，白术 12g，罂粟壳 6g；大便困难，加生枳实 15g，火麻仁（打碎）20g。
【功效主治】结肠癌中期。
【用法用量】上药加水煎煮 2 次，将两煎药液混合均匀，分 2 次服用，每日 1 剂。

【方　　名】生牡蛎夏枯草汤
【方药组成】生牡蛎 30g，夏枯草 30g，玳瑁 3g，研粉冲服。如欲提高白细胞则用鸡血藤 30g，丹参 15g，白及 30g，生地榆 30g，阿胶 3g（烊冲）。
【功效主治】白血病。
【用法用量】水煎服，每日 1 剂。
【来　　源】《肿瘤的防治》：262。

【方　　名】生南星醋糊
【方药组成】生天南星大者一致。
【功效主治】恶性淋巴瘤，体表癌肿。
【用法用量】研烂，滴入好醋五或七滴，调成稠糊状。先用针刺令气透乃贴之，觉痒，则频频贴敷患处。
【来　　源】《严子祀济生方》。
【附　　注】如无生南星，可用干品研末代之。

【方　　名】生南星莪术汤
【方药组成】生南星 30g（先熬 2 小时），莪术 15g，当归 12g，茯苓 24g，白术 24g，栀子 12g，香附 12g，半枝莲 30g，白花蛇舌草 30g，牡丹皮 12g，青皮 12g。
【功效主治】肝郁气滞型子宫颈癌。
【用法用量】水煎服，每日 1 剂。
【来　　源】《百病良方》第二集，科学技术文献出版社重庆分社，1983：203。

【方　　名】生南星膏
【方药组成】生南星、生草乌、商陆根各等分。
【功效主治】乳腺癌。用于乳癌初起者。
【用法用量】以米醋磨细涂患处。

【方　　名】生南星生半夏汤
【方药组成】生南星 30g，生半夏 30g，全瓜蒌 30g，枳实 15g，生山楂 15g，黄药子 10g，干蟾皮 10g，陈皮 10g，急性子 10g，王不留行籽 10g，莪术 10g，地鳖虫 10g，穿山甲 10g。
【加　　减】气虚，加黄芪 15g，党参 15g，西洋参 10g，白术 10g，茯苓 15g；血虚，加黄芪 30g，当归 15g，鸡血藤 30g，补骨脂 10g；伴阴虚，加天冬 10g，麦冬 10g，生地黄 15g，黄精 10g，龟板 30g；脾虚不运，加白术 10g，茯苓 15g，白扁豆 10g，鸡内金 10g，焦楂曲 15g；水肿，加猪苓 15g，茯苓皮 15g，白术皮 10g，车前子（包）20g；胃气上逆，加公丁香 5g，降香 10g，旋覆花（包）10g，代赭石（先煎）30g。
【功效主治】食管癌晚期。
【用法用量】上药先用水浸泡半小时，加水煎煮 2 次，药液混合均匀，分 2 次服用，每日 1 剂。

【方　　名】生螃蟹壳方
【方药组成】生螃蟹壳（瓦上焙焦）。
【功效主治】软坚散结。适用于乳腺癌初起，坚硬，肿物如豆大。
【用法用量】研末于酒中，每服 6g，以消为度。

【方　　名】生蒲黄土大黄方
【方药组成】生蒲黄、土大黄、半枝莲、麦冬各 15g。
【功效主治】口腔、唇部癌症。
【用法用量】共研细末，加鸡蛋渣或蜂蜜，外敷双唇，每日 1 次，同时用生甘草泡淘米水含漱。

【方　　名】生蒲黄五灵脂方
【方药组成】生蒲黄 10g，五灵脂 10g，蛇蜕 6g，血余炭 30g，仙鹤草 30g，露蜂房 12g，延胡索 10g，棕榈炭 20g，玉竹 15g，白屈菜 20g，藕节 20g。
【功效主治】瘀毒内阻型胃癌。
【用法用量】水煎服，每日 1 剂。
【来　　源】《中医肿瘤学》（上），科学出版社，1983：248。

【方　　名】生蒲黄五灵脂合方
【方药组成】①生蒲黄 10g，五灵脂 10g，土鳖虫 10g，穿山甲 15g，当归 15g，制乳香、没药各 10g，全瓜蒌 25g，川贝母 10g，皂角刺 10g，莪术 10g，地龙 10g。②山豆根 120g，山慈菇 120g，杏仁 150g，急性子 50g，孩儿茶 150g。
【功效主治】扁桃体鳞状细胞癌。
【用法用量】方①水煎服，每日 1 剂。方②共为细末。炼蜜为丸，每丸重 3g，含化，徐徐咽下，每日 6 粒。
【来　　源】《中医杂志》，1986，（4）：45。

【方　　名】生三棱生莪术方
【方药组成】生三棱 18g，生莪术 18g，瓦楞子 18g，香附 15g，木香 15g，砂仁 15g，苏木 15g，红花 15g，陈皮 15g，半夏 15g，枳实 15g，木通 15g，大黄 9g，厚朴 15g，延胡索 15g，水蛭 18g。
【功效主治】疏肝逐瘀。适用于肝癌。
【用法用量】研成细末成片（约 3g/10 片）。每日服 3 次，每次服 3g，可连服 3 ～ 6 个月。
【临床应用】治疗 80 例，20 例肿块缩小和症状减轻，缓解期为 2 ～ 8 个月。
【附　　注】服后 1 ～ 2 周内有肝区不适。

【方　　名】生晒参黄芪方
【方药组成】生晒参 3g（另煎），黄芪 12g，丹参 9g，广郁金 9g，凌霄花 9g，桃仁泥 9g，八月札 12g，香附 9g，炙鳖甲 12g。
【功效主治】原发性肝癌。
【用法用量】水煎服，每日 1 剂。
【来　　源】《肿瘤的辨证施治》，上海科学技术出版社，1980：89。

【方　　名】生石膏生地汤
【方药组成】生石膏、生地黄各 30g，知母、牡丹皮、金银花、板蓝根、银柴胡、山豆根、赤芍、白芍、党参、白花蛇舌草各 13g。
【功效主治】急性白血病中期。
【用法用量】水煎，日 1 剂，服 2 次，配合治疗。
【临床应用】用药 1 ～ 3 个月，有效率为 70%。

【方　　名】生石膏生地汤
【方药组成】生石膏 30g，生地黄 15g，青黛 6g（吞服），黄连 9g，重楼 24g，虎杖 30g，丹参 30g，苦参 15g，牡丹皮 12g，金银花 12g。
【加　　减】若以高热为主，则重用生石膏、柴胡。若以出血为主，重用生地黄、牡丹皮，加用犀角。若舌边舌尖瘀型多，加三七、水蛭、土鳖虫。若昏迷不醒，可加服安宫牛黄丸、至宝丹、紫雪丹等。
【功效主治】湿热型白血病。
【用法用量】水煎服，每日 1 剂。
【来　　源】《百病良方》第二集，科学技术文献出版社重庆分社，1983：209。

【方　　名】生石膏知母汤
【方药组成】生石膏 20g，知母 10g，黄芩 15g，栀子 9g，生甘草 9g，芒硝少量，大黄 6g，淡竹叶 10g，山豆根 15g。
【加　　减】口渴加天花粉、石斛、玉竹；五心烦热、两颧潮红、唇燥者可加用六味地黄丸。
【功效主治】唇癌初起者。
【用法用量】水煎服，每日 1 剂。
【来　　源】《中医肿瘤学》（上），科学出版社，1983：221。

【方　　名】生石膏制大黄汤
【方药组成】生石膏 50g，制大黄 5g，蝉蜕 4g，生地黄、玄参各 30g，淡黄芩、牡丹皮、金银花各10g，川芎、白芷各5g，人中黄10g。
【功效主治】鼻咽癌放疗后大出血。
【用法用量】水煎服，每日1剂。
【来　　源】《江苏中医杂志》，1986，(5)：26。

【方　　名】生熟地枸杞汤
【方药组成】生熟地黄各30g，枸杞子15g，沙参、吴茱萸、黄精、当归、丹参、白花蛇舌草、半枝莲各30g。
【加　　减】阴道剧痛加白芍；阴道出血加三七；阴道粘连或狭窄加地鳖虫；阴虚发热加银柴胡；气虚加党参、黄芪；尿路感染加知母、黄柏。
【功效主治】滋养肝肾。妇科癌症放疗后阴道干涩。
【用法用量】水煎服，每日1剂，症状消失后可改用丸剂治疗，以巩固疗效。
【来　　源】《百病良方》(第六集)。
【附　　注】现代医学认为，放射治疗后阴道干涩、严重者可引起组织粘连，充血，水肿糜烂等。因此主张每日用扩阴器扩张阴道，并用生理盐水200ml冲洗1次。

【方　　名】生熟地黄汤
【方药组成】生地黄10g，熟地黄10g，生甘草10g，生白芍20g，海藻20g，鬼箭羽20g，苎麻根20g，天葵子20g，水红花子20g，玉米须20g，生贯众30g，重楼30g，鹿含草30g，三七粉(冲服)2g。
【功效主治】肌壁间肌瘤。
【用法用量】上药先用水浸泡半小时，加水煎煮2次，药液混合均匀，分2次服用，每日1剂。

【方　　名】生熟地黄汤
【方药组成】生地黄12g，熟地黄12g，女贞子15g，枸杞子10g，补骨脂10g，生黄芪30g，白术10g，茯苓10g，太子参20g，海金沙15g，瞿麦20g，土茯苓20g，半枝莲30g。
【功效主治】用于肾癌或肾盂癌已做手术切除，但病灶周围有粘连，或淋巴管、小静脉内发现癌栓，腰部酸痛，体弱，精神差。
【用法用量】上药先用水浸泡半小时，加水煎煮2次，药液混合均匀，分2次服用，每日1剂。

【方　　名】生熟地黄汤
【方药组成】生地黄、熟地黄、当归、白芍、菟丝子、枸杞子、阿胶(烊化)、何首乌、女贞子、鸡血藤、太子参各15～20g。
【加　　减】伴肾阳虚明显，去菟丝子，加仙茅15～20g，淫羊藿15～20g；气虚明显，加党参15～20g，黄芪20～30g；脾胃不调，加山药15～20g，鸡内金10～15g，焦三仙10～15g，白术15～20g；气虚，加太子参15g，白术9g，茯苓9g，生甘草5g；发热不退，加柴胡5g，白薇9g；伴阴虚，加熟地黄30g，肉桂3g，生甘草3g，麻黄1.5g，炮姜1.5g，鹿角胶(烊化)9g，白芥子5g，半夏9g，陈皮6g。
【功效主治】恶性淋巴瘤化疗后骨髓、细胞免疫抑制者。

另以艾绒包裹麝香0.1g，灸天井、光明、小海穴，每次取一穴。
【用法用量】水煎，分为2次服用，每日1剂，可在化疗中或化疗后服用。上药先用水浸泡半小时，加水煎煮2次，药液混合均匀，分2次服用，每日1剂。

【方　　名】生熟地女贞子汤
【方药组成】生熟地黄各12g，女贞子15g，枸杞子10g，补骨脂10g，生黄芪30g，白术10g，茯苓10g，太子参20g，海金沙15g，瞿麦20g，土茯苓20g，半枝莲30g。
【功效主治】肾亏余毒型肾癌，或肾盂癌(手术切除后患者)。
【用法用量】水煎服，每日1剂。
【附　　注】宜长期服用，以期获效。
【来　　源】《中医肿瘤学》(上)，科学出版社，1983：342。

【方　　名】生熟地山药合方
【方药组成】①生熟地黄各15g，山药12g，茯苓12g，女贞子30g，菟丝子30g，牡丹皮12g，赤白芍各12g，延胡索9g，白蔹30g，文术15g，蒲公英30g，鸡血藤15g，生甘草9g。②台参12g，白术12g，茯苓12g，陈皮9g，枸杞子15g，菟丝子30g，川续断12g，怀牛膝12g，鸡血藤30g，补骨脂12g，丹参30g，生甘草6g。

【加　　减】贫血严重可加黄芪当归补血汤、阿胶等；骨痛剧加制乳没、延胡索、全蝎、蜈蚣；若纳差腹胀严重加木香、砂仁、焦三仙、鸡内金等。

【功效主治】多发性骨髓瘤。

【用法用量】水煎服，每日1剂。肝肾阴虚并气滞血瘀用方①；脾肾两虚气滞血瘀用方②。

【临床应用】共治10例，属完全缓解者3例，部分缓解者6例，未缓解者1例。

【来　　源】《中西医结合杂志》，1986，6（6）：552。

【附　　注】西药采用COP方案和丙睾酮，贫血严重时适当输血，高热时配用抗生素。

【方　　名】生熟地山茱萸方

【方药组成】生熟地黄各10g，山茱萸15g，山药10g，泽泻10g，茯苓10g，菊花10g，怀牛膝10g，钩藤10g，白芍15，玄参15g，生牡蛎30g，枸杞子12g，生龟板20g，女贞子15g，生赭石20g。

【功效主治】肝肾阴虚、肝风内动型脑瘤。

【用法用量】水煎服，每日1剂。

【来　　源】《中医肿瘤学》（上），科学出版社，1983：336。

【方　　名】生水蛭粉

【方药组成】生水蛭粉3g。

【功效主治】输卵管、卵巢肿块。

【用法用量】早、晚用黄酒冲服1次。

【临床应用】治疗本病11例患者，痊愈6例，包块缩小2例，无效3例。

【来　　源】《毒剧中药古今用》。

【方　　名】生水蛭散

【方药组成】生水蛭30g，生山药250g。

【功效主治】卵巢癌、食道癌、宫颈癌、肝癌、胃癌。

【用法用量】生水蛭晒干研末，生山药轧为细末。每次用山药末1～2g。每日2次，15日为1疗程。

【来　　源】《医学衷中参西录》。

【附　　注】《医学衷中参西录》曰："水蛭炙用无效，生用见效甚速。"以山药粥送服，借山药补益之力，防水蛭开破而伤正气。

【方　　名】生胃丹

【方药组成】人参、神曲（炒）、麦芽（炒）、半夏曲各一两，白术、白芍药、川续断、川牛膝（酒浸，焙）、川厚朴（姜制）、丁香、防风各一两半，白豆蔻仁（炒）、山药、白茯苓、沉香各二两，香附子三两，缩砂仁（炒）二两，粟米七升，生姜五斤（取自然汁浸粟米，蒸烂，焙），天南星一斤（用生姜滓和做饼，真黄土成泥包裹，放慢火内煨令香熟，去土，焙为末）。

【功效主治】益气补中，降胃行滞，固肾化痰。翻胃吐食，胃虚生风，痰涎作声，勺病全不纳食，胃气欲绝，肠鸣作响，脘腹撑胀疼痛，或可触及肿块，舌淡苔白脉细或弦。

【用法用量】上为细末，为丸如绿豆大，每服100丸，用白汤吞下。现代用法，以上药物，水煎分2次空腹服下，每日1剂。

【附　　注】本方所治翻胃之证，其病机为脾肾不足，气机郁闷，痰浊留结。方名生胃乃指其以扶正、固胃气为主，俾正气得复，则自能抗邪消积。方中用人参补一身元气，益脾肺，护真阳；白术、山药、白茯苓、粟米养胃气，健中土，可加强人参扶正之功；川续断、川牛膝补肾气，健中土，可加强人参扶正之功；丁香、沉香下气降胃，其温阳之功合续断、牛膝则平补肾之阴阳；半夏、天南星豁痰散结，消肿除痞，其辛散开泄之功尚可疏理气机；厚朴、白豆蔻、香附、砂仁其气均香烈善行，调气消痞满，导滞积结；神曲、麦芽、谷芽化食滞，和胃气；白芍药养血润燥，恐上药过于辛烈而伤阴耗津；防风醒脾气，启转气机升降；生姜调胃，并解天南星毒。全方配合，可共达益气补中、降胃行滞、固肾化痰效果。
【注意事项】阴虚之体，不宜使用。

【方　　名】生蟹壳
【方药组成】生蟹壳 30 ～ 50 个。
【功效主治】乳癌初起。
【用法用量】置瓦上焙干，研成细末，每服 10g。日 3 次，开水或黄酒下，忌食有刺激性食物。

【方　　名】生蟹壳
【方药组成】生蟹壳数 10 个。
【功效主治】乳癌初起，坚硬如鸡子大。
【用法用量】放于瓦上焙干，研末。每服水、酒送下 6g，1 日服 3 次。忌食有刺激性食物。
【来　　源】江西省卫生工作者协会鄱阳县分会《中医秘方验方集锦》第一集。
【附　　注】此方各地应用较多。用量最少者每服 3g，最多有每服 15g 者；有的连蟹爪用或有专用蟹爪者；亦有用蟹爪尖 30g 煅存性，冬虫夏草 10g 炒黄，并研末，每服 9g 酒送下；亦有每服蟹壳末 3g 加乳香（去油）0.3g 同服的；服法多数用黄酒送服，也有用水送服者。与上方同，可参。

【方　　名】生血方
【方药组成】太子参 15g，当归 9g，清半夏 9g，陈皮 9g，鸡血藤 10g，补骨脂 10g，黄精 10g，枸杞子 10g，白术 12g，制何首乌 15g，石韦 30g，三七粉 3g（包冲），大枣 7 个。
【功效主治】癌症患者因放疗、化疗造成血中白细胞、血小板等有形成分减少，或所致的体质虚弱、头晕目眩、少气无力等症。
【用法用量】水煎，每日 1 剂，2 次分服。
【附　　注】此方为中国中医科学院广安门医院肿瘤科用方。

【方　　名】生血丸
【方药组成】人参 30g，当归 30g，麦冬 30g，桑椹子 30g，女贞子 30g，鱼鳔 30g，桂圆肉 30g，乌梅炭 30g，黄芪 66g，山茱萸 45g，熟地黄 45g，阿胶 45g，巴戟天 45g，制何首乌 90g，炒白术 60g，猪骨髓 150g，牛骨髓 450g，破故纸 24g，胎盘 2 个（焙干）。
【功效主治】癌症贫血、白细胞及血小板减少。
【用法用量】上药共为细末，用骨髓捣合成丸，每丸重 9g。每次服 1 丸，每日服 3 次。

【方　　名】生薏苡仁赤小豆方
【方药组成】生薏苡仁 30g，赤小豆 20g。
【功效主治】膀胱癌。
【用法用量】熬粥晨服。常服。

【方　　名】生薏苡仁鲜藕方
【方药组成】生薏苡仁 50g，鲜藕 30g，冰糖 30g。
【功效主治】阴茎癌。
【用法用量】煮粥适量，常服。

【方　　名】生薏苡仁丹参方
【方药组成】生薏苡仁 120g，丹参、生牡蛎（先煎）各 30g，广陈皮、玄参、浙贝母、茯苓各 15g，制半夏、桃仁、红花各 19g。
【功效主治】多发性脂肪瘤。
【用法用量】水煎服，每日 1 剂。

【方　　名】生薏苡仁瓜蒌方
【方药组成】生薏苡仁 30g，瓜蒌 15g，八月札 10g，生、熟地黄各 9g，黄连 3g，黄柏、黄芩、党参、苍术、白术、地榆各 9g，生甘草 6g，乌梅 9g，红藤、龙葵、白毛藤、蛇莓各 30g。
【功效主治】健脾厚肠，解毒化湿。主治大肠癌。
【用法用量】水煎，分 2 次服，每日 1 剂，也可煎水趁热熏洗，每晚 1 次；还可煎水 50 ～ 100ml 温凉适度后保留灌肠（每晚 1 次，保留 1 ～ 2 小时）。

【方　　名】生赭石清半夏方
【方药组成】生赭石 30g，清半夏 12g，枳壳 30g，沉香 6g，柿蒂 30g，党参 15g，丁香 8g，炒白术 12g，砂仁 12g，陈皮 10g。
【功效主治】镇逆止呃，健脾和胃，治胃贲门癌伴呃逆。
【用法用量】水煎服，每日 1 剂。
【临床应用】服用本方 3 ～ 5 剂可见效。

【方　　名】生炙黄芪人参方
【方药组成】生、炙黄芪各 30g，人参（或党参）、生甘草、酒大黄各 10g，当归 15g，枳壳、槟榔各 10g，半枝莲 30g，降香 10g，硇砂 15g，半夏 15g，白芥子、干蟾皮各 10g。
【功效主治】益气，开散，抗癌。
【用法用量】水煎服，每日 1 剂。

【方　　名】圣蕙蜜丸
【方药组成】七叶一枝花、川大黄、木鳖子仁、马牙硝各 15g，半夏（泡）0.3g。
【功效主治】喉癌，亦治鼻咽癌。
【用法用量】上述药物共研为细末，炼蜜为丸，如芡实子大，含之。
【来　　源】《圣惠方》。
【附　　注】七叶一枝花有赤、白两种，本方入药以赤者为佳。

【方　　名】圣愈散
【方药组成】生寒水石。
【功效主治】泻火止血。适用于皮肤癌，恶血出不止及浸淫疮。
【用法用量】以生寒水石细末掺之。立止如神。此药或掺疮时做黑色，不可溃也，药力去尽，却和红也如血，出血多而心烦不安，不得眠睡，宜用下药主之。

【方　　名】圣愈汤加味
【方药组成】黄芪、党参、败酱草、生地黄、胡芦茶各 15g，当归、酒炒白芍、半夏各 6g，海螵蛸 9g，川芎 3g。
【功效主治】卵巢囊肿。
【用法用量】水煎服，每日 1 剂。

【方　　名】胜利丹
【方药组成】雄黄 15g，乳香 7.5g，没药 7.5g，石膏 5g，甲珠 7.5g，蜈蚣 3 条，蜈牛 10g，全蝎 15g，血竭 7.5g，轻粉 2.5g，朱砂 10g，冰片 10g，蟾蜍 10g，硼砂 10g，大黄 15g，白芷 5g，麝香 0.5g。
【功效主治】肺癌、胃癌、食管癌、宫颈癌等。
【用法用量】先将朱砂、轻粉、冰片及麝香共研细末，再将其余药物也加工成细末，混合均匀，用面粉适量做黏合剂，调剂成丹，晾干，即得。口服，每次 2 ～ 3g，每日 1 次，饭后服。开始时用量宜小，逐渐增至常用量。
【临床应用】辽宁抚顺挖掘机厂职工医院治疗 589 例，近期治愈 7 例、显效 37 例、有效 264 例，总有效率为 52.3%。
【来　　源】《抗癌中草药制剂》，人民卫生出版社，1981：189。
【附　　注】少数病人服药后有恶心、呕吐等现象，严重时可减量或暂停用药。服药期间禁食葱、蒜、韭菜、辣椒、无鳞鱼、鸡肉、蘑菇等。

【方　　名】失笑散槐花炭方
【方药组成】失笑散、槐花炭、贯仲炭各 15g，炙鸡内金、广木香各 6g，延胡索、焦建曲、焦山楂、焦麦芽、炒枳实、川楝子、桃仁各 9g，瓦楞子、生牡蛎、大蓟、小蓟各 30g，丹参、夏枯草、海藻、党参、黄芪各 12g，玄明粉（冲）24g，白及片 30 片（吞服）。
【功效主治】胃癌。
【用法用量】水煎服。

【方　　名】湿热方
【方药组成】藿香 9g，佩兰 9g，薏苡仁 12g，黄芩 9g，黄柏 9g，白蔻仁 6g，茵陈蒿 12g，木通 9g，滑石 9g，淡竹叶 9g，山栀 9g，连翘 15g，大黄 6g，半枝莲 30g，虎杖 15g，石见穿 15g，龙胆草 15g，龙葵 15g。
【功效主治】化湿泄浊，清热解毒。癌性发热，症见身热持续或身热不扬，或午后发烧，胸脘痞闷，恶心欲吐，身体倦怠，头重肢酸，口苦，小便赤涩或不利，大便黏腻或干，舌苔黄腻而厚，脉弦滑。

【用法用量】以上药物，水煎分2次空腹服下，每日1剂。
【来　　源】《四川中医》1991年第10期。
【附　　注】本方适用于湿热内蕴、阻遏气机之癌热的治疗。方以藿香、佩兰、白蔻仁芳香化湿、理气醒脾、导滞化浊；黄芩、黄柏、山栀、茵陈、连翘、半枝莲、虎杖、石见穿、龙胆草、龙葵清热燥湿、解毒消炎、抗癌散结；木通、滑石、竹叶、薏苡仁清热利尿，引湿热之邪从小便而解；大黄通便泄浊、降火泻热、引湿热从大便而出。诸药合用，清湿热，利二阴，从而使邪有出路，癌热可消。

【方　　名】十大功劳叶龙葵方
【方药组成】十大功劳叶30g，龙葵60g。
【功效主治】肝癌。
【用法用量】水煎服，每日1剂。

【方　　名】十大功劳叶蛇六谷方
【方药组成】十大功劳叶15g，蛇六谷（先煎）、猪殃殃、石决明各30g，僵蚕、钩藤各9g，全蝎6g。
【功效主治】肺癌脑转移。
【用法用量】水煎服，每日1剂。
【来　　源】《抗癌本草》：2。

【方　　名】十膈气散
【方药组成】人参（去芦头）、白茯苓（去粗皮）、官桂（去粗皮）、枳壳（麸炒，去瓤）、生甘草（锉，炙）、神曲（炒黄）、麦芽（炒黄）、诃黎勒皮（煨，去核）、吴白术、陈橘皮（去白）、干生姜（炮）、京三棱（煨，锉）、蓬莪术（煨，锉）各30g，厚朴（去粗皮，用生姜汁涂，炙）、槟榔（煨，锉）、木香各15g。
【功效主治】消癥化积，益气通膈。适用于冷膈、风膈、气膈、痰膈、热膈、忧膈、悲膈、水膈、食膈、喜膈十种膈气。
【用法用量】上为细末。每服3g，入盐少许，白汤调服。如脾胃不和，腹胀，心胸满闷，亦可用水150ml，加生姜7片，大枣2枚，盐少许，同煎至120ml，空腹热服。
【来　　源】《御药院方》。
【附　　注】本方又名十膈散。

【方　　名】十六味流气饮
【方药组成】当归、白芍、人参、黄芪、川芎、防风、苏叶、白芷、枳壳、桔梗、生甘草、槟榔、乌药、厚朴、官桂、木通各4～6g。
【功效主治】乳癌。
【用法用量】水煎服，每日1剂。
【附　　注】在服用本方的同时，还可运用外治法：木香、生地黄捣饼，热器熨之。且不时以青皮、生甘草为末，煎浓姜汤调服，并须注意“戒七情，远荤味，解开郁怒，方始能愈。若溃后久不愈，惟宜补其气血，或十全大补汤，八珍汤，归脾汤选用之”（《医宗金鉴》卷六十六）。

【方　　名】十六味流气饮
【方药组成】当归、白芍、人参、桔梗、川芎、枳壳、厚朴、白芷、紫苏叶、防风、乌药、槟榔各10g，黄芪20g，官桂、木通各4g，生甘草6g。
【功效主治】主治乳腺癌早期气滞肝郁、气虚血亏者。
【用法用量】水煎服，每日1剂。
【来　　源】《中医肿瘤学》（上），科学出版社，1983：89。

【方　　名】十奇内补排脓散
【方药组成】黄芪、当归、人参各60g，川芎、白芷、桔梗、防风、厚朴、生甘草、官桂、金银花各30g，木香15g，天花粉30g。
【功效主治】补益气血，拔毒排脓。适用于皮肤癌气血已虚、溃而不敛者。
【用法用量】上为细末。每服9g，好酒调服，如不饮酒，煎木香汤服，病在上焦食后服，病在下焦食前服。日进三四服，如疮愈后，亦再服愈奇，肺痈加百合、桑白皮、阿胶同煎。

【方　　名】十全大补八珍汤
【方药组成】黄芪30g，党参30g，白术10g，茯苓10g，当归15g，熟地黄15g，杭白芍15g，紫河车10g，黄精15g，阿胶10g。
【功效主治】气血双亏型胃癌。
【用法用量】水煎服，每日1剂。
【来　　源】《中西医结合治疗癌症》：33。

【方　　名】十全大补排骨汤
【方药组成】肉桂3g，生甘草7g，当归11g，白术9g，川芎11g，茯苓9g，黄芪11g，熟地黄16g，党参12g，白芍11g，猪排骨300g或鸡1只。清水适量。
【功效主治】补气生血，扶正强壮。本膳主要适用于白血病症见气血两虚型。
【用法用量】肉桂等中药，按常法水煎煮，煎煮液滤除药渣后，放入肉及清水。先大火后小文，煮3～4小时。喝汤吃肉，可连用5天，每天一小碗。余下的放入冰箱中储存。
【附　　注】白血病在病理形态上重要表现之一就是组织营养不良或坏死。一般可见面色苍白，嘴唇、指甲淡白无华，头晕耳鸣，心悸气短，上肢浮肿等。本膳能够很好地发挥抗癌滋补作用，可以明显改善患者的临床症状，日本癌症学会年会发表的一篇报告认为十全大补汤对具有免疫作用的器官有保护作用；若和抗癌剂合用，可发挥3倍以上的治疗效果。

【方　　名】十全大补汤
【方药组成】肉桂、川芎各4.5g，生甘草、白芍各6g，党参、白术、茯苓、当归各9g，黄芪、熟地黄各15g。
【功效主治】慢性粒细胞白血病化疗后白血病下降。
【用法用量】水煎服，每日1剂。
【临床应用】戎某，男，39岁，1975年5月3日初诊。因慢性粒细胞白血病化疗后白血病降至2 900。面容灰暗，唇、指无血色，头晕目眩，动辄晕扑欲吐，懒于饮食，畏寒喜暖。舌淡，脉细弦。服上方15剂后情况全面好转，白血病升至6 000，再进13剂，续用化疗19天，白血病仍为6 000。
【来　　源】《浙江中医杂志》，1982，（2）：60。

【方　　名】十全大补汤加减方
【方药组成】八珍汤加黄芪15g，肉桂3g。
【功效主治】补气养血，温肾健脾。适用于肿瘤患者正气大亏，气血不足，阴阳俱虚时。
【用法用量】每日1剂，水煎，分2次温服。
【来　　源】《医学发明》。

【方　　名】十全大补丸
【方药组成】八珍汤加黄芪3g，肉桂3g。
【功效主治】癌症病人气血双虚者。
【用法用量】上药共研细末，炼蜜为丸，每丸重9g。每次服1丸，每日2次。

【方　　名】十全流气饮
【方药组成】陈皮、赤苓、乌药、川芎、当归、白芍各一钱，香附八分，青皮六分，生甘草五分，木香三分。
【加　　减】胸闷不舒者，加柴胡、郁金；结块坚硬、移动性减少者，加黄药子、三棱、莪术；声音嘶哑者，加牛蒡子、马勃；结块大者，加海带、昆布、瓦楞子。
【功效主治】理气活血，化痰消瘿。气、痰、瘀壅结颈前，颈前肿块，按之较硬，可以活动，胸闷，纳差。现临床可用于甲状腺肿瘤的治疗。
【用法用量】上药加生姜三片，大枣二个，水煎分2次服下，饭后服。
【来　　源】《外科正宗》卷二。
【附　　注】本方适用于气、痰、瘀壅结颈前之瘿瘤。由于长期忧思郁虑，忧郁伤肝，思虑伤脾，致肝气郁滞，脾气不行，气机阻滞，津凝成痰，痰气交阻，日久则血行不畅，血脉瘀滞，而成本病。方中香附、青皮行气解郁偏理肝气；木香、陈皮理气健中偏行脾气；乌药顺气通滞以助肝、脾之气通畅；川芎、当归活血行气以消瘀；肝气郁滞日久可化火，故加白芍养肝阴以制之；茯苓利水渗湿，使浊阴下达；生甘草调和诸药并能益脾气。如此十药相和则肝气条达，脾气得健，气机通畅，则壅结自散。

【注意事项】忌食生冷、黏腻、辛辣之品。

【方　　名】十种丸

【方药组成】雄黄（去砂石）、大戟、商陆、甘遂（去直者）、芫花（醋煮，焙）、椒目、槟榔、葶苈子（隔纸炒）、桑白皮各一两，巴豆（去油）半两。

【加　　减】痰浊偏盛，胸部满闷，舌苔浊腻加薤白、杏仁；水饮久停难去，加桂枝、白术；胸痛较重者加川芎、桃仁、红花、乳香、没药。

【功效主治】逐水祛饮。肺气郁滞，饮停胸胁，日久成息贲，症见咳唾胸痛，上气喘气不能平卧，胁肋痛疼胀满。

【用法用量】上药为末，面糊为丸，如梧桐子大，每次服三十丸。

【来　　源】《医方类聚》卷一二九引《王氏集验方》。

【附　　注】本方所治之证为时邪外袭，肺失宣通，肺气郁滞，气不布津，停而为饮，饮停气滞，脉络受阻，日久成息贲。治宜攻逐水饮，而使肺气宣降正常。方中甘遂、大戟、芫花、商陆、巴豆均为峻下逐水花，能泄水逐饮，前后分消，使浊阴下达；椒目利气行水以助上药之功；肺为水之上源，肺气郁滞，则膀胱气化不行，肺气通则水道行，故用葶苈子、桑白皮大泻肺气，下行逐水药大多性烈而有毒，故用枣汤送下以顾护胃气。以上药物共为十种，故名十种丸。凡肺气郁滞、饮停胸胁之息贲，正盛邪实运行时均可使用本方。现临床可用于肺癌的治疗。

【注意事项】甘遂、大戟、芫花均反甘草。本方药物多具有毒性，不宜过服、久服，中病即止。体虚者、孕妇忌用。

【方　　名】什锦多维玉米粥

【方药组成】玉米面 100g，食油 1 汤匙，盐 2 汤匙，大葱 2 段，菠菜 2～3 棵，粉丝适量，豆腐干 2 块，白薯 2 片，花生米（煮、炸、炒熟都可），香肠 1 段。清水适量。

【功效主治】滋补营养，开胃健脾。本膳主要适用于胃癌进食困难者。

【用法用量】将玉米面用水搅匀至无干面，锅烧热，用食油、大葱炝锅（若需煸炒的青菜，此时也可下锅略炒），加水、盐、粉丝、白薯（切条）等，待不烧开，速将玉米面倒入锅内搅匀，加入其他佐料，锅再开时，将洗净切好的菠菜放入即成。营养丰富，适用于早、晚餐食用。

【附　　注】本膳有抗癌功效。这主要是玉米中含有抗癌因子——谷胱甘肽的缘故，它可与人体内多种致癌物质结合，使其失去致癌性；玉米中含有胡萝卜素，吸收后转复成有生理活性的维生素 A，能阻止和延缓癌前病变等（《中国海洋药物》，1992，3：39）。

【方　　名】石白汤

【方药组成】石见穿 9g，白花蛇舌草 30g，丹参、八月札、平地木各 15g，广郁金 9g，荷包草 15g，半枝莲 30g。

【功效主治】肝癌。

【用法用量】水煎服，每日 1 剂。

【方　　名】石菖蒲远志合方

【方药组成】①石菖蒲、远志、胆星、姜半夏、生牡蛎、夏枯草、生地黄、蔻仁、蛇六谷、蛇莓、芙蓉叶、壁虎、紫草根、黄连、瓜蒌仁、火麻仁。②石菖蒲、远志、生牡蛎、夏枯草、龙骨、天竺黄、桃仁、芙蓉花、红花、生地黄、北沙参、蜈蚣粉、全蝎粉。

【功效主治】颅内肿瘤引起颅内高压。方①适用于混合性脑膜瘤所致者，方②适用于癌症脑转移者。

【用法用量】每日 1 剂，分 2 次服。方①配合应用安宫牛黄丸，每日 2 次，每次半粒。

【来　　源】《上海中医药杂志》，1986，（6）：213。

【方　　名】石打穿白英方

【方药组成】石打穿 30g，白英 30g，龙葵 30g，山豆根 9g，桃仁 9g，麦冬 12g，白花蛇舌草 30g。

【加　　减】痰多加桔梗 6g；喉痛加板蓝根 12g；体弱加党参 12g；舌红津少加玄参 15g。
【功效主治】声带癌。
【用法用量】水煎服，每日 1 剂。

【方　　名】石打穿半枝莲饮方
【方药组成】石打穿、半枝莲各等量。
【功效主治】肺癌。
【用法用量】上 2 味药加水煎汤，代茶饮。每日 1 剂，徐徐多次饮之。
【来　　源】《广东民间方》。
【附　　注】本方在广东省、广州民间常用，据称疗效较高。

【方　　名】石膏鳖甲人参汤
【方药组成】犀角 1.5g，生石膏 32g，生地黄 16g，玄参 16g，麦冬 16g，龟板 16g，鳖甲 16g，人参 10 ～ 16g。
【加　　减】抽搐，加钩藤 13g，天麻 8g，牡蛎 20g，生石决明 30g，全虫研粉分吞 2g；高热，神昏，用安宫牛黄丸，每次 1 粒，日服 1～2 次；齿衄、皮下出血，加田七粉 6g（分 2 次吞服），白及 15g，仙鹤草 20g。
【功效主治】阴虚血热型急性白血病，症见发热、头痛唇焦、出血（鼻衄、齿衄、皮肤瘀斑等），舌苔剥，舌质红，脉数。
【用法用量】水煎服，每日 1 剂，分 2 次服。
【来　　源】台湾验方。
【附　　注】缺犀角可用水牛角代替，需加倍剂量。

【方　　名】石膏金银花汤
【方药组成】石膏 20g，金银花、连翘各 12g，玄参、生地黄、青蒿各 10g，知母 8g，赤芍、牡丹皮各 5g。
【功效主治】淋巴结综合征（又名川畸氏病）。
【用法用量】水煎，每日 1 剂，服 3 次，7 天为 1 个疗程。
【临床应用】用药 1 ～ 2 个疗程，治愈率达 100%。

【方　　名】石膏知母汤合方
【方药组成】①石膏 60g，知母、麦冬各 12g，生地黄、玄参、白花蛇舌草、半枝莲各 30g，牛膝、蜈蚣、莪术各 10g，夏枯草、丹参各 20g，穿山甲片 15g。②生川乌、生草乌、生南星、穿山甲片、赤芍、牙皂、石菖蒲、冰片各等分。
【功效主治】下颌骨造釉细胞瘤。
【用法用量】方①水煎内服，日 1 剂。方②研末，用适量凡士林烊化和匀成膏，涂在纱布上，加入麝香 0.3g，敷贴患处，每 3 天更换 1 次。
【临床应用】张某，男，62 岁。1981 年 3 月入院。1979 年起下颌骨疼痛，局部红肿发热，经青霉素、链霉素 1 周后，痛止肿消。入院前 2 个月复发，经武汉某医院检查诊为“左下颌骨造釉细胞瘤”，因不愿手术治疗而改求中医。患处坚硬高肿，焮红疼痛，张口不适。头昏耳鸣，舌质红，中心光剥，苔黄燥，脉弦数，口渴，小便短赤，大便燥结。证属胃火炽盛，肾阴已虚，拟上方治疗 8 个月，诸症悉除。随访 4 年，迄今未发。
【来　　源】《湖北中医杂志》，1986，(3)：39。

【方　　名】石膏粥
【方药组成】生石膏 100g，粳米 50g。清水适量。
【功效主治】清热止渴，润燥定痛。本膳主要适用于骨癌化疗发烧、口腔溃疡等毒副反应严重者。
【用法用量】先用水煮生石膏取汁去渣，用其汁液煮米面粥，不拘时间进食之。
【附　　注】恶性骨肿瘤化疗因用药剂量特大，常引起严重的毒副反应。临床上最常见的早期毒副反应有发烧、烦躁、恶性呕吐、胸闷气促、口干咽痛、口腔溃疡、尿少尿闭等，严重者可大面积脱发。生石膏和粳米结合，是汉代张仲景治疗热性病的名方白虎汤的雏形。有报告称，单味生石膏对内毒素所发热有明显的解热效果（《药学通报》，1981：61），并有减轻动物口渴的功效（《日本东洋医学杂志》，1972，3：13，日文）。其复方竹叶石膏汤治疗恶性骨癌化疗毒副反应，总有效率高达 83.3%（《中西医结合杂志》，1988，12：725）。

【方　　名】石斛果石吊兰汤
【方药组成】石斛果 10g，石吊兰 20g。
【功效主治】清热解毒，活血散瘀。适用于食道癌。
【用法用量】共研末冲服。

【方　　名】石斛软坚散汤
【方药组成】海藻 30g，昆布 30g，牡蛎 30g，骨碎补 30g，石斛 15g。
【功效主治】骨血管内皮细胞瘤。
【用法用量】水煎服，每日 1 剂。

【方　　名】石斛瓦楞子方
【方药组成】石斛 120g，瓦楞子 180g，紫草 90g，青黛 12g，海藻 60g，昆布 60g，夏枯草 120g，丹参 120g，苍耳子 30g，辛夷 30g，生地黄 60g，蜈蚣 20 条，全蝎 30g，白芷 90g，旱莲草 120g，牡蛎 60g，桃仁 30g，石决明 60g，橘络 30g，忍冬藤 90g。
【功效主治】脑肿瘤。
【用法用量】加蜂蜜 1 250g，熬膏，每天服 10 次，每次 6g。
【来　　源】《肿瘤的防治》：354。

【方　　名】石斛鲜生地方汤
【方药组成】石斛、鲜生地黄、麦门冬、太子参、藤梨根、重楼各 30g，蜣螂虫、鸡内金、干蟾皮、生晒术各 10g，八月札 15g，白花蛇舌草 30g。
【功效主治】胃未分化腺癌。
【用法用量】水煎服，每日 1 剂。
【临床应用】吴某，女，55 岁，1975 年 3 月 20 日就诊。病理切片确诊为“胃未分化腺癌”。未做手术。患者形瘦如柴，倦怠乏力，胃脘胀痛，灼热嘈杂，纳钝乏味，口燥渴饮，舌红光剥，中呈败象。此乃邪盛正虚、癌热炽盛而胃阴已伤之象，拟养阴益胃、清热抗癌之法。用上方连续治疗 1 年余，自觉症状消失，每天进食 8 两，随访 5 年，已能从事家务劳动。
【来　　源】《浙江中医杂志》，1981，(12)：540。

【方　　名】石斛知母汤
【方药组成】石斛 9g，知母 9g，乌梅 9g，玄参 12g，麦冬 12g，天花粉 15g，石豆兰 15g，芦根 30g，白茅根 30g。
【功效主治】滋阴生津。适用于肿瘤患者放疗、化疗后胃阴耗伤，口干，咽燥，舌红而光者。
【用法用量】每日 1 剂，煎 2 次分服。

【方　　名】石斛竹茹汤
【方药组成】石斛、竹茹、佛手各 9g，绿萼梅 6g，生熟谷芽、北沙参各 12g，芦根 30g。
【功效主治】益阳，抗癌。
【用法用量】水煎服，每日 1 剂。

【方　　名】石灰芒硝膏
【方药组成】石灰 6g，芒硝 12g。
【功效主治】骨肉瘤。
【用法用量】上 2 味共研为细末，调麻油适量，拌匀成膏状，外敷贴患处。2 日换 1 次。
【来　　源】《中国民间敷药疗法》。

【方　　名】石急汤
【方药组成】石见穿 15g，急性子 9g，清半夏 12g，柿霜 12g（二次分吞），西月石 6g，生水蛭 6g，党参 12g，鸡内金 6g，炙苏子 9g，郁金 6g，半枝莲 30g。
【功效主治】食管癌。
【用法用量】水煎服，每日 1 剂。

【方　　名】石见穿
【方药组成】石见穿适量（鲜者为佳）。
【功效主治】皮肤癌。
【用法用量】捣烂和猪油调敷患处。可用于皮肤癌溃破。

【方　　名】石见穿半枝莲方
【方药组成】石见穿、半枝莲各 30g，急性子 6g。
【功效主治】食管、贲门癌。
【用法用量】水煎服，每日 1 剂。

【方　　名】石见穿半枝莲方
【方药组成】石见穿30g，半枝莲30g，红枣5枚，急性子30g。
【加　　减】胸痛加枸橘10g，全瓜蒌10g，薤白头10g；便秘加牛膝10g，生大黄5g；痰多加生南星5g，生半夏5g，生姜2片；吞咽困难较重时加硇砂1g，冲服。
【功效主治】食管癌。
【用法用量】水煎服，每日1剂。
【来　　源】《肿瘤的防治》：178。

【方　　名】石见穿半枝莲方
【方药组成】石见穿30g，半枝莲30g，夏枯草30g，急性子12g，广木香10g，姜半夏10g，公丁香6g，南沙参30g，北沙参30g，红枣5枚。
【功效主治】清热解毒，活血散瘀。主治食管癌。
【用法用量】水煎分2次服，每日1剂。

【方　　名】石见穿急性子方
【方药组成】石见穿、急性子各30g，硇砂1～2g。
【功效主治】食管癌。
【用法用量】浓煎成汤，冲入硇砂，呷饮。胃溃疡、食道静脉曲张者禁用。

【方　　名】石见穿急性子汤
【方药组成】石见穿30g，急性子12g，干蟾皮9g，桃仁10g，丹参18g，橘皮9g，橘叶9g，硇砂丸2粒（含化咽下）。
【加　　减】胸痛加郁金10g，炒五灵脂9g；呕吐加姜半夏9g，代赭石12g；呕血加三七粉3g（分吞），或云南白药2g（分吞）；呃逆加公丁香4.5g，柿蒂9g。
【功效主治】食道癌。
【用法用量】水煎服，每日1剂。

【方　　名】石决明菊花方
【方药组成】石决明15g，菊花30g，牡蛎15g，钩藤15g，威灵仙30g，蚕沙10g，露蜂房9g，僵蚕9g，地龙9g，蜈蚣3条，全蝎6g。
【功效主治】脑瘤头痛严重，呕吐抽搐，视力障碍者。
【用法用量】水煎服，每日1剂。
【来　　源】《中医肿瘤学》（上），科学出版社，1983：338。

【方　　名】石决明牡蛎方
【方药组成】石决明、牡蛎各15g，菊花30g，蜈蚣3条，全蝎6g。
【功效主治】脑瘤。主治头痛严重，呕吐抽搐，视力障碍者。
【用法用量】水煎服，每日1剂。

【方　　名】石决明丸
【方药组成】石决明30g，黄连（去须）、车前子、细辛（去苗）、栀子仁、大黄（炒，锉）各15g，菊花45g。
【功效主治】清肝泻火，解毒明目。适用于眼部肿瘤。
【用法用量】上为末。炼蜜为丸，如梧桐子大，每服30丸，食后淡水下，临卧再服。
【来　　源】《太平圣惠方》。

【方　　名】石莲子汤
【方药组成】老鼠筋、丹参、大枣各60g，苦石莲子180g。
【功效主治】鼻咽癌及其淋巴结转移肿大。
【用法用量】每日1剂，分3次服。
【来　　源】《治癌中药处方700种》。

【方　　名】石榴豆蔻散
【方药组成】石榴25g，肉豆蔻15g，胡椒5g，桂皮10g。
【功效主治】治疗胃肿瘤腹胀、肠鸣、呕吐，久服无副作用。
【用法用量】以上4味共研为细末，混匀，备用。每日2～3次，每次3g，温开水送服，亦可用红糖水送服。
【来　　源】藏医《四部医典》。

【方　　名】石榴根肉汤
【方药组成】白石榴根 30～60g，瘦猪肉 100g。
【功效主治】癌症体患者。
【用法用量】将石榴根切成寸长，洗净与瘦猪肉加水适量，共煮 40 分钟，喝汤食肉，每日 1 次，顿服之。
【来　　源】《沧海泵》。
【附　　注】牛肉亦可代猪肉。

【方　　名】石榴寄生磨醋液
【方药组成】石榴树寄生、米醋适量。
【功效主治】颈部淋巴肉瘤。
【用法用量】取石榴树寄生，以米醋磨，频频涂擦患处。每日 3～4 次，干后再涂。
【来　　源】《药用寄生》。
【附　　注】石榴树寄生以鲜品为佳。

【方　　名】石母增液汤
【方药组成】石斛 9g，知母 9g，乌梅 9g，玄参 12g，麦冬 12g，天花粉 15g，石豆兰 15g，芦根 30g，白茅根 30g。
【功效主治】放射治疗后口干、咽燥、舌红。
【用法用量】水煎服。

【方　　名】石上柏苍耳子汤
【方药组成】石上柏 30g，苍耳子 10g，草河车 15g，射干 10g，山慈菇 15g，白茅根 30g，山豆根 10g，瓜蒌 20g，茜草根 10g，胆南星 10g，半夏 10g，白芷 10g。
【功效主治】肺热型鼻咽癌（早期）。
【用法用量】水煎服，每日 1 剂。
【来　　源】《中医肿瘤学》（上），科学出版社，1983：216。
【附　　注】石上柏又称深绿卷柏。

【方　　名】石上柏淡肉汤
【方药组成】石上柏 100g，猪腿瘦肉 500g。
【功效主治】肺癌、喉癌、鼻咽癌、绒毛膜上皮癌。
【用法用量】石上柏洗净切碎，猪腿瘦肉洗净切成中等大小的块，同放砂锅内水煮 2 小时，滤出淡肉汤，每日服 2 次，每次 1 小碗。猪肉蘸酱油佐膳食之。30 日为 1 个疗程。
【来　　源】《常见慢性病食物疗养法》。
【附　　注】《新编中医学概要》记载石上柏能利水、治癌，用于上述各种癌症有良效。

【方　　名】石上柏红藤汤
【方药组成】石上柏、红藤、龙葵各 15g，苦参、草河车、白头翁、白槿花各 9g，半枝莲 30g。
【功效主治】清热解毒，利坚活血，主治大肠癌。
【用法用量】水煎，分 2 次服，每日 1 剂。

【方　　名】石上柏瘦肉汤
【方药组成】石上柏 60g（鲜品 120g），猪瘦肉 60g。
【功效主治】湿热瘀毒型肾癌。
【用法用量】先将石上柏洗净，猪瘦肉洗净，切片，然后一起放入锅内，加清水适量，文火煮沸 30 分钟即可，随量饮用。

【方　　名】石上柏瘦猪肉方
【方药组成】石上柏 60g，（鲜品加倍），瘦猪肉 30～60g。
【功效主治】鼻窦及鼻旁窦性肿瘤。
【用法用量】清水 6～8 碗，煎至 1 碗或半碗，分 2 次服下，一般 15～20 天为 1 个疗程。
【来　　源】《一味中药巧治病》。

【方　　名】石上柏猪肉汤
【方药组成】石上柏全草（干用）5 钱～2 大两，瘦猪肉 1～2 两，红枣数个，清水 8～9 碗。
【功效主治】喉癌，肺癌，鼻咽癌，上颌窦癌。
【用法用量】煎 6 小时成 1 碗左右，内服每天 1 剂。15～20 天为 1 个疗程。
【临床应用】彭某，女，76 岁，患者于 1968 年 9 月因咽喉不适，经华南肿瘤医院检查发现咽喉部有肿物约 2.5cm×3cm，侵犯会厌部，做病理组织检查为鳞状上皮癌。患者不同意做放疗，先后用过葵树子、半枝莲、六神丸等治疗症状不减，1969年9月开始以石上柏治疗，用完半斤后，咽喉已无不适，用完1斤后，咽喉肿物消失，经间接喉镜检查未见该部肿物。

【来　　源】《中草药通讯》，1970，(5–6)：33；《全国中草药肿瘤资料选编》。

【方　　名】石上柏猪瘦肉汤

【方药组成】石上柏60g，猪瘦肉适量。

【功效主治】活血祛瘀，消瘕散结。治肺癌。

【用法用量】用7～8碗水，煎熬至1碗水，分2次早晚服，每日1剂。

【附　　注】每日量不超过150～180g，如量大可引起中枢神经抑制。以上类方，可参。

【方　　名】石首鱼乌梅汤

【方药组成】石首鱼（大黄鱼）30g，乌梅6g，油、盐各少许。

【功效主治】胃癌、食管癌、直肠癌等辅助治疗。肠癌大便溏患者尤宜常服。

【用法用量】石首鱼洗净切碎，与乌梅同置于锅中，加水煮汤，俟鱼熟透之后，再放油、盐调味食之。每日1次，趁热食用，宜常食之。

【来　　源】《抗癌食疗》。

【方　　名】石蒜蓖麻方

【方药组成】石蒜、蓖麻籽等份。

【功效主治】癌性胸腹水。

【用法用量】共捣烂、拌匀，摊纸上，备用。取药膏纸敷两足心。外用布包扎，每日1次。

【附　　注】久敷若局部起水泡，停药后涂蜂蜜可消失。

【方　　名】石蒜降香方

【方药组成】石蒜0.1g，降香24g，佩兰12g，粉防己12g，天南星15g，清半夏12g，乌梅15g，陈皮9g，炮穿山甲4.5g。

【功效主治】化痰软坚，理气降逆。主治食管癌。

【用法用量】水煎，每日1剂，早晚服。

【方　　名】石藤石上柏方

【方药组成】石藤0.15g，石上柏30g，白花蛇舌草、半枝莲各60g。

【功效主治】解毒抗癌、散结消肿。主治胃癌，也适用于食管癌。

【用法用量】水煎，分早、晚2次服，每日1剂，15～20天为1个疗程，连服3～4个疗程。

【方　　名】石韦茶

【方药组成】石韦12g，绿茶2g。

【功效主治】膀胱癌。

【用法用量】石韦洗净加水煎汤，沸后放入绿茶叶，加盖，3分钟后，可饮。饮完再泡，一天泡饮3次。

【来　　源】《常见慢性病食物疗法》。

【方　　名】石韦赤茯苓汤

【方药组成】石韦25g，赤茯苓30g，冰糖30g，绿茶3g。

【功效主治】治膀胱癌尿频、血尿、舌质红、苔黄、脉沉数者，有清热解毒、利湿通淋之功，缓解与巩固疗效皆可服。

【用法用量】前2味药以水500ml煎5分钟，再入后2味药浸泡3分钟，每日2次，分服。

【方　　名】石韦大枣汤

【方药组成】石韦30g，大枣10g。

【功效主治】养血升白，利尿除热。本膳主要适用于胃癌化疗所致白细胞减少症而偏于虚热者。

【用法用量】石韦先用清水淋洗干净，大枣掰开。加水浸没后，先武火后文火，慢慢煮沸20分钟左右，即可过滤。饮用汤并吃大枣。每天早、晚各饮1碗。

【临床应用】李文海等以本汤治疗47例白细胞减少症，患者全部伴有头晕失眠、肢倦乏力、气短自汗、食少懒言、容易感冒等症状，随症加用鸡血藤、女贞子、黄芪、党参、生地等。结果有效率达100%，白细胞明显上升，食欲普遍好转。

【附　　注】汤中石韦味苦甘而性凉，归肺、膀胱经，不但有较好的利水作用，而且有“补五劳”“益精气”的功效。对白细胞减少症，中医一般多从“虚劳”治疗。石韦用时必须在25g以上，一般也不必加用其他药物（《湖南中医杂志》，1990，6：3）。

【方　　名】石韦虎杖灵脂汤
【方药组成】石韦、虎杖各30g，五灵脂、乳香、没药各10g，穿山甲15g。
【功效主治】白细胞减少症。
【用法用量】水煎服，每日1剂。
【来　　源】《百病良方》第二集。

【方　　名】石韦绿茶饮
【方药组成】石韦5～15g，绿茶1～3g，冰糖25g。
【功效主治】膀胱癌。
【用法用量】石韦加水500ml，煮沸5分钟，加入绿茶与冰糖，3分钟后，分2次温服，饮完可加开水复泡，再饮。
【来　　源】《健身茶配方》。
【附　　注】绿茶最好选用乌龙茶或龙井茶、白毛茶等优质茶为良效。

【方　　名】石韦散
【方药组成】石韦（去毛）22.5g，瞿麦30g，王不留行22.5g，冬葵子30g，车前子30g，当归22.5g。
【功效主治】清热解毒，利湿通淋。适用于膀胱、尿道肿瘤湿瘀互阻，烦热，小便不利，阴中疼痛者。
【用法用量】上为细散。每服6g，食前煎木通汤调下。

【方　　名】石韦丸
【方药组成】石韦、蛇床子、肉苁蓉、山茱萸、细辛、誉石、远志、茯苓、泽泻、柏子仁、菖蒲、杜仲、桔梗、天雄、牛膝、续断、薯蓣各60g，赤石脂、防风各90g。
【功效主治】益肾壮阳，解毒利湿。适用于膀胱、尿道肿瘤，小便淋痛不畅，腰酸无力者。
【用法用量】上为末，枣膏若蜜为丸，如梧桐子大。每服30丸，酒送下，每日3次。

【方　　名】石燕粥
【方药组成】石燕60g，粳米100g。
【功效主治】眼部恶性肿瘤炎症。
【用法用量】将石燕捣碎加水煎汁，取汤汁与粳米煮粥食之。早、晚空腹食。
【来　　源】《奇石录》。
【附　　注】石燕为化石类中药，入药应打碎或研末。

【方　　名】石竹茶
【方药组成】石竹30～60g。
【功效主治】活血化瘀，清热利尿。主治气滞血瘀型鼻咽癌。
【用法用量】将石竹洗净，入锅，加水适量，煎煮30分钟，去渣留汁即成。代茶频频饮用，当日饮完。

【方　　名】石竹根单方
【方药组成】石竹根30～60g。
【功效主治】鼻咽癌、胃癌、食管癌、直肠癌。
【用法用量】生用，水煎服，每日30～60g。
【临床应用】有1例食管晚期癌，化疗后复发，用石竹根治愈已存活10余年。1970年安徽省立医院肿瘤门诊用石竹根治疗30例食管癌，其中25例临时改善梗阻症状，部分患者服药后，呕出肉芽组织，食管得以畅通。
【来　　源】《中级医刊》，1986，（9）：64。
【附　　注】石竹根治癌系民间单方，献方人本人患鼻咽癌，放疗后复发，用鲜石竹根煎服，使病情得以控制。

【方　　名】石竹根党参方
【方药组成】石竹根30g，党参、茯苓、白术、生甘草各9g。
【功效主治】食道癌。
【用法用量】水煎服，每日1剂，每日2次。
【临床应用】经治52例，近期改善症状44例，痊愈2例。女，39岁，1968年9月起吞咽困难，多方治疗无效，同年11月摄片确诊为食道癌。当时进水梗阻，卧床不起。用上方，经服石竹10余斤后，至今一切良好。1970年分娩1个孩子，母子均健。

【来　　源】《安徽单验方选集》，安徽人民出版社，1972：312。

【附　　注】上方亦可单用石竹根加少许红糖。

【方　　名】石竹根方

【方药组成】干石竹根40g，党参、茯苓、白术、生甘草各12g。

【功效主治】食管癌、直肠癌。

【用法用量】为1日剂量，水煎，分2次服下，或取石竹根，作为单方，入红糖少许，水煎服也有效。或取鲜石竹根，用米泔水洗净，每天取40～80g（干品32g）水煎服。又方，取石竹奶适量，用多量水浓缩成糖稀状备用。1次半匙，冲热水服下。破溃的癌肿，取石竹根末撒涂也有效。

【附　　注】体衰者要减量服，并遵医生的指导。石竹根在《本草纲目》中叫作瞿麦，无毒，可治瘤结，消痈肿。

【方　　名】石竹红糖煎

【方药组成】石竹根50g，红糖少量。

【功效主治】大肠癌。

【用法用量】石竹根洗净切碎，水煎取汤，加红糖调味饮服，每日1剂。

【来　　源】《民间偏方精选》。

【附　　注】石竹根，即瞿麦根。以上清方类似，可参。

【方　　名】实热癌瘤方

【方药组成】黄连9g，黄芩9g，黄柏9g，山栀子12g，知母12g，半枝莲30g，蒲公英30g，鱼腥草24g，山豆根15g，大黄9g，紫花地丁24g，白花蛇舌草30g，金银花24g，连翘24g，七叶一枝花30g，冬凌草30g，山慈菇24g，石上柏15g。

【加　　减】热盛伤津者，加芦根、玄参、天花粉、石斛；邪热内陷者，可服安宫牛黄丸；热盛动血者，加犀角地黄汤。

【功效主治】清热泻火解毒。癌性发热，热势较高，伴有汗出，烦渴不解，小便量少而赤，大便干结，口苦，面红耳赤，伴有原发肿瘤的相关表现，舌红，苔黄，脉洪数。

【用法用量】以上药物，水煎分2次空腹服下，每日1剂。

【附　　注】本方适用于实邪内蕴、燔灼于内、三焦火热毒盛之癌热的治疗。故方以黄芩、鱼腥草清上焦火热；黄连、山栀清中焦火热；黄柏、知母、大黄清下焦火热；复以半枝莲、山豆根、白花蛇舌草、七叶一枝花、冬凌草、山慈菇、石上柏清三焦火热，并解毒抗癌。上述诸药配合，则苦寒直折，败毒清里。火毒内燔，又恐单纯苦遏寒束之使邪无出路，故又用金银花、连翘、蒲公英、紫花地丁透邪达表、发散肌腠，引邪从表而解。综观全方，一派寒凉之性，颇合《内经》之“治热以寒”“热者寒之”之旨，对于实热盛于内而蕴毒、燔灼者，当为首选之治。

【注意事项】必要时适当予以输液，或配合抗感染治疗。脾胃虚寒或正虚之人，慎用。

【方　　名】食道癌初合方

【方药组成】①党参60g，丹参60g，硼砂6g，硇砂3g，莪术15g，石打穿30g，黄药子15g，甲珠12g，蜈蚣2条，全蝎3g，乌梅12g，僵蚕12g，半枝莲30g，白花蛇舌草30g。②猪苓30g，龙葵15g，半枝莲30g，水蛭6g，肿节风30g，石见穿15g，山慈菇15g，山豆根15g。③鸦胆子3g，壁虎（壁虎）3g，水蛭3g，蜈蚣1条。④蜣螂3～5g，大枣60g。

【功效主治】食道癌初起。

【用法用量】方①各药共研成细粉，炼蜜为丸。每丸重10g，每次含化1～2丸，每日含化3次。方②水煎服，每日1剂。方③共研细粉，装入胶囊（1日量），开水吞服。方④蜣螂研末，用大枣煎水送服。

【来　　源】《百病良方》（第二集），科学技术文献出版社重庆分社，1983：171。

【方　　名】食道癌方

【方药组成】党参60g，丹参60g，硼砂6g，硇砂3g，莪术15g，石打穿30g，黄药子15g，穿山甲12g，蜈蚣2条，全蝎3g，乌梅12g，僵蚕12g，半枝莲30g，白花蛇舌草30g。

【加　　减】治血先治气，气顺则血行，故可适当加入延胡索、木香、香附等以行气活血；若病人正虚明显，则应加入黄芪、白术、茯苓等以益气健脾，黄精、女贞子、当归、熟地黄等以养血滋阴。

【功效主治】破血散结，解毒消癥，通络止痛。食管癌各期，饮食出现哽噎，或渐不能进硬食，吞咽时疼痛，或已发生远处脏器以及淋巴结转移，舌质暗或有瘀斑、瘀点，脉弦涩。

【用法用量】以上药物，共研为极细末，炼蜜为丸，每丸重9g，含化，每次1～2丸，每日3次。亦可适当调整剂量后水煎服，每日1剂。

【附　　注】本方所治食管癌，其证候属瘀血内结，热毒蕴积，瘀毒相合，搏于食管、贲门，日久成块，阻塞腔道而发病。治当逐瘀破结，通利食管。方用穿山甲、丹参、莪术破血行瘀，去死血之凝滞、通经络之壅塞、消结聚之有形，共为主药。硼砂、硇砂消肿散积，二者均为矿物药，善治外科疮痈疔毒，在此亦取其蚀毒攻腐之意；石打穿、黄药子、半枝莲、白花蛇舌草皆味苦性寒，功能清热泻火、解毒消痈，可去毒邪之炽张；蜈蚣、全蝎、僵蚕则属虫类搜络之品，善利经脉、通气血、止疼痛、消积结，合前述活血药物并用可加强其破血效能；党参健脾益气调中，既可防苦寒药之伤胃，又能扶正气以抗邪；乌梅拔毒生肌敛疮。上述共为辅佐药。以蜜为丸护养胃气，调和诸药，为使。诸药合用，共达破血散结、解毒消癥、通络止痛之功。

【注意事项】出血倾向明显者勿用。

【方　　名】食道癌合方

【方药组成】①食道癌Ⅰ方：山豆根15g，急性子15g，半枝莲30g，白花蛇舌草60g，泽漆15g，制南星9g，玄明粉3g（后下），硼砂1.5g，威灵仙30g，生薏苡仁30g。②消噎散：山慈菇120g，海藻60g，制半夏30g，浙贝母60g，广三七18g，红花30g，制乳、没药各15g，柿蒂霜60g。

【功效主治】食道癌。

【用法用量】方①每日1剂，2次煎服。方②共研极细末，日服3次，每次6g，加蜂蜜适量用温开水冲服。

【临床应用】男，43岁。进食梗阻4个月余，伴胸痛。钡餐检查提示：贲门部通过受阻，管腔狭窄，管壁僵硬，诊断为骨贲门癌，胃底侵犯。用上方后，症状明显改善，能吃软干饭，病灶较前缩小，好转出院。

【来　　源】《安徽单验方选集》，安徽人民出版社，1972：312。

【方　　名】食道癌合方

【方药组成】①鲜芦根（去节）250～500g，忍冬藤30～120g，金银花15～30g，连翘15～30g，蒲公英30～90g，紫花地丁30g，生甘草15g。②清半夏12～90g，生姜9～30g，远志15g，焦酸枣仁30g，党参15～30g，当归15～30g，焦麦芽30g，稻芽15g，焦山楂15g。

【加　　减】化湿加蔻仁6g，砂仁9g（均后下）；化浊加白芷6～9g，佩兰叶12～15g（均后下）；止痛加乳香6～9g，没药6～9g（均后下），延胡索3g；肢体厥冷加熟附子6g，肉桂3～6g；止嗽加桔梗6～9g，紫菀15g，款冬花15～30g，杏仁9～15g；制酸加红蔻12g；呕吐甚加伏龙肝120g（布包先煎，取澄清汁煎药）；偏寒呕加丁香3g，柿蒂9g；右胁疼加吴茱萸3g，川黄连6g。

【功效主治】食道癌。

【用法用量】水煎服，每日1剂。方①用于热毒炽盛，阴亏液耗，方②用于胃气不降。

【来　　源】《天津中医》，1986，（5）：12。

【方　　名】食道癌合方

【方药组成】①泡参30g，藿香10g，荷叶蒂

30g，杵头糠20g，丹参12g，郁金12g，薏苡仁30g，桃仁12g，赭石30g，威灵仙12g，白芍10g。②益胃汤化裁：薏苡仁30g，陈皮12g，瓜蒌壳15g，北沙参30g，苍术9g，厚朴12g，柴胡12g，牡蛎24g，杏仁12g，枳实12g，白花蛇舌草30g，桃仁12g。③桃仁饮、右归丸、补中益气汤综合化裁。

【加　　减】加赤芍、丹参、木香疏肝理气；加海藻、浙贝母软坚散结；清热解毒、祛瘀通络配蜈蚣、全蝎等。湿重加厚朴、陈皮、法半夏；降逆加旋覆花、代赭石；清热解毒加白花蛇舌草、半枝莲等抗癌药。

【功效主治】食道癌。

【用法用量】方①、②、③均水煎服。水煎3次取350ml，分3次缓缓浸吞。方①用于初期湿痰内阻、痰气郁结者；方②用于中、晚期痰气交阻、阴血不足者；方③用于晚期正虚体衰者。

【来　　源】《辽宁中医杂志》，1985，(4)：29。

【方　　名】食道饮合方

【方药组成】①食道饮：半枝莲30g，白花蛇舌草30g，刘寄奴30g，金佛草10g，代赭石30g，柴胡10g，香附10g，郁金10g，炒枳壳10g，沙参10g，麦冬10g，玄参10g，清半夏10g，丹参10g，开道散3g。②开道散：醋制硇砂（紫硇砂加等量醋，再加适量水，至硇砂全部溶解后，取溶液熬枯即成）1 000g，紫金锭1 000g，冰片10g，麝香1g共研细末，备用。

【加　　减】食管癌溃疡型或伴有胃溃疡者，开道散减量或不用，加乌贼骨；食管气管瘘禁用开道散和食道饮；大便干结加大黄；大便稀，倦怠无力，脉细虚加党参、炒白术，酌减理气药；舌苔黄腻加薏苡仁、瓜蒌，减养阴药。

【功效主治】食管癌。

【用法用量】方②开道散用水冲服。每次1g，每日3次，方①食道饮，水煎服，每日1剂。

【临床应用】吕某，男，33岁，1973年3月3日诊。4个月来自觉进食有阻塞感，逐渐加重，目前仅能进食细面条。经X线钡透摄片见食管下段贲门处，有1.5cm局限性狭窄，钡通过困难，僵硬，黏膜中断，狭窄段以上食管扩张，诊断为“食管下段新生物”。先后共治疗5个月，服食道饮310剂，开道散300g，患者吞咽不感困难。钡透摄片复查，未见明显狭窄。随访10年，患者健在，能参加劳动。

【来　　源】郑鸿志方。《辽宁中医杂志》，1986，(3)：21。

【附　　注】汤剂和散剂并进是取效的关键，其作用缓和，需长期用药，在服药期间忌食虾酱、韭菜、牛肉。

【方　　名】食管癌方

【方药组成】木香9g，公丁香9g，沉香曲9g，石斛15g，厚朴12g，南沙参24g，北沙参24g，天冬15g，麦冬15g，姜半夏12g，竹茹9g，旋覆花9g，代赭石30g（先煎），仙鹤草30g，当归12g，急性子12g，蜣螂3只。

【功效主治】降气化痰，养阴润燥。食管癌，症见吞咽涩滞不畅、口舌干燥、口气热臭、胸膈满闷、脘腹撑胀、恶心呕吐，或泛吐痰涎，舌红、苔黄燥、脉弦细数。

【用法用量】以上药物，水煎分2次服下，每日1剂。

【临床应用】曾以本方治疗晚期食管癌184例，治后1年生存率达14.83%，并明显提高了生活质量。

【来　　源】《肿瘤研究》。

【附　　注】本方乃针对食管癌阴亏津燥，失于濡润，气滞气逆证候而设。方用南沙参、北沙参、石斛、天冬、麦冬、当归益阴生津、补血润燥、滋养肺胃；木香、公丁香、厚朴、沉香理气导滞、消痞除满、调中和胃、推陈致新；姜半夏、竹茹、旋覆花、代赭石降逆止呕、化痰祛浊；急性子、蜣螂破瘀散结；仙鹤草益气扶正抗癌并可止血。全方配合，共奏降气化痰、养阴润燥功效。

【方　　名】食管癌方

【方药组成】丹参30g，红花10g，泽漆10g，茜草30g，紫草15g，仙鹤草15g，生地黄15g，鸡血藤30g，败酱草15g。
【功效主治】活血化瘀，抗癌。适用于食管癌。
【用法用量】每日1剂，水煎2次，早、晚各服1次。

【方　　名】食管癌方
【方药组成】重楼30g，半枝莲15g，桑白皮15g，黄连10g，败酱草30g，天葵10g，米皮糠10g，白花蛇舌草30g，白茅根30g。
【功效主治】清解热毒，抗癌。主治食管癌。
【用法用量】每日1剂，水煎2次，早、晚各服1次。

【方　　名】食管癌方
【方药组成】黄药子10g，半夏10g，山豆根10g，僵蚕15g，昆布30g，生牡蛎30g（先煎），天南星10g，山慈菇15g，天冬30g。
【功效主治】软坚散结，抗癌。主治食管癌。
【用法用量】每日1剂，水煎2次，早、晚各服1次。

【方　　名】食管癌梗阻合方
【方药组成】①化痰散结方：生半夏、生南星、蛇六谷各30～90g（皆先煎2小时以上），党参15g，震灵丹12g，枸橘叶30g，黄附片15～30g（先煎），蜣螂虫、黄药子各9～12g，多应用于痰浊壅盛型。②行气化瘀方：急性子、水红花子、留行子各30g，藤梨根60g（先煎2小时），壁虎、石斛各9g，石见穿、石打穿各90g，半枝莲60g，莪术9g，可并用斑蝥注射液每天1支，各支0.25mg，多应用于气滞血瘀型。
【功效主治】食管癌梗阻。
【用法用量】中药水煎取汁噙化或灌肠。
【临床应用】观察40例，缓解率为70%，较单用化疗组明显优效。周某，男，60岁，食管下段鳞癌累及贲门，就诊时病变位长达10cm，滴水不入，应用上法治疗，梗阻明显缓解，恢复普食两年半以上。
【来　　源】《上海中医药杂志》，1982，（7）。

【方　　名】食管癌合方
【方药组成】①铁甲军180g，百草霜120g，三棱120g，莪术120g，威灵仙120g，杏仁150g，炒木鳖子150g，硇砂90g，硼砂90g，乌梅肉90g，鸡内金90g，轻粉90g，木通90g，滑石90g，川大黄90g，枳实90g，桃仁90g，铅粉90g，黄米90g，巴豆仁60g，黑豆60g，绿豆60g，乳香60g，急性子60g，儿茶60g，乌贼骨60g，斑蝥60g，沉香60g，延胡索60g，雄黄30g，木香30g，朱砂30g，浮石30g，血竭30g，川厚朴30g，指甲30g，白芥子30g，九香虫30g，蟾酥9g。②威灵仙30g，急性子30g，郁金30g，瓜蒌30g，穿山甲30g，牡蛎30g，枳壳15g，薤白15g，橘红15g，海藻15g，黑芝麻15g，核桃仁15g，木香9g，川椒9g，丁香6g，硼砂3g。
【加　　减】胸痛加黄药子50g；发噎加柿蒂30g，柿霜20g，或加鸡风藤30g，青风藤9g，海风藤9g。
【功效主治】食管癌。
【用法用量】方①各药共研细末，炼蜜为丸，每丸重约9g；方②加水煎。口服，丸剂每次1丸，每日2～3次；煎剂每日1剂。
【临床应用】天津市第二防治院东兴市场防治所适用于食管癌多例，均获疗效。
【来　　源】《抗癌中草药制剂》，人民卫生出版社，1981：202。

【方　　名】食管癌合方
【方药组成】①半夏12g，党参12g，丁香3g，赭石24g，苏梗15g，旋覆花15g，竹茹15g。②龙葵30g，白英15g，蛇莓15g，半枝莲15g，金刚刺15g。
【加　　减】气胀，加莱菔子15g，佛手花6g。
【功效主治】行气降逆，解毒抗癌。治疗食管癌初中期肝胃气逆、秽毒内阻者。
【用法用量】每日1剂，煎2次分服。
【临床应用】武汉市商业职工医院治疗食管癌21例中，显效3例、有效16例、无效2例，总有效率为90.47%。
【来　　源】武汉市商业职工医院方。

【方　　名】食管癌合方

【方药组成】①党参15g，生赭石20g，半夏15g，当归18g，肉苁蓉12g，天冬12g，知母12g，桂圆肉12g，柿霜9g。②旋覆花15g，代赭石30g，党参15g，陈皮15g，麦芽15g，法半夏12g，鸡内金12g，煅瓦楞子12g，制甘草9g，生姜6g，大枣7个。③雄黄30g，蜈蚣15g，全蝎15g，丹参15g，制马钱15g，鸡内金15g。

【功效主治】益气降逆，扶正抗癌。治疗食管癌。

【用法用量】①、②方各药加水煎煮，分别制成煎剂。③方各药共研细末，炼蜜为丸，如梧桐子大小，即得。口服，每次煎剂1剂或丸剂5～10丸，每日3次，温开水送下。

【临床应用】湖北公安县人民医院用以上三方，配合治疗食管癌34例，获临床治愈1例、显效3例、症状改善8例、病情控制10例，总有效率为64.7%。

【来　　源】公安县人民医院方。

【方　　名】食管癌合方

【方药组成】①牡蛎250g，蛤蜊粉250g，磁石250g，硼砂150g，朱砂30g，冰片45g。②黄连15g，大黄15g，青黛30g，瓦楞子30g，硼砂15g，朱砂15g，冰片15g，麝香0.25g，鲜猪胆汁适量。③生南星15g，乌梅12g，延胡索9g，黑矾9g，半边莲30g，夏枯草30g。

【功效主治】解毒通膈。治疗食管癌梗阻较甚者。

【用法用量】①方各药共研细末，制成散剂。②方各药共研细末后加入10倍量的猪胆汁，调和均匀，即得。③方加水煎煮，制成煎剂500ml后，加卤水70ml，混合均匀，即得。口服，每次散剂1.5g，复方胆汁液及煎剂各10ml，每日3次。

【临床应用】河南洛阳市洛北区工农医院用于多种癌症均有一定疗效，尤以食管癌疗效最为显著。山东济南市西郊医院治疗食管癌7例，均存活3～9年。河南许昌地区医院以本方辨证施治，在治疗食管癌梗阻31例中，有效24例，有效率为77.4%。

【来　　源】《抗癌中草药制剂》。

【方　　名】食管癌针法

【取　　穴】天鼎、天突、膻中、合谷、中脘、胃俞、脾俞、巨阙、内关。

【配　　穴】膈俞、痞根、足三里、通谷。

【针　　法】补泻结合。

【来　　源】《肿瘤的防治》。

【方　　名】食管贲门癌方

【方药组成】龙葵500g，白花蛇舌草、半枝莲各50g，半夏30g，皂角刺20g，党参、白术、黄芪、瓜蒌、三棱、莪术、陈皮各10g。

【功效主治】贲门癌。

【用法用量】焙干，研末，每次冲服2g，每日2～3次。

【来　　源】《强化疗法临症试尝》《民间灵验便方》。

【方　　名】食管贲门癌合方

【方药组成】①郁金、柴胡、白芍、广木香各10g，公丁香、沉香各6g，八月札15g，代赭石30g，旋覆花（包煎），生半夏各15g。②丹参15～30g，莪术15g，赤芍、郁金、陈皮各10g，白术、茯苓、生半夏各15g，威灵仙、冬凌草（或石见穿）各30g。③生半夏、茯苓各15g，生南星、川贝母、橘红、皂角刺各10g，瓜蒌30g。④生地黄、冬凌草、白花蛇舌草、半枝莲各30g，金银花、山豆根各15g，陈皮10g。⑤人参、生甘草、陈皮各10g，黄芪、棉花根皮、白花蛇舌草各30g，白术15g。⑥黄芪30g，当归10g，熟地黄15g，阿胶（或制首乌）10～15g，白花蛇舌草30g。⑦熟地黄20g，山药、山茱萸各12g，茯苓、泽泻、牡丹皮、麦冬、五味子、桔梗各10g，生甘草6g，砂仁3g。⑧补骨脂、仙茅、淫羊藿各15g，肉桂、附子、干姜各6g。

【加　　减】噎重加急性子、威灵仙各30g，也可用壁虎酒（壁虎20条，白酒500g，浸渍1周后，每次1匙，日服3次）；吐重加半夏、茯苓各15g；寒者加藿香、白蔻各6g；热者加芦根30g，竹茹10～15g；痛重加丹参、郁金、延胡索各10～15g；寒者加细辛、荜茇、开嘴花椒各

3～6g，同时外用癌痛酒（白酒100g，冰片10g浸渍）涂于痛部皮肤，1日数次；梗阻者用鲜生半夏捣糊送入咽喉部含咽；咽梗作痛加牛蒡子、山豆根各10～15g；大便干结加瓜蒌30g，土大黄15～30g；出血加仙鹤草30～60g，生地榆15～30g，或三七粉10g，白及粉15g研匀，1日分数次冲服。

【功效主治】食管、贲门癌。

【用法用量】水煎服，每日1剂。方①用于气滞型，方②用于血瘀型，方③用于痰湿型，方④用于热毒型，方⑤用于气虚型，方⑥用于血虚型，方⑦用于阴虚型，方⑧用于阳虚型。

【来　　源】《河北中医》，1985，(5)：24。

【方　　名】食管通合剂

【方药组成】太子参12g，山豆根12g，沙参12g，当归12g，黄芪18g，全瓜蒌18g，白术10g，玉竹10g，旋覆花10g，女贞子15g，熟地黄15g，丹参15g，菟丝子15g，半枝莲25g，生蜂蜜60g。

【加　　减】津亏肠燥、大便不行、数日不解者加大黄、火麻仁、郁李仁、桃仁；阴虚火旺、虚火上扰者加黄柏、知母、炒山栀。

【功效主治】益气养阴，扶正祛邪。食管癌、贲门癌，进食涩滞不畅，咽喉干涸，气少懒动，咳吐黄痰，大便偏硬，舌红苔黄腻，脉滑数无力或细数。

【用法用量】以上药物，按一定工艺制备成合剂，装瓶密封，每瓶250ml。每日1瓶，分2～3次服下。

【临床应用】以本方配合放疗、化疗治疗食管癌、贲门癌52例，并设单纯放疗、化疗50例做对照。结果，两组分别特效（食管或贲门造影充盈缺损基本消失，部分黏膜恢复，扩张良好，能进普食）8例、5例，显效35例、30例，有效8例、13例，无效1例、2例。特效加显效率82.7%、70%，1年生存率67.3%、48%。二者相比差异有显著性意义。

【来　　源】《安徽中医临床杂志》1996年第2期。

【附　　注】本方治证为食管癌证属气阴两虚、痰火内扰者。故方用黄芪、太子参、白术益气扶正、补养脾肺；沙参、熟地黄、玉竹、女贞子、生蜂蜜、当归滋阴润燥、养血生津。上述药物相辅相成，可达气阴双补之功。山豆根、半枝莲、全瓜蒌清热解毒、抗癌散结、化痰利咽；旋覆花下气降逆、和胃化痰；丹参活血化瘀、消痈止痛；菟丝子平补阴阳、温肾固元。全方配合，既攻又补，标本并治，从而发挥益气养阴、扶正祛邪之效。

【方　　名】蚀癌膏

【方药组成】马钱子、蜈蚣、紫草、白蝎。

【功效主治】皮肤癌、唇癌。

【用法用量】以上各药焙干后研成细末，再制成软膏剂。外用，涂擦于癌肿部，每日3～4次。

【临床应用】张某，女，50岁，患下唇癌，病理切片检查为鳞状上皮癌，经用本方外涂8个多月，癌块脱落平复，仅略见凹下。

【来　　源】《抗癌中草药制剂》，人民卫生出版社，1981：286。

【方　　名】豕归抗癌膏

【方药组成】当归250g，猪脂500g，白蜜500g。

【功效主治】治老人秘结及噎膈闭结等症。

【用法用量】先以当归浓煎取汁，与熬好猪油再同煎，去水气，入白蜜再熬少顷（微沸）。滤净收贮。制成膏剂若阳气不行者，加生姜125g，同当归煎入；气机不利者，加杏仁（去皮尖）60g同煎入；有滞者，以饧（麦芽糖，俗称糖稀）1 000g代蜜更佳。

【加　　减】不时取服。

【来　　源】《景岳全书》。“豕”疑为“当”。

【方　　名】柿饼方

【方药组成】柿饼2枚。

【功效主治】食管癌、胰腺癌。

【用法用量】细嚼噙化，常服。

【来　　源】《一味中药巧治病》。

【方　　名】柿蒂陈皮方
【方药组成】柿蒂 12g，陈皮 9g，砂仁 9g，清半夏 9g，白术 9g，白苓 9g，厚朴 9g，莱菔子 9g，毛菇 9g，夏枯草 12g，旋覆花 12g，木香 6g，引用生姜、大枣。
【加　　减】气虚加人参 6g；有潜血加海螵蛸 15g，大贝母 12g；大便枯干加蜂蜜 9g；幽门梗阻，加川大黄 15g，玄明粉 9g；软坚加海昆布 12g，海藻 12g；小便不利，加泽漆 9g，桂枝 6g；疼痛加延胡索 9g，乳香、没药各 15g；呕吐酸臭打饱膈加炒三仙 27g。
【功效主治】胃癌。
【用法用量】水煎服，每日 1 剂。
【来　　源】内蒙古自治区医院编《中草药验方选编》，内蒙古自治区人民出版社，1972：157。

【方　　名】柿树叶单方
【方药组成】秋季自然脱落的柿树叶。
【功效主治】肿瘤放疗后出血及其他各种出血。
【用法用量】将柿叶洗净晒干，研细过筛备用。每次服 5g（症重者 10g），每日 3 次。

【方　　名】柿树叶散
【方药组成】大活鲫鱼 1 只，大蒜适量。
【功效主治】胃癌，也治食道癌早期。
【用法用量】鲫鱼去肠留鳞，大蒜切成片，填满鱼腹，纸包泥封，烧存性，研成细末，每次服 5g，以米汤送下，1 日 2 ～ 3 次。
【来　　源】《偏方大全》。

【方　　名】柿叶瓜蒌方
【方药组成】柿叶 10g，瓜蒌 30g，酸枣仁 15g，薄荷 3g。
【功效主治】乳房硬块。
【用法用量】水煎服，每日 1 ～ 2 次。

【方　　名】柿叶红枣汤
【方药组成】柿叶 7 片，红枣 20g。
【功效主治】白血病。
【用法用量】水炖服。
【来　　源】《一味中药巧治病》。

【方　　名】柿子煎
【方药组成】柿子 50g。
【功效主治】喉癌。
【用法用量】水煎服，茶饮。
【来　　源】《一味中药巧治病》。

【方　　名】手握药包
【方药组成】巴豆（去皮）7 粒，红矾 15g，大枣 7 枚，葱须适量。
【功效主治】膀胱癌。也可用于鼻咽癌、直肠癌。
【用法用量】将红矾、巴豆研成细末，大枣、葱须蒸熟捣烂，然后把 4 种成分混合、拌匀，用布包好即成握药包。用手握 12 小时，隔日 1 次，握完洗手。
【来　　源】《肿瘤的诊断与防治》。
【附　　注】本方有毒性，握药后大便泻下即有效果。因其毒性大，严禁入口。

【方　　名】守病丸合方
【方药组成】①朱砂二钱，硇砂（豆腐煮）、雷丸、血竭、硼砂、磁石、轻粉各一钱，雄黄三钱五分，白砒二钱五分，巴豆六钱（去油），木鳖子五个。以上药物共为细末，黄蜡七钱五分化开为丸，如黄豆大，朱砂为衣。每日 1 剂，温开水送下。②壁虎 3 条，炒白术 12g，黄药子 12g，水红花子 30g，八月札 12g，玫瑰花 6g，制苍术 9g，橘皮叶 9g。
【功效主治】解毒豁痰，蚀浊导滞。痞疾，阻于胸腹，食饮难下，疼痛彻背，呕吐痰涎而黏，或食入而复吐出，或朝食暮吐，暮食朝吐，形见消瘦，大便不通，舌苔厚腻或黄，脉弦滑。现可用于食管癌、贲门癌、胃癌的治疗。
【用法用量】水煎，每日 1 剂，分 3 次服。
【来　　源】《良朋汇集》卷二。
【附　　注】本方治证是由邪毒、痰浊阻于胸腹所致。有形实邪内侵，壅塞气机，气滞血瘀，故疼痛；痰浊上泛则见呕吐痰涎；邪困脾胃，食纳不得正常运转，故食入而复吐出或朝食墓吐、暮食朝吐；中焦不能生化气血，则有形体消瘦。方用硇砂、硼砂豁痰攻毒、去腐；朱砂、雄黄、白砒消肿蚀疮、解毒除秽；血竭活血消肿止痛；磁石重镇降逆；巴豆、轻粉导滞峻下、利水，逐邪外出；木鳖子止痛、通经活络、消积；雷丸祛积和胃，守中土。全方共奏解毒豁痰、蚀浊导滞之效。

【注意事项】本方药物多为矿物药，有一定毒性，服用慎勿过量。脾胃虚弱者禁用。

【方　　名】守宫白酒

【方药组成】壁虎 10 条，好白酒 500g。

【功效主治】食管、贲门癌。

【用法用量】将壁虎（不可断尾）浸入酒中，7 天后启封，每次 10ml，每日 3 次。

【方　　名】守宫冰片方

【方药组成】壁虎 1 条，冰片 1g，鸡蛋 1 个。

【功效主治】乳癌未溃。

【用法用量】将壁虎塞入鸡蛋内，用纸封固，置火上煅存性研成细末，加冰片调匀，摊膏药上，外敷患处，每日换药 1 次。

【方　　名】守宫炒白术方

【方药组成】壁虎 1 份，薏苡仁 3 份，奶母子 3 份，黄药子 3 份。

【功效主治】晚期食管癌。

【用法用量】将上述药物用清水过滤以除泥沙，然后加入曲酒，以浸至药面为度，密封于搪瓷桶内，浸泡 2 周后启用。药物只能浸泡 1 次，浸泡 2 次药酒疗效不佳。每日 3 次，每次服 15 ～ 20ml。空腹饮用，或进餐时吞服。有嗜酒者亦可适当增加药量，但每天不得超过 150ml。

【临床应用】共治 62 例，经治后，吞食梗阻症均有不同程度改善，延长存活时间。章某，女，71 岁。进行性吞咽受阻 2 个月，仅能吞咽流汁，形体消瘦，胸痛，生活不能自理，患者经某医院某线诊断为食管癌。经壁虎酊治疗 3 天，就能吃水饺。2 周后进普食，胸痛消失。2 个月后从事家务劳动。病情缓解 1 年有余。

【来　　源】《湖北中医杂志》，1980，（5）：31。

【方　　名】守宫粉鸡蛋

【方药组成】壁虎粉（活壁虎 40 条）50 ～ 60g，鸡蛋 50 ～ 60g（鸡蛋 4 个）。

【功效主治】消化系统癌肿。

【用法用量】将活壁虎置于砂罐中干烧至死，勿焦，初步研磨成粗末，再置于砂锅中焙干，进行第 2 次研磨，经筛过后即成壁虎粉，与鸡蛋粉混匀，每次 1 匙，每天 2 ～ 3 次，约 10 天服完。服用期间忌食海味、咸、酸、辣、酒、冷的食物及雪菜。

【方　　名】守宫酒

【方药组成】壁虎 10g，薏苡仁 30g，奶母子 30g，黄药子 30g，好曲酒 1 000ml。

【功效主治】缓解食管癌晚期之食管梗阻，有利于开关进食，延长存活期。

【用法用量】浸泡 2 周，澄明，取服。每日 2～3 次，每次 15 ～ 20ml。

【来　　源】《实用中医内科学》。

【方　　名】守宫开郁化噎汤

【方药组成】天南星 12g，山慈菇 15g，法半夏 9g，全瓜蒌 15g，牡蛎 30g，炒穿山甲 15g，丹参 15g，地鳖虫 15g，赤芍 9g，枳实 9g，柴胡 9g，香附 9g，壁虎 3 条，皂角刺 12g。

【功效主治】食管良性肿瘤，噎膈，气结血瘀，痰郁阻滞型，破瘀化痰，开郁散结。

【用法用量】水煎服，每日 1 剂。

【来　　源】《奇难杂症》。

【方　　名】守宫三七散

【方药组成】壁虎 70 条，三七 50g，白花蛇舌草、代赭石、丹参、半边莲各 30g，夏枯草 20g，党参、黄芪、茯苓、山楂、麦芽、鸡内金、瓦楞子、仙鹤草、枳壳各 15g，姜半夏、旋覆花各 12g，竹茹 10g，露蜂房 9g，炙甘草 6g。

【功效主治】胃癌。
【用法用量】取壁虎焙干，研面，加三七粉拌匀，空腹每次服3g，每日2次，黄酒或白开水送下。余药冷水浸泡1小时，武火煎30分钟，每日1剂，服2次，1个月为1个疗程。用药1～2个疗程，缓解症状有效率达100%。

【方　　名】守宫散
【方药组成】壁虎若干条，煅存性为末。
【功效主治】噎膈。
【用法用量】每服2～3g，每日3次，开水送服。
【来　　源】《实用中医内科学》。

【方　　名】守宫蜈蚣方
【方药组成】壁虎、蜈蚣各5条，干蟾皮、羊乳、徐长卿、玉竹、甜葶苈各30g，茯苓皮、庵子各15g，生甘草10g，蛤蚧1对。
【加　　减】汗多脉虚者加生黄芪、白花蛇舌草、麦冬各30g；浮肿甚者，前方去庵子，加蒲种壳20g。
【功效主治】肺癌。
【用法用量】水煎服，每日1剂。
【临床应用】李某，男，50岁，1977年9月18日因下肢浮肿，膝关节发热，行走不便而就诊于某院。1978年4月初确诊为右肺癌、陈旧性肺结核。要求中医治疗，共服上方加减百余剂，除右上肢酸痛和间有鼻衄外，余症悉退，于1978年经某医院复查：癌肿稳定。续服中药治疗，症状基本缓解，面色红润，精神振作，病灶相对稳定。
【来　　源】《浙江中医杂志》，1980，（3）：109。

【方　　名】守宫郁金佛手汤
【方药组成】郁金15g，青皮6g，佛手15g，壁虎3条，三棱12g，法半夏12g，皂角刺12g，菖蒲12g，屈头鸡18g，瓜蒌仁18g。
【功效主治】疏肝解郁，攻坚散结。主治乳腺纤维瘤，乳癖，乳核。
【用法用量】水煎服，每日1剂。
【来　　源】《常见杂病的防治与验方》。

【方　　名】守瘿丸
【方药组成】通草60g，杏仁（去皮尖，研）60g，牛蒡子（出油）45g，昆布（去咸）、吴射干、诃黎勒、海藻（去咸）各120g。
【功效主治】解毒化痰，软坚散结。适用于瘿瘤结硬。
【用法用量】上为细末，炼蜜为丸，如弹子大。每服1丸，含化，咽津下，每日3次。
【来　　源】《宣明论方》。

【方　　名】首乌白芷汤
【方药组成】制何首乌3g，白芷6g。
【功效主治】白血病。
【用法用量】加水煎服，每日1剂，10～15日为1个疗程。
【来　　源】《中国民间灵验偏方》。
【附　　注】本方为陕西省西安一带民间偏方，经临床应用表明，疗效可靠。

【方　　名】首乌鳖甲汤
【方药组成】柴胡、地龙、生甘草各6g，鳖甲15g，白术、枳实、当归、桃仁、白芍各9g，地鳖虫10只，全蝎1.5g，制何首乌12g。
【加　　减】邪盛加大黄、三棱各9g，芒硝6g；体虚加黄芪30g，佐食归脾丸；头痛加延胡索、制川乌各6g。
【功效主治】肝郁型鼻咽癌。偏侧头痛，耳鸣，精神抑郁，舌有瘀点，苔稍厚腻，脉弦滑。
【用法用量】水煎服，每日1剂。
【来　　源】《中医耳鼻喉科学》。

【方　　名】首乌蛋
【方药组成】鲜何首乌90g（或干何首乌15g），鸡蛋3个，精盐3g，味精0.5g，麻油10g，黄酒适量，葱、姜少许。
【功效主治】补益精血，润肠通便。本膳主要适用于肝癌所致肠中津液亏乏的肠燥便秘症。
【用法用量】何首乌洗净，切片，置砂锅中，加水1 000g，加入已煮六分熟（蛋白凝固）剥壳的鸡蛋3个（在蛋白厚的一端用小刀划个十字形），小火煮沸 30 分钟，再加精盐、黄酒及葱、姜，继续煮 15 分钟即可。食用时加味精、麻油。每日 1 次，吃蛋喝汤。

【附　　注】何首乌有促进人体免疫功能作用，其复方制剂有提高家蚕机体活动，减少死亡的抗衰老效果（《老年学杂志》，1990，2：116）。桂林中药厂生产的首乌片，对皮肤良性瘤有较满意的效果，临床观察 55 例，有效者 52 例（《广西中医药》，1982，3：48）。白何首乌总甙成分外试验对癌细胞有抑制作用（《中药学》，人民卫生出版社，1991：2）。

【方　　名】首乌鸡丁

【方药组成】制何首乌 50g，净鸡肉 500g，净冬笋 50g，鲜辣椒 100g，黄酒、精盐、酱油、淀粉各适量。

【功效主治】滋补肝肾，补气养血。主治白血病等多种恶性肿瘤化疗后头发及眉毛脱落。

【用法用量】将何首乌刷洗净，放入砂锅里煮好，滗出煎汁，待用。把鸡肉洗净，用刀切成丁字块儿，放入碗中，加入黄酒、精盐，淀粉上好浆。冬笋先用温开水泡开，清水洗净，沥干水，用刀切成丁。将鲜辣椒去蒂，除籽，清水洗净，切成丁。炒锅刷洗净后，放入油烧热，将浆好的鸡丁下油锅炸，熟后倒入漏勺待用。锅中留少许底油，加入鸡丁、黄酒、精盐、酱油以及首乌汁，快速颠炒，入味后用淀粉勾芡，出锅装盘即成。佐餐当菜，随量食用。

【方　　名】首乌牛肉汤

【方药组成】制何首乌 30g，牛肉 250g，黑豆 150g，桂圆肉 30g，红枣 10 枚，熟竹笋 50g，生姜片、精盐、味精、猪油各适量。

【功效主治】滋补肝肾，补气养血。主治肺癌等癌症化疗后引起头发及眉毛脱落、头晕目眩等症。

【用法用量】将黑豆浸泡一夜，用水煮开，水滚后把水倒去，再加 6 杯水煮。牛肉清水洗净，用刀切成小块，竹笋和生姜片也要切细，一起放进煲内与黑豆同煮，水滚时，去除泡沫。再加入洗净的何首乌、桂圆肉和红枣（去核），待煮软之后，加植物油、猪油和味精调味即成。佐餐当菜，吃肉饮汤。

【方　　名】瘦猪肉山楂汤

【方药组成】瘦猪肉 50g，山楂 50g，石上柏 50g，加水 1 500ml。

【功效主治】鼻咽癌。

【用法用量】煮熟，吃肉喝汤，每日 1 剂。连服 7 天为 1 个疗程，休息 3 天再用。可服用 10 个疗程。

【方　　名】舒肝溃坚汤

【方药组成】夏枯草、僵蚕（炒）各 6g，香附子（酒炒）、煅石决明各 4.5g，当归、白芍（醋炒）、陈皮、柴胡、川芎、穿山甲（炒）各 3g，红花、片姜黄、生甘草各 1.5g，灯心为引。

【功效主治】疏肝解郁，软坚散结。适用于瘰疬、上石疽、颈部转移性癌灶、乳腺癌、恶性淋巴瘤等。

【用法用量】水煎，空腹热服。

【来　　源】《医宗金鉴》。

【方　　名】舒肝溃坚汤

【方药组成】夏枯草 12g，僵蚕 12g，香附 9g，石决明 9g，当归 6g，白芍 6g，青皮 6g，柴胡 6g，川芎 6g，红花 3g，姜黄 3g，穿山甲 6g，生甘草 3g，灯心为引。

【加　　减】可酌情加海藻、贝母、黄药子、猫爪草。

【功效主治】气郁痰结型恶性淋巴瘤。

【用法用量】水煎服，每日 1 剂。

【来　　源】《中医肿瘤学》（上），科学出版社，1983：323。

【方　　名】舒肝散化裁

【方药组成】鳖甲珠、当归、茯苓、牡蛎、焦栀子、瓦楞子、丹参各 30g，焦山楂、金钱草、蛇舌草各 60g，木瓜 31g。

【功效主治】疏肝解郁，解毒散结。主治肝癌。

【用法用量】诸药共为细末，蜜为丸，每日 3 次，每次 6g，开水送服。

【来　　源】《偏方验方秘典》，中原农民出版社。

【附　　注】注意心理护理，解除思想包袱，加强营养。

【方　　名】舒氏通法肠癌验方

【方药组成】炒苍术，藤梨根，水杨梅根、黄芩各 15g，炒白术、香茶菜、茯苓各 20g，薏苡仁、白扁豆各 30g，黄连 9g，炒诃子、香附各 12g，杜赤豆 30g。

【功效主治】健脾化湿，清热解毒。适用于直肠癌。

【用法用量】水煎，每日 1 剂，分温服。14 剂为 1 个疗程。

【来　　源】浙江省中医院肿瘤科舒琦瑾教授验方。

【附　　注】方名系编者拟。

【方　　名】疏肝理脾汤

【方药组成】白芍 15g，柴胡 10g，陈皮 10g，党参 20g，白术 15g，当归 10g，木香 10g，茯苓 15g，山药 20g，防风 10g，砂仁 10g，生甘草 10g。

【功效主治】健脾和胃，疏肝解郁。适用于大肠癌术后心理与免疫状态欠佳者。

【用法用量】水煎，每日 1 剂，分温服。4 周为 1 个疗程，连服 2 个疗程观察疗效。

【来　　源】辽宁中医药大学附属第三医院验方。

【附　　注】本方系柴胡疏肝散为基础化裁而来，随症加减：胸闷者，加薤白 10g，郁金 15g，素馨花 15g；失眠者，加远志 10g，酸枣仁 15g；纳差者，加焦山楂 15g，炒麦芽 45g，炒稻芽 30g；血瘀者，加桃仁 10g，赤芍 15g；肝火旺者，加菊花 10g，夏枯草 15g；心火亢盛者，加龙齿 30g，黄连 5g。

【方　　名】疏经散

【方药组成】白芍、佛物、香橼皮、木贼草、木蝴蝶、青皮、柴胡、白蒺藜、无花果、玫瑰花、绿萼梅、生甘草各适量。

【加　　减】脾虚痰湿症者，加白芥子、白茯苓；乳房痛甚者，加娑罗子、路路通；肿块大者，加穿山甲、生牡蛎；肾虚加紫石英、鹿角霜；血虚加鸡血藤。

【功效主治】疏肝解郁，养肝和脾，行瘀破滞，滋阴润燥。适用于慢性囊性乳房病、乳核。

【用法用量】每日 1 剂，水煎服，分 2 次服用。

【来　　源】安徽徐志华家传方。

【方　　名】疏凿饮子加减方

【方药组成】羌活 9g，槟榔 9g，秦艽 9g，商陆 6g，车前子 15g，黄芪 30g，明雄黄粉 0.3g（冲）。

【功效主治】疏风透邪，行水消瘤。蝶鞍肿瘤，症见头痛，头昏，走路不稳，喷射性呕吐，面部浮肿，复视，眼底水肿，颅内压增高者。

【用法用量】以上药物，水煎分 2 次腹服下，每日 1 剂。

【来　　源】《山东中医杂志》1987 年第 1 期。

【附　　注】本方乃由《济生方》之疏凿饮子化裁而成。其所治蝶鞍肿瘤，病机为风毒犯脑，浊气上窜，湿邪留滞，清阳不升，神明不用而为病。方用羌活、秦艽辛散透络，疏风散浊，逐邪外达；雄黄解毒消肿，泄浊逐秽；槟榔导气行滞，利水消积；商陆性善下行，通利二便，消肿散结；车前子通小水，泻肾浊。后三者配合，则可使内聚之水湿，痰湿由下焦而排出，从而可有助于颅内压的降低，减轻疼痛、呕吐等症状。最后以黄芪升清阳，益元气以养神明。总之，本方之配伍精华为升降并用，降浊是为了更好地升清，而升清亦有益于浊邪的排除。只有清者升，浊者降，元神乃可安宁无病。

【方　　名】熟地白芍汤

【方药组成】熟地黄 15g，桂枝、鹿角胶、当归各 9g，白芥子、白芍各 12g，焦山楂、茯苓各 24g，麻黄、姜炭各 3g，生甘草 6g，大枣 6 个。

【功效主治】主治卵巢囊肿，症见下腹部肿块，少腹胀痛，尿频尿急，腰痛膝软，月经延后，舌质青紫，苔薄白，脉沉涩。

【用法用量】水煎服，每日 1 剂。

【方　　名】熟地二至汤
【方药组成】熟地黄 24g，山药 30g，桑寄生 30g，山茱萸 15g，茯苓 30g，鳖甲 24g，女贞子 30g，旱莲草 30g。
【加　　减】颈、腋部有包块则加昆布、海藻、半枝莲；鼻口出血可加白茅根、知母、小蓟。
【功效主治】肝肾阴虚型白血病。
【用法用量】水煎服，每日 1 剂。
【来　　源】《百病良方》第二集，科学技术文献出版社重庆分社，1983：210。

【方　　名】熟地扶阳汤
【方药组成】熟地黄 15g，山茱萸 15g，茯苓 10g，菟丝子 10g，益智仁 10g，泽泻 10g，附子 6g，肉桂 3g，牛膝 10g，鹿角胶 10g，车前子 10g，补骨脂 10g，白术 10g。
【功效主治】脾肾阳虚型脑瘤。
【用法用量】水煎服，每日 1 剂。
【来　　源】《中医肿瘤学》科学出版社，1983：337。
【附　　注】可加软坚散结及抗肿瘤中草药。

【方　　名】熟地枸英方
【方药组成】熟地黄、枸杞子、菟丝子、蒲公英各 15g，覆盆子、泽兰、石韦各 10g，车前子、车前草、黄柏、萆薢各 9g，肉桂 3 ～ 5g。
【功效主治】肾虚型膀胱癌：病程日久，头晕失眠，腰酸腿痛，尿频，尿道灼痛，血尿或有时脓尿奇臭，下肢浮肿，舌质淡红，苔薄白，脉沉细。
【用法用量】水煎服，每日 1 剂。

【方　　名】熟地化瘀煎
【方药组成】熟地黄、党参、黄芪、白芍各 20g，鹿角胶（烊化）、桃仁、海藻各 10g，白芥子 12g，肉桂、麻黄、莪术各 6g，红花 6g。
【功效主治】温阳补气，活血散结。主治卵巢肿瘤。
【用法用量】上药水浸泡 30 分钟，煮沸 15 分钟取汁，早、晚分服，每日 1 剂。

【方　　名】熟地菊苓汤
【方药组成】熟地黄、女贞子各 20g，覆盆子、草决明、菊花各 12g，珍珠母（先煎）30g，石菖蒲、远志各 9g，菟丝子、钩藤、太子参、茯苓各 15g。
【功效主治】脑膜瘤。
【用法用量】水煎服，每日 1 剂。

【方　　名】熟地莲英汤
【方药组成】熟地黄 15g，生地黄 15g，紫花地丁 15g，蒲公英 15g，半枝莲 15g，枸杞子 15g，山茱萸 9g，当归 9g，白花蛇舌草 30g，五味子 6g，生晒参 12g，丹参 12g，杜仲 12g，女贞子 9g，菟丝子 9g。
【功效主治】用于慢性粒细胞性白血病，低热不退。
【用法用量】水煎服，每日 1 剂。

【方　　名】熟地苓芍药
【方药组成】熟地黄、茯苓、焦山楂各 24g，鹿角霜、白芍各 12g，炒白芥子 15g，当归、桂枝各 9g，大枣 6 枚，生甘草、生麻黄、炮姜各 3g。
【功效主治】卵巢囊肿。
【用法用量】水煎服，每日 1 剂。

【方　　名】熟地苓药汤
【方药组成】熟地黄、茯苓、黄芪、白花蛇舌草、龙葵、山豆根、软紫草各 30g，山药 15g，山茱萸、肉苁蓉、巴戟天、补骨脂、人参（或党参）、麦冬、五味子各 10g，当归 6g。
【加　　减】发热加金银花、板蓝根、柴胡各 30g，连翘、黄连各 10g；出血加生地黄、牡丹皮、藕节、三七粉、云南白药、阿胶各 10g；口腔溃汤加生石膏 30g，玄参、知母、栀子各 10g。
【功效主治】急性非淋巴细胞型白血病。
【用法用量】水煎服，每日 1 剂。连用 3 ～ 4 周为 1 个疗程，休息 1 周，可继续服用。同时配合改进的 HAMPT 方案化疗。

【临床应用】治疗 54 例患者，完全缓解 30 例，完全缓解率为 55.56%，其中 3 例已健康存活 6 年以上，最长 1 例已达 8 年 4 个月。

【来　　源】《中西医结合杂志》，1985，5（9）：542。

【方　　名】熟地龙葵汤

【方药组成】熟地黄、茯苓、黄芪、白花蛇舌草、龙葵、山豆根、紫草各 30g，山药 15g，山茱萸、肉苁蓉、巴戟天、补骨脂、人参、麦冬、五味子各 10g，当归 6g。

【功效主治】急性非淋巴细胞性白血病。

【用法用量】水煎服，每日 1 剂，连用 3 ～ 4 周为 1 个疗程，休息 1 周，可继续服用。

【方　　名】熟地麦斛汤

【方药组成】熟地黄 24g，山药、山茱萸、石斛、麦冬、天花粉、玉竹、知母各 12g，泽泻、茯苓、牡丹皮各 9g。

【功效主治】晚期鼻咽癌。

【用法用量】水煎服，每日 1 剂，服 2 次，1 个月为 1 个疗程。

【临床应用】服药 3 ～ 6 个疗程，有增强免疫功能、消除放疗反应、延长生存期之良效。

【方　　名】熟地芪黄散

【方药组成】熟干地黄 30g，柏叶 22.5g，黄芩 22.5g，当归 30g，生甘草（炙微赤，锉）15g，阿胶（捣碎，炒令黄燥）30g，黄芪（锉）30g，车前子 30g。

【功效主治】补虚益肾，清热凉血。适用于肾、输尿管肿瘤，气虚乏力，小便出血，尿道中痛，时发寒热。

【用法用量】上为粗散。每服 9g，以水 250ml 煎至 180ml，去滓，食前温服。

【方　　名】熟地肉桂汤

【方药组成】熟地黄 30g，肉桂、生甘草各 3g，麻黄、炮姜各 1.5g，鹿角胶（陈酒炖化冲）、半夏各 9g，白芥子（炒研）5g，陈皮 6g。

【加　　减】肿瘤大，加服小金丹（打碎，用陈酒温化，临睡前服）1 粒。

【功效主治】滋阴温阳，散寒化痰。适用于阴虚寒痰内结之恶性淋巴结肿瘤。

【用法用量】每日 1 剂，水煎，分 2 次温服。

【来　　源】《上海中医药杂志》，1984：9。

【方　　名】熟地香附化瘀丹

【方药组成】熟地黄 60g，醋制香附 120g，山茱萸 30g，牡丹皮 45g，肉桂 30g，当归身 60g，川芎 30g，醋三棱、醋莪术各 30g，醋鳖甲 30g，桃仁 30g，五灵脂 45g，延胡索、炒补骨脂各 30g，木香 30g。

【功效主治】产后腹内包块，月经不调；产后恶露不尽，败血停留，久而不散，结聚成块，月经不调。

【用法用量】研细末，蜜丸，每空腹服 50 丸，白术、陈皮汤下。

【来　　源】明·《万氏妇人科》。

【方　　名】熟地壮髓汤

【方药组成】熟地黄 24g，山茱萸、山药、黄柏各 12g，茯苓皮、牡丹皮、泽泻、附片各 9g，云南白药 15g（冲服）。

【功效主治】肿瘤放化疗后骨髓抑制病症。

【用法用量】药用水煎，每日 1 剂，服 3 次，白药分 3 次用药液冲服。症状缓解后白药量减为每日 8g。

【临床应用】用药 3 天，血小板上升，白细胞、红细胞增加，20 天症状缓解，3 个月末梢血象、骨髓象恢复正常。

【方　　名】熟地壮阳汤

【方药组成】熟地黄 24g，山药 30g，山茱萸 12g，肉桂 6g，炮姜 10g，龟胶 24g，鹿胶 15g，枸杞子 15g，淫羊藿 30g，制附片 30g（先煎）。

【加　　减】气短加人参、黄芪、白术。

【功效主治】脾肾阳虚型白血病。

【用法用量】水煎服，每日 1 剂。

【来　　源】《百病良方》第二集，科学技术文献出版社重庆分社，1983：210。

【方　　名】熟附子散
【方药组成】熟附子（去皮）、枯矾各30g。
【功效主治】温阳涩肠。适用于肠癌下血虚寒、日久肠冷者。
【用法用量】上药研末，每服9g，米饮送下。

【方　　名】熟干地黄丸
【方药组成】熟干地黄30g，黄芪（锉）30g，蒲黄22.5g，鹿茸（去毛，涂酥，炙微黄）30g，菟丝子（酒浸三宿，晒干，别捣为末）30g，葵子30g，当归22.5g，车前子30g，赤茯苓22.5g。
【功效主治】补肾益精，清热止血；适用于肾、输尿管肿瘤，虚劳内损，小便出血或涩痛者。
【用法用量】上药为末，炼蜜为丸，如梧桐子大。每服30丸，食前以粥饮送下。

【方　　名】熟猪肚方
【方药组成】木耳、青菜、猪肚。
【功用主治】扶正补虚，涩肠止血。适用于肠癌下血。
【用法用量】共煮食。或猪肚1个洗净，槐花炒为末，入肚内，扎两头，加醋，入砂锅内煮烂吃；或捣丸如梧桐子大，每服30丸，温酒送下。

【方　　名】蜀红汤
【方药组成】蜀羊泉18g，大枣5枚，明党参5g，红茜草3g。
【加　　减】癌肿较大加白花蛇舌草、半枝莲；出血多加三七、大小蓟；神疲乏力加黄芪、白术、当归；纳呆加鸡内金、山楂、莱菔子。
【功效主治】清热解毒，祛瘀止血。主治宫颈癌，症见带下赤色或赤黄相杂，质地黏稠，气味腥臭，口干口苦，舌红，苔黄，脉弦涩。本方所治为宫颈癌初中期，证属热毒、血瘀内结，治宜攻毒、祛瘀为主。
【用法用量】以上药物，水煎，分2次温服，每日1剂。
【临床应用】方中蜀羊泉清热解毒，主攻宫颈癌，对癌瘤有明显的抑制作用，为主药；红茜草既能活血化瘀以散血结，又能清热凉血以止血；大枣、明党参益气养阴以扶正，增强机体免疫功能。诸药相合，解毒散瘀以抗癌，益气养阴以扶正。临床用本方治疗子宫颈癌45例，近期治愈23例，显效4例，有效6例，无效12例。
【来　　源】《肿瘤良方大全》。

【方　　名】蜀葵根汤
【方药组成】蜀葵根，人参，白术，陈皮，青皮，生甘草，牛膝。
【功效主治】癥瘕。
【用法用量】先煎蜀葵根成汤，再用汤煎后六味成汤，入细研桃仁、玄明粉各少许，热饮，一服可见块下。
【来　　源】元·《金匮勾玄》第三卷。

【方　　名】蜀葵桂园蛋
【方药组成】蜀葵（闹片花）3个，桂圆3个，鸡蛋1个。
【功效主治】子宫颈癌。
【用法用量】加水煎熟，去渣，吃鸡蛋及桂圆，喝汤，每日1剂，10日为1个疗程。
【来　　源】《中国民间灵验偏方》。
【附　　注】本方流传于西安市一带，据报道称效佳。

【方　　名】蜀葵汤
【方药组成】干蜀葵40g。
【功效主治】利水通淋，清热凉血。主治膀胱癌。
【用法用量】水煎服，每日1剂。
【临床应用】本方治疗膀胱癌2例，均为术后复发，膀胱镜证实，治疗7个月做膀胱镜复查膀胱清晰，无炎症，无肿瘤，恢复正常工作。
【来　　源】《中国中医秘方大全》山东省滨县药检所杨俊卿方。

【方　　名】蜀漆方
【方药组成】蜀漆（干者）15g，桑根白皮60g。

【功效主治】活血散结。适用于恶性淋巴瘤。
【用法用量】上为末，视量多少而以熔牛皮胶并酒调和。敷肿处，1 日 3 ～ 5 次。
【来　　源】《圣济总录》。

【方　　名】蜀羊地榆汤
【方药组成】蜀羊泉、地榆各等分。
【功效主治】食管癌。
【用法用量】切碎蜀羊泉，切碎地榆炒微黑色，共研末和匀。每日 15 ～ 20g，布包水煎，空腹分 2 次，温服。
【附　　注】蜀羊泉有毒性，用时需注意。

【方　　名】蜀羊花蛇汤
【方药组成】蜀羊泉 30g，白花蛇舌草 30g，威灵仙 30g，白茅根 30g。
【功效主治】食管癌。
【用法用量】水煎服，每日 1 剂，分 3 次服。
【来　　源】《肿瘤的辨证施治》，上海科学技术出版社，1980：69。

【方　　名】蜀羊泉抗癌合方
【方药组成】①蜀羊泉 18g，红枣 5g，明党参 5g，红茜草 3g。②当归 9g，泽兰 9g，制香附 9g，赤芍 9g，白芍 9g，八月札 15g，虎杖 15g，丹参 12g，茯苓 12g，泽泻 12g，蒲公英 30g，台乌药 6g。③白花蛇舌草 30g，半枝莲 30g，生薏苡仁 30g，重楼 15g，丹参 15g，土茯苓 15g，茜草炭 9g，炮穿山甲 9g。④牡丹皮 6g，生甘草 6g，细生地黄 9g，泽泻 9g，桑寄生 9g，山茱萸 9g，川续断 12g，山药 12g，制何首乌 12g，仙鹤草 15g。⑤黄芪 15g，西党参 15g，焦白术 12g，茯苓 12g，鹿角霜 12g，紫石英 12g，全当归 9g，制附片 6g。
【功效主治】子宫颈癌。
【用法用量】水煎服，每日 1 剂。方①为主方，方②～方⑤为配方。方②配用于气滞血瘀型，方③配用于湿热瘀毒型，方④配用于肝肾阴虚型，方⑤配用于脾肾阳虚型。3 个月为 1 个疗程。
【临床应用】安徽医学院附属医院用于治疗宫颈癌 45 例，近期治愈 23 例，显效 4 例，有效 6 例，无效 12 例，总有效率为 73.3%。
【来　　源】《抗癌中草药制剂》，人民卫生出版社，1981：250。

【方　　名】蜀羊泉龙葵方
【方药组成】蜀羊泉 30g，龙葵、菝葜、山海螺、生薏苡仁、生牡蛎各 30g，蛇莓、山慈菇、夏枯草各 15g，浙贝母 10g。
【功效主治】肺癌（肺腺癌）。
【用法用量】水煎服，每日 1 剂。
【来　　源】《中医肿瘤学》（上），科学出版社，1983：280。

【方　　名】蜀羊泉汤
【方药组成】蜀羊泉 30g。
【功效主治】子宫癌。
【用法用量】水煎服，每日 1 剂。
【来　　源】《一味中药巧治病》。

【方　　名】蜀羊蛇莓汤
【方药组成】蜀羊泉 30g，蛇莓 30g，龙葵 30g，降香 30g，旋覆花 9g（包），代赭石 30g，大川芎 6g，构吉利 15g，干蟾皮 9g，丹参 12g。
【功效主治】贲门癌。
【用法用量】水煎服，每日 1 剂。
【来　　源】《活血化瘀疗法临床实践》，云南人民出版社，1980：226。

【方　　名】蜀羊薏苡汤
【方药组成】蜀羊泉 15g，薏苡仁 20g，天门冬 15g，泽漆 12g，杏仁 9g，连翘 15g，贝母 15g，白术 10g，山药 15g，沙参 15g，牡蛎 15g。
【功效主治】泻火解毒，化痰散结。主治鼻喉癌。
【用法用量】水煎，每日 1 剂，早晚各服 1 次。

【方　　名】蜀羊英枣汤
【方药组成】蜀羊泉 18g，大枣 5 枚，白英 20g，明党参 5g，茜草 3g。
【功效主治】清热解毒。主治子宫颈癌。

【用法用量】水煎服，每日 1 剂。

【方　　名】鼠粪蜂栋散
【方药组成】雄鼠粪、露蜂房、经霜土栋子各 10g。
【功效主治】乳腺癌癌肿感染、溃疡者。
【用法用量】上 3 味俱煅存性，研为末和匀。每次服 10g，黄酒送下。间 2 日 1 次，即止痛收口。
【来　　源】《崔氏方》。
【附　　注】雄鼠粪，即公鼠粪，中药称三头尖。

【方　　名】鼠妇虫黄芪汤
【方药组成】鼠妇虫 60g，黄芪 60g，党参 30g，茯苓 15g，白术 15g，穿山甲 15g，桃仁 12g，丹参 30g，苏木 10g，重楼 30g，生牡蛎 30g。
【功效主治】扶正，抗癌，祛瘀软坚。
【用法用量】水煎服，每日 1 剂，连服 30～50 剂。

【方　　名】鼠妇青黛含化丹
【方药组成】鼠妇、青黛各等量。
【功效主治】破血祛瘀，软坚散结，主治食管癌、贲门梗阻。
【用法用量】研细末，放舌根部含服，每日 1～2g，分 4～6 次食，勿用水冲服。

【方　　名】鼠妇汤
【方药组成】干燥鼠妇 60g。
【功效主治】肝癌剧痛。
【用法用量】加水适量，水煎 2 次，取汤汁 240ml。每日 1 剂，分 4 次服。
【来　　源】《陕西中医》1986 年第 11 期。
【附　　注】服药期间忌酸、辣、腥食品。

【方　　名】鼠疬方
【方药组成】老鼠 1 只，头发 1 团。
【功效主治】鼠疬。
【用法用量】此症疮口已合，旁边有眼出脓不止即是。又有颈项生之不已，复从脚底而生，俗谓鼠子打洞，其症尤恶。用老鼠 1 只去毛捣烂，乱发 1 团，用火腿肥肉煎出油，入鼠、发二物熬至消尽为度，以一半敷疮眼，一半酒冲服，神效之至。永戒食鼠、鹅、兔肉，再无后患。

【方　　名】薯仔肉饼
【方药组成】薯仔（甘薯）4 个，猪肉 50g，鸡蛋 2 个，盐 3g，洋葱屑、芥末各 3g。淀粉、面粉、牛油少许，面包屑、豆油适量。
【功效主治】健脾养胃，补虚益气。本膳主要适用于骨肿瘤病人虚不受补者。
【用法用量】将甘薯用盐水煮软，去皮压烂。将半瘦半肥的猪肉用绞肉机搅碎，加入甘薯、洋葱末、芥末、牛油、盐等拌匀，把一个鸡蛋打破，把上料和鸡蛋一起搓成泥状，做成圆饼，撒上面粉。将另一个鸡蛋打破，蛋汁涂在饼上，再撒上面包屑。在油锅内烧熟豆油，用小火把薯饼炸至金黄色，即可食用。
【来　　源】浙江省肿瘤医院中医顾问潘澄濂先生经验方。
【附　　注】甘薯为薯蓣科植物山薯的块茎，李时珍云其“功同薯蓣”，而有补虚乏、益气力、健脾胃、强肾阴等功效。对骨肿瘤病人虚不受补者，可以甘薯切块，略加白糖，煮而食之。

【方　　名】双半煎
【方药组成】半边莲 30g，半枝莲 30g，黄毛耳草 30g，薏苡仁 30g，天胡荽 60g。
【功效主治】清热利湿，解毒消肿。适用于肝痛湿热型。
【用法用量】水浓煎，内服，每日 1 剂。
【来　　源】《肿瘤临证备要》《实用中医内科学》。

【方　　名】双草双龙汤
【方药组成】夏枯草 15g，凤尾草 24g，柴胡、龙胆草各 9g，炙鳖甲 24g、地骨皮、僵蚕、蝉蜕、地龙各 12g，板蓝根 15g，漏芦 6g，生姜 2 片。
【功效主治】骨肿瘤。
【用法用量】水煎服，每日 1 剂。

【方　　名】双草汤

【方药组成】白花蛇舌草100g，夏枯草60g，山楂50g，制何首乌30g，鳖甲30g，牡丹皮30g，党参30g，半边莲30g，半枝莲30g，生薏苡仁25g，生地黄20g，白术20g，白芍20g，女贞子20g。

【功效主治】滋阴软坚，消肿解毒。主治恶性淋巴瘤。

【临床应用】本方治疗1例全身浅表淋巴结广泛转移的滤泡型恶性淋巴瘤，连服本方120例后，全身浅表淋巴结消退，胃纳及精神好转，面色红润，体重增加，可从事家务劳动。

【用法用量】水煎服，每日1剂。

【来　　源】《中国中医秘方大全》，安徽中医学院附属医院王正雨。

【附　　注】方中党参、白术、生地黄、白芍、女贞子、制何首乌等，益气健脾、滋阴养血以扶正；白花蛇舌草、夏枯草、山楂、半边莲、半枝莲、牡丹皮等，清热解毒、软坚散结、活血消肿以祛邪，尤以重用白花蛇舌草、夏枯草软坚解毒消肿，故本方获得良效。与下方重，可参。

【方　　名】双草苡莲汤

【方药组成】白花蛇舌草100g，夏枯草60g，山楂50g，制何首乌、鳖甲、牡丹皮、党参、半边莲各30g，薏苡仁25g，生地黄、白术、白芍、女贞子各20g。

【加　　减】若伴消化道症状如进食后脘腹胀满、纳呆加谷芽、陈皮；腹泻加山药、莲子、马齿苋、黄芪；口燥咽干加麦冬、黄精、白茅根、南北沙参；舌淡苔薄脉缓减牡丹皮。

【功效主治】恶性淋巴瘤。

【用法用量】水煎服，每日1剂。

【临床应用】金某，女，67岁，1984年4月6日诊。患者1个月前发现颈部有肿块，按之则痛，伴低烧。经某省立医院做右颈淋巴结活检为滤泡型恶性淋巴瘤，以大裂细胞为主。查两腋下及腹股沟淋巴结肿大、质硬，轻压痛，纳差，乏力，消瘦，脸色萎黄，舌光红少苔，脉细数偏弦，证属阴虚血热，毒瘀互结，正气亏损。治以滋阴凉血，解毒散结，佐以益气。服前方60剂并配以化疗后，全身淋巴结缩小，低热及疼痛止。由于化疗副作用过大，故改单服前方加减，连服120余剂，全身肿大之淋巴结全部消失。毛发渐长，纳食知味，面色转红，精神好转，体重增加。前方加减续服半年，善后调理。现生活自理，随访无复发。

【来　　源】《四川中医》，1988，（4）：31。

【方　　名】双耳金针菇

【方药组成】鲜金针菇150g，水发银耳、水发木耳、胡萝卜各50g，青豆20g，鲜汤100g，生姜末、葱花、精盐、味精、净制植物油、香油各适量。

【功效主治】补气养阴，生津润燥，抗白血病。主治气阴两虚型白血病等恶性肿瘤。

【用法用量】将金针菇去根洗净；银耳、木耳去蒂洗净；胡萝卜去皮，洗净后切成细丝；青豆用冷水浸泡后洗净备用。炒锅上中火，放油烧至七成熟，下生姜末、葱花煸出香味，加入黑木耳、银耳、青豆、胡萝卜丝，煸炒几下，再加入金针菇、精盐、味精、鲜汤翻炒片刻，淋上香油即成。佐餐当菜，随量食用。

【方　　名】双粉水银丹

【方药组成】红粉9g，轻粉6g，水银3g，红枣适量。

【功效主治】祛腐解毒。适于实证内服，主治阴茎癌。

【用法用量】上药研末为丸，每丸如绿豆之大，每日1丸，不可超过2丸（每丸剧毒药含量服后无毒性反应为当）。

【来　　源】《千家妙方》，战士出版社，1982：522。

【附　　注】药物毒性为剧，遇有不适即停药。

【方　　名】双花甲珠汤

【方药组成】金银花15g，山甲珠9g，防风6g，白芷4.5g，当归9g，甘草节6g，桃仁9g，红花6g，乳香6g，没药6g，大贝母6g，天花粉9g，皂角刺6g。

【功效主治】乳腺癌。

【用法用量】水煎服，每日1剂。

【来　　源】《中医杂志》，1965，（11）：20。

【方　　名】双花饮

【方药组成】金银花、菊花、山楂各10g，蜂蜜适量。

【功效主治】舌癌溃疡出血。

【用法用量】上药共煎，取汁饮。

【来　　源】《药膳学》。

【方　　名】双甲二白汤

【方药组成】穿山甲12g，制鳖甲12g，夏枯草30g，海藻30g，望江南30g，野菊花30g，白花蛇舌草30g，白英30g，紫丹参30g，全瓜蒌30g，牡蛎30g，昆布15g，山药15g，南沙参12g，王不留行籽12g，露蜂房12g，桃仁9g。

【功效主治】化痰软坚，活血通络，解毒消肿。主治乳腺癌。

【用法用量】水煎服，同时用小金丸10粒吞服。

【临床应用】本方治疗11例乳腺癌，临床治愈1例，显效2例，有效6例，无效2例，总有效率为81.8%。治后生存5年、6年、8年以上各1例。

【来　　源】上海中医学院龙华医院刘嘉湘方。

【方　　名】双胶枸杞合方

【方药组成】①龟板胶、鹿角胶、枸杞子、熟地黄各15g，补骨脂18g，巴戟天30g，当归15g，制何首乌、黄芪、潞党参、金毛狗脊各30g。②荸荠60g，天葵子、半枝莲、白花蛇舌草、石决明各30g，重楼、半夏、白术各15g，三七、白僵蚕、天麻各10g，全蝎3g。

【功效主治】颅内恶性肿瘤术后。

【用法用量】除感冒、食滞等期间服其他方药外，其余时间均以上二方交替服用，间日1剂。

【临床应用】范某，男，50岁，因头痛、呕吐、重视、走路蹒跚1年多，于1974年9月17日入院，经颅凹探查术、病理切片检查，诊断为第四脑室恶性肿瘤——星形细胞瘤，术后住院2个月，出院后即采取中药治疗，以上二方交替服用。服两方100余剂后，诸症悉解，视力、听力恢复正常，并于1978年复查，未发现特殊病变体征，至今健在未见复发。

【来　　源】《中西医结合杂志》，1985，5（2）：107。

【方　　名】双莲四根抗癌汤

【方药组成】藤梨根（先煎2小时）、半枝莲、水杨梅根、野葡萄根各60g，半边莲、凤尾草、白茅根各15g。

【功效主治】胃癌。

【用法用量】水煎服，每日1剂。

【来　　源】《治癌中药处方700种》。

【方　　名】双龙消瘤方

【方药组成】柴胡4.5g，龙胆草6g，炙鳖甲24g，地骨皮18g，地龙6g，土贝母12g，海藻12g，昆布12g，凤尾草12g，败酱草12g。若鼻衄、目赤加贯仲炭12g，藕节炭9g，白茅根30g，金银花9g，蒲公英18g，牡丹皮12g，生地黄12g，玄参15g。

消瘤丸（全蝎、露蜂房、蛇蜕各等分，研末水泛为丸）9g吞。

【功效主治】清泻肝火，化痰消肿。主治鼻侧未分化癌。

【用法用量】水煎服，每日1剂。

【临床应用】本方治疗1例鼻咽癌4年，面黄目赤，左下肿块逐渐增大，鼻左侧有10cm×8cm×6cm大小肿块，遮挡左眼，影响视力，局部切片病理证实为鼻左侧未分化癌。X线检查示：左筛窦及眼眶下缘均有骨质破坏，上颌窦亦模糊。服本方7周肿块逐渐缩小，4个半月后已缩小至2cm×1.5cm×1.5cm，获得显效，2个月后肿块又逐渐增大至4cm×3cm×2.5cm，乃加放射性治疗后肿块消失，随访情况很好。

【来　　源】《中国中医秘方大全》，上海医科大学肿瘤医院胡安邦经验方。

【方　　名】双芦田螺汤
【方药组成】葫芦 1 个，芦笋 60g，田螺肉 50g。
【功效主治】脊髓肿瘤大小便障碍者。
【用法用量】将葫芦去蒂，加入芦笋、田螺肉同煮熟后，喝汤吃螺肉，每日 1 剂，佐膳食用。
【来　　源】《抗癌佳蔬》。

【方　　名】双仁散
【方药组成】鸦胆子仁 60g，桃仁 120g，水蛭 60g，生赭石 250g。
【功效主治】化瘀、解毒、降逆。治疗食管癌。
【用法用量】取水蛭（干）、桃仁、生赭石共研细末，再加鸦胆子仁捣烂，混合，即得。口服，每次 10 ～ 12g，每日 3 ～ 4 次，掺入藕粉内冲服。
【来　　源】《抗癌中草药制剂》，人民卫生出版社，1981：195。

【方　　名】双仁油肠丸
【方药组成】麻仁 10g，杏仁 10g，芍药 10g，枳实 10g，厚朴 10g，生地黄 10g，麦冬 10g，玄参 10g。
【功效主治】便秘。
【用法用量】或麻仁润肠丸，每次 1 丸，每日 3 次。

【方　　名】双参地芍汤
【方药组成】党参 10g，玄参 30g，生地黄 30g，白芍 15g，马勃 15g，黄药子 15g，牛蒡子 15g，板蓝根 30g，半枝莲 10g，白花蛇舌草 30g，白姜黄 9g，牡丹皮 9g，阿胶（烊冲）6g。

在服上方的同时服用散剂：山慈菇、五倍子、千金子、大戟、雄黄、琥珀、麝香、牛黄，研末混匀，日服 2 次，每次 2 ～ 3g。
【功效主治】益气养阴，清热解毒。适用于白血病。本方扶正与攻邪兼顾，适用于白血病本虚标实证的治疗。
【用法用量】水煎服，每日 1 剂。
【临床应用】本方治疗 18 例白血病，完全缓解 6 例，部分缓解 7 例，无效 5 例。
【来　　源】辽宁中医学院附院血液病研究组方。
【附　　注】方中党参、玄参、生地黄益气养阴扶正；配伍马勃、半枝莲、板蓝根、黄药子、白花蛇舌草攻邪抑癌。气血虚，加黄芪、当归、甲珠、丹参；出血，加生地炭、槐花、煅牡蛎粉、小蓟、白茅根、三七粉；发热，加柴胡、黄芩、黄连、连翘、野菊花。

【方　　名】双参抗癌饮
【方药组成】党参 15g，太子参 30g，当归 12g，白芍 12g，乌梅 30g，山楂 30g，牡蛎 30g，龙骨 15g，白花蛇舌草 30g，土茯苓 30g，黄芪 5g，生甘草 10g。
【功效主治】骶尾部皮肤鳞状上皮癌。
【用法用量】水煎服，每日 1 剂。
【临床应用】邹某，男性，43 岁，7 个月前骶尾部皮肤出现包块，约核桃大小，不痛，后包块渐渐增大，伴疼痛。活检诊为皮肤鳞状上皮癌。纳差。骶尾部可见 7cm×5cm 大小的溃疡，四周隆起，高低不平，质硬，紫暗，呈菜花状，表面见豆腐渣样组织，有渗液及血溃水，恶臭。入院后在腰麻下行冷冻治疗。术后服上方 4 个月，疡渐小而痊愈，自觉症状消失，全身情况改善。共住院 4 个月，随访未见复发。
【来　　源】《贵阳中医学院学报》，1985，（4）：36。

【方　　名】双参三鲜汤
【方药组成】水发海参 100g，人参片 5g，水发香菇 50g，冬笋 50g，鸡胸脯肉 300g。黄酒、盐、蛋清、味精等适量。
【功效主治】补气生血，抗癌祛邪。本膳主要适用于胃腺癌所致白细胞减少，血色素下降者。
【用法用量】人参加 40g 清水，隔水蒸 20 分钟。把鸡脯肉切成 3.5cm×0.5cm 的条；将海参、香菇和冬笋也切成 3.5cm×0.5cm 的条。在鸡肉条里放少许黄酒和盐，加 1 个鸡蛋清，放 10g 淀粉调匀。将油烧至三成熟时放入锅里滑炒片刻，出锅。海参条、香菇条和冬笋条均放入锅里滑炒片刻，出锅。在炒锅里放 100g 鲜汤、15g 黄酒、少许盐和味精，把炒过的所有原料都倒进去，并倒入蒸好的人参汁，翻炒一下，盖上锅盖煮开即可。

【附　　注】海参中的海参甙有确实的抑制癌细胞作用，人参中的人参甙则有促进免疫功能的效果，两相合用，效果明显。

【方　　名】双参胜癌丹合方

【方药组成】①沙参、玄参、生牡蛎、山慈菇、蒲公英、金银花、山豆根、枸杞子、赤芍、丹参、重楼、天葵子各15g，白花蛇舌草30g，大贝母、紫花地丁、板蓝根、射干、夏枯草各12g。②胜利丹：雄黄9g，乳香、没药、山甲珠、血竭各4.5g，石膏3g，蜈蚣3条，全蝎、大黄各9g，蜗牛、朱砂、冰片、蟾酥、硼砂各6g，轻粉1.5g，麝香0.3g。③鲜独角莲。

【功效主治】网织细胞瘤。

【用法用量】方①水煎服，每日1剂。方②共研为末，面糊为丸如绿豆大。每日1次，每次5～8粒，饭后服。方③去粗皮捣成泥状敷于肿瘤部位，或用干品磨成细粉，用温开水（忌开水）调成糊状敷贴肿瘤处。

【临床应用】刘某，男，34岁。1976年10月两耳下有2cm×2cm肿块，推之可移，经武汉一院细胞学检查，诊为"网织细胞瘤"。10天后肿块胀大至4cm×5cm，遂行化疗，因咽喉、口腔重度糜烂溃疡，鼻衄量多而中止化疗。舌红无苔，脉细数，证属热毒痰浊互结。以上法治之，服药4个月，诸症减轻，1978年1月恢复正常工作，5月复查，肿块消失，一切正常。至今未复发。

【来　　源】《湖北中医杂志》，1980，(6)：21。

【方　　名】双参无龙汤

【方药组成】太子参或党参12g，珠儿参12g，炒白术12g，茯苓30g，牡丹皮12g，金银花30g，岩柏30g，马兰板30g，生牡蛎（先下）30g，夏枯草12g，炙穿山甲、鳖甲各12g，玫瑰花9g，绿萼梅9g，壁虎3条，地龙12g，八月札15g，生南星15g。

【功效主治】晚期肝癌。

【用法用量】上药用适量温开水浸泡半小时后用大火煮沸，以后改用文火维持煮沸状态半小时，取出汁，再加水适量煎半小时，取出汁，各分2次服用（即日服1贴，分4次服用），一般宜饭后服用。

【临床应用】123例患者中，存活1年以上者40例，不足1年者83例。

【来　　源】《中西医结合杂志》，1987，7（5）：275。

【方　　名】双石方

【方药组成】阳起石、桃仁、当归、赤芍、大黄各60g，三棱、莪术、地鳖虫各90g，云母石120g，枳壳30g。

【加　　减】小腹冷痛加桂枝、补骨脂、鹿角霜；胸闷不舒加香附、柴胡、郁金；神疲乏力加黄芪、党参；纳呆加鸡内金、山楂、神曲。

【功效主治】温肾祛寒，破血逐瘀。本方适用于卵巢癌晚期证属邪实正虚者，邪实乃瘀血内结，正虚为下元虚寒，症见小腹有包块，积块坚硬，疼痛拒按，口干便秘，腰膝酸软，舌紫暗，苔白，脉沉弦。治宜温肾逐瘀。

【用法用量】上药共研细末，饭糊为丸，每次18g，每日3次，吞服。

【来　　源】《肿瘤良方大全》。方中重用阳起石温肾祛寒，破子脏中癥瘕结气，云母石补肾冷，治身皮死肌，合用温肾破积共为主药；地鳖虫、桃仁、当归、赤芍、三棱、莪术破血逐瘀，散结消癥以散血结；枳壳行气以助血行；大黄荡涤积滞，引瘀血下行。诸药合用，共奏温肾祛寒、破血逐瘀之功。

【附　　注】方中重用阳起石、云母石温肾祛寒。《本草纲目》记载，云母石"治身痹死肌"，阳起石"破子脏中癥瘕结气"。同时用三棱、莪术、桃仁、红花、地鳖虫等破血逐瘀，故可获良效。

【方　　名】双石方

【方药组成】阳起石60g，云母石120g，三棱90g，莪术90g，地鳖虫90g，桃仁60g，红花60g，当归60g，赤芍60g，枳壳30g，大黄60g。

【功效主治】温肾祛寒，破血逐瘀。主治卵巢黏液性囊腺癌。

【用法用量】共研细末，以末为丸，如梧子大。每日 3 次，每服 18g，温开水吞服。

【临床应用】本方治疗 1 例卵巢黏液性囊腺癌，经剖腹探查发现盆腔广泛转移而无法切除。服本方 2 个月余，肿块逐渐缩小，全身状况好转。随访 17 年仍健在。

【来　　源】《中国中医秘方大全》，四川省岳池县罗渡区医院周慕白验方。

本方与上方类同，可参。

【方　　名】双藤双参汤

【方药组成】党参 9g，白花蛇舌草 30g，红藤 30g，败酱草 30g，丹参 30g，白毛藤 30g，木馒头 30g，生牡蛎 30g，乌蔹莓 30g，瓜蒌仁 30g，金刚刺 30g，八月札 15g，炮穿山甲 15g，枳实 12g，地榆炭 12g。

【功效主治】肠癌。

【用法用量】水煎服，每日 1 剂。

【临床应用】上海中医学院用治肠癌 14 例，显效 2 例，有效 5 例，无效 7 例，总有效率为 50%。

【来　　源】《抗癌中草药制剂》，人民卫生出版社，1981：215。

【方　　名】双天丸合方

【方药组成】壁虎、天花粉、干蟾、鼹鼠、水蛭、儿茶、乌蛇、绞股蓝、蒲公英、制马钱子、三七、石打穿、白屈菜、肿节风。

【加　　减】临床应用双天丸时，可配合辨证汤剂内服；气滞血瘀者，用桂枝 6g，茯苓 9g，砂仁 6g，党参 15g，白术 9g，五灵脂 9g，生蒲黄 9g，水蛭 6g，绞股蓝 20g，虎杖 10g，丹参 12g，仙鹤草 20g，莪术 6g；脾胃虚弱者，用人参 10g，绞股蓝 30g，炙甘草 6g，陈皮 9g，白术 12g，茯苓 10 个；胃火湿热者，用黄连 6g，蒲公英 15g，半枝莲 20g，白花蛇舌草 30g，龙葵 10g，绞股蓝 20g，山栀子 9g，大黄 6g，车前子 12g，冬葵子 10g；肝胃不和者，用八月札 10g，香附 9g，煅瓦楞子 9g，法半夏 9g，炒莱菔子 9g，大黄 4.5g，山栀子 6g，山楂 9g，神曲 9g，麦芽 9g，蒲公英 15g。

【功效主治】解毒散结，消肿止痛。中晚期胃癌，症见胃脘积块疼痛，形体消瘦，食纳减少，或伴低热不退。

【用法用量】精选以上药物，仔细炮制，研极细末，炼蜜为丸，每丸重 6g，每次服 1 ～ 2 粒，每日 3 次。

【临床应用】以本方内服，同时配合辨证加减汤剂治疗中晚期胃癌 24 例，临床症状明显缓解；治后瘤体缩小者 16 例、占 66.6%，稳定 6 例、占 25%，总有效率为 91.6%。

【附　　注】本方乃以祛瘀攻毒为主，其治证为正气尚盛而邪气炽张、瘀毒留结者。方用天龙（壁虎）、干蟾、乌蛇以毒攻毒，破积止痛；天花粉、石打穿、蒲公英、白屈菜、肿节风、鼹鼠清解毒邪，消肿抗癌；水蛭、三七活血逐瘀，散癥积，止疼痛；孩儿茶化痰，敛疮，生肌；绞股蓝扶正解毒，抗癌，提高免疫功能，标本并治；马钱子疏通经络，止疼痛，抗癌消瘤。

【方　　名】双乌胃癌汤合方

【方药组成】①乌药 6g，乌贼骨 30g，槟榔 15g，香附 15g，炒莱菔子 15g，陈皮 9g，半夏 9g，三棱 9g，莪术 9g，桃仁 9g，红花 9g，木香 9g，良姜 9g，佛手 9g，木鳖子 9g，枳壳 6g。②散粉：乌贼骨 300g，枯矾 240g，白皮 180g，紫苏子 150g，粉草 90g，瓦楞子 90g，蛤蚧粉 60g，陈皮 30g，香附 30g。

【功效主治】理气和胃，化瘀消癥。适用于胃癌气滞血瘀，肝胃不和，吞酸嘈杂，食入作胀者。

【用法用量】①方加水煎煮，制成煎剂。②方各药共研细末，制成内服散剂。口服，煎剂隔日 1 剂，煎 2 次分服；散剂每次 3g，每日 1 ～ 2 次，饭前吞服。

【临床应用】天津市和平区东兴市场卫生院用本方配合其他疗法治疗胃癌多例，近期有效率达 50% 以上。

【来　　源】天津市和平区东兴市场卫生院方。

【方　　名】双乌五灵脂
【方药组成】草乌 10g，川乌 10g，五灵脂 10g，地龙 10g，木鳖子 15g，乳香 6g，没药 6g，骨碎补 30g，补骨脂 30g，透骨草 30g，蜈蚣 6g，干蟾皮 10g，白屈菜 20g，木瓜 10g，怀牛膝 10g。
【功效主治】通经活血，补肾止痛。适用于骨肉瘤。
【用法用量】每日 1 剂，水煎服。
【来　　源】《常见恶性肿癓中西医结合治疗》。

【方　　名】双香硼砂丸
【方药组成】广木香 12g，藿香 10g，硼砂 6g，建曲 30g。
【功效主治】噎膈、食后而吐呃逆、痰涎上壅等症，亦治慢性胃炎。
【用法用量】共研细末，炼蜜为丸。每服 6g，日服 2 次，饭前丝瓜煎汤送下。
【临床应用】潘某，女，45 岁，2 年来饮食不能下咽，身体消瘦，面色萎黄，舌苔厚腻，脉数，多方治疗无效。服上方 1 周，下咽不再隔，继服 1 个月而愈。
【来　　源】《梁秀清家传秘方选》。

【方　　名】双紫粉
【方药组成】紫草 30g，紫花地丁 30g，草河车 30g，黄柏 30g，旱莲草 30g，冰片 3g。
【功效主治】清热解毒。适用于宫颈癌。
【用法用量】各药共研细末，制成外用散剂，经高压消毒。撒布于宫颈癌肿创面，每日 1 次。

【方　　名】水菖蒲膏
【方药组成】水菖蒲根 1 000g。
【功效主治】乳癌初起。
【用法用量】捣碎熬膏，摊布上，如膏药式，贴患处。
【来　　源】《一味中药巧治病》。

【方　　名】水澄膏
【方药组成】朱砂（水飞）6g，白及、白蔹、五倍子、郁金各 30g，雄黄、乳香各 15g。
【功效主治】解毒化瘀，敛疮收涩。适用于舌癌颌下肿核溃后。
【用法用量】共研成细末，米醋调浓，以厚纸摊贴之。
【来　　源】《医宗金鉴》。

【方　　名】水红花方
【方药组成】水红花（即红辣蓼花）或子 1 碗。
【用法用量】以水 3 碗，文武火煎成膏，照痞块大小摊贴患处。
【附　　注】用于腹中痞块。又方：用鲜水红花、蒜头、朴硝各 30g，同捣烂贴患处，干则换。

【方　　名】水红花膏
【方药组成】水红花或其种子 50g，阿魏 30g，樟脑 10g。
【功效主治】白血病肝脾肿大或包块。
【用法用量】水红花或其种子捣碎，水煎浓汁，加入阿魏、樟脑粉，熬稠成膏。取膏适量，用厚布摊膏，分贴于脐部及肝脾肿块处。1 日换药 1 次，直至肿块缩小为止。
【来　　源】《中医外治疗法》。
【附　　注】水红花，即红辣蓼之花。

【方　　名】水红花膏
【方药组成】水红花子适量，麝香少许。
【功效主治】各种癌瘤肿块坚硬。
【用法用量】水红花子水煎，慢火煎熬至滴水成珠时离火，加入麝香末少许拌匀，冷却收膏。取膏摊于纱布上敷贴肿瘤表面，包扎固定。每日换药 1 次，长期敷之。
【来　　源】《叶天士手集秘诀方》。
【附　　注】水红花子，为红辣蓼的成熟种子，多为野生，夏秋季可采。

据报道，水红花子带全草同煎熬膏，疗效亦佳。

【方　　名】水红花蛤子壳丸
【方药组成】水红花（取半老穗头）、蛤子壳（烧灰研末）适量。

【功效主治】癥瘕积聚、疟痞。

【用法用量】莲叶、蒂、子晒干，用蒜头适量，去皮膜，放石臼内杵烂，捏成饼，晒干研末，500g 入蚶子壳 120g，水泛为丸，如梧桐子大，每服 9g，早晚各 1 次。

【附　　注】治妇女癥块血结，又方：水红花子 45g，煅白螺蛳壳 60g，共研末加葱白汁 70 滴、姜汁 10 匙，米饮为丸，睡前用陈酒吞服 3g。

【方　　名】水红花子半边莲方

【方药组成】水红花子、半边莲、石见穿、八月札各 30g。

【功效主治】胰腺癌。

【用法用量】共为细末，每次 3g，每日 3 次。

【方　　名】水红花子大黄方

【方药组成】水红花子 60g，大黄、阿魏、急性子各 15g，甘遂 9g，巴豆 10 粒，麝香 1.5g，猪脬 1 个，白酒 500ml。

【功效主治】癌症疼痛剧烈。

【用法用量】药捣碎与酒混合，装入猪脬中，扎紧封存 7 天后用棉球蘸药液敷痛处，每日 2 次，痛止停药。

【方　　名】水红花子膏

【方药组成】鲜水红花子适量。

【功效主治】甲状腺癌。

【用法用量】将水红花子捣烂如泥膏状，外敷于患处。

【来　　源】《民间验方》。

【方　　名】水红花子姜半夏方

【方药组成】水红花子 30g，姜半夏 12g，生南星 12g，浙贝母 12g，远志肉 6g，煅牡蛎 30g，煅瓦楞 15g，昆布 30g，地龙 3g。

【功效主治】颅内肿瘤。

【用法用量】水煎，每日 1 剂，分 3 次服。

【来　　源】《肿瘤的辨证施治》，上海科学技术出版社，1980：136。

【方　　名】水红花子酒

【方药组成】水红花子不拘多少。

【功效主治】消瘀破积，健脾利湿。主治瘰疬，破者亦治。

【用法用量】微炒一半，余一半生用，同为末，好酒调 5 ～ 6g，每日 3 服，食后夜卧各 1 服。

【来　　源】《本草衍义》。

【方　　名】水红花子皮硝方

【方药组成】水红花子 10g，皮硝 30g，樟脑 12g，桃仁 12g，地鳖虫 12g，生南星 15g，生半夏 15g，穿山甲 15g，三棱 15g，王不留行 15g，白芥子 15g，生川草乌各 15g，生白附子 9g，延胡索 9g。

【功效主治】用于慢性粒细胞性白血病的脾脏肿大。

【用法用量】共研细末，以蜜及醋调为泥状，加麝香 1.2g，梅片 3g，外敷脾肿大处，隔日换药 1 次。

【方　　名】水红花子汤

【方药组成】水红花子 30g，牡丹皮、茜草各 9g，桃仁、橘红、桂枝各 6g，砂仁 3g。

【加　　减】黄疸加茵陈、姜黄、郁金、鸡内金；肝脾肿大加鳖甲、莪术、柴胡。

【功效主治】肝癌。

【来　　源】《治癌中药处方 700 种》。

【方　　名】水红子大黄方

【方药组成】水红花子全草 120g，大黄 5g。

【功效主治】治疗早、中期胃癌有减轻症状，改善食欲的明显疗效。

【用法用量】水煎服，每日 1 剂，分 3 次服。

【附　　注】长期使用未见任何毒副作用。

【方　　名】水黄连白英方

【方药组成】水黄连 10g，白英 10g。

【功效主治】腹腔内的所有包块（含肿瘤），侗医统称“龟”，均用本方治疗，一般的都能减轻症状和控制病情恶化。

【用法用量】水煎内服，每日3次，每次1剂。

【方　　名】水蓟饮子
【方药组成】生地黄30g（洗），小蓟15g，滑石15g，木通9g，蒲黄9g（炒），藕节9g，淡竹叶9g，当归6g（酒浸），山栀子9g，炙甘草6g。
【功效主治】下焦瘀热。凉血止血，利水通淋。
【用法用量】水煎服，每日1剂，日服2次。
【来　　源】《济生方》。

【方　　名】水晶膏
【方药组成】石灰末15g，白碱6g，糯米50粒。
【功效主治】小儿血管瘤。
【用法用量】将石灰末放入干净杯内，白碱以适量开水溶化倒入，高于石灰2指为度，再将糯米撒于灰上，以碱水渗之，陆续添加，泡1昼夜。将糯米取出，捣烂成膏，装瓶备用。使用前将局部洗净，75%酒精消毒，取胶布1块，视瘤体大小，将胶布中间剪1小孔，贴于患处，使瘤体暴露于外。胶布周围要贴牢，避免水晶膏浸泡周围组织，将水晶膏涂抹于瘤体上1～2mm厚，上面再用胶布固定。2天后取下，可见血管瘤体成凹形黑色创面，再以消毒敷料包扎即可。结后不宜揭去，待创面平复自行脱落，不留疤痕。

【方　　名】水蓼膏
【方药组成】水蓼花、茎、子、叶各适量。
【功效主治】痃癖积气（腹腔癌肿）。
【用法用量】将水蓼花、茎、子、叶置入砂锅内，加水浸没后慢火煎2小时，滤去药渣，再煎熬成稠膏。用时取药膏敷贴于腹腔肿瘤处。24小时换一次，至消为度。
【来　　源】《理瀹骈文》。
【附　　注】忌生鸡、鲤鱼、狗肉、腌菜、烈性酒等食品。

【方　　名】水龙骨单方
【方药组成】水龙骨（石蚕）250g，如为干品用60g。
【功效主治】鼻咽癌。对于早期食道癌亦能改善症状。
【用法用量】将石蚕捣碎，加水煎浓汁，滤去渣。分早、中、晚3次服下，至愈为止。
【临床应用】治愈1例。
【来　　源】《安徽单验方选集》，安徽人民出版社，1972：317。

【方　　名】水牛角鳖甲方
【方药组成】水牛角30g，鳖甲30g（先煎），青蒿10g，生地黄15g，知母10g，牡丹皮10g，银柴胡10g，南、北沙参各12g，龟板30g。
【功效主治】阴虚型白血病。
【用法用量】水煎服，每日1剂。
【来　　源】《肿瘤的防治》：260。

【方　　名】水牛角醋柴胡方
【方药组成】水牛角30g（先煎），醋柴胡6g，全当归10g，红花10g，炮穿山甲10g，赤芍10g，广郁金10g，枳壳10g，桃仁10g，天花粉10g，生甘草3g，人参鳖甲煎丸10g（包煎）。
【功效主治】瘀血积聚型白血病。
【用法用量】水煎服，每日1剂。同时外用阿魏消瘤膏贴敷瘤块。
【来　　源】《肿瘤的防治》：260。

【方　　名】水牛角金银花方
【方药组成】水牛角30g，金银花15g，山慈菇30g，三叶青30g，干蟾皮12g。
【功效主治】白血病。
【用法用量】水煎服，每日1剂。

【方　　名】水牛角生牡蛎方
【方药组成】水牛角（先煎）、生牡蛎（先煎）、生地黄各30g，赤芍、玄参各12g，牡丹皮、麦门冬、阿胶（烊化）、贝母各10g，黄芩6g，山栀炭、夏枯草各9g。
【功效主治】肝火犯肺、阳络脉伤、内燥生热、痰瘀交结之急性粒细胞白血病，症见低热，出血，全身浅表淋巴结肿大，舌质红，苔薄白而干，脉弦细有力。

【用法用量】水煎服，每日 1 剂。
【来　　源】湖北中医药大学熊魁梧教授验方。

【方　　名】水牛角鲜生地黄方
【方药组成】水牛角 50g，鲜生地黄 50g，生石膏末 50g，鲜石斛 30g，天花粉 30g，紫草 30g，金银花 45g，牡丹皮 12g，赤芍 12g，沙参 12g，玄参 12g，知母 12g，人中白 6g，皮尾参（另煎冲）6g，安宫牛黄丸 2 粒（上、下午各 1 粒化服）。
【功效主治】用于结肠腺癌肝转移，癌组织坏死引起自身中毒发热，心烦躁动，神昏谵语，五心烦热，盗汗。
【用法用量】上药加水煎煮 2 次，将 2 次煎的药液混合均匀，分 2 次服用，每日 1 剂。

【方　　名】水调膏
【方药组成】黄连、黄柏、黄芩、郁金、大黄、栀子、白芥子、乌鱼骨、地龙、白僵蚕、密陀僧、白及各 60g，寒食面 60g，木鳖子仁、盆硝各 15g。
【功效主治】清热解毒，活血敛疮。适用于皮肤癌肿毒疼痛。
【用法用量】上为细末。新甘水调如膏，摊箔纸上，贴疮上痛立止。发背恶疮，大者 1 日 1 换，5 日后大效，黄水尽自愈。

【方　　名】水仙花根膏
【方药组成】水仙花根适量。
【功效主治】乳癌初起。
【用法用量】捣烂，敷患处。
【来　　源】《一味中药巧治病》。

【方　　名】水苋菜方
【方药组成】水苋菜（山梗菜）30g。
【功效主治】直肠癌。
【用法用量】水煎服，每日 1 剂，连服数月。

【方　　名】水杨梅根凤尾草方
【方药组成】水杨梅根 120g，凤尾草 30g。
【功效主治】肝癌。还可用于胃癌。
【用法用量】水煎服，每日 1 剂。

【方　　名】水银白矾方
【方药组成】水银、白矾、青矾、牙硝各 180g，食盐 90g。
【功效主治】皮肤癌。
【用法用量】烧炼降丹，成白色结晶，研粉，散点局部。或调成糊状，外敷适量。

【方　　名】水银擦剂
【方药组成】水银少许。
【功效主治】血管瘤。
【用法用量】擦患处。
【来　　源】《洞天奥旨》。

【方　　名】水鱼圆肉汤
【方药组成】水鱼 1 只（宰后理净约 500g 切碎），桂圆肉 15g，薏苡仁 30g。
【功效主治】肺癌。
【用法用量】加适量水后，先武火后文火炖熟，和盐调味服食。

【方　　名】水蛭
【方药组成】生水蛭。
【功效主治】卵巢肿块。
【用法用量】晒干研细末，早、晚各用黄酒冲服 3g，连服至包块消失。

【方　　名】水蛭鳖甲丸
【方药组成】水红花子、当归、穿山甲片、川楝子、党参、黄芪、三棱、桃仁、莪术各 450g，木香、青皮、陈皮、生甘草、壁虎、柴胡各 150g，香附、枳壳、赤芍、水蛭、白芍各 300g，炙鳖甲 600g。
【功效主治】肝癌。
【用法用量】研末水泛为丸或用半枝莲、石打穿、白花蛇舌草、红枣各 2 500g，煎液泛为丸。每日服 2 次，每次 6g。
【来　　源】《治癌中药处方 700 种》。

【方　　名】水蛭地鳖虫方
【方药组成】水蛭、土鳖虫。
【功效主治】真性红细胞增多症。
【用法用量】焙干研粉蒸蛋服或制成巧克力糖剂型，每日各服5～15g，疗效满意。据报道，治疗本病20例以水蛭等活血药和降压灵联合应用，有19例患者取得不同程度的疗效。
【来　　源】《毒剧中药古今用》。

【方　　名】水蛭粉
【方药组成】水蛭3g。
【功效主治】大肠癌。
【用法用量】焙干研粉，开水吞服，每日1次。
【来　　源】《一味中药巧治病》。

【方　　名】水蛭海藻方
【方药组成】水蛭10g，海藻30g。
【功效主治】食管癌。
【用法用量】共研细末，用清酒或白酒调。每次7g，每天2次，连续服1～2个月。最近发现潮虫、蜈蚣等是治疗免疫疾患晚期症状的名药，对不宜用桃仁、牡丹皮治愈的瘀血症有特效。

【方　　名】水蛭黄黛膏
【方药组成】水蛭30g，大黄5g，青黛3g。
【功效主治】皮肤癌。
【用法用量】上药共研为细末。用香同60g，黄蜡9g，熬成膏贴敷患处，2日换1次，贴后固定扎牢。
【来　　源】《理瀹骈文》。
【附　　注】外敷同时配合内服治疗。

【方　　名】水蛭芒硝方
【方药组成】水蛭、芒硝、雄黄各等量。
【功效主治】皮肤癌。
【用法用量】研末，米醋调，涂患处。

【方　　名】水蛭虻虫方
【方药组成】水蛭6g，虻虫6g，地龙10g，䗪虫6g，黑牵牛6g，路路通10g，透骨草20g，水红花子10g，盘龙参10g，紫草10g，刘寄奴10g。
【功效主治】活血化瘀，解毒抗癌。适用于骨肉瘤。
【用法用量】每日1剂，水煎服。
【来　　源】《常见恶性肿瘤中西医结合治疗》。

【方　　名】水蛭虻虫方
【方药组成】水蛭10g，虻虫10g，地鳖虫10g，桃仁10g，王不留行15g，草河车15g，蔻仁15g，白芷15g，郁金15g，当归15g，赤芍15g，生牡蛎30g，夏枯草30g，陈皮9g，红花9g。
【加　　减】胸闷不舒，加香附10g，木香10g；积块难消，加山甲片10g，鳖甲15g；疼痛较甚，加延胡索12g，乌药10g；淋巴结转移，加猫爪草15g；肺转移，加瓜蒌15g，桔梗10g，葶苈子10g；肝转移，加柴胡10g，白花蛇舌草30g，半枝莲15g，莪术10g。
【功效主治】卵巢癌晚期。
【用法用量】上药加水煎煮2次，将两煎药液混合均匀，分2次服，每日1剂。

【方　　名】水蛭蒲黄合方
【方药组成】①䗪虫、水蛭、蒲黄、五灵脂、桃红、红花、当归、川芎、三七、牡蛎、郁金、牛膝、花蕊石、半枝莲、香附。②当归、党参、北沙参、地黄、白芍、麦冬、黄精、黄芪、百合、五味子。③栀子、大黄、蒲公英、红藤、紫草、半枝莲、牡丹皮、土茯苓、代赭石、青黛、地龙。
【加　　减】肺转移咯血加全瓜蒌、海浮石、杏仁或贝母、青黛；阴虚肝旺明显者用牛膝、代赭石、地龙、青黛；苔厚腻、兼有湿者加薏苡仁、白术、茯苓。
【功效主治】恶性滋养细胞肿瘤。
【用法用量】每日1剂，水煎服。方①用于瘀血滞型，方②用于气阴两虚型，方③用于火毒型。
【临床应用】治疗55例，出院时达到治愈标准者38例；17例未达近期治愈标准，出院后继续治疗。随访情况：55例中，生存期1年以内者2例，1～2年者3例，3～4年者23例，5～6年者

25例，7～8年者2例。3～4年以后的病例仍在继续生存。某女，49岁，孕12次，产10次。2年前剖腹取葡萄胎后常感头晕，半年来阴道不规则流血，2个月前闭经。于1970年10月29日入院，诊断为绒癌Ⅰ期，行子宫全切术，病理报告为子宫绒癌肌壁广泛浸润，巢卵黄体形成。经辨证予活血逐瘀兼益气血中药。服药30余剂而愈，多次复查无复发。现已存活7年。

【来　　源】《新医药学杂志》，1979，（10）：40。

【附　　注】本组病例全部配合手术治疗，或全切，或次全切，或阴道结节切除保留子宫或保留卵巢。

【方　　名】水蛭散

【方药组成】生水蛭30g，生山药250g，红糖适量。

【功效主治】适用于卵巢癌体虚者。

【用法用量】生水蛭晒干，研细末；生山药研细末。每日2次，每次用山药细末20g，冷水调匀，煮成稀粥，加红糖，送服水蛭粉1～2g。

【来　　源】《医学衷中参西录》。

【方　　名】水蛭散

【方药组成】生水蛭适量。

【功效主治】腹腔内痞块、癥瘕。

【用法用量】研末，每服1.5g，每日2次。

【临床应用】一妇人，经血调和，竟不生育，细问之，少腹有癥瘕一块，遂单用水蛭，30g尚未服完，癥瘕尽消，逾年即生男矣。

【来　　源】《医学衷中参西录》。

【方　　名】水蛭散

【方药组成】水蛭30g，黄酒少量。

【功效主治】卵巢癌、输卵管肿瘤。

【用法用量】水蛭焙干研为细末，每晚用黄酒冲服各3g左右。隔日1次，连续10次停服，休息7天再服。

【来　　源】《药用动物》。

【附　　注】水蛭即蚂蟥，破散力强烈，体虚者不宜久用。

【方　　名】水蛭散

【方药组成】水蛭3g。

【功效主治】大肠癌。

【用法用量】水蛭焙干，研为细末，水吞服，每日1次。

【来　　源】《癌症家庭防治大全》。

【附　　注】水蛭为中药名，即稻田或水泽中之蚂蟥。

【方　　名】水蛭散

【方药组成】水蛭八十条，虻虫八十枚（去翅足），牛膝一两，牡丹皮半两，桃仁一分，肉桂半两，奄闾子一两，当归一两，鳖甲一两，干漆一两，鬼箭羽三分，琥珀三分，吴茱萸半两，芫花半两，麝香一分。

【加　　减】挟痰饮者加苍术、半夏、茯苓、贝母。疼痛期间忌生冷、黏腻食物。有出血倾向者水宜用本方。

【功效主治】活血散结，破瘀消积。妇人血瘀不行，气机被阻，积结成癥，症见积块坚硬，固定不移，疼痛拒按。现临床可用于妇科肿瘤而见上述征象者。

【用法用量】上药共为细末，每次一钱，一天三次，饭前温酒送服。

【来　　源】《太平圣惠方》卷七十九。

【附　　注】本方所治之证为产后恶血不尽，风寒乘虚侵入，经脉日久不通，渐成积块。方中水蛭、虻虫破血逐瘀，消坚通络，均为虫类药，性善走窜，直达病所，共为主药；辅以牛膝、牡丹皮、桃仁、当归、鬼箭羽、干漆、奄闾子破瘀血，通经络；肉桂、吴茱萸温通经脉，散寒止痛；鳖甲软坚散结；麝香祛瘀散滞；芫花破积消聚。诸药合用逐积消坚，祛瘀生新。

【方　　名】水蛭糖浆

【方药组成】水蛭24g，金银花120g，蜈蚣5条，海藻、昆布各15g，三棱、莪术、枳实各12g。

【功效主治】胃癌。

【用法用量】制成糖浆，每日3次，每次50ml，体弱者服30ml。

【方　　名】水蛭丸
【方药组成】三棱（炮）、莪术（炮）、干漆（炒烟尽）、牛膝（酒洗）、虻虫（糯米炒）、琥珀、肉桂、硇砂、水蛭（石灰炒赤色）、大黄各等分。
【功效主治】涤瘀消肿。主治血蛊、气蛊、腹硬如石。适用于肝癌。
【用法用量】上为末，同生地黄自然汁与米醋和匀，丸如梧桐子大。每服 10 丸，空腹时用温酒或童便送下。
【来　　源】《古今医统》引《仁斋直指》。

【方　　名】水蛭雄黄散
【方药组成】水蛭、芒硝、雄黄、大黄各等分。
【功效主治】皮肤癌。
【用法用量】研末，醋调，涂患处。
【来　　源】《治癌中药处方 700 种》。

【方　　名】顺气归脾丸
【方药组成】陈皮、贝母、香附、乌药、当归、白术、茯神、黄芪、酸枣仁、远志、人参各 30g，木香、生甘草（炙）各 9g。
【功效主治】健脾益气，化痰解郁。适用于思虑伤脾，致脾气郁结，乃生脂肪瘤，软如绵，肿似馍，脾气虚弱，日久渐大，或微疼，或不疼者。
【用法用量】上为末，合欢树根皮 120g 煎汤，煮老米糊为丸，如梧桐子大。每服 60 丸，空腹白滚汤送下。

【方　　名】顺气和中汤
【方药组成】陈皮（盐水浸，炒）3g，半夏（姜汁炒）2.1g，白茯苓（去皮）2.1g，白术（去芦，土炒）2.4g，枳实（麸炒）1.5g，香附（醋浸，炒）3g，砂仁（炒）0.9g，黄连（姜汁和猪胆汁拌炒）1.8g，山栀（姜汁炒黑）3g，神曲（炒）1.8g，生甘草（炙）0.9g。
【加　　减】气虚，加黄芪、人参各 2.4g；血虚，加当归 2.1g，川芎 1.5g；气恼或气不舒畅，加乌药 1.5g，木香 0.9g；胸膈饱闷，加萝卜子（炒）1.8g；心下嘈杂、醋心，加吴茱萸 1.2g，倍黄连、白术；如欲呕吐，加藿香梗 2.1g。
【功效主治】理气化痰，健脾和胃。适用于食管癌，噎膈反胃，嘈杂吞酸，痞闷噫气，心腹刺痛，恶心呕吐痰水。
【用法用量】上药锉碎。用生姜 3 片，清水 200ml，煎至 140ml，入竹沥、童便、姜汁，不拘时候温服。
【来　　源】《万病回春》。

【方　　名】丝瓜拌牡蛎
【方药组成】丝瓜 1 条（约 450g），牡蛎 150g，葱 2 棵，姜 2 片，植物油 100ml，淀粉汁 150ml，冷水 50ml，食盐 10g。
【功效主治】清热化痰，凉血解毒。本膳主要适用于肺癌淋巴转移者。
【用法用量】将丝瓜去皮（留绿色部分），切片。将牡蛎洗净，用开水烫 10 秒钟捞出，在油锅内用植物油爆香葱、姜，下丝瓜片，加水，以中火炒于七分熟，加入牡蛎，用盐调味，泻粉汁勾芡即成。
【附　　注】丝瓜 Luffacylindrica（L.）R. 为葫芦科植物，其含籽的果实中含丝瓜苦味质（Luffein）和葫芦素（Cueurbitacin）、瓜氨酸（Citrulline）等。已知葫芦素对某些肿瘤有不同抑制效果，而且对逆转细胞免疫缺陷有激发细胞免疫功能，阻止肝细胞脂肪变性，抑制肝纤维增生等方面均有一定的作用（《新药与临床》，1984，2：21）。加之牡蛎的软坚和解毒作用，对肿瘤病人有热毒反应者均可适用。

【方　　名】丝瓜茎汁
【方药组成】鲜丝瓜茎液汁 50 ～ 200ml。
【功效主治】通治一切恶性肿瘤。
【用法用量】选择第 1 期开花结果、生长粗壮、枝叶茂盛的丝瓜苗 1 ～ 3 株，在其根部离地面约 0.3m 处，用消毒过的剪刀将茎剪断，把上部插入收集玻璃瓶内，收藏茎液，日服 3 ～ 4 次，每次 50ml，长期服用无不良反应。
【来　　源】《抗癌食疗》。
【附　　注】采集丝瓜茎液，应以傍晚为最佳时间，所收集到的丝瓜茎液汁，不需要烧煮，以鲜液生饮之。

【方　　名】丝瓜络汤
【方药组成】丝瓜络、夏枯草各 30g，生甘草 10g。
【功效主治】清肝泻火，通络散结。适用于甲状腺腺瘤。
【用法用量】每日 1 剂，水煎，早、晚分服。1 个月为 1 个疗程。
【临床应用】刘某，女，21 岁。颈部肿块半年，近月来伴有局部发憋及胸闷不适，症见颈部瘿肿，喉络正中稍偏右可见一肿块，呈半球形隆起，大如鸡卵，表面光滑，皮色不变，不红不热，肿块分界清楚，可随吞咽动作上下浮动，触之不痛，质块较软，有完整包膜，脉缓，舌淡，苔薄白，服本方 10 天肿块即开始缩小，胸闷及局部发憋消失，1 个疗程后肿块消失 2/3，46 天后肿块全部消失而愈。
【来　　源】《湖南中医杂志》，1986：1。

【方　　名】丝瓜皮苏木汤
【方药组成】丝瓜种老皮炒研末适量，苏木适量。
【功效主治】妇科肿瘤、包块，妇人癥瘕。
【用法用量】每服丝瓜种老皮末 6g，苏木汤送下。
【来　　源】《灵验奇方》。

【方　　名】四草肝癌汤
【方药组成】虎杖 30g，败酱草 30g，猪殃殃 30g，白花蛇舌草 30g。
【功效主治】肝癌。
【用法用量】水煎服，每日 1 剂，分 3 次服。
【来　　源】《全国民间草药方》。

【方　　名】四炒枳壳丸
【方药组成】枳壳 500g。
【功效主治】理气和血，消积破癥。适用于胃癌，症见气血凝滞，腹内鼓胀，反胃呕吐不食。
【用法用量】上药分作 4 份，用芫荽子、萝卜子、小茴、干漆各 30g，各炒 1 份，以枳壳黄色为度，择出枳壳为末，以四味炒药煎汤，煮糊为丸，如梧桐子大。每服 50 丸，空腹时用米饮下。
【来　　源】《医学入门》。

【方　　名】四虫蛋
【方药组成】全蝎、蜈蚣、僵蚕、地鳖虫各 15g。
【功效主治】食管癌，胃癌。
【用法用量】将上药放瓦上焙焦研细面，分 40 等份，分装于 40 个鸡蛋内，放砂锅内煮（不封口），开始 5 天吃 1 个，后改为每天吃 2 个，用 5 天，以后每天吃 3 个，当天煮当天吃。
【来　　源】魏瑞亭方。

【方　　名】四虫蛤蚧散
【方药组成】地龙 20g，蛤蚧 20g，蜈蚣 1 条，全蝎 3g，地鳖虫 6g。
【功效主治】肝癌。
【用法用量】上 5 味药研细末，每日 2 次，每次 3 ～ 5g，温开水送下。
【来　　源】《全国中草药肿瘤资料选编》。
【附　　注】本方有毒，对胃有刺激，应饭后服用，或将药末调入粥内服用。

【方　　名】四虫三七散
【方药组成】蜈蚣 3 条，炮穿山甲、地鳖虫、蚯蚓（地龙）、三七各 3g。
【功效主治】鼻咽癌、颈部淋巴转移癌。
【用法用量】三七单独研为细末，再加入三七粉混合拌匀，每日服 1 ～ 2 次，每次 1 ～ 1.5g，温开水送下。
【来　　源】《全国中草药肿瘤资料选编》。
【附　　注】方中炮甲，即炮制过穿山甲；三七，即名贵中药田七，又名田三七。

【方　　名】四川丸
【方药组成】大川乌（生，去皮、脐）1 个，川白芷、川细辛（去叶）、大川芎各 30g。
【功效主治】疏风活血，通窍止痛。适用于脑肿瘤，头痛如破。
【用法用量】上为末，韭叶自然汁泛丸，黄丹为衣。每服 1 丸，细嚼葱白，淡茶清下。
【来　　源】《世医得效方》。

【方　　名】四根汤
【方药组成】新鲜柳树根、梨树根、桃树根、栗树根各等分。
【功效主治】急性白血病。
【用法用量】诸树根洗净切片，加水同煎服，每日 1 剂，2 次服完。
【来　　源】《癌症家庭防治大全》。

【方　　名】四根五花三草汤
【方药组成】藤梨根 50g，山豆根 20g，败酱根 10g，白茅根 30g，七叶一枝花、野菊花、仙鹤草、夏枯草、木贼草各 20g，密蒙花、月季花、绿萼花 10g。
【功效主治】眼睑癌、眼眶肿瘤等外眼肿瘤。
【用法用量】水煎，去渣后取汤汁，分 3 次饮服。每日 1 剂，10 天为 1 个疗程。
【来　　源】《肿瘤临证备要》引用民间单偏验方。
【附　　注】本方在民间广为流传，据报道疗效较好。

【方　　名】四海舒郁丸
【方药组成】青木香五钱，陈皮、海蛤粉各三钱，海带、海藻、昆布、海螵蛸各二两（俱用开水泡去盐）。
【加　　减】忿郁恼怒者，加柴胡、香附、郁金；肿块疼痛者，加三棱、莪术、延胡索；兼有胸闷、发憋，可加郁金、菖蒲、瓜蒌、厚朴。
【功效主治】理气舒郁，化痰消瘿。气滞痰凝之颈前肿大，质软不痛，随喜怒消长，胸闷，喜太息，苔薄白，脉弦。现临床可用于甲状腺肿瘤的治疗。
【用法用量】上药为细末。每次服三钱，不拘酒、水送服，每日 3 次。
【来　　源】《疡医大全》卷十八。
【附　　注】本方是治疗气瘿的名方。适用于七情抑郁不舒，气机郁滞，津液凝聚成痰，气滞痰凝，壅结颈前。方中海蛤粉、海带、海藻、海螵蛸、昆布化痰软坚，消瘿散结，偏行气滞而舒郁，合用故名四海舒郁丸，从而起到理气化痰、消瘿散结之功用。
【注意事项】服药期间避免食用生冷、黏腻、辛辣之品。患者宜注意精神调摄，保持精神愉快。

【方　　名】四灰膏
【方药组成】紫荆花梗灰、豆梗灰、茄梗灰、炉布各等分。
【功效主治】粉瘤。
【用法用量】共和匀，用热酒调如泥，涂瘤四周，中留小顶不涂，数次，渐软即消，愈。
【来　　源】《简要济众》。

【方　　名】四寄菝葜汤
【方药组成】油柑果寄生、银杏树寄生、梅子树寄生、散血丹、桑寄生 30g，菝葜 60g。
【功效主治】卵巢癌。
【用法用量】菝葜水泡半天，而后先煎 2 小时，再加 4 味寄生同煎，滤去渣，加瘦猪肉 60g 煮汤，吃肉喝汤，日服 1 剂，15 日为 1 个疗程。
【来　　源】《药用寄生》。
【附　　注】菝葜为红金刚之根块，又称铁菱角。

【方　　名】四煎汤
【方药组成】①益气煎：党参、白术、白芍、茯苓、当归、生地黄、熟地黄、补骨脂、木香、鹿角霜、龙眼肉、枸杞子、陈皮各 9g，黄芪 12g，胃纳太差者，先服香砂六君子方后再服本方。②育阴煎：生地黄、白芍、天冬、麦冬、玄麦、当归、牡丹皮、枸杞子、沙参、地骨皮、党参各 9g，天花粉、旱莲草各 15g，五味子 5g。③益气养阴煎：党参、白术、白芍、黄芪、天冬、麦冬、枸杞子、牡丹皮、鹿角霜、生地黄各 9g，佛手片、木香各 6g，天花粉 15g，五味子 5g。④清热消瘤煎：铁树叶、八月札、白花蛇舌草、半枝莲各 30g，露蜂房、白术各 9g，陈皮 6g。
【功效主治】卵巢癌、宫颈癌等。
【用法用量】以上四方应用时均需浓煎成 500ml，为每周服用量。方①、方②、方③适用于化疗期间药物副作用表现为主者。其中方①宜用于气虚证，方②宜用于阴虚证，方③适用于气阴两虚证，方④在化疗期或停用化疗时均可用，亦可与前三方同用。应用中药期间同时采取西药、手术、体疗等中西医结合方法。
【临床应用】报道 57 例，其中卵巢癌 27 例，4 年以上生存率达 37%。宫颈癌 25 例，4 年以上生存率为44%。郑某，57岁，1960年10月做子宫次全加双侧附体切除术，为“子宫肌瘤肉瘤变性”，1966年10月因盆腔肿块再次剖腹切除，病检同前。1971年又发现6mm×5mm大小肿块，改用中药，以理气养血、软坚削积为主，正常生活至今。

【来　　源】《上海中医药杂志》，1984，(8)：7。

【方　　名】四君子汤（白术汤）

【方药组成】人参（去芦）、甘草（炙）、茯苓（去皮）、白术，各等分。

【功效主治】益气补中，温养脾胃。适用于各种肿瘤经化疗、放疗后，正气虚弱，面色㿠白，四肢无力，心腹胀满，全不思食，舌质淡，苔薄白，脉虚无力。

【用法用量】上为细末。每服6g，用水150ml，煎至100ml，口服，不拘时候；入盐少许，白汤点亦得。

【来　　源】《中西医结合杂志》，1984，6：366。

【附　　注】本方又名白术汤（见《圣济总录》）。方中人参甘温，益气补中为君；白术健脾燥湿，合人参以益气健脾为臣；茯苓渗湿健脾为佐；炙甘草甘缓和中为使。四味皆为平和之品，温而不燥，补而不峻，故名四君子汤。现代实验研究，本方能通过调节自主神经系统，拮抗乙酰胆碱和组织胺等作用，促使处于紊乱状态的胃肠分泌、消化、运动及营养功能恢复正常，并可减少胃液分泌，调节其pH酸碱度，因而亦有利于胃肠溃疡的愈合（《新中医》，1978，5：53）。本方在体外能够较明显地促进淋巴细胞转化及活性花斑形成。本方去甘草后煎汤内服，可使人体血清IgG含量较显著地上升，使自然玫瑰花瓣形成率及淋巴细胞转化率显著上升（《江苏中医杂志》，1980，2：32）。对营养不良所致小鼠胸腺萎缩和功能降低者，可促使其恢复。以上结果证明，四君子汤能够增强机体的细胞免疫和体液免疫机能，为本方扶正祛邪的理论提供了实验依据。

【方　　名】四君子汤合方

【方药组成】①四君子汤加味：党参、茯苓、白术、生甘草、夏枯草、薏苡仁、川贝母、连翘、海藻、昆布、壁虎、僵蚕、露蜂房。本方适宜用脾湿痰凝者。②海藻玉壶汤合犀黄丸：海藻、昆布、贝母、连翘、陈皮、法半夏、当归、川芎、青皮、独活、生甘草、牛黄、麝香、乳香、没药、大黄、生南星、生半夏、壁虎、僵蚕、露蜂房。本方适用于痰结蓄瘀型。③人参养营汤合犀黄丸：人参、生甘草、当归、白芍、熟地黄、肉桂、大枣、黄芪、白术、茯苓、五味子、远志、橘皮、生姜、犀角、麝香、乳香、没药、女贞子、桑椹子、枸杞子、菟丝子、壁虎、僵蚕、露蜂房、地鳖虫。本方适用于痰毒虚损者。

【功效主治】恶性淋巴瘤。

【用法用量】水煎，每日1剂，分2次服。

【临床应用】崔某，男，62岁，恶性淋巴瘤，因不愿接受化疗，于1977年4月就诊。症见项强，转颈有牵掣感，自觉痰多纳呆，疲乏短气，舌苔白腻，脉濡滑。颈左右侧及左腋下均有质硬肿块，肝大。诊为脾湿痰瘀，方①加减服药逾800剂，每天1剂或隔天1剂，犀黄丸每周服药5天，肿瘤明显缩小，存活7年半。

【来　　源】《新中医》，1987，19（10）：25。

【方　　名】四君子汤合方

【方药组成】①四君子汤加味：党参15g，黄芪20g，白术15g，茯苓15g，薏苡仁20g，浙贝母15g，延胡索10g，枳实10g，广木香6g。②桂枝茯苓丸：桂枝10g，茯苓20g，牡丹皮10g，桃仁10g，赤芍10g，党参20g，薏苡仁10g，广木香6g。

【功效主治】恶性淋巴肉瘤。

【用法用量】每日1剂，分两次水煎服。方①偏重补益脾胃；方②可与方①同用，增强攻邪力量。

【来　　源】《湖南中医杂志》，1987，(2)：42。

【方　　名】四君子汤加减

【方药组成】党参15g，生黄芪30g，白术10g，茯苓15g，车前子15g，山慈菇15g，夏枯草15g，赤芍10g，半夏10g，猪苓15g，海藻15g，厚朴10g。

【功效主治】健脾利湿祛痰。主治卵巢癌之痰湿凝聚型。

【用法用量】水煎服，每日 1 剂。
【来　　源】《中医肿瘤学》（上），科学出版社，1983：297。
【附　　注】避免过于劳累，加强饮食营养，定期复查。

【方　　名】四君子汤加味
【方药组成】党参、白术、茯苓、生甘草、黄芪、大枣、山药各适量。
【功效主治】肺脾气虚型鼻咽癌。
【用法用量】水煎服，每日 1 剂。配合化疗。
【临床应用】共治 45 例。有 28 例近期治愈，16 例好转。
【来　　源】《江西中医药》，1982，（1）：9。

【方　　名】四君子汤加味
【方药组成】党参 30g，白术 24g，茯苓 15g，生甘草 9g，莪术 60g，三棱 30g，牛膝 15g。
【功效主治】益气健脾，祛瘀通络。主治脾虚湿阻，瘀血阻滞胞宫。
【用法用量】水煎服，每日 1 剂，日服 2 次。
【来　　源】曾广盛方。

【方　　名】四妙汤加味方
【方药组成】生黄芪 30g，金银花 30g，全当归 30g，全瓜蒌 50g，柴胡 20g，炮穿山甲 9g，陈皮 9g，青皮 9g，粉甘草 9g。
【加　　减】热毒蕴结甚并伴发热者，加黄连、栀子、蒲公英、紫花地丁、半枝莲、山慈菇、牛黄；血瘀作痛者，加王不留行、莪术、三棱、川芎、赤芍；口干口渴者，加芦根、玄参、生地黄、牡丹皮、天花粉；积块破溃者，加雄黄、血竭、冰片、朱砂、象皮、珍珠研细粉外敷；正气大伤、无力托毒者，加党参、茯苓、山药，并重用黄芪。
【功效主治】清热解毒，理气活血。湿疹样乳腺癌，症见乳部红肿热痛，瘙痒，乳头溢出血性分泌物，身体消瘦，不欲进食，胸脘满闷，舌淡苔白，脉细无力。
【用法用量】以上药物，水煎分 2 次空腹服下，每日 1 剂。
【附　　注】本证之病机为热毒内结，气滞血瘀，正不胜邪，久而积结成块，发为乳腺癌。故方以金银花为主药，取其甘寒之性以清热解毒，透邪外达。辅以全瓜蒌清化热痰，开胸通痹，利气散结；柴胡、当归疏肝气，养肝血，调冲任，通血脉；炮穿山甲走散力强，破血攻瘀，消积化癥，通络止痛；陈皮、青皮辛散调脾，疏肝泻肝，可理气导滞，宽中化痰；黄芪益气扶正，健脾助化，改善免疫功能，托毒外达。以上并为佐药。最后以甘草为使，功在调和药性，又可解毒、缓急止痛。全方配合，共奏清热解毒、理气活血之效。

【方　　名】四妙勇安汤
【方药组成】生地黄 20g，玄参 20g，桃仁 12g，红花 9g，当归 10g，赤芍 15g，田三七 10g，蜈蚣 2 条，人工牛黄 1g（冲），白花蛇舌草 30g，蒲公英 30g，金银花 20g。
【用法用量】水煎服，每日 1 剂。
【功效主治】活血祛瘀，清热解毒。主治皮肤癌之瘀毒内结型，症见皮肤丘疹或结节，中央糜烂或边缘隆起，色暗红，坚硬不平，局部刺痛，伴肌肤甲错，面色晦暗，口唇暗紫，舌质暗红，有瘀斑，脉细涩。
【来　　源】《验方新编》加减。
【附　　注】服药期间忌辛辣、发物等，保持心情舒畅。

【方　　名】四七调气汤
【方药组成】紫苏一钱五分，厚朴（姜汁炒）一钱五分，茯苓一钱五分，半夏一钱五分，枳实一钱半（炒），砂仁一钱五分，紫苏子一钱五分，陈皮一钱五分，生甘草五分。
【加　　减】气郁化火，烦热口苦，舌红苔黄者，加黄连、栀子、牡丹皮、青黛；痰气交结，包块坚硬，按之有形可征者，加全瓜蒌、象贝母、夏枯草、海蛤壳、白芥子；脾气虚有湿者，加茯苓、白术、苍术、党参。
【功效主治】调气降胃，化痰散结。七情四气，以致噎膈反胃，脘腹胀痛，食呆纳差，烦躁易怒，或咳嗽痰多，上腹可触及包块，舌淡红，苔薄腻，脉弦滑。

【用法用量】上锉，加生姜三片，水煎服，空腹服下，每日 1 剂。

【来　　源】《古今医鉴》卷五。

【附　　注】本方是由仲景半夏厚朴汤加枳实、砂仁、苏子、陈皮、生甘草而成，故其治证亦相近似，唯病变部位在胃脘。其反胃之病机特点为七情四气不调，因气生痰，痰气交结于胃脘。方用半夏化痰散结，降逆和胃，为君药；厚朴下气除满，化痰消痞，可加强半夏散结降逆之功；紫苏叶芳香行气，功能调胃、舒肝、理肺；紫苏子功同紫苏叶而尤擅降气化痰，去痰气之壅滞；茯苓健脾化湿，以杜生痰之源；枳实、陈皮宽中下气，化痰浊，散痞结，除胀满；砂仁芳香醒脾，去呆滞，化湿调中；生姜辛散结块，和胃止呕；生甘草调和诸药。全方配合，共奏调气降胃、化痰散结之效。

【注意事项】本方有破气之弊，气虚作胀者慎勿使用。

【方　　名】四神猪肠汤

【方药组成】猪肠 600g，莲子 75g，山药 80g，薏苡仁 40g，芡实 25g，茯苓 10g，盐适量。

【功效主治】健脾止泻，增进食欲。本膳主要适用于乳腺癌术后泥状大便者。

【用法用量】将猪肠洗去油脂，洗净，翻过来，用盐或醋洗净肠液，再用沸水烫洗。将洗净的猪肠放入大深锅内，加水至八分满，再加山药、茯苓、芡实，用大火煮沸后，改用小火煮 20 分钟，在锅内加入冷水浸泡之莲子和薏苡仁，用小火煮至猪肠烂熟，加少许盐，即可。

【来　　源】《食品与健康》，1989，5（6）：27。

【附　　注】此为中国台湾地区食疗用于乳腺癌的验方，有一定效果。有报告称，用薏苡仁提取的薏苡交酯对艾氏腹水型肉瘤有抑制作用。昆明医学院邓士贤报告，以复方茯苓剂实验，对小鼠肝癌 H22 及子宫颈癌 U27 均有较为明显的抑瘤作用。

【方　　名】四味软坚汤

【方药组成】海藻、海带、牡蛎、夏枯草各适量。

【功效主治】软坚散结。适用于肝癌等恶性肿瘤。

【用法用量】水煎服，每日 1 剂。

【临床应用】张某，男，44 岁。于 1976 年 6 月做同位素扫描示肝右叶占位变，甲胎蛋阳性，定量超过 1 280。于 7 月 8 日来院治疗，主诉肝区胀痛。舌偏红，苔薄，脉弦。体检示肝右胁下及剑突下均达 7cm。超声波示肝波较多。经用四味软坚汤治疗半年后，肝区痛减，甲胎定量下降为 50，对流法阴性，肝脏缩小至右胁下 1cm 余，剑下 2cm，同位素扫描示肝占位变已不明显。1977 年 12 月复查，甲胎定量为 62。迄今已随访 5 年，一般情况良好，复查甲胎蛋白 3 次均低于 31。

【来　　源】《浙江中医杂志》，1983：5。

【附　　注】在恶性肿瘤各个不同阶段，采用药物的侧重面有所不同。在早期，正气不衰，可重用软坚散结之药；晚期，正气已衰，须佐用益气养阴之品，并时时顾及患者胃气，酌加和胃消导之药。本方运用时还常加用活血化瘀软坚作用的丹参、鳖甲、穿山甲、川贝母、象贝母、赤芍、桃仁、王不留行，有清热解毒作用的野菊花、望江南、蜀羊泉、白花蛇舌草、石见穿等。

【方　　名】四味蛇舌草汤

【方药组成】白花蛇舌草 120g，半枝莲 30 ～ 60g，铁树叶、红藤各 30g。

【功效主治】胰腺癌。

【用法用量】以上 4 味药加水同煎服，每日 1 剂，分 3 次服。

【来　　源】《抗癌本草》。

【方　　名】四味蜀羊泉汤

【方药组成】蜀羊泉 30g，山海螺 15g，鱼腥草 15g，蛇莓 15g。

【功效主治】肺癌。

【用法用量】上 4 味药加水同煎服，每日 1 剂，分 2 ～ 3 次服。

【来　　源】《中国民间灵验偏方》。

【附　　注】本方在上海地区广为流传，据称疗效较佳。

【方　　名】四味汤

【方药组成】板蓝根 120g，金银花、连翘、皂角刺各 9g。
【功效主治】皮肤癌。本方对皮肤癌合并感染和周围组织严重肿痛者有良效。
【用法用量】水煎服，每日 1 剂，分 2 次服。

【方　　名】四味土贝母汤
【方药组成】土贝母 15g，胡桃隔、金银花、连翘各 10g。
【功效主治】乳腺癌。
【用法用量】上 4 味用酒、水各半煎服。每日 1 剂，分 3 次服。
【来　　源】《如宜方》。

【方　　名】四味消瘤饮
【方药组成】土茯苓 60g，天葵 15g，壁虎 10g，莪术 15g。
【功效主治】益气养阴，清热解毒，豁痰散瘀，消肿散结。加减适用于各癌症的辨证治疗。
【用法用量】每日 1 剂，水煎服，每日 2 次，温服。
【来　　源】广东省中医院经验方。
【附　　注】本方系经验方，又是基础方。临床应用多是在此方基础上，根据辨病辨证基础上加味组方。

【方　　名】四物汤
【方药组成】熟地黄、白芍、当归、川芎各等分。
【加　　减】临床上如兼气虚，可加人参、黄芪；兼有瘀血，可加桃仁、红花；血虚且寒，则加肉桂、炮姜；血虚而热，则加黄芩、牡丹皮；如欲行血则去白芍；如要止血则去川芎。
【功效主治】扶正补血，化瘀通络。适用于肿瘤患者见有血虚证候者。
【用法用量】研为粗末，每次 10g，水煎，热服。
【来　　源】《太平惠民和剂局方》。

【方　　名】四物汤加味
【方药组成】生地黄、白芍各 15g，川芎 6g，当归 9g，阿胶 9g，制何首乌 15g，鸡血藤 30g。
【功效主治】白血病贫血严重者。
【用法用量】上药加水同煎服，每日 1 剂，3 次服，15 日为 1 个疗程。
【来　　源】内蒙古自治区医院编《中草药验方选编》，内蒙古自治区人民出版社，1972：174。

【方　　名】四物逍遥散
【方药组成】柴胡、当归、白芍、茯苓、白术、炙甘草、川芎、生地黄、生姜、薄荷。
【功效主治】疏肝理气，通经活血。适用于茧唇。
【用法用量】每日 1 剂，水煎，分 2 次温服。
【来　　源】《疡科心得集》。

【方　　名】四叶葎大枣汤
【方药组成】四叶葎 60 ～ 120g，大枣 60 ～ 120g。
【功效主治】子宫体癌。
【用法用量】水煎服，每日 1 剂，连服数剂。
【来　　源】《一味中药巧治病》。

【方　　名】四汁饮
【方药组成】梨汁、生姜汁、韭菜汁、葡萄汁各等分。
【功效主治】适用于固体食物难下，但汤水可入之噎膈患者。
【用法用量】和匀频饮。
【来　　源】《神方偏方治百病》。

【方　　名】四汁饮
【方药组成】鲜韭菜汁 60g，牛乳 20g，生姜汁 15g，竹沥 30g，童便 60g。
【功效主治】食管癌。
【用法用量】混匀，1 日内分 3 次服完，连服 10 日以上，效佳。
【来　　源】《中医验方、偏方、秘方大全》。

【方　　名】四子调中汤
【方药组成】青皮（麸炒）1.5g，陈皮 1.5g，枳实（麸炒）3g，香附（炒）3g，黄连（姜汁炒）2.1g，半夏（姜汁炒）6g，瓜蒌仁（炒）3g，紫苏子（炒）、白芥子（炒）、桃仁（去皮尖）各 4.5g，茯苓（去皮）、木通各 3g，沉香、芒硝各 1.5g。
【功效主治】行气和中，通络去闭。适用于胃癌，反胃呕吐，小便赤，大便闭及痰气壅盛者。

【用法用量】上锉1剂，加生姜5片，水煎，稍热服。

【来　　源】《万病回春》。

【方　　名】松萝丸

【方药组成】松萝（生）半两，山豆根（生）、防风、海藻（洗去咸，炒）、连翘、木通、槟榔、青竹茹各一两，昆布（洗去咸，炒）二两。

【加　　减】胸闷不舒，加郁金、香附；急躁易怒者，加龙胆草、夏枯草；肿块较硬，加三棱、莪术。

【功效主治】清热解毒，化痰散结。痰气壅结，郁久化火之瘿瘤，咽颈赤肿，饮食不下。

【用法用量】上药为末，炼蜜为丸，如梧桐子大，每次服30丸，饭后温酒送下，每日3次。

【来　　源】《圣济总录》卷五十四。

【附　　注】本方所治之证为忿郁恼怒，情志内伤，肝气郁滞，肝失条达，津聚成痰，气滞痰凝，痰气壅结，郁久化火之瘿瘤初起。治之之法，当以清热化痰为主。方中松萝清肝热，化痰浊，为主药；辅连翘清热解毒，消肿散结，以助松萝清热之功；防风宣散祛湿；槟榔降气化痰；竹茹清热化痰；山豆根清热解毒，利咽消肿；昆布、海藻化痰软坚；木通走水府而泄湿热。如此诸药合用，一清一泄，一宣一降，兼以化痰散结，则热邪得以清泄，气机得以通畅，痰浊得以祛除，痰、气、火壅结可散。现临床可用于甲状腺肿瘤的治疗。

【注意事项】保持精神愉快，忌辛辣、厚味之品。

【方　　名】松香蓖麻膏

【方药组成】松香60g，阿魏6g，朴硝15g，蓖麻籽（去壳）30g。

【功效主治】消痞散结。主治肿块，痞块。

【用法用量】捣泥，量痞块大小，摊于痞上。

【来　　源】《中医验方》。

【附　　注】贴后1天局部发痒，等痞消后，药自落。

【方　　名】松香乳香酒

【方药组成】松香15g，乳香15g，没药15g，血竭5g，冰片3g。

【功效主治】肺癌疼痛。治肺癌因臂丛神经受侵而引起的上肢剧烈灼痛。

【用法用量】共研末，泡酒，外涂上肢，每日4～6次。

【方　　名】松香血竭散

【方药组成】松香1g，乳香15g，没药15g，血竭5g，冰片3g或再加蟾酥0.5g。

【功效主治】肿瘤疼痛或肿瘤压迫神经所致肢体疼痛。

【用法用量】上药共为末，酒泡或醋调备用。每日4～6次，涂抹痛处皮肤上。

【附　　注】王济民供方。

【方　　名】松脂散

【方药组成】松脂15g，大黄、白蔹、赤小豆、胡粉各7.5g。

【功效主治】清热解毒，消肿散结。适用于唇癌。

【用法用量】上为极细末。以鸡子清调涂唇上。

【来　　源】《古今医统》。

【方　　名】楤木汤合方

【方药组成】①楤木500g，并头草500g（分16剂）。②紫河车12g，生熟地黄各12g，茯苓12g，泽兰12g，猪苓12g，紫贝齿12g，制首乌12g，花龙骨12g，当归9g，白芍9g，女贞子9g，公丁香9g，白术9g，神曲9g，麦芽9g，山楂9g，鸡内金9g，阿胶9g，生玳瑁末9g，芦荟9g，贝母15g，麦冬15g，禹余粮30g，牡蛎30g，砂仁6g，人参6g，朱砂3g，琥珀3g，生甘草3g。

【功效主治】健脾润肺，扶正抗癌。适用于肺癌。

【用法用量】每日1剂，煎2次分服，每方连服7剂后交替。

【临床应用】江西余干县人民医院用于治疗肺癌有一定疗效。如患者马某，男，63岁，确诊为左侧周围型肺癌，连服上方各16剂，自觉症状逐渐消失，继续服至62剂后，X线拍片复查，阴影消失，体质增强，病人恢复工作。

【来　　源】江西余干县人民医院方。

【方　　名】搜风解毒汤
【方药组成】土茯苓 30g，白鲜皮 3g，金银花 6g，薏苡仁 6g，防风 2.1g，木通 1.5g，木瓜 1.5g，皂荚子 1.5g。
【加　　减】气虚，加人参 2.1g；血虚，加当归 2.1g。
【功效主治】清热利湿，搜风解毒消肿。适用于阴茎肿瘤，局部肿胀，龟头破烂，渗水臭秽，疼痛难忍者。
【用法用量】每日 1 剂。水 2 盅，煎 1 盅服之，每日 3 次。
【附　　注】忌清茶、牛、羊、鸡、鹅、鱼、猪肉、烧酒、房欲等。

【方　　名】搜瘦丸
【方药组成】甘遂、葶苈、三棱、木香、半夏、川乌、大戟、南星、莪术、丁香、牙皂、芫花、陈皮、青皮各 15g，干漆 24g，大黄 24g，雄黄、巴豆霜、阿魏、血竭、沉香各 6g，麝香 1.5g。
【功效主治】治男女不论远年近日，一切积聚痞块，以致胃脘不清，胸膈痞闷，心胁胀满，肚腹疼痛，倒饱嘈杂，胃口不开，宿食不化，大便不通。
【用法用量】共研末，松香 270g，黄腊 135g，化开为丸，朱砂衣，每服 1 丸，空心白开水送下。
【来　　源】《道家秘方精华》。
【附　　注】忌生冷、厚味等物，孕妇勿服。

【方　　名】苏梗半夏汤
【方药组成】苏梗 15g，半夏 30g，厚朴 24g，茯苓 15g，丹参 30g，桃仁 10g，红花 10g，大黄 10g，郁金 6g，砂仁 10g，五灵脂 10g，炮甲珠 3g，半枝莲 30g，生姜 3 片。
【功效主治】开郁，润燥，化痰理气，活血化瘀，和胃止吐。治食管癌，症见胃脘闷痛，食入即吐，呃逆不止，嗳气，泛酸，大便干结，舌质红苔薄腻，脉弦细涩。
【用法用量】水煎服，每日 1 剂。

【方　　名】苏蜜饮
【方药组成】苏叶茎 60g，白蜜、姜汁各 500ml。
【功效主治】理气降逆，润燥止呕。主治气滞型食管癌噎膈呕吐、饮食难下等症。
【用法用量】将苏叶茎洗净，入锅，加水适量，煎煮 15 分钟，去渣取汁，加入姜汁，待药汁转温后兑入蜂蜜即成。上、下午分食。

【方　　名】苏木莪术方
【方药组成】苏木 10g，莪术 10g，党参、白术、当归、茯苓、白芍、青木香、玄参、乌药各 12g，生甘草 6g。
【功效主治】疏肝实脾，活血散结。主治乳腺小叶增生。
【用法用量】每日 1 剂，煎 2 次，分 2 次服。

【方　　名】苏铁大枣方
【方药组成】每天取苏铁叶 300g，大枣 10 枚。
【功效主治】肺癌。
【用法用量】置砂锅，水煎，服汤食大枣。据动物实验，苏铁叶有抑制癌细胞增殖之效。

【方　　名】酥蜜粥
【方药组成】酥油 30g，蜂蜜 15g，粳米 100g，清水适量。
【功效主治】益气养血，润燥补虚。本膳主要适用于肺癌劳性低热。
【用法用量】先用粳米加水，文火煮粥，待沸后加入酥油及蜂蜜，同煮成粥。
【附　　注】酥油为牛乳或羊乳提炼而成，提炼方法较简单。《仙神隐》记载："造酥法，以乳入锅煮二三沸，倾入盆内，冷定，待面结皮，取皮再煎，油出去渣，入在锅内，即成酥油。"《饮食首度录・卷二》记载："酥蜜粥，南方酥不可得，以牛羊乳代之，酥宜多蜜半之。又，蜜须炼至滴水成珠，方同米煮。主养心肺，润脏腑燥涸及一切津枯血少。又主肺虚久嗽，干咳无痰。"作者在内蒙古呼伦贝尔草原考察时，据牙克石林场的医师介绍，有一位食管癌病人，吃任何东西都要吐，但吃"酥油奶茶"（酥油、红茶末和白糖调成）非常顺畅，因而以此度日，痛苦明显减轻。

【方　　名】素炒金针菇
【方药组成】香菇 100g，金针菇 150g，胡椒粉、淀粉、葱、辣椒、蒜等各适量。
【功效主治】健脾益气，开胃进食。本膳主要适用于胆囊癌胃口不开者。
【用法用量】香菇用温水泡软，去蒂、切丝；香菇水备用。金针菇稍洗，尾部候切，让粘着部分分开。葱、姜、辣椒分别切丝，蒜拍碎切成小粒。油锅加豆油少许烧热，爆香部分葱、姜、辣椒、蒜，再把香菇、金针菇倒入锅内拌炒半分钟。在锅内倒入盐、糖、味精、酱油、醋各少许组成的综合调料，稍炒，再倒入香菇水，烧开。在锅内加淀粉勾芡，盛出即可。不吃辣者，做此菜时可不加辣椒、蒜。
【附　　注】香菇中含有的多糖，每天口服 3mg，可使癌症病人的 T 细胞、NK 细胞（自然杀伤细胞）明显增加，从而抑制癌细胞的增长。金针菇也含有多糖物质，也具有增强免疫功能的作用。

【方　　名】素炒四宝
【方药组成】玉米 100g，豌豆 100g，胡萝卜 125g，香菇 20g，味精 3g，盐 5g，花生油 15ml，白酱油 2ml，酒 5ml，姜汁 5 滴。
【功效主治】调中开胃，利肺宁心。本膳主要适用于乳腺癌早期局部胀疼者。
【用法用量】香菇泡好后切丁备用，豌豆、胡萝卜丁分别用开水煮熟。花生油在锅内烧热，先炒香菇丁，再加入玉米粒、姜汁、酒、盐和泡好香菇之水（50～60ml）同炒。将锅内食品煮至水将干时，倒入豌豆、胡萝卜丁，再加酱油、味精等炒几下，即成。
【来　　源】《中国药学杂志》，1992，11：643。
【附　　注】玉米、香菇、胡萝卜均已有抗癌报告，尤其是胡萝卜作用更强。中国军事医科学院刘会臣报告：胡萝卜中含有的 β－胡萝卜素（β-carotene）除能抑制小鼠自发乳腺肿瘤外，还可抑制 7，12- 二甲基苯并蒽诱发小鼠乳腺上皮细胞转化和染色体交换，有防癌功效。

【方　　名】素海蜇
【方药组成】西瓜皮适量，酱油、葱末、味精、花椒油少许。
【功效主治】退黄利水，清热养津。本膳主要适用于肝癌胸腹水且有热象的患者。
【用法用量】将西瓜皮切成细条，洗净，用盐腌 6～8 小时，再用清水冲洗 1～2 遍，挤去瓜条中水分，放碗内，加适量酱油、葱末、味精。再根据个人口味加入香油或花椒油少许拌匀即可。松脆爽口，酷似海蜇。
【临床应用】作者在临床上治疗肝癌，常以下法行之：西瓜皮（干者佳）150g，鲜白茅根 100g，黄芪 50g，水煎服用，甚为效果。利水较快捷，而且不伤正气，患者乐意接受。
【附　　注】夏季收集西瓜皮，削去内层柔软部分，洗净，晒干。也有将外面青皮削去，仅取其中间部分。干后的果皮，薄而卷曲，气味微淡。本品碾成细粉含于口腔中，对口腔部肿瘤如舌癌、牙龈癌等，有减轻疼痛的效果。

【方　　名】素焖扁豆
【方药组成】扁豆 200g，食油 10g，甜面酱 5g，姜末、蒜片、盐各 2g。
【功效主治】用于卵巢癌脾胃虚弱者。
【用法用量】扁豆洗净，从两端撕去老筋，切成两段。炒锅放入油烧热，下扁豆略炒，加水。甜面酱及盐调匀，用文火焖软，加入姜末、蒜片等，用旺火快炒一下即成。每日 1 次，佐餐食用。
【来　　源】《中华食物疗法大全》。

【方　　名】素烧萝卜
【方药组成】白萝卜 30g，酱油 60ml，冷水 360ml，白糖 25g。
【功效主治】消胀理气，抗癌解毒。本膳主要适用于肠癌胀气不通者。
【用法用量】白萝卜去皮，横切为 3 段，每段切成大小相等的 6 块。锅内放入酱油、360ml 水和白萝卜块。用大火将锅内白萝卜等煮沸，改用极小火焖煮 1 小时。在锅内加糖，待糖溶化后再煮 2 分钟即可。寒性病人趁热吃，热性病人凉后吃。
【来　　源】《食物成分表》，人民卫生出版社，1963：58。

【附　　注】日本九州岛大学报告：萝卜所含的木质素可提高巨噬细胞吞噬细菌、异物和坏死细胞的功能，从而增强人体的抗癌能力；萝卜含有的糖化酶也能分解致癌的亚硝酸，从而起到防癌作用（《抗癌信息》，1988，3：10）。从各种营养成分的含量来看，抗癌、防癌当以白萝卜为佳。因为白萝卜中含维生素 C30mg，而红萝卜仅 19mg，青萝卜中甚至不含维生素 C。

【方　　名】速效止痛拔癌膏

【方药组成】蜈蚣 3 条，壁虎 2 条，冰片 5g，水蛭 5g，全蝎 10g，地鳖虫 10g，生草乌 10g，马钱子 1g，黄药子 30g，五倍子 15g。

【功效主治】解毒止痛抗癌，各种癌痛。本方适用于邪毒结聚、脉络闭阻之癌痛的治疗。

【用法用量】以上药物，共研极细末，用陈醋调成稀糊状，外敷疼痛剧烈的对应体表部位及相应腧穴。敷药厚度 0.1 ～ 0.2cm，上覆纱布、塑料薄膜各 1 层，再用胶布固定。24 小时换药 1 次。

【临床应用】以该方治疗各种癌痛 156 例，并设哌替啶对照组 34 例进行对比，结果两组分别完全缓解（治疗后疼痛基本消失，镇痛时间大于 24 小时）104 例（66.7%）、11 例（32.4%），中度缓解 46 例、21 例，无效 6 例、2 例，总有效率 96.2%、94.1%，二者疗效接近。

【来　　源】《中医函授通讯》1994 年第 1 期。

【附　　注】方用蜈蚣、壁虎、全蝎走经络，搜邪气，开闭塞，止疼痛；水蛭、地鳖虫破血消癥、削坚止痛。以上五味虫类药配合，直达病所，驱邪活络止痛。另以马钱子、生草乌拔毒抗癌，辛散邪气，散结止痛；冰片芳香宣通止痛；黄药子、五倍子清热消肿止痛，从而进一步增强了虫类药物的效应。最后，陈醋调敷以助药势，可使诸药作用得到最大程度的发挥。

【注意事项】本方外用过程中出现皮肤过敏者，应及时停药，并做对症处理。

【方　　名】酸豆膏

【方药组成】酸豆（又名酸角）500 ～ 1 000g。

【功效主治】清热消积。治酒化为痰，隔于胃中。

【用法用量】浓煎，同白糖适量，煎成膏，净器收贮。每日 2 服，早晚服 1 ～ 2 盅。

【来　　源】《滇南本草》。

【附　　注】酸豆，又名酸角、酸饺、曼姆、通血香，为豆科植物常绿乔木酸豆的果实，其荚果厚，长圆形，长 3 ～ 6cm，宽约 2cm，外壳灰褐色。每荚种子 3 ～ 10 粒，色红褐，光亮，近圆形或长圆形。果期 7—12 月。多为栽培，亦有野生，我国福建、云南、广东、广西壮族自治区等地都有分布。

【方　　名】酸辣菠汁面条

【方药组成】菠菜汁面（用鲜菠菜剁碎混入面粉中，或绞出菠菜菜汁入面粉中，制成带青绿色的面条即可）150g，鸡脯肉 15g。酱油、醋、猪油、葱适量。

【功效主治】润燥明目，清热解毒。本膳主要适用于肠癌便秘、体质虚弱者。

【用法用量】烧锅加水至沸，下入菠菜汁面条，煮至熟，捞出达冷（以清冷水冲淋），再用开水烫热，沥去水分，鸡脯肉清水煮熟，取出葱丝、酱油等佐料放碗内调匀，下沥去水分之面条，放上鸡丝，即可供食用。

【来　　源】《健康报》，1986，3：8。

【附　　注】本膳实际上是利用菠菜的天然青汁巧妙配伍而成的。日本东北大学研究发现，对患癌动物注射菠菜中的提取物（脱镁叶绿二酸），则这种物质能高度聚集在癌细胞中，然后只要微小剂量的激光照射（10 毫瓦即可），不到 5 分钟癌细胞就完全消失，对正常细胞毫无损害。表明菠菜青汁成分有协助激光杀癌的作用。

【方　　名】酸梅排骨汤

【方药组成】带长骨的排骨肉 500g，酸梅 5 ～ 8 个，鸡蛋 1 个，香菇 5 朵，竹笋 50g。淀粉、盐、酱油、猪油、糖各适量，高汤 250ml。

【功效主治】滋阴润燥，补虚充肌。本膳主要适用于白血病症见咽干舌燥者。

【用法用量】将排骨肉拍松，拌入盐、酱油和少许五香粉，腌 1 小时。酸梅开水泡开，去核，搅成泥状，加入切成小丁的猪油，再加糖调匀。排骨肉摊平，乌梅泥放在肉上，绕骨头卷成肉卷，使长骨露出。用鸡蛋做成蛋糊，将肉卷裹上蛋糊，小火炸透。把剩下的乌梅泥加入切碎的香菇、竹笋等，放入锅内，加高汤和少许糖，煮开后用淀粉勾芡，取出淋于肉卷上，即可食用。

【附　　注】此为台湾保健食疗方。尽管《本草纲目》中有“猪肉反乌梅”之说，但本膳在台湾用之甚广，并无任何不良反应，而且味道甚为隽永。

【方　　名】酸甜酱肉丁

【方药组成】猪后腿肉 250g，枸杞子 15g，番茄酱 50g，黄酒、姜、精盐、白糖、白醋各适量。

【功效主治】适用于前列腺癌肾阴不足者。

【用法用量】肉切成 5mm 的丁块，用刀背拍松，加酒、盐、湿淀粉拌和，渍 15 分钟，滚上干淀粉，用六七成热的油略炸捞起，待油热投入复炸捞起，油沸再炸至酥接起。枸杞子磨成浆调入番茄酱、白糖、白醋成甜酸卤汁后，倒入余油中，翻炒至稠浓，投入肉丁搅和。每天 1 次，10 天为 1 个疗程。

【方　　名】蒜艾汤

【方药组成】大蒜 20 瓣，木瓜 9g，百部 9g，陈皮 9g，生艾叶 18g，生姜 9g，生甘草 9g。

【功效主治】理气祛痰，解毒止咳。适用于肺癌咳嗽、咯脓痰、胸痛剧烈者。

【用法用量】每日 1 剂，水煎，分 2 次温服。

【来　　源】《中医癌瘤证治学》。

【方　　名】蒜肚丸

【方药组成】猪肚 1 个，大蒜头 10 个，砂仁 30g。

【功效主治】温中行气，主治肠覃，适用于卵巢囊肿。

【用法用量】二药装入猪肚中，以线缝好，煮至猪肚烂为度，内服，每日 1 剂。

【方　　名】蒜红丸

【方药组成】丁香、木香、沉香、槟榔、青皮（去白）、陈皮（去白）、缩砂仁、蓬莪术（炮）、去皮牵牛、草果子各 30g，肉豆蔻（面裹，煨）、粉霜各 3g，白茯苓（去黑皮）、人参各 15g，蒜（一半生用，一半火煨熟）200 枚。

【功效主治】温中健脾消积。治疗脾积，腹胀如鼓，青筋浮起，坐卧不得者。适用于肝癌。

【用法用量】上为细末，以生、熟蒜研细，生绢扭取汁，旋用药末为丸，如梧桐子大。每服 5 ～ 15 丸，食后用淡盐汤送下。

【方　　名】蒜苗肉包子

【方药组成】鲜大蒜苗 240g，猪瘦内 100g，面粉 500g。

【功效主治】清热解毒，健胃消食，滋阴补血，防癌抗癌。一切癌症、白血病、骨肉瘤，并预防癌症手术后复发和转移。

【用法用量】鲜蒜苗洗净，切成细末，猪肉洗净，剁成肉泥，将油锅烧热片刻，放入大蒜、猪肉，加油、盐、酱油少许，炒熟制成馅备用。再将面粉加水糅合，搓成条。以蒜苗、肉馏做成包子，然后上蒸笼蒸熟食之。供早、晚餐食用。

【来　　源】《饮食疗法 100 例》。

【附　　注】患者及十二指肠溃疡，目疾、内热火炽者慎用，或不宜久服。

【方　　名】孙光荣抗肺癌方

【方药组成】西洋参 10g，生北黄芪 10g，紫丹参 7g，天葵子 12g，山慈菇 10g，白花蛇舌草 15g，半枝莲 15g，桑白皮 12g，仙鹤草 15g，乌贼骨 15g，冬桑叶 10g，麦冬 15g，芡实 15g，薏苡仁 15g，瓜蒌壳 6g，炙款冬花 7g，炙紫菀 7g，生甘草 5g。

【功效主治】益气养阴，清热化痰，解毒散结。适用于肺癌之气阴不足型。

【用法用量】每日 1 剂，水煎，温服。半月调方。

【来　　源】国医大师孙光荣验方。

【方　　名】孙光荣食管癌术后方

【方药组成】西洋参 12g，生北黄芪 10g，紫丹参 10g，乌贼骨 15g，西砂仁 4g，鸡内金 6g，真降香 10g，广橘络 6g，炒神曲 15g，延胡索 10g，猫爪草 10g，山慈菇 10g，制鳖甲 15g，半枝莲 15g，花蛇舌草 15g，生甘草 5g。

【功效主治】益气养阴，健脾和胃，清热解毒，化痰散结。适用于食管癌术后之气阴两虚、热毒痰凝型。

【用法用量】每日 1 剂，水煎，温服。半月调方。

【来　　源】国医大师孙光荣验方。

T

【方　　名】胎发散

【方药组成】胎发不拘多少。

【功效主治】食管癌、噎膈。

【用法用量】阴阳戊焙焦存性，研细末陈酒服下，或热饮黑驴尿 2 ～ 3 合。

【来　　源】清《奇效简便良方》卷二。

【方　　名】胎鼠

【方药组成】取老鼠胎中的胎鼠 6 ～ 7 只。

【功效主治】食管癌、胃癌。

【用法用量】将胎鼠盛器皿香油放置 4 ～ 5 日，待胎鼠变成液体时用小棉絮棒蘸其液，每天滴入食管 20 次，然后再服陈米粥 4 ～ 5 天，见效。胎鼠要用雄性。

【附　　注】据《本草纲目》介绍，取小鼠用猪油熬，可治疮瘘。

【方　　名】太仓丸

【方药组成】白豆蔻、砂仁各二两，陈仓米一升，黄土炒熟。

【功效主治】噎食翻胃，脾胃虚弱，不畏饮食。

【用法用量】为细末，姜汁为丸，如梧桐子大，每服三钱，淡汤送下。

【来　　源】《灵验奇方》。

【方　　名】太阳丹

【方药组成】樟脑子（别研）60g，川芎、生甘草、白芷各 500g，石膏（别研）1 000g，大川乌（炮，去皮脐）500g。

【功效主治】活血通络，疏风化痰。适用于脑肿瘤头痛，风壅痰盛，咽膈不利。

【用法用量】上为细末，蜜同面糊为丸，每 50g 做 18 粒，朱砂为衣。每服 1 粒，薄荷茶嚼下。

【来　　源】《太平惠民和剂局方》。

【方　　名】太子鸡

【方药组成】太子参 15g，鸡（鸭、猪）肉适量。

【功效主治】益气健脾，补精填髓。主治肺癌术后身体虚弱，气血不足。

【用法用量】将太子参洗净，与洗净的鸡肉同入锅内，用小火炖煮至鸡肉熟烂，加入调料再煮两沸即成。佐餐当菜，吃鸡肉、饮汤，太子参可同时嚼食。

【方　　名】太子参白花蛇舌草汤

【方药组成】太子参 30g，白花蛇舌草 30g，半枝莲 30g，玄参 15g，生地黄 15g，麦冬 15g，女贞子 15g，石斛 20g，天花粉 20g，生甘草 6g。

【加　　减】放疗时，加丹参 20g，川芎 10g；鼻塞，加苍耳子 10g，辛夷花 10g；涕血，加仙鹤草 15g，旱莲草 15g，侧柏叶 15g；头痛，加白芷 10g，羌活 10g；面神经麻痹、复视，加蜈蚣 5 条，僵蚕 6g，钩藤 15g；颈淋巴结肿大，加生南星 30g，生牡蛎 30 ～ 60g，夏枯草 20g；咳嗽无痰，加北沙参 30g，百合 20g，川贝母 10g（研末冲服），桔梗 10g；伴舌质红绛或青紫，舌尖边瘀点或瘀斑，加丹参 10g，赤芍 10g，红花 6g；咽喉肿痛，加射干 10g，牛蒡子 10g，山豆根 10g，胖大海 5 枚；白细胞下降，加鸡血藤 30g，制何首乌 20g，黄精 20g，黄芪 30g。

【功效主治】用于鼻咽癌放疗期间证属热毒蕴结、气阴两伤的病证，症见鼻塞流血涕，神疲乏力，头昏耳鸣，口苦口干，舌苔薄黄，脉细数。

【用法用量】上药加水煎煮 2 次，混合后分 2 次服，每日 1 剂，连服 6 天，休息 1 天，4 周为 1 个疗程，连续服用 3 个疗程至放疗结束。放疗后半年内每周维持 5 ～ 6 剂，放疗后半年以上每周服 3 剂，持续 2 年以上。

【方　　名】太子参白术汤

【方药组成】太子参 15g，白术 10g，生地黄

15g，茯苓10g，陈皮10g，红花10g，当归12g，川芎12g，白芷10g，木通10g，菟丝子12g，女贞子15g，半枝莲20g，半边莲20g，全蝎3g，蜈蚣3条。

【加　　减】气虚多汗，加黄芪20g，五味子10g；视物模糊，加枸杞子12g，菊花15g；食欲不振，加干山楂10g，麦芽15g，砂仁10g。

【功效主治】脑膜瘤手术后。

【用法用量】上药先用水浸泡半小时，加水煎煮2次，药液混合均匀，分2次服用，每日1剂。

【方　　名】太子参冬虫夏草汤

【方药组成】太子参30g，冬虫夏草9g，丹参15g，枸杞子15g，五味子9g。

【功效主治】放疗、化疗中的红细胞、白细胞及血小板下降。

【用法用量】水煎服，每日1剂。

【方　　名】太子参茯苓白术汤

【方药组成】太子参30g，茯苓15g，白术、杏仁、半夏、蔻仁、薏苡仁各12g，砂仁6g，陈皮10g，生姜2片。

【功效主治】胃癌术后化疗毒副反应。

【用法用量】水煎服，每日1剂。

【方　　名】太子参茯苓汤

【方药组成】太子参12g，茯苓12g，白术12g，炙甘草9g，淡竹叶6g，白花蛇舌草9g，薏苡仁30g，黄柏4.5g，六味地黄丸（包煎）30g。

【功效主治】膀胱恶性肿瘤。

【用法用量】水煎服，每日1剂。

【临床应用】黄某，男，58岁，1978年5月8日初诊。患者于1977年12月因无痛血尿在浙医一院做膀胱镜检诊为“膀胱肿瘤”。行膀胱部切除术，病理切片为“膀胱移行上皮乳头状癌Ⅱ级”。半年后复发，并做电灼处理，疗效欠佳，转中医诊治。按上法治疗3个月后，做膀胱检查，未见肿瘤复发。半年后再次复查亦未见复发。以后隔日服用上方，并每日煮食薏苡仁不间断，已恢复全日工作。

【来　　源】《浙江中医学院学报》，1985，（1）：2。

【方　　名】太子参孩儿参汤

【方药组成】太子参（或党参）、孩儿参、白术、牡丹皮、夏枯草、鳖甲、地龙各12g，茯苓、金银花、岩柏、马兰根、生牡蛎各30g，玫瑰花、绿萼梅各9g，八月札、南星各5g，炙穿山甲12g。

【功效主治】肝癌。

【用法用量】水煎，每日1剂，分服3次。

【附　　注】此方有太子参、孩儿参，可考可参。

【方　　名】太子参姜半夏汤合方

【方药组成】①太子参10g，姜半夏10g，川石斛10g，丹参10g，郁金10g，赤芍10g，失笑散12g（包煎），炙穿山甲12g，夏枯草12g，木馒头12g，陈皮5g，广木香6g，生牡蛎30g（先煎）。②小攻坚丸方：马钱子30g，活蜗牛15g，蜈蚣45g，乳香3g，带子蜂房15g，全蝎10g。

【功效主治】胃癌。

【用法用量】水煎服，每日1剂，分2次服。另服小攻坚丸20粒，分2次服下。

【用法用量】马钱子用开水泡24小时后，换清水连续浸7～10天，再去皮晒干，用麻油炒黄研粉，将蜈蚣、全蝎、露蜂房炒至微黄，研粉，将蜗牛捣烂，晒干研粉，乳香研粉，诸药混匀后，用来糊泛丸，每克等于6粒。

【来　　源】《肿瘤病的防治》，上海科学技术出版社，1977：117。

【方　　名】太子参麦冬汤

【方药组成】太子参30g（或党参15～24g，或红参6～9g，气虚偏寒用党参或红参，气虚偏阴虚内热用西洋参3～6g），麦冬15g，五味子12g，山楂、炒白术各15g，陈皮、代赭石（先煎）各30g，紫河车15g，醋炒柴胡15～30g，生甘草6g，煅牡蛎（先煎）30g。

【功效主治】肺癌等。

【用法用量】水煎，每日1剂。

【临床应用】共52例，完全缓解4例（7.7%），部分缓解 14 例（27%），无变化 33 例（63.6%），进展 1 例（1.7%）。

【来　　源】《中西医结合杂志》，1990，(7)：443。

【附　　注】对网状组织肉瘤效果也明显，可配合化疗。

【方　　名】太子参麦芽汤

【方药组成】太子参、麦芽、菟丝子各 30g，黄芪、山药、扁豆、黄精、川续断、熟地黄各 15g，茯苓 12g，砂仁 5g，淫羊藿、陈皮各 10g。

【功效主治】胃癌术后化疗毒副反应。

【用法用量】水煎服。银耳汤代茶。

【方　　名】太子参鳝鱼羹

【方药组成】鳝鱼 250g，太子参 6g。

【功效主治】益气养阴，强身壮体。主治膀胱癌化疗后引起的骨髓抑制、白细胞减少。

【用法用量】先将太子参研成极细末，将鳝鱼宰杀，去头尾，并剔去脊骨，切成丝。炒锅置火上，加植物油烧到六成热，加葱花、姜末，煸炒出香，加鳝鱼丝急火熘炒，烹入料酒，加鸡丝（或清汤）适量及清水适量，改用小火煨煮至鳝鱼丝成羹糊状，调入太子参粉及精盐、味精、五香粉，再煮至沸，用湿淀粉勾薄芡，淋上香油即成。佐餐当菜，随意服食，当日吃完。

【方　　名】太子参生芪汤

【方药组成】太子参 20g，生芪 30g，炒白术 12g，当归 10g，鸡血藤 20g，陈皮 12g，升麻 6g，柴胡 9g，阿胶 10g，枸杞子 15g，山药 15g。

【功效主治】肿瘤局部组织坏死。

【用法用量】水煎服，每日 1 剂。

【方　　名】太子参石斛汤

【方药组成】太子参 12g，川石斛 12g，赤芍 12g，北沙参 10g，生地黄 10g，知母 10g，白术 10g，枳实 10g，地鳖虫 10g，桃仁 10g，生大黄（后下）10g，郁金 10g，茵陈蒿 15g，石见穿 15g，白花蛇舌草 30g。

【功效主治】用于高龄胆囊癌广泛转移，正气虚损，阴液耗损，邪气陷，消瘦，恶病质者。

【用法用量】上药先用水浸泡半小时，加水煎煮 2 次，药液混合均匀，分 2 次服用，每日 1 剂。

【方　　名】太子参石斛汤

【方药组成】太子参 12g，石斛 12g，蟑螂 12g，谷芽 12g，麦芽 12g，焦白术 9g，茯苓 9g，炙甘草 3g，黄连 3g，煨木香 4.5g，白花蛇舌草 30g，龙葵 18g，佛手 6g。

【功效主治】用于结肠癌手术后便多者。

【用法用量】上药加水煎煮 2 次，将两煎药液混合均匀，分 2 次服用，每日 1 剂。

【方　　名】太子参汤

【方药组成】太子参 20g，炒白术 12g，熟地黄 12g，山药 15g，黄芪 30g，山茱萸 10g，茯苓 12g，当归 10g，鹿角胶 6g，阿胶 10g，木香 9g，陈皮 12g，大枣 5g，生甘草 6g，女贞子 15g，枸杞子 15g。

【功效主治】健脾补肾，益气生血。治疗白细胞下降。

【用法用量】水煎服，每日 1 剂。

【方　　名】太子参无花果炖兔肉

【方药组成】兔肉 150g（洗净、斩体），太子参 30g（洗净），无花果 60g（洗净、切片）。

【功效主治】脾肾亏虚型肠癌。

【用法用量】全部放入炖盅内，加开水适量，炖盅加盖，文火隔水炖 2 小时，调味后随量饮汤食肉。

【方　　名】太子参夏枯草汤

【方药组成】太子参 30g，夏枯草 15g，草河车 15g，玄参 15g，沙参 30g，生黄芪 20g，当归 10g，赤芍 15g，白芍 15g，白术 15g，石斛 30g，白芷 6g，鹿角霜 10g。

【功效主治】气血双亏型甲状腺癌（多见于后期，或放疗后复发者）。

【用法用量】水煎服，每日 1 剂。

【来　　源】《中医肿瘤学》（上），1983：232。

【方　　名】太子参鱼腥草汤

【方药组成】太子参 15g，鱼腥草 30g，北沙参 12g，桔梗 9g，白英 30g，海藻 12g，麦冬 12g。

【加　　减】可根据病情进行加减，如咳嗽厉害加瓜蒌皮 12g，杏仁 10g；痰多难出加冬瓜子 12g，海浮石 12g；喘息加炙款冬花 10g，银杏肉 9g；发热加青蒿 9g，地骨皮 12g；胸痛加广郁金 10g，制香附 12g 或失笑散 9g（包煎）。

【功效主治】凡患肺癌者，无论早、中晚期，均有一定疗效。

【用法用量】每日 1 剂，水煎分早晚 2 次服。10 剂为 1 个疗程。

【方　　名】檀香散

【方药组成】白檀香 4.5g，茯苓 6g，橘红 6g。

【功效主治】理气和胃。主治噎膈饮食不入者。

【用法用量】俱为极细末，人参汤调下。

【来　　源】引自《中医大辞典》。

【附　　注】人参汤，即《伤寒论》方理中丸做汤剂用，其组方为：人参、干姜、炙甘草、白术各三两（约合今之 50g），共为细末，拌匀，每服 6 ～ 8g，沸汤点服。

【方　　名】碳素光疗法

【功效主治】子宫癌。

【用法用量】用碳素光照射脚踝、膝盖、颈前 5 分钟，阴部 15 分钟，腹部 10 分钟，连续照射 6 个月。

【方　　名】汤剂软坚合片剂方

【方药组成】①汤剂：煅牡蛎、夏枯草、海藻、海带、漏芦、白花蛇舌草、铁树叶、当归、赤白芍、丹参、党参、白术、茯苓、川楝子、郁金。②软坚一号片剂：紫草根、煅牡蛎、夏枯草、海藻、玄参、天花粉、丹参、黄菊花、山药、桃仁、石见穿、徐长卿、当归、赤芍、漏芦、郁金、川楝子。

【加　　减】活血化瘀，加桃仁、炙穿山甲、王不留行；软坚消积，加炙鳖甲、望江南；健脾和胃，加陈皮、木香、孩儿参、黄芪、薏苡仁、山药；清利湿热，加茵陈蒿、车前草、四川金钱草、虎杖。

【功效主治】胰腺癌。

【用法用量】方①水煎服，每日 1 剂。方②每天 3 次，每次 5 片。

【临床应用】共治 5 例晚期患者，均存活 2 年以上。夏某，男，50 岁，因阻塞性黄疸于 1975 年 8 月 9 日在上海市立九院剖腹探查，见胰头部肿大，质硬，整个胰腺肿大。诊断为胰头癌。9 月 24 日求治于中医。纳呆，苔根腻带黄，脉细滑。经中药治疗后，症状稳定，间有低热头晕，乏力及右上腹痛，迄今 4 年余仍健在。

【来　　源】《湖北中医杂志》，1980，（1）：51。

【方　　名】唐古特马尿泡

【方药组成】唐古特马尿泡适量。

【功效主治】镇痛消肿。主治消化道痉挛性疼痛、疮毒、癌瘤及皮肤病、无名肿毒。

【用法用量】煎汤，每取 0.2 ～ 0.4g 内服。取 20 ～ 30g，煎水洗患处，或用 75% 酒精浸泡数日后外搽患处，1 日 2 ～ 3 次。

【来　　源】《青藏高原药物图鉴》。

【附　　注】唐古特马尿泡，为茄科植物多年生草本，唐古特马尿泡的种子及根，青海省称之为"马尿泡"（因其花盘环状，于子房下肿胀，其蒴果球形，尿泡状、环裂，故而得名）。"马尿泡"，藏名为"唐传尕保"，味苦、辛，性寒，有毒，具有抑癌功能。

【方　　名】唐祖宣温肾化瘀汤

【方药组成】附子、泽泻、生甘草各 12g，肉桂、白术、人参、升麻、山药、山茱萸、茯苓、皂角刺、枸杞子各 15g，三棱、莪术各 8g，黄芪 45g，丹参、王不留行各 20g，熟地黄、穿山甲各 18g。

【用法用量】每日 1 剂，水煎，温服。每 10 天调方。

【功效主治】温肾健脾，升清降浊，化痰散瘀。适用于前列腺增生（癃闭）之肾脾阳虚、痰瘀互结型。

【来　　源】国医大师唐祖宣验方。

【附　　注】免劳累、熬夜、纵欲房事。忌酒。

【方　　名】唐祖宣猪苓通汤

【方药组成】猪苓、泽泻、滑石、阿胶（烊化）各15g，金钱草20g，茯苓30g，黄柏、栀子各9g。

【功效主治】清热利湿，养阴通便。适用于癃闭（前列腺增生）之湿热蕴积，阴虚内热型。膀胱炎、尿路炎症亦可适用。

【用法用量】每日1剂，水煎，温服。7天调方。

【来　　源】国医大师唐祖宣经验方。

【附　　注】本方系经方猪苓汤加味而成。

【方　　名】糖醋鹌鹑蛋

【方药组成】鹌鹑蛋20个，洋葱半个，胡萝卜80g，笋80g，香菇4朵，青椒1个。

【功效主治】补益气，健脾益肺。本膳主要适用于宫颈癌长期反复出血所致的贫血症。

【用法用量】鹌鹑蛋煮熟，去壳。所有蔬菜均切成小块，再把胡萝卜煮至断生。碗中依次放入汤料200ml，砂糖40g，醋45ml，酒15ml，西红柿酱20g，麻油5ml，粟粉10g，调味料汁。锅中放油30ml，烧熟后投入鹌鹑蛋与蔬菜稍炒，倒入调汁略煮一下即可食用。

【附　　注】鹌鹑蛋味甘，性平，有较高的营养价值。其所含的蛋白质、维生素B_1、维生素B_2、卵磷脂、铁等均高于鸡蛋，并含有维护血管弹性的物质芦丁。有医者在临床上以鲜牛奶250g加适量蔗糖煮开，冲泡2个鹌鹑蛋，每天早晨饮服1次，连服6个月，同时服用秘方“抗癌单剑”，使1例胃淋巴瘤患者临床缓解。

【方　　名】糖醋包心菜

【方药组成】鲜包心菜150～250g，香葱、大蒜、芫荽、香油、醋、白糖各适量。

【用法用量】将鲜包心菜洗刷3～4次，凉开水漂洗1～2次，滤干水分，切成细片，加白糖、醋拌匀，腌渍30分钟后，加葱、蒜、芫荽、香油少许，拌搅匀后食之。

【功效主治】适用于各种恶性肿瘤患者，尤以消化系统癌症患者。

【来　　源】《食疗本草》《抗癌食品》。

【附　　注】包心菜，又称包菜、卷心菜、莲花白、洋白菜。方中所用为十字花科植物甘蓝的茎叶。

【方　　名】糖醋菠萝猪肉

【方药组成】菠萝200g，青椒2个，猪瘦肉300g，鸡蛋半个。木耳少量，食盐、胡椒、料酒、淀粉、面粉、白糖、西红柿酱及食油各适量。

【功效主治】生津散寒，健脾益气。本膳主要选用于胃癌营养摄入不足、口淡无味者。

【用法用量】把肉切成小方块。菠萝去皮和芯切成1cm×2.5cm宽的方块，青椒也同样切方块。木耳用水发好。将少量盐和胡椒粉撒到肉块上，再加酒和少量淀粉拌匀，稍腌渍一下。把鸡蛋、淀粉、水混合制成面糊，将上述小肉块沾上糊，入温油锅内炸至金黄色捞出。用1勺盐、8勺白糖、6勺醋、1勺料酒、4勺西红柿酱加淀粉适量水调成味汁。炒油至热，下青椒片煸炒片刻出锅；然后再炒菠萝、木耳，加入味汁，烧开后放炸好的肉块和青椒片，出锅即成。

【附　　注】色泽鲜艳，味道甘酸而略辣，开胃爽口，促进消化。

【方　　名】糖醋大蒜

【方药组成】大蒜瓣500g，米醋1 000ml，红砂糖250g。

【功效主治】适用于各种癌症，消化系统、呼吸系统、泌尿系统癌症患者尤为宜用。

【用法用量】醋与红糖煮沸，放大口瓶内冷却，将去皮大蒜瓣洗净晾干，放入醋糖液中，泡10天可食用。每日2～3次，每次3～5枚。

【来　　源】《濒湖集简方》。

【附　　注】大蒜瓣，以紫皮大蒜最佳，因其疗效较高。

【方　　名】糖醋胡萝卜洋葱头方

【方药组成】鲜胡萝卜、鲜洋葱头各 100 ～ 300g，麻油、盐、糖、醋各少量。

【功效主治】适用于癌症早期和恢复期，并可用于预防癌症复发。

【用法用量】将胡萝卜、洋葱洗净切成丝条，放入碗中，先加盐少许糅合，后加醋腌渍 30 分钟，再放麻油、糖调味，佐膳食之。

【来　　源】《抗癌药膳》。

【附　　注】忌食生鸡、鲤鱼、狗肉、猪头肉。

【方　　名】糖醋胡萝卜洋葱头方

【方药组成】胡萝卜 150g，洋葱头 150g，白糖、米醋适量，猪油、麻油各少量。

【功效主治】各种癌症早期、恢复期辅疗。

【用法用量】将胡萝卜、洋葱洗净切丝，用猪油煎炒至七成熟时，加入麻油、糖、醋调味。佐饭食之。

【来　　源】《中华食物疗法大全》。

【附　　注】据报道，本方有预防癌症作用，常人可作为防癌菜肴，常食之。

本方与上方类同，可参。

【方　　名】糖醋芦笋

【方药组成】鲜芦笋适量，白糖、米醋各适量，盐、味精、香油少量。

【功效主治】各种癌症。

【用法用量】鲜芦笋削去表皮，斜刀切片，开水略煮捞出晒干，将白糖与米醋以 2∶1 的比例兑好，加盐、味精、香油，上锅煮成汁，勾芡，浇在芦笋上，佐餐食用。

【附　　注】醋有多种，一般以米醋为佳，糖醋以及杂粮酿的醋不宜应用。

【方　　名】糖醋木瓜方

【方药组成】鲜木瓜 250 ～ 350g，米醋、白糖各适量。

【功效主治】胃癌、肠癌、贲门癌、食道癌等辅佐食疗。

【用法用量】将鲜木瓜削去青皮，切成小薄片，放大盆中加入食盐少许揉搓片刻，滤去液汁后，加入米醋、白糖适量，拌匀后腌渍 30 分钟左右，酌情放入少许味精和香油，调匀后食之。日 1 ～ 2 次，佐膳食之。

【来　　源】《抗癌食疗》。

【附　　注】木瓜成熟后，生吃其果肉，也有同等效果。

【方　　名】糖醋腌瓜片

【方药组成】含有干扰诱生剂的鲜瓜菜（任何一种）250 ～ 350g，米醋、白糖各适量，香油、味精少量。

【功效主治】各种癌症的预防和辅助食疗。

【用法用量】将新鲜嫩瓜实削去外皮，清水洗净后，刨成薄片，放盆中加米醋腌渍 30 分钟，加入白糖、香油、味精调味，佐膳食之。每日 1 ～ 2 次，常食为宜。

【来　　源】《抗癌食疗》。

【附　　注】含有干扰诱生剂的瓜菜，如丝瓜、蛇瓜、瓠瓜、葫芦、胡萝卜、萝卜、豆芽、黄瓜等。

【方　　名】糖醋渍大蒜

【方药组成】米醋 500ml，白糖 250g，大蒜瓣 200 ～ 250g。

【功效主治】泌尿系统、消化系统癌症等各种癌症。

【用法用量】将米醋和白糖共煮沸，冷却后放入大口瓶内，再将去皮洗净晾干的大蒜瓣放入糖醋内，浸 10 天后取食，每日 2 ～ 3 次，每次食用适量。长期服用方可奏效。

【来　　源】《民间抗癌食谱》。

【附　　注】据文献报道，本方可做预防癌症的辅食措施，患者患何癌均可服用，久服有良效。

【方　　名】糖饯红枣

【方药组成】干红枣、红砂糖各 50g，花生仁 100g。

【功效主治】各种癌症放疗、化疗后血象异常，血小板减少者。

【用法用量】红枣温水泡发，花生米略煮后放冷剥下皮；把泡好的红枣放在煮花生米的水中，再加冷水适量，文火煮 30 分钟，捞去花生米皮，加入红砂糖溶化后收汁俟食用。每次吃红枣 10 枚，每日 1 ～ 2 次，常食之。

【来　　源】《食疗药膳》。

【附　　注】宜现制现食，不宜留久后吃。

【方　　名】糖参润肺汤

【方药组成】糖参 14g，山药 18g，百合 18g，党参 14g，南杏 18g，南枣 18g，猪排骨 300g，冰糖少许。

【功效主治】润肺止咳，健脾益气。本膳主要适用于喉鳞癌干咳无痰者。

【用法用量】糖参等用干净的纱布或布袋包好，扎口，放入排骨、冰糖，加入清水 6 大碗。先武火后文火煮 2 ～ 3 小时。捞出布袋后即可食用，每次 1 小碗，每 2 天 1 次。多余的放冰箱中保存。

【附　　注】此证候一般在喉癌Ⅰ、Ⅱ期合并感染或放疗后出现，多为气阴两虚，以本膳滋阴润肺、补气扶正甚为合适。马来西亚、新加坡、中国香港用本膳者甚多。膳中糖参即白参，制备方法是把生晒参以沸水浸烫后，浸于糖水中，取出晒干即成。其功效主要用于气阴不足症，但力量不如生晒参，更逊于红参。

【方　　名】桃红活血汤

【方药组成】黄芪 15g，当归 10g，赤芍 10g，川芎 10g，桃仁 10g，红花 10g，丹参 15g，鸡内金 12g，葛根 10g，陈皮 9g。

【功效主治】益气补血，活血化瘀。适用于鼻咽癌。

【用法用量】每日 1 剂，水煎服。

【临床应用】本方结合放疗治疗 92 例鼻咽癌，与单纯放射治疗的 105 例鼻咽癌做对照进行疗效观察。治后，1 年生存率本方结合放疗组为 91.3%，单纯放疗组为 80%；3 年生存率本方结合放疗组为 67.4%，单纯放疗组为 33.3%；5 年生存率本方结合放疗组为 52.5%，单纯放疗组为 24%。

【来　　源】中国医学科学院肿瘤医院蔡伟明方。

【附　　注】方中黄芪、当归益气补血，红花、赤芍、桃仁、丹参活血化瘀，葛根生津散火。诸药相合，具补益气血、化瘀散结之功。实验研究证实，活血化瘀药物具有改善血液循环的作用，可以增加组织的血流量，减少组织纤维化，因而应用本方结合放疗能提高疗效。

【方　　名】桃红四物汤

【方药组成】当归尾 5g，赤芍 15g，桃仁 9g，红花 9g，金银花 20g，败酱草 30g。

【功效主治】瘀毒型肠癌。

【用法用量】水煎服，每日 1 剂。

【来　　源】《中西医结合治疗癌症》：38。

【方　　名】桃红四物汤

【方药组成】桃仁、红花各 9g，赤芍、金银花各 15g，蒲公英、紫花地丁、半枝莲各 30g，乳香、没药各 3g，草河车、苦参各 10g，生甘草 6g。

【功效主治】活血化瘀、清热解毒，治乳腺癌，症见乳中结块，心烦，面红耳赤，局部疼痛，舌暗红，边有瘀斑，小便短赤，脉弦数。

【用法用量】水煎服，每日 1 剂。

【方　　名】桃红四物汤

【方药组成】桃仁 15g，红花 10g，当归 15g，川芎 10g，赤芍 15g，枳壳 10g，乌药 10g，牡丹皮 10g，香附 10g，延胡索 10g，红藤 30g。

【加　　减】腹硬满而痛者，加川楝子、炮穿山甲、丹参各 15g；里急后重者，加广木香 10g，藤梨根 30g；腹内结块而体实者，加三棱、莪术各 15g；大便秘结属体虚者，加火麻仁、郁李仁、柏子仁各 15g；体实便秘者加生大黄（后下）5 ～ 10g，枳实、玄明粉各 10g。

【功效主治】行气活血，消瘤散结。主治肠癌之气滞血瘀型，症见腹胀刺痛，腹块坚硬不移，下利紫黑脓血，里急后重，舌质紫暗或有瘀斑，苔黄，脉涩。

【用法用量】水煎服，每日 1 剂。

【来　　源】《偏方验方秘典》，中原农民出版社。

【附　　注】饮食宜清淡，不要吃生冷、油腻、辛辣之品。

【方　　名】桃红四物汤及金银甘花汤合方
【方药组成】桃仁 9g，红花 6g，赤芍 12g，丹参 15g，金银花 15g，生甘草 6g，蒲公英 30g，紫花地丁 30g，草河车 10g，乳香 3g，没药 3g，苦参 10g，半枝莲 30g。
【功效主治】瘀毒型乳腺癌。
【用法用量】水煎服，每日 1 剂。
【来　　源】《中西医结合治疗癌症》：48。

【方　　名】桃红四物汤及金银花甘草汤
【方药组成】当归尾 15g，赤芍 10g，桃仁 10g，红花 10g，金银花 20g，夏枯草 15g，龙葵 30g，刘寄奴 10g，延胡索 10g。
【功效主治】瘀毒型肺癌。
【用法用量】水煎服，每日 1 剂。
【来　　源】《中西医结合治疗癌症》：45。

【方　　名】桃红四物汤加减
【方药组成】当归 6g，赤芍药 6g，生地黄 12g，川芎 10g，桃仁 10g，红花 10g，三棱 10g，自然铜（先煎）10g，白花蛇舌草 30g，石见穿 20g，血竭粉 0.5g（冲）。
【功效主治】活血化瘀。治骨瘤、筋瘤、石瘿（甲状腺癌），并治妇女月经不调，或因瘀血而致的月经过多、淋漓不净等。
【用法用量】水煎服。
【来　　源】《外科学》。
【附　　注】桃红四物汤，原出于《医宗金鉴》，主要功能是活血调经。

【方　　名】桃红四物汤加味
【方药组成】当归、川芎、赤芍、桃仁、红花、三棱、莪术、猪苓、地鳖虫、白术各 10g，生地黄、泽泻、石菖蒲各 15g，茯苓 20g，蜈蚣 2 条。
【功效主治】颅内肿瘤。
【用法用量】水煎服，每日 1 剂。
【临床应用】叶某，男，86 岁，1986 年 2 月入院。头痛眩晕、走路不稳一个月，病情日渐加重。头颅电子计算机断层扫描检查诊断为后颅凹左侧桥小脑角肿瘤。因年事已高，不宜手术，求治中医。服上方一周后症状明显缓解，24 剂后能自行上厕所。复查，肿瘤缩小 2/3。继续门诊治疗，随访一年，病情无恶化。
【来　　源】《广西中草药》，1988，（3）：30。

【方　　名】桃葵汤
【方药组成】旋覆花 12g，代赭石 30g，山豆根 10g，郁金 15g，丹参 30g，龙葵 10g，陈皮 10g，当归 15g，槐仁 10g，红花 10g。
【功效主治】活血化瘀，清热解毒，降逆镇冲。适用于食管癌吞咽困难，胸闷疼痛，咽下痛剧，口渴烦热，大便干结，小便黄赤，舌绛瘀斑，苔厚腻，脉细弦或细涩。
【用法用量】每日 1 剂，水煎，分 2 次温服。
【来　　源】《中医癌瘤证治学》。
【附　　注】本方用桃仁、红花、丹参活血化瘀，消滞散结；旋覆花、代赭石降逆镇冲；龙葵、山豆根清热解毒；陈皮、郁金、当归理气活血。

【方　　名】桃仁八角茴香方
【方药组成】桃仁 1 枚，八角茴香 1 枚。
【功效主治】理气和中，破血祛瘀。主治乳腺增生。
【用法用量】饭前嚼烂吞下，每日 3 次。

【方　　名】桃仁承气汤
【方药组成】桃仁 9g，芒硝 9g，大黄 9g，桂枝 7.5g，生甘草 15g，栀子 12g，当归 9g，五灵脂 9g，犀角 6g，海金沙 6g。
【功效主治】膀胱癌。
【用法用量】水煎服，每日 1 剂。
【临床应用】此方服 6 剂曾治愈 1 例膀胱癌。
【来　　源】内蒙古自治区医院编《中草药验方选编》，内蒙古自治区人民出版社，1972：164。

【方　　名】桃仁代赭汤合方
【方药组成】①桃仁代赭汤：桃仁 9g，红花 9g，代赭石 30g，山药 18g，天花粉 18g，天冬 9g，地鳖虫 15g，党参 15g，三七面 6g（冲服）。②桃三硼甘丸：桃仁 30g，三七 30g，硼砂 18g，生甘草 12g，碘化钾 15g，胃蛋白酶 20g。共为细面，炼蜜为丸，每丸重 9g。③慈菇膏：山慈菇 120g，白蜜 250g，将山慈菇研细面，与蜂蜜混合成膏。

【功效主治】食道癌。

【用法用量】桃仁代赭汤水煎，先服，隔日再服丸药 1 丸，服至症状大减，能吃流食，再服慈菇膏，每次 15～30g，每日 2 次。

【临床应用】治疗 2 例，获痊愈。

【来　　源】内蒙古自治区医院编《中草药验方选编》，内蒙古自治区人民出版社，1972：149。

【方　　名】桃仁丹参汤

【方药组成】当归 9g，赤芍 6g，紫丹参 30g，桃仁泥 12g，杜红花 9g，白芍 6g，地鳖虫 9g，广木香 5g。

【加　　减】若脾虚加炒党参 10g，炒白术 9g，炒枳壳 6g；包块加京三棱 9g，蓬莪术 9g；疼痛加延胡索 9g，炙乳香 5g，没药 5g；大便燥结加火麻仁 12g，全瓜蒌 12g，生大黄 9g；便血加地榆炭 12g，槐花炭 9g，仙鹤草 15g；脾肾阳虚加熟附片 3g，肉桂（后下）3g，炒党参 12g，炒白术 9g；黄疸腹水加茵陈蒿 24g，炒白术 9g，泽泻 9g，猪苓 12g，茯苓 12g，车前子（包煎）12g。

【功效主治】活血化瘀。主治转移性肝癌。

【用法用量】水煎服，每日 1 剂。

【临床应用】本方治疗 8 例移转性肝癌，治后肝脏肿块缩小，生存期（发现肝癌转移，开始服中药时算起）半年、1 年、2 年、3 年、4 年的生存率分别为 87.5%（7 例）、75%（6 例）、50%（4 例）、25%（2 例）和 12.5%（1 例）。

【来　　源】江苏省肿瘤防治研究所张宗良。

【方　　名】桃仁干姜丸

【方药组成】桃仁（去目微炒）30g，干姜（炮裂）30g。

【功效主治】积聚。

【用法用量】为末，蜜丸如梧桐子大。每服 20 丸，食前温酒送下。

【来　　源】《奇难杂症效验单方全书》。

【方　　名】桃仁桂枝汤

【方药组成】桃仁 12g，桂枝 9g，白术 9g，雷丸 12g，大黄 6g，土鳖虫 6g，冬葵子 15g，人参 6g，生甘草 3g，法半夏 9g，怀牛膝 12g，紫草 12g。

【加　　减】全身水肿甚，乏力明显，加黄芪 12g，泽泻 12g，当归 12g；抽搐，加地龙 10g，白芍 12g，僵蚕 12g，生牡蛎（先煎）30g；大便秘结，腹胀腹满，大黄用至 15g，加厚朴 12g，大腹皮 12g。

【功效主治】用于侵蚀性葡萄胎，头、面、四肢浮肿，恶心呕吐，气促乏力，崩漏不止，质淡色暗，腹胀或痛，头晕，舌质淡暗，脉滑。

【用法用量】上药加水煎煮 2 次，将 2 煎药液混合均匀，分 2 次服，每日 1 剂。

【方　　名】桃仁红花赤芍汤

【方药组成】桃仁 9g，红花 6g，赤芍 9g，当归尾 9g，三棱 9g，莪术 3g，桃奴 5 个，苏木 9g，玄参 12g，茜草根 15g，枳实 9g，沉香 0.3g，蒲公英 9g，虾鼠粪（公鼠粪）10 粒。

【功效主治】子宫体癌。

【用法用量】水煎，以白颈蚯蚓 7 条化白糖开水兑服，连服数剂。

【来　　源】《湖南中草药单方验方选编》第一辑，湖南人民出版社，1970：138。

【方　　名】桃仁红花煎

【方药组成】桃仁 9g，红花 9g，生地黄 9g，赤芍 9g，当归 9g，川芎 6g，制香附 9g，丹参 9g，青皮 6g，穿山甲 9g，延胡索 9g。

【功效主治】活血化瘀，祛痛散结。主治前列腺癌气滞血瘀型，症见小便点滴而下，或时而通畅，时而阻塞不通，少腹胀满疼痛，伴腰背、会阴疼痛，行动艰难，烦躁不安，舌质紫暗或有瘀点，脉涩或细数。

【用法用量】水煎服，每日 1 剂。
【来　　源】《素庵医案》。
【附　　注】服药期间，忌辛辣刺激之品，戒烟、酒。

【方　　名】桃仁红花汤
【方药组成】桃仁、红花、当归、赤芍各 10g，熟地黄、丹参、黄芪各 15g，牡丹皮、炙甘草、川芎、田三七各 5g。
【功效主治】气滞血瘀之急性单核细胞性白血病，症见形体消瘦，面色晦暗，精神萎靡，两肋胀痛，肝脾明显肿大，淋巴结肿大，四肢有瘀斑，舌红苔薄，舌边有瘀黑点，脉沉而涩。
【用法用量】水煎服，每日 1 剂。

【方　　名】桃仁红花汤
【方药组成】桃仁 6g，红花 6g，柴胡 6g，桔梗 6g，枳壳 6g，生甘草 6g，生地黄 9g，当归 9g，玄参 9g，赤芍 9g，麦冬 12g，北沙参 12g，竹石斛 12g，乌梅 12g，怀牛膝 30g，紫丹参 18g。
【功效主治】活血祛瘀，滋阴清热。舌根部血管瘤。
【临床应用】蔡某，男，36 岁，1978 年 5 月 15 日就诊。舌根部肿块已半年，多次治疗无效，经活体组织检查，确诊为血管瘤。见舌根部与会厌之间有一黄豆大肿块，其色鲜红。自觉咽喉部干痛，说话声音嘶哑，舌咽有阻塞感，失眠多梦，舌质紫暗。
【来　　源】《新中医》1981 年第 5 期。
【附　　注】本案患者为心、肺、肾三经蕴热，热邪循经上蒸，热郁血络，气血凝滞所致。热扰神明，故失眠多梦；咽喉为呼吸之门，肺阴虚，虚火上炎，故咽喉干痛；声音出于肺而根于肾。肺肾阴虚，气津两伤，故声音嘶哑；心开窍于舌，心血瘀阻则舌质紫暗。故当以活血逐瘀佐滋阴清热，方用会厌逐瘀汤加麦冬、北沙参、竹石斛、乌梅归心、肺、肾经，以助滋阴清热、益气扶正而解除蕴热之邪；怀牛膝、紫丹参通血脉，加强活血逐瘀之力，以消肿块，故获捷效。

【方　　名】桃仁红花汤
【方药组成】桃仁 9g，红花 9g，当归尾 15g，赤芍 15g，苏木 15g，郁金 10g，丹参 30g，紫草 30g，金银花 15g，夏枯草 15g。
【功效主治】瘀毒型食管癌。
【用法用量】水煎服，每日 1 剂。
【来　　源】《中西医结合治疗癌症》：27。

【方　　名】桃仁红花饮
【方药组成】桃仁 10g，红花 10g，当归 12g，石见穿 30g，莪术 15g，山甲珠 15g，生大黄 6g，半枝莲 30g，白花蛇舌草 30g。
【功效主治】气滞血瘀型直肠癌。
【用法用量】水煎服，每日 1 剂。
【来　　源】《百病良方》第二集，科学技术文献出版社重庆分社，1983：187。

【方　　名】桃仁煎
【方药组成】桃仁（去皮尖，麸炒黄）、大黄（湿纸裹，甑上蒸）、川厚朴硝各 30g，虻虫（炒黑）15g。
【功效主治】攻下瘀血。适用于卵巢肿瘤，月经不通，肿块大而坚硬，体质尚实者。
【用法用量】上为末，以醋 1.7 升，银石器中慢火煎取 1.5 升，先下大黄、桃仁、虻虫三味，不住手搅，可丸时下川厚朴硝，更不住手搅，良久为丸，如梧桐子大。五更初空腹用温酒吞下 5 丸。下午取下如赤豆汁鸡肝样物，未下再服。血鲜红即止。续以调气血药补之。
【附　　注】体质已虚者忌用。

【方　　名】桃仁煎丸
【方药组成】桃仁（汤浸，去皮尖双仁，细研，以酒 3 升，同硼砂煎成膏）90g，硇砂（不夹石者，研）45g，鳖甲（涂醋，炙令黄，去裙襕）30g，川乌头（去皮脐，锉，盐拌，炒令黄）15g，紫菀（去苗土）15g，猪牙皂荚（去皮，涂酥，炙令焦黄）15g，防葵 15g，木香 23g，槟榔 23g，干姜（炮裂，锉）15g。
【功效主治】化瘀软坚，解毒抗癌。适用于肺癌胸胁郁结硬如杯，心腹胀痛，不能饮食，胸纵隔壅闷，咳嗽喘促。

【用法用量】上为细末。入桃仁、硇砂煎，炼蜜为丸，如梧桐子大。每服 15 丸，食前生姜汤送下。

【来　　源】《普济方》。

【方　　名】桃仁煎丸

【方药组成】桃仁三两，硼砂一两半，鳖甲一两，川乌头半两，紫菀半两，皂荚半两，防葵半两，木香、槟榔各三分，干姜一分。

【加　　减】喘而不得卧加紫苏子、白芥子；结块较大难消者加水蛭、虻虫；痰湿较盛者加半夏、陈皮、茯苓。

【功效主治】行瘀散结，下气化痰。痰浊阻肺之息贲，症见右胁下结硬如杯，心胸胀痛，胸膈壅闷，咳嗽喘促，纳呆。

【用法用量】上药为细末，入桃仁、硼砂煎中融合为丸，如梧桐子大，每次服 15 丸，每日 1 次，饭前生姜汤送下。

【来　　源】《太平圣惠方》卷四十八。

【附　　注】脾虚中阳不运，湿痰内聚，阻滞气机，痰浊壅肺，肺气失降，则胸膈壅闷，咳嗽喘促；气滞血瘀，则右胁下结硬如杯，心胸胀痛。方中桃仁化浊行瘀散结，配防葵利血脉偏行血瘀，木香、槟榔行气止痛偏理气，硼砂、皂荚消痰破结偏祛痰浊，紫菀下气化痰以开肺郁，川乌、干姜温中助阳以振中土，鳖甲软坚散结。诸药合用则湿去脾健中土复运，气畅瘀散肺气肃降，故气、血、痰三结可解。现临床可用于治疗肺癌。

【注意事项】忌食生冷、黏腻。孕妇忌服，阴虚内热者忌服。不可久服。

【方　　名】桃仁抗癌汤

【方药组成】紫苏叶、橘柑、桔梗、川木瓜各 10g，吴茱萸 8g，橘红 5g，槟榔 6g，桃仁 8g，红花 5g，赤芍 10g，黄芩 5g，蒲黄 5g，桑寄生 8g，刘寄奴 10g，通草 8g，栀子 6g。

【功效主治】宫颈癌。

【用法用量】水煎服，每日 1 剂。

【来　　源】《神医奇功秘方录》。

【方　　名】桃仁枯草抗瘤汤

【方药组成】黄芪 30 ～ 60g，党参 10 ～ 20g，三棱 10 ～ 30g，莪术 10 ～ 20g，桃仁 10 ～ 20g，红花 10 ～ 12g，当归 10g，昆布 10 ～ 30g，炮穿山甲 10g，夏枯草 10 ～ 30g，王不留行 10 ～ 12g（或桂枝 10g），茯苓 12g，桃仁 12g，赤芍 12g，红花 10g，夏枯草 15 ～ 20g，皂角刺 15g，昆布 12g，海藻 12g，香附 10g。

【加　　减】出血多者去红花、桃仁、当归、赤芍，加三七 5g（冲服），龙骨 18g，牡蛎 18g，海螵蛸 12g，茜草 12g，阿胶 12g；下腹寒者加吴茱萸 7g，小茴香 7g，肉桂 5g，夏枯草 15g；失眠者加夜交藤 12g，远志 9g，炒酸枣仁 20g。行经期三棱可增加至 30 ～ 40g。

【功效主治】子宫肌瘤。

【用法用量】每日 1 剂，水煎，分 2 次服。

【来　　源】《河北医药》。

【方　　名】桃仁泥大黄汤

【方药组成】桃仁泥 6g，制大黄 6g，壁虎 2 条，地鳖虫 3g，乳香 6g，没药 9g，当归 6g，莪术 9g。

【功效主治】子宫颈癌。

【用法用量】水煎，每日 1 剂，分 3 次服。

【来　　源】《肿瘤的辨证施治》，上海科学技术出版社，1980：125。

【附　　注】此方适用于初期体质强壮者，并同服牛黄醒消丸，1 日 2 次，每次 1.5 ～ 3g。

【方　　名】桃仁轻粉散

【方药组成】轻粉 0.9g，桃仁（去皮尖）14 个，萝卜子 3g。

【功效主治】多年恶疮。

【用法用量】为细末，擦疮上。

【来　　源】《奇难杂症效验单方全书》。

【方　　名】桃仁散

【方药组成】桃仁（汤浸，去皮、尖、双仁，麸炒微黄）30g，诃黎勒皮 22g，白术 22g，当归 22g，京三棱（微炮，锉）30g，赤芍药 22g，鳖甲（微醋，炙令黄，去裙襕）45g，陈橘皮（汤浸，去白瓤，焙）22g。
【功效主治】活血化瘀，散结破癥。主治妇人癥痞，心腹胀满，不能饮食，体瘦无力。适用于卵巢囊肿。
【用法用量】上药捣筛为散。每服 9g，用水 300ml，入生姜 4g，煎至 180ml，去滓，空腹时稍热服之。

【方　　名】桃仁四物抑瘤方
【方药组成】当归 10g，川芎 7g，赤、白芍各 10g，生、熟地黄各 6g，桃仁 10g，红花 10g，延胡索 10g，细辛 3g，花椒 10g，澄茄 10g，乳香 7g，六曲 30g，没药 7g，焦山楂 30g。
【功效主治】各种恶性肿瘤晚期疼痛。症见肿瘤局部疼痛，或由于转移引起的全身疼痛。
【用法用量】水煎服。
【来　　源】此方为段凤舞先生经验方。

【方　　名】桃仁杏仁蜜
【方药组成】桃仁、杏仁、小枣各 7 个，栀子 30g，朴硝、川大黄各 9g，鸡子清 3 个，蜜 30g。
【功效主治】小儿大肚子痞，面黄肌瘦，肚大青筋，午后发热。
【用法用量】将前药共为细末，用鸡子清、蜜调匀，摊在布上，贴肚脐，7 日 1 换，连贴 3 次。

【方　　名】桃仁芫花散
【方药组成】当归、川芎、干漆（炒烟尽）、木香、芫花（醋炒）、肉桂、赤芍药、琥珀各五钱，大黄、牛膝各二钱，桃仁一两，麝香五分。
【功效主治】癥瘕。
【用法用量】上为末或丸，每服一钱，空心，热好酒送下。
【来　　源】明·《简明医彀》卷七。

【方　　名】桃仁赭石散
【方药组成】桃仁 120g，水蛭 60g，生赭石 250g，鸦胆子 60g。
【功效主治】食管癌。
【用法用量】前三味共研细末，加鸦胆子，捣烂混匀，每次 10 ～ 12g，每日 3 ～ 4 次。
【来　　源】《家用速效中药》。

【方　　名】桃仁粥
【方药组成】桃仁 15g，粳米 100g，清水适量。
【功效主治】活血通络，祛瘀止痛。本膳主要适用于肺癌血瘀疼痛、上气咳嗽者。
【用法用量】先把桃仁捣烂如泥，加水研汁去渣，同粳米同煮为粥。
【来　　源】《汉方临床》，1978，11-12：344，日文。
【附　　注】以桃仁煮粥，古人经验很多。如元代忽思慧《饮膳正要》记载："桃仁粥，治心腹痛，上气咳嗽，胸膈胀满，喘急。"《养生食鉴》记载："桃仁粥，治上气咳嗽及冷心痛。"河内氏报告：桃仁中含有的苦杏仁甙对肿瘤细胞有一定的选择性。因为苦杏仁甙水解产生的氰氢酸和苯甲醛对癌细胞有协同破坏作用；苦杏仁甙能帮助体内胰蛋白质酶消化癌细胞的透明样黏蛋白质膜，使白细胞能够接近癌细胞，以致吞噬癌细胞，其水解产物氰酸、苯甲醛进一步代谢产物，对改善癌症病人贫血和减轻癌症病人疼痛等亦有作用。

【方　　名】桃树根肉汤
【方药组成】鲜桃树根 60 ～ 90g，猪瘦肉 100g。
【功效主治】子宫颈癌。
【用法用量】桃树根洗净切片，与瘦肉煎汤，热后喝汤吃肉，每日 1 剂，1 ～ 2 次服完。
【来　　源】《中华食物治疗法大全》。

【方　　名】桃树枝蛋
【方药组成】桃树枝 2 ～ 3 尺，（叶柄不用）约 250g，鸡蛋 3 个。
【功效主治】子宫颈癌。
【用法用量】将桃树枝剪成小棒棒，放砂锅中加汤 3 个鸡蛋同煮，约煮 3 个小时至鸡蛋皮呈深褐色，蛋清呈茶黄色为止，早、中、晚各服鸡蛋1个，1～2个月为1个疗程。

【来　　源】《偏方治大病》。

【附　　注】桃树枝必须是当年新枝，只可用磁盘和手折断，忌用铁刀切断。煮时必须用砂锅，避免与铁器接触，才能保持疗效。

【方　　名】桃枝当归膏

【方药组成】当归身36g，杏仁（汤浸去皮）100个，肥嫩柳枝126g，肥嫩桃枝54g（柳枝、桃枝皆切寸许，水洗，令干），黄丹（水飞）216g，芝麻油600g。

【功效主治】一切恶疮。

【用法用量】上件，先令油热，下桃枝、柳枝熬令半焦，以棉裹当归、杏仁同熬至桃枝、柳枝黑焦为度，去药渣，滤油，澄净，抹出铫子中滓秽，合并滤液，再上火令沸，旋入黄丹，熬至滴水中不散为度，或中摊纸上不透为度，即得。外用，敷贴患处。

【来　　源】《东垣试效方》。

【方　　名】桃蛭血甲化瘤方

【方药组成】川芎12g，桃仁6g，穿山甲3g，血竭12g，水蛭3g，三棱3g，重楼（七叶一枝花）3g，黄连3g，天南星12g。

【加　　减】痰结者加青礞石6g，皂角刺12g；湿聚者加藿香6g，通草12g；气阻者加香附12g，青木香6g；血瘀者加大黄6g，生蒲黄3g；郁热者加犀角3g，生地黄20g。

【功效主治】多种癌症，特别是可以扪及的肿瘤。有软坚止痛的作用。

【用法用量】将穿山甲、水蛭进行煅烧，然后混合其他药物研为细末，调拌凡士林或熬炼成膏剂备用。将药膏贴敷患处或穴位上。硬块部位深者，宜先拔罐刺血，然后外敷贴穴位，可选阿是穴（即痛点或患处），或痛点前后、左右对称穴位。痰结者加贴膻中穴，湿聚者加贴神阙（肚脐），气阻加中脘，血瘀加血海，郁热加大椎。

【方　　名】藤虎汤

【方药组成】藤梨根60g，虎杖30g，白花蛇舌草30g，半枝莲30g，石打穿30g，丹参15g，瞿麦15g，延胡索9g，香附9g，姜黄9g，陈皮9g，茯苓9g，生甘草6g。

【功效主治】清热解毒，活血化瘀，理气止痛。适用于胃癌。

【用法用量】每日1剂，水煎，分2次温服。

【临床应用】用本方治疗胃癌18例，显效3例，有效7例，无效8例，总有效率为55.6%。

【来　　源】武汉市胃癌防治协作组。

【附　　注】方中重用藤梨根、虎杖、白花蛇舌草、半枝莲、石打穿清热解毒，配合丹参、延胡索活血化瘀，香附、陈皮、姜黄理气止痛，故治疗胃癌具有一定疗效，其中以胃窦部癌的疗效较好，但缓解期较短。

【方　　名】藤黄方

【方药组成】藤黄。①制成5%藤黄软膏。②藤黄片60mg。③藤黄注射液100mg。

【功效主治】抗癌解毒。适用于皮肤癌。

【用法用量】①外用。②每日3次，口服。③加5%葡萄糖注射液500ml内，静脉滴注，每周2次。1个月为1个疗程。

【临床应用】本方治疗皮肤癌41例，见效时间最短6天，最长30天，平均14.2天。总有效率71%，显效率41%，以皮肤基底细胞癌疗效较佳。其中又以溃疡型皮肤癌效果略优于包块型皮肤癌。在病理形态观察中，有12例癌灶出现程度不同的退行性变性、坏死，其中2例出现大面积退行性变性、坏死。治疗后随访29例有效病例，仅3例复发，再次治疗仍然有效。

【附　　注】藤黄系单味中药，现代药理研究分析，发现其中藤黄酸、别藤黄酸具有抗癌作用。藤黄治疗皮肤癌采用外敷、内治，具有抗癌、消炎、止痛作用，且有副反应小等优点。

【方　　名】藤黄软膏

【方药组成】藤黄15g，凡士林30g。

【功效主治】皮肤癌。

【用法用量】藤黄研为细粉，用2∶1之比，调凡士林敷患处。每日1次，次日换药。

【来　　源】民间偏方。

【附　　注】藤黄有毒性，谨防入口。

【方　　名】藤枯汤

【方药组成】桂枝、三棱、沙苑子、丝瓜络各12g，姜黄、当归各15g，夏枯草、生牡蛎、丹参、鸡血藤各30g，料姜石60g。

【加　　减】局部肿块明显加山甲片、鳖甲、龙葵；疼痛剧烈加延胡索、莪术、全蝎、蜈蚣。

【功效主治】补肾养血，活血破瘀，助阳通络。骨肉瘤，症见上肢骨痛，疼痛较剧，面色无华，腰膝酸软，舌紫暗，脉沉涩。本方适用于骨肉瘤病发上肢证属瘀血内结、肾亏血虚者。

【用法用量】以上药物，水煎分2次温服，每日1剂。

【来　　源】《中医癌瘤证治学》。

【附　　注】骨肉瘤为肾气不足、寒湿之邪凝滞于经络，脉络阻塞，瘀血停滞，毒气深着入骨所引起。治宜攻补兼施，标本兼治。方中沙苑子、料姜石补肾填精以治本，肾充则骨壮；当归养血；三棱、丹参、姜黄、鸡血藤活血化瘀，通络止痛；桂枝温通血脉，助阳通络；丝瓜络通经活络；生牡蛎、料姜石软坚散结。诸药合用，扶正药提高机体的免疫功能，改善全身营养状况；祛邪药活血逐瘀通经络，软坚散结消癌瘤。

【方　　名】藤梨根

【方药组成】藤梨根60g。

【功效主治】溃疡型胃癌。对慢性肝病、肝炎后遗症、AFP阳性患者也有良效。

【用法用量】水1 000ml，煎3小时以上，每天1剂，10～15天为1个疗程，休息数天再服，共服4个疗程。

【来　　源】《抗癌食药本草》。

【附　　注】猕猴桃根（藤梨根）为治疗消化道肿瘤常用之药物。本药药性平和，无副作用。它不仅不伤胃，反有健胃作用，这是它突出的特点，对消化功能不好的患者，于抗癌汤药中加入本品30～60g，对维持和增加脾胃功能疗效卓著。上海龙华医院邱佳信教授胃癌基本方中包括本药。

【方　　名】藤梨根方

【方药组成】藤梨根。

【功效主治】胃癌，兼治上颌窦、筛窦恶性肿瘤。

【用法用量】以下二方据情选用。①藤梨根2～5两，加水1升，用文火煮3小时以上，留约2小碗药液，分2次服完。一般连服15～20天为1个疗程，停药几天再服，连服4个疗程。②藤梨根1斤，鸡1只，加水4～5升，文火煮3小时以上，药液可分3～4天服完，15～20天为1个疗程，服4个疗程。

【临床应用】洪某，男，48岁，1967年11月感上腹剧痛，不能进食稀饭，只能喝些汤水。1968年1月住金华医院，诊断为胃癌、肝浸润幽门梗阻。因肿块未能切除，故做胃肠吻合术，手术后半个月，病人坚持要出院，医生劝阻不听，出院后用藤梨根治疗，第一天吃了后发生剧烈疼痛，至次日才缓和些，继续服药，第三天即能进食半流质，但有呕吐现象，一周后能吃稀饭，二周后能吃一碗饭，6个月后基本痊愈。

【来　　源】《中草药通讯》，1970，（1）：18。

【附　　注】猪肉、鸡肉仍可食用，煮服不放食盐。忌食葱、姜等刺激物及鱼腥。服药后有轻度不舒，恶心，仍可继续服，如有明显恶心、呕吐及其他反应时，可暂停服几天后，继续服用。上二方，一般无严重不良反应。

【方　　名】藤梨根鸡蛋

【方药组成】藤梨根50g，鸡蛋2枚。

【功效主治】胃、肠道癌症。

【用法用量】将藤梨根切碎，加水浓煎取汁，放火上煮沸，打入鸡蛋2枚，煮成溏心蛋，当点心食之，喝汤吃蛋，日服1次，每次2蛋。长期食用。

【来　　源】《常见慢性病食物疗法》。

【附　　注】据《鸡蛋食疗法》介绍，本方对胃癌、肠道癌有一定疗效，可长期服用。

【方　　名】藤梨根食疗方

【方药组成】①藤梨根250g，狗肉500g。②藤梨根100g，猪肉200g。

【功效主治】外眼恶性肿瘤。
【用法用量】①②方分别炖熟。先服①方，吃肉喝汤。隔日 1 剂，连服 3 剂。后服②方，吃肉喝汤。隔日 1 剂，连服 3 剂，共为 1 小疗程。休息 7 天。再服下方：藤梨根 50g，山豆根 20g，败酱根 10g，白茅根 30g，仙鹤草 20g，木贼草 10g，夏枯草 20g，七叶一枝花 20g，野菊花 20g，密蒙花 10g，月季花 10g，绿萼花 10g。30 剂为 1 大疗程。休息 30 天后，再重复以上治疗。
【来　　源】《肿瘤临证备要》。
【附　　注】狗肉应选用健康者，病狗肉禁食用。

【方　　名】藤梨根蜀羊泉汤
【方药组成】藤梨根 30g，蜀羊泉 30g，铁树叶 30g，半枝莲 30g，鱼腥草 30g。
【功效主治】肺癌。
【用法用量】水煎服，每日 1 剂。
【来　　源】《肿瘤的防治》：146。
【附　　注】如用于病理属未分化癌，可配合小剂量化学药物治疗如环磷酰胺 200mg，静脉注射，每周 2 ～ 3 次。

【方　　名】藤梨根水
【方药组成】藤梨根 60g，水 1 000ml。
【功效主治】治溃疡型胃癌更宜。本方药性平和，无副作用，是为突出特点。
【用法用量】煎 3 小时以上，每日 1 剂，10 ～ 15 天为 1 个疗程，休息数天再服，共服 4 个疗程。

【方　　名】藤梨根水杨梅根
【方药组成】藤梨根、水杨梅根各 90g，野菊花根、半枝莲各 60g，半边莲、凤尾草各 15g。
【功效主治】直肠癌。
【用法用量】水煎服，每日 1 剂。

【方　　名】藤梨根汤
【方药组成】藤梨根、野葡萄根各 30g，八角金盘、生南星各 3g。
【功效主治】解毒散结。适用于乳腺癌。
【用法用量】每日 1 剂，水煎，分 2 次温服。

【方　　名】藤梨根汤
【方药组成】藤梨根 15 ～ 30g，鸡肉或瘦猪肉适量。
【功效主治】胃癌。
【用法用量】炖食。
【来　　源】《一味中药巧治病》。

【方　　名】藤梨根汤
【方药组成】藤梨根 75g。
【功效主治】胃癌，亦治肠癌。
【用法用量】将上药加水 1 000ml，煎 3 小时以上，取汤饮服。每日 1 剂,10 ～ 15 天为 1 个疗程。
【来　　源】《本草骈比》。
【附　　注】此方与上方类同，可参。

【方　　名】藤梨根汤
【方药组成】藤梨根 90g，龙葵 60g，石打穿 30g，乌不宿 30g，鬼箭羽 30g，铁刺铃 60g，无花果 30g，九香虫 9g。
【功效主治】解毒活血，清热利湿。适用于中、晚期胃癌。
【用法用量】每日 1 剂，水煎，分 2 次温服。
【临床应用】以本方治疗中晚期胃癌 72 例，治疗后症状有所改善，病灶基本稳定维持 1 个月以上者 50 例，有效率为 69.4%。
【来　　源】王佑民方。
【附　　注】《本草纲目》记载藤梨根治反胃；乌不宿有追风定痛作用，亦有强壮、健胃、利胆之效；铁刺铃有解毒消肿、活血祛风、益气血之功；龙葵、石打穿清热解毒，利湿散结；无花果健脾止泻；鬼箭羽、九香虫理气活血止痛。故本方对于腹部疼痛但正气未衰的胃癌病人较为适宜。若正气明显衰败、全身情况较差的胃癌病人可酌加扶正之品，并适当调整祛邪药的剂量。

【方　　名】藤梨根仙鹤草
【方药组成】藤梨根 90g，仙鹤草 60g，忍冬藤 60g，白英 30g，虎杖 30g，半枝莲 30g，半边莲 15g，凤尾草 15g，川楝子 12g，乌药 9g，苦参 6g，白芷 6g。

【功效主治】解毒止血。适用于膀胱癌出血者。
【用法用量】每日1剂，水煎，分2次温服。
【临床应用】葛某，男，68岁。确诊为膀胱癌，经用本方30多剂，血尿停止，症状改善，一般情况良好。李某，男，60岁。曾经4次手术，将膀胱全切除，但尿道口仍有血性分泌物，服用本方后，血性分泌物消除，自觉症状亦消失。

【方　　名】藤梨根野葡萄根干蟾皮汤
【方药组成】藤梨根60g，野葡萄根60g，干蟾皮12g，急性子12g，半枝莲60g，紫草30g，壁虎6g，生甘草6g，姜半夏6g，丹参30g，白花蛇舌草30g，半边莲16g，蒲公英15g，陈皮15g。
【功效主治】清热解毒抗癌，除湿行瘀消积，主治食管癌。
【用法用量】每日1剂，水煎，分早晚服。

【方　　名】藤梨根野葡萄根汤
【方药组成】藤梨根60g，野葡萄根60g，干蟾皮12g，急性子12g，半枝莲60g，紫草30g，壁虎6g，姜半夏6g，生甘草6g，丹参30g，白花蛇舌草30g，马钱子30g。
【功效主治】清热解毒。适用于食管癌。
【用法用量】每日1剂，水煎，分2次温服。
【来　　源】杭州肿瘤医院方。

【方　　名】藤梨虎杖汤
【方药组成】藤梨根60g，虎杖30g。
【功效主治】消化道肿瘤。
【用法用量】藤梨根、虎杖洗净切碎，共煮水60ml，分2次饮服，每日1剂，连续服用。
【来　　源】《肿瘤临证备要》。
【附　　注】藤梨根，即猕猴桃的树根。

【方　　名】藤梨抗癌煎合方
【方药组成】①藤梨根60g，野葡萄根15g，水杨梅根15g，凤尾草15g，重楼15g，半枝莲15g，半边莲15g，土贝母15g，黄药子30g，白茅根30g。②藤梨根12g，瞿麦12g，瘦肉12g。
【加　　减】便干，加蓖麻仁9g，麻仁12g，郁李仁12g；脓血严重，加白头翁15g，秦皮12g。
【功效主治】清肠解毒。适用于直肠癌。
【用法用量】①方先将前三药加水煎煮半小时，再入其余药物，加水至1 000～1 500ml，煎至500ml。②方加水2 500～3 000ml，煎煮至500ml。口服，每日1剂，煎2次分服，可以饮汁食肉。两方交替使用。
【临床应用】本方治疗直肠癌11例，临床治愈2例，有效3例，无效6例，总有效率为45.5%。患者李某，女，43岁，确诊为直肠乳头状腺癌，服药3个月后，症状明显减轻，半年后自觉症状基本消失，随访2年未复发。
【来　　源】《抗癌中草药制剂》，人民卫生出版社，1981：214。本方系陕西中医学院附属医院肿瘤科经验方。

【方　　名】藤梨天冬汤
【方药组成】藤梨根30g，天门冬30g，八角金盘、生南星各30g。
【功效主治】清热解毒，祛湿化痰止痛。主治乳腺癌。
【用法用量】上药水煎，分2次服，每日1剂。

【方　　名】藤莲昆夏汤
【方药组成】野葡萄藤30～60g，半枝莲、昆布、夏枯草各10g。
【功效主治】恶性淋巴瘤。
【用法用量】以上药物加水煎汤，分2～3次饮服，每日1剂。
【来　　源】《本草骈比》。
【附　　注】忌生鸡、鲤鱼、绿豆、浓茶。

【方　　名】藤苓汤
【方药组成】白英、土茯苓、苦参、干脐带、半枝莲、墓回头，各12g。
【加　　减】赤带加仙鹤草、大小蓟；腹中结块加生牡蛎、夏枯草、白花蛇舌草；疼痛加延胡索、乌药、郁金；神疲乏力，面色无华加党参、黄芪、当归、鸡血藤。

【功效主治】清热燥湿，解毒抗癌。子宫颈癌，症见带下色如米泔或浊黄，气味恶臭，舌质红，苔薄黄，脉滑数。本方适用于子宫颈癌湿热下注，热毒炽盛者，多见于宫颈癌初、中期。

【用法用量】以上药物，水煎分2次服，每日1剂。

【临床应用】杭州市肿瘤医院用于治疗宫颈癌20多例，自觉症状大部分得到改善，白带减少，出血停止，但客观检查无明显改善。

【来　　源】《抗癌中草药制剂》，人民卫生出版社，1981：256。

【附　　注】此时治疗以攻邪为主。方中白英、土茯苓清热解毒，消肿抗癌为主药；辅以苦参、半枝莲、墓回头清热燥湿，攻毒抗癌，以增强解毒抗癌之力以助主药之功；脐带补气养血以扶正。诸药相合清热燥湿，解毒消肿以抑制癌肿，少佐血肉有情之品补气养血以持正。带下，加白槿花6g，糯根皮12g，白鸡冠花12g。

【方　　名】藤梅饮

【方药组成】藤梨根60g，野葡萄根15g，水杨梅根15g，凤尾草15g，七叶一枝花15g，半枝莲15g，半边莲15g，土贝母15g，黄药子30g，白茅根30g。

【功效主治】大肠癌。

【用法用量】先将前三味药加水煎煮半小时，再入其余药物，煎至500ml。

【方　　名】藤树瘤刺老鸦根皮

【方药组成】藤树上长的瘤、刺老鸦根皮适量。

【功效主治】胃癌，此方对胃溃疡也有效果。

【用法用量】阴干，捣碎，混合，每次取适量水煎服，疗效佳。

【方　　名】体表良性瘤方

【方药组成】全蝎、青木香、香白芷各30g，冰片9g，制草乌、生川大黄、土鳖虫各15g。

【功效主治】活血散结，消瘤。适用于血管瘤、脂肪瘤、纤维瘤等体表良性肿瘤。

【用法用量】将药研成细末，瓶内贮藏，临用时取出适量入2/3白酒和1/3白醋调和敷于患处，2天更换1次，待病愈药停。

【临床应用】用本方治疗海绵状血管瘤13例，痊愈9例，显效4例；治疗脂肪瘤18例均痊愈；治疗纤维瘤13例，痊愈11例，显效2例。

【方　　名】天草方

【方药组成】天门冬（鲜）、白花蛇舌草。

【功效主治】滋阴清热，解毒消肿。适用于恶性淋巴瘤。

【用法用量】将上药分别制成注射液，加25%葡萄糖注射液静脉注射。

【临床应用】本方结合化疗治疗53例恶性淋巴瘤，临床治愈31例，显效22例，生存3年以上46例。

【来　　源】江苏省吴县东山人民医院高国俊方。

【附　　注】天门冬养阴清热，润燥生津；白花蛇舌草清热解毒、利水消积，为常用抗肿瘤药物，现代药物实验提示本品能刺激网状内皮系统，增强白细胞的吞噬能力，所以和化疗药同用有协同作用，而取得较好疗效。

【方　　名】天冬绿茶饮

【方药组成】天冬8g，绿茶1g。

【功效主治】防治肺癌、乳腺癌。

【用法用量】天冬剪碎片，放入杯中，加入绿茶，冲开水同泡，沸水冲泡后加盖，5～10分钟可饮，头汁茶饮至快尽，再冲再饮，每日2～3次，常饮服之。

【来　　源】《常见慢性食物疗养法》。

【附　　注】据报道，吸烟多的人常饮此茶，防癌甚佳，脾胃虚寒、大便溏泻者不宜服。

【方　　名】天冬麦冬汤

【方药组成】天冬、麦冬、五味子、党参、广豆根、射干、贝母各10g，天花粉、夏枯草、枸杞子、女贞子、六神曲、焦山楂、龙葵、蛇莓、白英各15g，黄芪30g。

【功效主治】喉癌。

【用法用量】水煎服。每日1剂，分2次服，连服1个月为1个疗程。

【方　　名】天冬汁
【方药组成】新鲜天冬90g，榨出青汁不拘量。
【功效主治】乳腺癌、乳腺瘤、乳块痰核。
【用法用量】鲜天冬洗净后，压榨青汁，不拘多少，以黄酒少许调和，徐徐饮之，每日1次，10日为1个疗程。
【来　　源】《中药大辞典》。
【附　　注】如无天冬，可用麦冬代之，但必须用新鲜者方有效。

【方　　名】天胡荽萹蓄汁
【方药组成】鲜天胡荽、薛萹蓄各120g，白糖适量。
【功效主治】膀胱癌尿血。
【用法用量】将上二药洗净捣烂取汁，兑白糖饮服。每日1剂，1～2次服完。
【来　　源】《抗癌药膳》。

【方　　名】天花粉陈壁土方
【方药组成】天花粉一两，陈壁土五钱，穿山甲、川贝母（去心），各三钱。
【功效主治】粉瘤。
【用法用量】共为末，和匀，掺膏药，不论何膏，贴之即穿出粉渣而愈。

【方　　名】天花粉方
【方药组成】天花粉10～20mg。
【功效主治】绒毛膜癌。
【用法用量】溶于生理盐水500ml中静脉滴注，每周1次，约5～7次为1个疗程。每次注射前需做皮肤试验，阴性方可应用。

【方　　名】天花粉胶囊
【方药组成】天花粉50g，牙皂粉30g，龙葵30～60g，半枝莲30～60g，白花蛇舌草30～60g，败酱草15g。
【功效主治】清热解毒化瘀。适用于绒毛膜上皮癌。
【用法用量】方中前二药各研细末，装入胶囊，每个内含天花粉0.25g，牙皂粉0.15g。后四味加水煎煮，制成煎剂。胶囊供外用，置于阴道后穹窿部。煎剂，口服，每日1剂，分2次温服。
【临床应用】以本方治疗绒毛膜上皮癌5例，4例有效，1例恶化。治疗恶性葡萄胎2例均为有效。

【方　　名】天花粉牙皂粉合方
【方药组成】①天花粉50g，牙皂粉30g。②龙葵30～60g，半枝莲30～60g，白花蛇舌草30～60g，败酱草15g。
【功效主治】绒毛膜癌、恶性葡萄胎。
【用法用量】方①各药共研细末，装入胶囊，每个内含天花粉0.25g，牙皂粉0.15g，胶囊供外用，置于阴道后穹窿部。方②水煎服，每日1剂。
【临床应用】武汉医学院附属第一医院用于治疗绒血膜上皮癌5例，4例有效，1例恶化。治疗恶性葡萄胎2例均有效。黄某，女，30岁，确诊绒毛膜上皮癌，服药3个月后症状缓解，病情稳定。
【来　　源】《抗癌中草药制剂》，人民卫生出版社，1981：268。

【方　　名】天花粉粥
【方药组成】天花粉20g，粳米100g，清水适量。
【功效主治】清热生津，止渴润枯。本膳主要适用于肺癌发热、口渴、干咳者。
【用法用量】将天花粉饮片煎汁去渣，煎取浓汁，同粳米一起加水煮粥。
【附　　注】原出唐《千金方》，有“治大渴”作用。天花粉为葫芦科植物瓜蒌Trichosanthes KirilowiiM.的根。《唐本草》云：“今用瓜蒌根作粉洁白美好。”说明天花粉作为食用，由来已久，其所含的天花粉蛋白（Trichosanthin），为碱性糖蛋白。该物质临床应用，表明对绒毛膜上皮癌、恶性葡萄胎类滋养层细胞肿瘤有较好的疗效（《伊春医药》，1980，1：25）。经动物实验，该方对小白鼠移植性肝癌，也有一定的治疗作用

(《第二军医大学学报》，1980，2：9)。作者在实验中，用本膳治疗肺癌，辅以其他中药，有确实的症状改善的结果。

【方　　名】天花粉注射液
【方药组成】天花粉注射液。
【功效主治】恶性葡萄胎、绒毛膜癌。
【用法用量】10mg天花粉注射液加生理盐水500ml，缓慢滴注，开始每分钟4滴，逐渐加量，最快每分钟不超过40滴。每5～7天用1次，如前次反应不大，则下次剂量可增加2mg，滴前做皮试，注液禁忌证。
【临床应用】共治238例恶性葡萄胎患者，其中37例以天花粉为主单纯中药治疗，147例天花粉加化疗，近期治愈率分别为91.8%、97.7%。
【来　　源】《山东中医杂志》，1983，(4)：31。

【方　　名】天葵散
【方药组成】紫背天葵适量。
【功效主治】乳腺癌。
【用法用量】研末，老酒冲服。同时调敷患处。
【来　　源】《一味中药巧治病》。

【方　　名】天葵石韦汤
【方药组成】天葵、石韦各15g，金钱草、土茯苓各30g。
【功效主治】膀胱癌。
【用法用量】水煎服，每日1剂。

【方　　名】天葵子山豆根方
【方药组成】天葵子15g，山豆根15g，白石英20g，射干15g，半边莲30g，白花蛇舌草15g，川黄连15g，全蝎10g，焦三仙各30g。
【功效主治】清热解毒，化痰通络，消肿利喉。主治鼻咽癌。
【用法用量】水煎，每日1剂，早、晚各服1次。

【方　　名】天葵子蛇莓汤
【方药组成】天葵子15g，蛇莓15g，半边莲20g，半枝莲20g，白石英20g，沙参15g，牛蒡子15g，生甘草10g，麦冬15g。
【功效主治】清热解毒，消肿利咽。主治扁桃体癌。
【用法用量】水煎服，每日1剂，早、晚各1次。

【方　　名】天葵子生牡蛎合方
【方药组成】①天葵子、生牡蛎、玄参、生地黄各12g，黄柏、黄芩、土茯苓各9g，广皮、金银花、蒲公英各6g，生甘草5g。②生山柰、生川乌、生草乌各等分。
【功效主治】恶性淋巴肉瘤。
【用法用量】方①水煎服，每日1剂。方②研粉末，烧酒外搽肿节处，每日数次。
【来　　源】《江西中医药》，1987，(5)：35。
【临床应用】胡某，男，53岁。1976年11月，左腋下淋巴结逐渐肿大如鸡蛋大，继之右腋淋巴结肿大，经抗菌消炎镇痛治疗无效。继之双侧腹股沟淋巴结肿大，并右侧腹部皮下可摸得一肿结如鸭蛋大。经某医院做切片检查，诊断为恶性淋巴肉瘤。经住院治疗4个月，腹、腰部淋巴结消失，而双腋及腹股沟淋巴结未消。颜面苍黄，肿结如杏核大，皮色不红，推而不动，舌红少苔，脉细数无力。用方①内服，方②外治，1个月后精神、食欲好转。前方去广皮、黄柏，加赤芍、牡丹皮共服30剂。外治如前。并嘱以每5天食湖鸭（洋鸭）1只，生田七9g，研为细末以鸭汤吞服。同时，生食鸭胆。约1年后，各部淋巴结消失，精神、饮食如常。现已工作，随访至今仍健在。

【方　　名】天葵子水红花子汤
【方药组成】天葵子12g，水红花子30g，七叶一枝花12g，煅牡蛎30g，炙甘草6g，煅瓦楞子30g，土茯苓24g。
【功效主治】恶性淋巴瘤。
【用法用量】水煎服，每日1剂，分3次服。
【来　　源】《肿瘤的辨证施治》，上海科学技术出版社，1980：130。

【方　　名】天龙地鳖虫汤
【方药组成】壁虎、地鳖虫、蟾酥、蜈蚣、地龙、牡蛎、僵蚕、石菖蒲、夏枯草、天南星、半夏各适量。
【加　　减】头痛剧烈加川芎、全蝎。视物模糊加枸杞子、决明子、菊花、青葙子。偏瘫加黄芪、赤芍、当归。夜寐不安加朱砂、远志、灯心草。恶心呕吐加木香、竹茹、陈皮、九香虫。
【功效主治】原发性中枢神经系统肿瘤。
【用法用量】水煎，每日 1 剂，服 2 次，3 个月为 1 个疗程。
【临床应用】服药 1 个疗程，有效率为 77.6%。

【方　　名】天龙方
【方药组成】壁虎 9 条。
【功效主治】急性淋巴细胞性白血病。
【用法用量】焙干研成细末，分 3 次用温开水送服，1 个月为 1 个疗程。
【临床应用】用药 1 个疗程，淋巴结消失，骨髓象恢复正常。

【方　　名】天龙舒喉方
【方药组成】壁虎 25 条，蛤蚧粉 50g，粳米 60g（三药同炒至米焦黄），僵蚕 15g，全蝎 15g，蜈蚣 10 条，硼砂 15g，露蜂房（烧存性）30g。
【功效主治】功能软坚散结。主治晚期喉癌。
【用法用量】上共研，装入胶囊，每服 4 粒，每日 3 次，温开水送服。
【临床应用】临床使用时应配合用软坚散结汤剂：夏枯草 15g，山慈菇 15g，七叶一枝花 15g，威灵仙 15g，猫爪草 25g，鸡内金 15g，生牡蛎 30g，太子参 15g，焦山楂 10g，神曲 10g，麦芽 10g，米醋 20ml。水煎服。本方治疗 1 例晚期喉癌（Ⅰ级鳞状上皮细胞癌），治疗 120 天后症状全消，喉镜检查肿块已消，声带运动闭合良好，随访 7 年未见复发。
【来　　源】甘肃中医学院华良才。

【方　　名】天漏汤
【方药组成】漏芦 15g，天葵子 30g，八角莲 9g，芸苔子 30g，地鳖虫 9g，白蔹 9g，金雀花 9g，木馒头 30g。
【加　　减】疼痛加露蜂房 9g。
【功效主治】疏肝活血，解毒抗癌。适用于乳腺癌。
【用法用量】每日 1 剂，水煎，分 2 次温服。
【临床应用】上海市徐汇区天平路地段医院用本方配合化疗小剂量穴位注射，治疗乳腺癌 42 例，有效 25 例，无效 17 例，总有效率为 59.5%。
【来　　源】《抗癌中草药制剂》，人民卫生出版社，1981：270。

【方　　名】天麻钩藤汤
【方药组成】天麻 10g，钩藤 12g，川芎 12g，杜仲 12g，防风 10g，地龙 12g，川乌 8g，桑寄生 12g，牛膝 15g，全蝎 6g，红花 3g，枳壳 12g，生甘草 6g。
【功效主治】周围神经炎及效化可引起的神经症状。
【用法用量】水煎服，每日 1 剂。

【方　　名】天麻蒺藜蒸鱼头
【方药组成】鳙鱼头 1 只，天麻 5g，白蒺藜（绢包）5g。
【功效主治】眼脱恶性肿瘤头痛。
【用法用量】将天麻、白蒺藜塞入鱼头内，加调料蒸熟食之。每日 1 剂，佐膳食用。
【来　　源】《肿瘤的食治》。

【方　　名】天麻咸鸭蛋
【方药组成】天麻 9g，鸭蛋 1 个。
【功效主治】补益腰膝，强健筋力。本膳主要适用于骨肉瘤患者。
【用法用量】天麻碾为细粉备用。鸭蛋放食盐水中浸泡 7 天后取出，在蛋上开一小孔，倒出适量蛋清，再把天麻粉塞入孔中。以面粉和成小片饼片，把鸭蛋密封裹起来，置火中煨熟。每天早、晚空腹吃一个。
【临床应用】某男，42 岁，患肋骨骨肉瘤，手术后 6 个月复发。嘱其每天早晨服天麻咸鸭蛋，晚上服四君子汤（人参、白术、茯苓、生甘草）。连续服用 35 天，病人自觉症状全部消失。对该病人随访21年未见复发。

【来　　源】《山东中医学院学报》，1985，2：66。

【附　　注】骨肉瘤病理检查常见癌组织处骨质变脆，甚至坏死，出现肌肉萎缩、功能障碍等肝肾阳虚的证候。天麻 Gastrodia etata B. 味辛。

【方　　名】天麻鳙鱼

【方药组成】天麻10g，鳙鱼头1只。

【功效主治】脑瘤头痛。

【用法用量】上二味加适当调料煮汤，鱼熟后喝汤吃鱼头肉。

【来　　源】《食治方选》。

【附　　注】天麻渣弃之。

【方　　名】天麻猪脑盅

【方药组成】天麻片15g，猪脑髓1副，冬菇3朵，葱段、姜片、盐、料酒、味精、鸡汤等各适量。

【功效主治】养心补脑，镇静安神。本膳主要适用于脑肿瘤出现精神症状（对周围事物反应淡漠，迟钝，记忆和思维能力低下，定向力、理解力减退等）。

【用法用量】天麻片用温水洗净，猪脑髓挑去血筋，冬菇洗净泡软。小盅内倒入适量鸡汤，加入以上诸味，隔水蒸20分钟。临食前加入少许味精调味。

【临床应用】刘国卿报告：天麻注射液1g/kg给小鼠静脉注射，可产生显著的镇静作用（《中草药通讯》，1974，5：33）。天麻这种明显的镇静和一定的镇痛作用，对脑肿瘤患者可能有改善症状的效果。本膳祛风开窍、通血脉、镇静、滋补，适宜于肝虚型高血压、动脉硬化、美尼尔氏综合征、神衰、头晕眼花及脑血管意外致半身不遂等症。

气虚甚者慎服天麻，高胆固醇血症及冠心病患者忌食猪脑。

【方　　名】天门冬方

【方药组成】鲜天门冬40g。

【功效主治】初期乳腺癌。

【用法用量】去外皮，用汤煎熟，1日分3次服下。

【方　　名】天门冬远志方

【方药组成】天门冬、远志、鹿角霜各60g，海藻30g，黄酒1斤。

【功效主治】乳房纤维腺瘤。

【用法用量】用酒浸泡1周后每晚服20ml。

【方　　名】天门冬汁

【方药组成】鲜天门冬30～90g。

【功效主治】乳腺癌。

【用法用量】榨汁内服，每日3次。

【来　　源】《一味中药巧治病》。

【方　　名】天门冬粥

【方药组成】天门冬20g，粳米100g，冰糖少许。

【功效主治】滋阴润肺，生津止咳。适用于白血病阴虚有热、干咳少痰或无痰者。

【用法用量】天门冬切斜条，煎取浓汁，去渣，入粳米煮沸后，加入冰糖适量，再煮成粥。每天食1～2碗即可。

【方　　名】天南星半夏汤

【方药组成】天南星15g，半夏12g，党参12g，美登木30g，丁香3g，赭石24g，苏梗15g，旋覆花15g，竹茹15g，龙葵30g，白英15g，蛇莓15g，半枝莲15g，金刚刺15g。

【功效主治】益气扶正，和胃降逆，清热解毒。主治食管癌。

【用法用量】水煎，每日1剂，早晚服。

【方　　名】天南星膏

【方药组成】天南星10g。

【功效主治】癌症。

【用法用量】洗净，加75%酒精适量，捣烂成黏稠的膏药状，纱布包，敷患处。天南星毒性较大，但只要按上述药量使用，对肝、肾毫无影响，只攻击癌细胞。

【方　　名】天南星膏

【方药组成】生天南星1枚（大者），醋5～7滴。

【功效主治】甲状腺癌。

【用法用量】将生天南星洗净切碎，捣融后加入醋杵如泥膏，贴敷于患处。

【来　　源】《本草骈比》。

【附　　注】如无生天南星，以干品研为末，醋调膏。

【方　　名】天南星合剂

【方药组成】天南星适量。

【功效主治】子宫颈癌。

【用法用量】内服：鲜品 15g，逐渐加至 45g，煎汤代茶。局部用药：天南星栓，每支内含生药 50g，插子宫颈处，每次 1 支，隔日 1 次。天南星针剂，每支 2ml，含生药 10g，每日注射 4ml，注入宫颈及宫旁组织，平均疗程 3 ～ 4 个月。

【临床应用】上方治疗宫颈癌 105 例，近期治愈 20 例，显效 46 例，有效 16 例。

【来　　源】《全国肿瘤简报》。

【附　　注】以上方类同，可参。

【方　　名】天然菱叶饮料

【方药组成】菱角叶 100kg（或菱角 80kg）。

【功效主治】安中补肘，益气健脾。本膳主要适用于食管癌吞咽困难者。

【用法用量】清水洗净菱叶的泥沙，淘洗时要轻缓，切勿破坏其组织内所含的水汁成分。装入蒸笼内，以约 100℃的蒸气蒸熟，一般需蒸 5 ～ 8 小时，使其自然冷却至 5 ～ 10 ℃。然后使其发酵，室内（发酵室）温度约保持在 50℃，一般可用烘箱来发酵。发酵 20 天后，取出，日晒烘干，研成细粉即可。可以单独泡水用，也可混入绿茶或牛奶里饮用。

【来　　源】日本特开昭 JP60–43113。

【附　　注】这是日本劢冈利彰发明的专利。他认为，“自古以来，人们早知饮用菱角榨汁有抗癌效果，却不知菱的叶、茎、根也都有此效果，所以经过多年的研究，终于开发出以菱角及其茎、叶、根为原料，经特殊加工发酵处理而成为保健新型饮料。

【方　　名】天台乌药丸

【方药组成】天台乌药（醋炙，或炒）、半夏各 15g，白姜 7.5g，羊屎（羊腹内者）10 枚。

【功效主治】理气化痰，和胃止呕。适用于胃癌反胃吐逆，腹内虚鸣。

【用法用量】用文武火炒，研末为丸，如绿豆大。每服 5 ～ 7 丸，红酒下。

【来　　源】《普济方》。

【方　　名】天夏开道汤

【方药组成】壁虎 3g，生半夏 15 ～ 30g，生南星 12g，急性子 12g，郁金 12g，枳实 12g，贝母 12g，茯苓 12g，路路通 12g，黄药子 9g，旋覆花 9g，降香 9g，威灵仙 5g，薏苡仁 30g，橘皮 6g，橘络 6g，半枝莲 15g，太子参 15g，代赭石 30g。

【加　　减】津伤阴亏、吞咽艰涩疼痛者，加生地黄、石斛、天花粉、玄参；血虚头晕、乏力者，加枸杞子、当归、制何首乌、鸡血藤；肝郁不畅、心烦易怒者，加醋炒柴胡、香附、八月札、炒山栀；胸骨后疼痛者，加延胡索、刘寄奴、失笑散；呕血、黑便者，加参三七、白及、云南白药。

【功效主治】调气降逆，解毒散结，开道通关。本方治证为食管癌属气滞、气逆为主者，症见吞咽梗阻，嗳气呃逆，或恶心呕吐，咳吐黏涎，胸脘气胀，食少纳差，舌苔白腻，脉弦滑者。

【用法用量】以上药物，水煎分 2 次服下，每日 1 剂，15 日为 1 个疗程。10 个疗程后改散剂装胶囊服。

【临床应用】本方治疗食管癌 38 例，显效（咽下通畅，可进干食或硬食，X 线钡餐检查示病灶好转，存活大于 3 年）9 例，有效 22 例，无效 7 例。总有效率 83.68%。

【来　　源】《江苏中医》1995 年第 6 期。

【附　　注】方用枳实、陈皮宽胸开郁，理气导滞；代赭石、旋覆花、降香下气消胀，降胃止呕；生半夏、生南星、贝母燥湿散结，化顽痰，除痞块，散癖积，前者亦能下气和胃；郁金、急性子活血化瘀，消癥瘕；路路通、橘络通经脉，导瘀塞，止疼痛；半枝莲、黄药子、壁虎、威灵仙解毒攻邪，清热抗癌；太子参、薏苡仁、茯苓健脾益气，扶正固本。全方相辅相成，攻补并用，共奏调气降逆、解毒散结、开道通关功效。

【方　　名】天仙子散

【方药组成】天仙子、冰片各20g。

【功效主治】行气化瘀，清热解毒，消肿止痛。主治癌痛。

【用法用量】上二味分别研末后混匀，密封备用。外用，按疼痛范围大小取适量本散，用温开水调成厚糊状，凉后摊于纱布上，敷于痛区，面积略大于痛区，厚约0.2～0.3cm，塑料薄膜覆盖，胶布固定，每日更换1次，疼痛Ⅳ级以上者可2日1次，至疼痛减轻为止。如敷后皮肤出现丘疹时，可暂停1～3天，待局部皮肤恢复正常后再敷。

【临床应用】治疗30例，其Ⅲ级疼痛20例，显效15例，有效5例；Ⅳ级疼痛5例，显效1例，有效4例；Ⅴ级疼痛5例，有效2例，无效3例，起效时间为10～20分钟，疗效持续4～6天。彭某，男，70岁。住院号66560，1993年8月20日入院。患者于1992年8月无明显诱因出现吞咽梗阻，经胃镜、食道钡餐和病理切片诊断为“食管中下段癌”，于同年9月住院治疗。住院期间曾接受放疗2个月，食管肿块明显缩小，梗阻明显改善，于11月有好转出院。1993年5月左胸部发现1枣核大肿块，逐渐长大麻木疼痛，偶有咳嗽，胸部X线检查诊为：“食管癌并胸壁，第9肋骨，肺转移”。1993年8月20日第2次入院。见左第9～10肋骨处可见一11cm×7cm肿块，伴疼痛。9月6—15日行肿块姑息性放疗7次，肿块未见缩小，疼痛稍减轻。停用放疗1周后，左胸肿块疼痛难忍，呻吟不止，每日需服盐二氢埃托啡片7～8片方减轻，痛甚时需肌注强痛定0.1g方缓解。改用天仙子散外敷半小时后疼痛减轻，24小时后麻木疼痛明显好转，48小时后痛能忍受，72小时后疼痛完全缓解。患者持续敷药1个月，未再用过镇痛药。

【来　　源】许利纯，《湖南中医杂志》，1995，(2)：8。

【附　　注】天仙子别名莨菪子，为茄科植物莨菪的种子，辛温，有毒，《古今录验方》之“莨菪子”散，服后有“当如醉”之记载，可知其有麻醉镇痛作用。冰片局部外用，亦有清热消肿止痛之功，其气芳香，善通窍透皮。两物相伍，敷治癌痛，其理可信，且有起效快、疗效持续时间较长的优点。然天仙子为有毒之品。慎勿误服。

【方　　名】天性草根汤

【方药组成】天性草根90g，野荠菜根90g。

【功效主治】清热解毒，利水除湿。适用于原发性肝癌。

【用法用量】分别水煎，上午服天性草根，下午服野荠菜根。

【临床应用】本方治疗1例经肝穿刺确诊肝癌者，肝区疼痛，腹大如鼓，食水不进，经连服上方半年，症状明显好转，1年后体征及症状消失，随访5年仍健在。

【来　　源】安徽省安庆专区卫生组方。

【附　　注】天性草根又名三白根（《缺补肘后方》）、百节藕（《植物名实图考长篇》）等，为三白草根植物三白草的根茎，具有利水除湿、清热解毒之功。野荠菜根又名鸡顶草（《图经本草》）、恶鸡婆（《草木便方》）、马蓟（《范汪方》）、虎蓟（陶弘景）等，为菊科植物大蓟根，“入肝脾肾三经”（《滇南本草》），也有凉血止血、祛痰、消痈肿之功。二药相配，利水解毒，适用于肿瘤伴腹水患者。

【方　　名】天性草根野芥菜根

【方药组成】天性草根120g，野芥菜根120g。

【功效主治】肝癌。

【用法用量】分别水煎，去渣后加白糖适量用之。上午服用天性草根汤，下午服野芥菜根汤。

【临床应用】方某，男，39岁，肝区疼痛，腹大如鼓，食欲不佳，于1965年被诊断为肝癌。患者服上方半年后病情明显好转，1年后症状及体征消失。

【来　　源】《千家妙方》，战士出版社，1982：569。

【方　　名】天雄丸

【方药组成】天雄（炮裂，去皮脐）30g，蛇床子 22.5g，细辛 15g，川大黄（锉碎，微炒）15g，杜仲（去粗皮，炙微黄，锉）22.5g，柏子仁 22.5g，白茯苓 22.5g，防风（去芦头）15g，萆薢（锉）22.5g，菖蒲 22.5g，泽泻 22.5g，瓜蒌 22.5g，桂心 22.5g，薯蓣 22.5g，远志（去心）15g，川椒（去目及闭口者，微炒，去汗）15g，牛膝（去苗）22.5g，石韦（去毛）15g，山茱萸 22.5g，白术 22.5g。

【功效主治】补肾益精壮阳，燥湿解毒。适用于阴茎肿瘤，肾中阴阳俱亏，阴茎生疮湿痒，小便赤黄，淋漓疼痛。

【用法用量】上药为末，炼蜜为丸，如梧桐子大。每服 30 丸，食前以温酒送下。

【方　　名】田基黄散

【方药组成】田基黄 30g。

【功效主治】原发性肝癌。

【用法用量】研细末，用砂糖开水兑服，每天 3 次，10 天为 1 个疗程，每个疗程间隔 5 天，一般服 8 个疗程即可。

【来　　源】《一味中药巧治病》。

【方　　名】田螺

【方药组成】田螺 40 个。

【功效主治】甘寒泻热解毒，固气活血润肠。结肠怪症。

【用法用量】捣烂去壳，取净肉于瓷碟中，加冰片 1.2g，待螺肉尽化为水，将其水敷于肠头及肛门，干后再敷，其肠渐次润回，痛亦止。至肠徐徐收入，再用归芪三仁肠服之。与下方同，可参。

【方　　名】田螺单方

【方药组成】食用田螺数只。

【功效主治】子宫颈癌。

【用法用量】将食用田螺数只，洗净，取去螺盖，倒覆于清净容器内过夜，可见浅绿色水液，加研细冰片适量，调成稀糊状。待阴道内冲洗，并拭去坏死组织后，即用糊涂于创面，每日 1 次。

【方　　名】田螺敷剂

【方药组成】田螺 1 只，盐半匙。

【功效主治】癌症有腹水者。

【用法用量】生捣敷脐下一寸三分处。

【来　　源】《治癌中药处方 700 种》。

【方　　名】田螺肉七叶一枝花

【方药组成】田螺肉 10 枚，七叶一枝花（鲜）30g。

【功效主治】肝癌腹水。

【用法用量】同捣如泥，做饼状，加冰片 1g 散于表敷贴脐部，每天 1 次。

【方　　名】田七炖鸡

【方药组成】嫩母鸡 1 只（重 1 000g 左右），田七 12g，红枣 10 个，枸杞子 10g，桂圆肉 10g，生姜、料酒、食盐适量。

【功效主治】补血益气，化瘀安神。本膳主要适用于脑肿瘤化疗反应和癌性贫血体质的患者。

【用法用量】将鸡宰杀后，净毛，剖腹去内脏，剁去头、爪，冲洗干净。田七用料酒适量浸软后，切成薄片。将田七及枸杞子、红枣、桂圆、生姜片、料酒、食盐、酱油拌匀，装入鸡腹内，再把整只鸡放入搪瓷或陶瓷盆中（鸡腹部朝上），加盖后置笼中或铁锅内蒸炖。2～3 小时后，出笼加味精适量，即可食用。

【附　　注】此膳美味可口，香气袭人，药物配伍巧妙，补而不滞，养血而又益气。但由于大多属于温性，所以热象甚的患者慎用。美国曾有报道：以三七为主的云南白药对人鼻咽癌细胞和白血病 P1210 有抑制作用。所以，云南白药也可以代替膳中的三七，剂量 3g 左右即可。

【方　　名】甜苦荞麦方

【方药组成】甜、苦两种荞麦杆梢，烧灰水浸泡

7天，滤取汁，阴干取霜。

【功效主治】食道癌。

【用法用量】每次口服1.5～3g，可与他方间隔配合使用，痰多者不宜。

【来　　源】《上海中医药杂志》，1965，(10)：16。

【附　　注】上述专方宜同时配合辨证常规汤剂应用，亦可同时应用西医疗效。

【方　　名】甜酿杏仁蒜头

【方药组成】紫皮大蒜头250g，甜杏仁50g，白糖100g，米醋1碗，细盐1匙。

【功效主治】前列腺癌。

【用法用量】大蒜头去衣，用食盐腌1天；甜杏仁去衣，打碎成泥状。将盐腌过的大蒜头滤去盐水，与甜杏仁一起浸入糖醋汁中。浸泡半个月后，即可食用。每次3～5瓣，经常食用。

【附　　注】本方制作时宜用大口有盖的玻璃瓶容器。大蒜必须用糖、醋、杏仁水浸没，才能经久不坏。蒜头吃完后，可再浸第2次。

【方　　名】甜葶苈鲫鱼汤

【方药组成】甜葶苈子30～60g，鲫鱼1条（约500g）。

【功效主治】肺癌。

【用法用量】将鲫鱼洗净去内脏，以布包葶苈子煎汤取汁，加入鲫鱼煮熟。喝汤吃鱼，每日1剂。

【来　　源】《金蛾山房药录》。

【附　　注】葶苈子有苦、甜之分，选用时认真鉴别确认为甜者方可食用。

【方　　名】调经攻坚汤

【方药组成】柴胡、当归、黄芩各15g，紫苏子、党参、益母草、牡蛎、瓜蒌、石膏、陈皮、香橼、白芍、夏枯草各30g，王不留行90g，香附10g，川椒5g，生甘草6g，大枣10枚。

【功效主治】乳癌。

【用法用量】水煎服，每日1剂。

【来　　源】《名中医治病绝招》。

【附　　注】对其他肿瘤也有较好的效果，须坚持服药，以120剂为1个疗程，久服、坚持是取效的关键。

【方　　名】调理脾胃方

【方药组成】生黄芪30g，生三仙各30g，党参15g，石斛15g，陈皮10g，半夏10g，枳壳10g，厚朴10g，茯苓10g，鸡内金10g，砂仁6g。

【功效主治】肿瘤病人的术后恢复，尤其是消化道肿瘤术后的胃肠功能的恢复，巩固疗效，预防肿瘤。

【用法用量】水煎分服，每日1剂。

【方　　名】调神攻坚汤

【方药组成】柴胡15g，黄芩15g，苏子30g，党参30g，夏枯草30g，王不留行90g，牡蛎30g，瓜蒌30g，石膏30g，陈皮30g，白芍30g，川椒5g，生甘草6g，大枣10枚。

【加　　减】肝郁化火、口苦面赤者加龙胆草、山栀、知母、黄连；气滞血瘀、肿块不散者加川芎、当归、红花、刘寄奴；胁胀食少者加陈皮、清半夏、鸡内金、炒三仙；大便干结者加大黄、芦荟。

【功效主治】疏肝理气，攻坚破瘀。乳腺癌，症见胸胁胀痛，嗳气脘闷，情绪抑郁，或躁烦易怒，口苦口干，发热，面赤，舌质红，苔薄黄，脉弦数。

【用法用量】以上药物，水煎分2次空腹服下，每日1剂。

【来　　源】《千家妙方》下册。

【附　　注】本方适用于肝郁气滞、积久化火、火邪内炎乳络、酿毒成块之乳腺癌的治疗。方以柴胡为主药，疏肝理气、条达郁滞；配以黄芩泄肝火，抑少阳，引横逆之肝气下达。二者相伍，一散一清，助肝以复其常态。另用苏子、陈皮、全瓜蒌行气化痰，开结消痞；石膏、夏枯草清热泻火；川椒止痛散结；白芍、生甘草柔肝敛阴，缓急和络；王不留行破血化瘀，通经行闭，削坚消积；牡蛎咸以软化坚结；党参、大枣益气扶正，健脾助运，固护后天。诸药合用，则全方可共奏疏肝、泄肝、柔肝、养肝、调肝、扶正抑木之效，最终达消瘤散结之目的。

【方　　名】调息丸

【方药组成】陈皮、蔻仁、射干、紫菀、桑白皮、桔梗、石碱、海浮石、旋覆花各等分。

【加　　减】喘不得卧，加葶苈子、紫苏子；痰有腥味配鱼腥草、芦根；胸痛甚者，加三棱、莪术、郁金；胶痰顽结难消者，加鳖甲、瓦楞子；痰中带血者，加白及、藕节。

【功效主治】降气清热，开痰散结。痰热郁肺之喘咳气涌，胸部胀痛，右胁下如覆盆状，痰多黏稠色黄。现临床可用于肺癌而见上述征象者。

【用法用量】上药为末，水泛为丸，如梧桐子大，每次服 20 丸，每日 2 次。

【来　　源】《杂病源流犀烛》卷一。

【附　　注】饮食不当，恣食肥甘，嗜酒伤中，脾失健运，痰浊内生，湿痰久郁化热，则痰火交阻，清肃之令不行，肺气为之上逆，故喘咳气涌，胸部胀痛，气滞久则结块成肺积。方中陈皮、蔻仁健脾行气，调理中焦气机；桔梗、桑白皮、紫菀降气平喘，调理上焦气机；射干、旋覆花、石碱、海浮石开痰散结。诸药合用，脾旺肺降，气机通畅，开痰散结，肺积得解。

【方　　名】调元肾气丸

【方药组成】生地黄（酒煮，捣膏）120g，山茱萸、山药、牡丹皮、白茯苓各 60g，人参、当归身、泽泻、麦门冬（捣膏）、龙骨、地骨皮各 30g，木香、砂仁各 9g，黄柏（盐水炒）、知母（童便炒）各 15g。

【功效主治】滋阴降火，益气养血。适用于肾阴不足，虚火内灼，气血两亏，骨无荣养，致生骨瘤，坚硬如石，形色或紫或不紫，推之不移，坚贴于骨，形体日渐衰瘦，气血不荣，皮肤枯槁，甚者寒热交作，饮食无味，举动艰辛，脚膝无力者。

【用法用量】上为末，鹿角胶 120g，老酒溶化，加蜜 120ml 同煎，滴水成珠，和药为丸，如梧桐子大。每服 80 丸，空腹时温酒送下。

【来　　源】《外科正宗》。

【附　　注】服药期间，忌服白萝卜、火酒，禁房事。

【方　　名】调中散

【方药组成】北沙参三两，荷叶（去筋，净）一两，广陈皮（浸去白）一两，茯苓一两，川贝母（去心，黏米拌炒）一两，丹参二两，陈仓米（炒熟）三两，五谷虫（酒炒焦黄）一两。

【加　　减】痰阻重者加制半夏、胆南星、白芥子；气逆不降者加代赭石、旋覆花、石决明、青礞石；阴津亏者加太子参、玄参、生地黄、芦根。

【功效主治】开关和胃，理气化痰。噎膈，症见进食不顺，咽下涩滞，呕吐痰涎而黏，或咳嗽，胸膈满闷，或口干口渴，舌苔腻，脉弦滑。

【用法用量】上为细末，每服二钱，用米饮调下，一日三次。现代用法，水煎服，每日 1 剂，各药剂量宜适当调整。

【来　　源】《医学心悟》卷三。

【附　　注】本方治症是由脾胃不调、痰阻气滞引起。脾居中州，主健运水湿，化生水谷精微，若脾胃失于和降，则中焦气运不畅，湿聚而生痰浊，壅塞窍道而生噎膈。故其治当理脾胃为先，方中用陈皮、茯苓健脾理气，调中化痰为主药，脾胃治则痰湿无生化之湿；川贝母化痰散结，泄热润燥，能清泻胸中郁结之气火；北沙参甘寒润泽，生津益胃，滋肺化阴，濡养咽管；丹参活血凉血，散肿消痈；荷叶升清除浊，行湿化痰，醒脾胃，促健运；陈仓米益胃气，固中土；五谷虫味咸性寒，清热消滞，健脾化食。诸药配合，或降相依，动静协调，可共达开关和胃、理气化痰之效。

【方　　名】贴骨瘤疼极方

【方药组成】生地黄 120g，泽泻 60g，山药 60g，山茱萸 60g，牡丹皮 60g，茯苓 60g，人参 30g，当归30g，麦冬30g，地骨皮30g，黄柏（盐水炒）15g，知母（童便炒）15g，木香9g，砂仁9g，龙骨30g，鹿角胶（酒化）120g。
【功效主治】骨瘤疼痛难忍。
【用法用量】共为末，蜜丸，如梧桐子大，每服9g，每日2～3次，白开水送服。

【方　　名】贴痞膏
【方药组成】水红花子6g，生大黄3g，朴硝3g，山栀子3g，石灰3g，酒酵1块（如鸡蛋大）。
【功效主治】腹腔肿瘤。
【用法用量】共捣成膏，用布摊开，贴痞块上，再用烫瓶烫黄帕勒之，3日后揭起。

【方　　名】铁扁担白茅根汤
【方药组成】铁扁担30g，白茅根、白花蛇舌草各12g，红糖9g。
【功效主治】直肠癌。
【用法用量】水煎服，每日1剂。
【来　　源】湖南省卫生局编《中草药单方验方新医疗法选编》，1971：332。

【方　　名】铁刺铃肉汤
【方药组成】铁刺铃250g，猪肉100g。
【功效主治】对宫颈癌放疗所致的腹痛、腹泻、便血等直肠反应有防护作用。
【用法用量】铁刺铃加冷水1.5L，煮成1L去渣，药汁中加入猪肉100g，再煮，吃肉喝汤。

【方　　名】铁刺铃铁树叶汤
【方药组成】铁刺铃30g，铁树叶30g，藤梨根30g，枸橘李15g，薏苡仁15g，鸡内金10g。
【加　　减】扪到肿块加三棱15g，莪术15g；舌质红绛加石斛15g，玉竹15g；舌苔厚腻加黄连3g，川厚朴10g；大便不通加大黄10g；呕吐食梗加旋覆花10g（包煎），代赭石15g；淋巴结转移者加野葡萄根30g，牡蛎30g，夏枯草15g。
【功效主治】胃癌。
【用法用量】水煎服，每日1剂，分2次服。
【来　　源】《肿瘤的防治》，上海科学技术出版社，1977：118。

【方　　名】铁线蕨汤
【方药组成】铁线蕨全草干品10g或鲜品30g，金钱草全草干品15g，常青藤全草干品30g。
【功效主治】通畅气血。专治胰腺癌痛。
【用法用量】诸药共水煎服，每日3次，每日1剂。
【来　　源】本方为彝族民间验方。
【附　　注】对不明原因的左下肋痛，症见有包块，消瘦，面黄而无血色，目无神，全身浮肿而干燥者有效。亦可治疗肾脏肿痛。

【方　　名】铁石膏
【方药组成】石花草250g，铁杆蒿叶250g，白英500g，千里光500g，泡桐树根（中层皮）1 500g，生桐油90g，猪油500g，红粉12g，雄黄30g，熟香油120g，青粉9g，铜黄15g，全蝎3条，蜈蚣1条。
【功效主治】清热拔毒，生肌敛疮。适用于皮肤癌。
【用法用量】先将石花草、白英、千里光、铁杆蒿叶、泡桐根皮、桑树根皮加水煎煮4～5小时，过滤，滤液浓缩成糖浆状，加入桐油后再煎1小时，加猪油又煎片刻，放冷，递次加入红粉、雄黄、青粉、铜黄、香油、全蝎粉、蜈蚣粉，调和均匀，即得。外用，涂敷于癌肿创面，隔日换药1次。
【临床应用】武汉医学院分院用于治疗皮肤癌多例均效。病理检查确诊为角化性鳞状上皮癌，用药半个多月，溃疡面组织逐渐转红，肉芽增生，继续用药至愈合，一直未复发。
【来　　源】《抗癌中草药制剂》，人民卫生出版社，1981：291。

【方　　名】铁石汤
【方药组成】铁树叶10g，石见穿10g，八月札10g，制半夏10g，海藻30g，生牡蛎30g，杭白芍 30g，川贝母 5g，桂枝 12g，炒枳壳 12g，制香附 12g，柴胡 12g，醋延胡索 12g，川楝子 12g，海螵蛸 12g，炙甘草 9g，川芎 9g，生大黄 9g，生黄芪 45g。

【功效主治】散结消痞，理气止痛。适用于热蕴邪聚、气机郁闭、聚湿生痰、瘀血留滞型的胃癌，症见脘腹痞胀不舒，走窜疼痛，颈部结块累累，不思进食者。

【用法用量】以上药物，水煎分 2 次服下，每日 1 剂。

【临床应用】以之配合胃癌灵丸（松树皮、大蒜、望江南、人参、生地黄、制附皮、苦杏仁、生大黄等）治疗胃癌 14 例，好转 5 例、显效 3 例、有效 3 例、无效 3 例。

【附　　注】方用铁树叶、石见穿、川贝母清解热毒；制半夏、海藻、牡蛎、海螵蛸化痰散结，软化积块；八月札、枳壳、香附、柴胡、川楝子理气解郁，调和肝脾，和胃疏土；川芎、延胡索、生大黄活血化瘀，消癥积；桂枝通阳化气，活络止痛；黄芪、炙甘草、白芍益气养血，以防攻邪而致正气损伤。全方配伍，共达散结消痞、抗癌止痛之功。

【方　　名】铁树芙蓉饮

【方药组成】铁树叶、芙蓉叶各 30g，泽漆 15g。

【功效主治】肺癌。

【用法用量】水煎服，每日 1 剂。

【方　　名】铁树牡蛎汤

【方药组成】煅牡蛎 30g，夏枯草 15g，海藻 15g，海带 12g，漏芦 12g，白花蛇舌草 30g，铁树叶 30g，当归 12g，赤芍 12g，丹参 18g，党参 15g，白术 12g，茯苓 15g，川楝子 12g，郁金 9g。

【加　　减】积块质硬而刺痛剧烈者加三棱、莪术、虎杖、刘寄奴、蜈蚣、全蝎；黄疸、小便不利者加车前子、猪苓、薏苡仁、金钱草、淡竹叶。

【功效主治】活血化瘀，软坚消癥。应于晚期胰腺癌，症见腹痛连及腰背，剑突下积块固定不移，有腹胀、腹泻、食欲不振，或有进行性加重之黄疸，或发生浅表淋巴结转移。痰阻血瘀，热毒结聚，壅塞气机，损伤脾胃，日久可变生癥积而出现上述证候。

【用法用量】以上药物，水煎分 2 次服下，每日 1 剂。

【临床应用】以本方为主治疗胰腺癌 17 例，存活 2 年以上者 4 例、占 23.5%，3 年以上者 2 例、占 11.7%。

【来　　源】《肿瘤学》。

【附　　注】治当化痰湿、逐瘀血、理气机、益脾胃。方以海藻、昆布、夏枯草软化积块、破散结气、消痰利水；漏芦、白花蛇舌草、铁树叶、赤芍清热解毒、抗癌散结、消肿止痛；丹参、郁金、当归活血化瘀、通利经脉、削坚止痛，后者还能养血生新；党参、白术、茯苓益气扶正、补脾养胃、运化水湿，以绝生痰之源；煅牡蛎咸以软坚、消癥瘕，川楝子理气疏肝、散结止痛。诸药相互协调，药性相加，则可共奏消补并用、扶正抗邪之效。

【方　　名】铁树藤梨羊泉汤

【方药组成】铁树叶、半枝莲、藤梨根、夏枯草各 30g，蜀羊泉、鱼腥草各 15g，百部 12g。

【功效主治】肺癌。

【用法用量】水煎服，每日 1 剂。

【来　　源】《治癌中药处方 700 种》。

【方　　名】铁树叶八月札汤

【方药组成】铁树叶 30g，八月札 30g，白花蛇舌草 30g，半枝莲 30g，露蜂房 9g，白术 9g，陈皮 6g。

【功效主治】用于卵巢癌初中期，腹胀，有积块，身热心烦，口干咽燥，在化疗期或停用化疗时均可应用。

【用法用量】水煎，分 2 次服，每日 1 剂。

【方　　名】铁树叶红枣汤

【方药组成】铁树叶 120g，红枣 12 枚。

【功效主治】子宫颈癌。
【用法用量】加水煎服，每日 1 剂。

【方　　名】铁树叶红枣汤
【方药组成】铁树叶 150 ～ 200g，红枣 10 枚。
【功效主治】收敛止血，固益正气。用治胃癌，呕吐反胃，卵巢肿瘤及卵巢癌出血者。
【用法用量】洗净入锅，加水适量，煎煮取汁。每日 1 剂，分 3 次服，30 日为 1 个疗程。
【来　　源】《偏方大全》。

【方　　名】铁树叶红枣汤
【方药组成】铁树叶 250g，红枣 10 枚。
【功效主治】肝癌。
【用法用量】在瓦缸内煮熟，吃枣喝汤。
【来　　源】《民间单方秘方精选》。

【方　　名】铁树叶水蛭汤
【方药组成】铁树叶 30g，水蛭 6g，半枝莲 30g，香附 14g，夏枯草 30g。
【功效主治】清热解毒，理气除湿。适用于肝癌出现腹水者。
【用法用量】水煎服，每日数次。

【方　　名】铁树叶薏苡仁汤
【方药组成】铁树叶、薏苡仁、半边莲、白英各 30g。
【功效主治】胃癌。
【用法用量】水煎服，每日 1 剂。

【方　　名】葶苈白芥子汤
【方药组成】葶苈子 12g，白芥子 12g，紫苏子 12g，五味子 3g，地龙 15g。
【加　　减】邪热犯肺加柴胡、黄芩、全瓜蒌；肺肾阴虚加沙参、麦冬、天花粉；气虚阳微加党参、黄芪、白术、茯苓、附子、桂枝、杜仲。
【功效主治】泻肺行水，理气清热。本方适用于肺气壅滞、失于宣降、痰阻气闭之恶性胸水的治疗。
【用法用量】以上药物，水煎分 2 次空腹服下，每日 1 剂。
【临床应用】以本方配合化疗药物胸腔内注射（积液多者适当抽液），治疗恶性胸水 22 例，并设单纯化疗（胸腔内注射）组 20 例做对照，结果两组病人分别显效（胸腔积液吸收、症状消失）13 例、4 例，有效 7 例、11 例，无效 2 例、5 例，总有效率分别为 90.91%、75%。二者相比差异有意义。
【来　　源】《山东中医杂志》1995 年第 12 期。
【附　　注】方用葶苈子降泻肺气，通利水道；辅以紫苏子、白芥子下气降浊，开壅豁痰，启肺窍以通膀胱；复用地龙清肺热，降实火，平喘利尿；最后用五味子益气养阴，收敛肺气，以防前述诸药之宣降太过。诸药合方，有张有弛，一泄一收，则悬饮去而正气仍存，其病可复。

【方　　名】葶苈大黄泽漆丸
【方药组成】葶苈二两，大黄二两，泽漆（洗）四两。
【功效主治】症坚，心下大杯，食则腹满，心腹绞痛。
【用法用量】上三味，捣筛，蜜和，捣千杵，服如梧子二丸，每日三次，不知稍加。
【来　　源】北周·《集验方》卷四。

【方　　名】葶苈桑皮汤
【方药组成】葶苈子 9g，桑白皮 9g，黄连 3g，制半夏 9g，全瓜蒌 12g，淡豆豉 9g，山栀 9g，炙甘草 6g，泽泻 15g。
【加　　减】热壅气闭、肺气不开者加桔梗、杏仁或用大黄以通肠降浊；血瘀胸痛者加益母草、泽兰、虎杖。
【功效主治】泻肺利水，清热宽胸。主治恶性胸水。
【用法用量】以上药物，水煎分 2 次空腹服下，每日 1 剂。
【来　　源】《中医杂志》1986 年第 12 期。
【附　　注】恶性胸水常由肺癌胸膜转移引起，

其他部位肿瘤所致者临床亦不少见。但不论原发病灶如何，积极治疗胸水，解除压迫症状是当务之急，故利水通下往往是首先采用的措施。本方即以泻肺行水为主要功用，适用于恶性胸水证属水泛痰阻、热壅气闭者。方选葶苈子、桑白皮为主药，取其降泻肺气、通调水道之效以利尿消肿，减少积液；复以黄连、瓜蒌、半夏组成小陷胸汤，清肺化痰，开痞利气，以去上焦壅滞。上焦开，则中焦、下焦自能顺畅无阻。以上为本方的主要组成部分。另以山栀苦寒以加强清肺之功，淡豆豉、泽泻以行小水、利膀胱，生甘草调和诸药。全方相互配合，从而共达提壶揭盖、开肺窍、利下窍之效。

【方　　名】葶苈子汤

【方药组成】南葶苈子 9g，白芥子 9g，龙葵 15g，瓜蒌 15g，白花蛇舌草 15g，胆南星 9g，壁虎 3g，十枣丸 3g（大戟、芫花、甘遂）。

【功效主治】泻下利水。主治肺癌胸水，喘促不得平卧。

【用法用量】以上药物，水煎分 2 次空腹服下，每日 1 剂。

【来　　源】《抗肿瘤中草药彩色图谱》。

【附　　注】肺癌而见胸水，其病情已属晚期，正气往往已大伤，不耐攻逐。但综观本方所治，仍以邪实而正不虚者为适应症，盖因此方乃峻下逐水之剂，否则慎勿用之。方选葶苈子泻肺气、开壅滞、通调水道，为主药；辅以十枣汤峻剂攻下、逐水饮、消肿满。以上药物配合，以去悬饮之实。另用瓜蒌、胆星、白芥子清化热痰、宽胸利气以平除满；白花蛇舌草、龙葵、壁虎解毒消肿、抗癌散结以消致水之源。全方合而奏功，共达泻下逐水之效。

【注意事项】虚证禁用。得利后及时调补。

【方　　名】通草射干丸

【方药组成】通草二两，杏仁（去皮尖）、牛蒡子（出油）各一合，吴射干、昆布、诃黎勒、海藻各四两。

【功效主治】瘿瘤硬结。

【用法用量】为末，炼蜜丸如弹子大，含化咽津，日三服。

【来　　源】明·《卫生易简方》卷之九。

【方　　名】通道散

【方药组成】硼砂、硇砂、冰片、人工牛黄、象牙屑、玉枢丹。

【功效主治】解毒消肿，通道消噎。适用于食道癌出现梗阻、噎膈不通者。

【用法用量】共为细末，以米汤少许调糊状，每日多次，徐徐咽服。

【来　　源】《实用中医学》。

【附　　注】溃疡型食管癌有穿孔可能者禁服。

【方　　名】通膈利噎散

【方药组成】水蛭 10g，炙全蝎、蜈蚣各 20g，僵蚕、露蜂房各 30g。

【功效主治】中晚期食管癌。

【用法用量】共研细末，每服 4g，每日 3 次。

【来　　源】朱良春方。

【方　　名】通关瞿麦丸

【方药组成】瞿麦穗、芍药、大黄（锉，炒）、当归（切，焙）、葵子、生甘草（炙）、榆白皮（锉）、栀子仁、木通（锉）、石韦（去毛）、大麻仁各 30g。

【功效主治】清热利尿。适用于前列腺癌膀胱积热，小便不通。

【用法用量】上为粗末。用水 220ml，入灯心少许，煎至 150ml，去滓温服，每服 15g。

【方　　名】通关散

【方药组成】黄柏（去皮，锉，酒洗，焙）、知母（锉，酒洗焙干）各 30g，肉桂 1.5g。

【功效主治】滋肾通关。适用于前列腺癌，热在下焦血分，小便不通，口不渴。

【用法用量】研为细末，熟水为丸，如梧桐子大。每服 100 丸，空腹时用白汤送下。

【方　　名】通经甘露丸
【方药组成】当归240g，牡丹皮120g，枳壳60g，陈皮60g，五灵脂90g，砂仁60g，熟地黄120g，生地黄120g，延胡索（炙）120g，熟大黄240g，赤芍90g，青皮90g，香附750g（炙），炮姜60g，桂心60g，三棱240g，莪术240g，生甘草60g，藏红花60g。
【功效主治】活血化瘀，理气消癥。主治妇人月经不通，或有癥瘕癖块，少腹胀痛，骨蒸劳热，适用于卵巢癌。
【用法用量】上药共研细末，用醋1 500g，苏木120g，煮取汁，泛为小丸。每服6～9g，温开水送下。

【方　　名】通经活络丸
【方药组成】当归、桃仁、川牛膝各60g，芍药90g，川芎、红花各30g，丁香6g。
【功效主治】通络活血祛瘀。适用于头颈部条状型静脉瘤。
【用法用量】共为细末，炼蜜为丸，如梧桐子大。每服9g，饭前、后开水送下。

【方　　名】通经丸
【方药组成】桂心（不见火）、青皮（去白）、大黄（炮）、干姜（炮）、川椒（去目并合口，微炒，地上出汗）、蓬莪术、川乌（炮，去皮尖）、干漆（炒，令烟出）、当归（洗，去芦，薄切，焙干）、桃仁（去皮尖，炒）各等分。
【功效主治】活血化瘀，通络消癥。适用于卵巢肿瘤，月经不通，下腹作胀，疼痛不止，下腹一侧肿块坚硬。
【用法用量】上为细末。将四分用米醋熬成膏，和余六分末，捣为丸，如梧桐子大，阴干。每服20丸，加至30丸，空腹食前用淡醋汤或温酒送下。

【方　　名】通经丸
【方药组成】三棱、莪术、赤芍、川芎、当归、紫菀、刘寄奴各八分，穿山甲一片。
【功效主治】经闭遍身浮肿。
【用法用量】共为末，米糊为丸，酒送下。

【方　　名】通淋饮
【方药组成】白茅根、小蓟、旱莲草各30g，瞿麦、滑石各15g，木通、黄柏各6g，生甘草9g。
【功效主治】主证尿频、尿痛、血尿。主治放疗所致的蕴热下注膀胱。导赤散加减生地黄、竹叶各10g，仙鹤草、大蓟、小蓟、茜草各15g，木通、木香各6g。
【用法用量】水煎服，每日1剂。

【方　　名】通络饮
【方药组成】桑枝、鸡血藤、金银花藤、络石藤、生薏苡仁各30g，防己12g，牛膝15g。
【功效主治】放疗所致气血瘀滞，经络受阻，症见上下肢浮肿，有沉重感。
【用法用量】水煎服，每日1剂。

【方　　名】通脉化结饮
【处方用药】当归30g，红土茯苓60g，穿山甲10g，八月札30g，猫爪草30g，乌蛇10g，薏苡仁60g，松罗10g，金银花60g，蝉蜕10g，生鸡内金30g，防风12g，夏枯草60g，天花粉20g，白芍30g，小白花蛇半条，防己15g。
【加　　减】气虚加黄芪30g，党参15g；血虚加阿胶10g；气滞者加川楝子10g；便秘者加制大黄6g。
【功效主治】化瘀，软坚散结，解毒化痰。主治淋巴细胞肉瘤，也可用于脂肪瘤、淋巴结核等。症见浅表淋巴结肿大，伴有瘀点、发热、倦怠乏力，舌红或有瘀点、苔腻、脉弦涩等。
【用法用量】水煎服，每日1剂，早、晚各服200ml。
【来　　源】本方为北京市东城区健安医院谢继增院长的经验方。
【注意事项】孕妇忌服。

【方　　名】通气肉辣皮
【方药组成】鲜黄瓜300g，粉皮250g，猪瘦肉

125g。花生油、酱油、食盐、醋、芥末面、葱丝、味精各适量。

【功效主治】通气健胃，开膈散郁。本膳主要适用于脑肿瘤食欲不振、不闻香臭者。

【用法用量】黄瓜切丝装盘，粉皮切丝放在黄瓜丝上。猪肉切丝，加葱丝、酱油腌渍；炒锅加花生油烧热，投入肉丝翻炒，熟后倒在粉皮丝上。将一汤勺芥末放碗内，加适量凉开水搅成稠糊，上笼蒸出辛辣味后出锅，和香油、味精一起倒在肉丝上（若芥末直接用热水搅拌，则搅成放在电冰箱内冰镇，方有刺鼻辣味）。

【来　　源】《开卷有益》，1989，1：38。

【附　　注】膳中鲜黄瓜为葫芦科植物，是餐桌上常见菜肴，不但含有许多营养物质，而且含丙醇二酸，可抑制人体内糖类转化为脂肪，有减肥作用；特别是黄瓜中大量的葫芦素有抑制EB肿瘤细胞的作用。

【方　　名】通气散坚丸

【方药组成】陈皮、半夏、茯苓、生甘草、石菖蒲、枳实（炒）、人参、胆南星、天花粉、桔梗、川芎、当归、贝母、香附、海藻、黄芩（酒炒）各等分。

【功效主治】化痰宣肺，通气散坚。适用于忧郁伤肺，致气浊而不清，聚结为脂肪瘤，色白不赤，软而不坚，由阴阳失度、随喜怒消长者。

【用法用量】上为末，荷叶煎汤为丸，如寒豆大。每次3g，用灯心20根，生姜3片泡汤送下。

【方　　名】通气散坚丸

【方药组成】人参、桔梗、川芎、当归、天花粉、黄芩（酒炒）、炒枳实、陈皮、制半夏、茯苓、胆南星、贝母、海藻、香附、石菖蒲、生甘草各30g。

【功效主治】气瘿、气瘤。

【用法用量】共为细末，混匀，荷叶煎汤为丸如豌豆大。每服3g，灯心草、生姜煎汤送下。

【来　　源】《医宗金鉴》。

【方　　名】通气散坚丸

【方药组成】丹参20g，当归15g，川芎10g，莪术10g，海藻15g，白英20g，胆南星10g，穿山甲10g，夏枯草20g，龙葵30g。

【加　　减】气郁化火，症见心烦易怒，口干口苦者，加牡丹皮、山栀、黄药子以清肝泻火。

【功效主治】理气化痰，行瘀散结。主治甲状腺癌，症见颈前肿物坚硬如石，固定不移，胸闷气憋，呼吸、吞咽困难，颈部刺疼，入夜尤甚，舌质紫暗或有瘀斑，苔薄白，脉弦涩。

【用法用量】水煎服，每日1剂。

【来　　源】《中西医肿瘤诊疗大全》。

【附　　注】忌烟、酒、辛辣刺激之品，保持心情舒畅。

【方　　名】通气散坚丸合散结灵方

【方药组成】当归15g，川芎10g，黄芩10g，天花粉20g，莪术10g，胆南星10g，海藻15g，穿山甲10g，夏枯草20g，丹参30g，干蟾皮15g，白英20g，龙葵30g。

【功效主治】肝郁气滞、痰郁气结型甲状腺癌。

【用法用量】水煎，每日1剂，分2次服。

【来　　源】《肿瘤病》，人民卫生出版社，1982：54。

【方　　名】通气汤

【方药组成】半夏（洗）、生姜各9g，橘皮、桂心（切）各4.5g。

【功效主治】行气降逆。适用于食管肿瘤，胸胁气满，每食噎塞不通。

【用法用量】上4味，切。以水1 600ml，煮取500ml，绞去滓，分3次温服，约隔1小时服1次。

【来　　源】《外台秘要》引《广济方》。

【附　　注】服药期间，忌食羊肉、生葱、饧等。

【方　　名】通气汤

【方药组成】生半夏80g，生姜60g，桂心30g，大枣12枚。

【功效主治】胸满气噎。

【用法用量】上 4 味，㕮咀，加水适量，煮取约得 3 碗，分作 5 次口服，白天 3 次，夜晚 2 次。

【来　　源】《备急千金要方》。

【方　　名】通气丸

【方药组成】木通（锉）、射干、杏仁（水浸，去皮尖，炒）、牛蒡子（微炒）、昆布（洗去咸）、诃子、海藻（洗去咸）、黄芪各一两，白茯苓三分。

【加　　减】胸闷、发憋，加郁金、菖蒲；肿块难消者，加牡蛎、贝母；胸闷不舒者，加清半夏、陈皮、枳壳。

【功效主治】行气化痰，软坚散结。本方所治之证为饮食及水土失宜所致瘿瘤，咽喉肿塞，浊气壅闷不通，使脾失健运，不能运化水湿，聚而生痰，痰阻气机。

【用法用量】上药为末，炼蜜为丸，如弹子大，每日早、晚各含化 1 丸。

【来　　源】《圣济总录》卷一二五。

【附　　注】方中杏仁宣肺化痰，使湿去脾健，气机通畅；木通走水府，祛湿浊；黄芪补气升阳，气升则水自降；射干、牛蒡子利咽消痰散结；诃子下气；海藻、昆布化痰软坚，消瘿散结。诸药合用则气机通畅，浊阴下达，则壅结自散。现临床可用于甲状腺肿瘤的治疗。

【注意事项】忌食生冷、黏腻之品。

【方　　名】通窍活血汤

【方药组成】赤芍 3g，川芎 3g，桃仁（研泥）9g，红花 9g，老葱（切碎）3 根，鲜姜（切碎）9g，红枣（去核）7 个，麝香（绢包）0.15g。

【功效主治】通窍活血，温经散结。适用于血管瘤患者病久或瘤皮紫暗，或兼见畏寒疼痛证属寒凝血瘀者。

【用法用量】用黄酒 250ml，将前 7 味煎 1 盅，去滓，将麝香入酒内，再煎 2 沸，临卧服。

【来　　源】《医林改错》。

【方　　名】通窍活血汤加减方

【方药组成】赤芍 15g，炒川芎 9g，炒桃仁 9g，红花 6g，麝香 0.3g，白芷 9g，大贝母 20g，炙穿山甲 10g，牡丹皮 12g，紫花地丁 30g，生甘草 5g，生姜 3 片，红枣 3 枚，老葱白 3 枚，小米黄酒 100ml 为引。

【功效主治】筛窦癌球后转移。

【用法用量】每日 1 剂，分 2 次煎服。

【来　　源】《国医论坛》，1987，（3）：36。

【方　　名】通窍活血汤加减方

【方药组成】赤芍、川芎、桃仁、当归、莪术、辛夷、白芷各 5g，石菖蒲、郁金、重楼、猫爪草、夏枯草、山豆根各 10g，生姜 3 片，大枣 5 枚。

【加　　减】口干、咽燥加沙参、石斛、天花粉；肿块放射后红、肿、热、痛加金银花、赤芍、连翘；胃脘不适加砂仁、山药；头晕、乏力加人参、黄芪。

【功效主治】活血祛瘀，解毒抗癌。本方适用于鼻咽癌辨证属血瘀者，症见舌紫暗或有瘀点，脉沉涩，或鼻咽癌放疗时的中药治疗。

【用法用量】以上药物，水煎分 2 次空腹服下，每日 1 剂，一般服 50 剂左右，放疗期间连续服用。

【临床应用】本方配合放疗治疗鼻咽癌，3 年生存率为 48.4%，5 年生存率为 41.9%。

【来　　源】本方是中和医派掌门人杨建宇教授依通窍活血汤化裁方。

【附　　注】方中赤芍、莪术等活血化瘀，改善微循环，改善瘤体局部缺氧状态，提高放疗敏感性；白芷等辛温芳香，上达通窍，消肿止痛；重楼、山豆根等清热解毒，利咽消肿，并可抗癌解毒。诸药合用活血而散瘀，解毒而抗癌，提高放疗之效，消除放疗之弊。

【方　　名】通窍活血汤加减方

【方药组成】赤芍 10g，当归 15g，川芎 10g，桃仁 10g，红花 6g，滇三七 5g，甲珠 10g，三棱

10g，莪术 10g，建菖蒲 6g，麝香 0.2g。

【加　　减】久服后去桃仁、红花、麝香，加鸡内金 8g，山药 10g。基本好转时用杞菊地黄丸调理。

【功效主治】蝶鞍肿瘤。

【用法用量】水煎，分 2 次服，每日 1 剂。

【来　　源】《湖南中医杂志》，1986，（4）：46。

【方　　名】通窍活血汤加减方

【方药组成】赤芍 5g，川芎 5g，桃仁 5g，红花 5g，当归 5g，莪术 5g，白芷 5g，重楼 10g，山豆根 10g，生姜 3 片，大枣 5 枚。

【加　　减】若口干、咽燥，可加沙参、麦冬、天花粉；肿块放射后红、肿、热、痛，加金银花、连翘；胃脘不适，加砂仁、石斛；头晕、乏力，加红参。

【功效主治】通络开窍，行血活血。适用于鼻咽癌。

【用法用量】每日 1 剂，水煎，早、晚分服。

【临床应用】运用本方并用放疗，疗效明显优于单纯放射治疗组。中药组和放疗组 3、5 年存活率分别为 48.4%、41.9% 和 42.3%、30.8%。两组放疗后鼻咽部肿块消失率（剂量大于 45 ～ 55Gy），中药组明显高于放疗组（$P < 0.05$）。

【来　　源】《中西医结合杂志》，1987：4。

【附　　注】本方以清代医家王清任通窍活血汤为基本方。方中赤芍行血活血，川芎活血止痛；桃仁、红花活血通络；生姜通阳，佐以大枣缓和芳香辛窜之药性。原方麝香因药材珍贵稀少故代以白芷祛风止痛，加入当归养血活血，莪术加强活血祛瘀，重楼、山豆根清热解毒。临床应用时配合放射治疗协同作用，可加速肿块消退，提高局部控制效果。

【方　　名】通窍活血汤加味

【方药组成】麝香 1g（分 6 次吞服）、桃仁、大枣、赤芍各 15g，红花、黄酒各 10g，老姜 12g，川芎 20g，葱 3 根、田三七 8g（研细末分 6 次服）。

【功效主治】颅内肿瘤（脊索瘤）。

【用法用量】水煎服，每日 3 次，两日 1 剂。

【来　　源】《新中医》，1989，21（5）：41。

【方　　名】通窍药汁

【方药组成】葱白、皂角各 3 个，麝香 5 ～ 7g，不食草 6 ～ 9g（鲜品）。

【功效主治】鼻咽癌。

【用法用量】共捣烂绞汁，用棉花蘸药塞鼻，若出血，将上药汁滴入。

【来　　源】《全国中草药肿瘤资料选编》。

【方　　名】通圣散

【方药组成】谷精草（炒）、天南星（炮）、管仲（炒）、黄柏（炙）各 7.5g，麝香 3g。

【功效主治】解毒敛疮。适用于皮肤癌。

【用法用量】上捣研为散。用少许干掺疮上。

【方　　名】通幽汤

【方药组成】桃仁泥 3g，红花 3g（包），生地黄 15g，熟地黄 15g，当归 30g，炙甘草 30g，升麻 30g，槟榔 15g。

【功效主治】幽门不通，上冲，吸门不开，噎塞，气不得上下，大便难。

【用法用量】水煎去渣，食前服，温分 3 服。

【来　　源】《兰室秘藏》。

【附　　注】通幽汤，《脾胃论》卷下有记载，组方中去槟榔。“噎塞”，“幽门不通”，即今之胃癌，若症见于后期，肠结如羊屎者，可酌加麻仁、瓜蒌、蜂蜜以润肠通便。

【方　　名】通幽消坚汤合方

【方药组成】①内服方：白花蛇舌草、槐角、槐花各 35g，龙葵、仙鹤草、地榆各 20g，当归、生黄芪、败酱草各 10g，穿山甲、昆布各 15g，三七、生大黄各 5g，黄药子 20g。②外治方：槐花、鸦胆子各 15g，皂角刺、血竭各 10g，白花蛇舌草、生大黄、败酱草各 40g。

【加　　减】便血不止者，加茜草、阿胶；大便不爽者，加炒莱菔子、麻仁；肿块不消者，加皂角刺、蒺藜；脱肛不收者，加莲子、升麻；淋巴转移者，加石上柏；肺转移者，加鱼腥草、全瓜蒌；肝转移者，加铁树叶、刘寄奴。

【功效主治】清热解毒，散结消肿。本方适用于直肠癌早、中期正气虚损、热毒壅盛者。症见腹痛，便下脓血，里急后重、肛门灼热，精神疲惫，舌淡，苔黄，脉弦数。

【用法用量】方①水煎取400ml，每日早、中、晚3次分服，每日1剂；方②水煎取汁200ml，保留灌肠，每2日1次。

【来　　源】《浙江中医杂志》1990年第6期。

【附　　注】内服方中槐花、槐角为治肛肠病之要药，凉血止血可使药力直达肛肠，为主药；白花蛇舌草、龙葵、败酱草、黄药子清热解毒，散结消肿而抗癌；穿山甲、昆布软坚散结；黄芪、黄药子清热解毒，散结消肿而抗癌；仙鹤草、地榆、三七收敛止血；大黄通腑泄浊。诸药合用祛邪与扶正兼施，通利与固涩兼顾，使肿消结散。外治方（灌肠方）中槐花清热凉血；鸦胆子解毒攻坚散结，得皂角刺、血竭之力相助，功效倍增；白花蛇舌草、败酱草解毒抗癌；大黄通腑泄浊。诸药合用抗癌解毒，直达病所，药力虽猛，但因给药途径不同，祛邪而不伤正。上方内服、外治相结合，治疗直肠癌取得较好的效果。

【方　　名】铜僧散

【方药组成】自然铜（煅研）、密陀僧（煅研）各30g，生甘草、黄柏各60g。

【功效主治】多年恶疮。

【用法用量】为细末，水调涂患处。

【来　　源】《奇难杂症效验单方全书》。

【方　　名】童便五液饮

【方药组成】童便（尿）80g，韭汁60g，牛奶20g，生姜汁15g，鲜竹沥30g。

【功效主治】食管癌梗塞阻闭、滴水不下。

【用法用量】鲜韭菜、生姜洗净，分别压榨取汁液，将5种液混合，为1日药量，频频温服，连续饮用10日为1个疗程。

【来　　源】《食物疗法精萃》。

【附　　注】童便，指小孩的小便，即尿液，中医常用10岁以下儿童的小便（尿）入药。

【方　　名】童尿冲雷公根饮

【方药组成】鲜童尿50～150ml，鲜雷公根60～250g（干品30～60g）。

【功效主治】子宫颈癌、子宫肌瘤、卵巢肿瘤。

【用法用量】将鲜雷公根洗净，切碎后加水适量，慢火煎汤，去渣后冲入童尿，当作茶饮，1～2次饮完，每日1剂，3个月1个疗程。

【临床应用】据文献报道，本方曾治愈2例宫颈癌患者，今仍健在。

【来　　源】《岭南草药验方选》。

【方　　名】透顶散

【方药组成】细辛3茎，瓜蒂7个，丁香3粒，糯米7粒，脑子、麝香各1，黑豆大。

【功效主治】行气涤痰，祛风开窍。适用于脑肿瘤。

【用法用量】先将脑子、麝香入乳钵内研极细，将前四味另研为末，然后入乳钵内，与脑子、麝香末搅令匀，用瓦罐子盛之，密闭罐口。用时取少许搐鼻中。

【来　　源】《普济本事方》。

【方　　名】透骨草补骨脂汤

【方药组成】透骨草30g，补骨脂30g，郁李仁30g，薏苡仁30g，生地黄30g，骨碎补15g，桑寄生15g，猪苓60g，露蜂房10g，全蝎10g，乌蛇10g。

【加　　减】肺转移，加全瓜蒌30g，葶苈子10g，鱼腥草30g，桔梗10g，夏枯草15g；疼痛较甚，加三棱10g，莪术10g，延胡索15g；神疲乏力，加党参15g，黄芪30g，白术10g。

【功效主治】用于骨肉瘤晚期，骨痛，肿块隆起，身热乏力，面色无华，腰膝酸软，舌暗，苔腻，脉沉细。

【用法用量】上药先用水浸泡半小时，加水煎煮2次，药液混合均匀，分2次服用，每日1剂。

【方　　名】透骨草散

【方药组成】透骨草、生牡蛎各30g，柴胡、大黄、皂角刺、牡丹皮、白术、炒香附、生甘草各10g，赤芍、全瓜蒌、茯苓各15g，丹参25g。

【功效主治】乳房结核、乳房纤维瘤、乳腺增生、慢性乳腺炎。

【用法用量】水煎，分2次服，每日1剂。

【方　　名】土贝母蒲公英汤

【方药组成】土贝母、蒲公英、穿山甲、橘核、金银花、夏枯草各15g。

【功效主治】乳腺癌。

【用法用量】水煎服，每日1剂。

【方　　名】土贝母香附丸

【方药组成】土贝母500g，香附250g，山甲珠250g。

【功效主治】乳腺癌。

【用法用量】共为细末，水泛为丸，每丸3g，每日2次，每次1丸。

【来　　源】内蒙古自治区医院编《中草药验方选编》，内蒙古自治区人民出版社，1972：162。

【方　　名】土贝母皂角刺

【方药组成】土贝母15g，皂角刺、海藻、僵蚕、重楼、夏枯草各10g，桃仁、红花、赤芍、玄参、陈皮、橘核各6g。

【功效主治】软腭乳头状瘤。

【用法用量】水煎服，每日1剂。

【临床应用】阎某，男，30岁。近3个月来，发现口腔内有一肿物，逐渐增大。经切片诊断为软腭乳头状瘤。因惧手术治疗，求治中医。舌红苔黄腻，脉弦数。肿物暗红色，表面不光滑，轻度触痛。处以上方合小金片（每日3次，每次2片），共服60剂，小金片120片。再查软腭乳头状瘤消失，随访5个月未复发。

【来　　源】《中医药信息》，1989，(2)：39。

【方　　名】土贝消肿汤

【方药组成】生牡蛎30g，土贝母9g，玄参9g，夏枯草15g，海藻15g，山慈菇9g，首乌藤30g。

【加　　减】若热痰蕴结，加白花蛇舌草30g，蛇莓30g，蛇六谷30g，竹沥、半夏各9g；寒痰凝结，加清半夏12g，陈皮6g，茯苓12g，生甘草5g，桂枝5g，土贝母9g，煅牡蛎30g，白花蛇舌草30g，白芥子5g；痰多，加陈胆星6g，小金丹1粒；痰湿凝结，加清半夏9g，陈皮6g，茯苓9g，白花蛇舌草30g，天葵子12g；气虚，加孩儿参15g，白术9g，茯苓9g，生甘草5g；热不退，加鳖血拌柴胡5g，白薇9g；阳虚，加熟地黄30g，肉桂3g，生甘草3g，麻黄1.5g，炮姜1.5g，鹿角胶9g，白芥子5g，半夏9g，陈皮6g。

【功效主治】软坚散结。适用于恶性淋巴瘤。

【用法用量】水煎服，每日1剂。

【临床应用】本方治疗12例恶性淋巴瘤，生存2年以上2例，3年以上3例，6年以上1例，8年以上3例，9年以上1例，10年以上2例。

【来　　源】上海市庄芝华方。

【附　　注】另以艾绒包裹麝香0.1g，灸天井、光明、小海穴位，每次取1穴。

【方　　名】土贝银翘汤

【方药组成】土贝母15g，胡桃隔、金银花、连翘各9g。

【功效主治】乳腺肿瘤，妇人乳岩。

【用法用量】酒水煎服。

【来　　源】《如宜方》。

【方　　名】土鳖虫蟾蜍汤

【方药组成】地鳖虫15g，蟾蜍15g，土茯苓15g，猪苓15g，党参15g，白花蛇舌草18g，薏苡仁18g，半枝莲18g，白术10g，三棱10g，莪术12g，生甘草3g。

【加　　减】积块较大，加鳖甲12g，穿山甲片12g，生牡蛎30g；腹痛较重，加延胡索12g，郁金10g，木香10g，乌药10g；腰膝酸软，加女贞子10g，枸杞子10g，桑椹子10g，当归15g；有腹水，加天葵子10g，冬瓜子10g，车前子（包）15g。
【功效主治】卵巢癌中期。
【用法用量】上药加水煎煮2次，将2次煎药液混合均匀，分2次服，每日1剂。

【方　　名】土鳖虫盐饮
【方药组成】土鳖虫7只（微炒），盐45g。
【功效主治】舌癌，重舌满口。
【用法用量】水煎煮五七沸，含口中，不要咽下，每日3～5次。

【方　　名】土大黄地骨皮汤
【方药组成】土大黄50g，地骨皮、龙牙草、丹参、益母草各37.5g，当归、黄精各18g。
【功效主治】再生障碍性贫血。
【用法用量】水煎服，每日1剂。
【来　　源】这是上海第一医院使用的处方。
【附　　注】用土大黄的同时，配合使用碳素光疗法，疗效更佳。

【方　　名】土大黄汤
【方药组成】土大黄30～60g。
【功效主治】凉血止血，主治白血病。
【用法用量】水开后入药，煎15分钟，煎2汁，每汁煎成200ml左右，分2～3次服，可连续服用。

【方　　名】土豆汁
【方药组成】生土豆适量。
【功效主治】胃癌。
【用法用量】去芽去皮，捣烂取汁，每天早饭前服150ml，有效。

【方　　名】土豆知了方
【方药组成】土豆100g，知了10只。植物油、椒盐或西红柿酱各少许。
【功效主治】健脾益胃，祛风除热。本膳主要适用于咽喉癌局部痒疼者。
【用法用量】土豆洗净，削皮，切成薄片，在油中炸熟。知了洗净，稍晾干，也在油中炸酥。两者均放入盘中，蘸椒盐或西红柿酱食用即可。
【附　　注】膳中知了即蝉科昆虫蝉，学名为黑蚱 Cryptotympana atrata F. 李时珍云：“蝉，主疗皆一切风热症。古人用身，后人用蜕。大抵治脏腑经络，当用蝉身；治皮肤疮疡风热，当用蝉蜕。”治疗咽喉癌局部发痒而痛楚，除本膳外，在黑龙江赵光农场有人还用土豆100g，切碎，捣烂，绞取汁液，每次用1～2汤匙，酌加蜂蜜调匀，冲入适量开水服用。1968年编者在赵光农场获得此方后，在临床上多次推荐给有关患者，大多反映服后奇痒和疼痛都能明显减轻。

【方　　名】土蜂房丹参汤
【方药组成】土蜂房15g，丹参30g，茯苓10g，姜半夏10g，玉片10g，瓦楞子10g，生甘草6g。
【功效主治】活血化瘀，软坚散结。主治食道癌。
【用法用量】水煎服，每日1剂。

【方　　名】土茯苓百部汤
【方药组成】土茯苓30g（炒存性），百部30g（炒存性），蜈蚣30g（炒存性），斑蝥10个（炒存性），蝉蜕15g（炒存性），滑石15g，金银花20g，薏苡仁15g，苦丁茶15g，金钱草15g，海金沙10g，怀牛膝15g，干姜15g，肉桂15g，附子15g，小茴香15g，桃仁15g，红花15g，三棱15g，莪术15g，丹参15g，水蛭15g（炒存性），大枣5个，生姜5片。
【功效主治】血瘀毒结型膀胱癌。
【用法用量】水煎2次，早、晚分服。
【来　　源】《癌症的治疗与预防》，春秋出版社，1988：124。

【方　　名】土茯苓败酱草汤
【方药组成】土茯苓30g，败酱草30g，瞿麦20g，蒲公英30g，生薏苡仁20g，半枝莲30g，萹蓄15g，苍术10g，厚朴10g，车前草30g，龙葵30g，赤芍10g。
【功效主治】湿热瘀毒型子宫颈癌。
【用法用量】水煎服，每日1剂。
【来　　源】《中医肿瘤学》(上)，科学出版社，1983：302。

【方　　名】土茯苓斑蝥蛋
【方药组成】土茯苓90g，猪臀肉90g，红皮鸡蛋3枚，大斑蝥21只。
【功效主治】瘰疬、鼻咽癌颈部肿块，颈部淋巴转移性癌肿。
【用法用量】将斑蝥去头、足，研末，分3份，把鸡蛋各打一小孔，每个鸡蛋装入斑蝥粉1份，用湿纸封口，烧炭存性，研成细末，又将土茯苓、猪臀肉用砂锅熬汤，连服5次后，休息5天再服，3个月为1个疗程。
【来　　源】《辽宁中医验方》。
【附　　注】方中斑蝥有毒，须在医师指导下使用。

【方　　名】土茯苓灯心草汤
【方药组成】土茯苓、灯心草、白英、龙葵各30g，蛇莓、海金沙各15g。
【功效主治】膀胱癌。
【用法用量】水煎服，每日1剂。并配以蟾蜍煎汤，白花蛇舌草代茶。
【来　　源】《抗癌本草》：20。

【方　　名】土茯苓方
【方药组成】土茯苓不拘量。
【功效主治】恶性淋巴瘤。
【用法用量】切片或为末，水煎服或入粥内食用，以多食为妙。
【附　　注】忌铁器。

【方　　名】土茯苓防风丸
【方药组成】土茯苓15g，防风、蝉蜕各5g，轻粉（炒黄）2g，斑蝥、巴豆霜各0.7g。
【功效主治】晚期肝癌。
【用法用量】药研细末，炼蜜为丸，每服3g。每日2次，1剂为1个疗程。
【临床应用】用药1剂见效，2剂下黑色黏样液便，3剂症状显著改善。

【方　　名】土茯苓煎剂
【方药组成】土茯苓30g。
【功效主治】鼻咽癌。
【用法用量】1日量，水煎代茶饮。
【来　　源】《一味中药巧治病》。

【方　　名】土茯苓金锁银开汤
【方药组成】土茯苓15g，金锁银开、黄药子各9g，白英15g，乌蔹莓根、蒲公英各12g，生甘草、金银花各6g。
【功效主治】甲状腺癌。
【用法用量】水煎服，每日1剂。
【来　　源】《抗癌本草》：20。

【方　　名】土茯苓苣荬菜方
【方药组成】土茯苓、苣荬菜（野苦菜）各30g，海螵蛸、白英、生薏苡仁各24g，香茶菜、墓头回各15g，黑木耳、茜草根各9g。
【功效主治】子宫颈癌赤白带多者。
【用法用量】水煎服，每日1剂。

【方　　名】土茯苓苦参汤
【方药组成】土茯苓30g，苦参、天花粉、皂角刺、半夏、桔梗阻、夏枯草、郁金、柴胡各10g，陈皮、生甘草各6g。
【功效主治】甲状腺瘤。
【用法用量】水煎服，每日1剂。

【方　　名】土茯苓马鞭草汤
【方药组成】土茯苓60～120g，马鞭草30～60g。
【功效主治】前列腺癌，阴茎癌。
【用法用量】水煎服，每日1剂。

【方　　名】土茯苓牡蛎汤

【方药组成】土茯苓，牡蛎（先煎）各30g，生地黄18g，忍冬藤、钩藤、玄参、夏枯草各12g，昆布、海藻、防风、白芷、苍耳子、荆芥各9g，红花、旱莲草、三七粉（冲服）各3g。

【功效主治】神经系统肿瘤。

【用法用量】水煎，每日1剂，服2次，2个月为1个疗程。

【方　　名】土茯苓蛇舌草汤

【方药组成】白花蛇舌草、白英、金钱草、土茯苓、薏苡仁根各30g，蛇莓15g。

【加　　减】小便刺痛加瞿麦、萹蓄、甘草梢、木通；小便不利加车前草、泽泻；血尿加血见愁、大蓟、生地黄。

【功效主治】膀胱癌。

【用法用量】水煎服，每日1剂。

【来　　源】《治癌中药处方700种》。

【方　　名】土茯苓首乌汤

【方药组成】土茯苓75g，制何首乌、钩藤各25g，决明子20g，菊花、桃仁各15g，川芎10g，当归50g。

【功效主治】脑膜瘤。

【用法用量】水煎服，每日1剂。

【方　　名】土茯苓汤

【方药组成】当归12g，桃仁9g，丹参12g，穿山甲12g，半边莲30g，半枝莲30g，白花蛇舌草30g，龙葵30g，凤尾草30g，藤梨根30g，八月札15g，红藤30g，土茯苓30g。

【加　　减】若大便次数多者，去桃仁，加补骨脂9g，肉豆蔻9g，赤石脂9g，禹余粮9g，或四神丸9g（分吞）；疼痛者，加延胡索9g，广木香4.5g；便秘者，加全瓜蒌30g（打）、生枳实12g。

【功效主治】活血化瘀，清热解毒。主治直肠癌、肛管癌（亦名锁肛痔）初、中期。

【用法用量】水煎服，小金片每次4片，每日2次，吞服。

【来　　源】《中医外科临床手册》。

【附　　注】方名为编者所拟。

【方　　名】土茯苓糖水

【方药组成】土茯苓50g，白糖（或蜂蜜）适量。

【功效主治】解毒除湿，健利筋骨。本膳主要适用于子宫颈部白带增多者。

【用法用量】土茯苓加清水两碗半，文火煎至一碗，用时加糖或蜂蜜调味。

【来　　源】《新医药资料》，1972，3：44。

【附　　注】子宫癌之白带多为湿热毒邪所致，古人认为土茯苓“利湿去热，能入络，搜湿热之毒”，故对本症尤为适宜。以人子宫颈癌JTC-26细胞实验，土茯苓热水浸出物在500μg/ml浓度下，对JTC-26抑制率高达100%；而对照组用博来霉素（5μg/ml），抑制率才66%。表明本品对子宫颈癌确实有抑瘤效果（《汉方研究》，1979，2：54，日文）。苏州中药厂尚以鲜土茯苓60g，棕榈子30g，浓煎成浸膏，制成片剂，每次1.5g，每日3次，治愈1例膀胱头状移行上皮癌，取得了临床肯定性的疗效。

【方　　名】土茯苓土贝母汤

【方药组成】土茯苓、土贝母各30g，皂角刺10g。

【功效主治】乳腺癌。

【用法用量】水煎服，每日1剂。

【方　　名】土茯苓土贝母薏苡仁汤

【方药组成】土茯苓、土贝母各30g，生薏苡仁60g。

【功效主治】舌癌。

【用法用量】水煎服，每日1剂。

【方　　名】土茯苓蜈蚣汤

【方药组成】土茯苓30g（炒存性），蜈蚣30g（炒存性），百部30g（炒存性），斑蝥10个（炒存性），蝉蜕15g（炒存性），滑石15g，金银花20g，薏苡仁15g，苦丁茶15g，金钱草15g，海金沙10g，牛膝15g，生地黄15～30g，玄参

15～30g，麦冬15～30g，山豆根15g，苍术15g，黄柏15g，大枣5个，生姜5片。
【功效主治】湿热毒结型膀胱癌。
【用法用量】水煎2次，早、晚分服。
【来　　源】《癌症的治疗与预防》，春秋出版社，1988：124。

【方　　名】土茯苓猪殃殃汤
【方药组成】土茯苓、猪殃殃、龟板、荷苞草、童子益母草、水牛角。
【功效主治】白血病。
【用法用量】水煎服，每日1剂。
【来　　源】《肿瘤的防治》：261。

【方　　名】土蚣蛇方
【方药组成】土蚣蛇（即蝮蛇，约尺余长）12条。
【功效主治】子宫颈癌。
【用法用量】将蛇去内脏及头尾，焙干，研为细末，备用。每次剂量含半条蛇，开水冲服。服1次，停药4天，再服第二次。服完12条蛇为1个疗程。
【临床应用】经治2例，1例治愈，1例好转。
【来　　源】《安徽单验方选集》，安徽人民出版社，1972：311。
【附　　注】服药期间腹部有坠疼感，故每服一次须停药4天再服第二次。

【方　　名】土家气瘤单方
【方药组成】蜂科莲15g，乌骨七10g，润血莲15g。
【功效主治】赶气，赶风，活血消肿。适用于气瘤症。
【用法用量】水煎服，每日1剂。
【来　　源】中和医派杨建宇、李杨摘编自朱国豪等主编《土家族医药》。
【附　　注】寒湿火瘟侵袭，引起脉络脏腑气机阻滞，气血壅滞，积而成块包，多固定不移，胀多于痛，因包初起，故软而不坚，一般不痛，皮色不变，若红肿热痛则为疮痈。

【方　　名】土家气瘤方
【方药组成】青木香10g，土荆芥10g，四方消10g，八角莲10g，香附子10g，青皮10g，枳壳10g，风见消10g，散血莲20g，橘核20g。
【功效主治】赶气、赶风，活血消肿。适于瘤包软而不坚，固着不移，小如米粒黄豆，大如鸡蛋，一般不痛，多发于肩、背、臀部和腹内、颈项、面部等处，此瘤包按之凹陷，放后弹起，皮色不变，脉强实有力之气瘤症。
【用法用量】水煎服，每日1剂。
【来　　源】中和医派杨建宇、李杨摘编自朱国豪等主编《土家族医药》。

【方　　名】土家肉瘤方
【方药组成】神参15g，胡豆莲15g，五花血藤15g，隔消七15g，牡丹皮10g，红花10g，桃仁10g，乌药10g，枳壳10g，赤芍10g，莪术10g，大枣10g，生姜9片。
【功效主治】赶气活血，调补肝脾肾之元气。适于瘤块增大按之觉硬，痛而不移，时有寒热，饮食不佳，日渐消瘦，体倦乏力。女的月经不调，面色不华，舌淡红或青，苔白厚，脉弦滑，此瘤多发于颈项、腹内、股沟、乳房、耳下部位等。
【用法用量】水煎服，每日1剂。
【来　　源】中和医派杨建宇、李彦知摘编自朱国豪等主编《土家族医药》。

【方　　名】土家肉瘤外敷方
【方药组成】鲜雪见七15g，鲜独脚莲15g，冰片3g，雄黄3g，山栀粉15g。
【功效主治】赶气活血。适用于肉瘤症。
【用法用量】前二味鲜药捣泥，再加入后三味，用鸡蛋清调和外敷患处，隔日或每日换药1次。
【来　　源】中和医派杨建宇、魏秦红摘编自朱国豪等主编《土家族医药》。
【附　　注】肉瘤症为三元元阳不足，风寒湿火瘟五毒侵袭，使气血阻滞，积成日久而成瘤包，并逐渐增大变硬，痛处不移。由于气血阻滞和卫外失调，故时见寒热，饮食不佳，日渐消瘦，女性月经失调，面色不华，舌淡红或青，脉弦滑。

【方　　名】土家岩死症方
【方药组成】竹节参 15g，七叶莲 15g，胡豆莲 15g，八角莲 10g，羊角七（淫羊藿）10g，蜂科莲 20g，三百棒 10g，隔山消 10g，青木香 10g，车前草 10g，蛇癀莲 20g，阎王七 20g，阎王刺 20g，土大黄 10g。
【功效主治】调补上、中、下三元元阳，再行赶气赶毒化瘀，消坚止痛。
【用法用量】水煎服，每日 1 剂。
【来　　源】中和医派杨建宇、李彦知摘编自朱国豪等主编《土家族医药》。

【方　　名】土家岩死症胶囊
【方药组成】神参 20g，神草 20g，神香 10g，七叶莲 20g，蛇癀莲 20g，乳清莲 20g，隔消七 15g，马蹄莲 15g，羊角七 20g，阎王七 15g，当归血 20g，莪参 20g，桃子米 20g，黄芪 20g，红花 15g，客蚂草 15g，半枝莲 20g，五步蛇 20g，天团鱼 10g，地团鱼 15g，水团鱼 15g，洋金花 15g，鱼鳅串 15g，麝香 0.3g，生甘草 5g。
【功效主治】调补上、中、下三元元阳，赶气赶毒化瘀，消坚止痛。
【用法用量】上方水煎、浓缩成膏，再用 1 剂超微粉碎，200 目过筛细粉，与浓缩膏和细料制成胶囊，每粒 0.3g，每服 2 ～ 4 粒，每日 3 次。
【来　　源】中和医派杨建宇、李彦知摘编自朱国豪等主编《土家族医药》。
【附　　注】岩死症为上、中、下三元元阳不足，寒湿火瘟毒邪侵袭三元脏器。三元孔窍，使气血阻滞，日久成积而转成岩瘤后迅速逐渐扩大，危及生命。若病人自觉胸内、腹内有胀痛感，且痛感逐渐剧烈不能忍受，有的通过触摸检查，有坚硬如石像肉瘤的硬包块，如左胁下肝胁区疼痛，疼痛剧烈，还有颈项、乳房、玉宫等部位有此肿痛，且身体逐渐消瘦，面色萎黄，灰暗无华，饮食逐渐减少。若时常发热或高热不退，恶寒或出现鼻血，吐血，尿块，便血，则可诊断为岩死症。土家医认为，岩死症初期可治，晚期难愈。

【方　　名】土槿皮蛇床荆防煎
【方药组成】土槿皮、蛇床子各 30g，白鲜皮 15g，苦参 30g，青黛 10g，淫羊藿 30g，川椒 10g，防风 10g，荆芥 10g。
【功效主治】女阴白斑症。
【用法用量】水煎，先熏后洗，每日熏洗两次。
【来　　源】《百病良方》（第一集）。

【方　　名】土木鳖龙葵汤
【方药组成】土木鳖（去壳）2g，龙葵 60g，地骨皮 30g，鱼腥草 30g，沙参 30g，七叶一枝花 15g，野菊花 15g，地榆 15g，五灵脂 12g，桃仁 9g，杏仁 9g，赤芍 9g，白芍 9g，生甘草 5g，炙乳香 5g，炙没药 5g。
【功效主治】用于肺癌组织坏死引起自身中毒的发热，胸痛，唇口暗紫。
【用法用量】上药先用水浸泡半小时，加水煎煮 2 次，药液混合均匀，分 2 次服用，每日 1 剂。

【方　　名】土牛膝汤
【方药组成】土牛膝，每日 10 ～ 20g。
【功效主治】喉癌。
【用法用量】水煎 2 次分服。

【方　　名】土牛膝叶汤
【方药组成】土牛膝 7 片。
【功效主治】乳房结块。
【用法用量】炖黄酒 120g，服后，将渣贴患部。

【方　　名】团鱼山楂方
【方药组成】团鱼 300g，山楂 60g。
【功效主治】原发性肝癌。
【用法用量】水煮熟食，3 日 1 剂，常服。
【来　　源】《一味中药巧治病》。

【方　　名】团鱼羊肉汤
【方药组成】团鱼 200g，羊肉 100g，草果 3g，生姜、胡椒、食盐、味精各适量。

【功效主治】滋肾和胃，温里养血。本膳主要适用于白血病潮热盗汗又兼脘腹冷痛，食少纳呆者。

【用法用量】将团鱼（鳖）放沸水锅内烫死，剁去头、爪，揭去鳖甲，除去内脏，洗净；羊肉洗净，待用。将鳖肉切成1cm方块，羊肉切成2cm方块，共放入锅内，加草果、生姜、水适量置火上烧沸，移文火上烧至肉熟。在汤中加入食盐、胡椒、味精等即成。

【来　　源】《中药材》，1987，1：22。

【附　　注】原出自《饮膳正要》，作者用之于白血病寒热间杂者，效果不错。中国中医研究院他军德发现：鳖血和一般动物不同，其红细胞为有核细胞，体积较大，约300u^3，比人的红细胞体积（72～88u^3）还要大；血中白细胞数量较多，平均为118 000/mm^3。这些可能是其疗病和滋补的物质基础之一。

【方　　名】推气散

【方药组成】姜黄、枳壳、桂心、当归、红藤、厚朴、蜈蚣、郁金、柴胡、丹参各30g，制南星、半夏、大黄各18g，白芍60g，炙甘草12g。

【功效主治】肝癌晚期疼痛。

【用法用量】诸药共研细末，每日3次，每次12g，痛甚者，每次可用16g，并用白参、生姜各6g，白术、茯苓、桃仁各9g，大枣9枚。水煎送服。

【临床应用】本方治疗44例病人的肝区疼痛均消失。经治2天疼痛消失者9例，3天疼痛消失者14例，4天疼痛消失者11例，6天疼痛消失者10例。并且病人的食欲均有不同程度的增加。王某，55岁，1973年3月27日在某医院剖腹探查，并经病理切片检查，确诊为原发性肝癌。因肝区阵发性刺痛，心下痞硬，腹胀不食，精神倦怠，口干咽燥，大便干结。舌绛无苔，脉细弦数。用上法治疗6天，肝区疼痛消失，食欲增进。

【来　　源】《浙江中医杂志》，1987，（2）：104。

【方　　名】推气散

【方药组成】枳壳（炒）、桂心各15g，生甘草6g，片子姜黄15g。

【功效主治】活血行气。适用于肺癌，寒热喘嗽者。

【用法用量】上为细末。每服6g，姜汤调服，热酒亦得，不拘时候。

【来　　源】《普济方》。

【方　　名】推气散加味方

【方药组成】姜黄20g，枳壳30g，当归30g，红藤30g，厚朴18g，蜈蚣30g，肉桂30g，全蝎30g，郁金30g，柴胡20g，丹参30g，制半夏15g，橘红18g，生南星20g，大黄18g，青陈皮各15g，白芍15g，生甘草20g。

【加　　减】痛甚者每次用16g，并用白参6g，生姜6g，白术9g，茯苓9g，桃仁9g，大枣9枚。

【功效主治】理气化痰，活血止痛。主治原发性肝癌疼痛。本方适用于气郁痰阻、血行不畅、脉络瘀滞之原发性肝癌疼痛的治疗。

【用法用量】上药共研细末，每次服12g，每日3次。水煎送服。

【临床应用】据报道治疗原发性肝癌疼痛患者44例，结果2天痛消者9例，3天痛消者14例，4天痛消者11例，6天痛消者10例。有效率100%。

【来　　源】北京知医堂中和医派肿瘤协会方。

【附　　注】方用枳壳、厚朴、柴胡调畅气机，解郁止痛；气郁则痰阻，故复用半夏、南星以燥湿化痰，消胀除满；气郁不能行血则有血瘀，故又以丹参、郁金、姜黄活血化瘀，通经止痛；气郁日久则恐化火、伤阴，故以红藤、大黄清热降火，解毒通便，白芍、当归养血和血，柔肝敛阴，后者合柴胡则可补肝体，助肝用；另用蜈蚣走络疏络，行痹止痛；桂心得大黄之寒制之，温热之性减而辛散透络之功仍存，合蜈蚣则有利经脉、开郁止痛之妙；以生甘草调和诸药。共疗肝癌疼痛。

【方　　名】退黄消胀方
【方药组成】石见穿30g，白花蛇舌草30g，丹参15g，八月札15g，平地木15g，广郁金9g，小金钱草15g，半枝莲30g。
【功效主治】肝癌出现黄疸、肝区胀痛。
【用法用量】水煎服，每日1剂。
【来　　源】《名医特色经验精华》。潘国贤经验方。

【方　　名】托毒丸
【方药组成】黄芪、当归各200g，人参、鹿角胶、熟地黄、紫河车、山药各100g，金银花300g。
【加　　减】阴道流血加仙鹤草、生地榆；便血加槐花、赤芍、川黄连；尿血加白茅根、大小蓟。
【功效主治】益气养血，扶正托毒。宫颈癌，症见身体消瘦，神疲乏力，唇爪无华，舌淡少苔，脉沉细弱。本方所治为宫颈癌晚期证属邪毒炽盛、气血虚弱者。
【用法用量】上药共研细粉，水泛为丸，如绿豆大，每次6～9g，每日2次。也可水煎服，每日1剂，用量按原方比例酌减。
【附　　注】癌瘤晚期，正气大虚，而邪气实甚，此期体虚，不耐攻伐，故治宜扶正培本为主。善补气者，当求之脾肺；善补血者，当求之肝肾。方中人参、黄芪、山药大补脾肺之气，补气升阳，以资生血之源，固后天之本；熟地黄、鹿角胶、紫河车、当归入肝肾经，养血益阴，壮先天之本，与补气药合用则阳生阴长，气旺血生，阳得到阴助则生化无穷；金银花清热解毒，消肿抗癌。本方以补益为主，益气养血补脾肾，增强免疫功能，取扶正托毒以抗癌之意，故名托毒丸。

【方　　名】托里金银地丁散
【方药组成】黄连、紫花地丁、当归、赤芍药、金银花、黄芪、甘草节、桔梗、人参、大黄各15g，白檀、乳香、没药、连翘各9g。
【功效主治】活血解毒，消肿散结。适用于皮肤癌。
【用法用量】上㕮咀。每服15g，用水150ml，熬至120ml，去渣，随病加减，温服。

【方　　名】脱毒丸
【方药组成】①雄黄、生大黄、乳香、没药、儿茶、蟾酥、全蝎、蜈蚣、蜗牛、甲珠、皂角刺、硼砂、寒水石、铜绿、轻粉、冰片、枯矾、胆矾、地龙、乌蛇、蝉蜕、朱砂、麝香、血竭。②白花蛇、全蝎、壁虎、虻虫、地龙、蝉蜕、白术、玉竹、蜈蚣、僵蚕、水蛭、地鳖虫、穿山甲、蟾酥、生甘草。
【功效主治】息风解毒，化痰散结。适用于脑肿瘤。
【用法用量】以上各药，研成细末；水泛为丸，如绿豆大小，即得。口服，每日3次，①方每次6～10丸，可供长期服用。②方每次3丸，逐渐增加至8丸止，连服1个月后，停服半个月，再进行第2个疗程。
【临床应用】用上方治疗脑肿瘤共97例，其中连续治疗3个月并能观察疗效的30例，症状均有所改善，视力视野好转，获一定效果。
【来　　源】北京市神经外科研究所方。
【附　　注】服药后偶有恶心、呕吐、腹痛、腹泻等反应。

【方　　名】陀僧膏
【方药组成】南陀僧（研末）600g，赤芍60g，全当归60g，乳香（去油，研）15g，没药（去油，研）15g，赤石脂（研）60g，苦参120g，百草霜（筛，研）60g，银黝30g，桐油1000g，香油500g，血竭（研）15g，孩儿茶（研）15g，川大黄250g。
【功效主治】清热解毒，化瘀散结。主治恶疮、流注、瘰疬，跌仆损伤，金刃伤。适用于唇癌。
【用法用量】上药先将赤芍、当归、苦参、大黄入油内煠枯，熬至滴水不散，再下陀僧末，用槐柳枝搅至滴水将欲成珠，将百草霜细细筛入搅匀，再将群药及银黝筛入，搅极匀，倾入水盆内，用手扯千余下，再收入瓷盆内，常以水浸之，外贴患处。
【来　　源】《医宗金鉴》。

W

【方　　名】瓦楞半莲汤
【方药组成】瓦楞子 25g，半边莲 50g，苏木 50g。
【功效主治】胃癌。
【用法用量】水煎服，日服 2 次。

【方　　名】瓦楞半夏白术血竭散
【方药组成】脐带、广木香、瓦楞子各 60g，法半夏、白术各 30g，雄黄 1.5g，血竭 9g。
【功效主治】胃癌。
【用法用量】共研细末，每日 3 次，每次服 6g。
【来　　源】《治癌中药处方 700 种》。

【方　　名】瓦楞夏术汤
【方药组成】瓦楞子 15g，三棱、莪术、半夏、桃仁各 20g，木香 6g（后下），鳖甲 12g。
【功效主治】癥瘕瘀块，老痰积结。
【来　　源】《苗家实用药方》。
【附　　注】方名系刘华宝拟定。

【方　　名】瓦榴汤
【方药组成】炒薏苡仁、焦山楂、瓦楞子、黄芪、料姜石各 30g，石榴皮 21g，党参 15g，诃子肉 12g，山豆根 9g。
【加　　减】五更泄者，加肉豆蔻、补骨脂、附子；便血多者，加槐花炭、仙鹤草、地榆、大小蓟；腹胀痛者，加木香、赤芍、当归。
【功效主治】补中益气，健脾止泻，解毒软坚。适用于直肠癌晚期证属邪毒炽盛、脾气亏虚者，症见大便稀薄、夹有黏液与血液，大便次数增多，脱肛下坠，舌淡脉细。
【用法用量】以上药物，水煎分 2 次服，每日 1 剂。
【来　　源】《中医癌瘤证治学》。
【附　　注】肿瘤晚期表现为正气大虚，而邪气实甚，治宜扶正为主。方中党参、黄芪补中益气，健脾止泻，扶正托毒以抗癌；山豆根、炒薏苡仁解毒散瘀，消肿排脓以攻邪；瓦楞子、料姜石软坚散结以消肿块；焦山楂消食化瘀；石榴皮、诃子肉涩肠止泻。诸药合用补中健脾以扶正，解毒软坚以抗癌。

【方　　名】瓦松红花煎
【方药组成】瓦松 30g，红花、白矾各 6g。
【功效主治】适用于子宫颈癌、阴道癌、外阴癌。
【用法用量】水煎，先熏后洗外阴部，每日 1 ～ 2 次，每次 30 ～ 60 分钟。下次加热后再用，每剂药可反复应用 3 ～ 4 天。

【方　　名】瓦松散
【方药组成】瓦楹烧灰存性一服 9g。
【功效主治】清热解毒，噎食反胃。
【用法用量】黄酒调服，3 ～ 5 次即好。
【来　　源】《灵验奇方》。

【方　　名】瓦松贴脐熨
【方药组成】瓦松不拘多少。
【功效主治】前列腺癌二便闭塞、少腹剧痛者。
【用法用量】瓦松捣烂为泥，贴肚脐中，以铁勺放火熨之。
【来　　源】《中医外治法》。

【方　　名】外敷安庆膏
【方药组成】老姜一大块，雄黄适量。
【功效主治】肝癌。
【用法用量】取老姜把中心挖空，填入雄黄，放瓦上焙干研细末，置于一般膏药中，外敷癌肿包块上。
【来　　源】《肿瘤的防治》。

【方　　名】外敷澄膏
【方药组成】水飞砂、白及、白蔹、五味子、郁金、雄黄、乳香，各适量。
【功效主治】舌癌转移性淋巴结破溃。
【用法用量】诸药共研细末，米醋调面稠膏，敷贴于淋巴结破溃处。
【来　　源】《医宗金鉴》。

【方　　名】外敷穿油膏
【方药组成】石见穿适量，猪油适量。
【功效主治】皮肤癌破溃。
【用法用量】将石见穿捣烂和猪油调如膏，敷患处，每日换1次。
【来　　源】《民间外治法选编》。

【方　　名】外敷骨癌散合方
【方药组成】①蜈蚣9g，全蝎9g，东丹60g，斑蝥0.9g，白果皮0.9g，生石膏15g。②明矾15g，红砒2.4g，乳香4.5g，没药4.5g，炙穿山甲9g，天南星1.5g，蟾酥1.5g，白芷9g，肉桂4.5g。
【用法用量】上两方分别研细末，①方药粉放在小膏药上，贴于患部上方，一周后，再以②方药末粉放大膏药上贴患部。
【来　　源】《常见病验方研究参考资料》。

【方　　名】外敷麻药
【方药组成】川乌尖15g，草乌尖15g，蟾酥12g，胡椒30g，生南星、生半夏各15g。
【功效主治】活血镇痛。适用于肿瘤或肿毒疼痛者。
【用法用量】诸药研成细末，用烧酒调敷。
【来　　源】《医宗金鉴》。

【方　　名】外敷神膏
【方药组成】川大黄、朴硝各120g，麝香3g。
【功效主治】积聚、胀满、血蛊等症。
【用法用量】上为末，每60g和大蒜捣成膏，敷患处。
【来　　源】《济阳纲目》。

【方　　名】外洗宫癌液
【方药组成】蒲公英6g，紫花地丁10g，金银花10g，竹茹10g，大戟10g，梅片3g。
【功效主治】子宫颈癌。
【用法用量】上6味药共煎浓液，熏洗阴部或坐盘，每日1～2次。
【来　　源】《肿瘤防治》。

【方　　名】外系瘤子自落方
【方药组成】砒黄、砒霜、硇砂各0.15g，巴豆（去壳心）5粒，芫菁（去翅足）7枚，斑蝥（去头足翅）2枚。
【功效主治】系瘤枯落。适用于皮肤肿瘤。
【用法用量】上六味药为末，先取蜘蛛网及丝共搓为线，水湿涂药末于上，常以药末养之，遇有患者以线系之，留线头，如痒则系紧之，如痛则不用系紧，其瘤自黑干。如胡桃大者，三四日自落，如血瘤系之血出者，服定血散药，兼服其他药治之。定血散药方：瓜蒌大者1枚去瓤，棕榈皮1把，当归切碎15g，将后二味入瓜蒌中泥封火烧待干，细研为散，每次服3～6g，茶、酒任意调下。
【附　　注】此方近代极少用，因体表瘤赘可以外科手术切除之。但录此方说明古代医家在外治法上，有丰富经验和独到之处。

【方　　名】外用宫癌药粉
【方药组成】轻粉、雄黄各3g，梅片0.3g，麝香0.5g，蜈蚣2条，黄柏15g。
【功效主治】子宫颈癌。
【用法用量】共研细末，多次局部外敷，将药为粉放棉花球中间送入阴道穹窿部，使棉球中间有药部分紧贴宫颈，每月上药1～3次，经期停用。
【来　　源】《肿瘤临证备要》。

【方　　名】豌豆素炒香干
【方药组成】豌豆250g，胡萝卜1个，五香豆腐干8块，青葱3棵，酱油2ml，麻油3ml。植物油、盐、味精、冷水适量。
【功效主治】益脾和胃，生津止渴。本膳主要适用于胰腺癌初起厌食者。
【用法用量】豌豆洗净，胡萝卜切成正方形块状，五香豆腐干切成菱形，葱切成末备用。植物油倒入锅内烧热，先放盐（可使各种原料保持原色和原味），再爆香葱末。将豌豆、胡萝卜放入锅内快炒2分钟，加入豆腐干同炒，约3分钟后即可，淋入酱油、麻油、味精和水，用锅铲调匀，即可。色香味俱全。

【附　　注】豌豆食用，以鲜嫩者为佳。《植物名实用图考长编》云："豌豆苗作蔬极美。固始有患疥者，每摘食之，以为能去湿解毒，试之良验。其豆嫩时作蔬，老则炒食。"本膳以青豌豆之青，胡萝卜之黄红，五香豆腐干之开胃香脾，对胰腺无任何刺激性，营养也较丰富。

【方　　名】完带汤合萆薢分清饮
【方药组成】人参 10g，苍术、白术各 30g，山药 30g，白芍 20g，生甘草 15g，荆芥炭 10g，血余炭 20g，萆薢 20g，土茯苓 30g，生龙牡 50g，葛根 20g，翻白草 20g，白花蛇舌草 30g，莪术 15g。
【功效主治】脾虚湿浊，瘀毒下注型子宫颈癌。
【用法用量】水煎服，每日 1 剂。
【来　　源】《肿瘤病》：93。

【方　　名】晚期肝癌 4 方
【方药组成】①生赭石 15g，太子参 15g，麦冬 15g，生山药 12g，八月札 10g，丹参 15g，杭白芍 10g，猪苓片 30g，龙葵 30g，蒲公英 15g，白茅根 30g，白术 10g，生鳖甲 15g，淫羊藿 10g，三七粉（分冲）3g。②生赭石 15g，太子参 15g，麦冬 15g，生山药 12g，天花粉 15g，生鳖甲 15g，枯草 15g，杭芍 10g，金钱草 30g，八月札 10g，猪苓 15g，建泽泻 30g，莪术 10g，京三棱 10g，龙葵 30g，焦三仙各 30g，生黄芪 30g，三七粉（分冲）3g。③茵陈蒿 30g，金钱草 30g，桂枝 7g，猪苓 30g，泽泻 30g，白术 10g，防己 15g，八月札 10g，莪术 7g，栀子 30g，黄精 30g，茯苓 10g，路路通 15g，怀牛膝 10g，生黄芪 30g，焦三仙各 10g。④柴胡 7g，当归 10g，赤白芍各 10g，郁金 10g，鳖甲 15g，夏枯草 15g，陈皮 7g，泽泻 30g，猪苓 15g，龙葵 30g，三仙各 10g，白花蛇舌草 30g，赭石 15g，木香 7g，大腹皮 7g，三七（冲）3g。
【功效主治】晚期肝癌。
【用法用量】水煎服，每日 1 剂。方①用于湿热内蕴、邪实正虚之证，配合口服脾肾冲剂，每日 2 袋。方②用于肝郁气结，气滞血瘀，湿热内蕴，气阴双亏，配合口服加味犀黄胶囊 2 粒，每日 2 次，脾肾冲剂每日 2 袋。方③用于肝胆湿热，瘀毒内阻，心下痞块，配合口服征癌片 4 片，每日 3 次。方④用于脾虚夹瘀，水湿内停，气机不畅，瘀毒蕴结。
【来　　源】《黑龙江中医药》，1987，（2）：17。

【方　　名】晚期肝癌并发腹水合方
【方药组成】①丹鸡黄精汤合苍牛防己汤加味：苍术、白术、生牡蛎（先煎）、牛膝、汉防己、鸡血藤、细生地黄、夜交藤、丹参、黄精各 30g，当归、郁金各 12g，制鳖甲（先煎）15g，阿胶、龟板胶（各另烊）10g，青皮、陈皮各 9g，三七（吞），生甘草 6g。②消癥丸：白矾、郁金、桃仁、朴硝、仙鹤草、制鳖甲、制大黄、五灵脂各 180g，地鳖虫、炮穿山甲、莪术、制马钱子各 120g，炒枳壳 300g，全蜈蚣 50g。
【功效主治】晚期肝癌并发腹水。
【用法用量】方①水煎服，每日 1 剂。方②诸药为末，水泛为丸，如绿豆大，每日 3 次，每次 4g。
【临床应用】严某，男，45 岁，1985 年 9 月 9 日初诊。同年 3 月起，恶心厌油，纳呆乏力，胁痛腹胀。CT 检查确诊为肝癌。病情进行性恶化，现形体消瘦、巩膜轻度黄染，大便色黑，小便短赤。查：腹围 85cm，有移动性浊音。肝肋下 6cm，剑下 7.5cm，质硬、边缘不光滑，表面凹凸不平，有压痛。白蛋白 3.2g%，球蛋白 3.6g%；白球比例 0.9∶1。病情虚实夹杂，症颇危重。先服方① 45 剂，病情基本稳定，小便增多，平均每天 1 400ml 左右。服至 60 余剂时，腹水基本消退，腹围 72cm，白球 1.08∶1。加服消癥丸，与前方交替服用，病情稳定。1986 年 11 月上旬，腹水又起，死于 12 月 30 日，存活 20 个月。
【来　　源】《浙江中医杂志》，1989，（6）：247。

【方　　名】晚期胃癌合方
【方药组成】① 169 方案：蟾蜍皮注射液加扶正汤药及白蛇六味丸（白英、蛇莓、龙葵、丹参、当归、郁金）。② 159 方案：蟾蜍皮注射液加扶正汤药及 5- 氟尿嘧啶。

【功效主治】晚期胃癌。

【用法用量】蟾蜍皮注射液，一般用 20 ～ 40ml，溶于 5% 葡萄糖溶液 500ml 内，并加维生素 C 3 000mg，静脉滴注，连用 7 天，休息 3 天，为 1 小周期，共用 6 小周期为 1 个疗程。停药 2 个月后重复治疗。给上药期间，同时投以扶正汤药，每周 5 付，每剂水煎 300ml，早、晚分服。加用白蛇六味丸，每日 2 次，每次 2 丸；加用 5- 氟尿嘧啶注射液，每周 2 次，每次 500mg，溶于 5% 葡萄糖溶液 250ml 内，静脉滴注，总量 8g 为 1 个疗程。

【临床应用】根据临床观察，看出晚期胃癌综合治疗，确有疗效。多数病人食欲改善，体重增加，精神好转，疼痛减轻，呃逆呕吐减少，脉、舌象等全身改善。对肿瘤局部也有控制作用。叶某，男，54 岁，于 1979 年 11 月发现吞咽困难，上腹包块，某医院外科探查为胃底贲门癌，侵犯胃小弯及幽门，全胃呈皮革型，因与周围组织广泛粘连未能切除，转入本科行 150 方案，治疗 2 个月后，进食通畅，体重增加，肿物稳定，出院后又有 2 次反复，仍以 159 方案治疗 2 个月，症状改善腹水减退，1 年后仍在观察中。

【来　　源】《浙江中医杂志》，1981，(2)：544。

【方　　名】晚期胃癌合方

【方药组成】①理胃化结汤：中、晚期胃癌。②理胃通关汤：党参 15g，白术 9g，茯苓 15g，生甘草 3g，吴茱萸 3g，旋覆花 6g，赭石 9g，生半夏 9g，麦谷芽 30g，木香 6g，鸡内金 6g，白英 30g，蛇舌草 30g，羊肚枣 10g，砂仁 6g，沙参 9g，田三七 1.5 ～ 2g（冲服），熟地黄 15g。

【加　　减】出血：紫珠草 30g，仙鹤草 30g，金银花 9g，血余炭 6g，阿胶 25g。以上五味任选 1 ～ 2 味；气虚、贫血、白细胞降低：黄芪增加到 30g，选用当归 9g，鸡血藤 30g；脾胃虚寒，出现口淡，吐冷水及白沫者，选用良姜、淡附子、肉桂、桂圆肉、砂仁、蔻仁或重用田三七。酌减金银花、白英、蛇舌草。疼痛：加延胡索 9g，台乌药 10g；口干舌燥、舌质红绛：选加麦冬、玉竹、天冬、石斛、白茅根；便秘：选用瓜蒌、大黄、麻仁；水肿：选用车前子、茯苓皮、猪苓、泽泻；腹泻：选用罂粟壳、秦皮、川厚朴、川黄连；胃纳低下：选用鸡内金、谷麦芽、建曲、北山楂。

【功效主治】晚期胃癌。

【用法用量】水煎，每日 1 剂，分 2 ～ 3 次 1 日内服完。方①作为常规应用，方②为出现幽门或吻合口梗阻，表现为宿食呕吐等适宜，均可与手术切除方案、化疗同用。

【附　　注】观察 269 例，90% 有效。

【附　　注】田三七应研极细末，然后冲入出渣的汤药内或瘦肉汤内口服；羊肚枣系在羊胃中由消化液及草茸结成的胃石，状如枣故名。

【来　　源】《福建中医药》，1982，12（1）：20。

【方　　名】晚期胃癌合方

【方药组成】①胃癌汤：水蛭 12g，黄药子 15g，鸡内金 12g，砂仁 6g，穿山甲 12g，代赭石 30g，枳实 12g，生甘草 3g。②化积止痛膏：大黄 30g，芒硝 30g，水蛭 30g，丹参 30g，䗪虫 30g，桃仁 30g，王不留行 30g，麻黄 30g，防风 30g，樟丹 250g，花生油 600g。

【加　　减】偏热盛津亏者，加黄连 10g，知母 12g，沙参 20g；偏痰湿壅盛者，加陈皮 18g，半夏 15g，南星 12g，莱菔子 30g，茯苓 24g。

【功效主治】晚期胃癌。

【用法用量】方①日 1 剂，水煎服。方②诸药熬膏摊于白布上，面积约 10cm×5cm，备用，敷于肿块处。

【临床应用】共治疗 11 人，其中用药后饮食增加者 6 人，肿块缩小者 5 人，疼痛缓解者 7 人。延长寿命最短者 2 个月，最长者 1 年余。平均半年左右。

【来　　源】《山东中医杂志》，1988，(6)：48。

【方　　名】晚期胃癌合方

【方药组成】和胃理气方：木香，陈皮，九香虫，降香，沉香曲，枳壳，旋覆花，代赭石，炒竹茹，制半夏。消食导滞方：炒神曲，炒山楂，炒麦芽，炒谷芽，生鸡内金，制大黄。养阴生津方：川石斛，南沙参，北沙参，天冬，麦冬，鲜芦根，鲜白茅根。健脾益气方：太子参，党参，黄芪，白术，茯苓，生甘草。止血固涩方：仙鹤草，白及，蒲黄，大蓟，小蓟，茜草。活血化瘀方：丹参，赤芍，桃红，当归，王不留行。软坚方：煅牡蛎，夏枯草，海藻，海带，白花蛇舌草，蜀羊泉，铁树叶。

【功效主治】晚期胃癌。

【用法用量】水煎服，每日 1 剂。

【临床应用】治疗 24 例Ⅳ期胃癌患者，生存 6 个月以上者 15 例，而 1 年以上者 5 例，中位生存数为 6 个月，平均生存期为 11 个月。

杨某，男，60 岁，门诊号：73–47450。1974 年 6 月 26 日行剖腹探查术，术中见胃癌腹腔转移，无法切除癌灶，仅做胃空肠吻合术。做胃幽门旁淋巴结活检，结果为转移性腺癌、周围纤维组织中腺癌浸润。于 7 月 24 日来初诊，症见纳食少味，口干，舌红苔红，脉细。按上法辨证施治，患者纳食稍增，症情稳定。10 个月后发现低热，以后开始纳减，腹泻，生存 1 年零 6 个月后死亡。

【来　　源】《浙江中医杂志》，1984，（10）：464。

【附　　注】晚期胃癌治当和胃理气，消食导滞，以便服药、进食能顺利维持；继之滋阴补血，健脾益气，然后加用软坚消癥之品。

【方　　名】晚期胃癌合方

【方药组成】①脾胃气虚型以参苓白术散，或资生健脾汤化裁：生晒参或党参 15g，白术 12g，茯苓、山药、炒扁豆、泽泻各 15g，炙草、陈皮各 10g，白蔻、砂仁各 6g，薏仁、红枣各 20g。②肝胃不和型，多见于癌肿压迫，梗阻，或肝胰腹腔转移；柴胡、香附、木香、枳壳、法半夏、焦三仙各 10g，莱菔子、八月札 15g。③湿毒内蕴型，多见腹腔转移症状，甚或神昏：茵陈蒿、白花蛇舌草各 30g，半枝莲、龙葵各 20g，赤茯苓、车前子、泽泻各 15g，栀子 12g，大黄、莪术各 10g，重症用清瘟败毒散加用安宫牛黄丸。④胃阴亏虚型，久病或化疗毒副反应后用益胃汤：西洋参 10g 或太子参 30g，麦冬、白扁豆、玉竹、大枣、生地黄各 15g，炙甘草 10g，麦芽 12g，姜半夏 5g。配合化疗或支持疗法。

【加　　减】兼腑实便秘加大黄 10g，槟榔 15g，厚朴 12g；兼火热内郁加黄连 10g，栀子、黄芩各 12g；兼自汗加黄芪 20g；兼黑便加白及 12g，阿胶、灶心土各 15g。

【功效主治】晚期胃癌。

【用法用量】以上各方水煎服。

【临床应用】治疗 38 例，有效 22 例，占 57.8%，无效 16 例，占 42.2%。生存期按治疗开始时算起，经随访统计，平均生存期 33.8 周。

【来　　源】《陕西中医》，1988，（7）：310。

【方　　名】晚期原发性肝癌合方

【方药组成】①香砂六君丸或四君子汤：常用党参、白术、茯苓、木香、砂仁、半夏、青陈皮、八月札等。②枳实消痞丸或四磨饮子：常用枳实、厚朴、党参、白术、茯苓、半夏、干姜、黄连、沉香曲、乌药、降香等。③茵陈玉苓散、丹栀逍遥散或茵陈蒿汤：常用茵陈蒿、青蒿、白术、茯苓、泽泻、栀子、大黄等。④一贯煎、玉女煎或二至丸：常用沙参、麦冬、生地黄、枸杞子、女贞子、旱莲草、生石膏、怀牛膝等。

【加　　减】肝区痛加延胡索、川楝子、香附；肝包膜下出血疼痛加茜草、蒲黄、五灵脂；腹胀加大腹皮、川厚朴；痞块加石燕、鳖甲、生牡蛎；黄疸加茵陈蒿、大黄、田基黄等；腹水加车前子、地枯萝、猪苓、茯苓皮；恶心、呕吐加半夏、竹茹；纳呆、厌食加神曲、山楂、谷麦芽、鸡内金；出血倾向加白茅根、失笑散；腹泻加葛根、黄连、黄芩；盗汗重用生石膏与青蒿鳖甲汤合用；清热解毒加半枝莲、白花蛇舌草；骨痛加全蝎、蜈蚣等。

【功效主治】晚期原发性肝癌。

【用法用量】水煎服，每日 1 剂。方①用于脾虚型；方②用于气滞型；方③用于湿热型；方④用于阴虚型。

【来　　源】《辽宁中医杂志》，1988，（1）：18。

【方　　名】晚期原发性支气管肺癌方
【方药组成】①养阴润肺方：生地黄、京玄参、天麦冬、南沙参、北沙参、野百合各12g，天花粉30g，肥知母、肥玉竹、金石斛各9g（先煎），五味子6g，本方适应于肺阴受损时。②益气健脾方：生黄芪12g，潞党参、云茯苓、炒扁豆、炒白术、制黄精各9g，生、熟薏苡仁各12g，山药12g，本方适应于气虚脾弱时。③补精益肾方：熟地黄、炙鳖甲、炙龟板、制何首乌、全当归、杭白芍各12g，枸杞子、鹿角片、补骨脂各9g，本方适于肾精亏损时。④消肿解毒方：鱼腥草、漏芦、土茯苓、升麻、七叶一枝花、芙蓉叶、羊蹄根、蛇舌草、山豆根各30g，苦参片12g，本方适于热毒亢盛时。⑤软坚散结方：蛇六谷（先煎1小时），生半夏、生南星、黄药子、夏枯草、海藻、昆布各30g，本方适应用肿块较大他症不显著。⑥化瘀消滞方：石见穿30g，赤芍药、荆三棱、蓬莪术各9g，王不留行、紫丹参、延胡索各12g，蜈蚣粉（分吞），地鳖虫粉（分吞），天龙粉各1.5g（分吞），本方适于疼痛瘀滞者。
【功效主治】晚期原发性支气管肺癌。
【用法用量】水煎，每日1剂，分两次服。
【临床应用】治疗31例，肿瘤缩小25%以上者58.1%。
【来　　源】《福建中医药》，1983，14（6）：16。
【附　　注】前三方为扶正培本法，后三方为攻癌祛邪法，均应辨证施治，可交替应用。

【方　　名】万安膏
【方药组成】川乌、草乌、归尾、蛤蟆、巴豆、白及、大黄、血余、连翘、露蜂房、白蔹、穿山甲、蒺藜、木鳖子、制何首乌各30g，槐柳、桑榆、楮桃枝等各30g，芝麻油3 500g。
【功效主治】包块；跌打损伤，疮毒痞块，背寒肿痛等症。
【用法用量】将药入油泡，春五、夏三、秋七、冬十日，然后用火烧黑枯色，去渣，滤净入飞过黄丹1 500g，用槐枝搅，令烟尽滴水成珠，待温再入乳香、没药、血竭各30g，麝香3g，研末搅令均入水中退火毒或绢或纸任意摊贴。
【来　　源】修德堂望林氏创。

【方　　名】万金不易妙灵丹
【方药组成】生甘草（春夏四钱，秋冬五钱），大黄（春夏六钱，秋冬五钱），黑牵牛子一两二钱（取豆末），槟榔一两二钱，雷丸五钱。
【功效主治】痞积。治男、妇好吃生米、茶叶、布头、泥炭、瓦块，并酒积、气块、心痛、肚痛、饱闷、小儿疳积。
【用法用量】水煎服，每日1剂。

【方　　名】万灵夺命丹
【方药组成】朱砂五钱，胆矾五钱，血竭一两，铜绿一两，雄黄二两，枯矾二两，轻粉五钱，蟾酥（人乳泡）五钱。
【功效主治】一切疔毒入腹，烦闷恶。兼治痈疽发背，恶疮，神效。
【用法用量】共为细末，面糊丸，芡实大，每服一丸。令病人先嚼葱白三寸，吐在手心，将药放在里面，热汤吞下，有汗即愈。
【来　　源】清·《奇方类编》疮毒门。

【方　　名】万灵散
【方药组成】前胡（去芦头）、柴胡（去苗）、秦艽、甘草（炙）各半斤，茴香子、木香、桂皮（去粗皮）各一斤，槟榔十枚，肉豆蔻（去壳）半斤，芍药半斤，青橘皮（去白）半斤，川芎半斤，葶苈子半斤，桔梗四两。
【功效主治】升降痞滞，温中和脾。痰癖动气，心膈疼痛，噎闷呕逆，纳呆少食。
【用法用量】上为粗末，每服6g，水一盏，加大枣二枚，同煎至七分，去滓，食前温服。
【来　　源】《圣济总录》卷二十二。
【附　　注】在本方治证病位在上焦、中焦，由痰浊阻内，气不升降，脾胃虚弱，寒湿内生所致。方用前胡、葶苈子、桔梗宣降肺气，通调水道，化痰湿，止咳喘，以治上焦；青皮、柴胡、木香、肉豆蔻、肉桂、茴香升降痞滞，温中散湿，暖胃和脾，以治中焦。二者配合，则可使痰生无源，痰去有路。佐以芍药、川芎调血，槟榔下气行水导滞，秦艽清湿热、利二便；最后以生甘草调和诸药、并益脾气。综合全方，共奏开痞化痰、宣肺降气、调中助运、散寒除温之效。

【方　　名】万应丸

【方药组成】甘遂 30g，芫花 30g（别本作 20g），大戟 30g（别本作 20g），大黄 30g，三棱 30g，巴豆 20g，干漆（炒）20g，蓬术 20g，当归 50g（别本作 30g），桑白皮 20g，硼砂（别本作硇砂）30g，泽泻 80g（别本作 20g），山栀仁 20g，槟榔 10g（别本作 20g），木通 10g，雷丸 10g，诃子 10g，黑牵牛 50g（别本作 30g），五灵脂 50g，皂角 3 挺（去皮弦）；入后药：木香 10g，丁香 10g，肉桂（去皮）10g，肉豆蔻 10g，白术 10g（别本作 20g），黄芪 10g（别本作 40g），没药 10g，附子（炮，去皮脐）10g（别本此下有人参 30g），赤茯苓 10g，赤芍 10g（别本作 20g），川芎 20g，牡丹皮 20g（别本作 10g），白牵牛 20g，干姜 20g，陈皮 20g，芸台（炒）20g，地黄 30g（别本作熟地黄，酒浸一宿），鳖甲（醋炙）30g，青皮 30g，南星（浆水煮饮，切，焙）20g。

【加　　减】膈气噎病，丁香汤下 3 粒，夜（临卧）一服。胃冷吐逆，并反胃吐食，丁香汤下 2 丸。血晕、血迷、血蛊、血痢、血胀、血刺、血块、血积、血症、血瘕，并用当归酒 2 丸，逐日服。

【功效主治】癥瘕积结，膈气噎病，胃反食等。

【用法用量】上方共 40 味。前 20 味，捶碎，洗净。入米醋 1 500ml，浸 3 日。入银器或砂石内慢火熬，令醋尽。焙干焦，再炒为黄色，存性。同杵为末，米醋煮，面糊为丸如绿豆大。

【来　　源】《华氏中藏经·卷下》。

【注　　意】孕妇忌服。本方药力峻猛，不可多服。

【方　　名】万州黄药酒

【方药组成】万州黄药子 250g（须除重者，如虚轻即是他州出，为慢加倍）。

【功效主治】瘿疾。

【用法用量】取好酒一斗，入药封瓶口以糠火煨，一周时，待酒冷，时时饮一杯，不令绝酒气。三五日后常把镜自照，觉消即停饮勿服，其效如神。烧酒时，闻香气外出，瓶口有津即止，火不可太猛。

【来　　源】《千金月令方》。

【方　　名】王不留行猫眼草散

【方药组成】王不留行、猫眼草、金银花各 30g，紫金锭 12g，冰片 0.6g。

【功效主治】乳腺癌。

【用法用量】将前 3 味药制成浸膏干粉，加紫金锭、冰片研细和匀，每次服 1.5 ～ 3g，日服 4 次。

【来　　源】《全国中草药肿瘤资料选编》。

【方　　名】王不留行血竭汤

【方药组成】王不留行 30g，血竭、儿茶各 10g，骨碎补 15g。

【功效主治】骨肿瘤。

【用法用量】水煎服，每日 1 剂。

【方　　名】王不留行郁金汤

【方药组成】王不留行 15g，郁金 30g，半枝莲 30g，白花蛇舌草 30g，桃仁 12g，红花 12g，青皮 12g，柴胡 15g，香附 15g，麝香 1g（冲服），延胡索 10g，乳香 12g，没药 12g。

【功效主治】乳腺癌疼痛。

【用法用量】水煎服，每日 1 剂，连服 30～50 剂。

【附　　注】钱伯文教授提出的治癌性疼痛的法则，颇有临床实用价值。癌肿以毒邪蕴结为主的，肿块坚硬，多见于腹腔，持续性锐痛，有灼热感，伴发热便秘，宜用蒲公英、白英、肿节风、芙蓉叶、金银花、连翘、土茯苓、野葡萄藤、莪术。按之亦痛、舌紫有瘀斑的，宜用三七、乳香、没药、莪术、丹参、赤芍、桃仁、红花、土鳖虫止痛消肿。癌肿以气滞气郁为主的，患处胀痛，肿块柔软，疼痛时缓时急，胸腹胀满，嗳气，宜用香附、木香、青皮、延胡索、川楝子、八月札等理气止痛。癌肿以痰湿凝滞为主的，肿块光增，多见于体表，钝痛，伴身重足肿，便艰纳呆，痰黏稠，宜用山慈菇、昆布、海蛎、天南星、陈皮、姜半夏、夏枯草等止痛消肿软坚。癌肿以正荣为主的，隐痛，绵绵作痛，得温则缓，得按痛减、伴虚弱症状，宜用白术、黄芪、党参、白芍、当归、大枣、生甘草缓急止痛。

【方　　名】王道无忧散
【方药组成】当归、白芍（土炒）、川芎、生地黄各 2.4g，赤芍 1.5g，白术（土炒）、白茯苓（去皮）各 3.6g，赤茯苓、砂仁、枳实（麸炒）、香附、乌药、陈皮、半夏（姜汁炒）、藿香、槟榔、猪苓、木通、天门冬（去心）、麦门冬（去心）、黄柏（人乳炒）、知母（人乳炒）、黄芩（炒）各 2.4g，粉甘草 0.9g。
【功效主治】活血通络，理气和胃。适用于胃癌，血痰饮蓄，噎膈反胃。
【用法用量】上锉 1 剂。水煎，分 2 次温服。
【来　　源】《万病回春》。

【方　　名】王瓜根肝糊
【方药组成】王瓜根 10g，牛肝或猪肝 200g，洋葱 1 个，胡萝卜 1 个，老姜 1 块。鸡骨汤、奶油、盐、胡椒各适量。
【功效主治】强肝生血，祛湿退黄。本膳主要适用于胰头癌轻度黄疸者。
【用法用量】先将肝在沸水里冲浸一下，然后切成豆粒大的细丁。洋葱、胡萝卜切成细丁，老姜切剁碎。在深锅内先放奶油，随即将全部原料投入，王瓜根也同时加工，放鸡骨汤约 5 碗，用文火慢煮，直到全部原料煮熟而汤成糊状时，加盐、胡椒等调味。
【来　　源】《新中医》，1974，6：38。
【附　　注】王瓜 Trichosanthes cucumeroides M. 为葫芦科植物，动物实验对小鼠肉瘤 S–180，宫颈癌 U–14，大鼠瓦克氏癌 W–256，肝癌（AH）等均有抑制作用（《浙江中医学院学报增刊号》，1982：38）。广东省植物研究报告指出，以山苦瓜（即王瓜）、鲜天门冬等草药，捣鲜汁内服，连续 2 ～ 3 个月治愈急性淋巴性白血病 1 例。

【方　　名】王兰英治肾癌验方
【方药组成】太子参 30g，制附子 10g，薏苡仁 30g，败酱草 15g，山慈菇 15g，白花蛇舌草 30g，半枝莲 15g，枸杞子 15g，萆薢 30g，炮姜 30g，杜仲 15g，山药 30g，山茱萸 10g，干姜 10g，菟丝子 15g，仙鹤草 15g，苍术 15g，川牛膝 10g，赤芍 15g，五味子 10g，红豆杉 3g，白英 15g，猫爪草 30g，鹿衔草 15g，蛇莓 10g，生甘草 5g。
【功效主治】补益脾肾，渗湿利水，解毒抗癌。适用于肾癌之脾肾气虚、水湿停聚型。
【用法用量】水煎，每日 1 剂，早晚温服。
【来　　源】甘肃省中医院王兰英教授经验方。
【附　　注】方名系杨建宇拟。

【方　　名】望江南汤
【方药组成】望江南全草 30g。
【功效主治】清热消肿解毒。主治血淋（类似今之膀胱癌）。
【用法用量】水煎服，每日 1 剂。
【来　　源】《福建民间草药》。
【附　　注】望江南，豆科植物，一年生灌木或半灌木状草本，又名“金豆子”(《纲目拾遗》)、羊角豆 (《中国树木分类学》)、夜关门 (《南方主要有毒植物》)、山咖啡 (《福建中草药》) 等。其性味苦，寒，《中国药植志》述其功效能“治咳嗽、胃病、气块、气胀”。

【方　　名】威灵醋蜜煎
【方药组成】威灵仙、醋、蜜各半盏。
【功效主治】噎膈。
【用法用量】煎至五分服之。
【来　　源】《经验方》。
【附　　注】吐出宿痰愈。

【方　　名】威灵仙白蜜汤
【方药组成】威灵仙、白蜜各 30g。
【功效主治】食管癌。
【用法用量】水煎服，每日 1 剂，分早、晚连服 1 周。
【来　　源】《一味中药巧治病》。

【方　　名】威灵仙白蜜汤
【方药组成】威灵仙 30g，白蜜 30g，山慈菇 10g。
【功效主治】噎膈反胃（食管癌、胃癌）。
【用法用量】水煎 3 次，每煎分 2 次服，每 4 小时服 1 次；4 日服完，连服 7 天。

【方　　名】威灵仙醋汤
【方药组成】威灵仙一把，米醋、蜂蜜各半碗。
【功效主治】食道癌、胃癌。
【用法用量】威灵仙 1 把，加米醋、蜂蜜各半碗，共水煎服，可吐出宿痰，服多次可治愈。
【附　　注】《本草纲目》记载，威灵仙可除掉久积癥瘕和痃癖气块，去除腹中冷滞，因此它对各种癌症有疗效。

【方　　名】威灵仙合剂
【方药组成】威灵仙、薏苡仁、八月札 30g，重楼、橘叶、郁金各 15g，党参、白术、白芍、茯苓各 9g。
【加　　减】抽搐合羚角钩藤汤加减煎服，狂躁加生铁落饮加减煎服。
【功效主治】转移性脑癌癫狂。
【用法用量】合剂浓煎 200ml，每次 20ml，日服 3 次。化疗时加扶正药。
【来　　源】《福建中医药》，18，(5)：34。

【方　　名】威灵仙龙眼肉羹
【方药组成】威灵仙 30g，龙眼肉 30g，薏苡仁 50g。
【功效主治】抗癌，通络，止痛。通治各型食管癌及其他消化道癌瘤等多种癌症。
【用法用量】先将威灵仙洗净，晾干后切成片，放入砂锅，加水浸泡片刻，浓煎 2 次，每次 40 分钟，合并 2 次滤汁，备用。将龙眼肉、薏苡仁分别洗净，同放入砂锅，加水适量，大火煮沸，改用小火煨煮 30 分钟，兑入威灵仙煎汁，继续用小火煨煮薏苡仁熟烂如酥，汤汁稠黏成羹。早晚 2 次分服，饮羹糊，嚼食薏苡仁、龙眼肉。

【方　　名】威灵仙七叶一枝花方
【方药组成】威灵仙、七叶一枝花各 30g，木瓜 9g，三七粉 3g（冲服）。
【功效主治】脑瘤。
【用法用量】水煎服，每日 1 剂。

【方　　名】威灵仙汤
【方药组成】威灵仙的叶、茎、花等 40g。
【功效主治】止痛，抗癌。
【用法用量】水煎，1 日多次代茶饮。民间疗法是取威灵仙末，水调为梧桐子大小的丸粒，1 次 10 ～ 20 丸，午夜用生姜汤吞服。
【来　　源】上海一医学院提供。

【方　　名】威灵仙益母草方
【方药组成】威灵仙、益母草、新泽兰、川郁金各 9g。
【功效主治】癥瘕。
【用法用量】上 4 味，加瘦肉 60g，老酒炖服，连服 10 ～ 20 剂。

【方　　名】煨梨方
【方药组成】大雪梨 1 个，以丁香 15 粒刺入梨内，湿纸包四五重，煨熟食之。
【功效主治】功能消痰降火。治反胃转食，药物不下者。
【来　　源】《圣济总录》。

【方　　名】苇茎桃仁汤
【方药组成】苇茎 30g，桃仁 12g，冬瓜仁 30g，薏苡仁 30g，法半夏 12g，茯苓 15g，山慈菇 24g，败酱草 30g，猪苓 24g，白英 30g，瓜蒌 15g，莪术 15g。
【功效主治】痰涎阻肺、肺失清肃型肺癌。
【用法用量】水煎服，每日 1 剂。
【来　　源】《百病良方》第二集，科学技术文献出版社重庆分社，1983：177。

【方　　名】委陵菜单方
【方药组成】新鲜委陵菜全草 60 ～ 120g，或用干品15～30g。

【功效主治】癌症出血。

【用法用量】切碎，水煎2次，2次煎液混合，加入少量红糖煎片刻，分2次服。每日1剂，必要时可续服1～2剂。

【附　　注】止血效果以委陵菜根部最强。

【方　　名】委菊慈姑汤（蒌菊慈姑汤）

【方药组成】夏枯草18g，金银花18g，菊花15g，连翘18g，瓜蒌皮30g，山慈菇12g，陈皮9g，乳香9g，没药9g，山豆根9g。

【功效主治】理气止痛，清热解毒，化痰活血。适用于乳腺癌肿块可推动时，乳头流出少许带血液体，发热，肿块疼痛者。

【用法用量】每日1剂，水煎，分2次温服。

【附　　注】本方用陈皮、夏枯草、乳香、没药疏肝理气，泻火解毒，软坚止痛；山豆根、山慈菇、金银花、连翘清热解毒，消肿祛痰；菊花、瓜蒌皮清肝利气化痰。

【方　　名】鲢仁煨白菜

【方药组成】新鲜、剥好的鲢仁300g，5cm见方的豆腐1块，山东大白菜半棵（约300g），鸡蛋1个。淀粉、味精、盐、酱油、麻油、植物油（豆油）适量。

【功效主治】补肾健脾，解毒养胃。本膳主要适用于肾癌手术摘除后脾肾虚弱者。

【用法用量】将鲢仁拍碎如泥，拌入豆腐，与鸡蛋清搅在一块儿，拌好后，酌量加入淀粉、酱油等调料，再拌好，备用。将其捏成1个如枣大小的鲢丸，放入七分热的豆油中，以小火煮熟。将已切段的白菜放入油锅中，一热即将鲢丸倒入，用小火慢慢，使白菜焖烂，鲢仁味进入白菜，用淀粉勾芡，滴上麻油，趁热食用。

【附　　注】鲢仁最好用淡小鲢，如长臂鲢科的青鲢 Macrobrachium nipponense（de Haan），《本草纲目拾遗》云："鲢生淡水者色青，生咸水者色白……海中者色白肉粗，味殊劣。入药以湖泽中者为第一。"

【方　　名】鲢子扒海参

【方药组成】水发海参约1 000g，鲢子20g，鲜汤500g。料酒、白糖、酱油、淀粉、味精、胡椒、葱各适量。

【功效主治】补肾生血，润燥暖胃。本膳主要适用于多发性骨髓癌症见贫血者。

【用法用量】水发海参洗净，入热油稍炸一下，捞出沥油待用。将鲢子、葱段入热油锅内煸炒片刻（注意不用大火，以免鲢子出焦苦味），烹入料酒、鲜汤，加上调料，烧沸后投入海参，焖烧10分钟，入味后，捞出海参，摆入盘中。锅内汤汁勾芡，淋上明油，浇盘内海参上，撒上胡椒粉即成。此菜参质软糯，味道鲜，营养丰富。

【附　　注】多发性骨髓癌患者约有1/3是因面色苍白、头晕、眼花、心悸、四肢乏力而就诊，贫血有时很严重，有的病人在没有出血的情况下，血色素可下降到2～3g。多有喜温怕凉等感觉，及时应用本膳，可改善上述症状。

【方　　名】卫茅猫爪草合方

【方药组成】①卫茅、猫爪草、桃仁、鳖甲、苏木、瓜蒌皮、郁金、西党参（或人参）、白术、薏苡仁、红枣。②猫爪草、黄药子、葶苈子、浙贝母、天浆壳、海蛤壳、桃仁、地鳖虫、生黄芪、西党参、白术、薏苡仁。③生黄芪、西党参、茯苓、白术、薏苡仁、法半夏、陈皮、猫爪草、天浆壳、牡荆子、卫茅、川芎。④孩儿参、生晒参、北沙参、天麦冬、百合、玉竹、怀山药、黄精、牡丹皮、赤芍、桃仁、旱莲草。

【加　　减】瘀血阻肺用方①；痰浊瘀结用方②，痰瘀化热者可加鱼腥草、野荞麦根、十大功劳叶、七叶一枝花、天葵子；脾气虚用方③；气阴两虚用方④，低热明显可加地骨皮、十大功劳叶。上述合上腔静脉压迫综合征，酌加葶苈子10～15g，猪苓15～20g，生麻黄10g，咯血加生蒲黄10～15g、蚊虫草30～60g，胸痛甚者加延胡索末3～6g（分冲）、麝香0.2g（冲）。

【功效主治】晚期原发性肺癌。

【用法用量】水煎服，每日1剂。

【来　　源】《中国医药学报》，1989，(6)：42。

【方　　名】味鲜鱼汤
【方药组成】新鲜鱼头、鱼尾各1副（或鱼中断有肉部分，且腥味不重的鱼均可），味噌5g，豆腐2块，葱2段。冷水适量。
【功效主治】健脾开胃，抗癌解毒。本膳主要适用于胃癌术后康复者。
【用法用量】将鱼用2 000ml冷水清煮，煮约剩1 500ml水为止。豆腐切成小块，放入汤内煮透（如用的是鱼骨，须将鱼汤滤出再放豆腐）。将味噌用冷水调开溶化，倒入汤内，稍滚一下。在大碗内放一些葱花，将汤倾入，即可食用。
【来　　源】《民族医药报》，1991，10：25。
【附　　注】味噌，是用黄豆等做成的酱，在日本非常流行，据作者日本朋友1985年来信说："味噌之所以近年来盛行于东南亚国家，是因为日本《朝日新闻》发表消息，说味噌有抗癌作用的缘故。"日本广岛大学的一项实验表明：味噌（豆酱）有抑制发生肝癌的作用。

【方　　名】胃癌、贲门癌合方
【方药组成】①理胃化结汤：党参15g，白术9g，乌药9g，芡实9g，延胡索9g，浙贝母6g，羊肚枣6g，内金6g，木香6g，白英30g，麦（谷）芽30g，白花蛇舌草30g，生甘草3g，茯苓15g，熟地黄15g，天冬15g，大枣5个，田三七粉1.5～2g。

②理胃通关汤：党参15g，茯苓15g，熟地黄15g，天冬15g，白术9g，赭石9g，生半夏9g，生甘草3g，吴茱萸3g，木香3g，鸡内金6g，旋覆花6g，羊肚枣6g，砂仁6g，麦（谷）芽30g，白花蛇舌草15g，白英15g，大枣5个，田三七1.5～2g。

③健脾理气汤：党参12g，白术9g，茯苓9g，生甘草4.5g，生黄芪9g，木香9g，沙参9g，陈皮6g，瓜蒌仁9g，白芍9g，鸡内金6g，建曲6g，泽泻9g，麦（谷）芽30g。
【功效主治】胃癌、贲门癌。
【用法用量】水煎服，每日1剂。饭后1～2小时或饭前空腹服，三七粉随汤药冲服。方①适用于胃癌尚未出现幽门梗阻，但有胃胀、胃痛及消化不良等症状者。方②适用于已出现幽门梗阻，朝食暮吐，发出蛋臭气味并常吐出隔夜酸臭食物者。方③供配服。
【临床应用】柯某，男，58岁，确诊为胃癌，经服本方后，症状逐渐改善，持续服用1年多，体力恢复，生活正常，已存活8年以上。
【来　　源】《抗癌中草药制剂》，1981：204。
【附　　注】患胃癌时，先将1 800ml米酒倒砂锅煮沸后，放入长30cm左右的活鲤鱼，文火炖6小时，炖到汤干鱼呈褐色为止，1条鱼吃1周，饭前吃，连续吃1～1.5个月。此方有重，可参。

【方　　名】胃癌方
【方药组成】黄药子15g，生牡蛎30g（先煎），海蛤壳30g（先煎），山慈菇15g，无花果15g，石见穿10g，炙穿山甲10g（先煎），蜈蚣2条，槟榔10g，皂角刺10g，昆布30g。
【功效主治】软坚散结，抗癌。主治胃癌。
【用法用量】每日1剂，水煎2次，早、晚各服1次。

【方　　名】胃癌方
【方药组成】丹参30g，桃仁10g，紫草15g，延胡索10g，沉香10g，米皮糠10g，败酱草15g，生山楂15g，蒲公英15g，百合30g，皂角刺10g，威灵仙15g。
【功效主治】化瘀，解毒，抗癌。主治胃癌。
【用法用量】每日1剂，水煎2次，早、晚各服1次。

【方　　名】胃癌方
【方药组成】陈皮10g，半夏10g，佛手10g，枳壳10g，香附10g，川厚朴10g，良姜10g，三棱10g，莪术10g，菟丝子15g，牵牛子15g，槟榔15g，皂角6g。
【加　　减】饮食不振加刀豆15g，甘松15g；消化不良加莱菔子15g，鸡内金10g；气虚加黄芪30g，党参10g；胃寒阳虚加干姜15g，肉桂15g，附子15g；有热加生石膏15g，蒲公英或人参15g；胃痛、恶心、呕吐加紫蔻10g，白胡椒6g，竹茹10g；痛重加生南星15g，生半夏15g，生姜

6 片；胃酸多加乌贼骨 5g；牡蛎 15g；缺酸加枯矾 10g，焦山楂 15g；手足心烦热加女贞子 15g，旱莲草 15g；失眠加白芍 15g，合欢皮 15g，琥珀 2g；大便不畅加川大黄 10g，玄明粉 10g（冲），枳实 10g。
【功效主治】胃癌。
【用法用量】水煎服，每日 1 剂。
【来　　源】《癌症的治疗与预防》，春秋出版社，1988：193。

【方　　名】胃癌粉
【方药组成】乌蛇 60g，螃蟹 60g，鹿角霜 60g。
【功效主治】扶正解毒。适用于正虚邪阻之胃癌。
【用法用量】晒干，研成细末，每服 5g，温开水调下，每日 3 次。
【来　　源】《肿瘤临证备要》。《肿瘤病》，人民卫生出版社，1982：80。

【方　　名】胃癌合方
【方药组成】①白花蛇舌草 30g，半枝莲 30g，紫苏梗 15g，白芍 12g，竹茹 12g，陈皮 9g。②旋覆花 15g，代赭石 15g，半夏 12g，党参 12g，枳壳 9g，黄连 9g。③龙葵 30g，金刚刺 30g，白英 15g，蜀羊泉 15g。
【加　　减】腹胀，加莱菔子 15g，鸡内金 15g，降香 9g，丁香 3g；便结，加郁李仁 15g。
【功效主治】清热解毒，利气隆逆。适用于胃癌。
【用法用量】每日 1 剂，煎 2 次分服。呕吐不能进食者先用①、②方，症状消失后改用③方。
【临床应用】武汉市商业职工医院用于治疗胃癌获较好疗效，共治疗 22 例中，临床治愈 2 例、显效 6 例、有效 11 例、无效 3 例，总有效率为 86.35%。
【来　　源】武汉市商业职工医院方。

【方　　名】胃癌合方
【方药组成】①人参 18g，麦冬 9g，荔枝核 10 枚，家萝根（正名待考）1 把，陈仓米 1 把。②藿香 9g，益智仁 9g，三棱 9g，莪术 9g，桃仁 9g，桃奴 5 个，大黄 15g，枳实 9g，制何首乌 18g，金银花 9g，生麦芽 30g，昆布 9g。③虾鼠粪（即公鼠粪）100 粒，水蛭 6g，虻虫 6g，斑蝥 3g，雪花树（结香）皮 250g，消山狗 200g，犁螺根（长叶冻绿）30g。④三棱 9g，莪术 9g，青皮 9g，陈皮 9g，木香 6g，桃奴 5 个，五灵脂 9g，香附 12g，大黄 15g，枳实 9g。
【功效主治】胃癌。
【用法用量】方①取人参另煎，余药水煎兑服。方①、方②两方每天各服 1 剂，共服 7 天，为第一疗程；第二疗程（约 7 ～ 14 天）用方①（人参减少，服法同第一疗程）加方③。方③共研细末，炼蜜为丸，滑石为衣。每天另用白颈蚯蚓 10 条拌白糖，开水浸泡，待蚯蚓溶化，以水送服丸药（忌葱白），每天服 1 剂。第三疗程（约 7 ～ 10 天）取方④水煎服。
【来　　源】《湖南中草药单方验方选编》，湖南人民出版社，1970：129。
【附　　注】以六君子汤加减调理。

【方　　名】胃癌散
【方药组成】乌贼骨、枯矾各 210g，白及 180g，牵牛子、小苏打各 240g，蛤粉、瓦楞子各 180g，陈皮、香附各 60g。
【功效主治】化瘀止血，消肿生肌，行气化痰。主治溃疡型胃癌胃痛、反酸等。
【用法用量】共研细末，每日 18g，分 2 ～ 3 次，饭前服。
【来　　源】天津地区验方。

【方　　名】胃癌汤
【方药组成】石见穿 30g，肿节风 30g，丹参 15g，煨莪术 12g，枸橘李 15g，白花蛇舌草 30g。
【加　　减】胸闷加佛手片 9g，炒枳壳 9g；腹胀加大腹皮 12g，炒莱菔子 12g；便秘加瓜蒌仁 12g，制大黄 6g；腹水加商陆 12g，车前草 15g；呕血加墨旱莲 15g，血余炭 12g；便血加生榆 15g，侧柏炭 12g；疼痛明显加炒延胡索 12g，制香附 12g；痰食积滞加制半夏 9g，焦山楂肉 12g；津少口干加石斛 12g，天花粉 10g；呕吐较频加陈皮 9g，代赭石 12g；癥块坚硬加海藻 12g，炙鳖甲15g，或炮穿山甲12g；脾气虚弱加白术12g，补骨脂12g；正气不足加党参12g，生黄芪12g，或河车粉3g（吞服）。

【功效主治】胃癌。

【用法用量】水煎服，每日1剂。

【方　　名】胃癌外敷方

【方药组成】蟾蜍6g，蜈蚣4条，全蝎4只，白花蛇12g，天南星6g，木鳖子2.4g，轻粉1.2g，砒石1.2g，硇砂2g，巴豆0.5g，干姜3g，雄黄1.2g，黄药子2.4g，山慈菇6g，露蜂房g，冰片6g，斑蝥2只，大黄6g，香油适量。

【功效主治】胃癌。

【用法用量】上药共研为末，以香油10～15g调成稠糊状，敷脐部上。24小时换药1次，隔6天敷1次。

【来　　源】《肿瘤防治》。

【附　　注】本方敷脐后局部可出现小水泡，如破溃，可涂以龙胆紫或普通消炎膏。

【方　　名】胃癌丸

【方药组成】乌蛇粉420g，地鳖虫、蜈蚣各90g。

【功效主治】胃癌。

【用法用量】上3味药共研为细末，炼蜜为丸，每丸重3g，早、晚各服1丸，温开水送下。

【来　　源】《福建中医药》1987年第2期。

【附　　注】原方无名，现方名为编者所拟。

【方　　名】胃癌饮

【方药组成】茯苓15g，半夏10g，鸡内金15g，薏苡仁30g，白扁豆12g，大枣5枚，黄药子15g，地鳖虫10g，露蜂房15g，僵蚕15g，生牡蛎30g（先煎），龙葵10g。

【功效主治】解毒、和胃、抗癌。主治胃癌。

【用法用量】每日1剂，水煎2次，早、晚各服1次。

【方　　名】胃癌饮

【方药组成】生黄芪25g，人参25g，生白术15g，生薏苡仁30g，半枝莲30g，山慈菇30g，白花蛇舌草30g，重楼20g。

【加　　减】阴虚加沙参、麦冬、生地黄；血虚加当归、熟地黄；湿热加黄芩；气滞气逆加川厚朴、枳壳；血瘀加丹参、桃仁、红花；恶心呕吐加姜半夏、姜竹茹；消化不良加焦三仙；疼痛加川楝子、延胡索；白细胞减少加黄精、补骨脂。

【功效主治】益胃健脾，清热解毒。胃癌，少气乏力，体倦懒动，面色萎黄，脘腹胀闷或攻痛，或见上腹饱满、肿块，舌苔黄厚而腻。本方治证为胃癌证属脾虚邪结者。

【用法用量】以上药物，水煎分2次服下，每日1剂。一般应持续服药1年以上。

【临床应用】临床以之治疗术后胃癌病人84例，其中单纯中药组33例，结果存活3年以上者13例，5年以上者11例，最长1例已10年多；中药加化疗组51例，其中存活3年以上者21例，5年以上者17例，最长1例亦已存活10年多。

【附　　注】脾虚则不能充养肢体故有面色无华、体倦无力；邪聚则损伤中土，气血郁滞，故有脘腹胀闷、攻痛。治当攻补并施，方用生黄芪、人参、生白术、生薏苡仁大补元气、健脾益胃、培土以增化源，半枝莲、山慈菇、白花蛇舌草、重楼苦寒泻火、清热解毒、逐邪以消积块，八药相合，相辅相成，配伍简明、扼要，从而更有利于药效的发挥。

【方　　名】胃癌止痛散

【方药组成】蜈蚣10条，水蛭15g，全蝎15g，白花蛇2条，蟾酥2g，白芥子10g。

【功效主治】解毒散瘀，行气化痰，消癥止痛。主治胃癌疼痛。

【用法用量】共研细末，过100目筛，贮瓶备用。口服，每次1.5～3g，每日2次，餐前半小时温开水冲服。

【临床应用】治疗100例，显效72例，有效26例，无效2例。尹某，男，65岁，1992年12月25日来诊，胃脘部撑胀痛3个月，加重20天，伴食欲不振、乏力、柏油便，舌红苔白腻，边有瘀斑，左锁骨上淋巴结轻度肿大，胃镜检查诊为胃窦部癌变。病理报告为腺癌。行保守治疗，同时服用胃癌止痛散，每次3g，每日2次，1天后胃痛消失，继续服用，直至1年3个月病人死亡，患者未再发生疼痛。

【来　　源】李发杰等，《山东中医杂志》，1994，（10）：443。

【附　　注】本方重用虫类药攻毒通络，豁痰散结，不仅有良好的止痛作用，而且蜈蚣含组织胺样物质、溶血蛋白质，体外实验对肝癌、胃癌细胞均有抑制作用；水蛭中的水蛭素体外试验对肿瘤细胞有抑制作用，临床应用对食道癌、胃癌有较好疗效，故本方同时亦有抗癌作用，用来治疗胃癌疼痛是适宜的。

【方　　名】胃丹

【方药组成】朱砂（大块不夹石者）五十两，新罗人参、肉豆蔻（面裹煨）、缩砂仁、荜澄茄、白豆蔻仁、红豆、高良姜（锉，炒）、附子（炮，去皮脐）、白术、厚朴（姜汁炒）、丁香（不见火）、藿香、五味子、干姜（炮，去皮）、胡椒、益智仁、麦冬（去心）、草果仁、橘红各四两。

【加　　减】本方补脾之功偏弱，若脾虚明显可加茯苓、薏苡仁等健运脾气，气滞而血瘀者加莪术、三棱、郁金、川芎等。

【功效主治】补益脾肾，行气止痛。本方所治证候属脾肾两虚，不能温养，内蕴虚寒所致。

【用法用量】上药各如法修制，锉如豆大，用白沙蜜五斤，将药一半同蜜拌匀，入铜锅内；以夹生绢袋盛贮朱砂，悬宕锅内，以桑柴火重汤煮四日四夜，换蜜五斤，又入前药一半，和匀。再煮三日三夜，取砂淘净焙干，入乳钵，用玉槌研细，米粽为丸，如绿豆大，阴干。每服10丸，加至15丸，空心食前用人参汤送下，大枣汤亦得；如或呕吐，用淡生姜汤送下。现代用法，以上药物按一定比例配方，水煎分2次空腹服下，朱砂研粉冲。每日1剂。

【附　　注】真阳衰虚，心火虚弱，不养脾土，冲和失布，中州虚寒，饮食不进，胸膈痞塞，或不食而胀满，或已食而不消，痰逆恶心，反胃吐食，脏气虚寒，来谷不化，心腹绞痛，泄利不止。方用人参为主药，功能大补元气，补益脾胃，扶阳抑阴；白术甘温性燥，温补中州，健运脾胃，燥湿化痰；附子大辛大热，彻上彻下，温命门，驱阴寒，回阳助火；干姜、高良姜、胡椒、荜澄茄主入中焦，温胃散寒止痛；丁香、益智仁主入下焦，暖肾助阳。上药与附子配合，则先天、后天并治，阳气自当充盈，此为辅药。肉豆蔻、缩砂仁、白豆蔻、藿香、草果、厚朴、陈皮则均为芳香化湿之品，在此取其醒脾气、理呆滞、开胃纳、消痞塞、化湿浊之功；五味子、麦冬酸甘相合，化生阴津，以制上述诸药之燥烈；红豆散瘀滞、化癖结；朱砂消肿蚀腐，散结解毒。全方组合，共奏补益脾肾、行气止痛功效。

【注意事项】忌食猪、羊血。

【方　　名】胃丹贝那替秦

【方药组成】乌梅5份，枳壳5份，仙鹤草3份，白矾3份，郁金3份，火硝3份，制马钱子2份，炒干漆1份。

【功效主治】调中防变，厚胃生肌，活络止痛。萎缩性胃炎伴肠腺上皮化生。

【用法用量】共研细末备用。口服，每次3～6g，每日早、晚8点钟各1次，温开水冲服，1个月为1个疗程，必要时可配合辨证论治方同治。

【临床应用】治疗20例，显效（临床症状消失）18例，有效（主症大部分减轻）2例；胃镜复查16例，胃黏膜萎缩病变与肠化消失11例，肠化消失、萎缩病变改善5例。王某，男，38岁，1983年9月8日入院。胃脘痛反复发作4年余。3个月前因饮酒使胃痛加剧，痛掣背部，拒按拒纳，烧灼嘈杂，痞塞嗳气，大便色黑，经胃镜及活检诊断为慢性重度萎缩性胃窦炎伴肠化。多方求治无效，来诊见消瘦神萎，口干苦，舌质红苔薄白，脉细弦，胃脘部压痛拒按。实验室检查血红蛋白9g/L，大便隐血（++）。证属气阴两虚夹郁热，治以养阴清热益胃，予胃复康每次3g，每日早晚开水送服，汤方：百合30g，乌药10g，白芍15g，白及12g，三七粉3g（分冲），蒲公英15g，半枝莲15g，丹参15g，陈皮10g，太子参30g，佛手10g，川楝子12g，生甘草10g，10天后症状明显好转，20天后症状消失出院。2个月后回院复查，结果显示原萎缩病变和肠化消失。

【来　　源】孙希圣，《中医杂志》，1985（12）：18。

【附　　注】慢性萎缩性胃炎伴肠腺上皮化生是一个与胃癌有一定关系的难症，目前尚无特效的疗法，本方的特点是使用三味有毒的药物：马钱子、火硝、干漆。马钱子，《中药志》曰"散血热，消肿毒，治痈疽、恶疮"；火硝，破坚散积，解毒消肿；干漆，《纲目》曰"漆，性毒而杀虫，降而行血，所主诸证虽繁，其功只在二者而已"。可见用此三味意在行瘀、解毒、消肿，矛头直指肠上皮化生可能导致的恶变。

【方　　名】胃积糖浆

【方药组成】制川乌 3g，姜半夏 9g，煅赭石 15g，枳壳 9g，半枝莲 30g，红丹参 9g，白茅根 30g，鸡内金 12g，党参 9g，巴豆霜 0.15g。

【功效主治】胃癌。

【用法用量】浓煎取汁，加白糖 60g，制成糖浆 200ml 半瓶备用。每日 3 次，每次 20ml。

【来　　源】《辽宁中医杂志》，1984，（8）：37。

【附　　注】少食多餐，不要吃生冷、油腻、辛辣之品。

【方　　名】胃炎灵合方

【方药组成】①胃炎灵 1 号：链霉素等。②胃炎灵 2 号：郁金、没药、红花、三棱、黄芪建中汤加减。③胃炎灵 3 号：黄连素等。④胃炎灵 4 号：枳实白术汤加减。⑤胃炎灵 5 号：沙参麦门冬汤加减。

【加　　减】脾胃虚寒型：第一周服西药，服胃炎灵 1 号，第二周用胃炎灵 2 号。气滞血瘀者：第一周西药同前，第二周服胃炎灵 4 号。瘀血兼气阴两虚型：第一周服西药，服胃炎灵 3 号，第二周服胃炎灵 5 号。

【功效主治】胃癌前期病变。

【用法用量】除西药外，均水煎服，每日 1 剂。

【临床应用】共治 62 例，总有效率为 95%。

【来　　源】《江西中医药》，1989，（4）：23。

【方　　名】温白丸

【方药组成】川乌二两半（炮）、吴茱萸、桔梗、柴胡、菖蒲、紫菀、黄连、炮姜、肉桂、花椒、巴豆、泽泻、皂角、厚朴各一两。

【加　　减】喘而不得卧加苏子、白芥子；块坚难消加瓦楞子、鳖甲、郁金；痰湿盛者，加半夏、苍术；疼痛较重者，加延胡索、五灵脂。

【功效主治】温肺化饮，降气平喘。寒痰伏肺之息贲，症见咳逆喘满不得卧，右胁下如覆杯，胸胁满痛，痰多色白，气急，便秘。

【用法用量】上药为细末，面糊为丸，如梧桐子大，每次 10 丸，1 日 2 次，生姜汤送下。

【来　　源】《理瀹骈文》。

【附　　注】本方所治之证为素体中土虚弱，复外感寒湿，中阳不振，气机不运，湿聚成痰，寒痰上干于肺，肺失宣降，湿痰凝滞，脉络痹阻，日久成息贲。治宜温散寒痰。方中川乌辛热补阳，既可散在表之寒邪，也可逐在里之寒湿，为方中主药；辅以吴茱萸、肉桂、炮姜、花椒辛热温中而散寒饮，以逐在里之寒湿，则中阳振奋，气机得运，而痰湿无以再生；桔梗、紫菀辛苦，专入肺经，泄肺郁，化痰，降气平喘，肺气宣降正常，则为可贮；菖蒲、皂角豁顽痰；柴胡、厚朴疏理气机；泽泻、巴豆渗利水湿，荡涤沉寒涸冷，前后分消，使浊阴下达。上药多为辛温燥热之品，加黄连以清之。诸药合用，逐、散里外之寒，化、燥肺脾之痰，气机通畅，郁结得解。现临床可用于肺癌的治疗。

【方　　名】温白丸

【方药组成】紫菀 22g，吴茱萸 22g，菖蒲 15g，柴胡 15g，厚朴（炙）15g，桔梗 15g，皂角（去皮、籽，炙）22g，乌头（熬）75g，茯苓 15g，桂心 15g，干姜 15g，黄连 15g，蜀椒（汗）15g，巴豆（熬）7.5g，人参 15g。

【功效主治】温里祛寒，消癥除癖。主治心腹积聚、癥癖。适用于肝癌。

【用法用量】上 15 味，合捣下筛，加白蜜和匀，更捣 2 000 杵，为丸如梧桐子大。一般 2 丸，不知，渐增至 5 丸，以知为度。

【附　　注】与上方类，可参。

【方　　名】温化汤

【方药组成】制附片（先煎4小时）120g，黄芪60g，桂枝30g，王不留行30g，丹参15g，莪术15g，干姜6g，大枣12枚，炙甘草15g。

【加　　减】气虚，加党参；咳嗽，加枇杷叶、百部、马兜铃、制南星；咯血，加白茅根、地榆、儿茶、三七粉、白及粉、仙鹤草、花蕊石、侧柏叶。

【功效主治】温补脾肾，活血化痰。适用于阳虚型肺癌。

【用法用量】每日1剂，水煎，分2次温服。

【临床应用】以本方治疗35例原发性肺癌，治后症状有所改善，病灶基本稳定19例，无效16例，有效率为54%，1年以上生存率为14.28%，其中鳞癌17例，有效10例；腺癌5例，有效3例；未分化癌3例，有效3例；未定型10例，有效4例。

【来　　源】罗本清方。

【附　　注】方中重用附子、黄芪、桂枝、干姜、大枣温补脾肾、除湿散寒；伍以王不留行、丹参、莪术活血化瘀，故治疗阳虚肺癌有良好的近期疗效。

【方　　名】温经汤

【方药组成】当归身、川芎、赤芍、莪术、人参各3g，炙甘草1.5g，川牛膝、破故纸、小茴香各6g。

【功效主治】活血化瘀。子宫肌瘤，石瘕，经血凝聚，月信不行，其腹渐大，如孕子状。

【用法用量】水煎服，每日1剂。

【来　　源】明·《万氏妇人科》。

【附　　注】更宜常服香附丸。

【方　　名】温抗汤

【方药组成】棉花根60g，半枝莲60g，藤梨根60g，白茅根15g，连钱草15g，大枣3个。

【功效主治】解毒抗癌。适用于胃癌。

【用法用量】加水煎煮，制成煎剂。趁热灌入热水瓶内备用。口服，每日1剂，煎2次供频频饮服。

【临床应用】浙江温州市抗癌研究小组以本方为主，综合治疗晚期胃癌22例中，显效6例，近期缓解9例，总有效率为68.1%。佐用四君子汤与保和丸加减，再以性激素扰乱机体内分泌（男用女性激素，女用男性激素）更可提高本方疗效。

【来　　源】《抗癌中草药制剂》，人民卫生出版社，1981：207。

【方　　名】温通汤

【方药组成】椒目（炒，捣）24g，小茴香（炒，捣）6g，威灵仙9g。

【功效主治】温通小便。适用于前列腺癌，下焦受寒，小便不通。

【用法用量】水煎服，每日1剂。

【方　　名】温土消瘕汤

【方药组成】炒白术一两，茯苓一两，肉桂二钱，枳实二钱，大参五钱，巴戟天五钱，山楂一钱。

【加　　减】气滞较重、少腹冷痛且胀甚者，加吴茱萸、小茴香、乌药、沉香；脾虚寒凝、湿浊内阻、肢肿腹泻者，加陈皮、苍术、厚朴、砂仁、猪苓、薏苡仁；阴寒甚而痛剧者，加附子、细辛；肾阳大伤、畏寒肢冷、腰膝酸软者，加补骨脂、仙茅、鹿角胶等。

【功效主治】温补命门，扶助脾土。脾气虚寒又食冷物，结于小腹之内，久而不消，聚而成块，冷痛时作者。现临床可用于消化系统肿瘤如胃癌、大肠癌、胰腺癌等见上述征象者。

【用法用量】水煎，分2次服，每日1剂。

【来　　源】《辨证录》卷七。

【附　　注】本方治证为素体中土虚弱，气机不运，复因外寒侵袭，寒凝小腹，以致浊邪不化，中阳不振，留滞结块所致。治之之法，当以温散为主，以逐寒凝。方以人参为主药，大补元气，回阳固脱，以振中土生机；辅以肉桂，辛热纯阳，能补脾肾而消阴散寒，以治小腹虚冷；同时以白术、茯苓健脾益气，补中调胃，脾气旺则有助于中阳运达全身；巴戟天温肾祛寒，枳实理气行滞消痞，山楂消导化积，共助主、辅药之功，从而达温阳散寒、理气消积作用。总之，本方重点在于温运中土，着眼于治本为主，对于以寒凝中焦、气机郁滞、脾土不运为辨证要点者，可大胆应用。

【方　　名】温阳化痰汤

【方药组成】制附片、制南星、莱菔子各 15g，姜半夏、白芥子、党参、参须、草豆蔻、紫苏子各 5g。

【功效主治】胃癌，症见上腹部饱胀，疼痛，嗳馊或呕吐所进食物，完谷不化，上腹部有肿块，腹水，身体迅速消瘦。

【用法用量】每日 1 剂，每剂加水 3 次，每次用热药汤冲韭菜汁 1 匙，温服，连服 5 剂，如显效可连续服用。

【来　　源】《无苦味中药良方》。

【附　　注】忌辣味品及一切不易消化的食物，不宜生冷或过热食物，不宜过度劳累，忌烟、酒、茶，以流质、半流质或软食为佳。

【方　　名】温中化积汤

【方药组成】橘络 3g，生半夏 9g，生南星 9g，炮姜 3g，补骨脂 12g，淫羊藿 12g，人参 6g，炒白术 9g，茯苓 12g，生牡蛎 30g，炒鱼鳔 9g，地鳖虫 6g，水蛭 3g，全蝎 3g，蚕茧 3g。

【功效主治】温肾健脾，祛瘀化痰。适用于晚期胃癌。

【用法用量】每日 1 剂，水煎，分 2 次温服。

【临床应用】用本方治疗 39 例不能手术切除的晚期胃癌，显效 23 例，有效 8 例，总有效率为 79.49%。

【来　　源】胡安黎方。

【附　　注】方中人参、炒白术、茯苓、淫羊藿、补骨脂、炮姜以温肾健脾；生半夏、生南星、橘络、牡蛎化痰散结；地鳖虫、水蛭、全蝎、蚕茧、鱼鳔等活血祛瘀。故适用于辨证属阳虚寒湿的胃癌患者。

【方　　名】文蛤饼

【方药组成】净文蛤肉 500g，荸荠肉 150g，瘦猪肉 100g，猪肥肉 50g，鸡蛋 1 个，湿淀粉 50g，姜末 25g，葱末 25g，熟猪油 150g，富强面粉 150g，芝麻油 10g，青菜 500g，黄酒 20g，食盐 15g，味精 1g，骨头汤 50g。

【功效主治】软坚散结，清热滋阴。本膳主要适用于甲状腺恶性肿瘤口渴、咽干者。

【用法用量】文蛤洗净，刀斩碎装钵。猪肥肉、瘦肉一起斩茸。荸荠用刀拍碎，一起放入装蛤的钵内，打蛋于钵内。放入姜、葱、盐及酒 10g 拌匀。放入面粉、湿淀粉做成饼料。炒锅上火，左手把饼料捏成球形，投入锅中，煎成饼状，呈金黄色时，放入骨汤和剩下的黄酒，淋上麻油起锅。青菜用猪油煸炒，加盐、味精，起锅。将青菜沿文蛤饼四周排列成围边。软嫩清香，肥而不腻。

【来　　源】《食疗本草学》，四川科学技术出版社，1987：384。

【附　　注】文蛤提取液对肝癌腹水型有较高的抑制率。

【方　　名】莴苣菜膏

【方药组成】莴苣菜一握。

【功效主治】膀胱癌尿痛、尿血者。

【用法用量】莴苣菜捣烂如膏状备用。取膏敷贴于患者肚脐上，外以纱布扎定，每天换药 1 ～ 2 次。敷至尿血止停用。

【来　　源】《中医药物贴脐疗法》。

【附　　注】莴苣菜以新鲜者为佳，不必去根须。

【方　　名】莴苣三鲜汤

【方药组成】莴苣 25g，核桃仁 25g，鸡脯肉 50g，高汤 750g，蛋清半个，水淀粉 10g，酱油、味精、盐各少许。

【功效主治】开膈降热，滋补五脏。本膳主要适用于食管癌梗阻而兼虚弱者。

【用法用量】鸡脯肉、莴苣均切片状。鸡肉片放碗中，加蛋清、淀粉、盐搅匀。锅架火上，加水烧开，放入鸡片，沸后捞出。莴苣片和核桃仁开水氽过，捞出和鸡片一起放入汤碗中，浇入烧开的高汤即成。汤清味美，营养丰富。

【来　　源】《东洋医学》，1979，1：12，日文。

【附　　注】莴苣，我国华东地区盛产，宁波人称之为“夏无笋”，色泽淡碧，清热解毒，深受欢迎。有报告称：某患癌症农民，由于天天吃莴苣，结果使病情明显好转（《癌的自然消退》，中国展望出版社，1985：188）。日本有报告称：齿莴苣的热水提取物对 JTC–26 癌细胞有 90% 的抑制率。

【方　　名】莴苣栀柏膏

【方药组成】莴苣菜 1 握，生栀子、黄柏各 50g。

【功效主治】膀胱癌，尿刺痛，小便出血（尿血），尿中挟有血块者。

【用法用量】先将栀子、黄柏研末，同莴苣菜混合捣成膏状。取药膏适量敷贴于脐窝上，外用胶布固定，日换 1 次，连续用于血尿消失。

【来　　源】《中医药物贴脐疗法》。

【方　　名】蜗鲫汤

【方药组成】蜗牛 20 只，鲫鱼一条。

【功效主治】大肠癌。

【用法用量】将蜗牛洗净取肉，剁成肉糜，塞入鲫鱼肚中，加葱、姜煮熟后食肉，饮汤。

【来　　源】《奉化方食》。

【方　　名】蜗牛肉汤

【方药组成】蜗牛 30 ～ 50 只，瘦肉 100g。

【功效主治】宜于卵巢癌虚热者。

【用法用量】瘦猪肉洗净切片，蜗牛洗净去内脏后，两味入锅中，加水适量，煮熟，加调料即成。每日 1 次。坚持服用。

【来　　源】《食物防癌指南》《治癌中药处方 700 种》。

【方　　名】蜗麝膏

【方药组成】蜗牛适量，麝香少许。

【功效主治】肝癌腹水。

【用法用量】上 2 味药共捣烂如膏状，贴于臆下，以手按摩，外加纱布覆盖，胶布固定。24 小时换药 1 次。

【来　　源】《理瀹骈文》。

【附　　注】据报道。本方敷后小便次数增多，尿量增加，消肿明显。

【方　　名】握药

【方药组成】红矾 15g，葱须 3 500g，巴豆（去皮）7 个，大枣 7 个。

【功效主治】各种肿瘤，尤其是鼻咽癌、直肠癌、膀胱癌。

【用法用量】先将红矾、巴豆研细面，大枣、葱须蒸烂捣碎，然后混匀，用布包好即成，或不包备用。若布包者可用手握 12 小时，隔日 1 次；若不包者，可将药分次外敷四心（双手、脚心），交叉外用，右手心、左脚心、左手心、右脚心，2 天更换药物 1 次。用后均需洗净手脚。

【方　　名】握药宣积方

【方药组成】巴豆、干姜、白芥子、良姜、硫黄、甘遂、槟榔各等分。

【功效主治】绒毛膜上皮癌、卵巢癌。也治其他恶性肿瘤。

【用法用量】上药共研为末，制作药团如中指头大。早先用川椒煎汤洗手，然后用麻油涂手掌中央，握药 1 团，移时便泻。欲止泻，用冷水洗手即止。

【来　　源】《得效方》。

【附　　注】本方有毒，谨防入口，握药后洗干净手。

【方　　名】乌白汤

【方药组成】乌骨藤 60g，白屈菜 20g，党参 30g，白术 20g，茯苓 30g，生甘草 10g，生姜 3 片，大枣 6 枚。

【加　　减】气虚加黄芪、陈皮、人参；阴虚加枸杞子、女贞子；气滞加佛手；血瘀加石见穿、莪术；恶心呕吐加白蔻仁、半夏。

【功效主治】骨癌。

【用法用量】水煎分 2 次早、晚饭前服，每日 1 剂。
【来　　源】李惠历、孙振禄方。

【方　　名】乌豆五灵脂丸
【方药组成】乌豆、五灵脂、香附各 15g。
【功效主治】积聚。
【用法用量】共研末，醋糊为丸，每服 1.5g，每日 3 次，姜汤送下。

【方　　名】乌骨藤石见穿汤
【方药组成】乌骨藤，石见穿，藤梨根，白重楼，白花蛇舌草，半枝莲，枳实，半夏，薏苡仁。
【加　　减】呕吐加砂仁、白蔻仁；大便潜血阳性加紫珠草、仙鹤草；便秘者加大黄、番泻叶；血虚者加灵芝、制何首乌；气虚者加党参、白术。少数病例加用猴菇菌片。外用丁香樟脑膏（丁香、山柰、樟脑、重楼，共研细末）。用时将药粉撒于胶膏上薄薄的一层，贴在腹部肿块相应部位上，再用热水袋敷 2 ～ 3 次。
【功效主治】胃癌。
【用法用量】水煎服，每日 1 剂。
【临床应用】共治疗 22 例，存活期 6 个月 6 例，6 ～ 9 个月 3 例、12 ～ 16 个月 5 例、19 ～ 24 个月 6 例、30 个月 2 例。
【来　　源】《湖北中医杂志》，1986，（3）：9。

【方　　名】乌龟百合红枣汤
【方药组成】乌龟 1 只（250g 重），百合 30g，红枣 10 枚，冰糖少许。
【功效主治】补虚滋阴，安神润肺。本药膳主要适用于肺癌阴虚、咳嗽、心悸的患者。
【用法用量】乌龟去甲及内脏，切成块状，洗净，先用清水煮 20 分钟，然后再放入百合、红枣，继续熬煮，直至乌龟肉烂熟，药物煮透为度，最后添加冰糖炖化 3 分钟，即可食用。吃肉，吃枣，喝汤汁。一天食尽，每周食 2 ～ 3 次。
【来　　源】《生活百事通》，1986，9：30。
【附　　注】该膳以滋阴养血为主，故症见头晕、失眠、心悸、怔忡、心烦等癌症病人均可适用之。武汉同济医科大学附属协和医院彭汉光以本膳治疗阴血亏虚的患者，临床上屡获良效。方中百合含有的秋水仙碱早已用肿瘤的临床治疗。百合的提取物对小鼠肉瘤 S–180、宫颈癌 U–14 均有一定的抑制作用。

【方　　名】乌龟煨汤（八卦汤）
【方药组成】活乌龟 1 只（约 300g）。植物油、葱、姜、料酒、食盐、味精适量。
【功效主治】滋阴补肾，养血止血。本膳主要适用于子宫颈癌阴虚潮热而出血者。
【用法用量】乌龟斩头放血，剖去龟盖，在龟肚上用刀划十字形，去掉肠内杂物（龟肝等内脏仍可另外食用），用钳子沿乌龟四脚处剥去外层黑皮，放入开水泡一下，再将乌龟肉切成小块。炒锅烧热，放植物油少许，下葱段、姜片，投入龟肉煸炒，加料酒、清水（一般 100g，龟肉加 400g 水），烧开后，连汤连肉一起倒入砂锅中，小火焖煨 2 小时，放盐，味精即可。汤清香，肉酥嫩。
【来　　源】《中成药》，1992，2：41。
【附　　注】乌龟为龟科动物，虽其肉没见有抗癌报告，但其腹甲（龟板）提取物对小鼠肉瘤 S–180、腹水型肝癌细胞均有抑制作用，可用于肝肾不足之肺癌、肝癌等。本膳对肠癌下血亦有较好的疗效，可以适用。

【方　　名】乌龟粥
【方药组成】活乌龟 1 只（约重 500g），糯米 900g。肉汤 1 000g，料酒、精盐、姜、葱、味精、胡椒粉少量。
【功效主治】癌症病人化疗、放疗或手术后，形体消瘦，低热盗汗，倦怠乏力。
【用法用量】将乌龟放入沸水中烫死后，捞出，揭去龟甲，除去内脏，斩去头、脚，剥去尾，切块，洗净，加上调料，蒸烂。继将糯米淘净，加肉汤熬煮成粥，再将龟肉及汤调入味精，胡椒少许，与粥共煮至稠即可服食。
【来　　源】《抗癌饮食》。
【附　　注】宜经常服食，效果方显著。

【方　　名】乌龟猪蹄人参汤
【方药组成】乌龟1只，猪蹄1只，人参10g，阿胶15g，糯米100g。红糖少许。
【功效主治】滋阴补虚，养血止血。本膳主要适用于胃癌化疗后白细胞下降及贫血虚弱者。
【用法用量】先煮熟净乌龟、猪蹄，再加糯米、人参煮粥，粥熟时，放入捣碎的阿胶，边煮边搅匀，煮2～3沸。食时加红糖或调料少许调味。每2天服1次。
【附　　注】临床报道，复方阿胶浆治疗白细胞减少症及缺铁性贫血415例，结果白细胞减少症有效率79.33%，贫血有效率67.8%。白细胞及血红蛋白治疗前后的数值有高度显著性差异，说明阿胶制剂对本病有极高的治疗价值。本膳在具体应用时要注意两点：一是内热盛的青年患者慎服；二是炎热季节用本膳后，个别人可能产生口干、胃热等症状。只要减少用量，即可应用。

本方系中和医派杨建宇掌门经验方。

【方　　名】乌虎汤
【方药组成】乌骨藤60g，虎杖45g，陈皮15g，枳壳15g，海藻15g，昆布15g。
【功效主治】疏肝软坚，化痰解毒。适用于胃癌、肝癌。
【用法用量】每日1剂，煎2次分服。
【临床应用】武汉部队总医院用于治疗胃癌与肝癌各2例，均获显效。王某，女，62岁。确诊为胃窦部癌，服药1个月，疼痛明显减轻，食欲增加；服至2个月后拍片检查，溃疡面缩小，留有星状瘢痕；再服至4个月后拍片，溃疡基本消失，症状解除，体重增加，观察半年病情稳定。
【来　　源】武汉部队总医院方。《抗癌中草药制剂》，人民卫生出版社，1981：210。
【附　　注】此方与下方之①方类，可参。

【方　　名】乌虎汤合方
【方药组成】①乌骨藤60g，虎杖60g，陈皮15g，枳壳15g，昆布12g。②白花蛇舌草45g，半枝莲30g，金银花30g，野菊花30g，鳖甲30g，全瓜蒌30g，党参30g，山豆根60g，夏枯草6g，穿山甲9g，木香9g，延胡索15g，茵陈蒿15g，败酱草15g，川楝子15g，生甘草15g，陈皮12g，白芍12g，大枣10个。③半枝莲30g，黄毛耳草30g，薏苡仁30g，虎杖30g，鸡内金30g，龙葵120g。
【功效主治】理气疏肝，活血解毒。适用于肝瘤。
【用法用量】每日1剂，煎2次分服。先服①方，待病情好转，疼痛消失，再服②③方调理。
【临床应用】武汉部队总医院用于治疗肝癌多例有较好疗效。陈某，男，24岁，确诊为肝占位性恶变，经服①方77天，病人精神好转，食欲增进，肝区疼痛消失，继服②③方共3个月，各项检查正常，病情稳定。
【来　　源】武汉部队总医院方。

【方　　名】乌喙丸
【方药组成】乌喙（炮，去皮尖）3g，半夏（汤洗7次）12g，石膏（煨）、藜芦（炒）、杜蒙、苁蓉（酒浸）各3g，桂心、干姜（炮）各4g，巴豆（研膏）6～7个。
【功效主治】攻坚逐痰，散寒消积。适用于寒凝痰滞，气阻血瘀，致生肠覃。下腹部肿块，始生如鸡蛋大小，逐渐长大，至其成如妊娠之状，按之则坚，推之则移，而月经正常，相当于现代卵巢囊肿。
【用法用量】上为末，炼蜜为丸，如绿豆大。每次3～5丸，食后酒饮任下。

【方　　名】乌金散
【方药组成】附子、蛇蜕皮、干姜、故纸（多年者）、黄丹、川大黄、重台（即玄参）、藜芦、槟榔、旧棉絮、乱发、胡粉、蓼叶、榆皮、楸皮各30g。
【功效主治】清热解毒，祛风活血。适用于皮肤癌。
【用法用量】上锉细，入瓷瓶中固济，烧令热取出。捣罗为末，入麝香、龙脑各3.7g，更于乳钵中细研。先以生甘草30g，捣葱7根，白矾15g，以水2升，煎取1升，看冷暖洗净疮后，干贴，日再贴之。

【方　　名】乌金丸

【方药组成】香附四两，肉桂、五灵脂、延胡索、当归、桃仁、乌药各一两，莪术、乳香、没药、木香各五钱，黑豆一升（煮汁），红花、苏木各二两，酒五碗。

【加　　减】积块坚结难消者，加鳖甲、水蛭；挟痰饮者，加半夏、陈皮、苍术、海藻、昆布。

【功效主治】行气活血导滞。主治妇人气滞血结之癥瘕，小腹胀痛，积块不坚，时聚时散。

【用法用量】上药为末，将红花、苏木、酒同煎至四碗，去滓，并豆汁，纳诸药和蜜为丸，每丸重二钱，1次1丸，1日2次。

【来　　源】《成方便读》卷二。

【附　　注】本方适应证为妇人气滞血瘀之癥瘕。情志抑郁，导致肝气不舒，脾气郁结，气机阻滞继而由气及血，使血行不畅，脉络瘀阻。治宜行气导滞，活血化瘀。方中重用香附疏肝解郁，理气止痛为主药；辅以木香、延胡索、乌药通行三焦气滞；再以五灵脂、桃仁、莪术、没药、红花、苏木、当归破瘀行血，药多势众，定能荡涤无余；肉桂温中以助气血运。诸药合用使气血并调，气行有助于血通，血通则利于运气，气血通畅，则积滞可消。现临床可用于妇科肿瘤的治疗。

【方　　名】乌龙茶炖牛肉

【方药组成】牛肉500g，白萝卜250g，乌龙茶25g。食盐、酱油、姜、葱适量。

【功效主治】补血滋阴，理气抗凝。本膳主要适用于肝癌气滞性疼痛及贫血者。

【用法用量】茶叶用沸水泡开，茶汤备用。把牛肉与佐料一起放入烧锅炖烂，再加入乌龙茶汤烧煮片刻即成。

【来　　源】《食物成分表》，人民卫生出版社，1963。《抗癌信息》，1983，3：10。Cancer Control Prev.1981，2：37。

【附　　注】白萝卜含具有抗癌活性的维生素C较高，每百克中含30mg，红萝卜为19mg，青萝卜不含维生素C，紫萝卜含28mg。日本九州岛大学的一项研究报告指出：萝卜含有的糖化酶能分解致癌物质亚硝酸，从而起到防癌作用。乌龙茶也有防癌效果，据Ryne报告：对艾氏腹水癌小鼠喂以含5%的乌龙饲料，结果可以明显抑制癌细胞的生长，效果是肯定的，作用强度超过绿茶。

【方　　名】乌龙豆腐

【方药组成】豆腐200g，香菇5朵，肉末100g，乌龙茶10g。湿淀粉适量。

【功效主治】清补祛邪，益胃利尿。本膳主要适用于食管癌虚热绵绵者。

【用法用量】乌龙茶叶泡开后，与香菇一起剁碎，下油锅爆香，均匀地撒在烧好的肉末豆腐上，最后用泡好的乌龙茶加湿淀粉勾芡即成。

【来　　源】《白求恩医科大学学报》，1992，4：333。

【附　　注】豆腐、香菇均有抗癌活性。前者所含的大豆皂苷对S–180、YAC–1细胞的DNA（脱氧核糖核酸）合成均有抑制作用，对K562和YAC–1两种癌细胞具有细胞毒活性，说明大豆皂苷对肿瘤细胞无论直接还是间接，均有杀伤作用。中国预防医学科学院营养与食品卫生研究所报告：乌龙茶能阻断大鼠体内甲基苄基亚硝胺的合成，从而使大鼠食管癌发生率明显下降，仅为对照组的5%～19%。

【方　　名】乌梅半枝莲汤

【方药组成】乌梅、半枝莲各100g。

【功效主治】食管癌。

【用法用量】煎成750ml，过滤去渣，乌梅放入1 500ml水中浸泡24小时，再煮沸半小时去渣，浓缩成50ml，倾入半枝莲煎剂中即成。每次5ml，每天3次。

【方　　名】乌梅甘草茶

【方药组成】乌梅、生甘草5g，绿茶15g。

【功效主治】大肠癌。

【用法用量】乌梅、生甘草加水煎沸10分钟，加入绿茶即可。分 3 次温服。本方煎汤过滤后可做保留灌肠（每次 200ml）。

【来　　源】《健身茶配方》。

【方　　名】乌梅黄连洗液

【方药组成】乌梅 100g，黄连 30g，绿茶 25g，苦参 150g，明矾 50g。

【功效主治】皮肤癌。

【用法用量】明矾研末后与各味药同置锅中加水 150ml，煮沸 10 分钟后，温洗患处。每日 1 剂，日洗 3 ～ 4 次，汤液再温再洗。

【方　　名】乌梅僵蚕丸

【方药组成】乌梅 250g（去核，净肉炒炭），僵蚕 250g（微炒带黄）。

【功效主治】化瘀消胬肉。主治直肠息肉。

【用法用量】两药分别如法炮制，研极细粉末和匀，炼蜜 500g 为丸，如梧桐子大，每服 6g，每日 2 次，用白开水空腹服下。

【临床应用】李某，男，8 岁，患儿便血，腹痛腹泻时作，经某医院确诊为“直肠深部息肉”。因患儿体质素弱未予手术。患儿服药半料，便血止，剩余半料续服，临床症状消失。复查息肉已消大半，仅剩一小蒂。再进丸药一料，息肉完全消失。随访至今已逾 20 年。

【来　　源】《黑龙江中医药》1983 年第 2 期。

【附　　注】息肉临床多以手术治疗为主，今用《济生方》中乌梅丸方，乌梅有涩肠生津、消胬肉、治疮疡、抑菌杀虫之功，医者根据便血淋漓的临床症状适用于肠息肉而获效。至于获效的机理，还有待进一步研究。

【方　　名】乌梅僵蚕指甲丸

【方药组成】乌梅 1 500g，僵蚕 500g，人指甲 15g，象牙屑 30g。

【功效主治】攻坚散结，收敛止血。主治直肠息肉，症见大便带血，血色鲜红，血与粪便不相混杂。

【用法用量】乌梅酒醋浸泡一夜，以浸透乌梅为度，去核焙焦存性，僵蚕米拌炒微黄为度，人指甲用碱水或皂水洗净，晒干，再和滑石粉入锅内同炒至指甲黄色鼓起为度，取出筛去滑面粉，放冷，碾粉备用，上药共为细末，炼蜜为丸，每丸重 10g，1 日服 3 次，每次服 1 丸，白开水送下。

【来　　源】《百病良方》第三集。

【方　　名】乌梅卤水饮

【方药组成】乌梅 30 个，卤水 1 000ml。

【功效主治】阴茎癌。

【用法用量】乌梅与卤水同放入砂锅内，煮沸后再用文火煎 20 分钟，离火放置 24 小时，过滤备用，成人每天 6 次，每次服 3ml，饭前、饭后各 1 次（开始每次 2ml，逐渐加至 3ml），初服时可能有轻度腹泻，或癌肿局部疼痛加剧，无须处理自愈。（不能忍受者，可减少量或服药次数）。

【来　　源】《全国中草药肿瘤资料选编》。

【附　　注】本方药性峻烈，使用时应从小剂量开始，如有副作用反应，可暂停药。忌红糖、白酒及酸辣食物。

【方　　名】乌梅绿茶灌肠液

【方药组成】乌梅 30g，绿茶 15g，生甘草 10g。

【功效主治】大肠癌。

【用法用量】水煎过滤后，取浓汤液 100ml，保留灌肠，每日 1 次。

【来　　源】《癌症家庭防治大全》。

【附　　注】应在医务人指导下使用。

【方　　名】乌梅绿茶饮

【方药组成】乌梅 25g，绿茶 1 ～ 1.5g，生甘草 5g。

【功效主治】直肠癌、鼻咽癌、子宫颈癌、噎膈（食道癌）、反胃（胃癌）。

【用法用量】乌梅与生甘草同煎沸 10 分钟后，放入绿茶泡沏 10 分钟，温时分 3 次饮服，每日 1 剂，半个月为 1 个疗程。

【来　　源】《抗癌饮料》。

【附　　注】乌梅为中药名，即梅果，俗称酸梅。

【方　　名】乌梅青黛方
【方药组成】乌梅炭 18g，青黛、香附各 10g，硇砂、砒石各 7g，鸦胆子、马钱子各 5g，麝香 3g，冰片 1.5g。
【功效主治】有止血、抗感染、促使肿瘤组织脱落之功。主治糜烂型、菜花型宫颈癌。
【用法用量】乌梅用湿毛巾盖 1 昼夜，刀刮其肉，干后密封煅烧 1 小时，鸦胆子去壳取仁，马钱子去毛碾碎，香附去黑皮切片，共研细末，加麝香、冰片混匀。用时将阴道病灶冲洗干净，用棉球蘸药粉敷于患处。日换药 1 次。

【方　　名】乌梅参芪方
【方药组成】党参 30g，黄芪 30g，葛根 30g，生地黄炭 12g，乌梅 12g，阿胶（烊化）12g，白术 12g，升麻 10g，罂粟壳 10g，当归炭 10g，生甘草 10g。
【功效主治】放疗后出现肛门严重坠痛，排便不畅，血便多，食少乏力，消瘦贫血，烦热，咽干，舌红无苔，脉沉细无力等属于脾肾两虚者。
【用法用量】水煎服。
【来　　源】上方为贾河先提供。

【方　　名】乌梅炭散
【方药组成】乌梅适量。
【功效主治】皮肤癌。
【用法用量】烧存性，研敷恶肉上。
【来　　源】《一味中药巧治病》。

【方　　名】乌梅粥
【方药组成】乌梅 7 ～ 15 颗，粟米 50 ～ 100g，冰糖适量。
【功效主治】癌症患者化疗、放疗出现阴虚内热者。
【用法用量】将乌梅捣碎与粟米加水浸泡 1 夜，放入锅内煮粥，粥熟后放入冰糖少许调味食之。每日 3 次，空腹食用。
【来　　源】《圣济总录》。
【附　　注】胃酸过多、泛酸呕吐者、外感发热者禁用。

【方　　名】乌茜散
【方药组成】乌贼骨 40g，茜草 10g。
【功效主治】止血和血。治疗血离经络而溢于外之脑垂体后叶瘤并便血症。
【用法用量】共研为细面，每次服用 6 ～ 10g，日服 2 ～ 3 次。亦可水煎服。
【临床应用】任某，女，55 岁。1974 年 4 月就诊。患者经省某医院确诊为脑垂体后叶瘤已数年，表现为典型的肢端肥大症，性情素急暴易怒，近 1 年多头痛较剧，大便带血 2 个月余，量较多。患者因便血量多而恐惧。面色萎黄，两目胀突，脉弦，除投予疏肝理气、平肝潜阳滋肾之剂内服外，加服乌茜散，每次 6g，每日 1 次，服药后头痛大减，2 天后便血完全消失，继服 10 天后停药，随访 1 年，头痛虽间或发作，但较前减轻，未再出现大便带血情况。
【来　　源】谷越涛方。
【附　　注】本方对其他出血病症亦有显著疗效，既可随他药同用，也可单独使用。可以水煎服，也可制成散、丸剂冲服。药性平和，服后无不良反应。

【方　　名】乌梢蛇方
【方药组成】乌梢蛇 1 条。
【功效主治】胰腺癌疼痛。
【用法用量】将乌梢蛇去掉头、尾、肠后，先将蛇胆取出吞服，再将蛇肉（包括皮和脏器）煮熟，顿服。
【来　　源】四川凉山彝族自治州甘洛县民间彝族医生木几罗卡献方。

【方　　名】乌梢蛇夏枯草汤
【方药组成】乌梢蛇 10g，夏枯草、黄药子各 30g，丹参 15g，生牡蛎 60g，海藻、昆布各 15g，青皮、醋柴胡、浙贝母、山慈菇、玄参、郁金各 12g。
【功效主治】软坚化积，清热解毒。治恶性淋巴瘤，对于早、中期恶性淋巴瘤疗效尚好。
【用法用量】水煎服，每日 1 剂。
【附　　注】若能配合全身化疗，效果更为明显。

【方　　名】乌蛇蜈蚣片
【方药组成】乌蛇500g，蜈蚣120g，全蝎120g，薏苡仁1 000g，硇砂15g，皂角刺250g，瓜蒌500g。
【功效主治】食道癌。
【用法用量】研成细面，压成0.5g片。每日3次，1次10片。
【来　　源】内蒙古自治区医院编《中草药验方选编》，内蒙古自治区人民出版社，1972：151。
【附　　注】如蜈蚣、全蝎缺，可用露蜂房240g代。

【方　　名】乌石藤汤
【方药组成】乌骨藤30g，石打穿30g，藤梨根30g，重楼15g，白花蛇舌草30g，半枝莲30g，枳实9g，半夏9g，薏苡仁30g。
【功效主治】解毒软坚，化痰散结。适用于胃癌。
【用法用量】每日1剂，水煎，分2次温服。
【临床应用】本方治疗22例晚期胃癌，其中12例不能手术，10例姑息手术，治后生存6个月6例，6～9个月3例，12～16个月5例，19～24个月6例，30个月2例。
【来　　源】邵德石方。

【方　　名】乌头丸
【方药组成】川乌头一两（炮裂，去皮脐），人参二两（去芦头），桂心一两，附子一两（炮裂，去皮脐），干姜一两，赤石脂一两，朱砂三分（研细，水飞）。
【加　　减】寒凝气滞之症者加乌药、小茴香、丁香、厚朴；气虚神疲乏力加黄芪、白术、茯苓；寒凝经络、血行不畅者加川芎、当归、鸡血藤、姜黄；若有腰膝冷痛、酸软无力者加仙茅、淫羊藿、巴戟天、杜仲。
【功效主治】逐寒温阳，益气健中。痃癖积冷，气攻心腹，如锥刀所刺，喜温喜暖，四肢发冷，泛吐清水，小便清长，大便溏薄，脉沉弦或弦紧。
【用法用量】以上药物，共研为细末，调匀，炼蜜为丸，如梧桐子大。每服20丸，以暖酒送下，不拘时候。现代用法，水煎服，每日1剂。
【来　　源】《太平圣惠方》卷四十九。
【附　　注】本方治证为寒凝脾肾、阳气不振之证，故可见一身寒象，如畏寒肢冷、大便泄泻及脉弦紧等。治当温暖脾肾，逐寒外出。方用乌头、附子为主药，味辛性热，能补火助阳，散寒止痛。其中附子善祛内寒而乌头善祛外寒，二者配合则可驱散一身表里内外寒邪。辅以桂心、干姜、赤石脂，则可进一步加强主药助阳散寒之功；佐以人参益气回阳，大补元气，与主药附子配合名参附汤，为治亡阳脱气之主方；再以少量朱砂安神定惊，并可解毒消肿。综合诸药，则共达温阳逐寒之目的。
【注意事项】忌食生、醋、滑、猪、鱼、鸡、蒜、油腻、生葱等物。

【方　　名】乌芎汤
【方药组成】川芎90g，制何首乌60g，当归头30g，熟地黄30g，焦白术30g，故纸24g，菟丝子15g，牛膝9g，茯苓9g，阿胶9g，肉桂3g，炮干姜3g。
【功效主治】益气养血，扶正抗癌。适用于白血病。
【用法用量】每日1剂，煎2次分服。
【临床应用】广东东莞市人民医院用本方治疗白血病4例，有2例获近期治愈。
【来　　源】广东东莞市人民医院方。《抗癌中草药制剂》，人民卫生出版社，1981：302。

【方　　名】乌玉丸
【方药组成】大黄（炮）30g，厚朴7.5g，枳壳30g，猪牙皂角15g。
【功效主治】行气宽肠，解毒通窍。适用于直肠癌、肛门癌。
【用法用量】上为末，擂芝麻为丸，如梧桐子大。每次30丸，用米汤送下。

【方　　名】乌贼白果汤
【方药组成】乌贼肉60g，白果10枚，调料适量。
【功效主治】适用于卵巢癌体虚者。

【用法用量】两味洗净，入锅中，加水适量，煮至肉烂，加调料即成。每日 1 次，连汤服用。

【方　　名】乌贼骨牡蛎汤
【方药组成】乌贼骨、牡蛎、桃仁、红花、三棱、莪术、油桂、干姜、附子、川楝子各 15g，小茴香、青皮、党参各 10g，熟地黄、牵牛子、槟榔各 30g。
【功效主治】辛热祛寒，破结攻毒，兼顾扶正。适用于寒瘀重而毒结深，正气已衰之胃淋巴肉瘤。上腹疼痛，有肿块，嗳气，食欲减退，消瘦，面色苍白，浮肿，纳呆，大便不能，舌质淡，舌面水滑，脉细弦紧。
【用法用量】每日 1 剂，水煎 2 次，早晚服。伍用新瘤丸和肝丸（主要成分为逍遥丸加急性子、蟾蜍）及化疗。
【临床应用】王某，女，47 岁。1968 年因腹痛发现上腹部肿块如拳头大，剖腹探查证实为胃大弯淋巴肉瘤，术后予化疗，病情不断恶化，1978 年就诊时浮肿，重度贫血，饮食不进，大便不通。遂投本方并服新瘤丸等，服药后大便排出许多烂肉样物，1 年后一切不适症消失，至 1984 年时多次复查未见复发，至今仍健在。
【来　　源】《中医药学报》，1985：4。

【方　　名】钨酸钠水
【方药组成】钨酸钠 2 ～ 3g。
【功效主治】对癌症有效。
【用法用量】冲热水 100ml，每天服 20ml。
【附　　注】钨酸钠虽属重金属，无副作用。

【方　　名】无花果煲瘦肉汤
【方药组成】猪瘦肉 250g，腊鸭肾 3 个，西洋菜 200g，无花果 4 个，南、北杏仁共 10g，食盐适量。
【功效主治】润燥生津，止咳健肺。本药膳适用于肺癌阴虚燥咳不止者。
【用法用量】无花果清水洗净，切开边。腊鸭肾、猪瘦肉放入沸水中煮 5 分钟，取出用清水洗净。南、北杏仁放入沸水中煮 5 分钟，取出去衣（种皮）洗净。清水适量，放入煲内煲滚，依次放入西洋菜、肉、鸭肾、无花果、南杏仁、北杏仁，文火煲 3 小时，下盐调味。
【来　　源】《浙江中医学陆院学报》增刊号，1982，50。
【附　　注】无花果和杏仁均有抗癌及止咳作用。其中无花果未成熟果汁中含有抑制大鼠移植性肿瘤、小鼠自发性乳癌、骨髓性白血病、淋巴肉瘤等成分。日本有报告称：无花果提取液用于 5 例胃癌晚期患者均有效，其中 2 例胃幽门患者效果显著。目前已在咽喉癌、腺癌、肝癌、大肠癌等方面广泛应用。

【方　　名】无花果炖排骨
【方药组成】鲜无花果 5 个，排骨 500g，枸杞子 20g，陈皮 10g，调料适量。
【功效主治】乳腺癌体虚者。
【用法用量】排骨剁成小块，洗净，用沸水烫过；枸杞子、陈皮洗净；无花果洗净切成小块。四味共置锅中，加水适量，煮至烂熟，加入调料即成。每日 2 次，食量不限。

【方　　名】无花果蜜枣汤
【方药组成】干无花果 60g，蜜枣 2 枚。
【功效主治】喉癌、口腔癌、肺癌。
【用法用量】无花果切开，蜜枣同煎汤，分 2 ～ 3 次饮服；或含漱。日 1 剂，10 ～ 15 日为 1 个疗程。
【来　　源】《临证经验方》。
【附　　注】本方对口腔既可内服，又可用含漱之用。

【方　　名】无花果木通汤
【方药组成】无花果 30g，木通 15g。
【功效主治】膀胱癌。
【用法用量】无花果洗净切碎，与木通同煎汤，分 2 次饮服，日 1 剂，15 日为 1 个疗程。
【来　　源】《饮食与抗癌》。
【附　　注】无花果如为干品，可减为 15g。

【方　　名】无花果散
【方药组成】无花果适量。

【功效主治】乳腺癌；乳癌破溃，沉陷如岩者。
【用法用量】研末，麻油调涂患处。
【来　　源】《治癌中药处方700种》。

【方　　名】无花果瘦肉汤
【方药组成】无花果100g，猪瘦肉250g，食盐、味精少许。
【功效主治】胃癌、幽门癌、食道癌、膀胱癌等辅助食疗。
【用法用量】无花果洗净切开。猪瘦肉洗净切成小块，同放入锅中煮汤，沸后入食盐，味精少许，即可食用。
【来　　源】《抗癌食疗》。
【附　　注】各种癌症患者应长期服用，方可奏效。

【方　　名】无花果树汁
【方药组成】鲜无花果树干汁适量。
【功效主治】皮肤癌。
【用法用量】将无花果树干割破，取其白色汁液，外用擦患处。日擦3～5次，干则擦之。
【来　　源】《中草药验方选编》《一味中药巧治病》。
【附　　注】无花果树汁应现取现用，不用久置，以免减效。无花果树，又称映日果树。

【方　　名】无花果粥
【方药组成】无花果30g，粳米100g，红砂糖适量。
【功效主治】咽喉癌、胃癌、食管癌、宫颈癌、膀胱癌等恶性肿瘤的辅助食疗。
【用法用量】无花果洗净切开，粳米淘净，一起放锅中，加水适量煮粥，俟粥熟后加入砂糖调匀即可食用。每日早晚餐，空腹食之。
【来　　源】《金峨山房药录》。
【附　　注】凡外感发热、胸闷、舌苔厚腻者不宜服食。

【方　　名】无花果煮鸡蛋
【方药组成】无花果60g（鲜品），鸡蛋1个，米酒10ml，油、盐少许。
【功效主治】解毒化湿，健脾清肠，抗癌。主治湿热瘀毒型宫颈癌、胃癌、肠癌等多种癌症。
【用法用量】无花果先加水煮汁，去药渣，把鸡蛋放入汤中煮熟，去蛋壳后再煮，再放入米酒、油、盐调味即可服食。每日1次，喝汤吃蛋。

【方　　名】无花果煮鸡蛋
【方药组成】鲜无花果60g，鸡蛋1个，米酒15g，清水适量。
【功效主治】活血通络，缓泻通便。本膳主要适用于胃幽门癌便秘严重者。
【用法用量】无花果先加水煮汁，去药渣，把鸡蛋放入煮熟，去蛋壳后再煮，最后淋入米酒，沸后即成。
【来　　源】《浙江中医学院学报》，1983，6：22。
【附　　注】无花果为桑科榕属植物，它具有广谱抗癌效果，对S-180、大鼠移植性肉瘤、小鼠自发性乳癌、移植性腺癌、骨髓性白血病、淋巴肉瘤均可有一定的抑制作用（《浙江中医学院学报》增刊号，1982：50）。瞿范报告：以无花果等中药治疗70例大肠癌患者，几乎所在单纯以中药治疗的病人经过一段时间治疗后，症状皆有改善，如大便中的黏液、脓血量减少，大便涩滞现象缓解，肛门坠胀感减轻，食量增加，精神好转，白细胞均有不同程度的升高等。

本方与上方类，可参。

【方　　名】无忧丸
【方药组成】黑牵牛一斤，槟榔、皂角、三棱、莪术各二两。
【加　　减】伤食者，加莱菔子、砂仁；疼痛较重者，加延胡索、乌药、木香；积块坚结难消者，加鳖甲、水蛭。
【功效主治】活血行气，豁痰导滞。本方适用于气、血、痰、食交阻之积聚初起，正气尚强，邪气尚浅的病证。现临床可用于消化道肿瘤的治疗。
【用法用量】上药为末，又用大皂角二两，煎汤打面糊为丸。每次服二钱半，1日2次，白开水送下。

【附　　注】酒食不节，饥饮失宜，损伤脾胃，脾失健运，则食滞、湿痰内聚，痰阻气机，血行不畅，脉络壅塞，痰浊与气、血、食搏结，而成本病。方中皂角豁痰导滞以祛痰浊；槟榔降气行滞以消食积；三棱、莪术活血行气以逐血瘀，同时气滞得破；黑牵牛荡涤积滞，使浊阴下达。诸药合用则湿去脾健痰食无以相聚，气畅血行积聚无以再生，故无忧也。

【来　　源】《伤寒标本心法类萃》卷下。

【注意事项】病久正气虚者及体弱者不适宜用本方，孕妇忌服。

【方　　名】吴蛇散

【方药组成】黄柏 12g，吴茱萸 20g，蝮蛇 20g，姜 3g，蒜 2g。

【功效主治】骨肿瘤。

【用法用量】研细末，调拌凡士林，外敷贴患处。

【方　　名】吴氏乳癖消汤

【方药组成】酒当归 12g，生白芍 24g，醋柴胡 12g，制香附 18g，郁金 15g，青皮、陈皮各 12g，姜半夏 12g，白芥子 9g，夏枯草 30g，炮穿山甲 12g，白及 12g，生牡蛎 30g，浙贝母 24g，牙皂 6g。

【功效主治】乳癖。

【用法用量】水煎。每日 1 剂，饭后服。

【来　　源】河南名医吴润苍方。

【附　　注】忌食生冷油腻，适当休息，勿受精神刺激，若配合巴蜡丸效果更佳。

【方　　名】吴氏胃癌方

【方药组成】党参、黄芪、白术、薏苡仁、仙鹤草、白英、白花蛇舌草、七叶一枝花、石见穿。

【功效主治】扶正抗癌，解毒清热。晚期胃癌术后，胃脘隐痛，持续不解，全身倦怠乏力，或时有发热，形体消瘦，舌苔黄，脉细数。

【用法用量】以上药物，水煎分 2 次服下，每日 1 剂，持续服用 2～3 年，5 年以上可间歇服用。

【来　　源】《辽宁中医杂志》1993 年第 7 期。

【附　　注】晚期胃癌术后，肿瘤未能完全切除，体内仍有残留的癌组织或癌细胞，或胃癌浸润广泛，邻近脏器受累，仅行姑息切除。以上情况，均需术后进一步进行辅助治疗，如化疗、中医药治疗等。本方即为此而设，配合化疗应用。方用党参、黄芪、白术、薏苡仁、仙鹤草扶正益气，健脾益胃，促进中焦气血化生，增强体力，提高抗病能力，改善机体免疫功能，并保护骨髓、减少化疗引起的损伤；白英、白花蛇舌草、七叶一枝花、石见穿清热解毒，消肿抗癌，配合化疗以增强后者的抗癌疗效。全方协同，虚实兼顾，可使正气得复、邪气得散，从而有助于减少术后病人的复发，促进疾病康复。吴贤益等报道，临床以之配合化疗治疗晚期胃癌（术后病人）158 例，获得了显著效果。

【方　　名】吴茱萸陈皮汤

【方药组成】吴茱萸二钱，陈皮三钱，人参三钱，草豆蔻二钱，升麻三钱，黄芪一两，姜黄三钱，僵蚕三钱，当归四钱，泽泻三钱，生甘草一钱，森香三钱，青皮三钱，半夏四钱，麦芽五钱。

【加　　减】若寒凝较甚，伤及阳气，加鹿角胶、肉桂、干姜、附子；血瘀结聚明显加三棱、莪术、刘寄奴、地鳖虫、乳香、没药；因于痰结者加白芥子、胆南星、竹沥汁、海蛤壳、山慈菇、夏枯草。

【功效主治】外助阳气，内消阴火，闭藏固密。冬三月，噎塞反胃，胸膈不利，脘闷腹胀，呕吐痰涎量多，舌苔白厚腻者。

【用法用量】现代用法，水煎服，每日 1 剂。

【附　　注】本方所治噎膈，其病机为气滞、寒凝、血瘀、痰聚、湿浊内阻，以致三焦不利，升者不升，降者不降，闭阻胸膈引起。故方中用吴茱萸辛散苦降，下气化浊，温中和胃；陈皮、草豆蔻、木香、青皮、半夏既可助主药以理气下逆，又能祛痰化湿，通导积滞；升麻升清阳，散邪毒，发郁火，并引药势上达，配合前药，则有升降并治、启转枢机之功；姜黄、当归活血攻瘀，通经消肿；僵蚕散结化毒，消肿止痛；泽泻利湿行水，引邪下行；人参、黄芪、生甘草益元气，补后天，护胃气，以使化源充盛，扶正以达祛邪；麦芽消食和胃。综合全方，共达益阳消阴、理气导浊、开启胸膈之目的。

【方　　名】吴茱萸当归汤

【方药组成】吴茱萸 3g，当归 12g，川芎 9g，人参 6g，官桂 3g，半夏 9g，三棱 9g，莪术 9g，大黄 6g，小茴香 9g，蒲黄（包）9g，延胡索 9g，赤芍 10g，牡丹皮 9g，紫草 15g。

【加　　减】有头晕、浮肿、四肢水肿，加泽泻 10g，白术 10g，茯苓 12g；呕吐甚者，加生姜 3 片；大便秘结，加肉苁蓉 12g，厚朴 10g。

【功效主治】用于治疗侵蚀性葡萄胎，症见阴道流出紫黑血，有水泡状物排出，下腹冷感，四肢发冷，全身倦怠，无力，腹胀如怀孕，舌质淡，脉沉迟。

【用法用量】上药加水煎煮 2 次，将两煎药液混合均匀，分 2 次服，每日 1 剂。

【方　　名】吴茱萸汤

【方药组成】吴茱萸（汤洗 7 次）6g，人参 4g，生姜 8g，大枣（擘）12 枚。

【功效主治】温中补虚，降逆止呕。治胃中虚寒，食谷欲呕，或呕而胸满，少阴吐泻，手足逆冷，烦躁欲死，厥阴头痛，吐涎沫。

【用法用量】用水 1 000ml，煮至 400ml，去滓，温服，每次 100ml，每日 3 次。

【来　　源】《伤寒论》。

【方　　名】吴茱萸丸

【方药组成】木香、青皮各 6g，白僵蚕、姜黄、泽泻、柴胡各 12g，当归身、炙甘草各 18g，益智仁、人参、橘皮、升麻、黄芪各 24g，半夏 30g，草豆蔻仁、吴茱萸各 36g，麦芽面 45g。

【用法用量】上为细末，汤浸蒸饼为丸，如绿豆大。每服 20 ～ 30 丸，温水送下，细嚼亦得。勿多饮酒，恐药速下。

【功效主治】温中利膈。适用于食管肿瘤，寒在膈上，噎塞，咽膈不通。

【来　　源】《兰室秘藏》。

【方　　名】吴茱萸丸

【方药组成】木香 20g，青皮 20g，白僵蚕 40g，姜黄 40g，泽泻 40g，柴胡 40g，当归身 60g，炙甘草 60g，益智仁 80g，人参 80g，陈皮 80g，升麻 80g，黄芪 80g，生半夏 100g，草豆蔻仁 120g，吴茱萸 120g，麦芽粉 150g。

【功效主治】治寒在膈上，噎塞咽膈不通（食管癌）。

【用法用量】上为细末，汤浸蒸饼为丸，如绿豆大。每服 20 ～ 30 丸，温开水送下。

【来　　源】《兰宝秘藏》。

【附　　注】本方与上方类同，可参。

【方　　名】蜈冰散

【方药组成】蜈蚣 1 条，冰片 0.6g。

【功效主治】恶性脑瘤。对转移性脑肿瘤及部分肿瘤出现鼻、塞、头痛者尤为适宜。

【用法用量】将蜈蚣、冰片共研为细末，每日服 0.5 ～ 1g。

【来　　源】《癌证家庭防治大全》。

【附　　注】蜈蚣含有毒素，应严格控制剂量，慎用之。

【方　　名】蜈矾雷百膏

【方药组成】蜈蚣 1 条，白矾 3g，雷丸 1 个，百部 6g。

【功效主治】皮肤癌。

【用法用量】上药共研为细末，用醋调成稀膏状，敷贴患处。以帛扎之。

【来　　源】《本草衍义》。

【方　　名】蜈蜂白花蛇散

【方药组成】蜈蚣 2 条，露蜂房 6g，白花蛇 2 条。

【功效主治】子宫绒毛膜上皮癌转移。

【用法用量】将上 3 药焙干，共研为细末，每服 6g，日服 1 次，温开水送下。

【来　　源】《药用动物》。

【附　　注】本方有一定毒性，若将药末调入白粥中服食，安全性更佳。

【方　　名】蜈蚣白芍宫癌汤
【方药组成】生白芍 10g，柴胡 2g，昆布 5g，海藻、香附、白术、茯苓各 5g，当归 6g，蜈蚣 2 条，全蝎 3g。
【功效主治】宫颈癌。
【用法用量】水煎服，每周服 2 剂。
【来　　源】《民间单方秘方精选》。

【方　　名】蜈蚣冰片散
【方药组成】蜈蚣 1 条，冰片 0.6g。
【功效主治】头颈肿瘤、转移性脑肿瘤出现鼻塞头痛者。
【用法用量】共研为细末，以药粉吸入。
【来　　源】《黑龙江中医药》1984 年第 5 期。
【附　　注】冰片，以龙涎冰片疗效为佳。

【方　　名】蜈蚣蛋
【方药组成】蜈蚣 1 ～ 2 条，鸡蛋 2 枚。
【功效主治】乳腺纤维癌。
【用法用量】蜈蚣焙干研末，和鸡蛋同炒食，连服数十日。
【来　　源】《一味中药巧治病》。

【方　　名】蜈蚣地龙散合方
【方药组成】①蜈蚣 3 条，炮穿山甲 3g，地鳖虫 3g，地龙 3g，田三七 3g。②山苦瓜 10g，甘油 20g，75% 乙醇 25g。
【加　　减】头痛鼻塞加白芷、辛夷；胸闷不舒加郁金、枳壳、川芎；放疗时加丹参、鸡血藤。
【功效主治】攻毒攻结，破血逐瘀。本方适用于鼻咽癌初、中期辨证属血瘀、正盛邪实者，症见舌紫暗，脉沉涩。或鼻咽癌患者放疗时应用。
【用法用量】方①药先行焙干，再共研细末，制成散剂，每日 1 剂，服时用米酒制成混悬液。方②先将山苦瓜切碎，浸泡于乙醇中，添加蒸馏水 25ml，3 天后再补充蒸馏水 50ml，搅匀后用纱布滤除药渣，加入甘油成滴鼻剂，每日滴鼻 3 ～ 6 次。
【附　　注】肿瘤发病与气血关系密切，始为气机不利，久则络脉瘀结，气血凝滞，死血内着，而成肿瘤。方中蜈蚣、炮山甲、地鳖虫、地龙均为虫类药，性善走窜，攻毒散结，破血逐瘀，可透达经络直达病所，使瘀消结散，药理研四药均有抗癌作用，可抑制癌细胞的生长；田三七化瘀止血，消肿止痛；山苦瓜清热解毒。诸药内服外用，共奏消瘀散结之功。

【方　　名】蜈蚣地龙汤
【方药组成】蜈蚣 2g，地龙、土鳖虫、蜣螂、潮虫各 4g，为 1 日剂量。
【功效主治】肝癌。
【用法用量】水煎服，每日 1 剂。

【方　　名】蜈蚣地龙丸
【方药组成】白花蛇舌草 250g，地龙 30g，蜈蚣 30g，露蜂房 30g，蒲公英 30g，板蓝根 30g，全蝎 30g，蛇蜕 30g。
【功效主治】各种癌症。
【用法用量】共为细末，炼蜜为丸，每丸重 6g。每天早、晚各服 1 丸。

【方　　名】蜈蚣东丹粉
【方药组成】蜈蚣 10g，全蝎 10g，东丹 30g，斑蝥 1g，白果皮 1g，生石膏 15g。
【功效主治】骨肿瘤。
【用法用量】共研细末，每次 6g，撒在患处。

【方　　名】蜈蚣粉
【方药组成】蜈蚣。
【功效主治】诸般癌症（食管癌）。
【用法用量】取蜈蚣晒干研末，每天 2 ～ 3 条，分多次服。装胶囊或用米纸包服较为方便。
【临床应用】治疗胃癌患者 7 例，治愈 1 例，显效 2 例，见效 2 例，无效 2 例；食道癌患者 11 例，显效 4 例，有效 4 例，无效 3 例；肺癌患者 3 例，全部无效；乳腺癌患者 3 例，显效者 2 例，无效者 1 例；皮肤癌患者 3 例，治愈者 2 例；子宫颈癌患者 5 例，均有效。本方对上述癌症的总有效率为 65.12%。

【方　　名】蜈蚣核桃馔
【方药组成】蜈蚣 4 条，核桃 8 个。
【功效主治】恶性脑瘤。
【用法用量】上 2 味药加水共煮，文火收干，弃蜈蚣，敲食核桃。
【来　　源】《抗癌民间方》。
【附　　注】蜈蚣含有毒性，弃之不食，仅吃核桃。

【方　　名】蜈蚣红花酒
【方药组成】大蜈蚣 20 条，红花 6g，60 度白酒 500ml。
【功效主治】胃癌、肠癌、子宫颈癌。
【用法用量】将两药放入白酒内浸泡 20 天。服时将酒滤出，按 6：4（水：酒）用开水稀释。每次饮 50 ～ 70ml。每日 1 次，每周服 500ml。
【来　　源】《癌症家庭防治大全》。
【附　　注】蜈蚣有毒，此方又用酒引，应特别慎用！服用宜少剂一开始，不宜饮服过量，以免副毒作用。

【方　　名】蜈蚣红枣散
【方药组成】蜈蚣 7 条，斑蝥 7 个，红枣 7 枚。
【功效主治】消化道肿瘤。
【用法用量】将红枣去核，前二味虫药共研为细末，塞入红枣内，入至砂锅上，文火焙焦，凉后，共研成极细末，分 7 包，贮存备用。每 2 ～ 3 天服 1 次，每次 1 包，白开水送下，约 7 包，20 天为 1 个疗程。
【来　　源】《癌症家庭防治大全》。
【附　　注】本方有大毒，服药期间应用同时以绿茶泡饮，或以绿豆甘草等份煎汤饮之，以解斑蝥之毒。

【方　　名】蜈蚣鸡蛋
【方药组成】蜈蚣 3 ～ 5 条，涂酒焙干。
【功效主治】胃癌。
【用法用量】研细末，另取 2 个鸡蛋打小孔，每次鸡蛋装入蜈蚣末 3g，用纸堵孔，置沸水煮熟，1 日服 1 次。

【方　　名】蜈蚣鸡蛋
【方药组成】蜈蚣（带头足、剪碎）2 条，鸡蛋 2 个。
【功效主治】乳房纤维瘤。
【用法用量】炒熟后一次食下，每日 1 次，加中药内服，每日 1 剂。
【来　　源】《毒剧中药古今用》。

【方　　名】蜈蚣鸡蛋
【方药组成】蜈蚣 1 条，鸡蛋 1 枚。
【功效主治】肝癌、脑肿瘤、癌性疼痛。
【用法用量】将鸡蛋打碎，蜈蚣研成细末，两味搅匀蒸熟。空腹食之，早、晚各 1 次。
【来　　源】《临床常用中草药手册》。
【附　　注】据文献报道，本方对肝部患者疗效较显著。

【方　　名】蜈蚣金银花煎
【方药组成】蜈蚣（去头）10 条，金银花 30g。
【功效主治】治各种癌症，对子宫颈癌、胃癌、肠癌有良效。
【用法用量】两药加水适量，文火煎汤，蜈蚣去头，加入金银花共与水煎汤分 2 次服，日服一剂，温热饮用。每日早晚 8 时各服一次，1 日 1 剂，普通 10 剂可愈，重症者 15 ～ 20 剂必可治好。
【来　　源】《中国秘方全书》。
【附　　注】服本方忌吃鸡、鸭、鸡蛋、鸭蛋、牛奶，可资参考。

【方　　名】蜈蚣金银花水蛭糖浆
【方药组成】蜈蚣 6 条，金银花 90g，水蛭 24g，海藻、昆布各 15g，三棱、莪术、枳实各 12g。
【功效主治】胃癌及腹腔其他癌肿。
【用法用量】浓缩制成糖浆剂，日服 3 次，每次 30 ～ 50ml。
【来　　源】《治癌中药处方 700 种》。
【附　　注】初服时有恶心、胃痛、饱胀等反应。

【方　　名】蜈蚣金银花汤
【方药组成】蜈蚣 10 条（去头），金银花 30g。

【功效主治】子宫颈癌。

【用法用量】上二味加水一碗半，以文火煎熬至半碗，倒入碗内，上午吃一半，下午吃一半；次日仍将药渣按前煎法，分上午、下午两次服，连服三四十剂见效，再服三四十剂，可完全除根，屡试屡验。

【来　　源】《中国秘方全书》。

【附　　注】服药时忌吃鸡、鸭、鸡蛋、鸭蛋、牛奶。

【方　　名】蜈蚣昆布汤

【方药组成】蜈蚣3条，全蝎6g，昆布24g，天南星15g，白花蛇舌草24g，海藻24g，香附、茯苓、白芍各15g，当归、续断、半枝莲各24g，柴胡9g，云南白药2g。

【功效主治】理气化瘀，软坚解毒。主治子宫颈癌。

【用法用量】上药水浸泡30分钟，煮沸15分钟，取汁，分早晚2次服，每日1剂。

【方　　名】蜈蚣炮穿山甲散

【方药组成】蜈蚣3条、炮穿山甲、地鳖虫、地龙、田三七各3g。

【功效主治】解毒散结。适用于鼻咽癌。

【用法用量】共研为细末，水煎，分2次温服。另用山苦瓜10g切碎，浸入75%酒精25ml，搅匀，用消毒纱布过滤去渣，加甘油20ml。每天滴鼻3～6次。

【来　　源】湖南省宁远县人民医院方。

【方　　名】蜈蚣全蝎蛋

【方药组成】蜈蚣、全蝎、土鳖虫、僵蚕各1只。

【功效主治】骨肉瘤、骨瘤。

【用法用量】上药焙黄共研细末，装入1个鸡蛋内，搅匀，以纸糊口，放笼中蒸熟后，再入水中煎煮1小时，即成。每日服1个药鸡蛋。

【方　　名】蜈蚣全蝎末

【方药组成】蜈蚣（去头足）5条，全蝎、白僵蚕、地鳖虫各30g，鸡蛋40个。

【功效主治】脑瘤。

【用法用量】分别用瓦焙干研细末，均匀分为40份，服时放入1个鸡蛋内摇匀，面糊封口，碗内蒸熟吃，早晚各服1个。

【方　　名】蜈蚣全蝎散

【方药组成】蜈蚣9g，全蝎9g，东丹30g，斑蝥0.3g，白果皮0.9g，生石膏15g。

【功效主治】清热解毒。适用于骨肉瘤。

【用法用量】上药研细末，放在小膏药上，循经贴。

【来　　源】《常见恶性肿瘤中西医结合治疗》。

【方　　名】蜈蚣全蝎汤

【方药组成】蜈蚣3条，全蝎6g，昆布、海藻、当归、续断、半枝莲、白花蛇舌草各24g，白芍、香附、茯苓、莪术各15g，柴胡9g，赤芍10g，党参30g。

【功效主治】疏肝活血，清热利湿，解毒散瘀。主治宫颈癌糜烂型。

【用法用量】水煎，分2次服，每日1剂。

【方　　名】蜈蚣全蝎丸

【方药组成】蜈蚣（去头足）20g，全蝎20g，僵蚕（炒去丝）20g，蝉蜕20g，夜明砂20g，穿山甲20g。

【功效主治】头部肿瘤。

【用法用量】共研为极细末，神曲糊为丸，粟米大，朱砂为衣，每次服4.5g，每日2次，饭后2小时以水送服。

【方　　名】蜈蚣散

【方药组成】蜈蚣、全蝎各100g。

【功效主治】恶性脑瘤。

【用法用量】共研为细末，每日服2～3次，每次3g，调糨食之。

【来　　源】《肿瘤的防治》。

【附　　注】方中虫类药均含毒素，应严格控制剂量，以免中毒。慎用之。

【方　　名】蜈蚣散
【方药组成】蜈蚣2条，全蝎12条，炮穿山甲10g。
【功效主治】舌上海绵状血管瘤术后复发。
【用法用量】研末分3包，1日服1包。
【来　　源】《毒剧中药古今用》。

【方　　名】蜈蚣散
【方药组成】蜈蚣30条，土鳖虫4两。
【功效主治】子宫肌瘤。
【用法用量】研末，每日2次，每次服1钱，白开水送服。

【方　　名】蜈蚣山甲粉
【方药组成】蜈蚣10g，全蝎10g，穿山甲12g，海马10g。
【功效主治】乳腺癌。
【用法用量】上药研干焙末，每日2次，每次1g，黄酒送下。
【来　　源】《肿瘤的辨证施治》，上海科学技术出版社，1980：120。

【方　　名】蜈蚣麝梅散
【方药组成】蜈蚣30g，全蝎30g，麝香0.6g，冰片3g，乌梅30g。
【功效主治】食道癌。
【用法用量】将上药共研细粉末，每次3g含化咽下。
【来　　源】《陕西经验方》。
【附　　注】蜈蚣、全蝎均含毒性，严格控制剂量。

【方　　名】蜈蚣生半夏散
【方药组成】蜈蚣10条，生半夏45g，陈橘皮45g，硼砂30g，重楼45g，全蝎30g，乳香30g，没药30g，紫花地丁45g，银珠9g，麝香15g。
【功效主治】肝癌晚期疼痛剧烈。
【用法用量】上药各研为细粉，合在一起，研匀，每次用荞麦面粉打成稀糊，调药粉，按疼痛部位大小，外敷于对侧（肝痛部位对侧）皮肤上，2天换药1次。

【方　　名】蜈蚣水蛭煎
【方药组成】蜈蚣6条，金银花120g，水蛭32g，海藻20g，昆布20g，三棱16g，枳实16g。
【功效主治】胃癌。
【用法用量】共浓煎，入白糖适量，1次30～50g，1日服3次。服此药时可能有恶心、胃痛等副作用。注意：孕妇不能用蜈蚣、水蛭、三棱。
【来　　源】武汉医药工业研究所验方。

【方　　名】蜈蚣苏木汤
【方药组成】三棱12g，莪术12g，小茴香9g，苏木12g，法半夏12g，台乌12g，九香9g，蜈蚣2条。
【加　　减】腹冷畏寒者，加熟附子12g，肉桂3g。
【功效主治】温散寒邪，活血祛瘀。适用于寒凝血瘀型子宫肌瘤，症见月经后期，量多色紫暗成块，腹痛拒按，腰痛，腹部冷感、四肢不温，畏寒蜷卧，口淡不渴，舌质淡，苔薄白，脉细涩。
【用法用量】水煎服，每日1剂。
【来　　源】《常见杂病的防治与验方》。
【附　　注】附月经期用方：泽兰15g，香附15g，郁金15g，佛手18g，当归12g，熟地黄18g，白芍15g，川芎12g。水煎服，每日1剂。

【方　　名】蜈蚣汤
【方药组成】蜈蚣3条，无灰酒适量。
【功效主治】攻毒散结，主治食管癌，噎膈。
【用法用量】用无灰酒煮饮。
【来　　源】《医学衷中参西录》。
【附　　注】可用白酒、黄酒，不宜用烧酒。

【方　　名】蜈蚣消癌方
【方药组成】内服方：生白芍9g，柴胡1.5～2.4g，昆布、海藻、香附、白术、茯苓各4.5g，当归9g，蜈蚣2条，全蝎3g。外用方：轻粉、雄黄各3g，梅片0.3g，麝香0.15g，蜈蚣2条，黄柏15g。

【功效主治】消散结，软坚。适用于宫颈癌。

【用法用量】内服方每周服 2 ～ 3 剂，水煎服。可随证加减。外用方共研细粉，多次局部外敷，上药时，将药物放在大棉球中间送入穹窿部，使棉球中间有药部分紧贴宫颈，最好每天上药 1 次。月经期停用，以后根据病情减少上药次数，直到活检转阴。

【来　　源】山西验方。

【临床应用】宋某，女，39 岁，1965 年病理检查为宫颈鳞状上皮癌Ⅱ期，局部上药 57 次，口服汤药 20 剂，后停一段时间，又上药 119 次，口服汤药 36 剂。1966 年 9 月检查未见癌细胞，1969 年又发现可疑癌细胞，又继续上药，1970 年 7 月未见癌细胞。能坚持家务劳动。

【方　　名】蜈蚣注射液

【方药组成】蜈蚣 100 条。

【功效主治】癌症。

【用法用量】制成 200ml 注射液，每日用 2 ～ 4ml，于病灶基底部浸润注射，或取之晒干，研末，每日量约为 2 ～ 3 条，分 3 次服。

【临床应用】用上方治疗胃癌 7 例，治愈 1 例，显效 2 例，有效 2 例，无效 2 例；治疗食管癌 11 例，显效 4 例，有效 5 例，无效 2 例；治疗肺癌 3 例，均无效；治疗乳腺癌 3 例，显效 2 例，无效 1 例；治疗皮肤癌 3 例，治愈 2 例，无效 1 例；治疗子宫颈癌 5 例，有效 5 例。

【来　　源】《中药新用》。

【方　　名】蜈连散

【方药组成】蜈蚣 50 条，黄连 150g。

【功效主治】解毒散结。胃癌。

【用法用量】共研细粉，每服 3g，1 日 2 次。

【来　　源】宁夏验方。

【方　　名】蜈蝎攻毒汤合方

【方药组成】①全蝎 6g，蜈蚣 5 条，僵虫 5 条，天花粉 15g，蛇蜕 18g，皂角刺 6g，当归 9g，连翘 9g，杏仁 9g，金银花 9g，川大黄 9g，土茯苓 6g，山栀 6g，穿山甲 6g，红花 6g，生甘草 6g。②全蝎 6g，蜈蚣 5 条，水蛭 6g，白花蛇舌草 30g，夏枯草 30g，重楼 30g，急性子 15g，天花粉 15g，牡丹皮 15g，黄药子 9g，皂角刺 9g，大枣 5 个。

【功效主治】食管癌。

【用法用量】水煎服，两方交替，每日 1 剂。

【临床应用】湖北医学院附属二院治疗食管癌 50 余例，先以新针开道，后服本方，并配合化疗、放疗，效果满意。杜某，男，68 岁，诊为食管上中段癌，呈全梗阻现象，连服本方多剂，渐能进食，症状解除，病情逐步得到改善。

【来　　源】《抗癌中草药制剂》，人民卫生出版社，1981：199。

【附　　注】服药期间禁食鸡、鱼、牛肉、辣椒及饮酒。

【方　　名】五宝散

【方药组成】橄榄核（煅）6g，寒水石 6g，冰片 0.3g，西牛黄 0.3g，廉珠（无则用石决明代之）0.9g。

【功效主治】清热凉血，解毒敛疮。适用于阴茎肿瘤生疮腐蚀者。

【用法用量】上药共研匀，收储瓷瓶，勿令泄气。临时用麻油调搽，湿则干掺之。

【方　　名】五鳖化结汤合方

【方药组成】①生蒲黄 10g，五灵脂 10g，土鳖虫 10g，穿山甲 15g，当归 15g，乳香 10g，没药 10g，全瓜蒌 25g，川贝母 10g，皂角刺 10g，莪术 10g，地龙 10g（或加血竭 5g，夏枯草 10g）。②山豆根 120g，山慈菇 120g，杏仁 150g，急性子 50g，孩儿茶 150g。

【功效主治】活血化瘀，祛痰散结。适用于扁桃体鳞状细胞癌。

【用法用量】①方每日 1 剂，水煎服。②方研成细末为丸，每丸重 3g，含化。

【临床应用】用本方 3 个月，治愈 1 例扁桃体鳞状细胞癌，中医辨证为血瘀痰凝，治疗 35 天，肿块变软缩小。随访 7 年，未见复发。

【来　　源】甘肃中医学院华良才方。

【附　　注】肿瘤生于喉间，多为肺经郁热或肝气郁结，导致痰凝血瘀，治法当以化瘀祛痰散结为主。方中生蒲黄、五灵脂、地鳖虫破血化瘀；瓜蒌、川贝母、皂角刺、地龙、夏枯草祛痰散结，同时含化丸药更增强了其解毒散结之功而取效。

【方　　名】五彩蛋饼
【方药组成】胡萝卜100g，黄把100g，竹笋60g，鸡蛋2个，香菇2朵，葱末50g，豆油150ml，盐5g。
【功效主治】清热生津，理气通便。本膳主要适用于胆管癌气滞性便秘者。
【用法用量】胡萝卜、黄瓜均切成细丝，香菇泡软后切丝。锅内放入50ml豆油，先爆香葱，再放入胡萝卜、竹笋、香菇炒熟。鸡蛋搅匀，放入炒熟的菜和黄瓜丝，加盐拌匀。将余油在锅内烧热，把拌好的蛋汁煎熟，切块，即成。
【来　　源】15回汉方药学术荟萃论文集，1982：226，日文。
【附　　注】以胡萝卜和黄瓜作为抗癌食疗，有报告来自日本药理学家杉木公人。他们研究了韩国的一种草药制剂（Sunadancepill），即“SA丸”，这种草药丸中含有丰富的胡萝卜汁和黄瓜汁。临床试验表明，SA丸中确实抗癌效果，无任何副作用，能大量长期服用，口服效果最佳。

【方　　名】五彩橘丝
【方药组成】浸泡后的橘皮150g，茭白100g，瘦猪肉100g，新鲜红辣椒50g，生姜2.5g。植物油、酱油、食盐、味精各适量。
【功效主治】理气化痰，开胃散寒。本膳主要适用于胰腺癌寒凝气滞型的疼痛不舒者。
【用法用量】将新鲜橘子皮用清水浸泡，每天换一次清水，浸泡1周左右，将苦辣味漂掉后，取出备用。将各种物料及橘皮分别切成一样的细丝。烧热锅，放植物油50g，用武火，放肉丝和酱油爆炒至熟，起锅备用。洗净锅，放植物油50g，待油烧至冒青烟时，放入橘皮丝、红辣椒丝、茭白丝，速炒至断生，再放盐、酱油、肉丝、生姜丝以及100g水，盖锅盖烧开，加味精，起锅装盆即成。
【附　　注】由于橘皮行气滞，辣椒解寒凝，而茭白善解毒，生姜能解肌，猪肉能滋养。五物并用，集抗癌镇痛、扶正祛邪于一体，对食欲不振、脾阳衰微、刺痛窜痛者最为适用。

【方　　名】五草膏
【方药组成】老鹳草20g，伸盘草30g，鸡矢藤3g，半枝莲20g，白花蛇舌草20g。
【功效主治】乳腺癌。
【用法用量】上五味药共捣烂，调拌白酒或凡士林，外敷贴患处。
【来　　源】《中国民间草药方》。

【方　　名】五草汤
【方药组成】半枝莲、车前草、仙鹤草、大蓟、小蓟各30g，知母、黄柏、生地黄各12g。
【功效主治】膀胱癌。
【用法用量】水煎服。
【来　　源】《治癌中药处方700种》。

【方　　名】五虫壁虎散
【方药组成】僵蚕、全蝎、蜈蚣、壁虎、螳螂、水蛭等量。
【功效主治】胃癌。
【用法用量】上6味药共研为细末，每次服3g，每日服3次，开水送服。
【来　　源】《本草骈比》。
【附　　注】本方诸虫均有毒，一般以白粥调服为宜。

【方　　名】五虫田七丸
【方药组成】蜈蚣20条，地龙30g，乌梢蛇30g，地鳖虫30g，穿山甲30g，田七30g，蜂蜜适量。
【功效主治】消化系统癌肿。
【用法用量】诸虫药共研为细末，炼蜜为丸，每丸3g，每日1次，每次1丸，温开水送下。
【来　　源】《经验方》。本方为蒙古族验方，《治癌中药处方700种》引自《经验方》。

【附　　注】方中诸虫、蛇均属有毒之品，用时宜慎之，切勿过量，老、弱者慎用。

【方　　名】五虫丸
【方药组成】水蛭、虻虫、地鳖虫、壁虎、蟾皮（仿古方大黄䗪虫丸制备）。
【功效主治】逐瘀解毒。适用于原发性肝癌。
【用法用量】口服，每次 9g，1 日 2 次。
【临床应用】上海市第一人民医院内科肝癌组用于治疗原发性肝癌 3 例，均获较好疗效。3 例病人中,1 例存活 3 年以上,1 例达 3 年,1 例达 1 年。
【来　　源】上海市第一人民医院方。

【方　　名】五丹抗癌方
【方药组成】①五烟丹：胆矾 30g，丹砂 30g，雄黄 30g，白矾 30g，磁石 30g。②五灵丹：火硝 60g，水银 60g，白矾 60g，皂矾 60g，食盐 60g。
【功效主治】祛腐抗癌。适用于体表癌肿。
【用法用量】①方各药共研碎后，置大砂锅内，上面覆盖瓷碗，以熟石膏粉调成糊状封固，再用黄沙掩埋（仅露出碗底），炭火先文后武，煅烧 48 小时以上，取丹研末，即得。②方各药共研碎后，亦装入罐内炼制，同样取丹研末，即得。外用，撒敷于癌肿创面，每日 1 次。

【方　　名】五毒人瘤饼
【方药组成】砒霜、硇砂、黄丹、雄黄、粉霜、轻粉、朱砂、没药各一钱，乳香三钱，斑蝥二十个。
【功效主治】瘤子。
【用法用量】同研为末，糯米粥丸如棋子样，爆干。先炙破瘤顶，三炷为则，以药饼盖上，用黄柏末水调贴之，数日自然枯干落下。
【来　　源】明 ·《卫生易简方》卷之九。

【方　　名】五耳粥
【方药组成】五加根 30 ～ 40g，白木耳 10g，大米 30g。
【功效主治】癌症所致气虚畏寒、少语声微，或化疗所致白细胞下降。
【用法用量】先将刺五加根剁成小片，冷水浸泡 15 ～ 30 分钟，再加水适量煮 30 分钟，趁热过滤。用此滤液加入大米、木耳（水不够时，可酌情加凉开水），煮至米熟时即可食用。

【方　　名】五福饮
【方药组成】党参 9 ～ 12g，熟地黄 15g，当归 9g，炒白术 5g，炙甘草 4g，生姜 3 ～ 5 片。
【功效主治】治五脏气血亏损，气虚阳微型噎膈（食管癌、贲门癌）。
【用法用量】水煎，食远服。1 日服 1 剂。
【来　　源】《景岳全书 · 新方八阵》。

【方　　名】五膈宽中散
【方药组成】白豆蔻（去皮）60g，甘草（炙）150g，木香 90g，厚朴（去皮，生姜汁炙熟）500g，缩砂仁 丁香、青皮（去白）、陈皮（去白）各 120g，香附子（炒，去毛）500g。
【功效主治】利气宽中。适用于食管、胃部肿瘤，五膈噎塞。一曰忧膈，胸中气结，津液不通，饮食不下，羸瘦短气；二曰恚膈，心下实满，噫辄醋心，饮食不消，大小便不利；三曰气膈，胸胁逆满，噎塞不通，噫闻食臭；四曰寒膈，心腹胀满，咳嗽气逆，腹上苦冷，雷鸣绕脐痛，不能食肥；五曰热膈，五心中热，口中烂生疮，四肢繁重，唇口干燥，身体或热，腰背疼痛，胸痹引背，不能多食。
【用法用量】上为细末。每服 6g，加生姜 2 片，盐少许，沸汤点下，不拘时候。
【来　　源】《太平惠民和剂局方》。
【附　　注】本方又名宽中散（见《世医得效方》）。

【方　　名】五膈丸
【方药组成】麦门冬、生甘草各 150g，蜀椒、远志、桂心、细辛各 90g，附子 45g，人参 120g，干姜 60g。
【功效主治】温中通络。适用于胃部肿瘤，五膈，苦心满，不得气息，引背痛如刺，食即心下坚满，大痛欲吐，吐即愈，饮食不得下，甚则手足冷，上气咳逆，喘息短气。

【用法用量】上为细末，炼蜜为丸，如弹子大。先噙化 1 丸，喉及胸中当热，药力稍尽，再含 1 丸，日 3 次，夜 2 次。

【来　　源】《备急千金要方》。

【方　　名】五海汤

【方药组成】海藻、海螵蛸、海带、昆布、海蛤、三棱、莪术、蒲黄、桔梗、细辛，各适量。

【功效主治】骨瘤。

【用法用量】水煎服。

【来　　源】日本 ·《疡科方筌》。

【方　　名】五海丸

【方药组成】海螺 20g，海藻 15g，海蛤粉 20g，海螵蛸 15g，昆布 10g，龙胆草 10g，青木香 10g。

【加　　减】胸闷不舒加柴胡、香附、郁金；肿块坚硬难消加黄药子、鳖甲、生牡蛎；神疲乏力加黄芪、党参、白术；便秘加大黄、枳实、川厚朴；咽颈不适加射干、牛蒡子、马勃。

【功效主治】化痰软坚，清热解毒。适用于甲状腺癌。

【用法用量】共研细末，蜂蜜为丸，每丸 6g。每服 2 丸，温开水送下。每日 3 次。

【来　　源】《肿瘤临证备要》。

【附　　注】甲状腺癌，症见颈前轻度肿大，质硬，心烦易怒，口苦口干，舌质红，苔黄腻，脉弦滑。本方清泄肝火，化痰，软坚散结。适用于甲状腺癌初期证属痰气壅结、气郁化火的病证。由于情志内伤，使气机郁滞，则津液易于凝聚成痰，痰气壅结，郁久化火，肝火旺盛而成本证。治宜清泄肝火，行气化痰。方中海螺、海蛤粉、海藻、海螵蛸、昆布清肺化痰，软坚散结以消瘿逐痰；青木香攻毒消肿；龙胆草清泄肝火。诸药合用，热清痰化，则瘿瘤自消。

【方　　名】五海瘿瘤丸

【方药组成】海带、海藻、海螵蛸、昆布、浮小麦、海粉各二两，白芷一两，广木香二钱。

【加　　减】肿瘤难消加黄药子、生牡蛎、鳖甲、半枝莲；声音嘶哑加射干、牛蒡子、马勃。

【功效主治】软坚化痰，消肿舒气。本方所治为甲状腺癌中期证属气随痰阻者。

【用法用量】上药为细末，炼蜜为丸，二钱重，每次服 1 丸，1 日 2 次，早、晚用开水送下。

【来　　源】《全国中药成药处方集》。

【附　　注】甲状腺癌，症见颈前肿块，颈部觉胀，胸闷不舒，易出汗，舌淡红，苔白腻，脉弦滑。气机郁滞，津凝成痰，痰气交阻，结于颈前，日久而成本证。治宜解郁化痰。方中海带、海藻、海螵蛸、昆布、海粉化痰软坚，消瘿散结以祛痰浊，消坚积；木香理气解郁以行气滞；白芷通窍解毒，消肿排脓，使药力直达病所；浮小麦益气止汗。诸药合用，共奏软坚化痰、消肿舒气之功。

【方　　名】五虎拔毒丹

【方药组成】露蜂房（有子者佳，瓦上煅炙）6g，蝉蜕、蜈蚣各（炒炭）6g，守宫（炒炭）10 只，三仙丹 15g，明腰黄 12g，麝香 1.5g。

【功效主治】解毒抗癌。适用于皮肤癌。

【用法用量】研细和匀。每用少许，掺疮口上，以薄膏贴之。

【方　　名】五虎丹

【方药组成】①丹方：水银 180g，白矾 180g，青矾 180g，牙硝 180g，食盐 90g。②糊剂：五虎丹结晶 18g，蟾酥 0.5g，红娘 0.5g，斑蝥 0.5g，洋金花粉 1g。③酊剂（即拔毒钉）：处方同糊剂。

【功效主治】祛腐拔毒，生肌。适用于皮肤癌。

【用法用量】①方各药混合共研，至不见水银珠为度，转入砂罐内加温，蒸去水分，使成丹胎，再将砂罐倒置于瓷碗内，盐水石膏封口后置于荷叶水坛口上，坛内装水约 10kg，罐内放炭火加热约 2 小时后，冷却瓷碗，取出粉末（以白色结晶者为佳），研细后即为五虎丹。②方各药以面糊调制成糊状即得。③方各药可用米饭赋形，搓成梭形药钉，阴干即得，每支长 2 ～ 3cm，重约

0.65g。外用，药粉可撒布于肿块局部，外贴以普通膏药保护。糊剂可涂布于癌肿表面。钉剂按癌肿面积大小及深浅，酌量插入2～3支，均用普通膏药保护。待癌肿组织坏死脱落后，改用红升丹撒布创面，隔日换药1次。

【临床应用】湖南中医学院附属第二医院用本方共治疗皮肤癌115例，获近期治愈79例，有效12例，总有效率为79.1%。其中随访31例，生存1～3年者13例，4年者13例，生存6年者1例、9年者1例、13年者1例。该院治疗体表肿瘤的远期疗效亦较肯定。此外，用于宫颈癌12例、黑色素瘤3例均获一定效果。

【来　　源】方出《古今名方》。湖南中医学院第二附属医院方。

【附　　注】用药24～30小时内，局部常有持续性剧痛，少数对汞剂敏感的病人，应用过久过量可发生急慢性汞中毒。症状为头痛、失眠、恶心、呕吐、腹痛、腹泻、便秘、牙齿浮动或脱落等，个别甚至损及肾功能。若症状较轻，可服生绿豆粉，严重时须立即停药，并给予对症处理及支持疗法。此外，可内服菊藻丸配合治疗。

本品具有强烈的腐蚀性和刺激性，用时宜慎重，切不可口服。

【方　　名】五虎丹

【方药组成】水银、牙硝、白矾、青矾各60g，食盐30g。

【功效主治】祛腐拔毒生新。用于皮肤癌及痈疽疔疮、慢性瘘管、淋巴结核等需要腐蚀脱落者。

【用法用量】升华制成散剂，炼成白色结晶亦佳。炼丹方法与白降丹同。每用0.1～0.5g，以等量饭糊或麦粉糊调成糊状涂于患处，再用普通膏药盖贴。

【方　　名】五虎丹

【方药组成】雄黄、菖蒲、艾叶尖、朱砂各适量，蜈蚣1条。

【功效主治】活血解毒，祛风消肿。适用于皮肤癌。

【用法用量】上为细末，敷搽患处。

【方　　名】五虎丹合菊藻丸方

【方药组成】①五虎丹：水银、白矾、青矾、牙硝、食盐各180g。②菊藻丸：菊花、海藻、三棱、重楼、制马钱子各1 000g，金银花、漏芦、马蔺子、山慈菇1 500g，蜈蚣500g，制何首乌2 000g，黄连250g。

【功效主治】皮肤癌。

【用法用量】五虎丹：放钵内共研至不见水银珠为度，再放入炼铜砂罐内加温，蒸发水分，使成丹胎，然后将砂罐倒置于瓷碗内。盐水石膏封口盛放入荷叶水坛口上，坛内盛水约10kg，罐上放炭火约2小时，冷却瓷碗后取丹，以白色结晶为佳。使用时将结晶研成粉末，散点局部，或用糯糊调成糊状。使用时将结晶研成粉末，散点局部，或用糯糊调成糊状，或用米饭赋形，搓成钉剂（每根长2～3cm，直径2～3cm），视癌肿大小分次粘涂在上面或嵌入其中1～6根，待肿块坏死脱落后，创面改撒红升丹（市上有售），每两天换药1次，直至收口。用五虎丹、红升丹换药时，均应加贴普通膏药，密闭封口。菊藻丸：各药共研末，水泛为丸，每10丸1g，日服3次，每次3g，连服至病愈时为止。

【临床应用】共治疗15例皮肤癌患者，13例均告痊愈，2例尚在治疗中。聂某，女，74岁，农民。患者头顶部串珠状肿块已10多年，经当地治疗无效。肿块日增，并发生凹陷性溃疡，边缘呈菜花样外翻，病变范围达8cm×7cm，渗出黑色水样物，腥臭难闻。经湖南医学院病检为头顶部基底细胞癌。1971年8月14日收入院治疗180天，外用五虎丹糊剂和钉剂局部粘涂、嵌插，交替上药7次，癌性溃疡先后全部坏死脱落，创面愈后毛发生长。出院后8个月随访无异常。

【来　　源】《新医药学杂志》，1973，（4）：20。

【附　　注】患者上药24～30小时内，局部持续性剧痛难忍，用一般止痛针往往无效，需用吗啡类止痛剂方能缓解。五虎丹为汞制剂，持续用之过多，时间过长，少数患者临床表现有急、慢性汞中毒现象。一般轻者嘱服生绿豆粉，重者则需停药，予以对症及支持疗法，故用药过程中应对病人做严密观察。

【方　　名】五虎丹类剂

【方药组成】①五虎丹糊剂：五虎丹结晶 1.2g，蟾酥、红娘、斑蝥（去头足）各 0.5g，洋金花 1g。五虎丹由水银、白矾、牙硝各 180g，食盐 90g，按降丹法炼制，炼成白色结晶。②五虎丹酊剂：又名拔毒钉，药物组成及分量同五虎丹。③红升丹：水银 30g，白矾 24g，火硝 21g，按升丹炼制，研末待用。④菊藻丸：菊花、海藻、山棱、莪术、党参、黄芪、金银花、山豆根、山慈菇、漏芦、黄连各 100g，重楼、马蔺子各 75g，制马钱子、制蜈蚣各 50g，紫草 25g，熟大黄 15g，共研末，用紫石英 1 000g，煅红置于黄醋水中，冷却后将其过滤，以此醋为丸，如梧桐子大。

【功效主治】恶性黑色素瘤，皮肤癌。

【用法用量】方①五虎丹糊剂涂于溃疡面，以普通膏药覆盖之。方②五虎丹酊剂以五虎丹用米饭赋形，搓成两头尖的菱形钉剂，阴干备用，每支长 4cm，中间直径为 0.3cm，重约 0.72g，多用于突出皮肤的癌肿，在癌肿基底部插入癌肿的中央，视癌肿的大小可一次插入 2 ～ 5 个半支，瘤肿大小的分期插药，待第 1 次插药处肿组织坏死后再上第 2 次，然后用外科膏药覆盖之。方③红升丹则丹法炼制，研末待用。癌瘤组织上五虎丹坏死脱落后，改用此丹，每次以少许撒于疮面，外贴普通膏药保护，每 2 天换药 1 次，直到疮面愈合。方④菊藻丸每日 2 ～ 3 次，每次 25 ～ 30 粒，饭后 1 小时温开水送服，禁食刺激性食物。

【临床应用】共治 6 例，均临床治愈出院。某男，58 岁。1973 年 5 月入院，前一年，右足跟长一新生物，小而色黑。继则溃烂，久不愈合，经某医院切片诊为右足跟黑色素瘤。查溃疡面 3.5cm×2.5cm，有少量黑色分泌物，右侧腹股沟淋巴结肿大。共用五虎丹糊剂 6 次，3 周后肿瘤组织全部坏死脱落，继上红升丹，切片两次，均未见黑色素细胞。临床治愈出院。

【来　　源】《湖北中医杂志》，1982，（4）：14。

【附　　注】以上方类同，可参。

【方　　名】五虎膏

【方药组成】胆南星 90g，法半夏 90g，威灵仙 90g，细辛 36g，田三七 27g。

【功效主治】温经通络，行气散结。适用于顽固性浅表肿块和深部肿物或某些恶性疾病。

【用法用量】将上述药物研成细末和匀，以蜂蜜搅匀为膏，将药膏捏成如栗子大小，中心凹陷之丹痤，插入如瓜子大的丹药片于凹陷中点燃，以皮肤灼热感为度，然后熄火，外敷棉垫，每日 1 次。

【来　　源】《常见杂病的防治与验方》。

【附　　注】附丹药的组成及制法：硫黄粉 30g，朱砂 12g，雄黄 12g。将硫黄粉放铜勺中微火烊化，和入后两味和匀，趁热倾注在铝平盆上冷却即成片状。

【方　　名】五虎膏

【方药组成】番木鳖 240g，川蜈蚣 30 条，天花粉 9g，北细辛 9g，蒲黄 3g，白芷 30g，紫草 1.5g，穿山甲片 1.5g，雄黄 1.5g。另备白蜡 60g。

【功效主治】皮肤癌及体表各种癌瘤。

【用法用量】番木鳖水煮、去皮毛，以麻油 300g 入锅内，加入以上药物入油中（除番木鳖和白蜡以外）慢火煎炸至药枯，去渣。再把番木鳖入油中炸至黄色（勿令焦黑），捞起。最后放入白蜡熔化后，再熬至稠厚时，离火，冷却收膏。以膏敷患癌部位。日敷 1 ～ 2 次，干后再换膏。

【来　　源】《经验方》。

【附　　注】本方对上述癌肿确有效果，但要长期敷药才能保持疗效。

【方　　名】五虎擒羊丹

【方药组成】巴豆 2 粒，百草霜 3g，牙皂（去皮核）6g，小红枣（去皮核）3 个，朱砂 6g。

【功效主治】一切疔疮恶毒痈疽，无论已成、未成通治。

【用法用量】共捣为丸，如梧桐子大，每次 8 丸，小儿减半，黄酒送服，后盖暖，静睡发汗愈。

【来　　源】清·《奇效简便良方》卷四。

【附　　注】忌一切响器震惊，孕妇忌用，有力者宜配施。

【方　　名】五虎散
【方药组成】蜈蚣 1.5g，地龙 3g，地鳖虫 3g，蜣螂 3g，鼠妇 3g。
【功效主治】肝癌。
【用法用量】水煎服，每日 1 剂，分 3 次服。
【来　　源】《治癌中药处方 700 种》。

【方　　名】五虎丸
【方药组成】大黄 9g，三棱 9g，莪术 9g，巴豆（去油）3 粒，斑蝥（去头、足、翅）5 只。
【功效主治】腹内痞块。适用于体壮脉实的病人。
【用法用量】以上各药共研细末，用草纸折叠七层，将药末摊于纸上，铺箅子上，置锅内蒸三沸，取出，调细面粉少许，炼蜜为丸，如绿豆大。成年人每次服 5 丸，每日服 2 次，白开水送下。
【附　　注】本方以攻破为主，药性峻烈，虽经蒸制，终非缓剂。服药时应小量适用，逐渐增量，以免发生意外。一般服药后会出现大便微泻现象。

【方　　名】五虎下西川方
【方药组成】金头蜈蚣 15 条，全蝎 15g，蝉蜕 15g，穿山甲 15g，僵蚕 15g，面粉少量。
【功效主治】各种癌症。
【用法用量】将蜈蚣、蝉蜕去头、足，全蝎、穿山甲、僵蚕分别炒、焙干，诸药共研成细末，以面粉和匀，水泛为丸，如绿豆大，朱砂少量为衣。壮者每次服 20 丸，弱者服 10 丸，以土茯苓 30g 煎汤送下。
【来　　源】《外科十三方考》。
【附　　注】本方由五种虫药为丸，古称其毒猛如虎，故称“五虎”。大茯苓汤利尿解毒，能排除五虫之毒，可见古人制方之妙处。

【方　　名】五花茶
【方药组成】葛花 11g，鸡蛋花 11g，金银花 11g，槐花米 12g，木棉花 11g，甘菊花 11g，生甘草 11g，生薏苡仁 11g，白扁豆 11g。
【功效主治】清热解毒，抗癌消肿。本膳主要适用于子宫颈癌溃疡合并感染者。主证为白带增加，有臭味，尿黄便燥，口干苦有秽气，小腹胀痛等。
【用法用量】将葛花等药材浸入 10 碗水中约 5 ～ 10 分钟，然后文火煮 1 小时左右滤出药材，滤液中加入适量冰糖。每次 1 小碗，每天 2 ～ 3 次。
【附　　注】本膳以诸花为茶，解毒力强；配以生薏苡仁、白扁豆渗湿力增，有利于机体的免疫功能。膳中鸡蛋花为恶夹竹桃科植物，又名细栀子 Plumeria rubra L.var .acutijolia（p.）B. 有清湿解毒的功能。本饮在马来西亚华人区、印度人及马来人中比较受欢迎，平常可以作为保健饮料。吉隆坡、新加坡一般饮食店就有五花茶药料出售，一年四季均可买到。

【方　　名】五黄青白膏
【方药组成】雄黄、雌黄各 3g，黄连、黄芩、黄柏各 12g，青木香、白芷各 10g，狼跋子 12g，丁香 6g。
【功效主治】脊髓肿瘤及其他骨肿瘤。
【用法用量】上药共研末，调凡士林成膏，敷贴脐块疼痛处。每日换药 1 次。
【来　　源】《中国民间敷治法》。
【附　　注】敷药后局部皮肤起小水泡者，可用消毒针挑破，涂上消炎膏。

【方　　名】五积丸
【方药组成】沉香 15g，木香 15g，当归（洗，焙）15g，附子（炮，去皮、脐）15g，青橘皮（去白）15g，丁香 7.5g，大黄（酒浸，湿纸裹，煨）15g，缩砂仁 30g，半夏（汤洗 7 次，后以生姜制曲）15g，陈橘皮（去白）15g，京三棱（炮）15g，蓬莪术（炮）15g，槟榔（锉）2.5g，胆矾（别研）15g，细松烟墨（烧留性）15g。
【功效主治】行气散结，化痰通膈。五种膈气，中脘痞闷，噎塞不通，饮食减少；积聚痞块，心腹作痛。适用于胃癌。
【用法用量】上药除胆矾外，并为细末，用肥枣

（去皮、核）50枚，入米醋煮枣令烂，次下胆矾末，煮少时，与前药同和为丸，如麻子大。每服20丸，加至30丸，食后及临睡时用橘皮汤送下。

【来　　源】《杨氏家藏方》。

【方　　名】五积丸

【方药组成】人参、白茯苓、厚朴、黄连、川乌、巴豆各等分。

【加　　减】顽痰难消加半夏、白芥子；喘而不得卧加苏子、葶苈子；兼瘀象者加三棱、莪术、郁金。

【功效主治】健脾燥湿，化痰降气。痰浊阻肺之喘而咳逆胸满，痰多黏腻色白，苔白厚腻，脉滑。现临床可用于肺癌的治疗。

【用法用量】上药为细末，炼蜜为丸，如梧桐子大，每次服20丸，每日1次。

【来　　源】《增补内经拾遗》卷三。

【附　　注】本方是一首攻补兼施、寒热并用的方剂，主治沉寒涸积壅肺，肺失宣降之肺积。中阳不运，积湿成痰，痰浊壅肺，肺气失降，故喘而咳逆胸满，痰多黏腻色白。方中人参大补元气，以振中土生机；厚朴燥湿理脾行气，以助化痰；茯苓渗湿化痰；川乌温逐沉寒涸积；巴豆荡涤沉寒涸冷，使浊阴下达，并助肺气肃降。上药均为辛燥之品，故加黄连以清之。诸药合用散沉寒，除涸积，肺气降，则肺积可愈。

【注意事项】服药期间忌食生冷、黏腻食物，孕妇忌服。

【方　　名】五加女贞汤

【方药组成】刺五加皮15g，女贞子20g。

【功效主治】能迅速升高白细胞数。主治白细胞减少症。

【用法用量】水煎服，每日1剂。

【来　　源】《家用速效中药》。

【方　　名】五粮鸡嗉丸

【方药组成】鸡1只，丁香3g，广木香15g，沉香15g，牛黄0.03g，冰片0.05g。

【功效主治】食管癌轻症，仅觉喉中有臭肉味，经常吐黏液等症。

【用法用量】将1只黄老母鸡饿3天，再用绿豆、黄豆、赤小豆、大米喂饱，1小时后杀鸡取嗉，在鸡身上糊上用盐水和的泥约1指厚，用火烤之，待鸡嗉中粮食熟后去泥，加入上几味药共研细面，炼蜜为丸，每丸重6g，每服1丸，每日2次。

【来　　源】李欣荣方。

【方　　名】五灵丹

【方药组成】火硝60g，水银60g，白矾60g，皂矾60g，食盐60g。

【功效主治】皮肤癌。

【用法用量】各药共碎研后，置大砂锅内，上面覆盖瓷碗，以熟石膏粉调成糊剂封固，再用黄沙掩埋（仅露出碗底），炭火先文后武，煅烧48小时以上，取丹研末，即得。外用，撒于癌肿创面，每日1次。

【来　　源】《抗癌中草药制剂》，人民卫生出版社，1981：292。

【方　　名】五灵红花汤

【方药组成】五灵脂6g，红花3g，海螵蛸30g，蒲黄粉6g，茜草根6g，台乌药3g，射干9g，丹参15g，当归9g，山慈菇9g，蒲黄炒阿胶9g，乳香9g，没药9g，生甘草6g。

【加　　减】若肝郁血热者加香附9g，黄芩炭3g，葛根9g；气郁血滞加枳实9g，桃仁9g，藏红花1.5g。

【功效主治】功能养血行气，逐瘀攻毒。主治绒毛膜上皮癌。

【用法用量】水煎服，每日1剂。

【临床应用】本方治疗1例绒毛膜上皮癌患者，获愈，随访3年未见复发。

【来　　源】湖北中医药大学蒋玉伯方，梁锡明整理。

【方　　名】五灵丸

【方药组成】五灵脂（拣如鼠屎者）二两半，木香半两，马兜铃（去壳，炒）一分，葶苈子（苦者，隔纸炒香）一分。

【加　　减】胸痛甚加三棱、莪术、郁金；喘而不得卧加紫苏子、柴胡。

【功效主治】开郁降气平喘。适用于肺气郁痹之息贲，现临床可用于肺癌正盛邪的治疗。

【用法用量】上药为细末，枣肉为丸，如梧桐子大，每次服 20 丸，生姜汤送下，每日 3 次。

【附　　注】症见呼吸短促，气憋，胸闷胸痛，肝气犯肺，肺气郁痹，脏腑失和，气机阻滞，脉络受阻，血行不畅，气滞血瘀，日久成息贲。治宜活血行气，降气平喘。方中五灵脂苦降温通，活血散瘀，偏走血分；木香芳香性燥，可升可降，通行气滞，偏行气分；马兜铃、葶苈子走肺经，降气平喘，而通郁痹。又以枣之甘、姜之辛调其荣卫，诸药合用则病自去。

【注意事项】病无瘀滞者忌用。

【方　　名】五灵脂蒲黄汤

【方药组成】五灵脂 12g，生蒲黄 12g，莪术 15g，鳖甲 30g，甲珠 15g，重楼 24g，石见穿 30g，土鳖虫 10g，赤芍 12g。

【加　　减】疼痛剧烈加乳香、没药、延胡索、九香虫。

【功效主治】瘀毒内阻型胃癌。

【用法用量】水煎服，每日 1 剂。

【来　　源】《百病良方》第二集，科学技术文献出版重庆分社，1983：181。

【方　　名】五灵脂铁树叶汤

【方药组成】铁树叶、半枝莲、炙鳖甲、白花蛇舌草各 30g，香附、枳实各 15g，党参、炒白术、当归、三棱、莪术、五灵脂各 9g。

【功效主治】肝癌。

【用法用量】水煎服，每日 1 剂。

【来　　源】《治癌中药处方 700 种》。

【方　　名】五灵脂汤

【方药组成】五灵脂 500g。

【功效主治】腹中痞块。

【用法用量】每服 30g，1 日 1 次，水煎服。

【方　　名】五灵脂丸

【方药组成】五灵脂 15g，马牙硝 15g，木香（末）7.5g，阿魏 7.5g，硼砂 15g，水银 7.5g，腻粉 7.5g，朱砂 7.5g，桂心（末）7.5g，青礞石 15g。

【功效主治】行气化瘀，解毒消积。主治食在腹中，经久不消，结成癥块。胃癌。

【用法用量】上药同研令水银星尽，炼蜜为丸，如酸枣大。每服 1 丸，用枣 1 枚去核，安 1 丸药在内，以白面饼子裹，慢火烧面熟为度，去面，将枣并药嚼烂，空腹时用温酒适量送下。

【来　　源】《太平圣惠方》。

【方　　名】五灵脂丸

【方药组成】五灵脂 75g，木香 15g，马兜铃（去壳炒）7.5g，葶苈子 7.5g。

【功效主治】清肺解毒，化瘀行气。适用于肺癌瘀热互结、咳喘、胸胁疼痛者。

【用法用量】上为细末，枣肉和丸，如梧桐子大。每服 20 丸，生姜汤送下，每日 3 次。

【来　　源】《普济方》。

【方　　名】五灵脂雄黄粉

【方药组成】五灵脂、雄黄、马钱子、阿胶各等分。

【功效主治】拔毒消肿止痛，主治乳腺癌未溃前。

【用法用量】上药共研为细末。用香油调，外敷于肿块处，隔日换药。

【方　　名】五苓散加减方

【方药组成】猪苓、茯苓、白术、生黄芪各 15g，泽泻、海金沙、海藻各 18g，桂枝 10g，生地榆、生薏苡仁、白花蛇舌草各 30g。

【加　　减】血尿不止加琥珀、仙鹤草；小便混浊加革薢、射干；小便滴沥不尽加杜仲、菟丝子；小便坠胀疼痛加延胡索、香附、乌药；小便时痛不可忍加苍耳子，并加大海金沙用量；淋巴转移加黄药子、泽泻；肺转移加鱼腥草、瓜蒌；直肠转移加半枝莲、穿山甲；宫颈转移加农吉利、石燕子；其他可随证加减。

【功效主治】晚期膀胱癌。

【用法用量】每剂煎汁600ml，分3次服，每日1剂。40天为1个疗程。疗效不满意者坚持服汤剂，疗效较好者原方加五倍量改为散剂，每服10g，早晚各1次，白开水送服。

【临床应用】共治疗31例晚期膀胱癌患者，症状好转，癌肿得到控制或稍有发展，存活5年以上者3例；症状减轻，癌肿发展较慢，存活2年以上18例；症状时轻时重，癌肿发展较快，不满意代年死亡者10例。

【来　　源】《四川中医》，1989，（4）：26。

【附　　注】忌食无鳞鱼及各种动物头、蹄肉。

【方　　名】五苓散加减方

【方药组成】沉香、檀香、生熟地黄、升麻、干葛、芍药、黄芪、黄芩、羚羊角、犀角、连翘、生甘草、防风各等分。

【功效主治】养血益气，活血解毒。适用于淋巴瘤。

【用法用量】上㕮咀。每服9g，水煎服，或煎何首乌散服。

【方　　名】五参丸

【方药组成】人参（去芦）、苦参、丹参、玄参、沙参各二分，巴豆十枚，地鳖虫十个，葶苈子二分，干姜、炮附子各一分，防风半分，椒目一分。

【加　　减】肝郁明显、气滞不畅者加柴胡、香附、佛手、青皮、合欢皮；中土不运加陈皮、厚朴、白术、苍术；气滞而血瘀加当归、川芎、红花、郁金；烦躁口苦加龙胆草、牡丹皮、炒山栀。

【功效主治】调理肝脾，活血导滞。胁下痞块，痛引两肋，腹部胀满，手足烦热，口苦食少，气喘胸闷，乏力肢倦，小便涩滞不畅者。

【用法用量】以上药物，共研为细末，炼蜜为丸如小豆大。每服2丸，1日2次，疗效不佳者可适当加大量。

【来　　源】《幼幼新书》卷三十九。

【附　　注】本方治证乃由外邪、痰浊、积滞、瘀血或水饮等留滞胁下所致，病因复杂。治之之法，当宜调理肝脾为关键。肝气疏则气机畅达，瘀血不生，积滞自消；脾健运则痰浊不聚，水饮自化。此为治本要旨。方中五参并用，以人参健中益气、和胃，苦参清利肝胆、燥湿，丹参活血凉心、除烦，玄参养阴解毒、降火，沙参养阴润燥、生津。五药配合，则既能调理肝脾，又能祛有形诸邪；另用巴豆泻下导滞，地鳖虫活血破积，葶苈子、椒目降肺泄浊，干姜、附子温散寒凝，防风辛散走表、引邪外出而有出路。如此诸药相伍，共奏疏理导泻、标本并治之功。

【方　　名】五生水王汤

【方药组成】生南星15g，生半夏15g，生川乌15g，生草乌15g，白附子9g，水红花子10g，王不留行15g，皮硝30g，樟脑12g，桃仁12g，地鳖虫12g，穿山甲15g，三棱15g，白芥子15g，延胡索9g。

【功效主治】功能化积散结，活血通络。主治白血病脾肿大。

【用法用量】研细末，以蜜及醋调成泥，加麝香1.2g，梅片3g。外敷脾肿大处。

【临床应用】本方治疗慢性粒细胞型白血病的脾脏肿大7例，结果显效4例（脾脏较治前缩小5cm以上），有效1例（脾脏缩小2～5cm），无效2例。一般敷药3～5天开始见效，2周内脾脏可明显缩小，3周后进步较大。病程较长者疗效较差。

【来　　源】上海铁道医学院颜德馨教授方。

【方　　名】五味败酱汤

【方药组成】败酱草30g，白头翁15g，川黄连12g，金银花12g，槐花12g。

【功效主治】大肠癌。

【用法用量】上5味药同水煎，分2次服，每日1剂，15日为1个疗程。

【来　　源】《中国民间灵验偏方》。

【附　　注】本方流传于河南郑州市一带民间，民间应用验证有良效。

【方　　名】五味龙虎丹

【方药组成】蜈蚣15g，全蝎15g，血竭15g，地鳖虫15g，参三七15g，蜂蜜适量。

【功效主治】各种恶性肿瘤。

【用法用量】诸药焙干，共研为细末，炼蜜为丸，每丸3g，日服1次，每次1丸，温开水送服。

【来　　源】《外台秘要》。

【附　　注】诸虫有一定毒性，服药前宜先进食红糖粥1小碗，以免胃肠受刺激而发生恶心现象。

【方　　名】五味龙蛇汤

【方药组成】龙葵、蛇莓、蜀羊泉各500g，臭橘叶150g，鬼针草250g。

【功效主治】食管癌。

【用法用量】将以上各味药分成10包，每次各取1包，加水同煎汤，每日1剂，分3次服。10天为1个疗程。

【来　　源】《上海常用中草药》。

【方　　名】五味蛇草散

【方药组成】槐花20g，蛇蜕12g，肿节风30g，败酱草30g，白花蛇舌草30g。

【功效主治】大肠癌。

【用法用量】将药物晒干研细末，调拌蜂蜜冲服，每日3次。

【来　　源】《中国民间草药方》。

【方　　名】五味汤

【方药组成】魔芋30g，苍耳子30g，黄芪30g，蒲黄根20g，七叶一枝花20g。

【功效主治】骨肉瘤。

【用法用量】将魔芋先煮2小时，再加其他药同煎，滤取清汁饮服。分3次服，每日1剂。

【来　　源】《上海常用中草药》。

【附　　注】魔芋有毒性，须先煎2小时可减轻其毒性。

【方　　名】五味消毒饮

【方药组成】紫花地丁、野菊花、蒲公英、金银花、紫背天葵各30g。

【功效主治】清热解毒。适用于肿瘤患者伴发感染者。

【用法用量】水煎，或入黄酒100ml，再滚数沸，滤出药液，药渣如法再煎，分3次温服。

【来　　源】《疡科心得集》。

【附　　注】根据病情加减运用。原方为治疗疔毒、痈疮疔有必阳证者。阴疽忌用，脾胃素虚者慎用。

【方　　名】五味消毒饮加减

【方药组成】金银花20g，野菊花15g，蒲公英30g，桃仁9g，红花6g，赤芍20g，夏枯草20g，露蜂房10g，玄参15g，生地黄15g，柴胡20g，山慈菇15g，生薏苡仁30g，制大黄9g，皂角刺30g。

【加　　减】气倦乏力，面色不华，脉虚数加生黄芪、白术、当归。

【功效主治】清热解毒，化瘀消肿。主治乳腺癌之热毒瘀结型。症见乳房肿块迅速增大，疼痛，红肿，甚者溃烂，污水恶臭，大便秘结，或发热，舌质暗红，脉弦数。

【用法用量】水煎服，每日1剂。

【来　　源】《医宗金鉴》。

【附　　注】注意调理好饮食，要多食高蛋白、易消化的食物，保持心情舒畅，情绪乐观。

【方　　名】五味枝莲汤

【方药组成】半枝莲、鳖甲、龙葵、白英、白花蛇舌草各50g。

【功效主治】卵巢癌。

【用法用量】上5味加水煎汤，分3次饮服，每日1剂，10日为1个疗程。

【来　　源】《治癌中处方700种》。

【附　　注】禁食姜、韭、薤等食物。

【方　　名】五味子麦冬汤

【方药组成】五味子10g，麦冬、制何首乌、桑寄生、女贞子、杜仲、续断、天麻各15g，怀牛膝、旱莲草、丹参、鸡血藤各20g，全蝎6g，蜈蚣2条，白芍25g，党参、生甘草各30g。

【功效主治】治骨髓瘤，伴有面色苍白、肿胀、腰酸痛等。

【用法用量】水煎服，每日1剂。

【方　　名】五物汤

【方药组成】魔芋30g，黄药子、天葵子、红木香、七叶一枝花各15g。

【功效主治】淋巴肉瘤。

【用法用量】魔芋先煎2小时，再放入其余4味药同煎，滤取清汁，分2～3次饮服。日1剂或隔日1剂。

【来　　源】《上海常用中草药》。

【附　　注】蛇六谷，俗名魔芋。含毒性，故须久煎2小时以上，以减其毒。

【方　　名】五香蠲痛丸

【方药组成】丁香、藿香、木香、乳香、沉香、桂心、吴茱萸、青皮（去白）、莪术、枳实（去白，麸炒）、京三棱各一两，硇砂四钱，牵牛末三两，橘皮一两（去白，同巴豆五两去皮，炒令黄色，去巴豆不用）。

【加　　减】脾胃虚弱、不耐破气破血者加人参、黄芪、茯苓、炙甘草；食积内停、不欲饮食者加鸡内金、炒山楂、刘寄奴；口干舌燥、阴津不足者加芦根、天花粉、石斛、玄参。

【功效主治】温里行气，活血去积。冷物伤脾胃，并酒食伤，久积成癖，胸膈痞塞，心腹疼痛不可忍者。

【用法用量】上为细末，面粥为丸，如绿豆大，每服20～30丸，熟水送下。有伤滞脏腑不过一行；无伤滞脏腑，不动。现代用法，水煎服，每日1剂。

【来　　源】《是斋百一选方》卷二。

【附　　注】本方为辛香理气、散寒温里、祛瘀导积之剂。其病机为饮食生冷或酒食过度，伤及脾胃，寒凝气滞，久而成癖。方中用丁香、藿香、木香、沉香、陈皮、青皮、枳实辛散温通，理气宽中，醒脾助运；桂心、吴茱萸温阳散寒，暖小腹，固肾元，止冷痛；乳香、莪术、三棱均为血中之气药，功可祛瘀消癖，并理气止痛；硇砂散结化痰涎；牵牛泄下导滞，去顽痰、老痰，通肠胃。诸药配合，芳香避浊，辛温通达，可散结而行气、行血。

【注意事项】本方偏燥，素体阴虚或津亏火旺者，慎勿使用。

【方　　名】五香连翘散

【方药组成】沉香、连翘、桑寄生、丁香、射干、独活、乳香、升麻、大黄（蒸，欲利生用）、木通、羌活、生甘草、麝香（溃破者用）、青木香、生黄芪，各等分。

【功效主治】一切积热、结核、瘰疬、痈疽、恶疮、肿疖。

【用法用量】共研为粗末。每服12g，加竹沥、芒硝（冲服），水煎2次，早晚食后服。并将药渣煎汤外洗。

【来　　源】《仙授外科集验方》。

【方　　名】五香连翘汤

【方药组成】木香、沉香、丁香、乳香、麝香、升麻、独活、桑寄生、连翘、木通各75g。

【功效主治】痈疽、瘰疬、乳癌、恶肿。

【用法用量】上为粗散。每服15～20g，水二盏，煎至一盏，入竹沥少许，搅停去滓，温服。

【来　　源】《妇人大全良方》。

【附　　注】宋代陈自明撰《妇人大全良方》注文："癸亥年，仆处五羊赵经略听判阃夫人年七十岁，隔二年，左乳房上有一块如鹅卵大，今忽然作楚，召余议药。仆云：据孙真人云，妇人年五十岁以上，乳房不宜见痈，见则不可疗矣。幸而未破，恐是气瘤，谩以五香连翘汤去大黄煎服。服后稍减则已。过六七年后，每遇再有肿胀时，再合服，必消减矣。"

【方　　名】五香散

【方药组成】沉香、木香、薰陆香各30g，麝香（细研）7.5g，丁香、羚羊角屑、子芩、赤芍药、玄参、当归、犀角、生甘草、地骨皮各 23g，连翘、升麻、麦门冬（去心）、大黄（微炒）、黄芪（锉）各 30g。

【功效主治】清热解毒，凉血散结。适用于淋巴瘤，心膈久积热毒，肝气留滞者。

【用法用量】上为散。入麝香研令匀。每服 9g，水 150ml，入芦根 15cm，生姜 3.7g，煎至 90ml，去滓，不拘时候温服。

【来　　源】《太平圣惠方》。

【方　　名】五香至宝丹

【方药组成】檀香、丁香、木香、沉香、藿香、紫蔻、炒陈曲、炒麦芽、炒山楂、大腹皮、莱菔子、厚朴、肉桂各 12g，当归、三棱、莪术、硇砂、延胡索、芒硝、槟榔、吴茱萸粉、生甘草、赤芍、枳实、川芎、牛膝、干姜各 9g，干漆胡、黄连各 6g，红曲、牵牛子各 36g，大黄 360g。

【功效主治】男女老少所患五积六聚、腹腔肿块。

【用法用量】共研细末，水泛为丸，如绿豆大小。成人每次服 3～4.5g，白开水送下，每日服 1 次，夜间临睡时服。儿童用量酌减。服药可采用少量间断服法，以免伤正。

【附　　注】服药后 1～2 小时腹中作响，略有攻逐疼痛现象，次日早晨，大便泄下脓样黏液或如胶冻异物，泄泻多至 3 次即止。忌食生冷腥腻食物。孕妇勿服。

【方　　名】五烟丹

【方药组成】胆矾 30g，丹砂 30g，雄黄 30g，白矾 30g，磁石 30g。

【功效主治】祛腐生肌。适用于皮肤癌。

【用法用量】上药煅制成末，外用，每日 1 次或隔日 1 次。

【临床应用】本方治疗 4 例皮肤癌，均获治愈，未见有复发转移者。治愈时间最短者 74 天，最长者 133 天，平均 99.7 天。

【来　　源】天津市中医院胡慧明方。

【附　　注】《本草纲目》谓丹砂可治疮痂恶肉，胆矾可疗恶疮，白矾可蚀恶肉、生好肉，磁石可止金疮血，雄黄可治恶疮。五药合之具有蚀恶肉、生好肌、疗恶疮和止血的功能。再配以内服中药汤剂如黄芪、太子参、白术、白芍、赤芍、当归、陈皮、野菊花、蒲公英、白花蛇舌草、乳香、没药、牡丹皮等扶正解毒、化瘀散结，疗效更佳。本方与下文同，可参。

【方　　名】五烟丹

【方药组成】胆石、磁石、丹砂、白矾、雄黄，各 30g。

【功效主治】解毒抗癌。适用于脑部肿瘤。

【用法用量】用升华法煅烧 72 小时方得。根据肿瘤的部位、形态、大小的不同，而采用不同的上药方式。如肿瘤根底大而扁平者，可由顶部开始上药，层层蚕食，若肿瘤高大而根底小者，可采用基底围蚀，若肿瘤坏死液化，可用“药线”插入坏死组织中，逐渐扩大洞口。每日或隔日换药 1 次，使肿瘤坏死脱落干净为准。如发现有坏死肿瘤组织，可用剪刀逐渐剪除，然后用五烟丹粉均匀地弹撒在瘤体上，外敷生肌玉红膏。上药次数多少，取决于肿瘤的部位和范围。肿瘤全部蚀掉后，再取病理切片检查，无癌细胞后，方能改用生肌收敛药收口。若肉芽疮面较大的，可配合植皮，加速疮面愈合。

【临床应用】傅某，女，67 岁。头顶部肿物 20 余年，近几年增大明显，如馒头大小；反复破溃流血水，不愈合。经常头晕无力，不能参加劳动。曾多方治疗无效。经病理活检报告为“鳞状细胞癌”。使用“五烟丹”和坤制剂“药线”配合剪刀剪除坏死组织治疗 20 余天，肿物脱落，颅骨外露，骨色发白。怀疑骨转移，即凿除部分颅骨后，改用当归膏、生肌象皮膏上药，至肉芽将骨组织覆盖，再做活检，病理回报“未见癌细胞”。以后改用生肌收敛药收口，治疗 3 个月余痊愈出院。当时头顶部仅留有五分硬币大小的伤疤，颈部硬性结节自动消失。随访 6 年余，未见复发及转移，能参加一般劳动。

【来　　源】《中西医结合杂志》，1984：1。

【方　　名】五烟丹合生肌象皮膏方

【方药组成】①五烟丹：见上方。②生肌象皮膏：象皮 90g，头发、全当归各 60g，生地黄、生龟板各 120g，生石膏 150g，煅炉甘石 250g，黄蜡、白蜡各 180g，芝麻油 2 500g。

【功效主治】头部皮肤癌。

【用法用量】用麻油先炸生地黄、龟板、象皮等药，后加入头发、当归等药，待各药炸枯后捞出，再入黄蜡、白蜡，离火调匀，瓷器封存。同时加入纱条制成油纱条备用。

肿瘤呈溃疡型者，先以生肌象皮膏涂抹于肿瘤四周，以保护正常皮肤，然后用五烟丹均匀地撒在肿瘤表面上（其用量视肿瘤大小而定），外敷生肌象皮膏纱条并包扎，隔日或 3 天换药 1 次。

肿瘤呈现菜花状者，先以 75% 酒精将五烟丹调成糊状，然后将其抹于肿瘤上，外敷生肌象皮膏条并包扎；3 天后改用棉捻蘸药粉插入瘤体内，其深度为距肿瘤基底部 0.5 ～ 1cm，然后外敷生肌象皮膏条，隔日或 3 天换药 1 次。一般换药 3 次后，停药观察 1 周左右，如瘤体尚未坏死脱落，或全部分离，可按上法继续治疗。两型肿瘤患者，均于瘤体脱落或蚀掉后，继续外敷生肌象皮膏纱条，直至于创面愈合为止。

【临床应用】治疗 4 例头部皮肤癌患者，均全部治愈。治愈时间最短者 74 天，最长者 133 天，平均 99.7 天。存活时间最长 1 例已达 4 年，2 例已达 3 年；1 例于治愈 2 年后因患脑出血死亡。

郭某，男，82 岁，因头顶部生一肿块于 1979 年 7 月 7 日收入院治疗。肿块位于头顶百会穴处，约 5cm×5cm×2cm，呈菜花状。病理检查诊断为头部鳞状上皮癌。即用五烟丹涂抹瘤体 1 次，正常皮肤外敷生肌象皮膏，内服益气养阴、活血化瘀、散结解毒之剂，每日 1 剂。3 天后换药，用棉捻法插入瘤体内，共换药 3 次，13 天后瘤体全部脱落，颅骨外露，创面约 3.5cm×3cm，外敷生肌象皮膏，隔日换药 1 次，11 月 13 日创面愈合。患者于 1981 年 10 月因患脑出血死亡，死前创面一直愈合很好。

【来　　源】《中医杂志》，1982，（10）：47。

【附　　注】患者于外用药的同时，按辨证施治原则，内服扶正药为主，解毒化瘀散结为辅。选用药物主要为黄芪、太子参、白术、白芍、赤芍、当归、陈皮、野菊花、蒲公英、白花蛇舌草、乳香、没药、牡丹皮等。如出现眼睑水肿，内服药中加入健脾燥湿药物即可。五烟丹虽然腐蚀力较强，但是疼痛较轻，无明显副作用，在用药量上，应据肿瘤大小定之。若用棉捻插入瘤体，不可过深，以免过度以损伤骨皮质，影响愈合。一般 2 ～ 3 天换药 1 次，换药 3 次后，应停药观察 1 周，直到肿瘤全部坏死脱落为止。如瘤体已坏死或分离后仍不脱离者，可用剪刀剪掉，瘤体脱落后就不必再用五烟丹；如尚残瘤少量坏死未脱落，仅用生肌象皮膏外敷即可，一直用至坏死脱落，创面愈合时为止。肿瘤脱落后颅骨外露，肉芽一般仍可生长。如瘤体脱落两周肉芽不长者，应注意是否骨皮质已破坏，可用镊子轻轻敲击外露颅骨，如呈空洞声示骨皮质已分离，可用镊子在其四周轻轻撬起取下，肉芽即可生长。

以上几方类同，可参。

【方　　名】五噎如神方

【方药组成】雄黄、五灵脂各 15g。

【功效主治】食管癌。

【用法用量】上为末，黑狗胆丸如梧桐子大，每服 7 丸，靛缸水送下。

【来　　源】《鲁府禁方》。

【方　　名】五噎丸

【方药组成】干姜、蜀椒、食茱萸、桂心、人参各 37.5g，细辛、白术、橘皮各 45g，茯苓、附子各 30g。

【功效主治】温中散寒，行气开结。适用于胃部肿瘤，胸中久寒，呕哕逆气，饮食不下。

【用法用量】上为细末，炼蜜为丸，如梧桐子大。每服 3 丸，不知，渐加至 10 丸，温酒送下，日 3 次。

【附　　注】本方又名食茱萸丸（见《普济方》）。

【来　　源】《备急千金要方》。

【方　　名】五噎五膈方

【方药组成】砂仁、白茯苓、薏苡仁、枇杷叶（刷去毛）、姜汁（炙）、桑白皮（炒）、沉香（磨汁）、五味子、甘草（炙）各五分，木香（磨汁）、青皮、谷芽（炒）、藿香、随风子、石斛（酒炒）、大腹皮（洗）、陈皮、半夏曲（炒）、槟榔、杜仲（姜汁炒断丝）各三分，白豆蔻、丁香、人参、白术各五分。

【加　　减】五噎入柿干一枚；膈气吐逆，入薤白三寸、枣五枚。

【功效主治】脾胃不利，胸膈痞闷，气逆生痰，不进饮食之噎膈。

【用法用量】水二盏，姜三片，枣二枚，煎八分，食远服。

【方　　名】五噎五膈散

【方药组成】人参、半夏、桔梗、白术、白豆蔻、木香、沉香、干姜、头糠、荜澄茄、生甘草各三分。枇杷叶（刷去毛，蜜炙）五片。

【功效主治】噎膈等证。

【用法用量】上加姜七片，水一盏煎服。

【来　　源】明·《简明医彀》卷三。

【方　　名】五噎饮

【方药组成】人参、茯苓、厚朴（去粗皮，姜汁炒）、枳壳（麸炒）、桂心、炙甘草、诃子（炮，去核）、白术、橘皮、炮姜、炮三棱、炒神曲、炒麦芽各60g，炮木香、槟榔、炮莪术各15g。

【功效主治】治五噎，食饮不下，胸背痛，呕哕不彻，攻刺疼痛，泪与涎俱出。

【用法用量】上为细末，每服6g，加生姜3片，大枣1枚，水煎服；或盐汤点服。

【来　　源】《三因极一病证方论》。

【方　　名】五瘿丸

【方药组成】菖蒲二两，海蛤、白蔹、续断、海藻、松萝、肉桂、蜀椒、半夏、倒挂草各一两，神曲三两，羊百枚。

【加　　减】胸闷不舒加郁金、香附；结块较硬加三棱、莪术；结块较大难消者加穿山甲、生牡蛎。

【功效主治】祛痰通络，软坚散结。情志内伤和饮食及水土失宜所导致气、痰、瘀壅结颈前之瘿瘤。现临床可用于甲状腺肿瘤的治疗。

【用法用量】上药为细末，以羊、牛髓脂为丸，如梧桐子大，每次1丸，每日3次。

【附　　注】本方治证为长期忿郁恼怒，使气机郁滞，津聚成痰；又因饮食失调，水土失宜，一则影响脾胃功能，使脾失健运，不能运化水湿，聚而生痰；二则影响气血通畅，使痰、气、瘀壅结颈前所致。治疗以祛痰为主。方中海蛤、海藻化痰软坚，消瘿散结；菖蒲化湿除痰开胃；肉桂、蜀椒温中助阳而祛湿；半夏燥湿化痰，专祛用湿不化之痰；松萝清肝化痰；白蔹散结消肿；续断活血通络；神曲健脾消食和胃；羊功专消瘿；倒挂草绝经络病根。如此诸药相合使脾运胃纳，气血运行正常，则气、痰、瘀壅结可解。

【注意事项】忌食羊肉、生葱及黏腻之品。

【方　　名】五汁安中饮

【方药组成】牛乳60ml，韭汁、生姜汁、藕汁、梨汁各10ml。

【功效主治】养血润燥，消瘀化痰。适用于食管癌，火盛血枯，痰瘀互阻，致患噎膈，吞咽梗塞而痛，饮水不下，食物难进，食则吐出，夹有黏液，形体消瘦，肌肤枯燥，胸背灼痛，口干咽燥，五心烦热，欲饮凉水，舌红而干，脉细而数。

【用法用量】上药和匀，水煎，少量频服。

【来　　源】《新增汤头歌诀》引张任候方。

【方　　名】五汁饮

【方药组成】韭菜汁60g，牛奶20g，生姜汁15g，鲜竹沥30g，童便60g。

【功效主治】食道癌吞咽梗阻者。

【用法用量】将上述5种汁液混合为1日药量，

频频微服，连续饮用10日为1个疗程。

【来　源】《食物疗法精萃》。

【附　注】童便又称童溺，即10岁以下儿童的新鲜尿液。

【方　名】五汁饮

【方药组成】梨汁、甘蔗汁、莱菔汁各两瓢，鲜石菖、蒲汁1小匙。

【功效主治】滋养津液，泻热散结，化痰畅膈。治气郁挟痰阻塞胃脘而致的痰膈，症见饮食食入胃，便吐黏涎，膈塞不通，便秘，粪如羊屎者。

【用法用量】生姜汁2滴上5味和匀，隔水炖温服。

【来　源】《重订通俗伤寒论》。

【附　注】《金匮翼·膈噎反胃统论》记载："夫膈噎，胃病也，始先未必燥结，久之乃有大便秘少，若羊屎之证。此因胃中津气上逆，不得下行而然，乃胃病及肠，非肠病及胃也。"消化道癌症后期，常有燥结便难之症状，治宜养阴生津。

【方　名】五子散

【方药组成】莱菔子、紫苏子、白芥子各五钱，山楂子（去核）、香附子（去毛）各一钱。

【加　减】气结胸中可酌加薤白、厚朴、半夏、瓜蒌皮；痰湿蕴结较甚加陈皮、半夏、苍术、胆南星、茯苓；脾胃虚弱者加黄芪、党参、茯苓、白术。

【功效主治】行气降逆。适用于食管肿瘤，气膈，膨胀噎食。气膈、噎食，咳吐黏涎，胸脘痞满。

【用法用量】上为细末，调匀，每服3钱，日3次。现代用法，水煎服，每日1剂。

【来　源】《万病回春》卷三。

【附　注】本方治证以气滞、气逆为主要病机特点。气行不利，则蕴湿生痰，结于胸膈，日久则咽管不通而成噎膈之候。方中用莱菔子、紫苏子、白芥子组成三子养亲汤，降气化痰，快膈导滞，以治气结痰壅。三子养亲汤原出《韩氏医通》，本为治老人气实痰盛，咳嗽喘逆，痰多胸痞而设，本方在此选用，乃在于其病机相同也，所谓异病同治；山楂子消化积食痰结，合莱菔子则下气，去一切食积；香附子快气开郁，宽中消食，"利三焦，解六郁，消饮食积聚，痰饮痞满"（《本草纲目》）。五药合用，以治标为主，共达降气化痰、利膈散结的目的。

【方　名】戊己丸

【方药组成】熟地黄八两，山茱萸三两，当归、麦冬（去心）、薏苡仁、牛膝各二两，白芥子、玄参各一两，丹参一两五钱，北五味子五钱。

【加　减】阴虚津亏，大便干结加大黄、火麻仁、郁李仁、瓜蒌仁、杏仁；阴虚有热加黄柏、知母、牡丹皮；烦渴引饮，咽下干涩疼痛者加沙参、芦根、天花粉、石斛或合五汁安中饮加减服；药后腹胀碍胃者以砂仁、紫苏叶、白术、党参或四君子汤送下。

【功效主治】养阴生津，活血散结。反胃、噎膈。食入而吐，口干口渴，腰膝酸软，头晕，或五心烦热，便干，舌质红，苔少而干，脉细数或细涩。本方证属阴津不足，失于润养，胸膈干涩所致。

【用法用量】各取净末，用生姜六两取汁，和炼蜜，同熟地黄杵膏为丸。每服二钱，渐加至三四钱，老米三钱，煎汤调下。

【附　注】方中用熟地黄为主药，滋阴养血，填精补肾；山茱萸、五味子二者均味酸性收，功可益肝肾精血，固本充源，并可助熟地黄补肾之力；当归、牛膝、丹参三者均具有养血、活血、通络消积作用，扶正且能祛邪；麦冬、玄参三者均具有养血、活血、通络消积作用，扶正且能祛邪；麦冬、玄参养阴生津，后者并能散结凉血消肿；白芥子性温燥，散结力强，并祛胸膈、胃脘之痰浊留结，合养阴药则可使前者补而不腻，有动有静；薏苡仁则甘淡入脾，健脾渗湿而不伤阴，并消肿排脓。上述并为佐使药。取生姜汁则和胃调中，调和诸药。如此全方配合，则可达到养阴生津、活血散结之目的。

【来　源】《古方汇精》卷一。

X

【方　　名】西安握药经验方

【方药组成】火硝 9g，明矾 9g，净黄丹 9g，白古月 30g，当门子（麝香）1.8g。

【功效主治】乳腺癌、乳腺纤维瘤。

【用法用量】诸药共研磨为细粉末，用蜂蜜适量，炼蜜入药末和匀制成 2 丸，病在右乳者，将药丸 1 枚握于左手心；病在左乳者，以药丸 1 枚握于右手心；两乳俱病者，双手心俱握 1 丸。妇孕者忌用。

【来　　源】西安民间验方，见《西安临症验方》。

【方　　名】西豆根方

【方药组成】西豆根总碱或西豆根甲碱。

【功效主治】恶性葡萄胎。

【用法用量】全身给药：以西豆根总碱 10ml（每 ml 内含生药 5g）或西豆根甲碱 200 ～ 400mg（常用量为 400mg）加入 5% 葡萄糖液 500ml，静脉滴注，4 ～ 6 小时滴完，每日 1 次，10 日为 1 个疗程，每个疗程间隔 5 ～ 7 天，少数病人采用西豆根碱肌肉注射，每日 200mg，每日 2 ～ 3 次，疗程同前。局部用药：适用于阴道转移者。以西豆根总碱 10ml 或西豆根甲碱 200 ～ 400mg，从肿瘤结节与健康组织交界处进针，在肿瘤结节之基底部做放射状注射，注射 2 ～ 3 次后，可同时从瘤体中心注入，每日或隔日 1 次，至转移结节干枯脱落。

【临床应用】用本方治疗患者 112 例，获得临床治愈者 97 例，占 86.6%；无效 15 例，占 13.4%。治疗疗程：恶性葡萄胎Ⅰ期 6 ～ 7 个，Ⅱ期 7 ～ 9 个，Ⅲ期 9 ～ 10 个。或出院后 3 ～ 6 个月后回院做巩固治疗。由于西豆根治疗恶性葡萄胎作用缓慢，疗程较长，宜配合多种化疗药物联合使用。

【来　　源】《中医杂志》，1980，（10）：47。

【方　　名】西根莲花汤

【方药组成】藤梨根 30g，抱石莲 30g，小春花 30g，岩珠 12g，棉花根 12g，黄芩 12g。

【功效主治】淋巴癌。

【用法用量】水煎服，每日 1 剂。

【来　　源】《抗癌中草药制剂》，人民卫生出版社，1981：307。

【方　　名】西瓜葡萄酒

【方药组成】西瓜 1 个，葡萄干 1 碗。

【功效主治】清热利湿，开胃健脾。本膳主要适用于膀胱癌排尿不畅或兼有水肿者。

【用法用量】将西瓜近瓜蒂部切下一块备用。将洗净控干水分的葡萄干倒入掏松的瓜瓤里，将切下的一块盖在瓜上，糊以泥巴封住，放置阴凉处，待 10 天以后除去泥巴，揭掉盖子，倾出液汁，即为含微量乙醇的西瓜葡萄酒。酒味甘甜，清香宜人。

【附　　注】西瓜味甘性寒，大利小便；葡萄甘酸性平，略有利小便作用。两者一体酿成的低醇果酒更有促进体内水液代谢的功能。以西瓜抗癌近年来也屡有报告，如一位患浆细胞瘤的病人，处于绝望之中，后来他大量吃西瓜，连续 2 个月，病情减轻，症状改善（《大众医学》，1982，4：21），又有一位肝癌患者就是每天以金银花 100g 水煎蜈蚣 10 条饮用，同时饭后多吃西瓜，效果很好。

【方　　名】西瓜速溶饮

【方药组成】西瓜多个，白糖适量。

【功效主治】清热生津，利尿通淋。本膳主要适用于胃癌实热烦渴者。

【用法用量】西瓜取瓤去籽，以洁净纱布绞取西瓜汁。放锅内先以大火，后以小火将西瓜汁熬成膏状，待冷却后，加白糖粉将膏汁吸干，混匀，晒干，压末，装入瓶中备用。每次取 15 ～ 20g，以沸水冲化，饮用，每日 3 ～ 5 次。

【附　　注】西瓜汁中含磷酸、苹果酸、果糖、葡萄糖、西红柿红素、γ－胡萝卜素、维生素 C、蔗糖酶、蛋白质和多种氨基酸。味甘淡，性寒，素有“天生白虎汤”（白虎汤是汉代张仲景的特效退热方）之称。《本草汇言》记载：“胃经热甚，舌燥烦渴或神昏不寤者：好红瓤西瓜剖开，取汁一碗，徐徐饮之。即天生白虎汤也。”西瓜瓤中的谷氨酸、精氨酸能增进大鼠肝中尿素的形成，因而有清热利尿的效果。

【方　　名】西瓜玉米须饴糖

【方药组成】西瓜1个（约3000g），玉米须约125g。冷开水适量。

【功效主治】清热通淋，解毒消肿。本膳主要适用于口腔舌癌热毒肿者。

【用法用量】将西瓜洗净，切开，瓜瓤切细后，同玉米须一起放入锅内冷水中。用大火煮沸约30分钟（注意勿使沸后溢出锅），待西瓜、玉米须汁已呈现胶状时熄火，用纱布滤去渣滓。将西瓜胶汁倒入小布袋内，放回锅中，另加冷开水，再用大火煮2小时，仅存240～480ml。用小火慢熬3小时，果糖呈咖啡色，再熬2小时，即呈黏稠麦芽状，将其移放于玻璃罐中，放在冷暗处，即成。每次20～50g，开水烊化后服完。

【附　　注】玉米须民间治癌症早期有应用，1978年在黑龙江省一面坡考察，当地人把玉米须和向日葵的杆芯各300g左右，用大铁锅煮熬，去渣饮清，治疗鼻咽癌和胃癌，有减轻症状的疗效。

【方　　名】西红柿花生小枣粥

【方药组成】西红柿30g，花生仁15g，小红枣30g，大米（或小米）60g。

【功效主治】消化系统（食道、胃、肠、肝、胰、胆）癌症手术后的病人。

【用法用量】先将花生仁和小红枣入锅中，加水煮熟后，加入洗净的大米或小米煮成粥，食用前拌入洗净切碎的西红柿，拌匀供食，每日1～2次，坚持食用。或西红柿洗净切碎，花生与小红枣置于砂锅中加水先煮熟，然后入粳米煮粥，俟粥熟时放入西红柿同煮沸即可服食，每日早晚餐温热服食。可常食之。

【来　　源】《饮食与抗癌》《粥谱》。

【附　　注】方中原为小红枣，如缺小红枣时可以大红枣代用，疗效大体相同。花生米以优质无霉变者入药，凡发臭霉变的绝不能食用。

【方　　名】西红柿速溶汤料

【方药组成】西红柿干粉20g，精制淀粉49g，味精3g，精盐23g，香料油5g，姜粉、葱粉、花椒粉等适量。

【功效主治】生津止渴，健胃消食。本膳主要适用于白血病烦躁而热渴者。

【用法用量】鲜西红柿（要求无腐烂霉变，色泽鲜艳）水洗，切片，低温烘干，粉碎。再和淀粉、味精等调料充分混合。加热杀菌（500g/cm^2），冷却后按比例装即成。

【附　　注】本品每百克中含氨基酸0.19g，总糖40.4g，维生素C23mg，维生素PP0.82mg，维生素$B_2$0.04mg，$B_1$0.07mg，胡萝卜素0.001mg，铁2.1mg，钙3.72mg，磷21mg，系由山东济宁玉堂酿造总厂研制，呈淡红色。西红柿的营养物质主要是大量的维生素，尤其是维生素B_1、维生素C、胡萝卜素，均已在动物体内实验中表明有均突出的抗癌作用。

【方　　名】西柳地骨汤

【方药组成】西河柳15g，地骨皮30g，夏枯草15g，土茯苓30g，炙甘草6g。

【功效主治】鼻咽癌。

【用法用量】水煎，每日1剂，分3次服。

【来　　源】《肿瘤的辨证施治》，上海科学技术出版社，1980：104。

【方　　名】西洋参茶

【方药组成】西洋参10g。

【功效主治】癌症患者出现气阴两虚，或癌症放射治疗所致的烦渴引饮、气短乏力、咽干舌燥、心悸怔忡者。

【用法用量】将西洋参切薄片，加水浸泡1小时后，代茶饮之。每日1～2次，常饮之。

【来　　源】《古今长寿妙方》。

【附　　注】西洋参价格昂贵，经济困难者可用太子参30g代之，但效果较逊。

【方　　名】西洋参炒鸡丝

【方药组成】鸡胸脯肉200g，黄瓜1根，西洋参

5g。盐、味精、蛋清、黄酒、葱段等各适量。

【功效主治】补气益神，养阴生津。本膳主要适用于肺癌阴虚气短盗汗者。

【用法用量】西洋参放在小碗里，加少许水，隔水蒸20分钟，取出后与鸡胸脯肉和黄瓜一起切成丝。在鸡丝中放少许盐和味精，加些黄酒和鸡蛋清，加少许淀粉调匀。在锅里在油烧至三成熟，倒入鸡丝滑炒，变色即出锅，炒锅里留一些油，烧熟后投入葱段，煸出香味后，把黄瓜丝、鸡丝和参丝、参汤一起倒入翻炒。加少许黄酒、盐和味精，炒匀。用水淀粉勾芡，浇少许熟油，即可出锅。

【附　　注】藤本康雄报告：西洋参对L-1210癌细胞有细胞毒性作用，有效成分为脂溶性的炔类物质（《43回东洋医学会论文旨要》，1992：108）。而本膳西洋参和肉类共烹调，可使脂溶性成分溶出，有利于吸收，发挥抗癌功效。

【方　　名】西洋参葛根汤

【方药组成】西洋参5g，煨葛根、黄芩各10g，黄连5g，白头翁、北秦皮、煨木香、扁豆衣各10g，生甘草5g，鲜五方草10g。

【功效主治】食管癌术后腹泻。

【用法用量】水煎服，每日1剂。

【来　　源】《江苏中医杂志》，1986，（5）：26。

【方　　名】西洋参麦冬汤

【方药组成】西洋参、麦冬、牡丹皮、天冬、小生地黄、元龟板、粉茸、泽泻、白芍、藕。

【功效主治】峻补真阴，泻火潜阳。适用于阴茎癌，初起茎头马口痒痛，破碎，渐生坚肉，病已年余，继则破溃翻花，出血，脉细数，心肾阴虚火郁者。

【用法用量】水煎服，每日1剂。

【方　　名】西尹抗癌散

【方药组成】半枝莲500g，蒲公英500g，黄连60g，黄柏60g，连翘180g，车前草180g，半夏120g，大黄120g，天花粉120g。

【功效主治】食管癌。

【用法用量】以上各药共研细末成散剂，口服，每次9～12g，每日3次。

【临床应用】湖北襄阳西尹卫生院以本方配合针刺、穴位埋藏等疗法，治疗食管癌伴有呕吐黏液、满气上顶、大便不畅者效果显著。在58例中，显效17例，有效29例，无效12例，总有效率为79.3%。

【来　　源】《抗癌中草药制剂》，人民卫生出版社，1981：197。

【方　　名】西月玄明粉

【方药组成】西月石3g，风化玄明粉0.6g，腰黄0.6g，薄荷0.6g，白芷0.6g，射干0.6g，梅片1.2g。

【功效主治】清热解毒，散结消肿，咽部肿瘤（喉瘤）。

【用法用量】共研细面，每2小时吹患处1次。

【临床应用】徐某，男，34岁。1964年5月18日就诊。患者于四年前开始发现咽部左侧长出一赘生物，缓慢长大，无疼痛感，曾经本市某医院耳鼻咽喉科检查，诊为口咽部良性肿瘤，并建议手术切除。当时患者因无任何不适，拒绝手术。现因吞咽稍有异物感来就诊，咽部检查：右侧扁桃体窝内5cm×3cm之包块。不充血，不带蒂，表面光滑，无触痛，硬度中等，患者有肺结咳病史多年，无扁桃体炎发展，其他无异常。用上方30剂。6月13日复诊，检查包块有缩小趋势，仍用上药继续吹喉。7月23日复诊，包块显著缩小，仅如黄豆大，患者异物感自觉消失，精神舒畅，以后曾以该药吹喉巩固，随访9个月并复发。

【来　　源】《中医杂志》1985年第12期。

【附　　注】有关喉瘤的记载，《医宗金鉴》对此已早有认识，“喉瘤郁热子肺经，多语损气相蒸成，形如元眼红丝裹，或单或双喉旁生”，并提出了治疗的方药，“宜服益气消金汤以消瘤，碧玉散点之即效”。《中国医学大辞典》云：“多白怒伤肝，或迎风高叫，或元气素虚，或诵读太急所致。”总而言之，肿瘤的发病机制是一个复杂的过程，由各种内外因素作用，引起脏腑失调，经络痞塞，气血不合，正邪搏结而生。本例患者临床局部病变的表现和经络的循行路线，与肺胃两经之关系最大，患者有肺结核数年，说明肺之气阴已虚，这就构成了“元气素虚”的重要内因，遇有客邪务乘，痰气郁结，久而成病，在治疗上中医特别强调“以消为贵”的精神，根据前人经验，对单用吹药治疗口咽部良性肿瘤做了大胆尝试，用清热解毒、散结消肿之中药竟获显效。

【方　　名】息贲汤

【方药组成】半夏（汤洗七次）、吴茱萸（汤洗）、桂心各二两半，人参、炙甘草、桑白（炙）、葶苈子（炒）各二两半。

【加　　减】病久积块难消者，加鳖甲、海浮石、海蛤壳、瓦楞子；胸痛加川芎、郁金、三棱、莪术。

【功效主治】健脾燥湿，降气平喘。解湿不化，肺气不降之息贲，肺积在右胁下，大如覆杯，气逆喘咳。现临床可用于肺癌的治疗。

【用法用量】上药锉散，每次取四钱，加水一盏半，生姜七片，大枣二枚，煎七分，去滓，分二次饭前服下。

【来　　源】《三因极一病证方论》卷八。

【附　　注】本方所治之证为中阳不振，不能运化水湿，积湿生痰，痰浊阻肺，肺失肃降，留滞日久成肺积。治宜温运中土，降气平喘。方中人参大补元气，以振中土生机，而使运化正常，在方中为主药；辅以肉桂、吴茱萸温中助阳而散阴寒；炙甘草益气补中；半夏辛温行散，专祛脾虚不化之痰。上五药健脾益气，燥湿化痰，脾健则痰不再生，而断生痰之源。桑白皮、葶苈子均为肺经药，泻肺行水而平，使肺无痰可贮。诸药合用则脾健而不生痰，肺降而不贮痰，则肺积可愈。服药期间忌食生冷、黏腻之品。

【方　　名】息贲丸

【方药组成】半夏（炮）、桂心、人参、吴茱萸（泡）、桑白皮（炙）、葶苈、生甘草各一钱半。

【功效主治】肝积。

【用法用量】上水二盏，姜五片，枣一枚，煎至一盏服。做丸亦可。

【来　　源】明·《简明医彀》卷三。

【方　　名】息贲丸

【方药组成】厚朴八钱，黄连一两三钱，干姜一钱半，肉桂一钱，巴豆霜四分，白茯苓一钱半，川乌头一钱，人参二钱，川椒一钱半，桔梗、紫菀一钱半，白豆蔻一钱，青皮半钱，三棱、天冬、陈皮各一钱。

【加　　减】病久肺积难消者，加鳖甲、海浮石、海蛤壳；胸痛者，加莪术、郁金。

【功效主治】健脾燥湿，降气平喘。痰浊阻肺之气逆喘咳，右胁下覆大如杯，咳嗽痰多，胸膈烦满。本方适用于脾虚不运，痰浊内生，上壅于肺之肺积。现临床可用于肺癌的治疗。

【用法用量】上药为末，炼蜜为丸，如梧桐子大，初服2丸，1日加1丸，2日加2丸，渐加至大便溏、积减大半止服。

【来　　源】《东垣试效方》卷二。

【附　　注】素体中土虚弱，气机不运，或饮食所伤，损伤脾胃，或感受寒湿，脾阳不运，致湿痰内取，上壅于肺，肺气失降，久成肺积。方中人参大补元气，以振中土生机；辅以肉桂、干姜、川乌、白豆蔻、川椒温补脾肾，消散阴寒，合用以健脾燥湿而断生痰之源；厚朴、陈皮、青皮理气行滞；桔梗、紫菀下气化痰平喘；茯苓利水渗湿；气滞则血瘀，故加三棱以活血祛瘀；燥湿之药多为辛、温，恐伤阴液，故加天冬以润之，加黄连以清之；巴豆荡涤沉寒积滞，使浊阴下达。诸药合用则湿去脾健，气机通畅，肺气宣降正常，则肺积可消。服药期间忌食生冷、黏腻食物。

【方　　名】息风软坚汤

【方药组成】全蝎4.5g，川芎4.5g，蜈蚣6条，丹参20g，僵蚕9g，地龙9g，半夏9g，贝母9g，钩藤15g，天葵子15g，女贞子15g，枸杞子15g，云雾草15g，分心草15g，夏枯草30g。

【加　　减】呕吐者，加姜竹茹；头痛甚者，加藁本、蔓荆子、白芷、菊花；视力障碍者，加青葙子、密蒙花、石决明或石斛皮夜光丸；便秘者，加大黄或番泻叶；多饮多尿者，加生地黄、天花粉、石斛、桑螵蛸、龟甲、远志。

【功效主治】息风软坚，活血补肾。脑胶质细胞瘤，症见头痛头晕，肢体麻木，耳鸣目眩，失眠健忘，烦躁易怒，抽搐震颤，恶心呕吐，或舌强不语，眼吊复视，舌红苔厚，脉弦滑。

【用法用量】以上药物，水煎分2次空腹服下，每日1剂。

【来　　源】《肿瘤学》。

【附　　注】本方治证以痰、瘀蕴阻，清阳不升，络脉郁闭，肝风内动为病机要点。方以全蝎、蜈蚣、僵蚕、地龙四味虫类之品合用，性皆走散窜通，可通络搜邪，息风定惊，解毒止痛，亦即“急则治其标”之义；复以半夏、白术、贝母、夏枯草、云雾草、分心草化痰散结，开泄导滞，降火抑留，川芎、丹参活血化瘀，通脉破积，则有“治病求本”“审因施治”之义。又以天麻、钩藤平肝潜阳，息风止痉，可进一步加强虫类药物的效用；女贞子、枸杞子养阴润燥，补肾柔肝；天葵子清热消肿，解毒泄肝，则为前述治疗的收尾之用，意在全面兼顾，以防偏颇而影响疗效。综合全方之力，对于痰瘀互结，内风萌动，清窍不明之证，可达平、抑、通、散之效用。

【方　　名】息风汤

【方药组成】当归10g，赤芍15g，钩藤9g，天麻6g，全蝎6g，地龙9g。

症状严重者可配服安宫牛黄散。

【功效主治】脑膜白血病。症见头痛头晕、颈强、恶心、呕吐、口眼歪斜，甚至昏迷、抽搐。

【用法用量】每日1剂，早晚煎服。4～5剂可收效。

【方　　名】息肉消化散

【方药组成】狗头骨灰50g，乌梅肉炭25g，人指甲炭9g，硼砂6g。

【功效主治】化息肉，消积毒。主治鼻息肉。

【用法用量】取两块新土瓦，将狗头骨（去净肉，不见生水）放在1块瓦上，用另1块瓦盖上，置炭火中焙焦，待骨呈白色后，连瓦取出放地上去火毒后，取出焦骨研末；乌梅肉放瓦上焙焦呈黑炭样，凉后研末；人指甲放瓦上用炭火焙成焦黄色，凉后研末；硼砂研末。将上药再共研极细末，贮瓶备用。外用，取息肉消化散均匀吹洒在息肉上，每1～2小时1次，每天3～6次，10天为1个疗程，至愈为止。若症状严重者，亦可用本散内服，每次3～6g，每日3次。

【临床应用】治疗85例，痊愈71例，显效7例，有效5例，无效2例。用药最长8个疗程，最短1个疗程，平均4个疗程。余某，男，42岁，1972年12月10日初诊。左侧鼻息肉13年，检查见左鼻有黄豆大息肉2枚。遂投本散，4个疗程后息肉1枚消失，1枚明显缩小。继用本散吹鼻2个疗程，每日吹3～6次，息肉完全消失。嘱再用1个疗程，以巩固疗效。随访2年无复发。

【来　　源】程爵堂，《辽宁中医杂志》，1987，(8)：19。

【附　　注】治疗鼻息肉西医都主张手术，本散可通过局部用药而将息肉消化，其优越性自不当言。方中化息肉之主药，一是狗头骨，一是乌梅。狗头骨，甘酸，平，无毒。《朱氏集验医方》用狗头骨方寸匕，苦丁香半钱，治鼻中息肉研末吹之，即化为水。乌梅肉化瘀平胬，清热消块，善治各种息肉症。用本散径吹息肉表面，直达病所，故奏效更捷。

【方　　名】稀释新拔膏

【方药组成】鲜羊蹄根梗叶60g，鲜凤仙花60g，大风子90g，百部60g，皂角刺60g，鸦胆子、闹羊花、透骨草、马钱子、苦杏仁、银杏、露蜂房各30g，穿山甲15g，川乌、草乌、全蝎、斑蝥各15g，金头蜈蚣15条。

另加药面：白及面30g，藤黄面15g，轻粉15g，硇砂面10g。

【功效主治】破瘀软坚，拔毒提脓。适用于赘疣及肿核。

【用法用量】用香油4 000g，生桐油1 000g倾入铜锅内，文火上将前药炸至深黄色，去渣，加入松香 600g，离火过滤，再将油置武火熬至滴水成珠，每 500g 药油加章丹 30，官粉 210g，药面 300g，待成糊状时，兑入药面搅匀；收炼成开，将膏药置冷水盆中去火毒，临用时以热水烫软，敷贴患处。

【方　　名】犀地清络饮
【方药组成】犀角汁 60ml，粉牡丹皮 6g，青连翘（带心）4.5g，淡竹沥（和匀）2 瓢，鲜生地黄 24g，生赤芍 4.5g，厚桃仁（去皮）9 粒，生姜汁（同冲）2 滴。
【功效主治】清营泄热，开窍通瘀。适用于白血病热陷心包，兼血络瘀滞，发热夜甚，神昏谵语，漱水不欲咽，舌绛无苔，望之若干，扪之尚润，或紫晦而润等。
【用法用量】先用鲜白茅根 30g，灯心 1.5g，煎汤代水，鲜石菖蒲汁 20ml 冲。
【来　　源】《重订通俗伤寒论》。

【方　　名】犀黄丸
【方药组成】犀黄 0.9g，乳香（去油）、没药（去油）各 30g（研极细末），麝香 4.5g，黄米饭 30g。
【功效主治】清热解毒，活血止痛。适用于乳腺囊性增生、乳腺癌等症见舌红、脉滑数者。本方主治诸症，多由火郁、痰瘀、热毒壅滞而成。
【用法用量】上药用黄米饭捣烂为丸。忌火烘，晒干。每服 9g，空腹时陈酒送下，1 日 2 次。
【附　　注】方中犀黄清热解毒，化痰散结；麝香开经络，行气滞，散瘀血，消痈疽肿毒；乳香、没药活血祛瘀，消肿定痛，黄米饭调养胃气，以防诸药寒凉碍胃；以酒送服，是用其活血行血以加速药效。

【方　　名】犀角地黄汤
【方药组成】犀角 15g，生地黄 30g，金银花 30g，牡丹皮 12g，赤芍 12g，冬凌草 20g，栀子 12g，板蓝根 30g，连翘 10g，茜草 6g，白茅根 20g，猪殃殃 20g。
【功效主治】清营分热，凉血解毒。适用于白血病早期。
【用法用量】水煎服，每日 1 剂。

【方　　名】犀角地黄汤
【方药组成】犀角、生地黄、黄芪、大青叶、芦荟、石膏、鳖甲、龟板、牡丹皮、青黛、地骨皮、玄参、麦冬、当归、藏红花。
【功效主治】益气养阴，凉血解毒。适用于急性白血病。
【用法用量】每日 1 剂，煎 2 次分服。
【临床应用】本方为主并用抗生素，治疗急性白血病 6 例，获完全缓解 5 例，部分缓解 1 例，全部有效。

【方　　名】犀角地黄汤
【方药组成】犀角 30g，生地黄 240g，芍药 90g，牡丹皮 60g。
【功效主治】清热解毒，凉血散瘀。适用于白血病热入血分，身体灼热，躁扰不安，甚或昏狂谵妄，斑疹紫黑或吐衄便血，舌质深绛，脉数。
【用法用量】水煎服，犀角磨汁和服为佳。或为粉末分服。
【来　　源】《千金要方》。

【方　　名】犀角地黄汤
【方药组成】犀角 4g（或水牛角 10g），生地黄 20g，牡丹皮 20g，旱莲草 30g，女贞子 20g，杭白芍 15g，血余炭 20g，大小蓟 30g，仙鹤草 30g，地榆炭 20g，羊蹄根 30g，大青叶 20g，露蜂房 10g，生黄芪 30g，藕节 30g。
【功效主治】阴虚血热、迫血妄行型白血病。
【用法用量】水煎服，每日 1 剂。
【来　　源】《中医肿瘤学》（上），科学出版社，1983：310。

【方　　名】犀角理血汤
【方药组成】犀角（磨）0.5g，生地黄 30g，青蒿 15g，板蓝根 15g，金银花 15g，栀子 10g，赤芍 12g，牡丹皮 12g，知母 10g，茜草 10g，连翘 10g。

【功效主治】清营分热，凉血解毒。适用于白血病。
【用法用量】水煎服，每日1剂。

【方　　名】犀角凉血汤
【方药组成】犀角1g，牡丹皮9g，郁金12g，赤芍、紫草、大青叶、板蓝根、半枝莲各30g，大枣7枚，玄参15g。
【功效主治】清热解毒，凉血止血，主治急性白血病高热、出血者。
【用法用量】水煎2次，早晚服，每日1剂。

【方　　名】犀角散
【方药组成】犀角、玄参、升麻、黄芪、赤芍、生甘草、麦门冬、当归各30g，大黄（微炒）90g。
【功效主治】治痈疽热毒内攻，喉舌生疮，甚至黑烂者。
【用法用量】上为粗末，每服9～10g，水煎服，每日1剂。
【来　　源】《外科精要》。

【方　　名】犀角汤
【方药组成】犀角（镑）23g，连翘、射干、栀子仁、升麻、当归（切，焙）各30g，大黄（锉，炒）60g，木香23g，枳壳（麸炒）、赤芍药各30g。
【功效主治】泻火解毒，凉血活血。适用于恶性淋巴瘤，症见热毒气盛，肿硬疼痛，口干烦闷。
【用法用量】上为粗末。每服9g，用水150ml，煎取90ml，去滓，不拘时候温服。
【来　　源】《太平圣惠方》。

【方　　名】锡类散
【方药组成】西瓜霜料6g，生硼砂6g，生寒水石9g，青黛18g，冰片1.5g，珍珠（豆腐制）9g，硇砂（炙）6g，牛黄2.4g。
【功效主治】清热利咽，消肿止痛。适用于口腔糜烂、口腔溃疡、舌疳、喉菌等，近有人用本方治疗胃溃疡。
【用法用量】共研成细末。用时吹少许至患处。
【来　　源】《温热经纬》。

【方　　名】豨莶丸
【方药组成】豨莶草（即皱面地葱花、火枚草），不拘多少。
【功效主治】反胃及脾间诸疾，腹痛泄泻。
【用法用量】焙干，为细末，蜜煮面糊为丸，如梧桐子大。每服50丸，白汤送下，不拘时候。
【来　　源】《百一选方》。

【方　　名】蜥蜴散
【方药组成】蜥蜴1条。
【功效主治】肺癌。
【用法用量】将蜥蜴杀死后，去内脏，放瓦上焙干研为细末，每日1次，每次1～3g，温开水送服。
【来　　源】《治癌中药处方700种》。

【方　　名】蜥蜴香油膏
【方药组成】蜥蜴7条，香油60g，蜡6g。
【功效主治】血管瘤，化瘀散结用于赤疕。
【用法用量】将上药捣烂，外涂患处，每日2～3次。
【来　　源】《实用民间土单验秘方一千首》。

【方　　名】洗碗叶根汤
【方药组成】洗碗叶10～18g。
【功效主治】慢性粒细胞性白血病。
【用法用量】水煎，每日分3次服。
【来　　源】《全国中草药肿瘤资料选编》《一味中药巧治病》。

【方　　名】洗碗猪狗草汤
【方药组成】洗碗叶根、狗舌草各30g，猪殃殃60g。
【功效主治】慢性白血病。
【用法用量】每日1剂，水煎2次服。

【方　　名】洗阴甘草汤
【方药组成】生甘草、干漆各 30g，黄芩、干地黄、当归各 15g。
【功效主治】清热解毒，活血敛疮，适用于外阴癌。
【用法用量】上细切，以水 7 升，煮取一半，去滓，以绵帛纳汤中，以慰疮处，良久即换，1 日 2 次。

【方　　名】喜树根方
【方药组成】喜树根研粉。
【功效主治】白血病。
【用法用量】每次服 3g，每天服 3 次，如白细胞下降，改为服 1.5g，每天服 3 次，维持量为每天 0.1 ～ 0.5g。

【方　　名】喜树根皮胶囊
【方药组成】喜树根皮适量。
【功效主治】慢性粒细胞性白血病。
【用法用量】将药研末，装入胶囊内，最初每日服 3 次，每次 2g，病情好转后可改为每日 2 ～ 3 次，每次 1.5g，但不宜骤然停药，否则会易复发。
【来　　源】《临证经验方》《本草骈比》。
【附　　注】喜树根皮含毒性，应严格控制剂量。

【方　　名】喜树仙鹤汤
【方药组成】喜树根 10g，仙鹤草 90g，蛇六谷 60g，白花蛇舌草 30g，半边莲 30g，半枝莲 30g，败酱草根 10g，蛇莓 10g，白英 10g，大青叶 10g，三棱 10g，莪术 10g，赤芍 10g，红花 10g，生薏苡仁 12g。
【加　　减】阴虚阳亢、温热内蕴，加黄芪 10g，黄柏 10g，知母 10g，牡丹皮 10g，生地黄 10g，山栀子 9g，玉竹 12g；胃失和降，加陈皮 6g，姜半夏 6g，竹茹 6g，鸡内金 10g，山楂 9g；气血两虚，加黄芪 30g，党参 15g，当归 10g，生地黄 10g，熟地黄 10g，黄精 10g。
【功效主治】清热解毒，活血消肿。适用于多发性骨髓瘤。
【用法用量】每日 1 剂，水煎，分 2 次温服。
【临床应用】本方结合化疗治疗多发性骨髓瘤 10 例，其中显效 2 例，缓解 3 例，无变化 5 例，存活最长 1 例 5 年。
【来　　源】刘镛振方。
【附　　注】本方以白花蛇舌草、蛇六谷、喜树根、败酱草根、白英等清热解毒，祛风通络；以仙鹤草、三棱、莪术等活血消肿止痛，尤其重用仙鹤草。

【方　　名】细瓷黄柏散
【方药组成】黄柏末 0.3g，细瓷末 30g，甘草末 3g。
【功效主治】多年恶疮。
【用法用量】和匀，每用适量敷患处。
【来　　源】《奇难杂症效验单方全书》：2。

【方　　名】细糠含方
【方药组成】舂杵头细糠适量。
【功效主治】噎病。
【用法用量】用手巾裹放在嘴里含汁咽。
【来　　源】《龙门石窟药方》。

【方　　名】细羊菊藤
【方药组成】细羊菊藤全草或嫩尖 10g。
【功效主治】本方具有破癥瘕、散热、祛瘀血、消肿解毒之功用。用于子宫颈癌有明显疗效，对绒毛膜上皮癌也有一定疗效，但需久服。
【用法用量】嫩尖切碎炖猪肉服食；全草可水煎调味内服，每日 3 次，每日 1 剂。
【来　　源】云南省顽元江县药检所李学恩献方。

【方　　名】虾仁煨白菜
【方药组成】取新鲜、剥好的虾仁 300g，5cm 见方的豆腐 1 块，大白菜半棵（约 300g），鸡蛋 1 个，淀粉、味精、盐、酱油、麻油、植物油（豆油）适量。
【功效主治】气血两虚型肾癌。
【用法用量】先将虾仁拍碎如泥，拌入豆腐，与鸡蛋清搅在一块，拌好后，酌量加入淀粉、酱油等调料，再拌好，备用。然后将其捏成 1 个如枣大小的虾丸，放入 7 分热的豆油中，以小火煮熟。将已切成段的白菜放入油锅中，一热即将虾丸倒入，用小火慢煨，使白菜焖烂，使虾味进入白菜，用淀粉勾芡，滴上麻油，趁热食用。

【方　　名】狭叶韩信草胃癌方

【方药组成】狭叶韩信草 150g，鲜竹菇、法半夏、茯苓各 9g，枳实 12g，陈皮 4.5g，败酱草、蚕沙各 15g，田七 1.5g，干姜、生甘草各 3g。

【功效主治】胃癌。

【用法用量】水煎服，连服 7 ～ 15 天。

【方　　名】夏贝丸

【方药组成】清半夏 120g，川贝母 180g。

【功效主治】恶性淋巴瘤。

【用法用量】生姜汁糊丸，口服每次 3 ～ 6g，每日 2 次。

【方　　名】夏苍龙蛇汤

【方药组成】夏枯草 15g，苍耳草 15g，龙胆草 6g，香白芷 15g，茯苓 12g，酸枣仁 10g，当归 10g，白芍 10g，生地黄 15g，白花蛇舌草 30g，石决明 15g（先煎），鳖甲 15g（先煎），牡蛎 30g（先煎）。

【功效主治】脑肿瘤。

【用法用量】水煎服，每日 1 剂。

【来　　源】《肿瘤的防治》：353。

【方　　名】夏草白及汤

【方药组成】夏枯草 30g，白及 9g，南瓜蒂 3 个。

【功效主治】清肝、养血、明目。适用于眼鳞状上皮癌。

【用法用量】水煎服，每日 1 剂。

【来　　源】湖南省卫生局编《中草药单方验方新医疗法选编》，191：323。

【方　　名】夏草白蔹汤

【方药组成】夏枯草 30g，昆布 12g，白蔹 12g，麦冬 30g，玄参 24g，金银花 30g，射干 12g，重楼 12g。

【功效主治】恶性淋巴瘤。

【用法用量】水煎服，并同服犀黄丸、醒消丸。

【来　　源】《肿瘤的防治》：251。

【方　　名】夏草鳖甲汤

【方药组成】夏枯草、鳖甲各 20g，海藻、三棱、王不留行、香附各 15g，黄药子、桃仁、牡丹皮各 12g，莪术、牛膝各 10g。

【功效主治】子宫肌瘤。

【用法用量】水煎服，每日 1 剂。

【临床应用】甘某，47 岁，月经先期 1 年，15 ～ 20 天 1 次。月经 7 ～ 10 天，量一般。舌苔薄白，脉滑沉。B 超提示子宫肌瘤（10cm×7.5cm×5.0cm）。证属气血痰湿凝聚（癥瘕）。治则软坚散结，活瘀消癥。予以上方 50 剂。另服消癥散结干糖浆，每日 2 袋，早晚开水冲服。复做 B 超子宫正常，愈。

【来　　源】《河北中医》1986 年第 2 期。

【方　　名】夏草慈姑饮合方

【方药组成】①夏枯草 15g，山慈菇 15g，七叶一枝花 15g，威灵仙 15g，猫爪草 25g，鸡内金 15g，生牡蛎 30g，太子参 15g，焦山楂、神曲、麦芽各 10g，米醋 20ml。②壁虎 25 条，蛤蚧粉 50g，粳米 60g（炒至米焦黄），僵蚕 15g，全蝎 15g，蜈蚣 10 条，硼砂 15g，露蜂房 30g（烧存性）共研为细末，装入胶囊。

【功效主治】喉癌（适用于喉癌伴颈淋巴结肿大者）。

【用法用量】方①将米醋分 2 次兑入药中，水煎，饭后服。颈部有肿大之淋巴结者把药渣用纱布包裹温熨颈部。方②每服胶囊 4 粒，每日 3 次，温开水送服。

【来　　源】《中医杂志》，1986，（4）：45。

【方　　名】夏草豆根汤

【方药组成】夏枯草 15g，山豆根 15g，生牡蛎 15g，黄药子 15g，白药子 15g，橘核 12g，王不留行 12g，天葵子 12g，穿山甲珠 9g，苏梗 9g，射干9g，马勃9g，昆布30g。
【功效主治】子宫颈癌。
【用法用量】水煎服，每日1剂。

【方　　名】夏草豆根饮合方
【方药组成】①夏枯草30g，山豆根30g，草河车30g，天花粉15g，茜草15g，柴胡15g，莪术9g，三棱9g。②当归15g，柴胡15g，鸡内金15g，党参30g，白术9g，白芍9g，茯苓9g，青皮9g，乌药9g，生甘草9g。
【功效主治】子宫颈癌。
【用法用量】水煎服，每日1剂。二方辨证选用。
【来　　源】《抗癌中草药制剂》，人民卫生出版社，1981：256。

【方　　名】夏草黄糖煎
【方药组成】夏枯草45g，黄糖150g。
【功效主治】大肠癌。
【用法用量】上2物加3碗水煎取1碗，每日余服不间断。
【来　　源】《中国秘方全书》。
【附　　注】本方甘、平无毒，长期服之有效，且无副作用。

【方　　名】夏草甲英汤
【方药组成】紫草、白英、蒲公英、龙葵、穿山甲各15g，全瓜蒌、王不留行各12g，夏枯草30g，橘叶、橘皮、山慈菇、象贝母各9g。
【加　　减】肝气郁结加柴胡、炒黑薄荷各4.5g；痰湿重加海藻、昆布各15g；气血虚弱加黄芪15g，当归、党参、白术各9g；疼痛加乌药、延胡索、川楝子、香附各9g；溃烂加金银花、紫花地丁草各9g。可结合吞服全蝎粉、橘核粉各1.5g，每天1次。
【功效主治】乳腺癌。
【用法用量】水煎服，每日1剂。
【来　　源】《治癌中药处方700种》。

【方　　名】夏草金银花茶汤
【方药组成】夏枯草、金银花、蒲公英各五钱。
【功效主治】瘰疬。
【用法用量】酒水煎，时时当茶服之，名三妙散。治结核瘰疬遍布脖项，服之十日即消。如若再发，即于肩髁（穴在肩端骨间），曲池（穴在肘外辅骨屈肘曲骨之中，以手拱胸取之）。二穴，用艾火各烧七次，在左烧左，在右烧右，左右俱病俱烧，断根神效。

【方　　名】夏草菊花汤
【方药组成】夏枯草、野菊花、土茯苓、生薏苡仁各30g，山豆根20g。
【加　　减】心烦口渴，小便短赤，舌红苔黄，脉数者加生地黄。
【功效主治】舌癌。
【用法用量】水煎服，每日1剂。

【方　　名】夏草昆布方
【方药组成】夏枯草24g，昆布24g，生牡蛎30g，象贝母9，生、熟薏苡仁各24g，茯苓12g，壁虎2条。
【功效主治】颅内肿瘤。
【用法用量】水煎，每日1剂，分3次服。
【来　　源】《肿瘤的辨证施治》，上海科学技术出版社，1980：136。

【方　　名】夏草昆布煎
【方药组成】夏枯草30g，昆布30g，生黄芪15g，壁虎2条，炒白术15g，苦桔梗6g，生甘草6g，生牡蛎30g。
【功效主治】鼻咽癌。
【用法用量】水煎服，每日1剂，分3次服。
【来　　源】《肿瘤的辨证施治》，上海科学技术出版社，1980：104。

【方　　名】夏草昆布汤
【方药组成】夏枯草、昆布、海藻各9g，瓜蒌15g，黄药子15g，清半夏、香附、广郁金各9g，莪术15g，当归3g，陈皮6g，赤芍15g，露蜂房12g。

【功效主治】理气解郁，化痰散结。主治甲状腺癌。
【用法用量】水煎，分2次服，每日1剂。

【方　　名】夏草昆布饮
【方药组成】夏枯草24g，昆布24g，柴胡9g，桂枝6g，白芍12g，炙鳖甲24g，壁虎2条，炒白术12g，炙甘草6g。
【功效主治】恶性淋巴瘤。
【用法用量】水煎，每日1剂，分3次服。
【临床应用】同时服小金片，每日3次，每次3～4片。
【来　　源】《肿瘤的辨证施治》，上海科学技术出版社，1980：131。

【方　　名】夏草留行汤
【方药组成】夏枯草30～60g，王不留行、金钱草各30g，刺猬皮15g。
【功效主治】前列腺癌。
【用法用量】水煎服，每日1剂。

【方　　名】夏草留行饮
【方药组成】夏枯草30g，王不留行籽30g，生鳖甲30g，石见穿30g，牡蛎30g，天花粉24g，海藻15g，昆布12g，丹参15g，瓜蒌仁15g，苦参15g，桃仁12g，生地黄12g，露蜂房12g，干蟾皮9g，壁虎片15片。
【功效主治】腮腺癌。
【用法用量】水煎服，每日1剂。壁虎片每次5片，每日3次，随汤药吞服。
【来　　源】《抗癌中草药制剂》，1981：313。

【方　　名】夏草牡蛎方
【方药组成】夏枯草15g，牡蛎15g，天花粉12g，生地黄12g，川贝母9g，玄参9g，麦冬9g，壁虎2条（焙干研末冲服）。
【功效主治】淋巴结转移性低分化癌。
【用法用量】水煎服，每日1剂。
【来　　源】《中医杂志》，1986，（3）：62。

【方　　名】夏草石札汤
【方药组成】夏枯草、石见穿各30g，八月札20g，石上柏15g。
【功效主治】睾丸肿瘤。
【用法用量】水煎服，每日1剂。

【方　　名】夏草天冬汤
【方药组成】夏枯草、天冬各30g，金银花、玄参各24g，昆布、白蔹、射干、七叶一枝花各12g。
【功效主治】恶性淋巴瘤。
【用法用量】水煎服，每日1剂。

【方　　名】夏草土苓汤
【方药组成】夏枯草、土茯苓、瓜蒌、龙葵、威灵仙各30g，黄药子15g，石蒜0.15g。
【加　　减】伴见阴虚盗汗加五味子、知母；疲乏无力者加黄芪、白术、生甘草；肝脾肿大者加龟板、鳖甲、炮穿山甲。
【功效主治】软坚散结，主治痰核瘰疬，癥瘕积聚及淋巴瘤，肝脾肿大。
【用法用量】上方水煎内服，每日1剂。

【方　　名】夏草仙汤
【方药组成】夏枯草30g，仙鹤草15g，青皮12g。
【功效主治】乳房硬块。
【用法用量】水煎服，每日2次。

【方　　名】夏草玄参方
【方药组成】夏枯草30g，玄参30g，生牡蛎30g，白茅根30g，蒲公英30g，北沙参30g，鱼腥草30g，藕节30g，薏苡仁30g，黄芪30g，灵百合20g，黄精20g，生鳖甲15g，麦冬15g，五味子20g。
【加　　减】可随证加半枝莲、白花蛇舌草、瓜蒌、党参、旱莲草、猫爪草、生地黄、冬虫夏草、玉竹、石斛、川贝母等。
【功效主治】支气管肺癌。
【用法用量】水煎服，每日1剂。
【临床应用】谷某，男，36岁，咳嗽、咯少量白色泡沫痰半年，咯血7天，经某省结核病防治研究院X线摄片、支气管镜、病理切片检查，诊断为支气管肺癌。面无光泽，声嘶；舌红，脉细数。服用上方4个月。再赴省结核病防治研究院复查，见两肺野清晰，证明痊愈。

【来　　源】《广西中医药》，1985，（4）：28。

【方　　名】夏草玄参汤

【方药组成】夏枯草15g，玄参12g，川贝母、牡丹皮、浙贝母、丹参、山慈菇、炮穿山甲、海藻、昆布、忍冬藤、郁金、金银花、小蓟各10g，桃仁、杏仁、大力子、皂角刺各6g，桔梗5g，三七粉（冲服）3g。

【功效主治】淋巴结瘤。

【用法用量】水煎，每日1剂，服2次，2个月为1个疗程。服药1个疗程可获显效。

【方　　名】夏草紫草汤

【方药组成】夏枯草、紫草根、薏苡仁、野菊花、白英各30g，太子参15g，当归12g，红花、柴胡、佛手、木香各9g。

【功效主治】原发性肝癌。

【用法用量】水煎，每日1剂，服2次，1个月为1个疗程。

【临床应用】用药1～2个疗程，有效率达60%，治愈率为10%。

【方　　名】夏归汤

【方药组成】人参五分，白术、茯苓、当归、陈皮、半夏（姜制）、黄连各八分、生甘草三分。

【加　　减】气虚加黄芪；呕吐加藿香、砂仁；健胃加山药、莲肉；消食加山楂、麦芽；开郁加香附、神曲、抚芎、山栀子；气胀不舒加木香、萝卜子；大便秘加酒煮大黄；肥人多痰加二陈、制半夏、贝母、蒌仁。药中入竹沥、姜汁少许，薤汁、童便、驴尿服。瘦人四物养血，少加桃仁、红花，常宜人乳、牛羊乳，少入姜汁。蜂蜜、砂糖、甘蔗汁，梨汁作饮。枇杷叶、橘叶、兰叶煎服汤饮。粟米煎粥，入竹沥食。

【功效主治】噎膈。

【用法用量】上方加姜、枣煎，磨入沉香汁三匙服。

【来　　源】明·《简明医彀》卷三。

【方　　名】夏酱草龙葵饮

【方药组成】夏枯草30g，败酱草30g，草薢30g，肉桂20g，金钱草30g，王不留行30g，龙葵30g，薏苡根60g。

【功效主治】前列腺癌。

【用法用量】上药加水煎煮2次，将2次煎药液混合均匀，分2次服用，每日1剂。

【方　　名】夏枯败酱汤

【方药组成】夏枯草30g，败酱草30g，金钱草30g，王不留行30g，龙葵30g，薏苡根60g。

【功效主治】清热解毒抗癌。主治前列腺癌。

【用法用量】水煎服，每日1剂。

【来　　源】《中西医结合常见肿瘤临床手册》第1版，河南科学技术出版社，1984。

【附　　注】忌辛辣刺激之品，戒烟、酒。

【方　　名】夏枯草膏

【方药组成】本品为夏枯草制成的煎膏。

【功效主治】清火，散结，消肿。用于头晕目眩、甲状腺肿大、淋巴结结核、乳腺小叶增生症、高血压症等。

【用法用量】取夏枯草，加水煎煮3次，每次1～3小时，合并煎液，滤过，滤液浓缩成比重1.29～1.31（80～85℃热测）的清膏。每100g清膏加炼蜜200g或蔗糖200g，加热熔化，混匀，浓缩至规定的比重，即得。每服9g，1日2次。

【来　　源】《中华人民共和国药典》。

【方　　名】夏枯草膏

【方药组成】夏枯草500g。

【功效主治】淋巴瘤、甲状腺瘤、风湿热。

【用法用量】用水熬膏，蜜收，每服6～9g，淡酒调服，每日3次。

【来　　源】《道家秘方精华》。

【附　　注】《本草》云：夏枯草治目珠痛，至夜则甚者，神效；或用苦寒药占之反甚者，亦神效。盖以夏枯草，秉纯阳之气，补厥阴血脉，以阳治阴之意也。

【方　　名】夏枯草膏
【方药组成】夏枯草750g，当归、白芍、黑玄参、乌药、浙贝母、僵蚕各15g，昆布、桔梗、陈皮、川芎、生甘草各9g，香附（酒炒）30g，红花6g。
【功效主治】消坚散结，理气活血。适用于瘰疬坚硬，亦可用于乳腺癌、恶性淋巴瘤等。
【用法用量】水煎浓汤，滤过去渣，将药汁熬稠，兑蜂蜜250g，再熬成膏。每服一二匙，热开水冲服，约合每次15g。
【来　　源】《医宗金鉴》。

【方　　名】夏枯草膏
【方药组成】夏枯草不拘多少，蜂蜜适量。
【功效主治】瘿瘤、瘰疬、痰核等。
【用法用量】熬成膏剂每服3～5匙，日服2次，米饮或开水化服。
【来　　源】《医宗金鉴》。

【方　　名】夏枯草海带鸽肉汤
【方药组成】白鸽1只，夏枯草15g，海带30g。
【功效主治】皮肤癌痰热蕴结型。
【用法用量】先将夏枯草洗净；海带浸泡后洗净，切丝；白鸽去毛、肠脏、脚爪，洗净，斩块。然后把夏枯草放入锅内，加清水适量，武火煮沸后，文火煮30分钟，去渣；再把海带、白鸽放入夏枯草水内，煮1小时，调味即可。随量饮用。

【方　　名】夏枯草黄药子汤
【方药组成】夏枯草12g，黄药子12g，海藻12g，海带12g，玄参9g，生牡蛎（先煎）30g，当归6g，陈皮4.5g，生甘草4.5g，白花蛇舌草30g，川芎4.5g，芋艿丸（吞服）9g。
【加　　减】阴虚内热，加生地黄12g，麦冬12g，龟板15g，天花粉15g；心悸失眠，加酸枣仁15g，浮小麦15g，首乌藤15g；咽喉不利，痰多者，加射干9g，桔梗9g，浙贝母12g；胸闷者，加枳壳9g，郁金12g，香附9g。
【功效主治】甲状腺癌中期。
【用法用量】上药加水煎煮2次，将2次煎药液混合均匀，分2次服用，每日1剂。

【方　　名】夏枯草鲫鱼汤
【方药组成】夏枯草30g，鲫鱼500g。
【功效主治】清肝火，散郁结。主治甲状腺癌、瘰疬。
【用法用量】夏枯草、鲫鱼文火炖，吃鱼喝汤，每日1剂，60天为1个疗程。

【方　　名】夏枯草清凉茶
【方药组成】白茅根20g，夏枯草10g，白菊花6g，生甘草6g，淡竹叶10g，冰糖适量。
【功效主治】清热养阴，明目散结。适用于甲状腺癌合并囊肿者。
【用法用量】先将白茅根、夏枯草等中药浸入10碗水中药10分钟，然后小火煮1小时，过滤。滤液加入冰糖调味即可。每次1碗，每天2次。

【方　　名】夏枯草清凉茶
【方药组成】白茅根22.9g，夏枯草11.3g，白菊花5.6g，生甘草5.6g，淡竹叶11.3g，冰糖适量。
【功效主治】清热养阴，明目散结。本膳主要适用于甲状腺癌合并囊肿者。
【用法用量】先将白茅根、夏枯草等中药浸入10碗水中约10分钟，然后小火煮至1小时，过滤，滤液加入冰糖调味即可。每次1碗，每天2次。
【临床应用】对此类病人若配合每次内服吲哚美辛25mg，每日3次。为防止碍胃，加复方氢氧化铝2片，庆大霉素8万单位肌肉注射，每天2次，连注5天。效果更加明显。
【来　　源】本膳是马来西亚余仁生中药堂方，可以作为清凉饮料来应用。
【附　　注】夏枯草为唇形科植物，其100%水煎剂对小鼠艾氏腹水癌和肉瘤S-180均有抑制作用（《中草药药理与临床应用》，1977：203）。对子宫颈癌U-14有抑制效果（《中药药理学》，上海科学技术出版社，1985：295）。

本方以上方类同，可参。

【方　　名】夏枯草山豆根合方

【方药组成】①夏枯草30g，山豆根30g，草河车30g，天花粉15g，茜草15g，柴胡15g，莪术9g，三棱9g。②当归15g，柴胡15g，鸡内金15g，党参30g，白术9g，白芍9g，茯苓9g，青皮9g，乌药9g，生甘草9g。

【功效主治】清热解毒，化瘀消积。适用于宫颈癌。

【用法用量】每日1剂，煎2次分服。

【临床应用】河南医学院附属医院以上两方为主，辨证施治，配合外用散剂，治疗宫颈癌51例，对菜花型与糜烂型的疗效较佳。其中Ⅰ期宫颈癌6例，全部近期治愈；Ⅱ期宫颈癌24例中，近期治愈7例、显效13例、有效3例、无效1例；Ⅲ期宫颈癌15例中，近期治愈1例、显效4例、有效4例、无效6例；Ⅳ期宫颈癌5例中，显效1例、无效4例。对晚期病人主要起缓解症状的作用。

【方　　名】夏枯草汤

【方药组成】夏枯草1.5两，黄糖3片，乌黑糖3两。

【功效主治】肠癌。

【用法用量】用水3碗煎成1碗，每日煎浓，当茶常饮服，至痊愈为止。

【附　　注】夏枯草有强的抗菌作用，可清肝火、散郁结。对瘿瘤瘰疬、痈肿、疮毒的治疗，颇有奇效。

【方　　名】夏枯草汤

【方药组成】夏枯草50g，香附20g，昆布20g，海藻20g，牡蛎35g，黄药子25g，射干20g，连翘20g，龙胆草15g，海浮石30g。

【功效主治】清热解郁，祛痰软坚。适用于气郁化火、痰凝经络之甲状腺腺瘤。

【用法用量】每日1剂，水煎，分2次饭后温服。

【临床应用】孙某，男，44岁，干部。1975年9月18日初诊。患甲状腺腺瘤半年多，自觉头晕，头不能低，颈部疼痛且有压迫感，并伴发热，体温38～39℃之间，肩臂疼，食欲不振，精神忧郁，脉弦有力。检查前颈偏左有圆形肿块一个，约4.5cm×4cm大小，质稍硬，随吞咽可上下移动，给上方10剂后，体温逐渐减退而至正常。又服12剂后头晕、颈痛等证均减，颈部肿块见软且缩小，肿块变至杏核大小；照方又服近30剂后肿块消失，同时原有的周身牛皮癣亦消失。1979年11月24日追访，未见复发。

【来　　源】孙宜林方。

【方　　名】夏枯草饮

【方药组成】夏枯草30g。

【功效主治】乳腺癌。

【用法用量】水煎服，每日1剂，长期饮用。

【方　　名】夏枯草饮

【方药组成】夏枯草50g，黑糖90g。

【功效主治】大肠癌。

【用法用量】用水3碗煎成1碗，当茶常服。

【来　　源】《一味中药巧治病》。

【附　　注】夏枯草类方近似，可参。

【方　　名】夏枯黄药汤

【方药组成】夏枯草30g，黄药子15g，海藻、昆布各12g，北柴胡9g，黄芩6g。

【功效主治】清热解毒，疏肝解郁，化痰消瘿。主治甲状腺癌。

【用法用量】水煎，每日1剂，早晚服。

【方　　名】夏昆汤

【方药组成】夏枯草、昆布、海藻、橘核、生牡蛎各15g，赤芍、山甲珠、泽兰各9g，桃仁、红花、留行子各12g，薏苡仁30g。

【加　　减】胸闷不舒加香附、郁金、木香；结块难消加黄药子、白英、白花蛇舌草；纳呆加莱菔子、山楂、鸡内金。

【功效主治】活血化瘀，化痰软坚散结。甲状腺癌，症见颈前肿块，按之较硬或有结节，胸闷，苔薄白或白腻，脉弦或涩。

【用法用量】以上药物，水煎分2次温服，每日1剂。

【来　　源】《癌症效方240首》。

【附　　注】本方适用于痰结血瘀之甲状腺癌初中期。由于气机郁滞，津凝成痰，痰气交阻，日久则血循不畅，血脉瘀滞，痰结血瘀乃成本证。治宜祛瘀化痰。方中赤芍、甲珠、泽兰、桃仁、红花、留行子活血化瘀，消肿散结以逐瘀血；夏枯草、昆布、海藻、橘核、生牡蛎化痰软坚散结以祛痰浊；薏苡仁排脓消肿。诸药合用，逐瘀血，祛痰浊，消坚积，则瘿结可散。

【方　　名】夏莲通鼻方

【方药组成】夏枯草、半枝莲、白花蛇舌草各30g，七叶一枝花24g，穿山甲、珠茜草、莪术各15g，辛夷、当归、赤芍药各12g，薄荷（后下）、白芷、川芎各10g。

【加　　减】若头痛甚者加蔓荆子12g；颈部包块肿大明显加昆布、海藻各24g，浙贝母12g；若痰湿重者加茯苓24g，半夏12g。

【功效主治】治鼻咽癌。肿块增大，病变向颈部转移，耳下颈部出现包块，质硬固定，无痛痒，或移颅内，出现固定性头痛，伴呕吐，或压迫脑神经，眼球内斜固定，外展受限，复视，耳聋，体质减衰，消瘦，脉细涩。

【用法用量】加水煎服同上，日1剂。

【方　　名】夏蒲冬花饮

【方药组成】夏枯草10g，蒲公英10g，忍冬花10g。

【功效主治】乳癌。

【用法用量】上3味共煎汤，以之代茶饮。60日为1个疗程。

【来　　源】《中国秘方大全》。

【方　　名】夏芍瓜橘饮

【方药组成】夏枯草30g，赤芍、青皮、橘叶、瓜蒌、昆布、海藻各9g，黄药子、玄参、连翘各15g，牡蛎6g。

【功效主治】理气活血，化痰散结。治甲状腺腺瘤，症见甲状腺一侧或双侧，单发或多发性结节，有局部压迫感，吞咽困难，脉沉等。

【用法用量】水煎服，每日1剂。

【方　　名】夏蛇丹莲注射液

【方药组成】夏枯草、白花蛇舌草、半枝莲、半边莲、丹参、血见愁各等量。

【功效主治】肝癌。

【用法用量】上药制成注射液，每安瓿2ml含生药4g，每日或隔日注入两侧阳陵泉穴，每穴1ml，一般注射3～4周，间歇1～3周，反复注射。

【来　　源】《中医肿瘤学》（上），科学出版社，1983：270。

【方　　名】夏蛇理血汤

【方药组成】夏枯草12～18g，白花蛇舌草20～30g，重楼9g，金银花15～24g，土茯苓30g，山慈菇9g，生地黄12～18g，半边莲18～24g，紫草12～18g，山豆根12～18g。

【功效主治】急性白血病。

【用法用量】水煎服，每日1剂。

【临床应用】辽宁省朝阳地区人民医院用本方配合化疗，治急性白血病18例，完全缓解10例、部分缓解4例、进步2例、无效2例，总有效率为88.9%。

【来　　源】《抗癌中草药制剂》，人民卫生出版社，1981：303。

【方　　名】夏参肺癌汤

【方药组成】党参30g，夏枯草30g，生地黄30g，瓜蒌10g，丹参30g，红花10g，三七粉5～10g（吞服）。

【功效主治】老年人晚期肺癌。

【用法用量】每日1剂，配合复方蛇贯制剂服用，随证加减。

【附　　注】系魏素丽、魏素红摘编自张力群主编《中国民族民间特异形法大全》。

【方　　名】夏氏食管癌方
【方药组成】急性子30g，半枝莲60g，陈皮12g，清半夏12g，茯苓9g，苍术9g，党参15g，黄芪15g，桂枝15g，炙甘草9g，红枣10个。
【功效主治】食管癌。
【用法用量】加水煎煮，制成煎剂。口服，每日1剂，煎2次分服。同时配合针刺，主穴：天鼎（双）、止呕、巨阙、上脘、中脘、内关（双）、足三里（双）、厥阴俞（双）、膈俞（双）、脾俞（双）；另选取对症配穴（包括耳针）。
【临床应用】本方配合针刺，治疗食管癌多例有一定疗效，其中获临床治愈者均已存活5年以上。

【方　　名】夏天无鲫鱼汤
【方药组成】夏天无30g，鲫鱼1条。
【功效主治】眼部恶性肿瘤头痛。
【用法用量】鲫鱼去内脏，洗净后与药物同煮汤，佐膳食之。
【来　　源】《采药拾胜》。

【方　　名】夏天无内服方
【方药组成】鲜夏天无捣烂，每次大粒1～4粒，小粒8～9粒，每天1～3次，米酒或开水送服，连服3～12个月（每次服2～4g）。
【功效主治】功能舒筋活络、降压镇痉。治高血压、脑瘤或脑栓塞所致偏瘫。
【来　　源】《浙江民间常用草约》。

【方　　名】夏藻壁虎汤
【方药组成】夏枯草30g，昆布24g，海藻24g，煅牡蛎30g，橘叶9g，浙贝母12g，壁虎2条，苦桔梗6g，丹参12g，生、熟薏苡仁各24g，桃仁泥6g。
【功效主治】颅内肿瘤。
【用法用量】水煎服，每日1剂，分3次服。
【来　　源】《肿瘤的辨证施治》，上海科学技术出版社，1980：142。

【方　　名】夏藻方
【方药组成】夏枯草30g，昆布12g，海藻12g，牡蛎15g，土贝母15g，桔梗15g，丹参15g，牡丹皮15g，生地黄15g，山药15g，橘叶9g，赤芍9g。
【功效主治】纵隔肿瘤。
【用法用量】水煎服，每日1剂，可冲服华龙丸。

【方　　名】夏藻肺康饮
【方药组成】夏枯草、海藻各15g，贝母、玄参、当归、天花粉、赤芍各9g，红花4.5g，炙穿山甲9g，瓜蒌仁12g。
【功效主治】行气活血，化痰软坚。治肺癌咳痰气急，胸痛胸水者。
【用法用量】上药水煎，分2次服，每日1剂。

【方　　名】夏藻蜂蛎汤
【方药组成】夏枯草、海藻、菝葜、海带、枸橘各15g，露蜂房9g，石见穿、牡蛎各30g。
【功效主治】祛风理气消积，活血止痛抗癌。主治乳腺癌。
【用法用量】水煎，分2次服，每日1剂。

【方　　名】夏藻裹乳饮
【方药组成】夏枯草、海藻、海带、枸橘各15g，露蜂房、牡蛎各9g，石打穿30g。
【功效主治】清热疏肝，软坚散结。适用于乳腺癌。
【用法用量】每日1剂，水煎，分2次温服。

【方　　名】夏藻菊龙饮
【方药组成】夏枯草30g，海藻30g，昆布15g，桃仁9g，白芷9g，石见穿30g，王不留行12g，赤芍15g，生南星9g，露蜂房12g，野菊花30g，生牡蛎30g，全蝎6g，蜈蚣9g，壁虎片（每片含1分壁虎）15片。
【功效主治】清热化瘀，通络行瘀，软坚散结，解毒抗癌。适用于颅内肿瘤。
【用法用量】每日1剂，水煎，分3次温服。壁虎片每次5片，吞服，每日3次。

【来　　源】上海龙华医院方。

【方　　名】夏藻抗癌方
【方药组成】夏枯草、海藻、海带、石见穿、蜀羊泉、白花蛇舌草、漏芦、七叶一枝花、铁树叶、徐长卿、白芍、三棱、莪术、川楝子、桃仁、延胡索、鳖甲、八月札、生香附、青皮、陈皮。
【加　　减】脾虚癥块型，加党参、白术、山药、薏苡仁、枳壳、焦建曲；黄疸癥块型，加泽泻、车前子、车前草、甘遂粉（吞服）；热毒癥块型，加黄连、黄芩、金银花、连翘、蒲公英，或加生地黄、地骨皮、银柴胡、青蒿、白薇、水煎服。
【功效主治】肝癌。
【用法用量】水煎服，每日1剂。

【方　　名】夏藻抗癌煎合方
【方药组成】①水煎服方：夏枯草、海藻、白花蛇舌草各60g，浙贝母、鸡内金、当归、丹参、赤芍、炮穿山甲各15g，莪术10g，薏苡仁、金银花各30g。②外用洗方：苦参、板蓝根、金银花、鱼腥草各30g，桃仁、红花各10g，白花蛇舌草60g。方③：孩儿茶、龙脑香、冰片、玄明粉各等分。
【功效主治】外阴癌。
【用法用量】水煎后洗，每日3次，每次20分钟，1剂用3日。方③研细后用冷开水调糊状，反复擦洗患处，每次15～20分钟，每日3次。
【临床应用】江某，46岁。阴茎龟头肿胀、疼痛排尿不畅，触痛明显，包茎、尿道外口周直径约0.3cm。行包茎手术。术中见阴茎冠状沟处如菜花样增生，病理报告为阴茎乳头状瘤。因病变广泛，由于包茎致小便水湿淋，导致阴茎糜烂继发瘤状增生，投以清热解毒、软坚化症法，予以上方法治疗40天（瘤状组织结痂坏死脱落，阴茎头光滑如常）痊愈。
【来　　源】《陕西中医》1990年第5期。本方系方连法经验方。

【方　　名】夏藻抗癌汤
【方药组成】夏枯草、海藻、焦麦芽、焦山楂、生枳实、川楝子各12g，生牡蛎、煅瓦楞子各30g，海带、生鸡内金、广木香、桃仁各9g，焦建曲18g，玄明粉（冲）、陈皮各6g，生大黄（后下）、延胡索、丹参、失笑散（包煎）各15g。
【功效主治】胃癌。
【用法用量】水煎服，每日1剂。

【方　　名】夏藻利咽汤
【方药组成】夏枯草12g，海藻、昆布各9g，牡蛎30g（先煎），白花蛇舌草18g，象贝母、天花粉、麦冬、知母、生地黄各9g，生、熟薏苡仁各12g，大补阴丸2g（包煎）。
【功效主治】咽喉良性瘤。
【用法用量】每日1剂，加水适量分2次煎服。

【方　　名】夏藻脑瘤方
【方药组成】夏枯草15g，海藻15g，昆布30g，丹参12g，全蝎2g，桃仁泥9g，川芎6g，石决明30g，壁虎1条。
【功效主治】颅内肿瘤。
【用法用量】水煎，每日1剂，分3次服。
【来　　源】《肿瘤的辨证施治》，上海科学技术出版社，1980：136。

【方　　名】夏藻平癌方
【方药组成】夏枯草，海藻，海带，白花蛇舌草，漏芦，炙鳖甲，丹参，当归，赤芍，白芍，米桃仁，郁金，川楝子，木香，党参，黄芪，白术。
【功效主治】肝癌。
【用法用量】每日1剂，分2次服。
【来　　源】《新中医》，1980，（3）：36。

【方　　名】夏藻清脑饮
【方药组成】夏枯草30g，海藻30g，昆布15g，桃仁9g，白芷9g，石见穿30g，王不留行籽12g，赤芍15g，生南星15g，露蜂房12g，野菊花30g，全蝎6g，蜈蚣9g，壁虎2条。
【功效主治】颅内肿瘤。

【用法用量】水煎服，每日 1 剂。

【方　　名】夏藻乳癌方
【方药组成】夏枯草 30g，海藻 12g，昆布 12g，全蝎 10g，露蜂房 10g，橘核 10g，山慈菇 10g，鹿角 10g，川贝母 12g，穿山甲 10g，僵蚕 10g，土茯苓 30g，重楼 10g，白蔹 12g。
【功效主治】乳腺癌。
【用法用量】水煎服，每日 1 剂。
【来　　源】《肿瘤的防治》。

【方　　名】夏藻消瘤汤
【方药组成】夏枯草 15g，海藻 15g，昆布 30g，生牡蛎 15g，桑枝 15g，橘核 12g，天花粉 12g，天葵子 12g，桃仁 12g，赤芍 12g，丹参 12g，丝瓜络 12g，川芎 9g，穿山甲珠 9g，黄药子 6g，白药子 6g。
【功效主治】化瘀软坚，解毒散结。适用于脂肪瘤。
【用法用量】每日 1 剂，水煎，分 2 次温服。
【临床应用】用于治疗多发性脂肪瘤及纤维脂肪瘤 4 例，均获显著疗效。如患者芦某，男，40 岁。四肢及躯干有乒乓球大小的包块 10 多个，经检查确诊为多发性脂肪瘤，服用本方 8 剂，包块开始缩小变软，继续服至近于消失。
【来　　源】湖北中医药大学附属医院。

【方　　名】夏藻眼瘤方
【方药组成】夏枯草，海藻，昆布，土茯苓，石韦，牡蛎，三棱，莪术。
【加　　减】赤芍、白芍、归尾、石决明、炒白术等，随证加减。
【功效主治】眼眶内恶性肿瘤。
【用法用量】水煎服，每日 1 剂。
【来　　源】《新医药学杂志》，1979，(12)：13。

【方　　名】夏藻䗪甲饮
【方药组成】夏枯草 30g，海藻、昆布、贝母、白蔹、䗪虫、鳖甲各 12g，全蝎、露蜂房、桔核仁、山慈菇、鹿角、穿山甲、重楼各 9g，土茯苓 30g。
【功效主治】乳腺癌、子宫颈癌。
【用法用量】水煎服，每日 1 剂。

【方　　名】仙方活命饮加减方
【方药组成】金银花 100g，防风 25g，白芷 25g，当归 100g，陈皮 25g，白芍 50g，象贝母 25g，花粉 50g，乳香 25g，没药 25g，穿山甲 100g，皂角刺 100g，蒲公英 100g，生大黄 50g，败酱草 100g，紫花地丁 100g。
【功效主治】各种晚期癌肿，热象明显、体质尚可者。
【用法用量】每日 1 剂，煎 3 遍，将汁合在一起，分 8 次温凉服。每次约 150 ～ 200ml。
【来　　源】乔玉川供方。
【附　　注】虚寒型病人不用。

【方　　名】仙鹤败酱饮
【方药组成】仙鹤草、败酱草各 50g。
【功效主治】各种恶性肿瘤（鼻咽癌、直肠癌、胃癌、宫颈癌、肝癌、肺癌、膀胱癌）。
【用法用量】每日 1 剂，水煎 2 次，去渣取液，浓缩成 150ml，每服 60ml，服 3 次，2 个月为 1 个疗程。
【临床应用】服药 1 ～ 2 个疗程，有效率为 73%。

【方　　名】仙鹤骨癌汤
【方药组成】仙鹤草、枳壳、郁金、火硝、白矾各 18g，五灵脂 15g，制马钱子 12g，干漆 6g。
【功效主治】骨癌。
【用法用量】药研细末，水泛为丸，每服 2 ～ 4g，日 3 次，3 个月为 1 个疗程。
【临床应用】服药 1 个疗程，有效率为 75%。

【方　　名】仙鹤蛇草汤
【方药组成】仙鹤草 60 ～ 90g，白花蛇舌草、半边莲、半枝莲各 15 ～ 30g，喜树根、败酱草根、蛇莓、白英、大青叶、京三棱、蓬莪术、赤芍、红花各 10g，薏苡仁 10 ～ 12g，蛇六谷 6g。

【加　　减】阴虚阳亢、湿热内蕴者，加黄芩、黄柏、知母、牡丹皮、生地黄各10g，山栀子6～9g，玉竹12g；恶心、呕吐、纳呆，加陈皮、姜半夏、竹茹各6g，鸡内金10g，山楂6～9g；正气虚，加黄芪10～30g，党参10～15g，当归、生地黄、熟地黄、黄精各10g。
【功效主治】清热解毒，活血化瘀。适用于多发性骨髓瘤。
【用法用量】每日1剂，水煎，分2次服，头煎早服，第2煎晚服。
【临床应用】以本方治疗多发性骨髓瘤10例，目前存活6例，其中显效2例，缓解3例，无变化1例，最长存活5年。死亡4例，其中有3例均为浆细胞≥50%，并见幼浆细胞者，病程共计2个月。
【来　　源】《中西医结合杂志》，1987：12。

【方　　名】仙鹤漱口液
【方药组成】仙鹤草60g，白茅根30g，蒲公英50g，龙葵、七叶一枝花、苦参各20g。
【功效主治】舌癌。
【用法用量】煎汤漱口，每日数次。

【方　　名】仙鹤血余汤
【方药组成】仙鹤草30g，血余炭30g，血见愁20g，白及15g，三七粉6g。
【功效主治】凉血、活血、止血。适用于黑色素瘤出血不止者。
【用法用量】每日1剂，水煎，分2次温服。

【方　　名】仙灵脾饮
【方药组成】淫羊藿15g。
【功效主治】白细胞减少症。
【用法用量】开水冲服，每天3包，每周为1个疗程，第2周加服1包，如此轮流用，能迅速升高白细胞数。
【来　　源】《家用速效中药》。

【方　　名】仙灵太子饮
【方药组成】淫羊藿30g，太子参24g，枸杞子、豨莶草各15g，当归、远志、红花、鸡矩子、桃仁、半夏曲各9g，川芎、蜈蚣各5g。
【功效主治】脑垂体肿瘤。
【用法用量】水煎，每日1剂，服2次，3个月为1个疗程。
【临床应用】用药1～2个疗程，可获良效。

【方　　名】仙马抗癌丸
【方药组成】制马钱子24g，仙鹤草、郁金、生白矾、火硝各36g，五灵脂30，炒干漆12g，枳壳60g，醋硇砂8g，黄芪90g。
【功效主治】各种癌症。
【用法用量】上药共研为细粉，水泛为丸。每次服1.5～6g，每日3次，白开水送服。
【来　　源】庄溪水方。

【方　　名】仙茅白马饮
【方药组成】仙茅、石见穿、白英、马齿苋各30g，墓头回12g。
【功效主治】子宫颈癌，证属热毒盛者。
【用法用量】水煎服，每日1剂。

【方　　名】仙茅慈菇汤
【方药组成】仙茅9g，淫羊藿30g，肉苁蓉12g，鹿角片12g，山茱萸9g，山慈菇15g，海藻30g，三棱12g，莪术30g，桃仁15g，丹参30g，制香附9g，延胡索12g，广郁金12g。
【加　　减】与情绪变化相关者，加柴胡、八月札等；月经不调、痛经者，加当归、益母草等；乳头淡黄色溢液者，加生薏苡仁、泽泻等；肿块质地坚硬、久治不愈者，加皂角刺、穿山甲等；白带多者，加椿根皮、墓加头等；腰酸腰痛、耳鸣、足跟痛者，加补骨脂、菟丝子、杜仲等；烦躁口苦者，加牡丹皮、山栀、知母等；大便干结者，加生何首乌、火麻仁、郁李仁等。
【功效主治】乳癖、乳腺增生病。
【用法用量】上药加水浸泡30分钟，再加水至浸没药物为度，煎30分钟，取汁200ml，2煎加水300ml，取汁200ml，两煎混合，早、晚饭后分服，每日1剂。须需留意生何首乌的偏性。

【方　　名】仙茅乳腺癌方
【方药组成】仙茅、淫羊藿、当归、青皮、香附、夏枯草、白花蛇舌草。
【功效主治】冲任不调型乳腺癌。
【用法用量】水煎服，每日 1 剂。
【来　　源】《吉林中医药》，1985，（4）：17。

【方　　名】仙茅淫羊藿饮
【方药组成】仙茅 10g，淫羊藿 10g，巴戟天 10g，补骨脂 10g，肉苁蓉 10g，菟丝子 10g，女贞子 10g，鸡血藤 10g。
【功效主治】用于白血病化疗引起的骨髓抑制以肾阳虚为主者。
【用法用量】上药先用水浸泡半小时，加水煎煮 2 次，药液混合均匀，分 2 次服用，每日 1 剂。

【方　　名】仙人掌炒牛肉方
【方药组成】鲜仙人掌 50g，牛肉 100g，植物油、盐等调味品适量。
【功效主治】健脾生气，活血解毒。本膳主要适用于胃癌血瘀性刺痛者。
【用法用量】鲜仙人掌洗净去刺，切细。牛肉洗净后切块，和仙人掌一起放入油锅中，旺火上料熟，调味后吃牛肉和仙人掌。
【附　　注】《闽东本草》上有一专治久患胃痛的食疗方：仙人掌根 50 ～ 100g，配猪肚炖服。我国台湾民间还以仙人掌科的抱壁莲治疗肝癌，获得了明显的疗效（《自然保健》，1988，62：2）。

仙人掌是肉质植物，它能吸收大量的水分。曾有报道：测量一株较大的仙人掌时，竟发现其植株内含 27 吨的液体！因而仙人掌成了沙漠中印地安人的重要食品。取其青翠的肉茎，削去外皮，蘸糖吃，也可以以植物油来烹调食用。仙人掌对印第安人的健康也起到了维护作用。

【方　　名】仙人掌醋膏
【方药组成】鲜仙人掌、米醋、盐卤、赤土、久壁灰各适量。
【功效主治】各种癌性疼痛。
【用法用量】将仙人掌捣烂，与赤土、久壁灰、米醋、盐卤共混匀拌和，制成膏状。用以涂敷于癌肿疼痛处。包扎固定，每日换药 1 次。
【来　　源】《中草药外敷验方集》。
【附　　注】仙人掌应除去其利刺之后再捣烂入药。

【方　　名】仙人掌膏
【方药组成】仙人掌 1 块。
【功效主治】乳疮、乳岩。
【用法用量】去刺捣如泥敷患处，重者 2 次即愈。
【来　　源】信阳李守植献方。

【方　　名】仙人掌螃蟹膏
【方药组成】仙人掌 30g，螃蟹 2 只，鲜土贝母 20g。
【功效主治】乳腺癌。
【用法用量】捣烂，敷患处。

【方　　名】仙人掌全蝎膏
【方药组成】仙人掌、全蝎。
【功效主治】小腿乳头状癌。
【用法用量】用仙人掌，刮去皮刺，捣如泥，摊于纱布之上，敷患处，复以绷带包扎固定。敷药同时取全蝎 7 只，黄泥封煅，研细，黄酒冲服，每周 1 次。
【临床应用】王某，男，60 岁。1 个月前小腿内侧甚痒，遂搔之出血结痂。几天后长一栗状物，但痒不痛，日后迅速增大。经病理检查，确诊为乳头状癌肿。以上方治疗，约 3 个月。肿物消失，皮肤平坦，遂告愈。
【来　　源】《内蒙古中医药》，1987，（1）：36。

【方　　名】仙人掌石榴方
【方药组成】仙人掌，石榴。
【功效主治】子宫颈癌。
【用法用量】石榴连皮和籽捣烂，另取仙人掌捣烂，1 次取适量，分别交替服下，即：先服石榴，过后服仙人掌，再过后服石榴。要长期坚持，才能获效。

【方　　名】仙人粥
【方药组成】生何首乌60g，粳米100g，红枣5枚。红糖适量。
【功效主治】补益气血，解毒通便。本膳主要适用于大肠癌毒蕴便秘者。
【用法用量】将何首乌煎取浓汁，去渣，同粳米、红枣同入砂锅内煮粥，粥将成时，放入红糖或冰糖少许以调味，再煮1～2沸即可。每天服1～2次，15天为1个疗程，间隔5天再服。
【来　　源】《老年学杂志》，1990，2：117。
【附　　注】何首乌制成的“仙人粥”，原出《遵生八笺》，在临床上几乎所有的胃癌、肠癌有便秘者，无论实证、虚证，都用本膳，有很好的疗效。但一定要用生何首乌，而不能用制何首乌。近代研究还表明：何首乌能通过脂质过氧化作用，保护抗氧化酶系和防止组织细胞受损伤，调节免疫系统和防止胸腺萎缩，延长细胞生命，调节造血系统和神经体液活动，抵御各种恶性疾病的发生。

【方　　名】仙蕊汤
【方药组成】生黄芪、仙鹤草、花蕊石各30g，当归、党参、大蓟、小蓟、龟甲、鳖甲、贯众、紫石英各15g，生牡蛎20g，白术12g，山豆根10g。
【加　　减】直肠转移加槐花、赤芍、川黄连；膀胱转移加白茅根、栀子、夏枯草；肺转移加杏仁、贝母、瓜蒌；白细胞下降加鸡血藤、枸杞子。
【功效主治】补气养血，滋阴软坚，凉血止血。宫颈癌，伴见精神疲乏，面色、唇爪无华，舌淡少苔，脉细弱。
【用法用量】以上药物，水煎分2次温服，每日1剂。
【附　　注】本方所治为宫颈癌中晚期证属气血两虚者。治宜扶正祛邪兼施。方中黄芪、党参、白术大补肺脾之气，以资生血之源；当归养血活血，与补气药合用则阳生阴长，气旺血生；紫石英温肝肾，通奇脉；龟甲、鳖甲、生牡蛎软坚散结以消积；山豆根、贯众解毒消肿以抗癌；大蓟、小蓟、仙鹤草、花蕊石凉血止血。诸药合用补气养血，增强免疫功能以扶正；软坚散结，控制癌瘤生长以祛邪。

【方　　名】仙鱼汤
【方药组成】鱼腥草30g，仙鹤草30g，猫爪草30g，重楼30g，山海螺12g，天冬20g，生半夏15g，浙贝母15g，葶苈子12g。
【加　　减】肺郁痰结者，治宜宣肺止咳、化痰散结，以本方合异功散加减；肺虚痰热者，治宜清热润肺、化痰止咳，以本方合百合固金汤加减；痰毒瘀滞者，治宜化瘀宽胸、豁痰散结，以本方合千金苇茎汤或血府逐瘀汤加减；气阴两虚者，治宜益气养阴，祛痰散结，以本方合生脉散加减；咳喘气促甚者，加马兜铃、地龙干、胡颓子；痰多难咯者，加天竺黄、海蛤壳、全瓜蒌、牛黄；咯血者，加侧柏叶、白及、小蓟、茜草根；胸痛者，加延胡索、田三七、七叶莲、熊胆；高热不退者，加败酱草、白薇、羚羊角、鬼针草。
【功效主治】清肺除痰，解毒散结。适用于肺癌。
【用法用量】每日1剂，水煎，分2次温服。
【临床应用】以本方辨证加减治疗肺癌95例，其中鳞癌38例，腺癌42例，未分化癌15例；Ⅱ期14例，Ⅲ期37例，Ⅳ期44例。治疗后生存1年以上31例，2年以上7例，3年以上5例，1年生存率为45.3%，中位生存期11个月。
【来　　源】陈锐琛方。
【附　　注】方中鱼腥草、重楼、山海螺清热解毒，排脓消肿；半夏、浙贝母、葶苈子、猫爪草消肿化脓；天冬养阴生津，润肺止咳。全方具有养阴清肺、化痰散结、解毒消肿的功效，对治疗肺癌有一定的疗效。

【方　　名】仙枣饮
【方药组成】仙鹤草20g，大红枣5枚。
【功效主治】破积消坚，止咳敛汗。本饮主要适用于肺癌阴虚盗汗、咳嗽不止者。
【用法用量】仙鹤草（鲜品最好，鲜者用量为50g）略用清水洗去泥沙，大枣掰开，放入砂锅中，加水浸没药物，慢慢文火煎煮。一般煮20～30分钟即可。倾出汤液饮用，每天早、晚各饮 1 次。

【临床应用】某女，24 岁，长期盗汗、咳嗽，服本膳饮 10 次，热退汗止，咳嗽减轻，食纳有味，坚持治疗病症消失。

【来　　源】《上海中医药杂志》，1985，2：31。

【附　　注】仙鹤草是广为推崇的抗癌药物，以仙鹤草为主设计的仙鹤六味抗癌汤临床上确实有效。笔者用之于癌症治疗，患者易于接受，而且配合化疗常有卓效。仙鹤草即古代的狼牙、石打穿，专以治疗肿瘤等恶性常见病。对一般性盗汗、咳嗽，本饮应用亦好。

【方　　名】鲜半夏方

【方药组成】鲜半夏。

【功效主治】食管、贲门癌梗阻。

【用法用量】取鲜品剥去外皮，捣成糊状制丸，每次用 2g，置于舌根部咽下，日服 3 ～ 4 次。若能使梗阻缓解可继续用药，但一般不超过 30 天。食管黏膜有炎症反应时用 10% 链霉素液口服，痉挛者用 1% ～ 2% 的普鲁卡因液治疗。同时可用支持疗法及中西医抗癌法。

【临床应用】30 例患者，有 26 例梗阻获得近期缓解。赵某，食管中段癌患者，1982 年 2 月确诊，8 月出现滴水难进、吐黏液症状，予鲜半夏丸每次 2g，每日 3 次，5 天后能进半流食物，19 天后能进普食。

【来　　源】《新中医》，1988，20（1）：34。

【方　　名】鲜半枝莲饮

【方药组成】鲜半枝莲 120g（干品 30g）。

【功效主治】肠癌。

【用法用量】水煎当茶饮，每日 1 剂。

【方　　名】鲜鲍洋参汤

【方药组成】生鲍鱼 500g，洋参（花旗参、西洋参）15g，猪瘦肉 150g。食盐等调味料适量，姜 2 片，陈皮 3g。

【功效主治】滋阴降火，抗癌扶正。本膳主要适用于子宫颈癌早期白带过多而偏有热者。

【用法用量】将生鲍鱼外壳擦洗干净，砸碎，连壳带肉放入汤煲内，加姜、陈皮及三汤碗半的清水，用猛火烧滚后改用文火，加入猪肉，直煲至仅剩一碗半小时，加入西洋参，再煲至剩大半碗汽水，便可捞起猪肉，汤水则调味饮用。

【来　　源】《饮食天地》，1984，5：67。

【附　　注】据报道：膳中去掉猪肉，加猪小肠来烹制，效果对白带过多者更为有效。鲜鲍鱼汤之所以要壳、肉并用，目的是加强其滋阴降火之力，其壳即为中药石决明，能补充钙质，这对肿瘤病人确有益处。至于西洋参中所含的多种皂苷，经体内外试验，不仅表现出抑制癌细胞的效果，而且能够明显提高人体免疫力而起到扶正的作用。

【方　　名】鲜壁虎白酒方

【方药组成】鲜壁虎 15 条，白酒 500ml。

【功效主治】食管癌。

【用法用量】将壁虎置白酒内浸泡 24 小时后，1 次 10ml，每日 3 次，服药酒。

【方　　名】鲜鳖苋菜膏

【方药组成】鲜鳖（甲鱼）头 1 个，苋菜 30g。

【功效主治】肝癌剧烈疼痛。

【用法用量】先将鳖头捣烂，再混入苋菜中捣烂如膏状，外敷右胁肝痛处，用布条固定，每日 1 次。

【方　　名】鲜炒木耳方

【方药组成】木耳 150g，姜丝、辣椒丝各 10g，植物油 60ml，醋 5ml，糖 10g，盐 5g。

【功效主治】凉血止血，润燥利肠。本膳主要适用于卵巢癌合并感染、破裂、出血者。

【用法用量】将黑木耳洗净，切丝。在油锅内爆香姜丝，并放盐。在锅内将木耳快炒约 1 分钟，加入糖、醋，再炒几下，即可盛出。

【附　　注】黑木耳主要活性成分为多糖和甾醇。多糖中有甘露聚糖（Mannan）、葡糖醛酸（Glucuronic acid）、甲基戊糖（Methypentose）等，甾醇主要是麦角甾醇（Ergosterol）和二氢麦角甾醇（Dihydroergosterol）等。这些物质在活跃机体免疫系统抗癌方面起着重要作用。日本千原吴离郎报告，从一种学名为毡盖木耳 Auriculaira mesenterica 中提取的多糖成分，动物体内试验，对小鼠肉瘤 S-180 抑制率高达 42.6%，显示了一定的抗癌效果（《药学杂志》，1988，3：171，日文）。

【方　　名】鲜葱蜂蜜汁
【方药组成】鲜青葱汁 10 ～ 30ml，蜂蜜 10ml。
【功效主治】防治各种癌瘤，尤其对消化道癌肿疗效更好。
【用法用量】取新鲜青葱（连根）适量，洗净后压榨取液汁，加入蜂蜜调匀，徐徐饮之。每日 1 ～ 2 次，2 周为 1 个疗程。
【来　　源】《饮食与抗癌》。
【附　　注】葱，有大葱和小葱之分，两者均可入药。

【方　　名】鲜地小蓟煎
【方药组成】鲜地黄 100g，鲜小蓟、鲜蒲公英各 300g。
【功效主治】清热、解毒、养阴。白血病，症见面色白，发热、盗汗。
【用法用量】为成人 1 日量，小儿酌减。每日 1 剂，水煎 2 次分服，连服 1 ～ 3 个月。本方适应阴虚内热、热毒蕴血的慢性粒细胞性白血病，对改善症状、体征和骨髓象均有明显效果，且无副作用。
【来　　源】《实用民间土单验秘方一千首》。

【方　　名】鲜冬菇炒笋丝方
【方药组成】鲜冬菇 10 个，五香豆腐干 3 块，甘笋丝、熟笋肉丝各 1 杯，焯熟青豆仁 2 汤匙，植物油 2 汤匙，胡椒粉、酱油、麻油各适量。
【功效主治】升清降浊，健脾益气。本膳主要适用于纵隔肿瘤上、下腔静脉压迫综合征。
【用法用量】鲜冬菇洗净，支蒂切丝。五香豆腐干亦切丝。起油锅依次下鲜冬菇、豆腐干、熟笋丝及甘笋丝炒拦。至材料熟透，调味，加焯熟之青豆仁，拌合，炒好上盘。
【来　　源】《饮食天地》，1988，115：19，香港。
【附　　注】在临床上仅以鲜冬菇、鲜竹笋、罐头青豆做汤辅助治疗本病，甚受患者欢迎。特别是肝肿大、行动气促、口干舌燥者，用之甚良。冬菇即香菇。据日本神户大学森宽氏报告：冬菇中的双链核糖核酸具有抗癌作用，可使荷瘤小鼠存活率增加 50% 之多。进一步研究表明，可能是由于双链核糖核酸诱导干扰素产生。

【方　　名】鲜鹅血汤
【方药组成】鲜鹅血 3 只。
【功效主治】食道癌。
【用法用量】用注射器刺入鹅的血管内，每次抽取 5 ～ 15ml，趁热服下，连续服用。
【临床应用】上海某患者食道癌，久治未愈，经人介绍服鲜鹅血而愈。
【来　　源】《食物疗法精萃》。
【附　　注】鹅血为解毒药，古时多用以治噎膈。

【方　　名】鲜佛荠菜汤
【方药组成】鲜佛甲草 120g，鲜荠菜 180g（以上干品均可减半）。
【功效主治】胰腺癌。
【用法用量】水煎，早、晚分服；或分别水煎，上、下午化服。3 周为 1 个疗程，也可连续应用。
【临床应用】颜某，女，50 岁，以往有胃病史，进行性消瘦，检查左上腹可触及 4.5cm×6cm 肿物，质硬，表面光滑，轻度压痛。胃肠透视：胃体部小弯侧有从右向左压迫的占位性病变。1969 年 1 月剖腹探查，发现胰体部 6cm×6cm 肿物。后情况进一步恶化。即服用上方药，配合以金银花、车前草、鱼腥草、淡竹叶等煎服，前后共服药 4 个月余，疼痛完全消失。于 1970 年 6 月复查左上腹仍有一边缘不清之肿物，轻度压痛。体重较前增加 20kg，能做些家务劳动。
【来　　源】《千家妙方》，战士出版社，1982：567。

【方　　名】鲜公英香附膏
【方药组成】鲜公英、鲜香附、麦芽曲各等量。
【功效主治】乳腺小叶增生、乳房纤维瘤。
【用法用量】捣烂，将其敷患处，每日1次，连敷数日。

【方　　名】鲜公英汁
【方药组成】鲜蒲公英不拘多少。
【功效主治】先天性血管瘤，消痈散结。
【用法用量】取叶、茎的白汁，涂擦血管瘤表面，每日5～10次。
【临床应用】治疗10余例，效果良好。
【来　　源】《江苏新医疗法展览会选编》。

【方　　名】鲜枸橘李散
【方药组成】鲜枸橘李。
【功效主治】乳腺癌。
【用法用量】切片晒干，研成细末。每服7g，每日1次，黄酒送下，1个月为1个疗程。

【方　　名】鲜海芋方
【方药组成】鲜海芋120～150g。
【功效主治】润喉止呕。适用于鼻咽癌喉部放射反应。
【用法用量】取鲜海芋去皮，切片后，以布袋包裹，吊离锅底，加水6～8碗，文火煎2小时多，约成1碗。或以蒸气加热提制，浓缩成煎剂。口服，每日2次，每次20ml。

【方　　名】鲜花椒炖肉方
【方药组成】鲜花椒30g，橘皮10g，生姜6g，瘦猪肉40g。
【功效主治】胃癌。
【用法用量】熬熟食用。常服。

【方　　名】鲜黄鱼汤
【方药组成】鲜黄鱼10～20条。
【功效主治】消化道肿瘤。
【用法用量】将脊翅撕下，贴石灰壁上，令不沾水，愈久愈好，用时火炙成炭为末，1日2～3次，连服1个月。
【来　　源】江苏射阳县科技委员会等编印《祖国医学采风录》。
【附　　注】又方：黄鱼脊刺、青皮（或陈皮）各等量为末，米汤泛为丸，每服6～9g，黄酒送下。

【方　　名】鲜鸡血饮
【方药组成】鲜鸡血20ml。
【功效主治】噎膈（食管癌）、反胃（胃癌、贲门癌）、白细胞减少症。
【用法用量】用消毒注射器（针头）于健康翅下抽血20ml，趁热1次饮服，每日1次，连续服之有效。
【来　　源】《本草逢原》《本草纲目》《动物脏器食疗验方》。
【附　　注】鸡血应当现取现饮，不要久置，以免凝固。

【方　　名】鲜蓟汁
【方药组成】鲜蓟菜适量，陈醋少量。
【功效主治】舌癌溃疡出血。
【用法用量】将蓟菜洗净，捣汁，加醋含漱，日内多次含吐之。
【来　　源】《纲目扎记》。

【方　　名】鲜金剪刀根
【方药组成】鲜金剪刀根（毛茛科铁莲属植物）适量。
【功效主治】解毒抗癌。适用于颅内肿瘤。
【用法用量】用清水洗净，放入适量食盐捣烂，外敷于头部相应部位，药厚2cm，24～36小时取下即可。局部灼痛，皮肤起泡，用针挑破。一般敷1次，曾治10例有效。
【来　　源】《浙江中医杂志》，1981，（12）：546。浙江省肿瘤医院方。
【附　　注】金剪刀（枯枝活叶藤）为毛茛科铁线莲属植物，其复叶的小叶常二枝杈开，呈剪刀状（一长一短），故有金剪刀之名。

【方　　名】鲜锦齿苋汤
【方药组成】鲜地锦草、马齿苋各30g，白术、白芍各10g，山药15g，防风4g，陈皮6g。
【功效主治】腹痛腹泻者，恶性葡萄胎、绒癌化疗严重副作用。
【用法用量】水煎服，每日1剂，同时配合西医对症治疗。
【来　　源】《中西医结合杂志》，1983，3（3）：159。

【方　　名】鲜韭菜汁
【方药组成】鲜韭菜叶。
【功效主治】食道癌。
【用法用量】将韭菜叶（去根）用清水浸泡半日，捣烂绞取其汁，每日3次，每次饮汁100ml。
【临床应用】患者徐某经医院诊断为食道癌。中西医治疗无效，经服本方治愈，迄今2年一切正常。
【来　　源】据《中医杂志》1966年6期。

【方　　名】鲜橘汤
【方药组成】天雄片30g，炙川乌0.9g，炙草乌0.9g，木香0.6g，香附0.9g，血木通0.9g，花通0.9g，木通0.9g，当归1.5g，赤芍0.9g，桃仁0.6g，红花0.6g，威灵仙0.9g，夏枯草30g，细辛0.3g。
【加　　减】阳不甚虚者去天雄，脉细小者不去；气血虚加潞党参30g，黄芪30g。
【功效主治】食管癌、胃癌、肝癌。
【用法用量】水煎成300ml，每服100ml，每日2次。
【来　　源】内蒙古自治区医院编《中草药验方选编》，内蒙古自治区人民出版社，1972：150。

【方　　名】鲜莲蛇草汤
【方药组成】鲜半枝莲60g，鲜白花蛇舌草120g。
【功效主治】解毒，散结。适用于早期肺瘤、肝癌、直肠癌。
【用法用量】每日1剂，水煎，分3次温服。
【附　　注】上方系魏素丽、魏素红摘编自张力群主编《中国民族民间特异疗法大全》，方名由刘华宝教授拟定。

【方　　名】鲜苓榆方
【方药组成】鲜土茯苓、生地榆各60g，鲜杏香、兔耳风根70g，土牛膝15g，全当归、威灵仙各12g。
【加　　减】便秘时加制大黄9～12g。
【功效主治】淋巴细胞性淋巴肉瘤。
【用法用量】水煎服，每日1剂。
【临床应用】治疗1例淋巴细胞性淋巴肉瘤，共服药3个月，左腋下及两侧腹沟淋巴结肿如鸡子大。缩小明显，症状消失，随访2年余，身体基本上恢复健康。
【来　　源】《浙江中医》，1986，（11）：490。

【方　　名】鲜菱角汤
【方药组成】鲜菱角肉20～30个。
【功效主治】胃癌、乳腺癌、子宫颈癌。
【用法用量】将菱角置锅中，加水适量，小火煎成浓黑色汤，分2～3次饮服。长期服用屡有收效。
【来　　源】《家庭食疗手册》。
【附　　注】据《食疗本草学》介绍，日本民间用本方常服，据称对治疗胃癌、宫颈癌有一定疗效。

【方　　名】鲜龙葵饮
【方药组成】鲜龙葵50g。
【功效主治】肺癌、原发性肝癌。对肺癌胸水有效。
【用法用量】水煎服，每日1剂。

【方　　名】鲜芦冬藤汤
【方药组成】鲜芦根（去节）250～500g，忍冬藤30～120g，金银花、连翘各15～30g，蒲公英30～90g，紫花地丁30g，生甘草15g。
【加　　减】化湿加白豆蔻（后下）6g，砂仁（后下）9g；化浊加白芷、没药（均后下）各6～

9g，止痛加乳香、没药（均后下）各6～9g，延胡索3g；肢体逆冷加熟附子6g，肉桂3～6g；咳嗽加桔梗6～9g，紫菀15g，款冬花15～30g，杏仁9～15g；制酸加红豆蔻12g；呕吐甚加伏龙肝120g（布包先煎，取澄清汁煎药）；偏寒呕吐加丁香3g，柿蒂9g；右肋痛加吴茱萸3g，黄连6g。

【功效主治】食管癌。

【用法用量】水煎服，每日1剂。

【来　　源】天津董叔良秘验方。

【方　　名】鲜芦根粥

【方药组成】新鲜芦根100g，竹茹20g，粳米100g，生姜2片。

【功效主治】清热止呕，除烦生津。本膳主要适用于胃窦癌肺胃有热呕吐、呃逆者。原出《太平圣惠方》，主治小儿“呕吐心烦、热渴”。现用在肺癌、胃癌及白血病放化疗副反应等方面，均有一定减轻症状的效果。

【用法用量】每次取鲜芦根洗净后，切成小段。与竹茹同煎取汁，去渣，入粳米一同煮粥，粥欲热时加入生姜，稍煮即成。日服2次。

【来　　源】《太平圣惠方》。

【附　　注】芦根为禾本植物芦苇Phragmites communisT. 地下茎，其地上茎为苇茎或名芦茎，以清热排脓、治疗肺痈为长，现一般中药店均无苇茎，多以芦根代用。芦根中含有的薏苡素（Coixol），已表明有确实的抗癌作用。八木晟曾全面综述了薏苡素抗癌方面的文献，认为本品有抗癌、增强免疫力的作用，可能都与其代谢物参与细胞膜的稳定性有关。

【方　　名】鲜芦笋汤

【方药组成】新鲜芦笋60g。

【功效主治】各种癌症。

【用法用量】将芦笋洗净，切成细丝，加水适量，煮浓汤饮用。每日早、晚各1次，每次150ml左右。

【来　　源】《实用抗癌药膳》。

【附　　注】芦笋不宜生吃，要煮熟方可食用。

【方　　名】鲜芦双花汤

【方药组成】鲜芦根30g，金银花15g，天花粉15g，牡丹皮10g，赤芍10g，白芍10g，青蒿10g，鳖甲10g，地骨皮12g，生地黄12g，秦艽9g，蝉蜕6g，灯心草1.5g，生甘草6g。

【功效主治】用于鼻咽癌反复低热。

【用法用量】上药先用水浸泡半小时，加水煎煮2次，药液混合均匀，分2次服用，每日1剂。

【方　　名】鲜猕桃炖肉

【方药组成】鲜猕猴桃根100g，瘦猪肉200g。

【功效主治】肝癌。

【用法用量】炖熟吃肉喝汤，隔日1剂。

【方　　名】鲜蘑益脾汤

【方药组成】鲜蘑菇100g，猪瘦肉100g，油、盐少量。

【功效主治】胃、肠道癌症辅助治疗。

【用法用量】鲜蘑菇撕碎成块，瘦猪肉洗净切片，用食油、食盐炒至肉色变白，加水适量，煮熟服。日服1～2次，佐餐食之。常服用。

【来　　源】《食疗本草学》。

【附　　注】癌症患者放疗或化疗最应服用，长期服用，可防止白细胞减少。

【方　　名】鲜南星半夏栓

【方药组成】鲜南星、鲜半夏。

【功效主治】子宫颈鳞癌及腺癌。

【用法用量】生半夏制成肠溶片，每片含生药0.3g，每次4～5片，每天2次；鲜南星煎汤代茶，每天1剂。将鲜南星或鲜半夏根部的泥沙用清水洗净，但不能浸泡在水中，每6g药物加75%酒精0.5ml，捣碎成浆状，用一层纱布包扎成椭圆状。将药物包团对子宫颈病灶塞紧，阴道外口再塞一小棉球，以防药液漏出。每天或隔天1次。

【临床应用】用本方治疗子宫颈癌共53例：Ⅰ期2例，Ⅱ期18例，Ⅲ期33例；近期治愈11例，显效20例，有效14例，无效5例，恶化3例，有效率为84.9%。

【方　　名】鲜蒲公英汁
【方药组成】鲜蒲公英连根捣烂取汁冲酒服。
【功效主治】积乳成痈良方。
【用法用量】以渣敷患处，即愈。如无鲜者，即以干蒲公英用酒煎服。并治乳疖亦神效。

【方　　名】鲜七叶一枝花方
【方药组成】鲜七叶一枝花适量。
【功效主治】骨髓瘤。
【用法用量】捣烂后敷患处。

【方　　名】鲜乳粥
【方药组成】新鲜牛乳或羊乳（若有条件，用人奶更佳）适量，粳米 100g，白糖少许。
【功效主治】大助元气，补虚益损。本膳主要适用于食管癌营养不良、气血不足者。
【用法用量】先用大米加水煮粥，待煮至半熟时去米汤，加入乳汁，白糖再煮至熟。每天早、晚置温热后各服食 1 次。
【来　　源】《仙神隐》。
【附　　注】中医认为，乳汁为气血之液，乃阴血所化，生于脾胃，是一切虚弱病的良药。方出明太祖第十七子朱权（字号仙）所著的《仙神隐》一书，其云："凡煮粥半熟去米汤，下牛乳代米汤，煮之候熟，挹置碗中，每碗下真酥半两，置碗上溶如油遍复粥上，食旋搅。甘美无比，大助元气。"传统上认为牛乳味甘，气微寒；羊乳性偏温润；马乳则味甘性凉，虽功同牛乳的补血润燥之外，尚善清胆胃之热。所以，偏寒性体质的患者，可用羊乳；偏热性的癌症患者，则宜马乳；寒热不著者，以牛乳为佳。

【方　　名】鲜瑞香花
【方药组成】鲜瑞香花适量。
【功效主治】乳腺癌。用于乳癌初起。
【用法用量】捣烂，加少许鸡蛋自同捣匀敷患处，每日一换。

【方　　名】鲜桑地榆方
【方药组成】鲜桑枝 500g，地榆粉 500g，青黛粉 250g，蜂蜜适量。
【功效主治】消化道肿瘤。
【用法用量】将桑枝切片入铁锅内，加井水 10 升煮至 3 升时，去桑枝过滤，复煎至 2 升时加入地榆粉，旺火煮 10 分钟，冷后加入青黛粉及适量米粉，至能做丸为度，每丸 2g，服时裹蜂蜜吞下，日服 3 次，每次 3 丸，3 个月为 1 个疗程。

【方　　名】鲜桑皮醋饮
【方药组成】鲜桑白皮 30g，米醋 150g。
【功效主治】食管、贲门、胃癌。
【用法用量】将鲜桑白皮加入米醋中炖 1 小时后 1 次服下，或分数次服完。开始每日 3 次，7 天后改为每日 2 次，可加些糖。
【来　　源】《实用民间土单验秘方一千首》。

【方　　名】鲜石见穿汁
【方药组成】鲜石见穿汁 30g。
【功效主治】鼻窦及鼻旁窦性肿瘤。
【用法用量】每天服用汁 30g。
【来　　源】《一味中药巧治病》。
【附　　注】若当地无鲜品，可用干品 30g，水煎服代替。

【方　　名】鲜石榴寄生方
【方药组成】鲜石榴寄生叶、鲜透骨草叶各 100g，鲜凤仙花全草 200g。
【功效主治】止肺癌转移疼痛，主治癌性疼痛。
【用法用量】将 3 种鲜品捣绒，兑入米酒调匀，摊于纱布上敷于肿块处，外加塑料薄膜覆盖包扎好。敷药后 15 ～ 20 分钟即可产生镇痛作用。无毒副作用。

【方　　名】鲜天冬酒
【方药组成】鲜天冬 30g。
【功效主治】乳腺癌。
【用法用量】剥皮，黄酒适量，隔水蒸煮约半小时。药与酒共服，每日服 3 次。或鲜天冬 30g，剥皮后生吃，每日服 3 次，适量黄酒送服。或鲜天冬 90g，压榨取汁，适量黄酒冲服，每日 1 次。

【来　　源】《肿瘤的防治》：214。

【方　　名】鲜天门冬汁
【方药组成】鲜天门冬 30 ～ 90g。
【功效主治】乳腺癌。
【用法用量】榨汁内服，每日 3 次。

【方　　名】鲜兔耳草方合方
【方药组成】①新鲜兔耳草适量。成人每次服兔耳草篼，大株 3 ～ 5 个，小株 5 ～ 7 个，放入黄酒内蒸服吃汤，渣可外敷，每日 1 次，或用兔耳草叶用烧酒洗敷患处。②干兔耳草篼、了耳王根皮均等量。以 40% 乙醇浸泡半个月后，过滤即成，含生药 20% 浓度，成人每日服 2 ～ 3 次，每次 5 ～ 10ml，患处亦可用兔耳草叶粉调敷，每日 1 次。
【功效主治】解毒消肿。适用于乳腺癌。
【临床应用】用①方治疗 10 例，有减轻病情的作用。用②方治疗 3 例，内服外用 1 ～ 2 周，肿块消失，溃疡愈合。

【方　　名】鲜无花果炖肉方
【方药组成】鲜无花果 500g，猪瘦肉 100g。
【功效主治】贲门癌。
【用法用量】加水共炖 30 分钟，饮其汤，食其肉。
【来　　源】《草药手册》。

【方　　名】鲜虾汤
【方药组成】虾肉（活虾）7 ～ 10 只，生黄芪 10g，精盐、花椒各少许。
【功效主治】温补脾肾。主治脾肾阳虚型宫颈癌。
【用法用量】将活虾放入锅内，加入纱布包好的黄芪、清水及盐、花椒烧开，煮十余分钟即可。喝汤吃虾肉。

【方　　名】鲜仙人掌验方
【方药组成】鲜仙人掌 90g。
【功效主治】痞块腹痛。
【用法用量】去外面刺针，切细，炖肉服；外可用仙人掌捣烂和甜酒炒熟包敷患处。
【附　　注】仙人掌有毒，使用要注意。

【方　　名】鲜小蓟汁
【方药组成】鲜小蓟 120g。
【功效主治】乳癌初起。
【用法用量】洗净打烂绞汁，用陈酒 60 ～ 90g 冲服，每天 2 次。
【来　　源】《一味中药巧治病》。
【附　　注】以未溃为限，服至消散为止。

【方　　名】鲜野荞麦汉防己方
【方药组成】鲜野荞麦 30g，鲜汉防己 30g，鲜土牛膝 30g。
【功效主治】清热解毒。适用于鼻内未分化癌。
【用法用量】每日 1 剂，水煎服。另用灯心草捣碎，口含；垂盆草捣烂，外敷。
【临床应用】夏某，女，16 岁。患者近来经常流鼻血，1962 年 2 月于当地医院检查，怀疑为鼻咽癌，后转上海某肿瘤医院，诊断为左鼻腔恶性肿瘤累及左上颌窦及筛窦。经活体病理检查，报告为未分化癌。于同年 6 ～ 8 月在家用上方治疗，复查获近期治愈。
【来　　源】浙江省文成县卫生办公室方，《千家妙方》，战士出版社，1982：528。

【方　　名】鲜一枝黄花方
【方药组成】鲜一枝黄花 120g，黄酒 500ml。
【功效主治】乳腺癌。
【用法用量】将一枝黄花浸黄酒中，早、晚各服 1 次，每次 20 ～ 30ml。

【方　　名】鲜鱼鳔粉
【方药组成】鲜鱼鳔。
【功效主治】食管癌。
【用法用量】用香油炒干研细末，每天 3 次，每次服 5g，即 1 天服 15g。
【临床应用】坚持服药的患者，均有不同程度的好转，可延长生命 3 年以上；贲门或幽门堵塞的患者用本方后，达到了能吃下饭的程度。

【方　　名】咸秋石炖墨鱼方
【方药组成】咸秋石 10g，墨鱼 400g，黄酒、水淀粉、植物油、葱花等适量。
【功效主治】滋阴降火，扶正祛邪，适用于肾癌阴虚有火、虚劳瘀热者。
【用法用量】把咸秋石敲碎，用少许温水化开；将墨鱼洗净后用刀切成均为 0.2 ～ 0.3cm 宽的条纹。倒入开水中一烫即取出。炒锅里多放些油，烧至五成熟，把墨鱼放入爆炒 3 秒钟左右，立即取出。放 30g 水在炒锅中，倒入咸秋石汁水，加少许黄酒烧开，加味精、水淀粉，然后把墨鱼倒入，放些葱花，稍炒片刻即可出菜，勿再放盐。

【方　　名】苋菜方
【方药组成】苋菜，不拘红、白均可，十斤。
【功效主治】积年恶痞。
【用法用量】洗去泥，不必去根，以河水煎汤两大缸，用活甲鱼一个，重十二三两，不必切碎，入苋菜汤连骨煮烂如膏，去渣，将甲鱼膏薄摊晒干，研末，用麻油八两熬至滴水成珠，下甲鱼膏末四两，如甲鱼膏不足，以铅粉添配。搅匀成膏，收之。用青皮褚纸一层，量块大小，摊贴七日即消。重者贴至两次，永不再发，屡试屡验。

【方　　名】陷肿散
【方药组成】乌贼骨、石硫黄各 7.5g，白石英、紫石英、钟乳各 15g，丹参 23g，琥珀、附子、胡燕屎、大黄、干姜各 30g。
【功效主治】活血散结，软坚化痰。适用于脂肪瘤、瘿瘤及息肉等。
【用法用量】上为末，以韦囊盛，勿泄气。若疮湿即敷，若疮干猪脂和敷，1 日 3 ～ 4 次。若不消加芒硝 60g。

【方　　名】腺癌方
【方药组成】半枝莲 60g，山豆根 30g，制鳖甲 30g，制牡蛎 30g，夏枯草 15g，女贞子 15g，天南星 12g，枳实 12g，党参 9g，白术 9g，茯苓 9g，制甘草 9g，陈皮 9g，半夏 9g，地龙 9g。
【功效主治】清热解毒，化瘀消癥。适用于腹壁癌及肠癌。
【用法用量】每日 1 剂，水煎，分 2 次服。同时配合针刺。

【方　　名】香贝养荣汤
【方药组成】香附（酒炒）、贝母、人参、茯苓、陈皮、熟地黄、川芎、当归、白芍（酒炒）各 5g，白术（土炒）10g，桔梗 3g，生甘草 3g，生姜 3 片，大枣 3 枚。
【功效主治】养营化痰。主治乳癌、瘰疬（颈项部淋巴结结核）、上石疽等，日久体虚气郁痰凝之证。
【用法用量】水煎，食远服，每日 1 剂。
【来　　源】《中医大辞典・方剂分册》，《医宗金鉴》卷六十四亦有此记载。

【方　　名】香茶菜茶
【方药组成】香茶菜 90 ～ 120g。
【功效主治】胃癌、早中期食管癌。
【用法用量】水煎代茶顿服，坚持长期饮用。

【方　　名】香茶菜方汤
【方药组成】香茶菜、白英、蒲公英各 30g，鹿含草、凤尾草各 15g。
【功效主治】乳腺癌。
【用法用量】水煎服，每日 1 剂。

【方　　名】香椿鱼丝方
【方药组成】香椿 50g，鲨鱼肉 60g，食油、味精、盐、酱油、淀粉、料酒。
【功效主治】卵巢癌体虚出血者。
【用法用量】鲨鱼肉洗净切丝，香椿洗净切段。炒锅倒入食油烧热，将鲨鱼肉下锅中翻炒，加香椿、料酒、酱油、盐、味精，用水淀粉勾芡，淋上熟植物油，翻炒即成。每日 1 次，连服 7 日。
【来　　源】《抗癌食谱》。

【方　　名】香附当归汤
【方药组成】香附 5g，当归 12g，川芎 6g，白芍、平地木、丹参、桃仁各 10g，红花 3g，三棱

5g，莪术5g，牡丹皮6g，苏木3g，生甘草3g。

【加　　减】兼头昏、心悸，加阿胶（烊化）10g；中气虚弱，伴气短、乏力、头晕，加人参（另煎）6g；因寒邪凝滞而引起妇女子宫冷者，加艾叶6g；少腹痛甚，去桃仁、红花、三棱、莪术、苏木，加木香3g，小茴香3g，延胡索6g，木通6g；心脾两虚，加服归脾丸，每次9g，每日2次；脾虚中气下陷者，加服补中益气丸，每次9g，每日2次。

【功效主治】子宫肌瘤初起或体质较好者。

【用法用量】水煎2次，药液兑匀，分2次服，每日1剂，1个月为1个疗程。

【方　　名】香附楝子汤

【方药组成】柴胡、陈皮、木香、厚朴各4.5g，枳壳6g，制香附、川楝子、大腹皮（或大白）、炙鸡内金各9g，砂仁（后下）3g，冬瓜皮、车前子（包）各15g。

【功效主治】食管癌、胃癌。

【用法用量】水煎服，每日1剂。

【来　　源】《治癌中药处方700种》。

【方　　名】香附人参汤

【方药组成】香附10g，人参10g，茯苓10g，当归10g，贝母6g，陈皮6g，白芍6g，川芎6g，白术6g，熟地黄6g，桔梗3g，生甘草3g，生姜1片，大枣3枚。

【加　　减】内蕴热毒，加山慈菇10g，露蜂房10g，白花蛇舌草15g，蒲公英10g，紫花地丁10g，金银花10g；痰热互结，加浙贝母10g，生牡蛎15g，瓜蒌皮10g，黄连6g，胆南星6g，黄芩6g；痰结血瘀，加海藻10g，昆布10g，白芥子10g，炮穿山甲10g，鳖甲15g，三棱10g，莪术10g。

【功效主治】乳腺癌晚期。

【用法用量】上药加水煎煮2次，将两煎药液混合均匀，分2次服，每日1剂。

【方　　名】香附郁金方

【方药组成】香附，郁金，青皮，柴胡，红花，半枝莲，白花蛇舌草，王不留行。

【功效主治】肝气郁结型乳腺癌。

【用法用量】水煎服，每日1剂。

【来　　源】《吉林中医药》，1985，（4）：17。

【方　　名】香附郁金汤

【方药组成】香附10g，郁金10g，川楝子10g，当归12g，生、熟地黄各15g，白芍15g，川芎10g，橘叶10g，女贞子10g，枸杞子15g，生山药15g，野菊花15g，瓜蒌30g。

【功效主治】冲任失调型乳腺癌。

【用法用量】水煎服，每日1剂。

【来　　源】《中医肿瘤学》（上），科学出版社，1983：288。

【方　　名】香附皂矾丸

【方药组成】香附、皂矾各一两。

【功效主治】积年恶疮。

【用法用量】二味拌匀，分三份，各用纸包，外用黄泥裹成团，阴干。若有破裂，再以泥补之，候干，以大炭火煅之，自早至晚，过夜冷透，取中间不焦者，去皂矾，只用香附为细末，以枣肉为丸如绿豆大。每早开水下一丸，不忌口，轻不过三五服，重不过七服，即愈。病自大便而下，煅时忌一切人见，并不可闻鸡犬声，犯则伤人，恐致火灾，切记。

【方　　名】香蚣散

【方药组成】蜈蚣10g，生半夏15g，陈橘皮15g，硼砂30g，重楼45g，全蝎30g，乳香30g，没药30g，紫花地丁45g，银朱9g，麝香1.5g。

【功效主治】软坚消肿，活血止痛。适用于癌瘤疼痛剧烈，服止痛药效果不显著。

【用法用量】共研为细粉，合在一起，研匀。每次按疼痛部位大小适量，用荞麦面打糊调药粉，外敷于疼痛部位对侧皮肤上。每隔12小时换药1次，疼止停药。

【来　　源】《中医癌瘤证治学》。

【附　　注】方中蜈蚣、生半夏、重楼、没药、乳香消炎定痛，解毒活血；紫花地丁、陈皮、硼砂、全蝎、银朱软坚消肿；麝香芳香走窜，引诸药直达病所。

【方　　名】香蚣散
【方药组成】蜈蚣 10 条，生罂粟壳、陈橘皮、重楼各 45g，硼砂、全蝎、乳香、没药各 30g，紫花地丁 45g，麝香 1.5g。
【功效主治】肝癌疼痛。
【用法用量】上药各研细粉，混匀，每次用荞麦面粉打成稀糊，调药粉，按痛位大小外敷于肝区部位的外侧皮肤上，24 小时或隔日换药 1 次。

【方　　名】香菇炒菜花方
【方药组成】菜花 250g，香菇 15g，鸡汤 200ml，淀粉 10g，味精 2g，精盐 4g，鸡渍 10g，花生油 10g。
【功效主治】益气助食，通利胃肠。本膳主要适用于胃体腺癌症见严重贫血者。
【用法用量】菜花切小块，开水焯透。香菇水发后待用。花生油烧热后放葱、姜，炒出香味，再放盐、鸡汤、味精，烧开后将葱、姜末捞出，再将菜花、香菇分别码入锅内，用微火稍煨入味后，淋入淀粉、鸡油即成。
【附　　注】经测定，本膳含蛋白质 10g，脂肪 39g，碳水化合物 25g，热量 2 054.84 焦耳（491 大卡），钙 45mg，磷 133mg，维生素 B_1、B_2、C 等营养成分。如此丰富的营养物质，形成了本膳补益阴血的特点。膳中菜花所含有的 1- 异氰酸基 -4- 甲基亚磺酰基于烷和香菇中的香菇多糖，不但有免疫增强剂样作用，而且对癌细胞有直接的抑制活性。

【方　　名】香菇炒冬笋方
【方药组成】香菇 50g，去皮冬笋 250g，酱油、白糖、醋、盐、湿淀粉、花生油各适量。
【功效主治】预防维生素 C 缺乏病、佝偻、肝硬化等症。
【用法用量】冬笋切成滚刀块，将油烧热，把洗净的冬菇与笋同放锅内翻炒 20 分钟，然后加汤少许与调料、淀粉入锅再炒，汤汁稠浓即成。
【附　　注】《中国食品》记载：科学家在香菇中发现了 1.3B 葡苷酶，对抗癌、治癌有良好的疗效，因而香菇又被誉为“抗癌新兵”。

【方　　名】香菇干贝粥
【方药组成】水发香菇、净鸡肉、荸荠各 50g，干贝、油各 25g，黄酒 15g，精盐、葱花、生姜末各 5g，胡椒粉 2g，粳米 100g。
【功效主治】滋补肝肾，健脾养胃，防癌抗癌。主治肝肾阴虚型宫颈癌等多种癌症。
【用法用量】先将干贝放入碗中，加入黄酒、鸡肉，上笼蒸至烂熟取下。再将香菇切成小丁，荸荠去皮切成小丁。粳米淘洗干净入锅，加入香菇丁、荸荠丁、清水 1 500g 以及干贝、鸡肉，置火上烧开，熬煮成粥，放入精盐、猪油、葱花、生姜末、胡椒粉稍煮拌匀即成。早、晚分食。

【方　　名】香菇面方
【方药组成】鲜香菇 50g，面条 150g，生姜丝、葱花、黄酒、精盐、酱油、味精、香油各适量。
【功效主治】健脾和胃，促进食欲，抗癌。主治大肠癌等癌症化疗、放疗后出现的消化道反应。
【用法用量】先将调料放入碗中，再将香菇去蒂洗净，切成小片，放入沸水中煮数分钟，然后倒入已放好调料的碗中，再按常法煮熟面条，捞入碗内即成。当主食，随量食用。

【方　　名】香菇拼盘方
【方药组成】干香菇 12 朵，芦笋罐头 200g，银杏 8 枚，米醋 80ml，色拉油 80ml，盐 10g，大蒜、胡椒各少许。
【功效主治】补气敛肺，健脾益胃。本膳主要适用于何杰金氏病并发咳嗽不止者。何杰金氏病属于淋巴结癌，是比较难治的癌症之一。
【用法用量】香菇洗净，切除其粗糙部分。每根芦笋切为 3 段。银杏去壳，并略炒去皮。将色拉油、醋、蒜、盐等混合，加入洗净的香菇中，在锅内同炒，熟后即可食用。
【附　　注】据报道美国有 1 位何杰金氏病已晚期的男性患者，仅仅使用芦笋罐头 1 年后，竟完全康复，连专科医院也查不出癌细胞。另有男子患肺癌已到了手术无望的程度，但服用芦笋5个月后，竟也得效。约有60位不同类型的癌症病人，因接受芦笋治疗而恢复了健康。一般在2～4周后开始感到好转（Cance–How to prevent it and How Fightit）。

【方　　名】香菇散胶囊
【方药组成】香菇适量（焙干研末）。
【功效主治】食道癌、胃癌。
【用法用量】香菇末放入胶囊，每次服5枚，日服3～4次。
【来　　源】《抗癌饮食》。
【附　　注】香菇以干燥、优质者入药，凡发霉变质者不可食用。

【方　　名】香菇汤
【方药组成】鲜香菇（或蘑菇）30g。
【功效主治】防治胃癌、子宫颈癌以防止各种癌症手术后转移。
【用法用量】香菇洗净，加水适量煮汤，每日食1次，日期不限，持续服用。
【来　　源】《食物与治病》。
【附　　注】香菇原方用鲜品，如无鲜品可用干香菇减半量。

以上类方近似，可参。

【方　　名】香菇薏仁汤
【方药组成】香菇30g，薏苡仁30g，菱角（带壳切开）90g。
【功效主治】食管癌、乳腺癌、胃癌、肠癌、子宫颈癌等手术后，可防止癌细胞转移。
【用法用量】将以上食物混合后，入锅中加水煎成浓汁，去渣后饮汤汁，每日1剂，分2次服，30日为1个疗程。
【来　　源】《中国秘方全书》。
【附　　注】各种癌患者最宜长期服，癌症病人手术后更宜食用。

【方　　名】香菇蒸鲤鱼方
【方药组成】鲤鱼1条（重约750g），水发香菇50g，生姜100g，冬笋100g，冬瓜皮50g，火腿肉50g，料酒、盐、味精少许。
【功效主治】消肿利水，健脾益气。本膳主要适用于肝癌胸腹水者。
【用法用量】鱼洗净。冬笋、火腿切薄片，香菇切丁，姜、冬瓜皮切丝。上料一起放入鱼腹中，并加入调料品。鱼放盘中，部分剩余的火腿、冬笋、香菇可以围在鱼的四周，加调料，上锅蒸熟即可。
【附　　注】肝癌腹水，多出现在晚期，其形成原因是肝硬化、门脉高压所致，或癌块直接压迫门静胲、肝静胲、下腔静胲，或血浆蛋白减少等。膳中鲤鱼“乃阴中之阳，其功长于利小便，故能消肿胀”（李时珍语）；冬瓜皮、冬笋也有利尿作用，而香菇抗癌补气，火腿益胃补虚。相互配合，于健脾益气、抗癌扶正之中利尿排浊，有一定效果。

【方　　名】香桂汤
【方药组成】肉桂、陈皮、槟榔、当归、炙甘草、木香、赤芍、枳壳、大黄各半两。
【加　　减】痰湿盛者，加半夏、茯苓；湿热重者，加黄芩、山栀；积块难消者，加海浮石、瓦楞子。
【功效主治】祛湿泄热，行气导滞。主治湿热壅滞之腹部胀满疼痛，或有结块、便秘或溏滞不爽。
【用法用量】上药为粗末，每次五钱匙，水煎分2次温服，每日1剂。
【来　　源】《圣济总录》卷七十二。
【附　　注】本方是一首寒热并用、攻补兼施的方剂，适用于中土不运，湿浊停滞于肠道，气机阻滞，郁久化热之积聚。方中肉桂、陈皮、炙甘草温运中土，燥湿健脾以断湿邪之源；槟榔、木香、枳壳理气行滞，通畅气机；赤芍开阴散结；气滞则血瘀加当归活血行气；大黄苦寒泄热，荡涤积滞，使浊邪下达，则热去湿除。合用为祛湿泄热的有效方剂。现临床可用于肠癌的治疗。
【附　　注】阴虚内热者禁用，孕妇忌服。服药期间忌食辛辣、黏腻食物。

【方　　名】香黄散
【方药组成】姜黄、香附各 30g。
【功效主治】气血瘀滞，腹中积聚有块。
【用法用量】先用醋炒，研末，每服 3g，1 日 2 次，空腹白开水冲服。
【来　　源】《中国民间实用医方》第一集。

【方　　名】香黄丸
【方药组成】麝香、牛黄、冰片、珍珠、蟾酥、雄黄各等分。
【功效主治】鼻咽癌、食管癌、肺癌、胃癌等。
【用法用量】共研末制成芝麻大小的丸，如制作有困难，可用六神丸代替，早、中、晚、深夜各 1 次，每次 15 粒，口中频频含服；同时用醋或酒调，外敷癌肿局部日换 1 次。
【临床应用】治疗癌症 134 例，临床有效率为 93%。
【来　　源】施颂新方。

【方　　名】香甲丸
【方药组成】鳖甲三两，荆三棱三两，干漆三两，没药三分，木香、肉桂、补骨脂、炮干姜、槟榔、细松烟墨各半两，砂仁四钱。
【加　　减】冷痛者加延胡索、乌药、小茴香。
【功效主治】温经行气，破瘀散结。妇人血海虚寒，凝滞气血，久积瘕癖，心腹冷痛。
【用法用量】上药共研末，醋糊为丸，如梧桐子大，每次服 30 丸，1 日 2 次，淡醋汤送下。
【来　　源】《杨氏家藏方》卷十五。
【附　　注】妇人冲任虚寒，寒凝气滞，气滞血瘀，久积成癥。治宜辛散温通，祛瘀散结。方中鳖甲味咸，软坚散结作用较胜，故能治腹中结块；木香、肉桂、干姜芳香走窜，通经络，逐瘀血寒积，与鳖甲合用则寒凝得以温通，久积得以化解，故名香甲丸；三棱、没药、干漆破血祛瘀，行气消积；补骨脂、烟墨辛散温通；槟榔通行导滞；硇砂软坚消积，而助香甲之功。现临床可用于妇科肿瘤证属冲任虚寒，气滞血瘀，积久成块的治疗。
【注意事项】孕妇忌用。

【方　　名】香蕉大枣食方
【方药组成】香蕉、大枣适量。
【功效主治】膀胱癌。
【用法用量】常食。
【来　　源】《一味中药巧治病》。

【方　　名】香糠大蒜酒
【方药组成】大蒜 300g，香糠 150g，茶叶末 60g，烧酒 2 000ml。
【功效主治】解毒散寒，通络止痛。本膳主要适用于骨肿瘤症见虚寒疼痛者。
【用法用量】大蒜和香糠混合，在蒸锅中蒸 20 分钟，使大蒜变软。加入茶叶，捣碎混匀后，置于密封容器中，加入烧酒。密封贮藏 2 个月左右。过滤，压榨滤渣后，将榨汁与滤液合并，即得颇有香味且易于饮用的香糠大蒜酒。
【附　　注】本制法已获日本专利，特点是利用炒熟的米糠使大蒜脱臭。米糠在文火焙炒的过程中，慢慢变成黄色，然后从黄色变成淡褐色，再变成褐色和深褐色，最后变成黑色。从褐色变成深褐色之前，米糠散发出强烈的芳香味，此时应停止加热，即为香糠。这种香糠能除去大蒜的特异臭味。若在香糠中添加适量的茶叶，可大大减少香糠的用量，而除臭的效果不减。

【方　　名】香榄化血丹
【方药组成】金果榄 20g，松橄榄 20g，马蹄香 30g，鸡血藤 40g，化血丹 40g。
【功效主治】行气止痛，活血化瘀，消痞散结。适用于胃癌引起的胃痛、腹胀等。
【用法用量】以上 4 味，研为细末，每日 4 次，每次服 10g，用鸡蛋清兑温开水调服。
【来　　源】《祛百病祖传秘方》。

【方　　名】香棱丸
【方药组成】木香（不见火）、丁香各半两，京三棱（锉细、酒浸一宿）、枳壳（去瓤，麸炒）、青皮（去白）、川楝子（锉，炒）、茴香（炒）、蓬术（锉细）各一两（用去壳巴豆三十粒同炒黄色，去巴豆不用）。

【加　　减】疼痛较重者，加延胡索、乌药；胸闷不舒，加柴胡、香附、郁金。

【功效主治】行气导滞。治五积，破痃癖，消癥块及冷热积聚。妇人气滞之癥瘕，症见小腹胀满，积块不坚，推之可移，前无定处。

【用法用量】上药为细末，醋糊为丸，如梧桐子大，以朱砂研细为衣，每次服 20 丸，生姜盐汤送服，不拘时候。现可做汤剂，按上述比例组方，水煎服，每日 1 剂。

【来　　源】《济生方》卷四。

【附　　注】本方所治之证为妇人七情内伤，肝气郁结，血行不畅，滞于小腹，聚而成积。方中木香辛散苦降而温通，芳香性燥，可升可降，通行三焦气滞，三棱苦平泄降，破血中之气滞，与木香合用破一切气滞，共为主药，故命名为香棱丸；青皮疏肝达郁；丁香、茴香、枳壳行气导滞止痛；气郁则化火，川楝子清解郁热，且行气止痛；莪术逐气分之血，以助行气导滞之功；朱砂为衣，取其护心宁神之意。诸药合用气畅滞散，积滞可消。现临床可用于妇科肿瘤的治疗。

【方　　名】香棱丸

【方药组成】三棱（醋炒）180g，青皮、陈皮、莪术（炮，或醋炒）、枳壳（炒）、枳实（炒）、萝卜子（炒）、香附子各（炒）90g，黄连、神曲（炒）、麦芽（炒）、鳖甲（醋炙）、干漆（炒烟尽）、桃仁（炒）、硇砂、砂仁、当归梢、木香、甘草（炙）各 30g，槟榔 180g，山楂 120g。

【功效主治】行气化瘀，软坚消积。主治五积六聚气块。适用于肝癌。

【用法用量】上为末，醋糊为丸。每服 30 ～ 50 丸，白汤下。

【来　　源】《丹溪心法》。

【方　　名】香棱丸

【方药组成】三棱四两，青皮、陈皮、蓬术、枳实、萝卜子、香附子、厚朴各二两，黄连、肉桂、神曲、麦芽、山楂肉、槟榔、益智仁各一两，干漆、木香、砂仁、桃仁各五分。

【功效主治】五积六聚，二焦痞塞，痃癖诸积。

【用法用量】上为末，醋糊为丸梧桐子大，每服 70 丸，空心姜汤下。

【来　　源】明·《简明医彀》卷三。

【方　　名】香荔滑鸡珠方

【方药组成】净鸡肉 300g，鲜荔枝肉 200g，水发香菇 25g，鸡蛋清 1g，配料如葱段、姜片、胡椒粉、芝麻油、黄酒、湿淀粉、熟猪油、芡汤适量。

【功效主治】生津益血，理气止痛。本膳主要适用于肝癌症见血虚性疼痛者。

【用法用量】将鸡肉切成鸡球，放碗中，先用鸡蛋后用湿淀粉拌匀。将芡汤、湿淀粉、芝麻油、胡椒粉调成芡汁。炒锅中放油烧至八成熟时，放入鸡球过油，至刚熟时倒出。再向炒锅内放入葱段、姜片、香菇、荔枝肉、鸡球、黄酒、芡汁勾芡，淋油炒匀即可。肉质鲜嫩，带有荔枝的香甜、滑爽美味。

【来　　源】《本草纲目》。

【附　　注】膳中荔枝 Litchi chinensis S. 肉在古代就已用于肿瘤的治疗。如《本草纲目》云其可“治瘰疬”（甲状腺肿瘤或淋巴肉瘤），《本草衍义补遗》称其可“消瘤赤肿”（类似皮肤良性肿瘤）。本膳性质偏温热，故阴虚火旺或有实热者慎用。

【方　　名】香蓼子酒

【方药组成】红蓼子 60g，阿魏 15g，急性子 15g，大黄 15g，甘遂 10g，麝香 1.5g，巴豆 10 粒。

【用法用量】上药各捣为末，合在一起，纳入猪尿脬内，再加白酒 500g，外敷痛处，疼止停药。

【功效主治】活血化瘀，通络止痛。适用于癌瘤疼痛剧烈，服止痛药效果不显著。

【来　　源】《中医癌瘤证治学》。

【附　　注】方中红蓼子、阿魏活血化瘀止痛；急性子、甘遂、大黄软坚逐水；巴豆、麝香、白酒散瘀镇痛，通经活络。

【方　　名】香卤猴头方

【方药组成】干猴头 100g，酱油 1 匙，白糖 1/4

匙，鲜汤250g，生油2匙。桂皮、茴香适量。

【功效主治】安神补虚，助脾运化。本膳主要适用于胃癌梗阻者。

【用法用量】干猴头加水泡胀发后漂洗干净，挤干水分。把锅烧热，倒生油，油冒烟时下桂皮、茴香、猴头及鲜汤，加酱油、白糖，在大火上烧开，移小火焖烧15分钟，撒入味精。再用大火收干卤汁，淋上麻油即成。色泽金红光亮，香味浓郁，鲜咸入味。

【临床应用】1975年便开始用猴头制剂治疗消化道肿瘤，如治疗胃癌有效率为68.6%，食管癌有效率为78.5%，其片剂（每片重0.20g，内含猴菇菌干浸膏0.13g）治疗胃癌、贲门癌等消化恶性肿瘤有明显疗效，总有效率为69.3%，其中显效率15%。

【来　　源】《植物杂志》，1979，1：41。

【附　　注】猴头为真菌类猴头菌Hericium erinaceus B.exFr.的实体。

【方　　名】香梅丸

【方药组成】乌梅（同核，烧存性）、香白芷（不见火）、百药煎（烧存性）各15g。

【功效主治】理气解毒。适用于肠癌。

【用法用量】上药研为细末，米糊为丸，如梧桐子大。每服70丸，空腹时用米饮送下。

【方　　名】香片蒸鱼方

【方药组成】鲜河鱼1条（约500g），香片茶10g，葱、姜、酒各少许。

【功效主治】生血益气，利尿清浊。本膳主要适用于肾癌症见无痛性血尿者。

【用法用量】将鱼肚切开，用盐酒腌十几分钟，把泡开的茶放入鱼肚中装盘，再把盘边摆放十几片茶叶。旺火蒸20分钟。出锅后淋上爆香的葱、姜丝即可。

【来　　源】《医药信息论坛》，1991，8：22。

【附　　注】肾癌的形成大多和肾气虚衰、气血失调有关，其典型症状为无痛性血尿及腰部疼痛。本膳中的河鱼，一般最好选用有利水作用的鲤鱼（性甘平，下水气）、乌鱼（性甘寒，祛湿利尿）等。香片茶以六安瓜片最为著名，是绿茶品种之一。它是以单片叶制成，色、香、味集于一叶，开水沏后，浓郁清香，沁人心脾。绿茶对亚硝胺诱发的小鼠食管癌有明显的抑制作用，其有效成分为儿茶素，而且有预防动脉硬化的作用。

【方　　名】香砂和中方

【方药组成】谷芽12g，白术9g，鸡内金6g（研末冲服），山楂6g，六曲6g，陈皮4.5g，木香4.5g，砂仁3g。

【功效主治】化疗所致的食欲不振。

【用法用量】水煎服，每日1剂。

【方　　名】香砂宽中汤

【方药组成】木香（临服时磨水入药15～20ml）、白术、陈皮、香附各4.5g，白豆蔻（去壳）、砂仁、青皮、槟榔、半夏曲、茯苓各3g，厚朴（姜制）4g，生甘草0.9g。

【功效主治】理气消痞，散寒止痛。适用于食管、胃部肿瘤气滞胸痞，反胃噎塞，或胃寒作痛。

【用法用量】用水400ml，加生姜3片，煎至300ml，入蜜1匙，食前服。

【来　　源】《证治准绳·类方》引《医学统旨》。

【方　　名】香砂六君二陈汤

【方药组成】广木香5g，砂仁5g，清半夏10g，陈皮10g，茯苓10g，党参30g，白术10g，生牡蛎15g，生薏苡仁30g，鱼腥草10g，夏枯草15g。

【功效主治】脾虚痰湿型乳腺癌。

【用法用量】水煎服，每日1剂。

【来　　源】《中西医结合治疗癌症》：48。

【方　　名】香砂六君子加减方

【方药组成】党参15g，焦白术15g，茯苓15g，生甘草6g，广木香6g，砂仁10g，陈皮10g，半夏10g，薏苡仁20g，鸡内金10g，厚朴10g，柴胡10g，延胡索10g。

【功效主治】原发性肝癌。

【用法用量】每日1剂，水煎分2次温服。

【来　　源】《湖南中医杂志》，1987，（5）：45。

【方　　名】香砂六君子加减方
【方药组成】生黄芪15g，白术12g，半夏9g，陈皮9g，枳壳9g，木香9g，砂仁6g，淡竹茹12g，焦三仙15g。
【加　　减】恶心，呕吐严重者，加旋覆花12g，生赭石15g；胃脘疼痛者，加延胡索12g，金铃子9g，白芍12g；腹泻严重者，加炒薏苡仁18g，肉豆蔻6g，茯苓12g，炒诃子肉12g。
【功效主治】主治化疗、放疗后，食欲下降。疲乏，纳呆，食少，脘腹痞胀，以上诸症食后益甚，便溏，腹泻，苔薄白或薄黄，脉弦细或细滑。
【用法用量】水煎服，每日1剂。

【方　　名】香砂六君子汤
【方药组成】党参24g，白术15g，茯苓20g，木香10g，砂仁10g，柴胡12g，陈皮10g，法半夏12g，八月札30g，生薏苡仁30g。
【加　　减】疼痛较甚可加延胡索、徐长卿；尿少肢肿可加车前草、木瓜；乏力气短较甚可加黄芪；食欲不振较甚者可加山楂。
【功效主治】健脾理气。主治胰腺癌之脾虚气滞型，症见上腹部不适或疼痛按之舒适，面浮色白，纳呆，消瘦，便溏，恶风自汗，口干不多饮，舌质淡，苔薄或薄腻，脉细或细弦。
【用法用量】水煎服，每日1剂，分3次服。
【来　　源】《和剂局方》加减。
【附　　注】忌油炸、辛辣、腌制的食物，不吸烟，不饮酒。

【方　　名】香苏散
【方药组成】香附、紫苏叶各四两，炙甘草一两，陈皮二两。
【加　　减】表寒盛者，加荆芥、防风、桂枝；气滞重者，加木香、沉香、川楝子；兼有瘀象者，加三棱、莪术、郁金；积块较大者，加水蛭、虻虫。
【功效主治】疏表行滞，表里兼治。外感风寒，内有气滞，形寒发热，头痛无汗，胸膈满闷，嗳气恶食。现临床用于肝癌、胃癌而见上述征象者。
【来　　源】《太平惠民和剂局方》卷二。
【附　　注】本方所治为外感寒邪，复因情志内伤，气机阻滞，气因寒遏，脉络不畅，阴血凝聚而成积。是表里兼治之剂。方中紫苏疏表气而散外寒，香附行郁气而消内壅，二药合用，表里兼治，外寒得解，内壅得消，共为主药，故该方以二药命名；陈皮能兼行表里为佐药；生甘草和中，亦能解表为使药。诸药合用，共奏疏表行滞之功。然此方为疏表行滞之轻剂，临证时需配合相应药物以加强其功效。
【注意事项】病久体虚不宜用本方。服药忌食生冷黏腻。

【方　　名】香蕈或鲜蘑汤
【方药组成】香蕈或鲜蘑菇适量。
【功效主治】治胃癌、子宫颈癌。且各种癌症手术后，持续服用本品可防止转移。
【用法用量】煮汤服用。

【方　　名】香蕈汤
【方药组成】香蕈适量。
【功效主治】胃癌，亦治子宫颈癌。
【用法用量】上药加水煎汤，代茶饮。
【临床应用】本方还可用于各种癌症手术后，持续服用可防止转移。
【来　　源】《中国秘方全书》。

【方　　名】香焰膏
【方药组成】麝香1g，火焰子3g，细辛、乳香、没药、樟脑、冰片、藤黄各9g，血竭、红花、雄黄各6g。
【加　　减】同时内服三香丸30分钟，起效，镇痛4～8小时，药效持续72小时。
【功效主治】各类癌痛。
【用法用量】上药研末，与麻油、红糖适量拌匀，敷脐上或贴肿瘤痛区，48小时换1次药，2周为1个疗程。

【来　　源】吴园园方。

【方　　名】香油壁虎方
【方药组成】壁虎 2 条。
【功效主治】乳腺癌。
【用法用量】浸香油内，2 个月后，用鸡毛蘸油涂患处。

【方　　名】香油胡桃仁方
【方药组成】香油 120g，胡桃仁 120g，蜂蜜 120g。
【功效主治】噎食（食管癌）。
【用法用量】香油、蜂蜜熬数开，将胡桃仁捣泥状，入内为膏，随时服用之。

【方　　名】香油密陀僧方
【方药组成】密陀僧、香油各 120g。
【功效主治】乳腺癌初起。
【用法用量】将药放在砂锅内，炭火上熬，用筷子搅，熬至滴水成珠为度，将膏药暖后贴患处。若核已破，则将疮口露出。药贴周围，便于向外流水。
【来　　源】中医研究院编《常见病验方研究参考资料》，人民卫生出版社，1970：269。

【方　　名】香油鱼鳔方
【方药组成】鱼鳔、香油。
【功效主治】胃癌。
【用法用量】香油滚开炸鱼鳔，再研细面备用。成人每服 5g，每日 3 次。

【方　　名】香油炸猪脊髓方
【方药组成】猪脊髓 60g。
【功效主治】阴茎癌。
【用法用量】香油炸常服。

【方　　名】向日葵单饮
【方药组成】向日葵杆心适量。
【功效主治】胃癌。
【用法用量】单味水煎代茶饮。

【方　　名】向日葵花盘汤
【方药组成】向日葵花托（又名：向日葵花盘）90g，凤尾草 60g，水杨梅（全草）60g。
【功效主治】子宫癌、恶性葡萄胎。
【用法用量】水煎 1 ～ 2 小时成半胶冻状，口服，每天 1 剂，30 ～ 60 剂为 1 个疗程。
【临床应用】用本方治疗滋养叶肿瘤（绒毛膜上皮癌、恶性葡萄胎）3 例，其中 1 例辅以小剂量氮芥共 12mg，均临床治愈。2 例服药 50 ～ 60 剂后症状消失，1 例连服 6 个月而愈，其中 2 例随访 3 年未见复发。
【来　　源】《中药大辞典》。

【方　　名】象贝兜铃汤
【方药组成】马兜铃、象贝母、全瓜蒌各 9g，苦甘桔梗、苦杏仁各 6g，生甘草 3g。
【功效主治】肺癌。
【用法用量】水煎服。
【来　　源】《治癌中药处方 700 种》。

【方　　名】象贝菊花汤
【方药组成】象贝母 10g，野菊花 10g，党参 12g，白芍 15g，藁本 12g，连翘 10g，木通 12g，黄芩 10g。
【功效主治】鼻咽癌。
【用法用量】水煎服，每日 1 剂。方辨证选用。
【来　　源】南昌市第一医院方。

【方　　名】象牙莲蓟汤
【方药组成】生地黄 12g，知母 12g，黄柏 12g，木馒头 15g，蒲黄炭 12g，半枝莲 30g，七叶一枝花 30g，大蓟 12g，小蓟 12g，象牙屑 12g，蒲公英 30g，车前子 30g。
【功效主治】膀胱癌。
【用法用量】水煎服，每日 1 剂。

【方　　名】削坚丸
【方药组成】鳖甲（醋浸两宿，去裙襕，更蘸醋炙黄色，取末称）、京三棱（锉如小枣大，好醋浸两宿，焙干，取末称）、干漆（捣碎，炒令烟出，捣细取末称）各75g，沉香15g，乳香7.5g（别研），槟榔、木香、干姜（炮）、没药（别研）、肉桂（去粗皮）、细松烟墨（烧去胶）、胡椒、莱菔子、干蝎（微炒，去毒）、硇砂（通明者，为末，重汤飞炼，别研）各15g，粉霜（别研）7.5g，轻粉7.5g。

【功效主治】化瘀消癥，行气消食。主治五积六聚，气结成块，食积癖瘕，心腹胀满，憔悴少食，适用于胰腺癌、肝癌而见上述诸症者。

【用法用量】上为细末，拌匀，用好醋煮薄面糊为丸，如小绿豆大。每服20丸，淡醋煎生姜汤下，日2服，夜1服。如未利渐加，微利即减。

【方　　名】消癌2号

【方药组成】紫草根60g，七叶一枝花60g，前胡30g，人工牛黄10g。

【功效主治】清热解毒，消肿抗癌。适用于肺癌。

【用法用量】前3味制成流浸膏，干燥研细，加入牛黄和匀，每服2g，每日3次。

【来　　源】《肿瘤临证备要》。

【方　　名】消癌3号散

【方药组成】板蓝根30g，猫眼草30g，人工牛黄6g，硇砂3g，威灵仙60g，制南星9g。

【功效主治】化痰散结，解毒利膈。适用于食管癌痰瘀痹阻、咽膈不畅者。

【用法用量】以上各药加水煎煮，制成稠浸膏，加入淀粉等辅料，烘干、研细即得。每服1.5g，温开水调下，1日4次。

【临床应用】以本方治疗食管癌300例，近期治愈33例、显效53例、有效180例、无效34例，总有效率为88.7%。经用药后患者症状均有不同程度改善，病灶稳定或缩小，精神和体质明显改善，生存期最长超过5年。

【来　　源】安徽省人民医院方。

【方　　名】消癌膏药

【方药组成】蓖麻籽120个，巴豆（去壳）120个，当归尾30g，红花30g，三棱30g，鳖甲30g，穿山甲珠30g，牙皂30g，木通30g，川乌30g，草乌30g，七叶一枝花30g，生南星30g，甘遂30g，二头尖30g，鬼箭羽30g，槟榔30g，冰片15g，丁香15g，阿魏15g，乳香15g，没药15g，血竭15g，风化硝120g，麝香3g，黄丹560g，麻油1500g。

【功效主治】化瘀消癥。适用于早、中期肝癌、胃癌等。

【用法用量】以上各药共研细末，制成膏药。外用，贴敷于肝区癌肿处，隔3～5日换药1次。

【来　　源】南昌市第二人民医院方。《抗癌中草药制剂》，人民卫生出版社，1981：225。

【方　　名】消癌片

【方药组成】红升丹、琥珀、山药、白及各300g，三七620g，牛黄180g，黄连、黄芩、黄柏各150g，陈皮、贝母、郁金、蕲蛇各60g，犀角、桑椹、金银花、黄芪、生甘草各90g。

【加　　减】若患者气虚，加用四君子汤；血虚，加用四物汤；气血两虚者，二方合用。

【功效主治】活血凉血，解毒消癌。适用于舌癌、鼻咽癌、脑癌、食道癌、胃癌、肝癌、骨肉瘤、乳腺癌、宫颈癌等。对较早期病人控制症状有一定作用。

【用法用量】制成片剂，每片0.5g，每服1片，日服2～3次，饭后服。1个月为1个疗程，4～6个月为1个治疗期，每个疗程停药7天左右。

【来　　源】《肿瘤的诊断与防治》。

【附　　注】治疗期间忌食蒜、葱、浓茶等。

【方　　名】消癌散

【方药组成】白术20g，当归30g，山慈菇30g，昆布12g，海藻12g，半边莲30g，白花蛇舌草25g，三棱10g，太子参30g（用人参更佳）。

【加　　减】小便不利、黄赤涩痛者，加车前子、金钱草、木通、虎杖；身面目皆黄者，加茵陈蒿、炒山栀、大黄；持续低热不解者，加金银花、连翘、蒲公英；肝区疼痛剧烈如针刺者，加三七、刘寄奴、延胡索、马钱子；舌苔黄腻湿润、恶心呕吐者，加陈皮、清半夏、黄连、竹茹；腹胀如鼓以气滞为主者，加厚朴、陈皮、枳壳、合欢皮。

【功效主治】扶正抗邪，解瘀行滞。原发性肝癌，证属正气不足，痰热结聚，瘀血留滞，蕴于肝胆者。

【用法用量】以上药物，水煎分 2 次服下，每日 1 剂。

【来　　源】《千家妙方》下册。

【附　　注】方中用太子参、白术健运脾气，调补中州，气旺则自可抗邪；山慈菇、半边莲、白花蛇舌草清热泻火解毒，抗癌利水散结；海藻、昆布咸以软坚、消痰行水，而疗“顽痰积聚”(《本草从新》)；三棱破血、消癥、理气、止痛；当归养血，并助三棱活血。全方配合，相辅相成，共达解瘀行滞、软坚散结之效。

【临床应用】临床观察进一步发现，以本方治疗 12 例晚期肝癌病人，均不同程度延长了生命，提高了生活质量，其中 1 例存活最长者达 9 年。

【方　　名】消癌散

【方药组成】蛇蜕、露蜂房、全蝎，各等分。

【功效主治】活血消肿。适用于乳腺癌。

【用法用量】共为细末。每服 12g，开水送下，每日 3 次，30 日为 1 个疗程。

【方　　名】消癌散

【方药组成】细叶七星剑、芙蓉叶各 600g，金牛根 900g，土半夏、穿心莲、生半夏、生南星、韩信草、生栀子、生川乌、生草乌、一支箭各 300g。

【功效主治】各种癌症和白血病。

【用法用量】上药晒干共研为细末，用蜂蜜适量调匀成厚膏，外敷患区（肿瘤局部）。日敷药 1 次，外加纱布固定之。

【来　　源】广东佛山中医院验方。

【附　　注】本方也可水煎，做肿块溃疡面清洗、阴道冲洗等。

【方　　名】消癌散结方合方

【方药组成】①消癌散结方：七叶一枝花 15g，半枝莲 30g，白花蛇舌草 60g，金银花 15g，紫丹参 15g，广郁金 12g，白术、莪术各 9g，山楂、神曲各 12g，赤芍、白芍各 9g，全当归 9g，川芎 6g，西党参 12g。②消肝癌散：七叶一枝花 120g，金银花 60g，野菊花 60g，紫草根 60g，广郁金 60g，粉丹皮 36g，人工牛黄 24g，紫金锭 12g，昆布 45g。

【功效主治】肝癌。

【用法用量】消癌散结方，每日 1 剂，2 次煎服。消肝癌散，共研极细末，日服 3 次，每次 4.5g，用温开水冲服。

【临床应用】女，27 岁，上腹部发现有拳头大包块已 3 个月余，表面在隆起，轻度疼痛，胃纳减退。检查：右肋下肝大 15cm，剑突下 11cm，质硬如石，表面高低不平。临床诊断为巨块型肝癌。用上方 3 个月，配合局部外照射 4000 伦琴，肝脏缩小至剑突下 4cm，质地变软，临床症状明显好转出院。

【来　　源】《安徽单验方选编》，安徽人民出版社，1972：315。

【方　　名】消癌散葵心茶合方

【方药组成】①消癌散：白术 20g，当归 30g，山慈菇 30g，昆布 12g，海藻 12g，半边莲 30g，白花蛇舌草 25g，三棱 10g，太子参 30g（人参效果更佳）。②葵心茶：向日葵杆内之蕊适量。

【功效主治】气血瘀滞型肝癌。

【用法用量】方①水煎服，每日 1 剂；方②发片，开水冲泡代茶频频饮之。

【临床应用】应用①配合饮用②，治疗 12 例确诊为肝癌的病人，均延长了寿命。其中 1 例存活最长者为 9 年。

【来　　源】《千家妙方》，战士出版社，1982：570。

【方　　名】消癌汤

【方药组成】炙鳖甲 15～30g，瓦楞子 12g，急性子 6～10g，桃仁 12g，红花 6g，枳实 6g，青皮 6g，白花蛇舌草 15～30g，白茅 10～15g。

【功效主治】胃腺癌。

【用法用量】水煎服，每日 1 剂。

【临床应用】陈某，女，67 岁，有胃溃疡病史。

1978 年因胃脘疼痛伴呕吐诊为幽门梗阻，手术时发现一包块，病理检查确诊为胃腺癌。B 超查包块为实质性 3cm×6cm×5cm。1979 年 1 月求治于中医，症见上腹部疼痛作胀，时有针刺感，不能进食，食入即吐，自可扪及包块。舌淡苔薄白兼黄中带腻，脉细弦。此为瘕，拟消汤合旋覆代赭汤治疗，诸症好转。连服 6 个月，无明显自觉症状。存活 6 年。

【来　　源】《江西中医药》，1987，（5）：34。

【方　　名】消癌丸

【方药组成】地龙、蜈蚣、全蝎、蛇蜕、露蜂房各 30g，蒲公英、板蓝根各 30g，白花蛇舌草 150g。

【功效主治】各种癌症。

【用法用量】先将前 5 味虫类药焙干，研成细末，再将后 3 味切碎，共研为细末，然后 2 种药末混合，加面粉少量调和，水泛为丸，每丸重 6g，早、晚各服 1 丸，温开水送下。

【来　　源】《常见肿瘤防治》。

【附　　注】本方乃虫类与抗癌中草药配伍而成，药性平和，毒性不大，可如法服之。

【方　　名】消白散

【方药组成】①消白散：壁虎 30 条，蜈蚣 30 条，朱砂 1.5g，枯矾 40g，皂角 15g，青黛 50g，汉三七 30g，乌蛇 50g，白僵蚕 25g，共研细面。②栀子 15g，生地黄 15g，白芍 20g，胡连 10g，黄药子 20g，半枝莲 25g，白花蛇舌草 50g，大青叶 20g，川大黄 20g，党参 35g，制首乌 20g，当归 15g。

【功效主治】各型慢性粒细胞型白血病。

【用法用量】方①加补益气血、解毒化瘀之党参、白术、黄芪、当归、丹参、赤芍、莪术、首乌、白花蛇舌草、黄药子、半枝莲、大青叶，用于毒血搏结、正虚积正型，消白散每次 2.5g，每日 2 次。方①加归脾丸（每次 1 丸，每日 2 次）、牛黄解毒片（每次 4 ～ 6 片，每日 2 次），用于余邪内伏、郁而待发型，消白散用量同上。方①、方②加安宫牛黄丸（每次 1 丸，每日 3 ～ 4 次）、白消安（每次 2mg，每日 3 次，白细胞降至 2 万即停药）。支持疗法用于邪郁化热、营血热炽型，消白散每次 5g，每日 2 次。

【来　　源】《辽宁中医杂志》，1984，（1）：23。

【方　　名】消毒化瘀汤加减

【方药组成】金银花藤 30g，蒲公英 30g，黄柏 15g，肿节风 30g，徐长卿 20g，刘寄奴 15g，黄芩 10g，威灵仙 30g，土鳖虫 10g，天花粉 20g，乳香、没药各 5g，当归 10g，透骨草 30g，赤芍 10g，生甘草 3g，龙葵 30g。

【功效主治】毒热蕴结型骨肉瘤。

【用法用量】水煎服，每日 1 剂。

【来　　源】《中医肿瘤学》（上），科学出版社，1983：331。

【方　　名】消毒清血汤

【方药组成】大青叶、板蓝根、紫草、赤芍、牡丹皮、犀角、蜈蚣、雄黄。

【功效主治】急性白血病。

【用法用量】水煎服，每日 1 剂。

【临床应用】上海第一医学院中山医院血液病组以本方联合化疗，共治急性白血病 23 例。在急性粒细胞性白血病 3 例中，完全缓解 2 例，部分缓解 4 例，无效 7 例；缓解期平均为 4 个月。在急性淋巴细胞性白血病 4 例中，完全缓期 2 例，部分缓解 2 例；缓解期平均为 8.5 个月。在急性单核细胞性白血病 3 例中，部分缓解 1 例，无效 2 例。在红白血病 2 例中，部分缓解 1 例，无效 1 例。另有慢性粒细胞性白血病变 1 例，获部分缓解。

【来　　源】《抗癌中草药制剂》，人民卫生出版社，1981：298。

【方　　名】消毒散

【方药组成】滑石 500g，黄柏 60g，乳香 15g，轻粉 6g，黄丹 6g。

【功效主治】生肌止痛，消毒散肿。适用于皮肤癌。

【用法用量】上同为细末。每用干掺或火汤，下注、臁疮、风湿、疥癣等疮，油调涂之。

【方　　名】消化膏

【方药组成】炮姜 30g，红花 24g，白芥子、南星各 18g，生半夏、麻黄、黑附子各 21g，肉桂 15g，红芽大戟 6g，红娘虫 2.4g，香油 2 500g。

【功效主治】回阳散寒，活血消肿。适用于阴疽、痰核及无名肿核，皮下包块、乳腺肿核及良性体表肿瘤等。

【用法用量】将上药用香油炸枯后，每 500g 香油加入章丹 250g，熬成膏，每 500g 内兑入麝香 4.8g，藤黄面 30g。用时将膏药熔化后，摊开敷于布或纸上，外敷患处。

【方　　名】消积导滞汤

【方药组成】炒山楂 9g，六神曲 9g，炒麦芽 15g，鸡内金 9g，陈皮 9g，木香 9g，枳壳 9g，煅瓦楞子 30g，川楝子 9g，延胡索 15g，丹参 15g，桃仁 6g，赤芍 9g，海藻 12g，牡蛎 30g，夏枯草 15g，党参 12g，黄芪 9g，蒲黄 9g，白芍 12g，仙鹤草 30g，白及 4.5g。

【功效主治】消积导滞，理气活血，软坚散结。适用于胃癌。

【用法用量】每日 1 剂，水煎，分 2 饮温服。

【临床应用】以本方治疗晚期胃癌 189 例，结果为：贲门癌 1 年生存率为 31.67%（38/120），2 年生存率为 6.14%（7/114），3 年生存率为 0.96%（1/104）。胃体及幽窦癌 1 年生存率为 33.33%（12/36）、41.38%（12/29），2 年生存率为 12.12%（4/33）、22.2%(6/27)，3 年生存率为 7.14%(2/27)、12%（3/25），5 年生存率为 4.35%（1/23）、5.56%（1/18）。

【来　　源】汤新民方。

【方　　名】消积膏

【方药组成】雄黄 30g，白矾 30g。

【功效主治】消痰散结，痞积。

【用法用量】研细末，面糊，调膏贴患处，即见效。

【来　　源】《常见病验方选编》。

【附　　注】若未效再贴，无有不愈。

【方　　名】消积化聚丸

【方药组成】三棱、莪术、陈皮、丁香、阿魏、青皮、木香、白芷、当归、草豆蔻、川贝母、玄明粉、黄连、香附、神曲、麦芽、甘松、砂仁、莱菔子各五钱。

【加　　减】积块难消者，加鳖甲、水蛭、生牡蛎；便血色黑者，加三七、地榆。

【功效主治】活血行气，温中散寒，消食导滞。腹中积块，积块软而不坚，固着不移，胀痛并见，便秘，纳呆。

【用法用量】上药为末，酒为丸，如梧桐子大，每次服 80 丸，每日 1 次，姜汤送下，或酒送下。

【来　　源】《活人心统》卷下。

【附　　注】本方可以治疗多种原因导致的积聚。凡气、血、食、内外寒湿凝聚而成积聚，属正盛邪实者皆可应用。饮食所伤，食滞肠道，脾运失司，湿痰内生，痰食互阻，又外感寒湿，复因情志内伤，气因寒遏，脉络不畅，阴血凝聚而成积。方中三棱破血中之气，莪术破气中之血，合用破血消积走血分；香附、木香、青皮舒肝行气，解郁止痛破气滞；陈皮、神曲、麦芽健脾消食化食积；白芷散外寒，丁香、草豆蔻温里寒，合用祛里、外寒湿；川贝母化痰积；阿魏消诸积；黄连燥湿以宽肠；玄明粉荡涤积滞，使浊阴下达；当归养气血顾护正气。诸药合用，气、血、食、痰之结可解。现临床可用于胃癌、肝癌、肠癌等的治疗。

【注意事项】积块日久正气虚弱者本方不宜。

【方　　名】消积软坚片

【方药组成】半枝莲，白花蛇舌草，铁树叶，三棱，莪术，土鳖虫，党参，当归，白芍，白术，枳实，薏苡仁，各适量。

【功效主治】肝癌。

【用法用量】水煎服，每日 1 剂。

【临床应用】治疗 54 例，有效率为 68.5%，治疗后一年生存率为 39.4%。

【来　　源】《中医肿瘤学》（上），科学出版社，1983：270。

【方　　名】消积软坚汤

【方药组成】党参 15g，当归 9g，白芍 9g，白术 12g，薏苡仁 30g，枳壳 6g，半枝莲 15g，白花蛇舌草 15g，铁树叶 15g，三棱 9g，莪术 9g，地鳖虫 9g。

【功效主治】健脾益气，消癥软坚，清热解毒。适用于原发性肝癌。

【用法用量】水煎服，每日 1 剂。

【临床应用】本方与合并化疗患者生存率做比较：单用者 1 年、2 年生存率分别为 30.8%、16.7%，最长生存 8 年 10 个月；本方合并化疗者分别为 11.6%、6.3%，最长生存 8 年 5 个月。单独使用本方生存率较合并化疗者稍高。

【来　　源】上海中山医院唐辰龙方。

【附　　注】方中半枝莲、白花蛇舌草、铁树叶清热解毒；三棱、莪术、地鳖虫、炙鳖甲破血消癥；辅以党参、白术等健脾益气，祛邪而不伤正。若有出血倾向者慎用。

【方　　名】消积软结片

【方药组成】莪术 30g，三棱 30g，半枝莲 30g，白花蛇舌草 30g，铁树叶 30g，地鳖虫 15g，鳖甲 30g，党参 30g，当归 15g，白芍 15g，白术 10g，枳实 10g，薏苡仁 30g。

【功效主治】益气活血，解毒散结。原发性肝癌，症见气少乏力，胁下肿块刺痛，食少纳差，或大便泄泻，下肢浮肿，或发热烦渴，舌红或有瘀斑、苔黄、脉数。

【用法用量】以上药物，共研为极细末，加赋形剂，压片，每次 9g，每日 3 次。

【临床应用】治疗原发性肝癌 54 例，特效 2 例、显效 8 例、有效 27 例、无效 17 例，总有效率为 68.5%。

【来　　源】《常用抗肿瘤中草药》。

【附　　注】原发性肝癌证属气虚血瘀、留积成块、日久蕴毒、结于肝脏者，可选本方使用。方中党参、白术、薏苡仁、枳实健脾理气，疏通郁滞，宽中助运；莪术、三棱、地鳖虫破血逐瘀，散结消癥，通经定痛；半枝莲、白花蛇舌草、铁树叶清热解毒，消积抗癌；鳖甲、当归、白芍益肝阴，养肝血，补肝柔肝，鳖甲尚有软坚化积之功。全方相伍，益气并能养阴，理气并可活血，扶正兼以攻邪，最终共达消积软结之目的。

【方　　名】消积通经丸

【方药组成】南香附（醋炒）300g，艾叶（醋炒）60g，当归（酒洗）60g，南芎 30g，赤芍 30g，生地黄 60g，桃仁（去皮）30g，红花（酒洗）30g，三棱（醋炒）30g，莪术（醋炒）30g，干漆（炒）30g。

【功效主治】行气解郁，破血通经。适用于卵巢肿瘤，腹有血瘕，脐下胀痛，或月经不行，发热体倦者。

【用法用量】上为细末，醋糊为丸，如梧桐子大。每服 80 丸，临卧淡盐汤送下。

【方　　名】消积丸

【方药组成】代赭石、礞石各一两，肉桂、茯苓、青皮、巴豆各半两，三棱、川楝子各一分，硇砂三分。

【加　　减】积块大而坚硬者，加鳖甲、水蛭、生牡蛎；瘀象著者，加莪术、桃仁、红花；气滞甚者，加延胡索、乌药、砂仁。

【功效主治】下气化痰，活血逐瘀。痰浊与气血搏结所致的积聚，症见心腹刺痛，喘逆上气，胸膈痞闷，纳呆。现临床可用于胃癌、食道癌、肝癌的治疗。

【用法用量】上药为末，酒煮面糊为丸，如梧桐子大，每次服 2～3 丸，1 日 2 次，木香汤送下。

【来　　源】《圣济总录》卷七十二。

【附　　注】本方所治之证为饮食所伤，损伤脾胃，痰浊与气血搏结，久则积块。方中代赭石、礞石重镇降逆，下气化痰，偏理痰浊；青皮、川楝子理气行滞，偏行气分；三棱活血祛瘀，偏行血分；肉桂温中以助气运；硇砂软坚消积；茯苓、巴豆渗湿荡滞，使浊阴之邪从二便排出。诸药合用则气血痰之结可解。

【注意事项】体虚者及孕妇忌服，忌食生冷黏腻食物。

【方 名】消积丸

【方药组成】莱菔子、紫苏各三钱，厚朴、陈皮各五钱，香附三钱，炙甘草二钱，青皮二钱，山楂五钱，白术一钱，茯苓五钱，人参三钱，黄连三钱，半夏三钱，枳实三钱，苍术五钱。

【加 减】兼瘀象者，酌加三棱、莪术；食滞难消者，加沉香、砂仁。

【功效主治】健脾益气，消食导滞。脾虚食滞之腹胀满，时有如条状物聚起在腹部，不思乳食。现临床可用于小儿消化道肿瘤的治疗。

【用法用量】上为末，神曲糊为丸，如梧桐子大，每次 5 ～ 10 丸，1 日 2 次，米汤送下。

【来 源】《万氏家抄济世良方》卷五。

【附 注】小儿脾胃虚弱，复因乳食所伤，损伤脾胃，脾失健运，食滞肠道，湿痰内生，痰食互阻气机不畅，日久成聚。方中人参、白术、炙甘草健脾益气，以振中土生机而治本；莱菔子、山楂消食导滞以治标；紫苏理气宽中，调整肠胃功能；厚朴、枳实、香附、青皮理气化滞；半夏、苍术、陈皮化痰和中；茯苓利水渗湿；小儿乃纯阳之体，食滞日久恐其化热，故加黄连以清热燥湿。诸药合用健脾益气，消食导滞，则食痰之阻可解。小儿脾胃虚弱者，慎用攻伐之品。

【方 名】消积止痛方

【方药组成】樟脑、阿魏、丁香、山柰、白重楼、藤黄各等分。

【功效主治】软坚散结，理气止痛。主治肿瘤疼痛。用本方外治肿瘤疼痛，治后疼痛均有不同程度的减轻或消失。

【用法用量】研细末，撒在胶膏上敷于疼痛处。

【来 源】本方为名老中医邵森森家传秘方，由湖北省武汉市第一医院孙忠义整理发表。

【方 名】消积止痛膏

【方药组成】樟脑、阿丁倭（阿魏、丁香、山柰、白重楼）、藤黄。

【功效主治】软坚散结，止痛。卵巢癌，症见腹部疼痛，有积块，形体消瘦，舌质紫暗，脉弦。

【用法用量】上药等量分研为末，密封备用。根据肿块大小和疼痛部位，将上药按 1、2、3 顺序分别拔苗助长在胶膏上，敷贴于患处，随即用 60℃左右的热毛巾在药膏上敷半小时（以不烫伤皮肤为度）每天热敷 3 次，5 ～ 7 天换药 1 次，同时配合内服解毒散结中药。

【来 源】《湖北中医杂志》1987 年第 4 期。

【附 注】本方对中、晚期卵巢癌有显著的软坚散结和止痛作用。方中樟脑、丁香、阿魏、山柰均为辛温、芳香走窜药，有通利滞气、温通经络、消肿止痛之功；重楼清热解毒，散结消肿以消坚积；藤黄大毒，能散瘀解毒，取其以毒攻毒之意。诸药相合，共奏消积散结止痛之功。另外，湿毛巾的热气有升高药物温度、增强渗透力的作用。

【方 名】消瘕汤

【方药组成】白芍一两，白术、鳖甲各五钱，生甘草、郁金各一钱，枳壳五分，花粉、牡丹皮、香附各二钱，茯苓、巴戟天各三钱，白豆蔻二粒，木香五分。

【加 减】畏寒、四肢不温者，加附子、肉桂；结块疼痛如刺者，加三棱、莪术；病久元气大伤者，加党参、黄芪、当归。

【功效主治】健脾气，导滞散结。脾气虚弱，复因情志内伤，气机阻滞，脉络不畅，久而成块者。现临床可用于消化道肿瘤的治疗。

【用法用量】水煎分 2 次服下，每日 1 剂。

【来 源】《辨证录》卷七。

【附 注】本方所治为素体中土虚弱，气机不运，复因情志刺激，气机阻滞，久而结块。治宜健脾行气，扶正祛邪，标本兼治。方中白术、茯苓、生甘草健脾益气以助中土，脾气旺以助运气；脾虚化源不足则血虚，血虚则运行迟滞，以白芍柔肝养血；香附、木香、白豆蔻、枳壳芳香性燥，行气导滞；气滞则血瘀，加郁金、牡丹皮活血行气；巴戟补肾阳以温煦脾土；鳖甲软坚散结；花粉其性寒凉以制诸辛热药之偏。诸药合用，健脾行气，其结自散。

【注意事项】邪实正盛之积聚不可用本方。

【方　　名】消坚化痰汤
【方药组成】陈皮，鳖甲，浙贝母，香附，茯苓，半夏，白芥子，川芎，海蛤粉，木香，青皮，枳实，生甘草，天花粉。
【加　　减】咳嗽、吐黄痰者加黄芩、杏仁、桑白皮；胸闷烦躁、气喘者加全瓜蒌、薤白、桂枝；咳血或吐血者加三七粉、白及、藕节炭等。
【功效主治】消坚化痰，理气除痞。胸腹痞块，按之疼痛，呕吐痰涎，食少纳差，胃脘胀闷者。现代临床可用于原发性支气管肺癌、食管癌、转移性肺癌等的治疗。
【用法用量】以上药物，水煎分 2 次服下，每日 1 剂。
【来　　源】《何氏济生方》卷五。
【附　　注】本方实乃二陈汤加味而成，其治证主要为痰浊阻于胸中，气机不利，胸阳有振所致。方中，浙贝母化痰肃肺，消坚散结；陈皮、茯苓、半夏燥湿化痰，健脾理气，治生痰之源；香附、木香、青皮、枳实行气除胀，气顺则有利于痰化；白芥子化顽痰，搜经络，并去皮里膜外之痰；鳖甲、海蛤粉散结软坚；天花粉润燥清肺消肿；川芎活血行气；生甘草调和诸药。全方共奏消坚化痰、理气除痞之功。

【方　　名】消结止痛膏
【方药组成】当归，桂枝，僵蚕，赤芍，乳香，没药，香橼，陈皮，川楝子，淫羊藿，菟丝子，昆布，海藻，三棱，莪术，麝香。
【功效主治】肿瘤疼痛。
【用法用量】除乳香、没药、麝香外，余药入麻油内煎熬至药枯，去渣滤净，加入黄丹搅匀；熬制滴水成珠，不粘指为度。再加入乳香、乳药、麝香搅匀为膏。用时洪热，用于肿块或疼痛部位。7 ～ 10 天换药 1 次，1 ～ 3 月为 1 个疗程，个别病人外贴后，可有皮肤过敏现象，停药后可恢复。
【临床应用】治疗 149 例，痊愈 36 例，显效 60 例，好转 46 例，无效 7 例。
【来　　源】本方系陕西马栓全等经验，曾刊于《陕西中医》1987 年第 10 期。

【方　　名】消块方
【方药组成】京三棱、蓬莪术各 10g，制半夏 9g，白芥子、陈胆星、地鳖虫各 6g。
【加　　减】应用本方时，若为阴血虚者，酌加南沙参、大生地、赤芍之类；气阴虚者，加桂枝、干姜、川芎、党参、白术之属。
【功效主治】活血祛瘀，化痰消瘤。适用于脂肪瘤。
【用法用量】每日 1 剂，水煎，分 2 次温服。

【方　　名】消疬丸
【方药组成】柴胡、白芍、青陈皮、法半夏、茯苓、白芥子、香附、牡蛎、瓜蒌、莪术。
【用法用量】本方有汤剂、丸剂、针剂。
【功效主治】偏重于疏肝理气，化痰软坚，对老年性前列腺增生症也有显著疗效。
【临床应用】治疗 22 例乳房包块全部消失，疗程最短 1 个月，最长 4 个月。另有老年性前列腺增生 32 例，治愈 27 例，好转 5 例。疗程 1 ～ 2 个月。
【来　　源】本方系贵阳中医学院第一附属医院经验方，曾刊于《福建中医药》1986 年第 1 期。

【方　　名】消瘤碧玉散
【方药组成】硼砂 9g，冰片、胆矾各 0.9g。
【功效主治】开结通喉。适用于喉瘤。
【用法用量】共研细末。用时以箸头蘸药，点患处。
【来　　源】《医宗金鉴》。

【方　　名】消瘤二反膏
【方药组成】生甘草、大戟、芫花、甘遂各等分。
【功效主治】消肿散结。各种原因所致瘿瘤均是本方适应证，是瘿瘤外治常用方。
【用法用量】外用。先用生甘草煎浓膏，笔蘸涂瘤四周，待干再涂，共 3 次；次以大戟、芫花、甘遂等份为末，以醋调，另用笔蘸药涂其中，不得近着生甘草处，每日 1 次。
【来　　源】《外科大成》卷七。
【附　　注】瘿瘤的病因主要是情志内伤和饮食

及水土失宜，也与体质因素有密切关系，共同导致痰、气壅结或痰气结颈而发生瘿瘤。方中甘遂、大戟、芫花有毒，力峻而效著，外用消肿散结，可治一切肿毒；生甘草缓和，顾护正气，故煎膏涂瘤四周，且与上三药相反，故不能靠近上述三药所涂处，否则使三药不能发挥其水肿散结之功用。诸药合用，祛邪而不伤正，瘤消结散而不伤他处。现可用于甲状腺肿瘤的外治。

【注意事项】瘤已破溃者不宜用本方。

【方　　名】消瘤方

【方药组成】穿山甲 12g，制鳖甲 12g，夏枯草 30g，白花蛇舌草 30g，野菊花 30g，海藻 30g，望江南 30g，白英 30g，紫丹参 30g，全瓜蒌 30g，牡蛎 30g，昆布 15g，山药 15g，南沙参 12g，王不留行 12g，露蜂房 12g，桃仁 9g，小金丹 10 粒（随汤药冲服）。

【功效主治】破血豁痰，解毒散结。乳腺癌中、晚期，症见乳房肿块，或乳房皮肤呈现橘皮样变化，或乳头有血性分泌物，或有肝、肺、骨及淋巴等转移，身体逐渐消瘦，舌红或淡，脉细数。

【用法用量】以上药物，水煎分 2 次空腹服下，每日 1 剂。

【临床应用】本方治疗乳腺癌 10 例，临床治愈 1 例，显效 1 例，有效 6 例，无效 2 例，总有效率为 80%。

【来　　源】《肿瘤良方大全》。

【附　　注】本方所治乳腺癌，其病机为数邪相合，瘀、毒、痰互结，凝聚于乳房，蕴而成块者。故其药物组成，亦大致针对以上病机而分为下列几个方面。其一如穿山甲、王不留行、桃仁、丹参、小金丹，功为活血化瘀、通络散结、消积止痛，以祛瘀血、死血、恶血；其二如白花蛇舌草、野菊花、白英、露蜂房、望江南，功为清热泻火、解毒抗癌、消肿消炎，以泄热毒之壅结；其三如夏枯草、全瓜蒌、昆布、海藻、牡蛎、制鳖甲，功为清痰、豁痰、降火软坚，以祛痰火、顽痰之结聚；其四如山药、南沙参，功为健脾益气、养阴生津，以护中保胃，防上述苦寒太过而致胃气衰败。综合全方，四类药物相辅相成，共达破血豁痰、解毒散结之效能。

【方　　名】消瘤方

【方药组成】蜘蛛网丝。

【功效主治】粉瘤。

【用法用量】用蜘蛛网丝缠住瘤体根部，自消，内有结实小白粉，不肿不痛。

【来　　源】《常见病验方选编》。

【方　　名】消瘤方合方

【方药组成】①蜈蚣 9g，全蝎 9g，东丹 30g，斑蝥 0.9g，白果皮 0.9g，生石膏 15g，共研细末。②明矾 15g，生石膏 15g，天南星 1.5g，蟾酥 1.5g，东丹 60g，红矾 2.4g，乳香 4.5g，没药 4.5g，炙穿山甲片 9g，白芷 9g，肉桂 45g，共研细末。③细生地黄、石见穿、煅牡蛎各 15g，玄参、知母、楂曲（包煎）各 9g，寒水石、地骨皮、半枝莲各 30g，牡丹皮 4.5g。

【功效主治】股骨颈恶性肿瘤。

【用法用量】首先将①方药粉放在小膏药上，远离臀部，循经贴上小膏药。然后，在 1 周后将②方的药粉放在膏药上贴于患处臀部。内服③方，每日 1 剂，煎服。

【临床应用】唐某，男，38 岁，1970 年 3 月 2 日上海肿瘤医院诊断为“左股骨颈病理性骨折，原发性或继发性恶性肿瘤”，患者不愿截肢而回无锡用上述治疗，病情渐有好转，同年 5 月 6 日摄片可看到股骨颈有新生骨生长。

【来　　源】《江苏新医疗法展览会选编》。

【方　　名】消瘤净方

【方药组成】将三七、壁虎、桂枝、地龙加工制成片剂，每片含生药 1.5g。

【加　　减】若热毒壅滞者用清热解毒、活血消肿的黄连解毒汤、四妙丸、当归龙荟丸、槐花散、少腹通瘀汤加减；脾虚湿聚者，用健运化湿、消肿解毒的胃苓汤、藿朴夏苓汤、桂枝桃仁汤、木香通气散、消痈汤等加减。

【功效主治】活血化瘀、散结止痛。主治直肠癌、乙状结肠癌、结肠癌、肛管癌、肠系膜根部恶性肿瘤。

【用法用量】每次 2 ～ 3 片，每日 3 次，饭后服用，连续治疗 6 个月以上。

【临床应用】本方配合辨证施治治疗 61 例肠道癌肿（手术者 31 例，其中手术时发现转移或复发者 15 例；未手术者 30 例）。1 年生存率为 58%，2 年生存率为 42.9%，3 年生存率为 30%。

【来　　源】上海中医学院钱伯文方。《中国中医秘方大全》。

【方　　名】消瘤破癥汤

【方药组成】三棱、莪术、山慈菇、生黄芪、潞党参各 15g，炒白术、玄参、夏枯草、当归各 12g，广陈皮、象贝母、生半夏、胆南星各 10g，生牡蛎 30g，炙甘草 6g。

【功效主治】脾气虚弱、痰湿凝聚之恶性淋巴瘤，症见颈部淋巴结肿大，按之质硬无疼痛，形体虚胖，面色萎黄，纳呆，脉细滑，苔厚腻。

【用法用量】水煎服，每日 1 剂。

【方　　名】消瘤散

【方药组成】老生姜 20g，雄黄 20g。

【功效主治】恶性肿瘤。

【用法用量】生姜除掉叉枝，挖一洞，掏空，姜心留约半厘米厚，然后装进雄黄粉末，再用挖出的生姜末把洞口封紧，放在陈瓦上烙炭火慢慢焙干，约 7 ～ 8 小时，姜呈金黄色，脆而不焦，一捏就碎，即可研粉，过 80 目筛成极细末，瓶装密封用。1 日服 3 次，每次 3g。

【来　　源】《偏方治大病》。

【方　　名】消瘤散

【方药组成】水蛭 30g，全蝎 10g，地鳖虫 20g，丹参 30g，黄药子 30g，山慈菇 30g，三棱 30g，莪术 30g，生牡蛎 30g，延胡索 20g，夜明砂 30g。

【功效主治】行气破血逐瘀，软坚散结消癥。主治肝血管瘤。

【用法用量】将上述中药烘干后共研细末，过 100 目筛，贮瓶备用。口服，每次 10g，每日 2 次，冷开水送服，20 天为 1 个疗程。

【临床应用】治疗 62 例，痊愈 38 例，显效 18 例，无效 6 例。接受治疗最短 4 个疗程，最长 10 个疗程，平均 145 天。服药期间，对生、冷、酒、羊肉之类食物适当控制。如有胃病者宜饭后服药。吴某，男，54 岁，1988 年 10 月就诊。诉患肝脏血管瘤 6 年，右上腹常有隐胀痛感，饭后较明显。经长沙、上海等地 B 超、CT 检查确诊为肝右后叶海绵状血管瘤。因恐惧手术，在当地服中药数百剂，效果欠佳。经他人介绍来诊，肝功能和甲胎蛋白测定均无异常。予消瘤散如法治疗 3 个疗程后 B 超复查，肝血管瘤由治前 28mm×42mm 缩小为 12mm×20mm。继服 3 个疗程后再次 B 超复查，血管瘤消失，症状缓解。为巩固疗效，继服 2 个疗程，半年后 B 超，肝功能、甲胎蛋白复查均正常。

【来　　源】周高龙方，《湖南中医杂》1994，（3）：19。

【附　　注】肝脏海绵状血管瘤一般不宜手术切除，运用中药治疗为可取的保守疗法之一。方中集活血化瘀、散结消癥之品于一炉，治疗 62 例痊愈率达 60%，疗效可观。方中夜明砂辛寒，入肝经，有清肝明目之效，其尚有入肝经血分、散瘀消积之功，本方即其验也。

【方　　名】消瘤汤

【方药组成】海蛤壳、夏枯草、赤芍、荔枝核各 15g，香附 12g，莪术 10g，三棱 9g，牡蛎 30g。

【加　　减】发热加连翘 24g，板蓝根 30g；痰多加浙贝母 15g，法半夏 9g；气虚加黄芪 30g，党参 12g；血虚加制何首乌 18g，丹参 20g，党参 24g。

【功效主治】甲状腺癌、囊肿、乳腺增生等。

【用法用量】每日 1 剂，水煎 2 次分服。

【来　　源】乔春达方。

【方　　名】消瘤汤

【方药组成】炮穿山甲 15g，三棱、莪术各 12g，牡丹皮、桃仁、茯苓、赤芍各 10g。

【功效主治】子宫肌瘤。

【用法用量】水煎，每日 1 剂。

【方　　名】消瘤通隔饮
【方药组成】乌梅炭6g，急性子（微炒）、广郁金、北沙参、荷叶蒂各15g，浙贝母12g，紫丹参24g，缩砂仁9g，白硇砂1.5g（药汤泡服）。
【功效主治】食管癌。
【用法用量】先用第2次米泔水煎服，每日1剂，2次煎服。

【方　　名】消瘤丸
【方药组成】桂枝90g，茯苓90g，牡丹皮90g，海藻90g，昆布90g，红花90g，桃仁90g，夏枯草90g，莪术90g，香附90g，炒三仙各90g，鳖甲150g，生薏苡仁150g，王不留行120g。
【功效主治】良、恶性肿瘤，甲状腺瘤，各种纤维瘤，脂肪瘤。
【用法用量】上药共为细末，炼蜜为丸，每丸重9g。每次服1丸，每日2次，白开水送下。
【附　　注】中国中医科学院广安门医院肿瘤科用方。

【方　　名】消瘤丸
【方药组成】红娘子、青娘子、斑蝥、全蝎、水蛭各15g，蜈蚣10条，露蜂房、僵蚕、炮穿山甲各21g，地鳖虫、九香虫各10g，海藻、昆布各21g，煅牡蛎300g。
【功效主治】各种恶性肿瘤。
【用法用量】将前11味虫类焙干研为细末，然后取后3味药加水适量，慢火熬成膏状，滤去药渣，加入虫类药粉拌和，泛成药丸，如绿豆大，每日服2次，每次0.5g，温粥送下。
【来　　源】《经验方》。
【附　　注】本方多种毒虫配伍，其红娘子、斑蝥、青娘子含大毒，其余诸虫均属有毒之虫类，真可谓群虫大毒聚会，其毒性猛烈可怕，非有良医指导，一般要慎用，患者须用时应请有经验医生咨询，不可随意自用。

【方　　名】消瘤丸
【方药组成】全蝎、露蜂房、蛇蜕各等分。
【功效主治】各种良、恶性肿瘤。
【用法用量】共研末，水泛为丸，如梧桐子大小，即成。
【来　　源】胡安邦供方。

【方　　名】消瘤丸
【方药组成】金银花、白芷、大青叶、夏枯草、栀子各等分。
【功效主治】清热解毒，消肿散结。适用于伴有实热之证的各类肿瘤患者。
【用法用量】上5味加冰片少许，研末，炼蜜为丸，每丸重6g。每服1丸，温开水送下，1日2～3次。
【来　　源】《实用中医学》。

【方　　名】消瘤丸（原老丹）
【方药组成】全蝎300g，牛黄120g，巴豆（炒黑）120g，雄黄120g，红粉片90g，血竭90g，白及90g，天麻90g，僵蚕90g，蝉蜕90g，茅术90g，川大黄90g，硇砂60g，礞石60g，木香60g，苏合香30g，斑蝥30g，沉香30g，冰片30g，珍珠15g，乳香、没药各15g，麝香15g，蜈蚣200条。
【功效主治】脑瘤，喉癌，食管癌，乳腺癌。
【用法用量】上药为细末，为丸如桐子大。每次服2丸，可逐渐加至5～6丸。
【来　　源】孙秉严供方。
【附　　注】该药方有毒，应清晨空腹时使用，以使药力专行。

【方　　名】消瘰导痰汤
【方药组成】夏枯草、玄参、瓦楞子、姜南星、法半夏、陈皮、茯苓、白芷、莪术、木贼草、白芥子、牛蒡子各10g。
【加　　减】鼻塞、头痛加辛夷、蔓荆子；鼻衄加三七、血余炭。
【功效主治】消痰软坚，化瘀散结。本方适用于鼻咽癌中期正气渐衰而邪气渐盛，证属气血瘀滞、痰浊凝结者，症见舌苔腻，脉弦滑。
【用法用量】以上药物，水煎分2次空腹服下，每日1剂。

【来　　源】《云南中医学院学报》1981年第3期。

【附　　注】脾胃虚损，运化失职，湿聚生痰，痰阻气滞，脉络阻塞，血行不畅，痰、气、血搏结，乃成本病。方中夏枯草、木贼草、玄参清火散结，软坚解毒；姜南星、法半夏、陈皮、茯苓燥湿理气化痰，气顺则痰降，气行则痰化，湿去脾健而痰消；瓦楞子消痰化瘀，软坚散结；白芥子豁痰利气，散结消肿；牛蒡子清热利咽；莪术行气破血，可抑制肿瘤的生长。此方行气消痰化瘀，则气血痰之坚结可散。

【方　　名】消瘰散结方

【方药组成】生牡蛎、金银花、白花蛇舌草各30g，玄参、蒲公英各24g，贝母、夏枯草、猫爪草、露蜂房各15g，柴胡6g，蜈蚣2条。

【加　　减】胸闷不舒加香附、青皮；痰火盛者加瓜蒌、蛤粉；肿块难消加黄药子、鳖甲、昆布、海藻。

【功效主治】疏肝解郁，清热化痰，软坚散结。甲状腺癌，症见颈前肿块，质硬，胸闷心烦，口苦口干，舌质红，苔黄腻，脉弦数。本方适用于甲状腺癌初中期气郁痰阻、肝火郁结者。

【用法用量】以上药物，水煎分2次服，每日1剂。

【来　　源】《中医治癌大成》。

【附　　注】由于情志内伤，使气机郁滞，肝气失于条达，气机郁滞，则津液凝聚成痰，气滞痰凝，且肝郁日久化火，而成本证，治宜解郁、清热、化痰。方中柴胡疏肝解郁，使气机通畅；贝母消痰散结；夏枯草、猫爪草清火散结；玄参滋阴降火；生牡蛎软坚散结；金银花、蒲公英清热解毒；白花蛇舌草、露蜂房攻毒抗癌；蜈蚣性善走窜，攻毒散结以消瘿瘤。诸药合用疏肝郁，通气机，清热毒，化痰湿，则坚积可消。

【方　　名】消瘰汤

【方药组成】生牡蛎、夏枯草各20g，贝母12g，玄参、青皮各15g，党参30g（或人参10g），炒白芥子、制何首乌各30g，白术、当归、赤芍、胆南星、法半夏各10g，木通、白芷、台乌各7g。

【加　　减】治疗过程中若表现为脾虚不运、三焦气化失司时，用藿朴夏苓汤：藿香、厚朴、茯苓各15g，陈皮6g，杏仁、建曲各10g，大腹皮、茵陈蒿各20g，大黄3g，薏苡仁30g，水煎，冲服小金丹半支，每日2次。

【功效主治】胰腺癌。

【用法用量】水煎，送服小金丹，每日2次，每次0.5～1支。

【临床应用】贺某，男，50岁，1985年8月15日诊。患者因上腹疼痛，呕逆泛酸，解黑大便，经某医院确诊为胰腺癌，依上方加减服药20余剂而愈，CT复查肿块消失，追访数年，身体情况良好，无任何不适感。

【来　　源】《四川中医》，1987，（2）：38。

【方　　名】消瘰丸

【方药组成】川贝母12g，玄参15g，牡蛎25g，瓜蒌15g，穿山甲18g，地龙干15g，金银花15g，虎杖15g，天花粉30g，白芍15g，白花蛇舌草30g。同时服片仔癀每天1粒。

【功效主治】痰瘀互结、热毒内蕴之恶性淋巴肉瘤。

【用法用量】每日1剂，水煎，分2次服。

【来　　源】《福建中医药》，1989，20（4）：12。

【附　　注】禁食辛辣、油腻、腥味之品。

【方　　名】消瘰丸

【方药组成】川贝母、生牡蛎、玄参、僵蚕、海蛤壳、海浮石各等量。

【功效主治】恶性淋巴瘤。

【用法用量】上药共研成细末，每次3g，每日3次。

【来　　源】《中医肿瘤学》（上），科学出版社，1983：325。

【方　　名】消瘰丸

【方药组成】生牡蛎30g（先煎），玄参24g，浙贝母（先煎）、夏枯草、海藻、昆布、明党参、鳖甲（先煎）各 15g，连翘、山茱萸各 12g。

【加　　减】淋巴结转移加猫爪草；肺转移加桑白皮、瓜蒌；肿块难消加蜈蚣、白花蛇舌草、黄药子；咽颈不适加射干、牛蒡子、桔梗。

【功效主治】养阴清热化痰，软坚散结。甲状腺癌，症见颈前肿块，质硬不移，舌质嫩红，苔薄黄，脉细数。

【用法用量】以上药物，水煎分 2 次服，每日 1 剂。

【来　　源】《新中医》1984 年第 12 期。

【附　　注】本方所治之甲状腺癌，乃由于肝肾阴亏、虚火内炽、灼津为痰、痰火凝聚而成。治宜清热清痰，软坚散结，兼顾肝肾之阴，清降虚火。方中玄参苦咸微寒，滋阴降火，能散瘿瘤瘰疬；浙贝母软坚散结；明党参、山茱萸滋养肺肾之阴，使金水得以相生；夏枯草、连翘清火散结而消瘿瘤。诸药合用可使热清痰化、坚结自消。临床用本方治疗甲状腺癌，肿瘤得以控制，症状得以缓解，取得了较好的效果。

【方　　名】消瘰丸合二陈汤

【方药组成】玄参、生牡蛎、海蛤粉、茯苓、黄芪各 15g，贝母、海浮石、海藻、陈皮、白花蛇舌草、半枝莲、当归、赤芍各 9g，乌贼骨、昆布、法半夏各 12g，炮穿山甲 6g，薏苡仁 24g。

【功效主治】淋巴肉瘤性白血病。

【用法用量】水煎服，每日 1 剂。同时配合小剂量化疗。

【临床应用】胡某，男，51 岁。左上腹包块已 1 年，低热，全身性浅表淋巴结肿大。经活检确诊为淋巴肉瘤性白血病。白细胞总数为 82 500 ～ 91 200/mm^3。自汗、盗汗，包块进行性增大，间歇性鼻衄，头昏乏力，面色苍白，消瘦，纳差。经上法治疗 2 个多月，病情大为缓解，再以益气补血兼清热化痰之品调治 1 个月，临床症状消失，血象也趋于正常。

【来　　源】《贵阳中医学院学报》，1979，（2）：28。

【方　　名】消囊回春丹

【方药组成】炮穿山甲 100g，生水蛭 60g，三棱、莪术、白芥子各 30g，肉桂 20g。

【功效主治】温经散寒，化瘀软坚。适用于卵巢囊性肿瘤。

【用法用量】诸药制粉，黄蜡为丸，每次服 4.5 ～ 6g，早晚温开水送服，1 个月为 1 个疗程，如需再服，停药 7 日，继续进行下 1 个疗程。

【临床应用】孙某，女，23 岁，婚后 2 年不育，月经紊乱，前后不定期，诊为囊性肿物。患者营养发育良好，月经 20 ～ 40 余日一至，色黑有块，6 ～ 7 日净，经来腹痛，舌红苔薄白，脉稍弦两尺脉涩。予消囊回春丹，服 1 个疗程后好转，继服 1 个疗程，囊肿消失。

【附　　注】本方有活血化瘀、软坚散结、行气化痰、温阳生新之功。方中穿山甲咸寒软坚，其性善窜，专能行散，通经络，达病所攻顽疾，治癥瘕痞块瘰疬痰核；水蛭入血分，破癥散结，去旧生新而不伤正；三棱、莪术破血行气消积疗癥瘕；白芥子气辛走窜，通经达络，涤痰利气，消肿散结；肉桂温阳达下焦，鼓舞气血生化之功，合诸药可消痰瘀利化机，瘀去新生，使囊肿消散。

【方　　名】消囊汤

【方药组成】控涎丹（分吞）2.5g，昆布 6g，海藻 6g，炒白芥子 4.5g，海浮石 9g，苏子 6g，象贝母 10g，夏枯草 6g，炒僵蚕 6g，桔梗 2g，陈海蜇 12g，地栗 2 枚。

【功效主治】通络消痰，软坚散结。适用于痰凝于络之甲状腺囊肿。

【用法用量】每日 1 剂，水煎，分 2 次温服。

【临床应用】沈某，男，成年，银行职员。1985 年 6 月 12 日来诊。项前有一痰瘤，按之如棉，而不觉痛，诊断为甲状腺囊肿。予上方服之，于 6 月 24 日再诊时，已见囊肿缩小，并无不适之感，嘱其继服前方加陈皮 4.5g，至 7 月 2 日囊肿已基本退消，坚持照方服用至愈。

【来　　源】杨泳仙方。

【附　　注】方中所用控涎丹，有的人初服后可有腹泻或轻度恶心，然连服数日后可逐渐消失，而疗效卓著。

【方　　名】消痞方

【方药组成】阿魏二钱，麝香一分，银朱一钱，丁香五个，良姜二钱，蒜头十枚，水红花子不拘多少。

【功效主治】痞积。

【用法用量】先将阿魏一钱、大蒜、红花子三味研作膏，余为末，入膏内，狗皮摊贴。

【来　　源】《卫生备要》。

【方　　名】消痞粉

【方药组成】水红花子、皮硝各30g，樟脑、桃仁、地鳖虫各12g，生南星、生半夏、穿山甲片、三棱、王不留行、白芥子、生川乌、生草乌各15g，生白附子、延胡索各9g，麝香1.2g，梅片3g。

【功效主治】慢性粒细胞性白血病脾肿大。

【用法用量】诸药除麝香、梅片外，共研细末，以蜜及醋调成泥，最后加入麝香、梅片，外敷脾肿大处，外用单层软皮纸盖上，以纱布包扎好，再以热水袋外敷，以促使药力渗透。日换1次。

【临床应用】共治7例，其中显效4例，进步1例，无效2例。楼某，男，26岁，以疲劳、乏力、头晕、低热、骨骼酸痛及盗汗8个月而入院。查：肝大肋下5cm，脾大肋下12.5cm。外周血象：白细胞升高，并且原粒细胞出现。经骨髓穿刺确诊为慢性粒细胞性白血病。入院后中药复方治疗曾一度缓解达4个月左右，后再度复发，白细胞上升，脾脏更见增长。经中西医结合治疗后白细胞有所下降，但脾脏依然平脐。2个月余后开始用消痞粉外敷，1周后脾脏开始缩小，2周后已缩小至肋下2cm。停药后有长大趋势，再用仍然有效。

【来　　源】《中医杂志》，1964，(4)：39。

【方　　名】消痞膏

【方药组成】三棱、蓬术、穿山甲、木鳖仁、杏仁、水红花子、莱菔子、透骨草（晒干）、大黄各30g，独头蒜4个。

【功效主治】活血祛瘀，化积消痞。主治癥瘕痞块，适用于肝癌。

【用法用量】上用香油500g，入前药10味煎，以飞丹收之，后下细药：真阿魏、乳香、没药各30g，麝香9g，先下乳香、没药、阿魏，后下麝香，搅匀，待冷倾水中，浸数日，用瓷瓶收贮，勿使泄气。用时以白布或坚白纸摊贴，八九日一换。或见大便出脓血，勿以为异。亦有不出脓血而自愈者。若治泻痢，可贴脐腹。凡贴癥积痞块，先用荞麦面和作一圈，围住患处四边，其块上放皮硝60～90g，盖厚纸，以熨斗熨，令热气内达，然后去硝，用膏药贴之。

【来　　源】《景岳全书》。

【附　　注】用药期间，忌房事、生冷。

【方　　名】消痞膏

【方药组成】麝香3g，密陀僧180g，阿魏15g，羌活30g，水红花子30g，穿山甲9g，香油900g。

【功效主治】腹腔肿瘤，胃癌、肝癌。

【用法用量】火候照通常熬膏法。膏成时下麝香，搅匀即成，装瓶备用。用布照痞大小摊贴。凡患痞癖处，肌肤定无毫毛，须看准以笔圈记，用膏贴之。另用水红花子9g研末，烧酒1 000g泡之，时饮1杯，痞消乃止。

【方　　名】消痞膏

【方药组成】雄黄、白矾各30g。

【功效主治】包块，消痞散结。

【用法用量】共为细末，面糊调膏摊布上，贴痞上，俟大便多即愈。

【来　　源】清·《奇效简便良方》。

【方　　名】消痞膏

【方药组成】栀子、桃仁、杏仁、小枣各7个，鸡蛋1个（去黄）。

【功效主治】痞积，腹中积块，消化不良，面黄肌瘦，头发打缕。

【用法用量】先将小枣去核煮烂，再将栀子、桃仁、杏仁研碎，与枣混合，加鸡蛋清，调匀，并适量加入小麦细面，捣成软膏。用青布1块，约1.6平方分米大，上铺薄竹叶，将软膏摊在上面。贴腰眼（为奇穴，位于第四、五腰椎棘突间开3～4寸，腰部挺直时有凹陷处）上，男左侧，女右侧。用绷带或胶布固定。24小时后揭去。

【附　　注】该方为民间效方。方中的药物虽系行滞、消积、清热、化瘀之品，但药力轻微，适用于痞块初期及儿童患者。成人或较重的痞块病人，应结合其他方法治疗。

【方　　名】消痞膏

【方药组成】朴硝五钱，蒜头五钱，大黄三钱，急性子三钱，荆三棱四钱，蓬莪术四钱，乳香二钱，阿魏二钱，没药二钱，麝香二分。

【功效主治】活血化瘀止痛，散结化积消痞。腹内结块，按之有形，或胀或满或痛，日久不愈者。现临床可用于腹部肿瘤的治疗。

【用法用量】将三棱、莪术、大黄、急性子研末，用麻油四两煎之，同时加入蒜头、朴硝，煎好后去蒜头，加黄丹二钱，待已成膏，以乳香、没药、阿魏及麝香研细末加入，搅拌均匀，贮于瓦器内加盖密封三天，令火气去净。用时以白布或厚油纸摊贴，外敷患处体表部位，每日一换。该方为外用膏剂，临床具体应用时可同时配合内服汤剂，如人参、茯苓、白术、炙甘草、黄芪、当归、黄精之类，以防伤正而致邪陷。

【来　　源】《不知医必要》卷二。

【附　　注】本方为破血攻逐之峻剂，适用于邪实而正未虚者。方中莪术、三棱活血逐瘀，破死血，攻积聚；乳香、没药、阿魏活血止痛，以助前药之功；大黄活血解毒，合芒硝则泻下积滞，导瘀血下行；麝香辛香直窜，能通达全身经脉，活血散结消肿，并引诸药达病所；急性子破血消积软坚；大蒜消肿解毒散结。以上诸药合用，则可共奏活血化瘀、通络止痛、散结化积、消肿除痞之效。

【注意事项】该方药性峻烈，攻逐之力较强，虽不作内服，仅以膏剂外用，但用之不当，亦可伤正耗气。故病久正气大衰者，慎勿使用。忌房事及一切生冷。

【方　　名】消痞核桃方

【方药组成】莪术120g，当归120g，白芥子120g，急性子120g，皮硝250g，海蛤粉250g，大核桃100个。

【功效主治】腹腔肿瘤。

【用法用量】上药同煎煮1日1夜，每日食核桃3～9个。

【方　　名】消痞神丸

【方药组成】香附（童便浸）二两，砂仁七钱，枳实一两，陈皮一两，半夏一两二钱，厚朴一两二钱，山楂肉二两，当归身四两，沉香八钱，木香五钱，乌药一两，白术一两，神曲一两一钱，苍术一两二钱，麦芽一两二钱。

【加　　减】若气滞有热者加山栀子、牡丹皮、黄连、连翘；火热伤津者加芦根、生地黄、玄参；大便积结不下或数日一行者加大黄、芒硝；若气滞日久、血瘀作块者则加莪术、三棱、延胡索。

【功效主治】行气宽中，化湿导滞。肠胃气滞，症见脘腹胀闷，痞结不通，不欲饮食，食后胀甚，或腹内结块，有形或无形，走窜或固定者。舌苔白腻，脉弦有力。

【用法用量】以上药物共炒，研细末，老米和为丸，如梧桐子大。每服二钱五分，空腹温开水冲下。亦可水煎服，每日1剂。

【来　　源】《回生集》。

【附　　注】本方治证乃由湿阻食滞、壅塞气机所致。积滞内停，气机不畅，故脘腹痞满而痛；积滞为有形之邪，留滞局部，故可见结块，固定不移；若为气滞肠胃，则痞块虽有形而不固定，走窜上下。治当行气宽中，化湿导滞。方中厚朴、枳实为主药，二者皆善行气宽肠胃，燥湿除胀满；以陈皮、半夏调理脾胃，升降气机；砂仁理气化湿止呕；香附、木香行气破积滞，沉香、乌药走下焦而宽肠下气；苍术、白术化湿醒脾除呆滞，运中土；当归调血润血；神曲、山楂、麦芽消化食积，以利气运。全方以理气为主旨，并佐消导、化湿、泻浊之品，从而可使气机畅，脾胃运，积滞下，湿浊化，标本并治，达到治疗作用。

【方　　名】消痞神丸

【方药组成】香附（童便浸炒）60g，炒砂仁21g，炒枳实30g，陈皮30g，姜半夏36g，姜厚朴36g，炒神曲33g，炒苍术36g，炒麦芽33g，山楂肉60g，乌药30g，土炒白术30g，木香15g，当归身12g，沉香24g。

【功效主治】心下痞块作疼，腹大作胀。

【用法用量】米糊为丸桐子大，食远下7.5g，白汤下。

【来　　源】《经验良方全集》。

【方　　名】消痞汤

【方药组成】王不留行、天花粉、贝母、黄药子各10g，牡蛎12g。

【加　　减】乳房胀痛，经期加剧，肿块明显增大，伴胸胁作痛，舌质红边尖有瘀点，脉弦者，加三棱、莪术各10g，青皮8g；乳房结块，皮白或色如常，质硬、无痛，身倦无力，舌淡体胖，苔白，脉滑者，加半夏、昆布各10g，陈皮8g；乳房初起结块质硬，继而红肿热痛，按之应指，舌质红，苔黄腻，脉弦滑者，加龙胆草、路路通各12g，金银花、瓜蒌各18g；乳房结块界限尚清，隐隐作痛，肿块生长缓慢，腰膝酸软疼痛，舌质淡，苔白，脉沉迟者，加鹿角胶3g（烊化），附子6g。

【功效主治】乳房肿块。

【用法用量】水煎服，每日1剂。

【方　　名】消痞丸

【方药组成】人参二钱，白术二钱，茯苓二钱，陈皮二钱，青皮二钱，厚朴（姜汁炒）二钱，枳实（麸炒）二钱，半夏二钱，砂仁二钱，神曲二钱，麦芽二钱，鳖甲三钱，三棱（酒煨）一钱半，莪术一钱半，木香一钱半，肉桂一钱，黄连三钱，干姜一钱。

【加　　减】气滞化热者加山栀、牡丹皮、龙胆草；气逆不降、呕恶不止者加代赭石、旋覆花、石决明；腹胀不减、未转矢气者加大黄、芒硝。

【功效主治】理气调中，散结消积。痞块结于胁下，日久不消，面黄肌瘦，午后发热，食少腹胀或呕恶欲吐者。现可用于原发性肝癌、胰腺癌、胃癌及大肠癌的治疗。

【用法用量】以上药物姜炒后，研细末为丸如黍米大。每服20～50丸，米饮送下。现代用法，水煎服，每日1剂。若作丸剂，则每服9g，每日3次。

【来　　源】《育婴秘诀》。

【附　　注】本方治证乃气滞于中焦，脾胃壅塞，枢机不利，日久生痞、结块所致。根据“郁则达之”之论，治以舒转气机，升降脾胃。俟脾胃升降有序，则痞结自消。方中以陈皮、半夏为君药，二者均归脾、胃经，功能健脾理气，降胃化痰，以治枢纽郁滞之本；辅以厚朴、枳实、青皮、砂仁、木香行气化痞，消胀除满，既可加强主药之力，又能化湿消食导滞；以人参、茯苓、白术以补中焦脾胃之虚，并可防止破气过度而可能引起的伤气；三棱、莪术活血散结；黄连清热解毒；肉桂、干姜以温肠寒；鳖甲消积散结除蒸；神曲、麦芽以化食消导。诸药配合，有升有降、寒热并调、气血并治，共奏理气散结之功。

【方　　名】消痞药饼

【方药组成】独蒜头（去皮）1枚，黄丹3g，番木鳖3g。

【功效主治】白血病肝脾肿块。

【用法用量】上药共捣烂，制成直径约4cm大的药饼2个，取药饼敷贴脐中及肿块上，外加胶布固定。隔3日换药1次。

【来　　源】《理瀹骈文》。

【附　　注】待口中有蒜气出，即揭去药饼。

【方　　名】消癖清肌汤

【方药组成】柴胡、鳖甲各一钱，黄芩、山楂肉、神曲、白芍药各七分，半夏、地骨皮、人参、木通各五分，胡黄连、生甘草各三分，生姜三片。

【加　　减】癖块久而不消，加三棱、莪术、地鳖虫、僵蚕；气虚较甚、少气乏力、面色无华者加茯苓、白术、黄芪；阴虚不复、腰酸足弱者加熟地黄、黄精、山茱萸、女贞子；阴虚火旺于上加黄柏、知母、牡丹皮等。

【功效主治】消癖清热，散结扶正。腹有癖块，寒热如疟，口渴尿赤，盗汗咳嗽，或昼歇夜发，肌肤蒸热，身倦无力，舌质红，少苔，脉细数。

【用法用量】以上药物，水煎分2次空腹服下，每日1剂。

【来　　源】《济众新编》卷七。

【附　　注】该方治证为癖积久而不消，耗伤阴液，阴虚生热所致。阴虚火旺，故有肌肤蒸热、盗汗、口渴以及寒热如疟；癖积居内、湿热未化，故有尿赤。方中用鳖甲为主药，益阴敛阳，退虚热，软坚散结；胡黄连、地骨皮助主药以消肌肤蒸热，白芍助主药养阴生血；人参益气固元，补养脾肺，乃治病求本之义；柴胡、黄芩合用清半表半里之邪，以疗寒热；山楂、神曲消食导积滞，消胀除痞满，以助化源充盛；半夏、木通化湿降气，清热利尿；生甘草、生姜调和诸药。如此配合，共奏消癖清热、散结扶正之效。

【注意事项】邪实为主者，勿用本剂。

【方　　名】消癖神火灸

【方药组成】蜈蚣1条，木鳖、五灵脂、雄黄、乳香、没药、阿魏、三棱、蓬术、生甘草、皮硝各3g，闹杨花、硫黄、穿山甲、牙皂各6g，麝香9g，甘遂1.5g，艾绒60g。

【功效主治】消痞积。

【用法用量】做成艾卷，灸用。

【来　　源】《串雅外编》。

【方　　名】消癖汤

【方药组成】丹参、穿山甲、延胡索、海蛤壳各20g，月季花、青皮、佛手、姜黄、香附、露蜂房、猫爪草各15g，生牡蛎50g。

【加　　减】肿块较硬者加石见穿、三棱、莪术；气血亏虚者加党参、黄芪；腰膝无力者加山茱萸、杜仲、鹿角霜；心烦不宁者加栀子、生地黄。

【功效主治】乳腺增生。

【用法用量】水煎服，每日2次。

【临床应用】治疗90例患者，痊愈58例，显效18例，有效12例，无效2例。

【来　　源】李专文、柴国钊方。

【方　　名】消癖汤

【方药组成】细辛3g，白芷、防风、赤芍、莪术、防己、乌药各10g，当归尾15g，瓜蒌30g。

【加　　减】乳晕瘙痒加白鲜皮、紫草；两胁痛加川楝子；乳核不消加穿山甲、鳖甲。

【功效主治】乳腺增生。

【用法用量】水煎服。每剂煎汁500ml，早、晚2次温服。服药时每日用芒硝50g，置大半盆开水内，溶化待温外敷半小时，每日1次。

【临床应用】治疗8764例，最多用药40例，多数用药20剂就可体征消失，乳块平复，有效率为100%，治愈率为98%。

【来　　源】张书林方。

【方　　名】消癖汤合方

【方药组成】①方：荔枝核、大贝母、蒲公英、紫花地丁、漏芦各20g，白芷15g，穿山甲15g，王不留行、天花粉、橘核、皂角刺各20g，夏枯草30g。②外洗方：大黄、黄柏各20g，芒硝10g，冰片0.5g。

【功效主治】乳腺增生，乳腺良性肿瘤。

【用法用量】水煎服。每日1剂，亦可用外洗方。20天为1个疗程。

【来　　源】孙永安、胡喜书方。

【方　　名】消肉瘤方

【方药组成】熟热饭适量。

【功效主治】肉瘤。

【用法用量】每夜将睡时，用熟热饭敷上，冷则换，每晚连敷3次，久而自愈，凡新起肉瘤如小弹子者，治之屡见功效，切勿轻视。

【来　　源】《奇难杂症效验单方全书》。

【方　　名】消乳腺肿块方
【方药组成】醋炒柴胡9～15g，橘核30g，荔枝核30g，赤芍30g，夏枯草15～30g，山慈菇15～30g，煅牡蛎30～60g，三棱15～30g，莪术15～30g，僵蚕15～30g，王不留行15～30g，鹿角霜15g，生甘草6g。
【功效主治】疏肝理气，软坚消核，活血通络。主治乳腺增生。
【用法用量】水煎服，每日1剂。
【来　　源】《神方、仙方、灵验方》。

【方　　名】消乳岩丸
【方药组成】夏枯草120g，蒲公英120g，金银花60g，漏芦60g，山慈菇、五灵脂、川贝母、连翘、橘叶、白芷、菊花、没药、瓜蒌仁、乳香、茜草根、生甘草、陈皮、紫花地丁各45g。
【功效主治】乳癌。
【用法用量】上为细末，炼蜜为丸。每服6～9g，1日2次，早、晚食后服。
【来　　源】《疡医大全·卷二十》。

【方　　名】消石汤
【方药组成】消石、附子、地鳖虫各三两，大黄、细辛、干姜、黄芩各一两，芍药、土瓜根、丹参、代赭石、蛴螬各二两，大枣十枚，桃仁二升，牛膝一斤，朴硝四两。
【加　　减】疼痛较重者，加延胡索、乌药、小茴香；挟痰饮者，加姜半夏、苍术、胆南星。
【功效主治】温经通脉，破血消积。妇人月经闭积，寒邪侵袭，瘀血停滞之血瘕，症见腹部冷痛，积块坚硬，疼痛拒按，面色晦暗，便秘。现临床可用于妇科肿瘤的治疗。
【用法用量】上药为粗末，以酒五升、水九升渍药一宿，晨起煎取四升，去滓，下朴硝、消石烊尽，分四次服下，每日一次，去病后，食黄鸭羹，勿见风。
【来　　源】《备急千金要方》卷四。
【附　　注】妇人月经闭积，寒邪侵袭，凝滞气血，瘀血停滞，久而不消，而成血瘕。治宜温通逐瘀。方中消石性味辛苦咸而大温，能消沉寒，破坚积，为主药，并命名为消石汤；辅以附子、细辛、干姜辛温散表里之寒；丹参、桃仁、牛膝活血逐瘀；地鳖虫、蛴螬为虫类药，性善走窜，直达病所，以破血、行瘀、散结；赤芍开阴散结；黄芩燥湿宽肠；代赭石重镇而降逆；土瓜根利小便使浊阴下达；大黄、朴硝荡涤积滞；大枣顾护胃气。诸药合用，共奏温通经脉、破血消积之功。
【注意事项】体虚及血瘀者不适用本方，孕妇忌服。

【方　　名】消瘦散
【方药组成】生牡蛎、玄参、贝母各等分。
【功效主治】甲状腺癌。
【用法用量】上3味药共研为细末，炼蜜为丸。每次9g，每日2次，温开水送服。
【来　　源】《中草药临床手册》。

【方　　名】消水方
【方药组成】生黄芪30g，牵牛子9g，车前子24g，猪苓30g，桂枝12g，大腹皮15g，莪术30g，桃仁12g，生薏苡仁45g。
【功效主治】消水通便。癌性腹水，腹胀尿少，或下肢浮肿者。
【用法用量】上药按一定比例配方，加工成外用软膏剂。用时于剑突至脐下10cm，两侧至腹中线抹一薄层，再加敷料固定，每日1次，连续应用15日。每日1剂。若为血性腹水，可适当配合化疗药腹腔灌注。
【临床应用】以此方治疗癌性腹水47例，结果显效（腹水消失、持续1个月以上）10例，有效28例，无效9例，总有效率为80.8%，有效者腹围平均缩小4.2±1.2cm，体重下降3.3±1.5kg，B超腹腔最大液性暗区减少5.6±1.6cm。腹水癌细胞数减少，部分患者癌细胞转阴，淋巴细胞增多。
【来　　源】《中医杂志》1997年第3期。
【附　　注】本方为通阳利水泻下剂，适用于阳虚水泛，饮停腹内，发为膨胀者。方以黄芪、桂枝补阳益气、健脾化湿；车前子、猪苓、生薏苡仁淡渗下行、利水消肿；牵牛子泻下逐水，引水湿从二便而解；莪术、桃仁破血消癥，通经导滞，行气以助水化；大腹皮疏理气机，引气下达，因势利导，加强牵牛子、车前子等之效。全方配伍，以二便为出路，排除体内积聚之水液，从而可消腹水、膨胀。

【方　　名】消水膏

【方药组成】活大田螺 1 个，生大蒜瓣 1 片，鲜车前草 1 棵。

【功效主治】卵巢癌出现腹水、小便不通者。

【用法用量】田螺去壳，同大蒜和车前草一齐捣烂成膏状。取药膏敷贴肚脐中，外加玻璃纸覆盖，胶布固定。日敷 1 次，得小便通利为度。

【来　　源】《中医药物贴脐疗法》。

【附　　注】忌食盐。

【方　　名】消痰散结汤

【方药组成】全瓜蒌、土贝母各 30g，赤芍 12g，玄参 20g，生牡蛎（先下）40g，僵蚕、白芥子、青皮、川芎各 10g，夏枯草、昆布、海藻、山慈菇各 15g，金橘叶 20 片。

【功效主治】乳房肿块。

【用法用量】水煎服，每日 1 剂。

【方　　名】消息散

【方药组成】煅硼砂 15g，溏石灰、苦瓜蒂、胆矾、枯矾、硇砂、鹅不食草各 10g，青盐、牙皂肉、冰片各 6g，薄荷霜 3g。

【功效主治】消肿散结，燥湿祛腐，开窍消胬。主治鼻息肉。

【用法用量】共研细末，贮瓶备用。外用，用棉签蘸药散塞患侧鼻内，每日 1 ～ 2 次。

【临床应用】治疗 36 例，痊愈 35 例，无效 1 例。李某，女，40 岁，1987 年 5 月 10 日来诊。患鼻息肉 6 年，经摘除术 3 次均复发。检查：左鼻内有花生米大之息肉，色白，鼻孔堵塞，气息难通，苔白腻，脉弦滑。证属湿痰凝滞，阻塞鼻道。治以消息散，每日塞 1 次，塞后鼻流浊涕增多，用药 10 天息肉缩小一半，共用 20 天，息肉全除，2 年未复发。

【来　　源】河南中医学院蔡福养之验方，《辽宁中医杂志》，1991，（7）：36。

【附　　注】本方，所用诸药有化痰散结、开窍蚀胬、收湿敛疮的作用。其中的鹅不食草，《本草纲目》称用其“塞鼻瘜自落”。“瘜”即息肉，可见其有治疗鼻息肉的专门功效。

【方　　名】消炎膏

【方药组成】如意金黄散 240g，雄精（即雄黄中的上品）、苏雄各 60g，冰片 3g，过氧化氢、玉黄膏各适量。

【功效主治】体表肿瘤伴有炎症时，及温毒发颐、痈疽、发背、痄腮、疔疖、乳痈、跌仆损伤、湿痰流毒等红肿痛热者。

【用法用量】将上药四种分研细末，混匀备用。此散即为消炎散。临用前先用过氧化氢调玉黄膏和匀成稀糊，再徐徐兑入消炎散，调成稠膏，外敷患处。如敷后药膏发干，可用龙井茶水淋于药上，以保持湿润。一般每日换药 1 次，如药膏太干，可每日换 2 次。

【来　　源】段凤舞先生家传方。

【附　　注】本膏有刺激性，故疮疡溃后，浸流脓水或表皮有湿疹者均禁用。

【方　　名】消噎散

【方药组成】田三七 18g，山慈菇 12g，海藻、浙贝母、柿蒂霜各 60g，制半夏、红花各 30g，制乳香、没药各 15g。

【功效主治】食管癌。

【用法用量】共研极细末，日服 3 次，每次 6g，加蜂蜜适量，用温开水冲服。

【方　　名】消瘿软坚汤

【方药组成】海藻 30g，夏枯草 15g，白芥子 6g，王不留行 12g，牡丹皮 9g，艾叶 9g，椒目 9g，苍术、白术各 12g，云苓、猪苓各 12g，泽泻 15g，赤小豆 12g，射干 15g，七叶一枝花 15g。

【加　　减】气机郁滞者，加八月札12g，广郁金9g，陈皮6g，枳壳9g；阴虚内热者，加玄参12g，天冬、麦冬各12g，生地黄、熟地黄各12g，知母12g，天花粉30g；心悸胸闷者，加薤白12g，瓜蒌12g，柏子仁9g；夜寐不安者，加酸枣仁9g，夜交藤30g，合欢皮30g。

【功效主治】健脾祛湿，化瘀软坚。适用于甲状腺腺瘤。

【用法用量】每日1剂，水煎，分2次温服。

【临床应用】祁某，男，55岁。2年前发现颈部肿块，近2个月来逐渐增大，伴咽干口渴等症，某医院诊为甲状腺腺瘤。检查：右颈部肿物4cm×4cm，质充实，左颈部肿物3cm×3cm，质软，均随吞咽而上下，舌苔薄，质红绛。B超检查：两侧甲状腺部分实质，部分液性占位。用消瘿软坚汤加减治疗9个月，两侧甲状腺腺瘤均已完全消失。

【来　　源】《上海中医药杂志》，1987：2。

【方　　名】消瘿散

【方药组成】海藻（酒洗）、海带（酒洗）、昆布（酒洗）、海马（酒炙）、海蛤、石燕（各煅）、海螵蛸各一两。

【加　　减】胸闷不舒加郁金、柴胡；咽颈不适加牛蒡子、射干；结块较硬加黄药子、三棱、莪术。

【功效主治】清肝泻火，化痰软坚。痰气壅结，久郁化火之瘿瘤。用于甲状腺肿瘤的治疗。

【用法用量】上药为末，每次服三钱，每日两次，清茶送下。

【来　　源】《证治准绳·疡科》卷五。

【附　　注】本方适用于肝火旺盛之瘿瘤。方中海藻、海带、昆布、海蛤软坚消痰，利水泄热，以散气滞痰凝之壅结；海马调气活血，疏理气机，使气机通畅；海螵蛸通经络，祛湿浊；石燕走水府祛湿热，使浊邪下达。诸药合用从而达到清热泻火、化痰软坚之功效。凡因情志为病、肝气郁结，气滞痰凝，久郁化火之瘿瘤均可使用本方。

【注意事项】忌恼怒，忌食生冷、黏腻、辛辣之品。

【方　　名】消瘿散

【方药组成】全蝎三十个（去头足），猪羊各三十个（炙枯），枯矾五钱。

【加　　减】胸闷不舒者，加柴胡、郁金、香附；咽颈不适加桔梗、牛蒡子；肿块难消者，加牡蛎、贝母、瓦楞子；结块较硬有结节者加三棱、莪术；心中烦热者加夏枯草、牡丹皮。

【功效主治】消瘿散结。主治肝气郁结，气滞痰凝之瘿病，颈前肿大明显。

【用法用量】上药为末，炼蜜为丸，如梧桐子大，每次服五十丸，每日一次。

【附　　注】本方所治之证为长期忿怒，使气机郁滞，肝失条达，津聚成痰，气滞痰凝，壅结颈前而成的瘿病。治宜消瘿散结为主。方中全蝎甘、辛有毒，入肝经，主攻毒散结以消瘿；猪羊为血肉有情之品，以脏治脏，功专消瘿散结；枯矾消瘀逐浊，使痰凝得散。三药合用，共奏消瘿散结之功。凡情志内伤所致瘿病，正气不虚者皆可用本方。现临床可用于甲状腺肿瘤的治疗。

【注意事项】正气虚者慎用本方。

【方　　名】消瘿散

【方药组成】象贝母、煅牡蛎、郁金、海藻，等分。

【功效主治】单纯性甲状腺肿。

【用法用量】焙干研末，收贮。日服2次，每次3g，黄酒送吞。本方具有化痰、破瘀、行气、散结作用。严重者，可配合汤剂同时服用。

【方　　名】消瘿顺气散

【方药组成】生地黄60g，浙贝母60g，蛤粉（煅）45g，海藻45g，昆布45g，海浮石（煅）45g，海带45g。

【功效主治】平肝顺气，化瘰消瘿。适用于瘿瘤结核坚硬、经久不消者。

【用法用量】共研为细粉，过罗，每袋装18g。

每服6g，温开水冲下，1日2次。

【来　　源】《北京市中药成方选集》。

【方　　名】消瘿汤

【方药组成】柴胡、生甘草、昆布、生姜皮、法半夏、青皮各10g，白芍30g，枳壳、牡蛎各15g，夏枯草20g，川贝母12g。

【加　　减】如兼热而见口苦、心烦加黄芩、黄连；兼阴虚而见性情急躁、口干、消瘦加白芍、熟地黄、麦门冬；兼湿重困脾而见便溏、肢困加怀山药、茯苓、白芍。

【功效主治】肉瘿（甲状腺良性腺瘤）：颈前结喉一侧或两侧柔软圆滑性结块。吞咽时上下移动，无疼痛，可有呼吸困难或声音嘶哑，甲亢症候群（食多易饥、性情急躁、多汗、惊悸、胸闷、气短、乏力、消瘦）或便溏肢困。

【用法用量】水煎服，每日1剂。

【附　　注】少食或忌食刺激性食物（酒、葱、蒜、韭、姜等），避免紧张的思维活动，达观开朗。

【方　　名】消瘿汤

【方药组成】丹参、海藻、煅牡蛎、黄药子各30g，玄参、象贝母、僵蚕各12g，路路通15g，莪术、青皮、郁金各10g。

【加　　减】白细胞下降加鸡血藤、黄芪、枸杞子；肝功异常加当归、柴胡、茵陈蒿。

【功效主治】活血化瘀，开郁行痰，软坚散结。甲状腺癌，症见颈前肿块，质地坚硬，心烦胸闷，舌紫暗，苔白腻，脉弦滑。

【用法用量】以上药物，水煎分2次温服，每日1剂。

【来　　源】《浙江中医杂志》1983年第5期。

【附　　注】本方适用于甲状腺癌初、中期，辨证属气滞血瘀、痰浊凝结的病证。由于情志内伤，肝气郁结，气机郁滞，脉络阻塞，血行不畅，而致血瘀；气机郁滞，津液凝聚成痰，气滞痰凝，与瘀血结于颈前而成本证。治宜开郁活血化瘀。方中青皮、郁金疏泄肝气郁结，以行气开郁破气滞；丹参、莪术、郁金活血化瘀以逐瘀血；海藻、象贝母、僵蚕、玄参、煅牡蛎化痰软坚散结以祛痰浊，消坚积；路路通驱逐经络之留滞；黄药子散结消瘿以抗癌。诸药合用，共奏行气活血、化痰软坚之效。临床用本方治疗甲状腺癌取得了较好的疗效。

【方　　名】消瘿汤

【方药组成】当归、白芍、贝母、柴胡各10g，昆布、海藻、夏枯草、三棱各12g，海浮石20g。

【加　　减】咽干，加玄参12g；心悸，加牡蛎20g。

【功效主治】疏肝活血，软坚破积。适用于甲状腺腺瘤。

【用法用量】每日1剂，水煎，分2次温服。

【临床应用】李某，女，65岁。患者左颈部可扪及3cm×3cm大小肿块，边清，质中等，无结节感，无压痛，可随吞咽上下活动；甲状腺扫描诊为甲状腺腺瘤。用消瘿汤，治疗5个月而愈。

【来　　源】《湖北中医杂志》，1986：4。

【方　　名】消瘿汤

【方药组成】海藻（洗）、龙胆草、海蛤粉各二两，通草、昆布（烧存性）、枯白矾、松萝各一两，半夏二两五钱，麦曲一两五钱，白芷一两。

【加　　减】胸闷不舒者，加柴胡、郁金；声音嘶哑者，加牛蒡子、射干；烦躁易怒加夏枯草、牡丹皮、栀子；手指颤抖者，加石决明、生牡蛎。

【功效主治】清肝泻火，化痰散结。肝火旺盛之瘿瘤。颈前逐渐肿大，颈部胀满，质软，烦热，口苦，胸闷。

【用法用量】上药为末，每次五钱，水煎分两次空腹服下，每日一剂。

【来　　源】《寿世保元》卷六。

【附　　注】本方适用于痰气壅结、气郁化火的瘿瘤。由于长期忧思郁虑，使气机阻滞，津液聚成痰。饮食失调，脾失健运，湿聚生痰。气滞痰凝，壅结颈前，郁久化火而成本证。方中海藻、海蛤粉、昆布化痰软坚，消瘿散结；龙胆草大苦大寒，清肝泻火；白矾、松萝清肝火，化痰浊；

通草性寒，走水府而泻实热，使热邪有所归；饮食伤中，脾失健运，脾湿不化，聚而生痰，故加半夏、麦曲以燥湿化痰，健脾和中，使湿去脾健，而运化正常；白芷芳香而化湿浊。诸药合用则肝经实火得泻，痰气之结可散。凡痰气壅结、痰浊偏盛，郁久化火之瘿瘤可用本方。现临床可用于甲状腺肿瘤的治疗。

【注意事项】阴虚火旺者不宜用本方。忌食生甘草、虾、辛辣、黏腻之物。

【方　　名】消瘿汤

【方药组成】昆布 12g，海藻 12g，夏枯草 15g，牡蛎 30g，生地黄 30g，三棱 10g，莪术 10g，炒穿山甲 10g，生甘草 3g。

【功效主治】理气解郁，化痰散结。适用于肝郁脾虚、气滞痰凝之瘿。

【用法用量】水煎服，每日 1 剂，日服 2 次。

【来　　源】李穆堂方。

【方　　名】消瘿汤

【方药组成】夏枯草、海藻、玄参、牡蛎各 30g，浙贝母 12g，三棱、莪术、黄药子、炮穿山甲各 10g，僵蚕 12g，白芥子、当归、香附各 12g。

【功效主治】破气逐瘀，化痰软坚。适用于甲状腺腺瘤。

【用法用量】每日 1 剂，水煎，分 2 次温服。

【临床应用】某患者，女，33 岁，右前颈有一肿物半年余，诊为甲状腺瘤。右颈部有一鸡卵大小约 4cm×4cm 之肿物，表面光滑，边界清楚，无压痛，可随吞咽上下活动。舌质红，苔白，脉沉细。用消瘿汤，每日 1 剂，服 6 剂后，肿物明显缩小，继服 25 剂，肿物全消而告愈。随访 5 年未复发。

【来　　源】《湖南中医杂志》，1990：1。

【附　　注】方中重用浙贝母、牡蛎、僵蚕、白芥子、黄药子、海藻、夏枯草、玄参化痰软坚；三棱、莪术、香附、当归、穿山甲破气散结，逐瘀通络。诸药配伍，共收破气逐瘀、化痰软坚之效。

【方　　名】消瘿汤

【方药组成】玄参、海浮石各 18g，海藻、昆布、土贝母、天葵子各 15g，川芎、乌药各 9g，八月札 10g。

【加　　减】阴虚，加沙参、生地黄、石斛；出血发热，加金银花、蒲公英、仙鹤草、牡丹皮；血瘀疼痛，加穿山甲、延胡索、丹参；肝郁气滞，加柴胡、川楝子、白芍、郁金；食欲不振加茯苓、白术、砂仁；甲状腺功能亢进，加石决明、代赭石、珍珠母、菊花。

【功效主治】软坚散结，理气逐痰。适用于甲状腺腺瘤。

【用法用量】每日 1 剂，水煎，分 2 次温服。

【临床应用】马某，女，38 岁。患者素来性情急躁，有右胁疼痛史。右颈发现肿块 3 个月，诊为甲状腺腺瘤。症见右颈有 5cm×4.5cm 肿块，质中，表面光滑，推之能移，边界清楚，压迫胀痛，舌淡苔白，脉弦。服消瘿汤加柴胡、白芍、郁金各 10g，川楝子 9g，每日 1 剂，水煎服。10 剂后症状大减，原方去柴胡、川楝子，继服 10 剂治愈，至今未见复发。

【来　　源】《浙江中医学院学报》，1989：3。

【方　　名】消瘿汤

【方药组成】玄参 15g，生牡蛎（先煎）30g，浙贝母 9g，夏枯草 15g，海浮石 12g，香附 12g，青皮 9g，当归 18g，海藻 24g，昆布 24g，柴胡 9g，红花 12g，法半夏 12g。

【功效主治】理气活血，化痰散瘀。适用于气滞痰凝之甲状腺腺瘤。

【用法用量】每日 1 剂，水煎，分 2 次温服。

【临床应用】孙某，男，52 岁。于 1975 年春发现颈部肿块，初如杏大，逐渐增大如鸡蛋，表面光滑，中等硬度，位于颈前正中，在某医院检查确诊为甲状腺腺瘤，曾服用碘剂治疗而效果不显，瘤体触痛轻微，随吞咽上下活动，喉下如梗，胸闷烦躁，舌苔薄白，脉弦滑。予上方 32 剂后，肿块、症状皆消失。已追访 4 年余，未见复发。

【来　　源】王树元方。

【方　　名】消瘿五海饮
【方药组成】海带15g，海藻15g，昆布15g，海蛤粉（先煎）12g，乌贼骨15g。
【功效主治】化痰软坚，消散瘿留。主治甲状腺肿大、甲状腺瘤等。
【用法用量】水煎，去渣，当茶饮。
【来　　源】《验方新编·卷十一》。

【方　　名】消瘿五海饮
【方药组成】海带、海藻、昆布、海蛤、海螵蛸各三两，木香、三棱、莪术、桔梗、细辛、香附各二两，猪琰子七个。
【加　　减】胸闷发憋者加郁金、菖蒲；声音嘶哑加牛蒡子、射干。
【功效主治】理气活血，化痰消瘿。适用于气、痰、瘀壅结之瘿瘤，症见颈前肿块偏于一侧，或一侧较大，或两侧均大，大小如核桃，质较硬，表面高低不平。
【用法用量】上药为末，每次服七分半，每日1剂，饭后来汤送下。
【来　　源】《古今医鉴》卷九。
【附　　注】本方适用于气、痰、瘀壅结之瘿瘤而痰浊偏盛者。饮食失调，水土失宜，一则影响脾胃的功能，使脾失健运，不能运化水湿，聚而生痰；二则影响气血的正常运行。另由于情志内伤，肝气郁结，气机郁滞，则津液易于凝聚成痰，致使气、痰、瘀壅结颈前，则成瘿瘤。方中海带、海藻、昆布、海蛤、海螵蛸化痰软坚，消瘿散结，偏消痰浊；三棱、莪术破血行气消积，偏祛血瘀；香附、木香疏肝理气解郁，偏行气滞；肺主一身主气，桔梗提肺气，助气化，使气机通畅，浊阴下达；细辛辛温性烈，内化寒饮；猪琰子功专消瘿。诸药合用，气机畅，血行，湿去，而气、痰、瘀、壅结之瘿瘤可消。现临床可用于甲状腺肿瘤的治疗。
【注意事项】忌食生冷、黏腻之品，孕妇忌服。

【方　　名】消疣瘤方
【方药组成】稻上花蜘蛛10余个。
【功效主治】疣瘤。
【用法用量】把蜘蛛安桃枝上待丝垂下，取东边者，捻为线系之，7日一换，瘤便自消落。
【来　　源】《奇难杂症效验单方全书》。

【方　　名】消瘀散结汤
【方药组成】鹿角、瓜蒌、乳香、没药、香橼各20g，浙贝母15g，白芍30g，生甘草10g。
【加　　减】若口干燥、心下满，重用瓜蒌至50g，加青果5g；乳腺肿胀痛甚加川芎、郁金各10g，外用木香100g，鲜生地黄200g捣成泥状敷局部；舌苔白腻、纳呆，加鸡内金3g；硬结不消加穿山甲珠10g。
【功效主治】乳腺增生，症见乳核肿痛，或时渗乳汁，乳汁带血。
【用法用量】诸药水浸泡1小时，煎煮剩药液100ml为宜，两煎液兑合分2次服。

【方　　名】消瘀汤
【方药组成】生牡蛎12g，炙鳖甲9g，鸡内金9g，炒三棱9g，炒莪术9g，醋青皮9g，赤芍9g，炒炽壳9g，柴胡9g，茯苓9g，大丽参6g。
【功效主治】两肋下痞块坚硬，腹部逐渐膨大，青筋暴露，身体日渐消瘦，四肢无力，重者小腿和阴囊水肿。
【用法用量】水煎服，每日1剂，2次服完。

【方　　名】消瘀丸
【方药组成】大黄90g，赤芍90g，重楼90g，当归120g，土鳖虫40g，水蛭45g，炙黄芪60g。
【功效主治】活血化瘀，抗癌。主治子宫癌。
【用法用量】上药共研为细末，炼蜜为丸，每丸9g，每日早、中、晚各服1丸。

【方　　名】消瘀养肝汤
【方药组成】丹参30g，白花蛇舌草30g，鳖甲30g，龟甲30g，莪术15g，三棱15g，川芎15g，当归15g，香附12g，青皮12g，柴胡8g，茯苓25g，薏苡仁25g，生甘草10g。
【功效主治】活血消瘀，养肝敛阴。原发性肝癌，症见胁下积块明显，硬痛不移，拒按，面色黧黑，形体消瘦，时有寒热，或有腹痛青筋暴露，或见肝掌，或有脾大，舌苔薄白，舌质暗或有瘀斑，脉弦涩。

【用法用量】以上药物，水煎分 2 次服下，每日 1 剂，连续服用 1 个月。

【临床应用】以此方配合介入疗法治疗原发性肝癌 66 例，并设单纯介入治疗 60 例做对照，结果在症状改善、肝功能、AFP、CT 检查、3 年生存率等方面均明显优于后者。

【来　　源】《中西医结合肝病杂志》1996 年第 3 期。

【附　　注】本方治证属血瘀气滞为患，但以血瘀为主，气滞为次。方用莪术、三棱、丹参、川芎破瘀滞、除死血、通痹阻、消癥结；香附、青皮、柴胡疏肝理气，气顺则瘀血去、脉络畅、积块散；白花蛇舌草清热解毒、抗癌；鳖甲、龟甲、当归滋阴养血、填精生髓以实肝体，前者尚有散结软坚之用；茯苓、薏苡仁、生甘草补益脾胃、扶正固本。全方配伍，气血并治，攻补兼顾，共达活血消瘀、养肝敛阴之目的。

【方　　名】消癥散

【方药组成】乌梅、红花、龟甲、川芎、鳖甲、地龙各 60g，露蜂房、鸦胆子、乌贼骨各 30g，海藻、玳瑁各 40g。

【加　　减】疼痛甚者，加延胡索、乌药、乳香、没药、莪术；积块较大者，加生牡蛎、夏枯草、白花蛇舌草；神疲乏力者，加党参、黄芪、白术。

【功效主治】活血化瘀，软坚散结，养阴。卵巢癌，症见腹部降满，积块大如覆碗，坚硬不移，阴道流血，舌质淡紫，苔薄白，脉细数。

【用法用量】分 3 次按药顺序置陈古瓦上，再覆盖一瓦，以武火煅焦，共研细末，分 120 包，1 日 2 次，每次 1 包。

【来　　源】《四川中医》1988 年第 1 期。

【附　　注】本方适用于卵巢癌晚期，证属瘀血、痰浊、热毒内结，阴虚者。治宜扶正祛邪兼顾。方中川芎、红花活血化瘀以散瘀血，海藻化痰散结以祛痰浊，露蜂房、鸦胆子、玳瑁清热解毒以攻热毒，地龙通达经络，龟甲、鳖甲软坚散结以消坚积，乌梅、乌贼骨收敛止血。诸药合用，则瘀血散，痰浊化，热毒清，坚积自消。

【方　　名】消癥散结方

【方药组成】归尾 9g，赤芍 9g，牡丹皮 9g，牛膝 9g，皂角刺 12g，卫矛 12g，石见穿 12g，莪术 12g，夏枯草 12g，桂枝 4.5g，赤茯苓 9g，穿山甲 9g。

【加　　减】气滞腹胀，痛无定处，加槟榔 9g，乌药 6g，八月札 12g，金铃子 9g；瘀结疼痛，临经尤甚，加血竭 4.5g，延胡索 9g，苏木 12g，制乳香、炙没药各 4.5g；血不归经，经行过多，当归、怀牛膝炒炭，去桂枝、莪术，加熟大黄炭 9g，蒲黄炭 12g，花蕊石 12g，参三七（吞）3g；兼有湿滞，带多黄白，加败酱草 12g，红藤 12g，水浅草 15g，凌霄花 9g；正气不足，面浮神疲，脉虚舌淡，加潞党参 15g，黄芪 12g，炒白术 9g，熟地黄 12g，炙鳖甲 12g；软坚散结，加海藻 9g，煅瓦楞子 15g。

【功效主治】子宫肌瘤、卵巢囊肿、子宫内膜异位症等各种妇科盆腔肿块结节。

【用法用量】水煎服，每日 1 剂。

【方　　名】消癥汤

【方药组成】丹参 15 ～ 25g，桃仁 10 ～ 15g，赤芍 10 ～ 20g，三棱 8 ～ 10g，橘核 10 ～ 20g，香附 6 ～ 12g，荔枝核 15 ～ 20g，桂枝 6 ～ 12g，山慈菇 6 ～ 12g，山豆根 10 ～ 20g。

【加　　减】子宫肌瘤，加吴茱萸 10 ～ 15g，莪术 8 ～ 15g；卵巢囊肿，加枳壳 8 ～ 12g，川楝子 6 ～ 12g，乌药 6 ～ 15g；体虚气弱药量宜小，或加党参、白术、白芍、茯苓；血虚药量宜小，加白芍、熟地黄、黄精；带下量多黏稠色黄，加草薢、车前子；带下量多，清稀色白，加炒山药、椿根皮、桑螵蛸；大便稀，去桃仁，加炒山药、扁豆、党参、炒白术；心烦失眠，加夜交藤、柏子仁。

【功效主治】理气化瘀，解毒抗癌。适用于子宫肌瘤，卵巢囊肿。

【用法用量】每日1剂，月经期停服，经后第7天开始服药，药量由小逐渐加量。不宜服药者改用灌肠法。每个月经周期为1个疗程，每个疗程服药10～14剂，一般治疗2～3个疗程，最多4个疗程。
【附　　注】治疗期间外感者停药，外感愈后再继续服药。

【方　　名】消癥汤
【方药组成】蓬莪术9g，三棱9g，全当归9g，单桃仁9g，山楂肉12g，金铃子9g，延胡索9g，生牡蛎30g，白术12g。
【功效主治】慢性脾肿大。
【用法用量】水煎服，每日1剂。

【方　　名】消癥丸
【方药组成】鳖甲60g，鼠妇、大黄、地鳖虫、蜣螂、柴胡、桃仁各30g，莪术45g。
【功效主治】肝硬化之肝脾肿大。
【用法用量】共为末，炼蜜为丸。每服6g，每日2次。

【方　　名】消脂散
【方药组成】海带240g，海藻240g，土茯苓120g，陈皮50g，木香50g，姜半夏60g，玄参120g，夏枯草50g，象贝母60g，蛤蚧粉60g，天葵子60g。
【功效主治】脂肪瘤。
【用法用量】研末，蜜调服。每次3g，每日3次。
【来　　源】《当代中药散剂验方精选》。

【方　　名】消痔散合方
【方药组成】黄芩9g，桔梗6g，天花粉9g，麦冬9g，金银花9g，川大黄，生甘草4.5g。
　　附外治方：雄黄1.5g，枯矾3g，瓜蒂1.5g，硼砂3g共为细末，吹鼻中自消。
【功效主治】鼻息肉。
【用法用量】水煎内服，每日1剂。
【来　　源】《秘方录集》。

【方　　名】消肿解毒方
【方药组成】鱼腥草、漏芦、土茯苓、升麻、七叶一枝花、芙蓉叶、羊蹄根、白花蛇舌草、山豆根各30g，苦参12g。
【加　　减】胸痛甚者加郁金、延胡索、丹参；气急不得卧加苏子、葶苈子；疲乏无力，纳差加党参、白术、神曲、黄精。
【功效主治】清热解毒，散结消肿。肺癌中期，症见咳嗽气息粗促，痰稠黄或吐血痰，胸胁胀满，咳时引痛，面赤，口干欲饮，舌红苔黄腻，脉滑数。
【用法用量】以上药物，水煎分2次饭后服，每日1剂。
【来　　源】《福建中医药》1983年第6期。
【附　　注】本方适用于肺癌中期证属热毒亢盛者。肺癌中期正气渐衰而邪气渐盛，治宜攻邪为主。方中鱼腥草、漏芦、土茯苓、七叶一枝花、白花蛇舌草、山豆根、苦参清热解毒，散结消肿，抑制癌瘤生长；升麻透解邪毒，升举阳气而解毒抗癌；羊蹄根、芙蓉叶清热凉血止血。诸药合用使邪毒得清，癌肿得消。

【方　　名】消肿抑癌散合方
【方药组成】①鸦胆子肉6g，硇砂6g，砒石6g，草乌6g，雄黄9g，轻粉9g，硼砂30g，枯矾30g，麝香15g，冰片3g。②白及15g，象皮15g，紫草15g，炉甘石30g。③章丹9g，梅片0.9g，煅石膏30g，硼砂30g，密陀僧6g。
【功效主治】解毒去腐，消肿抗癌，生肌收敛。适用于阴茎癌。
【用法用量】①②两方各药研为细末，分别加入合霉素粉5～10g，混合均匀，制成外用散剂。③方各药共研细末，加凡士林调和均匀，经干热灭菌后，即得。外用，散剂供撒布于癌肿创面，软膏供局部涂敷用，均为每日1～2次。
【临床应用】河北新医大附属第二医院用于治疗阴茎癌23例，经5年随访观察，疗效均较满意。

【方　　名】消肿止痛散
【方药组成】马钱子2g，羌活12g，川芎12g，郁金 12g，地鳖虫 6g。
【加　　减】必要时可酌加麝香、冰片以增强药势。
【功效主治】活血散结，消肿止痛。主治各种癌痛。
【用法用量】共研细末，以醋或白酒调和外敷癌痛部位。
【临床应用】以之治疗各种癌痛 300 例，显效 34.3%，有效 50.3%，总有效率为 84.66%；其中重度疼痛 144 例，总有效率为 75.7%，中度疼痛 97 例，总有效率为 90.7%，轻度疼痛 59 例，总有效率为 96.7%。
【来　　源】《新中医》1993 年第 2 期。
【附　　注】本方适用于血瘀经脉、经气瘀滞、不通则痛证候的治疗。方以川芎、郁金、地鳖虫活血化瘀、通利经脉、消积止痛；复用羌活借其辛散之性以透络达邪，振奋经气，助川芎等以加强经气之运行；另以马钱子入络解痉，搜邪利气，散结消肿，抗癌止痛。五药配合，专事通达，散瘀血，宣经气，启闭塞，最终共奏通利之效。

【方　　名】逍遥蒌贝散
【方药组成】柴胡，当归，白芍，茯苓，白术，瓜蒌，贝母，半夏，胆南星，生牡蛎，山慈菇。
【功效主治】疏肝理气，化痰散结。适用于乳癌初起。
【用法用量】每日 1 剂，水煎，分 2 次温服。

【方　　名】逍遥散加减方
【方药组成】醋炒柴胡 6g，白术 9g，茯苓 9g，全瓜蒌 20g，清半夏 10g，郁金 10g，杭白芍 12g，当归 15g，急性子 10g，半枝莲 30g。
【功效主治】肝郁气滞型食管癌。
【用法用量】水煎服，每日 1 剂。
【来　　源】《中西医结合治疗癌症》：26。

【方　　名】逍遥散加减方
【方药组成】柴胡、川芎各 10g，当归、杭白芍、茯苓、白术、炙香附各 15g，薄荷、生甘草各 6g。
【功效主治】假性胰腺囊肿。
【用法用量】水煎服，每日 1 剂。

【方　　名】逍遥散加减方
【方药组成】白术 12g，茯苓 15g，当归 10g，柴胡 6g，赤芍 12g，薄荷 6g，牡丹皮 20g，女贞子 30g，枸杞子 30g，青葙子 30g，木贼草 10g，密蒙花 10g。
【功效主治】脾虚肝热、眼睑郁毒型外眼恶性肿瘤。
【用法用量】水煎服，每日 1 剂，分 2 次服。
【来　　源】《肿瘤病》，人民卫生出版社，1982：37。

【方　　名】逍遥散加减方
【方药组成】柴胡、昆布各 20g，当归、贝母、赤芍各 15g，海藻、白芥子、茯苓各 24g，薄荷 6g，胆南星 10g，穿山甲珠 12g，丝瓜络 30g，香附、木香各 18g。
【功效主治】舒肝散结，理气化瘀，适用于乳腺增生。
【用法用量】水煎服，每日 1 剂，每日 2 次。
【来　　源】射洪县人民医院杨贵荣经验，曾刊于《四川中医》1985 年第 3 期。

【方　　名】逍遥散加减方
【方药组成】炒柴胡 6g，生地黄 15g，全当归 15g，白芍 12g，焦白术 10g，茯苓 12g，香附 10g，川楝子 10g，广木香 5g，制何首乌 12g，夏枯草 15g，牡丹皮 10g，半枝莲 30g，重楼 10g。
【功效主治】肝郁气滞型子宫颈癌。
【用法用量】水煎服，每日 1 剂。
【来　　源】《中西医结合治疗癌症》：50。

【方　　名】逍遥散加减方
【方药组成】川乌、草乌、法半夏、青黛、胆南星各 12g。
【功效主治】通络散结、消肿。适用于半阴半阳的痈疮肿痛，如子痈、乳癖、瘰疬等。
【用法用量】将上述药物研成细末，用陈酒、白蜜调成膏状，用时将药膏煮温热敷局部，以纱布包裹，每次 2 小时，每天 2 次。
【来　　源】《常见杂病的防治与验方》。

【方　　名】逍遥散加减方
【方药组成】当归 12g，赤芍 9g，柴胡 9g，茯苓 9g，白术 6g，青皮 6g，香附 9g。
【功效主治】子宫颈癌。
【用法用量】水煎服，早晚分服。
【来　　源】内蒙古自治区医院编《中草药验方选编》，内蒙古自治区人民出版社，1972：166。

【方　　名】逍遥散加减方
【方药组成】当归 9g，柴胡 6g，茯苓 15g，炒白术 15g，香附 9g，乌药 9g，白花蛇舌草 30g，山慈菇 9g。
【功效主治】肝郁气滞型子宫颈癌。
【用法用量】水煎服，每日 1 剂。
【来　　源】《实用中西医结合妇产科证治》：340。

【方　　名】逍遥散加减方
【方药组成】生甘草（炙微赤）15g，当归（去苗，锉，微妙）、茯苓（去皮，白者）、芍药（白）、白术、柴胡（去苗）各 30g。
【功效主治】疏肝解郁，理气散结。适用于肝郁气滞、肝脾不和、气血不调所引起的甲状腺瘤、乳房纤维腺瘤。
【用法用量】上为粗末，每服 6g，加生姜 1 块切破，薄荷少许，同煎去渣，热服，不拘时候。
【临床应用】顾某，女，36 岁，教师。于 1976 年 8 月甲状腺右侧发现 1 个 3cm×3.5cm 肿块，质偏硬，表面光滑，边缘清楚，经同位素扫描诊断为甲状腺腺瘤，由于患者对手术有顾虑，而要求用中药治疗。当时患者一般情况良好，唯心情急躁，烦躁易怒，胃纳不佳，月经不调，经来腹胀，苔薄腻，脉细弦。治以疏肝解郁，理气散结，用逍遥散加柴胡 9g，当归 9g，白术 12g，茯苓 12g，白芍 12g，生甘草 6g，昆布 24g，夏枯草 24g，橘叶 6g，象贝母 12g。服药后自觉胃纳稍佳，肿块略见柔软，然未见缩小，动辄烦躁易怒，苔薄脉弦。治法仍照原意加减。连续服药 18 剂，甲状腺右侧肿块显著缩小，唯烦躁易怒，睡眠不熟，苔薄脉弦，再按原方治之。患者续服 20 余剂，至 1976 年 12 月复诊时肿块消失。随访 5 年，患者身体健康，甲状腺腺瘤未复发。
【来　　源】《太平惠民和剂局方》。

【方　　名】逍遥散加减方
【方药组成】醋炒柴胡 6g，制香附 6g，广木香 5g，炒枳壳 9g，川厚朴 10g，青皮、陈皮各 10g，缩砂仁 5g，降香 6g，杭白芍 12g，旋覆花（包煎）9g，代赭石 15g，清半夏 10g，木瓜 10g，沉香曲 9g。
【功效主治】肝胃不和型胃癌。
【用法用量】水煎服，每日 1 剂。
【来　　源】《中西医结合治疗癌症》：31。

【方　　名】逍遥散加减方
【方药组成】柴胡 15g，全瓜蒌 30g，当归 15g，赤芍 15g，生白术 15g，郁金 12g，香附 9g，橘皮 9g，枳实 9g，山慈菇 15g，八月札 15g，夏枯草 20g，七叶一枝花 15g，生山楂 12g。
【加　　减】大便干结可酌加制大黄；乳房胀明显加王不留行籽、延胡索。
【功效主治】疏肝理气，化痰散结。主治乳腺癌之肝郁气滞型，症见乳房肿块初起胀痛，引及两胸胁作胀，情绪抑郁或急躁，心烦易怒，口苦咽干，头晕目眩，苔薄白或薄黄，舌质稍暗，脉弦滑。
【用法用量】水煎服，每日 1 剂。
【来　　源】《偏方验方秘典》，中原农民出版社。
【附　　注】保持心情舒畅，情绪乐观。注意调理好饮食，要多食高蛋白、易消化的食物。

【方　　名】逍遥散加减方
【方药组成】炒柴胡 6g，当归 15g，白芍 15g，香附 10g，郁金 10g，青皮 10g，陈皮 10g，瓜蒌 30g，薤白 10g，草河车 10g，夏枯草 15g，白花蛇舌草 30g。
【功效主治】肝郁气滞型乳腺癌。

【用法用量】水煎服，每日 1 剂。
【来　　源】《中西医结合治疗癌症》：47。

【方　　名】逍遥散加减方
【方药组成】柴胡 10g，生甘草 10g，枳壳 10g，川芎 10g，白芍 30g，香附 15g，白术 15g，石打穿 20g，当归 20g，茯苓 20g。
【加　　减】痛重于胀者，加郁金 10g，延胡索 20g，丹参 20g，川楝子 10g；恶心呕吐者，加姜半夏 10g，竹茹 15g；食欲不振者，加鸡内金 15g，生山楂 15g；脘腹胀满者，加佛手 10g，香橼皮 10g。
【功效主治】疏泄肝胆，理气解郁。胆囊癌，症见胁下胀满疼痛，脘腹痞闷，急躁易怒，口苦口干，食少难下，或恶心呕吐，舌质淡红或有瘀斑，脉弦涩。
【用法用量】以上药物，水煎分 2 次空腹服下，每日 1 剂。
【来　　源】《中医肿瘤防治大全》。
【附　　注】本方乃由逍遥散加味而成，胆囊癌证属肝失疏泄、胆气郁结、脉络不通者，可用该方治疗。方用柴胡疏肝泄胆、调畅郁气、升阳散邪，为主药。伍以香附理气、“专治气结为病”（《本草正义》），故可“利三焦、解六郁、消饮食积滞、痰饮痞满”（《本草纲目》）；川芎、白芍、当归养血活血、通络散结止痛；白术、茯苓健脾益胃、培土助运，以利枢机运转；枳壳宽中理气、化痰散结；石打穿解毒抗癌、消肿除积。以上共为辅佐药。全方相合，理气兼以活血，健脾并益化源，从而气血并治，郁去而积散矣。

【方　　名】逍遥散舒肝散化裁
【方药组成】①逍遥散合舒肝散化裁：当归、夏枯草、焦山楂、半枝莲、郁李仁、金钱草各 30g，赤芍、海藻、昆布、鳖甲各 15g，软柴胡、延胡索各 6g，牡蛎 60g，青皮 9g。②丸药：鳖甲、山甲珠、当归、茯苓、牡蛎、焦栀子、瓦楞子、丹参各 30g，焦山楂、金钱草、白花蛇舌草各 60g，木瓜 31g，以上药物碾细末，蜜为丸。
【功效主治】肝癌。
【用法用量】方①水煎服，每日 1 剂。方②每日 3 次，每服 6g，开水送服（感冒停服）。
【临床应用】治疗肝癌一例，用方①服药 2 剂，后配合方②丸药治疗 7 个月，肝区肿痛完全消失，两次放射性同位素扫描复查，结果为“未见占位性病变”。随访观察 7 年未见复发。
【来　　源】《四川中医》，1987，（2）：38。

【方　　名】逍遥散温胆汤
【方药组成】醋炒柴胡 6g，全当归 15g，杭白芍 15g，焦白术 10g，茯苓 10g，炒陈皮 10g，淡黄芩 10g，黄连 6g，焦神曲 30g，板蓝根 15g，夏枯草 15g，白花蛇舌草 30g。
【功效主治】肝郁气滞型肝癌。
【用法用量】水煎服，每日 1 剂，分 2 次服。
【来　　源】《中西医结合治疗癌症》：40。

【方　　名】逍遥调经汤
【方药组成】当归，生地黄，白芍，陈皮，牡丹皮，川芎，熟地黄，香附，生甘草，泽兰，乌药，青皮，延胡索，黄芩，枳壳，柴胡。
【功效主治】理气和血，消肿解毒。适用于乳房肿瘤。
【用法用量】每日 1 剂，水煎，分 2 次温服。

【方　　名】硝矾散
【方药组成】火硝 30g，明矾 30g，三七 30g。
【功效主治】开噎，化瘀消痰。适用于食管癌及其他多种肿瘤，噎膈，吞咽困难。
【用法用量】炼制即得，每 7 ～ 10 天服药一次，每次 0.4 ～ 1g，于清晨空腹用少量开水送下。
【附　　注】①服后大多数患者有吐、泻反应，轻者当天可恢复，重者 2 ～ 5 天即可恢复，一般不需任何处理。个别严重者可对症治疗。②部分患者服药后可有头晕、耳鸣、上腹不适、口腔炎等反应，偶得过敏性皮疹。③根据病人情况可间服其他药物。

【方　　名】硝黄大蒜膏
【方药组成】大黄、朴硝各 30g。

【加　　减】痞块在皮里膜外，须用补气，香附开之，兼二陈汤加补气药。
【功效主治】积聚块。
【用法用量】上为末，用大蒜捣膏，和匀贴患处。
【来　　源】元代《金匮勾玄》第三卷。

【方　　名】硝黄丸
【方药组成】大黄（半生半熟）60g，芒硝、生甘草各30g。
【功效主治】多年恶疮。
【用法用量】研末，蜜丸如弹子大。每服半丸，茶水或温酒送下。
【来　　源】《奇难杂症效验单方全书》。

【方　　名】硝黄雄麝散
【方药组成】火硝30g，雄黄1.5g，冰片0.3g，麝香0.3g。
【功效主治】癥瘕积聚，消化道癌瘤。
【用法用量】上4块共研为细末，每包3分（约0.03g）成人每服1包，日2～3次，白开水送下。
【来　　源】《直指方》。
【附　　注】火硝，为子弹的火药，其性峻烈，故服量甚小，用时严格控制剂量，有报告谓：本方治鼠蹊部癌症，疗效颇佳。

【方　　名】硝马丸
【方药组成】火硝、制马钱子、郁金、白矾各15g，生甘草3g。
【功效主治】解毒消积，活血止痛。结肠癌结节状肿块坚硬，并有压痛者。
【用法用量】上药共研为细粉，水泛为丸，如绿豆大。每服0.3～0.9g，日3次，黄芪煎水服下。
【来　　源】《中医癌瘤证治学》。
【附　　注】本方适用于结肠癌中期气、血、毒凝聚肠道，久郁成块，肿块坚硬的病证。治宜攻坚破积。方中火硝攻坚破积，逐散瘀滞为主药；辅以马钱子散结消肿，通络止痛。郁金行气解郁，凉血破瘀共助主药之功以消肿块；白矾敛泻止血；生甘草调和诸药。本方寒热并用，攻逐邪浊，力峻效卓。

【方　　名】硝石大黄丸
【方药组成】硝石180g，大黄240g，人参60g，生甘草60g。
【功效主治】通利小便，软坚化积。适用于肝癌伴有腹水、小便不畅者。
【用法用量】上为末，苦酒为丸，如鸡子黄大。欲下用2丸，若不能者，分作4丸。
【来　　源】《千金要方》。

【方　　名】硝乌梅液
【方药组成】制硝后的原液、乌梅。
【功效主治】龟头癌。
【用法用量】用内蒙古包头地区的泥制硝后的原液（深棕褐色，比重1.3以上）1 000ml，加乌梅27枚（碎之），煮沸30分钟，后用多层纱布过滤，取滤液用。内服：每天20～30ml，分3～6次服；外敷：用纱布浸湿后敷于患处，1天换3次。
【临床应用】52例病员有好转。
【来　　源】湖南省卫生局编《中草药单方验方新医疗法选编》，1971：334。
【附　　注】副作用可致腹泻，一般一周后可自行消失。个别病例可引起皮肤荨麻疹。敷药局部有疼痛。

【方　　名】小柴胡汤加减
【方药组成】柴胡、黄芩各6g，制半夏、生姜各9g，人参、炙甘草各3g，大枣3枚。
【功效主治】肝癌预防。
【用法用量】水煎，分2次服。

【方　　名】小柴胡汤加减
【方药组成】柴胡15g，黄芩10g，生党参20g，半夏10g，生甘草5g，生姜、大枣适量。
【加　　减】肺癌加地骨皮30g；肝癌加牡丹皮10g，焦山栀10g。
【功效主治】和解少阳，退热。各种恶性肿瘤所致之癌热，日久不退，热势一般不高，低于38.5℃，中毒症状不显，或伴有呕吐恶食少，舌质淡，苔薄黄，脉弦。

【用法用量】以上药物，水煎成200ml，每日1剂，分2次服下。4剂后热未退者上述药物剂量加倍，起效后固后维持（起效指体温下降≥1℃）。

【临床应用】以此方治疗各种癌热25例32人次，包括肝癌9例、肺癌13例、胰腺癌2例、胃癌1例。结果有效29例次，有效率90.6%；无效3例次（病人合用消炎痛后起效）。无1例出现明显副作用。

【来　　源】《辽宁中医杂志》1990年第12期。

【附　　注】本方所治癌症发热，其病机为邪在少阳半表半里，少阳之气郁而不发所致。故方以柴胡疏泄少阳，开达郁气；黄芩清解少阳邪热，引邪外出。二者配合，透内达外，一散一清，则可使少阳经气舒而邪亦走外而解。复用党参、半夏、生甘草、生姜、大枣益正气而调脾胃，助化源，降逆止呕，一者可扶正以利去邪，二者可防邪气进一步深陷于里。全方相伍，可共奏和解少阳、退热之目的。药理研究发现，小柴胡汤中柴胡的主要有效成分为皂苷和皂糖苷配基，动物实验证实有明显的解热作用，还能使正常动物的体温降低，并有抗炎作用。

【方　　名】小柴胡汤加减

【方药组成】柴胡10g，黄芩40g，天花粉15g，沙参18g，石斛12g，枳壳15g，生甘草6g，大枣3个，生姜3片。

【功效主治】肝癌恶病质。

【用法用量】水煎服，每日1剂。

【方　　名】小柴胡汤加减

【方药组成】黄芩12g，清半夏12g，人参10g，柴胡5g，青蒿15g，白花蛇舌草30g，半枝莲20g，薄荷3g，生甘草3g，生姜3片，大枣5枚。

【加　　减】气阴两虚加玉屏风散、鳖甲、牡丹皮、生地黄；邪热留恋加茵陈蒿、连翘、猪苓、生薏苡仁；热毒炽盛、高热不退加生石膏、知母。

【功效主治】清解少阳，调中退热。癌性发热，体温或高或低，或呈午后潮热，病人自作者感觉不明显，舌淡、苔薄白或薄黄，脉细数或弦数。

【用法用量】以上药物，水煎分2次空腹服下，每日1剂。

【临床应用】以此方治疗32例癌性发热，临床缓解17例，好转13例，无效2例。

【来　　源】《陕西中医》1995年第2期。

【附　　注】本方治证以邪犯少阳，经气郁滞而不能疏泄，正邪交争，邪既不能深入，而正亦不能驱邪外出为病机要点。方以柴胡配黄芩一散一清，疏少阳滞气、泄少阳邪热，二者并为主药；辅以青蒿、薄荷其味皆清芳，二者既开郁气又透邪外达，故可加强主药之功；人参、生甘草、生姜、大枣益气，调营卫，扶正以助祛邪、并实里以防邪入；清半夏和胃散结消痞，健中调气以充肌腠；半枝莲、白花蛇舌草抗癌解毒，清热泻火，以进一步增强抗邪作用。全方配合，共奏清解少阳、调中退热之目的。

【方　　名】小川芎枸杞汤

【方药组成】小川芎5g，枸杞子15g，当归9g，鸡内金9g，丹参15g，炙远志9g，红花9g，桃仁9g，淫羊藿30g，太子参24g，桔梗、贝母、半夏各9g，炙蜈蚣5g，豨莶草15g。

【功效主治】脑垂体肿瘤。

【用法用量】水煎服，每日1剂。

【方　　名】小攻坚丸

【方药组成】马钱子30g，活蜗牛、带子蜂房各15g，全蝎9g，蜈蚣4.5g，制乳香、制没药各3g。

【功效主治】多种恶性肿瘤。

【用法用量】马钱子水泡1天后，换水再泡10天，去皮晒干，用麻油炸黄，研为末；蜗牛捣烂，晒干；同其余药物共研末，加入马钱子末混匀，以温开水调制为丸，如绿豆大。每次服3g，每日2次，白开水送下。

【来　　源】《临证经验方》。

【附　　注】方中马钱子有大毒，务必依法炮制，以减其毒性。未经炮制的生马钱子不可入药。

【方　　名】小蓟瞿麦汤

【方药组成】小蓟30～60g，瞿麦30g，石见穿

30g，白花蛇舌草30g，赤芍15g，炮穿山甲12g，补骨脂12g，川续断30g，牛膝30g。
【功效主治】肾癌。
【用法用量】水煎服，每日1剂。

【方　　名】小蓟饮子加减
【方药组成】生地黄（洗）30g，小蓟15g，滑石15g，木通9g，蒲黄（炒）9g，藕节9g，淡竹叶9g，当归（酒浸）6g，山栀子9g，炙甘草6g。
【功效主治】凉血止血，利水通淋。适用于膀胱癌下焦瘀热而致血淋，尿中带血，小便频数，赤涩热痛，或尿血，舌红脉数者。
【用法用量】水煎服，每日1剂。

【方　　名】小蓟饮子加减
【方药组成】小蓟30g，生地黄15g，淡竹叶15g，炒蒲黄10g，栀子10g，藕节10g，紫草30g，半枝莲30g，白花蛇舌草30g，山慈菇30g，射干30g，夏枯草30g，生甘草10g。
【功效主治】膀胱移行上皮乳头状癌。
【用法用量】水煎服，每日1剂。
【临床应用】治疗1例，服药10剂尿血止，精神饮食好转，形体渐复，后用知柏八味丸巩固疗效。随访8年，病情稳定，劳力恢复，未见复发。
【来　　源】《四川中医》，1985，（9）：14。

【方　　名】小鲫鱼口椒方
【方药组成】小鲫鱼1条，口椒7粒。
【功效主治】乳腺肿瘤，妇人乳岩初起。
【用法用量】冬至收买鲫鱼，肠杂鳞甲，一概不去，将背部剖开，中实川椒7粒，每尾如是，悬挂檐际风干，满九九日，取下收藏。遇一切乳证初起，取此鱼一尾，瓦上焙存性，研末，陈酒冲服，盖被汗出，即效。
【来　　源】《万全书》。

【方　　名】小金丹半夏汤
【方药组成】小金丹（打碎，用陈酒温化，临睡前服）1粒，半夏、茯苓各12g，陈皮6g，生甘草、白芥子（炒研）、桂枝各5g，煅牡蛎（先煎）、白花蛇舌草各30g，土贝母9g。
【加　　减】痰多，加陈胆星6g；发热，加荆芥、防风各5g，生姜1片。
【功效主治】温化寒痰，软坚消肿。适用于寒痰凝结之恶性淋巴结肿瘤。
【用法用量】水煎服，每日1剂。
【来　　源】《上海中医药杂志》，1984：9。

【方　　名】小金丹合夏枯草方
【方药组成】小金丹（成药）合夏枯草50g，猫爪草50g。
【功效主治】肺腺癌并广泛淋巴结转移。
【用法用量】小金丹每日2次，每次60粒。夏枯草与猫爪草水煎服，每日1剂。配合化疗。
【临床应用】罗某，男，50岁。1981年因咳嗽、胸闷，经胸透见右上肺阴影。1983年行锁骨上淋巴结舌检，病理示右锁骨上淋巴转移癌。在白求恩医科大学肿瘤医院住院，诊断为右肺腺癌并右锁骨上淋巴结转移，经放疗、胸片示肺部肿块消失，淋巴结亦消失。出院45天，腋下及锁骨上淋巴结增大。再住院，未经放疗，单服上方中草药，连服2年，胸透示肺部阴影完全消失，颈部及双腋下淋巴结明显缩小。
【来　　源】《江西中医药》，1986，（2）：34。

【方　　名】小金丹加减
【方药组成】白胶香、草乌、五灵脂、地龙肉、木鳖子各45g，乳香、没药、当归各22g，京墨4g。
【功效主治】化痰散结，祛瘀通络。适用于痰核流注、瘰疬、乳癌。
【用法用量】上9味共研细粉，兑研麝香9g，糯米粉40g，同上药末为丸，如芡实大，每料约250粒，每次服1～2粒，用黄酒或温开水送下，每日2次。
【临床应用】凡肿瘤患者证属寒湿痰瘀阻络者均可使用，但证虚者不相宜。
【来　　源】《外科正宗》。与下多方类，可参。

【方　　名】小金丹加减
【方药组成】白胶香45g，草乌头45g，五灵脂

45g，地龙 45g，马钱子（制）45g，乳香（去油）22.5g，没药（去油）22.5g，当归身 22.5g，麝香 9g，墨炭 3.6g。

【功效主治】破瘀通络，祛痰化湿，消肿止痛。适用于附睾肿瘤。

【用法用量】各研细末，用糯米粉和糊打千锤，待融合后，为丸如芡实大，每料约 250 丸。每服 1 丸，陈酒送下，每日 2 次。

【方　　名】小金丹加减

【方药组成】当归、地龙、草乌、五灵脂、乳香、没药、白芥子各 15g，木鳖子（炒黄后研粉）5g。

【功效主治】逐寒湿，消肿痛，通血络，祛痰毒。适用于阴茎癌，症见阴茎肿物，质硬，推之不移，无热，无触痛，小便有不尽感。

【用法用量】水煎存液 300ml，药布浸吸缠渍阴茎。每日早晚各半小时，用 10 ～ 30 日。此方有毒，不可内服。

【临床应用】本方一般用 10 ～ 30 天方可奏效，盖越月逾年之有形癥积，非日削月磨不消。

【方　　名】小金丹加减

【方药组成】木鳖子、白胶香、草乌、五灵脂、地龙各 45g，制乳香、制没药、当归各 22.5g，麝香 9g，墨炭 3.6g。

【功效主治】甲状腺癌。

【用法用量】各研细末，用粉 90g，依法制丸，每丸重 0.6g，每次服 2 丸，每日 2 次，用黄酒或温开水送服。

【方　　名】小金片

【方药组成】白胶香 30g，当归 15g，地龙 30g，马钱子 30g，五灵脂 30g，制乳香 15g，制没药 15g，草乌 30g，香墨 2.4g。

【功效主治】功能破瘀通络，祛痰化湿，消肿止痛。治流痰、瘰疬、瘿、癌、皮肤肿瘤等病。

【用法用量】上药打成细粉，过 100 目筛，加入淀粉、糖浆适量，将药粉倒入糖浆内，调成颗粒状，干燥后轧片，片重 0.325g，每片含生药 0.32g。成人每日 2 次，每服 2 ～ 4 片，用温开水或黄酒送下，儿童减半，孕妇忌服。

【来　　源】上海中药一厂。

【方　　名】小金散

【方药组成】马钱子（制）216g，地龙 234g，全蝎 117g，制附子 234g，姜半夏 225g，五灵脂 225g，制没药 117g，制乳香 126g。

【功效主治】破瘀通络，祛痰化湿，消肿止痛。主治流痰、瘰疬、瘿、岩等疾病。

【用法用量】上药各研细末和匀，加辅料（黏合剂）轧制成片，每片含生药量 0.3g，成人每日服 3g，分 2 次服，用温开水送下，儿童减半，孕妇忌服。

【来　　源】《中医外科临床手册》。

【方　　名】小麦幼苗汁

【方药组成】小麦幼苗。

【功效主治】癌症。

【用法用量】小麦幼叶（约 15cm 长）捣烂取汁，治愈下颚癌、白血病、乳腺癌等多种癌症。服用量是每天服 4 啤酒杯。

【方　　名】小麦枣仁方

【方药组成】小麦 30g，枣仁 10g。

【功效主治】乳房硬块。

【用法用量】水煎服，每日 2 次。

【方　　名】小叶金钱草虎杖汤

【方药组成】小叶金钱草 30g，虎杖 30g，姜黄 15g，栀子 10g，牡丹皮 15g，茵陈蒿 20g，蒲公英 30g，白英 30g，龙葵 30g，蛇莓 30g，半枝莲 30g，厚朴 10g，大腹皮 10g，羊蹄根 20g，莱菔子 15g。

【功效主治】湿热结毒型肝癌。

【用法用量】水煎服，每日 1 剂。

【来　　源】《中医肿瘤学》（上），科学出版社，1983：267。

【方　　名】小种三七方

【方药组成】小种三七（费菜）9g。

【功效主治】胃癌。
【用法用量】水煎服，每日1次，于晚上临睡时酌加米酒兑服。

【方　　名】肖梵天花方
【方药组成】肖梵天花60～90g。
【功效主治】乳腺增生。
【用法用量】水煎，每日1剂，分2次服，连服数10剂。

【方　　名】蝎鳖蛎甲汤
【方药组成】牡蛎15g，穿山甲12g，全蝎6g，青皮6g，木香4.5g，五灵脂9g，桃仁9g，杏仁9g。
【加　　减】若头晕耳鸣加制何首乌、沙苑子、白蒺藜、菊花；腹部肿块胀痛加丹参、红花、川楝子、大腹皮。
【功效主治】攻坚破积，理气化痰，滋阴潜阳。主治肾透明细胞癌。
【用法用量】水煎服，另鳖甲煎丸12g（吞取）。
【临床应用】单用本方治疗1例因左腰腹部肿块经手术探查无法切除，取活检病理切片确诊为晚期肾透明细胞癌，服药5个月，腹块消失，情况良好，开始半天工作，8年后恢复全天工作。
【来　　源】上海医科大学肿瘤医院胡安邦。

【方　　名】蝎矾散
【方药组成】全蝎60g（微炒），白矾90g。
【功效主治】肠癌下血。
【用法用量】全蝎微炒后与白矾共研为粉末面。每于饭前以温粥调1.5g，日服1次。
【来　　源】《民间偏方精选》。
【附　　注】全蝎为毒虫，含毒性较大，要严格控制剂量。慎用之！

【方　　名】蝎粉麦乳精
【方药组成】蝎子2枚，麦乳精适量。
【功效主治】恶性肿瘤。
【用法用量】蝎子油炸（勿焦），研粉，冲入麦乳精调匀饮服。每日1～2次。
【来　　源】《肿瘤的食疗》。
【附　　注】蝎子含毒性，不可过量，以免中毒。

【方　　名】蝎蜂蛇硝散
【方药组成】全蝎30g，露蜂房30g，蛇蜕30g，桑螵蛸30g。
【功效主治】子宫颈癌。
【用法用量】诸药焙微黄，研为细末，水泛为丸。备用，每次3g，每日3次，白开水送下。
【来　　源】《肿瘤临证备要》。

【方　　名】蝎虎酒
【方药组成】活蝎虎1条，白酒（低度）1茶杯。
【功效主治】食道癌。
【用法用量】将蝎虎投入茶杯白酒内醉死，浸7日后，将酒顿热，去蝎药，备用。不拘时，每次徐徐饮10～15ml。
【来　　源】《万病回春》。
【附　　注】蝎虎，即中药全蝎，有毒之虫，服用应掌握剂量，不可过量。慎之！

【方　　名】蝎蛇蜂房散
【方药组成】全蝎、蛇蜕、露蜂房各适量。
【功效主治】舌癌、唾液腺癌。
【用法用量】上3味药共研细末，每日3次，每次3g，吞服，温开水送下。
【来　　源】《肿瘤防治》。
【附　　注】本方有毒性，对胃、肠有刺激，宜饭后服。

【方　　名】蝎蛇散
【方药组成】全蝎、露蜂房、蛇蜕各10g。
【功效主治】早期子宫颈癌。
【用法用量】上药共研细末，水泛为丸，每次2.1g，每日2次。

【方　　名】蝎子蛋方
【方药组成】全蝎（蝎子）20g，鸡蛋1个，香油少量。
【功效主治】各种癌症。

【用法用量】全蝎用香油炸后，打入鸡蛋 1 个，共蒸熟食之。每日食 3 次，连吃 5 ～ 7 天为度。
【来　　源】《民间偏方秘方精选》。
【附　　注】全蝎油炸后可减轻蝎子毒性，长期服用，可减轻毒性反应。

【方　　名】泄毒汤
【方药组成】滑石 6g，甘草梢 3g，萹蓄 12g。
【功效主治】清热利湿，解毒止痛。适用于阴茎肿瘤，生疳疮腐蚀疼痛。
【用法用量】水煎服，每日 1 剂。

【方　　名】泻肺汤
【方药组成】地骨皮、大黄、芒硝、桔梗、生甘草各 30g。
【功效主治】清热泻火。适用于眼部肿瘤。
【用法用量】上为粗末，每次 15g，水煎服。
【来　　源】《银海精微》。

【方　　名】泻肝汤
【方药组成】防风、大黄、茺蔚子、黄芩、黑参、桔梗、芒硝各 30g。
【功效主治】疏风散热，清肝明目。适用于眼部肿瘤。
【用法用量】上为末，每次用 3g，以水 200ml，煎至 100ml，食后温服。
【来　　源】《秘传眼科龙木论》。

【方　　名】泻黄饮子
【方药组成】白芷、升麻、枳壳（麸炒）、黄芩、防风各 4.5g，半夏（姜汤泡 7 次）3g，石斛 3.6g，生甘草 2.1g。
【功效主治】祛风清热，化痰散结。适用于茧唇。
【用法用量】水 400ml，生姜 3 片，煎取 320ml，饭后服。
【来　　源】《医碥》。

【方　　名】泻火散加味
【方药组成】生石膏 12g，藿香 9g，防风 12g，生甘草 9g，炒栀子 9g，全蝎 6g，全蜈蚣 2 条，僵蚕 9g。
【功效主治】鳞状上皮癌。
【用法用量】水煎服，每日 1 剂；或用散剂，上方共研细末，日服 2 次，每次 9g，白开水送下。
【来　　源】《中医杂志》，1966，（4）：9。

【方　　名】泻脑汤
【方药组成】防风、车前子、木通、茺蔚子、茯苓、熟大黄、玄参、玄明粉、桔梗、黄芩各 9g。
【功效主治】疏风泻热，疏肝通络。适用于眼部肿瘤。
【用法用量】上锉 1 剂。白水 500ml，煎 400ml，去滓，分 2 次空腹热服。
【来　　源】《审视瑶函》。

【方　　名】泻心汤
【方药组成】大黄、黄芩、桔梗、知母、黑参、马兜铃、防风各 9g。
【功效主治】清热凉血。适用于眼部肿瘤，心热伤脾土者。
【用法用量】每日 1 剂，水煎，食后服。
【来　　源】《银海精微》。

【方　　名】谢氏逐水饮
【方药组成】川贝母 20g，鱼腥草 20g，蒲公英 30g，七叶一枝花 15g，铁树叶 10g，石见穿 10g，白花蛇舌草 30g，泽泻 15g，茯苓 20g，猪苓 20g，炒牵牛子 20g，葶苈子 30g，桑白皮 15g，龙葵 15g，冬虫夏草 2g（研末冲服）。
【功效主治】清热解毒、软坚散结、逐水平喘。肺癌合并胸腔积液，也可用于肺结核合并胸腔积液。症见胸闷、呼吸困难、乏力面部浮肿等，脉滑数，苔厚腻。
【用法用量】水煎，内服，每次 200ml，每日 2 次。
【来　　源】本方为北京市东城区健安医院谢峰的经验方。
【注意事项】忌食海鲜。

【方　　名】薤白瓜蒌乳没汤
【方药组成】薤白（酒浸焙）、生甘草各 15g，大瓜蒌（去皮焙 1 个）、明乳香、明没药各 6g。
【功效主治】乳腺癌。
【用法用量】后 2 味去油，共研细末，用黄酒约 180g，并酌量加水，于水锅内慢火熬至 30g，去渣，饭后分 3 次温服。
【来　　源】《治癌中药处方 700 种》。

【方　　名】薤白柠檬汤
【方药组成】川薤白 60g，柠檬半个。
【功效主治】肺癌。
【用法用量】3 碗水煮至 1 碗，1 次服完，每天 1 剂，连服 10 剂。若此方煎剂入口时，病者感味酸甜则对症，若感苦味便无效。
【来　　源】《治癌中药处方 700 种》。

【方　　名】蟹壳单方
【方药组成】蟹壳焙焦研末。
【功效主治】乳腺癌。
【用法用量】每服 10g，每日 2 次，黄酒冲服，不可间断。

【方　　名】蟹壳糊
【方药组成】熟蟹壳数只。
【功效主治】乳腺癌癌肿破溃者。
【用法用量】蟹壳煅成灰存性，研为细末，用小磨麻油调如糊状，以之敷患处，日换 1 次，连续敷用。
【来　　源】《万病单方大全》。类方较多，可参。

【方　　名】蟹壳酒
【方药组成】生蟹壳（新鲜）数十枚。
【功效主治】散血结、泻诸热、消积聚。主治乳岩糜烂者。
【用法用量】放砂锅内焙焦，研细末，每服 6g，陈酒 1 杯冲服，每日 3 次，不可间断。
【来　　源】《药酒配方八百例》。

【方　　名】蟹壳散
【方药组成】生蟹壳数 10 个。
【功效主治】乳腺癌。
【用法用量】把蟹壳放瓦上焙干，研为细末。黄酒送下，每次 2g，每日 2 ～ 3 次。勿间断。
【来　　源】《肿瘤临证备要》。
【附　　注】孕妇忌服。以上单方类似，可参。

【方　　名】蟹爪丸
【方药组成】蟹爪三分，附子六分（炮），麝香三分（研），法半夏六分，生姜四分（屑），鳖甲六分（炙），防葵六分，郁李仁八分。
【功效主治】鳖症。
【用法用量】上八味捣筛，蜜和为丸如梧子，空肚以酒下二十丸，日再服，以知为度。
【附　　注】忌生冷、猪肉、苋菜。

【方　　名】辛石散
【方药组成】白芷 3g，鹅不食草 3g，细辛 3g，辛夷 6g，鱼脑石 4 块，冰片 4.5g。
【功效主治】祛风通窍，消肿止痛。适用于鼻咽癌晚期。症有头痛加剧，鼻塞，流出有腐败气味的分泌物。
【用法用量】将上药分别研为细粉，合在一起，研匀，并研极细粉。吹入鼻孔内，每日 2～3 次。并服苍辛银豆汤与平消片。
【来　　源】《中医癌瘤证治学》。
【附　　注】本方用白芷、细辛祛风开窍，鹅不食草、辛夷通透鼻咽，鱼脑石、冰片止疼消肿。

【方　　名】辛乌散
【方药组成】赤芍药 30g，草乌 30g，桔梗 15g，荆芥穗 15g，生甘草 15g，柴胡 9g，赤小豆 18g，连翘 15g，细辛 15g，紫荆皮 30g，皂角 15g，生地黄 15g。
【功效主治】活血通窍，解毒消肿。适用于喉咽癌。
【用法用量】上药不宜见火，日晒燥，共为细末，收入瓷瓶，勿令走气。临用以冷水调，噙口内咽化。
【来　　源】《重楼玉钥》。

【方　　名】辛夷苍耳汤
【方药组成】辛夷 12g，苍耳子 12g，白芷 3g，川芎 3g，淡黄芩 3g，连翘 12g，蒲公英 12g，牡蛎 60g，夏枯草 12g，半枝莲 30g，蜀羊泉 15g。

【加　　减】头痛加僵蚕；鼻塞加苦丁菜、鹅不食草；鼻衄，加鲜白茅根、藕节炭、茜草炭；口干阴虚加玄参、麦冬、沙参。

【功效主治】鼻咽癌。

【用法用量】水煎服，另吞服木鳖子 0.3g 和全蝎 1.5g。

【来　　源】《肿瘤的防治》：239。

【方　　名】辛夷黄柏合方

【方药组成】①内服药：辛夷 15g，黄柏 15g，生地黄 15g，苍耳子 15g，白芷 9g，细辛 3g，葱白 30g，刺桐树寄生 30g，猪鼻 1 个。②外用方：葱白 3 个，皂角 3 个，鲜鹅不食草 6 ～ 9g，麝香 0.15 ～ 0.2g。

【加　　减】方①可加黄皮树寄生 30g，苦楝树寄生黄 30g；鼻血、鼻塞及耳聋加海棠果（去外皮）7 个，花生壳 20 个，水母蟹壳 3 ～ 5 个；耳边有肿块及耳聋加刺桐树寄生 30g，鹅不食草 6 ～ 9g。

【功效主治】鼻咽癌。

【用法用量】方①水煎服，每日 1 剂，连服 7 ～ 8 剂后加入黄皮树寄生、苦楝树寄生，再隔日服 1 剂，连服 5 ～ 7 剂。海棠果、花生壳及水母蟹壳晒干研末，随主方冲服，隔 3 日 1 剂，连服 6 ～ 12 剂。方②捣烂绞汁，以棉花蘸药汁塞耳，如耳鼻出血，可将药液滴入。

【临床应用】陈某，男，25 岁，确诊为鼻咽癌，经服用本方 21 剂获痊愈，至今未复发。

【来　　源】《抗癌中草药制剂》，人民卫生出版社，1981：247。

【方　　名】新赤石脂禹余粮方

【方药组成】白芍 10g，焦山楂 10g，焦神曲 10g，炒荆芥 6g，赤石脂 15g，禹余粮 15g。

【加　　减】出血加仙鹤草 30g，茜草 30g，赤芍 10g，槐花炭 10g，侧柏炭 10g，地榆炭 1g；疼痛加槟榔 10g，木香 6g；热症加黄芩 10g，黄柏 10g，白头翁 30g；气虚加党参 10g，黄芪 10g。

【功效主治】放射性直肠炎。

【用法用量】水煎服，每日 1 剂。

【方　　名】新丹

【方药组成】蜈蚣 240g，地龙 96g，蝉蜕 96g，蛇蜕 96g，象牙粉 96g，枸杞子 96g，全蝎 174g，僵蚕 48g，乌贼骨 48g，蕲蛇肉 48g，金钱草 48g，滑石 48g，松香 48g，薏苡仁 48g，雄黄 48g，制马钱子 48g，炒木鳖子仁 48g，鹿角霜 48g，赤小豆 48g，白芷 48g，黄药子 48g，黑芝麻 48g，穿山甲 24g，露蜂房 24g，铁甲军 24g，炮姜 24g，土贝母 24g，杏仁 24g，枳壳 15g，茯苓 15g，萆薢 15g，海金沙 15g，乌梅肉 15g，木通 15g，川大黄 15g，斑蝥 6g，防风 12g，柴胡 9g，青皮 9g，樟脑 9g，炒巴豆（带皮）4.5g，蟾蜍（炒焦）15 个。

【功效主治】清热解毒，化坚散结。适用于膀胱癌肿结坚痛者。

【用法用量】共研细末，炼蜜为丸，每丸重约 10g。每次 1/2 至 1 丸，温开水送下，1 日 1 次。

【方　　名】新丹

【方药组成】蜈蚣 400 条，蝉蜕 450g，土茯苓 450g，全蝎 300g，地龙 300g，铁甲军 300g，乌蛇肉 300g，枸杞子 300g，木瓜 30g，血珀 240g，滑石 240g，蛇蜕 150g，山甲 150g，松香 150g，苦丁茶 150g，防风 150g，薏苡仁 150g，木通 150g，雄黄 150g，海金沙 150g，陈皮 150g，僵蚕 90g，斑蝥 30g。

【功效主治】膀胱瘤，脑瘤，喉癌，肝癌，结肠癌，宫颈癌。

【用法用量】共为细末，炼蜜为丸，每丸重 9g。每日 1 ～ 2 丸，白开水送服。

【方　　名】新丹膀胱汤

【方药组成】当归 15g，赤芍 15g，生地黄 15g，木通 15g，滑石 15g，海金沙 15g，半枝莲 30g，二蓟炭 30g，白茅根 30g，薏苡仁 30g，白花蛇舌草 30g，金钱草 30g，知母 12g，黄柏 12g，炒木鳖子仁 12g，金银花 24g，天花粉 12g，乌贼骨 24g。

【功效主治】膀胱癌。

【用法用量】水煎服，每日1剂。

【临床应用】服用煎剂以后，如有腐烂组织由尿排出或有尿血时，不宜止血，可以因势利导，使膀胱内血污排尽。服用丸剂时部分病人可有恶心反应，不必停药，继续服之。

【来　　源】《抗癌中草药制剂》，人民卫生出版社，1981：280。

【方　　名】新煎方

【方药组成】生地黄、五味子、北沙参、王不留行籽、麦冬、蒲公英、石见穿、百部、徐长卿、地骨皮、南沙参、望江南、野菊花、山药、白花蛇舌草、煅牡蛎、夏枯草、海藻、海带、玄参、天花粉、丹参、川贝母、炙穿山甲、炙鳖甲、蜀羊泉、牡丹皮、鱼腥草、紫花地丁、象贝母。

【加　　减】咳嗽痰黏加紫菀、款冬花、枇杷叶、淡竹沥；痰中夹血加仙鹤草、白及、蒲黄、生地榆、紫草根、三七片；低热起伏加板蓝根、红藤、败酱草、金银花、连翘；胸胁疼痛加全瓜蒌、郁金、川楝子、延胡索、赤芍、桃仁；肢节酸楚加寻骨风、炙乳没、防己、桑寄生、怀牛膝、全蝎、地龙、蜈蚣；出现气阴不足证候者加石斛、芦茅根、天麦冬、太子参、黄芪。

【功效主治】原发性支气管肺癌。

【用法用量】水煎服，每日1剂。制成糖浆效果更佳。

【临床应用】郑某，男，68岁，X片诊断为中叶肺癌，伴肺不张，痰找到鳞癌细胞。1977年5月12日初诊，症见咳嗽胸闷，咯痰不爽，两胁胀痛，口干便秘，苔少质红，脉弦数。治疗后定期摄片，病灶逐渐好转。治疗6年余，病灶消失，肺不张完全恢复。治疗迄今已9年，情况完全正常，属临床治愈。

502例经中医药治疗后，各种症状多数得到明显改善，其症状有效率为97.17%。其中，Ⅱ期病患共263例治疗后的1年生存率为55.89%，2年生存率为28.33%，治疗3年、4年和5年生存率分别为14.97%、9.55%、6.47%。Ⅲ期患者共157例，其治后1年、2年、3年和4年生存率分别为40.76%、21.62%、11.51%和5.00%。Ⅳ期患者82例，其治后1年、2年和3年生存率分别为24.39%、12.99%和10.64%。各期腺癌的生存率均较同期鳞癌者为高，而未分化癌的Ⅲ、Ⅳ期患者，经中药治疗后2年生存率，也分别达到11.11%和8.33%。

【来　　源】《中医杂志》，1988，(2)：25。

【方　　名】新瘤丹

【方药组成】穿山甲（醋炙）30g，白矾60g，菖蒲60g，雄黄30g，白及30g，儿茶60g，生水蛭60g，百部90g，硼砂60g，紫草30g，远志60g，血竭60g，红花90g，乳香60g，当归尾60g，没药30g，冰片9g，鸡内金120g，茯苓120g，益母膏150g。

【功效主治】食管癌。

【用法用量】共20味，前19味共研细末合益母膏，炼蜜为丸，每丸3g重，每日服1～3丸，白开水送下（食前1小时或食后1小时服）。

【来　　源】《癌症的治疗与预防》，春秋出版社，1988：168。

【附　　注】饮食宜清淡，高营养易消化食物，避免进食刺激性的食品。

【方　　名】新鲜鹅韭菜汁

【方药组成】新鲜鹅200ml，韭菜汁100ml。

【功效主治】胃癌、噎膈反胃者。

【用法用量】上2味混合均匀，1次饮完，隔日服1次。

【方　　名】新鲜鹅血

【方药组成】新鲜鹅血适量。

【用法用量】取健壮活白鹅1只，断喉、取鹅血滴入杯中，趁热饮服，每日或隔日1次。

【临床应用】用此法治疗23例食道癌患者之吞咽困难，均收到良好效果。本方可单独使用，抑或合并其他方法同用。但必须长期服用，至少1周3次，新鲜鹅血必须趁热饮服。

【来　　源】上海有色金属研究所梁光裕献方。

【附　　注】鹅血有清热、解毒、扶正之功。且无毒副作用，亦无禁忌证。

【方　　名】新鲜鸡蛋斑蝥方
【方药组成】新鲜鸡蛋 1 个，斑蝥 3 只。
【功效主治】补血益气，滋阴润燥，缓解疲劳，增强免疫力。
【用法用量】鸡蛋内纳斑蝥 3 只，外用纸封好，放于饭锅上蒸熟，去斑蝥吃蛋。
【附　　注】斑蝥剧毒，使用要注意。

【方　　名】新鲜童尿饮
【方药组成】鲜童子尿 50 ～ 150ml。
【功效主治】腹腔癌肿，以及各种癌症的辅助治疗。
【用法用量】收集健康的 10 岁以下男童之新鲜尿液，去头尾，取中段尿 50 ～ 150ml，日服 3 次，每次 50ml，趁热饮之。
【来　　源】《唐本草》。
【附　　注】《唐本草》云“癥积满腹方”，属腹腔肿瘤范畴，该方为最早记载人尿治癌的验方。

【方　　名】新针疗法方
【方药组成】八一对、长强；并配合取关元、三阴交、内关、合谷、足三里。
【功效主治】子宫癌。
【针　　法】快速刺法，强刺激，不留针。1 日 1 次，10 日为 1 个疗程。同时配合内治法。
【来　　源】《秘方全书》。

【方　　名】新癥汤
【方药组成】生地黄 12g，北沙参 12g，南沙参 12g，麦冬 12g，玄参 15g，天花粉 12g，地骨皮 30g，五味子 6g，野菊花 30g，望江南 30g，山药 30g，白花蛇舌草 30g，蒲公英 30g，石见穿 30g，徐长卿 30g，百部 9g，王不留行籽 12g，煅牡蛎 30g，夏枯草 15g，海藻 12g，昆布 12g，川贝母 9g，丹参 12g，炙穿山甲 12g，炙鳖甲 12g，象贝母 9g，蜀羊泉 30g，牡丹皮 9g，鱼腥草 30g，紫花地丁 30g。
【加　　减】咳嗽痰黏，加紫菀、款冬花、枇杷叶、淡竹沥；痰中夹血，加仙鹤草、白及、蒲黄、生地榆、紫草根、三七；低热起伏，加板蓝根、红藤、败酱草、金银花、连翘；胸胁疼痛，加全瓜蒌、郁金、川楝子、延胡索、赤芍、桃仁；肢节酸楚，加寻骨风、炙乳香、没药、防己、桑寄生、怀牛膝、全蝎、地龙、蜈蚣；气虚，加太子参、黄芪。
【功效主治】养阴清热，化痰软坚，活血化瘀。适用于肺癌。
【用法用量】每日 1 剂，水煎，分 2 次温服。
【临床应用】治疗原发性肺癌 204 例：鳞癌 108 例，腺癌 43 例，未分化癌 27 例，未分型 26 例。治后存活 1 年以上 76 例。1 年以上存活率鳞癌为 40/85 例；腺癌为 13/34 例；未分化癌 6/20 例；其中 3 年存活率鳞癌 3/156 例，腺癌 7/156 例。
【来　　源】雷永仲方。
【附　　注】方中生地黄、北沙参、南沙参、玄参、麦冬、天花粉、炙鳖甲养阴生津润肺；川贝母、象贝母、五味子、百部、鱼腥草止咳平喘；夏枯草、海藻、海带、煅牡蛎化痰软坚；望江南、丹参、牡丹皮、炙穿山甲活血化瘀；蒲公英、石见穿、野菊花、徐长卿、地骨皮、白花蛇舌草、蜀羊泉、紫花地丁清热解毒，因此对肺癌在稳定病灶和延长生存期有一定疗效。

【方　　名】新癥汤
【方药组成】生地黄、五味子、南沙参、北沙参、麦冬、玄参、天花粉各 15g，蒲公英、地骨皮、石见穿、望江南、野菊花、白花蛇舌草、蜀羊泉、紫花地丁各 12g，牡丹皮、王不留行籽各 15g，丹参 30g，百部、徐长卿、川贝母、鱼腥草、象贝母各 15g，煅灶蛎 30g，夏枯草、海藻、海带各 20g，炙穿山甲、炙鳖甲各 10g，山药 12g。
【加　　减】咳嗽痰黏，加紫菀、款冬花、枇杷叶；痰中夹血，加仙鹤草、白及、生地榆；低热起伏，加板蓝根、金银花、败酱草；胸胁疼痛，加郁金、延胡索、赤芍、桃仁；肢节痛楚，加乳香、没药、全蝎、蜈蚣、地龙。
【功效主治】止咳平喘，化痰软坚，活血化瘀，清热解毒，益气养阴。肺癌辨证属血、痰、毒凝结，而又气阴两虚者。

【用法用量】以上药物，缩合制成糖浆，1 次 20ml，每日 3 次，或水煎分 3 次空腹服下，每日 1 剂。

【来　　源】《中医杂志》1988 年第 2 期。

【附　　注】肺癌之成因，不外气滞、血瘀、痰凝、热毒，久结而成癥，又肺为娇脏，喜润而恶燥，肺有病变者最易耗伤气阴，病久尤为明显，故中、晚期肺癌患者多表现有气阴不足，故治疗时宜祛邪与扶正相结合而以祛邪为主。方中蒲公英、地骨皮、石见穿、野菊花、白花蛇舌草、蜀羊泉、紫花地丁清热解毒，散结消肿，偏攻热毒；牡丹皮、王不留行籽、望江南、丹参活血化瘀，偏祛瘀邪；川贝母、象贝母、鱼腥草、夏枯草、海藻、海带化痰软坚偏祛痰浊；煅牡蛎、炙鳖甲软坚散结以助攻邪；炙穿山甲为虫类药，性善走窜，透经达络，率众药直达病所，攻毒祛邪；百部、徐长卿止咳平喘；生地黄、五味子、南北沙参、麦冬、玄参、花粉养阴生津；山药健脾益气。诸药合用，毒、瘀、痰邪可去，气阴之虚得补，并且祛邪还可抑制癌瘤生长，扶正还可增强机体免疫功能，延长抗体存在时间，故而本方为辨证与辨病相结合，祛邪与扶正相结合而以祛邪为主的方剂，多种肺癌的不同时期的治疗均可使用本方。

【方　　名】新制阴阳攻积丸

【方药组成】吴茱萸（炮）、干姜（炒）、官桂（去皮）、川乌（炮）各 30g，黄连（炒）、半夏（洗）、橘红、茯苓、槟榔、厚朴（炒）、枳实（炒）、菖蒲（忌铁）、延胡索（炒）、人参（去芦）、沉香、琥珀（另研）、桔梗各 2.4g，巴霜（另研）15g。

【功效主治】温中理气，化痰导滞，破癥散积。主治五积六聚、七癥八瘕、痃癖虫积、痰食。适用于肝癌。

【用法用量】上为细末。用皂角 180g、煎汁泛为丸，如绿豆大。每服 2.4g，渐加至 4.5g，生姜汤送下。

【方　　名】信枣散

【方药组成】大枣 10 枚，信石 0.2g。

【功效主治】祛腐生肌。适用于颜面皮肤癌。可抑制癌细胞的氧化过程，干扰其正常代谢，导致癌细胞发生变性坏死而脱落。

【用法用量】去大枣核后将信石置于大枣内，于恒温箱内烤干，研细混匀密封于瓶中备用。用时与麻油调成糊状外敷。

【临床应用】采用本方治疗颜面部皮肤癌 22 例，敷药后癌肿组织脱落时间分别为 20～60 天不等，全部经随访，20 例创面愈合良好，局部无复发，其中获得 5 年以上治愈者 7 例，4 年以上者 3 例，3 年以上者 3 例，2 年以上者 5 例，1 年以上者 2 例（均死于其他疾病），2 例失败。临床结果表明，肿瘤直径 3cm 以内者疗效最好，5cm 以上者疗程较长，肿瘤面积大者须辅以外科手术缩短疗程。

用本方应根据肿瘤直径大小，采用分次敷药、依次递减的方法。肿瘤直径 2cm 以内者 1 次用药 0.2 ～ 0.3g 即可治愈；2cm ～ 5cm 者可酌情分次用药，第一次用 0.5g，间隔 2 ～ 3 周（最好待第 1 次药痂脱落后）再涂 0.25 ～ 0.3g；5cm 以上第 1 次用 1g，2 ～ 3 周后再涂 0.1 ～ 0.5g，如药痂脱落，边缘尚有肿瘤残留，可第 3 次用药 0.1 ～ 0.25g。如肿瘤组织脱落创面较大者，可采用游离植皮覆盖创面，以缩短疗程和避免感染。敷药范围应达癌缘外健康组织 0.5cm。外敷本药均出现局部疼痛、充血、水肿、渗出，并有食欲减退、恶心、乏力等，3 ～ 5 天即消失。故有消化、泌尿系统疾患或肝肾功能不良者禁用，癌肿累及骨质者应慎用。

【方　　名】信枣散

【方药组成】信石、红枣、冰片。

【功效主治】蚀疮解毒。适用于宫颈癌。

【用法用量】先将红枣挑除虫蛀霉烂者，去核后装入信石一小块，用升华法焙制成粉块，粉碎后加入冰片混匀，研细，过 100 目筛，即得。外用，撒布于宫颈癌灶处，待 48 小时后冲洗干净，改上拔毒生肌散，如此交替用药，直至癌灶愈合为止。月经期或有出血时可暂停用药。

【临床应用】用于治疗宫颈癌 34 例，临床治愈 6 例，显效 17 例，有效 6 例，无效 5 例，总有效率为85.3%。但对宫颈癌晚期病人，由于阴道狭窄，位置异常，宫颈不易充分暴露或易发生大出血者，疗效较差。

【来　　源】武汉医学院附属第二医院。

【附　　注】少数病人用药后可引起肝功能不良及心动过速，故凡有心、肝、肾功能不全者忌用。本方腐蚀性较大，易引起阴道壁溃疡，用药时宜加注意。

【方　　名】星夏涤痰饮

【方药组成】生南星15g，生半夏15g，壁虎6g，薏苡仁30g，鱼腥草30g，仙鹤草30g，夏枯草15g，桔梗12g，北杏仁12g，全瓜蒌15g，田三七6g，浙贝母15g。

【加　　减】胸胁胀疼者加制乳香、制没药、延胡索；咯血者重用仙鹤草、白茅根、旱莲草；痰瘀发热者加金银花、连翘、黄芩。

【功效主治】宣肺理气，化瘀除痰。主治肺癌之肺郁痰瘀型。症见咳嗽不畅，痰中带血，胸胁痛或胸闷气急，唇紫，口干，便秘，舌暗红，有瘀斑（点），苔白或黄，脉弦滑。

【用法用量】水煎服，每日1剂。

【来　　源】国医大师周岱翰方。

【附　　注】忌烟、酒、辛辣刺激之品。

【方　　名】行结扎术及方药

【方　　法】先行结扎术，继则糊膏生肌。

【功效主治】下唇血瘤。

【用　　法】行结扎术。术前常规消毒，在血瘤的甚底部丝线双套结扣住、收紧、结扎后，用胶布将丝线头固定于面颊部；创面用青吹口散油膏（见上海中医学院主编《中医外科学讲义》），掺云南白药外敷。两天后血瘤由紫红转为深紫带黑，恶臭，无出血，再将丝线收紧一次，局部外敷同上。结扎后第四天，血瘤枯萎脱落，无出血。唯留下米粒样大小疮面，外敷青吹口散油膏，两天后疮面渐敛。后用青吹口散油膏掺生肌散外敷，又三天后创面收敛痊愈。

【临床应用】戴某，女，15岁。1964年3月就诊。一个多月前于下唇中部出现一赘生物，渐大，不时出血。目前血瘤头大蒂小，状如杨梅，色紫暗红，触则流血，有污液，甚臭。

【来　　源】《上海中医药杂志》，1965年第3期。

【评　　析】对本病的方药组成，历代文献记载甚多，有内治、有药物枯瘤和药线击瘤等方法。然本患者的血瘤在下唇，若内服汤剂，恐效不显；外敷枯瘤膏，口唇部位亦不相宜，因容易将药物带进口内而发生药物中毒；用切开术，可致出血不止。故采取丝线结扎治疗为最佳，且方法简便，患者痛苦少。

【方　　名】行气消癌汤

【方药组成】丹参25g，茯苓20g，郁金20g，砂仁15g，麦冬20g，瓜蒌25g，半枝莲50g，干蟾蜍3只，生水蛭15g，荷叶15g。

【加　　减】气滞明显者，加厚朴、陈皮、木香、合欢皮、枳壳；脾胃虚弱者，加党参、白术、山药、炙甘草；食纳不进者，加鸡内金、炒神曲、炒麦芽、炒莱菔子。

【功效主治】行气逐瘀，解毒抗癌。适用于气结伤阴之胃癌，症见上腹结块疼痛，触之痛甚，或影响生活、睡眠，口渴不欲饮，舌质暗或有瘀斑、瘀点，舌苔白略腻，脉弦涩。

【用法用量】水煎取液100ml，每服50ml，加牛奶适量冲服，1日2次。

【临床应用】李某，男，59岁，工人。患者不适已半年余，主要表现为胸闷胁痛，腹胀，嗳气，纳食后即感胃脘不舒，口燥便干，心悸，头晕目眩，形体消瘦，体重53kg，左上腹能触及肿块，质地较硬，左锁骨上触及淋巴结，红细胞3.3×10^{12}/L，大便隐血（++），血沉28mm/小时，胃液检查无游离酸，X线钡餐检查胃小弯部充盈缺损，直径为2cm，边缘不齐，黏膜皱襞粗乱，胃壁强直，蠕动波不能通过。诊断为胃癌早期。舌干少津，苔淡黄而燥，脉弦细而涩。服本方4剂后腹脘胀痛减轻，饮食有改善，仍大便坚并有恶心，于上方加郁李仁15g，生地黄30g，玄参15g。再进4剂后，病情进一步减轻，饮食增加，心悸，头晕消失，面色转红润，大便已畅，精神爽快。唯觉口渴而燥，原方再进4剂，除以牛奶冲服外，加服雪梨汁、甘蔗汁、蜂蜜各50ml。服后自觉诸症皆除，面色红润。方药略做加减，又进15剂。半年后随访，病人面色红润，体重已增至64kg，且已上班工作，检查腹部肿块已消失，红细胞已增至4.4×10^{12}/L，血沉降至16mm/小时，胃液游离酸为18单位，大便隐血（±），钡餐检查病变不明显。又追访2年，病人仍健在。

【来　　源】赵葆昌方。《千家妙方》下册。

【附　　注】胃癌病机属血瘀气结、蕴毒生热者，为本方治证。方用丹参、郁金、生水蛭三者配合，逐瘀破血、消癥理气、通经止痛，尤其水蛭取之生用，并遣大量，则逐恶血、破癥瘕作用更盛，前人治积聚多用本品，即取其善入血走血而泄坚结之效，以上共为主药。茯苓甘淡入脾经，可益中焦、助胃气，合水蛭则使之走散开泄而不耗气碍中；麦冬清养胃气、生津液、退虚火，甘寒濡润而不伤胃；干蟾蜍以毒攻毒、抗癌散结、消肿定痛；全瓜蒌、半枝莲清热解毒、抗癌消炎。上述药物共为臣药。最后佐以荷叶，则可升阳化湿、醒脾胃、避恶消滞也。全方相辅为用，共奏活血、消癥、攻毒、止痛之功。

【注意事项】患者胃气大伤者，慎用；有吐血、便血者亦不应使用。

【方　　名】醒胃花椰菜方

【方药组成】花椰菜1朵，中等黄瓜2条，竹笋1小支，红辣椒1个，月桂树叶片2～3枚，醋2杯，水半杯，白糖3汤匙，食盐1茶匙，胡椒粉、丁香、肉桂各少许。

【功效主治】调理脏腑，消解黄毒。本膳主要适用于肝癌早期有黄疸者。

【用法用量】把醋、水、白糖、盐和去籽红辣椒同放锅内煮沸，候冷。将之放入阔口瓶中，加入月桂树叶及胡椒粉、丁香、肉桂。花椰菜去硬的茎端，分小朵切开，滚水中汆过，捞出。黄瓜洗净，横切5cm长段。竹笋开边，切成5cm长筷子粗条状。然后把这些食料均放入阔口瓶中，腌2～3小时，即可食用。

【附　　注】花椰菜中的木质素、黄瓜中的葫芦素、竹笋中的纤维素、辣椒中的辣椒素都有不同程度的抗癌作用，体外试验都已证明。花椰菜，英国民间以其汁治疗黄疸很有效果。

【方　　名】醒消丸

【方药组成】乳香、没药各30g，明雄黄15g，麝香4.5g。

【功效主治】消肿散结，解毒活血。适用于痈毒初起，乳痈、乳癌，瘰疬鼠疮，疔毒恶疮，无名肿毒。

【用法用量】每30g药粉，取黄米面10g打糊，搅匀制丸，每900粒干重300g。每服3g，1日2次，温黄酒或温开水送下。

【方　　名】杏仁贝母糊

【方药组成】贝母15g，杏仁50g，冰糖或蜂蜜少许。

【功效主治】清肺止咳，化痰解毒。本膳主要适用于肺癌咳嗽痰多者。

【用法用量】贝母、杏仁分别筛去浮灰等杂物，然后磨成细粉，或捣成细末状。和冰糖一起，加清水文火煮成糊状即成。

【附　　注】据日本学者研究，贝母热水浸出液体外实验对人子宫颈癌JTC-26细菌有70%～90%左右的抑制率；杏仁热水浸出液有50%～70%左右的抑制率（《汉方研究》,1979,2:11）。杏仁中含有的苦杏仁甙（Amygdalin）被认为有一定的抗癌活性，如1980年9月10日美联社的一则电讯标题就是《美国医生说苦杏仁甙可以治癌》。文章说用105只已患乳癌小鼠做实验，其中21只不给任何药物，84只给苦杏仁甙等。结果前者肿瘤继续扩大，后者75只症状完全消失，9只也有局部消散的迹象。

【方　　名】杏仁茶

【方药组成】粳米300g，杏仁200g，白糖1 000g，鲜牛奶50g。

【功效主治】润肺止咳，消食散气。本膳主要适用于肺癌寒性咳嗽者。

【用法用量】粳米洗净，加清水 2kg 浸透。杏仁用热水浸泡后去衣，投入米中搅和，带水磨成米浆。锅内放清水 2.5kg，加白糖烧沸，倒入米浆，边倒边用勺搅动，至形成薄浆状时，加鲜牛奶搅匀，再煮片刻即成。口味清甜，细腻爽口。

【附　　注】杏仁茶在明朝时便有记载，被认为可以益寿。《燕都小食品杂咏》中便有“一碗琼浆真适口，香甜莫比杏仁茶”之句。美国《预防/Prevention》杂志（1972，4）报告：作家 Hoston 先生饮用杏仁和樱桃仁混合制成的饮料，连饮 3 天，他手臂上的 2 个皮肤瘤（良性瘤）开始皱缩，到第 7 天这些肿瘤完全消失了，说明了以杏仁为主的膳食对肿瘤确有效验。

【方　　名】杏仁川贝老鸭汤

【方药组成】老鸭 500g，洗净，斩件；北杏仁 6g，用开水烫泡去衣；党参、熟地黄各 15g，川贝母 6g。

【功效主治】肺癌。

【用法用量】洗净，全部放入锅内，加清水适量，武火煮沸后，文火煮 2 ～ 3 小时。调味后随量饮用，鸭肉佐餐。

【方　　名】杏仁豆腐方

【方药组成】炒熟的杏仁 75g，豆腐 900g，酱油 50g，花生油 100g，大蒜 5g，青葱 15g，青椒 50g，芹菜 50g，荸荠 75g，姜末 5g，精盐 5g，鸡清汤、料酒、麻油、味精、水淀粉适量。

【功效主治】清热止咳，解毒醒胃。本膳主要适用于支气管肺癌咳嗽而有热者。

【用法用量】豆腐切成 2cm 长的方块，用酱油、植物油、葱末、蒜末腌 2 小时。花生油烧熟，把豆腐煎成黄色待用。青椒切成方块，葱切成斜片，芹菜切斜条，荸荠切片。起锅烧热花生油，把青椒等炒至脆嫩时放清汤、水淀粉，汁稠时放入豆腐、杏仁，再放精盐、味精、料酒、麻油调好口味。混匀后即可装盘，配米饭同食最佳。

【附　　注】膳中杏仁镇咳，荸荠清热，芹菜通便，豆腐解毒，相互配合，可发挥较好的抗癌功效。临床用本膳后大多可见热象减弱，若配合其他药物，效果会更明显。

【方　　名】杏仁豆腐干方

【方药组成】豆腐干 200g，核桃仁 100g，杏仁 25g，花生米 25g，五香料 1 包，盐、料酒各适量。

【功效主治】温肺定喘，补肾益精。本膳主要适用于肺癌症见虚寒喘嗽者。

【用法用量】豆腐干加五香料放入水中慢煮，使其入味，用五香水浸泡备用。若没有豆腐干，用大豆腐切成小块，腌后晾干，再用五香水煮，入味后捞出晾干也可。食用时，将晾干的豆腐干改为丁，与盐水泡好的杏仁、核桃仁、花生仁一起装盘即可。咸香盘道，开胃营养。

【附　　注】本膳营养价值较高，仅 100g 核桃仁的营养含量就相当于 500g 鸡蛋或 900g 鲜牛奶。本膳甘润多脂，不但对虚寒性喘咳有效，而且能养血补精，润燥滑肠，故对癌性失血津枯、病久阴亏之大便秘结，皆可用之。如果病人症见阴虚火旺、痰火咳嗽及便溏者，则应禁用本膳。

【方　　名】杏仁葡萄汤

【方药组成】白杏仁 250g，黄油 100g，葱头 30g，柠檬皮 15g，玉米粉适量，豆蔻粉少许，茴香 5g，精盐 15g，奶油 50g，大米 100g，葡萄干 50g，红青椒 1 个，面包丁适量。

【功效主治】健脾益肺，止咳化痰。本膳主要适用于肺癌寒性咳嗽及脾胃不和者。

【用法用量】杏仁、葡萄干清水洗净，加清水 750g，用绞刀绞一遍。然后把绞过的杏仁葡萄干和液体同放在一个小少司盘里，用文火慢慢煮沸待用。起煎盘一个，置火上，放黄油烧融，待油起泡时加入切碎的葱头炒制，当葱头呈黄色且发出香味时，倒入杏仁混合物一起烧至微沸，随即放入擦碎的柠檬皮、豆蔻、茴香，加盖煮沸约 30 分钟。倒入淘净的大米，微沸约 20 分钟。用湿玉米粉调剂浓度，放盐，最后放入奶油混匀即成。青椒丁、面包丁用油炸一下，撒在汤上面即可。

【方　　名】杏仁炭散
【方药组成】杏仁（去皮）适量。
【功效主治】子宫颈癌疼痒不可忍。
【用法用量】将杏仁去皮，烧存性，杵烂棉裹纳入阴道宫颈处，日换1次，坚持用之。

【方　　名】杏仁乌龙茶饮
【方药组成】甜杏仁10g，乌龙茶3g，蜂蜜30g。
【功效主治】鼻咽癌、肺癌、乳腺癌、直肠癌等恶性肿瘤。
【用法用量】甜杏仁捣烂，水煎沸15分钟，加入乌龙茶、蜂蜜，候10分钟后可饮，每日1剂，分3～4次饮完。
【来　　源】《抗癌饮料》。
【附　　注】杏仁有甜、苦两种，苦杏仁有毒性，本方不用苦杏仁，而用甜杏仁，取其无毒，可长期饮用。

【方　　名】杏仁蒸肉方
【方药组成】猪五花肉（带皮）500g，甜杏仁25g，冰糖30g，湿淀粉5g，酱油、葱、姜、料酒、猪油各适量。
【功效主治】癌症患者的食品。
【用法用量】猪肉洗净，切成寸长方块，杏仁用水浸泡去皮，用纱布包扎好。将锅放在炉上倒入猪油，加入冰糖15g，见冰糖呈紫红色时，把猪肉放入锅内翻炒，当肉块成红色时，即下葱、姜、酱油、料酒、温水（不能用凉水）和杏仁。温水要淹没肉块，但不宜过多，俟汤开沸，改用文火煨炖，并要随时翻动，勿使煳底。待肉块炖到七成熟时，放入余下的冰糖，炖至九成熟时，将杏仁取出，把杏仁散开铺在大碗底，把肉块捞出，皮朝下摆在杏仁上倒入一些原汤，上蒸笼蒸到十成熟时取出，扣在盘里。然后将剩下的原汤，加入湿淀粉勾芡汁，浇在肉上即成。
【附　　注】甜杏仁有抗癌作用，亦可作为癌症患者辅助食品。本膳有补肺润肠、止咳定喘的功用，也是肺结核、慢性支气管炎及慢性咳喘患者的有益食品。

【方　　名】杏圆银耳汤
【方药组成】干银耳30g，干杏仁10g，干桂圆20g，冰糖250g。
【功效主治】滋阴养血，清喉止咳。本膳主要适用于喉癌症见咳嗽兼带血者。
【用法用量】银耳泡发洗净，放入炖锅，加清水淹没银耳，炖1小时取出。干杏仁以沸水浸15分钟捞起，去皮洗净，放入炖锅。干桂圆肉冷水洗净，放入碗内，清水浸10分钟，沥出原汁，倒在杏仁上，上笼蒸2小时取出，将银耳倒入杏仁盅内，加沸水500g，放入冰糖，再蒸15分钟即可。
【附　　注】银耳是胶质含量丰富的食品，最好一或二次食完，若过夜，就会变成黏糊状，失去脆嫩特色。银耳质地和水温有关，喜食软嫩糊状银耳者，浸泡要用冷水，炖时也要放冷水。喜食清脆银耳者，浸泡则要用温水，炖时也要加温水，使胶质浓缩，就会清脆。银耳又是易熟品，若与其他肉类炒，煨时，须其他食品至八成熟，方可把银耳投入。

【方　　名】芎辛导痰汤
【方药组成】川芎、细辛、胆南星、陈皮（去白）、茯苓各4.5g，法半夏6g，枳实（麸炒）、生甘草各3g。
【功效主治】行气化痰，活血通窍。适用于脑肿瘤，头痛痰厥。
【用法用量】上药用水400ml，加生姜7片，煎至200ml，食后服。
【来　　源】《证治准绳·类方》。

【方　　名】芎辛汤
【方药组成】生附子（去皮、脐）、乌头（生，去皮、尖）、天南星、干姜、细辛、川芎、生甘草各，等分。
【功效主治】散寒祛风，化痰通窍，活血止痛。适用于脑肿瘤。气虚痰厥，头痛如破，兼眩晕欲倒，呕吐不止。
【用法用量】上为粗末。每服12g，加生姜5片，茶芽少许，水煎，食后服。

【来　　源】《三因极一病证方论》。

【方　　名】胸水外敷方
【方药组成】生大黄、白芷、枳实、山豆根、石打穿、石菖蒲、甘遂、大戟、芫花、薄荷。
【加　　减】气急胸闷加沉香、瓜蒌，咳嗽加苏子、桑白皮，胸痛加莪术、延胡索。
【功效主治】行水抗癌。主治恶性肿瘤之胸水。
【用法用量】将前5味药研成细末过筛，作为基质密封包装待用。其余药物作为主药，并根据病情辨证加减，煎汤取汁并浓缩。治疗时每次取基质药粉60～80g，加入水，煎液50～100ml，做成饼状，大小约为1cm×5cm×10cm，上撒少许冰片。每日外敷1次，每次敷2～4小时，无不适反应时可延长时间。每敷2天停用1天，外敷部位以背部肺俞、膏肓俞及胸水病变处为主。
【临床应用】以之治疗恶性胸水50例，总有效率达86%。见效时间1～4天，对临床症状缓解非常明显。治疗中除个别病人出现皮疹、皮肤发痒外，未见其他不良反应。
【来　　源】《中医杂志》1993年第9期。
【附　　注】本方所治癌性胸水，其病机以风邪内侵、肺气不宣、郁而化热、热壅气逆、水道不利、二便不通为特点。方用白芷、薄荷辛散卫表，透邪外出；山豆根、石打穿清解肺热，降火化痰；石菖蒲芳香开窍，启闭除湿；枳实下气消痰、畅顺三焦；大黄、甘遂、大戟、芫花泻下大便，逐水化饮，消肿散结。诸药相合，施于肺俞或病变处，可使药力直达病所，促进了疗效的发挥。

【方　　名】雄白膏
【方药组成】白矾60g，雄黄60g。
【功效主治】腹腔肿瘤。
【用法用量】上两味共研为末，面糊调膏，摊于布上贴患处。

【方　　名】雄矾膏
【方药组成】雄黄30g，白矾30g。
【功效主治】积年恶疮。膀胱癌，腹中包块隆起坚硬者。
【用法用量】上2味药共研为细末，面糊调膏。1日换1次，包扎固定。俟大便胀满而极多者，即愈。此秘方也。
【来　　源】《中药敷治疗法》。
【附　　注】外敷同时须配合内治法。

【方　　名】雄矾散
【方药组成】雄黄1.5g，枯矾1.5，苦丁香汁9g。
【功效主治】鼻中息肉。
【用法用量】为细末，以苦丁香汁调搽患处。
【来　　源】《奇难杂症效验单方全书》。

【方　　名】雄黄白矾散
【方药组成】雄黄9g，白矾9g，冰片6g，硼砂9g，玄明粉9g，生石膏9g，朱砂6g。
【功效主治】食管癌、胃癌。
【用法用量】共为细末，每日3次，每次3～6g。
【来　　源】内蒙古自治区医院编《中草药验方选编》，内蒙古自治区人民出版社，1972：154。

【方　　名】雄黄白矾散
【方药组成】雄黄30g，白矾60g。
【功效主治】胰腺癌，也治肝癌。
【用法用量】上2味药共研为细末。麦面糊调如膏状，摊贴癌肿处，令大便数下后乃愈。
【来　　源】《集玄方》。与雄白膏类，可参。
【附　　注】本方有毒性，切勿入口。

【方　　名】雄黄百部枯矾煎
【方药组成】地肤子30g，蒲公英、补骨脂、百部各20g，枯矾、雄黄、鹤虱各10g。
【功效主治】女阴白斑症。
【用法用量】煎水外洗，每日冲洗2次。
【来　　源】《百病良方》（第一集）。

【方　　名】雄黄蟾蜍方
【方药组成】活蟾蜍1只，雄黄30g。
【功效主治】肝癌疼痛。
【用法用量】将雄黄加温水少许调成糊状，放入去内脏的蟾蜍腹内，敷在肝区疼痛最明显处，然后固定，一般敷 15～24 分钟后可产生镇痛作用，并可持续 12 ～ 24 小时；夏天敷 6 ～ 8 小时换 1 次，冬天 24 小时换 1 次，敷 2 小时后蟾蜍变成绿色，无不良反应。

【来　　源】《古今百病秘方精选》。

【方　　名】雄黄二豆丸

【方药组成】大乌梅肉二十枚（水洗），硇砂、雄黄各二钱，乳香一钱，百草霜、黑豆、绿豆各四十九粒。

【功效主治】噎食。

【用法用量】为末，和梅打丸弹子大。用 1 丸噙化，待一炷香方行经络。用面饼 1 个，热汤泡开，吃之无碍为妙。仍有碍，1 ～ 2 日后再吃 1 丸。3 ～ 5 日除根。

【来　　源】《赤水玄珠》。

【方　　名】雄黄膏

【方药组成】雄黄 30g，硫黄 30g，并细研。

【功效主治】解毒辟秽。适用于皮肤癌。

【用法用量】上以猪脂 120g，入铫内煎化成油，入鲫鱼 2 个，煎令肉烂，又乱发 2 卷，煎焦烂去滓，用和上件雄黄、硫黄末搽之。

【方　　名】雄黄瓜蒂方

【方药组成】雄黄、瓜蒂、赤小豆各 3g。

【功效主治】食管、贲门癌。

【用法用量】共为细末，每次 1.5g，温开水调糊，兑入狗油数匙，服下，以吐为度。

【方　　名】雄黄解毒丸

【方药组成】雄黄 18g，郁金 9g，巴豆 7.5g。

【功效主治】鼻咽癌。

【用法用量】各药共研细末，以醋泛丸，如绿豆大小，每次服 2 丸，2 小时 1 次，浓茶送下，服至吐泻停止。

【临床应用】湖南郴州肿瘤防治办公室介绍，用于治疗鼻咽癌 24 例，临床治愈 7 例，显效 2 例，有效 8 例，无效 6 例，死亡 1 例，总有效率达 70.8%。

【来　　源】《抗癌中草药制剂》，人民卫生出版社，1981：239。

【方　　名】雄黄抗癌丹

【方药组成】全蝎、蜈蚣、马钱子、鸡内金、丹参各 15g，雄黄 30g。

【功效主治】食道癌。

【用法用量】共为细末，炼蜜为丸，每服 1 ～ 3g，每天 3 次，黄酒或温水送下。

【来　　源】《民间单方秘方精选》。

【方　　名】雄黄硫黄膏

【方药组成】雄黄（细研）、硫黄（细研）、珍珠末、白矾、山慈菇、藜芦（去芦头）各 15g，巴豆（去心皮，生用）3 枚。

【功效主治】解毒蚀瘤。适用于恶性黑色素瘤未溃者。

【用法用量】上为末，都研令匀，以鸡子白和涂之，其瘤自落。

【方　　名】雄黄硫黄散

【方药组成】雄黄、硫黄、滑石粉各 10g。

【功效主治】血管瘤。

【用法用量】共研极细末，取药末少许，撒于血管瘤表面，再以拔毒膏敷，隔日换药 1 次。

【方　　名】雄黄明矾糊

【方药组成】雄黄 60g，明矾 60g，冰片 10g，青黛 60g，皮硝 60g，乳香 60g，没药 60g，血竭 30g。

【功效主治】胰腺癌、肝癌剧痛者。

【用法用量】共研成细末，和匀后分为每包 60g，用猪胆汁和米醋（3：1）将药一包调成糊状。药糊外敷患处，药干后再涂猪胆汁和醋，使药面保持湿润。每日 1 次，每次敷 8 小时左右，有些患者可夜间敷，止痛效果优于白天。

【方　　名】雄黄青黛丸

【方药组成】雄黄、青黛。

【功效主治】慢性粒细胞型白血病。
【用法用量】将两药按比例配伍后混匀，压片或装胶囊，每日6～16g，分3次饭后口服。
【临床应用】治疗白血病25例，完全缓解72%，部分缓解者28%。
【附　　注】副作用有恶心、胃脘不适、便溏等。
【来　　源】《中医肿瘤学》(上)，科学出版社，1983：315。

【方　　名】雄黄乳没枯矾膏
【方药组成】乳香、没药、儿茶、血竭各6g，蛇床子10g，枯矾10g，冰片3g，雄黄6g，淫羊藿10g，补骨脂10g。
【功效主治】女阴白斑症。
【用法用量】共研细末，用甘油调成软膏，先用中药煎水熏洗(可选土槿皮蛇床荆防煎，雄黄百部枯矾煎或老鹳草淫羊藿煎方其中一方)，后将软膏涂敷患处。
【来　　源】《百病良方》(第一集)。

【方　　名】雄黄散
【方药组成】老姜100g，雄黄100g。
【功效主治】温经散寒抗癌，适用于脑瘤、肝癌、淋巴癌、骨肉瘤。
【用法用量】取老姜刷去泥沙(不洗)，除去叉枝，用小刀挖一小洞，掏空中心，四壁仅留半厘米厚，填装入雄黄粉，以挖出的姜渣封口，置陈瓦上用木炭火烤7～8小时，至呈金黄色，脆而不焦为度，离火放冷，研细，过80目筛，剩余姜渣可一并焙干后研细，拌入粉内，即得。外用，取止痛膏药以微火烘干，均匀撒上雄姜散，可按瘤块、痛点、穴位三结合原则选定贴敷部位，隔日换药1次。
【临床应用】用本方治疗多种肿瘤等共777例，总有效率达64.8%，其中以对脑瘤疗效最好，有效率达70%。

【方　　名】雄黄散
【方药组成】明雄黄30g。
【功效主治】恶性淋巴瘤，慢性粒细胞性白血病。
【用法用量】雄黄研细末，每日3次，每次1g，温开水送。
【来　　源】《肿瘤临证备要》《中国民间灵验偏方》。
【附　　注】雄黄为含砷矿物，有毒性，慎用。

【方　　名】雄黄散
【方药组成】川芎、藜芦、雄黄(研)、丹砂(研)、蜀椒(汗)、细辛、当归各7.5g。
【功效主治】清热解毒、抗癌辟秽。适用于阴道癌、外阴癌。
【用法用量】上为散。每取2g，绵裹纳阴中，又敷外疮上。

【方　　名】雄黄散
【方药组成】雄黄(细研)、川大黄(生用)、磁石(捣碎细研)、白矾(烧令汁尽)、细辛各15g。
【功效主治】祛风化痰，解毒散结。适用于恶性淋巴瘤风毒初结、核坚痛者。
【用法用量】上为细散。用鸡子白和生蜜调涂之，干则易之。
【来　　源】《太平圣惠方》。

【方　　名】雄黄山豆根丸
【方药组成】雄黄30g，山豆根60g，紫草60g，朱砂30g，山慈菇60g，蜈蚣30g。
【功效主治】肿瘤。
【用法用量】共研极细末，水泛为丸，每日1～2次，每次2～3g。

【方　　名】雄黄生姜方
【方药组成】雄黄12g，生姜12g，冰片1g。
【功效主治】用于脑垂体瘤引起的前额痛及两颞侧疼痛。
【用法用量】将生姜掏洞，雄黄研末纳入姜内，姜片封口，置于新瓦上，文火焙成棕红色为度，再将冰片与上药共研细末，装瓶备用。取药末撒胶布上外敷病痛处即可。

【方　　名】雄黄外用膏
【方药组成】雄黄3g，雌黄3g，黄连12g，黄芩

12g，青木香10g，白芷10g，丁香6g，狼跋子12g。

【加　　减】肿瘤初期加穿心莲12g，穿山甲12g；肿瘤后期加麝香0.6g。

【功效主治】骨肿瘤。

【用法用量】将药物研细末，调拌凡士林或熬炼成膏，外敷贴患处。

【附　　注】临床上应综合性施术和配合中药、手术、放射性、化学药物治疗。

【方　　名】雄黄蜈蚣糊

【方药组成】雄黄15g，蜈蚣15条，冰片少许。

【功效主治】骨肉瘤。

【用法用量】共研为细末，水调成面糊状，敷于患部疼痛处。

【来　　源】《外科全生集》。

【附　　注】本方有毒，谨防入口。

【方　　名】雄黄消肿方

【方药组成】轻粉2.1g，月石15g，白硇砂15g，苏合油15g，硼砂15g，白及15g，血竭30g，枯矾30g，雄黄30g，全蝎30g，蜈蚣30g，生水蛭30g，乳香60g，朱砂60g，天花粉60g。

【功效主治】解毒消肿，活血化瘀。适用于恶性淋巴瘤。

【用法用量】上药共研末，水泛为丸，如绿豆大。每日3次，每次2～10丸吞服。

【临床应用】本方治疗4例恶性淋巴瘤患者，3例疗效显著。

【来　　源】天津市红桥区第一防治院肿瘤组方。

【附　　注】方中轻粉、月石、白硇砂、雄黄、朱砂有解毒散结作用；血竭、全蝎、蜈蚣、生水蛭、乳香有活血祛瘀之功；枯矾祛痰解毒与白及合用还有收敛止血、消肿生肌的作用。本方着眼于攻邪抗癌，邪去则正自安，连服6个月未见毒性反应。

【方　　名】雄姜散

【方药组成】老姜100g，雄黄100g。

【功效主治】脑癌、肝癌、淋巴癌、骨肉瘤等。

【用法用量】取老姜刷去泥沙（不洗），除去叉枝，用小刀挖一小洞，挖空中心，四壁仅留半厘米厚，填装入雄黄粉，以挖出的姜渣封口，置陈瓦上用木炭火焙烤7～8小时，至呈金黄色，脆而不焦为度，离火放冷，研细，过80目筛，剩余姜渣可一并焙干后研细，拌入粉内，即得。外用，取安庆膏药以微火烘干，均匀撒上雄姜散，可按瘤块、痛点、穴位三结合原则选定贴敷部位，隔日换药1次。

【临床应用】安徽省人民医院等用本方治疗患者777例，总有效率达64.8%，其中对脑瘤疗效最好，有效率达70%。

【来　　源】《抗癌中草药制剂》，人民卫生出版社，1981：191。

【方　　名】雄硇散

【方药组成】硇砂3份，雄黄2份，冰片1份。

【功效主治】解毒消肿，去腐敛疮。鼻息肉术后预防复发。

【用法用量】共研细末，过120目筛，贮瓶备用。局敷用，在施行鼻息肉摘除术后，取0.3cm×1cm×3cm吸收性明胶海绵1块，用生理盐水浸湿、捏干，蘸本散剂，贴于息肉残体或手术创面，鼻腔以油纱条充填，24小时后轻轻抽出油纱条，保留吸收性明胶海绵，待其自行吸收或脱落。

【临床应用】经用114例，随访3年5个月以上，痊愈未复发者104例，复发10例，复发率为8.8%。以往不加雄硇散敷贴，复发率为39.6%。丁某，男，33岁。因鼻息肉于1966年4月行第1次摘除术，术后不久复发。1967年4月第2次手术摘除，术后半年复发。1968年11月第3次手术摘除，术后局敷雄硇散，随访20年未复发。

【来　　源】《内蒙古中医药》，1990，(3)：25。

【附　　注】鼻息肉属中医鼻痔范畴，手术摘除后复发率高达39.6%，术后加敷雄硇散，使复发率降低到8.8%。方法简便易行，值得推广。本方为《外科正宗》治鼻痔方硇散（硇砂、轻粉、冰片、雄黄）去轻粉而成。

【方　　名】雄参膏
【方药组成】雄黄 15g，白矾 15g，硇砂 15g，黄柏 30g，乳香 15g，没药 15g，麝香 2g，蟾酥 2g，苦参 30 丸，冰片 3g。
【功效主治】清热除湿，消肿止痛，祛腐生肌。适用于肛门癌便血、排便时疼痛剧烈者。
【用法用量】将上药各研为细粉，合在一起，再研匀。用蛋黄油调成膏，敷患处。每日换药 1～2 次。
【附　　注】本方用雄黄、白矾、黄柏、苦参清热解毒，燥湿收敛；硇砂祛腐软坚；没药、乳香、麝香、蟾酥、冰片止痛消肿，祛腐生新；蛋黄油生肌，保护创面。对肛门癌肿溃破者，可缓解临床症状。

【方　　名】熊胆粉
【方药组成】熊胆粉适量，酸醋少许。
【功效主治】缓解鼻咽癌、直肠癌患者疼痛。
【用法用量】以酸醋调熊胆粉适量，搽敷患处。

【方　　名】熊胆膏
【方药组成】熊胆（研）3g，腻粉 3.7g，雄黄（研）1.5g，麝香（研）1.5g，槟榔（末）0.3g。
【功效主治】祛腐拔毒。适用于皮肤癌。
【用法用量】上研匀。于腊月用猪胆 1 个，取汁，却入药在胆内，用棉绳紧定揉匀。以松略黑焰熏令偏黑。挂于阴处，如恶有指面木者，用黍米许贴之；如钱大者，用绿豆许贴之。恐药干难贴，薄以津唾调和稀糊涂之。仍用薄桦皮盖贴，以帛子紧之，药不宜多用。

【方　　名】熊油蜂蜜方
【方药组成】熊油 10g，蜂蜜 20g，白萝卜 1 个。
【功效主治】腹内肿瘤。
【用法用量】将熊油、蜂蜜置于掏空的白萝卜内，蒸熟内服，每日 1 次。
【来　　源】《彝医动物药》。

【方　　名】虚损方
【方药组成】肉苁蓉、续断、天雄、阳起石、白龙骨各 52.5g，五味子、蛇床子、干地黄、牡蛎、桑寄生、天门冬、白石英各 60g，车前子、地肤子、韭子、菟丝子各 135g，地骨皮 60g。
【功效主治】补虚益肾，解毒利湿。适用于肾脏肿瘤，出血不止，腰酸尿涩痛者。
【用法用量】上为末。每服 3g，酒送下，每日 3 次。

【方　　名】徐长卿半枝莲方
【方药组成】徐长卿、半枝莲、白花蛇舌草、龙葵、土茯苓、仙鹤草、黄药子各 30g，重楼、野菊花各 15g，前胡、马兜铃、桔梗各 10g。
【功效主治】肺癌（肺未分化癌）。
【用法用量】水煎服，每日 1 剂。
【来　　源】《中医肿瘤学》（上），科学出版社，1983：280。

【方　　名】许氏乳癌方
【方药组成】香附 10g，人参 10g，茯苓 10g，当归 10g，贝母 6g，陈皮 6g，白芍 6g，川芎 6g，白术 6g，熟地黄 6g，桔梗 3g，生甘草 3g，生姜 1 片，大枣 3 枚。
【加　　减】内蕴热毒者加山慈菇、露蜂房、白花蛇舌草、蒲公英、紫花地丁、金银花；痰热互结者加象贝母、生牡蛎、瓜蒌皮、黄连、胆南星、黄芩；痰结血瘀者加海藻、昆布、白芥子、炮穿山甲、鳖甲、三棱、莪术。
【功效主治】益气养血，调气化痰。乳腺癌晚期，症见乳腺肿块，坚硬疼痛，或大或小，或溃破流血水，或有锁骨上、下及腋部淋巴结转移，或咳嗽吐痰，身倦无力，神疲懒动，舌淡红，苔薄白，脉细弱。
【用法用量】以上药物，水煎分 2 次空腹服下，每日 1 剂。
【来　　源】《中医杂志》1980 年第 5 期。
【附　　注】本方乃扶正散结方，适用于乳腺癌晚期，正气大伤，气虚无力抗邪，病情欲迅速恶化者。方用人参、白术、茯苓大补元气，益脾肺，助化源，拔毒散；当归、白芍、川芎、熟地黄组成四物汤以养血生血，补肾滋阴。以上诸药配合，以达气血双补、阴阳并调之效，从而加强机体的抗邪力量。复以香附、陈皮理气调肝，健脾化痰；贝母、桔梗开宣肺气，清痰散结；生姜、大枣、生甘草调药性，和营卫，强肌腠，有助于进一步提高扶正效能。全方相协为用，共达扶正散结之目的。

【注意事项】本方以扶正为主，对于乳腺癌以实邪结聚为主者，应以祛邪为主，不宜单用本方施治。

【方　　名】序贯疗法

【方药组成】①斑蝥10只，砒石（冲服）0.1g，三七（冲服）3g，威灵仙、苏木、茜草根各12g，海藻30g，生甘草、滑石、金钱草各10g，陈皮6g。②生黄芪、仙鹤草根各30g，党参、淫羊藿、威灵仙、丹参各15g，白术、茯苓、桂枝、生牡蛎、生南星、地龙各12g，生甘草9g，三七（冲服）3g，陈皮6g。

【功效主治】原发性肝癌。

【用法用量】均为水煎服，每日1剂3服，上药中斑蝥量应从3只开始，每10剂后，增0.05g，其他药为一般常用量。①方中药组2周为1个周期，间隔2周续服，间隔期间服②方药组，②方中药组2周为1个周期，3个月为1个疗程。

【临床应用】曾治原发肝癌13例，10例生存1年半到3年，临床缓解至80%。

【来　　源】吴园园方。

【方　　名】续随子丸

【方药组成】续随子（去皮）30枚，腻粉6g，青黛（炒）3g。

【功效主治】腹部肿瘤及咽中涎积等。

【用法用量】上三味，先研续随子令烂，次下二味，合研匀细，以烧糯米软饭为丸，如鸡头大。每服先烧大枣1枚，剥去皮核，烂嚼，取药1丸，捶破并枣同用，冷腊茶清下。服后即卧床休息。

【来　　源】《毒剧中药古今用》。

【方　　名】宣毒童尿汤

【方药组成】地胆、白牵牛、滑石、木通各等量，新鲜童子尿50～100ml。

【功效主治】乳腺癌、腹腔肿瘤。

【用法用量】将前4味药加水煎汤，滤去药渣，取药液冲入鲜童尿，和匀后饮服，分3次服完，每日1剂，10～15日为1个疗程。

【来　　源】《仁斋直指方》。

【附　　注】本方载于古医籍《仁斋直指方》："有癌疮颗颗累垂，男多发于腹，女多发于乳，或颈或肩，急用地胆为君，佐为白牵牛，滑石、木通以利小便，宣其毒，更服童尿灌涤余邪，乃得安也。"形象地描述了腹腔肿瘤（乳腺癌），并以童尿佐治获效。

【方　　名】宣通鼻咽剂

【方药组成】蛇泡30g，丹参30g，钩藤30g，走马胎30g，老鼠15g，铁包金15g，入地金牛15g，茜草根15g，蒺藜15g，细叶七星剑15g，穿破石15g，山慈菇15g，大枣60g。

【功效主治】鼻咽癌。

【用法用量】水煎服，每日1剂。

【来　　源】《抗癌中草药制剂》，人民卫生出版社，1981：246。

【方　　名】玄白丸

【方药组成】黑牵牛、白牵牛、良姜各四两，砂仁、红豆蔻、陈皮、三棱、蓬术、干姜各二两，青皮、草豆蔻、肉桂、延胡索、五灵脂各一两。

【功效主治】五积六聚，胸膈胀满，痞闷吞酸，心疼腹痛，胁下刺痛，遇风寒，怒，食生冷，发气之物，劳碌忧愁则积。攻动大痛，得热熨暖气痛减者，宜服此。

【用法用量】上为末，用可魏五钱细，米醋浸研化，拌入末内，醋煮面糊丸桐子大。每服百丸，空心姜汤下。

【来　　源】明·《简明医彀》卷三。

【方　　名】玄胡索乳香汤合方

【方药组成】①内服方：延胡索9g，乳香9g，没药9g，丹参9g，红花9g，刘寄奴9g，牛膝9g，续断9g，益母草9g，苏木6g，血竭6g，地鳖虫

3g。②外用方：当归 12g，赤芍 9g，儿茶 9g，雄黄 9g，刘寄奴 9g，血竭 9g，乳香 6g，没药 6g，西红花 2.1g，冰片 3g，麝香 0.15g。
【功效主治】骨巨细胞瘤。
【用法用量】方①内服方水煎服，每日 1 剂。方②外用方共研细末，调敷患处，3 日换药 1 次；若 3 日内敷药干燥，可稍加新药调之再熬。
【来　　源】《千家妙方》，战士出版社，1982：572。

【方　　名】玄胡索猪胰方
【方药组成】延胡索为末适量，猪胰 1 具。
【功效主治】脂肪瘤，痰凝气滞之病，用于皮里膜外之癖块。
【用法用量】猪胰切块炙熟，蘸药食之。
【来　　源】清·《四科简效方》丙集。

【方　　名】玄参连桃汤
【方药组成】生地黄 13g，玄参 15g，麦冬 15g，南沙参 15g，石膏 60g，连翘 10g，桃仁 10g，牡丹皮 10g，生甘草 10g，金银花 30g。
【加　　减】气虚加党参 15g，黄芪 30g；血虚加当归 10g，何首乌 10g；胸痛加延胡索 10g，川楝子 10g；恶心呕吐加代赭石 30g，旋覆花 10g；纳差加神曲 10g，谷芽 30g，麦芽 30g。
【功效主治】养阴清热。主治食管癌放疗后毒副反应（口干、胸痛、吞咽困难等）。
【用法用量】水煎服，每日 1 剂。
【来　　源】江苏省南通市肿瘤医院刘浩江。

【方　　名】玄参麦冬汤
【方药组成】玄参 12g，麦冬 15g，天冬 15g，玉竹 18g，莪术 15g，山甲珠 15g，黄芪 30g，半枝莲 30g，白花蛇舌草 30g。
【功效主治】气阴两分型（晚期）喉癌。
【用法用量】水煎服，每日 1 剂。
【来　　源】《百病良方》第二集，科学技术文献出版社重庆分社，1983：173。

【方　　名】玄参牡蛎汤
【方药组成】玄参 12g，牡蛎 30g，浙贝母 12g，山甲珠 15g，夏枯草 30g，昆布 30g，海藻 30g，法半夏 12g，生南星 12g（先煎 2 小时），瓜蒌 15g，黄药子 15g，山慈菇 24g，半枝莲 30g，重楼 24g，白花蛇舌草 30g。
【功效主治】热结核型白血病。
【用法用量】水煎服，每日 1 剂。
【来　　源】《百病良方》第二集，科学技术文献出版社重庆分社，1983：209。

【方　　名】玄参散
【方药组成】玄参、连翘、知母、当归、雄黄（细研）、牵牛（微炒，黑豆炒热）、黄芩、犀角、赤芍药、空青、茌子、矾石（泥裹烧半白，细研）各 23g，地胆（以糯米炒黄为度，去翅、足）7.5g，斑蝥（以糯米炒黄为度，去翅、足）7.5g。
【功效主治】清热解毒，软坚散结。适用于恶性淋巴瘤坚硬肿疼者。
【用法用量】上为散。另研各药令匀，空心以温酒服下。1 服 3g，三五服后，小便出烂肉为度。
【来　　源】《太平圣惠方》。

【方　　名】玄参沙参汤
【方药组成】玄参、沙参各 30g，党参、石斛、白术各 25g，紫草 20g，黄芪、麦冬、女贞子、苍耳子、卷柏、辛夷花、菟丝子各 15g，知母 12g，山豆根、白芷、山药、石菖蒲各 10g。
【加　　减】头痛加防风、生地黄、龙胆草、半枝莲；口干咽燥加芦根、天花粉、瓜蒌仁；颈部活动受限、复视加川芎、蔓荆子、夏枯草、枸杞子；颈部肿块加山慈菇、海藻、昆布、川贝母；白细胞下降加鸡血藤、补骨脂、红参。
【功效主治】鼻咽癌。
【用法用量】水煎，每日 1 剂，服 3 次，1 个月为 1 个疗程。
【临床应用】服药 1 ～ 2 个疗程，有效率达 88%，治愈率为 24%。

【方　　名】玄参生地汤合方
【方药组成】①玄参 15g，生地黄 12g，牡丹皮 12g，赤芍 9g，金银花 9g，败酱草 12g，凤尾草

12g，蒲公英 18g，贯仲炭 12g，藕节炭 9g，消瘤丸 9g（吞），白茅根 30g。②柴胡 4.5g，龙胆草 6g，炙鳖甲 24g，地骨皮 18g，地龙 6g，土贝母 12g，海藻 12g，昆布 12g，凤尾草 12g，败酱草 12g，消瘤丸（全蝎、露蜂房、龙衣各等分）9g（吞）。

【功效主治】鼻侧未分化癌。

【用法用量】水煎服，每日 1 剂。

【来　　源】《上海老中医经验选编》。

【方　　名】玄参天冬汤

【方药组成】玄参 12g，天冬 15g，麦冬 15g，山豆根 12g，马勃 10g，僵蚕 12g，露蜂房 15g，金银花 15g，半枝莲 30g，白花蛇舌草 30g。

【功效主治】风热阻滞型（早期）喉癌。

【用法用量】水煎服，每日 1 剂。

【来　　源】《百病良方》第二集，科学技术文献出版社重庆分社，1983：173。

【方　　名】玄参浙贝汤

【方药组成】玄参 12g，浙贝母 12g，马勃 10g，莪术 15g，穿山甲珠 15g，硼砂 6g，硇砂 3g，重楼 24g，全蝎 3g，蜈蚣 2 条，半枝莲 30g，白花蛇舌草 30g。

【功效主治】气血瘀滞型（中、晚期）喉癌。

【用法用量】水煎服，每日 1 剂。

【来　　源】《百病良方》第二集。

【方　　名】玄参知母汤

【方药组成】玄参、知母、石斛、北沙参、连翘、金银花各 15g。

【功效主治】恶性葡萄胎、绒癌化疗严重副作用。

【用法用量】水煎服，每日 1 剂。用于口腔黏膜溃烂者，同时配合西医对症治疗。

【来　　源】《中西医结合杂志》，1983，3（3）：159。

【方　　名】玄参紫花地丁汤

【方药组成】玄参 15g，紫花地丁 12g，山慈菇 15g，天葵子 15g，黄芪 15g，白术 10g，黄芩 12g，鲜首乌 30g，生地黄 15g，当归 15g，生甘草 10g。

【功效主治】泻火解毒，化痰散结。主治耳郭癌。

【用法用量】水煎服，每日 1 剂。

【方　　名】悬饮宁方

【方药组成】白术 15g，茯苓 24g，桂枝 12g，葶苈子 30g，川椒目 12g，猫人参 30g。

【加　　减】可适当加入黄芪、党参等以助益气健脾之功，必要时可考虑抽水。

【功效主治】健脾温阳，泻肺利水。癌性积液，如胸水、腹水等。

【用法用量】以上药物，水煎分 2 次空腹服下，每日 1 剂。

【临床应用】以该方治疗癌性积液 116 例，有效率为 89.7%，治后 1 年、2 年生存率分别为 43.7%、20.6%，获效满意。

【来　　源】《中医药防治肿瘤集成》。

【附　　注】本方所治恶性积液，以证属脾虚气弱、水饮停聚为病机要点。方用生白术、茯苓益气健脾、化湿行水。俾中焦充盛，则水湿无源以生；复以桂枝振奋阳气，通阳外宣，温化水湿；以上功专治本。但饮之既停，单纯治本尚难取速效，故又以葶苈子、川椒目峻下逐水、导饮下泻，以使邪有出路；另用猫人参解毒抗癌、散结消肿，癌既得抑，水气自不犯肺、侵腹。全方合而奏效，化气、通阳、解毒、泄肺、利水道，则悬饮可除，喘促可止。

【方　　名】旋覆大黄汤

【方药组成】旋覆花 10g（包），大黄 6g，茯苓 10g，白术 10g，厚朴 10g，代赭石 10g，半枝莲 20g，狗舌草 6g。

【功效主治】降逆止呕，软坚散结。适用于胃癌。

【用法用量】水煎服，每日 1 剂。

【方　　名】旋覆代赭石打穿汤

【方药组成】北沙参、丹参各 15g，广郁金、法半夏各 9g，炽枳壳、旋覆花（包煎）各 6g，全瓜蒌 5g，佛手片 4.5g，代赭石 18g，石打穿 30g。

【加 减】气逆、噫嗳不畅加沉香（后下）2.4g，橘皮6g；呕吐痰涎量多，加炒莱菔子9g，生姜汁10滴，白蜜1匙（冲服）；胸脘刺痛，板硬拒按，加桃仁9g，失笑散（包煎）15g，韭菜汁1匙（冲服），三七3g，分2次冲服；气郁化火，心烦，口干苦，苔黄，加黄连2.4g，山栀子6g，芦根30g。

【功效主治】胃癌、食管癌。

【用法用量】水煎服，每日1剂。

【来 源】《治癌中药处方700种》。

【方 名】旋覆代赭石合大半夏汤

【方药组成】①旋覆花、半枝莲、海藻、昆布各20g，代赭石30g，西党参、姜半夏、陈胆星、全瓜蒌各15g，陈枳壳、熟大黄各10g。②消癌101丸：赤硇砂、玄明粉、黄连各6g，硼砂9g，生乳香、没药、柿饼霜各15g，人工牛黄4g，研为极细末，装入胶丸。

【功效主治】食道癌。

【用法用量】方①水煎服，每日1剂。方②含服，每日3次，每次6丸。

【临床应用】王某，男，42岁，1973年4月起感咽下不利，有时发噎，逐渐加重。7月17日在安庆地区人民医院做食管涂片，确诊为食道癌。苔薄腻，脉弦细。证属气结生痰，痰气交阻于食道，以上法治疗20天症状改善，钡餐检查食管恢复正常。继服方②并处方细生地黄、瓜蒌皮、夏枯草、黑玄参各15g，太子参20g，生白术、丝瓜子络、山药各12g，乳香、没药各1g，治疗5个月余。1974年4月18日钡餐复查食管正常，左锁骨上淋巴结亦消失，随访2年未复发，健在。

【来 源】《安徽中医学院学报》，1986，（1）：40。

【方 名】旋覆代赭石汤加减

【方药组成】旋覆花、党参、法半夏、炙甘草各10g，代赭石、大枣各30g，生姜5g。

【加 减】气虚加黄芪30g，黄精10g；血虚加当归、熟首乌10g；阴虚加沙参、麦冬各15g；阳虚去清半夏，加熟附子10g，桂枝5g；胸痛加延胡索10g，丹参30g；腹胀加木香、厚朴各6g；纳差加神曲、山楂各10g，谷芽、麦芽各20g；大便溏泄去代赭石，加白术15g，茯苓、扁豆各30g。

【功效主治】食管癌术后。

【用法用量】水煎熬服，每日1剂。病情好转后，改为隔日1剂。大多服20～30剂。

【方 名】旋覆代赭石汤加减

【方药组成】旋覆花9g，代赭石3g，人参6g，生姜15g，炙甘草9g，姜半夏9g，大枣12枚。

【功效主治】降逆化痰，益气和胃。治食管癌初期，胃气虚弱，痰浊内阻，胃气止逆，嗳气频作，心下痞硬，或反胃呕恶，或吐涎沫者。

【用法用量】水煎，去滓再煎，分3次服，每日1剂，以愈为度。

【来 源】《伤寒论》。

【方 名】旋覆代赭石汤加减

【方药组成】旋覆花、法半夏、茯苓、急性子、山楂、神曲各15g，代赭石、党参、白花蛇舌草、半枝莲、黄芪各30g，陈皮、木香各6g，砂仁10g，莪术12g。

【功效主治】食道癌。

【用法用量】水煎服，每日1剂，或每周4剂。

【临床应用】治疗1例食道癌患者，共服药11个月，病情稳定，精神好，体重增加，食物不选择，除时有痰涎从胃中上冒至口中和嗳气之外，别无不适，后因股骨颈骨折，停中药，全身衰竭而死亡，死前无吞咽困难，无淋巴转移，从明确诊断到死亡存活15个月。

【来 源】《四川中医》，1984，（5）：50。

【方 名】旋覆代赭汤加减

【方药组成】旋覆花、柴胡各10g，代赭石、丹参各30g，苍术、党参各15g，白蔻仁、制半夏、半枝莲各6g，急性子、陈皮、黄药子各12g，白花蛇舌草25g，生甘草3g。

【功效主治】食道癌。

【用法用量】水煎服，2 日 1 剂。另外可外配艾灸，穴取足三里。方法是：用生姜切成 5 分硬币大小厚薄的片，用针把姜片扎成许多小孔，放于穴位之上，点烧艾炷，初期 3 壮，后期 5 壮，燃完为止。

【临床应用】苟某，男，65 岁，1987 年 7 月 20 日诊。患者胃部不舒，食道不畅，胸膈疼痛，全身逐渐消瘦，固体食物难以咽下或食物即吐，经 X 地区人民医院摄片检查确诊为食道癌。病灶宽 0.7cm，长 8cm。病还必须进行性发展，治以降逆止呕、疏肝理脾、益气活血、清热解毒为法。方用旋覆代赭汤加减，并配以足三里艾灸。患者共服药 45 剂，基本痊愈，饮食如常，面色红润。经复查病灶消失。

【来　　源】《四川中医》，1988，（8）：15。

【方　　名】旋覆代赭汤加减

【方药组成】旋覆花、党参、法半夏、生甘草各 10g，代赭石、大枣各 30g，生姜 5g。

【加　　减】气虚加黄芪 30g，黄精 10g；血虚加当归、熟首乌各 10g；阴虚加沙参、麦冬各 15g；阳虚去法半夏，加熟附片 10g，桂枝 5g；胸痛加延胡索 10g，丹参 30g；腹胀加木香、厚朴各 6g；纳差加神曲、山楂各 10g，谷芽、麦芽各 20g；大便溏泄去代赭石，加白术 15g，茯苓、扁豆各 30g。

【功效主治】食管癌手术后并发症。

【用法用量】水煎服，日服 1 剂，分两次服。

【临床应用】治疗 46 例，总有效率为 91.3%，显效 29 例，占 63%。王某，男，51 岁，1982 年 1 月 12 日入院，因食管癌（中段）Ⅱ期行切除术，病理报告为食管鳞癌Ⅰ级，出院后 2 个月出现呕吐、食梗、纳差等症状，经食管 X 线钡透示食管移行性狭窄，诊为反流性食管炎。中医会诊，证属脾胃虚弱，浊气不降，冲和失常，予上方加减，服药 14 剂后能进食，守方 15 剂，诸症悉平，食道 X 线钡餐复查示食管通畅，至今健康状况良好。

【来　　源】《河南中医》，1987，（1）：21。

【方　　名】旋覆代赭汤加减

【方药组成】柴胡 10g，枳壳 10g，白芍 10g，旋覆花 10g，代赭石 15g，法半夏 10g，郁金 10g，陈皮 10g，山豆根 10g，草河车 15g。

【加　　减】疼痛明显者加延胡索、白屈菜，口干、津伤明显者加玄参、石斛，吞咽困难较严重者加威灵仙、赤芍。

【用法用量】水煎服，每日 1 剂。

【功效主治】开郁降气，化痰散结。主治食管癌。症见食入不畅，吞咽不顺，时有嗳气不舒，胸膈痞闷，伴有隐痛，口干。脉细弦，舌淡质红，舌苔薄白。

【来　　源】《偏方验方秘典》，中原农民出版社。

【附　　注】饮食宜清淡、高营养、易消化食物，避免进食刺激性的食品。

【方　　名】旋覆花陈皮汤

【方药组成】旋覆花（包）10g，陈皮 10g，瓜蒌皮 10g，薤白 10g，丹参 10g，桃仁 10g，红花 10g，代赭石（先煎）15g，法半夏 15g，茯苓 15g，火麻仁 15g，蜈蚣（研末，吞服）3 条，壁虎（研末，冲服）5g（或用壁虎、蜈蚣各 20 条，白酒 500ml，浸泡 7 天后加水稀释 200ml，每次服 50ml，每日 3 次），重楼 10g，白花蛇舌草 20g，半枝莲 20g。

【加　　减】大便燥结，腹胀不舒，加芒硝（冲服）5g，淡苁蓉 1 5g；呕吐噎膈，进食受阻，加丁香 3g，柿蒂 9g，刀豆子 10g；神疲乏力，精神萎靡，加党参 15g，玄参 15g，银柴胡 10g；潮热盗汗，口咽干燥，加沙参 15g，生地黄 15g，麦冬 15g，玄参 15g，银柴胡 10g；胃脘隐痛，喜温喜按，朝食暮吐，暮食朝吐，泛吐清水，面色萎黄，大便溏薄，加干姜 5g，丁香 3g，吴茱萸 6g，淡附片 6g，高良姜 18g，党参 15g。

【功效主治】食管癌早期。

【用法用量】上药加水煎煮 2 次，药液混合均匀，分 2 次服，每日 1 剂。

【方　　名】旋覆花代赭石汤

【方药组成】旋覆花 9g，代赭石 30g，制半夏

9g，姜竹茹9g，党参15g，炙甘草6g，黄连12g，吴茱萸2g，当归9g，沉香3g，生姜9g，大枣3枚。

【功效主治】和胃降逆止呃，治食道癌手术后呃逆不止者。

【用法用量】水煎服，每日1剂。

【附　　注】对于食道癌手术后常见的呃逆、嗳气均能改善症状，增进食欲，延长生存期。

【方　　名】旋覆花代赭石汤加减

【方药组成】旋覆花（包）10g，代赭石20g，莱菔子15g，郁金10g，瓜蒌20g，山豆根10g，贝母10g，砂仁4g，苏梗10g，刀豆子15g，草河车20g，陈皮10g。

【功效主治】气痰互阻型食管癌。

【用法用量】水煎服，每日1剂。

【来　　源】《中医肿瘤学》（上），科学出版社，1983：239。

【方　　名】旋覆花当归汤

【方药组成】旋覆花15g，当归30g，赤芍、白芍各30g，肉桂15g，延胡索9g，炙鳖甲90g，党参30g，茯苓30g，白术30g，枳实、黄连、莪术、三棱、独活、防风各15g，焦山楂炭60g，青皮、陈皮各30g。

【功效主治】益气补血，活络通瘀，消散积聚。积聚处深日久，实邪仍在，气血早衰，腹中有积块，硬痛不移，形体消瘦，肌肤甲错，面色萎黄黑滞，倦怠乏力，少气懒言，月事衰少，色深有块，经行腹痛，舌紫暗而胖，边有瘀斑，脉沉弱细涩。

【用法用量】共为细末，炼蜜为丸，如梧桐子大，每日早、午、晚各服6g或早晚各1次，白开水送下，如遇感冒暂停。

【来　　源】《赵绍琴临证400法》。

【方　　名】旋覆花青皮汤

【方药组成】旋覆花（包煎）6g，蒲公英3g，生甘草节2.5g，白芷3g，青皮3g。

【功效主治】疏肝理气，行水软坚。主治乳癌、乳痈。

【用法用量】水酒为引，水煎服，每日1剂。

【来　　源】《滇南本草》。

【附　　注】本方名由是郭宏昌拟。

【方　　名】旋覆花香附汤

【方药组成】旋覆花9g（包），香附10g，炒山栀6g，青皮、陈皮各6g，半夏曲10g，苏梗9g，枳壳9g，片姜黄10g。

【加　　减】若嗜酒多年，舌苔厚腻者，加葛花、椇枳子、赤芍、赤苓各10g；若苔白腻根厚，胸中满闷，大便溏薄，脉沉缓者加草豆蔻3g，厚朴6g，杏仁10g；若苔垢腻而厚者加焦三仙各10g，鸡内金10g；若苔黄厚略干者，可酌加瓜蒌20g，或保和丸15g布包同煎；若苔黄腻根垢黄厚，脘腹胀满，大便干者，可加大黄粉1～2g（冲），甚则可加玄明粉2g（冲）。

【功效主治】疏调气机，降逆定噎。噎膈，气机郁滞，咽部食道阻塞不畅，咽物作痛气噎，由于心情抑郁则病势更甚。

【用法用量】水煎服，每日1剂。

【来　　源】《赵绍琴临证400法》。

【方　　名】旋芍汤

【方药组成】旋覆花（包）、赤芍、三棱、莪术各10g，海藻、昆布、炒橘核各15g，蒲公英、紫花地丁、白茅根各30g，夏枯草、白花蛇舌草、蜂蜜各60g。

【加　　减】肿块难消加生牡蛎、穿山甲片、黄药子；胸闷不舒加郁金、香附；纳差、便溏加白术、茯苓、山药。

【功效主治】活血化瘀，化痰软坚，清热解毒。甲状腺癌，症见颈前肿块，质硬不移，肿块经久不消，胸闷，纳差，苔薄白或白腻，脉弦或涩。

【用法用量】上药水煎去渣，加蜜熬令和，分2日6次服。

【来　　源】《实用抗癌验方》。

【附　　注】甲状腺癌中期，辨证为气郁痰凝、脉络瘀阻者。由于气机郁滞，津凝成痰，痰气交阻，日久则血脉瘀滞，气、痰、瘀壅结。旋覆花、海藻、昆布、夏枯草软坚散结，化痰消瘿以祛痰浊；赤芍、三棱、莪术活血化瘀，消肿开结以逐瘀血；蒲公英、紫花地丁、白茅根、白花蛇舌草清热解毒，消肿散结以抗癌瘤。诸药合用行气滞，逐瘀血，化痰浊，诸邪俱去，则瘿结可消。

【方　　名】旋石汤
【方药组成】旋覆花12g，山豆根10g，清半夏15g，代赭石30g，白芍20g，柴胡15g，郁金15g，茯苓20g，瓦楞子30g，川楝子15g，露蜂房10g，全蝎10g，料姜石60g。
【功效主治】疏肝解郁，降逆止呕，解毒消肿。适用于食管癌进食梗阻，胸闷胁胀，胸背隐痛，烦躁失眠，纳食不舒，呃逆时作，舌淡苔白腻，脉细弦。
【用法用量】每日1剂，水煎，分2次温服。
【来　　源】《中医癌瘤证治学》。
【附　　注】本方用白芍、柴胡、郁金疏肝解郁；旋覆花、代赭石、清半夏、料姜石降逆镇冲，和胃健脾；瓦楞子软坚散结；山豆根、露蜂房、全蝎清热解毒，消肿祛瘀；川楝子理气止痛；茯苓健脾利水。

【方　　名】穴位割治法
【主　　穴】公孙、然谷（各种癌症第一次割治）。
【取　　穴】各种不同癌症，第2次选用如下穴位：

食管癌：膻中；

胃癌：胃俞、足三里；

肺癌：肺俞、鱼际；

肝癌：太冲、肝俞；

子宫颈癌：三阴交；

鼻咽癌：阳谷、合谷。

【功效主治】食管癌、胃癌、肺癌、肝癌、子宫颈癌、鼻咽癌。
【用法用量】一般10～30天割治一次，通常可做3次。
【来　　源】《肿瘤的防治》。
【附　　注】术后局部保持清洁，3～5天不接触水，预防感染。

【方　　名】雪耳清润汤
【方药组成】雪耳（银耳）15g，莲子35g，桂圆肉15g，猪排骨300g，或整鸡1只，清水适量。
【功效主治】润肺止咳，开胃化滞。本膳主要适用于肺癌手术后调理。
【用法用量】把银耳用清水泡发，莲子、百合清水淋洗净，然后和桂圆肉、排骨或鸡一起放入锅中，加5碗水，文火煮2～3小时即可饮汤吃肉和银耳等。每次1小碗，每2天1次，可用3次。
【来　　源】本膳是马来西亚芙蓉市的余仁生药堂验方。
【附　　注】肺癌手术由于创伤和应激，不但削弱了机体的抗病力，而且会出现阴虚或热毒现象，用本膳扶正养阴，润肺化痰，正切病证，坚持服用，定有疗效。马来西亚属于热带气候，人们平常就很崇尚本汤，可以清热消暑。膳中的银耳有增强免疫作用，百合可对JTC-26癌细胞抑制，加上桂圆等的滋补，溶抗癌、扶正于一体，甚为合理。

【方　　名】雪梨干芦根汤
【方药组成】雪梨干30g，芦根30g，天花粉15g，麦冬9g，玄参15g，生地黄9g，桔梗9g，荸荠15g，杭菊12g。
【加　　减】口干不欲饮或饮不多，舌苔白腻，加佩兰9g，金丝草9g；伴咽痛、口糜者，加板蓝根9g，金丝草9g。
【功效主治】鼻咽癌放疗反应。
【用法用量】上药先用水浸泡半小时，加水煎煮2次，药液混合均匀，分2次服用，每日1剂。

【方　　名】雪梨浆
【方药组成】大雪花梨或大鸭梨1个。
【功效主治】生津止渴，清热除烦。本膳主要适用于口腔、咽喉部癌放疗后伤阴口渴症。
【用法用量】把梨洗净，切成薄片，放碗中加凉开水适量，浸泡半日，再以纱布包后绞汁，顿服，每日数次。

【来　　源】《温病条辨》。

【附　　注】原出《温病条辨》，对热病口渴极有效验，该书有二方，皆可用于肿瘤放疗后的热反应。其一单纯热病口渴甚者，以“甜水梨大者一枚，薄切，新汲凉水内浸半日，(捣取汁)时时颇饮”。其二是热病口渴兼有吐白沫黏滞不快者，以“梨汁、荸荠汁，鲜苇根汁，麦冬汁、藕汁(或用蔗浆)。临果斟酌多少，和匀凉服。不甚喜凉者，重汤炖，温服”。《圣济总录》中有一“治反胃转食，药物不下”方，作者用之于轻度食管上皮增生症有较好效果。方为：大雪梨一个，以丁香十五粒刺入梨中，湿纸包四五重，煨热食之即可。

【方　　名】雪梨鱼腥草粥

【方药组成】梨250g，鱼腥草60g，白糖适量。

【功效主治】清热解毒，止咳化痰。本膳主要适用于支气管肺癌黄稠者。

【用法用量】生梨洗净，连皮切成碎块，去核心。鱼腥草用水800ml浸透后以大火烧开，再用文火煎30分钟，弃去药渣，留下澄清液500ml。把梨置于药液内，加入适量白糖后，文火烧煮，待梨完全煮烂后，即可食用。

【临床应用】厦门何金山报告，以鱼腥草为主的抗癌复方，治疗晚期肺癌伴胸腔积液及肺阻塞性改变患者，取得明显疗效。如某男，67岁，诊为右肺癌，咳嗽带血，胸痛加剧。用此方后3个月，右肺阻塞性改变和胸水基本吸收(《福建中医药》，1988，2：42)。

【附　　注】鱼腥草新鲜时有浓烈的鱼腥气，阴干品却略有一种肉桂香气，而且煎出液犹如淡红茶色，易为人们所接受。

【方　　名】雪里清单方

【方药组成】雪里清。

【功效主治】喉癌。

【用法用量】水煎代茶，每日60g。

【方　　名】血肠溶衣片

【方药组成】血肠溶衣100片。

【功效主治】消化道肿瘤。

【用法用量】每次5～7片，每日3～4次，饭前服，连续3个月为1个疗程。

【来　　源】《癌症家庭防治大全》。

【附　　注】本方宜长期服食方可显效，服完再备足3个月之量，不要中断。

【方　　名】血府逐瘀汤加味

【方药组成】生地黄，当归，桃仁，红花，枳壳，赤芍，柴胡，生甘草，桔梗，川芎，牛膝，青黛，水蛭粉。

【功效主治】慢性粒细胞性白血病。

【用法用量】水煎服，每日1剂。水蛭粉1次1g，每日3次，吞服。

【临床应用】某男，住院号191967，31岁，农民。因左胁下痞块5个月入院。西医诊断为慢性粒细胞性白血病，症见倦怠，乏力，口干口苦，潮热，汗出，腹胀满，舌质偏红，舌边瘀紫，苔黄，六脉皆脉，证属肝实热。经上方治疗4个月，脾脏回缩至左胁下1cm，血象完全缓解出院。

【来　　源】《贵阳中医学院学报》，1981，(3)：20。

【方　　名】血蛊回生汤合方

【方药组成】①血蛊回生汤：三棱20g，莪术20g，黄柏15g，黄芩15g，桂枝20g，茯苓20g，牡丹皮15g，赤芍15g，红花15g，桃仁15g，茜草20g，白头翁20g，半枝莲20g。②阿魏化积膏：三棱、文术、鳖甲、红花各50g，蓖麻籽(去皮)75g，加入麻油500ml，文火熬至诸药焦黑，去掉药渣再熬至滴水成珠后，再入阿魏20g，乳香25g，没药25g，血竭25g，松香25g，共研成细末，加入麻油中，以槐枝搅匀，放入冷水中浸12小时，每50g为一帖，外敷患处。

【加　　减】运用方①时，大便下血、里急后重去黄芩，加生地榆20g，鸦胆子14粒，用药水或红糖水送服，日服4次；尿频、尿痛、尿血者去桂枝、茜草，加夏枯草20g，白茅根20g，甘草梢25g，服法同上。

【功效主治】中、晚期子宫颈癌。

【用法用量】方①水煎服，每日1剂。10天为1个疗程，疗程间可停药1～2天，连续用4～6个疗程观察结果。方②用于腹内有积块者，1周换药1次，可连用5～7周。
【临床应用】共治34例，中期患者有效率为95.7%，晚期患者有效率为90.9%。
【来　　源】《黑龙江中医药》，1986，(2)：22。

【方　　名】血黄酒饮
【方药组成】鲜鹅血100ml，黄酒少量。
【功效主治】肺癌、胃癌、食管癌、鼻咽癌、淋巴癌以及癌症放疗、化疗所致白细胞减少症。
【用法用量】将健康鹅宰杀，取新鲜血，冲入黄酒少量，充分搅匀后趁热饮之，每日1次，每次100ml，常服有效。
【临床应用】近世用本方治上述癌症，对改善症状有较好效果。据报道，本方也有提高白细胞的作用。
【来　　源】《本草纲目》。

【方　　名】血见愁根
【方药组成】血见愁根15g。
【功效主治】主治癥瘕，孕妇忌服。
【用法用量】老酒煎服，每日1剂。

【方　　名】血竭白芍丸
【方药组成】血竭10g，白芍10g，象皮15g，枯矾15g，青黛15g。
【功效主治】阴茎癌。
【用法用量】共研细末，装入胶囊，每次2粒，每日2次。

【方　　名】血竭膏
【方药组成】香油150g，血竭10g，松香12g，羊胆5个，冰片3g，麝香3g，乳香、没药各2g。
【功效主治】化瘀活血，解毒消癌。适用于上颌窦癌。
【用法用量】香油煎沸，加松香熔后离火，均匀撒血竭粉于液面，以深赤色为度，再下羊胆汁，加至起黄色泡沫为止，待冷却加入冰片、麝香即成。摊在胶布上贴于痛处。
【来　　源】《肿瘤临证备要》。

【方　　名】血竭膏
【方药组成】香油15g，血竭6g，松香60g，羊胆5个，冰片适量。
【功效主治】各种癌瘤疼痛。
【用法用量】冰片、木香各适量。香油煎沸，加入松香，待液面上升离火，均匀撒血竭于液面上，用纸片蘸油呈现深赤色为度，再加羊胆汁，加至起黄色大泡为止，待冷加入冰片、木香，不断搅拌即成，俟却收膏。用膏外涂肿瘤患处。日换1次。
【临床应用】临床验证，本方对癌性疼痛的止痛效果快速而持久。
【来　　源】《中草药验方选编》。

【方　　名】血竭炉甘石方
【方药组成】血竭9g，炉甘石9g，白及9g，石膏90g，象皮9g，枯矾15g，青黛9g。
【功效主治】子宫颈癌。
【用法用量】先将上方药物（除石膏外）共为细末；将石膏放入猪胆汁中浸泡，以胆汁浸透石膏为度，取出阴干，研为细末与以上诸药和匀即成。用时将阴道冲洗干净，用棉球蘸药末敷局部病灶，初用每日1次，以后可隔日1次，以后则不必每次冲洗。
【来　　源】内蒙古自治区医院编《中草药验方选编》，内蒙古自治区人民出版社，1972：169。

【方　　名】血竭铅丹散
【方药组成】血竭30g，铅丹（炒紫色）15g。
【功效主治】多年恶疮。
【用法用量】为细末，先用盐汤洗疮，后用药贴之。
【来　　源】《奇难杂症效验单方全书》。

【方　　名】血竭散
【方药组成】血竭10g，松香12g，羊胆粉30g。
【功效主治】上颌窦癌。

【用法用量】共研细末，装入胶囊100个，每次1～2个，每日2次。

【方　　名】血粳米粥

【方药组成】鲜鹅血100g，粳米150g，赤糖30g。

【用法用量】将活鹅宰杀，取鲜血放碗中自然凝结，放入沸水中烫过而成固体，切成粗颗，与粳米加米煮粥，俟粥熟后，投入赤糖调匀取可服用，每日早晨空腹时顿食，半个月为1个疗程。

【功效主治】食道癌、胃癌、贲门癌，以及癌症手术、化疗、放疗后严重贫血和白细胞减少症。

【来　　源】《民间方》。

【附　　注】本粥需现煮现吃，不宜放置过久，应趁热服食，忌食辛辣、公鸡、猪头肉。

【方　　名】血韭汁饮

【方药组成】新鲜鹅血100ml，鲜韭菜汁20～30ml，蜂蜜15ml。

【功效主治】食道癌梗阻，滴水不下者，胃癌、胃网状淋巴瘤出现反胃，饮食不下者。

【用法用量】将活鹅宰杀，取鲜血，放于碗中，继之将鲜韭菜洗净，绞榨取汁，以韭菜汁掺入血中，再加蜂蜜拌匀，徐徐咽下，每日1次，常饮服之。

【临床应用】本方为治噎膈反胃的有效古方，《本草纲目》载有治愈病例。现代用于治疗食道癌梗阻、滴水不下之症，饮服本方取得显著疗效。

【来　　源】《丹溪心法》。

【方　　名】血蘑菇汤

【方药组成】鹅血200g，蘑菇100g，盐等调料适量。

【功效主治】开瘀散结，能平噎膈。本膳主要适用于胃贲门癌食入即吐者。

【用法用量】血凝固后，清水洗一下，切成小块；蘑菇发好切条块。植物油适量先炒蘑菇5分钟后，倒入血块，旺火快速翻炒至熟透即可。

【来　　源】《上海中医药杂志》，1979，3：24。

【附　　注】鹅血、蘑菇均有良好的抗癌活性。血治癌，古有先例，我国较早的医学缮本《本草从新》《坊补本草备要》和《仿广验方新编》里，都提到用鹅血治愈噎膈反胃（相当于食道癌、胃癌）的实例。鹅血可能对细胞免疫有一定的促进作用。体内实验结果，血可使小鼠艾氏腹水癌（EAC）形成减慢，癌细胞数量减少，并且能使癌细胞核发生质变，小的癌细胞可发生细胞核溶解，等等。

【方　　名】血散（粉）

【方药组成】鹅血500～1 000ml。

【功效主治】癌症患者贫血和癌症患者放疗、化疗所致白细胞减少症。

【用法用量】鹅血不接触盐、水，置于恒温箱烘干（或焙干），研为细粉末，入瓶贮，每日3次，每次5～10g，徐徐进食，白糖水送下，长期随意服食。

【临床应用】《食疗本草》谓：本方有补血作用，近年上海地区用鹅血粉用于治疗放射治疗和化学药物治疗引起白细胞减少症有较好效果。

【来　　源】《李楼奇方》。

【方　　名】血烧豆腐

【方药组成】鲜鹅血250g，豆腐1块，鲜大蒜苗100g，油、盐、黄酒、味精各少量。

【功效主治】防治食道癌、胃癌、肠道癌肿。

【用法用量】鹅血入沸水烫过，切成厚块，豆腐亦切厚块，蒜苗洗净，切为短段，先将大蒜苗加油炒片刻，投入血、豆腐同炒10分钟，加水适量煮沸，放黄酒、味精和盐少许，盛碗备食，每日1剂，佐膳食之，常服食有效。

【临床应用】本方为中南各省民间治消化道癌症的食疗验方，临床验证，对上述癌肿服之有改善症状的效果。

【来　　源】《常见慢性病食物疗养法》。

【方　　名】血麝四物汤

【方药组成】熟地黄、木通、珍珠母各20g，赤芍、白芍、当归各15g，川芎8g，三棱、莪术各

12g，红花 4g，桃仁 10g，菖蒲 5g，麝香（吞服）0.3g。

【功效主治】养血活血化瘀，芳香开窍醒脑。适用于脑干肿瘤。症见头痛、头晕、眼花，视物模糊，眼球突出，语言謇涩，口眼歪斜，呕吐频繁，二便自遗，全身呈僵硬状态。

【用法用量】每日 1 剂，水煎服，随证加减。

【临床应用】杨某，男，36 岁。初起头痛，头晕，眼花，视物模糊，后突发剧烈头痛，猝倒于地，不省人事，住院治疗。经某医学院确诊为颅内肿瘤。经服上方加减治疗 5 个多月，诸症基本消失，步行出院。追访 2 年未见复发。

【来　　源】《湖南中医杂志》，1985：4。

【方　　名】血糖浆

【方药组成】鲜鹅血 100ml，赤砂糖 30 ～ 50g。

【功效主治】癌症手术后严重贫血，放疗或化疗后食欲减退，白细胞减少者。

【用法用量】将活鹅宰杀，取其鲜血放碗中，投入赤砂糖搅匀即可，每次饮 200ml，日服 3 次，饭前服用，半个月为 1 个疗程。

【临床应用】《癌症家庭防治大全》介绍，本方对食道癌、胃癌、贲门癌等有治疗功效。

【来　　源】《中药治癌处方 700 种》。

【方　　名】血糖衣片

【方药组成】市售鹅血糖衣片适量。

【功效主治】消化道癌症。

【用法用量】每次 5 ～ 7 片，每日 3 次，饭前服，白开水送服。

【来　　源】《癌症家庭防治大全》。

【附　　注】服本方期间忌辛辣、鱼腥、公鸡、猪头肉。

【方　　名】血蝎散

【方药组成】血竭 10g，松香 12g，羊胆粉 30g。

【功效主治】化瘀消肿。适用于上颌窦癌。

【用法用量】共为细末，装入胶囊 100 个，每次 1 ～ 2 个，温开水送服，1 日 2 次。

【来　　源】《肿瘤临证备要》。

【方　　名】血薏苡仁粥

【方药组成】鹅血 100g，薏苡仁 150g，蜂蜜 30ml。

【功效主治】消化道癌，如食管癌、胃癌、肠癌。

【用法用量】先将薏苡仁加水煮粥，俟薏苡仁开花熟透时，投入鲜血同煮，熟后加蜂蜜拌匀，于温时空腹顿服，10 天为 1 个疗程。

【来　　源】《抗癌药膳》。

【附　　注】本粥应现煮现吃，不宜久置，吃不完者弃之。

【方　　名】血余炭当归汤

【方药组成】血余炭 30g（冲服），当归、丹参、薏苡仁各 15g，醋香附 12g，川芎、木香、郁金、鸡内金、重楼、红参各 10g，配服成药定坤丹 1 丸，鹿胎膏 6g。

【功效主治】晚期肝癌伴腹水。

【用法用量】水煎，每日 1 剂，服 2 次。1 个月为 1 个疗程。

【临床应用】用药 1 个疗程见效，2 个疗程可轻微活动，3 个疗程食欲好转，6 个疗程肿块缩小，体重增加，再用上方改丸剂续服 1 个疗程巩固疗效。

【方　　名】血余炭散

【方药组成】发灰适量。

【功效主治】血瘤，日久自破。

【用法用量】掺之，外以膏药护好，自能敛口。

【来　　源】《崔氏纂要》。

【方　　名】血余炭雄黄丸

【方药组成】血余炭 25g，雄黄 35g。

【功效主治】乳腺癌。

【用法用量】醋泛为丸，桐子大，每服 10g，白酒送下。

【方　　名】熏膈丸

【方药组成】麦门冬（去心）、甘草（炙）各 15g，人参（去芦）、桂心（不见火）、细辛（去叶）、川椒（去目并合口者，微火炒，地上出汗）、远志（去心，炒）、附子（炮，去皮脐）、干姜（炮）各6g。
【功效主治】温阳通络，宽胸理气。适用于食管肿瘤，胸膈闷塞作噎。
【用法用量】上为细末，炼蜜为丸，如鸡头子大。每用1丸，食后含化，每日3次。
【来　　源】《普济本事方》。

【方　　名】寻骨风白英汤
【方药组成】寻骨风、白英、羊蹄根各30g，补骨脂15g。
【功效主治】骨肿瘤。
【用法用量】水煎服，每日1剂。

【方　　名】寻骨风根茅莓汤
【方药组成】寻骨风根15g，茅莓根20g，柘树根30g，白茅根30g，香茶菜15g，菝葜20g，滚山珠2g。
【功效主治】食道癌、胃癌疼痛。
【用法用量】上方前6味药水煎服。每日1剂。滚山珠研末。分3次温开水冲服。
【临床应用】本方治疗食道癌和胃癌的疼痛，进食困难，有明显疗效。曾治数例晚期患者，服药后疼痛减轻甚至消失，噎膈缓解，进食方便，饮食增加，身体得到不同程度恢复，起到减轻患者症状、延缓生命等作用。
【来　　源】安徽中医学院王德郡献方。

【方　　名】寻骨风汤
【方药组成】寻骨风（根茎）10g。
【功效主治】主治各种胃痛，并治骨节筋络疼痛。
【用法用量】水煎服。每天1剂，以愈为度。或将生药6～9g放入口内嚼烂吞服。
【临床应用】用本方治疗各种胃痛400多例，效果尚可。如1例十二指肠溃疡患者，服6剂后疼痛即止，数月未发。
【来　　源】《中药大辞典》。
【附　　注】寻骨风为马兜铃科植物棉毛马兜铃的根茎或全草。其味苦，性平，含有生物碱、挥发油、内酯、糖类等成分。药理研究表明，寻骨风具抗肿瘤作用：将其全草的粉末混于饲料中喂食小鼠，对艾氏腹水癌和腹水总细胞数均有明显的抑制作用，对艾氏癌皮下型亦有明显效果。煎剂内服也有效。

【方　　名】寻骨风玄参汤
【方药组成】寻骨风15g，玄参、海浮石各15g，海藻、昆布、土贝母、天葵子各10g，当归、川芎、乌药各6g，八月札9g。
【功效主治】清热解毒，理气散结，主治甲状腺癌手术有禁忌证者。
【用法用量】水煎，每日1剂，早晚服。
【附　　注】本方也可治疗甲亢，无明显副作用。

【方　　名】寻骨风炙甲汤
【方药组成】寻骨风30g，炙穿山甲15g，木瓜10g。
【功效主治】骨肿瘤。
【用法用量】水煎服，每日1剂。

【方　　名】蕈灵丹
【方药组成】五灵脂（姜汁煮透）、生甘草（烧酒煮透，焙干）。
【功效主治】益气和中，活血散结。适用于胃癌之有瘀血征象者。
【用法用量】上为细末。每服1.5g，置掌中，用舌舐下。
【来　　源】《赤水玄珠》。

【方　　名】蕈消丸
【方药组成】败酱草250g，炒槐角250g，枯矾100g，冰片2.5g，枳壳100g，仙鹤草250g，炒茯苓250g，苦参200g，陈皮250g，炒白芍250g，生甘草210g，番泻叶50g。
【功效主治】大肠癌。
【用法用量】共为细末，水泛为丸，绿豆大，1日3次，每次15g。

Y

【方　　名】鸦胆赭石水蛭散
【方药组成】鸦胆子、桃仁、水蛭各 60g，生赭石 240g。
【功效主治】食管癌。
【用法用量】上药禁用火烘，先将后 3 味为末，再入鸦胆子，捣烂，每次 9 ～ 12g，搅入藕粉内服，每天服 3 ～ 4 次。
【来　　源】《治癌中药处方 700 种》。

【方　　名】鸦胆子方
【方药组成】鸦胆子 15 ～ 25 粒。
【功效主治】直肠癌。
【用法用量】装入胶囊，开水吞服。

【方　　名】鸦胆子灌肠液
【方药组成】鸦胆子 50 ～ 100g。
【功效主治】大肠癌。
【用法用量】将鸦胆子研碎，加水煎，取浓度 100ml 做保留灌肠。
【来　　源】《中医外治法》。
【附　　注】鸦胆子含毒性，仅外用，不可内服，最好请医护人员指导使用。

【方　　名】鸦胆子疗法
【方药组成】鸦胆子乳剂，或鸦胆子去壳适量。
【功效主治】大肠癌。
【用法用量】用桂圆肉或胶囊包吞，每包 3 粒，每次 4 包，每日 3 次，7 天为 1 个疗程。
【来　　源】《一味中药巧治病》。

【方　　名】鸦胆子仁单方
【方药组成】鸦胆子仁。
【功效主治】鳞状上皮癌。
【用法用量】第一周内服鸦胆子仁每次 9 粒，第二周每次 10 粒，第三周每次 11 粒，第四周每次 1 粒，第五周每次 15 粒。均每日 3 次，用桂圆肉包裹，饭后吞服。外搽鸦胆子仁凡士林膏。将鸦胆子仁捣碎，与凡士林混合，拌匀，外敷患处，每日 1 次。
【临床应用】王某，男，68 岁。1966 年 3 月 15 日入院。自诉左耳发现肿物 1 年，初为黄豆大，不痛不痒，最近 3 个月肿物生长迅速，局部疼痛，头痛。皮肤科查：左外耳道耳郭内侧被菜花状肿物占满，分泌物极臭，触之易出血。经某医专活体病理检查，确诊为鳞状上皮癌。按上述方法治疗 80 天，癌组织全部脱落。治疗过程中未见不良反应。治愈后活检 3 天，均未找到癌细胞。
【来　　源】《广西中医药》，1979，(3)：21。

【方　　名】鸦胆子仁桃仁散
【方药组成】鸦胆子仁 30g，桃仁 20g，水蛭 12g，生赭石 30g。
【功效主治】活血通络，解毒开关。适用于食管癌。
【用法用量】上为细末，兑入蜂蜜服，每日 3 次。
【来　　源】民间方。与前方类，可参。

【方　　名】鸦胆子乳剂
【方药组成】10% 鸦胆子乳剂，油剂各 4 ～ 8ml。
【功效主治】晚期子宫颈鳞癌。
【用法用量】油剂做瘤体或子宫旁注射，乳剂加 5% 葡萄糖 500ml 做静脉滴注。每日 1 次，1 个月 1 个疗程。类方较多，可参。
【临床应用】用药 3 ～ 10 个疗程，有效率为 67.4%，治愈率为 50%。

【方　　名】鸦胆子乳剂
【方药组成】鸦胆子乳剂 8ml，5% 葡萄糖注射液 500ml。
【功效主治】肺癌脑转移。
【用法用量】静脉滴注，每日 1 次，病情稳定、颅内高压缓解后，用药量加大至 20ml，同时口服 10% 鸦胆子乳剂 30ml，每日 1 次。
【临床应用】连续用药 10 个月，有效率为 87.5%。

【方　　名】鸦胆子乳剂液
【方药组成】鸦胆子制成乳剂注射液。

【功效主治】癥症。

【用法用量】每一种批号使用前，每人第一天用20ml 鸦胆子乳注射液加入 0.9% 生理盐水 500ml 静脉滴注。静滴前肌肉注射异丙嗪 12.5mg，如无反应则在第二天不用异丙嗪，且逐步每隔2～3 天加大鸦胆子乳注射液用量，一直加到80ml，个别病人一天用量达 100～120ml。

【临床应用】观察 35 例，本法对提高癌症患者的生存质量有一定的抗栓作用，无明显毒副作用，但对癌灶无明显缩小作用。

【来　　源】《中成药》。

【方　　名】鸦胆子软膏

【方药组成】鸦胆子 30g，凡士林 40g。

【功效主治】皮肤鳞状上皮癌。

【用法用量】将鸦胆子捣碎，研为细末，与凡士林混合调匀制成软膏。以膏外敷患处。外加纱布扎定。日换 1 次，连续 7 日为 1 个疗程。

【来　　源】《癌症的防治》。

【附　　注】凡士林在药店有售。

以上方类近似，可参。

【方　　名】鸦胆子生马钱子散

【方药组成】鸦胆子、生马钱子、生附子、轻粉各 4.5g，雄黄、青黛各 9g，砒石 6g，冰片 1.5g，乌梅炭 15g，麝香 3g。

【功效主治】解毒凉血，活血止痛，主治宫颈癌。

【用法用量】上药共研为末，以棉球蘸药粉塞子宫颈部，48 小时后取出，3 天内不重复使用。

【方　　名】鸦胆子桃仁方

【方药组成】鸦胆子 60g，桃仁 120g，水蛭 60g，生赭石 240g。

【功效主治】食管癌。

【用法用量】先将水蛭、桃仁、生赭石研细末，加入鸦胆子仁捣烂，每次用 10g 搅入藕粉内服，每日 3 次。

【来　　源】《肿瘤学》，人民卫生出版社，1982：76。

【附　　注】此方与“鸦胆子仁桃仁散”近似，可参。

【方　　名】鸭粥

【方药组成】青头公鸭 1 只，葱白 3 茎。粳米适量。

【功效主治】滋阴补血，利水消肿。本膳主要用于肺癌胸腹水者。

【用法用量】青头鸭去毛及内脏后，切细煮至极烂，再加粳米、葱白煮粥。或先煮鸭，用鸭汤直接煮粥。

【附　　注】鸭肉味甘、微咸，性偏凉，能入脾、胃、肺、肾经，是治疗一切水肿的首选食疗品。晋代葛洪《肘后备急方》记载：“治十种水病不差垂死：青头鸭一只，治如食法，细切，和米并五味煮至极熟，作粥空腹食之。”《饮食辨灵》记载：“鸭汁粥，主虚劳肺热咳嗽，肺痈肺痿等症，又消水肿。”其特点是扶正而利水，不伤正气，且兼滋补，所以肺癌、肝癌等营养不良必胸腹水，用颇良。

由于鸭性偏凉，根据民间和中医经验，因阳虚脾弱所致的大便泄泻者一般不宜选用。

【方　　名】牙硝明矾消瘤丹

【方药组成】牙硝 150g，明矾 150g，青矾 150g，砒石 100g，斑蝥 100g，食盐 75g。

【功效主治】血管瘤。

【用法用量】各药研末放入罐内加适量清水拌匀，然后加入水银 150g，慢慢加热熔化，并用竹筷不断搅拌，使水银不见星点，如发现罐内药物鼓起，则将药罐移开热源，使药物慢慢下沉，如此反复至药物快干时（达到滴水成珠的程度），将罐移开热源，加入 50～70g 米粥调成糊即成。先进行常规消毒，然后根据血管瘤的部位大小，用消毒棉签蘸上药膏均匀涂在患处，待药膏被吸干后，继续进行第 2 次、第 3 次涂药，直到患处变黑或有少许渗液时不再涂药。应使患处自然暴露，不宜用纱布包扎，7～10 天为 1 个疗程。一般只需 1 个疗程，血管瘤即开始结痂脱落，然后视其消失情况，再决定是否继续第 2 个或第 3 个疗程。治疗结束后不留疤痕和色素沉着。

【方　　名】牙龈癌方

【方药组成】地龙 3g，白矾 3g，麝香 1.5g。

【功效主治】消痈、抗癌。主治牙龈癌。
【用法用量】上药共研为细末，于湿布上涂药，贴患处。

【方　　名】牙皂灰散
【方药组成】牙皂角 9g。
【功效主治】乳癌初起。
【用法用量】烧灰存性外敷。
【来　　源】《一味中药巧治病》。

【方　　名】牙皂蚯蚓散
【方药组成】蚯蚓（炒）0.3g，牙皂 1 挺。
【功效主治】鼻中息肉。
【用法用量】为末，蜜调涂之，清水滴尽，其肉即除。
【来　　源】《奇难杂症效验单方全书》。

【方　　名】延胡索血余炭丸
【方药组成】延胡索、血余炭各 120g。
【功效主治】癥瘕。
【用法用量】共为细末，醋糊为丸，如梧桐子大，1 日服 2 次，每服 20 丸。

【方　　名】延年益髓丹合方
【方药组成】①延年益髓丹：炙黄芪 15g，焙水牛角腮 9g，炙乌贼骨 9g，炒茜草根 4.5g，紫河车 6g，黄鱼鳔 6g，炙败龟板 12g，正阿胶 6g，鹿角霜 3g，血余炭 3g，生牡蛎 12g，炙桑螵蛸 12g。②参术樗皮丸：党参 9g，白术 9g，樗皮根 50g，白芍 15g，良姜炭 6g，黄柏 6g，柴胡 3g，香附 6g，萆薢 6g，贯众 6g，白芷 4.5g，乌贼骨 9g。③癌症六味汤：当归、白芍、黄芪、生甘草、广陈皮、桂圆肉。④阴道坐药：活蚌壳连肉 120g（洗净焙干或单用壳）鸡蛋壳连衣 120g，乌贼骨 120g，六一散 120g，正二梅片 9g，加猪胆汁做成坐药。
【加　　减】虚弱型：阳虚者以延年益髓丹为主，选用十全大补汤或归脾汤。阴虚者以三甲复脉汤或随证选药。湿热型：丹栀逍遥为主，甚则龙胆泻肝汤或栀子柏皮汤加茵陈大黄、参术樗皮丸，外用阴道坐药。瘀毒型以仙方活命饮为主，选用神农丸或西黄丸或小金丹。虚实夹杂型以癌症六味汤为主；血多加仙鹤草、侧柏叶、大小蓟、茜草；食少加砂仁、鸡内金、炒三七、枳壳；口干舌燥加大青叶、地骨皮、玉竹；呕逆加藿香、法半夏、吴茱萸、生姜；便秘加熟大黄、玄明粉、泽泻、桃仁；腰酸痛加延胡索、香附、乳香、没药。
【功效主治】子宫颈癌。
【用法用量】延年益髓丹：将药共研末，加猪脊髓炖化和药炼蜜为丸如梧桐子大。每次用淡菜汤或墨鱼汤或淡盐汤送服，空腹送 6g。参术樗皮丸则将药共研末，以莲子粉糊为丸。每次以温水吞服 9g。癌症六味汤则水煎服，每日 1 剂。
【临床应用】共治 25 例，18 例好转，其中 1 例接近痊愈。郭某，53 岁。阴道不规则流血，白带增多，已 1 年 5 个月。诊断为子宫颈癌Ⅲ期。面色苍白，舌红，脉细弱，治以养阴软坚，兼补脾土：乌贼骨、龟板、制首乌、党参、桑寄生、茯神、芡实、白术、杜仲、白鸡冠花等。共服 35 剂，大为好转，分泌物亦转正常。
【来　　源】《江西中医药》，1959，（10）：9–13。

【方　　名】延中丸
【方药组成】干蟾 20 个，鳖甲 600g，黄精 300g，丹参 300g，三棱 150g，莪术 150g，白花蛇 300g，僵蚕 300g，青蒿 300g。
【功效主治】解毒化瘀，补益精血。适用于各类癌症。
【用法用量】共为细末，以代赭石为衣，水泛为丸。每日 3 次，每次服 3 ～ 6g。
【来　　源】华南肿瘤医院医教组方。

【方　　名】严灵丹
【方药组成】蜣螂（焙）120g，狗宝 60g，麦冬 90g，雄黄 30g，九香虫（料）60g，天冬 90g，木香 90g，穿山甲 60g，急性子（炒）100g，茶叶（一级）180g，槐角（炒）45g，生地黄 90g，三棱 60g，槐花 45g，柿蒂 30g，莱菔子 30g，桃仁 90g，红花 60g，硼砂 30g。

【功效主治】食管癌。
【用法用量】共研细末，炼蜜为丸，每丸 2 钱重为 1 付。每日服 1 ～ 2 付，白水送下。服药时间食前 2 小时或食后 2 小时。
【来　　源】《癌症的治疗与预防》，春秋出版社，1988：168。

【方　　名】盐化蚯蚓方
【方药组成】蚯蚓 1 条，食盐适量。
【用法用量】将蚯蚓洗净放于碗中，加食盐少量，放置良久即化出水液，以棉蘸此水涂舌癌肿块上。每日涂 2 ～ 5 次。
【功效主治】舌癌。
【来　　源】《中医外治法》。
【附　　注】蚯蚓以白颈、大条者为佳。

【方　　名】盐卤海带方
【方药组成】盐卤 1 500g，海带 500g，硼砂 25g，冰片 25g。
【功效主治】消肿解毒，开噎散结。食道癌；噎膈，吞咽不利。
【用法用量】将盐卤、海带（不去盐泥）放入锅内加水 15 斤，用桑柴煮，浓缩至 3 斤左右，取出海带，将硼砂、冰片研末，放锅内溶化，取出装瓶备用，日服 2 次，饭前服，每次半小酒盅（约 5 ～ 6ml），需长期服用。
【来　　源】《实用民间土单验秘方一千首》。
【附　　注】初期服稍有腹泻和喉头发痒感。

【方　　名】盐米灰散
【方药组成】盐米灰适量。
【功效主治】鳞状上皮癌，基底细胞癌及良性乳头状瘤等，反花疮。
【用法用量】敷患处。
【来　　源】《龙门石窟药方》。
【附　　注】盐米灰主要是以浓盐水溃后烧成灰，取盐之功。

【方　　名】蜒蚰汤
【方药组成】蜒蚰（又名鼻涕虫）20 条。
【功效主治】解毒消肿，破瘀通经。治噎膈。
【用法用量】瘦肉适量煮汤，调以味精少许，徐徐服之，食肉喝汤。
【来　　源】《实用中医内科学》。

【方　　名】蜒蚰银朱方
【方药组成】蜒蚰一条（见《药物备用》），银朱钱半。
【功效主治】两腮肿硬。
【用法用量】上药同研烂，搽肿硬处，勿令擦去，即消。

【方　　名】眼睑癌汤
【方药组成】半枝莲、半边莲、白花蛇舌草、仙鹤草各 90g，七叶莲、藤梨根各 45g，白英、玄参、山豆根各 30g。
【功效主治】眼睑癌。
【用法用量】水煎服，每日 1 剂。

【方　　名】眼睑皮肤癌外敷方
【方药组成】三氧化二砷 1g，穿山甲 1g，黄芩素 1g，活性炭 3 ～ 6g。
【功效主治】祛腐生肌。适用于眼睑皮肤癌。
【用法用量】先将穿山甲粉碎成粗粉，和三氧化二砷同置坩埚内煅烧，至冒白烟后离火放冷，研末，加入黄芩素及活性炭细粉，混合均匀，用经灭菌的麻油调成糊剂，即得。外用，用药前可先涂搽 1 ～ 2 天一般消炎药膏（如磺胺软膏），待癌肿表面皮肤干净无痂后，再涂擦本品。注意勿触及周围健康皮肤。
【临床应用】用于治疗眼睑皮肤癌 10 例，全部有效。观察时间最长 4 ～ 5 年，并无一例复发。治愈后眼睑位置正常，功能良好，皮肤亦无留瘢痕。

【方　　名】眼镜蛇铜绿散
【方药组成】眼镜蛇 50g，铜绿 50g，牛排适量。
【功效主治】各种癌症。
【用法用量】眼镜蛇烘干，与铜绿（硫酸铜）放入陶瓷杯内，研粉混合，置日光下曝晒。待药色变白，贮藏于暗处，每次服 15ml，用牛排拌服，每日 1 次，米汤饮送下。
【来　　源】《国外医学参考资料》。
【附　　注】制作时不要接触铁器制品，以免降低药效。

【方　　名】鼹鼠散
【方药组成】鼹鼠 1 只。
【功效主治】胃癌。
【用法用量】置瓦片加热焙干成焦黄色，研细末，1 日 1 次，1 次 5g，用黄酒服下。没有黄酒，可用药酒或浓米酒代替。据介绍，鼹鼠可治愈瘘蚀恶疮，解除阴䘌烂疮、风热久积、血脉不行结成的痈疽，还可除疣，因此它对癌肿也有效。
【来　　源】《本草纲目》《一味中药巧治病》。

【方　　名】燕窝汤
【方药组成】燕窝 3g，冰糖 30g。
【功效主治】养阴润燥，补中益气。本膳主要适用于肺癌咳嗽、咯血者。
【用法用量】用水将燕窝浸泡松软时，择去燕毛，捞出用清水洗净，沥干水，撕成细条放入碗中备用。取净锅（无油）加入清水约 250g，掺入冰糖屑，在文火上烧开始溶化，打去浮沫，用纱布滤去杂质，倒入净锅中加入燕窝，再加热至沸后，倒入净碗中即成。
【附　　注】《本经逢原》云："燕窝，能使金水相生，肾气上滋于肺，而胃气亦得以安，食品中之最驯良者，惜乎本草不收，方蛋罕用。今人以之调补虚劳，咳吐红痰，每兼冰糖煮食，往往获效。"燕窝系金丝燕用唾液或唾液与绒羽等混合凝结而成。金丝燕每年 4 月产卵，产卵前必营筑新巢，此时其喉部黏液腺非常发达，所筑之巢，纯为黏液凝固而成色白洁净，称为白燕，质量和效能最好。第二次筑的巢色泽暗，称为毛燕，质量次之。

【方　　名】燕窝椰子盅
【方药组成】大椰子 1 个，鸡腿肉 200g，水发鲍鱼 60g，蘑菇 40g，瘦火腿 40g，水发燕窝 70g，奶油 60g，黄酒 40g。
【功效主治】补脾益胃，滋阴退热。本膳主要适用于胃癌手术切除后的调养。
【用法用量】大椰子剥去皮，用锯子将椰子帽顶锯开，去掉里面的水，椰肉保留。鸡肉放入开水氽一下后，取出切成 10 块，洗净，放在椰子内。鲍鱼切成 10 块与燕窝、蘑菇、火腿、黄酒、食盐一起放入椰子内，装满开水，椰子帽盖好。上笼蒸 4 小时取出，以盐调味，将奶油倒入即成。色黄汁浓，风味独特。
【附　　注】燕窝甘平，大补阴液；鲍鱼甘咸而平，能清虚热；椰肉甘平，善在益气；鸡肉甘温，功可补血。上列诸味佐蘑菇之醒胃，火腿肉之营养，奶油之润滑，黄酒之活血，共同应用，对胃癌术后康复极为有利。但术后感染发热（高烧）者慎用，因为本膳主要对虚热者合适。

【方　　名】燕窝银耳粥
【方药组成】瘦猪肉、大米各 50g，银耳 15g，燕窝 5g。
【功效主治】肺癌。
【用法用量】用文火煮粥，调味食粥。

【方　　名】羊胆
【方药组成】羊胆或猪胆汁。
【功效主治】肺癌。
【用法用量】每日半只，冲服，连服 7 天，休息 3 天再服。

【方　　名】羊肝蛇胆陈皮合剂
【方药组成】羊肝 50g，蛇胆，陈皮适量。
【功效主治】内眼肿瘤。
【用法用量】羊肝煮汤 200ml，冲服蛇胆陈皮末 2g，每日 2 次。
【来　　源】《一味中药巧治病》。

【方　　名】羊肝馔
【方药组成】羊肝适量，陈醋少量。
【功效主治】脑瘤视力下降。
【用法用量】将羊肝煮熟，以醋醺食之。每日 1 次，常食之。

【来　　源】《梅师集验方》。

【附　　注】其他动物之肝也可入药，功效类同羊肝。

【方　　名】羊骨灰散

【方药组成】羊脊骨（可用猪骨灰或狗头骨代）适量。

【功效主治】大肠癌。

【用法用量】煅灰存性，研为末，每次服 9g，每日 3 次。温开水送下。

【来　　源】《本草纲目》。

【附　　注】本方尤适用于肠癌里急后重。

【方　　名】羊奶冰糖煮鸡蛋方

【方药组成】羊奶 250g，碎冰糖 50g，鸡蛋 1～2 个，冷水适量。

【功效主治】温润补虚，止呕平胃。本膳主要适用于胃癌干呕、肢体虚冷者。

【用法用量】用少许冷水煮溶冰糖，倒入羊奶煮沸，在锅内打入鸡蛋，搅拌均匀，煮至微沸，即可食用。

【附　　注】羊奶中含营养成分几乎和鸡蛋相仿。每百克羊奶中含蛋白质 3.8g，脂肪 4.1g，碳水化合物 5g，钙 14mg，磷 106mg，铁 0.1mg，硫胺素 0.05mg，核黄素 0.13mg，烟酸 0.3mg，维生素 C1mg，维生素 A80IU。李时珍《本草纲目》云：“羊乳，白者佳。丹溪言反胃人宜时时饮之，取其开胃脘、大肠之燥也。”本膳对肿瘤手术后患者的康复有益，作者在内蒙古扎兰屯市研究克山病防治时，一老蒙医在治疗一例肝癌术后的病人，就是用鲜牛奶，再冲入一生鸡蛋饮用，效果颇佳。

【方　　名】羊奶粥

【方药组成】羊奶 200ml，粳米 100g。

【功效主治】食道癌、胃癌病人体质虚弱者。

【用法用量】粳米煮粥半熟时，加入羊奶搅匀，再煮熟后服食。

【来　　源】《本草纲目》。

【附　　注】服本粥后，忌食酸性食物。

【方　　名】羊脬薏苡仁汤

【方药组成】羊脬（膀胱）2 只，薏苡仁 100g。

【功效主治】膀胱癌，也治子宫颈癌。

【用法用量】将羊脬温水漂洗干净，切成条状，锅中加油微炒，放入薏苡仁、葱、姜、糖适量佐料，加水适量文火炖煮成浓汤，每日 2 次食完，空腹食用。半个月为 1 个疗程。

【来　　源】《动物脏器食疗验方》。

【附　　注】羊脬即羊之膀胱。

【方　　名】羊泉蛇莓黄芪汤

【方药组成】薏苡根、马鞭草、蒲儿根、龙葵各 30g，蛇莓 50g，蜀羊泉 60g，白术 12g，黄芪 30g。

【功效主治】宫颈癌、子宫癌。

【用法用量】以上各味水久煎服。

【来　　源】《神医奇功秘方录》。

【方　　名】羊蹄根

【方药组成】羊蹄根 30～60g。

【功效主治】慢性白血病。

【用法用量】每日 1 剂，煎 2 次服，连续 1～2 个月。

【方　　名】羊蹄根酒剂

【方药组成】羊蹄根（蓼科植物，品种未鉴定）。

【功效主治】对急性淋巴细胞型白血病、急性单核细胞型白血病和急性粒细胞型白血病患者脱氢酶都有抑制作用（试管中美蓝脱色法），对前两者白细胞的呼吸有一定的抑制作用。

【用法用量】煎剂浓缩后食用酒精提取物。以羊蹄根做煎剂，内服常量 9～15g。

【来　　源】《中药大辞典》。

【附　　注】羊蹄根含草酸，大剂量应用时有毒。脾胃虚寒、泄泻不食者切勿使用。

【方　　名】羊蹄根马蹄香汤

【方药组成】羊蹄根 20g，马蹄香 15g，虎杖 15g，败酱草 30g，大红袍 20g，金花果 10g，青刺尖 20g，皂角刺 15g。

【功效主治】清热解毒，行气消积，攻坚破结，凉血止血作用。适用于直肠癌。
【用法用量】以上 8 味药，煎 6 次，合并药液，分 6 次服，每次 1 茶杯，每天 3 次，2 天服完。
【来　　源】昆明中药厂王汝俊献方。

【方　　名】羊蹄根汤
【方药组成】羊蹄根 64g。
【功效主治】白血病，白细胞高。
【用法用量】水开后入药煎 15 ～ 20 分钟，煎 2 汁，每汁煎成 200ml，连续口服 1 ～ 2 个月，可使白细胞下降。
【来　　源】中国台湾地区验方。

【方　　名】羊血豆腐汤
【方药组成】山羊血、豆腐各等量，肉丝适量。
【功效主治】前列腺癌。
【用法用量】将山羊血凝固后，与豆腐、肉丝加水适量共煮熟后喝汤食肉及羊血。
【来　　源】《古鄞食谱》。
【附　　注】山羊血亦可用鸡血代替，效同。

【方　　名】羊鱼鲜补汤
【方药组成】羊肉 300g，鲜河鱼（500g 左右）1 条，白萝卜 1 个，盐、葱、姜、酒、豆油、冷水适量。
【功效主治】补中益气，生血除烦。本膳主要适用于子宫颈癌手术摘除后的调养。
【用法用量】将羊肉切成大块，放入滚水中，同切片的萝卜煮 5 分钟，汤和萝卜另置不用。羊肉放入锅内，加水（约为锅容器的 2/3）、葱、姜、酒，煮至熟透（约需 2.5 小时）。若汤太少，可加适量滚开水。将鱼用豆油煎透后，放入羊肉锅内煮 30 分钟。汤中加点盐，撒上些香菜、蒜苗、葱末，即美味可口的羊鱼鲜汤。
【附　　注】羊肉的医用价值甚高。李杲曾云："羊肉甘热，能补血之虚，有形之物也能补有形肌肉之气。凡味与羊肉同者，皆可以补之。故补可去弱，人参、羊肉之属是出。人参补气，羊肉补形也。"所以，子宫颈癌手术贫血者最为适宜。

【方　　名】阳和解凝膏加减
【方药组成】鲜牛蒡子根叶梗 1 500g，鲜白凤仙梗 120g，川芎 120g，川附、桂枝、大黄、当归、肉桂、草乌、地龙、僵蚕、赤芍、白芷、白蔹、白及、乳香、没药各 60g，续断、防风、荆芥、五灵脂、木香、香橼、陈皮各 60g，苏合油 120g，麝香 30g，菜油 5 000g。
【功效主治】外敷，治骨瘤，皮色未变者。以黑退消掺于阳和解凝膏，外贴患部。
【用法用量】白凤仙熬枯去渣，次日除乳香、没药、麝香、苏合油外，余药俱入锅煎枯，去渣滤净，秤准斤两，每油 500g 加黄丹（烘透）210g，再熬至滴水成珠，不粘指为度，撒下锅内，将乳香、没药、麝香、苏合油加入搅和，半个月后可用。外贴患处。
【来　　源】《外科学》引《外科正宗》方。

【方　　名】阳和疏郁汤加减
【方药组成】熟黄地 30g，鹿角胶烊化 10g，姜炭 10g，麻黄 6g，白芥子 10g，生甘草 10g，当归 15g，川芎 10g，柴胡 10g，制香附 15g，茯苓 30g。
【加　　减】气血虚者加党参、黄芪、白术；挟瘀滞者加炮穿山甲、丹参、郁金；乳衄溢液者加仙鹤草、白及、旱莲草；失眠多梦者加生龙骨、生牡蛎、合欢皮、远志。
【功效主治】乳腺增生，适用于寒凝痰郁型。
【用法用量】水煎服，日服 2 次，3 日服 2 剂，12 日为 1 个疗程。
【来　　源】《重庆中医药杂志》。

【方　　名】阳和汤合犀黄丸
【方药组成】阳和汤：熟地黄 30g，鹿角胶 9g，炒白芥子 6g，肉桂、生甘草各 3g，姜炭、麻黄各 1.5g。犀黄丸：牛黄 0.9g，麝香 4.5g，乳香、没药（均去油）各 60g，共研制成米粒大丸药。
【功效主治】皮肤癌。
【用法用量】用阳和汤水煎服，每日 1 剂，冲服犀黄丸 9g，热黄酒送下。
【来　　源】《福建中医药》1987 年第 12 期。

【附 注】配合用生商陆根捣烂外敷患处。本方为秦伯未经验。

【方 名】阳和汤合消瘰丸

【方药组成】①寒疾凝滞型：用阳和汤合消瘰丸。熟地黄、白芥子、肉桂、麻黄、姜炭、鹿角胶、玄参、土贝母、夏枯草、生牡蛎、胆南星。②气滞血瘀型：用失笑散。蒲黄、五灵脂、赤芍、丹参、三七、莪术、露蜂房、忍冬藤、山慈菇、鳖甲、生甘草、蛇蜕。③风热血燥型：用防风通圣散合增液汤加减防风、荆芥、连翘、当归、杭芍、黄芩、生地黄、玄参、夏枯草、山慈菇。④肝郁脾虚型：用逍遥散合四君子汤。当归、杭芍、柴胡、党参、白术、茯苓、半夏、陈皮、夏枯草、山慈菇、重楼、生甘草。⑤肝肾阴虚型：用加味杞菊地黄汤合青蒿鳖甲汤。生地黄、山茱萸、茯苓、牡丹皮、泽泻、青蒿、鳖甲、地骨皮、玄参、生牡蛎、夏枯草、焦三仙。

【功效主治】恶性淋巴瘤。

【用法用量】水煎服，每日 1 剂。

【来 源】《中级医刊》，1988，(10)：15。

【方 名】阳和汤合薏苡附子败酱散化裁

【方药组成】生黄芪 30g，炮附子 10g，薏苡仁 30g，败酱草 30g，白芍 20g，生甘草 20g，熟地黄 60g，鹿角霜 30g，白芥子 6g，麻黄 3g，肉桂 3g，炮姜 6g。

【功效主治】肾恶性肿瘤术后不愈合。

【用法用量】水煎服，每日 1 剂。

【临床应用】患者，男，45 岁，1985 年 4 月，右肾肿物，病理报告为恶性肿瘤，术后切口久不愈合，创口四周皮肤灰暗塌陷，肉芽苍白，挤压有脓液，浊稀均有，臭秽。上药治疗 10 剂，创小，痛轻，脓去，原方去败酱草、鹿角霜，加桔梗 10g，鹿茸 2g（研，冲服），继服 5 剂，创口愈合，随访至今疗效巩固。

【来 源】《天津中医》，1988，(1)：43。

【方 名】阳和汤加减

【方药组成】肉桂、干姜、白芥子各 4.5g，麻黄 6g，鹿角霜、桑白皮、茯苓皮各 12g，熟地黄 30g。

【功效主治】肺癌。

【用法用量】水煎服，每日 1 剂。

【临床应用】陶某，女，63 岁。1958 年 11 月 19 日初诊。经常熟某医院诊断为肺癌。患者少气懒言，全身浮肿，喜暖畏冷，只能进半流质，脉弱尺沉。证属阳气衰微，浊阴弥漫。服上方 14 剂后浮肿消退，胃纳得增，精神已振，脉缓软。原方 10 剂，继续调治。

【来 源】《浙江中医杂志》，1982，(2)：60。

【方 名】阳和汤加减

【方药组成】熟地黄 20g，鹿胶（烊化）10g，肉桂 6g，麻黄 6g，白芥子 12g，桃仁 10g，海藻 10g，莪术 6g。

【加 减】腹痛有下坠感者，加党参 20g，黄芪 15g，升麻 6g；面色萎黄，加阿胶 10g（烊化），当归 12g，白芍 12g；小腹胀痛，加乌药 12g，或三棱 10g，莪术 10g；小腹刺痛，加五灵脂或乳香、没药各 10g；腹寒痛，加附子 10g，艾叶 10g；心烦，苔黄腻，加夏枯草 12g，薏苡仁 15g，龙胆草 12g；带下量多，加昆布 15g，生牡蛎 20g；肾虚腰痛，加川续断 15g，桑寄生 15g；肾阳虚，加附子 6g，肉苁蓉 15g；肾阴虚，加女贞子 15g，枸杞子 20g。

【功效主治】温阳散寒，化瘀软坚。适用于卵巢囊肿。

【用法用量】每日 1 荆，水煎服。

【临床应用】王某，34 岁。患者小腹下坠隐痛 2 年，偶有胀痛及刺痛，经前乳房胀痛，月经先后无定期，经期小腹冷痛，得温则舒，经色黑，有血块，平日带下量多，色白，质稠。既往身体健康，曾人工流产 3 次，末次人工流产在 5 年前，未采取节育措施，未再孕。查：形体较胖，舌质淡，苔白脉沉迟。经妇科及 B 超检查诊断为右侧卵巢囊肿（8cm×7cm×6cm）。后以此方加减治疗 1 个月，妇科检查双侧未触及包块，予逍遥丸、六味地黄丸调理善后。随访未复发。

【方　　名】阳和汤加减
【方药组成】熟地黄 20g，麻黄 10g，白芥子 10g，肉桂 4g，炮姜 5g，生甘草 10g，鹿角胶 10g，皂角刺 9g，天南星 9g，夏枯草 12g。
【功效主治】寒痰凝滞型恶性淋巴瘤。
【用法用量】水煎服，每日 1 剂。另加小金丹内服。
【来　　源】《中医肿瘤学》(上)，科学出版社，1983：322。

【方　　名】阳和汤加减
【方药组成】熟地黄 30g，白芥子（炒研）6g，鹿角胶 10g，肉桂（去皮研粉）3g，姜炭 1.5g，麻黄 1.5g，生甘草 3g。
【功效主治】通阳散寒，化痰软坚。适用于各种肿瘤，有寒凝瘀滞症者。
【用法用量】每日 1 剂，水煎，分 2 次温服。
【来　　源】《外科全生集》。

【方　　名】阳和汤加减
【方药组成】熟地黄 30g，白芥子 6g，肉桂 3g，生甘草 3g，炮姜 1.5g，鹿角胶 10g，补骨脂 20g，路路通 10g，威灵仙 30g，透骨草 15g，川草乌 2g。
【功效主治】阴寒凝滞型骨肿瘤初起。
【用法用量】水煎服，每日 1 剂。可配合小金丹、犀黄丸内服。
【附　　注】肿瘤局部外敷和解凝膏、鲜商陆、独角莲、鹿香回阳膏等。
【来　　源】《中医肿瘤学》(上)，科学出版社，1983：331。

【方　　名】阳和汤加味方
【方药组成】熟地黄 30g，山慈菇 30g，鹿角胶（烊化）10g，白芥子 10g，桂枝 10g，乳香 10g，没药 10g，炮干姜 6g，麻黄 6g，全蝎 6g，生甘草 6g。
【功效主治】温阳逐寒、补肾止痛。恶性肿瘤骨转移引起的疼痛。
【用法用量】以上药物，水煎分 2 次空腹服下，每日 1 剂。用药期间停用其他镇痛剂。
【临床应用】以治疗肿瘤骨转移疼痛 63 例，3 天有效率为 76.2%，7 天有效率为 81.4%，疗效满意。
【来　　源】《湖南中医学院学报》1997 年第 1 期。
【附　　注】本方适用于寒痰凝聚、肾虚骨失充养所致的肿瘤骨转移疼痛。方用白芥子、桂枝、炮干姜、麻黄温散寒凝、化痰消积、散结止痛；鹿角胶、熟地黄补肾壮骨、滋阴补阳，理虚止痛；山慈菇解毒抗癌，消肿止痛；乳香、没药、全蝎活血化瘀，行气开闭，通经止痛；生甘草调诸药，缓急止痛。诸药合方，散寒痰，补肾虚，化瘀血，谨守病机之所在，从而使髓生骨强而痛止。

【方　　名】杨梅根方
【方药组成】杨梅鲜根 60g。
【功效主治】功能理气、止血、化瘀。主治膈食呕吐、胃溃疡。
【用法用量】水煎服。
【来　　源】《福建中草药》。

【方　　名】杨梅肉丸
【方药组成】猪肉 350g，鸡蛋 1 个，面包屑 20g，醋 15g，精盐 4g，湿淀粉 15g，杨梅汁 75g，猪油 750g（约实耗 50g）。
【功效主治】生津止渴，和胃解毒。本膳主要适用于鼻咽癌化疗后有虚热及饮食减少者。
【用法用量】猪肉剁成泥状，打入鸡蛋，加精盐和水 100g，搅至上劲时放面包屑搅匀，即成馅。炒锅中烧至猪油五成熟时，将肉馅挤成杨梅大小的圆球，下锅炸至肉丸浮起，呈金黄色时倒入漏勺沥油。原锅放炉火上，放入白糖、醋、杨梅汁和水 100g，待烧开溶化时，用湿淀粉勾薄芡，随将肉丸倒入锅中滚匀，洒入熟猪油 10g 出锅即可。色呈浅玫瑰红，甜中带酸，形味酷似杨梅。
【附　　注】本膳营养甚为丰富，可改善癌性体质。《泉州本草》曾有一治鼻息肉方：杨梅连核合冷饭粒捣极烂敷患处。若能以此法外敷，平时再适当地应用本膳，对鼻咽癌可望有一定效果。

【方　　名】杨梅藤梨根汤
【方药组成】藤梨根 120g，水杨 90g，蛇葡萄根、白茅根、凤尾草、半边莲各 15g。
【功效主治】直肠癌。
【用法用量】水煎服，每日 1 剂。
【来　　源】《治癌中药处方 700 种》。
【附　　注】忌生冷、鱼腥、酸、辣。

【方　　名】杨桃橄榄汤
【方药组成】杨桃 4 个，橄榄 14 粒，芫荽 120g，均用鲜品，明矾 1.5g。
【功效主治】食管癌。
【用法用量】共捣烂绞汁，加米数粒共煮熟，日 1 次，2 ～ 3 次为 1 个疗程。

【方　　名】洋参黄桃酱
【方药组成】西洋参粉 25g，新鲜黄桃 1 500g，白糖 500g，清水适量。
【功效主治】补气生津，活血消积。本膳主要适用于小肠癌津枯虚弱者。
【用法用量】黄桃洗净，置于高压锅或铝锅中，放清水适量，煮桃至熟。将黄桃皮削去，剔去桃核。加入西洋参粉和白糖、清水，再煮 5 分钟左右，用杵捣烂，即成酱状。可用罐头瓶封装后，放到冰箱中保存，甜美可口，有人参香气，随时食用。
【附　　注】黄桃果皮、果肉均呈金黄色，果肉甜酸适中，是浙江省奉化的一大特产。奉化属宁波管辖，所以黄桃在宁波颇多。作者在临床上经常让病人自制洋参黄桃酱，每天可以抹在面包片上食用，发现对肠癌津枯便秘者有缓解作用；若用开水冲服洋参黄桃酱，效果更殊。若用奉化水蜜桃，虽然果肉多汁，但制成的酱润燥效果远不如黄桃，推测是其糖分太多的缘故。

【方　　名】养肝抗癌丸
【方药组成】冬虫夏草 15g，太子参 30g，沙参 30g，女贞子 30g，当归 15g，枸杞子 15g，生地黄 15g，半枝莲 30g，延胡索 30g，茯苓 30g，麦冬 15g，鳖甲 15g，苦参 15g，龙葵 30g，黄芪 30g，白术 15g，山药 30g。
【功效主治】养肝阴，益肝血，健脾气，清热毒。原发性肝癌，肝区隐痛，头晕目眩，或视物昏花，口干口渴，或发热，或骨蒸盗汗，大便溏泻，舌淡白，苔黄，脉细数。
【用法用量】共研细末，炼蜜为丸，每丸 9g，每次 1 丸，每日 3 次。亦可水煎，每日 1 剂。
【临床应用】以该方配合肝动脉化疗栓塞治疗原发性肝癌 32 例，生存 6、12、18 个月者分别为 30 例、27 例、23 例，治后生存质量明显提高，外周血象如白细胞、血红蛋白亦有显著改善。
【来　　源】《中医药信息》1977 年第 2 期。
【附　　注】本方治证以肝癌见阴血不足，脾胃虚弱为病机要点。“虚则补之”，方用沙参、枸杞子、当归、女贞子、生地黄、麦冬、鳖甲、冬虫夏草养肝阴、益肝血、滋肾精、生津液，“乙癸同源”“精血互化”，补肾亦有助于补肝；黄芪、白术、山药、茯苓健脾气，益胃土，固中州，后天得充则化源旺盛，精血生而有根。以上组成该方的扶正成分。单纯治本恐邪气内敛、深伏难解，故又用苦参、半枝莲、龙葵清热解毒，抗癌逐邪；复以延胡索理气活血止痛，通畅络脉，以求静中有动，补而不滞。全方配合，则达养肝抗癌之目的。取丸剂者，而缓图之。

【方　　名】养津饮
【方药组成】雪梨干、芦根各 30g，天花粉、玄参、荠苨各 15g，麦冬、生地黄、桔梗各 9g，杭菊花 12g。
【加　　减】咽痛，口腔糜烂者，加板蓝根、金丝草；口干不欲饮，舌苔白腻，加佩兰、金丝草。
【功效主治】养阴生津，润肺止咳。适用于鼻咽癌放疗后反应。症见口干，舌燥，恶心，胃纳差，白细胞降低，口咽部黏膜充血水肿、糜烂及唾液腺受到损害而引起的咽喉干燥疼痛。
【用法用量】每日 1 剂，水煎，分 2 次温服。
【来　　源】广州市中医院方。

【方　　名】养胃抗癌汤

【方药组成】姜半夏15g，枳实15g，陈皮15g，茯苓20g，竹茹20g，生姜20g，生甘草10g，人参15g。

【功效主治】适用于化疗后之健脾和胃，益气养阴，脾胃气虚，元气不足诸症。

【用法用量】水煎服，每日1剂，日服3次。

【来　　源】封菊秋方。

【方　　名】养胃抗瘤冲剂

【方药组成】白术，生黄芪，苏木，草河车，冬虫夏草。

【功效主治】健脾养胃，扶正抗癌。胃癌，症见胃脘隐痛，全身倦怠无力，少气懒动，面色苍白无华，形体消瘦，大便质稀，一日数行，舌质淡或有瘀斑，脉细涩。

【用法用量】上药按一定比例组方，加工成冲剂（北京长城制药厂生产），每袋相当于生药30g，每次1袋，每日3次，温开水冲服。

【临床应用】以本方配合化疗（药用卡铂、丝裂霉素、氟尿嘧啶）治疗胃癌50例，并设单纯化疗组20例做对照，结果两组近期疗效分别为部分缓解8例、0例，稳定40例、16例，进展2例、4例，二者差异有显著性意义。

【来　　源】《中医杂志》1996年第6期。

【附　　注】本方乃胃癌之辅助治疗用药，主要配合化疗应用，可增强化疗药之疗效，减轻化疗药副作用。方用黄芪、白术益气健脾、扶助正气，正旺则自能抗邪；冬虫夏草补虚固元、“秘精益气、专补命门”（《药性考》）；草河车清热解毒、消肿止痛；苏木活血化瘀、消癥散积。综合全方，以扶正治本为主，通过脾、肾后天、先天并治，以达逐邪抗癌之目的。药理研究发现，该方与化疗并用，有辅助增效作用，可明显提高缓解率；对化疗引起的骨髓抑制，亦有一定的对抗作用，可刺激白细胞的生长。

【方　　名】养胃生血汤

【方药组成】人参、白术、生甘草、龙眼肉、陈皮、半夏、枳实、竹茹、菟丝子、枸杞子、制何首乌、白芍、补骨脂、熟地黄、阿胶各9g。

【功效主治】养气血，补肝肾。防治化疗毒副反应。

【用法用量】每日1剂，水煎，分2次温服。

【来　　源】《辽宁中医杂志》，1986：11。

【方　　名】养胃汤合方

【方药组成】①养胃汤加减（肺胃阴虚型）：沙参、麦冬、石斛、枇杷叶、芦根、法半夏、丹参、谷芽等。②天王补心丹加减（心阴虚型）：生地黄、天麦冬、丹参、五味子、琥珀、川黄连、远志、大枣、生甘草等。③杞菊地黄丸加减（肝肾阴虚型）：生熟地黄、枸杞子、玄参、山药、山茱萸、丹参、茯苓、菊花、半枝莲等。④藿朴夏苓汤加减（湿热中阻型）：鲜藿香、鲜佩兰、蔻仁、清半夏、茯苓、鸡内金、扁豆、山药、川厚朴、谷芽等。⑤增液承气汤加减（肠腑结实型）：玄参、丹参、红花、大黄、川厚朴、玄明粉、生地黄、莱菔子等。

【加　　减】兼有气虚者加用党参、黄芪。

【功效主治】何杰金氏病化疗和放疗后。

【用法用量】水煎服，每日1剂。

【临床应用】治疗40例，1年生成率为80%，5年生成率为65.6%。

【来　　源】《中医杂志》，1981，（7）：41。

【附　　注】所列各方均用于放疗或化疗后产生的副作用，对于本病临床仍应以放疗、化疗为主治疗。

【方　　名】养胃丸

【方药组成】丁香、生甘草、陈皮、神曲（炒）、麦芽（炒）各60g，大附子（童便制）24g，砂仁、肉豆蔻（面包煨）、白豆蔻各36g。

【功效主治】温中散寒。适用于胃癌，脾胃虚寒，不思饮食，呕吐。

【用法用量】上药为末，用生姜120g煎汤，如法制为丸。每服9g，空腹时用温开水送下。

【来　　源】《丹台玉案》。

【方　　名】养血汤

【方药组成】当归 6g，生地黄 3g，玄参 6g，阿胶 6g，知母 6g，红花（酒洗）1.5g，桃仁（研泥）1.5g。

【功效主治】养血润燥。适用于血气枯弱而成噎塞者。

【用法用量】上锉 1 剂。用水 400ml，煎至 320ml，加生白蜜 20ml 调服。

【来　　源】《明医指掌》。

【方　　名】养血助胃丸

【方药组成】当归（酒洗）一两，川芎一两，白芍（盐酒炒）一两三钱，熟地黄（姜汁浸，炒）八钱，人参五钱，白术（土炒）一两三钱，白茯苓六钱，生甘草（炙）三钱，山药一两，莲肉（去皮心）一两，扁豆（姜汁炒）六钱。

【功效主治】益元气，健脾胃，生血脉，调营卫，本方主要用于反胃证候。

【用法用量】上为末，姜打神曲糊为丸，如梧桐子大。每服六七十丸，空心白滚送下。现代用法，水煎分 2 次空腹服下，每日 1 剂。

【来　　源】《古今医鉴》卷五。

【附　　注】呕吐乃八珍汤加味而成，以双补气血为主要功效。其治证特点为反胃将愈，但正虚未复、元气不充者。方以人参为主药，益元气，健脾胃；白术、白茯苓、山药、莲肉、白扁豆、生甘草助人参补益中州，滋生化源，以使气血生化充足；当归、川芎、白芍、熟地黄组成四物汤，功能养血益阴，和血调血；生姜和胃除腻，可令诸药补而不滞，滋而不腻；神曲则取其消导化食之功。总之全方配合，则可收补益气血，鼓舞化源，调养脾肾之效。攻逐之后病去大半，正气亦伤，或久病缠绵，正虚不能抗邪者。邪盛而正不虚者勿用。

【方　　名】养阴活血汤

【方药组成】熟地黄 20g，木通 20g，珍珠母 20g，赤芍 15g，白芍 15g，当归 15g，川芎 8g，三棱 12g，莪术 12g，红花 4g，桃仁 10g，石菖蒲 5g，麝香 0.3g。

【功效主治】养阴补血，化瘀消积。脑干肿瘤，症见头痛，头晕，眼花，视物模糊，眼球突出，语言涩滞，鼻唇沟变浅，或口眼㖞斜，呕吐频繁，二便失禁，舌质紫暗，苔或厚或薄，脉沉涩者。

【用法用量】以上药物，水煎分 2 次空腹服下，日 1 剂。

【来　　源】《湖南中医杂志》1985 年第 4 期。

【附　　注】本方乃为脑干肿瘤证属阴虚血瘀、湿蒙窍闭者而设。方以熟地黄、白芍、当归养阴补血，扶正抗邪；赤芍、川芎、三棱、莪术、红花、桃仁活血破瘀，通利经络，消癥散结，止痛开闭；石菖蒲芳香化湿，醒脾行气，畅中助运；木通利水通小便，引湿浊从下而解；麝香辛香走散，彻内彻外，可上可下，通十二经脉而启闭开郁，苏醒神志，消肿止痛，并为引经药，合诸药直达病所；珍珠母平肝抑阳，定静安神，明目聪耳。全方相伍，有攻有补，针对病机以养阴补血，化瘀消积，从而促进病情缓解。

【方　　名】养阴清肺消积汤

【方药组成】南沙参、北沙参、鱼腥草、山海螺、生薏苡仁、石上柏、芙蓉叶、白花蛇舌草、白英各 30g，天冬、百部、葶苈子、赤芍、苦参、夏枯草、海藻各 12g，玄参 15g，八月札 15g，瓜蒌皮 15g，干蟾皮 9g。

【加　　减】若咳嗽加前胡、杏仁、川贝母、紫菀、款冬；痰多加生南星、生半夏、青礞石；黄痰加桑白皮、黄芩、开金锁、海蛤壳、淡竹沥；痰血加黛蛤散、白及、生地榆、藕节炭、参三七；喘咳加蚕蛹、炙紫苏子；胸痛加望江南、徐长卿、延胡索、全蝎、蜈蚣；胸水加龙葵、桑白皮、薏苡仁根、控涎丹；低热加银柴胡、青蒿、地骨皮、淡竹叶；高热加生石膏、寒水石、人工牛黄、金银花。

【功效主治】功能养阴清肺，解毒散结。主治阴虚型肺癌。

【用法用量】水煎服，每日 1 剂。

【临床应用】本方治疗 147 例阴虚型晚期原发性肺癌患者，治后生存 1 年以上者 63 例，占

42.86%；2 年生存率为 12.4%；3 年生存率为 5.15%；5 年生存率为 1.67%；最长 1 例已存活 10 年。

【来　　源】国医大师刘嘉湘方。

【方　　名】养阴清热汤

【方药组成】生地黄、玄参、麦冬、南沙参各 15g，石膏 60 ～ 100g，连翘、桃仁、牡丹皮、生甘草各 10g，金银花 30g。

【加　　减】气虚加党参 15g，黄芪 30g；血虚加当归、制何首乌各 10g；胸疼加延胡索、川楝子各 10g；恶心呕吐加代赭石 30g，旋覆花 10g；纳差加神曲 10g，谷、麦芽各 30g。

【功效主治】食管癌放疗反应。

【用法用量】水煎服，每日 1 剂。

【临床应用】共治 42 例，显效 29 例（69%），好转 9 例（21.4%），无效 4 例（9.6%），总有效率为 90.4%。患者，男，57 岁，食管上段癌，放疗后因口渴、胸痛、吞咽困难而求治，用上方化裁治疗后病情日趋好转，食道摄片复查，与前片对比有明显好转而出院。服药过程中未停放疗。

【来　　源】《天津中医》，1988，（3）：6。

【方　　名】药艾条灸

【方药组成】沉香、乳香、没药、川姜、干姜黄、炮穿山甲、冰片各 3g，麝香 3 ～ 5g，艾绒 50g，诸药共研末，掺入艾绒糅合制成药艾条。

【功效主治】直肠癌、结肠、胰腺癌、食管癌、皮肤癌。

【取　　穴】天突、章门（双）、中脘、涌泉（双）、阿是穴。灸法将药物研末与艾绒混合揉均匀，摊置于一纸砂纸上，卷成长形药艾条，糨糊封固备用。施灸时用 75% 酒精药棉消毒穴位，将药艾条 1 端点燃，对准穴位施以雀啄轮流使用。也可用温和灸法：将燃着的艾条对准穴位，保持温热适宜的距离，熏烤 10 ～ 30 分钟，每次熏烤 4 穴，每日 1 次。

【来　　源】《治癌中药处方 700 种》引安徽民间方。

【附　　注】灸前若先用针刺而后施灸者，疗效更佳。

【方　　名】药醋胆汁糊

【方药组成】雄黄、明矾、青黛、乳香、没药各 60g，冰片 10g，血竭 30g。

【功效主治】晚期肝癌、胰腺癌剧痛者。

【用法用量】诸药共研细粉，60g 为 1 包，每次 1 包，用醋及猪胆汁各半调成糊状外敷痛处，每日 1 剂，每次敷 8 小时，药干再蘸醋胆汁。

【来　　源】《黑龙江中医药》1984 年第 4 期。本方为中医研究院广安门医院段凤舞主任医师之验方。

【附　　注】经临床验证，其止痛效果满意。

【方　　名】药散白马尿膏

【方药组成】药散：硼砂 4.5g，青黛 3g，沉香 6g。白马尿膏：白马尿 300ml，白萝卜 300g 榨汁，生姜 250g 榨汁。

【功效主治】食道癌、胃癌、宫颈癌、卵巢癌。

【用法用量】先将硼砂、青黛、沉香共研为末，制成药服法，每次服白马尿膏 3 茶匙，加前药散 7 厘，白开水送下，日服 3 次。

【来　　源】《证治汇补》。

【附　　注】《证治仁补》谓：“治噎膈反胃，用本方良佳。”噎膈反胃与食管癌、胃癌相类似。

【方　　名】药温灸

【方药组成】沉香、木香、乳香、干姜、穿山甲、龙脑香、没药各 3g，加麝香 0.3g。

【功效主治】胃癌、肠癌等。

【用法用量】研细末，同艾叶混合，卷成长条药烟备用。用时先针刺有关经穴，然后将药烟点着，在距经穴 1cm 的上边，施以温灸至皮肤发红。温灸经穴大体上有天突、章门、中脘、涌泉等。针刺天突、章门、中脘要刺 3cm。据一国外著名药学博士说，这是使药的成分通过皮肤渗透到体内的方法，比口服法疗效更快。从曾天治所著《科学地灸疗法》来看，有许多只用重型姜和温针治愈各种癌症的临床实例。温针是指把针深刺于癌头、癌尾、癌左右、癌中心后，慢慢加热针柄的方法。此方法是针刺疗法和正热箱疗法相结合的治癌疗法，确信它对癌症是有效果的。

【方　　名】噎膈膏
【方药组成】牛乳、甘蔗汁、梨汁、芦根汁、龙眼肉（桂圆）汁、人乳各等分，人参适量（也可以潞党参代之），加生姜汁少许，隔汤炖成膏，徐徐频服。
【功效主治】滋养津液，泻热散结。主治津亏热结型食管癌、贲门癌。
【来　　源】《证类治裁》。

【方　　名】噎膈含化丸
【方药组成】三七粉 30g，生桃仁 30g，急性子 30g，蜈蚣 10 条，威灵仙 30g，壁虎 10 条，白豆蔻 15g，紫硇砂 3g，蟾酥 0.1g，天然牛黄 3g，元寸 3g，落水沉 6g。
【功效主治】噎膈。
【用法用量】共为细面，炼蜜为丸，每丸 1g 重，每次 1 丸，日 3 次，含化。
【来　　源】河南中医学院吴润苍教授方。

【方　　名】噎膈合剂合方
【方药组成】①当归 12g，山豆根 12g，漏芦 15g，连翘 10g，桔梗 10g，天花粉 12g，郁金 10g，穿山甲 10g，鳖甲 12g，三棱 10g，莪术 10g，生甘草 10g，藕 30g 为引。②血竭 5g，儿茶 5g，硼砂 10g，朱砂 7g，雄黄 7g，枯矾 10g，冰片 1g，乌蛇头（新瓦上焙干）3 个。
【功效主治】噎膈。
【用法用量】①方水煎服，早、晚各服 1 次。②方共为细末，撒在咽喉部，每次 0.3g，每日 3 次。
【临床应用】用上方治疗噎膈 92 例，无效 15 例，不明原因 10 例，余皆显效。
【来　　源】《梁秀清家传秘方选》。

【方　　名】噎膈酒
【方药组成】荸荠 120g，厚朴（生姜炒）、陈皮、白豆蔻各 30g，白糖 120g，橘饼 30g，冰糖 120g，蜂蜜 60g，白酒 1 500ml。
【功效主治】理气消噎。食管癌；气膈，噎塞不通，饮食不下。
【用法用量】上药同入罐中泡数十日，每日早、中晚随意饮。

【方　　名】噎膈酒
【方药组成】荸荠（捣末）120g，厚朴（姜炒）30g，陈皮 30g，白豆蔻 30g，白糖 120g，橘饼 30g，冰糖 120g，蜜 60g，白酒浆 1 500ml，烧酒 1 500ml。
【功效主治】理气消噎。适用于食管癌，噎膈不通，气膈不下。
【用法用量】入罐泡药数十日。每日早、中、晚饮之，量不拘，不令醉。
【来　　源】《增订医方易简》。

【方　　名】噎膈神方
【方药组成】法半夏 3g，鸡肫皮（男用雌，女用雄焙焦，研）2 个，白茯苓 3.6g，胡椒（打破）10 粒，砂仁 4.5g，油厚朴（姜汁炒）3g，母丁香 1 粒，老白蔻（去壳）3 粒，狗宝（研末另包冲）3g，灶心土 60g，煨姜 3 片。
【功效主治】噎膈，呕吐食饮不下。
【用法用量】用灶心土煎水 2 碗，澄清煎药，冲狗宝末服之。
【来　　源】《仙方合集》。

【方　　名】噎膈五方
　　第一次服：皮硝、儿茶、矿灰各一撮，麝香一分，为末，烧酒调服。
　　第二次服：沉香二钱，草果七钱，砂仁、木香、五灵脂各五钱，豆蔻一两，荜澄茄二钱，白术二钱姜汁制，为末，好酒调服一钱。
　　第三次服：荜澄茄三钱，麻雀儿七枚煮熟，点茄末食。
　　第四次服：猪牙皂角半斤，枣子一斤煮熟，去皂角服。
　　第五次服：黑豆一升，黄柏、黄芩、黄连各一两，煮豆食有效。
【来　　源】江西杨氏传方。

【方　　名】噎膈饮
【方药组成】白花蛇舌草30g，蒲公英30g，半枝莲12g，山豆根15g，山慈菇10g，鸦胆子10g，黄药子10g，露蜂房10g，三七粉9g，斑蝥（去头、足）1g，蟾酥0.5g。
【功效主治】食管癌。
【用法用量】水煎服，每日1剂。
【临床应用】芦某，男，70岁，因吞咽困难确诊为食管癌。症见呃逆频作，水入即吐，舌体瘦瘪，舌面如镜，六脉沉细无力。予上方治疗，服4剂，能稍进饮食，但服后有欲呕之感，即去蟾酥、鸦胆子。服200多剂后，诸症好转。存活5年。
【来　　源】《内蒙古中医药》，1988，（2）：48。

【方　　名】噎膈志断汤
【方药组成】远志9g，川续断9g，扁豆花9g，党参15g，白芍9g，枇杷叶9g，九香虫2对，钩藤9g，鸡内金9g，沙苑9g，海浮石9g，柿蒂9g，砂仁9g，桃仁9g，代赭石9g，天门冬30g。
【功效主治】食管癌。
【用法用量】水煎服，每日1剂。
【来　　源】《癌症的治疗与预防》，春秋出版社，1988：168。
【附　　注】饮食宜清淡、高营养、易消化食物，避免进食刺激性的食品。

【方　　名】噎膈诸症经验方
【方药组成】硼砂3g，朱砂1.5g，牛黄0.015g，川贝母1.5g。
【功效主治】噎膈诸症。
【用法用量】共研细末，姜汤送下。
【来　　源】《家藏秘方辨析》。

【方　　名】噎食开关方
【方药组成】白硼砂4.5g，青黛3g，沉香6g（三味研细末），白萝卜（取汁）500g，白马尿500ml，生姜（取汁）250g，共入铜锅内熬成膏状。
【功效主治】开关通噎。适用于食管癌、贲门癌。噎膈，食欲不下。
【用法用量】每次用膏3匙，加前药末0.3g，酒送服，每日3次。
【来　　源】《增订医方易简》。与下方类，可参。

【方　　名】噎食开关散
【方药组成】白硼砂一钱五分，青黛一钱，好沉香二钱，白马尿一斤，白萝卜（取汁）一斤，生姜（取汁）半斤。
【功效主治】噎膈。
【用法用量】前三味研细末，后三味共入铜锅内熬成膏，每服用膏三匙，加前药末一分，酒下。一日三服，可以开关。
【来　　源】清·《奇方类编》疮毒门。

【方　　名】噎食转食方
【方药组成】大活蝎子3～4管筒。
【功效主治】开噎，噎食转食。食管癌。
【用法用量】把活蝎置碗内，用滚黄酒冲碗内，候酒温，将蝎子取出不用，用一两次愈。
【来　　源】《灵验奇方》。
【附　　注】无鲜蝎子，干蝎亦可。

【方　　名】野百合猫人参汤合方
【方药组成】①蜒蚰20条，精猪肉数片。②野百合、猫人参、白英各30g，潞党参、炙黄芪、昆布各18g，黄药子、半边莲、龙葵各15g，穿山甲12g，鸡内金、象贝母各9g。
【加　　减】方②清热解毒用野百合、半边莲、半枝莲、猫人参、白英、龙葵、七叶一枝花；软坚破结用黄药子、穿山甲、天花粉、象贝母、昆布；清利咽喉有桔梗、牛蒡子；补益气血用白参、党参、太子参、黄芪、当归、白术、琼玉膏、归脾丸。
【功效主治】食道癌。
【用法用量】方①二味药加盐少许，煮汤，调以味精、饮之。方②日1剂，水煎服。
【临床应用】孟某，男，58岁，1974年春季发病，至4月间日趋严重，不能进食，经福建某医院等X线检查，发现食道上端梨状隐窝下有5cm大的肿块，确诊为食道癌。5月来就诊，患者卧床不起，骨瘦如柴，频频呕吐，汤水难进，喉痛，便溏，苔腻，脉细弱，予以上法治疗，服蜒蚰3600余条，中药180余剂，病情好转，每餐可吃2碗干饭，可步行数里。同时经X线造影结论：钡剂顺利通过食道，黏膜皱襞清晰，蠕动及扩度无殊，未见明显器质性病变。

【来　　源】《江苏中医学院学报》，1978，（3）：38。

【方　　名】野百合猪脾胶囊

【方药组成】猪脾、野百合等量。

【功效主治】急、慢性白血病，肝脾肿大者。

【用法用量】将猪脾烘干，野百合共为细末，混匀装入胶囊。每次2粒，每日3次。

【来　　源】《肿瘤临证备要》。

【附　　注】猪脾，即猪的胰脏。

【方　　名】野菊胡椒敷方

【方药组成】野菊叶、花1份，华南胡椒全植株2份，食盐少量。

【功效主治】甲状腺癌。

【用法用量】将前2味药同捣烂后，加食盐再捣匀。按肿瘤大小取适量，隔水蒸熟，外敷肿块处，每天换药1次。

【来　　源】《肿瘤临证备要》。

【方　　名】野菊花钩藤汤

【方药组成】野菊花20g，钩藤10g，霜桑叶10g，夏枯草15g，龙胆草10g，牡丹皮10g，茅莓30g，石上柏30g，苍耳子10g，玄参10g，赤芍15g，七叶一枝花15g。

【功效主治】气郁型鼻咽癌（颈淋巴结转移为主者）。

【用法用量】水煎服，每日1剂。

【来　　源】《中医肿瘤学》（上）科学出版社，1983：217。

【方　　名】野菊花紫花地丁汤

【方药组成】野菊花30g，紫花地丁30g，蒲公英30g，天葵子30g，白花蛇舌草30g，薏苡仁30g，紫草20g，山慈菇20g，赤芍10g，当归10g，桃仁9g，红花9g，蒲黄（包）9g，五灵脂9g。

【加　　减】阴道出血量多，加地榆炭20g，牡丹皮炭15g；黄赤带多而臭秽，加黄柏12g，土茯苓12g；小腹肿块，加延胡索12g，丹参12g；大便秘结，加大黄9g。

【功效主治】绒毛膜癌早期。

【用法用量】上药加水煎煮2次，将2次煎的药液混合均匀，分2次服，每日1剂。

【方　　名】野菊青黛散

【方药组成】野菊花60g，青黛、人工牛黄各12g，紫金锭6g。

【功效主治】清热解毒，散结。主治胰头癌、肝癌。

【用法用量】共研末，每次服3g，日服3次。

【来　　源】《安徽单验方选集》。

【附　　注】紫金锭为中成药。

【方　　名】野菱角汤

【方药组成】野生菱角10～15个。

【功效主治】胃癌、宫颈癌。

【用法用量】将菱角洗净，切碎放入锅中，加水适量，文火成如藕粉糊状，频频饮服。每日1剂，长期服用。

【临床应用】本方需坚服用3个月以上，方可奏效。

【来　　源】《抗癌药膳》。

【方　　名】野菱薏苡汤

【方药组成】野菱角100～200g，薏苡仁15～30g。

【功效主治】消化道癌症：食道癌、胃癌、肠癌、胰腺癌、肝癌、直肠癌等。

【用法用量】野菱角洗净带壳切开，同薏苡仁加水煎浓汤，分2次饮服。日1剂，30日1个疗程。

【来　　源】《民间方》。

【附　　注】野菱角以老菱角入药疗效较佳。

【方　　名】野牡丹方
【方药组成】多花野牡丹（全株）不拘多少。内服：每取 15 ～ 30g，水煎服。
【功效主治】收敛止血，抑菌消，祛瘀消肿。主治刀枪伤，外伤出血，皮肤感染，宫颈糜烂。
【用法用量】50 ～ 100g，煎汁去渣外洗患部，或制成软膏外敷。
【临床应用】用治子宫颈糜烂，以 200% 多花野牡丹软膏局部应用，治疗 59 例，治愈 48 例，好转 11 例。其中Ⅰ度糜烂多数在 4 ～ 7 天内治愈，Ⅱ度糜烂在 8 ～ 16 天内痊愈。
【来　　源】《云南中草药选》。
【附　　注】据药理研究，多花野牡丹煎剂 1：320 在试管内对金黄色葡萄球菌、溶血性链球菌有抑制作用，1：160 对弗氏痢疾杆菌、伤寒杆菌有抑菌效力，1：40 能抑制绿脓杆菌。

【方　　名】野苜蓿汤
【方药组成】野苜蓿 15g。
【功效主治】血癌（白血病）。
【用法用量】将上药洗净，加水煎汤，1 日 1 剂，分 2 次饮服。
【来　　源】《中国秘方全书》。
【附　　注】如果用鲜药，用量须加倍。

【方　　名】野葡萄根白花蛇舌草汤
【方药组成】野葡萄根 30 ～ 60g，白花蛇舌草、半边莲各 30g。
【功效主治】前列腺癌。
【用法用量】水煎服，每日 1 剂。

【方　　名】野葡萄根汤
【方药组成】野葡萄根 60g。
【功效主治】消化系统癌如胃癌。
【用法用量】每日用鲜根水煎内服，每日 1 剂。
【临床应用】湖北医学院二附院用于消化系统癌，观察 24 例，8 例有效，3 例病灶缩小，其他病例症状缓解。蛇葡萄（即本品）是一种很有希望的治疗肺、乳、宫颈、消化道、泌尿系癌症和恶性淋巴瘤的有效药物，值得推广使用。使用时如加用相应的动物内脏为引，可能会提高疗效。
【来　　源】《抗癌食药本草》。

【方　　名】野葡萄根汤
【方药组成】藤梨根、野葡萄根、水杨梅根、凤尾草、重楼、半枝莲、土贝母、白茅根各 15g。
【功效主治】肠癌。
【用法用量】水煎服，每日 1 剂。

【方　　名】野荞麦根抱石莲汤
【方药组成】野荞麦根、抱石莲各 30g，天葵、石豆兰各 15g。
【功效主治】肺癌。
【用法用量】水煎服。每日 1 剂。

【方　　名】野藤凤莲汤
【方药组成】藤梨根 60g，野葡萄根、水杨梅根、凤尾草、重楼、半枝莲、半边莲、土贝母各 15g，黄药子、白茅根各 30g。
【加　　减】大便干结者，加麻子仁丸；便血多者，加白头翁、槐花、槐角；里急后重者，加赤芍、黄连。
【功效主治】清热解毒，利湿消肿。直肠癌，症见便下脓血，里急后重，口干口苦，舌红，苔黄，脉数。本方所治为直肠癌症属热毒蕴结者。
【用法用量】以上药物，水煎分 2 次服，每日 1 剂。
【临床应用】有效 3 例，无效 6 例，总有效率为 45.5%，其中生存 2 年以上者 2 例。
【来　　源】《肿瘤良方大全》。
【附　　注】方中重用藤梨根清热解毒、散结消肿以抗癌为主药；伍以野葡萄根、重楼、半枝莲、黄药子、土贝母、半边莲解毒消肿以助主药之力；水杨梅根、凤尾草清热利湿，凉血消肿；白茅根清热凉血止血。诸药合用清热毒，利湿浊，消癌肿。临床用本方治疗直肠癌患者 11 例。

【方　　名】野猪骨油方
【方药组成】野猪骨油适量。

【功效主治】专治鼻癌特效。

【用法用量】取野猪骨油熔化后涂搽患处，每日1次。

【来　　源】四川凉山甘洛县民间彝医木几罗卡献方。本方为彝族民间单方。

【方　　名】野猪肉粥

【方药组成】野猪肉适量30～60g，粳米100g。

【功效主治】大肠癌。可用于肠癌里急后重。

【用法用量】野猪肉洗净切片，与粳米同煮粥，温热食用。可加油盐调味。

【来　　源】《明州医话》。

【方　　名】叶上珠泡酒方

【方药组成】叶上珠（根及叶各500g），九龙盘500g，桂枝250g，高粱酒5 000g。

【功效主治】活血祛瘀，补虚止咳。主治痞块，并可用治跌打损伤、月经不调等证。

【用法用量】浸泡5～10天后取饮，早晚各服1次，每饮1～2盅。

【来　　源】《贵州草药》。

【附　　注】据《贵州草药》载："治妇女不育：叶上果根和叶各9g，煎水服。治子宫脱出：叶上果根15g，煎水，日服2次。"叶上珠，又名叶上果、叶上花等。其主要原植物是山茱萸科植物落叶灌木青荚叶、西藏青荚叶、中华青荚叶。

【方　　名】一笔消

【方药组成】雄黄、胆矾、硼砂、藤黄、铜绿、皮硝、草乌各20g，麝香4g。

【功效主治】一切痈肿。

【用法用量】上为细末，和蟾酥为条，如笔管大，金箔为衣，用时以醋磨浓，新笔蘸药，涂肿毒四周。数次愈。

【来　　源】《祝穆试效方》。

【附　　注】藤黄为藤黄科植物常绿乔木藤黄的胶质树脂，生产于印度、泰国。现代药理研究分析，发现其中藤黄酸、异藤黄酸具有抗癌作用。

【方　　名】一二四八丸

【方药组成】斑蝥1g，蜈蚣2g，全蝎4g，炮穿山甲8g，糯米饭少许。

【功效主治】各种恶性肿瘤。

【用法用量】先将斑蝥去头、足、翅，与后3味共研为细末，再与糯米饭少许和匀为丸，如黄豆大。每日服2粒，温开水送下。服法以发病之日起计算，患病多少天，即服药式少粒。

【来　　源】《治癌中药处方700种》。

【附　　注】方中四药用量之比为1：2：4：8，故名称一二四八丸。

【方　　名】一贯煎合益胃汤

【方药组成】北沙参10g，麦冬10g，大生地黄25g，枸杞子10g，玉竹20g，当归6g，川楝子6g，陈皮4g，生姜3片。

【功效主治】滋养肝胃。主治肝胃阴虚型胃癌。

【用法用量】水煎服，每日1剂。

【来　　源】《实用中医内科学》。

【方　　名】一贯煎加减

【方药组成】北沙参9～12g，麦冬9～12g，生地黄24～30g，枸杞子9～15g，当归6～9g，川楝子3～6g。

【功效主治】滋阴疏肝养胃。主治肝胃阴虚型食管癌、贲门癌。

【用法用量】水煎服，每日1剂。可因时因地制宜，合以梨汁、藕汁或鲜芦根汁、玉竹15g同煎，增强养阴生津之力。

【来　　源】《实用中医内科学》《柳州医话》。

【方　　名】一贯煎加减

【方药组成】沙参、麦冬、枸杞子各12g，当归、霜桑叶、枇杷叶、川楝子各10g，生甘草5g。

【功效主治】食道癌。

【用法用量】水煎服，每日1剂。

【临床应用】袁某，28岁。少腹胀痛，经期提前，妇检诊为子宫肌瘤。月经色淡量少，腰酸腿软，口燥咽干。舌质红，脉沉细弦。证属肝肾阴虚，胞有余热。服上方70余剂，愈。

【附　　注】本方系胡天雄经验方，曾刊于《湖南中医杂志》1987 年第 4 期。

【方　　名】一贯煎加减
【方药组成】沙参、玄参各 30g，当归 10g，炙甘草、枣皮各 6g，麦冬、白芍、熟地黄、枸杞子、制何首乌各 15g。
【加　　减】乳房胀痛明显者，加柴胡 10g，川楝子 15g。
【功效主治】乳腺癌。
【用法用量】水煎服，每日 1 剂。
【临床应用】赵某，46 岁。半个月前左乳房内生一肿块，日益增大，胀痛。伴头晕、目眩、烦躁易怒，口干咽燥，腰酸腿软。查左乳房中有 7cm×6cm 扁圆形肿块，中等硬度。舌质红，苔少；脉弦细数。证属肝肾阴虚，治以补肝益肾。予上方 12 剂痊愈。
【附　　注】本方系谭家荣经验方，曾刊于《四川中医》1985 年第 5 期。

【方　　名】一贯煎加减
【方药组成】柴胡、黄芩、川楝子各 10g，当归身、沙参、枸杞子、麦冬各 15g，太子参、炒麦芽各 30g，扁豆、竹茹各 12g。
【功效主治】乳腺癌化疗、放疗毒副反应。
【用法用量】水煎服，每日 1 剂。

【方　　名】一贯煎加减方
【方药组成】生地黄 20g，枸杞子 20g，沙参 20g，麦冬 20g，龟甲 20g，茯苓 20g，当归 10g，川楝子 10g，知母 15g，生甘草 5g。
【加　　减】肝郁日久不解者，加柴胡、香附、炒山栀子、八月札；内蕴虚火者加黄柏、牡丹皮、玄参、赤芍；胁下积块质硬不消加鳖甲、穿山甲、炒水蛭。
【功效主治】滋阴养肝，填精补肾。原发性肝癌，症见胁下隐痛，头晕目眩，两眼干涩，口干口渴，或潮热汗出，或烦躁易怒，舌红少苔，脉细弱或弦。适用于肝肾阴虚型肝癌的治疗。
【用法用量】以上药物，水煎分 2 次服下，每日 1 剂。
【临床应用】此方治疗原发性肝癌属肝肾阴虚者 41 例，并设对照组 33 例（口服 FT–207 治疗），结果两组分别显效（症状基本消失、AFP 明显降低）7 例、5 例，有效 30 例、8 例，无效 4 例、20 例。中药治疗组明显优于对照组（$P < 0.01$）。
【来　　源】《福建中医药》1995 年第 4 期。
【附　　注】方用生地黄、枸杞子、龟甲为主药，滋阴血、补肝肾、柔肝和络；沙参、麦冬、当归为臣，配合主药养血生津、止渴润燥；知母清虚火，川楝子疏调肝气，二者相伍，可达泻肝阳、助肝阴之功；茯苓、生甘草健脾气、促化源、增强水谷精微之生成。综合全方，川楝子得生地黄、龟甲则疏而不燥，生地黄、龟甲得川楝子则滋而不腻，从而可达养阴柔肝、散结消积之目的。

【方　　名】一甲鱿药馔
【方药组成】野外蚕沙 30 ～ 60g，桑枝 30g，甲鱼 1 个。
【功效主治】大肠癌。
【用法用量】用布包二味药放入甲鱼腹中，加调料同煮熟，去药渣食甲鱼喝汤。随时制食。
【临床应用】本方用治大肠癌腹部包块良效。
【来　　源】《明州医话》。

【方　　名】一芪泉枣汤
【方药组成】生黄芪、干蜀羊泉、当归、红枣，各 30g。
【功效主治】子宫颈癌。
【用法用量】以上四药加水煎汤，分 2 次饮服，每日 1 剂，15 ～ 20 日为 1 个疗程。
【来　　源】《中国民间灵验偏方》。
【附　　注】本方为上海民间验方。蜀羊泉又名白英。

【方　　名】一味薯蓣饮
【方药组成】生薯蓣（山药）120g，白糖少许。
【功效主治】补脾益肾，涩肠止泻。本膳主要适用于肠癌脾虚大便溏泻者。

【用法用量】生薯蓣洗净去皮，切成 0.2cm 长的片，放锅中，加水适量，以武火煮沸，文火再煎煮 40 ～ 50 分钟，捞起山药，留汁，稍凉，放入白糖，搅匀即成。不拘时饮服。

【附　　注】原方出自《医学衷中参西录》，是治疗“一切阴分亏损之症”的方子。张锡纯认为：“山药之性，能滋阴又能利湿，能滑润又能收涩。是以能补肺补肾兼补脾胃。且含蛋白质最多，在滋补药中诚为无上之品，特性甚和平，宜多服常耳。”山药能治大便溏泻，是因其有利小便的功能。小便利，使水分从膀胱而出，减少了肠道内水分，所以减轻了溏泻的症状。不仅对肠癌有效，而且在临床上用之于肺癌和胰腺癌大便溏软者，亦有一定效果。

【方　　名】一枝黄花汤

【方药组成】一枝黄花 15g。

【功效主治】舌癌。

【用法用量】将一枝花洗净、切碎，加水 500ml，煮沸即成。漱口吐出，勿咽下。

【来　　源】一枝黄花鲜品尤佳，但需倍量。

【方　　名】一枝箭

【方药组成】白及 4.5g，天花粉、白芷、牙皂各 3g，金银花 5g，乳香、半夏、川贝母各 3g，穿山甲 4g，当归 4g，生甘草 1.5g。

【功效主治】活血解毒，化痰散结。适用于无名肿毒，可解毒、消肿、止痛。可适用于治疗肺癌、乳腺癌及其他癌症。

【用法用量】共为细末，加生姜 2 片，水煎去渣，入黄酒 1 小杯，分 2 次服。

【来　　源】《外科医学心镜录》。

【方　　名】一枝箭神方

【方药组成】白及、天花粉、知母、牙皂、乳香、清半夏、金银花、贝母、穿山甲炙各 4.5g。

【功效主治】诸般恶肿毒，痛不可忍者。

【用法用量】酒 2 盅温服，即汁即愈。

【来　　源】《经验良方全集》。

【方　　名】一醉散

【方药组成】石膏为末。

【功效主治】乳痈。

【用法用量】每服三钱，温酒下。能饮者添酒尽醉而睡，一服即愈。

【方　　名】夷则丸

【方药组成】大黄、赤石脂、浮石、桃仁各 12g，硝石 18g。

【功效主治】腹中有坚块，经水不利，腹胀如鼓，有青筋者。

【用法用量】上 5 味为末糊丸。

【来　　源】日本春林轩丸散方。

【方　　名】胰癌救生饮

【方药组成】铁线蕨全草干品 10g 或鲜品 30g，金钱草全草干品 15g，常青藤全草干品 30g。

【功效主治】胰腺癌。

【用法用量】水煎服，每日 3 次，每日 1 剂。

【方　　名】胰楞丸

【方药组成】瓦楞子、海浮石各一两（二味同芒硝五钱者半日，醋煅），红曲、酒曲各七钱，清半夏五钱，鸡内金十副，延胡索五钱，猪胰三个。

【加　　减】痰湿盛者加陈皮、茯苓；食滞重者加山楂、莱菔子、神曲；兼瘀象，症见舌暗红，或有瘀点、瘀斑，加桃仁、红花、丹参、郁金。

【功效主治】健脾消食，导滞化痰。食滞痰阻之腹胀或痛，按之更甚，便秘，纳呆，舌苔腻，脉弦滑。该方现可用于肠癌的治疗。

【用法用量】上药为末，熬糯米浓汁为丸，如梧桐子大，每次服一钱五分，每日两次，渐加至每次三钱，空腹米汤送下。

【来　　源】《医级》卷八。

【附　　注】本方所治之证为饮食所伤，食滞肠道，脾运失司，湿痰内生，痰食互阻，气机不畅，日久成积。方中猪胰健脾以助中土生机之用，故名胰楞丸；辅以海浮石豁顽痰，且与瓦楞子同芒硝共煮，取其软坚降下之用，使浊阴下达；红曲、酒曲健脾消食助运化；半夏燥湿化痰，水湿去则脾健而痰涎自消；鸡内金消食导滞；延胡索行气止痛。诸药合用，从而达到消食导滞、化痰散结之功效。

【注意事项】不可滥用攻伐药而重伤脾胃。

【方　　名】胰腺癌方

【方药组成】龙胆草 10g，木通 10g，生牡蛎 30g（先煎），肿节风 15g，石见穿 30g，大黄 6～10g，三七粉 3g（冲服），山楂 30g，姜黄 15g，鸡血藤 30g，山慈菇 15g，蒲公英 30g。

【功效主治】活血止痛，解毒，抗癌。主治胰腺癌。

【用法用量】每日 1 剂，水煎 2 次，早、晚各服 1 次。

【方　　名】胰腺癌方合方

【方药组成】①扁叶佛甲草（鲜）60～120g，荠菜（鲜）90～180g。②金银花 15g，鱼腥草 30g，白英 30g，荠菜 30g，木香 9g，麦冬 9g，延胡索 9g，佛甲草 60g。③党参 9g，白芍 9g，茯苓 9g，木香 9g，丹参 9g，莪术 9g，麦冬 9g，蕲蛇 9g，白英 30g，金银花 15g，当归 6g，白术 6g。

【功效主治】益气养血，解毒消癥。适用于胰腺癌。

【用法用量】每日 1 剂，煎 2 次分服。连服 2～3 周为 1 个疗程，可供长期服用。

【临床应用】用于治疗胰腺癌等有一定疗效。如患者颜某，女，50 岁。确诊为胰体部恶性变，因与周围组织粘连，不能手术，改服本方后，疼痛逐渐减轻，食欲增进，治疗 4 个月后疼痛完全消除，但 2 年后复查，上腹部仍有一边缘不清肿物，未获根治。

【来　　源】福州市第一人民医院。

【方　　名】胰脏疗法

【方药组成】猪、牛、羊等胰脏。

【功效主治】胰腺癌。

【用法用量】每日 1 具，常服。

【来　　源】《一味中药巧治病》。

【方　　名】胰脏末

【方药组成】胰脏末。

【功效主治】诸般癌症。

【用法用量】装大号胶囊，每日 3 次，每次 5 粒。

【附　　注】美国著名癌症治疗专家里治德逊博士（治愈癌症者达 4 000 名以上），劝癌症患者取动物胰脏，晒干研末用，胰脏酵素能化掉形成癌肿皮膜的蛋白，使癌细胞易受白细胞的攻击。本方与其他疗法配合使用，疗效更佳。

【方　　名】疑风癌克星

【方药组成】黄芪、人参、淫羊藿、仙鹤草、蛇胆粉、蜈蚣、露蜂房、制马钱子、枳实、郁金、五灵脂、硝石、矾石、三七、野艾等适量。

【加　　减】若疼痛甚加壁虎、全蝎、莪术、三棱；红肿加金银花、野菊花、蒲公英、天花粉；水肿加半边莲、半枝莲、薏苡仁、猪苓、泽泻；阴虚加天冬、麦冬、生地黄、五味子；阳虚加菟丝子、锁阳、腽肭脐、鹿茸、附子。

【功效主治】各类癌症。

【用法用量】症急者水煎服。症缓者制丸服，剂量视病情和剂型酌定。

【临床应用】应用此方加减配合他法防治各类癌症，凡坚持治疗者皆有特效，据随访统计：健康生存 3 年以上者 28 例，5 年以上者 23 例，10 年以上者 19 例，服药最短者 13 个月，最长者 52 个月，平均服药 29 个月。

【来　　源】卢颖方。

【方　　名】彝族红斑狼疮方

【方药组成】圆金刚（髓心）少许（1g），灰荨麻（根）少许（2g），石椒草（全草）适量（50g），雄黄微量（0.2g）。

【功效主治】红斑狼疮（彝医音译：罗么得则不莫。译：老虎菌疮，即红斑狼疮。）

【用法用量】水煎服，饭前滴酒为引。儿童减量。

【附　　注】上方系魏素丽、魏素红摘编自张力群主编《中国民族民间特异疗法大全》。

【方　　名】彝族狼疮消毒方

【方药组成】倒提壶（根）适量（30g），独活适量（15g），山茶一把抓（全草）适量（30g），七月泡（根）适量（30g），狗响玲（根）适量（25g），甜蒿枝（根）适量（25g）。

【功效主治】红斑狼疮（此方侧显消炎消肿）。

【用法用量】水煎服，每日 1 剂，分 3 次服。

【附　　注】上方系魏素丽、魏素红摘编自张力群主编《中国民族民间特异疗法大全》，方名杨建宇教授拟定。

【方　　名】彝族噎膈方

【方药组成】假烟叶 20g，大将军 15g，霸王鞭 15g。

【功效主治】食道癌。

【用法用量】水煎服，每日 3 次，每次 300ml，6 日为 1 个疗程。

【来　　源】《中国民族医药杂志》，2007，（13）：6。

【附　　注】本方系彭朝忠、纪朝斌录选景东彝族民间验方，方名是柳越冬编拟。

【方　　名】苡莪汤

【方药组成】黄芪 60g，苍术 12g，代赭石 30g，茯苓 60g，瓦楞子 30g，薏苡仁 30g，娑罗子 15g，清半夏 15g，蓬莪术 15g，生甘草 6g，干姜 10g，料姜石 60g。

【功效主治】健脾和胃，活血止痛。适用于胃癌、胃脘隐痛，食后胀满，得温痛减，嗳气呕逆，朝食暮吐，或暮食朝吐，口泛清水，疲倦无力，四肢不温，面色萎黄，呕吐，浮肿，大便稀溏，舌暗，苔白，脉沉细。

【用法用量】每日 1 剂，水煎，分 2 次温服。

【来　　源】《中医癌瘤证治学》。

【方　　名】苡欢汤

【方药组成】党参 15g，苍术 12g，蓬莪术 15g，瓦楞子 30g，猪苓 60g，薏苡仁 30g，露蜂房 10g，全蝎 10g，生黄芪 60g，骨碎补 15g，合欢皮 30g，料姜石 60g。

【功效主治】清热利湿解毒，活血化瘀。适用于子宫癌头晕目眩，心悸气短，脘闷纳呆，腰酸腿软，少腹胀痛，带多质稀，色似米泔，淋漓不断，腥臭难闻，月经过多，大便或干或溏，小便混浊色黄，局部有空洞或菜花样溃疡，舌苔白腻，脉沉细。

【用法用量】每日 1 剂，水煎，分 2 次温服。

【附　　注】本方以莪术活血化瘀；苍术、猪苓、料姜石、薏苡仁健脾燥湿；瓦楞子、露蜂房、全蝎软坚散结，清热解毒，消坚破积；黄芪、党参、骨碎补、合欢皮补气养心，扶正强壮。

【方　　名】苡莲汤

【方药组成】半枝莲 30g，半边莲 30g，枳壳 12g，白芍 18g，川厚朴 9g，丹参 30g，薏苡仁 30g，云茯苓 38g，郁金 15g，茵陈蒿 30g，软柴胡 12g，生甘草 3g，车前子 30g，大枣 6 枚。

【功效主治】疏肝理气化瘀，利水渗湿消肿，健脾益气扶正。适用于肝癌晚期，出现腹水，形体消瘦者。

【用法用量】水煎服，每日 1 剂。

【附　　注】本方以白芍、柴胡疏肝止痛；半枝莲、半边莲、薏苡仁、茵陈蒿、车前子、云茯苓利水消肿，健脾除湿，软坚化瘀；枳壳、川厚朴、郁金、丹参、生甘草、大枣止痛清肝，健脾扶正。

【来　　源】《中医癌瘤证治学》。

【方　　名】苡榴汤

【方药组成】焦山楂、补骨脂、石榴皮、赤石脂、薏苡仁各 30g，诃子、干姜各 15g，红参 10g，料姜石 60g，苍术 12g。

【加　　减】癌肿难消加生牡蛎、瓦楞子；便血加地榆、炒蒲黄、仙鹤草；纳呆加白术、炒谷麦芽、神曲、陈皮。

【功效主治】健脾温肾，涩肠止泻。大肠癌，症见腹痛喜按，肢冷便溏，气短乏力，或见五更泄泻，四肢不温，舌淡，苔白，脉沉细。本方所治为大肠癌晚期辨证属脾肾阳虚的病证。

【用法用量】以上药物，水煎分 2 次温服，每日 1 剂。

【来　　源】《中医癌瘤证治学》。

【附　　注】癌瘤晚期正气大虚，治宜补益为主。脾肾为先后天之本，故补之重点应在于此。方中人参大补元气，以固后天为主药；补骨脂、干姜温肾壮阳以补先天；苍术健脾燥湿；薏苡仁消肿排脓；料姜石既可温肾固本以扶正，又可软坚散结以消肿；焦山楂、石榴皮、诃子、赤石脂味酸能涩肠止泻。诸药合用以补益为主，达到阴平阳秘，脏腑功能协调，扶正而祛邪。

【方　　名】异功散合通幽汤
【方药组成】条参、山药、陈皮、归尾、桃仁、香附各 10g，黄芪 24g，金银花炭 30g，乌梅炭 24g，焦山楂 24g，炙甘草 6g，白术 10g。
【功效主治】子宫颈癌放射疗法后遗直肠反应。
【用法用量】水煎服，每日 1 剂。
【临床应用】曾某，女，47 岁，患宫颈上皮癌Ⅲ期，经放射疗法后出院。此后，一直解大便呈白冻样，每日 3 ～ 4 次，便下不爽，带少量鲜血及紫黑血，每次 2 ～ 3ml，西医诊断为“放射性直肠反应症”。面色白，唇淡而干，舌淡，苔薄白，脉细微。腹坠胀疼痛无失气，胸闷气短，溲黄，身倦无力，声音低怯。予以上方治疗，约 3 个月，诸症告愈。
【来　　源】《江西中医药》，1983，(3)：34。

【方　　名】抑癌片
【方药组成】半枝莲 500g，夏枯草 500g，玄参 500g，连翘 500g，山慈菇 500g，金银花 500g，生牡蛎 500g，鹅不食草 250g，儿茶 250g，昆布 250g，海藻 250g，紫草 250g。
【功效主治】化瘀软坚，清热解毒。适用于淋巴癌。
【用法用量】以上各药分别洗净后，加水煎煮，滤液浓缩成流浸膏状，加入辅料适量，制粒，干燥，压片，每片重 0.5g。口服，每次 2 ～ 4 片，每日 3 次。连服 1 ～ 3 个月为 1 个疗程。
【来　　源】原成都军区总医院方。
【附　　注】个别病人服药后有恶心、食欲不振等现象。

【方　　名】抑癌片
【方药组成】生马钱子 500g，天花粉 500g，重楼 500g，生甘草 300g。
【功效主治】解毒抗癌。适用于宫颈癌。
【用法用量】先将生马钱子去皮，麻油炒至焦黄酥脆，再与其余药物共研细末，加辅料后压制成片，即得。每片重 0.3g，每次 3 ～ 5 片，每日 3 次。
【附　　注】抑癌片尚有增进食欲与增强体力的作用，但若服量过多可致手足紫胀。

【方　　名】抑癌散
【方药组成】白术 30g，半夏 30g，木香 9g，血竭 9g，雄黄 6g，瓦楞子 30g。
【功效主治】抑癌攻毒，理气散结。晚期胃癌疼痛。症见胃脘胀痛，或有包块，恶心呕吐，不欲饮食，身倦乏力，或有吐血，舌淡红、苔白或腻，脉弦而无力。
【用法用量】将上述六味药混合，研粉分成 30 份，每次 1 份，用开水冲服，每日 3 次，同时每次服蛋白吸附斑蝥素 1 剂。

取鲜鸡蛋 1 个，将蛋一端打一小洞，用筷子插入搅散蛋内容物放入 7 只去足斑蝥虫，用潮湿草纸把蛋包好，然后再包一层黄土浆，置炭火上烘至黄土裂蛋熟为度。服时打开蛋，去斑蝥虫，服蛋内容物。每个蛋为 1 剂。
【临床应用】治疗 5 例，均获效。黄某，男，49 岁，经胃镜并病检证实为胃癌，因上腹部持续性难忍性疼痛就诊。投抑癌散及蛋白吸附斑蝥素两剂后，疼痛明显减轻，自觉病情改善，断续服用半年，均无疼痛发作，存活 14 个月死亡。

以本方治疗胃癌 30 例，并设香砂六君子汤 15 例做对照，结果两组分别显效（腹痛等症状明显改善）5 例、1 例，有效 18 例、7 例，无效各 7 例。总有效率 76.7%、53.3%。二者相比，差异有显著性意义。
【来　　源】《福建中医药》，1987，18（1）：33；1996 年第 3 期。
【附　　注】本方乃为胃癌证属脾虚、气滞、痰结而设。脾虚中气不足，肢体失于充养，故有乏力懒动；脾虚则不能健运，气逆不降、滞于中焦，故见胃脘胀痛，恶心呕吐，不思饮食；气滞湿阻，久蕴成痰，痰阻血凝，结而成积，故可触及上腹肿块。治当健脾、理气、化痰、散结，方用白术补益脾胃、健运中焦，为主药；半夏降逆和胃、化痰去浊、散结消痞；木香理气宽中、调理脾胃，气机顺畅则湿化痰消；瓦楞子咸以软坚，“去一切痰积、血积、气块，破癥瘕，攻瘰疬”（《医林纂要》）；雄黄解毒消肿、蚀腐攻坚；血竭活血化瘀，“散血滞诸痛”（《本草纲目》）。以上共为辅佐药。全方配合，兼顾气、湿、痰、瘀、毒、虚等诸环节，健脾而化痰湿、调气而攻瘀毒，从而抑制癌瘤的生长。

【注意事项】本方药性平和，无明显禁忌证。需要注意的是雄黄有毒，不宜长期服用。

【方　　名】抑癌散

【方药组成】砒石2g，巴豆（去壳研末）、大枣（去核）各7枚，生葱7茎。

【功效主治】攻毒抑癌。外敷用于肺癌、肝癌、胃癌等。

【用法用量】蒸熟捣烂，制成饼，纱布包敷两手心，每次敷5昼夜，间隔5日，第1月敷3次，第2月敷2次，间隔10日，以后每月或隔月1次。临床治疗可根据不同类型癌症加用清热解毒抗癌中草药。

【临床应用】部分病例症状及体征有改善。同时合用中草药内服，药用龙葵、大蓟根、臭牡丹为主。肺癌，加鱼腥草、苦参、瓜蒌、葶苈子、石韦；肝癌，加楤木、紫参、芦荟、隔山消；胃癌，加半夏、藤梨根、瓦楞子、郁金、鸡内金；食管癌，加旋覆花、生赭石、急性子、地龙。

【来　　源】湖南中医药研究所方。

【方　　名】益肺化痰汤

【处方用药】党参20g，茯苓20g，炒白术20g，生薏苡仁50g，桔梗12g，金银花20g，鱼腥草20g，猫爪草20g，仙鹤草20g，重楼15g，川贝母20g，葶苈子20g，清半夏15g，生甘草10g。

【功效主治】益气健脾，涤痰软坚，清肺化痰。适用于肺癌、鼻咽癌等，也可用于肺结核、肺炎、支气管炎等。症见咳嗽、咳痰、痰中带血、食欲不振等。

【用法用量】水煎，内服，每次200ml，每日2次。

【来　　源】北京市东城区健安医院谢峰院长的经验方。

【附　　注】忌食海鲜、辛辣。

【方　　名】益肺消积汤

【方药组成】生黄芪30g，生白术12g，北沙参30g，天冬12g，石上柏30g，石见穿30g，白花蛇舌草30g，金银花15g，山豆根15g，夏枯草15g，海藻15g，昆布12g，生南星30g，瓜蒌皮15g，生牡蛎30g。

【加　　减】阴虚，去黄芪、白术，加南沙参、麦冬、玄参、百合、生地黄；气虚，去北沙参、天冬，加党参、人参、茯苓；肾阳虚，加补骨脂、淫羊藿、菟丝子、肉苁蓉、锁阳。

【功效主治】益气养阴，清热解毒，软坚化痰。适用于原发性肺癌。

【用法用量】每日1剂，水煎，分2次温服。3个月为1个疗程。

【临床应用】以本方治疗经细胞学或组织学检查证实的不能手术的晚期（Ⅲ、Ⅳ期）原发性肺鳞癌60例和晚期原发性肺腺癌62例，均于住院时各随机分为中药组和化疗组对比观察。中药组以本方辨证加减治疗，肺鳞癌治后1、2、3年生存率，中药组为50%、13.3%、13%，化疗组为15%、6.25%、4.76%。中位生存期中药组为350天，化疗组为200天，两组比较差异显著。治后病灶稳定率、生存质量，中药组均优于化疗组。实验研究表明，中药组治后NK细胞活性，巨噬细胞吞噬率、E玫瑰花结形成率、CAMP等免疫功能均有显著提高，化疗组则无变化。

【来　　源】国医大师刘嘉湘方。

【附　　注】正气虚损是肺癌发生的内在原因，肺癌到了晚期，患者正气虚损尤为显著，因此治疗应以扶正为主，祛邪为辅。方中黄芪、白术益气；天冬、北沙参养阴；石见穿、白花蛇舌草、山豆根、生南星、夏枯草等清热解毒、化痰软坚，再结合辨证加减治疗晚期肺鳞癌、腺癌取得了良好的疗效。

【方　　名】益肺饮合方

【方药组成】①棱莪消积汤：党参、白术、三棱、莪术、薏苡仁、天花粉、益母草、败酱草、牡丹皮、赤芍。②益肺饮：金银花、蒲公英、川贝母、北沙参、薏苡仁、冬瓜仁、全瓜蒌、葶苈子、海蛤粉、重楼、天花粉。③补肾固冲汤：党参、白术、砂仁、枸杞子、女贞子、阿胶、旱莲草、山茱萸、天花粉、鳖甲、昆布、海藻。

【加　　减】方①如瘀血结于肠部便血者，加槐花、地榆、旱莲草清热止血；如腹泻，里急后重，去三棱、莪术，加竹茹、半夏、砂仁等健脾和胃。方②如发生脑转移时，上方加天竺黄、全蝎、钩藤、玳瑁、羚羊角等以清热镇痉息风；感冒发烧加蒲公英、败酱草、白及、阿胶等清热养血；化疗时本方加党参、白术、竹茹、半夏以健脾和胃止呕；化疗反应表现为阴虚者本方加麦冬、石斛等清热滋阴。方③咳嗽重者加二母宁嗽丸；咳血甚者加百合固金汤；气虚甚合补中益气汤；血虚甚加归脾汤；口腔溃疡加儿茶、五倍子、黄柏等量，煎水漱口，每 2 ～ 4 小时 1 次，局部撒珍珠粉；脱发甚者佐滋阴之品。

【功效主治】恶性滋养细胞肿瘤（包括恶性葡萄胎和绒毛膜癌）。

【用法用量】诸方均水煎服，每日 1 剂。方①主治恶性滋养细胞肿瘤气虚血瘀型，症以腹部肿块，疼痛拒按，阴道出血，面白乏力，舌淡脉细或舌紫脉涩等症为主。方②恶性细胞滋养肿瘤邪毒蕴肺型（肺转移病例），症以咳嗽、咯血、胸闷作疼、咽干发热、舌红脉数等为主。方③主治恶性滋养细胞肿瘤气血两虚型（广泛转移、贫血），症以面黄体瘦，少气懒言，纳呆肢倦，动则汗出，舌淡苔白，脉虚数为主。

【临床应用】共治疗 125 例，其中恶性葡萄胎 73 例，治愈 72 例，死亡 1 例，治愈率为 98.6%；绒毛膜癌 52 例，治愈 39 例，死亡 13 例，治愈率为 75%。总治愈率为 88.8%。1981 年对治愈出院的 111 例进行随访，随访时距出院时间均在 1 年以上，其中 3 ～ 5 年者 63 例，5 年以上者 34 例。随访结果，死亡 5 例，其中除 1 例恶性葡萄胎患者于产后 8 个月（出院 2 年 8 个月），患绒毛膜癌死亡外，余 4 例死亡原因均与本病无关。所有 125 例患者采用化疗加中药治疗。

【来　　源】《中医杂志》，1983，（5）：43。

【方　　名】益肝消癥汤

【方药组成】西洋参 9g，鳖甲 24g，石斛 15g，枸杞子 15g，白术 12g，茯苓 24g，半枝莲 30g，龙胆草 24g，延胡索 24g，川楝子 15g，柴胡 12g。

【加　　减】腹胀恶心、呕吐纳差者，加半夏、陈皮、厚朴；血细胞下降者，加当归、阿胶、鸡血藤；腹水、腹胀、小溲不利者，加车前子、芦根、白茅根。

【功效主治】益肝消癥，化湿止痛。原发性肝癌，症见口苦、口渴，胁肋胀痛，烦躁易怒，大便泄泻，小便不利，或下肢浮肿，或黄疸，舌苔白腻，脉滑。

【用法用量】以上药物，水煎分 2 次服下，每日 1 剂。

【临床应用】以该方配合介入疗法治疗原发性肝癌 80 例，结果生存大于 2 年者 32 例，1 ～ 2 年者 22 例，3 个月～ 1 年 20 例，小于 3 个月 6 例。生活质量亦有明显改善。

【附　　注】本方所治肝癌，其病机为脾虚湿阻，蕴而化热，肝气郁滞者。故方用白术、茯苓健脾益气化湿，以绝生湿之源；湿聚日久，蕴生湿热，故用半枝莲、龙胆草清热燥湿、利水退黄；湿阻则气行不畅，用延胡索、川楝子、柴胡理气畅中，疏肝解郁，散结止痛；热盛则煎熬津液而致阴伤，故用石斛、鳖甲、枸杞子甘寒濡润、滋阴生津；西洋参则取其益气生津、双补气阴之效。综合全方，泻肝而不伤肝，益肝而不留邪，最终可收扶正抗癌之功。

【来　　源】《中西医结合肝病杂志》1995 年第 4 例。

【方　　名】益坤抗癌丸合方
【方药组成】①当归15g，白芍9g，生贯众30g，老节炭30g，川黄连9g，金银花30g，毛菇9g，西红花1.5g，制乳香、没药各18g，生甘草6g，海螵蛸9g，蒲公英30g，紫花地丁30g，白茯苓9g。②当归9g，白芍9g，贯众炭30g，藕节炭30g，川黄连6g，金银花30g，毛菇9g，煅龙牡18g，制乳香、没药各18g，生甘草6g，海螵蛸12g，蒲公英30g，紫花地丁30g，白茯苓9g，阿胶9g。
【加　　减】方①改服汤剂时，随证加减如下：阴道流血淋漓不断加龙骨9g，牡蛎9g，阿胶9g，去西红花；阴道流紫色血块加桃仁12g，生地黄9g；大流血不止加旱三七面冲服（6g分成3包）；臀髂部疼痛加制马钱子片1.5g；肛门坠胀加郁李仁9g，火麻仁15g，木香6g；大便燥结加川大黄15g，玄明粉9g；小便不利加泽漆9g，竹叶9g；阴道流黄水加黄柏9g，土茯苓15g；尿道疼痛加萆薢15g；晚期气血亏虚加人参9g，黄芪15g；腹内有肿物加夏枯草15g，三棱9g，莪术9g；贫血、大便燥加肉苁蓉30g；肛门肿痛加茯苓12g，罂粟壳3g；放疗后有脓血便加金银花30g，茜草12g，血余炭12g；阴道流淘米泔样水有恶臭味加白芷9g。
【功效主治】子宫颈癌。
【用法用量】上二方均为细面，炼蜜丸6g，早晚各1丸。
【来　　源】内蒙古自治区医院编《中草药验方选编》，内蒙古自治区人民出版社，1972：171。

【方　　名】益母草
【方药组成】益母草30g。
【功效主治】妇女血瘕。
【用法用量】水、酒各半煎服。

【方　　名】益母草当归汤
【方药组成】益母草20g，当归9g，丹参15g，川芎9g，小茴香6g，牡丹皮9g，香附9g，陈皮6g，艾叶6g。
【加　　减】流血过多，加仙鹤草15g，贯众15g，白茅根15g；白带增多，加白芷9g，海螵蛸15g，鸡冠花20g；腹痛，加五灵脂6g，蒲黄6g，延胡索6g；气血虚，加党参15g，黄芪15g。
【功效主治】子宫体癌早期。
【用法用量】上药加水煎煮2次，将2次煎的药液混合均匀，分2次服，每日1剂。

【方　　名】益母草煮鸡蛋方
【方药组成】益母草50g，鸡蛋2枚。
【功效主治】卵巢癌血虚者。
【用法用量】益母草洗净切段，与鸡蛋加水同煮，鸡蛋熟后去壳取蛋再煮片刻即成。每日1剂，吃蛋饮汤。
【来　　源】《饮食疗法》。

【方　　名】益母石韦汤
【方药组成】益母草30g，泽兰叶、生龙骨、生牡蛎、半枝莲各15g，夏枯草、黄药子、金银花各12g，生阿胶、石韦、生姜各9g，炒黄柏4.5g，川黄连3g。
【功效主治】子宫颈癌。
【用法用量】水煎服，每日1剂。

【方　　名】益母汤
【方药组成】益母草、白术各5g，当归、芍药、熟地黄、陈皮、香附、阿胶、炒蛤粉各4g，玄参、蒲黄各3g，生甘草2g。
【功效主治】子宫癌。
【用法用量】水煎，分3次饭前服，日1剂。

【方　　名】益母丸
【方药组成】益母草500g，川芎30g，赤芍30g，当归身30g，木香30g。
【功效主治】调气活血。适用于卵巢肿瘤，月经不调，经来腹痛，腹有癥瘕，久不受孕，产后血瘀腹痛。
【用法用量】上为细末，炼蜜为丸，如弹子大，每丸重9g。每服1丸，1日2～3次。
【附　　注】孕妇忌服。

【方　　名】益气补肾方

【方药组成】黄芪 30g，太子参 30g，茯苓 10g，当归 10g，赤芍 10g，白芍 10g，干蟾 10g，僵蚕 10g，猪苓 20g，生地黄 20g，女贞子 20g，半枝莲 60g。

【功效主治】益气补肾，活血散结。肾癌，身倦无力，体重减轻，腰酸疼痛，下腹坠痛，尿有余沥，或颜色发红，或排尿困难，尿潴留，腹部肿块，舌淡红，苔薄少，脉细数。

【用法用量】以上药物，水煎分 2 次空腹服下，每日 1 剂。

【来　　源】本方为北京郁仁存教授方。《中医肿瘤学》。

【附　　注】本方乃为气阴两虚、邪毒内结之肾癌而设。治当"虚则补之""留者攻之"，故方用黄芪、太子参、茯苓补益元气，健运中焦，升阳举陷；生地黄、女贞子、白芍、当归滋阴养血，填精化气，补肾强肾，壮骨止痛；赤芍、僵蚕活血化瘀，通经行滞，散结免疫功能；半枝莲、干蟾皮解毒消肿，抗癌散结。全方配伍，补气阴，强腰脊，散结块，止疼痛，对于控制肿瘤的恶性进展发挥重要作用。

【方　　名】益气聪明汤

【方药组成】生黄芪、炒党参各 15g，钩藤（后下）、蔓荆子、夏枯草、黄柏各 10g，白芍 12g，升麻、防风、炙甘草各 3g，柴胡、葛根各 6g，制川乌、制草乌、苍耳子、辛夷花各 9g。

【功效主治】脑干肿瘤。

【用法用量】每日 1 剂，水煎分 2 次服。

【来　　源】《新中医》，1985，17（4）：31。

【方　　名】益气活血通络汤

【方药组成】黄芪 120g，当归、生地黄各 20g，牛膝、地龙各 15g，赤芍、川芎、桃仁、红花、枳壳、桔梗、大枣各 10g，柴胡、夏枯草各 12g，生甘草 6g。

【功效主治】颅内动脉瘤。

【用法用量】水煎服，每日 1 剂。

【方　　名】益气活血消肿汤

【方药组成】生黄芪 15g，党参 12g，白术 9g，穿山甲 9g，丹参 15g，苏木 9g，重楼 30g，生牡蛎 30g，鼠妇 15g。

【功效主治】健脾益气，活血通络，软坚散结。肝癌疼痛。

【用法用量】水煎服，每日 1 剂。

【临床疗效】曾用本方治疗原发性肝癌患者，治疗后疼痛缓解，半年生存率达 43.3%，1 年生存率达 20%，稳定率达 78.3%。

【来　　源】刘嘉湘，《现代中医药应用与研究大系》，1996，（6）：299。

【附　　注】本方内含四君子汤，具健脾益气之功，对肝脾不和脾气虚弱之肝癌疼痛尤为适合。生黄芪、党参、白术健脾益气；丹参、穿山甲活血化瘀；苏木、重楼通络止痛；生牡蛎、鼠妇软坚散结。

【方　　名】益气煎

【方药组成】党参、白术、白芍、茯苓、当归、生地黄、熟地黄、补骨脂、木香、鹿角霜、龙眼肉、枸杞子、陈皮各 9g，黄芪 12g。

【加　　减】白细胞下降加鸡血藤；纳呆加砂仁、神曲、鸡内金；癌瘤较大加鳖甲、炮穿山甲、生牡蛎；恶心呕吐加半夏、竹茹、生姜。

【功效主治】益气养血，滋阴助阳。卵巢癌，症见神疲乏力，面色无华，腰膝酸软，舌淡苔白，脉沉细弱。

【用法用量】以上药物，水煎分 2 次温服，每日 1 剂。

【来　　源】《上海中医药杂志》1984 年第 8 期。

【附　　注】本方适用于卵巢癌经化疗治疗后身体虚弱证属气虚者。治宜补虚扶助正气。方中黄芪、党参、白术、茯苓大补肺脾之气，以补虚培本；血为气之母，故加熟地黄、当归、枸杞子、白芍、龙眼肉养血益阴，以助气；鹿角霜、补骨脂补肾壮阳，阳得阴助则生化无穷；木香、陈皮理气，使补而不滞；上药多为温燥之品，故加甘寒阴柔之生地黄。诸药合用，共奏补虚扶正、改善机体免疫功能之效。临床用本方配合化疗治疗卵巢癌多例，取得了良好的效果。

【方　　名】益气健脾汤

【方药组成】太子参 30g，炙黄芪 30g，虎杖 30g，猪苓 15g，茯苓 15g，苍术 10g，白术 10g，香附 10g，生薏苡仁 20g，陈皮 6g，柴胡 6g。

【加　　减】本方以扶正为主，具体应用时可适当配以半枝莲、连翘、半边莲、山慈菇、山豆根、夏枯草等清热解毒之品以增强疗效。

【功效主治】益气健脾，和胃化湿。原发性肝癌，症见四肢无力，下肢水肿，或有腹水，大便泄泻，形体瘦弱，卧床懒动，脘腹虚胀，不思饮食，舌淡白、苔白润，脉濡。

【用法用量】以上药物，水煎分 2 次服下，每日 1 剂。

【临床应用】用该方为主治疗原发性肝癌 46 例，并以软坚化瘀中药治疗组 38 例为对照，结果晚期病人两组生存 6 个月者分别为 3 例、0 例，中位生存期 9 周、15 周；中期病人两组生存 1 年者分别为 11 例、7 例，中位生存期 51 周、40 周。前者疗效优于后者。

【来　　源】《中医研究》1997 年第 2 期。

【附　　注】本方乃由参苓白术散化裁而成，主治原发性肝癌证属脾胃虚弱，失于健运，湿浊内阻者。方用黄芪、太子参、茯苓、白术、苍术、薏苡仁、猪苓补益脾气，健运水湿；陈皮、香附理气和胃，宽中行滞，气顺亦有利于湿化；柴胡疏肝解郁，升达清阳；虎杖清热利湿，消肿行水，活血散结。全方配伍，补而兼疏，立意在于治病求本，扶正以抗邪、散结。

【方　　名】益气解毒方

【方药组成】绞股蓝 30 ～ 60g，黄芪 15 ～ 30g，白术 15g，茯苓 15g，生甘草 10g，龙葵 30g，菝葜 30g，石见穿 30g。

【功效主治】益气健脾，解毒抗癌。晚期胃癌，肿瘤已有外侵或远处转移，形体消瘦，面色无华，脘腹疼痛持续，或可触及肿块者。

【用法用量】以上药物，水煎分 2 次服下，每日 1 剂。

【临床应用】以之配合化疗，治疗晚期胃癌 60 例，并设单纯化疗者 35 例做对照。结果两组生存期分别为 2.5 个月，5 年以上、1 ～ 2 年以上，中位数生存期 6 ～ 9 个月、2 ～ 9 个月。说明在扶正的基础上，通过各种方法以增强抗邪力度，可有助于临床疗效的提高。

【来　　源】《河北中医》1994 年第 5 期。

【附　　注】胃癌进入晚期，随病情发展，邪气愈实而正气大伤。这种复杂的病机特点决定了片面的蛮补或妄攻都不能切入疾病的关键，不能解决矛盾的两个方面。正确的治法应为攻补兼施，既可泄其实邪，又能补其不足。本方即从此角度立法而成，方中药物亦相应分为两个部分。其中黄芪、白术、茯苓、生甘草、绞股蓝之功为益气健脾扶正，主要针对机体正虚的矛盾一方施治；龙葵、菝葜、石见穿解毒破积、消肿抗癌，则对矛盾的另一方邪实以发挥疗效。二者相互配合、协调以共奏扶正、抗癌之功。

【方　　名】益气解瘀抗癌方

【方药组成】法半夏 9g，陈皮 10g，川贝母 3g，浙贝母 15g，夏枯草 15g，五味子 6g，泽兰 15g，麦冬 15g，茯苓 30g，柴胡 12g，郁金 15g，白芍 15g，白花蛇舌草 15g，川楝子 9g，合欢皮 15g。

【功效主治】化疗瘀气，疏肝解郁。适用于积肺（肺癌）痰气交阻、肝郁气滞者。

【用法用量】每日 1 剂，水煎，口服，每日 2 次以上。

【来　　源】中国中医科学院广安门医院赵元辰、刘世刚。

【附　　注】方名系编者拟。

【方　　名】益气清金汤

【方药组成】党参、沙参、瓜蒌、鱼腥草各 30g，茯苓、陈皮、鳖甲、浙贝母各 15g，炙枇杷叶、阿胶（烊化）、麦冬各 10g，五味子 6g，生牡蛎 20g。

【加　　减】咯血者，加藕节、仙鹤草；胸水者，加葶苈子，龙葵；胸痛者，加郁金、延胡索、赤芍。

【功效主治】益气养阴，止咳化痰。肺癌晚期证属气阴两虚者，咳嗽不止，咳声低微，少痰或无痰，胸闷气短，倦怠嗜卧，形体消瘦，自汗，五心烦热，口干不欲饮，舌质红，脉虚数。

【用法用量】以上药物，水煎分 2 次空腹服下，每日 1 剂。

【来　　源】《陕西中医》1988 年第 12 期。

【附　　注】晚期肺癌正气已虚，病久耗气伤阴，致气阴两虚，此即本方之适应证。治宜扶正祛邪，扶正为主。方中党参、沙参益气养阴为方中主药；辅以茯苓、陈皮健脾补中以助党参之功，而助气之生化；阿胶、麦冬、五味子滋养肺肾之阴，使金水得以相生；浙贝母、枇杷叶、瓜蒌清肺化痰止咳；鳖甲、生牡蛎软坚散结以消瘤；鱼腥草解毒抗癌。诸药合用补气养阴，免疫机能得以提高，消瘤散结，晚期肺癌得以控制。

【方　　名】益气清金汤

【方药组成】苦桔梗 9g，黄芩 6g，浙贝母（去心，研）、麦冬（去心）、牛蒡子（炒研）各 4.5g，人参、白茯苓、陈皮、生栀子（研）、薄荷、生甘草各 3g，紫苏 1.5g，竹叶 30 片。

【功效主治】清热利咽，解毒散结。适用于喉瘤。

【用法用量】水 600ml，煎取 200ml，空腹服，滓再煎服。

【来　　源】《医宗金鉴》。

【方　　名】益气疏风汤

【方药组成】升麻，生甘草，当归，川芎，生地黄，白芍，桔梗，天花粉，黄芩，麦冬，前胡，青皮，干葛，紫苏，连翘，防风。

【功效主治】清肺益气，解毒利咽。适用于肺经受热，气阴受损，喉瘤生于喉间两旁，或单或双，形如圆眼大，血丝相裹如瘤。

【用法用量】每日 1 剂，水煎，分 2 次服。

【来　　源】《疮疡经验全书》。

【方　　名】益气消积汤

【方药组成】党参 30g，蝉蜕 30g，白花蛇舌草 30g，山慈菇 30g，半枝莲 30g，徐长卿 30g，牡蛎 30g，茯苓 15g，炒白术 15g，威灵仙 15g，砂仁 10g，白豆蔻 10g，川楝子 10g，延胡索 10g，鸡内金 10g，鳖甲 10g，麝香（冲）0.1g。

【加　　减】疼痛剧烈者，加重楼、蜈蚣、白芍、马钱子；腹胀甚者，加厚朴、炒莱菔子、槟榔；恶心口苦者，加薏苡仁、蒲公英；声音嘶哑，加桔梗、生甘草、山豆根、木蝴蝶；咳嗽者，加川贝母、瓜蒌、枇杷叶；苔腻者，加泽漆、重楼；呛咳不止者，加金银花、连翘、蒲公英。

【功效主治】益气消积，解毒抗癌。食管癌症见口气热臭，呃腐吐酸，胸腹满闷，吞咽噎塞，身倦无力，懒动喜卧，舌红、苔黄、脉细数无力者。本方所治食管癌以气虚、气滞、热毒内蕴为病机。

【用法用量】以上药物，水煎分 2 次服下，每日 1 剂，15 日为 1 个疗程。

【临床应用】以本方配合化疗治疗食管癌 52 例，结果完全缓解 13 例，部分缓解 20 例，轻微缓解 8 例，无效 11 例，总有效率为 63.5%。

【来　　源】《实用中医药杂志》1996 年第 2 期。

【附　　注】方中用党参、茯苓、炒白术益脾气，养胃土，固中焦；山慈菇、半枝莲、白花蛇舌草清热邪，泻毒火，治肿毒；蝉蜕、威灵仙透邪达表，找毒外出；牡蛎、鳖甲软坚散结，磨积消癥；川楝子、延胡索、白豆蔻、砂仁疏理气机，解郁止痛；麝香辛香走窜，通达十二经脉，消肿散结，开窍通关，活络止痛；鸡内金消食化滞，散结聚，调脾胃；徐长卿缓挛急，止疼痛，宽胃肠。综合全方，可收抗癌扶正之效。

【方　　名】益气消癥方

【方药组成】黄芪 30g，白术、川芎、地龙、莪术、紫草各 10g，当归 15g。

【加　　减】疼痛者，加延胡索、乌药、乳香、没药；肿块较大者，加生牡蛎、鳖甲、穿山甲；便血者，加仙鹤草、蒲黄炭、三七。

【功效主治】补气活血，消积散瘀。大肠癌，症见大便溏薄，有黏冻似脓样，神疲乏力，舌淡，脉细。本方适用于大肠癌晚期。

【用法用量】以上药物，水煎分 2 次温服，每日

1 剂。可配合化疗同时应用。

【来　　源】《中医杂志》1994 年第 4 期。

【附　　注】本证病机特点为瘀血凝滞，正气不足。治宜扶正祛邪。方中黄芪大补肺脾之气，固后天之本，扶正托毒为主药；辅以白术益气健脾以助主药之功；莪术行气破瘀则补而不滞，且元气愈旺愈能鼓舞莪术消坚瘕之力；紫草凉血活血，解毒滑肠，消积散结；当归、地龙、川芎配合莪术活血化瘀起相须作用。同时，紫草性寒可调黄芪、白术之温使本方药性平和，攻补兼施，易于长期服用。经实验研究证实本方有较好的抑瘤作用，可明显提高化疗疗效，有显著增效作用，还对细胞免疫及体液免疫有明显增强作用。

【方　　名】益气消癥汤

【方药组成】黄芪 30g，党参、三棱、莪术、香附、桃仁、红花、当归、昆布、山甲珠、夏枯草、王不留行各 10g。

【功效主治】益气行血，软坚散结。子宫肌瘤。

【用法用量】水煎服，每日 1 剂。

【来　　源】《神方、仙方灵验方》。

【方　　名】益气养荣汤

【方药组成】人参、当归各四钱，香附一钱二分，干漆一钱半，干姜、肉桂各一钱，陈皮七分。

【加　　减】如坚结不能化者，加三棱、莪术；冷痛时作者，加延胡索、乌药、小茴香。

【功效主治】补气养血，破瘀消积。妇人气血虚弱，风冷所乘，搏于脏腑，积聚为患。

【用法用量】水煎分 2 次温服，每日 1 剂。

【来　　源】《罗氏会约医镜》卷十五。

【附　　注】本方为攻补兼施之方，以补为主。脾为气血生化之源，脾胃虚弱，则气血不足，复感寒邪，凝滞气血，瘀血停滞，积而成癥。方中人参大补元气，以振中土生机，当归既能补血，又能活血，专攻血虚血滞之病证，二药合用共为主药以补后天；辅以干姜、肉桂温里散寒以助气血运行；香附理气行滞；干漆破血消积；陈皮健脾和胃。诸药合用共奏补气血、消瘀积之功，本方重点在于治本，用于虚人积聚。现临床可用于患妇科肿瘤而气血虚弱的病人的治疗。

【方　　名】益气养荣汤

【方药组成】人参、茯苓、陈皮、贝母、香附、当归（酒拌）、川芎、黄芪（盐水拌炒）、熟地黄（酒拌）、芍药（炒）各 4g，炙甘草 2g，桔梗（炒）2g，炒白术 8g，生姜 3 片。

【功效主治】治抑郁，或劳伤气血，或四肢颈项患肿，或软或硬，或赤不赤，或痛不痛，或日晡发热，或溃而不敛。并治乳癌，肿核年余不消者。

【用法用量】水煎服，食远服。须服 2 ～ 3 个月，每日 1 剂。

【来　　源】《薛氏医案·外科发挥》。

【附　　注】据《薛氏医案·外科发挥》卷八记载："一妇人久郁，右乳内结三核，年余不消，朝寒暮热，饮食不甘，此乳岩也。乃七情所伤肝经，血气枯槁之症，宜补气血，解郁结药治之。遂以益气养荣汤百余剂，血气渐复；更以木香饼灸之，喜其谨疾，年余而消。"

【方　　名】益气养荣汤及当归补血汤

【方药组成】党参 30g，白术 10g，茯苓 10g，炙甘草 6g，陈皮 10g，当归 15g，川芎 10g，地黄 15g，白芍 15g，香附 10g，川贝母 10g，黄芪 30g，丹参 15g，白花蛇舌草 30g。

【功效主治】气血双亏型乳腺癌。

【用法用量】水煎服，每日 1 剂。

【来　　源】《中西医结合治疗癌症》：48。

【方　　名】益气养阴煎

【方药组成】党参、白术、白芍、黄芪、天冬、麦冬、枸杞子、牡丹皮、鹿角霜、生地黄各 9g，佛手片、木香各 6g，天花粉 15g，五味子 5g。

【加　　减】白细胞下降加鸡血藤；纳呆加砂仁、鸡内金、神曲；癌肿较大加鳖甲、山甲、生牡蛎；恶心呕吐加半夏、陈皮、生姜。

【功效主治】益气养阴。卵巢癌，症见神疲乏力，腰膝酸软，胸闷腹胀，舌淡脉沉细。本方适用于卵巢癌经化疗治疗后身体虚弱属气阴两虚者。

【用法用量】以上药物，水煎分 2 次服，每日 1 剂。

【来　　源】《上海中医药杂志》1984 年第 8 期。

【附　　注】治宜补气养阴。补气者，当求之脾肺，方中黄芪、党参、白术大补肺脾之气，固后天之本；白芍、天冬、麦冬、枸杞子、天花粉、五味子滋阴益肾，壮先天之本；佛手、木香行气使补而不滞；阴虚内热，故加生地黄、牡丹皮以清之；鹿角霜补肾壮阳，则阳生阴长。诸药合用补气养阴，改善机体免疫功能，气旺阴足，则诸症自愈。临床用本方治疗卵巢癌多例，取得了良好的效果。

【方　　名】益气养阴解毒方

【方药组成】南、北沙参各 20g，石斛 15g，天冬、麦冬各 15g，生黄芪 20g，太子参 30g，生地黄 20g，玄参 15g，黄芩 10g，龙葵 30g，半枝莲 30g，七叶一枝花 15g。

【功效主治】肺癌、胃癌、肝癌、食道癌的手术治疗、放疗或化疗之后。

【用法用量】水煎服，每日 1 剂。

【来　　源】《中医肿瘤学》（下），科学出版社，1985：26。

【方　　名】益气养阴汤

【方药组成】太子参、白花蛇舌草、半枝莲各 30g，玄参、生地黄、麦冬、女贞子各 15g，石斛、天花粉各 20g，生甘草 6g。

【加　　减】放疗时可加用丹参、川芎以提高放疗敏感性；鼻塞加苍耳子、辛夷花；涕血加仙鹤草、旱莲草、侧柏叶；头痛加白芷、羌活；面麻、舌歪、复视加蜈蚣、僵蚕；颈淋巴结肿大加生南星、生牡蛎、夏枯草；白细胞下降加鸡血藤、制何首乌、黄精、黄芪。

【功效主治】益气养阴，清热解毒。鼻咽癌，症见鼻塞，流血涕，神疲乏力，头昏耳鸣，口苦口干，舌苔薄黄，脉细数。

【用法用量】以上药物，水煎分 2 次服，每日 1 剂，连服 6 天，休息 1 天，4 周为 1 个疗程，连续服用 3 个疗程至放疗结束，放疗后半年内每周维持 5 ～ 6 剂，放疗后半年以上每周服 3 剂，持续 2 年以上。

【临床应用】本方配合放疗治疗鼻咽癌 183 例，存活 3 年以上者为 86.96%，存活 5 年以上者为 67.4%。临床研究表明本方能减少鼻咽癌 5 年内复发率，可以提高机体免疫功能。

【来　　源】《中医杂志》1991 年第 5 期。

【附　　注】本方适用于鼻咽癌放疗期间证属热毒蕴结、气阴两虚的病证。治宜扶正祛邪兼顾。方中太子参益气生津，既补气又益阴，为主药；玄参、生地黄、麦冬、女贞子、石斛、天花粉滋养肺肾之阴，使金水得以相生；白花蛇舌草、半枝莲清热解毒，消肿抗癌。诸药合用，共奏益气养阴以扶正、清热解毒以抗癌之功。

【方　　名】益气养阴汤合方

【方药组成】①益气养阴汤：北沙参、潞党参、浮小麦、山茱萸、煅牡蛎、北五味各 30g，山药、煅龙骨各 15g，人参须 12g，大麦冬、炙甘草各 9g，生地黄 24g，大枣 1 枚。②益气助阳汤：吉林参须、补骨脂、阿胶珠各 9g，潞党参 30g，太子参 13g，麦冬 12g，五味子 15g，枸杞子 13g，山茱萸 24g，熟地黄 24g，制何首乌 18g，肉苁蓉 24g，巴戟天 12g，鹿角胶 9g，鸡血藤 18g，生姜 3 片，大枣 5 枚。③加减生脉地黄汤：沙参、麦冬、山茱萸、龟板胶、生鳖甲各 15g，五味子、牡丹皮、吉林参须、生甘草各 6g，大熟地黄 18g，山药、生黄芪各 24g，茯苓、泽泻、制何首乌、枸杞子、女贞子、旱莲草、野百合、当归、太子参、党参、青蒿、鳖血炒柴胡各 9g。④加味逍遥散：鳖血炒柴胡、当归、白芍、茯苓、白术、炙甘草、麦冬、枸杞子、焦山楂肉、神曲、黄精各 9g，党参、生黄芪、山茱萸、山药各 15g，五味子 4.5g。⑤加味大定风珠：沙参、党参、生鳖甲、生牡蛎、火麻仁各 15g，吉林参须、麦冬、干地黄、阿胶珠（冲）各 9g，酸枣仁、生白芍、生龟板各 12g，五味子 4.5g。⑥归脾汤加味：吉林参（另煎兑），白术、茯神、酸枣仁、桂圆肉、当归、太子参、旱莲草、女贞子、鹿角胶、阿胶珠、龟板胶、山药、黄精各 9g，广木香

3g，鸡血藤、白茅根各 15g，炙甘草 6g，生黄芪 18g。⑦大补回阳汤：炙黄芪 30g，党参、鸡血藤、桑椹各 24g，太子参、山药各 15g，吉林参、白术、茯苓、当归、白芍、阿胶、补骨脂、麦冬各 9g，淡附子、炙甘草、川芎各 6g，肉桂 4.5g，熟地黄、山茱萸各 12g，干姜、五味子各 3g，鹿茸 2.4g，生姜 3 片，大枣 3 枚。⑧升阳救阴汤：沙参、丹参、枸杞子、龙骨、阿胶各 15g，玄参、当归、生地黄各 12g，党参、山茱萸各 24g，白糖参、太子参、麦冬、白芍、白术、秦艽、白薇、鳖甲、茯苓、焦山楂、神曲各 9g，五味子、青蒿、炙甘草各 6g，山药、生黄芪、鸡血藤各 30g，浮小麦 45g，柴胡、升麻各 3g，大枣 5 枚。⑨金银花、连翘、薄荷、蒲公英、板蓝根、紫花地丁、七叶一枝花、桑叶。⑩加味当归龙荟汤：当归、龙荟、龙胆草各 9g，黄连、黄芩、黄柏、栀子、大黄、青黛各 6g，木香 3g，麝香 0.15g，白花蛇舌草 30g，半枝莲 15g，生牡蛎、生鳖甲各 24g。

【加　　减】肺肾虚，肝木土型之肝郁肿大者加丹参、广郁金、生牡蛎、生鳖甲、生龟板、生麦芽、穿山甲、瓦楞子、桃仁、红花；淋巴结肿大者加小金丹（由白胶香、制草乌、五灵脂、干地龙、地鳖虫、乳香、没药、当归、麝香组成）每次 3 丸。肝肾阴虚，肝风内动昏迷者用安宫牛黄丸。温病型则随热毒所在脏腑，随证加减，此外，可加入具抗癌作用的中草药：白花蛇舌草、半枝莲、龙葵、猪殃殃、喜树根、青黛、重楼之类；还可加雄黄、蟾酥等。血瘀者还可加三棱、莪术、黄药子、景天、三七、蛇六谷、山慈菇。五脏交病，实火在肝型之肝脾肿大者，加三棱、莪术各 6g。

【功效主治】白血病。

【用法用量】水煎服，每日 1 剂，肝肾阴虚用方①；肺肾阳虚方②；肺肾阴虚，肝阴不足用方③；肺肾虚，肝木克土用方④；肺肾阴虚，肝风内动用方⑤；肺肾肝虚，脾不统血用方⑥；五脏失调，虚寒在心用方⑦；五脏失调，阴亏阳陷用方⑧；温病型用方⑨；五脏交病，实火在肝用方⑩。

【临床应用】荀某，女，25 岁。1974 年 3 月初诊。数月来，精神不振，食欲渐退，倦怠无力，心悸等，曾在某医院检查白细胞 210 000，肝脾肿大，确诊为慢性粒细胞性白血病。舌尖边红，脉细数。证属肺肾阴虚，以益气养阴汤加白花蛇舌草 24g，半枝莲 15g，青黛 3g（包），丹参 15g，广郁金 9g，生牡蛎 18g，生鳖甲 18g。上方服 2 个月后，精神、睡眠、饮食均正常，已能参加体力劳动。1975 年 4 月再诊，月经延期，肝脾大，脉弦数。以加味逍遥散加减，20 剂后，自觉症状良好，肝脾显著缩小，白细胞数降至正常。改服益气养阴汤药量加 4 倍，炼蜜为丸。迄今 6 年，未见复发。

【来　　源】《广西中医药》，1981，（4）：1。

【方　　名】益气滋阴解毒汤

【方药组成】生黄芪 30g，大青叶 30g，白花蛇舌草 30g，薏苡仁 30g，黑玄参 15g，细生地黄 15g，粉牡丹皮 15g，草河车 15g，黄药子 9g，地骨皮 9g。

【功效主治】益气养阴，清热解毒。适用于急性白血病。

【用法用量】每日 1 剂，煎 2 次分服。

【临床应用】本方配合化疗治疗白血病 13 例（急性淋巴细胞性白血病 3 例，急性粒细胞性白血病 2 例，急性单核细胞性白血病 1 例，急性红白血病 1 例等），获完全及部分缓解者：急性淋巴细胞性白血病 2 例，急性粒细胞性白血病 1 例，急性单核细胞性白血病 1 例，急性红白血病 1 例。

【来　　源】河北廊坊地区人民医院方。

【方　　名】益气滋阴汤合方

【方药组成】①党参 9g，白术 9g，陈皮 9g，天冬 12g，谷芽 12g，白花蛇舌草 30g，龙葵 30g，石打穿 30g，车前子 30g。②茵陈蒿 30g，石打穿 30g，八月札 30g，郁金 30g，苦参 30g，金钱草 30g，岩柏 30g，白花蛇舌草 30g，丹参 30g，半枝莲 30g，车前子 30g，平地木 30g，山栀子 9g，川楝子 9g。③薏苡仁 30g，岩柏 30g，白花蛇舌草 30g，平地木 30g，牡蛎 30g，白英 30g，红藤

15g，八月札 15g，党参 12g，石斛 12g，川楝子 12g，夏枯草 12g，山栀子 9g，花生衣 9g，大枣 10 个。

【功效主治】益气养阴，利肝消癥。适用于肝癌。

【用法用量】每日 1 剂，煎 2 次分服。壁虎丸每次 5 丸，每日 3 次，随主方吞服。3 方可交替使用。

【附　　注】白细胞上升后，减去大枣与花生衣。

【方　　名】益气左金汤

【方药组成】人参 3g，陈皮、牛蒡子各 4.5g，麦冬 4.5g，生栀子、薄荷叶各 3g，苦桔梗 9g，黄芩（酒炒）6g，浙贝母（去心，研）4.5g，生甘草、苏叶、茯苓各 3g。

【功效主治】清热利咽，益气祛邪。适用于肝胆郁怒、郁热而成之喉瘤，形如龙眼核大，红丝相裹，或单或双，生于喉旁，或顶大蒂小。

【用法用量】加竹叶 30 片，水 600ml，煎至 200ml，空腹凉服，渣再煎服。

【来　　源】《外科证治全书》。

【方　　名】益髓生血饮

【方药组成】黄芪 30g，当归 30g，党参 10g，鸡血藤 30g，山茱萸 30g，五味子 15g，鹿角胶 12g，太子参 30g，补骨脂 15g，麦冬 30g，白芍 30g，山药 18g，熟地黄 15g，生地黄 10g，淫羊藿 12g，红参 10g，猫爪草 30g，地锦草 30g，龟板胶 12g，阿胶 10g，鸡内金 15g，焦三仙各 15g。

【加　　减】血小板减少者加桂圆 30g，白细胞降低者加制何首乌 30g，龙葵 30g，吐血者加三七粉 4g，仙鹤草 20g，高热不退者加羚羊角粉 6g，便秘者加麻仁 30g。

【功效主治】滋阴补肾、补益心脾、活血祛瘀。主治白血病（肝胃阴虚型、心脾肾虚型）。症见发热，消瘦，头晕耳鸣，口干盗汗，五心烦热，腰膝酸软，瘀血紫斑，唇暗甲白，舌红绛边有瘀点，脉细弦数或脉滑数涩。

【用法用量】水煎服，1 日 1 剂，早、晚各服 200ml。

【来　　源】北京市东城区健安医院谢继增院长的经验方。

【附　　注】忌辛辣食品。

【方　　名】薏苡仁

【方药组成】薏苡仁 50g。

【功效主治】早期恶性葡萄胎。

【用法用量】加水浓煎，去渣取液，加糖适量再浓缩成糖浆 1 000ml，日 1 剂，分 3 次服，1 个月为 1 个疗程。

【临床应用】用药 1 ～ 2 个疗程，有效率达 100%。

【方　　名】薏苡仁

【方药组成】薏苡仁 60 ～ 120g。

【功效主治】胰腺癌。

【用法用量】水煎服，每日 1 剂。

【方　　名】薏苡仁半枝莲汤

【方药组成】薏苡仁、半枝莲、白花蛇舌草、龙葵各 30g，猪苓、茯苓、土茯苓各 24g，穿山甲珠 15g，防己 12g，干蟾蜍皮、大黄各 6g。

【功效主治】睾丸肿瘤，症见睾丸肿胀，结节坚硬，粘连皮色紫暗，小便坠胀。

【用法用量】加水煎沸 15 分钟，滤出药液，再加水煎 20 分钟，去渣，两煎药液兑匀，分服，日 1 剂。

【方　　名】薏苡仁冰糖粥

【方药组成】生薏苡仁 30g，冰糖 30g。

【功效主治】胃癌。

【用法用量】熬粥晨服，常服。

【来　　源】《一味中药巧治病》。

【方　　名】薏苡仁补肾方

【方药组成】生薏苡仁 24g，熟薏苡仁 24g，桑寄生 24g，山药 12g，山茱萸 9g，淫羊藿 9g，赤芍 9g，白芍 9g，川牛膝 9g，丹参 9g，牛黄醒消丸 3g（分吞），六味地黄丸 12g（分吞），小金片 9 ～ 12 片（每日分 3 次服）。

【功效主治】骶尾部脊索瘤。

【用法用量】水煎服，每日1剂。
【附　　注】钱伯文供方。

【方　　名】薏苡仁丹皮汤
【方药组成】薏苡仁30g，牡丹皮、生甘草各6g，细生地黄、泽泻、桑寄生、山茱萸、白术各9g，川续断、山药、制何首乌各12g，仙鹤草15g。
【功效主治】滋肾养肝，扶正固本。主治宫颈癌晚期。
【用法用量】上药水浸泡30分钟，煮沸15分钟取汁，分早、晚2次服，每日1剂。

【方　　名】薏苡仁单方
【方药组成】薏苡仁5钱至1两，野菱带壳切开，2～3两。
【功效主治】抑制癌细胞发展。
【用法用量】共煎浓汁，1日2次分服，连服1个月为1个疗程。

【方　　名】薏苡仁炖鸡方
【方药组成】鸡1只，薏苡仁50g，橙子1个，绍酒、葱花、姜丝、胡椒各适量。
【功效主治】补益元气，健脾渗湿。本膳主要适用于子宫绒毛膜上皮癌转移者。
【用法用量】鸡以不老不嫩，在1 200～1 400g之间为宜。去毛及肠杂，洗净，将鸡肉连骨切成约3cm的方块，放入深锅内，加水适量，放入薏苡仁。先用猛火煮沸，继用文火煮约2小时，以鸡肉煮烂拆骨为度。薏苡仁捞出，加入酒、盐、葱、姜、橙子（扩汁）等调料即成。薏苡仁不捞出亦可。
【来　　源】《现代东洋医学》，1988，1:51，日文。
【附　　注】日本研究表明：含有薏苡仁的中药煎剂对晚期癌症患者有延命效果。将薏苡仁丙酮提物给癌性腹膜炎患者注射，24小时后，取腹水实验发现，癌细胞原生质受到破坏，显著变性，进一步分离证实其有效成分为薏苡仁酯，对小鼠子宫颈癌U-14及艾氏腹水癌（HCA）实体癌均呈明显抑制作用。

【方　　名】薏苡仁炖鸭方
【方药组成】嫩鸭1只（约1 500g），薏苡仁250g，胡椒粉1.5g，食盐5g，味精1.5g。
【功效主治】利水祛湿，健胃滋补。本膳主要适用于肝癌体质虚弱、精神低沉者。
【用法用量】将光鸭洗净（如活鸭则经宰杀、煺毛、去内脏），入沸水锅内汆一下，放入铝锅内，加入开水2 000g和淘洗干净的薏苡仁，用旺火烧沸，改小火以保持沸而不腾，炖至肉烂即可（约1小时多）。出锅前加上胡椒粉、食盐和味精即可。本膳鸭肉软烂，薏苡仁糯润，汤鲜味美，清香适口。
【临床应用】日本井之口裕曾以薏苡仁浸膏为主，配以十全大补汤，治疗1例肝癌，疗效甚佳。呕吐、腹水等均消失，生命得到延长。
【来　　源】《汉方研究》，1988，10：335，日文。
【附　　注】薏苡仁能抑制癌细胞的增殖，增强肾上腺皮质功能，升提白细胞和血小板，是一种较理想的抗癌食品。其性寒而不伤胃，益脾而不滋腻。本膳和鸭肉配伍，药性和缓，对多种肿瘤均可使用。

【方　　名】薏苡仁海金沙汤
【方药组成】薏苡仁30g，海金沙15g，半枝莲30g，白茅根15g，血见愁25g，半边莲20g，大蓟20g，小蓟20g，茯苓15g，白术12g，山药10g，党参10g，生甘草3g，黄芩10g，瞿麦15g。
【功效主治】膀胱癌。
【用法用量】水煎服，每日1剂。

【方　　名】薏苡仁荠菜兔肉汤
【方药组成】薏苡仁200g，荠菜100g，兔子1只。
【功效主治】湿热下注型膀胱癌。
【用法用量】先将薏苡仁、荠菜用纱布包妥，填入兔子腹腔内，加水煮熟，弃去药袋，和盐调味，饮汤或佐膳。

【方　　名】薏苡仁莲枣羹
【方药组成】薏苡仁50g，莲子20g，红枣15枚，红糖15g。
【功效主治】健脾和胃，益气养血，强体抗癌。通治各型宫颈癌、大肠癌、食管癌、肝癌等多种癌症。
【用法用量】先将薏苡仁拣杂，洗净，晒干或烘干，研成细粉末，备用。再将莲子、红枣择洗干净，放入砂锅，加水浸泡片刻，大火煮沸后，改用小火煨煮1小时，待莲肉熟烂，红枣去核，加薏苡仁粉继续煨煮15分钟，便煨边搅至稠黏状，调入红糖，拌和成羹。早、晚2次分服，或当点心随意服食，饮羹糊，嚼食莲肉、红枣肉。

【方　　名】薏苡仁绿茶饮
【方药组成】薏苡仁50g，绿茶1～3g。
【功效主治】胃癌、肠癌、喉癌、肺癌等恶性肿瘤。
【用法用量】薏苡仁加水先煮，至熟透时，加入绿茶叶，泡10～15分钟，俟温时分3次饮汽汁，每日1剂，常饮服之。
【来　　源】《健身茶配方》。
【附　　注】薏苡仁，又称薏米或米仁。

【方　　名】薏苡仁汤
【方药组成】薏苡仁60～100g。
【功效主治】喉癌声音嘶哑症。
【用法用量】将薏苡仁煎汤饮服，每日2次，每日1剂，6个月为1个疗程。
【来　　源】《食物中药与便方》。
【附　　注】《食物疗法精萃》介绍，本方曾有治愈病案。类方较多，可参。

【方　　名】薏苡仁汤
【方药组成】薏苡仁适量。
【功效主治】喉癌声音嘶哑症。
【用法用量】煎汤饮服，每日2次，2个月见效，连服6个月痊愈。
【附　　注】据《食物中药与便方》介绍，薏苡仁具有抑制癌细胞发展之功效。

【方　　名】薏苡仁汤
【方药组成】苦参9g，生、熟薏苡仁各74g，煅牡蛎24g，土茯苓24g，紫参12g，生地黄12g，地榆12g。
【功效主治】肠癌。
【用法用量】水煎服，每日1剂。
【来　　源】《实用中医内科学》。
【附　　注】方名为柳越冬编拟。

【方　　名】薏苡仁糖浆
【方药组成】薏苡仁糖浆，每100ml内含药量相当于生药50g。
【功效主治】肺癌、胃癌、肠癌、宫颈癌、绒毛膜上皮癌等。
【用法用量】口服，每次20～40ml，每日3次，儿童酌减。
【来　　源】《抗癌中草药制剂》。

【方　　名】薏苡仁香附散
【方药组成】薏苡仁500g，瓜蒌、全当归各300g，制香附250g，露芦、王不留行、穿山甲珠各200g，木通150g，乳香、没药、生甘草各100g。
【功效主治】乳腺囊性增生。
【用法用量】共研极细末，日服2次，每次10g，白开水冲服，1个月为1个疗程。

【方　　名】薏苡仁茵陈汤
【方药组成】薏苡仁20g，茵陈蒿12g，沙参10g，金银花10g，猪苓15g，茯苓15g，白术10g，生甘草3g，党参12g，麦冬12g，天冬12g，赤芍9g，泽泻14g，枸杞子12g，蛇床子12g，白花蛇舌草18g。
【加　　减】发热，合并感染，口苦，纳少，加黄芩10g，青蒿10g，麦芽18g；疼痛，加乳香6g，没药6g；口干舌燥，加酸枣仁10g，五味子6g，珍珠母（先煎）30g；脾胃虚寒，去天冬、麦冬、金银花、蛇床子，加木香9g，大枣5枚，砂仁6g；气血两虚，加黄芪20g，鸡血藤20g，当归10g；局部痛甚，加蒲黄10g，川楝子12g，荔枝核 12g，乳香 10g，没药 10g；小便灼痛，加栀子 12g，白茅根 15g，泽泻 10g；大便秘结，加大黄 10g，白花蛇舌草 20g。
【功效主治】外阴癌。
【用法用量】上药加水煎煮 2 次，将 2 次煎药液混合均匀，分 2 次服，每日 1 剂。

【方　　名】薏苡仁粥
【方药组成】薏苡仁 50g，清水适量。
【功效主治】健脾利湿，软坚消肿。本膳主要适用于肠道恶性或良性肿瘤。
【用法用量】薏苡仁清水洗净，加水文火慢煮 30 分钟，直至粥烂。或者以高压锅煮，限压阀喷出蒸汽后，即停火，自然冷却至可以拿下限压阀时为止。吃时，可酌加冰糖、白糖或蜂蜜。每天 1 ～ 2 次食用。
【临床应用】浙江中医药大学何任院长曾治一例多发性肠息肉患者，体检不具备手术指征，乃嘱其每日食薏苡仁 50 ～ 100g 代早餐，未服其他药物，连服 6 个月后，再摄片检查，肠息肉已不明显。获得较为满意的临床疗效。
【来　　源】《浙江中医学院学报》，1985，1：2。
【附　　注】由于薏苡仁甘淡偏寒，所以对偏有热象的肿瘤患者更为适宜。本品是较理想的抗癌药，抗癌谱较广，而且性微寒而不伤胃，益脾而不滋腻；药性缓和，清补利湿，尤其适宜于痰湿型、湿热型的消化道肿瘤。

【方　　名】薏苡仁粥
【方药组成】薏苡仁、粳米各 60g。
【功效主治】各种癌症辅助治疗。
【用法用量】将薏苡仁碾成细粉，与粳米同放入砂锅内，加水适量煮成稀粥。每日早、晚餐服用，10 天为 1 个疗程。
【来　　源】《广济方》。
【附　　注】本粥用于抗癌辅疗，需长时期服用，方可奏效。

【方　　名】薏苡仁猪肺粥
【方药组成】猪肺 500g，薏苡仁 50g，大米 100g。葱、姜、食盐、味精、料酒等。
【功效主治】益肺止咳，除湿开胃。本膳主要适用于原发生性肺癌气虚久咳不止者。
【用法用量】将猪肺洗净，加水适量，投入料酒，煮七成熟，捞出，改刀切成条丁状备作。将薏苡仁、大米淘净，连同猪肺丁一起放入铝锅内，并放入葱、姜、食盐、味精等佐料，以武火烧沸，文火煨熬，米烂即成。食用时，可当饭吃，须经常食用，方有效果。
【附　　注】猪肺性味甘平，李时珍《本草纲目》云其有“疗肺虚咳嗽，嗽血”功效。《证治要谬》治嗽血肺损，以薏苡仁“研细末，煮猪肺，白蘸食之”。本膳即渊源于此。薏苡仁的抗癌功效早已为国内科学者所证实，其特点是清热排脓、健脾渗湿，故多种癌症的食疗均用本品。另外，它具有“大如芡实白如玉，滑欲流匙香满屋”（陆游诗）的芳香开胃的长处，故也颇受患者尤其是老年中患者欢迎。

【方　　名】薏苡仁猪苓汤
【方药组成】薏苡仁 30g，猪苓 24g，茯苓 24g，土茯苓 24g，大黄 6g，龙葵 30g，半枝莲 30g，白花蛇舌草 30g，汉防己 12g，干蟾皮 6g，山甲珠 15g，黄芪 30g。
【功效主治】泌尿系统肿瘤。
【用法用量】水煎服，每日 1 剂。

【方　　名】阴道冲洗液
【方药组成】苦参 25g，蛇床子 15g，黄柏、蒲公英各 30g，龙胆草、白鲜皮、野花椒各 10g。
【功效主治】子宫颈癌。
【用法用量】煎水冲洗后，用无菌棉球拭干癌灶周边。

【方　　名】阴道洗液
【方药组成】苦参 20g，蛇床子 20g，黄柏 12g，花椒叶 15g，苍耳子 15g，蒲公英 15g，蝉蜕 10g，白鲜皮 20g，败酱草 15g。
【功效主治】主要适用于子宫颈癌阴道分泌物偏多，伴有恶臭。局部疼痛，皮肤瘙痒，可用燥湿解毒的软坚消痈液外洗。

【用法用量】加水 2 000ml，煎至 1 500ml 后，坐浴或反复冲洗，每日 2 次。

【方　　名】阴茎癌合剂

【方药组成】南天竹、磨盘要、红龙船根、狗肝菜各 30g，苦参 45g。

【功效主治】阴茎癌。

【用法用量】诸药洗净切碎，加水适量煎汤，分 3 次服。日 1 剂，10 ～ 15 天为 1 个疗程。

【来　　源】《闽南本草》。

【附　　注】服药期间宜同时外敷阴茎癌药粉。

【方　　名】阴茎癌胶囊

【方药组成】血竭 10g，白芍 10g，象皮 15g，枯矾 15g，青黛 15g。

【功效主治】阴茎癌。适用于虚证。

【用法用量】共研成细末，装入胶囊，每日 2 次，每次 2 粒。

【来　　源】《肿瘤临证备要》。

【方　　名】阴茎癌四方

【方药组成】①抗癌一号：鸦胆子（肉）、硇砂、砒石、草乌各 6g，雄黄、轻粉各 10g，硼砂、枯矾各 30g，麝香 15g，冰片 3g，合霉素 10g。②抗癌二号：白及、象皮、紫草各 15g，炉甘石 30g，合霉素 5g。③八湿膏：樟丹 10g，梅片 1g，煅石膏、硼砂各 30g，密陀僧 6g。④中药汤剂内服：体质较弱病人给予八珍汤辅以半枝莲、重楼、土茯苓、山豆根等药物加减治疗，每日 1 剂，连续服用 1 ～ 3 个月。

【功效主治】阴茎癌。

【用法用量】方①抗癌一号，此方有解毒祛腐、消除肿瘤的作用。将此药粉均布在癌瘤局部，敷以凡士林纱条，每日或隔日 1 次，待癌瘤枯萎脱落，瘤巢局部可用盐水纱条敷盖，视癌瘤脱落是否彻底，酌情再次应用抗癌一号治疗，直至癌巢部病理检查阴性。方②抗癌二号，制法同上。取其粉剂洒布于癌瘤消失后的创面，有生肌收敛、促使创面愈合作用，凡士林调和消毒应用。方③用于肿瘤消失后顽固不愈之创面，有生肌和抗感染作用。涂在凡士林纱布或纱条上，局部敷盖。方④日 1 剂，水煎服。

【临床应用】治疗 23 例，自肿瘤脱落至创面病理检查无癌细胞的时间，最短为 10 天，最长达 57 天，平均 22 天，肿瘤脱落后至创面愈合平均时间为 37 天。本组病例治疗后，随访 5 年以上的 11 例，随访 4 ～ 5 年 7 例，随访 3 ～ 4 年 4 例，另 1 例治疗后 10 个月死于脑出血。贾某，男，48 岁。阴茎肿物 5 个月，检查于冠状沟左侧有 3cm×4cm 大小肿物。病理诊断“为阴茎鳞状上皮癌”。做包皮环切，肿瘤局部用抗癌一号，内服中药汤剂及化疗 1 个疗程。29 天后取组织做病理检查为阴性，改用抗癌二号。以后发现有尿道瘘，创面经游离植皮而愈。随诊复查阴茎外形完整。随访 5 年以上局疗无复发。

【来　　源】《新医药学杂志》，1978，(2)：27。

【附　　注】治疗时在癌基部注射癌敌 8 ～ 12mg 或博来霉素 3 ～ 5mg，一般用生理盐水稀释至 2 ～ 4ml，根据肿瘤基底大小酌情应用。治疗过程中必须连续，不能中断。

【方　　名】阴茎癌外用膏

【方药组成】①鸦胆子肉 6g，硇砂 6g，砒石 6g，草乌 6g，雄黄 9g，轻粉 9g，硼砂 30g，枯矾 30g，麝香 15g，冰片 3g。②白及 15g，象皮 15g，紫草 15g，炉甘石 30g。③章丹 9g，梅片 0.9g，煅石膏 30g，硼砂 30g，密陀僧 6g。

【功效主治】祛腐解毒，化瘀。适用于阴茎癌。

【用法用量】①②两方各药研为细末，分别加入四环素粉 5 ～ 10g，混合均匀，制成外用散剂。③方各药共研细末，加凡士林调和均匀，经干热灭菌后，即得。外用，散剂供撒布于癌肿创面。软膏供局部涂敷用，均为每日 1 ～ 2 次。方①用于解毒去腐，消肿抑癌。②方用于生肌收敛，愈合创面。③方用于癌块消失后久不愈合的创面，有生肌、抗感染的作用。

【临床应用】用于治疗阴茎癌 23 例，经 5 年随访观察，疗效均较满意。

【方　　名】阴茎癌洗剂
【方药组成】地稔根、牛甘木皮、龙眼木皮、石榴皮、豹芽郎、三月泡、灯笼草、九里黑、无患子树皮、白杨树皮各等量，烟筒水适量。
【功效主治】阴茎癌。
【用法用量】将上诸药加水浓煎，加烟筒水适量，洗患癌肿处。
【来　　源】民间流传验方。
【附　　注】本方坚持长期用方可奏效。

【方　　名】阴茎癌药粉
【方药组成】生马钱子 6g，枯矾 15g，鸦胆子 10g，生附子 6g，硇砂 15g，雄黄 15g，密陀僧 6g，青黛 10g，轻粉 30g。
【功效主治】阴茎癌。
【用法用量】上药共研成粉末，撒于肿瘤局部，周围用凡士林纱布条保护正常皮肤。每日换药 1 次，连用 5 次，观察局部变化。
【来　　源】《肿瘤临证备要》。
【附　　注】若肿瘤未全消尽仍可再用。

【方　　名】阴门瘙痒汤
【方药组成】栀子、当归、地骨皮、蛇床子、赤芍各 15g，苦参 10g，防风 15g，生地黄 18g，生甘草 10g，刺蒺藜 10g。
【功效主治】清肺利湿，滋阴补肾，祛风解毒止痒。适用于外阴白斑，外阴瘙痒。
【用法用量】水煎服，每日 1 剂，连服 5 剂，无明显效果视为无效，有效服至病愈。
【临床应用】临床试验 1456 人，痊愈 71%。有效 22%，无效 7%。
【来　　源】李良宾献方。

【方　　名】阴虚发热方
【方药组成】秦艽 9g，地骨皮 15g，银柴胡 15g，金银花 12g，连翘 15g，玄参 15g，知母 12g，黄柏 9g，生地黄 12g，鳖甲 15g，龟甲 15g，牡丹皮 12g，常山 9g，白英 15g，蛇莓 15g，芙蓉叶 12g。
【加　　减】阴虚精亏者，加熟地黄、旱莲草、女贞子、沙参、天门冬；伴有气虚者，加太子参、山药、茯苓、生甘草。
【功效主治】清热养阴，泻火解毒。癌性发热，口干口渴，五心烦热，或盗汗骨蒸，或颧部潮红，舌红苔黄而干，脉数或细数。
【用法用量】以上药物，水煎分 2 次空腹服下，每日 1 剂。
【来　　源】《四川中医》1991 年第 10 期。
【附　　注】本方适用于癌热证属阴虚火旺、虚火内炎者。方用生地黄、鳖甲、龟甲、玄参益阴生津，补肾填精以敛虚火；黄柏、知母坚阴泄肾，苦寒降火；地骨皮、银柴胡、秦艽、金银花、连翘、牡丹皮进一步加强知柏清退虚热之效；白英、蛇莓、芙蓉叶、常山解毒抗癌，以抑制肿瘤生长，即治本病，肿瘤消则热无由以生。全方相配，既辨病又辨证，既治肿瘤之本，又治虚热之标，从而可从多个环节发挥疗效。
【注意事项】脾胃虚寒者不宜使用。

【方　　名】阴阳攻积丸
【方药组成】吴茱萸（炮）、干姜（炒）、官桂（去皮）、川乌（炮）各 30g，黄连（炒）、半夏（洗）、橘红、茯苓、槟榔、厚朴（炒）、枳实（炒）、菖蒲（忌铁）、延胡索（炒）、人参（去芦）、沉香、琥珀（另研）、桔梗各 2.4g，巴豆霜（另研）15g。
【功效主治】腹部癥瘕积聚，痃癖虫积痰食，脉沉有力或沉紧，不问阴阳皆效。
【用法用量】为细末，皂角 180g 煎汁，泛为丸，如绿豆大，每服 2.4g，渐加 4.5g，生姜汤温热送下。

【方　　名】茵陈半枝莲汤
【方药组成】茵陈蒿 30g，半枝莲 30g，栀子 10g，茯苓 15g，当归 12g，郁金 10g，丹参 15g，延胡索 10g，炒鳖甲 30g，牡蛎 24g，僵蚕 12g，鸡内金 8g，桃仁 10g，王不留行 15g。
【功效主治】清肝解毒，祛瘀消癥。胰腺癌。
【用法用量】每日 1 剂，水煎分 3 次服。
【临床应用】胡某，女，38 岁，武汉人。1977 年

3月21日初诊。患者于年初感觉腹胀，纳呆，发现上腹部有一肿块，恶心呕吐，全身及面目俱黄，上腹部阵发性剧痛，体检示肝功能重度异常、X线钡餐显示十二指肠肠曲增宽、十二指肠引流涂片找到癌细胞。确诊为胰腺癌，因患者不愿手术而求治于中医。除上述症状外，患者尚大便秘结，小便黄，月经3个月未潮，舌红边有瘀点，苔黄微腻，脉弦缓而涩，证属湿热困脾、气滞血瘀，治宜清热利湿，理气活血，化瘀消疼。以上方为主加减服药110余剂后，肿块消失，黄疸全部消退，疼痛已无。体检示肝功能正常、X线显示十二指肠钡剂通过正常、十二指肠肠曲增宽消失。脉细弱，舌淡，触诊未见上腹部肿块，嘱其常服六君丸及归脾丸巩固疗效。随访4年余未复发，并于次年恢复正常工作。

【来　　源】《江苏中医杂志》，1983，(3)：33。

【附　　注】饮食不偏嗜，多食用富含维生素、微量元素及纤维素类食品，如新鲜的蔬菜、水果等。

【方　　名】茵陈炒山栀汤

【方药组成】茵陈蒿12g，炒山栀9g，全当归15g，炒白芍12g，党参12g，炒白术12g，茯苓12g，白花蛇舌草30g，重楼30g，蜀羊泉30g，徐长卿30g，制香附12g，延胡索12g。

【加　　减】血瘀重者，加桃仁12g，泽兰12g，三棱12g，莪术12g；阴虚胃热，口鼻、牙龈出血，加生地黄30g，川牛膝15g，芦根30g；脾虚腹胀尿少，加大腹皮15g，车前子（包）12g，牵牛子12g，鸡内金9g；大便干燥，加生大黄9g，枳实9g，全瓜蒌15g；肝肿胀满，加炙鳖甲30g，炙穿山甲15g，生牡蛎30g，石见穿30g。

【功效主治】乳腺癌肝转移。

【用法用量】水煎服，每日1剂。

【方　　名】茵陈车前子汤

【方药组成】茵陈蒿、车前子（包煎）、半枝莲、代赭石（先煎）、美人蕉各30g，白花蛇舌草40g，六一散（包煎）20g，丹参、虎杖、龙葵、延胡索各15g，生大黄（后入）12g，胆草、柴胡、黄芩、三棱、莪术各10g。

【功效主治】胰腺头癌。

【用法用量】水煎服，每日1剂。

【临床应用】陈某，男，64岁，1972年5月8日初诊。1个月前，患者上腹部突然呈阵发性剧痛，大汗淋漓，目前上腹部可叩及包块，坚硬拒按，全身面目俱黄，恶心呕吐，经十二指肠引流涂片检查找到癌细胞，确诊为胰腺头癌，先后用药60余剂，患者腹部肿块消失，面色红润，精神大振，竟收全功。

【来　　源】《辽宁中医杂志》，1986，(7)：34。

【附　　注】在治疗后期，当根据病情，扶正祛邪，达到标本兼顾。

【方　　名】茵陈车前子汤

【方药组成】茵陈蒿、车前子、海藻、海带、白花蛇舌草、牡蛎、铁树叶、延金、丹参、黄芪、党参、南沙参、北沙参、石斛各15g，当归、延胡索各30g，漏芦、郁归、赤芍、白芍、夏枯草、生甘草各12g，川楝子9g。

【加　　减】有黄疸者，加山栀子、平地木、田基黄；有腹水者，加车前草、茯苓、猪苓，合用西药利尿剂；有胸水者，加桑白皮、葶苈子、蜀羊泉、龙葵；有发热者，加生石膏、金银花、大青叶，合用西药消炎痛；有呕血便血者，加仙鹤草、白及、藕节炭、地榆炭、贯众炭、槐花炭；有神昏谵语者，加鲜生地黄、石菖蒲、牛黄清心片、醒脑净注射液等。

【功效主治】Ⅲ期原发性肝癌。

【用法用量】每日1剂，水煎分2次服。

【临床应用】治后生存率1个月以上者为34.25%，2个月以上者为8.22%，6个月以上者为2.74%，1年以上者为1.37%。平均生存期间为34.01天。中位生存数为19天。

【来　　源】《上海中医药杂志》，1985，(12)：11。

【方　　名】茵陈赤小豆汤

【方药组成】茵陈蒿30g，赤小豆30g，茯苓15g，薏苡仁30g，干蟾皮30g，水蛭6g，山慈菇

30g，半枝莲 30g，白花蛇舌草 30g，大黄 10g。
【功效主治】胰腺癌疼痛。
【用法用量】水煎服，每日 1 剂，连服 30～50 剂。

【方　　名】茵陈茯苓汤
【方药组成】茵陈蒿 12g，茯苓 12g，猪苓 12g，炒白术 10g，泽泻 10g，薏苡仁 20g，陈皮 10g，太子参 20g，五味子 15g，厚朴 12g，枳壳 12g，生甘草 10g，清半夏 12g，鸡骨草 12g，枸杞子 15g，虎杖 10g。
【功效主治】肝脏毒性。
【用法用量】水煎服，每日 1 剂。

【方　　名】茵陈茯苓汤
【方药组成】茵陈蒿、茯苓、薏苡仁各 20g，山栀 10g，熟大黄、泽泻各 12g，半枝莲、白花蛇舌草各 30g，滑石、丹参各 15g，郁金 18g，田三七 6g。
【功效主治】清热利湿，消癌化积。适用于胆管癌。
【用法用量】水煎服，每日 1 剂。
【临床应用】熊某，男，62 岁。右上腹痛，多方治疗无效，后出现黄疸。经某教学医院剖腹探查诊为“原发性肝细胞胆管细胞癌”，因肿瘤转移无法手术而关闭腹腔。后用本方治疗，黄疸消失，逐渐转佳，而病愈。患者已存活 31 个月。

【方　　名】茵陈蒿汤合四苓汤
【方药组成】茵陈蒿 30g，黄柏 10g，栀子 10g，猪苓 30g，泽泻 12g，水红花子 30g，丹参 30g，莪术 10g，白花蛇舌草 30g。
【功效主治】湿热瘀毒型肝癌。
【用法用量】水煎服，每日 1 剂。
【来　　源】《中西医结合治疗癌症》：40。

【方　　名】茵陈蒿汤加味
【方药组成】茵陈蒿 15g，焦山栀 10g，川黄柏 10g，大黄 5g，谷芽 30g，枳壳 10g，山慈菇 10g，夏枯草 15g，白花蛇舌草 30g，半枝莲 30g，干蟾皮 30g，赤小豆 30g，薏苡仁 15g，茯苓 10g。
【加　　减】服药前先服调胃承气汤加味一剂：大黄（后下）5g，玄明粉 10g（冲），枳壳 10g，生甘草 5g，茯苓 10g，以荡涤肠胃；便秘不畅加大黄 5g；纳差加谷麦芽 30g；腹胀不适加广木香 5g。
【功效主治】胰腺肿瘤。
【用法用量】水煎服，每日 1 剂。
【临床应用】陈某，男，63 岁，1980 年 8 月 3 日突起在上腹疼痛甚剧，身目发黄，小便发黄，右上腹触及节结状肿块，质硬，压痛明显，经剖腹探查诊断为胰腺肿瘤，并有转移结节。脉沉弦，苔白腻，便秘，口干。以调胃承气汤一剂，病情缓解。继以上方调治 3 个月，诸证若失。至今 4 年追访未复发。
【来　　源】《江西中医药》，1985，（3）：12。

【方　　名】茵陈蒿丸
【方药组成】茵陈蒿、赤茯苓（去皮）、葶苈子（炒）各 30g，枳壳（去瓤，麸炒）、白术各 38g，杏仁（汤浸，去皮尖，炒）20g，当归（焙）、干姜（炮）、蜀椒（去闭口及目子，炒令出汗）、甘遂（炮）各 7.5g，大黄（醋炒）、半夏（汤洗 7 次去滑，焙）各 3g。
【功效主治】清利湿热，活血破瘀。适用于胰腺癌，身体暗黑，小便涩。
【用法用量】上为末，炼蜜为丸，如绿豆大。每服 10 丸，空心米饮下，每日 3 次。

【方　　名】茵陈蒿丸
【方药组成】茵陈蒿五两，竹茹三两，威灵仙（去土）、太一余粮（煅）、柴胡（去苗）各二两，黄芩（去黑心）、蒲黄、赤茯苓（去黑皮）、枳壳（去瓤，麸炒）各一两。
【加　　减】积块坚结难消者，加三棱、莪术、鳖甲；疼痛较重者，加延胡索、香附、砂仁；纳呆、腹胀，加沉香、莱菔子、神曲。
【功效主治】清热利湿，活血行气消瘀。气、血、痰凝积肠道，日久变生湿热，左腹部疼痛，有积块，大便次数增多，便中常伴有黏冻或血液，形体渐瘦。现临床可用于肠癌的治疗。

【用法用量】上药为末，炼蜜为丸，如梧桐子大，每次服 20 丸，1 日 2 次，木香汤送下。

【来　　源】《圣济总录》卷五十四。

【附　　注】本方所治之证为酒食所伤，滋生痰浊，复因情志内伤，使肝气不舒，脾气郁结，由气及血，血行不畅，脉络瘀阻，气、血、痰搏结凝聚于肠道，日久变生湿热，并结积块。治宜薄湿热，行气血，消瘀结。方中茵陈蒿为苦寒之品，苦能燥湿，寒能清热，功善清热涤痰开郁；黄芩清热燥湿，以助茵陈蒿之功；柴胡、枳壳疏肝解郁，破气消积；威灵仙活血通络，行气化滞；茯苓利水渗湿以实大便；蒲黄行血消瘀；太一余粮涩肠止泻。诸药合用则众邪可祛，壅结可散。

【方　　名】茵陈金银花汤

【方药组成】茵陈蒿 45g，金银花 30g，沙参 18g，玉竹 12g，丹参 9g，香附 12g，夏枯草 24g，板蓝根 24g，郁金 15g，当归 12g，黄芩 9g，柴胡 9g，胡黄连 9g，野台参 15g，山栀 10g，广木香 9g，生黄芪 15g，生甘草 6g。

【加　　减】小便不利、发黄者，加车前子、木通、虎杖、猪苓、金钱草、泽泻；舌苔黄腻、口苦、黏腻不爽者，加黄连、龙胆草、苦参；呕吐恶心者，加陈皮、清半夏、竹茹、代赭石、青礞石；脘腹痞塞者，加厚朴、大腹皮、炒莱菔子、瓜蒌皮；疼痛不止、影响休息者，加三棱、莪术、三七、云南白药。

【功效主治】清热解毒利湿，理气活血散结。胰腺癌，病久不愈，上腹胀闷疼痛，食纳不下，体倦乏力，形体消弱，或发黄疸，口干口渴苦，大便干结。

【用法用量】以上药物，水煎分 2 次服下，每日 1 剂。

【来　　源】《新编抗肿瘤药物手册》。

【附　　注】本方所治胰腺癌，以湿热内蕴、气滞不行、瘀血留结为病机特点。方用茵陈蒿清热化湿，利胆退黄；金银花、板蓝根、黄芩、胡黄连、山栀子清透郁热，解毒散结，消肿止痛；郁金、当归活血化瘀，养血润燥；沙参、玉竹甘寒濡润，益阴生津；黄芪、党参、生甘草健脾助运，化湿泄浊；香附、柴胡、木香理气宽中，疏肝利胆；夏枯草清痰泻火，散郁开结。综合全方，诸药相辅相成，共奏清热解毒利湿、理气活血散结之效。

【方　　名】茵陈莲苡汤

【方药组成】绵茵陈蒿 20g，半枝莲 30g，半边莲 30g，薏苡仁 30g，炒山栀子 10g，制熟大黄 10g，川郁金 18g，飞滑石 15g，广三七 6g，紫丹参 15g，建泽泻 12g，云茯苓 20g，白花蛇舌草 30g。

【加　　减】体弱正气虚衰者加扶正之品，如条参等。

【功效主治】原发性肝癌。

【用法用量】水煎服，每日 1 剂。

【来　　源】《中医杂志》，1988，（5）：24。

【方　　名】茵陈龙胆汤

【方药组成】茵陈蒿 30g，山栀 15g，大黄 10g，龙胆草 10g，柴胡 10g，泽泻 10g，木通 10g，生甘草 10g，菝葜 20g。

【加　　减】高热不退者，加金银花 20g，连翘 20g，蒲公英 30g，白花蛇舌草 40g；积块硬痛较剧者，加三棱 15g，莪术 15g，玄参 30g，川楝子 10g；大便干结者，加芒硝 15g，厚朴 10g；小便黄甚者，加金钱草 30g，车前子 20g，滑石 15g；口渴欲饮者，加生地黄 20g，玄参 15g，麦冬 9g。

【功效主治】泻火解毒，利湿退黄。胆囊癌，症见黄疸，小便黄赤，尿时涩痛不畅，大便发白而干，数日不下，胁肋胀痛，不欲饮食，或恶心呃逆，舌质红，苔黄厚而腻，脉滑数。

【用法用量】以上药物，水煎分 2 次空腹服下，每日 1 剂。

【来　　源】《中医肿瘤防治大全》。

【附　　注】本方治证仍以湿热内蕴肝胆，流注中焦、下二焦为病机特点。方用茵陈蒿、龙胆草为主药，二者皆禀苦寒之性，善清热化湿、利胆退黄，均为治黄疸之要药，为临床常用；辅以山栀清热解毒泻火，泽泻、木通、菝葜利尿行湿通淋，四药配伍以使湿热分消而解；佐以柴胡疏利肝胆、升阳散火、和解少阳，木气顺畅，则亦可促进湿化；最后以生甘草调和诸药，而使全方共奏泻火解毒、利湿退黄之效。

【方　　名】茵陈山栀汤

【方药组成】茵陈蒿 15g，山栀子 10g，茯苓 10g，郁金 10g，川楝子 10g，枳壳 10g，丹参 10g，砂仁（后下）4g，山豆根 10g。

【功效主治】白血病化疗引起的肝损害。

【用法用量】上药先用水浸泡半小时，加水煎煮 2 次，药液混合均匀，分 2 次服用，每日 1 剂。

【方　　名】茵陈汤加减

【方药组成】蒲公英、土茯苓各 30g，茯苓、茵陈蒿各 24g，白术 15g，当归、白芍、泽泻各 9g，柴胡 4.5g。

【加　　减】根据具体情况可加金银花 30g，生黄芪 15g，海螵蛸、茜草、海藻、紫草、贯众、七叶一枝花、穿山甲、三棱、莪术、龙胆草各 10g，三七、大黄各 3g。

【功效主治】肝郁气滞型子宫颈癌。

【用法用量】水煎服，每日 1 剂。

【方　　名】茵陈退黄汤

【方药组成】茵陈蒿 30g，赤小豆 30g，干蟾皮 30g，半枝莲 30g，白花蛇舌草 30g，茯苓 10g，水蛭 10g，山慈菇 10g，薏苡仁 15g，夏枯草 15g。

【加　　减】大便干结加大黄、芒硝；身热持续者加金银花、连翘、蒲公英、玄参；口干口渴者加芦根、天花粉、玄参、沙参；纳入不化者加炒莱菔子、大腹皮、炒山楂、炒麦芽、鸡内金、刘寄奴。

【功效主治】清热利湿退黄，活血化瘀散结。胰头癌，症见一身面目皆黄，小便黄赤如浓茶，大便发白，上腹痞塞疼痛，食不得化，舌苔黄厚腻，脉滑数。

【用法用量】以上药物，水煎分 2 次服下，每日 1 剂。

【来　　源】《名医治病良方》。

【附　　注】胰腺癌在病程发展过程中易发生阻塞性黄疸，尤其是胰头癌，更为常见。本方即为胰腺癌发黄而设，其治证要点可概括为湿热内蕴中焦、留注肝胆、胆汁疏泄不畅、外溢肌肤而成。方用茵陈蒿为主药，功可清热利湿，泻火退黄；辅以半枝莲、白花蛇舌草、山慈菇清热解毒，消肿散结，抗癌抑瘤；赤小豆、薏苡仁、茯苓化湿行水，引水湿下行从小便出。上述诸药相伍，可使湿热之邪分而消之。复以夏枯草清痰火、散郁结、化积块，水蛭活血消癥、利水止痛，干蟾皮攻毒止痛，三者则发挥佐药作用。综合全文，苦寒清热以直折火毒、淡渗行湿以利小便，则湿与热邪各有出路，从而使湿热分消而解，如此则黄疸自除。

【方　　名】茵陈夏枯草汤

【方药组成】茵陈蒿、夏枯草、牡蛎、丹参、漏芦、铁树叶各 15g，海藻、昆布、桃仁、三棱、莪术各 10g，党参、黄芪、石斛各 12g，白花蛇舌草、半枝莲各 30g，青皮、木香各 6g，延胡索、川楝子各 12g。

【功效主治】原发性肝癌伴风湿性心脏病慢性心力衰竭。

【用法用量】水煎服，每日 1 剂。

【临床应用】患者，男，60 岁，肝癌伴风湿性心脏病心力衰竭。1975 年以上方随证加减，长期服药，心力衰竭长期服用地高辛，心衰加重时加大地高辛剂量，控制后改维持量，同时加用利尿剂，直至心衰控制为止。经 3 年治疗肝脏虽无明显缩小，但症状稳定。

【来　　源】《中西医结合杂志》，1988，8（8）：505。

【方　　名】茵陈郁金汤

【方药组成】茵陈蒿 15g，郁金 9g，青皮、陈皮各 9g，香附 9g，当归 9g，白芍 9g，生薏苡仁 12g，半枝莲 15g，白花蛇舌草 30g，黄芩 9g。

【功效主治】疏肝理气，解毒抗癌。适用于宫颈癌肝郁气滞型。

【用法用量】每日1剂，水煎，分2次温服。

【方　　名】茵陈栀子汤
【方药组成】茵陈蒿30g，栀子12g，大黄6g，柴胡12g，败酱草30g，半枝莲30g，白花蛇舌草30g，虎杖30g，莪术15g，穿山甲珠15g。
【加　　减】体虚甚者，加人参6～10g（嚼服），黄芪30g。
【功效主治】肝胆湿热型胰腺癌。
【用法用量】水煎服，每日1剂。
【来　　源】《百病良方》第二集，1983：193。

【方　　名】茵陈粥
【方药组成】茵陈蒿30g，粳米100g。白糖适量。
【功效主治】清利湿热，消退黄疸。本膳主要适用于胆囊癌湿热型黄疸者。
【用法用量】先将绵茵陈蒿洗净，煎汁去渣，入粳米后加水适量煮粥，欲熟时，加入白糖稍煮一二沸即可。
【临床应用】曾治12例胆囊癌有黄疸者，除以茵陈蒿五苓散外，嘱患者每日服茵陈粥，有3例黄疸消退，5例症状减轻，4例无效。
【来　　源】《南京药学院学报》，1961，6：42。
【附　　注】原出自《粥谱》（清·黄云鹄著），其书云："茵陈粥，逐水湿，疗黄疸。"现代药理已证实，茵陈蒿中的成分对Meth–A癌细胞、L–929细胞、KB鼻咽癌细胞均有直接阻碍增殖的效果，并有延长荷癌小鼠生存期的倾向（《和汉医药学会会志》，1989，6：1，日文）。这种成分还有明显利胆的作用，无论是十二指肠注射，还是动物口服，都能使胆汁分泌显著增加。

【方　　名】茵苓汤
【方药组成】茵陈蒿60g，郁金15g，猪苓60g，全蝎10g，露蜂房10g，半边莲30g，半枝莲30g，金钱草30g，大青叶30g，大黄10g，大枣6枚。
【功效主治】利湿退黄，清热解毒，软坚消积。适用于肝癌胁肋刺痛，脘腹胀满，发热出汗，口苦而干，恶心纳呆，周身黄疸，大便干结，小便黄赤，舌暗红或绛，苔黄腻，脉弦滑或数。
【用法用量】水煎服，同服平消片或金星散或补金丸。
【来　　源】《中医癌瘤证治学》。
【附　　注】本方用茵陈蒿、郁金、金钱草清热利湿，疏肝解郁，利胆退黄；全蝎、露蜂房、大青叶清热解毒，软坚消积；半边莲、半枝莲、猪苓利水消肿；大黄导滞通便，大枣健脾和胃。

【方　　名】茵硝丸
【方药组成】硇砂（水飞）9g，白矾45g，郁金30g，滑石30g，茵陈蒿60g，黄芩30g，火硝30g，炒谷芽30g，生甘草30g。
【功效主治】软坚破结，利湿退黄，疏肝健脾。适用于胰腺癌黄疸甚，包块坚硬，疼痛剧烈，舌红绛，有瘀斑，苔白，或黄腻，脉弦。
【用法用量】共研为细粉，水泛为丸，如绿豆大。每次3～6g，开水送下，每日3次。同服平消片。
【附　　注】本方用硇砂消坚破积；白矾、郁金、火硝疏肝解郁，软坚散结；滑石、生甘草、黄芩泄热消炎，消肿止痛；茵陈蒿利胆退黄；炒谷芽和胃健脾，助消化。

【方　　名】荫风轮煎
【方药组成】荫风轮（又名灯笼草、山藿香、断血流）9～15g。
【功效主治】功能止血。用于崩漏、子宫肌瘤出血、鼻衄、尿血、创伤出血、上消化道出血、原发性血小板减少性紫癜等。
【用法用量】水煎服，1日2～3次。外用适量研末或取鲜品捣烂敷患处。
【临床应用】应用各种剂型的荫风轮治疗各科出血277例，结果显效239例（86.3%），总有效率94.6%。其中以妇产科、外科及泌尿科的止血疗效最佳，对内科和五官科的疗效也较满意。
【来　　源】《中药大辞典》。
【附　　注】本品对月经过多、功能性子宫出血、宫外孕和血小板减少性紫癜，除有止血作用外，还兼有病因治疗作用，如对功能性子宫出血，经治后月经周期及量、色均基本恢复正常；宫外孕患者用药后不仅止血效果好，且可促进血液吸收，使腹部剧痛和包块消失。《中国药典》收载有“断血流”及“断血流片”，风轮菜亦具有此功能。

【方　　名】淫羊合欢汤

【方药组成】锁阳、巴戟天各 10g，枸杞子 15g，仙茅 12g，淫羊藿、合欢皮、橘核各 30g，荔枝核 15g，炙龟板 30g，鹿角胶 10g，菟丝子 12g。

【功效主治】男性乳房增大症。

【用法用量】水煎服，每日 1 剂。

【来　　源】《百病良方》(第三集)。

【方　　名】淫羊藿巴戟天汤

【方药组成】淫羊藿、巴戟天、女贞子、旱莲草、枸杞子各 30g，知母、黄柏各 15g，柴胡、白芍、香附、橘核、丹参、莪术、山慈菇、白术各 20g。

【功效主治】乳房瘤。

【用法用量】研末，加蜂糖 200g 为丸（1 个月量），每日 3 丸。3 个月为 1 个疗程。

【临床应用】李某，20 岁，未婚。月经常紊乱，右乳房有包块，如核桃大小，不移。脉弦细无力，舌苔薄白。予以平肾疏肝丸治疗 1 个月余，月经正常，乳房包缩至蚕豆大小。继服 3 个月后，包块完全消失。

【来　　源】此方系薛家超经验，曾刊于《四川中医》1989 年第 8 期。

【方　　名】淫羊藿山药面

【方药组成】淫羊藿 15g，桂圆肉 100g，山药 400g，细面条、酒、酱油各适量。

【功效主治】健脾补肾，养血安神。本膳主要适用于子宫颈癌虚寒贫血严重者。

【用法用量】淫羊藿用水 3 杯，煎至 1 杯，滤弃药渣，留汁备用。山药洗净切段，下锅入水煮。另一锅放水加桂圆肉煮，煮沸后将淫羊藿汁倒入，加酱油、酒等调味，再盖锅煮。此时另一锅内山药已煮烂，随即将另锅蒸沸之滚汤全部倒入山药锅内，搅和调匀，下面条至熟即可。

【临床应用】可以用于女性肿瘤的治疗，南京中医学院邹云翔院长在治疗垂体肿瘤时，大剂量用本品（每次 30g），效果很好，显示对内分泌有关的肿瘤，淫羊藿有较好的作用。

【来　　源】《福建中医药》，1987，2：47。

【附　　注】淫羊藿提取液 20 ～ 40mg 的效果与雄性素 7.5μg 相当，提示本品有雄激素的作用（《医学中央杂志》，1970：160，日文）。

【方　　名】银耳茶

【方药组成】银耳（白木耳）3 ～ 5g，蜂蜜少量。

【功效主治】癌症患者阴虚肺燥，干咳无痰，或癌症病人经放疗、化疗后白细胞减少，口干舌燥，食纳减少者。

【用法用量】白木耳用凉开水洗净，放入玻璃杯（茶杯）中，冲入沸开水，加盖浸泡半小时后，入蜂蜜少许调味饮之。每日 1～2 次，常泡饮之。

【来　　源】《中国食品》。

【附　　注】凡霉变、苦味、发黑的白木耳不可服食。

【方　　名】银耳单方

【方药组成】银耳 9g。

【功效主治】放疗、化疗所致阴虚病人。

【用法用量】每天炖冰糖服，连服 2 ～ 3 个月。

【附　　注】本方对鼻咽癌放疗热性反应及肝、肺、白血病、骨髓性肿瘤等中晚期患者出现的肾阴虚，效果良好。

【方　　名】银耳莲子羹

【方药组成】莲子 100g，银耳 15g，冰糖 150g。

【功效主治】清心解热，开胃进食。本膳主要适用于鼻咽癌涕中带血或晨起第一口回吸痰有血丝者。

【用法用量】将莲子、银耳分别水发，然后和冰糖一起放碗中，加适量开水，上笼用旺火蒸约 1 小时，即可出锅。冷、热食均可。

【附　　注】本膳中银耳虽有抗癌、免疫功能提高等多方面的作用，但由于剂量较小，所以，主要是莲子的作用。莲子 Nelumbonucifera G. 为睡莲科植物，其味甘涩，气平寒，其含多量的淀粉、棉子糖（Raffinose）及蛋白质、脂肪、碳水化合物、钙、磷、铁等。子荚中含有的氧化黄心树宁碱（Oxoushinsunine）已证明有抑制鼻咽癌的能力（Chemstry Abstract.1972，77：161p37r），本膳在应用时，最好使用带有莲心（绿色胚芽）的全莲子，对上述鼻咽癌症状疗效会更好。

【方　　名】银耳茉莉汤

【方药组成】银耳 50g，茉莉花（鲜品）20 朵，鸡清汤、料酒、味精、食盐等适量。

【功效主治】滋阴补肺，健脾醒胃。本膳主要适用于胰腺癌，症见消瘦、口浊、营养状况不断恶化而胃口不开者。

【用法用量】银耳洗净，用温水泡开，去根蒂，投入开水中氽透，捞出挤去水分。茉莉花去花梗，把花蕾在清水中洗净。锅中放入鸡汤，加盐、料酒、味精等，银耳也放入汤中，以文火烧开，捞除浮沫，盛入汤碗中，撒上茉莉花即成。芳香开窍，荤素相间，味美爽口浓淡宜人。

【临床应用】曾治某男患者，59 岁。正值盛夏，在某报中看到银耳茉莉汤做法，马上推荐给病人。病人用之，自觉症状有改善，而且饮食明显好转。实际上本膳对其他肿瘤而有上述体征的亦可应用。

【附　　注】银耳中多糖是抗癌的主要成分；茉莉花芳香四溢，其所含的挥发油能刺激人的食欲中枢兴奋，对开启胃口甚有帮助。

【方　　名】银耳生地汤

【方药组成】银耳 20g，生地黄、玄参、天花粉、黄芪各 15g，茯苓、山楂各 12g，紫草根 9g，乌梅 4 枚。

【功效主治】鼻咽癌放疗副反应。

【用法用量】水煎。日 1 剂，服 2 次，7 天为 1 个疗程，每个疗程间歇 1 天。

【临床应用】服药 2 ～ 4 个疗程疗效显著。

【方　　名】银耳汤

【方药组成】银耳 12g，鸡汤 1 000ml，盐、味精、料酒、胡椒面各适量。

【功效主治】各种证型前列腺癌。

【用法用量】银耳泡发，鸡汤加盐、酒、胡椒面烧开，放入泡发的银耳，上笼大火蒸，银耳发软后取出，加味精即可食用。

【方　　名】银矾硝盐散

【方药组成】水银、白矾、青矾、牙硝各 180g，食盐 90g。

【功效主治】皮肤癌。

【用法用量】上药同烧炼成降丹，成白色结晶，研粉、散点局部。

【来　　源】《癌症家庭防治大全》。

【附　　注】本方粉末可加麻油调成糊状，外敷患处。

【方　　名】银花鹌鹑方

【方药组成】鹌鹑 2 对，金银花 30g，葱、姜、酱油、盐、植物油适量。

【功效主治】清热解毒，和中补气。本膳主要适用于鼻咽癌有感染者。

【用法用量】鹌鹑去毛，剖腹去内脏洗净，用适量植物油略炸鹌鹑，把金银花用单层纱布包后填入鹌鹑腹内（每只中放 15g 金银花）。入锅内加水、酱油、糖、葱和姜等。用小火煮烂，弃去银药纱布即可食用。

【来　　源】《生药学杂志》，1979，2:100，日文。

【附　　注】金银花味甘气平，其性微寒，善于化毒。药理实验表明，其乙醇提取物对小鼠肉瘤 S–180 抑制率为 22.2%。

【方　　名】银花归芍煎

【方药组成】白芍 21g，炒栀子、牡丹皮、川贝母各 9g，蒲公英、青皮、没药、枳壳各 6g，当归、金银花、生甘草各 15g，茯苓 12g。

【功效主治】肝癌。

【用法用量】水 3 大碗煎至 8 分，每天早、晚各 1 次。

【来　　源】《治癌中药处方 700 种》。

【附　　注】忌烟、酒、怒气。

【方　　名】银花藿香汤
【方药组成】金银花15g，藿香9g，生石膏18g，栀子9g，莪术3g，川贝母9g，防风9g，蝉蜕9g，生甘草3g，牛蒡子6g。
【功效主治】清热解毒，软坚散结。主治上唇肿瘤。
【用法用量】水煎服，每日1剂。
【临床应用】郭某，男，8岁，1966年6月15日初诊。上唇正中长一肿物，状如黑枣，坚硬而干呈暗褐色，说话进食不能自如，舌脉正常，经某医院诊断为上唇肿瘤（唇瘤）。服上方6剂，患处稍有松软，时有黑色干皮剥落。又改用消瘰丸加味：夏枯草18g，川贝母6g，牡蛎12g，玄参12g，蝉蜕6g。服16剂后，黑色硬皮层层剥落，肿瘤逐渐平整，上唇渐趋柔软，说话进食均自如。12年后随访，上唇正常，未复发。
【来　　源】《新中医》1981年第6期。
【附　　注】唇为脾之外，唇上之疾多属脾胃，脾胃伏火，热在肌肉，则口燥唇干，日久成积。方中栀子、生石膏泻火以清脾胃，藿香理气以调脾胃，防风、蝉蜕、牛蒡子清热散风去脾胃伏火。复诊用消瘰丸加夏枯草、蝉蜕以清火化痰，软坚散结，前后呼应，迅速收效。

【方　　名】银花健脾散
【方药组成】党参、茯苓、白术、黄芩、赤芍、白芍、香附、焦三仙各9g，生薏苡仁、瓜蒌各30g，金银花15g，陈皮6g。
【加　　减】胃中有热者加马尾连15g；恶心欲吐加柿蒂、竹茹、姜夏各9g；胸胁胀痛加郁金9g；腹胀加木香、川楝子各9g。
【功效主治】放疗、化疗后所致的消化不良。
【用法用量】水煎服，每日1剂。

【方　　名】银花解毒汤加减
【方药组成】水牛角20g，金银花20g，紫花地丁15g，黄连10g，夏枯草15g，连翘10g，赤芍15g，牡丹皮15g，萆薢15g，薏苡仁30g，泽泻15g，滑石30g，生甘草5g。
【加　　减】溃疡流血不止，加仙鹤草、旱莲草、白茅根、蒲黄炭等。
【功效主治】清热凉血，除湿解毒。适用于皮肤癌之血热湿毒型，症见皮肤红斑样皮损或糜烂潮红，伴有渗液、渗血、恶臭，触之出血，溃而难收，口苦咽干，心烦易怒，小便黄赤，大便秘结，舌质红，苔黄腻，脉滑数。
【用法用量】水煎服，每日1剂。
【来　　源】《疡医心得集》。
【附　　注】服药期间忌辛辣、鱼腥等。

【方　　名】银花荆芥汤
【方药组成】金银花12g，荆芥12g，大力子12g，重楼24g，猪苓24g，败酱草30g，半枝莲30g，白花蛇舌草30g，芦荟9g。
【功效主治】风热犯肺型肺癌。
【用法用量】水煎服，每日1剂。
【来　　源】《百病良方》第二集，科学技术文献出版社重庆分社，1983：177。

【方　　名】银花连翘合方
【方药组成】①感染发热时：金银花、连翘、蒲公英、板蓝根、黄连、黄芩、白花蛇舌草、半枝莲。②幼稚细胞较多时：美登木、南蛇藤、鬼箭羽。③感染控制、血象偏低、机体衰弱时：黄芪、党参、白术、薏苡仁、当归、生地黄、玄参、天冬、麦冬、补骨脂。
【功效主治】低增生性白血病。
【用法用量】除用抗生素及一般无支持疗法外，依前辨证施治。水煎服，每日1剂。
【临床应用】某男，62岁，1980年3月15日入院。患者18年前发现粒细胞减少，经中医治疗好转。本次发病前20天，高热，伴上呼吸道感染，门诊治疗无效转入住院。经血象检查，确诊为低增生性白血病。按上法治疗。两年半后随访，病情稳定。近年来已恢复部分工作，现继续门诊治疗。
【来　　源】《江西中医药》，1984，（6）：15。

【方　　名】银花连翘合方
【方药组成】①金银花30g，连翘15g，天花粉

30g，土贝母 30g，茜草 20g，土茯苓 30g，生黄芪 30g，苍耳子 12g，山慈菇 20g，半边莲 10g。②血竭散：血竭 10g，松香 12g，羊胆粉 30g。③血竭膏：香油 150g，血竭 10g，松香 10g，羊胆 5 具，冰片 3g，麝香 3g，乳香、没药各 20g。

【功效主治】气虚血瘀、毒气下陷型晚期上颌窦癌。

【用法用量】方①煎汤送服犀黄丸，每次汤剂 100ml，犀黄丸 2g。方②共为细末，装入胶囊 100 个，每次 1～2 个，每日 2 次。方③香油煎沸，加松香熔后离火，均匀散血竭粉于液面，以深赤色为度，再下羊胆汁，加至起黄色泡沫为止，冷却后加入冰片、麝香即成。摊在胶布上贴痛处。

【来　　源】《肿瘤病》，人民卫生出版社，1982：41。

【方　　名】银花连翘合方

【方药组成】①金银花、连翘、黄芩、野菊花、紫花地丁、天葵、蒲公英、白花蛇舌草、半枝莲、夏枯草。②丹参、鸡血藤、郁金、蒲黄、紫参、夏枯草、瓦楞子、黄药子。③当归、黄芪、灵芝、黄精、鸡血藤、女贞子、白扁豆、赤小豆、丹参、白术、党参。

【功效主治】清热解毒，扶正抗癌。①方适用于湿热证，多见于急性粒细胞性、淋巴细胞性及单核细胞各类急性白血病及慢性白血病合并感染。②方适用于瘀血证，多见于各型急性白血病及其缓解期。③方适用于气血双虚证，多见于各型白血病缓解期后。

【用法用量】每日 1 剂，水煎分服。

【来　　源】《抗癌中草药制剂》。

【附　　注】本方系中南与西南九省一市第 2 次白血病防治协作会议推荐的分治用方，可供参考使用。

【方　　名】银花连翘汤

【方药组成】金银花、连翘各 9g，白花蛇舌草、生地黄各 30g，白英、蛇果草各 15g，土大黄 10g。

【功效主治】清营泄热，凉血止血。适用于多发性骨髓瘤，属热毒炽盛型者。症见高热不退，口干气促，口鼻、齿龈出血，骨骼酸痛。舌绛起刺，脉细数。

【用法用量】水煎服，每日 1 剂。

【临床应用】以本方治疗骨髓瘤属热毒炽盛型 10 例，随访者 8 例，有 5 例已死亡，其生存期分别为 26、35、46、57、83 个月，平均生存期 49.4 个月。目前尚存活 3 例，仍继续随访中。

【来　　源】《中医杂志》，1981：6。

【方　　名】银花连翘汤

【方药组成】金银花 12g，连翘 12g，黄柏 12g，黄芩 10g，败酱草 15g，野菊花 10g，蒲公英 10g，生甘草 6g，鱼腥草 15g，穿山甲 10g，皂角刺 10g。

【功效主治】栓塞性静脉炎。

【用法用量】水煎服，每日 1 剂。

【方　　名】银花连翘汤

【方药组成】金银花 12g，连翘 15g，板蓝根 12g，黄芩 9g，黄柏 9g，紫花地丁 12g，车前草 12g，山栀子 9g，赤芍、白芍各 10g，夏枯草 6g，生甘草 10g。

【功效主治】恶性淋巴癌。对于溃破日久不愈者，可以用生肌玉红膏外用，以祛腐生肌。

【用法用量】水煎服，每日 1 剂。

【方　　名】银花连翘汤

【方药组成】金银花 30g，连翘 12g，天花粉 15g，当归 15g，蒲公英 24g，白芍 6g，乳香 15g，黄芩 12g，桃仁 12g，大黄 12g，知母 6g，薄荷 6g。

【功效主治】鼻咽癌。

【用法用量】水煎服，每日 1 剂，分 3 次服。

【来　　源】《肿瘤的辨证施治》，上海科学技术出版社，1980：103。

【方　　名】银花连翘汤

【方药组成】金银花 60g，连翘 15g，三棱 9g，莪术 9g，生鳖甲 60g（打碎），海藻 9g，昆布 9g，生牡蛎 30g，天花粉 30g，蜈蚣 5 条，全蝎 4.5g，壁虎粉 3g（冲），白花蛇舌草 30g，生大黄 3g，蒲公英 30g。

【功效主治】转移性甲状腺癌。

【用法用量】每剂药煎 4 次，每次煎药汁 500ml，计 2 日 6 次服完。同时用农吉利注射液肌肉注射，每日 2 次，每次注射 2ml。

【临床应用】张某，女性，55 岁。患甲状腺瘤十余年，1968 年做切除术，组织学检为甲状腺许氏细胞癌，经用 X 线治疗，病情稳定。1971 年 6 月活检报告为“头顶部转移性甲状腺癌”，放疗化疗无效，肿块继续增大，8 月 11 日来诊。采用疏郁清热、化瘀散结治则，计服中药 70 余剂，注射农吉利 400ml，患者头部肿块消失，追访至今仍健在。

【来　　源】《新中医》，1976，增刊（二）：21。

【方　　名】银花木香汤

【方药组成】金银花、连翘、蒲公英各 9 ～ 30g，酸枣仁 9 ～ 15g，陈皮 6 ～ 12g，赤芍、桃仁、川楝子各 3 ～ 9g，木香、生甘草各 3 ～ 6g。

【功效主治】乳腺囊性增生。

【用法用量】加水煎服，每日 1 剂。

【方　　名】银花山甲珠汤

【方药组成】金银花 30g，山甲珠、僵蚕各 9g，木鳖子（整个用）、大枫子各 3 个。

【功效主治】乳腺癌初起。

【用法用量】用烧酒一斤，均 2 次用炭火煎之顿服。

【来　　源】中医研究院编《常见病验方研究参考资料》，人民卫生出版社，1970：269。

【附　　注】大枫子、木鳖子匀有毒，用时应慎重。

【方　　名】银花生甘草汤

【方药组成】金银花 15g，生甘草、明天麻各 10g，双钩藤 15g，生石决明 20g（杵，先煎），白菊花 10g，生白芍 15g，牡丹皮、炒桑枝各 10g。

【功效主治】鼻咽癌放疗中颜面神经麻痹。

【用法用量】水煎服，每日 1 剂。

【来　　源】《江苏中医杂志》，1986，（5）：26。

【方　　名】银花汤

【方药组成】金银花、黄芪（生）各 15g，当归 24g，生甘草 6g，枸橘叶（即臭橘叶）50 片。

【功效主治】活血通络，解毒生肌。适用于乳癌，积久渐大，乳岩色赤出水，内溃深洞。

【用法用量】用水、酒各半煎服。

【方　　名】银花土茯苓汤

【方药组成】金银花、白茅根、龟板、土茯苓各 15g，蒲公英、紫花地丁、升麻、槐花、旱莲草各 9g，葛根、赤芍各 6g，生甘草 3g，白花蛇舌草 30g。

【功效主治】直肠癌。

【用法用量】水煎服，每日 1 剂。

【来　　源】《治癌中药处方 700 种》。

【方　　名】银花薏苡仁汤合方

【方药组成】①金银花 9g，薏苡仁 9g，丝瓜络 9g，杏仁 9g，焦谷芽 9g，焦麦芽 9g，川贝母 6g，大力子 6g，生甘草 6g，芦根 30g，陈皮 12g，清半夏 12g，石见穿 60g，半枝莲 60g。②半枝莲 30g，鱼腥草 30g，生地黄 30g，芦根 30g，玄参 15g，白及 15g，蛇六谷 15g，北沙参 15g，血余炭 15g，败酱草 15g，金银花 9g，天花粉 9g，干蟾皮 9g，红藤 9g，太子参 9g，生南星 9g，壁虎 9g。③主穴：风府（双）、心俞（双）、肺俞（双）、天宗（双）、膏肓（双）、中府（双）、尺泽（双）、膻中、背部压痛点、耳穴（上肺、下肺、心、大肠、肾上腺、内分泌、皮质下、鼻、咽、胸）；配穴：列缺（双）、外关（双）、足三里（双）。

【功效主治】健脾润肺、解毒抗癌。适用于肺癌。

【用法用量】每日 1 剂，煎 2 次分服，两方可以交替服用。同时配合针刺。

【来　　源】上海市肿瘤医院方。

【方　　名】银甲蚕鳖汤
【方药组成】金银花 30g，山甲珠、僵蚕各 9g，木鳖子（整个用）3 个，大枫子 3 个（整个用）。
【功效主治】乳腺癌。
【用法用量】用烧酒 500g，均 2 次用炭火煎之顿服。

【方　　名】银连散
【方药组成】水银（熟研）30g，黄连 60g，京墨 0.9g。
【功效主治】多年恶疮。
【用法用量】为细末，猪膏和之，涂疮上。
【来　　源】《奇难杂症效验单方全书》。

【方　　名】银翘白虎地黄汤合方
【方药组成】①丹参、赤芍、穿山甲、川续断各 15g，桃仁、红花、地龙、地星各 9g，补骨脂 10g，夏枯草、半枝莲、白花蛇舌草、益母草各 30g。②银翘白虎汤合犀角地黄汤化裁：银翘、石膏、知母、粳米、芦根、白花蛇舌草、蒲公英。③北沙参、黄芪各 30g，川续断、狗脊、枸杞子各 12g，生熟地黄、石斛、麦冬、补骨脂、白蒺藜各 15g。
【功效主治】多发性骨髓瘤。
【用法用量】水煎服，每日 1 剂。方①用于瘀血阻络型，方②用于热毒炽盛型，方③用于气阴两虚型，并配合化疗。
【临床应用】共治 18 例，完全缓解 5 例（27.8%），部分缓解 10 例（38.5%），总缓解率为 92.3%。

蒲某，女，57 岁。1980 年 8 月 8 日来诊，经 X 线、骨髓检查，确诊为多发性骨髓瘤。予化疗及丹参、赤白芍、穿山甲各 15g，当归、地龙、川续断、补骨脂各 12g，桃仁、红花、生南星各 10g，鸡血藤、益母草、夏枯草、白花蛇舌草各 30g，治疗 3 个月，临床症状基本消失。
【来　　源】《辽宁中医杂志》，1986，（12）：19。

【方　　名】银翘贝隔汤
【方药组成】贝母、核桃隔、金银花、连翘各 9g。
【功效主治】乳腺癌已溃，乳岩已破。
【用法用量】酒、水煎服，每日 1 剂。
【来　　源】清·《寿世编》上卷。

【方　　名】银翘散加减
【方药组成】黄连 6g，黄芩 6g，天花粉 10g，金银花 15g，连翘 10g，赤芍 6g，玄参 10g，羚羊角粉 0.3g（另吞）。声音嘶哑者加射干 6g，胖大海 6g。
【功效主治】清热宣肺，利咽解毒。主治喉癌。
【用法用量】水煎服，每日 1 剂。
【来　　源】《偏方验方秘典》（中原农民出版社）。
【附　　注】本方除用于喉癌外，也常用于扁桃体癌、鼻咽癌、鼻腔癌等。

【方　　名】银蝎尾散
【方药组成】金银花 30g，百草霜、青黛、硼砂、白芷、血竭各 6g，硇砂 3g，蝎尾 10 条，壁虎 6 条，蜈蚣 4 条。
【功效主治】子宫颈癌。
【用法用量】上诸药研为细末，水泛为丸，以雌黄 1 份、雄黄 2 份为衣，每天分服 1.5 ～ 3g。

【方　　名】银锈散
【方药组成】水银 3g，冰片 1g，轻粉 9g，黄柏 6g，潮脑 3g，镜锈 3g，贝母 3g，儿茶 9g。
【功效主治】活血化瘀。适用于初起血瘤。
【用法用量】上药各研为末。搽擦患处。

【方　　名】银鱼烘蛋方
【方药组成】新鲜小银鱼 100g，豆豉 50g，鸡蛋 1 个，小黄瓜 1 条，胡萝卜 1 个，苹果 1 个，米饭 200g，碎肉、盐、植物油、味精等少许。
【功效主治】清热解毒，补以钙质。本膳主要适用于肺癌胸水者。
【用法用量】小黄瓜切段、胡萝卜切块，用少许盐和味精拌腌。鸡蛋打烂，加碎肉和少许盐调匀。在油锅内爆香葱花，倒入蛋汁，锅加盖，5 分钟后开锅翻面烘煎，取出。在余油中加入拍扁的豆豉、银鱼快炒。将烹制好鸡蛋、银鱼、黄瓜等和米饭一起拌匀即可食用。

【临床应用】日本一项专利称：一位55岁的肺癌男性，服用大豆提取物，每次100mg，1日2次，1个月后胸痛减轻，3个月后症状全部消失。

【附　　注】《食物本草》云“银鱼利水，润肺止咳”，加之豆豉解毒清肺作用，可以取得一定疗效。豆豉和日本的纳豆相似，是大豆经发酵加工而成的。

【方　　名】引水散

【方药组成】石燕子1双（醋淬），海马、海蛤、滑石、琥珀、赤茯苓、川木通、通草、山栀子仁（炒）、泽泻、猪苓（去黑皮）、车前子（微炒）、茴香（微炒）、瞿麦穗、萹蓄、葶苈子（纸衬炒）、忘忧根、木香、白丁香、鬼棘针各30g。

【功效主治】通淋利湿。适用于前列腺癌，小便秘涩不快或不通；肿满，脚气，一切湿证。

【用法用量】上药除石燕子、海马外，各30g同研粗散。每服15g，用水220ml，加灯心30茎同煎，取清汁180ml，纳麝香0.5g，拌匀放温，空腹服麝香少许亦可。

【方　　名】英葵穿锁汤

【方药组成】蛇莓、石见穿、开金锁各15g，龙葵30g，白英30g，金杯茶匙、麦冬各12g。

【功效主治】声带息肉癌变。

【用法用量】水煎服，每日1剂。

【来　　源】《治癌中药处方700种》。

【方　　名】英葵冬韦汤

【方药组成】龙葵、白英、黄毛耳草、野荞麦根各30g，蛇果草24g，小石韦15g，麦冬12g。

【功效主治】声带癌。

【用法用量】水煎服，每日1剂。

【来　　源】《中医学名人治验大系·治癌中药及其处方》。

【方　　名】英葵莓花汤

【方药组成】白英、龙葵、野荞麦、七叶一枝花各300g，蛇莓、灯笼草各150g。

【加　　减】喉痛加板蓝根、山豆根；喉部溃疡加蒲公英、紫花地丁；口干加玄参、天花粉、生地黄；咳血加鲜白茅根、赤芍；咳嗽加象贝母、杏仁。

【功效主治】喉癌。

【用法用量】上方分10天，水煎服。

【来　　源】《治癌中药处方700种》。

【方　　名】英葵汤

【方药组成】白英、龙葵各30g，石见穿、半枝莲、蛇莓、黄毛耳草各15g。

【功效主治】食管癌。

【用法用量】水煎服，每日1次。

【方　　名】罂殃汤

【方药组成】川芎15g，板蓝根15g，铁扁担15g，罂粟壳6g，猪殃殃45g。

【功效主治】清热解毒抗癌。适用于白血病。

【用法用量】每日1剂，煎2次分服。

【临床应用】用于治疗急性淋巴细胞性白血病3例，急性粒细胞性白血病1例，慢性粒细胞性白血病急性变1例，2例急性淋巴细胞性白血病有血象改善，1例急性粒细胞性白血病骨髓象增生低下，原粒加早幼粒由20%变为0。

【来　　源】苏州医学院方。

【方　　名】樱桃核

【方药组成】樱桃核。

【功效主治】眼皮生瘤。

【用法用量】将樱桃核磨水频搽。

【来　　源】清·《四科简效方》丙集。

【方　　名】迎春花叶酒方

【方药组成】迎春花叶（阴干研末）不拘多少。

【功效主治】肿毒恶疮。

【用法用量】每服5～10g，酒1杯调服，汗出便瘥。

【来　　源】《卫生易简方》。

【方　　名】营实根散
【方药组成】营实根十二分。
【功效主治】噎塞不通。
【用法用量】上一味，捣为散，酒下方寸匕，日三服。
【来　　源】北周·《集验方》卷三。
【附　　注】营实根即蔷薇根。

【方　　名】营血消瘕膏
【方药组成】鳖鱼 1 个，香油 0.5kg。
【功效主治】女子痞块血瘕症。
【用法用量】合熬。熬至鳖鱼变黑色时再加微微芽籽粒 15g，再熬鳖骨即化完后加广丹，如熬膏药一样的方法熬成后摊在布上，贴患处，贴时可加阿魏少许，为有效秘方。
【来　　源】河南省信阳市刘冠英献方。

【方　　名】瘿瘤膏
【方药组成】蜈蚣（炙）3 条，全蝎（炙）3g，壁虎尾（炙）3g，儿茶 3g，蟾酥 3g，黄升 1.5g。
【功效主治】软坚散结。适用于痰浊凝聚之甲状腺腺瘤。
【用法用量】共为细末，以凡士林 20g 调和备用。每次以适量涂于纱布贴肿块处，贴后皮肤见发红，瘙痒时暂停用，皮肤恢复正常后再用。
【来　　源】肖子伟方。

【方　　名】瘿瘤破结散
【方药组成】海藻（热水洗净）、昆布（洗净）、海带、海螵蛸、海蛤粉（飞过）、海螺（醋制过）各等分，生甘草少许。
【加　　减】胸闷不舒者，加香附、郁金、柴胡；声音嘶哑者，加桔梗、牛蒡子、射干。
【功效主治】化痰散结。本方适用于气郁痰阻而痰浊偏盛的瘿瘤。痰气壅结前之颈前部肿大，质软不痛，颈部觉胀，苔薄白，脉弦。
【用法用量】上药为细末，炼蜜为丸，如梧桐子大，1 日 5 丸，每日 3 次，含化。
【来　　源】《证治宝鉴》卷九。
【附　　注】饮食及水土失宜，一则影响脾胃的功能，脾失健运，聚湿生痰；二则影响气血的正常运行，痰气瘀结颈前则发为瘿瘤。方中海藻、昆布、海带、海螵蛸、海蛤粉、海螺化痰软坚，消瘿散结，使湿去脾健，痰浊消，从而气机通畅，壅结自散。故凡气郁痰阻之瘿瘤初起痰浊偏盛者，均可应用。现临床可用于甲状腺肿瘤的治疗。
【注意事项】海藻、生甘草，本方二药合用，在临床应用中可去生甘草。忌食生冷、黏腻、辛辣之品。

【方　　名】瘿瘤散结汤
【方药组成】香附子、郁金、青皮、三棱、莪术、白芥子各 10g，山慈菇、全瓜蒌各 15g，海蛤壳、生牡蛎各 30g，八月札、白花蛇舌草各 20g。
【加　　减】肿块质硬者，加桃红、鬼箭羽、石见穿、穿山甲片、乳香、没药，或加乌贼骨、煅瓦楞子；大便燥结者，加重瓜蒌、生大黄；体弱者，加党参、黄芪；妇女经血过多者，减去破瘀药。
【功效主治】单纯性甲状腺肿。
【用法用量】水煎服。3 个月为 1 个疗程，连服 2 个疗程。

【方　　名】瘿瘤神方
【方药组成】海带、海藻、昆布、海螵蛸、海浮石各 30g，紫背天葵（晒干）60g，夏枯草（晒干）60g，带子连翘 60g，贝母 30g，桔梗、天花粉各 30g，皂角刺 15g。
【功效主治】软坚解毒，化痰散结。适用于瘰疬、结核、瘿瘤等。
【用法用量】共为细末，炼蜜为丸，如梧桐子大，每次 100 丸，饭后白汤送下。
【来　　源】《红炉点雪》。

【方　　名】瘿囊丸
【方药组成】雄黄五钱（另研），青木香四钱（另研），海南槟榔（切片，晒，研）、昆布（洗淡，焙，研）、海蛤（煅，研）、白蔹（酒炒，研）、半夏（姜汁炒，研）各八钱，肉桂、白芥子各二钱半。

【加　　减】胸闷、胁痛者，加郁金、香附；结块较大者，加三棱、莪术；胸闷、发憋者，加菖蒲、厚朴；声音嘶哑者，加牛蒡子、射干。

【功效主治】燥湿化痰，消瘿散结。痰、气壅结之瘿瘤。颈前结块肿大，柔软，胸闷，咳嗽。

【用法用量】上药为末，每次服二钱，每日 1 次，饭后酒调下。

【来　　源】《杂病源流犀烛》卷二十六。

【附　　注】本方所治之证为水土失宜，脾失健运，使气机不畅，津聚成痰，痰气壅结颈前所致。治之之法，当以化痰软坚，消瘿散结。方中雄黄燥湿祛痰，以治痰壅咽喉；木香、槟榔降气化痰，气降则痰行水消；半夏燥湿化痰，专祛脾湿不化，聚而为痰之痰；肉桂助阳行痰湿；白芥子辛温气锐，能豁痰利气散结；白蔹散结，解毒祛邪气。诸药合用，共奏燥湿化痰、消瘿散结之功。现临床可用于甲状腺肿瘤的治疗。

【注意事项】雄黄有毒，内服宜慎，孕妇及血虚者禁用。忌食生冷、黏腻之品。

【方　　名】涌痰汤

【方药组成】生甘草一两，桔梗一两，瓜蒂五钱，枳壳五钱，陈皮五钱。

【加　　减】得吐之后，可用参苓白术散调养中气，亦可选用四君子汤、香砂六君子汤以及补中益气汤等治疗。若吐过之后，未见其效，则不可再用。

【功效主治】探吐，涌吐痰涎。噎膈，食入不下，泛吐黏涎，胸膈撑胀。

【用法用量】用水十碗，煎至五碗，去滓，连连饮尽，吐后得宽后，可服参苓白术散调理。

【来　　源】《明医指掌》卷五。

【附　　注】本方所治噎膈，其病机为内蕴痰浊，阻塞咽砭、贲门所致。痰浊阻于上焦胸膈，气不下降反上行，故食入不下、呕吐。治之之法，宜用催吐，因势利导，引痰上越，排痰外出，以求气得畅顺。经云“其在高者，引而越之”，即是此义。方中用瓜蒂为主药，苦寒有小毒，入胃经，善能引吐，取其以涌吐痰浊、宿食、积滞，俾上窍得通，气机方能升降，胸膈复其通利；桔梗开宣肺气，并化痰；枳壳、陈皮理气和胃健中，恐瓜蒂伤胃。诸药合用，通过催吐而逐邪外出。

【注意事项】体质虚弱，或胃气已伤者勿用；有出血倾向者亦应谨慎使用。

【方　　名】油炒苦瓜方

【方药组成】青苦瓜（生苦瓜）1 个，酸菜水、植物油适量。

【功效主治】解毒消肿，收敛涤热。本膳主要适用于胃癌有热、时有疼痛者。

【用法用量】青苦瓜剖开，挖去籽。放入酸菜水中浸泡，1 周后取出。略用清水冲净，切碎块。放植物油烧热，把苦瓜块迅速推入锅中，爆炒 1 分钟上，立刻起锅放入盘中食用。1 日 2 ～ 3 ～ 4 次即可。

【临床应用】在临床上，对于胃癌而且症见脉洪大、口有臭味者，常嘱其在日常膳食中，加用“油炒苦瓜”，患者普遍反映不错。李湘云还把此肴用于治疗扁平疣（一种病毒性皮肤病），共治 5 例（连吃 15 天油炒苦瓜），均获良效。其中陈某，男，25 岁。患病 6 年，扁平疣遍布脸部，服此 20 天痊愈。

【来　　源】《中医杂志》，1986，1：19。

【附　　注】苦瓜苦寒，有较强的抗癌作用，其经过酸菜水浸泡，增加了解毒和收敛止血的功效。

【方　　名】油桂乌药汤

【方药组成】油肉桂、乌药、桃仁、红花、升麻各 10g，干姜、附子、熟地黄、牵牛子、槟榔各 30g，小茴香 20g，三棱、莪术、川大黄、玄明粉（冲）各 15g。

【功效主治】温中祛寒，破瘀攻毒，引火归元。适用于寒热瘀滞毒结之胃淋巴肉瘤，证属寒热瘀滞毒结者，症见上腹部疼痛，消瘦，痛苦病容，饮食差，舌质淡红，舌面有纵横深裂纹，苔白腻，脉沉细弦紧。。

【用法用量】每日 1 剂，水煎 2 次，早、晚服。

伍用化毒片（主要成分为轻粉、红粉）、新瘤丸（主要成分为轻粉、红粉、斑蝥、蟾酥）。

【临床应用】李某，男，46 岁。1967 年上腹部痛，1969 年行胃切除，病理检查为胃淋巴肉瘤，并化疗、放疗。因血液内白细胞、红细胞下降而中止，同时发现有右腮腺及咽部转移。1970 年就诊时见消瘦，精神不振，纳呆，上腹痛，头痛，两脉沉细弦紧，舌质淡红，舌面有纵横裂纹，苔白腻。遂投本方。服药后大便排出黏冻状及烂肉状物量多，2 年后一切不适症均消失，至今 15 年仍健在。

【来　　源】《中医药学报》，1985：4。

【方　　名】油煎蝎蛋方

【方药组成】全蝎 20g，鸡蛋 1 个。

【功效主治】各种癌症。

【用法用量】油炸蝎子后，打入鸡蛋，共食之。每天数次。

【来　　源】《民间单方秘方精选》。

【方　　名】油炸黄鱼鳔方

【方药组成】黄鱼鳔、香油各适量。

【功效主治】食道癌，胃癌。

【用法用量】黄鱼鳔用香油炸酥，压碎为末，每服 5g，每日 3 次，温开水送服。

【方　　名】蚰蜒猪肉汤

【方药组成】蚰蜒 30 条，瘦猪肉 100g，食盐少许（不加盐亦可）。

【功效主治】消泡止沫，止呕降逆。本膳主要适用于食管癌梗阻所致的“沃沫”症。

【用法用量】蚰蜒用凉清水稍洗。猪肉斩成肉末，加清水一同煮熟即可。口重且未有水肿者，可略加食盐。吃肉饮汤，每日 1 剂，至有关症状消失为止。

【临床应用】浙江中医药大学裘钦豪氏采用民间的“蚰蜒猪肉汤”治疗沃沫症，效果颇佳。

【来　　源】《浙江中医学会肿瘤研究会学术资料》，1989：56。

【附　　注】沃沫，即患者吐泡沫状液体，是食管癌常见症状之一，是食管梗阻引起消化液不能下行通过而上逆口腔所致。泡沫液体愈多，则吞咽愈困难。《黄帝内经》云“食饮入而还出，后沃沫”，说明食物呕吐在先，沃沫翻出在后。对本病一直无好的办法。蚰蜒功用历代本草记载，其和蜈蚣同类，推测其功效亦有抗癌成分在内。

【方　　名】右归丸加减

【方药组成】熟地黄 240g，山药 120g，山茱萸 90g，枸杞子 120g，菟丝子 120g，鹿角胶 120g，杜仲 120g，肉桂 60g，当归 90g，附子 60g。

【功效主治】补肾温阳。适用于肿瘤患者而见真阳不足，神疲气怯，形寒畏冷，饮食少进，肢痛浮肿症者。

【用法用量】将熟地黄蒸烂杵膏，余药研末，和为丸，每丸重 6g。每服 2 丸，热开水或淡盐水送下，1 日 2 次。

【来　　源】《景岳全书》。

【方　　名】右归丸加减

【方药组成】太子参 20g，白术 20g，菟丝子 15g，熟地黄 20g，山药 20g，山茱萸 15g，枸杞子 15g，杜仲 10g，土贝母 15g，附子 6g，僵蚕 5g，鳖甲 30g（先煎），生甘草 6g。

【加　　减】乏力，嗜睡者加黄芪；恶心呕吐加柿蒂、砂仁。

【功效主治】健脾益肾，软坚散结。主治肾癌肾阳虚型，症见腰部或腹部包块逐渐增大，腰痛，腹胀，血尿加重，消瘦，乏力，舌质淡，苔白，脉沉细。

【用法用量】水煎服，每日 1 剂。

【来　　源】《偏方验方秘典》，中原农民出版社。

【附　　注】饮食要注意低盐饮食，食用清淡而富含维生素的食物。

【方　　名】右归丸加减

【方药组成】肉桂 6g，制附片 30g（先熬），熟地黄 15g，山药 30g，山茱萸 15g，茯苓 30g，淫羊藿 30g，三七粉 6g（吞服），人参 10g（嚼服），丹参 30g，半枝莲 30g，白花蛇舌草 30g。

【功效主治】温补肾阳。主治肾癌属于肾阳虚衰型。

【用法用量】水煎服，每日 1 剂。

【来　　源】《百病良方》第二集，科学技术文献出版社重庆分社，1983：195。

【附　　注】饮食要注意低盐饮食，食用清淡而富含维生素的食物。

【方　　名】右中颅凹皮样囊肿方

【方药组成】生半夏 15g，生姜片 9g，广天仙子 15g，鬼针草 30g，白芍 30g，生香附 15g，石打穿 30g，生山楂 15g，沙党参 15g。

【功效主治】解痉缓急，调气止逆。

【用法用量】2 剂后呃逆减轻，4 剂即停止。

【临床应用】谭某，男，34 岁，患右中颅凹皮样囊肿，由于部位关系未能全摘，术后仍颅内压高，终日呃逆，一般治疗无效。

【来　　源】《上海中医药杂志》1979 年第 1 期。

【附　　注】常由于急性颅内压增高、脑出血、急性颅脑外伤患者，当伴有上消化道出血时，可出现呃逆，如慢性进行性颅内压增高影响延髓时或有延髓肿瘤，也常出现呃逆。本方以生半夏为止逆之主药，配广天仙子一药，经近代分析所知，该药中含有东莨菪碱；白芍、生甘草缓急止逆，对膈肌痉挛有效；鬼针草，民间常用来治疗呃逆和阑尾炎；生香附开郁化气，畅达气机；党参为久逆气虚所设。

【方　　名】柚子果皮方

【方药组成】柚子果皮 50g，柑果皮 30g，黄皮果叶 100g，七叶莲 100g。

【功效主治】肝癌、肺癌、胃癌疼痛。

【用法用量】煎水外洗痛处。

【附　　注】乳腺癌已溃烂有恶臭味时，除用本方药外，另加桉树叶 500g 共煎洗，除减轻疼痛外，尚有除臭效果。

【方　　名】柚子肉炖鸡方

【方药组成】雄鸡 1 只（约 1 000g），柚子 2 个。料酒、生姜、葱、味精、食盐各适量。

【功效主治】理气补虚，消食正痰。本膳主要适用于原发性支气管肺癌气喘、寒咳者。

【用法用量】雄鸡去毛和肠杂，洗净。柚子去皮留肉。将柚子肉放入鸡腹内，然后将鸡放入搪瓷锅中，加葱、姜、黄酒、盐、清水等。再将搪瓷锅放入盛有水的锅内，隔水炖熟即成。每周服 1 次，连服 3 周。

【附　　注】肺癌病人的血液一般呈高黏状态，癌细胞易形成癌栓，从而加速转移或扩散。柚子中的某些成分可以预防栓塞，具有降低血小板凝聚，增进血液浮悬的稳定性和加快血流速度的作用，从而起到溶解癌栓、减少转移、抑制复发的效果。需要指出的是长期应用柚子及其膳食时，最好加入含维生素 A 丰富的鸡肝、猪肝之类的食品，因为柚子吃后产生一种醛类，可以破坏维生素 A，所以要适量补充维生素 A。

【方　　名】鱼鳔散

【方药组成】鱼鳔适量。

【功效主治】乳腺癌。

【用法用量】用香油炸脆，压碎，每服 5g，日 3 次。

【来　　源】《一味中药巧治病》。

【附　　注】与前方类同，可参。

【方　　名】鱼鳔山甲散

【方药组成】鱼鳔 90g，穿山甲 30g，蜈蚣 1 条。

【功效主治】乳腺纤维瘤、乳腺增生症。

【用法用量】将鱼鳔用砂锅焙黄，与穿山甲、蜈蚣共为细末，内服，每次 3g，日服 3 次，饭后黄酒送下。

【来　　源】《实用民间土单验秘方一千首》。

【方　　名】鱼耳汤

【方药组成】火鱼草 50g，苍耳草 50g，薏苡仁根 50g，蛇六谷 30g，七叶一枝花 30g，钩藤 12g。

【加　　减】头痛，加全蝎、僵蚕、石决明；呕吐，加姜半夏、旋覆花、代赭石；视物不清，加决明子、墨旱莲。

【功效主治】息风解毒。适用于脑瘤。

【用法用量】每日 1 剂，煎 2 次分服。

【来　　源】《抗癌中草药制剂》。

【方　　名】鱼红散
【方药组成】鱼鳔 24g，伏龙肝 12g，天灵盖 6g。
【功效主治】乳腺癌，直肠癌，宫颈癌。
【用法用量】共为细末，每服 6g，日服 2 次。

【方　　名】鱼寄生狗宝散
【方药组成】鱼寄生、狗宝、山药各等量，生姜、红糖适量。
【功效主治】胃癌、贲门癌，反胃、食不下等症。
【用法用量】将上药共研为细末。姜、糖煎汤备用。每次服药粉 6g，日 1 ～ 2 次，以姜糖汤送服。
【来　　源】《药用寄生》。
【附　　注】鱼寄生，又名鱼虱子、鱼怪。凡海水、淡水鱼体表的寄生（鱼怪）均可入药。

【方　　名】鱼苦胆
【方药组成】鱼苦胆 1 个。
【功效主治】清热解毒，驱除鼻腔内蚂蟥。
【用法用量】取鲜鱼胆划破，将胆汁滴入鼻腔内，蚂蟥自落。
【来　　源】云南省楚雄市中医院张之通献方。
【附　　注】滴入鼻腔有刺激异物的作用，故对蚂蟥入鼻有驱除作用。

【方　　名】鱼鳞胶
【方药组成】鲫鱼或鲤鱼鳞甲 100 ～ 150g，黄酒适量。
【功效主治】乳腺癌、子宫颈癌，崩中带下及血友病。
【用法用量】将鱼鳞甲放入砂锅内，加水适量，用小火熬成鳞胶，每天服 30g，温黄酒少量兑水烊化后服。常制食之。
【来　　源】《偏方大全》。
【附　　注】鱼鳞胶易腐败、变质，宜现制现食；吃不完者，注意冷藏，以免霉变。

【方　　名】鱼鳞汤
【方药组成】较大型鱼（如大鲤鱼等）鱼鳞适量（50 ～ 100g），生姜 3 片，葱、黄酒、食盐、味精少许。
【功效主治】健脾补血，开胃消食。本膳主要适用于骨癌症见贫血者。
【用法用量】鱼鳞清水洗净，加生姜，隔火炖 2 小时，使鱼鳞中钙、磷、铁等物质溶解在汤中，然后下锅旋汤，加上葱、酒、盐、味精等，即成美味鱼鳞汤。
【临床应用】治疗急性白血病，有效率达 70%，并对胃癌、绒癌、淋巴肿瘤有不以程度的效果。作者在临床上，应用鲤鱼的鱼鳞汤曾对一例骨癌患者作为辅助药使用，3 周后，血色素由原来 6.9g 上升到 7.8g，表明有一定效果。
【附　　注】以鱼鳞为药，早在 452 年就已为我国医学家所重视，如陶弘景在《名医别录》中有关于“诸鱼鳞”治病的记载。目前已从鱼鳞（主要是带鱼鳞）中提取 6– 硫代鸟嘌呤。

【方　　名】鱼脑石汤
【方药组成】鱼脑石 15g，广郁金 12g，石菖蒲 10g，天竺黄 10g，石决明 12g，珍珠母 24g，煅磁石 3g，赤茯苓 10g，橘络 6g，橘红 6g，地龙 10g，桃仁 10g，钩藤 12g，川牛膝 25g，杭芍 12g，生代赭石 30g。
【加　　减】痰火上炎，加生地黄、玄参；痰蒙心窍、神魂恍惚及伏热呕吐者，加服安宫牛黄丸或局方至宝丹；肝阳上亢，眼目昏糊，加苦参、龙胆草、龙荟。
【功效主治】化痰开窍，平肝潜阳。适用于脑肿瘤。
【用法用量】水煎服，每日 1 剂。
【临床应用】本方治疗 15 例脑肿瘤，其中胶质细胞瘤 6 例，颅内转移 3 例（乳腺癌脑转移 1 例，肺癌脑转移术后复发 2 例），脑垂体瘤 3 例，多发性骨髓瘤广泛转移 1 例，顶枕部脑膜瘤 1 例，枕骨骨瘤 1 例。治疗后，神经胶质瘤有 5 例存活，颅内压增高症状缓解，其中 1 例已生存 6 年有余。脑转移 3 例均死亡，最长生存期为半年。其余病例均健在。
【来　　源】山东省肿瘤防治研究所史兰陵方。

【附　　注】方中鱼脑石、珍珠母、石决明等平肝潜阳，地龙、天竺黄化痰通络，桃仁、郁金活血化瘀，代赭石降逆止呕，全方共奏化痰开窍、平肝潜阳之功。

【方　　名】鱼鳅海带散
【方药组成】鱼鳅100g，海带100g。
【功效主治】每用各种肿瘤疾病多获效验。
【用法用量】共烧灰，每次7g，用黄酒送服，日服3～4次。
【来　　源】本方系《中药科技报》辑民间验方。

【方　　名】鱼虱黄酒方
【方药组成】鱼虱。
【功效主治】食管癌。
【用法用量】焙干研末，黄酒送服，每服2～3枚取鱼虱法：鲫鱼或草鱼、鲢鱼，视其腹背部有针孔，鱼现瘦弱，此虫寄生鱼内，色如炒米，六足有虾形尾。

【方　　名】鱼虱子海蛭散
【方药组成】鱼虱子、海藻、水蛭各等量。
【功效主治】食道癌、食道癌梗阻疼痛，滴水难下之症。
【用法用量】上3味焙干，研末，备用。用韭菜榨取鲜汁适量，冲入牛奶1小杯中。每次服6g，日服3次，韭汁牛奶送服。每日1次，10日为1个疗程。
【来　　源】《抗癌食疗》。
【附　　注】水蛭生用效果优于焙干的，本方标明，用火焙干，若改晒干则较焙干为良效。

【方　　名】鱼腥草望江南汤
【方药组成】鱼腥草、望江南、白花蛇舌草、夏枯草、紫草根各30g，南沙参9g，炙穿山甲、炙鳖甲各15g，藤梨根（猕猴桃）60g。
【功效主治】胃癌（咯血、胃呆、胸痛者）。
【用法用量】水煎服，每日1剂。
【临床应用】经临床使用，病者服药后1～2周，咳血止，胃健，精神饱满，胸痛止，近期疗效满意。
【来　　源】《中草药单方验方新医疗法选编》，1971：329。

【方　　名】鱼腥草夏枯草汤
【方药组成】鱼腥草30g，夏枯草20g，半枝莲20g，白花蛇舌草20g，葶苈子10g，瓜蒌10g，冬瓜子10g，天竺黄10g，百合10g。
【功效主治】清肺解毒，清痰化浊。早期肺癌。
【用法用量】水煎服，每日1剂。

【方　　名】鱼腥草仙鹤草汤
【方药组成】鱼腥草、仙鹤草、猫爪草、重楼、山海螺各30g，天冬20g，生半夏、浙贝母各15g，葶苈子12g。
【加　　减】咳嗽加马兜铃、地龙、胡颓子；痰多难咯加天竺黄、海蛤壳、瓜蒌、牛黄；咯血加侧柏叶、白及、小蓟、茜草根；胸痛加延胡索、田七、熊胆；高热加败酱草、白薇、羚羊角、鬼针草；胸水加大戟、甘遂、芫花。
【功效主治】各型肺癌。
【用法用量】水煎，每日1剂，服2次，1个月为1个疗程。
【临床应用】服药1～2个疗程，有效率为61%。

【方　　名】鱼腥草薏苡仁汤
【方药组成】鱼腥草、薏苡仁、北沙参、瓜蒌皮、葶苈子、白花蛇舌草、铁树叶、泽漆、芙蓉叶、白英、生牡蛎、石上柏各35g，朱砂根20g，赤芍、八月札、麦冬各18g，前胡、海藻、夏枯草、蟾皮各15g。
【功效主治】气阴两虚、痰瘀气滞型肺癌。
【用法用量】水煎，每日1剂，服3次，6个月为1个疗程。

【方　　名】鱼腥草猪肺汤
【方药组成】鲜鱼腥草90g，猪肺200g。
【功效主治】肺癌。
【用法用量】将猪肺洗净切块状，投入食盐、生姜少许，加清水煎煮，40分钟后，放入鱼腥草同煮 20 分钟。喝汤吃猪肺，分 2 次服完。

【来　　源】《中华食物疗法大全》。

【附　　注】以健康猪肺入药，病猪不堪食用。

【方　　名】萸肉角刺汤合方

【方药组成】①山茱萸 12g，熟地黄 18g，山药 18g，牡丹皮 12g，茯苓 18g，泽泻 12g，三棱 18g，皂角刺 12g，炒穿山甲 18g。②蟾酥水：蟾酥 9g，轻粉 6g，蜈蚣 8 条，枯矾 18g。用 75% 酒精 500ml 将上药浸 1 个月，滤渣即成。

【功效主治】滋补肝肾，理气活血。适用于外阴白斑。

【用法用量】水煎服，每日 1 剂，并配合蟾酥水，每天涂擦患部 2 次。

【来　　源】《常见杂病的防治与验方》。

【方　　名】禹功散

【方药组成】陈皮、半夏（姜制）、赤茯苓、猪苓、泽泻、白术（炒）、木通各 3g，黄芩 2.4g，升麻 0.9g，生甘草 0.9g，山栀子（炒）3g。

【功效主治】泻火利尿。适用于前列腺癌，膀胱有热，症见小便不通、诸法不能奏效者。

【用法用量】上方 1 剂。用水 400ml，煎至 200ml，不拘时服。得解而止。

【附　　注】原书云：此方服后，"妙在探吐，譬如漓水之器，闭其上窍则不沥，拔之则水通流泄矣"。

【方　　名】禹余粮丸

【方药组成】禹余粮、乌贼骨、吴茱萸、桂心、蜀椒各二两半，当归、白术、细辛、干地黄、人参、芍药、川芎、前胡各一两六株，干姜三两，矾石六株，白薇、紫菀、黄芩各十八株，地鳖虫一两。

【加　　减】腹部冷痛不已者加川乌、小茴香、延胡索；腹胀痞闷者加木香、厚朴、枳实；大便泻下不止加白扁豆、罂粟壳、煨肉豆蔻、诃子肉、煨木香。

【功效主治】温阳散寒，补气调血，通经止痛。妇人产后积冷坚癖，腹痛有块，畏寒喜暖，腰酸乏力，大便稀薄，一日数行，咳嗽不止，气喘乏力者。

【用法用量】上为末，炼蜜为丸，如梧桐子大。每服 20 丸，空心酒或饮送下，每日 2 次，不知，则加之。现亦可做汤剂服。

【来　　源】《备急千金要方》卷四。

【附　　注】本方治证乃属妇人产后受寒，劳伤肺肾，气血不调，癖积内聚而成。故有腹痛有块、腰疼乏力、畏寒等症状。治当温阳散寒，补气调血，通经止痛。药用桂心、蜀椒、吴茱萸、细辛、干姜诸辛热之品祛寒助阳，温经止痛；地黄、当归、芍药、川芎组成四物汤，养血活血，调经通脉；人参、白术补养脾肺，益气纳气；前胡、紫菀宣肺化痰止咳；白薇、黄芩共调寒热；禹余粮、乌贼骨、矾石涩肠温肾，固脱止泻；地鳖虫活血消积块。全方配合，消坚癖而调经血，补肺肾而止喘泻，从而使癖积去，肺肾复，寒凝散，气血畅。

【方　　名】玉关丸

【方药组成】白面（炒熟）120g，枯矾 60g，文蛤（醋炒黑）60g，北五味子（炒）30g，诃子肉（半生半炒）60g。

【功效主治】收敛止血。适用于肠癌出血不止。

【用法用量】上药研末，用熟汤和丸，如梧桐子大。以温补脾肾等药随证加减煎汤送下，或人参汤亦可。如血热妄行者，以凉药送下。

【方　　名】玉红膏

【方药组成】真麻油 60g，轻粉末 2.4g，飞丹 0.9g，珍珠（生，研极细末）0.9g，生黄柏末 0.9g，象皮（阴阳瓦焙微黄，见风稍脆，即研细末。如无，即以象牙末代之）0.9g。

【功效主治】解毒消肿，散结抗癌。适用于眼部肿瘤。

【用法用量】后五味研细末，共一处研匀；麻油煎滚去沫，二三滚后，入老黄蜡 24 ～ 30g，冬季止用。搅化匀，煎至五六次，取起，盛瓷器内，置冰水中搅三五遍出热后，急入后细药末在内，不住手搅匀，候冷，瓷器收贮。用以桑皮纸薄薄摊贴。

【来　　源】《逆证汇录》。

【方　　名】玉金汤
【方药组成】郁金五钱，檀香三钱，白蔻五分，陈皮二钱，青皮二钱，半夏二钱，前胡三钱，茯苓三钱，炒紫苏子三钱，沉香二钱，木香五分，粉甘草二钱。
【加　　减】有燥痰，加瓜蒌仁五钱，竹沥一两，竹茹三钱，蜂蜜一两；脾胃虚寒，加白术三钱，砂仁一钱，藿香二钱；气逆，加白芥子二钱，莱菔子三钱，香附五钱；咽肿，加金银花五钱，熟大黄二钱；胃疼，加桃仁三钱。
【功效主治】噎膈，翻胃，梅核气。
【用法用量】水煎服，每日 1 剂。
【来　　源】《中医验方汇选》内科。

【方　　名】玉龙散
【方药组成】人中白 3g，煅硼砂 3g，竹蜂 4 只（竹内黑色者），青黛 1.5g，玄明粉 3g，川黄连 3g，山豆根 3g。
【功效主治】解毒辟秽，利咽散结。适用于喉肿瘤。
【用法用量】共为细末，取少许以铜管吹喉。
【来　　源】《喉舌备要》。

【方　　名】玉米粉粥方
【方药组成】玉米粉 60g，粳米 100g。
【功效主治】治各种癌症，并预防癌症。
【用法用量】先将玉米粒碾成细粉，粳米加水煮至米开花后，调入玉米粉同煮至稀粥，每日三餐温热服食之。可常服用。
【来　　源】《食物疗法》。
【附　　注】玉米，即玉蜀的种子，俗称苞谷。玉米以干燥优质、无霉变的入药。潮湿、霉烂、变质者不可食用，因霉变的玉米中含有致癌物质黄曲霉毒素之故。

【方　　名】玉米橘核羹
【方药组成】玉米 100g，橘核 10g，丝瓜络 50g，鸡蛋 1 个。
【功效主治】适用于乳腺癌冲任失调者。
【用法用量】先将玉米粒煮烂，橘核研成粉，丝瓜络煮水，然后将丝瓜络水，纳入煮烂之玉米和橘核粉，再煮，加入已打匀之生鸡蛋 1 个，加糖，稍勾芡，做点心用。如做羹汤，则不加糖而加盐。

【方　　名】玉米浓汤
【方药组成】玉米粒 100g。
【功效主治】胰腺癌。
【用法用量】玉米碾碎为粗粒，加水 2 000ml，慢火煮沸，煮成赤褐色浓汤汁。每日 4 ～ 5 次，食间服用。
【来　　源】《民间偏方集》。

【方　　名】玉米须麦饭石茶
【方药组成】玉米须 30 ～ 60g，麦饭石 3g，玫瑰花 3g。
【功效主治】子宫颈癌。
【用法用量】上 3 味煎汤，代茶饮，不拘次，日内频饮之。
【附　　注】玉米须即玉蜀黍须。

【方　　名】玉米须牛蟒汤
【方药组成】蜀羊泉、炒白芍、两头尖、当归、生熟地黄各 15g，莪术、川大黄、鹿角胶各 9g，水蛭、蟒虫、鼠妇虫 6g，玉米须、牛角腮各 30g。
【功效主治】卵巢癌。
【用法用量】水煎服。连服 10 贴，停药 3 天再服。
【来　　源】《治癌中药处方 700 种》。

【方　　名】玉女煎
【方药组成】生石膏 15g，熟地黄 30g，麦门冬 10g，知母 8g，牛膝 6g。
【加　　减】需重剂频投，并可加味：如北沙参 20g，黄芪 30g，生龙牡各 20g，天门冬 30g，金银花 30g，白花蛇舌草 30g，炙甘草 6 ～ 9g 等，以滋阴养血、清热解毒；若高热不退者可酌加羚羊角、犀角粉、安宫牛黄丸等。
【功效主治】养阴清热。用治因急劳、虚劳而致的阴虚热盛型急性白血病。
【用法用量】水煎服，每日 1 剂。
【来　　源】《景岳全书》。

【方　　名】玉枢丹
【方药组成】山慈菇60g，续随子（千金子）霜60g，红芽大戟45g，五倍子（去外毛内垢）60g，麝香9g，雄黄9g，朱砂9g。
【功效主治】辟秽解毒，消肿散结。适用于食管癌、胃癌、淋巴肉瘤等。
【用法用量】前4味研细末过罗，后3味分别研细与上药套匀，糯米面100g蒸糊，搅拌均匀，压片切块，市售每锭3g。每服1～3锭，开水化下。外用冷开水磨化，涂敷患处，日敷数次。
【来　　源】《外科正宗》。
【附　　注】本方又名太乙紫金锭。

【方　　名】玉蜀黍汤
【方药组成】玉蜀黍80g。
【功效主治】胃癌。
【用法用量】上药加水1 600ml，煎煮20分钟，为赤褐色液，每日服4～5次，食间服用。
【来　　源】《民间方》。
【附　　注】玉蜀松黍，即玉米，又称苞谷，本方为日本民间验方。

【方　　名】玉液炖鸡方
【方药组成】嫩母鸡1只（约500g重），瘦猪肉150g，绍兴黄酒10g，食盐7g，鲜牛奶500ml，姜片10g。
【功效主治】润燥补虚，益气通络。本膳主要适用于胃贲门癌反胃及气血虚弱者。
【用法用量】将鸡杀后，净毛，洗干净，除胸骨，用开水漂净血水。然后把洗净的瘦猪肉垫底，鸡肉铺在上面，放入绍兴黄酒、精盐及煮沸的上汤500g，隔水炖约3小时，取起，滤去上汤。另将鲜牛奶倾入，加上生姜，放回上汤，再炖10分钟左右。不宜炖久，以免影响鲜奶的效力。
【附　　注】朱震亨云："反胃噎膈，大便燥结，宜牛、羊乳时时咽之，并服四物汤为上策。"这也是作者平时治疗食管癌、贲门癌的法则。四物汤组成为川芎、当归、芍药、地黄。曾以四物汤加蒲公英，干燥后研粉，每服10～15g，以鲜牛奶送服，治疗2例胃贲门癌者，有一定的临床效果。

【方　　名】玉簪花独蒜方
【方药组成】玉簪花、独蒜、穿山甲各适量。
【功效主治】腹中痞块。
【用法用量】穿山甲研末，共捣，和好醋成饼，量痞大小贴患处。

【方　　名】玉真丸
【方药组成】硫黄60g，石膏（硬者，不煅，研）、半夏（汤浸洗7次）各30g，硝石（研）75g。
【功效主治】温肾下气，通络止痛。适用于脑肿瘤，症见肾气不足，气逆上行，头痛不可忍，脉举之则弦，按之则坚。
【用法用量】上为细末，生姜汁糊丸，如梧桐子大，阴干。每服30丸，姜汤或米饮下。更灸关元百壮。
【来　　源】《普济本事方》。

【方　　名】芋艿酒
【方药组成】生芋艿1升，醇酒5升。
【功效主治】痰凝气滞之病，在皮里膜外者。
【用法用量】芋艿敲裂，入酒中渍1个月，饮之。
【来　　源】清·《四科简效方》丙集。

【方　　名】芋粥
【方药组成】老鼠芋50g，粳米100g，白糖适量。
【功效主治】解毒消肿，排脓止痛。本膳主要适用于胰腺癌晚期疼痛者。
【用法用量】将粳米煮熟后，放入白糖搅匀候凉。老鼠芋（一定要新鲜的）砸烂榨取其汁，调入粥中食用。
【附　　注】老鼠芋即天南星科的土半夏 Typhonium divaricatum（L.）D. 又名田芋。本膳是作者在马来西亚考察时所得，星洲的S.L.Chia先生曾自印了一篇《老鼠芋与癌》，在南洋一带颇有影响。文中说："友人林亚培的母亲于1966年在星洲中央医院确诊为肝癌和胰腺癌。家人都不同意手术，遂开始天天吃老鼠芋，从不间断。"1988年12月26日，作者见到她，精神奕奕，虽70岁有余，却毫无老态，头上没一根白发。屈指一算，她得癌已22年。真是令人惊讶，老鼠芋的功效实在非同寻常。

【方　　名】郁金醋胡索方
【方药组成】郁金、醋延胡索、炒白术、炒当归、黄芪、莪术、谷芽、麦芽各10g，茯苓、炒党参各12g，龙葵30g，郁金10g，绿萼梅6g，生甘草3g。
【功效主治】益气消食，活血化瘀；治胃癌。
【用法用量】水煎3次，分早、中、晚3次服，30剂为1个疗程，每个疗程间隔5日。

【方　　名】郁金茯苓汤
【方药组成】郁金9g，茯苓9g，八月札9g，薏苡仁12g，炒建曲9g，丹参12g，白术6g，生地黄9g，半枝莲15g，牡丹皮9g，炙鳖甲12g，牡蛎30g，白参6g（另炖）。
【功效主治】扶正逐邪，活血消积。胰腺癌，症见上腹积块，质硬压痛，或刺痛，形体消瘦，身倦无力，大便溏薄，不思饮食，或食入腹胀加重，舌淡或有瘀斑，脉细弦。
【用法用量】以上药物，水煎分2次服下，每日1剂。
【来　　源】《抗肿瘤中草药彩色图谱》。
【附　　注】临床观之，胰腺癌病机多端，不独以湿热、瘀血为患。如本方治证，即属脾虚气阻、邪积而蕴毒作块者。方用白参、白术、茯苓、薏苡仁健脾补中，益胃培土，资生化源，气旺则机体抗邪能力自强；八月札宽中州，调脾胃，理气导滞，合前述诸药则补气而不助满，生土而不壅塞，静中寓动之理；丹参、郁金、牡丹皮祛瘀行血、通利经脉而止痛；半枝莲解毒泄热，抗癌消肿；鳖甲、牡蛎软华坚结，消癥化痰，前者合白芍、生地黄则还有滋阴养血作用；最后佐以建曲和胃益脾、消导积滞以固护后天。全方配合，益气养阴以扶正，清热软坚以治标，则本虚标实之候当可治也。

【方　　名】郁金绿茶饮
【方药组成】醋郁金粉5～10g，绿茶1～2g，炙甘草5g，蜂蜜25g。
【功效主治】肝癌、胃癌、食道癌、胆囊癌和肝癌引起消化道出血、肝区疼痛、黄疸等。
【用法用量】上4味同煎，沸后10分钟，少量，多次徐徐饮服，每日1剂，可长期饮用。
【来　　源】《健身茶配方》。
【附　　注】郁金，必须用醋炮制后方可入药，未经醋制者，疗效较逊。

【方　　名】郁金玫瑰花
【方药组成】郁金、玫瑰花、橘叶、赤芍、白芍、山慈菇、僵蚕各10g，瓜蒌30g，当归15g，青皮、陈皮各8g。
【功效主治】乳腺癌。
【用法用量】水煎服，每日1剂。

【方　　名】郁金砂仁汤
【方药组成】郁金12g，砂仁壳10g，南沙参18g，浙贝母12g，丹参15g，茯苓15g，法半夏10g，瓜蒌30g，天南星10g，黄药子30g。
【功效主治】痰气交阻型食管癌。
【用法用量】水煎服，每日1剂。
【来　　源】《百病良方》第二集，科学技术文献出版社重庆分社，1983：170。

【方　　名】郁金枳壳汤
【方药组成】郁金10g，枳壳10g，白术10g，柴胡10g，延胡索10g，五灵脂10g，红花10g，鸡内金10g，茯苓12g，白芍10g，丹参30g，木香6g，砂仁壳各6g，鳖甲15g，生牡蛎30g，生甘草5g。
【功效主治】恶性淋巴瘤。
【用法用量】水煎服，每日1剂。
【来　　源】《肿瘤的防治》：251。

【方　　名】郁术汤
【方药组成】郁金15g，代赭石30g，清半夏15g，枳壳12g，苍术12g，露蜂房10g，全蝎10g，川厚朴10g，陈皮10g，瓦楞子30g，山豆根10g，生甘草6g，料姜石60g。
【功效主治】舒肝降逆，解毒软坚。适用于胃癌，症见胸胁胀满，胃脘嘈杂，胀痛，嗳气呕逆，心烦口苦，大便不调，苔薄黄，脉沉细弦。
【用法用量】每日1剂，水煎，分2次温服。
【来　　源】《中医癌瘤证治学》。

【方　　名】育阴煎

【方药组成】生地黄、白芍、天冬、麦冬、玄参、牡丹皮、枸杞子、沙参、地骨皮、党参各 9g，天花粉、旱莲草各 15g，五味子 5g。

【加　　减】白细胞下降加鸡血藤、黄芪；贫血加阿胶；癌肿较大加鳖甲、龟甲、生牡蛎；恶心呕吐加半夏、竹茹、生姜。

【功效主治】滋阴益肾。卵巢癌，症见腰膝酸软，头晕目眩，手足心热，口干而燥，舌红少苔，脉沉细数。本方适用于卵巢癌经化疗后身体虚弱证属阴虚者。

【用法用量】以上药物，水煎分 2 次服，每日 1 剂。

【来　　源】《上海中医药杂志》1984 年第 8 期。

【附　　注】治宜滋阴益肾。善补阴者，当求之于肝肾，方中集沙参、生地黄、白芍、天冬、麦冬、玄参、当归、枸杞子、天花粉、五味子、旱莲草大队滋阴益肾之品以养阴生津。诸药合用，共奏滋阴益肾、增强机体免疫功能之效。临床用本方配合化疗治疗卵巢癌多例，取得了良好的效果。

【方　　名】预知子汤

【方药组成】预知子 15 粒。

【功效主治】卵巢癌。

【用法用量】预知子加水煎汤，长期饮用。或用预知子 15 粒吞服。

【来　　源】《癌症家庭防治大全》。

【方　　名】愈黄丹

【方药组成】海龙 1 条，白花蛇 3 条，水蛭、虻虫、人指甲、黄连、乳香、没药各 6g，全蝎、露蜂房、黄柏各 9g，牡丹皮 12g，龙胆草 15g。

【加　　减】出血较多加仙鹤草、大蓟、小蓟；癌肿较大加白花蛇舌草、半枝莲、生牡蛎；疼痛加延胡索、郁金、乌药。

【功效主治】破瘀散结，清热利湿。宫颈癌早期浸润型，宫颈坚硬，接触出血者。本方适用于宫颈癌证属瘀血停滞、湿热下注的病证。

【用法用量】上药共研细粉，用金银花煎水为丸，如梧桐子大，外以雄黄为衣，忌高温烘，每次 3g，1 日 2 次，白开水送服。

【临床应用】本方治疗宫颈癌 81 例，其中Ⅰ期 19 例，Ⅱ期 45 例，Ⅲ期 17 例。治疗后 3 年存活率Ⅰ期 15 例，占 78.95%；Ⅱ期 10 例，占 22.22%；Ⅲ期 5 例，占 29.4%。

【来　　源】《新中医》1980 年第 3 期。

【附　　注】妇人七情内伤，伤及肝脾，肝气郁结，气机阻滞，血行不畅，瘀血停滞；脾虚运化失常，水湿内聚，郁久化热，湿热下注，乃成本证。治以攻邪为主。方中乳香、没药、水蛭、虻虫、人指甲破血逐瘀，通络止痛以攻血结；白花蛇性善走窜，通经达络以助血行；黄连、黄柏、龙胆草清热利湿；牡丹皮凉血止血；全蝎、露蜂房攻毒止痛，消肿抗癌；海龙补肾壮阳，以鼓舞正气。诸药合用，共奏破瘀散结、清热利湿之功。

【方　　名】愈痞饼

【方药组成】镖头（土炒）、鸡内金（炒）、君子仁各 9g，槟榔 6g，全蝎 3g，蜈蚣 1 条，小麦面 250g，白糖 200g，穿山甲（土炒）1.5g。

【功效主治】腹内痞块，面容黄瘦。

【用法用量】将各药研为细末，掺入白糖、小麦面。用水调为面剂，烙成焦饼 20 张。成年人每日早晚各吃 1 张，儿童每日早晚各吃半张。吃到痞块消失为止。

【附　　注】本方为一经验方，是药物和食物配合的药饵疗法，攻邪而不伤正气，有消积、健胃的功能。《内经》说：“药以去之，食以随之。”用白糖为矫味剂，患儿欲食而不痛苦。服药后，病轻者，有一料时可有大便下脓血、腹中微疼，病重者用三料后才有这种反应，可以暂停用药，待反应停止后再用。部分病人服药后可无反应。

【方　　名】遇仙丹

【方药组成】黑牵牛子 180g，槟榔、枳壳、三棱、牙皂、茵陈蒿、莪术各 60g，大黄 90g。

【功效主治】邪热上攻，痰涎壅滞，反胃吐食，十膈五噎，伤酒伤食，虫积血积，气积痞积，食积疮热肿痛，大小便不利，妇女癥瘕，误吞金银铜铁，并皆治之。

【用法用量】共研细末，醋和丸，每服 2 ～ 3g，临卧用茶清送下。
【来　　源】《道家秘方精华》。
【附　　注】孕妇勿服。

【方　　名】元慈芎黄止痛方
【方药组成】川芎 30g，黄药子 30g，三七 30g，重楼（七叶一枝花）30g，延胡索 30g，芦根 30g，山慈菇 30g，冰片 6g。
【功效主治】各种肿瘤，并有较好的止痛作用。
【用法用量】共为细末，日服 3 次，每次 3g，开水送服。

【方　　名】元代河西肺方
【方药组成】羊肺 1 个，韭菜 3 000g，面粉 1 000g，酥油 250g，胡椒 100g，生姜汁 100g。食盐、味精适量（原方无味精）。
【功效主治】通噎开膈，益气保肺。本膳主要适用于食管癌、胃贲门癌噎食梗阻（吞咽困难）者。
【用法用量】韭菜压榨取汁，用其汁和适量清水把面粉打成糊状，胡椒压成粉。然后面粉糊、姜汁、食盐、味精一起调和均匀，取一漏斗，通过肺部相连的气管把以上调料缓缓地灌入肺中。文火煮熟，即可食之。
【来　　源】《饮膳正要》。
【附　　注】河西在元代系指西人。“河西肺”是古代西食的一种保健食品。原方出自元代的《饮膳正要》一书。韭菜汁直接用于食管癌或胃贲门癌，是目前中医临床最常用的方法之一，本膳韭菜汁量很大，所以可作为治疗本病的药膳应用。李时珍《本草纲目》云“一叟病噎膈，食入即吐，胸中刺痛”，后饮韭汁和盐梅卤汁而逐渐痊愈。

【方　　名】元胡索穿山甲散
【方药组成】延胡索、穿山甲、沉香末各 9g，眼镜蛇粉 30g。
【功效主治】癌性疼痛。主治各种肿瘤，晚期肿瘤疼痛。
【用法用量】共为细末，每次 3g。

【方　　名】元胡索乳香汤
【方药组成】延胡索、乳香、没药、丹参、红花、刘寄奴、牛膝、续断、益母草各 9g，苏木、血竭各 6g，地鳖虫 3g。
【功效主治】骨肿瘤。
【用法用量】水煎服，每日 1 剂。

【方　　名】元参麦冬茶
【方药组成】玄参 15g，麦冬 15g，生地黄 9g，金银花 9g，黄芩 6g，白英 30g，藕片 30g，沙参 9g，山豆根 15g，白花蛇舌草 30g，白茅根 15g。
【功效主治】养阴润肺，解毒抗癌。适用于鼻咽癌放疗后热性反应，出现烘热、鼻干者。
【用法用量】制成煎剂。每日 1 剂，当茶饮。
【来　　源】《经验方》。

【方　　名】元参牡蛎方
【方药组成】玄参（蒸）、牡蛎（煅，醋炒）、贝母（去心，蒸）各四两。
【功效主治】瘰疬。
【用法用量】共为末，炼蜜为丸。每服三钱，开水下，每日二服，服之即消，屡试奇效。

【方　　名】芫花莪术丸
【方药组成】芫花、生半夏、胆南星、莪术各 30g。
【功效主治】化痰逐饮，散瘀消痞。胃癌，脾痞胁痛。
【用法用量】上药锉碎和匀，以苦油竹（留节）一截，将药置竹内，用米醋 250ml，入竹内，浸湿纸塞紧，放在文武火中，煨一昼夜，不可用猛火。待米醋干，取出药，焙干为末，煮糊为丸，如梧桐子大，每次 50 丸，空腹时用热水送服。
【来　　源】《虚实辨疑示儿仙方》。

【方　　名】芫花根
【方药组成】芫花根 90g，桃仁 6g。
【功效主治】妇女腹中癥瘕。

【用法用量】炒黄为末，每服 3g，桃仁汤下。

【附　　注】芫花，为瑞香科植物芫花的干燥花蕾，春季花未开放时采收，除去杂质，干燥。味苦、辛，性温，归肺、脾、肾经。内服泻水逐饮，外用杀虫疗疮。用于水肿胀满，胸腹积水，痰饮积聚，气逆咳喘，二便不利；外治疥癣秃疮、痈肿、冻疮等。孕妇禁用；不宜与甘草同用。

【方　　名】芫花根白皮鲫鱼汤

【方药组成】芫花根白皮 3g，鲫鱼 1 条（约 210～240g）。

【功效主治】腹中痞块。

【用法用量】去鱼肠，药入肚内，纸包 3～4 层，水湿透，火内煨熟，去肚内芫花根，吃鱼。

【方　　名】芫花煎方

【方药组成】芫花 1 000g。

【功效主治】暖四肢，护厥逆。积聚。

【用法用量】水煎，浸布敷胸中，时更换。

【来　　源】《奇难杂症效验单方全书》。

【方　　名】芫花煎丸

【方药组成】芫花（醋拌，炒令干，为末）45g，硇砂（不夹石者，细研，用米醋 14g 同芫花末熬成膏）30g，鳖甲（涂醋，炙令黄，去裙襕）45g，京三棱（锉，微炒）90g，青橘皮（汤浸，去白瓤，焙）30g。

【功效主治】润肺解毒，软坚消积。适用于肺癌结块疼痛。

【用法用量】上为细末，入芫花，硇砂膏中，入小蒸饼和溶为丸，如梧桐子大。每服 10 丸，食前生姜汤送下。

【来　　源】《普济方》。

【方　　名】芫花煎丸

【方药组成】芫花一两半，硇砂一两，三棱一两，鳖甲一两半，青皮一两。

【加　　减】瘀象明显者，加莪术、郁金；兼肝郁气滞者，加香附、柴胡、川楝子；痰浊偏盛者，加薤白、杏仁；咳逆气急者，加紫苏子、葶苈子；病久饮停难去者，加桂枝、茯苓。

【功效主治】泄水逐饮，破瘀散结。肺气郁滞，饮停胸胁，久成肺积，症见咳逆气喘息促不能平卧，右胁下疼痛，胀满。现临床可用于肺癌正盛邪实元气壮实者。

【用法用量】上药为细末，先用米醋三升同芫花末、硇砂末熬成膏，纳入余药和溶为丸，如梧桐子大，每次服十丸，每日一次，饭前以生姜汤送下。

【来　　源】《太平圣惠方》卷四十八。

【附　　注】肺气郁滞，气不布津，停而为饮，饮邪上迫肺气，则咳逆不能平卧；饮在右胁，则右胁下疼痛、胀满。方中芫花泄水逐饮，力峻效卓为主药，湿去则气畅而结散；硇砂消痰破结；鳖甲软坚散结；三棱破血消积；青皮行气导滞，气行水行。诸药合用饮去气畅，结散积消。

【注意事项】脾虚气弱者及孕妇忌用，年老体弱者慎用。

此方与上方近似，可参。

【方　　名】芫花青皮丸

【方药组成】木香 30g，青皮（焙去白襄）60g，芫花 90g，醋 600ml。

【功效主治】积聚。

【用法用量】先捣前 2 味为末，再另研芫花为末。用醋煎熬成膏，入前药末和丸如梧桐子大，每服 7 丸，热酒送下。

【来　　源】《奇难杂症效验单方全书》。

【方　　名】芫花朱砂丸

【方药组成】芫花 30g(焙研粉)，朱砂 6g(研细)。

【功效主治】腹中痞块。

【用法用量】如枣肉捣成泥，为丸，小豆大，每次服 6 丸。

【附　　注】本品药性甚猛，使用需注意。

【方　　名】远志酒

【方药组成】远志、酒适量。

【功效主治】乳痈，兼可托散一切肿毒。

【用法用量】用远志不拘多少，米泔水浸洗，捶去心，为末。每服三钱，用好酒一盅调匀，迟少顷澄清饮之，将药渣敷患处，自愈。

【附　　注】又方：鸭脚草又名凤尾草，捣烂，入无灰酒煎数沸，尽量饮醉。破者以渣敷之。

【方　　名】约营煎

【方药组成】生地黄、芍药、生甘草、续断、地榆、黄芩、槐花、荆芥穗（炒焦）、乌梅各 9g。

【加　　减】下焦火盛者，加栀子、黄连、龙胆草之属；气虚者，加人参、白术；气陷者，加升麻、防风。

【功效主治】养阴清热，涩肠止血。适用于肠癌下血不止。

【用法用量】以水 200ml，煎至 140ml，空腹时服。

【方　　名】月华汤

【方药组成】沙参、天冬、麦冬、生地黄各 15g，川贝母 9g，知母 20g，桑叶 10g，山药 30g，三七、生甘草各 6g，阿胶 10g（烊化服），鱼腥草、半枝莲、白花蛇舌草各 30g，茯苓 10g。

【加　　减】胸痛者，加赤芍、丹参、郁金、瓜蒌；胸水者，加龙葵、葶苈子、薏苡仁；咯血者，加藕节、白茅根、仙鹤草。

【功效主治】滋阴润肺，消瘤散结。肺癌中晚期辨证属气阴两虚者，胸痛，咳嗽少痰，偶尔痰中带血，口燥咽干，午后潮热，手足心热，舌边尖红，脉象细数。

【用法用量】以上药物，水煎分 2 次空腹服下，每日 1 剂。

【来　　源】《黑龙江中医药》1976 年第 5 期。

【附　　注】肺癌多因虚致病，素体阴虚或久咳伤肺，致气阴亏耗，清肃之令不行，肺气上逆，本方即适用于肺癌证属气阴两虚者，是一首扶正祛邪兼顾的方剂。方中沙参、天冬、麦冬、生地黄滋肺肾之阴，使金水得以相生；川贝母润肺止咳；知母、桑叶滋阴清热，化痰止咳；山药、茯苓健脾补中以资生化之源；三七祛瘀止血；阿胶能补肝血，滋肾水，润肺燥；加鱼腥草、半枝莲、白花蛇舌草以清热解毒，利水消肿，消瘤散结；生甘草调和诸药。上药合用，共奏滋阴润肺、消瘤散结之功。

【方　　名】越鞠二陈丸

【方药组成】制香附 100g，苍术（炒）100g，川芎 100g，姜制半夏 100g，六神曲（炒）100g，炒麦芽 100g，栀子（炒）100g，陈皮 100g，生甘草 50g。

【功效主治】健脾消食，化痰顺气。用于腹胀胸闷，咳嗽痰多，气滞食阻。

【用法用量】以上 10 味，粉碎成细粉，过筛，混匀，水泛为丸，干燥，收贮。日服 2 次，每服 9g，饭前服。忌食油腻食物。

【来　　源】《江苏省药品标准（1977 年）》。

【方　　名】越鞠丸

【方药组成】苍术、香附、川芎、神曲、炒栀子各等分。

【功效主治】行气开郁。用治气、血、痰、火、湿、食诸郁所致的胸膈痞闷、脘腹胀痛、饮食不消等症。

【用法用量】为细末，水泛为丸，如绿豆大。每服 6 ～ 9g。亦可作汤剂，水煎服，但用量酌情增减。

【来　　源】《丹溪心法・卷三》。

【附　　注】但若属于虚证的痞闷、腹胀、纳差等，不宜用本方。

【方　　名】云南白药方

【方药组成】云南白药。

【功效主治】白血病腹部疼痛。

【用法用量】每次服 1.5g，每日服 3 次，开水送服。连服 30 ～ 50 日。

【方　　名】熨痞方

【方药组成】麝香 0.6 ～ 0.9g，阿魏 6g，芒硝 60g，荞麦面适量。

【功效主治】腹中痞块。

【用法用量】熨痞方第一层用麝香掺肉上，第二层用阿魏，第三层用芒硝，俱匀铺于上。先用荞麦面和成条，量痞块大小围住，铺药于内，以青布盖之。随烧热砖四五块，轮流布上熨之。觉腹中气行宽快为有效。

【附　　注】也可用吴茱萸加酒煮熟，外敷患处，以上法热熨之也效。

Z

【方　　名】再生丹

【方药组成】急性子五钱，知母五钱，硼砂五钱，枯矾三钱，五灵脂三钱，雄黄（研）二钱，硇砂三分，郁金二钱五分，青盐二钱，麝香一钱，古石灰五钱（炒黄色），黄牛胆一斤。

【加　　减】可用六君子汤送服该药，以顾护脾胃。

【功效主治】消肿化积，削坚散结。反胃吐食，膈气痰火，上腹积块，坚结不消，形渐瘦弱，呕吐频作，或泛吐痰涎，脉弦滑。

【用法用量】上为细末，将胆汁拌成不干不湿如鼠粪样，装入胆内，阴干听用。每服一分二厘，烧汤送下。若遇痰火，蜜水调服。

【来　　源】《遵生八笺》卷十八。

【附　　注】本方治证为邪毒蕴积胃脘，日久成形结块，耗能正气所致。治当先攻其邪，邪去后再予扶正调理。方中用急性子破血消积软坚，化顽痰；知母、黄牛胆清解热毒，润燥生津；硼砂、枯矾、硇砂、古石灰削坚消积，蚀毒化腐；五灵脂、郁金活血消癥，通经止痛，合急性子则其功尤盛；麝香香窜通达十二经，消肿散结止痛，并引诸药直达病所；青盐取其咸以软坚，解毒消肿之效。全方配合，共奏消肿化积、削坚散结之功。

【方　　名】再生稻汤

【方药组成】再生稻。

【功效主治】养胃消胀，除湿宽肠，治噎食膈气、反胃。

【用法用量】每取 20～40g，水煎煮，去滓内服。

【来　　源】《本草纲目》。

【附　　注】再生稻，为水稻成熟收割后老根上长出的再生苗的全株，秋季或初冬采收。

【方　　名】赞白汤

【方药组成】黄药子 15g，白药子 15g，山豆根 15g，夏枯草 15g，生牡蛎 15g，橘核 12g，王不留行籽 12g，天葵子 12g，山甲珠 12g，苏梗 9g，射干 9g，马勃 9g，昆布 30g。

【功效主治】化痰软坚，解毒消核。适用于甲状腺癌。

【用法用量】每日 1 剂，水煎，分 2 次温服。

【临床应用】以本方治疗甲状腺癌 11 例，近期治愈 1 例，显效 7 例，无效 3 例，总有效率为 72.7%。

【来　　源】湖北中医研究所。

【附　　注】方中用黄药子、白药子、山豆根等清热解毒，夏枯草、昆布、生牡蛎化痰软坚，留行子活血化瘀，故治疗甲状腺癌有一定疗效。

【方　　名】脏头丸

【方药组成】槐 子 30g，牙 皂 21g，黄 连 120g，糯米 750g。

【功效主治】清热燥湿，活络通窍。适用于肠癌。

【用法用量】上药研为细末，用雄猪大肠 1 条，去油洗净，将前药入内，两头扎住，砂锅内煮烂，捣匀为丸，如梧桐子大。每服 60～70 丸，米饮下。

【方　　名】枣树根糖浆

【方药组成】软枣子树根 500g。

【功效主治】肺癌。

【用法用量】将枣子树根加入 4 斤水中，避炎煎 3 小时，过滤去渣，浓缩成 500ml，再加入适量单糖浆。每次服 25ml，每日 2 次，坚持服用。

【来　　源】《民间偏方秘方精选》。

【附　　注】本方也可用于食道癌、胃癌。

【方　　名】枣霜膏

【方药组成】葱 白 3 节，巴 豆 7 粒，大 枣 7 枚，砒霜 9g。

【用法用量】先将葱白、大枣捣碎，加水熬黏，再入巴豆、砒霜捣匀为膏，贴敷手心，连贴5昼夜为1个疗程，3个疗程为1期。
【功效主治】解毒抗癌。适用于食管癌。
【来　　源】《中医癌瘤证治学》。
【附　　注】贴后2小时，不起疮为对症，可能是癌；起疮为不对症，可能不是癌。以协助诊断。本方不可内服。以本方所述药后反应来诊断之方法，可参。

【方　　名】枣圆蒸鸭
【方药组成】净鸭1只（约2 000g），红枣50g，桂圆肉25g，莲子25g，油菜心10棵，黄酒、盐、味精、葱、姜、胡椒粉各适量。
【功效主治】补阴补血，消肿利水。本膳主要适用于肺癌胸水，食欲不振，贫血乏力者。
【用法用量】鸭肉洗净出水，红枣去核，桂圆肉洗净；莲子发胀，去皮去心后煮熟。葱切段，姜切片。汽罐置火上，加水及上举各物，并用黄酒、盐、味精、白糖及胡椒粉调味，待烧沸后，移小火上炖熟，然后将鸭肉捞出，放入砂锅内，鸭脯朝上。将原汤过滤，倒入砂锅中，把桂圆肉、红枣及莲子放鸭肉四周，上笼蒸至酥烂，取出装盆。油菜心加入鸡汤、盐、味精，置火上烧入味后，围在鸭肉周围即可。
【附　　注】鸭性偏凉，而红枣、桂圆偏温，使鸭之凉性缓和，故对一般癌性胸腹水均可使用，同时可促使患者的贫血状态加以改善。

【方　　名】蚤螺方
【方药组成】重楼30g，田螺肉10枚，冰片1g。
【功效主治】恶性脑瘤。
【用法用量】上3味共捣烂，如泥膏状，贴于脑肿瘤病区。每日1次，连用3天。
【来　　源】《经验方》。
【附　　注】重楼，又名蚤休、七叶一枝花，为民间常用的抗癌草药。

【方　　名】蚤休陈皮膏
【方药组成】重楼、陈皮、紫花地丁、米糠各45g，硼砂、全蝎、乳香、没药各30g，蜈蚣10条，银朱9g，麝香1.5g。
【功效主治】肝癌疼痛。
【用法用量】共研细末，加荞麦面调成膏状，外敷痛区对侧，日换1次。
【临床应用】用药5～7天可获显效。

【方　　名】蚤休黄药散
【方药组成】重楼、黄药子各60g，夏枯草、白鲜皮、山豆根、败酱草各120g。
【功效主治】肝癌。
【用法用量】共研细末，炼蜜为丸，每丸9g，每服5丸，每日3次。

【方　　名】蚤休仙瓜汤
【方药组成】重楼30g，威灵仙30g，木瓜9g，三七粉3g。
【功效主治】恶性脑瘤。
【用法用量】前3味药加水煎汤，以药汤送服三七药粉，每日1剂。
【来　　源】《癌症家庭防治大全》。
【附　　注】方中木瓜，为中药木瓜，不是食用的木瓜。

【方　　名】藻药散
【方药组成】海藻（酒洗）30g，黄药子60g。
【功效主治】消肿散结。适用于气瘿。
【用法用量】上为细末。每用3g，置于掌中，以舌时时舐，以津咽下或水调慢咽。待肿消去2/3即停药。
【来　　源】《证治准绳·疡医》。
【附　　注】服药期间，忌食厚味，戒酒、色。

【方　　名】藻蛭散
【方药组成】水蛭6g，海藻30g。
【功效主治】食道癌，直肠癌。
【用法用量】上2味药共为细末。黄酒冲服，每次6g，每日2次，连服1～2个月。
【来　　源】《河北经验方》。
【附　　注】水蛭即蚂蟥。

【方　　名】皂矾黄蜡丸
【方药组成】砂锅底（陈久者佳）60g，皂矾60g，红枣120g，黄蜡60g，核桃仁100g，红糖200g。
【功效主治】积聚（肝脾肿大和腹内其他肿块）。
【用法用量】将砂锅底用醋炒，用皂矾一起共为细面，与红枣（去核）、核桃仁、红糖共捣为泥，再将黄蜡化开和入为丸。每次服6g，每日2次。
【附　　注】王自平供方。

【方　　名】皂荚树蕈散
【方药组成】皂荚树蕈30g，赤砂糖适量。
【功效主治】胃癌，反胃呕吐。
【用法用量】将皂荚树蕈焙干研细末，每次服1.5g，日服3次，赤砂糖汤送服。
【来　　源】《食物中药与便方》。
【附　　注】皂荚树蕈，又名皂荚树菌，为寄生于皂荚树上的硬菌。

【方　　名】皂荚丸
【方药组成】皂荚二钱，肉桂一钱，干姜一钱，贝母一钱。
【加　　减】脾气虚甚，加党参、白术；顽痰难消加半夏、白芥子；兼瘀象者加三棱、莪术、郁金；喘而不得卧加紫苏子、葶苈子；湿痰久郁化热加瓜蒌、海浮石。
【功效主治】豁痰导滞，温中燥湿。现临床可用于肺癌的治疗。痰浊阻肺之喘而咳逆胸满，痰多黏稠，不易咳出。本方所治之证为脾气虚寒，积湿成痰，痰浊壅肺，顽痰阻塞，久成肺积。
【用法用量】上药为末，炼蜜为丸，如梧桐子大，每次服15～20丸，1日2次，空腹生姜汤送下。
【来　　源】《圣济总录》卷七十一。
【附　　注】方中皂荚豁痰导滞，祛湿除垢，通利二便，所以有通窍祛痰之效，以治顽痰壅盛，胶固难咯，作为主药，故名皂荚丸；肉桂、干姜温中土，散阴寒，以截痰源；贝母化痰散结。诸药合用则阴寒散，顽痰豁，积滞消。

【方　　名】皂荚枝汤
【方药组成】生皂荚小枝12g，生甘草1.5g。
【功效主治】瘿瘤。
【用法用量】以水300ml，煎至150ml，日3服。
【来　　源】日本·吉益为则十二律方。

【方　　名】皂角刺黄芪汤
【方药组成】皂角刺30g，黄芪12g，广木香6g，西当归9g，川芎6g，白芷9g，金银花9g，全瓜蒌12g，大贝母12g，全蝎6g，陈皮9g。
【功效主治】乳腺癌。
【用法用量】水煎服，每日1剂。
【来　　源】湖南省卫生局编《中草药单方验方新医疗法》，1971：326。

【方　　名】皂角刺金银花煎
【方药组成】皂角刺飞尖30g，金银花15g，乳香、没药、当归、川芎、生甘草各6g，白芷15g，天花粉15g，水、黄酒各2碗。
【功效主治】主治痈疽恶毒，外发内发，欲破未破。在四肢肩背肚腹之外者，则痛极大肿；在胸膈腰胁肚腹肠胃之内者，则痛极大胀。
【用法用量】煎至1碗半。毒在上焦，食后服；毒在中焦，半饱服；毒在下焦，空腹服。未成可消，已成即溃。
【来　　源】《医鉴初集》。

【方　　名】皂角刺露蜂房膏
【方药组成】皂角刺、露蜂房、山慈菇、樟脑各90g，蛇六谷30g，生半夏、生南星各50g，全蝎、蜈蚣各60g。
【功效主治】解毒散结，化痰消毒。主治乳腺癌。
【用法用量】上药共研细末，取适量陈米酒或鸡蛋清调成糊状敷患处，每日换药1次，保持湿润。

【方　　名】皂角刺马钱汤
【方药组成】山慈菇12g，菊花、皂角刺、三棱各9g，海藻15g，莪术、马钱子各6g，山豆根30g。
【功效主治】骨肉瘤。
【用法用量】水煎服，每日1剂。

【来　　源】《中医学名人治验大系·癌中药及其处方》。

【方　　名】皂角刺炮穿山甲汤
【方药组成】皂角刺、炮穿山甲、山慈菇、山海螺、猫爪草、香茶菜、淫羊藿、肉苁蓉、全瓜蒌、小青皮、路路通。
【功效主治】乳腺癌。
【用法用量】水煎服，每日1剂。
【临床应用】此方对消乳房肿块有独到之功，经验证，效果可靠。
【来　　源】《浙江中医学院学报》，1981，（2）：22。

【方　　名】皂角刺煨老母鸡方
【方药组成】皂角刺（新鲜者为佳）120g，1 500g以上老母鸡1只。
【功效主治】托毒排脓，活血消肿。本膳主要适用于乳腺瘘管形成，流色白腥秽的清稀脓液者。
【用法用量】将老母鸡杀后去毛及内脏，洗净，用皂角刺戳满鸡身，文火煨烂；去皂角刺，吃肉喝汤。2～3日吃1只，连服5～7只为1个疗程。
【临床应用】本膳对骨结核也有很好疗效。许巨材治疗某男，16岁，胸椎和腰椎结核已6年，先后经手术排脓，去除死骨及抗癌治疗未愈。症见消瘦，面无华，四肢不温，纳差便溏，患处形成瘘管，流出豆腐渣样清稀脓液，舌质淡、脉沉细。服本膳到第4只鸡时，开始见效。服完第6只鸡后，瘘管全部封闭。1年后随访已康复，并能徒步行走10余里无不适感。
【来　　源】《新中医》，1986，4：26。
【附　　注】由于该膳性温，故对有热象者不宜。

【方　　名】皂角桔梗丸
【方药组成】皂角30g（去皮酥炙），桔梗15g，白及30g，生甘草9g，川贝母15g。
【功效主治】尘肺。
【用法用量】共研细末。炼蜜为丸，1日2次，每服3g，温开水送下。

【方　　名】皂角树菌方
【方药组成】皂角树菌120g，猪油250g。
【功效主治】子宫颈癌。
【用法用量】共炖7小时。只吃猪油汤，分5次服完，每5日炖服1次，共服20天。

【方　　名】皂角树枝刺汤
【方药组成】皂角树枝、皂角刺各180g。
【功效主治】鼻咽癌。
【用法用量】上2味药共煎，至黄酒色即可。要2次服，每日1剂，连服10天为1个疗程。
【来　　源】《癌症家庭防治大全》。

【方　　名】皂针酒
【方药组成】皂针（皂角刺）不拘多少，好酒一碗。
【功效主治】消肿拔毒。主治腹内生疮在肠部者（肠痈、肠癌）。
【用法用量】煎至七分，温服之。不饮酒者，水煎亦可。
【来　　源】《蔺氏经验方》。

【方　　名】灶心土茅根汤
【方药组成】灶心土60g，鲜白茅根2 000g。
【功效主治】白血病。
【用法用量】将白茅根用水浸泡24小时，切碎，挤汁，冲灶心土服用。每次用鲜茅根汁50ml，灶心土2～4g。每日1～2次。

【方　　名】泽兰散
【方药组成】泽兰叶45g，石膏（研）40g，当归35g，赤芍35g，川芎（微炒）35g，炙甘草35g，芜荑35g，干地黄30g，肉桂25g，厚朴（姜炙）20g，桔梗20g，炒吴茱萸20g，卷柏（连根）20g，防风20g，茯苓20g，柏子仁20g，细辛20g，人参15g，炒白术15g，炒白芷15g，藁本15g，椒红15g，炮姜15g，炮乌头15g，黄芪15g，五味子15g，白薇10g，丹参10g，阿胶珠10g。
【功效主治】治妇人产乳百疾，乳生恶核（乳癌），并治产后血晕，衄血血积，虚劳无子，难产胎衣不下，妇人血注，遍身生疮，经候不调，赤白带下，咳嗽寒热等症。

【用法用量】上29味，共为细末。每服6～9g，空腹热酒调下，孕妇忌取。

【来　　源】《苏沈良方》。

【方　　名】泽漆

【方药组成】泽漆。

【功效主治】癌肿腹水。

【用法用量】取泽漆晒干研末，用枣肉调为指顶大小的丸粒，1次2丸，1日2次，冲热水服。

【附　　注】安徽省人民医院、上海市肿瘤医院，还把泽漆同其他生药配合，用于各种癌症的治疗。

【方　　名】泽漆壁虎方

【方药组成】泽漆100g，壁虎、蟾皮、锡块各50g，黄酒1 000ml。

【功效主治】食管癌。

【用法用量】药浸酒内7天，去渣过滤，静置1天，每服30～50ml，日服3次，另备壁虎粉2g，蟾皮粉1g，每饭前半小时用药酒冲服。1个月为1个疗程。

【临床应用】用药1个疗程，有效率达92.86%，治愈率为45.2%。

【方　　名】泽漆汤

【方药组成】泽漆36g，桑白皮、赤茯苓各54g，木通27g，陈皮27g，紫菀54g，紫苏叶45g，炙甘草18g，大腹皮36g。

【功效主治】肺肾气虚，喘急不得安卧。

【用法用量】上9味，如麻豆大，分作6帖，每帖水3盏，入生姜5片，煎取2盏，去滓温分3服，1日尽。

【来　　源】《圣济总录》。

【方　　名】泽漆丸

【方药组成】泽漆200g，葶苈子100g，大黄100g。

【功效主治】治症心下有物大如杯，不得食，食则腹痛，心腹绞痛（肝癌）。

【用法用量】上三味，末之，别捣研葶苈子为膏，下二味，捣五百杵，入蜜更捣千杵，丸如梧子大，每服五丸，不愈，稍加之，日三服。

【临床应用】按上述标准观察54例，结果临床治愈10例，显著好转8例，好转30例，无效6例。显效时间一般都在用药后3～5天。

【来　　源】《备急千金要方》卷十一。

【附　　注】泽漆，大戟科，2年生草本，生于山沟、路边、荒野、湿地。全国大部分地区均有分布，以江苏、浙江产量较多。其干燥全草（茎叶，去根）含泽漆皂苷等成分。据资料报道，治疗食管癌，采用20%泽漆中性皂苷注射液，每日1次，每次2ml，肌肉注射，15天为1个疗程。观察病例按初诊时进食情况分为5级：完全不能进食，能进流汁，半流汁，软饭，普通饭。治疗后进食情况上升一级者为好转，上长二级者为显著好转，能进任何饮食者看作临床治愈。但经食管钡餐摄片检查，食管癌肿块的缩小与临床进食情况的改善颇不一致，可能是泽漆中性皂苷能使肿块变软所致。实验室检查未发现溶血现象和肝肾损害，血象亦无异常改变，对已进行过放射治疗或局部做过活组织检查及使用过局部腐蚀性药物的病人，此药无效。

【方　　名】泽漆丸

【方药组成】泽漆15g，槟榔30g，附子（炮裂，去皮，脐）30g，木香15g，肉桂（去皱皮）15g，陈橘皮（汤浸，去白瓤，焙）15g，泽泻15g，川大黄（锉碎，微炒）15g，郁李仁（汤浸，去皮，微炒）15g，厚朴（去粗皮，涂生姜汁，炙令香熟）15g。

【功效主治】行气消积，化瘀消癥。主治食道癌癖气，脾胃虚弱，头面及四肢浮肿，欲变成水病者。

【用法用量】上药捣罗为末，炼蜜为丸，如梧桐子大。每服20丸，以温水送下，1日3～4次。

【来　　源】《太平圣惠方》。

【方　　名】曾青散
【方药组成】雄黄 3g，曾青 0.5g，黄芩 1g。
【功效主治】清热解毒散结。适用于耳部肿瘤，耳有恶疮。
【用法用量】上细研为末，每用少许纳耳中，有汁出，即以绵子捻干用之。
【来　　源】《普济方》引《海上方》。

【方　　名】增损八珍汤
【方药组成】党参、白术、黄芪、当归、赤芍、桃仁各 9g，生地黄 15g，天花粉、石斛、丹参、夏枯草、川贝母各 12g，生牡蛎 30g。
【功效主治】扶正生津，化痰散瘀。用于食管癌后期，证属气虚津亏、痰瘀凝结者。症见面色皖白，形体羸瘦，水饮及食物俱难咽下，形寒气短，或胸背疼痛，或声音嘶哑，或大量出血。舌红，或舌淡、苔光剥，脉细弱或细数。
【用法用量】水煎服，每日 1 剂。
【来　　源】《古今名方》。

【方　　名】增损八珍汤加减方
【方药组成】党参 9g，黄芪 9g，当归 9g，白芍 9g，白术 9g，茯苓 9g，陈皮 6g，炙甘草 3g。
【加　　减】若胯腹部有肿块者，加夏枯草 9g，昆布 9g，海藻 9g，小金片 8 片分 2 次吞服。若腿肿如丹毒状，加牡丹皮 6g，土茯苓 30g，凤尾草 9g，紫草 15g。

外治法：阴茎癌后期，溃烂出血可掺海浮散、用生肌玉红膏盖贴。亦可用鲜山慈菇捣烂外敷。

【功效主治】补益气血。主治阴茎癌后期。
【用法用量】水煎服，每日 1 剂。

【方　　名】增损启膈散
【方药组成】川贝母、郁金、当归、桃仁、沙参、蜣螂虫、急性子、昆布各 9g，丹参、海藻各 12g，红花 6g。
【功效主治】化痰软坚，活血散瘀。用于食管癌中期，证属痰瘀互结者。症见吞咽困难，甚则水饮难下，胸膈疼痛，泛吐黏痰，大便坚硬，或吐下如赤豆汁，形体消瘦，肌肤枯燥，舌红或青紫，脉细涩。
【用法用量】水煎服，每日 1 剂。
【来　　源】《古今名方》。

【方　　名】增液康复汤
【方药组成】石斛 30g，天花粉 30g，芦根 60g，生地黄 15g，玄参 12g，天、麦冬各 12g。
【功效主治】防治化疗反应。
【用法用量】水煎服，每日 1 剂，每日 3 次分服。

【方　　名】增液汤
【方药组成】生地黄、玄参、天花粉、黄芪各 15g，茯苓、山楂各 12g，紫草根 9g，乌梅 4 枚，银耳 20g。
【加　　减】厌食重者加建曲 10g；咽干痛甚者加六神丸含化；乏力、气短者加党参 12g；放疗局部皮肤潮红灼热者加白花蛇舌草或半枝莲 24g，另用生大黄粉适量调水外敷。
【功效主治】养阴生津。鼻咽癌放疗后热伤津液、肠燥液枯之病证，苔微黄，脉缓。
【用法用量】以上药物，水煎分 2 次空腹服下，每日 1 剂，每周 6 剂。
【来　　源】《福建中医药》1987 年第 6 期。
【附　　注】本方适用于鼻咽癌放疗后热伤津液之病证。方中生地黄、玄参、天花粉养阴生津，清热消肿，滋阴而攻毒，扶正以祛邪，为主药，经研究证实均有抗癌作用，用于癌瘤积毒；黄芪补气以托毒排脓，扶正而攻毒，研究表明黄芪在体内能提高干扰素的产生，增强细胞免疫力，对癌细胞有抗癌活性；茯苓甘淡而平，甘则能补，本药入脾经能补后天，以助生化；紫草根透解邪毒；山楂健胃消食，消瘀散结；乌梅生津；银耳养阴。诸药合用养阴生津，攻毒散结。

【方　　名】增益活血汤
【方药组成】当归、丹参、红花、八月札各 9g，半枝莲、石燕、瓦楞子各 30g，漏芦、薏苡仁各 15g，白芍、陈皮各 6g。
【加　　减】若有黄疸，加茵陈蒿 15 ～ 30g；便秘，加生地黄、麻仁；胁痛，加川楝子、延胡索；腹胀，加厚朴、木香；腹水加车前子、牵牛子；呕吐加半夏、竹茹、生姜；黑便，加血余炭、仙鹤草；气虚，加党参、白术；阴虚，加沙参、天花粉、芦根。

【功效主治】活血祛瘀，解毒消瘤。用于原发性肝癌。

【来　　源】《验方选编》。

【方　　名】查氏胃癌方

【方药组成】八月札 20g，蒲公英 30g，藤梨根 30g，白花蛇舌草 30g，石见穿 30g，生薏苡仁 30g，蜈蚣 5g。

【加　　减】气虚者加黄芪、党参、白术、茯苓、女贞子；血虚加当归、鸡血藤、阿胶、何首乌、龟甲；阴虚加太子参、黄精、麦冬、玉竹、石斛；阳虚加淫羊藿、巴戟天、菟丝子、补骨脂、肉桂；兼呕吐者，加竹茹、苏梗、金沸草；口干口渴明显加芦根、天花粉、沙参、生地黄；兼腹胀加佛手、枳壳、厚朴；兼腹痛者加延胡索、九香虫、荜茇、降香；兼腹水加泽泻、大腹皮、猫人参；兼黑便加仙鹤草、地榆炭、槐花；兼淋巴结转移加猫爪草、山慈菇、海藻；兼肝转移加土鳖虫、岩柏、穿山甲。

【功效主治】清热解毒，理气健脾。胃癌，邪积中焦，烦热燥渴，口苦口臭，不欲饮食，胃中热痛，大便干结，小便黄赤，舌红苔黄，脉数或弦数。

【用法用量】以上药物，水煎分 2 次服下，每日 1 剂。

【临床应用】临床以本方同时配合化疗（FAM 方案）治疗晚期胃癌 34 例，1 年生存率为 61.76%，2 年生存率为 23.53%，3 年生存率为 14.71%；最短者存活 3 个月，最长者存活 48 个月，中位生存期 14 个月，平均生存期 13.5 个月。

【来　　源】《山东中医药大学学报》1997 年第 5 期。

【附　　注】邪毒蕴胃日久，酿毒作块，阻塞中焦气机，煎灼津液，可形成以上症候。治之之法，当施以苦寒泻火、清热解毒之品。方用藤梨根、白花蛇舌草、石见穿、蒲公英四药配合，功专中焦脾胃，泻火热，除邪毒，消肿散结，抗癌止痛；蜈蚣通经活络，止痹痛，消坚积，以毒攻毒；薏苡仁健脾益胃，助运化，并可防大剂苦寒之品败胃伤正；八月札理气宽中，开结散痞，合薏苡仁并用则可促进脾胃纳化。以上诸药配伍，重在抗癌解毒，无须虑其苦寒之碍胃伤正，从而可达邪去积消之目的。

【方　　名】楂榴汤

【方药组成】焦山楂 18g，山药 30g，诃子肉 12g，石榴皮 21g，山豆根 9g，露蜂房 9g，赤石脂 15g，莲子肉 39g，蛇蜕 9g，地榆 15g，炒谷芽 30g，全蝎 9g。

【功效主治】健脾助运，化瘀软坚，涩肠止泻。适用于结肠癌，精神疲倦，食欲不振，腹胀，右下腹部隐痛，腹泻。

【用法用量】每日 1 剂，水煎，分 2 次温服。

【附　　注】方中用山药、莲子肉、焦山楂、炒谷芽健脾胃，助消化；露蜂房、蛇蜕、全蝎、山豆根清热解毒，软坚化瘀；诃子肉、石榴皮、赤石脂、地榆涩肠止泻，化瘀止血。对结肠癌有脾胃不健者，甚为适宜。

【方　　名】楂梅丸

【方药组成】焦山楂、乌梅各 500g，炒山药 2 000g，茯苓 250g。

【功效主治】胃癌。

【用法用量】共为末，另以卤水 4 000ml 熬至 400ml，与药沫混合，蜂蜜为丸，每丸重 6g。每日 3 丸，早、中、晚饭前饭后各服半丸。

【方　　名】楂三根汤

【方药组成】藤梨根 90g，水杨梅根 90g，虎杖根 60g，焦山楂 6g，鸡内金 6g。

【功效主治】清热解毒，消食和中。适用于胃癌。

【用法用量】每日 1 剂，水煎，分 2 次温服。

【临床应用】以本方治疗胃癌 20 例，临床治愈 1 例，显效 3 例，有效 12 例，无效 4 例，总有效率为 80%。

【来　　源】浙江省中医院方。

【附　　注】方中藤梨根、水杨梅根、虎杖根有清热解毒、消肿抗癌的作用；山楂、鸡内金消食和中能增进食欲，帮助消化，以助药效。

【方　　名】炸雪魔芋片

【方药组成】雪魔芋（即加工成半品的魔芋）250g，豆粉、面粉各适量，精盐、五香粉（或其他调味粉）少许，油250g。

【功效主治】行瘀消肿，解毒止痛。本膳主要适用于脑肿瘤疼痛者。

【用法用量】将雪魔芋用温水泡软，洗净，挤掉水分，切成象眼片。将豆粉、面粉、五香粉及精盐搅匀，调成糊状。将切好的雪魔芋片挂糊后入热油锅中炸，即成橀脆酥香的雪魔芋片。有的地方出售一种袋装魔芋，取出后即可按上法制作，若放入冰箱冷冻后有蜂窝状孔隙，则更易入味。

【来　　源】《浙江中医学院学报》，增刊号，1982：229。

【附　　注】雪魔芋 Amorphophallus Konjac K. Koch. 为天南星科植物，其所含的魔芋甘露聚糖对癌细胞代谢有干扰作用。据报道：雪魔芋30g，先煎2小时，再加苍耳草、贯众各30g，蒲公根、七叶一枝花各15g。水煎服，每日1剂。对治疗脑部癌肿有较好的疗效。

【方　　名】占斯散

【方药组成】木占斯、厚朴（去粗皮，姜汁炙）、生干地黄（焙）、瓜蒌（干者，去皮）、败酱、防风（去叉）、桔梗（炒）、人参、细辛（去苗叶）各30g，桂（去粗皮）15g。

【功效主治】行气活血，解毒抗癌。适用于恶性淋巴瘤结块坚硬者。

【用法用量】上为散。每服6g，食前温酒送下。

【来　　源】《太平圣惠方》。

【方　　名】战骨红重楼汤

【方药组成】战骨、红重楼各15～30g，威灵仙、白花蛇舌草15g，蜈蚣2条。

【功效主治】骨肉瘤及骨癌痛难忍者。

【用法用量】上药同水煎，分2～3次服，每日1剂，10日为1个疗程。

【来　　源】《中草药临床手册》。

【附　　注】重楼有红、白两种，红者走血分，散瘀止痛优于白重楼。

【方　　名】张蕾治肺癌止咳验方（养阴止嗽散方）

【方药组成】沙参15g，麦门冬30g，天门冬15g，川贝母10g，山药25g，党参12g，紫菀10g，百合10g，五味子6g，款冬花10g，炙甘草10g。

【功效主治】养阴止嗽，补肺抗癌。适用于肺癌咳嗽。

【用法用量】水煎，每日1剂，2次，温服。每次150ml毫升。7天为1个疗程，连服2周。

【来　　源】吉林省中医药科学院张蕾方。

【附　　注】方名系编者拟。

【方　　名】张氏胃癌方

【方药组成】代赭石5g，海藻15g，昆布15g，制鳖甲15g，旋覆花10g，三棱10g，莪术10g，夏枯草60g，白茅根30g，白花蛇舌草120g。

【加　　减】热毒壅盛、口干口苦者，加芦根、玄参、龙胆草、生石膏；痰湿蕴久化热者，加象贝母、全瓜蒌、浮海石、海蛤壳。

【功效主治】降逆活血，散结解毒。胃癌，症见胃脘积块、饱满，刺痛阵作，或有颈部淋巴结转移、质坚而硬，不活动或活动性差，或有肝转移出现，恶心呕吐，不欲饮食，舌质略红，舌苔薄白或微黄，脉弦数。

【用法用量】以上药物加水2 700ml，煎至900ml，滤去渣，再加蜂蜜60g入药汁内，调和，在2～3日内分10次服完。

【临床应用】以本方为主治疗17例胰腺癌，存活2年以上4例，占23.53%，3年以上2例，占11.76%。

【来　　源】《临证会要》。本方为张梦侬临床经验方。

【附　　注】方为晚期胃癌而设，适用于中医辨证属痰凝气逆、瘀血结聚胃脘，积久成毒，发为癌瘤者。方用海藻、昆布、夏枯草化痰湿，软坚强，消瘰疬，为主药；三棱、莪术逐瘀血，通经脉，消癥积，止疼痛；代赭石、旋覆花降逆气，止呕吐，化痰浊，平胃土；白花蛇舌草、白茅根清胃中积热，解郁毒，消肿散结；鳖甲制用则“善能攻坚、又不损气”（《本草新编》），从而“去血气、破癥结、恶血”（《日华子本草》）而无伤正之虑。以上并为辅、佐药。最后用蜂蜜调服，以之为使，取其甘以缓中、解毒益胃之功。综观全方，取咸以软坚散结，辛以破血行气，寒以解毒清热，从而对上证发挥治疗作用。

【方　　名】樟乳散
【方药组成】樟丹 30g，乳香 10g。
【功效主治】祛瘀解毒。适用于皮肤癌、唇癌。
【用法用量】取樟丹、乳香按比例混合，共研细末，即得。外用，临用前以小麻油调制成糊状，涂敷于癌肿患处，每日 1 次。
【临床应用】单用本方治疗唇癌 7 例，皮肤癌 19 例，近期效果均较满意，如 1 例鼻尖部基底细胞癌，经用药 1 个多月即痊愈，随访 3 年以上无复发。
【来　　源】沈阳医学院廖屯医院方。
【附　　注】应视患者癌肿范围及类型，配合使用化疗及其他疗法。本方未发现任何不良反应。

【方　　名】蟑螂单方
【方药组成】蟑螂 5 只（去翅）。
【功效主治】癌症吐血。
【用法用量】将上药放瓦上焙干，研末备用。每用 1 只，以湿豆腐皮包裹，滚开水送服，每日 1 次，连服 5 日，不可间断。

【方　　名】蟑螂散
【方药组成】蟑螂数只。
【功效主治】胃癌。
【用法用量】摘肠脏，如烧叉烧样烧熟服，或研粉调食。
【来　　源】《一味中药巧治病》。

【方　　名】掌叶半夏
【方药组成】掌叶半夏 28g。
【功效主治】各期宫颈癌。
【用法用量】内服每用 3g，加水浓煎，去渣取液，分 3 次服。外用 25g，研成细末，加糯米粉制成栓剂或散剂，塞入阴道内。日换 1 次，2 个月为 1 个疗程。
【临床应用】用药 1 个疗程，治早期宫颈癌有效率达 96.7%，晚期有效率为 74.2%。

【方　　名】赵亮武益髓消瘤汤
【方药组成】①炙紫河车 5g，西洋参 10g，阿胶 6g，炙龟板 30g，炙鸡内金 15g，炙鳖甲 30g。②炒知母 15g，炒黄柏 15g，熟地黄 30g，山茱萸 18g，牡丹皮 10g，泽泻 10g，天门冬 15g，麦门冬 15g，全瓜蒌 30g，菊花 15g，蒲公英 25g，败酱草 30g，连翘 15g，浙贝母 15g，炒麦芽 15g，白花蛇舌草 30g，炒山药 15g，云苓 15g，枸杞子 15g。③狼毒 20g，猫爪草 30g，红大戟 20g，清半夏 20g，全蝎 20g，玄参 30g，浙贝母 30g，连翘 30g。
【功效主治】益髓填精，滋阴降火，软坚散结。适宜于各种肿瘤加减。
【用法用量】每日 1 剂。①组均研粉，②组煎汤药温服。③组研粉外敷。用鸡蛋清调药粉，外敷病患皮肤对应处。均 1 天 2 次。
【来　　源】内蒙古包头市青山区王应基村卫生室赵亮武验方。
【附　　注】方名为编者拟，用法稍有改动。

【方　　名】赭石昆布口服液
【方药组成】赭石粉、昆布、制鳖甲、海藻各 15g，旋覆花（布包）、煨三棱、煨莪术、赤芍各 9g，夏枯草 60g，白茅根 30g，白花蛇舌草 120g。
【功效主治】胃癌。
【用法用量】用水 2 500ml，熬至 1 000ml，去渣，加蜂蜜 60g，熬匀，分 2～3 日服完。
【来　　源】湖北中医药大学教授张梦依验方。
【附　　注】忌发物、烟酒和房事。

【方　　名】赭石凌霄当归汤

【方药组成】广木香 15g，水蛭 6g，海藻 18g，代赭石 24g，甘松 12g，桃仁 12g，凌霄花 9g，全当归 12g，丹参 18g，蝼蛄 6g。

【加　　减】若肝郁克脾，食欲不振，便溏者，加白术 18g，五爪龙 30g；肝郁化火，失眠多梦、烦躁易怒者，加龙胆草 12g，水牛角 18g。

【功效主治】疏肝解郁，软坚消结。子宫肌瘤，肝郁气滞型：月经量少，经期延长或缩短，经前或经期胸胁乳房、腹胀、嗳气，便溏或干，舌苔薄白、脉沉弦。

【用法用量】水煎服，每日 1 剂。

【来　　源】《常见杂病的防治与验方》。

【附　　注】附月经期用方：泽兰 15g，香附 15g，郁金 15g，佛手 18g，当归 12g，柴胡 12g，熟地黄 18g，白芍 15g，川芎 12g。水煎服，每日 1 剂。

【方　　名】赭石旋覆花汤

【方药组成】赭石 15g，旋覆花 9g，陈皮 9g，竹茹 9g，炒山楂 15g，藿香 15g，石斛 30g，砂仁 9g。

【功效主治】放疗、化疗后恶心呕吐、食欲不好、口干舌燥等。

【用法用量】水煎服，每日 1 剂，可连续服数剂。

【方　　名】赭石薏苡仁汤

【方药组成】赭石 45g，薏苡仁 30g，桂枝、赤芍各 10g，茯苓、黄芪各 15g，丹参、桃仁各 9g，熟地黄 12g，当归 10g，枳壳 10g。

【功效主治】温经活血，健脾扶正化瘀。主治卵巢肿瘤。

【用法用量】水煎，分早、晚 2 次服，日 1 剂。

【方　　名】柘木红糖饮

【方药组成】柘木 100g，红糖适量。

【功效主治】眼部癌肿头痛。

【用法用量】柘木切碎，与红糖煎汤，代茶饮用。每日 1 剂，频频饮之。

【来　　源】《曲池妇科》。

【方　　名】柘木肉汤

【方药组成】柘木 60g，猪瘦肉 30g。

【功效主治】胰腺癌。

【用法用量】将柘木洗净切碎，加水煎汤，取汤汁入猪瘦肉煮熟，加调味佐料少许，喝汤食肉。

【来　　源】《抗癌顾问》。

【方　　名】柘桃汤

【方药组成】柘木 120 ～ 250g，核桃 2 ～ 4 枚。

【功效主治】胃癌。

【用法用量】上 2 味药加水煎汤，食核桃肉饮汤。

【来　　源】《抗癌顾问》。

【方　　名】浙贝甲珠汤

【方药组成】浙贝母 12g，山甲珠 15g，鳖甲 24g，白英 30g，铁树叶 30g，败酱草 30g，露蜂房 15g，山慈菇 24g，鬼箭羽 15g，金银花 15g，柴胡、紫花地丁各 30g，蒲公英 30g。

【加　　减】出血者加血余炭、炒蒲黄、三七粉；形体消瘦较快者加黄芪、党参。

【功效主治】热毒蕴结型乳腺癌。

【用法用量】水煎服，每日 1 剂。

【来　　源】《百病良方》第二集，科学技术文献出版重庆分社，1983：201。

【方　　名】浙贝女贞子汤

【方药组成】浙贝母 15g，女贞子 15g，南沙参 12g，北沙参 12g，太子参 12g，麦冬 9g，三棱 9g，莪术 9g，生黄芪 20g，山豆根 20g，蜈蚣 3 条。

【加　　减】发热，加金银花 15g，水牛角 30g，黄芩 9g；咯血，加生地黄炭 12g，白茅根 30g，黛蛤散（包）12g，仙鹤草 30g；咳嗽、痰多，加鱼腥草 20g，桔梗 6g，杏仁 12g，炙款冬花 12g，白芥子 9g；胸水，加苍术 9g，白术 9g，葶苈子 15g，车前子（包）24g，茯苓 20g；肺不张气急，加炙麻黄 9g，丹参 20g，地龙 15g，旋覆花（包）15g；胸胁疼痛，加全瓜蒌 15g，延胡索 20g，炒白芍 30g，炙甘草 9g。

【功效主治】肺癌中晚期。

【用法用量】上药先用水浸泡半小时，加水煎煮2次，药液混合均匀，分2次服用，每日1剂。

【方　　名】浙贝沙参汤
【方药组成】浙贝母15g，沙参15g，丹参30g，砂仁6g，郁金20g，茯苓12g，荷蒂12g，瓜蒌24g，玄参20g，米皮糠120g。
【功效主治】噎膈。
【用法用量】水煎服，每日1剂。
【附　　注】本方润肺化痰，理气活血，通膈利咽，和胃下食，对食道癌、贲门癌手术前后，或化疗后用此方可扶助正气减轻症状，吞咽顺利。

【方　　名】浙江三根汤
【方药组成】藤梨根、水杨梅根、虎杖根各10～30g。
【功效主治】脘腹积块（胃癌）。
【用法用量】水煎服。
【来　　源】《实用中医内科学》。

【方　　名】蔗姜汁饮
【方药组成】甘蔗适量，生姜适量。
【功效主治】胃癌反胃、呕吐者。
【用法用量】甘蔗绞汁半杯，生姜绞汁一调匙，二汁和匀，炖温饮之，每日3～4次，频频饮用。
【来　　源】《中国秘方全书》。

【方　　名】针刺抗癌法
【选穴配位】刺太阳、阳白、鱼腰、四白、鼻通、迎香、下关、颊车、承浆、合谷、太溪等穴（均双侧），随症加减。
【功效主治】鼻咽癌放疗毒副反应。
【针　　法】用2.5～4cm毫针浅刺，并行小幅度捻转补法，以局部得气为度，留针30分钟，隔10分钟行针1次。隔日1次，10次为1个疗程，疗程间休息1周。

【方　　名】针刺疗法方
【选穴配位】天井、间使、关元俞。体虚者，针再加艾灸（温针灸）。
【功效主治】恶性淋巴瘤。
【针　　法】穴位常规消毒后，普通毫针刺入，留针15～20分钟，抑制手法。日1次，10日为1个疗程。
【来　　源】《肿瘤的防治》。

【方　　名】针刺疗法方
【选穴配位】长强、三阴交、大肠俞、关元、中都、天枢、足三里。
【功效主治】直肠癌、结肠癌。
【针　　法】穴位常见消毒，以普通毫针、抑制手法，留针15～30分钟，日针1次，10日为1个疗程。
【来　　源】《癌症家庭防治大全》。
【附　　注】体虚者，针灸再加艾温灸更为有效。

【方　　名】针刺疗法方
【选穴配位】第1组穴：膻中、肺俞、乳根、大椎、曲池、合谷、魫际、足三里；第2组穴：乳根、肩井、膻中、三阴交。
【功效主治】乳腺癌。
【针　　法】穴法常规消毒后，用28～32号针，1.5～2ml。用补法或抵制手法，留针15～30分钟。日针1次，两组穴位交替使用，15日为1个疗程。
【来　　源】《肿瘤临证备要》。

【方　　名】针刺疗法方
【选穴配位】肝俞、胆俞、足三里、涌泉、太冲、期门、关元。
【功效主治】肝癌。
【针　　法】穴位常规消毒后，用28～32号针，1.5～2寸毫针，用抑制手法，留针15～20分钟。每日针1次，10日为1个疗程。
【来　　源】《针灸灵验方选集》。

【方　　名】针刺疗法方
【选穴配位】曲池、合谷、听宫、攒竹、百会、大椎、足三里、印堂、上星、下关、外关。
【功效主治】鼻咽癌。

【针　　法】穴位消毒后，用 1.5 ～ 2 寸毫针施用补法或抑制手法，留针 30 分钟。日针 1 次，10 日为 1 个疗程。

【来　　源】《针灸效方精选》。

【附　　注】针刺同时应配合内治疗法。

【方　　名】针刺疗法方

【选穴配位】胃俞、膈俞、脾俞、足三里、条口。

【功效主治】胃癌。

【针　　法】抑制手法，每日 1 次，10 日为 1 个疗程。

【来　　源】《肿瘤临证备要》。

【方　　名】针刺疗法方

【选穴配位】主穴：天鼎、止呕、巨阙、上脘、中脘。配穴：通谷、内关、足三里、风门、膈俞、厥阴俞、督俞（右）、肝俞（左）、脾俞（右）、胆俞、渊腋。

【功效主治】食道癌。

【针　　法】穴位常规消毒后，用 28 ～ 32 号针，1.5 ～ 2ml，用补法，留针 20 分钟。每日针 1 次，10 日为 1 个疗程。

【来　　源】《全国中草药肿瘤资料选编》。

【方　　名】针灸抗癌方

【选穴配位】方①胸组：屋翳（双）、膻中、合谷（双）。方②背组：天宗、肩井、肝俞均双侧。肝火者去合谷加太冲、太溪；肝肾虚者去肝俞加太溪；气血双虚者去肝俞、合谷，加脾俞、足三里；月经不调者去合谷，加三阴交；胸闷者去合谷，加外关。两组交替使用。每日 1 次，留针 30 分钟，行针 4 次。10 次为 1 个疗程，每个疗程休息 3 ～ 4 天，一般 3 ～ 4 个疗程获愈。

【临床应用】治疗 500 例，痊愈 230 例，显效 137 例，有效 108 例，无效 25 例。

【来　　源】本方系福建省郭诚杰经验方，曾刊于《中国针灸》1986 年第 4 期。

【方　　名】针灸疗法方

【选穴配位】足三里、三阴交、环跳、中都、关元、中脘、天枢。

【功效主治】脊髓肿瘤。

【针　　法】穴位常规消毒，用毫针刺，用抑制手法，留针 15 ～ 30 分钟以上，日 1 次，10 日为 1 个疗程。

【来　　源】《肿瘤临证备要》。

【附　　注】体虚者宜针后加温灸。

【方　　名】珍珠散

【方药组成】青缸花（如无，用头刀靛花轻虚色翠者代之）15g，珍珠（新白者，入豆腐内煮数滚，研为极细无声）3g，真轻粉 30g。

【功效主治】清热解毒，去腐生肌。适用于阴茎肿瘤溃烂生疮、腐烂疼痛者及妇女外阴肿瘤生疮腐蚀者。

【用法用量】上三味共研千转，细如飞面，方入罐收。外搽患处。腐烂疼痛者，生甘草汤洗净，猪脊髓调搽；如不生皮者，用此干搽。

【方　　名】珍珠麝香丹

【方药组成】珍珠煅 3g，麝香 0.3g，儿茶 3g，冰片 1.5g。

【功效主治】阴茎癌。

【用法用量】先研珍珠为细粉，再研儿茶、麝香、冰片，用套色法调配均匀，装瓶备用。每日 1 次，撒于肿瘤局部。

【方　　名】珍珠生肌散

【方药组成】珍珠粉 10g，生肌散 20g，象皮末 20g，五倍子粉 20g，黄柏末 20g，青黛 20g，枯矾 20g。

【功效主治】生肌收敛。适用于黑色素瘤溃烂难敛者。

【用法用量】混匀过筛成粉末，局部外敷。

【方　　名】真阿魏苦胆丸

【方药组成】真阿魏 30g，狗苦胆 1 个。

【功效主治】食管癌。

【用法用量】先将阿魏研细，用胆汁拌匀为丸，如梧桐子大，每日早晨用开水送服 15 丸。

【方　　名】真君粥
【方药组成】杏 10 枚，冰糖 20g，粳米 100g，清水适量。
【功效主治】润肺定喘，生津止渴。本膳主要适用于肺癌咳嗽无痰、口干烦渴者。
【用法用量】选用成熟的杏，洗净后煮烂去核。另用粳米煮粥，待粥将成时，加入杏肉、冰糖同煮为粥。
【附　　注】杏肉有润肺、生津、止咳的作用，对热病后津伤口燥、干咳无痰的人，吃几枚杏，可起津回咳止之效。另外，晋人葛洪《肘后备急方》云：“治肺气疗虚羸，喘息促急，咳嗽等，宜服杏仁粥方。”表明杏仁为糧对肺癌咳嗽亦当有效。配方及制法为：杏仁 15g，开水浸去皮尖，捣烂后以水适量煮沸，加粳米 100g，煮至米熟粥成即可。本膳据《食医心鉴》记载尚可治“下血不止”，由此再次表明肺和大肠相表里的关系。因而“真君粥”“杏仁粥”不但对肺癌有效，对肠癌便血亦有作用。

【方　　名】真人化铁汤
【方药组成】三棱 1g，莪术 1g，青皮 1g，陈皮 1g，炒神曲 1g，山楂肉 1g，香附 1g，枳实（麸炒）1g，厚朴（姜制）1g，黄连（姜汁炒）1g，当归 1g，川芎 1g，桃仁（去皮）1g，红花 1g，木香 1g，槟榔 2.4g，生甘草 0.6g。
【功效主治】腹内积聚。
【用法用量】水煎服，每日 1 剂。

【方　　名】真乌梅
【方药组成】真乌梅。
【功效主治】肉核。
【用法用量】去核，烧存性，研末搽，数日即消。

【方　　名】振萎启明散
【方药组成】黄芪 500g，马钱子 30g，蜈蚣 60 条，黑豆 300g，新鲜胎盘 1 个。
【功效主治】垂体腺瘤并发现神经萎缩手术后。
【用法用量】将马钱子用麻油炸至内呈紫红色，胎盘瓦上焙干，诸药共研细面。淡盐水冲服，每次 3g，每日 3 次。
【临床应用】王某，女，19 岁。1986 年 12 月 30 日以两眼昏渺，头疼呕吐，饮食不入，高血糖为主诉而入某院。视力：右眼 0.1，左光感；视野颞侧偏盲，双眼周连视野，白色视标在 20° 以内，红色视标在 10° 以内，中心性视野有 10° 比较盲点；视盘无出血、水肿、渗出，色灰白，边界不清；邻近视网膜色素变性。CT 及蝶鞍 X 线诊断：垂体腺瘤并发视神经萎缩。1987 年 1 月 3 日在全麻下行右额开颅，肿瘤切除，视神经减压术。病理报告：垂体腺瘤，部分嫌色性。术后 4 周，钴 ^{60} 半量放疗，生命体征较稳，症状均得到良好，唯视力无进步，中西药治疗 2 个月无效。后邀余诊治，服前方 1 个月，无副作用，视力好转，视力：右眼 0.4，左眼 0.1。继服 2 个月，诸证大减，视野扩大，中心盲点消失，视力显著好转，视力：右眼 0.8，左眼 0.5，不用眼镜能读书写字、洗衣做饭。嘱半量维持，以巩固疗效。
【来　　源】《中医杂志》，1988，（6）：57。

【方　　名】震伏丸
【方药组成】郁金、乳香、没药、五灵脂、当归、延胡索、赤芍、远志、石菖蒲、茯神、牡蛎各等分。
【加　　减】积块较大坚结难消者，加鳖甲、瓦楞子；痰湿盛者，加半夏、陈皮；便血色黑色，可酌加三七、地榆。
【功效主治】行气活血，化痰散结。气、血、痰凝聚胃脘，胃脘胀满、疼痛，脘腹部有积块，纳差，乏力，或咽下困难，或呕吐反胃，舌质暗有瘀点。
【用法用量】上药共为细末，酒糊为丸，如梧桐子大，每次 30 丸，1 日 2 次，白开水送下。
【来　　源】《外科证治全书》卷四。
【附　　注】本方是一首气、血、痰共治的方剂。脾胃虚弱，不能健运，湿浊凝聚成痰，痰阻气机，复因情志内伤，脏腑失和，气机不利，血行不畅，脉络壅塞，痰浊与气搏结，久结积块。方中郁金、延胡索行气祛瘀止痛偏理气分；乳香、没药、五灵脂、当归、赤芍活血祛瘀止痛偏理气分；乳香、没药、五灵脂、当归、赤芍活血祛瘀行气，偏行血分；远志、菖蒲、茯神开窍化湿，偏祛痰滞；牡蛎软坚散结以助诸药。如此应用，则气、血、痰之结可解，积块可消。现临床可用于胃癌、食道癌的治疗。

【注意事项】服药期间忌食生冷、黏腻食物。

【方　　名】镇肝芪桂五物汤

【方药组成】葛根，生龙骨，生牡蛎，钩藤，大黄，云苓，赤芍，白芍，当归，牛膝，地龙，红花，白术，麦冬，黄芪，桂枝，生甘草。

【功效主治】镇肝化瘀，通络息风。适于肝脾之淋巴肉瘤白血病。

【用法用量】每日 1 剂，水煎分 3 次温服。

【附　　注】本方系镇肝息风汤、黄芪桂枝五物汤加减方，方名系杨建宇拟裁。

【方　　名】镇痛散

【方药组成】生南星 9g，生附子 9g，生川乌 9g，白胶香 12g，麝香 3g，冰片 6g，重楼 30g，黄药子 30g，芦根 15g，穿山甲 9g，皂角刺 12g。

【功效主治】辛散镇痛，消肿散结。各种癌痛。

【用法用量】上药共研极细末，制成散剂，密封贮存。用时寻找患者疼痛最剧烈的部位或反应于体表的疼痛部位敷药，若疼痛部位散在，患者感觉模糊不清者，选取痛处周围的穴位敷药。方法为以生理盐水清洁局部皮肤后，取药末 5g，以茶水调成糊状外敷。敷药厚度一般为 0.5cm，最薄不少于 0.2cm，敷药后盖纱布并用胶布固定。敷药时间一般为 6 ～ 8 小时，12 小时后可重复使用。

【临床应用】以该方治疗各种癌痛 91 例，其中原发性肝癌 34 例、肾癌术后转移 1 例、肺癌 26 例、胰腺癌 16 例、腰椎转移癌 1 例、直肠癌术后转移 13 例，结果显效（用药后 20 ～ 40 分钟疼痛渐止、镇痛时间持续 16 ～ 28 小时以上）42 例、占 46.15%，良效（用药后 20 ～ 40 分钟疼痛渐止、镇痛时间持续 8 ～ 15 小时）22 例、占 24.17%，有效（用药后 40 ～ 60 分钟疼痛渐止、镇痛时间持续 4 ～ 6 小时）22 例、占 24.17%，无效 5 例、占 5.41%。总有效率 94.51%，获效颇佳。

【来　　源】《中医杂志》1992 年第 7 期。

【附　　注】本方为三生散加味而成，主治癌痛证属寒邪内犯，郁遏阳气，血行瘀者。方用生附子、生川乌逐寒通阳，温经止痛；穿山甲、白胶香破瘀行滞，消癥通脉、活血止痛；寒性收敛，易凝滞气机，蕴生痰浊，故又用生南星、黄药子、重楼、皂角刺除痰化浊，散结解毒止痛；至于芦根，则取其消肿排脓之效。最后以麝香、冰片去腐开泄，化积止痛，且借其香烈走窜，通利经脉之性，引诸药直达病所，以折病势。诸药合用，共奏辛散镇痛、消肿散结之功。现代药理研究证实，以本方采用水溶热板法进行镇痛试验，结果镇痛散组痛阈值为 21.86±1.92 秒，不做任何处理的对照组为 11.78±2.25 秒，两组比较有非常显著的差异（$P < 0.01$）。

【方　　名】镇痛散

【方药组成】制马钱子 10g，莪术、五灵脂、川芎各 40g，制川乌、樟脑、冰片各 20g。

【功效主治】散寒祛湿，行气化瘀，散结止痛。主治癌痛。

【用法用量】上药共研细末，用塑料袋密封备用。外用：按疼痛范围大小取适量药末，用蓖麻油调成稠糊状，敷于疼痛部位，敷药面积要略大于疼痛面积，厚约 0.3cm，盖上塑料薄膜，胶布固定，应用后疼痛降至Ⅱ级者可不再用；Ⅱ级以上者，3 天换药 1 次，直至疼痛不再继续减轻为止。

【临床应用】治疗 30 例，以外用镇痛散 3 天统计止痛效果，疼痛由Ⅴ级降为Ⅳ级者 2 例，降至Ⅱ级者 1 例；Ⅳ级降至Ⅲ级者 2 例，降至Ⅱ级者 3 例；Ⅲ级降至Ⅱ级者 2 例，降至Ⅰ级者 20 例，全部有效。起效时间 10 ～ 30 分钟，疗效持续时间 3 ～ 5 天。

【来　　源】吴英，《中国中西医结合杂志》，1993，（12）：752。

【附　　注】马钱子通络消肿止痛，莪术、川芎、五灵脂行气活血、化瘀止痛，川乌祛风除湿、散寒止痛，樟脑、冰片开窍、消肿止痛，故诸药合用，镇痛效果较好。该方性味偏辛温，全部病例敷药后局部均有不同程度之热感，故对局部发红发热之阳热证宜慎用。

【方　　名】镇痛消瘤方

【方药组成】乳香、没药各 12g，川芎 10g，延胡索 15g，当归、三棱、莪术各 12g，五灵脂 15g，吴茱萸 3g。

【功效主治】子宫肌瘤。

【用法用量】水煎，每日 1 剂，分 2 次服。

【来　　源】汪升阶方。

【方　　名】镇痛消肿膏

【方药组成】蟾酥、马钱子、生川乌、生南星、生白芷、姜黄、冰片。

【功效主治】活血化瘀，抗癌消瘤。适用于恶性肿瘤，疼痛剧烈，肿块增大及良性纤维瘤肿块明显。

【用法用量】制以布质膏药，根据肿瘤大小决定敷贴的面积，一般敷贴 12 小时后揭去，间隔 12 小时再贴，以防止皮肤过敏反应。

【临床应用】杜某，男性，68 岁。于 1971 年 12 月诊断原发性肝癌，经化疗、中草药治疗无效，肿块增大至肋下 5cm，剑下 8cm，质硬，有结节突出，肿块可扪及，有恶病质及黄疸症，于 1972 年 4 月初用杜冷丁止痛，以后成瘾，每天用 3 次。后加用镇痛消肿膏（原名抗癌膏）敷贴 2 小时疼痛即明显缓解，次日哌替啶减为每天 1 次，3 天后停用哌替啶，肝区剧痛消失，仅有右胁胀满感。继续用镇痛消肿膏外敷配合小剂量 5-Fu 和抗癌中草药，1 个月后黄疸消退，肝脏缩小至肋下 3cm，剑下 5cm，质稍软，轻度压痛。一般情况明显好转，食欲增加。如此稳定 4 个月，于 1972 年 8 月因中暑高热死亡。吴某，男性，48 岁。患者因腰椎第 2～4 节原发性硬膜外肿瘤，骨质破坏，疼痛难忍，每天以哌替啶、可待因止痛。于 1979 年 8 月 10 日起用镇痛消肿膏，疼痛 2 天后即缓解，用法是贴 2 天换 1 次，自从贴膏药后，停用麻醉止痛药，病员及家属十分欢迎。以后虽因晚期癌肿恶病质、全身衰竭而死亡，但对肿瘤局部镇痛确有显著效果。张某，女，26 岁。患者有乳房纤维瘤多年，左侧 2cm×2cm，右侧 1cm×2cm，能活动，质较硬，有明显压痛，经中西医治疗无效，患者也拒绝手术。自从外敷镇痛消肿膏后，肿块明显缩小，3 个月后纤维瘤已基本消失。患者对镇痛消肿膏反应较好，能坚持使用，有时皮肤过敏，间歇 2 天后再贴，并根据肿块范围，把膏药剪成小块，限制皮肤过敏反应。

【来　　源】《中医药学报》，1983：1。

【附　　注】如皮肤起过敏皮疹，可搽一些抗过敏药物，例如地塞米松软膏或氟轻松等。如皮肤破溃即应停止使用，外搽龙胆紫，数日后皮肤可自行愈合。在使用镇痛消肿膏的同时不排除其他方药组成。镇痛消肿膏所选择的药物大多具有强烈的活血化瘀作用，外用镇痛消肿膏使活血化瘀药物从软组织渗透释放到肿瘤组织表面，改善肿瘤组织的微循环，增加血流量，溶解或破坏肿瘤周围及其瘤灶内纤维蛋白凝集，使其他抗癌药物易于向肿瘤组织内移行，从而提高杀灭肿瘤细胞的效应。另外，从免疫的角度来看，活血化瘀药物能够增强网状内皮系统的吞噬功能，特别是增强了巨噬细胞的吞噬活性。加用镇痛消肿膏有疗效的患者，巨噬细胞和免疫功能测定也有一定程度的上升趋势，从而提示由于镇痛消肿膏的局部刺激有助于加强中药原来的扶正作用，提高肿瘤宿主的全身的非特异性免疫功能，打破肿瘤的免疫麻痹，去除体液中封闭因子的作用，增强 T 细胞的吞噬能力，以达到抑制甚至吸收肿瘤肿块组织的效应。对易过敏患者不可避免要出现皮疹水泡等皮肤反应，而且膏药药性越强，皮肤反应相应越大。如果为了减少皮肤反应而在膏药中再增加一些抗过敏药物，势必有影响抗瘤镇痛的效应之虑。

【方　　名】征癌片

【方药组成】山豆根 100g，草河车 100g，夏枯草 100g。

【功效主治】清热解毒，渗湿抗癌。适用于宫颈癌。

【用法用量】按一般中草药片剂制法，每片重

0.5g。每次 3 ～ 4 片，每日 3 次。

【方　　名】蒸茄子馒头方
【方药组成】嫩茄子 1 ～ 2 个，羊肉、羊脂、羊尾子、葱花、蒜泥、香菜末、陈皮末及奶酪适量，酱油、盐、香油少许。
【功效主治】直肠癌、胃癌、宫颈癌和各种癌症体虚者做辅助治疗。
【用法用量】将茄子去瓤，备用，再将羊肉、羊脂、羊尾子切细后，与葱花、蒜泥、陈皮末混合拌匀，纳入茄子内蒸熟，下香菜末、奶酪、盐、香油、酱油调味，即可食用。空腹食之，隔日 1 次，可常食用。
【来　　源】《饮膳正要》。
【附　　注】茄子，应选用紫色紫子为佳，制作时不去皮，因其皮含龙葵碱物质是抗癌有效成分。

【方　　名】正元丹
【方药组成】附子、干姜、良姜、乌头各四两，胡椒、荜澄茄、人参、红豆蔻、白术、肉桂各一两。
【加　　减】兼血瘀者，加桃仁、红花、川芎、姜黄；疼痛较重者，加延胡索、小茴香、乌药。
【功效主治】温中健脾，散寒消积。脾胃虚冷，风寒入腹，寒湿久滞，聚而成块，冷痛时作。
【用法用量】上为细末，水煮面糊为刃，如梧桐子大，每次服 30 丸，每日 3 次，饭前米汤送服。
【来　　源】《鸡峰普济方》卷十四。
【附　　注】本方所治之证为素体脾胃虚寒，气机不利，外寒侵袭，寒凝小腹，留滞结块所致。治宜温散。方中附子辛热燥烈，走而不守，能通行十二经，既能逐在里之寒湿，又能外达皮毛而散在表之风寒，其为主药以温中散寒，寒消则结散。辅以人参、白术大补元气，健脾以振中土生机，脾气旺则有助于中阳运达全身；肉桂、干姜、良姜、乌头、胡椒、荜澄茄、豆蔻温中散寒，行气止痛以助附子之功。本方着重于治本，温中散寒则积消。现临床可用于胃癌、肠癌等见上述征象者。
【注意事项】阴虚内热者忌服，忌食生冷食物。

【方　　名】正元散
【方药组成】红豆（炒）、干姜（炮）、陈皮（去白）各 9g，人参、白术、甘草（炙）、茯苓（去皮）各 60g，肉桂（去粗皮）、川乌（炮，去皮）各 15g，附子（去皮尖，炮）、山药（姜汁浸，炒）、川芎、乌药（去木）、干葛各 30g，黄芪（炙）45g。
【功效主治】补元气，温脾胃。适用于胃癌，下元气虚，脐腹胀满，心胁刺痛，呕吐，自汗，少气羸困。
【用法用量】上为细末。每服 6g，用水 200ml，加生姜 3 片、大枣 1 个、盐少许，煎至 140ml，空腹时温服。
【来　　源】《太平惠民和剂局方》。

【方　　名】芝麻鸡卷方
【方药组成】白芝麻 150g，红壳鸡蛋 3 个，干淀粉、植物油、食盐适量。
【功效主治】润肠通便，补血益中。本膳主要适用于胃癌贫血、便秘者。
【用法用量】磕两个鸡蛋，加油、盐搅拌。起热锅涂油，摊成两张蛋黄皮，将蛋皮四周修齐，拍上少许干淀粉，把鸡茸糊（将鸡脯肉 10g 和猪肥膘 50g 要成细茸，加味精、胡椒粉调和而成）放上蛋皮一边，卷成香烟粗细长条。另一个鸡蛋用适量干淀粉调成薄蛋糊，做鸡茸卷的封口用。然后把鸡茸卷切成 3cm 长，放在薄蛋糊中，涂一层糊浆，再均匀地滚上芝麻，放入油锅中，炸至金黄喷香即可。食用时可蘸辣酱油或西红柿沙司。
【来　　源】《中国医药报》，1985，12：2。
【附　　注】日本名大农学部并不木满夫教授的课题研究组从芝麻中成功地提取到一种天然抗氧化物质，这种抗氧化物质有效地抑制在体内诱发癌症和衰老的过氧化物质的形成，是很有希望的抗癌剂。

【方　　名】芝麻润肠糕
【方药组成】黑芝麻 60g，菟丝子 30g，桑椹子 30g，火麻仁 15g，糯米粉 600g，粳米粉 200g，白糖 30g。

【功效主治】滋补肝肾，润肠通便。主治肝肾阴虚型大肠癌引起的便秘。

【用法用量】将黑芝麻拣杂，淘净后晒干，入锅，用小火炒至香熟，备用。再将菟丝子、桑椹子、火麻仁分别拣杂，放入砂锅，加水适量，大火煮沸后，改用小火煎煮 20 分钟，去渣留汁，待用。将糯米粉、粳米粉、白糖放入盆中，兑入菟丝子、桑椹子、火麻仁药汁及清水适量，搓揉成软硬适中的面团，制作成糕，在糕上抹上一层植物油，均匀撒上黑芝麻，入笼屉，上笼，用大火蒸熟，即成。每日 2 次，每次 50 ～ 100g，随意服食。

【方　　名】芝麻鱼排方

【方药组成】大黄鱼 1 条（约 500g），鸡蛋 1 个，芝麻 75g，料酒 25g，食油、食盐、白糖、葱、姜、淀粉各适量。

【功效主治】益气开胃，抗癌止泻。本膳主要适用于大肠癌便溏者。

【用法用量】将芝麻水浸、洗净，入锅炒熟，去皮备用。大黄鱼去鳞，去内脏，斩去头、尾，剖为两片，去大骨后切为 4 片，放入碗中，加上料酒、食盐、葱、姜末，搅拌均匀后腌 2 分钟。用蛋清、淀粉调成稀糊，将鱼片挂糊后外贴芝麻，入温油锅内炸熟即可。色泽金黄，外酥内嫩，鲜香味美，营养丰富。

【附　　注】直肠癌、结肠癌由于癌块刺激肠管黏膜分泌增加，大便时常呈稀便，有时可不分昼夜一天拉 10～20 次。大黄鱼历来是治疗“下利”的良药，加之大黄鱼精巢中提取的鱼精蛋白有抑制家兔肿瘤的作用（New scientist，1983，1345：59），所以本膳用于肠癌便溏，不但治表，亦可治本。

【方　　名】枝莲鳖甲化瘤汤

【方药组成】半枝莲 60g，山豆根 30g，制鳖甲 30g，制牡蛎 30g，夏枯草 15g，女贞子 15g，天南星 12g，枳实 12g，党参 9g，白术 9g，茯苓 9g，陈皮 9g，半夏 9g，地龙 9g，生甘草 9g。

【功效主治】腹壁广泛转移性黏液腺癌。

【用法用量】水煎，每日 1 剂，2 次分服。同时配合针刺。

【方　　名】枝莲公英汤

【方药组成】半枝莲 120g，蒲公英 30g。

【功效主治】继发性胸膜肿瘤。

【用法用量】每日水煎，当茶饮。

【方　　名】枝子汤

【方药组成】急性子 30g，半枝莲 60g，陈皮 12g，半夏 12g，茯苓 9g，苍术 9g，党参 15g，黄芪 15g，桂枝 15g，生甘草 9g，红枣 10 个。

【功效主治】健脾益气，扶正抗癌。治疗食管癌脾气虚弱者。

【用法用量】每日 1 剂，煎 2 次分服。

同时配合针刺，主穴：天鼎（双）、止呕、巨阙、上脘、中脘、内关（双）、足三里（双）、厥阴俞（双）、膈俞（双）、脾俞（双）；另选取对症配穴（包括耳针）。

【临床应用】上海市肿瘤医院用本方配合针刺，治疗食管癌多例有一定疗效，其中获临床治愈者均已存活 5 年以上。

【来　　源】上海市肿瘤医院方。

【方　　名】知柏地黄汤加减方

【方药组成】熟地黄 24g，山茱萸 12g，山药 12g，泽泻 9g，茯苓（去皮）9g，牡丹皮 9g，知母 24g，黄柏 24g。

【功效主治】滋阴降火。适用于膀胱癌阴虚热盛、骨蒸劳热、虚烦盗汗、腰背酸痛、遗精等症。

【用法用量】水煎服，每日 1 剂。

【来　　源】《医宗金鉴》。

【方　　名】知柏地黄汤加减方

【方药组成】白花蛇舌草 30g，生地黄 20g，山茱萸 15g，知母 9g，八月札 15g，莪术 10g，山慈菇 15g，石见穿 20g，露蜂房 10g，蛇六谷 30g，川牛膝 10g，玄参 20g，炙鳖甲 15g，鸡内金 15g。

【加　　减】腹泻便溏则减去知母，酌加山药、扁豆；月经不调酌加益母草、制香附。
【功效主治】滋阴降火，软坚解毒。主治乳腺癌之冲任失调型。症见乳房内肿块，质地硬韧，粘连，表面不光滑，五心烦热，午后潮热，盗汗，口干，腰膝酸软，兼有月经不调，苔少有裂纹，舌质红，脉细或细数无力。
【用法用量】水煎服，每日1剂。
【来　　源】《偏方验方秘典》，中原农民出版社。
【附　　注】注意调理好饮食，要多食高蛋白、易消化的食物，保持心情舒畅，情绪乐观。

【方　　名】知柏地黄丸加减方
【方药组成】熟地黄24g，山茱萸12g，干山药12g，泽泻9g，茯苓（去皮）9g，牡丹皮9g，知母60g，黄柏60g。
【功效主治】滋阴降火。适用于前列腺癌、阴茎癌肾阴不足、阴虚火旺者。
【用法用量】上为末，炼蜜为丸，如梧桐子大。每服3丸，空心温水化下。

【方　　名】知柏龟板丸
【方药组成】熟地黄、龟板各180g，黄柏、知母各120g。
【功效主治】初期肾癌，阴虚火旺者。
【用法用量】共为末，将猪脊髓蒸熟，炼蜜同捣烂，为丸如梧桐子大，每服50丸（约9g），空腹时淡盐汤送下。
【来　　源】《治癌中药处方700种》。

【方　　名】知柏抗癌方
【方药组成】知母12g，黄柏12g，生地黄20g，山药30g，重楼24g，莪术15g，半枝莲30g，女贞子30g，白花蛇舌草30g，桑寄生30g。
【功效主治】肝肾阴虚型子宫颈癌。
【用法用量】水煎服，每日1剂。
【来　　源】《百病良方》第二集，科学技术文献出版社重庆分社，1983：204。

【方　　名】知柏生地汤
【方药组成】知母9g，生地黄12g，黄柏4.5g，生山药15g，旱莲草15g，草河车15g，泽泻9g，白花蛇舌草30g。
【功效主治】滋补肝肾，解毒抗癌。适用于宫颈癌肝肾阴虚型。
【用法用量】每日1剂，水煎，分2次温服。

【方　　名】知柏银蓟汤
【方药组成】知母9g，黄柏6g，大蓟9g，小蓟9g，生地黄12g，蒲黄炭9g，泽泻9g，金银花9g，山茱萸3g。
【功效主治】功能滋阴解毒，清热利湿，主治膀胱癌、直肠癌。
【用法用量】水煎服。琥珀末1.5g，吞服。
【临床应用】本方治疗膀胱癌1例，取得显著疗效，已存活5年如正常人。
【来　　源】上海中医学院附属曙光医院庞泮池，《中国中医秘方大全》。

【方　　名】知地黄饮加减方
【方药组成】知母10g，黄柏10g，生地黄12g，熟地黄12g，枸杞子15g，女贞子15g，茯苓10g，泽泻10g。
【功效主治】肝肾阴虚型肠癌。
【用法用量】水煎服，每日1剂。
【来　　源】《中西医结合治疗癌症》：39。

【方　　名】知母汤
【方药组成】知母10g，黄柏10g，生熟地黄各12g，枸杞子15g，女贞子15g，茯苓10g，泽泻10g。
【功效主治】用于癌症病人化疗后。治五心烦热，头晕目眩，口苦咽干，舌质赤红，脉象弦细，腰酸腿软，遗精阳痿，便秘。
【用法用量】煎汤服，每日1剂。

【方　　名】知母杏仁汤
【方药组成】知母9g，杏仁9g，薏苡仁9g，南沙参12g，北沙参12g，麦冬12g，制紫菀12g，制枇杷叶12g，桑白皮15g，芦根30g，肺形草30g，石豆兰30g。

【功效主治】养阴清肺。适用于肿瘤患者经放疗后，肺阴耗伤，出现放射性肺炎、干咳无痰者。
【用法用量】每日 1 剂，煎 2 次分服。
【来　　源】经验方。

【方　　名】知母玄参汤
【方药组成】知母 20g，玄参 10g，瓜蒌 15g，天花粉 20g，夏枯草 15g，天门冬 20g，枇杷叶 15g，杏仁 12g，山慈菇 30g，贝母 15g，射干 15g，蛇六谷 12g，薏苡仁 15g，土牛膝根 15g，生甘草 10g。
【功效主治】清热化痰，行气散结。主治扁桃体癌。
【用法用量】水煎服，每日 1 剂。

【方　　名】栀子清肝散
【方药组成】柴胡 56g，栀子（炒）56g，茯苓、川芎、芍药、当归、牛蒡子（炒）各 40g，牡丹皮 56g，生甘草 28g。
【功效主治】治肝胆经热，疮毒不愈，或胸乳间作痛，寒热往来，并治翻花疮，疮疡溃后，疮口胬肉突出如菌，其热益甚元气益虚者（皮肤癌）。
【用法用量】上 9 味，为粗末，混匀收贮。每取 25 ～ 30g，水煎服（《证治准绳》，加炒白术一味）。
【来　　源】《薛氏医案选》。
【附　　注】薛己《外科枢要》卷二“论翻花疮”曰：“翻花疮者，由疮疡溃后，肝火血燥生风所致。或疮品胬肉突出如菌，大小不同，或出如蛇头，长短不一。治法当滋肝补气，外涂藜芦膏，胬肉自入，须候元气渐复，脓毒将尽，涂之有效，不然，虽入而复溃。若误用刀针、蚀药灸去，其热益甚，或出血不止，必致寒热呕吐等症，须大补脾胃为善。”

【方　　名】栀子清肝汤
【方药组成】栀子 3g，川芎 2.1g，当归 3g，柴胡 2.1g，白芍 3g，牡丹皮 3g，生地黄 6g，石膏 3g，牛蒡子 3g，黄芩 3g，生甘草 1.5g。
【功效主治】清肝泻火，解毒抗癌。适用于耳部肿瘤。
【用法用量】水煎服，每日 1 剂。
【来　　源】《外科真诠》。

【方　　名】栀子仁粥
【方药组成】栀子仁 10g，粳米 100g，清水适量。
【功效主治】清热泻火，解毒消痈。本膳主要适用于皮肤癌热毒内蕴者。
【用法用量】将栀子仁碾成细末。先煮粳米为稀粥，待粥将成时，调入栀子末梢煮即可。每日分 2 次食用，平素大便泄泻者忌用。
【临床应用】牡丹江地区医院报告：1 例急性淋巴型白血病儿童，治疗不见好转，出院后自服焦山栀煎液（焦山栀 28 个，煎汤内服），2 周后鼻衄停止，迄今 3 年全身状态良好（《肿瘤工用简讯》，1975，4：2）。
【来　　源】《浙江中医学院学报》，1982，增刊号：189。
【附　　注】此癌多相当于皮肤癌合并感染，表现为溃烂翻花，分泌污汁，口苦且干，便干尿赤，舌红或有瘀斑，苔黄等。《圣济总录》云栀子仁粥“治发背痈疽，热极上攻，目涩，小便赤”。动物实验表明，栀子对小鼠腹水癌细胞有抑制作用。此外，栀子对白血病也有疗效。维生素 C 大剂量服用法：维生素 C 的大剂量服用是抗癌的有效方法。美国的利努斯·鲍林和卡灭仑博士给 100 多名癌症患者大剂量服用维生素 C，每天投服 10 ～ 20g，开始用静脉注入，以后改换口服，结果与另一组未大剂量投服维生素 C 的患者比较，凡大剂量用维生素 C 的患者恢复率提高好几倍，延长了患者的生命。

【方　　名】脂酒红枣方
【方药组成】大红枣 250g，羊脂 25g，糯米酒或黄酒 250ml。
【功效主治】补虚健脾，养血散寒。本膳主要适用于胃癌偏于虚寒、贫血者。
【用法用量】红枣用水煮软后，倒去水，加入羊脂、酒，煮沸后晾凉。将红枣酒液倒入瓶中。密闭贮 7 天即成。食用时，每次食红枣 3 ～ 5 枚，每日 2 次。

【附 注】在临床上尚用仙鹤草 40g，大枣 30g，水煎浓液，每 24 小时分 6 次服完，1 个疗程 30 ～ 40 天，对胃癌虚寒性疼痛者疗效甚佳。日本学者杉木认为：肿瘤细胞中 CAMP 含量甚低，当肿瘤细胞中掺入 CAMP 时，则肿瘤细胞可以转化为正常细胞，显示了 CAMP 重要的生物活性（《日本第 15 届汉药学术交流会资料》，1985：127）。大枣中含极为丰富的 CAMP，约 100 ～ 500umol/g，比鳄梨还高出 10 多倍（《药物植物》，1981，4：32）。

【方 名】蜘蛛红糖膏

【方药组成】蜘蛛、红糖适量。

【功效主治】鼻息肉。

【用法用量】共捣烂涂抹。

【来 源】《中医验方》。

【方 名】蜘蛛散

【方药组成】蜘蛛数只。

【功效主治】乳腺癌。

【用法用量】晒干研末，调茶油涂抹患处。

【来 源】《一味中药巧治病》。

【方 名】蜘蛛网方

【方药组成】蜘蛛网。

【功效主治】粉瘤。

【用法用量】用蜘蛛网缠住瘤根，次日又换新蛛丝再缠，约换四五次则瘤俱消。内有结实小白粉，用手取去，不肿不痛。

【方 名】直肠癌三合方

【方药组成】①扶正祛邪汤：当归 9g，黄芪 30g，太子参 15g，厚朴 9g，桃、红各 9g，白花蛇舌草 30g，半枝莲 15g，薏苡仁 20g，全瓜蒌 15g，女贞子 20g，生甘草 3g。②清肠汤：番泻叶、大黄、木香。③通气汤：沉香、白蔻仁、广木香、莱菔子、陈佛手、大腹皮、降真香、桃仁、延胡索、厚朴。

【功效主治】直肠癌根治术前后。

【用法用量】水煎服，每日 1 剂。方①用于入院初。方②用于术前 3 天，并加服新霉素 2g（分 2 次服）。方③用于术后，防治肠麻痹之腹胀。

【临床应用】共治 14 例。术前服方①后患者气转旺，体质增强。服方②术中检查肠内基本清洁，无致病菌，术后无 1 例感染。服方③后 1 剂便排气通便。均获满意疗效。

【来 源】《贵阳中医学院学报》，1981，（2）：32。方名系柳越冬拟。

【方 名】止痛擦剂

【方药组成】硼砂 10g，枯矾 15g，冰片 45g，95% 酒精 500ml。

【功效主治】晚期癌瘤疼痛。对食管癌、胃癌、胰腺癌等癌痛效果较满意。

【用法用量】先将冰片溶化于酒精内，然后投入硼砂、枯矾，混合后即成。外擦患处，每日数次。

【临床应用】一般病人擦 1 次药可止痛 6 ～ 8 小时，晚期病人则可止痛 2 ～ 3 小时。对肺癌、肝癌等癌瘤引起的疼痛效果较差。

【方 名】止痛膏

【方药组成】蟾蜍粉 1 份，凡士林 10 份。

【功效主治】肝、肺、甲状腺癌及淋巴、纤维肉瘤等肿瘤引起的疼痛。

【用法用量】先将凡士林稍加热后，把蟾蜍粉加入搅匀即成。将药涂抹到痛处或肿块周围即可。

【附 注】本方有较好的止痛和吸毒作用。个别病人用药后局部会起疹子，洗净药后几天内疹会自行消失。

【方 名】止痛抗癌丸

【方药组成】田三七 10g，重楼 10g，玄参 10g，芦根 20g，黄药子 10g，川乌 6g，冰片 8g，大蒜 10g，麝香适量。

【功效主治】抗癌散结、解毒止痛。用于各种癌痛。

【用法用量】上药共研细末，过筛，用大蒜汁将之调成糊状，搓丸，每丸重 3g，每日 2 丸。亦可制膏外用，外敷隔日 2 贴，敷患处或经络压痛部位。

【临床应用】以该方治疗各种癌痛 58 例，30 分钟内出现止痛效果者 41 例，50 分钟显效者 17 例；止痛作用最短者 2 小时 10 分，最长者 21 小时。本方治疗消化道肿瘤的癌痛优于肺癌，对胃癌效果最好。

【来　　源】《中国中药杂志》1991 年第 1 期。

【附　　注】癌痛证属邪热内结，灼伤阴津，郁毒而痛者，为本方之适应证。方以重楼、黄药子苦寒清热，泻火解毒，消肿止痛；玄参、芦根除可助前者清火，又能生津润燥，以防热毒伤阴。另以三七活血通脉，化瘀止痛；川乌辛散脉络，开壅定痛，其火热之性，得上述诸品制之，则有去其性存其用之妙。冰片、麝香芳香开泄、透达十二经脉，开窍启闭止痛；大蒜糊丸，则有抗癌毒，软坚结之效。全方合而用之，共奏抗癌、散结、止痛作用。

【方　　名】止吐至神丹

【方药组成】猪肺管 120g，鲜藕 120g，旧黄色罗底 1 个。

【功效主治】食管癌，噎膈。

【用法用量】上 3 味新瓦上焙枯，研细末，生姜 30g，捣取汁，白砂糖 30g 调上药末 9g 服，初服必吐，3 服后即不吐矣。

【来　　源】《医学噎膈集成》。

【附　　注】服后，忌食各色豆 1 个月，并忌豆腐、豆芽、豆腐乳 1 个月。

【方　　名】止血散

【方药组成】煅花蕊石 30g，煅龙牡各 15g，阿胶珠 30g，代赭石 30g，大、小蓟各 30g，侧柏叶 20g，焦山栀 9g，茜草炭 20g。

【功效主治】肾癌。用于肾癌合并大出血。

【用法用量】上药共研细末，加入云南白药 18g，调匀，每次 6g，每日 3 ～ 4 次，温开水送服。

【方　　名】指迷七气汤

【方药组成】三棱 9g，莪术 9g，青皮 9g，陈皮 9g，枳壳 9g，桔梗 9g，益智仁 9g，藿香 9g，官桂 9g，乌药 6g，槟榔 15g，大黄 21g，生甘草 3g。

【功效主治】腹中痞块，肚大青筋，面黄肌瘦。

【用法用量】水煎，早晨空腹服，停 5 ～ 6 日再服 1 剂。

【附　　注】身体虚弱者应在医生指导下运用。

【方　　名】枳壳巴豆丸

【方药组成】枳壳 1 500g，巴豆仁 1 个。

【功效主治】五积六聚，不拘男女老幼，但是气积者，并皆治之。

【用法用量】合定扎煮，慢火水煮 1 日，汤减再加热汤，勿用冷水，待时足汁尽去巴豆，切片晒干，勿炒，为末，醋煮面糊为丸如梧桐子大，每服 30 ～ 40 丸。

【来　　源】《秘传经验方》。

【方　　名】枳壳桔梗方

【方药组成】枳壳 10g，桔梗 10g，降香 10g，紫草 10g，瓜蒌 30g，桃杏仁各 10g，远志 10g，干蟾 10g，石见穿 30g，茜草根 20g，铁树叶 20g。

【功效主治】气血瘀滞型肺癌。

【用法用量】水煎服，每日 1 剂。

【来　　源】《中医肿瘤学》（上），科学出版社，1983：278。

【方　　名】枳壳散

【方药组成】枳壳（去瓤、麸炒）、荆三棱、橘皮（去白）、益智仁、莪术、槟榔、肉桂各 30g（或各 183g），炮姜、厚朴（去粗皮、姜汁炙）、炙甘草、青皮（去白）、肉豆蔻、木香各 15g（或各 90g）。

【功效主治】五种积膈气，三焦痞塞，胸膈满闷，背膂引疼，心腹膨胀，胁肋刺痛，食饮不下，噎塞不通，呕吐痰逆，口苦吞酸，羸瘦少力，短气烦闷（类似今之食管癌、贲门癌等）。

【用法用量】上为细末，每服 6 ～ 9g，加生姜 5 片，大枣 1 枚，水煎热服，或盐汤点服亦得，不拘时候。

【来　　源】《普济本事方》· 卷三。

【方　　名】枳壳散
【方药组成】枳壳一两（麸炒微黄，去瓤），桔梗一两（去芦头），鳖甲一两（涂醋炙令黄），人参一两（去芦头），槟榔七分，柴胡五两（去苗），川芎二两，木香三分，川大黄一两（锉碎，微炒），当归五分（锉，微炒），赤芍药三分。
【加　　减】水湿较甚，下肢浮肿者加车前子、猪苓、薏苡仁、冬瓜皮；少腹冷冻属寒凝不解者加乌药、小茴香、吴茱萸、丁香。
【功效主治】行气助运，化湿消癖。痃癖气胀，心肋急痛，不能下食，四肢少力或下肢浮肿，大便不爽，小便不利，或少腹冷痛，舌苔白腻，脉弦。
【用法用量】上药共研为散，每服三钱，以水一中盏，加生姜半分，煎至六分，去滓温服，不拘时候。
【来　　源】《太平圣惠方》卷四十九。
【附　　注】本方治证乃属气滞湿停、浊阻下焦、不能外达者。方用枳壳、木香、陈皮、桔梗、槟榔、柴胡等诸辛散理气之品，开通气道，推浊下行；大黄、赤茯苓通利谷道、水道，使邪有出路；复用鳖甲软坚，合人参、赤芍、当归、川芎、桂心则补气养血，益阴助阳，有扶正以助祛邪之妙。再以少量生姜煎汤送下，可调胃气、和诸药，则取效益彰矣。综观本方，有泻有补，理气而不辛燥，泄下而不伤正，调气血，和阴阳，总属补泻并调之剂。故邪未盛而正已伤或邪将去而正未复者，可选此剂治疗。

【方　　名】枳壳汤
【方药组成】皂角黄仁、枳壳、青皮各 15g。
【功效主治】行气通络，止痛。适用于肠癌腹痛。
【用法用量】上为细末。每服 3g，米饮调下。

【方　　名】枳壳汤
【方药组成】枳壳（去襄，麸炒）一两，京三棱（炮，锉）一两，干姜（炮）半两，厚朴（去粗皮，生姜汁炙）半两，生甘草（炙）半两，益智仁一两，陈橘皮（汤浸，去白，焙）一两，木香、肉豆蔻（去壳）各半两，蓬莪术（挫）、槟榔（锉）、桂（去粗皮）各二两，青橘皮（汤浸，去白，焙）半两。
【功效主治】顺气宽胸，消散积聚。上焦有寒，胸膈满闷，背膂引痛，心腹膨胀，胁肋刺痛，食饮不下，噎塞不通，呕吐痰涎，口苦吞酸，羸瘦少力，短气烦闷，及痃癖积聚，惊扰恚气。
【用法用量】上为粗末，每服三钱匕，水一盏半，加生姜三片，大枣一个，煎至八分，去滓热服，不拘时候。现代用法，水煎服，每日一剂，分两次服下。
【来　　源】《圣济总录》卷五十四。
【附　　注】本方治证乃为气滞血瘀、复感寒邪、络脉不通所致。《本草方释义》解此方曰："枳壳气味苦寒，入足太阴；三棱气味苦平，入足厥阴；橘皮气味苦辛微温，入手足太阴；益智仁气味辛温，入足太阴；莪术气味苦辛，入足厥阴，与三棱同功；槟榔气味辛温，入足大阴、太阳；肉桂气味辛热，入足厥阴；干姜气味辛温，入手足太阴；厚朴气味苦辛微温，入手足太阴；生甘草气味甘平，入脾；青皮气味苦辛温微酸，入足厥阴；木香气味辛温，入脾；肉豆蔻气味辛温，入足太阴、阳明；佐姜、枣和荣卫。此宽中顺气之方，能治五种积气，三焦痞塞，心疼腹胀，痃癖诸症，使中宫之气汉畅，勿令不宣也。"可见本方功在消散积气，散寒止痛。方中用枳壳、厚朴、陈皮、木香、肉豆蔻、青皮、槟榔理一切气滞、顺气宽胸，肉桂、益智仁、干姜散寒逐冷、温肾助阳，三棱、莪术活血化瘀、行气消积，最后以姜、枣调营卫、和诸药，从而共奏顺气宽胸、消散积聚之效。

【方　　名】枳壳郁金丸
【方药组成】枳壳 30g，郁金、白矾、仙鹤草、火硝各 18g，五灵脂 15g，制马钱子 12g，炒干漆 6g。
【功效主治】各种恶性肿瘤。
【用法用量】其研细末，水泛为丸，每服 2～6g，日 3 次。

【方　　名】枳朴六君子汤
【方药组成】枳实12g，厚朴12g，党参30g，白术12g，陈皮9g，半夏12g，茯苓9g，乌蛇12g，全蝎9g，生薏苡仁30g，生甘草3g。
【功效主治】脾胃虚寒型食管癌。
【用法用量】水煎服，每日1剂。
【来　　源】内蒙古自治区医院编《中草药验方选编》，内蒙古自治区人民出版社，1972：151。

【方　　名】枳实白芍散
【方药组成】枳实、白芍各5g，山豆根、桔梗各2g，鸡蛋黄1枚。
【功效主治】脑瘤。
【用法用量】药研细末，与蛋黄调和，分2次用温开水冲服。

【方　　名】枳实木香丸
【方药组成】枳实二两，木香、陈皮、人参、海藻、葶苈子各一两，芍药、丁香各三分。
【加　　减】气滞兼血瘀加三棱、莪术、郁金；坚结难消者加鳖甲、海浮石、瓦楞子；大便不通者加大黄、厚朴；喘逆上气不得卧加苏子、白芥子。
【功效主治】破气消积，健脾化痰。脾虚湿聚，气机阻滞，肺气上逆之胸膈满闷，喘逆上气，纳呆。本方适用于息贲脾虚湿滞所致者。
【用法用量】上药为末，煮枣肉和丸，如梧桐子大，每服20丸，渐加至30丸，每日3次，用炒豆煎汤送下。
【来　　源】《圣济总录》卷七十一。
【附　　注】饮食不节，损伤脾胃或寒湿侵袭，脾阳不运，致湿痰内聚，阻滞气机，肺失宣降，日久成积。方中枳实苦寒专主降气，破滞气，行痰湿，消积滞，木香芳香性燥，可升可降，通行三焦气滞，二药合用一升一降，疏理气机；唯破气作用较强，能伤正气，故加人参以补之；陈皮健脾燥湿顺气；丁香温中降逆泄肺气；赤芍开阴散结；葶苈子下气化痰；海藻软坚散结。诸药合用则湿去、脾健、气畅、结散。现临床可用于肺癌的治疗。
【注意事项】忌食生冷、黏腻食物。

【方　　名】枳实散
【方药组成】枳实半两（麸炒微黄），木香、槟榔、诃子、葶苈子（隔纸炒令紫色）、赤茯苓、五味子、甘草（炙微赤，锉）各半两，杏仁一两（汤浸，去皮尖、双仁，麸炒微黄）。
【加　　减】胸痛重者，加川芎、郁金、五灵脂；喘而不得卧者，加紫苏子、莱菔子、桔梗；痰中带血者，加三七、白及。
【功效主治】行气化痰，降气平喘。脾胃气滞，痰浊壅滞，肺失宣降之息贲，症见胸胁胀硬，疼痛，咳嗽，白痰，痰黏不利。现临床可用于肺癌的治疗。
【用法用量】上药为末，每次服三钱，用水1盏，煎至六分，去滓温服，不拘时候，1日1剂。
【来　　源】《太平圣惠方》卷四十八。
【附　　注】本方所治之证为饮食失宜，损伤脾胃，一则脾阳不运，湿痰内聚，痰阻气机，气机阻滞；二则食积胃脘，而致胃气郁滞，从而造成脾胃气滞，痰浊壅滞，上扰于肺，肺失宣降之息贲。方中枳实辛、苦，主降气，行滞化痰散结，使气机通畅，湿去脾健而结散，故为主药并命名为枳实散；辅以木香、槟榔行气化痰，健胃消食以助枳实之功；葶苈子、杏仁泻肺止咳平喘，诃子、五味子敛肺，一泻一敛，疏理上焦气机，使肺气宣降正常；茯苓利水渗湿，使浊阴从小便排出；生甘草调和诸药。诸药合用则气滞破，痰湿消，坚结散。

【方　　名】枳实汤
【方药组成】枳实（去瓤，麸炒）、木香、槟榔（锉）、甘草（炙，锉）、吴茱萸（汤浸，焙干，炒）、葶苈子（纸上炒令紫色）各半两，杏仁（汤浸，去皮双仁，炒）三分。
【加　　减】胸痛重者，加川芎、郁金、三棱、莪术；湿痰郁久化热加瓜蒌、海浮石；脾虚湿滞加党参、白术；痰中带血加三七、白及。
【功效主治】行气化痰，降气平喘。脾胃气滞，痰浊阻肺之息贲，咳逆胸满，胸胀痛，气急，咳嗽痰多。现临床可用于肺癌的治疗。

【用法用量】上药为粗末，加生姜一分，水煎，分 2 次空腹服下，每日 1 剂。

【来　　源】《圣济总录》卷七十一。

【附　　注】本方所治之证为饮食失宜，损伤脾胃，致食积胃脘、胃气郁滞，脾阳不运，湿痰内聚，痰阻气机，气机阻滞，从而造成痰浊壅滞，上干于肺，肺气不得宣发肃降而上逆之息贲。方中枳实辛而苦，辛开苦降，专主降气，行痰湿，散积结，使气机通畅，痰消脾健，结散，为主药，并命名为枳实汤；辅以木香、槟榔行气化痰，健胃消食，以助枳实之功；吴茱萸、炙甘草温中健脾以助中阳。以上药物行气健脾而祛脾湿不化之痰，使湿去脾健痰不再生。葶苈子、杏仁入肺经，能化痰降气平喘，使肺气宣发肃降正常而无痰可贮。诸药合用则湿去脾健，肺降痰消，而病自去。

【方　　名】枳实郁金汤

【方药组成】枳实、郁金、延胡索、牡丹皮各 9g，鸡内金、红花各 4g，七叶一枝花、金银花、党参各 12g，土茯苓 24g，白术 10g。

【功效主治】舌癌。

【用法用量】水煎服，每日 1 剂，分 2 次服。

【方　　名】枳藤汤

【方药组成】枳实 9g，红藤 30g，薏苡仁 30g，地榆 15g，苦参 30g，石榴皮 18g，料姜石 30g，焦山楂 30g。

【功效主治】宽胸利气，健脾除湿，清热解毒，活血止血。适用于直肠癌粪形变细，次数增多，里急后重，或发生梗阻者。

【用法用量】每日 1 剂，水煎，分 2 次温服。

【方　　名】至宝丹

【方药组成】犀角、生玳瑁、琥珀、雄黄、朱砂各 30g，牛黄 15g，麝香 3g，冰片 3g，安息香 45g。

【功效主治】开窍安神，清热解毒。适用于温病痰热内闭，神昏谵语，身热烦躁，痰盛气粗，舌赤苔黄，小儿急惊风，高热抽搐。肿瘤患者高热神昏，白血病脑病高热神志昏迷时用之。

【用法用量】上药分别为细粉，过 130 孔罗，兑研均匀炼蜜为丸，每丸重 3g。如为散剂，每瓶内装 0.6g 或 1.2g。

【来　　源】《太平惠民和剂局方》。

【方　　名】制癌粉

【方药组成】蟾蜍 1.5g，制砒 1.5g，五倍子 1.5g，雄黄 6g，白及 12g，明矾 60g，紫硇砂 0.3g，三七 3g。

【功效主治】祛腐解毒，生肌敛疮。适用于宫颈癌。

【用法用量】各药共研细末，制成外用散剂。先将宫颈癌患处冲洗干净，然后撒敷。

【方　　名】制癌粉合方

【方药组成】①黑倍膏、黑头发适量，五倍子面 15g，冰片 6g，鸡蛋黄 1 000g。②制癌粉方：蟾蜍 15g，雄黄 3g，白及 12g，制砒 1.5g，五倍子 1.5g，明矾 60g，紫硇砂 0.3g，三七粉 3g，消炎粉 60g。③ 653 粉：乳香 9g，没药 9g，儿茶 9g，冰片 9g，蛇床子 12g，钟乳石 12g，雄黄 12g，硼砂 9g，硇砂 9g，血竭 6g，麝香 6g，明矾 500g。④冲洗剂：花椒、苦参、蛇床子、龙胆草、白鲜皮，适量。

【功效主治】子宫颈癌。

【用法用量】方①将鸡蛋黄加黑头发熬炼至冒烟，取油，加五倍子面、苦参、冰片等，调匀，供涂搽癌灶创面。适用于癌灶出血并有继发感染者。方②各药研细末，外敷，适用于局部无感染的糜烂型、菜花型。方③各药研细末外敷，适用于原位及Ⅰ期糜烂型病变表浅者。方④加水煎煮，用于涂搽药粉前冲洗宫颈局部。

【来　　源】《抗癌中草药制剂》，人民卫生出版社，1981：251。

【方　　名】制癌散

【方药组成】蟾蜍皮、白及、三七、青黛、乌梅炭、生附子各 15g，硼砂 25g，雄黄、硇砂各 5g，鸦胆子 20g，麝香、冰片各 3g。

【功效主治】子宫颈癌。

【用法用量】共研极细末，撒于溃疡面，每日 1 次。

【方　　名】制草乌南星散

【方药组成】制草乌 60g，制南星 60g，冰片 30g，火硝 60g，硇砂 30g，油炸马钱子 12g。

【功效主治】食管癌。

【用法用量】研极细末。每次服 0.6g，用口涎或少量开水送下，每相隔 30 分钟 1 次，待黏痰吐净为止。然后 3 小时 1 次，连服 2 天。

【来　　源】《肿瘤的防治》：179。

【附　　注】临床用于晚期梗阻、滴水不进患者，有开导作用。

【方　　名】制附子淫羊藿汤

【方药组成】制附子 120g（先煎 4 小时），淫羊藿 30g，仙茅 30g，补骨脂 15g，党参 15g，黄精 15g，山药 15g，全瓜蒌 20g，法半夏 12g，杏仁 12g，茯苓 15g，白术 15g，莪术 15g，留行子 30g，黄芪 15g。

【功效主治】肺癌。

【用法用量】水煎服，每日 1 剂。

【临床应用】治疗肺癌 46 例，有效 21 例，无效 25 例，一年生存率 41.3%。

【来　　源】《中医肿瘤学》（上），科学出版社，1983：280。

【方　　名】制马钱子散

【方药组成】制马钱子 120g，天麻、麻黄（均用酒泡 24 小时）、生甘草、木香、陈皮、羌活、杜仲、乳香、没药、巴戟天各 15g，全蝎 30g。

【功效主治】各种肿瘤。

【用法用量】药研细末，加陈醋、面粉制成丸。每饭后服 0.5g。日 3 次，服药 6 天，间歇 1 天。

【临床应用】连续服用 3 个月可获良效。

【方　　名】制南星煎

【方药组成】制南星适量。天南星毒性大，要遵中医的指导。

【功效主治】肝癌。

【用法用量】水煎，每次服药按干品计算不得超过 9g。

【临床应用】上海第一医学院妇产科医院也用天南星治疗子宫癌。用法是将天南星水洗净，每 8g 加 75% 酒精 0.5ml，细捣，布包，塞入子宫，同时服天南星煎汤。也要遵中医的指导。

【来　　源】中南医学院附属肿瘤医院的处方。

【方　　名】制乳没胶囊

【方药组成】制乳香、制没药、血竭、儿茶、炮穿山甲、浙贝母、麝香、牛黄、海蛤粉各 3g。

【功效主治】睾丸肿瘤。

【用法用量】上药为细末，装入胶囊中贮瓶内备用。每次 1.5g（约 5 ～ 6 个胶囊），每日 3 次，白开水送下。

【方　　名】制首乌饮

【方药组成】制何首乌 15g，炒白术 15g，象贝母 9g，僵蚕 12g，橘叶 9g，姜半夏 12g，制南星 12g，夏枯草 24g。

【功效主治】恶性淋巴瘤。

【用法用量】水煎服，每日 1 剂，分 3 次服。

【来　　源】《肿瘤的辨证施治》，上海科学技术出版社，1980：130。

【方　　名】制香附散

【方药组成】砒石 10g，硇砂 10g，枯矾 20g，碘仿 40g，冰片适量。

【功效主治】蚀疮拔毒。适用于宫颈癌。

【用法用量】各药共研细末，过 120 目筛，充分混匀，即得。散剂外用，以带线棉球蘸取药粉后，上子宫颈癌灶处，每日或隔日 1 次。

【附　　注】个别病人用药后可有轻微腹痛、腹坠或阴道分泌物增多、外阴疼痛等现象，停药后即能恢复。

【方　　名】炙壁虎单方

【方药组成】炙壁虎。

【功效主治】颈淋巴结转移癌。
【用法用量】炙壁虎研末，日服两次，每次5g。
【临床应用】治疗1例，共服药600g，颈部及耳后淋巴结癌肿4枚均消失。
【来　　源】《浙江中医杂志》，1986,（1）：4。

【方　　名】炙壁虎散
【方药组成】炙壁虎60g。
【功效主治】颈淋巴结转移癌。
【用法用量】研末，日服2次，每次5g。

【方　　名】炙鳖甲蜈蚣散
【方药组成】炙鳖甲6g，炙蜈蚣1条。
【功效主治】癥瘕。
【用法用量】共研细末，开水送下。

【方　　名】炙龟板丸
【方药组成】炙龟板150g，金橘叶60g。
【功效主治】乳癌溃烂。
【用法用量】共研细末，水泛为丸。每服10g。日2次，温开水下，1个月为1个疗程。

【方　　名】炙黄芪白芍合方
【方药组成】①炙黄芪15g，生白芍15g，党参15g，当归12g，延胡索12g，川楝子9g，半夏9g，陈皮9g，炙甘草6g，降香3g。用水浸泡30分钟，再煎煮30分钟，每剂煎2次，共煎取450ml，每日1剂，分2次服。②赤芍12g，桃仁12g，生香附12g，乌药12g，乳香6g，红花6g，阿魏4.5g。
【功效主治】适用于各种癌症化疗之后。
【用法用量】①用水浸泡30分钟，再煎煮30分钟，每剂煎2次，共煎取450ml，每日1剂，分2次服。②共研细末，用醋调成糊状，敷患处或与内脏肿瘤相对应皮肤处，用纱布固定，每日换1次，外敷时皮肤涂上少许凡士林，如皮肤起泡，可暂停数日再敷。

【方　　名】炙黄芪煎
【方药组成】炙黄芪15g，党参、当归、熟地黄、首乌、补骨脂、女贞子、旱莲草、仙茅、淫羊藿各10g，菟丝子30g。
【功效主治】白血病化疗毒副反应。
【用法用量】水煎服，每日1剂。

【方　　名】炙硫黄粉
【方药组成】炙硫黄12g，粉草面30g。
【功效主治】晚期子宫颈癌空洞型。
【用法用量】上药共为细面，每次1.5g，日敷2次。
【来　　源】内蒙古自治区医院编《中草药验方选编》，内蒙古自治区人民出版社，1972：171。

【方　　名】炙马钱子丸
【方药组成】炙马钱子60g，炙硇砂60g，大蜈蚣10条，全蝎10只，皂角15g，代赭石12g，土鳖虫9g，自然铜9g，麝香3g，乳没18g。
【功效主治】食管癌、胃癌。
【用法用量】共为细面，江米糊为绿豆大丸，每服10丸，日服3次。
【来　　源】《中草药验方选编》，内蒙古自治区人民出版社，1972：156。
【附　　注】饮食宜清淡、高营养、易消化食物，避免进食刺激性的食品。

【方　　名】炙山甲汤
【方药组成】炙穿山甲15g，鳖甲15g，白花蛇舌草30g，桃仁30g，薏苡仁30g，熟地黄15g，赤芍12g，铁树叶30g，水蛭4.5g，虻虫4.5g，丹参12g，三棱15g，莪术15g，枳壳9g，香附12g，黄芪15g，小茴香9g，七叶一枝花9g。
【功效主治】活血软坚，破瘀祛癥。适用于卵巢癌术后阴道转移。
【用法用量】每日1剂，水煎，分3次送服攻坚丸。

【方　　名】治癌丸合方
【方药组成】①蜣螂180g，百草霜120g，三棱120g，莪术120g，威灵仙120g，杏仁150g，炒木鳖子150g，硇砂90g，硼砂90g，乌梅肉90g，鸡内金 90g，轻粉 90g，木通 90g，滑石 90g，川大黄 90g，枳实 90g，桃仁 90g，铅粉 90g，黄米 90g，巴豆仁 60g，黑豆 60g，绿豆 60g，乳香 60g，急性子 60g，儿茶 60g，乌贼骨 60g，斑蝥 60g，沉香 60g，延胡索 60g，雄黄 30g，木香 30g，朱砂 30g，浮石 30g，血竭 30g，川厚朴 30g，指甲 30g，白芥子 30g，九香虫 30g，蟾酥 9g。②威灵仙 30g，急性子 30g，郁金 30g，瓜蒌 30g，穿山甲 30g，牡蛎 30g，枳壳 15g，薤白 15g，橘红 15g，海藻 15g，黑芝麻 15g，核桃仁 15g，木香 9g，川椒 9g，丁香 6g，硼砂 3g。

【加　　减】胸痛，加黄药子 50g；发噎，加柿蒂 30g，柿霜 30g，或加鸡风藤 30g，青风藤 9g，海风藤 9g。

【功效主治】化瘀消癥。治疗食管癌和其他恶性肿瘤。

【用法用量】①方各药共研细末，炼蜜为丸，每丸重约 9g。②方加水煎煮，制成煎剂。口服，丸剂每次 1 丸，每日 2 ～ 3 次。煎剂每日 1 剂，煎 2 次分服。

【临床应用】天津市第二防治院东兴市场防治所适用于食管癌多例，均获肯定疗效，且对其他肿瘤亦有一定抑制作用。

【来　　源】《抗癌中草药制剂》。

【方　　名】治肠癌便血单方

【方药组成】黑木耳 30g，红枣 30 个。

【功效主治】肠癌。

【用法用量】水煎温服，每日 1 剂。

【方　　名】治肠癌便血单方

【方药组成】黄花菜 30g，木耳 15g，血余炭 6g。

【功效主治】肠癌。

【用法用量】先煎黄花菜和木耳，煮约 1 碗水后，冲血余炭服，每日 1 剂。

【方　　名】治肠癌方

【方药组成】蒲公英 24g，半枝莲 24g，白花蛇舌草 30g，金银花藤 30g，野葡萄根 30g，露蜂房 9g，蜈蚣 2 条。

【功效主治】清热解毒，活血止痛。用治直肠癌。

【用法用量】上 7 味，水煎服。

【来　　源】《中药学》。《实用中医内科学》亦有载。

【方　　名】治反胃验方

【方药组成】前胡、生姜各 150g，阿胶 37.5g，大麻仁 300ml，橘皮 112g，吴茱萸 120g，桂心 20g，生甘草 30g，大枣 10 枚。

【功效主治】反胃。

【用法用量】以水 3 大碗、黄酒 2 大碗煮取约 1 碗半，温分 6 服。

【来　　源】《备急千金要方》卷十六。

【方　　名】治肺癌方

【方药组成】白花蛇舌草 15g，白茅根 15g，海藻 15g，牡蛎 15g，百部 30g，肉桂 15g，干姜 15g，附子 15g，干蛤蟆 1 个，藿香 10g，丁香 10g，郁金 15g，莪术 15g，三棱 15g，薏苡仁 20g，牵牛子 30g，槟榔 30g，祁蛇 6g，熟地黄 20g，党参 15g。

【功效主治】用治肺癌，症属气滞寒瘀毒结、胸闷气短、胸背疼痛、痰中带血者。

【用法用量】水煎 2 次，早、晚分服。

【来　　源】《孙秉严经验方》。

【方　　名】治腹内痞块不消方

【方药组成】当归 105g，赤芍 105g，乌贼骨 90g，穿山甲 90g，白芷 90g，大贝母 90g，枳壳 75g，生甘草 75g，莪术（醋制）60g，木香 45g，地鳖虫 45g。

【功效主治】腹中痞块坚硬，腹大如杯。

【用法用量】上药共研细末，每服 4.5g，每日 2 次，用黄酒 30ml 冲服。

【方　　名】治肛门癌方

【方药组成】白花蛇舌草 60g，猪殃殃 45g，半枝莲、忍冬藤各 30g，蛇果草 24g。

【功效主治】肠癌。

【用法用量】水煎服，每日 1 剂。

【方　　名】治膈散
【方药组成】山慈菇 200g，硼砂 80g，硇砂 20g，三七 20g，冰片 30g，沉香 50g。
【加　　减】呕吐血性物者，加云南白药或白及粉、三七粉、炒蒲黄、大黄粉；大便困难者，加芒硝、大黄、瓜蒌仁；食管有炎症，吞咽疼痛者，加金银花、连翘、蒲公英；气虚乏力者，加人参、白术、山药、大枣；严重梗阻、不能进食者，适当配合静脉营养。
【功效主治】解毒散结，化痰通关。适用于食管癌以梗阻为主，饮食日渐难下，终至汤水不进，或胸骨后疼痛，胸膈不利，或不停吐出黏涎，量多质稠。
【用法用量】以上药物，共研为极细末，每服 10g，每日 4 次，10 天为 1 个疗程，服完 10 个疗程后改为每日 2 次，每次 10g。
【来　　源】《浙江中医杂志》1989 年第 6 期。
【附　　注】本方所治食管癌，其病机当为邪毒、顽痰、死血、气逆相互搏结，阻于胸膈所致。故其治重在祛邪通关，以复食纳之通道。方中用山慈菇为主药，其味甘性辛，功能"散坚消结、化痰解毒"（《本草正义》），其力峻烈，入散剂则取效尤佳；硼砂、硇砂咸以软坚，化痰利膈，以散剂口服，则可在病灶局部发挥消肿蚀毒、止痛开窍之功；冰片芳香走窜，善通经络、消瘀滞，合前述诸药，有利于祛腐生新；三七活血止血，化瘀止痛；沉香质重下行，降逆气，调脾胃，固下元，纳肺气，使气下行而有根。综合各药，采用研末口服，直接作用于局部病灶处，更有利于获得解毒散结，化痰通关之效用。
【注意事项】服药后勿立即进食及饮水。

【方　　名】治疗子宫肌瘤汤
【方药组成】柴胡、黄芩、赤芍各 10g，鹿角霜 30g，十大功劳叶、夏枯草各 15g，地鳖虫、山甲珠各 10g，海藻、昆布各 15g，熟大黄 4g，草河车 15g，三七参 5g。
【功效主治】子宫肌瘤。
【用法用量】水煎服，每日 1 剂，连服 100 剂。
【来　　源】《家用验方一百二》。

【方　　名】治淋巴肉瘤方
【方药组成】华东苘雪 3g，黄药子、天葵子、红木香、七叶一枝花各 15g。
【功效主治】淋巴肉瘤。
【用法用量】华东苘雪先煎 2 小时，再加后 4 味煎汤，滤取清汁服。

【方　　名】治颅内肿瘤方二首
【方药组成】①麝香 3g，乳香、没药、姜黄、陈胆星、一见喜各 30g，研末后收贮备用。每次吞服 4.5g，日服 3 次。②核桃枝 250g，切碎，与带壳鸡蛋 3 只，加水煮沸 4 小时，服汤及蛋。
【功效主治】用治脑瘤（颅内肿瘤、颅内压增高症）。
【来　　源】《实用内科学》。

【方　　名】治卵巢癌方
【方药组成】白花蛇舌草 20g，白英 15g，半枝莲 30g，鳖甲 12g，橘核 10g，莪术 10g，桃仁 10g，红花 8g（包），地鳖虫 15g，昆布 10g，小茴香 10g，薏苡仁 30g，党参 10g。
【功效主治】行气解毒，破血攻坚。适用于卵巢癌素体强壮者。
【用法用量】水煎服。
【来　　源】《中医方剂临床手册》。
【附　　注】本方出自上海中医学院编《妇产科学》，原方无剂量。

【方　　名】治卵巢癌方
【方药组成】当归 10g，赤芍 10g，桃仁 15g，红花 10g，三棱 15g，莪术 15g，穿山甲 10g，桂枝 15g，附子 15g，干姜 15g，熟地黄 30g，牵牛子 30g，槟榔 30g，枳壳 15g，黄花 30g，党参 15g，川大黄 10g，玄明粉 15g（冲）。
【功效主治】祛寒破瘀，驱毒攻下。用治寒瘀毒结型卵巢癌。
【用法用量】日 1 贴，水煎 2 次，早晚服。并配合成药：化毒片，1 日 5 片；新丹，1 日 1 副；1213 液 1 日 100ml，口服。
【来　　源】孙秉严经验方。

【附 注】据孙秉严先生书中介绍：用本方治愈杨某，患者经天津××医院诊断为“多发性子宫肌瘤”，后又剖腹探查，发现子宫与膀胱之间有7cm×10cm×5cm肿物，右侧卵巢10cm×10cm×9cm，病理检查为“大网膜转移实体腺癌”，已无法切除，白细胞3 700，不能化疗。经中医药调治一个过程，痊愈，随访8年未复发。

【方 名】治膀胱癌方

【方药组成】当归15g，赤芍15g，破故纸15g，怀牛膝15g，炮姜15g，肉桂15g，小茴香15g，菟丝子20g，金钱草15g，枸杞子15g，麦冬20g，斑蝥10g，炒滑石15g，海金沙10g，川大黄10g，玄明粉15g（冲）。

【功效主治】滋阴祛寒，化瘀攻毒。治膀胱癌，症属寒热交错毒结者。

【用法用量】水煎，2次分服。

【来 源】《癌症的治疗与预防》。

【方 名】治皮肤癌方

【方药组成】白矾6g，小麦粉30g。

【功效主治】皮肤癌。

【用法用量】将小麦粉制成不粘手程度的糨糊状，加白砒，捻成线状细药条。用时将病变部位常规消毒，局部麻醉后，用1号注射器针头在肿块周围0.5cm处刺入肿瘤根部，然后将药条由孔处插入，用无菌敷料盖上，待肿块脱落后，每日换药膏（滑石粉500g，煅甘石粉150g，朱砂50g，冰片50g，淀粉100g，共研细末，香油调成糊状）至愈。

【来 源】辽宁《中草药新医疗法资料选编》。

【方 名】治痞积气块神方

【方药组成】猪涩皮7个，新针7个，皮硝21g，水红花子21g。

【功效主治】痞积气块，其症初如弹，渐长如刀，或如梭如碗，形状不同，令人面黄体瘦，饮食食少，久治不愈，服此方2个月渐消，3个月断根。

【用法用量】每个涩皮用针1个，刺破内外，外用好明净皮硝21g研细末，搽于涩皮上，腌7日取出，用铁器焙干，细末，再用水红花子21g，焙干为末，与前匀，每服9g，清晨无灰酒调服。

【来 源】《医便》。

【附 注】猪涩皮即猪胰，皮硝即朴硝。忌生冷、房室、恼怒，不论男女老少，腹之左右，并皆治之。若频服5～7料，大便下脓血，即是效验。切不可用别药补。此药只可春秋冬合，苦夏急用，将涩皮悬放井中一七，取出用之，亦妙。

【方 名】治痞块血方

【方药组成】阿魏30g，生漆120g，木耳（为末）120g，蜜180g。

【功效主治】化瘀消积。适用于肝癌，或妇人卵巢癌。

【用法用量】用锡罐1个，盛药封固，放锅内，水煮3炷香，取出冷定。每服2茶匙，烧酒送下，日进3服。

【附 注】忌食油腻发物。

【来 源】《冯氏锦囊秘录》。

【方 名】治乳癌方

【方药组成】五倍子（末之）60g，昆布（末之）15g，乳香60g，没药60g，鸦胆子（克数欠详）。

【功效主治】妇人乳癌，坚硬如石。

【用法用量】共和一处，入镇江醋1 250g，慢火熬成软膏状，收贮。每取适量，量患处大小摊在纱布上敷之。另内服逍遥丸，每取15g，日服2次。

【来 源】江苏《中医秘方验方汇编第一集》，1956年。

【方 名】治乳岩方

【方药组成】瓜蒌一个，切碎，当归五钱，蒲公英三钱，乳香（去油）、没药（去油）各一钱，生甘草二钱，鲜橘叶每岁一叶。

【功效主治】治乳腺癌。

【用法用量】上药，以酒煎服立消。如初起只用橘叶一味，或瓜蒌一个，煎浓烫手，冲酒服亦消。

【方　　名】治乳痈药酒
【方药组成】生白矾、明雄黄、松萝茶各 5g。
【功效主治】主治结乳肿疼，兼治乳痈。
【用法用量】共研细，分作 3 剂，日服 1 剂，黄酒送下，若能多饮酒数杯更佳。
【来　　源】《医学衷中参西录》。

【方　　名】治胃肠癌方
【方药组成】水杨梅根、龙葵、石打穿各 30g，木香 9g。
【功效主治】胃、肠癌。
【用法用量】水煎服，每日 1 剂。

【方　　名】治项下气瘿方
【方药组成】自然铜。
【功效主治】气瘿。
【用法用量】天然硫化铁矿石不拘多少，贮水瓮中，逐日饮食，皆用此水，其瘿自消。或火烧烟气，久久吸之亦可。
【来　　源】《中药大辞典》。
【附　　注】宋代杨仁斋《直指方》，清代赵学敏《串雅内编》均有此记载。自然铜，属黄铁矿，入药始载于《开宝本草》。常用于续筋接骨、跌打损伤方药之中，至于用本品贮水缸中，逐日频饮以治气瘿之原理，尚待深入探讨研究。

【方　　名】治小肠癌方
【方药组成】干姜 15g，肉桂 15g，附子 15g，桃仁 15g，莪术 30g，三棱 15g，海藻 15g，牡蛎 15g，党参 15g，熟地黄 30g，枸杞子 15g，槟榔 30g，川大黄 15g，蜈蚣 5 条，阿胶 12g（冲），玄明粉 15g（冲）。
【加　　减】化毒片，每晨 2 ～ 5 片；新丹每日 1 副并口吸取化疗液：博来霉素：日 1 支（3 万单位）；5- 氟尿嘧啶片：日 1 片（125mg）。
【功效主治】用治小肠网织细胞肉瘤，且肿瘤广泛转移，小肠有粘连，食少便难、面色苍白、瘦弱无力、行动困难者。
【用法用量】水煎 2 次，早晚分服。

【方　　名】治心胃久痛方
【方药组成】青皮 15g，延胡索 9g（俱醋拌炒），生甘草 3g，大枣 3 个。
【功效主治】疏肝理气，消积止痛。主治心胃久痛不愈、得饮食米汤即痛极者。
【用法用量】水煎服，每日 1 剂。
【来　　源】《癌症的治疗与预防》。

【方　　名】治牙龈癌方
【方药组成】梅片 0.78g，朱砂 1.56g，川黄连 1.56g，三七 1.56g，人中白 1.56g，血竭 0.47g，西黄 0.78g，熟石膏 7.8g。
【功效主治】牙龈癌。
【用法用量】以上研极细末，搽敷患处。
【来　　源】马培之先生方。

【方　　名】治噎神方
【方药组成】猪毛连粗皮及蹄尖不拘多少。
【功效主治】噎膈。
【用法用量】晒极干，放净石上，用明火点之，烧至如膏样，住火冷定，研极细末，每日清晨，开水送下 9g。
【来　　源】《医学噎膈集成》。

【方　　名】治痈疽恶疮方
【方药组成】对叶四块瓦。
【功效主治】痈疽恶疮。
【用法用量】水煎服。亦可外用，鲜根捣敷。
【来　　源】《湖南药物志》。
【附　　注】对叶四块瓦，又名四叶莲，四叶金、金薄荷等，药用其全草 6g。

【方　　名】致和散
【方药组成】露蜂房、雄鼠粪、川楝子（经霜者佳）各等分。
【功效主治】消肿去毒。适用于乳癌溃烂、脓水不干者。

【用法用量】上为散。每服2g，温开水冲下，1日2次，或外敷。

【附　　注】本方又名“定癌散”（见《医方歌括》）。

【方　　名】蛭硝二黄膏

【方药组成】水蛭、芒硝、雄黄、大黄各等分。

【功效主治】皮肤癌。

【用法用量】上药共研为细末，同醋调成膏状，涂患处。

【来　　源】《临证经验方》。

【方　　名】中品锭子

【方药组成】白矾末60g，白砒末39g，乳香（研末）9g，没药（研末）9g。

【功效主治】治痔漏，六瘤（骨瘤、脂瘤、肉瘤、脓瘤、血瘤、粉瘤），气核，瘰疬。

【用法用量】先将白砒末放入泥罐内，次用矾末盖之，以炭火煅令烟尽，取出研细末，后加余药，糯米糊和为锭子，状如线香，阴干。每次用一锭，插入疮内。外用，切不可内服。

【来　　源】《中医大辞典·方剂分册》。

【附　　注】①中品：上品、中品、下品，语出《素问·至真要大论》和《神农本草经》，是古代一种药物分类法。古人把没毒的药物列为上品；无毒或有小毒的药物列为中品；大毒、剧毒的药品列为下品。②锭子：药品剂型之一，指把药物先研成极细粉末，再用糊（黏合科）混合后，制成纺锤、圆锥、长方等不同形状的制剂。外用时可用醋或麻油等磨汁涂患处；允许内服时可将锭研碎，温开水送服。《串雅内编》亦有中品锭子，组成有别，专治翻花瘿瘤等症。

【方　　名】中晚期胰腺癌合方

【方药组成】①湿热毒盛型用方：龙胆草、山栀、黄芩、黄连、茵陈蒿、生地黄、柴胡、丹参、大黄、蒲公英、白花蛇舌草、土茯苓、薏苡仁、茯苓、郁金。②气血瘀滞型用方：血府逐瘀汤、越鞠丸加减生地黄、桃红、红花、枳壳、赤芍、生甘草、怀牛膝、川芎、香附、水红花子、莪术、壁虎。③脾虚湿阻型用方：异功散、香砂六君子汤加减党参、白术、茯苓、生甘草、陈皮、焦山楂曲、木香、砂仁、枳壳、枸橘李、薏苡仁。④阴虚内热型用方：一贯煎、清凉甘露饮加减沙参、麦冬、生地黄、天花粉、知母、生甘草、地骨皮、白花蛇舌草、土茯苓、茯苓、焦山楂曲、大黄。

【加　　减】根据症状用药：

①黄疸：热重于湿常用半枝莲、白花蛇舌草、茵陈蒿、山栀、黄芩、大黄。湿重于热常用茵陈、茯苓、薏苡仁、猪苓、龙葵、白术、郁金。急黄暴发宜用犀角、牡丹皮、玄参、鲜生地黄、茵陈蒿、草河车。

②发热：中等以上的发热，偏于血瘀内阻的常用丹参、桃仁、红花、水红花子、七叶一枝花；偏于湿热内蕴的常用杏仁、蔻仁、薏苡仁、竹叶、滑石、半枝莲；热入营分发热者，常用犀角尖、生地黄、玄参、赤芍、牡丹皮、紫草。

③长期低热：偏阴虚发热者，常用鳖甲、知母、地骨皮、银柴胡、西洋参、蛇莓；偏于气虚发热者，常用党参、白术、黄芪、陈皮、生甘草、柴胡。

④疼痛：疼痛多在中上腹部，常用蒲公英、白花蛇舌草、野菊花、土茯苓、白屈菜、夜葡萄藤、三棱；血瘀明显常用白花蛇舌草、五灵脂、延胡、三棱、莪术、参三七、壁虎；气滞明显常用郁金、香附、八月札、枳壳、橘叶、枸橘李。

⑤胃肠道出血：用大黄、白及、参三七、血余炭、墨旱莲、生地榆、仙柏炭；偏于气虚统摄无权者，加党参、白术、黄芪、生甘草。

⑥在湿热毒盛期，可加用牛黄醒消丸；稳定好转期，加用六味地黄丸等。

【功效主治】中、晚期胰腺癌。

【用法用量】水煎服，每日1剂。

【临床应用】共治疗42例，全部均连续用中药治疗6个月以上。生存期观察，从初诊之日算起，已生存5年以上者2例；5年以内、4年以上者，3例；4年以内、3年以上者，6例；3年以内、2年以上者，10例；2年以内、1年以上者，17例。5年生存率为4.8%，3年生存率为50%，1年生存率为90.5%。

【来　　源】《浙江中医杂志》，1988，（3）：107。

【方　　名】中晚期原发性肝癌方

【方药组成】①六君子汤或补中益气汤加减党参、白术、炙甘草、茯苓、橘皮等。②一贯煎合知柏八味丸加减北沙参、二冬、生地黄、山药、牡丹皮、炙鳖甲、川楝子、知母、青蒿等。③上述益气和养阴方加减熟附子、巴戟天、苁蓉、生地黄、山药、五味子、枸杞子等。

【功效主治】中、晚期原发性肝癌。

【用法用量】水煎，每日1剂，分两次服。三方分别适用于脾胃气虚、肝肾阴虚和气阴两虚的肝癌，均可辅以丹参、三棱、莪术、赤芍、生牡蛎、水红花子、广郁金等药软坚散结。

【临床应用】观察31例，1、3、5年以上生存率分别为67.9%、28.6%、7.1%。解某，男，45岁，1977年11月17日初诊，确诊为原发性肝癌，硬化型、Ⅱ期，中医辨证为脾胃气虚兼肝络瘀阻，以方①加活血化瘀药治疗，1982年随访有带癌生存。

【来　　源】《上海中医药杂志》，1984，（2）：7。

【方　　名】中药复方“777”

【方药组成】姜半夏、制南星、菖蒲、当归、赤芍，等。

【功效主治】脑瘤。

【用法用量】每日3次，每次30ml。

【临床应用】治疗213例，其中已生存21年以上者1例，生存19年以上者2例，生存18年以上者4例，生存14年以上者5例，生存12年以上者6例，生存10年以上者7例，生存9年以上者8例，生存8年以上者11例，生存7年以上者13例，生存6年以上者16例，生存5年以上者19例，生存4年以上者22例，生存3年以上者29例，生存2年以上者64例，生存1年以上者141例。郁某，男，35岁。因左侧头痛，伴耳鸣、呕吐、走路摇晃住院。诊断为颅内肿瘤，相当于脑桥部位偏左。自1977年7月6日起，用中药治疗，治法主要是泻肝软坚、化痰活血等。

【来　　源】《抗癌中药的临床效用》，上海翻译出版公司，1987：288。

【附　　注】主要方药：龙胆草、夏枯草、决明子、生牡蛎、昆布、海蛤壳、海藻、象贝母、白菊花、珍珠母、水红花子、姜半夏、制南星、光杏仁、全瓜蒌、丹参、茯苓、赤芍、牡丹皮、桃仁、壁虎等。加减药物：川芎、地龙、菖蒲、天葵子、黄药子、生薏苡仁、杭白芍、地骨皮、白芷、天虫、蜈蚣、藁本、蔓荆子等。酌情加用成药：“777”糖浆、指迷茯苓丸、六味地黄丸、牛黄醒消丸等。

治疗至今已达8年多，患者头痛、呕吐、颅神经左侧损害等均治愈，并早已恢复生产劳动。

【方　　名】中药煮蛋治癌汤

【方药组成】半枝莲50g，白花蛇舌草30g，胡桃树枝30g，鸡蛋4个。

【功效主治】胰头癌及其他癌肿。

【用法用量】水煮40分钟后取汁去渣，服其药汁，并将鸡蛋去皮2次食完，坚持服用，有一定疗效。

【来　　源】《家用验方一百二》。

【方　　名】钟乳姜附消瘿散

【方药组成】乌鱼骨、硫黄、琥珀、紫石英、钟乳各一钱，白石脂、丹参各三钱，干姜、附子、大黄、芒硝各一两。

【功效主治】骨、石、肉、脓、血五等瘿瘤，二三年不差，大如杯盏；或破溃漏脓水，令人骨消肉尽；或硬或软，寐卧惊悸，体中掣缩，愈而复发。

【用法用量】为细末，以竹筒盛。勿泄气。如疮温掺药三四度；干者，以猪脂和敷。此药止痛除恶肉，大效。

【来　　源】明·《卫生易简方》卷之九。

【方　　名】肿节风大黄汤

【方药组成】肿节风30g，大黄30g，人参10g（嚼服），黄芪30g。

【功效主治】胰腺癌。

【用法用量】水煎服，每日 1 剂。
【来　　源】《百病良方》第二集，科学技术文献出版社重庆分社，1983：193。

【方　　名】肿节风单方
【方药组成】肿节风 30g。
【功效主治】胰腺癌。
【用法用量】加水煎汤，代茶饮。长期饮用，可防复发。
【来　　源】《肿瘤临证备要》。

【方　　名】肿节风单方
【方药组成】肿节风 30g。
【功效主治】多种恶性肿瘤。
【用法用量】水煎内服，随辨证入方中；外用适量。现已有多种制剂。以连续用药 1 个月为 1 个疗程，可连续数个疗程。
【临床应用】据上海 17 家医院用本品制剂治疗 373 例肿瘤（绝大多数为晚期恶性肿瘤）统计，总有效率 62.8%。各种癌症疗效顺序为：胰腺癌、胃癌、直肠癌、肝癌、食管癌等。临床观察表明本品能缩小肿块、改善状态、增加胃纳、延长缓解期。未发现副作用。另口服肿节风片，对缓解化疗引起的消化道反应有良效。笔者临床尚以肿节风片治疗原发性血小板减少性紫癜症有效。
【来　　源】浙江省嘉兴市中医院郑炜献方。

【方　　名】肿节风单方
【方药组成】肿节风。
【功效主治】鼻部恶性肿瘤。
【用法用量】片剂：每片肿节风全草浸膏 0.25g，相当于生药 2.5g；针剂：每毫升相当于生药 5g。口服开始每次 8 片，每日 3 次，以后递减。针剂每次 2 ～ 4ml 肌肉注射，1 日 2 次。局部灌洗以 1% 水溶液做鼻腔或鼻旁窦灌洗，每日 1 ～ 2 次，2 周为 1 个疗程。
【临床应用】某女，57 岁，左鼻内肿块 1 年，频繁鼻衄伴头痛 3 个月，于 1976 年 1 月 28 日入院，经 X 线及病理诊断为左上颌窦鳞状细胞乳头状癌伴转移。因不宜手术，内服肿节风片，开始 3 个月每次 2g（8 片），第 4 个月起每次 1.5g（6 片），第 7 个月起每次 1g（4 片），第 10 个月后每次 0.75g(3 片)，均为每日 3 次，共服 12 个月，总剂量 1317.5g。服药 3 个月后肿块缩小，鼻衄次数及血量减少，4 个月后鼻衄停止，6 个月后肿块缩小脱落，一年后 X 线显示原骨破坏和骨转移灶均消失，随访 6 年，局部及全身情况良好。
【来　　源】《中西医结合杂志》，1983，3（3）：186。

【方　　名】肿节风凤尾草汤
【方药组成】肿节风 15g，凤尾草 15g，广郁金 10g，五灵脂 12g（包煎），白花蛇舌草 30g，玉枢丹 1.5g（吞服）。
【加　　减】疼痛加徐长卿 12g，炒延胡索 12 ～ 15g；黄疸加茵陈蒿 18 ～ 30g，炒山栀子 12 ～ 15g；脾虚加炒白术 12g，茯苓 12g；气虚加党参 12g，炙黄芪 12g；癥块明显加炙鳖甲 12g，丹参 15g。
【功效主治】胰腺癌。
【用法用量】水煎服。

【方　　名】肿节风片
【方药组成】本品为肿节风浸膏片，每片含肿节风干浸膏 0.25g，其制法取肿节风（草珊瑚），切碎，加水煎煮 3 次，每次 1 小时，合并煎液，滤过，滤液浓缩成稠膏状，在 85℃以下减压干燥成干浸膏，加适量辅料，制成颗粒，压片，包糖衣，即得。口服，1 次 3 片，每日 3 次。
【功效主治】消肿散结，清热解毒。用于肿瘤，亦可用于肺炎、阑尾炎、蜂窝组织炎。
【来　　源】《中华人民共和国药典》。

【方　　名】肿节风汤
【方药组成】肿节风（即九节茶的枝叶）15g。
【功效主治】脘腹部、右上腹及下腹部的多种肿瘤（如胰瘤、肠癌等）。
【用法用量】水煎服，每日 1 ～ 2 剂。
【来　　源】《实用中医内科学》。

【方　　名】肿节风新癀片
【方药组成】肿节风（九节茶）60g，每日煎水代茶，新癀片（肿节风为主制剂）。
【用法用量】每日 3 次，每次 4 片，饭后服。
【临床应用】游某，92 岁，突发无痛性血尿，神疲，头晕，关节疼痛，四肢浮肿。舌质淡红，舌苔薄白；脉弦缓。尿检脓球少许，红细胞（＋＋＋）。B 超诊为前列腺癌。证属下元虚亏，瘀血阻滞，服上方 3 个月，症状明显改善。
【来　　源】本方系邓启源经验，曾刊于《福建中医药》1988 年第 2 期。

【方　　名】肿瘤 I 号方
【方药组成】党参 9g，黄芪 9g，白术 9g，茯苓 15g，猪苓 15g，生薏苡仁 15g，陈皮 9g，白花蛇舌草 30g，鱼腥草 30g，铁树叶 30g。
【加　　减】如有怕冷，四肢不温，夜间多尿，腰肢酸软，舌质淡，脉沉细迟者，为肾阳衰微，命门火衰，宜加淫羊藿 12g，补骨脂 15g，巴戟肉 12g 或肉桂 3g，附子 9g，鹿角片 9g 等，以温补肾阳。
【功效主治】补脾益气，化痰抗癌。适用于肺癌脾气虚弱证。
【用法用量】每日 1 剂，水煎，分 2 次温服。
【临床应用】陈某，男，58 岁。于 1971 年 7 月初诊。患者于 1971 年 3 月体检发现左肺上部阴影，予以抗感染治疗 2 个月无效，疑为肺癌，于 1971 年 6 月在广西医学院手术，因病灶巨大，侵及左上纵隔及心包而未能切除，病理切片检查证实为未分化型肺癌。因放疗有反应，不能接受，而请求服中药治疗，遂投以上方，并配合用民间验方斑蝥烧鸡蛋（生鸡蛋 1 个，在顶端开一小孔，放入斑蝥 1～2 只，去其头、足、翅，以纸拧盖封口，外涂烂泥如皮蛋状，放火中烧之泥开即可，破之弃去斑蝥，只食鸡蛋，每日 1 个，1 个月为 1 个疗程，休息 10 天后续服）。经治疗 5 个月，肺部病灶稳定，未见转移，一般情况好，精神转佳，体重增加。出院后继续坚持上法治疗，未曾中断，1974 年 12 月复查，一般情况仍好，行动自如，胸部摄片显示病灶仍无变化。于 1975 年 7 月因心脏病发作而死亡，非死于癌症，其生存时间在 4 年以上。
【来　　源】高令山方。

【方　　名】肿瘤 I 号灸方
【方药组成】艾绒、麝香各适量。
【功效主治】恶性淋巴肿瘤（网状细胞型肉瘤、淋巴母细胞型肉瘤、恶性淋巴瘤、何杰金氏病、淋巴结转移癌）。
【用法用量】取穴：天井、光明、小海。每次取 1 穴（单侧）；用艾绒包裹麝香 0.1g，做成圆锥状艾炷共 3 壮。先用 75% 酒精棉球消毒穴位皮肤，并将艾绒炷厌放在穴位上，用火点燃，徐徐灸尽，连 3 壮，灸毕用消毒纱布包扎。灸后每周换消毒纱布 1 次，以出现炎症→化脓→吸收→结疤为 1 个疗程（约 2 个月）。
【来　　源】《上海中医药杂志》1984 年第 4 期。
【附　　注】本方为上海市中医门诊部庄芝华大夫经验良方。

【方　　名】肿瘤重楼黄药热敷散
【方药组成】重楼、黄药子、天葵子、红木香各 15g，魔芋豆腐 300g。
【功效主治】局部淋巴肉瘤。
【用法用量】将上药细研末，用适量白酒调匀，装入布袋烘烤，热敷淋巴肉瘤处。每日 1 次，连用 1 周。

【方　　名】肿瘤重楼铁锤外敷膏
【方药组成】重楼 20g，铁棒锤 3g，狗舌草 20g，向天盏 20g。
【功效主治】清热解毒，散瘀消肿，软坚散结。主治乳腺癌。
【用法用量】共捣烂外敷。

【方　　名】皱猫头鹰散
【方药组成】未生毛的皱猫头鹰 2 只。
【功效主治】噎食。
【用法用量】用黄泥包上，煅存性，研细末，温酒冲服，每次 6g，日服 2 次。

【来　　源】《吉林中草药》。

【方　　名】朱砂斑蝥丸
【方药组成】皂角末二钱，巴豆四个（去油），朱砂一钱，硇砂一钱，干蝎一个，全斑蝥十个，红娘子五个，水蛭三个。
【加　　减】血瘀著者，加当归、王不留行；痰湿盛者，加半夏、陈皮；气滞甚者，加沉香、木香、山楂、莱菔子。
【功效主治】通瘀破积。妇人产后余血未尽，复因饮食所伤，痰阻气机，血行不畅、痰、食、血、气搏结，积而成癥，症见积块坚硬，固定不移，疼痛拒按。
【用法用量】上药为细末，炼蜜为丸，分作 15 丸，每次服 1～3 丸，温酒送下，1 日 1 次。
【来　　源】《黄帝素问宣明论方》卷十一。
【附　　注】本方为攻瘀破积之峻剂，主治痰、食、血、气搏结而成的积聚。只要正盛，新久之积均可应用。方中斑蝥大毒，通瘀破积，治顽滞血积，为主药；朱砂取其宁心护神之意；红娘子、干蝎、水蛭破瘀散结；硇砂消积化瘀；皂角豁痰导滞，通利二便；巴豆荡涤积滞，使浊阴下达，与皂角合用使邪从二便排出。诸药合用，共奏通瘀破积之功。现临床可用于妇科肿瘤的治疗。
【注意事项】有剧毒，内服宜慎。体弱及孕妇忌服。

【方　　名】朱砂单方
【方药组成】朱砂莲块根不拘量。
【用法用量】上药刮粉，用白开水或白酒吞服 0.5～1g，每日 1～2g。
【功效主治】各种癌痛。
【附　　注】朱砂莲又名一点红，原植物为大叶马兜铃。也可用其鲜叶 3～5 片，嚼烂服用，必要时可增大剂量。虚弱患者忌用。

【方　　名】朱砂莲一把抓汤
【方药组成】朱砂莲 10g，一把抓 12g，凤尾草 12g，山豆根 15g，穿山甲 10g，急性子 10g，代赭石 15g。
【功效主治】清热解毒，消肿止痛。主治食道癌、胃癌。
【用法用量】水煎服，每日 1 剂。

【方　　名】朱砂守病丸
【方药组成】朱砂、硼砂、血竭、黄蜡各三钱，巴豆、轻粉、硇砂各一钱。
【加　　减】腹痛较甚者，加延胡索、乌药；瘀象显著者，加三棱、莪术；气血亏虚者，加人参、当归。
【功效主治】消痰破结，荡涤湿浊。气、血、痰、毒凝聚肠道之积证，左腹部疼痛，有积块，便中常伴有黏粘冻或血液，舌质紫，脉弦。
【用法用量】上药为末，将黄蜡化开，入药为丸，如绿豆大，每次服 15 丸，每日 1 次，烧酒送下。
【来　　源】《良朋汇集》卷二。
【附　　注】本方所治之证为寒湿侵袭，留着不去，脏腑失和，气血运行不畅，痰浊内生，日久成积。病机要点为气血痰毒凝聚肠道，治宜攻邪。本方是一首荡涤肠道、痰毒积滞之峻剂，正盛邪实病人可酌情应用。方中硼砂、轻粉、硇砂消痰破结，力峻效著；血竭活血散瘀止痛；巴豆荡涤胃肠沉寒涸冷积滞，使浊阴下达；朱砂宁心护神以护正气。诸药合用，消痰破结，荡涤气血痰毒积滞。现临床可用于肠癌的治疗。
【注意事项】本药大毒，不可久服、过量，体虚者慎用本方，孕妇忌服。

【方　　名】朱氏利膈散
【方药组成】壁虎、全蝎、露蜂房、僵蚕、煅赭石各 30g。
【功效主治】宽膈，消瘤，降逆。适用于晚期食管癌，噎膈，吞咽困难，食道狭窄。
【用法用量】共研极细末，每服 4g，1 日 2～3 次。
【来　　源】朱良春方。

【方　　名】珠补汤
【方药组成】生黄芪、猪苓、料姜石各 60g，党参、白术各 20g，女贞子、珍珠母、补骨脂、夜交藤各30g，骨碎补、淫羊藿各15g，露蜂房10g，蜈蚣2条。

【加　　减】直肠转移加生地榆、赤芍、槐花；膀胱转移加白茅根、大小蓟、栀子；肺转移加瓜蒌、紫苏子、贝母。

【功效主治】健脾补肾，软坚消肿。宫颈癌，症见阴道流血，头晕眼花，失眠耳鸣，神疲乏力，舌淡少苔，脉沉细无力。

【用法用量】以上药物，水煎分2次温服，每日1剂。

【来　　源】《中医癌瘤证治学》。

【附　　注】本方所治为宫颈癌晚期。癌瘤晚期正气大虚，邪气实甚，治宜扶正为主，辅以祛邪，切忌攻伐太过。方中重用黄芪大补肺脾之气，补气升阳，扶正托毒，料姜石既能补肾，又可软坚散结，二药合用补脾益肾，固先天、后天之本，软坚散结，以消坚积共为主药；党参、白术补脾益气以助黄芪固中；女贞子、补骨脂、淫羊藿、骨碎补滋阴壮阳以助料姜石补肾；脾肾两虚影响及心，故加珍珠母、夜交藤以养心安神；脾虚水湿内聚故加猪苓以渗利；露蜂房、蜈蚣解毒消肿以祛邪。诸药相合，共奏补虚扶正以托毒、软坚消肿以抗癌之功。

【方　　名】珠儿参白术汤

【方药组成】太子参或党参12g，珠儿参12g，炒白术12g，茯苓30g，牡丹皮12g，金银花30g，岩柏30g，马兰根30g，生牡蛎（先下）30g，夏枯草12g，炙山甲、鳖甲各12g，玫瑰花9g，绿萼梅9g，壁虎3条，地龙12g，八月札15g，生南星15g。

【功效主治】健脾理气，清热解毒，软坚化痰。适用于晚期肝癌正虚邪实者。

【用法用量】上药用适量温水浸泡30分钟后用武火煮沸，改用文火维持煮沸状态30分钟，取出汁，再加入水适量，煎30分钟，取出汁，各分2次服用（即日服1剂，分4次服用），一般宜饭后服用。

【临床应用】临床应用本方治疗晚期肝癌123例，存活1年以上者40例，不足1年者83例（其中原发性肝癌分别为18例和40例）；采用其他方剂治疗（对照组）的97例中13例存活1年以上，不足1年者为84例（其中原发性肝癌分别为1例和21例）。统计学处理，两组差异有显著性，$P < 0.05$。实验研究提示本方中的某些成分可能对人体肝癌细胞有一定的杀伤作用；有反突变和反启动作用，有抑制Lewis瘤肺转移作用。

【方　　名】珠玉宝粥方

【方药组成】生山药、生薏苡仁各60g，柿霜饼24g。

【功效主治】食道癌、胃癌、肝癌食纳减少，消瘦乏力，午后低热，骨蒸盗汗者。

【用法用量】先将生山药、生薏苡仁捣成粗末，煮至烂熟，再将柿霜饼切碎，调入融化，随意食之。

【来　　源】《医学衷中参西录》。

【附　　注】本方需要多服久食，方可奏效。

【方　　名】猪肠药馔

【方药组成】猪大肠一段，石榴皮、乌梅、枳壳各10g。

【功效主治】大肠癌。

【用法用量】将上药塞入猪肠内，煮熟，去药吃猪肠。每日1次，常服之。

【来　　源】《明州医店》。

【附　　注】本方可用于肠癌大便脓血。

【方　　名】猪胆汁单方

【方药组成】猪胆汁半只。

【功效主治】肺癌。

【用法用量】将猪胆汁半只用开水冲服，连服7天，休息3天再服。

【来　　源】《肿瘤临证备要》。

【附　　注】羊胆也可用。

【方　　名】猪胆汁马钱子丸

【方药组成】猪苦胆汁75g，冰片2g，地鳖虫、金银花各100g，大枣、胡桃仁各50g，炙马钱子25g。

【功效主治】乳腺增生。
【用法用量】先将猪胆汁煮沸1小时，加入冰片拌匀，然后把炙马钱子同其他药共研细末，与胆汁混合，炼蜜为丸，每丸重6g，每次服1丸，每日服2次，开水吞服。1个月为1个疗程，可连服3个疗程。
【来　　源】《百病良方》（第一集）。
【附　　注】体质衰弱者慎用。

【方　　名】猪肚蛤蟆汤
【方药组成】猪肚、癞蛤蟆各1只。
【功效主治】肝癌、胃癌、肝硬化。
【用法用量】将癞蛤蟆去内脏后洗净，放入漂洗过的猪肚中，用麻扎紧，加水文火炖煮熟。取出蛤蟆，食肚饮汤，分4～6镒食完。早晚空腹服，1只猪肚为1个疗程，间隔1周再服。
【来　　源】《动物脏器食疗验方》。

【方　　名】猪肚汤
【方药组成】猪肚1具（治如常法），胡椒（黑川或白川）3～6g，砂仁5～10g。
【功效主治】健脾安胃。用治“食入复出”，食饮难下的胃癌患者。
【用法用量】将胡椒、砂仁纳猪肚内，水适量，炖煨浓汁调服，可分2～3次温服之。
【来　　源】周岱翰教授经验方。
【附　　注】《名医特色经验精华》。

【方　　名】猪肺菜干汤
【方药组成】猪肺1个，白菜干100g，无花果5个，南杏10个（去皮煎），陈皮适量。
【功效主治】痰热郁肺，主治鼻咽癌。
【用法用量】放入适量清水中煮1小时左右，服用。

【方　　名】猪肺吴茱萸食疗方
【方药组成】雄猪肺1具，吴茱萸适量。
【功效主治】食管癌、噎症。
【用法用量】把吴茱萸择净装入肺内管破锅内，煮烂吃肺2次痊愈。
【来　　源】《灵验奇方》。

【方　　名】猪肺薏仁粥
【方药组成】猪肺500g，薏苡仁30g，大米100g，香葱、生姜、食盐、味精、料酒各适量。
【功效主治】肺癌、肝癌。
【用法用量】猪肺洗净，加水适量，投入料酒，煮七成熟，捞出，用刀切猪肺成丁状备用，再将薏苡仁、大米淘净，连同猪肺丁一起入锅中，并放葱、姜、盐、味精、料酒少量，再煮至米熟烂后即成。日服1～2次，温热食之。
【来　　源】《抗癌食疗》。
【附　　注】凡病猪之肺不能食用，以新鲜健康猪肺为佳。

【方　　名】猪肝雄黄方
【方药组成】猪肝（切长条）1具，雄黄6g，枯矾1.5g，轻粉3g。
【功效主治】燥湿解毒。治妇女外阴恶性肿瘤，侵犯阴道，溃烂渗液，疼痛作痒。
【用法用量】将肝入水煮一二滚，取出，蘸药均匀，入阴户内一二时，再换。

【方　　名】猪狗龙蛇汤
【方药组成】狗舌草30g，猪殃殃30g，白花蛇舌草30g，龙葵30g，仙鹤草30g，北沙参30g，金银花18g，丹参18g，白术15g，制黄芪12g，当归12g，补骨脂12g。
【功效主治】急性白血病。
【用法用量】水煎服，每日1剂。
【临床应用】浙江省中医院以本方为主配用西药，治疗急性粒细胞性白血病1例，已生存2年多。
【来　　源】《抗癌中草药制剂》，人民卫生出版社，1981：303。

【方　　名】猪脊髓方
【方药组成】猪脊髓60g。
【功效主治】阴茎癌、外阴癌。
【用法用量】香油炸常用。
【来　　源】《一味中药巧治病》。

【方　　名】猪苦胆冰片丸
【方药组成】猪苦胆汁75g，冰片1.8g，地鳖虫100g，金银花100g，红枣50g，桃仁50g，马钱子25g。
【功效主治】清热解毒，活血化瘀。适用于黑色素瘤。
【用法用量】先将猪苦胆汁煮沸1小时后，放入冰片，然后将其他药共研细后，与胆汁混合为丸，每丸重6g。每日早、晚各服1丸，连服8周为1个疗程。

【方　　名】猪莲二根汤
【方药组成】猪殃殃60g，半枝莲30g，羊蹄根30g，板蓝根30g，制黄芪12g，当归12g，党参9g，三棱9g，莪术9g。
【加　　减】发热加生地黄、牡丹皮；出血加仙鹤草、白茅根、旱莲草；纳减加炒二芽、焦六曲、陈皮。
【功效主治】白血病。
【用法用量】水煎服，每日1剂。
【临床应用】杭州市第二人民医院以本方为主，中西医结合治疗各型白血病15例，完全缓解3例、有效5例、无效4例，总有效率为73.3%。
【来　　源】《抗癌中草药制剂》，人民卫生出版社，1981：299。

【方　　名】猪苓单方
【方药组成】猪苓提取物或猪苓（针剂）40mg。
【功效主治】原发性肺癌。
【用法用量】①猪苓提取物40mg，肌肉注射，每日1次，连用2周。②猪苓提取物治疗2周后转入化疗，共4～6周，化疗方案根据分型而采取不同的方案。③化疗中的第3、4周及化疗结束后的2周内，各肌肉注射猪苓提取物40mg，每日1次。以上为第一个疗程。出院3个月后再入院做第二个疗程。
【临床应用】治疗37例，经3个月以上的观察，其对临床主要症状的缓解率为75.9%，对肺部瘤体积的有效率为67.6%。本疗法以鳞癌的疗效为最佳，有效率为80%。临床应用无明显的毒副反应。

另有报道，用药1个疗程，症状改善率为86.1%，瘤体缩小稳定率为70%，无副作用并能消除或减轻化疗毒副反应。
【来　　源】《新医药学杂志》，1979，（2）：11。

【方　　名】猪苓防己汤
【方药组成】猪苓30g，汉防己12g，大黄6g，芦荟6g，茯苓30gg，虎杖30g，龙胆草12g，半枝莲30g，白花蛇舌草30g。
【功效主治】湿热下注型膀胱癌。
【用法用量】水煎服，每日1剂。
【来　　源】《百病良方》第二集，科学技术文献出版社重庆分社，1983：197。

【方　　名】猪苓绿茶饮
【方药组成】猪苓25g，绿茶2g，生甘草5g。
【功效主治】肺部、食道癌和癌症出现水肿者。
【用法用量】据药理研究，猪苓多糖有抗癌作用。根据药理研究，猪苓还有利尿消肿、提高免疫功能之效。

【方　　名】猪苓薏仁汤
【方药组成】猪苓30g，薏苡仁60g，汉防己12g，八月札20g，石上柏15g，夏枯草30g，石见穿30g。
【功效主治】肾癌。
【用法用量】水煎服，每日1剂。
【来　　源】《百病良方》第二集，科学技术文献出版社重庆分社，1983：195。
【附　　注】饮食要注意低盐饮食，食用清淡而富含维生素的食物。

【方　　名】猪苓肿节风汤
【方药组成】猪苓30g，肿节风30g，莪术15g，大黄30g，干蟾皮6g，蜈蚣2条。
【功效主治】结肠癌。
【用法用量】水煎服，每日1剂。

【来　　源】《百病良方》第二集，科学技术文献出版社重庆分社，1983：186。

【方　　名】猪皮白糖膏
【方药组成】猪皮100g，白糖150g，生姜10g。
【功效主治】乳房硬块。
【用法用量】共煮成稠膏状，涂患处，每日1～2次。

【方　　名】猪脾野百合丸
【方药组成】猪脾、野百合各等分。
【功效主治】白血病。
【用法用量】烘干研粉加野百合粉等量混匀，装入胶囊，每次2粒，每日3次。

【方　　名】猪肉赤小豆粥
【方药组成】猪大腿瘦肉300g，赤小豆160g。
【功效主治】肝癌腹水。
【加　　减】肝癌、肠癌用马兜铃400g，水18L，酒3.6L，共煎至5.4L时，分多次服下，能使癌毒通过小便排出。
【用法用量】煮烂全服，服49天，见效果。

【方　　名】猪肉韭菜大蒜方
【方药组成】韭菜30g，大蒜15g，瘦猪肉45g。
【功效主治】胃癌。
【用法用量】煮熟常服。
【来　　源】《一味中药巧治病》。

【方　　名】猪肉鱼肚糯米粥
【方药组成】猪瘦肉100g，鱼肚50g，糯米100g。
【功效主治】子宫颈癌、卵巢癌等女性生殖系统癌肿病人消瘦虚弱，不思饮食者。
【用法用量】将猪肉切成丝，鱼肚浸水泡1天后切成丝，将上2味食物与糯米一起放入锅内，煮成粥，再加盐调味食用。每日1～2次，空腹温服。
【来　　源】《食疗药膳》。
【附　　注】鱼肚为鲨鱼、大黄鱼之肚，是一种高级名贵食品，市场有出售。

【方　　名】猪蹄汤
【方药组成】黄芩、生甘草、当归、赤芍、白芷、露蜂房（取有蜂子者）、羌活各等分（譬如各20g）。
【功效主治】疏通气血，祛腐止痛。用于疮疡、恶毒溃后，脓腐不脱，疼痛不止，疮口难敛者。
【用法用量】共为粗末，混匀。上7味，视症之大小，定药之多少。共为粗末。先将新鲜猪前蹄1只，水6碗，煮蹄软为度，取汁滤清，吹去汁上油花，即用前药粗末30g，投入汁中，再用微火煎十几沸，滤去渣，候汤微温，即用方盘或盆一个靠身于疮下放定，随用软绢汤淋洗疮上并入孔内，轻手擦尽内脓，庶死肉宿脓恶腐随洗而下，以净为度。再以软帛叠7～8层，蘸药汤勿令太干，覆于患处，两手轻按片麝香，帛凉再换，如此3～5遍，可流通血气、解毒止痛祛瘀。洗干，用绢帛拭干，即随证以应用之药贴敷。
【来　　源】《外科学》。本方《医宗金鉴》《薛氏医案》均有收载。

【方　　名】猪血肠方
【方药组成】生猪血5kg，猪大肠1.5kg，精盐150g，花椒粉30g，胡椒粉10g，香菜末100g，味精25g，肉汤2.5kg。
【功效主治】补血益阴，除秽解毒。本膳主要适用于急性白血病的营养不佳的患者。
【用法用量】生猪血过细筛滤去杂质后放入盆内。肉汤烧热，加入精盐、花椒、味精、胡椒粉搅匀放凉。然后将此汤过筛滤入猪血中，并加香菜末搅匀，灌入洗净的肠皮里，用线绳捆结，放清水中烧开后，改用微火煮约15分钟取出，用冷水泡凉切片食用或烩食用均可，具有鲜嫩醇香的口感。
【临床应用】姜廷良报告：常州用鲜猪血口服治10例急性白血病，6例症状改善，1例完全缓解（《中药研究资料》，1977，3：96）。
【附　　注】猪血汤尚有清除肠道毒素的作用。以前爱吸烟的人，每隔一段时间，喝豆芽滚猪血汤，借以清除肠内“烟毒”，使有害秽物随大便排出。

【方　　名】猪血鲫鱼粥
【方药组成】生猪血200g，鲫鱼100g，大米100g。白胡椒少许，食盐适量。
【功效主治】健脾补血，解毒清肠。本膳主要适用于大肠癌便血或大便隐血患者。
【用法用量】大米淘净洗干净；鲫鱼除鳞、肠杂及鳃、鱼头等，切成小方块。放入锅中，加水、胡椒、食盐、猪血，充分搅拌，然后大火烧开，文火至米烂肉熟即可。
【附　　注】鲫鱼甘平，入脾、胃、大肠经，对便血、溃疡均有治疗作用。猪血咸平，入心、小肠经，对中满腹胀、嘈杂甚有效果。从前，理发师傅和搬运灰料（石灰、水泥等）的人，由于经常吸入发屑、尘埃，很损害健康。因此，几乎每隔一段时间，都要饮用大豆芽猪血汤，以把吸入不洁甚至可能致癌的东西从大便中排出，因而猪血有净肠、解毒、除积秽、利大肠等作用。肠癌实际是毒邪内伏所致，所以应用本膳有一定作用。

【方　　名】猪血丸子
【方药组成】豆腐5块，鸡蛋1个，鲜猪血100g，生猪肉75g，精盐15g，辣椒粉20g。
【功效主治】补血生血，抗癌解毒。本膳主要适用于食管癌严重贫血者。
【用法用量】豆腐揉成糊状，加入猪肉末、猪血（留25g上色用）、精盐、辣椒粉并拌匀。放入去壳的熟鸡蛋，搓成圆球状。丸子外面粘上一层猪血，放太阳下晒或烘干即成。食用时，切成片状，蒸煮皆可。
【附　　注】猪血中的蛋白质是猪肉的4倍、鸡蛋的5倍，还含有18种氨基酸及铁、铜、锌、钴、钙、磷、钾等人体必需的微量元素。每百克全血铁几乎均为极易被人体吸收的二价铁（血色素型铁），所以具有良好的补血作用。此外，猪血中所含的原味啉钠（Protoporphrin Sodium）和卟啉衍生物已证明对消化道、呼吸道、泌尿系及皮肤等部位的早期肿瘤具有治疗作用。

【方　　名】猪殃葵莲汤
【方药组成】猪殃殃45g，金银花藤、半枝莲、龙葵、丹参、地骨皮各30g，马蹄金、黄精各15g。
【功效主治】白血病。
【用法用量】水煎服，每日1剂。
【来　　源】《治癌中药处方700种》。

【方　　名】猪殃龙葵汤
【方药组成】猪殃殃90g，龙葵120g，白花蛇舌草150g。
【功效主治】恶性淋巴瘤。
【用法用量】水煎服，每日1剂。
【来　　源】《治癌中药处方700种》。

【方　　名】猪殃殃白英方
【方药组成】猪殃殃60g，白英60g，败酱草30g，铁扁担30g，水红花子15g。
【加　　减】便血加茜草根30g，便秘加土大黄15g，腹胀加莪术9g。
【功效主治】大肠癌。
【用法用量】水煎服，每日1剂。

【方　　名】猪殃殃狗舌草汤
【方药组成】猪殃殃60g，狗舌草30g。
【功效主治】白血病。
【用法用量】上2药洗净切碎，加水同煎，每日1剂，2～3次分服。
【来　　源】《食物中药与便方》。

【方　　名】猪殃殃含漱汤
【方药组成】猪殃殃60g。
【功效主治】舌癌。
【用法用量】将上药煎汤，含漱，不拘时量，日夜含漱之。
【来　　源】《民间偏方精萃》。
【附　　注】本方供含漱用，不宜内服。

【方　　名】猪殃殃汤
【方药组成】猪殃殃 100 ～ 150g。
【功效主治】阴茎癌。
【用法用量】上药洗净切碎，水煎浓汤外洗癌病灶部位，日洗 3 ～ 4 次。
【来　　源】《民间外治疗法》。
【附　　注】本方也外洗治妇女外阴癌。

【方　　名】猪殃殃汤
【方药组成】猪殃殃 30g，红糖适量。
【功效主治】甲状腺癌。
【用法用量】加水煎汤，以红糖调味饮之。分 2 ～ 3 次服，15 天为 1 个疗程。
【来　　源】《常见肿瘤防治》。
【附　　注】原方无名，现方名为编者所拟。

【方　　名】猪殃殃土大黄汤
【方药组成】猪殃殃一两，土大黄一两，金银花藤一两，土茯苓一两（也可用铁刺苓），黄精五钱，当归四钱，枸骨一两，石菖蒲三钱，丹参五钱，狗舌草一两，青黛二钱。
【功效主治】慢性粒细胞白血病。
【用法用量】水煎服，每日 1 剂。
【临床应用】沈某，男，40 岁，1971 年 9 月 9 日诊断为慢性粒细胞白血病住院，129 天后病情稳定，多次复查白细胞均为 4 000 ～ 7 000，幼率细胞占 4% ～ 8%，无出血倾向，情况良好，体重增加，于 1972 年 1 月 26 日出院。以后单服中药，6 年为一般情况良好。
【来　　源】《中成药研究》，1978，（1）：35。
【附　　注】治疗期间，不宜吃鸡。

【方　　名】猪殃殃土大黄汤
【方药组成】猪殃殃 60g，土大黄、紫草根各 30g，牡丹皮 9g。
【功效主治】急性白血病。
【用法用量】水煎服，每日 1 剂。

【方　　名】猪殃殃紫草根合方
【方药组成】①猪殃殃 15 ～ 30g，紫草根 15 ～ 30g，狗舌草 15 ～ 30g，羊蹄根 15 ～ 30g，生地黄 9 ～ 15g，黄精 15g，当归 9g，丹参 9g，赤芍 6g，川芎 6g，生甘草 3g。②黄芪 9 ～ 15g，制何首乌 15g，鸡血藤 9 ～ 15g，党参 9g，白术 9g，当归 9g，熟地黄 9 ～ 15g，枸杞子 9g，白芍 6g，黄精 15 ～ 30g，生甘草 3g。
【功效主治】急性白血病。
【用法用量】水煎服，每日 1 剂。方①用于诱导缓解期，方②用于维持缓解期，并适当配合化疗及支持疗法。
【临床应用】浙江衢江区第一人民医院治疗急性粒细胞性白血病 14 例，急性淋巴细胞性白血病 2 例，急性单核细胞性白血病 2 例，急性红白血病 1 例；获完全及部分缓解者：急性粒细胞性白血病 7 例，急性淋巴细胞性白血病 2 例，急性单核细胞性白血病 2 例；总缓解率为 57.9%。
【来　　源】《抗癌中草药制剂》，人民卫生出版社，1981：298。

【方　　名】猪油合剂
【方药组成】猪脂油四两，白糖二钱，高级细茶五钱，当归三钱，川芎二钱，白芍三钱，生地黄三钱，枳壳二钱，血竭三钱，生姜三钱。
【功效主治】噎膈反胃。
【用法用量】先将猪脂油切成小方块，用锅炒出油，再兑白糖混合吃，吃后约二三十分钟，必发渴，喝备妥之高级细茶，后隔十分钟左右，即煎服其余诸药。服药时间，宜在临睡前，病轻者一次，重者二三次，可见愈。
【来　　源】《中医验方汇选》内科。

【方　　名】猪油贴剂
【方药组成】猪油适量。
【功效主治】乳腺增生，乳癖。
【用法用量】切贴，冷水浸贴，热即易，散尽为度。
【来　　源】《诸证辨疑》。

【方　　名】猪脂方
【方药组成】杏仁、松子仁、白蜜、橘饼各

125g，猪脂熬净 1 杯。
【功效主治】痰气交阻型食管癌。
【用法用量】同捣食之，有化痰顺气之功。

【方　　名】蛛糖饮
【方药组成】蜘蛛 1 个，白糖 10g，香油 10g。
【功效主治】食道癌。
【用法用量】蜘蛛去头，足后研末。用铜勺炒蜘蛛，白糖片刻，加入香油拌匀，开水冲饮，每日 1 剂，连服 10 日为 1 个疗程。
【来　　源】《中国民间灵验偏方》。
【附　　注】本方为内蒙古呼和浩特民间偏方，据称有良效。

【方　　名】槠子方
【方药组成】槠子不拘多少，细嚼频食。
【功效主治】酒嗝（似今之因嗜酒而引起的胃癌、肝癌）。
【来　　源】《中药大辞典》。
【附　　注】槠子，又名株子、血槠、槠栗，为壳斗科常绿乔木苦槠或青椆的种仁，《本草拾遗》谓之“味苦涩，能除恶血”。

【方　　名】竹莪汤
【方药组成】玉竹 30g，猪苓 60g，蓬莪术 15g，藤梨根 30g，瓦楞子 30g，娑罗子 15g，白术 20g，佛手 15g，郁金 15g，仙鹤草 60g，阿胶 30g，生甘草 3g，料姜石 60g。
【功效主治】养阴润燥，化瘀止血。适用于胃癌，症见胃脘嘈杂，心下痞硬，刺痛或压痛，食后痛增，脘胀拒按，口干欲饮，肌肤甲错，吐血，便血，大便干涩，小便黄赤，舌紫暗，有瘀斑，脉沉细涩。
【用法用量】水煎服。同服平消片。
【来　　源】《中医癌瘤证治学》。
【附　　注】本方用蓬莪术、藤梨根活血化瘀，清热解毒；阿胶、仙鹤草、玉竹养阴止血润燥；瓦楞子、料姜石软坚散结，降气和胃；郁金、娑罗子、佛手舒肝解郁，理气止痛；猪苓、白术、生甘草健脾利水，消肿止痛。

【方　　名】竹沥运痰丸
【方药组成】姜半夏、陈皮、白术（微炒）、大黄（酒浸蒸，晒干）、茯苓、酒黄芩各 60g，炙甘草 45g，人参 45g，青礞石、火硝（此两药同火煅至金色）各 30g，沉香 15g。
【功效主治】痰涎凝聚成积，结在胸膈，吐咯不出，咽喉至胃脘狭窄如线（食管癌），疼痛，目眩头晕，腹中累累有块。
【用法用量】上为细末，以竹沥一大碗、姜汁 3 匙搅匀晒干，如此 5～6 度，以竹沥、姜汁和丸，如小豆大，每服 100 丸，临卧米汤送下。
【来　　源】《中医大辞典》。方出《杂病源流犀烛·六淫门》卷十四。
【附　　注】竹沥运痰丸，又名竹沥达痰丸。

【方　　名】竹叶鸽蛋方
【方药组成】鲜竹叶 50g，鸽蛋 10 个。
【功效主治】清热利尿，解毒脱脓。本膳主要适用于小肠黏液腺癌发热起伏、口干口苦者。
【用法用量】把竹叶置入锅内，加水 300ml，放入鸽蛋，共煮至熟。把鸽蛋取出，击破其壳后再入锅内共煮。另取少许鲜嫩青竹叶用开水烫热，迅速取出置于盆底部衬底，把鸽蛋放在上面，稍凉后食用鸽蛋。
【附　　注】竹叶性寒，味甘，入心、小肠经，重在清热；鸽蛋在本膳中主要发挥的是解毒、脱脓之功。有报告称，从小竹叶（箬竹）提取的竹叶多糖对肝腹水癌 AH-3p 有 100% 的抑制率（《癌临床》，1964，4：234，日文）。竹呈多糖是由木糖（Xylose）、阿拉伯糖（Arabinose）、半乳糖（Galactose）组成。对艾氏腹水癌和肉瘤 S-180 以 50mg/kg 隔日给药，在 30 天左右可见有 70%～90% 的消瘤现象（《第 22 回癌学会总会读》，1964，102，日文）。

【方　　名】竹叶木香方
【方药组成】生地黄 10g，淡竹叶 10g，仙鹤草 15g，大蓟 15g，小蓟 15g，茜草 15g，木通 6g，木香 6g。
【功效主治】放射性膀胱炎。

【用法用量】水煎服，每日1剂。

【方　　名】竹叶石膏汤

【方药组成】淡竹叶7片，软石膏9g，大黄（煨）4.5g，陈皮3g，藿香叶6g。

【功效主治】清热泻火，凉血解毒。适用于茧唇。

【用法用量】每日1剂，加生姜水煎，分2次温服。

【来　　源】《诚书》。

【方　　名】竹叶石膏汤

【方药组成】淡竹叶12g，生石膏（先煎）60g，太子参、山药各30g，半夏9g，银柴胡9g，麦冬15g，生甘草6g，红枣10枚。

【功效主治】原发性肝癌。

【用法用量】水煎服，每日1剂。

【临床应用】许某，男，原发性肝癌。行B超导引下肝癌内注射无水酒精治疗，当进行第3次持续高热不退，检查无异常发现，用解热镇痛药无效。用上方加减，3剂后周身热渐退、汗已止。又服3剂，热退，予平补之剂善后，直至疗程结束未再出现发热。

【来　　源】《浙江中医杂志》，1989，(6)：247。

【附　　注】方中石膏量可达60～100g。

【方　　名】竹叶石膏汤

【方药组成】淡竹叶2大握，切碎，生石膏30～40g，麦门冬12g，半夏30g，人参10g，生甘草10g，粳米60g。

【功效主治】益气和胃，养阴清热。治阴虚热盛、气津两伤的虚劳型急性白血病。

【用法用量】先以水2大碗煎药，煮取1大碗，去渣，次入粳米，煮米熟，汤成去米，温服之，1日3服。

【来　　源】《实用中医内科学》。

【方　　名】竹叶石膏汤

【方药组成】淡竹叶9g，生石膏30g，清半夏9g，太子参24g，麦门冬12g，山药15g，生甘草6g。

【加　　减】热盛者，加山栀子、知母、金银花、连翘、蒲公英；气虚者，加黄芪、茯苓、白术；津伤明显者，加芦根、玄参、生地黄、天花粉；热伏阴分者，加鳖甲、牡丹皮、赤芍、青蒿。

【功效主治】清热降逆，益气养阴。适用于癌性发热，烦热口干、口苦，食少呕逆，或汗出，舌质红，苔少而干，或薄黄而略腻，脉细。

【用法用量】水煎分2次空腹服下，每日1剂。

【临证应用】以其治疗癌性发热27例，并设消炎痛对照组25例，结果治疗7天，停药7天后观察疗效，竹叶石膏汤有效率为81.5%，消炎痛为52%。二者相比，有显著性差异。

【来　　源】《福建中医药》1995年第4期。

【附　　注】本方治证乃属热扰体内，气阴已伤，邪气留恋，胃气上逆之候。故治当清热降逆，益气养阴。方以石膏清热除烦，太子参、麦门冬、山药益气扶正、养阴生津，半夏和中调胃、降逆止呕，复用竹叶既助石膏清热又助半夏降逆，最后以生甘草调诸药并益中气。全方配伍，协同作用，则使热去烦除，气津两复，胃气和调，诸证可消。

【方　　名】竹叶汤

【方药组成】鲜竹叶半斤，白茯苓一两（锉），小半夏一两，生姜四两（切）。

【加　　减】热盛者加生石膏、芦根、知母、黄连；邪热伤津加沙参、芦根、天花粉、山药、石斛；呕恶甚者加陈皮、竹茹、枇杷叶；若热扰大肠，大便干结不解者加火麻仁、大黄、郁李仁等。

【功效主治】清胃降逆，健脾和中。适用于热吐翻胃，口干，胃脘烦热，或大便偏干，数日一行，舌质红，舌苔少或薄黄而干，脉滑数或数。

【用法用量】以上药物，以水十碗，煎取一碗，去滓温服，每服一盏，不拘时候，连服亦可。

【来　　源】《普济方》卷三十六。

【附　　注】本主证以胃热气逆、脾胃不和为特点。药物组成简单，各药各有其用，相得益彰，乃取清胃调中止呕之义。方用竹叶以清胃除烦，生津止渴；半夏降胃气，散结聚，化痰浊；茯苓益气健脾，培土助化源；生姜和胃止呕，合半夏则调中开痞之功尤盛。四君配合，则胃热可解，气逆可降，中气可养，阴津得生而达标本兼治之效。总之，本方组成似仲景之竹叶石膏汤，其治亦近，临证可参考后者应用。

【方　　名】竹叶心石膏汤

【方药组成】竹叶心10g，生石膏（先煎）30g，麦冬20g，人参10g，姜半夏10g，粳米10g，生甘草6g。

【加　　减】呕恶严重，加旋覆花（包）10g，代赭石（先煎）30g，竹茹10g；胃热亢盛，口舌生疮，重用生石膏30～60g，加知母12g，玄参12g，天花粉30g，口腔内搽锡类散等外用中成药；身发斑丘红疹，瘙痒难忍，加生地黄12g，赤芍12g，白芍12g，牡丹皮12g；气虚多汗，心悸怔忡，加黄芪30g，当归12g，五味子15g，煅龙骨（先煎）30g，煅牡蛎（先煎）30g，磁石（先煎）15g，或加服生脉饮；腹痛腹泻，加木香10g，枳壳12g，白芍12g，或加服黄连素片。

【功效主治】用于骨肉瘤化疗之毒副反应。

【用法用量】上药先用水浸泡半小时，加水煎煮2次，药液混合均匀，分2次服用，每日1剂。

【方　　名】竹叶粥

【方药组成】鲜竹叶30g，生石膏50g，粳米100g，白糖少许。

【功效主治】清火降热，通利小便。本膳主要适用于骨肿瘤化疗所致毒副反应。

【用法用量】鲜竹叶清水洗净，同石膏一起加水煎汁，去渣，放进粳米，煮成稀粥，不要太稠。

【临床应用】治疗18例，连服5次为1个疗程。结果显效5例，有效10例，总有效率为83.3%。多数服3～5剂见效。

【来　　源】《中西医结合杂志》，1988，12：725。

【附　　注】竹叶粥出自《老老恒言》一书，其书云："竹叶粥治内热、目赤、头痛，加石膏同煮，再加砂糖，此即仲景竹叶石膏汤之意。"竹叶石膏汤对恶性骨肿瘤化疗所致毒副反应，如发热、口舌、生疮、呕恶、气虚多汗、心悸怔忡等，适量加味，煮粳米当粥饮用。显然，如果运用得当，竹叶粥也可以用于以上症状的治疗。但胃有虚寒者禁用。

【方　　名】逐瘀培气汤

【方药组成】桃仁9g，红花3g，代赭石24g，法半夏9g，天冬9g，当归18g，天花粉9g，麻仁9g，杏仁9g，芦根9g，山药12g，牡丹皮9g，党参15g，三七1.5g（研面）。

【功效主治】食道癌。

【用法用量】先将三七、红花研面冲服，余药水煎服。每服100ml冲三七、红花面。上药约服5剂后，党参加重为30g，赭石30g，山药18g，天冬、花粉各12g，土鳖虫3只。服数剂好转去掉土鳖虫、三七、花粉，天冬改为9g，赭石改为24g。

【来　　源】内蒙古自治区医院编《中草药验方选编》，内蒙古自治区人民出版社，1972：148。

【方　　名】逐瘀消癥汤

【方药组成】赤芍30g，延胡索30g，当归20g，五灵脂20g，茯苓20g，红花15g，枳壳15g，川芎10g，桃仁10g，陈皮10g，半夏10g。

【加　　减】疼痛重者，加制乳香10g，制没药10g；积块坚硬者，加三棱10g，莪术10g，炮穿山甲10g；纳呆腹胀者，加鸡内金15g，大腹皮15g，白术15g，莱菔子10g；身目俱黄者，加茵陈30g，大黄10g；身热不退者，加金银花20g，连翘20g，白花蛇舌草30g；恶心呕吐者，加竹茹10g，陈皮10g。

【功效主治】活血软坚，逐瘀散结。治胰腺癌，症见面色发暗，消瘦无力，上腹肿块，质坚触痛，持续不解，痛引腰背，舌质青紫，脉弦涩者。

【用法用量】以上药物，水煎分2次服下，每日1剂。

【来　　源】《中医肿瘤防治大全》。

【附　　注】本方乃为胰腺癌，症属瘀血内结，络脉阻闭，死血离经，发为癥破积；延胡索、枳壳辛散理气，调气以行血；陈皮、半夏化痰消痞，宽中降逆，脾胃枢机得转，则气血自可调畅；当归养血润燥，祛瘀生新，并防血瘀日久而化热；茯苓健脾养胃，补土中，寓益气以活血之义。全方配伍，活血通经之中遣以理气、补气，以使气血并治，则血行自可畅顺而无瘀滞之弊。经云“气为血帅”“气行则血行”，本方即寓此理于中。

【注意事项】有出血倾向者勿用。

【方　　名】逐瘀消癥汤

【方药组成】玄参 9g，浙贝母 9g，牡蛎 12g，海藻 9g，昆布 9g，莪术 9g，青皮 6g，白花蛇舌草 12g。

【加　　减】小腹胀痛加川楝子 9g，延胡索 9g，红藤 12g，以清肝散结，理气止痛；外阴瘙痒，肝经湿热下注，加外洗方：蛇床子 12g，苦参 9g，黄柏 9g，野菊花 12g；头晕乏力加黄芪 12g，党参 9g。

【功效主治】气滞血结、痰瘀壅阻所致子宫肌瘤、卵巢囊肿、子宫内膜异位症等病。

【用法用量】水煎服，每日 1 剂。

【方　　名】主参莲苡汤

【方药组成】北沙参 30g，玄参 30g，半枝莲 30g，薏苡仁 30g，生百合 20g，麦冬 15g，冬虫夏草 15g，旱莲草 15g，玉竹 20g，蒲公英 30g，白花蛇舌草 30g，鱼腥草 30g，藕节 30g，瓜蒌 20g，夏枯草 20g，猫爪草 30g，黄芪 30g，党参 15g，川贝母 10g，白茅根 30g，鳖甲 30g，生牡蛎 30g。

【功效主治】壮水清金，泻火凉血。适用于肺癌。

【用法用量】每日 1 剂，水煎，分 2 次温服。

【临床应用】以本方治疗 1 例左下肺鳞癌，经剖胸探查见病灶已扩散，无法切除，化疗因反应大停用，改用中药治疗后症状好转，治疗 6 个月摄胸片复查见两肺清晰，并恢复正常工作。

【来　　源】郑长松方。

【附　　注】方中用北沙参、玄参、麦冬、旱莲草、玉竹、百合、冬虫夏草壮水益肾以制约气分之火，清金养肺以补金受火克之损，蒲公英、鱼腥草、半枝莲、白花蛇舌草清内蕴之热，解血中之毒；猫爪草、夏枯草、鳖甲、生牡蛎益阴除热，散结解凝；藕节凉血止血；白茅根导热下行，川贝化痰止咳，黄芪、党参虽为补益扶羸诸药之冠，但阴虚火动之际，不宜轻投，以其善补其阳之气，恐有助火益焰之弊，务宜慎之。薏苡仁健脾，补肺，清热、利湿。以上诸药具有壮水清金、泻火凉血的作用，对治疗肺癌有一定疗效。

【方　　名】煮牛羊散

【方药组成】丹参、牛膝、葛根、杜仲、地黄、生甘草、猪苓各 75g，茯苓、远志、黄芩各 52g，石膏、五加皮各 90g，羚羊角、生姜、橘皮各 30g，淡竹叶 10g。

【功效主治】益肾清热，活血利尿。适用于肾脏、输尿管肿瘤，腰痛不可俯仰屈伸者。

【用法用量】上为散。每服 9g，以帛裹之，用水 150ml，煎至 100ml，顿服，1 日 2 次。

【方　　名】煮羊肚方

【方药组成】橘皮 45g，白术 30g，人参 30g，川椒 60 粒，桂心 15g，薤白 1 握。

【功效主治】反胃。

【用法用量】上 6 味，以水 1 碗渍 3 ～ 4 个小时（此水勿弃，后可利用），入羊肚中缝合，以水 3 碗煮，水尽出之，决破去滓，分 3 次服。

【来　　源】《备急千金要方》。

【附　　注】煮羊肚方，方名由编者所拟，所用药量较原方减半。其药渣还可作二煎，饮其药汁。

【方　　名】抓癖膏

【方药组成】血余、香油、桐油、生猪脑子各半斤，桃仁四两，白蜡四钱，黄丹十四两，胡黄连、白芷、苏木、红花、三棱、莪术各三钱，归尾、硇砂各五钱，麝香一钱五分。

【功效主治】痞癖。

【用法用量】前六味同下锅，文火、武火熬得脑子尽滤去渣。下黄丹，熬成膏，待温再下后九味，各为细末，入前膏内，搅匀收贮，勿令泄气。有块先用皮硝煎水洗患处，次用姜擦，方用绢帛摊贴，后用鞋底炙热熨之，五七十遍，觉内热方可，痞即消缩，其效如神。

【来　　源】李沧溪方。

【方　　名】壮骨抗癌片

【方药组成】精制卤碱粉 100g，淀粉 10g，蒸馏水 100ml，硬脂酸镁 1ml。

【功效主治】成骨肉瘤。

【用法用量】制成片剂，每片 0.5g。每半个月为 1 个疗程，共 5 个疗程。第 1 个疗程：681 片 1g，日服 3 次。以后每个疗程中的 681 片用量均较上个疗程的每次用量增加 1g，至第 5 个疗程时，每次用量达 5g，并做放疗。

【临床应用】男，12 岁，1970 年 3 月因左大腿肿痛 3 个月入院，经 X 线及病理诊断为成骨肉瘤，因拒绝截肢而做放射及中药治疗，服 681 片，肿瘤消失后出院，随访 13 年未见复发，至今健在。

【来　　源】《中西医结合杂志》，1985，5（2）：94。

【方　　名】壮西普立塔拉

【方药组成】诃子、光明盐、荜茇、麦门冬、硼砂、寒水石、硫黄。

【加　　减】虚寒者加森布如西瓦、帚吉德；气滞者加西吉德如克巴、杜日才力日嘎尔、扎木沙西汤；郁热者加嘎日那嘎朱瓦、色尔灯阿瓦、给旺古瓦；血瘀者加玛奈召格。

【功效主治】食管癌。

【用法用量】上药制成粉剂，每日早服 1 次，每次 3 ～ 5g。

【临床应用】共治 10 例，治愈 1 例，显效 2 例，有效 4 例。布某，男，63 岁，吞咽困难 2 个月，伴胸骨区痛，食少纳呆，进行性消瘦。病理检查确诊为食管鳞样癌和胃体部腺癌，有肝转移。患者服上方 1 个月后，自觉症状明显改善，X 显示癌瘤缩小，现仍存活。

【来　　源】《内蒙古中医药》，1987，（2）：8。

【附　　注】本方系蒙古族医药组成。

【方　　名】壮族痈肿验方

【方药组成】七叶一枝花适量，白甘遂 3 只，薄荷适量。

【功效主治】解毒化瘀消肿，适于各种痈肿和肿瘤。

【用法用量】七叶一枝花与甘遂研末，用薄荷汤送下。

【附　　注】上方系魏素丽、魏素红摘编自张力群主编《中国民族民间特异疗法大全》，方名由柳越冬教授拟定。

【方　　名】撞气阿魏丸

【方药组成】茴香（炒）、青皮（去白）、生甘草（炒）、蓬莪术（炮）、川芎、陈皮（去白）各 30g，白芷 15g，丁香皮（炮）30g，缩砂仁、肉桂（去皮）各 15g，生姜 120g（切片，用盐 15g 腌一宿，炒黑色），胡椒、阿魏（醋浸一宿，以面同为糊）各 7.5g。

【功效主治】行气活血，祛寒止痛。适用于食管、胃部肿瘤，噎塞心痛，痃癖气块，冷气攻刺，及脾胃停寒，胸满膨胀，腹痛肠鸣，呕吐酸水。

【用法用量】上为末，用阿魏糊为丸，如鸡头子大，每 500g 用朱砂 21g 为衣。每服 1 丸，烂嚼，茶、酒送下。

【来　　源】《太平惠民和剂局方》。

【方　　名】追毒散

【方药组成】五灵脂、川乌头（炮）、白干姜（炮）各 30g，全蝎 12g。

【功效主治】解毒活血，排脓敛疮。适用于皮肤癌脓水不快者。

【用法用量】上为细末。少许掺疮口上。深者纸捻蘸药任入疮口内，以膏贴之，或水浸蒸饼，搦去水和药令匀，捻作锭子。每用入疮口中，亦名追毒锭子。

【方　　名】追风下毒丸

【方药组成】甘遂、大戟、芫花各 60g（俱炙），生大黄 80g，芒硝 80g，生甘草 120g。

【功效主治】湿热痰聚所致的多种肿瘤。

【用法用量】上药共为末，水泛为丸，如梧桐籽大。每次服 6 ～ 12 丸，每日 2 次，早晚饭后白开水送下。

【来　　源】林通国供方。

【附　　注】本丸剂有耗气伤阴、劫液伤津之虞，一般中病即止。因泻下峻猛，对于气虚、血虚、年老体衰、产后亏损者，宜慎用或忌用。

【方　　名】坠痰丸

【方药组成】半夏二两（姜矾制净），乌梅肉二两，广橘红二两（童便、姜汁三大茶杯，萝卜汁三饭碗，煮柘、焙干），薄荷叶二钱五分，青礞石二钱五分（煅红）。

【加　　减】可适当加人参、神曲、白术等益气补脾，巩固后天之本。

【功效主治】下报坠痰，散结消痞。浮痰积饮，灌注膈中，食饮阻碍，反胃而渐成噎膈，汤药不分补泻，并为隔阻，而难展其力者。

【用法用量】上为极细末，姜汁糊为丸，如芡实大，每服 3 丸，每日 3 次。

【来　　源】《活人方》卷五。

【附　　注】本方治证为顽痰、老痰结于胸膈，食道不通所致。方中用有礞石为主药，质沉重坠、沉降下行，善化老痰、顽痰，通利痰积，开窍启闭而消除噻塞症状，前人谓本品乃治痰之圣药，即指此：陈皮、半夏理气和胃、散结消痞，可进一步加强主药之功；明矾以童便、姜汁、萝卜汁制之，则其解毒医疮，祛痰开闭，消瘀逐浊之功更盛；乌梅肉酸甘化阴，生津润燥以濡咽管；薄荷叶辛凉走散，行胸膈郁气，利咽管壅塞；以姜汁糊丸，和胃安中以善后。综合全方，共达下气坠痰、散结消痞之效。

【注意事项】脾弱气虚之人、孕妇勿用。

【方　　名】啄木鸟单方

【方药组成】啄木鸟 1 只。

【功效主治】胃癌、食道癌。

【用法用量】置砂锅，密封，烧炭研末，1 次 8g，用酒送服。或取 1 只浓煎取汁，1 次服下，忌用油、食盐。

【方　　名】资生汤加味

【方药组成】山药 24g，牛蒡子 6g，鸡内金 12g，玄参 12g，土白术 9g，煅牡蛎 30g，鳖甲 30g，半枝莲 30g，毛慈姑 24g。

【功效主治】慢性粒细胞白血病。

【用法用量】水煎分 2 次服，每日 1 剂。兼服化回生丹 6g，每日 2 次。

【临床应用】冯某，女性，23 岁。上腹肿块 3 个月，全身无力半个月，于 1973 年 3 月 4 日来诊，住院治疗，诊断为“慢性粒细胞性白血病”。经上法治疗 40 天，自觉症状消失，骨髓象及末梢血象基本恢复正常，肝脾肿大亦基本消失。以后间断服用中草药巩固疗效，至今已 3 年多，病情稳定无明显症状。

【来　　源】《新中医》，1976，增刊（二）：18。

【方　　名】滋补素海参方

【方药组成】水发黑木耳 200g，水发紫菜 50g，素油 250g，酱渍 25g，糖 20g，食盐 10g，味精 5g，料酒 5g，水淀粉 10g，高汤 500ml，葱、姜、麻油各少许。

【功效主治】益气活血，消坚化积。本膳主要适用于骨癌局部疼痛、麻木者。

【用法用量】黑木耳、紫菜挤干水分，剁成极细碎末，藕粉和它们一起充分混合，加少许盐揉成粉团，分成 10 ～ 12 份，搓成长 8cm 的橄榄形。炒锅放素油，烧至五六成熟，逐一放入橄榄形“海参”，炸至“海参”体积膨胀，外形饱满，内部炸透，倒入漏勺沥油。炒锅回火上，加少量油，放姜、葱，炒出香味放入素海参，立即烹酒，加汤、酱油、盐、糖。小火煨 45 分钟左右，加味精，勾芡，淋麻油，放入盘中即可。色泽酷似海参，营养也较丰富。

【附　　注】本方尚有开胃、健脾、滋补五脏等免疫功能增强作用。

【方　　名】滋肝补肾化瘤方

【方药组成】陈小麦 30g，炒白芍 10g，炒白术 10g，茯苓 10g，党参 10g，当归 10g，鹿角霜 10g，骨碎补 10g，补骨脂 10g，桑寄生 15g，制女贞子 15g，炙甘草 6g。

【功效主治】颅骨黄色瘤。

【用法用量】水煎服，每日 1 剂。

【附　　注】颅骨黄色瘤是一种遗传性脂质沉积病。病理特点为一种黄色肉芽肿样改变，主要发生在头部的膜状骨，也可侵犯其他骨、内脏、胸膜、淋巴结、皮肤、心包等处。病变可破坏整层颅骨而引起局部突出，如侵犯眶内可引起眼球突出。病人多为 10 岁以下儿童，症状可有发育矮小、性征发育欠佳、尿崩症、肥胖及大块颅骨缺损等。

【方　　名】滋肾养肝饮

【方药组成】西洋参 10g，麦冬 15g，白芍 20g，生晒参 15g，仙鹤草 30g，七叶一枝花 30g，半枝莲 30g，女贞子 20g，山茱萸 15g，生地黄 20g，五味子 10g。

【加　　减】本型已属终末期重症，多有危险症出现，如腹水胀酌加木香；肝性脑病神昏加羚羊角送服安宫牛黄丸；上下血溢加鲜旱莲叶、鲜藕汁、水牛角。

【功效主治】滋水涵木，益气育阴。主治肝癌之肝肾阴亏型。症见臌胀肢肿，蛙腹青筋，四肢柴瘦，短气喘促，唇红口干，纳呆畏食，烦躁不眠，溺短便数，甚则神昏摸床，上下血溢，舌光无苔，舌质红绛，脉细数无力。

【用法用量】水煎服，每日 1 剂。

【来　　源】周岱翰方。

【附　　注】注意心理护理，解除思想包袱，加强营养。

【方　　名】滋阴补肺汤

【方药组成】南、北沙参各 12g，麦冬 12g，知母 9g，桑白皮 15g，肺形草 30g，石豆兰 30g，芦根 30g，杏仁 9g，薏苡仁 9g，炙紫菀 12g，炙枇杷叶 12g（包）。

【功效主治】放射性肺炎。

【用法用量】水煎服，每日 1 剂。

【方　　名】滋阴补肾汤

【方药组成】女贞子 30g，旱莲草 10g，当归 10g，鹿角霜 15g，山茱萸 10g，玄参 15g，川贝母 10g，鸡血藤 30g，丹参 15g，半枝莲 30g，丝瓜络 10g，瓜蒌 30g。

【加　　减】气虚乏力加黄芪、党参以益气扶正托毒；破溃流血水加白芥子、皂角刺、王不留行、穿山甲、荆芥炭以拔毒溃坚敛疮；津亏而烦渴引饮加芦根、天花粉、石斛、麦门冬、沙参以生津润燥。

【功效主治】滋阴补肾，养血活血。乳腺癌晚期，局部翻花溃烂，渗液流津，脓汁腐臭，久不收口，形体消瘦，面色无华，口渴不欲饮，或肿块作痛者。

【用法用量】以上药物，水煎分 2 次空腹服下，每日 1 剂。

【来　　源】《中西医结合临床外科手册》。

【附　　注】本方治证病机为肝肾阴虚、气血衰败、正气大伤、邪毒尚盛者。故方用女贞子、旱莲草、山茱萸、鹿角霜滋肾补阴益精，温阳化气托毒；并伍以当归、鸡血藤、丹参养血行瘀，推陈致新、通经止痛。以上组成该方的扶正部分。复用瓜蒌、贝母清化痰热，散结消积；半枝莲、玄参清火解毒，消肿抗癌；丝瓜络活络通痹。此数者配合则着眼于祛邪削坚结。全方统而观之，先调正虚肾亏之本，后治邪聚痰积之标，如此标本兼顾，则正复而邪亦可解，从而减缓病情的进展。

【方　　名】滋阴花胶汤

【方药组成】花胶 50g，当归 25g，北黄芪 15g，生姜 2 片，陈皮适量，鸡肉半只，酌情加盐。

【功效主治】滋阴养血，益气扶正。本膳主要适用于乳腺癌患者中晚期，症见气血亏弱、微有低烧者。

【用法用量】花胶须先一天以清水煮半小时，不必捞出，使之过夜。翌日以适量姜、葱、烧酒微火煨过备用。当归等药物洗净，切片后和鸡、花胶（连汤）放在一起，加适量清水文火至鸡肉烂熟即可。饮汤吃肉。药物在煮时应用纱布包好，吃时捡出弃去。

【附　　注】膳中花胶系鱼鳔加工品。一般而言，鱼鳔经热砂制，白色而体松者，称为鱼肚；不经制而生晒，色黄呈增透明，质地坚韧的，则称花胶。最好的鱼鳔为大黄鱼的鱼鳔。本品不但有“补精益血”（《本藰新编》）的作用，而且尚有很好的“散瘀血，消肿毒”（《本草纲目》）功效。

【方　　名】滋阴降逆方
【方药组成】旋覆花 9g，竹茹 9g，橘皮 6g，代赭石 15g，沙参 15g，玉竹 15g，薏苡仁 30g，芦根 30g。
【功效主治】放疗所致的津液灼伤、胃肠蕴热，症见恶心、呕吐、食纳减少。
【用法用量】水煎服，每日 1 剂。

【方　　名】滋阴抗瘤汤
【方药组成】生地黄、沙参、玄参、白花蛇舌草、金银花各 30g，天冬、麦冬各 15g，山豆根 10g。
【加　　减】头痛鼻塞加辛夷、白芷；鼻衄者加三七、血余炭；白细胞减少加鸡血藤。
【功效主治】养阴生津，解毒抗癌。鼻咽癌放疗、化疗后阴虚火旺的病证，症见口干咽燥，食欲不振，大便秘结，小便短赤，舌质红绛，少苔，脉细数无力。
【用法用量】以上药物，水煎分 2 次空腹服下，每日 1 剂。
【来　　源】《湖南中医学院学报》，1988（2）。
【附　　注】本方适用鼻咽癌放疗、化疗后致阴虚火旺的病证。鼻咽癌常有本虚标实的临床特点，当发现症状就诊时，多是中晚期，气血已衰，再经放疗和化疗，致津液大伤而出现阴虚之候。方中以生地黄、沙参、天冬、麦冬、玄参以滋阴生津，清热攻毒，并且滋阴药物能提高机体的免疫功能及延长抗体存在的时间，从而提高抗肿瘤的能力，扶正而祛邪；白花蛇舌草、金银花清热解毒，散结消痈，山豆根清热解毒，利咽消肿，并均可解毒抗癌。诸药合用，共奏养阴生津、解毒抗癌之功。

【方　　名】滋阴清膈饮
【方药组成】当归、白芍药（煨）、黄柏（盐水炒）、黄连各一钱半，黄芩、山栀、生地黄各一钱，生甘草三分。
【加　　减】若兼大便干结不下，可加大黄以泻下通便；若有热迫血行，出现吐血、衄血、便血者则加玄参、牡丹皮等以清热凉血止血。
【功效主治】清热泻火，或胃火太盛，致患反胃，饮食不入，口干口苦，口气热臭，或大便干结不下，舌红苔黄而干，脉洪数者。
【用法用量】以水二盅，煎七分，入童便、竹沥各半酒盏，食前服。现代用法，以上药物，水煎分 2 次空腹下，每日 1 剂。
【来　　源】《证治准绳・类方》卷三。
【附　　注】本方以苦寒为主组方，其治证特点为脾胃实火内盛，耗伤阴血，或阴虚火旺，虚火上炎为病。故方中用黄连为主药，苦寒直折，清泄中焦火热毒邪；辅以黄芩清肺火以泄上焦热毒；黄柏清肾火以泄下焦邪毒；栀子通泄三焦之火，导热外出。四药合用，组成黄连解毒汤，以治热盛于内，三焦火热蕴结之证。佐以生地黄、淡竹叶，性皆甘寒，既可清解实热，又能养阴生津，保护津液；当归、白芍养血敛阴，合生地黄则可共达滋阴生津，保护津液，以防火热毒邪耗竭阴血；最后使以生甘草调和诸药，并可减少苦寒败胃之弊。全方共用，则可获清热泻火，滋阴养血之功。
【注意事项】本方乃为大苦大寒之剂，久服易伤脾胃，故非体质壮实者，慎勿使用。

【方　　名】滋阴润燥汤
【方药组成】生地黄、枸杞子各 15g，麦冬、沙参、山楂肉各 12g，人参 3g，生甘草 6g，阿胶 10g（烊化）。
【加　　减】若出血，加白茅根、仙鹤草；欲呕，加竹茹、陈皮；白细胞下降加鸡血藤、黄芪；癌肿难消加鳖甲、生牡蛎。
【功效主治】益气养阴，生津润燥。鼻咽癌，症见鼻塞，鼻衄，口干咽燥，舌红少苔，脉沉细。
【用法用量】以上药物，水煎分 2 次温服，每日 1 剂。
【来　　源】《古今名方》。
【附　　注】本方适用于鼻咽癌病人做放射治疗

后，出现口干咽燥、津枯肤燥等症。方中生地黄、麦冬、沙参、枸杞子、阿胶滋养肺肾之阴，使金水得以相生；人参大补元气，益气生津；山楂消食健胃以助生化；生甘草调和诸药。诸药合用，气阴双补，扶正祛邪。

【方　　名】滋阴一号方
【方药组成】由石斛、天冬、麦冬、鳖甲、北沙参各 1 000g，制成 1 250 支 2ml 安瓿的注射液。
【加　　减】中药方根据患者临床表现，可在辨证施治基本方药中酌情加味用药。如咳嗽加前胡、杏仁、象贝母、川贝母、紫菀、款冬花、炙兜铃；痰多加生南星、生半夏、白前、白芥子、礞石；黄痰加桑白皮、黄芩、开金锁、海浮石、海蛤壳、淡竹沥；痰血或咯血加黛蛤散、白及、牡丹皮、藕节炭、血见愁、血余炭、生地榆、花蕊石、芦根、参三七；喘咳加炙紫苏子、佛耳草、棉花根、蚕肾、黑锡丹；胸痛加望江南、徐长卿、延胡索、失笑散、全蝎、蜈蚣；胸水加葶苈子、龙葵草、薏苡根、控涎丹；低热加银柴胡、青蒿、地骨皮、淡竹叶；高热加生石膏、寒水石、鸭跖草、金银花、牛黄。
【功效主治】肺癌。
【用法用量】肌肉注射。
【临床应用】治疗 200 例，显效 6 例，有效、无效各 97 例，总有效率为 51.5%。
【来　　源】《新医药学杂志》，1977，(10)：20。
【附　　注】治疗过程中应根据具体情况配合放疗或化疗，或单纯用中草药治疗。

【方　　名】子宫癌 1 号
【方药组成】泽漆 10g，红花 15g，漏芦 15g，败酱草 30g，小蓟 15g，紫草 15g，益母草 30g，三棱 15g，莪术 15g，茜草 15g，半夏 10g。
【功效主治】活血消瘀，抗癌。主治子宫癌。
【用法用量】每日 1 剂，水煎 2 次，早晚各服 1 次。

【方　　名】子宫癌 2 号
【方药组成】金银花 60g，败酱草 30g，龙葵 10g，大贝母 30g，天南星 15g，炙穿山甲 15g（先煎），水蛭末 3g（冲服），鳖甲 10g（先煎），半枝莲 15g，鸡内金末 6g（冲服）。
【功效主治】解毒，散结，抗癌。主治子宫癌。
【用法用量】每日 1 剂，水煎 2 次，早、晚各服 1 次。

【方　　名】子宫癌英苦方
【方药组成】白英全草 37.5g（干品），苦荞麦 37.5g。
【功效主治】子宫癌。
【用法用量】水煎服，每日 1 剂。
【附　　注】除此之外，同其他药草配合，可治喉癌、阴茎癌、肝癌、骨癌、肺癌等疾病。

【方　　名】子宫颈癌合方
【方药组成】内服汤药：①肝肾阴虚型：生山药、牡丹皮、泽泻、生地黄、车前子、瓜蒌、续断、桑寄生、仙鹤草、阿胶、牡蛎、夏枯草、黄柏。②肝郁气滞型：当归、白芍、柴胡、青皮、乌药、香附、白术、茯苓、茵陈蒿。③瘀毒型：薏苡仁、土茯苓、牡丹皮、赤芍、金银花、白花蛇舌草、丹参、重楼、蒲公英、三棱、莪术。④脾肾阳虚型：附子、白术、吴茱萸、党参、茯苓、小茴香、海螵蛸。
【外用方药】①外用Ⅱ号药：鸦胆子、生马钱子、生附子、轻粉各 4.5g，雄黄、青黛各 9g，砒石、硇砂各 6g，乌梅炭 15g，冰片 1.5g，麝香 3g。②外用Ⅲ号方：黄连、黄芩、黄柏、紫草各 15g，硼砂、枯矾各 30g，冰片适量。③药线结扎法方：芫花根皮、生附子（捣碎）各 15g，外科用粗线适量，白砒 1.5g，清水 300ml。
【功效主治】子宫颈癌。
【用法用量】每周 6 剂，水煎服。

【方　　名】子宫颈癌三方
【方药组成】①催脱钉：山慈菇 18g，砒霜 9g，枯矾 18g，麝香 0.9g。②玉红膏：当归身 60g，白芷 90g，紫草 9g，生甘草 30g。③新 11 号粉：漳丹 15g，儿茶 15g，蛤粉 30g，乳香 9g，没药

3g，冰片 1.8g，雄黄 15g，硼砂 0.9g。

【功效主治】子宫颈癌。

【用法用量】方①共研细末，加入适量江米粉，用水调匀，制成“丁”字形或圆钉形的栓剂，每枚长约 1 ～ 1.5mm，直径 0.2mm，晾干备用。方②制成油膏剂。方③制成粉剂。在治疗时，采用宫颈管及瘤体插钉法，即向宫颈管内或瘤体上直接插入催脱钉，每次 1 ～ 3 枚，一般 3 ～ 5 天上药 1 次，连续上药 3～4 次。待瘤组织凝固坏死，自行脱落后，改用玉红膏，每日 1 次，以促进新生上皮增生。如宫颈癌合并局疗时，可光用新 11 号粉，待感染控制后再用催脱钉治疗。

【临床应用】治疗 11 例患者，全部达到近期临床治愈的标准。随访 1～5 年，尚未发现 1 例复发。刘某，女，53 岁，绝经 10 年后，白带增多，色黄有味。1975 年在某医院被确诊为鳞状上皮癌（宫颈癌Ⅱ期结节型）。于 1975 年 10 月入院治疗局部上催脱钉 10 次，治疗 5 个月，细胞学检查连续 3 次阴性，病理学检查示阴性。妇科检查示宫颈光滑、结节消失。于 1976 年 3 月痊愈出院。1981 年 3 月门诊复查，阴道细胞学检查示未见癌细胞，病理学检查示宫颈为正常鳞状上皮。患者出院后 5 年来，一直坚持全日工作。

【来　　源】《中医杂志》，1981，（11）：33。

【附　　注】一般在上药后 24 小时内，个别患者可出现轻度恶心，头晕，胃脘部不适，小腹下附及阴道水样分泌物增多，严重者可出现一时心慌心跳、全身不适等症状。以上反应，一般在 48 小时内自行消失，可以不做处理。

【方　　名】子宫颈癌三方

【方药组成】①局部注射用区：1% 莪术油，2% 莪术乳剂，1% 莪术油 1 ～ 4 馏分，0.5% 莪术结晶 1 号（莪术醇），0.5% 莪术结晶Ⅰ、Ⅱ号混合液。②局部用药：莪术栓剂，上述注射液。③静脉给药：0.25% 莪术油。

【功效主治】子宫颈癌。

【用法用量】局部注射用药：任选一种，每日 1 次，每次 5 ～ 10ml。注射时用扁桃体注射器，将针头刺入宫颈癌组织周围，根据病灶的深浅，将药液均匀地注入瘤体组织内，以药液不漏出为度。治疗过程中，有些病灶因坏死脱落合并感染，可视情况对症处理，控制感染后再行注射。每次注射后，宫颈局部置莪术栓剂 1 枚，每日 1 次。或用棉球蘸上述后，宫颈局部置莪术栓剂 1 枚，每日 1 次。或用棉球蘸上述注射液，局部外用。给药后外加带线棉球 1 枚，同置阴道内，以免药物脱落。用 0.25% 莪术油 20ml，静脉注射。或 0.25% 莪术油 100ml 加等量 5% 葡萄糖液静脉滴注。

【临床应用】治疗 165 例，临床近期治愈 52 例（占 31.3%），显效 25 例（占 15.2%），有效 41 例（占 24.9%），无效 47 例（占 28.5%），总有效率为 71.5%。

【来　　源】《新医药学杂志》，1977，（3）：13。

【附　　注】上述各种注射药物中以莪术挥发油 1 ～ 4 馏分和莪术醇的疗效较好。用 2% 莪术乳剂局部瘤体注射时，疼痛较重，推药过快会出现胸闷、面部潮红、呼吸困难等症状，个别病例出现虚脱，一般不需特殊处理，停止注射后可以恢复。

【方　　名】子宫颈癌外敷方

【方药组成】生附子 4.5g，雄黄 9g，青黛 9g，硇砂 6g，乌梅炭 15g，麝香 3g。

【功效主治】消肿，去腐，生肌，抗癌。主治子宫颈癌糜烂者。

【用法用量】上药共研为细末，外敷于患处。

【方　　名】子宫瘤熏浴方

【方药组成】鸡毛 1 把，菖蒲、水仙、陈艾各适量。

【功效主治】子宫瘤。

【用法用量】将上药煮开，熏浴阴部。

【来　　源】徐有庆献方。

【方　　名】子宫丸（653 粉）

【方药组成】乳香 18g，儿茶 9g，冰片 9g，蛇床子 12g，钟乳石 12g，雄黄 12g，硼砂 9g，硇砂 9g，血竭 6g，麝香 6g，明砂 110g。
【功效主治】早期糜烂型子宫颈癌。
【用法用量】研末外用，每 5 天换药 1 次。
【来　　源】《中西医结合治疗癌症》：51。

【方　　名】子宫坐药合方
【方药组成】①子宫坐药：荞麦灰、灰苋菜灰、风化石灰（炒）各 1 碗，3 味混合水浸泡 5 ～ 7 天，搅匀纱布滤取汁，阴干成霜，取用 60g。红芽大戟 90g（蒸，剥皮抽心）、老月石、松香、雄黄各 28g，硇砂、儿茶各 18g，蟾酥、红升、白降丹、白胡椒 9g，血竭、白及、煅石膏 30g。上 13 味药共研末。白矾 360g，加水少许化开，倾入药面和匀，以白面糊或糯米汁为丸，捏如橄榄大，纱布缝好，留线 4 寸备用。②干蟾皮（酒炒）、望月砂，等份为散，棉籽油或花生油适量，调成糊备用。③白矾、黄丹，等份为散，调用同上。④石膏 9 份，红升 1 份，为散。
【功效主治】子宫颈癌。
【用法用量】方①用于宫颈癌Ⅰ～Ⅲ期，贫血不甚，浸润不广、出血不多之患者，在阴道常规冲洗后，将从药投入病所，听其自落，7 ～ 8 天下可拉出，停 2 ～ 7 天再用。如随坐药拉下鸡皮肉，致坐药加大如鸡卵者为有效；一般用 8 ～ 12 次后病灶缩小或消失，反之无效不宜再用。方②、方③、方④均用于宫颈糜烂者，均为常规冲洗阴道后，用鸡蛋大消毒棉花蘸药纳入子宫颈，方④尤适于阴道红肿出血多者。好转后可改用坐药。
【来　　源】《上海中医药杂志》，1965，（10）：17。

【方　　名】子归汤
【方药组成】栀子、当归、川芎、丹参、党参各 10g，柴胡 9g，牡丹皮、木通、大黄各 6g。
【加　　减】黄疸减退，发热降低后改用以下药物：黄芪 20g，党参、丹参各 15g，当归、白术 10g。对中度溶血患者，要配合输液及纠酸治疗。
【功效主治】蚕豆病。
【用法用量】水煎，每日 1 剂，分 2 次服。

【方　　名】紫菜蛋卷方
【方药组成】紫菜 20g，鸡蛋 3 个，象贝母粉 3g，牡蛎粉 3g，鲜橘皮 5g，猪肉馅 100g，生姜、葱、盐、味精等适量。
【功效主治】养血滋阴，软坚食用。本膳主要适用于甲状腺肿瘤患者偏于阴虚血虚者。
【用法用量】先将鸡蛋打匀，摊成蛋皮；用温水将紫菜发好；将猪肉馅与象贝粉、牡蛎粉用水调成黏稠状，拌入橘皮末、姜末、葱末、盐、味精搅成馅。摊好蛋皮，铺上一层紫菜，抹上肉馅，卷成卷，摆在盘中。上笼蒸 20 分钟左右，出笼后切成 3cm 左右段节，即可食用。
【附　　注】李明珍《本草纲目》云："凡瘿结积块之疾，宜常食紫菜。"我国近海产的一种坛紫菜有降低血浆胆固醇、加快胆固醇排出的作用，所以，兼有血脂过高的甲状腺癌或甲状腺腺瘤患者用本膳更为合适。常年四肢不温、伴有寒性咳嗽者慎用本膳。

【方　　名】紫菜蛤汤
【方药组成】蛤肉带壳 60g，紫菜 30g。
【功效主治】甲状腺癌。
【用法用量】水煮，吃肉、菜喝汤，每日 1 剂，连服 1 个月为 1 个疗程，休息 7 天，可连用 3 个疗程。
【来　　源】《一味中药巧治病》。

【方　　名】紫草鹑蛋方
【方药组成】紫草根 60g，鹌鹑蛋 4 枚。
【功效主治】卵巢癌发热者。
【用法用量】紫草与鹌鹑蛋加水共煮，至蛋熟透，去紫草。每日 1 剂，食蛋，连服 15 日。
【来　　源】《抗癌食谱》。

【方　　名】紫草单方
【方药组成】紫草根 40g。
【功效主治】鼻咽癌。
【用法用量】水煎服，每日煎 1 剂。此期服用有效。

【方　　名】紫草地黄汤
【方药组成】生熟地黄 10g，当归 10g，菟丝子

10g，鹿角胶 10g，党参 16g，白术 13g，黄芪 16g，陈皮 4.5，紫草 16g。

【功效主治】急性白血病阳虚瘀斑型，症见面色苍白，气缺肢冷，纳呆，脘腹胀闷，皮肤瘀点，舌苔薄舌质淡，脉沉细。

【用法用量】水煎服，每日 1 剂，分 2 次温服。

【来　　源】台湾验方。

【方　　名】紫草防风川椒汤

【方药组成】淫羊藿 15g，川椒 12g，蛇床子 15g，荆芥 12g，苦参 15g，黄柏 12g，紫草 15g，防己 12g。

【加　　减】若外阴皮肤粗糙者加鹿含草 15g，土茯苓 15g，蒺藜 15g；若外阴有溃疡加苍术 12g，白鲜皮 12g。

【功效主治】女阴白斑。

【用法用量】水煎熏洗，将药放在铝盆内加 500～1 000ml 凉水浸泡 1～2 小时，再煎 15 分钟，稍凉后熏洗外阴部，最后坐浴，下次将药再煎使用，1 剂药可熏洗 4 次，每日 2 次，一般 5～6 剂，重者 6～12 剂，每次熏洗后配合用水杨酸软膏涂抹患处。

【来　　源】《经效验方四百八》。

【方　　名】紫草凤眼汤

【方药组成】紫草根 30g，凤眼草 30g，玉蝴蝶 6g。

【功效主治】绒毛膜癌。

【用法用量】水煎服，每日 1 剂。

【方　　名】紫草根重楼汤

【方药组成】紫草根 30g，重楼 15g，前胡 9g，夏枯草 24g，昆布 30g，山海螺 30g。

【功效主治】原发性肺癌。

【用法用量】水煎服，每日 1 剂，分 3 次服。

【来　　源】《肿瘤的辨证施治》，上海科学技术出版社，1980：98。

【方　　名】紫草根单方

【方药组成】紫草根 30～45g。

【功效主治】胃癌，绒毛膜癌。

【用法用量】水煎服，每日 1～2 次。

【方　　名】紫草根粉

【方药组成】紫草根粉末 60g。

【功效主治】子宫绒毛上皮癌。

【用法用量】上药加蒸馏水 500ml，浸泡 30 分钟，再用砂锅煮沸，过滤即可，内服，每日 100ml，分 4 次服。

【来　　源】吉林省德惠县中医院刘菊影献方。

【附　　注】不可煮过久，以煮后成豆沙色最好，如为咖啡色或墨水色则效果差。当天用当天煮，本方对子宫绒毛上皮癌疗效较佳。

此方与上方类似，可参。

【方　　名】紫草根金银花汤

【方药组成】紫草根 60g，金银花 30g，土茯苓 30g，陈皮 30g。

【功效主治】解毒凉血，利湿化瘀。适用于直肠癌肿痛者。

【用法用量】水煎，1 日 3 服。

【方　　名】紫草根人工牛黄散

【方药组成】紫草根 60g，人工牛黄 10g，七叶一枝花 60g，前胡 30g。

【功效主治】肺癌。

【用法用量】将紫草根、七叶一枝花、前胡制成浸膏，干燥后研粉，加入人工牛黄和匀。每次服 15g，每日 3 次。

【临床应用】共观察 4 例，近期治愈 1 例，好转 1 例，稳定 2 例。

【来　　源】《肿瘤的防治》：146。

【方　　名】紫草根山豆根汤

【方药组成】紫草根 30g，山豆根 15g，草河车 15g，重楼 15g，前胡 10g，马蔸苓 15g，夏枯草 15g，海藻 15g，山海螺 30g，土贝母 20g。

【功效主治】肺癌（肺鳞癌）。

【用法用量】水煎服，每日 1 剂。

【来　　源】《中医肿瘤学》(上)，科学出版社，1983：280。

【方　　名】紫草根山豆根汤

【方药组成】紫草根 30g，山豆根 30g，金银花 30g，薏苡仁 30g，白英 30g，丹参 30g，鱼腥草 30g，夏枯草 30g，生黄芪 15g，土贝母 12g，重楼 12g。

【加　　减】纳差，便溏，加党参 15g，白术 12g，焦神曲 12g，陈皮 9g；腰膝酸软，加女贞子 15g，补骨脂 10g，枸杞子 15g；发热，加黄芩 15g；胸痛，加郁金 10g，香附 10g；气急，加紫苏子 1g，沉香 10g。

【功效主治】甲状腺癌晚期。

【用法用量】上药加水煎煮 2 次，将 2 次煎的药液混合均匀，分 2 次服用，每日 1 剂。六神丸每次 15 粒，每日 3 次，随汤药吞服。

【方　　名】紫草根生黄芪汤

【方药组成】紫草根 15g，生黄芪 30g，生白术 12g，肿节风 15g，北沙参 30g，天冬 12g，石上柏 30g，石见穿 30g，白花蛇舌草 30g，金银花 15g，山豆根、夏枯草、海藻各 15g，昆布 12g，生南星 30g，瓜蒌壳 15g，生牡蛎 30g。

【功效主治】益气养血，清热解毒，软坚化痰。主治肺癌。

【用法用量】每日 1 剂，分早晚服。

【附　　注】《医宗必读》曰："积之成也，正气不足，而后邪气踞之。"说明正气虚损是肺癌发生的主要内因。其晚期患者正气虚损尤为显著，故治疗应以扶正为主、祛邪为辅。方中黄芪、白术益气，天冬、北沙参养阴，石见穿、白花蛇舌草、山豆根、生南星、夏枯草清热解毒、化痰软坚，结合辨证加减治疗取得良好疗效。

【方　　名】紫草根水

【方药组成】紫草根 60g，水 500ml。

【功效主治】子宫颈癌。

【用法用量】浸泡 30 分钟，煮沸过滤，每次 100ml，每日 4 次，连服 3 个月。

【方　　名】紫草根炭散

【方药组成】紫草根 60g。

【功效主治】绒毛膜癌。

【用法用量】紫草根煅成性，研为细末。每次 3g，每日 2 次，温开水送下。

【来　　源】《肿瘤防治》。

【方　　名】紫草根汤

【方药组成】紫草根 30g。

【功效主治】鼻咽癌、胃癌、绒毛膜癌。

【用法用量】水煎服，每日 1 剂。

【来　　源】《一味中药巧治病》。

【附　　注】绒毛膜癌药量加倍。

【方　　名】紫草根玄参方

【方药组成】紫草根、玄参、板蓝根、半枝莲、白花蛇舌草各 30g，白芍、马勃、黄药子、牛蒡子各 15g，党参 10g，山豆根 15g，白姜黄、牡丹皮各 9g，阿胶(烊冲)6g。

【功效主治】益气养阴，清热解毒。主治白血病。

【用法用量】水煎，分早、晚 2 次服，每日 1 剂。

【方　　名】紫草根饮

【方药组成】紫草根 60g。

【功效主治】子宫颈癌。

【用法用量】上药加水 500ml，浸泡 30 分钟，煮沸过滤，取汤代茶饮，每次饮 100ml，每日 4 次，连服 3 个月为全疗程。

【来　　源】《肿瘤临证备要》。

【附　　注】忌食狗肉、猪头肉、母猪肉。以上类方，可参。

【方　　名】紫草绿豆汤

【方药组成】紫草 15g，绿豆 30g，白糖 1 匙。

【功效主治】绒毛膜上皮癌。

【用法用量】先将紫草煎汤，去渣取汤汁，加入绿豆煎煮，煮至绿豆熟时，滤出汤汁加白糖调服。分 2 次服完。日 1 剂。

【来　　源】《常见慢性病食物疗法》。

【附　　注】《新编中医学概要》介绍，本方对绒毛膜上皮癌有一定控制作用。

【方　　名】紫草前胡牛黄散
【方药组成】紫草根 60g，人工牛黄 9g，七叶一枝花 60g，前胡 30g。
【功效主治】肺癌。
【用法用量】将紫草根、七叶一枝花、前胡制成浸膏，干燥研粉，加人工牛黄和匀，日服 3 次，每服 1.5g。
【来　　源】《治癌中药处方 700 种》。

【方　　名】紫草生芪丸
【方药组成】紫草、生黄芪、金银花、山豆根、白花蛇舌草、紫参、薏苡仁、黄柏各 1 500g，香橼 750g。
【功效主治】食管癌。
【用法用量】共研末，炼蜜为丸，每丸重 9g，药蜜各半；每日服 3 次，每次服 2 丸。
【临床应用】可使临床症状缓解，具有一定近期疗效，远期疗效尚待观察。
【来　　源】《千家妙方》，战士出版社，1982：560。
【附　　注】部分病人服用后有恶心，食欲不振，以体弱者明显。

【方　　名】紫草天冬汤
【方药组成】紫草根、天冬、生地黄、龙葵各 10g，卷柏、沙参各 6g。
【功效主治】绒毛膜癌。
【用法用量】上药加水同煎服，1 日 1 剂，分 2 次服完。10 日为 1 个疗程。
【来　　源】《民间偏方秘方精选》。
【附　　注】卷柏，又称岩柏或石上柏。

【方　　名】紫草豨莶草汤
【方药组成】紫草、豨莶草、伸筋草、牛膝、白芍、桑寄生、川续断、薏苡仁、山药、当归各 12g，生甘草 6g。
【功效主治】脑肿瘤。
【用法用量】水煎，每日 1 剂，服 2 次，1 个月为 1 个疗程。
【临床应用】服药 2 ～ 4 个疗程，有缓解症状之良效。

【方　　名】紫凤玉蝶汤
【方药组成】紫草根 30g，凤眼草 30g，玉蝴蝶 6g。
【功效主治】绒毛膜上皮癌。
【用法用量】上药加水适量，煎汤饮服，日 1 剂，分 2 次服。
【来　　源】《肿瘤防治》。

【方　　名】紫葛丸
【方药组成】紫葛粉 60g，赤芍药、桔梗（锉炒）各 45g，紫菀（去土）15g，木香、诃黎勒皮各 45g，郁李仁（汤漫，去皮尖，研）15g，大黄（锉）60g，牵牛蒡子（捣取粉 15g）30g。
【功效主治】化瘀消癥，行气活血。主治癥瘕腹胀，满硬如石，腹上青脉浮起。适用于肝癌。
【用法用量】上捣研为末，炼蜜为丸，如梧桐子大。每服 20 丸，用木通大枣煎浓汤下。老少注意加减。

【方　　名】紫根牡蛎汤
【方药组成】紫草根 15g，牡蛎粉（包煎）15g，当归 15g，赤芍 9g，川芎 6g，金银花 6g，升麻 6g，黄芪 6g，生甘草 3g，大黄适量（后下）。
【功效主治】清热凉血，解毒泻火。主治血热炽盛，火毒伤阴之妇科肿瘤。
【用法用量】水煎服，每日 1 剂，日服 2 次。
【来　　源】《简明中医妇科学》。

【方　　名】紫归油
【方药组成】紫草 30g，当归 30g。
【功效主治】和血润燥，解毒消肿。适用于茧唇（唇癌）、唇风以及湿毒疮等证。
【用法用量】麻油 300ml，用麻油熬上药，炸枯去渣，出火气，以棉球蘸油频润之。
【来　　源】《外科证治全书》。

【方　　名】紫河车归身丸
【方药组成】紫河车1具，当归身30g，阿胶30g，地骨皮30g，枸杞子15g，海螵蛸30g，重楼10g。
【功效主治】补血，止血。宫颈癌。
【用法用量】共为细末，炼蜜为丸，每服9g。

【方　　名】紫花地丁散
【方药组成】紫花地丁、当归、赤芍药、大黄、黄芪、金银花各15g，甘草节6g。
【加　　减】凡有疮气先觉者，服雄朱夺命丹后1日，可服此药，甚有妙处，气实加大黄，后别下。
【功效主治】泻火解毒，适用于皮肤癌。
【用法用量】上咀。每服30g，用水150ml，酒150ml，煎至200ml，去滓，随上下服之。

【方　　名】紫花地丁藤树根汤
【方药组成】紫花地丁、藤树根、鸡血藤、苦参、当归、地榆、槐角、重楼、凤尾草、白花蛇舌草各15g，半枝莲12g，金银花18g。
【功效主治】解毒化瘀，凉血止血。主治大肠癌便血。
【用法用量】水煎，分2次早晚服，每日1剂。

【方　　名】紫黄鸡汤方
【方药组成】紫丹参15g，黄芪15g，鸡血藤30g，全当归12g，白芍12g，乌药9g，干地黄30g，黄芩9g，炙甘草5g。
【功效主治】益气生血，养阴清热。主治放疗引起的白细胞减少。
【用法用量】水煎服，适量。
【临床应用】本方治疗360例各种肿瘤患者放疗引起的白细胞减少，结果显效、有效共333例，总有效率为92.5%。
【来　　源】原兰州军区总医院赵立贵方。

【方　　名】紫金丹
【方药组成】胆矾90g，黄蜡30g，青州枣50个。
【功效主治】清热利湿，化积散结。适用于胰腺癌，小肠、膀胱胀满，面目悉黄。
【用法用量】于瓷盒内，用头醋500ml，先下矾、枣，慢火熬半日，取出枣，去皮核，次下蜡，一处更煮半日如膏。入好腊茶末60g，同和丸，如梧桐子大。每服20～30丸，茶、酒任下，每日3次。

【方　　名】紫金锭
【方药组成】紫金锭（中成药）3片。
【功效主治】食管癌梗阻。
【用法用量】每用1片，研为细末，温开水下。日服3次，1个月为1个疗程，症状缓解后减量继服。
【临床应用】有减轻吞咽困难、显著改善症状之效。

【方　　名】紫金锭硇砂冰片散
【方药组成】紫硇砂、紫金锭各100g，冰片1g，麝香0.1g。
【功效主治】食管癌，食物难于咽下。
【用法用量】研成粉末，混合，密封保存，每次取0.3g，温开水冲服，每日3次。
【来　　源】《中医验方、偏方、秘方大全》。
【附　　注】紫硇砂是紫硇加醋等量、水适量，使其全部溶解，将溶液熬枯即成。

【方　　名】紫金锭王不留行方
【方药组成】紫金锭12g，王不留行30g，猫眼草30g，金银花30g，冰片0.6g。
【功效主治】乳腺癌。
【用法用量】王不留行、猫眼草、金银花制成浸膏，干燥研粉，加紫金锭、冰片研细和匀。日服4次，每次1.5～3g。
【临床应用】经治5例，治愈2例，显著好转2例，有效1例。
【来　　源】《安徽单验方选集》，安徽人民出版社，1972：316。

【方　　名】紫金粉方
【方药组成】紫金粉（又名玉枢丹、紫金锭）。
【功效主治】食管癌梗阻。
【用法用量】将药9g，分4～6次，少量含咽

（不可用水带咽）。

【临床应用】咽服后分泌物明显减少，吞服显著改善，翌日起即可饮食流汁，为巩固疗效，应减量继续服用。有报道，用紫金粉同紫硇砂等量合用，治疗食管癌和贲门癌 635 例，治愈 2 例，效果显著 6 例，有效 452 例。

【来　　源】《山东中医杂志》，1987，（5）：54。

【方　　名】紫荆皮大黄汤

【方药组成】紫荆皮 15g，大黄、三棱各 15g，红花 15g。

【功效主治】妇女血瘕。

【用法用量】水煎 2 次，早晚各服 1 次，黄酒为引。

【方　　名】紫龙莲汤

【方药组成】龙葵 30g，半枝莲 60g，紫草 15g。

【功效主治】恶性葡萄胎。

【用法用量】水煎服，每日 1 剂。1 ～ 3 个月为 1 个疗程，继服龙葵 1 个月以巩固疗效。

【临床应用】江西南昌市第一人民医院用于治疗恶性葡萄胎 4 例，无达近期治愈，服药 2 个月尿妊娠试验转阴，一般情况良好。

【来　　源】《抗癌中草药制剂》，人民卫生出版社，1981：268。

【方　　名】紫硇砂单方

【方药组成】紫硇砂。

【功效主治】食道癌。

【用法用量】紫硇放入瓷器内研成细末（避金属），加水煮沸，过滤取汁，按 1：1 加醋，再煎，先武火，后文火，煎至干燥，成灰黄色结晶粉末。每日服 3 次，每次服 2 ～ 5 分，最大剂量每次不超过 8g。

【临床应用】治疗 22 例，痊愈 3 例，显效 8 例，好转 7 例。男性，79 岁，1968 年 2 月起吞咽困难，进食呕吐，经诊断为食道癌，服“抗癌片”无效。后服用紫硇砂，治疗 3 个月后，病已痊愈，现已上班工作，并再次钡餐拍片检查食道正常。

【来　　源】湖南省卫生局编《中草药单方验方新医疗法选编》，1971：328。

【方　　名】紫硇砂单方

【方药组成】紫硇砂 30g。

【功效主治】胃癌。

【用法用量】药用紫硇砂在瓷器内捣碎，放入锅中加水 1 400ml，以武火煮混，待剩液 2/3 时，用细纱布过滤去渣，再加入陈醋 900ml，先武火后文火，直至煎液涸干，用竹刀刮出锅底所剩褐色粉末，贮瓶内备用。每用时取药末 1g，置舌下含化后徐徐咽下。自下午 4 时用 1 次，日暮时复用 1 次，晚上 8 时可饮水入胃。

【来　　源】《浙江中医杂志》，1985，（4）：173。

【附　　注】硇砂为大热有毒之物，患有胃溃疡、食道静脉曲张者禁用，以免引起消化道出血。

【方　　名】紫茄叶敷方

【方药组成】紫花茄鲜叶，取适量，洗去尘土，晒干或烘干，研细末，过筛装瓶高压消毒备用。同时将药粉撒在癌瘤的溃烂面上，覆盖两层消毒纱布。每天用药 1 ～ 2 次，换药时可用淡茶水或生理盐水冲洗去创面污物，再上药。注意，上药时须将药粉撒于腐肉最多的创面，不可撒在新鲜肉芽或正常皮肤黏膜上，以免引起湿疹及皮炎。当恶臭已除、渗液停止、创口腐肉脱落或清除干净，即停用本药，否则易使创面扩大，发生疼痛及充血水肿。

【功效主治】用于乳癌溃烂创面。

【临床应用】治不同类型乳癌溃烂患者 50 例，病史最长 3 年，最短 1 个月；溃烂范围最大 10cm×15cm，最小 2cm×2cm，全部有恶臭流脓血水；半数以上有疼痛、发热等症状，上药后见效果，最快 15 分钟，最慢 1 天。一般先是恶臭逐渐消除，脓血性渗出液减少，随后疼痛减轻，绿色腐肉逐渐清除脱落，创面充血水肿改善，创口相对缩小，病人全身症状随之好转。但本药对乳癌溃烂恶臭无根治作用，仍须配合其他治癌方法。

【来　　源】《中药大辞典》。

【方　　名】紫茄蒸食方

【方药组成】紫茄 3 个。

【功效主治】清热消肿，活血抗癌。通治各型大肠癌，并可兼治胃癌、宫颈癌等。

【用法用量】先将紫茄洗净，不除柄，放在搪瓷碗内，加少量葱花、姜末、红糖、精盐等，入锅，隔水蒸煮30分钟，待茄肉熟烂时加味精、香油适量，用筷子叉开茄肉，拌匀即成，或可放入饭锅米饭上，同蒸煮至熟，加以上调味料即可。佐餐当菜，随意服食。

【方　　名】紫茄汁
【方药组成】紫茄汁100ml，蜂蜜50ml。
【功效主治】各种恶性肿瘤。
【用法用量】将鲜紫茄子洗净，连皮切碎，压榨液汁，每次75ml，日饮2次，随意制取饮之。
【来　　源】《抗癌食疗》。
【附　　注】紫茄皮含丰富的龙葵碱，有抗癌功用，故不去皮。

【方　　名】紫杉皮茎酒
【方药组成】紫杉皮和茎1 000g，黄酒2 500ml。
【功效主治】一切肿瘤及白血病。
【用法用量】紫杉皮、茎洗净切碎，置入容器中，加入白酒浸泡，泡1周后可饮，每次5～10ml，每日2次。
【来　　源】《验方新编》。
【附　　注】治癌有忌酒之说法。本方剂量甚小，如按方中之剂量饮用，无副毒作用。

【方　　名】紫参单方
【方药组成】紫参30g。
【功效主治】筛窦癌。
【用法用量】加水500ml，文火煎2小时，每日口服3次。
【来　　源】湖南省卫生局编《中草药单方验方新医疗法选编》，1971：324。

【方　　名】紫参煎
【方药组成】紫参全草15～30g。
【功效主治】治噎膈，痰饮气喘，瘰疬。
【用法用量】水煎服（紫参：又名小丹参、石见穿）。
【来　　源】《苏州本产药材》。

【方　　名】紫石英汤
【方药组成】党参12g，黄芪15g，鹿角片9g，紫石英30g，赤石脂15g，炒阿胶（烊冲）6g，当归身12g，白芍12g，炮姜3g。
【加　　减】脾胃亏损、中气下陷，去炮姜、阿胶，加白术、陈皮、升麻、柴胡；肾阴亏损、湿热下注，去黄芪、党参、阿胶、炮姜、鹿角片，加生地黄、龟板、川黄柏、椿根皮、制香附、琥珀末；腹中积块明显，加木馒头、夏枯草、全瓜蒌、龟板、象牙屑等；赤带多加生地黄、牡丹皮、仙鹤草、煅牡蛎；白带多且有腥臭味，加蛇床子、黄芩、椿根皮；肢体浮肿加防己、木瓜、牛膝、茯苓。
【功效主治】益气养阴，软坚消积，适用于子宫颈癌。
【用法用量】每日1剂，水煎，分2次温服。
【临床应用】单用本方治疗子宫颈癌60例，其中2例为早期，其他均系晚期。结果显著好转（症状消失，病灶消失或病灶未见扩展，观察3年无变化）3例，占5%；好转（症状改善，观察1年以上病灶未见扩展）9例；稳定（症状及病灶在10个月以上无变化）3例，占5%；一度好转后又趋恶化16例，占16.7%；恶化及死亡29例，占48.3%。总有效率为51.67%。
【附　　注】方中党参、黄芪、当归、白芍、鹿角、阿胶大补气血，益精填髓，白芍兼以柔肝止痛；紫石英镇心温肺暖宫，与炮姜配合温中散寒，暖宫之力尤佳；赤石脂涩肠止泻，兼能止血。此外，鹿角还有活血散瘀消肿之功。故本方用于气血双亏、肝肾不足、冲任不固主子宫颈癌患者能取得较好的疗效。

【方　　名】紫苏麻仁粥
【方药组成】紫苏子10g，麻子仁10g，粳米100g，清水适量。
【功效主治】滑肠润燥，利便补虚。本膳主要适用于肺癌津枯便秘者。
【用法用量】先将紫苏子、麻子仁捣烂如泥，然后加水慢研，滤汁去渣，再同粳米煮为稀粥食用。
【来　　源】《中医杂志》，1965，10：40。

【附　　注】中医认为肺与大肠相表里，故肺癌患者常导致大便不正常。方中紫苏子本身便有镇咳、消痰、定喘，同时有较明显的滑肠下气效果。麻子仁体润多脂，含丰富的脂肪油、维生素B_1等，可以润燥滑肠，兼能滋养补虚。二药合用，与粳米煮粥服食，既能通便又能补肺养胃。《本草经疏》记载："麻子，性最滑利。甘能补中，中得补则气自益；甘能益血，血脉复则积血破。"近年来，单用麻子仁治疗肛门疾患手术后的大便干燥，认为有比较满意的临床疗效。

【方　　名】紫苏子散
【方药组成】紫苏子（微炒）、木香、诃黎、勒皮、萝卜子（微炒）、杏仁（汤浸，去皮尖双仁，麸炒微黄）、人参（去芦头）各15g，甘草（炙微赤，锉）7.5g，青橘皮（汤浸，去白瓤，焙）7.5g。
【功效主治】理气降逆。适用于食管肿瘤，心胸壅闷，噎膈，或怒未定便夹气饮食，或饮食毕便怒，以致与气相逆，遂成噎膈之候。
【用法用量】上为细散。每服3g，用水150ml，加生姜少许，煎至75ml，去滓温服，不拘时候。量儿大小，以意加减。
【来　　源】《太平圣惠方》。

【方　　名】紫藤虫瘿散
【方药组成】紫藤虫瘿适量。
【功效主治】胃癌。
【用法用量】取紫藤虫瘿研成粉末，每次服3～6g，每日3次，白开水送下。
【来　　源】《民间方》。
【附　　注】紫藤虫瘿，即紫藤木部所生之虫瘿。

【方　　名】紫藤根诃子
【方药组成】紫藤根30g，诃子肉6g，菱角20个，薏苡仁30g。
【功效主治】胃癌。
【用法用量】水煎服，每日1剂。
【临床应用】某男，71岁，16年前经日本登山外科医院确诊为胃癌，时患者至恶病质。拟治疗方案：①长期服用上方（患者已16年未断药）；②辅用营养性补液；③适当进行按摩或拔罐疗法；④严格遵守饮食原则，至今存知16年。
【来　　源】《广西中医药》，1983，(4)：48。
【附　　注】饮食原则：①禁食糯米及其加工食品。②蔬菜不限，但山药、芋头等需磨成糊状热食。③可食鸡肉，禁食牛、羊、猪、马、腊肠等肉类。④禁食奶油、奶酪、冰糕。⑤禁食辣椒、胡椒、花椒等刺激性调料。⑥可饮茶，忌烟酒、咖啡。

【方　　名】紫藤菱角汤
【方药组成】紫藤茎100g，老菱角500g，白糖适量。
【功效主治】膀胱癌早期。
【用法用量】将紫藤茎洗净切成寸许长；菱角切成两半，以倒入砂锅内，加冷水浸。慢火煮1小时，约剩浓汤1大碗。加入白糖调匀，每日3次，每次2匙。15日为1个疗程。
【来　　源】《常见慢性病食物疗法》。
【附　　注】紫藤茎药店有售。

【方　　名】紫菀方
【方药组成】紫菀（去苗土）30g，吴茱萸（汤浸7次，焙干微炒）15g，白术15g，鳖甲（涂醋，炙令黄，去裙襕）30g，当归15g，桂心15g，槟榔15g，郁李仁（汤浸，去皮，微炒）30g，枳实（麸炒微黄）15g。
【功效主治】活血散结，润肺止咳。适用于肺癌胸胁郁结聚胀痛，喘促咳嗽。
【用法用量】上为粗散。每服9g，用水150ml，加生姜3.7g，煎至90ml，去滓温服，不拘时候。
【来　　源】《太平圣惠方》。

【方　　名】紫菀茜草根丸
【方药组成】紫菀、茜草根各等分。
【功效主治】肺癌咯血。
【用法用量】上药共为细末，炼蜜为丸，如樱桃大。每日1丸，放口内含化。

【方　　名】紫猬皮散
【方药组成】刺猬皮（去刺，酒炙）300g，干蝼蛄、地鳖虫、小茴香、茨白子、山羊血、苦丁茶、桂丁子、五灵脂各 30g。
【功效主治】破瘀散结。适用于胃癌、贲门癌、食管癌，噎膈呕吐。
【用法用量】同研细末，水泛为丸。每服 3g，温开水送下，每日 3 次。
【来　　源】《顾氏医苑》。

【方　　名】紫雪丹
【方药组成】生寒水石、生磁石、生石膏、滑石各 1 500g。
【功效主治】清热解毒，镇痉开窍。适用于肿瘤患者并发感染，高热不退，大便燥结者。
【用法用量】捣碎，加水煎煮 2 日，出汤 3 ～ 4 次，弃渣，滤净。入青木香、沉香各 150g，丁香 30g，升麻、玄参各 500g，生甘草 250g，再熬煎 1 日，出汤 2 ～ 3 次，榨汁去渣，将药液合并并滤净，熬至膏状，取出，兑入玄明粉 5kg，火硝 1kg，搅匀，置阴凉通风处阴干，轧为细粉，过 130 孔罗。另将麝香 9g，朱砂粉 4.5g，羚羊角粉 1.8g，犀角粉 1.8g 分别研成细粉，与前十二味药粉 180g 对研均匀。瓶装，每瓶 3g 或 1.5g。每次 1.5g，温开水调服，1 日 1 ～ 2 次。
【来　　源】《太平惠民和剂局方》。

【方　　名】紫雪散
【方药组成】犀角（镑）、羚羊角（镑）、石膏、寒水石、升麻各 30g，玄参 60g，生甘草 24g，沉香（锉）、木香（锉）各 15g。
【功效主治】清热凉血，利咽解毒。适用于喉肿瘤。
【用法用量】水 5 碗，煎药剩汤 1 碗，将渣用绢滤去，将汤再煎滚，投提净朴硝 108g，文火慢煎，水气将尽，欲凝结之时，倾入碗内，下朱砂、冰片各 9g，金铂 100 张，各预研细和匀，将药碗安入凉水盆中，候冷凝如雪为度。大人每用 3g，小儿 0.9g，10 岁者 1.5g，徐徐咽之即效。或用淡竹叶、灯心煎汤，化服亦可。
【来　　源】《医宗金鉴》。

【方　　名】紫雪散
【方药组成】犀角 30g，羚羊角 30g，生石膏 30g，寒水石 30g，升麻 30g，玄参 60g，生甘草 20g，沉香 15g，木香 15g。
【功效主治】清热凉血，理气利咽。适用于喉癌。
【用法用量】上药研细末，每次 30g，温开水调服，1 日 2 次。
【来　　源】《常见恶性肿瘤中西医结合治疗》。

【方　　名】紫珠化血丹方
【方药组成】紫珠叶 50g，化血丹 20g。
【功效主治】肺癌。
【用法用量】以上 2 味药，研为细末，每天 3 次，每次服 5g，用鸡蛋清兑温开水调服。一般服用 3 天即可见效。
【附　　注】本方具有消痈散结、活血化瘀、凉血止血作用。它不仅对肺癌有抗癌作用，而且对肺癌引起的咯血有特效的止血作用。服药期间忌香燥辛热食物。

【方　　名】紫珠仙鹤草蜜饮
【方药组成】紫珠草 30g，仙鹤草 30g，蜂蜜 30g。
【功效主治】清热凉血，止血抗癌。主治湿热蕴毒型急、慢性白血病并发牙龈出血、皮下出血等症。
【用法用量】先将紫珠草晒干，撕碎。将仙鹤草拣杂，洗净，晒干后切成小段，与紫珠草同放入砂锅，加水足量，用小火煎煮 30 分钟，以洁净纱布过滤，去渣，收取滤汁放入容器，待其温热时兑入蜂蜜，拌和均匀即成。早晚 2 次分服。

【方　　名】棕榈土苓汤
【方药组成】棕榈子 30g，鲜土茯苓 60g。
【功效主治】膀胱癌。
【用法用量】水煎服，每日 1 剂。

【方　　名】棕树根黄泡根方
【功效主治】腹内包块。
【方药组成】棕树根 15g，黄泡根、野花椒根 15g。
【用法用量】均为干品（鲜品加量）水煎服，日服 3 次。
【来　　源】云南省玉溪市药品检验所王正坤献方。
【附　　注】本方彝族用来治疗腹内包块，临床运用有一定的治疗作用。

【方　　名】棕树根九龙藤方
【方药组成】棕树根、九龙藤、石蕨、大血藤、红凉伞各 15g，公鸡（500g 左右）1 只。
【功效主治】肠系膜淋巴肉瘤。
【用法用量】先将鸡宰后去肠杂，切成数块，用菜油 70g 炒干，再加药加水共煮 2 小时，加甜酒 50 ～ 100g，食鸡饮汤，每周服 1 剂。
【临床应用】服药 5 剂可获显效。

【方　　名】足底癌根穴割治法
【穴　　位】癌根：足底弓顶端（相当于第一跖骨与第一楔骨之关节面，第一、二肌腱之间）。

癌根 2：癌根 1 前 3cm。

癌根 3：癌根 1 后 3cm。

根据不同癌症选用上述一侧主穴（癌根穴）一个，选配穴 1 ～ 2 个，配穴与主穴呈交叉。

【取　　穴】食道癌：癌根 1、3，膈俞、膻中、天突下一寸、中庭。

胃癌：癌根 1，中脘透上脘，鱼际、胃俞、脾俞。

肺癌：癌根 2、3，肺俞、大肠俞、膻中、鱼际。

肝癌：癌根 1、3，太冲透涌泉、期门、关元、肝俞、胆俞。

直肠癌：癌根 1、2，大肠俞、关元俞、三阴俞、关元透中极。

乳腺癌：痞根 1、3，肺俞、大陵、鱼际、合谷、足三里。

宫颈癌：癌根 1、3，关元俞、关元透中检、血海、足三里、三阴交透悬中。

卵巢癌：癌根 2、3，关元俞、关元透中极、三阴交。

淋巴转移癌：癌根 1、2，肺俞、三焦俞、曲池、足三里。

【功效主治】食管癌、胃癌、肺癌、肝癌、直肠癌、乳腺癌、宫颈癌、卵巢癌及淋巴转移癌等。
【用法用量】①消毒皮肤，用 0.5% ～ 1% 普鲁卡因 5 ～ 10ml，局部麻醉，并麻醉腱膜及腱膜下组织。②在癌根穴横切开皮肤及皮下组织，切开约 0.5 ～ 1.5cm，用直血管钳做钝性分离脂肪及皮下组织，取出周围脂肪，看到腱膜后，先行局部刺激，再向涌泉、然谷、公孙和失眠穴进行透穴。刺激时病人有酸麻感，常放射至大小腿。③用小弯止血钳夹 3 ～ 5cm 的肠线，放在肌群下，对子皮肤切口，压迫止血，立即贴上二虎膏（拔毒膏），盖上敷料，绷带固定。
【来　　源】《全国中草药新医疗法技术资料选编》。
【附　　注】①术后休息 3 ～ 5 天，必要时可将术肢抬高。更换敷料。②术后防止感冒和感染，禁烟酒。③术后可配合中草药治疗以提高疗效。

【方　　名】足底四等份割治法
【穴　　位】取穴法：自足心将脚底分成四等份，在内侧横线上，再分四等份，自足心开始分别称之为 1、2、3、4 段。一段为足底，二段为足底 2，三段为足底 3，四段为足底 4。

妇科癌症取穴：足底 1（一段）；

消化系统癌症取穴：足底 2（二段）；

呼吸系统癌症取穴：足底 3（三段）；

咽喉癌症取穴：足底 4（三段）。

【功效主治】妇科、消化系统、呼吸系统癌症以及咽喉癌。
【用法用量】消毒穴位后，按常规割治手术方法施术。隔 7 ～ 10 天割 1 次，左右足不足义 3 穴交替割治。
【来　　源】《肿瘤的防治》。
【附　　注】术后禁止接触冷水，5 ～ 7 天内卧床休息，术足抬高。防止感冒，禁烟酒及发物。

【方　　名】左归丸
【方药组成】大生地黄 240g，山药 120g，枸杞子 120g，山茱萸 120g，川牛膝 90g，菟丝子 120g，鹿胶珠 120g，龟胶珠 120g。
【功效主治】滋阴补肾；适用于肿瘤患者因放射线治疗和化学药物治疗后引起肾亏阴虚者。
【用法用量】先将生地黄蒸烂，杵膏与余药研末，炼蜜为丸，如梧桐子大，用热开水或淡盐汤送下，每次 100 余丸。
【来　　源】《景岳全书》。

笔画索引

一画

二画

三画

四画

五画

六画

七画

八画

九画

十画

十一画

十二画

十三画

十四画

十五画

十六画

十七画

十八画

十九画

二十画以上

附录：参考文献

（按作者姓名拼音排序）

A

［1］艾元英 . 如宜方［M］. 现存明刻本 .

［2］安徽省革命委员会卫生局 . 安徽单验方选集［M］. 合肥：安徽人民出版社，1972.

B

［3］包三穗 . 喉舌备要秘籍［M］. 上海：大东书局，1937.

［4］宝成 . 妙药奇方［M］. 青海人民出版社，2006.

［5］葆光道人 . 秘传眼科龙木论［M］. 北京：北京科学技术出版社，2018.

［6］鲍相璈 . 验方新编［M］. 北京：中国医药科技出版社，2011.

［7］北京中医学院教革组 . 中医妇产科学［M］. 北京：北京中医学院革命委员会教育革命组，1971.

［8］北京中医医院 . 刘奉五妇科经验［M］. 北京：人民卫生出版社，2006.

C

［9］蔡东联 . 食疗药膳［M］. 北京：华艺出版社，1990.

［10］曹柏龙，杨建宇 . 医道中和：国医大师孙光荣临证心法要诀［M］. 北京：中国中医药出版社，2017.

［11］曹庭栋 . 粥谱［M］. 北京：中国商业出版社，1986.

［12］崔松涛，彭杰先，彭建华 . 唐祖宣医话医案集［M］. 北京：科学出版社，2016.

［13］常见肿瘤病的防治编写小组 . 肿瘤病的防治［M］. 广州：广东人民出版社，1972.

［14］常敏毅 . 抗癌本草［M］. 长沙：湖南科学技术出版社，1987.

［15］常敏毅 . 实用抗癌验方［M］. 北京：中国医药科技出版社，1993.

［16］程建超，童佳兵，朱洁，等 . 芪玉三龙汤调节 BedinI，Atg5，LC3B 表达以抑制肺癌肿瘤生长机制［J］. 中国实验方剂学杂志，2020，26（9）：29–35.

［17］陈藏器 . 本草拾遗［M］. 合肥：皖南医学院科研科，1983.

［18］陈存仁 . 产科发蒙［M］. 上海：世界书局，1936.

［19］陈杰 . 回生集［M］. 北京：中医古籍出版社，1992.

［20］陈锦荣 . 岭南百病验秘方精选［M］. 广州：暨南大学出版社，2005.

［21］陈可冀 . 慈禧光绪医方选议［M］. 北京：中华书局，1981.

［22］陈梦雷 . 古今图书集成医部全录［M］. 北京：人民卫生出版社，1988.

［23］陈实功 . 外科正宗［M］. 北京：中国医药科技出版社，2018.

［24］陈士铎 . 辨证录［M］. 北京：中国医药科技出版社，2011.

［25］陈士铎 . 洞天奥旨［M］. 北京：中国医药科技出版社，2011.

［26］陈四传 . 癌症家庭防治大全［M］. 上海：上海科学技术文献出版社，1991.

［27］陈廷儒 . 诊余举隅录［M］. 北京：中国中医药出版社，2015.

［28］陈修园 . 医学从众录［M］. 北京：中国中医药出版社，1996.

［29］陈言 . 三因极一病症方论［M］. 北京：人民卫生出版社，2007.

［30］陈泽刚，赵春妮 .“便秘通”治疗化疗相关便秘的临床研究［J］. 世界最新医学信息文摘，2018，18（68）：161–162.

［31］陈自明 . 妇人大全良方［M］. 北京：中国医药科技出版社，2011.

［32］成大权 . 经效验方四百八［M］. 太原：山西科学教育出版社，1990.

［33］成都中医学院 . 简明中医妇科学［M］. 上海：上海人民出版社，1971.

［34］程国彭 . 医学心悟［M］. 北京：人民卫生出版社，1963.

［35］程钟龄，宋洋，陈瑶 .《外科十法》释义［M］. 太原：山西科学技术出版社，2014.

［36］迟钝 . 民间方［M］. 北京：能源出版社，1986.

D

［37］代静．六君子汤合半夏厚朴汤治疗胃癌术后抑郁症的临床疗效［J］．中国医药指南，2017，15（7）：179-180.

［38］戴元礼．秘传证治要诀及类方［M］．北京：人民卫生出版社，2006.

［39］邓焊二，谭齐家，谢才军，等．中西医结合治疗肺癌脑转移患者存活 52 个月 1 例［J］．中药导报，2020，26（5）：192-194.

［40］丁甘仁．丁甘仁医案［M］．北京：北京科学技术出版社，2014.

［41］董西园．医级［M］．中国中医药出版社，2015.

［42］窦国祥．中华食物疗法大全［M］．南京：江苏科学技术出版社，1990.

F

［43］费伯雄．医醇剩义［M］．上海：上海卫生出版社，1957.

［44］凤实夫．临证经验方［M］．约刊行于清同治五年（1866）现存清同治五年稿本，藏于上海中医药大学图书馆．

［45］福建省医药研究所编．福建中草药［M］．福州：福建省医药研究所，1970.

［46］福建中医研究所中药研究室．福建民间草药［M］．福州：福建人民出版社，1959.

［47］福州军区肿瘤防治科研协作．肿瘤防治资料汇编［M］．福州：福州军区肿瘤防治科研协作组，1978.

［48］傅仁宇．审视瑶函［M］．北京：中国医药科技出版社，2018.

［49］傅山．傅青主女科［M］．沈阳：辽宁科学技术出版社，1997.

［50］傅山民．青囊秘诀［M］．太原：山西人民出版社，1983.

G

［51］盖国才．穴位诊断法［M］．北京：科学技术文献出版社，1981.

［52］高思敬．逆证汇录［M］．天津叶新书局，1917.

［53］高震．上海民间小方疗百病［M］．上海浦江教育出版社，2006.

［54］高正末．无苦味中药良方［M］．北京：中国中医药出版社，1996.

［55］葛洪．肘后方［M］．合肥：安徽科学技术出版社，1996.

［56］宫本昂．活人方［M］．现存清光绪十四年刻本，藏于上海中医药大学图书馆．

［57］龚居中．红炉点雪［M］．上海：卫生出版社，1958.

［58］龚廷贤．鲁府禁方［M］．北京：中国中医药出版社，1992.

［59］龚廷贤．寿世保元［M］．北京：人民卫生出版社，2014.

［60］龚廷贤．万病回春［M］．北京．中国中医药出版社，2019.

［61］龚信．古今医鉴［M］．北京：中国中医药出版社，1997.

［62］顾培玺．顾氏医苑［M］．上海：上海千顷堂书局，1937.

［63］顾世澄．疡医大全［M］．北京：人民卫生出版社，1987.

［64］关祥祖．彝医动物药［M］．昆明：云南民族出版社，1993.

［65］广州中医学院．中医喉科学［M］．上海：上海人民出版，1971.

［66］国辕．实用中西医结合妇产科证治［M］．太原：山西人民出版社，1984.

H

［67］何梦瑶．医碥［M］．北京：人民卫生出版社，2015.

［68］河南中医学院科研处．百病自治方［M］．1985.

［69］何正飞，张晓春，戴小军，等．扶正解毒中药内服：外敷治疗肺脾气虚型晚期非小细胞癌 41 例临床观察［J］．内蒙古中医药，2016（17）：60.

［70］胡伯虎．现代针灸师手册［M］．北京：北京出版社，1990.

［71］胡海天．民间简易疗法［M］．广州：广东人民出版社，1975.

［72］胡其重．急救危症简便良方［M］．康熙三十四年（1695）李忱等刻本、雍正七年（1729）广易堂刻本．

［73］胡熙明．中国中医秘方大全［M］．上海：文汇出版社，1991.

［74］胡濙．卫生易简方［M］．北京：人民卫生出版社，1984.

［75］胡月英．云南抗癌中草药［M］．昆明：云南人民出版社，1982．

［76］湖南省革命委员会卫生局．中草药单方验方新医疗法选编［M］．长沙：湖南省革命委员会卫生局，1971．

［77］湖南省中医药研究所．湖南中草药单方验方选编［M］．长沙：湖南科学技术出版社，1982．

［78］华佗．华氏中藏经：卷下［M］．北京：中国医药科技出版社，2011．

［79］华佗．华佗神方［M］．北京：中医古籍出版社，1992．

［80］华佗．华佗中藏经［M］．北京：中医古籍出版社，2014．

［81］皇甫中．明医指掌［M］．北京：中国医药科技出版社，2020．

［82］黄魂．神医奇功秘方录［M］．南宁：广西民族出版社，1990．

［83］黄三元．汉药民同秘方全书［M］．台北：八德教育文化出版社，1986．

［84］黄三元．治癌中药处方 700 种［M］．台北：八德教育文化出版社，1986．

［85］黄庭镜．目经大成［M］．北京：中国中医药出版社，2015．

［86］黄肖琴，芦肖瑶，余玲玲，等．中医综合护理干预在鼻咽癌放疗中的价值分析［J］．中国中医药现代远程教育，2019，17（19）127–129．

［87］黄振鸣．常见杂病的防治与验方［M］．广州：广东科技出版社，1989．

［88］黄振鸣．奇难杂症［M］．广州：广东科技出版社，1983．

J

［89］吉林省卫生局．肿瘤的诊断与防治［M］．长春：吉林人民出版社，1973．

［90］贾河先．百病良方［M］．重庆：科学技术文献出版社重庆分社，1984．

［91］贾山亭．仙方合集［M］．北京：北京科学技术出版社，1993．

［92］贾志宏．龙门石窟药方［M］．郑州：河南科学技术出版社，1989．

［93］贾著．中医癌瘤证治学［M］．西安：陕西科学技术出版社，1989．

［94］江思静，王建春，陈玲，等．蔡炳勤教授采用中医治疗甲状腺癌围术期的经验总结［J］．中国医药学报，2020，17（29）：175–178．

［95］江苏新医学院．中药大辞典［M］．上海：上海科学技术出版社，1986．

［96］姜根．灵验奇方［M］．延吉：延边人民出版社，1992．

［97］姜连臣．家庭饮食疗法［M］．哈尔滨：黑龙江科学技术出版社，1984．

［98］蒋长远，刘少林．中国民间实用医方［M］．北京：华夏出版社，1988．

［99］解发良．古今名方［M］．郑州：河南科学技术出版社，2001．

K

［100］康命吉．济众新编［M］．北京：中医古籍出版社，1983．

［101］寇威，马志强，王文胜，等．乳清汤对乳腺癌气阴亏虚证临床疗效，性激素及 T 细胞亚群水平的影响［J］．光明中医，2019，34（23）：3580–3581．

L

［102］兰茂．滇南本草［M］．昆明：云南人民出版社，1977．

［103］黎光南．云南中药志［M］．昆明：云南科技出版社，1990．

［104］黎航．醋蛋治百病［M］．上海：上海科学技术文献出版社，2009．

［105］李梃，金嫣莉．医学入门［M］．北京：中国中医药出版社，1995．

［106］李超．中医外治法类编［M］．武汉：湖北科学技术出版社，1977．

［107］李东垣．兰室秘藏［M］．北京：人民卫生出版社，2005．

［108］李东垣．内外伤辨惑论［M］．北京：中国医药科技出版社，2019．

［109］李东垣．脾胃论［M］．北京：人民卫生出版社，2005．

［110］李耕冬．彝医植物药［M］．成都：四川民族出版社，1990．

［111］李焕．矿物药浅说［M］．济南：山东科技出版社，1981．

［112］李经纬．兰室秘藏［M］北京：北京市中国书店出版社，1986．

［113］李俊超，舒琦瑾．运用通法论治大肠癌术后经验介绍［J］．新中医，2020，52（4）：181–183．

［114］李俊德，杨通礼，孙永章．中医药防治肿瘤特技集成［M］．北京：北京科学技术出版社，1997．

［115］李任锋．李佃贵自拟方治疗胃癌案［N］．中国中医药报，2020-09-16．

［116］李时珍．本草纲目［M］．北京：北京燕山出版社，2009．

［117］李时珍．濒湖集简方［M］．北京：中国中医药出版社，2018．

［118］李文亮．千家妙方［M］．北京：战士出版社，1982．

［119］李岩．肿瘤病［M］．北京：人民卫生出版社，1982．

［120］李岩．肿瘤临证备要［M］．北京：人民卫生出版社，1998．

［121］李用粹．证治汇补［M］．上海：上海卫生出版社，1958．

［122］李中梓．医宗必读［M］．北京：中国中医药出版社，1998．

［123］李仲南．永类钤方［M］．北京：人民卫生出版社，2006．

［124］梁登峰．抗癌食谱［M］．合肥：安徽科学技术出版社，2012．

［125］梁国．梁秀清家传秘方选［M］．太原：山西科学技术出版社，1996．

［126］梁廉夫．不知医必要［M］．北京：中医古籍出版社，2012．

［127］梁兴才．健身茶配方［M］．南宁：广西科学技术出版社，1988．

［128］刘从明，顾平，杨建宇．抗癌药膳食疗方［M］．北京：化学工业出版社，2008．

［129］刘继林．食疗本草学［M］．成都：四川科学技术出版社，1987．

［130］刘涓子．鬼遗方［M］．北京：人民卫生出版社，1985．

［131］刘瑞彩．家庭保健膳食精选［M］．石家庄：河北科学技术出版社，1990．

［132］刘完素．黄帝素问宣明论方［M］．北京：中国中医药出版社，2007．

［133］刘完素．黄帝素问宣明论方［M］．北京：科学出版社，2022．

［134］刘耀先．眼科金镜［M］．北京：人民卫生出版社，2006．

［135］柳越冬，杨建宇，王汉明．乌梅丸［M］．郑州：中原农民出版社，2019．

［136］陆锦燧．溪秘传简验方［M］．北京：中医古籍出版社，1993．

［137］陆士谔．叶天士手集秘方［M］．中国中医药出版社，2012．

［138］罗天益．卫生宝鉴［M］．北京：中国医药科技出版社，2019．

M

［139］马有度．医方妙用［M］．重庆：重庆出版社，1989．

［140］毛登峰．民间验方［M］．天津：天津科学技术出版社，2011．

［141］孟凡红，杨建宇，吴大真．常见中药效验新用［M］．北京：化学工业出版社，2007．

［142］孟诜．食疗本草［M］．北京：中国医药科技出版社，2017．

［143］缪希雍．先醒斋医学广笔记［M］．北京：中国医药科技出版社，2019．

N

［144］倪朱谟．本草汇言［M］．上海：上海科学技术出版社，2005．

［145］牛全，张强．HIFU 联合中药对中晚期胰腺癌患者临床疗效的影响［J］．中国社区医师，2016，32（25）：130-135．

P

［146］潘明继．癌症的扶正培本治疗［M］．福州：福建科学技术出版社，1989．

［147］潘霨增．医学金针［M］．太原：山西科学技术出版社，2012．

［148］裴慎．本草骈比［M］．兰州：甘肃人民出版，1982．

Q

［149］漆浩．家用速效中药［M］．北京：新华出版社，1997．

［150］祁坤．外科大成［M］．上海：上海卫生出版社，1957．

［151］钱伯文．抗癌中药的临床效用［M］．上海：上海翻译出版公司，1987．

［152］钱乙．小儿药证直诀［M］．北京：中国医药科技出版社，2018．

［153］秦景明．症因脉治［M］．北京：北京科技卫生出版社，1958．

［154］青海省生物研究所．青藏高原药物图鉴［M］．西宁：青海人民出版社，1975．

［155］全国中草药新医疗法展览会．全国中草药新医疗法展览会技术资料选编：肿瘤［M］．北京：全国中草药新医疗法展览会，1970．

［156］全国肿瘤防治学术讨论会．肿瘤防治［M］．北京：中国科学技术出版社，1989.

［157］泉州市卫生局．泉州本草［M］.1961.

R

［158］冉小峰．全国中药成药处方集［M］．北京：人民卫生出版社，1962.

［159］芮经．杏苑生春［M］．北京：中国中医药出版社，2015.

S

［160］沙图穆苏．瑞竹堂经验方［M］．北京：中国医药科技出版社，2019.

［161］山东省中草药展览会．中草药验方选编［M］．济南：山东人民出版社，1970.

［162］上海市肿瘤医院．肿瘤的防治［M］．上海：上海科学技术出版社，1978.

［163］沈金鳌．杂病源流犀烛［M］．北京：中国中医药出版社，1994.

［164］沈括，苏轼．苏沈良方［M］．北京：中国医药科技出版社，2019.

［165］沈全鱼．家用验方一百二［M］．中医古籍出版社，1989.

［166］史金花．偏方验方秘典［M］．郑州：中原农民出版社，2008.

［167］史书达．中国民间秘验偏方大成［M］．赤峰：内蒙古科学技术出版社，2009.

［168］思茅地区民族传统医药研究所．拉祜族常用药［M］．昆明：云南民族出版社，1987.

［169］苏颂．图经本草［M］．福建科学技术出版社，1988.

［170］苏州本产药材研究会．苏州本产药材［M］．苏州市卫生局，1957.

［171］睢文发．实用民间土单验方秘方一千首［M］．北京：中医古籍出版社，1993.

［172］孙秉严．癌症的治疗与预防［M］．北京：春秋出版社，1988.

［173］孙光荣，杨建宇．华佗中藏经精读［M］．北京：人民军医出版社，2014.

［174］孙力．医心［M］．南京：江苏人民出版社，2011.

［175］孙思邈．备急千金要方［M］．北京：中国医药科技出版社，2017.

［176］孙思邈．千金方［M］．北京：中国中医药出版社，1998.

［177］孙思邈．孙真人海上方［M］．北京：人民出版社，1986.

［178］孙思邈．银海精微［M］．北京：人民卫生出版社，2006.

［179］孙伟．良朋汇集经验神方［M］．北京：中医古籍出版社，1993.

［180］孙文奇．药酒验方选［M］．太原：山西科学教育出版社，1985.

［181］孙文胤．丹台玉案［M］．北京：中国中医药出版社，2016.

［182］孙一奎．赤水玄珠［M］．北京：中国中医药出版社，1996.

［183］孙志宏．简明医彀［M］．北京：人民卫生出版社，1984.

T

［184］太平惠民和剂局方［M］．北京：中国中医药出版社，1996.

［185］谭绍珍．名医治癌良方［M］．南宁：广西科学技术出版社，2000.

［186］谭支绍．中医药物贴脐疗法［M］．南宁：广西科学技术出版社，1989.

［187］谭支绍．抗癌食疗［M］．南宁：广西科学技术出版社，1992.

［188］谭支绍．药用寄生［M］．南宁：广西科学技术出版社，1991.

［189］唐亚军．沈力治疗消化系统肿瘤临证经验探析［J］．浙江中医杂志，2020，55（12）：905.

［190］滕建甲．苗家实用药方［M］．北京：中医古籍出版社，2007.

［191］田凤鸣，张成运．中国奇方全书［M］．北京：科学技术文献出版社，2000.

［192］田雪．莪术茯苓汤治疗妇科恶性肿瘤化疗后白细胞减少临床观察［J］．中国中医药现代远程教育，2020，18（16）：58-60.

W

［193］万全．万氏妇人科［M］．武汉：湖北人民出版社，1983.

［194］万全．万氏家藏育婴秘诀［M］．武汉：湖北科学技术出版社，1986.

［195］汪昂．医方集解［M］．北京：中国中医药出版社，2009.

［196］王纯义．鸡蛋食疗方［M］．北京：中医古籍出版社，1986.

［197］王凤岐，吴大真，姜波．把健康吃在碗里［M］．长沙：湖南科学技术出版社，2018.

[198] 王凤岐，吴大真．峨眉神效验方 [M]．北京：科学普及出版社，1992.

[199] 王衮．博济方 [M]．北京：中华书局，1991.

[200] 王洪绪．外科全生集 [M]．上海：上海卫生出版社，1956.

[201] 王怀隐．太平圣惠方 [M]．北京：人民卫生出版社，2016.

[202] 王辉武．中药新用 [M]．北京：科学技术文献出版社，1987.

[203] 王峻．延年益寿精方选续集 [M]．成都：四川科学技术出版社，1989.

[204] 王肯堂．证治准绳 [M]．上海：上海科学技术出版社，1959.

[205] 王历花，黄建伟，储真真，等．储真真运用中药内外同治乳腺癌经验 [J]．中华中医药杂志，2020，35 (10)：4979–4981.

[206] 王孟英．温热经纬 [M]．北京：中国医药科技出版社，2020.

[207] 王士雄．四科简效方 [M]．北京：中医古籍出版社，1991.

[208] 王士雄．随息居饮食谱 [M]．北京：人民卫生出版社，1987.

[209] 王焘．外台秘要 [M]．北京：人民卫生出版社，1955.

[210] 王唯一．万病单方大全 [M]．北京：中医古籍出版社，1998.

[211] 王玺．医林类证集要 [M]．北京：中国中医药出版社，2016.

[212] 王贤君．家庭保健智库：民间偏方荟萃 [M]．沈阳：辽宁科学技术出版社，2010.

[213] 王秀珍，郭琳，柳越冬．疏肝理脾汤对大肠癌术后肝郁脾虚证患者心理状态及免疫功能影响 [J]．辽宁中医药大学学报，2021，23 (2)：66–69.

[214] 王雪冰，李康．补肾健脾生血方治疗肿瘤相关性贫血临床疗效观察 [J]．辽宁中医药大学学报，2015，17 (2)：164–167.

[215] 王燕，陈思思，江海丽，等．李平教授基于"毒生病络"理论治疗结直肠癌临床经验 [J]．世界最新医学信息文摘，2019 (19)，76，234–235.

[216] 王佑民．抗癌顾问 [M]．南京：江苏科学技术出版社，1983.

[217] 王云五，李景．兰室秘藏 [M]．上海：商务印书馆，1960.

[218] 王桢．食物疗法精粹 [M]．太原：山西人民出版社，1986.

[219] 王振祥，李志刚，王小伟，等．散结通膈汤联合替吉奥治疗中晚期痰气亚阻型食管癌的临床观察 [J]．中医肿瘤学杂志，2020，2 (3)：31–35.

[220] 危亦林．世医得效方 [M]．北京：人民卫生出版社，2006.

[221] 魏素丽．名人养生秘典 [M]．郑州：中原农民出版社，2009.

[222] 魏岘．魏氏家藏方 [M]．北京：中医古籍出版社，1983.

[223] 乌兰．藏医临床札记 [M]．呼和浩特：内蒙古人民出版社，2013.

[224] 吴传恩．肿瘤康复指南 [M]．上海：上海科学技术出版社，2002.

[225] 吴大真，柯新桥．难治病的良方妙法 [M]．北京：中国医药科技出版社，1991.

[226] 吴大真，李剑颖．国医大师验案精粹内科篇 [M]．北京：化学工业出版社，2011.

[227] 吴大真，李剑颖，杨建宇．国医大师经方临证实录 [M]．北京：中国医药科技出版社，2014.

[228] 吴大真，乔模．新编家庭卫生顾问 [M]．北京：中国医药科技出版社，1992.

[229] 吴大真，陶惠宁．耳鼻咽喉病防治和食疗 100 法 [M]．北京：中国医药科技出版社，1997.

[230] 吴大真．"月"来越美丽：月经是女人健康美丽一生的关键 [M]．北京：化学工业出版社，2013.

[231] 吴大真．50 岁登上健康快车 [M]．北京：北京科学技术出版社，2007.

[232] 吴大真．白领养生手账 [M]．哈尔滨：黑龙江科学技术出版社，2019.

[233] 吴大真．常见综合症的良方妙法 [M]．北京：中国医药科技出版社，1992.

[234] 吴大真．防癌三杯茶你会喝吗？[M]．长沙：湖南科学技术出版社，2017.

[235] 吴大真．国医大师临证用药精华 [M]．北京：中医古籍出版社，2010.

[236] 吴大真．国医大师验案精粹：妇科、儿科、外科、五官科篇 [M]．北京：化学工业出版社，2011.

[237] 吴大真．实用家庭医学手册 [M]．北京：人民军医出版社，1993.

[238] 吴大真．吴大真养生精华集 [M]．北京：化学工业出版社，2011.

[239] 吴静．祛百病祖传秘方 [M]．北京：中国医药科技出版社，1994.

[240] 吴静峰，清原．医学噎膈集成 [M]．上海：上海中医学院出版社，1989.

[241] 吴旻．扶寿精方 [M]．北京：中医古籍

出版社，1986.

［242］吴谦.医宗金鉴［M］.北京：人民卫生出版社，2003.

［243］吴世昌，王远.奇方类编［M］.北京：中医古籍出版社，2004.

［244］吴瑭.温病条辨［M］上海：中医书局，1955.

［245］吴议洛.本草从新［M］.上海：上海科学技术出版社，1958.

［246］吴云.食用菌菜谱［M］.吉林摄影出版社，2000.

［247］武之望.济阴纲目［M］.北京：中国中医药出版社，1996.

X

［248］夏禹甸.临床常用中草药手册［M］.北京：人民卫生出版社，1962.

［249］项天瑞.同寿录［M］.乾隆二十七年（1762）刻本、道光十一年（1831）刻本.

［250］谢永新.百病饮食自疗［M］.台南：中华日报出版部，1991.

［251］徐国钧.抗肿瘤中草药彩色图谱［M］.福州：福建科学技术出版社，1997.

［252］徐涛.参芪养胃汤在老年胃癌姑息治疗中对患者生存时间及肿瘤标志物表达的影响［J］.光明中医，2019，34（7）：1058-1061.

［253］许国祯.御药院方［M］.北京：中医古籍出版社，1983.

［254］许叔微.普济本事方［M］.北京：中国中医药出版社，2007.

［255］薛己.校注妇人良方［M］.太原：山西科学技术出版社，2012.

［256］薛文忠.一味中药巧治病［M］.北京：中国中医药出版社，2012.

［257］薛辛.女科万金方［M］.北京：中国中医药出版社，2015.

［258］薛己.口齿类要［M］.北京：人民卫生出版社，2006.

［259］薛己.外科发挥［M］.北京：人民卫生出版社，2006.

［260］薛己.外科枢要［M］.北京：人民卫生出版社，1983.

Y

［261］严用和.严氏济生方［M］.北京：中国医药科技出版社，2012.

［262］严用和.济生方［M］.北京：人民卫生出版社，1956.

［263］杨仓良.毒剧中药古今用［M］.北京：中国医药科技出版社，1991.

［264］杨建宇.女性营养与食疗［M］.北京：中医古籍出版社，2003.

［265］杨建宇，姜丽娟，付志红.药王孙思邈生育及妇科验案妙方［M］.郑州：中原农民出版社，2016.

［266］杨建宇，姜丽娟，江顺奎.中医泰斗失眠医案妙方［M］.郑州：中原农民出版社，2018.

［267］杨建宇，石月萍，邹旭.血府逐瘀汤［M］.郑州：中原农民出版社，2019.

［268］杨建宇，史晓，李青.药王孙思邈老年病调养验案妙方［M］.郑州：中原农民出版社，2016.

［269］杨建宇，孙永章，柳越冬.药王孙思邈内病外治验案妙方［M］.郑州：中原农民出版社，2016.

［270］杨建宇，孙永章.中医抗癌疗法精要［M］.北京：化学工业出版社，2011.

［271］杨建宇，王发渭，陈君.国医大师验案良方：肿瘤卷［M］.北京：学苑出版社，2013.

［272］杨建宇，杨金生，陈英华.药王孙思邈针灸验案妙术［M］.郑州：中原农民出版社，2016.

［273］杨建宇，张勤修，王汉明.药王孙思邈五官疾病验案妙方［M］.郑州：中原农民出版社，2016.

［274］杨建宇.国医大师怪病怪治经典医案［M］.郑州：中原农民出版社，2013.

［275］杨建宇.肝病食疗药膳［M］.南京：江苏凤凰科学技术出版社，2015.

［276］杨建宇.国家级名老中医肿瘤病验案良方［M］.郑州：中原农民出版社，2010.

［277］杨建宇.华佗秘传神方［M］.郑州：中原农民出版社，2009.

［278］杨建宇.抗癌秘验方［M］.北京：化学工业出版社，2013.

［279］杨建宇.抗癌食疗药膳方［M］.北京：化学工业出版社，2015.

［280］杨建宇.抗癌中草药［M］.北京：化学工业出版社，2013.

［281］杨建宇.少食健康：很多疾病是吃饱撑出来的［M］.郑州：河南科学技术出版社.

［282］杨今祥.抗癌中草药制剂［M］.北京：人民卫生出版社，1981.

［283］杨士瀛.仁斋直指方论［M］.贵阳：贵

州科技出版社，2016.

［284］杨士瀛．仁斋直指方［M］．上海：上海古籍出版社，1991.

［285］杨倓．杨氏家藏方［M］．上海：上海科学技术出版社，2014.

［286］杨胤，陈觉敏．民间偏方［M］．北京：中医古籍出版社，2005.

［287］姚僧垣．集验方［M］.

［288］叶桔泉．食物中药与便方［M］．南京：江苏人民出版社，1977.

［289］叶天士．种福堂公选良方［M］．北京：人民卫生出版社，1982.

［290］俞根初．重订通俗伤寒论［M］．上海：上海卫生出版社，1956.

［291］虞抟．医学正传［M］．北京：中国医药科技出版社，2011.

［292］郁仁存．中医肿瘤学［M］．北京：科学出版社，1983.

［293］元福．经验方［M］.

［294］云秀花．实用中医内科学［M］．上海：上海交通大学出版社，2018.

Z

［295］张秉成．成方便读［M］．北京：学苑出版社，2010.

［296］张材生．中草药贴敷疗法［M］．北京：中国医药科技出版社，1988.

［297］张朝震．揣摩有得集［M］．上海：中医书局，1955.

［298］张代钊．中西医结合治疗癌症［M］．太原：山西人民出版社，1984.

［299］张俭，王兰英．王兰英教授运用中医中药治疗肾癌验案一则［J］．中医临床研究，2018（10）1：42–43.

［300］张洁．仁术便览［M］．北京：中国中医药出版社，2015.

［301］张介宾．景岳全书［M］．北京：中国中医药出版社，1994.

［302］张景颜．外科集腋［M］.

［303］张觉人．外科外科十三方考［M］．北京：学苑出版社，2009.

［304］张俊庭．久病难症必效单方［M］．北京：中医古籍出版社，1993.

［305］张俊庭．奇难杂症效验单方全书［M］．北京：中国中医药出版社，1994.

［306］张蕾．中医药治疗肺癌咳嗽的临床研究［J］．中西医结合心血管病杂志，2018，65（35）：175.

［307］张立群．中国民族民间特异疗法大全［M］．太原：山西科学技术出版社，2006.

［308］张璐．本经逢原［M］．上海：科学技术出版社，1959.

［309］张璐．张氏医通［M］．北京：中国医药科技出版社，2011.

［310］张民庆．肿瘤良方大全［M］．合肥：安徽科学技术出版社，1994.

［311］张茜，闵彩云，施翠芬．中药外敷对肝癌患者癌性疼痛的效果研究［J］．中国中医药现代远程教育，2020，18（18）：76–78.

［312］张锐．鸡峰普济方［M］．上海：上海科学技术出版社，1987.

［313］张三锡．医学六要：治法汇［M］．上海：上海科学技术出版社，2005.

［314］张时彻．摄生众妙方［M］．北京：中医古籍出版社，1994.

［315］张树峰，杨建宇．中医治未病学教程［M］．北京：人民卫生出版社，2018.

［316］张惟善．几希录良方合璧［M］.

［317］张锡纯．医学衷中参西录［M］．北京：中国医药科技出版社，2011.

［318］张昱．偏方治大病［M］．北京：科学技术文献出版社，2004.

［319］张元素．病机气宜保命集［M］．上海：上海古籍出版社，1911.

［320］张仲景．伤寒杂病论［M］．北京：中华书局，1991.

［321］张仲景．金匮玉函［M］．北京：人民卫生出版社，1955.

［322］赵佶敕．圣济总录［M］．北京：中国中医药出版社，2018.

［323］赵濂．内外验方秘传［M］．北京：中国中医药出版社，2015.

［324］赵濂．医门补要［M］．北京：人民卫生出版社，1994.

［325］赵亮武．中医药治疗各种恶性肿瘤［J］．世界最新医学信息文摘，2018，18（74）：155–156.

［326］赵其光．本草求原［M］．广州：广东科技出版社，2009.

［327］赵绍琴．赵绍琴临证 400 法［M］．北京：人民卫生出版社，1997.

［328］赵学敏．本草纲目拾遗［M］．北京：中国中医药出版社，2007.

［329］赵学敏，串雅［M］．北京：人民卫生出版社，1956.

［330］赵学敏，串雅［M］．北京：人民卫生出

版社，1960.

［331］浙江省中医研究所．医方类聚［M］．北京：人民卫生出版社，2006.

［332］郑梅涧．重楼玉钥［M］．北京：人民卫生出版社，1956.

［333］郑庆良．民间偏方秘方精选［M］．北京：人民军医出版社，2006.

［334］赵元良，刘世刚．肺癌结节的中西医诊治探讨［J］．中国医药导报，2020，17（5）：192-196.

［335］郑玉玲，周宜强．常用国家基本药物手册［M］．北京：中医古籍出版社，2000.

［336］郑玉玲，周宜强．实用中西医肿瘤内科治疗手册［M］．北京：中国医药科技出版社，1994.

［337］中国人民解放军新疆部队后勤部卫生部．新疆中草药手册［M］．乌鲁木齐：新疆人民出版社，1970.

［338］中国人民解放军福州军区卫生部．中草药手册［M］．北京：人民卫生出版社，1970.

［339］中国人民解放军海军后勤部卫生部．中国药用海洋生物［M］．上海：上海人民出版社，1977.

［340］中国医学科学院情报组．医学参考资料［M］．北京：人民卫生出版社，1979.

［341］中国医学科学院卫生研究所．食物成分表［M］．北京：人民卫生出版社，1989.

［342］中医研究院．常见病验方选编［M］．北京：人民卫生出版社，2012.

［343］中医研究院革命委员会．常见病验方选编［M］．北京：人民卫生出版社，1970.

［344］中医研究院革命委员会．常见病验方研究参考资料［M］．北京：人民卫生出版社，1970.

［345］周洪范．中国秘方全书［M］．北京：科技文献出版社，1991.

［346］周克振．动物脏器食疗验方［M］．济南：山东科学技术出版社，1986.

［347］周宜强，范竹雯，杨建宇．抗癌中草药［M］．北京：化学工业出版社，2008.

［348］周宜强，贾太谊，张文学．糖尿病研治新论［M］．北京：中国医药科技出版社，1997.

［349］周宜强，杨建宇．常见肿瘤中医诊疗精要［M］．北京：人民卫生出版社，2008.

［350］周宜强．肝胆病临床研究［M］．北京：中国医药科技出版社，1995.

［351］周宜强．实用中医肿瘤学［M］．北京：中医古籍出版社，2006.

［352］周宜强．疑难危重病症临床研治新论［M］．北京：中国医药科技出版社，1996.

［353］周运峰，杨建宇．中医治未病养生指南全图解［M］．郑州：河南科学技术出版社，2019.

［354］周仲瑛，于文明．尤氏喉科囊秘喉书［M］．长沙：湖南科学技术出版社，2016.

［355］周仲瑛．疮疡经验全书［M］．长沙：湖南科学技术出版社，2014.

［356］朱丹溪．丹溪心法［M］．北京：中国医药科技出版社，2012.

［357］朱丹溪．金匮钩玄［M］．北京：人民卫生出版社，1980.

［358］朱棣．普济方［M］．北京：人民卫生出版社，1959.

［359］朱庆文，郭海燕，杨建宇．国医大师孙光荣临证学验集萃：国医大师孙光荣中和医派研究与传扬［M］．郑州：中原农民出版社，2017.

［360］朱权．乾坤生意［M］．北京：中国中医药出版社，2018.

［361］朱现民．奇效良方［M］．郑州：河南科学技术出版社，2010.

［362］朱震亨．医学发明［M］．北京：中华书局，1991.

［363］朱壮涌．道家秘方精华［M］．呼和浩特：内蒙古人民出版社，1991.

［364］庄芝华．饮食与抗癌［M］．上海：同济大学出版社，2001.

［365］邹岳．外科真诠［M］．北京：中国中医药出版社，2016.

《肿瘤方剂大辞典（修订版）》编委名录[①]

刁若涵　北京中医药大学
于　峥　中国中医科学院基础理论研究所
于大远　北京朝阳医院西院
于环铭　山东威海国安医院名中医杨建宇传承工作室
于海波　深圳市中医院
干森华　贵州都匀三汇中医门诊/中华中医药中和医派杨建宇京畿豫医工作室都匀工作站
马　旭　南阳张仲景传统医学研究会
马　胜　潍坊医学院益都中心医院
马一川　北京中医药大学
马艳茹　中原出版集团中原农民出版社/中原国医中和医派发展共同体
王　坤　河南中和医派医学研究院/中原国医中和医派发展共同体
王　顺　河南新航药业有限公司/中原国医中和医派发展共同体
王　健　新疆乌鲁木齐市中医医院
王　铭　郑州贞济堂中医馆/中华中医药中和医派杨建宇京畿豫医工作室郑州工作站
王文丽　云南昆明市宜良县人民医院名中医杨建宇传承工作室
王永瑞　山东省淄博延强医院
王成祥　北京中医药大学第三附院/中和医派孙光荣国医大师传承工作室
王庆侠　北京中医药大学
王丽娟　北京世中联中和国际医学研究院/中国中医药信息学会人才分会
王若愚　河南仲景中医药职业技术学院/南阳仲景堂中医院
王春成　河南南阳医学高等专科学校
王晓怡　北京和平里医院/中和医派传承工作室
王晓婷　黑龙江省哈尔滨市中医医院
王祥生　山东济宁市中医院/山东济宁市中医药管理局
王聪梅　云南昆明市宜良县人民医院名中医杨建宇工作室
王燕君　河北高碑店君医堂中医门诊/中华中医药中和医派杨建宇京畿豫医工作室高碑店工作站

① 此为部分名录。

戈理申（俄） 成都中医药大学/中华中医药中和医派杨建宇京畿豫医工作室成都东麓堂工作站
仇　毅 山东省淄博延强医院
方文岩 天津中医药大学附属医院
邓皖利 上海中医药大学附属曙光医院
石月萍 锦州医科大学
石应轩 河南郑州市金水福德堂中医院
龙贤齐 贵州黔南民族医学高等专科学校/都匀三汇中医门诊/中和医派杨建宇学验传承工作站
卢致鹏 中国澳门台港澳中医师联合会
叶　锋 内蒙古乌兰察布医学高等专科学校
史　学 首都医科大学北京市儿童医院
史金花 北京知医堂中和国医馆/中华中医药中和医派杨建宇京畿豫医工作室
付晓伶 上海中医药大学附属岳阳中西医结合医院
仪忠宝 中国医药新闻信息协会中医药文化分会/中华中医药中和医派杨建宇京畿豫医工作室
白　珺 辽宁中医药大学
冯文林 南方医科大学中医药学院
毕建珂 山东威海国安医院名中医杨建宇传承工作室
朱小成 河北高碑店君医堂中医门诊/中华中医药中和医派杨建宇京畿豫医工作室高碑店工作站
朱子豪 国际中和医派健康管理总会（中国台湾）
朱庆文 北京中医药大学/中和医派孙光荣国医大师传承工作室
乔德荣 濮阳市范县人民医院/义乌三溪堂中医院
庆　慧 河南省中医药科学院
刘　平 中华中医药学会
刘　伟 云南昆明市宜良县人民医院名中医杨建宇传承工作室
刘　登 上海静安援疆巴楚县人民医院
刘　黎 中国中医药研究促进会新绿色专委会/北京中科盛元国医学堂/北京知医堂中和国医馆
刘从明 中国中医科学院/中国民族医药学会
刘白云 中华汉方疑难病专家委员会/河南汉方药业有限公司
刘全义 山西省山阴县人民医院刘全义名中医工作室
刘延华 中华中医药学会

刘华宝　重庆市中医院
刘丽红　锦州国医堂中医院 / 中华中医药中和医派杨建宇京畿豫医工作室锦州工作站
刘应科　北京市和平里医院 / 国医大师孙光荣中和医派传承工作室
刘欣慈　炎黄中医师承教育学院 / 中华中和经方经药读书会
刘冠军　中华汉方疑难病专家委员会 / 河南汉方药业有限公司
刘理想　中国中医科学院基础理论研究所
刘景源　北京中医药大学
齐王德　国际中和医派健康管理总会（中国台湾）/ 中和医派杨建宇学验传承台湾工作站
闫　鹏　内蒙古阿荣旗中蒙医院中和医派杨建宇学验传承工作室
祁　烁　北京中医药大学东直门医院
许文学　南方医科大学中医药学院
许博佳　辽宁中医药大学第三附院
那晓薇　中华中医药祝之友杨建宇教授经方经药传承（印尼）研究工作室 / 中和医派杨建宇工作室东南亚工作站
孙永章　中华中医药学会
孙光荣　北京中医药大学 / 湖南省中医药研究院
孙志军　桂林崇华中医街中和医派医馆 / 中和医派杨建宇健康大讲堂
孙崇林　山东省淄博延强医院
严雪梅　人民卫生出版社中医药中心
苏　玲　河南中医药大学
苏　根　濮阳市中医院
李　龙　内蒙古阿荣旗中蒙医院中和医派杨建宇学验传承工作室
李　杨　中国中医药现代远程教育杂志社 / 北京知医堂中和国医馆 / 光明中医杂志社
李　忠　北京中医药大学东直门医院
李　娜　北京和平里医院 / 中和医派传承工作室
李　智　北京同仁堂医药集团
李冰菱　四川汉源县中医医院
李孝英　西南交通大学外国语学院 / 中华中医药中和医派杨建宇京畿豫医工作室
李志明　北京舒筋堂理疗中心 / 北京知医堂中医诊所 / 中华中医药中和医派杨建宇京畿豫医工作室
李肖进　河北涉县中医医院
李佃贵　河北省中医院
李希伟　山东威海国安医院名中医杨建宇传承工作室
李学光　炎黄中医师承教育学院 / 中华中和经方经药读书会

李顺峰　中华中医药中和医派杨建宇京畿豫工作室成都东麓堂工作站
李晓艳　桂林崇华中医街中和健康大讲堂／恭城瑶汉养寿城中和医派传承工作室
李高申　黄河科技学院医学院
李海霞　中国中医科学院广安门医院
李瑞祺　北京中医药大学第三附属医院
李鹏智　北京知医堂中医诊所／中华中医药中和医派杨建宇京畿豫医工作室
李睿瑶　山东中医药大学针推学院
杨　杰　中国中医科学院
杨　硕　辽宁中医药大学第四附属医院
杨　敏　清华大学医院
杨　楠　北京中医药大学
杨　燕　首都医科大学北京儿童医院
杨玉英　北京康仁堂药业集团公司／内蒙古中和医派杨建宇经方经药传承中心
杨运高　南方医科大学中医药学院
杨述特　山东省青岛市海慈医疗集团
杨金生　中国中医科学院基础理论研究所
杨建强　河南新密市疾病防控中心
杨剑峰　内蒙古呼和浩特妙峰弘医堂中医院／海口美兰妙峰弘医堂中医门诊
杨冠琼　内蒙古呼和浩特妙峰弘医堂中医院／海口美兰妙峰弘医堂中医门诊
杨勇英　云南昆明市宜良县人民医院名中医杨建宇工作室
杨振江　深圳市中医院
杨晓洁　北京旷闻肿瘤医学技术研究院／北京知医堂中医诊所／中华中医药中和医派杨建宇京畿豫医工作室
吴滨江　加拿大安大略省中医学院
何本鸿　湖北省利川市人民医院
余朋飞　河北绿手指贴敷中心／中华中医药中和医派杨建宇京畿豫医工作室邯郸工作站
邹榕洁　中关村炎黄中医药科技创新联盟国际中和医派专家委会／中华中医药中和医派杨建宇京畿豫医工作室
应成杰　浙江东阳成杰红豆杉开发公司
宋润浩　河南新密市中医院
迟继东　北京黄帝内经蒙读会
张　汇　天津中医药大学研究生院
张　东　中国中医科学院西苑医院
张　红　北京市房山区中医院

张　凯　辽宁锦州国医堂中医院 / 深圳中和知医堂中医诊所
张　斌　首都医科大学
张　湛　北京黄帝内经蒙读会
张少晨　炎黄中医师承教育学院 / 中华中和经方经药读书会
张弘时　炎黄中医师承教育学院 / 中华中和经方经药读书会
张华东　中国中医科学院广安门医院
张运杰　北京国医堂小儿推拿学校
张芳芬　北京博爱堂中医院 / 北京天通苑中医院
张怀月　江苏常州中和浮刺中心 / 中华中医药中和医派常州传承中心
张金良　河南郑州市马寨开发区骨科门诊
张建华　中华中医药中和医派杨建宇京畿豫医工作室山西繁寺工作站
张思梅　桂林崇华中医街中和医派杨建宇健康大讲堂
张保国　广东省广州市黄埔区中医院
张举昌　中华汉方疑难病专家委员会 / 河南汉方药业有限公司
张家玮　国际中和医派健康管理总会（中国台湾）
张朝杰　北京知医堂中医诊所 / 中华中医药中和医派杨建宇京畿豫医工作室
张新荣　北京市房山区中医院
陆锦锐　贵州黔南民族医学高等专科学校 / 都匀三汇中医门诊 / 中和医派杨建宇学验工作室
陈　伟　曲阜孔子文化大学国际中医学院名中医杨建宇传承工作室
陈　思　内蒙古阿荣旗中蒙医院中和医派杨建宇学验传承工作室
陈云风　成都中医大学附属医院
陈少挺　泰国中医药学会
陈文滨　广东省惠州市第一人民医院
陈永敏　河南南阳市唐河县中医院
陈芊莉　新西兰医疗健康联合诊所
陈兴汉　中国台湾敏盛综合医院高压氧治疗中心
陈抗生　香港注册中医学会 / 香港中医杂志社
陈欣然　医渡云（北京）技术有限公司
陈莹兰　北京三溪堂中医肿瘤研究院
陈钰丰　中国台湾无极开元圣元宫 / 中和医派杨建宇学验传承台湾工作站
陈德货　海军总医院中西医肿瘤诊疗中心
陈嫣淳　国际中和医派健康管理总会（中国台湾）
努日比耶图尔迪　新疆巴楚县人民医院中和医派传承中心
努日耶·努尔艾合多提　新疆巴楚县人民医院中和医派传承中心

范竹雯　光明中医杂志社 / 北京知医堂中和国医馆
林才志　广西中医药大学
林宜信　慈济大学学士后中医学系（中国台湾）
欧阳彬生　深圳市中医院
易　聪　中国中医药研究促进会新绿色专委会 / 北京中科盛元国医学堂 / 北京知医堂中和国医馆
罗　俊　贵州黔南民族医学高等专科学校 / 都匀三汇中医门诊 / 中和医派杨建宇学验传承工作站
凯瑟琳潘　GPMC 全球预防医学中心波多黎各 USA
金裕兴　成都同仁堂中医药科学研究院
周　文　中国医药新闻信息协会中医药文化分会
周　珣　锦州国医堂中医院 / 中华中医药中和医派杨建宇京畿豫医工作室锦州工作站
周文杰　内蒙古阿荣旗中蒙医院中和医派杨建宇学验传承工作室
周宜强　中华中医药学会中医药管理杂志社 / 肿瘤分会
周鸿飞　中国中医科学院中国医史文献研究所
庞　博　中国中医科学院广安门医院
庞丹丹　中国中医科学院中医杂志社（英文）
孟　如　云南中医药大学
赵　玲　广东省中医院
赵士葳　广东一方制药博士后流动站
赵元辰　中国中医科学院广安门医院
赵丹丹　北京中医药大学
赵田雍　中国中医科学院
赵安业　张仲景国医大学
赵建成　北京万国中医院
赵淑燕　美国洛杉矶 NCC 国际医疗服务中心
荆志伟　中国中医科学院 / 中国中西结合学会
胡贻平　北京凝恩堂中医药研究院 / 凝恩（上海）生物科技公司 / 中和医派肿瘤学验传承中心
柳越冬　辽宁中医药大学第三附属医院
钟　薏　上海市中西医结合医院
钟丹珠　俄罗斯叶卡欧洲医院东方医疗中心 / 中和医派杨建宇学验传承工作室
姜　敏　首都医科大学北京世纪坛医院
姜雪华　吉林辽源市中医院

洪月光　河北省秦皇岛市中医医院
祝之友　四川洪雅县中医院
姚　璠　长春中医药大学附属医院
姚大川　中华中医药中和医派杨建宇京畿豫医工作室山西繁寺工作站
秦立新　北京中医药大学
秦慧钊　北京中医药大学
袁　栋　山东省淄博延强医院
袁　梁　山东省淄博延强医院
聂立祥　中华中医药中和医派安徽合肥传承工作室
贾　耿　包头医学院/包头青山区振华中医院
贾少谦　河南省中药材协会/中原国医中和医派发展共同体
顾晓静　世界中医药学会联合会秘书处
徐文江　河北廊坊市中医医院
徐江雁　河南中医药大学
徐国良　广东省佛山市高明区中医院
徐清莲　南阳张仲景传统医学研究会
高　君　北京知医堂中医诊所/中华中医药中和医派杨建宇京畿豫医工作室
高　武　中国中医药研究促进会
高　泉　中国中医药研究促进会
高　萍　河南中医药大学
高少才　陕西省中医院/陕西省中医药专家协会
高碧遥　北京知医堂中医诊所/中和医派高君学验传承工作室
郭会军　河南中医药大学第一附属医院
郭宏昌　河南省现代医学研究院/郑州新华中医院/中和医派郑州传承工作站
郭岳峰　河南中医药大学
郭海燕　中国中医科学院研究生院
唐祖宣　河南邓州市中医院
海　霞　中国中医药报社
陶嘉荫　北京中医药大学
黄　飞　山东省淄博延强医院
黄　帅　山东省淄博延强医院
黄延龄　中国台湾·国际中和医派健康管理总会
黄柏翔　中国台湾中华两岸养生关怀管理学会
黄衍强　山东省淄博延强医院

黄嘉新　中国台湾中华医事科技大学
曹　静　山东济南市中医医院
曹运涛　四川成都通慧堂中医诊所/中华中医药中和医派杨建宇京畿豫医工作室成都工作站
曹柏龙　北京中医药大学东直门医院东区
崔娜妮　湖南益阳市第一中医院
康元元　桂林崇华中医街中和医派杨建宇健康大讲堂/恭城瑶汉养寿城中和医派传承工作室
梁　壮　陕西中医药大学
梁　焱　炎黄中医师承教育学院/中华中和经方经药读书会
彭蓉晏　北京中医药大学
董佳俊　山东威海国安医院名中医杨建宇传承工作室
蒋士卿　河南中医药大学
蒋松睿　炎黄中医师承教育学院/中华中和经方经药读书会
韩蕊珠　农业农村部医院/北京同仁堂西单门诊部
嵇楚瀛　炎黄中医师承教育学院/中华中和经方经药读书会
曾云飞　陕西省延安市中医药研究会
曾纽朗　世界中西预防医学健康促进总会（中国台湾）
温仁祥　国际中和医派健康管理总会/中和医派杨建宇学验传承台湾工作室
富铁东　曲阜孔子文化大学国际中医学院名中医杨建宇传承工作室
富铁来　曲阜孔子文化大学国际中医学院名中医杨建宇传承工作室
谢继增　北京崇文健安医院
赖美惠　中华台湾自然疗法学会（中国台湾）
雷贵仙　江西井冈山市柏露上坊卫生室
裴晓华　北京中医药大学
廖净雪　桂林崇华中医街中和医派杨建宇健康大讲堂
廖家华　中国航天科工集团七三一医院
廖蔚茜　广东省深圳市罗湖区中医院
谭　煌　中华中医药中和医派杨建宇京畿豫医工作室成都东麓堂工作站
谭晓文　湖南湘西民族中医院
翟　优　河南中医药大学内科教研室
熊　露　中国中医科学院广安门医院
魏素丽　北京小汤山医院